# 長壽大典

第一卷

邓永标　林　飞　主编

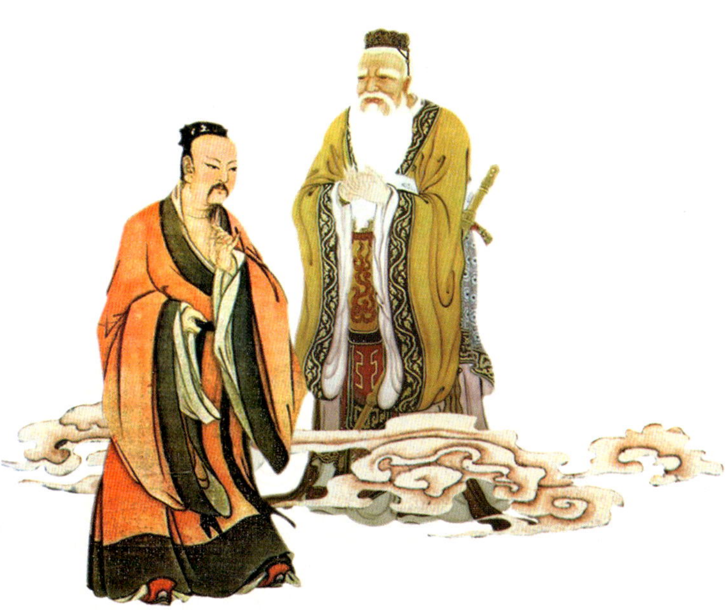

中医古籍出版社

長壽大典

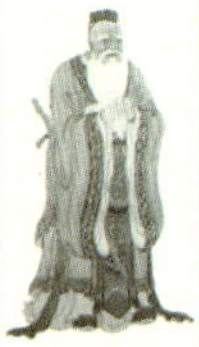


**图书在版编目（CIP）数据**

长寿大典 / 邓永标，林飞主编. -- 北京：中医古籍出版社，

2011.10

ISBN 978-7-5152-0037-8

Ⅰ. ①长… Ⅱ. ①邓…②林… Ⅲ. ①长寿-通俗读物 Ⅳ. ①R161.7-49

中国版本图书馆CIP数据核字(2011)第114803号

**长寿大典**

邓永标　林　飞　主编

**责任编辑**　孙志波
**装帧设计**　法思特书装
**出版发行**　中医古籍出版社
**社　　址**　北京市东直门内南小街16号（100700）
**经　　销**　全国各地新华书店
**印　　刷**　北京德富泰印务有限公司
**开　　本**　787mm × 1092mm　1/16
**印　　张**　152
**字　　数**　3,404 千字
**版　　次**　2011年10月第1版第一次印刷
**书　　号**　ISBN 978-7-5152-0037-8
**定　　价**　480.00元（全四卷）

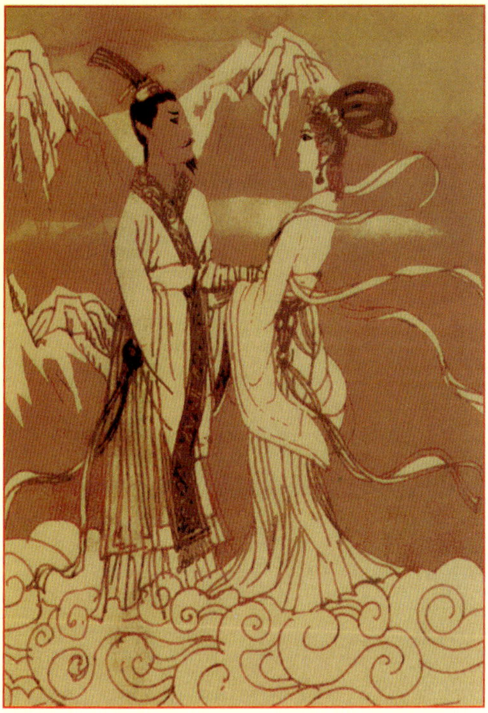

周穆王姬满，喜道术，游天下。50岁继位，在位54年，活了105岁。西王母与他一会之后再未见他返回昆仑山。

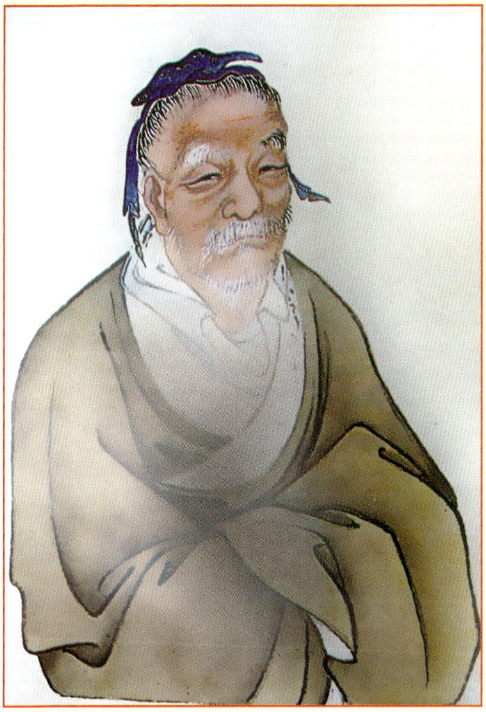

八十岁才出山辅佐周文王武王两代二十年的姜子牙。

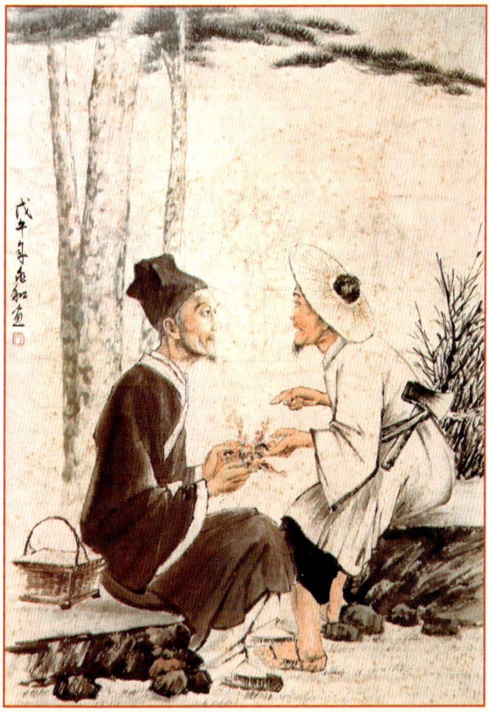

著名医学家李时珍。

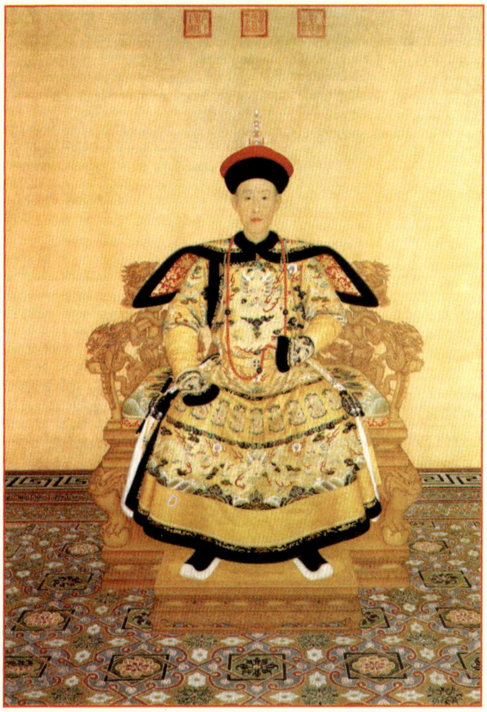

乾隆（1711——1799）：清朝皇帝，满人，享年89岁。

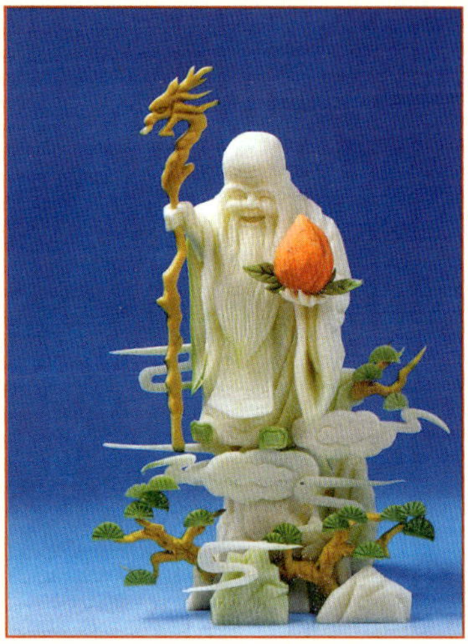

传说中的寿星——南极仙翁

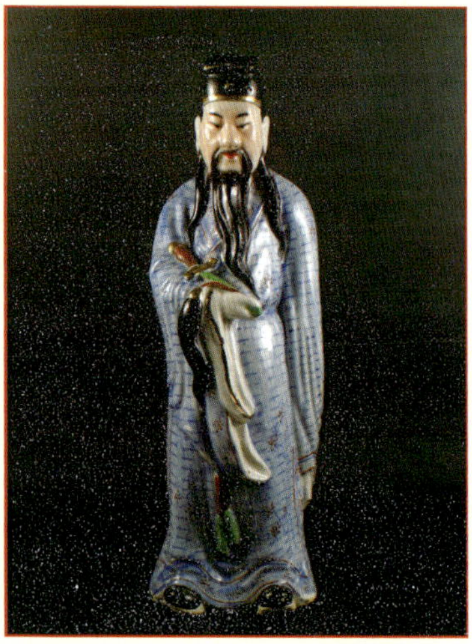

道教八仙之一，吕岩，号纯阳子，山西永济人，生卒年不详。

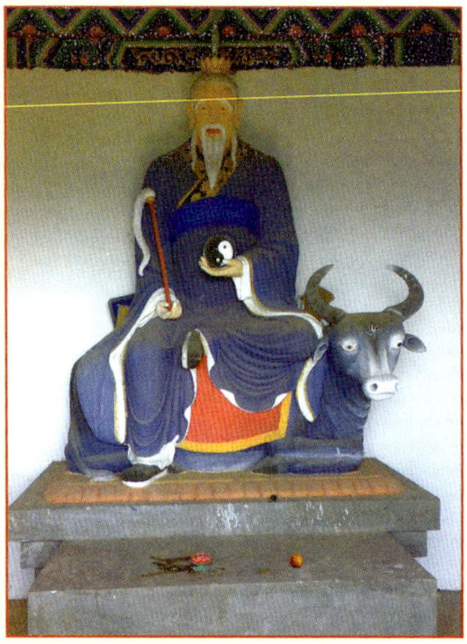

道家始祖老子像

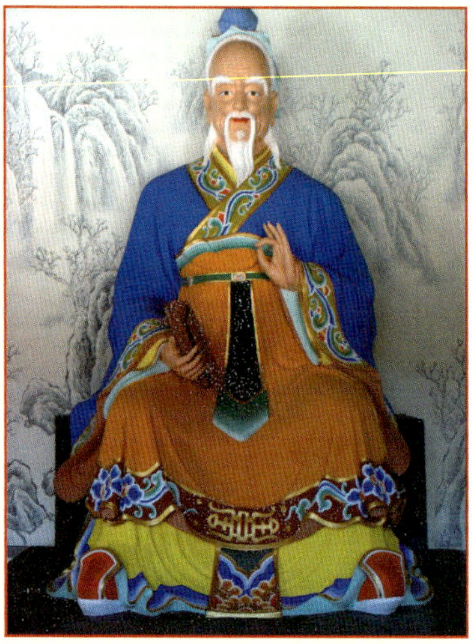

上古神医扁雀

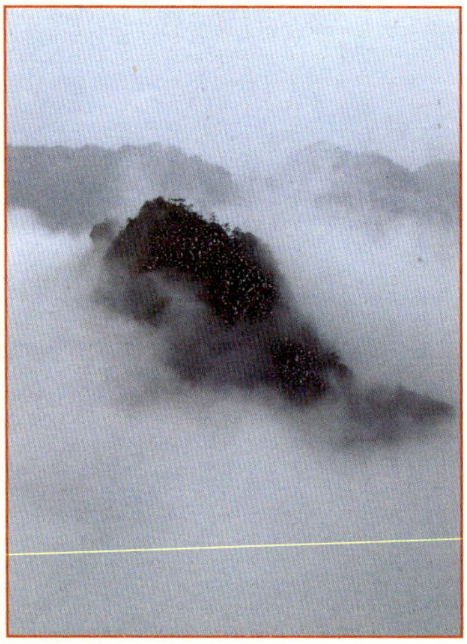

神秘的蓬莱仙岛

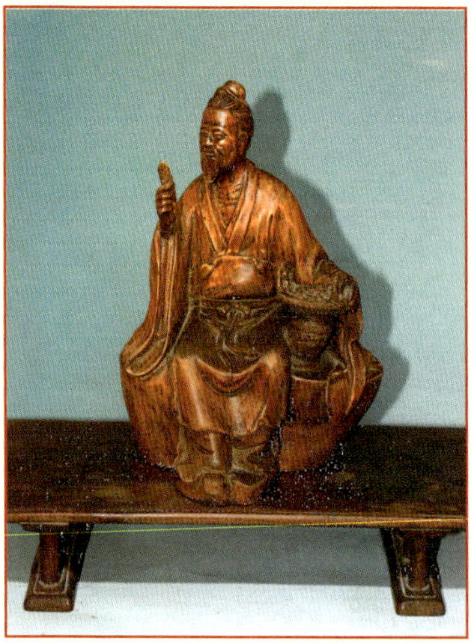

一代药王孙思邈雕像

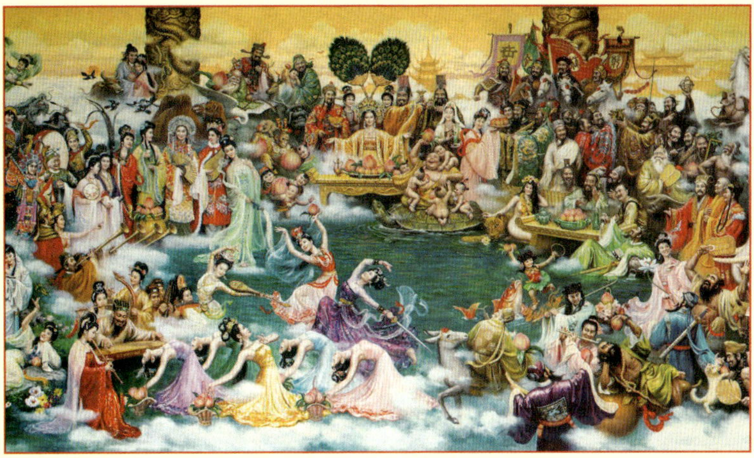

神仙图

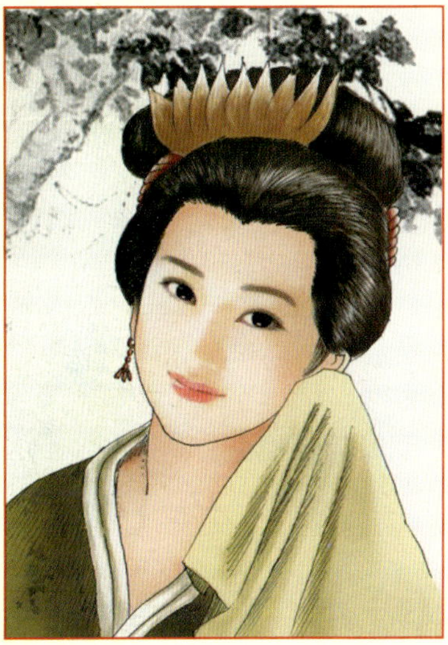

年过40仍然美如少女的夏姬

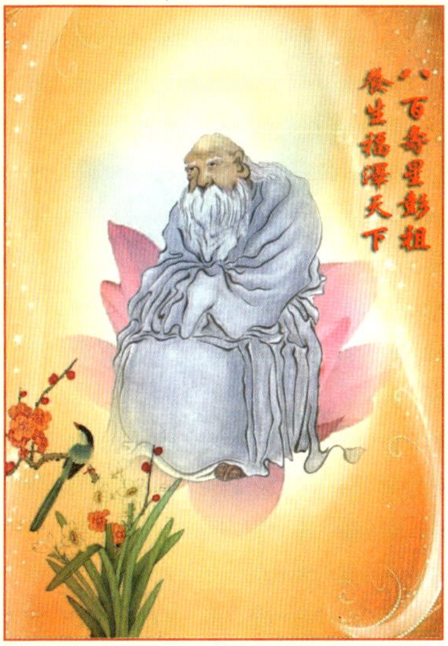


国长寿之祖彭祖像

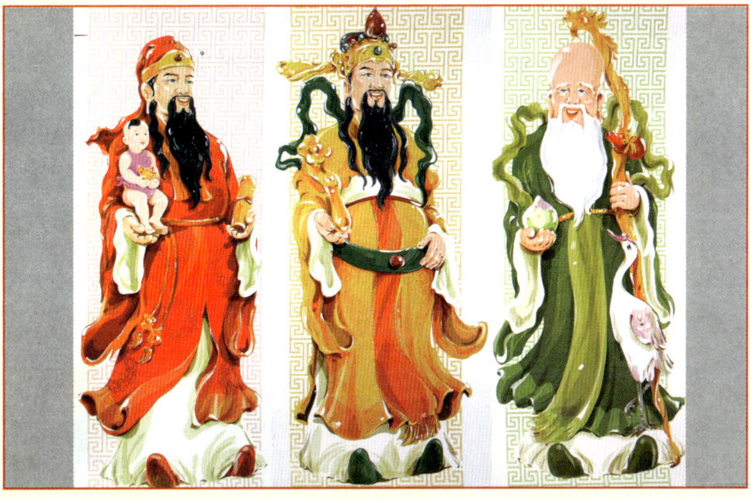

福禄寿三星



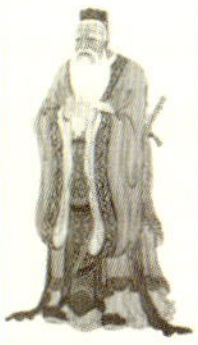

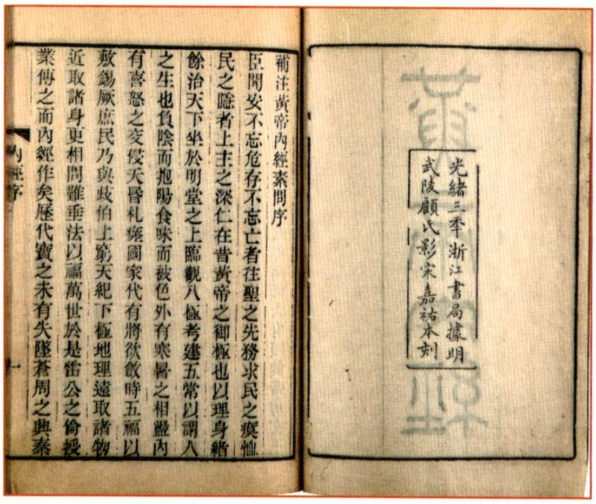

养生治疗神奇医书《黄帝内经》

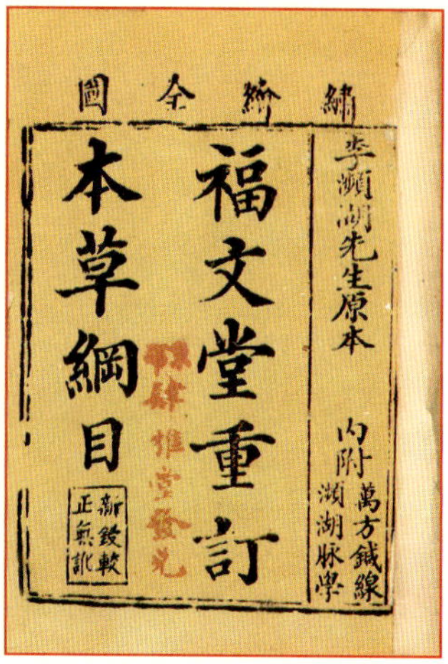

《本草纲目》书影

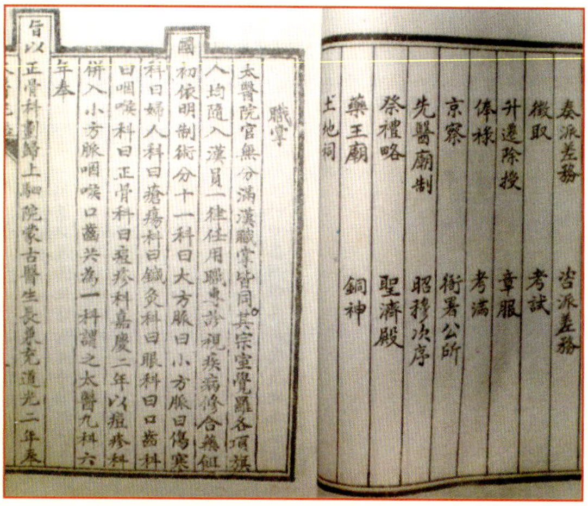
古代房事养生秘书《素女经》

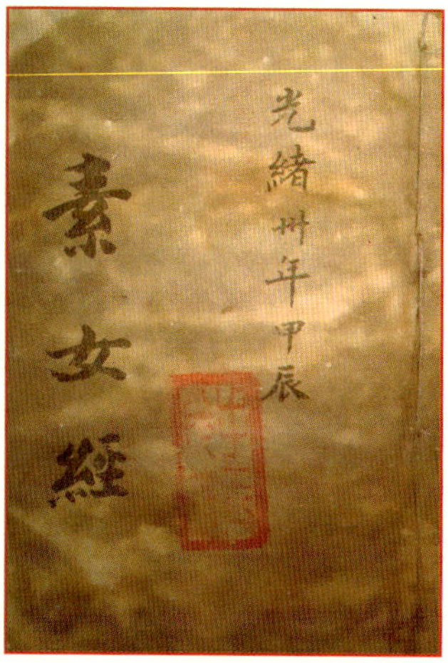

太医院病历

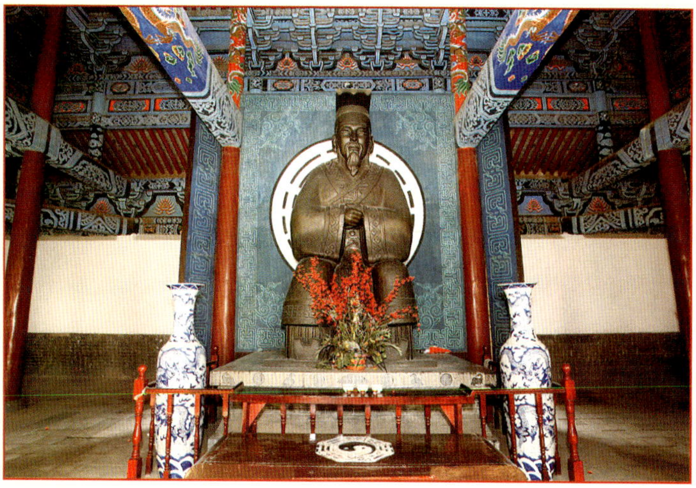
周文王姬昌

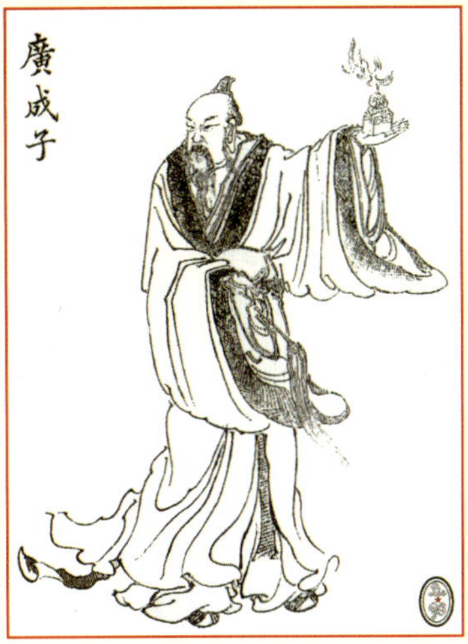


道教十二金仙之一,自称1200岁未衰老,黄帝曾向他请教至道之要。

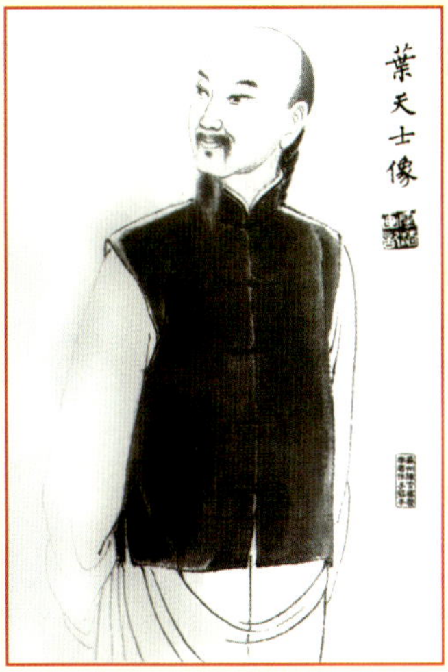


叶天士（1666——1745）：清医学家，温病学派代表，临床大家 。

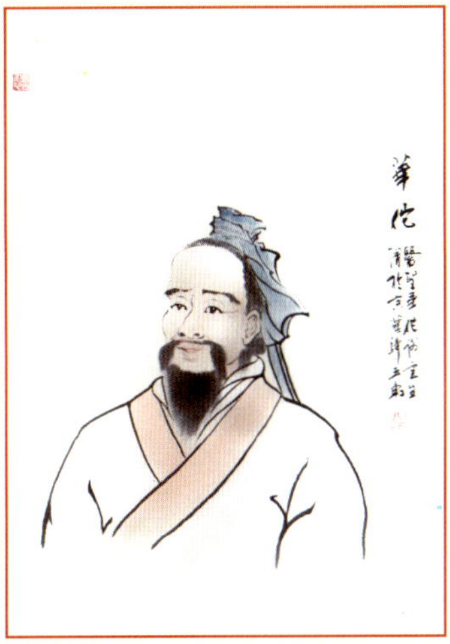


一代神医华佗画像

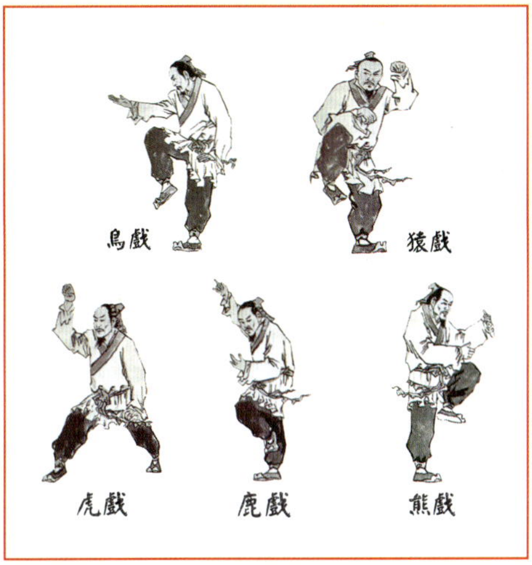


五禽戏

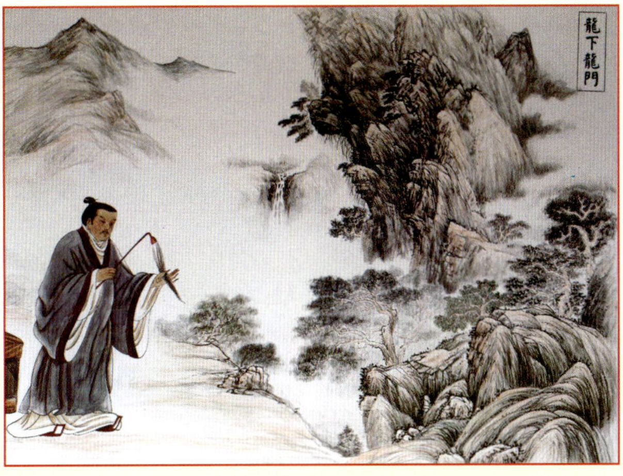

长春子丘处机

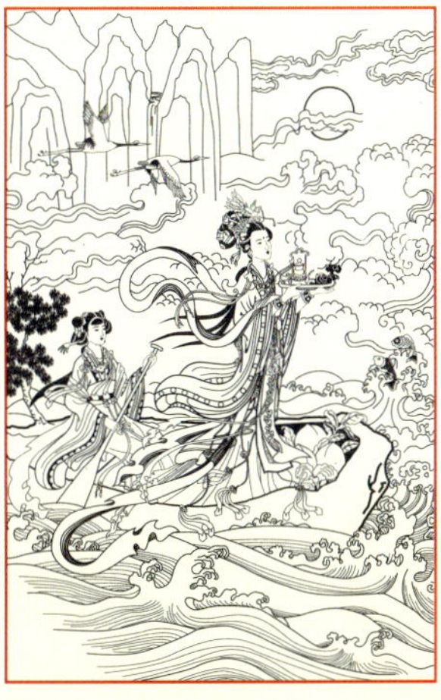

麻姑献寿

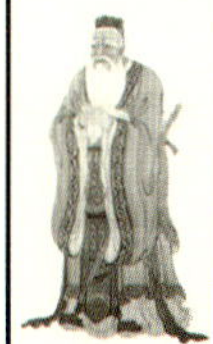

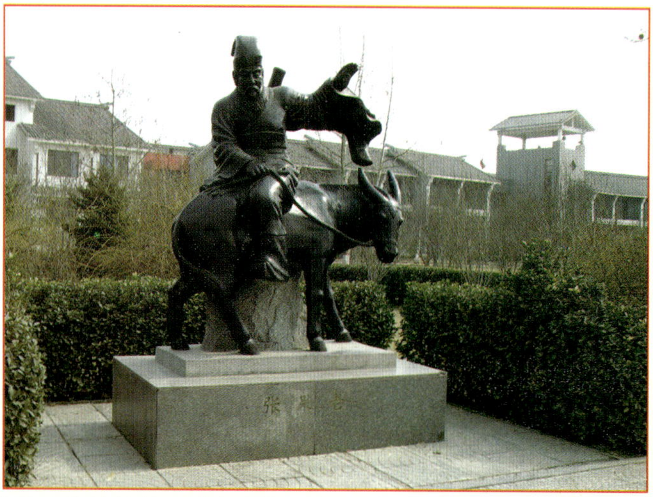

道教八仙最长者，《唐书》曰确有其人，名张果，居山西中条山，自言生于尧时，唐玄宗数次召见，平日倒骑毛驴日行万里。

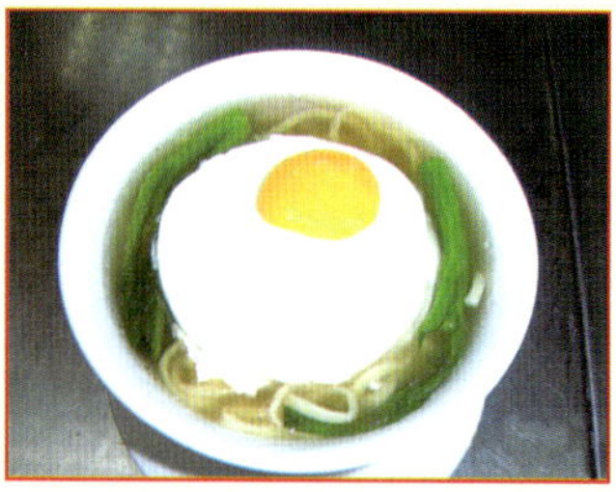

长寿面

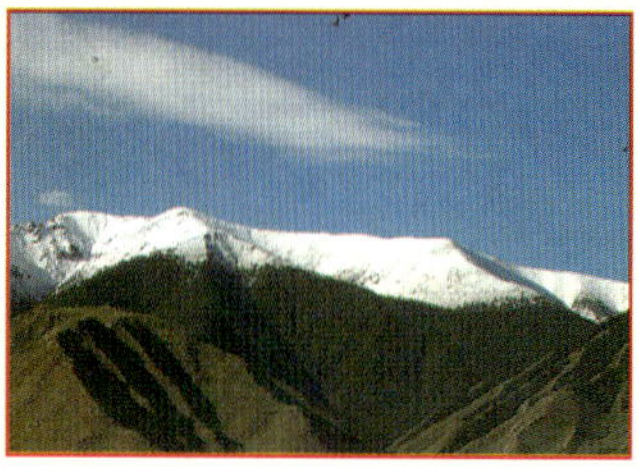

西周穆王与西王母相会的昆仑山

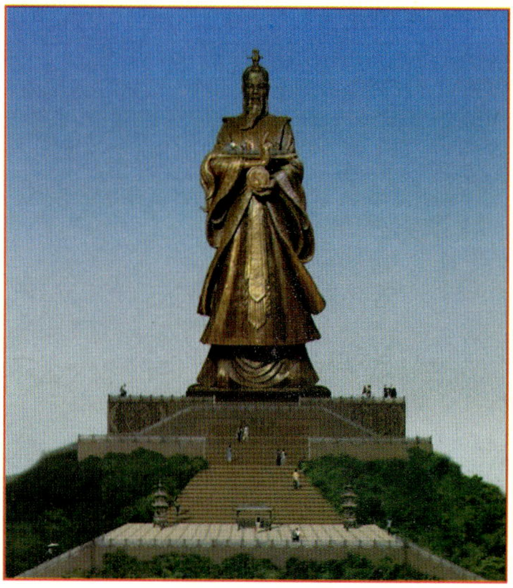

陈抟老祖

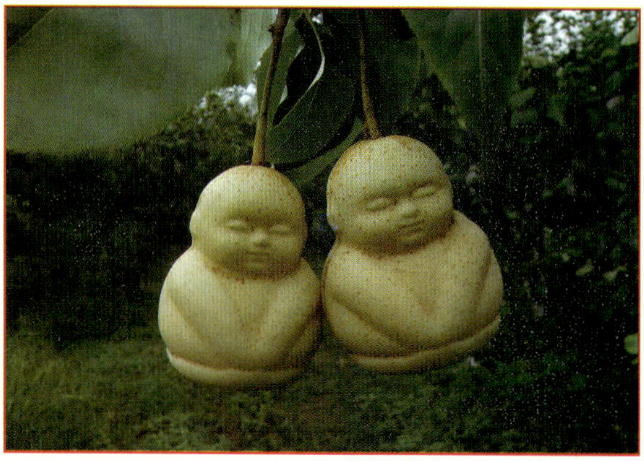

人参果又名草还丹，《西游记》传说吃一颗可活四万七千年

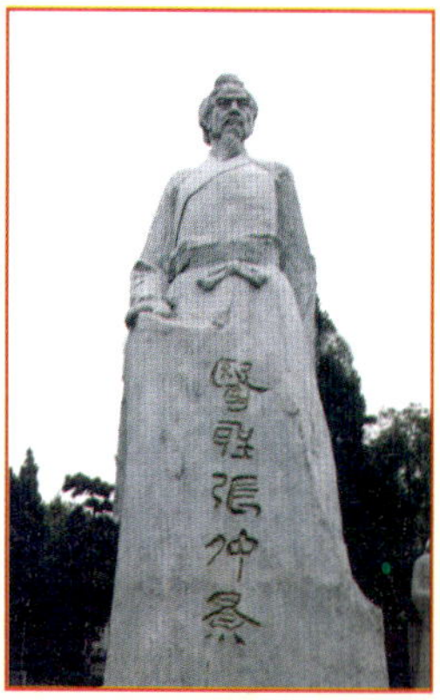


一代医圣张仲景

# 前 言

世界卫生组织（WHO）有关专家的研究成果表明，人的健康、长寿，遗传因素占7%，社会因素占4%，医学条件占12%，气候条件占7%，而其余的70%则取决于自己。因此，健康的钥匙就掌握在自己的手中，每个人的健康主要依赖于自己树立强烈的保健意识，依赖于自己掌握的养生保健和防病治病的方法，依赖于自己日常生活中持之以恒的自我保健。

此外，我国医学圣典《黄帝内经》中也说：“圣人不治已病治未病，不治已乱治未乱，此之谓也，夫病已成而后药之，乱已成而后治之，譬犹渴而穿井，斗而铸锥，不亦晚乎?”

可见，人们若想过得开心快乐，就必须拥有健康的身心，就必须在日常生活中坚持自我保健和自我疾病预防，也就是人们平常所说的“养生”。学习传统的养生文化，不仅对我们的身心健康、祛病益寿有积极意义，更重要的是继承和发扬了中华民族的优秀文化遗产。

然而，中华民族历史悠久，源远流长，其形成的养生文化内容丰富，博大精深，一个人若穷其毕生精力也难探其渊薮。为了指导人们用科学的方法养生，提高身体素质，实现延年益寿的美好愿望，我们特别组织国内医学和养生专家从浩如烟海的中华传统医典中，发掘养生秘法，采撷养生精华，结合目前国内养生保健和医学研究方面的最新成果，编著了《长寿大典》一书，以继承中华民族优秀文化，造福人民和促进民族繁荣。

《长寿大典》是一本献给广大中老年人的实用长寿保健指南。它从人的养生之道、心理保健、营养保健、日常保健、运动保健，再到防病、治病等多方面细致周密地介绍了长寿保健的知识。在总体上，本书突出一个“细”字，既有一个个专题的系统介绍，又有一个个实用保健小常识的归集，信息量庞大，具有使读者知其所以然的广度和深度；在内容上，本书突出一个“防”字，根据新的医学模式和健康理念，结合中老年人的身心特点，从生理、心理、社会等多方面将长寿保健方法介绍给读者；在方法上，本书突出一个“用”字，所提及的养生保健措施对中老年人具有很强的针对性、实用性，只要学会自我分析和长期不懈地学以致用，一定会大大提高身体机能，达到延年益寿的目的。

本书是一部养生科普读物，具有三个特点：

一是科学性。它以祖国传统医学为基础和立论依据，又充分吸收现代医学的论点论据，可以称得上是熔古今为一炉。

二是实用性。本书不仅注重理论上的科学和系统，还注重实际可操作性，书中的许多养生技巧和方法几乎都是拿来可施，施之有效的。

三是通俗性。本书语言通俗，不同年龄、不同层次的读者都能够读懂。

总之，这是一部人们自我保健、延年益寿的必读之书，是一部深入浅出、内容丰富的雅俗共赏之书。

本书主要包括：

历代皇家养生长寿秘法；传统饮食药膳长寿谈经；中医扶正祛邪养生长寿；四季时令养生长寿全析；历代养生保健长寿秘典；现代社会长寿时尚理念等相关内容。

《长寿大典》内容连贯有序，思想性、科学性、知识性和趣味性结合紧密，是中老年人长寿保健不可多得的参考书。

由于编写时间仓促，本书难免存在个别遗漏或者不足之处，希望广大读者在阅读使用过程中不吝提出批评指正意见，以便再版时进一步修订。

编　者

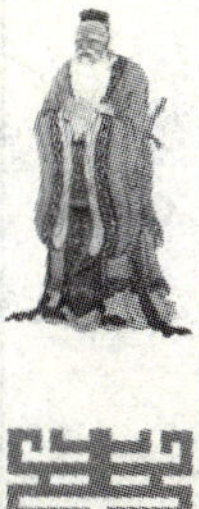

# 目　录

## 历代皇家养生长寿秘法

## 传统饮食药膳长寿谈经





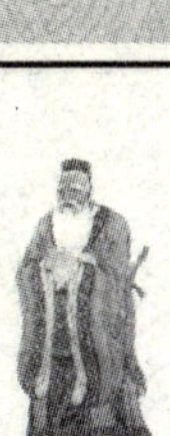

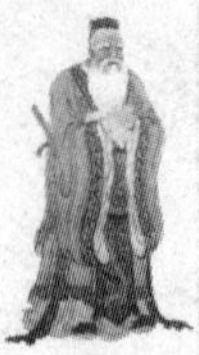

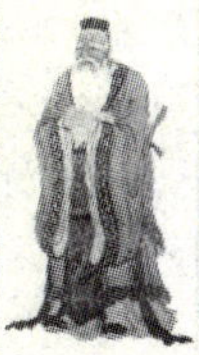

## 中医扶正祛邪养生长寿

## 四季时令养生长寿全析





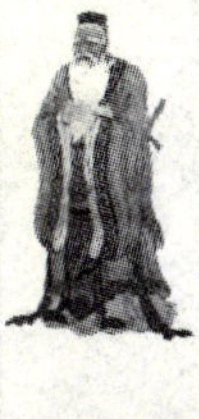

## 历代养生保健长寿秘典



## 现代社会长寿时尚理念



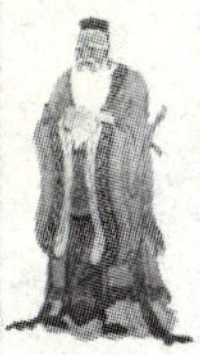

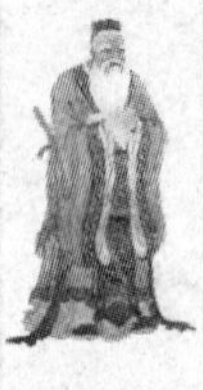

# 历代皇家养生长寿秘法

# 第一章

# 长生——帝王的梦想

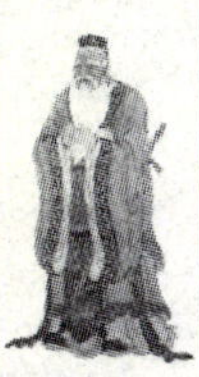

## 一、永恒长生术

按照中国祖先的造字含义来讲，土字是破土而出的意思；而生字则是在土的基础上加了一层，是进的意思，就是草木破土而出之后，繁荣茂盛，生生不息。

荀子先生所说的草木畴生——草木繁茂生长，就是此意。

生后来衍生出一系列的含义：诞生、发生、生命等等。如大学者荀子先生说的：“肉腐出虫，鱼枯生蠹，草木有生而无知。”

生再引申为活，与死相对应。如大智者孔子所言：“爱之欲其生。”大军事家孙子说：“投之亡地然后存，陷之死地然后生。”大战术家孙膑也说：“有生有死，万物是也。”——生、老、病、死，世上的万事万物都是一样啊。

长生就是长寿的意思。寿字从字面上看，其最初的含义是一个士兵永久地站立在那里。汉代学者许慎解释为久的意思，就是长久、长命之意。骄傲的大法家韩非子就曾说：“你要读了我的书，一定使你又聪明又长寿（使子必智而寿）。”寿后来引申为寿命，再引申为气血导引之意。如大神医华佗给一个绝症病人治好病，教给他养生方法，病人听了神医的话，真的长寿，活了一百多岁（阿从其言，寿百余岁）。

古人说：“寿有短长，由养有得失；自行可久之道者，其寿酬于久；自行不可久之道者，其寿亦酬于不久。”什么意思？这是说，人的寿命，有长有短，这寿长寿短是由养生来决定的；如果一个人按照很好的养生方法去做就会长寿，相反，如果一个人不能按照养生之法去做就会短寿。

快乐有限，人生苦短。一个人活在世上，如果长寿的话，也才一百年。人活在世间不满百岁，心里却老是怀着一千年一万代的忧愁，这是何苦？风和日丽的白天是那样的短暂，月暗星稀的夜晚是那样的漫长，活在世上的人，应当及时行乐，为什么不拿着烛火日以继夜地寻欢作乐呢？这一观念在秦汉时期风靡一时。汉代的《古诗十九首》之一的《生年不满百》，充分表达了这一劝人乐观、及时行乐、不要老为那些无益琐事忧烦的时尚观：

生年不满百，
常怀千岁忧。
昼短苦夜长，
何不秉烛游？
为乐当及时，
何能待来兹？
愚者爱惜费，
但为后世嗤。
仙人王子乔，
难可与等期。

长生术就是长生不老之术。长生不老最早见于道家经籍《太上纯阳真经》：“天一生水，人同自然，肾为北极之枢，精食万化，滋养百骸，赖以永年而长生不老。”研究仙丹妙术的道家，也深研医术。道家在这里强调的是人的生命之源肾的重要性，养好了精食万化、滋养百骸的肾，就会百病不生、长命百岁。

先秦的巫师们用他们的富于想象力的智慧，创造了昆仑山仙境的神话：那里的仙主是乘龙升天的黄帝和长生不老的西王母，那里一片圣洁，到处是黄金建造的宫殿，满山遍地是长生不死药。秦汉的方士们进而创造了三神山神话，让那些渴望长生的人如醉如痴地追求长生、寻找长生术，也引诱得秦皇、汉武对此痴迷，派出大量使臣寻找三神山，寻求不死之药。三神山子虚乌有，怎么办？道家的智者和那些急不可待的寻找长生之路的人们由此而一发不可收拾，开始了烧炼金丹之路。从此，上至皇帝，下至臣民，全国上下，都迷上了金丹仙药。这是一条不归之路，许多人就被金丹毒死在这条闪耀着长生不老光环的不归之路上。

接着，在经济繁荣的长江流域，一批富于智慧的上清经派道士，很明智地否定了金丹长寿之说，另辟蹊径，从老子、庄子的“清静无为”学说中汲取养料，改造了餐六气的神仙长寿思想，以《仙经》的一句真言作为长生不老的旗帜相号召——“我命在我，不在于天！”中国道家关于长生术的经典代表作、上清经派道士一代又一代人心血之作的《真诰》就这样问世了。

真者，真人也，就是神仙；诰者诰谕也，就是神仙的告示。《真诰》展示了一群美貌出众的男女神仙们修身养性、寻欢作乐的长寿行乐图，书中的语言很隐晦，动人的五言诗充满了美妙的玄机。这本书，被理学大师朱熹骂过，也被官僚们骂过，但对于那些寻求长生不老术的人们来说，这是一部不可多得的佳作。

近代大学者胡适虽然也痛骂此书，称此书全是鬼话，但这位胡博士却在1933年对他有知遇之恩的北京大学校长蔡元培先生65岁寿辰之时，郑重地献上自己的大作《陶弘景〈真诰〉考》作为对恩师的厚礼。

这是一部什么样的长生不老的奇书？书中展示的是38位男女神仙欢会的故事。这些故事中最精彩的篇章就是人神恋爱、幽会、做爱的生动叙述。如开篇记叙了女神愕绿华和美男子羊权欢爱的故事。

书中说，愕绿华自称是南山人。南山不知道是什么地方。这位年轻美丽的女人，大约二十来岁，身穿一袭青衣，衣服的颜色很纯正。一天夜里，她遇见了漂亮的男子羊权，从此，两人如漆似胶，十分亲密。女神送给羊权一首诗、一枚金玉条、一块火浣布手巾。据考证，愕绿华是九嶷山中的得道女子，名收罗郁，活了900岁。书中有一首五言《愕绿华诗》：

神岳排霄起，飞峰郁千寻。
寥笼灵谷虚，琼楼蔚萧森。
羊生标美秀，弱冠流清音。
凄情阕慧津，超形象魏林。
扬彩朱门中，内有迈俗心……

## 二、秦始皇的求仙之路

秦始皇指挥百万大军歼灭六国，统一天下。懂得秦始皇那颗孤独心的方士们兴高采烈，跑进秦宫报告说，他们找到了传说中的三神山，亲眼见到了鹤发童颜的长寿仙人，看见了漫山遍野的毛发雪白的禽兽，还有黄金、白银建造的华丽宫殿，以及满眼的长生不死仙草。三神山真是太美了，如果能上山，就可以长寿，可惜船只太小，

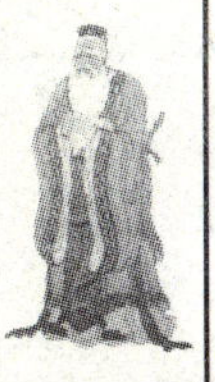

行驶得太慢，等靠近过去，三神山已经没入海底了。

杀人如麻的秦始皇被方士们描述的仙境迷住了。世间既然有神仙，自然就有三神山。不就是缺船只、财物吗？这么庞大的帝国，有的是。

这时，卫士报告，说大名鼎鼎的方士徐福来了。徐福郑重地递上一道奏折，自愿斋戒，请求亲率童男玉女入海求仙，一定为皇上找到长生不死仙药。秦始皇喜出望外，吩咐选派三千男女，备好船只，带上优异的工匠和王朝优良的种子、特产，由徐福为皇帝特使出海求仙。浩大的船队，在波浪翻滚的茫茫东海之中消失了，无影无踪。

**○千岁仙人安期生**

三年过去了，京师突然盛传来了一位了不起的奇人——他鹤发童颜，虽然谁也不知道他的年纪，但他一定有数百岁了，但仍然精神矍铄，健步如飞。有人说他一直在深海采药，靠吃硕大如碗的仙枣为生；他的长相很奇特，精通长寿仙术。见闻广博的人报告说，他就是盛传的仙人千岁公安期生！

秦始皇立即召见这位仙人。两人在密室中一连三日三夜促膝长谈。卫士们急得团团转。秦始皇出了密室，红光满面，兴奋得不能自已。他吩咐近侍，赐赠稀有的金璧数万给老神仙。谁知，老神仙安期生只是淡然地一笑，一眨眼之间，人却不见了，金璧仍一枚不少地留在宫里。这不是长寿仙人又是什么！秦始皇真的信服了。

不久，安期生鬼使神差地送来了一只赤玉舄，上面写着一行神秘的篆字："后千岁来求我于蓬莱山。"

人生苦短，生命有限，哪里等得到后千岁哟！秦始皇开始想入非非。他发誓一定要找到三神山，找到长生不死的神仙和不死之药。皇帝的求仙使者和浩大的船队驶向大海，前扑后继，一拨接一拨，但没有任何结果。

秦始皇反躬自省，自省的结果是神仙是有的，没有求到，只是自己的虔诚不够！秦始皇派使者在临海的地方建造了十座海神庙，派专人定期祭祀神仙。

更神的传闻在京师传得沸沸扬扬：在遥远的东海神山之中，离海岸约七万里的地方，有一座祖洲岛。此岛方圆五百里，四面环水，终年云雾缭绕。岛上产一种状如瓜苗的仙药，服了之后，不仅能长生不死，而且能起死回生。

秦始皇想证实这一说法。学识渊博的鬼谷子进奏说："东海的群山之中，确实有一座岛名叫祖洲，据说上面有一种神草，人称不死草，又叫养神芝——此草生长在琼田良苑之中，状如瓜苗，不丛生，一株可以让上千人起死回生。"

秦始皇笑逐颜开，有鬼谷子这样有学问的人加以证实，还有什么理由怀疑三神山，怀疑这长生不死之药呢！秦始皇再一次选派方士统率男女数千乘船入海，访求神仙和长生不死之药。这一次，又是泥牛入海。

秦始皇有些彷徨，内心很痛苦。

突然，近侍趺趺撞撞地跑进宫中，奏报说徐福从海上回来了！

秦始皇喜出望外，立即召见徐福。只见徐福红光满面，神采奕奕，披一身色彩斑斓的奇怪仙衣，身轻如燕地走到皇帝的御座前。

徐福平静地说："我们一行人经过二百个日夜，到了东海，到了三神山，见到了神仙！神仙问我是不是秦皇的使者？是来求长生不死之药吧？我回答说是秦皇的使者，受皇上的委派，特地到贵岛拜见仙人，不远万里求取长生不死仙药；这次还带来了一些礼物，请神仙笑纳。

"神仙没说什么，沉默了片刻，笑着说回去告诉秦皇，求仙不是儿戏，讲究心诚，心诚仙药才灵；这样吧，念你不辞辛劳，就到仙山看看吧，但不能带走仙药。就这样，跟着仙人，来到了蓬莱山。蓬莱山真是辉煌极了——山上山下都是奇花异草，到处雾霭迷蒙，仙气缭绕；漫山遍野都是仙物，飞禽走兽都是一身雪白，逍遥自在，恐怕都有几百岁了；鲜花掩映之下，隐约可见一座座琼楼玉宇；奇异的清香扑鼻而来，满眼是珊瑚树、灵芝草，脚踏翡翠台阶，远远可见黄金、白银建造的芝城宫阙；一身青铜色的龙形仙使，在宫阙中进出；天上祥云朵朵，天空湛蓝如同大海。神仙说你看到了吧？这里什么都有，什么都不缺；求仙一定要心诚，告诉皇上，就多送些子女百工吧！”

秦始皇被这番描述惊呆了。等他回过神来，看着徐福说：“好，不就是多送些子女百工吗？要多少送多少！”

又一次浩大的求仙船队，扬帆东海。又一次，又是泥牛入海，杳无音讯。

秦始皇苦苦地盼，苦苦地等，一次次地到各地巡游，期盼着求仙使者的音讯。他的车队行驶到了平原津，他病倒了，但他还在期盼着前往东海的使者，盼着长生不老仙药。皇帝的车队来到沙丘，秦始皇终于知道自己将不久于人世了，而盼了数十年的长生不死仙药至今仍杳无音讯，秦始皇不明白：难道我心还不诚？

他吩咐召来侍从博士，让他们写《仙人诗》、《真人诗》。然后让乐师配乐演唱。

他的一双阴冷的眼睛投向车外，投向铺满黄沙的通往东海的宽阔御道。使者为何还没有来？仙人在哪里？长生不老药呢？秦始皇在美妙的仙乐声中，在苦苦的期盼之中仙逝。

## 三、汉武帝的长生梦

汉武帝刘彻登上皇帝宝座时，年仅15岁。

有一天，京师轰传来了一位奇异的方士，有好几百岁了，通长生不老之术，能返老还童。王侯将相、公卿大夫纷纷邀请他做客，一时之间，这位奇人成了京师豪门巨室的座上宾。这位方士，就是李少君。

颇受年轻皇帝器重的武安侯、丞相田蚡，设宴恭请李异人，广邀京师头面人物做陪。李少君大步流星地从相府外走来，美髯长须，一身仙风道骨。李少君走进厅堂后，直接走向坐在一把太师椅上的老者，朗声说道：“啊，想不到，你长这么大了，我和你的祖父一起打猎你当时还小哩！”

众人朝太师椅看去，原来坐着一位90多岁、满面皱纹的老人。李少君说了打猎的地名和环境，老人似乎记起来了，说自己小的时候确实随祖父去过那里打猎。老人兴奋不已，众人也是喜出望外。惊诧之余，纷纷称李少君为活神仙。

汉武帝得报以后，吩咐侍从，立即召见李少君。

李少君须髯全白，但面色红润，健步如飞。坐在御座上的汉武帝心中暗喜，直接了当地问道：“有什么办法可以长生不老？”

李少君笑着说：“陛下不是想长生不老吗？记住一点，要虔诚斋戒，祭祀好灶神。灶神祭好了，鬼神就会来。鬼神来了，有他们相助，丹沙就可以炼成黄金。用这种黄金做成的器皿吃饭、饮酒，就可以见到神仙，可以长生不老。”

汉武帝觉得很高兴，吩咐立即照办，并让侍从辟一座专门的宫室，祭祀灶神。

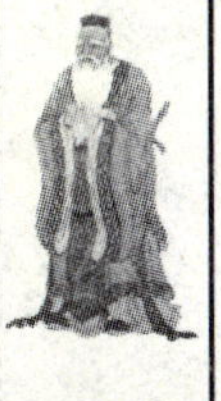

李少君接着神秘地说："陛下，我去过东海很多次了，见过仙人安期生。仙人送给我仙枣，仙枣像瓜那么大，味道鲜美，吃后可以长命百岁。听安期生说，这枣就是从蓬莱山上采摘的。山上有很多神仙，都很和善。想见神仙，最好是先见见安期生。不过，安期生这人性情古怪，不好接近。但陛下如果有诚意，一定会见到神仙的。"

汉武帝很高兴，请求李少君留在宫中，替皇帝炼黄金，制长生不老之药。

汉武帝特地赐给他一座宫室，让成群的仆从、宫女侍候他，给他提供他所需要的一切。意想不到的是，李少君在他的华丽新居之中入定打坐，几天几夜，没再醒来。

汉武帝觉得奇怪，这么一个神仙般的人物，怎么会不再醒来，难道已经死去？

方士们跪了一地，恭喜皇帝："少君这是羽化仙去了，少君是在宫里羽化仙去的，宫里会得到神仙的保佑，国家将富强，天下将太平。"

汉武帝心中释然，对羽化仙去羡慕不已，下令厚葬这位李异人，并隆重地祭祀。

### ○少翁的蹩脚骗局

几年之后，一位齐地的方士，自称叫少翁的人，大摇大摆地走进了皇宫，声称他能与神仙通话。这人相貌很怪异，无论什么时候，人们总是很难看清楚他的脸。

汉武帝被他的神秘之气所吸引，静观他的举动，看他有什么高见。

少翁似笑非笑地对汉武帝说："陛下不是想见见神仙吗？这个容易。不过，陛下居住的宫室要重新布置。"

汉武帝按照少翁的要求，选择京师西北的甘泉山营造一座新宫。宫室中，请最好的画师描绘天一、地一、泰一诸神神像，在宫室的墙壁、梁柱、门窗各处画满了各种各样的山川、云气、神仙图案，祭祀的香烟，飘飘袅袅，经日不断，宫室中摆满了各式各样的祭品。汉武帝还郑重地赐封少翁为文成将军。

春去秋来，一年过去了，神仙没有光临。

有一天，少翁神秘地叫上汉武帝，到郊外一片树林之中，对汉武帝说："看见那棵大树了吗？树下有一头黄牛，把牛杀了，牛肚子里有一份天书。"

侍从们奉命杀了那头牛，真的找到了一份布帛，上面写满了谁也不认识的文字。汉武帝心中大惊，再仔细地看，嗯，觉得这字迹，怎么很熟悉啊，这不是少翁自己的笔迹吗？汉武帝冷冷地盯着少翁。少翁终于坚持不住了，跪了下来，请求皇帝的宽恕。

汉武帝怒火中烧，杀了少翁，他自己也大病了一场。

一位上郡的方士这时神不知鬼不觉地来到汉武帝身边，说他刚刚和神仙通了话，神仙说，皇上的病，很快就会好，如果皇上明天到甘泉宫祭祀，病就会全好。重病的汉武帝喜出望外，病一下子真的好了一大半。第二天，汉武帝前往甘泉宫祭祀，祭祀完毕，病真的全好了。

### ○柏梁台与承露盘

汉武帝万分诧异，立即召见了这位方士。按照方士的要求，甘泉宫重新加以布置。在方士鬼斧神工的布局下，汉武帝坐在缥缈的宫室之中，竟然生平第一次真的见到了神仙！并和神仙隔着重重的纱幕，通话成功！——通话都是在晚上进行的，神仙声音轻柔，令汉武帝肃然起敬。紧张不已的汉武帝，大声都不敢出。

汉武帝兴致大增，拨一笔巨款，改造甘泉宫：建造了一座泰一坛，供祭泰一神；又建造了五帝坛和青帝、赤帝、白帝、黑帝四坛，祭祀各路神仙。

宫里祭祀的时候，仪式很庄严、很庄重：先杀一只白鹿，掏出白鹿的肠子，然后把猪肉、美酒等祭品放进鹿的肚子里；再杀一只白牛，然后把白鹿放进白牛的肚子里。

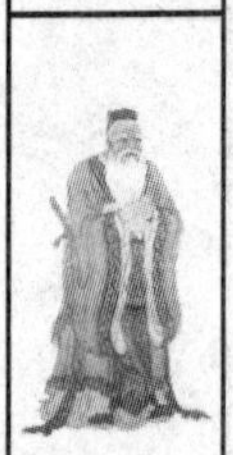

祭祀的时候，祭祀不同的神，要穿戴不同颜色的衣服。

旌旗猎猎，五彩的祭衣飘动，空气中充满了柏树和檀香的香味。

汉武帝祭祀的第二天，一道黄气直冲云霄，黄气的尽头，是一道七彩的彩虹。方士们兴奋不已，朝野百官们也纷纷上表，恭贺天降祥瑞。

汉武帝在建章宫用上好的柏木建造了一座柏梁台，台上铸造了一根坚固异常的铜柱子，高二十丈，柱子顶部是一位飘飘欲飞的仙人，仙人手里拿着一只精致的托盘——这是承露盘，是承接仙露的，用仙露能调制长生不老之药，常饮仙露也能延年益寿。

宫里正闹得热火朝天，皇帝喜爱的乐成侯又推荐了一位神通广大的方士，名叫栾大。栾大说他常在东海游玩，见过仙人安期生和羡门子高，到过三神山，吃过长生不老之药；而且，他还是少翁的师兄。

汉武帝大吃一惊，少翁不是假作天书被杀了吗？

栾大淡淡地说："这是命数，文成将军少翁不是被皇上杀的，是仙逝去了。"

汉武帝也顺坡下驴，说道："文成将军是吃了马肝去的，原来是仙逝去了！只要你能请来仙人，得到长生不死之药，要什么都可以。"

栾大从容不迫地从怀里掏出一样东西，随手扔在地上，说声："打架！"

只见两只奇怪的东西，在地上来回翻滚着，打得热火朝天。

汉武帝非常高兴，津津有味地看着，笑着让近侍把这两个奇怪的东西拉开，想好好看看。可是，近侍们怎么拉也拉不开。

栾大轻啸一声："停！"

令人不敢相信，两个小东西，竟然真的停在了那里，纹丝不动。汉武帝深为叹服，当即封栾大为五利将军。

栾大花样百出，诱惑得武帝神魂颠倒——汉武帝先后封栾大为天土将军、地土将军、大通将军、乐通侯，食邑二千户，另外赐赏豪宅、封地以及金银珍宝和车马仆役无数。汉武帝还把最心爱的女儿——皇后卫子夫所生的公主嫁给栾大，最后封他为驸马都尉、天道将军，并破天荒地让他拥有六颗金印。

栾大闹腾得乌烟瘴气，享受了只有皇帝才会享受的生活，住着华丽的宫室，拥着娇艳的公主，但一天又一天，一月又一月，一年又一年，一直没有召来神仙，也没有见到什么长生不老药。

汉武帝耐心地等待，最后终于失去了耐心，一气之下，将栾大杀了。

后元二年二月，汉武帝在武柞宫去世。汉武帝刘彻是位聪明的皇帝，他在追求长生的同时很注意自己的养生之道，摸索出一些独特的养生方法，尤其重视避免外界各种不利因素的侵害，在穿衣、饮食、起居、睡眠等方面坚持以下几"不"原则：

1. 穿衣二不过：汉武帝时刻注意随着气温的变化适当添减衣服。但他在着衣方面很注意把握尺度，坚持做到"二不过"，即"凉者不过挨冻，温者不过燥热"。也就是说，减衣服时，不会一下子减得太多，使自己身体受凉；添加衣服时，不会一下子加到让自己感觉到燥热。

2. 九不吃：在饮食方面，汉武帝推崇孔子"食不厌精，脍不厌细"的主张，坚持"九不吃"原则。所谓"九不吃"是指：腐败的粮食不吃；腐烂的鱼肉不吃；颜色难看的食物不吃；气味难闻的食物不吃；烹调不当的食物不吃；不到就餐时间不吃；肉类切割不得法不吃；酱醋调料调味不当不吃；市上食品未经检验不吃。此外，他还强调爱吃的食物也不能多吃。虽然现在看来，其中个别观点值得商榷，如“颜色难看的食物不吃”、“肉类切割不得法不吃”等，但总体来说，汉武帝的“九不吃”原则，对养生十分有利。

3. 五不坐卧：汉武帝在生活起居方面坚持“五不坐卧”，即：风口处不坐卧；坟墓旁不坐卧；潮湿处不坐卧；恶臭处不坐卧；危险物旁不坐卧。基本上也是符合科学养生之道的。

4. 五不睡：在睡眠方面，汉武帝提倡“五不睡”，即：露天不睡；有风吹头不睡；张灯不睡；脚凉不睡；床头朝北不睡。除了“头朝北不睡”与现代养生观点有些出入以外，其他几方面非常科学。

## 四、梁武帝的养生之道

中国古代有三寿之说：上寿百岁，中寿八十，下寿六十。翻阅中国皇帝寿命之表。古代的帝王多短寿，如果从秦始皇算起，至1911年清末皇帝溥仪，其间共2100余年，有皇帝335人，平均寿命是41岁。其中60岁以上的只有36人，而这36人中仅有6人活到70岁以上，活到80以上者仅有5人。古来皇帝皆养生。愈是身份显赫，愈懂得身体之重要，皇帝是至高无上的人物，其生活保健条件无与伦比。他们都想长寿，长寿者却寥寥无几，80岁以上的5人是——梁武帝、武则天、宋高宗、元世祖、清高宗。

梁武帝萧衍活了86岁，他的长寿秘诀是不近女色；唐女皇武则天82岁风韵犹存，她的致寿之道是享受男色；宋高宗赵构活了81岁，他的长寿仙方是清心寡欲；元世祖忽必烈数十年驰骋疆场，80岁去世，他的长寿秘密是纵马驰奔；清高宗弘历，活了89岁，是中国最长寿的皇帝，人称神仙皇帝、长寿之君。他一生写了五万多首诗文，他的文治武功在专制皇帝中也是空前绝后的，他为什么能如此长寿？秘密何在？他是性情中人，一生浪漫多情，为爱情而创造的生命激素——多巴胺源源不断；他心胸开阔，生活有规律，饮食很节制，进膳讲究，养生有道；他注重四勿——食勿言，卧勿语，饮勿醉，色勿迷；他讲究十常——常叩齿，常咽津，常提肛等等。儒家传统养生观念就是“君子三戒”：“少之时，血气未定，戒之在色；及其壮也，血气方刚，戒之在斗；及其老也，血气既衰，戒之在得。”意思是说：年轻时，血气尚未稳定，要警觉贪恋女色；壮年时，血气旺盛，要警觉争强好斗；老年时，血气渐衰，应警觉贪得无厌。这些在帝王身上体现的不多。但是，还是有很多长寿、精力充沛的帝王，他们的养生经验值得我们借鉴。

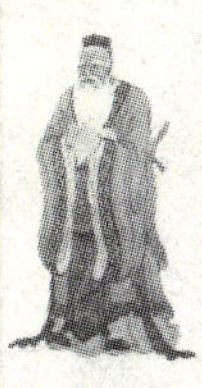

活到85岁的南朝梁武帝萧衍，是中国历代帝王中寿命仅次于乾隆皇帝的另一个长寿君王。身为帝王的他，从不享受豪华生活，衣食住行简朴。他不喜美味甘浓，喜食粗茶淡饭。一过50岁，就断绝了房事。

萧衍所以能长寿，在于他特别讲究养气。他认为，口吐浊气，鼻引清气，四肢脏腑皆受其润。如山之纳云，地之受泽。若练得气之十通，则百病不生。他说：知神气可以长生，固守虚无以养神气，神行则气行，神住则气住。若欲长生，神气相注。他还认为最好的灵丹妙药，是自己的津液（唾液）。主张咽津以养生。后世道教徒把“叩齿鼓漱”的咽津法列为每日必做之功。唐代医学家孙思邈在《千金方》中，也把咽

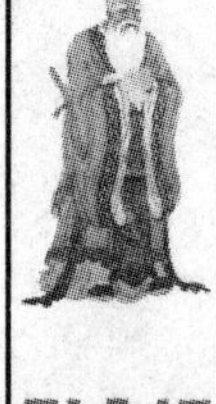

津总结为“服玉泉法”，认为叩齿服玉泉的作用在于坚齿发，除百病。其养生经验，有人为他总结了四条：“好读书，喜六艺，爱简朴，远酒色。”还有一点就是，萧衍笃信佛教，偏佛家又主张素食、戒酒、禁欲的。

## 五、太平真君一心归道

北魏，魏主拓跋焘于公元440年率兵攻上谷（北京），于古木参天、白云飞渡的山峰上，忽然见一貌若仙子、长得十分清秀，身着天蓝色和服，脚穿白色靴袜、草鞋，鹤发童颜，气度非凡，一派道学家风度之老者立于青石之上，形若无事，歌曰：

中原日出浮元气，
万里长空吹发华。
魏主失力正无策，
书剑合一绕慈云。

他就是历史上著名的“上谷名士”、八十二岁的道学家寇谦，字辅真，上谷昌平（今北京市昌平县）人。辅真，此刻似乎在等候魏主拓跋焘的到来，歌曰：

自古名士似书仙，
妙笔生花起春天。
风卷松涛传道术，
神书助战跃马鞭。

据说，魏主拓跋焘是位信抑道教的君主。他从寇谦手中接过书卷一看，眼里跃出了两个神奇的字《神书》，十分惊讶，立即叩拜。

所谓“神书”，乃“兵书”。实质上是攻打上谷的作战方案。他犹如平地得宝，喜不尽矣，精神大振，按《神书》上的作战方案，重新组织攻城，一声令下，大喊：“天助我也！”将士应呼而上，一举攻克上谷，成为北魏太武皇帝。

公元440年，北魏太武皇帝仍以老庄学说治国养生，主张“清净为天下正”。太平真君元年，施行仁政，开明理事，颇得民心。暴政与战争一样，都会引起民众心理上的不安和精神上遭受恶性刺激，必然会影响身心健康，如今“改了朝、换了代”，“天崩地裂豺狼死，吾却云开复见天”。带来一种轻松感而精神得到了解放。和平、安定的政治生活环境，不仅益民，而且使太武皇帝休养生机，以老子《道德经》“人法地，地法天，天法道，道法自然”之论养生，人与自然一家，而不可分离，不分离则可达到健身延寿。犹如《踏莎行》：

雾失楼台，
月迷津渡，
桃源望断无觅处。
可堪孤馆闭春寒，
杜鹃声里斜阳暮。
万缕银须，
一枝金杖，
如何比得少年人。
君看桃李春风后，

纵有花开不是真。

真是“榴花一盏浓香满，为寿百千春。”太武皇帝以道教治身，颇具朴素唯物主义观念，宗尚真君以求太平，避免战争，创造一个和平安定的生活环境，方可言“道法自然”，方可言“养生延年”。作为一朝君子、当朝皇帝，有这样的心理要求，尚属开明。

这位北魏太武皇帝，自号太平真君，一心归道，一心要像道士寇谦那样以“道发自然”养生，年八十形不衰、神不老。为了使其王朝长寿，还改元“太平真君元年。”

## 六、至死不悟的大唐帝王

秦皇汉武之后，后继的帝王对于长生不老之术仍旧充满热情，有的穷其一生寻求长生，有的甚至付出了生命的代价仍不醒悟。

南北朝时，长生不老之药真的从道士的炼丹火炉中问世了。从此，皇帝们不再去寻求从没见过的仙人和长生不老药，而是去尝试这一颗颗被道士们宣扬得神乎其神的长寿仙丹，祁求从这仙丹之中寻求一条既享受人生又能长命百岁的长生之路——仙丹施展着它神奇的魔力，不但让昏君和暴君们迷恋它，也使一些明君甚至是圣明之君也被其所迷惑，不能自拔。

晋哀帝21岁登上皇帝宝座，很快就迷上了长生术。大量道士、方士出入宫廷，为他传授长寿秘法。他按照道术之士的长寿方法入定、辟谷、服食丹药——这丹药不过是用雄黄等药物制成的令人躁动的热剂，这种热剂对于身体虚弱的人来说可能有强身健体的功效，但对于一个生命力旺盛的青壮年，无异于喝了兴奋剂晋哀帝每天服用，药性发作，根本无法理政。结果，25岁的时候，晋哀帝就因兴奋过度，一命归西。

北魏道武帝也是一位长生术的痴迷者。他16岁就建立了北魏这个强盛的帝国，建功立业，成为一代英杰之主。然而，30岁以后，他开始迷恋长生术，饮酒，纵欲，服食丹药，尤其是大量服食寒食散。结果，使他变得神思恍惚，喜怒无常，成天像个幽灵一样在宫室中晃荡，并以极其残忍的手段在朝堂、宫院、京师和郊野，杀人取乐。

更加疯狂和不可思议的事情，发生在充满浪漫和激情的大唐宫廷——长生术的神秘仙丹，搅动着大唐的宫廷，皇帝们沉迷于仙药的迷雾之中，炼丹炼得轰轰烈烈，皇帝们服食仙药，前仆后继。

### ○唐太宗死于胡僧手中

第一位以身试药的大唐皇帝，是开创了历史上开元盛世的一代明君唐太宗。他是一位英明的皇帝，也是一位有着远见卓识、能够自省的皇帝。他在临终时，曾这样检讨自己：“我登上皇位以来，不对的地方有不少，生活太奢侈，尽享锦衣玉食，大兴土木，纵情于鹰隼犬马，行游四方。晚年的时候，得了风疾，信用方士，开始服用长生不老仙药。”

唐太宗在最后的岁月，最信任的人竟然是婆罗门僧人。他的身体很虚弱，他相信这些僧人，并大量服用僧人们用西域灵草秘石配制的长生药。结果，此药服用以后，大泻不止。贞观二十三年(649年)，一代明君唐太宗病逝，终年51岁。

唐太宗死于胡僧的长生药。唐廷本想诛杀这些胡僧，又怕贻笑于天下，只好隐忍。

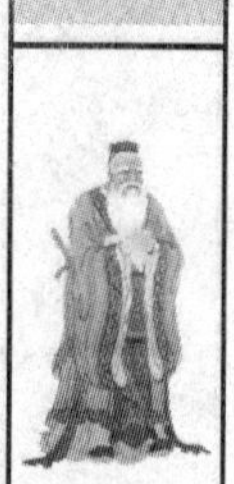

唐太宗的第九个儿子李治继皇帝位，为唐高宗。奇怪的是，这位高宗不仅不杀戮供奉宫廷进献长生药的胡僧，反而更加信任他们，给他们更多的金银财宝和更多的权力，允许他们自由地出入宫禁，为新皇帝调制长生不老之药。

大臣们心惊胆战，进谏的章奏如雪片似的飞达御案，希望皇帝保重圣体，不要再信任胡僧，不要再服用什么长生不老之药！

高宗为大臣的忠心所感动，想了三天三夜，决定不再轻易服用长生药。但是，他对于胡僧，仍然信任和赞赏有加，并特地下旨，封配制仙药的胡僧为怀化大将军。

唐高宗躲过了长生仙药的诱惑，但后继的大唐帝王们，却鬼使神差地痴迷于长生术，并以性命为代价，成为长生术的牺牲品——唐玄宗、唐宪宗、唐穆宗、唐武宗都痴迷于此术，有的因之而送命。

**○唐宪宗仙言仙语**

唐宪宗李纯是正当28岁盛年之际坐上大唐江山的龙椅的，可是这位奇怪的皇帝，一生就好神仙方术，苦苦寻求长生不老之药。他最信任的宦官张惟则奉旨出使新罗国，回来以后，给梦想成仙的皇帝带来了一个海市蜃楼的神仙神话——他说他在海中遇见了一位翩翩公子，这位公子说是当今皇上的朋友，有一方金龟印，请转交给皇上。然后，这位公子一眨眼之间，就不见了！

唐宪宗手捧着金龟印，兴奋不已。只见金印上，写着一行篆文："凤芝龙木，受命无疆。"激动得双手发颤的宪宗皇帝茫然四顾，捧着金龟印喃喃自语："我的前一世，难道是仙人？"从此以后，他把金龟印供奉在卧室的紫纱帐中，敬之若神。

宪宗皇帝苦苦思索着自己的前生，经常处于幻觉之中，前生的缥缈仙境和梦幻般的神奇经历常令他激动不已。这个时候，一位自称熟知前生后世千年往事的处士来到皇宫。宪宗将他接到华丽的九华室中，让他睡在珍稀的紫茭席上，饮着皇宫中精酿的御用龙膏酒。

宪宗皇帝每天亲自造访，与处士促膝交谈，做长夜之饮，通宵达旦，快乐无比。

处士说，他家就在海上，每天以云彩作衣，以雾作轻绡白纱，吃灵芝，尝仙草，游云海，悠闲自在。什么秦皇汉武，不过是红尘世界的区区草虫而已，何足挂齿？

处士不屑地说着，从怀中随意地拿出了一包东西。宪宗举目细看，我的老天，原来是仙物，正是自己一直苦苦寻求的仙草双灵芝、六合葵、万根藤！

宪宗高兴地大喊大叫。他吃了仙草，感觉很好，有一种飘飘然成仙的感觉。

宫中的巧匠们奉旨将处士描述的三神山木雕做好了，宪宗很高兴，他和处士在木雕前谈论仙境。木雕周围，仙雾缭绕，两人坐在这里闲谈，如同仙人。

两眼迷离的宪宗皇帝指着三神山中的蓬莱山说："如果没有你这样一位上仙真人，我哪里到得了这样的仙境啊！"

处士看见皇帝这样飘飘若仙的样子，觉得自己该走了，如果再不走，恐怕以后就没有机会走了！皇帝癫矣。

只见处士站起来，探身，取物，纵身跳跃，一闪身，竟然不见了！

宪宗迷茫而惊恐，连连大声惊呼："上仙！上仙！上仙啊！"

皇帝的惊呼声，那么真诚、那么哀怨、那么热情，这令人心动的声音，在空寂的大殿上空萦回。但这声音，却没有感动仙人。

宪宗大病一场。这场不可思议的奇遇，宪宗也不知道是真实的还是幻觉，但宪宗仍然对长生术和神仙真人充满热情，痴迷不已，特别是那些令他心醉的长生不老

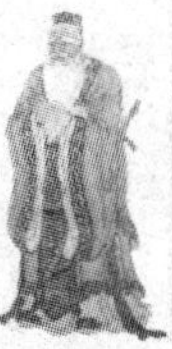

仙药。

方士柳泌炼成了一种奇香扑鼻的仙药，称为金丹药，据说长期服食，可以长生不老。宪宗听说此事以后，立即召见，并乐意享受此等奇香仙丹。仙丹的味道不一般，吃过以后，口中的余香，一月不绝。宪宗继续服食，还重赏了发明此等奇药的方士柳泌。朝廷大臣们忧心忡忡，纷纷上书进谏。起居舍人裴潾痛心疾首地说：“金石饱含酷烈之性，加热烧炼，火毒难制；如果真是长寿仙丹，不妨让方士先服食一年，看其功效，然后皇上再决定是否服食。”大臣一片赤诚，这样忧心如焚的章奏，却烧痛了皇帝那颗渴望长寿的心，并引起了迷恋长生术的皇帝的愤怒，宪宗当即下旨，将裴氏等人，贬逐出京师，永不再用。

宪宗相信金丹仙药，相信自己会长寿成仙。由于长期服食金丹，宪宗开始变得暴躁狂怒，不能控制自己。接连几个月，宪宗都不能上朝，每天都是处于一种激动和幻觉状态。御医们知道，皇上这是中毒的缘故。

一天深夜，不堪遭受皇帝虐待的近侍宦官陈弘志等发动政变，杀死了处于半疯狂状态的宪宗；宪宗暴死于长安中和殿，时年 43 岁。宦官对外称：“皇上死于金丹药发作。”

宪宗死后，他的第三个儿子即位，为唐穆宗。他在位仅仅四年，也是因纵欲过度和大量服食长生不死药而死于清思殿。

唐武宗李炎 26 岁登上皇帝宝座，一生不信佛法，却好神仙道术，相信服食仙丹人能长生不老。他为人沉毅果断，像个冷血杀手，喜怒哀乐，从不形于颜色。他毁掉佛寺4600 余区，让 26 万僧尼还俗，收回了寺院良田数千万顷。对于道家长寿仙术，他却奉之若神。大量道士进入皇宫，为武宗的长生术和求仙活动服务。他服食仙药，性情狂躁易怒，好发脾气，喜怒无常。他想通过改名字来改变不祥的命运，但无济于事，病情反而一天天加重，最后终于恶化，不能言语——在即他皇帝位的第七年春天，这位年轻的皇帝离开了人世，终年 33 岁。

武宗死后，他的叔叔李忱即皇帝位，为唐宣宗。他是唐宪宗的第十三个儿子，也痴迷长生术，服食仙药，结果和他们一样，狂躁易怒，即使是三九寒冬，也不敢穿丝棉冬衣，因为浑身躁热。隆冬时节，皇宫滴水成冰，宣宗却安坐在冷寂的殿中，像神仙一样，只穿一件单衣。穿着厚厚棉衣仍觉得寒冷的侍女们，试着盛少量的麦夫炭给宣宗，他笑一笑，放在一边，只是偶尔暖暖手。宫里的人很敬重这种特殊的炭，认为是这种神奇的炭，让皇帝不致受冻，宫里人称之为星子炭。

宣宗听说罗浮仙山有一位得道高士，擅长长生仙术，他立即派中使将这位道士隆重迎接入宫。

大臣们纷纷进谏，说不要相信道士们的一套，不要相信有什么长生术！

宣宗听不进去，他下一道诏书给进谏诸臣：“我处理天下政务，尽心尽力，有条不紊；听说罗浮山有一位高行道士，懂得长生术，他自己也长寿，特地派人请他来，无非是为了养生长寿。我读前代历史，发现秦皇、汉武被方士们所迷惑、所欺骗，常常引为鉴诫。你们位列大臣，有进谏的职责，你们的意思我明白，不要再说了。”

大臣们发现，当今的皇帝，又走上了一条迷恋长生术的危险之路。大臣们忧心忡忡，还是不依不饶。

宣宗派近侍转告大臣们：“你们放心，即使是李少翁、栾大再生，他们迷惑得了秦皇汉武，也不会迷惑我！我只是听说高行道士轩辕先生精通此术，才请他入宫，见见

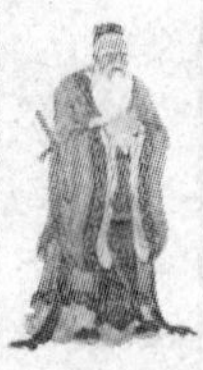

面而已。”

道士轩辕先生来了。

宣宗直接了当地问他：“听说你好几百岁了，长生不老真能做到？”

道士淡淡地说：“远离声色犬马，食物清淡，广施仁德，周济天下百姓，心像日月一样纯净明彻，陶醉于自然美景之中，何必一定要长生不老呢？”

宣宗再三询问长生不老之术，道士顾左右而言它。道士不愿意跻身于少翁、栾大的行列，宣宗很失望，但又不能强求，便无法将他留在宫中。于是，道士出了皇宫，返回了罗浮山。

因服食长寿仙丹，宣宗最终疽发于背，死于大明宫，终年 50 岁。

## 七、武则天的长寿之道

女皇武则天一生随心所欲，她的长寿之道是享受男色。

武则天是 14 岁时进入大唐宫室的，被唐太宗李世民所爱幸，由才人晋封为仅次于妃的昭仪。她不是一个一般的女人：

她亲手闷死女儿，嫁祸于王皇后，并以种种手段导致王皇后和萧淑妃被废为庶人；她将王皇后、萧淑妃剁去手脚，投入酒瓮之中让二人醉死；

她迷惑小自己 4 岁的太子李治，并俘虏了太子；

李治即皇帝位后，她这位皇帝的后母，竟然堂而皇之地成了新皇帝的皇后，时年 31 岁；

她 40 岁时正式理政，与皇帝一同视事，人称二圣；

为了皇权，她亲手杀死了自己的长子李弘、次子李贤；

她 60 岁时，夫君唐高宗去世，她成了皇太后，总揽朝政；

六年后，她正式称帝，为一代女皇。

武则天在权位上心狠手辣，但她懂得享受生活，她天性风流，一生喜好男色。

武则天手握大权的四十余年间，她享受了多少男色，恐怕只有她自己知道。

她的风流一生，投射到世间而留存在史官笔下的，只是一些斑驳的影子。从这些留存在史书中的虚无缥缈的影子中，我们知道，武则天浪漫风流的一生之中，除了唐太宗父子之外，还有五位擅长风情的男人，走进了她的生活，丰富了她的人生。

这五位在她生命中极重要的男人是冯小宝、沈南璆、宋之问、张易之、张昌宗。

冯小宝是洛阳城中的一位装疯使性的混混，虽然是流氓无赖之徒，但生性风流，长于风月。这个时候的大唐王朝，竞尚奢侈，人人不以风流为耻，反而以淫荡为荣。冯小宝便是以风流成性，得了一个伟岸淫毒的伟丈夫美名——于是乎，放荡的公主贵妇们纷纷垂青于他，堂而皇之地将他迎进府中，享受男色。

千金公主享受冯小宝以后，感觉很美。她为了讨好武则天，将冯小宝献给了武太后。武则天欣然受用，十分满意，将他改名为薛怀义，任命为皇室白马寺寺主。

薛怀义踌躇满志，奉命在神都洛阳建造一座三层的正方形明堂——底层四面分青、红、白、黑四种颜色，象征春、夏、秋、冬四时；中层十二边形，象征十二个月；上层二十四棱柱体，象征一年二十四节气；明堂顶部是九条龙托着的一个大圆盖，圆盖上昂首独立着一只高达一丈的鎏金铁凤，象征着女皇至高无上的权力。

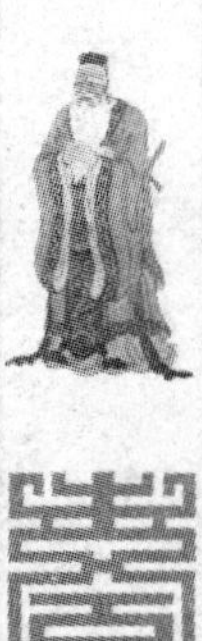

女皇十分喜爱这座明堂，赐名为万象神宫。

女皇喜新厌旧，芳心转向了御医沈南璆。

男宠薛怀义恼羞成怒，一气之下，火烧万象神宫。

武则天冷笑一声：一个不成器的东西，还想翻天不成？

女皇命身怀武艺的健妇，扑杀了男宠薛怀义，将其尸体以畚车载还白马寺。

御医沈南璆是位白面书生，他是女皇一生的固定情人。

宋之问是初唐一代诗人中的佼佼者。

有一年正月三十日，皇帝到昆明池游玩，游兴很浓，即兴写了一首诗，让众随侍大臣和诗一首，品评高下。一百多位大臣挥笔舒毫，搜肠刮肚写诗，想在皇帝面前一展才华。宋之问是随侍大臣之一，他的一首五言六韵律诗，被皇帝评为第一。

宋之问不仅才华横溢，诗文具佳，而且人也长得标致，风度翩翩。

宋之问知道女皇好男色，自我感觉很好的他，频频向女皇献媚，但女皇似乎没有反应。宋之问仍不死心，特地写了一首风流艳诗送给女皇探问风情：

明河可洁不可亲，
愿得乘槎一问津。
还将织女支机石，
更访成都卖卜人。

风流艳诗送到女皇手里，女皇细细玩味，非常喜欢，也很明白风流诗人的暗示。

女皇笑着对近侍说："宋卿哪方面都不错，就是他自己还不知道，他有口臭的毛病！"

大才子宋之问听说以后，无地自容。从此以后，宋之问经常口含鸡舌——一种去除臭味的香料。

年过花甲以后，女皇更是离不开男宠。古稀之年的女皇，身边总是围绕着年轻美貌的少年。其中，以张易之、张昌宗兄弟最得女皇宠爱。

女人好色，较之男人有过之而无不及。张氏兄弟美貌如花，女皇一天也离不开他们。张昌宗小名六郎，好色的大臣称赞他："六郎面似莲花。"无耻之徒的内史杨再思献媚说："错了，是莲花面似六郎！"

女皇由张氏兄弟侍候着，每天心情愉快，保养得极好，年届80仍没有一丝衰老之状；她的面容白净，随着年事的增长，不仅头发黑润，而且掉了牙的牙床上居然又长出了两颗新牙！

神龙元年(705年)，宰相张柬之等人发动宫廷政变，在女皇的卧室长生殿，杀死张易之、张昌宗兄弟，武力逼迫女皇传皇帝位给太子。太子即位，女皇迁居上阳宫。皇权没了，年轻美貌的男宠也没了，几个月后，孤寂的女皇离开了人世，终年82岁——如果没有神龙政变，也许享受男色的女皇会长命百岁。

## 八、宋高宗修身寡欲

宋代的皇帝大多擅长医术。

宋太祖精通医学，他曾给弟弟即后来的宋太宗针灸治病。

北宋亡国之君的宋徽宗，经历了国破家亡的惨痛，从皇帝到阶下囚。他活了54

岁，死于北漠苦寒之地的五国城。徽宗痴迷于诗词书画、翰墨之娱，使他精血畅通，百病不侵。他懂得医学、养生学，对于道家的长生术很是推崇，尤其赞赏道家的精气神之说。他读书颇有心得，写了一部《圣济经》，探讨养生之道和长生术。他提出："精神生于道，精全则神旺，精耗则神衰。"

宋高宗赵构是宋徽宗的第九个儿子。他是在徽宗25岁的时候，降生于东京(今开封)皇宫。他生长在繁荣富足的时代，先天禀赋厚实，后天精心调理，加之精通医术和养生，他在经历了国破家亡、母亲被俘的惨痛之后仍能镇定自若，在残破的半壁江山上建立南宋，并重整旗鼓，与强敌抗衡。他在位36年，活了81岁。

宋高宗何以能如此长寿？

汉代学者王充说："禀气渥(厚的意思)则体强，体强则命长；气薄则其体弱，体弱则命短。"

明代学问家龙遵叙，在他的养生学专著《食色绅言》一书中，谈到宋高宗赵构的长寿之道时说："高宗长寿，是因其先天禀赋厚和后天寡欲养生所致。"

宋代是一个富足的时代，也是一个讲究养生的时代。宋代闲雅的文人士子们，很懂得道家的养生之术。大诗人、大词作家苏轼，就通晓长寿之道和养生之法。与苏轼同时代的张朝奉，更是一位令苏轼敬仰的寿星。

张朝奉精通房中之术和养生之道，他年寿很高，却依旧一头黑发，身轻如燕，动作极其敏捷，身手之矫健令苏轼吃惊。张朝奉的养生秘诀何在？据说，张朝奉并不靠黄精、芝麻之类的道家所推崇的看家养生补品，而是靠一种特制的金丹妙药——交梨火枣之类的奇物，结合房中术来修身养生。

苏轼对于张老的养生之道深表赞叹，也欣赏、羡慕不已。有一次，张朝奉请苏轼吃饭，赠诗一首；苏轼也写了一首《晚饮》诗回赠——此诗在宋世流传甚广，对后世的养生术，也产生了深远的影响：

扫白非黄精，轻身岂胡麻。
怪君仁而寿，未觉有生涯。
曾经丹化米，亲授枣如瓜。
云蒸作雾楷，火灭巽雨巴。
自此养铅鼎，无穷走河车。
至今许玉斧，犹事愕绿华。

## 九、明世宗深宫炼仙丹

明世宗是由藩王入主皇帝宝座的。他是封地在湖北安陆州(今湖北钟祥县)的兴献王的儿子，他与长生术结缘，源于那里的一位道行很高的道士纯一道人。

纯一道人是玄妙观的道士，因为擅长仙道之术，兴献王对他钦佩不已，并到了崇拜的程度，两人的关系也十分密切。

有一天，兴献王看书看困了，伏在书案上打盹，朦胧之中，看见纯一道人走了进来。他赶快站起来迎接，一眨眼之间，纯一道人不见了，留下了一道白光，他也随之惊醒。这个时候，仆人进来兴高采烈地禀报："孩子生下来了，是儿子！"

这位儿子，就是兴献王的世子，即后来的明世宗——兴献王认为，世子是洪福之人，他的福分，是由纯一道人点化而来的。这位世子长大以后，知道了这段秘事，也相信自己与道术有缘，相信自己学习道术的长生术，能够长生不老，可以得道成仙。

明世宗由安陆州入主皇帝位以后，开始痴迷于长寿仙术。他在紫禁城中辟专门的宫室，用于炼制仙丹。大量的道家术士登堂入室，走进皇宫，以他们独有的仙道秘术得幸于皇帝，不仅可以自由出入宫禁，而且有一些还走上了从政之路，特别是那些善写青词的道士，成为皇帝一人之下、万人之上的宰辅重臣，人称青词宰相。

中国古代皇帝有两大心理和生理渴求：一是享受女色，二是长寿。享受女色容易流于纵欲，纵欲的结果是短寿，这是皇帝们所不愿意看到的结局。怎么办？道士们最能体谅皇帝，懂得皇帝的渴求，明白皇帝的需要，知道如何抚慰皇帝那颗孤独的心。

**○房中术：御女仙丹**

以求仙长寿为目的的道士们来了——他们研究了一套既享受女色又不损伤身体的养生秘法，称之为房中术。

明宪宗时，道士李孜省、继晓进献房中术，受到皇帝的青睐，由一介平民一跃而为朝廷重臣：李孜省任二品通政使，继晓破例被授予通玄翊教广善国师。大臣万安因为进献房中术御女媚药，获得皇帝的欢心，一跃而为首辅大臣，并一直受宠不衰。万安是位平庸无能之辈，他在朝堂之中，遇事只知道口呼“万岁”，人称他为万岁阁老。他之所以久居宰相之位，还不是因为他擅长房中秘术。

明世宗较之宪宗，则是有过之而无不及。

明世宗时，陶仲文、顾可学、盛端明等最受宠信，位及人臣，他们得宠之道就是精通长生之术，善炼御女仙丹。

陶仲文本是一位普通的道士，进入明宫以后，得到了世宗的赏识，竟然官至特进光禄大夫、少师、少傅、少保、礼部尚书，封恭诚伯，支大学士俸禄，并获赏银十万两。每次世宗遇见陶仲文，如同遇见仙人。世宗总是小心翼翼地邀请他一起就坐，君臣二人，同坐在一只绣墩之上，亲密交谈，如同兄弟朋友。每次走的时候，皇帝总要亲自送到大门口，依依惜别，握手再三款留。

皇帝迷恋陶仲文的房中御女秘术，大臣们也不甘落后，纷纷邀请他到府中做客，奉为上上宾，恭求他传授秘方。兵部尚书谭纶最热心此道，陶仲文传授秘方，谭尚书照方行事，大有奇效。兴高采烈的谭尚书立即将这一醉人心魄的妙法传授给同僚好友的内阁大臣张居正，于是，后宫之中皇帝行此妙法，朝廷之上，这一将一相痴迷此道，许多妙龄女子为此受尽暴虐，甚至丧命。

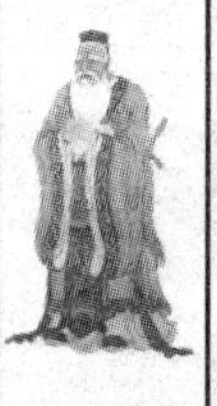

谭纶行此秘法二十余年，享受女人无数，一直气色很好，身体强壮。有一次，他和一位妓女寻欢，用此法失败，从此一病不起，性命不保。临死的时候，谭纶告诫好友首辅大臣张居正：“要活命，就慎用此法啊！”张居正吊丧时，放声大哭，为失去这样一位好友而哀痛。

躲在深宫二十年不理朝政的世宗皇帝，深深地迷恋陶仲文的御女秘术，在宫禁之中，大炼仙丹。他按照陶仲文的秘方，用红铅和童女的第一次月事经血炼成御女的长寿仙药，取名为天丹铅——用童女初次月事经血，放入金器或银器之中，添上乌梅水，煮沸七次，使水汁浓缩；加入乳粉、丹砂、松脂、红铅、尿粉等搅匀，以慢火烧炼，成为固体。这就是天丹铅。

明世宗服食了这种仙药，便时时处于一种兴奋莫明的状态。

这实际上是一种热剂和兴奋剂，服食以后，人躁热难当。

服药以后的世宗，表情怪异地行走在深宫大院之中，随心所欲地临御所遇到的每一个女人，而每一次，他都感觉良好，都能很好地满足自己，并觉得不至于折损寿命。

皇帝很感激道士高人的仙药妙法，纵情寻欢，乐此不疲。

不知道有多少女人为了皇帝的快乐而遭受不幸，也不知道世宗在位的 46 年之间，宫中流淌了多少女人的血和泪。仅仅在嘉靖三十一年，京师就有 8 至 14 岁的童女 300 人选进皇宫，供皇帝享受。

报应很快就来了：皇帝因为享乐而丧生。这是享受的代价。

明世宗迷信房中术，痴迷仙药。嘉靖四十四年八月，他因为服食了方士王金进献的金石仙丹，一病不起。第二年，世宗在乾清宫去世，终年 60 岁。

## 十、康熙皇帝饮食有节

康熙 8 岁登基，在位 61 年，享年 69 岁，是中国历史上有文字记载以来在位时间最长的君主。康熙主张“节饮食，慎起居”。他认为人的延年益寿主要不是靠长生不老的灵丹妙药，而是靠饮食起居有序、有节、有度来保持身心健康。

康熙皇帝酷爱书法，他说：“人果专心于一艺一技，则心不外驰，于身有益。朕所及明季之与我之耆旧，善于书法者俱长寿，而身强健。复有能画的汉人或造器物匠役，其巧绝于人者，皆寿至七八十，身体强健，画作如常，由是观之，凡人心志有所专，即是养身之道。”主张“志有所专，即是养生之道”，过去有人认为勤奋、刻苦会损害身心健康，影响长寿，其实这样是不对的。玄烨认为书法家为写好字，在挥毫之前，总要“收视厌听，绝虑凝神，尽量做到心正气和，其效果对于身心健康大有好处。”他还举例说，古代长寿的书法家大有人在，如书写“九成宫”的唐代书法家欧阳洵，终年 85 岁；写“天子庙堂碑”的虞世南，活到了 89 岁；写“玄秘塔”的柳公权，88 岁才去世。可见玄烨的这一论断，确实是经过一番考证的。现代科学研究证明：人的大脑紧张的工作开始得越早，持续的时间越长，人衰老的速度反而会越慢。所以，人要想衰老得慢，就必须保持脑力和体力的活动。然而现在的中老年退休后在工作量和运动量都较小的情况下，不仅需要四肢肌肉筋骨运动，同时也需要大脑的思维运动，这两者的俱全是延年长寿必不可少的。而书法正是这两者的结合，所以说书法可以令人长寿是有其科学依据的。而康熙皇帝能够从书法家长寿的现象中，观察到书法可以令人长寿的奥妙所在，这不得不令人信服且佩服。

中医学认为“人之所病是内因”中，正气“虚弱，外因六淫侵袭或虫兽所伤，天灾人祸之类”。而人的健康和先天肾气强弱，后天的调理好坏有很大关系。先天条件好，后天调补得宜，则健康长寿；反之则经常生病，更谈不上健美。先天固然不能由自己所选择，而后天的调养却可弥补。康熙皇帝认为：“凡人饮食之类，当各择其宜于身背，所好之物不可多食。”他还指出：“各人所不宜之物知之即当永戒。”因为“人自有生以来，肠胃自各有分别处也。”

康熙还很注重饮食的环境、瓜果的进食以及饮水的重要，他主张老年人饮食宜淡薄，每进膳要兼吃蔬食，则少病，于身有益。农夫身体强壮，到老还很健康，就是出于这个原因。他在用膳时主张“饮食对养身重要，因此用水必须注意，最好的水，其分量最重”。清从乾隆开始，就以北京西郊玉泉的水作为皇帝饮用水。每天，一辆水车上插小黄旗，夜间通过西直门，连王公大臣也得让路。这个老皇帝一辈子比较讲究吃。看来，人的健康是吃出来的不无道理。

康熙皇帝勤学不倦，通达医理，熟悉药性。他对患病重臣十分关心，常常亲自写圣旨进行安慰，甚至针对病情派医赐药，指导善后调理，取得了好的疗效。他对曹寅身患皮肤病的关注就是一个很好的例证。

康熙四十九年，曹寅疾病不断，初因偶感风寒，误服人参，出现头痛、头晕、口干舌燥现象。后又皮肤瘙痒，以致茶饭不思、彻夜难眠，不得不卧床养病。康熙虽然不可能给远在江南的曹寅把脉诊病，但他对曹寅的病情却了如指掌，不断“远程会诊”命他服用生地汤，并以地黄丸调理善后，使疾病逐渐痊愈。此后，曹寅自觉精力日渐充沛，健康状况大大超过从前。康熙得知，十分高兴，又建议：“土茯苓可以代茶，常吃亦好。”曹寅遵旨照办，果然皮肤病未再复发。康熙皇帝对曹寅如此器重，除了自己是吃曹寅生母奶汁长大的以外，更为重要的原因是，曹寅才干出众，为一时之人才。

中医认为，土茯苓性味甘、淡、平，有除湿、解毒等作用。取土茯苓以水煎服，连用3日，对麻疹有很好预防作用，还可用于治疗麻疹。土茯苓与白芷、川芎、细辛同用，可治偏头痛。土茯苓配威灵仙、黄柏、银花藤，可治痛风、关节红肿热痛。土茯苓研为细末，用醋调后外敷，可治毒疮红肿。土茯苓水煎，代茶饮用，还可治皮炎。此外，土茯苓因有利尿作用，可伤人津液，有唇干舌燥、大便干结，属中医学所谓“肝肾阴虚”者在使用时应谨慎。

## 十一、乾隆皇帝长寿秘诀

乾隆皇帝高寿89，在位60余年，精神矍铄，鹤发童颜，可以说是历代皇帝中，养生的楷模。乾隆三十二年（公元1767年）春节，乾隆皇帝在皇宫大排宴席，邀请100名百岁以上的老人欢宴，宫廷文武官员也都参加为其祝贺。当知道参加圣宴中有位赵姓老人141岁时，乾隆皇帝非常高兴地与大学士纪晓岚即席对诗祝贺。乾隆上联：“花甲重逢，外加三七岁月。”60岁为一个花甲，“花甲重逢”正好是120岁，“三七岁”即21岁，两者相加，恰为141岁。纪晓岚略加思索，对出下联：“古稀双庆，更多一度春秋。”70岁为古稀，两个70为140，再加一岁，正好也是141岁。上下联不仅岁数相符，而且对仗工整，文笔流畅。在座的百位老人都赞叹不已。

这个高龄的老皇帝根据自己的切身体会，总结出了养生四诀：“吐纳肺腑，活动筋骨，十常四勿，适时进补。”“十常”指：齿常叩，津常咽，耳常弹，鼻常揉，睛常转，面常搓，足常摩，腹常运，肢常伸，肛常提。“四勿”则为：食勿言，卧勿语，饮勿醉，色勿迷。

乾隆爱好广泛尽人皆知，那些爱好为他健脑、强身、养性助了一臂之力。乾隆帝精于诗书，同时他也是一位尊老、敬老、爱老的皇帝。乾隆很讲究进补，但不乱补。他常饮的松龄酒、龟龄集，补脾肾、益气血。补肾可以滋先天，补脾可以壮后天，肾气强盛，脾胃健运，气血充盈，身体自然强壮。

生活有节，起居有常，保养有方，修身有道；美食之余，也食豆制品，精通养生之法，是皇帝之中的美食家，是美食家中的素食者，人称神仙天子；

文才武略，气势恢宏；经济繁荣，人民富足；政权稳固，周边国家心悦臣服，以一

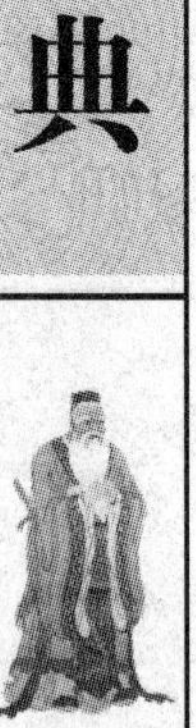

个强盛的庞大帝国,独步于世界之林,将康乾盛世推向鼎盛,造就了一个前所未有的繁荣时代,人称天朝天子;

精通军事,亲自指挥十大战役,取得了空前的胜利,号称十全武功,自称十全老人。

率性放达,一生乐善好施,留下了许多珍贵遗产;好大喜功,大兴土木,三朝积累的八千万两国库挥霍一空,人称散财童子。

一心向佛,通晓梵语、藏语、蒙古语等多种语言;潜心于佛教,精通佛典,心清闻妙香,御笔抄写了大量经书,人称佛心天子。

**○一辈子醉心于游乐**

乾隆皇帝是位喜欢游山玩水的皇帝,他游乐的足迹遍及大江南北。有关他的风流传闻也是五花八门,流传得热热闹闹,世人也为之津津乐道。

热河行宫和六下江南的风流传说最多,也最动人。

热河是一个风景美丽的地方。乾隆皇帝几乎每年都去热河行宫。

热河这地方人称北国小江南,这里人文荟萃,到处弥漫着浪漫的气息和人文的情调。

宽阔的热河大街上,有两座弛名塞外和闻名中原的大酒楼:裘翠楼、留霞楼。这两座酒楼坐落在西街的御道两旁,门户对着门户,美味佳肴,红袖添香,生意做得非常兴隆,都是以经营山珍野味而扬名天下。

阳春四月,浪漫的乾隆皇帝踏着如烟的柳絮,来到热河行宫,沐浴着这北国小江南的醉人春风。

这一天,兴致昂然的乾隆带着近侍太监常升乔装打扮以后,出了行宫的西仓门,信步走到了热河西大街。御道很宽阔,细软的黄沙金灿灿的,在阳光下闪烁着富贵的光芒。街道上买卖柴禾、疏菜、水果、鱼肉的吆喝声此起彼伏。茶幌下是说书的,街角围着许多人看耍猴。说笑声、打闹声、玩拳脚和杂要声,响成一片。

街道边酒楼的酒旗,色彩斑斓,迎风猎猎,吸引着信步闲游的乾隆皇帝。他抬头一看,原来是闻名塞外的裘翠楼——据说,这座五十多年历史的酒楼,是山西人开的。酒楼处处窗明几净,三层楼,层层都是一间间独立的雅座;印着暗花的墙壁上,雅致地挂满了名人字画。

走进酒楼的乾隆皇帝,随意地拿过菜单,不禁吃了一惊:这菜单上面,竟然全是用满、汉、蒙、藏、维五种文字书写的菜名。

乾隆皇帝觉得奇怪,就问前来侍候的伙计:会这五种文字?

伙计微笑着,点点头。

乾隆皇帝也点点头,心里很高兴——他分别用这五种语言微笑着问这伙计。想不到的是,这个小小的伙计,竟然也微笑着对答如流!

乾隆皇帝兴高采烈,点了茶叶鸡、什锦拼盘、清炖鲫鱼和塞外野味火锅。

伙计捧上一个食盒,打开食盒,只见是四色豌豆糕、绿豆糕和一碗清水,旁边还有一排折叠的纸条。伙计示意乾隆抓彩。

乾隆打开一张折纸,上书:“四平八稳,万事如意。”下面还有一行小字:“豌豆糕四块,绿豆糕八块。”

伙计高兴地说:“大爷,您中彩了,四平八稳,万事如意,请大爷您用糕。”

乾隆皇帝很有兴致,慢慢品尝着这道美味。

很有眼力的酒楼老板，很有耐心地等在一边，等乾隆皇帝吃完饭后，他赶忙走了过来说："这位大爷，您是贵人，贵人请都请不来，您不用付费了；只请大爷留点墨迹，就是敝店的荣幸了。"

上好的文房四宝立即送上来了，吃得心花怒放、心满意足的乾隆皇帝，心情很好，饱醮笔墨，看一眼窗外的迷人风光，挥笔写下了一副对联：

名震塞外三千里，

味压江南十二楼。

不久，盛传乾隆皇帝游幸裘翠楼，留下了对联墨迹。

从此，这副对联，烫成了金字，悬挂在裘翠楼前，裘翠楼越发地扬名天下、威震四海。

人们知道了这幅金字对联是乾隆的御笔之后，达官显贵、客商巨贾、外国宾客们，纷纷慕名前来，裘翠楼日日送往迎来，真正是车水马龙了。

这一下，急坏了对门的酒楼留霞亭——这留霞亭，是山东人开的，也有五十多年的历史。本来，留霞亭生意与对门的裘翠楼旗鼓相当，甚至还略胜一筹，因为其独有的特色菜红烧野虾，闻名遐迩。这一下，裘翠楼兴旺了，留霞亭却比了下去，一日不如一日。

好在山东老板，人极实诚，天天在这西大街街头，不分寒风苦雨，守候着乾隆爷。傻人有傻福。功夫不负有心人。终于，山东老板盼着了又一次微服私访的乾隆皇帝。乾隆皇帝吃了仰目已久的留霞亭的细如发丝的龙须面和鲜红透亮的红烧野虾以后，也是心满意足，高高兴兴，于是，他又一次饱醮笔墨，看一眼窗外的南飞雁阵，挥笔写下了又一副对联：

神仙留玉佩，

王公解金裘。

不久，甚传乾隆皇帝私访留霞亭，也写下了一幅对联。

从此，留霞亭也挂上了金字御笔对联。也从此以后，这里宾客盈门，名扬四海。

康熙皇帝六下江南。敬天法祖的乾隆皇帝处处以祖父康熙为榜样，也先后六次南巡，留下了数不胜数的风流韵事。乾隆说："江南名胜甲天下。"他一再表示，他要眺览山川之佳秀，遍览民物之丰美，拥母亲游览江南秀丽的山水。

他看到江涛堆雪中的金山寺时，这样写道：

万叠银堆一点青，

到来旷若换尘形。

奔腾扬子原标胜，

突兀金山更表灵。

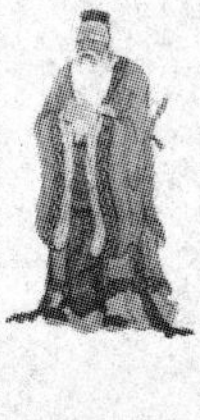

**○独树一帜的养生之道**

乾隆皇帝有一套独特的养生、养身之道。

他喜欢吃豆制品，要求每天每餐都有豆腐——红白豆腐、什锦豆腐、厢子豆腐、卤虾油炖豆腐等。

他喜爱吃鹅。乾隆吃鹅之说，有这样一则趣闻。有一位献媚之徒，绞尽脑汁想出了一种美食，特地向乾隆皇帝进献烤鹅掌——在平底铁锅之下，用果木烧成旺火。然后，将一只肥鹅吊在铁锅上，其双脚刚刚能挨锅底。火越旺，鹅越发频繁地轮换着双脚，以免烤伤。最后，鹅的双脚都烤得焦黄，厚达数寸。这时，将鹅杀死，取其双脚食之。这就是烤鹅掌,是天下第一美味。

乾隆皇帝尝过以后,确实觉得这是天下第一美味。但是,他又觉得这法子太杀生、太残忍,于是,他吩咐,将献媚之徒,流放边外。但乾隆皇帝有时还是忍不住这真正天下第一美味的诱惑,试着又尝了一尝。

好在乾隆皇帝是一位有理性的皇帝,他知道欲望之门一旦打开,将一发不可收拾,会折寿命,会有损圣躬。这样,理性的乾隆下令:“从此以后,宫中的御膳之中,不许再有烤鹅掌!有献此食者,杀!”

人称乾隆皇帝是一位真正的美食家。他确实喜爱美食,但不贪婪。

他的生活很有规律,每天早上五时左右起床,七时进早膳,下午二时进晚膳。

他有自己独特的养生秘诀,总结为四勿、十常:

四勿——食勿言,卧勿语,饮勿醉,色勿迷;

十常——常叩齿,常咽津,常弹耳,常揉鼻,常运睛,常搓面,常摩足,常施腹,常伸肢,常提肛。

### ○中国皇帝的寿命

如果从三皇五帝时的黄帝算起,直到1911年清王朝灭亡,中国经历了数千年的漫长历史时期,在这漫长的历史长河之中,先后出现了558位帝王,包括396位皇帝,162位国王。

如果从秦始皇算起,直到1911年清末代皇帝溥仪,其间2100余年,有皇帝335人,其平均寿命是41岁。如果不包括南北朝时期和五代十国时期的帝王,那么帝王的数字是235人,其平均寿命是39岁。

上述这二百多位帝王,如果按照朝代顺序进行分析,可以发现这样一组有趣的数字:

秦汉时期的帝王是28人,平均寿命是34岁;

魏晋南北朝时期的帝王是121人,平均寿命是38岁;

隋唐时期的帝王是41人,平均寿命是44岁;

五代十国时期的帝王是44人,平均寿命是46岁;

北宋皇帝9人,平均寿命是48岁;

南宋、辽、金时期的帝王39人,平均寿命是48岁;

元代帝王14人,平均寿命是39岁;

明代皇帝18人,平均寿命是42岁;

清代皇帝12人,平均寿命是53岁。

如果从年龄段上分析,可以得出如下一组数字:

20岁以下的是28人;

20—40岁的是83人;

40—60岁的是77人;

60—80岁的是36人。

其中,在这60—80岁的36人之中,又有如下一组数字:

70岁以上的是6人——汉武帝刘彻70岁,吴大帝孙权71岁,唐高祖李渊70岁,唐玄宗李隆基78岁,辽道宗耶律洪基70岁,明太祖朱元璋71岁;

80岁以上的是6人——梁武帝萧衍86岁,唐女皇武则天82岁,五代吴越王钱具美81岁,宋高宗赵构81岁,元世祖忽必烈80岁,清高宗弘历89岁。

# 第二章

# 历代御医的养生法

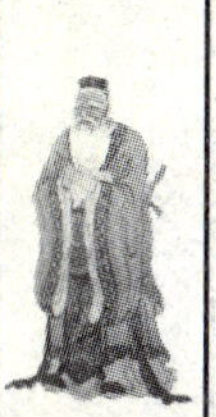

## 一、先秦时期的御医疗法

虽然在先秦时期的各个朝代，医疗技术还很落后，但是历史上记载的著名御医们在为帝王治病的时候也都有自己独特的方法。

**○气功疗法**

春秋时期楚武王的御医俞跗，最了不起的治疗手段是“割皮解肤”的本领。所谓的割皮解肤，从当时的医疗水平来看，应该不是我们今天所指的外科手术。专家们认为，更合理的解释应该是一种气功的运气疗法，通过气功导引术，疏通患者的经络，按摩神经，从而达到治疗的效果，即便是这样，这个独特的气功疗法，也是非常不简单的诊疗方法。

**○六气养生**

春秋秦景公时有一名叫和的御医，他曾经给晋平公治病，和的在分析晋平公的疾病时指出了阴、阳、风、雨、晦、明六气。这里的阴、阳、风、雨指的是自然气候；晦即夜晚，代指房事；明，即白天，代指日常的起居生活。就是说一些自然界气候因素以及人的饮食起居都会影响身体，从而引起疾病。他说晋平公的病是由于过度沉溺女色，才使得身体精气消耗殆尽，难以医治，和的告诫晋平公对女色应“节之”，言简意赅地说出了对性生活的态度。和的治疗晋平公的医案，可算是较早的对性事有所论述的案例。

**○心理疗法**

最后要提到的这位战国御医，他叫文挚，医术也非常高，人说他通过观察病人的背部，就能知道病人心腹的疾病。他在给齐王治病时不惜放弃了自己的生命。当时，齐王得了抑郁症，整天长吁短叹，无精打采，身体十分虚弱。文挚被请去诊治，他给齐王诊过脉后，私下里悄悄跟齐太子说，大王的病是可以治好的，但是治好他的病必须用不同于一般的办法，这也许会得罪大王，如果那样我可能也难保性命了。齐太子恳求文挚不论用什么方法，只要治好父王的病就行，并向文挚保证，在父王病好之后会向父王解释文挚所做的一切。文挚出于医生的责任，考虑再三之后，决定不计后果为齐王治疗。他认为齐王是由于思虑过度导致的病症，不能单纯用药物来治疗，必须通过调节心智方能解除病症，所以他采用的方法就是——激怒法。

他先派侍从跟齐王约定看病时间，但是连续三天都爽约，惹得齐王非常气愤。好容易等文挚来了，可文挚非但不给齐王看病，还不脱鞋就上齐王的床，又踩脏了齐王的衣服。齐王让文挚赶紧给自己看病，可文挚却不理不睬，并故意出言不逊，顶撞齐王。齐王乃一国之君，哪里受得了文挚如此的无礼，气得哇哇大叫，也顾不上君王的威严身份，竟然破口大骂文挚，并且让文挚马上滚开。这一怒一骂，正好将齐王心中的郁气全都发泄出来，没几天齐王的抑郁症就好了。文挚采用的是一种心理治疗的办法，这在当时确实颇为独到，而且效果显著。可悲的是，正如文挚预见的一样，齐王最终无法原谅文挚对自己的无礼行为，不管太子怎样求情，还是将文挚投到鼎中给活活煮死了。

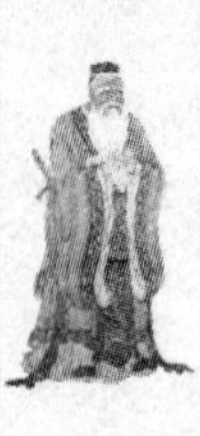

## 二、陶弘景的养性延命录

陶弘景,字通明,因长期隐居自号华阳陶隐居,死后溢号贞白先生,丹阳秣陵(今江苏江宁县)人。生于南朝宋元嘉二十九年(公元452年),卒于梁大同二年(公元536年),经历了南朝的宋、齐、梁三个朝代,终年八十五岁。

陶弘景小时候很聪明,也很勤奋,四五岁常以芦荻为笔,在灰沙上学写字。十岁看了葛洪的《神仙传》等著作,"昼夜研寻",深受影响。长大以后,"神仪明秀,朗目清眉",曾做诸王侍读的官,深受统治者的赏识。先是东阳郡守沈约多次写信邀请,他不至;接着,梁武帝"屡加礼聘",他也不出。梁武帝问他:"山中有什么,为什么不出山呢?"他先写了一首诗,后画了一幅面作为回答。诗为《诏问山中何所有赋诗以答》:"山中何所有,岭上多白云。只可自怡悦,不堪持寄君"(《陶隐居集》)。面的内容是:纸上画了两头牛;一头散放水草之间,自由自在;一头锁着金笼头,被人用牛绳牵着,并用牛鞭驱赶。梁武帝看了诗和面,领会了他的用意,就不再强迫他出来做官了。但是"国家每有吉凶征讨大事,无不前以谘问",故当时人称之"山中宰相"。由于王公贵戚,"参侯相续",干扰也很大,于是他索性在山中建了一幢三层的楼房,"弘景处其上,弟子居其中,宾客至其上",关门读书,与世无争。

陶弘景在医药方面的最大贡献是对《神农本草经》的科学整理。《神农本草经》总结了汉代以前劳动人民积累的药物知识,共收载药物365种,分成上、中、下三品。书中对每一味药的产地、性质、采集和主治的病症,都做了详细的记载。对各种药物如何配伍以及简单的制剂,都做了概述。但随着实践的不断深入,人们的药物知识逐渐丰富起来。到了南北朝时期,汉代的这本《神农本草经》,不仅辗转传抄,"遗误相继,字义残缺",而且内容已经远远不能满足实践的需要。

因此,陶弘景便对本草学做了一次较全面的总结。他从自己名医别录编中挑选出了365种新品种附入《神农本草经》,使原书只有365种的药物增加到730种,并予以一一订正、调整、分类注释,编成《木草经集注》一书。《本草经集注》具有明显的特点。首先,它改进了药物的一般分类法。《神农本草经》的三品分类法,仅仅概括地指出药物有毒或无毒,较为粗糙,既不容易掌握药性,又难于寻检,容易造成治疗上的差错。陶弘景把三品分类发展到玉石、草木、虫兽、果、菜、米食,有名未用七种分类。这种分类方法后来成为我国古代药物分类的标准方法,在以后的一千多年间,一直被沿用,并加以发展。其次,对于药物的性味、产地、采集、形态和鉴别诸方面的论述,有显著提高。再次,总结了诸病通用的药物。例如,祛风的药物有防风、防己、秦艽、川芎、独活等,就归在同一类,叫做"诸病通用药"。这种分类方法,便于临床参考,对医药学的发展也起到了促进作用。因此,此书问世后,影响很大,我国古代的第一部药典《新修本草》,就是在此书基础上进一步补充修订完成的。但《本草经集注》也存在不少问题。李时珍对其采取一分为二的评价,说"其书颇有裨补,亦多谬误"。

陶弘景对《神农本草经》原有的365种药,所作的订正、补充和说明,是有调查研究作为基础的。他下了不少功夫取得了药物的采集和临床用药的经验,并经常深入药材产地,了解药物的形态、采制方法。在对各种药味进行研究时,他发现许多药物，虽被指为药用，其实有名无实，毫无价值。如石下、长卿、屈草、满阴实、扁青，等等。他把这类药列为“有名无用”类。这种创见是在调查研究基础上获得的。遇到疑难就去调查研究，这是陶弘景在几十年治学的过程中养成的习惯。这里有个很生动的故事。一天，他读到《诗经·小宛》的“螟蛉有子，蜾蠃负（抱）之，教诲尔子，式谷似之”几句，就很不以为然。《诗经》的旧注说，蜾蠃（一种细腰蜂）有雄无雌。繁殖后代，是由雄的把螟蛉（青蜘蛛）的幼虫衔回窝里，叫那幼虫变成自己的样子，而成为后代。恰好一个朋友也来问这是怎么回事。他就先去查书本，书本说的跟《诗经》旧注的一模一样。他想：这些书尽是我抄你，你抄我的，查书是查不出什么名堂了。我何不亲自到现场看个究竟呢？于是，陶弘景来到庭院里找到一窝蜾蠃。经过几次细心的观察，他终于发现，那螟蛉幼虫并非是用来变蜾蠃的，而是蜾蠃衔来放在巢里，等自己产下的卵孵出幼虫时，作为它们的粮食，蜾蠃不但有雌的，而且有自己的后代。蜾蠃衔螟蛉幼虫作子之谜，终于被陶弘景用调查研究的办法揭穿了。从这件事，他就得出一个结论：治学要重视调查研究，不能因为别人怎么说自己也跟着怎么说。由此可见他治学的严谨性。陶弘景整理医籍，十分尊重原作，绝不乱涂乱改，也不信口雌黄，即使有补充，也把自己的说法和原书的说法区分开来。

陶弘景也潜心于研究炼丹之术。梁武帝萧衍称帝以后，更加器重陶弘景，一直想让陶弘景出山做官，但陶弘景始终没有答应。梁武帝也是迷恋炼丹的皇帝，他赐给陶弘景黄金、朱砂、曾青、雄黄等炼丹的原料，陶弘景就用这些原料炼出一种叫“飞丹”的丹药，并献给梁武帝。陶弘景还非常重视养生，他的另一本著作《养性延命录》也是集合前人对养生保健的论点加以总结而成的，里面很多的观点对于现代的养生都非常有意义。

## 三、王叔和的脉象理论

王叔和是汉末至西晋年间最著名的御医，他曾做过曹操的专职侍医，后来又当过王府侍医、皇室侍医，最后还升到太医令。他学识渊博，非常喜欢钻研，他对这个时期的医学贡献主要是他著述的《脉经》和整理东汉著名医家张仲景的《伤寒杂病论》。

《脉经》是我国现存第一部完整的研究脉学的书籍，前代的医家虽然对脉学的研究也有一定的成果，却始终没有能够总结归纳，对于脉学中涉及的脉象名称、诊脉方法等都比较混乱。王叔和通过多年的行医经验，对诊脉进行了非常细致的规范。首先对于诊脉的方法，在古时，诊脉的方法叫做“三部九候”，三部就是指人的手、足、脚，每一部下面又按照天、地、人分为三候，这样一共九候，因此患者在接受诊脉时就要从头诊到脚，过程十分烦琐。而王叔和创立了寸口切脉法，这种方法只需诊断病人的腕部，将食指、中指和环指放在病人腕部的寸、关、尺部位，由此可以诊断人体内脏的疾病，王叔和还提出了寸、关、尺三部脉与脏腑的关系：右手的寸部可诊断肺和大肠的疾病，关部可诊断脾胃的疾病，尺部可诊断命门和三焦的疾病；左手的寸部可诊到心与小肠疾病，关部可诊到肝胆疾病，尺部可诊到肾和膀胱的疾病。这种寸口诊脉法确立后，后世的医家一直沿用至今，所以王叔和在诊脉方法上作出了巨大的贡献。

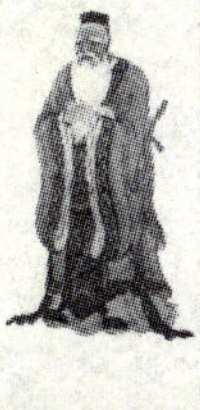

切脉在古代是医生了解病情最重要的手段，但是由于是用手来感觉，可能每个人感觉都会有所误差，而这个误差可能就会酿成大祸。所以王叔和在细分脉象时，对相似的脉象如何分辨作了系统的描述。他首先确定正常的脉象，即平脉的概念，这通常是以医生的呼吸来计算，一呼一吸，脉搏跳动四次，相当每分钟 70 次左右，这是正常的脉博速度，平脉的特点是不浮不沉，不快不慢，和缓有力，节律均匀。与平脉做比较，王叔和又细分出了 24 种脉象：浮脉、芤脉、洪脉、滑脉、数脉、促脉、弦脉、紧脉、沉脉、伏脉、革脉、实脉、微脉、涩脉、细脉、软脉、弱脉、虚脉、散脉、缓脉、迟脉、结脉、代脉、动脉，对每一种脉象，王叔和描述得十分细腻，同时言简意赅地准确指出诊脉时的感觉，特点非常鲜明，就像口诀一样，比如说到“浮脉，举之有余，按之不足”，表明其脉搏显现在浅表的部位，“滑脉，往来前却，流利展转，替替然与数相似”，是一种圆滑的感觉，气实血涌，往来流利，这种脉象属于实热。妇女如果没有病，却有滑脉，则可能是怀孕的征兆。王叔和还特别提出了相似的脉象，诸如浮脉和芤脉相似，弦脉和紧脉相似，沉脉与伏脉相似等，他也指出了相似的脉象如何区分，比如沉脉和伏脉，前者轻按不容易探到，需要重按才能摸到，而伏脉则要极重才能按到。提出相似的脉象，并加以仔细区分，可以使医者在诊脉时注意到这些细节，做出更准确的判断。

在《脉经》中，王叔和还提出了季节、气候变化对脉象的影响，人体在春、夏、秋、冬四季，由于生理适应环境的变化，脉象也会有所变化，王叔和总结出“春弦、夏洪、秋毛、冬石”的四季脉象特点，就是说春天的脉象微弦，夏季的脉象微洪，秋季的脉象微浮，冬季的脉象微沉。如果在某个季节出现不该出现的脉象，也会提示人体生病。对于脉象的诊断，王叔和还提出了因人而异的论点，就是不同性别、年龄、体质以及不同体形的人，脉象也是有区别的。比如肥胖的人，脂肪较厚，脉自然会沉一些，瘦人则浮一些；妇女的脉象多细一些，小孩的会快一些，老人的会弱一些。王叔和的《脉经》，在唐代还曾作为太医署里医学教育的必修课目。《脉经》不仅在国内广为流传，其影响力还远及日本、阿拉伯等地，这些地方对脉学的认识和研究都是建立在《脉经》基础上的。

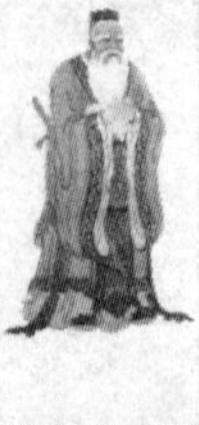

王叔和的另一个贡献是整理了张仲景的《伤寒杂病论》。《伤寒杂病论》是东汉时期的医学巨著，那时候书都是写在书简上，加上连年战争，书籍很难留存。王叔和做太医令时，花费了很长的时间四处收集整理《伤寒杂病论》的书籍原稿，最后终于把原书的大部分书稿都收集完整，并着手进行编辑整理，在修复原书的过程中，王叔和根据自己的理解，将《伤寒杂病论》分为《伤寒论》和《金匮要略》两部分，其中《伤寒论》主要是记录各种伤寒病症的治疗方法，而《金匮要略》则是各种疑难杂症的治疗。虽然后人认为他对原著进行修改可能有悖张仲景的初衷，但是如果没有王叔和的整理编辑，这本医学名著可能会永远遗失，正如清人后来所说：“苟无叔和，焉有此书？”所以无论怎样，王叔和都是功不可没的。

## 四、百岁御医甄权的吐故纳新术

甄权是隋唐两代的名医，他学习医术源自一片孝心。甄权小时母亲经常生病，因此甄权和弟弟甄立言就立志钻研医术，结果双双都成为著名的医生。

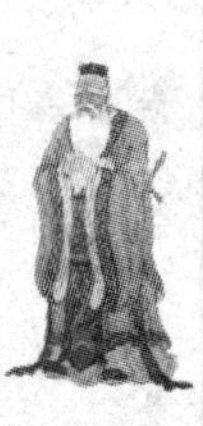

甄权擅长针灸,隋鲁州刺史曾患有风痹,不能弯弓射箭,很是苦恼,甄权运用针灸,结果一针下去,刺史就能拉弓射箭了。甄权还曾经治疗一个因脖子肿大无法进食的官员,甄权以三棱针刺少商穴,刺到微出血,一顿饭工夫,病人气息就通了,第二天就能正常吃饭了。仁寿宫的宫女患有脚疾,没法走路,甄权也是用针灸刺了4个穴位,宫女很快就能下地行走了。甄权用药治疗也很有一套,他曾用防风汤辅以针灸治好了安平公的偏风症,以茯苓丸治好安康公的水胀、小便不通。甄权写的《药性论》,专门论述药物的性味、有毒无毒、功效、主治、配制方法等。

甄权倡导养生之术,提出吐故纳新可以清肺,是健身延年的有效方法,并主张饮食不必甘美,就是这些朴实的养生之术,使得甄权成为史上有记载的第一个百岁御医,深得唐太宗李世民的尊重。在他103岁的时候,唐太宗亲自到甄权家中探望,向他咨询养生及药性问题,甄权一一作答,唐太宗十分满意,并赏赐了他。在唐太宗探望甄权的那一年,这位长寿御医安然长逝了。

## 五、百岁“药王”孙思邈

孙思邈从小身体就很弱,常常得病,家里为给他治病,几乎倾家荡产,稍大一点的时候,他又目睹了隋文帝时长安一带流行瘟疫的悲惨景象,给他留下很深印象。于是他立志学医,到20岁时孙思邈就已经学识渊博,他结识了当时的太医令谢季卿及甄权、甄立言兄弟,并向他们虚心求教,医术更为精进。孙思邈是一个全能医生,各个医科的疾病都难不倒他,而且对于养生、食疗、针灸乃至炼丹也都有所涉猎,也许是因为他小时候的经历,所以他更愿意为平民百姓治病,隋唐两代的几位皇帝先后邀请他去宫内做官,他都婉言拒绝,依然在民间行医,不过由于他医术高超,经常要被召到宫中来诊治皇宫贵人们的疾病。

唐仁宗时候,宫中一位才人生病,双目赤红,而且凸出,但是却什么也看不见,非常痛苦,宫内的御医认为是内火,所以用去火药医治,但是一直都没有什么效果。仁宗叫来孙思邈,孙思邈诊脉后认为这位才人不是单纯的热火,接着孙思邈又诊出才人肝脉弦滑,就询问才人的月事情况,宫内的御医说才人已经三个月没有月事了,应该是怀孕了。孙思邈却认为,才人的病是因为年轻气血旺盛,经血不通,肝火上行才导致目疾,并不是怀孕。孙思邈开了通经药,果然才人月事正常化,双目自然就复明了。

史上还有孙思邈“悬丝诊脉”的传说,他给长孙皇后看病用的就是此法。悬丝诊脉是指病人和医生分处两室,互不见面,医生通过搭在病人手腕上的一根丝线来诊脉。孙思邈给长孙皇后诊脉时,宫内的御医开始用丝线拴在冬青根、铜鼎足部和鹦鹉上来试探孙思邈,这种小伎俩一点也没有难倒孙思邈,很快就被一一识破。孙思邈给皇后悬丝诊脉之后,认为皇后是滞产,开出一方催产药,使得皇后顺利分娩。

孙思邈医德高尚,治病救人不分贵贱,因此无论是皇上还是平民百姓都对他十分敬重。他提出“大医精诚”,就是告诫医生,不管医术有多高明,治病的时候都要心平气静,排除杂念,不能心存私利,无论对什么样的病人都要一视同仁。孙思邈在晚年著述颇多。最著名的就是《千金要方》,又名《备急千金要方》,30卷,后又有《千金翼方》30卷。这些书涉及范围非常广泛,而且由于孙思邈在民间行医,经验十分丰富，所以创造性地发明了很多民间治病的土方。比如用动物肝脏来治疗夜盲症，用葱叶作为尿闭症的导尿管进行导尿术等都是非常实用的治疗方法。书中对药物的论述也非常多。孙思邈被誉为“药王”，他经常到深山中采药，对药物的了解非常透彻，在书中他指出，凡草石药皆须土地坚实、气味浓烈，不然治病不愈；凡麦门冬皆微润抽去心；栀子者，去皮；用蒲黄者，汤成下等。对于草药如何处理才能达到最佳功效，书中都提出了明确的说法。

唐太宗李世民对于比自己年长18岁的孙思邈一直也是非常爱惜，曾经多次邀请他到朝中做官，即使孙思邈拒绝，唐太宗也丝毫没有表现出反感，仍然以礼相敬，可见这位明君对人才的器重。唐太宗特别喜欢研究甄权和孙思邈都曾整理过的《明堂人形图》，这是一部关于人体经络学的图书，李世民从中学到不少人体知识，当他了解到人体的五脏六腑都在背上时，想到当时唐代的一个刑罚，就是鞭背，鞭背是当时唐代刑律中的一种，属于比较轻的刑罚，而唐太宗觉得鞭背能引起人体五脏六腑的损伤，严重的甚至可能导致死亡，那这样鞭背就不能算是轻刑，因而下令“制决罪人，不得鞭背”，在刑罚中取消鞭背。

孙思邈活了101岁才离开人世。他死后，尸体过了一个月，颜色容貌仍然跟活人一样没有变化，当人们把他尸体抬起来的时候，感觉非常轻，就像只有衣服一样，令人们十分惊诧。这位具有传奇色彩的药王，在死后又给人留下了传奇的一幕。

## 六、忽思慧的韭菜羊肾粥

相传在中国元代，朝廷中就有专门给皇宫贵族而设的御膳房。御膳师们为了那些体态臃肿的皇家贵族们对体态满意些，就在御膳中加入中药来改善体质。元代忽思慧的《饮膳正要》中就曾记述了许多能利水、消肿、减肥、润五脏的饮食方，至今仍闪耀着中国传统食疗学的光彩。减肥不吃何其苦，药膳减肥正可补。

忽思慧可谓是中国元代的“大长今”，他是蒙古人，他最擅长的是食疗，这在宫廷中也是皇帝非常关心的事情，所以忽思慧做了宫中的饮膳御医，专门负责宫中的饮食调理，负责皇帝及后宫的营养保健工作，他对各种食品的营养保健功能、滋补药品的作用、饮食卫生乃至食物的毒性等都非常有研究，因此他做出的御膳不仅有营养，而且在保健和治疗疾病上也有一定的帮助。元仁宗时，因为数年在外征战，四处奔波，操劳过度，肾气亏虚，患了阳痿症，十分痛苦。忽思慧根据元仁宗的情况，做了“羊肾韭菜粥”为他调治。元仁宗每天坚持喝粥，不到三个月，病就痊愈了，不久王妃也怀了孕，仁宗喜上加喜，大大奖赏了忽思慧，同时让忽思慧将此粥列为宫廷膳食良方，此后也经常服食。

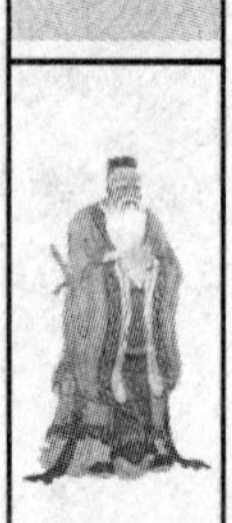

忽思慧作为一个饮食御医，不光会做各种有营养的膳食，还不忘整理自己的心得，并结合前代各家本草、名医方术以及民间饮食的经验，在公元1330年编撰了《饮膳正要》一书，这是我国古代第一部较为系统地介绍饮食保健营养的专著，对今天的饮食搭配、合理进食及治疗慢性疾病等都有很好的指导意义。《饮膳正要》共分三卷。第一卷分“养生避忌”、“妊娠食忌”、“饮酒避忌”、“聚珍异馔”等六部分；第二卷分“诸般汤煎”、“神仙服食”、“食疗诸病”、“食物利害”、“食物相反”、“食物中毒”等十一部分；第三卷分“米谷品”、“兽品”、“鱼品”、“果品”、“菜品”、“料物性味”等七部分。其中包括药膳菜肴94种，汤粥类35种，抗衰老药膳方剂29种等，并配有插图。书中收集的各种食疗配方，集合了回、蒙、汉各族的饮食，对于研究各民族的饮食特点也非常有价值。如“烧水札”用酥油、水和面，包水札（水札是一种水鸟），入炉内烤熟；还有将羊放在地坑中烤熟的“柳蒸羊”，都是很有民族特色的食品。还有一些非常简单的食疗食品，如茄子馒头等。在《饮膳正要》中还收录了一些如“回回豆子”、“赤赤哈纳”等罕见的原料。

## 七、明代御医的食补肉汤

明朝永乐太医刘纯创立的养生之道与三分治七分养学说，至今仍是人们的口头语，也是中医预防疾病和治疗慢性病的理论。现在，我们人类才开始关注生存质量和自然寿命的问题，但是许多现代研究资料可能只是理论推测，甚至是想当然。因此我们不妨回顾一下以往御医的历史经验，因为历史经验值得注意。中国封建社会的御医，尤其是明朝以后的御医，是医学界的特殊阶层。他们采取生饥、食疗、慎用药的方法去保障贵族的健康，同时也避免了因为防治不力而被革职、责打、流放、杀头、灭三族的处罚。虽然许多中国的皇帝不听从太医的劝告而夭折了，但是许多贵族能够健康生存，尤其是许多嫔妃能够长命百岁，甚至许多太监、宫女、侍卫也都能够无疾而终。

刘纯，字景厚，号养正老人；湖北省咸宁人，生于公元1363年，卒于公元1489年，享年126岁。他是刘完素的九世孙。刘完素，字守真，号通玄处士；河北省河间人，生于公元1110年，卒于公元1194年，享年84岁。他是中国金元四大医学家之首。他提出的观点：“人乃纯阳之体。而油脂细粮乃生热之物。故健者食之病也。病者食之甚也。”也就是说，人类不要吃高脂肪、高淀粉的食物。这个观点为后世的养生之道奠定了基础。他发明的使用沙鱼胆治疗乳岩、军功散治疗外伤、铁布衫止痛等方法，使后世受益无穷。他对自己后人的遗训是：“人无胃气不治。药不亲尝不发。”刘纯作为他的传人，继承了这些养生精髓，后来被明清两朝太医院尊为太医保护神。他奉旨以囚试医，带领医官经过66年的努力，总结出一套预防疾病的养生十条和治疗疾病的生饥、食疗、慎用药的三分治七分养方法，使得后世受益无穷。

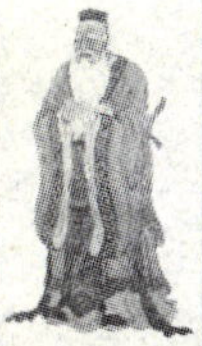

# 第三章

# 宫廷养生秘方

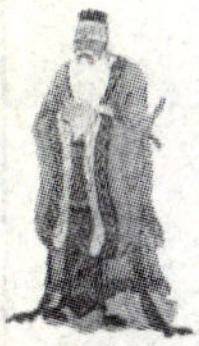

## 一、延年益寿方

○**武后酒**

【**组成**】鹌鹑1只，何首乌50g，鹿茸10g，人参10g，粮酒2000ml。

【**制法**】将鹌鹑去毛、去头、去五脏；以上药物放入瓷罐内，倒入粮酒适量（以酒淹没药物为止），把罐放到笼里，用小火蒸50分钟。蒸好后，置凉，然后将诸药拿出，放太阳下晒，待酒挥发掉，再把诸药泡在粮酒中密封，3个月后即成。如没鹌鹑，用3只麻雀代替。

【**用法**】每日服1～2次，每次15～30ml。

【**功效**】强身健体，延年益寿。

【**说明**】这是武则天喝的一种健身酒。此方转录于台湾新时代出版社出版的《中国医食之道》（王名诗编著）。方内主药鹌鹑，配上何首乌、人参、鹿茸，用上等粮酒制成。

元代营养学家忽思慧说："鹌鹑味甘平，无毒，益气，补五脏，实筋骨，耐寒暑"。鹌鹑肉营养丰富，含蛋白质、脂肪、碳水化合物、钙、磷等。人参补气，鹿茸壮阳，首乌补肾。如果没有鹌鹑，可用3只麻雀代替。

○**服仙茅法**

【**组成**】仙茅。

【**制法**】仙茅500g，锉如豆大，用糯米泔水浸泡3～5日，常换水，水渍后，取出晾干。捣、罗成细粉，炼蜜为丸如梧桐子大。

【**用法**】每日早晚、空腹各服1次，每次用温酒送服15丸。如服后感到热气上冲、头痛，可喝白糖水或甘草绿豆汤一碗解之。服十几日，自感能食有力气，即药生效。服药期间，忌喝牛乳。

【**功效**】温阳补肾，益寿延年。

【**说明**】仙茅性温味辛香，入肝肾经，能温阳补肾，但有小毒，《海药本草》说："久服轻身益颜色"，《日华子本草》说："益房事不倦"，《本草药性备要》说："用砂糖藏好，早晨送茶，能壮精神，乌须发"。据《图经本草》记载：服仙茅法始于唐代，开元元年（公元713年）婆罗门和尚进此药，玄宗皇帝李隆基服之有效，成为宫廷秘方，此后流传于民间。

○**苏合香酒**

【**组成**】苏合香丸30g，粮酒6500ml。

苏合香丸：苏合香30g，安息香末60g，用上等粮酒熬成膏，入苏合香油内；白术、香附子、白檀香、沉香、丁香、麝香、毕拨、诃子（煨、去核）、朱砂、乌犀角粉各60g，冰片、薰陆香各30g，共为粉，以香膏加炼蜜和成丸，如梧桐子大。

【**制法**】把苏合香丸放入酒中，用文武火煮开，瓶盛密闭，备用。

【**用法**】每2～3日服1次，每次15～30ml，空腹饮。

【**功效**】避秽防疫，强身健体。

【**说明**】苏合香酒是宋代宫廷用作防病治病的皇家药酒，北宋科学家沈括将它记录在《梦溪笔谈》里。宋代第3个皇帝真宗赵恒曾把该酒赏给患气虚病的太尉官王

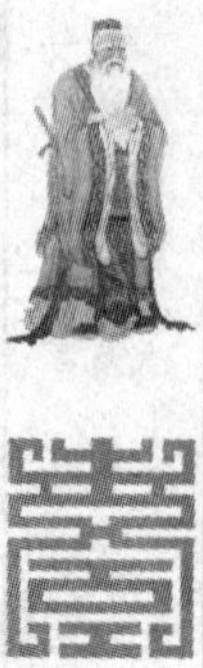

文正,他用后身体恢复健康。中风、昏迷、冠心病心绞痛等,常用苏合香丸,疗效显著。此外,本方确有延年益寿的作用,原是宫廷秘方,而今已广泛应用。

### ○《圣济》何首乌丸

【组成】何首乌500g(米泔水浸1夜,用竹刀刮去黑皮,切成片,焙干),赤芍、牛膝(去苗,用粮酒浸1夜,切片、焙干)、熟干地黄(焙干)各120g。

【制法】上4味药,水臼中捣,然后罗成粉,用酒煮面糊制丸如梧桐子大。

【用法】每服30丸,空腹、温酒或米汤送下。

【功效】补肾壮腰,强健筋骨,润肌乌发,延年益寿。

【说明】方名前加《圣济》,以区别"何首丸"。方内首乌为君药,补肾益寿,兼能黑发;赤芍为臣药,活血祛瘀,兼能治风;熟干地黄为佐药,益肾生精,兼能补血;牛膝为使药,强健筋骨,并引众药入肾。所以本丸有补肾强身、延年益寿的功效。

### ○五加皮酒

【组成】南五加皮。

【制法】将南五加根皮洗净,去掉骨、茎、叶,用水煎汁,和麴,酿成酒。或将南五加皮500g,切碎,袋盛,用粮酒2000ml,浸泡30天即成。

【用法】每日口服2次,每次15~30ml。

【功效】补益肝肾,强健身体,延年益寿。

【说明】神话中的嫦娥奔月,传说是她吃了"灵药",才飞上月宫,现实中的宇宙航行员是吃了刺五加乘坐宇宙飞船登上月球,因此,有人说:刺五加是20世纪的"灵药"。

五加皮性温味甘,入肝肾经,能补肾益精,延年益寿。现代研究表明:刺五加能促使人体适应各种不利环境,增强抗病力,还有抗疲劳、抗缺氧、抗放射线等作用,宇航员正是因为它有这些作用,才带它登上月球。五加皮,《神农本草经》叫"豺漆",列为上品,"久服,轻身耐老"。梁元帝萧绎在《金楼子》上说:"宁得一把五加,不要金玉满车"。

本方由一味五加皮经酒浸制成,酒虽能活血,但经常饮药酒多影响肝脏,惟独五加皮酒没有这种缺点,明代医家王伦所说:"诸浸药酒,惟五加与酒相合,且味美也","日饮数杯,最有益"。

刺五加有强壮身体,抗衰老,调节大脑、内分泌、心血管的作用,还有抗癌作用。

### ○神功七宝丹

【组成】海狗肾90g,黑附子(炒)90g,阳起石(火烧炮赤、研)60g,钟乳粉60g,鹿茸(去毛,炙)90g,龙骨60g,沉香30g,麝香15g。

【制法】上8味药,同捣、研、罗为细粉,再入麝香研匀,酒煮,麴糊为丸如梧桐子大。

【用法】每服50丸,空腹温酒送下。

【功效】温肾壮阳,固精填髓,强力壮神、延年益寿。

【说明】本丹始载元《御药院方》,明《普济方》又转录。方中海狗肾、鹿茸、钟乳粉、沉香温补肾阳;黑附子补肾回阳;龙骨镇静收敛;阳起石温补命门;麝香开窍通络。中医学认为,肾与寿命密切相关,而方中药物主在温补肾阳,故中老年肾阳不足之人常服此丹,可以长寿。但由于方内多热性药物,所以阴虚火旺的人或平素阳盛者禁用。

○固真丸

【组成】鹿角，白茯苓。

【制法】将新鲜鹿角1对，锯成长5～6cm的小段，用水浸泡7天，每天换水1次。每500g鹿角加入好黄蜡30g，共同放入瓷缸内，加水后用桑木火煮72小时（不要停火），如水少，可添水把角淹住，煮到鹿角变软，削去黑皮，取白者捣细为霜。把煮角汁再用慢火熬成鹿角胶。取鹿角霜500g，上等白茯苓15g（刮去黑皮），共捣，罗成细粉，用鹿角水和药粉制成如梧桐子大的丸。

【用法】每日服2次，每次服25丸，渐加到50丸，温酒或清米汤送下。

【功效】补肾，添精，固气，延年。

【说明】本方组成精炼，制法讲究，如药证相付，则疗效显著。方中鹿角霜由鹿角制成，味咸性温，入肝肾二经，能温肾助阳，添精益血，李时珍说它："久服，轻身延年"。白茯苓性平味甘，入心脾肺肾经，宁心安神，健脾益肾，补肺益气，治遗精、泻泄、劳伤、健忘等症，古代养生学家常作为抗衰老药物，以延年益寿。

○鸡头粥

【组成】芡实30g，粳米100g。

【制法】将芡实（即鸡头米）煮烂去壳研成泥状，再加水和粳米煮成粥。

【用法】食用。

【功效】健脾补肾，延年益寿。

【说明】鸡头米的药名叫芡实，性平味甘、涩，入脾肾等经，能健脾补肾。祖国医学认为：人的寿命与脾肾密切相关，肾为先天之本，脾为后天之本，脾肾功能正常，人就可长寿。芡实与粳米合用煮，营养丰富，每日食用，身壮体强，益寿延年。

○枸杞羊肾粥

【组成】枸杞叶30g，羊肾1对（去脂膜细切），葱白1根，粳米100g。

【制法】将枸杞叶煎汁去渣，再放入羊肾丝、粳米共煮成粥，快熟时把葱白切碎和调料一同放入粥里。

【制法】食用。

【功效】补脾肾，温阳气，强筋骨，增年寿。

【说明】本方始见于宋《圣济总录》，元《饮膳正要》转录。方中枸杞叶补肾，羊肾以脏补脏，粳米健脾，所以常吃枸杞羊肾粥，使脾肾得补，健康长寿。

○鹤龄丹

【组成】鹿茸（砂锅内煮1炷香，埋土内1夜，晒干为粉）60g，熟地（酒浸1日）18g，穿山甲30g，生地15g，石燕子1对，细辛3g，肉苁蓉18g，天冬12g，地骨皮12g，枸杞9g，杜仲6g，砂仁12g，公丁香（花椒炒1炷香，去掉椒）7.5g，当归15g，大附子（9克重者，蜜水泡1日，煮三炷香，焙干）36g，粉甘草2g，辰砂7.5g，淫羊藿3g，红蜻蜓10对（雌雄各半），补骨脂12g，大海马1对，川牛膝12g，甘菊花4.5g，锁阳21g，白凤仙子7.5g，青盐12g，紫梢花12g，人参30g，雄麻雀脑9g（每10个脑加硫磺0.3g，摊晒纸上）。

【制法】将上29味药捣或研粉，用甘草水和一处，捏成1块，放到金银合内，加盖、离药3.5cm，透气，用盐泥封口，外用纸筋和盐泥密封包成圆球状，太阳晒干。取铁罐1个，将泥包药球挂中间，用铁丝在罐内十字拴定，另用铅40.5k溶化成液体倒入罐内，再将铁罐放入灰缸内用桑木炭填实，从三个方向点火。每方离罐3.5cm，各放炭基2个(每个重60g),在早晨5~7时、下午17~19时换炭火。向罐内滴水,如有水声且水立于则火迫,就将火放的稍远些;如滴水无声又有热气,水不干则火缓,就将火放的稍近些;以滴水无声并有热气、水立干为标准。35日到期把铅取出,冷定凿开,开合检查,药色深紫为上等,装瓶贮存,蜡封瓶口。

**【用法】**每次服0.02g,黄酒送下。

**【功效】**峻补肾阳,益精养血,补髓健骨,益寿延龄。

**【说明】**鹤龄丹是明代宫廷秘方,著名的补益中药“龟龄集”,就是在本方的基础上加减化裁而成的。

方中鹿茸峻补肾阳,人参大补元气,附子善补肾阳,穿山甲活血化瘀,雀脑补脑增智,海马温补肾阳,石燕生精补髓,蜻蜓滋阴补肾,生熟地、枸杞、天冬滋肾强精、凤仙子消积软坚,当归活血补血,杜仲、牛膝强筋壮骨,地骨皮清热凉血,菊花疏散风热,砂仁健脾开胃,甘草调和诸药,青盐引方内众药入肾,增强补肾之功。

**○仙传斑龙丸**

**【组成】**鹿角霜、鹿角胶、柏子仁、菟丝子、怀生地(酒蒸黑)各300g。

**【制法】**上药除鹿角胶外,余均研粉。将鹿角胶用粮酒在瓷器内慢火溶化,将胶酒煮糊如泥,捣匀,制丸如梧桐子大。

**【用法】**每次服9g,淡盐水或温酒送下,每日空腹服1~2次。

**【功效】**温养五脏,强身健体,益寿延年。

**【说明】**方名中的斑龙是鹿的别名。本方以鹿霜、鹿角为主药,又是“仙人”所传,故称仙传斑龙丸。它最早见于元·继洪的《澹寮集验方》。霜、胶温肾壮阳,滋精生血,但霜通督脉之气,胶通督脉之血,菟丝子助阳,生地滋阴,柏子仁益心。所以本方不仅强身、抗老、还治多种虚劳病症,正如龚廷贤说:是“滋补中之圣药”。现代研究表明:鹿霜、鹿胶都含胶质、碳酸钙等,临床观察到能增强心功能、消除心肌疲劳、增加食欲、提高工作效率等;菟丝子能促进人体淋巴细胞转化率和抗体的产生。

**○八仙长寿丸**

**【组成】**怀生地(酒拌,放砂锅内蒸1日,黑,慢火焙干)250g,山萸肉(酒拌,蒸)120g,山药120g,白茯神(去皮、木、筋膜)、牡丹皮各90g,五味子(去梗)60g,麦冬(水润去心)60g,益智仁(去壳,盐水炒)60g。

**【制法】**上8味,忌铁器,捣罗成粉,炼蜜为丸如梧桐子大。

**【用法】**每日空腹口服2次,每次9g,温酒或淡盐水、白开水送下。

**【功效】**滋精养阴,健身益寿。

**【说明】**此方最早见于朱丹溪的《丹溪心法》,但方内山药剂量和加减药物不同。方中生地、山萸肉滋肾涩精;山药、五味子益肺固肾;益智仁、麦冬、茯神安神养心;丹皮清热凉血。临床运用中,如腰痛加鹿茸、当归、续断;消渴加五味、麦冬30g;年老肾虚寒,膀胱胀痛不能尿出,加泽泻去益智仁;尿淋漓不通,加倍茯苓,用泽泻去益智;夜尿多加益智仁60g,茯苓减半量;耳鸣,用全虫49个,炒微黄,研粉,每服9g,空腹温酒送下长寿丸15~20g。

**○延寿瓮头春**

**【组成】**天冬(去心)30g,补骨脂30g,肉苁蓉(麸炒)30g,牛膝(去苗)30g,杜仲(麸炒)30g,大附子(水煮)15g,川椒(去目)30g,粉甘草30g。以上8味药为粉,入曲内同和如糜状。

淫羊藿(米泔水浸)500g,公羊脂(伴淫羊藿炒黑)500g,当归120g,白茯苓120g,甘菊30g,白芍30g,生地60g,苍术120g,熟地60g,红花(捣烂晒干)500g,五加皮120g,地骨皮120g,以上12味药,锉粗末,绢袋盛贮置缸底。

缩砂仁15g,白豆蔻15g,木香15g,丁香15g。以上4味药后用,煮酒为末。

【制法】用糯米20kg淘净,浸1夜再淘1次,蒸熟,取出候冷,用细曲末2kg,同天冬等8味和匀,而将淫羊藿等12味贮于粗绢袋,置缸底,将熟糯米拍实放上面,再倒入优质粮酒25000ml密封17日,压出药酒并澄清,倒入缸内加入砂仁等4味,密封埋入土中3日,出火毒。

【用法】每日饮1~2次,每次15~20ml。

【功效】补肾助阳,行气和血,开胃健脾,益寿延龄。

【说明】原书说:此方是周藩宗正西亭所传。方中淫羊藿是主药,性温味辛甘,入肝肾二经,补肾壮阳。现代研究表明:它含淫羊藿甙、棕榈酸、维生素E等,淫羊藿有雄性激素样作用,能促进精液分泌;维生素E具有抗衰老作用。此外淫羊藿还能扩张冠状动脉,降低血压和血脂。

方中补骨脂、肉苁蓉、丁香、川椒、附子,助淫羊藿壮阳补肾;生熟地滋阴补肾,防衰延寿;牛膝、杜仲、五加皮补益肝肾,强壮筋骨;当归、白芍、红花养血活血,通经活络;砂仁、白豆蔻、木香、苍术、茯苓健脾开胃,燥湿化浊;甘草调和诸药,粮酒活血行气,并能溶出众药的有效成分,发挥药效。服药期间切忌醉饱后行房。

○长生固本方

【组成】怀熟地、怀生地、人参、枸杞、怀山药、辽五味子、天冬、麦冬(水润去心)各60g。

【制法】把上8味药放入瓷缸内,加水15~20l,用竹叶密封缸口,然后将瓷缸放到锅内用水煮,但水不要超过缸口。把100粒米放竹叶上,等热气薰蒸米熟时,将瓷缸从锅中取出埋入土中,去火毒后即成。

【用法】每日早晚各口服1次,每次10~20ml。

【功效】补肾填精,健身益寿。

【说明】方中生熟地、天冬、麦冬、枸杞滋阴补肾;人参大补元气;山药脾肾双补;五味子补肾固精。

现代研究表明:地黄有强心、利尿、降低血糖等作用;天冬、麦冬、枸杞、地黄有促进抗体形成、提高免疫水平和抗衰老功能;人参有兴奋中枢神经、增强性机能和抗衰老等作用。但由于本方偏于滋补,所以胃部闷胀、消化不良、腹泻的人不用为好。

○固本遐龄酒

【组成】当归30g,巴戟30g,肉苁蓉30g,杜仲30g,人参30g,沉香30g,小茴香30g,补骨脂30g,石菖蒲30g,青盐30g,木通30g,山萸肉30g,石斛30g,天冬30g,熟地30g,陈皮30g,狗脊30g,牛膝30g,川椒20g,菟丝子30g,酸枣仁30g,覆盆子30g,枸杞30g,神曲30g,木香10g,砂仁15g,大茴香15g,乳香15g,白豆蔻10g,益智仁15g,虎胫骨60g,淫羊藿120g,糯米500g,大枣300g,生姜汁60g,山药汁120g,炼蜜120g,白酒25000ml。

【制法】糯米蒸熟,同枣仁、生姜汁、山药汁、炼蜜和匀成团,共分4~6块,各用绢袋分别装盛,拴紧口备用。然后把其余各药粉碎,用绢袋盛,拴紧口,放到瓷坛内,再将上面的药块全放入坛内,倒入白酒,加盖密封,放在阴凉干燥处,经常摇动瓷坛,经

21天后开封，装瓶备用。

【用法】每日早晚各饮1次，每次10～25ml；药块随用随取，酌量吃。

【功效】调气血，补肝肾，健脾胃，增年寿。

【说明】方名固本是增固脾肾，“肾是先天之本”，“脾是后天之本”脾肾充盛则身体健康。遐龄，即长寿。

方中人参、陈皮、砂仁、神曲、白蔻仁、糯米、炼蜜、大枣补气健脾；当归、熟地、木通、乳香补血活血；巴戟、肉苁蓉、杜仲、补骨脂、山萸肉、熟地、菟丝子、狗脊、牛膝、覆盆子、枸杞、虎胫骨、淫羊藿、山药汁、川椒补肝肾，益精髓；姜汁、大茴香、小茴香、沉香、木香行气健脾；益智仁、酸枣仁、远志、石菖蒲养心安神；青盐入肾；石斛、天冬养阴生津；酒能调气血，使诸药借酒力行药势。

**○三凡保真丸**

【组成】鹿胶500g　杜仲180g　山药120g　茯苓120g　菟丝子90g　山茱萸90g　五味子60g　牛膝60g　益智仁90g　远志60g　小茴香60g　川楝子60g　胡芦巴60g　柏子仁30g　穿山甲18g　沉香18g　全蝎9g(去毒)　巴戟天60g　肉苁蓉120g　熟地120g　补骨脂60g

【制法】蜜为小丸，每服9g，淡盐汤下。

【功效】此药培元固本，善助真阳，填精益髓，大补诸虚。凡入中年后皆可常服。并治少年色欲过度，精血亏损，面色无光，大便不调，小便频数，以致中年气弱神衰，牙齿稀落，须发早白，阳痿不兴，兴而不固，遗精盗汗，耳鸣眼花等症。

【说明】方出《清太医院秘录医方配本》，是一首以温肾助阳为主的养生益寿方，“凡入中年后皆可常服”。方以鹿胶、杜仲、菟丝子、胡芦巴、巴戟天补肾壮阳，合以益智仁、补骨脂固肾涩精，以疗遗精、小便频数之症；以熟地、山茱萸、五味子益肾填髓兼以涩精敛汗，上两组药物阴阳并补而以壮阳为主，且时时注意固肾涩精。山药、茯苓益气健脾，脾土胜则可补助肾水。柏子仁、远志有宁心安神之功；小茴香、川楝子、沉香有温肾理气之效，再加穿山甲、全蝎、牛膝活血通络，以增加诸补药之功，所谓“每加行血药于补剂中，其效倍捷”是也。全办以壮阳为主，不忘“阴中求阳”之旨；以补为主，不忘理气活血，以使补而不滞，颇具巧思。

**○万安丸**

【组成】肉苁蓉120g(浸酒)　山药75g　五味子75g　杜仲90g　牛膝(酒浸)　菟丝子(酒浸)　赤石脂　白茯苓(去皮)　泽泻　熟地黄　山茱萸　巴戟天各60g(去心)

【制法】上件为细末，用肉苁蓉末250g酒熬膏和丸，如梧桐子大。每服五七十丸，空心温酒下，不在将息，别无所忌，只忌大醋及大臭之物。七日后四体光润，口唇赤，手足热，面有光泽，消食体轻，舌厚声响，是其验也。十日长肌肉。其药通中入脑，鼻辛酸不可怪也。

【功效】补下经，起阴发阳，能令阳气入脑，安魂定魄，开三焦，破积聚，消五谷，益子精，安脏腑，除心中伏热，强筋骨，轻身明目，去冷除风，无所不治。补益极多，常服最妙，七十老儿服之，尚有非常。

【说明】方出《御药院方》，与后面《清太医院配方》中之“无比山药丸”组成一样，剂量略有出入，可互参看。

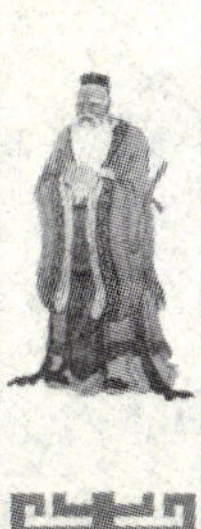

○巨胜丸

**【组成】**巨胜子　甘菊花(去萼)　旋覆花(去萼)　吴白芷(切)　白伏苓(去黑皮)　肉桂(去粗皮)　荜澄茄(去枝杖)　牛膝(去芦头,切,酒浸)　覆盆子(去枝杖)　熟地黄(焙)　远志(去苗心)各30g　旱莲子22.5g(去茎叶)

**【制法】**上件12味各修事毕,除巨胜子(黑芝麻)外共为细末,再与黑芝麻同碾罗匀细,酒煮面糊为丸,如梧桐子大。每服四五十丸,空心食前温酒下,日进一二服。久服忌羊血、生葱、萝卜等。

**【功效】**治男子筋痿,少腹不利,小便频数,腰背疼闷不能久立,则腿膝麻冷,难以屈伸,心意多忘,耳内蝉鸣。久服不阙,滋血气,壮元阳,髭鬓返黑,令人不老。填精补髓,益寿延年,神效不可具述。或妇人服之亦可。

**【说明】**方出《御药院方》,是一首滋补兼祛寒湿之剂。方以黑芝麻(巨胜子)滋补肝肾用为主药,辅以熟地填精补髓,增强补肾之功。另以肉桂、荜澄茄温中祛寒以治"腿膝麻冷","少腹不利"之症。针对"男子筋痿","难以屈伸"之症选用白芷、牛膝祛风除湿,强壮腰膝。同时加用菊花清利头目,旋覆花理气化痰,茯苓健脾利湿,远志安神益智,覆盆子固肾涩精,俱为佐使之药。

○神仙巨胜子丸

**【组成】**生地60g　熟地60g　何首乌60g　巨胜子60g　菟丝子30g　枸杞子30g　五味子30g　酸枣仁30g　补骨脂30g　柏子仁30g　覆盆子30g　芡实30g　木香30g　莲须30g　巴戟天30g　肉苁蓉30g　牛膝30g　天门冬30g　官桂30g　茯苓30g　党参30g　楮实30g　韭菜子30g　天雄30g　莲子30g　川断30g　山药30g

**【制法】**共研细末,炼蜜和丸。每服4.5g,空心用白开水送下。

**【功效】**治两肾不足,诸虚百损,腰痛耳鸣,腰酸脚软,肾冷胞寒,阴囊冷汗,阳事不举,夜梦滑精,一切损伤元气之症,并皆治之。常服填精补髓,固齿乌须,聪明耳目,益寿延年;久久服之,百病消除,老人还少,令人多嗣。忌食烧酒、萝卜、诸股血物。

**【说明】**方出《清太医院配方》,是一首阴阳并补,脾肾兼顾之益寿延年良方。方中有三组主要药物:其一是黑芝麻(巨胜子)、楮实、枸杞子、生地、熟地、何首乌、天门冬,用以填精补髓,滋补肝肾;其二是菟丝子、补骨脂、巴戟天、肉从蓉、韭菜子补肾壮阳,与前组药物构成阴阳平补之势,刚柔相济之功。其三是党参、山药、莲肉、茯苓健脾益气,与前两组药物构成先后天兼顾之势,脾肾互相济养。另选天雄、肉桂、川断温经祛寒以助肾阳,治"肾冷胞寒,阴囊冷汗"之症。诸虚百损多见遗滑泄泻之症,故选覆盆子、芡实、莲须、五味以固肾涩精。柏子仁、酸枣仁养心安神。妙在木香、牛膝之用,前者理气消滞,后者活血化瘀,在大队补药中用之,既可防止壅滞碍膈,又可增加补药疗效,确为阅历有得之笔。

○天真丸

**【组成】**羊肉3500g(精者为妙,先去筋膜并去脂皮,批开入药末)　肉苁蓉300g　当归360g(洗净去芦)　湿山药300g(去皮)　天门冬500g(焙软,去心)

**【制法】**上将前四味置之羊肉内,裹定,用麻缕缠定,用上色糯米酒四瓶煮,令酒尽掺在药内,再入水1000ml又煮,直候肉如泥,再入黄芪末150g,人参末90g,白术末60g,熟糯米饭焙干为末300g。前后药末同剂为丸,如梧桐子大。一日约服300粒,初服百粒,旋加至前数。服之定觉有精神,美饮食,手足添力,血脉便行,轻健。如久喑不言者,服之半月,语言有声。

**【功效】**治先曾损血及脱血,肌瘦,绝不入食,行步不得,手足萎软,血气枯槁,形神不足。如滑肠绝不入食,守死无法,可治者。如咽喉窄,下食不得,只能五七粒渐渐服之,粒数多,便可养起。久服令人面色红润,无血者便生血与津液。大便燥者服之自润。实中有虚,虚中有实,皆可治之。

**【说明】**方出《御药院方》,是一首大补元气为主旨的食疗良方。羊肉温中补虚,是一味很好的食补佳品,明·李东垣曰:"人参补气,羊肉补形",可见颇受重视。人参、黄芪、白术、山药大补元气,为方中主药。另取当归、天门冬滋阴养血,与益气药刚柔相济,气血同补。诸虚不足,穷必及肾,故选肉苁蓉补肾壮阳。用糯米酒煎煮,取其温通气血之功。

**○无比山药丸**

**【组成】**山药120g　山茱萸120g　杜仲120g　肉苁蓉120g　菟丝子120g　牛膝60g　茯苓60g　巴戟60g　泽泻60g　熟地60g　赤石脂60g　五味子180g

**【制法】**共研细末,炼蜜和丸。每服3~6g,空心用白开水送下。戒劳碌、房欲,忌食生冷、油腻等物。

**【功效】**治脾肾虚损,欲食无味,气血不和,腰腿无力,步行艰难,身体瘦弱,不生肌肉,面色无光,目暗耳鸣等症。

**【说明】**方出《清太医院配方》,为填精补肾兼收摄肾气之方。全方重在补肾,故以六味地黄丸去牡丹皮之凉泻,滋补肾阴为主;巴戟天、肉苁蓉、菟丝子、杜仲温补肾阳,与前组药物配合而成阴阳平补之势;赤石脂、山茱萸、五味子补而兼固,摄纳元气;牛膝滋补肝肾,强壮腰膝又引诸药入肾。全方配伍巧妙,融滋补、壮阳、固摄于一炉,滋而不寒,温而不燥,补而不滞,实平补阴阳兼可固涩良方。

**○太和膏**

**【组成】**当归90g(酒洗)　川芎60g　肉苁蓉90g　茴香180g　川苦楝　补骨脂　白茯苓　枸杞子　胡芦巴　远志(去心)　白术以上各90g　黄蜡45g　葱白20棵　胡桃25kg

**【制法】**上用鹿角15kg,河水三十担,同灶铁锅两只。靠鹿顶截角,用赤石脂、盐泥于截动处涂固之,勿令透气,于甑内蒸一炊时,用马蔺刷就热汤刷去角上血刺、尘垢讫,可长72cm,截断鹿角,外将前件药14味拌和停匀。先铺一层角于锅内,角上铺一层药,如此匀作三层铺之。将河水添在药锅内,其水于角上常令高10cm。用无烟木炭慢慢煎熬,常令小沸,勿令大滚。外一锅内,专以将河水煎汤下,勿令大滚,如药锅内水稍下,却于热汤内取添,止令10cm,却取河水添在熟汤内,续续倒添,至24时住火,候冷将鹿角捞出,用生绢滤取汁,其药滓不用外,将药汁如前法再熬,更不用客水。如膏成,滴水中凝结不散,方始成膏。每服9g,暖酒化服,空心。

**【功效】**治诸虚不足,气血虚衰,精神减少,肢体瘦悴,行步艰难。久服益精髓、壮元阳。

**【说明】**方出《御药院方》,是一首气血双补、脾肾兼顾之益寿良方。方用白术、茯苓与当归、川芎气血双补,以治"气血虚衰";枸杞子与肉苁蓉、胡芦巴、胡桃补肾之阴阳。同时,白术、茯苓与补肾药构成脾肾双补,先天后天兼顾意旨。另用川苦楝、茴香行气解郁,川芎活血化瘀,可制约诸补药之壅滞腻膈。远志益智安神,此系补益药中常用佐药。妙在葱白的运用,可通阳解表,振奋阳气,有利补药发挥作用。

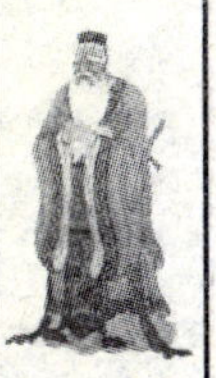

○五老还童丸

【组成】山药120g　牛膝120g　远志120g　山茱萸120g　茯苓120g　五味子120g　巴戟天120g　肉苁蓉120g　楮实子120g　杜仲120g　小茴香90g　枸杞子90g　石菖蒲90g　熟地150g

【制法】共研细末，炼蜜和丸。每服30丸，空心用温黄酒送下。

【功效】补心生血，滋肾壮阳，能坚筋骨，悦颜色，乌须发，明目，固齿，返老还童，延年益寿。久久服之，大有奇功，不能尽述。

【说明】方出《清太医院配方》，是一首阴阳同补，脾肾兼顾，令人"返老还童"良剂。方用熟地、山茱萸、楮实子、枸杞子填精益肾；巴戟天、肉苁蓉、杜仲壮阳温肾，此两组药物刚柔相济，平补阴阳。另用茯苓、山药健脾益气，与前补肾药构成脾肾兼顾，先天后天互相既济布局。石菖蒲、远志益智安神，五味子固肾涩精，另用小茴香、牛膝行气活血，在补益方中用之，可防呆补、腻补。

○五香鳖甲散

【组成】鳖甲60g（醋炙）　京三棱30g（炮）　白茯苓30g　人参30g　大黄22.5g　黑附子4.5g　枳壳30g　牛膝45g　肉桂15g　羌活30g　槟榔30g　熟地黄45g（炒）　厚朴30g（去粗皮）　五味子30g　木香30g　丁香30g　当归30g（炒）　白术30g　白芍药30g　肉豆蔻30g　沉香30g

【制法】上件药捣罗为细末。每服9g，水一大盏，枣3枚，生姜5片，同煎至七分，去滓服。再将两服滓，用水一盏半煎七分，一服。

【功效】治五脏虚劳，气攻注四肢无力，手足疼痛，背胛气刺，日渐瘦弱，心下气满，不思饮食。

【说明】方出《御药院方》，是一首消补兼施之剂，适于虚中夹实而以气滞为主之证。方用鳖甲、熟地、当归、白芍滋阴养血，填精补髓以补肝肾；用人参、白术、茯苓益气健脾，用附子、肉桂温肾散寒，以上诸药阴阳气血平补，先天后天共济。针对虚中夹实，"气攻注"、"心下气满"之症，方中选用了"五香"等大队行气化滞之品如木香、丁香、沉香、枳壳、槟榔、厚朴、肉豆蔻之属，此系本方用药特点，故名"五香鳖甲散"。气滞之症恐夹食积，故用大黄荡涤攻积。血为气之母，气滞亦可导致血瘀，故选三棱、牛膝以活血化瘀。另加羌活祛风散湿，五味子固精止遗，两药一散一敛，亦收敛散结合之妙。

全方气血双补，脾肾兼顾，补消兼施，理气活血，散敛结合，足见宫廷方剂配伍之妙。

○古庵心肾丸

【组成】生地120g　熟地120g　山药120g　山茱萸120g　牡丹皮90g　茯苓90g　泽泻90g　当归90g　黄柏30g　枸杞子30g　龟版30g　牛膝30g　甘草30g　鹿茸15g　黄连15g

【制法】共研细末，炼蜜和丸。每服3g或4.5g，空心用淡盐汤、淡黄酒或白开水饮下。戒思虑、房劳。

【功效】有患其无子者，有恶其白发者。无子责乎肾，发白责乎心。肾主精，精盛则孕成，精亏则乏嗣；心主血，血胜则发黑，血衰则发白。今也嗜欲无穷而亏其本然之真，忧虑劳烦而损其天然之性，心君火也，肾相火也，君火动相火从之，相火动，则心肾乱而不宁矣。是心肾二经有相须之道焉。名心肾丸，大能生精益血，降火宁神，治心肾之药也。不独施于白发无子，其惊悸、怔忡、遗精、盗汗、目暗、耳鸣、腰痛、足痿，五劳七伤，诸虚百损，无不治也。

【说明】方出《清太医院配方》，"大能生精益血，降火宁神，治心肾之要药也。"方中生熟地、山药、山茱萸、茯苓、泽泻、牡丹皮系六味地黄丸，为滋补肾阴祖方，更加枸杞子、当归、龟版以增填精益髓之功。肾阴不足，常可导致心肾火旺，故用黄连、黄柏以降心肾之火。鹿茸血肉有情之品，补肾壮阳，与六味地黄丸共奏阴阳并补之功。本方温清并用，适于心肾不交，阴虚火旺之证。

○龙虎丸

【组成】龙骨120g　大熟地120g　当归120g　桂圆120g　真虎骨120g　补骨脂120g　砂仁120g　防风120g　广木香120g　菟丝子120g　山楂120g　陈皮120g　炒杜仲120g　白蒺藜120g　黄芩120g　甘草60g　六神曲60g　甜桔梗60g　贯众120g　木通60g　川芎120g　牛膝60g　酸枣仁120g　石膏60g　浙贝60g

【制法】共为细末，炼蜜为丸，重9g。每服1丸，白开水送下。

【功效】此药专治诸虚百损，五劳七伤，头目眩晕，耳鸣，自汗盗汗，遗精便浊，四肢无力，饮食少思，面色萎黄，肌肉消瘦，骨蒸劳热，失血等症。并能滋枯竭之水而清亢甚之火，久服则阴阳协和，水火既济，乃扶阴抑阳之药也。

【说明】方出《太医院秘藏膏丹丸散方剂》，"专治诸虚百损，五劳七伤，……乃扶阴抑阳之要药也。"本方用药较为复杂，融温清消补于一炉，作用全面。方用当归、熟地、桂圆养血滋阴；用杜仲、菟丝子、补骨脂温肾壮阳，此两组药物刚柔相济，阴阳平补。虎骨、防风、白蒺藜祛风散寒利湿，以祛风寒之邪；黄芩、石膏、木通、贯众清热解毒以治"骨蒸劳热"之症；木香、砂仁、陈皮理气导滞以治诸气郁结之滞。桔梗、浙贝止咳化痰；山楂、六神曲消食化滞；川芎、牛膝活血化瘀，与理气药同用可制约补药之呆腻。另加龙骨固肾涩精以治自汗、遗精诸症。酸枣仁养心安神。全方"能滋枯竭之水而清亢甚之火，久服则阴阳协和，水火既济"，实养生益寿良方也，尤适于虚实夹杂、寒热并存之证。

○打老儿丸

【组成】熟地180g　茯苓120g　山药120g　杜仲120g　枸杞子120g　山茱萸120g　巴戟天60g　肉苁蓉60g　五味子60g　远志60g　楮实子60g　小茴香60g　川断60g　牛膝30g　石菖蒲30g

【制法】共研细末，炼蜜和丸。每服6～9g，早晚用淡盐汤送下，白开水亦可；冬月用黄酒送下。

【功效】凡诸虚不足，劳伤过度，五脏虚弱，精亏血短，气弱神虚，饮食难化，或羸瘦不足，以致腰酸腿软，多睡少食，身体瘦弱，遍身不强，动转多病，耳鸣眼花，迎风流泪，牙落齿稀，须发早白，阳痿不兴，兴而不固，小便凝溺，下元虚备，如是等症，再不服药，则容颜易老，病欲多生矣。今有一方，秘受仙传，名曰打老儿丸。方中药品共用十六味，不寒不燥，上等无毒，平和王道，能养五脏，善治诸虚，填精益血，补气安神，多进饮食，培元固本，白发再黑，齿落更生，滋阴壮阳，令人多子，有返老还童，乌须黑发之力，益寿延年无老无病之效，久久服之，大有奇功。男妇中年，皆可治之。

【说明】方出《清太医院配方》。相传，有一妇人，家藏秘方，并自制为丸经常服用，所以这一妇人虽年逾百岁，却青丝黑发，步履矫健，看上去只不过像一中年。妇人有数子，均遵老人服药之法，因此这些儿子虽都年过古稀而"面如童子"。只有她

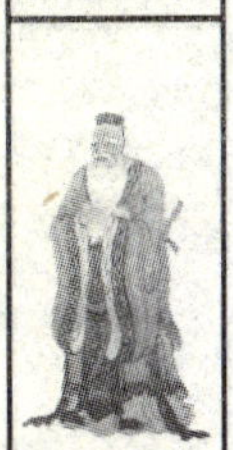

的小儿子性格乖僻，说什么都不服用老母配制的药丸，所以这个儿子还没有70岁就老态龙钟，弯背弓腰，白发苍苍。有一天，母子俩因用药之事发生了争执，气得妇人拿起鞭子追打“老儿”，这样就有许多人围观过来，都十分奇怪，怎么一个中年妇人去欺侮老头儿？故不少人过去责问妇人，妇人说：“此余之幼子也，年未七十，已伛腰曲背，老态龙钟，家藏良药，令其长服，而彼辄违忤，遂衰弱至此，余因此责之。”围观者方然醒悟，真相大白。这样妇人所制之药丸，求者甚众，遂将此药称为“打老儿丸”。

此方用熟地、山茱萸、楮实子、枸杞子和巴戟天、肉苁蓉、杜仲滋阴助阳，补益肾气，用为主药；以山药、茯苓益气健脾，补后天以助先天；远志安神定志；小茴香理气温中；石菖蒲化湿开窍，兼有益智功能；川断、牛膝补肾壮腰，兼可引诸药入肾。全方阴阳平补，不腻不燥，补中兼行，补而不滞，确为养生益寿名方。

○百龄丸

【组成】陈皮60g　当归60g　白芍60g　枳壳60g　党参60g　虎骨60g　牡丹皮30g　川贝30g　泽泻30g　鹿角30g　白术120g　茯苓120g　香附120g　马钱子15g　甘草30g

【制法】共研细末，炼蜜为丸。大人每服2丸，小儿1丸，二三岁半丸，俱用白开水送服。

【功效】此药不寒不热，平等消补，两益之剂。老人服之，耳目聪明，腰腿有力，身轻体健，益寿延年；中年服之，开胃健脾，多进饮食，强筋壮骨，增添膂力，发胖身体，至老健壮；幼儿服之，消化食水，诸病不生；妇女服之，活血通经，滋阴补虚，宽中理气，经脉调畅。故凡男妇老幼诸虚百损，五劳七伤，新久咳嗽痰喘，劳伤吐血，努伤吐血，少年破身太早，酒色过度，下元虚损，偏坠疝气，肾囊湿潮，梦遗滑精，五淋白浊，心肾两亏，眼黑头晕，耳鸣心悸，精神短少，四肢无力，睡卧不安，夜出盗汗，多眠少食，脾虚胃弱，不思饮食，胃经不清，膨闷胀饱，反胃呕吐，肝经血虚，气逆不舒，胸膈发满，两胁发胀，寒湿积聚，胃气疼痛，脾湿腹胀，阴阳不分，水泻红白痢疾，大肠滞热，肠风下血，妇女月经不调，赤白带下，气弱血虚，产后血瘀，并皆治之，无病之人，均可常服，大能调养身体，功难尽述。

【说明】方出《清太医院配方》，“不寒不热，平等消补，（气血）两益之剂”。当归、白芍与党参、白术、茯苓合为气血双补配伍以治“诸虚百损，五劳七伤”。另加鹿角、虎骨血肉有情之品以补肾壮阳兼祛寒湿，增加本方补力。同时加用陈皮、香附、枳壳行气解郁，宽中理滞，与以上诸补药形成补消合用布局，使补而不滞，消而不伤。另选马钱子通经活络，川贝止咳平喘，牡丹皮凉血清热，泽泻利水渗湿，此四味药皆有祛邪之功。

全方补消结合，攻补兼施，“大能调养身体，功难尽述”，可使人臻于百龄。

○苁蓉丸

【组成】苁蓉60g（酒浸，焙干）　楮实子　枸杞子　地肤子　金毛狗脊（去毛）　五味子　覆盆子　菟丝子　干山药　补骨脂（微炒）　远志（去心）　石菖蒲　萆薢　杜仲（去粗皮，剉，炒）　熟地黄　石斛（去根）　白茯苓（去皮）　牛膝（酒浸，焙）　泽泻　柏子仁（微炒，另研）各30g　山茱萸30g（酒浸，取肉）

【制法】上件为细末，酒面糊为丸，如梧桐子大。每服六七十丸，食前温酒下，日可一二服。

【功效】壮元气，养精神。

【说明】方出《御药院方》，是一首阴阳平补兼祛湿邪之剂。方中熟地、枸杞子、山茱萸、楮实、石斛与肉苁蓉、菟丝子、补骨脂、杜仲、狗脊平补阴阳，刚柔相济，共奏补肾之功。肾为先天之本，须赖后天脾胃济养，故选山药、茯苓健脾益气以助后天。心为五脏六腑之主，故方中选用五味子、柏子仁、远志养心安神，此亦宫中养生方中常用配伍。泽泻、萆薢、地肤子、石菖蒲祛湿利尿，这是本方用药一大特点，主要针对虚中夹湿而设，诸如水湿、泄泻等症尤宜。牛膝既补腰肾，又可活血，引药下行，在滋补方中为常用佳品。覆盆子为肾虚遗精、早泄而设，为固肾涩精要药。

○坎离保元丸

【组成】白术 30g（土炒） 山楂肉 21g 人参 15g 黄连 21g（姜汁炒） 陈皮 21g（酒洗） 牡丹皮 21g（酒洗） 知母 21g（盐水炒） 枳壳 21g（麸炒） 黄柏 21g 白茯苓 30g 当归 24g（酒洗） 桔梗 21g 远志 24g（甘草水洗，去心） 酸枣仁 24g（炒） 白芍 21g（酒炒） 甘草 9g（炙）

【制法】上为细末，蜜水为丸，如梧桐子大，每服 4.5g 或 6g，食远用清茶或白滚水送下。

【功效】此药能滋阴降火，调荣养胃，补髓填精，安神定志，聪耳明目，坎离既济，祛病轻身，宁心益智，此乃平补之圣药也。

【说明】方出《太医院秘藏膏丹丸散方剂》，确为滋阴降火，安神定志，“平补之圣药也。”“坎离”者即水与火、肾与心的关系。肾属水而居下，心属火而居上；肾水上济则心得滋养，心火下交则肾得温煦，这种正常的水火关系称为“心肾相交”或“水火既济”。而当这种关系失衡时，则可出现心火亢盛，肾水不足甚至出现虚热病证。方用黄连、牡丹皮以清心火；用白芍、当归滋肾养血；用知母、黄柏降肾中虚火。另取人参、白术、茯苓益气健脾，此即方名“保元（气）”之谓。恐补药壅滞，故配以陈皮、枳壳、山楂、桔梗理气消食兼以化痰，此系补行结合之意。酸枣仁、远志为养心安神之用。全方温清并用，补行结合，配伍巧妙，适于元气不足夹有火热之象者。

○草灵丹

【组成】生地黄 960g（细切，用无灰酒 10 升，夜浸昼晒 7 日，酒尽焙干） 鹿茸 60g（酥炙黄，焙干，为末） 肉苁蓉 60g（酒浸 7 日，研为末，焙干） 远志 30g（去心） 大枣 100 枚（煮熟，去皮核，焙干） 牛膝 30g 肉桂 30g 蛇床子 30g 菟丝子 30g

【制法】上为细末，酒蜜面糊为丸。如梧桐子大。每服 30 丸，温酒下。

【功效】补肾益真，滋荣养卫，填实骨髓，坚固牙齿，聪耳明目，延年不老，悦颜色，黑髭鬓。

【说明】方出《御药院方》，是一首补肾壮阳为主的延年益寿之剂。方中主药生地用量特重，为其他药量总和之 3 倍，取其滋补肾阴之用。药理研究表明，本品可降血糖，具有强心利尿作用，还可提高免疫功能，抗衰老。另取鹿茸、肉苁蓉、菟丝子、蛇床子、肉桂补肾壮阳，与大剂量生地构成刚柔相济之势。同时取用大枣补气健脾，远志安神养心，牛膝活血兼可引药下行入肾，均系佐使之药。

○荣芝丸

【组成】鹿角霜 150g 鹿茸 90g（去毛，酥炙） 麝香 3g（研） 沉香 白术 当归（去芦头） 熟地黄 肉苁蓉（酒浸二宿） 牛膝（酒浸二宿） 菟丝子（酒浸，别研） 萆薢（蜜炒） 川芎 五味子各 30g

【制法】用杀角 5kg 以上，每 2.5kg 东流水浸 49 日，刷去水渍令净，入大锅，研麻

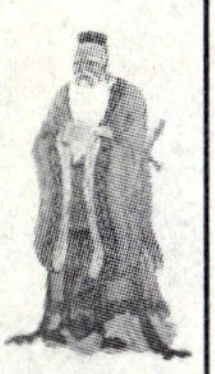

子五升、黄蜡250g、青盐120g甜水煮两沸时，温汤添，取出刷净，著绢袋子盛，晒干为末。取煮角汁滤滓去，慢火熬成膏。上为细末，用面60g并蜜和丸，如梧桐子大。每服30丸，空心粥水下，或温酒盐汤亦得，渐加至50丸。

【功效】治诸虚不足，起阴发阳，安神定魄。补五脏，和六腑，活血脉，填骨髓，强骨生力，驻颜色，久服轻身，延年不老。

【说明】方出《御药院方》。主药为鹿角霜、鹿茸、肉苁蓉、菟丝子补肾壮阳，辅以熟地、当滋阴养血，两组药物阴阳互济。另取白术益气健脾，补后天以济先天。补药易于壅滞腻膈，故取沉香、川芎、牛膝以行气活血，补中有行，补而不滞。萆薢清热利湿，五味子涩精止遗，二药一利一涩，颇得配伍之妙。麝香芳香开窍，有助气血运行，今多不用。

○萃仙丸

【组成】莲须60g　川断60g　覆盆子60g　菟丝子120g　芡实120g　山茱萸120g　龙骨30g　沙苑子　蒺藜240g　金樱子480g

【制法】共研细末，炼蜜和丸。每服6g，空心用淡盐汤或白开水饮下。

【功效】夫精生气，气生神，精极则无以生气，故瘦弱少气，气弱则不能生神，故目眊不明，精气不固，水火不济，故遗泄多而精愈耗也。此药专补精髓，益血脉，强腰脊，止遗精，助容颜，收盗汗。凡本元不固，肾虚气弱者，久久服之，大有奇效。

【说明】方出《清太医院配方》。据记载，康熙年间，户部尚书王骘奏事上（指康熙帝）前，上问："卿年几何矣？"骘对曰："臣不敢隐，臣今实年八十。"上问："居常用何药饵？"对曰："向者科臣陈调元贻臣一方，名萃仙丸。非有奇草异味，而甚能益人。调元服之，八十尚生一子，存年九十六岁。臣亦用之日久，以是幸享余龄，效犬马之报于陛下耳。"上命以方进，次日恭进缮呈。上见骘跪起轻捷，顾左右曰："八旬之人，矍铄如此，真德福老翁也。"骘出，即敕太医院依方修合。此即萃仙丸的由来。

是方以菟丝子、沙苑子助阳益精，山茱萸滋阴益精，共同补肾用为主药。川断补肾壮腰；其余莲须、覆盆子、芡实、龙骨、金樱子诸药均系固精敛汗之品，对于遗精盗汗等症甚为相宜。偏重固精敛汗，扶助肾气是本方突出特点。

○彭祖接命丹

【组成】何首乌30g　白茯苓30g　赤茯苓30g　菟丝子30g　牛膝30g　当归30g　补骨脂30g　覆盆子30g

【制法】共为末，蜜酒为丸，桐子大，每服9g，日3服。

【功效】填精补髓，固精不泄，善助元阳，滋润皮肤，壮筋骨，理腰膝。下元虚冷，五劳七伤，半身不遂或下部虚冷，膀胱气痛，足膝酸麻，阳事不举。男子服之，行走康健，气力倍增；女子服之，能理血崩赤白带下，兼通二十四道血脉，功效无穷。

【说明】方出《清太医院秘录医方配本》。方用何首乌、菟丝子、补骨脂填精补髓，滋阴壮阳。赤、白茯苓与当归益气养血，气血双补。牛膝活血通络，强壮筋骨。覆盆子益肾固精，方虽简练，功效不俗。

○豨莶丸

【组成】豨莶草500g，蜜、酒拌，蒸九，晒干，为细末。

【制法】炼蜜为丸，如梧桐子大。每服一丸，早晚白开水送下。

【功效】药本寻常，制法颇繁，但能久服，效有殊功。服至百服，筋骨轻健，耳目聪明。服至千服，精神倍长，语言清亮，齿根坚固，黑发乌须。又能益元气，疗诸风，强

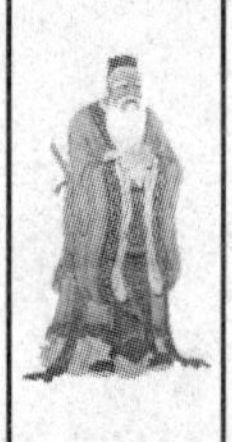

四肢，除麻痹，神效。

【说明】方出《太医院秘藏膏丹丸散方剂》，是一个养生单方，确实“药本寻常，制法颇繁，但能久服，效有殊功”。豨莶草本是祛风湿、利关节之药，用它养生延年，较为少见。《本草图经》称其“服之补虚，安五脏，生毛发”。《分类草药性》亦称其“明目，黑发，滋阴养血”，可见古代医家早有认识。

现代研究表明，本品有较好的抗炎作用和镇痛作用；豨莶草还可以改善微循环，抑制血栓的形成；此外本品还具有降压作用。这些也许是宫廷选其组方用以养生益寿的药理基础。

**○覆盆子丸**

【组成】覆盆子30g（去萼） 远志30g（去心） 杜仲30g（去皮，炒去丝） 柏子仁30g（炒香，另捣之） 枸杞子60g（烤干） 地肤子30g（微焙香） 补骨脂60g（盐焙） 山茱萸60g（取肉） 山药60g（另取末） 胡桃仁60g（去皮，另研）

【制法】上件11味为细末，将山药末同白面、酒调为糊，丸如梧桐子大。每服四五十丸，空心温酒下。

【功效】壮筋骨，益子精，明目，黑髭发。

【说明】方出《御药院方》，是一首颇为温和的阴阳平补之剂。方用枸杞子、山茱萸与杜仲、补骨脂、胡桃仁滋肾壮阳，平补阴阳。另取山药补脾以资化源，寓有“补后天以济先天”之意。柏仁、远志养心安神，覆盆子固肾涩精，地肤子清利湿热，同为佐使之药。

**○北麋茸安坤赞育丸**

【组成】桑寄生30g 川断30g 绵子炭30g 杜仲30g 桂圆肉30g 山茱萸30g 鹿角胶30g 黄芩30g 锁阳30g 鳖甲30g 枸杞子30g 橘红30g 琥珀30g 元胡30g 肉果30g 黄柏30g 天门冬30g 藏红花30g 龟版30g 茯苓30g 人参15g 乳香15g 赤石脂15g 藁本15g 制甘草15g 乌药15g 菟丝子15g 艾叶60g 砂仁60g 酸枣仁60g 白芍60g 生地60g 熟地60g 当归60g 川芎45g 鸡血藤膏45g 牛膝45g 肉苁蓉45g 陈皮90g 白术90g 阿胶90g 血余炭12g 沉香75g 麋茸120g 木香7.5g 香附300g 紫河车（4具）

【制法】共研细末，炼蜜和丸，蜡壳封护。

【功效】治妇女气虚血衰，经血不调，久不孕育，胎前产后诸虚不足。服之则能滋补肾阴，养血填精，温暖子宫，强腰健步，调肝润肺，开郁顺气，健脾胃，进饮食，百病不生，实妇科之圣药。

【说明】方出《清太医院配方》，能补气血，益肝肾，调冲任，治妇人气血亏损、肝肾不足而经水失调诸症。方以鹿茸、鹿角胶、阿胶、龟版、鳖甲、紫河车等血肉有情之品入肾而填补精血，补益元阳，补益之力非一般方剂可比。此外，方中还用了大队养血滋阴药如生地、熟地、当归、白芍、桂圆、阿胶、山茱萸、枸杞子、天门冬、龟版、鳖甲和补肾壮阳药如锁阳、肉苁蓉、菟丝子、杜仲等，使得刚柔相济，阴阳并补。先天之本要靠后天脾胃扶养，故又加用人参、白术、茯苓以益气健脾，助益肾气。滋阴养血药易于呆腻，益气壮阳药易于壅滞，故用大队行气药如木香、陈皮、香附、沉香、砂仁、乌药、艾叶等化滞开郁；用元胡、琥珀、藏红花、乳香、鸡血藤、川芎以活血化瘀，使得补中有行，增加补益效果。其余药物主要起佐使作用：黄芩、黄柏清热燥湿，且对诸多燥热之品起到监制作用；血余炭、绵子炭、赤石脂止血兼可固精止遗；寄生、川断壮腰兼能补肾，祛风除湿；藁本祛头面之风；酸枣仁安心肝之神；牛膝引药下行。方中药品虽繁，然“有制之师不在多”，配伍周密，气血双补，阴阳兼顾，补行结合，寒温并用，“实妇科之圣药”，宫中养生之上品。

**○回春乌龙丸**

**【组成】**乌龙骨（一副即黑犬骨也。自脑骨至尾脊骨全用，洗净，用黄酒浸一宿，再用硇砂15g研末，同奶酥油搽骨上，火炙黄色为度，称骨720g。犬须一周年者为胜。如犬走去阳者不用，若一犬不足，同二犬骨，称足重量为妙。） 胡桃肉15g（炒） 巴戟30g（酒浸） 石莲子30g（去壳） 远志肉30g（甘草水浸） 石斛60g 桑寄生60g 肉苁蓉90g（酒洗） 枣仁30g（炒） 大茴香30g（酒炒） 石菖蒲30g 补骨脂30g（酒炒） 芡实30g（炒） 朱砂15g（水飞） 磁石60g（火煅，醋淬） 浮海石60g（火煅，醋淬） 石燕子3对（煅，姜醋淬） 莲须30g 鹿茸1对（酥炙） 胡芦巴30g

**【制法】**共末，用黄连打糊为丸梧桐子大，每服9g，空心淡盐汤下。

**【功效】**此海外奇方。常服能体健身轻，耳聪目明，乌须黑发，齿落更生，阳事强壮，丹田如火。除病健人，乃生子之圣药也。

**【说明】**方出《清太医院秘录医方配本》，乃壮阳种子之良剂。乌龙骨即黑犬骨有祛寒温肾之功，与鹿茸同为血肉有情之品，共奏壮阳补肾之功。另外辅以巴戟、胡桃肉、肉苁蓉、补骨脂、胡芦巴等增强壮阳之功。阳虚多伴遗精早泄以及寒湿诸症，故选芡实、莲须以固涩止遗，石菖蒲、石燕子、石莲子、海浮石以除湿利尿。肾居下焦，因而加用磁石之重镇以引药下行。诸补药性多燥热，故以石斛之甘凉加以监制。方中朱砂、枣仁、远志用以重镇安神，桑寄生祛风壮腰，大茴香祛寒温中，共奏佐使之功。

本方壮阳为主，刚燥有余，阴药不足，适于阳虚有寒之证，阴虚有热者慎用为宜。

**○固本膏**

**【组成】**淫羊藿60g（香油炙） 石燕子15g（酒浸） 锁阳60g（酒炙） 金樱子60g（酒炒） 牛膝60g（酒炒） 肉苁蓉60g（酒洗） 补骨脂60g（盐炒） 杜仲6g（酒炒） 制附子15g 甘遂60g 蛤蚧1对 阳起石15g（煅） 覆盆子60g（酒煮） 蚯蚓1对麝香9g 血余9g 生甘草15g

**【制法】**上药用香油2500g，将药浸入，春5日，夏3日，秋7日，冬10日，再加柳、桃、桑、榆、杏、梅、槐枝各7寸，铜锅熬枯去渣，再熬，下黄蜡60g，黄丹1000g，收膏，入水撤去火毒，盛坛内，埋土中，7日取出，摊用。

**【功效】**此膏贴腰后肾俞穴，筋骨疼摊红布贴之。

**【说明】**方出《清太医院秘录医方配本》，是一首壮阳固精为主的外用养生良方。此方用了大队的补肾壮阳药如淫羊藿、锁阳、肉苁蓉、补骨脂、杜仲、蛤蚧、阳起石为主药，同时还选加大辛大热之附子温经散寒以增加助阳之功。阳虚多伴遗泄之症，故用金樱子、覆盆子补肾固精止遗，此为方名“固本”之意。诸药偏于温燥，故用石燕子、甘遂之甘寒加以监制，二药尚有利湿逐饮之功。牛膝、蚯蚓通经活络，有助补药发挥作用。麝香芳香走窜，有利于透皮吸收，引领诸药入内，此是外用膏方常用之品，具有引经报使作用。

**○人参固本丸**

**【组成】**人参60g 麦门冬120g 天门冬120g 生地120g 熟地120g

**【制法】**共研细末，炼蜜和丸。每服3～9g，空心用龙圆汤、胡盐汤、白开水饮下。

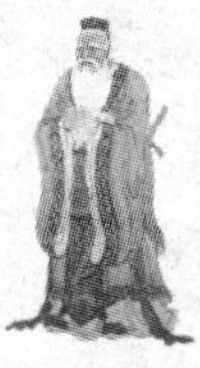

【功效】治元气不足，形体瘦弱，诸虚百损，五劳七伤，精竭气短，腰痛耳鸣，四肢酸软，老人精寒，阴囊冷汗，及少年先天不足，肌肤憔悴，一切损伤元气之症，皆可服之，此药能填精益肾，补气和血，聪耳明目，健步轻履，固齿延年，乌须黑发，有返老还童之功。

【说明】方出《清太医院配方》，治元气不足，诸虚百损，确为宫中益寿良方。主药人参是著名的滋补强壮剂，《神农本草经》称其："补五脏，安精神，定魂魄，止惊悸，除邪气，明目开心益智，久服轻身延年"。现代研究表明，本品具有抗心肌缺血作用；可扩张血管，可以双向调节血压；人参主要成分人参皂甙可加强心脏的收缩力，减慢心率，因而具有良好的强心作用。本品还可以降低血脂，抗动脉粥样硬化；人参对免疫系统有很好的调整作用，且可以对肿瘤产生明显的抑制作用。这些都为人参益寿延年提供了可靠的药理基础。本方其余药物均系养血滋阴之品，与人参合成气血同补、刚柔相济之功。其中天门冬、麦门冬均可以提高人体免疫功能，天门冬有抗肿瘤作用；麦门冬有强心作用。生地、熟地均有一定强心作用，其中生地尚可降低血糖，熟地尚有抗血凝作用，这些对人体的延年益寿无疑都是有益处的。

○千金补肾丸

【组成】党参60g　牡丹皮60g　石菖蒲30g　山茱萸60g　扁豆60g　巴戟天60g　白芍60g　细辛30g　甘草60g　大熟地60g　远志60g　肉苁容60g　炮姜30g　当归60g　蛇床子60g　泽泻60g　黄芪60g　桂心30g　菟丝子60g　熟附子30g　茯苓15g　防风15g

【制法】上药共为细末，用羊肾两具，酒煎烂，加药粉为丸。每服6g，空心淡盐汤送下。

【功效】此药滋肾水，降心火，养精气，平肝木，生气血，聪耳目，大有奇功。

【说明】方出《清太医院秘录医方配本》，是一首阴阳平补，脾肾兼顾之养生良剂。方用熟地、山茱萸、白芍、当归滋阴养血，与壮阳补肾之巴戟、肉苁蓉、菟丝子、蛇床子合成阴阳互补之势。另取党参、黄芪、茯苓、扁豆健脾益气，与前补肾药物合成先天后天兼顾、脾肾并补之势，显示了配伍之周全。人以阳气为本，故方中选用了附子、桂心、炮姜、细辛以温经散寒，补助阳气，集中了温经通阳良药，此系本方选药组方的一个突出特点。恐此类药品性多温燥，因加甘寒凉血之牡丹皮加以监制。石菖蒲、远志益智兼以安神；防风、泽泻祛风兼以利湿，均为方中佐使之品，在大队补药中投之，起补中兼散、补中祛邪作用，防止了呆补留邪之弊，可称配方妙笔。

○千金封脐膏

【组成】肉桂9g　熟地9g　川附子9g　金樱子9g　当归9g　甘草9g　巴戟天9g　杜仲9g　干姜9g　胡椒9g　淫羊藿9g　独活9g　萆薢9g　海马6g　鹿茸6g

【制法】用香油900ml，将前药熬枯去渣，入黄丹360g，收成膏；再入麝香、冰片各1g，儿茶、硫黄各6g，研细末入之。贴于脐部。

【功效】此膏能镇玉池，存精固漏，通二十四道血脉，锁三十六道骨节，贴之气血流畅，阳健不衰，精髓充盈，神气完足。专补虚损，固下元，通三关，壮五脏，有返老还童，益寿延年之妙。患人贴之，夜不旋溺。又治男子下淋精滑，肾虚盗汗；兼治小肠疝气，单腹胀满，并一切腰腿骨节疼痛；妇人子宫虚冷，久不受孕，赤白带下，产后肠风，贴之无不神验。

【说明】方出《清太医院配方》，是一首填精壮阳，固肾温经的外用养生良剂。方用巴戟天、杜仲、淫羊藿、鹿茸、海马补肾壮阳，同时加用附子、肉桂、干姜、胡椒等药温经散寒，增进助阳之功。“善补阳者，必于阴中求阳，则阳得阴助而生化无穷”，此阴阳互补、互根之义，故用熟地、当归滋补肾阴，以与壮阳药匹配。金樱子固精止遗，用治诸般遗、泄、盗、滑之症。独活、萆薢两药，一者祛风，一者利湿，俱为驱邪之品，与大队补药同用，补中寓散，不致留邪。麝香、冰片之用是取其芳香走窜、善于渗透之功，引领诸药进入体内，此系外用膏方常用配伍，显示了外用方的用药特点。

○**长春至宝丹**

**【组成】**黑驴肾3条（切片，酒蒸，捣烂） 黄狗肾10具（炙同上） 鹿角胶120g（牡蛎炒） 哺退鸡蛋7个（炙黄） 鹿茸120g（炙） 雄蚕蛾120g（炒） 活鳖头5个（炙） 人参150g 熟地240g 枸杞子120g（酒蒸） 酒当归120g 补骨脂120g 牛膝120g（酒洗） 杜仲120g（姜炒） 巴戟天120g（酒浸） 鸽子蛋100个（蒸熟） 锁阳120g（炙酥） 韭子120g（炒） 葱子120g（炒） 金樱子120g（去毛子） 巨胜子120g（炒） 楮实子120g 肉苁蓉120g（酒洗） 何首乌500g（黑豆蒸九次）

**【制法】**先将药共为细末，再将二肾、鸽蛋捣烂，入药拌匀，晒干，蜜丸桐子大。

**【功效】**此药能健脾开胃，进食止泻，强筋壮骨，填精补髓，乌须黑发，明目聪耳，活血养筋，壮阳种子，能令阳痿者坚，精寒者热。泽润肌肤，调合五脏，延年益寿，返老还童，中年阳痿，怯近女色者，服之能腰肾如火，且能坚久异常。虽老年无子不复人道者，服之能令阳举，一交成孕，真种子保元之圣药也。

**【说明】**方出《清太医院秘录医方配本》，原方议论中说：“凡人四十以后，急须接助，以救残年不衰。每日服之，至老无痿弱之证。”本方一大特点是选用了大量血肉有情之品如驴肾、狗肾、鹿胶、鹿茸、鳖头、雄蚕蛾、鸡蛋、鸽蛋填精益髓，补肾壮阳，补益之力自非寻常，可谓峻补。方中还加用了大队的滋阴壮阳之药，其中滋阴如熟地、当归、枸杞子、楮实子、何首乌、巨胜子，壮阳如补骨脂、杜仲、巴戟天、锁阳、韭子、葱子、肉苁蓉，阴阳同补，更增补益之力。其余人参大补元气，金樱子固肾涩精，牛膝活血通络，均为佐使之品。本方当属峻补之剂，服之当能“延年益寿，返老还童”。

○**长生瓮头春**

**【组成】**人参15g 红花240g 丁香6g 沉香7.5g 白芍30g（炒） 苍术7.5g（炒） 肉苁蓉240g 杜仲60g（炒） 麦门冬30g 地骨皮15g 甘菊15g 补骨脂15g 茯苓60g 牛膝60g 五加皮60g 白术45g 白豆蔻15g 熟地30g 生地45g 归身45g 枸杞子45g 砂仁9g 甘草15g 豨莶草240g

**【制法】**以上药味共研粗末，装入绢袋内，用烧酒20kg，入磁罐内封口。春夏泡二日，秋冬泡三日，用水炖蒸五炷香时，去火候冷。另用糯米一斗蒸糜捣烂，煮大枣肉1000g捣泥，同入酒罐内，用木棍搅三四百下，滤去清酒，再入瓮内封固，埋三日后取出，方可饮之，每早晚饮一二小盅。

**【功效】**此酒能降心火，滋肾水，调脾胃，进饮食，壮筋骨，填精髓，悦颜色，润肌肤，益气养血，轻身健步，乌须黑发，补十二经络，聚五谷之灵气，补命门之真火，大有补益。老人饮之返老还少，真千金之方也。

**【说明】**方出《太医院秘藏膏丹丸散方剂》，是一首气血双补兼顾益肾的养生药酒。方用人参、苍白术、茯苓、大枣补益元气，健脾养胃；生地、熟地、当归、白芍、枸杞子、麦门冬养血滋阴，与前组药物合成气血双补、刚柔相济之势。再取苁蓉、杜仲、补骨脂益肾壮阳，与补脾药物共奏脾肾兼顾，先天后天并补之功。诸补药性多壅滞滋

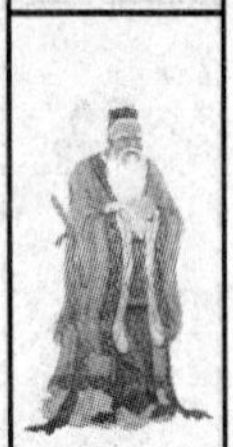

腻,故选加砂仁、白豆蔻、丁香、沉香行气导滞,红花、牛膝活血化瘀,使得补中有行,补而不滞。另用地骨皮、菊花凉血清热,监制补药温燥之性;五加皮、豨莶草祛风湿,强筋骨,补中有散,可使补而不固,不留外邪。

○凤仙露

【组成】熟地7.5g　凤仙花4.5g　紫草4.5g　枳实3g　当归9g　砂仁　陈皮　白芷　厚朴　知母　桂花各3g　红花21g　木香21g　檀香6g　丁香6g　甘草3g　红曲30g　蜂蜜1500g

【制法】泡南酒1000g,干酒12.5kg。每日早晚饮之。

【功效】此酒滋补元阳,培益生气,健肢体,理怯疗虚,扶衰退热,腰痛服之有功,腹冷投之即效,止遗精白浊,兴阳道功同五子衍宗,暖丹田力胜斑龙百补。常服宽中养胃,荣卫调和,百脉通泰,立效。

【说明】方出《太医院秘藏膏丹丸散方剂》,是一首理气养胃为主旨的养生药酒。朱丹溪指出:“气血冲和,百病不生,一有怫郁,诸病生焉,故人身诸病多生于郁”。经云:“百病生于气也,”都强调了气郁在发病中的重要性。方用大队理气养胃药如木香、砂仁、陈皮、枳实、厚朴、丁香、檀香、桂花、红曲调理三焦气滞,此系本方着眼重点。诸药多辛燥,故用当归、熟地和知母、紫草养血清热以监制之。另用红花活血化瘀,白芷祛风除湿,蜂蜜既是滋补佳品,也可监制行气药之燥性。此方行气为主,适于体虚夹有气滞证候,元气滞表现者用之不宜。

○仙茅丸

【组成】仙茅1000g(糯米泔浸五日,浸去赤水,用铜刀剉取500g,夏月止浸三日,风干不见日)苍术1000g(泔浸五日或三日,去皮,焙干,称取500g)　马蔺花250g　舶上茴香250g　椒红1000g(醋炒,取红一斤)　熟地黄500g(焙干,称250g)　柏子仁250g

【制法】上件为细末,醋煮糊为丸,如桐子大,酒丸亦得。每服30~40丸,或50丸,空心食前温酒下,一日二服,渐加至七八十丸。

【功效】治男子真气不足。常服强筋骨,益精神,明目,黑须鬓,神验不可俱述。

【说明】方出《御药院方》,是一首以温中壮阳为主的养生方。仙茅温肾壮阳,兼祛寒湿,用为方中主药。药理研究表明,本品可提高免疫功能,抑制肿瘤;还可以扩张冠脉,强心,具有一定的抗衰老作用;同时仙茅还具有兴奋性机能的功能,可见本品用为主药是有药理根据的。方中茴香、椒红(即川椒)亦能温中理气,可协助仙茅增加温阳效果。苍术燥湿健脾,柏子仁养心安神,熟地甘凉养血,马蔺花清热解毒,可监制方中诸药燥性,此四药俱为佐使之品。

○仙人还少丹

【组成】熟地120g　山茱萸90g　茯苓90g　牛膝60g　杜仲60g　远志60g　巴戟天60g　枸杞子60g　小茴香60g　楮实子60g　五味子60g　肉苁蓉60g　石菖蒲60g

【制法】共研细末,炼蜜和丸。每服9g,用淡盐汤送下,白开水亦可。

【功效】滋补元阳固根本,根本已固,则人虽老,而可还少矣。治腰肾虚寒,血气羸乏,或秉受不足,或断伤太早,以致腰酸腿疼,形体瘦弱,精神短少,不思饮食,遗精盗汗,眼花耳鸣,牙齿浮动,须发早白,阳痿不兴等症。

【说明】方出《清太医院配方》。肾为先天之本,脾为后天之本,根本有伤,则诸症悉作,未老而先衰。方以枸杞子、熟地为主药,培补肾阴,生血益精。巴戟天、肉苁蓉、杜仲温肾壮阳,与主药相合,阴阳并补。山茱萸、楮实子、五味子亦为补肾填精之品,且补中有涩,可固肾涩精。石菖蒲、远志益心安神,交通心肾;茯苓健脾宁心,小茴香温中理气;牛膝活血兼可引药入肾,又可强壮筋骨。全方以益肾滋阴,温阳固涩为主,又可健脾养心安神,是脾肾双补之剂。

○代茶新饮

【组成】黄芪　通草各1000g　茯苓　干姜　桑白皮　干葛各500g　牛蒡根1500g(湿加500g)　生地黄　地骨皮根(洗)　忍冬藤(十二月采枝茎叶,阴干,湿加150g)　薏苡仁各330g　菝葜180g　麦门冬(去心)　玉竹各150g

【制法】上14味,并拣择取州土坚实上者,刮削如法,然后称足斤两,各个别捣。以马尾罗子筛之,不用细,搅令匀调,重筛,务令相入,不令偏并。别取黄白楮皮、白皮根相兼细切者,取浓汁和搜,令硬软得所,更于臼中捣,别作一竹卷子,闹阔二寸半,厚二分以下,临时斟量大小厚薄作之,此亦无定,众手依模捻作饼子,中心穿孔,日曝干,百余饼为一串,即以葛蔓为绳贯之,竹作篾亦得,阳挂之,通风阴处妙。若须煮用,以炭火上炙,令香熟,勿令焦,臼中捣末,任随时取足,煎以代茶,大都浓薄量之。著少盐煮之,频扬之,即滑美,著盐、橘皮、荜茇亦佳。

【功效】除风破气,理丹石,补腰脚,聪耳明目,坚肌长肉,缓筋骨,通腠理,头脑闭闷,眼睛疼痛,心虚脚弱,不能行步,其效不可言。若患脚气、肺气、疝气、咳嗽,入口即愈。患消中消渴尤验。主疗既多,不复一一俱说,且服之立取其验。禅居高士持宜多饮,畅脏腑,调适血脉,少服益,多心力,无劳饥饱,饮之甚良。若腊月腊日合之,十年不败。

【说明】方出《御药院方》,是一首气血双补兼祛风湿之剂,其茶剂剂型在养生方中也颇为新颖,方便实用。方用枸杞子、麦门冬、玉竹养血滋阴,黄芪、茯苓,薏苡仁益气健脾,两组药物刚柔相济,气血兼补。另取牛蒡根、葛根疏风清热,忍冬藤、菝葜、通草祛风除湿,生地、地骨皮凉血清热。此类药合成"除风破气"、"通腠理"治痹疗痛之功。恐其性偏寒凉,故用干姜之辛温加以监制。本方攻补兼施,服用方便,在诸多养生方中独树一帜。

○全鹿丸(1)

【组成】黄芪　人参　白术(去皮)　白茯苓(去皮)　当归(酒洗)　生地(酒洗)　熟地天门冬(去皮心)　麦门冬(去心)　补骨脂(炒)　陈皮　甘草(炙)　续断　杜仲(酥炙,去皮)　牛膝(酒洗)　五味子　山药　芡实(去壳)　锁阳　楮实　秋石　枸杞子　巴戟天(去心)　胡芦巴(炒)　菟丝子(酒浸,焙干)　覆盆子　肉苁蓉各500g(酒煮焙干)　川椒(去目)　小茴香(炒)　青盐　沉香各250g

【制法】各为细末听用。牡鹿一只,宰杀退去毛肚杂碎,洗净,以桑柴火煮熟,横切片,焙干为末,骨用酥油涂炙为细末。髓同杂碎入煮鹿汤内,熬成膏,和肉骨末及上述药末,一处拌匀,石臼内捣为丸。如膏不匀,炼蜜添之。丸如梧子大,每服六七十丸,空心淡盐汤送下。

【功效】治诸虚百病,精血不足,元气虚弱,久无子嗣,并四肢无力,精神欠爽。常服能还精填髓,补益元阳,滋生血脉,壮健脾胃,安五脏,和六腑,添智慧,驻容颜。久服其效不能尽述。修合沐浴至心,勿轻视之。

【说明】方出明·《鲁府禁方》。五劳七伤,诸虚百损,年老或久病之后,可致阴阳气血俱虚诸症。远在汉代,即有"鹿身百宝"之说,除鹿茸、鹿角、鹿胎外,鹿的肾、筋、血、皮、骨等均有补益作用。方中用全鹿补肾精,益肾阳,大补虚损为主药。辅以肉苁蓉、锁阳、巴戟天、胡芦巴补肾阳、固肾精。佐以五味子、枸杞子、天门冬、麦门冬、山药滋肾阴、益肾精。小茴香、花椒散寒浊,温肾阳。青盐、秋石、楮实滋阴降火祛湿。牛膝、杜仲、川断补肝肾,强筋骨。补骨脂、覆盆子、芡实固精益肾。人参、白术、茯苓、甘草、当归、生熟地、黄芪补气养血。沉香、陈皮理气和胃,使全方补而不滞。

综观全方大补虚损,以血肉有情之品"全鹿"为主,辅以滋肾阴、壮肾阳、养血益气之品,故对身体虚弱,阴阳气血俱虚者颇为相宜。

○全鹿丸(2)

【组成】人参15g 鹿茸30g 鹿筋60g 白术60g 甘草60g 当归60g 茯苓60g 川芎60g 生地60g 黄芪60g 天冬60g 麦门冬60g 枸杞子60g 杜仲60g 牛膝60g 山药60g 菟丝子60g 五味子60g 锁阳60g 肉苁蓉60g 补骨脂60g 巴戟天60g 川断60g 覆盆子60g 楮实子60g 秋石60g 陈皮60g 小茴香24g 沉香24g 鹿角90g

【制法】共研细末,炼蜜和丸。每服6~9g,用白开水送下,冬月用淡黄酒亦可。

【功效】气血双补,男妇皆宜,益百虚,养五脏,固精髓,壮筋骨,定心志,安魂魄,一切遗精、失血、盗汗、自汗、潮热、虚热;或口干舌燥,喉痛咽肿;或腰膝酸软,眼目昏花,头脑眩晕,心神不安,健忘不寐,虚烦少力。妇人血虚,骨蒸咳嗽痰喘,面色萎黄,五心烦躁及子宫久冷,多服必孕,无不应验;年老房有少艾,并能壮阳种子,滋肾水,降心火,补脾火,益脾土,舒肝气,清肺腑,益卫养荣,润肌泽肤,聪耳明目,开心益智。凡中年虚损,亦可常服;无疾者久服益寿延年,此滋补之圣药也,屡经试验,无不应效。

【说明】方出《清太医院配方》,与前方比少熟地、芡实、花椒,多川芎;此外前方用的是全鹿一只,名符其实的"全鹿丸",而本方用的是鹿茸、鹿筋、鹿角。功用大致一样,比较而言,前方似更为切当。

○人参全鹿丸

【组成】中鹿一只缢死,勿令出血,褪净毛,将肚杂洗净,将肉煮熟,焙干为末。其皮及肚杂入原汤熬膏如胶。骨炙酥为末,入后药:

人参240g 黄芪240g 白术240g 生地240g 熟地240g 当归240g 川芎240g 五味子240g 天门冬240g 麦门冬240g 怀牛膝240g 杜仲240g 锁阳500g 肉苁蓉500g 补骨脂500g 楮实子240g 巴戟天240g 小茴香240g 川椒240g 广皮500g 菟丝子240g 枸杞240g 川断240g 秋石240g 青盐240g 覆盆子240g 山药240g 沉香240g 莲子240g 砂仁120g 胡芦巴240g 芡实240g

【制法】以上为末,和匀,用鹿皮胶和丸。如胶不敷用,加蜜合丸,如桐子大。晒干,用生绢作小袋50条,约盛斤许。悬透风处,用尽一袋取一袋。夏月或阴天,火烘一二次为妙,恐生虫也。每服6~9g,淡盐汤送下。

【功效】夫荣卫者,乃人身之气血也。盖气血,乃阴阳之本源;荣卫为肌肤之关键。血虽流行之物,非气运而不动。《经》云:气如橐籥,血如波澜。血随气行,气动脉应,此其义也。《本草经》云:参生元气于无有之乡。鹿补精髓,大有回天之力。加以益补真元之品,故治男妇不足之证。能安五脏,治诸虚,固精补肾,开胃健脾。脾肾双补,水火既济,如老年人常服此药,去劳伤,壮筋骨,强健身体,益寿延年。

【说明】方出《清太医院秘录医方配本》,与前方全鹿丸(1)比较,本方多莲子、砂

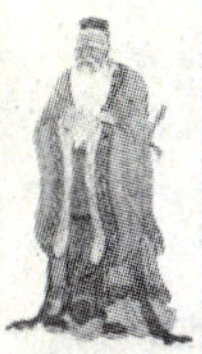

仁两味，少茯苓一味，差异不大，惟在制作方面两方各有特点。此外，本方各药剂量斟酌有别，与前方概用一样剂量有细微差异，值得玩味。

○全羊丸

【组成】雄小羊一只（先养带胎母羊一只，每日常食黑豆24g，拌小茴、淫羊藿、菟丝子。喂养足月，产羔一对，捡一雄羔，养至足月。以好酒饮之满腹，取血听用。滚水褪去毛，五脏洗净。将补骨脂、肉苁蓉、小茴香、青盐各120g，装入腔内，用线缝固，荷叶包裹。蒸三炷香取出，炙干为末，听用）

白茯苓240g（羊乳蒸）　枸杞子180g（羊乳蒸）　牛膝120g（酒蒸）　地黄240g（砂仁伴，酒蒸）　山茱萸120g（去核，酒浸）　沙蒺藜120g（酒浸）　山药120g（炒）　归身120g（酒浸）　杜仲120g（盐水炒）　巴戟天120g（酒浸）　虎胫骨1双（酥炙）　补骨脂120g（羊乳拌，蒸，黑芝麻炒）　小茴香120g（羊血拌）　肉苁蓉120g（酒洗）　青盐120g（羊血拌）

【制法】共为细末，入前全羊与四味再研细，蜜丸桐子大。每服6～9g。悬通风处，不可生虫。

【功效】此药专能壮筋骨，补气血，治一切虚损劳伤之证。

【说明】方出《清太医院秘录医方配本》，是一首药食同用的养生良方，具有浓厚的宫廷特色。羊肉甘温大补，可益气补虚，温中养胃，含有丰富的蛋白质以及钙、磷、铁等微量元素，是一味传统的食补佳品，本方用为主药。另外辅以杜仲、巴戟天、肉苁蓉、补骨脂、沙蒺藜温肾壮阳，强健筋骨。再取当归、地黄、枸杞子、山茱萸滋阴养血，两组药物阴阳互补，刚柔相济。茯苓、山药健脾益气，亦是养生长寿要药。虎骨可强壮筋骨，祛风除湿，今已不用。小茴香、牛膝理气活血，在补药中用之可增强效果。

○延寿丹

【组成】松脂900g（依法煮炼白者）　茯苓300g　甘菊花300g　柏子仁300g（各取末）

【制法】上四味为末，炼蜜和丸，如梧桐子大。每服20丸，空心温酒送下，或盐汤亦可，1日3服，应是诸疾，服之皆愈。

【功效】治肾经不足，补精髓，益气壮元阳，久服轻身耐老。

【说明】方出《御药院方》。主药松脂祛风燥湿，拔毒生肌，古人认为其尚有补益作用，如《医学入门》："治历节酸痛，生津止渴，固齿，聪耳明目；入滋补药和服，壮阳，实阴茎，令人有子。"《日华子本草》："润心肺，下气除邪。"茯苓健脾利湿，菊花祛风清热，柏仁养心安神，均为宫中常用养生佳品。

○延生丹

【组成】辰砂90g（另研）　木香　没药　硇砂（另研）　白术　人参　沉香各15g　附子（炮裂，去皮）　胡芦巴各45g

【制法】以上并为极细末，同研匀，用大萝卜去顶，用银匙剜作罐子，将已剜出萝卜绞取汁，积在碗内，入药末一重，旋以银匙撩萝卜汁在上，再一层如上法。若汁不透，用银匙投之，令入药及八分，萝卜顶盖之，用竹签签定。如一个萝卜盛药不了，即用三两个分盛之。先用纸封闭，次用盐泥固济，周回约一指许，用木炭火煅，令通赤，闻药有香方出火，药罐子不动，只于烧处存放，至次日去泥，开罐子，以银匙取药在瓷器内，揉和令匀，为丸。如要干再入萝卜汁和，令得所，丸如小豆大。每服10丸，细嚼

3丸，吞7丸，空心温酒下，或米饮亦得，日两服，临时量力加减服之。

【功效】治丈夫妇人虚损，五劳七伤，腹内一切痛，大便滑，小便数，或小便不通，男子小肠膀胱气病，妇人经闭、赤白带下，酒食多伤，大人小儿吐逆不定，诸块积聚，寒疝气疰。亦治中恶鬼疰，伤尸劳疾，久嗽水肿，疰痢，脚气病。

【说明】方出《御药院方》，制作精细，尽显宫中养生方药特色。主药朱砂重镇安神，宫中养生丹剂中常用为要药。《名医别录》称其："通血脉，止烦满，消渴，益精神，悦泽人面。"《神农本草经》："养精神，安魂魄，益气，明目"。人参、白术益气健脾；另用太香、沉香理气导滞，与参术配伍补行同用，可使补而不滞。附子、胡芦巴温肾壮阳，与参术同用脾肾兼顾。没药活血化瘀，可助硇砂消肿散结，以治"诸块积聚"之症。本方补消同行，攻补兼施，适于虚中夹实之证。

〇延生护宝丹

【组成】菟丝子90g（水淘净，酒浸软，取末） 肉苁蓉60g（酒浸，切，焙，两味浸药酒，各多著，要熬膏子） 家韭子120g（水淘净，用枣60g同煮，令枣熟，去枣，水淘净，控干，再用酒浸一宿，慢火炒干，称60g） 蛇床子60g（水淘净，枣90g同煎，令枣熟去枣，焙干，称30g） 晚蚕蛾60g（全者，用酥少许，慢火微炒） 木香15g 白龙骨30g（用茅香30g同煮一日，去茅香，用帛裹悬在井中浸一宿，取出） 鹿茸15g 桑螵蛸30g（剉，炒香） 莲实30g（去皮，炒熟） 干莲花蕊30g 胡芦巴30g（微炒） 丁香15g 南乳香15g（别研） 麝香6g（别研）

【制法】上15味除乳香、麝香、菟丝子末外，12味同为细末，将前菟丝子末90g，浸药酒1000ml，用文武火熬至一半，入荞麦面两匙，重30g，用酒调匀，下膏子内搅匀，次下乳香、麝香，不住手搅，轻沸熬如稠糊，放冷，此膏子都要用尽，恐硬。入酒少许，与前药末和成剂，杵捣千余下，丸如梧桐子大。每服30丸，绝早日未出时，温酒入炒盐少许送下，静坐少时，想药至丹田。以意斟量，渐加丸数。如阳道衰，精滑者，空心、临卧各进一次。

【功效】补元气，壮筋骨，固精健阳，通和血脉，润泽肌肤，久服益寿延年。

【说明】方出《御药院方》，是一首温肾壮阳兼以固精止遗为主的益寿延年之剂。

方用鹿茸、胡芦巴、菟丝子、肉苁蓉温肾壮阳，以治肾虚之本；另用雄蚕蛾、韭子、蛇床子起痿壮阳，以治阳痿之标。肾虚常致遗精滑泄，故用龙骨、桑螵蛸、莲实等固肾涩精。再取木香、丁香、乳香、麝香行气活血兼以开窍，既可治疗气血瘀滞引起之阳痿，又可疏导诸补药之壅滞，洵为配伍妙招。本方性偏刚燥，阴虚火旺者慎用。

〇延龄露

【组成】熟地15g 枸杞子30g 当归15g 肉桂15g 牛膝6g 木瓜6g 红花3g 茜草15g 白术24g 陈皮6g 白豆蔻6g 黄柏30g 甘草3g 栀子12g

【制法】外用丁香、檀香、木香各3g，共为末，布口袋包，下酒泡。干酒10kg、南酒1250g、红曲110g、冰糖1000g，此四味全在前药内。每日不拘时候，量饮之，自有奇效。

【功效】此药专治男妇五劳七伤，大补诸虚百损，养血益气，开胃健脾。饮食不化，变生痰涎，倒饱嘈杂，多睡少食，四肢无力，一切虚损之症，有补益之功。

【说明】方出《太医院秘藏膏丹丸散方剂》，为独特的酒露制剂。方用白术、甘草与熟地、枸杞子、当归益气养血。肉桂有鼓舞气血之功，增加补益效果。牛膝、红花、茜草活血化瘀；黄柏、栀子清热燥湿，此两组药物可治血瘀与湿热之邪。陈皮、白豆蔻、木瓜与丁香、檀香、木香可开胃健脾，以治“饮食不化”、“倒饱嘈杂”等症。本方制作简易，服用方便，因有冰糖矫味，口感也当宜人。

○延龄丹

【组成】牛膝(酒浸二宿)　肉苁蓉(酒浸二宿)　金铃子(去皮)　补骨脂(炒)　川茴香(炒)各22.5g　鹿茸(去毛)　益智仁　檀香　晚蚕蛾(炒)　没药(研)　丁香　青盐　穿山甲(炙)各15g　沉香　香附子(炒)　姜黄　山药　木香　巴戟天(去心)　甘草(炙)各30g　乳香(研)　白术　青皮　苍术各90g

【制法】上件药24味捣罗为细末，酒煮面糊和丸，如梧桐子大。每服40丸，空心温酒下，或煎茴香汤下。

【功效】脾胃不足，真气伤惫，肢节困倦，举动乏力，怠惰嗜卧，面无润泽，不思饮食，气不宣畅，少腹里急，脐下疗痛及奔豚盲肠气，攻冲脐腹，发歇无时。常服补五脏，养真阳，和血脉，壮筋骨。

【说明】方出《御药院方》，是一首益气壮阳兼行气活血之剂，适于阳气不足夹有气滞血瘀之证。方用苍术、白术、山药、甘草健脾益气；肉苁蓉、补骨脂、巴戟天、鹿茸、雄蚕蛾补肾壮阳，两组药物脾肾同补，以治“脾胃不足，真气伤惫”诸症。金铃子、茴香、檀香、丁香、沉香、香附、丁香、青皮行气导滞；乳香、没药、穿山甲、姜黄、牛膝活血化瘀，两组药气血同调，以治“气不宣畅”、“攻冲脐腹”诸症。以上药物补行兼施，补而不滞，行而不伤，配伍巧妙。另用益智仁固肾涩精，亦为养生益寿常用之品。全方药性偏于刚燥，宜于虚中夹实者应用，阴虚火旺者忌用。

○延龄固本丹

【组成】莲须60g　远志60g　白术60g　当归60g　枸杞子60g　山茱萸60g　山药60g　黄芪60g　茯苓60g　泽泻60g　肉桂60g　酸枣仁90g

【制法】共研细末，炼蜜为丸。每服3g，空心白开水送下，年老每服6g。

【功效】补精、补气、补神，治诸虚不足，中年阳事痿弱，精神短少，面色无光，须发早白，腰痛耳鸣，四肢无力，遗精盗汗，不耐寒暑，及秉受不足，瘦弱无力，并皆服之。久服精气神足，遍身丰满，发白再黑，齿落更生，有延龄益寿之功。

【说明】方出《清太医院配方》，是一首气血双补兼可养心安神之剂。方用黄芪、白术、山药、茯苓益气健脾；当归、枸杞子、山茱萸养血滋阴，两组药物气血兼补，刚柔相济。另取酸枣仁、远志养心安神，泽泻利水渗湿，莲须固肾涩精，以治遗精盗汗等症。肉桂在补药中用之可振奋阳气，增加补益效果。

○延龄长春丹

【组成】人参90g　当归90g　黑芝麻240g(酒洗，九蒸，俱晒干)　何首乌240g(酒浸，九蒸，晒干)　枸杞子90g　茯神90g　山茱萸60g　杜仲60g(盐水炒)　天门冬60g　白术60g(炒)　柏子仁60g　覆盆子60g　黄精240g(酒浸，蒸，晒干)　远志15g(炙)　甘草15g

【制法】共为细末，炼蜜为丸，如梧桐子大，久服延年益寿。每服6g，空心龙眼汤送，白滚水亦可。

【功效】此药专治元气不足，形体瘦弱，诸虚百损，五劳七伤，腰痛耳鸣，四肢酸软，老人精寒，阴囊冷汗，及少年先天不足，肌肤憔悴，一切虚损元气之症，宜服此方。填精益肾，补气和血，健步轻身，固齿延年，有返老还童之功。

【说明】方出《太医院秘藏膏丹丸散方剂》，与前方延龄固本丹方义颇为相近，亦



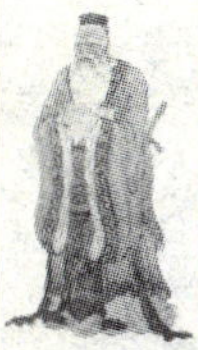

是气血双补兼养心安神之剂，但前方益气之力较著，本方养血之功较强。方用人参、白术、黄精、甘草益气健脾；当归、何首乌、枸杞子、黑芝麻、山茱萸、天门冬养血滋阴，两组药物气血同补，刚柔相济。另取茯神、远志、柏子仁养心安神，杜仲补肾壮阳，覆盆子固精止遗，均为佐使之药。

**○延年涌泉膏**

**【组成】**杜仲 60g 牛膝 60g 熟地 60g 附子 60g 续断 60g 甘草 60g 生地 15g 小茴香 15g 菟丝子 15g 天麻子 15g 雄黄 6g 木香 9g

**【制法】**用香油 1500g，熬枯去渣，入黄丹 900g；再加丁香、乳香、没药各 6g，麝香 0.6g。

**【功效】**治下元虚损，梦遗滑精，阳物收缩，逢阴不举，贴两涌泉穴、阴交穴、关元穴。

治左瘫右痪，或麻木不仁，或行步无力，下部虚寒，或肿痛，贴两涌泉穴、阴交穴、关元穴。

治五劳七伤，贴膏肓穴、肾俞穴、三里穴。寒湿脚气，贴两涌泉穴、三里穴。

治脚根疼，贴两涌泉穴、昆仑穴。腿肚转筋，贴两涌泉穴、委中穴。

治手大指次指麻木，或筋痛，贴两列缺穴、尺泽穴。手小指第四指麻木或疼，贴通里穴。

治肩膊或通手麻木，或筋痛，贴两曲池穴、肩井穴。漏肩风，贴肩井穴。

治疝气，贴两涌泉穴、阴交穴、阴廉穴。鹤膝风，贴膝眼穴。

治心腹疼痛，或胀满，贴中脘穴。肚疼水泄痢疾，贴脐，并贴气海穴。

治怒伤肝气，两胁胀痛，贴期门穴、章门穴。痞块，贴气海穴，兼贴患处。

治远年近日咳嗽，气急哮喘，夜卧不宁，贴两肺俞穴。

治妇女月水不调，或经至腹痛，或崩漏带下，子宫寒冷，素难受胎，贴两涌泉穴、阴交穴、关元穴。跌打损伤，俱贴患处。腰痛，贴肾俞穴。

治寒痰结核于肉内，皮色不变，贴患处。此症早贴易消，若俟发出，即重大矣。

治无名肿毒，疮疖未破，轻者贴之即消，重大者排脓败毒，破者拔去脓根，仍贴旧药生肌收口。

治先天不足，后天亏损，骨萎身瘦，阳气虚弱，以致腠理不密，易受风寒，常多疾病。若长贴涌泉穴，兼贴肾俞穴、关元穴，终身永无寒湿、脚气、瘫痪之症，抑且延年益寿，真仙膏也。

**【说明】**方出《清太医院配方》，是一首著名的强筋壮骨，延年益寿外用养生膏方。方用杜仲、菟丝子补肾壮阳，附子、续断、雄黄温经散寒，强壮腰膝，共治肾虚兼夹寒湿诸症。另取生地、熟地补阴配阳，免得药性偏于刚燥。牛膝、乳没活血化瘀，针对气血瘀滞诸症而设。外用膏方讲究渗透之功，故选用麝香、丁香、木香、茴香诸药芳香走窜以引领群药渗入体内发挥疗效，此为膏方用药一大特点。本方攻补兼施，适于虚中夹实诸症。

**○龟龄集**

**【组成】**熟地 18g（酒浸一宿，切片，瓦上焙干，为末，能生精补肾） 生地 18g（乳汁浸一宿，焙干为末，能生血清心） 天门冬 18g（去心，浸一宿，焙干为末，能润肺清火） 当归 15g（浮汁浸一宿，焙干为末，能活血生精） 肉苁蓉 20g（河水浸一宿）麸（炒干为末，能补筋骨，滋肾水） 川牛膝 12g（酒浸，晒干为末，生精助阳） 枸杞

子15g(酒洗净,焙干为末,能补髓生精) 杜仲7.5g(麸炒干,去丝,童便浸一宿,焙干为末,强筋骨,补肾水)

补骨脂3g(酒浸一宿,焙干为末,补虚助阳) 锁阳10.5g(烧酒浸七次,为末,补虚益气) 青盐9g(酥炒干为末,补骨髓) 甘菊花7.5g(童便浸一宿,炒干为末,明目生精) 地骨皮12g(蜜浸一宿,晒干为末,补虚损) 白茯苓15g(乳汁浸,晒干为末,能益气) 大附子7.5g(蜜、童便、生甘草和水煮一炷香,去皮去脐,晒干为末) 小丁香7.5g(同川椒煮一炷香,去椒,研烂为末,养胃) 缩砂仁7.5g(姜汁炒干,为末,和胃) 莲肉18g(温水泡,去皮心,晒干为末,养胃) 细辛3g(醋浸一宿,晒干,通窍) 黑芝麻15g(乳汁炒熟,为末,润肺) 旱莲草15g(酒洗净,晒干为末,止血补髓) 槐角子20g(酒煮透,焙干为末,明目) 辰砂15g(用荞麦面包住,蒸熟去面为末,飞过,安心,补肾水) 鹿茸30g(酥炙,研去油为末,补心血) 甘草18g(蜜水浸,晒干炙黄,为末,和中降火,壮筋骨) 穿山甲24g(烧酒浸一宿,晒干,酥炙为末,补肺) 石燕子21g(醋煅七次,姜汁煅七次,晒干为末,飞过,补肾) 小雀脑9g,每个入倭硫黄3g,摊在纸上和匀,晒干为末,助阳补虚损) 淫羊藿6g(乳汁拌,晒干为末,生精髓) 海马30g(酥炙黄为末,补虚助阳) 凤仙花子7.5g(井花水浸一宿,焙干为末,透骨通阳) 紫梢花13.5g(河水浸一宿,焙干为末,补虚助阳) 红蜻蜓50对(去头、足、翅,晒干为末)

**【制法】**又将各药如法制,选吉日良辰,入净室修合一处。忌鸡、犬、孝服、妇人见之。用人乳、醋、井水、河水、烧酒煮,东酒、童便各一酒盅和匀,放入银盒内,以黄纸封口,再用盐泥封之,然后铸上铅盖入缸内。灰火内行三方养之,早寅午戌令成火局,晚申子辰令成水局。每火48g,相其金候,可加90g。以寅至戌更换。换时以水滴铅珠响为度,不可大热。温养至35日取出,入井水浸七日,以去火毒。然后开视,以紫色为度。每服3g,黄酒送下,浑身燥热,百窍通和,丹田微暖,痿阳立兴。

**【说明】**方出《太医院秘藏膏丹丸散方剂》,本方是一首十分著名的壮阳养生名方,清乾隆帝寿享89岁,据传与其经常服用养生益寿方药有很大关系,他常服的此类方药有六种以上,其中最重要的就是此龟龄集和后面的龟龄酒。

此方以生地、熟地、当归、枸杞子、黑芝麻、旱莲草滋阴养血,肉苁蓉、杜仲、淫羊藿、补骨脂、锁阳、紫梢花、海马、鹿茸、雀脑、蜻蜓壮阳补肾,与前滋阴养血药构成刚柔相济、阴阳并补之势,但以壮阳药为重,且选用了海马、鹿茸、雀脑、蜻蜓等血肉有情之品,可见本方壮阳之功颇著。另选附子、细辛、丁香温经散寒,亦可增强壮阳功效,张景岳所谓"补必兼温"是也。原方称:服后"浑身燥热,百窍通和,丹田微暖,痿阳立兴。"恐以上药性偏燥,因加地骨皮、槐角子、菊花清热凉血,朱砂重镇清心,监制全方不致过于温燥。茯苓、莲肉补脾益气,寓有"补后天以济先天"之意。牛膝、穿山甲、凤仙花子活血通络,在大队补药中用之,可以增加功效,此"善用补者也。"今龟龄集已成为著名养生益寿佳品,享誉海内外。

### ○龟龄酒

将前方三十三味药三料,共成粗末,用锡纸包衣,外用黄绢袋盛之,扎口。用烧酒15kg,江米窝儿白酒10kg,八药袋于坛底,以锡纸细布封坛口,用绿豆面周围封固,黄土盐水和成泥封口。晒,三伏天东西南北周转晒之。若要急用,将桑木柴煮三炷香,取出,入土内埋七日。

**【说明】**本方与前方药味一致,惟本方系药酒剂型,功效当无差异。酒性温热,可



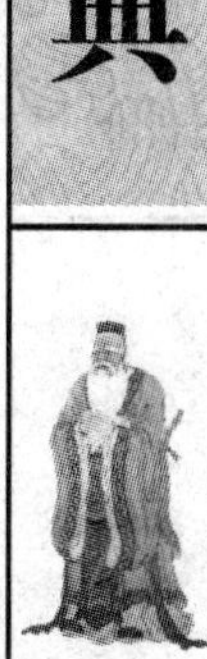

通血脉，行药势，故效果应更迅速。年迈之人，每日少饮此酒，一则可以补益强身，二则可以增强血液循环，促进新陈代谢，延年益寿。

○龟龄露

【组成】熟地 15g　生地 18g　天门冬 12g　当归 15g　牛膝 12g　杜仲 6g　肉苁蓉 20g　枸杞子 15g　锁阳 10g　青盐 9g　补骨脂 3g　地骨皮 12g　菊花 7.5g　茯苓 15g　大附子 7.5g　小丁香 7.5g　砂仁 7.5g　莲肉 18g　黑芝麻 15g　旱莲草 15g　细辛 3g　辰砂 15g　槐角子 20g　穿山甲 24g　小雀脑 9g　海马 30g　淫羊藿 6g　紫梢花 13.5g　红蜻蜓 15 对凤仙子 7.5g

【制法】共泡烧酒 15kg，白酒 10kg。每日饮之，大有奇效。

【功效】此酒专治男子下元虚损，久无子嗣，阳痿不兴，举而不固，肾虚精冷，遗尿不禁，腰腿酸痛，行步无力，耳鸣眼花。以上诸症皆因先天不足，少年斲丧过度。此药培元固本，益髓填精，兴阳种子，益寿延年。

【说明】方出《太医院秘藏膏丹丸散方剂》。此方与前二方组成大致相同，剂量有所差异，惟制法更简单方便，寻常百姓亦可自己制作。

○瓮头春药酒

【组成】生地　熟地　淫羊藿　锁阳　杜仲　天门冬　山茱萸　麦门冬　牛膝　肉苁蓉　韭子　枸杞子　覆盆子　仙茅　白豆蔻　远志　巴戟天　五味子　木瓜　川椒　红花　檀香　川楝子　母丁香　各 90g　糯米 12.5kg（煮蒸）

【制法】将药研粗末，入饭内。数日，再入干酒 40kg。泡十数日，榨干。重汤煮透，入坛内。再加入人参、肉桂、鹿茸、川附各 30g 封贮。埋地一月为度。开坛饮之。每早晚随意饮之。

【功效】降心火，滋肾水，调脾胃，进饮食，填精髓，壮筋骨，悦颜色，润肌肤，益气养血，健步轻身，乌须黑发，补十二经络，起阴发阳，聚五谷之灵气，提命门之真火。七十老人饮之有毓麟之功，诚千金不易之药酒也。

【说明】方出《清太医院秘录医方配本》，与前龟龄集组方原则颇有相似之处，阳药多而阴药少。补肾壮阳药远多于滋阴养血药，前者有淫羊藿、锁阳、杜仲、韭子、肉苁蓉、仙茅、巴戟天、鹿茸等，后者有生熟地、枸杞子、天门冬、山茱萸、麦门冬等。同时本方另选附子、肉桂、川椒温经散寒，增加了壮阳功效。古人讲“善用补者，补中有开”，故加白豆蔻、檀香、川楝子、丁香行气导滞；牛膝、红花活血化瘀，以防止滋阴药呆腻及壮阳药壅滞，此为“动静结合”之旨。人参大补元气，为宫中常用养生益寿上品。覆盆子、五味子、木瓜酸收固涩，可以固肾止遗，此为佐药。原方赞许称：“七十老人饮之有毓麟之功，诚千金不易之药酒也”。

○保元丸

【组成】沙蒺藜 240g　菟丝子 60g　牡蛎 60g　山药 60g　酸枣仁 30g　龙骨 30g　莲须 30g　芡实 30g　茯苓 30g　金樱子 120g　山茱萸 120g

【制法】共研细末，炼蜜和丸，每服 6～9g，空心用淡盐汤送下，温黄酒亦可。

【功效】元阳不足，元阴亏损；或先天秉受虚弱；或斲伤太早，以致精神短少，肢体羸瘦，腰痛耳鸣，阳痿不起，小便频数，下部虚冷，腿酸脚软，遗精盗汗等症，皆可服之。此药填精补髓，保固元阴，益气壮阳，滋长血脉。凡人中年后，皆可常服。服药后戒房欲、劳烦。

【说明】方出《清太医院配方》，是一首壮阳固精为主旨的养生良剂。方用沙蒺藜、菟丝子补肾壮阳；以山茱萸滋阴补肾，均系针对先天之本而设。另选山药、茯苓补益后天之本脾胃，以上药味不多，但已脾肾兼顾，有助养生益寿。方中投用最多的是固肾涩精药如龙骨、牡蛎、莲须、芡实、金樱子等，此系针对“小便频数”，“遗精盗汗”等症而设。酸枣仁用以安神养心。全方固摄药力较著，适于遗精、早泄、尿频等虚损证候。

○毓麟固本膏

【组成】杜仲 120g　熟地 120g　附子 120g　肉苁蓉 120g　牛膝 120g　补骨脂 120g　续断 120g　官桂 120g　甘草 120g　生地 45g　大茴香 45g　小茴香 45g　菟丝子 45g　蛇床子 45g　天麻子 45g　紫梢花 45g　鹿角 45g　羊腰子 1 对　赤石脂 30g　龙骨 30g

【制法】用香油 4kg，熬枯去渣，入黄丹 240g；再入雄黄、丁香、沉香、木香、乳香、没药各 30g，麝香 1g，阳起石 5g。此膏妇人贴脐上，男子贴左右肾俞穴各一张，丹田穴一张，用汗巾缚住，勿令走动，半月一换。

【功效】此膏异授秘传，能固玉池，真精不泄，灵龟不死，通二十四道血脉，锁三十六道骨节，气血流畅，精髓充满，保固下元，固本全形，如海水之常盈。通三关，壮五脏，下元虚冷，诸虚百损，五劳七伤，阳痿不举，举不坚固，久无子嗣，下淋白浊，小肠疝气，遗精盗汗，手足顽麻，半身不遂，单腹胀满，腰腿疼痛，强阳健力，种子之功，百胜百效；并治妇人脾胃虚弱，经水不调，赤白带下，气血亏虚，久不孕育，干血劳瘵，或系屡经小产。此膏充实血海，能暖子宫，易得孕育，兼崩漏不止，癥瘕血块等症。男妇如能常贴此膏者，气血充足，容颜光彩，诸疾不生，乌须黑发，固精种子。此膏终身永贴者，体健身轻，返老还童，虽八十老人，阴阳强健，目能远视，行不困乏，如欲种子，其精不走者，可将此膏揭去；如系衰老之人，贴至百日之后，其效可验，功效无比，不能尽述。

【说明】方出《清太医院配方》，是一首著名的补肾固精、温经散寒之外用养生佳方。生地、熟地与杜仲、肉苁蓉、柴梢花、补骨脂、菟丝子阴阳并补，刚柔互济。附子、肉桂、鹿角、蛇床子、续断温经散寒，壮阳起痿，此类药性偏辛燥，符合膏方用药较为峻烈的特点。另取大、小茴香与牛膝行气活血，在补剂中用之，可防其壅滞呆腻。天麻子有强壮之功，赤石脂、龙骨有固精之效，羊腰子为血肉有情之品，有益补肾助阳，且有引药入肾之义。熬膏过程所加麝香、丁香、沉香、木香、乳香、没药、雄黄等味均系芳香走窜之品，膏方中用之，有助引药渗透入内，迅速发挥药效。本方攻补兼施，适于虚实夹杂诸症。

○永寿丹

【组成】苍术 480g（米泔浸一宿）　熟地黄 120g　天门冬 240g（去心）　白茯苓 120g　何首乌 120g　地骨皮 120g

【制法】上为细末，炼蜜为丸，如梧桐子大。每服 50 丸，空心温粥饮汤送下，渐加至 80 丸。

【功效】补阴气，益子精，常服百日效。

【说明】方出《御药院方》。主药苍术燥湿健脾，也是古时常用的养生益寿之品。药理研究表明，苍术含有丰富的维生素 A，具有一定的降血糖、降血脂、降血压作用。茯苓辅助苍术益气健脾。熟地、天门冬、何首乌养血滋阴，与苍术、茯苓合成气血双补之功。地骨皮清热凉血，可监制苍术燥性。



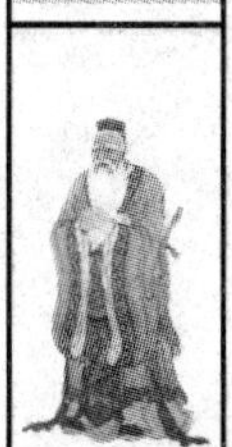

○河车膏

【组成】党参60g　生地60g　枸杞子60g　当归60g　紫河车1具

【制法】用水煎透，炼蜜收膏。每早用黄酒冲服三五茶匙，久服自验。返老还童，百病消除，妙难尽述。戒气怒、房劳，忌食诸般血物、烧酒。

【功效】治男妇诸虚百损，五劳七伤；或由先天秉受不足，元气虚弱，动转多病，不耐劳苦。男子肾虚阳痿，精乏无嗣；妇人子宫虚冷，屡经堕落，不成孕育，并皆治之。

【说明】方出《清太医院配方》。主药紫河车补肾益精，养血益气，是宫中养生益寿佳品。紫河车含有多种抗体，具有免疫和抗过敏作用，是很好的机体强壮剂。党参与当归、枸杞、生地气血双补，辅助紫河车发挥补益作用，“治男妇诸虚百损，五劳七伤”。

○补阴丹

【组成】磁石（紧者烧赤，醋淬七次，水飞过，晒干，称90g）　鹿茸90g（去毛，酥炙）　生地黄240g　石斛90g　泽泻90g　官桂45g（去粗皮）　杜仲60g（细切，炒去丝）　山茱萸90g（生用）

【制法】上件8味除磁石外，捣罗细末，后入磁石末同研匀，炼蜜和丸，如梧桐子大。每服50丸，温酒送下，或盐汤送下亦得，空心食前，日进1服。服两月觉功，一百日见效。

【功效】滋益肾水真阴，镇伏心火大热，坚强骨髓，补养精气。治发热怔忡，脚膝痹弱，通调血脉，润泽肌肤，使心肾交泰，热无妄动。其功不可尽述。

【说明】方出《御药院方》。主药磁石平肝潜阳，聪耳明目，李时珍称“磁石治肾家诸病”。《本草经疏》论道：“磁石能入肾，养肾脏。肾主骨，故能强骨。肾藏精，故能益精。肾开窍于耳，故能疗耳聋。……诸药石皆有毒，且不宜久服，独磁石性禀冲和，无猛悍之气，更有补肾益精之功。”可知本品亦是延寿佳品。生地、石斛、山茱萸清热养阴，补益精血；另取鹿茸、杜仲、肉桂温肾壮阳，两组药物阴阳互补，刚柔相济。泽泻利水渗湿，久服轻身延年。本方用药颇精，疗效当在情理之中。

○补益蒺藜丸（1）

【组成】鱼鳔120g　白蒺藜120g　防风60g　枸杞子60g　何首乌60g　山药60g　当归60g　杜仲60g　沙蒺藜60g　白术60g　牛膝60g　楮实子60g　生地30g　木瓜30g　川断30g　补骨脂30g　独活30g　陈皮30g　茴香30g　川芎15g　黄柏15g　肉桂15g　苍术15g　甘草15g　木香7.5g　甜瓜子7.5g　菟丝子120g

【制法】共研细末，炼蜜和丸。早晚每服1～2丸，用白开水嚼烂送下，黄酒亦可。忌烧酒、萝卜、诸血，戒房劳。

【功效】健脾开胃，生血化痰，补肾养元，益气固精，强力壮志，百病不生，无病不治。如常服之，能壮一身筋脉，气力增添，精神倍加，多进饮食，强力不倦，行步轻健，令人肥胖，年老之人，久久服之，容颜如少；小儿服之，不生百病，疳痞皆消。

【说明】方出《清太医院配方》。方中主药为鱼鳔、白蒺藜、菟丝子。鱼鳔功能补肾益精，滋养血脉，止血散瘀，与沙蒺藜配合为“聚精丸”，为固精要药。白蒺藜功能祛风明目，但也有一定补肾作用，《本草纲目》即称其“主补”肾，治腰泄精，虚损乏劳。”现代研究也证实，本品具有精神健康活性。菟丝子补肾助阳，填髓益精，现代研究也表明它确有一定的滋补强壮作用。

方中枸杞子、何首乌、生地均滋养精血。据研究，枸杞子可延长实验家蚕的自然寿命；何首乌能使体外培养细胞的生长周期延长；生地具有强心、防止老化的作用。此外枸杞子与何首乌尚有降血脂及强壮神经的作用。方中杜仲、牛膝、川断补益肝肾，强壮腰膝；山药功能补脾益气；楮实子滋肾益精，均为滋补要药。小茴香、补骨脂均能温肾助阳散寒，肉桂则补元阳，除积冷，通血脉，方中用此三味，意在借其温阳之功以助阴血生长。

方中黄柏、苍术二者相配为“二妙丸”，功能清热燥湿，舒筋通络；川芎祛风活血兼善止痛；防风、独活、木瓜祛风除湿兼能舒筋；其余白术、当归益气补血；陈皮、木香理气和胃，以防补药壅滞，功在调中和胃以顾后天之本；甜瓜子开痰利气，散结消瘀。

本方重在滋肾强精，兼和调中和胃，舒筋通络，强壮筋骨。尤其是其调中和胃之功可“令人肥胖”，故对于脾肾两虚、形体消瘦者尤为适用，阴虚火旺者则当慎用。

**○补益蒺藜丸（2）**

**【组成】**黄芪 30g　白术 20g　山药 30g　茯苓 30g　白扁豆 30g　芡实 20g　当归 15g　沙苑子 20g　菟丝子 20g　陈皮 10g

**【制法】**共为细末，炼蜜为丸，每丸 6g，每服 2 丸，1 日 2 次，温开水送服。

**【功效】**健脾益气，明目。

**【说明】**方出《清内廷法制丸散膏丹各药配本》。沙苑子补肾填精，养肝明目，用为主药。黄芪健脾益气，当归养血活血。白术、茯苓、山药、扁豆、芡实助黄芪益气兼可固涩肾精。菟丝子助沙苑子滋肾填精而明目，陈皮理气和胃。全方补而不滞，既益气和胃，又补肾明目。

**○补益延龄药酒**

**【组成】**当归 60g　玫瑰 60g　黄柏 45g　熟地 150g　砂仁 45g　桑椹 120g　山茱萸 60g　红花 60g　佛手 60g　茯苓 60g　茜草 120g　红曲 500g　五加皮 90g　丹参 90g　檀香 60g　菊花 60g　栀子 90g　木香 60g　枸杞子 90g　麦门冬 90g　甘草 30g　广皮 60g　白芷 45g　官桂 60g　山柰 75g　薄荷 45g　玉竹 60g　紫草 60g

**【制法】**干烧酒 50kg 泡半个月，榨干，煮透，再加白蜜 7.5kg，水化，冰糖 7.5kg，水化，煮白酒娘子 10kg，封好，一月为度。每早晚随量饮三两盏。饮至四五日，身体轻爽。一二月，精神强健。真正奇方，功难尽述。

**【功效】**此酒能生气养血，健壮肢体。男子遗精白浊，精寒无子；妇人赤白带下，月经不调，子宫虚冷，腰膝酸痛，久久饮之，宽中养胃，百脉通泰，荣卫和平。

**【说明】**方出《清太医院秘录医方配本》，是一首养血和胃为主的滋补药酒。方用当归、熟地、枸杞子、桑椹、山茱萸、麦门冬、玉竹养血滋阴；木香、砂仁、陈皮、檀香、佛手、山柰、红曲、玫瑰理气宽中养胃，两组药配合可使补而不腻，消而不伤。红花、丹参活血化瘀兼以调经；紫草、茜草清热凉血兼以止血，此两组药物活血调经兼治崩漏。黄柏、栀子清热泻火；菊花、薄荷清利头目；官桂、白芷、五加皮温经散寒，强筋壮骨；茯苓健脾利湿，均为佐使之药。本方作用全面，服用方便，诚为养生益寿良方。

**○补天河车大造丸**

**【组成】**党参 90g　熟地 90g　黄芪 90g　川续断 90g　茯苓 90g　虎骨 90g　山茱萸 90g　枸杞子 90g　酸枣仁 90g　杜仲 90g　五味子 45g　肉桂 45g　牛膝 45g　紫河车 1 具

**【制法】**共为细末，炼蜜为丸。每服 1.5g，空心用酒或白开水送下。

**【功效】**治先天不足，形体瘦弱，腰疼耳鸣，四肢无力，及诸虚百损，五劳七伤并皆治之。此药培元固本，填精驻颜，补丹田，灭相火，强阴壮阳，杀九虫，通九窍，补五脏，益精气，止梦遗，疗心虚盗汗，健忘怔忡。治男子精冷绝阳；妇女胎寒血冷，久服身体健康，延年增寿。

【说明】方出《清太医院配方》，是一首著名的养生益寿方剂。主药紫河车峻补精血为重要的滋补强壮药，现代研究证实本品能增强机体抵抗力，增强实验小鼠游泳耐力，促进幼兔发育，提高抗感染能力等。配以熟地、山茱萸、枸杞子滋阴补肾；杜仲、牛膝、肉桂壮阳补肾，两组药物阴阳平补，不燥不腻。黄芪、党参、茯苓大补元气，补益后天之本脾胃，以滋养先天之本，此脾肾双补之意也。川断、虎骨温经散寒，祛风除湿，强壮筋骨；酸枣仁、五味子养心安神，固精止遗，均为佐使之品。

有实验证明，本品对小鼠能促进粒系祖细胞产率增殖，说明该方可增强机体的自稳状态，调节内脏功能，对造血机能有一定增殖分化的促进作用，证明该方对提高机体抵抗力，增强体质有一定作用。

○法制黑豆

【组成】当归15g　熟地15g　生地15g　杜仲15g　川断15g　牛膝15g　厚朴15g　砂仁9g　木香9g　巴戟15g　小茴香15g　旱莲草60g　何首乌15g　肉苁蓉15g　青盐15g　补骨脂15g　石菖蒲15g　枸杞子15g　山茱萸15g　远志15g　茯苓15g　益智仁15g　沙蒺藜30g　陈皮15g　丁香6g　官桂6g　山柰15g　五加皮15g　胡芦巴15g　白豆蔻9g　骨碎补9g

【制法】共煎浓汁煮黑豆1500g。每服四五十粒，淡盐汤送下。

【功效】此药专治肾水不足，心火上炎，调脾胃，进饮食，填精髓，壮筋骨，润肌肤，悦颜色，聪耳明目，止腰痛，益气和中，健步轻身，乌须黑发。有返老还童之妙，乃平补之药，宜经年久服，容颜异常。

【说明】方出《清太医院配方》，是一首阴阳平补兼理气养胃之延寿良剂。全方主要药组有3组。其一系滋阴养血药物：生熟地、当归、首乌、枸杞、山茱萸。其二系壮阳补肾药物：杜仲、巴戟天、肉苁蓉、补骨脂、沙蒺藜、胡芦巴。其三系理气养胃之品：木香、陈皮、砂仁、厚朴、丁香、小茴香、白豆蔻。本方主药黑豆是宫中益肾、乌发、延寿常用之品。《本草纲目》称“豆有五色，各治五脏，惟黑豆属水性寒，为肾之谷，入肾功多。”《本草拾遗》还说：黑豆“久服好颜色，变白不老。”据研究，黑豆不仅含有丰富的蛋白质和脂肪，而且含有钙、铁、镁、锌等微量元素，对维持人体的生长发育具有重要作用。有调查证明，在长寿地区的黑豆中所含微量元素远比其他地区为高，尤其是硒和钴的含量更高，这与该地区人口长寿有关。方中其他药物续断、五加皮、骨碎补、官桂、牛膝补肾祛寒，强筋壮骨；石菖蒲、远志、茯苓、益智仁安神益智，健脾益气，均为佐使之品。

○神枕法

【组成】芎䓖　当归　白芷　辛夷　杜衡　白术　藁本　木兰　蜀椒　肉桂　干姜　防风　人参　桔梗　白薇　荆实（一云牡荆实）　肉苁蓉　飞廉　柏实　薏苡仁　款冬花　白冲　川椒　蘼芜（以上24味以应二十四气，后加8味毒者，以应八风）乌头　附子　藜芦　皂角　茼草　石矾　半夏　细辛

【制法】上32物各30g，皆㕮咀，以毒药上安三满枕中。用五月五日、七月七日取山林柏以为枕，长一尺二寸，高四寸，空中容一斗二斤，以柏心赤者为盖，厚二分，盖致之令密，又当使可开闭也，又钻盖上为三行，行四十九孔，凡一百二十孔，令容粟米

大。其用药如上。

【功效】用囊以枕百日，面有光泽，一年体中所疾及有风疾一一皆愈差，而身尽香，四年白发变黑，齿落重生，耳目聪明，神方验秘，不传非其人也。

【说明】方出《御药院方》，是一种十分独特的养生益寿药枕。据原方记载：汉武帝东巡泰山时，见路旁一老翁背露白光，高数尺。汉武帝甚感惊奇，便向他询问有何道术。老翁答道：我85岁时，衰老垂危，齿落发白。一日遇一道士教我做神枕，并说如枕之则面有光泽，一年体中诸疾皆愈，4年白发转黑，齿落重生，耳目聪明。我照他所授方法做了，坠齿复出，黑发更生，今年已180岁了，每天能走300里路（此故事为传说，古人是想说明神枕的功效）。可见用此枕来祛病抗衰确有道理。方中药物具有补肾壮阳，祛风散寒，醒脑通窍的功用，而且方中芳香发散药物居多，这类药物多含挥发性物质，经现代药理研究，具有定惊、舒筋活血、扩张外周血管的作用。挥发性物质可以直接从枕中散发出来，人睡在枕上，通过呼吸、皮肤进入血液，而达到"闻香除病"的目的。

上海中医学院剂型研究室根据宫廷收藏的"神枕方"，结合现代药理分析研制的延年药枕，具有补气填精、扶正活血等功效。中老年人长期使用，无刺激，无毒副反应，可以重振根基，再生活力，延缓衰老。以上分析说明老年人以此作枕睡之，有耳目聪明，祛病延年功效。

○**神仙长寿露**

【组成】熟地黄120g　当归90g　枸杞子90g　白菊60g　茯神60g　沙蒺藜　地骨皮　杜仲　山药　菟丝子各60g　楮实子　牛膝　韭子　巴戟天　补骨脂各30g　佛手柑2个　桑椹120g　桂圆肉120g

【制法】用好酒5kg，将药入内，煮三柱香之久，每日随量服之，久则延年益寿。每日随量饮一二盏，功难尽述。

【功效】此酒专治诸虚百损，五劳七伤，头眩目晕，耳聋耳鸣，自汗盗汗，遗精便浊，腰膝酸痛，卧而不寐，四肢无力，饮食少思，面色萎黄，肌肉消瘦，骨蒸劳热。此酒专滋枯竭之水而清亢甚之火，久饮则阴阳和谐，水火既济，乃扶阴抑阳之圣药也。

【说明】方出《太医院秘藏膏丹丸散方剂》，此"水火既济，乃扶阴抑阳之圣药也"。方用当归、熟地、枸杞子、楮实子、桑椹、桂圆肉养血滋阴，补益肾水；杜仲、菟丝子、巴戟、补骨脂、韭子、沙蒺藜补肾壮阳，此两组药物是方中主药。另取菊花、地骨皮清热祛风以治头晕目眩；山药、茯神健脾益气兼能安神以治饮食少思，卧而不寐；佛手、牛膝理气活血，在大队补益药中起到调理气血作用，使得补而不滞，静中有动，此系配伍之妙。作为酒露剂，本方具有服用方便之特点。

○**神仙既济丹**

【组成】黄柏120g　山药90g　牛膝90g　知母60g　党参60g　杜仲60g　巴戟天60g　五味子60g　茯苓60g　枸杞子60g　小茴香60g　甘草60g　熟地60g　菟丝子60g　肉苁蓉60g　远志60g　生地60g　石菖蒲60g　麦门冬60g　天门冬60g　当归60g　山茱萸60g

【制法】共研细末，炼蜜和丸。每服3～6g，空心用淡盐汤送下。

【功效】补诸虚百损，五劳七伤，滋肾水，降心火，补脾土，填精髓，益气和血，壮筋骨，润肌肤，聪耳明目，开心益智，强阴壮阳，延年益寿。此药温而不热，清而不寒，久服则坎离相济，阴阳协和，火不炎而神自清，水不渗而精自固，此平补之圣药也。



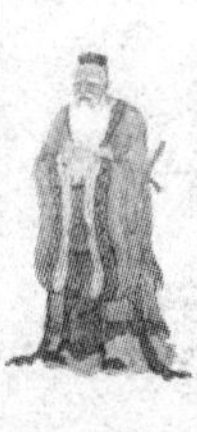

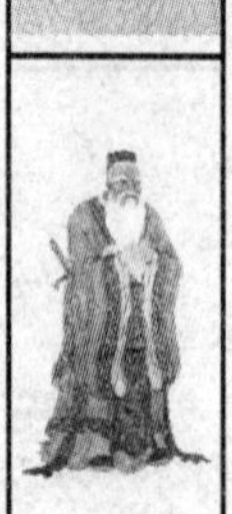

【说明】方出《清太医院配方》，是一首气血双补、脾肾兼顾之养生良方。方用党参、山药、茯苓与生熟地、枸杞子、当归、天门冬、麦门冬健脾补气，养血滋肾；巴戟、杜仲、菟丝、肉苁蓉温肾壮阳，与前组药物合成脾肾兼顾之势。另取知母、黄柏清热降火，五味子、山萸固肾涩精，石菖蒲、远志益智安神，小茴香、牛膝理气活血，可使诸多补药不滞不腻，更好地发挥药效。全方补益全面，配伍周到，确为"平补之圣药也。"

○神仙延龄丹

【组成】旱莲草（取汁晒干成膏子）250g　补骨脂 500g　大枣　生姜各 1000g　杜仲　核桃仁各 250g　川芎　枸杞子各 120g　没食子　蜂蜜各 60g　细辛 30g

【制法】上除桃仁、红枣外，均研为细末，再加入蜂蜜煮桃仁、红枣至熟，和药末为丸，如梧桐子大。每服 30～50 丸，用酒或盐汤送下。每日 1 次。

【功效】强筋壮骨，聪耳明目，延年益寿。

【说明】方出《鲁府禁方》，为明代鲁王府养生延龄秘方之一。方中旱莲草、枸杞子与补骨脂、杜仲、核桃仁阴阳并补，皆补肾以固先天之本良药。设食子涩精止遗，细辛温经散寒。红枣、蜂蜜补脾以养后天之本。生姜、川芎温中活血，可使补而不滞，共奏延龄益寿之功。

○神仙不老丹

【组成】牛乳 1000ml　山药末 120g　黄酒 50ml　童子尿 50ml（去头尾）

【制法】共和一处，重汤煮，以浮沫出为度，取出。每服 10ml，温服，每日服 3 次。

【说明】方出《鲁府禁方》。此亦食疗养生便方。牛乳补益滋润肺胃治虚劳，为食疗佳品，含有丰富的蛋白质、氨基酸、维生素和矿物质等。山药健脾养胃，亦为养生良药，富含淀粉、酶、蛋白质、糖类、多种维生素和矿物质，有人誉之为"长寿因子"。黄酒温运气血兼有养胃之功。而童子尿可滋阴降火，止血消瘀，古人治病有时用为药引。

○神效龟龄益寿膏

【组成】菟丝子（酒蒸）　牛膝（酒洗）　木鳖子　熟地　肉苁蓉　川断（酒洗）　蛇床子（酒洗）　鹿茸　大附子（童便炙酥，酒洗）　生地（酒洗）　虎骨（醋炙）　官桂　紫梢花　杏仁（去皮尖）　谷精草（酒洗）

以上 15 味各 30g，用油 1020g，将药入油熬枯，滤去渣，熬至滴水成珠，下：

松香 120g　黄丹 240g　硫黄 9g　雄黄 9g　龙骨 9g　蛤蚧一对　乳香 9g　没药 9g　赤石脂 9g　沉香 9g　鸦片 9g　母丁香 9g　麝香 9g　木香 9g　阳起石 9g　蟾酥 9g

【制法】共为细末，诸药下完，不住手搅，入磁罐内，下井中浸 3 日或 5 日，去火毒方可用。此膏妇人贴脐上，男贴左右肾命门二穴各一张，丹田穴一张，用汗巾缚住，勿令走动，六十日一。如跌打损伤，诸疮贴之亦效。务必修治时，须择日斋戒，勿令妇人鸡犬见之。衰老之人每张用 18～24g。

【功效】此膏异授秘传，能固玉池，真精不泄，灵龟不死，通二十四道血脉，镇三十六道骨节，气血流畅，精髓充满，保固下元，全形固本，如海之常盈。通三关，壮五脏，下元虚冷，诸虚百损，五劳七伤，阳痿不举，举不坚固，久无子嗣，下淋白浊，小肠疝气，遗精盗汗，手足顽麻，半身不遂，单腹胀满，腰腿疼痛，强阳健力，种子之功，百试百效。并治脾胃虚弱，经水不调，赤白带下，气血虚亏，久不孕育，干血痨瘵，或系屡经小产。此膏充实血海，能暖子宫，易得孕育，并治崩漏不止，癥瘕血海等症。男妇如能常贴此膏者，气血充足，容颜光彩，诸疾不生，乌须黑发，固精种子。此膏终身永贴者，体健身轻，返老还童，虽八十老人，阴阳强健，惯能远视，行不困乏。如欲种子，其精不走者，可将此膏揭去。如系衰老之人，贴至百日之后，其效可验。功效无比，不能尽述。真益寿种子之至宝，勿视为泛常也。

【说明】方出《太医院秘藏膏丹丸散方剂》，是一首以补肾壮阳为主，温经散寒为辅，攻补兼施，作用较为全面的外用养生膏方。方用苁蓉、菟丝子、鹿茸、蛤蚧、紫梢花、阳起石补肾壮阳；生熟地滋阴养血，是为方中补益成分。附子、肉桂、硫黄、雄黄、川断、虎骨温经散寒，强壮筋骨，是为方中攻邪成分。另取龙骨、赤石脂固肾涩精，杏仁、谷精草润肺明目。木香、丁香、沉香、麝香、蟾酥芳香理气，牛膝、乳香、没药活血化瘀，此两组药物既可疏理补药之滞，同时以其芳香走窜之性，有利渗透皮肤，引导诸药进入体内，此亦膏药用方一大特点。本方用药偏于辛燥，阴虚火旺者慎用。

### ○养寿丹

【组成】远志（去心）　菖蒲　巴戟（去心）　白术　茯苓　地骨皮　续断　枸杞子　甘菊花　细辛　熟地黄　车前子　何首乌　牛膝　肉苁蓉　菟丝子（三味酒浸）　覆盆子各 15g

【制法】上 17 味为细末，炼蜜和就，复臼千杵，丸如梧桐子大。每服 20 丸，空心温酒下。

【功效】补五脏，散麻痛，驻容颜，黑髭鬓，壮筋骨，久服不老。

【说明】方出《御药院方》。方中选用温而不燥的巴戟天、肉苁蓉、菟丝子温补肾阳，伍熟地、枸杞子、何首乌滋补肾阴，两组药物取阴阳平补之意。远志、石菖蒲养心安神；地骨皮、菊花清虚热兼清头目；白术、茯苓健脾益气；覆盆子固肾涩精；车前子、牛膝利湿兼可引药下行；诸药已奏补肾益精之功，然菊花、白术、枸杞子尚可悦颜色，泽肌肤；熟地、何首乌、牛膝、细辛又兼能乌须发，故本方合奏补虚驻颜之功。

### ○凌阳子木香丸

【组成】山茱萸 30g（不去核）　莲花蕊 30g　补骨脂 150g　白茯苓 60g　木香 60g　胡桃仁 250g（微去油，烂研）　菟丝子 150g（酒浸三宿，焙干）

【制法】上件捣罗为细末，炼蜜和丸，如梧桐子大。每服 70 丸，温酒送下，空心，每日 1 服。

【功效】滋阴养正，补肾秘真，坚骨髓，调荣卫，悦颜色，黑髭鬓，补益之法不可俱陈。

【说明】方出《御药院方》。方以补骨脂、胡桃仁、菟丝子温肾壮阳，山茱萸滋肾养阴，同补先天之本。木香理气化滞，可疏导补药之滋腻。莲蕊可清心降火，茯苓可健脾利湿，方虽简略，配伍确也周详。

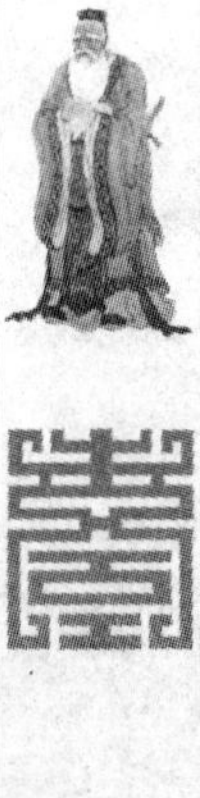

### ○益寿地仙丸

【组成】甘菊花 30g　枸杞子 6g　巴戟天 60g（去心）　肉苁蓉 60g

【制法】上四味为细末，炼蜜和丸，如梧桐子大。每服 30 丸，空心盐汤下，温酒亦得。

【功效】补五脏，填骨髓，续绝伤，黑鬓发，和血驻颜，轻身健体，延年益寿，补益丹田，清头目，聪耳听。

【说明】方出《御药院方》，虽仅四味，功效不俗。菊花为养生上品，常用于清利头目。传说南阳郦县山中有“甘谷水”，甚是甘美，附近山民，均饮谷水，无不长寿。考其原因，谷上左右皆生菊花，菊花坠入水中，水味为之变甘，山民高寿正是得此之力也。枸杞子、巴戟天、肉苁蓉滋阴壮阳，同补先天之本，均为延年益寿佳品。

○益寿比天膏

【组成】牛膝 30g　杜仲 30g　虎骨 30g（炙）　木鳖子 30g　蛇床子 30g　肉豆蔻 30g　菟丝子 30g　紫梢花 30g　续断 30g　穿山甲 30g　远志 30g　天麻 30g　鹿茸 30g　肉苁蓉 30g　生地 30g　熟地 30g　官桂 30g　川楝子 30g　山茱萸 30g　巴戟天 30g　补骨脂 30g　海蛆 15g　甘草 60g　桑枝 7 寸　槐枝 7 寸　香油 3kg

【制法】浸一夜，慢火炸至黑色。每净油 500g，入黄丹 195g，用柳棍不住手搅；再下黄丹、雄黄、龙骨、赤石脂各 6g，母丁香、沉香、木香、乳香、没药、阳起石、麝香各 12g，黄蜡 15g。

每用两张，贴两腰眼上，或贴脐上一张亦可。每贴一次半月一换，其功不能尽述。

【功效】最能填精补髓，保固肾精不泻，善助元阳，润滑肌肤，壮筋骨，理腰膝，下元虚冷，五劳七伤，半身不遂；或下部痿软，脚膝酸麻，阳事不举，夜梦遗精。男子贴之，行步康健；女人贴之，能除赤白带下，砂淋血崩，能通二十四道血脉，坚固身体，返老还童。

【说明】方出《清太医院配方》，可填精补髓，固肾涩精，助元阳，润肌肤，壮筋骨，强腰膝，故有强身延年之效。方中补肾壮阳药颇多，包括杜仲、菟丝子、肉苁蓉、巴戟天、补骨脂、蛇床子、紫梢花、鹿茸、阳起石等。另取生地、熟地、山茱萸滋阴补肾以与壮阳药相济互补。虎骨、续断、天麻、官桂温经散寒，强筋壮骨，与补肾药物构成补中有散、攻补兼施之效。牛膝、穿山甲、乳香、没药活血化瘀；木香、丁香、沉香、川楝子、肉豆蔻、麝香芳香理气，两组药物共奏活血理气之功，可使益肾药补而不滞，增加补益效果。同时此类药物多为芳香开窍之品，可引导诸药迅速透皮渗入体内发挥药效，此系外用膏方用药特色。龙骨、赤石脂固肾涩精，可治遗精早泄之症，此系佐药。

全方阴阳并补而以壮阳为主，攻补兼施而以补益为主，药性偏于辛燥，阴虚火旺者慎用为宜。

○益仙救苦金丹

【组成】元胡 60g　赤石脂 60g　川芎 60g　牡丹皮 60g　熟地 60g　黄芪 60g　白芷 60g　白薇 60g　白芍 60g　白术 60g　僵蚕 30g　芫花 30g　金银花 30g　良姜 30g　茵陈 30g　麻黄 30g　桑白皮 30g　前胡 30g　甘草 30g　黄柏 30g　知母 30g　乌药 30g　穿山甲 30g　牛膝 30g　沙苑蒺藜 30g　杜仲 30g　远志 30g　薄荷 30g　升麻 30g　防风 30g　杏仁 30g　泽泻 30g　山药 30g　当归 30g　贝母 30g　苍耳子 30g　香附 30g　地榆 30g　陈皮 30g　南星 30g　连翘 30g　黄连 30g　白及 30g　独活 30g　大枫子 30g　柴胡 30g　桔梗 30g　熊骨 500g　虎骨 1000g　桑寄生 120g　天麻 60g　红花 60g　桃、柳、榆、槐、桑条各 10 条

【制法】用香油 10kg，熬枯去渣，入黄丹 5kg，收膏；再入麝香、冰片各 15g，肉桂，丁香各 60g，血竭、乳香、没药各 30g。每日早晚各服 1 丸，白开水送下，老酒尤妙。服药后，房欲不可过度，戒思虑、忧恼、劳乏，忌食生冷、厚味、油腻等物。每日早晚各服 1 丸，白开水送下，老酒尤妙。

【功效】此药专主固气养血，调阴补阳，即能通经保胎，兼能消除癥瘕。滑胎者，服三五十丸，保其永不小产；再服三五十丸，即可妊娠生子，攻守两全，此妇科中万全之剂。又无论男妇老少，气血两亏，思虑伤神，怔忡健忘，脾胃不和，饮食不化，真火

渐衰，下部虚寒，喘嗽伤气，气虚下陷，以及阴虚失血等症，并皆治之。

【说明】方出《清太医院配方》，是一首“妇科万全之剂”，适于妇人诸般虚损之证。本方用药复杂，攻补兼施，升降结合，温清并用，故而适应症甚广，举凡妇科虚实诸证，多可用之。本方补益药如下：黄芪、山药与当归、熟地、白芍气血双补；沙苑蒺藜、杜仲补肾壮阳，与前组药物构成脾肾兼顾之势。攻邪药如下：麻黄、白芷、防风、独活、苍耳子、升麻、薄荷祛风解表；金银花、连翘、黄连、黄柏、地榆、牡丹皮、白薇、知母清热降火，两组药物一升一降，配伍巧妙；杏仁、贝母、南星、僵蚕、桔梗、桑白皮、前胡与茵陈、泽泻、芫花化痰利湿；天麻、寄生、虎骨、熊骨温经散寒，强壮筋骨。调理气血药物如下：陈皮、柴胡、丁香、乌药、香附理气疏肝；川芎、元胡、穿山甲、牛膝、红花、乳香、没药、血竭活血止痛。两组药物与补益药物配合，可使补而滞，行而不伤。全方药物虽多，但配伍巧妙，互相照应，可谓“有制之师不在多”也。

○**鹿茸丸**

【组成】鹿茸 60g　当归 120g　杜仲 120g　秋石 120g　补骨脂 120g　香附 120g　楮实子 120g　巴戟天 120g　菟丝子 120g　牛膝 120g　川芎 120g　白术 120g　茯苓 60g　黄柏 60g　黄芪 60g　五味子 60g　陈皮 60g　小茴香 60g　酸枣仁 60g　锁阳 60g　桂圆肉 60g　红花 45g　生地 45g　天门冬 45g　川断 45g　麦门冬 45g　没药 45g　黄芩 45g　砂仁 30g　益母草 30g　肉苁蓉 30g　枸杞子 30g　木香 30g　紫河车 1 具

【制法】共研细末，炼蜜和丸。每服 9g，用白开水送下。

【功效】治男妇真元亏损，盗汗遗精，腰酸肾冷，及妇人胞寒，腰膝酸痛，并老人双脚麻木，筋骨无力，悉宜常服，久则元阳壮固，精神强健。

【说明】方出《清太医院配方》，也是一首气血双补，脾肾兼顾，寒温并投，作用全面之养生益寿良剂。方中黄芪、白术、茯苓健脾益气，与养血滋阴之当归、桂圆、天门冬、麦门冬、枸杞子、紫河车合成气血双补之功。鹿茸、杜仲、补骨脂、巴戟天、菟丝子、锁阳、肉苁蓉补肾壮阳，与前药共奏脾肾兼顾之效。楮实子、川断温经散寒，强筋壮骨；黄芩、黄柏、生地清热凉血，此两组药寒温并用，以治寒热夹杂之邪。五味子、酸枣仁养心安神兼可涩精止遗。香附、陈皮、木香、砂仁、小茴香疏肝理气；川芎、益母草、红花、没药、牛膝活血调经兼可止痛，这两组药与补药同用，补行结合，可防壅滞腻膈。

○**滋补大力丸**

【组成】熟地 240g　当归 60g　枸杞子 60g　牛膝 60g　杜仲 60g　沙苑蒺藜 50g　鱼鳔 60g　鹿筋 60g　牛板筋 60g　土鳖虫 60g　甜瓜子 60g　茯苓 60g　地龙 60g　自然铜 60g　菟丝子 60g　白术 60g　乳香 30g　没药 30g　桂心 15g　炙甘草 15g　马钱子 60g

【制法】共研细末，炼蜜和丸，每服 1 丸，空心用白开水送下，或服 2 丸亦可。服药后忌房事一百日。

【功效】健脾胃，生心血，养肺气，助肝血，补肾髓，治五脏虚衰，诸虚百损，五劳七伤，无不神效。久久服之，脾胃健壮，多进饮食，肌肉渐生。脾土为万物之本，心血足一身滋润，邪火自降，阴与阳济，百病不生；肺气壮，周身丰满，毛窍皆润，气力自添；肝血盛，遍身筋壮，劳苦不倦，身体自轻，膂力添增，肾髓充足，一身骨坚，耳目聪明，齿强须黑，容颜不改，力壮无穷，终身不生疾患。

【说明】方出《清太医院配方》。本方为劳伤筋骨、风寒湿痹而设，以补肾蠲痹通络为法。方用熟地、枸杞、杜仲、沙苑子、菟丝子平补阴阳；白术、茯苓、当归、炙甘草双补气血，两组药物共同扶正固本。以鹿筋、牛板筋、鱼鳔血肉有情之品补益肝肾，强壮筋骨。乳香、没药、自然铜、土鳖虫活血化瘀，接骨续筋；以马钱子、甜瓜子散结消瘀；以牛膝、地龙通经活络，引药抵达病所。全方共奏滋补肝肾、强筋壮骨、蠲痹通络之功，适于虚中夹痹之证。

○孔圣枕中丹

【组成】公鸡 1 只　石菖蒲 120g　龟版 120g　龙骨 120g　朱砂 30g

【制法】先将药研细末，灌入鸡内，缝好蒸熟，取出晒干，共研细末，炼蜜和丸。每早晚服 6 ~9g，用老酒送下。

【功效】治读书健忘，心神恍惚，夜不成寐，肾虚精滑，一切心肾两亏之症，并皆治之。凡人聪明智慧，全赖精气以生，而生气生精，惟在水火既济。心为神明之官，肾乃智慧之府，少有所亏，则精神散涣，故心肾充足，智慧乃生。此药最能补阴阳，培心肾，通灵明，益智慧，安神定志，开郁豁痰，久服耳目聪明，精神健壮。

【说明】方出《清太医院配方》，最早见于《千金翼方》，孙思邈称此方"治读书人善忘，常服令人聪明"。古人认为龟与龙是自然界的灵物，龟为阴类动物至灵，龙为阳类动物至灵，二物灵性能助人之灵性，故方用龟版、龙骨为主药，实则二药具有滋阴潜阳、安神定志作用。伍以石菖蒲、朱砂可增祛痰开窍、益智安神之功，因而对于中老年人操作过度以致记忆减退、心悸、头晕、不耐思考等证颇为适宜。久服可以增强记忆思维能力。古人评之曰："学问易忘，此方与之，令人聪明。"

○加减仙茅丸

【组成】仙茅 1000g（米泔浸 5 日，浸去赤水，用铜刀子去皮，用铜刀剉碎，夏月止浸 3 日，阴干不见日，干秤 500g）　苍术 1000g（米泔浸 5 日或 2 日亦得，去皮焙干，称 500g）　白茯苓 240g（去皮）　车前子 360g　茴香 240g（炒香）　枸杞子 500g　生地黄 120g（焙干）　熟地黄 120g（焙干）　柏子仁（微炒黄，捣）240g

【制法】上件为细末，酒煮面糊为丸，如梧桐子大。每服五六十丸，空心食前温酒下，日 2 服，渐加至七八十丸。

【功效】常服强筋骨，益精神，明目黑髭鬓，神验不可俱述。

【说明】方出《御药院方》。生地、熟地、枸杞滋阴养血，苍术、茯苓益气健脾兼利湿邪。主药仙茅温肾壮阳，强壮筋骨，其药理作用较为全面，可增强免疫功能，提高性机能，还可以扩张冠脉，强心，具有一定的抗衰老功能和抗癌作用。车前子明目利尿，柏子仁养心安神，茴香理气温中，且可防止补药腻滞碍膈。全方药虽不多，但配伍有道，甚是精炼。

○妇科白凤丸

【组成】白毛乌鸡四只，缢死不出血，去肚杂不用，入后药：

地骨皮 180g　十大功劳 180g　黄芪 240g　银柴胡 90g　青蒿 60g　黄柏 60g

同放汤内，同鸡煮烂，再用老酒 2kg，米醋 1kg，熬燥，入后药，捣和粗末晒干。

党参 720g　紫河车 2 具　茯苓 360g　炒枣仁 240g　杜仲炭 480g　菟丝子 480g　驴胶 180g　枸杞子 360g　香附 360g　熟地 960g　鹿胶 180g　益母草 480g　川断 360g　淫羊藿 120g　白芍 300g　赤石脂 180g　山药 480g　刺蒺藜 360g　川芎 240g　远志 90g　元胡 180g　牡丹皮 480g　当归 360g　鱼肚 120g　肉桂 30g　甘草 180g

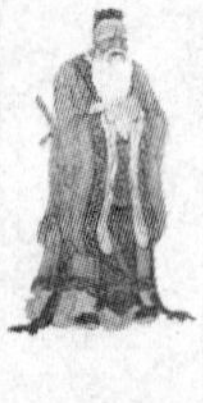

白术 480g

【制法】共为细末,炼蜜为丸。

【功效】调经种子,川芎、砂仁汤下,久能受孕。月事迟早,香附、陈皮、苏叶、乌药汤下。体肥子宫冷,橘红、神曲、制半夏、川芎、白芍、香附、姜汤,日服 1～2 丸,能受孕。月水将行小肚痛,川芎、元胡、当归汤下。经来不止,黄芩、制香附、炙龟版、黄柏汤下。经来忽止,牛膝、泽兰、桃仁、川芎、卷柏汤下。经闭,生蒲黄、泽兰、木香、桃仁、川芎、白芍汤加酒下。赤白带腹痛,当归、赤芍、制香附、炒地榆、川芎汤下。经痛,吴茱萸、元胡汤下。下部寒冷,姜汁、黄酒下。

气虚肚胀,砂仁、陈皮、当归汤下。腰骨疼痛,焦术 6g,杜仲 6g 汤下。自汗盗汗,心神恍惚,炙黄芪 3g,焦术 3g,浮麦 15g,麻黄根 15g 汤下。头晕眼花,生姜汤下。咳嗽吐酸,不思饮食,黄酒下。久痢,炙黄芪、焦术汤下。心痛,乳香、元胡、当归、甘草汤下。无故流乳,麦芽 15g 汤下。

难产,当归 9g,川芎 1.5g,冲黄酒。小产各证,阿胶、川芎、炙甘草、艾叶、当归,冲酒服。交骨不开,当归 12g,川芎 6g,龟版 60g,醋炙研末,妇人发一大团,瓦上煅存性,煎送 2 丸。胎动腹痛,砂仁、黄芩、白芍汤下,势重 2 丸。怀胎之后,常服保胎,临盆易产,淡盐汤下,每日 1 丸。怀胎烦闷,心惊胆怯,麦门冬去心,茯神、淡竹叶汤下。怀胎下漏,醋炒艾叶、当归、白勺、炙甘草、阿胶、川芎汤下。怀胎咳嗽,紫菀、麦冬、桔梗、甘草、桑皮、杏仁各 1.5g,竹茹 0.6g,煎加蜜糖。怀胎面目肢体浮肿如水状,姜皮、陈皮、茯苓皮、焦术、川芎、腹皮煎冲,酒送。怀胎喘闷,妨食,足肿,甚则足指出黄水,青木香、炒陈皮、香附、乌药、炙甘草各 1.8g,苏叶 0.9g,加生姜三片煎。怀胎忽仆,目吊口噤,角弓反张,羚羊角 3g、独活、防风、川芎、当归、酸枣仁、炒茯神、杏仁、米仁各 1.5g,木香、甘草各 0.9g,加生姜三片。

产后小腹痛,红花、乌药、苏木、川芎、香附、灵脂汤下。产后嗽喘,陈皮、生姜、制半夏汤下。产后血虚发热,当归、炮姜煎,加童便,每送 2 丸,甚加人参。产后头目手足浮肿,黄芩、黄酒、姜汤送下。血虚乳少,生黄芪 15g,当归 3g,白芷 3g,七孔猪蹄一对,熬汁去油,煎药送 2 丸,新产去猪蹄。血崩,山栀、白芍、炒姜炭、焦术、升麻、炙黄芪汤下,每服 1 丸,甚加人参。

大凡妇女体弱者,十有八九而坐喜后以致漏胎、子悬、小产等证,皆由胎元不固使然,莫若服药于未病之先,以免临时错乱,此乃保胎安神之圣药也。

妇人所重在血,足太阴统摄之。夫血即经也,饮食强健,足阳明鼓以周运无息,夫何病之有?经以应月,期有常也,失常则疾作。盖卫气怯而营血滞,寒凝郁结,此带崩、癥瘕、枯瘵之所以成。《经》云:妇人宜调血,调血必兼理气,理其本而培其真阴,以固根本,初无凝滞,血畅妊期,万病悉宁,玄关真机在焉。今修此药,品纯不寒不热,参制极得其宜,随引祛大小证,化瘳于无有之乡,均从隧道幽门而出,最能培补天真,于胎前产后及临产服益功捷,即衰老妪媪,劳弱室女体素羸,宜日进 1～2 丸,病已深者早晚递服,则祛病延年,自觉气爽神怡,起居舒泰,饮食日益增加,凡妇道一切亏损,奇异莫名之疴,逐日服之神验。惟伤寒中暑实热癫狂瘫疹等候,不与焉。其余诸证,照引方服之,如用引不及,用无灰老酒或淡姜汤下,戒食生冷面腻等物。

【说明】方出《清太医院秘录医方配本》,为妇科经带胎产诸般杂病通用良方,总以补虚为主,而对所夹邪气各证,随证用药为引驱之,这是宫廷运用丸散膏丹成药的一大特点,既保留了用药方便之特点,又发扬了“随证治之”的辨证论治特色。



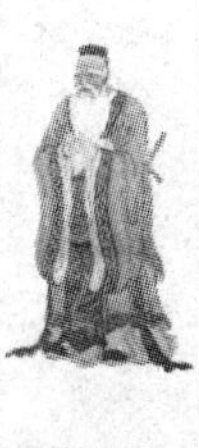

方中乌骨鸡性味甘平，为阴虚发热、虚劳羸弱之传统食补佳品。黄芪、党参、茯苓、白术、山药重在益气健脾，培补元气；紫河车、鱼肚、驴胶、鹿胶为血肉有情之品，合以熟地、当归、枸杞子、白芍补血养血以调经，以上两组药物均补气血，尤其偏重补血，符合"女子以血为本"之旨。杜仲、菟丝子、刺蒺藜、淫羊藿、肉桂、川断温肾助阳益精，其中杜仲、川断尤具安胎壮腰之功。阴血不足，多有虚热，故用地骨皮、黄柏、银柴胡、青蒿、十大功劳、丹皮配合乌骨鸡滋阴以退虚热，且可监制诸益气补助药之热性。枣仁、远志宁心安神；赤石脂敛湿止带；香附、益母草、川芎、元胡理气活血，兼可止痛，在大队补药中起到补中有行、补而不滞作用。全方气血双补，兼重益肾，补而兼清，补中有行，配伍独具匠心，实为妇科通补名方。

○广东白凤丸

【组成】鹿茸 30g（炙酥，另研细末） 熟地 120g 鳖甲 60g 人参 90g 香附 60g（四制） 芡实 45g 天门冬 30g 山药 60g 山茱萸 45g 川芎 30g 白芍 60g 生地 120g 菟丝子 60g 甘草 15g 桑螵蛸 30g 丹参 60g 麦门冬 24g 银柴 180g 左牡蛎 30g 当归 60g

【制法】共为细末，另用白毛乌骨鸡一只，先用黄芪 30g，当归 30g，甘草 15g，为细末，和糯米粉七合，调小块喂鸡六七日，将鸡缢死，不出血，去毛肠不用外，其鸡肫肝等切小块，盛磁坛内，用井水 2 份，陈酒 2 份，米醋 1 份，坛口用纸封固，入大锅内，隔汤用桑柴火焚两昼夜，取出日晒夜烘，以汁拌尽为度，然后磨细末，合鹿茸末并前药末和匀，炼白蜜为丸，桐子大，蜡皮。

【说明】方出《清太医院秘录医方配本》，与前妇科白凤丸组成颇为不同，但有异曲同工之妙，尤其本方乌骨鸡的制作更为精细。妇人以血为本，故用生地、熟地、当归、白芍、天门冬、麦门冬、鳖甲、山茱萸养血滋阴益精调经；人参、山药、甘草益气补脾，与前组药物共奏气血双补之效。鹿茸、菟丝子温肾助阳，且可监制诸养阴药之寒凉。芡实、桑螵蛸、牡蛎固精止带；香附、川芎、丹参行气活血，与芡实等药构成涩行结合之配伍，体现了调剂之巧妙。与前方妇科白凤丸相比，此方更精炼些，益气温阳之功略逊，可能与广东地域气候特点有关。

○灵宿丹

【组成】菟丝子 150g（酒浸一宿，另研） 覆盆子 90g（酒浸焙） 槟榔（煨） 牛膝（去苗，酒浸） 肉苁蓉（去皱，酒浸，切，焙） 天麻（酒浸，剉，焙） 熟地黄各 60g（酒浸三日，焙） 鹿茸（酥炙） 肉桂（去粗皮） 巴戟天（去心） 附子（炮裂，去皮脐） 石斛（去根） 青皮（去白） 楮实（炒） 茯香子（微炒） 白龙骨（研） 杜仲（去粗皮，切炒） 补骨脂（微炒） 胡芦巴石苇（去毛） 枸杞子远志（去心） 五味子（炒） 沉香（剉） 蛇床子（炒） 山茱萸 萆薢 山药各 30g（别为末）

【制法】上 28 味捣罗为末，用浸药酒调山药末煮糊，更入酥、蜜各 30g，和药捣三五百杵，丸如梧桐子大。每服 20 丸，空心温酒送下，温粥饮亦得。

【功效】大补益，强心志，壮筋骨，益气血，调荣卫，补骨髓，固元阳，黑髭鬓。治腰膝无力，通九窍，利三焦，去诸风，除冷痰，安五脏，明耳目，补虚损。

【说明】方出《御药院方》，是一首补肾为主兼祛风湿之养生延年剂。方中选用了大队温肾壮阳药如菟丝子、肉苁蓉、鹿茸、巴戟天、补骨脂、胡芦巴、蛇床子等，实验表明，凡此类药有助于机体功能低下的恢复，在恒定体内外环境方面起到兴奋、提高作用，对激素代谢、能量代谢、水液代谢、提高免疫功能等方面作用更著。阴阳互根，故

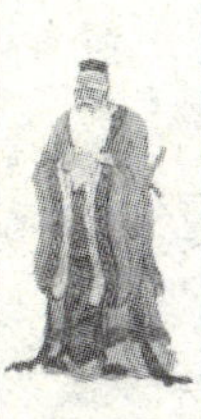

取熟地、枸杞子、山茱萸、石斛补阴以配阳，刚柔相济。肾虚容易导致遗泄盗汗，因用覆盆子、龙骨、五味子以固肾止遗，萆薢、石苇清利湿热。附子、肉桂、杜仲、天麻、楮实子温经散寒、强壮筋骨。另取沉香、青皮、槟榔与牛膝理气活血，可防补药壅滞，是为补剂配伍中常用妙笔。本方攻补兼施，温清并用，配伍讲究，功效当可满意。

**○参茸酒**

**【组成】**人参 60g　鹿茸 30g　防风 3g　鳖甲 3g　萆薢 3g　羌活 3g　川牛膝 3g　独活 3g　杜仲 3g　白术 3g　玉竹 3g　当归 6g　秦艽 6g　红花 6g　枸杞子 6g　丁香 2.5g

**【制法】**用多年存性烧酒 10kg，将药料入酒内封妥；再存数年，将药料滤出，入冰糖渣 120g、浇酒 1kg，对妥用之。

**【功效】**治男妇左瘫右痪，半身不遂，口眼歪斜，手足顽麻，下部痿软，筋骨疼痛；一切三十六种风，七十二般气，并寒湿诸痛，及虚损劳伤，真火不足，饮食不化，肚腹不调，十膈五噎，气滞积块，泻痢痞满，肚腹冷痛，男子阳衰，女人血虚，赤白带下，久无子嗣，一切男妇虚损杂症。久服则气血充足，百病不生，益寿延年，老当益壮。

**【说明】**方出《清太医院配方》，是一首攻补兼施、脾肾双补之剂。方用人参、白术与当归、枸杞子双补气血；鳖甲、玉竹与鹿茸、杜仲同补阴阳，两组药物合奏脾肾兼顾之效。羌活、独活、萆薢、秦艽祛风利湿通络，与补药合用共奏扶正祛邪之功，以治左瘫右痪之证。丁香与红花、牛膝理气活血，既治气血瘀滞之患，又解补药壅滞之弊。

**○参桂鹿茸膏**

**【组成】**人参 60g　附子 60g　肉苁蓉 60g　补骨脂 60g　天麻子 60g　杜仲 30g　官桂 30g　紫梢花 30g　赤石脂 30g　生地 30g　续断 30g　龙骨 30g　蛇床子 30g　大茴香 30g　小茴香 30g　鹿茸 30g　牛膝 30g　菟丝子 30g　羊腰 1 对　甘草 30g

**【制法】**用香油 4kg，熬枯去渣，入黄丹 1.5kg，再加丁香、雄黄各 9g，肉桂 15g，麝香 6g。妇人贴脐上，男子贴左右肾俞穴、丹田穴。

**【功效】**此膏暖丹田，壮元阳，还元固本，祛病延年，补命门之真火，疗气血之虚寒。强筋壮骨，益髓生精，流畅气血，培养精神。凡老少先天不足，后天失养，下元虚损，久无子嗣，精寒肾冷，下淋白浊，腰腿酸痛，步履艰难，及妇人气血亏损，子宫寒冷，久不受孕，屡经小产，一切虚寒之症，无不神效。常贴此膏者，气血充足，诸疾不生。

**【说明】**方出《清太医院配方》，也是一首补肾固精、温经散寒之外用养生膏方。生地与肉苁蓉、杜仲、补骨脂、菟丝子、鹿茸、紫梢花同补阴阳，益精填髓。附子、肉桂、蛇床子、续断温经散寒，强壮筋骨。另取人参大补元气，补后天以济先天；天麻子亦为滋补强壮要药；龙骨、赤石脂涩精止遗。大小茴香与牛膝行气活血，既可疗气血郁滞之证，又可防补药呆腻壅滞之弊。羊腰子为血肉有情之品，有益补肾助阳，且可引药入肾。熬药过程中所加麝香、丁香等味多属芳香开窍之品，膏方中用之，有助引药迅速渗透皮内发挥药效。本方融攻补于一炉，适于虚中夹实诸症。然药性偏于温燥，阴虚有热者慎用。

**○参茸卫生丸**

**【组成】**人参 60g　鹿茸 30g　川芎 45g　党参 45g　白芍 45g　木瓜 45g　木香 45g　半夏 45g　黄芩 45g　锁阳 45g　莲子 45g　杜仲 90g　熟地 90g　酸枣仁 90g　香附 90g　桂圆肉 105g　陈皮 105g　枸杞子 15g　肉果 15g　麦门冬 15g　首乌 15g

川断15g　红花15g　牛膝15g　当归15g　山茱萸15g　砂仁15g　黄芪15g　远志15g　苍术15g　白术36g　桑寄生36g　鹿角36g　紫河车1具

【制法】共研细末，炼蜜和丸，蜡壳封护。

【功效】治男妇诸虚百损，有病服之除疴去恙，无病常服壮体延年，有补天寿世之功，诚卫生之圣药也。今将治款详列于下：

治男子气虚血少，忧思过度，伤损精神，四肢困倦，气喘心惊，怔忡健忘，夜卧不宁，饮食少进，茯神、石菖蒲各3g、远志1.5g、枳壳1.2g，煎汤化服。倘服此丸见热，宜用麦门冬四五粒，生晒，龙眼肉、京柿肉各6g，煎汤服下。

治忧思过度，服此精神倍加，气血充足。将丸含化，或用大枣汤、龙眼肉汤化服，须服一二丸。

治男子遗精，用莲须蒺藜汤化服。

治小肠疝气，用小茴香橘核汤化服。

治老人气虚，大便溏泄，用芡实肉、豆蔻汤化服。

治小便频数，用黄芩、山茱萸汤化服。

治妇女气血两虚，月经不调，不能成孕，焦术、炮姜各3g，升麻0.9g，煎汤化服。

治气虚不能摄血，经水过多，或崩漏不止，焦术、炮姜、升麻各3g，煎汤化服，甚者加人参。

治酒色过伤，耳鸣眼花，身体虚弱，大枣、胡桃肉、陈皮煎汤化服。

治月经乍歇，或似有孕，或疑闭经，黄酒入姜汁少许和服。

治人壮血热，月经先期，或瘀或涩，腰腹疼痛，丹参6g、炒黄芩3g，煎汤化服，加童便少许更佳。

治风气走注，头面四肢浮肿，姜皮、陈皮、茯苓皮、桑寄生各3g，煎汤化服。

治心气常痛，佛手9g，元胡3g煎汤化服。

治腹中痞积疼痛，游走肠鸣，海螵蛸、元胡各3g，煎汤服下。

治白带白淫，经年不止，海螵蛸9g，人参数分，煎汤化服；赤带，炒黄芩2.4g，煨白果肉七个，煎汤化服。

治经期不定，血色不调，头晕眼花，腰腹刺痛，四肢无力，精神怠倦，黄酒姜汁化服。

治气郁不舒，夜梦心跳，盗汗自汗，不思饮食，白术、茯神、石菖蒲、生晒龙眼肉各3g，煎汤化服。

治风虚头痛、骨痛，下部寒令，舌燥喉干，黄酒入生姜汁和服。

治产后气血两虚，精神困倦，不思饮食，诸虚百损，黄酒入姜汁化服。

治20余岁经血尚未通，时常腹痛，全当归9g，泽兰、红花各3g，煎汤化服。

治50余岁经尚行者，姜炭4.5g，升麻3g，人参煎汤化服。

治瘰疬痰核，姜汁炒川贝母、酒洗夏枯草各4.5g，煎汤化服。

**○灵芝珍珠羹**

【组成】食材：干贝、火腿、玉米、米酒。

药材：灵芝、北荠、甘草、红枣。

【制法】1. 将上述食材（除玉米外）与药材同时放入陶锅中，加水1000毫升（约6碗）、米酒180毫升，以瓦斯炉小火炖煮3小时，随时保持汤汁的量，如有减少立即加入冷开水，以使药材与食材充分融合。

2. 取出药材与食材，灵芝放回，北芪、甘草丢弃；干贝、火腿、红枣切碎成茸状，与玉米一同放入陶锅中，以小火熬煮。

注意：随时以锅勺缓慢搅拌，以免沉淀而煮焦！

3. 搅拌熬煮约10分钟即可熄火，再焖5分钟即可食用。

【功效】灵芝：灵芝的应用范围非常广泛。就中医辨证看，由于它入五脏补益全身五脏之气，所以无论心、肺、肝、脾、肾脏虚弱，均可服之。灵芝所治病种涉及呼吸、循环、消化、神经、内分泌及运动等各个系统；涵盖内、外、妇、儿、五官各科疾病。其根本原因，就在于灵芝扶正固本，增强免疫功能，提高肌体抵抗力的巨大作用。它不同于一般药物对某种疾病而起治疗作用，亦不同于一般营养保健食品只对某一方面营养素的不足进行补充和强化，而是在整体上双向调节人体功能平衡，调动肌体内部活力，调节人体新陈代谢功能，提高自身免疫能力，促使全部的内脏或器官功能正常化。

【说明】帝王世家，都以灵芝为"还魂草"和长命百岁的灵草，一旦身体虚弱，就会有御膳房的人熬制灵芝汤。有了这个食谱，我们现代人完全有条件让自己也享用一下这样的"延年益寿养生汤"。

○玉石养生汤

【组成】食材：鸡腿一只（去皮、切块）、小排200克（切块）、米酒。

药材：石斛、玉竹、麦门冬、淮山、北芪、枸杞。

【制法】1. 煲汤很简单，只需要一步，只要你有工具（沙锅或者陶锅）。

2. 将食材与药材同时放入陶锅中，加水1000毫升、米酒360毫升，以小火炖煮3小时，再焖5分钟即可食用。

【功效】玉竹：养阴，润燥，除烦，止渴。主治热病阴伤、咳嗽烦渴、虚劳发热、消谷易饥、小便频数。许多历史文献中都有关于玉竹的疗效记载，下面列举一些，供大家参考：

①《本经》：主中风暴热，不能动摇，跌筋结肉，诸不足。久服去面黑野，好颜色，润泽。

②《别录》：主心腹结气虚热，湿毒腰痛，茎中寒，及目痛眦烂泪出。

③《药性论》：主时疾寒热，内补不足，去虚劳，头痛不安。

④《本草拾遗》：主聪明，调血气，令人强壮。

⑤《四声本草》：补中益气。

⑥《日华子本草》：除烦闷，止渴，润心肺，补五劳七伤，虚损，腰脚疼痛，天行热狂。

⑦《李杲》：润肝，除热。主风淫四末。

⑧《滇南本草》：补气血，补中健脾。

⑨《纲目》：主风温自汗灼热，及劳疟寒热，脾胃虚乏，男子小便频数，失精，一切虚损。

⑩《广西中药志》：养阴、清肺、润燥。

【说明】相传公元605年隋文帝的次子杨广即位，称隋炀帝。一代御医许智藏这时辞去官职告老还家。隋炀帝穷奢极欲，每次身体不适，就令侍臣去寻访咨询，或用车马迎接他进入炀帝的寝宫，扶在御床侧，为隋炀帝诊治疾病。可是他毕竟年龄很大了，为了长期健康，隋炀帝让他开出一个食补处方，于是，御医许智藏建议御膳房



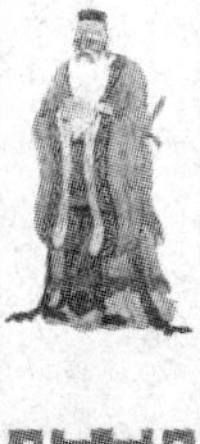

用玉竹和山药长期为炀帝煲汤,收到良效。

○五味回春汤

【组成】食材:汤排 250 克(或鱼头、牛尾),大番茄一个(切块),海带、芥菜、黄豆芽。

药材:二仙胶、杜仲、北芪、当归、肉桂。

【制法】1. 将食材与杜仲、北芪、当归一同放入陶锅中,以小火熬煮(主料为排骨时需 90 分钟;鱼头则需 45 分钟;牛尾需 2 小时 45 分钟)。

2. 将杜仲、北芪取出丢弃,放入二仙胶,续以小火熬煮,至二仙胶融化后,熄火焖 15 分钟。

3. 加水 3 碗、米酒 100 毫升,再开火炖煮 15 分钟,放入肉桂,熄火焖 5 分钟即可。

【功效】二仙胶:也就是龟鹿二仙胶,大补精髓,益气养神。是将鹿角血、龟板、枸杞子、人参几种药材用坛熬制而成。古书记载:人有三奇:精、气、神,生生之本也。精伤无以生气,气伤无以生神,神不足者补之以味。鹿得天地之阳气最全,善通督脉,足于精者,故能多淫而寿,龟得天地之阴气最具,善通任脉,足于气者,故能伏息而寿,二物气血之属,味最纯厚,又得造化之元微,异类有情,竹破竹补之法也。人参益气,枸杞生精,佐龟鹿补阴补阳,无偏胜之夏,人气入血,有和平之美,由是精生而气旺,气旺而神昌,庶几龟鹿之年矣,故曰二仙。

【说明】"千年王八万年龟"的谚语大家都知道,想要长寿,历代帝王的食谱中绝对少不了龟。将之熬制成胶,放入日常饮食,这是御医的一大发明,天天吃龟肉喝龟汤,必然厌烦,那么就用龟胶熬制美味,既健康营养,又美味!现在,照这样的食谱,你也可以享受这样的宫廷美食。

○天麻鱼头煲

【组成】食材:鱼头一个,大番茄一个(切块),豆腐(切片),白花菜半个,西洋芹(依各人口味酌量)、米酒。

药材:天麻、北芪、当归、红枣。

【制法】1. 将鱼头(鲢鱼、草鱼、红鲋皆可)一个洗净,以油煎成二面皆呈金黄色。

2. 将鱼头、番茄与药材一同放入陶锅中,加入米酒 150 毫升、盐少许,加水 3000 毫升,以小火熬煮 45 分钟。

3. 放入豆腐、白花菜、西洋芹续煮 8 分钟,熄火再焖 5 分钟即可食用。

【功效】天麻:天麻有镇静、抗惊厥、抗癫痫和促进胆汁分泌等作用,可平肝息风、祛风定惊,用于头目眩、肢体麻木、小孩惊风、癫痫、高血压病、耳源性眩晕等症。鸡翅甘温,入脾胃经,可温中益气、补精添髓。明代杰出的医药学家李时珍在《本草纲目》中对历代书籍中关于天麻功效的论述作了总结归纳:天麻性辛,温,无毒。久服益气力,长阴,肥健,轻身,增年。消臃肿,下肢满,寒疝下血。主治风湿,四肢拘挛,瘫痪不遂;小儿风痛,惊气,助阳气,风虚眩晕头痛,通血脉,开窍。服食无忌等。

【说明】在我国,天麻入药已有 1000 多年的历史。早在 2000 多年前的《神农本草经》就把天麻列为上品,人药无禁忌,那就是可以入食了,于是,天麻作为食补的好药材,就是御膳房的常备之品了。

○枣杞首乌炖鸡

【组成】食材:乳鸡一只(切块),土豆一个(切块),生姜(切片)、玉兰片、葱花。

药材:红枣、枸杞、何首乌。

【制法】1. 鸡切成小块,土豆切块,生姜切片。

2. 将鸡块、土豆放在一起,加红枣、枸杞、何首乌根茎、盐少许,加水 3000 毫升,以小火熬煮 45 分钟。

3. 放入生姜、玉兰片、葱花,熄火再焖 5 分钟即可食用。

【功效】何首乌:中医中药理论认为,何首乌性味苦、甘、涩,微温,具有补肝、益肾、养血、祛风等功效,适用于肝肾阴亏、须发早白、血虚头晕、腰膝酸软、筋骨酸痛、遗精、崩带、久痢、慢性肝炎、痈肿、瘰疬、肠风、痔疮等病症。现代医学证实,何首乌中的蒽醌类物质,具有降低胆固醇、降血糖、抗病毒、强心、促进胃肠蠕动等作用,还有促进纤维蛋白溶解活性作用,对心脑血管疾病有一定的防治作用;何首乌中所含卵磷脂是脑组织、血细胞和其他细胞膜的组成物质,经常食用何首乌,对神经衰弱、白发、脱发、贫血等病症有治疗作用,因此,可延缓衰老、强身健体、保健心脏。动物实验证明,何首乌还有抗肿瘤、强壮神经的作用,可健脑益智,能够促进血细胞的生长和发育,有显著的抗衰老作用。中年人经常食用何首乌,可防止早衰的发生。生首乌有润肠,解疮毒的功能。有补肝肾,益精血,壮筋骨的作用,用于头晕耳鸣、头发早白、腰膝酸软、肢体麻木、高血脂等症。首乌藤入药,称夜交藤,有安神养血、活络的功能。鸡肉结合这些药材可以补肝、养血、明目,补而不燥。主治肝血不足、肝肾阴亏虚所致的头晕目眩、头发早白、筋骨痿软、失眠多梦症。

【说明】北魏时期,有个著名的御医徐成伯,献文帝欲考查他的医术,于是将病人置于帷幕里面,令徐成伯隔幕诊脉。徐成伯凭借脉相,就判断出病人的病情、症状以及面色,并且诊断出所患的是何病。由此,徐成伯受到献文帝的宠用,授以中散令的官职,不久又升为内侍长。献文帝驾崩后,魏孝文帝亲政,徐成伯奉诏为他诊治身体的不适,用何首乌入食,收效良好。北魏迁都洛阳后,徐成伯曾深居嵩山,为孝文帝炼制长生不老之药。太和二十二年(498),孝文帝出巡时,患重病,急召徐成伯。徐成伯日夜兼程,日夜行程数百里,赶到孝文帝处。经过精心治疗,皇帝的病痊愈了。孝文帝甚喜,设宴嘉奖徐成伯,并赏赐以厚礼,授予爵位。

提神明目的枸杞,传说能使白发变黑发的何首乌,定能调制出延年益寿的健康美味。

○人参沙锅鸡

【组成】食材:乳鸡一只(切块),高汤,生姜(切片)、葱花若干。

药材:人参 15 克,红枣 15 克。

【制法】1. 将干人参、红枣用温水浸泡软后洗净,放入沙锅中,加上高汤 3000 毫升,上屉蒸 30 分钟左右捞出。

2. 将鸡从脊背处劈开,放入冷水浸泡洗净,再入沸水锅中略焯一下取出。

3. 蒸过的人参放入沙锅中,原汤 3000 毫升烧开放入鸡块,加调料。

4. 糊严沙锅边口处,旺火烧开后,改用小火煨烧 2 小时即成。

【功效】人参:在我国,食用人参已有很长的历史,早在《神农本草经》里就将它列为上品。中医认为,人参性平,味甘,微苦。具有大补元气、复脉固脱、补脾益肺、生津、安神之功能。用于体虚欲脱、肢冷脉微、脾虚食少、肺虚喘咳、津伤口渴、内热消渴、久病虚羸、惊悸失眠、阳痿宫冷、心力衰竭、心源性休克。

中医认为鸡肉具有温中益气、补精填髓、益五脏、补虚损的功效,可用于老年人脾胃气虚、阳虚引起的乏力。

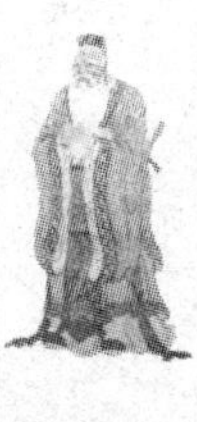

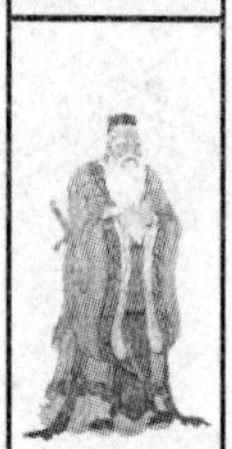

【说明】人参的发现有个传说。深秋的一天,有两兄弟要进山去打猎。进山后,兄弟俩打了不少猎物。正当他们继续追捕猎物时,天开始下雪,很快就大雪封山了。没办法,两人只好躲进一个山洞,他们除了在山洞里烧吃猎物,还到洞旁边挖些野生植物来充饥。一天,他们发现一种外形很像人形的东西味道很甜,便挖了许多,当水果吃。不久,他们发觉,这种东西虽然吃了浑身长劲儿,但是多吃会出鼻血。为此,他们每天只吃一点点,不敢多吃。转眼间冬去春来,冰雪消融,兄弟俩扛着许多猎物,高高兴兴地回家了。村里的人见他们还活着,而且长得又白又胖,感到很奇怪,就问他们在山里吃了些什么。他们简单地介绍了自己的经历,并把带回来的几枝植物根块给大家看。村民们一看,这东西很像人,却不知道它叫什么名字,有个长者笑着说:"它长得像人,你们两兄弟又亏它相助才得以生还,就叫它'人生'吧!"后来,人们又把"人生"改叫"人参"了。

唐朝时人们就开始从朝鲜购入野生人参作为贡品。现在当然没有这么多的野生人参了,于是它的养生价值也越来越受到尊崇,能好好利用,就是帝王级别的享受了。

**○龟羊汤**

【组成】食材:净羊肉 500 克,净龟肉 500 克,冰糖 15 克,绍酒 50 克,葱结 15 克,姜片 10 克,胡椒粉 0.5 克,味精 1 克,精盐 4 克,熟猪油 75 克。

药材:党参 10 克,枸杞子 10 克,附片 10 克,当归 10 克。

【制法】1. 将净龟肉用沸水烫一下,撕去表面黑膜,剔去脚爪,清洗干净;羊肉先烙毛,再浸泡在冷水中刮洗干净。龟肉、羊肉随冷水下锅,煮开 2 分钟,去掉血腥味,捞出,再用清水洗 2 次,然后均切成约 2.6 厘米见方的块。党参、枸杞子、附片、当归用清水洗净。

2. 炒锅置旺火上,放入熟猪油,烧至八成热时,下龟肉、羊肉煸炒,接着烹入绍酒,继续煸炒,收干水。

3. 取大砂罐一只,先放入煸炒过的龟肉、羊肉,再放冰糖、党参、附片、当归、葱结、姜片,加清水 1250 克,盖好,先用旺火烧开,再移在小火上炖到九成烂时,再放入枸杞子,继续炖 10 分钟左右,离火,去掉葱、姜,放入味精、胡椒粉,盛入大汤碗内即成。

【功效】中国食羊已有 3000 年的历史,羊肉用于食疗大概始于宋代。据《松窗百说》记载:"羊肉、白面、法酒,善调之,自能壮健补益。"元代御医忽思慧的《饮膳正要》中记载的羊肉菜肴多达 73 款,其中就记载了用羊肉相配的团鱼汤这一菜的食疗作用,宫廷御医均以此菜作为滋补佳肴。所以羊肉与乌龟共煮,是一道历史悠久的药膳名菜。在上古时期,龟与麟、凤、龙同为"四灵",被视为神物,不可食用。春秋时代,开始被列为珍肴食用。到了明代,乌龟不仅成为药材,而且将其作为食疗佳品。《本草纲目》记载,龟肉"甘、酸、温、无毒……煮食,除湿痹、风痹、身肿。治筋骨痛及一二十年寒嗽"。

吃药膳应顺乎时令,所谓"肾气旺于冬"。冬季药膳尤要注重温补肾阳,以助肾藏精气,从而化生气血津液,促进脏腑的生理功能。所以龟羊汤冬季使用最为相宜。药膳也不可不加选择地乱用,而是要根据不同的时令及地理环境加以选择。"顺乎自然",才能真正对人有所补益。

【说明】宫廷药膳名菜有很多,由于地理和气候的不同,与其他菜肴一样,在长期的发展中，也融入了地方菜肴特色。湖南菜中的这一道风味名菜——龟羊汤，以乌龟和羊肉炖制而成，不但是一道珍贵美味，而且对于肾阴肾阳俱虚、阳事萎软、面色无华、心烦口渴、须发早白、畏寒怕冷、腰膝酸软、小便清长等病症有显著的医疗效果。特点是汤汁鲜香，龟肉、羊肉软烂，配以各种药料，具有不同的滋补功效。

○返老还童汤

【组成】食材：田鸡腿肉 100 克、猪腰 1 对。

药材：鱼鳔胶 20 克、枸杞子 25 克。

【制法】1. 将田鸡腿洗净，起肉去骨。

2. 猪腰、鱼胶和枸杞子也洗净留用。

3. 用清水 5 碗，把以上用料一起放进煲内，煮约 2 小时，加油盐调味便可。

【功效】田鸡肉性凉，味甘，入胃、大肠经，有滋阴补虚的作用；猪腰性平，味咸，有补肾育阴的作用；田鸡既是名贵山珍，又是高级滋补品。它具有补虚、强精、退热的功能，用于体虚乏力、神经衰弱、精力不足、肺虚咳嗽、久病失调、产后虚弱、气血亏损、眩晕失眠、记忆减退等疾病。此汤可养颜，旺血气，去皱纹。中老年人在冬季手脚易冻，妇女产后都可服用。

鱼鳔胶：性平，味甘，入肾经，有补肾益精，滋养血脉的作用；枸杞子性平，味甘，入肝、肾经，有滋补肝肾，益精明目的作用。诸物合用，具有养颜，旺血气，去皱纹的功效。益治疗症状：未老先衰、神疲乏力、产后体弱、遗精、早泄、气血虚弱。主治中老年人、妇女产后体弱，神疲乏力等。消化不良者，不宜服用。

【说明】相传此菜始于清代，那时江浙有一陈姓的乡绅为了滋补身体，延年益寿，使用滋补功效强的田鸡和猪腰炖煮成菜，其味鲜美异常。乾隆皇帝游江南，陈某设宴，席上山珍海味，水陆杂陈，乾隆食后，唯对“田鸡汤”最为满意，连连称赞此菜味属上品。后来此菜烧法传到了宫中，并称为“返老还童汤”。

○三七香菇炖鸡

【组成】食材：母鸡一只，香菇若干，大葱（切段），蒜瓣，姜，花椒，大料，桂皮。

药材：三七须根（20 克），枸杞，红枣。

【制法】1. 三七须根要用清水浸泡 20 分钟；其他都洗干净即可。

2. 接下来，要做的工序将要须根和切好的葱段塞入鸡腹内。

3. 准备好一只沙锅，添入适当清水，把母鸡和其他的配料一并放入其中。再撒上一勺盐，小火炖之。1 ~2 个小时后，便可以端上桌了。

【功效】三七：止血散淤、定痛消肿、含多种皂甙、生物碱、黄酮类化合物，有抗心率失常、抗心肌缺血、降血、止血、降脂、降血糖、镇痛、提高免疫功能、抗衰老作用。还具有明显的补血作用，能促进血液中红细胞、白细胞、血小板等各类血液细胞分裂生长，增加数目，保持正常水平。

鸡肉：含蛋白质、脂肪、维生素等多种营养成分。

香菇：植物皇后。味甘，性平。补脾胃，益气，主治食欲减退，少气乏力。益气，治风破血。

枸杞：味甘平，中医认为，它能够滋补肝肾、益精明目和养血、增强人们的免疫力。

红枣：性温味甘，具有补益脾胃、调和药性、养血宁神的功效，是中药处方的常用之品。红枣煮水对于经血过多而引起贫血的女性有帮助，可改善怕冷、苍白和手脚冰冷的现象。

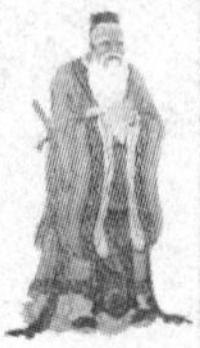

【说明】《本草纲目拾遗》(1765 年)“人参补气第一,三七补血第一,味同而功亦等,故称人参三七,为中药之最珍贵者。”用三七须根炖鸡,补血补气最好了。枸杞能明目、补血,蔘须有定神作用,多食能增加体力、消除疲劳。采用新鲜鸡腿肉,加上数种药材,采文火炖煮 3 小时所萃取的珍贵、鲜美、高营养的鸡汤,是清宫御膳的每日必备,皇帝需要,后宫更需要。

○参麦甲鱼

【组成】食材:甲鱼 1 只(500 克),生姜 5 克,瘦火腿 50 克,鸡汤 100 克,葱、黄酒适量。

药材:党参 10 克,麦门冬 10 克。

【制法】1. 将活甲鱼仰放在砧板上,待其头伸出要翻身时,立即用手指攥住甲鱼的颈部,用刀将头颈一起剁下,出净血后,清洗干净,放入开水锅内,盖上锅盖焖 15 分钟取出。用刀刮去鱼身上的黑皮,剁去尾巴和爪上的趾甲。用刀沿着背甲四周把裙边划开,揭下背甲,掏出内脏及腹内油脂,再用清水洗净。然后,将甲鱼切成 3. 3 厘米见方的块。

2. 用文火煮半小时。取出撕去黄油,剔除背壳、腹甲及四肢粗骨,切成 2 厘米小方块,置入碗内。

3. 将党参、麦冬煎汁浓缩成 50 毫升,与鸡汤、葱、姜、火腿片、食盐、黄酒一起加入碗内。

4. 将碗放入笼屉中蒸至甲鱼肉烂熟为止,吃肉喝汤。

【功效】甲鱼味甘性平,入肝经,有滋阴补虚功效;党参味甘性平,入脾、肺经,有补中益气、生津养血作用。《名医别录》中称鳖肉有补中益气之功效。《本草纲目》记载,鳖肉有滋阴补肾,清热消淤,健脾健胃等多种功效,可治虚劳盗汗,阴虚阳亢,腰酸腿疼,久病泄泻,小儿惊痫,妇女闭经、难产等症;麦冬味甘性微寒,是一味润肺养阴、益胃生津的中药。三者配伍制成药膳,有滋阴、益气、补虚功能,对于老年人阴虚、潮热、盗汗、神疲气短等有辅助治疗作用,在秋季适当食用此药膳可以防止燥邪伤阴。

【说明】鳖在我国历史上渊源流长,3000 多年前的西周就设有专职“鳖人”,为帝王捕捉甲鱼,可见,周代的宫廷御膳中就有以甲鱼为原料的菜品了。2000 多年前的孟轲、荀况和汉代末期的《礼记》中分别记述了鱼和甲鱼的重要,并强调,不准捕捉幼甲鱼,以保护资源。秦汉三国时期的《神农本草经》等都有鳖的记载。西晋陆机、潘尼写《鳖赋》之文,赋曰:“穹脊连胁,玄甲四周”;“尾不副首,足不运身”;“缩头于壳内”,“盘跚而雅步”。北宋时期的《江陵县志》也有关于“新粟米炊鱼子饭,嫩冬瓜煮鳖裙羹”的记载。

从古自今,甲鱼一直就是宫廷御膳的上品材料。

○金钱菇鲜贝煲

【组成】主料:鲜贝 300 克,金钱菇 50 克,鸡蛋清 1 个。

调料:精盐 7 克,酒 20 克,味精 2 克,高汤 200 克,胡椒粉 1 克,淀粉 10 克,精制油 250 克,麻油少许。

【制法】1. 鲜贝撕去筋膜洗净后沥干,然后将其放在碗中,加盐、酒、味精、干淀粉拌匀,再加蛋清抓拌均匀,金钱菇用清水浸发后洗净,剪去菇蒂,挤干水分放在碗中,加高汤,上笼用旺火沸水蒸约 5 分钟备用。

2. 炒锅置火上烧热，滑油后放入油烧至四成热，分散放入浆好的鲜贝，用铁勺划开，滑油至鲜贝粒粒散开，倒入漏勺沥油。

3. 炒锅中留少许油，放入干贝、金钱菇、酒、盐、味精、高汤、胡椒粉，烧沸后淋入水淀粉成琉璃芡，倒入热煲中，加入麻油，随即加盖上桌。

【功效】鲜贝鲜美滑嫩，金钱菇香糯。

○玉汁麒麟鲍

【组成】主料：罐头鲍鱼2块。

辅料：胡萝卜50克，水发冬菇2个，云腿30克，青菜9棵，玉米酱1/2罐。

调料：高汤1碗，盐1/3茶匙，淀粉1/2茶匙，鸡油1/2茶匙。

【制法】1. 将玉米酱加1碗高汤，一起倒入食品加工机内打汁，滤过备用。

2. 青菜拣嫩心洗净，胡萝卜切花片；云腿切成4厘米长、2厘米宽、0.2厘米厚的薄片；每块鲍鱼切成10片，水发冬菇每个切成3片。

3. 鲍鱼片中间分别夹入胡萝卜、云腿、冬菇片，入笼蒸4分钟后取出置于盘上。

4. 青菜汆烫后捞出围盘边，炒锅内加入玉米酱汁、调味料烧开勾芡，最后淋上鸡油即可。

【功效】鲍鱼本身营养价值极高，鲍鱼肉含有丰富的球蛋白。由于是深海生物，具有滋阴补养功效，中医认为它是一种补而不燥的海产，吃后没有牙痛、流鼻血等副作用，多吃也无妨。

鲍鱼的肉中还含有一种被称为“鲍素”的成分，能够破坏癌细胞必需的代谢物质。鲍鱼还是一种餐桌上的抗癌食品。鲍鱼的作用不是降压，而是双向性调节血压，原因是鲍鱼能“养阴、平肝、固肾”，可调整肾上腺分泌。

【说明】鲍鱼，自古被人们视为“海味珍品之冠”，其肉质柔嫩细滑，滋味极其鲜美，非其他海味所能比拟。早在中国的清朝宫廷里，就有全鲍宴的记录。当时沿海各地大官朝见时，大都进贡鲍鱼为礼物，一品官吏进贡一头鲍，七品官吏进贡七头鲍，以此类推。一头鲍就是500克仅有一只鲍鱼，七头鲍是500克有七只鲍鱼。

中国古人很早就把鲍鱼列为海味八珍之一，在近代鲍更位居于首位，尤其是在东南亚一些国家的华裔和港澳同胞，对鲍鱼特别青睐。据说其谐音“鲍者包也，鱼者余也”，鲍鱼代表包余。因此，鲍鱼不但是馈赠亲朋好友的上等吉利礼品，而且是宴请、筵席及逢年过节餐桌上的必备“吉利菜”之一。《汉书·王莽传》记载，西汉后期的新朝皇帝王莽馋于鲍鱼，尤当“忧懑不食”时，必喝酒吃鲍。东汉的曹植在悼念其父亲时，也曾提到曹操生前喜食鲍鱼。

○珠联璧合

【组成】主料：甲鱼3只(约1200克)，通芯莲100克，熟火腿25克，葱结1个，姜片6片，鸡蛋清3个，红樱桃5粒，青豆(豌豆)40粒，火腿皮1张，葱段15克。

调料：绍酒25克，精盐1.5克，胡椒粉1克，色拉油25克，湿淀粉25克。

【制法】1. 甲鱼剖洗净，放上姜片、葱结、火腿皮上笼蒸熟，折下12只腿，3只背壳留一只，2只拆下裙边，裙边放总盘中央，腿围成一圈，放蒸笼内保温。

2. 20厘米平盘一个抹上油。蛋清抽打起泡，放入盘中抹平修圆。樱桃每粒切下2小片即10小圆片，在蛋清边上均匀对称放好，青豆放在樱桃之间串成线，形成项链状。蛋清中心可摆成各种花的形状，如兰花、菊花均可。上笼用小火蒸熟。

3. 通芯莲加入沸水蒸熟，围放在鳖腿一周成珠链。



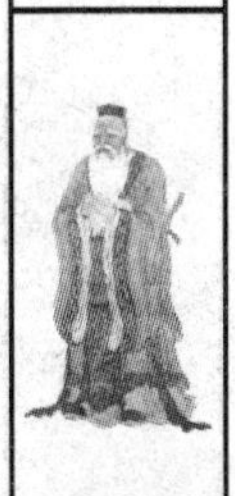

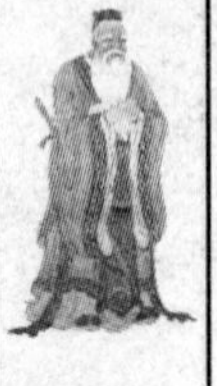

4. 起油锅煸葱段，烹绍酒，加水少许，放入火腿片，勾芡淋在鳖腿上，合上留下的鳖背壳，放上蒸熟彩色蛋清上桌。

【功效】甲鱼，学名鳖，又称水鱼、团鱼、鼋鱼，是人们喜爱的滋补水产佳肴，它无论蒸煮、清炖，还是烧卤、煎炸，都风味香浓，营养丰富。甲鱼还具有较高的药用食疗价值。甲鱼肉及其提取物能有效地预防和抑制肝癌、胃癌、急性淋巴性白血病，并用于防治因放疗、化疗引起的虚弱、贫血、白细胞减少等症。甲鱼亦有较好的净血作用，常食者可降低血胆固醇，因而对高血压、冠心病患者有益。甲鱼还能“补劳伤，壮阳气，大补阴之不足。”食甲鱼对肺结核、贫血、体质虚弱等多种病患亦有一定的辅助疗效。

【说明】甲鱼是昔日帝王御用的专利，是古代宫廷食补珍品。

○雪中送炭

【组成】主料：鸡蛋清 100 克，鳝鱼脊背肉 200 克。

辅料：樱桃 12 颗。

调料：姜末 5 克，蒜泥 5 克，葱末 5 克，白酒 30 克，酱油 15 克，白糖 10 克，水淀粉 15 克，胡椒粉 3 克，麻油 10 克，干淀粉 10 克，熟猪油 500 克（耗约 75 克）。

【制法】1. 把鳝背肉用斜刀切成片（刀与砧板成 45 度角），每片 3 厘米长。蛋清放在大盘内，用 2 根竹筷顺着一个方向抽打，一直打到成泡沫状，插根筷子，以筷子不倒为度。把发蛋放在笼内，用小火蒸 2 分钟。出笼后在当中挖一个小坑，放在圆盘内，取小碗 1 只，放入蒜泥、姜末、葱末、酱油、白糖、水淀粉、胡椒粉、麻油及清水 15 克，调匀成芡汁。

2. 炒锅置火上，加入熟猪油烧至七成热，将鳝背肉拍上干淀粉，放入油锅内炸至表面发脆，浮上油面后捞出沥油。锅内留少许油复置火上，倒入鳝背肉，再倒入调好的芡汁，炒匀后装进事先准备好的发蛋坑中，在鳝背上点缀樱桃，浇上白酒，点火后即可上桌。

【功效】鳝鱼又称黄鳝。味甘性温。其血味咸性温，血清有微毒，但不耐热，烹熟食之则无毒，有祛风活血之功效。鳝鱼中含有丰富的 DHA 和卵磷脂，它是构成人体各器官组织细胞膜的主要成分，而且是脑细胞不可缺少的营养。根据美国实验研究资料，经常摄取卵磷脂，记忆力可以提高 20%。故食用鳝鱼肉有补脑健身的功效。它所含的特种物质“鳝鱼素”，能降低血糖和调节血糖，对糖尿病有较好的治疗作用，加之所含脂肪极少，因而是糖尿病患者的理想食品。鳝鱼含有的维生素 A 量高得惊人。维生素 A 可以增进视力，促进皮膜的新陈代谢。有人说“鳝鱼是眼药”，过去患眼疾的人都知道吃鳝鱼有好处。常吃鳝鱼有很强的补益功能，特别对身体虚弱、病后以及产后之人更为明显。它的血还可以治疗口眼歪斜。

祖国医学认为，它有补气养血、温阳健脾、滋补肝肾、祛风通络等医疗保健功能。相传，古代有些大力士，之所以力大无穷，就是由于常吃鳝鱼的缘故。旧时把走江湖的人通称为卖大力丸的。其实，古医术《本经逢原》上，还真有“大力丸”的配方，其中一味主药就是鳝鱼。

【说明】鳝鱼味鲜柔美，并且刺少肉厚，又细又嫩，与其他淡水鱼相比，可谓别具一格，如果烹调得当，食后可令人难以忘怀。以小暑前后一个月的夏鳝鱼最为滋补味美，故有“小暑黄鳝赛人参”之说。

另外，此菜中洁白如霜的发蛋就像白雪堆，乌黑油亮的鳝鱼背和点燃白酒燃烧

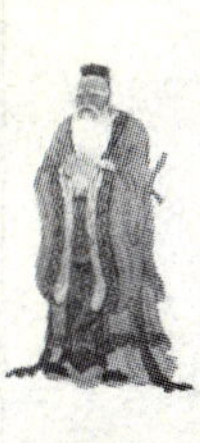

的熊熊烈火就像炭火，这就是此菜命名为“雪中送炭”的缘由。在喜庆的家宴上，选用这道佳肴十分热闹。

○红娘自配

【组成】主料：大虾8只（约300克）。

辅料：猪里脊肉150克，鸡蛋清100克，干淀粉80克，面粉15克，鲜笋25克，海参25克，水发冬菇25克，熟火腿25克，咸面包100克，芫荽叶少许。

调料：花生油1000克，绍酒5克，湿淀粉5克，精盐5克，味精3克，胡椒粉0.2克，白糖5克，番茄酱10克。

【制法】1. 大虾摘去头，剥去壳，留下尾梢，在虾背划一刀，抽出虾背肠线，用刀拍成大片，放入碗内，加精盐2克，味精2克，胡椒腌制待用。

2. 将猪肉剁成肉泥，加入精盐1克搅拌至起胶，然后加入淀粉15克，拌匀成肉泥，把肉泥夹在虾片中，然后裹上，包成半圆形的虾盒，拍上干面粉。

3. 把海参、鲜笋、冬菇分别切成丁，并由沸水滚过，火腿剁成末，面包切成丁。

4. 调蛋清糊，把鸡蛋清打散，加入余下的干淀粉和干面粉拌匀成蛋清糊。

5. 将炒锅置于炉火上，下油烧至140度时，取虾盒用手提尾，蘸上蛋清糊后放进油锅内，在未着油炸制的一面撒上一些火腿末，然后翻身，继续炸至熟透。捞起沥油，呈放射状地排放在盘子四周，再把面包丁下油锅炸至色泽金黄，浅脆时捞出，沥去油。放在盘子中间，撒上芫荽叶。

6. 辅料勾芡。炒锅留少许油，下笋丁、海参丁、冬菇丁和鲜汤75克，调入精盐2克，味精1克，白糖、番茄酱，烧开后用湿淀粉勾芡，加包尾油后出锅，盛入碗内，与虾盒一同上桌。上桌后立即把辅料连芡浇在面包丁上。

【功效】虾肉营养极为丰富，含蛋白质是鱼、蛋、奶的几倍到几十倍；还含有丰富的钾、碘、镁、磷等矿物质及维生素A、氨茶碱等成分，且其肉质和鱼一样松软，易消化，是孕产妇食用的营养佳品，对健康极有裨益，对身体虚弱以及病后需要调养的人虾肉是极好的食物。虾中含有丰富的镁，经常食用可以补充镁的不足。虾皮有镇静作用，常用来治疗神经衰弱、植物神经功能紊乱诸症。虾作为补肾壮阳的佳品，对肾虚阳萎、早泄遗精、腰膝酸软、四肢无力、产后缺乳、皮肤溃疡、疮痈肿毒等症，有很好的防治作用。

经常食虾，还可延年益寿。而虾皮和虾米中含有丰富的矿物质钙、磷、铁，其中，钙是人体骨骼的主要组成成分，只要每天能吃50克虾皮，就可以满足人体对钙质的需要。磷有促进骨骼、牙齿生长发育，加强人体新陈代谢的功能。铁可协助氧的运输，可预防缺铁性贫血。烟酸可促进皮肤神经健康，对舌炎、皮炎等症有防治作用。

【说明】本菜品造型美观，色泽金黄，酥香甘美，味鲜略带酸。

○鲜鱿鲛鱼番茄煲

【组成】主料：鲜鱿鱼1条，鲛鱼480克，大头菜、洋葱（小）各1个，鲜番茄2个，蒜头1瓣（切茸）。

调料：沙律油3汤匙，盐1/4茶匙，胡椒粉少许，姜汁1汤匙，上汤（或清水1/2杯）；盐1/4茶匙，胡椒粉少许。

【制法】1. 鲜鱿鱼去头除内脏，除去紫膜，洗净，横切2厘米段成环状。

2. 鲛鱼洗净，横切大件，下调味料腌片刻。

3. 大头菜切片，洋葱去衣切片，番茄切件。

4. 中火烧热沙律油，炒香蒜茸，加入洋葱炒匀，下鲛鱼、鱿鱼炒匀，最后加入大头菜、番茄、茄汁和上汤，拌匀上盖煮至熟透，以盐、胡椒粉调味即成；上桌前撒上姜丝，拌匀供食。

【功效】鱿鱼营养价值很高，每百克干品含有蛋白质66.7克、脂肪7.4克，并含有大量的碳水化合物和钙、磷、磺等无机盐。热量亦低，对怕胖的人来说，吃鱿鱼是一种好的选择。鱿鱼的脂肪里含有大量的高度不饱和脂肪酸如EPA、DHA，加上肉中所含的高量牛磺酸，都可有效减少血管壁内所累积的胆固醇，对于预防血管硬化、胆结石的形成都颇具效力。同时能补充脑力、预防老年痴呆症等。而鱿鱼不但肉质鲜美，并且是一种药材，性味甘咸，平。能补益肺脾、活血去瘀、软坚散结。

番茄一向被公认为健康食品，它除了具有一般蔬菜的营养特点，包括含有丰富的维生素、碱性元素、纤维素、果胶外，最重要的是，它还富含番茄素。番茄素是较强的抗氧化剂，可改善老年性黄斑病变。人体血浆中番茄素的含量越高，癌症、冠心病的发病率就越低。专家在番茄的研究中发现，它含有蛋白质、脂肪、钾、磷、钙、铁等多种维生素、番茄素等人体所需的成分。另有研究发现，番茄含有较多苹果酸、柠檬酸等有机酸。有机酸除了保护维他命C不被破坏外，尚可软化血管、促进钙、铁元素的吸收，帮助胃液消化脂肪和蛋白质，这是其他蔬菜所不及的。近年来科学家发现，番茄中还含有一种抗癌、抗衰老的物质称为谷胱甘，可推迟某些细胞的衰老。所以番茄还具有养颜美容的功效、增进食欲、提高对蛋白质的消化、减少胃胀食积。其特性为介于果实与蔬菜间，含有丰富的维他命A与维他命C，由于有机酸的保护，可使番茄在烹调中维他命C不被破坏。

**○生烧大海螺**

【组成】主料：大海螺1750克，潮州柑2个，火腿100克，芫荽100克。

调料：上汤150克，生姜、生葱各50克，浅色酱油适量，味精适量，川椒粒适量，绍酒适量，芥末酱2碟，梅膏酱2碟。

【制法】1. 海螺整个洗净，用碗盛绍酒、浅色酱油、味精、川椒粒、姜、葱粒拌匀，倒入螺口。

2. 把木炭炉烧旺，将原只螺架在炭炉上生烧，炉火先武后文，把上汤分几次加入，烧至海螺能脱离即熟，挑出螺肉。

3. 把螺头的硬肉切去后去净螺肠，用刀把黑色的东西刮净。

4. 摆螺前先准备个碟，以潮州柑片做底，火腿片盖面，先摆成半个太极形，与螺肉合起来就像一个太极，中间和周围伴着芫荽，与芥末酱、梅膏酱各2碟同上席。

【功效】海螺肉质丰腴细腻，味道鲜美，清淡爽口，是宴席佐肴。螺有“盘中明珠”的美誉，含有丰富的蛋白质、维生素和人体必需的氨基酸和微量元素，是典型的高蛋白、低脂肪、高钙质的天然动物性保健食品。海螺含有丰富的铁和钙，可治目疾。传说八月十五吃海螺，可使眼睛“明如秋月”。螺类所含热量较低，是减肥者的理想食品。螺肉具有清热明目、利水通淋等功效，对目赤、黄疸、脚气、痔疮等疾病有食疗作用。海螺对狐臭还有一定作用。

**○薏苡仁炖蛤蜊肉**

【组成】主料：薏苡仁50克，蛤蜊肉200克。

调料：料酒10克，盐4克，味精3克，姜5克，葱10克，芝麻油15克。

【制法】1. 将薏苡仁浸泡12小时，去杂质；蛤蜊肉洗干净，切薄片；姜切片，葱切段。

2. 将薏苡仁、蛤蜊肉、姜、葱、料酒放入锅内，加水1800毫升，放于武火上烧沸，再放在文火上煮28分钟，加入盐、味精、芝麻油即可。

**【功效】**蛤蜊含有丰富的锌元素及铁、磷、钙、优质蛋白质、糖类等多种维生素。其味咸，性微寒，有滋阴潜阳、补肾涩精功效。男子常食牡蛎可提高性功能及精子的质量。对男子遗精、虚劳乏损、肾虚阳痿等有较好的效果。

**【说明】**蛤蜊、文蛤俗称“青敖”，粒大肉肥，滋味鲜美，脆嫩醇香，就是乾隆笔下的“天下第一鲜”。此菜清热利水，去湿减肥。

**○玉树琼瑶**

**【组成】**主料：干瑶柱8只，油发鱼肚150克，斑鸠脯茸25克，青豆9粒。

辅料：藏红花0.1克，鲜百合1个，浓汤150克。

调料：锌盐7克，瑶柱火腿汁8克，鸡油3克，糖2克。

**【制法】**1. 鲜百合与斑鸠脯茸、青豆等制成莲花，上笼蒸4分钟。

2. 干贝洗净去筋后与藏红花、鱼肚同蒸35分钟。

3. 原汁滗出调味勾芡，明油加入原料烧开即可。

**【功效】**干贝：又称江珧柱。实际上又是多种贝类闭壳肌干制品的总称；因其味道特别鲜美，素有海鲜极品的美誉，而且被列作“海八珍”之一。以粒形肚胀圆满，色泽浅黄，手感干燥而且有香气，以及嫩糯鲜香，略具回甘为佳。作为药膳，其性平，味甘咸，能补肾滋阴，故肾阴虚者宜常食之，清代食医王孟英认为：“干贝补肾，与淡菜同。”《本草求真》中也说它能“滋真阴”，实则指滋补肾阴之义。

**【说明】**汁浓味美，绵软醇厚，赛比琼浆。

**○府仙翅**

**【组成】**主料：金勾翅一块。

辅料：高级浓汤1000克，鲜人参1根，虫草2根，海马2根。

调料：锌盐6克，瑶柱汁4克，火腿汁4克，鸡油6克。

**【制法】**1. 鱼翅水发，并去除异味及杂质。

2. 鱼翅、人参入浓汁中，上笼蒸至软烂。

3. 原汁倒入锅中，调好味，浇在鱼翅上即可。

**【功效】**鱼翅营养丰富，每100克鱼翅含蛋白质83.5克，还含有脂肪和钙、磷、铁等多种营养成分，具有补血、益气、开胃、补虚、滋补养颜等功效。鱼翅加工后跟有关药材配合使用，有舒筋壮骨、补肾益阳及祛风湿之功效，是一种名贵的滋补海珍品。《本草纲目拾遗》称，鱼翅能补五脏，长腰力，益气清痰开胃。《药性考》记载，鱼翅可以补血、补气、补肾、补肺、开胃进食。

**【说明】**鱼翅又有“鲨鱼筋”“鲛鲨翅”“鲨鱼翅”“金丝翅”等别称，在我国古代已被列为著名的“八珍”之一，又与“鲍鱼”“海参”等并列为珍馐美味的高档海味，最早记载食用鱼翅可见于明代李时珍的《本草纲目》，它记载道：“背上有鬣，腹下有翅，味并肥美，南人珍之”，当时他称鲨鱼为鲛鱼。

鱼翅取自于鲨鱼的鳍。在古代，原始的捕鱼方法，使人们很难捕到鲨鱼，因此千辛万苦地将鲨鱼“捉拿归岸”后，它的身价自然极高，所谓物以稀为贵。鲨鱼难捕，收拾起来也极为不易。鲨鱼肉必须尽快处理，否则高尿素含量会使一些鲨鱼肉发臭。而鱼翅的加工过程更为烦琐，先要除去鳍基部附着的肉，然后经过浸洗、加热、脱砂、

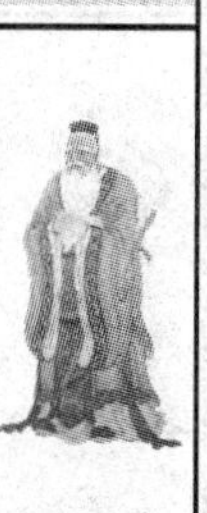

去骨、挑翅、除肢、漂白、干燥8道工序。鱼翅能够烹成菜肴，送进口里，还要经过许多繁杂的过程：先用上一两天甚至更长的时间浸发使之变得柔软和膨大，然后放进水里加热，分别进行煲发、去胶、滚煨去腥。正式进行烹饪时，还要加上各种配料、高汤入味，然后或扒制或汤制。这样烦琐的加工程序，对于制作者的技艺是个考验。

这道菜原汁鲜浓，绵厚，色泽黄润，口感软烂，鲜美无比。

○山楂雪蛤炖鲈鱼

【组成】主料：山楂15克，雪蛤15克，鲜鲈鱼100克，蒜10克，葱10克，姜5克。

调料：盐5克。

【制法】1. 把山楂洗净，切片；雪蛤发透去黑仔及筋膜；鲈鱼洗净，切片；蒜去皮切片；葱切段；姜切片。

2. 把炒锅置武火上烧热，加入素油，烧至六成熟时，加入姜、蒜、葱爆香，加入鲈鱼炒匀，加入鸡汤400毫升，放入山楂、雪蛤，文火煮35分钟即成。

【功效】鲈鱼：又称花鲈、鲈子鱼。性平，味甘，既能补脾胃，又可补肝肾，益筋骨。《本草经疏》曾有记载："鲈鱼，味甘淡气平与脾胃相宜。肾主骨，肝主筋，滋味属阴，总归于脏，益二脏之阴气，故能益筋骨。"《嘉枯本草》认为："鲈鱼，多食宜人，作蚱尤良。"凡肝肾阴虚，或脾虚胃弱者皆宜。补气血，降血压。

【说明】山楂与海鲜进补的搭配，开胃又轻身。

○香菇西施舌

【组成】主料：鲜西施舌（鲜蛤）1000克，水发香菇50克，猪肉片100克，姜片适量。

调料：料酒、食盐。

【制法】1. 将鲜蛤放入锅中，加水烧开，去壳，取肉，去内脏，洗净；

2. 将蛤肉置于蒸碗中，铺上肉片、香菇片、姜片，加水、料酒、食盐，置于笼中蒸到熟烂便可食用。

【功效】蛤肉含有维生素A、维生素$B_2$以及蛋白质、脂肪、碳水化合物、钙、磷、铁等，具有清热利湿、化痰散结、利水调经之功效。蛤肉配以能滋补气血的猪肉，有利于提高人体免疫力的香菇，健美效果更加相得益彰。尤其是蛤肉含碘，能够维持甲状腺功能正常发挥。所以，本品具有乌发秀发、补气益精、延年益寿的作用。

【说明】这是一道海鲜菜，口味鲜香，滑润，咸香可口。主料采用海鲜贝类牙蛤或沙蛤制作成的汤菜。相传唐玄宗东游崂山时当地厨师给他做了这道菜，由于此菜美味非同凡响，加上汤汁腻滑品质爽滑味道鲜美，令唐玄宗吃后连声叫好，招来厨师问其菜肴来历与名称，厨师是个不擅长作文的秀才。见牙蛤汤菜里有辅料鹅舌，加上诸暨苎萝村美女西施天下皆知，便急中生智说是"西施舌"。令唐玄宗大为满意，西施舌由此而流传。

○珊瑚白菜

【组成】主料：白菜心500克，红辣椒10克，水发香菇25克，冬笋50克。

调料：香麻油50克，白糖100克，酱油30克，醋40克，绍酒10克，葱丝10克，精盐少许，姜丝少许。

【制法】1. 将白菜心洗净，放入沸水锅中汆至断生即捞出沥水，加入精盐拌匀腌渍5分钟，挤去水，切成长5厘米、宽1.5厘米的段，排放在盘内，冬笋、冬菇、辣椒均切成细丝待用。

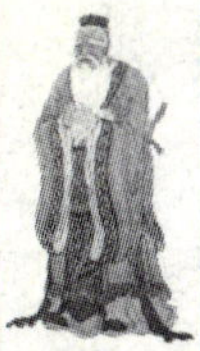

2. 将炒锅置于中火加热，倒入香麻油烧至四成热时，放入辣椒丝、葱姜丝、冬笋丝、冬菇丝煸炒数下，再放入适量清水、白糖、酱油、醋、绍酒、精盐，待沸汤汁收稠浓，盛装碗内，晾凉，再浇淋在白菜上，即可上席。

【功效】白菜中含有丰富的维生素 C、维生素 E，多吃白菜，可以起到很好的护肤和养颜效果。白菜中有一些微量元素，它们能帮助分解同乳腺癌相联系的雌激素。白菜中的纤维素不但能起到润肠，促进排毒的作用，还能促进人体对动物蛋白质的吸收。中医认为白菜微寒味甘，有养胃生津、除烦解渴、利尿通便、清热解毒之功。民间也常说：鱼生火，肉生痰，白菜豆腐保平安。

【说明】大白菜古时又叫菘，有“菜中之王”的美名，据说这是齐白石老先生提出来的。齐老有一幅写意的大白菜图，并题句说：“牡丹为花中之王，荔枝为百果之先，独不论白菜为蔬之王，何也”于是“菜中之王”的美名不胫而走，流传开来，在我国北方的冬季，大白菜更是餐桌上必不可少的，故有“冬日白菜美如笋”之说。大白菜具有较高的营养价值，有“百菜不如白菜”的说法。

此珊瑚白菜口味清淡爽口，色泽艳丽夺目，红、白、褐三色辉映，白菜脆嫩，酸甜香辣，口味独特。

### ○腰果炸雪梨

【组成】主料：雪梨 120 克，腰果 100 克，土豆 50 克，鸡蛋 1 个。

调料：花生油 50 克，盐 3 克，白糖 8 克，干生粉适量。

【制法】1. 雪梨去皮核切厚片，马上用清水泡上；腰果斩成粒；土豆去皮切细丝，用清水洗去淀粉。（雪梨易变黑，所以切好后马上用清水泡上）

2. 雪梨逐片拍上少许干生粉，将鸡蛋打散，加入干生粉、盐、白糖、适量清水调成蛋糊，下入雪梨片拌匀，每片再滚上腰果粒待用。

3. 烧锅下油，待油温 100 度时下入粘上腰果粒的雪梨，炸成金黄色，捞起沥净油，摆入碟内即可。

【功效】腰果：腰果含有丰富的油脂，可以润肠通便，并有很好的润肤美容的功效，能延缓衰老。维生素 $B_1$ 的含量仅次于芝麻和花生，有补充体力、消除疲劳的效果，适合易疲倦的人食用。丰富的维生素 A，是优良的抗氧化剂，能使皮肤有光泽、气色变好。腰果还具有催乳的功效，有益于产后乳汁分泌不足的妇女。腰果中含有大量的蛋白酶抑制剂，能控制癌症病情。经常食用腰果有强身健体、提高肌体抗病能力、增进性欲、增加体重等作用。

雪梨水分充足，清热下火，水果干果结合，互通有无，就有意想不到的滋补效果了。

### ○麒麟野山菌

【组成】主料：净百灵菇 100 克，胡萝卜 8 片，黑乳牛肝菌 75 克，小青菜心 15 棵。

调料：育兰菌王精 3 克，精盐 5 克，精制油 15 克，菌王清汤 200 克，白糖 4 克，菌王油 10 克，淀粉 6 克。

【制法】1. 百灵菇、黑乳牛肝菌批成长方片，胡萝卜焯水断生。

2. 将调料放入锅内煮开，把 2 种菌和胡萝卜分别放入汤内煮至入味，捞出沥干；放入小菜心，烧煮至熟，捞出，然后装盘。锅内原汤勾芡，淋浇在菜上面。

【功效】百灵菇是一种具有很高营养价值和药用价值的食用菌，颜色洁白，菌肉肥厚，口感细腻，气味芬芳，味道鲜美。百灵菇还有着和鲍鱼类似的口感，既满足味

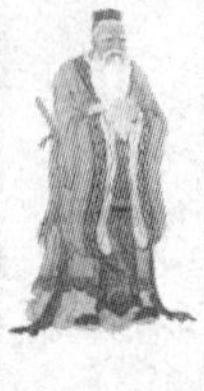

觉，又不会使食者吸收太多的热量，美容、减肥两者兼得。牛肝菌具有特殊的药用价值，能有效抑制肿瘤、降血脂、抗癌和抗凝血美容，可以预防心脑血管疾病，壮阳，增强肌体的免疫力。

【说明】色彩鲜艳，排列整齐；清香鲜美，糯滑爽口。

○薏米腐竹素汤

【组成】薏米 50 克，白果 100 克，鲜腐竹 100 克，粟米 2 条，胡萝卜 200 克，陈皮 0.25 个，盐适量。

【制法】1. 洗干净薏米。

2. 白果去壳、去衣和去心，清洗干净。

3. 洗干净鲜腐竹。

4. 洗干净粟米，切件。

5. 胡萝卜去皮，洗干净后切件。

6. 陈皮浸软刮去瓤。

7. 烧滚适量水，放入薏米、白果、腐竹、粟米、胡萝卜和陈皮，水滚后改慢火煲 1.5 小时，下盐调味即成。

【功效】薏米是一味药食两用的佳品，用它煲汤主要功效是健脾益胃、利水、清肺。

○红花扒竹荪

【组成】竹荪 8 个，油菜 6 颗，胡萝卜 1 个切厚片，藏红花 50 克，西兰花 200 克，切块。

【制法】1. 藏红花加入鸡汤后放入大碗内隔水蒸 30 分钟备用。

2. 将洗净的鲜竹荪以及各类蔬菜调味炒熟后摆盘。

3. 将红花鸡汤加盐、鸡粉，用文火煮 3 ~ 4 分钟，勾芡后收汁，淋入盘中的蔬菜和竹荪即可。

（藏红花具有药腥味，必须先用鸡汤隔水蒸过后才能祛除）

【功效】竹荪药用价值很高，具有补肾、明目、清热、润肺等功能，被视为有益补作用的"山珍"。同时还具有明显的减肥、降血压等功效。藏红花是驰名中外的"藏药"。其药效奇特，尤其以活血养血而闻名天下。据《本草纲目》记载，藏红花能"活血、主心气忧郁，又治惊悸"。藏红花具有疏经活络、通经化淤、散淤开结、消肿止痛、凉血解毒、忧思郁结，长期坚持服用可收到令人心喜，全面提高人体的免疫力的功效。

【说明】藏红花是上天的恩赐，代表健康、品位、财富。它原产于神秘的伊朗以及克什米尔地区，具有悠久的历史，是我国西藏地区的特产，古代只有帝王才能享用。它价格昂贵，是世界上最贵的香料，1 克上好藏红花的价格甚至比 1 克黄金更为昂贵。它集香料、染料以及药用于一身，广泛地应用于饮食以及医疗等各个方面。

○银耳烩素

【组成】银耳 20 克，发菜 15 克，胡萝卜 200 克，莴笋各 200 克，鸡油 10 克，精盐、白糖、鸡油、湿淀粉。

【制法】1. 银耳加清汤蒸 1 小时，发菜加清汤蒸 10 分钟。

2. 胡萝卜、莴笋削成鲜蘑状在沸水中煮沸取出。

3. 清汤加精盐、白糖煮沸后放入胡萝卜、莴笋煮 2 分钟捞出，凉开水浸泡，原汤留下待用。

4. 将蒸好的银耳扣在盘中，发菜、莴笋、胡萝卜码在银耳周围。

5. 将原汤加入精盐、白糖、鸡油、湿淀粉勾芡，将芡汁均匀的浇上即可。

【功效】 莴笋以肉质嫩茎作蔬菜食用，肥嫩香脆，食用风味别具一格。由于笋制干后肉绿质脆、味清香，品质佳，曾作为贡品，故又名贡菜。

【说明】宫廷菜，出自著名谭家菜，成菜红、绿、黄、白、黑相间，味道清淡爽口。在莴笋的消费习惯上有一个误区：只吃笋，不吃叶。其实，嫩叶在吃口上并不差，特别是在营养上更可取。同笋相比，莴笋叶的蛋白质高40%，脂肪高1倍，食物纤维高66%，胡萝卜素高4.8倍，维生素C高2.3倍。可见，莴笋叶具有较高的食用价值。

○竹笙莲藕冬菇汤

【组成】竹笙100克，莲藕600克，冬菇6只，瘦肉400克，盐适量。

【制法】1. 竹笙浸软洗干净，飞水后再洗干净。

2. 冬菇浸软后去蒂。

3. 洗干净莲藕，切件。

4. 洗干净瘦肉，飞水后再冲干净。

5. 烧滚适量水，下竹笙、莲藕、冬菇和瘦肉，煲滚后改慢火煲2小时，下盐调味即成。

【功效】竹笙是世界上著名的珍贵食用真菌，被誉为“山珍之王”“菌中皇后”。竹笙菌体洁白细嫩，味道鲜美可口，营养价值很高。特别是谷氨酸含量特别丰富，竟高达1.76%。所以它不仅是一种营养丰富的食品，而且是一种上好的调味品。竹笙具有补气益肾，止痛止咳，防腐解毒之功效，且能减少腹壁脂肪的储积，对高血压、高胆固醇患者也有一定疗效。竹笙本身是无味的，所以其他配料的味道要较浓郁，汤才会美味好喝。

【说明】竹笙以往被误传是竹膜，其实竹笙乃属一种隐花菌类，是著名的名贵食用菌。作为珍贵的菇类，从前价值相当于黄金重量的十分之一，只有宫廷贵府高级菜肴才会使用。竹笙有野生及人工培植，野生竹笙之贵，一在于数量少，二在于采收时间短，竹笙的幼嫩菌体如圆鸟蛋，清晨五时即破蛋而出，到九时许即抖出菌裙，如不及时采摘，午后便萎缩溶化，不能用了。

○蒸香菇盒

【组成】水发香菇36个，熟火腿末25克，猪瘦肉200克，鸡蛋1只，酱油1汤匙，上汤1杯，熟猪油、生粉、葱花、香油各适量。

【制法】1. 将猪瘦肉剁成泥，放碗中，加火腿末、葱花、1/2汤匙酱油、盐、白糖、味精、适量生粉和熟猪油，打入鸡蛋，拌匀成肉馅。

2. 香菇洗净，用上汤煮滚调味后捞出摊平，菇面向下，用砧板压平（泡香菇水去沉渣留用）。取其中18个，菇面向下摆在案板上，洒上适量生粉，每个菇上放一份馅心，用余下18个香菇一一盖起来，即成香菇盒生坯，整齐地摆在碟内，放锅中蒸10分钟左右。

3. 烧热锅，加入鸡汤、香菇水、酱油、盐和味精煮滚，用生粉水勾芡，淋上香油，浇在香菇盒上即可。

【功效】香菇是首屈一指的有益于健康的食品，自古以来就有“上帝的食品”“山珍之王”等美称。它以鲜嫩可口、香郁袭人的独特风味成为宴席上的珍贵佳肴。香菇又是一种药用真菌，它含有香菇多糖、香菇素、维生素D源、腺苷等多种有效成分，



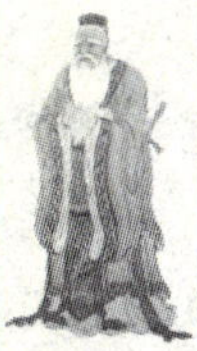

具有提高人体免疫力、抗病毒的效果,同时可治佝偻病、助发牛痘、治感冒的功能。

○红焖萝卜海带

【组成】海带、萝卜各适量,丁香、大茴香、桂皮、花椒、核桃仁、素油、酱油各适量。

【制法】1. 将海带用水浸泡1天1夜(中间换2次水)。

2. 海带洗净切成丝,萝卜亦切成粗丝。

3. 将素油烧熟,加海带丝炒几下,放入丁香、大茴香、桂皮、花椒、核桃仁、酱油及清水烧开,改中大火烧至海带将烂,再放入萝卜丝焖熟即可食用。

【功效】萝卜、海带能利水消气,减肥。

○双冬素烩

【组成】银耳10克,胡萝卜50克,水发冬菇(即香菇)50克,净熟冬笋125克,酱油5克,白糖2克,黄酒10克,盐、味精各1克,水淀粉、麻油各10克,鲜汤150毫升,生油40克。

【制法】1. 笋切成4厘米长、1厘米宽的长条;水发冬菇去蒂洗净;胡萝卜洗净,切片。

2. 炒锅上火烧热,放油30克,烧热,下冬笋、冬菇、胡萝卜,煸炒后,放盐、酱油、白糖、黄酒继续翻炒,入味后加汤。

3. 煮到熟透后,放味精,用水淀粉勾芡,淋上麻油装盘即成。

【功效】冬菇、冬笋,故名"双冬"。冬菇是一种营养价值很高的食品。冬菇中所含的微量元素及丰富的维生素$B_2$、维生素D及维生素A原,都是容颜悦色、护发养发的好材料。经常食用,还可以预防肝硬化,抑制胆固醇。冬笋性寒味甘,有"利九窍、通血脉、化痰涎、消食积"等功效。冬笋所含的丰富膳食纤维,能促进肠道蠕动,既有助于消化,又能预防便秘和结肠癌的发生,对肥胖症、冠心病、高血压、糖尿病和动脉硬化等患者也有一定的食疗作用。

菌类食品中有人体需要的多种氨基酸,并能抗癌。多种菌类一同烹制,利于人体合成蛋白质。此菜能健脾益气,降脂活血。因为新鲜蘑菇中除含碳水化合物、脂肪外,蛋白质、维生素和磷、钾、钙、铁等矿物质元素均比一般蔬菜高很多倍,有"素中之荤"之称。所含18种氨基酸,其中8种是人体必需的。蘑菇肉质肥嫩,味美可口,营养价值高,因而被列为蔬菜中的珍品。蘑菇入馔,除一般营养作用外,对危害人体的病毒、癌细胞有拮抗作用;还有溶解血清胆固醇,降低血压的功能。蘑菇还可作为治疗肝炎的辅助药物。晒干的蘑菇菇蕾,能使麻疹早出整齐。经常食用可帮助消化,增进食欲。

○扶衰仙凤酒

【组成】肥黄母鸡1只,大枣200g,生姜20g,粮酒2500ml。

【制法】杀鸡去毛,剖腹去肠,清水洗净,将鸡切成小块,生姜切成薄片,大枣去核。把鸡、姜、枣放入瓷坛,粮酒全部倒入,用黄泥密封。另用一大铁锅,倒入水,瓷坛一半浸水,加盖,放火上,先用大火煮,后用小火煮约2小时,取出药坛,放凉水中拔出火毒,药酒即成。备用。

【用法】每日早晚各服1次,每次10~20ml,同时将鸡、姜、枣加热随意吃。

【功效】温中补气,补精添髓,延年益寿。

【说明】方中黄母鸡也可用乌母鸡代替。《本草纲目》说:黄母鸡肉"补益五脏"、"添精补髓";《名医别录》说:黑母鸡肉"安心定志"、"益气助阳"。大枣补中益气,和解酒性；生姜温中健脾。所以本方有补虚、健身、益寿的作用。

○葆真丸

【组成】鹿角胶（锉如豆大，用鹿角霜拌炒成珠）240g，杜仲（去粗皮，切碎，用生姜汁30g，同少许蜂蜜拌炒断丝，或用盐水拌炒）90g，干山药（微焙）、白茯苓（去粗皮，人乳汁拌蒸晒干）、熟地黄60～90g，菟丝子（酒捣、焙干）、山萸肉各45～90g，北五味子、川牛膝（去芦酒蒸）、益智仁（去壳，盐水拌、炒）、远志（米泔水煮去骨或用甘草水泡去骨）、小茴香（用青盐9g共炒）、川楝子（去皮核取肉，酥炙或酒煮）、川巴戟（酒浸去心或酒炒）、葫芦巴（同补骨脂入羊肠内或羊肾内煮汁尽为止，焙干）各30g，柏子仁（去壳，另研如泥）15g，穿山甲（酥炙）、沉香（另研粉，勿见火）各9g，全虫（去毒）4.5g。

【制法】上药研为细粉，用上等嫩肉苁蓉120g（酒洗，去鳞甲、皮垢，切开，中间的黄白膜去掉，取净重60g，粮酒煮烂，捣成糊状），炼蜜和上药粉制丸如梧桐子大。

【用法】每日服2次，每次25～35丸，渐加到50丸。空腹时用温酒或淡秋石汤送下后，再食些糕点。如精薄者，方内加鳔胶120g。

【功效】温肾助阳，添精补髓，延年益寿。

【说明】鹿角胶是方中主药，入肝肾，补肾阳，滋精血，强筋骨；肉苁蓉、补骨脂、巴戟、菟丝、沉香、葫芦巴、大茴香、小茴香助鹿角胶温肾壮阳；熟地、山萸肉、山药、五味子增强鹿胶滋精养阴；杜仲、牛膝助鹿胶强筋壮骨；柏仁、茯苓、远志佐主药以补肝肾；益智仁涩精固气；川楝子清肝利湿；穿山甲活血化瘀；全虫解毒通络；鳔胶补肾益精。明代御医王肯堂在《证治准绳》中说：本方连服7日，开始生效，面唇红润，皮肤光泽，四肢温暖，食欲增加，气和身轻，言语清亮，久眼可延年益寿。

○长春酒

【组成】黄芪（蜜炒）、人参、白术、白茯苓（去皮）、当归、川芎、白芍、熟地、肉桂、橘红、南星、半夏（姜炒）、苍术（米泔水浸）、厚朴（姜炒）、砂仁、草果仁、青皮、槟榔、丁香、木香、沉香、藿香、木瓜、石斛、五味子、杜仲、白豆蔻、薏苡仁、枇杷叶、炙桑皮、神曲、麦芽、炙甘草各9g。

【制法】将上药粉成粗末，用细纱布袋盛，扎紧袋口，放瓷坛中，加入坛中粮酒2000ml。春季泡7日，夏季泡3日，秋季泡5日，冬季泡10日，即成。

【用法】每日早晨饮10～30ml。

【功效】气血双补，健脾和胃，强筋壮骨，延年益寿。

【说明】长春酒是在著名方剂十全大补汤的基础上加味，经粮酒浸泡制成。该汤大补气血，治诸虚百损，身体消瘦，头痛头晕、消化不良等症。加橘红、南星、半夏、苍术、草果仁燥湿化痰；加厚朴、青皮、砂仁、白豆蔻、丁香、木香、沉香理气和中；加槟榔行气导滞；加薏苡仁、木瓜祛风除湿；加杜仲强壮筋骨；加石斛养阴生津；加五味子补益肺肾；加枇杷叶、炙桑皮润肺止咳；加神曲、麦芽健胃消食。用粮酒浸泡以溶出有效药物成分，发挥药效。由于本方常服，可使人面色光泽红润，轻身不老，故称长春酒。

○神仙延寿酒

【组成】生地、熟地、天冬、麦冬、当归、牛膝、杜仲、小茴香、巴戟天、川芎、白芍、茯苓、知母、黄柏、枸杞、肉苁蓉各30g，补骨脂、砂仁、白术、远志、人参各20g，柏子仁、石菖蒲各15g，木香12g，粮酒85ml。

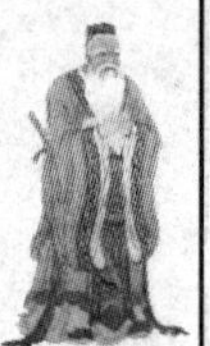

【制法】把上24味药粉碎，装入细纱布袋内并扎紧口，将酒倒入瓷坛，放入药袋，置文火上煮，约2小时后取下，待温，加盖，并用泥封固。然后把药坛埋入较潮湿的净土中，经5昼夜后取出，放阴凉干燥处。再经7日开封，拿出药袋，用细纱布过滤，分别装瓶，密封。

【用法】每日早晚各服1次，每次15～25ml。

【功效】滋补肝肾，健脾开胃，延年益寿。

【说明】方中人参、白术、茯苓、砂仁、小茴香、木香健脾开胃，补气行气；牛膝、杜仲、巴戟天、补骨脂、枸杞、肉苁蓉滋补肝肾、强壮筋骨：熟地、当归、川芎、白芍养血活血；远志、柏子仁、石菖蒲养心安神，开窍益智；知母、黄柏、生地、天冬、麦冬养阴清热，润肤祛燥。诸药制酒，共同发挥药效。

○长春不老仙丹

【组成】赤白何首乌各120g，枸杞60g，白茯苓（去皮，人乳浸晒3次）60g，怀牛膝60g，当归身（酒洗）60g，菟丝子60g，补骨脂60g，人参60g，怀生地60g，怀熟地60g，麦冬60g，天冬60g，仙茅（酒浸洗）120g，山萸肉60g，川萆薢（酒洗）60g，黄精120g，五味子60g，小茴香60g，覆盆子60g，嫩鹿角（酥炙）60g，川杜仲60g，青盐60g，柏子仁60g，川巴戟60g，远志60g，锁阳（酥炙）60g，怀山药60g，肉苁蓉60g，川椒30g，黑芝麻60g。

阴虚火旺或有内热的人，加酒黄柏60g，酒知母60g，紫河车（焙干）1具。

【制法】上药放石臼内捣成饼，晒干后磨为细粉，炼蜜为丸如梧桐子大。

【用法】每服9g，空腹用粮酒或开水送服。

【功效】补肾阴肾阳，强壮身体，延年益寿。

【说明】本方由“七宝美髯丹”（赤白首乌、枸杞、茯苓、牛膝、归身、菟丝子、补骨脂）和“人参固本丸”（人参、生熟地、二冬）加味而成。“美髯丹”以滋肾强精；“固本丸”以抗老防衰；山萸肉、黄精、五味子、覆盆子、山药、黑芝麻等可提高滋肾强精功能；仙茅、补骨脂、肉苁蓉、巴戟、小茴香、锁阳、杜仲、川椒、菟丝子、鹿角以温肾壮阳；萆薢祛风除湿；柏子仁、远志养心安神；青盐入肾以引众药。由于方中滋腻药物偏多，故脾虚、食少、便溏的人不用为好。

○红颜酒

【组成】胡桃肉、白蜜、小红枣各120g，酥油60g，甜杏仁30g，粮酒4000ml。

【制法】先将胡桃肉、杏仁用水煮沸2～3分钟后捞出晒干。再将粮酒加入溶化的白蜜和酥油中，然后将其余3味药放入，浸泡7日后即成。

【用法】每日早晨服10～20ml。酒喝完，药渣酌量吃。

【功效】脾肾双补，延年益寿。

【说明】此酒常服，能强身健体，红润颜面，故名红颜。方中胡桃肉补肾强身，红枣健脾长肌，杏仁美容延年，酥油补虚润肤，白蜜抗衰防老。且胡桃肉含脂肪、蛋白、醣类、多种维生素以及磷、镁、铁等，营养丰富；红枣有“多种维生素丸”的称号，含磷居水果之冠，而且所含环磷酸腺苷，对癌细胞有抑制作用；甜杏仁含脂肪、蛋白、维生素A、$B_1$、$B_2$、C和钙、磷、铁等，古代医家多用来美容、长寿；酥油是牛奶或羊奶提炼而成，富含营养；粮酒调和气血。所以，红颜酒确是健身益寿的佳品。

○九仙酒

【组成】八物汤120g（人参3g，白术6g，白茯苓3g，炙甘草3g，生地6g，当归6g，川芎3g，炒白芍4.5g），枸杞240g，生姜60g，大枣10枚，粮酒3000ml。

【制法】将大枣去核和生姜切碎，余药粉碎，装入纱布袋内，扎口，放入酒坛内密封1个月，置阴凉处，每日摇动1次，1月后将酒分装瓶，备用。

【用法】每日服1～2次，每次15～20ml。

【功效】补肾健脾，兼补气血，延年益寿。

【说明】本酒用八物汤加1味枸杞共9味药制成，故名"九仙"。方中枸杞补肾益寿；八物汤是四君子汤加四物汤组成，大补气血；配以生姜、大枣温中健脾。长期服用，能滋补身体，延年益寿。

○松龄太平椿

【组成】熟地120g，当归30g，茯神30g，枸杞12g，红花12g，龙眼肉240g，整松仁500g，红曲、佛手、陈皮、荔枝蜜、茯苓等15种药物。

【制法】上15味药粉碎后，装入细纱布袋内，扎紧口，先用玉泉酒10ml，白酒10ml，干烧酒20ml倒入坛里，再将药袋放入酒里，用小火煮30分钟，等凉，即成。

【用法】每日服2次，每次10～20ml。

【功效】滋补心肾，活血养血，润肠通便，强身健身，延年益寿。

【说明】这是清·乾隆皇帝十分喜欢饮用的滋补药酒。"松龄"是松树，四季常青，此酒以"松龄"命名用作比喻长寿。

本酒味道甘美，酒气馨香，且浓度颇低，中老年人常服，健身长寿。

○椿龄益寿补酒

【组成】连翘、侧柏叶、槐花、当归、地榆、陈皮、黄芩、厚朴、苍术、松仁等。

【制法】以上诸药粉碎，装入细纱袋内煎扎紧口。先用上等白酒适量倒入瓷坛，再将药袋放入酒里，用小火煮30分钟撤火，等凉，即成。

【用法】每日服1～2次，每次15～25ml。

【功效】清热止血，健脾开胃，养血活血，润肠通便，益寿延年。

【说明】此酒也是乾隆皇帝经常饮用的滋补健身酒。"椿龄"是长寿的意思。

《清宫医话》举出本方10味药，未说明计量。方中连翘、黄芩清热解毒，侧柏、槐花凉血止血，地榆清热止血，苍术、厚朴、陈皮健脾开胃，松仁润便、益寿。全方药制成药酒可强身长寿。

○秘授固本仙方

【组成】补骨脂、白茯苓、鱼鳔、鹿茸、枸杞、人参、真沉香、大何首乌、杜仲、肉苁蓉、五加皮、沙苑子、远志肉、金钗石斛，怀牛膝、淫羊藿、白茯神、怀生地、韭菜子、山萸肉、当归身、锁阳、益智仁、葱子、马驴肾、黄狗肾等41种药物组成。如阴虚火旺者，加龟板胶120g，黄柏、知母(盐水炒)各60g。

【制法】上药粉碎，制丸如梧桐子大。

【功效】补肾固本，强身长寿。

【用法】每日口服3次，每次9g，温酒或白开水送服，服至1月见效。

【说明】清·乾隆皇帝喜用的长寿药方。《清宫医话》载本方41味药，而书中仅介绍26味，且没药量，但从现有药味看，颇有参考应用及研究价值。

方中补骨脂、鹿茸、肉苁蓉、淫羊霍、韭菜子、锁阳、葱子、马驴肾、黄狗肾大补肾阳；鱼鳔、首乌、生地、金钗石斛大补肾阴；人参补气；归身补血；怀牛膝、五加皮、杜仲、补益肝肾壮筋强骨；茯苓、沉香健脾温肾；远志、益智仁安神益志。正如原书说："方中列有大队强肾补益之品，肾为先天之本，故'本固'实际指强肾而言，先天之本

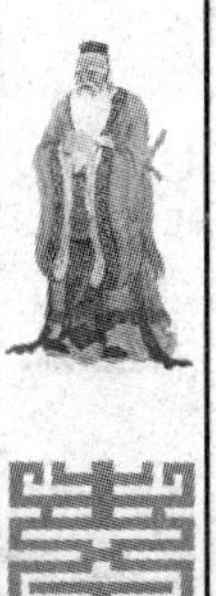

充实。体质自可强健”。

○噙化人参

【组成】人参1～3g。

【制法】将人参切成薄片,包好放入瓷瓶,备用。

【用法】噙化1小时,慢慢嚼碎咽下,每日1次。

【功效】补益五脏,益气补血,醒脑提神,预防疾病,强壮身体,延年益寿。

【说明】人参在古今中外被认为是益寿的珍品,清代皇帝、后妃们(如乾隆、慈禧)等常用来滋补身体,以求长生。

人参是补益良药,但不宜滥用,如用量过多会造成“人参滥用综合症”或“人参中毒症”等应加注意。

○茯苓饼

【组成】茯苓。

【制法】将茯苓捣罗成细粉,配以三分之一的精面糖,加入适量白糖或蜂蜜,用水和匀成团状,放入圆饼木模型,每个重30g,再放笼内蒸熟或放入炉内烘熟。

【用法】每服2次,每次1～2个。

【功效】健脾益肾,宁心安神,延年益寿。

【说明】茯苓饼是我国民间的一种滋补糕点,相传慈禧太后很喜欢吃。

有人对慈禧用过的长寿药方进行研究,发现常用的补益药64种,其中使用最多的第一种是茯苓,占78%,这提示古代医家将它作为常用的益寿药。

茯苓饼是清宫保健食疗方,营养丰富,味道可口,药品专一,制法简单,服用方便,能健脾益肾,益智安神。

○益寿膏

【组成】附子90g,肉桂90g,法半夏30,陈皮30g,羊肾3对,虎骨240g,吴茱萸(盐水炒)30g,川椒30g,白附子30g,小茴香30g,白术90g,苍术60g,艾绒30g,当归(酒洗)90g,补骨脂60g,香附45g(生),川芎45g,杜仲(盐水炒)120g,续断60g,巴戟30g,黄芪45g,党参45g,香附(炙)45g,芍药(酒)30g,五加皮45g,益智仁30g,白蒺藜45g,川楝30g,桂枝30g,天生黄(飞好)90g,干鹿尾3条,胡芦巴30g,川乌30g,鹿角240g,茯苓60g,川萆薢30g,肉豆蔻30g,菟丝子30g,干姜30g,茵陈30g,胡桃仁60g,公丁香30g,生姜90g,五味子30g,枸杞60g,大葱头90g,砂仁30g,甘草30g。

【制法】用芝麻油7500g将上药炸枯、去渣,熬至滴水成珠,入飞净的黄丹2800g。

【用法】用时将上药膏加热涂布上,摊成膏药,每张重120～150g,贴腰间、脐穴2处,每月换1次。

【功效】温阳补肾,通经活络,益气养血,健脾和中,延年益寿。

【说明】益寿膏是慈禧外用的宫廷膏药,由清·大学士李鸿藻献给慈禧,用来治疗月经期腰腹痛与经带病,兼以延年益寿。此方原无方名,慈禧及宫中他人用后确实有效,在光绪11年3月22日慈禧命名“益寿膏”。

方中药物多达50种,以温阳补肾药占多数,中医学认为:阳气和肾气与寿命密切相关,阳气充实则长寿,阳气亏损就寿折,肾气旺盛则身体健康。方中附子、肉桂、羊肾、鹿尾、鹿角、天然硫璜、胡芦巴等温阳补肾;枸杞、五味子滋补肾阴;葱头、艾绒、吴茱萸温阳散寒;五加皮、虎骨等祛风除湿;续断、杜仲等壮筋强骨;党参、白术、茯苓、甘草补中益气;当归、川芎、酒芍药养血活血;法半夏、陈皮等燥湿化痰;生姜、干姜、砂仁等温中和胃；白蒺藜疏肝祛风；茵陈、川楝祛湿清热。熬膏外贴脐穴和腰间，因脐通五脏六腑，总理人身经络，腰为肾之所在，通过穴位皮肤吸收药物达到温阳补肾、强壮身体、延年益寿的功效。由于方内多为热性药物，所以阴虚火旺、内热偏胜的人不用为好。用药期间防止劳累、精神刺激，忌寒凉食品。

○益阴固本丸

【组成】熟地24g，丹皮9g，山萸肉120g，怀山药12g，茯苓15g，泽泻9g，金樱子15g，菟丝子15g。

【制法】上8味药共为细粉，炼蜜为丸如绿豆大。

【用法】每日服2～3次，每次6g，米汤或白开水送下。

【功效】补肾固精，强健身体。

【说明】这是清光绪皇帝用的补益药方。光绪体弱，又加他一生倍受慈禧压抑，导致肾阴亏损，虚火上炎，肝肾失调，发生头晕目眩、身困腰酸、乏力、遗精等。本方以大补肾阴的六味地黄丸为基础，加入滋肝补肾的菟丝子和收涩固精的金樱子，治肾虚之滑精、遗精等，效果较好。

○集灵膏

【组成】人参60g，天冬、麦冬、生地、熟地各120g，牛膝，枸杞各60g。

制法：上药人参研细粉，余药煎煮后过滤去渣，加入蜂蜜、人参粉、炼成膏。或将诸药共为粉，炼蜜为丸如梧桐子大。

【服法】药膏每日服2次，每次半匙，白开水冲服。药丸每日服2次，每次10g，空腹白开水送下。

【功效】滋肾益肺、健脾养心，填精补髓，强身壮体，延龄益寿。

【说明】集灵膏是清康熙年间宫廷御医颀松园在元代医家萨谦斋《瑞竹堂经验方》中的人参固本丸的基础上加入牛膝、枸杞子而成。人参固本丸有补元气，养精血，益心肾，强身体，益年寿等作用，适用于中老年心肾双亏，身体消瘦，头发早白，牙齿松动等。而本方又加入牛膝、枸杞子，以滋补肝肾，所以它的作用更大。由于方中药物偏于滋阴补血，所以脾虚腹泻的人最好不用。

○保元益寿丹

【组成】人参9g，炒白术9g，茯苓15g，当归12g，白芍（炒）6g，干地黄12g，陈皮4.5g，砂仁3g，柴胡（醋）3g，香附（炙）6g，桔梗6g，杜仲（炒）8g，桑枝12g，麦芽（炒）8g，薏苡仁（炒）15g，甘草（炙）3g。

【制法】共研极细粉。

【用法】每用4.5g，老米汤调服。

【功效】补养气血，舒肝和胃，强壮身体。

【说明】清宫御医荘守和等在光绪8年（1882年）11月26日给慈禧会诊后开出保元益寿丹。此方在气血双补的八珍汤基础上减去川芎，加入柴胡、香附、陈皮以疏肝理气；砂仁、麦芽以健脾开胃；薏苡仁、桔梗以渗湿止泻；杜仲、桑枝壮骨健体。全方共起到气血双补、疏肝和胃、强壮身体的作用。

○五芝地仙金髓丹

【组成】人参60g，生玉竹60g，茯苓90g，甘菊60g，枸杞60g，大生地180g，麦冬90g，陈皮60g，葛根60g，蔓荆子60g，神曲90g。

【制法】共为细粉，炼蜜为丸如绿豆大。



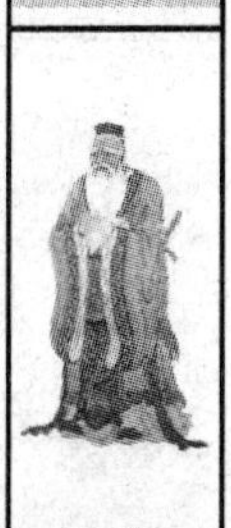

【用法】每服9g,白开水送服。

【功效】益气生津,健脾调中,生养脑气,充实五脏,强身健体,益寿延龄。

【说明】这是清光绪年间御医给慈禧服用的方子。此方原载于明·武叔卿《济阳纲目·延年》,方药重在补肾,因肾主骨生髓,而脑为髓海,补髓能养脑,故方名“金髓”。方中人参大补元气、枸杞、生地、麦冬补髓生脑、玉竹、神曲、陈皮健脾开胃,甘菊、葛根、蔓荆子清头目而退虚热。长期服用本丹既可治疗脾肾不足等症,又可长寿轻身。

○**延龄益寿丹**

【组成】茯神15g,远志肉9g,杭白芍(炒)12g,当归15g,党参(土炒焦)12g,黄芪(炙焦)9g,野白术(炒焦)12g,茯神15g,橘皮12g,香附(炙)12g,广木香9g,广砂仁9g,桂圆9g,酸枣仁(炒)12g,石菖蒲9g,甘草(炙)6g。

【制法】共研极细粉,炼蜜为丸如绿豆大,朱砂为衣。

【用法】每次服7.5g,每日服2~3次,白开水送下。

【功效】养心健脾,益寿延龄。

【说明】原书载:光绪6年西太后脉案中屡见“饮食运化不利”、“大便微溏而粘”、“胃口不旺”、“身肢软倦”、“精神不振”与“心脾久弱”等,同年正月18日御医李德昌给慈禧诊病后开出此方。

本方由宋永和《济生方》归脾丸加减而成。方中人参、黄芪、白术、甘草、甘温益脾;当归、远志、酸枣仁、茯神、桂圆濡润养心;木香、石菖蒲、香附畅利气机。本方不但能治思虑太过的心脾两亏,又能治妇女月经不调与带下,确是妇女长寿良方。

○**扶元和中膏**

【组成】党参45g,玉竹(炒)30g,茯苓(研)30g,砂仁(研)12g,当归身(土炒)30g,杜仲(炒)30g,香附(制)3g,生黄芪30g,麦芽(炒)30g,鸡内金(焙)30g,半夏(姜炙)24g,佩兰草18g,生姜18g,红枣肉20枚。

【制法】上药共用水熬透,去渣,再熬浓,兑冰糖60g为膏。

【用法】每日服2~3次,每次9g,白开水冲服。

【功效】健脾益肾,和中消导,强壮身体。

【说明】慈禧素患脾胃病,常有打嗝、食少、腹泻等,御医给她治脾虚病时用了这个方子。

扶元就是补脾肾,因“元”是根本,而肾是先天的根本,脾是后天的根本;“中”是指中焦脾胃。方中党参、玉竹、茯苓健脾;杜仲补肾;砂仁、麦芽、鸡内金、香附消导;姜枣和中;半夏、佩兰止呕。所以,本方适用于中老年人久病脾虚等病症。

○**扶元益阴膏**

【组成】党参30g,白术(炒)30g,茯苓(研)30g,白芍(酒炒)24g,当归身(土炒)30g,地骨皮30g,丹皮18g,砂仁(研)12g,银柴胡9g,苏薄荷6g,鹿角胶(溶化)15g,香附(制研)18g。

【制法】上药共用水熬透,去渣,再熬浓,加鹿角胶溶化,兑炼蜜调成膏。

【用法】每日服2~3次,每次9g,白开水送下。

【功效】健脾温肾,凉血滋阴,强壮身体。

【说明】此方是慈禧晚年曾用的补益健身药膏,清宫御医根据五味异功散和逍遥散加减组成上方,异功散健脾,逍遥散疏肝,地骨皮凉血、丹皮、银胡清热。原书说:

"本方配伍稳妥，通补并行，可以长期服用。"

### ○养心延龄益寿丹

【组成】茯神15g，柏子仁（炒）12g，丹参12g，酒白芍12g，丹参12g，全当归（酒炒）15g，川芎6g，干生地（酒洗）12g，栀子9g，酒条芩（黄芩）9g，陈皮9g，野玉竹（炒）6g，枳壳（炒）12g，酸枣仁（炒）12g。

【制法】上药共研成细粉，炼蜜为丸如绿豆大，朱砂为衣。

【用法】每服9g，每日2～3次，白开水送下。

【功效】养心安神，宁心定志，补肾滋阴，延年益寿。

【说明】光绪元年（1875年）慈禧40岁时，因劳欲过度，致心脾亏损、身体消瘦、失眠多梦等，御医庄守和、李德昌给慈禧会诊后，根据中医临床常用的柏子养心丸和朱砂安神丸化裁组成此方，别出新意。

本方16味药，虽原缺2味，但在临床应用上颇具参考价值。方中茯神、柏子仁养心安神；丹参、酒白芍、当归、川芎养血活血；生地补肾滋阴；栀子、丹皮、酒条芩清热凉血；白术、陈皮、枳壳健脾调气；酸枣仁、朱砂宁＊注：原方这二味药无药名。心安神。原缺2味药，可从柏子养心丸方中选1味五味子，从朱砂安神丸和柏子养心丸两方共有的药中选1味茯苓，以提高滋肾益肝和养心延龄之功。

### ○参莲饮

【组成】人参4.5g，建莲肉9g，老米（炒）3g。

【制法】水煎成汤剂。

【用法】代茶饮或频频饮。

【功效】益气健脾，保健身体。

【说明】参莲饮是清乾隆皇帝在嘉庆4年（1799年）1月1日用过的补益药方，该方组成简炼，药力深厚，服用方便，常服可益寿延年。

### ○健脾固肾壮元方

【组成】九香虫、杜仲（盐水炒断丝）、车前子（微炒）、广陈皮、鹿茸、淫羊藿、枸杞、怀山药、香附、木香等。

【制法】上药用细纱布袋盛，用甜酒2500ml，粮烧酒2500ml，将药袋放入两种酒中，文武火煮120分钟后撤火，再用凉水浸泡酒坛一夜，取出药袋，药酒即成。然后把袋内药物晒干或焙干，捣罗成粉，炼蜜为丸如梧桐子大。

【用法】药酒每日服1～2次，每次20～30ml，药丸每日服1～2次，每次6g，用淡盐水或药酒送服。

【功效】健脾固肾，强筋壮骨，延年益寿。

【说明】这是乾隆皇帝用的长寿宫廷秘方，《清宫医话》介绍方中9味药，1984年第9期《中成药研究》介绍方中6味药和制法服法，本书由这两种方药组成共10味药。

九香虫性温味咸，温肾壮元阳，《本草纲目》说它主治腰腿酸软、尿频、阳痿等，配鹿茸、淫羊藿、枸杞可提高补肾疗效；杜仲壮腰膝；车前子利水湿；山药、陈皮健脾胃；木香、香附温中焦；众药借酒而发挥药效。

### ○九转黄精丹

【组成】黄精2500g，当归2500g。

【制法】将黄精蒸9次、晒9次；当归用黑豆汤泡9次、晒9次，共捣罗成细粉，炼蜜为丸如梧桐子大。

【用法】每1岁吃2~4丸,每日2次,白开水送下。身体强壮者,禁用。

【功效】脾肾双补,延年益寿。

【说明】黄精丹组方合理,配伍精当,制法讲究,如辨证用药,疗效可靠,实乃清宫长寿良方。黄精为方中主药,补肾健脾,有使白发变黑之功。当归用黑豆汤泡晒,既可补血生血,又可增强补肾功效。原书说:"老年人常用,延年益寿;幼年无病之人常用,可壮筋骨,去劳伤;如妇人血衰无乳或不孕,但服此药,能养血生乳,受孕安胎;如小儿先天不足,短乳瘦弱,脾虚不思饮食,按岁服。"

**○长春广嗣丹**

【组成】熟地240g、山萸肉(蒸,晒干)、枸杞、菟丝子、牛膝(酒蒸,晒干)、天冬、麦冬、盐杜仲、山药、茯苓、人参、北五味子、柏子仁、当归身(酒洗,晒干)、补骨脂(黄柏)、青盐(煎浓汁浸泡3昼夜、晒干)、胡桃油(拌炒),巴戟(酒浸焙),肉苁蓉(酒洗去甲,切片晒干)、莲须、覆盆子、沙苑子(炒)各120g,鹿角胶、龟甲胶各500g,虎骨胶(俱酒炖膏)250g,炒鳔胶500g,猪脊髓40条,黄牛肉、精羊肉、黑狗肉各5000g(加砂仁粉30g),紫河车10具以上,狗阴茎40条(连骨打扁,蛇床子60g,煎酒涂炙、子不用),驴阴茎(制法同上)4条,雄晚蚕娥(炒)120g。

【制法】上药共32味,用胶、髓和众药粉为丸如梧桐子大。

【用法】每日空腹服3次,每次12~15g,淡盐汤或温酒送下。

【功效】补阴壮阳,固精填髓,强健身体,延年益寿。

【说明】清·康熙晚期(1701—1722年)御医顾松园在《医镜》上说:此方从唐代传下来,玄宗皇帝李隆基服后有效,称赞是补肾壮阳第一方。方中鹿角胶、巴戟、肉苁蓉、狗驴茎、蚕娥、山萸肉、枸杞、菟丝子、补骨脂等补肾壮阳;龟胶、天冬、麦冬、熟地、山药等滋肾养阴;人参大补元气;归身补血养心;鱼鳔、莲须、紫河车、猪脊髓、沙苑子、黑狗肉填精固髓;虎骨胶、牛膝、杜仲强壮筋骨;牛羊肉健脾强力。总观全方以补肾为主,而中医学认为肾与生殖、寿命密切有关,肾气充实旺盛,身体就健康,身体健康则有子、长寿。

**○三物肾气丸**

【组成】生地、熟地、山药、山萸肉各120g,茯苓、丹皮、泽泻、锁阳、龟板各90g,枸杞、牛膝、党参、天冬、麦冬各60g,知母、黄柏、肉桂、五味子各30g。

【制法】上药共捣罗成细粉,炼蜜成丸如梧桐子大。

【用法】每日服2~3次,每次3~5g,空腹用白开水或淡盐汤送服,冬季用温黄酒送服,忌食烧酒、厚味等。

【功效】补肾,固本,养阴,益寿。

【说明】此方是清乾隆时的健身长寿宫廷秘方,由御医们根据金匮肾气丸、人参固本丸、大补阴丸三个补肾方加减组成,故名三一肾气丸。全方有补有清,一补精血,二清湿热。中老年人长期服用,可健身长寿。

**○清宫寿桃丸**

【组成】人参、当归、益智仁、大生地、枸杞、胡桃肉、天冬等。

【制法】先把人参研成细粉,再把其他药物捣罗成细粉混合均匀,炼蜜为丸,每丸重6g。

【用法】每日早晚各服1次,每次1丸,温开水送下。

【功效】滋阴助阳，延年益寿。

【说明】此方又名蟠桃丸，是清代乾隆朝御医们喜用的宫廷秘方。《清宫医话》介绍其中5种药，《中医杂志》1985年7期介绍其中6种药。本方中药物大多于益寿健身药。寿桃丸组方和平，擅长于补肾培本、滋阴助阳、气血双补。现代医学证实，寿桃丸中的药物有降血压、降血糖、抗脂肪肝、调节胆固醇等作用，从而说明它有健身益寿功效。

○清宫长春丹

【组成】天冬（去心）、麦冬（去心）、大熟地（不见铁）、山药、牛膝、大生地（不见铁）、杜仲、山萸肉、茯苓、人参、木香、柏子仁（去油）、五味子、巴戟各60g，川椒（炒）、泽泻、石菖蒲、远志各30g，菟丝子、肉苁蓉各120g，枸杞、覆盆子、地骨皮各45g。

【制法】上药23味，共为细粉，炼蜜为丸如梧桐子大。

【用法】初服50丸，1月后加至60丸，百日后可服80丸。每日早晨空腹用淡盐汤送下。

【功效】强身健体，黑发美容，益寿延年。

【说明】这是慈禧、光绪所用的驻春留颜、健身益寿的清宫秘方，原名“长春益寿丹”，现商品名清宫长春胶囊。方中天冬、麦冬滋补肺肾，生熟地滋阴添精，人参、茯苓、泽泻益寿延年，山萸肉、山药、地骨皮滋肾清热，巴戟天、菟丝子、肉苁蓉、覆盆子温肾助阳，杜仲、牛膝壮筋强骨，川椒、木香温胃行气，柏子仁、五味子宁心安神，石菖蒲、远志开窍益志。

## 二、益气补血方

○太和饼

【组成】山药120g　莲子120g　白术120g　芡实120g　茯苓120g　神曲120g　使君子120g　天南星120g　炙甘草60g

【制法】共为末，用老米饭干500g，蜜糖为饼，日服1饼。

【功效】健脾和胃，进美饮食，男妇小儿脾胃虚弱最宜。

说明：方出《清太医院秘录医方配本》。这是一首食疗健脾益气方剂。方中山药、莲子、白术、芡实、茯苓均为健脾益气佳品，其中芡实兼有固涩之功，茯苓兼有利湿之效，一固一利，固正气，利湿邪，颇有配伍之妙。佐以神曲消食以助运化，使君子杀虫以祛邪，天南星化痰以醒脾，有祛邪以扶正之意，与健脾药同用共奏扶正祛邪之功。所用老米饭干有养胃之功，符合食养食疗之旨。现代研究表明，白术、茯苓可提高人体免疫功能，具有较强的抗癌作用，能显著提高人体的抗病能力。芡实含有蛋白质、脂肪、碳水化合物和钙、磷、铁及抗坏血酸等，前贤认为其“益精气，强志，令耳目聪明，久服轻身不肌，耐老神仙。”山药、莲子都有增强免疫功能作用，其中山药尚可降血糖，降血脂；而莲子尚有抗癌作用。可见本方养生益寿作用具有药理基础。

○黄芪膏

【组成】黄芪480g

【制法】用水煎透，炼蜜收膏。或入煎剂，或用修合丸药，或单用白开水冲服俱可。作黄芪使用，庶觉便捷。

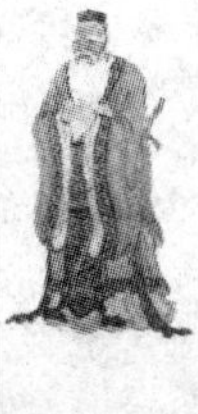

【功效】此膏专主补中益气，调荣固卫，外止阳虚自汗，内托痈疽不起，四肢无力，气虚下陷，男子遗精便血，妇女崩漏带下，痰嗽虚喘，形体羸弱。凡男妇老幼一切气虚不足之症，皆可常服；久服自然骨壮身强，填精益髓，虚症悉退，精神日增。

【说明】方出《清太医院配方》，此为单方，既可单独服用，又可合用于它药，灵活而方便。黄芪甘温，补中益气，为补药之长，是重要的滋补强壮药，《本草求真》曰："黄芪，入肺补气，入表实卫，为补气诸药之最，是以有耆之称。"本药可增强人体免疫功能，提高抗病能力，可使人胚肺二倍体细胞传代次数增加至98代，延长细胞寿命的三分之一。黄芪尚有明显的强心作用，对因疲劳而陷于衰竭的心脏作用尤显，而且能扩张外周血管，促进末梢循环。此外，黄芪还具有明确的降血糖、降血压作用。所有这些都表明黄芪是一味十分重要的养生益寿佳品。

○醒脾丸

【组成】当归180g　白术180g　赤苓60g　半夏60g　麦芽60g　姜黄连45g　白芍90g　神曲90g　枳实90g　茯苓90g　山楂90g　香附90g　陈皮90g　炙甘草30g

【制法】水丸，如小米大。小儿1.5g，大人3～6g。日进2服，米饮，滚水饮下。

【功效】健脾养胃，除湿利水，消食化痰，益气补中，调和五脏，充实四肢。凡虚损劳弱，脾病胃病，不思饮食，多困少食，渐渐羸瘦，面色萎黄，大便不调，最宜常服。

【说明】方出《清太医院秘录医方配本》，主要为小儿脾虚而设。方中白术，茯苓益气利湿而补脾；半夏、陈皮燥湿化痰而健脾；麦芽、神曲、山楂消食导滞而醒脾开胃。善用补者，补中有开，故用香附、枳实理气开郁，使得补而不滞。当归、白芍养血补血，且可监制以上诸药燥性。黄连燥湿并能开胃，还有厚肠止泻之功，与前补气诸品合用，可得寒温共济之妙。

○四君子汤

【组成】白茯苓（去皮）人参（去芦头）甘草（微炙）白术各等份。

【制法】将药物切碎，每服9g，加水煎煮，过滤去滓，放温服，不计时候。

【功效】健脾益气。

【说明】此系益气祖方，《御药院方》即予收入。方中人参甘温，大补元气；白术苦温，燥脾补气；茯苓甘淡，宁心益脾而利湿；甘草甘平，和中益脾。现代药理证明，人参具有适应原样作用，能增强机体免疫力，调节循环、神经、内分泌和代谢机能；白术、茯苓能降低血糖、血脂，增加肠蠕动；甘草能改善消化系统功能，与白术、茯苓同用可抑制肿瘤生长。临床用于脾虚所致之饮食减少、面黄肌瘦、神疲乏力者。

○党参膏

【组成】党参480g　当归240g　熟地240g　升麻60g

【制法】以上用水煎透，炼蜜收膏，每服9～15g，用白开水冲服，或合丸药，或入煎剂，随症加入皆可。

【功效】此膏大补元气，养心益智，添精神，定惊悸，通血脉，破坚积，治虚劳内伤，身热心烦，头痛恶寒，懒言恶食，脉洪大而虚；或阳虚自汗，多梦纷纭；或气虚不能摄血；或泻痢脾虚，久不能愈，一切清阳下陷，元气不足之症，皆能治之，效难尽述。

【说明】方出《清太医院配方》。方中君药党参补脾益肺，功虽不及人参，然较之柔和则是其优点。药理表明，党参对神经系统有兴奋作用，可增强机体抵抗力；含有皂甙、生物碱，蛋白质、维生素 $B_1$ 和维生素 $B_2$ 等，可使实验家兔红细胞及血红蛋白增

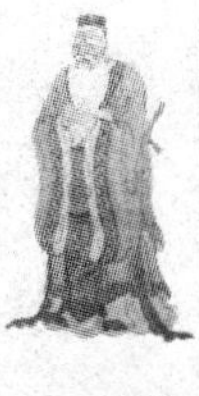

加，还可使周围血管扩张而降低血压。当归养血和血，含有挥发油、水溶性生物碱、蔗糖、维生素 $B_1$ 和维生素 E 等，具有保肝、镇痛和抗维生素 E 缺乏症作用，提高人体免疫功能。熟地补血滋肾，也是重要的滋补之品，富含甘露醇、生物碱、地黄素、葡萄糖、维生素 A 及铁质等，有强心利尿作用和促进肾上腺皮质腺及性腺功能，尚可降低血糖，《神农本草经》谓其“久服轻身不老”。升麻升举阳气，与党参同用，可增强益气之功，在诸补药中用之，可收动静相辅之益。

○八珍糕

【组成】党参 60g　茯苓 60g　白术 30g　薏苡仁 90g　芡实 90g　扁豆 90g　莲子 90g　山药 90g　白糖 240g

【制法】共研细末，同白米粉蒸糕。每服不拘多少，日进二三次，少用白开水漱口送下。

【功效】古方立八珍糕，不寒不热，平和温补之药，扶养脾胃为主，屡经奇效，百发百中，后人称为医中王道，厥有旨哉，此糕男妇小儿诸虚百损，无不神效。

【说明】此为食疗补脾佳方，乾隆自 40 岁起，经常服用此糕。此后清代历朝帝妃包括慈禧太后，亦竞相服食。方中党参大补元气；白术、薏苡仁、扁豆、茯苓健脾而利湿；芡实、莲子、山药养脾阴而止泻，固肾气以涩精。党参、茯苓、莲子又具宁心安神作用，薏苡仁、山药、扁豆尚有培土益气功效，诸药配伍，药性平和，无偏寒偏热之弊，对于脾胃虚弱，心肾不足之证更为相宜。方出《清太医院配方》。

○八珍粉

【组成】薏苡仁 240g　茯苓 240g　莲子 48g　芡实 48g　扁豆 480g　山药 180g　白术 120g　白糖 300g

【制法】共研细末，无论男妇老幼，皆可朝朝以代点心服之；婴儿缺乳，更可以此熬服代乳，脾胃尤健，不致另生各病之虞，久久颇有效验也。

【功效】此粉专培脾胃，进美饮食，气血自生，精神自长，正气充足，日见强壮；无病者服之，愈加康健；有病者久服病自消，益人非浅。

【说明】方出《清太医院配方》，此方较前方八珍糕少党参一味，滋补之力似更平和。

○八仙糕

【组成】枳实 120g　白术 120g　茯苓 60g　山药 120g　陈皮 60g　莲子 60g　山楂 30g　拣参 30g(气盛者改用砂仁 15g)

【制法】共为末，白粳米 5000g，糯米 1500g，打粉用蜜 1500g，入药合匀，做糕，入笼屉蒸熟，取出烘干，任意食之。

【功效】治脾胃虚损，泄泻不止。理脾胃，消痰饮。老人小儿皆宜。

【说明】方出《清太医院秘录医方配本》。此方与前方八珍糕相比，少了薏苡仁、芡实、扁豆，多了枳实、陈皮、山楂三味。其中枳实、陈皮增加了理气消滞之功，山楂增加了消食导滞之功，使本方在补益中合以消导，适于脾虚兼见气滞、食积者。此方因有枳实、白术等，当非准食疗方。

○九制黄芪

【组成】箭黄芪 500g(洗净，切片，焙干)　一次用木通 60g(煎水泡一夜，晒干)　二次升麻 30g(照前)　三次牡丹皮 72g　四次沙参 105g　五次玉竹 138g　六次附子 30g　七次五味子 60g　八次防风 60g　九次蜜糖 60g(拌炒)

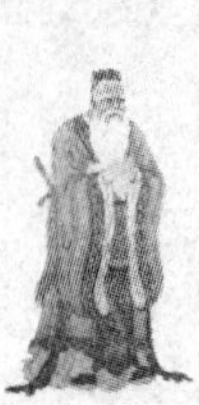

【制法】制完蒸七日。每服6g，水一杯，饭上蒸透，对酒少许饮汁，渣再煎。

【功效】此药制后可与人参同功，补而不滞，和而不固。气虚者服之最佳，妇人体虚血崩及产妇虚证服之更妙。

【说明】方出《清太医院秘录医方配本》。黄芪为补气药之长，性略嫌燥，用9种药物煎制，可制其燥性，兼具诸药之功。其药理功用可参看“黄芪膏”。应注意的是：木通含有对人体肾脏损害的成分，目前已不提倡应用。

○九转黄精丹

【组成】黄精2500g

【制法】用黄酒蒸九次，晒九次；当归250%，用黑豆汤泡九次，晒九次。共研细末，炼蜜和丸。

【功效】治男妇一切不足之症，五劳七伤，诸虚百损，能安五脏，固精壮神，开胃健脾，多进饮食，脾肾双补，大有水火既济之功。如老年之人，常服此药，多进饮食，腰腿有力，益寿延年；如幼年无病之人，常服此药，壮筋骨，去劳伤，发胖身体，到老健壮；如妇人血衰，瘦弱无乳，但服此药，能养血生乳，并受孕安胎，及临产之时子母健壮，常服此药，永不小产，不论胎前产后，俱可常服，有益无损；如小儿先天不足，短乳瘦弱，脾虚不思饮食，一岁吃三四丸，服十数次，体壮者不可服。

【说明】方出《清太医院配方》。黄精补中益气，生津润肺，强筋骨，是宫中常用的延年益寿佳品，《神农本草经》谓之“宽中益气，使五脏调良，肌肉充盛，骨髓坚强，其力倍增，多年不老，发白更黑，齿落更生”。《日华子本草》论曰：“黄精单服，九蒸九晒，食之驻颜断谷。”本品富含粘液质、淀粉、糖分，具有降血压作用。专家曾对广西都安、巴马县的292名百岁老人调查，发现他们都居住在高山上，因自然条件均常服食黄精，恐怕是他们得以延年益寿的一个重要原因。

○九仙王道糕

【组成】莲肉120g　山药150g　茯苓120g　薏苡仁120g　麦芽60g（炒）　扁豆60g　芡实60g（去皮）　柿霜30g　白糖600g

【制法】共末，粳米粉五升，蒸糕晒干，不拘时任意食，米汤下。

【功效】养精神，扶元气，健脾胃，进饮食，补虚损，生肌肉。

【说明】方出《清太医院秘录医方配本》，是一首准食疗佳方，所用诸药均是亦药亦食之品。山药健脾兼能益阴用为主药，现代研究表明，本品富含淀粉酶、蛋白质、脂肪、糖类、多种维生素和矿物质，有养生补脾之效，被誉为“长寿因子”。茯苓、薏米、扁豆补脾兼可利湿；莲肉、芡实益气兼能固精，这两组药物均可健脾而能涩、利结合，颇具配伍之妙。麦芽消食而和中，使补脾诸药静中有动。柿霜、白糖清肺润燥，监制益气药之燥性，使本方更趋平和。

○白雪糕

【组成】大米500g　糯米500g　山药120g　莲肉120g　芡实120g

【制法】共为细末，入白砂糖500g，拌匀，入笼屉蒸熟，任意食之。

【功效】其功如“九仙王道糕”。

【说明】方出《清大医院秘录医方配本》。此亦是典型的食疗补脾佳方。清·叶天士说过：“食物自适者，即胃喜为补。”本方即体现了这一旨趣。“药补不如食补”，此之谓也。

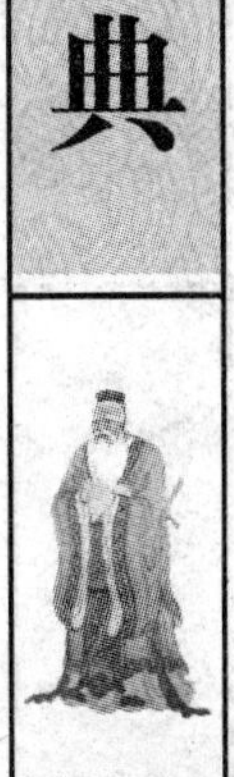

○白术膏

【组成】白术500g

【制法】用水煎透,炼蜜为膏,每晨用米饮煎服9~15g。忌生冷、油腻、坚硬等物。

【功效】补脾滋肾,益气化痰,兼理诸虚,饮食无味,精神短少,四肢无力,面色萎黄,肌肉消瘦,腰膝酸软,脾湿下注,遗精白浊,虚损劳伤,并皆治之。

【说明】方出《清太医院配方》。白术是益气健脾要药,具有强壮功能,可增加实验动物的体力(游泳);又有降低血糖,保护肝脏作用;也有抗血凝作用;所含挥发油对癌细胞有抑制功能。本品还有较明显而持久的利尿作用,无疑是味补益延寿佳品。

○保元丸

【组成】人参120g　黄芪120g　白术130g　甘草36g

【制法】蜜为小丸,每服6~9g,淡盐汤下。

【功效】专治男子诸虚百损,五劳七伤,形体瘦弱,面色不光,精血亏损,饮食难化,腰酸腿麻,气弱神虚,牙齿稀落,须发早白,阳痿不举,小便数数,遗精盗汗,耳鸣眼花。以上诸证皆因劳伤过度,真元亏损所致也。此丸药品皆保固真元,壮实百脉,滋荣卫,养气血,填精髓,暖丹田,健脾胃,安五脏,功效非常。

【说明】方出《清太医院秘录医方配本》。本方与四君子汤相比;少了茯苓,多了黄芪,益气之力更著。

○秘传混元丹

【组成】人参30g　黄芪30g　朱砂30g　香附30g　甘草30g　山药9g　砂仁9g　枳壳9g　梅花9g　莪术9g　草河车9g　滑石18g　益智18g　茯苓10.5g　茯神10.5g　竺黄6g　木香6g　甘松12g　远志4.5g　牛黄1.5g　麝香0.9g

【制法】共研细末,炼蜜和丸,朱砂衣,半金衣。

【功效】治小儿大人诸虚百损,五劳七伤,小儿百病。早晚每服1丸,大人服二三丸,随症调引:治中风痰厥不省人事,姜汤研下;治伤寒类惊风发热,葱姜汤研下;治停食呕吐,大便酸臭,腹胀,姜汤送下;治霍乱,紫苏木瓜汤送下。

治赤白痢疾,里急后重,陈仓米汤送下;治大便出血,槐花汤送下;治小便不通,灯心竹叶汤送下;治夜出盗汗,浮小麦汤送下;治发热,薄荷汤送下;治痘疹不出,升麻汤送下。

治泄泻,白开水送下;治中暑烦渴,灯心汤送下;治喘急咳嗽,梨汤送下;治积聚腹痛,姜汤送下;治虫痛,君子肉汤送下。

治疝气偏坠,小茴香汤送下;治夜喘不止,灯心汤送下;治急惊搐搦,薄荷汤送下;治慢惊,人参白术汤送下;治诸病后无精神,少气力,不思饮食,姜枣汤送下。

治胎寒手足冷,口气凉,腹痛子鸣,姜葱汤送下;治面目四肢浮肿,面黄,姜皮汤送下;治痢疾,槐柳枝各五寸,姜三片,煎热露一宿,五更时温热送下;治疳热身瘦,肚大手足细,大便或秘或泻,小水为泔,陈仓米汤送下;治诸虚百损,白开水送下。

【说明】方出《清太医院配方》。此方扶正祛邪,攻补兼施,作用广泛,所治症甚多。人参、黄芪、山药、茯苓益气健脾,以治诸虚百损,五劳七伤。香附、砂仁、枳壳、梅花、木香、甘松舒肝理气,以治三焦气滞。朱砂、远志、茯神镇心安神,以治心虚惊悸。竺黄、牛黄清热化痰,以治痰热惊厥。其余莪术活血化瘀,草河车清热解毒,滑石利湿止泻,益智仁固肾涩精,均为佐药,以治血瘀、热毒、泄泻等证。全方用药虽多,但杂而不乱,配伍有序,实为良方。

○猪肚丸

【组成】白术 120g　牡蛎 120g(烧)　苦参 90g

【制法】上为细末,以猪肚一个煮熟,剉研成膏,和丸如梧桐子大。每服三四十丸,米饮下,日三四服。

【功效】治男子肌瘦,气弱咳嗽,渐成劳瘵。此药神效,瘦者服即肥,莫测其理。

【说明】方出《御药院方》。脾胃为后天之本,气血生化之源。白术含挥发油,能健脾益气,化源健旺则气血易生,肌肉丰腴。牡蛎煅烧后所含碳酸盐分解,产生氧化钙,可以敛肺止咳;苦参含有苦参碱,可以燥湿杀虫,清肺止咳,二药合用以治劳瘵。猪肚可以养胃益气,方中用之取“以脏补脏”之意。

○铁瓮先生琼玉膏

【组成】新罗人参 720g(舂一千下,为末)　生地黄 8000g(净洗,捣取汁)　白茯苓 1470g(木杵臼捣为末)　白沙蜜 500g

【制法】上件人参、茯苓为细末,蜜用生绢滤过,地黄取自然汁,捣时不用铁器,取汁尽去滓,用药一处拌和匀,入银器或好瓷器内封用。如器物小,分两处盛。用净纸二三十重封闭,入汤内以桑柴火煮六日,如连夜火即三日夜。取出,用蜡纸数重包瓶口,入井内去火毒。一伏时取出,再入旧汤内煮一日,出水气。每晨朝以二匙温酒化服,不饮者白汤化之。

【功效】此膏填精补髓,肠化为筋,万神俱足,五脏盈溢,髓实血满,发白变黑,返老还童,行如奔马。日进数服,终日不食亦不饥。开通强记,日诵万言,神识高迈,夜无梦想。

【说明】方出《御药院方》。方中人参、生地、茯苓等药均为历代宫廷养生益寿剂中常用之品。主药人参是宫中应用非常广泛的常用补品,著名的全身强壮剂,具有适应原样作用,可调节人体新陈代谢,无疑具有延年益寿之功;生地有降血糖之功,又有强心利尿、保肝抗炎等作用;茯苓具有强心、利尿、镇静、降血糖以及增强免疫功能作用;蜂蜜中除含有葡萄糖、果糖外,尚有多种酶类、有机酸、蛋白质、维生素等,具有明确的滋补强壮作用,上述诸药的药理作用,就是琼玉膏扶正固本、祛病延年的科学基础。有专家研究,65 岁以上老人血中具有免疫功能的 T 淋巴细胞数量明显低于年轻人,血清中的免疫球蛋白 IgA 含量则明显高于年轻人,经服过琼玉膏一个月后,老年人 T 淋巴细胞数量则明显增加,血清 IgA 含量则明显降低,两者均已接近青年组水平。这种改善老年人免疫功能的作用,可视为本方养生益寿的重要根据。

○六君子丸

【组成】人参 30g(去芦)　白术 30g(土炒)　白茯苓 30g　陈皮 24g(去白)　半夏 24g(姜汁炒)　甘草 9g(炙)

【制法】上为细末,神曲打糊为丸,如梧桐子大。每服 4.5g 或 6g,白开水送下。

【功效】此药专治理肺虚胃弱,不爱饮食,不长肌肉,神疲倦怠,畏冷怯寒,呕吐腹痛,大便稀薄等症。

【说明】方出《太医院秘藏膏丹丸散方剂》,为治疗脾胃虚弱兼夹痰湿、呕吐的名方。脾喜燥恶湿,脾虚常兼夹湿邪,故治疗时除用健脾益气药外,常加入燥湿、化湿之品,湿祛则脾之运化功能易于恢复,所谓“祛邪以扶正”是也。本方以参、苓、术、草四君子汤以益气补脾,加用半夏以燥湿化痰,和胃止呕;陈皮理气化痰,合为“六君”,系益气健脾,燥湿化痰之平补良剂。

○香砂六君子丸

【组成】人参30g　白术30g　茯苓30g　半夏18g　甘草24g　陈皮30g　木香30g　砂仁24g

【制法】水法为小丸。每服3～6g,淡姜汤送下。

【功效】此药能理脾和胃,快隔宽中,消痰顺气,化饮消食。凡宿酒宿食,呕吐痰水,积滞伤脾,胸膈不利者,均宜服之。

【说明】方出《清太医院秘录医方配本》。此方系在上面六君子丸的基础上再加木香、砂仁两味而成。六君子益气健脾,燥湿化痰,再加木香、砂仁以增加理气和胃之功,适于脾虚痰盛。而兼见气滞、脘腹胀满之症。

○补真丹

【组成】沉香　丁香　白豆蔻　檀香　肉豆蔻各30g　肉苁蓉15g(酒浸一宿,焙干)　牛膝15g(酒浸一宿,焙干)　巴戟天21g(去心)　白术15g　香附子60g　缩砂仁30g　木香60g　乳香15g(别研)　干山药21g　穿山甲15g(炙黄)　青皮60g(去白)　附子21g(炮制,去皮脐)　补骨脂30g(炒)　肉桂0.3g(去粗皮)　没药30g(别研)　姜黄30g　茴香15g(微炒)　甘草60g(炙黄)　苍术90g(酒浸三日,取出焙,未干用青盐30g炒黄,去盐不用)

【制法】上药为细末,酒浸征饼为丸,如梧桐子大。每服89～100丸,空心温酒或盐汤下。

【功效】接真养气,健脾益胃,升降阴阳,调顺三焦。常服宽利胸膈,消进饮食,性平不燥。

【说明】方出《御药院方》。本方与一般养生方不同,是以理气为主,辅以补益,适于胸膈满闷,气血郁滞,饮食呆纳者。方中用了大量理气之品:沉香、丁香、白豆蔻、檀香、肉豆蔻、香附、砂仁、木香、青皮、小茴香等用以调顺三焦,疏理诸般气滞。另用白术、山药、苍术和肉苁蓉、巴戟天、附子、肉桂补益脾肾,以助先、后天之本。同时酌加活血之药如穿山甲、牛膝、姜黄、没药以与理气之品配合,推动气血运行。一般补剂均以补药为多,本方以调理气血为主,不同凡响,适于虚中夹有气滞之证。

○补中益气丸

【组成】黄芪4.5g　人参3g　甘草3g(炙)　白术1.5g　陈皮1.5g　当归1.5g　升麻0.9g　柴胡0.6g

【制法】共研细末,姜枣汤和丸。每服3～6g,空心用姜枣煎汤送下。忌生冷、厚味,房劳。如少年元虚火动,失血热嗽等症勿服;肺经实热火盛者勿服。此药补阳火不实,大有神效,虚寒不足,诸病皆宜。

【功效】治形神劳役,或饮食失节,内伤元气,始得之时,脉大而虚,身热而烦,气高而喘,于外感类似,不可不辨。凡病中气不足,元气下陷,脾胃不调,久病不愈,无精神,少气力,怠惰困倦,虚饱不食,口不知味,腹中不和,一切气虚百病,此药主之。药性甘温,能除大热,升提气血,能补内伤。

【说明】方出《清太医院配方》,这是一首十分著名的补气方剂。方以黄芪、人参为主药,人参甘平,补脾益气,健运中焦;黄芪甘温,既固表实卫,又益气举陷,两药配伍,补中益气相得益彰。辅以当归补血和血,白术健脾益气。佐以陈皮理气燥湿,柴胡、升麻升阳举陷,使以甘草调和诸药。诸药合用,共奏升阳益气,补中固卫,甘温除热之效。

○调和大补羹

【组成】大米　小米　糯米　薏苡仁　莲子　芡实　山药　白茯苓各等份　白糖少许

【制法】上炒熟黄色为末,每日空心白滚汤和羹食之。

【说明】方出《鲁府禁方》。也是一首很典型的食补食疗方剂。《内经》云:"毒药攻邪,五谷为养",本方正是遵照这一经旨而设,所用均是五谷及亦药亦食之品,平和而养胃,正合"养生当论食补"、"补虚之最切要者在扶胃气"旨意。

○资生丸

【组成】人参　橘红　酸枣仁各30g(炒)　黄连15g　桔梗15g　茯苓60g　白术120g　当归山楂各45g　远志15g　麦门冬45g(炒)　薏苡仁45g　山药45g　莲子45g　白豆蔻15g　扁豆45g　芡实45g　神曲60g　藿香15g　砂仁15g

【制法】共为细末,炼蜜为丸。每服9g,不分早晚,以白滚水送下,米汤亦可。忌生冷、厚味。

【功效】此药专治能养胃健脾,益气补中,调和五脏,滋补营卫,并理虚消食化痰,不燥不热。凡男妇老幼,脾胃虚弱,气血不足,多困食少,体瘦面黄,饥饱失宜,不思饮食,虚膨胀满,呕吐痰水,溲便不调,四肢乏力,盗汗遗精,虚损劳伤等症,并皆治之。

【说明】方出《太医院秘藏膏丹丸散方剂》。此方是"参苓白术丸(1)"(见该方)的加味。所加橘红、白豆蔻、藿香增加了理气之功;山楂、神曲用以消食和胃;当归、麦门冬增加了养血滋阴之功;酸枣仁、远志用以安神定志,芡实增加了补脾涩精之功,黄连用以清胃和中。本方与传统名方"资生丸"(《兰台轨范》)稍有出入,用治脾虚泄泻,形消纳呆,诚为良方,前人谓:"既无参苓白术丸之补涩,又无香砂枳木丸之燥消,能补能运,臻于至和。"

○参苓白术丸(1)

【组成】人参6g　茯苓15g　白术15g　扁豆15g　薏苡仁15g　山药15g　陈皮9g　缩砂6g　桔梗6g　甘草3g　莲子15g

【制法】共研细末,水泛和丸。每服3~6g,早晚两服,用米饮送下,白开水亦可。忌食生冷、油腻、糖食、煮面等难克化之物。

【功效】夫人一身脾胃为主,脾胃强壮,百病不生;脾胃失调,百病蜂起。故调脾胃医中之王道,节饮食祛病之良方。古方立参苓白术散改丸,治脾胃虚弱,饮食不甘,形体瘦弱,面色萎黄,四肢少力,大便不调,久泻久痢,一切脾胃虚弱之症,更宜久服。

【说明】方出《清太医院配方》,本方补中而兼利湿,适于脾虚而兼泄泻者,举凡脾虚生湿,出现大便稀溏或泄泻者,投用本方,堪称对证良剂。本方以参苓术草四君补脾胃之气为主药;辅以山药、莲子、扁豆、薏苡仁,更能增强补脾渗湿和胃之功,砂仁醒脾快胃,使补而不滞,桔梗升提脾气,陈皮化湿理气,均为佐使之品。

○参苓白术丸(2)

【组成】人参30g　白术75g(土炒)　茯苓30g　山药30g(炒)　扁豆30g(姜汁炒)　桔梗30g　薏苡仁30g(炒)　莲肉60g　陈皮15g　半夏30g(姜汁炒)　砂仁15g　黄连3g(姜汁炒)　神曲30g(炒)　香附30g(儿童便炒)　当归60g(酒炒)　炒芍药30g(酒洗)　甘草15g(炙)　柏子霜30g　毛橘红15g　沙苑蒺藜30g

【制法】上为细末,姜枣煎汤,打神曲糊为丸,如梧桐子大,每服6g,用米汤送下。

【功效】此药专治病后元气虚弱，脾胃亏损，四肢沉重，多因少食，肌肤消瘦，久泻久痢等症。

【说明】方出《太医院秘藏膏丹丸散方剂》。此方较前方多出若干药味：增加半夏、橘红以化痰和胃；当归、白芍以养血和血，且监制诸药燥性；黄连以清胃泻火，香附以舒肝理气，神曲以消食运脾，沙苑子以补火生土。总体上看，前方是经典方，本方在前方基础上加味，目的是更稳妥平和，显示了宫中御医的良苦用心。

○参术调元膏

【组成】白术500g　拣参120g

【制法】剉成片，入沙锅内，将净水十大碗，熬汁二碗，去渣又熬，取汁二碗，去渣。将前汁共滤净，文武火熬至二碗。加蜜250g，熬至滴水成珠，倾入磁罐内。埋土中三日，取出。日服三四次，白滚水冲服。

【功效】扶元气，健脾胃，进饮食，润肌肤，补虚羸，生精脉，固真气，救危急。

【说明】方出《清太医院秘录医方配本》，是一首简练的甘温益气养生膏方。人参大补元气，是滋补强壮要药，《神农本草经》即称其"补五脏，安精神，定魂魄，止惊悸，除邪气，明目养心益智，久服轻身延年。"现代药理研究表明，人参对心血管系统有多种调节作用，如强心，增加心肌收缩力；抗心肌缺血；扩张血管，改善血循环；抗休克。人参对血液系统也有多种影响：刺激骨髓造血功能，可使红、白细胞增加，抑制血小板聚集；降低血脂，抗动脉粥样硬化。本品对人体免疫系统也有明显的增强作用：可刺激网状内皮系统的吞噬功能；调节特异性抗体的形成。动物实验表明，人参还有明确的抗衰老作用。

白术健脾益气，燥湿利水，也是一味具有强壮作用的养生佳品。药理研究表明，本品具有降血糖、抗血凝、抗氧化等作用，还可以增强免疫功能

本方服用简便，药简效宏，对气虚诸证具有可靠的补益作用。

○十全大补丸

【组成】当归60g　川芎15g　人参6g　茯苓30g　黄芪60g　白芍30g　熟地30g　白术60g　甘草7.5g　肉桂7.5g

【制法】共研细末，水泛和丸。每空心用米汤或白开水送下3g。戒思虑、劳烦。

【功效】治气血两虚，脾胃齐损；或四肢怠惰，或眼目昏花；或饮食不思；或动辄自汗，夜卧不安，精神减少，未热畏热，未寒畏寒，一切虚弱之症，并宜服之。

【说明】方出《清太医院配方》，系八珍丸(见该方)再加黄芪、肉桂而成。八珍丸气血双补，加用黄芪增强了益气之功，肉桂温补命门，培补真元，在补剂中该药还有鼓动气血、增强补药力量之效。

○十珍香附丸

【组成】人参60g　茯苓60g　酸枣仁60g　阿胶60g　陈皮60g　山茱萸60g　酒黄芩120g　生地120g　熟地120g　当归120g　白芍120g　川芎90g　甘草15g　砂仁45g　天门冬45g　元胡45g　益母草120g

【制法】用香附420g，酒、醋、盐、童便、茴香、萝卜子、益智仁加艾叶120g(炒)，共研细末，水泛和丸。每服3g，早晚用白开水送下。戒劳碌、气恼，忌食生冷、油腻等物。

【功效】治妇人血虚有热，气郁不舒，心神恍惚，经脉短少，耳鸣腰痛，夜卧不安，子宫虚冷，不受孕育；或受而不安，屡经堕落，以致肝经亏损，月水不调，胁肋胀满，小



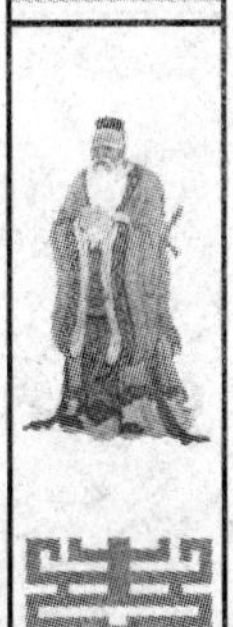

腹疼痛，肌肉消瘦，饮食不甘，头目眩晕，四肢困倦。以上诸症，悉皆治之。此药专能调经养血，安胎种子，益心神，扶脾气，补虚羸，滋血脉，以及胎前产后一切不足之症，久久服之，大有奇效。

【说明】方出《清太医院配方》，为妇人气血两虚兼有瘀滞而设。血虚气弱，运行无力，以致血流不畅，阻滞而痛。香附一味为血中气药，理气开郁，调畅气血，是为主药。妇人以血为本，故用熟地、当归、白芍、阿胶养血和血，兼以调经。天门冬、山茱萸滋阴养血，增加本方补血之功。气为血之帅，故用人参、茯苓益气补脾以生血。血虚易于生热，用酒黄芩、生地滋阴清热。补血易于腻膈，益气可致壅滞，故用砂仁、陈皮理气开胃，可谓配伍之妙。张元素谓："补血之中兼以活血，乃善用补者也"，故用元胡、益母草、川芎以活血调经止痛，体现了动静结合的组方原则。

〇三才丸

【组成】天门冬 90（去心）　生地黄 90g（上用柳甑箅以酒洒之，九蒸九曝干）　人参 60g（去芦）

【制法】上同为末，以枣肉为丸，如梧桐子大。每服 30 丸，食前温酒送下，日进三服，岁久为验。

【功效】滋阴养血，润补不燥，养气和血，养神。

【说明】方出《御药院方》。人参与天门冬、生地益气养阴，气血双补，以枣肉为丸更增补脾之功。人参是一种重要的抗衰老药，可延长实验动物的寿命，富含人参皂甙，有明显的抗疲劳、抗缺氧、抗心肌缺血等作用。天门冬也是滋补强壮、抗衰防老之品，《神农本草经》称其"久服轻身益气，延年不饥"。生地不仅是很好的滋补强壮药，而且也是著名的抗衰防老药物。方中药仅 3 味，但均是重要的滋补抗衰药物。

〇乾坤膏

【组成】当归 120g　熟地 120g　黄芪 120g　党参 120g　桂圆肉 60g　枸杞子 60g　升麻 60g　肉苁蓉 60g

【制法】用水煎透，炼蜜收膏。每服 9～15g，用白开水冲服，或入煎剂，或合丸药，随症加入亦可。

【功效】此膏治荣卫虚弱，气血亏损，肌肉消瘦，倦怠嗜卧，肺虚气喘，饮食少思，颜色憔悴，洒洒恶寒，自汗盗汗，骨蒸劳热，寒热往来，常觉惊恐，男子遗精便血，妇人赤白带下。以上诸症，皆由气衰血亏而致，此膏悉能治之。

【说明】方出《清太医院配方》。是一首很精练的气血双补膏方，服用方便，易于收效。方用黄芪、党参益气健脾，培补后天之本；另取肉苁蓉壮阳补肾，培补先天之本，脾肾同时受益，自然平安长寿。取当归、熟地、桂圆肉、枸杞子补血益精，与益气药同奏气血双补之功。为恐中虚下陷，再用升麻升提中阳之气，此系配合益气方药之常法。

〇内补养荣丸

【组成】当归 75g　山药 75g　益母草 75g　阿胶 75g　黄芪 75g　白术 75g　艾叶 30g　川芎 30g　砂仁 30g　熟地 120g　白芍 45g　杜仲 45g　甘草 15g　香附 120g　陈皮 60g

【制法】共研细末，炼蜜和丸。每服 3～6g，空心用龙眼汤或黄酒、白开水送下。

【功效】治妇人诸虚不足，血海虚败，头目昏眩，面色萎黄，经候愆期，赤白带下，腰痛耳鸣，四肢少力，子宫虚弱，不成孕育，及胎前产后诸虚百损之症，皆可服之。

【说明】方出《清太医院配方》，是一首妇科通治方，通过补益气血，调理气机，补妇人诸虚不足，使经期正常，肾气充实，达到医治不孕目的。方以地、归、芎、芍四物汤合以阿胶以补血调经；以黄芪、白术、山药益气补脾以助后天之本；以杜仲补肾壮腰以助先天之本；以艾叶温经暖宫；以香附、砂仁、陈皮和益母草理气活血。所谓“善用补者，补中有开”，正合此意。全方补行结合，补而不滞，行而不伤，符合妇科诸症病机。

○归脾丸

【组成】人参60g 白术60g 茯苓60g 酸枣仁60g 龙眼肉60g 黄芪45g 当归30g 远志30g 木香15g 炙甘草15g

【制法】共研细末，姜枣汤和丸。每服6～9g，每日一二服，用白开水送下。

【功效】治男妇忧思过度，劳伤心脾，以致健忘怔忡，惊悸不寐；或心脾伤痛，嗜卧少食，大便不调，肢体作痛，发热自汗，妇人经血虚损，一切思虑伤脾等症，并皆治之。此药健脾补心，养血益气，安神定志，保精神，安五脏，久泻久痢伤脾，久病伤脾，屡经屡验。戒气恼、忧思，忌食生冷、油腻等物。

【说明】方出《清太医院配方》，这是一首益气健脾、补血养心的常用方剂。脾为气血生化之源，心主血而藏神，劳思过度，损伤心脾，脾虚则血亏，心失所养则心悸、怔忡、乏力。方用党参、白术、茯苓、甘草“四君”合以黄芪、大枣补气健脾；当归、龙眼肉养血和血；远志、酸枣仁安神养心；木香理气醒脾，在大队益气养血药中起到“补中有行”的作用，确为本方配伍妙笔。

○加减归脾丸

【组成】酸枣仁45g（炒，去心） 白茯苓30g 当归30g 远志24g（炙，去心） 麦冬45g（炒，去心） 柏子仁45g（去油） 木香15g 白术30g（土炒） 人参30g 贝母30g（去心） 橘红21g 桔梗30g 甘草9g（炙）

【制法】共为细末，桂圆肉汤为丸。每服4.5g，白滚水下。

【功效】此药专治思多伤脾，心气不足，精神恍惚，夜卧不宁，怔忡健忘，异梦心烦等症。

【说明】方出《太医院秘藏膏丹丸散方剂》。与前归脾丸方相比，减去黄芪以防过燥，减去龙眼肉防其过腻；增加了柏子仁以养心气，麦门冬以滋心阴；更以贝母、橘红、桔梗理气兼升提中气。总之，与原归脾丸方比较，本方增加了养心安神之功。

○人参归脾丸

【组成】人参30g 茯苓60g 当归90g 香附30g 麦门冬30g 石斛30g 白术15g 菊花15g 熟地180g 半夏24g 甘草12g 栀子2.4g 酸枣仁45g 白芍60g 山药60g

【制法】共研细末，炼蜜和丸。每服6～9g，用白开水送下，每日一二服。

【功效】治男妇忧思过度，劳伤心脾，以致健忘怔忡，惊悸不寐；或心脾伤痛，嗜卧少食，大便不调，肢体作痛，发热自汗，妇人经血虚损、一切思虑伤脾等症，并皆治之。每服6～9g，用白开水送下，每日2服或1服。此药健脾补心，养血益气，安神定志，保精神，安五脏，屡经屡验。戒气恼、忧思，忌食生冷、油腻等物。

【说明】方出《清太医院配方》，与前两个归脾丸方相比，此方药物多有不同，配伍另有深意。方中仍有参、苓、术、草四君以补脾益气，另加山药代黄芪，减其燥性，共同补益后天脾胃。以白芍、熟地配合当归增加补血养血之功，另选麦门冬、石斛滋阴养胃，增加滋补阴血之功，这是本方与前方相比最大之不同，即增加了白芍、熟地、麦门冬、石斛四味药来增强滋养阴血之功，因而更适于气血两亏尤其阴血不足之病。为防阴虚生内热，另加菊花、栀子以清热凉血，此系反佐之道。脾虚多由肝郁引致，故加香附以舒肝解郁，与前方用木香重在调胃理气自是不同。另加半夏一则用以和胃，二则监制诸养血药之阴寒腻膈，也是配伍巧思之所在。

**○当归内补丸**

**【组成】**当归360g　香附240g　川芎360g　杜仲240g　黄芪240g　砂仁120g　牡丹皮120g　陈皮120g　川断120g　熟地500g　白芍180g　白米300g

**【制法】**共研细末，炼蜜和丸。每服6g，早晚用白开水送下。戒思虑、劳碌。

**【功效】**治妇人诸虚百损，荣卫不调，形体瘦弱，面黄懒倦，心烦口渴，神气不安，自汗盗汗，月候失期，寒热往来，崩中带下，一切血气衰弱，劳伤不足之症，皆可服之。

**【说明】**方出《清太医院配方》，为治妇人诸虚百损，荣卫不调，气血虚弱诸证之良方。方用熟地、当归、白芍、川芎四物汤补养阴血；配以黄芪益气培元，补益后天之本；另取杜仲、川断益肾助阳，培补先天之本，二药同时又是强壮腰膝要药。妇人荣卫不调多有气郁血滞因素，故选香附、砂仁和川芎以舒肝理气，活血化瘀，此符合“善用补者，补中有开”之旨。丹皮之用是为防治血虚生热，取其清热凉血之功。白米养人胃气，选用本品具有食疗意义，所谓“补虚之最切要者，在扶胃气”，此即一例。

**○人参补虚汤**

**【组成】**黄芪　人参　陈皮（去白）　当归（炙）　肉桂（去皮）　细辛（去叶土）　前胡　白芍药（去皮）　甘草（炙）　白茯苓（去皮）　麦门冬（去心）　半夏（炮）　熟地黄各60g

**【制法】**以上十二味为细末。每服9g，水一大盏，入生姜五片，枣两枚，煎至七分，稍热服，食前。

**【功效】**治虚劳，少气不足，四肢困弱，嗜卧少力，心中悸动，夜多盗汗。常服补诸虚不足，健中进食。

**【说明】**方出《御药院方》，是一首气血双补兼可祛湿化痰之方。方用黄芪、人参大补元气；熟地、当归、白芍养血补血，合而成其气血双补之功。另取麦冬滋阴养心以治心中悸动。气虚多夹湿邪，故选半夏、茯苓燥湿利水；细辛、前胡散风祛湿以治四肢困弱、嗜卧少力之症。肉桂一味之用颇具匠心，既可温经助阳，又可鼓舞气血运行，增加补药效力。陈皮理气和胃，在大队补药中用之，可防呆补，是补益方中常用的一种配伍方式。

**○八珍丸**

**【组成】**人参30g　白术30g（土炒）　白茯苓30g　当归30g（酒洗）　川芎21g　白芍21g（酒洗）　熟地30g　甘草15g（炙）

**【制法】**上为细末，神曲打糊为丸，如梧桐子大。每服4.5g或6g，食远白滚水送下。

**【功效】**此药专治气血两虚，恶寒发热，烦躁口渴，眩晕昏愦，饮食不思，肚腹膨胀，肌肤消瘦，大便不实，小便赤色等症。

**【说明】**方出《太医院秘藏膏丹丸散方剂》。本方由益气祖方四君子汤与补血祖方四物汤合剂组成，统治一切气血两虚病证。气为血帅，血为气母，补气之剂常配以补血药，补血之剂则多配以益气药，这是根据血充气旺，阳生阴长的理论指导使然。

方中人参、熟地为君，以甘温益气养血；辅以白术健脾利湿，茯苓益气渗湿，二者相合，协助人参补脾益肺，以助气血生化之源。当归、白芍养血和营，协助熟地以益心生血，调和肝脾，川芎活血行气，炙甘草和中益气，此四药相合共为佐使，全方共奏益气养血之功。

现代研究证明，四物汤可以提高免疫功能，其中当归还可以扩张心、脑血管，降低血压，降低血脂；川芎对中枢神经系统有镇静作用，对冠状动脉和脑血管的扩张作用尤为明显；熟地可以升高外周白血球数量，降低血糖，提高造血系统功能；白芍可以增强细胞免疫，扩张冠状动脉，具有强心和降压功能。这些都表明了四物汤中各药养生益寿作用的药理基础。

○八珍汤

【组成】当归　川芎　赤芍药　熟地黄　人参　茯苓　甘草（炙）　缩砂仁各等份

【制法】上为粗末。每服9g，水一大盏，入生姜七片、枣三枚去核，同煎三五沸，去滓放温，空心，日进2服。

【功效】和荣调卫，理顺阴阳，滋血养气，进美饮食。

【说明】方出《御药院方》。本方较前方少白术，而多砂仁，在诸多补药中加入理气运脾之品，可防补药壅滞，是宫中御医善用成方之典范。

○八珍益母丸

【组成】人参60g　白术60g　茯苓60g　当归60g　川芎30g　白芍60g　甘草30g　熟地120g　益母草240g

【制法】蜜丸重7.5g，蜡皮重6g，无衣。每服1丸，早晚用滚白水送下，或温酒亦可，忌气恼、生冷、厚味。

【功效】夫人之一身，以气血为主，气血和平，则百病不生。大凡妇人，月事不调，胎前产后，气血两虚，则诸病生焉，种种不一。此丸专治妇人气血不调，诸虚百损，久不孕者，及胎前产后，一切劳弱等证，并皆治之，无不神效。

【说明】方出《清太医院秘录医方配本》，系八珍汤加入益母草而成。八珍汤乃气血双补之剂，益母草为妇科珍品，调经圣药，活血而化瘀，加入于补剂八珍汤中，可使补而不滞，清代名医周学海曾谓："每加行血药于补剂中，其效倍捷"，即此意也。药理研究表明，益母草对子宫有明显的兴奋作用，使实验动物的子宫收缩频率、幅度及张力增加，因而本药是胎前产后要药，八珍益母汤亦是气血双亏月经不调首选良剂。

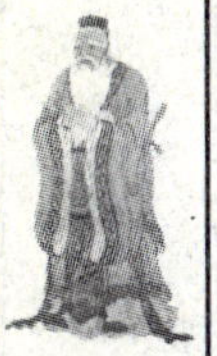

○八仙长寿酒

【组成】人参6g　茯神9g　枸杞9g　莲子9g　檀香9g　白豆蔻3g　玫瑰花6g　龙眼肉9g

【制法】将药合一处，用夏布口袋盛之，泡烧酒5kg，加冰糖500g。

【功效】此酒益气养神，开胃健脾，固阳滋阴，药性和平，气味芳香。食前饮之，能和胃气。食后饮之，促消宿谷，亦养生之一道也。

【说明】方出《太医院秘藏膏丹丸散方剂》，各药多系食疗佳品，气味芳香，制用简便，实为"养生之一道也。"方中人参大补元气，与茯神、莲子一起益气兼能安神。枸杞子、龙眼肉养血益精，与人参一起气血双补。其余檀香、白豆蔻、玫瑰花舒肝理气，开胃健脾。全方药仅8味，配伍有道，补行结合，服用方便，确有宫廷特色。

○乐令黄芪汤

【组成】黄芪　人参(去芦)　陈皮(去白)　当归　桂心　细辛(去叶)　前胡　芍药　甘草(炙)　茯苓(去皮)　麦门冬(去心)各3g　生姜7.5g　半夏3g(汤浸七次)　大枣1枚

【制法】以上药物切碎,用水四盏煎至二盏半,去滓,分2服。

【功效】治虚劳少气,胸心痰冷,时时惊惕,心中悸动,手脚逆冷,体常自汗,补诸不足,五脏六腑虚损,肠鸣,风湿,荣卫不调,百病。又治风里急。

【说明】方出《御药院方》,与前人参补虚汤大致相同,较之多生姜、大枣两味,增加了调和营卫与益气和胃之功。

○制斑龙胶法

【组成】鹿角连脑盖骨者佳,自解者不用。去盖至缶,净五十两,截作三寸段,新汲泉井水浸洗去垢,吹去角内血腥秽水尽。同人参150g,天门冬去心皮150g,麦门冬去心150g,甘枸杞子去蒂240g,川牛膝去芦150g,五品药与角入净坛,注水至坛肩,用箬壳油纸封固坛口,大锅内注水,大甑蒸之,文武火密煮二昼夜足时。常加入沸汤于锅内,以补干耗。取出滤去渣,将汁复入沙锅内,熬成胶听用,和药末。其角去外粗皮,净者为末,名鹿角霜出,亦有可用处。

【功效】此胶能生精养血,益智宁神,顺畅三焦,培填五藏,补心肾,美颜色,祛病延年,乃虚损中之圣药也。

【说明】方出《鲁府禁方》。斑龙是鹿的别名,斑龙胶即鹿角胶,为宫延高级滋补强壮药,李时珍称其:补虚劳,长肌益髓,令人肥健,悦颜色。明代名医缪希雍认为"久服能轻身延年"。《本草汇言》概括它"壮元阳,补血气,生精髓,强筋骨,……此系血肉之情,较草木无情,更增一筹之力矣"。现代药理证实,本品具有很好的强壮作用,能改善睡眠和食欲;降低肌肉的疲乏;可以增强心肌收缩力;还可以增强骨髓造血功能,这些都提示了鹿角胶作为养生佳品的药理基础。本品一般直接用鹿角为原料熬制而成。宫中熬制则颇具匠心,加入了人参、天门冬、麦门冬、枸杞子和牛膝5味,既增加了益气滋阴之效,又监制了鹿角胶之热性。尤其牛膝可引本品下行入肾,避免其上行导致头面升火之弊。

○宁坤至宝丹

【组成】益母草90g　野于术15g　白芍15g　砂仁9g　生地黄15g　广橘红18g　人参30g　川牛膝30g　香附米15g　广木香15g　黄芩18g　落水沉15g　东阿胶6g　茯苓30g　乌药15g　大苏叶9g　生甘草30g　明朱砂9g　琥珀9g　当归15g　川芎18g

【制法】共研细末,炼蜜为丸,重4.5g,金衣,蜡皮封固。每服2丸,黄酒化服。

【功效】此丹专治妇人胎前产后诸般百症,大能调经养血,安胎种子,真妇科之妙药,故名宁坤至宝丹。

治经水不行,或前或后及寒热往来,骨蒸盗汗,童便老酒下。

治心气疼痛,临经腹痛,赤白带下,用香附、陈皮汤下。

治经水紫黑成块,腹胀胁痛,用红花、青皮汤下。

治经水过多,血崩不止,及胎动不安者,用条芩、白术汤下。如漏红,加艾叶汤下。治四肢浮肿,大腹皮、赤苓汤下;小便不利,赤苓、木通汤下;大便失血,黄连、地榆汤下。

以上诸症，诚恐药引不便采买，宜用老酒、童便或姜汤下。

胎前产后及无痛妇人常常眼之，百病不生，妙难尽述。忌生冷、油腻、煎炒等物，忌用铁器。

**【说明】**方出《太医院秘藏膏丹丸散方剂》，为养血益气、舒肝理气、调经止痛良方，“通治妇人胎前产后诸般百症”。

方用当归、白芍、阿胶、生地养血和血以调经，符合“妇人以血为本”之旨；气血互根，养血亦当益气，故用人参、白术、茯苓、甘草益气健脾，培补生化之源；月经不调多由气血瘀滞作祟，故以木香、香附、砂仁舒肝理气；沉香、乌药温经暖肾，以益母草、川芎、琥珀、牛膝活血化瘀，调经止痛，同时这也符合“每加行血药于补剂中，其效倍捷”之旨。为防血虚生热，故用黄芩以清热凉血，监制诸药燥性。朱砂主要用以镇心安神。

全方补中有行，补而不滞，血虚能补，血瘀可行，共奏益气养血，舒肝理气，调经止痛之功。

**○安坤至宝丹**

**【组成】**熟地 36g　香附 6g　元胡 6g　酒芩 6g　白芍 6g　白术 6g　当归 15g　木香 1.5g　砂仁 1.5g　陈皮 3g　川芎 3.6g　益母草 60g

**【制法】**共研细末，炼蜜和丸，蜡壳封护。

**【功效】**治妇人胎前产后诸般百病，实安坤至宝。

安胎顺气，催生易产，袪散风邪，经水不行，或前或后及寒热往来，骨蒸瘦弱，俱用童便老酒送下。

治心气疼痛及临经复痛，赤白带下，俱用香附陈皮汤送下。

治经水紫黑成块，腹胀胁痛，俱用生地丹皮红花青皮汤送下。

治经水过多，血崩不止，胎动不安，俱用条芩白术汤送下。如漏红加艾叶。

治心闷呕吐，用姜汤送下。

治咳嗽喘急，桑皮杏仁汤送下。

治四肢浮肿，大腹皮赤茯苓汤送下。

治小便不通，赤苓木通汤送下。

治大便下血，黄连地榆荆芥汤送下。

治横逆难产，当归汤送下。

治胎衣不下，归尾枳壳红花汤送下。

治产后瘀血作痛，童便苏木汤送下。

治失血，人参汤或糯米汤送下。

治头痛，川芎白芷汤送下。

治遍身疼痛，羌活秦艽鲜姜汤送下。

以上所有各症引药，诚恐难采买者，宜用无灰老酒，或童便姜汤，随于生产前后，及无病妇人宜常服，名曰妇科安坤至宝丹。忌用铁器。

**【说明】**方出《清太医院配方》，为清宫常备妇科良药，不仅可以顺气安胎，而且对各种月经病、产后病及妇科杂病均有佳效，惟须根据不同病症，分别使用不同药物煎汤作引，这亦是宫廷运用成药的一大特色。方以补血祖方四物汤和妇科圣药益母草为主养血和血。盖妇人以血为本，血气充足，经血按期而至，则诸证自安。香附亦为妇科要药，与元胡、木香、砂仁、陈皮相伍，理气化滞，安中止痛。黄芪为安胎妙药，与



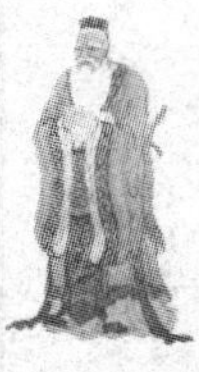

白术伍用，为历代安胎方中常用之对药。诸药合用，共治妇人胎前产后诸般百病，“实安胎至宝”。

○补虚黄芪汤

【组成】人参90g（去芦） 当归90g（去芦） 白术90g 黄芪90g 肉桂90g（去粗皮） 甘草90g（炙） 白芍药180g

【制法】上为粗末。每服9g，水一盏，生姜三片，枣一枚，同煎至七分，去滓温服，食前，日进3服。

【功效】治诸虚不足，少腹急痛，胁肋腹胀，脐下虚满，胸中烦悸，面色萎黄，唇口干燥，少力身重，胸满短气，腰背强痛，骨肉酸疼，行动喘乏，不能饮食。或因劳伤过度，或因病后不复，并宜服之。

【说明】方出《御药院方》，是一首很简练的气血双补之剂。方用人参、黄芪、白术大补元气，与当归、白芍补血养血合成气血双补之功。另取肉桂温补肾阳，在补药中用之可增加效果。甘草调和诸药。方虽药味不多，但药专效宏。

○益气养元丸

【组成】党参60g 白术60g 白芍60g 麦门冬60g 熟地60g 当归60g 黄芪30g 远志30g 陈皮30g 肉桂15g 紫河车一具

【制法】共研细末，炼蜜和丸。每日早晚各服3g，空心用白开水送下，服之有效，挨日递加一粒，加至十粒为止。惟少年阴亏，虚火上炎，失血热嗽，肺经实热者，切不可服；其余虚弱不足各症，并宜服之，大有神效。

【功效】夫元气者一身之根本，元气不足，则百病丛生。大凡精神疲倦，脾胃不和，畏寒怯暑，睡卧不安，偶出暖室，为风寒所激，遂致咳嗽；久嗽伤气，气亏上喘，每一喘嗽，便抽掣胸际腰际，两胁丹田上顿下坠，鞠躬半日，痛不能伸，以及阳虚自许，阴虚盗汗，气虚下陷，数思大便，痔疮现形，诸如此类变症多端，皆因元气亏损所致。初发之时，脉大而虚，身热而烦，与外感相似，需辨明不可误认，如得前症，亟以此药治之。专能滋补气血，益养元神，其性甘温和中，为补益门斟酌合宜之剂。

【说明】方出《清太医院配方》，专能“滋补气血，益养元神”，故名“益气养元丸”。方用黄芪、党参、白术益气扶脾，培补元气；配以熟地、当归、麦门冬、白芍养血滋阴，与黄芪等药合奏气血双补之功。另用紫河车血肉有情之品补肾益精，培补先天之本。药理研究证明，本品含有多种抗体和干扰素以及各种激素和多种有应用价值的酶，可以有效地增强机体抵抗力，同时具有激素样作用，这些无疑提示本药具有很好的养生益寿功效。为防诸补药壅滞，故选用陈皮理气消滞，此为动静配伍之道。本方使用肉桂颇有寓意，一者补助肾阳，可以引火归原；二者本品具有鼓动气血之功，在补药中配用可以促使阴生阳长，确为配伍妙笔。远志主要用于养心安神。全方药味不多，配合十分讲究，不失为宫中养生益寿方中珍品。

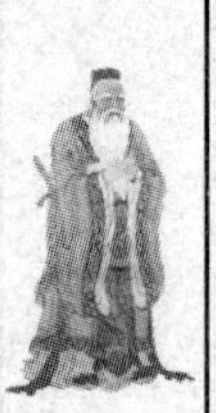

○滋阴丹

【组成】熟地黄 生地黄 白茯苓 人参各60g 黄芪 甘菊花 枸杞子 丹参 柏子仁（炒） 白芍药各30g

【制法】上件为细末，炼蜜和丸，如梧桐子大。每服50丸至60丸，米饮下，空心食前，日进二三服。

【功效】养血和气，调顺荣卫，充成肌肤，活血驻颜。久服大补冲任，匀顺月经，神良不可俱述。

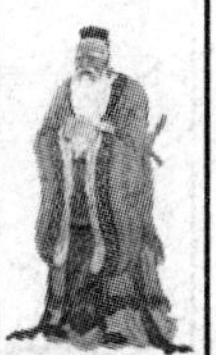

【说明】方出《御药院方》，是一首气血双补之调经良方。生熟地、白芍、枸杞均为补血要药，方中用为主药；另伍以人参、黄芪、茯苓益气补脾，以合“气血互根”、“阴阳互补”之旨。血虚心失所养可致惊悸失眠，故用柏子仁养心安神。菊花清热明目又可养颜，是一味延年益寿佳品。丹参活血调经，在补药中用之，可增强益气和血之功，此是配伍妙法。

○白芨燕窝粥

【组成】白芨 3 钱，燕窝 2 钱，冰糖少许。

【制法】燕窝择去毛渣；白芨洗净，切薄片。将白芨与燕窝同放入碗内，加水适量，隔水蒸至熟，滤去药渣。冰糖放入锅内，加水适量煮熬，用纱布过滤，然后将糖汁倒入燕窝内即可。

【用法】适量食用。

【功效】补肺养阴，止嗽止血。尤其适用于肺结核、肺气肿、咯血者。

○川贝炖雪梨

【组成】雪梨 1 个，川贝母粉 1 钱。

【制法】将雪梨洗净，挖空中心，入川贝母粉，隔水炖熟即可。

【用法】食梨，每日 1 次，连食 3 ~ 5 天。

【功效】清热化痰，润肺止咳。适用肺阴虚有热、咳嗽痰黏稠者。

○莲子百合煨猪肉

【组成】莲子、百合各 1 两，猪瘦肉半斤，盐、葱、姜、黄酒各适量。

【制法】莲子、百合洗净，与瘦猪肉同放锅内，加姜、葱、盐、黄酒、清水适量，共炖半个时辰即可。

【用法】佐餐食用。

【功效】兼阴清热，润肺清心。适用于肺气虚弱之人。

○胡桃银耳炖海参

【组成】胡桃肉 3 钱，银耳 2 钱，瘦猪肉、海参各 1 两。

【制法】将胡桃肉用开水烫泡，去内衣；银耳泡开，洗净，摘成小朵；瘦猪肉洗净，切丝；海参浸软，洗净，切丝。把全部用料一齐放入炖盘内，加开水适量，炖盅加盖，文火隔水炖半个时辰，调味即可。

【用法】随量食用。

【功效】补肾益精，润肺养胃。尤其适用于肺肾虚弱者。

○灵芝鸭

【组成】灵芝、肉桂、草果各 1 钱，鸭子 1 只，生姜、葱、食盐、绍酒、卤汁、冰糖、麻油各适量。

【制法】鸭子宰杀后，去毛，除去内脏，用清水洗净；灵芝、肉桂、草果用水煎熬两次，每次水沸后一刻钟滤出药汁，两次共收滤液约 6 斤；生姜、葱洗净，将药液放入锅中，加生姜、葱，再把鸭子放入锅中，全部淹入汁内，在文火上煮至熟，捞起。鸭子放入卤汁内卤熟，捞出。取适量的卤汁放入锅内，加食盐、冰糖抖匀，调好色味，放入鸭子，在文火上烧煮，直到卤汁均匀地粘在鸭子上，色红亮时捞出，再均匀地涂上麻油即成。

【用法】佐餐食用。

【功效】滋阴补肺，益肾止咳。适用于肺肾虚弱之咳嗽喘息者。

○淮山药饼

【组成】淮山药1斤,白砂糖4两,熟面粉2两,熟莲子、蜜饯青梅、桂圆肉、花蛋糕、白瓜子仁各5钱,猪油、蜂糖、淀粉、蜜饯樱桃各少许。

【制法】淮山药打成粉后,与熟面粉加水揉成团;青梅切成片;花蛋糕切成菱形片。将淮山药团揉成圆形,放入平盘内,按成圆饼,莲子、青梅、樱桃、桂圆肉、花蛋糕、白瓜子仁依次摆在圆饼上,上笼蒸约一刻钟后取出。锅内放清水加蜂糖,用旺火烧沸,打去浮沫,再倒入淀粉勾成芡汁,最后加猪油浇在饼上即成。

【用法】随量食用。

【功效】补脾益肺。适用于肺脾气虚短气乏力,面色萎黄,咳痰稀薄、大便溏稀者。

○百合南瓜粥

【组成】南瓜半斤,糯米2两,百合1个,冰糖、芝麻适量。

【制法】糯米磨成粉末(这样口感更柔滑),百合洗净备用。将糯米粉和去皮切块的南瓜放入锅内,加水煮滚后慢火熬成蓉状,加百合、适量的冰糖再煲一会儿即可。也可放入芝麻或其他碎果仁,口感更佳。

【用法】每次饭后食用,可常食。

【功效】南瓜可以润肺健脾,镇咳化痰。百合有镇静止咳、温肺益气、定喘的功效。

○洋参雪耳炖燕窝

【组成】银耳1两,燕窝2两,西洋参5钱。

【制法】将银耳用适量清水泡开后洗净,撕成小朵。将燕窝用适量清水浸泡后洗净,捡去羽毛、杂质。将西洋参洗净后切成片。将西洋参片、银耳碎片、燕窝一同置于炖盅内,加入适量开水,盖上炖盅盖,上锅用小火隔水炖1个半时辰,加入适量冰糖调味即可。

【用法】早、晚作点心服食。

【功效】本品具有益气、润肺、止咳、降肺火、润肺燥、生津液之功效。

○银杏南瓜饼

【组成】糯米粉8两,银杏适量,南瓜半斤,白糖1两,生油5钱,豆沙4两。

【制法】将银杏炒熟磨成粉。南瓜切成块,放入蒸笼里蒸熟,冷却剥去外皮。再将熟南瓜搅成糊状,加银杏粉、糯米粉和糖,揉成粉团,散放到蒸笼里蒸熟,倒入涂过油的盆里冷却,再搓成圆长条,截成12只坯子。将坯子用手按扁,做成两边薄中间厚的圆形皮子,包上豆沙后,按成饼形,即成南瓜饼生坯。将平锅烧热,放生油。再将生坯放入锅内,用小火煎成两面微黄色即成。

【用法】可作为点心常食。

【功效】滋养肺脏,镇咳化痰,有滋补血气之功效。

○桂圆糯米粥

【组成】桂圆肉3钱,糯米2两。

【制法】将淘洗干净的糯米入锅,加水2斤,用大火烧沸后转用小火熬煮,待粥半熟时加入桂圆肉,搅匀后继续煮至粥成。

【用法】每天晨起和睡前温热食用。

【功效】补益心脾,养血安神。

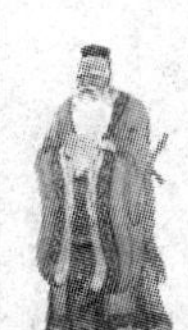

○小麦红枣粥

【组成】小麦1两,红枣5枚,白糖4钱,粳米2两。

【制法】将小麦淘洗干净,加热水浸胀后,倒入锅中,上火煮熟后取汁,与淘洗干净的粳米、洗净去核的红枣一同入锅,用大火烧沸后转用小火熬煮成稀粥,起锅时加入白糖。

【功效】养心神,止虚汗,补脾胃,除烦渴。

【用法】温热食用,宜连续食用3~5天。

○藕粉粥

【组成】藕粉、粳米各5钱,白糖适量。

【制法】将粳米淘洗干净,放入锅中,加清水适量,用大火烧沸后转用小火熬煮至稀粥,待粥将成时放入藕粉调匀,加白糖调味即可。

【功效】补心益脾、止血安神。

【用法】佐餐,每天早、晚餐温热服用。

○莲子桂圆糯米粥

【组成】糯米1两,莲子3钱,桂圆6钱。

【制法】将莲子洗净后去莲心,与桂圆、淘洗干净的糯米一同入锅,加入适量的水,用大火烧沸后转用小火熬煮成稀粥。

【功效】补心脾,益气血。适宜用于失血性贫血等症的辅助食疗。

【用法】每天温热食用。

○藕丝羹

【组成】鲜嫩藕1斤,鸡蛋3个,京糕、蜜枣、青梅各2两,白糖4两,湿玉米粉适量。

【制法】将鲜嫩藕洗净后切成细丝,入沸水锅内略烫后捞出。京糕、蜜枣、青梅切成细丝。鸡蛋取清放入碗内,加入半量的清水调匀,倒入盘内,放在笼中蒸片刻,使之成为白色固体蛋羹。将藕丝、京糕丝、蜜枣丝、青梅丝均匀地摆在蛋羹上。再将白糖放在炒锅后,加入适量的清水熬成糖汁,再加入适量的湿玉米粉勾成芡汁,浇在蛋羹上即成。

【功效】补心益脾,滋阴止血,清热生津。且在可用于血热失血,鼻出血,便血,崩漏等症的辅助食疗。

【用法】可当作点心随意食用。

○桂圆薏仁莲子羹

【组成】桂圆肉6钱,薏苡仁1两,莲子2两,冰糖适量。

【制法】将莲子用水泡发,去皮和心,洗净,然后与洗净的桂圆肉、薏苡仁同放入沙锅中,加水适量,用大火煮沸后转用小火煎煮至莲子酥烂,加冰糖调味即成。

【功效】补心血,健脾胃。可用于营养不良、贫血、消瘦等症的辅助食疗。

【用法】每天于睡前服用。

○糖醋黄鱼

【组成】黄鱼1条,精盐、葱结、葱花、姜片、姜末各适量,猪肉丁、水淀粉各1两,笋丁、青椒丁5钱,白糖2两,酱油适量,鲜汤4两,猪油、麻油各5钱,黄酒、食醋各1两,蒜泥1钱,淀粉、素油各适量。

【制法】将黄鱼剖杀,洗净,沥去水分,平摊在砧板上,用刀在鱼两面各剞4刀,刀深至鱼脊骨。然后将鱼放在大盆中，加黄酒、精盐、葱结、姜片，腌制半个时辰后用淀粉拍满鱼全身，所有刀纹中都要拍到，然后抓住鱼尾将鱼提起来抖去没粘住的粉。准备就绪后，在锅内放素油，烧至七成热时，下黄鱼炸片刻，再翻身炸片刻，捞起。待油温上升至八成热时，再将黄鱼放入炸片刻，捞出沥油，放在长盘中。将锅烧热，加素油 1 两，放葱花、姜末、猪肉丁、笋丁、青椒丁煸炒后，下黄酒适量和白糖、酱油、精盐、鲜汤，烧沸后再用水淀粉勾芡，浇上猪油，加入食醋、麻油、蒜泥，起锅浇在鱼身上即成。

【功效】养心安神，益胃补虚。

【用法】佐餐食用。

**○桂圆童子鸡**

【组成】净童子鸡 1 只，桂圆肉、葱、姜各适量，黄酒 2 两，精盐 1 钱。

【制法】将童子鸡洗净，去爪，将鸡颈别在鸡翅下，使其团起来，放入沸水锅中焯片刻，去除血水，捞出洗净；将桂圆肉用清水洗净。将鸡放入汤锅，再放入桂圆肉、黄酒、葱、姜、精盐和清水 1 斤左右，上笼蒸约半个时辰取出，去葱、姜即成。

【功效】补益气血，养心安神，可用于病后或产后体虚等症的辅助食疗。

【用法】佐餐食用。

**○参麦甲鱼**

【组成】甲鱼 1 只，人参 1 钱，浮小麦、茯苓各 4 钱，火腿肉 2 两，鸡蛋 1 个，精盐、黄酒、葱段、姜片、鸡汤、生猪板油各适量。

【制法】将甲鱼放入沸水锅中烫死，剁去头和爪，揭去硬壳，掏出内脏洗净，切成块，摆入碗内。火腿切成小片，生猪板油切成丁，铺在甲鱼上面，再将精盐、黄酒、葱段、姜片掺入适量鸡汤，注入碗中。另将浮小麦、茯苓用纱布包后投入汤中，人参打成细粉，撒在面上，然后用湿棉纸封口，上笼蒸 1 个半时辰左右，直至熟烂，取出后去葱段、姜片和纱布包，滗出原汤，将甲鱼扣碗中。将原汤倒入锅中，烧沸后撇去浮沫，打入鸡蛋，再沸后浇在甲鱼上即成。

【功效】本品具有补中益气，养血安神之功效。

【用法】佐餐食用。

**○灵芝猪肝**

【组成】灵芝 3 钱，黑木耳 1 钱，猪肝半斤，青菜 2 两，精盐、白糖、黄酒、水淀粉、素油、酱油、葱花、姜末、蒜泥、鲜汤各适量。

【制法】将灵芝洗净，切成片，加清水适量，用中火煎煮三刻钟，滤取汁液 2 次，将 2 次汁液合并；黑木耳用温水浸发；青菜洗净，切成段；猪肝洗净，切成片，用精盐、白糖、黄酒拌匀，加入水淀粉，再加少量素油抖匀；用酱油、白糖、水淀粉、黄酒、葱花、姜末、蒜泥与鲜汤调成味汁。炒锅上火，放入素油烧至八成熟，放入猪肝片、黑木耳推匀，加入灵芝汁及青菜段翻炒片刻，倒入味汁搅匀，待汁烧沸时翻炒均匀即可。

【功效】补心养肝，养血安神。可用于贫血及身体虚弱等症的辅助治疗。

【用法】佐餐食用。

**○玉枣瘦肉汤**

【组成】郁金、鸡内金各 3 钱，玉米须 6 钱，大枣 5 枚，猪瘦肉适量。

【制法】将郁金、鸡内金、瘦肉、大枣、玉米须分别洗净后，同入沙锅内，加清水适量煎汤。

【功效】健脾，利肝胆。

【用法】去渣取汤，每日 2 次，饭后饮用。

○鸡骨草炖肉

【组成】鸡骨草 1 两，猪瘦肉 2 两，调料适量。

【制法】将鸡骨草洗净，猪瘦肉洗净切丝，同放入锅内煮 1 个半时辰左右，去渣调味服食。

【功效】清热解毒利湿，养肝护胆。

【用法】每日 1 次，可连续服用。

○金针汤

【组成】金针菜、红糖各 6 钱。

【制法】将金针菜放入锅中，加入清水适量，煮沸煎汤，滤出汤液，加红糖即可食用。

【功效】清热利湿，补血扶正。

【用法】佐餐食用，四季皆可食用。

○鸡蛋炒羊肝

【组成】羊肝半斤，鸡蛋 1 个，葱末、姜末、食盐、米醋、黄酒、酱油、芝麻油各适量。

【制法】将鸡蛋打散备用，羊肝洗净后切成薄片，置于碗中加入鸡蛋清、适量黄酒、酱油、米醋、葱末、姜末、食盐、白糖拌匀。将炒锅置于火上，在锅中放入适量芝麻油，烧至七成热时，放入调制好的羊肝，用旺火快炒至熟即可。

【功效】本品具有养血、补肝、明目之功效。

【用法】佐餐服食。

○黄芪灵芝炖肉

【组成】黄芪 3 钱，灵芝 2 钱，猪瘦肉 2 两。

【制法】将黄芪、灵芝、猪瘦肉加水适量同煮汤，去药渣调味后饮汤食肉。

【功效】化湿健脾，补肝养血。

【用法】每天 1 次，连服 10～15 天。

○枸杞叶炒鸡蛋

【组成】鲜嫩枸杞叶 4 两，鸡蛋 2 个，菜油适量。

【制法】将鲜嫩枸杞叶洗净后切细，将鸡蛋去壳打散，与枸杞叶搅匀。在炒锅中放入适量菜油烧热后，放入用鸡蛋抖好的枸杞叶用旺火炒熟即可。

【功效】本品具有补肝养血之功效。

【用法】每日 1 剂，空腹食之。10 天为 1 个疗程。

○香菇瘦肉煲

【组成】香菇 4 钱，猪瘦肉 2 两，调料适量。

【制法】将香菇洗净，用温水泡发，去菇蒂，放入沙锅内，加水适量，用文火熬汤，至香菇熟烂，再加瘦肉，肉熟调味即成。

【功效】补肝肾，健脾胃。

【用法】隔日 1 次，常食效果好。

○决明兔肝汤

【组成】兔肝一副，决明子 2 钱，食盐适量。

【制法】将兔肝洗净，决明子用 3 层干净的纱布包好。然后将两物一同置于锅中，加入适量清水熬煮成汤，再加入造量食盐调味即可。

【功效】本品具有补肝养血之功效。

【用法】饮汤，食兔肝，可常食。

○猪肝豆腐汤

【组成】猪肝2两，豆腐半斤，精盐、姜、葱、淀粉各适量。

【制法】将猪肝洗净切薄片，锅中加水适量，将豆腐切成厚片放入锅内，加盐少许，汤煮开后加入猪肝，再煮片刻，而后撒入调料即成。

【功效】清肝和胃，补肝益精。适用于肝肾阴虚型患者辅助食疗。

【用法】食豆腐、猪肝，喝汤，每日1次，可长期食用。

○金银花炖肉

【组成】金钱草6钱，金银花3钱，猪瘦肉1两。

【制法】将上述原料分别洗净后全部放入沙锅内，加清水适量，用文火熬汤即可。

【功效】清热利湿，保肝利胆。

【用法】去药渣，饮汤食肉，每日1次。

○核桃栗子羹

【组成】核桃仁3钱，栗子1钱，冰糖4钱。

【制法】将核桃仁炒香，栗子剥皮，炒香，切成2瓣，放入铝锅内，加水适量，置武火上烧沸，转用文火熬煮1个时辰。将冰糖捶成屑，放入锅内，加水适量，置火上熬成糖汁，将糖汁放入核桃、栗子羹内，搅匀即成。

【功效】补肾养血，润肠止带。适用于肾虚喘嗽、腰痛脚弱、大便燥结者。

【用法】可佐餐服用。

○鹿胶粳米粥

【组成】鹿胶6钱，粳米1两。

【制法】将粳米淘洗干净后置于锅中，加入适量清水熬煮至粥将熟时，加入鹿胶稍煮至鹿胶溶化即可。

【功效】本品具有温补肝肾、强筋壮骨、活血消肿之功效，适于肝肾阴虚、畏寒肢冷、腰腿酸软等症患者辅助食疗。

【用法】空腹食用。

○肉苁蓉炖蚝肉

【组成】肉苁蓉1钱，蚝肉、胡萝卜各2两，鸡肉1两，绍酒、姜、葱各1两，盐适量。

【制法】将肉苁蓉、蚝肉洗净后切成片；鸡肉洗净后切成一寸见方的块；胡萝卜也切成块；姜拍碎，葱切成段。将肉苁蓉、蚝肉、鸡肉、胡萝卜、绍酒、姜、葱、盐同置于炖锅内，加入适量清水用旺火烧沸，再用文火炖煮半个时辰即可。

【功效】本品具有滋补气血、强身健体之功效，适于肾虚、腰痛乏力、贫血等症患者食用。

【用法】佐餐食用。

○五味腰柳

【组成】五味子4钱，猪里脊肉4两，鸡蛋2个，面粉5钱，香菜段适量，葱少许，精盐适量，花椒水、绍酒各2钱，猪油1两，鸡汤1钱，淀粉2两。

【制法】将猪里脊肉切成二分五厚的大长片，肉片两面剞上交叉的花刀；将葱、姜末、精盐、五味子药液和里脊肉放在一起拌匀，腌二刻钟后，蘸面粉待用；将鸡蛋打在碗内搅匀。在炒勺内放入猪油，待油热后，将里脊肉蘸上鸡蛋，放入炒勺内煎，待两面煎黄时，加入鸡汤、精盐、花椒水、绍酒用慢火煨片刻，至熟透后，将里脊肉片取出切成条，码在盘内。将炒勺内汤浮沫打净，加入味精，用淀粉勾成稀米汤芡，放入葱，浇在里脊肉条上，撒上香菜段即可。

【功效】本品具有益气生津、补肾养血、收敛固涩之功效，适用于肺虚喘咳、津亏口渴、自汗、腹泻、神经衰弱等症患者辅助食疗。

【用法】可佐餐食用，且隔一段时间再服食。

### ○莴笋红椒烧海参

【组成】发好的海参6两，莴笋3两，红椒半个，姜片适量，盐、糖、高汤、黄酒、淀粉各适量。

【制法】海参洗净切段，莴笋切片，红椒切丝。炒锅中烧热油，下姜片爆香，加入少量高汤烧开，下海参、莴笋，小火煨片刻。待锅中汤汁快收干时，烹入盐、糖、黄酒，淋入淀粉汁勾芡，汤汁透明后盛出装盘，点缀红椒丝即可。

【功效】本品具有补血养肾、强身健体之功效。

【用法】佐餐食用，隔5天食用一次。

### ○枸杞三七蒸鸡

【组成】枸杞3钱，三七2钱，肥母鸡1只，猪瘦肉2两，小白菜心半斤，面粉3两，绍酒6钱，胡椒粉1钱，生姜4钱，葱白6钱，食盐2钱。

【制法】将母鸡宰杀，去毛及内脏，剁去爪，冲洗干净；将枸杞洗净；取1钱三七研成粉，其余切成片；葱洗净后，少许切碎末，其余切成段；生姜洗净后切成大片。将全鸡置于沸水锅略氽片刻，捞出用凉水冲洗后，沥干水分；将枸杞、三七片、生姜片、葱段一同放入鸡腹内，再将鸡置于瓦罐内，注入清汤，放入胡椒面、绍酒；再将三七粉撒在鸡脯上，用湿棉纸封严罐口，沸水旺火上笼蒸约1个时辰；将猪瘦肉洗净后剁成肉泥，加入适量食盐、胡椒粉、绍酒、姜汁、切碎的小白菜心及少许清水搅成馅；将面团揪成20份，包成小饺子；待鸡蒸熟时，烧沸水煮饺子，同时从蒸笼中取出鸡，揭去棉纸，加入盐调好味，饺子煮熟后，捞入罐子内即成。

【功效】本品具有滋补肝肾、大补气血之功效，适于贫血、体虚等症患者食用。

【用法】可佐餐服食，也可单独食用，常食效果好。

### ○菟丝煨鱼翅

【组成】菟丝子1钱，水发鱼翅1斤，鲜蟹黄2斤，香菜适量，韭菜籽2两，绍酒适量，葱适量，姜块少许，花椒水适量，酱油2钱，白糖少许，猪油2两，湿淀粉2两，高汤3两。

【制法】将长鱼翅码入盘中，碎鱼翅放在上面。在炒锅中放入适量猪油烧热，放入葱、姜块、酱油炝锅，添入高汤略煮片刻，取出葱、姜块，再放入绍酒、花椒水、白糖、蟹黄。将码放好的鱼翅及菟丝子粉置于锅中，盖上盖，在文火上煨炖一刻钟，用湿淀粉勾芡，淋上明油，置于盘内将少许香菜摆在盘边即可。

【功效】本品具有补肾益精、养肝明目、安胎之功效，适于目眩、耳鸣、腰膝酸软、尿频余沥、先兆流产、胎动不安等症患者食用。

【用法】佐餐食用。

### ○首乌拌油虾

【组成】何首乌2钱，鲜虾2两，姜、葱各2钱，素油1两，盐、酱油各适量。

【制法】将何首乌研成细粉；姜洗净切成片，葱洗净切成细末；鲜虾洗净。将炒锅置旺火上，加入素油烧至七成热时，放入姜、葱炝出香味后，加入酱油、盐及鲜虾翻炒至虾熟透，盛于盘中，撒上何首乌粉抖匀即可。

【功效】本品具有补肝肾、壮元阳之功效，适于肝肾虚弱、白发等症患者辅助食疗。

【用法】佐餐食用。

○归参陈皮瘦肉汤

【组成】党参5钱，当归头5钱，陈皮少许，瘦肉（羊肉、猪肉）半斤，盐适量。

【制法】将党参和当归分别洗净。党参切段，当归头切片。陈皮、瘦肉分别洗净。瓦煲内加入适量清水，先用猛火煲至水滚，然后加入以上全部材料。为了食用方便，可以用一个小包把中药包起来再放入瓦煲里。改用小火煲1个半时辰，喝的时候可以加入适量的盐。

【功效】本品可以健脾活血，有养血生津之功效。

【用法】吃肉喝汤，可以常食。

○花生红枣汤

【组成】花生1两，红枣1两，木耳1两，红糖1两，蜂蜜适量。

【制法】将红枣、花生、木耳洗净，同放砂煲内，加清水适量，武火煮沸后，改用文火煲至花生熟烂，加入红糖再煲片刻，即可食用。喝的时候，可以根据自己的喜好，再加入少许蜂蜜，更增添营养和香甜滋味。

【功效】本品补脾，养血，安神，滋养强身，冬天容易手脚冰凉的人在睡前喝一碗，可以有效改变现状。

【用法】睡前服用一碗，可常服。

○龙眼里脊

【组成】荔枝4钱，龙眼肉3钱，猪里脊肉4两，豌豆、胡萝卜、葱头、水发海米、芝麻油、淀粉、绍酒各2钱，葱、姜各1钱，精盐适量，白糖、醋各少许，鸡汤2两，豆油2两，鸡蛋1个，面粉5钱。

【制法】将猪里脊肉切成二分厚的片，剞成交花刀，切成14个方块；将剩下的里脊肉剁成泥。将海米切成末与精盐、绍酒、葱姜末、芝麻油放入肉泥中调匀。在鸡蛋中加入淀粉搅成蛋糊，将蛋糊抹在里脊肉片上，放上馅，包成圆形包。在锅内放入豆油，待油烧至五成热时，将主料蘸面粉逐个下锅炸成浅红色，捞出置于盘中。在锅内放入豆油，将白糖、醋、豌豆、龙眼肉、荔枝、胡萝卜、葱头放入锅内翻炒，舀汁浇在主料上即可。

【功效】本品具有益心脾、补气血之功效，适于心悸怔忡、健忘失眠、贫血、体虚乏力等症患者食用。

【用法】可佐餐食用。

○香甜糯米枣

【组成】红枣半斤，糯米2两，蜂蜜适量。

【制法】将红枣洗净，泡软后去核备用。糯米淘洗干净蒸熟。将糯米饭揉成小团，装入去核的红枣内。准备妥当以后，把红枣均匀地码在蒸屉里，糯米受热后会很黏，所以枣与枣之间要留有空隙，糯米露出的一面朝上，否则熟了以后会粘在一起。开大火蒸一刻钟（也可用油炸），装入盘中，依据个人口味添加蜂蜜即可。

【功效】本品益脾补血，适用于脾胃虚弱者的辅助食疗。

【用法】可做点心随意服用。

〇龙眼素虾仁

【组成】鲜蘑菇半斤，龙眼、红樱桃各4颗，胡萝卜5钱，青豆2钱，水发冬笋3钱，姜丝2钱，盐适量，黄酒、素鲜汤适量。

【制法】将蘑菇剪成虾形，胡萝卜、冬笋洗净切成丁。用蛋清、淀粉发酵制成面糊，将剪成虾形的蘑菇粘面糊下至七成热的油中，炸至金黄色。锅留底油，放姜丝炒香，再加入胡萝卜、冬笋丁、青豆翻炒片刻，加盐、黄酒、素鲜汤，烧开后勾芡，倒入“虾仁”，颠两下装盘，用龙眼、红樱桃围边即成。

【功效】本品有壮阳益气、补益心脾、养血安神、润肤美容等多种功效。

【用法】佐餐食用。

〇归芪烧鱼翅

【组成】黄芪4钱，当归1钱，鱼翅1斤，葱、姜各1两，花椒少许，白糖适量，酱油5钱，香菜、绍酒少许，猪油、湿淀粉、鸡汤各2两。

【制法】挑选整齐的鱼翅摆为一盘，将剩下的碎翅置于另一只盘中。在炒锅内放入猪油烧热后，放入葱、姜块、酱油炝锅，加入鸡汤、绍酒、花椒、白糖。开锅后，把汤一半盛在另一炒锅内。去掉葱、姜块，把鱼翅、当归片、黄芪片分别下炒锅，盖上炒锅盖，用文火煨一刻钟左右。将另一盘鱼翅用湿淀粉勾芡，倒在煨炖的鱼翅上面，把香菜段摆在鱼翅边即可。

【功效】本品具有补益气血、益卫固表之功效，适用于内伤劳倦、脾虚泻及一切气衰血虚等症。

【用法】可佐餐食用。

〇归芪羊肉汤

【组成】羊肉1斤，当归6钱，黄芪、党参各5钱，生姜3钱，黄酒、葱段、食盐各适量。

【制法】将当归、黄芪、党参装入纱布袋中扎好口。将羊肉去筋膜后洗净切成块，与生姜、黄酒、食盐等一同置于沙锅中，加入适量清水用旺火烧沸后，改用文火煨炖至羊肉熟烂，取出药袋即可。

【功效】本品具有益气养血、健运脾胃之功效，适于血虚及病后、产后气血不足、腰膝肢冷等症患者食用。

【用法】食羊肉，饮汤。每日1剂，分2次服食。连续服食10～15天为1个疗程。

〇归参牛肉汤

【组成】牛肉1斤，当归5钱，党参、黄芪各4钱，生姜3钱，绍酒、葱段、食盐各适量。

【制法】将当归、黄芪、党参一同装入干净纱布袋中扎好口。将牛肉去除筋膜后洗净切成块，与切成片的生姜、药袋及适量绍酒、葱段、食盐等一同置于沙锅中，加入适量清水用旺火烧沸，再改用文火煨炖至牛肉熟烂后去除药袋即可。

【功效】本品能补益气血、调理脾胃，适用于气血亏虚之肢冷、低热、食欲不佳等症。

【用法】食牛肉，饮汤。可佐餐食用，随量服食。

○鲜藕蛋羹

【组成】鲜藕1斤,鸡蛋2个,猪油少许,盐等调味品适量。

【制法】先将鲜藕榨成汁,然后将鸡蛋打入碗内调匀,倒入鲜藕汁中,加入少许猪油、盐等调味品,最后将盛有鲜藕鸡蛋汁的碗放在蒸笼内,大火蒸一刻钟即可。

【功效】健脾开胃,益血生肌。适用于虚渴、五心烦热、纳呆、血热妄行、淤血不散、产后血虚者。

【用法】佐餐,可随意食用。

○草果青鸭汤

【组成】青头鸭1只,草果5个,赤小豆4两,盐、姜、葱等调味品适量。

【制法】将鸭宰杀干净后,去内脏,然后将草果、赤小豆、姜、盐、葱等放入鸭腹内,再放入锅内,加水煮至鸭熟即可。

【功效】健脾开胃,利水消肿。适用于水肿腹满、小便不利、骨蒸劳热等症。

【用法】佐餐食用,但尿多者忌食用。

○桂花红枣羹

【组成】桂花1钱,红枣半斤,白糖6钱。

【制法】先将红枣洗净,用开水泡1个时辰,捞出,控干水。锅内添水,放白糖,烧开,撇去浮沫,红枣下锅,用中火煨熟烂,待水将烧干时,入桂花即可食用。

【功效】补脾和胃。适用于脾胃气虚、食纳欠佳者。

【用法】随意食用。

○香芹炒牛肉

【组成】牛肉半斤,香芹3两,食用油1两,淀粉2钱,精盐少许,酱油、胡椒各少许。

【制法】牛肉剁成大块,用清水泡1个时辰,烧开氽去血水后,捞起晾冷切成条。湿淀粉加酱油搅匀后与牛肉条调匀。锅置大火上烧至油七、八成热,放入牛肉、香芹,炒至牛肉熟时即成。

【功效】本品适用于脾胃虚弱、气血不足,虚损羸瘦,体倦乏力等症。

【用法】佐餐服食。但患疥疮、湿疹之人不可食,这样会加重病情。

○清蒸鲈鱼

【组成】鲜鲈鱼(约1斤)1条,姜、葱、芫荽各2钱,盐1钱,酱油1钱,食用油1两。

【制法】将鱼打鳞去鳃肠后洗净,在背腹上划两三道痕。生姜切丝,葱切长段后剖开,芫荽洗净切成适当长段。将姜、盐放入鱼肚及背腹划痕中,淋上酱油。放在火上一刻钟左有,放上葱、芫荽。将锅烧热倒入油热透,淋在鱼上即成。

【功效】适用于脾胃虚弱,食少体倦或气血不足者,伤口久不愈合者;脾虚水肿、肝肾不足、筋骨不健者;胎动不安者。鲈鱼味甘性平,可益脾胃,补肝肾。

【用法】佐餐服用,但外感及热症未愈者慎用。

○党参茯苓炖鸡

【组成】母鸡1只,党参1两,白术、茯苓各3钱,砂仁1钱,蔻仁、生姜各2钱,食盐各适量。

【制法】宰鸡,去毛、内脏,在鸡肚腹内放入上述各中药,用线缝合,口朝上放在沙锅内。锅内加适量水炖鸡至熟,弃药渣,加食盐调味即可。

【功效】健脾和胃，补肾益精。适用于脾肾亏虚引起的纳差、腹胀便溏、乏力者。

【用法】佐餐食用。

○蒜茸烧鹌鹑

【组成】鹌鹑4只，香菜3棵，葱3根，蒜茸2钱，姜汁、酒、盐、酱油、糖各适量。

【制法】用姜汁、酒、盐、酱油、糖等调料将鹌鹑腌二刻钟。起热锅，下汤6钱，放入鹌鹑爆片刻，下香菜、葱、蒜茸爆香，加入腌鹌鹑汁及水少许，加盖煮开后，小火烧约片刻，翻面再烧片刻。鹌鹑熟后，装碟淋上汁。

【功效】健脾和胃，补益气血。用于体虚血亏之人。

【用法】佐餐食用。

○十全大补汤

【组成】党参、黄芪、白术、茯苓、熟地、白芍各2钱，当归、肉桂各1钱，川芎、甘草各1钱，大枣12枚，生姜4钱，墨鱼、肥母鸡、老鸭、净肚、肘子各半斤，排骨1斤，冬笋、蘑菇、花生、葱各1两，调料适量。

【制法】将诸药装纱布袋内，扎口，鸭、鸡肉及猪肚洗净。排骨剁开。姜、笋、菇洗净，与以上诸料同放锅中，加水，武火煮开后改用文火煨炖，加黄酒、花椒、盐调味。待肉熟烂后，捞出，切成丝条，再放入汤内，去药袋，煮开后即可。

【功效】补阴阳气血，调五脏六腑。适用于各种慢性虚损性疾病，如体虚贫血，中气不足，脾胃虚弱，头晕目眩者。无病食用，能健身防病。

【用法】食肉饮汤。每次一小碗，早晚服用。全部服完后，隔5日再服。

## 三、安神补脑方

○神枕方

【组成】川芎、当归、白芷、辛夷、杜蘅、白术、藁本、木兰、川椒、桂皮、干姜、防风、人参、吴茱萸、白茯苓、牡荆子、肉苁蓉、飞廉、柏实、薏苡仁、款冬花、白薇、秦椒、蘼芜（以上24味药，以应24节气）各16g；八风、乌头、附子、藜芦、皂荚、蔄草、矾石、半夏、细辛（以上8味均有毒）各16g。

【制法】用柏木做枕头（长40cm，高12cm）用红心柏木做枕盖，厚2cm，盖要严密，能开关。盖上钻3行如粟米样大的孔，每行40个，共120个孔。

将32味药分别捣成粗末，8味有毒药物放到枕内下面，24味香药放到上面，装满枕头，用竹丁钉盖，四边用蜡封，但上面不封，用红布将药枕包3层。

【用法】枕用。每用100天，换1次布，1年换枕内药物1次。

【功效】除安神睡眠外，长期坚持枕用，还可使筋骨强壮，延年益寿。原书记载：每年冬至节开始枕用。

【说明】宋代宗教学家张君房在他著的《云笈七签》书中记载：汉武帝刘彻于元封元年（公元前110年）到山东视察，在泰山下看到一位锄地的老农，问他身体怎么这样结实，老农说："85岁时常吃枣喝水，睡用药枕，后来白发变黑，齿落又生，日行百里，返老还少。"当时老农已180岁，武帝看他面色神态如50岁人一般。老农把神枕药方献出，武帝用后身体健康，在位53年，活到70岁，算得上一位长寿皇帝。虽然这是传说，但药枕自汉朝到现在，已有2000年的历史，而神枕方在《圣济总录》、《御药



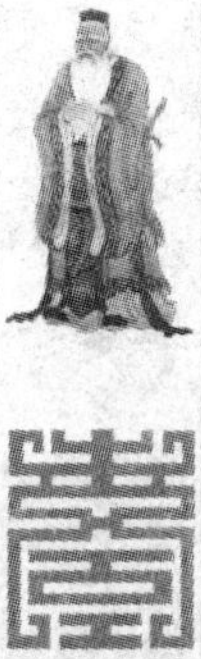

院方》、《饮膳正要》等书都有转录，不但为封建帝王所用，且在民间流传，为群众所喜爱。

本药枕有安神催眠、强壮身体、预防疾病、益寿延年等功能。

○菊花枕

【组成】菊花适量。

【制法】用杭菊花或怀菊花适量，装入枕心，缝口备用。

【用法】枕用。

【功效】清热明日，镇静安眠，延年益寿。

【说明】唐代医学家甄权说：菊花“作枕明日”，宋朝诗人陆游多次做菊枕诗：“采得黄花做曲囊，曲屏深幌闷幽香”。《清宫二年记》载：慈禧太后每年秋天都采朵大丰满的白菊花，晒干装枕头。现河南中医学院等单位研制的菊花枕，可治疗高血压、神经衰弱、失眠等，疗效显著。

菊枕制做简单，取菊花1.5～2.5kg，去土，晒干，装入枕心，套上枕套，盖上枕巾，枕1个月去枕巾，2个月去枕套，3个月1个疗程，6个月至1年换1次菊花。

中医学认为：头颈部是人体经络交汇的地方。现代医学认为：这是呼吸、心跳、循环、中枢——延脑所在处，针灸上的长寿穴（大椎）就在第七颈椎下面，它们都在药枕作用的有效范围之内，所以菊枕有清脑、降压、镇静等作用。菊花在枕内散发出阵阵幽香，通过呼吸道进入体内，使身体产生抵抗力，起到防治作用。

○茯苓膏

【组成】茯苓（净，去皮）、松脂各18000g，松子仁、柏子仁各9kg。

【制法】将白茯苓7蒸7晒，松脂先炼成，4味药共捣筛为末，加入蜂蜜13kg拌和放铜器中，用小火煎熬24小财成膏，制丸如小枣大。

【用法】每日温酒送服3次，每次7丸。

【主治】心神不安，失眠健忘。脾虚腹泻之人忌用。

【说明】本方也载于《千金翼方》，叫仙方凝灵膏；《太平圣惠方》又转录，叫原名；唐、宋方书均有记载，但药味相同、剂量和制法不同。方中茯苓为主药，能宁心安神，健脾补中；古代医家多用松脂延年益寿，李时珍说它：“安五脏、润心肺、强筋骨”；《本草经疏》说：松子仁“甘温助阳气而通经，味甘补血”，柏子仁养心安神，《神农本草经》说它“主治惊悸”。本方既能养心安神，又可滋补强壮，所以适用于气血虚弱的失眠者。

○《圣惠》灵芝丸

【组成】石上灵芝（1寸8～9节者）7100g。

【制法】将天然石头上长的灵芝晒干，捣末再蒸24小时，然后再晒干捣万杵，炼蜜和丸如梧桐子大。

【用法】每早晚用酒或白开水送服20丸。

【功效】镇静、催眠、强心、降压、扩冠、益寿等。

【说明】我国广为流传的神话故事《白蛇传》里，有白娘子盗灵芝草的动人故事。灵芝性温味甘，入心、肝、肺、脾、肾经，《神农本草经》说它：“益心气，补中，增智慧”、“益精气，坚筋骨”，“久服轻身不老延年”。现代医学研究表明，灵芝含多种氨基酸、多种生物碱和钠、钾、钙、镁、锌、铜等元素，而蛋白质和氨基酸对人体生命具有抗衰老作用，对免疫系统、循环系统和神经系统也有良好的调节作用。灵芝对阳虚失眠的人，效果好，对阴虚内热的人不宜用。另外还可用于神经衰弱、急慢性肝炎、气管炎、哮喘、高血压、冠心病等。

○酸枣粥

【组成】酸枣仁15g，粳米45g。

【制法】把酸枣仁炒黄，研末，先用粳米煮粥，临熟时下枣仁末，再煮15分钟即成。

【用法】空腹食用，或临睡时服。

【功效】安神，催眠。

【说明】这是元代宫廷食疗验方，凡阴虚内热、心血不足、心神失养的心虚烦失眠，，惊悸不安，多梦纷纭等均可应用。酸枣仁久炒，油枯，则失去镇静效能，所以，在做酸枣仁粥时要注意。

○酸枣仁丸

【组成】酸枣仁（炒）、地榆各37g，朱砂（研）为衣，茯神（去木）、人参、石菖蒲（锉）各18g。

【制法】上药为粉，水蜜面糊为丸如梧桐子大，以朱砂为衣。

【用法】每服30～50丸，煎人参汤或米汤送服，不拘时候。

【功效】宁心安神、镇静催眠等。

【说明】本丸是元朝御医许国祯的验方，方中酸枣仁为主药，宁心安神，地榆凉血清热，茯神镇静安神。诸药共治阴虚心烦的失眠症。

○龙眼酒

【组成】龙眼肉700g，白酒1500ml。

【制法】把龙眼肉放入净瓷坛中，再倒入上等粮食白酒，密封加盖，放阴凉处，每天摇动瓷坛数下，1个月开封，酒色娇红即成。用细纱布过滤，装入净瓶中，而坛中的药渣还可加酒浸制，直到味淡为止。

【用法】每日早晚各服1次，每次15～25ml。

【功效】健脾养心，安神催眠，延年益寿。

【说明】龙眼性温味酸甜，入心脾两经，是人们喜吃的果品，李时珍说它："开胃益脾，补益长智"，"久服强魂聪明，轻身不老。"用龙眼做成酒剂，使有效成分充分溶出，更加发挥其药效。本酒又叫徐国公仙酒；《寿世保元》上的延寿酒，是在龙眼酒的处方里加入桂心700g，白糖1400g，共泡酒1年，去渣即成。2种酒都是明宫秘方，既治心脾两虚型失眠，又可延年益寿。

○朱砂安神丸

【组成】黄连55g，当归37g，生地37g，茯神37g，酸枣仁37g，远志18g，甘草18g。

【制法】上药研粉，炼蜜和丸如梧桐子大，朱砂为衣。

【用法】每次口服4～8g，临睡用灯草煎汤送下。

【功效】补心安神，除烦解热，镇静安眠。

【说明】本丸首见于金元时期医家李杲的《内外伤辨惑论》，清宫御医在此方基础上加茯神、酸枣仁、远志3味药，以提高镇静、养心安神的疗效，自金元至今流传颇广。主治心神不安、夜多怪梦、精神恍惚等一切心虚有痰有火之症。

○柏子养心丸

【组成】柏子仁10g，酸枣仁10g，五味子10g，人参10g，肉桂10g，黄芪37g，茯苓

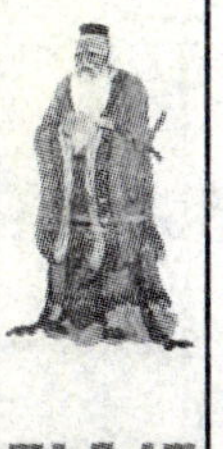

37g，茯神 37g，当归 37g，川芎 37g，半夏曲 37g，炙甘草 10g。

【制法】上药共研细粉，炼蜜为丸如梧桐子大。

【用法】每服 18g，睡前用龙眼肉汤或黄酒、白开水送下。戒思虑、房事。

【功效】养心安神，镇静催眠。

【说明】本丸最早见于明代医家彭用光的《体仁汇编》中，清宫御医根据它化裁，加入酸枣仁、远志、五味子、人参、肉桂、黄芪、茯苓、川芎、半夏曲，以增强养心安神、益气生血等功能；去掉枸杞子、麦冬、元参、石菖蒲等养阴滋腻药物，所以明、清 2 方名同而药味各异。自清以来，中医临床和市售中成药“柏子养心丸”多为清太医院配方。

○人参归脾丸

【组成】人参 37g，茯苓 75g，当归 110g，香附 37g，麦冬 37g，石斛 37g，玉竹 18g，菊花 18g，熟地 75g，半夏 3g，甘草 1.5g，栀子 1g，酸枣仁 51g，白芍 75g，山药 75g。

【制法】上药共研细粉，炼蜜和丸如梧桐子大。

【用法】每服 8～12g，每日 1～2 次，白开水送下。忌食生冷、油腻等物，戒恼怒、忧思。

【功效】健脾补心，安神催眠。

【说明】这是常用的一种中成药，最早见于宋代医家陈自明的《妇人大全良方》，清宫御医根据它化裁，加入麦冬、石斛、熟地、白芍、山药、菊花、栀子、香附，以养阴清热，补肾平肝；去掉黄芪、远志、木香等温燥药，以助安神睡眠。除以上主治外，对食少喜躺，大便不调，妇女经验亏损及一切思虑伤脾等症均可服用。清光绪 6 年(1880 年)8 月初 10，清代名医薛宝田等曾用归脾汤治愈慈禧太后的失眠症。

○安神定志丸

【组成】党参 75g，石菖蒲 75g，远志 75g，酸枣仁 75g，茯神 75g，茯苓 37g，柏子仁 37g。

【制法】上药研细粉，炼蜜和丸如梧桐子大，朱砂为衣。

【用法】每服 4～8g，用桂圆肉 6～10g 煎汤送下，灯芯汤也可。戒思虑、妄想。

【功效】安神定志。

【说明】本丸首见于清初医家程国彭的《医学心悟》，由于本丸治疗思虑伤神的失眠效好，清宫御医据此加入枣仁、柏子仁，减去原方中的龙齿，以提高疗效。

○归芍地黄丸

【组成】当归 110g，白芍 300g，熟地 110g，丹皮 110g，泽泻 110g，茯苓 110g，山药 150g，山萸肉 150g。

【制法】上药共研细粉，炼蜜为丸如梧桐子大。

【用法】每服 6～10g，空腹淡盐汤或白开水送下。忌酒、葱、蒜、白萝卜等，戒恼怒、劳烦等。

【功效】养肝补肾，壮火制水。

【说明】本方是在宋朝御医钱乙的六味地黄丸的基础上加入当归、白芍而成。地黄丸重在滋阴补肾，有补肾安眠作用，加入当归、白芍以养肝血不足，所以本方主治肝肾不足、血虚发热烦躁的失眠症。服药期间遵守禁忌为好，以免影响疗效。

○养心延龄益寿丹

【组成】茯神 18g，柏子仁(炒)、丹参、酒白芍、丹皮各 12g，全当归(酒炒)118g，川芎6g，干生地（酒洗）12g，醋柴胡10g，香附子（炙）15g，栀子（炒）12g，酒条芩12g，陈皮12g，野玉竹（炒）8g，枳壳（炒）15g，酸枣仁（炒）15g。

【制法】上药共研细粉，炼蜜为丸，如豆大，朱砂为衣。

【用法】每服12g，白开水送下。

【功效】养心安神，清肝健脾。

【说明】清光绪24年（1898年），戊戌政变未成，光绪皇帝被囚禁，他情志不畅，渐渐心烦失眠、恶梦惊恐、精神迷惑、吃饭不香，经御医诊察，用养心延龄益寿丹调理。本丹慈禧也曾服过，但目的在长寿。这张药方由柏子养心丸和朱砂安神丸2方加减组成。原书说：本丹"虽称延龄益寿，实则以养心安神为大旨"。

○安神代茶饮

【组成】煅龙齿12g，石菖蒲4g。

【制法】将龙齿研末，石菖蒲切碎。

【用法】开水泡，代茶饮。

【功效】宁心，安神，催眠。

【说明】这是清光绪皇帝用的安神代茶方，由2味药组成，石菖蒲入心、肺经，开窍安神，药理实验表明它的水煎剂对动物有镇静作用，龙齿归心、肝经，镇静安神，平肝潜阳。2药合用代茶饮，对中老年人有上述主治症者颇为适用。

○养命开心益智方

【组成】干地黄、人参、茯苓各60g，肉苁蓉、远志、菟丝子各90g，蛇床子0.6g。

【制法】上7味，共为粉。

【用法】每日口服2次，每次6g。忌兔肉。

【功效】补肾，养心，益智。

【说明】中医学认为，"心藏神"，"肾藏志"，"肾通于脑"，所以"心"、"肾"与脑的记忆力密切相关。方中地黄、肉苁蓉、菟丝子补肾健脑，人参、茯苓养心安神，远志定心益智，蛇床子去湿杀虫。本方有补肾、养心、抗衰老、提高免疫力、营养大脑等作用，从而能治疗老年性健忘症。此外，中医还用此方治疗肾阳虚的阳痿，腰背酸痛和阴下湿痒等症。

○坎离丸

【组成】生地（酒洗）60g，熟地（酒蒸）60g，天冬（水洗去心）30g，麦冬（水洗去心）30g，知母（去毛酒炒）30g，黄柏（去皮，酒炒）30g，山萸肉（酒蒸去核）30g，枸杞30g，当归身（酒洗）30g，山药30g，五味子30g，柏子仁30g，人参15g，龙骨（煅）15g，远志（甘草水泡）30g，白茯神（去皮）30g，石菖蒲（去毛）15g，龟甲（炙酥）15g，酸枣仁（炒）30g。

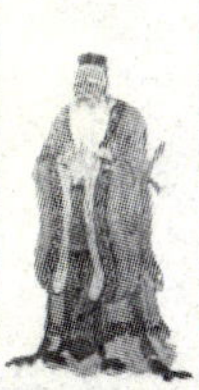

【制法】上药忌铁器，精制，合为一处，石臼内捣成饼，晒干，磨为细粉，炼蜜为丸如梧桐子大。

【用法】每服9g，清晨空腹，盐汤下。禁房事3个月。

【功效】滋肝补肾，养心益智。

【说明】坎离丸见于明代御医龚廷贤的《寿世保元》，明代御医方贤的《奇效良方》、明代医家张时彻的《摄生众妙方》和《清太医院配方》等书中皆有记载，其中以《寿世保元》的方子为好。

本方由滋补肝肾的药物合生脉散、四物汤组成，生脉散益气养心，四物汤补血养

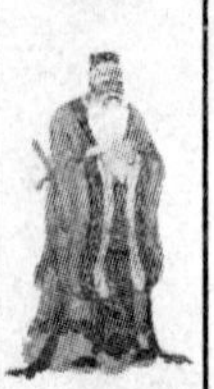

肝，地黄、龟甲、山萸肉、天冬、麦冬以滋阴补肾，知母、黄柏清热滋精。全方药使肾精肝血充盛，上能濡润心火，则下交入肾，使心火潜藏，肾水温运，心肾交通，水火既济，使病治愈。

**○保元延寿酒**

**【组成】**龙眼肉500g，桂花120g，白糖250g，好白酒5000ml。

**【制法】**将龙眼肉、桂花、白糖共同放入瓷坛内，坛口密封，放1年以上，取澄清液体饮用。

**【用法】**每日饮1次，每次15～30ml。

**【功效】**养心安神，健脾开胃，延年益寿。

**【说明】**龙眼作为滋补药品已有2000多年的历史。《神农本草经》说："久服强魂聪明，轻身不老"，李时珍说它有"开胃益脾，补虚长智。"桂花辛温芳香，化瘀辟浊，醒脾开胃；白糖性凉味甘，清热生津；上好白酒能和血行气，引诸药上行，使此方进一步发挥健脑治忘、延年益寿的作用。本方组药合理，味美可口，实乃宫廷秘方，适宜于中老年人饮用。

**○聪明汤**

**【组成】**白茯神（去皮，木）、远志（甘草水泡，去骨取肉）、石菖蒲各等份。

**【制法】**水煎。

**【用法】**每日服2～4次，久久服之。

**【功效】**健脾养心，祛痰利湿，开心益智。

**【说明】**本方收录在明代御医龚廷贤编著的《神杏仙方》一书上，从方名"聪明"就可知道它的功能主治。方中白茯神性温味淡，入心脾两经，《名医别录》说它"开心益智"，疗"善忘"，现代研究表明它有镇静作用。远志性温味苦，入心，肺，肾三经，《神农本草经》说它"有消痰饮，止咳嗽"，"益智慧"之功，药理实验证明它有祛痰作用。石菖蒲性温味香，入心肝胃三经，《本草正义》说它"涤痰辟秽"，并能芳香化湿、开窍和中，药理实验结果表明它有镇静作用。故本方适用于脾虚湿阻，痰蒙清窍所致的健忘、记忆模糊、头目不清等。

**○五味子膏**

**【组成】**五味子240g。

**【制法】**将五味子洗净，水浸半日，煮烂滤去渣，再熬成饴，少兑蜂蜜收膏。

**【用法】**每日口服1～2次，每次1匙，开水冲服。

**【功效】**补肾健脑，益肺，养心。

**【说明】**五味子膏是收录在《慈禧光绪医方选议》中的清宫秘方，用来给慈禧补身体和养心神的。五味子药用其果实，东北和华北所产药效最好，叫北五味子。本品性温，味甘酸，入肝、肾、心、肺诸经。历代医药学家认为有"养五脏"、"壮筋骨"等滋补强壮作用。现代研究表明它对大脑皮层功能有调节作用，可改善人的智力和体力，增强机体非特异性抵抗力，具有保肝、解毒和降谷丙转氨酶作用。北五味子与人参相似，有助于心血管的功能，此外还有增强肾上腺皮质功能，调节胃液分泌和镇咳祛痰作用。所以说，此膏是健脑、益寿佳品。

**○孔圣枕中丹**

**【组成】**公鸡1个，石菖蒲120g，龟板120g，龙骨120g，朱砂30g。

**【制法】**先将上药研细末，再将公鸡处死，除去内脏及羽毛，然后将药末放入鸡肚内，用线缝口，上笼将鸡蒸熟，取出药，晒干，研成细粉炼蜜为丸。

【用法】每日早晚服6～9g，用老酒送下。

【功效】养心强志，潜阳益肾。

【说明】本方首见于唐·孙思邈《备急千金要方》，原方名“孔子大圣知枕中方”，但原方中无朱砂公鸡；本方无远志且为丸剂，后代医家多照此沿用。《清太医院配方》系晚清太医院的配方，原为手抄书，经早年供职清宫的段旭晨先生珍藏数十年后献出。

中医学认为，人的聪明智慧与心肾密切相关，肾乃智慧之府，心为神明之官，从而提示心肾与大脑密切相关。方中龟板益肾通心，滋阴治本；龙骨益肾潜阳，收涩固精；石菖蒲芳香开窍，养心强志；朱砂入心安神；公鸡补虚温中。诸药共用，可加强疗效，对老年善忘、失眠、多梦、神经衰弱等心肾不交的病症疗效较好，在治疗量内可长期服用。

○巨胜丸

【组成】巨胜子、甘菊花（去萼）、旋复花（去萼）、吴白芷（切）、白茯苓（去黑皮）、肉桂（去粗皮）、毕澄茄（去枝杈）、牛膝（去芦头，切，酒浸）、覆盆子（去枝杈）、干地黄（焙）、远志（去苗、心）各30g，旱莲子（去茎叶）25g。

【制法】上药除巨胜子（黑芝麻）外，余11味药为细粉，后与巨胜子混合同碾，罗匀，酒煮曲糊为丸如梧桐子大。

【用法】每服40～50丸，空腹饭前温酒送服。忌羊血、生葱、萝卜等。

【功效】补肾壮阳，添精补髓，健脑益智。

【说明】巨胜子就是黑芝麻。本方用它作主药做成丸，所以叫巨胜丸，又名补漏丸，是元代宫廷秘方。方内黑芝麻、覆盆子、干地黄、旱莲草、牛膝，滋补肝肾；甘菊花、吴白芷疏风清头目；荜澄茄健脾温肾；肉桂补肾阳，除积冷；茯苓、远志养心安神。从中医学上讲，本方是补肾治忘、延年益寿的妙方。有研究表明，黑芝麻含健脑和抗衰老的活性物质；甘菊花有保护心血管和抗衰老作用；旋复花可预防脑中风，助消化。

○三黑滋补粥

【组成】黑芝麻25克，黑豆25克，黑米50克。

【制法】黑芝麻炒熟研末备用，黑米洗净，将黑豆泡一天，和黑米入锅同煮，旺火煮沸后，加入黑芝麻，改用文火煮至成粥。

【功效】黑芝麻的食补功能很多，无论对于女性还是男性，都有很好的滋补效果，主要补益肝肾，滋养五脏。这里的粥，更适合于中老年体质虚弱者，但是对于中青年人来说，有预防早衰之功效。《本草经疏》中就曾记载：“芝麻，气味和平，不寒不热，补肝肾之佳谷也。”尤其是肾虚之人腰酸腿软，头昏耳鸣，发枯发落及早年白发，大便燥结者，最宜食之。至于黑豆，中医认为黑豆是一种清凉性滋养强壮药。糖尿病，视力下降，须发早白，湿症脚气，腰痛，贫血等症状，适量使用黑豆，均有很好的疗效。黑豆富含维生素E，能减少皮肤皱纹。

【说明】黑米在清代就是御用的滋补佳品，有专门皇家御用稻田来栽培。黑芝麻的食疗价值历代御医都十分推崇，尤其是后宫嫔妃的日常滋补品中，多数少不了黑芝麻的添加，芝麻糊、芝麻糖、芝麻类的点心相当多，制作精美，我们简单的制作就是熬粥了，方便简洁实现芝麻养生的价值。



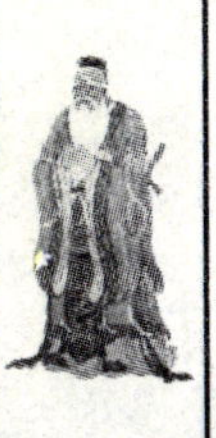

○山药芝麻糊

【组成】山药15克,芝麻120克,粳米60克。

【用法】1. 60克粳米洗净,清水浸泡1小时,捞出滤干。

2. 山药15克切成小颗粒,120克黑芝麻炒香,一起放入盆中,加水和200克鲜牛奶拌匀,磨碎后滤出细茸。

3. 120克冰糖加清水放入锅内,溶化过滤后炒开,将细茸慢慢倒入锅内,加6克玫瑰糖,不断搅拌成糊,熟后起锅即成。

【功效】芝麻味甘、性平,有补血、润肠、通乳、养发等功效,适于治疗身体虚弱、头发早白、贫血、大便燥结、头晕耳鸣等症状。芝麻糊的效用更胜鲜奶,食得多皮肤会滑溜、少皱纹,还会令肤色红润白净。更可以治便秘。

○葱白红枣馓子粥

【组成】糯米50克,馓子50克,大葱白25克,小红枣20只,红糖适量。

【制法】糯米加红枣、水,旺火煮沸,加入馓子,用文火焖煮至九成烂时,加入切段的大葱白,略煮,红糖调味即成。

【功效】据《本草纲目》:馓子味甘咸,无毒,利大小便,润肠,温中补气。

【说明】有一年,慈禧太后得了乳腺病,御医山阳人韩达哉不动声色地开出了一张食疗方:用4枚红枣煎汤半小盏,泡半把茶馓,清晨空腹用。服后不久即痊愈,自此令淮安年年进贡。淮安人制作馓子历史悠久,但享有盛名是在咸丰以后。山阳城内镇淮楼南,有一家姓岳的馓店,在以往大馓子基础上作了创新,选用上等原料,做成精致小巧的麻油茶馓:分甜咸两味,色泽嫩黄,香美酥脆。有梳子、篦子、扇子、宝塔、葫芦、菊花、蝴蝶、如意等形状,宛如金丝缠绕而成。装以听盒,诚为馈亲赠友之佳品。鼓楼茶馓遂名扬大江南北。

○十全大补粥

【组成】大米100克,糯米50克,黄豆25克,淮山药50克,米仁25克,小米25克,花生仁25克,白扁豆25克,莲心25克,红枣10只,枸杞子6克。

【用法】泡上大米、糯米、米仁、小米、花生、黄豆、白扁豆、红枣等,最好半天时间,然后同时放入沙锅,添加适量的水,等到水开之后,再用小火熬半小时即可食用。

【功效】多样平常食品,共同煮粥利于互补,此粥淡食或加红糖调味。健脾养胃,增加食欲,怡养心神。豆类的蛋白质可与动物食品比美,含钙量高,其中黄豆被称为"豆中之王"。另外,黄豆还是很好的美容食品,黄豆粉唐代就被用于制作敷面药。米仁性凉,营养价值很高,还具有容易被吸收消化的特点。对于久病体虚,病后恢复,老人儿童都是比较好的药用食物,可经常食用。能使皮肤光滑,消除色斑,粉刺。

○米仁白果粥

【组成】大米100克,白果14只,米仁50克,冰糖适量。

【制法】白果去壳后与米、米仁同煮成粥,加适量冰糖分次食用。

【功效】白果是银杏的俗称,被称作为植物中的活化石。白果以果仁供熟食,可炒、可炖、可烧,熟后果仁似绿宝石,入口香糯,可制成多种甜、咸菜式。白果含白果醇、白果酸,具有杀菌功能,有化痰、止咳、补肺、通经、止浊、利尿等疗效。此粥有补脾利湿、清热止咳、消水肿的功效。

【说明】银杏为上等干果,营养丰富,味道甘美,食用历史已有1000余年。宋朝时期把白果列为贡品、圣品,深受皇帝赞赏。

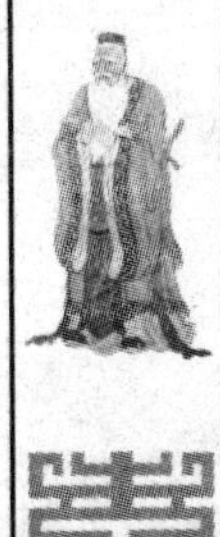

○豇豆花生粥

【组成】糯米100克,豇豆30克,花生仁30克,冰糖适量。

【用法】糯米加豇豆、红衣花生仁同煮成粥,食时调入冰糖。

【功效】花生补血,能强身健体。此粥有益胃、补血、安神的功效,有利于心脾两虚、健忘失眠,常食有较好益智作用,使人大脑记忆力增强。豇豆又称饭豆、长豆。性平,味甘,能补肾健脾,除脾虚者宜食外,肾虚之人也宜食用,对肾虚消渴、遗精、白浊,或小便频数,妇女白带,食之最宜。《本草纲目》曾这样记载:“豇豆理中益气,补肾健胃,生精髓。”《四川中药志》也说它能“滋阴补肾,健脾胃,治白带,白浊和肾虚遗精”。

○豆枣粟米粥

【组成】绿豆30克,红枣5只,粟米25克,白糖适量。

【制法】绿豆煮至六成熟,再加入红枣煮至烂,然后将红枣去皮、核,与豆沙均碾成泥后调于粥中,加上白糖略煮即可。

【功效】粟米又称谷子、稞子。能补益肾气。《名医别录》及《滇南本草》中都说到“粟米养肾气”。明李时珍还说:“粟,肾之谷也,肾病宜食之,煮粥食益丹田,补虚损。”绿豆性味甘寒,营养丰富,是清暑的极佳食品。有清热解毒,去暑止渴,明目美肤的功效。绿豆还有降脂降压的作用。此粥有开胃、润肺、补脾、利脏作用。

○莲心黑米粥

【组成】莲子(即莲心)50克,黑米100克,白糖适量。

【制法】莲子沸水浸泡后去皮、心,与黑米混合,加适量水煮沸后,文火煮成粥。可甜食,亦可淡食。

【功效】黑米:《红楼梦》中称之为“御田胭脂米”,是稻米中的珍贵品种。是糖尿病人和心血管疾病患者的膳食调养食品,也是营养价值极高的滋补食品。此粥有补中益气、清心养神、健脾胃的功效,可缓解腰部酸疼。

○桂花甘薯粥

【组成】白薯(或红薯)50克,大米粥25克,糖桂花数粒,白糖适量。

【制法】白薯隔水蒸熟,去皮、筋后碾成泥,调入大米粥中加白糖再煮沸,撒上糖桂花。

【功效】甘薯的主要成分为碳水化合物,还富含蔗糖、果糖、葡萄糖等能源。除此之外,维生素C含量与柑橘相近,每100克中就含有30毫克的维生素C,而且也含有丰富的食物纤维,食物纤维能清除肠内废物,改善便秘,将胆固醇排出体外,具有预防大肠癌或动脉硬化的功效,同时也富含有助于将盐分排出体外的钾,因此能改善高血压。此粥有补脾胃、益气力、治便秘和夜盲症作用。

○枸杞子红枣粥

【组成】枸杞子、红枣、粳米。

【制法】选取枸杞子15克,红枣9枚,粳米75克。开锅后放入枸杞子、红枣,炖煮至红枣烂熟即成。

【功效】枸杞有滋补肝肾,明目功效。久服延年益寿,因此又名却老子。枸杞子可以提高皮肤吸收养分能力,起到美白作用。健康的成年人每天吃20克左右的枸杞子比较合适。大枣的药用功能前面的食谱已经说了很多,这里不详细说明了。大家在晚间临睡前做夜宵食用此粥,宁心安神,通心肾,故适用于心慌失眠、头晕及肾气衰退所引起的房劳损伤。

○核桃糯米粥

【组成】糯米100克,核桃(胡桃)15只。

【制法】核桃敲碎取出核桃肉;核桃壳加清水煮20分钟后,弃壳留汤,将此汤与核桃仁、糯米煮成粥。

【功效】核桃:润血脉,黑须发,使皮肤细腻光滑。对于长期从事脑力劳动的人,能补充脑部营养,健脑益智,增强记忆力。500克核桃仁相当于2500克鸡蛋或4500克牛奶的营养价值。此粥中核桃肉有补肾养血纳气之功效;还有核桃壳可治噎嗝。

○红枣山药粥

【组成】红枣15只,鲜山药250克,大米100克,白糖适量。

【制法】红枣沸水涨发后去核切丁;山药去皮切丁,双丁加糖渍半小时。大米熬成粥后,调入双丁再焖煮几分钟。

【功效】淮山有滋阴补阳的功效,可预防心血管脂肪沉积,有助于胃肠的消化吸收。淮山是一种天然的纤体美食,具有高营养低热量的特点,多食也不会有发胖的后顾之忧。此粥还有辅治老年性消化不良、夜尿频、遗精、子宫脱垂及脾虚泄泻的功效。

○桂花栗茸粥

【组成】大米150克,栗子250克,糖桂花5克,冰糖适量。

【制法】栗子用水煮至酥烂,剥出肉碾成茸;大米加水熬煮成粥,调入栗茸,离火前拌入糖桂花、冰糖调味。

【组成】此粥有补肾气、健脾胃之功效,辅疗肾虚腰膝酸软、肺燥干咳、咳嗽咳痰带血。

○参苓粥

【组成】大米100克,太子参30克,白茯苓25克。

【制法】太子参加适量水沸煮30分钟,滗出汁水加入大米熬煮成粥,调入磨成粉的白茯苓即成。

【功效】此粥有健脾化痰、平喘止咳、清利湿热的功效,治尿少便溏。心悸失眠。适合某些痰湿咳嗽、脾胃虚弱的老年人食用。最好早晚各一碗。

○白木耳冰糖粥

【组成】大米100克,白木耳25克,冰糖适量。

【制法】白木耳冷水浸发后,去蒂加水焖煮至六成酥,倒入大米和适量水,微火熬成粥,起锅前加冰糖。

【功效】白木耳生津清肺热,冰糖消炎润肺。此粥有益于体虚肺燥热,咳痰带血症者,但外感风寒感冒发热及一切实热症者不宜食。

○益胃补脾粥

【组成】糯米100克,山药50克,赤豆50克,芡实25克,薏米25克,大枣10只,白糖适量。

【制法】糯米淘洗净,山药去皮切丁。糯米先加适量水煮半小时,再加入其他各料,用文火焖至稠烂。食时拌入白糖。

【功效】此粥有健脾益胃、补中利肠之功效。

○荔藕糯米粥

【组成】糯米 100 克，鲜藕 250 克，荔枝干 15 只，淮山 25 克，小红枣 10 只，白糖适量。

【制法】糯米和切成丁的藕和淮山、荔枝肉、红枣混合，加水焖煮成粥，可淡食亦可加糖调味。

【功效】此粥有健胃，止泄泻的功效。

○生地粥

【组成】生地黄 15 克，粳米 100 克。

【制法】将生地黄煎汁并浓缩成 100 毫升备用。粳米淘洗净后煮成白粥，趁热时，掺入生地黄煎汁略煮搅匀，食时可加白糖少许调味。

【功效】生地黄味甘性寒，有清热凉血、养阴生津作用；粳米甘、平，可健脾和胃。初秋时节，仍然湿热交蒸而易致脾胃内虚，本品具有滋阴益胃、凉血生津之功用，对于阴虚内热致心烦口渴、食少消瘦的中老年人，常用生地粥有益健康。

○百合莲子粥

【组成】生百合 100 克，莲子 100 克，粳米 100 克。

【制法】生百合 100 克，莲子 100 克，粳米 100 克洗净，加水 1000 毫升，煮至米烂，日服 2 次。

【功效】百合其性甘、微寒，归肺、心经，可润肺止咳、清心安神。主要用于治疗肺热咳嗽、劳嗽咳血、虚烦惊悸、失眠多梦等症。此粥适用于慢性支气管炎，肺热或肺燥所致的干咳，以及肺结核，久咳不愈，睡眠不好，烦躁不安，肺气肿，咯血，神经衰弱等症。中国应用百合治疗疾病已有 2000 多年的历史。百合最早记载于《神农本草经》、《日华于本草》及《本草纲目拾遗》等书中。中医认为莲子可以治疗脾虚泄泻，心悸不安，失眠多梦，食欲不振。莲心苦，但有清热，安神，降压功效。

○酸枣粥

【制法】酸枣仁 50 克，捣碎，浓煎取汁。用粳米 100 克，加水煮粥，煮至半熟时，加入酸枣仁汁同煮，至粥成，趁热服食，可根据个人口味加糖。

【功效】酸枣仁是一味常用的中药，为《中国药典》收载品种；具有宁心安神，敛汗生津的功效，用于治疗虚烦不眠、惊悸健忘、体虚多汗、津少口干、镇静助眠等症。此粥适用于心脾两虚，惊悸健忘，失眠多梦的人群。

○薏米粥

【制法】用薏米 30 克，白糖适量作原料。将薏苡仁洗净，置于沙锅内，加水适量，再将沙锅置武火上烧沸，后用文火煨熬。待薏苡仁熟烂后加入白糖即成，随意饮食。

【功效】薏苡：味甘、淡，性微寒。有健脾利湿、清热排脓功能。用于脾虚泄泻、水肿脚气、白带、风湿、关节疼痛、肠痈、肺痿等症。尚用于胃癌、子宫颈癌、绒毛膜上皮癌等癌症以及多发性疣。能健脾除湿，减肥消肿。薏苡仁是我国传统的食品资源之一，可做成粥、饭、各种面食供人们食用。尤对老弱病者更为适宜。《本草纲目》中已经列出其药材的功效，是食补的良好谷物。

○三宝粥

【组成】生山药 30 克，三七粉 6 克，鸦胆子 50 粒(去皮)。

【制法】先煮山药粥一大碗，候温，将三七末与鸦胆子混合其中即可。

【功效】山药有很高的医用价值，常作滋补壮阳入药。其性平味甘，具健脾、补肺、固肾、益精等功效。《神农本草经》和《本草纲目》称山药有“补中益气力，长肌肉、止泄痢、化痰涎、润皮毛，益肾气”等功效，“久服能使耳目聪明”。近代医学研究证明，山药不仅含有淀粉、蛋白质、多糖、维生素和矿物质元素，还含有黏液质、皂甙、尿囊素、胆碱、精氨酸、淀粉酶等成分，补肾固精等功效。适用于气虚衰弱、食欲减退、肢体疲乏、慢性咳嗽多痰、遗精，小便频数、消渴及妇女白带多等症。并可供给人体大量的黏液蛋白，能预防心血管系统的脂肪沉积，保持血管弹性，防止动脉粥样硬化过早发生；减少皮下脂肪沉积，避免出现肥胖，是人体健美、长寿的优良食品。

○八宝粥

【组成】桂圆、红枣、芡实、莲子、米仁、黑豆、核桃仁、黑木耳各 10 克，大米 100 克。

【制法】将桂圆、红枣、芡实、莲子、米仁、黑豆、核桃仁、黑木耳、大米置入容器内同煨煮至粥状即可。

【功效】益肝补肾润肺，对目糊眼花、久咳无痰、便溏、脾胃虚弱者常食有效。

○温中粥

【配料及制作方法】

伏苓、白术各 6 克，干姜、陈皮各 3 克，砂仁、吴茱萸各 1.5 克，共加水煎取药汁，再与大米 100 克及水适量煮粥，早晚空腹温热食用。

【功效】这是一款中药粥，有健脾温中，散寒止痛之效，适于脾胃虚寒、脘腹疼痛者。

○首乌猪肝粥

【组成】猪肝 250 克，白首乌片 20 克，薏米 25 克，葱、姜、麻油、精盐、白糖。

【制法】白首乌和薏米加水煮沸，焖煮 1 小时；猪肝切薄片，用沸水淋冲一下后与姜片一同投入首乌汤中，调味，淋麻油和撒上葱末。

【功效】此粥有补肝肾、益精血，解血虚头晕、须发早白之功效。

【说明】宋光宗赵惇是宋孝宗赵慎的第三个儿子。公元 1187 年 10 月受孝宗内禅而继位，第二年改年号为“绍熙”。由于他长期生活于深宫，不达世务。即位时，他 43 岁，却已满头白发了。臣下献上何首乌，说服后能使头发转黑。即位后，他为李皇后所左右，罢免周必大、辛弃疾等主战派大臣，起用留正为宰相，朝政为主和派所操纵。光宗和太上皇孝宗的关系长期不和，孝宗死后，他不去服丧，致使丧礼无法进行，满朝大臣为之骚动。知枢密院事赵汝愚和知阁门事韩化青上奏，建议太皇太后下诏，令赵惇退位，传位于其子赵扩，由赵扩主持孝宗丧礼。太皇太后同意赵惇禅位，称太上皇，闲居寿康宫。他闲居之后，每回忆在位时的事情，总要自言自语地咒骂，有时还会痛哭。精神处于恍惚不定的状态，而且夜夜失眠。

于是，太医院的御医为他专门安排药膳，大大缓解了症状。其中的一些食谱，现代人也可以采纳，平时饮食以清淡滋补为主，如百合、莲子、山药，常配以粳米、糯米、薏米煮粥等。

○鲤鱼粥

【组成】鲤鱼 1 条，大米 100 克，黄酒、葱、姜适量。

【制法】鲤鱼剖腹去肠杂后净洗，加酒、姜片、葱隔水蒸 15 分钟，剔去骨待用。大米加水焖煮成粥，鱼肉连汁调入，再焖煮 5 分钟，撒上葱末即成。

【功效】鲤鱼粥在民间广为流传，自然宫中也会应用于后宫嫔妃的妊娠调理。主

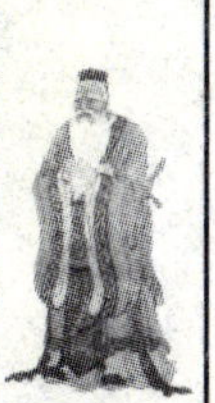

要用于妊娠下肢浮肿，胎动不安，或水肿，小便不利，或脾虚泄泻。此外，对脚气下肢浮肿，以及黄疸后期，亦可食此粥调理。

○羊肉花生粥

【组成】瘦羊肉500克，花生50克，大米250克，当归100克，黄酒、葱、姜、精盐、味精适量。

【制法】羊肉切块加姜片、水煮沸，撇沫烹酒，加入花生同煮沸，再焖煮至六成酥熟，下大米及纱袋包扎的当归，同煮成粥，加调味料即可。

【功效】温中补血。此粥可解产妇腹痛、血虚头晕、乳汁缺少。

○四合一粥

【组成】红衣花生100克，玉米粒100克，杏仁100克，大米100克。

【制法】花生、玉米先加水煮至五成熟，加入杏仁和大米，再加上适量水，以小火熬煮成稠厚的粥，可随口味加糖或以清口菜肴佐食。

【功效】花生有降低血中胆固醇的作用。花生所含脂肪酸大部分为不饱和脂肪酸，达80%以上，这类不饱和脂肪酸具有降低胆固醇的作用。玉米能降低血脂，对高血脂，动脉硬化，心脏病患者有益。黄玉米含大量胡萝卜素和维生素E，能防肺癌，并可延缓人体衰老。杏仁能润肺止咳，其镁钙含量丰富，对骨骼生长极为有利。所含的脂肪油和挥发油更可滋润皮肤，使肌肤光滑有弹性。经常食用杏仁可以延年益寿，耳聪目明。此粥有丰富的蛋白质。

○芹菜海带粥

【组成】芹菜100克，水发海带50克，糯米100克。

【制法】芹菜洗净切丁与米共同煮成粥，加入切碎的海带丝，再同煮5分钟。

【功效】海带含有丰富的碘，可防治单纯性甲状腺肿、青春期甲状腺肿；含有藻胶酸和昆布素，有降血脂作用；含有海带氨酸，具有降低血压作用；含有氯化钾和甘露醇，有利尿消肿作用；含有大量的钙和胶质，对放射性物质有特别亲和力，吸附放射性物质，使其随粪便排出体外，减少放射性物质在体内积聚，防止诱发癌症；含有的钙，可以抑制脂肪酸和胆酸对肠黏膜的不良刺激，具有防癌作用。

从中医角度来说，海水性属阴冷寒凉，生长于此的海带本身就具有极强的抗寒能力。海带性味咸，长期食用还有温补肾气的作用。因而，冬季食用海带，还可增加人体的抗寒能力。因此此粥有温热健胃的功效，乃是中老年人的保健美食。

○金笋牛肉粥

【组成】胡萝卜20克，牛肉糜20克，大米粥25克，黄酒、水生粉、麻油、精盐、味精适量。

【制法】牛肉糜加上黄酒、精盐和水生粉腌渍5分钟，胡萝卜蒸熟后去皮碾成泥，同时掺入大米粥，调味后再煮10分钟，滴数滴麻油即成。

【功效】此粥有健脾养胃、滋养强壮作用。常食胡萝卜对肺脏有护理功效。

○鹌鹑粥

【组成】活杀鹌鹑1只，大米50克，生姜5克，黄酒、葱、麻油、精盐适量。

【制法】鹌鹑去肠杂后洗净、切丁，与大米加姜块同时煮成粥，加黄酒去腥，用盐和麻油调味，离火前撒上葱末。

【功效】早晚分次食用，有利于体虚消瘦、脾胃虚弱，食欲低下者。

○猪肝蛋黄粥

【组成】猪肝25克，鸡蛋2只，大米粥25克，黄酒、精盐、味精适量。

【制法】猪肝用刀剁成茸，加少量黄酒、精盐腌渍10分钟；鸡蛋煮熟去蛋白后将蛋黄压成泥，与肝泥同时加入煮烂的大米粥中，调味后再用小火煮10～15分钟。亦可将鱼肉蒸熟，去皮、骨刺后，同蛋黄泥一起调入粥中再煮5分钟。

【功效】鸡蛋是一种高蛋白食物，其所含14.7%的蛋白质中，主要为卵蛋白和卵球蛋白，包括人体必需的8种氨基酸，与人体蛋白质相成相近。鸡蛋蛋白质的人体吸收率高达99.7%（牛奶仅为85%）。而且，它在体内还可转化为精氨酸，提高男性的精子质量，增强精子活力，同时还能加快女方处女膜破裂后的愈合。鸡蛋含有丰富的蛋白质、脂肪、多种维生素、钙、磷、铁等，具有养心安神、补血、滋阴润燥的功能。此粥有利于汲取人体所需的蛋白质、钙、磷、铁质以及维生素A等养分。

○菜肉粥

【组成】莼菜100克，瘦猪肉糜25克，大米粥25克，麻油、精盐、味精适量。

【制法】菜切细末，与肉糜同时加入已煮烂的大米粥内；亦可将菜末与蛋黄泥掺入粥中，调味后用小火煮10分钟。婴儿自12个月后可开始分次喂食。

【功效】莼菜，亦名水葵，属水生睡莲科植物，其叶片浮于水面，嫩茎和叶背有胶状透明物质，我国长江以南多野生，春夏采其嫩叶可作蔬菜食用。此粥营养全面，有补脾、和胃、清肺、滋养脏腑之功效。

【说明】古人早都开始吃这种美食了，莼菜滑柔可口，江南人家视其为优质蔬菜，佐饭必备其物。唐时，江浙一带的莼菜最为知名，其水生量之多，放舟可采。年年都是宫廷贡品。唐代贺知章《答朝士》诗中云："镜湖莼菜乱如丝，乡曲近来佳此味。"钱起《送外甥范勉赴任常州长史兼觐省》诗云："桔花低客舍，莼菜绕归舟。"皮日休《西塞山泊渔家》诗云："雨来莼菜流船滑。"均反映了当时莼菜茂盛生长的可喜情景。

至于其口味，杜甫有诗云："强饭莼添滑"；白居易《想东游五十韵》亦云："莼丝滑且柔"。将莼菜烹制成羹，便成为最佳菜肴，已流传了许多年。刘禹锡《历阳书事七十韵》："一钟菰葑米，千里水葵羹"，张志和《渔歌子》："松江蟹舍主人欢，菰饭莼羹亦共餐"，储光羲《采菱词》："饭稻以终日，羹莼将永年"，都是唐人美餐莼羹的现实写照。

○苍耳木耳粥

【组成】大米150克，苍耳250克，水发黑木耳150克，精盐适量。

【制法】苍耳洗净切1厘米长；黑木耳切细碎和大米混匀，加水焖煮成粥，搅入韭菜煮熟，精盐调味。

【功效】此粥有活血补肾、降低血脂、降低血压、防止动脉硬化、抗癌的功效，是辅治高血压、冠心病的佳品。

【说明】苍耳，进贤菜，属菊科植物，生于荒地及路旁，随处可见。人们多摘新鲜苍耳，用作蔬食。唐代诗人杜甫《驱竖子摘苍耳》诗云："畦丁告劳苦，无以供日夕。蓬莠独不焦，野蔬暗泉石。卷耳况疗风，童儿且时摘。侵星驱之去，烂熳任远适。放筐停午际，洗剥相蒙幂。登床半生熟，下箸还小益。加点瓜薤间，依稀橘奴迹。"可以看出，唐时农民虽然辛苦耕作，但仍难获取充足的食物，不得不依靠野菜维系生活。苍耳的味道并不可口，也要当作食物充饥。李白曾有"置酒摘苍耳"的诗咏，表达他对这种野菜的偏好。

唐代名医昝殷在《食医心鉴》一书中,介绍了若干种烹食苍耳的方法为宫廷御膳按录记载,其中"苍耳菜法"阐明:用苍耳嫩叶,煮三五沸,漉出,用"五味调和食之";另如"苍耳叶羹",乃是将苍耳叶"和米煮作羹",然后"著盐椒葱白",即可食用。唐代宫廷为了把野菜烹饪成可口的肴馔,可算是煞费苦心了。

○磁石猪肾粥

【制法】磁石 60 克,打碎,煎煮 1 小时后,去渣;猪肾 1 枚,去筋膜,洗净切片;用粳米 100 克,洗净,加磁石水,煮至半熟时加入猪肾片,再煮至米烂肉熟,日服 1 ~ 2 次。

【功效】磁石的功效是潜阳纳气,镇惊安神。治头目眩晕,耳鸣耳聋,虚喘,惊痫,怔忡。适用于肾阴虚弱、肝阳上亢之失眠、心悸不安、头晕耳鸣、高血压。猪肾性平,味咸。唐·孟诜认为猪肾"主人肾虚"。《日华子本草》说它"补水脏,治耳聋"。水脏者实指肾脏而言。故凡因肾虚所致的腰酸腰痛、遗精、盗汗及老人肾虚耳聋耳鸣,宜常食之。

○冬瓜粥

【制法】用新鲜连皮冬瓜 80 ~ 100 克(或冬瓜仁,干的 10 ~ 15 克、新鲜的 30 克),粳米 100 克为原料。将冬瓜用刀刮后洗净,切成小块,再同粳米一起置于沙锅内,一并煮成粥即可(粥内不要放盐)。或先用冬瓜仁煎水去渣,再放粳米煮粥。常食能利尿消肿,减肥降脂。

【功效】冬瓜:冬瓜味甘而性寒,有利尿消肿、清热解毒、清胃降火及消炎之功效,对于动脉硬化、冠心病,高血压、水肿腹胀等疾病,有良好的治疗作用。冬瓜还有解鱼毒、酒毒之功能。经常食用冬瓜,能去掉人体内过剩的脂肪,由于冬瓜含糖量较低,也适宜于糖尿病人"充饥",在炎热的夏季,如中暑烦渴,食用冬瓜能收到显著疗效。

【说明】关于冬瓜制粥,古代《粥谱》中就有记载。《粥谱》为清末黄云鹄所撰的食疗书。书中除收录李时珍《本草纲目》和高濂的《尊生八笺》中的粥谱外,还收录了"米麦粥"、"红油菜粥"、"长寿果粥"、"染绛菜粥"、"巢菜粥"等共计 247 种,是现存药粥谱收集数量最多的一部,但该书中所载的药粥一般只使用一种药物,而且对药效只附有简单的说明,既未注明药物的使用量,也未注明药粥的制作方法。

○荷叶粥

【制法】用鲜荷叶 1 张(约 200 克)、粳米 100 克、白糖适量为原料。将米洗净,加水煮粥。临熟时将鲜荷叶洗净覆盖粥上,焖约 15 分钟,揭去荷叶,粥成淡绿色,再煮沸片刻即可。

【功效】荷叶是"药食两用"的食物,荷叶中富含的黄酮类物质,是大多数氧自由基的清除剂,可以提高 SOD(超氧化物歧化酶)的活力,可以增加冠脉流量,对实验性心肌梗死有对抗作用;对急性心肌缺血有保护作用;对治疗冠心病、高血压等有显著效果;对降低舒张压,防治心律失常、心血管病等也起重要作用,具有明显的降血脂、抗病毒等功效。荷叶粥煮好后有股淡淡的清香,配着浅浅的绿色、微微的甘甜,喝下去感觉非常清凉。特别是中老年人常喝荷叶粥,对高血脂、高血压及肥胖症有一定的疗效。煮时还可以再放点绿豆'除了祛暑清热以外,还有和中养胃、降脂减肥的作用。


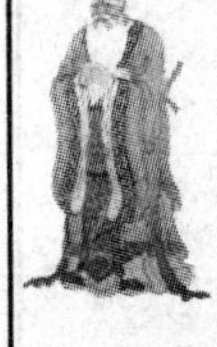

○芝麻核桃粥

【制法】开水浸泡核桃仁后切成碎粒。将粳米、芝麻、核桃仁，加水两大碗，烧至米烂汤稠，放少许盐即可。可健脑益肾。

【功效】小小芝麻，营养丰富。它不但可以润肠通便，而且活血养颜，乌发黑发，更有健脑和增强记忆力及预防衰老的作用。芝麻中含有防止人体发胖的物质蛋黄素，胆碱，肌糖，因此芝麻吃多了也不会发胖。在节食减肥的同时，若配合芝麻的食用，粗糙的皮肤可以获得改善。核桃仁是中成药的重要辅料，有补肾固精、润肺止咳、化痰定喘、顺气补血等功能。对肾虚、尿频、咳嗽等症有很好的疗效。嚼些核桃仁，还可缓解疲劳和压力。

○金橘汤

【组成】金橘 3 枚，冰糖适量。

【制法】用刀将金橘果皮刺破，挤出核，放水中加适量冰糖，以文火煮熟，吃金橘饮汤，1 日 3 次。此汤具有理气化痰的功效。

【功效】金橘：味辛而入肝、肺二经，具有行气散结，化痰，止痛的作用。可治疗咽喉肿痛、疾病、疝气、睾丸肿痛、乳房结块等病症。常食金橘，还可增强肌体的抗寒能力，防治感冒。《本草纲目》："下气快膈，止渴解酒，辟臭。皮尤佳。"《随息居饮食谱》："醒脾，辟秽，化痰，消食。"适用于咳嗽、气喘、痰多等病症。

【说明】韩彦直。《橘谱》："金柑（橘）出江西，北人不识。景佑中始主汴都，因温成皇后嗜之，价遂贵重。"宋·欧阳修在《归田录》："金橘香清味美，置三樽俎间，光彩灼灼如金弹丸。……温成皇后尤好食之，由是价重京城。"可见，宫廷之中，金橘也是常见之物。

○金枝汤

【组成】荔枝干 10 个，五味子 10 克，金樱子 15 克。

【制法】水煎服，每日一剂，久服，可强身健体，治疗疾病。但荔枝性温，不能多食。

【功效】荔枝含果胶、苹果酸、柠檬酸、游离氨基酸、果糖、葡萄糖、铁、钙、磷、胡萝卜素以及维生素 $B_1$ 维生素 C 及粗纤维等成分。中医以为，荔枝味甘，性温，有补益气血、添精生髓、生津和胃、丰肌泽肤等功效。既是健身益颜的保健水果，又可用于治疗病后津液不足及肾亏梦遗、脾虚泄泻、健忘失眠诸症。现代医学研究发现，荔枝有改善人的消化功能，改善人体血液循环，故有润肌美容作用；可改善人的性功能，用于治疗遗精、阳痿、早泄、阴冷诸症，并可改善肌体的贫血状况，以及肾阳虚而致腰膝酸痛、失眠健忘等症。体瘦肤黑、阳痿早泄者。

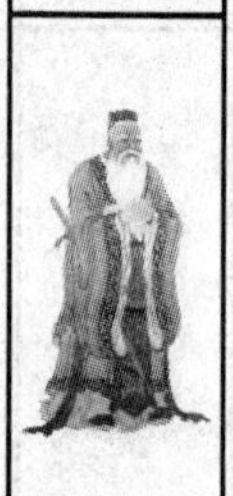

○山药蛋甜汤圆

【组成】生山药 150 克，白糖 150 克，糯米粉 250 克，胡椒面适量。

【制法】1. 生山药洗净蒸熟，去皮。

2. 熟山药放大碗中，加白糖、胡椒面，搅拌成馅泥。

3. 将山药馅泥滚上糯米粉，制成汤圆。

4. 将汤圆下入沸水锅，煮熟即可。

【功效】山药：性平，味甘，为中医"上品"之药，除了具有补肺、健脾作用外，还能益肾填精。如明·李时珍指出：山药"益肾气，健脾胃。"《本草正》亦载："山药，能健脾补虚，滋精固肾，治诸虚百损，疗五劳七伤。"《本草经读》还说："山药，能补肾填精，精足则阴强、目明、耳聪。凡上品之药，法宜久服，多则终身，少则数年，与五谷之养人相佐，以臻寿考。”所以，凡肾虚之人，宜常食之。它可以作为药材，也可以作为食物，熬粥的话，可以滋阴补肾，适用于肾虚所致的阳痿、遗精等症。

○榛子山药饮

【组成】榛子60克，山药50克，党参12克，陈皮10克。

【制法】1. 榛子去皮壳洗净，山药洗净切小块。

2. 党参、陈皮以水500克，文火煮30分钟，去渣取汁。

3. 以药汁煮榛子肉、山药块，小火熬熟。

【功效】榛子：榛子性平，味甘。有调中、开胃、滋养气血、明目的作用。适用于食欲不好、乏力、形体消瘦、病后体虚、视物不明等症。由于榛子含有人体不能自身合成的不饱和脂肪酸，可促进胆固醇的代谢，软化血管，从而防治高血压、动脉硬化等心脑血管疾病。

此汤饮具有健脾益胃、强身健体的功效，对于病后体虚、食少疲乏者有良好补益作用。

○芙蓉银耳羹

【组成】银耳20克，鸡蛋5个(取蛋清)，牛奶1瓶(约200克)，精盐1.5克，葱花10克，料酒5克，水淀粉10克，汤750毫升。

【制法】1. 将蛋清、牛奶、250克鸡汤倒在小盆里，加少许精盐，搅匀后上蒸笼蒸，上气约10分钟，呈奶酪状，即为芙蓉底。

2. 将银耳洗净，用温水发开，去蒂及杂质，捞出放入碗中，加水半碗，上笼蒸或隔水炖约20分钟。

3. 鸡汤500克入锅，加入葱花、料酒、精盐炖成一大碗浓汤，将银耳连汁倒入汤内，待烧滚后加水淀粉勾薄芡，起锅后盛在芙蓉底上即成。

【功效】银耳：又名白木耳，质量上乘者称作雪耳。它被人们誉为“菌中之冠”，既是名贵的营养滋补佳品，又是扶正强壮之补药。历代皇家贵族将银耳看作是“延年益寿之品”、“长生不老良药。”银耳能提高肝脏解毒能力，保护肝脏功能，它不但能增强肌体抗肿瘤的免疫能力，还能增强肿瘤患者对放疗、化疗的耐受力。它也是一味滋补良药，特点是滋润而不腻滞，具有补脾开胃、益气清肠、安眠健胃、补脑、养阴清热、润燥之功，对阴虚火旺不受参茸等温热滋补的病人是一种良好的补品。银耳富有天然特性胶质，加上它的滋阴作用，长期服用可以润肤，并有祛除脸部黄褐斑、雀斑的功效。银耳是一种含膳食纤维的减肥食品，它的膳食纤维可助胃肠蠕动，减少脂肪吸收。银耳是著名的美味食用菌之一，中医认为银耳甘平无毒，润肺生津、滋养胃、益气和血、补脑强心。入肺、胃、肾三经，能清肺中热、养肺阴、济肾燥，治肺热咳嗽、久咳喉痒、咳痰带血、痰中血丝、或者久咳伤肋者、妇女月经不调、肺热胃炎、大便秘结、大便小血等等。

自古以来银耳就是滋补性食品，现临床用于治疗虚痨、咳喘、痰中带血，虚热口渴，肺痨等症；对老年性慢性支气管炎、肺源性心脏病、慢性胃炎均有较好疗效。也是虚弱病人的补养品。尤其对肺结核吐血者可起补养作用。

在宫廷御膳中，银耳多被制成甜汤作为帝王日常饮品。下面再列举一些简单又有效的做法



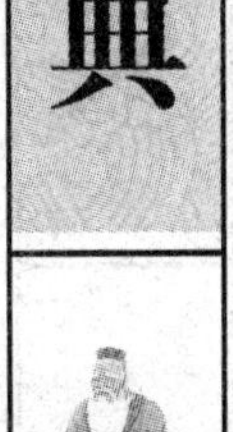

○枸杞头银耳炖鸡蛋

【组成】银耳 20 克，枸杞头 25 克，冰糖或白糖 150 克，鸡蛋 2 个。

【制法】银耳洗净，用温水发开，去蒂及杂物。

枸杞头洗净沥干，鸡蛋磕开把蛋清沥入碗内。

取沙锅加开水，烧滚后下蛋清、糖搅匀，再烧滚即放入枸杞和银耳，炖片刻即可上桌。

【功效】枸杞头即枸杞树的嫩茎芽，翠绿清香，有扩张毛细血管，促进血液循环，帮助肝脏解毒，增进消化液泌的功能。

○鲜果银耳羹

【组成】干银耳 10 克，樱桃或鸭梨等鲜果 200 克，绵白糖 150 克，糖桂花 5 克。

【制法】1. 将干银耳用温水浸泡涨发，去掉根蒂，洗净；鲜果去皮切片。

2. 锅内加清水 750 毫升，下银耳烧沸后，改用小火炖 20 分钟。

3. 下绵白糖、鲜果片，再沸时，起锅装碗，放糖桂花搅匀即成。

【功效】这汤水融合樱桃与银耳的美容功效，有助补气、养血、嫩白皮肤。一个脆而汁水丰富的梨只含 50 卡的热量和不到 1 克的脂肪，带皮生食还可以摄入纤维素。樱桃汁有助面部皮肤嫩白红润、去皱清斑，故近年不少美白产品都加入樱桃成分。樱桃含铁极其丰富，每百克鲜果肉中铁含量是同量山楂的 13 倍，苹果的 20 倍，含量为各种水果之首。

○冰糖银耳

【组成】银耳 15 克，冰糖 150 克，清水 500 毫升。

【制法】将银耳入 70 度水冲泡开，摘去蒂，入清水锅中煮沸，放入冰糖，用小火煮 30 分钟，汁浓稠时装碗即成。

○沙参百合润肺汤

【组成】北沙参 15 克，百合 30 克，无花果 5 个，猪瘦肉 18 克，陈皮 1 片。

【制法】先将无花果洗干净，对半剖开；猪瘦肉洗干净，飞水；北沙参、陈皮、百合洗干净；将所有的材料一齐放进已煲滚的水中，继续用中火煲约 2 小时，加少许盐调味，即可饮用。

【功效】北沙参、百合和无花果都有养阴润肺、润燥清咽的作用，加上营养滋阴的猪瘦肉和行气健脾、燥湿化痰的陈皮，又可滋润喉咙，保护声带，通畅大便，预防痔疮的功效。

滋阴润燥、清音、通便。适用于睡眠不足，引至虚火上升，咽喉干涸、咽喉疼痛，声音沙哑。

○杏仁猪肺汤

【组成】杏仁 10 克，猪肺 250 克，酌量加入党参、当归，盐、味精适量。

【制法】杏仁洗净；猪肺洗净切块；入清水煮沸捞出，另起锅，猪肺、杏仁及调味品等同下，煨 2 小时。

【功效】止咳化痰，生津止渴，润肠通便，对呼吸系统脆弱者尤其有益。

○莲心茶

【组成】莲心 2 克，生甘草 3 克。开水冲泡，如茶饮，每日饮数次。

【功效】莲心清心解毒，防暑降温，止血涩精。治心烦，口渴，吐血遗精，目赤肿痛，并有较强的降压作用。适用于心火上炎，烦躁不眠。

【制法】莲心茶的特点是，外形细紧纤秀，锋苗显露，色泽绿中带黄，有似莲子蕊色，香气清幽，含绿豆清香，味醇鲜爽，汤色橙绿清澈，叶底嫩匀成朵。泡在杯中，两叶相对而开，中间坚一芽心，犹如莲子瓣心，颇有情趣，颇得文人雅士的喜爱。清代宫廷御医杜方吾在自己的行医记录中提到，此茶乃是清代长寿皇帝乾隆的每日必备之饮。

**○乌豆杞子沙参猪肝汤**

【组成】乌豆 100 克，枸杞子 30 克，猪肝 150 克，沙参 30 克，生姜 2 片。

【制法】1. 将猪肝洗净，切块。

2. 枸杞子、沙参、生姜分别清水洗净。

3. 乌豆放铁锅中炒至豆衣裂开，再用清水洗净，沥干水。把全部用料放入锅内，加清水煲至豆熟烂。加入食盐少许即可。

【功效】补血养肝、益精明目。用于头晕眼花、视物不清者。方法是饮汤吃猪肝、乌豆。每天 1 次，连续 5 天为 1 疗程。

**○莲藕猪手汤**

【组成】莲藕 500 克，猪手一只，蚝豉 100 克，姜 2 片，陈皮半个。

【制法】1. 莲藕去节刨皮洗净，猪手去毛斩大件，放入开水中煮 3 分钟，盛起冲干净。

2. 蚝豉水泡半小时后洗净(泡水留用)，陈皮浸软刮去瓤。

3. 把泡蚝豉水加适量水和陈皮入煲先煲滚，再把各料入煲旺火滚 10 分钟后改慢火再煲 3 小时，下盐和生抽调味。

【功效】鲜莲藕中含有高达 20% 的碳水化合物、蛋白质及各种维生素，矿物质的含量也很丰富，既可当水果吃，也是烹饪的佳肴。李时珍在《本草纲目》中称藕为“灵根”，味甘，性寒，无毒，视为祛瘀生津之佳品。藕生食能清热润肺，凉血行瘀；熟吃可健脾开胃，止泻固精。老年人常吃藕，可以调中开胃，益血补髓，安神健脑，具延年益寿之功。藕有清肺止血的功效，肺结核病人最宜食用。

【说明】不喜生吃的人，也可以炖鸡炖肉，既能滋补，又能治病，莲藕的药用功效十分可观，相传南宋孝宗曾患痢疾，就是用鲜藕汁以热酒冲服治好的。

**○章鱼木瓜鸭汤**

【组成】干章鱼 100 克，木瓜 700 克，老鸭一只，瘦肉 250 克，姜二片，盐适量。

【制法】1. 干章鱼浸软，清洗干净。

2. 木瓜去皮、去核，清洗干净后切厚件。

3. 洗干净瘦肉和老鸭，飞水后再冲干净。

4. 烧滚适量水，下章鱼、木瓜、瘦肉、老鸭和姜片，水滚后改慢火煲 2.5 小时，下盐调味即成。

【功效】木瓜素有“百益果王”之称，是一种营养丰富、有百益而无一害的果之珍品。李时珍《本草纲目》中论述：木瓜性温味酸，平肝和胃，舒筋络，活筋骨，降血压。木瓜含番木瓜碱、木瓜蛋白酶、凝乳酶、胡萝卜素等；并富含 17 种以上氨基酸及多种营养元素；其中所含的齐墩果成分是一种具有护肝降酶、抗炎抑菌、降低血脂等功效的化合物。木瓜具有阻止人体致癌物质亚硝胺合成的本领。木瓜中维生素 C 的含量之高竟是苹果的 48 倍！常食木瓜具有平肝和胃，舒筋活络，软化血管，抗菌消炎，抗衰养颜，抗癌防癌，增强体质之保健功效。

本汤的功效是:能清热去湿,对肠胃湿热、皮肤瘙痒、湿疹等有疗效。

○蚬肉马铃薯排骨汤

【组成】冻蚬肉300克,马铃薯400克,番茄4个,排骨600克,姜4片,葱10克,盐适量。

【制法】1. 蚬肉解冻后洗干净,烧滚适量水,放入姜2片及葱,把蚬肉飞水,再冲干净。

2. 马铃薯去皮洗干净。

3. 番茄切块去籽后,清洗干净。

4. 洗干净排骨,飞水再冲干净。

5. 烧滚适量水,放入蚬肉、马铃薯、番茄、排骨和姜片,水滚后改慢火煲2小时,下盐调味即成。

【功效】蚬肉性寒,味甘咸。清热,利湿,解毒。适宜目黄,湿毒脚气,消渴,以及疗疮痈肿之人食用,夏秋大热季节食用最佳。《日华子本草》:"去暴热,明目,利小便,下热气,脚气湿毒,解酒毒目黄,主消渴。"《本草求原》:"饮食中毒,黄蚬汤可解。"

○黄连阿胶蛋黄汤

【组成】黄连5克,生白芍10克,煎水100毫升,去渣,对入加热融化的阿胶汁30毫升,等到变温,取新鲜鸡蛋2枚,去蛋清,将蛋黄入药汁搅拌,于每晚临睡前服用。

【功效】《饮膳正要》记载的食疗汤。适用于阴虚火旺、虚烦失眠,或热病、失血后阴虚阳亢失眠。

○莲藕乌鸡汤

【组成】乌鸡1只,黄芪10克,当归6克,枸杞子6克,莲藕700克,陈皮小半个,瑶柱4粒,洋薏米30克,胡椒3克,陈皮3克,生姜6克,水盐适量,玫瑰露酒半汤匙,生抽1汤匙加葱、盐等调料。

【制法】1. 乌鸡洗干净后,切去尾脂,以粗盐擦洗干净后抹干水分。用腌料涂鸭内外,腌10分钟,飞水,沥干水分。

2. 莲藕洗干净后,每节切开刨皮;瑶柱洗干净后浸1小时;陈皮浸软刮去瓤;将薏米洗干净后,沥干水分。

3. 加适量水,放入陈皮先煲滚,将各药材滚10分钟,然后改慢火再煲2个小时或以上,至鸡和莲藕软透,下少许盐调味即可。(用瓦窝煲莲藕才不会变黑)

【功效】中医认为乌鸡气味甘、微温、无毒,有补中止痛、滋补肝肾、益气补血、滋阴清热、调经活血、止崩治带等功效,特别是对妇女的气虚、血虚、脾虚、肾虚等症。现代医学研究认为乌鸡含有人体不可缺少的赖氨酸、蛋氨酸和组氨酸,能调节人体免疫功能和抗衰老。这款汤,不仅仅味道鲜美,并且有补气、强身健体、补阴开阳的功效。

○八宝斋汤

【组成】白果、莲子、芡实各50克,栗子肉200克,雪耳30克,无花果、蜜枣、冬菇各8个,陈皮大半个,水、盐适量。

【制法】白果去壳去衣;雪耳浸透剪去梗蒂;冬菇浸透去蒂;栗子去衣;陈皮浸软后刮去瓤。放适量水入煲,放陈皮煲滚,把各料入煲10分钟,改慢火煲2小时后,加适量盐调味。

【功效】汤香味雅淡,清新有滋味,富营养,滋补功能强。

〇牛展汤

【组成】牛展600克，党参50克，北芪30克，杞子1汤匙，姜2片，盐、酱油适量。

【制法】牛展洗净放滚水中煮5分钟后盛起，滴干水，煲中加适量水，把各原料放开水中滚10分钟后改慢火煲3小时，下适量盐、生抽调味即成。

【功效】这道汤补气健脾，味道鲜，富有营养，特别对脾胃虚弱、体虚无力者有很好的滋补功能，但患高血压的病人不宜进食。

〇霸王花猪利汤

【组成】猪利（猪舌）一条，霸王花60克，南杏2汤匙，北杏1茶匙，无花果4只，陈皮半只，盐适量。

【制法】1. 猪利放开水中煮片刻后刮去薄膜，再用盐擦干净，用开水烫一下后洗净。

2. 霸王花用水浸泡软沥干，陈皮浸软刮去瓤。把陈皮用适量水煲滚后再把各料加入，滚10分钟改慢火，再煲2,5小时，下盐调味。

【功效】猪利软糯，汤色怡人。有清热润肺、润燥利肠之功效，特别适合身体炽热、烟酒过量者服食。

〇节瓜百合汤

【组成】节瓜500克，百合、莲子各50克，金华火腿、瑶柱各30克，瘦肉350克，姜3片，盐适量。

【制法】节瓜去青皮切大段；瑶柱浸1小时；火腿用温水洗净，把其放入煲烧滚，放入百合等。煲1小时后再加入节瓜慢火煲1.5小时，然后下盐调味。

【功效】滋润营养，清凉去热，润肺止咳，对阴虚内热的人有很好的药疗功能及滋补功效。

〇火腿鲜笋汤

【组成】火腿100克，高汤、苦笋或玉兰片（即好笋干）、绿色蔬菜。

【制法】将火腿放入高汤中按常规烧汤即可。

【功效】苦笋又名甘笋、凉笋，野生于重山峻岭之中，其呈苦味的糖甙有刺激巨噬细胞生成的作用，该细胞有防癌解毒的功效；笋含丰富的纤维素，能促进肠蠕动，从而缩短胆固醇、脂肪等物质在体内的停留时间，故苦笋有减肥和预防便秘、结肠癌等功效。

苦笋质地脆嫩、色白，清香微苦，回甜滑口；以春末出土的笋苞为佳。苦笋不但有佳肴原料，而且还可入药。中医认为苦笋味甘、淡、微苦，寒，有清热利尿、活血祛风功用，可治风湿、食积、咳嗽、疮疡等症。李时珍《本草纲目》载“苦笋味苦甘寒，主治不睡、去面目及舌上热黄，消渴明目，解酒毒、除热气、益气力、利尿、下气化痰，理风热脚气，治出汗后伤风失音”可见苦笋是医食俱佳的珍稀竹笋。

【说明】宋代文学家、诗人苏东坡称赞苦笋“待得余甘回齿颊，已输岩蜜十发甜”；宋代另一大诗人陆游还亲自烹制苦笋，有诗曰：“薏实炊明珠，苦笋馔白玉……山深少盐酪，淡薄至味足。”火腿鲜笋汤在清代中叶，已经成为高档食品，《调鼎集》上说：“上席……冬笋火腿汤。”明清时，吃火腿鲜笋汤是江南的食俗。火腿与春笋合烹，其滋味特佳，扬州人称“一啜鲜”，故在《红楼梦》中，宝玉急急地端起来就喝，被热汤烫了嘴。可见，只有在王侯将相家中，才能有上等的品味。现在，我们在市场上，可以得到很好的材料，只要精心料理，可以享受到这样的上等滋补佳品的。



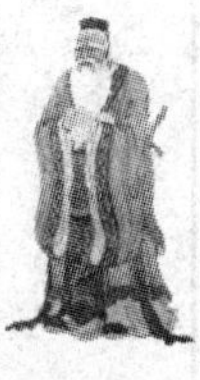

○明目汤

【组成】

决明子25克，枸杞子25克，谷精子15克，甘菊花15克，以上4种药同煮茶喝。

【功效】滋益肾水，预防和治疗头目昏花，内眼疾病。

○养血汤

【组成】当归、川芎、党参、黄耆、枸杞各15克，红枣（去核）7颗。以上药材与半只鸡或猪排骨同炖。每晚临睡喝。

【功效】补血补气之功用。

○头痛汤

【组成】天麻10克，川芎10克，玉竹25克，瘦猪肉200克，以上药材和瘦猪肉（切丁）共炖2小时即可。

【功效】偏头痛、头晕、头痛。

○心痛汤

【组成】党参25克，玉竹25克，黄耆25克，以上药材和水煮开即可。

【功效】可以治疗气阴两虚的心绞痛，气虚的头晕。

○养神汤

【组成】百合15克，莲子20克，瘦肉250克，以上药材和瘦肉（切丁）煮到百合烂透即可。

【功效】滋阴清热，针对神经衰弱、心悸失眠、肺结核、干咳有良好的效果。

○咳嗽汤

【组成】百合15克，杏仁15克，红枣6颗，冰糖适量，将百合、杏仁、用水浸泡10小时去苦涩后，与红枣共炖1小时后加冰糖。

【功效】治疗干咳、久咳，以及咳嗽恢复期的保养。

○补肾汤

【组成】杜仲15克，川续断15克，黑木耳25克，猪尾2只。将猪尾洗净刮毛（切段）加入以上药材，水5碗煮好再放黑木耳，滚热即可。

【功效】针对肾虚腰痛、多年腰痛椎骨损伤有调养作用；缓解阳痿、遗精等肾虚现象，还能缓解腰酸软弱之痛。

○强筋汤

【组成】杜仲50克，猪肚250克。猪肚（切块）加水适量煮汤即可。

【功效】补肾健脾、强筋骨，治疗遗精、慢性腰肌劳损。

○止汗汤

【组成】党参20克，黄耆20克，浮小麦10克，红枣8颗（去核），瘦肉250克。以上材料加500毫升水，小火煮2小时。

【功效】针对多汗（阴虚寒症），夜间盗汗，周身汗湿有特效。

○养胃汤

【组成】黄芪20克，参须25克，大小蓟各15克，生姜4片。以上材料加水8碗炖2小时即可食。

【功效】主治胃气虚寒，胃纳呆滞，消化不良，胃溃疡出血。

○逍遥茶

【组成】柴胡3钱，当归3钱，白术3钱，茯苓3钱，炙甘草1钱，薄荷5钱，生姜

3片。

【制法】将中药材放入纱布袋中，在锅中加3斤的水熬煮三刻钟即可。

【功效】本品能宁心安神，除烦解忧，改善健忘及神经衰弱的状况。

【用法】每日一剂，于睡前服下。

○紫菜猪心汤

【组成】紫菜1两，猪心半斤，黄酒5钱，葱段2钱，姜片2钱，肉汤一斤半，猪油1两，精盐少许。

【制法】将紫菜泡发，去杂质；猪心剖开洗净，入沸水锅中氽去血水，捞出洗净切片。锅烧热加入猪油、葱段、姜片煸出香味，放入猪心片，烹黄酒煸炒至水干，加盐、肉汤，烧煮至猪心熟时加入紫菜，汤再烧沸时即可出锅盛碗。

【功效】祛热除烦，利水养心。适用于因暑热引起的失眠、烦躁者。

【制法】饮汤食料，佐餐用。

○百合鸡子黄汤

【组成】百合1两，鸡蛋1只。

【制法】百合浸一宿，待出白沫，去水洗净，置沙锅内，加水适量，煮三刻钟，去百合，加入鸡蛋黄，充分搅匀，再滚数沸，即成。

【功效】滋养心阴，清热安神。适宜于热病或大病后，阴液耗伤，余热未尽，心神不宁；或思虑过度，情志不遂，抑郁化火，伤及心肺，心烦不寐；或心肺阴虚，内有郁热，精神失常，惊悸不宁者服用。

【用法】每日1剂，睡前半小时1次服下。也可加冰糖少许以调味。但外邪未除，内蕴湿热者，不宜食用。

○二冬膏

【组成】天门冬1斤，麦门冬1斤，川贝面3两，蜂蜜适量。

【制法】二冬加水熬成膏，加川贝面、蜂蜜收成膏。

【功效】此膏清心润肺，止咳化痰，滋阴降火，解渴除烦，除五脏之火，失血劳伤，元阴亏损，久服水升火降，阴与阳齐，则无病矣。

【用法】每天早晨空腹服用4~5茶匙，然后以白开水冲服。

○百合蛤蜊汤

【组成】鲜蛤蜊肉4两，百合2两，葱、姜、黄酒、醋等。

【制法】温水洗净晾干（干品需浸泡），加黄酒、醋拌和后取出，与百合入油锅中爆炒，再下姜、葱、高汤。也可将蛤蜊肉、百合（后下）煮汤而食。

【功效】可滋五脏之阴，清虚劳之热，适用于阴虚清热、心烦失眠、干咳、鼻出血者。

【制法】佐餐，隔天服食。

○荷叶蒸乳鸽

【组成】乳鸽、鲜荷叶、黄酒、醋等。

【制法】将乳鸽拔毛后，剖肚洗净，去头、脚、内脏，用酱油、醋、黄酒浸过，取鲜荷叶1张包起上笼蒸熟。

【功效】滋肾生津、涤秽治烦。因高温引起的头晕乏力、心烦失眠、口鼻干燥以及体质羸弱者均可食用。

【用法】佐餐，经常食用。



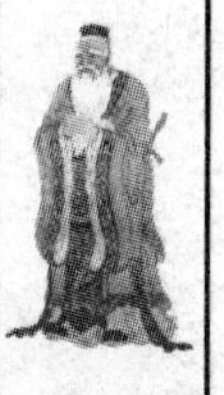

○太后泡酒方

【组成】小茴香2钱,鲜木瓜6钱,桑寄生1两,石菖蒲1窝,九月菊1窝,烧酒3斤。

【制法】将以上材料混合在一起泡7日即可。

【功效】此酒能够补肾清心,长饮会健肾健脾、化饮消食,有除烦舒心之功。

【用法】每日晨起,于饭前饮用。

○黄花合欢大枣汤

【组成】黄花菜6钱,合欢花3钱,大枣10枚,蜂蜜适量。

【制法】将黄花菜洗净,与合欢花共入锅内,水煎去渣取汁,再与大枣共炖熟,调入蜂蜜即成。

【功效】除烦解郁安神。适用于肝气不舒引起的惊悸、失眠。

【用法】每日1~2次,连服7~10天。

○核桃人参汤

【组成】核桃仁5钱,人参2钱,生姜3片,冰糖少许。

【制法】将核桃仁、人参、生姜共入沙锅中,加水适量,煎汁一碗。去生姜,加入冰糖稍炖即成。

【功效】补气温肾安神。尤其适用于心肾阳虚引起的心悸。

【用法】每日1剂,临睡前温服,连用3~5天为1疗程。

○百合芡实汤

【组成】百合6钱,芡实5钱。

【制法】将百合、芡实一同放入沙锅,加水煮熟即可。

○枸杞百合羹

【组成】枸杞子、百合各5钱,鸡蛋黄1个,冰糖适量。

【制法】将枸杞子、百合放入锅中,加水适量,同煮稠烂,然后加入搅碎的鸡蛋黄和冰糖,再煮沸片刻即可。

【功效】补肝肾,安心神。适用于肾阴不足引起的心悸、失眠者。

【用法】每日服食2次,可常用。

○银耳参枣羹

【组成】银耳1钱,高丽参3钱,枸杞子5钱,大枣10枚,鸡汤适量。

【制法】将银耳洗净,用清水浸泡两刻钟;大枣用清水洗净;银耳、枣与枸杞子、高丽参、鸡汤共入沙锅内,再加适量清水,小火炖熟。

【功效】补肾固精,养心安神。适用于肾虚引起的失眠多梦、头昏等症。

【用法】可加糖调味后服用,每次1小碗,每日1~2次。

○人参猪肚汤

【组成】人参5钱,猪肚1只,干姜、胡桃肉各2钱,葱白7根,糯米6两,食盐、酱油各适量。

【制法】将诸物尽纳入猪肚内,扎紧,勿使泄气。将猪肚放入沙锅内加水煮料即成。

【功效】大补元气。适用于体弱乏力、失眠、形瘦易倦者。

【用法】佐膳随意食用。即可。

【功效】益气健脾,养血安神。适用于气血不足引起的失眠健忘等症。

【用法】每日分早、晚2次服食，连服数日。

○山药龙眼炖甲鱼

【组成】山药1两，龙眼肉6钱，甲鱼1只。

【制法】将甲鱼放入沸水中，使其排尽尿液，然后剖洗干净，去除头及内脏，与山药、龙眼肉共同放入炖盅内，隔水炖熟烂，调味后食用。

【功效】滋阴凉血，健脾补血，宁心安神。适用于心脾两虚引起心悸、失眠、食纳不佳者。

【用法】食甲鱼肉、山药及龙眼肉，并饮汤。

○桂圆童子鸡

【组成】童子鸡1只，桂圆肉6钱，黄酒、葱、姜、盐适量。

【制法】童子鸡去毛，挖去内脏洗净，放沸水锅中氽片刻，以去血水，然后把鸡放入蒸钵或锅内，再放入桂圆、黄酒、葱、姜、盐和清水，上笼蒸半个时辰左右即可。

【功效】补气血，安心神。适用于心血不足引起的心悸、失眠。

【用法】酌量分次食用，连服数次。

○茯苓糕

【组成】茯苓、莲子、芡实、山药、粳米、糯米适量。

【制法】茯苓等药各等分共为细粉，粳米、糯米另磨粉。取药粉3份，粳米粉5份，糯米粉2份，用水和成糕，放入笼内蒸熟，做成小饼。

【功效】健脾益肾，宁心安神，延年益寿。

【用法】每日早、晚各食1~2个。

○阳春白雪糕

【组成】白茯苓（去皮）1两，山药1两，芡实2两，莲子肉（去心、皮）3两，神曲（炒）6钱，麦芽（炒）6钱，大米，糯米各1斤，白砂糖1斤。

【制法】将诸药捣粉，与大米、糯米共放布袋内，再放到笼内蒸极熟取出，放簸箕（或大木盘）内，掺入白砂糖同搅极匀，揉成小块，晒（或烘）干贮存，备用。

【功效】健脾胃，益肾养元气，宁心安神，延年益寿。

【用法】一日3次，每次2块即可，可常食。

○圆肉猪心汤

【组成】猪心1个（约6两），桂圆肉、党参各6钱，红枣5个。

【制法】将猪心切去肥油，洗净。桂圆肉、红枣（去核）、党参洗净，与猪心一齐放入锅内，加清水适量，武火煮沸后，文火煲一个时辰，调味即可。

【功效】补益气血，养心安神。适用于气血亏虚引起的失眠健忘者。

【用法】吃猪心、桂圆肉，喝汤。每日分2次服完，可常服。

○藕丝羹

【组成】嫩藕1斤，云片糕、青梅、蜜枣各2两，鸡蛋3个，调味品适量。

【制法】将嫩藕洗净削皮，切成丝，放入沸水内烫一下，捞出；蜜枣、云片糕、青梅均切成与藕一样的丝；用鸡蛋清加少量水搅匀，放入蒸笼中，猛火蒸片刻，用刀划成一块块的蛋羹，然后将各种丝放在蛋羹上，两头为藕，中间为糕、枣、梅丝。再在锅内放水半斤，倒入白糖，猛火烧开后加入湿淀粉，勾兑成白色甜汁，浇到蛋羹、藕丝之上即成。

【功效】清心助眠益智。适用于血虚引起的心悸失眠、神思不宁、智力减退疲倦乏力者。

【用法】随意服食。

○安神茶

【组成】龙齿3钱,石菖蒲1钱。

【制法】将龙齿煅过,并研碎,石菖蒲切碎,水煎即成。

【功效】健脑开窍,安神益智。适用于失眠多梦、记忆力减退者。

【用法】每日1剂,代茶饮。

○胡桃龙眼鸡丁

【组成】胡桃肉6钱,龙眼肉2钱,嫩鸡肉4两,鸡蛋1只,芫荽1两,姜、葱、胡椒粉、淀粉、白糖、酱油、麻油、食盐各适量。

【制法】先将胡桃肉放入油锅炸熟,切成细粒;将龙眼肉洗净切细粒;鸡肉去皮洗净切丁,用胡椒粉、白糖、食盐拌匀腌渍;芫荽、姜、葱各切末;鸡蛋打入碗中加淀粉调成汁。油放入炒锅中烧热,下姜、葱末炝锅,加入鸡丁,炒片刻,加酱油炒至将熟时,下胡桃肉、龙眼肉拌炒至熟,再倒入鸡蛋汁炒至熟,最后撒芫荽末,淋上麻油炒匀即可。

【功效】补肾健脾,养心安神。适用于心肾两虚而致失眠健忘者。

【用法】佐餐用可常食。

○五味子膏

【组成】五味子1斤。

【制法】将五味子洗净,用水浸半日,煮烂去渣,再熬成饴,兑入少量蜂蜜收膏。

【功效】补肾健气,滋阴益气,养心。

【用法】每日口服1~2次,每次1匙,开水冲服。

○龙眼饼

【组成】龙眼肉5钱,面粉半斤,白糖3钱,花生油半斤。

【制法】将龙眼肉洗净,剁成细末;面粉倒在案板上,加上白糖、龙眼肉末,拌匀,揉成面团,分成剂子,擀制成饼。将素油放入锅内,烧八成熟时,把饼放入锅煎炸,待成黄色时,翻面再煎炸,直至两面金黄色,熟透即成。

【功效】益心脾,补气血。适用于心悸怔忡、健忘、失眠、贫血、体虚乏力者。

【用法】一日2次,每次2~3块,可常服,但内有痰火及湿滞停饮者忌食用。

○香菇板栗

【组成】水发香菇3两,板栗4两,鲜汤3两,豆油适量,酱油适量,葱、姜、白糖、香油、淀粉少许。

【制法】先将香菇切片,板栗用刀砍一下,但不要完全切开,皮壳要相连,放入清水锅内烧开片刻,等栗壳裂开时,趁热剥去外壳和内皮,栗肉用刀切成厚片;锅烧热放入豆油,将香菇、板栗片同时下锅煸炒,随即加入酱油、糖、姜末、鲜汤烧开后,改成小火焖少顷,再改用旺火,用水淀粉勾芡,翻炒几下,淋入香油,即可装盘。

【功效】益智补肾,可提高机体免疫能力。人人皆宜食用。

【用法】每隔两日食用一次,连食7次。

○宋宫酸枣仁粥

【组成】酸枣仁6钱,鲜生地12钱,粳米2两。

【制法】将酸枣仁研末,以水研滤取汁。鲜生地洗净,捣烂绞取汁。用酸枣仁汁兑入适量清水，煮粳米为粥，将熟时再加入牛地汁，更煮三、五沸即成。

【用法】临睡前半个时辰，温热服之。

【功效】滋阴清热，养心安神。可用于心肝血虚引起的失眠多梦、心烦、潮热盗汗、手足心热等症。枣仁味酸带甘、养心益肝，为治疗虚烦不眠的要药。《太平圣惠方》中说：“治骨蒸，心烦不得眠卧，酸枣仁二两，以水二大盏半，研滤取汁，以米二合煮作粥，候临熟，入地黄汁一合，更微煮过，不过时候食之。”其方加入生地黄汁，借以清热除烦。《本草拾遗》中说：“酸枣仁睡多生使，不得睡炒熟。”这是指，治疗不眠症须炒熟用，治疗多眠症则宜生用。明代医家李时珍亦说：“酸枣仁熟用疗胆虚不得眠，烦渴虚汗之证；生用疗胆热多眠。”

○玫瑰花烤羊心

【组成】鲜玫瑰花1两，羊心3两，食盐适量。

【制法】将鲜玫瑰花(或干品3钱)放入小锅中，加入食盐，煎煮片刻，待冷备用。然后将羊心洗净，切成长小块，穿在烤签或竹签上，边烤边蘸玫瑰盐水，反复在明火上烤炙，烤熟稍嫩即可食用。

【用法】空腹热食。

【功效】补心安神。可用于心血不足、惊悸火眠、抑郁、健忘等症。

○通江银耳

【组成】银耳，白糖，鲜果

【制法】用温水浸泡洗净，加入清水，文火焖烧成糊状，再加入糖、鲜果等即可食用。也可炖猪蹄、排骨、鸡、鸭荤肉。夏季更是必备清凉饮料，可将银耳汤制成冰淇淋、冰冻银耳、八宝银耳。

【用法】佐餐，每日酌量。

【功效】银耳有补脑提神、强精补肾、滋阴润肺、生津止咳、清润益胃、补气和血、强心壮身、嫩肤美容、延年益寿之功效。唐孙思邈的《千金翼方》、明李时珍的《本草纲目》等书对银耳均有详细的论述。《本草纲目》说，通江银耳长于古树，味甘辛，清肺热，济肾燥，强心神。

○鸡土从

【制法】用煎、炒、蒸、煲、烧、拌手法，可做出如网油鸡土从、火夹鸡土从、清蒸鸡土从、椒盐鸡土从、如意鸡土从、锅贴鸡土从、菜心炒鸡土从、鸡土从炒鱼球、油鸡土从、糖套鸡土从、生煎鸡土从、帽云腿汤、帽汤爆肚等。

【用法】吃法盯鲜、可腌、可晾干、可油炸。

【功效】鲜甜香脆，营养丰富，清神健脾。据《本草纲目》记载，鸡土从有“益味、清神、治痔”的作用。

○茯苓饼

【组成】茯苓霜，白面粉，蜂蜜，砂糖，松果，蜜饯。

【制法】以茯苓霜和精白面粉做成薄饼，中间夹有用蜂蜜、砂糖熬溶烂习的蜜饯松果碎仁，其形如满月，薄如纸，白如雪。

【用法】佐食，可常吃。

【功效】宁心安神，健脾补中。适用于气虚体弱所致的心悸、气短、神衰、失眠以及浮肿、大便溏软等。



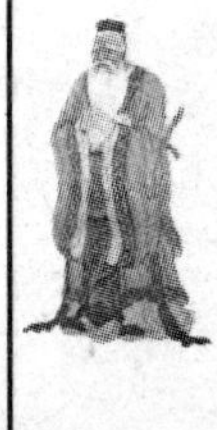

○如意菜

【组成】腌蕨菜半斤，里脊肉、胡萝卜各3两，鸡蛋清2个，猪油8两，精盐、干淀粉、姜、葱、蒜、香油、料酒各少许。

【制法】1. 把蕨菜老根去掉，切长小段，用温水泡，以去除咸水为宜。里脊肉切长丝，用蛋清淀粉上浆，胡萝卜在开水烫熟过凉。

2. 炒勺里放进猪油，烧到四成热时，倒入肉丝，迅速滑散，嫩熟倒油控净。

3. 勺里放底油烧热，加葱姜丝，煸出香味烹料酒，加胡萝卜煸炒，放进里脊肉丝、蒜丝、盐煸炒，淋入香油即可出锅。

【用法】每日适量食用。

【功效】营养丰富，有去热利尿、安神镇静、活血解毒、健脾强身的功效。

○五味子膏

【组成】五味子1斤，蜂蜜2斤。

【制法】将五味子洗净，水浸半日，置沙锅中，加水适量，文火煎煮，连煎3次。然后，取3次药汁混合，文火浓缩，备用。蜂蜜放沙锅内，加水适量，文火熬熟，兑入五味子浓缩液，边熬边搅，待至膏成，收瓶中贮存。

【用法】每日2次，每次取1~2匙，开水调服。

【功效】滋养肺肾，安神益智。适宜于肾虚精亏、心虚气弱、精神不振、脑力减退、心悸不宁、失眠多梦者进食。本品性温，味甘酸，入肝、肾、心、肺诸经。唐代医学家孙思邈曾说，五月常服五味子以补五脏气；六月常服五味子以益肺金之气，在上则滋源，在下则补肾。

○猪心参归汤

【组成】猪心1具，人参3钱，当归6钱。

【制法】将猪心剖开洗净，人参、当归也用清水洗净，一同放入锅内，加入适量清水，文火炖至猪心熟透，即可食用。

【用法】空腹食参、肉，饮汤。

【功效】补心益气，养血宁神。可用于心之气血不足引起的心悸气短、失眠健忘、乏力多汗等症。

○冰霜梅苏丸

【组成】盐悔肉4两，麦冬1两(去心)，薄荷叶1两(去梗)，柿霜1两，细茶1两，紫苏叶5钱(去梗)，人参1两。

【制法】共研为细面，白糖4两为丸，芡实大。

【用法】每服一两粒。随时食丸。

【功效】霜以清肺，酸能收火，甘以治燥。能除内热，消烦渴，生津液，解酒毒，清头目，润咽喉，定心慌，伸劳倦。及出外远行、暑热作渴、茶水不便，此药尤宜多备。

《清太医院配方》中同名方较本方多干葛，少麦冬、柿霜、细茶、人参。

## 四、聪耳明目方

○内补丸

【组成】熟地黄、桂枝、附子、人参、肉苁蓉、鹿茸各30g，山药45g，柴胡22.5g，茯苓各 7.5g，远志、细辛各 15g，钟乳粉 60g。

【制法】上诸药，捣，过罗为粉，炼蜜为丸如梧桐子大。

【制法】每日口服 1～2 次，每次 20 丸饭前温酒下。

【功效】补肾聪耳，温阳益气。

【说明】劳聋多由性生活不节或年老肾气虚劳而发病，常有听力减退或耳聋、腰膝乏力困痛等症状。方中熟地滋阴，人参补气，肉桂、附子、鹿茸、肉苁蓉、山药温阳补肾，茯苓、远志益志聪耳，柴胡、茯苓、细辛清肝引经，所以本丸可治肾虚劳聋。

○张子和耳聋方

【组成】蓖麻子 20g（去皮），熟地 10g（去皮，核）。

【制法】上药同捣，加入人乳和丸如枣核大。

【制法】每用 1 丸，棉裹，纳于聋耳内，觉热为度，1 日换 1 丸。如药稀，难做成丸，晒干，再用。

【功效】通窍。

【说明】本方最早见于唐《备急千金要方》，叫"治耳聋方"；宋《太平圣惠方》改名叫蓖麻子丸，治耳聋不闻声音；金代大医学家张子和临床应用此方疗效显著，又收入他著的《儒门事亲》中。方中主药蓖麻子气辛味甘有热毒，开窍通络、搜风，与熟枣、人乳共捣和丸，塞耳治聋，熟枣，乳汁既可作赋型剂，又可减缓蓖麻子毒性，实乃妙用。据《备急千金要方》载，用此方一般治疗 20 日可生效。

○聪耳四物汤

【组成】当归（酒洗）、川芎、赤芍、生地各 3g，石菖蒲、酸枣仁（炒）、白芷、木通、枳壳（麸炒）、青皮（去瓤）、荆芥、薄荷、藁本各 2.1g，甘草 0.6g。

【制法】上药，共锉末。

【制法】水煎，饭后服。

【功效】逐瘀，通窍，聪耳。

【说明】该方由常用方剂四物汤加味而成。方内当归、赤芍、川芎，生地滋阴养血，活血化瘀；石菖蒲、木通、酸枣仁开窍通络，白芷、荆芥、薄荷、藁本祛风散寒；甘草通行十二经络，引众药入耳，共同发挥逐瘀、开窍、聪耳的作用。

○雍正皇帝塞耳方

【组成】磁石（豆瓣大）1 块。

【制法】用棉花包裹。

【制法】塞耳。1～3 日换药 1 次。

【功效】益肾聪耳。

【说明】清世宗在登上皇帝宝座的第二年（1724 年），曾患耳鸣、耳聋等症，那年农历五月初一，经太医院御医刘声芳看病后开了这个塞耳外治方。外治方有用药安全、副作用小、药物量小、方法简便等特点。磁石性味辛寒，入肝肾两经，常用来治疗肾虚肝旺之症。中医学认为：肾开窍于耳，肾亏则听力减，磁石有益肾聪耳的作用。

○聪耳棉

【组成】石菖蒲 15g，连翘 15g（去瓤）。

【制法】共为细末，每次用 0.05g。

【制法】绢包，塞耳，3～5 日换药 1 次。

【功效】开窍，通闭，聪耳。



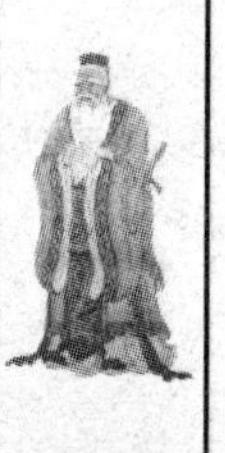

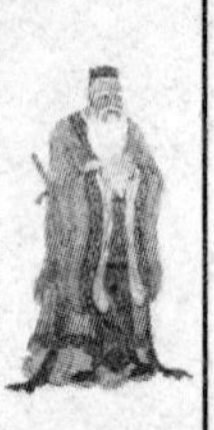

【说明】清世宗雍正9年(1731年)6月28日,御医钱斗保等人会诊后为雍正皇帝开了"聪耳棉"这一处方。方中石菖蒲辛温芳香,辛温能通络,芳香能开窍。连翘苦寒,能清热解毒而散结,与石菖蒲配伍相辅相成。

### ○清肝聪耳代茶饮

【组成】菊花6g,石菖蒲4.5g,远志2.5g,生杭芍9g。

【制法】水煎。

【用法】代茶饮。

【功效】清肝,开窍,聪耳。

【说明】清光绪皇帝,自幼多病,二十七八岁时就患耳鸣脑响,30多岁便听力减退、耳失聪,御医张仲元给他开的上方。方中菊花、生抗芍以清肝热,石菖蒲、远志开窍安神,诸药代茶饮可治肝热型耳鸣。

### ○利窍通耳方

【组成】木通3g,全蝎1.5g(去毒),胭脂0.6g,麝香0.02g。

【制法】共研细粉,用蜡团成细卷,用棉包裹寸许。

【用法】塞耳,1~3日换1次。

【功效】利窍通耳。

【说明】这是清宫御医郭荣给光绪皇帝开的利窍通耳方。方中麝香、木通、胭脂开窍通闭,全蝎除风治聋,诸药共有利窍通耳的功能。

### ○耳闭外治方

【组成】延胡3g,穿山甲(炒)3g,全蝎(去毒)1个,蚯蚓鲜3条、干4条(去皮),百草霜6g(猪脂拌),冰片0.03g。

【制法】共研细面,葱汁调和,棉裹成捻。

【用法】耳闭。

【说明】这是清宫御医忠勳于光绪30年(1908年)5月16日给光绪帝开的耳闭外治方。方中延胡理气,穿山甲通络,全蝎搜风。冰片开窍,百草霜消积,蚯蚓通络,所以本方可用于治疗耳闭。

### ○利窍聪耳方

【组成】穿山甲(生)6g,蝉蜕(去足)6g,石菖蒲6g,木笔花6g,蓖麻子仁(去净油)4.5g,全蝎(去毒)4个,鲤鱼胆(后兑)9g,麝香(后兑)3g。

【制法】共研极细面,兑入鲤鱼胆,麝香合匀,用黄蜡溶化,晾温,老嫩合宜,做成药捻,约lcm外用黄绢裹之,备用。

【用法】放入耳中,每日换1次。

【功效】利窍通耳。

【说明】本方是清宫御医李德昌给光绪帝所开的方子。方中穿山甲活血通络,全蝎、蝉蜕祛风止痛,麝香、石菖蒲芳香开窍,鲤鱼胆清热去火,蓖麻仁润燥通便,木笔花解毒清热平肝。所以此方适用于瘀血风热型的听力减退。

### ○不老丹

【组成】苍术2kg(米泔水浸软,去皮切片,分别加工炮制:其中每500g用椒90g,炒黄去椒;每500g用盐90g,炒黄去盐;每500g用好醋500ml煮汁尽;每500g用好酒500ml煮汁尽)。何首乌lkg,(米泔水浸,去皮切片,用瓦蒸锅蒸;先铺黑豆1.5kg,干枣lkg,放上首乌,再铺干枣1kg,黑豆1.5kg,净布单盖上,用盆扣牢,等候豆,枣香熟取出,不用枣豆),地骨皮500g(去粗皮)。

【制法】上3味,捣成细末,用桑椹汁拌和如软面块样,盛瓷盆内按平。上面再加入桑椹汁高出药3cm,用纱布盖住,白天晒太阳,夜间晾着,干后捣粉,炼蜜为丸如梧桐子大。

【用法】每服60丸,空腹时温酒送下。忌辛辣食物。

【功效】补肾养肝,健脾,明目,乌发,益寿。

【说明】这是金元四大医家之一张子和的经验方,他曾任金代御医,后来辞职回到河南、山东、安徽等地民间行医近50年,医术精湛。不老丹能抗衰老、明目乌发、延年益寿。

苍术,功在补中益气、健脾燥湿,医家又叫它"仙术"、"山精",有"必欲长生,长服山精"之说,《瑞竹堂经验方》有一味"苍术散"用来壮筋骨明目,说明它明目增视作用显著。何首乌滋补肝肾,益寿延年,现代医学研究表明,它有使毛发变黑的功能,可提高人体免疫力。地骨皮泻肾火,补正气,解骨蒸肌热,现代医学研究表明它有降压、降血糖和解热作用。

### ○七仙丸

【组成】菟丝子(酒浸,另研末)150g,肉苁蓉(酒浸去皮,炒,切片,焙干)30g,巴戟(去心)30g,车前子、熟地黄、枸杞各90g,甘菊花120g。

【制法】上7味药,粉碎过罗为粉,炼蜜为丸如梧桐子大。

【用法】饭前用淡盐水或温酒送服30~50丸,每日1~2次。

【功效】补肝肾,增视力。

【说明】本方由7种疗效好的药物做成丸剂,所以叫七仙丸,是元代宫廷秘方。中医学认为,菟丝子补肝肾,久服明目;肉苁蓉入肝肾,暖腰膝,健骨肉;巴戟强筋骨,安五脏,温肾阳;车前子明目疗赤痛;熟地滋肝肾,通血脉,益气力,利耳目;枸杞滋肾润肺明目;菊花入肝肾,祛风明目。现代医学研究表明,菟丝子、肉苁蓉、巴戟、熟地、车前子、枸杞子、菊花有强身降压、利尿、降脂、保肝、明目、增视等作用,利于治疗老年人的肝肾不足所引起的目昏等症。

### ○扶桑至保丹

【组成】嫩桑叶500g,巨胜子120g,白蜜500g。

【制法】春天4~5月间采嫩桑叶500g,去蒂,晒干,研成细粉,把巨胜子(黑芝麻)120g捣碎,加水煎成浓汁,再和入白蜜500g,熬炼到滴水成珠,倒入桑叶粉,制如梧桐子大小的药丸。

【制法】每日口服2次,每次45~50丸,白开水送服。

【功效】滋肾养肝,明目乌发。

【说明】本方又叫扶桑丸、桑麻丸,明代御医龚廷贤说:正德13年(1518年)2月相国袁介溪从一位外国和尚叫胡僧的那里得来这个方子,经龚氏临床应用疗效显著,后来把它写到《寿世保元》上。

扶桑至宝丹组方精练,由桑叶、黑芝麻、白蜜三味组成,《本草纲目》载:桑叶"明目长发",龚廷贤引胡僧说:"嫩桑之叶,性平和,不冷不热……服之半年之后,精力转生,诸病不作,久服不已,自登上寿。"巨胜子又叫黑芝麻,《医林纂要》说它"补肾,利大小肠,缓肝,明目,凉血。"白蜜就是上等蜂蜜,《神农本草经》载:"久服强志轻身,不饥耐老。"现代医学研究表明,桑叶有软化血管,降低血压和血脂,健胃等作用,治夜



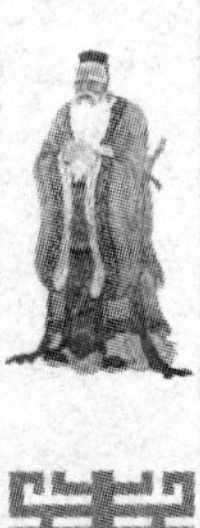

盲,防治白发。黑芝麻有抗衰老,营养神经,乌发等作用。蜂蜜有润肺止咳、消炎止痛、抗衰老等收用。

○菊花延龄膏

【组成】鲜菊花瓣。

【制法】鲜菊花瓣适量,用水熬透,去渣再熬浓汁,少兑炼蜜收膏。

【制法】每次服 9~12g,白开水冲服。

【功效】疏风,清热,明目,延年益寿。

【说明】光绪11年(1885年)农历11月2日西太后脉案,载有"脉息左关弦数,右寸关洪大而滑,肝经有火,肺胃蓄有饮热,气道欠舒,目皮艰涩。"御医张仲元、姚宝生拟出"菊花延龄膏"。

本方由一味菊花瓣组成,功效专一,菊花入肺、肝,为治眼病良药。现代医学研究表明,菊花有抗菌消炎,明显扩张冠脉,增加冠脉血流量,强心降压等作用。

○明目延龄丸

【组成】霜桑叶 6g,菊花 6g。

【制法】上药共研极细粉,炼蜜为丸如绿豆大。

【制法】每服 6g,每日 2~3 次,白开水送服。

【功效】平肝明目,清热散风。

【说明】清光绪31年(1905年)农历7月27日,御医张仲元给慈禧看病后,开出"明目延龄丸"处方,这时她已71岁,从处方提示慈禧患老年性眼病等症。方中桑叶、菊花都能清肝明目,现代医学研究表明两药都有降血压作用,凡肝火旺之血压高的头昏眼花、视力模糊者,皆可常服。

○明目延龄膏

【组成】霜桑叶 30g,菊花 30g。

【制法】共以水熬透,去渣,再熬浓汁,少兑炼蜜服膏。

【用法】每服 9g,白开水冲服。

【功效】平肝明目,清热散风。

【说明】本方与明目延龄丸药味、功效、主治相同,而剂型则不同,膏丸交替服用,更易为病人接受。另一方面冬季用膏,春夏秋三季用丸,利于药物存放,不易变质。

○清热明目洗药方

【组成】甘菊花 4.5g,薄荷 2.5g,赤芍 6g,胆草 4.5g,白蒺藜 6g,白僵蚕 4.5g。

【制法】用水熬透。

【用法】随时薰洗。

【功效】清热明目。

【说明】据《慈禧光绪医方选议》载,光绪皇帝治眼病医方共18首,全为外洗药方,现从中选3首供参考使用。

本方是光绪年间,御医佟成海诊查光绪眼病后开的处方。其中菊花、薄荷清热祛风,养肝明目;赤芍入肝,泻肝火而治眼红;胆草泻肝胆之火;白蒺藜明目祛风;白僵蚕祛风散结,治风邪引起的目疾。

○清肝明目薰洗方

【组成】木贼草 6g,赤芍 6g,红花 6g. 甘菊 3g,冬桑叶 3g,白僵蚕(炒)6g,珠兰茶 3g。

【制法】水煎。

【用法】薰洗。

【功效】祛风清热，活血化瘀，明目。

【说明】清光绪29年(1903年)农历闰五月初一，御医赵文魁给光绪皇帝看眼病开了这个外用方。正如《选议》中指出："本方特点在于用祛风清热明目药的同时，加活血之品。"据目前各地研究，活血化瘀治法对多种炎症均有促进其消退作用，也有用此法治疗结膜炎之报道。显然，合用活血之品系拟方者之高明处。

**〇清解明目洗药方**

【组成】薄荷4.5g，蔓荆子6g(生研)，防风6g，酒黄连6g(研)，胆草6g(酒)，青皮9g(炒)，川芎6g，桑叶12g。

【制剂】水煎透。

【用法】薰洗患处。

【功效】清热祛风，泻火解毒。

【说明】这是光绪年间，御医杨相际和给光绪皇帝开的治眼病药方。方中薄荷、桑叶清热祛风；蔓荆子、防风辛温发散；川芎调肝和血；青皮健脾理气；胆草清胆湿热；黄连泻火解毒，润燥清热，并有抑菌杀菌作用，酒浸炒黄连在于使药上行、增强功效。

**〇唐宫酱醋羊肝**

此为宫廷常备养生食谱。本方可见唐代著名食医孟诜《食医心镜》。

【组成】羊肝1斤，酱油、醋、糖、黄酒、生姜、葱白、淀粉、素油等适量。

【制法】洗净羊肝，切片，外裹芡粉汁，放入烧热的素油中爆炒，并加入酱油、醋、糖、黄酒、姜末、葱末等调味，炒至嫩熟，即可食用。

【用法】空腹温热食用。早晚酌量。

【功效】养肝明目。可用于肝虚体弱、视物不清、夜盲等症。

**〇宋宫菖蒲桂心酒**

本方可见北宋末年宫廷主持医家编纂、以宋徽宗名义颁行的《圣济总录》。

【组成】石菖蒲、木通少许，桂心、磁石各3钱，防风、羌活各6钱，白酒1斤。

【制法】将石菖蒲以米泔水浸一宿后烘焙，桂心去粗皮。上6味药，共捣碎，白夏布包之，置于净器中，倒入白酒浸7天即成。

【用法】每日早、晚各1次，每次空腹温饮少许。

【功效】开窍祛风，纳气潜阳，安神，适用于耳聋耳鸣。

**〇神仙饵茯苓延年不老方**

本方可见明代周定王、滕硕、刘醇等编撰的大型医学方书《普济方》。

【组成】白茯苓、白菊花、松脂各适量。

【制法】炼蜜和丸，如弹子大。

【用法】每服1丸，每日1次。

【功效】健脾利湿，清热明目。主治脾虚便溏，头昏眼花。《普济方》说，服此药"百日颜色异，肌肤光泽延年不老。"

**〇松苓酒**

【组成】熟地黄、当归、枸杞子、红曲、龙眼肉、荔枝蜜、整松仁、茯苓各2两，白酒20斤。



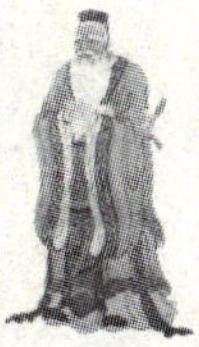

【制法】将前8味捣碎，入布袋，置容器中，加入白酒，密封，隔水煮1炷香时间，或酒煎1炷香亦可。过滤去渣，即成。

【用法】每日酌量饮用。

【功效】酒色为琥珀，具有明目、清心、延年益寿的功效。

○清宫明目延龄丸

为帝后“龙凤之目”的保健，御医制了不少食疗方。文中方一可见《慈禧光绪医方选议》，方二乃御医张仲元拟献慈禧方。

【制法】方一：将霜桑叶2钱、菊花2钱共研细未，炼蜜为丸，如绿豆大。

方二：霜桑叶、甘菊、生地、生牡蛎各2钱，羚羊尖（锉细为末）1钱5分，女贞子2钱（研未），蒙花1钱5分，泽泻1钱，生杭芍1钱5分，枳壳1钱5分（炒）。共为细末，炼蜜为丸，如绿豆大。

【用法】每次服少许，白开水送下。

【功效】清热散风，平肝明目。主治风火眼痛目赤，头痛。

○御膳佳品赤鳞鱼

赤鳞鱼也叫螭霖鱼，是我国五大名鱼之一。它生活在泰山270米至800米的山溪中，为泰山所独有。赤鳞鱼长不过二十厘米，重不过百克，却有极高的营养价值和药用价值。

关于此鱼，史书曾记载：“暴于暑天之日下，不到一个时辰，即化为油。”据说，清代乾隆皇帝曾多次游览泰山，每次必食此鱼。历代大诗人如李白、杜甫等游泰山时，都品尝过赤鳞鱼的美味。

据泰山药物志记载，由于喜爱，乾隆要把赤鳞鱼列为贡品。当时泰安的文人、大学士赵国鳞却说，赤鳞鱼十分稀少，列为贡品恐怕成为当地百姓的负担。乾隆皇帝只好作罢。从此，泰山赤鳞鱼日益出名。

【组成】活赤鳞鱼1斤半，精盐、酱油、醋、姜末、花椒、绍酒、胡椒粉各适量，清汤2斤。

【制法】以竹刀将鱼剥鳞剖腹去内脏，洗净后用开水氽熟，捞出放在汤碗内，加入胡椒粉。

炒锅加清汤、盐、酱油、花椒、绍酒烧开，撇净浮沫，倒入鱼碗内。醋加姜末拌和即可。

【用法】食肉饮汤，可多食。

【功效】营养丰富，具有明目聪耳、补脑力、降浊气、悦颜色、延高年、齿牙坚固、主治百会疸、头晕等症之功能，并且“暖妇女子宫、利男子小便甚佳”

○徽州贡菊

歙县是徽州贡菊的产地，根据史料记载，歙县栽培贡菊的历史至少有七百多年了。它既有观赏价值，又有药用功能。

清光绪年间，北京紫禁城里也流传红眼病，皇上下旨，遍访名医良药，徽州知府献上徽州菊花干，京人泡服后眼疾即愈。于是徽菊名气大振，尊称“贡菊”。

【制法】鲜菊采下后，先用竹簟阴置晾干，然后用炭火悉心烘烤，成品后的贡菊以朵大色白者为佳。也可以泡茶、泡酒。常饮菊花茶或菊花酒，能“清净五脏，排毒健身”，起到延寿美容的作用。饮用过的菊花晒干充作枕芯，可清凉降火，明目醒脑。

【用法】饮茶酒，每日酌量。

【功效】李时珍在《本草纲目》中曾对菊花的“治痛疗毒”的药效作了记述。徽州贡菊具有疏风散热、养肝明目、清凉解毒等功效,适用于风热头痛、肝虚目眩、目赤羞明、视物昏糊等症。

○宫廷决明子

决明子为豆科植物草决明的成熟种子,为宫廷常用之明目保健药。

【制法】1. 决明子山楂茶

山楂2钱,决明子2钱,杭菊2钱。山楂、决明子加2碗水煮片刻。再入菊花煮滚即可。

2.《僧得集方》有决明散,即用决明子一味为末,作粥饮下,以益肝明目。

3. 每次单用少许,沸水冲泡代茶饮,亦可与其他滋润通便药同用。

【用法】饮茶或佐餐,每日适量。

【功效】清肝明目,降血压,润肠通便,却病延年。《神农本草经》中说:“治青盲、目淫、肤赤、白膜、眼赤痛泪出。”

○宫廷桑叶汁

我们的祖先视桑叶为万病之药、万人进补的名神仙叶。世界最早的药书《神农本草经》中,已记载了桑叶的药用价值。《本草纲目》说,桑叶煎汁代茶饮,利五脏关节、通血下气、祛风凉血、明目长发、清热解毒。古医书还说它有“驻容颜,乌须发”的功效。历代宫廷秘方、民间神仙方、长寿方都少不了桑叶。

【制法】1. 桑叶汁

取霜桑叶或鲜桑叶1斤,除去梗叶,研末;另取黑芝麻半斤,炒熟研末;二者加白糖调匀或制成大蜜丸。

2. 桑叶粥

鲜桑叶2两,新鲜荷叶1张,粳米2两,砂糖适量。先将鲜桑叶、新鲜荷叶洗净煎汤,取汁去渣,加入粳米(洗净)同煮成粥,兑入砂糖调匀即可。

【用法】桑叶汁,每日早晚各服少许,白开水送服,长期坚持可使白发转黑,面容红润。食粥每日1~2碗。

【功效】味甘性寒,归肺、肝经。甘以益血,能治盗汗、祛头痛、除脚气水肿、利大小肠、清肺润喉、清肝明目、凉血、长发、消热、止咳、化痰。

○清宫御用泡酒方

本方可见《慈禧光绪医方选议》。

【制法】小茴香2钱、鲜石菖蒲一窝、九月菊一窝、鲜木瓜6钱、桑寄生财两,烧酒3斤。

诸药用纱袋装,悬于净器中,倒入烧酒浸之,经7天取用。

【用法】每日早服1杯。

【功效】清心柔肝,补肾。主治眩晕、耳鸣、消化不良、行走无力等。

○羊肝粥

【组成】羊肝1具,粳米2两,清水适量,葱末、姜末、精盐、胡椒粉各少许。

【制法】将羊肝洗净后切成薄片,并用葱末、姜末、精盐、胡椒粉拌匀,腌渍片刻。将粳火淘洗干净后置于沙锅中,加入适量清水熬煮成粥后,再加入羊肝煮沸片刻即可。

【功效】本品具有养血、补肝、明目之功效。适于血虚目暗、两眼昏花、视力减弱、



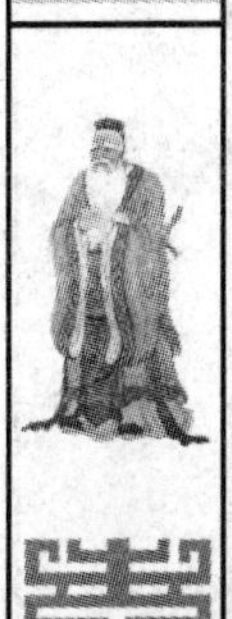

夜盲症患者食用。

【用法】每2日一剂,连用10天。

○兔肝粥

【组成】兔肝2具,粳米2两,清水、精盐、葱花、麻油各适量。

【制法】将兔肝洗净后切成丝,粳米淘洗干净后置于沙锅中,加入适量清水煮粥将熟时,放入兔肝、葱花、精盐继续煮至成粥,淋适量麻油即可。

【功效】本品具有补肝明目之功效,适于肝虚头晕目眩、肾虚视力减退者食用。

【用法】每天清晨空腹食用,连用10天。

○豌豆杞子鲍鱼汤

【组成】鲍鱼、豌豆各2两,枸杞子6钱,生姜、红枣各适量。

【制法】把全部原料:洗净,放入锅内,加清水适量,文火煲2小时,调味即可。

【功效】清肝明目,养肝解毒,适用于肝肾阴虚所致的头晕眼花,视力减退者。

【用法】吃鲍鱼、豌豆、枸杞子、红枣,喝汤

○决明子兔肝汤

【组成】兔肝2具,决明子2钱,清水、食盐、麻油各适量。

【制法】将兔肝洗净后切成块。将决明子置于沙锅中,加入适量清水煎点30分钟后,去渣留汁,再加入兔肝和食盐煮至兔肝熟透,淋入适量麻油即可。

【功效】本品具有补肝养血、明目之功效,适于夜盲症、眼结膜炎患者食用。

【用法】每日1剂,饮汤吃肝,连用5天。

○银杞明目汤

【组成】银耳3钱、枸杞3钱、鸡肝2两、茉莉花24朵、水豆粉、黄酒、姜汁、食盐各适量。

【制法】将鸡肝洗净,切成薄片,放入锅内,加水豆粉、黄酒、姜汁、食盐拌匀待用。

银耳洗净,撕成小片,用清水浸泡待用。茉莉花择去花蒂,洗净,放入盘中。枸杞洗净待用。

将锅置于火上,放入清汤、黄酒、姜汁、食盐,随之放入银耳、鸡肝、枸杞烧沸,撇去浮沫,待鸡肝刚熟即盛出,将茉莉花撇入碗中即成。

【功效】补肝益肾,明目美颜,适用于肝阴虚所致的视物模糊、两眼昏花、面色憔悴者。

【用法】晨起或晚上睡前服用。

○九月肉片

【组成】菊花瓣2两、猪瘦肉1斤、鸡蛋3个、鸡汤3两、食盐、白砂糖少许,绍兴酒适量、胡椒粉少许、麻油少许、葱、姜各适量、湿淀粉1钱、猪油适量。

【制法】将猪瘦肉去皮、筋后切成薄片;菊花瓣用清水轻轻洗净,用凉水漂上;姜、葱洗净后都切成片;鸡蛋去黄留清。肉片用蛋清、食盐、绍兴酒、胡椒面、淀粉调匀浆好。用食盐、白砂糖、鸡汤、胡椒粉、湿淀粉、芝麻油兑成汁。炒锅置武火上烧热,放入猪油,待油五成熟时投入肉片,滑涮后倒入漏勺沥油,锅接着上火,放进1两热油,待油温五成熟时,下入姜、葱稍炒,即倒入肉片,烹入绍兴酒炝锅,随之把兑好的汁搅匀倒入锅内,先翻炒几下,把菊花瓣接着倒入锅内,翻炒均匀即可。

【功效】清热明目,祛风平肝,养血益寿。适用于虚风上作之头昏头痛、眼花干涩者。并可作为高血压、冠心病患者之膳食。身体虚弱或无病者常食,能健身益寿,美

人肤色。

【用法】佐餐食用。

○蜂蜜蒸鸡肝

【组成】雄鸡肝2具，蜂蜜5钱。

【制法】将鸡肝洗净后切成片，与蜜糖拌匀后上锅隔水蒸熟即可。

【功效】本品具有补肝肾、益气补中、明目之功效，适于雀目、夜盲、视力减退者食用。

【用法】每日1剂，连用10天。

○鲍鱼烩海参

【组成】鲍鱼1个，海参1个，香菇6钱，蚕豆1两，各种调料适量。

【制法】将鲍鱼洗净，切成薄片；海参浸泡，膨胀后，纵切成两半，去肠肚及泥沙，洗干净后，用滚水烫软，切成薄片；香菇浸软，去蒂，切成丝。蚕豆除去豆荚的筋，用滚水烫一下。然后将葱、姜、蒜放入油锅中爆炒，再放入香菇、海参、鲍鱼，最后放蚕豆煸炒，调味后，用水淀粉勾芡即可。

【功效】补肾益精、养血润燥、清热明目。适用于肝肾精血亏虚、两目干涩、视物模糊者。

【用法】佐餐食用。

○玄参炖猪肝

【原料】

玄参3钱，猪肝1斤，生姜、盐等调味品适量。

【制法】将猪肝切成薄片，用生粉、姜、盐等腌一下，玄参先用水煮半小时，然后与腌好的猪肝隔水同炖，炖一刻钟左右即可。

【功效】养肝明目、补益气血、凉血滋阴、软坚解毒。适用于夜盲症、目赤、视力减退、弱视、眼目昏花及气血不足之面色萎黄、贫血、水肿，脚气病者。

【用法】本炖品既补血，又凉血滋阴，宜于春季食用。但脾胃虚寒者，腹泻者少食。另外，玄参不可与藜芦同食。

○青葙子炖山鸡

【组成】山鸡1只(约1斤半)，青葙子6钱，酱油、盐、糖、黄酒各适量。

【制法】将山鸡去毛、内脏并洗净。将青葙子用干净纱布包好，与山鸡一同置于沙锅中，加入适量清水煮沸，然后用小火煨炖至五六成熟，再加入适量的盐、糖、黄酒、酱油，继续炖至山鸡熟烂停火即可。

【功效】本品具有补虚、调肝、明目之功效，适于气短、乏力、动则心悸、身体虚弱、视力减退者食用，常食有利于视力的保健。

【用法】饮汤，吃山鸡肉，可佐餐。每3日1剂，常食。

○山药炖甲鱼

【组成】甲鱼1只(约1斤)，淮山药2两，枸杞子1两，女贞子、熟地各5钱，猪肉3两，独蒜、姜块、葱白结、熟猪油、酱油、精盐、绍酒、胡椒面、肉汤各适量。

【制法】将甲鱼宰杀、放尽血，然后放入沸水中煮约一刻钟捞起。用小刀将甲鱼周围的裙边、腹部软皮与四肢粗皮刮洗干净，再入开水中煮一刻钟，剥去甲壳和内脏，用清水洗净，弃去脚爪，切成块，再入开水中煮片刻去其腥味捞起。将猪肉洗净切成块，入开水汆片刻。中药洗净切成片，装入纱布袋中扎紧口。炒锅置旺火上，下



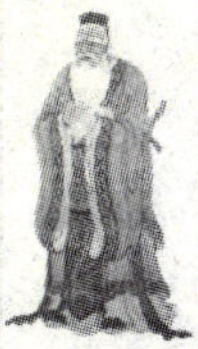

熟猪油烧至六成熟,下姜、葱炒出香味,加猪肉炒几下,再放盐、酱油、绍酒、肉汤、中药袋烧开,倒入沙锅内,置于小火上,放入甲鱼、胡椒粉炖至鱼肉烂软,加入大蒜。待汤汁收至适量时,拣出姜、葱、药袋不用,加入麻油拌匀即成。

【功效】补益肝胃、填精明目、润肌。

【用法】每日 1 次,晚间睡前 1 ~ 2 小时趁热食用。适用于头晕目眩、视物不清者。

## 五、开胃健脾方

**○养脾进食丸**

【组成】苍术 150g,炒神曲 75g,茯苓,姜厚朴各 60g,炒麦芽、陈皮各 45g,白术 60g,人参、炙甘草各 30g。

【制法】上药共为细粉,面糊做丸如梧桐子大。

【用法】每日口服 2 ~ 3 次,每次 30 ~ 50 丸,饭前服,姜汤送下。

【功效】健脾养胃,进食。

【说明】这是元代御医罗天益的经验方。罗氏字谦甫,1246 ~ 1283 年任元宫御医。丸中苍术、白术、健脾燥湿;麦芽、神曲消积进食;人参、炙甘草益气养胃;陈皮、厚朴理气导滞;茯苓渗湿安神。9 药合用,起到健脾、养胃进食的作用。

**○莲子粥**

【组成】莲子(去心)30g,粳米 30 ~ 60g。

【制法】莲子研如泥与粳米煮粥。

【用法】食用。

【功效】健脾益气,开胃进食。

【说明】用莲子作粥是我国劳动人民在炊事上长期积累的烹饪经验,元朝御医忽思慧将莲子粥收录在《饮膳正要》上,成为无宫食疗验方,流传到今,是人们喜欢吃的开胃健脾滋补食品。

莲子性平味甜,入脾经,兼入心肾,《神农本草经》说它:"补中,养神,益气力,"配上滋阴养胃的粳米,营养更加丰富。但在做粥前,一定要把莲子心去掉,因为它味苦,影响粥的味道。

**○阳春白雪糕**

【组成】白茯苓(去皮)60g,怀山药 60g,芡实仁 90g,莲子肉(去心,皮)150g,神曲(炒)30g,麦芽(炒)30g,大米、糯米各 500g,白砂糖 500g。

【制法】将诸药捣粉,与大米、糯米共放布袋内,再放到笼内蒸极熟取出,放簸箕内,却入白砂糖同搅极匀,揉成小块。晒干,贮存,备用。

【用法】老年人每日 3 餐 1 次,每餐吃 1 ~2 块。

【功效】健脾胃,养元气。

【说明】这是明代宫廷食疗验方,龚廷贤收录在《鲁府禁方》和《寿世保元》上。方中茯苓、山药健脾补肾,宁心安神;芡实、莲肉补脾固肾,治泻痢,遗精,带下;神曲、麦芽健脾开胃;糯米补中益气;砂仁爽口健脾。

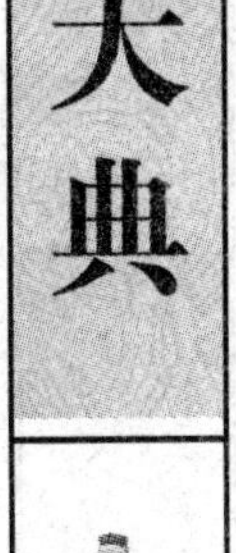

○白柿粥

【组成】干柿,糯米。

【制法】干柿30g,用净凉水浸泡4~8小时,下筛取汁,加入淘净的糯米30~60g煮成粥。

【用法】食用。

【功效】健脾胃,助消化。

【说明】《济众新编》是朝鲜名医康命吉(1737~1801年)编著,他是朝鲜李算王朝内阁首席医官,书内医方为宫廷帝王后妃所用过的方子。白柿子,因干柿外面有一层白色柿霜,而叫白柿,《本草纲目》载:"柿乃脾肺血分之果也。其味甘而气平,性涩而能收,故有健脾、涩肠、治嗽、止血之功。"柿粥能健脾开胃,增加食欲;另外它还能治疗面部色素沉着,咳嗽和腹泻。

○山楂粥

【组成】山楂肉(去核)30g,桂皮3g,糯米粉适量。

【制法】山楂肉、桂皮均研末,净水300ml,同和煮沸,糯米粉加入作粥,和蜜用。

【用法】食用。

【功效】健脾开胃,消肉积,化瘀血。

【说明】山楂粥是我国传统的食疗验方,传到朝鲜后由御医康命吉收录。山楂性温味酸甘,入脾胃肝经,有健脾开胃、消积化滞、活血散瘀等作用。山楂能软化血管,扩张冠状动脉,增加冠脉血流量,并有降低血压、降低血脂、强心和抗心律不齐等作用。

○补益滋生丸

【组成】党参250g,白术360g,薏苡仁360g,陈皮200g,南山楂200g,神曲200g,茯苓200g,山药200g,芡实200g,扁豆200g,谷芽250g,莲子250g,桂枝250g,藿香250g,川连100g,泽泻250g,甘草100g。

【制法】上药共研细粉,炼蜜为丸。

【用法】每日早晚各服1次,每次9g,白开水送下。

【功效】健脾胃,和五脏,理诸虚,益气血。

【说明】本方由宋《和济局方》的参苓白术散及明代医家缪仲淳的资生丸化裁而来。清代宫廷御医将参苓白术散和缪方合用化裁组成补益资生丸,用作益脾保健方。

方中党参、茯苓、白术、山药、扁豆、莲子健脾;薏苡仁、泽泻渗湿;桂枝载药上行,藿香、山楂、麦芽和胃开胃;黄连消热燥湿。药性和平,是调理脾胃、益寿保健佳品,中老年人久服为好。

○清宫茯苓糕

【组成】茯苓,莲子,芡实,山药,粳米,糯米。

【制法】茯苓等药各等份共为细粉,粳米、糯米另磨粉。取药粉3份、粳米粉5份、糯米粉2份,用水和成糕,放入笼内蒸熟。

【用法】食用。

【功效】健脾。

【说明】茯苓糕是清宫食疗秘方,流传到民间,收录在《醒园录》书中。茯苓久服和中益气,百日除病;莲子肉健脾,开胃进食;芡实补脾,健胃助气;山药补脾胃,益肺肾,治食少无力;糯米温中暖胃。现代医学研究表明茯苓能提高机体免疫功能。因此可以说此糕是一种滋补食疗糕点，无论男女老少都可以吃。

○人参健脾丸

【组成】人参50g，白术50g，神曲50g，茯苓70g，麦芽70g，芡实70g，莲子70g，扁豆70g，山药70g，木香25g，枳壳25g，炙甘草25g，南山楂100g，薏苡仁200g。

【制法】上药共研粉，炼蜜和丸如梧桐子大。

【用法】每日早晚各服1次，每次6～9g，小儿每次2～3g，白开水送服。忌生冷等难消化食品。

【功效】健脾胃、助消化、生肌肉、补虚损。

【说明】人参健脾丸在明代御医王肯堂的健脾丸基础上加减化裁而成。本丸为清宫御医们常用的健脾医方，除主治外，尚可用于困脾虚出现的胃脘嘈杂、上腹胀满、四肢无力、大便不调等症。

○御制参苓白术丸

【组成】人参60g，白术15g（土炒）。茯苓60g，山药60g（炒），扁豆60g（姜汁炒），薏苡仁60g（炒），莲子肉120g，陈皮60g，砂仁30g，半夏60g（姜汁炒），黄连6g（姜汁炒），神曲60g，当归120g（酒洗），杭白芍60g（酒炒），香附60g（童便炙），炙甘草30g，桔梗60g，干姜60g，红枣肉60g。

【制法】共研细面炼蜜为丸，每丸重6g，蜡皮封固。

【用法】每日服2～3次，每次1丸，米汤送服。

【功效】调脾和胃。

【说明】参苓白术丸最早见于宋《和剂局方》，但为散剂，清宫御医在原方基础上加入黄连、半夏、神曲、当归、杭白芍、香附、干姜等，以增强健脾和肝、消食、燥湿等作用。由于此方药是在宫廷御药房制，所以在方名前加御制二字以区别于参苓白术丸。《慈禧光绪医方选议》说：光绪32年（1906年）12月初3日，给慈禧制本丸二料，又说：此方“妙在加黄连、芍药与神曲，有连理汤和芍药甘草汤意寓其中，全方性味和平，不寒不热，善后调理或泻痢后均可用”。

○加味三仙饮

【组成】焦三仙各4.5g，枳壳4.5g（炒），广陈皮3g，酒连2g（研），细生地9g，甘菊9g，芦根9g（切碎），竹叶2g。

【制法】水煎。

【用法】温服。

【功效】消食健脾。

【说明】这是清宫御医姚宝生给慈禧开的处方。《选议》说：“此方尚加芦根、竹叶等，可能针对热病后之余热未尽，用以清胃生津、解胃热烦渴”。

○健脾阳和膏

【组成】党参60g，白术30g（炒），茯苓60g（研），枇杷叶60g（去毛，制），枳壳4.5g（炒），苦桔梗30g，木香30g（研），草豆蔻4.5g（研），焦三仙各12g，辛荑30g，陈皮4.5g，紫苏叶4.5g，羌活4.5g。

【制法】共以水熬透，去渣，再熬浓加炼蜜为膏。

【用法】每用12g，开水冲服。

【功效】健脾阳。

【说明】这是慈禧太后吃的药方，所谓阳和，是指温运虚弱之脾阳，所以方中都是

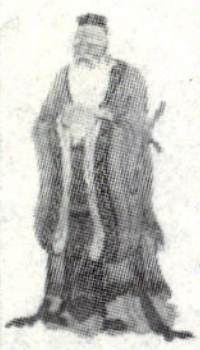

温运脾阳的药物。中医多认为脾阳是脾胃的消化输布等功能。如脾胃有湿，表现症状有腹胀、食少、打嗝、胃口不开、舌苔白厚或白满等。本方应去积壳、辛荑、羌活，加苍术、厚朴，以芳香开胃、健脾化浊，可称加减健脾阳和膏，也是慈禧吃过的方药。

**○开胃利膈丸**

【组成】瓜蒌皮 18g，枳实 18g（炒），沉香 9g，砂仁 12g，制香附 18g，苦桔梗 12g，白蔻仁 12g，苍术 12g（炒），藿香梗 15g，广陈皮 12g，川厚朴 15g（炙），焦三仙各 60g。

【制法】上药共为细末，炼蜜为丸如弹子大。

【制法】每日服 2 ~ 3 次，每次 6g，白开水送下。

【功效】开胃利膈，顺气消食。

【说明】这是清宫御医李德立给慈禧太后诊病后开的药方，《选议》说："本方开郁顺气，利膈消食。"原方中沉香写为"落水沉"，李时珍在《本草纲目》中说："沉香入水即沉"，故叫落水沉。

**○缕金龙凤蟹**

【制法】

1. 糟蟹

糟，也称"糟腌"，是用酒作为主要调料，将蟹腌制在内，故又称醉蟹。早在元代《居家必用事类全集》中就记有"糟蟹"的做法，歌云：三十团脐不用尖（水洗、控干、布拭），糟盐十二五斤鲜（糟五斤、盐十二），好醋半斤并半酒（拌匀糟内），可餐七日到明年（七日熟，留明年）。糟蟹之所以用团脐不用尖，因团脐为雌蟹，于农历九月已熟，而尖蟹指雄蟹，要到十月方肥美。但雄蟹肥而多脂，不如雌蟹之黄而有色有味，故多以雌蟹醉食，味殊隽美。

2. 糖蟹

在唐代糖蟹便已是地方贡品，到了宋代仍然备受欢迎。黄庭坚曾写过"海馔糖蟹肥，江醪白蚁醇"的诗句。苏舜钦也说："霜柑糖蟹新醅美，醉觉人生万事？"

【用法】佐餐，每次酌量。

【功效】色彩绚丽，蟹肉鲜嫩，营养丰富，健脾养胃。但蟹性咸寒，多食会积冷于腹内而致病，因此须用辛温发散的姜、醋等来化解它。

**○醪糟**

【制法】1. 将糯米用水淘洗干净，放入瓷盆内，倒入温水温泉水最好，浸泡至用手可捏碎为度。用笊篱将米捞入竹筛内，控干水分。放入蒸笼，用旺火蒸至气圆后，再用中火蒸片刻，将笼屉放木架上，仍用温水由上向下浇一遍，待水控干后，在案板上再撒上一层温开水，把熟米倒在案上，拨开晾凉。将小曲擀成细末，撒入米内搅拌均匀，装入瓷缸里，压实拍平，放在保温的房子里，用两条干净棉被盖在缸口上，并将缸的周围裹严。冬季将其放在火炕上，或暖气或炉子附近，保温，使其发酵。约经两天两夜，即成醪糟醅。

2. 将铜锅置旺火上，放入温（泉）水 1 斤，糖精少许，舀入醪糟醅适量，用手勺搅匀，烧至约 90℃满锅漂米，发出酒香味时，盛入碗内即成。

【用法】每日 1 ~ 2 次，每次适量。

【功效】糯米经发酵制成，再用骊山矿泉水煮沸而食。酸甜适度，味浓醇香，有健胃、活血、止渴、提神之功效。

○剑门豆腐

【组成】嫩豆4两,猪肥膘肉1两半,鸡脯肉4两,豌豆荚10根,盐、胡椒、姜、葱、猪油各少许清汤2斤。

【制法】将豆腐制茸,用纱布捻干水分。鸡脯肉、猪肉分别制成茸,与豆腐茸一起放入盆内,加入胡椒、盐、姜汁、葱汁搅匀后加鸡蛋清制成糁。

将扇形、蝶形模具抹一层猪油,分别制出10个扇形、2个蝴蝶形豆腐糁,并在上面分别嵌上10种不同的花卉图样,上笼蒸熟。

将清汤入锅烧沸,下豌豆荚烫熟,舀入汤盆内,再将豆腐糁滑入汤内。

【用法】佐餐,可早晚食用。

【功效】汤汁清澈,质地细嫩,味道鲜美,且营养丰富,开胃强身。

○羊羔美酒

【制法】羊羔美酒配方和酿造工艺独特,用料考究,选用优质黍米、嫩羊肉、赵州产上等雪梨及名贵中药材陈酿而成,酒液呈琥珀色,酒度17度。

《本草纲目》的配方有二:

嫩肥羊肉七斤,杏仁一斤,木香一两,用米一石,如常浸蒸。羊肉、杏仁加入曲十四两,同煮烂,连汁拌米,放入木香同酿,勿犯水,十日熟。

羊肉五斤,消梨七个,将羊肉煮烂,酒浸一宿,入消梨,同捣取汁,和曲、米酿酒。

【用法】每日1~2次,每次酌量。

【功效】融酯香、奶香、果香、药香于一体,酸甜适度,具有开胃健脾、滋阴润肺、增补元气、壮腰益肾、养肝明目及乌发美容之功效。明代李时珍在名著《本草纲目》中记载:“羊羔美酒健脾胃、益腰身、大补元气。”

○风干兔肉

【组成】野兔一只,3斤左右。

【制法】先将野兔开膛,剥去内脏,风干七天以后,入冷水浸泡,然后剁成块,用开水汆后洗净,分层次摆入锅内。摆放时在中间留一圆洞,再把花椒、大茴、小茴、砂仁、苹果、豆蔻、丁香、冰糖、面酱、白糖等辅料按比例配好,放入圆洞中兑入老汤,用武火烧煮后,再用文火煮,凉后捞出即成。

【用法】

早晚佐餐,可多食。

【功效】香味独特,回味绵长,无草腥味,可健脾开胃。

○金华火腿

【组成】选金华本地“两头乌”猪腿,重量在十斤左右。

【制法】选在冬至至立春之间腌制。腌制时按每十斤猪腿用盐十二两,将盐炒熟,加皮硝少许,趁热擦匀,放大桶内,用石头压实,每五天一翻。一月后,将腿拿起,晒在有风的地方,四五个月后即可食用。

【用法】可蒸食,或作菜肴佐料。切忌干炒或用酱油和配料。

【功效】皮色光亮,肉色红润,香气浓郁,咸淡适合,并具有丰富的营养价值。据《本草纲目》记载,金华火腿有养胃、益肾、生津、补虚劳、壮阳固骨髓等作用。老人延年,妇女做产,病人手术,体弱之人,吃点火腿,既得滋补,又添口福。

○宋宫仙术汤

本方可见宋初医官王怀隐等人编撰的《太平圣惠方》。

【组成】干姜少许，大枣100，杏仁8钱，甘草16钱，盐2两，苍术6两。

【制法】干姜炒至皮黑内黄；大枣去核；杏仁去皮尖，麸炒，捣烂；甘草蜜炙；盐用火炒；苍术去皮，米泔水浸泡，以火焙干；上药除杏仁外共研细末，后加入杏仁，备用。

【用法】每服少许，饭前开水送服。

【功效】调和脾胃，美化容颜，益寿延年。方中干姜、大枣、甘草可温中健脾，开胃消食，为补益脾胃之良药；苍术健脾除湿；杏仁润肺散滞，“驻颜延年”（《本草纲目》）；诸药以盐相拌，乃取盐味咸入肾，补肾健脾，且可“调和脏腑消宿物，令人壮健”（《本草拾遗》）。

○元宫四和汤

此汤为忽思慧为帝后所制的养生汤，可见《饮膳正要》。

【组成】白面、芝麻各1斤，茴香2两，盐1两。

【制法】将白面炒熟。芝麻、小茴香微炒后研细末，与炒过的白面混合，并依个人口味放入适量精盐调匀。

【用法】每日3次，每次1~2匙，饭前空腹用白开水调服。

【功效】补中健脾，散寒止痛。可用于脾胃虚弱，脘腹冷痛，食欲不振，须发早白等症。

○阳春白雪糕

此为明代宫廷食疗验方，出自御医龚廷贤《鲁府禁方》。

【组成】白茯苓（去皮）、山药各12钱，芡实约2两，莲子肉（去心、皮）3两，神曲（炒）6钱，麦芽（炒）6钱，大米、糯米、白砂糖各1斤。

【制法】将诸药捣粉，与大米、糯米共放布袋内，再放到笼内蒸极熟取出，放簸箕（或大木盘）内，掺入白砂糖同搅极匀，揉成小块，晒（或烘）干。

【用法】可作早餐酌量食用。

【功效】健脾胃，益肾养元，宁心安神。茯苓可健脾补中。《神农本草经》将山约列为上品，说它“益气力，长肌肉。久服，耳目聪明，轻身，不饥延年”清代名医张锡纯认为山药是滋补药中无上之品。

○景家麻片

景家麻片是河南虞城县传统名产，为陈店集景姓人家祖传。据《虞城县志》记载，景家麻片曾被清朝康熙皇帝列为贡品。

【制法】景家麻片选料精良，制作精细。采用上等精粉、小麻香油、白糖及其他优质原料制作而成。

【用法】佐餐，每日适量。

【功效】香甜酥脆，食之爽口，可健脾养胃。

○宫门献鱼

【制法】将整条鲜鳜鱼治净后，斩成头、身、尾三段，将头、尾两侧剞兰草花刀，身段剥皮，剔去骨刺切成片，配以熟瘦火腿、大海米等，经分别烹制后，头尾放盘的两侧，白色鱼片码头尾中间，两色两味，形如宫门中跃出条鱼。

【用法】每日食用1次，可多食。

【功效】鲜嫩醇香，健脾利胃。鳜鱼具有补气、益脾、利肺的滋补功效。它富含各种营养成分，肉质细嫩，极易消化。对老幼及体弱、脾胃功能不佳的人来说，吃鳜鱼既能补虚，又不必担心消化困难。

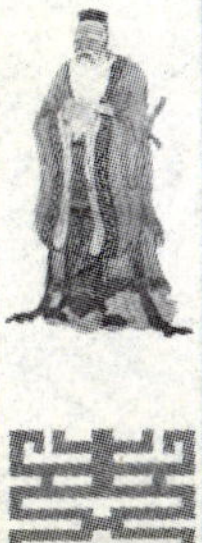

○玉米粥

1. 玉米粥

【组成】玉米粉半斤，水适量，盐少许。

【制法】在水中加入少许的盐，加热至沸腾，转小火后，将玉米粉慢慢加入，一边加热一边用勺搅拌，大约煮片刻后即完成。

2. 南瓜玉米粥

【组成】南瓜6两，玉米面4两。

【制法】将南瓜洗净，去皮、去心，切成小块，加水煮烂，再勾入玉米面即成。

【用法】每日早晚各1碗。

【功效】玉米性味甘、平，入脾、胃经，有健脾和胃、利水通淋、益肺宁心之功。《本草纲目》言其“调中开胃”。《本草推陈》言其“为健胃剂，煎服亦有利尿之功”，对脾胃亏虚，胃纳不佳，久病、重病之后，脾胃虚弱，纳食不香者宜。

○养生八珍糕

【制法】茯苓、芡实、莲子、苡仁、山药、扁豆、麦芽、藕粉各2两，共研细粉，加白糖7两，用水调和后做成糕点。

【用法】口服，每日早晚温热炖服，也可干食。

【功效】健脾和胃，培元理气，和中止泻，消食。方中茯苓能健脾补中、宁心安神、利水渗湿。芡实能补脾止泻、养心益肾、补中益气、开胃进食。薏苡能健脾开胃、补中去湿。山药能健脾胃、益肺肾、补虚劳、祛风湿。扁豆能理中益气、补肾健胃。莲子能健脾补心、益气强志、强筋骨、补虚损、益肠胃。麦芽能消食和中、去积除胀。藕粉能养胃滋阴、消食健脾、凉血除烦、止呕渴、止泻痢。

【说明】据说清代光绪六年九月，由于嗜食油腻肥甘，西太后慈禧出现不思饮食、消化不良、脘腹胀满、恶心呕吐、大便稀溏等症。太医李德生率众太医去为“老佛爷”会诊，认为其病是脾胃虚弱所致。众医开了一方：“健脾糕。”吃了此糕几天后，慈禧的病状竟完全消失了，食量大增，周身亦有力了。慈禧一高兴，便将“健脾糕”改称“八珍糕”。从此，“八珍糕”成了慈禧最喜食的食品。

○九丝汤

【制法】用豆腐干丝、口蘑丝、玉笋丝、银鱼丝、紫菜丝、蛋皮丝、生鸡丝等九种原料，加鸡汤烩煮而成。清代《调鼎集》上有关于此菜的记载：“九丝汤：火腿丝、笋丝、银鱼丝、木耳、口蘑、四张腐干、紫菜、蛋皮、春笋，或加海参、翅、蛏干、燕窝俱可。”

【用法】食菜饮汤，可多食。

【功效】营养丰富，可健脾、益肠胃。

【说明】鸡火干丝源于扬州，始于清代，原名“九丝汤”。它的成名，据说与乾隆南巡有关。当时，扬州官员和盐商为了备办“接驾盛典”，聘请了许多名厨高手，争新斗丽，都想推出压众的佳肴。其中有一道“九丝汤”，乾隆连用两盘，交口称赞。御医认为此菜有滋补功效，将其列入食谱，以供帝王享用。从此“九丝汤”闻名全国。

○爽神汤

广西富川瑶族自治县有一特产富川油茶，一如广东人喝的早茶，

【制法】选用清明、谷雨时节采摘的茶叶，先用少许开水浸泡片刻，以减少烟火味及苦涩味，然后在茶锅内放少许猪油烧热，放入姜、蒜及泡好的茶叶稍炒，随即将其捶茸，捶好后加水烧开熬至出味，放入精盐调味，用油茶滤把茶水分别滤入碗中，撒

入葱花、香菜末,随配米花、麻旦果、酥花生即可。

【用法】早晚酌量食用。

【功效】富川油茶集汤、饮品、茶一体,色香味俱全;具有暖胃健脾、助消化、驱寒湿、抗衰老之功效,长期饮用可以强身健体、延年益寿。

【说明】当年乾隆皇帝下江南,各地官员大献殷勤。山珍海味吃多了,倒害得乾隆茶饭不思、见食生厌,急得众御医束手无策。这时有人想起油茶之功效,便让一位富川籍的御厨赶制工具,做出来奉上御前,乾隆喝后顿时口舌生津、胃口大开。于是龙颜大悦,御赐富川油茶为“爽神汤”。

○太和饼

【制法】山药、莲子、白术、芡实、茯苓、神曲、使君子、天南星各2两4钱,炙甘草12钱。

上药共为细末,用老米饭干1斤,蜜糖为小饼。

【用法】日服1饼。

【功效】健脾和胃,益寿抗衰。主治脾胃虚弱。方中山药、莲子、白术、芡实、茯苓均为健脾益气佳品,其中芡实兼有固涩之功,茯苓兼有利湿之效,一固一利,固正气利湿邪,颇有配伍之妙。

【说明】“太和饼”为宫廷常备养生佳品,本方可见《清太医院秘录医方》。

○薏米莲子粥

薏米属禾本植物,在我国栽培历史悠久,又称薏仁、苡仁、米仁、珠珠米、五谷水、回回米、菩提珠、药玉米、天谷等。薏米营养价值高,药食兼优,被誉为“世界禾本科植物之王”、“生命健康之禾”;薏米在药膳中应用很广泛,古时被列为宫廷膳食之一。

【制法】先把薏米、莲子煮上片刻,再放入枸杞子、山药、绿豆、红枣以及大米等。

【用法】早晚食用,每次1碗

【功效】薏米味甘、淡,性微寒,入脾、胃、肺经,具有利水渗湿、健脾止泻、清热解毒之功。《本草纲目》说它“健脾益胃,补肺清热,祛风胜湿,养颜驻容,轻身延年”;《本草经》记载薏米可“主筋急拘挛,不可屈伸,风湿痹”。粥中莲子能补五脏及十二经脉之气血,大枣可以补益脾胃、滋阴养血,还能缓和药性。绿豆可以调和五脏、安神、解毒。山药可润肺养胃,补肾固精。枸杞子则可以滋补肝肾,健脑抗衰。

○参芪粳米粥

【组成】黄芪6钱,人参2钱,粳米1两,白糖适量。

【制法】将黄芪、人参切成片后,用适量冷水浸泡一刻钟,置于沙锅中煎出浓汁后滤取汁液;再添加适量冷水如上法阿煎取汁液。将两次滤取的药汁分成两份,早、晚各用1份,与淘洗干净的粳米一同熬煮成粥后,加入适量白糖调味即可。

【用法】每日早、晚空腹食用。连食5天为1个疗程。

【功效】本品具有大补元气、健脾胃之功效,适于劳倦内伤、五脏虚衰、久病羸瘦、心慌气短、体虚自汗、慢性泄泻、脾虚久痢、食欲不振、气虚浮忡等一切气衰血虚之症患者食用。

○归参鳝鱼汤

【组成】当归、党参各3钱,鳝鱼1斤,黄酒、葱、生姜、蒜、食盐及酱油各适量。

【制法】将鳝鱼剖背脊后除去骨、内脏、头、尾,切丝备用。将当归、党参装入纱布袋内后扎紧袋口,然后置钒锅内。加黄酒、葱、牛姜、蒜、食盐及水适量。将锅置火上，先用武火烧沸，打去浮沫，再用文火煎熬半个时辰，捞出药袋即成。

【用法】空腹吃鱼饮汤，每日1～2次。佐餐，可常食。

【功效】补益气血。适用于气血不足，面黄肌瘦，体倦乏力，或病后、产后气血亏虚者。

○人参莲肉汤

【组成】人参2钱，莲子10粒，冰糖6钱。

【制法】将人参、莲了（去芯）放在碗内，加洁净水适量发泡，加入冰糖，再将碗置蒸锅内，隔水蒸炖半个时辰即成。

【用法】食用时，喝汤，吃莲肉。人参可连续使用3次，次日再加莲子、冰糖和水适量，如前法蒸炖和服用，到第三次时，可同人参一起吃下。

【功效】本品具有补气益脾之功效，适用于病后体虚、气弱、食少、疲倦、自汗、泄泻等症。

○鹌鹑山药粥

【组成】鹌鹑2只，山药1两，粳米2两，姜、葱、盐各适量。

【制法】活杀鹌鹑，去毛及内脏，洗净去骨，剔出鹌鹑肉，切成小碎块；将山药快速冲洗干净，粳米淘洗干净。将粳米、山药、鹌鹑肉同时放入锅内，先用旺火烧开，改用文火慢煮，至粥成，加姜、葱、盐少许即可。

【用法】隔日1次服食。

【功效】益气养血，健脾和胃。适用于体虚乏力之人。

○黄鸡粥

【组成】黄雌鸡1只（约1斤），肉苁蓉2钱，山药4钱，茯苓1钱，粳米3两。

【制法】先将黄雌鸡去肠杂，洗净。然后将肉苁蓉、山药、茯苓慢火焙干，共研细末，加入黄雌鸡、粳米者粥即可。

【用法】每日早、晚分2次温食。

【功效】补益气血，健脾固肾。适用于气血不足、乏力之人。

○红枣烧兔肉

【组成】红枣10枚，花生米1两，兔肉1斤，调味品适量。

【制法】将红枣、花生米、兔肉洗净，同入锅内煮熟炖烂，调味即可。

【用法】每日分2次佐餐食用。

【功效】补气养血，健脾固肾。适用于血虚、面色无华之人。

○参麦炖水鱼

【组成】茯苓、党参各1钱，浮小麦2钱，水鱼2两，火腿6钱，姜、葱、绍酒各2钱，盐适量。

【制法】活水鱼剁去头，用沸水烫片刻，去内脏洗净。火腿切成小块盖在水鱼上，置碗中加调料和适量清水。将浮小麦、茯苓用纱布包后投入汤中，党参切段放碗内，文火蒸半个时辰即成。

【用法】佐餐食用。

【功效】益气健脾，滋阴补血。适用于脾虚血少、体质衰弱者。

○牛百叶粥

【组成】牛百叶1斤，粳米2两，生姜3片。

【制法】将牛百叶用适量开水浸泡片刻，捞起去黑衣后洗净，切成小梳形。将粳米淘洗干净后，用油、盐腌渍片刻，与牛百叶、姜片一同置于开水锅中，用旺火煮沸后，改用文火煲至粥成，加入适量盐调味即可。

【用法】每日早、晚服食。

【功效】本品具有益气养血、健脾补胃之功效，适于脾胃虚弱、气血不足，或病后体虚、食难消化、面容憔悴、面色苍白等症患者食用。

**○砂仁煎鲫鱼**

【组成】砂仁2钱，大鲫鱼2斤，胡椒、辣椒、陈皮、荜拨各1钱，葱1两，牛姜4钱，食盐2钱，小茴香2钱，蒜2瓣，花生油2斤。

【制法】将鲫鱼去鳃、鳞、鳍，剖腹去内脏后洗净。将胡椒研碎与辣椒、陈皮、砂仁、荜拨、小茴香、葱段、姜片、蒜片用食盐和匀，逐渐纳入鱼腹内。在锅中放入适量花生油，待油烧至七成热时，放入处理好的鲫鱼煎至微黄将熟时，捞出沥去油。在锅内剩少许油，放入姜、葱炝锅，然后放入煎好的鲫鱼，再注入清汤煮至鱼熟，加入适量盐调味即可。

【用法】可以佐餐食用。

【功效】本品具有健脾燥湿、行气利水之功效，适于脾胃虚弱，食少腹胀、腹痛泄泻等症患者食用。

**○红枣糯米酒**

【组成】红枣半斤，羊脂5钱，糯米酒或黄酒半斤。

【制法】将红枣洗净后置于锅中，加入适量清水煮软后，加入羊脂、糯米酒或黄酒煮至沸后晾凉。将红枣和酒液倒入玻璃瓶中，密闭贮存7天即可。

【用法】每次食用红枣3~5颗。饮酒1小盅，每天2次。

【功效】本品具有补虚健脾之功效，适于久病体虚、消渴、脾虚气弱等症患者食用。

**○党参炖牛肉**

【组成】党参2两，牛肉1斤，生姜、葱段、黄酒、食盐各适量。

【制法】将党参用纱布袋装好，扎紧口。将牛肉洗净后切成块，与党参药袋一同置于锅中，加入姜、葱、料酒及适量清水，用旺火浇沸，撇去浮沫，再改用小火炖1个半时辰至牛肉熟烂，取出党参药袋，放入适量食盐即可。

【用法】可佐餐，也可单独食牛肉，喝汤。

【功效】本品能补中益气、强壮筋骨，适于脾胃虚弱、食少消瘦、筋骨不健等症患者食用。

## 六、通便止泻方

**○润肠橘香丸**

【组成】橘皮、杏仁（去皮、尖、双仁、麸炒黄色）各等份。

【制法】上2味药为细粉，炼蜜为丸如梧桐子大。

【用法】睡前空腹温开水送服50丸。

【功效】降气润肠。

【说明】本丸是元代宫廷秘方，组方精练，服用方便。方中橘皮降气，杏仁润肠，原书说："服之，大肠自无涩"，且"久服不损胃气"，适合老年人用。

○麦芽黄酒

【组成】大麦芽（适量）、黄酒250ml。

【制法】取大麦芽100g，捣碎，倒入黄酒内，用砂锅煮沸，去渣。

【用法】睡前1次服完。

【功效】活血下气，宽肠通便。

【说明】这是明代宫廷验方。方中大麦芽能宽肠下气，黄酒活血下气，两药相配，服后能活血下气，宽肠通便。此方名原书中无，现据方药组成命名。

○郁李仁粥

【组成】郁李仁，粳米。

【制法】取郁李仁37g，粳米73g，煮粥。

【用法】食用。

【功效】润肠通便，利水消肿。

【说明】郁李仁能润肠通便，利水消肿，配粳米煮粥服用，可健脾润肠，通利二便，为食疗良方。郁李仁含丰富的油脂，主要成分是植物甾醇和皂甙，有缓泻和利尿作用，为滑润性泻药。

○通幽润燥丸

【组成】熟地150g，肉苁蓉75g，当归75g，火麻仁75g，郁李仁75g，柏子仁75g，松子仁75g，熟大黄75g。

【制法】上药共研细粉，炼蜜为丸如梧桐子大。

【用法】每次服4～8g，空腹用生蜜水冲服，白开水也可；5日以上不解大便，日服3～4次。忌吃动火饮食，戒生气恼怒、忧思。

【功效】清大肠火，润便通幽。

【说明】通幽是指通肛肠的意思。方中熟地、肉苁蓉养阴补血，治阴血不足、大肠干燥的便秘；当归补血活血，润便；火麻仁等药，有润燥作用；熟大黄导热缓下。所以本方主治阴虚火旺、老年人肠燥的便秘。

○清宫四仁茶

【组成】叭达杏仁、松子仁、大麻子仁、柏子仁各10g。

【制法】共捣烂，开水冲，盖片刻。

【用法】当茶饮。

【功效】润肠通便。

【说明】这是清宫御医给光绪皇帝开的治大便秘结方。原书无方名，作者据方药组成，取名"清宫四仁茶"。叭达杏仁，即甜杏仁，方中"四仁"都含丰富的脂肪油，并有营养作用，将"四仁"捣烂，一定要用滚开水冲，加盖15分钟后药中有效成分溶出，这时再喝疗效更好。

○附子理中丸

【组成】制附子、人参、炮姜、白术、炙甘草各100g。

【制法】上药共捣粉，炼蜜为丸，共做150丸。

【用法】每日服3次，每次1丸，白开水送服。

【功效】温肾补脾，散寒止泻。

【说明】本方在汉·张仲景《伤寒论》理中丸（汤）内加附子而成，唐玄宗曾服后治愈了寒性腹泻,后被收录到《和剂局方》中。

○党参膏

【组成】党参600g,当归300g,熟地300g,升麻75g。

【制法】用水煎透,炼蜜收膏。

【用法】每日服2~3次,每次4~8g,白开水冲服,或合丸药,或入煎剂,随证加入皆可。

【功效】补气健脾。

【说明】方中党参补气健脾为君药;当归活血生血为臣药;熟地补血养阴为佐药;升麻升举阳气为使药。

## 七、利尿止淋方

○彭祖延年柏子仁丸

【组成】柏子仁300g,蛇床子、菟丝子、覆盆子各300g,石斛、巴戟天各93g,杜仲(炙)、茯苓、天冬(去心)、远志(去心)各112g,天雄37g(炮,去皮),续断、桂心各16.5g,石菖蒲、泽泻、薯蓣、人参、干地黄、山茱萸各75g,五味子186.5g,钟乳石112g,肉苁蓉224g。

【制法】上22味药,捣筛炼蜜为丸如梧桐子大。

【用法】每日早晨空腹服20丸,后渐加至30丸。

【功效】补肾养心,延年益寿。

【说明】籛铿——彭祖,是我国古代的长寿老人,相传到殷代末期已767岁,此方名用“彭祖”二字是象征长寿的意思。本丸由定志丸、三才丸和肾气丸加减组成。丸中柏子仁为主药能润肾燥,养心神;人参、茯苓、远志、菖蒲以养心强志;天冬、地黄、五味子以益气养阴;桂心、天雄、泽泻、山药、山萸肉以补肾阳;肉苁蓉、巴戟、菟丝子、钟乳石以补肾益精;杜仲、续断、石斛以强腰壮筋;覆盆子、蛇床子以固精收敛。本丸重在温补肾阳,养心益智,且温燥药偏多,所以阴虚火旺之人忌用。在服药期间忌猪肉、鱼类、生冷、醋等。

○驿马丸

【组成】麻雀50只,蛇床子186.5g。

【制法】将麻雀杀死,去皮及内脏,煮烂去骨,然后与蛇床子熬成膏,炼蜜为丸,每丸重10g。

【用法】每日2次,每次1~2丸,用白开水或温酒送下。

【功效】壮阳,缩尿,补肾,增寿。

【说明】本丸是唐代宫廷秘方,唐明皇李隆基服用此药,效果良好。方中麻雀肉性热味甘,李时珍说它“壮阳益气,暖腰膝,缩小便”,蛇床子性温味辛,《神农本草经》说:“久服轻身,好颜色”,《名医别录》说:“令妇人子脏热,男子阴强,久服令人有子”。由于驿马丸有壮肾阳的作用,从而使尿液浓缩,尿频减少。本方又具有增强性机能的作用,由于性机能的水平可反映人体的衰老程度,所以凡能增强性机能的药物常具有抗衰老的作用。

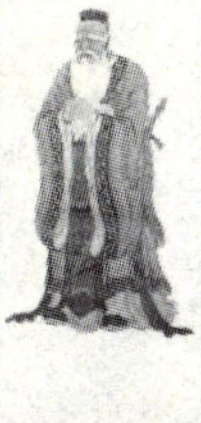

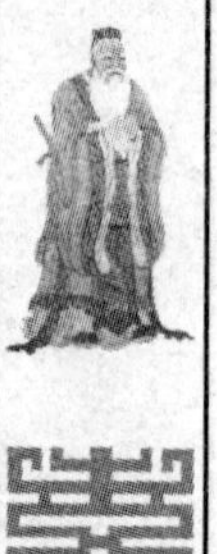

○山药茯苓包子

【组成】山药粉 186. 5g,茯苓粉 186. 5g,面粉 186. 5g,白糖 335g,猪油适量。

【制法】将山药用白矾水浸泡 1 ~2 小时,后晒干磨粉,再将山药粉、茯苓粉放入碗中,加适量净水,泡成糊状,放入笼里用大火蒸 30 分钟;调面粉 180g,白糖、猪油少许,做成馅。用面粉 750g,加水适量揉成面团,加发酵粉,待面发起后参入碱,做成包子,放入笼内,用大火蒸 15 ~20 分钟即成。

【用法】食用,每日 2 次,每次 1 ~2 个。

【功效】健脾补肾,缩尿、涩精,延年益寿。

【说明】这是金代御医张子和的验方,原是散剂,后经药膳学家改为食疗方。山药味甘性平,补肾而缩尿,兼治遗精,宋《太平圣惠方》载:山药治尿频。茯苓味甘性平,元代医家王好古说它“小便多者,能止之,小便涩者,能利之”。李时珍说:“肺气盛者,实热也。其人必气壮脉强。且茯苓甘淡以渗其热,故曰:小便多者能止。”由于山药、茯苓都是补益中药,所以本方又有抗衰老作用。

○八仙丹

【组成】何首乌、小茴香、川椒(炒)、川楝子(肉)、牡蛎(煨)、白姜(炮)各 37g,苍术(泔浸 1 宿)、香附各 75g。

【制法】上 8 味药,共研细末,酒煮面糊为丸如梧桐子大。

【用法】每服 30 丸,饭前用淡盐水送下。

【功效】温肾壮阳,缩尿固精,延年益寿。

【说明】本丹是明代御医方贤等的经验方,既可治疗阳虚尿频,又可作延年益寿药用。方中首乌补肝肾,益年寿;小茴香、川椒温肾壮阳;牡蛎固精缩尿;川楝子疏肝理气;生姜助阳和胃;苍术健脾燥湿。由于本方能补肾健脾,从而起到延年益寿之功。

○知柏地黄丸

【组成】熟地 275g,山萸肉 137g,丹皮 112g,茯苓 112g,泽泻 112g,知母 75g,黄柏 75g。

【制法】7 味药共研粉,炼蜜为丸如梧桐子大。

【用法】每日服 3 次,每次 4 ~8g,饭前用白开水或淡盐汤送下。忌吃动物血、烟、酒、萝卜、房事等。

【功效】滋阴降火,补肾,缩尿,固本培元。

【说明】本方明 · 龚廷贤收录在《万病回春》内,叫“六味地黄丸加知母黄柏方”,《景岳全书 · 新方八阵》改为“滋阴八味丸”,清 · 汪昂《医方集解》改为知柏八味丸,秦之祯《症因脉治》和《清太医院配方》都用本方名,沿用至今。

本方为加味六味地黄丸,而地黄丸为滋阴补肾名方,加知母、黄柏以清心肾两经之火热,《清太医院配方》上说它:主治“下元虚损,小便频数,心火不降,肾水不升,身体瘦弱”。

○济生肾气丸

【组成】熟地 11g,山肉萸 56g,山药 56g,丹皮 42g,茯苓 42g,泽泻 42g,附子 14g,肉桂 84g,车前子 14g,牛膝 14g。

【制法】上药共捣粉,过筛,炼蜜为丸如梧桐子大。

【用法】每日服 3 次,每次 30 丸,饭前用米汤或白开水送下。戒生气、恼怒、劳累、生冷、厚味、房事等。

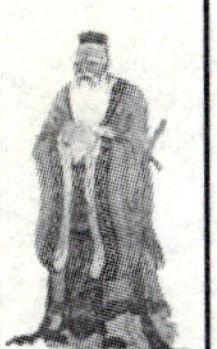

【功效】补肾阳，利小便。

【说明】本方最早由汉代伟大医学家张仲景收录在《金匮要略》，又名崔氏八味丸或桂附八味丸等，宋代医药学家严永和，加入车前子和牛膝，记入《济生方》，《清太医院配方》与《济生方》组成药味相同，仍叫金匮肾气丸。据日本学者报告：金匮肾气丸对老年性夜尿增多、老花眼、白内障水晶体混浊、皮肤老年斑等都有一定治疗效果。

○葵菜羹

【组成】葵菜叶（不拘多少，洗，择净）。

【制法】葵菜叶煮作羹，加调味品。

【用法】空腹吃。

【功效】清热利尿。

【说明】葵菜即冬葵菜叶，性寒味甘，清热利尿，治二使不通，成人一次用鲜葵叶150g。清代医家汪绂《医林纂要》说它："泻肾，滑肠，去结行水，"从而可知本方主治小便不利等症。

## 八、强腰壮膝方

○地仙煎

【组成】山药500g，杏仁100g（汤浸，去皮尖，双仁），生牛乳1000ml。

【制法】上药中，杏仁研细粉，放入牛乳绞取汁，将山药制粉拌入，放到瓷罐内密封。再把瓷罐放到锅内，加大量水煮1日煎成。

【用法】每日服1～2次，每次1匙，空腹温酒调下。

【功效】补肾健脾，强腰壮膝，益气养血。

【说明】这是宋徽宗皇帝命医官们收录在《圣济总录》中的经验方，元代御医忽思慧又收录在《饮膳正要》中。方中山药为主药，补肾强腰；牛乳补五脏虚损；杏仁润肺益气。《圣济》说：久服"令人颜色悦泽，骨髓坚固，行及奔马。"

○延生护宝丹

【组成】菟丝子（水淘净，酒浸，焙干，取末）90g，肉苁蓉（酒浸，切片，焙干）60g，韭菜子（水淘净，用枣60g，同煮，令枣熟去枣焙干，再用酒浸泡1夜，慢火熬干）120g，蛇床子（淘净，用枣90g同煮，枣熟去枣焙干）60g，晚蚕娥（全者，用酥油少许，慢火微炒）15g，木香15g，白龙骨（用茅香30g同煮一天，去茅香用帛包裹，悬挂于井水中浸一夜取出）30g，鹿茸30g，桑螵蛸（锉，炒香）30g，莲实（去皮，炒熟）30g，干莲花蕊30g，胡芦巴（微炒）30g，丁香15g，南乳香（别研）15g，麝香（别研）6g。

【制法】上15味药，除乳香、射香、菟丝子外，余12味同为细粉，将菟丝子粉用酒6000ml，用文武火熬至一半，入乔麦面30g，搅匀，依次下麝香、乳香等14味药粉，并不停手地搅拌，直到把药熬成膏，如药没下完药膏过硬，可加一些酒，与前药粉和成膏状，并捣千余下，做丸如梧桐子大。

【用法】每服30丸，早晨空腹温酒或淡盐汤送下，服药后静坐15～30分钟。如肾阳衰弱太甚，滑精者，睡前加服一次。

【功效】温补肝肾、强腰壮膝、固精健身等。

【说明】本方是元代御医许国祯收录的宫廷秘方，明代御医方贤又收录在《太医

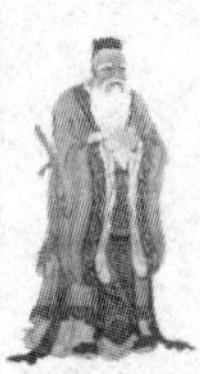

院经验奇效良方大全》。方内菟丝子、肉苁蓉、桑螵蛸、晚蚕蛾、韭菜子、鹿茸、胡芦巴补肾温阳，益肝养血，而肾主腰，肝主筋，筋聚于膝，肝肾得补，就腰壮膝强，行走稳健。莲实、莲花蕊、龙骨补肾养心，健脾涩肠；麝香、乳香、木香调和气血，通经活络。此方具有补肾温阳、益肝养血、健脾养心等作用，所以对中老年人肾阳虚型的腰膝酸疼、行走无力、遗精、体弱的人适用。

○羊骨粥

【组成】全羊骨 1 具(槌碎)，陈皮 6g(去白)，良姜 6g，草果 6g，生姜 30g，盐少许。

【制法】将羊骨洗净，诸药用粗纱布包扎，共用水，慢火熬成汁，过滤澄清，加入粳米煮成粥。

【用法】食用。

【功效】壮腰强膝。

【说明】这是元代宫廷食疗验方，它是在宋《圣济总录》单味羊骨粥的基础上，加入陈皮、良姜等药而成。明代著名药物学家李时珍说它治“肾虚腰痛”，羊胫骨性温味甘，“健腰脚”。而陈皮、良姜等药温胃散寒，理气宽中。本方不但对中老年的腰膝无力有效，而且对虚寒胃脘疼痛也颇对症。

○猪肾粥

【组成】猪肾 1 对(去脂膜，切丝)，粳米 45g，陈皮(去白)3g，草果 6g，缩砂 6g。

【制法】先将猪肾、陈皮等煮成汁，滤去渣，入酒少许，后下米成粥。

【用法】食用。

【功效】补肾，壮腰，强膝。

【说明】猪肾性寒味咸，补肾，治肾虚腰痛，加入陈皮、草果、砂仁等药料以开胃气，破冷积，助消化。猪肾粥对中老年人肾虚热型腰膝无力、疼痛的治疗效果好。

○回春仙茅酒

【组成】仙茅 120g，五加皮 120g，淫羊藿 120g，白酒 2000ml。

【制法】把上 3 味药捣碎用细纱布袋装入，扎紧口，放到瓷坛内，倒入酒加盖密封，放阴凉干燥处。每日摇动瓷坛数下，半月后开封，去掉药袋即成。

【用法】每日早晚各温饮 1 次，每次 15 ~ 30ml。

【功效】温补肝肾，壮腰强膝。

【说明】《本草纲目》载有单味仙茅酒，回春仙茅酒是复方。方中的仙茅、淫羊藿、五加皮都能温补肝肾，壮阳强身，五加皮还有祛风湿作用。全方药使肝肾得补，腰壮膝强，由于仙茅和北五加皮有一定毒性，请不要长期服。南五加皮，强筋骨，祛风湿，补肝肾，所以在配制药酒时，选用为好。

○五加酒丸

【组成】五加皮 500g，地榆 500g，白酒适量。

【制法】将五加皮、地榆刮去粗皮，用细纱布袋装，放瓷坛内，加入适量好粮酒，坛口封严，再将瓷坛放到水锅里，先用大火煮，水开后及用小火煮，煮 50 分钟左右，取出坛中药物，晒干研末，炼蜜为丸如梧桐子大。

【用法】每日早晚各服 1 次，每次 30 ~ 50 丸，药酒送下。

【功效】滋补肝肾，强健筋骨，祛风除湿。

【说明】这是明代医药学家李时珍记载谈野老人的经验方，宋代药学家唐慎微在《证类本草》中引王屋山人王常说：服用金盐(五加皮)和玉鼓(地榆)，能使人健康长

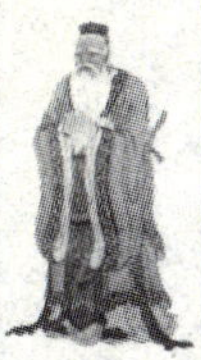

寿。古人更有“宁得一把五加，不用金玉满车。宁得一斤地榆，不用明月珠宝。”的说法，足见五加皮和地榆对人体所起到的强壮作用。

五加皮性温味甘，滋补肝肾；地榆性凉味苦酸，入肝与大肠，凉血止血。肾主腰，肝主筋，聚于膝，肝肾得补则腰壮膝强，二药经酒炮制，增强活血通络作用，可提高疗效。

**○地仙丸**

**【组成】**黄芪（炒）、天南星（炮）、小茴香子（炒）、地龙（去土）、补骨脂（炒）、防风、赤小豆、狗脊（去毛）、白蒺藜（炒）、乌药（去木）、白附子（炮）、附子（炮，去皮）、萆薢各15g，牛膝（酒浸，切片，烤干）9g，木鳖子（去壳）1g。

**【制法】**上药共为细粉，酒煮面糊为丸如梧桐子大。

**【用法】**每日服2次，每次15～20丸，饭前淡盐汤或温送服。

**【功效】**补肾益肝，除风祛湿，壮腰强膝，益寿延年。

**【说明】**本方是明代宫廷秘方。方中黄芪补中益气，利水消肿；补骨脂、狗脊、牛膝补肾益肝，强壮筋骨；南星、白附子燥湿化痰，除风；地龙、赤小豆清热利湿；小茴香子、附子温阳散寒；防风、羌活、萆薢祛风除湿；白蒺藜行瘀散结；乌药散寒止痛；木鳖子温经通络。这个方子可用于中老年人肝肾不足、痰湿内阻、腰膝无力、行走艰难等症。

**○牛骨膏**

**【组成】**黄牛骨。

**【制法】**把阉割过生殖器的肥嫩公黄牛杀掉，取其骨，放到大锅内并多加水，熬剩多些的骨头汤去骨过滤到容器里，等汤凝固后去油，只取膏状物即成。

**【用法】**每日吃1～2次，每次1匙，加适量水煮开，放入盐味精等调料。

**【功效】**强筋骨，壮腰膝。

**【说明】**这是朝鲜李朝正祖时的御医康命吉收录的宫廷验方，药方由一味黄牛骨做膏。元朝御医忽思慧说：牛“骨髓可食，能补益人。”

**○千金封脐膏**

**【组成】**天冬、生地、熟地黄、木鳖子、大附子、杏仁、蛇床子、远志、牛膝、肉苁蓉、官桂、菟丝子、肉豆蔻、虎骨、鹿茸、麦冬、紫梢花各6g，黄丹250g，松香120g，硫黄、雄黄、朱砂、赤石脂、龙骨各9g，腽肭脐、阿芙蓉、蟾酥各9g，麝香3g，阳起石、沉香、木香各9g，香油700g，黄蜡18g。

**【制法】**先把天冬、生地、熟地、木鳖子、杏仁、蛇床子、远志、牛膝、肉苁蓉、官桂、菟丝子、肉豆蔻、虎骨、鹿茸、麦冬、紫梢花剉为粗末，放入香油中炸至黑色，去掉药渣不用，加入黄丹粉，松香粉再熬，并不停地用槐枝或柳枝搅拌，熬至滴水成珠为止。然后下硫黄末、雄黄末，朱砂末、赤石脂末、龙骨末，以上药稍冷后再下腽肭脐、阿芙蓉、蟾酥、麝香、阳起石、沉香、木香，待药凉后下黄蜡，放瓷瓶内封口，泡水中3天去火毒。

**【用法】**把药膏摊布上，贴脐部，7日换1次。

**【功效】**补肝益肾，壮腰强膝，阴阳双补，延年益寿。

**【说明】**这是明清两代宫廷沿用保健秘方，龚廷贤收录在《寿世保元》上，《清太医院配方》也载有。本膏为外治法，配药严谨，制法讲究，使用方便。方中天冬、麦冬、生地、熟地滋肾添精；鹿茸、蛇床子、肉苁蓉、菟丝子、紫梢花、硫磺、腽肭脐（海狗肾）、阳起石、沉香、肉桂、附子温肾助阳：虎骨、牛膝补肾益肝，强筋壮骨；远志，朱砂、龙骨养心安神；雄黄、松香祛风燥湿，解毒止痛；木鳖子、黄丹消肿散结，拔毒生肌；阿芙蓉（鸦片）涩肠止痛；杏仁祛风润肤；木香行气止痛；肉豆蔻、赤石脂涩肠收湿；蟾酥、麝香解毒消肿，开窍止痛，并可以引诸用药入体内，使各种药物发扬作用。

## 九、固本壮阳方

○十补丸

【组成】鹿茸60g（制）　熟地240g　五味子30g　杜仲120g　山茱萸120g　枸杞子120g　牛膝120g　茯苓120g　山药120g　麦门冬120g　菟丝子120g

【制法】共研细末，炼蜜和丸。每服6g，空心用白开水送下。

【功效】治男妇真阴不足，真阳亏损；或素秉虚弱；或劳伤过度，以至肢体羸瘦，畏寒气短，津液枯竭，面色黧黑，手足厥冷，腰痛耳鸣，小便不利，足膝酸软，脐腹冷痛，精神倦怠，饮食不思等症。此药滋阴壮阳，益气和血，能除三焦痼冷，六腑沉寒。经曰：益火之源以消阴翳，火足自能生土，脾土一生，则诸虚悉愈，诚补中之圣药也。

【说明】方出《清太医院配方》，为阴阳平补而以补阳为著之剂。阴为阳之基，故用熟地、枸杞子、山茱萸以滋补肾阴；阳为阴之用，故用鹿茸、杜仲、菟丝子以峻补肾阳，其中杜仲尤为补肾壮腰要药，以疗腰膝酸软之症；茯苓、山药补脾益气，以治精神倦怠，饮食不思之症，且寓有补后天以济先天之功；麦门冬、五味子滋补肺肾兼可敛汗固精；牛膝补益肝肾且可引药下行，兼能强壮腰膝，与茯苓同用又可利尿。

全方阴中求阳，阴阳平补而不燥；补中有行，补行结合而不滞；补肾而兼补脾，先天后天互相照应，实“补中之圣药也”。

○七制骨脂丸

【组成】补骨脂5kg（淘米水泡一夜，晒七日）黄柏500g（熬浓汁，泡一夜晒七日）杜仲lkg（熬汁，泡晒如前）生盐1kg（泡晒）鱼鳔1.5kg（熬汁，泡晒）胡桃肉500g（熬汁，泡晒）黑枣1.5g（去皮核）

【用法】煮糯米1.5g成粥，将补骨脂为细末，忌铁器，和捣为丸桐子大。每日早服1钱，盐汤送下。服至1个月，加至6g为止。忌食羊肉油菜。若阴虚水亏者，早服此丸，晚服六味地黄丸，水火兼补，百日乃效。

【功效】治命门火亏，下半虚损，耳聋眼花，腰痛腿软，肾冷精流，阳痿不举，小便过多，筋骨疼痛，自汗盗汗，精神疲倦等证。功能补火壮阳，固精种子。脾虚肾虚，久泻久痢。无论男妇，皆可服之。

【说明】方出《清太医院秘录医方配本》，制作精细，足见宫廷制药考究、严谨。主药补骨脂温肾助阳，固精纳气，药理研究表明，本品有明显的扩张冠状动脉作用，对小鼠肉瘤细胞有高效杀灭作用，可以增强免疫功能。有人曾观察补骨脂、肉苁蓉、菟丝子、玉竹、黄精、党参等药对家蚕寿命的影响，发现各药均可延长家蚕寿命，而以补骨脂为最，可见本品具有良好的延年益寿功能。再经过杜仲、鱼鳔、胡桃肉熬汁浸泡，吸收其补肾助阳功效，当更增强补骨脂药效。恐虑阳药性燥，又用黄柏熬制一下，监制其热性。盐可引药入肾，大枣可补脾气，糯米可养胃气，经过七次熬制，药性增强而又平稳。

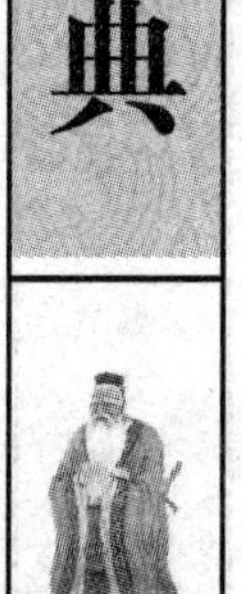

○三一肾气丸

【组成】生地120g　熟地120g　山药120g　山茱萸120g　牡丹皮90g　茯苓90g　泽泻90g　锁阳90g　龟版90g　枸杞子60g　牛膝60g　党参60g　麦门冬60g　知母30g　黄柏30g　肉桂30g　五味子30g　天门冬60g

【制法】共研细末，炼蜜和丸，每服3g或4.5g，空心用淡盐汤送下，白开水亦可，冬月用温黄酒送下。忌食烧酒、厚味等物。

【功效】人之一身阳常有余，阴常不足，气常有余，血常不足。故滋阴补血之药，自幼至老不可缺也。古方如肾气丸、固本丸、补阴丸，俱是滋阴补血之剂。然固本丸，胸满有痰者忌之；补阴丸，脾虚有湿者忌之；惟肾气丸，兼理痰湿，但味数少不足以尽其变。今将三方合而为一，各用加减，名曰三一肾气丸。其间有补、有清，补者补精血，清者清其湿热，清补兼施，庶乎可也。

【说明】方出《清太医院配方》，也是一首以六味地黄丸为基础的滋阴助阳良剂。天门冬、麦门冬与龟版、枸杞子滋阴补肾，增强六味地黄丸之益肾功效。锁阳、肉桂助阳补肾，与各滋阴药合成阴阳互补之功。其余各药功能如下：党参益气扶脾、知母、黄柏可泻虚火，五味子固肾涩精，牛膝引药下行，可谓"有补有清，补清兼施"之良方也。

○天雄丸

【组成】蛤蚧一对　朱砂6g　沉香9g　丁香9g　阳起石9g　钟乳粉1.5g　木香7.5g　紫梢花15g　晚蚕蛾45g　牡蛎粉7.5g　天雄一个　肉桂7.5g　石燕子一对（炭火烧，淬醋七次）　鹿茸15g（酥炙）　白米7.5g　肉苁蓉15g（酒浸三日，焙干）　菟丝子9g（酒浸，焙干）　龙骨7.5g　海马一对　乳香9g

【制法】上件药二十味，杵为细末，炼蜜和丸，如弹子大。每服1丸，空心细嚼，好酒煎木通、入麝香少许送，不得过3服。

【功效】治真气不足，阳气衰惫，失精腰痛，脐腹痃急，及阳不兴，男子本气脱者，并宜服。

【说明】方出《御药院方》，是一首纯补肾阳之养生剂。方中用了大队温肾益精之品，占了全部药味之半数：肉苁蓉、菟丝子、阳起石、钟乳粉、紫梢花、蛤蚧、蚕蛾、海马、鹿茸，其中后4味又为血肉有情之品，均是补肾壮阳之动物药佳品。此外尚辅以天雄、肉桂温经散寒，亦有温肾之功。阳痿多伴遗精早泄，故选龙骨、牡蛎以固肾涩精。诸补药难免壅滞，故选木香、丁香、沉香以行气化滞，兼为气滞亦可引起阳痿而设。以上诸药性多刚燥而热，故用石燕子咸凉之性以监制，且可清热利湿。

本方性偏温燥，适于阳虚有寒之证应用，阴虚有热者大忌。

○五味子丸

【组成】肉苁蓉　蛇床子（炒）　菟丝子　远志（去心）　五味子各120g

【制法】上为细末，酒面糊为丸，如梧桐子大。每服四十丸，空心温酒下。

【功效】治肝肾俱虚，收敛精气，补阴养阳，充悦肌肤，进美饮食。

【说明】方出《御药院方》，但唐时房中书《洞玄子》中已有此方，名"秃鸡散"，组成与本方完全一致，《洞玄子》记载可参看后面"秃鸡丸"方。

方用肉苁蓉、菟丝子平补肾之阴阳，是为治阳痿之本；蛇床子壮阳起痿，治阳痿之标。三药均有性激素样作用，其中苁蓉尚能调整内分泌及代谢作用，提高免疫功能；菟丝子还有扩张冠状动脉、降压和强心作用；蛇床子尚有抗心律失常、抗微生物等作用，可见此类药具有养生延年的药理基础。远志安神开窍，在壮阳方中投用，可调节神经系统的兴奋性。妙在五味子一药可“补不足，强阴，益男子精”（《本经》），是一味强壮药物，方中用之主要取其涩精固肾之功，可治男子遗精早泄，因而也有“强阴”壮阳作用。

○五子衍宗丸

【组成】菟丝子 15g　车前子 15g　覆盆子 15g　枸杞子 15g　五味子 15g　熟地 24g　茯苓 90g　泽泻 90g　山茱萸 120g　山药 120g

【制法】共研细末，炼蜜和丸。每服 3～6g，空心用淡盐汤送下，白开水亦可，冬月用黄酒亦可。中年之人常服，助颜不老。

【功效】填精益髓，扶阴助阳，滋肾经不足之水，平命门有余之火。久服令人眼目精明，乌须黑发，延年益寿，步履强健，广育种子，充足气血，效难尽述。

【说明】五子衍宗丸原出《证治准绳》，是治疗肾虚遗精、阳痿早泄、久不生育、须发早白之名方。《清太医院配方》在其基础上加入熟地、山药、山茱萸、茯苓和泽泻，有六味地黄丸之意，其效更佳。方中用枸杞子、菟丝子补肾益精；覆盆子、五味子固肾涩精；车前子渗利湿热，可使补中有泄，涩中有利，泻中寓补，实为反佐配伍的典范。合用熟地、山药、山茱萸、茯苓、泽泻则加强补肾益精作用，可谓治本之策，但又考虑牡丹皮苦寒不利于阳痿之证，故而于六味地黄丸中减去此药。此方体现了宫中御医善于对成方作化裁工夫的技巧。

○未央丸

【组成】巨胜子（九蒸九曝）　巴戟天（去心）　川椒　枸杞子　甘菊花　石菖蒲　人参（去芦头）各 30g

【制法】上用金襕袈裟一具，东流水洗千遍，荷叶裹，用文武火烧稍干，好酒煮烂，入药末为丸，如梧桐子大。每服六七十丸至百丸，空心温酒或米饭下，日进 2 服（药 30g，用膏末子 30g）。

【功效】治气血虚弱，肢体沉重，情思少乐，饮食减少，乃肾气衰惫，腰腿沉重。

【说明】方出《御药院方》，是一首气血阴阳兼补之良剂。人参大补元气，枸杞子养血益精，巨胜子即黑芝麻滋补肝肾，巴戟天壮阳益肾，此四药分别补益气血阴阳。川椒温中理气，菊花清利头目，石菖蒲化湿开窍，此三药与上面一组药物配伍投用，可谓补中有行，使得补而不滞，行而不伤。

○右归丸

【组成】熟地 180g　山药 60g　杜仲 60g　菟丝子 60g　枸杞子 60g　鹿胶 60g　山莱萸 60g　当归 60g　附子 45g　肉桂 45g

【制法】共研细末，炼蜜和丸，每服 6g，空心用白开水送下。戒思虑、劳烦。

【功效】治元阳不足；或先天秉受虚弱；或劳伤过度，以致命门火衰，不能生土，而脾胃虚寒，饮食少进，呕恶膨胀，翻胃噎嗝，怯寒畏冷，脐腹多痛；或大便不实，泻痢频作；或小水自遗，虚淋寒疝；或寒侵溪谷，肢节痹痛；或寒在下焦，而水邪浮肿。总之，元阳不足者，必神疲气怯，或心跳不安，或四肢不收，或眼见邪祟，或衰阳无子，如是等症，俱宜益火之源，以培育肾之元阳，而神气自安矣。

【说明】方出《清太医院配方》，“右”指命门之意，即肾阳，因本方可温补肾阳，使药物归于右肾命门，故名“右归丸”。肾阳为一身阳气之根，方用鹿角胶、肉桂、附子温肾助阳而散寒，配杜仲、菟丝子温阳而壮腰；取熟地、山茱萸、枸杞子滋补肾阴，此本“阴阳互根”、“善补阳者必于阴中求阳”之意；用山药、当归平补气血，以滋后天之本。方中虽有桂、附、鹿角胶等温热偏燥之药，犹有地、萸、当归之甘寒以监制，故收刚柔相济之妙。据现代研究，右归丸能改善和调节淋巴细胞功能，促进体液免疫，因而提示补肾中药的抗衰防老与其提高免疫功能有一定关系。

**○百花散**

**【组成】**百花窠60g（烧烟尽为度）　蛇床子60g（炒，令焦黄）　零陵香30g　麝香叶30g

**【制法】**上为粗末，每用药两大匙，水三大碗，煎三五沸，乘热淋洗，临卧用，避风寒。

**【功效】**补元阳，通血脉。

**【说明】**方出《御药院方》。百花窠即露蜂房，可以祛风攻毒，消肿止痛；蛇床子燥湿杀虫，温肾壮阳，此二药外用均有壮阳功效。零陵香、麝香叶芳香辟秽，外用可以刺激局部血管扩张，温通血脉，改善血液循环。

**○老奴丸**

**【组成】**紫梢花15g　灯草炭15g　蛇床子15g　车前子15g　肉苁蓉15g　菟丝子15g　马蔺花15g　巴戟天15g　淫羊藿15g　荜澄茄15g　大茴香15g　金樱子15g　补骨脂15g　木香15g　母丁香15g　韭菜子15g　制川乌15g　远志15g　干姜15g　沉香15g　泽泻15g　核桃仁30g　柏子仁30g　桑螵蛸30g　枸杞子30g　山茱萸30g　茯苓30g　蜘蛛15个　熟地120g

**【制法】**共研细末，炼蜜和丸。每服3～4.5g，空心用白开水送下。

**【功效】**此药培植元阳，壮实五脏，能固元气，填精补髓，长血脉，益寿延年，补两肾，强筋壮骨，起阳痿，种子仙方；百岁者轻身不老，虚枯者返本还元。此药大兴阳道，专治中年阳痿，老年无嗣。服药后仍减房欲，久则骨髓充满，生子必男，亦不甚伤身矣。

**【说明】**方出《清太医院配方》。方名“老奴丸”意谓老年男子服之后犹可“精盛以思室”，“专治中年阳痿，老年无嗣”。

方用肉苁蓉、巴戟天、淫羊藿、核桃仁、菟丝子补肾壮阳；以熟地、枸杞子、山茱萸滋阴补肾，两组药物阴阳并补，用为主药；以川乌、干姜散寒温经，蛇床子、韭菜子壮阳起痿以治标用为辅药；用补骨脂、金樱子、桑螵蛸、紫梢花固肾涩精，以车前子、泽泻、茯苓、马蔺花清热利尿，两组药一固一利，相辅相成，补而不滞，利而不伤，深得配伍之妙。复用荜澄茄、大茴香、沉香、丁香温中理气，以柏子仁、远志、灯草炭清心安神，共为佐使。蜘蛛今多不用。

此方配伍周全，补中有涩，温中有行，补阳不忘滋阴，以收阴阳平补之功，诚如本方“功用”所言，久服“百岁者轻身不老，虚枯者返本还元”。

**○还童散**

**【组成】**丁香　麝香叶　官桂（去粗皮）　露蜂房（烧烟尽）　川椒（去白，微炒）　牡蛎（烧）　吴茱萸（炒）　零陵香　木鳖子（去皮）　马蔺花　韶脑（别研）　白矾灰各30g　紫梢花　蛇床子各60g

**【制法】**上件为粗末，每用药三匙，水一碗半煎至一碗，滤去滓，趁热熏，俟汤通手时，自小腹以下淋浴，临睡用。

**【功效】**外固壮阳气。

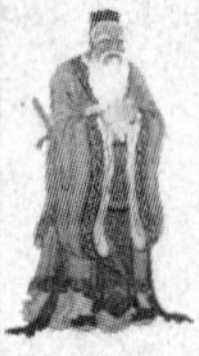

【说明】方出《御药院方》，也是一首外用壮阳之剂。方用官桂、川椒、吴茱萸温阳散寒；紫梢花、蛇床子、露蜂房壮阳起痿，此两组药物对肾虚阳痿而言可谓标本兼顾。外用药壮阳，讲求速效，故方中用了丁香、零陵香、麝香、韶脑以理气通窍，速起阳痿。另加牡蛎、白矾有固涩作用，防治早泄、遗精。通观本方，当系壮阳治标之剂。

○青娥丸(1)

【组成】补骨脂 180g(用芝麻同炒变色，去芝麻，取末 150g)　杜仲 150g(剉)　胡桃 12.5kg(去皮，汤煮去膜)

【制法】上三味同捣为细末，复罗令匀，炼蜜和为丸剂，再杵一千余下，丸如梧桐子大。每服 30～50 丸，空心温酒下，盐汤亦得。

【功效】秘精，黑髭鬓，治风延年。

【说明】方出《御药院方》。本方功用除秘精、乌发外，还可壮腰补肾。补骨脂温肾助阳，兼有固涩秘精之功。动物实验表明，本品对冠状动脉有显著扩张作用，且不增加心肌耗氧量；对实验性肉瘤有抑制作用。杜仲为补肾壮腰要药，实验研究表明，本品有良好的降压作用，还可减少胆固醇的吸收。胡桃补肾强腰，且善润肠通便，更是益脑佳品，富含脂肪油，主要是亚油酸，还有丰富的蛋白质及多种维生索，是一味重要食补食疗佳品。本方药精效佳，是一首很有影响的补肾名方。

○青娥丸(2)

【组成】补骨脂 81g　熟地 60g　大茴香 60g　萆薢 25g　青盐 15g　杜仲 120g　巴戟天 60g　核桃肉 150g

【制法】共研细末，炼蜜和丸。每服 3～4.5g，空心用黄酒或白开水送下。忌诸般血物、萝卜、烧酒。

【功效】治肾气虚寒，腰痛耳鸣，腿酸脚软，步履艰难，阳事痿弱，小便淋漓频数及小腹冷痛、奔豚疝气等症。此药温补下元，上生津液，兴阳固本，养血滋阴，能补命门之火以健脾土，多服之使发白再黑，齿落更生，驻颜色，壮精神，常如少年，故名青娥丸。不拘男妇皆可服之。

【说明】本方出自《清太医院配方》，较前方增加一些药味，增强了补益作用。其中熟地、巴戟阴阳双补，俱为补肾要药；大茴香温阳理气，萆薢清热利湿，二药可使补而不滞。青盐可引诸药入肾，用为使药。

○胡桃丸

【组成】补骨脂　杜仲　萆薢　胡桃仁 120g

【制法】上将补骨脂、杜仲、萆薢三味捣罗为细末，次入胡桃膏子一处秤和令匀，再捣千余下，丸如桐子大。每服 30～50 丸，空心温酒下，盐汤亦可。

【功效】益精补髓，强筋壮骨，延年益寿，悦心明目，滋润肌肤，壮年高人脏腑不燥结，久服百病皆除。

【说明】方出《御药院方》，系青娥丸方再加萆薢而成。萆薢清热利湿，在方中投用寓意有二：一者监制温肾诸药之燥热；二者在补药中参以渗利，以收补行结合，防止呆补之功。

○封脐广嗣膏

【组成】紫梢花 6g　木荆子 6g　杏仁 6g　远志 6g　川牛膝 6g　虎胫骨 6g　川断 6g　熟地 6g　肉苁蓉 6g　鹿茸 6g　蛇床子 6g　天门冬 6g　生地 6g　川楝子 6g　肉豆蔻 6g　官桂 6g　附子 6g　谷精草 6g

【制法】香油500kg，熬去渣，入东丹500g，再加雄黄、龙骨、赤石脂、沉香、丁香、蟾酥、阿芙蓉各15g，乳香、没药、阳起石各3g，以上共为细末，入膏内，熬至滴水成珠，加黄蜡15g，收膏，用红绢摊贴。贴脐上或贴两肾俞穴均可。

【功效】此膏滋阴补肾，强阳广嗣，一切真元亏损，囊冷遗淋，头沉腰偻及肾虚遗精，阳痿精滑等证，不过三五贴必愈。若老人久贴此膏，延年耐老，贴脐上或贴两肾俞均可。

【说明】方出《清太医院秘录医方配本》，是一首滋阴补肾，壮阳种子（广嗣）的外用良方。方中主药紫梢花、肉苁蓉、鹿茸补肾壮阳，以治阳虚之本；辅以阳起石、蛇床子壮阳起痿，以治阳虚之标。另用附子、肉桂、川断温阳散寒以治囊冷腰偻等寒湿症状。阴为阳之基，故用生地、熟地、天门冬以补阴配阳，刚柔相济。肾虚多有遗泄，故用龙骨、石脂以固肾涩精。大队补药投用需防壅滞，故选川楝子、肉豆蔻、沉香、丁香以理气行滞，牛膝、乳香、没药以活血化瘀，此系补中有行之旨趣。另取杏仁、远志化痰安神，谷精草清热明目。虎骨、阿芙蓉今多不用。外用膏方因系透皮吸入，使用安全，故用药可以峻烈些，方中附子、肉桂、鹿茸即为刚燥之品。另外多选用一些芳香走窜之药，以助透皮吸入，方中蟾酥、丁香、沉香、乳香、没药之应用即有此种考虑。

**○桂香膏**

【组成】肉桂（去粗皮）　牡蛎（烧）　蛇床子（炒）各15g　细辛4.5g（去土）　零陵香4.5g　胡椒49粒　麝香3g（另研）

【制法】上同为细末，临时每用3g，津唾调，涂上立验。

【功效】治阴痿阳事不举。

【说明】方出《御药院方》，是一种外用壮阳制剂。外用药讲究使用芳香走窜药物，取其善于通过皮肤渗透而发挥药效的优点。本方肉桂、细辛、零陵香、胡椒、麝香即是典型的芳香之品，通过外涂阴茎吸收药物而发挥药效，其中肉桂、细辛尤具壮阳之功。蛇床子之壮阳起痿功效颇为著称，外用古方中多有用者。牡蛎固肾涩精，防治遗精早泄。

**○紫梢花散**

【组成】紫梢花15g　母丁香15g　血竭15g（研）　牡蛎15g（烧）　桑螵蛸30g　藁本22.5g　蛇床子9g　茴香30g　晚蚕蛾9g　南乳香9g

【制法】上为粗末，每用药末9g、水1kg，煎至五沸去滓，热淋洗。

【功效】治阴痿阳事不举。

【说明】方出《御药院方》，是一首外用淋洗壮阳剂。方中主药蚕蛾、蛇床子、紫梢花壮阳起痿；牡蛎、桑螵蛸固肾涩精，用治早泄、遗精；另取丁香、茴香、藁本理气化滞，血竭、乳香活血化瘀，此两组药具有芳香走窜之性，利于药物透皮吸收，显示了外用药用药特点。

**○蛇床子散**

【组成】蛇床子　细辛　藁本　吴茱萸　小椒　枯矾　紫梢花各15g

【制法】上件为细末，每用药末15g，水三碗煎沸，临卧稍热淋渫。

【功效】治阴痿阳事不举。

【说明】方出《御药院方》，与前方一样，也是外用淋洗壮阳剂。方用蛇床子、紫梢花、细辛温肾壮阳起痿，是为主药；另用藁本、吴茱萸、小椒温经散寒，枯矾涩精止泄，诸药偏于温燥，似无阴药配伍，其实这正是外用药之特点之一，主要追求的是治标。

若欲治本，应宜内服补肾益精药物。

○**旋生春散**

【组成】朱砂0.3g　紫矿6g　丁香3g　木香3g　没食子3g(和皮)　川楝子3g(剉)　川茴香3g(炒)　阳起石3g(煅)　广零陵香3g　乳香3g　漏兰3g(炮，去皮)　麝香3g　没药3g　蛤蚧一对(酥炙)

【制法】上为细末，每服一大盏，温酒调下，食前先服丸子药，相随服散子药，10日见效，亦不可久服，待药力败再服之。初服此药权忌房事，恐走药力。可量药力欲尽，再接引服之，虽年老之人与少壮无异。

【功效】专治阳事痿弱。

【说明】方出《御药院方》，与前“梅觉春丸”配合使用有相辅相成之功，在“用法”中梅觉春丸称“丸子药”，本方称“散子药”。方用蛤蚧、阳起石壮阳起痿，配以丁香、木香、川楝子、川茴香、麝香理气开窍，以解气郁而治助痿，以上为主辅之药。另用紫矿(即紫草茸)、没食子、漏兰等收敛之品以固精止遗，乳香、没药活血化瘀，朱砂重镇安神，俱为佐使之药。本方与前方“梅觉春丸”同属壮阳专剂，似以治标为主，且注重理气开郁治痿，对今人当不无启迪。

○**斑龙丸**

【组成】鹿角胶60g　天门冬60g　麦门冬60g　牛膝60g　石菖蒲60g　知母60g　杜仲60g　龟版60g　补骨脂60g　肉苁蓉60g　黄柏60g　远志60g　枸杞子120g　山药120g　山茱萸120g　牡蛎75g　牡丹皮45g

【制法】共研细末，炼蜜和丸。每服3g，老人6g，空心用白开水送下。

【功效】治真元亏损，阳事不举，气血衰弱，精神短少，小便无度，遗精盗汗，耳鸣腰酸，肾冷胞寒，两脚麻冷，腰腿疼痛，皆宜服之。常服壮元阳，助精神，强筋骨，生精髓，多子嗣。久服通神。

【说明】方出《清太医院配方》，是一首宫廷壮阳名方。“斑龙”者，鹿的别名，方以鹿角胶血肉有情之品温肾壮阳，其补益强壮之功为历代医家所推崇，认为鹿为纯阳之物，其精华在角，用鹿角熬胶称鹿角胶，古代又称其为“白胶”。清·陈修园说过：“白胶即鹿角煎熬成胶，何以《神农本草经》白胶列为‘上品’，鹿茸列为‘中品’？盖鹿茸温补过峻，不如白胶之甘平足贵也。”同时用杜仲、补骨脂、肉苁蓉助鹿角胶补肾壮阳。阳无阴不长，故用龟版血肉有情之品滋阴补肾，与鹿角胶恰成一阴一阳之对应配伍，同时加枸杞子、山茱萸、天麦门冬以助龟版滋肾之功。阴虚易生内热，故用知母、牡丹皮、黄柏以清泻相火。石菖蒲、远志安神益智，在宫廷补益方中常参用配伍。牡蛎固肾涩精，山药益气扶脾，在补肾方中各施其功。牛膝引药下行，且能强壮腰膝。通观全方壮元阳，强筋骨，生精髓，“久服通神”。

○**斑龙百补丸**

【组成】鹿角胶500g　淡苁蓉500g　菟丝子500g　枸杞子500g　熟地500g

【制法】蜜为小丸。每服百丸，空心盐汤送下。

【功效】专治真阳暗损，元精内乏，阳事痿弱，小便频数，及梦遗自汗，腰膝无力。但能久服，固本保元，壮元阳而多子嗣，益五脏而助精神；强筋骨，美颜色，延寿算，通神明，填精髓，益肾气；温暖丹田，育麟种子，大有奇功，不能尽述，修养之士，多服最宜。

【说明】方出《清太医院秘录医方配本》，与前方斑龙丸相比，功用相近，用药则精简得多。鹿角胶集鹿角之精华补肾壮阳而不峻。肉苁蓉有雄性激素样作用,可增强人体免疫功能;菟丝子不仅能提高免疫功能,还具有强心扩冠和降压作用;以上两药可助鹿角胶补肾壮阳。“善补阳者,必于阴中求阳,则阳得阴助而生化无穷”,故用枸杞子、熟地滋补肾阴,二药均可升高外围白细胞,提高免疫功能;枸杞子尚可降血糖、降血脂、降血压,确为养生益寿佳品。本方刚柔相济,久服可以“壮元阳而多子嗣,益五脏而助精神”,多服最宜。

○固真丸

【组成】鹿角一对

【制法】上用杀者,去顶骨,截作三寸长短,解作两镂,秤见斤两。用河水浸七日,每日一换新水浸,候日数足,每角500g,入好黄蜡30g,用磁缸子内,以河水用桑柴火煮三伏时,不得住火,如水少渐渐浸着角后,煮得角软,削去黑皮,只取霜晒干,将煮角汁再以慢火熬成清胶。每用鹿角霜500g,入上好者雪白茯苓150g,刮去黑皮,二味同捣罗好细末,将鹿角胶水搜和为丸,如梧桐子大。每服50丸,空心,用温酒吞下,渐渐加至100丸亦得。若不吃酒,以清米饮吞下亦得。

【功效】治肾经虚损,真元不足,常服暖丹田,补真气,活血脉,健筋骨,填精固气,延年助阳。

【说明】方出《御药院方》。鹿乃纯阳之物,其精华在角,为补肾壮阳佳品,《食疗本草》载:“鹿角,蜜炙研末酒服,轻身强骨髓,补阳道。”用鹿角熬胶称“鹿角胶”。熬胶后剩下的骨渣称“鹿角霜”,基主要成分为磷酸钙和胶质,并含有碳酸钙和氮化物,除具有温肾壮阳作用外,尚可活血通经。鹿角胶之补益强壮之功历来为宫廷所重视,以其为血肉有情之品,气味浓厚,非一般草药可比,可以补精气,助阳道,健腰膝。所用茯苓也是延年益寿佳品,功能益智安神,健脾益气,其有效成分主要是茯苓多糖,可增强免疫功能,还有较强的抗癌作用。又因其含有卵磷脂,所以对神经系统也有强壮作用。

○八物肾气丸

【组成】熟地黄240g　山药120g　山茱萸120g　肉桂60g　泽泻90g　牡丹皮90g　白茯苓90g　五味子60g

【制法】上为细末,炼蜜为丸,如梧桐子大。每服50丸,温酒下,空心食前,日2服。

【功效】平补肾气,坚固牙齿,活血驻颜,益寿。

【说明】方出《御药院方》,系在六味地黄丸基础上再加五味子、肉桂而成。六味地黄丸滋阴补肾,为滋补肾阴祖方。加五味子敛肺滋肾,涩精止泻,生津敛汗;加肉桂既可鼓舞气血,发挥补阴药的作用,又可补助肾阳,收阴阳互根,阴阳平补之功。

○九子丸

【组成】鹿茸30g(刮去毛,酥炙令黄色)　肉苁蓉120g(酒浸三宿,切,焙干)　仙茅30g(以濡米泔浸三宿,用竹刀刮去皮,于槐木砧子上切,阴干)　远志30g(去心)　续断30g(槌碎,去筋脉,酒浸一宿)　蛇床子30g(微炒)　巴戟天30g(去心)　小茴香30g(舶上者,微炒)　车前子30g

【制法】上件药计9味,捣罗为细末,用鹿角脊髓5条,去血脉筋膜,以无灰酒一升,煮酒成膏,更研烂,同炼蜜少许和丸,如梧桐子大。每服50丸,温酒下,空心服。

【功效】强阴补肾,益子精,倍气力,不足者能补,痿者能健,滑者能涩,弱者能强。

久服延年不老，令人多子。

【说明】方出《御药院方》，也是一首纯补肾阳之剂，具有宋元时期较为明显的温补风格。方中主药鹿茸、仙茅、苁蓉、巴戟天、蛇床子温肾壮阳，起痿固精；另选续断温阳壮腰，是为辅助之用。远志安神益智兼能开窍，壮阳方中常用之。小茴香理气开郁，在大量补药中用之，可起到补行结合，防止呆补作用。车前子利水渗湿，在补肾药中配之，也起补中有行之反佐作用，如同五子衍宗丸中用车前子之意。

〇长春广嗣丹(1)

【组成】熟地60g 茯苓60g 山药60g 山茱萸60g 金樱子60g 补骨脂60g 胡芦巴60g 鹿胶60g 楮实子15g 肉苁蓉15g 巴戟天15g 川楝子15g 大茴香15g 杜仲15g 枸杞子15g 韭菜子15g 沉香15g 蝉蜕15g 肉桂15g 川附子15g 青盐15g 龙骨15g 荜澄茄15g 五味子15g 黄柏6g

【制法】共研细末，炼蜜和丸。每服6～9g，用淡盐汤送下，白开水亦可。忌食烧酒、萝卜、诸般血物。

【功效】治男子下元虚损，久无子嗣，阳痿不兴，兴而不固，肾寒精冷，遗尿不禁，腰腿疼痛，行步无力，耳鸣眼花，迎风流泪，牙齿稀落，须发早白，饮食难化，面色无光，怕寒冷，不耐劳烦。以上诸症，并皆治之。此药培元固本，益髓填精，兴阳种子，增寿延年，通畅百脉，壮实五脏，真有长春广嗣之力，螽斯衍庆之功。

【说明】方出《清太医院配方》，是一首以壮阳种子为主的养生长寿之剂。方以补骨脂、胡芦巴、鹿胶、巴戟天、杜仲、韭菜子补肾壮阳，用为主药。另外辅以附子、肉桂温阳散寒以治“怕寒冷”、“肾寒精冷”诸症。阴为阳之基，阳为阴之用，故选熟地、山茱萸、枸杞子、楮实子以填精益髓，滋阴补肾。阴阳不足总属先天之本虚亏，故用茯苓、山药健脾益气以补后天之本脾胃，此取“后天之本补先天之本”旨意。方中另外佐以下列诸药兼治诸症：金樱子、龙骨、五味子固肾涩精，用治遗精、遗尿、早泄；川楝子、大茴香、荜澄茄、沉香温中理气，既助附子、肉桂散寒之功，又有防止补药壅滞作用；蝉蜕、黄柏清热降火，又可监制诸补阳药燥热之性。全方以补阳为主，辅以滋阴、固涩、温中、理气，考虑周密，洵为良方。

〇长春广嗣丹(2)

【组成】天门冬 麦门冬 熟地黄 生地黄 山药 杜仲 五味子 山茱萸 白茯苓 人参 木香 柏子仁 巴戟天各60g 菟丝子 肉苁蓉各120g 车前子45g 地骨皮45g 覆盆子45g

【制法】共为细末，好黄酒打糊为丸，如桐子大。初服50丸，一个月至60丸，百日后80丸。盐汤送下，或老黄酒送下。

【功效】此丹专治男子劳损羸瘦，中年阳事不举，精神短少，老至五旬发须早白，步履艰难，并妇人下元虚冷，久不孕育者，并皆治之。

初服后小便杂色，此系肾经旧病出也。服至二十日后，觉有气痞，此系五脏寒热旧疾出也。服至三十日后，鼻顶辛酸，此系风症出也。服至四十日，言语雄壮，或原有胸膈之症，咳嗽吐痰，内伤积滞，此是肺疾除也。服至五六十日，唇红体润，口生津液，神清气爽，两乳肥润，此是一切诸疾出也。服至百日后，自觉言语雄壮，容颜光彩，须发变黑，齿落重生，八十老人亦能如壮年之时，目能远视，行不困乏，精神百倍，寿命延长。此真返老还童之圣药也。

【说明】方出《太医院秘藏膏丹丸散方剂》，顾名思义也是一首养生益寿、壮阳种子之方。与前面同名方相比，本方滋阴益肾之功增加，壮阳之药稍减，因而更显阴阳平补旨趣，免去燥热之弊，更显柔和平稳，适于久服。方用天门冬、麦门冬、生地、熟地、山茱萸滋阴益肾，与杜仲、巴戟天、菟丝子、肉苁蓉之补肾壮阳合而成其阴阳共济、气血平补之功。再取人参、山药、茯苓大补元气，健脾利湿，此系“补后天以助先天”之意。其余之药均系佐使之品：五味子、覆盆子固肾涩精，与车前子之清利湿热恰成涩利相辅相成之趣。木香理气和胃，可制约补药壅腻。地骨皮可清虚热，柏子仁可养心神，俱是补益方配伍常见格局。

○仙传种子药酒方

【组成】白茯苓 500g（去皮）　大红枣 250g（煮去皮核，取肉）　胡桃肉 180g（去皮）　白蜂蜜 3000g

入锅熬滚，入前 3 味搅匀，再用微火熬滚，倾入磁坛内，又加高烧酒 15kg，糯米酒 5kg，共入蜜坛内。

黄芪　人参　白术　川芎　白芍　生地　熟地　小茴　枸杞　覆盆子　陈皮　沉香　木香　官桂　砂仁　甘草各 15g　乳香　没药　五味子各 9g

【制法】上为细末，共入蜜坛内和匀，笋叶封口，白面外固，入锅内大柴火煮两炷香取出，埋于土中，3 日去火气。每日早午晚男女各饮数杯，勿令大醉。

【功效】安魂定魄，改易颜容，填髓驻精，补虚益气，滋阴降火，保元调经，壮筋骨，润肌肤，发白再黑，齿落更生，目视有光，心力无倦，行步如飞，寒暑不侵，能除百病，交媾而后生子也。神秘不可传与非人，宝之宝之。

【说明】方出明《鲁府禁方》，以八珍汤（去当归）气血双补，再加黄芪、大枣以增益气之功；胡桃肉、枸杞子、覆盆子滋补肾精兼能固涩；陈皮、木香、沉香理气消滞；乳香、没药活血化瘀，诚如先贤所称：“每加行血药于补剂中，其效倍捷。”

全方气血双补，脾肾兼顾，补中有行，配伍周全，是明代宫廷补益方之代表。

○秃鸡丸

【组成】肉苁蓉 30g（酒洗）　远志 30g（去心）　甘草 30g（水泡）　蛇床子 30g（盐酒炒）　山药 30g　木香 30g　菟丝子 90g（酒制）　细辛 30g　五味子 30g　莲蕊 30g　沉香 30g　益智仁 45g（炒）

【制法】上为细末，炼蜜为丸，梧子大，空心 50 丸，温酒服下。

【功效】大壮阳道，无妻不可服，治男子阳道痿软，久无子息，服之旬日见效。

【说明】方出明·《鲁府禁方》，是一首很有名的壮阳之剂。方中肉苁蓉、菟丝子、蛇床子温肾壮阳，为主药。细辛温经祛寒，现代有报道单味煎服用治阳痿颇效；木香、沉香理气开郁，有利阳痿之气郁病机；益智仁、莲蕊、五味子固肾涩精，以防早泄；山药、甘草益气补肾，以助后天化源，诸药共奏壮阳补肾、延嗣种子之功。

《洞玄子》载有本方方名来源趣话：“秃鸡散治男子五劳七伤，阴痿不起，为事不能。蜀郡太守吕敬大，年七十服药得生三男。长服之，夫人患多，玉门中痛不能坐卧，即弃药庭中，雄鸡服之，即起上雌鸡其背，连日不下，啄其头冠，冠秃，世呼为‘秃鸡散’，亦名‘秃鸡丸’方。肉苁蓉三分，五味子三分，菟丝子三分，远志三分，蛇床子四分。凡五物捣筛为散，每日空腹酒下方寸匕，日再三。无敌（妇）不可服。”此方较《鲁府禁方》所载更精练，与前面“五味子丸”组成、用量配比则基本相同，可互参。

○金莲种子方

【组成】附子（去脐生用）　白茯苓各 45g（去皮）　杜仲（去皮，炒去丝）　桂心



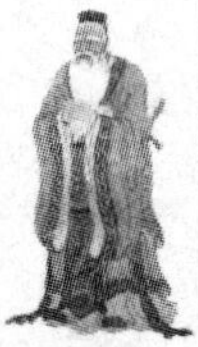

秦艽　防风各9g　干姜3g(生用)　牛膝3g　砂仁3g　细辛3g　人参6g　何首乌6g　菟丝子3g　益母草6g　大黑豆6g

【制法】上共为细末,炼蜜为丸如黄豆大,每服30丸,茶酒送下。

【功效】壮阳种子。

【说明】方出明·《鲁府禁方》,主要用治男性不育症。附子、肉桂、菟丝子、杜仲补肾壮阳,用为主药。何首乌滋补肾阴,以收"阴生阳长"之功;人参、茯苓益气补脾,补后天以助先天;干姜、细辛温经通络,与牛膝、益母草、黑大豆之活血祛瘀配合,疏通经络;秦艽、防风、砂仁散风理气,兼有升阳之功。其方补而不滞,阴阳兼顾,确有明代用药风格。

○金匮肾气丸

【组成】熟地240g　山茱萸120g　山药120g　牡丹皮90g　茯苓90g　泽泻90g　附子30g　肉桂30g　车前子30g　牛膝30g

【制法】共研细末,炼蜜和丸。每服8~10丸,空心用米汤送下。戒气恼、房事、劳碌,忌食生冷、厚味、咸物。

【功效】治脾肾虚弱,腰重脚肿,小便不利,四肢浮肿;或喘急痰盛,已成臌症,其效如神。此证多因脾肾虚弱,治失其宜,元气复伤而变症者,非此药不能救。

【说明】方出《清太医院配方》,系在六味地黄丸基础上加入肉桂、附子和牛膝、车前子而成。六味地黄丸滋补肾阴,加入肉桂、附子温助肾阳,以收刚柔相济、阴阳互补之功。加入牛膝、车前子利水渗湿,使得补中有泻,避免留邪,牛膝兼有引药下行之功。

○金匮种子丸

【组成】附子30g　肉桂30g　茯苓90g　五味子30g　枸杞子120g　熟地240g　山茱萸120g　牛膝90g　牡丹皮90g　泽泻60g　杜仲90g　补骨脂150g　山药120g　巴戟天90g　菟丝子120g

【制法】蜜为小丸,每服6g,早晚白滚水送下。

【功效】阳,气也;阴,血也。男子贵养气,女人宜调血,此概言也。《气血论》有云:气行则血行,气凝则血滞。况妇女偏性固执,多有郁气结于胸腹,或聚于周身,气道不通,血脉难行;或妄行经络,以致发热,咳嗽痰喘。久则元气伤,月水自然不对,肚腹疼痛,日久变成赤白带下;或似米泔豆汁,鱼脑血块,淋漓不止;或如血漏崩中,饮食减少,口不知味,面色萎黄,头目眩晕,四肢无力,肌肤羸瘦。以上之症,皆元气虚损之所致也。此方水火既济,脾肾兼理,先调其气,后养其血,使气血和平,脾肾充实,经水对期,毓麟无疑也。

【说明】方出《清太医院秘录医方配本》,也是一首壮阳种子良剂,是在前方金匮肾气丸基础上加味而成。所加各药如下:杜仲、补骨脂、巴戟天、菟丝子补肾壮阳;枸杞子、五味子益精补肾,与前杜仲等药构成阴阳互补之势,且五味子又增加了固精止遗之功。

○金锁丹

【组成】桑螵蛸(微炙黄色)　晚蚕蛾(雄者,微炒)　紫梢花　蛇床子(微炒)　远志(去心)　鹿茸(酥炙黄色)　川茴香(炒)各15g　穿山甲5片(炙焦)　海马2对(炙黄)　续断9g　石燕子1对(炭火烧赤,淬七返,研)　麝香3g(研)　南乳香7.5g(研)　木香7.5g　黑牵牛30g(微取末)

【制法】上件15味捣罗为细末，用酒煮薄面糊和丸，如梧桐子大。每服50丸，温酒下，空心及晚食前各一服。其功不可言也。如不及作丸，只作散服更妙。

【功效】凡人中年之后，急务建助秘真之术，以代残年不衰矣。若每日一服至耄无痿之理，其治不可俱陈。

【说明】方出《御药院方》，是一首壮阳固精之养生良剂，惟偏温燥，阴虚有热之辈慎勿轻服。方中雄蚕蛾、海马、鹿茸、蛇床子、紫梢花均系温肾壮阳良药，且多为血肉有情之品，壮阳当有佳效。另取桑螵蛸固肾涩精，以"建助秘真之术"，此为方名"金锁丹"之寓意。续断温肾壮腰，亦助补肾之功。阳痿之证多夹有气郁血滞病机，故用木香、茴香、穿山甲、乳香理气化滞，活血通络，且可防止补肾药呆壅，可谓配伍妙笔。另取远志、麝香益智开窍，此系固中有行，反佐妙趣。诸药俱系温燥之性，惟用石燕子之咸凉以监制，并可清利湿热，实为必要之佐。

○金锁正元丹

【组成】熟地240g　肉苁蓉240g　巴戟天240g　胡芦巴240g　补骨脂90g　茯苓90g　文蛤120g　龙骨30g　芡实120g　莲须120g　菟丝子120g　远志120g　楮实120g

【制法】蜜为小丸，每服6g，淡盐汤送下。

【功效】人之司命者，精气神也。宜当保守，顺养天年，倘有所损，人何以依？可不慎欤？若夫少年之人嗜欲过度伤其精，精不足者则骨枯。饥饱劳役，饮食失节伤其气，气不足者则形瘘；劳虑用心，寝而不寐伤其神，神不足者则舍空；诸弱诸虚由此而生也。以致夜梦鬼交，遗精便浊，自汗盗汗，目暗耳鸣，心神恍惚，四肢倦怠，一切虚劳，并皆治之。

【说明】方出《清太医院秘录医方配本》，是一首以壮阳固精为主的养生益寿剂。方用熟地、楮实子补肾益精；肉苁蓉、巴戟天、胡芦巴、菟丝子温肾助阳，两组药阴阳并补，以治肾虚之本。又用补骨脂、文蛤、龙骨、芡实、莲须补肾固精，以治肾虚遗精、早泄之标。另用茯苓、远志益气养心安神，其通利之性对大队固涩药的应用也是一种反佐，此为配伍之妙。本方标本兼顾，通涩结合，当为宫廷良方。

○鱼鳔丸(1)

【组成】鱼鳔240g　蒺藜240g　枸杞子60g　补骨脂60g　山药60g　牛膝60g　肉苁蓉60g　川断60g　菟丝子60g　当归120g　杜仲120g

【制法】共研细末，炼蜜和丸。每服3g或4.5g，用白开水送下。

【功效】补五脏，调六腑，和中补气，益髓荣筋，安神生血，诸虚百损，皆能克益，老弱肾衰，不生子嗣，久服生男，阳痿不举，服之立验。

【说明】方出《清太医院配方》，肾精亏损，命门火衰，精关不固，则见滑精、早泄、阳痿诸症。治宜补肾益精，固摄精室。本方以鱼鳔温补肾精，固精止泄，用为主药。以枸杞子、当归助鱼鳔补肾滋阴；以菟丝子、杜仲、肉苁蓉温肾助阳，共为臣药；以补骨脂温肾涩精，川断温经壮腰，山药补脾助肾，共同用为佐药；牛膝引药下行，是为引药。

本方所用补肾药枸杞子益阴而兼可助阳，菟丝子、肉苁蓉助阳而犹可益阴，用药凉而不寒，温而不燥，可谓深得阴阳平补之旨。当归、牛膝养血而兼能活血，使全方补中有行，静中有动，配方颇具巧思。

○鱼鳔丸(2)

【组成】鱼鳔 120g　当归 120g　枸杞子 120g　牛膝 120g　补骨脂 120g

【制法】蜜为小丸。每服 3～6g,白滚水送下。

【功效】此药补五脏,调六腑,和中补气,益髓荣筋,安神生血,诸虚百损,皆能充益,老弱肾衰,不生子嗣。久服生男,兼能补益。

【说明】方出《清太医院秘录医方配本》。本方较前方少一些药物,药专效宏。

○鱼鳔丸(3)

鱼鳔　鹿角胶　鹿角霜　生地　熟地　山药　山茱萸　枸杞子　麦门冬　天门冬　石斛　五味　当归　菟丝子　沙苑子　莲须　覆盆子　巴戟天　牛膝　杜仲　肉苁蓉　柏子仁　酸枣仁　远志　石菖蒲　白术　木香　川椒　泽泻　茯苓　车前子　赤石脂　地骨皮(原方无剂量)

【制法】共研细末,炼蜜和丸,每服 9g,日 3 次。

【功效】温阳补肾,固精止泻。用治肾精亏损,命门火衰,精关不固之阳痿、滑精、早泄。

【说明】方出《清内廷法制丸散膏丹各药配本》。本方以鱼鳔一味温补肾气,固精止泻用为主药。辅以鹿角胶、山茱萸、莲须、沙苑子、五味子、覆盆子、赤石脂等药以加强鱼鳔涩精止泄之功;再以生、熟地、天门冬、麦门冬、枸杞子、当归、山药、牛膝、石斛等助鱼鳔补阴益精;鹿角胶、巴戟天、肉苁蓉、杜仲、菟丝子、川椒等药温肾益精,以助命门之火。以上三组药物滋阴壮阳固精,用为辅药。酸枣仁、柏子仁、远志、石菖蒲养心安神,交通心肾;白术、茯苓、泽泻、车前子健脾利湿;地骨皮清下焦郁热;木香行气醒脾以防诸补药之滋腻壅滞,以上药物共为佐使。全方补通结合,阴阳并重,涩利同用,药味虽偏多,由于配伍周详,可谓"有制之师不在多"。

○制斑龙胶法

【组成】鹿角连脑盖骨者佳,自解者不用。去盖至缸,净 1500g,截作三寸段,新汲泉井水浸洗去垢,吹去角内血腥秽水尽。同人参 150g 天门冬去心皮 150g,麦门冬去心 150g,甘枸杞子 240g(去蒂),川牛膝 150g(去芦),五品药与角入净坛内,注水至坛肩,用箬壳油纸封固坛口,大锅内注水,大甑蒸之,文武火密煮二昼夜足时。常加入沸汤于锅内,以补干耗。取出滤去渣,将汁复入沙锅内,熬成胶听用,和药末。其角去外粗皮,净者为末,名鹿角霜出,亦有可用处。

【功效】此胶能生精养血,益智宁神,顺畅三焦,培填五藏,补心肾,美颜色,祛病延年,乃虚损中之圣药也。

【说明】方出明·《鲁府禁方》,介绍了明代宫廷熬制鹿角胶的特殊方法,其制作不惜工夫,反映了宫廷制剂之精细严谨。鹿角胶毕竟是阳药,偏于燥热,故加用天门冬、麦门冬、枸杞子诸阴药以补阴配阳,监制其刚燥之性。另加人参大补元气,培土以助水;牛膝引药下行入肾,亦有活血作用,在补药中用之可增加功效。此鹿角胶与一般熬法不同,主要体现在加用了一些滋阴药,因而当更平和,不仅壮阳,且可生精养血,诚"虚损之圣药也"。

○禹余粮丸

【组成】禹余粮(醋淬七次)　人参　肉桂(去皮)　石斛(去苗)　肉苁蓉(酒浸三日,焙干)　紫石英　龙骨　桑寄生　川乌头(炮,去皮脐)　杜仲(炒,剉)　远志(去心)　五味子(焙)　泽泻　当归　干姜(炮)各 60g　川椒(去子)　牡蛎(烧)

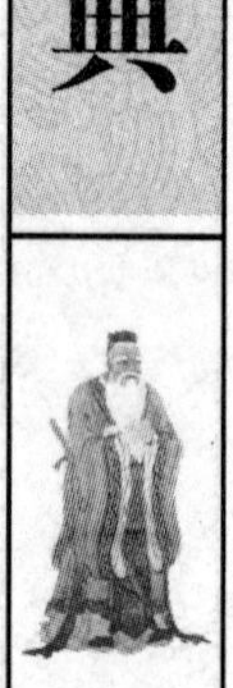

甘草(炙)各30g

【制法】上为细末,炼蜜和丸,如梧桐子大。每服20~30丸,米饮下,食前,日进2服。量疾势大小,加减丸数服之。

【功效】治本气不实,阴阳不调,积月累年渐至虚怯。宜滋补本气,当服禹余粮丸。

【说明】方出《御药院方》,是一首温肾固精为主的补益剂。"五脏之伤,穷必及肾",方用肉苁蓉、杜仲温肾壮阳,另取川乌、肉桂、干姜、川椒温经散寒以辅之。以上诸药性多刚燥,故用当归、石斛养血滋阴以图监制。针对肾虚所致遗精、早泄,选用大队固精敛涩药如禹余粮、龙骨、牡蛎、五味子以达治疗目的,这也是本方主旨。其余所用人参是补虚佳品,桑寄生是强腰要药,远志、紫石英安神养心,甘草调和诸药,均为佐使之品。

○螽斯丸

【组成】附子(生,去皮脐) 白茯苓(去黑皮) 白薇 半夏(汤洗七次) 杜仲(去粗皮) 桂心厚朴(去粗皮) 秦艽各9g 防风 干姜(生) 牛膝 沙参各6g 细辛15g(去苗) 人参12g

【制法】上件为细末,炼蜜和丸,如小豆大。日服五丸,空心饮下。如觉无益,稍加丸数为度。如服七日后,阴觉有娠,三日后不可更服。

【功效】治妇人无子。

【说明】本方又名"赐子丸",出自《御药院方》。螽斯,一种昆虫,善交配多繁衍,本方以之命名,即取其多产善繁衍意。原方记载云:金城太守范罗谨上:臣验此术,若服药四十日无子,请戮臣一家,以令天下医人。臣妻年二十七岁无子,服此药有妊。又残药与前太子中金舍宇文妻李氏,年四十无子,服此药十三日有娠。此药名螽斯丸,屡用屡验,此方不可不广传与人,夫不在家不可服。

可见此方是治女子不孕不育症之良方。方中附子、杜仲、桂心补肾助阳;人参、山药、沙参平补气阴,大补元气;干姜、细辛温经散寒;白薇甘寒清热,监制方中温热药之燥性,此为反佐之妙;厚朴、半夏行气宽中,秦艽、防风为风中润药,祛风兼能调畅气血,此四味药在诸补药中静中有动,可使补而不滞;牛膝活血通络,又可引药下行,许多补肾方药均以之为使。

○广嗣丹

【组成】黄芪45g(剉细) 人参30g(上党者,去苗) 川续断(剉) 泽兰叶(去枝) 熟地黄(焙干) 牡丹皮(拣净) 延胡索 白芍药 川芎 白薇各30g 嫩鹿茸30g(燎去毛,酥酒涂,炙干,别杵) 白茯苓30g(去黑皮) 当归30g(去苗,洗净,切,炒干) 肉苁蓉30g(酒浸软,去皱皮,切,焙干) 防风30g(去苗及叉尾者) 藁本30g(去苗土) 华细辛30g(去苗、叶土,吹搓,罗过) 陈皮30g(汤浸,去白,焙干) 莪术京三棱各30g(二味各和白面裹,慢灰火中煨熟,去面,就热杵碎) 干姜45g(炮裂) 木香15g 肉桂15g(去粗皮) 山茱萸15g 甘草60g(剉,炒) 黑附子9g(炮裂,去皮脐) 覆盆子60g(去萼枝拣净)

【制法】以上27味同捣为细末,炼蜜和丸,如弹子大。每服1粒,空心食前,细嚼,温酒下,日进3服。有孕停服。

【功效】治久无子息方。

【说明】方出《御药院方》,是一首重在补虚种子良方。诸虚不足,总归气血而已。

方用人参、黄芪、茯苓与当归、熟地、白芍、山茱萸气血双补，填精益髓；五脏之伤，穷必及肾，故用鹿茸、肉苁蓉补肾壮阳；附子、干姜、肉桂温肾祛寒；川断、覆盆子壮腰固精，此三组药物均针对肾虚而设。另用防风、藁本、细辛祛风除湿，以防虚中夹邪；木香、陈皮理气化滞，以防补药壅滞腻膈。

全方气血双补，虚实兼顾，补行结合，配伍周到，当是一首补肾种子良方，“与人服饵，而皆应效”。

○六合散

【组成】杜仲30g　肉苁蓉30g　巴戟天30g　小茴香30g　补骨脂30g　青盐30g

【制法】共研细末，每用6～9g。用猪腰一对，羊腰也可，去骚入药末于内，湿纸包裹数层，炭火煨熟，空心暖黄酒服，或酒蒸煮服亦可。

【功效】治两肾虚损，腰脊酸疼，两腿无力，下部虚寒，阳痿湿汗，脚膝痿软，行步艰难，一切精血枯损之症，皆可服之。此药填精补髓，益肾固精，强阴壮阳，治腰疼如神。

【说明】方出《清太医院配方》，是一首补肾壮阳良剂，尤其“治腰疼如神”。方用杜仲温阳壮腰，用为主药；辅以肉苁蓉、巴戟天补肾壮阳；再合以补骨脂温肾固精，诸药均为补肾而设。小茴香温中散寒，青盐引药入肾，此为佐使之品。尤妙在取猪、羊腰纳药煨熟，以血肉有情之品而达到“以脏补脏”、“以肾补肾”目的，颇具机巧。

○养真丹

【组成】补骨脂（炒）　益智仁　晚蚕蛾（微炒）　没药（研）　丁香　青盐（研）　穿山甲各15g（炙）　茴香　白术　乳香（研）　南青皮以上各9g　沉香（剉）　香附子（炒）　姜黄　山药　木香　甘草（炙）　巴戟天（去心）各30g　苍术90g（酒浸二宿）　蛤蚧一对　缩砂15g　川楝子3g　牛膝21g　肉苁蓉21g　檀香21g

【制法】以上药25味捣罗为细末，酒浸面糊为丸，如梧桐子大。每服40丸，空心及食前温酒送下，日2服。

【功效】治阴衰消小，痿弱不举。

【说明】方出《御药院方》，是一首较为少见的治疗阴茎短小的壮阳方。方中蚕蛾、补骨脂、巴戟天、蛤蚧、肉苁蓉填精益肾壮阳；益智仁固肾涩精，以上药物均为先天之本——肾水而设。白术、苍术、山药益气健脾，是为后天之本而设。本方最大特点是投用了大量理气化滞药，共有9味之多：木香、砂仁、青皮、沉香、檀香、丁香、茴香、香附、川楝子。另有活血药4味：乳香、没药、姜黄、穿山甲。这两组药物理气活血，可使阴部气通血畅，加上补肾药作用可使精充阳壮，合而可令阴茎长大。全方先天后天兼顾，气血瘀滞共调，当可收效，惟需长服久服方宜。

○神助丹

【组成】附子（75g以上者皆可）　川乌头120g

【制法】上二味同于磁器内，用好醋五升浸，直至通心软透为度。四时之间不计日数，或三五日以至半月，但以通心软透为妙。每日一搅，浸透取出药，切作片子，将所醋弃于无虫处，恐伤生，并磁器亦不可别用，只可再浸药，再另用好醋2.5L浸药，掘一土坑深阔约七八寸许，用木炭火烧，并周围四五指许尽令通赤，倾药片子并醋在内，以新瓦盆盖了，用黄土围定，勿令透气。一昼夜，取药片子晒干，去其泥土。青盐120g先捣为粗末，将药片子炒至深黄色为度，同为细末醋煮面糊为丸，如梧桐子大。

每服 15~20 丸、至三五十丸。如气虚弱,或冷所伤,可倍加丸数,温酒下,空心,或盐汤亦得。妇人淡醋汤下,余无所忌。

【功效】补益元脏,大进饮食,能壮筋骨。如久服真气壮实,尤宜节慎。

【说明】方出《御药院方》,是一首纯补壮阳之剂,药专效宏。附子、川乌俱为温肾散寒之品,适于肾虚兼见寒湿之证。其中附子具有强心作用、抗心律失常作用、抗休克作用,还可提高免疫功能,提高耐缺氧能力。川乌同样具有强心作用,此外尚有镇静、镇痛作用和抗癌作用,可见二药壮阳养生作用是有一定药理基础的。只是药性偏于刚燥,适于阳虚寒盛者服用,阴虚内热者忌用。

○神效丸

【组成】原蚕蛾 30g(去头足毛羽)

【制法】上为细末,炼蜜为丸,如梧桐子大。每服 7~10 丸,临卧温菖蒲酒送下。

【功效】治男子肾气衰弱,阴痿,阳事不举。

【说明】方出《御药院方》,是一壮阳单方。原蚕蛾是壮阳起痿要药,单用即有良效。它交配力强,营养与经济价值均很高。经现代科学检测,原蚕蛾含有 18 种氨基酸,还有 3 种特殊的激素:脑激素、蜕皮激素、保幼激素,这些可能是其益肾壮阳的药理基础。《本草纲目》以其能"强阴益精"而称其为"神虫国宝",洵非过誉之词。

○神功七宝丹

【组成】海狗肾 90g　黑附子 90g(炒)　阳起石 60g(火烧炮赤,研)　钟乳粉 60g　鹿茸 90g(去毛,酥炙)　龙骨 60g　沉香 30g　麝香 15g

【制法】上件八味同捣研,罗为细末,再入麝香研匀,酒煮面糊为丸,如梧桐子大。每服 50 丸,空心温酒送下。

【功效】补益真元。固精实髓,通畅百脉,悦泽颜色。久服延年益寿,强力壮神。

【说明】方出《御药院方》。海狗肾与鹿茸同为血肉有情之品,可温肾壮阳,填精补髓,善治劳伤虚损,阳痿精衰,腰膝萎弱。配以附子、阳起石、钟乳石壮阳起痿,增强益肾之功。另取沉香温里行气,龙骨固肾涩精,麝香可醒神开窍兼可活血,均为佐使之药。

○神仙种子奇方

【组成】巴戟天 75g　菟丝子 60g(酒制)　鹿茸 30g(酥炙去毛)　吴茱萸　白及　白茯苓各 30g　附子 15g(童便浸 3 日,阴干)　牛膝(酒洗)　细辛各 15g　石菖蒲　厚朴(姜炒)　桂心　人参　白蔹　没药各 12g　当归 9g　乳香 6g

【制法】共为细末,和丸如梧桐子大。每服 50~70 丸,空心黄酒送下,或盐汤亦可。壬子日修合,男女每日服之。无男妇人不可服。亦不可过服,恐成双胎。

【功效】壮阳种子,适于阳痿无子息者。

【说明】方出明·《鲁府禁方》,是治男性不育症、女性不孕症良方。方中巴戟天、菟丝子、鹿茸、附子、桂心补肾助阳益精,用为主药。人参、茯苓、当归气血双补;吴茱萸、细辛温里通经;石菖蒲、厚朴、乳香、没药理气活血,在诸补益药中发挥静中有动,动静结合之功;白及、白蔹固涩精气;牛膝活血兼可引药下行。

全方配伍颇为讲究,疗效当在情理之中。

○淋浴丸仙散

【组成】附子(炮裂,去皮脐)　蛇床子(去土)　石菖蒲　紫梢花　远志(去心)　雄蚕蛾各 30g　浮萍草 60g　丁香 15g　韶脑 15g(另研)

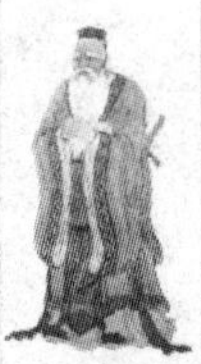

【制法】上为粗末，每用水两碗，药末30g，葱白一茎细切，煎至一碗半，趁热淋洗拭干，仍避风冷，十年痿者十次见效。

【功效】助阳退阴，令坚劲急疾，治阴痿阳事不举。

【说明】方出《御药院方》，也是一首外用壮阳治标之剂。方用附子、蛇床子、紫梢花、雄蚕蛾散寒温肾，壮阳起痿，是为主药；丁香与石菖蒲、韶脑理气开窍，此系起痿治标之策。浮萍疏风散热，与温肾药合用，有反佐之功，免其刚燥。

**○巴戟丸**

【组成】巴戟天（酒浸，去心） 益智 杜仲 菟丝子（酒浸） 茯苓 远志 蛇床子 干山药 牛膝（酒浸，去苗） 续断各30g 山茱萸 五味子各36g 肉苁蓉60g（酒浸七日）

【制法】上件为细末，炼蜜为丸，如梧桐子大。每服20丸或30丸，空心温酒下。服五日筋骨轻健，百日面如童子，手心如噀血，明白肌体，眼目清爽。若要秘精，加柏子仁9g；精虚，加五味子45g；阳道不兴，加续断45g。

【功效】治男子阳道衰弱，令人多子，长命身轻。

【说明】方出《御药院方》，是一首以壮阳种子为主的养生益寿良剂。方中主药巴戟天、菟丝子、肉苁蓉温肾壮阳，与山茱萸构成阴阳并补之势。另取杜仲、川断壮阳兼祛风湿，强健筋骨；蛇床子壮阳起痿以治阳虚之标。先天之本需仗后天脾胃供养，故选山药、茯苓健脾益气。余药均系佐使之品：远志安神益智，五味、益智仁固肾涩精兼能益智，牛膝活血化瘀，强健筋骨，兼可引药下行。全方配伍周密，当系宋宫补肾养生佳作。

**○银耳炖鹌鹑蛋**

【组成】银耳20克，鹌鹑蛋4个，冰糖或白糖5克。

【制法】1. 银耳洗净，用温水发开除蒂，盛碗内加少量清水，置锅中隔水炖或上笼蒸透。

2. 鹌鹑蛋入冷水锅中，煮熟后捞出放冷水盆中剥壳。

3. 净锅加清水和糖，烧沸后再将银耳和鹌鹑蛋入锅搅匀，炖片刻起锅即成。

【功效】鹌鹑蛋含有丰富优质蛋白质、卵磷脂、脑磷脂、维生素A、维生素D、维生素$B_1$维生素$B_2$、铁、磷、钙等。中医认为：鹌鹑蛋味甘、咸，性温，具有滋补精血、壮阳固肾功效。适用于精血不足、四肢不温、怕冷等症。有肾阳虚所致的阳痿，精血不足所致的闭经、头晕、面色不佳者，常吃鹌鹑蛋，具有健体、养颜、增强性功能等作用。有阴虚火旺、阳盛者不宜食。

**○枸杞菜炖乌鸡**

【组成】乌骨鸡半只（约250克），枸杞菜100克，黑木耳10克，香菇20克，鲜白蘑菇50克，荸荠50克，胡萝卜150克，精盐少许。

【制法】1. 枸杞菜、黑木耳和香菇分别清水发好洗净；白蘑菇洗净；胡萝卜去皮洗净切块；荸荠削皮洗净对剖。

2. 乌鸡洗净斩块；鸡块、黑木耳、香菇、胡萝卜同放入瓦锅内，加清水煮沸后，文火炖1小时。

3. 加白蘑菇、荸荠武火煮沸，加入枸杞菜，改中火煨20分钟，调入精盐。

【功效】枸杞菜，即枸杞的嫩芽茎，红色。嫩茎、叶可作蔬菜。《茹草编》中说："枸杞头：昨有道士揖余言，厥惟灵卉可永年。紫芝瑶草不足贵，丘中拘杞生芊芊。摘以莹玉无瑕之手，濯以悬流瀑布之泉，但能细嚼辨深味，何以勾漏求神仙？村人呼为甜菜头，春夏采嫩头，汤焯，盐醯拌食。"《遵生八笺》中说："枸杞头：枸杞子嫩叶及苗头采取如上食法，可用以煮粥更妙。四时惟冬食子。"

枸杞芽、枸杞子，乾隆时为宫中后妃所食之物，春天采摘枸杞之嫩叶，用油盐清炒，有滋肾养阴、清肝明目、退热解毒之功。此汤益气养阴、化淤通络，利于心脏。

○枣杏栗子焖鸡

**【组成】**肥壮嫩鸡1只，栗子100克，杏仁10克，红枣5枚，葱段、姜丝、核桃仁、黄酒、味精、精盐、芝麻酱、白糖、猪油、水生粉、

**【制法】**1. 将杏仁、核桃仁用沸水烫后去皮；用刀把栗子斩成两片，放入开水锅中煮，捞出，剥去壳、衣。

2. 鸡洗净，切块，烧热锅，放猪油，烧至四成熟时，将杏仁、核桃仁放入，炸至杏仁、核桃仁呈金黄色时，捞出，盘中摊开，杏仁待冷脆后研成细末。

**【功效】**红枣：大枣历来是益气、养血、安神的保健佳品，对高血压、心血管疾病、失眠、贫血等人都很有益。杏仁：杏仁的性味为苦、微温，有小毒，具有止咳平喘、润肠通便的功能；能改善咳嗽气喘、肠燥便秘、外阴瘙痒、脚气病、疮疡肿痛等病症。栗子和鸡一起炖，其营养早都为人知了。

**【说明】**德国医生发现，在某些经常大吃果仁的民族中，没有前列腺疾病发生。这是因为果仁中含有一种能影响男性激素产生的神秘物质。芝麻、葵花子、核桃仁、杏仁、花生、松子仁等对性功能特别有益，我国古人的养生，靠的是经验的总结，千年传下来的食谱，应该迎合现代的医学研究的，我们大可不必担心其滋补价值。

○川芎炖鹌鹑

**【组成】**川芎10克，鹌鹑2只，料酒10克，姜5克，葱10克，盐3克，味精2克，芝麻油15克。

**【制法】**1. 将川芎浸泡软，切片；鹌鹑宰杀后去毛桩、内脏及爪；姜切片；葱切段。

2. 将川芎、鹌鹑、葱、姜、料酒同放炖锅内，加水1800毫升，置武火烧沸，再用文火煮25分钟，加入盐、味精、芝麻油即成。

**【功效】**活血化淤，祛风止痛，清痢湿热，减肥。

○龙马松子鸡

**【组成】**海马20克，海龙20克，松子20克，鸡1只，姜、葱、盐、胡椒粉、味精、料酒各适量。

**【制法】**1. 将海龙、海马用白酒浸泡2小时，洗净泥沙，备用。

2. 将鸡宰杀后，去毛桩、内脏及爪，洗净，在沸水锅内氽去血水，剁成6厘米见方的大块；姜、葱洗干净，姜拍松，葱切段。

3. 将鸡、海马、海龙、姜、葱、料酒放入炖锅内，加入清水适量；将炖锅置武火上烧开，打去浮沫，再用文火炖熟，加入盐、味精、胡椒粉即成。

**【功效】**松子是重要的壮阳食品。中医认为，松子仁味甘，性微温，有强阳补骨、和血美肤、润肺止咳、滑肠通便等功效。现代医药学研究发现，松子仁中含有较多不饱和脂肪酸、优质蛋白质、多种维生素和矿物质。经常食用有强身健体，提高肌体免疫功能、延缓衰老、消除皮肤皱纹、润肤美容、增强性功能等作用。是中老年人滋补保健食品。对食欲不振、疲劳感强、遗精、盗汗、多梦、体虚缺乏勃起力度者有较好疗效。松子含有油脂可滋养肌肤，使皮肤细腻柔润。补肾壮阳。



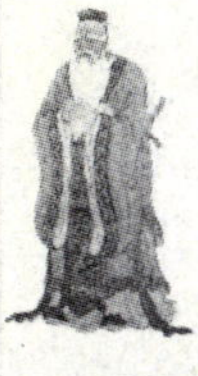

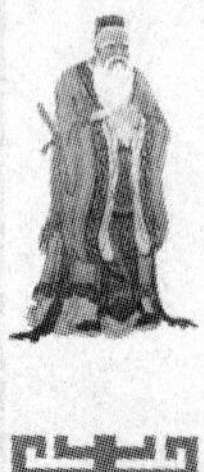

○当归炖鹌鹑

【组成】当归 10 克,鹌鹑 2 只,料酒 10 克,姜 5 克,葱 10 克,盐 3 克,味精 2 克,芝麻油 15 克。

【制法】1. 将当归浸软,切薄片;鹌鹑宰杀后去毛桩、内脏及爪;姜切片,葱切段。

2. 将鹌鹑、当归、葱、料酒同放炖锅内,加水 1800 毫升,置武火烧沸,再用文火煮 35 分钟,加入盐、味精、芝麻油即成。

【功效】补血和血,清利湿热,减肥。

○虫草炖鹌鹑

【组成】鹌鹑 3 只,虫草、姜各 10 克,胡椒粉、鸡汤、精盐各适量。

【制法】1. 将虫草择去灰屑,用温水洗净;鹌鹑宰杀后沥净血水,用热水(约 75 摄氏度)烫透,去毛。

2. 将鹌鹑由背部剖开,挖去内脏,洗净后沥去水,再放入沸水锅内略氽(约 1 分钟),捞出晾凉备用。

3. 每只鹌鹑的腹内放虫草 2~3 条。

4. 将鹌鹑放入沙锅中,加鸡汤、精盐、胡椒粉、姜片,中火炖烂即成。

【功效】本菜的功效是补虚益精,滋阴助阳。

冬虫夏草:具有养肺阴,补肾阳、止咳化痰、抗癌防老的功效,为平补阴阳之品,诸无所忌(男女老少都能吃,是适合人群最广的补品,而且不需要忌口,对身体大有补益,补精髓益肺,而且药性温和,不似人参会使人产生燥热,有人参之益而无人参之害)。可用于肺痨咳血,阳痿遗精等症。此外,病后体虚不复,自汗畏寒等,还可以用冬虫夏草同鸭、鸡、猪肉等炖服,有滋阴润肺,强健筋骨,补虚扶弱之效。

鹌鹑:俗话说:"要吃飞禽,还数鹌鹑"。鹌鹑肉嫩味香,香而不腻,一向被列为野禽上品。鹌鹑肉不仅味鲜美、营养丰富,还含有多种无机盐、卵磷脂、激素和多种人体需要的氨基酸。鹌鹑的肉和蛋,是很好的补品,有补益强壮作用。祖国医学认为,鹌鹑肉可"补五脏,益精血,温肾助阳"男子经常食用鹌鹑可增强性功能并增气力、壮筋骨。

【说明】虫草是虫和草结合在一起长的一种奇特的东西,冬天是虫子,夏天从虫子里长出草来。这到底是怎么回事呢?虫是虫草蝙蝠蛾的幼虫,草是一种虫草真菌。怎么长出来的呢?夏季,虫子将卵产于草丛的花叶上,随叶片落到地面。经过 1 个月左右孵化变成幼虫,便钻入潮湿松软的土层。土层里有一种虫草真菌的子囊孢子,它只侵袭那些肥壮、发育良好的幼虫。幼虫受到孢子侵袭后钻向地面浅层,孢子在幼虫体内生长,幼虫的内脏就慢慢消失了,体内变成充满菌丝的一个躯壳,埋藏在土层里。经过一个冬天,到第二年春天来临,菌丝开始生长,到夏天时长出地面,长成一根小草,这样,幼虫的躯壳与小草共同组成了一个完整的"冬虫夏草"。

我国这一特有的、珍贵的滋补佳品,历来都是宫廷在享用,从明代中叶(1400~1465 年)又从浙江传到日本,并在贵族中广泛食用。药用冬虫夏草,最早的文字见于清朝汪昂的《本草备要》(1694)。冬虫夏草虽算不上是可令人长生不老的灵丹妙药,但也颇具多种广泛的效能,的确是值得信赖的滋补佳品。

○虫草蒸老鸭

【组成】冬虫夏草 5 枚,老雄鸭 1 只,黄酒、生姜、葱白、食盐各适量。

【制法】1. 将老鸭去毛、掏出内脏,冲洗干净,放入水锅中煮开至水中起沫捞出。

2. 将鸭头顺颈劈开，放入冬虫夏草，用线扎好。

3. 将这只绑好的鸭放入大钵中，加黄酒、生姜、葱白、食盐、清水适量。

4. 再将大钵放入锅中，隔水蒸约 2 小时，鸭熟即可（也可用气锅蒸）。

【功效】虫草具有养肺阴、补肾阳、止咳化痰、抗癌防老的功效，为平补阴阳之品，具体功效可以参考（虫草鹌鹑）一菜。本方以虫草为主，助肾阳，益精血；以老鸭为辅，滋阴补虚。方中一偏于补阳，一偏于补阴，两者合用，共成补虚益精，滋阴助阳之权威药膳。

○虫草鸭

【组成】主料：草鸭一只（约 1500 克），姜 5 克，葱 5 克，盐 5 克。

药材：虫草 5 克，山楂树根 60 克、野南瓜树根 120 克，紫薇花根 500 克，栀子根 30 克，路边荆 30 克，七叶黄荆（牡荆）根 18 克，水灯草 9 克。

【制法】1. 把以上 7 味药物装入纱布袋内，放入炖锅内，加水 500 毫升，煎煮 25 分钟，除去药包，待用。

2. 虫草用水浸泡，洗净泥沙，加适量水，隔水蒸 1 小时左右。

3. 草鸭洗净，腹中置入葱、姜、虫草。

4. 把药液、草鸭、姜、葱、盐同放炖锅内，用武火烧沸，再用文火煎煮 40 分钟，加调味品稍炖 3～5 分钟，分次服食。

【功效】润肺益肺，补肾，提高免疫。

○黄芪乳鸽

【组成】黄芪 30 克，乳鸽 1 只，调味料适量。

【制法】1. 将乳鸽宰杀，去毛洗净。

2. 将洗净的乳鸽内脏洗净血水，焯过。

3. 将鸽和黄芪放入沙锅内，加适量水炖熟，放入调味料即成。

【功效】黄芪确有明显的强壮作用。灌服黄芪的动物，增重快，血清总蛋白、白蛋白增高，游泳时间延长，尿量增加。黄芪还可降低动脉压，减慢心率，舒张冠状动脉，加强心肌收缩力，增加心输出量，防治循环衰竭。对实验性肾炎也有很好的疗效，可使肾脏病变减轻，尿中蛋白定量减少。鸽肉：白鸽的繁殖力很强，性欲极强，雌雄交配很频密，这是由于白鸽的性激素分泌特别旺盛所致，所以人们把白鸽作为扶助阳气强身妙品，认为它具有补益肾气、强壮性功能的作用。

【说明】这款大补元气，健脾益胃的汤。适用于中气虚弱、体倦乏力的人。我国著名的文学家胡适，一生离不开黄芪，1920 年秋天他因得病，吃了不少西药，总不能完全见好。后来幸得名医陆仲安先生诊看，遂以黄芪为主药医好了他的病。也就从那时起，胡适先生便对黄芪有了比较透彻的了解。中年以后，他渐感疲惫不堪，力不从心，便常用黄芪泡水，代茶饮用。特别是在讲课之前，总要先呷几口黄芪水，以致精力倍增，讲起话来声如洪钟，滔滔不绝。

另外，白鸽蛋的功效更胜于白鸽肉，据测定门鸽蛋和白鸽肉一样，含有丰富的蛋白质、维生素和铁等成分，它的营养价值很高。鸽子蛋，为清宫御食，有清宫老档可查。鸽子蛋有多种制法，《童氏食规》上载扬州制整煨鸽蛋之法：“煨鸽蛋：法如煨鸡肾同。”——“煨鸡肾……又，鸡肾数十枚，煮微熟去膜，同鸡汤、作料煨之，鲜嫩绝伦。”扬州盛行鸽馔，鸽肉、鸽蛋为高档筵席常用之物。下面的这个食疗方对强精补肾也有较好的效果：

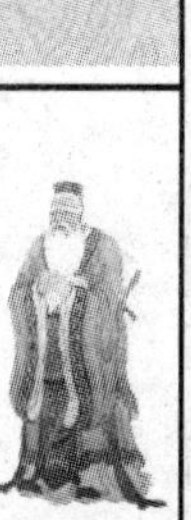

取白鸽蛋2个，枸杞子10克，龙眼肉5克，煲白鸽蛋服用，食用时可加入少许冰糖，不喜吃甜者，可放入少许细盐调味，又可作引药入肾。

**○海马童子鸡**

【组成】童子鸡1只，海马10克，虾仁100克，葱、姜、料酒、盐、味精适量。

【制法】童子鸡去毛及内脏，将鸡放入蒸钵内，虾仁放在鸡周围，加葱姜、料酒、盐、味精等，上笼蒸熟，吃鸡肉，虾仁，饮汤。

【功效】海马性味甘，温，有补肾壮阳，调气活血之功，虾肉补肾壮阳，童子鸡益气补精。三味配伍，不仅肉质细嫩而鲜美，气味芳香，营养丰富，而且有较好的温肾壮阳补虚的功效，是肾阳虚、阳痿、早泄、体质虚弱者调补佳品。鸡肉含蛋白质、脂肪、多种矿物质、维生素（A、B、$B_2$）等营养物质，海马具有温肾助阴、调气活血、散结消肿、止咳平喘等功效，可治疗阳萎遗尿等症，健康人服食后能大补元气，强身健体。

此佳肴补精益气，温中壮阳。适用于气虚，阳虚，体质虚弱，乏力怕冷，早泄等。

【说明】史载，唐明皇晚年好色不已，与杨贵妃如胶似漆，纠缠一起。唐代诗人白居易在《长恨歌》中写道：“汉王重色思倾国，御宇多年求不得。杨家有女初长成，养在深闺人未识，天生丽质难自弃。一朝选在君王侧，回眸一笑百媚生。……云鬓花颜金步摇，芙蓉帐暖度春宵。春宵苦短日高起，从此君王不早朝。”唐玄宗晚年，为何有如此青春活力呢？相传，唐玄宗每日必饮海马酒之故。

**○核桃鸭子**

【组成】核桃仁200克，荸荠150克，老鸭1只，鸡肉泥100克，油菜末、葱、姜、食盐、鸡蛋清、料酒、湿玉米粉、味精、花生油各适量。

【制法】1. 将老鸭宰杀，去毛，开膛去内脏，洗净，用开水汆一下，装入盆内，加葱、姜、盐、料酒少许。

2. 上笼蒸熟透取出，晾凉后去骨，切成两块，用鸡肉泥、鸡蛋清、湿玉米粉、味精、料酒、盐调成糊。

3. 核桃仁、荸荠剁碎，加入糊内，淋在鸭子内膛肉上。

4. 锅内放油，油热时入鸭肉炸酥，捞出沥去余油，切成长块，摆在盘内，四周撒油菜末即可。

【功效】补肾固精，温肺定喘，润肠通便。适用于肾虚咳嗽、腰痛、阳萎、遗精、大便燥结、石淋等症。

**○参芪麻雀汤**

【组成】党参10克，黄芪20克，麻雀3只（约500克）。

【制法】黄芪、党参煎煮取汁，待麻雀煮熟时加入，同煮15分钟左右，加调味品即可。

【功效】麻雀肉含有蛋白质、脂肪、碳水化合物、无机盐及维生素$B_1$、维生素$B_2$等。据《增补食物秘方》记载，雀肉能“补五脏，益精髓，暖腰膝，起阳道，缩小便，又治妇人血崩带下。祖国医学认为，雀肉能补阴精，是壮阳益精的佳品，适用于治疗肾阳虚所致的阳痿、腰痛、小便频数及补五脏之气不足。雀肉烧熟食或酒浸饮，有温阳作用。对阳虚、阳痿、早泄、带下症等有较好的疗效。雀卵和雀脑亦有较好的补益作用。雀脑补肾利耳，熟食，能治男子阳痿、遗精等症；雀卵有助肾阳、补阴精功效。对治疗阳痿、腰痛、精液清冷症有效。雀肉大热，春夏季及患有各种热症、炎症者不宜食用。此汤益气健脾，升阳益胃，对体弱多病、食欲欠佳、易感冒者常食有效。

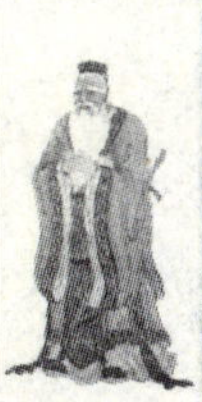

〇虫草桂枣鸡汤

【组成】鸡1只,冬虫夏草3克,桂圆肉6克,红枣8枚,精盐、味精适量。

【制法】鸡、冬虫夏草用温水洗净;红枣去核,与冬虫夏草和桂圆肉一起放入鸡腹内,然后将鸡放入沙锅内,加清水,煨约3小时,加精盐、味精调味即成。

【功效】温补脾肾,散寒壮阳。适用于畏寒怕冷、手足发凉等亚健康状态,对兼有阳痿早泄、腰膝冷痛者尤为适宜。

〇黄芪枸杞炖乳鸽

【组成】乳鸽1只,黄芪50克,枸杞50克,生姜3克,葱5克,精盐10克,味精6克,绍酒10克,鸡汤1000克。

【制法】1. 将乳鸽洗净;黄芪、枸杞浸透洗净;生姜切片;葱切段。

2. 锅内加水烧开,放入绍酒、姜片、乳鸽煮至刚熟,捞起备用。

3. 将乳鸽、黄芪、枸杞一起放入干净炖盅内,加入鸡汤炖2小时,调入精盐、味精,撒入葱段即可。

【功效】鸽肉富含蛋白质,黄芪滋肾益气,枸杞生精壮阳。三者同炖食用能滋补肝肾、补气益血,益气固肾。对中气下陷、肾器不固所导致的肾下垂、脱肛有一定的疗效。

〇红烧牛鞭

【组成】牛鞭1000克,鸡汤500克,葱段60克,姜块30克,蒜瓣12克,花椒油15克,熟猪油75克,酱油12克,湿豆粉50克,精盐、味精、白糖、料酒适量,花椒、糖少许。

【制法】1. 将牛鞭洗净,剪开外皮,在开水锅中烫一下,捞出,撕去外皮再洗净,锅中放入2500克清水,加葱20克、姜10克、花椒少许,把牛鞭放在水中煮烂,捞出一破两半,除去尿道,切成块状。

2. 锅放油烧热,投入葱20克,姜10克,蒜瓣,煸炒出香味,烹入料酒、酱油,加入鸡汤、精盐、白糖、味精,用糖色把汤调成浅红色,把牛鞭放入汤中,用小火煨到汤干时,拣出葱、姜,用湿淀粉勾成浓芡,淋少量花椒油即成。

【功效】补肾壮阳,益精补髓。适用于虚损劳伤、腰膝酸痛、肾虚养胃、耳鸣目眩、老年瘦弱等症。

主治肾虚、遗精、失眠、腰酸痛。

〇双冬枸杞牛骨髓

【组成】牛骨髓、冬菇、冬笋。

【功效】牛骨髓:有润肺、补肾、益髓的作用。《本草纲目》说它能“润肺补肾,泽肌,悦面”。对肾虚羸瘦、精血亏损者,尤为适宜。牛骨髓还含有丰富的铁,多食可促进红细胞生成及补益精髓,配合双冬更能明目润肺。

〇松子烧金边

【组成】主料:牛鞭500克。

配料:松子20粒,丝瓜1条,葱1根,姜1小片。

调料:1. 花椒5粒,白胡椒5粒,甘草2片,高粱酒1茶匙;2. 盐1/4茶匙,麻油1茶匙,高汤1/2碗,白胡椒粉少许,糖1/3茶匙;3. 鸡油1/2茶匙。

【制法】1. 将牛鞭洗净,加葱、姜、调味料及清水,淹过牛鞭,入笼蒸约1个半小时后取出,冲冷剖成对半,再切花刀备用。

2. 将丝瓜刮皮，沿表皮切下薄薄一层肉，切成片后再切成细丝，泡水沥干，入锅加盐炒熟，排盘边。

3. 热锅加入油，将松子略炒，加入牛鞭、调味料以小火烧至汤汁收干，勾芡，再加鸡油即可装盘。

○仙茅炖牛子

【组成】仙茅 20 克，红枣 2 枚（去核），金锁阳 20 克，牛子（睾丸）1 只，龙眼肉 10 克，油、盐少许，生姜 2 片。

【制法】1. 牛子用清水洗干净，除去筋膜，切片，备用。

2. 仙茅、金锁阳、龙眼肉用清水洗干净备用。

3. 生姜用清水洗干净，刮去姜皮，切 2 片，备用。

4. 红枣洗净，备用。

5. 将上述所有材料一起放入炖盅内，加入适量凉开水，盖上炖盅盖，放入锅内，隔水炖 4 小时，加入油盐少许调味，即可。

【功效】补元阳，补脾肾，主治肾虚养胃、腰腿无力、遗精、早泻、男子不育。

○牛鞭羊肉汤

【组成】羊肉 200 克，牛鞭 200 克，枸杞子 15 克，菟丝子 15 克，肉苁蓉 15 克，可加母鸡 400 克。

调料：花椒、老姜、米酒。

【制法】1. 牛鞭处理方法：泡水发胀后去表皮，顺尿道剖成两半洗净，泡冷水半小时切段。

2. 花椒、老姜装于小沙布袋内，枸杞子、菟丝子、肉苁蓉装于另一个沙布袋内。

3. 水烧开，先放入牛鞭、羊肉及鸡肉，大火煮 10 分钟，泡沫搅掉再放入姜及花椒、米酒，用大火煮 10 分钟后小火煮 2 小时。

4. 再捞出花椒及姜的沙布袋，再放入另一袋装有枸杞子、菟丝子、肉苁蓉的沙布袋，用小火续煮 1 小时，即可。

【功效】牛鞭有补肾气、益精血，菟丝子有补肾固精、明目、补脾之效，肉苁蓉可补肾助阳、润肠通便，枸杞子可补肾益精、养肝明目、补血安神。

○凉瓜海米炒牛肉

【组成】苦瓜 500 克，牛肉 200 克，水发香菇 25 克，干虾仁 10 克，鸡蛋 1 个，料酒、酱油、葱姜汁各 10 克，精盐 3 克，味精 2 克，胡椒粉 0.5 克，面粉 20 克，湿淀粉 35 克，肉清汤 100 克，油 800 克，香油 10 克。

【制法】1. 将苦瓜切成段，去净瓤；牛肉、香菇、干虾仁均切成末。苦瓜段下入沸水锅内略焯捞出，沥净水。

2. 将肉、香菇、虾仁放在一起，加入鸡蛋、料酒、葱姜汁、胡椒粉、面粉及精盐 1.5 克，湿淀粉 15 克调匀，酿入苦瓜内，两端用湿淀粉封口。

3. 将酿好的苦瓜段下入六成热的油中炸黄捞出，摆入碗内，加酱油、肉清汤、精盐。

4. 苦瓜入蒸锅内蒸透取出，汤汁沥入锅内，苦瓜扣入盘中。汤汁炒开，加味精，用湿淀粉勾芡，浇在苦瓜上，淋上香油即成。

（炸制时油温不能太低，蒸制时要用旺火。）

【功效】苦瓜也是夏季用来清暑去热的蔬菜。苦瓜含有丰富的维生素 B、维生素

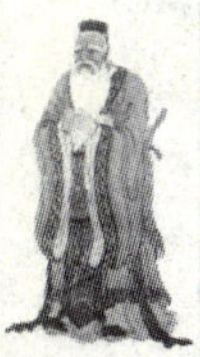

C、钙、铁等，李时珍说苦瓜具有“除邪热、解劳乏、清心明目、益气壮阳”之功效。据研究发现，它具有明显的隐血糖作用对糖尿病有一定疗效。它还有一定的抗病毒能力和防癌的功效。

整个菜看上去整齐美观，口味鲜嫩微香。

### ○何首乌红枣瘦肉汤

**【组成】**何首乌50克，黑豆100克，红枣5粒（去核），瘦牛肉250克。

**【制法】**瘦牛肉切块，所有材料放入沙锅中，加入水用大火煮滚开，用小火煮2~3小时。

**【功效】**黑豆有丰富之蛋白质，能健脾补血，何首乌能补益精血、通大便，治疗神经衰弱症、黑须发，红枣，补中益气、缓和药性、养血安神。

### ○首乌羊骨汤

**【组成】**食料：首乌20克，黑豆30克，羊骨500克，海带100克，香菇2朵，姜片少许。

调料：精盐适量，清水2500克。

**【制法】**1. 将羊骨切斩成4厘米的段，下入沸水中汆烫去血水后捞出。

2. 黑豆预先浸泡3小时；香菇去柄洗净切十字花刀；海带切块；首乌洗净待用。

3. 将煲内清水烧沸，下入所有原料旺火烧开，小火熬煮3小时，下入精盐调味即可。

**【功效】**羊骨性温，味甘，能补肾强筋骨。《饮膳正要》认为：“羊尾骨益肾明目，补下焦虚冷。”《本草纲目》中记载：“羊脊骨补骨虚，通督脉，治腰痛下痢；羊胫骨主脾弱，肾虚不能摄精，白浊。”唐代《食医心镜》还介绍：“治肾脏虚冷，腰脊转动不得：羊脊骨一具，捶碎煮烂，空腹食之。”对肾虚劳损，腰膝无力怕冷，筋骨挛痛者，最宜食之。

### ○羊肾韭菜粥

**【组成】**羊肾1对，羊肉100克，韭菜150克，枸杞子30克，粳米100克。

**【制法】**1. 将羊肾对半切开，去白色筋膜和臊腺，切成丁状。

2. 羊肉、韭菜洗净切碎；先将羊肾、羊肉、枸杞子、粳米放锅内，加水适量，文火煮粥，待快煮开时放入韭菜，滚沸后出锅。

3. 准备食用时可以加少许盐和味精调味。

**【功效】**韭菜：韭菜又叫起阳草、懒人菜、长生韭、扁菜等。韭菜不仅质嫩味鲜，营养也很丰富。据分析，每500克韭菜中含蛋白质10克以上，脂肪3克，碳水化合物19克，钙280毫克，磷225毫克，铁6.5毫克，维生素C95毫克，胡萝卜素为17.5毫克（在叶菜中，除金花菜外，含量最高）。韭菜还是一味传统的中药，自古以来广为应用。《本草拾遗》中写道：“韭菜温中下气，补虚，调和脏腑，令人能食，益阳。”《本草纲目》又说，韭菜补肝及命门，治小便频数、遗尿等。韭菜因温补肝肾，助阳固精作用突出，所以在药典上有“起阳草”之名。韭菜子为激性剂，有固精、助阳、补肾、治带、暖腰膝等作用，适用于阳痿、遗精、多尿等疾患。用韭菜子研粉，每天早晚开水送服，对治疗阳痿有效。用韭菜根煎汁内服，可治盗汗、自汗。

羊肾：羊肾又名羊腰子。含有丰富的蛋白质、脂肪、维生素A、维生素E、维生素C、钙、铁、磷等。其味甘，性温。有生精益血、壮阳补肾功效。《日华本草》说，羊肾能“补虚损，阴弱，壮阳益肾”。适用于肾虚阳痿者食用。

此款食疗菜谱补益脾肾，温中壮阳，对房劳虚损、阳虚阳痿等有一定的补益作用。不过，阳虚但体内无盛热者较为适合，但对于体内湿热过重，或者阴虚火旺、口干舌燥、尿黄便秘、感冒发热者，就不能随意食用了。

**【说明】**我国古代不少著名诗人的诗中都提到过韭菜，如唐代诗人杜甫的“夜雨剪春韭，新炊间黄粱”；宋代诗人苏轼的“渐觉东风料峭寒，青蒿黄韭试春盘”。可见韭菜自古以来就受到我国人民的喜爱和重视。元仁宗时，因为数年在外征战，四处奔波，操劳过度，肾气亏虚，患了阳痿症，十分痛苦。宫廷御医忽思慧根据元仁宗的情况，做了“羊肾韭菜粥”为他调治。元仁宗每天坚持喝粥，不到3个月的时间，病就痊愈了，不久王妃也怀了孕，仁宗喜上加喜，大大奖赏了忽思慧，同时让忽思慧将此粥列为宫廷膳食良方，此后也经常服食。

现代医学研究证明，韭菜除含有较多的纤维素，能增加胃肠蠕动，对习惯性便秘有益和对预防肠癌有重要意义外，它还含有挥发油及含硫化合物，具有促进食欲、杀菌和降低血脂的作用。因此，对高血脂、冠心病病人有益。

### ○食栗补肾方

**【组成】**生栗子250克，猪肾一个，粳米250克，陈皮6克，花椒10粒，食盐2克。

**【制法】**1. 鲜板栗放在阴凉通风处阴干，待用。

2. 猪肾洗净后撕去筋膜，剖成两半，片去腰臊后，切成约0.8厘米见方的块；陈皮洗净待用。

3. 粳米淘洗干净，同猪肾、陈皮、花椒一起下入锅内，加入清水约2500毫升，置中火上徐徐煨煮成粥。煮成之后挑出陈皮，下入食盐调味。

4. 每次取生栗子10余枚，剥壳食肉，细嚼，连液吞咽，然后再食一碗猪肾粥。

以上配方量制作一次可分2次食用。

**【功效】**栗子：栗子味甘、性温，含蛋白质、脂肪、糖、维生素等多种营养成分，有补肾壮腰、健脾和胃、活血止血的功能。适用于肾虚、腰膝酸软无力、筋骨疼痛、尿血、便血等症。唐代孙思邈称栗子为“肾之果也，肾病宜食之”。明代李时珍称栗子有驱寒、止泻之功。并且栗子还具有补益气血、强壮身体、健脑益智作用。

此补方主要作用是补肾助阳，强腰益气。肾气不足而致的腰痛乏力、畏寒肢凉、小便频数、视物不清、阳萎痿精等症。又能补肾气，强筋骨，健脾胃；猪肾粥亦能补肾、养胃、强身。板栗生吃，配以猪肾粥，共奏补肾健骨，补脾强身之功。用于肾虚腰痛、脚软、小便频数等症，有较好疗效。

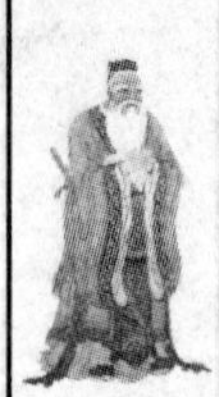

### ○归生姜羊肉

**【组成】**当归6克，生姜10克，羊肉500克，红枣10枚。

**【制法】**当归取汁或直接加入，羊肉洗净，加少量油煸炒，加啤酒250毫升左右。生姜、红枣一同加入，加调味品同煮烂即可。

**【功效】**壮阳补肾，补气活血，养心安神。

### ○海参炖羊肉

**【组成】**水发海参20克，羊肉100克，葱、姜、盐适量。

**【制法】**海参和羊肉切成薄片。锅内水烧开后加入葱、姜煮片刻，放入海参、羊肉，煮熟调味即可。

**【功效】**单吃羊肉已经具有一定的补肾效果，如果配合海参食用，则属于“强强联手”，不仅效果加倍，还不会上火。海参是海味食品，它富含蛋白质、粗脂肪、碳水化合物、氨基酸、钙、磷、铁、碘、维生素等营养成分，胆固醇的含量则几乎为零。而且海参肉质细嫩，又富有弹性，滋味鲜美爽口，是极好的滋补品。海参能补肾壮阳，益气滋阴，适用于精血亏虚，阴虚便秘者。在寒冷的冬天，用海参加羊肉煲成的羊肉海参汤做法简便，味道鲜美，非常适合进补食用。滋补肾虚，用于治疗肾虚所引发的一系列疾病，如小便疼痛、体虚乏力等。

○淮山羊肉枸杞汤

【组成】羊肉500克，淮山(山药)150克，上等枸杞十数颗，姜、葱、胡椒、绍酒、食盐适量。

【制法】羊肉洗净切块，入沸水锅内，去血水；姜、葱洗净用刀拍碎备用；淮山片清水浸透与羊肉一起置于锅中，放入适量清水，将配料投入锅中，但盐出锅前才放；大火煮沸后，改用文火煨至熟烂。

【功效】山药含有丰富的营养物质，是我国18种滋补品之一。山药块茎的肉质柔软滑黏，风味独特，有多种食用方法，既可炒、熘，又可炖、烧，都是口味鲜美的上等菜蔬。还可煮食，如用山药、粳米、芡实、瘦猪肉及调味品，做成山药芡实瘦肉粥等，都是有名的滋补强壮食品，经常食用可健体延年。又如，以山药为主料，加哈蜊肉、百合、玉竹，配上调料，再蒸或炖，做成白玉山药蛤蜊肉，有乌发、润肤和美容作用。还可以补脾胃，益肺肾。

○菠萝牡丹肉

【组成】菠萝100克，青椒100克，驴肉50克，油、精盐、味精、糖各适量。

【制法】1. 将煮熟的驴肉切成片状，洗净。

2. 将青椒切成片状。

3. 菠萝去皮，切块成花瓣形。

4. 将油烧热，加入上述3种原料，炒3分钟，加入调味品，装盘即成。

【功效】驴肉味道鲜美，是一种高蛋白、低脂肪、低胆固醇肉类。中医认为，驴肉性味甘凉，有补气养血、滋阴壮阳、安神去烦功效。驴肾，味甘、性温，有益肾壮阳、强筋壮骨功效。可治疗阳痿不举、腰膝酸软等症。本菜谱营养丰富，补肾益中。有强身壮体、补肾壮阳的功效。

【说明】俗话说："天上的鹅肉，地上的驴肉。"这道菜做好的话实在精美得很，古色古香的托盘，两朵"菠萝牡丹"国色天香。拣一朵"花瓣"放入口中细品，鲜美可口，驴肉入口即化，丰腴细嫩。菠萝的甜味入肉，口感清香。这是宫廷比较讲究的吃法，甜咸结合得当是做好此菜的关键。

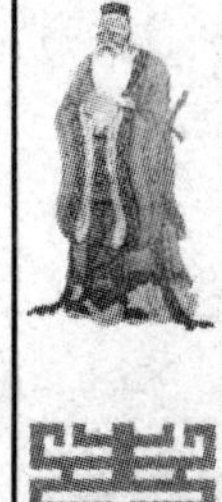

○沙锅煲

【组成】猪棒骨、薏仁、淮山、枸杞、马蹄。

【制法】将猪棒骨焯水去油去腥，再与各类配料一同放入沙锅内，用大火煮沸后改用微火慢熬。煲制5个小时，以骨酥肉软而又不脱骨为度。

【功效】汤色浓白，既可喝汤又可吸髓，满口肉香而无丝毫猪腥气。有很好的补钙功效。

○老火煲汤

【组成】猪肘、无花果以及一些滋补药材。

【制法】1. 将无花果与猪肘按大致1∶1的比例放入沙锅内，先用大火煮开再用微火慢熬，一共煲10个钟头左右。

2. 原料的味道与营养在煲制过程中已完全融入汤里，煮好后将汤盛出即可，食之无味的汤渣则可丢弃。

3. 老火煲汤制作方法比较简单，但要煲得够味，主要在于时间的把握和火候的掌握上。火太大或时间太长，汤容易干，营养成分也易流失；熬制时间过短，则不够入味。

【功效】无花果有降血压、利肠胃的功效，汤品口感微微鲜甜，味浓而不腻。

○淡菜肉丝扒蛋

【组成】主料：淡菜100克，鸡蛋10个，瘦肉100克，肉骨汤100毫升。

调料：精盐3克，淀粉10克，香油5克，食油20克。

【制法】1. 取碟10个，碟壁涂油，将鸡蛋分别磕入10个碟中，上蒸笼蒸熟。

2. 淡菜和瘦肉切丝，用淀粉拌匀，入烧热的油锅中翻炒熟，加入肉骨汤及精盐。

3. 将碟中的蒸蛋轻轻推入锅中与淡菜、肉丝烩煮片刻，加芡粉，淋香油，再分盛入小碟中即可上桌。

【功效】

淡菜又名珠菜、壳菜。含丰富蛋白质、碘、B族维生素、锌、铁、钙、磷等。其味咸，性温，有温肾固精、益气补虚功效。适用于男子性功能障碍、遗精、阳痿、房劳、消渴等症。男子常食可强壮身体增强性功能。《随宜居饮食谱》中说它"补'肾，益血填精"。《本草汇言》亦云："淡菜，补虚养肾之药也，此物本属介类，气味甘美而淡，性本清凉，善治肾虚有热。"所以，凡肾虚羸瘦、劳热骨蒸、眩晕盗汗、腰痛阳痿之人，食之最宜。

○雪梨银耳南北杏煲筒骨

【组成】雪梨、银耳、南北杏、猪筒骨等。

【制法】将原料按特殊的先后顺序放入锅内，同老火煲汤方法一样，煲制10个钟头左右，至银耳微黏、雪梨微化的状态为最佳。然后将原料与汤一同盛上桌即可。

【功效】雪梨有润肺止咳的功效，银耳则是上好的美容佳品，汤味咸鲜。除品尝汤外，银耳与雪梨还可以食用，风味独特。

○南北杏炖狗肉

【组成】南北杏、狗肉、无花果等。

【制法】将原料放入紫沙杯内，加入高汤，同样是隔水蒸7个小时。然后直接将紫沙杯端上桌即可。

【功效】狗肉性温，味咸，除有补中益气作用外，还能温肾助阳，故肾阳不足、腰膝软弱或冷痛，食之最宜。《日华子本草》认为：狗肉"补胃气，壮阳，暖腰膝，补虚劳，益气功。"《医林纂要》亦云："狗肉补肺气，固肾气。"清代医家张璐还说："犬肉，下元虚人，食之最宜。"下元虚者，即肾阳虚弱、命门火衰是也。南北杏对呼吸道有滋润作用，清肠润肺。汤清而味不寡，油而不腻。

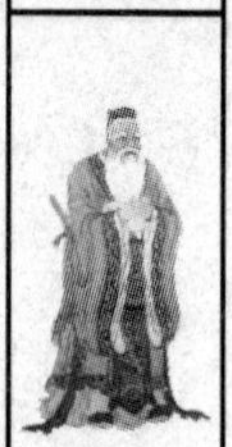

○泥鳅炒鸡蛋

【组成】泥鳅100克，鸡蛋5个，葱末5克，绍酒10克，味精1.5克，精盐3克，猪油100克。

【制法】1. 泥鳅洗净，入沸水锅氽一下，沥去水；鸡蛋磕入碗内，加入盐、味精、酒(5克)打匀。

2. 旺火热锅，滑锅后下猪油烧热，把银鱼、葱末加入蛋液中调匀，倒入锅中推炒

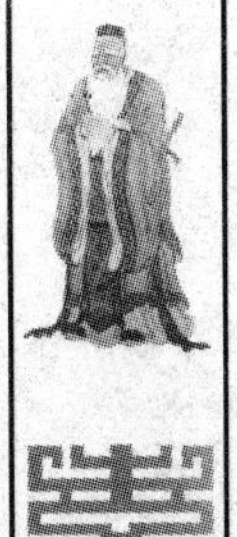

（中途加油），待蛋液凝固嫩熟，烹入酒，再浇点油，颠翻一下，即可出锅。

特点：香、鲜、嫩。

【功效】泥鳅含优质蛋白质、脂肪、维生素A、维生素$B_1$、烟酸、铁、磷、钙等。其味甘，性平，有补中益气、养肾生精功效。对调节性功能有较好的作用。泥鳅中含一种特殊蛋白质，有促进精子形成作用。成年男子常食泥鳅无疑可滋补强身。

**○柠檬竹荪乌鱼蛋汤**

【组成】主料：竹荪25克，清汤1500克。

配料：乌鱼蛋50克，柠檬4个。

调料：精盐、味精、玉米粉、胡椒粉、水淀粉、香菜叶。

【制法】1. 干竹荪用水泡发，捞出后挤净水分，斜刀切成一寸长、五分宽的条，再用玉米粉拌匀，30分钟后，用水冲洗干净，沥净水分。乌鱼蛋用沸水煮透，捞出后，用凉水过凉，然后用手撕成片，并洗净泥沙，再下入沸水锅内氽一下捞出。柠檬洗净，取一个碗，把3个柠檬的汁挤到碗里，另一个柠檬切成薄片，香菜叶洗净。

2. 取一口锅置旺火上，将清汤倒入锅里烧沸，然后把竹荪、乌鱼蛋放入清汤煮透，加入精盐、胡椒粉，再用水淀粉勾成玻璃芡，将碗里柠檬汁倒入锅内，加入味精和柠檬片，调好口味，上席时，每个汤碗里盛一片柠檬片，放几片香菜叶。

【功效】竹荪营养价值较高，含有人体所需要的多种氨基酸，谷氨酸的含量较多，是竹荪味道鲜美的原因。此外，竹荪中还含多种酶和高分子糖，具有很高的药用价值。常食用竹荪有利于高血压、高血脂、糖尿病等疾病的防治。柠檬中有机酸含量丰富，味道极酸，含酸量高达6.4%。有柠檬酸、苹果酸、奎宁酸、叶酸、烟酸等，还含有糖类、橙皮甙、柚皮甙、香豆精、挥发油、多种维生素及矿物质等。根据现代医学研究，柠檬中的大量柠檬酸可预防泌尿系统结石形成，也是预防心血管疾病的食疗佳品。柠檬还能防止和消除皮肤色素沉着，广泛应用于护肤润发，有“美容水果”之称。传统营养学认为，柠檬性味甘、酸、平，入肝、胃经，有生津止渴、祛暑、安胎、和胃之功，用于胃热齿黄、发枯不荣，去粉刺、口臭，能减肥，防止血凝。乌鱼蛋每100克含蛋白质约14.1克，脂肪1.1克，碳水化合物1.4克，维生素E10.54毫克以及多种矿物质。此汤菜的搭配对高血压、高血脂、心血管疾病有一定的食疗作用。

【说明】这道菜为乾隆喜爱的菜肴，符合他清淡又滋补的饮食要求。这道汤菜现在还成为北京人民大会堂著名汤菜之一。

**○肝胰海参**

【组成】水发海参150克，猪肝250克，猪胰2条，菜心8棵，料酒、酱油、猪油、淀粉、白糖、精盐、姜、葱、鸡汤各适量。

【制法】1. 水发海参洗净，切条。

2. 把猪肝切成片。

3. 把猪胰切成片。

4. 将猪肝片、猪胰片放入开水内氽一下，取出，放入沙锅内，加海参、鸡汤、料酒、酱油、猪油、白糖、精盐、葱、姜，用小火炖熟即可。

【功效】海参：海参成为养生食品源远流长，明代出版的《食物本草》一书中作者姚可成指出海参有主补元气、滋益五脏六腑和祛虚损的养生功能。清代《本草从新》、《本草纲目拾遗》等中药典籍则将海参列为补益药物。有生百脉血、补肾益精、壮阳疗萎、除劳祛症、滋阴利水、补正软坚和通肠润燥等多种功能。

【说明】中国人吃海参已经有上千年的历史了，自古以来海参就作为一种价值极高的滋补品食用或者药用。海参在各类山珍海味中位尊“八珍”之列，是历代宫廷御膳的必备佳品，尤其是北方的刺参，更是参中佳品。千百年来的实践证明人们已经十分认同海参的滋补价值。海参体壁内有含量很高的胶原蛋白，这种胶原蛋白可以与传统中药的阿胶、龟板胶、鳖甲胶、鹿角胶在营养成分上相媲美，其功能是生血养血。此款佳肴能补肾润燥，养血补血。另外，还可以延缓肌体衰老，可使肌肤保持光滑及弹性。

○枸杞鲤鱼

【组成】雄鲤鱼500克，潼沙苑25克，肉苁蓉25克，巴戟15克，枸杞10克，生姜25克。

【制法】1. 将雄鲤鱼去鳞。

2. 将雄鲤鱼剖肚去内脏，注意保留鲤鱼的雄性精子（为白色囊状物）。

3. 鲤鱼洗净后入锅中，加潼沙苑、肉苁蓉、巴戟及清水适量，共炖熟，弃药渣，调入调味料，食肉饮汤。

【功效】枸杞子又名枸杞。含有胡萝卜素、维生素 $B_1$、维生素 $B_2$、烟酸、维生素C、维生素E、多种游离氨基酸、亚油酸、甜芋碱、铁、钾、锌、钙、磷等成分。中医认为：枸杞子味甘，性平，入肝、肾、肺经，有滋补肝肾、益精明目、和血润燥、泽肤悦颜，培元乌发等功效，是提高男女性功能的健康良药。可用于治疗肝肾阴虚、头晕目眩、视物昏花、遗精阳痿、面色暗黄、须发枯黄、腰膝酸软、阴虚劳嗽、老人消渴等症。现代医药学研究发现，枸杞子有增强肌体免疫功能、增强肌体抵抗力、促进细胞新生、降低血中胆固醇含量、抗动脉粥样硬化、改善皮肤弹性、抗脏器及皮肤衰老等作用。常服枸杞子，可延缓衰老、美肤益颜及提高性功能。枸杞子有兴奋性神经作用，性欲亢进者不宜服用。

【说明】此汤补气补血，强阳益精。适用于男性性欲低下、阳痿、早泄等症。

○清炒银耳虾仁

【组成】主料：水发银耳150克，虾仁150克，鸡蛋4个。

调料：精盐2克，酱油5克，味精1克，食油25克。

【制法】1. 将虾仁洗净，用干爽洁布搌干，加入精盐和味精拌匀入味。

2. 将银耳切成细片，鸡蛋磕入碗内打匀。

3. 炒锅上火加油烧热，下入虾仁与银耳，加盐、酱油、味精，倒入鸡蛋液拌炒至熟起锅装盘即成。

【功效】银耳营养丰富，滑爽润口，是食、药兼用的珍贵滋补品，被列为“八珍”之一。银耳除含其他营养成分外，其蛋白质中含有17种氨基酸。所含银耳多糖，能增强人体免疫力，对气管炎、心脏病有显著疗效。还有抑制癌细胞的作用。祖国医学认为银耳性平、味甘，有强精补肾、润肺生津、滋阴清热等功能，还可治产后虚弱、便秘、便血等症。

虾仁的壮阳功效历来是公认的，在此不多说了。

○鸡皮虾丸汤

【组成】主料：鲜虾肉150克，鲜贝50克，猪肥膘肉50克，鸡皮50克。

配料：菠菜250克，鸡蛋2个。

调料：盐3克，绍兴黄酒30毫升，鸡精0.3克，葱油10克，清汤1000毫升。

【制法】1. 虾肉、鲜贝、肥膘肉分别洗净，用刀背捶成细茸状，搅拌均匀备用。

2. 菠菜洗净只用叶，放在粗瓷碗内用木锤捣出菜汁备用。

3. 将虾肉茸分别装在 2 个碗内，分别加入盐、绍兴酒、鸡精、葱油、姜汁、清汤、鸡蛋清，顺一个方向搅拌上劲儿，其中一个碗内再加入菜汁搅匀。

4. 起锅放入凉水，将 2 个碗中的虾茸分别挤成虾丸入锅，待虾丸全部在水面浮起时，将锅置火上把手勺朝上平行在水面上推动，至虾丸变熟捞起。

5. 将鸡皮煮熟，切斜象眼块放在一个汤碗内。起锅放入清汤，调好口味，放入虾丸和鸡皮略煮一开即可盛在碗中。

【功效】鸡皮虾丸汤，虾肉嫩白色，是海中之宝，高蛋白低脂肪，可补肾壮阳，健脾化痰，益气通乳。用其做汤口味清鲜，虾肉脆嫩。特别是丸子做成白、绿两色，颇有特色。从主料、配料看，这道菜有滋补功用。

**○米酒海虾**

【组成】鲜海虾 400 克，米酒 250 克，菜油、精盐、葱、生姜各适量。

【制法】1. 将鲜海虾洗净，去头。

2. 将虾放入米酒中，浸泡 10 分钟。

3. 将菜油放入热锅内，烧沸，放入葱丁爆锅，然后将虾倒入锅内，放精盐、生姜，连续翻炒至熟即成。

【功效】虾味道鲜美，补益和药用作用都较高。祖国医学认为，海虾其味甘、咸，性温，有壮阳益肾、补精，通乳之功。凡久病体虚、气短乏力、不思饮食者，都可将其作为滋补食品。人常食虾，有补肾壮阳，强筋健骨的效果。适用于腰痛滑精、性功能减退者。

【说明】李时珍的《本草纲目》中提到：“虾味甘性温。作羹，下乳汁；法之，壮阳道；煮之，吐风痰。”现代营养学家一致认为虾营养价值丰富，脂肪、磷、钙、铁含量甚多，还含有荷尔蒙。在西方，也有人用白兰地酒浸虾以壮阳。鉴于此，便不难知道为何扶阳不可缺少虾了。

**○韭菜炒虾肉**

【组成】韭菜适量，鲜虾 250 克，生姜 3 片。

【制法】将虾去肠去壳，爆香姜片，放入鲜虾炒熟，加入韭菜略炒，与虾一起上碟即可。

【功效】主治肾虚、阳痿等症。

**○米酒炒大虾**

【组成】对虾 300 克，米酒适量，生姜 3 克。

【制法】将对虾去肠洗净，放入米酒中浸泡 15 分钟后取出，加油、生姜猛火炒熟，调味上碟。

【功效】主治肾气不足和阳痿。通血脉，补肾壮阳。虾子性温，味甘咸，入肾经，有补肾壮阳的作用。凡因肾气虚弱、肾阳不足所致的腰脚软弱无力，或阳痿，或男子不育症患者，宜多食虾。《食物中药与便方》还曾介绍：“肾虚，阳痿，腰脚痿弱无力：小茴香 30 克，炒研末，生虾肉 90 ~ 120 克，捣和为丸，黄酒送服，每服 3 ~ 6 克，1 日 2 次。”男性食补，威风凛凛的虾将军实在不可忽视。然而虾虽对肾阳亏者有效，阴虚阳亢者却不宜多吃。

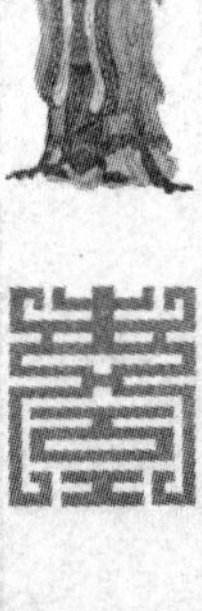

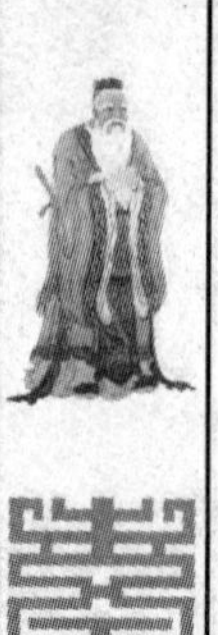

○醉虾

【组成】虾 600 克,绍酒适量。

【制法】将虾洗净,剪去头须,除净肚肠,再将虾与绍酒一同煮 2 分钟,根据自己喜好,适当加调味品,浸泡 1 小时后可以食用。

【功效】主治肾虚、阳痿、性功能减退等症。

○干煎蒜子大虾

【组成】虾 250 克,大蒜 20 克,椒盐 1 中匙。

【制法】虾洗净,切去头尾,沥干水。猛油下锅,与蒜和椒盐同煎,起锅。

【功效】强健腺体,益精补虚。

○胡桃虾仁

【组成】胡桃 50 克,枸杞子 20 克,虾仁 250 克。

【制法】枸杞温水浸泡 30 分钟,胡桃加少许油煸熟,虾仁加少许料酒拌匀,与胡桃同炒 5 分钟,加调味品即可。

【功效】胡桃性温,味甘,既能补肺止喘,又能补肾固精,还能润肠通便。适宜肾虚喘嗽、遗精阳痿、腰痛脚弱、小便频数、大便燥结之人服食。正如《医学衷中参西录》所说:“胡桃,为滋补肝肾,强健筋骨之要药,故善治腰疼腿疼,一切筋骨疼痛。为其能补肾,故能固齿牙,乌须发,治虚劳喘嗽,气不归元,下焦虚寒,小便频数等症。”壮阳补肾,对阳虚畏寒、腰酸、腿软、乏力常吃有益。

○首乌鳝背

【组成】首乌 15 克,鳝背 250 克,姜片 6 克,葱段 10 克,豆豉 30 克,精盐 1 克,味精 1 克,糖色 25 克,鸡汤 250 克,麻油 10 克,绍酒 10 克,色拉油 750 克

【制法】1. 熟鳝鱼肉切成 5 厘米长的段,放碗内加精盐、姜片(2 克)、葱段(4 克)、绍酒(5 克)拌匀,腌渍 10 分钟。

2. 炒锅置中火上,加入色拉油烧至五成热,下入鳝鱼炸酥捞出。

3. 炒锅置中火上,加入色拉油(40 克)烧至四成热,下豆豉炒酥,再下姜片、葱段煸炒几下,加鸡汤、绍酒、糖色烧沸,鳝鱼放锅内,小火加热至汤汁稠浓,放味精、麻油拌匀后,倒出晾凉,装入盘内即成。

4. 首乌浸泡 30 分钟,煎煮取汁,最后加入首乌汁同炒片刻即可。

【功效】鳝鱼是非常鲜美的食品,白鳝更是精品,价格较贵。是高档筵席中的上品。黄鳝则较为低档,但如果做的好,亦是极为美味的佳肴。其药用价值也很大,具有补中益气的功效。

历代本草与医家皆以何首乌为滋肾填精、乌须黑发之佳品,更有久服不老、延年益寿的记载,并谓生用有致泻作用。何首乌既可单用,也可与其他药物联合使用,经常与之配合应用的有黑豆、牛膝、茯苓、地黄、大枣等,本方中就配用了黑豆和大枣两味药物。黑豆为肾之引经药,与何首乌相配能加强其补肾强精的功能。大枣补脾益气、滋营养血,与何首乌相伍,不仅可增强其养血功能,而且可助脾胃生发之气,防止首乌腻胃碍食。故黑豆、大枣皆何首乌之使药。滋肝益肺,补血乌发。对腰酸腿软,记忆欠佳有效。

○山海双参

【组成】人参片 5 克,发好海参 250 克。

【制法】人参片加适量水隔水炖 30 分钟左右备用;海参洗净,切段,加少许油煸

炒片刻，加入人参与汁，同烩熟，加调料品、胡椒粉食之。

【功效】海参补肾益精，滋阴养血，阴阳双补，海参中的精氨基酸是构成男性精子细胞的主要成分，且具有调节性激素的功能，而海参又恰恰是精氨酸的大富翁，对治疗阳痿，肾虚有特殊的功效。人参具有大补元气、补脾益肺、生津止渴、安神增智等功效，适用于脾气虚、肺气虚等症。历代本草无不充分肯定，人参有补虚、抗衰老和延年益寿的作用。

此食谱对各型精力不支、神经衰弱均有疗效，使体重增加，全身虚弱、头痛、失眠及食欲不振等症状消除。对衰弱状态亦有一定治疗作用。对植物神经失调及阳萎有效。对内外科恢复期患者亦有强壮作用。补气助阳，温肾益髓，可用于阳虚乏力。

## 十、滋阴养生方

### ○二冬膏

【组成】天门冬 500g 麦门冬 500g

【制法】加水熬成膏，加川贝面 120g，蜜收成膏。每日早晨用四五茶匙滚白汤冲化服之。

【功效】此膏清心润肺，止嗽化痰，滋阴降火，解渴除烦，消离火，滋坎水，除五藏之火，失血痨伤，元阴亏损，不可一日无此药。久服水升火降，阴与阳齐，则无病矣。此膏用天门冬能清金降火，益水之源，能通肾与膀胱，又能治痰之本，更以麦门冬气薄主升，味厚为阴，有清心润肺之功，堪与天门冬相并。

【说明】方出《清太医院配方》。“燥胜则干”，燥邪为患则宜滋润之法。方中天门冬、麦门冬均为甘寒养阴佳品。天门冬是滋补强壮、抗衰防老良药，《日华子本草》称其“润五脏，益皮肤，悦颜色，补五劳七伤”；《神农本草经》则称其：“久服轻身益气，延年不饥”。这可能与其富含天门冬素、粘液质、甾体皂甙、葡萄糖等成分有关。麦门冬亦是滋补强壮要药，《名医别录》称它“强阴益精，消谷调中，保心神，定肺气，安五脏，令人肥健美颜色，有子”；《神农本草经》则称它“久服轻身不老”。本品富含多量粘液质、葡萄糖，药理研究表明，麦门冬有强心利尿作用和较强的抗菌作用。方中川贝是一味很好的润肺化痰药物，与天门冬、麦门冬配含，增强滋阴润肺功效。

### ○七味地黄丸

【组成】熟地 240g　山茱萸 120g　山药 120g　牡丹皮 90g　茯苓 90g　泽泻 90g　肉桂 45g

【制法】蜜为小丸，每服 9g，淡盐汤送下。

【功效】此药能益水生土，济先天之造化，引火归原，培后天之根基。而少年体弱者更受其益。故治男妇阴虚火衰，午后潮热，四肢酸软，饮食少进，自汗盗汗，恹恹消瘦，种种虚证，久而不愈者，服之神效。

【说明】方出《清太医院秘录医方配本》，是滋阴清虚热之代表方剂六味地黄丸加肉桂而成。方中重用熟地滋补肾阴，填精益髓而生血，为君；山茱萸补益肝肾，涩精敛汗，山药补脾而固精，二药为臣；牡丹皮清泄肝火，为佐药；茯苓、泽泻清热利尿，泻火，肉桂温经壮阳，引头面虚火下行，共为使药。同时肉桂振奋阳气，在补益药中用之可增加效果。全方补而不滞，甘淡平补，肝肾阴虚诸证用之甚宜。



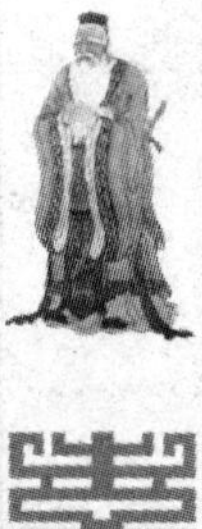

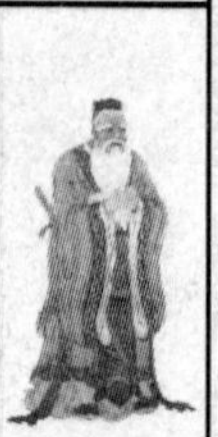

○大一守中丹

【组成】熟地黄　天门冬(去心)　远志(去心)　白茯苓(去皮)　萆薢　楮实子　木香以上各30g　人参　地骨皮　牛膝(焙)　地肤子(炒香)各60g

【制法】上十一味同为细末,炼蜜和丸,如梧桐子大。每服50丸,温酒送下,空心食前服,或用温水下亦得,加至80丸。

【功效】治阴气不足,虚热内生,阳痿不振。

【说明】方出《御药院方》。方用熟地、天门冬、楮实子滋阴补肾,用治阴虚内热之本;萆薢、地骨皮、地肤子清虚热而利尿,用治虚热之标。人参、茯苓大补元气,此宗"补气生血"之旨。木香、牛膝一以理气行滞,一以活血化瘀,在补药中用之可使补而不滞,免生壅补之弊。

○天王补心丹

【组成】生地120g　人参15g　元参15g　丹参15g　茯神15g　桔梗15g　远志15g　酸枣仁30g　柏子仁30g　天门冬30g　麦门冬30g　当归30g　五味子30g

【制法】共研细末,炼蜜和丸,朱砂为衣。每服6~9g,临卧用灯心煎汤送下。

【功效】补心气,养心血,开心窍,保精神,安五脏,除烦解热,平定惊悸,疗口燥咽干,滋补荣卫。常服不作怪梦,多记不忘,心清气和,耳目聪明,劳烦不倦。

【说明】方出《清太医院配方》,为心肾不足,阴血亏少,虚火上炎,心失所养,心烦失眠所设。心主血而藏神,肾主髓而藏精,只有精血充足,水火互济,使肾水上升令心火不亢,心火下降使肾水不泛,方可令神志安宁。方中重用生地滋阴凉血,补肾养心,清热安神为主药。元参、天门冬、麦门冬助生地滋阴补肾,清热降火;丹参、当归清心除烦,补血养心,使心血足心火降而神自安;党参、茯苓益气养血,宁心安神;石菖蒲、远志安神定志,交通心肾;更用五味子、酸枣仁、柏子仁养血安神,收敛心气,以防耗散,共为辅佐药。朱砂镇惊安神,桔梗载药上浮以入心经,甘草调和诸药共为使药。

诸药合用共奏滋阴养血,补心安神之功,是补中寓清,心肾兼顾,标本兼治之良方。

○左归丸

【组成】熟地240g　山药120g　枸杞子120g　山茱萸120g　鹿胶120g　菟丝子120g　牛膝120g　龟版胶120g

【制法】共研细末,炼蜜和丸。每服6g,空心用淡盐汤送下,白开水亦可。

【功效】治真阴不足,不能滋养荣卫,渐至衰弱;或虚热往来,自汗盗汗;或神不守舍,血不归源;或色欲过度,伤损元阳,以致遗淋不禁;或气虚昏晕;或眼目不清,口燥舌干;或腰痛耳鸣,腿脚酸软。凡精髓内亏,津液枯涸等症,俱宜壮水之主,以培左肾之真阴,而精血自充矣。

【说明】方出《清太医院秘录医方配本》。肾有两脏,左者属水,右者属火,又称"命门"。本方乃由六味地黄丸减去"三泻"药物茯苓、泽泻、牡丹皮,再加入滋补之品而成纯甘壮水之剂而成。本方重用熟地滋肾填精而为主药;山茱萸、枸杞子滋养肝肾,合熟地可增强养阴益精作用。山药健脾滋肾,可补养脾胃之阴,开拓肾精化源,共为本方之辅药。龟版胶与鹿角胶一善滋阴,一善助阳,阴阳并补,为本方之佐药。菟丝子助肾阳犹可益阴;怀牛膝善活血尚能补肝肾兼能引诸药下行,共为本方之使药。诸药合用,共奏滋阴补肾之效。前人认为"六味(地黄丸)是壮水以制火,左归是育阴以涵阳”。六味地黄丸是补中有泻，适于阴虚火旺之证；本方为纯甘壮水之剂，有补无泻，适于纯虚之证。

○坎离丸

【组成】黄柏300g 肉桂30g 知母180g

【制法】共研细末，炼蜜和丸。每服3～6g，空心用白开水送下。

【功效】此药取天一生水，地二生火之意，药轻而功大，久服而取速效。先贤王道之药无不出于此。大能生精益血，生水降火，久服五脏皆实，百病不生。

【说明】方出《清太医院秘录医方配本》。在《易经》学说中，“坎为水”，代表肾；“离为火”，代表心，“坎离”寓有水火相济之意。方中知母甘寒上清心热而降火，下润肾燥而滋阴；黄柏苦寒，泻下焦相火，补肾水不足。二药相须而行，少佐肉桂温通血脉，补命门之火以助膀胱之气，增强利尿通关之效，药性温热起到反佐之功。三药同用，相反相成，清心降火，滋肾生水，适于淋、闭等证。

○坎离既济丸

【组成】当归180g 生地180g 白芍120g 川芎90g 酙知母90g 黄柏90g 肉桂60g 川附子30g

【制法】蜜为小丸，每服6g，淡盐汤送下。

【功效】大抵虚劳之人起自幼年，骨体未坚，精血未充，丧太过；或禀赋素薄，纵欲贪淫，饮食不节，醉饱入房，耗损元气。肾水一亏，相火随旺，头目昏花，耳作蝉鸣，咳嗽痰喘，遍身疼痛，胃脘不开，心膈烦热，梦遗盗汗，手足厥冷。盖缘水不升火不降之故。此药能滋肾水，抑心火，健脾胃，填精髓。

【说明】方出《清太医院秘录医方配本》，与前方“坎离丸”相比，本方多了当归、生地、白芍、川芎与附子5味。坎离丸方中知、柏、肉桂3味可以滋肾水、降心火已由前述，本方所增地、归、芎、芍四物汤可以滋阴养血，清心热而降火；所增附子可以增强温补肾阳之功，也可引火归原，使上浮之虚火下归本原。

○百补济阴丸

【组成】茯苓30g 黄芩30g 麦门冬30g 半夏30g 牡丹皮30g 川断30g 广皮30g 川芎30g 艾叶30g 白芍36g 当归45g 熟地120g 香附240g 白术45g 茴香15g 元胡15g 甘草15g 益母草60g 阿胶60g 泽泻15g 吴茱萸45g

【制法】共研细末，炼蜜和丸。每服3～6g，空心用白开水送下。戒气恼。

【功效】此药养血补气，健脾胃，暖子宫，滋肾调经，养肝润肺，清虚火，退潮热，理三焦，调五脏，强腰健步，久服种子。月妇女诸虚百损，腰痛耳鸣，瘦弱面黄，盗汗发热，劳嗽痰血，经脉不调，血衰不成孕育等症，皆可服之。

【说明】本方又名“金匮种子丸”，出自《清太医院配方》，是一首养血调经，暖宫种子良方。妇人以血为本，故用熟地、当归、白芍、阿胶、麦门冬滋阴养血以调经；血虚多有热，故用黄芩、牡丹皮清热凉血。气血互根，养血也应益气，故用白术、茯苓、甘草补脾益气，与养血药配合而奏气血双补之功。不育多因宫寒，故用艾叶、小茴香、吴茱萸温经暖宫以种子；另加川断补肾壮腰以辅助之。宫寒难免生湿，故用半夏、泽泻配合茯苓以利湿化痰兼以收敛白带。养血药易于滋腻，益气药易于壅滞，故用陈皮、香附和川芎、元胡、益母草理气活血，此补行结合乃配伍之妙。全方凉而不寒，温而不燥，补而不滞，滋而不腻，实妇科通补之妙药。

○坤顺丹

**【组成】**人参 30g 乌药 30g 茯苓 30g 白术 30g 益母草 180g 牛膝 120g 白芍 15g 紫苏 15g 当归 15g 川芎 15g 黄芩 15g 香附 15g 橘红 15g 甘草 15g 阿胶 15g 琥珀 15g 生地 15g 熟地 15g 木香 15g 砂仁 15g 沉香 15g

**【制法】**共研细末，炼蜜和丸，金箔为衣，蜡壳封护。每服 1 丸，随症调引。

**【功效】**治妇人经脉不调，月事参差，凡胎前产后，诸虚百损，一切诸病，屡经屡验，有起死回生之功，妙难尽述。

**【说明】**方出《清太医院配方》，为补气养血、舒肝凋经之剂。方中当归、熟地、白芍、阿胶滋阴补血；人参、白术、茯苓健脾益气用为主药。川芎、香附、乌药活血行气，调经止痛；益母草调经养血，俱为辅药。橘红、木香、砂仁温中理气，和胃醒脾；苏叶理气和胃；黄芩、生地清热凉血；琥珀安神镇惊，散瘀止血共为佐药。沉香、牛膝引诸药下行补肾而为使。方中虽有熟地、阿胶、当归滋腻补血；又有人参、白术、茯苓甘温益气，因有木香、砂仁之类理气，川芎、琥珀之类活血，黄芩、生地之类清热泻火，故而使得滋而不腻，补而不滞，温而不燥，寒而不凝，可谓配伍周到，考虑细密，不失为妇科良方。

○枇杷膏

**【组成】**枇杷叶 56 片（新鲜者更佳，洗净毛）.秋梨 2 个（深脐较佳，去皮心，切片用） 白蜜半盅（大便干燥者多加，大便溏泻者以白糖代之） 大枣 250g 莲子 120g（不去皮）

**【制法】**先将枇杷叶放锅内加水煎汁。去叶，再将其他合入，以莲肉融烂为止，收磁罐内。随意食之。痰多者加川贝 30g，研；若吐血，加藕节 21 个，捣汁同煎收膏，常服之。

**【功效】**专治劳伤，虚损吐血，咳嗽发烧，身体瘦弱，四肢酸软，精神疲倦，腰背疼痛，饮食不进，及一切留饮停痰，肺气不足等证。凡虚病多服汤剂，则脾胃受伤，饮食减少，病反加重，宜此膏常服之。

**【说明】**方出《清太医院秘录医方配本》，滋阴润肺，止嗽化痰，主要用于肺阴不足或温热病伤阴所致的咳嗽不止，痰少，口干咽燥等症。

方中枇杷叶微寒稍苦，是一味清肺止咳要药。现代药理表明本品含有苦杏仁甙，对呼吸中枢有镇静作用，从而达到止咳平喘作用。此外，枇杷叶对金黄色葡萄球菌、肺炎球菌等多种病菌均有抑制作用。秋梨养肺阴，清肺热，化痰止咳，是一味很好的食疗润肺佳品。大枣、莲肉均是健脾益气之食疗要药，因而药性柔和，不致有伤津耗液之弊。此两味药之应用，可起到培土生金之效，补脾而益肺。此系一膏滋食疗方，药味甘甜而方便易服，颇具宫廷特点。

○都气丸

**【组成】**熟地 240g 山茱萸 120g 山药 120g 牡丹皮 90g 茯苓 90g 泽泻 90g 五味子 240g

**【制法】**共研细末，炼蜜和丸。每日空心用淡盐汤送下 6～9g，白开水亦可。忌烧酒、萝卜、诸般血物。

**【功效】**治阴虚劳碌。凡人真阴亏损，虚火上炎，移热于肺，肺热则津液不能生血，转而变为痰矣，所以口燥舌干，咽喉疼痛，失音失血，咳嗽不止。此药能益肺之源以生肾水，止嗽化痰，泻无根之伏火，清虚热于肺肝，大补精血，功难尽述。

【说明】方出《清太医院配方》。久病伤肾，房事不节，伤津耗液，或五志化火，过服温燥之品，皆可导致肾阴不足。本方为滋补肾阴之剂，用熟地滋肾养血，益阴填精；山茱萸滋补肝肾，固涩精气；山药健脾益气，兼能益阴；茯苓、泽泻渗利湿热；牡丹皮清泻肝火，凉血退蒸；五味子敛肺滋肾，涩精止泻。全方补中有泻，涩而不滞，配伍巧妙，适用于肾阴不足所致之虚咳气喘，烦热盗汗，口干咽燥，遗精等证。

**○壬子丸**

【组成】熟地120g　生地90g　山药90g　山茱萸90g　茯苓60g　丹参60g　茯神60g　麦门冬60g

【制法】共研细末，炼蜜和丸。每服3～4.5g，空心用白开水送下。

【功效】治房欲过度，精髓枯竭，阳痿不举，举不能坚，坚不能久，及肾冷虚寒，腰酸耳鸣，盗汗遗尿，下元虚惫，大虚百损之症，并皆治之。此药补阴壮阳，益肾固精，久服种子。年老及虚衰者可服；少壮者不宜服。

【说明】方出《清太医院配方》，系补阴壮阳，益肾固精之剂。方用熟地、生地、麦门冬、山茱萸滋阴补肾，填精益髓，用治肾虚之本。山药、茯苓益气健脾，此系补后天以助先天之本，脾肾兼顾之策。茯神安神固精，丹参活血通络，在补药中加用少量活血之品可增加补益效果。

**○健步虎潜丸**

【组成】熟地90g　知母90g　黄柏90g　陈皮60g　白芍60g　牛膝60g　锁阳45g　当归45g　龟版120g　虎胫骨一对

【制法】共研细末，羊肉膏合丸。每服3～7.5g，空心用白开水送下，冬月用温黄酒送下。

【功效】治肾气虚损，筋骨无力，行步艰难，腿酸脚软，腰痛耳鸣，四肢无力，麻木浮肿，鹤膝风症，阳事痿弱，阴囊冷汗；或下部虚损百端，并宜服之。常服济阴扶阳，壮筋强骨，腰腿轻健。忌食烧酒，戒房事。

【说明】方出《清太医院配方》，为治疗肝肾阴亏之痿证常用方。肝主筋，肾主骨，肝肾有热，阴血不足，则筋骨痿软，步履艰难；肝肾阴虚，故见腰膝酸楚，腿足无力等症。方中熟地、龟版、知母、白芍滋阴养血，补益肝肾；黄柏苦寒泻火清热，与熟地等药配伍则泻火而不致伤阴，滋养而不致呆滞；更以虎骨强壮筋骨，锁阳温肾壮阳，配干姜可监制黄柏之苦寒。合用当归、陈皮活血理气，使诸补药滋而不腻，补而不滞。

诸药合用，共奏滋阴降火，强壮筋骨之效，举凡肝肾有热，阴血不足，不能滋养筋骨所致的腰酸膝软，筋骨痿弱，步履艰难等症，用之皆效。

**○梨膏方**

【组成】嫩藕740g(取汁用)　秋梨20个(去皮核，取汁)　大枣肉240g(煮，取汁用)　冰糖1000g　盆糖1000g　麦门冬60g(煎汁用)　川贝母60g(煎汁用)　薄荷60g(煎汁用)　白蜜45g

【制法】上将冰糖、盆糖、白蜜化开，滤去渣，熬成膏饼。每用五六茶匙，早晚滚白水冲服。

【功效】此膏能清金降火，止嗽化痰，解渴除烦，填津润燥；或阴虚火旺，口燥咽干，咳久嗽血，吐血咯血，痰中带血，肺经虚损，悉能治之。

【说明】方出《太医院秘藏膏丹丸散方剂》，功能润肺生津，化痰止咳，是一首滋润肺胃的食疗佳方。梨甘凉微酸，可清热降火，生津止渴，润肺化痰，《本草通玄》言其

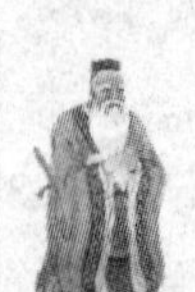

"生者清六腑之热,熟者滋五脏之阴"。其主要成分为蛋白质、葡萄糖、果糖、柠檬酸及维生素 $B_1$、维生素 $B_2$、维生素 C 等,具有清热镇静作用。藕汁清热凉血散瘀,《日华子本草》称其"清热除烦,凡呕血、吐血、瘀血、败血,一切血症宜食之。"川贝、麦门冬均系润肺止咳要药,其中麦门冬可提高人体耐缺氧能力,川贝可使周围血管扩张,具有降压作用。白蜜含有丰富的营养物质如葡萄糖、果糖、蛋白质、各种维生素及矿物质,具有很好的润肺养阴作用,是一味重要的食疗养生佳品。大枣肉益气健脾,在诸多养阴药中起到阴阳互补、气血互根作用。

**○六味地黄丸**

**【组成】**熟地 240g　山药 120g(炒)　山茱萸 120g(炒)　牡丹皮 90g　白茯苓 90g　泽泻 90g

**【制法】**共为细末,炼蜜为丸,如梧桐子大。早晚各服 6g,盐汤送下。

**【功效】**大凡阴虚之症,起自少年之人,纵欲者多,节欲者少。人至十五六岁,阳精始动,正在气血发生,若失保守,真阳必败,相火随旺,以致形体瘦弱,头目昏眩,耳内蝉鸣,骨蒸盗汗,咳嗽吐痰,痰中带血,午后不安,夜梦遗精,惊悸烦渴,便血淋漓,不思饮食。治之先滋阴降火,以此丸为主。

此药不燥不寒,滋补肾水,并理脾胃。无论老少,凡阴虚火动者,皆宜服之,久服必有奇效。

**【说明】**方出《太医院秘藏膏丹丸散方剂》,为滋肾阴清虚热之代表方剂,用于肝肾阴亏所致之各种疾患。方中重用熟地滋补肾阴,填精益髓而生血,为君药;山萸肉补益肝肾,涩精敛汗,山药补脾阴而固精,二药为臣;牡丹皮清泄肝火,为佐药;茯苓、泽泻清热利尿为使药。全方三补三泻,熟地、山茱萸、山药为三补;牡丹皮、茯苓、泽泻为三泻,补泻结合,补而不滞,为滋阴补肾之良剂。实验研究表明:补肾阴方药可增强内分泌和免疫功能,具有强壮、抗肿瘤及调整血压、血糖和强心扩冠等作用,本方尚有与人参类似的抗低温、抗疲劳、耐缺氧及促皮质激素样作用,对细胞免疫则有促进作用,对动脉硬化和糖尿病则有预防作用,这些均有利于抗衰延寿。

**○麦味地黄丸**

**【组成】**熟地 240g　山茱萸 120g　山药 120g　牡丹皮 90g　茯苓 90g　泽泻 90g　五味子 60g　麦门冬 90g

**【制法】**共研细末,炼蜜和丸。每服 3~6g,空心淡盐汤送下。忌食萝卜、烧酒、辛热等物。

**【功效】**专治肾水不足,虚火上炎,消渴饮水,五心烦热,心火不降,阴水不升,咳嗽痰血,五脏虚损,腰痛耳鸣,眼目昏花,四肢无力,盗汗遗精等症,服之神效。

**【说明】**本方又名"八仙长寿丸",出于《清太医院配方》。此方即六味地黄丸加麦门冬、五味子组成,二药皆可润肺生津。其中麦门冬兼可益胃养阴;五味子兼可涩精止汗。全方较六味地黄丸增加养肺生津之功,为滋补肺肾之常用方。

**○归芍地黄丸**

**【组成】**熟地 240g　牡丹皮 90g　泽泻 90g　茯苓 90g　当归 90g　白芍 90g　山茱萸 120g　山药 120g

**【制法】**共研细末,炼蜜和丸。每服 6~9g,空心用淡盐汤送下,白开水亦可。忌食烧酒、白萝卜、生葱、蒜等物,戒气怒、劳烦。

**【功效】**专治肝肾不足,血虚发热,烦躁不寐,胁肋虚痛,头目眩晕,眼花耳聋,咽燥作渴，腰腿酸疼，骨蒸痿软，寝汗盗汗，咳血呕血，形体瘦弱，肌肤憔悴等症。此药有养血滋肾之神功，为制火壮水之圣药也。

【说明】方出《清太医院配方》，系由六味地黄丸再加当归、白芍而成。归、芍为补血要药，与六味地黄丸合用，在滋阴补肾的基础上增加了养血之力。

○知柏地黄丸

【组成】熟地 240g　山茱萸 120g（炒）　山药 120g（炒）　牡丹皮 90g（酒洗）　茯苓 90g　泽泻 90g　黄柏 60g　知母 60g

【制法】共为细末，炼蜜为丸，如梧桐子大。每服 6g，空心淡盐汤送下，滚白水亦可。

【功效】治下元虚损，心肾不交，腰疼耳鸣，小便频数，心火不降，肾水不生，不能既济而形体瘦弱，精神困倦，潮热往来，遗精便血，自汗盗汗，虚烦消渴，淋漓等症，并皆治之。常服补肾养血，固本培元。此药降无根之虚火，滋肾水之圣药也。忌猪血、萝卜、烧酒等物。

【说明】方出《太医院秘藏膏丹丸散方剂》，为六味地黄丸加入知母、黄柏而成。六味地黄丸用于滋补肾阴，知母、黄柏滋阴泻火，为清解相火要药，与六味地黄丸配合，滋而兼清，常用治肝肾阴虚，虚火上炎所致诸证。

○冰霜梅苏丸

【组成】盐梅肉 120g　麦门冬 30g（去芯）　薄荷叶 30g（去梗）　柿霜 30g　细茶 30g　紫苏叶 15g（去梗）　人参 30g

【制法】共为细面，白糖 120g 为丸，芡实大，每服 1～2 粒，止渴爽神，除烦清暑，发表解肌，凉心润肺，止嗽消痰。

【功效】专治三焦积热，五脏伏火，心中烦闷，口舌干燥，咽喉不利，时常作渴。或饮酒过度，或过用煎炒，或途行劳倦，酷日炎暑，燥热生火，以致津液短少，胃热烦躁，头目不清，心神不爽。此药冰花梅苏霜以清肺，酸能收火，甘以治燥。能除内热，消烦渴，生津液，解酒毒，清头目，润咽喉，定心慌，伸劳倦。及出外远行，暑热作渴，茶水不便，此药尤宜多备。

【说明】方出《清太医院秘录医方配本》，专能“止渴爽神，除烦清暑，发表解肌，凉心润肺，止嗽消痰。”是一首颇具宫廷特色的养阴生津食疗良方。

乌梅生津兼能敛肺，麦门冬养阴兼能除烦，柿霜清热润燥宁嗽，此 3 味药共奏养阴生津之功，是方中主药，辅以人参大补元气，兼可生津养阴。薄荷、苏叶可疏散风热，清利头目。细茶生津润肺，用为使药。

全方养阴生津功效突出，妙在所用各药均系亦药亦食之品，既有治病之功，又无苦药之累，确系宫廷养生良方。

○冰露梅苏药酒

【组成】柿霜 120g　乌梅 12 个　苏叶 60g　檀香 30g　葛花 30g　葛根 30g　薄荷 90g　白糖 500g

【制法】泡酒 12.5kg，每日饮 1～2 小盅。

【功效】此酒善治三焦有热，口燥舌干，时常作渴，或远行劳倦，或饮酒无度，或过用炙煿、面食、辛热，则燥盛而阴气衰，致令咽喉燥渴而津液短少。

此药酒能凉心清肺，降火润燥，生津止渴，并解酒毒化痰，妙难尽述。

【说明】方出《太医院秘藏膏丹丸散方剂》，与前方有异曲同工之妙，均系养阴润



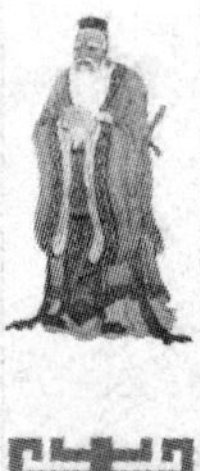

燥宫廷良方。比前方多出之葛花、葛根有生津散热之功,兼有解酒之效;檀香可理气开胸,在养阴药中用之,可防其过于滋腻。本方滋阴兼能解酒,确实“妙难尽述”。

**○补益延龄药酒**

**【组成】**当归 60g　玫瑰 60g　黄柏 45g　熟地 150g　砂仁 45g　桑椹 120g　山茱萸 60g　红花 60g　佛手 60g　茯苓 60g　茜草 120g　红曲 500g　五加皮 90g　丹参 90g　檀香 60g　菊花 60g　生栀子 90g　木香 60g　枸杞子 90g　麦门冬 90g　甘草 30g　陈皮 60g　白芷 45g　官桂 60g　山奈 75g　薄荷 45g　玉竹 60g　紫草 60g

**【制法】**干烧酒 50kg 泡半个月,榨干,煮透,再加白蜜 7.5kg,水化,冰糖 7.5kg,水化,煮白酒娘子 10kg,封好,一月为度。每早晚随量饮 3 ~ 2 盏。饮至 4 ~ 5 日,身体轻爽。1 ~ 2 月,精神强健。真正奇方,功难尽述。

**【功效】**人之有生以来,必以保养先天元气为主,后天荣卫无有不足者也。而所以增年益寿者,赖乎后天之力以滋培之,则先天始能充足也。此酒能生气养血,健壮肢体。男子遗精白浊,精寒无子;妇人赤白带下,月经不调,子宫虚冷,腰膝酸痛,久久饮之,宽中养胃,百脉通泰,荣卫和平。

**【说明】**方出《清太医院秘录医方配本》,是一首滋养阴血为主,辅以行气健脾之剂。方以当归、熟地、枸杞子、桑椹补血养血为主,辅以山茱萸、麦门冬、玉竹滋肾养阴,构成本方主旨。阴血不足,易生内热,故佐以黄柏、栀子、紫草清热凉血。气血互根,阴血不足,气亦必虚,故用茯苓、木香、砂仁、陈皮、红曲以健脾开胃,补后天以助气血生化。另取玫瑰、佛手、檀香舒肝解郁,理气化滞。滋阴养血药与理气舒肝药配伍,动静结合,补行并用,既可防止呆补腻补,又可防行气过当而伤正气。与一般补益方药不同,本方又加用五加皮、白芷、山奈、薄荷以祛风散湿,清利头目,其中五加皮尤为养生益寿佳品,民间有谚曰:“宁得五加一把,不用金玉满车”。本品是一味天生的做酒好原料,“其气与酒相宜,酒得之其味较佳也”。古人总结五加皮酒可以“填精补髓,久服延年益老,功难尽述”。丹参、红花、茜草诸药活血化瘀,此系先贤“每加行血药于补剂中,其效倍捷”之旨的体现。同样,在补剂中加用肉桂可以鼓舞气血,增加补益之功。

**○调经毓麟丸**

**【组成】**归身 240g　川芎 105g　白芍 120g　熟地 150g　生地 75g　丹参 120g　元胡 90g　牡丹皮 90g　香附 150g　陈皮 105g　白术 120g　砂仁 60g　红花 60g

**【制法】**蜜丸,桐子大。每服 3 ~ 6g,空心温酒,滚白水送下。

**【功效】**广嗣之道,必先调经,经调必孕,孕之必育,但妇女多有郁结之气,以伤其心,传于脾胃,饮食懒飧,中气不足,日渐消瘦,久则生火,则有崩带经闭之证矣。此药专治妇人子宫虚寒,或湿热相蒸,赤白带下,经脉不调,或前或后,或多或少,或经行腹疼,腰胁胀满,以致无子,并皆治之。久服气血充实,经脉调和,百病不生,孕产无疑。

**【说明】**方出《清太医院秘录医方配本》,用治月经不调,气血瘀滞所致久不受孕诸证。方用熟地、当归、白芍、川芎四物汤养血调经,所谓“广嗣之道,必先调经,经调必孕”是也。气为血帅,故用白术健脾益气,培补中气以养后天之本而生化气血。月经不调多由气滞血瘀引致,因而选用香附、陈皮、砂仁以舒肝理气,丹参、元胡、红花以活血化瘀,两组药物共奏理气活血之功。血虚易于生热,故用生地、牡丹皮清热凉血,兼有止血之效。方中白术、砂仁又为安胎要药,有助孕育。

○清离滋坎丸

【组成】生地黄30g　熟地黄30g　麦门冬30g(去心)　天门冬30g(去心)　白芍30g(酒炒)　白茯苓30g　牡丹皮18g(酒洗)　当归30g(酒洗)　山茱萸30g(酒蒸去核)　山药30g(炒)　白术30g(土炒)　泽泻15g(去毛)　黄柏15g(盐水炒)　知母15g(盐水炒)　甘草9g(炙)

【制法】上为细末,蜜水为丸,如梧桐子大。每服4.5~6g,食远白滚水送下。

【功效】此药专治虚烦劳瘵,发热咳嗽,吐痰喘急,自汗盗汗,五心烦热,吐血衄血,咽疮声哑,夜梦遗精,耳聋眼花等症。

【说明】方出《太医院秘藏膏丹丸散方剂》,是一首以六味地黄丸为基础的滋阴养生良方。当归、白芍养血和血;天、麦门冬滋肾养阴,此四药增加了六味地黄丸的滋养阴血之功。阴血不足,常夹虚热,故加用知母、黄柏清泻虚火。血虚益气,故加用白术配合六味地黄丸中之茯苓补脾益胃,增强后天生化之源。

○滋阴大补丸

【组成】枸杞子90g　肉苁蓉60g(酒洗)　熟地120g　巴戟天21g(酒浸)　茴香21g(盐炒)　山药60g　远志21g(甘草泡)　牛膝30g(酒浸)　杜仲60g(姜炒)　茯苓60g　石菖蒲24g　五味子15g　山茱萸60g(去核,焙)

【制法】用枣肉120g,去核捣泥,加炼蜜,为梧桐子大。每服6g,白水送下。

【功效】专治肾虚齿长而动,肾水不足之证。

【说明】方出《清太医院秘录医方配本》,专治"肾水不足之证"。方用熟地、枸杞子、山茱萸、五味子大补肾阴,用为主药。依据阴阳互根、阳生阴长之经旨,选用肉苁蓉、巴戟天、杜仲补肾壮阳,以达"阳中求阴,则阴得阳升而泉源不竭"之效。先天之本——肾之阴阳不足,需仗后天之本——脾气充养,故选山药、茯苓培土益气,以助生化之源。另取远志、菖蒲安神益智,此亦是养生方中常用配伍之道。小茴香温里兼能行气,以防补药滋腻碍胃。牛膝活血通经,兼可引药入肾,此二药的选用显示了补中有行、补而不滞的配伍旨趣。

○滋阴百补丸(1)

【组成】熟地240g　泽泻150g　鳖甲150g　川断150g　茯苓150g　牡丹皮150g　麦门冬150g　杜仲150g　芡实150g　山茱萸180g　山药180g　白芍90g　五味子90g　酸枣仁90g　远志90g　当归120g

【制法】共研细末,炼蜜和丸。每服15g,空心用淡盐汤送下。忌食诸般血物、白萝卜、烧酒。

【功效】治男子下元虚损,久无子嗣,身体瘦弱,面色萎黄,行步无力,腰腿酸疼,诸虚百损之症,并宜服之。此药补元气,壮元阳,滋肾水,降心火,固精血,坚筋骨,悦颜色,安五脏,乌髭须,白发返黑,令人多子。

【说明】方出《清太医院配方》,是一首滋阴为主的通补方剂。本方以由熟地、山药、山茱萸、茯苓、泽泻、牡丹皮组成的滋阴祖方六味地黄丸为基础,再加当归、白芍、鳖甲、麦门冬增加滋阴养血之功;另选杜仲、川断补肾壮腰,同时体现了阴阳互根、阳中求阴之旨。芡实、五味子固肾涩精,酸枣仁、远志养心安神。本方对于阴血不足为主要表现的诸虚百损之症颇为适宜。

○滋阴百补丸(2)

【组成】熟地120g　山药90g　牛膝90g　枸杞子90g　盐知母60g　茯苓60g

杜仲60g 山茱萸60g 泽泻60g 酒黄柏60g 巴戟天60g 苁蓉60g 牡丹皮60g 小茴香60g

【制法】共末，蜜为小丸，每服6g。

【功效】此药治诸虚百损，五劳七伤，肢体沉重，骨节疼痛，心中烦热，唇干口燥，肝胃虚热，寒热往来，行动喘促，不生肌肉，阴阳不和，饮食无味，日少精神，夜卧不安，心气不足，盗汗虚烦，一切之病，并皆治之。常服强精神，聪耳目，其效不可尽述。

【说明】方出《清太医院秘录医方配本》，也是一首以滋补肾阴为主的养生良方。方以由熟地、山药、山茱萸、茯苓、泽泻、牡丹皮组成的六味地黄丸为基础滋补肝肾，另加枸杞子增强滋养精血之功。“善补阴中必于阳中求阴，则阴得阳升而泉源不竭”（张景岳语），故选巴戟天、杜仲、肉苁蓉补肾助阳，与滋阴药成阴阳互根之妙。阴虚多有内热，因用知母、黄柏以滋阴降火。小茴香温中理气，又可防滋补药之呆腻。牛膝既可强壮腰膝，又能引药下行入肾，是为引使。与前方相比，两方均重在滋补肾阴，但前方长于固精安神，本方则长于清降虚火。

○熟地膏

【组成】熟地500g

【制法】用水煎透，炼蜜收膏。早晨用黄酒冲三五茶匙，白开水亦可。

【功效】熟地色黑入肾，味厚滋阴，填精补髓，益寿延年，真乃培元固本之圣药也。但熬炼务要得法，最恐药器相反，损其功效，何有益也。预制此膏，器用铅灌，火候文武不惜工价，如法修合，如桴应鼓，不误病症。男子阴虚盗汗，妇人血虚发热并治，神效。

【说明】方出《清太医院配方》。熟地养血补肾，确系“培元固本之圣药”。现代研究表明，本品富含甘露醇、生物碱、脂肪酸、精氨酸、地黄素、维生素A等，有强心利尿作用和促进肾上腺皮质腺及性腺等功能，还有防止老化和提高神经反射机能的作用，这些恐怕是熟地作为一味滋补强壮良药的药理基础。

○莲藕蟹肉粥

【组成】白米2两，莲藕2两，蟹2只，鸡蛋2个，葱、姜片各少许。

【制法】先将米淘洗后用水泡1个时辰，莲藕去皮，切成长的丝，泡在水中；鸡蛋分成蛋白、蛋黄放置备用；再把蟹洗净，去壳鳃、脚，取出蟹黄，与蛋黄拌匀，蟹身切成放射状的8等份。壳和足用力敲断。然后在锅中放6钱油，加热，放入蟹壳、蟹脚、葱、姜翻炒，炒出香味后加水，加盖，用中火煮三刻钟左右，然后把煮汤倒入另一锅内，并放入沥干的米、莲藕及浸汁，加盖煮沸，再改用小火煮1个半时辰。即将熟时，放入蟹块，用少量盐调味。多半锅粥与蛋白混合。盛入碗中，剩余的粥与蛋黄混合，盛入加蛋白的碗里，最后将蟹块置于粥面上，按个人喜好加入葱、姜、生菜等，即可食用。

【功效】益阴补髓，清热养血，对体虚之人尤其适用。

【用法】供早餐食用。

○银杞鸡肝汤

【组成】银耳3钱、枸杞3钱，鸡肝2两，茉莉花24朵，黄酒、姜汁、食盐适量。

【制法】将鸡肝洗净，切成薄片置于碗中，加入适量黄酒、姜汁、食盐拌匀。将银耳洗净后撕成小片，用适量清水泡发。将茉莉花择去花蒂，洗净置于盘中。将枸杞洗净。在炒锅中放入适量清汤，加入适量黄酒、姜汁、食盐，随即放入银耳、鸡肝、枸杞烧沸，撇去浮沫，待鸡肝刚熟即装入碗内，撒入茉莉即可。

【功效】本品具有补肝益肾、滋补阴虚之功效，适用于阴虚所致的视力模糊、两眼昏花、面色憔悴者食用。

【用法】佐餐食用，每日2次。

○乌药炖羊肉

【组成】乌药2钱，羊肉2两，高良姜2钱，白芍5钱，香附2两，生姜、葱、黄酒、花椒、白糖、盐各适量。

【制法】将乌药、高良姜、白芍、香附、花椒一同研成细末，装入纱布袋中，将羊肉洗净，切成小块，与药袋一同置于沙锅中，加入适量清水，先用旺火煮沸，再改用文火慢炖至羊肉熟时，加入生姜、葱、黄酒、白酒、白糖煮1~2沸，取出纱布袋，加入适量盐调味即可。

【功效】本品具有温脾散寒、滋阴补虚之功效。

【用法】食羊肉、饮汤。每日一剂。

○红杞海参煨鸽蛋

【组成】红枸杞3钱，水发海参2只，鸽蛋12个，精盐1钱．黄酒6钱，胡椒粉1钱，酱油3钱，猪油2两，花生油1斤，生姜适量，鸡汤、淀粉、肉汤各适量。

【制法】将海参内壁膜撕开，清洗干净，放入肉汤内氽一下，捞出，倒出汤，再放新汤，并将海参入锅氽一下取出，待用；把鸽蛋放入清水锅内，用文水煮熟，捞出去壳，待用；生姜洗净，切成细丝，待用；将鸽蛋滚满淀粉，放入油锅内，炸至外表皮呈黄色，捞出，待用。

另取一个锅，洗净烧热，放入猪油1两，待油六成热时，下生姜丝煸香，加鸡汤稍煮，再加入酱油、黄酒、胡椒粉、海参，用旺火烧沸，撇净浮沫，转用文火煮三刻钟，加鸽蛋、枸杞，锅加盖，煨一刻钟，海参取出摆入盘内，鸽蛋围在剧围。在锅内留下的汤汁，对少许清水，以旺水烧沸后，加味精，并用水淀粉勾芡，上滚热的猪油约1两，然后将芡汁浇在海参和鸽蛋上，即可食用。

【功效】滋阴润肺，补肝益肾。适用于阴血不足者。

【用法】佐餐食用。

○炖龟肉

【组成】龟1只（重量半斤到1斤），菜油1两，黄酒4钱，生姜2钱，花椒、冰糖、酱油、盐各适量。

【制法】将龟放入盆中，加热水，使其排尽尿，弃去头、足，去除龟壳、内脏，用清水反复洗净，将龟肉用刀切成块，待用；把生姜去外皮洗净，切成极薄片，待用。将炒锅置于旺火上，加菜油，烧六成热后，放入龟肉块，后复翻炒，再加生姜片、花椒、冰糖、精盐等调料，烹以酱油、黄酒，加适量水，锅加盖，继续煮一刻钟左右。改用文火煨炖，至龟肉烂熟，即成。

【功效】填精补肾，滋阴养血。适用于精血不足、体虚之人。

【用法】佐餐食用。

○生地炖鸡

【组成】母鸡1只，生地黄6钱，饴糖2两，葱、姜、盐各适量。

【制法】将母鸡宰杀后，去掉毛和内脏，洗净；先把生地黄、葱、姜、盐放入鸡腹腔内，再将饴糖灌入，然后缝合切口。把鸡脯朝上放入锅内，加清水适量，用武火烧沸后，转用文火炖熬至熟。

【功效】补虚强身，养阴生津，适用于阴血不足、体质虚弱者。

【用法】佐餐食用。

○补肾药酒

【组成】鹿鞭 3 钱，淫羊藿 4 钱，锁阳 5 钱，巴戟天 2 钱，熟地 2 钱，山茱萸 2 钱，附片 1 钱，肉苁蓉 3 钱，枸杞 3 钱，黄芪 2 钱，当归 10 克，韭菜籽 2 克，菟丝子 15 克，桑葚 3 钱，龟板胶 2 钱，甘草 2 钱，曲酒 2 斤。

【制法】将上述诸药捣碎后，用干净的纱布包好，放入曲酒中浸泡 7 日之后，即可服用。

【功效】本品具有生精益髓、补肝益肾之功效。

【用法】每日晚临睡前服用 1 酒盅。

○桂圆首乌补肾酒

【组成】桂圆肉、鸡血藤各半斤，首乌 4 两，米酒 3 斤。

【制法】将首乌、鸡血藤分别切成片。将桂圆肉去核后洗净并捣碎，与首乌片、鸡血藤片一同置于瓦坛中，加入米酒密封，置于阴凉处，每日摇晃 1～2 次，浸泡 15～20 日即可。

【功效】本品具有养血活血、滋阴补髓之功效，适于血虚气弱所致面色苍白、头眩心悸、失眠多梦、四肢无力等症的患者食用。

【用法】每日早、晚各饮 1 小杯药酒。连续饮服 15 日。

○阿胶糯米粥

【组成】阿胶 6 钱，糯米 1 两。

【制法】先将阿胶砸成碎末备用。将糯米淘洗干净置于锅中，加入适量清水熬煮至粥将熟时，加入砸成碎末的阿胶搅匀，继续煮至粥熟即可。

【功效】本品具有养血止血、滋阴润燥之功效，适于阴血不足所引起的眩晕、心悸、失眠、月经不调及虚劳、尿血、便血、漏血等症的患者食用。

【用法】每日早、晚各食用 1 次。

○天门冬粳米粥

【组成】天门冬 4 钱，粳米 2 两，冰糖适量。

【制法】将天门冬置于沙锅中，加入适量清水煎煮二刻钟后，滤取汁液，再添加适量清水煎取汁液，共滤取 3 次药液。将 3 次滤取的药汁合并混匀，放入淘洗干净的粳米熬煮至粥熟后，加入适量冰糖煮 1～2 沸即可。

【功效】本品具有养阴清热、润肺滋肾之功效，尤其适于肺肾阴虚所致的咳嗽、吐血、阴虚发热、咽喉肿痛、消暑便秘等症患者食用。

【用法】每日早、晚空腹食用。

○黄酒炖鳗鱼

【组成】鳗鱼 1 斤，生姜 6 钱，黄酒 1 斤，食盐 4 钱，醋适量。

【制法】将鳗鱼去鳃和内脏后洗净置于锅中，加入黄油及适量清水用旺火烧沸后，改用小火炖熬至鱼烂熟即可。

【功效】本品具有养阴、清退虚热之功效。

【用法】佐餐食用。食用时适量拌入食盐和醋。

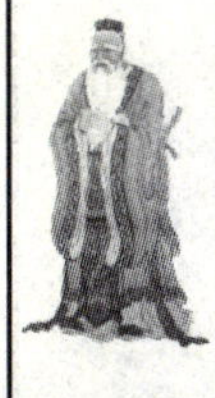

○沙参鹅肉汤

【组成】鹅肉、瘦猪肉各半斤，淮山药6钱，北沙参、玉竹各3钱，精盐、黄酒、胡椒粉、姜片、鸡清汤、鸡油各适量。

【制法】将鹅肉、猪肉分别洗净，放入沸水锅中汆透，捞出，沥干水，切成丝，待用；把淮山药、北沙参、玉竹分别去杂，清水洗净，装入纱布袋中扎口，待用；将煮锅刷洗干净，置于火上，注入鸡汤，放入鹅肉丝、猪肉丝、药袋、精盐、黄酒、胡椒粉、生姜片，锅加盖，共同炖至肉熟烂，淋上鸡油调味即成。

【功效】益气补虚，养阴润肺，生津止渴。

【用法】佐餐食用，可以常服。

○豆蔻炖乌鸡

【组成】母乌骨鸡1只，豆蔻6钱，草果2颗，调料适量。

【制法】将母乌骨鸡宰杀，去毛及肠杂后洗净。将豆蔻、草果炒存性，装入纱布袋中扎好袋口，放入鸡腹内用线缝口。将处理好的乌鸡置于锅中，加入适量清水用小火炖至鸡肉熟烂为止，去药袋，调味即可。

【功效】本品具有养阴退热、补中止渴、行气暖胃之功效。

【用法】早、晚空腹时吃鸡肉，喝汤。

○金针菜炖水鱼

【组成】水鱼1只（约1斤），猪瘦肉4两，金针菜6钱，木耳3钱，调料适量。

【制法】将金针菜、木耳（浸开）洗净；猪瘦肉洗净，切块；水鱼用热水烫，削开，去内脏，洗净，斩成块。把全部用料放入炖盅内放开水适量，炖盅加盖，隔开水炖1个到1个半时辰，调味即成。

【功效】滋阴降火，补肾和血。适用于阴血不足，体质虚弱者。

【用法】佐餐食用。

○玉竹炖白鳝

【组成】白鳝1斤，淮山药、玉竹各1两。

【制法】将白鳝去内脏，洗净，切短段；淮山药、玉竹洗净。将全部用料放入炖盅内，加开水适量，炖盅加盖，文火隔开水炖1个时辰调味即可。

【功效】滋阴补虚，退热生津。适用于阴虚津亏之人。

【用法】佐膳食用。

○清热养阴代茶饮

【组成】橘红1.5钱，炒枳壳1.5钱，甘菊3钱，炒谷芽3钱，霜桑叶3钱，羚羊5分，鲜芦根2根，带心麦冬3钱。

【制法】水煎，温服。

【功效】此方主要功效在于滋阴清热。

【用法】煎汤服用或者代茶饮都可。

○红枣乌鸡汤

【组成】乌鸦、红枣四五颗，莲子10来颗，枸杞少许，薏米少许，姜两三片，葱一小段。

【制法】将整只鸡用清水煮开。将鸡取出后，换水烧热待用，把准备好的配料塞到鸡肚里后，再放回烧热的清水里煮。先用大火烧开，改为文火炖约1个时辰。加盐调味即可食用。

【功效】红枣自古以来是补血佳品，而乌鸡更能益气，滋阴，经常服用可以调节月经紊乱，同时还可以滋养肌肤，起到美容功效。

【用法】佐餐食用，经常服用效果更好。

○羊肉粥

【组成】鲜羊肉半斤，大米2两，葱、姜、食盐各适量。

【制法】将羊肉洗净、切片，与大米、葱、姜、食盐一起熬粥，至羊肉熟烂即可。

【功效】补气，养血，止痛。适用于气血亏虚引起的痛经。

【用法】每天早饭时食用，可常食。

○黄酒炖猪皮

【组成】猪皮2斤，黄酒半斤，白糖半斤。

【制法】将猪皮洗净后切碎，加适量水，用文火炖至汁液黏稠，加入白糖、黄酒即可。

【功效】养血益阴，滋肾养肝。可治妇女血虚乏力、月经不调等症，对腰腿酸痛者效果更佳。

【用法】每日2次，用开水冲化后温服。

○益母草炒荠菜

【组成】鲜益母草10钱，鲜荠菜1两，菜油适量。

【制法】将鲜益母草、鲜荠菜洗净，切断。把铁锅放在旺火上，倒入菜油烧热，放入鲜益母草、鲜荠菜炒熟即可食用。

【功效】益母草有活血、破血、调经的作用；荠菜含荠菜酸，能缩短出血、凝血时间，从而达到止血的目的，对血淤型月经过多特别有效。

【用法】1天两次，服至血止。

○芝麻肝

【组成】猪肝半斤，豆油2斤，芝麻2两，面粉1两，鸡蛋2个，精盐、葱、姜各适量。

【制法】将猪肝切成薄片，用精盐、葱末、姜末调好，蘸上面粉、芝麻、鸡蛋汁，再在锅内放入油，烧至七成熟，放入蘸上作料的猪肝，炸透即可出锅装盘。

【功效】养血益阴，滋补肝肾。脾虚便溏或腹泻者不适宜选择此食疗方案。

【用法】佐餐食用。

○珠玉粥

【组成】生山药2两，生薏苡仁2两，龙眼肉5钱，粳米2两。

【制法】先将薏苡仁和粳米煮熟，再将去皮捣碎的生山药和龙眼肉放入，同煮为粥。

【功效】健脾益气，双补心脾，月经期食用，有助气血恢复。

【用法】可做早餐食用，常食效果好。

○乌贼骨炖鸡

【组成】乌贼1两，当归1两，鸡肉2两，精盐适量。

【制法】把鸡肉切丁，当归切片，乌贼骨打碎，装入陶罐内加清水1斤，精盐适量，上蒸笼蒸熟。

【功效】乌贼骨有收敛止血的作用，当归和鸡肉都是补血佳品，所以对血虚型月经过多，颇具疗效。

【用法】每日1次。一般3～5次可见效。

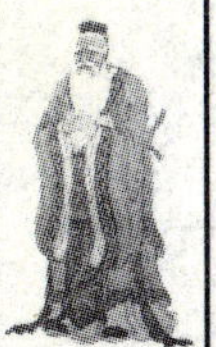

○玉米须炖瘦肉

【组成】玉米须1两，瘦肉3两，精盐适量。

【制法】将瘦肉切块，与玉米须一起放入陶罐内，加水1斤，上蒸笼加盖清蒸至肉熟，加精盐。

【功效】玉米须有凉血止血的作用，民间常用来治红崩，瘦肉能补血，两者配合，故治血热型月经过多，疗效显著。

【用法】可常食，要趁热服用。

○当归生姜羊肉汤

【组成】当归5钱，生姜5钱，羊瘦肉1斤，盐适量。

【制法】将羊肉、当归、生姜一同放入沙锅内，加适量水，先用武火烧沸，再改文火炖至肉烂，加适量的盐调味后即可服食。

【功效】温经散寒，补血调经。适用于血虚有寒之月经不调者服食调理。

【用法】每日一次，食肉，饮汤。

○吴茱萸粥

【组成】吴茱萸、生姜、葱白各少量，粳米1两。

【制法】将吴茱萸研为细末，用粳米先煮粥，待米熟后下吴茱萸末及生姜、葱白，同煮为粥。

【功效】补脾暖胃，温中散寒，止痛止吐。适用于虚寒型痛经及脘腹冷痛、呕逆吐酸。用量不宜过大，宜从小剂量开始。一切热证、实证及阴虚火旺的病人忌服。

【用法】可作为早餐食用，常服效果好。

○荔枝干炖莲子

【组成】荔枝干20粒，莲子2两。

【制法】将荔枝干去壳和核，莲子去心，洗净后放在陶瓷罐内加水1斤左右，上蒸笼用中火蒸熟服用。

【功效】荔枝干营养丰富，能补血滋脾；莲子的作用主要是补脾固涩，两者合用，配伍恰当，因此常用来治疗脾虚型月经过多。

【用法】一日两次，连服数天，效果好。

○清蒸荷包红鲤鱼

【组成】活荷包红鲤鱼2条，水发香菇5钱，精盐适量，黄酒适量，熟猪油5钱，姜块适量，葱白适量。

【制法】红鲤鱼去鳞、鳃，破腹去内脏，洗净沥干水，在鱼身两边剞斜形花刀，盛入钵内，撒精盐、黄酒抹匀鱼身，腌渍片刻。将腌过的鱼放入盘中，香菇摆在鱼身上，舀入熟猪油，放葱白、姜块（拍松），上笼用旺火蒸一刻钟，至鱼眼突出时即熟，取出拣去葱白、姜块即可。

【功效】明初学者汪双池的《医林纂要探源》上记载说红鲤鱼能和脾养肺，平肝补心，滋阴养阳。特别是妇女子宫虚寒而不育者，吃了可以受孕，这可算是荷包红鲤鱼的独到好处了。

【用法】佐餐食用，可以常食。

○八宝血糯羹

【组成】血糯米1两，豌豆2钱，莲子10颗，猕猴桃2钱，桂圆4颗，松子1钱，红糖、姜末各适量。

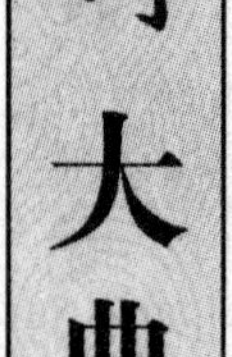

【制法】将血糯米淘洗干净，用家用磨浆机磨成粉；豌豆、莲子、桂圆一起放入锅中，加水用小火焖烂；松子炒熟，猕猴桃去皮切丁，待用。血糯粉加水调好，倒入煮豌豆、莲子、桂圆的锅中煮熟，加红糖、姜末调味，撒入猕猴桃丁和松子仁即可。

【功效】本品能滋阴补血。

【用法】每天早饭时服用，可以常食。

○猪肝羹

【组成】猪肝 4 两，鸡汤 6 两，盐、黄酒、葱姜汁各适量。

【制法】将猪肝洗净，切成小块，用清水浸泡二刻钟，沥干，加鸡汤切碎，用粗纱网过滤，加入调料搅拌均匀，盛在小碗中，用锅蒸二刻钟左右，见其凝固即可。

【功效】小品能补血，抗疲劳。

【用法】佐餐食用，但不可食之过于频繁。

○豆腐炖鲫鱼

【组成】鲫鱼 1 条（约重 8 两），豆腐 4 两，葱、姜、油、盐、醋各适量。

【制法】将鱼宰杀，洗净，抹干表面水分；豆腐切成小块。锅烧热，倒入油，炸香葱、姜，放入鱼略煸。锅内倒入清水 3 碗，用旺火烧开，加少许醋，放入豆腐块，用中火煮一刻钟左右，加调味即可。

【功效】本品养血补钙。

【用法】佐餐，可常食，但不能与菠菜等同食。

○芋艿红烧肉

【组成】扁豆 3 两，芋艿 4 只，带皮猪肉 2 两，葱、姜、酱油、盐、白糖、醋、食油各适量。

【制法】将扁豆去筋，洗净；芋艿去皮，洗净；猪肉切成小块。锅上火烧热，放入油，炸香葱、姜，放入猪肉煸至出油、变色，加酱油、清水没过原料，用小火烧二刻钟，加盐、白糖调好味，入扁豆、芋艿烧烂即可。

【功效】润肠通便，补血生津，抗疲劳。

【用法】佐餐食用，但不能与菠菜同食。

○冬瓜炖鸭

【组成】老鸭半只（约重 1 斤），冬瓜 1 斤，食油、葱、姜、盐、黄酒各适量。

【制法】将老鸭剁成小块，用开水焯一下，洗去血沫；冬瓜去皮切成块。锅烧热，放入油，炸香葱、姜，放入鸭块略偏，加水没过鸭块，用旺火烧沸，转用小火煮半个时辰至烂，放入冬瓜炖烂，调好味即可。

【功效】补血，养血，消除水肿。

【用法】喝汤，吃肉，每日一次，连服七日。

○明珠核桃

【组成】去衣核桃肉 3 两，中虾 8 两，芦笋粒 3 匙，胡萝卜粒 2 匙，蒜茸半匙，酒 1 匙，盐、糖、生粉适量，蛋白、油适量，麻油、胡椒粉各少许。

【制法】核桃肉放入开水中煮片刻，取出滴干，放入暖油中炸至微黄色盛起。虾去壳，去肠，用盐擦洗干净，冲水吸干水分，加入调味料拌匀，泡嫩油盛起。烧热锅，下油 1 汤匙爆香蒜茸，加入芦笋、胡萝卜炒，放入虾，加酒，下芡汁料及核桃肉，兜匀上碟即成。

【功效】本品具有滋阴补血、定胎安神之功效。

【用法】佐餐食用，可常服。

○香酥凤卷

【组成】鸡腿3只，西兰花4两，冬菇2只，胡萝卜适量，葱2棵，蛋黄1只，生粉适量，盐、酒、麻油、胡椒粉各少许。

【制法】鸡腿起肉，切薄片，拍松，加入腌料拌匀，腌一刻钟，冬菇浸软去蒂，加入少许油、生抽蒸熟，切条。胡萝卜去皮洗净，切长条，葱切段。西兰花洗净切小朵，以油、盐、水灼熟，放于碟中央。铺平鸡肉，放入冬菇、胡萝卜、葱各1条，卷成1卷，拌匀蛋黄及生粉，涂匀鸡肉卷，放入中火油内炸至金黄色取出，切块排于碟上，煮开芡汁淋上即成。

【功效】补血养神，定胎养胎。

【用法】可作为餐后点心食用。

○红烧海参

【组成】海参1斤，瘦肉4两，白菜6两，姜2片，葱2棵，红萝卜花数片，盐、糖各适量，黄酒适量，高汤11杯，生粉、麻油、胡椒粉各少许。

【制法】海参放入姜、葱、开水内煮片刻，除去内脏洗净，滴干切块。瘦肉切丝，加入调味料拌匀，泡嫩油待用。白菜洗净，以油、盐、水灼熟同于碟边。烧热锅，下油2汤匙爆香姜、葱，加入煨料及海参煮至海参软烂，放入瘦肉，芡汁料兜匀上碟即成。

【功效】本品能补血气，安胎定胎。

【用法】佐餐食用，宜隔一段时间服用一次。

○鲫鱼蒸蛋

【组成】鲫鱼1条(8两左右)，鸡蛋5个，食盐、黄酒、胡椒粉、鲜汤、香油适量，香葱末少许。

【制法】将鸡蛋打入大汤钵内，加鲜汤、料酒、食盐、胡椒粉、香葱末和香油，搅拌均匀。鲫鱼去鳞、鳃、内脏，洗净后放入开水锅内，煮至五成熟捞出，放在打匀的大汤钵内，露出头和尾，然后上屉蒸一刻钟左右，待鲫鱼完全熟后淋上少量香油，即可上桌食用。

【功效】本品能养心安神、补血、滋阴润燥。也适合于心烦不眠、燥咳声嘶、目赤咽痛、胎动不安者食用。

【用法】佐餐，可经常食用。

○参杞山药粥

【组成】黄芪6钱，党参6钱，淮山药6钱，粳米2两，红糖适量。

【制法】将黄芪、党参、淮山药一同置于沙锅中，加入适量清水煎至剩余2碗汁液时，去渣留汁。将粳米淘洗干净后放入药液中，再添加适量清水熬煮至米熟粥稠为度，吃时加入少许红糖调味即可。

【功效】本品具有补气升阳、健脾养胃之功效，适用于脾肾阳虚所致的咳嗽气喘、面色无华、形寒肢冷、食欲少、大便溏泻、小便清长等症患者食用。

【用法】每日1剂，早、晚温热服食。连服7~10天。

○参杞红枣粥

【组成】人参1钱，枸杞3钱，红枣5颗，粳水2两，红糖适量。

【制法】将人参、枸杞、红枣一同置于锅中，加入适量清水煎取汁液。将淘洗干净的粳米放入煎取的约液中熬煮至继熟时，再加入红糖略煮溶化即可。

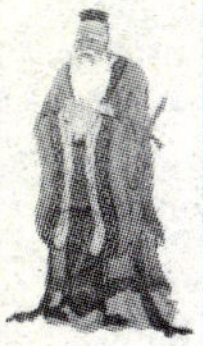

【功效】本品具有补肾助阳之功效，适于脾肾阳虚断致的咳嗽、面色无华、形寒肢冷、少食欲、大便清长等症患者食用。

【用法】每日1剂，早、晚趁热服食。连服3～5天。

○鸽肉参芪汤

【组成】白鸽1只，党参4钱，黄芪6钱，淮山药6钱。

【制法】将白鸽切块，放入沙锅中，与党参、黄芪、淮山药同水煮。炖熟即成。

【功效】山药味甘性平，补脾养胃。黄芪味甘微温，健脾补中，抗疲劳；党参味片性平，补益脾肺，调节胃肠运动；鸽肉味成性平，滋肾益气提高性欲。

【用法】取汤饮，食鸽肉。可隔日服食一次，连食3～5天。

○川芎肉桂酒

【组成】牛膝、秦艽、川芎、防风、肉桂、独活、丹参、茯苓、杜仲各6钱，制附子、石斛、干姜、麦门冬、地骨皮各5钱，五加皮8钱，薏苡仁3钱，火麻仁2钱，白酒3斤。

【制法】将以上各味中药一同捣碎置于白酒中，春、夏季节浸泡3日，秋、冬季节浸泡7日，去渣即可。

【功效】本品具有补肾壮阳、祛风除湿之功效。

【用法】每日早、晚各1次，每次取1杯饮服。

○人参炖三鞭

【组成】牛鞭、鹿鞭、黄狗鞭各1条，猪瘦肉1斤，人参(红参)4钱，红枣5个。

【制法】三鞭用温水泡软，割去残肉，切块，用姜汤煮二刻钟，去姜汤用清水漂过；猪瘦肉洗净，略出水，切块；人参浸软切片，红枣(去核)洗净，与三鞭、猪瘦肉一齐放入炖盅内，加开水适量，炖盅加盖，文火隔开水炖2个时辰，调味供用，也可加少许酒调服。

【功效】大补元气，温肾壮阳。适用于肾阳虚衰之人。

【用法】佐餐食用。

○虫草羊肉汤

【组成】羊肉1斤半，冬虫夏草4钱，淮山药6钱，枸杞子3钱，生姜4片，蜜枣4个。

【制法】羊肉洗净，切块，用开水除去膻味。冬虫夏草、淮山药、枸杞子洗净，与羊肉、姜、枣一齐放入锅内，加清水适量，武火煮沸后，文火煲1个半时辰，调味供用。

【功效】温补肝肾，益精壮阳。适用于肝肾两虚、肾阳不足之人。

【用法】每日1次，食肉，饮汤。

○虫草全鸭

【组成】冬虫夏草12条，鸭1只，瘦肉1斤，黄酒少许，姜少许。

【制法】将鸭洗净放入锅中，把瘦肉切成大块一起放入锅中，同时在锅中加入足量清水和少许黄酒，用文火煲一个时辰，将冬虫夏草先用水浸泡，将煲熟的鸭和汤倒入炖盅内，放入冬虫夏草，盖上盅盖，再隔水炖1个时辰即可。

【功效】补肾壮阳，强身健体。适用于肾阳虚体弱者。

【用法】吃肉，喝汤，佐餐食用，每日1～2次。

○归参炖雌雪鸡

【组成】当归5钱，太子参6钱，雪鸡(或小公鸡)1只，生姜末、黄酒、细盐、香油、葱适量。

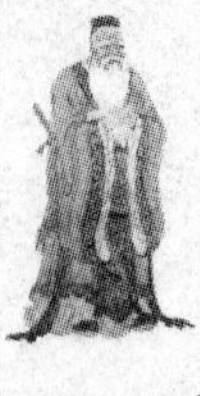

【制法】杀鸡，去毛、内脏、血，洗净；将当归、太子参放入鸡腹内，置大沙锅中，加入黄酒、细盐、生姜末、葱、清水，先用旺火烧沸，后改用小火，炖至肉烂熟即可。起锅时加几滴香油。

【功效】本品适合于肾阳虚衰型女子性欲低下，下元寒冷，对房事毫无兴趣，形寒肢冷，神疲体倦，纳少便溏，月经量少，色淡，质稀，有时小腹冷痛，有时感阴部寒冷，面色苍白或萎黄，舌淡，苔薄白，脉沉迟。

【用法】吃肉，饮汤，可经常吃。

**○夏草雌鸽补益汤**

【组成】冬虫夏草3钱，雌鸽1只，细盐、黄酒、生姜末、盐各适量。

【制法】洗净冬虫夏草，用清水浸泡一个时辰；宰杀雌鸽，去毛、内脏与血，洗净。将雌鸽、冬虫夏草及已泡药的清水伞部放入大瓦罐中，旺火烧沸，然后加黄酒、细盐、牛姜末，改小火，炖一个时辰即可。

【功效】此汤温中益肾，固精壮阳。适合于肾阳虚衰型女子性欲低下者服用，男性阳痿患者也可，但最好用雄鸽代替雌鸽。

【用法】饮汤，吃肉与冬虫夏草，可以常吃。

**○回春蛤蚧酒**

【组成】蛤蚧5钱，人参5钱，淫羊藿1两，枸杞子7钱，益智仁5钱，上等白酒3斤。

【制法】将以上药材及白酒置于瓶中，加盖密封，60天可以服用。

【功效】本药酒助肾阳，益精血，适于肾阳虚衰型女子性欲低下患者服食。

【用法】每晚睡前饮一小杯，量小者喝少些，1次饮用不宜超过两杯。

**○人参鹿茸酒**

【组成】人参6钱，鹿茸2钱，上等白酒3斤，冰糖1两。

【制法】将人参、鹿茸、冰糖放入瓶中，加盖密封，60天后服用。

【功效】渐补下元，生精益血，壮阳健骨。最适于肾阳虚衰型女子性欲低下的患者服用。

【用法】每晚睡前饮一小杯，不宜过量饮用。

**○双喜鱼子豆腐**

【组成】嫩豆腐1斤，鲤鱼鱼子1~3两，鸡蛋1个，合欢花3钱，面粉、水淀粉、生姜丝、葱、细盐、黄酒、酱油、花椒、猪油符适量。

【制法】将嫩豆腐放入沸水中烫一下，捞起，沥水，切成红烧肉形的大块，将合欢花置瓦罐中水煎，取头汁与二次汁对和，备用；将蛋清打入碗中，加入细盐、水淀粉，拌和成面糊。起热锅，旺火，加入猪油约1斤，油热后，将豆腐逐块蘸蛋清糊下锅，炸成红黄色捞出，同装入瓷碗中。起热锅，将合欢花药汁倒入锅中，放入鲤鱼鱼子、生姜丝、细盐、黄酒、花椒、葱、酱油，鱼子煮熟时冲入水淀粉勾芡。上笼蒸熟豆腐，取出，扣于大盘中，将芡汁浇在豆腐上即可。

【功效】疏肝理气，解郁安神，补精助阳。适于肝气郁结型女子性欲低下者服用，主要表现为情志忧郁，胸胁胀闷，经期先后不定，对房事无兴趣，舌苔薄白，脉细涩或弦涩等。

【用法】佐膳食，可经常食用。

## 十一、护肤养颜方

○七白膏

【组成】白芷　白蔹　白术各30g　白茯苓9g(去皮)　白及15g　白附子9g　细辛9g

【制法】上件为细末,以鸡子白调,丸如弹子大,或如人小指状,阴干。每晚净洗了面,温浆水于瓮器内磨汁,涂之极妙。

【功效】令人面光润不皱,退一切诸䵟䵳。

【说明】本方主要由三类药物组成。一类是具有成膜功效的粘液质,如白及、白蔹、白茯苓和鸡子白,因其粘性较大,外用于皮肤表面可形成一层胶状膜,对皮肤起到保湿、保温作用,干燥后胶状膜又可使皮肤绷紧,将皱纹伸展拉平,从而起到防皱作用。第二类是能促进血液循环的药物如白芷、白术,这两种药物还作为香料使用,并具有抑菌作用,是宫廷常用的悦颜美容之品。第三类是对皮肤有一定刺激作用的药物如白附子、细辛,可使血管扩张,改善血液循环,使皮肤色素得以吸收,达到增白目的。

这是一首颇为典型的皮肤增白、悦容美颜方剂,所用药物在现代中药美容中仍为常用之品。方出《御药院方》。

○五味散

【组成】黄芩　黄柏　轻粉　青黛　侧柏叶各3g

【制法】共为细末,加冰片0.6g,红升丹3g,用香油、凉水调敷。

【功效】此药专治湿毒流窜,皮肤生疮,瘙痒无度,破浸黄水、秃疮、耳疮、鬼脸疮、羊胡髭疮、伤手疮、漆疮、臁疮、脓疮、湿疥、风癣、钱癣,一切潮湿疮疖,缠绵不愈等症。

【说明】方出《太医院秘藏膏丹丸散方剂》。本方所治皮肤多种疾患均系湿热浸淫,火毒炽盛引起。故而选用黄芩、黄柏、青黛等清热解毒之品兼有燥湿功能用为主药。药理研究证明,此三种药对多种细菌、真菌有较强的抑制作用,可算作广谱抗菌药物。轻粉功能杀虫解毒,兼可去腐肉,为治疗皮肤病要药。本方用之,一方面取其杀菌、抗真菌作用,以防治皮肤疾患;另一方面也取其去腐肉作用,以防治皮肤色素沉着及增生性疾病。侧柏叶清热凉血,含有挥发油、鞣质、树脂、维生素C等,可扩张血管,并能抑制多种细菌、病毒,符合本病病机。红升丹是皮肤病外治要药,功能拔毒去腐,生肌长肉,治皮肤诸疮常用。冰片清凉止痛,外用可产生清凉感,且可使局部血管扩张,改善血液循环,有利药物吸收。

本方可用治各种皮肤疮癣,如有破溃者,可用香油调药,无破溃者宜用清水。

○无皂角洗面药

【组成】藿香　白芷　藁本　瓜蒌根　楮桃　白茯苓　防风各30g　甘松　零陵香　茅香　丁香各75g　檀香30g　麝香9g　沉香30g　黑牵牛120g　赤小豆90g　川芎30g　糯米500g

【制法】上为细末,洗面涂用。

【功效】悦泽面容,消斑增白。

【说明】方出《御药院方》。全方18味药,按功效可分为5组:一为芳香药如甘松、檀香、藿香、零陵香、茅香、丁香、沉香、麝香、可芳香辟秽、香肤；二为皮肤保健药如黑牵牛、防风祛风杀虫；三为营养皮肤药如白芷、赤小豆、糯米，可滋润皮肤；四为美容之品如诸桃、瓜蒌根、白芷，可悦颜色，充肌肤；五为祛除肤疾药如麝香、甘松、藁本、白茯苓，可去面部黑斑、粉刺；妙在用川芎一味活血行气，有利皮肤吸收药物，发挥药效。

○玉肌散

**【组成】**白芷 6g　滑石 6g　白附子 6g　绿豆粉 120g

**【制法】**共研成极细末。洗面或加香豆面洗之，或对入粉内用之，其效甚速。

**【功效】**此散专治面貌粗涩不润、黑暗无光，雀斑污子，常洗能润肌肤，悦颜色，光洁如玉，面如凝脂。

**【说明】**方出《太医院秘藏膏丹丸散方剂》。白芷气味芳香，质极滑润，和利血脉，宫中常作为美容药使用，可治疗䵟䵳、皮肤粗涩发黑。本品含有芳香性挥发油，外用可使局部血管扩张，改善血液循环，从而促进皮肤色素吸收，同时滋润皮肤。滑石质软而细腻，具有良好的伸长性和滑润性，易于均匀铺散，故而是各种化妆品的主要原料，外用可吸附化学刺激物和毒物，对皮肤粘膜可起到保护作用。白附子“主面上百病”(《名医别录》)，治“面䵟䵳瘢疵”(《日华子本草》)。药理研究表明，本品对皮肤有刺激作用，能使表皮剥脱，从而剥蚀䵟䵳、瘢疵。另一方面本品外用可使局部血管扩张，改善血液循环，从而使色素得以吸收。绿豆清热解毒，含有较多淀粉、脂肪油、蛋白质、维生素 $B_1$、维生素 $B_2$、烟酸等，具有良好的粘着性，可吸附皮肤表面的污垢而达到去垢目的。

○玉粉散

**【组成】**定粉 30g　蛤粉 15g　石膏 15g　白石脂 15g　滑石 255g　白龙骨 15g　粟米粉 60g　寒水石 30g(烧通赤，于净地上放冷出火毒)

**【制法】**上为末，再研极细匀，每用药干搽患处。

**【功效】**治热汗浸渍成疮，肿痒焮痛。

**【说明】**方出《御药院方》。定粉即铅粉，细腻滑润，对皮肤有着很好的粘着性、伸展性、耐久性，是历代常用的化妆品原料。本方用之，可增加皮肤的细腻白嫩感。滑石、石膏、寒水石性凉，质软细腻，具有滑润感，外用能吸附大量化学刺激物和毒物，对皮肤粘膜起到保护作用，对热毒所致皮疮十分相宜。白石脂、龙骨均有收敛作用，与皮肤接触后能使皮肤中的蛋白质凝固、坏死，脱落，从而使皮肤色素得以蚀脱。粟米粉含有淀粉和粘液质，可形成胶状膜，对皮肤起到保护作用。

使用注意：铅粉含量不可超标，否则对人体有害。

○玉容散(1)

**【组成】**白及 45g　白蔹　白僵蚕(生)　钟乳粉各 15g　白附子(生)　冬瓜子韶脑(别研)各 7.5g　楮桃 6g　麝香 3g(别研)

**【制法】**以上药物同为极细末，用玉浆调匀稠得所，临卧涂患处，第二天用温淡浆水洗去。

**【功效】**祛斑，除痘，防皱，治面上诸䵟䵳。

**【说明】**方出《御药院方》，主药白及、白蔹、白附子、白僵蚕均为宫中常用的治疗面䵟、瘢痕药物，其中白及、白蔹含有丰富的淀粉和粘液质，可在皮肤形成一层保护膜,干燥后,又可使皮肤绷紧,具有防皱功能。白附子可使局部血管扩张,改善血液循环,从而使色素吸收。白僵蚕含有水解酶,外用可增加皮肤通透性,抑制瘢痕组织。冬瓜子质细腻,有油性,可润泽皮肤,悦泽面容。韶脑除湿杀虫,消肿止痛。楮桃滋补肝肾以润泽皮肤。麝香芳香开窍,促进皮肤血液循环,达到美容目的。

○玉容散(2)

【组成】牵牛(生)120g 香白芷 15g 甘松(去土)15g 零陵香 30g 天花粉 22.5g 川芎 15g 细辛 7.5g 阿胶 7.5g 猪牙皂角 60g 藿香 15g 楮桃 60g 藁本 15g

【制法】以上药物研为细末。每次用 3g,如洗面药用,早晨、晚夕各用一次。

【功效】祛粉刺,润肌肤,治面上热刺䵟黯。

【说明】方出《御药院方》。主药牵牛即二丑与天花粉、阿胶、楮桃具有很好的粘性和胶化功能,既可营养皮肤,又可使诸药附着于皮肤发挥疗效。白芷、甘松、零陵香、川芎、细辛、藿香、藁本均属于芳香类药物,用作香料,促进局部血液循环,改善皮肤的营养状况。皂角是一种表面活性剂,具有起泡、分散、乳化和洗净作用,因而具有洁净污垢作用。诸药合用,可治面部热刺䵟黯。

○玉容散(3)

【组成】白附子 6g 细辛 3g 白芷 3g 白蔹 3g 白及 3g 防风 3g 荆芥 3g 僵蚕 3g 栀子 3g 藁本 3g 天麻 3g 羌活 3g 独活 3g 檀香 3g 菊花 3g 枯矾 3g 甘松 6g 山柰 6g 大枣 8 枚(丝棉包)

【制法】每清晨洗面,久久自愈。

【功效】专治面生䵟黯,或生小疮,或生痤痱、粉刺之类,并皮肤瘙痒。

【说明】方出《太医院秘藏膏丹丸散方剂》。方中白芷、檀香、羌活、独活、甘松、山柰、藁本、菊花、防风、荆芥、细辛等均为芳香之品,富含挥发油,外用可使局部血管扩张,改善血液循环,促进皮肤色素吸收,维持皮肤的弹性、柔嫩。白附子主要用以剥蚀䵟黯、防治痤疮等皮肤疾病。白及、白蔹为重要的敛疮药物,与大枣均含有丰富的淀粉和粘液质,可增加药物的粘着性,具有形成薄膜能力和敷霜性。栀子清热泻火,凉血利湿,古人也常用治酒渣鼻、疮痱等皮肤疾病。枯矾是一种较强的收敛剂,能使表皮蛋白质凝固,从而起到剥蚀色素斑点作用。僵蚕也是治疗面䵟、粉刺的重要药物,《神农本草经》即称它能"灭黑黯,令人面色好。"诸药合用,共治皮肤䵟黯、疮痱、瘙痒等症。

○玉容膏

【组成】黄芪(去粗皮,剉) 当归(去芦头,剉) 白芍药(剉) 白芷(剉) 川芎(剉) 藿香叶 零陵香 白檀(剉) 白附子(剉) 白及(剉) 白蔹(剉)各 30g 瓜蒌一个 杏仁 30g(汤浸,去皮尖,研如泥膏。) 龙脑 6g 清油 2000g

【制法】上件除龙脑计 13 味,入清油浸 3 日,用银器内慢火熬,令药焦黄色,用新绵滤过,去药滓,放温,入黄蜡熔令匀,再用新绵滤过,入龙脑,不住手用柳木篦子搅,候冷密封。如前法做,冬用油 90g、蜡 30g,夏用油 15g、蜡 60g,腊月熬蜡油入蜡。每用少许涂摩热为度。如耳鼻有疮,用棉杖儿点少许在疮上。

【功效】治皮肤骨疮、癣痒唇裂、面皱风刺及打扑伤损。舒缓筋,通流血,消肿止痛,发散邪毒。

【说明】本方为元朝宫廷美颜方。方中黄芪含有黄酮类成分、多种氨基酸、多糖等,可伸展皱纹,营养皮肤。当归、川芎、白芍养血和血,加速皮肤血液循环。白附子、白及、白蔹、白芷祛风通络,均为养颜美容佳品。杏仁、瓜蒌可润肤增白除皱。藿香、零陵香、檀香、龙脑芳香辟秽,可杀皮肤真菌。方出《御药院方》。

○玉容粉

【组成】绿豆粉 60g 滑石 60g 元明粉 30g 白丁香 30g 白附子 30g 白芷 30g 僵蚕 30g 朱砂 4.5g 铅粉 9g 冰片 1.5g

【制法】共研细末。每日早晚将面洗净,用末 1.5g,以牛乳调敷面上,如无牛乳,用鸡蛋清对水少许亦可。忌食椒、姜、羊肉、烟、酒、辛热等物。

【功效】敷面色野气,黑暗不光,粗色不润,风痒干燥,或如虫行。久久敷之,面色湿润,容颜光滑,有似美玉,故云“玉容粉”。

【说明】方出《清太医院配方》,类似现代的面膜用品。绿豆粉清热解毒,方中取其粘腻之性,提高本方的乳化与分散功能,能于皮肤表面形成薄膜而保湿、保护皮肤。滑石、冰片清热利湿,质地细腻,具有良好的伸长性和润滑性,易于铺散均匀,且外用可吸附大量化学刺激物和毒素,对皮肤粘膜起到保护作用。白丁香、白芷、白附子祛风止痒,芳香辟秽,此类药富含挥发油,可刺激局部血管扩张,改善血液循环,促进色素吸收。白僵蚕祛风散结,能“灭黑黯,令人面色好”(《神农本草经》)。朱砂、元明粉清热凉血,可以杀虫、抑制真菌。铅粉色白细腻,有滑润感,方中用之一是遮掩面部黑斑、瘢痕,二是增加皮肤的细腻白嫩感。

○玉容肥皂

【组成】白芷 6g 附子 6g 独活 6g 白蔹 9g 细辛 6g 玉竹 18g 麝香 1.5g 三艾 9g

【制法】共为细末,用肥皂一块,胰子 120g,捣匀为丸,重 30g。洗面。

【功效】夫人之脸皮毛肤,皆属太阴脾胃二经,谓土生金之故耳。盖因过食厚味醇酒,以致胃火上升,面生斑点、粉刺等类,游风瘙痒,黯惨无光,当用此方洗之。

【说明】方出《太医院秘藏膏丹丸散方剂》。方中白芷、细辛、三艾均属芳香之品,用作香料和促进局部血液循环,改善营养供应。附子、独活温经祛风通络,加快气血运行。玉竹润肺以滋养皮肤。麝香开窍辟秽,散瘀通络,也是重要的香料。本方用之主要取其透达之性而有助诸药透入肌肤,发挥作用。

○玉容洗面丸

【组成】白芷 18g 羌活 18g 独活 18g 牡丹皮 18g 山柰 18g 甘松 18g 藿香 18g 官桂 18g 良姜 12g 白丁香 30g 香附 30g 公丁香 9g 檀香 12g 白碱 60g 白附子 30g 肥皂 24g

【制法】蜜丸,重 6g。洗面用之。

【功效】面生黑点、粉刺、游风、雀斑,皮肤瘙痒,黯惨无光,容颜不润,鼻皻红赤,面腮白屑,汗斑黑靥等证,当用此丸洗之。第见今之香坊造玉容香皂,皆以合香料为之,大抵取其芳香而已,其玉容之意,徒有其名而无其实。此丸其间用香药,皆光明润泽之品,每日洗面如皂用之,久则面如童颜,较之同类而芳香清远,究其主治而经验最良,谓之玉容,诚不诬也。

【说明】方出《清太医院秘录医方配本》。方中白芷、山柰、甘松、藿香、丁香、檀香均为芳香之品,主要成分为挥发油,对皮肤有温和刺激而改善局部血液循环,从而起到滋养皮肤和促进色素吸收作用。羌活、白附子、独活祛风除湿，止痒消肿，牡丹皮凉血清热，官桂、良姜温经通络，此三药寒温并用，协调阴阳。白碱、肥皂去污除垢，清洁面容。诸药共奏美容悦颜、滋润皮肤之功。

**○玉容西施散**

【组成】绿豆粉60g　白及　白芷　白蔹　白僵蚕　白附子　天花粉各30g　甘松　山柰　茅香各15g　零陵香　防风　藁本各6g　肥皂角100g

【制法】上为细粉，洗脸时用。

【功效】增白退斑，玉容护肤。主治黑斑、雀斑、黄褐斑等。

【说明】西施是春秋时期吴王夫差的爱姬，人称“古代第一美人”。该方在“五白”增白退斑的基础上，加入甘松、藁本以强化退斑作用；山柰、茅香、零陵香芳香辟秽，透达毛窍；防风祛风；皂角去垢洁肤；天花粉、绿豆粉清热解毒，诸药合用，可收增白退斑之效。

**○玉芝地仙金髓丹**

【组成】人参60g　白术60g　茯苓90g　甘菊60g　枸杞子60g　生地180g　麦门冬90g　陈皮60g　葛根60g　蔓荆子60g　六曲90g

【制法】上为细末，炼蜜为丸如绿豆大，每服9g，白开水送下。

【功效】充实五脏，润泽肌肤。

【说明】此为慈禧太后服用方。是方以人参、白术、茯苓益气健脾，充养肌肤；枸杞子、生地、麦门冬养阴滋液，润养肌肤；甘菊、蔓荆子疏风散热，其中甘菊可疗皮肤死肌，蔓荆可令人皮肤光泽；配以陈皮、六曲理气消食，以防补药滋腻。

**○还童汤**

【组成】藿香叶　吴茱萸（汤洗，焙干，炒）　肉桂（去粗皮）　干姜（炮）　肉苁蓉各20g　白附子　蝉蜕　天南星　菟丝子（酒浸一宿）　香附各0.5g　零陵香1.5g

【制法】上为粗粉，每次取药粉25g，用软布包裹，放入容器内，加水，煎三五沸后，趁温热将药末固定在脐部，并用煎药水洗浴。

【功效】温肾阳，悦肌肤。

【说明】此为宋代宫廷中方，最大特色是“外用洗浴”之法，以达强身驻颜美肤之效。方以肉苁蓉、菟丝子内补肾阳以固其本，外润肌肤、皮毛以美肤色；肉桂温运阳气，鼓舞气血外达腠理。配以干姜温暖脾胃，吴茱萸温暖肝胃，燥湿杀虫。现代药理表明，本品对11种皮肤真菌有较强的抑制作用；白附子、天南星、蝉蜕祛风燥湿，防治皮肤疾患。更借藿香、香附、零陵香芳香透散，辟秽香身。全方以补肾、温中、祛风合用，香润肌肤，令人返老还童。

**○杏仁粉**

【组成】杏仁300g　茯苓60g　莲子60g　白米面3000g　白糖300g

【制法】共研细面，用水熬数沸随意服之，亦可用之浴面。

【功效】润肺化痰，利胸膈，壮声音。用之浴面则面如玉镜，日久自效。治头面诸风，黑斑黯痣。

【说明】方出《清太医院配方》。所选皆亦药亦食之品，富含油脂、蛋白质、氨基酸和淀粉等，具有光面洁肤、延缓皮肤衰老作用。且既可内服，亦可外浴，诚方便之方也。

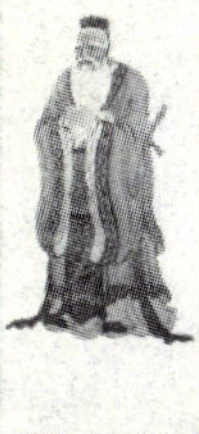

○杏仁五味蒸羊肉方

【组成】杏仁　五味子　羊肉

【制法】嫩肥羊肉 500g 洗净，切成小块，如拇指肚般大，加入杏仁(去皮尖)、五味子各 15g，适量香油、盐，共调匀，盛碗中，再放入笼中蒸熟。每 1 ~2 日服 1 次。

【功效】生肌长肉，补益五脏。用于体弱消瘦之人。

【说明】《本草纲目》引载：隋朝大总管麻叔谋长期卧床不起，身体瘦弱，隋炀帝命御医巢元方给其诊治，麻总管服此方后，渐渐康复，体重增加。羊肉甘温，益气补虚，温中开胃，为治虚劳羸瘦佳品；杏仁质润多脂，令人肥白；五味子补五脏，为滋补良药。三味合用，可充养五脏，生肌长肉。体弱消瘦者服之有益。

○杨太真红玉膏

【组成】杏仁(去皮)　滑石　轻粉

【制法】上 3 味等分为细末，蒸过，入龙脑、麝香各少许，以鸡子清调匀，每晨起洗面之后敷之。旬日后色红如玉。

【功效】令面容红润悦泽。

【说明】方出《鲁府禁方》。杨太真即唐明皇宠妃杨玉环，据传本方即其常用悦容秘方。杏仁含有丰富的油脂和维生素，可以润泽皮肤。滑石可以疏利毛窍，使杏仁、轻粉的作用得以充分发挥。轻粉以其色白如雪、轻盈可爱而著称，对皮肤疮癣有较强的治疗作用。后加入的龙脑、麝香均可"去面䵟"，既是祛斑药物，又以芳香之气美容香身。鸡蛋清调敷，既作为粘附剂，又有养颜润肤作用，配方巧妙实用。当年杨贵妃雪肤玉容，倍受恩宠，此方功不可没。

○胡桃丸

【组成】补骨脂　杜仲　萆薢　胡桃仁各 125g

【制法】先将补骨脂、杜仲、萆薢三味为细末，次入胡桃膏和匀，再捣千余下，为丸，如梧桐子大。每服 30 ~50 丸，空腹温酒或盐汤送下。

【功效】延年益寿，滋润肌肤。

【说明】方出《御药院方》，为元代宫廷养生润肤方。主药胡桃仁填精补肾，养血润燥。本品含有丰富的脂肪油和蛋白质，可营养皮肤，《开宝本草》记载它"食之令人肥健，润肌黑须发。"杜仲、补骨脂补肾壮阳以充养肌肤，是延年益寿佳品。萆薢祛风利湿，可监制助阳药燥热之性。

○柏子仁丸

【组成】山茱萸 120g　柏子仁　远志　覆盆子各 30g　山药 30g

【制法】上为细末，用山药、白面酒煮成糊为丸如梧桐子大。每服 30 丸，温酒下，空腹食前，日二服，其效如神。

【功效】补益元气，充实肌肤。

【说明】方出《御药院方》。主药山茱萸填精补肾，滋养阴血；山药健脾益气，此两药气血双补，脾肾兼顾，充养肌肤之根基；柏子仁、远志益智安神，其中柏子仁"久服令人润泽美色，耳目聪明，不饥不老，轻身延年"(《神农本草经》)。覆盆子益肾固精，含有枸橼酸、苹果酸、果胶、葡萄糖及维生素 A 等物质，这可能是本品美容养颜的药理基础。

○面药捣膏方

【组成】大枫子肉 18g　枯矾 9g　青黛 9g　雄黄 6g　樟脑 6g　蛤粉 9g

【制法】上为细末，加去皮核桃仁 12g，用猪油捣膏。搽患处。

【功效】主治疥癣瘙痒。

【说明】据载，清光绪年间，慈禧太后皮肤病发作，太医急合此膏治之。方用大枫子祛风燥湿，杀虫解毒，善治风癞疥癣，配以雄黄、枯矾杀虫燥湿之力更强。青黛、蛤粉清热解毒，化痰燥湿。樟脑杀虫辟秽，通窍止痛。核桃仁、猪油滋养肌肤，悦容养颜。本方攻补兼施，对疥癣瘙痒等皮肤病疗效颇佳。

【使用注意】枯矾、樟脑、雄黄皆有毒，外用时也应注意，病愈即停止使用。

○荷叶灰方

【组成】荷叶适量

【制法】烧存性，研末，每服 6g，米饮调下，日 3 服。

【功效】瘦身，适于肥胖人。

【说明】此方为明太祖朱元璋御医戴思恭所创。荷叶具有清暑利湿之功，戴思恭认为“荷叶服之令人瘦劣”，此后人们常用之减肥，已成为减肥最常用之品。当代名医邹云翔教授认为：“高血压心脏病病人，若血压过高，体态丰腴肥胖，体重八九十千克左右的，我常于方剂中加用荷叶 3 钱，冬令可用干品。服药数 10 剂后，体重可减轻 5 千克多，甚至血脂高达 600 毫克以上的也能逐渐恢复正常。”说明荷叶确有很好的减肥作用。荷叶含莲碱、荷叶碱、琥珀酸等，药理研究证明，该药有消肿、降脂作用。荷叶毒性低，多种类型的肥胖病人均可使用。

○夏姬杏仁方

【组成】杏仁 1000g

【制法】将杏仁放温水中浸泡 24 小时，去皮尖，放盆内捣烂，加水研成 4000 ~ 5000ml 的杏仁汁，取羊脂 3000g 放入铁锅中，用火熔化，再倒入杏仁汁，小火加温至药色金黄，状如稠膏即可，丸如弹子大。每服 1 丸，日 3 次。

【功效】生肌益寿，适于身体消瘦者。

【说明】夏姬是春秋时期郑国君主郑穆公的女儿，自幼瘦弱，后常服杏仁方，身体丰满健美，寿至百岁。杏仁多脂质润，既能降气化痰，又可润肠通便，孙思邈有“百日肥白，易容，人不识”之美誉；羊脂补虚润燥，祛风化毒，主治虚劳羸瘦，肌肤枯憔。常服此膏能增强体质，保持肠道通畅，有助消化吸收，而使身体丰满。

○轻身健行不老方

【组成】泽泻适量

【制法】上为细粉，每服 10g，开水调服，日 3 次。

【功效】利水减肥，适于肥胖症。

【说明】此为宋代宫廷减肥验方。肥人多痰湿，泽泻善能利水渗湿而消痰减肥。现代药理研究表明，泽泻制剂腹腔注射，能减轻大鼠口服棉子油引起的高脂血症，并能降低家兔实验性动脉硬化，因而可以治疗高血脂、动脉硬化等病症。本品在现代亦为减肥降脂要药。

○莹肌膏

【组成】乳香 6g（研）　沥青 60g

【制法】上二味用慢火同化开，入小油一处煎沸，硬软得所，临卧涂患处，明旦用温淡浆水洗去。

【功效】治毛发乱长茸散，频剃复生不尽者，以膏贴之，次日随膏药茸毛自退，莹净再不复长。

【说明】方出《御药院方》。方中沥青即松脂。此系一秘方，据报道有脱毛作用，机理尚不清楚。

○莹肌如玉散

【组成】楮实150g　白及30g(肥)　升麻15g(白者)　甘松21g　白丁香15g(腊月收)　糯米1600g(为末)　连皮砂仁15g　三奈15g　绿豆1000g(另用罗绢子罗过)　皂角1500g(浸湿，烧干，再入水中，再烧干，去皮弦子，为末，另用罗绢子罗过)

【制法】上俱为末，入糯米、绿豆、皂角末一处搅匀。如常用之，洗面洗手。

【功效】润肌肤，美颜色。主治皮肤粗糙，雀斑，粉刺。

【说明】本方为明太祖的十皇子朱檀家藏秘方。楮实、糯米、白及富含淀粉和粘液质，可滋润皮肤，养颜美容。升麻、绿豆清热凉血，可解皮肤热毒，散风透疹。丁香、砂仁、甘松均为芳香之品，可刺激皮肤血液循环加速，改善皮肤营养。诸药合用可"润肌肤，美颜色"。

○桦皮散方

【组成】桦皮120g(烧成灰)　荆芥穗　甘草各60g　杏仁60g(去皮尖，用水一碗于锅内熬，待水剩至一半，取出放冷。)　枳壳120g(去穰，用炭火烧成灰，取于湿纸上，令冷)

【制法】上件药除杏仁外，余药都为细末，却将杏仁另研，令极细，次用诸药末旋入研匀，每服6g，食后温酒调下，日进三服。疮疥甚者，每日频服。

【功效】治肺脏风毒，遍身疮疥及瘾疹瘙痒，揉之成疮。又治面上风刺及妇人粉刺。

【说明】方出《御药院方》。方中主要药物是桦皮和枳壳。桦皮即桦树之皮，性寒味苦，《本草衍义》谓之"烧灰合他药，治肺风毒。"《本草拾遗》称其："主伤寒时行热毒疮，特良。"桦皮在本方中主要作为清热利湿，祛风解毒药使用。据检测，华北白桦树皮含白桦脂醇约35%，各种高级脂肪酸约35%，鞣质约7%。白桦树皮煎剂对肺炎双球菌、甲型链球菌均有抑制作用。

枳壳行气散痞，化痰消积，据研究，本品含挥发油和黄酮甙，并含有较大量的维生素C。近来又分离出消旋对羟福林和N—甲基酪胺，其药理作用与肾上腺素相似，具有抗过敏作用，本方正是利用其这一功能。

杏仁主要是止咳平喘药物，但古人还常用作祛风杀虫药，是治疗面部诸疮的重要药物。荆芥穗能"散风热，清头目，利咽喉，消疮肿"(《本草纲目》)。炙甘草扶脾缓急，调和众药，现代研究证实，本品不仅可解痉止痛，而且有抗炎、抗变态反应作用。《诸病源候论》指出："面疮者，谓面上有风热气，生疮，头如米大，亦如谷大，白色者是。"指出面疮粉刺主要是由于风热邪气客于头面引起。本方功在疏散风热，兼能利湿杀虫，因而具有抗菌消炎、抗过敏等功效，临床不仅可用于各类痤疮，还可用于防治荨麻疹等皮肤过敏性疾病。

○顽癣必效散

【组成】川槿皮120g　轻粉12g　雄黄12g　百药煎12g

【制法】上为细末，用阴阳水调搽。

【功效】治多年顽癣，诸药熏、搽、洗不效者，用之即愈。

【说明】方出《太医院秘藏膏丹丸散方剂》。主药川槿皮为杀虫治癣专药，故用量

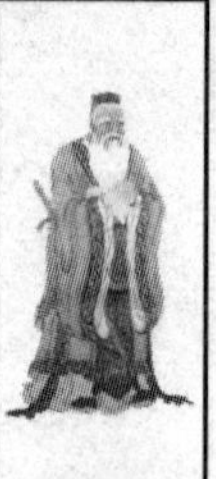

颇重。轻粉、雄黄亦为杀虫治癣常用外用药品，因其有毒，故用量较轻。百药煎主要成分是鞣质，外用有收敛作用，可起到保护创面、促进愈合作用。鞣质还是一种较为广谱的抗菌药，对多种细菌、真菌都有较强的抑制作用。

○搽癣方

【组成】枯矾 12g　潮脑 6g

【制法】上为细末，用好陈醋调匀，将患处抓破搽上即愈。

【说明】方出《太医院秘藏膏丹丸散方剂》，也是一首外用治癣专方。枯矾是一种较强的收敛剂，能使表皮蛋白质凝固，起到剥蚀色素斑点作用，此为治癣的药理基础。潮脑即樟脑，外用有除湿杀虫作用，且可止痛。用陈醋调药，可增加杀菌消毒作用。

○楮实散

【组成】楮实　土瓜根　商陆各等份

【制法】上为细末，每日早晨用少许，如常洗搽患处后，用桃仁膏（即桃仁研如泥与蜜同调而成）。

【功效】去皴皱，悦皮肤。经常使用此散，可使皮肤光滑细腻，皱纹舒展。

【说明】方出《御药院方》。主药楮实滋肾清肝，可“充肌肤，助腰膝，益气力，补虚劳，悦颜色”（《药性通考》）。土瓜根清热生津，活血化瘀。其主要成分是蛋白质、淀粉等，属于水溶性高分子化合物，在本方中作为粘液剂使用，可增加药物的粘着性。此外它还具有成膜性，不仅保湿保温，而且可以防皱。商陆色白有粉性，本方用之可增强其他药物的粘着性，又可使皮肤白润。本品还可刺激皮肤粘膜，促进血管扩张，改善血液循环，可使面色红润。

○填髓驻颜方

【组成】肉苁蓉　桂心　菟丝子（酒渍）　干漆（熬）　蛇床子各 90g（共研末）生地黄 500g（切，以好酒 2000ml 渍之，渍至酒尽则止，曝干捣筛，以和前药）

【制法】上六味，炼蜜为丸，如弹子大。每服 2 丸，嚼破，酒或米汤送下，每日 3 次。

【功效】填髓，驻颜。

【说明】此为唐代地方官员向宫廷进献的驻颜秘方。生地与肉苁蓉、菟丝子填精补髓，此为驻颜美容之基础。桂心、干漆通经活血，可助气血运行以助养颜。蛇床子壮阳燥湿，起到补中有攻之效。“生地得酒良”，方中生地同好酒浸渍，可使其有效成分充分释出，还可通行血脉以助药势，实为善用药者妙招。

○藿香散

【组成】广明胶 21g（碎炒如珠）　藿香叶 30g　糯米 1000g　白丁香 21g　零陵香 30g　皂角 30g（去皮子，炙）　白芷 60g　檀香 30g　龙脑 7.5g（另研）　沉香 30g　丁香 20g

【制法】上为细末，每日如常使用，洗髭发手面百日。

【功效】去黚洗髭，令光悦润泽。

【说明】方出《御药院方》。方中广明胶为黄牛皮所熬之胶，具有良好的粘着性与胶化功能，尤其是形成薄膜的能力很强，本方即取此功能。糯米，主要成分为淀粉，含有较多糊精，是其粘性大的原因，可作粘液质使用，增加药物的粘着性、胶化及形成薄膜的功能。

方中藿香、零陵香、白芷、檀香、沉香均为芳香之品，含有挥发性芳香油，一方面利用其对皮肤有温和刺激作用，从而营养皮肤，促进色素吸收；另一方面则作为香料使用，赋予本方以芳香之气。皂角是传统的除垢剂，方中主要取其这一功能。白丁香功能化积消翳，这里是借其消蚀䵟䵳，局部外用，对皮肤可产生温和的刺激，改善血液循环，促进色素吸收。

因本方不仅美容悦面，且由于具有良好的胶化功能，尚可起到保湿、保温、赋予皮肤光泽的作用。胶膜干燥后，可使皮肤皱纹绷紧而起到防皱作用。

**○归参丸**

**【组成】**当归 60g　苦参 60g

**【制法】**水法为小丸。每服 6～9g，临睡白滚水送下。忌烟酒、鱼肉辛辣等物。

**【功效】**凡人肺火上炎，皆因嗜酒太过。喜食炙烤辛辣之物以致血热火旺也。今修此药，专治肺经不清，糟鼻糟面、红紫不散、肿亮不消。饮酒愈盛，及肺风小毒，粉刺白屑，面色不润，干燥起皮，并皆治之。

**【说明】**方出《清太医院秘录医方配本》。当归养血和血，主要成分是挥发油，尚含有维生素 $B_{12}$、维生素 A 等多种营养成分，对皮肤有一定的滋养作用；苦参清热解毒，燥湿杀虫，为治皮肤疱疹等诸多疾患要药，含有金雀花碱和苦参碱，对多种皮肤真菌有抑制作用。当归、苦参一补一清，清补结合，虽仅二味，配伍甚是巧妙。

**○周朝狐臭方**

**【组成】**青木香 60g　附子 30g　石灰 30g　矾石 15g(烧)

**【制法】**上为极细末。涂于腋部，常涂。

**【功效】**爽身除臭，敛汗。主治狐臭。

**【说明】**此为周王朝宫中治狐臭方。主药青木香气味芳香，外用既可香肤，又可解毒辟秽以除狐臭。附子温经通络，可祛风除湿，以治狐臭之因。石灰、矾石敛汗收湿，爽身除臭，以治狐臭之标，全方可谓标本兼治。

**○常敷面脂**

**【组成】**细辛　玉竹　黄芪　白附子　山药　辛夷　川芎　白芷各 0.3g　瓜蒌　木蓝皮各 0.6g　猪油 2000g(炼)

**【制法】**上药切碎，用纱布包裹，白酒浸泡一夜，取出诸药放入猪油中煎之(煎至 7 沸)，另取出 1 片白芷，观其色泽，色黄药即成，除去药滓，搅匀，凝固后即成面脂。敷面。

**【功效】**润肤嫩面，去皱增白。主治面肤粗涩，面皱黑斑。

**【说明】**此方是唐高宗与皇后武则天的御医张文仲所拟外用美容良方。方中白附子、白芷为祛面部黑斑常用之品。细辛、辛夷、川芎为芳香之品，可祛风开窍活血祛瘀，改善皮肤血液循环，从而达到养颜目的。黄芪、玉竹、山药益气滋阴，可以营养皮肤，同时三药均富含粘液质，可形成面膜而除皱美肤。木蓝皮可清热而祛除面疮。瓜蒌、猪油可润养皮肤，诸药共奏润肤洁面、去皱增白之功。

**○八白散**

**【组成】**白及　白丁香　白僵蚕　白丑　刺蒺藜　升麻各 90g(用白者佳)　山柰　白蔹　白芷各 60g　白茯苓 15g　白附子 15g

**【制法】**上为末。至夜调搽面上，次日以莹肌如玉散洗之。

**【功效】**祛风清热，润肤增白。主治粉刺、雀斑，皮肤粗糙。

【说明】方为明朝山东鲁王府秘方。方中白及、白蔹、白茯苓富含粘液质，具有成膜功效，润肤增白。白芷、白附子、刺蒺藜散风清热，可促进皮肤血液循环，改善营养供应。丁香、山柰芳香辟秽。白丑含有丰富的粘液质和脂肪油，外用可刺激皮肤血管扩张，改善营养供应。白僵蚕祛风解痉，也是治疗粉刺、雀斑的重要药物。升麻发表透疹，是消散皮肤风热要药。本方对风热、热毒所致粉刺、雀斑较为相宜。

○**金国宫女八白散**

【组成】白丁香　白僵蚕　白牵牛　白蒺藜　白及各90g　白芷60g　白附子　白茯苓各15g　皂角3根　绿豆少许

【制法】皂角去皮，和其他药共为细粉，调匀，作洗面用。

【功效】润肤增白，祛斑拔刺。主治面黑及雀斑、粉刺。

【说明】此为金代宫廷中所用美容方。前八味"八白"功用与前方"八白"功用一致，可互参看。皂角为传统的祛污除垢剂，所含成分是一种表面活性剂，其水溶液的表面张力和界面张力下降，具有起泡、分散、乳化和洗净性能，因而可以祛垢。绿豆清热解毒，富含淀粉、蛋白质，质地粘腻，有较好的铺散性、粘着性，本方主要用作基质使用。

○**川槿皮散**

【组成】川槿皮6g　轻粉15g　斑蝥7个　大枫子7个

【制法】上为细末，用河井水一盅，煎半盅，露一宿，笔蘸涂之。

【功效】治一切风湿疮疡，干湿疥疮，风湿热毒蕴结，皮肤诸般顽癣，痒痛难当等症。

【说明】方出《太医院秘藏膏丹丸散方剂》。川槿皮为治癣杀虫专药。轻粉外用为治皮肤病要药，可去腐肉，防治增生性疾病如疥疮、顽癣。斑蝥、大枫子均可杀虫燥湿，兼可止痛。本方功效专一，疗效满意。

○**白川槿皮散**

【组成】白鲜皮6g(去心)　槟榔6g　川槿皮6g(去木，酒洗)　雄黄6g　水银6g(入血内调匀)

【制法】共为细末，用黑牛血调药，一日搽数十次。

【功效】此药专治癣疥毒疮等症，甚效。

【说明】方出《太医院秘藏膏丹丸散方剂》，亦为外用治疗癣疥专方。白鲜皮祛风燥湿，治疗皮肤病既可内服，亦可外用《本草原始》称它"治一切疥癞、恶风、疥癣、杨梅诸疮热毒"。现代药理表明，本品可抑制多种皮肤致病真菌。槟榔杀虫破积，含有较丰富的鞣质，可抑制和杀灭多种细菌和皮肤真菌。雄黄、水银外用亦为杀虫止痒要药。本方用治皮肤诸疾甚效。

○**千金湿香方**

【组成】沉香23g　零陵香　麝香各24g　熏陆草8g　丁香15g　甲香4g(以水洗熬)　甘松香15g　檀香8g　藿香15g

【制法】上药，粗捣下筛，蜜和，瓦烧之。

【功效】湿香熏衣。

【说明】此为唐代宫廷用方，颇似现代之香水作用。所谓"湿香熏衣"，即在衣服浆洗未干之际，趁湿燃烧香料熏衣，使香气附着于衣物。所用之药多系名贵芳香之品，含有挥发油等成分，其中甲香更有杀虫解毒防蛀之功。

○千金裛衣香方

【组成】藿香　零陵香　甘松香各30g　丁香60g

【制法】上细剉如米粒，微捣，以绢袋盛，置衣箱中。

【功效】香衣香身。

【说明】此为唐南平公主用方。裛香是含有香气置放于衣箱或随身衣袋中的芳香药剂，一般盛在绢袋中。方中各药均系芳香辟秽佳品，可令体香、衣香。使用时全靠药物散发气味获效，使用方便，故受宫廷后妃喜爱。

○千金翼裛衣干香方

【组成】沉香　苜蓿香各155g　白檀香90g　丁香　藿香　青木香　甘松香各30g　鸡舌香30g　零陵香310g　艾纳香60g　雀头香30g　麝香15g

【制法】上十二味，各捣如黍粟麸糠，勿令细末，乃和相得。若置衣箱中，必须绵裹之，不得用纸。秋冬尤著，盛热暑之时香速绝。凡诸香草不须及时乃佳，若欲少作者，准此为大率也。

【功效】香衣香身。

【说明】本方与前方相似，但药物增加8味，亦系名贵香药，使香气更加浓郁。

○乌麻散

【组成】黑芝麻（不拘多少）

【制法】将黑芝麻淘洗干净，甑蒸，令蒸气充入于黑芝麻之间，取出，曝干，以水淘去沫，再蒸，如此反复3次；用开水烫脱其皮，筛净，炒香为末，白蜜或枣膏为丸，如弹子大。每服6g，温酒调下，1日2次。

【功效】补肝养血，润泽皮肤。主治皮肤不荣少润腻。

【说明】此为宋代宫廷美容单方。黑芝麻甘润多脂，补肝肾，润五脏。《抱朴子》称其服"一年身面光泽不饥，二年白发返黑，三年齿落更生……久服长生。"本品富含脂肪油、维生素C、叶酸、卵磷脂和钙等，可以降血脂，软化血管，强壮神经，更可以润泽皮肤，实为养生美容佳品。

○长春益寿丹

【组成】天门冬（去心）　麦门冬（去心）　大熟地（不见铁）　杜仲　茯苓　人参　木香　柏子仁（去油）　五味子　巴戟天各60g　川椒（炒）　泽泻　石菖蒲　远志各30g　菟丝子　肉苁蓉各120g　枸杞子　覆盆子　地骨皮各45g

【制法】上为细末，炼蜜为丸，如梧桐子大。初日服50丸，一月后加至60丸，百日后可服80丸便有功效，每早空腹以淡盐汤送下。

【功效】润泽面容，固齿乌发，延年益寿。

【说明】此为清慈禧太后美容常用方。方用天门冬、麦门冬、熟地、枸杞子与巴戟天、菟丝子、肉苁蓉平补阴阳，填精补肾，肾气充盛则面容美泽，毛发润泽，牙齿坚固，此系治本之法。人参、茯苓、泽泻健脾利湿，补元气以助运化，可使肾气更加充盛，此系补后天以助先天之法。五味子、柏子仁、石菖蒲、远志益智安神，此则延年益寿常用配伍之道。川椒、覆盆子常用作乌发固齿之品。在大队补药中加入木香一味理气消滞，可防补药壅滞，此动静结合之配伍旨趣。

○白莲散

【组成】花减6g　桑柴灰3g（炒）　风化石灰1.5g　糯米9g

【制法】将上药一处盛在小瓷罐儿内，上用瓦盖口，用黄泥固济，以文武火焙定半时,取出药,用乳钵研令极细。每用先用针尖拨过靥子,用药少许干贴,忌油腻物及当风行立。

【功效】治瘢靥及彫青,或肌肉内破,用纸灰渍入肉中不去,便似彫青不去,宜用此药。

【说明】方出《御药院方》。此方可去瘢痕及皮肤彫青,药理尚不清楚,录之以待研究。

**○瓜蒌散**

【组成】瓜蒌根 30g　赤小豆 30g

【制法】共为细末,醋调敷患处。

【功效】专治癣疥毒疮等症,治之甚效。

【说明】方出《太医院秘藏膏丹丸散方剂》。瓜蒌根即中药天花粉,功能清热润燥,外用可滋润皮肤,悦泽面容。《唐本草》即称,瓜蒌“用根作粉,洁白美好。”本品洁白细腻,是美容佳品。它含有丰富的淀粉,是一种天然高分子化合物,具有粘液质特性,用于美容,不仅可以保持剂型的稳定性,而且具有良好的成膜性,从而保湿、保温,保护皮肤免受不良刺激。本品尚含多种氨基酸,对皮肤具有滋养作用,此系天花粉悦颜美容的另一原因。赤小豆活血利水兼能解毒,历来是外用良药。李时珍称其“治一切痈疽疮疥及赤肿,不拘善恶,水调敷之,无不愈者。”其主要成分也是淀粉,含有丰富的蛋白质,质地粘腻,有较好的铺散性、粘着性,用治皮肤疾患有很好效果。

**○冬瓜洗面药**

【组成】冬瓜 1 个

【制法】将冬瓜削去青皮,切成片,酒 750ml,水 500ml,同煮烂,用竹棉签擦去滓,再以布滤过,熬成膏,入蜜 500g,再熬稀稠得所,以新棉再滤过,于瓷器内盛。用时取栗子大,用津液调涂面上,用手搽。

【功效】治颜面不洁,苍黑无色。

【说明】方出《御药院方》,是一个增白美容单方。冬瓜清热利湿,外用搽之,可去油腻,增白美肤,古代常用作面容健美药。《神农本草经》即说它“令人悦泽好颜色。”《名医别录》也说它“可作面脂”。《日华子本草》称其“去皮肤风及黑皯,润肌肤。”可见本品是一味很好的美容增白良药。

**○朱砂红丸子**

【组成】朱砂(细研)　白术　白蔹　白附子　吴白芷　白僵蚕　木香各 1.5g　白及　白茯苓　密陀僧以上各 4.5g　钟乳粉 60g

【制法】上为细末,用阿胶 15g 熬成膏子,入上项药末,做成丸,如梧桐子大。如常用,温水蜜少许磨化开,调涂面上,次日早晨用温水亦洗之,甚妙。

【功效】治面色不莹净及黯皯面黑皱。

【说明】方出《御药院方》。朱砂外用可杀皮肤真菌,悦泽面肤。白术、白蔹、白附子、白僵蚕、白及、白茯苓诸“白药”可增白皮肤,祛除面斑,是宫廷中美容常用之品。钟乳粉色白细腻,可以美颜色。密陀僧是古人常用化妆品原料,既可抗真菌以治皮肤感染,又可利用其收敛作用以剥蚀皮肤上皯黯。此外其橙红颜色与朱砂之朱红颜色与诸“白”药混合,可令面肤取得白里透红的美容效果。

**○金元肢臭方**

【组成】乌贼骨 9g　枯白矾 9g　密陀僧 3g

【制法】上为末，先用药洗臭处，再用药末搽之。

【功效】止汗除臭，治狐臭。

【说明】本方为金元时代宫廷方。方中乌贼骨收涩，性能燥湿敛疮；白矾、密陀僧收涩止汗，解毒杀虫，对多种皮肤真菌有明显抑制作用。三药合以外用，可除狐臭。

○皇帝涂容金面方

【组成】朱砂6g 干胭脂6g 宫粉9g 乌梅3个（去核） 樟脑15g 川芎少许

【制法】上为细末，临睡时津唾调搽面上，次日温水一盆洗面。

【功效】玉容美肤，常用面如童颜。

【说明】此为明代皇帝养颜美容之方，出自《万病回春》。方中朱砂主要是借其鲜红颜色和光泽来悦容美颜，另一方面还具有防腐功效。胭脂主要用作颜料使用以美化面容。官粉即铅粉，色白细腻，功能消积杀虫，解毒生肌。据现代研究，本品有杀菌、杀灭寄生虫的作用，且具有收敛功效，外用可使皮肤表层蛋白质凝固，形成一层保护膜。另一方面，使用铅粉还可增加皮肤的白皙细腻之感。

乌梅外用具有“蚀恶肉”作用，因含有丰富的柠檬酸而确有收敛作用，与皮肤粘膜接触后，能使表皮中的蛋白质凝固坏死，从而起到去痣、消斑作用。樟脑涂于皮肤有温和的刺激作用，能使局部血管扩张，改善血液循环，并能刺激局部冷觉感受器，使皮肤产生凉爽感。川芎能行气开郁，祛风活血止痛。现代药理证实，本品含有生物碱、阿魏酸等酚性物质及挥发油内脂类等，对皮肤具有温和刺激作用，可使局部血管扩张，改善血液循环。此外川芎尚能抑制酪氨酸酶的活性，减少黑色素的形成，这对保持皮肤的白嫩也是十分重要的。

本方既可养颜护肤，又可消斑祛痣，防治某些皮肤疾患，是理想的美容方药。

○皇后洗面药

【组成】川芎 细辛 附子 藁本 藿香 冬瓜子 沉香各30g 白檀香60g 楮桃250g 白术15g 丝瓜4条 甘草60g 生栗子15g 零陵香30g 白及60g 白蔹45g 土瓜根30g 阿胶60g 白芷60g 白茯苓60g 樟脑7.5g 皂角末30g 糯米粉750g

【制法】上为细末洗面用之。

【功效】增白，使皮肤光滑、细嫩。

【说明】方出《御药院方》，与后面“御前洗面药”为姊妹方。方中白术、白及诸“白药”可增白美肤；细辛、藁本、藿香、零陵香诸香药芳香辟秽以悦皮肤；川芎、丝瓜活血通络，改善皮肤血液循环以美容；冬瓜子、阿胶、楮桃滋润肌肤以养颜；皂角可去污除垢以悦颜；栗子、糯米粉富含淀粉，富于粘液质，在方中起到增粘和胶化作用，以利全方药物发挥疗效。

○香粉方

【组成】白附子30g（生用） 白茯苓30g 白术30g 白芷30g 白蔹30g 白檀香30g 沉香30g 木香30g 鸡舌香30g 零陵香30g 藿香30g 麝香1g（研细） 英粉3000g（研碎，以生绢囊盛）

【制法】上为散，入麝香研匀，将粉囊置入盒子内，以上药末覆之，密闭七日。后以粉粉身，极香。

【功效】令人遍身俱香。

【说明】此为宋代宫廷香粉配方，颇似现代扑粉。方中起主要香料作用的药物有



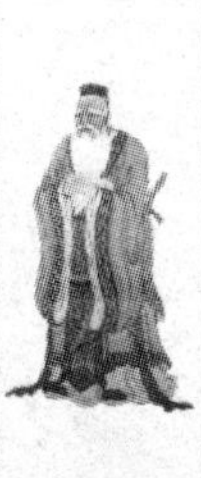

白芷、檀香、沉香、木香、鸡舌香、零陵香、藿香、麝香。白附子、白蔹祛风燥湿，可抑制皮肤真菌。白术、茯苓健脾燥湿，与英粉合同起止汗爽身作用。本方可香肤爽身，使用方便。

**○钟乳粉散**

**【组成】**玉女粉 7.5g（系益母草）　白附子 6g　白及 7.5g　白蔹 6g　轻粉 1.5g　钟乳粉 6g　密陀僧 4.5g　细辛末 1.5g

**【制法】**上同研匀细，用乳母乳汁调涂患处，或温水调亦得，临卧用，次日用温水洗去。

**【功效】**治皯黯，祛斑。

**【说明】**方出《御药院方》。主药钟乳粉外用可增白美颜，消除皯黯。白附子、白及、白蔹均系外用美容要药，可去皯黯，悦泽肌肤。益母草活血化瘀，可促进血液循环，增加皮肤营养。轻粉、密陀僧杀虫攻毒以消斑，抑制皮肤真菌，起到保护容颜作用。细辛祛风开窍，含有挥发油，外用可刺激血管扩张，促进皮肤色素的吸收。诸药合同，祛斑增白而悦颜美容。

**○钱王红白散**

**【组成】**白及　石榴皮　白附子　冬瓜子　笃耨香各 30g

**【制法】**将上药捣成粉，用粮酒 500ml 浸泡 3 天，倒出酒，药晒干后，再研成细粉，装瓶备用。洗脸后搽用。

**【功效】**增白退斑。主治面黑，雀斑。

**【说明】**此系五代十国时期吴越国君钱王常用美容方，据记载，“以此搽脸，七日而面莹如玉”。方中白及、白附子为消斑增白常用药物；石榴皮酸敛富含鞣质，可杀虫抑制真菌；冬瓜子“去皮肤风，剥黑皯，润肌肤”（《日华子本草》）。笃耨香色白透明，清香透肌，方中用之有利诸药从皮肤毛孔吸收而发挥效果。

**○御前洗面药**

**【组成】**糯米 500g（碾作粉子）　黄明胶 30g（炒成珠子）　大皂角 250g（火炮，去皮）　白及 30g　白蔹 30g　香白芷 60g（生）　白术 45g　沉香 15g　藁本 30g（去皮争）　川芎 30g（去皮）　细辛 30g（去土味）　甘松 30g（去土）　零陵香 45g　白檀 45g　楮桃儿 90g（新者）

**【制法】**上为细末，用以洗面。

**【说明】**方出《御药院方》，为元代皇帝使用的洗面药。该方药物较多，按其功能大体可分为四组：糯米、楮桃、黄明胶滋润肌肤，悦颜色；白及、白蔹、白芷、白术、檀香散风解毒，生肌香肤；零陵香、甘松、细辛、藁本、沉香去臭恶气，祛风止痒；皂角杀虫洁肤。川芎活血行气，促进面部血液循环，以利诸药吸收。

**○腻粉散**

**【组成】**腻粉 6g　藜芦末 15g　狠毒末 9g

**【制法】**上件三味拌匀，每用干搽患处。

**【功效】**治皮肤受风邪，发作痒痛，诸疮。

**【说明】**方出《御药院方》。腻粉即轻粉，与藜芦末、狼毒末一样，外用可清热解毒杀虫，止痛除痒，用治皮肤诸疮痒痛可谓合拍。

【使用注意】此方中药物均有毒，在制作和使用过程中，切勿误食。

○六物胡粉敷方

【组成】枸杞根 15g　胡粉 30g　商陆根 30g　滑石 30g　蔷薇根 15g　甘草(炙)15g

【制法】上药捣下筛，以苦酒和，涂腋下，当微汗出，易衣复涂。著药不过三敷便愈，或更发复涂之。不可多敷，伤人腋。

【功效】主治狐臭、漏腋。

【说明】此为北周宫廷验方。方以胡粉(铅粉)解毒杀虫，可治疥癣狐臭，为主药；配以佝杞根(地骨皮)、商陆根、蔷薇根清热解毒，抗菌消炎；其中蔷薇根内含鞣质，有敛汗之功。增以滑石，敛汗爽身效果更佳；甘草一药所含甘草次酸对皮肤炎症如皮下肉芽囊性炎症等，有类似考的松样抗炎作用。方以苦酒(醋)调和，取其利血脉，行药势之功。应注意的是，目前使用的美容药物中，含铅量是不可超标的，否则，对人体有害，因此，本方仅供参考。

○立效散

【组成】石膏 30g(煅)　青黛 15g　轻粉 15g

【制法】共为细末。

【功效】此药专治黄水疮，蜡油调搽患处。

【说明】方出《太医院秘藏膏丹丸散方剂》。石膏经煅制后有清热敛湿、生肌功效，治黄水疮用为主药。青黛含有靛蓝和靛玉红，具有抗菌作用，轻粉含有氯化亚汞，能杀虫攻毒，是治疗皮肤病要药，但由于有大毒，不宜久用。本方药力集中，取效迅速，故名“立效散”。

○必效散

【组成】石膏 3g(煅)　枯矾 6g　雄黄 3g　轻粉 6g　川槿皮 9g　密陀僧 3g

【制法】共为细末，每用少许搽患处。

【功效】治顽癣等症。

【说明】方出《太医院秘藏膏丹丸散方剂》。煅石膏、枯矾清热敛湿；雄黄、轻粉杀虫攻毒，可抗皮肤真菌；川槿皮、密陀僧均为杀虫治癣专药，全方药力专一，用治顽癣自当“必效”。

○沙苑蒺藜茶

【组成】沙苑蒺藜 10～20g

【制法】开水冲泡，代茶饮。

【功效】丰满肌肉，主治消瘦。

【说明】此为唐永乐公主增肥方。记史载，永乐公主自幼瘦弱，18 岁时仍面容干瘪，形体消瘦。后因“安史之乱”，避居陕西大荔县沙苑村，每日用当地所产沙苑蒺藜泡茶饮服，两三年后竟变得身材丰腴，楚楚动人。她回宫后义将此方送皇兄肃宗服用，一个月后，肃宗也变得耳聪目明，遂下令沙苑一带广种本药，作为珍品年年进贡朝廷。沙苑蒺藜滋补肝肾，《本经逢原》指出：以之“煎汤代茶，亦甚甘美益人，久服长肌肉。”可见本品增肥作用是有根据的。

○宋宫面油

【组成】腊鹅脂(不犯水者)　藿香　零陵香　山柰　甘松　黄蜡　干胭脂粉各等分

【制法】上七味药各取 10g，先将腊用鹅脂和黄蜡溶化，后放入诸药和麝香 1g，熬



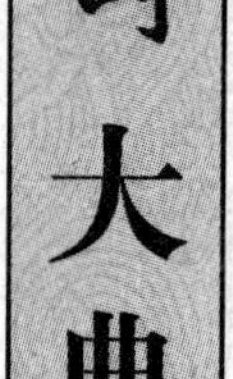

2~5沸,用细纱布过滤即成。搽脸用。

【功效】嫩面润肤。主治面粗,面皱。

【说明】此是北宋太宗帝赵光义在位时宫廷美容方。方以藿香、零陵香、山柰、甘松芳香之品以辟秽,香肤开窍。鹅脂与黄蜡滋润皮肤,消除面皱,令人悦白。本方颇似现代之护肤面脂。

○宋宫狐臭方

【组成】木香30g　枫香30g　乳香30g　丁香30g　阳起石30g(研细)　陈橘皮30g(去白瓤,焙)　白矾60g(烧灰)　石灰200g

【制法】上为散。以绵裹药如指大,系于腋下,每日换之。五七日愈。

【功效】芳香辟秽,止汗爽身。主治狐臭不可近。

【说明】此为宋代宫廷验方。方用丁香、乳香、木香、陈皮四药芳香辟秽,香身除臭;阳起石、白矾、石灰燥湿敛汗,杀虫爽身;枫香即路路通,气亦芳香,温经通络,外用具有解毒灭菌功效。各药合用可辟秽除臭,爽身香肤。

○宋宫麝香面膏

【组成】麝香15g　猪胰3个　蔓荆子90g　瓜蒌仁150g　桃仁90g　酥油90g

【制法】将猪胰切碎,桃仁汤浸去皮尖,蔓荆子、瓜蒌瓤、桃仁、麝香均研细粉,酥油文火溶化,诸物共调成膏,用细纱布裹,泡入粮酒2000~3000ml中,3日后取出,密封贮存,备用。每晚临睡前搽脸。

【功效】白面润颜,除斑。主治面黑,面肤干涩和雀斑。

【说明】此亦为宋代宫廷美容方。麝香可香肤开窍,有助去斑。猪胰、酥油润泽皮肤,悦颜美容。蔓荆子疏风清热,古人也常用作美容之品,《名医别录》即说它"令人光泽脂致"。瓜蒌仁润面除皱。久敷本方,令人面容悦泽,颜色红润。

○治夏月痱子方

【组成】冬瓜

【制法】将冬瓜切成薄片,捣烂涂之。

【功效】主治夏月生痱子。

【说明】此为唐代宫廷用方。夏月痱子多由湿热之邪郁于肌肤所致。冬瓜甘凉清润,利湿解毒,且有润养肌肤之能,夏月用之,简便易行,经济实惠。本品烧汤食之,同样可利湿消暑,是内用、外用佳品。

○治体臭令香方

【组成】白芷45g　柑子皮45g　瓜子仁60g　藁本30g　当归30g　细辛30g　桂心30g

【制法】上为末,每服3g,酒送下,1日3次。五日口香,七日身香。

【功效】主治体臭。

【说明】此为唐代宫廷治体臭秘方。体臭多由气血郁滞,痰湿凝聚,郁于皮肤所致。故方以白芷、细辛、藁本祛风散湿,芳香辟秽,令肌肤散发香气。柑子皮芳香理气,当归活血养血,二药气血同调,使气血调畅以利排出体臭。瓜子仁滋养皮肤,令其光泽悦人。桂心温经通络,兼以气味芳香,亦有辟臭之功。诸药共奏调和气血、辟秽香身之效。

○疥疮合掌丸

【组成】核桃肉240g　大枫子150g　水银90g　川椒90g　潮脑120g　枯矾60g

板油120g(一方有蛇床子30g　白芷30g　雄黄15g　人言3g无核桃肉)

【制法】共研细末,捣成泥为丸,重6g。每用药一丸,合掌火上烤热,鼻吸药气,搽患处,再以火烤患处,每日一二次,忌食发物、动火之物。

【功效】五疥者,干、湿、脓、砂、虫也。五脏蕴毒而发,皆因血分热燥,风毒客于皮肤,多夹湿热而成,其症痛痒不已。

【说明】方出《太医院秘藏膏丹丸散方剂》。方中核桃肉润泽肌肤,与板油同用,富于粘着性,有利其余药物附着于皮肤,发挥药效。潮脑、枯矾、水银、川椒外用均有杀虫治疥之功。大枫子燥湿杀虫,主要亦用于疥癣之症。

○疥癣化毒汤

【组成】黄芩12g　紫花地丁12g　防风12g　荆芥12g　透骨草24g　当归24g　生地24g　蒲公英24g　蒜瓣24g　黄柏9g　大黄9g　金银花9g　黄连3g　连翘15g　红花9g

【制法】共以水煎。将药和引同煎百沸,趁热熏洗,每日洗3次。兹将引料开列于后:老酒500g,米醋1000g,生姜3大片,老葱头7个(带白一寸),食盐,干疥用30g,小儿秃疮用9g,余症酌量加减。

【功效】疥癣皮顽之症,由于湿热凝结所成,疼痒难禁,脓水浸淫,皮肤溃烂,日久则肌肉消瘦,结毒成痈,最难痊愈,宜用此汤洗之,其效甚速;以及黄水疮、伤手疮、臁疮、小儿秃疮、一切浸淫溃烂日久缠绵之症;并蝎螫、虫咬、毒物所伤,皆用此汤洗之,无不神效。

【说明】方出《清太医院配方》,是一首通治皮肤疥癣热毒诸症之外用良方。方以大黄、紫花地丁、蒲公英、金银花、连翘清热解毒;黄连、黄柏、黄芩燥湿解毒,以上各药经药理证实,均有灭菌消炎之功。蒜瓣外用亦可杀虫消炎。防风、荆芥、透骨草疏风祛湿,富含挥发油,可使局部血管扩张,促进色素的吸收。生地清热凉血,用治皮肤热毒之症十分有效。红花、当归活血养血,可增进皮肤营养。所用"引料"如老酒、米醋、生姜、葱头诸物可起到温通经络,杀虫灭菌作用。

○洗手檀香散

【组成】藿香　甘松　吴白芷　藁本(净)　天花粉　零陵香各60g　大皂角240g(去皮子)　茅香75g　白檀30g　楮桃儿90g　糯米500g

【制法】上11味为细末,纱罗子罗,如常洗手使用。

【功效】润肤、护肤。

【说明】方出《御药院方》。方用皂角去污洁垢。藁本、白芷、甘松可防治皮肤皯䵳、粗糙。茅香、零陵香、白芷、藿香辟秽香肤。楮桃儿、天花粉、糯米营养肌肤,悦泽颜色。常用本方洗手,可使手部皮肤细嫩丰泽有香气。

○洗面沤子

【组成】茅香　藿香　零陵香　樟脑(以上为细末,小袋盛之)　梨核　大枣　享糖(各适量)

【制法】小瓷罐盛,滚黄酒浸之,旋添旋用。

【功效】护肤润面。

【说明】方出《鲁府禁方》。沤,即水泡;洗面沤子,即用黄酒浸药,取药水泡洗脸。方中茅香、藿香、零陵香芳香辟秽;樟脑杀虫灭菌;梨核、大枣、享糖滋泽肌肤。诸药配以黄酒,取其温运气血之功,可促进面部血液循环,悦泽面部皮肤。



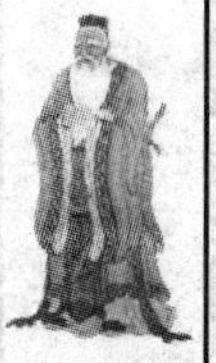

○沤子

【组成】檀香 60g　沉香 30g　菊花 30g　滑石 30g　铅粉 30g　大枣 30g　猪胰子 1 副(黄酒洗去油)　赤包 1 枚　白蜜 240g

【制法】上用黄酒两大碗,煎熬数沸,滤去渣,入蜜再熬二三沸。

【功效】此药专治面生黑䵟,或生小疙疸,或生痤痱、粉刺之类,并皮肤瘙痒。每清晨洗面,久久自愈。

【说明】方出《太医院秘藏膏丹丸散方剂》。方中檀香、沉香芳香辟秽而香肤;菊花清热散风而杀虫;滑石、铅粉质地细腻,具有很好的滑润性和铺散性,可使皮肤具有光滑感,还有助于其他药物均匀地铺散于皮肤而发挥药效;大枣、白蜜可润泽肌肤;猪胰子则可去污洁垢。

○洗面玉容丸

【组成】白芷 75g　白丁香 75g　白附子 75g　羌活 45g　独活 45g　牡丹皮 45g　山柰 45g　甘松 45g　藿香 45g　官桂 45g　排草 30g　高良姜 30g　檀香 30g　公丁香 15g

【制法】共研细末,肥皂面 900g 合蜜丸。

【功效】治面生酒刺、雀斑,黑暗无光,粗涩不润,或如虫行;浴体,能除风痒,每日清晨、临睡,如肥皂使用,久久自然有效。忌食椒、姜、羊肉、烟、酒、辛热等物。

【说明】方出《清太医院配方》。方中白芷、白丁香、白附子、甘松、排草消斑拔刺、去除䵟黯;羌活、独活祛风止痒;官桂、牡丹皮温经活血,化瘀消斑;山柰、高良姜、檀香、公丁香芳香辟秽,通透毛窍,以利诸药发挥作用。

○涂搽雄黄膏

【组成】猪脂肪 90g　天麻　香白芷各 9g　巴豆 5g　轻粉 6g　黄蜡　雄黄各 15g　麝香 15g

【制法】上件以猪脂肪煮天麻、白芷、巴豆呈黄色,滤去巴豆等不用,澄清,入上项轻粉等四味,和匀,放冷为度。每用少许,临卧涂搽患处,以痒止为度。

【功效】治发际内诸痒疮及肤起瘾疹,痒不可忍。

【说明】方出《御药院方》。猪脂肪即猪油,主要作为溶媒以溶解吸收其他药物,起到赋形剂作用;另一方面与黄蜡共同起到润泽皮肤作用。主药雄黄与轻粉均是杀虫治癣专药,可以杀菌、抗真菌。天麻含有粘液质和维生素 A,前者可以增强药物的粘着性与胶化功能;后者能维持皮肤的正常机能,防止皮肤粗糙。白芷祛风止痒,消肿止痛,本品尚有抗菌作用,对皮肤疮痒有治疗意义。麝香芳香开窍,也有止痛止痒作用。

○祛风润面散

【组成】绿豆粉 1.8g　山柰 1.2g　白附子 1.2g　白僵蚕 1.2g　冰片 0.6g　麝香 0.3g

【制法】上为极细末,过重罗,对胰皂 120g,搏匀。用以洗面。

【功效】护肤润面。

【说明】此为慈禧太后晚年常用的洗脸美容方。方中绿豆清热解毒,甘凉润肤;山柰芳香辟秽而香肤;白附子、白僵蚕祛风止痒,消斑止痛;冰片、麝香开窍通络,促进血液循环,散瘀去斑。胰皂用以去污洁垢,且作为诸药溶媒载体。

○祛风清热洗药

【组成】红花6g 防风9g 白芷6g 羌活6g 桑叶6g 杭菊6g 薄荷6g 僵蚕3g

【制法】开水煎一沸，对花露水一匙，外洗。

【功效】主治皮肤瘙痒。

【说明】此为慈禧太后治疗皮肤瘙痒之方。防风、白芷、羌活祛风散湿而能止痒；桑叶、菊花、薄荷疏风清热亦可止痒；僵蚕清热解毒而透热止痒；红花活血化淤，此遵“治风先治血，血行风自灭”之旨。全方从不同角度合奏祛风止痒之功。

○容颜不老方

【组成】生姜500g 大枣250g 白盐60g 甘草90g 丁香 沉香各15g 小茴香120g

【制法】上为细粉，调匀。每日早晨用9～15g水煎服，开水泡服亦可。

【功效】健脾固肾，驻颜美容。主治颜面苍老。

【说明】此为明代宫廷美容方。方以生姜、大枣调和营卫，悦泽肌肤；丁香、沉香、小茴香理气化滞，调和气血，使之充溢于颜面肌肤；白盐有引药入肾之功。民谚赞曰：“一斤生姜半斤枣，二两白盐三两草；丁香、沉香各半两，四两茴香一处捣；煎也好，泡也好，修合此药胜如宝；每日清晨饮一杯，一世容颜不显老。”

○淖手药

【组成】瓜蒌1个（连子皮，剉细）土瓜5个（连子皮，细剉）杏仁20个（去皮尖）

【制法】上各细剉，用绵包，于器盆内酒浸，每洗手讫涂淖手。临睡使用。

【说明】方出《御药院方》。所选药物均为种仁类植物果实，富含油脂，悦泽皮肤。《圣济总录》载：用“瓜蒌瓤三两，杏仁一两，猪肚一具，同研如膏，每夜涂之，令人光润，久月不皱。”可见古人早已认识到瓜蒌与杏仁润养皮肤的作用。土瓜可“治面黑面疮”（《本草纲目》）。本品富含粘液质，增加药物的粘着性，具有成膜性，可保湿、保温从而保护皮肤，而且还可防皱。

○益寿永贞膏

【组成】新鲜地黄4000g 朝鲜人参360g 枸杞子250g 天门冬250g 麦门冬250g 白茯苓750g 白蜜2500g

【制法】地黄取自然汁，人参剉杵一千下，天门冬、麦门冬去心，白茯苓去头捶碎，舂细水飞，去浮筋，澄，晒，复为末和匀，入瓷缸内，以油纸五重，厚布一重，紧封缸口，置铜锅内水中悬胎，令缸口出水上，以桑柴火煮三昼夜，如锅内水减，则用暖水添之，日满取出，再用蜡纸紧封缸口，纳井中浸一昼夜取出，再入旧汤内煮一昼夜，以出水气，乃取出；如遇夏热，置阴凉处，或藏冰中，或埋地中。每取一二匙，温酒调服，不饮酒者白汤下，日进二三服。制时始终勿犯铁器；服时忌食葱、蒜、萝卜、酢酸等物。

【功效】补气益阴，驻颜。

【说明】本方乃明代宫廷御医为永乐皇帝拟订的长保青春、服食驻颜的专方。永乐皇帝服后，效果十分显著，遂“龙心大悦”，给本方赐了个“益寿永贞”之美名。本方实由补益气阴的“琼玉膏”加天门冬、麦门冬、枸杞子而成。方中地黄填骨髓、生精血、通血脉、润肌肤、乌须发，《修真秘诀》谓其“服百日颜如桃花，服三年令人长生不死”；人参大补元气、益助脾肺、生津养血，久服轻身延年；枸杞子功能滋肾润肺补肝，《太平圣惠方》用它配合生地黄治面色黧黑及面部黑斑黑点；《名医别录》称其能“美



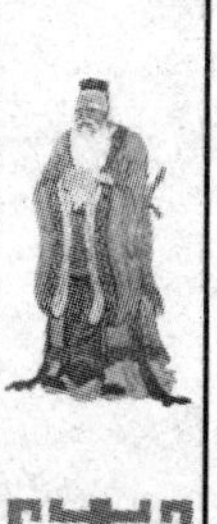

颜色”;获苓健脾宁心利湿,传说王子季服食茯苓18年,身上的疤痕疙瘩全部消失,且肌肤变得光滑润泽。白蜜补脾润肤,《药性论》云:“常服面如红花”。七药合用,能使人身体强健,容颜美好,青春长驻。服用时所忌食的“酢酸”,即米醋。

### ○唐永和公主澡豆方

【组成】白芷60g　白蔹90g　白及90g　白附子90g　白茯苓90g　白术90g　桃仁30g　杏仁30g　沉香30g　鹿角胶90g　麝香10g　大豆面500g　糯米250g　皂荚5个

【制法】桃仁、杏仁热水浸泡去皮,麝香细研。然后取浆水(浆水的制法是,用粟米煮成饭,乘热投入冷水中,浸泡5~6天后,生出白色泡沫,然后滤清备用)3碗,先煎。数沸之后,缓缓溶入鹿角胶,再取淘洗干净的糯米,用此胶浆煮成粥。将粥摊成极薄的饼,晒干。然后将粥饼与白芷、白蔹等药一起捣为细末,过筛,加入大豆面和匀,另用白酒、白蜜,加热后倒入上药中,拌匀,晒干。然后加入麝香,密贮备用。用时取适量,溶于浴液中,或擦洗身体。

【功效】洁肤、养颜。主治面、肤黑黄不泽。

【说明】永和公主是唐德宗的女儿,此方是她保养皮肤的澡豆方。澡豆,是古人洗澡、洗脸用的粉剂,能使皮肤光滑、润泽、细腻。因其制作中常加入豆类粉末,故名“澡豆”。本方与一般澡豆方有所不同,尤其调制用浆水别具一格。

方中主药为大豆面、糯米、桃仁、杏仁。大豆面是古人制作澡豆的重要原料,方中用之主要是吸附皮肤表面的油脂而达到去垢目的,同时也取之调和诸药,使其混合均匀而不致分离。此外大豆所含丰富的蛋白质、脂肪、维生素等各种物质对皮肤也有滋养作用。糯米含有大量的糊精,粘性很大,本方主要是作为粘液质使用,调和诸药,增加对皮肤的粘着性。

桃仁与杏仁均含有丰富的脂肪油及挥发油和苦杏仁甙等。脂肪油可以滋润皮肤;挥发油对皮肤有温和的刺激作用,改善局部血液循环。白茯苓主要成分是β－茯苓聚糖,是一种水溶性高分子化合物,本方主要用其增加粘着性。白芷、白术、沉香、麝香均为芳香类药物,主要用其挥发油对皮肤的温和刺激作用,并作为香料使用。白附子主要用来剥蚀䵟黵,灭除瘢疵,治疗疥癣等。白蔹和白及在方中主要作为敛疮药使用,二药经常配伍合用。

鹿角胶以其良好的胶化功能有利于药物在皮肤表面形成一层胶性皮膜。皂荚的主要成分为皂甙,是一种表面活性剂,具有起泡、分散、乳化和洗净性能,因之有去污功能。

白蜜有良好的粘着性,含有丰富的营养物质,一则可以作为粘液质使用,二则用以滋养皮肤,使之具有光泽。方中用酒是借其运行药势。

本方可促进皮肤的血液循环,防治多种皮肤疾患,涤除污垢,又可滋养皮肤,使之柔润芳香,白嫩细腻,为同类方中上品。

### ○唐天后炼益母草泽面方

【组成】益母草

【制法】农历五月初五采根苗全具的益母草,不能带土,否则即无效。将益母草晒干,粉碎过细罗,加入适量面粉和水,调成如鸡蛋大的团药,晒干;然后用黄土泥做一座炉子,炉的四旁各开一小孔,炉上层和下层放炭火,两层间放置药丸,点火煅制;大火烧约30分钟,后用文火烧,不能灭火,因灭火后会影响药物质量;更不要大火,否则药便变成黄黑色，用了亦无效，只可用文火慢慢煨制，才能使药色洁白细腻而成上等药；文火煨制约24小时，将药取出，凉透，放入瓷钵中，用玉锤（或鹿角锤）研粉，过细罗，再研，如此反复，粉越细越好；在研的过程中将玉粉或鹿角粉掺入药内，药制好后，放入瓷瓶，密闭。使用时每100g药粉，加入滑石粉10g，胭脂1g，用于洗脸洗手。

**【功效】**光滑面肤，玉容红颜。主治面晦，面老。

**【说明】**此为唐女皇武则天常用之玉容方，曾被王焘收载于《外台秘要》中。王焘说："初用此药洗面，觉面手滑润，颜色光泽，经十日许，特异于女面，经月余生血色，红鲜光泽异乎寻常，如经年久用，朝暮不绝，年四五十岁妇人，如十五岁女子。"益母草活血祛瘀，能促进面部血液循环；玉粉或鹿角粉温润肌肤；滑石，民间常用以涂身，具爽身滑肤之效，现代药理研究表明，其有保护皮肤和粘膜的作用。目前，亦有报道用益母草适量，水煎煮，取去滤液，洗脸，能使容颜光滑红润，减少皱纹。

**○清热散风汤**

**【组成】**荆芥3g　防风3g　苦参9g　蛇床子3g　朴硝3g

**【制法】**用水以丝绵包裹，不拘时洗。

**【功效】**治肝脾二经湿热，外受邪袭于皮肤，郁于肺经，以致遍身生疮，搔痒抓破时津汁水浸淫成片，用之神效。

**【说明】**方出《太医院秘藏膏丹丸散方剂》。方中荆芥、防风祛风散湿止痒；苦参、蛇床子燥湿清热止痒，药理研究表明，此两药有抗菌、抑制真菌作用；朴硝外用具有清热消肿止痛功效。全方适于湿热郁于皮肤之症。

**○清宫玉容葆春酒**

**【组成】**西洋参　枸杞子　黄精　当归　合欢皮　佛手　林河大曲酒各适量

**【制法】**按传统工艺酿制，自然陈化，精心勾兑。用于治疗时，每服15～30ml，饭后饮服，1日3次；用于保健、小酌、佐餐、喜庆或团圆席，则不受此限。

**【功效】**补益强壮，美容光颜。

**【说明】**此酒系慈禧太后喜用的美容养颜、滋补强壮药酒。方用西洋参、黄精益气健脾；枸杞子、当归滋阴养血，两组药物合成气血双补、美容养颜之效。另用合欢、佛手理气解郁，益智安神，同时可疏理补气养血药之壅滞。本药酒气味醇香，口感清淡，老少咸宜。

**○淋渫药七宝散**

**【组成】**黄芪　当归　防风　荆芥穗　地骨皮　木通各60g　白矾30g

**【制法】**上为粗末，每用药30g，以水三大碗煎五六沸，滤去滓，稍热淋渫患处，拭干，避风少时。

**【功效】**治热汗浸渍成疮，痒痛不已。

**【说明】**方出《御药院方》。方用防风、荆芥穗祛风散湿止痒；地骨皮、木通凉血清热解毒；当归活血化瘀消肿止痛；白矾杀虫解毒；妙在黄芪一味益气固表，防止风邪入侵，与祛风药散敛同用，祛邪与扶正结合，深得配伍旨趣。本方类似现代的淋浴药液。

**○旋覆花汤**

**【组成】**旋覆花（去土）　人参（去芦头）　赤茯苓（去皮）　黄芩（去皮）　柴胡（去芦）　枳实（麸炒）　赤芍药（去皮）　甘草以上各60g

**【制法】**上为散。每服6g，水一大盏，入生姜5片，同煎至七分，去滓，食后服，日进3服。忌猪肉、粗面等。

【功效】治风热则面生赤痱子，脑昏目疼，鼻塞声重，面上游风，状如虫行。

【说明】方出《御药院方》。方用柴胡疏风清热以止痒；黄芩清热解毒以消肿；枳实理气消滞，赤芍活血化瘀，二药行气活血以止痛；旋覆花降气化痰，与茯苓渗湿利尿共伐湿邪，以杜痱风之源。人参、甘草健脾益气，扶正以祛邪。全方攻补兼施，配伍巧妙。

○痱子药

【组成】绿豆粉　滑石各等份（水飞过）

【制法】共研细末，不时搽之。

【功效】治血热沸腾，因生痤痱。

【说明】方出《太医院秘藏膏丹丸散方剂》。两味药均可清热解毒，具有很好的铺散性和润滑性，外用可吸附汗水和化学刺激物及毒素，对皮肤粘膜可起到保护作用。

○慈禧驻颜方

【组成】珍珠（晶莹圆润者）

【制法】将珍珠研为细粉，每次一小茶匙（5～7g），温茶送服，每隔10日服1次。

【功效】美容护肤，抗衰防老。

【说明】此为慈禧太后的养颜方。珍珠呈银白色，半透明，具有特异的光泽，是一味外敷、内服皆宜的美容护肤佳品，从唐代开始，就在宫中盛行了。本品含有钙质、多种氨基酸和微量元素铜、铁、镁、锰等，这些都是人体不可缺少的营养成分，通过人体表皮细胞的吸收，可增加细胞活力，增白皮肤，抑制人体内“脂褐素”（即老年素）生长，防皱嫩肤，延缓皮肤衰老。长久使用可使皮肤特别细腻。慈禧多年服用珍珠，直至70岁时，皮肤仍柔软光润，与此不无关系。

○慈禧沐浴方

【组成】谷精草36g　茵陈36g　决明子36g　桑枝36g　白菊花36g　木瓜45g　桑叶45g　青皮45g

【制法】煎水沐浴。

【功效】清湿热，祛风，利头目。防治皮肤疾病。

【说明】方用桑叶、菊花、谷精草疏风散热，清利头目。现代药理研究表明，上药对多种细菌、皮肤真菌、病毒均有抑制作用，有效地防治皮肤疾病。外用对皮肤有温和的刺激作用，使人产生清凉感，具有止痒止痛效果。茵陈、木瓜清热利湿，桑枝舒筋活络，青皮理气消滞，决明子清热解毒，兼清头目。诸药同煎，外用可防治皮肤疾病，悦泽容颜，且可清利头目。

○摩风膏

【组成】麻黄15g　羌活30g　升麻6g　白檀香3g　白及3g　防风3g　归身3g

【制法】香油150g，泡药五日，慢火熬去渣，滤净，加黄蜡15g收之。外搽。

【功效】治面上或身上风热浮肿，痒如虫行，肌肤干燥，时起白屑，极痒，抓破时流黄水，或破烂见血，疼楚难堪。此膏抹搽10日必愈。

【说明】方出《清太医院秘录医方配本》。麻黄、羌活、防风祛风胜湿而止痒；升麻疏风清热，透疹解毒，上类药多含有挥发油，可使局部血管扩张，从而起到消肿止痛作用。白及含有丰富的淀粉和粘液质，可在皮肤表面形成一层胶状皮膜，有较好的保温护肤功效。檀香和归身可理气活血，调理气血运行，起到营养皮肤作用。

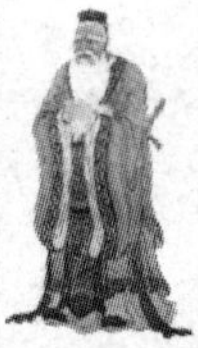

○澡豆方

【组成】猪胰5具　白茯苓　白芷　藁本各120g　甘松香　零陵香各60g　白商陆150g　蒴藋灰30g　大豆末1000g

【制法】猪胰干之，大豆末绢下；上九味为末，与猪胰相和，更捣令匀，八九月则合，冷处贮之。欲用，稍稍取以洗手面。至三月以后勿用。

【功效】滋润肌肤。主治手干燥。

【说明】此为唐代宫廷润手秘方。猪胰“其能专在去垢腻，可用以浣垢衣，俗名猪胰子”（《本草经疏》）。据现代研究，动物胰脏中含有脂肪酶、蛋白酶、淀粉酶等多种消化酶，外用可使皮肤污垢油脂分解，此即其涤垢悦颜之机理。白茯苓富含蛋白质、氨基酸、卵磷脂等，可以润养皮肤，延缓皮肤衰老。白芷、藁本、甘松、零陵香祛风燥湿，芳香洁肤。白商陆杀虫抗菌以护皮肤。大豆、猪胰洁肤养肤。诸药合用，可滋润皮肤，防止干裂，尤宜秋冬气候干燥时节应用。

○澡洗药

【组成】干荷叶960g　威灵仙（去土）　藁本（去土）　藿香叶　零陵香　茅香各480g　甘松（去土）　香白芷各240g

【制法】上为粗末，每用60g，生绢袋盛，用水约25升，煎3沸，放稍热，于无风处淋渫，避风少时；如水少时，更添入热开水，斟量得宜使用，勿令添入冷水，药末不添。

【功效】光腻皮肤，去风止痒。主治皮肤干燥，遍身瘙痒。

【说明】方出《御药院方》。主药干荷叶气味清香，解暑利湿，外用可治皮肤湿痒疮毒。威灵仙祛风通络除湿。藁本、藿香、零陵香、茅香、甘松、白芷俱为芳香之品，既可祛风除湿，又可芳香辟秽，清爽皮肤。药理研究表明，此类药可刺激皮肤毛细血管扩张，改善皮肤营养供应。常用本方洗浴，可使皮肤光洁细腻，瘙痒自止，身香怡人。

○瘢疮秃疮细药

【组成】白芷　大黄　巴豆霜　白矾　甘草　火麻仁（炒）　诃子肉（煨）各12g

【制法】鸡子两个，香油500g，入药熬枯去渣滤净，入松香15g。外搽。

【功效】专搽头疮、瘢疮、胎毒，风热痒疮，脓水不止，或定白痂，俱用此药搽之，其效如神。

【说明】方出《太医院秘藏膏丹丸散方剂》。方中白芷疏风散湿，具有抗菌、抑制真菌作用。大黄清热解毒。巴豆霜外用具腐蚀作用可治诸疮。白矾解毒杀虫，可敛湿消痰，外用可使皮肤中蛋白质凝固，进而坏死脱落，起到蚀疮作用。火麻仁、诃子外用对多种细菌和真菌均有较强的抑制作用。

○癣药方（1）

【组成】生柏油12g　白蜡60g（将柏油熬滚，白蜡熔化开）

【制法】诸药熏、搽、洗不效者，用此药即愈。

【功效】治多年顽癣。

【说明】方出《太医院秘藏膏丹丸散方剂》。此系秘方，所用药品当有抑制真菌作用。

○癣药方（2）

【组成】大枣肉60g　核桃肉60g　大枫子30g　水银60g

【制法】须共合一处，捣烂成泥，用白布包裹，以微火烤，搽患处。先用手搔患处，后以药搽上，每日三四次即愈。

【功效】夫癣之生也，因风毒邪热客于皮肤之间，以致遍身走散，痛痒不止，或肌如瘾疹，或形如圆钱。此药能散风止痒，却虫消毒，不论干癣、湿癣、苔癣、风癣，凡经年不愈者，皆以此药治之。

【说明】方出《太医院秘藏膏丹丸散方剂》，此方系秘方。水银、大枫子皆有杀虫解毒作用以治诸癣；大枣、核桃肉可营养肌肤。水银含汞，有毒，应用时要注意用量。

○癣疮药

【组成】白糖 9g　乌梅肉 9g　槟榔 9g　硫黄 9g　皂矾 9g　樟冰 9g　土大黄 30g　斑蝥 49 个　牛皮烟 15g

【制法】共研细末。每用手先搔患处，后以药搽上，日上二三次自愈。

【功效】凡癣皆因风毒邪热，客于皮肤之间，以致遍身走散，痛痒不已，或肌如瘾疹，或圆或斜，经年不愈者，用此药调搽，不论干癣湿癣、顽癣风癣，皆能治之。此药祛风止痒，消毒去虫。

【说明】方出《清太医院秘录医方配本》。白糖、乌梅肉可营养肌肤，兼有解毒作用。其余药物均可杀虫敛湿治癣，具有抗菌、抑制真菌作用。

○加味香肥皂

【组成】檀香　木香　丁香　花瓣　排草　零陵香　皂角　白莲蕊　山柰　白僵蚕　甘松　麝香　冰片各适量

【制法】上为极细末，用红糖水调匀成泥状，做成香肥皂，每锭重 6g，阴干，密贮备用。洗脸、洗澡时使用。

【功效】除垢，香肤，护肤。主治面垢。

【说明】此为慈禧太后用以美容的香皂，受到慈禧、光绪的垂青。方中皂角、白僵蚕去垢洁面，是治疗面䵟、瘢痕要药。其余药物多属芳香之品，用其洗浴，不仅涤垢辟秽，还可留下清雅之幽香。此类药多含挥发油，可刺激局部血管扩张，改善面部血液循环，从而达到护肤养颜功效。

○如意散

【组成】干漆（生）　狗脊（生）　轻粉（研）　僧芪黄（生研）各 30g

【制法】上为细末，研药令匀，每用药先微搔破，用生油调如稀糊，搽患处，每日 2~3 次用。

【功效】治疥疮时发痒痛。

【说明】方出《御药院方》。干漆消积破瘀，外用有杀虫作用。狗脊祛风止痒。轻粉杀虫攻毒，是治疗皮肤病外用要药。僧芪黄外用治疗疥疮可以止痒。

○妙贴散

【组成】明净硫黄 500g（细末）　荞面 240g　白附子 120g（细末）　白面 240g

【制法】将硫黄、荞面、白面三味，共合一处，用清水微拌，木器内压成片，单纸包裹，风中阴干，为极细末，用白附子研匀，用染布青汁调敷面上。

【功效】此药专治癣疥毒疮等症，治之甚效。

【说明】方出《太医院秘藏膏丹丸散方剂》。硫黄外用解毒杀虫，以治癣疥；白附子“主治疥癣，风疮，头面痕，阴囊下湿”（《海药本草》）。荞面与白面的主要成分是淀粉，具有良好的粘着性能。本方主要是利用其粘着性能吸附于皮肤而去垢，同时

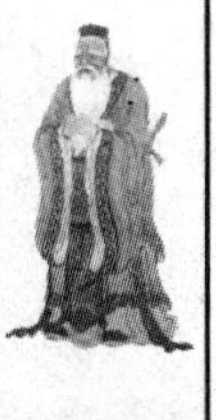

有利发挥其余药物疗效。

○张贵妃丽华面膏

【组成】鸡子1枚　朱砂60g

【制法】取新鲜鸡蛋1枚，在蛋壳上开一小孔，去蛋黄，留蛋清，装入朱砂，用蜡封闭小孔，和其他将孵的鸡蛋一齐放到纯白母鸡窝里，让母鸡孵化，等到其他鸡蛋中的小鸡孵出时，这枚朱砂鸡子膏蛋便可使用。搽脸。

【功效】祛斑，玉容。主治黑斑、黑痣。

【说明】此为南北朝时代最后一个皇帝陈叔宝的妃子张丽华所用面膏。鸡蛋清“敷面，面黑令白”(《普济方》)，因其含有丰富的粘蛋白，具有成膜性，外用既可以清热解毒，又可以作为赋形剂，借其成膜性而起到护肤功效。朱砂在本方中主要用作腐蚀剂使用，可以除去皮肤表面的污垢、斑痣，进而达到美容目的。

○隋宫腋臭方

【组成】雄黄　麝香　硫黄　乳香　青矾石各等份　鲜马齿苋300g

【制法】上药共捣成泥状，摊新瓦上晒干，再罗成粉。用醋洗腋下，再用粗布揩腋下皮肤，使皮肤轻微破皮，外搽药粉，每3～7天1次。

【功效】除臭，治腋臭。

【说明】本方为唐代日人宿弥永赖在长安留学时，从《隋炀帝后宫诸香药方》中记下，将其记于《医心方》中。方以雄黄、硫黄、青礞石等有毒之品燥湿敛汗，祛风解毒，抑制皮肤真菌；配以马齿苋清热解毒，改善皮肤脂质代谢；更以麝香、乳香芳香辟秽，活血消肿。诸药合用，治疗腋臭有良效。

○莲参茶

【组成】人参须2钱，薏仁1两，莲子1两，去核红枣3钱，黄芪3钱，麦门冬5分。

【制法】将药材以一锅的水煮成半锅。

【功效】可除皱，让肌肤抗氧化。

【用法】当茶饮用，可以长期服用。

○枸杞银耳羹

【组成】银耳1朵，枸杞1大匙，冰糖少许。

【制法】银耳稍泡过水后，撕小片，加水与枸杞一起煮约一刻钟即可。

【功效】此枸杞银耳羹能够补肾滋阴，防止皱纹和润泽皮肤。

【用法】皮肤干燥者可以经常喝。

○四仁鸡茸粥

【组成】甜杏仁3钱，白果3钱，胡桃仁6钱，花生仁6钱，沙参5钱，白米、鸡茸适量。

【制法】将所有材料磨成粉，与鸡茸、白米熬煮成粥。

【功效】可以润肺补肾、养颜美容，还有止咳化痰的功效。

【用法】将本品分为3份，每天清晨食用1份效果最好。

○桑葡薏粳粥

【组成】桑葚、白糖各6钱，葡萄干2钱，薏苡仁4钱，粳米1两。

【制法】将桑葚、薏苡仁分别洗净，用冷水浸泡数个时辰。将粳米淘洗干净后，与桑葚、薏苡仁连同浸泡水一同置于铁锅中，加入葡萄干，先用旺火煮沸，再改用小火熬煮成粥，至粥成时加入白糖拌匀即可。

【功效】本品具有滋阴补肾、健脾利湿、丰肌泽肤之功效，适于身体虚弱、体瘦而皮肤皱纹多、不光洁者食用。

【用法】每日1剂，早晚各1次。

○枣合甘麦仁粥

【组成】大枣12颗，小麦仁1两，甘草（干品）、百合（干品）各2钱，红糖6钱。

【制法】将甘草、百合分别洗净后一同置于锅中，加入适量清水共煎取汁。将大枣、小麦仁洗净后，与煎取的药汁、红糖一同置于沙锅中煮成粥即可。

【功效】本品具有益气健脾、宁心安神、除烦润肤之功效。久用可改善不良情绪、增进食欲，使皮肤红润细白，还可防止皮肤衰老，减少皮肤皱纹。

【用法】趁热食用，每日1~2次。

○蜂蜜银菊粥

【组成】银耳2钱，菊花5朵，糯米1两，蜂蜜、清水各适量。

【制法】将菊花洗净，银耳用适量清水泡发。将菊花、银耳与糯米一同置于锅中，加入适量清水熬煮成粥；待粥熟后，再加入适量蜂蜜搅匀入味即可。

【功效】本品具有补气血、嫩皮肤、美容颜之功效，适用于颜面苍老、应肤粗糙干皱者。常服本品可使人肌肉丰满、皮肤嫩白光润。

【用法】每日2次，可常服。

○人参粥

【组成】人参末1钱，粳米2两，冰糖适量。

【制法】将人参末、淘洗干净的粳米同入锅中。加水适量。用大火烧开后改用小火慢煮至粥成，加入冰糖调味即可。

【功效】益元气，补五脏，抗衰老。秋冬季当早餐食用。可用于元气不足引起的老年人体弱、五脏虚衰、久病羸瘦、劳伤亏损、食欲不振、慢性腹泻、发慌气短、失眠健忘、性机能减退等症的辅助食疗。

【用法】每日2次，可常服。

○香菇芝麻鸡汤

【组成】鸡腿1只，香菇6朵，黑芝麻4钱，盐、黄酒适量。

【制法】将鸡腿剁成块，洗净；香菇泡发后，去蒂对切；黑芝麻用棉布袋装好扎紧。把鸡块、香菇、芝麻袋放入炖锅中，加入水至淹没材料为止。调入盐、黄酒，盖紧锅盖，隔水蒸约三刻钟，至鸡肉熟透即可。

【功效】芝麻补血养颜的效果好，能强筋健骨、抗老缓衰，还能美白皮肤，使肌肤光滑细腻，是具有能留住青春功效的食品。

【用法】每日一次，可以佐餐。

○杏仁牛奶芝麻糊

【组成】杏仁3两，核桃仁1两，白芝麻、糯米各2两，黑芝麻4两，牛奶半斤，冰糖1两，清水、枸杞、果料各适量。

【制法】将糯米用温水浸泡一刻钟。将芝麻炒至微香后，与上述原料一起捣烂成糊状，再用纱布滤取其汁。将冰糖与水煮沸，再倒入糊中拌匀，撒上枸杞、果料用文火煮沸，冷却后即可。

【功效】本品具有润肤养颜、延缓皮肤衰老及抗皱、去皱之功效。

【用法】每日早晚各饮2两制作好的芝麻糊。

○银鱼蒸藕片

【组成】莲藕4两,干银鱼6钱,瘦肉2钱,精面粉、姜丝、葱丝、盐、白糖、香油、水淀粉各适量。

【制法】把干银鱼用温水泡透;莲藕去皮切片,用水泡一下,瘦肉切成丝。把莲藕、银鱼、瘦肉丝摆入盘中,加入盐、白糖、香油、精面粉拌匀,放入蒸笼蒸一刻钟后拿出。撒上姜丝、葱丝,淋入热油即可。

【功效】银鱼能延缓细胞的衰老,可以改善皮肤的弹性!

【用法】可作为菜肴经常食用。

○三彩核桃仁

【组成】核桃仁1两,瘦肉4钱,胡萝卜4钱,黄瓜4钱,姜片、油、白糖、水淀粉。

【制法】胡萝卜去皮切成小丁;黄瓜去子切成丁;瘦肉切成丁。瘦肉丁加少许盐、水淀粉腌一下。锅内倒油烧至八成热,放入瘦肉丁,炸至八成熟倒出。锅内留底油,放入姜片、胡萝卜丁、黄瓜丁,放盐炒至快熟,加入肉、核桃仁调入盐、白糖,用中火炒透入味,用水淀粉勾芡即可。

【功效】此菜对预防皱纹的出现很有效果。

【用法】一日一次,也可经常食用。

○大豆核桃白芨米粥

【组成】大豆1斤,核桃仁15个,白3钱,粳米半斤,白糖2两,清水适量。

【制法】先将大豆、白炒熟碾成粉。将粳米淘净,用清水浸泡一夜,核桃仁用开水浸泡片刻后捞出,与粳米一起磨成浆后倒入盆内,加入适量清水,再用纱布过滤,去渣留汁;将粳米、大豆、向粉一同置于锅中,加入核桃汁及适量清水用文火煮成糊状后,再加入白糖,待溶化后搅匀即可。

【功效】本品具有健脾益胃、通脉润肤、养精除烦之功效,常服可保面部红润而有光泽。

【用法】早、晚各服一小碗,可常服。

○菊花枇杷粳米粥

【组成】菊花2钱,枇杷叶3钱,生石膏4钱,粳米1两,清水适量。

【制法】将菊花、枇杷叶、生石膏用干净布包好置于沙锅中,加入适量清水煎煮两刻钟后,捞出药渣包留汁。将粳米淘洗干净,置于煎煮好的药汁中煮至粥成即可。

【功效】本品具有清肺热、泻胃火之功效,适于因肺胃炽热所致粉刺患者食用。

【用法】每日一剂,连用10天。

○鲜笋烧海参

【组成】水发海参4两,鲜笋(或水发品)2两,猪瘦肉汤1斤,盐、糖、酱油、黄酒、葱丝、水淀粉各适量。

【制法】将海参洗净并切成寸条,竹笋洗净后切成适中的片。将海参与鲜笋置于锅中,加入猪瘦肉汤炖至熟透,再加入盐、糖、酱油、黄酒等调味,并用水淀粉勾芡,至芡汁透明即可。

【功效】本品具有补肾滋阴、消食解毒之功效,常食可使肌肤细腻、光润。

【用法】每日1剂,可与饭菜一起食用,且长期食用,效果更佳。

○椰子鸡块

【组成】椰子1个,鸡1只,清水、盐各适量。

【制法】剖开椰子，取肉留水，一半椰肉切成条，一半椰肉置于榨汁机中榨取汁。将鸡宰杀，去毛、内脏后，洗净再斩断、氽水。将鸡块、椰肉条置于沙锅中，加入适量清水煎煮二刻钟后，再放入椰汁和适量的食盐，炖至鸡肉熟透即可。

【功效】本品具有养颜润肤之功效，常食可使肌肤红润。

【用法】每两日1剂，饮汤食肉，可常食。

**○樱桃香菇**

【组成】水发香菇2两，鲜樱桃50颗，豌豆苗1两，黄酒、精盐、白糖、酱油、姜汁、湿淀粉、熟菜油、香油各适量。

【制法】将水发香菇去根、杂，洗净后切成薄片；豌豆苗去杂洗净；樱桃洗净。在炒锅中放入适量菜油烧热，放入香菇煸炒，加入姜汁、黄酒、酱油、白糖、精盐和水煮沸后，再改用文火煨烧片刻，将豌豆苗放入锅中，用湿淀粉勾芡，然后放入樱桃，淋上香油即可。

【功效】本品具有滋润肌肤的功效。

【用法】每日1剂，可常食。

**○红枣木耳汤**

【组成】红枣30颗，黑木耳6钱，清水适量。

【制法】将红枣洗净去核。黑木耳用清水泡发后洗净。将处理好的红枣、黑木耳置于沙锅中，加入适量清水，用文火煮至红枣及木耳熟软即可。

【功效】本品具有活血化淤、排毒润肤之功效，适于面部有黑斑者食用。

【用法】每日1剂，喝汤，吃红枣、木耳。分2次服用，早、晚空腹各服1次，连服5个月。

**○栗子红枣蜂蜜羹**

【组成】栗子粉半斤，红枣10颗，桂圆3钱，蜂蜜、清水各适量。

【制法】将红枣洗净后去核，与桂圆肉一起置于沙锅中，加入适量清水煎煮二刻钟。放入栗子粉搅匀，再加入蜂蜜调匀煮沸一段时间停火即可。

【功效】本品具有益脾开胃、养血长智、延年益寿之功效，常食可使面色红润、头发乌黑亮泽。

【用法】温后食用。每次1两，每日2次，可常服。

**○桃花散**

【组成】桃花3斤，粳米粥适量。

【制法】将采集的新鲜桃花，阴干并研为末即可。

【功效】本品具有使面色红泽、红润之功效，适于面色苍白者食用。

【用法】每日服3次，每次取1钱桃花末，用粳米粥送服。可常服。

**○牛奶蛋白羹**

【组成】牛奶半斤，鸡蛋2个，白糖适量。

【制法】将鸡蛋打破取蛋白，与牛奶、白糖一同置于汤碗中，搅拌均匀，上锅隔水蒸熟即成。

【功效】本品具有祛斑增白之功效，可防治雀斑、黄褐斑。

【用法】每日1剂，常食。

**○荔枝蜜**

【组成】新鲜荔枝3两，蜂蜜适量。

【制法】先将荔枝洗净后，去壳、核，取果肉；然后加入蜂蜜拌匀即可。

【功效】本品具有养血、润肤、防皱之功效。

【用法】每日1剂，分2次食用，常食。

○桃花美容酒

【组成】鲜桃花10朵，白酒2两。

【制法】将摘取的新鲜桃花，置于50度的白酒中浸泡3天即可。

【功效】本品有悦泽人面、红润容颜之功效，适于面容憔悴、面白无红润光泽者饮用。

【用法】每次饮浸泡的桃花酒10克，于睡前饮用。可常饮。

○如意长生药酒

【组成】鲜木瓜泡酒10斤，史国公酒40斤，五加皮酒60斤，外兑木瓜酒100斤。

【制法】将上述几种酒合在一处，蒸淋入缸内，数年之后饮用。

【功效】此种酒是养颜美容的良酒，而且还是强身健体的滋补品。其中木瓜和木瓜酒，意在平肝和胃，舒筋止渴，改善消化和吸收功能。史国公酒和五加皮酒，旨在强筋壮骨、护肾添精，养血通和。

【用法】每次取如意长生酒一小杯，于睡前服用，可常饮。

## 十二、养发乌发

○七宝美髯丹

【组成】首乌500g　茯苓120g　牛膝120g　补骨脂120g　当归120g　枸杞子120g　菟丝子120g

【制法】共研细末，炼蜜和丸。每服6g，用淡盐汤送下，黄酒亦可。

【功效】此足少阴厥阴药也。方内用九制何首乌为君，涩精固气，乳制白茯苓交通心肾，而渗脾湿；酒浸牛膝强筋骨而益下焦；酒洗当归辛温以养血；酒浸枸杞子甘温而补水；酒浸菟丝子益三阴而强肾气；黑芝麻并炒补骨脂助命门火，而暖丹田，此皆固本之药。常服气血充足，荣卫调和，填精益肾，固齿乌须。

【说明】这是一首十分著名的养生乌发方剂，出自《本草纲目》，书中记载："（明）嘉靖初，邵应节真人以七宝美髯丹方上进，世宗肃皇帝服饵有效，连生皇嗣，于是何首乌之方天下大行矣。"

方中主药何首乌养血益肝，固精益肾，乌须黑发，为滋补良药，功在生地、天冬诸药之上。现代药理研究证明，何首乌可降血脂，强壮神经，具有促进精子生成和发育作用。牛膝补益肝肾，强壮筋骨；白茯苓益智安神，健脾利湿，二者均可提高人体免疫功能，增强抗病能力。枸杞子、菟丝子、补骨脂可补肾阴，壮肾阳，现代研究证明确有抗衰防老、延年益寿之功。当归补血和血，具有抗维生素E缺乏症的作用，提高人体免疫功能。本方适于阴阳两亏，精血不足，须发早白者服用，也可用于预防早衰。

○三圣膏

【组成】黑附子　蔓荆子　柏子仁各15g

【制法】上为末，乌鸡脂和匀，捣研干置瓦盆内，封固，百日取出，涂在髭发脱落处，三五日即生，自然牢壮不脱。



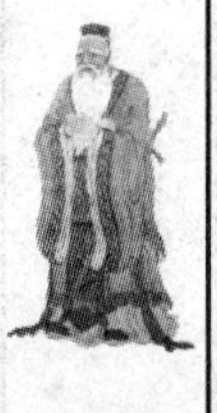

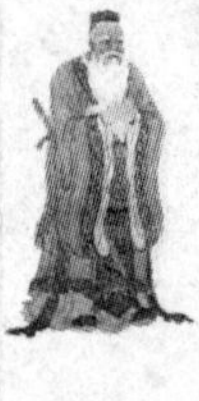

【功效】治髭发脱落，能令再生。

【说明】方出《御药院方》，是一种外用生发佳方。黑附子功能回阳救逆，研究表明，它能刺激局部皮肤，使血管扩张，并使皮肤粘膜末梢神经呈兴奋状态，一则可以改善头发的血液供应，二则可以止痛。蔓荆子疏风散寒，清利头目，是重要的生发药物，从现代药理学角度来看，可能与其所含挥发油有关。柏子仁养心安神，滋肾润燥，含有脂肪油、少量挥发油及蛋白质、糖分、磷、铁、钙等，本方可能是利用其脂肪油以起到润泽头发功效。乌鸡脂属于动物性脂肪，在本方一是作为赋形剂，二是可以缓和头皮炎症。

本方可以改善头皮局部血液循环，促进毛发生长，还具有一定的滋养毛发作用。此外，尚有止痛消炎之功，适用于风邪阻客头面引起的各种脱发，对斑秃、神经性脱发尤为适宜。

**○大豆煎**

【组成】黑大豆　醋浆

【制法】将黑大豆泡在醋中 20～48 小时后，加热共煮烂，过滤去滓，用小火浓缩至稠膏状。先将头发洗净，等干燥后把药涂于发上。

【功效】染发美发，发黑如漆。主治白发，黄发。

【说明】方见《隋炀帝后宫诸香药方》。黑大豆祛风、活血、解毒，《食疗本草》指出："以黑豆入盐煮，常时食之，方能补肾"；醋浆消瘀解毒，《本草衍义》称"益血"。白发、黄发主要与肾虚、血亏有关。"发为血之余"，又为"肾之外候"，肾血旺盛则发荣，故此方主要用补肾养血药来营养发质，兼以祛风解毒，起到护发美发效果。

**○干洗头香白芷散**

【组成】白芷　王不留行各 60g

【制法】上为细末，每用干掺头发内，微用力擦去垢腻后，用篦子刮去药末。

【功效】去除头发垢腻，保持头发光亮。

【说明】方出《御药院方》，使用方便。白芷自古即是常用的化妆品，《神农本草经》谓其："长肌肤，润泽颜色，可作面脂。"《药性论》："去面䵟疵瘢，……疮痍疥癣，止痛排脓。"据研究，白芷含挥发油，局部外用能使血管扩张，改善血液循环，对促进毛发吸收营养及促进色素吸收都是大有益处的。此外，本品对多种细菌和皮肤真菌都有抑制作用。同时，白芷也是著名的香料之一。王不留行功能活血通经，据药理研究证实，本品含有多种皂甙、淀粉、脂肪、蛋白质等，其中皂甙是一种表面活性剂，具有起泡性、分散性和洗净功能，本方用之主要作为去污剂使用。

本方即以王不留行去污除垢，以白芷抑菌，可以减缓毛发附着分泌物和代谢产物被细菌分解，适用于脂溢性皮肤脱屑者。

**○万寿地芝丸**

【组成】生地黄 240g　天门冬 240g(去心)　菊花 120g　枳壳 120g(去穰，麸炒)

【制法】上为细末，酒蜜面糊为丸，如梧桐子大。每服 30 丸，渐加至四五十丸，空心温酒下，晚食前再服。

【功效】和颜色，利血气，调百节，黑发坚齿，逐风散气，愈百疾。

【说明】方出《御药院方》。方以生地、天门冬滋阴补肾用为主药。药理研究表明，生地有防止细胞老化，增强神经反射功能，且有乌须黑发之效；天门冬也是滋补强壮、抗衰防老佳品，《神农本草经》即称它"久服轻身益气，延年不饥"。菊花疏风清热兼能明目，《神农本草经》称它“久服利血气，轻身耐老延年”。枳壳理气和中，可防止补药壅滞碍胃。方虽仅四味，颇有章法。

**○巨胜七子丸**

**【组成】**甘菊花 90g　旋覆花 90g　吴白芷 90g　白茯苓 90g　牛膝 90g　覆盆子 75g(炒)　旱莲草 45g　黑芝麻 90g

**【制法】**上为末，炼蜜为丸，如梧桐子大。每服 30 丸，空腹温酒送下，饭后再服 30 丸，良久少饮酒，引动药力，如此每日服 3 次。忌生萝卜、猪羊血、葱、蒜。服 2 个月，头发变黑。

**【功效】**乌发。主治白发，气血亏虚，肝肾不足。

**【说明】**南唐皇帝李升服此药寿至 70 岁，全无白发。方中菊花疏风清热，平肝明目，“令发不白”(《名医别录》)，《本草纲目》云其有“染髭发令黑”的独特功效；旋覆花可“去头目风”(《本草衍义》)，“通血脉，益色泽”(《名医别录》)；白芷、白茯苓祛风利湿，前者含挥发油可使局部血管扩张，增加毛发营养，后者含大量的茯苓多糖，可增强免疫功能，在本方中还作为治脱发要药使用。已故名医岳美中教授曾用一味茯苓治愈脱发病人。牛膝得酒为引能补肝肾；覆盆子、旱莲草可补益肝肾，其中旱莲草尤为乌发要药，《新修本草》谓其：“汁涂发眉，速生而繁”；方中原无黑芝麻，以方名“巨胜七子丸”推测，本方当含此药“巨胜子”即黑芝麻别名也，今据此而补黑芝麻一药。该药补益肝肾，乌须黑发，据现代药理研究，黑芝麻含有丰富的脂肪酸、维生素 E、烟酸、卵磷脂和多量的钙，不仅可以降血脂，软化血管，抗贫血，而且具有一定的抗衰防老、乌须黑发功能。

**○天下乌须第一方**

**【组成】**当归 16g　天麻 0.9g　细辛　没食子各 0.9g　白干面 0.9g　诃子 0.6g

**【制法】**上药全炒黑色，加入五倍子 75g，铜绿 15g 共为细粉。每次用药粉不拘多少，用浓茶调和成细糊状，后用瓷瓶盛入，放重汤煮 20～30 沸。染发时，先用肥皂水洗净发须，拭干，然后将药涂上，并用布包裹一夜，次日早晨用茶水洗发须，则发色黑明润如漆。连染三夜后，每十日或半月以上一次，则发更加乌黑，犹如少年自生之妙。

**【功效】**黑发，用于白发之人。

**【说明】**本方为清宫中染发外用方。主药当归养血和血，含有多种挥发油及维生素 $B_{12}$、维生素 A 等营养物质，对头发起到滋养作用。天麻祛头面诸风；没食子涩精固气，是方中乌发之品，《本草求真》称其“烧黑灰煎汤令药以染须发”；诃子、五倍子均为固涩药，有生发、乌发作用；白干面含有粘液质，增加诸药附着作用以发挥药效；铜绿外用亦取其生发作用。

本方使用时系包裹染发，药力直接作用于头发，易于发挥药效。

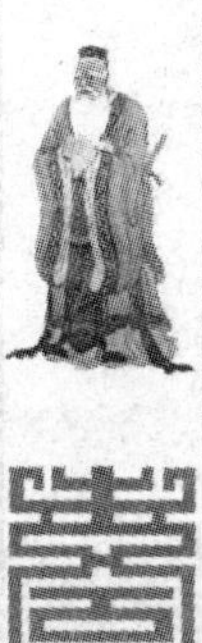

**○柏叶散**

**【组成】**侧柏叶 120g　何首乌　地骨皮　白芷各 60g

**【制法】**上为粗末，每用 15g，入生姜 10 片，水一大碗煎五七沸，去滓，淋洗髭须，临睡用。

**【功效】**常使荣养髭须。

**【说明】**方出《御药院方》。方中侧柏叶、何首乌俱为乌须黑发要药，其中侧柏叶含有挥发油、黄酮类化合物、鞣质和维生素 C 等，具有扩张血管、抑制细菌、病毒作用；何首乌则含有丰富的卵磷脂，对神经系统有强壮作用，是一味养生乌发佳品，《开宝本草》称它“益血气,黑髭发,悦颜色,久服长筋骨,益精髓,延年不老”。地骨皮功能清热凉血,药理研究证明,本品含有桂皮酸、甜菜碱、多量酚类物质等,具有降血压、降血糖作用。白芷是芳香之品,含有挥发油,可使局部血管扩张,改善血液循环,从而起到营养毛发作用。

**○胡麻膏**

**【组成】**胡麻油 1000g 腊月猪脂 1000g 乌鸡脂 200g 丁香 45g 甘松香 45g 零陵香 60g 川芎 60g 竹叶 60g 细辛 60g 川椒 60g(去目) 苜蓿香 90g 白芷 30g 泽兰 30g 大麻仁 30g 桑白皮 30g 辛夷 30g 桑寄生 30g 牡荆子 30g 防风 60g(去芦头) 杏仁 90g(汤浸,去皮尖双仁) 莽草 60g 柏叶 90g

**【制法】**上细剉,米醋浸一宿,滤出,纳入猪脂、鸡脂中,以慢火煎,候白芷色焦黄,膏成,绵滤去滓,以瓷盆盛。净洗头,涂之。1 日 2 次,30 日生发。

**【功效】**长发,令速生及黑润。主治脱发,发不长,白发。

**【说明】**此为宋宫御医王怀隐所创生发乌发之剂。方中胡麻油、柏叶、桑寄生、乌鸡脂可滋补肝肾,其中柏叶、桑寄生为生发乌发佳品;辛夷亦用来“生须发”(《名医别录》);白芷、细辛、丁香、松香、零陵香均为芳香之品,可辟秽去浊,香发护发;大麻仁滋阴润燥而排毒;防风祛风润燥,因含挥发油而能扩张皮肤血管,增加毛发营养;莽草、川椒祛风除湿而杀虫。诸药合用能生发、乌发。莽草有毒,本方不可口服及误入眼中。

**○助神丸**

**【组成】**何首乌(用千里水淘,粱米泔浸软,用竹刀去皮,曝干,同称 900g) 生地黄(投于水中,拣沉底者于柳木甑中铺匀,瓦釜中用千里水,木甑安于釜上,桑柴火蒸。蒸得气通透,日中曝干,用生地黄自然汁洒匀再曝干,如此蒸曝九返,曝干称 300g) 当归(净洗,去芦头,焙干,210g) 穿心巴戟天 210g(酒浸焙干) 五味子 210g(去枝炒,焙干)

**【制法】**上件五味同于木杵臼捣,罗为细末,用地黄自然汁银石器熬成膏为丸,如梧桐子大,用瓷器中贮放。每服 70 丸,空心食前各进一服,用温酒与地黄煎各半相和送下。忌猪、羊血。如小便浑浊,加泽泻 210g。如大便秘涩,加柏子仁 210g。如气不顺,加木香 210g。

**【功效】**治阴器不能运用,滋阴助阳,益血气,黑髭鬓,润泽皮肤,荣养肌肉,明目,壮筋骨,益精补髓。其效不可细述。

**【说明】**方出《御药院方》,本方阴阳并补,既可乌须黑发,又可养生益寿,方简效佳。方中主药何首乌、生地滋养肝肾,为乌须黑发常用佳品。药理研究证明,二药均可防止细胞老化,增强神经反射机能,此为其养生益寿作用之基础;当归活血养血,可促进血液循环,增强人体免疫功能;巴戟天益肾助阳,含有维生素 C、糖类和树脂,药理研究证实,本品具有类皮质激素样作用及降低血压作用,故而是一味养生益寿药物;五味子滋阴而能涩精,能增强神经系统的兴奋性,具有“适应原”样作用,可提高机体活力。

本方制作过程复杂,用的均为古法。现代应用时,可不必拘于形式。

**○乌云散**

**【组成】**诃子 5 个(去核) 百药煎 24g 没食子 3g 轻粉少许

**【制法】**上同为细末,与炒荞面同前药末各等份相和,每使用水为糊,稀稠得所,依前温上,用荷叶封裹。

【功效】乌发。

【说明】方出《御药院方》。诃子有乌须黑发之功,《药性论》即说它"黑髭发"。药理研究表明,本品对多种细菌及真菌有较强的抑制作用;没食子也可乌须黑发,《海药本草》言其"益血生精,和气安神,乌髭发",其主要成分为鞣质,具有收敛作用而能加强染料药物的着色功能;百药煎主要成分也是鞣质,外用有收敛作用,可起到保护创面、促进溃疡愈合作用。同时鞣质还是一种较广谱的抗菌药,对多种细菌都有较强的抑制作用,从而对头发起到保护功能。轻粉杀虫攻毒,是治疗皮肤病的重要药物,如《神农本草经》即说它能"杀疮疥癣虫及鼻上酒渣,风疮瘙痒"。现代药理也证明,本品具有杀菌、抗真菌作用。本方用之,主要是取其杀菌作用以保护毛发。

**○乌云膏**

【组成】针砂 60g　醋 500ml　荞面 24g

【制法】将针砂、醋放入铁铫内同煎十余沸,入荞面为糊,稀稠得所,温上髭发,用荷叶包,或用手帕裹一时辰以来,温水洗净,次用乌云散(见前方)。

【功效】乌发。

【说明】方出《御药院方》,这是御医收集的民间验方。针砂即铁砂,为制钢针时磨下的碎屑,主要成分是铁和氧化铁,本方取其染发功能,《中国医学大辞典》记载其"乌须发"。醋主要具有抑菌杀菌作用。针砂与醋调和,可生成醋酸铁,是一种无机黑色颜料,可使白发染黑。荞面主要成分是淀粉,具有良好的粘着性能,本方主要利用其粘着性能吸附毛发表面的污垢达到洁发目的,另一方面也利用其粘着性能防止主要药物离散,增加乌发效果,同时荞面也是一种染色剂。

**○乌银丸(1)**

【组成】牛膝(去芦头)　覆盆子　荜澄茄(去枝)　巨胜子 60g(炒,另研)　肉桂(去粗皮)　白茯苓(去皮)　吴白芷　甘菊花(拣净)　远志(去心苗)　熟地黄(焙)　旋覆花　旱莲草(去枝,旱莲草加倍方妙)各 30g

【制法】上除巨胜子外同为细末,再与巨胜子拌匀,酒糊丸,如梧桐子大。每服 50 ~60 丸,食前温酒送下。

【功效】服至七日,觉阳气坚壮是验。久服黑髭鬓,益子精,神效不可俱述。

【说明】发为血之余,血气盛则发长美。方中用熟地、牛膝滋养阴血,是为乌发养发之本;旱莲草、巨胜子养血乌发,是乌发养发之标,二药均为乌发佳品。菊花、白芷、旋覆花可祛头面之风,通利血脉,增加毛细血管弹性,有利养发乌髭。覆盆子、荜澄茄也是宫中常用的乌须黑发之品,如《名医别录》即称覆盆子能"益气轻身,令发不白";《本草拾遗》称荜澄茄"能染发及寿身"。此二药助旱莲草、巨胜子以乌须黑发。肉桂温通血脉,本方用之既可鼓舞阳气,又可防治熟地诸药阴柔碍胃。茯苓、远志安神开窍,交通心肾,在方中起到调整脏腑功能的作用。

本方配伍较为严密,用药颇具巧思,是宋金时代较有代表性的乌发之剂。方出《御药院方》。

**○乌银丸(2)**

【组成】吴白芷　甘菊花　旋覆花　桂心　巨胜子　白茯苓　荜澄茄　牛膝(去梢)　覆盆子以上各 15g　旱莲草 60g

【制法】上件为细末,好酒煮面糊为丸,如梧桐子大。每日空心,每服 30 丸,温酒下，更吃一二盏动药力。

【功效】治白发之本并一切诸风。

【说明】本方较前方少熟地、远志二味，功用当较前方略逊。

○乌头药

【组成】诃子（去核） 当归 没食子（和皮用） 百药煎各30g 醋石榴皮15g 五倍子7.5g

【制法】上件同为细末，先用大麦面15g、荞麦面15g、针砂48g，先将荞面、大麦面二味醋调为糊，入前件针砂48g，先用温皂角浆水净洗头发，后上针砂面糊药搽遍，后用前件乌头药30g，有使不尽面糊调药，再上针砂，一般用荷叶包裹一宿，温浆水洗净为度。每针砂240g醋，浸五宿，炒干破为细末。

【功效】乌发。

【说明】方出《御药院方》。方中诃子与没食子为乌发主药，如《药性论》说诃子“黑髭发”；《海药本草》称没食子能“益血生精，和气安神，乌髭发”。两药都含有丰富的鞣质，具有很好的收敛作用，对毛发有保护意义。当归养血和血，“发为血之余”，因而当归的选用对保护毛发具有治本价值。百药煎、石榴皮、五倍子均为固涩药，主要成分是鞣质，具有较强的抗菌、抗真菌功用，可以保护毛发。鞣质为收敛剂，能与毛发中的蛋白质结合形成沉淀，加强着色效果，使之不易褪色。方中所用荞麦面色乌黑，含有植物色素，用其作为染色剂使用；与大麦面合用以其质地粘滞，又可作为粘合剂发挥固着效果。所用针砂主要也是取其染色功能。

归纳一下，本方主要起染色作用的是诃子、没食子、荞面、针砂等；起固色作用的主要是百药煎、石榴皮、五倍子等。

○乌髭借春散

【组成】没食子 百药煎 五倍子 诃子 何首乌 当归以上各等分

【制法】上为细末，每用半匙，入大麦面、荞面各半匙，醋调煮成糊，临卧涂髭发上，依前用荷叶封裹，次日早晨用温浆水洗净，可黑两个月。

针砂（先炒令赤，投醋中浸一宿，再炒令干）大麦面 荞面三味各半匙。

上先以浆水洗髭发令极净，用醋调上件三味，煮糊热涂在髭发上，用荷叶封裹上，更以帛裹，须临卧时用，次日除去，以温浆水洗净，再晚用次下药涂。

【功效】乌髭黑发。

【说明】本方较前方（乌头药）少石榴皮，多何首乌，增加了养血治本的药力。

○乌须固本丸

【组成】何首乌240g（米泔水浸3宿，竹刀刮去粗皮，切片，黑豆5升同首乌滚水浸一时，蒸熟去豆） 黄精120g（黑豆2升同煮熟，去豆） 生地（酒浸） 熟地（酒浸） 天门冬（去心） 麦门冬（去心） 人参 白术 茯苓 枸杞子 五加皮 黑芝麻 柏仁 松仁 核桃仁各60g

【制法】上为细末，炼蜜为丸如梧桐子大，每服七八十丸，加至百丸，空心温酒下，盐汤亦可。忌葱、蒜、萝卜、豆腐、酒等物并房事。

【功效】生精补髓，益血补虚，乌须黑发，返老还童，延年益寿。

【说明】方出《鲁府禁方》。方中以何首乌、黄精为主药。何首乌功能滋补肝肾，强精益血，是著名的乌须黑发药。黄精补中益气，润心肺，强筋骨，也是古人常用的延年益寿药，《名医别录》即说它“久服轻身延年不饥”。

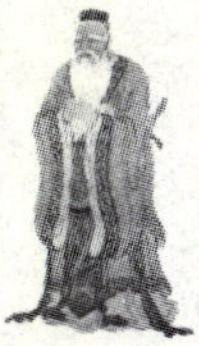

方中生熟地、天门冬、麦门冬均为滋养精血之品；人参大补元气，益智生津。此五味药相配伍即“人参固本丸”，是著名的养生益寿古方。

茯苓益智安神，健脾利湿，具有利尿、降血糖、抗溃疡形成、抗肿瘤作用，可提高人体的免疫功能。白术补益脾胃，现代研究，本品有利尿、降血糖、抗凝血和一定的强壮作用。五加皮益气强筋，祛风胜湿，研究证实，五加皮具有比人参还强的“适应原”样作用。枸杞子、黑芝麻均可补益肝肾，滋养精血，后者具有乌须黑发作用。

核桃仁、柏仁、松仁均能补肾润燥，含有丰富的脂肪油和蛋白质及钙、磷、铁等微量元素，对人体有很好的滋补强壮作用。

本方滋养精血，益气生津，是滋补强壮、抗衰防老良剂，也是乌须黑发佳品。

**○乌须大补丹**

**【组成】**何首乌 500g（铜刀切碎，黑豆 3 升水泡，入甑内与首乌层层铺盖，蒸一炷香尽，取出晒干，如此 3 次听用） 熟地 牛膝 补骨脂 萆薢 当归 肉苁蓉各60g 锁阳 覆盆子 桑椹 柏子仁 酸枣仁 没食子 川椒 小茴香 茯苓各30g 巴戟 百药煎 槐角子各 15g 青盐 甘草各 5g

**【制法】**上 21 味各制为末，石臼内不犯铁器，蜂蜜一碗，头生儿乳汁一碗，二味和匀，铜鏇盛之，重汤煮 3 炷香，取出冷定。和药捣千下，不可间断一时。服药时忌猪、羊、萝卜、豆腐不可服。

**【功效】**乌发壮阳，至 20 日须发从根发黑，至一月阳物雄壮。

**【说明】**方出《鲁府禁方》。主药何首乌补益肝肾，滋养精血，与牛膝相伍，即古方“何首乌丸”，能“补暖脏腑，祛逐风冷，利腰膝，强筋骨，黑髭发，驻颜容，性温无毒，久服轻身，延年不老。”现代研究也证明，该方能提高生命活力，延长寿命，预防早衰，乌发生发。

方中熟地、当归、桑椹滋养精血；补骨脂、肉苁蓉、锁阳、川椒、小茴香、巴戟天温肾助阳；覆盆子补益肝肾，助阳固精；没食子固涩精气；青盐引诸药以归肾；茯苓益智安神，健脾利湿；柏子仁养心安神，滋肾润燥。

酸枣仁“主心腹寒热，邪结气聚，四肢酸痛湿痹，久服安五脏，轻身延年(《神农本草经》)”。现代药理研究证实：酸枣仁确有镇静、镇痛、安眠、降血压等作用。萆薢祛风利湿，强筋壮骨；槐角子润肝凉血，清热祛风，乌发明目。

本方既能滋养肾精，又可温助肾阳，还能养心安神，可谓理想的乌须黑发、延年益寿之剂。从现代药理学角度看，熟地、补骨脂、肉苁蓉确有延缓衰老的作用；当归、茯苓、柏子仁也有一定抗衰老作用；桑椹、酸枣仁可以调节神经功能，这对抗衰防老也是有益外的。可见本方应有延年益寿、乌须黑发功能。

本方适宜青少年或中老年人心肾两虚，须发早白，精力衰减，阳事痿弱者服用。

**○长发滋荣散**

**【组成】**生姜皮（焙干） 人参各 30g

**【制法】**上为细末，每用生姜切断，蘸药末于发落处搽之，隔日用一次。

**【功效】**助发生长，主治脱发。

**【说明】**方甚简练，出自《御药院方》。生姜是著名的外用生发药，目前也是临床常用生发药之一。据现代研究，本品确有生发和滋养毛发的功效。人参大补元气，能调节皮肤的新陈代谢，加速皮肤血液循环，使体表毛细血管扩张，从而使毛发营养供应充足，有利头发再生。

○令发不落方

【组成】榧子 3 个　核桃 2 个　侧柏叶 30g

【制法】共捣烂,泡在雪水内。梳头。

【功效】滋润头皮,清热凉血,杀虫止痒,生发乌发。主治血分燥热,头发稀少易落,头皮瘙痒等症。

【说明】本方为清朝慈禧太后及光绪皇帝所用方。方中榧子有杀虫止痒功效;核桃仁补肾润肺,《开宝本草》谓其"食之令人肥健,润肌,黑须发",为食疗补肾佳品;侧柏叶亦为生发乌发要药,有报道以鲜侧柏叶浸泡于 60% 的酒精中 7 日,取药液涂搽毛发脱落部位,每天 3 次,治疗各种脱发,一般于 20~30 天后新发开始长出,色黑而有光泽。本方以雪水浸泡,是为加强清热凉血之功。

○何首乌丸

【组成】何首乌 500g(去粗皮)

【制法】上不犯铜铁器,为细末,用枣肉和丸,如豌豆大,每服七八十丸,空心温酒送下,或米饮亦可。忌猪肉、血、无鳞鱼,触筑无力。

【功效】补养五脏六腑,强筋壮骨。黑髭发,坚固牙齿,久服延年益寿,驻颜色。

【说明】此为单方,出自《御药院方》。何首乌历来是一味滋补强壮、乌须黑发要药。《开宝本草》称其"益血气,黑髭发,悦颜色,久服长筋骨,益精髓,延年不老。"现代研究证实含有较多的卵磷脂、矿物质及肾上腺皮质激素类物质,具有降血脂、抗动脉硬化、强心等功能,对神经系统也有强壮作用。

○金主绿云油

【组成】蔓荆子　没食子　诃子肉　踯躅花　白芷　沉香　附子　防风　覆盆子　生地黄　零陵香　芒硝　旱莲草　丁香树皮各等分

【制法】上药各为细粉,每次用 9g,再入卷柏粉 9g,用芝麻油 250g 泡药,密封 7 天,过滤去滓,备用。梳头时,将油倒手心涂头顶,并按摩头皮发热,使药渗透毛窍。

【功效】黑发、生发、美发。主治白发、脱发、发枯。

【说明】此为金朝皇帝完颜璟所用护发之方。方中蔓荆子、白芷、防风、附子、踯躅花祛风除垢;没食子、诃子、覆盆子乌发生发;沉香、丁香树皮香发去浊;零陵香祛风寒,辟秽浊;旱莲草、生地滋肾养血,生发乌发;诸药合用,可活血祛风,生发乌发,使毛发黑润光泽。

○香发散

【组成】零陵草 30g　辛夷 15g　玫瑰花 15g　檀香 18g　大黄 12g　甘草 12g　牡丹皮 12g　山柰 9g　公丁香 9g　细辛 9g　苏合油 9g　白芷 9g

【制法】上为细末,用苏合油拌匀,晾干,再研细面。用时掺匀发上篦去。发有油腻,勿用水洗,将药掺上一篦即净。久用发落重生,至老不白。

【功效】香发,养发。

【说明】本方为慈禧太后所用护发之剂。方中用大队芳香辟秽之品以香发,典型的如白芷、零陵草、檀香、山柰、丁香、玫瑰花等;大黄、牡丹皮清热凉血,一者可避免诸香药燥性,二者可以活血祛瘀,促进头部血液循环,有利头发生长。

○魏文帝用效秘方

【组成】黄芪　当归　独活　川芎　白芷　芍药　莽草　辛夷　干地黄　藁本　防风　蛇衔草各 30g　薤白 500g　乌麻油 2500g　马鬐膏 1000g

【制法】将前13味药切碎，放入乌麻油（黑芝麻油）和马鬐膏（马项脂肪）中，用小火煎，煎沸3次，白芷色变黄，去渣成膏。头发洗净，干后，用膏涂。

【功效】生发、黑发，使黄白发变黑。主治白发、黄发，脱发。

【说明】此为魏文帝曹丕所用养发秘方。方中黄芪、当归合用为补血名方“当归补血汤”。“发为血之余”，补血即以生发；生地、当归、川芎、芍药四味合成养血名方“四物汤”；乌麻油、马鬐膏可生发、乌发；防风、独活、藁本等属祛风之品，含挥发油，可以扩张血管，改进血液循环，增加毛发营养供应。诸药合用，可补气生血，祛风活血，生发乌发。此方外用，不可内服。

### ○鲁府乌须方

【组成】何首乌500g（打碎，用面包，蒸一炷香，去皮） 白茯苓250g（去皮） 当归250g 苍术500g（泔水浸去皮） 生地（酒洗） 熟地 麦门冬（泡，去心） 天门冬（泡，去心） 旱莲草各250g（去根） 金墨（烧，去烟） 乳香 没药各15g

【制法】上为细末，黄酒面糊为丸如绿豆大，每服50丸，青盐汤送下，服20日见效黑，至3月再服10日见效。早晚各1服。

【功效】乌须黑发，延年益寿。

【说明】方出《鲁府禁方》。主药何首乌补益肝肾精血，是著名的乌发延寿珍品。生、熟地功能滋阴补血，现代药理证实不仅有防止老化、增强神经功能的作用，而且确有补血作用，这也是其乌须黑发的药理学基础。白茯苓益智安神，健脾利湿，也是宫廷常用的延年益寿药物。现代药理表明，它有利尿、降血糖、强壮神经、抗溃疡形成、抗肿瘤、提高免疫功能等多种作用，因而它能抗衰防老。旱莲草滋肾养阴，凉血止血，也是著名的乌须黑发佳品。

苍术功能健脾燥湿，也是古代常用的养生药物，《本草纲目》收录有“服术法”，《笔峰杂兴方》所载“苍术散”等，均是以苍术为主的延年益寿药方。《抱朴子》记载“……神农药经所谓‘必欲长生，常服山精（苍术）’是也。”据研究，苍术含有非常丰富的维生素A，其养生益寿之功可能与此有关。

麦门冬、天门冬滋阴生津，乳香、没药活血行瘀。金墨即墨，味辛性平，功能凉血止血，散瘀消肿。

本方功能滋养精血，兼可健脾利湿，行血活血，故虽重在滋补，但补而不滞，滋而不腻，适宜长期服用。阳虚内寒者慎用。

### ○立马乌

【组成】铅粉3g 瓦粉3g 密陀僧1.5g 龙骨1.5g 轻粉1.5g 朴硝3g 铅白霜3g 韶脑15g 花碱18g 玉霜39g

【制法】上为细末，先用白土、黄丹敷过髭鬓，候干，将前项药水调，再上髭鬓上，用纸裹，候少时，其髭便黑，用新水洗去，过时不中。

【说明】方出《御药院方》。方中铅粉、密陀僧、黄丹、铅白霜四味铅制品用以乌染黑发；朴硝可以“润毛发”（《日华子本草》）；龙骨、白土收湿以起固色作用；韶脑、花碱、轻粉杀虫以护发；玉霜即冬霜在本方起杀菌护发作用。

### ○宫制蔷薇油

【组成】真麻油 降真香 柚花

【制法】真麻油半瓷瓮，降真香少许放油中，用厚油纸密封瓮口，放入木笼蒸2个小时后，取出即放冷处，3日后将降真香取出；清晨摘半开的柚花，拣去茎蒂，放入瓮中，干湿适度，如前法密封，10日后取其清澈的青液，装瓶密封，备用。理发用。

【功效】生发、香发，养发。主治发干、白发、脱发。

【说明】此为明代宫廷的美发秘方。麻油"润五脏，填骨髓，补虚气"（《食疗本草》），可治疗肝肾不足之须发早白；降真香、柚花气味芳香，开窍辟秽，行气止痛。合用可补肝肾，营养发质，因此可用治白发、脱发及发干。佐以芳香之药，取其香发护发之功。

○神仙六子丸

【组成】菟丝子（酒浸一宿，焙）　金铃子　枸杞子　覆盆子　五味子（焙）　蛇床子（炒）　何首乌（酒浸一宿，切焙）各30g　地骨皮　牛膝（酒浸一宿，焙）各90g　熟地90g（焙）　小茴香60g（盐炒）

【制法】上为末，用前项药酒浸菟丝子，酒澄清，作面糊为丸，如桐子大，每服50丸，空心食前温酒送下，日进1次。如要急黑，前件药内加入参、茯苓、石菖蒲各30g。服此药大忌葱白、韭、薤、蒜之物。

【功效】常服养精神气血，壮筋骨，补肾水，滑肌肤，驻容颜，黑髭发。

【说明】方出《御药院方》。方中何首乌、熟地、枸杞滋养精血；覆盆子补益肝肾，固精助阳；五味子滋肾固精，安神益智；菟丝子助阳益精，祛风明目。

蛇床子"主男子阴痿湿痒，妇人阴中肿痛，除痹气，利关节，久服轻身好颜色"（《神农本草经》）。现代药理研究证明，本药有雄性激素样作用；小茴香功能温中开胃，本方主要取其温肾助阳之功；金铃子功能清热除湿，疏肝理气；地骨皮清热凉血；牛膝补益肝肾，强筋壮骨。

本方既能滋肾强精，又能温肾助阳，为阴阳平补之剂。从现代药理学来说，菟丝子、何首乌、枸杞子、熟地、人参均有延缓衰老作用；五味子、蛇床子、白茯苓也有滋补强壮之功，适于青少年或中老年人阴阳两虚，须发早白，精力衰减者服用。阴虚火旺或阳虚内寒者应当慎用。

○洗发菊花散

【组成】甘菊花60g　蔓荆子　侧柏叶　川芎　桑白皮（去粗皮，生用）　白芷　细辛（去苗）　旱莲草各30g

【制法】上件粗筛，每用药60g，浆水三大碗，煎至两大碗，去滓沐发。

【功效】治头发脱落。

【说明】方出《御药院方》。方中主药为菊花，功能祛风清热，尚有乌发养发作用。如《名医别录》说它"主风眩，能令头不白"；《本草拾遗》也称其能"染髭发令黑"。现代研究表明，菊花含有挥发油、菊甙、氨基酸、黄酮类等，具有抗菌、抗皮肤真菌、抗病毒等作用，可使头皮毛发免受病原微生物的侵害；菊花所含氨基酸对毛发也有一定营养作用。侧柏叶与菊花一样，对多种真菌都有抑制作用，本方用之，亦取其防治细菌对头皮毛发侵害的作用。蔓荆子疏散风热，清利头目，也是著名的生发药，《本草经集注》即说它"主发秃落"。川芎活血祛风行气，亦有抗菌、抗真菌作用。白芷气味芳香，祛风除湿，止痛止痒，在本方作为香料药使用。细辛祛风散寒，开窍止痛。上述蔓荆子、川芎、白芷、细辛四药均含有挥发油，可刺激皮肤，改善局部血液循环而起到养发、生发作用。桑白皮是古人常用的洗沐养发药。旱莲草能滋阴补肾，也是著名的乌发药。

诸药合用共奏祛风活血、养阴生发、止痛除痒之功。从现代药理学角度看，本方既能通过改善头皮的血液循环而起到养发生发作用，又可通过抑菌消炎而起到保护头发作用。

○芝麻枸杞粳米粥

【组成】黑芝麻6钱，粳米2两，枸杞2钱。

【制法】将黑芝麻、枸杞、粳米分别洗净后一同置于锅中，加入适量清水熬煮成粥即可。

【功效】本品具有补肝肾、益气血功效。适用于头发早白、脱发及阴虚燥热便秘者。

【用法】喝粥，可常食用。

○黑豆核桃桑葚粥

【组成】红枣5颗，核桃仁、桑葚各2钱，黑大豆6钱，粳米1两。

【制法】将以上各味分别洗净后一同置于锅中，加入适量清水熬煮至米熟粥成即可。

【功效】本品适于肾亏血虚所致的斑秃患者食用。

【用法】吃粥，每日1剂。可连续食用。

○芝麻首乌糊

【组成】熟首乌、黑芝麻各1斤，红砂糖6两。

【制法】将熟首乌片烘干研成粉末，黑芝麻炒酥压碎。净锅置中火上，加清水，入首乌粉煎几沸，加入芝麻粉、红糖熬成糊状即可。

【功效】补肾乌发。

【用法】早、晚冲服1次，每次2两，10天服完。服用半年可见效。

○桂芝补血汤

【组成】桂圆肉8两，黑芝麻6两，冰糖2两。

【制法】先将桂圆肉蒸熟，置阳光中暴晒约1个时辰，蒸5次晒5次，剁细成末；黑芝麻炒酥压碎，冰糖砸成碎粒，三样混合均匀，盛入瓶内备用。

【功效】益气血，止脱发。适用于血不足、面色萎黄、四肢寒冷、极易脱发之症。

【用法】每日早、晚各1次食用，每次取6钱用沸水冲服。

○发菜枸杞鸡肝汤

【组成】发菜、鸡肝各2两，枸杞5钱，鲜菜心1两，精盐、水淀粉、清汤各适量。

【制法】将发菜、枸杞、鸡肝分别洗净。鸡肝切成片，盛于碗内，加精盐、水淀粉搅拌均匀；发菜用沸水发胀；鲜菜心洗净后，沥干水。净锅置旺火上，加清汤、发菜烧开，下枸杞、精盐、胡椒粉、鲜菜心、鸡肝片氽熟透，盛入汤盆内即可食用。

【功效】补血明目乌发。适用于血虚所致头发黄色者。

【用法】每天食1次，可佐餐。

○何首乌煮鸡蛋

【组成】何首乌2两，鸡蛋2个，清水、葱、姜、食盐、黄酒各适量。

【制法】将何首乌洗净后切成小块，置于沙锅中加入适量清水，再加入鸡蛋、葱、姜、盐、黄酒煮至鸡蛋熟透，捞出鸡蛋置于冷水中浸泡片刻，剥去蛋壳。将剥去蛋壳的熟鸡蛋再加回沙锅中，煮约一刻钟后加入适量食盐调味即可。

【功效】本品具有补肝肾、益精血、抗早衰之功效，适于须发早白、未老先衰者服用。



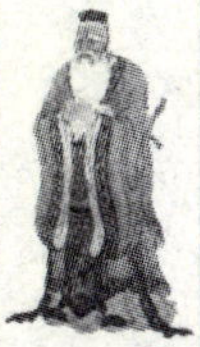

【用法】喝汤、吃蛋,每日1次。可常食。

○首乌女贞子汤

【组成】何首乌、女贞子各3钱,桑葚、黑芝麻各4钱,清水适量。

【制法】将何首乌、女贞子、桑葚、黑芝麻等分别洗净后,一同置于沙锅中,加入适量清水煎煮二刻钟后,取汁留渣;再加入适量清水煎煮二刻钟后,去渣留汁。将两次滤取的药汁合并混匀即可。

【功效】本品具有黑须发之功效,适于须发早白者饮用。

【用法】每日饮服2次,连服15日。可常服。

○黑芝麻鱼头羹

【组成】胖头鱼头1个,黑芝麻2两,高汤、芡粉、姜丝、盐、胡椒粉、植物油各适量。

【制法】将鱼头洗净后从中部劈刀。将黑芝麻炒香,加入适量清水磨碎后搅拌成糊状。在炒锅中放入适量植物油烧热,加入适量姜丝爆香后,再放入鱼头炒片刻,然后放入盐、胡椒粉和高汤,改用中火将鱼头炖熟。加入黑芝麻糊煮沸片刻,再用芡粉勾芡,至芡汁透明即可。

【功效】本品具有乌润头发之功效,适于须发早白、脱发者食用。

【用法】每天1剂,可常食。

○芝麻核桃糖

【组成】红糖1斤,黑芝麻、核桃仁半斤。

【制法】将黑芝麻、核桃仁炒熟香。将红糖置于铁锅中,稍加适量清水,用文火将糖熬至溶化、待汤汁稠厚时,加入炒熟的黑芝麻和核桃仁,拌匀停火。将熬煮好的汤汁趁热倒在涂有食用油的大平底瓷盘中,待冷后压平,再切成小块即可。

【功效】本品具有补肾健脑、养血安神、乌发生发之功效,适于头发早白、脱发、健忘、神经衰弱者食用。

【用法】每天吃饭前后含服制成的糖块2~3块,可常服。

○核桃乌发丸

【组成】核桃仁、黑芝麻、枸杞子、五味子、杭菊花各4两,蜂密适量。

【制法】将核桃仁、黑芝麻、枸杞、五味子、杭菊花一同研成粉末,并混合均匀。用适量的蜂蜜将混合粉末和成团,并按2钱1丸制成药丸即可。

【功效】本品具有乌黑须发之功效,适于头发枯黄、早白者食用。

【用法】每次服1丸,温开水送下,每日服3次。可常服。

○三豆乌发糕

【组成】黑小豆、蚕豆、赤小豆各4两,糯米3斤,蜂蜜2两,糖、桂花、青梅丝、果脯料、清水各适量。

【制法】将黑小豆、蚕豆、赤小豆分别洗净(蚕豆去皮)后一同置于锅中,加入适量清水熬煮至三种豆子都熟烂,锅中也基本无水时,再改用小火将三豆焖片刻,取出后压成豆泥,加入蜂蜜、糖、桂花、青梅丝和果脯调成馅。将糯米洗净并用冷水浸泡,捞出沥干水。在蒸锅里放好笼屉,屉上铺好屉布,然后一层糯米一层三豆泥馅,全部放好后用旺火将三豆糯米糕蒸熟即可。

【功效】本品具有乌发、润发、利尿、消肿之功效,适于须发早白、毛发枯燥梢裂者食用。特别适于因虚热、湿热、毒热所致头发失健、面部伴有青春痘和面疱者食用。

【用法】随意食用,可常食。

## 十三、护齿美容方

○二色漆牙药

【组成】五倍子 6g　诃子 12g(以上为末)　黄丹 3g(与上同研,以上系红牙药)　绿矾 3g(生用)　铜绿 1.5g(二味同研令匀细,以上系青牙药)

【制法】上每日早晨洗漱罢,用荆芥枝儿蘸红牙药于牙缝内上一次,后蘸青牙药于红牙药上敷之,后少时,用温浆水微漱一二口,即休。

【功效】治牙缝疏,令牙莹净黑牙缝。

【说明】方出《御药院方》。红牙药中的五倍子、诃子均为固涩药,有着色作用;黄丹为橙红色,宫中用之染色,三药合用,可将牙缝染成红色。青牙药中的绿矾、铜绿可产生青色反应,与红牙药相合,可使牙缝产生黑色反应,从而衬托出牙板莹净。

○丁香石燕子散

【组成】丁香 6g　石燕子 1 对(烧七遍,醋淬)　海马 1 对(刀上火煿香)　小茴香 15g(生用,另研)　白矾(水飞)　龙骨各 15g(烧红)

【制法】上为末,每用 3g,搽左右牙后,用温酒送下,临卧时用。

【功效】治肾经不足,齿断不固,或动摇不牢,或髭鬓斑白,或阴痿阳事不举,皆可用之。

【说明】方出《御药院方》。丁香温中暖肾,具有芳香辟秽功用,“主风疳䘌、骨槽劳臭、……乌髭发,杀虫”(《海药本草》)。现代药理表明,本品具有抗菌、抗炎、驱虫、止痛、健胃作用。石燕子清利湿热,可防龋齿。海马温肾填精而壮阳,宫中常用作壮阳药。小茴香温肾散寒,芳香辟秽,具有很好的止痛作用。白矾解毒杀虫,与龙骨同用为磨蚀剂,可以洁齿去垢。本方外用之后,再“温酒送下”,一方两用,可谓用心良苦。

○三物膏

【组成】柳枝　桑枝　槐枝各剉 500g

【制法】上 3 味,以水二斗,同煮至一斗,去滓,入好盐 500g,熬成膏,磁盒内贮,临卧揩牙妙。

【功效】齿者,肾之所终,髓之所养。若漱咽,令液灾不干齿,揩理无妨。因风招病,由此三物膏揩搽,令牙齿坚牢。

【说明】方出《御药院方》。各药皆寻常树枝,简便易得。其中柳枝祛风胜湿,消肿止痛。据研究,柳枝所含的水杨甙吸收后部分可变为水杨酸,具有解热止痛作用;桑枝祛风胜湿,行水消肿。据研究,桑枝含有鞣质,有收敛作用,可与皮肤、粘膜、溃疡的蛋白质相结合,形成不溶解的沉淀物覆盖于这些组织表面,起到保护创面、促进溃疡愈合和止血作用。鞣质对多种细菌均有抑杀作用,是一种抗菌谱较广的药物。槐枝,《滇南本草》载其:“洗皮肤疥癞,去皮肤瘙痒之风”。槐枝所含的芳香甙能增强毛细血管的抵抗力,减少血管通透性,可使因脆性增加而出血的毛细血管恢复正常弹性。

本方虽然药味不多,其功能却是多方面的,既能抑菌抗炎,又能消毒防腐,止血



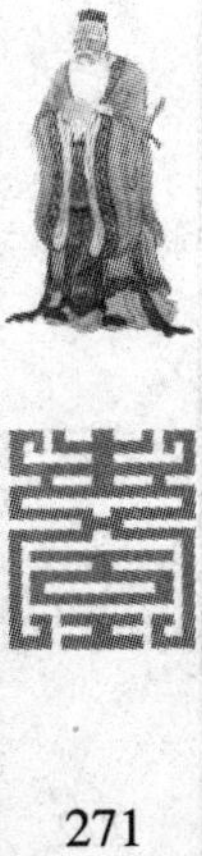

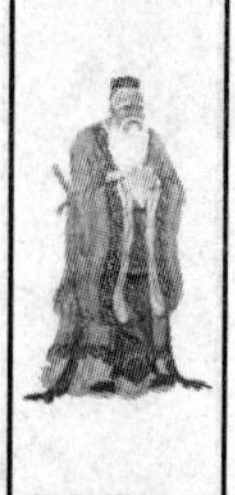

止痛，保护创面，促进溃疡愈合。可用于防治牙宣肿痛，溃疡出血，牙齿动摇等症。

○太和散

【组成】胡桐律　生地　白茯苓　细辛　川芎　升麻　白芷各9g　麝香1.5g　青盐3g　皂角6g(烧存性)

【制法】上为细末，青盐、麝香另研，拌匀。每用药少许，以指蘸药搽牙病处。

【功效】常用去疳，牢牙定痛。治牙齿动摇，龈肉浮肿，虫蛀发痛。

【说明】方出《御药院方》。胡桐律清热消肿，古人多用治口齿疾患如牙疳、牙痛、牙龈出血等。生地滋阴清热，用治胃热牙痛最宜。白茯苓利湿健脾，“虫无湿不生”，本品可杜虫生之源。细辛、白芷祛风止痛，二药又为芳香之品，与麝香合用可以芳香辟秽，增加口香。川芎活血化瘀，可以消肿止痛。升麻疏风清热，用治风热牙痛甚宜。青盐消毒防腐，作为磨蚀剂又可洁牙去垢。皂角主要成分为皂甙，是一种表面活性剂，具有起泡、分散、乳化等性能，故能起到去污作用，本方主要是作为去垢剂使用。

○五香丸

【组成】肉豆蔻　丁香　藿香　零陵香　青木香　白芷　桂心各30g　香附　甘松　当归各15g　槟榔2枚

【制法】上为末，炼蜜为丸，如大豆粒大，常含，咽汁日3次夜1次。

【功效】下气，去臭，治口臭、身臭。5日口香，lO日体香，14日衣被香，21日下风人闻香，28日洗手水落地香，35日把他人手亦香。

【说明】此为唐代宫廷后妃常用方。本方多用芳香之品，其中肉豆蔻温中行气，《名医别录》谓其能“去口臭气”；丁香温中降逆，健胃止牙痛；青木香行气解毒，于痛处咬之能治牙痛；藿香快气和中，辟秽祛湿，以之煎汤含漱，可香口去臭；零陵香祛风辟秽，去臭恶气；白芷、香附、甘松均为芳香之品，可香口去臭；当归和血行血；桂心补元阳，鼓舞气血。诸药合用可治疗多种口腔疾病。

○五灵膏

【组成】五灵脂15g　松脂　黄蜡各30g　黄丹0.3g　蟾酥0.5g

【制法】上件药同于瓷器中，以慢火熬成膏，用白熟绢上摊，候冷剪作片子，每夜贴于龈上，有津即吐，误咽无妨。此药临卧时用1次，于恶硬物的牙根儿下里外贴之，亦不甚闷，若是牙儿坚固，自然得力，不恶硬物也。

【功效】治牙齿动摇。

【说明】方出《御药院方》，主治牙齿松动。五灵脂活血止痛，药理研究表明，本品具有抗菌、抗炎、解痉作用，方中用之甚为合拍。松脂杀虫拔毒化脓，可治虫蛀牙痛。黄蜡、黄丹解毒，生肌定痛，其中黄蜡尤具凝固性，治牙齿松动甚宜，也是外用方的常用赋形剂。蟾酥消肿解毒，活血止痛，在各种疼痛症状中常用为要药。

○牙药方

【组成】诃子　没食子各120g　五倍子9g　细辛　甘松　零陵香　麝香各3g(另研)　绿矾30g(炒，另研)　白茯苓6g　百药煎15g　橡斗儿5个　青盐少许　明矾15g

【制法】上件除麝香、绿矾二味，另研，其余极细，然后人诸药拌匀，稍热水漱。每日两次，用药1.5g刷牙，乌髭鬓，牢牙齿白间黑，其功效不可具述。

【功效】治肾气不足，齿龈不固，黑牙缝及髭鬓，牢牙。

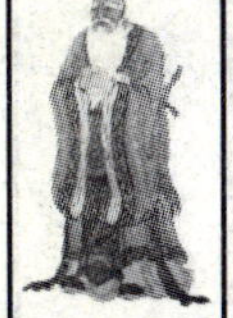

【说明】方出《御药院方》。诃子、没食子、五倍子均具有乌须黑发作用，如《南方草木状》说诃子"变白髭令发黑"；《海药本草》说没食子"益血生精，和气安神，乌髭发。"另外，此3味均系固涩药，含有丰富的鞣质，可抗多种细菌，因此而具有护齿功能。细辛、甘松、零陵香、麝香芳香辟秽，善除口臭，同时具有很好的止痛作用。药理研究表明，细辛、麝香还有很好的局部麻醉功能。绿矾、橡斗儿可以使牙缝变黑，反衬牙板洁白。白茯苓利湿健脾，可起到消肿、坚固齿龈作用。百药煎为五倍子与茶叶等经发酵而成，可治"牙齿宣䘌，耳鼻疳蚀，口舌糜烂"(《本草纲目》)，其主要成分也是鞣质，具有广谱抗菌作用，可抑制口腔腐败物质中的细菌繁殖。明矾、绿矾、青盐可杀虫解毒，且可作为磨蚀剂洁牙除垢。各药合为固齿、乌发之良方。

○牙药麝香散

【组成】绿矾(枯)　石燕子(烧通赤，醋淬七返)　生地黄　青黛各15g　青盐6g　石胆9g(炒)　五倍子36g　诃子皮　何首乌　龙骨各12g　白茯苓30g　缩砂仁24g　甘松12g　零陵香　藿香叶各18g　百药煎30g　细辛6g　冰片　麝香各7.5g

【制法】上为细末，每用以刷牙，蘸药刷牙齿上，待少时，用温水微漱，早晨食后或临卧，日用三两次。

【功效】牢牙齿，止疼痛，养气血，黑髭鬓。

【说明】方出《御药院方》。方中绿矾、石胆、诃子、五倍子、百药煎解毒杀虫，具有广谱抗菌作用，可去腐止痛而治牙疳。生地、何首乌补肾填精而固齿乌发，此为治本之药。青黛杀虫抗菌，与青盐、冰片、龙骨还可作为磨蚀剂洁齿除垢。细辛、藿香、砂仁、零陵香、麝香、甘松诸药皆芳香辟秽，可除口臭，且有明确的止痛作用，一药而二用。石燕子、白茯苓清热利湿而能洁牙皓齿，有利防治龋齿。本方标本兼顾，既可牢牙固齿，又能乌须黑发，作用颇为全面。

○牙疳散

【组成】人中白9g　儿茶9g　胡黄连9g　青黛6g　黄柏6g　芦荟3g　硼砂3g　冰片1.5g

【制法】共研细末，每用少许搽患处，俟口内有涎水吐出，日上二三次，自愈。

【功效】治胃中客热，风邪上攻，牙齿作痛，口舌生疮，糜烂疼痛，牙龈宣露，腥臭难闻者。小儿牙疳出血，肿痛溃烂，牙齿动摇，臭恶不堪闻者，并治。

【说明】方出《清太医院配方》，专治胃中客热，风邪上攻所致牙痛、口疮诸症。方中胡黄连、黄柏、芦荟清热泻火，以治胃热之本。人中白、青黛清热解毒，杀虫治疳；儿茶敛疮生肌，用治口疮龈肿之标。硼砂、冰片芳香开窍，消肿止痛，兼除口臭。全方标本兼治，凡口舌牙龈诸疾由胃热引起者用之均效。

○玉池散

【组成】地骨皮　白芷　升麻　防风　细辛　川芎　槐花　当归　藁本　甘草各12g

【制法】上为粗散，每用9g，水煎，入生姜3片，黑豆30粒，同煎至七分，去滓，热漱冷吐。

【功效】治牙痛或动摇不牢。

【说明】方出《御药院方》。方中防风、细辛、白芷、升麻、藁本均为祛风止痛之品，现代研究证实，防风、细辛、藁本均有解热镇痛作用，其中细辛尚有局部麻醉作用。升麻则有镇静作用，与镇痛剂合用，可起到协同作用。同时上5味药均有抑制细菌和皮肤真菌之功。

川芎祛风活血止痛，据药理研究，本药对中枢神经系统有镇静作用，还有抑菌之功。当归补血和血，对中枢神经系统也有镇静作用。上述药物多为芳香之品，方中用之尚可起到化浊辟秽作用。

槐花性凉味苦，临床上主要作为清热解毒、凉血止血药使用。据研究，槐花主要有效成分芸香甙能使毛细血管保持正常弹性，减少通透性，防止因脆性增加而引起的出血。此外，本品还有抗菌消炎作用。地骨皮功能清热凉血，“治上膈吐血，煎汤漱口，令齿白，治骨槽风”（《日用本草》）。黑豆，据《食疗本草》记载：“和饭捣涂治一切毒肿”。生姜可温中和胃，芳香化浊，《神农本草经》说它“久服去臭气。”

本方祛风止痛，解毒消肿，化浊辟秽，确有抑菌消炎、止血止痛之功，适于牙齿宣露、齿根动摇及出血等症。既可内服，又可含漱，内外兼治是本方一大特点。

○甘露饮子

**【组成】**熟地黄　生地黄　天门冬（去心）　麦门冬（去心）　黄芩　枇杷叶（去心）　石斛　枳壳（麸炒，去穰）　山茵陈　甘草（炙）各等份

**【制法】**上捣筛为粗末，每用15g，水一大盏，煎至七分，去滓温服，食后。若齿龈宣露肿闷，煎药漱之，冷热皆可，极效。

**【功效】**治男子妇人胃中客热，口气，齿龈肿闷宣露，心中久热，不欲食，喜眠睡及咽喉中有疮，并皆治之。

**【说明】**方出《御药院方》，用治胃热伤阴引起之龈肿咽疮诸症。方中生熟地、石斛、天麦冬滋阴益胃；黄芩、枇杷叶清胃泻火，此两组药物用治病本。茵陈清热利湿消肿，可使热从湿解。枳壳芳香行气，善治口臭，此为治标之品。全方标本兼治，治本重于治标，为治舌龈肿疮良方。

○地黄散

**【组成】**生地黄45g　防风　细辛　薄荷　地骨皮　藁本各30g　当归　茵草叶　荆芥穗各15g

**【制法】**上同为粗末，每用12g，水一盏半，煎至一盏去滓，微热漱口，冷即吐之，不计时候。

**【功效】**治风热攻注阳明，齿痛龈肿或血出宣露。

**【说明】**方出《御药院方》。与以上几方不同，本方侧重治疗风热牙痛龈肿。防风、细辛、薄荷、藁本、荆芥穗疏风清热，此治病本；同时此类药又有止痛作用，可以治标。生地、地骨皮清胃泻热，有助祛除风热，且有止血之功，用治牙龈出血之症。当归养血而兼活血，可起消肿止痛之功。全方标本兼顾，洵为止痛良方。

○草乌头散

**【组成】**草乌头30g（炒　令紫黑色）　细辛3g

**【制法】**上为细末，每用少许搽牙病处，后用手左右摇动，日用三五次，有津即吐，误咽不妨。

**【功效】**治牙齿疼痛，动摇不稳，用之辟风邪，能令病牙易落。

**【说明】**方出《御药院方》。本方特点是选用了两味具有较强止痛功能的药物，方简效宏。草乌、细辛均有散寒止痛之功，其中草乌含有乌头碱，具有强心镇痛、局部麻醉作用，是非常重要的外用止痛药；细辛也是古代治疗口齿病的常用药物，《本草纲目》即说它“治口舌生疮”，其主要成分是挥发油，具有局部麻醉作用，尚有抑菌

功效。

○胡盐方

【组成】菊花 30g　石斛 30g　石膏 30g　山楂 30g　知母 15g　黄柏 15g　青盐 9g　石菖蒲 15g

【制法】共煎浓汁，炒食盐 500g，以干为度。

【功效】专治牙龈浮肿或流血，亦能固齿。

【说明】方出《太医院秘藏膏丹丸散方剂》，当系外用搽牙之方。方中菊花、石菖蒲疏散风寒，利湿消肿；石膏、知母、黄柏清热泻火，消肿止痛；石斛清热养胃，可以固齿；山楂活血消肿而止痛；石膏、青盐质软而细腻，在方中又可作为磨蚀剂洁牙除垢。

○胡桐律散(1)

【组成】胡桐律　石胆　黄矾　芦荟各 15g　朱砂　细辛　当归　牛膝　川芎各 7.5g　乱发灰　麝香各 3g　川升麻 15g

【制法】上件为细末，先以甘草汤漱口，后用药少许敷之。如常用少许揩齿，祛风退热，消肿化毒，牢牙，永不宣露血疳之疾。

【功效】治足阳明经虚，风热所袭，传流齿牙，攻注龈肉，则致肿结，甚者与龈间津液相搏化为脓汁，宜用此药。

【说明】方出《御药院方》。主药胡桐律清热解毒，为宫中治疗牙龈肿痛常用之品，《图经本草》称其“今治口齿多用，为最重要之物。”石矾、黄矾、发灰收敛疮口止血，同时用作磨蚀剂可以洁齿除垢。芦荟清泻胃火，为治本之药。朱砂消肿止痛，在本方中也作为磨蚀剂使用。细辛、升麻疏散风热，兼能解毒，均有良好的止牙痛之功。当归、川芎养血活血，既可消肿，又可止痛。牛膝可引热下行，治胃热牙痛有釜底抽薪之功。麝香芳香辟秽，可以香口去除口臭。全方清泻胃热以治本，止痛消肿而治标，配方巧妙，疗效不凡。

○胡桐律散(2)

【组成】胡桐律 7.5g　生地黄　升麻各 15g　川芎 30g　白芷 15g　细辛 7.5g　烧寒水石 6g(研)　青盐(研)　麝香各 1.5g(研)

【制法】上为细末，每用少许搽牙痛处，吐津，误咽不妨，日用五七次。

【功效】牢牙止痛。

【说明】方出《御药院方》，与前方之胡桐律、升麻、川芎、细辛、麝香五药相同。其余如生地清胃滋肾，有热则清，肾虚则补，实为虚热牙痛治本佳品，且有牢牙之功。白芷祛风消肿，解毒止痛。寒水石功能清热泻火，青盐杀虫解毒，两药又作为磨蚀剂洁齿除垢。本方与前方功用相似。

○柳枝汤

【组成】柳枝(一握)　地骨皮　防风(去芦头)　杏仁(汤浸，去皮尖)　生地黄(切)　蔓荆子　细辛各 30g　青盐 15g

【制法】上件为粗末，每用药 30g，酒水各一盏，煎至一盏去滓，热漱冷吐，不拘时候。

【功效】治齿根宣露，动摇疼痛。

【说明】方出《御药院方》。主药柳枝祛风胜湿，消肿止痛，本品所含水杨甙吸收后可变为水杨酸，具有解热止痛之功。地骨皮、生地清热凉血而消肿。防风、细辛、蔓荆子祛风止痛。杏仁化湿祛痰，尚有洁牙白齿之功。青盐解毒灭菌，有固齿功效。



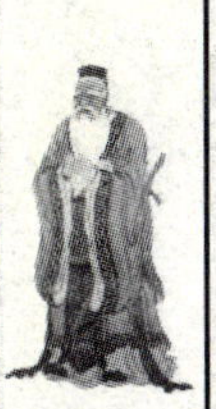

○柳枝散

【组成】柳枝　槐枝（各长四寸，一握，切碎）　青盐 120g　皂角（不蚛者七挺）

【制法】上同入瓷瓶中，黄泥固济，糠火烧一宿后，冷取出，研细揩牙，有津即吐，食后临卧用。石佛庵主年七十余，云祖上多患牙疼脱落，得此方效。数世用之，齿白齐密，乃良方也。

【功效】治牙齿诸疾。常用牢牙去风，甚效。

【说明】方出《御药院方》。柳枝消肿止痛，上方已经述及。槐枝亦可止痛牢牙，据研究其所含芸香甙能增强毛细血管抵抗力，增加其弹性，因而可以止血。青盐有防腐消毒之功。皂角为重要的去污除垢剂。按本方记载，有人"数世用之，齿白齐密，乃良方也。"

○荠草散

【组成】荠草　生姜　柳枝皮（取白）　牛膝（去苗）　胡荽子　干地黄　菟丝子　没食子　桐子漆　猪牙皂角以上各 180g

【制法】上件各划如麻豆大，入藏瓶，盐泥固，火煅一日后，入地一尺二寸深埋，三伏时取出，露三夜，不得见日气，研罗为细散，每用手指蘸药于牙上旋揩。

【功效】治牙止痛，乌髭鬓，牢牙。

【说明】方出《御药院方》。荠草祛风消肿，古人多用之治疗齿痛。生姜具有止痛乌发之功。柳枝皮、胡荽子解毒杀虫止痛，后者被现代临床用于牙质过敏的治疗。牛膝可引热下行，同时有乌发之功。生地既可清热以治牙痛，又可益肾以收固齿之效。菟丝子益肾填精，可以乌髭牢牙。没食子也有乌发之功，其所含鞣质可以抗菌消肿。皂角在本方中主要用作除垢剂，保护口腔清洁。

○黄连赴宴散

【组成】黄连　黄芩　黄柏　栀子各 3g　细辛　干姜各 1g

【制法】共为细末，用米泔水漱口后，搽药于患处。

【功效】此药专治咽喉肿痛，口舌生疮，牙齿肿痛等症。

【说明】方出《太医院秘藏膏丹丸散方剂》，是一首著名的治疗舌咽牙龈肿痛良方。咽喉肿痛，口舌生疮，牙齿肿痛等症多由肺胃热盛所致，故选用黄芩、黄连、黄柏、栀子以清泄三焦之热，此为釜底抽薪治本之道。细辛祛风消肿止痛；干姜之温热可以反佐诸凉药药性，同时亦有治咽痛之功。本方寒温并用，配伍巧妙，实为良方。

○雄黄散

【组成】川升麻　吴白芷　川芎　生地黄　猪牙皂角以上各 15g（烧存性）　寒水石 60g（烧通赤）　白茯苓 60g（去皮）　华阴细辛 9g（去叶净）　青盐　麝香各 3g　胡桐律　雄黄末各 9g

【制法】上为细末，每用 1.5g，蘸药揩于患处。又煎漱渫，吐咽不妨。

【功效】治牙齿动摇脱落，暗黑有虫，时发疼痛，渐至损坏。

【说明】方出《御药院方》。方用升麻、白芷、细辛祛风止痛；川芎活血化瘀而消肿止痛；生地、寒水石清热泻火，对胃热牙痛有治本之功；胡桐律、雄黄、青盐清热解毒，杀虫祛腐，有牢牙固齿之效；麝香芳香辟秽，可除口臭；皂角是传统的去污剂，保持口腔清洁。

○硼砂丸

【组成】硼砂 60g　片脑　麝香各 1g　马牙硝 120g（风化）　寒水石 300g（煅）

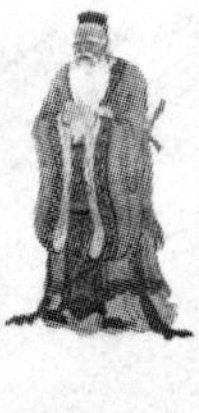

【制法】上为细末，用甘草膏为丸，如麻子大。每服 1 丸，含化咽津，不拘时候。

【功效】香口。主治口臭，口舌生疮。

【说明】此乃明代后妃用方。硼砂清热化痰，化腐解毒，古人用为治疗咽喉、口齿症要药。《本草纲目》称其“治口气……及口齿诸病”。《图经本草》说：“今医家用硼砂治咽喉，最为要切。”现代研究证实，本品为碱性药物，具有防腐与去垢作用，对多种细菌有抑制作用。马牙硝即芒硝，“治齿痛，食蟹龈肿，惟痹肿痛，重舌口疮，鹅口”（《本草求原》）。本品外用，有消肿止痛之功，并给人以清爽凉适感。寒水石为芒硝的天然晶体，成分与芒硝大致相同。本方亦主要取其清热泻火、散结消肿之功。片脑即冰片，与麝香一样，均系芳香开窍、消肿止痛之品，气味芳香，可中和口中秽臭之气。

本方用于含化，具有两方面作用：一是局部作用，可以散瘀消肿，芳香除臭，防腐祛垢。二是全身作用，可以清泻里热，芳香化浊，益脾和胃。

○槐枝散

【组成】槐枝 30g　细辛 30g（去土）　蝎梢 7.5g（生）　川芎　白芷各 30g

【制法】上为细末，每用 1.5g，搽在牙痛处，有涎即吐，误咽无妨，早晨临卧，日用一二遍。

【功效】治牙齿肿痛，牙断宣露，气臭，齿挺出，时发疼痛，常用去疳牢牙。

【说明】方出《御药院方》。槐枝可“揩牙去垢”（《图经本草》），所含芸香甙可减少毛细血管通透性，并具有抗炎、抗菌和止血功效。细辛、白芷祛风止痛，牙痛方中多有用之。蝎梢、川芎活血止痛而消肿。原方组成中没有槐枝一味，今据方名加之。

○槐白皮散

【组成】槐白皮　地骨皮　荜茇　五灵脂各 15g　蛇床子 7.5g（微炒）　乳香 7.5g（另研）　麝香 1.5g（另研）

【制法】上为细末，入研药令匀，每用少许贴牙病处，吐津，误咽不妨。如痛不已，用药末 9g，水一盏，煎令沸，和滓热漱，冷吐，并不计时候。

【功效】治牙齿动摇，不住寒热，嚼物隐痛，时发时止。

【说明】方出《御药院方》。主药槐白皮祛风止痛，“主治口齿风齿风疳䘌白，以煎浆水煮含之”（《药性论》）。地骨皮清热凉血，胃热牙痛多用之。荜茇、蛇床子温中止痛兼可杀虫，是常用外用止痛要药。乳香、五灵脂活血化瘀，消肿止痛。麝香芳香辟秽，可除口臭，兼有止痛之功。

○搽牙固齿散

【组成】旱莲草 60g　青盐 60g　小茴香 60g　白芷 30g　升麻 30g　细辛 30g　石膏 120g　花椒 18g

【制法】共研细末。每用少许搽牙患处。如常搽牙，能坚白蚀，去骨中毒风，如牙将落动摇者，频口搽之，再不动。忌动火之物。

【功效】治上下牙齿疼痛难忍，牵引头脑，行坐不安，心中闷，及牙流脓血变骨风者；牙齿干蚀，龈肉将脱，血不止者，并皆治之。

【说明】方出《清太医院配方》。方用旱莲草滋阴益肾，齿为肾之余，故而本品可固齿治本。白芷、升麻祛风止痛，且可解毒排脓。细辛与石膏一温一寒，合称“二辛散”，为治牙痛要药。小茴香、花椒乃芳香之品，可除口臭，兼能杀虫防腐，保持口腔清洁。青盐可以固齿，亦有防腐之功。

○固齿秘方

【组成】生大黄30g 熟大黄30g 生石膏30g 熟石膏30g 骨碎补30g 杜仲30g 青盐30g 食盐30g 明矾15g 枯矾15g 当归15g

【制法】上为细末,每早起先以此散搽牙根,然后净面,净毕用冷水漱吐。

【功效】能令牙齿坚固,洁净莹白。

【说明】方出《太医院秘藏膏丹丸散方剂》,为西太后常用固齿秘方。方中生、熟大黄与生、熟石膏清热泻火,可去胃中之热,即除去牙病之因。骨碎补、杜仲益肾填精,按照"肾主骨,齿为骨之余"理论,二药补肾治本以固齿。青盐、食盐杀虫防腐,保持口腔清洁。明矾、枯矾可以收敛止血,抗菌消炎。妙在当归一味可以活血止痛。方中石膏为优良磨蚀剂,可以洁牙除垢,牙齿洁白。据向西太后献方者称,"自先曾祖以来,均搽此散,年届古稀,终龄不屈一齿,且无疼痛之患,亲友中得此方者,亦如之"。

○固齿搽牙散

【组成】青盐120g 食盐120g 石膏500g 白芷120g 细辛60g 白矾240g

【制法】共为极细末。每日清晨用左右食指蘸药搽牙齿内外,随用温水漱去,久久自验,功效非常。

【功效】牙乃骨之余,骨乃肾之本,肾水虚乏不能滋骨,牙齿则不固矣,自然疏落摇动。或风邪外侵,或胃火内炽,或湿热生虫,或辛热厚味食之太过,阳明不清,以致生火,牙龈肿痛,甚至口中秽气不可闻者,并皆治之。能令牙齿坚固,洁净莹白,秽臭顿除,散风清热,诛虫固齿,黑发乌须,并治一切口疮茧唇等症。

【说明】方出《太医院秘藏膏丹丸散方剂》。青盐、食盐、石膏作为磨蚀剂使用,去污洁齿,其中青盐尚有防腐杀菌作用,石膏尚有清热泻火之功。白芷、细辛祛风止痛,因其气味芳香,尚可去除口臭。白矾杀虫消积,可令牙齿坚固。

○固齿白玉膏

【组成】宫粉30g(研) 珍珠9g 阳起石(用僵蚕49条) 防风 当归 川芎 牙皂 青盐 升麻 白芷 地骨皮各15g 细辛 藁本各9g。共研细末。长流水五碗,同药入沙锅内,以桑柴火熬药至三碗,去滓;再入沙锅内,煎至一碗。将龙骨、阳起石火煅通红,入药汁内淬之,如此七次,去药汁,将龙骨、阳起石(焙干,研末)30g 麝香6g(末) 龙骨60g 象牙15g(末)

【制法】用黄蜡30g,熔化滤净,再化,离火候温,方入前药和匀,趁热摊纸上;如膏冷,将熨斗烧热仰放,纸铺熨斗底上摊之。同时先以温水漱口,将膏剪一小条,贴于患处,闭口勿语。

【功效】固齿止痛。主治一切牙疼及动摇。

【说明】此为清宫固齿秘方。宫粉杀虫解毒生肌,用治齿龈溃破。珍珠、象牙清热解毒兼能生肌。阳起石温肾助阳,可以固齿,辅以防风、藁本、白芷、细辛、僵蚕祛风除湿,止痛止痒;川芎、当归活血养血,化瘀止痛;地骨皮凉血止血;升麻疏散风热,兼可止痛;青盐洁齿消炎,入肾固齿。方中麝香芳香辟秽,可除口臭。龙骨收敛止血,护牙固齿。

○固齿乌发方

【组成】青盐30g(炒) 槐角子30g(炒) 牡丹皮30g(酒洗) 补骨脂20g(酒炒) 细辛15g(酒洗) 熟地黄30g(酒浸1日,晒干) 没食子9g 百药煎6g

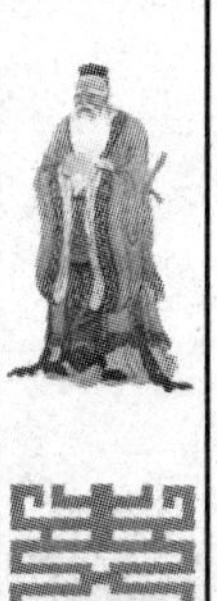

【制法】上为末,每日搽牙咽下。

【功效】固齿乌发。

【说明】此为明代后宫秘方。青盐洁齿消炎,保持口腔清洁。槐角子、牡丹皮清热凉血,以除胃热。熟地黄、补骨脂养血补肾,按"发为血之余,齿为肾之余"观点,此二药治本以固齿乌发。细辛祛风除湿,尤善止痛。没食子、百药煎均可固涩止血,主要成分均是鞣质,具有广谱抗菌作用,可以抑制细菌对口腔残留物的分解腐败,从而达到清洁口腔的效果。

**○固齿方**

【组成】生地黄

【制法】用绵裹生地黄,含之。微嚼,候汁味尽,弃之,乃更含之。

【功效】固齿。主治齿根摇动,齿痛。

【说明】此乃隋唐宫廷用方。生地黄凉血止血,对阴虚火旺引起之牙痛可以止痛止血;本品又可滋肾益精,由于"肾主骨,齿为骨之余",因此,生地还可治本固齿。现代药理研究表明,本品有很好的抗菌消炎作用,可以防止细胞老化。《神农本草经》称生地"逐血痹,填骨髓",高度概括了它在齿病中的两大功用:"逐血痹"者,可以止痛;"填骨髓"者,可以固齿。

**○齿败口臭方**

【组成】川芎

【制法】水煮汁,含之。

【功效】去臭。主治口臭。

【说明】此亦唐代宫廷单方。川芎气味芳香浓厚,富含挥发油,故可辟秽除臭,保持口腔香气。本品善治齿病,《本草图经》称"单用川芎含嘴,以主口齿疾。"南北朝医家陶弘景称曰:"齿根出血者,含之多瘥。"说明川芎在牙病中善于止痛止血的功效。

**○常使齿药玉池散**

【组成】升麻　藁本　甘松　菵草　白芷　川芎各30g　细辛60g　生地60g(焙)　地骨皮30g　皂角90g(刮去皮,烧存性)　麝香3g(另研)　青盐60g

【制法】上为细末,入另研者一处,再研匀细,每日早晚揩牙,如常使用。

【功效】治牙齿垢腻不净洁。

【说明】方出《御药院方》。皂角是方中主药,剂量最大,功能洗涤去污,因其质地坚硬,故也有一定的磨蚀作用。青盐亦作为磨蚀剂使用,具有消毒防腐使口腔保持清洁的功效。

麝香、白芷、甘松、川芎诸药均为芳香之品,具有化浊辟秽,去除齿垢功效。升麻、藁本、细辛功能祛风止痛,可防治诸牙病引起的疼痛;生地滋阴养血,凉血生津;地骨皮凉血清热,方中用此二味意在借其滋肾清热之功而养护牙齿。菵草主要成分为淀粉,尚含蛋白质、脂肪、维生素B族等,有很高的营养价值。在本方中用之,可使无机粉末等分散体和乳液性能稳定,并可强化气泡膜,此外尚可赋予刷牙剂以适当的粘度与弹性。

本方主要功效在于去除牙齿表面垢腻,其作用主要有三:①通过磨蚀剂的作用去除牙垢;②借助去污剂的分散与乳化作用而洁口;③通过芳香化浊功能以清洁口腔,消除口中不良气味。本方尚有抑菌消炎、止痛止血、固齿护牙等功效。

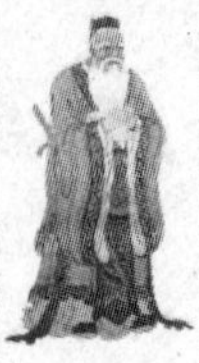

○黑牙缝刷牙药

【组成】绿矾15g(一半生用,一半锅内炒令烟,放冷用)　五倍子　诃子皮各15g　香白芷9g　甘松　栗蓬各6g　枣核灰9g　螺蛳6g(青者)　石胆15g(生铁上试如铜)　香附子12g　麝香1.5g

【制法】上件为细末,入麝香一味拌匀,每日早晨先刷牙洁净,然后用药刷,温水漱口,候少时稍等方吐。

【功效】令牙缝黑牙板白,牢牙,黑髭鬓,永不患牙痛。

【说明】方出《御药院方》。方中绿矾、五倍子、诃子、枣核灰、螺蛳均属固涩之品,颜色发绿,有着色作用,诸药合用可将牙缝染成黑色,从而衬托出牙板洁白莹净,此即"黑牙缝"之意。白芷、甘松、香附与麝香均为芳香之品,可以辟秽,去除口臭,同时各药尤具止痛功能。此外,五倍子、诃子等尚有乌发作用。

○长春散

【组成】皂角500g　香附　牛蒡子(炒)　青盐(另研)各120g　藿香　莲花蕊　旱蓬草各30g　食盐120g　麝香(另研)　冰片(另研)各7.5g

【制法】将皂角粉碎,用瓦盆2个,上盆底钻3个孔,下盆装一层皂角,加一层食盐,如此将皂角、食盐装入下盆,将上盆合在下盆上,用泥封固,用炭火煅到上盆底孔出青烟为度,取出,同时把余药研细粉,再放入麝香、冰片,装入瓷瓶,备用。刷牙,也可用少许药搽牙患处,含15分钟,有口涎吐出,再用盐水漱口。孕妇禁用。

【功效】乌发固齿,治白头发,牙齿疼痛。

【说明】此乃明代宫廷用方。主药皂角搜风拔毒;佐以香附理气止痛;食盐、青盐清火凉血,消炎洁齿,入肾固齿;牛蒡子疏散风热,用治风热牙痛;再加上旱莲草凉血止血,益肾乌发;莲花蕊祛风活血,清热凉血;冰片消肿解毒;藿香、麝香辟秽杀虫,兼治齿摇疼痛,且增乌发之功。

○长春牢牙散

【组成】川芎　砂仁　香附　百药煎　丁香　升麻　细辛　茯苓　青盐　金丝矾　白蒺藜　檀香　甘松　补骨脂各15g　石膏60g　没食子　诃子(去核)各9g　胆矾9g　麝香1.5g

【制法】上为细末,调匀,装入瓷瓶密闭,备用。刷牙用。

【功效】固齿,乌发。治牙风齿动,头发变白。

【说明】本方亦为明代宫廷秘方。方中补骨脂补肾助阳而固齿;没食子涩精固气;诃子、五倍子、百药煎敛肺涩肠,固养根本,牢齿乌发;香附、甘松、砂仁调中理气;丁香、檀香温中和胃;石膏能清胃热而止牙痛;川芎、细辛、白蒺藜、茯苓祛风燥湿,活血利水,善除风冷,合麝香而使口香;青盐消炎洁齿,入肾固齿,诸药共奏固齿乌发之功。

○仙方地黄散

【组成】皂角　干姜　升麻　槐角子　生地　木律　细辛　旱莲草　白芷　荷叶各60g　青盐30g(另研)

【制法】上剉碎,用锅子内烧,有青烟,存性为度,用纱罗重罗,另研青盐末和匀,同入药内,每用少许刷牙,合口少时,有涎即吐,然后用温水漱口,早晨及临卧用。

【功效】治牙齿黄色不白。常用此药令牙齿莹玉,涤除腐气,牙齿坚牢,齿槽固密,黑髭鬓。

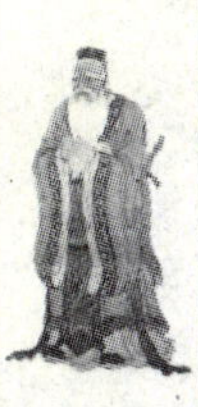

【说明】方出《御药院方》。方中皂角为古人常用之去污剂。方中木律应为“石律”,味咸苦性凉,功能祛风清热,化痰软坚,是治疗口齿病的重要药物。《图经本草》云:“石律,古方稀用,今治口齿系多用,为最重要之物。”其在方中既用作祛风清热药使用,也是一种很好的磨蚀剂。

升麻、白芷、细辛均可祛风止痛,白芷又可消除口中异味,为重要的芳香之品。干姜气味芬芳而能辟秽化浊,为治疗口臭常用之药。配以荷叶之清香,增加本方芳香化浊之功。

生地、旱莲草、槐角子可滋补肝肾,清热凉血,且此三味药均是著名的乌须黑发、牢牙固齿之品。

本方功能清污除垢,祛风止痛,化浊涤腐,乌须黑发,牢牙固齿,适于肾阴亏虚,虚风上扰,牙齿垢腻,齿龈浮动出白及须发早白等症。阳虚内寒者应当慎用。

**○仙方刷牙药**

【组成】青盐75g　诃子20个　芝麻粹150g　夏蚕砂21g　旱莲草45g　皂角60g(不蚛者,去皮)

【制法】上同为末,醋浆水和丸,如球子大,晒干,用新瓦藏瓶内盛药,用盐泥固,候干留一小眼子出烟,置一净砖上,用木炭火烧烟淡,药熟之后即出,旋研。如常刷之,如已白色,百日黑,未白者,半月见效,惟频刷尤妙。

【功效】乌髭鬓,牢牙齿,延年迟老。

【说明】方出《御药院方》。青盐消炎洁齿,并能“坚骨固齿,明目乌须”(《本草备要》)。诃子酸涩,富含鞣质,具有广谱抗菌作用,保持口腔不使细菌孳生。芝麻与旱莲草填精益髓,按“发为血之余,齿为肾之余”观点,此二药可治本而乌发固齿。蚕砂活血通络而善止痛,治牙痛之标。皂角除垢去污,为重要的“清洁剂”。本方虽系外用,却能标本兼顾,颇具匠心。

**○白牙药**

【组成】零陵香　香白芷　青盐　升麻各15g　细辛6g　麝香1.5g(另研)　沙锅细末　石膏细末各30g

【制法】上除沙锅、石膏、麝香三味外,同为细末,入沙锅等三味同研匀。每日早晨,以指蘸药揩牙,后用温水漱口。

【功效】治牙齿黄黑不莹净。

【说明】方出《御药院方》。方中白芷、升麻、细辛祛风止痛,是宫中治疗口齿病的常用药物。零陵香、白芷、麝香芳香走窜,既可止痛,又作为香料使用。沙锅细末与石膏细末分别为一硬一软之磨蚀剂,可以祛除牙齿表面污垢,增白牙齿。

**○白牙药升麻散**

【组成】川芎12g　升麻　藁本　石膏　白芷各30g　皂角30g(烧存性,用3.3g)　细辛18g

【制法】上为末,纱罗三度,每用刷牙,蘸药少许刷牙,用温水漱之。

【功效】治风牙疼痛及牙龈肿硬不消。

【说明】方出《御药院方》。川芎活血止痛,对神经系统有镇静作用。升麻、藁本、细辛祛风止痛,现代研究表明,此三种药均有一定的抑菌作用,其中细辛与石膏合为“二辛散”,是治疗风火牙药效方。石膏为软而细滑之磨蚀剂,与皂角共同去污洁垢。方甚简练,治疗牙痛效果可靠。

○白牙药珍珠散

【组成】珍珠 4.5g　白檀香 9g　石膏 60g　乌贼骨 15g　白石英 15g　海浮石 15g　朱砂　白芷　川芎　升麻各 7.5g

【制法】上为细末，每用少许，以指蘸药搽牙，合口食久吐津，后用温水漱口。

【功效】洁齿祛垢，治齿龈宣露，牙黄黑不白。

【说明】方出《御药院方》。方中珍珠、白石英、海浮石、乌贼骨、石膏、朱砂均属于磨蚀剂，其中珍珠、白石英、乌贼骨、海浮石坚硬而磨蚀力强；石膏、朱砂质软而磨蚀力小，这两类磨蚀力一硬一软，一强一弱，配合使用，可保护一定的磨蚀力而不易损伤牙齿。

方中白檀香与白芷、川芎均为芳香之品，功能辟秽化浊，消缓其他药物的不良气味。升麻与白芷、川芎伍用可起祛风止痛作用。

本方功能去污除垢，芳香化浊，祛风止痛，止血脱敏，尚能防治口腔及牙齿疾患引起的疼痛及出血等。

○血竭散

【组成】血竭　石胆　乳香　五灵脂　密陀僧以上各等份

【制法】上各另研极细，再同研匀，每用 1g，指蘸涂贴牙病处，候少时，用温荆芥汤微漱，有津吐去，误咽不妨。

【功效】牢牙定痛，治牙根疰闷，连槽骨疼痛，久而不愈。

【说明】方出《御药院方》。主药血竭活血散瘀而善止痛，与乳香、五灵脂配合，增加止痛消肿之功。石胆化腐解毒，具有广谱抗菌作用。密陀僧杀虫消肿，防腐解毒，对多种真菌有较好的抑制作用。

○延龄散

【组成】泽乌头　皂角(去皮子)　生地黄各 30g

上三味同为粗末，用生姜自然汁和成团子，用槐枝火烧令烟尽，取出于净地上，用碗盖一宿出火毒，再捣为细末，入后件药：

细辛(取末)　青盐各 9g　石胆　白矾　麝香各 6g　以上五味各另研。

上件入前药中，同研令匀细。

【制法】每用搽牙病处，或用刷牙蘸刷亦得，早晨食后临卧，日用 3 次，有津即吐，误咽不妨。

【功效】牢牙齿，定疼痛，固龈肿，益气血，黑髭鬓，大有神效。

【说明】方出《御药院方》。泽乌头、细辛祛风通络，消肿止痛。皂角、青盐洁牙除垢，消炎固齿。石胆、白矾杀虫解毒，收敛止血。生地凉血止血兼能补肾以固牙齿，乌髭黑发。麝香芳香辟秽可除口臭。全方益肾固齿，祛风止痛，标本兼顾。

○金主牙药

【组成】胆矾　金丝矾　滑石各 30g　砂仁　川芎　细辛各 9g　茶叶 9g

【制法】前 3 味药各研成细粉，后 3 味药共研成细粉，再将 6 味药和匀，装瓶密封备用，早晚刷牙用。

【功效】净牙固齿，预防龋齿，除口臭。

【说明】金国地处北疆，多食牛羊肉等高热量、高蛋白食品，易患口腔疾病，本方乃金国宫廷治疗和预防口齿病用方。胆矾祛腐解毒，《本草汇言》云其“疗齿疳龈烂”，能消口疮、肿毒；金丝矾解毒杀虫，《本经》谓其能“坚骨齿”，现代药理表明能抗

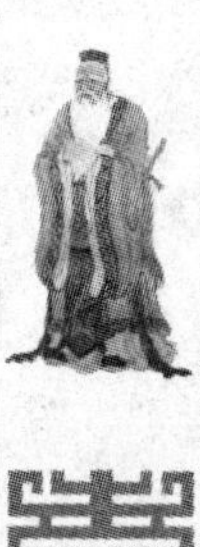

菌、收敛。滑石清热渗湿，可“消水肿火毒”（《本草再新》）；砂仁和胃行气，《本草钢目》称能“除咽喉口齿浮热”；川芎活血止痛，陶弘景称“齿根出血者，含之多效”；细辛祛风止痛，陶弘景评曰：“患口臭者，含之多效。”现代药理表明，其有局部麻醉作用，能清热镇痛；茶叶利尿解毒。

本方主用大寒之药解毒杀虫清热，佐以辛温之品祛风和胃，寒温并用以治口疮，止口臭，预防龋齿。

**○保牙散**

【组成】软石膏30g　川乌9g　草乌9g　花椒9g

【制法】以上俱生用，共为末。搽牙，漱口，吐之。

【功效】保牙止痛。主治齿痛。

【说明】此为明代宫廷用方。主药石膏清热泻火，为治胃火牙痛要药，同时本品质地细腻，在方中还起磨蚀剂作用，去除牙垢以洁齿。川乌、草乌、花椒祛风通络，杀虫镇痛，是重要的止痛药物。此三味药辛热，与石膏之大寒互相监制，配伍颇具匠心。

**○御前白牙散**

【组成】石膏120g　香附30g　白芷22g　甘松　山柰　藿香　沉香　川芎　零陵香各12g　细辛　防风各1.5g

【制法】石膏另研末，余药共为细粉，调匀，刷牙用。

【功效】白牙洁齿。主治牙斑，口臭。

【说明】此为明代宫延御用秘方。方以石膏为主药，清热泻火，胃热牙痛用之甚宜，同时作为磨蚀剂可以去除牙垢，保持牙齿洁白。白芷、细辛、防风祛风除湿而止牙痛。同时白芷与山柰、藿香、沉香、零陵香俱为芳香之品，可以辟秽除臭。香附、川芎理气活血，增加止痛效果，二药气味雄厚，也有芳香辟秽之功。

**○牢牙散**

【组成】羌活30g　龙草胆45g（酒洗）　羊胫骨灰60g　升麻120g

【制法】上为细末，以纱罗子罗骨灰作微尘灰，和匀。卧时贴在牙龈上。

【功效】洁牙固齿。主治牙黄口臭，牙齿动摇。

【说明】此为金国后宫洁牙固齿方。方中羌活祛风胜湿止痛，“排腐肉疽疮”（《品汇精要》）；龙胆草清热泻火除湿，专入肝胆经，治肝火牙痛甚为合拍；升麻祛风解毒止痛，治胃热牙痛甚宜；羊胫骨灰富有丰富的炭素而有止血作用，同时在方中用作磨蚀剂，洁齿去垢。

**○牢牙如圣散**

【组成】石燕子3对（烧七返，醋淬）　乳香（另研）　青盐各30g　细辛15g

【制法】上为细末，每用以指蘸药干搽于痛处，良久温荆芥汤漱。

【功效】牢牙齿，止疼痛。

【说明】方出《御药院方》。石燕子清热利湿，对湿热牙痛用之甚宜，同时本品质地细腻，在方中还起到磨蚀剂作用，去除牙垢，保持口齿清洁。乳香活血止痛且可生肌。青盐消毒防腐，在方中配合石燕子也起磨蚀剂作用。细辛祛风通络止痛，牙痛常用为要药。此方用荆芥汤漱口之意，也是取荆芥祛风止痛之功。

**○牢牙石燕子散**

【组成】石燕子10对（火烧、醋淬七返后，再烧一次，去醋气，细研）　青盐（研）麝香各3g（研）

【制法】上合研为匀细，每用药 1.5g，以指蘸药刷搽牙龈上，合口少时，后用温酒漱咽，如不欲咽，吐出不用无妨，早晨只用 1 遍。

【功效】治牙齿龈肉不固及肾弱齿疏，或血出侵蚀。

【说明】方出《御药院方》，与前方组成颇有相似之处。增加麝香，一方面取其散瘀止痛之功，另一方面也作为香料使用，芳香辟秽，除去口臭。现代研究证明，本品具有抗菌消炎作用。

○牢牙固齿乌须秘方

【组成】没食子 12g　青盐 60g　细辛 6g　地骨皮 60g　熟地黄 60g　补骨脂 120g(炒)

【制法】上为细末。每早搽牙，良久滚水咽下。

【功效】牢牙固齿，乌须黑发。

【说明】此为明代宫廷固齿乌须用方。发为血之余，齿为骨之余。熟地、补骨脂补肾填精，奠定乌发固齿之本。没食子、青盐磨蚀牙齿而洁垢去污。细辛祛风止痛，地骨皮清热凉血，二者均为生长乌发佳品。本方既可补肾治齿摇发脱之本，又可祛风止痛治牙痛之标，标本兼顾。

○宋英宗书齿药方

【组成】生地　细辛　皂角各 30g(去皮、子)　白僵蚕 0.5g　甘草 6g

【制法】将上药放入瓶内，用黄泥固封，取炭 2500～3000g，烧炭煅瓶内药，令炭烧完，从瓶内倒出药，加入白僵蚕、甘草，共研细粉。刷牙用。

【功效】补肾滋阴，洁牙固齿。主治牙齿松动，衄血。

【说明】此为宋英宗赵曙亲笔书写的牙病药方。适于阴虚火旺引起的牙齿松动、衄血之症。生地滋阴降血而能止血；细辛祛风止痛，为治牙痛要药，《长沙药解》即指出本品“去口臭，除齿痛”。皂角为去污洁垢佳品，洁齿多用之。僵蚕祛风化痰而善止痛。甘草之味芳香，既辟秽垢，又可调和诸药。本方滋肾固齿，祛风止痛，可谓标本兼顾。

○宋度宗舌肿满口方

【组成】蒲黄　干姜各等份

【制法】上为末，干搽。

【功效】主治舌肿。

【说明】《芝隐方》记载：“宋度宗一夜忽舌肿满口，用蒲黄、干姜末等份，干搽即愈。”《普济本事方》亦载：“有士人妻忽胀满口，不能出声，以蒲黄频搽，比晓乃愈。”《本草纲目》云：“盖舌乃心之外候，而手厥阴相火，仍心之臣使，得干姜则阴阳能相济也。”蒲黄凉血止血，活血消瘀，外治重舌、口疮。《太平圣惠方》以蒲黄 0.3g，露蜂房 0.3g(微炙)，白鱼 3g 研末，用少许酒调，敷重舌及口中疮上，常用治小儿重舌、口中生疮及涎出；干姜温中逐寒，回阳通脉，《唐本草》谓其能“治风，下气，止血”，《主治秘要》云其可“通心气”。二药相得益彰，共治舌肿。

○沉香散

【组成】沉香　麝香各 3g　细辛 15g　升麻　藁本　藿香叶　甘松　白芷各 7.5g　石膏 120g　寒水石 60g

【制法】上为细末，揩齿莹净。

【功效】令齿白及治口臭。

【说明】方出《御药院方》。沉香、甘松、白芷、藿香均为芳香化浊之品，有去秽垢、除口臭之效。藁本祛风除湿止痛。麝香开窍辟秽，通络止痛，也是重要的香料。石膏、寒水石质软细腻，作为磨蚀剂可去污洁齿，令牙齿变白。

○诃子散

【组成】绿矾60g(研)　铜绿6g(研，以上二味为青牙药先上)　五倍子18g　诃子皮45g(取末)　黄丹15g(以上系是红牙药后上)

【制法】上件先用前二味，牙缝中上了，后少时再用后三味，依前上，封裹少时，用温浆水漱。

【功效】漆牙药，牙缝黑。

【说明】方出《御药院方》。此方与前面“二色漆牙药”方组成基本一致，剂量有所不同，可互相参看。

○密陀僧散

【组成】密陀僧　雄黄各15g　石胆6g　麝香3g

【制法】上为细末，每用少许干贴患处，吐津，误咽不妨，不计时候。

【功效】治齿龈宣露，肿闷生疮，或有脓血。

【说明】方出《御药院方》。主药密陀僧功能杀虫消肿，收敛防腐，用治“齿龈宣露，肿闷生疮”颇为合拍。药理研究表明，本品确有抗菌作用。雄黄燥湿杀虫，祛风解毒，现代研究证明，本品对多种细菌、真菌均有杀灭或抑制作用。石胆即胆矾，外用治口疮、齿龈肿烂为常用之品，可敛疮止血。麝香既可散瘀止痛，又作为香料使用，除去口臭，辟除臭秽，研究证明，该药尚有消炎抗菌之功。

○清胃散

【组成】升麻6g　生地　牡丹皮　黄连　当归各3g

【制法】水煎服，牙痛未止，可加石膏。

【功效】清火、去臭、止痛。治齿龈溃烂、口臭、齿痛。

【说明】本方明代后宫常用，乃治牙病良方。“龈为胃之络”，本方通过清解胃热而达到治疗龈肿齿痛目的，实为治本之剂。方中牡丹皮清热凉血而止痛；黄连泻火燥湿，解毒杀虫，现代药理表明其有消毒镇痛作用，可抑制多种病菌；当归和血止痛；生地滋阴养血以固其本；升麻解毒而止痛治标。诸药合用，标本兼顾，对胃热引起的齿龈溃烂、口臭、牙齿疼痛有很好的治疗效果。加石膏，更增加其清热功效。

○慈禧搽牙根方

【组成】骨碎补30g　黑桑椹子15g　食盐15g　胡桃24g　炭面30g

【制法】上为极细末，搽敷牙根。

【功效】益肾固齿。

【说明】慈禧太后喜用搽牙方，故而老年时仍齿坚牙白，本方即其中一方。骨碎补、胡桃、桑椹子滋阴壮阳，益肾填精，此为固齿之本，符合“齿为骨之余”、“肾主骨”之理沦。炭面色黑入肾，清热止血，益肾养心。食盐消毒防腐，凉血固齿。此方与一般宫廷固齿方不同之处在于以益肾治本为主。

○慈禧固齿秘方

【组成】生大黄30g　熟大黄30g　生石膏30g　熟石膏30g　骨碎补30g　银杜仲30g　青盐30g　食盐30g　明矾15g　枯矾15g　当归身15g

【制法】上为细末。每早起，先以此散搽牙根，然后净脸，净毕用冷水漱吐。

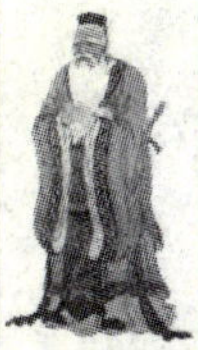

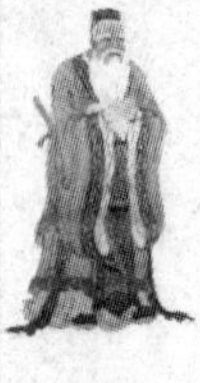

【功效】固齿。

【说明】此为慈禧太后又一固齿秘方。“齿为肾之余，龈为胃之络”，按此理论方用骨碎补、杜仲补肾填髓，是为固齿之本；生、熟大黄与生、熟石膏清胃泻火，是为治胃热龈肿之因。青盐、食盐防腐消毒，且与石膏构成磨蚀剂，洁污去垢，保持牙齿洁白。明矾、枯矾收敛止血，也有洁白牙齿作用。当归活血养血，消肿止痛，有助牙龈毛细血管扩张，增加营养供应。本方以益肾降火为主，突出治本，非寻常固齿类方可比。

○加减牙药麝香散

【组成】绿矾30g(枯)　石胆6g(炒)　五倍子36g　诃子皮　何首乌　龙骨　藿香叶　甘松以上各12g　白茯苓30g(去皮)　缩砂仁24g　零陵香18g　百药煎36g　细辛6g　生地黄　青黛(研)　冰片(研)　麝香以上各15g(研)

【制法】上为细末，入研药匀。如常法，用药少许，用牙刷蘸药刷牙齿上，合口少时，后用温水漱口吐之，每日早晨用。

【功效】治肾气虚弱，故齿者骨之所终，髓之所养也。若肾气实，则骨髓坚固，齿无病矣。

【说明】方出《御药院方》。绿矾、石胆、五倍子、诃子、百药煎收敛止血，主要成分是鞣质，外用可起到保护创面，促进溃疡愈合作用，以治齿龈肿烂颇为合拍；此外，鞣质还是一种广谱抗菌药，对多种细菌、真菌都有较强的抑制作用。何首乌、生地滋阴补肾填髓，此为固齿之本，符合“齿为肾之余”理论。细辛祛风止痛，此治牙痛之标。藿香、甘松、零陵香、砂仁、冰片、麝香诸药芳香辟秽，可去口臭，兼有止痛之功。茯苓、龙骨健脾固齿，前者又可使牙齿洁白，后者作为磨蚀剂可去污除垢。青黛清热解毒，按照“龈为胃之络”的认识，本品清胃泻火，对胃热牙痛有釜底抽薪的治本意义。全方用药虽多，但配伍巧妙，标本兼顾，诚为良方。

○张文仲疗齿痛散

【组成】矾石(烧)　干姜　藜芦　蛇床子　甘草(炙)　细辛　蜀椒　防风各30g

【制法】上为散。每用5g，和温酒1000ml含之，勿咽汁，冷即吐出。一日3次，病愈即止。

【功效】牢牙，去痛。主治齿痛，风肿齿摇。

【说明】此为唐代宫廷用方。矾石燥湿杀虫，收敛止血。干姜散寒温中止痛。藜芦、蛇床子、蜀椒均可杀虫锯毒，其中蜀椒具有局部麻醉作用，止痛功能甚佳。细辛、防风祛风止痛，风火牙痛为常用之品。本方为治标之剂，药多温燥，用治胃火牙痛不甚相宜。

○陈希夷刷牙药

【组成】皂角　升麻　熟地　木律　旱莲草　槐角子　细辛　荷蒂　生姜　青盐各60g

【制法】上药除青盐外，其余药共划碎，装入新瓦罐内，用瓦盖合罐口，以麻绳系定，用盐封固，厚约半寸许，晒干。在地上挖一方坑，在坑内放一新砖，将罐口朝下置于新砖上，用炭火烧令透，候青烟出稍存其性，去火，放一宿，将药取出，研为极细末，每次用牙刷蘸药少许，刷上下牙齿，以温水漱口，每早晚各1次。

【功效】牢牙齿，乌须发，治牙齿动摇，须发黄白。

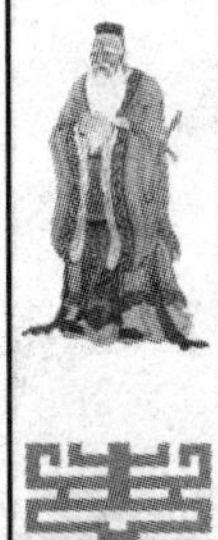

【说明】陈希夷是五代十国时著名养生家陈抟,宋太祖赐号“希夷先生”。此为其固齿乌发秘方。原方刻于华山莲花峰上,原为一首诗,每句藏一味药,今略。

方中皂角祛风杀虫洁齿;升麻善泻火毒而治牙龈肿痛溃烂;细辛除口臭,止齿痛;木律为治口齿诸病要药,可通治牙宣、牙疳、龋齿诸病;荷蒂清热止痛;槐角子善治口齿风;熟地填精补髓而固齿乌发;旱莲草滋阴补肾以固齿止血,乌须生发;旱莲草与升麻合用则牢牙乌须作用更著;生姜促进牙龈血液循环,兼有生发之功;青盐坚骨固齿。《御药院方》载本方功效举云:祐德观景碧虚常用此药刷牙,年过八旬犹面如童子,齿落重生;统军司书表姓,年过五旬,髭鬓天生色黄,因患牙疼,用此药两月,须发皆黑;陕西安抚事老瓦牙疼数月,用药后不再发,足见效验显著。

**○刷牙散**

【组成】青盐　川椒　旱莲草各60g　枯矾30g　白盐120g

【制法】旱莲草、川椒水煎去渣,得汁一茶盅,拌盐、矾于内,炒干,共研极细面,搽牙漱口。

【功效】滋补肝肾,解毒洁齿。主治牙齿松动,牙痛。

【说明】方出《慈禧光绪医方选议》。旱莲草滋阴补肾,凉血止血。齿为肾之余,补肾即是固齿之本。川椒杀虫解毒兼能止痛。枯矾收敛止血,所含鞣质具有广谱抗菌作用。青盐、白盐防腐消毒,亦用为磨蚀剂洁牙除垢。

**○刷牙沉香散**

【组成】沉香　白檀香　石榴皮　诃子皮　青盐(研)　青黛(研)各7.5g　当归　川苦楝(破四片,焙)　细辛(去苗)　香附子各15g　母丁香4.5g　荷叶灰3g　南乳香3g(研)　冰片(研)　麝香(研)各1.5g

【制法】上为细末。每用1.5g,如常刷牙,温水漱之,早晚两次用。

【功效】荣养髭发,坚固牙齿。

## 十四、洗浴健身方

**○沐浴兰菊花汤**

【组成】兰草,菊花。

【制法】兰草15g(切碎),菊花186g,装入纱布袋中扎口,放入锅里加水1000ml,煮开后5分钟倒入浴盆,加热水适量。

【用法】洗澡,洗后用浴巾擦干身避风。春、秋、冬每周洗2次,夏季每1~2日洗1次。

【功效】香身洁肤,延年益寿。

【说明】本方是唐代时日本留学生宿弥永赖在我国学中医期间所收集的方子,记在他著的《医心方》上。

兰草,又名香水草,气味清香,入脾胃等经,有调气、和血、润肌、香肤等作用。古人用来煎水洗澡或佩戴身上,以香身洁肤,预防疾病。战国时代屈原在《离骚》上说:兰草能佩戴,能做药膏,能煎汤洗澡。金元时期著名医家李东垣说它“煮水,治风病”。菊花有抗菌消炎作用。用菊花水洗澡,早在汉代就有记载,唐《元和郡县志》:汉代南阳太守王畅、袁隗,每月让人从郦县(西峡县)菊潭运菊花水饮食和洗澡用。

因此，可以说兰菊花汤是一种中药保健洗澡良方。

○菊汤浴方

【组成】菊苗，菊茎，菊花，菊根。

【制法】上面4种菊药，春季用菊苗，夏季用菊茎，秋季用菊花，冬季用菊根，每次150g，切碎，装入纱布袋，扎口，放入1000ml水里，煎10分钟，然后再将菊汤倒入澡盆，加热水适量。

【用法】洗澡，春、秋、冬季每3日洗1次，夏季每日洗1次，洗后用浴巾擦干身，注意避风。

【功效】健身长寿。

【说明】饮菊水不但长寿，而且用它洗澡还能健身。

菊，性寒辛，气幽香，入肺、脾、肝、肾等经，能疏风、清热、解毒、消炎，医药学家李时珍说：菊的全身都是药。药用菊有白菊、黄菊和野菊，如浙江的杭菊、河南的怀菊、邓州的白菊、安徽的亳菊、山东的滁菊等，任何一种煎水洗澡均好。经常用菊汤洗澡，药物有效成分通过皮肤和呼吸道进入体内，心畅身爽，健康长寿。

○还童汤

【组成】藿香叶、吴茱萸（汤洗、焙干、炒）、肉桂（去粗皮）、干姜（炮）、肉苁蓉各18g，白附子、蝉蜕、天南星、菟丝子（酒浸1夜）、莎草根各lg，零陵香3g。

【制法】上11味药，捣成粗末，装瓶密封。

【用法】取药粉，用纱布包放砂锅内，加水500ml，煮开3～5分钟，趁热将纱布药袋固定在脐部。再将药汤倒入澡盆，加热水适量洗澡，春、秋、冬每2～3日1次，夏季每1～2日1次。

【功效】温肾壮阳，增强体质，返老还童。

【说明】这是洗澡与脐疗相结合的外治法，目的是补肾健身，所以叫还童汤。肉苁蓉、菟丝子补肾助阳，肉桂、干姜温补元阳，白附子、天南星祛风燥湿，藿香叶、零陵香芳香辟浊，吴茱萸抗老防衰。药汤洗澡可洁肤香肌，祛风止痒，消除疲劳，增强体质。脐名神阙，为经络的总汇，外连体表，内通脏腑，药物敷脐，能壮元阳，通经络，行气血，益脏腑，改善全身机能，进一步达到补肾健身的目的，返老还童。

○还童散

【组成】丁香、麝香草叶、官桂（去粗皮）、露蜂房（烧烟尽）、川椒（去白、微炒）、牡蛎（烧）、吴茱萸（炒）、零陵香、木鳖子（去皮）、马蔺花、韶脑（别研）、白矾灰各37g，紫梢花、蛇床子各75g。

【制法】上药捣成粗末，装瓶，密闭，备用。

【用法】每次取药75～100g，装纱布袋中，加水3000ml，煮开后5分钟，再加热水适量，倒入澡盆洗澡。春、秋、冬每周洗1～2次，夏季每周洗3次，洗后用浴巾擦干身，避风。

【功效】固肾壮阳，返老还童。

【说明】这是元朝宫廷洗澡健身秘方。方中丁香、麝香草（百里香）叶、零陵香、韶脑芳香辟浊，并有抗菌作用；官桂壮阳温肾；牡蛎收敛固精；蜂房、川椒除风止痒；木鳖子治皮癣；矾灰、蛇床子燥湿杀虫；马蔺花清热解毒；紫梢花益阳涩精。中老年阳虚的人，常用此方洗澡，可外固肾壮阳，消除疲劳，醒脑提神。

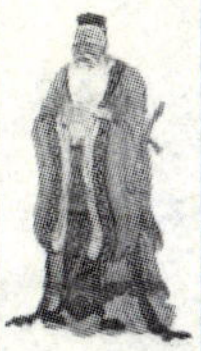

○百花散

【组成】百花窠（烧烟尽为白度）、蛇床子（炒焦黄）各75g，零陵香、麝香草叶（百里香）各37g。

【制法】上4味药，捣为粗粉，盛瓶，密闭。

【用法】取药粉100g，用水1000ml，煮沸5分钟，滤去药渣，加适量热水，倒入澡盆，睡前洗澡用，洗后擦干身，避风。春、秋、冬季，每周洗2次，夏季每周洗3次。

【功效】补肾壮阳，温通血脉，防治感冒。

【说明】这是元代御医许国祯收录的秘方。方中主药百花窠，即蜂窝，又叫露蜂房，性平味苦，入肝肺等经，能祛风、止痒、杀虫、治癣等；蛇床子燥湿、止痒、杀虫，治皮肤霉菌病和滴虫病等；零陵香又叫满山香，性温、味辛、气香，入肺经，祛风辟浊，防治感冒；麝香草叶（百里香），外用对癣、放线菌病等有效，常用作防腐洗涤药。常用本方洗澡，可壮阳活血、香身洁肤、增加抗病力、预防感冒、健身益寿。

○洗澡药

【组成】干荷叶1200g，威灵仙（去土）、藁本（去土）、藿香叶、零陵香、茅香各600g，甘松（去土）、香白芷各300g。

【制法】上药捣成粗粉。

【用法】取药粉100g，用纱布袋装，扎口；放入1000ml水中，煮3沸，加热水适量，倒入澡盆，洗用。夏季每周洗3～4次，春、秋、冬季每周洗2～3次，洗后擦干身，避风。

【功效】除风止痒，香肌洁肤，健身益寿。

【说明】本方是元代宫廷浴方，它的特点是芳香辟秽，除风止痒，健身益寿。方中荷叶、藁本、灵仙除风止痒；而荷叶又能轻身减肥，延年益寿，煎汤外洗治皮肤炎症和瘙痒症等。茅香、藿香、白芷、零陵香、甘松，芳香辟秽，润肤泽肌；茅香，《开宝本草》说："茅香花、苗、叶可煮作浴汤，辟邪气，令人身香"。

○煎枸杞沐浴方

【组成】枸杞嫩枝叶，枸杞。

【制法】春夏季取枸杞枝叶250～500g切碎；秋冬季取枸杞100g，装入纱布袋，扎口，放入1000ml水中，煎5～10分钟，再加适量热水。

【用法】洗澡。

【功效】润肌泽肤，滋补肝肾，祛病健身，返老还童。

【说明】用枸杞汤洗澡，唐时《医心方》就记有："取枸杞煎汤沐浴益人颜色，八九十岁颜色如年少之时，不老不病"。枸杞叶煎水洗澡，清香宜人，可润肤泽肌，祛病健身，返老还童；枸杞煎水洗澡，水殷红喜人，能美容悦颜，轻身泽肤，益寿延年。

○沙皇皇后沐浴秘方

【组成】黄花草（茅香）、玫瑰花瓣、硼砂和其他有香味的花草各等量。

【制法】将上药装入纱布袋，扎口，放入1000ml水中煎开5～10分钟。

【用法】将上药液倒入澡盆，加热水适量，洗澡用，夏季每日1次，春、秋、冬季每周2～3次，洗后擦干身，避风。

【功效】洁肤香身，除风止痒，预防感冒。

【说明】茅香，中外人们都用它煎水洗澡，能香身、除风，止痒。玫瑰花芳香辟浊，沁人心脾，硼砂去垢洁身，加入零陵香可防治感冒。

## 十五、解酒醒酒方

○葛花散

【组成】葛花30克，小豆花30克。上药共研末，备用。

【制法】每次服6克，水送服。

【功效】饮酒令人不醉。嗜酒者饮之亦有解酒毒之功。

【说明】此方出自《御药院方》。据现代医学研究表明，葛花的确具有解酒毒及促进机体分解、排泄乙醇的作用。

○益脾丸

【组成】葛花60克，小豆花30克，绿豆花15克，木香1克。上药共研细末，与白蜜做成蜜丸，丸如梧桐子大。

【制法】煎红花汤送服10丸。

【功效】健脾胃，解酒毒，醒酒。服此药后，饮酒不易醉。嗜酒者亦宜长服此药。

【说明】此方出自明朝太医许国祯著的《御药院方》。

○神仙不醉丹

【组成】葛花、白茯苓（去皮）、小豆花、葛根、木香、天门冬（去心）、砂仁、牡丹皮、人参（去芦）、官桂、枸杞子、陈皮、泽泻、海盐、甘草各等分。上药共研细末，炼蜜为丸，如弹子大。

【制法】每次服1丸，细嚼，茶水送下。

【功效】健脾胃，解酒毒。服此药后饮酒不醉。

【说明】此方出自明代龚廷贤所著的《万病回春》。

○开结枳实丸

【组成】枳实、白术、半夏、天南星、白矾、葶苈子、大黄各15克，木香6克，黑牵牛（头末）60克，大皂角（去皮、子）30克，青皮15克。上药共研细末，生姜汁煮面糊为丸，如梧桐子大。单腹胀，上喘痰多，四肢肿满，食后用生姜汤下30～40丸，微利为度；产后有伤，面目浮肿，小便不利，生姜葱白汤送下。

【功效】破气消滞，解酒消食。化痰散结。治疗脘痞痰逆，恶心呕哕，酒醒不解，宿食停积，两胁膨闷，咽噎不利，上气咳嗽。

【说明】本方选自《御药院方》。

○法制芽茶

【组成】芽茶500克，白檀香末15克，白豆蔻末15克，片脑3克（另研）。用甘草膏拌匀茶，将前三味散为衣，晒干，不拘时嚼。

【功效】清热化痰，消食化积，解酒止渴。治疗酒食过度，饱满烦渴。

【说明】此方选自《鲁府禁方》。

○法制槟榔

【组成】鸡心槟榔30克（切作小块），缩砂仁、白豆蔻仁、丁香（切作细条），粉甘草（切作细块）各30克，橘皮（去白，切作细条）、生姜（切作细条）各250克，盐60克。上药用河水500毫升浸一宿，次日用慢火砂锅内煮干，焙干，入新瓶收贮。每次服3克，细嚼水送下；或研为细末，汤水送下3克。

【功效】解酒消食。治疗酒食过度，胸膈膨满，口吐清水，饮食积聚。

【说明】此方乃宫廷常用的养生药膳，收载于《证治准绳》一书中。后世成为市售养生果品。

○挨积丸

【组成】京三棱90克，丁香皮90克，丁香、青皮各30克，干姜、巴豆（去皮、膜、油，研）各7.5克。上药研细末，入巴豆拌匀，面、醋和为丸，如粟米大。每次服50～60丸，2岁儿童可服7～10丸，温开水送下。

【功效】温中消积，解酒消食。治疗胸膈不快，酒积食积，呕逆恶心，吐泻脾疼。亦治小儿脾胃不和，宿滞不化，腹胀肠鸣，乳食减少，疳积泄泻。

【说明】此方选自《和剂局方》。

○梅子丸

【组成】乌梅45克，白梅45克，干木瓜45克，紫苏叶45克，甘草30克，檀香6克，麝香3克。上为细末，砂糖为丸，如弹子大。每服1丸，噙化。

【功效】解酒毒，生津液。治疗饮酒过量及口渴。

【说明】此方选自《饮膳正要》。

## 十六、减肥增胖方

○荷叶炭方

【组成】荷叶。

【制法】荷叶，用水洗净，剪去蒂及边绿，切丝，晒干，放入锅内，上面盖一口径略小的锅，两锅的交口处用盐水和黄泥封固，小锅上再贴一张白纸，用作判断火候。准备好后，点火开煅，煅到白纸变成焦黄色即成，停火、待凉后取出研成细粉备用。

【用法】米汤送服，每日3次，每次6g。

【功效】利水，祛瘀，减肥。

【说明】这是明代御医戴思恭收录在他著的《证治要诀》里的秘方。戴思恭（1324～1405年），字厚礼、明朝、浙江金华人，他治病多有奇验，明太祖朱元璋（1368～1398年）期间任御医。

这个秘方是戴氏用来治疗阳水浮肿的，近年来研究用作治疗阳虚证肥胖病，多收良效。荷叶味苦性平，有清热利水祛瘀等作用，现代研究表明：荷叶内含生物碱、荷叶甙、槲皮素等；荷叶有降低血脂、扩张血管等作用，长期服用可以减肥。中医认为：荷叶炭治疗肥胖病，主要在于它的祛瘀、利水作用，长期服用可使身材苗条。

○藕粉粥

【组成】藕。

【制法】将莲藕洗净，捣烂，用水浸泡、澄粉，晒干，磨粉。

【用法】藕粉30～45g，用水调成糊状，放入200～250ml的开水锅中，煮3～5分钟就成，食用，每日1～2次。

【功效】轻身减肥。

【说明】明代开国皇帝朱元璋的皇太子朱权喜吃藕粉。《本草纲目》引北齐医药学家徐之才说：藕“捣，浸，澄粉服食，轻身延年”。

○茶

【组成】好茶叶。

【制法】茶叶 5 ~10g,开水泡 3 ~5 分钟。

【用法】每日喝茶 3 ~5 杯。

【功效】降脂,利水,减肥。

【说明】宋代的徽宗皇帝赵佶和清代的乾隆皇帝弘历都是爱茶成癖的人,赵佶不但喜欢喝茶,还写了《大观茶论》一书;乾隆说:“君不可一日无茶”,可见他爱喝茶的程度。

茶可减肥美容,又能强身长寿,《罗氏会约医镜》说:茶“消脂,瘦体”,并可“除垢、涤秽、降热、消食、去痰、止渴”,“利大小便”,茶能减肥,主要在于它能化脂肪、消肉积、利小便。茶叶含丰富的鞣酸、糖类、蛋白质、维生素 B、维生素 C、微量元素和抗癌物质等,可防治皮肤干燥粗裂、粉刺疙瘩、月经不调、血管硬化等。经常喝茶不但可使皮肤柔润,身轻腰细,容美貌艳,又能防治高血压、冠心病、高血脂症等老年病,延年益寿。

○清宫仙药茶

【组成】紫苏叶、石菖蒲、泽泻、山楂、好茶叶等近 1 种。

【制法】将泽泻、山楂切成细丝,紫苏叶、石菖蒲等切碎,加入上等茶叶,掺匀。

【用法】药茶 20g,开水泡,代茶饮。

【功效】降脂减肥。

【说明】此方在清乾隆、嘉庆、道光、咸丰、同治各朝的宫廷内广泛采用。中国中医研究院西苑医院报告,用仙药茶治疗 63 例单纯性肥胖症和高血脂症,治疗后体重、血脂等都降低。

○黄精膏

【组成】黄精 9.3kg。

【制法】将黄精去掉须毛,水洗干净,切片蒸熟,压出汁,再煎去上游水,得黄精药汁 1200g,放入干姜末 110g,桂心末 37g,小火煎,待药色微黄便去火,置凉盛石器中,加粮酒 300ml 调匀成膏。

【用法】每日早晚饭前各服 1 次,每次 100g。

【功效】降脂减肥,延年益寿。

【说明】“三春湿黄精,一食生毛羽”。这是唐代诗人杜甫的著名诗句,是说吃黄精可轻身减肥。黄精是百合科植物黄精的根茎,性平味甘,入脾肺心肾诸经,《名医别录》说它“补中益气,除风湿、安五脏,久服轻身延年”。现代研究发现,黄精含瘀酸、多糖、粘液质等成分,对动脉粥样硬化和肝细胞的脂肪浸润有预防作用,并能降低血中脂肪和胆固醇,还能提高人体免疫功能,从而使人不衰老。除黄精膏外,宋《太平圣惠方》尚有黄精丸、黄精饼和黄精酒等,都是用 1 味黄精做成,可在医师指导下选用。

○茯苓酥

【组成】茯苓 7kg。

【制法】将茯苓去皮,切成薄片,晒干蒸之,令气溜散,用汤淋去苦味,待淋汁味甜即停止,再将茯苓片晒干,捣末。用粮酒盛入大瓮里,把茯苓末放入酒中,搅数百遍,密封(冬季 50 天,夏季 25 天)。酥就浮在酒上,味道甘美,取酥做饼如掌大,阴干,备用。

【用法】饥时吃1块。

【功效】健脾利湿，减肥健美，延年益寿。

【说明】这是医药学家孙思邈收录在《千金翼方》上的验方，他的《备急千金要方》里有彭祖“茯苓苏方”（茯苓、松脂、天冬、牛酥、蜜），提示茯苓酥是根据殷代长寿老人彭祖——籛铿的药方加减变化而来。

白茯苓自古以来被历代医药学家认为是保健药品，性平味甘淡，能渗湿利水，健脾益胃，宁心安神。从中医临床上看，茯苓酥对中老年人脾虚湿盛的肥胖病疗效好。

○轻身健行不老方

【组成】泽泻。

【制法】将泽泻粉碎、过细罗为细粉。

【用法】每日口服3次，每次10～20g，开水调服，由小量开始渐加量。

【功效】利水，减肥，益寿。百日轻身，久服强壮。

【说明】本方全名叫“神仙服泽泻令人轻身健行不老方”，由1味泽泻组成，制做简单，服用方便。它性寒味甘淡，入肾、膀胱经，清热利尿，《本草纲目》说：“久服，耳目聪明，不饥延年，轻身面光”。泽泻不仅减肥，还可治肥胖病并发的高血脂、高血压、糖尿病等，所以说它是一种治疗肥胖病比较理想的药物，凡湿热型的肥胖病、高血脂、高血压、糖尿病等均可使用。

○蔷薇根方

【组成】蔷薇根适量。

【制法】把上药洗净、晒干、切片、粉碎过罗为细粉。

【用法】每日服3次，每次服10～15g，饭前开水调服。

【功效】降脂，减肥，清热利湿。

【说明】蔷薇，原名“营实”，系野生，故叫野蔷薇，它的根叫野蔷薇根，是蔷薇科植物多花蔷薇的根，性凉味苦，入脾肾二经，李时珍说：“久服轻身益气”，“轻身”含“减肥”之意。

○玉芝除老丸

【组成】天南星、干姜各15g，制半夏、白矾、大黄各30g，细蛤粉60g，牵牛120g，黄柏45g。

【制法】上8味药，粉碎，水泛为丸如小豆大。

【用法】每日服3次，每次10～20丸，饭后开水送服。

【功效】化痰导滞，减肥去胖。

【说明】痰湿型实证肥胖病有肥胖、食少、咽喉不利、时有吐痰、肢体麻感、行动不便、尿少便秘、舌苔厚腻、脉象沉弦等。本方中南星、半夏、明矾、蛤粉化痰；大黄、牵牛导滞；黄柏泻火，干姜温中。全方共同发挥化痰导滞、减肥去胖的作用。由于方内有大黄、牵牛泻下药物，所以应在医师指导下用药，也可吃1天药后停1天药，间日进行治疗。

○轻身散

【组成】黄芪710g，茯苓、甘草、山茱萸、人参、云母粉各5g，生姜汁1500ml。

【制法】将黄芪挫碎，和生姜同煮30沸，在姜汁全部浸入黄芪为止，然后把黄芪焙干，与其余五味药共研细粉。

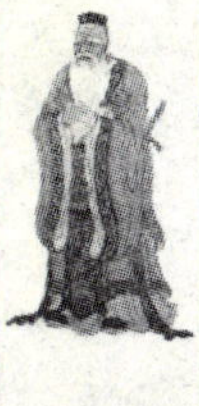

【用法】每日服3次，每次服3～5g，开水送服。

【功效】健脾益气，行水消痰，减肥去胖。

【说明】轻身散最早见于《圣济总录》，明代御医方贤又收入《奇效良方》，受到医家们重视。方中主药黄芪益气利水，金元时期名医朱丹溪说：“黄芪，补元气，肥白而多汗者为宜”，黄芪用姜汁煎煮，可提高利水消肿的作用；茯苓利水渗湿，和黄芪协同发挥药效，并有抗衰老和增强机体抗病力的作用；人参、甘草可加强黄芪的健脾益气的作用，并有抗衰老作用；山茱萸滋补肝肾，既可利尿又能抑制食欲，从而达到减肥消胖；陶宏景说，云母“下气坚肌”（减肥之意）。可以说轻身散不但能治肥胖病，还是一个延年益寿良方。

○荷叶茶

【组成】鲜荷叶适量。

【制法】开水泡或水煎。

【用法】代茶饮。

【功效】利尿消肿，降脂减肥。

【说明】荷叶茶是明代御医戴思恭收录在《证治要诀》上的方子。戴思恭，明太祖皇帝朱洪武的御医。荷叶性苦平，气清香，入肝、脾、胃经，能升阳、利水、散瘀，它是莲藕的叶子，能减肥，戴思恭说：“荷叶服之，令人瘦劣，故单服可以消阳水之气”。常用量鲜荷叶20～30g，干品10～15g，服此茶1个月以上，如果有效可继续服用2～3个月或更长时间。

○赤小豆粥

【组成】赤小豆，粳米。

【制法】将洗净的赤小豆（适量）和60g粳米共煮粥。

【用法】早、晚餐时，温热服食。

【功效】利水消肿，清热除湿，减肥祛胖。

【说明】本粥是从民间流传到宫中的饮食疗法。赤小豆性平味酸甜，入心与小肠经，能消热除湿，利水消肿，唐·孟诜在《食疗本草》上说它：“坚筋骨，抽人肉，久食瘦人”。李时珍在《本草纲目》上说：“赤小豆粥，利小便，消水肿”。赤小豆含蛋白质、脂肪、糖类、多种维生素，以及铁、钙、磷、铜等营养成分，对人体健康有益。但是，因为它药性平和，所以用来减肥时，要坚持长期食用。

○夏姬杏仁方

【组成】杏仁1070g。

【制法】把杏仁放入温水中浸泡24小时，去皮、尖和双仁，放入盆内捣烂后，加入水研成4000～5000ml的杏仁汁。取羊脂3000g放入铁锅内，用柴火溶化羊脂，再倒入杏仁汁，小火加温至药色金黄、状如稠膏即可，做丸如弹子大。

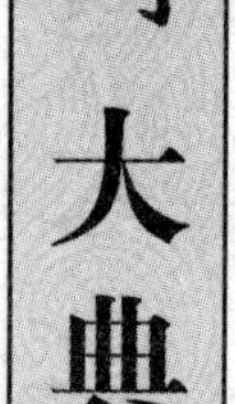

【用法】每日服3次，每次1丸。

【功效】生肌，益寿。

【说明】夏姬是我国历史上春秋时期郑国君主郑穆公的女儿，据说她常服杏仁，身体丰满健美，活到百岁。

杏仁有苦、甜2种，入药用苦的。苦杏仁性温、有毒，能止咳平喘，降气化痰，还有消食导滞的作用，《寿世传真》说它“消食积，散滞气”。杏仁有毒，食用时去掉仁尖（若双仁就弃去），通常不中毒。由于杏仁味苦，故能促进唾液和胃液分泌，起到健胃消食、生肌的作用。孙思邈说：服杏仁方“百日肥白，易容，人不识”，可谓疗效显著。

○葡萄酒

【组成】鲜葡萄4275g，糯米7124g，酒曲155g。

【制法】将葡萄洗净放入瓷坛中，轻轻捣破，加水8000ml放火上煮开后再用小火煮1～2小时，取下置凉，备用。将糯米加适量的水，放锅里蒸熟，等凉后倒入瓷坛内，再把粉碎的酒曲加入，用竹竿搅匀，加盖密封，放保温处。经14日后开封，尝味甜可口便可压榨，过滤去渣后装入净瓶，密封。

【用法】每日饭后，温饮15～30ml。

【功效】补气养血，健脾开胃，治瘦生肌，延年益寿。

【说明】葡萄酒从古至今受人喜爱。葡萄酒味美气香，李时珍说它“暖腰肾，驻颜色”，即美容和抗衰老的作用。葡萄酒能增进食欲，帮助消化，有软化血管、强心利尿、滋补、抗病毒等作用，所以年老、瘦弱的人每天饭后喝15～30ml葡萄酒，可使身体健壮。

○杏仁五味蒸羊肉

【组成】杏仁，五味子，羊肉。

【制法】嫩肥羊肉500g，洗净切成小块如拇指肚样大，加入杏仁（去皮、尖）、五味子各15g，适量香油、盐，共调匀，盛碗中，再放入笼里蒸熟。

【用法】每1～2日，吃1次。

【功效】生肌，补益五脏。

【说明】这是隋代宫廷御医巢元方的验方。据李时珍在《本草纲目》引《开河记》载：隋朝大总管麻叔谋，患“中风”病，长期卧床不起，身体瘦弱，隋炀帝命巢去诊治，他开这张药方，麻吃后身体渐渐恢复，体重增加，病愈。

方中羊肉大热，健脾生肌，开胃增力；杏仁止咳平喘，健胃消食，营养肌肤；五味子补肝肾，益脾胃。吃时要根据每个人的饭量，每1～2日吃此方药200～250g，半月后量渐增。

○无比山药丸

【组成】山药、山萸肉、杜仲、肉苁蓉、菟丝子各140g，牛膝、茯苓、巴戟、泽泻、熟地、赤石脂各75g，五味子224g。

【制法】上12味药，共研细粉，炼蜜和丸如梧桐子大。

【用法】每日服2～3次，每次4～8g，饭前白开水或温酒送下。

【功效】补肾填精，生肌治瘦，延年益寿。

【说明】这是南宋、金、元、明、清等朝代的宫廷验方，最早见于《和剂局方》，由于它效好被历代医家所用。方中诸药具有温肾阳、滋肾阴的功效。本方主用于肾阴阳双虚兼有食欲不振的消瘦。

○人参养荣丸

【组成】人参37g，炒白术140g，茯苓140g，炙甘草75g，当归140g，白芍140g，熟地280g，陈皮75g，肉桂37g，炙黄芪140g，远志（甘草水炙）75g，五味子37g，鲜姜180g，大枣700g。

【制法】将姜、枣熬成膏状，余药粉碎与前者混合调匀，炼蜜为丸如梧桐子大。

【用法】每日服1～2次，每次5～10g，白开水送下。

【功效】健脾益气，补血生肌。

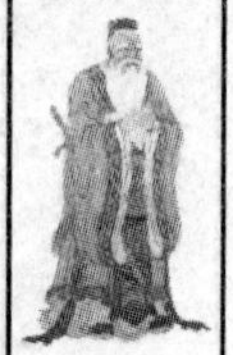

【说明】本丸最早见于南宋政府颁布的《和剂局方》，明代御医方贤和清代太医院御医又分别将它收录在《奇效良方》和《清太医院配方》，是中医常用的滋补强壮药。

人参养荣丸由十全大补丸加五味子、远志、陈皮，去川芎而组成。其中人参、茯苓、白术、甘草是著名补气方——四君子汤；熟地、当归、白芍、川芎是著名补血方——四物汤；加入五味子，以镇静收敛，远志以宁心安神，陈皮以行气，气行则血行，气血周流，养荣全身。长服此丸药，可使身体健壮，肌肉丰满。

○河车丸

【组成】紫河车1具，人参37g，白茯苓18g，干山药75g。

【制法】将紫河车烘干研粉，再将人参、茯苓、山药研细粉调和均匀，酒糊为丸如梧桐子大。

【用法】每日服1～2次，每次30～50丸。

【功效】补肾益精，益气健脾，生肌强身，延年益寿。

【说明】本丸是明朝御医王肯堂收录的验方。明代医家吴球说：“紫河车即胞衣也，……父精母血，相应生成，真元所钟，故曰河车”。它性温，味甘咸，入肝肾等经，为大补之品，《本草纲目》说它：“主治‘血气羸瘦’，久服‘耳聪目明，须发乌黑，延年益寿’”。

本丸能治疗脾肾双亏引起的消瘦等症，但阳盛阴虚证的病人不用为好。

○加味八珍酒

【组成】全当归110g，川芎37g，炒白芍37g，生地140g，人参37g，炒白术110g，白茯苓75g，炙甘草55g，五加皮280g，肥红枣（去核）140g，核桃肉140g，糯米酒2万ml。

【制法】除红枣外，余药粉碎成粗末，共装入绢袋内，扎紧口备用。用上等糯米酒2万ml倒入坛内，放进药袋，然后放小火上煮沸约90分钟，等置温后加盖用泥密封。将药酒坛埋入较潮湿的净土中经5天取出，而后再放7天开封，去掉药袋即成。

【用法】每日温饮3次，每次15～30ml。

【功效】补气血，养五脏，调脾胃，长肌肉，悦颜色，除百病。

【说明】本酒是龚廷贤根据八珍汤（散）加味制成的酒剂。八珍汤（散）是中医著名气血双补的名方，由常用名方四君子汤和四物汤组成，加入南五加皮以强筋坚骨、轻身耐老，胡桃肉润肌肥健、壮腰强身，肥红枣健脾开胃、养血安神，酒能行药势，使药物有效成分充分溶出，提高疗效。据辽宁中医学院报告，八珍汤具有免疫调节作用，且含铁量较高。龚廷贤说：加味八珍酒“和气血，养脏腑，调脾胃，强精神，悦颜色，助劳倦，补诸虚，久服百病消除，比其他香燥药不同也”。

○黄芪膏

【组成】黄芪500g。

【制法】用水煎透，炼蜜收膏。

【用法】每日白开水冲服1～2次，每次20～40g，或入煎剂，或配合丸药俱可。

【功效】补中益气，调荣固卫，生肌长肉。

【说明】黄芪，为豆科黄芪属植物，以膜荚黄芪和内蒙古黄芪质量最好，《神农本草经》说：主治“五劳羸瘦”，唐代医家甄权说：“壮筋骨，长肉补血”，元代医家王好古说“黄芪味甘，柔软如棉，能令人肥”。

○乾坤膏

【组成】党参、黄芪、当归、熟地各140g，枸杞子、桂圆肉、升麻、肉苁蓉各75g。

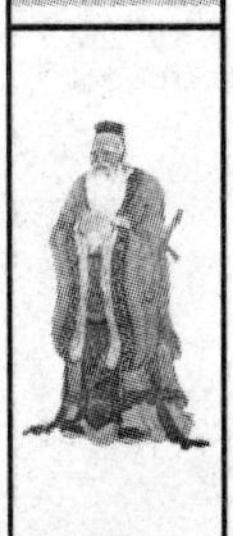

【制法】上药用水煎透,炼蜜收膏。

【用法】每日用白开水冲服 10～15g,每日 2 次,或用煎剂或合丸药,随症加入亦可。

【功效】气血双补,肥健身体。

【说明】方中党参、黄芪补气;熟地、当归、枸杞子滋阴补血;肉苁蓉、桂圆温肾健脾,长肉生肌;升麻引参、芪上行。本方能大补气血、温肾健脾,治气血不足所致的消瘦。

○沙苑蒺藜茶

【组成】沙苑蒺藜(沙苑子)10～20g。

【制法】开水冲泡。

【用法】代茶饮。

【功效】丰满长肌。

【说明】唐代玄宗皇帝李隆基的女儿永乐公主,自幼瘦弱,18 岁时仍面容干瘪,身体消瘦,相貌平平,后因战乱避居陕西渭南大荔县沙苑,每天用当地的蒺藜泡茶喝,2～3 年后,竟变得身材丰满,光彩照人。

沙苑是地名,位于陕西渭南地区大荔县南部,那里自古以来盛产蒺藜,且质佳量大。中医把药名前面加上产地,表示地道药材,所以叫沙苑蒺藜。它的种子叫沙苑蒺藜子,简称沙苑子。沙苑子是豆科黄芪属植物扁茎黄芪的种子,为中医常用的补益药,有补肾固精,益肝明目,美容悦颜,润肤健身的功效,主产于西北、华北等省区。它性温味苦,入肾、肝、肺三经,《神农本草经》说:"久服长肌肉,明目轻身,"《本草新编》说:"蒺藜子、沙苑者为上"指出它能生肌长肉,而沙苑产者最佳。

中国中医研究院中药研究所报道:沙苑子主含较多的脂肪油(3%),7 种为人体所必须的氨基酸等。另有报导:沙苑子含有锌,硅微量元素,而脂肪油能润肤丰身;氨基酸能生肌长肉;锌、硅能祛皱美容,这提示长期喝沙苑子茶能丰满长肌,增强体质。

○羊肉粥

【组成】鲜羊肉 100g,萝卜适量,草果仁 9g,陈皮 9g,良姜 9g,荜茇 9g,胡椒少许,葱白少许,粳米 100g。

【制法】将草果仁、陈皮、良姜、荜茇用纱布包好,放沙锅内,加入切成薄片的羊肉,用水炖煮,羊肉炖熟,取出纱布药包,再加入粳米、盐、酱熬煮,米熟时放入胡椒粉和葱白即成。

【用法】食用。

【功效】温阳散寒,补虚暖胃。

【说明】羊肉粥是元代御医忽思慧于 1330 年收入他著的《饮膳正要》中的方子。《饮膳正要》是我国第一部饮食疗法专著。"羊肉粥"最早见于宋代《太平圣惠方》,但配方与此方不同,除羊肉、粳米外,尚有人参、茯苓、大枣;明代《本草纲目》也载有"羊肉粥",方内除羊肉外,还有小米、姜、葱、盐。

中医认为,羊肉味甘性温,助元阳,补精血,是一种良好的滋补强壮食品。古人把羊肉与人参比美,有"羊肉补形,人参补气"的说法。现代研究已知,羊肉含蛋白质较高,胆固醇含量低,脂肪比牛肉多,是一种理想的秋冬季常用的滋补品。

方中羊肉补虚,粳米健脾,萝卜除膻味,草果消食积,陈皮理胃气,良姜散风寒,

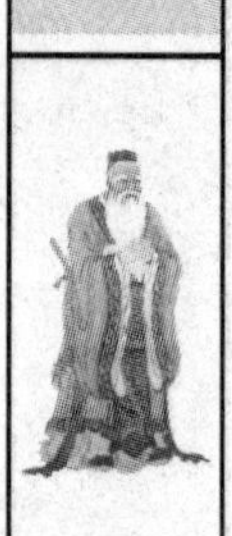

荜茇止呕吐，胡椒暖脾胃，葱白通阳气。此方中药物多为调味佳品，适口宜人，食后能使阳虚瘦弱之人身体健壮。

○清宫八珍糕

【组成】人参30g，茯苓、莲子（去心）、芡实、扁豆、薏苡仁、藕粉各60g，山药150g。

【制法】将人参另研细粉，余7味磨粉，共调匀，加入白糖适量，兑水和为软块，并制成糕状，每块糕重15g，放入笼内蒸熟即成。

【用法】每日吃2～3次，每次1块。

【功效】健脾补肾，生肌长肉。

【说明】八珍糕又叫八仙糕，是清朝乾隆皇帝以来，皇帝、后妃、宫女、太监都喜吃的保健食品。八珍糕最早见于明代医家陈实功的《外科正宗》，专治小儿面黄肌瘦，消化不良，且效果显著。乾隆40年（1775年）左右，太医院御医以八珍糕为基础，制成清宫糕点，乾隆吃后十分赞赏，从此成了他的常吃食品。慈禧太后于光绪6年（1880年）9月13日患消化不良、大便溏泻，经御医李德立用八珍糕治疗，效果颇佳，此后30年她经常吃八珍糕。

方中人参补五脏，健脾胃；茯苓、薏苡仁益心脾；莲子、山药补心肾；芡实、扁豆、藕粉健脾止泻又能生肌。

中国中医研究院西苑医院用清宫八珍糕研究表明，八珍糕对动物脾虚证有较好的康复作用，吃八珍糕后有的瘦弱病人体重和腹围增加，有的病人花白头发变得乌黑。江苏省高邮县八珍糕厂研制的八珍糕经扬州医学院药理试验证明有增强肠胃功能，促进食欲，强壮身体的作用。

○山药粥

【组成】生山药。

【制法】鲜山药90g去皮，切片，或用干山药片45g，与粳米60g同煮熬粥。另一种做法是将干山药先磨成粉，每次用60～90g，加入冷水调成糊状，放入锅内，放炉上时时搅动，2～3沸后加入乳酪、白糖即成。

【用法】食用。

【功效】健脾补肾，生肌长肉。

【说明】“世人个个学长年，不悟长年在目前，我得宛邱平易法，只将食粥致神仙。这是南宋诗人陆游的《解粥》诗。

山药原名薯蓣，唐时因避唐代宗李预的名讳，改“蓣”为“薯”，宋朝，因避宋英宗赵曙之名，改“薯”为“山”，故叫山药。它以古怀庆府（河南沁阳等县）产的质优效佳，称怀山药，被国内外医药界推崇。中医认为，山药性平味甘，补脾胃又补肺肾，《神农本草经》说它“补虚羸……长肌肉”。现代医学研究阐明，山药含蛋白质、淀粉酶、氨基酸、维生素C、糖类、胆碱、皂甙、碘、钙、磷等。并有增加白细胞吞筮功能，降低血糖等作用，所含淀粉酶，有人叫做“消化素”，能分解成蛋白和醣类，所以有补虚生肌的效果，山药配上补中益气、益血生津的粳米熬粥吃，营养就更大了。

○加味枇杷膏

【组成】枇杷叶60g（干鲜具可，如不咳嗽不用），大梨2个（去皮心，切碎），蜜200g（先熬滴水成珠，如大便溏泻不用），大枣240g（或圆黑枣），莲肉120g（不去皮）。

【制法】先将枇杷叶放锅内，用水多煎几沸，取汤用双层细纱布过滤清汁。煎过的枇杷叶不用。后将梨、枣、莲肉、蜜放锅内铺平，然后将滤过的杷叶清汁倒入淹满，盖好,煮15分钟翻转,再煮15分钟,用瓷罐收好,大枣煮熟时,乘热去皮。

【用法】随意温食,或每日口服2次,每次15g。

【功效】润肺健脾,气血双补。

【说明】这是清光绪皇帝的补益药方。方中杷叶、蜜、梨润肺益气;大枣、莲肉补脾健胃以生血长肌。此方是治疗肺脾两虚、气血不足而致消瘦的良方。

○保元固本膏

【组成】党参、白术(炒)、鹿角、当归、香附各45g,川芎、附子(炙)、独活、干姜、川椒、杜仲、鳖甲、荜菝、草果仁、白芍各30g,生芪45g。

【制法】用麻油1.5kg,将药炸枯,去渣,再熬至滴水成珠,入黄丹(飞净)0.6kg,调匀。

另,肉桂、沉香、丁香各9g。共研细粉,候油冷,加入搅匀成块,每块重120~150g,候去火气,3日后摊膏药。

【用法】贴脐部,每月换1次。

【功效】脾肾双补,保元固本。

【说明】清光绪7年(1881年)农历5月12日,薛福辰、汪守正等5位御医给慈禧太后会诊后共同拟定此方,原书说:"本方脾肾双补,肾阴阳同治……方中加荜菝、肉桂、沉香及丁香诸香窃窜药,助药渗入,达到保元固本作用",从而使胃肠功能恢复,饮食正常,体重增加,身体健康。

## 十七、情志养生方

○建极汤

【组成】天冬6克,琥珀3克,辰砂1.5克,五味子1.5克,枣仁6克,黄芪6克,人参6克,当归6克,白芍4.5克,丹参6克,柏仁6克,红枣10枚,姜3片。水煎服。

【功效】治疗喜伤。过喜则心气大开,阳浮于外,经脉弛纵。建极汤主之。

○冲和汤

【组成】山芋肉6克,枣仁6克,当归6克,白芍4.5克,人参6克,茯神6克,甘草1.5克,沙苑蒺藜9克,蒺藜9克,红枣5枚,橘饼12克。水煎服。

【功效】治怒伤。怒甚则胁痛,郁极则火生,心烦意躁,筋节不利,入夜不寐。冲和汤主之。

○萱草忘忧汤

【组成】桂枝1.5克,白芍4.5克,甘草1.5克,郁金6克,合欢花6克,广皮3克,半夏3克,贝母6克,茯神6克,柏仁6克,水煎服。

【功效】治忧伤。忧愁太过,忽忽不乐,洒淅寒热,痰气不清。萱草忘忧汤主之。

○加味参苏饮

【组成】人参6克,苏子6克,沉香1.5克,桑皮9克,蒌皮9克,橘红3克,半夏3克,丹参6克,柏子仁6克,苡仁15克,生姜两片。水煎服。

【功效】治疗悲伤。悲则气逆,膹郁不舒,积久伤肺,清肃之令不能下行。加味参苏饮主之。

○补骨脂汤

【组成】补骨脂6克,益智仁4.5克,苁蓉12克,熟地15克,当归6克,人参6克,茯苓6克,远志1.5克,白芍3克,丹参6克,牛膝6克,大枣2枚,生姜3片。水煎服。

【功效】治疗恐伤。恐则气馁,骨节无力,神情不安。补骨脂汤主之。

○大安汤

【组成】白芍4.5克,五味子1.5克,牡蛎12克,龙齿6克,木瓜3克,枣仁6克,地黄15克,人参15克,茯苓6克,柏仁6克。金器一具,同煎。

以上诸方均选自费伯雄的《医醇剩义》。

【功效】治疗惊伤。惊则气浮,真阳外越,真阴不守,心悸筋惕。

## 十八、房中养生方

○荣芝丸

【组成】鹿角霜150克,鹿茸90克,麝香30克,沉香30克,白术30克,当归30克,熟干地黄30克,苁蓉30克,牛膝30克,菟丝子30克,萆薢30克,川芎30克,五味子30克。上药共研细末,用面100克,并炼蜜和丸,如梧桐子大,每次服30丸,空心粥水下,或温酒盐汤送下。逐渐增加服量,每次增服至50丸即可。

【功效】补肾壮阳,安神定魄,强骨生力,补五脏,和六腑,活血脉,填骨髓,驻颜色。久服轻身,延年不老。

【说明】选自《御药院方》。

○太和膏

【组成】当归、黄精、枸杞子、远志、胡桃仁、淫羊藿、肉苁蓉、鹿角胶各等量。上药用水煎三次,滤取药汁,将药汁熬成稠液,适加蜂蜜即成。

【功效】治诸虚不足,气血虚衰,精神减少,肢体瘦悴,行步艰难。久服益精髓,壮元阳,兴欲畅意。

【说明】此方载于多种医籍,《御药院方》亦有记载。

○神效丸

【组成】原蚕蛾。将蚕蛾去头足,约50~100克,炼蜜为丸,如梧桐子大,每次服7~10丸,临睡温菖蒲酒送下。

【功效】补肾壮阳,延年益寿。治男子肾气衰弱,阴痿阳事不举。

【说明】选自《御药院方》。

○金锁丹

【组成】桑螵蛸15克,晚蚕蛾15克,紫稍花15克,蛇床子15克,远志15克,鹿茸(酥炙)15克,川茴香15克,穿山甲5片,海马2对,续断9克,石燕子1对(炭水煅赤淬七次研末),麝香3克,乳香8克,木香8克,黑牵牛30克(研末,取头末9克)。上药共研细末,用酒煮薄面糊和丸,如梧桐子大,每服50丸,温酒下,空心及晚食前各服1次。如不便做成药丸,只作散剂服之亦佳。

【功效】凡人中年之后,急务建助秘真之术以代残年不衰矣。若每日一服,至耄无痿之理,其治不可具陈。

【说明】此方选自《御药院方》。

○白羊肾羹

【组成】白羊肾2具，肉苁蓉50克，羊脂肪200克，胡椒10克，陈皮6克，荜拨10克，草果10克。将羊肾、羊脂。

【功效】补肾益精，益智壮阳。治疗肾阳虚弱之阳痿、遗精及腰膝无力。切成片，再把肉苁蓉切片，然后加调料与适量水煮汤，再加适量淀粉作羹，去滓食之。

【说明】此方出自《饮膳正要》。

○牛髓膏子

【组成】黄精膏150克，地黄膏90克，天门冬膏30克，牛骨头内取油60克。将黄精膏、地黄膏、天门冬膏与牛骨油合一处，不断搅拌直至调匀，令冷定，和匀成膏。每日空心，温酒调服一汤匙。

【功效】补精髓，壮筋骨，和血骨，益肝肾，延年益寿，壮阳提神。

【说明】此方选自《饮膳正要》。

○清宫大补酒

【组成】鹿茸、杜仲、人参等（本酒系采用清代宫廷秘方，用传统工艺方法精制而成，已成为成品药酒，市上有售）。每天早、晚饮，每次饮20毫升。

【功效】补肾填精，壮阳提神。治疗疲乏神倦，食欲不振，失眠，头晕，目眩，耳鸣，腰酸，健忘，性功能减退等一切脾肾虚损之症。

【说明】本酒是清朝乾隆、光绪、慈禧等历代帝后御用之大补酒。由中国中医研究院西苑医院发掘监制。

## 十九、四季养生方

### 1. 春季养生验方

○八珍粉

【组成】薏米240克，茯苓240克，建莲肉480克，芡实480克，扁豆480克，山药180克，白术120克，白糖300克，上药共研细末，即为八珍粉。每取适量熬粥食，亦可代为食品。

【功效】健脾开胃，营养补虚，补肺益肾。婴儿缺乳，以此熬服代乳。除作婴幼儿的代乳品外，男女老少、有病无病均可服用。

【说明】此方出自《清太医院配方》。原书所说："此粉专培脾胃，进美饮食，气血自生，精神自长，正气充足，日见强壮；无病者服之，愈加康健；有病者久服病自消。益人非浅。"

○大枣粥

【组成】取大枣10～15个，加粳米100克煮粥服，早晚餐食之。

【功效】补气血，健脾胃，增强抗病能力。治疗营养不良，病后体虚、瘦弱乏力、胃虚食少、脾虚便溏、气血不足、血小板减少、贫血，慢性肝炎、过敏性紫癜等。春冬季节，健康人食之亦宜。

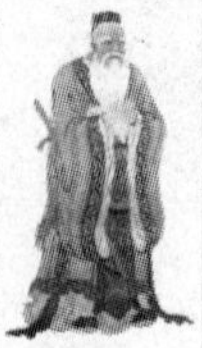

【说明】此方源于《圣济总录》。

○生津代茶饮

【组成】青果5个,金石斛6克,甘菊6克,荸荠5个(去皮),麦冬9克,鲜芦根2支,桑叶9克,竹茹6克,鲜藕1片,黄梨2个,水煎代茶饮。

【功效】生津润燥,润肺止咳。用于冬春气候干燥,或温病热盛,肺胃阴伤,口中燥渴,咳唾白沫,粘滞不爽等。

【说明】此方出自《慈禧光绪医方选议》。

○避瘟丹

【组成】雄黄240克,鬼箭羽500克,丹参500克,赤小豆500克。上药共研细末,炼蜜为丸,丸如桐子大。每次服2~5丸。

【功效】避瘟解毒,活血化瘀,预防瘟病。春季服之尤宜。

【说明】此方选自《清宫医案研究》。

○避瘟丹熏剂

【组成】生甘草、南苍术、北细辛、黄乳香各30克。上药共研细末,加红枣肉250克为圆饼,如桂元大。放炭火上取烟熏之,可保三日无灾。

【功效】芳香避瘟,去秽解毒。四季均可运用,春季用之尤宜。

【说明】此方选自《慈禧光绪医方选议》。

○大麦汤

【组成】羊肉500克,草果10克,大麦仁250克。羊肉洗净切碎,煮熬至肉熟,下入大麦仁,熬至麦仁熟,加盐调味即成。当做汤粥食。

【功效】温中下气,健脾胃,止烦渴,破冷气,去腹胀。

【说明】此方出自《饮膳正要》。

## 2. 夏季养生验方

○香薷丸

【组成】香薷、紫苏、干木瓜各30克,丁香、茯神、檀香、藿香叶、甘草各15克。上药研为细末,炼蜜为丸,每30克作30丸。每次服1~2丸,细嚼,温汤送下。

【功效】治疗伤暑伏热,躁渴瞀闷,头目昏眩,胸膈烦闷,呕哕恶心,口苦舌干,肢体困倦,不思饮食,或发霍乱,吐利转筋。

【说明】此方收载于《和剂局方》。

○香薷散

【组成】白扁豆、厚朴各250克,香薷500克。上药研为粗末。每次取10克,用水150克,入酒少许,煎至100毫升,去滓,放凉饮之。

【功效】祛暑解表,除显和中。治疗暑月乘凉饮冷,外感于寒,内伤于湿,恶寒发热,头痛头重,无汗,胸闷不舒,或四肢倦怠,腹痛吐泻,口不渴。

【说明】此方选自《和剂局方》。

○消暑丸

【组成】半夏(醋3升,煮干)、甘草、茯苓各24克。上药共研细末,生姜汁作薄糊为丸,如梧桐子大。每次服50粒,温开水送下。

【功效】化痰消饮,健脾利湿。治疗夏日饮水过多,脾失健运,痰湿内阻,呕逆泻

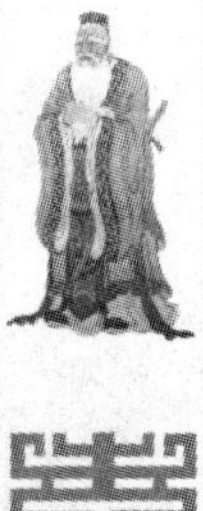

利者。

【说明】此乃《和剂局方》中之验方。《易简方》评论此方云："此药合时，须用好醋煎煮半夏，姜汁作糊，毋见生水，臻志修合，用之神效。中暑为患，药下即苏；伤暑发热头疼，用之尤验。夏日常服，止渴利便，虽多饮水，亦不为害，应是暑药皆不及此。若痰饮停积，并用姜汤咽下。入夏以后，不可阙此。"

**○花露养生法**

【组成】鲜花上的露水，人吮吸之。每于凌晨到花园，吮吸花露。白花尤佳。

【功效】滋润肺腑，止渴解酒。治肺热，止口渴，润肤，好颜色。

【说明】据史料记载，杨贵妃曾患肺热症。每次酒后，肺热症状尤为明显。后来有人传授花露养生法。于是，她常在凌晨独自一人到后花园游玩，并倚靠在树旁吮吸花露，用以滋润肺腑，以解肺热之苦。

现代医学研究认为，花露含有丰富的营养物质，含有大量的碳水化合物，多种维生素、微量元素、蛋白质和水分等，有助于人体医疗保健。

**○绿豆粥**

【组成】绿豆 100 克，适加粳米煮稀粥食。可作夏季清凉解暑饮料，也可作为早晚餐服食。

【功效】解热毒，止烦渴，疗暑热，消水肿。治疗暑热烦渴，疮毒疖肿，老年浮肿，以及预防中暑，酒醉烦渴不适等。

【说明】此方出自《普济方》。由于本品性凉，故脾胃虚寒泄泻者不宜常服。

**○清热化湿代茶饮**

【组成】鲜芦根二支，竹茹 4.5 克，焦楂 9 克，炒谷牙 9 克，橘红 2.5 克，霜桑叶 6 克。水煎代茶饮。

【功效】清热化湿，清利头目，调和脾胃。春夏服之宜，脾胃湿热，头目不清等症亦宜。

【说明】据清代宫廷医药档案记载，西太后曾多次服用此方。

**○清宫香薷丸**

【组成】香薷 150 克，藿香 300 克，苏叶 400 克，甘草 350 克，木瓜 100 克，檀香 45 克，丁香 45 克，茯苓 450 克。上药共研细末，炼蜜为丸，每丸重 5 克。每次服 1 丸。

【功效】解暑化湿，芳香化浊。凡夏月暑症，如伤暑伏热中浊，呕哕恶心，口苦舌干，肢疲神倦，茶饭不思，伤暑又感寒邪等症。

【说明】此方选自《清太医院配方。》乃清宫太医抄自《和剂局方》。

**○香薷汤**

【组成】香薷 45 克，甘草 45 克，扁豆 45 克，赤苓 30 克，黄芪 6 克，厚朴 6 克，陈皮 6 克，菊花 3 克。以水熬汤，供多人饮用。

【功效】预防中暑，健脾去湿。为暑月养生佳品。

【说明】清宫旧例，夏月（五月至七月）于乾清宫、寿安宫、养心殿、颐和园等处发放暑汤，王公大臣、宫中人等用以预防中暑。本方乃《局方》香薷饮加味。暑伤气，暑挟湿，故增入黄芪、赤苓、陈皮、甘草等药益气调中，清暑而不伤气，去湿而不伤阴，诚夏月之妙品。此方选自《慈禧光绪医方选议》。

**○暑汤**

【组成】香薷 9 克，藿香 15 克，茯苓 45 克，陈皮 15 克，扁豆 45 克，苍术 24 克，厚

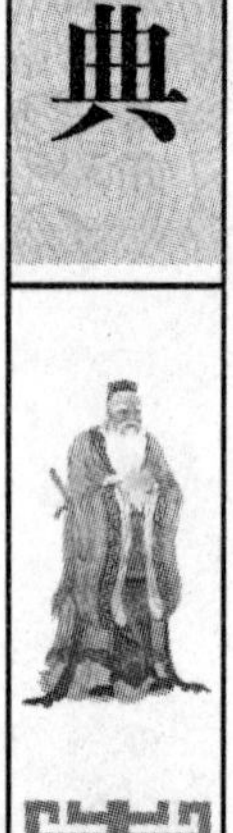

朴12克,木瓜15克,滑石30克,甘草15克,檀香15克,乌梅10枚,伏龙肝90克,黄芪9克,麦冬30克,白术18克。以水熬汤。代茶饮。

【功效】解暑利湿,生津止渴。为解暑防暑佳品。

【说明】据清代宫廷医药档案记载,本方专为清宫发放暑汤而设。

### 3. 秋季养生验方

○长春益寿丹

【组成】天冬、麦冬、大熟地、山药、牛膝、大生地、杜仲、山芋肉、云苓、人参、木香、柏子仁、五味子、巴戟。以上各60克。川椒、泽泻、石菖蒲、远志。以上各30克。菟丝子、肉苁蓉。以上各120克。枸杞子、覆盆子、地骨皮。以上各45克。以上药物合一处共研细末,蜜丸如桐子大。初服50丸,一月后加至60丸,百日后可服80丸便有功效,每早空心以淡盐汤送下。

【功效】滋阴润肺,补肾健脾,延年益寿,乌发提神。治疗腰酸体倦,神疲乏力,未老先衰等。

【说明】据清代宫廷医药档案记载,此方是光绪六年御医为慈禧太后制的药品。从方中药品可知,由杨氏还少丹、华佗的打老儿丸相合加减而成。所谓"打老儿丸"方名,传说因老妇年逾百岁而身心强,而其子七八十岁而衰,令子服而不从,故老妇打其老儿而得名。又称仙姑打老儿丸。此方若作为强身益寿,补正祛疾,一年四季皆可服之;健康人若用以养生防病,则秋季服食最宜。

○菊花延龄膏

【组成】鲜菊花瓣适量,用水熬透,去渣再熬浓汁,少兑蜂蜜收膏。每次服10克,白开水冲服。

【功效】清肝明目,疏风清热,解毒消炎,抗血栓,抗衰老,增加心脏冠状动脉的血流量,增强心脏收缩力。治疗头昏神疲,眩晕目赤,痈疖肿毒,冠心病,高血压,两目昏涩等。为秋季良好的养生保健膳食。

【说明】此方选自《慈禧光绪医方选议》。

○荔枝膏

【组成】乌梅250克(取肉),桂枝300克,砂糖780克,麝香1.5克,生姜汁150克,熟蜜420克。以上诸品,用水一斗五升(14232克),熬至一半,滤去渣,下砂糖、生姜汁,再熬,去渣,澄定少时,入麝搅匀,澄清如常,任意服。

【功效】生津止渴,去烦健脾。夏秋食之有养生保健之功。

【说明】此方出自《饮膳正要》。

○杏霜汤

【组成】粟米5升(炒为面),杏仁2升(去皮、尖、麸,炒研),盐三两,上药共拌匀,每日空心时服。白汤调服3克,入酥少许尤佳。

【功效】补虚润肺,调肺气,利胸隔。治咽干口燥,咽痒干咳等。

【说明】此方出自《饮膳正要》。

○菱粉粥

【组成】先用粳米100克煮粥,待米煮至半熟后,调入菱粉30—60克,红糖适量,同煮为粥,可作为早晚餐食之。

【功效】补气血，健脾胃，润肺生津，延年益寿，防癌抗癌等。治疗年老体虚，营养不良，小儿厌食，口干舌燥，并可作为防治胃癌、食道癌的辅助食疗方法。健康人于秋季食之亦有养生保健之功。

【说明】本方选自《本草纲目》。

### 4. 冬季养生验方

**○猪肾粥**

【组成】猪肾1对，粳米30克，草果6克，陈皮3克（去白），砂仁6克。先将猪肾、陈皮等煮成汁，滤去滓，入酒少许，次下米成粥，空腹进食。

【功效】补肾强身。治疗肾虚劳损，腰膝疼痛无力。

【说明】此方选自《饮膳正要》。

**○羊肉粥**

【组成】用新鲜精羊肉150—250克，洗净，切成小块，同粳米适量煮粥，适加油盐等调味。当作早晚餐食。四季皆可食，以秋冬服食最佳。

【功效】益气血，补虚损，暖脾胃，增强机体抗寒能力，增强性欲。治疗阳气不足，气血亏损，体虚瘦弱，恶寒怕冷，中虚反胃，腰膝酸软，性欲减退。

【说明】此品为清宫常用的养生汤粥。

**○阿菜汤**

【组成】羊肉1000克，草果6克，良姜3克，以上诸品同熬成汤，滤净，下羊肝酱，同取清汁，入胡椒3克。另羊肉切片，羊尾一个，羊舌一个，羊腰一副，各自切成薄片，蘑菇100克，白菜适量，一同下，清汁、盐及醋调和。当做寻常饭菜食。

【功效】补中益气，御寒暖身，温胃强身。冬季常人食之甚宜。

【说明】此方选自《饮膳正要》。

**○芙蓉鸡**

【组成】鸡10个，煮熟，羊肚、肺各一具，煮熟切碎，生姜120克，胡萝卜10个（切丝）；鸡蛋20个（煎作饼，刻花样）；赤根、芫荽、杏泥各500克，用好肉汤炒，葱、醋、油调和。

【功效】营养补虚，增进食欲，强身御寒。冬春季节食之。

【说明】《饮膳正要》收载此方。

**○菠菜粥**

【组成】先将鲜菠菜适量，放入沸水略烫数分钟，捞出后切细，同粳米100克煮粥，适加调味品即成。可供早餐或晚餐，温热服食。

【功效】养血滋阴，润燥通便。用于老年慢性便秘、痔疮便血、高血压、肺结核、口干舌燥。正常人可将此粥作为养生补剂。

【说明】此方选自《本草纲目》。

**○八味黄芪酒**

【组成】黄芪60克，萆薢、防风、川芎、牛膝各45克，独活、山芋肉各30克，五味子60克，好酒750克。上药共研粗末，用生夏白布袋盛，放入瓷器中，酒倒器内，浸泡3—5日后启封，去渣即成。每次空腹饮1—2杯，每天饮1—2次。

【功效】温补肝肾，强身御寒。用于肝肾阳虚，畏寒肢冷，腰膝酸疼，困倦乏力。



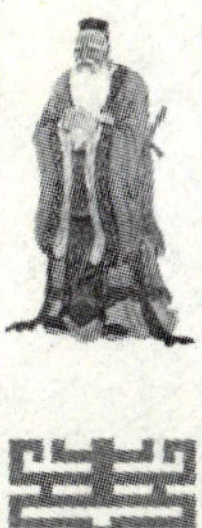

健康人为御寒强身亦宜饮，故此酒乃冬季养生饮品。

【说明】此方出于《圣济总录》。近代有一药厂用此方制成药酒，成为补养佳品。

# 第四章

# 御膳房秘制食补妙方

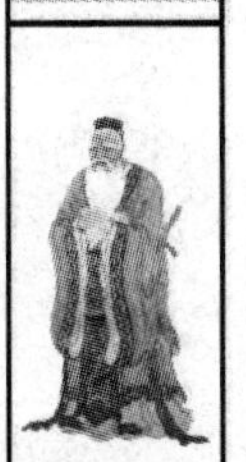

## 一、御膳房秘制山珍食谱

○山药鹿肉

【组成】鹿里脊肉300克，鲜山药100克，红枣水发玉兰片20克，姜片3克，葱节10克，盐3克，味精1克，料酒10克，鸡蛋1个，鸡汤50克，水豆粉10克。

【制法】1. 鹿里脊肉洗净，切薄片，再冲洗后加盐、蛋清、料酒、水豆粉上浆码味。

2. 山药去皮洗净，切片、焯水；玉兰片洗净，片成薄片；鸡汤加盐、味精、料酒、水豆粉对成味汁。

3. 锅置火上，下猪油烧至六成热时，下肉片滑透倒出控尽油。锅内留余油，下姜、葱煸出香味，下肉片、山药片、玉兰片煸炒后，倒入味汁炒匀，淋香油即成。

【功效】鹿肉含粗蛋白、粗脂肪、矿物质；山药含皂甙、胆碱、糖蛋白、维生素C。二者与红枣搭配可抗衰老，降低血脂，增加免疫力。补脾益肾。适用于脾肾虚弱所致的食少体弱、腰膝酸痛、阳痿遗精等症。

【说明】鹿尾（麋鹿之尾），中国人很早就认识到是美食中的珍味之一，虽然自周代起首次提出的"八珍"到近人所谓"上八珍"、"中八珍"、"下八珍"的罗列中并不见鹿尾的影子。南北朝时期梁散骑常侍刘潜一次与东魏使节崔劼、李骞共餐，话题说及鹿尾。崔劼认为鹿尾有"奇味"，并在言谈中将鹿尾提到同熊掌、鸡跖、猩唇等珍味并列的地位。至于刘潜，更是褒扬备至，主张"邺中（在今河北临漳西南，时为东魏都城）鹿尾乃酒肴之最"。可见，鹿尾其味之美，在当时南北吃客中已形成共识。

唐文学家陈子昂写了一篇《麈尾赋》（这里的麈指麋鹿），内有"（鹿尾）为君雕俎之羞，厕君金盘之实"云。这时的唐代，鹿尾已成为地方贡物之一。

食鹿尾最盛行的是在清代。乾隆时汪启淑《水曹清暇录》说："近时宴席不甚重熊掌、猩唇，而独贵鹿尾。一头全鹿，不过数金，而一尾等之。"在宫廷中，鹿尾是常膳。每年进贡的诸物品中，鹿尾是不可缺少的一项。例如从袁昶《吉林志略》看，单是吉林属下每年十月内就要定额进贡鹿尾，十一月内要进贡三百盘，此外每年为庆贺皇帝生日，还要进献"晒干鹿尾"等。

乾隆、嘉庆父子都有吃鹿尾的嗜好。据内务府《膳底档》载，乾隆五十三年（1788年）重阳节"晚膳后，上枪得鹿一只，除上留用鹿尾、鹿肉，下剩赏万树园东西两边王公大人及蒙古王公、缅甸人等烤鹿肉片吃。"嘉庆二十四年（1819年）"马兰镇总兵庆惠进鲜鹿一只，野鸡九只。除膳上留用鹿尾、鹿肉，其余赏用。"两位皇帝见了鹿尾，总是留给自己享用，不欲让人，读了颇觉有趣。

鹿尾的吃法在古代至少有蒸，如乾隆御膳中有"蒸肥鸡鹿尾攒盘"一品；炸，清代孔府菜谱中有"巧炸鹿尾"名目；制酱，唐安禄山曾进献鹿尾酱于玄宗皇帝等等。

○糟鹅掌鸭信

【组成】鹅掌50克，鸭舌50克，鸡汤若干，柠檬味酸，香糟汁（糟油）。

【制法】将鹅掌及鸭舌煮熟，剔骨。

用鸡汤加盐复煮，捞出后用香糟汁或糟油糟食。

【功效】鹅掌味甘，性平；柠檬味酸，性平。二者合炖，能滋五脏，润肺腑，生津止渴，促进食欲。鸭舌的质地比较特别，清炖口感比较柔糯，酱烧吃起来比较有韧劲，

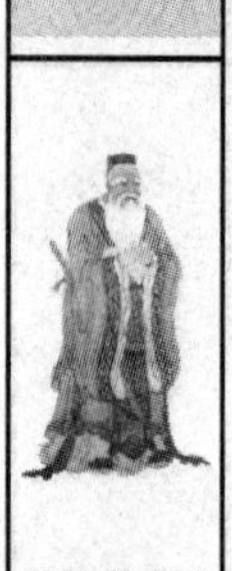

嚼起来很有滋味。

【说明】糟鹅掌菜肴为江南食俗，由来已久。五代时僧人谦光说："愿鹅生四掌"，言其极嗜此食。曹雪芹之祖父曹寅就十分喜爱食此类物，其《药后除食忌谢方南董馈炸鸡二品，将有京江之行》有句"百嗜不如双跖羹"，也是这个意思。看来，此亦为豪门曹家之食。

糟鹅掌用的是熟鹅掌，《宋氏养生部》说："糟：熟鹅、鸡同掌、跖、翅、肝、肺，同兽属。鹅全体剖四轩，糟封之，能留久，宜冬月。"鸭信就是鸭舌，鸭舌作菜，江南食俗。糟鸭舌为清乾隆年间贵府名菜。童岳荐《童氏食规》说："糟鸭舌，冬笋片穿糟鸭舌。"清代袁栋《书隐丛说》说："其宴会不常，往往至虎阜（即虎丘）大船内罗列珍馐以为荣。春秋不待言矣，盛在夏之会者，味非山珍海错不用也。鸡有但用皮者，鸭有但用舌者……"今扬州、苏州一带鸭舌名菜仍很多，如琵琶鸭舌、烩鸭舌掌、瓢儿鸭舌、糟鸭舌等等。更值得一提的是"银耳鸭舌"，它是北京全聚德烤鸭店"全鸭席"中一道名汤菜。此菜精华在于把微小的鸭舌去皮去骨，做来费时费工。成菜汤色微黄而清澈，银耳怒放如白牡丹，一个个鸭舌和黄瓜；飘浮其间，显得高雅不俗。尝一尝，脆嫩、软烂兼而有之，口味极为清鲜。

### ○野鸡崽子汤

【组成】野鸡一只，黄酒，食盐，葱，姜，高汤。

【制法】"崽子"即仔鸡，切块，过油，加黄酒、食盐、葱、姜，用好汤代水炖之，炖极烂出锅。

【功效】鸡汤的滋补效果广为人知，还可以参考其他食谱说明。

【说明】这里用的鸡是野鸡，野鸡煨的汤，肉嫩味鲜，故乾隆皇帝尝了此汤，觉得"倒有味儿"。吃了肉，"心里很受用"。清代袁枚《随园食单》中"野鸡五法"大略介绍了这两种吃法："野鸡披胸肉，清酱郁过，以网油包放铁奁上烧之，作方片可，作卷子亦可，此一法也。切片加作料炒，一法也。取胸肉作丁，一法也。当家鸡整煨，一法也。先用油灼，拆丝，加酒、油、醋，同芹菜冷拌，一法也。生片其肉，入火锅中，登时便吃，亦一法也，其弊在肉嫩则味不入，味入则肉又老。"古色古香，很是享受。

### ○蒸豚

【组成】乳猪一只，米 1000 克，生姜 500 克，橘皮 500 克，橘叶 100 克，葱白 250 克，豆豉 500 克，猪油 1000 克。

【制法】1. 取肥小猪一头，治净，煮半熟，放到豆豉汁中，浸渍 5 个时辰。

2. 米 1000 克不经水，放到浓汁中浸渍至发黄，煮成饭，再用豆豉汁洒在饭上。

3. 细切生姜、橘皮各 500 克，10 厘米葱白 250 克，橘叶 100 克，同小猪、秫米饭一起，放到甑中，密封好，蒸两三顿饭时间。

4. 最后，用熟猪油 1000 克，豉汁 500 克，洒在猪上，美味小猪就熟了！

【说明】蒸豚即蒸小猪。魏晋宫廷席上之珍品。

### ○羊皮花丝

【组成】主料：乌鸡皮 150 克，猪皮 150 克，海蜇皮 150 克，酱肘花 100 克。

调料：葱 10 克，花椒 3 克，盐 5 克，酱油 15 克，醋 15 克，芝麻酱 15 克。

【制法】1. 海蜇皮先用清水浸泡，洗去沙后，撕去血膜，用水洗净，切成块，用七成热水烫一下，捞出，用冷水泡至脆嫩无腥味即成。

2. 将鸡皮、猪皮、鸡肉分别放入锅中煮熟捞出。猪皮片成薄片，连同鸡皮、海蜇

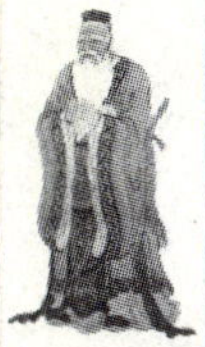

皮分别切成5厘米厚的细丝。选好带皮的酱肘花，将皮片成片，连同精瘦部分及鸡肉分别切成细丝，作装盘垫底菜。

3. 将葱切成丝，放入碗内，浇上热花椒油，再放入鸡肉丝、肘花丝，加盐、酱油、醋搅拌均匀，放入盘中，摆成三角形，然后将鸡皮丝、海蜇皮丝、猪皮丝分别覆盖在肘花丝和鸡肉丝上面。

4. 将芝麻酱加盐，用香油搅拌融合，浇在三丝上即成。

**【注意】**

1. 鸡皮、鸡肉煮的不要太老。

2. 先将热的花椒油浇在葱丝上面，然后再放鸡肉丝和肘花肉丝，目的是为了让其香味浓郁。

### ○荷包里脊

**【组成】**主料：猪里脊肉100克，水发香菇50克，水发玉兰片50克，瘦熟火腿50克，肥猪肉50克，花叶生菜心100克，油菜叶1片，鸡蛋4个。

调料：熟大油500克（实耗约70克），面粉20克，湿淀粉20克，料酒10克，盐10克，味精少许。

**【制法】**1. 将里脊肉、玉兰片、香菇等用开水焯一下后，切成小丁块，混合一起再加入料酒和味精，搅拌均匀成馅，分成若干份。

2. 把油菜叶洗干净后，同火腿分别剁成碎末；花叶生菜心劈开洗净后，平铺在盘里。

3. 鸡蛋打入碗里后，加入湿淀粉和盐，搅和均匀。把炒勺放文火上烧，用肥膘油先后在里面擦擦，而后倒入一羹匙鸡蛋汁，摊起10厘米直径的蛋皮。

4. 拿起炒勺，使筷子夹一份肉馅放在蛋皮靠中心的一边，然后将另一边蛋皮折转过来包住肉馅，使之呈半圆形。再用筷子沿肉馅两边把蛋皮向中间夹紧成荷包状，而后摆在盘里。照此方法做若干个。

5. 将所剩的蛋汁加入面粉，搅拌成鸡蛋糊浆，用筷子蘸上少许点在荷包凸起的地方，粘上火腿末和油菜末。

6. 在炒勺内倒入大油，放旺火上烧到四五成热，把荷包里脊挨个放入，用手勺轻轻搅动两下，炸2～3分钟。当蛋皮炸硬、颜色稍一变深时，捞出放在盛好生菜叶的盘里即成。

**【说明】**“荷包里脊”是清宫中较早的一道传统菜。菜色金黄，荷包皮质酥脆，肉馅软嫩，味道鲜美，芳香宜人。

清代宫中的王公大臣们身上都佩带一种金包绣缎的烟荷包，它小巧玲珑，上面绣有各色图案。当时，御膳房中有一个年老厨师，用猪里脊肉、香菇、玉兰片和蛋皮等原料，制做了一只形似烟荷包袋的菜肴，作为宫廷膳食，很受欢迎，成为清宫中一道名菜，因形如荷包，故取名为“荷包里脊”。

### ○炸佛手

**【组成】**瘦猪肉末200克，干玉米粉50克，鸡蛋2只，面粉10克，料酒5克，葱10克，麻油5克，姜10克，花生油300克，盐3克，味精2克。

**【制法】**1. 将猪肉末加入味精、绍酒、麻油、盐、葱、姜，用少许玉米粉拌匀成馅。

2. 把鸡蛋磕在碗内，加水淀粉10克、盐1克抓匀，炒锅用油擦一下，烧热后，将蛋糊倒入一半，转动炒锅，使鸡蛋摊成蛋皮，取出。再摊一张。

3. 把蛋皮从中间切开,成4个半张,把肉馅分成4份。用10克面粉搅成面糊,抹在蛋皮边上,肉馅放入蛋皮卷成长条,然后每隔1厘米宽切一刀。

4. 炒锅烧热,加花生油,至七成热时,将佛手下锅,色呈金黄色时,捞出即成。

【注意】

1. 制馅过稀不利于卷制。

2. 摊蛋皮底油不可过多或过少,多则粘不住,少则巴锅。

3. 炸时用刀托起逐个下锅。

【说明】"炸佛手卷"是北京名菜。最早为清宫菜。古传说,有一位仙女把自己的双手抛向人间,化为佛手柑,给一位英俊的青年猎人治好了病。佛手柑,色鲜美,香气浓郁,一直深得人们的喜爱,清官御膳厨师便仿照佛手柑的形象,制作了"佛手卷"这道名菜。不久流传民间,成为北京名菜。现在北京仿膳饭庄和一些北京名菜馆都有此菜。此菜形如佛手,咸鲜而香、色泽金黄、外脆里嫩,风味隽永。

○金牛闹海

【组成】主料:牛蹄筋250克。

辅料:水发海参100克,鲍鱼50克,冬菇20克,麦冬2克,枸杞子2克,高级清汤65克。

调料:盐8克,火腿汁4克,绍酒2克。

【制法】1. 牛蹄筋入绍酒、水,煮2分钟后捞出。

2. 水发海参洗净出水,鲍鱼入姜汁出水。

3. 清汤调味后入主辅料,上笼同蒸45分钟。

【功效】蹄筋中含在丰富的胶原蛋白质,脂肪含量也比肥肉低,并且不含胆固醇。能增强细胞生理代谢,使皮肤更富有弹性和韧性,延缓皮肤的衰老。有强筋壮骨之功效,对腰膝酸软、身体瘦弱者有很好的食疗作用。

【说明】蹄筋向来为宫廷筵席上品,食用历史悠久,它口感淡嫩不腻,质地犹如海参,故有俗语说:"牛蹄筋,味道赛过参。"海参、鲍鱼和其一起烹制,就是皇家贵族的风格了!还有就是此菜色泽金红,口味咸鲜,口感软绵。

○芪合猪蹄

【组成】主料:猪蹄550克。

辅料:黄芪4克,百合4克,清汤200克。

调料:生抽4克,胡椒粉2克,碘盐4克,绍酒6克。

【制法】1. 猪蹄出水去异味,入汤调味。

2. 烧至蹄皮肉软烂即可。

【功效】猪蹄和猪皮中含有大量的胶原蛋白质,它在烹调过程中可转化成明胶。明胶具有网状空间结构,它能结合许多水,增强细胞生理代谢,有效地改善肌体生理功能和皮肤组织细胞的储水功能,使细胞得到滋润,保持湿润状态,防止皮肤过早褶皱,延缓皮肤的衰老过程。猪蹄对于经静性的四肢疲乏、腿部抽筋、麻木、消化道出血、失血性休克、缺血性脑患者有一定辅助疗效。

【说明】猪蹄又叫猪脚、猪手,含有丰富的胶原蛋白质,脂肪含量也比肥肉低,并且不含胆固醇,近年在对老年人衰老原因的研究中发现,人体中胶原蛋白质缺乏,是人衰老的一个重要因素。它能防治皮肤干瘪起皱、增强皮肤弹性和韧性,对延缓衰老和促进儿童生长发育都具有特殊意义。为此,人们把猪蹄称为"美容食品"和"类似于熊掌的美味佳肴”。猪蹄与药材一起煲汤，是食补的良品。此菜蹄筋软烂，汁浓味美。

○牛肉酿白秆

【组成】主料：嫩牛肉 100 克，大白菜 200 克，韭菜 10 克，生姜 5 克，火腿 10 克。

辅料：花生油 5 克，牛骨汤适量，牛油 1 克，生粉适量。

调料：盐 5 克，味精 2 克，胡椒粉少许，白糖 1 克，鸡精粉 2 克。

【制法】1. 嫩牛肉剁成泥，大白菜去叶留茎切块；韭菜洗净切粒；生姜去皮切米；火腿切米。

2. 锅内加水，待水开时，投入大白菜茎，烫至七成熟，捞起抹干水分，拍上一层干生粉。

3. 嫩牛肉泥加入韭菜米、生姜米、火腿米，调入部分盐、味精、胡椒粉、生粉，拌匀成馅，酿入大白菜茎上，入蒸柜蒸 8 分钟，取出。

4. 另烧锅下油，注入牛骨汤，调入盐、味精、白糖、鸡精粉，烧开，放入牛油，淋入酿大白菜茎上成。

【功效】牛肉、白菜虽然普通，合理烹制，营养美味都不会少。切记，此菜不宜打芡，以清香可口为佳。山珍海味吃腻之后，这样的菜品也是需要的。

○酒酿清蒸鸭子

【组成】酒酿 1000 克，鸭子一只，葱姜适量。

【制法】鸭肉切块，用酒酿汁（北方叫“糯米酒”）、细盐拌腌片刻，盛汤碗中，上摆小葱及生姜片适量，入锅蒸 4 小时。

【说明】酒酿，即江南人所谓米酒。《调鼎集》中说：“白糯米一斗，夏日用冷水淘，浸过夜，次日捞起蒸熟，不要倾出，用冷水淋入甑内至微温为度，倾扁缸摊凉。用白酒药三粒，捣碎如粉，拌饭铺平，饭中开一锅穴，再用碎白药一粒。参匀窝穴四周。其缸用包袱盖好。三日，其窝有酒，即成酒娘。”清蒸，指不加其他配料，不用浓重调味品，以主料略加调味蒸制而成。凡清蒸菜，都特别讲究原料之新鲜。

鸭馔，为乾隆宫廷御膳常物，种类甚多，如炒鸡白鸭子杂烩、燕窝八仙鸭子、清蒸鸭子糊猪肉攒盘、肉丝清蒸肥鸭旋子、酒炖鸭子……鸭肉略带腥气，以酒蒸之，可解腥味，故江南鸭馔调味多用酒。

○香酥鹌鹑

【组成】主料：活鹌鹑 10 只（约 100 克）。

配料：生菜 200 克，芝麻 50 克，鸡蛋 4 个，面粉 75 克。

调料：盐 3 克，绍兴黄酒 30 毫升，胡椒粉 15 克，香油 150 克，葱、姜各适量，花椒盘 1 小碟，番茄沙司 1 小碟。

【制法】1. 将鹌鹑宰杀，褪毛，去内脏，洗净。

2. 用刀剔出鹌鹑脯，去筋，用刀背拍松，剞上花刀，用盐、黄酒、胡椒粉、葱、姜腌渍 2 小时备用。

3. 将鸡蛋除去蛋黄，留蛋清放在盆中用蛋抽将其抽起，加入适量面粉拌均匀。将鹌鹑脯逐个粘上面粉，然后在抽起的糊中拖饱满，并在一面糊上芝麻，入烧热的香油锅中炸酥透。

4. 生菜洗净消毒，平铺在餐盘四周，中间放上炸好的鹌鹑，随上椒盐、番茄沙司即成。



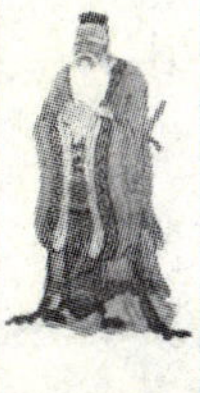

5. 另外还有“糟香鹌鹑”、“油榨鹌鹑”等不同作法,各具千秋。美食家口味不同,有的喜欢生炸,有的则喜欢熟炸或其他制法。

**【功效】**鹌鹑肉营养丰富,味道鲜美,一向被列为野味之上品,就其营养价值来说,肉、蛋都胜过鸡,尤其适宜孕妇、产妇和年老体弱的人食用,被民间誉为“动物人参”。鹑肉,自古以来就被认为是理想的天然保健食品。隋代《食经》把鹌鹑列为上品,认为它能“养肝肺气,利九窍”。《本草纲目》记载鹑肉“补五脏,益中续气,实筋骨,耐寒暑,消结热”,“和小豆、生姜煮食,止泄痢;煮食,令人下焦肥”。祖国医学认为,鹌鹑肉性味甘平,入肺、脾二经,补益五脏,清热利湿,利水消肿。而且,胆固醇含量较低,对于因营养不良、气血不足、脏气失调而致的形体消瘦、容貌憔悴者有很好的美容效应。鹌鹑蛋堪称名贵补品和良药,有补血、养神、健肾、降压、益肺等作用。

**○野鸡瓜子**

**【组成】**主料:野鸡净肉 300 克。

配料:酱瓜 100 克,青红椒 50 克,鸡蛋 1 个,葱姜蒜各适量。

调料:酱油 15 毫升,绍兴黄酒 25 毫升,花椒油 100 克,葱油 15 克,鸡精 0.3 克,盐 1 克,清汤 100 毫升,水淀粉 30 克,花生油 100 克。

**【制法】**将野鸡肉用冷水浸泡 1 小时,洗净,沥干水分,切片剞上花刀,切成 2 厘米见方的丁放在碗内,加盐、黄酒、蛋清、水淀粉渍味上浆备用。酱瓜反复浸泡数遍,去掉咸味,用刀一剖两半,去净瓜瓢,切成 2 厘米见方的丁。青椒去蒂、去籽洗净,也切成 2 厘米见方的丁备用。起锅置旺火上,锅烧热后倒入花生油,油温烧至四五成热时下入鸡丁滑散,倒入酱瓜丁、青红椒丁略滑即倒入漏勺内澄油。锅置火上,放入少许葱油,将姜蒜片煸出香味,倒入鸡丁和配料,快速烹入用酱油、黄酒、盐、鸡精、胡椒粉、水淀粉和适量清汤兑成的碗汁,颠翻两下即可出锅。板栗烧野鸡,野鸡气味酸,微寒,无毒,功能补中,益气,主治气喘。野鸡肉配板栗、香菇、冬笋同烧,更增鲜美。是秋、冬季补品之一。

**【功效】**野鸡属鸡类,气味酸,微寒,无毒,功能补中益气,可主五脏气喘。野鸡瓜子以野鸡为主,配以酱瓜、青红椒,营养丰富,味道鲜美。成菜颜色金黄,口感鲜、香、脆嫩。

**【说明】**野鸡瓜子,类似炒鸡丁一类的下饭菜。清代《调鼎集》有云:“野鸡瓜:去皮骨切丁配酱瓜、冬笋、瓜仁、生姜各丁、菜油、甜酱或加大椒炒”。这说明“野鸡瓜子”这道菜在清代已很普遍,成为侯门公府的家常菜了。《红楼梦》中也多处写到以野鸡为原料的菜肴,如“野鸡崽子汤”、“炸野鸡”、“野鸡瓜子”等。第 53 回“乌进孝进租”单上还列有“野鸡、兔子各二百对”,这些野味成了贾府餐桌上的珍品。

**○百草御膳炖圆蹄**

**【组成】**猪手 1 只(约 1000 克),冬虫夏草 15 克,川芎 5 克,淫羊霍 10 克,土伏苓 15 克,冰糖 100 克,绍酒 15 克,姜片 2 片,葱条 2 段,生抽,花生油等适量。

**【制法】**1. 将猪手洗刮干净,在内侧软处切一深刀,使见大骨,然后在大骨两侧各切一刀,使肉离开。

2. 用洁净毛巾将猪手水分抹干,用生抽涂在猪皮上。

3. 用武火将油烧滚,放入猪手略炸片刻,捞出后用冷水浸 15 分钟,然后将猪手放入炖盅内,把全部用料洗净放入锅内,放适量清水,文火煮 3 小时,调味即可。

**【功效】**淫羊藿又名仙灵脾,中医认为其味辛甘,性温,入肝肾二经,具有补肾壮阳、祛风除湿、止咳平喘、益气强心等功效。可用于男子不育、阳痿、尿频、早泄遗精、女子不孕及虚喘久咳、筋骨萎软、风湿痹痛、麻木拘挛等症。淫羊藿除作为壮阳之品外,对人体心血管及内分泌系统均有良好的保健作用,对防止衰老也有一定效果。

本汤有补肾、活血、降压作用,对高血压引起气滞血淤,头晕头痛,心悸失眠效果显著,对正常人有很好的保健作用。并且软嫩油润,美味适口。蹄膀中含有高度的胶质、蛋白质及钙质,再采用草本药材料理,达到皮、肉质嫩的状态。传统医学认为,猪蹄有壮腰补膝和通乳之功,可用于肾虚所致的腰膝酸软。

**【说明】**中药和猪蹄一起烹制,关键是淫羊霍这一味药,具有很强的壮阳功效。南北朝时期享年81岁的名医陶弘景,医术高超、医理娴熟,著有《本草经集注》等重要药物学著作。他对淫羊藿的发现与研究颇具传奇色彩。当时一些牧羊人观察到,羊啃吃一种小草之后,发情的次数特别多,公羊的阳具勃起不软,与母羊交配的次数增多、时间也延长。陶弘景无意中听牧羊人谈及此事后,即行实地考察,最终认定该小草有壮阳作用。由于此草能使羊的淫性增加,因此命名为淫羊藿。

### ○熟地当归羊肉汤

**【组成】**羊肉700克,熟地黄30克,当归15克,黄芪30克,大枣数枚,生姜3片。

**【制法】**1. 将洗净的羊肉切成小块,用开水焯一下,除去血沫。

2. 将准备好的羊肉块放入盛有适量清水的锅内,然后放入生姜、熟地黄、当归、黄芪,用文火煲3个小时,这是为了让中药的有效成分能够充分溶解在汤中。

3. 3个小时后放入大枣,再加入适量的糖、盐、味精等,再用文火煮15分钟即可。

**【功效】**熟地,甘,微温,可养阴补肾、填精,主治血虚所致面色萎黄、头昏心悸;肾精不足之腰膝酸软、头晕目眩、须发早白;肝阴不足之双目干涩、视物昏花。

当归,药用其根,功在补血、和血,主治月经不调,血虚眩晕,疮疡肿等症。当归分归头、归身和归尾三部分。各部分所含化学成分不同,故药理作用也不一样,归头能止血,归身能养血,归尾能行血。既可分部位使用,也可全用。

黄芪,黄芪的性味为甘、温,补气升阳、益卫固表、利水消肿。有强壮作用,能增强肌体免疫功能,还有利尿、消除蛋白尿、抗菌、抗炎、抗心律失常、扩张冠状动脉和外周血管、镇静、镇痛、调节血糖、降血脂、保肝、促雌激素作用。

**【说明】**乾隆当了60年的皇帝,活到89岁,这在中国历史上不能不算是一个奇迹,这与他注重养生是分不开的,而饮用各种长寿药酒则是他养生的主要方法之一。据《乾隆医案》记载,乾隆帝最爱喝的养生药酒——龟龄酒和松龄太平春酒,前者可祛病、壮阳补肾、养气、健身,而后者则是活血行气、健脾安神的良药。虽说两者药用似不同,但是,很巧的是这两种药酒所含的几十种中药成分中,都出现了熟地和当归。那么,熟地和当归的搭配是否有什么讲究呢?

现代医学研究发现,之所以在乾隆爱喝的两种药酒中都含有熟地和当归,是因为中医认为阴血同源,养血、滋阴应同步进行,当归与熟地搭配,有两大好处。一是通过补血达到养阴的目的,滋阴又是补血的有效方法之一。二是当归本身具有非常好的活血功能,补而不滞,熟地和当归结合在一块用远胜于一药单用。虽说当归因其补血功效也被称作女人要药,但活血补血对男人同样重要。尤其是老年人随着年龄增长肾阴、肾精匮乏,气血、精液暗耗,应适时补充。所以,如果我们在秋冬季节吃熟地当归羊肉汤,不仅可以润燥,更可以升发阳气,提气益神,可谓滋补之佳品。



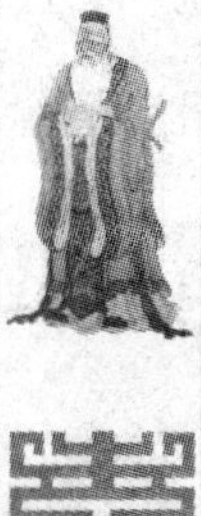

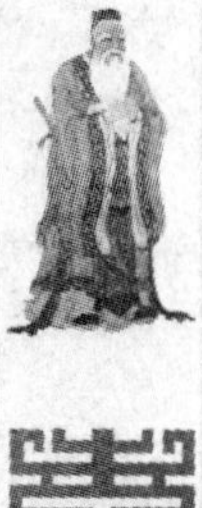

○鸡髓笋

【组成】主料:云南文山玉指竹笋12根(约250克),乌鸡腿1500克,鸡脯肉150克。

辅料:香菜50克,鸡蛋2个。

调料:鸡油15克,葱油10克,盐2克,绍兴黄酒25毫升,糖2克,鸡精0.3克,姜汁少许,清汤100毫升,水淀粉30克。

【制法】1. 选用文山玉指竹笋12根,用冷水漂洗一下,用餐刀将竹笋竖着一剖两半,剔去笋心不用,将竹笋放到开水锅中滚透,再放到汤锅中加入清汤、鸡精、糖煨入味,晾冷备用。香菜去梗选嫩叶洗净备用。

2. 将鸡脯肉去皮、去筋,用刀背捶成鸡茸,加入清汤、蛋清、盐、鸡精、葱油,顺一个方向搅拌上劲儿,待均匀后备用。

3. 取乌鸡腿,用刀剔除腿肉,用刀背将鸡腿骨敲散,用竹签取出骨髓,放至汤锅中加入黄酒、姜汁、糖煮透,去掉腥味,再换清汤煨透,用餐刀将骨髓切成大小均匀的条状。

4. 用餐刀在竹笋的笋心内逐个抹平鸡茸,在笋尖上将鸡骨髓点缀上,在笋底部点缀上香菜叶。

5. 取一瓷盘抹少许油,将笋逐个放入,加清汤入笼蒸2分钟取出,在盘中拼成花色图案。原汤汁入锅,加入清汤、鸡精调好口味,用水淀粉勾薄芡,淋上鸡油均匀地浇在竹笋上即成。

【功效】鸡髓笋是红楼菜中的一道珍品。咸、鲜、脆、嫩且爽口,颜色黄白。它将鸡腿肉去掉,留下骨头,敲碎取出骨髓,点缀在鲜笋盘中。雅致,清透,营养丰富。

○胭脂鹅脯

【组成】主料:广东清远鹅一只(又名乌棕鹅、黑棕鹅)。

配料:红曲粉适量,蓑衣黄瓜300克。

调料:盐8克,绍兴黄酒30毫升,白糖25克,蜂蜜10克,葱段、姜片、桂叶各适量,苹果500克,清汤适量。

【制法】1. 将鹅宰杀,褪毛洗净。从背部用刀开膛取出内脏,洗净后用刀从脖颈处割下,将鹅体剖为两半,入锅内加水烧开,煮尽血水,捞出后另起锅加水、盐、黄酒、葱段、姜片、桂叶、苹果等煮至脱骨(保持原形状),取出骨即成鹅脯。

2. 将鹅脯置锅中,加入适量清汤、白糖、蜂蜜、盐、红曲粉入味,待汤汁浓时淋入少许香油即成。食时改刀装盘,衬以蓑衣黄瓜围边。

【功效】胭脂鹅脯主料为广东清远鹅,其肉质细嫩,滋味鲜美。鹅肉味甘性平,具有益气补虚、和胃止渴的作用。鹅血还可以治噎嗝反胃,解药毒,抗肿瘤。胭脂鹅脯口味鲜、香、咸、甜,颜色红润呈胭脂色。

【说明】宫廷菜谱中多记录食鹅,这是由于鹅肉具有食疗价值。

○烤鹿肉

【组成】主料:鹿腿肉1500克。

配料:生菜300克。

调料:盐320克,绍兴黄酒50毫升,胡椒粉10克,大料5克,花椒5克,茴香5克,丁香10克,花生油100克,葱姜适量,酱油15毫升,鸡汤250毫升。

【制法】1. 将鹿腿洗净,用绍兴黄酒和盐将鹿腿肉搓均匀,然后放丁香、酱油、大料、花椒、葱、姜、茴香腌2～3小时后入烤盘,淋入花生油和鸡汤放入烤箱内,烤至鹿肉熟透为止。

2. 将烤熟的鹿腿肉改刀装盘,盘四周点缀洗净的生菜。

3. 随烤鹿肉可随上调味二品,任选用蘸食。

红油蒜泥汁:用红油、酱油、蒜泥调制。

酸辣汁:用北京辣椒糊、镇江香醋、香油、葱丝、蒜泥、香菜、酱油调制而成。

【功效】鹿肉甘温,补虚弱,益气力,强筋骨,调血脉。烤鹿肉配以生菜,荤素俱佳,营养丰富,为秋冬季最佳补品。烤鹿肉鲜嫩味美,香气四溢,食而不腻,引人食欲。

【说明】鹿肉是大补品,是宫廷御膳房必不可少的食材。在《红楼梦》中钟鸣鼎食之家的贾府,上自老祖宗贾母,下至仆妇都喜欢吃鹿肉。"红楼菜"中列有"清炖鹿肉"、"红烧鹿肉"都是较好的做法。

### ○板栗烧野鸡

【组成】主料:净野鸡肉500克,板栗250克,肥膘肉100克。

配料:水发香菇50克,冬笋30克,葱、姜各适量。

调料:酱油10毫升,花生油100克,盐3克,绍兴黄酒30毫升,白糖10克,鸡精0.3克,香油10克,水淀粉、鸡汤各适量。

【制法】将野鸡肉洗净,切成5厘米大小的块,用沸水滚过,去净血沫。肥膘肉切成鱼鳃片,板栗剞十字刀,入锅煮熟,取出剥壳去衣,用油略炸一下备用。冬笋切成滚刀块,香菇去蒂一切为二备用。起锅至旺火上,放入少许花生油,待油热下入葱姜略煸,出香味后放入鸡块、绍兴黄酒煸炒,再加入酱油、盐、糖、鸡精、鸡汤大火烧开,转文火,焖至五六成熟时,放入板栗、香菇、冬笋同烧,烧至酥烂,拣去葱姜、肥膘肉,晃勺收汁,待汁稠时,将鸡块盛在盘中,锅内余汁加点水淀粉,淋上香油浇在鸡块上即成。

【功效】野鸡,又名山鸡、雉,供食用的野鸡还包括沙鸡、竹鸡、鹧鸪、斑鸠等诸多种类。每天秋冬季节的野鸡肉最为肥嫩,作为补品食疗也最佳。野鸡肉的钙、磷、铁含量较一般高很多,并且富含蛋白质、氨基酸,对贫血患者、体质虚弱的人是很好的食疗补品。野鸡肉还有健脾养胃、增进食欲、止泻的功效。鹧鸪肉有祛痰补脑的特殊作用,能治咳痰和预防老年痴呆症,是野味中的名贵之品。中医界认为,斑鸠肉还有明目之功,经常食用可益气养生,滋补肝肾。

【说明】清代吃野鸡是宫廷御膳房常年必备的,需求量很大。早在顺治年间内务府就曾派人到关外来猎取野鸡,供朝廷御膳房用。康熙八年,皇帝下诏,命部分满人到青龙满族自治县"跑马占圈"(皇家围猎场)时,这里已荒芜三百多年,早已是树高林大原始森林一般,成了山禽野兽的活动乐园。康熙九年,跑马占圈后,将猎鸡任务交给正白旗的12名千总,这12位千总及旗丁在圈占的土地上自耕自种,不纳土地税租,唯每年向内务府都虞司御膳房缴纳7420只雉鸡,当时称为"雉税"。正白旗是上三旗之一,负责皇宫警卫,供应御膳房野鸡等食品。为完成此税,每位千总手下设10名鹰手,专司猎取野鸡之职。关外林深草茂,禽兽繁多,有"棒打獐子瓢舀鱼,野鸡落到粥锅里"之说,这里也成为朝廷野味的供应地。

这些野鸡每年分冬、腊、正、二月四次交纳,由千总亲自押送进京,车上竖有三角形黄龙旗,上书"御差"二字。



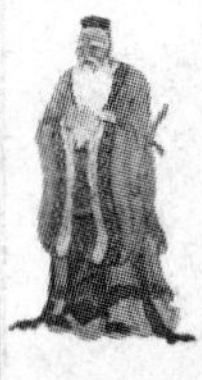

○美味茄鲞

【组成】主料:茄子500克,斑鸠肉100克。

配料:桃仁5克,杏仁5克,腰果5克,榛仁5克,松仁5克,榄仁5克,花生仁5克,莲子5克,板栗5克,五香豆腐干5克,鲜蘑5克,香菇5克,红绿青椒16克,鸡蛋一个。

调料:花生油100克,糟酒30毫升,鸡油15克,酱油10毫升,盐3克,糖2克,绍兴黄酒25毫升,水淀粉30克,鸡精3.3克,清汤100毫升,葱、姜、蒜各适量。

【制法】1. 将茄子削皮、切片,用刀将茄片切成方形,再切成均匀的小骰子丁状备用。

2. 将斑鸠肉用水洗净,沥干水分,用刀轻轻拍松,剞上花刀,再切成小骰子丁状备用。

3. 将各种干果去皮用油炸酥脆;水发香菇、鲜蘑、豆腐干、红绿青椒切成小骰子丁状备用。

4. 起锅至旺火上,放入鸡油,将茄子丁炸成金黄色澄去油。锅内留少许底油,放入葱、姜片煸出香味即下入茄丁、糟酒、酱油、盐、糖、醋、清汤,将茄丁煨透入味,勾入少许芡粉,出勺盛入盆中。

5. 另起锅放入花生油,烧至五成热,下入斑鸠丁划散,随下入鲜蘑、香菇、豆腐干、红绿青椒及各种干果仁,澄去油后,锅内留少许底油,将葱、姜片煸出香味后倒入划散的主、配料,快速烹入用盐、糟酒、糖、鸡精、清汤、水淀粉对成的碗汁,颠翻几下,出勺覆盖在茄丁上即成。

【说明】茄子又名落苏、昆仑瓜、紫瓜等。属茄科,是一年生灌木型草本蔬菜。茄性味甘寒,无毒,具有散血、止痛、收敛、止血、利尿、解毒等作用。其内含维生素很多,多食能增加微血管的抵抗能力,可防止血管脆裂出血。茄子经烹调可做出多种菜式。"茄鲞"用茄子做主料配以各种干果,营养极为丰富。成菜味道咸鲜,有浓郁的糟香,略带回甜,色泽光量鲜艳。

"茄鲞"是《红楼梦》中写得最为详实的一道菜,刘姥姥吃过之后说:"别哄我了,茄子跑出这样的味儿来了!"说明这道菜非寻常人家见过吃过。

"鲞",即是剖开晾干的鱼干,如"牛肉鲞"、"笋鲞"等,都是腌醋成干的片状物。"茄鲞",当是切成片状腌醋的茄子干。这道菜的做法,书中进行了较为详细的介绍,凤姐向刘姥姥讲解说:"把才摘下来的茄子把皮去了,只要净肉,切成碎丁子,用鸡油炸了,再用鸡脯子肉并香菌、新笋、蘑菇、五香腐干、各色干果子,俱切成丁子,用鸡汤煨干,将香油一收,外加糟油一拌,盛在瓷罐子里封严,要吃时拿出来,用炒的鸡瓜一拌就是。"

○椰子炖鸡

【组成】整只椰子、鸡肉、生姜

【制法】将椰子从顶部横着切开,将鸡肉和切成片的生姜放入椰汁内,然后将刚切下的椰子壳盖上,把整个椰子放入蒸锅内,隔水蒸7个小时后取出,然后将椰子端上桌,打开即可食用。

【功效】椰子性甘温,可暖脾胃、补虚益气、补脑养颜。汤味清润,且有浓浓的椰香,味道鲜美。据店主介绍,将椰子与鸡一起炖,这种独特的做法,是清廷御膳五代的长辈在烹制汤品和凉茶时自己研制出来的独家做法。

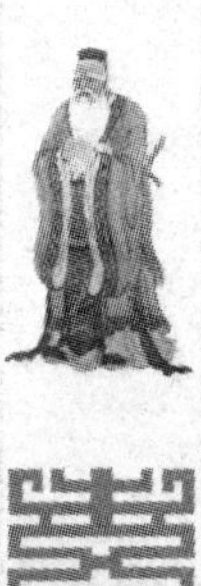

## 二、御膳房秘制海味食谱

○燕窝四字菜

【组成】燕窝 20 克，鸡脯肉 200 克，菠菜叶 200 克，生虾油 25 克，料酒 15 克，精盐 1 克，鸡蛋清 6 个，玉米粉 15 克，面粉 5 克，鸡油 2 克，食碱 2.5 克。

【制法】1. 用刀将洗净的菠菜叶剁成末，挤出绿汁于锅中，上火烧开，撇去浮沫，备用。

2. 用刀片去鸡脯肉的皮和筋，砸成鸡茸，放入碗中，加料酒、精盐、玉米粉、面粉、鸡蛋清和 1 克鸡油，搅拌成糊，然后分成两份分别放置，一份加入菜汁一份加入生虾油，并分别搅拌均匀。

3. 将干燕窝放入大碗中，注入温水浸泡 30 分钟，捞出后用镊子择去燕毛和变质部分，用清水冲洗数遍后将燕窝撕成丝放入碗中，注入 500 克开水，加入食碱搅匀，浸泡 15 分钟，滗去碱水，再注入开水冲洗三遍，倒入漏勺控干水。

4. 在 4 个 7 寸盘中分别抹上一层鸡油，用绿鸡茸糊在每个盘子中制成直径约 4 寸的圆形薄片，上面撒满一层发好的燕窝。

5. 将粉红色鸡茸糊和剩余的绿鸡茸糊分别放入油纸中卷起。用粉红色鸡茸糊在燕窝上挤出“吉祥如意”四个字，再用绿色鸡茸糊在字的下方挤成花边，然后上屉蒸 3 ~ 5 分钟取出，用小刀将燕窝四字菜起出圆盘，待凉后放在冷菜上即成。

【功效】燕窝对养生保健来讲，可谓是补品中的圣品。燕窝是燕子的口水，含有能促进细胞分裂的激素和表皮生长因子，能促进细胞再生、增强身体的免疫能力，恢复元气，增加身体对 X 光及其他放射线损害的抵御能力。燕窝独特的蛋白质成分和大量生物活性分子有助人体组织的生长发育，病后复原；可养阴、润燥、养颜，并能清虚热、治虚损，对咯血吐血、久咳痰喘、阴虚发热等导致津液脱失的症状均有益。燕窝可激活人体细胞，加速新陈代谢，从内到外改变身体状况，令人精神焕发，延缓衰老。

【说明】燕窝四字菜是明清皇宫内举行大典，四季佳节，皇帝、皇后生日时所设筵宴中的一道著名冷菜。由于选料不同，具体做法也不一样，每个菜中都有燕窝表示封建帝王的显赫与高贵。所拼写的字，常有“庆贺新年”、“万寿无疆”、“蟾宫折桂”、“福如东海”、“吉祥如意”等祝福庆贺语汇。

○鹿茸烧甲鱼

【组成】甲鱼 750 克，鹿茸片 2 克，香菜末、葱段、姜片、花椒、料酒、味精、酱油、白糖、猪油、鸡汤、湿淀粉各适量。

【制法】1. 宰杀甲鱼，洗净，用酱油浸泡入味。

2. 油锅烧热，将甲鱼炸呈金黄色时捞出。锅内留油，将葱、姜、花椒制成调味油。

3. 把甲鱼置碗内，加调味油、料酒、酱油、味精、鸡汤、白糖、鹿茸片，上笼蒸熟，将原汤沥出，再用少许原汤烧开，用湿淀粉勾芡，撒上香菜末，装盘。

【功效】滋阴潜阳，散结消肿，补阴虚，清血热。适用于肝硬化、慢性肝炎、肝脾肿大患者。

【说明】历代医家对甲鱼的食疗价值推崇备至，因有滋养元阴、解毒退热之功，为补肝肾之佳品。现代研究证实,甲鱼能抑制结缔组织增生,软化肿大的肝脾。养血补血,温补肾阳,滋阴益气。适用于阳痿、滑精、腰痛肢软、身体虚弱等症。

○贝母甲鱼

【组成】甲鱼1只,川贝母5克,鸡汤1000克,料酒、盐、花椒、生姜、葱各适量。

【制法】将甲鱼切块放入蒸钵中,加入鸡汤、川贝母、盐、料酒、花椒、姜、葱,然后上蒸笼蒸1小时即成。

【功效】适用于慢性支气管炎、肺结核患者,每到秋季,人们容易咳嗽气喘、低热、盗汗,这款汤不但美味,也是各种慢性疾病的预防佳品,尤其到了秋天出现干燥症状时的滋补品。滋阴补肺之功不可小觑。

○笼蒸螃蟹

【组成】主料:河蟹

辅料:鲜荷叶、马莲。

调料:镇江香醋、姜末各适量。

【制法】1. 将蟹用清水洗净,并将每只蟹的蟹脚用马莲捆牢备用。

2. 将鲜荷叶洗净,铺垫在竹笼屉内,将螃蟹脐向下排放在荷叶上,用旺火蒸熟。

3. 鲜姜洗净去皮,切成细末,和镇江香醋调在一起,装小碗随螃蟹上席蘸食。

【功效】螃蟹含有丰富的蛋白质、微量元素等营养物质,对身体有很好的滋补作用。近年来研究发现,螃蟹还有抗结核作用,吃蟹对结核病的康复大有裨益。一般认为,药用以淡水蟹为好,海水蟹只可供食用。中医认为螃蟹有清热解毒、补骨添髓、养筋活血、通经络、利肢节、续绝伤、滋肝阴、充胃液之功效。对于淤血、损伤、黄疸、腰腿酸痛和风湿性关节炎等疾病有一定的食疗效果。

【说明】螃蟹种类可达500余种。我国人民吃螃蟹有久远的历史,可以上溯到周天子时代。直到今天,金秋时节,持蟹斗酒,赏菊吟诗还是人们一大享受。可见蟹是公认的食中珍味,有"一盘蟹,顶桌菜"的民谚。它不但味奇美,而且营养丰富,是一种高蛋白的补品,对滋补身体很有益处。

○滋阴甲鱼乌鸡汤

【组成】甲鱼、鸡块、乌鸡、小枣、桂圆、花旗参片、桂圆肉、花胶、瑶柱等。

【制法】1. 用老鸡、老鸭、瑶柱等放在一起小火慢炖数小时制成汤底;

2. 各种原料洗净,凉水下锅,加少许料酒缓缓加热,水开捞出,以去除原料中的杂质;

3. 将所有原料加汤底用小火炖4小时即可。

【功效】美容养颜,花胶吃起来很筋道。

○壮阳甲鱼牛鞭汤

【组成】人参、甲鱼、辽参、牛鞭、小枣、枸杞、肉苁蓉、锁阳、牛蛋。

【制法】将原料都洗干净了,然后焯水,放在一起煲制数个小时,直到汤味鲜浓为止。

【功效】人参有强身健体、滋阴壮阳的功效,一般来说,每20盅汤只需要放置半根养殖参就足够了。其他的原料最好均衡搭配,起到温补的效果。

○养颜雪蛤汤

【组成】雪蛤为主料,猪肺、瘦肉为辅料,配以野生藏红花、野生蜂巢、花粉、枸杞、桂圆等30多种药材。

【制法】将雪蛤与配料一同放入紫砂杯内，加入高汤，原料与汤水的比例大概为1:2，盖上杯盖，放入蒸锅内隔水蒸7个小时，放入适量盐。蒸好后，将紫砂杯取出，直接端上桌，即可饮用。

【功效】打开杯盖，清香扑鼻。汤汁呈清澈的淡墨绿色，味道层次丰富，但无中药味。汤内瘦肉酥嫩，与其他配料的味道相互渗透，口感独特，清爽不油腻。雪蛤有很好的滋补功效，含丰富的雌性激素，能起到调理女性内分泌的作用。而其他中药配料，则有不同程度的养颜滋补效果。

〇红烧海杂

【组成】主料：水发海参100克，大虾100克，水发鲍鱼100克，水发鱼肚25克，水发鱼肠25克，鲜海螺25克。

调料：酱油、料酒、味精、葱姜丝、猪油、湿淀粉、精盐、花椒水各适量。

【制法】1. 将水发海参、鲍鱼切成片，放开水内烫透捞出；鲜海螺去壳取肉，洗净，切片。

2. 将水发鱼肠、鱼肚片成片，入开水中烫透捞出。

3. 将大虾片大片。

4. 在大火热油锅里用葱姜丝炝锅，加酱油、料酒、味精、花椒水，再将水发海参、鲍鱼、鱼肚、鱼肠、大虾、海螺肉放入锅内，移小火上煨2分钟，勾芡，装盘即可。

【功效】滋补肾阴，壮阳强精。适用于肾虚之阳痿、遗精、神疲乏力、腰腿酸痛等症。

【说明】长久以来，人们都相信生猛海鲜可以壮阳，历代帝王的养生食谱中必不可少的壮阳食物就是海味。从科学上来说，的确真是如此，因为海鲜娄富含矿物质锌。锌有助于调节男性荷尔蒙的新陈代谢，也可以避免前列腺肥大。这道菜汇集了多种海味，其营养与美味都是无与伦比的。

〇佛跳墙

【组成】主料：鱼翅100克，蹄筋200克，干贝4粒，猪肚三分之一个，猪脚圈6圈，芋头一杯，大白菜半颗，红枣12粒，莲子半杯，葱半支。

调料：姜3片，酱油1匙，酒2大匙，盐、糖各半小匙，水适量。

【制法】1. 鱼翅、蹄筋、猪肚、猪脚加入葱、姜、酒过水汆烫。

2. 干贝、红枣、莲子分别浸软，大白菜烫过，芋头切块油炸。

3. 将上1、2步骤处理过的材料加调味料一起放入锅内煮开后续煮5分钟，再闷2小时即可食。

食用鱼翅时要注意烹调配料的选择，配上禽畜肉和鱼、虾、蟹等，可充分发挥鱼翅的营养价值和滋补养颜的保健功效。另一方面，一种理想的食物讲究色、香、味俱全。

【功效】中国人食用鱼翅由来已久，李时珍介绍："鲨鱼古称鲛——腹上有鬣，腹下有翅，味并肥美，南人珍之。""凡宴会肴馔，必设此物以为珍享。"《本草纲目拾遗》称，鱼翅能补五脏，长腰力，益气清痰开胃。《药性考》记载，鱼翅可以补血、补气、补肾、补肺、开胃进食。

【说明】鱼翅富含胶原蛋白，自古被列为海产八珍之一。清朝年代，鱼翅被列为御膳，它能滋阴壮阳、益气开胃，又有预防骨骼老化、防骨刺等药用功效。鱼翅软骨中含有的"鲨鱼软骨素"能够防癌抗癌、滋养肌肤、延年益寿，是高级宴会中首选的



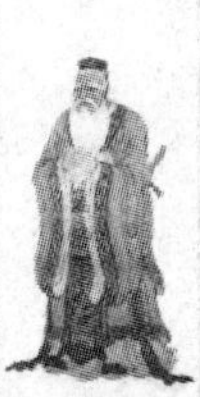

佳肴。

鱼翅在今天虽已不是什么稀罕物,但无论如何,鱼翅还是保持着它的贵气,在饮食文化中,它有着独特的地位。临近岁末,辛苦了一年的你是否应该犒劳一下自己呢?

○参婆千子

【组成】主料:水发梅花参1个(约1千克),水发香菇50克,水发玉兰片50克,熟火腿50克,油菜心两棵,虾子25克。

调料:料酒40克,精盐2.5克,酱油40克,湿玉米粉20克,葱100克,姜50克,清汤900克,熟猪油150克,糖色40克。

【制法】1. 将梅花参放入清水中冲洗干净;将水发玉兰片洗净,切成长6厘米、宽1.5厘米、厚0.2厘米的片;将火腿切成长6厘米、宽1.5厘米、厚0.2厘米的片;用水将菜心洗净;将葱切段、姜拍碎。

2. 锅中注入清水,上火烧开,放入梅花参汆两遍捞出,放入盆中。锅中注入熟猪油,放入葱段煸炒,待发黄时,倒出30克葱油,然后注入400克清汤,加入20克酱油、25克料酒、1.5克精盐和糖色、姜段,用旺火烧开,撇去浮沫,倒入放有梅花参的盆中,上屉蒸40分钟左右取出,将梅花参带汤倒入汤锅中,在微火上煨到汤汁发浓时将梅花参捞出,放长鱼盘中。

3. 锅中注入开水,将玉兰片、香菇、油菜心放入锅中,氽一遍捞出。用清水将虾子洗净,添上汤,上笼蒸30分钟。另用一锅,注入150克清汤,放入香菇、玉兰片、油菜心和火腿片,加入精盐、料酒各少许,在微火上煨2~3分钟后捞出,整齐地码放在梅花参上。

4. 锅中注入250克清汤,加入虾子及原汤,再加入剩余的料酒、精盐、酱油,上火烧开后撇去浮沫,放入用水调稀的玉米粉勾成芡汁,淋上葱油,浇在梅花参上即成。

【说明】宫廷御用的海参当然是最高档的"贡品",这里的梅花参是比较便宜的、水发好的。海参也是不容易做的,好吃的海参都是自己发的。海参最重要的是调味,炒海参前一定要在高汤里走一下。青岛、烟台、大连那边做得最好,尤其是山东的海参是鲁菜的精华,曾经是宫廷菜。

○冰糖燕窝粥

【组成】官燕窝50克,冰糖25克,大米150克,盐少许。

【制法】1. 将燕窝用冷水浸泡2个小时后,捞出放在白色的餐碟中,用镊子夹去燕毛和杂质,用清水漂洗几次,漂洗时手要轻,注意保持形状,然后再用凉开水浸泡。

2. 使用前倒去水,根据燕窝老嫩程度分别使用2克或1.5克盐和燕窝拌和均匀,随即用开水一浸,使燕窝涨起;倒去一半水,再用开水浸三四次,至燕窝的体积膨大成原来体积的3倍,手感柔软、可掐断时,再用清水漂洗后,置凉开水中浸泡备用。

3. 大米洗净,加适量清水烧开,转小火慢慢熬,熬至八成熟时加入冰糖,待糖融化后再把发好的燕窝轻轻放进锅中,略煮几开即成。

浸燕窝宜用冷清水,发出来的口感滑溜细致,用热水发浸虽然缩短时间,但口感变粗。

【功效】燕窝又称燕菜,有白燕、毛燕、血燕等不同分类,是与鱼翅、熊掌齐名的山珍海味之一,历来被人们奉为美食极品。其主要成分为人体所必需的各种高级蛋白质、氨基酸、含氮物质、纤维、多种矿物质、微量元素、多种维生素及独特的表皮生长因子，具有很好的滋补养生作用。燕窝作为珍贵滋补品，对大多数人都很有稗益。

香港营养研究所发现，燕窝含有促进细胞分裂的激素和表皮生长因子，能促进细胞再生、增强身体的免疫能力，恢复元气，增加身体对X光及其他放射线损害的抵御能力。燕窝独特的蛋白质成分和大量生物活性分子有助人体组织生长发育、病后复原。可养阴、润燥、养颜，并能清虚热、治虚损，对咯血吐血、久咳痰喘、阴虚发热等导致津液脱失的病症均有益。燕窝可激活人体细胞，加速新陈代谢，从内到外改变身体状况，令人精神焕发，延缓衰老。

燕窝甚为平和，容易消化，男女老幼皆宜。对老人、体质虚弱者、爱美女士特别有效。

烹调燕窝的方法最好是文火隔水炖。燕窝要持续吃才有功效。因为它性质平和，功效慢慢渗透，不能期望吃一两次就有神奇效果。大约有20%的儿童因吃了燕窝而引发了过敏症，故儿童应慎食。

**【说明】**燕窝为御膳常馔，多用燕窝配鸡、鸭，配得最多的还是鸭子：燕窝秋梨鸭子热锅、燕窝苹果烩鸭子热锅、燕窝冬笋烩糟鸭子热锅、燕窝鸭子葱椒面、燕窝鸭子徽州肉镟子、燕窝松子清蒸鸭子、红白鸭子燕窝八吉祥、燕窝鸭子炖面筋、燕窝醋熘熏鸭子、燕窝攒丝鸭子。此外野鸭、小鸡、鹿尾配燕窝菜也较多。《红楼梦》中写贾府吃燕窝也是连篇累牍：第14回写秦可卿身体损亏吃；第45回宝钗因黛玉多咳，便取自家的燕窝劝黛玉食冰糖燕窝粥；第87回宝玉因哀悼晴雯，未吃晚饭，一夜未眠，袭人要厨房做燕窝汤给宝玉吃，清人裕瑞就此批评《红楼梦》：“写食品处处不离燕窝，未免俗气。”也有认为是不切实际的夸张，实际上是不了解实情，此种消息，在当时非皇亲国戚、宫中宠幸中是不得而知的。

冰糖燕窝粥的主料是燕窝和大米。燕窝为金丝燕或同属的一些燕鸟在海边岩洞中用其吐出的胶状液体筑成的巢。燕窝性平味甘，入肺、胃、肾经，有养阴润燥、益气补中的功效，可治虚损等症，古列为八珍之一，为历代贡品。因为燕窝具有滋阴润肺、清热止咳的功能，是高级营养补品和名贵药材，其价昂贵。注意：购买燕窝时须小心选择，以免买到用海藻制的假品。

**○五味鱼脍**

**【组成】**鲜鱼若干，茱萸、桔米、好酒、盐。

**【制法】**其制法是：取新鲜的鲤鱼，先去鳞，再切成6.6厘米长、3.3厘米宽、1.65厘米厚的小块，每块都得带皮。其所以要将鱼切得这么小，是因为鱼块过大，则外部发酵过度，酸烈难吃，而靠近骨头部分却生而有腥气，块小则发酵比较均匀。切好的鱼块可以随手扔到盛水的盆中浸着。

切完后，整盆漉起来，再换清水洗净，漉出放在盘里，撒下白盐，盛在篓中，放在平整的石板上，榨尽水。炙一片尝尝咸淡，连同茱萸、桔米、好酒等原料在盆里调匀。取一个干净的瓮，把鱼摆在瓮里，一层鱼，一层糁，装满为止。把瓮用竹叶和菰叶或芦叶密封好，放置若干天，使其发酵，产生新的滋味。食用时，最好用手撕，用刀切则有腥味。由此可见，鱼脍属于生食的菜肴，经过多种工艺加工而成的。

**提示：**

南北朝时期的宫廷菜。正统的鱼干，原料是鲤鱼。鱼越大越好，以瘦为佳。肥鱼虽好，但不耐久。凡长到一尺半以上，皮骨变硬，不宜做菜的鱼，都可以做。鱼干是怎样制成的呢？现在史料中记载制作鱼干之法有七八种之多，比较权威的说法是



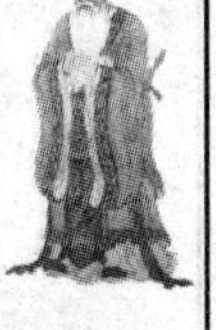

《齐民要术》中的，其书载：做鱼的时间，一年四季都可，但春秋两季最合适。因为冬季气候寒冷，不易发酵；夏季天气太热，容易生蛆。

○酥炸芝麻鱼

【组成】主料：鲜鱼肉 350 克，熟芝麻 75 克，鸡蛋 2 个，番茄 2 个。

辅料：姜片 20 克，葱节 20 克，清油 500 克（耗 100 克），干豆粉 50 克。

调料：精盐 5 克，料酒 25 克，味精 2 克，胡椒面 1 克，白糖 25 克，香油 10 克。

【制法】1. 鱼开膛洗净，去骨、去皮，整片鱼剞十字花刀，用盐、料酒、味精、胡椒面码味，姜、葱放在鱼肉上，腌 1 小时。

2. 去掉鱼上的姜、葱，用鸡蛋液、干豆粉调成糊，在鱼肉花刀一面抹一层蛋糊，撒上芝麻按紧。

3. 锅内油烧至六成热，放入鱼稍炸捞出，待油温上升，再放入，炸呈黄色、皮酥时捞出，切成大一字条，放在盘内摆整齐。

4. 番茄去籽浆、去皮，用白糖、香油拌匀，镶在盘边周围即成。

此菜炸第一次时调味，码味时必须注意咸度，切不可太咸。炸制时第一次油温应低，才容易炸熟，第二次油温要高一点，才能使鱼外酥里嫩。

【功效】属于御膳常备菜，宫廷御厨的做法就是讲究。此菜是采用生鱼肉码味后，裹芝麻炸制而成。颜色美观，肉质酥香，口味咸鲜。鱼肉和芝麻的营养价值早都介绍了，在此不赘述了。

○芙蓉鱼片

【组成】白净鱼肉 125 克，鸡蛋清 2 个，火腿片 15 克，水发香菇 15 克，豌豆苗少许，清汤 100 克，精盐 5 克，绍酒 5 克，味精 2 克，姜汁 10 克，湿淀粉 30 克，鸡油 lO 克，猪油 1000 克（耗约 100 克）。

【制法】1. 把鱼肉剁成细泥，放适量清水澥开（水的分量根据鱼肉的质地掌握，在 150 ~200 克之间），加入盐充分搅上劲后再加入姜汁、味精、湿淀粉、蛋清及少许猪油搅匀成鱼茸。

2. 炒锅置中火上，加油烧至三成热时，将鱼茸用勺挖成片形入锅，慢慢养熟沥出。用沸水浇淋，去表面油腻。

3. 锅中放入清汤、酒、少许盐、味精，沸后勾芡，下香菇、火腿、豆苗，倒进鱼片，沿锅边浇入鸡油，轻轻翻身装盘即成。

【功效】洁白细嫩，柔滑鲜美，素雅清丽。

○爆墨鱼花

【组成】鲜墨鱼 1000 克，蒜末 5 克，葱末 3 克，姜末 2 克，绍酒 15 克，味精 2 克，胡椒粉 1 克，白汤 50 克，湿淀粉 15 克，猪油 750 克（耗约 75 克），精盐 2. 5 克。

【制法】1. 墨鱼摘除头、皮、内脏，取其净肉（墨鱼白）洗净，然后开为 2 片，从里面下刀，先剞反斜刀，后斜交剞直刀（即“麦穗花刀”），再切成 5 厘米长、2. 5 厘米宽的长方形块。

2. 取小碗 1 只放盐、酒、味精、胡椒粉、葱、姜、蒜、白汤调成芡汁，墨鱼入沸水锅烫一下，半熟沥出。

3. 炒锅置旺火上，加油烧至七成热，倒入墨鱼炸一下，八成熟捞出，锅中留油少许，再倒进墨鱼，冲入芡汁，急速翻炒几下，挂匀芡汁，便可出锅。

【功效】除了外观看起来洁白、脆嫩外，香菇蛋白质所含 18 种氨基酸中有 7 种是人体必需的。香菇由于5－鸟苷酸和香菇精的作用，呈现出口味鲜美，气味芳香的特点，被誉为“菇中之王”。香菇入馔，除一般营养作用外，还有降低胆固醇，增强肌体对癌细胞免疫的能力。并能开胃，益气、治伤、破血，能帮助麻疹发透，治疗感冒、头痛等症。

**○炒素鳝丝**

**【组成】**水发香菇250克，鳝鱼1条，冬笋、青红柿椒各50克，酱油20克，白糖5克，味精2.5克，料酒1克，胡椒粉1克，姜末1.5克，淀粉25克，白汤（素鲜汤，以蘑菇或豆类吊汤均可）少许，香油25克，花生油500克（实耗75克）。

**【制法】**1. 发好的香菇去根蒂，用清水洗净，然后用剪刀沿着香菇的边缘剪成宽约0.6厘米、长约6厘米的丝，形状与鳝鱼丝相似，剪好后再用清水洗一遍，挤干水分，放入碗中加少许酱油，再加干淀粉，抓拌均匀。

2. 青红柿椒洗净，去掉蒂及籽心，与冬笋一样切成长3厘米的丝。

3. 炒锅上火，烧热后倒入花生油，烧至八成热，把粘匀淀粉的香菇丝用手抖散下入油锅内，用手勺连续推动打散，炸至香菇丝外焦直挺后捞出沥干油。

4. 原锅上火，留入少许底油，下入姜末，爆出香味时放入切好的冬笋及青红柿椒丝略加煸炒，加酱油、料酒、味精、胡椒粉、白糖、白汤，烧开后淋入淀粉勾芡，然后倒入炸好的香菇丝颠翻均匀，淋入香油出锅装盘即成。

**【功效】**鳝鱼肉细嫩，味鲜美，刺少肉厚，营养丰富。食之与其他淡水鱼不同，别具风味。鳝鱼也有药用价值，具有补中益气、消炎祛毒、除风湿之功效。

## 三、御膳房秘制药点

**○八珍糕**

**【组成】**炒糯米粉75千克，炒山药5千克，砂仁600克，炒莲子肉5千克，炒芡实5千克，茯苓5千克，炒扁豆5千克，薏米仁5千克，绵白糖79千克。

**【制法】**1. 中药材拣选泡制：炒山药，用无边铁锅以文火炒至淡黄色，炒莲子肉，用开水浸透，切开去心，晒干，用文火炒至深红色。炒芡实，除去杂质，用文火炒至淡黄色。炒扁豆除去霉烂、嫩、瘪粒及杂质，用文火炒至有爆裂声，表面呈焦黄色。砂仁、茯苓，除去杂质。薏米仁，淘净，除去杂质，晒干。

2. 湿糖：提前一天将绵白糖和适量的水搅溶，成糖浆状，再加入油，制成湿糖。

3. 擦粉：先将糕米粉同中药材经粉碎机碾成细粉，然后按量和湿糖拌和后倒入擦糕机擦匀，去筛（糕米粉需陈粉，如是现磨粉则需用含水量高的食物拌和，存放数天，使粉粒均匀吸水后方可用）。

4. 成型：坯料拌成，随即入模。将坯料填平，均匀有序地压实，用标尺在锡盘内切成五条。

5. 炖糕：将锡盘放入蒸汽灶内蒸制，经3～5分钟即可取出。将糕模取出倒置于案板上分清底面，竖起堆码，然后进行复蒸。

6. 切糕：隔天，将糕坯入切糕机按规格要求进行切片。

**【说明】**清代光绪六年九月的一天，西太后慈禧由于嗜食油腻肥甘而病倒宫中。她不思饮食、消化不良、脘腹胀满、恶心呕吐、大便稀溏、闷闷不乐。太医们心急如

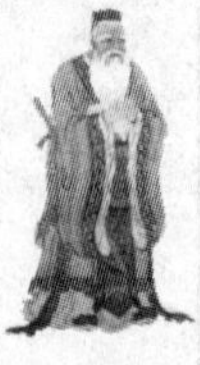

荧。太医李德生率众太医去为“老佛爷”会诊。认为其病是脾胃虚弱所致。经过众医研讨都认为该给“老佛爷”补脾益胃，开了八味既是食物又是药物的处方：茯苓、芡实、莲子、苡仁、山药、扁豆、麦芽、藕粉各二两，共研细粉，加白糖七两，用水调合后做成糕点，并取名“健脾糕”。吃了此糕几天后，“老佛爷”的病状竟完全消失了，食量大增，周身亦有力了。“老佛爷”一高兴便将“健脾糕”改称“八珍糕”。从此，“八珍糕”竟成了慈禧最喜食的食品。不管有病无病，总要让御膳房为她做“八珍糕”食用。

**○御　饼**

**【组成】**茯苓细粉、芝麻、蜂蜜、桂花、花生。

**【制法】**以上配料加水适量，调成糊，以微火在平锅里摊烙成薄饼即可。

**【功效】**本点心能健脾补中，宁心安神。因为茯苓甘淡，能健脾和中、宁心安神、利水去湿，自古以来就是食疗保健的佳品。并含有人体所需的蛋白质和多种维生素，营养丰富，口味鲜美，具有滋养肝肾，补气润肠之功效，长期食用，可增强体力，养颜护肤，可经常吃或佐食。适用于气虚体弱所致的心悸、气短、神衰、失眠以及浮肿、大便溏软等。

**【说明】**御饼即茯苓夹饼。早在800年前就有记载：“茯苓200克，白面100克，水调作饼，以黄蜡煎熟。”相传是赵匡胤当皇帝那天赐给文武大臣的点心，故而得名。其饼皮形状类似中药云茯苓，于是在民间便称为茯苓夹饼。其特点是甜软适口，香味浓郁。

现在的茯苓夹饼是清朝宫廷糕点，慈禧御膳，由茯苓、芝麻、蜂蜜、桂花、花生等加工而成，到了清初，有人提出“糕贵乎松，饼利于薄”的主张，后来饼就越来越薄。乾隆时山东孔繁台家制的饼“薄若蝉翼，柔腻绝伦”。到了清朝中期，人们加了甜馅，用两张饼合起来，中间夹以核桃仁、松子仁、瓜子仁等香料和蜂蜜，名曰“封糕”。形状像满月，白似雪，薄如纸，珍美甘香，风味独特。

**○牛奶茯苓霜**

**【组成】**牛奶250毫升，茯苓粉20克。

**【制法】**即用牛奶或滚开水将茯苓霜冲化、调匀即可。

**【功效】**于每日晨起吃上一盅，其滋补效力最好。用鲜茯苓去皮，磨浆，晒成白粉，因色如白霜，质地细腻，故得名。茯苓，《史记》称伏灵，又叫松苓、伏菟，属担子菌纲，多孔菌科，寄生于松科植物赤松或马尾松根上，以云南产者为最佳，号云苓。《本草正》中说：“若以人乳拌晒，乳粉既多，补阴亦妙。”日取十克茯苓霜（广东产的中药补品），冲牛奶服之，能滋补强身，肌肤玉泽。茯苓中含有大量人体极易吸收的多糖物质，能增强人体的免疫功能，对久病、体弱、老年人均有帮助。其中的某些成分如茯苓次聚糖对癌细胞有抑制作用，长期服用可促进癌症患者化疗、手术后的康复。

**【说明】**茯苓可健脾，对那些久病瘦弱、食欲不振或兼有体倦乏力、腹泻的气虚脾弱病人有扶脾益气的作用，而且药性平和，治疗上述症状可与人参、白术、甘草和用，称四君子汤，主治脾胃气虚、运化不利，以疗效稳健著称，后世的许多补气益脾的方剂都依此方而来。赤茯苓和茯苓皮能利尿消肿，可用于水肿胀满、小便不利、眩晕心悸等症，多与白术、猪苓、泽泻、桂枝配伍，称五苓散，是中医治疗各种水肿的基本方剂。茯神有扶脾、养心安神的作用，因思虑过度、劳伤心脾导致失眠多梦、虚烦易惊、健忘等症的病人，可选用以茯神、人参、当归、龙眼肉等配制的归脾汤（丸）治疗。茯神木则能舒筋活络。

茯苓来还被当做珍贵的滋补食品为人们所喜爱。据说慈禧在晚年就喜食一种叫茯苓夹饼的小点心。古人因看到茯苓长在老松树的根上，便以为它是松树精华所化生的神奇之物，称它为茯灵（茯苓）、茯神或松腴。晋朝葛洪在他的《神仙传》中就有“老松精气化为茯苓”的说法。其实，茯苓是寄生在松根上的真菌。它长在 20～30 厘米的地下，菌核呈球形或不规则块状，大小不一。别看茯苓其貌不扬，可是一味著名的中药。为了入药方便，人们为它的每个部位都起了相应的名字：外表被覆的一层褐色外皮叫茯苓皮，断面靠外淡红色疏松的一层叫赤茯苓，内部白色致密的部分称白茯苓。还有些茯苓中间有一道松根穿过，靠近树根的部分称茯神，中间的树根则叫它茯神木。

**○蜜饯山楂**

**【组成】**生山楂 500 克，蜂蜜 250 克。

**【制法】**将生山楂洗净，去果柄、果核，放在铝锅内，加水适量，煎煮至七成熟、水将耗干时加入蜂蜜，再用小火煮熟煮透，收汁即可。待冷，放入瓶罐中贮存备用。

**【功效】**开胃消食，活血化淤。适用于冠心病以及肉食不消腹泻。实验已证实，山楂具有降低胆固醇的作用，对冠心病人有降胆固醇和止痛作用。山楂还有较强的抗菌作用，对痢疾、腹泻有效。

**【说明】**宋代绍熙年间，赵停皇帝最宠爱的黄贵妃有病了。她面黄肌瘦，不思饮食。御医用了许多贵重药品，皆不见什么效果。皇帝见爱妃日见憔悴，也整日愁眉不展。最后无奈只好张榜求医。一位江湖郎中揭榜进宫，为黄贵妃诊脉后说：“只要将几种补汤与红果（即山楂）煎熬，每次 50 克左右，不出半月病准见好。”开始大家还将信将疑，好在这种吃法还合贵妃口味，贵妃按此办法服后，果然如期病愈了。原来，黄贵妃所食山珍海味过多，积住了食，引发的病，小小山楂入味，就解除了病痛。山楂的药用功效很多，它能够消食积、散淤血、驱绦虫、止痢疾，特别是助消化，自古为消食积之要药，尤长于消肉积。明代杰出的医药学家李时珍曾经说过：“煮老鸡硬肉，入山楂数颗即易烂，则其消向积之功，盖可推矣。”今人研究证明，山楂还有降血脂、降低血清胆固醇等作用。因此更加受到人们的青睐，山楂食品也花样翻新，品种繁多。酸甜香脆的冰糖葫芦直至今日仍是受人们喜爱的吃食。

**○菊花延龄糕**

**【制法】**将菊花花瓣用水熬透，去渣浓缩，加入蜂蜜收膏，就成了菊花延龄膏。

**【功效】**菊花的药理作用明显，干鲜可食，人们常常用菊花配酒、做糕、熬粥等等，以起到保健作用。菊花含有挥发油、菊甙、胆碱、丁二酸二甲基酰肼、氨基酸、黄酮类、水苏碱、腺膘、刺槐甙、维生素 $B_1$ 等成分。对大肠杆菌、金黄色葡萄球菌、甲型及乙型链球菌等有杀灭作用；具有疏风清热、明目解毒、降血压、治头晕、补虚抗老、减肥轻身、补肝气、安肠胃、利血气等功用，对冠心病、高血压、动脉硬化、高脂血症、肥胖症、感冒、风热头疼、目眩、疔疮肿毒、心胸烦闷、赤眼、眼生翳膜等均有一定疗效。

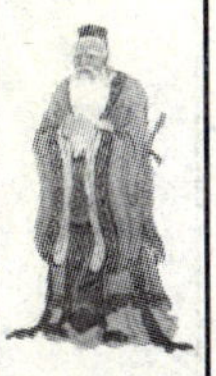

**【说明】**慈禧一生体弱多病，早年患有月经病、带下病，后又患上了失眠健忘、惊悸多梦、气怯身软、足心发热等病，晚年尚有胃口不旺、大便溏薄、咽干、皮肤瘙痒等病症，但她却活到 73 岁，比当时人的平均寿命 50 岁左右长出不少，其保健要诀是长期比较适当地服用了长寿补益药。慈禧太后经常服用的补益药一般都制成膏剂以便于保存，如养心延龄益寿丹、八珍糕、十全大补丸、长春益寿丹、菊花延龄膏。保元服方中，共使用的 64 种药物有 75% 以上是医书中列为上、中品的药物，上品药无毒

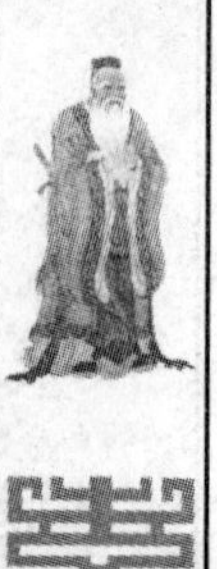

且能轻身益气和不老延老，中品药也有很好的扶正祛邪作用。在慈禧服用的药方中，使用频率最高的药物是茯苓、白术、当归、白芍、砂仁、香附、人参7种主药。此外，慈禧太后还经常外用长寿补益药，制成膏药外敷，循经取穴贴敷肚脐和腰部，达到增强肌体免疫力、提高抗病寒能力的目的。其内外兼补、医食共用的长寿药方法对今天的保健很有启迪性。

**○五味子山药糕**

**【组成】**五味子250克，蜂蜜100克，山药粉50克。

**【制法】**五味子250克，洗净，加水浸泡半日，煮烂去渣，加蜂蜜收膏。混合山药粉成形，入笼蒸半小时。

**【功效】**五味子，系木兰科植物北五味子的果实。属收敛药，性味甘、酸、温，无毒。含挥发油、脂肪、甾醇、维生素(C、E)、树脂、鞣质及少量糖类。具有增强肌体对非特异性刺激的防御能力，促进新陈代谢，降转氨酶等作用。

中医认为该品能补虚劳、强阴益津、止汗、止泄，属于治标药。因其具有酸敛作用，故湿热症状，如黄疸、苔腻等明显者，饮用后反而有恋邪留湿之患。每次20克，一日2次，此点心适用于各种类型的神经衰弱失眠，有良好疗效。

**○玉露糕**

**【组成】**天花粉10克，葛根10克，桔梗10克，绿豆粉500克，白糖200克。

**【制法】**将天花粉、葛根、桔梗切片烘干后，打成细末待用；将绿豆粉、白糖与药末混匀后，加水调湿，放在抹了油的饭盒内，上笼沸水武火蒸约30分钟即可。

**【功效】**本品将天花粉、葛根、桔梗三药合用，清热生津、润肺益胃祛痰止咳。绿豆甘、凉，入心、胃经，可清热、解毒、益胃，秋季常食用，可以养阴、清热、润燥，中老年人有咽喉干燥、唾液减少，舌面光滑少苔，口角皲裂疼痛，脱落皮屑等一系列症状者，常食用玉露糕，可收到一定效果。

**○还童丹**

**【组成】**海马1对，沉香、白茯苓、木通、熟地、晚蚕蛾、桑螵蛸、巴戟、安息香、益智仁、牛膝、葫芦巴各37克，木香55克，红花、没药、莲子心、净莲肉、细墨、龙骨、朱砂各18克，菟丝子26克，苁蓉39克，破故纸、青盐各11克，麝香3克，母丁香26克。

**【制法】**海马微炙炒；巴戟酒浸去心；牛膝、胡芦巴、菟丝子、苁蓉、破故纸分别酒浸；没药研末；龙骨煅灰；安息香研细。

**【功效】**本方药功在补肾，肾精内充，则能上荣须发，使之由白返黑。肾又为先天之本、生命之门，故补肾则有延年益寿之功。本方药适宜于中老年人精血不足、阴阳两虚、未老先衰、须发早白者服用。本方药重在滋精养血，故脾胃虚弱、阳虚内寒者应当慎用。

## 四、御膳房秘制茶点

**○奶　茶**

**【制法】**取牛乳一镟子，置桶内加奶油二钱，黄茶1包、青盐50克，然后置火上熬煮，即成。清宫中，御膳房将熬制的奶茶盛装在银茶筒内，以备用。筵宴时，再分装在银质龙首奶壶中待用。

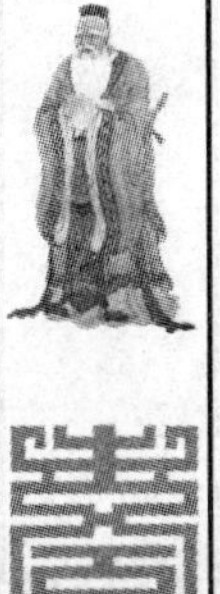

【说明】在清代,用奶量最大的要数清宫廷赐茶,其所用的牛奶均由庆丰司提供。而奶茶熬制则由宫中专门管理筵宴的机构——光禄寺承办。筵宴前一天,光禄寺派人亲临茶所,监督蒙古煮茶高手烹制奶茶。

宫廷筵宴还将赐奶茶作为隆重的礼仪制度,以体现皇恩浩荡、与民同乐。清乾隆帝间作诗注云:"国家典礼,御殿则赐茶(奶茶)。乳作汁,所以使人肥泽也。"宫廷筵宴中有进馔、进茶、进酒的仪式,必定是奶茶。外藩王公觐见皇帝时,宫廷亦有赐茶礼仪,也赐以奶茶。乾隆25年正月初九、初十两日,西藏安集延额尔德尼伯克、拨达山汗素尔坦沙等遣陪臣输诚入觐,乾隆帝在乾清宫设奶茶待客。据《国朝宫史》载:"理藩院尚书引陪臣,自乾清官右门入,趋西阶,升丹陛上,北面行三跪九叩礼,毕。理藩院尚书引入殿西门,于班未一叩,坐。赐茶,尚茶,以茶案由中道进,至檐下,进茶大臣恭进皇帝茶,王以下暨茶陪臣咸行一叩礼,侍卫等分赐茶,各于坐行一叩礼,饮讫,复叩,坐如初。"为了显示清代宫廷对神圣奶茶的敬重,乾隆帝特命宫廷造办处玉作匠人从新疆和阗玉中精选一块"质如凝脂,洁白无瑕"的玉,制作成一只双桃耳形的奶茶碗。

据史料记载,乾隆44年以后,他常常伴有胃功能减退的现象。宫廷御医根据明代八珍糕的配方增减药味,用山药、人参、茯苓、扁豆、芡米、薏米、糯米面、粳米面、白糖上锅蒸熟,晾凉食用。当御膳太监问及乾隆帝什么时候食八珍糕时,他说:"每日随着熬茶时食八珍糕。"奶茶与八珍糕十分相配,不仅易于消化和吸收,还有补气、消气、固肾、健胃的食疗功效。当时,乾隆帝不可能对奶茶有科学的分析,但奶茶中的滋补作用,非常适合食膏粱之物的帝后、王妃们饮用,他是十分明白奶茶保健养生这个功效的。

**○重阳花糕**

【组成】糯米粉1000克,粳米粉500克,赤豆250克,白糖1000克,红绿果脯100克,红糖50克,豆油25克。

【制法】1. 先将红绿果脯切成丝,待用。

2. 将赤豆、白糖(250克)、豆油制成干豆沙,备用。

3. 将糯米粉、粳米粉掺和,取150克拌入红糖,加水50克左右,拌成糊状粉浆。

4. 将其余的粉拌上白糖(750克),加水250克后,拌和拌透。取糕屉,铺上清洁湿布,放入1/2糕粉刮平,将豆沙均匀地撒在上面。

5. 再把剩下的1/2的糕粉铺在豆沙上面刮平,随即用旺火沸水蒸。

6. 待气透出面粉时,把糊状粉浆均匀地铺在上面,洒上红、绿果脯丝,再继续蒸至糕熟,即可离火。

7. 将糕取出,用刀切成菱形糕状,另用彩纸制成小旗,插在糕面上即成。

【说明】相传是明朝宫廷中的御厨专门为正德皇帝制作的节令贡品,可以让他在每年秋季外出登高、游猎时很方便地食用。多以各种果料制成,风味独特,甜糯适口。当年,清宫中每逢重阳节皆设"花糕宴"被赐宴的群臣视此为一种殊荣。九九重阳,人们有登高避灾之俗,因"高"与"糕"谐音,应节糕点即以"重阳花糕"命名。人们还赋予它"步步高升"的含义。明人谢在杭引吕公忌的话说:"九日天明时,以片糕搭儿女头额,更祝曰'愿百事俱高'。此古人九日做糕之意,其登高亦必由此。"

在过去老北京饽饽铺卖的花糕主要有三种:即糙花糕、细花糕和金钱花糕,皆是用烤炉烤出来的酥饼,两饼中间夹上干果。糙花糕的皮上粘了一些香菜叶,以为标志，中间夹上青果、山楂、小枣、核桃仁之类的糙干果；细花糕有三层、两层不等，每层中间夹着较细的蜜饯干果，诸如苹果脯、桃脯、杏脯、乌枣之类。虽说是细花糕味道好，但糙花糕也自有风味，还有人专门爱吃糙花糕。至于金钱花糕与细花糕完全相同，只是具体而微，如同"金钱"大小而已，多是上层府第贵族的食品。

○凤尾烧麦

【组成】主料：富强粉250克，猪夹心肉200克，鸡蛋1个，水发黑木耳15克，青菜叶15克，火腿末15克。花生油17毫升。

调料：精盐6克，味精3克，白糖3.5克，料酒3毫升，葱末6克，姜末6克。

【制法】1. 将鸡蛋打散，搅匀后入热锅内摊成蛋皮，再改刀切成细末；黑木耳、青菜叶分别切细末，拌入少许味精。可将蛋末、黑木耳末、青菜末混为素料待用。

2. 将猪夹心肉洗净，剁成肉末，加入精盐、味精、白糖、料酒、葱姜末拌匀，分4次加水共65毫升，顺一个方向搅拌，待搅上劲后即成肉馅。

3. 将富强粉150克放入盆内，冲入45毫升沸水，拌和成雪花状后，加入15毫升清水拌和揉透，待面团光滑不粘手时，搓成条，揪成20只面剂。

4. 将面粉放在案板上，面剂放在面粉上，擀成直径6.5厘米左右、带有荷叶状边的皮子，摊在一只手掌上，打上馅小，五指收拢，另一只手将皮子边缘拉起，在2/3的高度处由外向内捏一下呈青菜状，在开口处放上蛋末、黑木耳末、青菜末及火腿末，即成凤尾烧麦生坯。

5. 将烧麦生坯放在笼屉内，用旺火足气蒸12分钟即好。

【说明】色泽鲜明，开口处馅心饱满，形如凤尾，为清廷满汉全席的经典点心。

○内造瓜仁油松瓤月饼

【组成】面、松仁、核桃仁、瓜子仁、冰糖、猪油。

【制法】1. 用山东飞面作酥皮，中用松仁、核桃仁、瓜子仁为细末，微加冰糖和猪油作馅。月饼皮、馅比重2:8。

2. 饼皮按成扁圆片，包入馅，放入模具内，用手按平压实，使月饼花纹清晰，再磕出模具，码入烤盘，表面刷水或喷水。

3. 月饼烘烤分二次进行：(1)烤至表面微带黄色、出炉刷蛋黄液；(2)月饼烤至表面金黄色，不青墙、不塌腰。

4. 炉温，上火220摄氏度，下火190摄氏度。出炉即可，食之，不觉甚甜，而香松柔腻，迥异寻常。

【功效】吃果仁可滋养血脉、增进食欲、乌须生发，对大脑神经有益，是治疗神经衰弱的辅助剂，能延缓记忆力衰退，具有补脑增智之功。果仁中所含维生素E，可使细胞免受自由基的氧化损害，是医学界公认的抗衰老的物质，因而许多干果都被称为"长寿果"。

【说明】所谓"内造"指的是宫内所造，见于《随园食单》。

宫廷吃月饼花样很多。清代乾清宫供月御案的"月饼山"高达十数层，垫底巨饼直径数十尺重二十余斤而山顶小饼仅二寸大，三两重。皇帝拜月饼祈丰年后，把精巧别致的"迷你"小饼赏予宠妃，捧酥香软糯的"敖尔合"月饼敬奉太后，将垫底大饼切开分赐众王公大臣、妃嫔公主，每人一份。

○芸豆卷

【组成】白芸豆500克，豆沙50克。

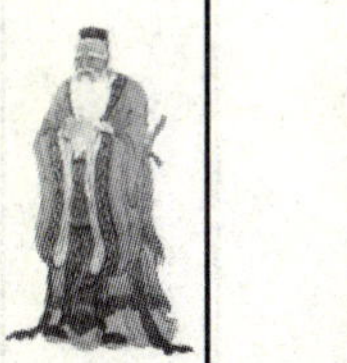

【制法】芸豆卷要用白芸豆破碎去皮，放在盆里用开水浸泡一夜，将泡软的豆皮去净，再用温水淘净。把淘净的芸豆瓣放入开水里煮，加一些碱，煮1个小时后，用漏勺捞出，用布包好，上屉蒸20分钟，取出过箩。将碎瓣擦成泥，再用箩过滤成小细丝。然后，将芸豆丝倒在干净的湿布上，隔着布搓揉成细泥，用一块干净的湿白布平铺在案板上，将芸豆泥搓成3.5厘米的细条，放在湿白布上压成片，用光滑的刀面反复地抹，直至芸豆条抹成0.1厘米厚、15厘米长、6厘米宽的长方形薄片，然后抹上一层细豆沙馅，顺着湿布从长的边缘两面卷起，用双手隔着布轻轻捏一下，压一下，使它略微粘在一起，不再分开，切齐两边，再切成2厘米的段即成。

【说明】芸豆卷原是民间小吃，后成为宫廷小吃品种。据说是因为慈禧太后无意中听见宫外有小贩叫卖，自己在宫中竟然没有听过，更没有吃过了，便召进宫内品尝，觉得很好吃，于是命令御膳房专门制作，芸豆卷于是就成了慈禧的御前点心。

### ○奶油松瓤卷酥

【组成】主料：面粉500克。

辅料：芝麻100克，奶油100克，松仁200克，鸡蛋4个。

调料：大油200克，白糖300克，泡打粉、盐各适量。

【制法】1. 将松仁洗净，焙干擀成碎粒；芝麻漂洗焙干备用。

2. 把鸡蛋、大油、芝麻、盐、奶油、松仁、白糖和成馅备用。

3. 面粉放和面盆内，四周撒入适量泡打粉，然后分成二份，一份和成水油面团，一份和成油酥面团。

4. 将水油面团制剂后包入油酥面团剂，擀成长方形叠成四折，再擀开，约擀成长20厘米、宽8厘米、厚0.5厘米的面片待用。

5. 把馅擀成与面皮大小一致的长方形盖在面皮上，对头卷成如意卷形，用快刀切成大小均等的块放入烤盘入炉，烤熟即成奶油松瓤卷酥。

【功效】"松瓤"是松树子仁，气味芳香，具有润肠通便的功用，可防治老年人习惯性便秘。用面粉加松子、奶油烤制出的酥卷香甜酥脆又适口，卷形蓬松，层次分明。

【说明】最早的茶叶点心可以追溯到清朝乾隆时候，乾隆是个对生活十分讲究的人，好茶之余，也想让茶进入点心。皇上的心意，让众御厨绞尽脑汁，终于有了最初茶叶点心的雏形，这款茶点具有不少的古典味道。《红楼梦》第41回写贾母嫌螃蟹小饺儿太油腻，便到另一食盒里拣了一样"蒸食"，叫做"松酿鹅油卷"，尝了一尝，将剩下的半个递与丫环吃了。小说中写的是用鹅油，这与鹅油具有保护皮肤使皮肤柔软白嫩功用有关。研制者考虑到今人的饮食习惯，故采用奶油取代鹅油烤制。

### ○千层油酥饼

【组成】面粉、鲜奶、发酵面(老面)、碱、果脯、葡萄干、糖、花生油。

【制法】1. 将面粉加上发酵的面、鲜奶、鸡蛋清，加温水揉成面团，发酵10分钟，再加入适量的碱揉匀，掐成100克大小的面坯备用。

2. 果料切成葡萄干大小的丁儿，和葡萄干一起拌匀。

3. 将面坯擀成半圆形的面皮，刷上油，撒上果料，折起再擀开，将两头再折起，擀成方形，光面向上，即成千层饼。

4. 将做好的千层饼饧几分钟，摆入屉内，旺火蒸20分钟即成。

【说明】唐僧历经艰险，从印度取经回到长安后，即专心致志翻译经书。唐高宗李治为表彰唐玄奘百折不挠的毅力和一丝不苟的精神，当唐僧译经达千卷时，特命御厨做“千层油饼”予以赏赐,这种饼就在长安风靡起来,后经历代相传至今。

○豚皮饼

【组成】面粉、水、麻油、辣椒油。

【制法】1. 用热汤和面,稀如薄粥。

2. 大锅中烧开水,开水中放一小圆薄铜钵子,用小勺舀粉粥于圆铜钵内,用手指拨动钵子使之旋转。把粉粥匀称地分布于钵的四周壁上。钵极热,烫粉粥成熟饼,取出。再舀粉粥入钵,待再熟,再取出。

3. 将此饼放入冷开水中,如同猪皮一样柔韧,食时浇麻油和辣椒油等其他调味品调味。

【说明】汉代宫廷之食。此饼类似澄粉皮。

○大救驾

【组成】富强粉 450 克,冻猪油 170 克,清水 125 克,熟鸡粒馅 400 克,熟核桃仁 50 克。

【制法】1. 皮面:取富强粉 250 克过筛,放在案板上开窝,加入冻猪油 60 克,清水 125 克,混合揉匀后,掺入富强粉,揉匀揉透,揉至光滑,稍饧待用。

2. 心面:将富强粉 200 克过筛,放在案板上开窝,加入冻猪油 110 克,掺入富强粉揉匀揉透,放一旁待用。

3. 将熟核桃仁切碎,和鸡粒馅拌匀成核桃鸡粒馅,放旁待用。

4. 将皮面放在案上压成中间稍厚的圆片,包入酥心面成大圆球形,放在案板上轻轻压扁,用面杖或酥槌擀成长方形薄片,两端无酥处切下,放在酥片上再擀薄,卷成圆卷,于卷的合缝处轻轻压扁. 包入核桃鸡粒馅成圆球状。

5. 将圆球轻轻地压成饼形,码放在烤盘内,入炉用 180℃ ~200℃的炉温烤约 20 分钟即可。

【说明】关于这种点心名字的来由,传说是这种点心曾经救过北宋开国皇帝赵匡胤的性命,他做了皇帝后,便称此糕点为“大救驾”。后来在历朝宫廷中保留,成为一种茶余饭后的精美小吃。其特点是呈圆形螺丝状,色淡黄,入口又香又酥,油而不腻,食后余香满口。

○琵琶酥

【组成】面粉 24 千克,白砂糖 200 克,精炼植物油 5.5 千克,饴糖 3 千克,蛋 1.45 千克,芝麻 1 千克。

【制法】1. 和面:先将白糖和精炼植物油倒入和面机内,加水进行搅拌,然后倒入面粉,继续搅拌,加水量为面粉的 30%。须勤和快包,不宜久搁。

2. 擦酥:先将面粉放入和面机内,再加入精炼植物油擦拌均匀,使之充分混合,面粉的颗粒浸透油脂。

3. 包酥:将皮面与油酥各分成相等块,油酥逐一包入皮料,用小擀筒擀长,再从右向左对叠,后从上到下卷扰,反复几次,再用手掌按成薄饼形,即可包馅。

4. 成型:把包好油酥的饼皮,用手掌揿薄,用手稍稍轻压,做成半圆形饼坯,饼底戳 3 个洞,面上敷一小撮芝麻,然后刷蛋起光。刷蛋后应迅速进炉烘烤。

5. 烘烤:原用圆形特制烧饼开口贴炉,炉边四壁贴烧饼,中间烧白炭。温度过高易焦,过低会使饼坯掉下。因而火候要适宜。

【说明】琵琶酥是一种酥皮无馅点心。在清朝宫廷中备受喜爱,是乾隆皇帝让宫

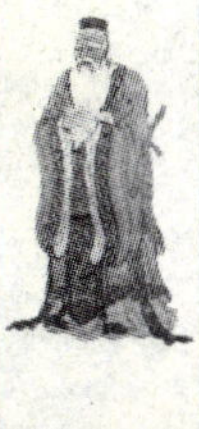

内厨师按琵琶丝弦的形状做出的点心。具有色泽乳白明亮，入口酥软香甜，食后回味无穷的特点。

○云片糕

【组成】江米粉、山药粉、绵白糖、饴糖、香油、桂花精、熟面。

【制法】1. 江米粉加工：江米洗净，进行磨粉。磨好的江米粉一般要贮藏半年左右，叫做陈化，以使江米粉吸潮去其燥性，才能达到制品松软爽口的要求。

2. 润糖：把山药粉、绵白糖、饴糖、香油、桂花精放在缸内加水搅拌。搅拌均匀叫做润糖。经 12 小时待糖粉充分溶化后，即可使用。

3. 调粉：取适量经过陈化的江米粉与润好的糖混合搅拌，使其发绒柔软叫做调粉。

4. 装璜：称取适量的调粉放在铝模内铺平，用压糕机压平，用刀将模内粉坯切成 4 条，再用“铜奈”在表面压平，连同糕模放入热水锅内炖制，炖时要注意气温与火候，一般气温在 20℃以下时，火力要小，如在 20℃以上，则火力要旺些，避免米粉发胀，同时还要注意锅内水温，锅里的水要始终保持微开状态，使糕防止含水过多。炖 1.5 ~ 2 分钟，糕粉遇热气而黏性增强，糕坯成形即可出锅。

5. 冷却、分条：取出铝模，把炖好的糕坯扣在案台上，糕坯条子紧贴在铝模的那一面是面，因吸水充分而光滑滋润；另一面是底，虽平整但不如面部滋润，稍加冷却即把糕坯条面对面地摆好继续冷却。

6. 装屉回锅：把糕坯条面对面、底对底地立放在专用木屉里，然后入锅急火蒸约 5 分钟即可。注意往屉里放置糕坯条时，应使面与面的间隔空隙小些，底与底的间隔空隙大些，以使底部在回锅时充分吸水，增加其光润和滋润程度。

7. 整齐放置：回锅下屉后，撒少许熟面，趁热用铜镜（也叫做铜奈）把糕条上下及四边平整美化，好装入不透风的木箱内，用布或棉被苫盖严密，放置 24 小时，其目的是为了使糕坯将水分充分吸收，以便保持质地软润和防止霉变，待次日切片。

【说明】质地滋润细软，犹如凝脂，能久藏不硬。它能名满大江南北，进入御膳房，和乾隆皇帝有关。据说，乾隆皇帝下江南，来到淮安府城西北的河下镇。龙舟到达这里，那里的盐商们纷纷接驾，叩请皇帝上岸盘桓几日。结果，乾隆被一个姓汪的大盐商迎接到他家的花园驻跸了。一顿丰盛的大宴必不可少，餐后品茶，乾隆这时的眼光，无意于香茗，全被玛瑙盘子里两碟同样的细点吸引住了。这细点，一碟小长方块，都是切成的薄片儿，晶莹洁白，惹人喜爱。乾隆竟忘了用牙筷，顺手先拈两片，一尝，香甜松软，清新可口，顿时大加赞美：“何来佳点，如此大快口福！”他一面赞叹，一面一片片抓着吃。眨眼功夫已经吃下十多片，这才抬起头来向汪盐商道：“此物是何名称？市上可有出售？”汪盐商回奏：“此乃小臣家传糕点，外间并无售卖之处。既蒙皇上赏识，小臣斗胆，叩请恩赐佳名。”乾隆又详细查问糕点是用哪些材料做成的，吩咐御膳房以后要做此佳品。

乾隆答应给汪盐商家传糕点起个典雅的名称。他思索一会，挥毫题字：“云片糕”。

○豆腐皮包子

【组成】豆腐皮、鸡蛋、金针、木耳、香菇、青菜。

【制法】将大豆在水中浸后，捣碎，滤去渣滓，煎成，以盐卤汁或山矾汁或酸浆醋淀，就釜收之。又有入缸内，以石膏末收者。大抵得苦、咸、酸、辛之物，皆可收敛耳。

其面上凝结者，揭取晾干，名豆腐皮。再以豆腐皮作包子，有数种做法：

1. 豆腐皮包裹馅心，如纸包之四折，成方包，以蛋清糊封其口，上笼蒸之。

2. 用豆腐皮裁成小片，包馅成兜子，以麻线收口，蒸熟成型，再去麻线。

3. 有以豆腐切碎，拌调味品为馅，包面皮，蒸熟。

4. 用豆腐皮与金针、木耳、香菇、青菜等制馅，包成素菜包子。此为一简便制法。

【功效】豆制品富含蛋白质，其含量与动物性食品相当。豆腐干的蛋白质含量相当于牛肉，达20%左右；豆浆和豆奶的蛋白质含量接近牛乳，在2% ~3%之间；水豆腐的蛋白质含量在5% ~8%之间，相当于猪的五花肉；腐竹的蛋白质含量达45% ~50%，相当于牛肉干。同时，豆制品中含有一定量的脂肪，但这些脂肪是优质的植物油脂，其中富含必需脂肪酸和磷脂，不含胆固醇，对人体健康有益。豆制品是矿物质的良好来源。大豆本身含钙较多，而豆腐以钙盐为凝固剂，因此豆腐的钙含量很高，是膳食中钙的重要来源。大豆中的微量元素基本上都保留在豆制品中。

【说明】豆腐皮，一名豆腐衣。李时珍《本草纲目》说："豆腐之法，始于汉淮南王刘安。凡黑豆、黄豆及白豆、泥豆、豌豆、绿豆之类皆可为之"。豆腐皮包子在清代为贡品，清宫御膳档案中记载有此物。

# 第五章

# 清宫太医院秘藏方剂

## 一、清肺理中

○太平丸

【组成】天门冬　麦冬去心　知母盐水炒　川贝去心　冬花　杏仁各五钱　生地　黄连各一两八钱　阿胶　当归各一两五钱　蒲黄　桔梗　京墨煅,烟尽　薄荷各三两五钱五分

【制法】共为细末,炼蜜为丸。

【功效】此药专治劳病久嗽,肺痿肺痈,肺热咳嗽,咯血吐血,痰中有血,咽痛作渴,鼻孔生疮,或因怒伤,强力过度,或酒冲心肺,醉饱入房,以致膈痛,肺经亏损,因而生嗽。每服一丸,食后或临睡细嚼,用白滚水送下。如是痰盛,先用梨汤或白水送下消化丸一钱,然后再噙化太平丸。二药合攻,其痰嗽扫迹除根。

○清气化痰丸

【组成】橘红　香附　半夏炙　川贝　天门冬　瓜蒌　桔梗　杏仁炒　枳实各二两　黄芩一两　黄连　白术　茯苓各二两　山楂肉　苏子炒　连翘　海石　皂角各一两　青黛

【制法】共为细末,用神曲二两七钱五分,竹沥一两,打糊为丸,如梧桐子大。每料重一斤十四两四钱,得末一斤六两九钱,入神曲二两七钱五分,净得药丸一斤九两六钱五分。

【功效】此药能清肺宁嗽化痰。气清则胸膈宽舒,痰化则咳嗽自止。如常服之,健脾开胃,进食宽中,清肺降火,消气定喘,大有奇效。每①服二钱,食远清茶送下。胸膈不利,饮食少进,生姜汤送下。咳嗽,梨汤送下。忌生冷油腻、椒酒动火之物。

○调脾清肺理湿饮

【组成】茯苓三钱,朱染　炒茅术一钱五分　广皮一钱五分　壳砂一钱,研　薏米三钱,炒　扁豆三钱,炒　泽泻二钱　酒胆草一钱五分　丹参二钱　次生地三钱　白鲜皮二钱　车前子三钱,包煎

【制法】引用地肤子三钱。

【功效】此药专治脾胃湿热,或心肝郁闷,气滞夹湿,及肾阳湿热,膀胱之气不化。如经有云,心与小肠相表里,肝脉系于二阴,行于两胁,膀胱与肾为表里,但入小肠与胞,行于阴为溲也。现症则小水红赤,或少顷则变白色,形如米泔;或小腹弦急,痛引于脐,则小水淋漓作痛,此为淋也。当分六种随症,或小水后淹痛等症,皆治之。

○状元露

【组成】红花一钱七分　薄荷　川芎　陈皮　当归　桂花各五钱　豆蔻　良姜各三钱　细辛一钱　白芷二钱　冰糖三斤　玫瑰花一斤　泡酒三十斤。

【功效】此酒治肺气,清心经积热,头痛鼻塞,项背拘急,喷嚏声重,耳鸣头疼,口舌生疮。每日饮之,能清三焦之火,通利大小便,和气血,化痰涎。常饮有效。

○红毛露

【组成】桂心　肉果　丁香　归身各一钱　建曲四钱　檀香五分　冰糖四两

---

① 每　原作“二”,据文义改。

【制法】共为末,泡酒三斤。

【功效】此酒和平,不行不泻,能调和脾胃,化食宽中,胸膈膨闷,两胁胀满,呕吐恶心,嘈杂吞酸,消痰顺气,不思饮食等症。每日早晚饮之,立效。

〇青梅露

【组成】佛手八钱　玉竹二两　竹叶八两　薄荷二钱　粉草钱半　熟地二钱　当归二钱　川芎一钱　五加皮二钱　广皮二钱　青皮二钱　葛花三钱　郁金五钱　菊花二两

【制法】泡酒。

【功效】此酒专治肺气不清,痰涎壅盛,咽喉不利,头目眩晕,口舌生疮,饮食无味,大小便不利,咳嗽嚏喷,并清肺胃,化滞降火,其效如神,每日饮之有验。

〇倒痰法

【组成】瓜蒂二钱一分。苦丁香,即苦瓜把　赤小豆二钱,共为细末　香豆豉三钱　白矾二两

【制法】熬汤送下,即将痰呕出。

〇治咳嗽喘方

【组成】紫苏　麻黄　杏仁　桑皮　党参　青皮　半夏姜炒　牛蒡子　陈皮　甘草

【制法】小儿童子五钱,年长之人各二钱,水煎服。

〇清肺抑火丸

【组成】黄芩二两　广陈皮二两　前胡二两　苦桔梗二两　知母两半　蜜桑皮二两　麦冬一两半　天花粉一两半　元参一两　云苓苓一两半　枳壳一两　干葛根一两半　栀子一两,炒　生甘草一两

【制法】共为细末,水泛为丸,如梧桐子大。

【功效】此药专治肺气不清,上焦邪热,咽喉肿痛及牙齿疼痛,身热声哑,胸膈作痛,鼻衄出血,痰壅呕吐,鼻孔生疮,面红酒刺,咳嗽痰实等症,并皆治之。每服一钱或七八分,食远、临卧清茶送下。常服清三焦之火,理胸膈之痰,夺造化有通塞之功,调阴阳有补泻之妙。

〇一捻金治小儿痰喘方

【组成】台参二钱　川军一两　二丑七个

【制法】共为细末,蜜水调服。

〇段氏金丹又名德生丹

【组成】米壳三斤　木香　广皮　甘草　麻黄　五味子　石膏　瓜蒌各四两八钱

【制法】以上共为细末,炼蜜为丸,三钱重。专治男妇老少咳嗽痰喘。早晚服一丸,白滚水送下。

〇痞气丸

【组成】厚朴三钱,姜　黄连四钱　吴萸钱半　白术二钱,土炒茵陈二钱　黄芩二钱　砂仁二钱,炒　干姜一钱　茯苓二钱　党参五钱　泽泻三钱　川乌四钱,炙巴霜五分,去油　肉桂三分　川椒三钱

【制法】共为细末,炼蜜为丸,如梧桐子大。

【功效】此药专治男妇小儿积聚痞块,一切等症。

○紫金锭

【组成】文蛤一斤　大戟八两　光菇十一两　千金子五两　雄黄二两七钱五分　朱砂三两　麝香一两五钱

【制法】共研极细面,用江米十二两蒸糊,将药对面糊拌匀,用大木棍椎至滋润为度成锭。

【功效】专治瘟疫痧胀,痰壅气闭,咽痛喉痹,霍乱转筋,一切四时不正之气,并皆治之。

○段氏金丹又名德生丹

【组成】米壳三斤　木香四两八钱　广皮四两八钱　甘草四两八钱　麻黄四两八钱　五味子四两八钱　石膏四两八钱　瓜蒌四两八钱

【制法】共为细末,炼蜜为丸,每丸重三钱。

【功效】专治男妇老少咳嗽痰喘。早晚用一丸,白滚水送下,无不神效。

○清肺抑火宁嗽化痰丸

【组成】黄芩二两,生　桑白皮二两,蜜炙　黑参一两　知母一两五钱,生　桔梗二两　寸麦冬一两五钱,去心　枳壳一两,麸炒花粉一两五钱　陈皮二两　白茯苓一两五钱　前胡二两　干葛一两五钱　山栀一两,炒　甘草一两,生

【制法】上为细末,滴水为丸,如梧桐子大。

【功效】此药专治肺经火盛,咳嗽有痰,鼻流清涕,气促喘急,胸膈痞闷,声音不清等症。

○滋阴宁嗽化痰丸

【组成】知母一两,生　贝母一两,去心　天冬一两,去心　寸麦冬一两,去心　五味子三钱　陈皮八钱　胆星七钱　白茯苓一两　生楂肉八钱　枳壳八钱,麸炒　苦芩八钱,酒炒　瓜蒌仁八钱　生甘草三钱,生

【制法】上为细末,竹沥为丸,如梧桐子大。

【功效】此药专治阴虚火盛,五心烦热,咳嗽喘急,痰中带红,日晡潮热,吐血衄血,一切劳碌等症。

○香砂养胃宽中丸

【组成】香附一两,醋炒　缩砂仁八钱,炒　苍术八钱,米泔水浸,炒　木香五钱　槟榔五钱　白豆蔻五钱　神曲五钱,炒　青皮一两,醋炒　麦芽一两,炒　生甘草五钱　陈皮一两　半夏一两,姜汁炒　枳实一两,麸炒　厚朴五钱,姜汁炒

【制法】上为细末,滴水为丸,如梧桐子大。

【功效】此药专治脾胃虚弱,食不知味,肚腹作痛,呕吐恶心,嗳气吞酸,五噎五膈等症。

○百消丸

【组成】黑丑二两,头末　香附一两,醋炒　五灵脂一两

【制法】共为细末,醋糊为丸,如梧桐子大。每服一钱五分,不时用淡姜汤送下。

【功效】此药专能消酒食痰气,水痞肿胀,积块瘀痛。此药消而不见,响而不动,药本寻常,其效甚捷。

○竹沥化痰丸

【组成】黄芩四两　熟军十两　木香二两　青皮四两　白蔻四两　栀肉四两　枳实五两,麸炒　贝母二两,去心　花粉三两　橘红五两　前胡二两　白芍一两,炒

槟榔三两　香附一两　山楂肉三钱　元参一两　川芎七钱五分　白芷五钱　威灵仙七钱五分

【制法】共为细末，竹沥为丸，如梧桐子大。每服钱半，食远用清茶送下。

【功效】此药治遍身骨节走注疼痛，四肢麻木，寒热往来，关节不利，喘嗽烦闷一切等症。

〇清心滚痰丸

【组成】大黄四两，酒煮　黄芩四两，生　青礞石五钱　犀角五钱　皂角五钱　朱砂五钱　沉香二钱五分　麝香五钱

【制法】上为细末，滴水为丸，如梧桐子大，朱砂为衣。每服一钱五分或二钱，不拘时，用白开水送下。

【功效】此药治癫痫风症，心气不足，神志不宁，怔忡健忘，恍惚来去，精神昏愦，怒恐忧惨，虚烦少睡，癫狂搦搐，角弓反张等症。

〇滚痰丸

【组成】大黄八两，酒拌，蒸，晒干　黄芩八两，去托　沉香五钱　金星礞石捶碎，焰硝一两和匀，入沙罐内，铁线扎厚纸盖口，盐泥封固，晒干，炭火煅过

又一方加朱砂二两，研细末，为衣。

【制法】上为细末，熟水为丸，如梧桐子大。每服一钱，或一钱五分，不拘时，用白滚水送下。

【功效】此药专治降火化痰，开结顺气，痰厥气厥，心神恍惚，起居不宁，一切怪异痰症。

〇二母清顺丸

【组成】知母五钱，生　贝母五钱，去心，生　天冬四钱，去心　麦冬四钱，生　人参二钱　当归三钱，酒洗　陈皮五钱，去白　白茯苓五钱　半夏五钱，炙　枯芩五钱，酒炒　桔梗五钱　山栀仁五钱，炒　甘草二钱，生　天花粉五钱

【制法】上为细末，神曲打糊为丸，如梧桐子大。每服一钱五分或二钱，食远用清茶送下。

【功效】此药治肺虚喘促，痰滞咳嗽，口舌咽干，面白清涕，饮食不思等症。

〇三补枳术丸

【组成】砂仁三钱，炒　白术二两，土炒　陈皮一两，去白　枳实二两，麸炒　黄连五钱，姜汁炒　黄芩五钱，酒炒　黄柏一两，盐水炒　白梧桐五钱　贝母八钱，去心　神曲五钱，炒　香附三钱，醋炒　麦芽三钱，炒　山楂肉五钱

【制法】上为细末，荷叶煎汤煮粳米粥为丸，如梧桐子大。

【功效】此药专治三焦火盛，痰盛不清，头目迷晕，胸膈不宽，面赤心烦，呕哕痰水，吞酸等症。

〇清离滋坎丸

【组成】生地黄一两　熟地黄一两　麦门冬一两，去心　天冬一两，去心　白芍一两，酒炒　白茯苓一两　牡丹皮六钱，酒洗　当归一两，酒洗　山茱萸一两，酒蒸去核　山药一两，炒　白术一两，土炒　泽泻五钱，去毛　黄柏五钱，盐水炒　知母五钱，盐水炒　甘草三钱，炙

【制法】上为细末，蜜水为丸，如梧桐子大。每服一钱五分或二钱，食远白滚水送下。

【功效】此药专治虚劳烦瘵，发热咳嗽，吐痰喘急，自汗盗汗，五心烦热，吐血衄血，咽疮声哑，夜梦遗精，耳聋眼花等症。

○六君子丸

【组成】人参一两，去芦　白术一两，土炒　白茯苓一两　陈皮八钱，去白　半夏八钱，姜汁炒　甘草三钱，炙

【制法】上为细末，神曲打糊为丸，如梧桐子大。每服一钱五分或二钱，食远白滚水送下。

【功效】此药专治理肺虚胃弱，不爱饮食，不长肌肉，神疲倦怠，畏冷怯寒，呕吐腹痛，大便稀薄等症。

○福寿丹

【组成】黄连四分　朱砂四分　甘草四分

【制法】共为细末，过双丝罗。

【功效】此丹治小儿内热痰盛，此安神圣药也。

○英神普救丸

【组成】明雄黄五钱　郁金五钱　巴霜八钱，去油　乳香一钱五分，去油　没药一钱五分，去油　陈皮一钱五分　木香一钱五分牙皂一钱五分　胆星二钱　紫蔻二钱　牛黄二分、麝香二分　琥珀二分

【制法】共为细末，陈醋打糊为丸，如绿豆大，朱砂为衣。

【功效】此药治痰热郁结，镇惊定魂开气。

○消痰膏

【组成】皂荚四两，全打碎　当归八两，切　香白芷十六两，切片左秦艽十六两，切片　打升麻十六两，切片打

【制法】用大麻油十一斤，浸三日。文火熬枯，滤净渣，筛净。黄丹五十两，至滴水成珠，再入净乳香、净没药、生南星、生半夏各四两，须研极细，筛净搅和。再入肉桂四两为末，离火，入上号麝香五钱，和为膏。或膏中不用麝香，临用时每张加麝香二三厘。孕妇忌用麝香膏。药用厚油纸摊。

【功效】此药善治荣卫不和、无名肿毒及痰咳流注等症，皆可贴之。

○梨膏方

【组成】嫩藕一斤八两，取汁用　秋梨二十个，去皮核，取汁　红枣肉八两，煮，取汁用　冰糖二斤　盆糖二斤　麦冬二两，煎汁用川贝母二两，煎汁用　薄荷二两，煎汁用　白蜜一两五钱

【制法】上将冰糖、盆糖、白蜜五斤八两化开，滤去渣，熬成膏饼。此膏能清金降火，止嗽化痰，解渴除烦，添津润燥；或阴虚火旺，口燥咽干，咳久嗽血，吐血咯血，痰中带血，肺经虚损，悉能治之。每用五六茶匙，早晚滚白水冲服。

○一捻金

【组成】黑丑一钱　白丑一钱　槟榔一钱　大黄一钱　朱砂五分　赤金一张共为细末。

【功效】专治小儿一切风痰壅塞，口吐涎沫，胸高肺胀，喘满气促，咳嗽面黄，两胁搧动，陷下作坑，癫痫发抽，急惊上视，鼻窍开张，精神烦乱，声哑不鸣，痰涎壅盛，夜卧惊悸，发渴潮热，肚腹膨胀，不思饮食等症，每服四五分，量大小用之，引蜂蜜少许，无根水调服。



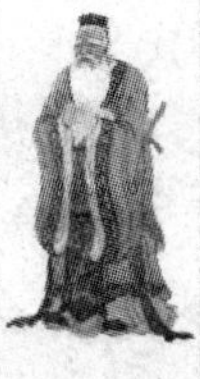

○平安丹

【组成】苍术二斤　芸香二斤　檀香八两　沉香一两

【制法】共为细末，红枣二斤，煮烂成泥为丸，如芡实大。

【功效】此丹专避山岚瘴气，瘟疫时邪，一切秽恶煤炭之气，如遇之即然，此丹并皆去之。

○参苏理肺丸

【组成】苏叶五钱　干葛五钱　前胡五钱　半夏五钱　茯苓七钱五分　陈皮五钱　枳壳五钱　桔梗五钱　木香二钱　甘草五钱

【制法】共为细末。如冬月，用麻黄二两煎汤为丸，如梧桐子大。

【功效】此丸专治肺经不清，一切痰喘咳嗽，不论四时感冒，伤寒伤风，发热憎寒，头疼无汗，鼻塞声重，怕风畏寒，不思饮食等症，并皆治之。及经年旧病，咳嗽昼夜不安，春秋举发，鼻流清涕，痰涎壅盛，四肢无力，身体困倦；或内伤外感，寒热风邪，饥饱劳碌，损伤肺气，多致咳嗽，此药主之。每服二三钱。如风寒咳嗽，淡姜汤送下，清茶亦可；久嗽不止，梨汤送下。忌劳碌、风寒、动火之物。

○香连丸

【组成】川黄连十两，用吴萸五两水泡，取连炒，去吴萸不用　广木香二两五钱

【制法】共为细末，用醋打糊为丸，如梧桐子大。

【功效】夫痢者乃湿热食积所致，湿①热伤血分则赤，伤气分则白，气血俱伤则赤白分离。黄者食积，黑者湿胜也。其症脐腹疼痛，或下鲜血，瘀血紫黑，血白②脓赤白相离，或如豆汁，里急后重，昼夜无度。此药泻脾胃之湿热，消脏腑之积滞。每服一钱，空心米汤送下。

○仙药茶③

【组成】六安茶一斤　石菖蒲二两　鲜苏叶二两　陈皮丝二两　鲜姜丝二两

【制法】于五月五日午时共合一处，用水拌匀，入磁缸封贮，三日取出凉干，仍封于磁缸内存放。

【功效】此药专治四时令序皆有不正之气，感冒风寒，停食积滞，胸膈饱满，呕吐恶心，头眩头痛，腹痛腰酸，憎寒壮热，手足战栗，咽嗌不利，百节酸痛，或口中发苦，鼻孔燥干，皆治之。

○通宣理肺丸

【组成】沙参二两　苏叶四两　陈皮四两　枳壳四两　前胡四两　半夏四两　干葛四两　桔梗八两　茯苓四两　木香二两　蜜麻黄二两　甘草一两，制

【制法】共为细末。水叠为丸，如梧桐子大。

【功效】此药专治一切风寒咳嗽，痰饮壅满，气促作喘等症，并皆治之。

○抱龙丸

【组成】薄荷叶五分　全蝎五钱，去毒　浙贝五钱，去心　半夏五钱，炙　茯神一两，抱木　麦冬八钱　枳壳五钱，炒　羚羊一两　九转胆星八钱　天竺黄四钱　雄

① 湿　原作“温”，据文义改。

② 血白　疑为衍文。

③ 茶　原作“方”，据目录改。

黄四钱

【制法】共为极细末，炼蜜为丸，重五钱，朱砂为衣。

【功效】此药治小儿急慢惊风，牙关紧闭，口眼歪斜，不省人事，用一丸姜汤调搽牙关，再用一丸姜汤灌下；霍乱吐泻，藿香、姜汤送下；伤风咳嗽气急，葱姜汤送下；痰多饱闷恶心，薄荷汤送下；夜啼惊跳，鼻热，灯草汤送下；痘疹瘫麻，或出未出者，清茶汤送；赤痢肿坠后重，枳壳汤送下；自利虚弱，手足酸软，淡姜汤送下；感冒风寒，吐乳肚痛，姜汤送下；头疼发热，宿食作酸，砂仁、麦芽汤送下；男妇潮热，心神恍惚，不思饮食，灯草汤送下；小儿初生，乳汁调服亦可。

### ○金衣祛暑丸

【组成】藿香四两　香薷四两　苏梗叶四两　白术一两，土炒　黑苍术二两　厚朴二两五钱，姜炒　陈皮二两五钱　桔梗一两　白扁豆二两五钱，炒　白茯苓四两　白芷一两　大腹皮一两　羌活一两五钱　半夏一两，姜炒　木瓜一两五钱　猪苓三两　泽泻一两　甘草一两，生

【制法】共为细末，炼老蜜为丸，重一钱五分，用朱砂二两为衣，外用大赤金重衣。

【功效】专治中暑身热头痛，上吐下泻，烦躁不安，头目眩晕，呕哕恶心，口苦舌干，四肢困倦，精神恍惚，心腹胀痛，不思饮食，消渴饮水，霍乱转筋，及红白痢疾，大便赤黄。夏月伏暑，无病之人可常服之。每服一二丸，用新汲水或冰水送下。风寒，姜汤送下。

### ○壬水大金丹

【组成】川大黄绵纹者五斤，切薄片，以烧酒一斤，白蜜四两和匀，绿豆二斤水浸一夜，北铅二斤打作薄片，剪碎，与绿豆拌匀，柳木甑铺柳叶厚过许，以绿豆、铅片搅拌，铺叶上，覆以夏布，置大黄片于上，又覆以夏布，夏布之上覆以绿豆、铅片，后以柳叶盖之，蒸七香，取出大黄晒干，露一宿，如是九度，再以乌梅　薄荷叶　枳壳　广木香　陈皮　九转胆星　檀香　枸杞子各一两　蚊蛤四两　川贝母　石膏　牙皂　制半夏各二两　生矾　便附　黄芩各一两，炒　栀子仁炒　沉香　白茯苓

以上药味用水五斤，煎汁三斤，去渣，浸前大黄，以汁尽为度，晒干为末。每大黄末一斤，配九制净明粉一两七次。

礞石　官粉　硼砂　琥珀　郁金　沉香各一两　犀角二钱　羚羊三钱　钟乳粉三钱　牛黄五钱　灵砂五钱

以上十一味皆取净末，合匀听用。钟乳宜用上白者，以甘粉、藿香、零陵香、白芸香各一钱，共煮三日，次以甘草、地榆、天葵煮三日取出，乳石，研万遍如粉，方用八两，打碎，炒黄色。

文蛤以茶卤熬一日，不住手搅；再以糯米熬汤，熬三日，不住手搅。以作不混，且生金为度。

白云苓　嫩黄芪蜜炙　当归　枸杞　粉甘草　人参郁金各五钱　麦冬二两，去心

此八味煎浓汁二盏，入文蛤膏，再煎成膏。以前末同膏合匀，千杵为丸，如梧桐子大，大金箔为衣。

【功效】凡一切痰迷瘫痪，虫鬲哮喘诸症，噙化一丸，立效。

### ○附子理中丸

【组成】大附子七钱　肉桂七钱，去粗皮　黄芪一两　炙甘草五钱　于白术一

两，土炒　干姜一两，炒

【制法】共为细末，炼蜜为丸。

【功效】此丸专治中寒不渴，昏不知人，口噤不语，四肢逆冷，脐腹冷痛，霍乱转筋，一切虚寒等症，并皆治之。

〇发表丸

【组成】甘草　麻黄　升麻　葛根各四两　苍术二两

【制法】为末，炼蜜为丸，肥皂大。每服一丸，生绿豆汤送下。如三日外再加一丸，加元酒一盅。

【功效】治一切伤寒无汗，头疼发热，身痛口干。

〇治噎膈开关百发百中方

【组成】雪梨一枚　巴豆七个，去壳　麝香三分

【制法】和捣烂，徐徐吞之。

## 二、养胃健脾

〇资生丸

【组成】人参　橘红　枣仁各一两炒　黄连五钱　桔梗五钱　茯苓二两　白术四两　当归　山楂各一两五钱　远志肉五钱　麦冬一两五钱炒　薏米一两五钱　山药一两五钱　建莲一两五钱　白豆蔻五钱　扁豆一两五钱　芡实一两五钱　建曲二两　藿香五钱　缩砂五钱

【制法】共为细末，炼蜜为丸。

【功效】此药专治能养胃健脾，益气补中，调和五脏，滋补营卫，并理虚消食化痰，不燥不热。凡男妇老幼，脾胃虚弱，气血不足，多困食少，体瘦面黄，饥饱失宜，不思饮食，虚膨胀满，呕吐痰水，溲便不调，四肢乏力，盗汗遗精，虚损劳伤等症，并皆治之。每服三钱，不分早晚，以白滚水送下，米汤亦可。忌生冷、厚味。

〇大健脾丸

【组成】石斛　陈皮　山药炒　青皮醋浸，炒　白豆蔻　山楂各一两　白术二两　茯苓　木香五钱

【制法】共为细末，炼蜜为丸。

【功效】此药专治脾弱气虚，面黄肌瘦，四肢怠惰，精神短少，心腹胀痛，不思饮食，脾泻等症。每服一丸，小儿半丸，早晚细嚼，米汤送下。

〇加味保和丸

【组成】白术五两　枳实　苍术　香附　萝卜子　黄连　黄芩　麦芽　三棱　莪术　厚朴　连翘各一两　陈皮三两　半夏三两，炙　茯苓　神曲　山楂各三两　木香五钱

【制法】共为细末，用姜一两取汁打糊为丸，如桐子大。每料一斤十五两五钱，碾筛每[①]斤伤折四两，共应折七两七钱五分，净得丸一斤七两七钱五分。

【功效】此药专治饮食不调，损伤脾胃，痰饮积滞，不能运化，或伤食饱闷，胸膈不利，以致头目昏眩，胃中虚热。常服消痰顺气，理脾和胃，多进饮食，能清胃中湿热。每服二钱五分，白滚水送下。

○理气健脾丸

【组成】白术六两，土炒　归身六两　茯苓三钱　陈皮三两　半夏一两二钱，炙　黄连二两　香附二两　枳实一两五钱　桔梗一两五钱　神曲二两五钱　山楂一两八钱　木香五钱　甘草三钱

【制法】共为细末，用荷叶、大米各一两熬粥为丸，如梧桐子大。每料重一斤十五两一钱，碾筛伤折四两，共应折七两七钱五分，净得丸一斤七两五钱五分。

【功效】此药专治男妇一切气逆不和，脾胃虚弱，饮食不甜，四肢倦怠，大便不调，胸膈不利，两胁膨胀，倒饱嘈杂，呕吐痰水，食积气滞，郁结不散，忧伤脾虚，气逆之由也。

此药常服顺气开胃，健脾和中，平和王道之药，屡见奇效，功难尽述。每服一钱五分，早晚白滚水送下。忌气恼忧思，节饮食。

○香砂养胃丸

【组成】香附　陈皮　麦芽　半夏　枳实各一两　厚朴　白蔻　木香　槟榔　神曲　缩砂各五钱　苍术八钱　青皮一两　甘草五钱

【制法】共为细末，水泛为丸，如梧桐子大。每料重十两零六钱，碾筛每斤伤折四两，共应折二两五钱，得丸八两一钱。

【功效】此药专治男妇脾虚胃弱，饮食不思，膨胀腹痛，呕吐痰水，面色萎黄，四肢困倦，气郁不通，痞闷不舒，大便不调，食物不化，一切脾胃之疾可常服之。每服一二钱，早晚用白滚水送下。胃口不开，红枣汤送下。胃痛，艾醋煎汤送下。呕吐恶心，姜汤送下。忌气恼、生冷、厚味。

○肥儿丸

【组成】茯苓　白术　金蟾　黄芪　黄连　萝卜子　胡连　枳壳　槟榔　银柴胡　三棱　莪术　厚朴　五谷虫　青皮　神曲　山楂　阿魏各二两　甘草一两

【制法】共为细末，泛水为丸，如梧桐子大。每料重三斤三两，碾筛每斤伤折四两，共应折十二两七钱五分，共得丸二斤六两二钱五分。

【功效】此药治诸疳之症。盖因小儿脾胃懦弱，禀气不足，兼之乳哺失调，食物太早，或缺乳之子，恣食肥腻、生冷、硬面，肠胃软脆，岂能运化积滞？日久脾胃受伤，耗损元气，以致面黄气促，肢体瘦弱，发竖，肚大青筋，身软难行，发热咳嗽，咬牙舒舌，摇头揉目，及蛔虫泻痢，并好食泥土等物，并皆治之。每服五分，空心米汤送下。忌食生冷油腻、牛马犬肉。

○香砂枳术丸

【组成】白术二两　枳实　木香　缩砂仁，各一两

【制法】共为细末，用荷叶、仓米五钱煎汤叠丸，如梧桐子大。每料重五两，碾筛每斤伤折四两，共应折一两二钱五分，净得丸三两七钱五分。

【功效】此药治脾胃虚弱，饮食减少，胸膈痞闷，宿食宿酒不能消化，呕逆恶心，中膈气滞，并宜服之。每服二三钱，食远临睡用白滚水送下。

○阳和启脾膏

【组成】党参　白术　黄芪　鹿角　当归　香附各一两五钱　白芍　川芎　独活　附子　干姜　阿魏　橘皮　三棱　川椒　草果仁各一两

【制法】用麻油三斤，将前药渣熬至滴水成珠，入飞净黄丹一斤二两，再入后药面：

肉桂　沉香　丁香各三钱

上三味，共研细末，候油稍冷，加入搅匀成坨，每坨约重四五两。候去火气，三日后方可摊贴。黄丹分两多少，老嫩合宜，酌量兑之。

【功效】此膏专治脾胃虚弱，阳气不足，中风中寒，食积腹痛，肠鸣腹胀，饮食不香，癥瘕痞块，五更泄泻，一切虚寒之症，将此膏贴于肚脐即愈。

**○八仙长寿酒**

【组成】人参二钱　茯神三钱　枸杞三钱　建莲肉三钱　檀香二钱，镑　蔻仁一钱　玫瑰花二钱　龙眼肉三钱

【制法】将药合一处，用夏布口袋盛之，泡烧酒十斤，加冰糖一斤。

【功效】此酒益气养神，开胃健脾，固阳滋阴，且药性和平，气味芳香。食前饮之，能和胃气；食后饮之，能消宿谷。亦养生之一道也。

**○补益延龄露**

【组成】熟地　白芍炒　当归　茯苓各三钱　白术土炒　川芎　人参各二钱　炙草　木香　蔻仁　砂仁各一钱　丁香钱半　凤仙花二钱　玫瑰花二钱

【制法】泡烧酒三十斤，加白糖二斤，红曲四两。

【功效】此药健脾养胃，顺气消食，调荣益气，大补诸虚。治男妇五劳七伤，诸虚百损，身体瘦弱，面色痿黄，呕吐嘈杂，饮食难化，食物成痰，大便不调，四肢无力，多睡食少，精神倦怠，一切脾虚胃弱之症，无不神效。每早晚饮一二小盅，妙难尽述。

**○治盗汗方**

【制法】五倍子焙，研细，以自己漱口水调敷脐上，即愈。

**○治小儿泻肚干呕方**

【组成】芦根三钱　竹茹二钱　粳米二钱　鲜姜五片

【制法】煎汤灌之。

**○七厘散**

【组成】茅术　草乌　白芷　羌活　当归　赤芍　虎骨各一钱

【制法】共为细末，每服七分，元酒调服。

**○仙传五香丸**

【组成】香附三个，醋炙　五灵脂一斤　黑丑四两　白丑四两

【制法】共为细末，醋水为丸。

【功效】此药专治消食消积，消痞消痰，消气消滞，消肿消痛，消血消痢，消蛊消胀，消膈消闷。每服一钱，姜汤送下。早晚服之，无不神效。孕妇忌服。

**○煮槟榔药**

【组成】白蔻一两五钱　檀香一两五钱　丁香六钱　冬瓜仁六钱　陈皮三两　缩砂一两五钱　沉香九钱　益智仁九钱　青盐六钱

此系三料分两。

【功效】此药化滞利膈，宽胸顺气，化痰去湿，理脾和胃，去口中恶味。多食无功，宜少食。

**○八宝清胃散**

【组成】冰片二分　朱砂三分　琥珀一钱　乳香一钱　没药一钱　胡连一钱　硼砂五钱　儿茶二钱　石膏五钱

【制法】共研极细末。

【功效】此散专治胃火上升，牙齿疼痛，、口舌生疮，牙缝出血。每用少许擦牙上，待流涎水吐出自愈。

○越鞠保和丸

【组成】东山楂一两　神曲一两　云茯苓一两　半夏一两　香附米一两　苍术一两　川抚芎一两　黑栀一两　广皮五钱　连翘五钱　萝卜子五钱

【制法】共为细末，加神曲一两，打糊为丸，如桐子大。

【功效】此丸专治忧思气怒，胸结不舒，损伤肝脾，以至呕吐嘈杂，胸膈胀满，不思饮食，郁结烦闷。每服一二钱，白水送下，淡姜汤亦可。此药健脾养胃，宽中化痰顺气，大有神效。忌厚味生冷，戒气怒。

○胃苓丸

【组成】猪苓一两　泽泻一两　苍术一两　厚朴一两　陈皮一两　白术二两，土炒　杭芍一两五钱　云苓一两五钱　肉桂三钱，去粗皮　甘草三钱

【制法】共为细末，神曲打糊为丸，如梧桐子大。

【功效】此丸专治脾胃不和，呕吐痰水，胸膈痞闷，身热头疼，霍乱吐泻，小便赤少，大便泄泻，每服二三钱，食①远白汤送下。饮食不进，生姜、红枣汤送下；霍乱吐泻，灯心、竹叶汤送下。常服能调中养胃，甚有奇效。

○归脾丸

【组成】炙黄芪一两　野于术一两　怀山药一两，炒　远志一两，去心　白茯苓一两　酒当归一两　建莲肉一两　枣仁一两，炒广木香四钱　生甘草三钱

【制法】共为细末，用圆眼肉八钱煎汤为丸，如梧桐子大。

【功效】此丸专治男妇思虑过度，劳心伤脾，健忘怔忡，烦躁不寐，短气自汗，坐卧不安，饮食减少，倦怠无力，痛久气血两虚，不能复元者，此丸主之。读书游宦之人，尤宜多服。食远龙眼、红枣煎汤送下。

○桂附地黄丸

【制法】即六味地黄丸加附子、肉桂二两。

【功效】此药专治老人命门火衰，不能生土，形体瘦弱无力，脾胃虚寒，饮食少思，或脐腹寒痛，或湿热以作，腰腿酸痛，及大便不实，小便不禁，淋闭等症，老年常服温补之药也。每服二钱，空心白滚水或盐汤送下。

○冰硼散

【组成】冰片二分　硼砂四分　火硝三分

【制法】共为细末。

【功效】专治胃火上升，痰滞积热，怕食热物，喜食凉，牙齿疼痛，时作时止，不时举发。每用药末，不拘多少，上痛处，日上三四次。内再服清胃降火等丸药，方可全效。

○橘半枳术丸

【组成】白术四两，土炒　半夏二两，炙　山楂肉二两　陈皮二两　枳实二两　神曲二两，炒　麦芽二两，炒　桔梗二两　缩砂二两，炒　枳壳二两，炒

【制法】共为细末，水叠为丸，如梧桐子大。

---

① 食　原作"白"，据文义改。



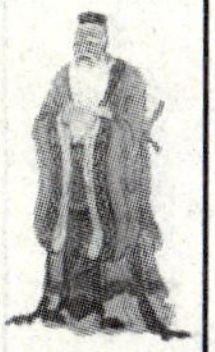

【功效】此药健脾养胃，理气化痰，有滞能消，脾虚胃弱能补。每服三钱，早晚用姜汤送下，白水亦可。常服消痰开胃，化宿酒宿食，止呕吐，功难尽述。

○仙传五香丸

【组成】香附二斤，醋炙　五香脂一斤　黑丑四两　白丑四两

【制法】共为极细末，醋水为丸。

【功效】此药专治消食、消积、消痞、消痰、消气、消滞、消肿、消痛、消血、消痢、消虫、消胀、消膈、消闷。每服一钱，姜汤送下，早晚各服之，无不神效。孕妇忌食。

○参苓白术丸

【组成】人参一两　白术二两五钱，土炒　茯苓一两　山药一两，炒　扁豆一两，姜汁炒　桔梗一两　薏仁一两，炒　莲肉二两　陈皮五钱　半夏一两，姜汁炒　砂仁五钱　黄连一钱，姜汁炒　神曲一两，炒　香附一两，童便炒　当归二两，酒炒　炒芍一两，酒洗　甘草五钱，炙　柏子霜一两　毛橘红五钱　沙苑蒺藜一两

【制法】上为细末，姜枣煎汤，打神曲糊为丸，如梧桐子大。每服二钱，用米汤送下。

【功效】此药专治病后元气虚弱，脾胃亏损，四肢沉重，多因少食肌肤消瘦，久泻久痢等症。

○消食化滞丸

【组成】大黄六两，生　黑丑六两，头末　木香一两　槟榔一两　枳壳一两，土炒　香附四两，炒　青皮一两，去穰　陈皮一两　莪术一两，醋炒　黄连一两，生　黄柏三两，盐水炒

【制法】上为细末，水糊为丸，如梧桐子大。每服一钱五分，不拘时，白滚水送下。

【功效】此药治诸气食积，噎膈痞满，胃胁刺痛，大小便秘，一切积滞等症。

○经验大健脾丸

【组成】人参一两　白术二两，土炒　白茯苓一两　陈皮一两　麦芽一两　半夏曲一两，炒　怀山药一两，炒　黄连五钱，姜汁炒　青皮一两，醋浸炒　山楂肉一两　广木香五钱　白豆蔻去皮，一两　枳实一两，麸炒　金钗石斛一两，去根

【制法】上为细末，陈老米、荷叶煎浓汤为丸，如绿豆大。每服一钱五分，食远用白滚水送下。

【功效】此药治中气不足，脾胃虚弱，懒于饮食，胸膈窒塞，胁肋胀满，肢体倦怠，面肌消瘦，呕吐恶心，大便不实，或大便后致伤脾胃等症。

○养胃调脏丸

【组成】人参去芦，五钱　干山药一两，炒　莲肉一两，去心　苍术二两，米泔水浸，炒　厚朴五钱，去皮，姜汁炒　猪苓一两，净泽泻一两，去毛　白茯苓一两五钱　白芍一两五钱，炒　肉桂三钱，去皮　白术去芦。一份用肉蔻二钱拌炒，一份用补骨脂拌炒。二两。一份用小茴香二钱拌炒，一份用吴茱萸拌炒　白扁豆二两，炒甘草二钱，炙　陈皮一两

【制法】上为细末，煮粳米粥调炒，神曲糊为丸，如梧桐子大。

【功效】此药治脾虚久泻，日夜无度，肠胃虚寒，滑溏不禁等症，并皆治之。

○沉香化滞丸

【组成】沉香五钱　莪术三钱，醋炒　陈皮一两　香附一两，水洗去土　木香一两　缩砂一两，去壳　藿香一两，水洗去土　麦芽一两　神曲一两，炒　甘草一两，炙

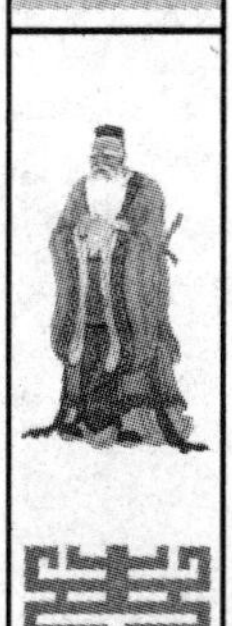

【制法】上药共为细末，酒糊为丸，如梧桐子大。每服一钱五分，或二钱，空心用滚白水送下。

【功效】此药治内伤生冷、炙煿、厚味、坚硬之物，停滞不化，以致胸膈痞满，肚腹作痛，食不知味，或吐或泻，一切气滞之症。

## 三、补心安神

### ○天王补心丹

【组成】生地四两　天冬　麦冬　柏子仁　枣仁　当归　五味子各一两　人参　远志　甘草炙　茯苓　元参　丹参　石菖蒲　桔梗各五钱　黄连一两五钱

【制法】共为细末，炼蜜为丸。

【功效】此药专治劳神过度，长夜不眠，耗损精血，梦寐不安，遗精便浊，自汗盗汗，四肢无力，遍身酸软，不思饮食，一切等症。盖因水不升，火不降之故耳。每服一丸，临卧灯心圆皮汤送下。

### ○半夏白术天麻丸

【组成】半夏十二两，姜炙　麦芽十两三钱，炒　神曲二两三钱，炒　白术六两，土炒　苍术一两二钱，米泔水浸　黄柏一两八钱　黄芪十二两，蜜炒　陈皮十二两　茯苓四两八钱　泽泻一两二钱　天麻六两

【制法】共为细末，用姜二两取汁为丸，如梧桐子大。每料重四斤五两六钱，碾筛每斤伤折四两，共折一斤一两二钱五分，共得丸三斤四两三钱五分。

【功效】此药专治痰厥头痛，眼黑头旋，恶心烦闷，无声懒言，精神颠倒，目不敢开，如在舟中，头痛如裂，身重如山，四肢厥冷，不得安卧，此乃胃虚损停痰而致也。每服一二钱，不拘早晚，用淡姜汤送下。

### ○牛黄清心丸

【组成】人参一两　茯苓五钱　白术　白芍酒洗　当归酒洗　黄芩　麦冬　防风各六钱　柴胡　川芎各五钱　肉桂　山药　冰片　麝香各四钱　干姜　白薇各三钱　桔梗五钱五分　阿胶六钱八分，蛤粉炒　杏仁五钱，另研　蒲黄一两，炒　神曲一两，炒　甘草二钱　大豆黄卷①七钱　羚羊角六钱　朱砂六钱　犀角八钱　雄黄三钱三分　牛黄四钱八分

【制法】上药细末，用大胶枣四十枚，捣研为丸。每料重十五两七钱，碾筛每斤伤折四两，共应折三两七钱五分，得末十一两九钱五分，入净蜜五两九钱七分五厘，每丸重一钱，共得丸一百七十丸，去二分五厘。莫外用。大赤金为衣。

【功效】中风之症，暮年者多，中年者少。盖因精血耗损，不能荣养，筋骨强直；或因体元形盛气衰，内伏湿痰，外邪乘虚，卒然仆倒，不省人事，既而受病，当救其急，以牛黄清心丸为主。此药治中风痰厥，昏迷不省，口噤痰喘，手足抽掣，五痫僵仆。颠狂二症，总有风痰久郁于内，正气先虚，邪火极盛，一时顿作，或逾墙上层，打物咬人，

---

①　大豆黄卷　原作“大黄豆卷”，参照《太平惠民和剂局方》等书所载本方改。

裸体骂詈①，不避亲疏，痴笑噣哭，语言不伦，左顾右盼，如见神鬼，经年不愈，或时发时止者，并宜服之。镇惊安神，化痰清火，顺气祛风。牙关紧闭，姜汁调此药搽，牙关即开，再用姜汁调化一丸服或灌下。诸颠痫风邪，早晚竹沥姜汤化下。孕妇勿服。

○朱砂安神丸

【组成】当归　甘草各二钱五分　生地一钱五分　黄连六钱

【制法】共为细末，蜜水叠丸，如绿豆大，每料重二两一钱五分，碾筛每斤伤折四两，共折二钱五分，净得丸一两，外用朱砂为衣。

【功效】此药专治心神不安，精神恍惚，惊悸不安，夜多怪梦，思虑劳神，怔怔健忘，一切心虚有痰有火等症。每服一二钱，临睡灯心煎汤送下。常服补心生血，除烦解热，消三焦伏火，疗口燥舌干。常服心窍清明，精神倍长，又能日记千言，多记不忘。

○治心腹冷疼方

【制法】胡椒三七粒，或一岁一粒。

○治痰迷心窍疯子方

男女老幼不顾身体。

【组成】甘遂三钱　朱砂三钱　牛黄二钱　珠子一分　麝香一分

【制法】共研细末，猪心一个，将药末入猪心内，用油纸三层将猪心包严，用水洗透，再炭火内烧熟，用草纸十层，将猪心内药末使刀取出，用水送下，净吃药不吃猪心，倒痰即愈，无不神效。

○治气迷心方

【组成】甘遂　朱砂各三钱

【制法】共为细末，用猪心血为丸，蒸熟，再用猪心熬汤送下。

○神效清心丸

【组成】牛黄二两　寸香一两　白芍一两五钱　麦冬一两五钱　桔梗一两三钱　茯苓一两二钱　羚羊一两　冰片一两　当归一两五钱　杏仁一两二钱　白术一两五钱　川芎一两二钱　阿胶一两七钱五分　犀角二两　甘草五钱　防风一两五钱　柴胡一两二钱　肉桂一两七钱五分　神曲一两五钱　蒲黄一两五钱　山药七钱　人参一两五钱　雄黄八钱　黄芩一两五钱　大豆黄卷，二两七钱　炮姜七钱五分　白术七钱五分　大赤金一千二百张。

【制法】共为细末，蜜丸，每丸重四分。

【功效】此药能治卒然中风，不省人事，痰涎壅塞，精神昏愦，言语蹇涩，口眼歪斜，手足不遂，气郁挟食，上关下隔，中风不通，火犯阳经，咽喉闭塞，上焦风热，唇舌干燥，气凝血结，肿毒等症。

○九味清心丸

【组成】蒲黄二钱五分　羚羊角二钱　犀角一钱　黄芩一钱五分　牛黄一钱二分　石雄黄八分　麝香一钱　龙脑一钱　金箔一百二十一张

【制法】上药为末，炼蜜为丸，金箔为衣。每服一丸，熟水化服。

【功效】此药专治心经积热，头目赤肿，风痰壅滞，口舌生疮，咽喉不利，大小便结，一切火症。



① 詈　原作“啃”，形近致讹，据文义改。

〇滋血养心丸

【组成】当归五钱,酒洗　白茯神四钱　白芍四钱,酒洗　远志四钱　天冬四钱,去心　麦门冬四钱,去心　酸枣仁三钱,炒　苦芩三钱,酒炒　柴胡三钱,酒炒　红花一钱,酒洗　沙参二钱黑参二钱　黄连三钱,姜汁炒　柏子仁三钱　甘草二钱,生

【制法】上为细末,蜜水为丸,如梧桐子大。每服一钱五分或二钱,食远用灯心汤送下。

【功效】此药用治心气不足,精神恍惚,夜卧不安,怔忡健忘,异梦多惊,心跳心烦等症。

## 四、解热清毒

〇五福化毒丹

【组成】犀角三钱　朴硝三钱　甘草三钱　青黛二钱　桔梗一两　赤苓　生地　牛蒡子各五钱　连翘　元参各六钱

【制法】共为细末,炼蜜为丸。

【功效】此药专治小儿蕴积热毒,唇口肿破生疮,牙根出血,口臭,颊项赤肿,咽干烦躁,并痘后余毒,疹后诸热,头目身体常生疖疮,实热丹毒,胎热不解,潮热痰壅,大小便赤结等症。每服用薄荷汤送下,灯心汤亦可。

〇四红丹

【组成】当归　槐花　蒲黄　熟军以上四味均炒黑　阿胶各二两。用蛤粉二两五钱炒成珠

【制法】共为细末,炼蜜为丸。

【功效】此药能滋阴降火,润肺清音。新久劳疾,吐血、衄血、咯血、唾血等症,妇人血崩、血漏,并亦治之,大有奇功,无不神效。每服一丸,细嚼,滚水送下。若吐血、衄血,藕汤送下。

〇宣化丸

【组成】麻黄　金沸草　荆芥　半夏炙　前胡　桑皮各二两　赤芍　细辛　葶苈子各一两　甘草　干姜各五钱

【制法】共为细末,炼蜜为丸。

【功效】此药专治瘟疫伤寒,口舌干燥,咽喉肿痛,小水赤黄,心火炎炽,男妇小儿时行疫疠,发癍①阴疼,无不神效。每服二三钱,姜汤送下。

〇槐角丸

【组成】槐角一两,微炒　枳壳　黄芩　防风　黄连酒洗　黄柏酒洗　当归酒洗　侧柏叶醋炒黑　荆芥煨炒　地榆各五钱,炒黑

【制法】共为细末,用黄酒二两打糊为丸,如梧桐子大。每料重五两五钱,碾筛每斤折伤四两,共应折一两二钱五分,净得丸四两二钱五分。

【功效】此药专治大肠经火,因平素不避风毒,恣饮酒醋炙煿之物,纵欲饱淫,喜

① 癍　原作“瘢”,据文义改。

怒不常，脏腑壅滞，阴阳不和，痔漏下血，脱肛痛痒，并皆治之。每服六七十丸，空心米汤送下。久服去风消毒，解热凉脏，和血止血，消燥定痛。凡有肠风，甚功效也。

**○如意金黄散**

【组成】花粉一两六钱　黄柏　大黄　姜黄　白芷各八钱　厚朴　陈皮　苍术　南星　甘草各一钱六分

【制法】共研极细末，每料重五两六钱，碾筛每斤伤折四两，共应折一两二钱五分，净得散四两三钱五分。

【功效】此散专治痈疽发背，诸般疔毒，跌扑损伤，湿痰流毒，大头时肿，漆疮火丹，风热天疱，肌肤赤肿，干湿脚气，妇女乳痈，小儿丹毒，外科诸证。随手用之，无不效验。茶卤调服。

**○黄连露**

【组成】当归二两半　地丁　公英各五钱　茯苓　赤芍各二两　元肉八两　川芎　甘草各一两　熟地　苍术　麦冬　菊花　枸杞　银花　牛膝　枣仁　山药　陈皮　肉果酒炙　首乌　红花　藁本各五钱　黄连二钱　紫草三钱

【制法】蜜二斤，泡酒三十斤。

【功效】此酒治泄泻呕吐，恶心霍乱，大小便不调，内热火盛，心烦发热，口燥舌干，四肢倦怠，恍惚不宁。清虚火，解诸毒，生津液，利小水，分阴阳，常服有效。

**○治痔漏疮肿疼方**

【制法】椒目一摄，碾细，空心白水调服三钱，甚效。

**○治走马牙疳方**

【制法】蒲黄炒末，上患处，即愈。

**○治鼻衄血方**

【制法】山栀子烧灰吹之。

**○治嗓子肿毒方**

【组成】柴胡一钱五分　酒芩一钱　山栀一钱　青皮一钱五分，醋炒　当归一钱　酒芍二钱　川芎一钱　生地二钱　防风一钱五分　牛蒡子一钱五分，炒　桔梗二钱　甘草一钱

水煎，分四次温服。

**○治痔疮神方**

【制法】用地龙，用阴阳瓦焙黄干，研细末，每用三钱，用黄酒下。

**○藿香正气丸**

【组成】藿香一两二钱　广陈皮八钱　紫厚朴八钱　半夏八钱　于术八钱　白茯苓八钱　苦桔梗八钱　白芷八钱　甘草三钱

【制法】共为细末，用枣、姜、大腹皮各八钱煎汤，叠丸如梧桐子大。

【功效】此丸专治四时不正之气，感冒风寒，乍冷乍热，头疼恶心，口苦无味，不思饮食，咳嗽痰喘，夏月中暑，霍乱吐泻，腹痛转筋，四肢酸软，小便赤，大便泄泻，红白痢疾，食火停滞，雨湿气，山岚瘴气，及远行不服水土。每服二三钱，姜汤送下。如中暑、转筋霍乱，新汲水送下。

**○犀角上清丸**

【组成】犀牛角一两　桔梗一两　赤苓一两　大生地一两　牛蒡子一两　川芎一两　青黛一两　净连翘一两二钱　条黄芩一两二钱　元参一两二钱　薄荷一两

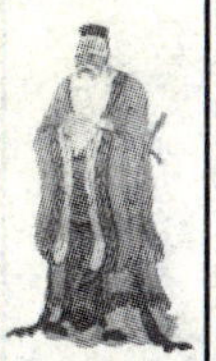

二钱　生甘草一两二钱

【制法】共为细末，水叠为丸，如梧桐子大。

【功效】此丸专治心经火盛，三焦有热，口舌生疮，眼目赤肿，牙齿急痛，耳鸣作痒，鼻塞不通，咽喉不利，咳嗽痰实，躁烦不安，大便秘结，小便赤黄，一切火盛等症。每服一钱，壮实人一钱五分，食远清茶送下。老弱者每服五六分。孕妇勿服。

**○连翘败毒丸**

【组成】归尾一两　赤芍一两　天花粉一两　杭白芷一两　连翘一两　黄芩八钱　金银花三两　银柴胡八钱　薄荷五钱　防风八钱　甘草节一两　荆芥穗六钱　川军二钱　乳香二两五钱　没药二两五钱

【制法】共为细末，用酒四两打糊为丸，如梧桐子大。

【功效】此丸专治三焦积热，风毒，无名肿毒，诸般疮疡，起初发热憎寒，四肢倦怠，内热发干，鼻塞头眩，大小便结，及遍身大风疮、小风疮，疥癣瘾疹，痒痛红肿，并皆治之。凡外科服此易消易溃，大能消瘀活血，功效甚速。用白滚水送下。在身上者卧时服，在身下者空心服，或早晚各进一服亦可。戒发物、烟酒。孕妇忌服。

**○清凉散**

【组成】炉甘石二两　五倍子一钱　硼砂三钱　雄胆一钱　虾蟆草一钱　京牛黄二钱　朱砂四分　冰片二钱　珠子二钱

【制法】共为细末。

【功效】痔漏因素积湿热所致，或过食炙煿膏粱厚味，或负重竭力，气血纵横，经络交错，或酒色过度，湿热①瘀血流注肛门，俱能发痔。久不得愈，遂成穿肠漏矣。此药消肿止痛，清火凉血败毒，外用芝麻酱调敷患处自愈。

**○加味清凉散**

【组成】京牛黄一钱　珠子七分　熊胆一钱　虾蟆草一钱　海螵蛸一钱　象牙屑一钱　朱砂四钱　五倍子一钱　红枣炭一钱　炉甘石二两　白及一钱　硼砂二钱　冰片一钱五分

【制法】共为细末。

【功效】此药主治之症及用法，均与清凉散同。

**○千金独圣丸专治疔毒**

【组成】马钱子，以阴阳瓦焙干存性用。

【制法】马钱子一两，开水煮去皮，香油炸紫色为度。每两用甘草二钱，糯米面为丸，雄黄为衣，如粟米大，每服一二十丸皆可，忌葱、椒、醋。

【功效】治一切疮毒，槐花送下；眼疾，白菊花送下；左瘫右痪，五加皮、牛膝汤送下；流火症，葡萄汤送下；小儿痞疾，君子汤送下；腿疼，杜仲、牛膝、破故纸为引；男女吐血，水磨京墨送下；红痢甘草，白痢姜汤送下；蛊积，山楂、石膏汤送下；吹乳，通、甘草送下；两胁膨胀，干酒送下；流痰火，遍身走痛，牛膝捣汁，元酒送下；大便下血，槐花、枯矾送下；疟疾，雄黄、甘草送下；解药毒，芥叶捣汁冷服，冬用甘草；上焦火，赤眼肿痛，喉闭口疮，噎食反胃，虚火劳疾，一切热症，俱用清茶送下。

**○保安万灵丹**

【组成】苍术八钱，米泔水浸，炒　全蝎洗去盐性，晒干　石斛　天麻　当归　川

---

① 热　原脱，据上文“湿热所致”句补。

芎　荆芥　防风　羌活　细辛　麻黄　何首乌　川乌汤泡，去皮尖　草乌汤泡，去皮尖　甘草　朱砂各一钱　雄黄六分

**【制法】**共为极细末。

**【功效】**专治痈疽疔毒，一切无名肿毒，疼痛红肿，无头恶疮，恶心风湿，湿痰流注，及偏正头疼，破伤风肿，牙关紧闭，不省人事，抽搐如风，并治四时瘟疫传染，伤风伤寒，头疼憎寒壮热等症。每服一丸，甚者服二丸，姜汤送下。疮并破伤风，用老酒化服。以上俱发汗。

**○梅苏丸**

**【组成】**盆糖二十四两　乌梅肉一两　干葛一钱　薄荷五分　紫苏叶五分　白檀香二钱　共为细末，滴水为丸，如芡实大。

**【功效】**专治三焦积热，五脏伏火，心中烦闷，口舌干燥，咽喉不利，时常作渴，或饮食过度，或过用煎炒，或途行劳倦，酷日炎炎，燥热生火，以致津液短少，膈热烦躁，头目不清，心神不爽。此药消烦渴，生津液，解酒毒，清头目，润咽喉，定心慌，去劳倦，及出路远行，暑热作渴，茶水不便，尤宜多备。每服一二粒，止渴爽神，除烦清暑，发表解肌，凉心润肺，宁嗽清痰。

**○清瘟解毒丸**

**【组成】**黄芩二两　元参三两　桔梗二两　陈皮二两　黄连一两五钱　升麻三两　马勃一两　薄荷一两　牛蒡一两五钱　柴胡一两　板蓝根一两五钱　连翘二两　僵蚕二两　人中黄一两　炒栀二两　豆豉二两，淡　犀角一两

**【制法】**共为细末，炼蜜为丸，重三钱。

**【功效】**专治四时不正，瘟疫伤寒，头痛心热，脊强胁胀，口苦无味，心烦呕吐，不思饮食，遍身疼痛，憎寒壮热，咽喉肿痛，咳嗽痰喘，夜卧不安，或感冒伤风，鼻流清涕，偏正头风，麻木不仁，山岚瘴气。每服一丸，淡姜汤送下。温热风毒，疥癣疮毒等症，俱用白汤送下。

**○五福丹**

**【组成】**青黛三钱　牛蒡三钱，炒　犀角一钱　连翘五钱　桔梗三钱　薄荷二钱　小生地五钱　元参五钱　赤苓四钱　甘草一钱五分

**【制法】**共为细末，炼蜜为丸，如绿豆大。

**【功效】**此丹专治小儿胎毒内热，疹痘余毒不净。

**○牛黄冰苏散**

**【组成】**牛黄二钱　薄荷五钱　没药一钱　儿茶三钱　青黛三钱　黄柏一钱，生　乳香一钱　黄芩一钱　栀子二钱，生　石膏三钱，生　花粉一钱五分　元参二钱　冰片一钱

**【制法】**共为细末。

**【功效】**此散治心胃有热，烦急作渴，咽喉肿痛，口舌生疮。

**○八厘散**

**【组成】**土鳖去腿，半夏炒，共用一两　乳香一两，去油　没药一两，去油　自然铜一两，炒黄　骨碎补一两，炒干　血竭二两　归尾一两　硼砂一两　以上共为极细末。

**【功效】**此药治症能去瘀生新，续筋接骨，化瘀活络，宣通气血，消肿解毒，其效如神。

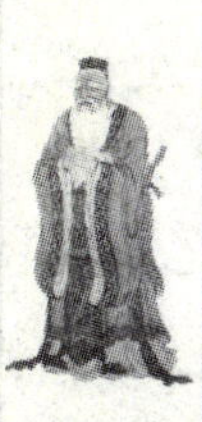

○梅花点舌丹

【组成】梅花二钱　珍珠二钱　辰砂五钱　沉香三钱　牛黄二钱　熊胆一钱四分　雄黄四钱　葶苈八钱　血竭五钱　月石五钱　寸香二钱　蟾酥五钱　乳香三钱　没药三钱　冰片二钱五分

【制法】以上药味,共为细末,用乳香汁化蟾酥为丸,如黄豆大,外用赤金为衣。

【功效】治一切无名肿毒,上之或服之皆可。

○百应闭管丸

【组成】胡黄连一两　穿山甲香油炸黄　石决明煅　槐实各五钱,炒

【制法】共为细末,炼蜜为丸,每服一丸,空心清米汤下。

【功效】此药专治痔症、漏疮等症。又加姜蚕二十条

○如意拔毒散

【组成】南星五钱　陈皮四钱　苍术三钱　姜黄七钱　甘草四钱　白芷五钱　天麻三钱　厚朴三钱　雄黄一钱　黄芩三钱　黄连三钱　潮脑三钱　黄柏五钱　大黄五钱

【制法】共为极细末,清茶调敷,治一切无名肿毒,退热消肿。

○飞龙夺命丹

【组成】南星一钱　雄黄一钱　巴霜一钱　黄丹五分　乳香一钱　硇砂五分　信石五分　斑蝥炒,十六个,去足尖　麝香一分

【制法】共研细末,酒合蟾酥为丸,黍米大。

【功效】此药治一切痈疽发背,疔毒恶疮等无名肿毒,初发急症,或黑陷走黄,毒气内闷,变生七恶坏症,并能治之。每服十丸或十四五丸,量人虚实,用老酒送下。疮在上者食后服,疮在下者食前服。忌油腻、腥膻、发物。此乃厉剂,孕妇忌服。

○清咽消肿止痛散

【组成】儿茶二钱　寒水石三钱　青黛二钱,水飞净　蛇退一钱　黄柏一钱五分　元明粉一钱五分　没药一钱　冰片三分

【制法】共研,过重绢罗为极细面,吹喉痛处。

○上清丸

【组成】犀角一两　川芎一两　牛蒡子一两　赤苓一两　桔梗一两　连翘一两二钱　黑参一两二钱　薄荷一两二钱　黄芩一两二钱　青黛一两　生地一两　甘草一两二钱,生

【制法】共为细末,蜜为丸,如梧桐子大。每服一钱五分,食远用清茶送下。

【功效】此药专治上部有热,头目赤肿,口舌生疮,咽喉肿痛,吐血衄血等症。

○飞龙夺命丹

【组成】雄黄三钱　朱砂三钱,为衣　轻粉五分　血竭一钱　乳香二钱　没药三钱　铜绿二钱　胆矾二钱,酒化　蜈蚣一条,酒炙　蜗牛三十个　麝香五分　蟾酥二钱,酒化　寒水石一钱

【制法】上为细末,将蜗牛捣碎,和药为丸,如绿豆,朱砂为衣。每服五七丸,量毒轻重。用葱白三寸,令病人嚼烂吐在手心,男左女右,药裹葱白内,用黄酒送下,避风。住一时之久,再吃黄酒三五杯,以助药力,出汗为度。再服五丸即愈。在上部食后服,在下部食前服。忌冷水、王瓜、茄子、鸡、鱼、羊肉、猪肉首、湿面,一切发物。

【功效】此药专治疔毒恶疮,一切歹症,起初憎寒壮热,恶心烦躁昏愦。此药服之

疮即起发,能止昏愦,能消肿痛,真有夺命之功。

○牛黄珍珠琥珀丸

【组成】牛黄三钱,另研　珍珠三钱,另研　琥珀三钱,另研　石韦三钱　瞿麦三钱　赤苓三钱　黄柏三钱,生　甘草三钱,生木通五钱　黄连五钱　滑石五钱　车前子二钱　茄草五钱

【制法】上为细末,炼蜜为丸,每丸重一钱。空心细嚼,用灯心、竹叶煎汤送下。

【功效】此药治心蕴热、肠胃燥,或小便赤色、癃闭不通,或淋沥疼痛,或溺血、尿浊等症。

○聪耳芦荟丸

【组成】芦荟五钱　熟大黄五钱　青黛五钱　柴胡五钱　当归一两,酒洗　龙胆草一两　山栀一两,微炒　青皮一两,酒炒　黄芩一两,胆炒　木香二钱　南星三钱,炒　麝香五分

【制法】上药为末,神曲打糊为丸,如梧桐子大。每服一钱五分,食远白滚水送下。

【功效】此药治风热上攻,痰气炽郁,或心火上炎,或怒动肝气,以致耳聋鸣,或生聤耳,肿痛作痒等症。

○坎离保元丸

【组成】白术一两,土炒　山楂肉七钱　人参五钱　黄连七钱,姜汁炒　陈皮七钱,酒洗　牡丹皮七钱,酒洗　知母七钱,盐水炒枳壳七钱,麸炒　黄柏七钱　白茯苓一两　当归八钱,酒洗　桔梗七钱　远志八钱,甘草水洗,去心　酸枣仁八钱,炒　白芍七钱,酒炒　甘草三钱,炙

【制法】上为细末,蜜水为丸,如梧桐子大。每服一钱五分或二钱,食远用清茶或白滚水送下。

【功效】此药能滋阴降火,调荣养胃,补髓添精,安神定志,聪耳明目,坎离既济,却病轻身,宁心益智,此乃平补之圣药也。

○神芎丸

【组成】大黄三两,生　黄芩二两,生　黑丑四钱　滑石四两　黄连五钱,生　川芎五钱　薄荷五钱

【制法】上为细末,滴水为丸,如梧桐子大。每服一钱或一钱五分,食远用清茶或白滚水送下。

【功效】此药治上焦积热,风痰壅滞,头面赤肿,或生疮疖,咽喉不利,大小便秘,一切风热之症。

○金花丸

【组成】黄芩五两,生　黄柏五两,生　栀子五两五钱,生　黄连四两五钱,生

【制法】上为细末,滴水为丸,如梧桐子大。每服一钱或一钱五分,用清茶送下。

【功效】此药治三焦实火,六经积热,烦躁作渴,口舌生疮,一切有余之火,并皆治之。

○加味拔毒散

【组成】赤小豆二钱　雄黄五分　南星一钱,生　白矾二钱,生贝母二钱,去心

【制法】共为细末。

【功效】此药专治结核肿硬色不变者,老醋调涂患处。

○三黄丸

【组成】大黄一两,生　黄连一两,生　黄芩一两,生

【制法】上为细末,炼蜜为丸,如梧桐子大。每服一钱或一钱五分,滚水下。

【功效】此药专治积热积痰,胸膈痞闷,咽喉不利,眼目赤肿,口舌生疮,小便赤色,大便结涩等症。

○凉血地黄丸

【组成】生地黄一两,酒洗　山栀仁五钱,炒黑　当归一两,酒洗青皮一两,醋炒　槐花一两　牡丹皮一两,酒洗　黄柏二两,盐水炒　知母二两,盐水炒　蒲黄五钱,隔纸炒　侧柏叶五钱,炒黑

【制法】共为细末,滴水为丸,如梧桐子大。

【功效】此药治阴虚火动,素有积热,面赤心烦,吐血呕血,咯血衄血,一切失血之症。

## 五、补肾强壮

○四神丸

【组成】破故纸四两,炒　肉豆蔻二两,煨,去油　五味子二两　吴茱萸一两,炒

【制法】共为细末,用大枣四十九个,生姜四两切片,用大枣开水煮熟,去姜取枣肉为丸,如梧桐子大。每料重九两,碾筛每斤伤折四两,共应折二两五钱,净得丸五两七钱五分。

【功效】盖人先天之本在肾,后天之本在脾,脾壮肾强,焉有泄泻之症哉?嗜欲过度,肾气虚伤,或思虑日久,脾土过损,致成五更溏泻,腹窜腹鸣,面黄体瘦,食少懒倦,腰疼腿软,一切命门火衰,脾肾泄泻等症,服之神效。

○参苓露

【组成】牛膝二两　熟地二两　枸杞四两　黄芪三两　桐皮一两　茯苓二两　人参五钱　沉香三钱　檀香一钱　白糖二斤

【制法】泡南酒三斤,干酒三十斤。

【功效】此酒专治男子禀气不足,阳气虚弱,或损伤太过,以致阴精枯涸,年老无子。能扶阳益阴,添精壮气,养血宁神,暖丹田,壮元阳,滋肾水。每日饮之,其效如神。

○龟龄露

【组成】熟地五钱　生地六钱　天门冬四钱　当归五钱　牛膝四钱　杜仲二钱　肉苁蓉六钱半　枸杞子五钱　锁阳三钱半　青盐三钱　补骨脂一钱　地骨皮四钱　菊花二钱半　茯苓五钱　大附子二钱半　小丁香二钱半　砂仁二钱半　莲肉六钱　黑芝麻五钱　旱莲草五钱　细辛一钱　辰砂五钱　槐角子六钱半　穿山甲八钱　小雀脑三钱　海马一两　羊藿二钱　紫梢花四钱半　红蜻蜓十五对　凤仙子二钱半

【制法】共泡烧酒三十斤,白酒二十斤。

【功效】此酒专治男子下元虚损,久无子嗣,阳痿不兴,举而不固,肾虚精冷,遗尿不禁,腰腿酸痛,行步无力,耳鸣眼花。以上诸症皆因先天不足,少年斫丧过度。此



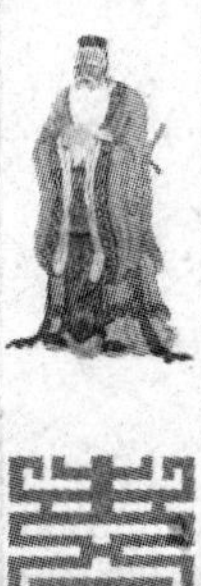

药培元固本，益髓添精，兴阳种子，益寿延年。每日饮之，大有奇效。

**○延龄露**

【组成】熟地五钱　枸杞一两　当归五钱　肉桂五钱　牛膝二钱　木瓜二钱　红花一钱　茜草五钱　于术八钱　陈皮二钱　蔻仁二钱　黄柏一两　甘草一钱　栀子四钱

【制法】外用丁香、檀香、木香各一钱，共为末，布口袋包，下酒泡。干酒二十斤，南酒二斤半，红曲二两二钱，冰糖二斤，此四味全在前药内。

【功效】此药专治男妇五劳七伤，大补诸虚百损，养血益气，开胃健脾。饮食不化，变生痰涎，倒饱嘈杂，多睡少食，四肢无力，一切虚损之症，有补益之功。每日不拘时候，量饮之，自有奇效。

**○国公露**

【组成】当归两半　于术八两　白芷两半　川芎两半　木瓜四两　陈皮一两　生地二两　檀香五钱　羌活一两　红花二两　枸杞四两　知母四两　砂仁二两　紫草三两　红面①半斤

【制法】泡酒。

【功效】此药专治男妇左瘫右痪，半身不遂，口眼歪斜，手足顽麻，下部痿软，筋骨疼痛，一切三十六种风，七十二般气，并寒湿诸痛及诸虚劳伤，真火不足，饮食不化，肚腹不调，十膈五噎，气滞积块，泻痢痞满，肚腹冷痛，男子阳衰，女子血虚，赤白带下，久无子嗣，一切男妇虚损之症，立有奇效。每早晚饮一小盅有验。

**○凤仙露**

【组成】熟地二钱　半凤仙花钱半　紫草钱半　枳实一钱　当归三钱　砂仁　陈皮　白芷　厚朴　知母　桂花各一钱　红花七钱　木香七钱　檀香二钱　丁香二钱　甘草一钱　红曲一两　蜂蜜三斤

【制法】泡南酒二斤，干酒二十五斤。

【功效】人之有生以来，必以先天元气为根，后天营卫为本，先天之气赖后天以养之。大抵荣卫和平，先天有养，斯人无病矣。此酒滋补元阳，培益生气，健肢体，理怯疗虚，扶衰退热，腰痛服之有功，腹冷投之即效，止遗精白浊，兴阳道功同五子衍宗，暖丹田力胜斑龙百补。常服宽中养胃，荣卫调和，百脉通泰。每日早晚饮之，立效。

**○金匮肾气丸**

【组成】熟地八两　茯苓三两　山药四两　山萸四两　泽泻三两　丹皮三两　附子二两，炙　肉桂二两，去粗皮　牛膝一两　车前子一两

【制法】共为细末，滴水成丸，如梧桐子大。

【功效】此丸专治脾肾虚弱，腰重脚肿，小便不利，或肚腹胀疼，四肢浮肿，或喘急痰盛，以成虫症，其效如神。此症多因脾胃虚弱，治失其宜，元气复伤而变症者，非此药不可。每服二钱，滚白水送下。

**○六味地黄丸**

【组成】大熟地八两　山药四两，炒　山萸肉四两，炒　粉丹皮三两　白茯苓三两　泽泻三两

---

①　红面　疑为“红曲”。

【制法】共为细末，炼蜜为丸，如梧桐子大。

【功效】大凡阴虚之症，起自少年之人，纵欲者多，节欲者少。人至十五六岁，阳精始动，正在气血发生，若失保守，真阳必败，相火随旺，以致形体瘦弱，头目昏眩，耳内蝉鸣，骨蒸盗汗，咳嗽吐痰，痰中带血，午后不安，夜梦遗精，惊悸烦渴，便血淋漓，不思饮食。治之先滋阴降火，以此丸为主。

此药不燥不寒，滋补肾水，并理脾胃。无论老少，凡阴虚火动者，皆宜服之，久服必有奇效。早晚各服二钱，盐汤送下。

○知柏地黄丸

【组成】熟地八两　山萸四两，炒　山药四两，炒　丹皮三两，酒洗　茯苓三两　泽泻三两　盐柏二两　知母二两

【制法】共为细末，炼蜜为丸，如梧桐子大。

【功效】此丸又名滋阴地黄丸，治下元虚损，心肾不交，腰疼耳鸣，小便频数，心火不降，肾水不生，不能既济而形体瘦弱，精神困倦，潮热往来，遗精便血，自汗盗汗，虚烦消渴，淋漓等症，并皆治之。每服二钱，空心淡盐汤送下，滚白水亦可。常服补肾养血，固本培元。此药降无根之虚火，滋肾水之圣药也。忌猪血、萝卜、烧酒等物。

○麦味地黄丸

【组成】大熟地八两　山药四两　丹皮①三两　白茯苓三两　山萸肉四两　泽泻三两　寸冬二两　五味子二两

【制法】共为细末，炼蜜为丸，如梧桐子大。

【功效】此丸专治肾水不足，虚火上炎，消渴饮水，五心烦热，心火不降，阴水不升，咳嗽痰血，五脏各损，腰痛耳鸣，眼目昏花，四肢无力，盗汗遗精等症。每服二钱或三钱亦可，盐汤送下。忌萝卜、烧酒等热物。

○回生丹

【组成】大黄末一斤醋四两，红花酒四斤　当归　川芎　熟地　白茯苓　人参　香附　元胡　乌药　桃仁　蒲黄　牛膝　白芍　陈皮　甘草　木香　地榆各一两　乳香　灵脂　良姜　羌活　萸肉　青皮　白术　木瓜各五钱

【制法】上为细末，合前大黄加炼蜜为丸，如弹子大，蜡皮封固。

【功效】夫妊妇失宜，或劳役动胎，漏血不安；或子宫虚寒，久不成孕；或痿燥不长，过期不生，日月虽满，转动无力；或致损坠，产时未至，恶露先下，胞络枯燥，致令临产连日不产；子死腹中，腹上冰冷，口唇紫黑，冷沫自出；恶露上攻，昏闷不省，促促自汗；瘀血未尽，脐腹冷痛，寒热往来；或因虚劳，心怯盗汗，饮食不进，渐成劳瘵。临产常服，壮气养始，易生顺产。凡产后瘀血积滞，败血流入脏腑，变症多端，但用此药无失。用热黄酒调化服。产后头痛身热有汗，用葱、姜、桂枝三分，煎汤化服，产后无乳，加花粉、归尾、山甲、黄连各三分，入酒内滚热化一丸服。

○造龟龄酒方

【制法】将前三十三味药三料，共成粗末，用锡纸包衣，外用黄绢袋盛之，扎口。用烧酒三十斤，江米窝儿白酒二十斤，入药袋于坛底，以西纸细布封坛口，用绿豆面周围封固，黄土盐水和成泥封口。晒，三伏天东西南北周转晒之。若要急用，将桑木

① 丹皮　原作“丹参”。

柴煮三炷香，取出，入土内埋七日。若土王用事，下入井水内浸三日取用。

## 六、壮骨强筋

○**虎骨木瓜丸**

【组成】木瓜一两，酒洗　血竭另研　没药另研　虎骨醋炒　木香　枫香　当归酒洗　肉桂　猴姜去毛　甜瓜子　龟板醋炙　自然铜火煅，醋淬七次　安息子各一两酒蒸　乳香五钱，另研　地龙二两，去土，盐水炒

【制法】共为细末，用酒四两，打糊为丸，如梧桐子大。每料重十五两五钱，碾筛每斤伤折四两，共应折三两七钱五分，净得丸十一两七钱五分。

【功效】此药专治腰膝疼痛，腿脚拘挛，筋骨无力，行步艰难，或热如火，或冷如冰，常怕风寒，虽夏日不离棉絮，或久经湿气所伤，或房劳饮酒无度，以致肝肾有亏，两腿麻木，肿胀疼痛，时常举发，行年不愈者，并皆治之。每服一二钱，空心白水送下。如冬月仍为虚寒，以黄酒送下。忌烧酒、房欲。

○**健步虎潜丸**

【组成】炙芪　杜仲炒　补骨脂炒　当归各一两五钱。酒洗　牛膝二两，酒洗　白术二两，土炒　羌活　独活　防风　茯苓各一两　黄柏二两　附子五钱，制

【制法】共为细末，叠水为丸，如梧桐子大，每料一斤一两五钱，碾筛每斤伤折四两，共折二两四钱五分，净得丸十三两二钱五分。

【功效】此药专治肾气虚损，筋骨无力，行步艰难，腿酸脚软，腰痛耳鸣，四肢无力，麻木浮肿，鹤膝风症，阳事痿弱，阴囊冷汗，或下部虚损，并宜服之。每服一钱五分或二钱，空心滚水送下。常服济阴共阳，壮筋强骨，腰腿轻健。忌烧酒、房事。

○**舒筋活血定痛散**

【组成】乳香　没药　香附各一钱　元胡　猴姜各一钱五分

【制法】共研细末，每料重六钱。

【功效】此药专治跌打损伤，气滞血瘀，胸脘作痛，腰胁气窜等症。每服一钱，老酒为引送下。外敷亦可。

○**嵺峒丸**

【组成】牛黄　冰片　麝香各二钱五分　雄黄　阿魏各一两　大黄　乳香　没药　儿茶　血竭　天竺黄　三七　藤黄各二两

【制法】熬膏用，隔汤煮十次，去浮沫，以山羊血五钱拌晒。如无广西山羊血，即用子羊血亦可。以上十二味另研为末，用藤黄化开为丸。如干少加蜜为丸。共重一斤一两二钱五分。碾筛每斤伤折四两，共应折四两二钱五分，得末十三①两。入藤黄膏二两，共重十五两，每丸重二分五厘，共得丸六百丸。

【功效】此方乃异人传授，功效非常，药性捷速，内可以服，外可以敷。专治逐瘀生新，续筋接骨，疏风活络，化痰蠲痛，宣通气血，消肿解毒。凡男妇小儿一切疑难危

---

① 十三　原作“十四”，按原重一斤一两二钱五分，伤折四两二钱五分，应得十三两，故改。

急之症，百发百中，真有起死回生之力，功难尽述。每服一丸，病重者服二丸，小儿每服半丸，或二三分，俱用无灰黄酒化服。外敷用细茶卤磨化。一治跌打损伤，坠车落马，伤筋动骨，瘀血不乱，凝结疼痛，一切刀箭中伤；一治刑杖中伤；一治中风中痰，卒然晕倒，牙关紧闭，不省人事；一治半身不遂，口眼歪斜，筋脉拘挛，手足麻木；一治打破伤风抽掣，昏闷不省；一治痈疽发背，对口恶疮，无名肿毒；一治肺痈肠痈；一治疯犬咬伤，毒气内攻；一治瘰疬，年久不愈，癥腹积聚，腹大虫胀，并山岚瘴气；一治产后恶血上攻，昏闷不省；一治横生逆产，胎衣不下，妇人经闭不通；一敷妇人吹乳，肿硬结核成疮；一治小儿急慢惊风；一治蝎螫蜈蚣蛇咬等毒。内服一丸，外敷一丸。如外敷疮口周围，不可敷疮口。药三日内切忌生冷瓜果、烧酒发物。

○活络丹

【组成】白花蛇一条，净肉二两　蕲蛇一条，净肉二两　乌梢蛇一条，净肉五钱　赤芍　防风　羌活　当归　天麻　牛膝　草蔻　丁香　枳壳　香附　熟地　大黄　没药　麻黄　黄芩　黄连　白术　白芷　赤首乌　猴姜　僵蚕　藿香　白附子　川芎　桂枝　乌药　茯苓　木香　乳香　威灵仙　细辛各二两　麝香　白豆蔻　沉香　朱砂　薄荷　甘草　附子制　玄参　天竺黄　龟板　虎骨　杜仲　青皮　干葛　血竭　松香　牛黄　地龙各一两五钱

【制法】共为细末，炼蜜为丸。每料重五斤十三两五钱，碾筛每斤伤折四两，共应折一斤七两二钱五分，净得末四斤六两二钱五分。入净蜜二斤三两一钱二分五厘，共重六斤九两三钱七分五厘，每丸重二钱，共得丸五百二十六丸，去一钱七分五厘算。

【功效】此药专治中风，口眼㖞斜，半身不遂，及诸风痹，手足拘挛，筋脉不舒，风邪湿痰流滞经络，四肢麻木，言语蹇塞，牙关紧闭，不省人事，左瘫右痪，步履艰难，并皆治之。每服一丸，老酒送下。

○金不换膏

【组成】白芷　栀子　大黄　柴胡　川芎　苍术　生地　熟地　当归　白术　半夏　陈皮　香附　枳壳　乌药　川贝母　青皮　白蔹　细辛　知母　薄荷　杏仁　桑皮　黄连　黄芩　猪苓　赤芍　木通　桃仁　黑参　前胡　泽泻　麻黄　桔梗　升麻　黄柏　牛膝　杜仲　远志　山药　续断　高良姜　桑皮　甘草　连翘　藁本　茵陈首乌　荆芥　羌活　独活　金银花　地榆　苦参　僵蚕天麻　南星　白蒺藜　草乌　威灵仙　芫花　穿山甲　川乌　蜈蚣　白鲜皮　五加皮　青风藤　巴豆　防风　苍耳头　五倍子　大风子　益母草　柳枝　榆枝　槐枝　桃枝以上七十七味，各五钱

【制法】以上七十七味，用芝麻油十二斤炮炸，药味去渣，用炒净黄丹六斤，以丹入后细药：

潮脑　龙骨　乳香　没药　血竭　轻粉　海螵蛸　赤石脂　冰片　麝香各五钱

每料用香油十二斤，入药味二斤四两，每斤应折六两四钱，共折四斤三两①八钱，

---

① 四斤三两　原脱，按每斤香油伤折六两四钱计算，应共折四斤三两八钱，故补。

人净得油七斤三两二钱①，入炒过黄丹三斤九两六钱，入细药十两五钱，净得膏十一斤七两三钱，每张重一钱，共计一千八百三十三张。

【功效】此膏专贴肩臂腰胯腿膝麻木不仁，筋脉拘挛，手足不②随，或受风湿，血脉不舒，或中寒邪，筋骨疼痛，左瘫右痪，步履艰难，将此膏药贴之，立见功效。

**○接骨化痞膏**

【组成】红花　当归各二钱　木瓜　连翘　川椒　防风　赤芍　白芷　花粉　川芎　天麻　头发各二钱　乳香五钱　槐条七段　漳丹一斤　香油二斤

【功效】此膏专治伤筋动骨，皮肉绽裂，甚至筋断骨碎，痈疽发背，对口疗毒，湿痰流注，瘰疬鼠疮，乳痈乳毒，臁疮外痔，癣疥顽疮，漆疮火丹，风热天泡，肌肤赤肿，干湿脚气，肚腹痞块，小儿丹毒，及绣球风、鹅掌风、虫伤蝎螫等症。用此膏贴在患处，筋骨自续，皮肉平复，实济困扶危救急之宝也。以上诸症，用此膏治之无不神效。

**○治胁下刺疼方**

【制法】小茴香一两，炒　枳壳五钱　同麸皮炒，去麸皮为末，每服二钱，盐水下。

**○远行健步方**

【组成】细辛　防风　白芷　草乌各等分

【制法】共研细末，用时用水将鞋内微湿，将药面匀铺鞋底内，总行二三百里足不肿疼。

**○治筋聚之症方③**

【制法】用新白手巾一块，星星出全时将手巾盖患处，用牙啃之即愈。

**○万应麻黄散**

【组成】马前子一两　麻黄一两　乳香一两　没药一两

【制法】共为细末，每服一钱，用黄酒送下。见血干上；青肿，烧酒调上。

【功效】此散专治男妇老幼一切跌打损伤、刀伤、箭伤。伤筋动骨，轻者用烧酒调上患处，重者用无灰老酒冲服七八分，轻者五六分，外仍用烧白酒调搽。倘伤处血流不止，即将药末干掺，不必用烧酒调上。如服药之后，心中作闹，周身发热木麻，乃药力行动，不必惊慌，自有奇效。若待两三个时辰不见动静，再服七八分。无论如何重之伤，自有起死回生之妙。但此散力量甚大，有微毒，每服不可过九分，否则为祸不少也。如伤久气虚，即有自汗、盗汗、遗精等症，并有孕妇，均不可服，只可外上。并治一切无名肿毒，则用陈醋调上，屡见奇效。

**○三黄宝蜡丸**

【组成】藤黄二两　天竺黄二两　大戟一两　归尾一两　刘寄奴一两　牛黄一两　麝香一两　琥珀一两　水粉　血竭　儿茶　乳香　雄黄　水银各五钱。务炙死合匀，倘遍在一丸，不可用

【制法】共为细末，用净黄蜡十二两为丸，重一钱。

【功效】此药破顽痰，保元气，解诸毒，活经络，接筋骨，消瘀血。专治跌打、扑伤、

---

①　二钱　原作“三钱”，按净得油若为“七斤三两三钱”，加黄丹三斤九两六钱，细药十两五钱，膏当为十一斤七两四钱，故改。

②　不　原作“下”，据文义改。

③　方　原无，据目录补。

损伤，闪腰岔气，瘀血凝结，疼痛难忍，受伤日久，经年不愈；并坠车落马之伤，蛇蝎恶虫之毒；或男子努力成劳；或女子经闭不通；或产妇胎衣不下，恶露上攻，致生怪症，瘀血闷乱，不省人事；或打破伤，牙关紧闭，抽掣搐搦；或风吹冷振，半身不遂，软弱不能动履者。连服数丸，则周身血脉流通，永无恶患矣。以上诸症，每服一丸，病重者二丸，俱用灰酒化服。服药三日内忌生冷、瓜果、烧酒、发物要紧。又能外敷诸疮恶毒，用清油磨化，鹅翎扫敷，不可见火。此方有无穷之理，不测之功，可谓仙方也。

○结骨丹方

【组成】大黄二钱　当归二钱　自然铜二钱　乳香二钱　没药二钱　川断二钱　硼砂二钱　旱三七一钱　朱砂二钱　土鳖二钱　好血竭二钱　故纸二钱　五台麝五钱　金石斛　金蝉二钱　藏红花一钱

【制法】共为细末，每服二钱，元酒送下，或童便亦可。

○豨莶丸

【组成】豨莶草一斤，蜜、酒拌，蒸丸，晒干，为细末

【制法】炼蜜为丸，如梧桐子大。

【功效】表略云：餐食饮水，可作充肠之馔；饵松含柏，亦成救病之功。是以疗肌者不在于珍馐，愈病者何妨于异术。倘获济世之方，聊陈鄙物之邪。因换龙兴观，掘得一碑，内说修养气术，并药方二件。依方觅采，其草有异，金棱银丝，素茎枝蓤，对节生枝，采合宜用。药本寻常，制法颇繁，但能久服，效有殊功。服至百服，筋骨轻健，耳目聪明。服至千服，精神倍长，语言清亮，齿根坚固，黑发乌须。又能益元气，疗诸风，强四肢，除麻痹，神效。每服一丸，早晚白水送下。

○接骨膏

【组成】生地四钱　文蛤二钱五分　香附二钱八分　大戟四钱　芫花二钱八分　甘遂八钱　蜈蚣四条　巴豆三钱三分　三棱四钱　全蝎二钱八分　蛇退二钱　麻黄三钱二分　大黄四钱　川乌四钱　草乌四钱　黄柏二钱八分　槟榔二钱二分　桃仁二钱八分　山甲二钱八分　牵牛二钱八分　防风二钱八分　川姜三钱二分　皂角三钱二分　木鳖四钱　黑参　独活　川厚朴　川连　莪术　枳实　细辛　当归　蓖麻　香油斤半　陀僧不拘多少

【功效】此药专治男妇左瘫右痪，口眼歪斜，半身不遂，下部痿痹，及打破伤风，暗风等症。并能发汗疏风，并治久患腿疼，遍身或有红肿风块，或骨节疼痛，一切风进损伤等症，无不神效。

○止痛接骨散

【组成】血竭　乳香　琥珀　合欢　月石　龙骨　马钱子　没药　雄黄　麝香各等分　朱砂　冰片各减半

【制法】共为细末。

【功效】此药专治舒筋活血，益气壮阳，健筋强骨，治风吹冷振，寒湿脚气，腰疼腿痛，四肢疼痛，虚寒不足，百节酸痛，跌打损伤，高坠落马，伤筋动骨，瘀血不散，留聚疼痛，及诸虚无力，麻木痿弱，一切折伤等症，无不神效。每服三四厘，白开水冲服。重者五七厘。暖黄酒送下亦可。病在上临睡服，病在下空心服，上下俱痛早晚二服。忌风寒、烧酒、房劳。

○虎骨镇风膏

【组成】全虎骨一架　麻黄　桂枝　官桂　羌活　生杜仲　川芎　秦艽　当归

生地　生山甲　独活　川乌　草乌　川断　川附子　千年健　钻地风　牛膝　红花　龙骨　海螵蛸　桑枝　槐条以上各一两

用香油十斤，将前药炸枯去渣，加入熊油二两，苏合油五钱，再入炒漳丹六十两，熬至滴水成珠，再入后药：

乳香五钱　没药五钱　樟脑五钱　丁香三钱　肉桂五钱　血竭三钱　冰片三钱　麝香三钱

【制法】共研细面，对入前药内，搅匀为度，熬成掏滑石面上，冷结成坨，装入坛中，撒滑石面。用时以勺化开摊贴，勿令见风。曾收数十年亦可。虎骨小，用香油九斤。

【功效】此药治血虚受风，筋骨腰膝疼痛，及一切寒湿为患，并贴患处。

## 七、和气活血

### ○仓廪丸

【组成】羌活　独活　柴胡各五钱　桔梗　枳壳炒　茯苓　川芎　苍术　黄连酒炒各五钱　前胡一两　木香　甘草各二钱五分

【制法】共为细末，炼蜜为丸。每料重六两，碾筛每斤伤折四两，应折一两五钱。入净蜜二两二钱五分，共重六两七钱五分，每丸重二钱，共得丸三十三丸，去一钱五分算。

【功效】此药专治头闷作痛，膈痞满，气不调畅，饮食不香等症。

### ○搜风顺气丸

【组成】熟军五两，要黑色者，用酒蒸九次晒九次　火麻仁去壳，微炒　郁李仁泡去皮　槟榔各二两　独活一两　枳壳炒　山药　山萸各二两。酒蒸，捣成饼，晒干

【制法】共为细末，蜜水为丸，如梧桐子大。每料一斤八两五钱，碾筛每斤折伤四两，共折六两，净得丸一斤二两五钱。

【功效】此药专治三十六种风、七十二般气，祛风活血，治腿脚疼痛，四肢无力，多睡少食，口苦无味，憎寒毛耸，积年癥瘕，气短，久患痰症①吐涎，皆可服之。能补精驻颜，搜风顺气。每服一钱，滚白水送下。服经一月消食，二月去肠内宿滞，三月去倦少睡，四月精神绝盛，五月耳目聪明，六月腰膝轻健，一年百病皆除，老者返少。孕妇勿服。此药预防中风，善治言语蹇涩，瘫②痪麻木，流火流痰，游走肿痛，大便结燥，噎膈胀满，郁结嘈杂，饮食不甜等症。早晚各进一服，宿酒宿食尽消，百病不生，无病不治。

### ○木香分气丸

【组成】木香　丁香　香附各四两五钱　缩砂　甘松　莪术　姜连　藿香　檀香各四两五钱　生草一两

【制法】共为细末，用白豆蔻二钱五分叠成丸，如芡实大。每料重一斤七两五钱，

---

①　症　原作“疹”，据文义改。

②　瘫　原作“痈”，据文义改。

碾筛每斤伤折四两，共应折五两七钱五分，净得丸一斤七两五钱。

【功效】此药专治一切气逆，胸膈痞闷，心胁膨胀，肚腹疼痛，呕吐恶心，宿酒宿食，饮食无味，倒饱嘈心，食积气滞。每服十丸，同核桃肉细嚼，白滚水送下。常服消食、消痰、消气、消痞、消肿、消胀，一切积聚疼痛。此药消而不见，响而不动，其妙不能尽述。孕妇勿服。

○寸金丹

【组成】乌药　防风　羌活　前胡　川芎　白芷　半夏炙　陈皮　赤苓　缩砂　木香　藿香　紫苏　薄荷　苍术　香附　厚朴各二两　神曲五钱　枳壳一两五钱　甘草一两五钱　白豆蔻　草果仁各一两

【制法】共为细末，入神曲五两七钱五分，姜半斤取汁做锭，每锭二钱，外用朱砂四两为衣。每料重三斤十四两，碾筛每斤折伤四两，共应折十五两五钱，净得末二斤十四两五钱，入神曲五两七钱五分，共重三斤四两五钱五分，共得二百六十一锭去五分算。

【功效】此药专治男妇老幼中风、中暑、中寒、中气，口眼歪斜，牙关紧闭，不省人事，或内伤生冷，或外感风寒，头疼发热，骨节酸痛，咳嗽痰涎，鼻流清涕，胸膈胀满，不思饮食，或出外不服水土，腹心疼痛，呕吐痰水，或受山岚瘴气，疟疾泄泻，妇人产后昏迷，恶露不尽，小儿急慢惊风。以上诸症俱用淡姜汤送下，每服一丸，小儿半丸。

○木香槟榔丸

【组成】大黄一两　黑丑　黄芩　木香　槟榔　黄连　枳壳　青皮　陈皮　香附童便炒　莪术醋炒　黄柏以上各一两。去皮　当归一两五钱

【制法】共为细末，水泛为丸，如梧桐子大。每料重十三两五钱，共应折三两七钱五分，净得丸十二两二钱五分。

【功效】此药专治一切气滞不通，心腹疼痛，胁肋胀满，呕吐恶心，伤酒伤食，胸膈膨闷，宿食不消，红白痢疾，大小便结燥不得快利。此药消宿食，化积滞，有推陈致新之功。每服一钱，或加至二钱。多滞者微动，少滞者内消。孕妇勿服。不拘早晚用白滚水送下，清茶送下，忌生冷油腻。

○五食丸

【组成】狗宝三钱　母丁香二对，重一钱六分　硼砂一钱　乌梅肉六钱　黑茶豆九十八粒，水浸一宿，去皮

【制法】将豆捣如泥，加炼蜜为丸，如弹子大，用朱砂为衣，分作八丸。

【功效】此药专治七情六欲，气恼烦劳，酒气过伤，忧思忿怒，胃气伤损，胃口液干，致成噎膈反胃，积食呕吐，胸膈痞闷，胃脘作痛，口吐痰沫，大便形如羊粪。每服一丸，陈仓米汤化服。

○桂花露

【组成】薄荷一两　砂仁五钱　陈皮八钱　丹桂七钱　栀子七钱　熟地一两　官桂五钱　木香五钱　丁香二钱　川芎五钱　檀香五钱　蜂蜜一斤

【制法】泡酒三十斤。

【功效】此酒专治郁气聚于腹胸之间，以致转变失宜，运化失常，胸腹饱闷，两胁刺痛，嗳气吞酸，呕吐恶心，或郁结不能发越，上不能升，下不能降等症。常饮则有效。

○治妇人经血不通开瘀血方

【组成】当归尾三钱　红花二钱　焦楂三钱　神曲一钱五分　麦芽一钱五分

苏木一两　核桃十个，烧存性　龙头草一钱

【制法】龙头草即旧草帽头，以此熬水煎药。核桃烧了，出化末，皮掷锅内，同药煮之，仁令人吃之。苏木使刀劈碎，先煮下色来，再将药、核桃皮同煮。黄酒半白，亦对在水内，共煮熟。服之出汗，十二日不准出门。

〇治上吐下泻方

【组成】藿香三钱　香薷一钱五分　茯苓二钱　黄芩二钱　陈皮三钱　扁豆二钱，研　木通一钱五分　甘草五钱　木瓜五钱　厚朴一钱五分　车前子二钱

【制法】姜三片，水煎服。

〇香薷丸

【组成】香薷五两　茯苓十五两　藿香十两　苏叶八两　甘草七两　木瓜三两五钱　檀香一两五钱　丁香一两五钱

【制法】共为细末，炼蜜为丸，每丸重一钱五分。每料三斤三两五钱，每斤碾筛伤折四两，共应伤折十二两七钱五分，得末二斤六两七钱五分。入净蜜四斤十三两五钱，共重七斤四两二钱五分，共得丸七百七十五丸。

【功效】此丸专治盛暑远行，伤暑中暑，燥渴瞀闷，头目昏眩，胸膈烦闷，呕哕恶心，口苦舌干，四肢困倦，精神短少，不思饮食，或发霍乱吐泻转筋，小便黄而数，大便溏且频，并皆治之。每服一二丸，不拘时，用新井花水送下。此药并能清暑，若夏月盛暑之时，不论男妇小儿，亦宜常服之，不可缺也。

〇十全大补丸

【组成】于白术二两，土炒　当归二两　川芎二两　杭白芍二两　蜜黄芪四两　茯苓四两　肉桂四两　大熟地四两　生甘草一两

【制法】共为细末，滴水为丸，如梧桐子大。

【功效】此丸专治气血两虚，脾胃齐损，或四肢怠惰，或眼目昏花，或饮食不思，或动辄自汗，夜卧不安，精神短少，未热则怕热，未寒则怕寒，一切虚弱之症，皆宜服之。每服二钱，空心滚白水送下。

〇补中益气丸

【组成】黄芪一两五钱，蜜炙　茯苓一两　陈皮一两　白术二两，土炒　白芍八钱，酒炒　柴胡三钱　升麻二钱　甘草五钱

【制法】共为细末，用红枣、生姜各一两，熬水为丸，如梧桐子。

【功效】内伤之症，起于饮食，当食不食，过食过饱，一饥一饱，元气渐伤，不见其损，日有所亏，耽延岁月，真气耗损，何愁无内伤之患也。况脾胃属土，其性最缓，得之不易，去之尤难。胃气受伤，中气不足，忧思伤脾，两胁作胀，食后倒饱，嘈杂恶心，嗳气吞酸。病者不知调摄，则噎食翻胃之症立至。少年之人，十救一二；年逾五旬，百无一生，深可悯也。若少年劳瘵，阴虚火动，咯血吐血，便血，遗精盗汗，不可服，恐阳气愈盛，阴血不消故也。

〇治体气药方

【组成】枯矾一两二钱　海螵蛸五钱　密陀僧火煅，童便浸淬，二两

【制法】用童便一碗，将密陀僧煅，入便内温淬，不计遍数，以便尽为度。

上各药为细末和匀，每用些须，干则用唾津调搽，湿则干搽之，不过数次见效。

【功效】治体气不和，风湿袭入腠理，以致或白或紫，不疼不痒。凡遇此症，并皆治之。

○十香返魂丹

【组成】伽南香　雄丁香　清木香　苏合油　檀香　降香　乳香　藿香　僵蚕炒,去丝嘴　天麻煨热　朱砂飞　郁金建　莲子心　瓜蒌仁去净油　香附米童便、酒、醋、盐水,分为四次制　血珀以上各二两　安息香水,一两　麝香一两　礞石醋煅九次,二两　冰片五钱　诃子二两　牛黄一两

【制法】上各药俱研极细末,分量兑准,无有低昂。用甘草四两熬稠汁,对炼蜜为丸,每丸重一钱,金箔为衣。

【功效】治男妇痰厥,中风中脏,口眼歪斜,牙关紧闭,昏晕死去,或诸风狂乱,见神见鬼,自言自语,或笑或哭,登高涉险,上树爬房,生姜汁溶开下。

治行人夏月中暑,卒然晕倒死去,藿香汤下。

治喜、怒、哀、乐、爱、恶、惧七情取伤而死者,灯心汤下。

治夜梦惊悸怔忡,心神不交,梦起游荡,重伤又卧,醒后不知,灯心金子汤下。

治孕妇怀孕七八个月,忽然死去,此为子晕,人参同朱砂隔水炖汤下。

治孕妇胎哭有声,胎动不正,莲心汤下。

治男妇大小,如醉如痴,似獃似呆,赤金煎汤下。

治小儿急慢惊风,天吊仰,口吐痰沫,手足抽搐,薄荷汤下,灯心汤亦可。

治男妇交媾,肿阴而死者,升麻汤下。

○乌金丸

【组成】台乌　熟大黄　黄芩　莪术　三棱　赤芍　黄□丹皮　阿胶　蒲黄　延胡索　香附　乌豆皮　生地忌铁器　川芎各三两　寄奴　蕲艾　白扁豆各二两　以上用苏木水制。

【制法】上为细末,炼蜜为丸,每丸重一钱,用蜡皮封固。

【功效】治妇人三十六症,思虑气恼,变生多痰,孕育不成,崩中带下,五心烦热,口苦咽干,饮食无味,身体羸瘦,面目痿黄,手足酸软,经水不匀,脐腹胀痛,鬓发黄落,喜卧倦怠,产后恶血上攻,心腹刺痛,败血不止,及子宫一切恶疾,经验奇效。每服三钱,看病轻重加减用之。盐汤、温黄酒或艾醋汤、白滚水送下,早晚进二服,忌气恼思虑。

○二香丸

【组成】丁香二十五粒　木香二钱五分　蛇退一条　南瓜子四小盅　僵蚕四小盅　枪药四小盅　百草霜四小盅　连翘一两

【制法】共为细末。黄蜡为丸,如绿豆大。

【功效】夫翻胀之症,自古未有,诸书罕载,妙无尽矣。其病症俱由忧思过度,寒冷不节,饮食失调,气血虚弱所致,种种不一。若不知治法,必致待毙而已,予每目睹心悯。今略举端倪,惟达者知之。大约此等病症有百种不止,以此法治之,俱得全生。此药专治老幼男子胸膈胀满,肚腹痞块,懒食不寐者,服此药其效如神。每服七丸,引用大麦汤送下。忌鱼腥、油腻、倭瓜、疙疸、芥菜、清茶、生冷之物。

○治干血劳

【组成】红花一两　白米一两　甘草一两　红豆一两　苏木一两　白糖一两　芝麻一两　绿豆一两　红荆条一两　核桃仁一两　茶叶一两　青铜钱七个

【制法】分为三服,一晚一服,水四大盅,煎八分温服,出汗为度。忌无鳞鱼。此方治好多人,不可轻视。



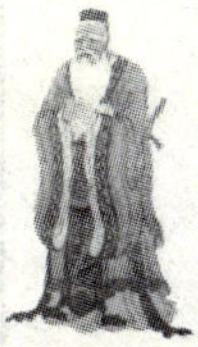

○羌活正气丸

【组成】羌活二两　藿香二两二钱　苏叶八钱　陈皮八钱　厚朴八钱　半夏八钱,炙　白术八钱,土炒　茯苓八钱　桔梗八钱　白芷八钱　檀香二两　降香三两

【制法】共为细末,炼蜜为丸。

【功效】此丸治暑湿伤脾,霍乱吐泻。

○八珍丸

【组成】人参一两　白术一两,土炒　白茯苓一两　当归一两,酒洗　川芎七钱　白芍七钱,酒洗　熟地一两　甘草五钱,炙

【制法】上为细末,神曲打糊为丸,如梧桐子大。每服一钱五分或二钱,食远白滚水送下。

【功效】此药专治气血两虚,恶寒发热,烦躁口渴,眩晕昏愦,饮食不思,肚腹膨胀,肌肤消瘦,大便不实,小便赤色等症。

## 八、养肝护肝

○当归龙荟丸

【组成】当归酒浸　龙胆草去芦,酒洗　栀子微炒　黄连姜炒　大黄酒蒸,纸裹煨　芦荟净　青黛水泡　柴胡各五钱　木香三钱五分　麝香五分,另研　青皮一两

【制法】共为细末,用神曲五钱打糊为丸,如梧桐子大。每料重五两三钱,碾筛每斤折四两,共折一两二钱五分。

【功效】此药专治伐肝木之气,泻肝胆火盛之要药。因内有湿热,两胁痛甚,胀满不食,一切肝气,此药主之。乃忿怒耳聋,宜服此药。每服一钱五分,白水、姜汤、茶引服。

○羊肝散

【组成】青羊肝一具,去筋膜,切韭菜厚片　人参　羌活　白术　蛤粉各二两

【制法】上为细末,合匀听用。将药置荷叶上如钱厚一层,铺肝一层包固,外以新足青布包裹蒸熟,任儿食之。如不食者,及夏月恐腐坏,则晒干为末,早晚白汤送下,服完再合,以好为度。若热者减人参。

【功效】此方专治远年近日一切虚人患目及云翳遮睛,干涩昏花,目睛盲,产后患目及阴虚肝热者服之均效。

○明目清肝丸

【组成】川芎五钱　白芍一两,酒炒　菊花一两　橘红八钱　枳壳一两,麸炒　草决明一两　黄连一两　荆芥八钱　防风八钱　白芷八钱　当归八钱,酒洗　黄芩一两　羌活八钱　甘草三钱

【制法】上为细末,滴水为丸,如梧桐子大。每服一钱五分或二钱,食远清茶送下。

【功效】此药专治眼目昏暗,神光不足,障翳青盲,烂弦风眼等症,并皆治之。

## 九、头疼中风

○头风饼

**【组成】**荆芥　防风　麻黄　细辛　白芷　藁本各一两五钱

**【制法】**共为细末，用小米汤做，每饼重五钱。

**【功效】**此饼专治年沉日久，偏正头疼，目眩脑昏，鼻塞声重，项背拘急，两太阳及额颅煽痛如劈者。用生姜三钱煎汤，煮饼一二枚，将鼻嗅之，使热气上达，候微汗出即愈。

○梁会大津丹

**【组成】**川连　川柏　甘草　黄芩　生栀子各六两　共为细末。

**【制法】**大黄九两，熬膏　朱砂一两二钱　雄黄一两三钱

甲己年，甘草为君属土；乙庚年，黄芩为君属金；丙辛年，黄柏为君属水；丁壬年，栀子为君属木；戊癸年，川连为君属火。

每为君加一倍，大黄膏为丸，朱砂、雄黄为衣，遇冬至、夏至日合丸尤妙，外赤金为衣。

**【功效】**此膏得自异传，专治伤寒、伤风、中风、中气、中恶、筋骨疼痛、大疮大毒、跌打损伤、疯颠狂乱、瘀血凝痰，老少男妇奇怪疑难之症，效验如神，真济世之金丹也。

今将主治各症及药引开列于下：

治伤寒初起，头疼恶心，恶寒身痛，葱姜汤送下。

治伤风头疼，鼻塞恶风，用生姜汤送下。

治口眼歪斜，牙关紧闭，不省人事，竹沥调姜汁送下。

治痰迷心窍，喜笑不常，用灯心煎汤送下。

治疯颠狂乱，爬墙上屋，用金子煎汤送下。

治羊痫风症，不时举发，用生姜煎汤送下。

治寒疟寒热往来，用姜果煎汤送下。

治红白痢疾，红者用黄连煎汤下，白者用木香煎汤送下。

治跌打损伤，闪腰岔气，用黄酒送下。

治浑身骨节风湿作痛，羌活汤送下。

治痈疽发背，一切阴疮不起，金银花汤送下。

治小肠疝气，寒湿偏坠，茴香汤送下。

治遍身或手足麻木不仁，秦艽汤送下。

治寒湿痿痹，引用苍术、黄柏汤送下。

治产后败血不行，心腹绞痛，桃仁、红花汤送下。

治风湿浸淫，遍身疥癞，水萍、白鲜皮汤送下。

治误吞毒物，金汁下；腰腿疼痛，牛膝、木瓜汤送下。

治小儿急惊，天吊抽搐，全蝎汤送下。

治产后搐搦，用四物汤送下。

○治半身不遂手足麻木口眼歪斜瘫痪等症方①

【制法】大黑豆煮熟　陈皮　当归　五加皮各四两

【功效】酒五斤烧的，将药浸五日，早晚饮三四盅，酒尽即愈。

○治手足麻木方

【组成】当归三钱　酒芍二钱　川芎二钱　熟地五钱　桂枝三钱

【制法】水煎服，水两盅，黄酒一盅，煎一盅。

○治中风口噤通身冷不知人方

【制法】独活四两　好酒一斤　煎半斤服。

○治偏正头风方

治偏正头风，百药无效，一服便可痊愈。

【组成】香白芷二两半，炒　川芎一两，炒　甘草一两，炒　乌头一两，半生半熟

【制法】共为末，每服一钱，细茶、薄荷汤送下。

○防风通圣丸

【组成】防风　大黄　白术　川芎　白芍　石膏　当归　荆芥　黄芩　栀子　桔梗　滑石　连翘各一两　麻黄五钱　薄荷七钱　朴硝七钱　甘草五钱

【制法】共为细末，水叠为丸，如梧桐子大。

【功效】治风热郁结，寒火相激，头目不清，咽喉不利，或疼或肿，发热发赤，咳嗽痰，溲便淋闭，舌强口噤，语言谵妄，瘫痪麻木，癫狂惊悸，伤风伤寒，感冒瘟疫时毒，肿毒初起，痈疽风刺瘾疹。此药发表通里，并皆治之。每服二钱，姜汤送下。

○治心头痛

【组成】乌梅一个　枣二个　杏仁七个

【制法】共为一处捣烂，男子用酒，女子用醋送下，永不害心疼。

○观音救苦回生丹

【组成】香附三斤　霜桑叶一斤　川芎四两　全当归二两　白扁豆二两　茯神二两　沉香五钱　怀山药二两　藏红花三两

【制法】此丹所治之症、引方列后：

【功效】五劳七伤，诸虚百损，一切淋症，引用大生地、沙参、云苓、半夏各一钱，煎汤下。

左瘫右痪，口眼歪斜，痛风痰厥，引用白芥子、广陈、大生地、木瓜各一钱、礞石五钱汤下。

气噎、气膈、酒膈、气滞不舒，引用木香、杏仁、条芩、白术各一钱汤下。

偏正头风，一切头痛，引用防风、宣木瓜、青皮各一钱汤下。

一切咽喉十八种之症，引用葛花、连翘、麦冬、小生地各一钱汤下。

单双腹胀膨闷，及虫症，引用茵陈、腹皮、泽泻各一钱　水葱三钱汤下。

肝气不舒，胃气不和，反胃作呕，引用条芩、白术、郁金各二两汤下。

胁满串气、疝气、肝气下串，引用胆草、蒌仁、木香、大熟地各一钱、砂仁五分汤下。

伤寒虚症，阳狂谵语，不汗，引用苍术、苏叶、小生地各一钱、牛蒡二钱、麻仁三钱汤下。

---

① 方　原无，据目录补。

便血、吐血、鼻衄，引用白茯苓、荷叶灰各二钱汤下。

诸般咳嗽痰喘，肺热肺虚，引用栀子、百合、黄芩各一钱、红枣六分汤下。

泻肚白红痢疾，引用白茯苓、黄柏各一钱、大生地二钱汤下。

腹内疼痛，一切食寒疼痛，引用枳实、木瓜、白芍、焦三仙各一钱五分汤下。

心口疼痛，湾水诸般水引用。腹内作胀，引用大腹皮、木香、茵陈、半夏各一钱汤下。

大便不通，引用黄柏三分、大黄二分、大生地一钱汤下。

妇人经血不调，气血不通，引用全归、红花、陈皮、元参各一钱汤下。

妇人诸般各症，引用全归、砂仁、蒌仁各一钱、红花一钱汤下。

小儿急慢惊风，一切内热存食存乳，引用羌活、钩藤各一钱、活蝎、蝉退汤下。

小儿食水不调，腹痛，夜啼，发烧，引用焦三仙、神曲、远志各一钱汤下。

此丹讨去，诚心服之，勿经妇人之手。大人每服二丸，小儿每服一丸。如无力办引药者，可用阴阳水送下。

**○万应锭方**

**【组成】**胡黄连一斤半　黄连一斤半　牛黄五钱　儿茶一斤半　熊胆一两　冰片五钱　麝香五钱　徽墨一斤　牛乳八两

**【功效】**治中风痰火，半身不遂，喉闭乳蛾，牙疳瘟疹，伤寒中暑，痢疾霍乱，血热便血，瘟毒发黄，小儿痘疹惊风，妇女经期不调等症。大人每服四五钱，小儿每服二三分，俱用凉水送。

治疔毒攻心，疟疾牙疼。

治骡马尿结粪结，黄鹘眼跳。

治无名肿毒，痔疮、漏疮、臁疮、伤手疮。俱用陈醋研上。

**○回生再造丸**

**【组成】**真蕲蛇去皮骨，并头尾各三寸，酒浸炙，取净末四两。眼光如生者真　两头尖系草药，出在乌鲁木齐，非鼠类也。如不得真者，以白附子代之，其性相仿。制过用，二两　真山羊血五钱，心包内血真　北细辛一两　龟板一两，醋炒　乌药一两　黄芪一两，蜜炙母丁香一两，去油　乳香一两，瓦焙去油　麻黄二两　甘草二两　青皮一两　熟地二两　犀角八钱　没药一两，炒去油　赤芍一两　羌活一两　白芷二两　虎胫骨一对，醋炙　血竭八钱，另研　全蝎二两五钱，去毒　防风二两　天麻二两　熟附子一两　当归二两　骨碎补一两，去皮　香附一两，去净皮毛　元参二两，酒炒　首乌二两，制　川大黄二两　威灵仙二两五钱　葛根二两五钱　沉香一两，不见火　白蔻仁二两　藿香二两　冬白术一两，土炒　红曲八钱　川萆薢二两　西牛黄二两五钱　草蔻二两　川连二两　茯苓二两　姜黄二两，片子　僵蚕一两　松香五钱，煮过　川芎二两　广三七一两　桑寄生二两五钱　冰片二两五钱　当门麝五钱　辰砂一两，飞净　桂心二两　天竺黄一两　地龙五钱，去土　山甲二两，前后四足各用五钱，麻油浸

**【制法】**以上各药材必须地道，炮制必须如法。共研细末，择天月二德日，于净室内炼蜜为和，合捣五千杵为丸，每丸重一钱，金箔为衣，外用蜡壳包裹。

**【功效】**此药专治风湿诸痹，口眼歪斜，半身不遂，行步艰难，筋脉拘挛，手足疼痛。宣畅血气，通利经络。大者一丸，小者酌用。病在左部用四物汤为引，即当归、白芍、生地、川芎各一钱。病在右部用四君子汤为引，即白术二钱，茯苓一钱，人参一

钱,甘草五分,如无人参用黄芪代之。其余用姜汤、黄酒酌用。孕妇忌服。

○灵砂丹

【组成】天麻二两　羌活二两　独活二两　细辛二两　石膏二两　连翘二两,去心　薄荷二两　川芎五钱　山栀五钱,炒　白芍五钱,炒　荆芥五钱　当归五钱,酒洗　黄芩五钱,炒　大黄五钱　全蝎去微毒,炒,五钱　菊花五钱　人参五钱　白术五钱,土炒　防风二两　寒水石二两　桔梗二两　朱砂二两　砂仁七钱五分　滑石四两　甘草二两

【制法】上为细末,炼蜜为丸,每丸重二钱,朱砂为衣。每服一丸,不拘时,细嚼,或研化,用清茶或姜汤送下。

【功效】此药治伤时疫,憎寒壮热,浑身疼痛,伤风咳嗽,鼻塞声重,偏正头疼,山岚瘴气,无汗疟疾,大头瘟病等症。

○贴头疼散

【组成】白芷三钱　川芎三钱　大黄三钱　牙皂三钱　干蝎尾一钱　冰片一分

【制法】共研极细,青茶卤调浓,摊布贴之。

○神效活络丹

【组成】草乌三两　川乌三两　乳香四两　没药四两　蚯蚓十条,白颈

【制法】共研极细末,蜜丸一钱五分重。每早晚服一丸,老酒蒸化服。

【功效】此药专治中风痰气,半身不遂,口眼歪斜,瘫痪不仁,手足麻木,肩臂疼痛,筋脉不舒,腰腿酸疼,风寒湿痹,跌扑闪错,瘀血肿痛,一切等症,服之无不神效。

○牛黄健步丹

【组成】牛黄三两　薄荷三钱　南星二两,姜汁炒　天麻一两　橘红一两五钱　鹿茸一两,酥炙　黄芪一两五钱,盐水炒　人参一两　白术二两,去芦,土炒　白茯神一两　当归一两五钱,酒洗白芍二两,盐水炒　生地黄二两,酒洗　熟地二两　甘枸杞一两五钱　五味子五钱　虎胫骨二两,酥炙　龟板一两五钱,酥炙牛膝二两,酒洗　杜仲二两,姜酒洗　破故纸一两五钱,盐酒炒黄柏二两,人乳拌,盐酒炒　知母二两,人乳拌,盐酒炒　门冬二两,去心　远志一两,甘草水泡　石菖蒲一两　酸枣仁一两,炒　沉香五钱　木瓜一两　薏仁米一两,炒　羌活一两酒洗　独活一两,酒洗　防风一两,酒洗

【制法】上为细末,炼蜜为丸,合猪脊髓、金箔为衣,黄蜡为皮,每丸重一钱五分。不拘时,盐汤、温酒任其化下。

【功效】此药治中气风,昏晕僵仆卒倒,口眼歪斜,手足瘫痪,步履艰难,言语謇涩,痰涎壅盛,心神恍惚,人事不省,及诸风痹,手足拘挛,筋脉不舒,肢节疼痛,一切风痰痿痹等症。

## 十、妇科良方

○治妇人白带方

【制法】白鸡冠花,晒干为末,空心温酒调服。

【功效】赤带用赤鸡冠花,赤白带用赤、白鸡冠花。

○治妇人干病

【组成】时瓜一钱　蚂蚁二钱

○治难产经日方

【制法】云母粉半两，温酒调服，入口产不顺即顺，万无一失。曾治三五十人皆效。

○辰砂益元散

【组成】滑石六两　甘草一两　朱砂三钱

【制法】共为极细末。

【功效】此散专治夏月中暑，身热头晕，上吐下泻，烦躁不安，头眩目胀，神魂不定，口干舌燥，四时疫疠，感冒伤寒，妇人下乳、催生，小便淋漓等症，并皆治之。每服二三钱，用新汲凉水调服。孕妇忌之，勿服。

○八宝救坤丸

【组成】全当归四两　熟地二两，麸炒　官粉一两五钱　蒲黄二两　干姜八钱　黑豆二两，炒　红花二两　广木香二两　益母草一斤　川芎五钱，炒　白芍四两，醋炙　羌活一两五钱

【制法】共为细末，合蜜为丸，重二钱，外加人参。

【功效】专治胎前产后，月经不调，干血痨，赤白带下，崩症及开花女儿痨等症，无不神效。每服一丸，当归汤一钱送下。

○治妇人血经闭方

【组成】大黄　姜黄各五两

【制法】共为细末，以猪胆为丸，如梧桐子大。每服一钱，空心滚水送下。服药四五服，其热肿退消，即复通经也。

○通经丸方

【组成】黑牵牛　神曲各等分

【制法】共为细末为丸，如梧桐子大，每服二钱，空心好黄酒送下。

○仙传催生方

【组成】全当归八钱　川芎五钱　白芷一钱五分　枳壳八钱

【制法】水一盅，煎六分，温服。

○平安如意丹

【组成】苍术三钱　天麻三钱二分，蒸　蟾酥九分，酒化　麻黄三钱，去根节　粉草二钱四分　明雄三钱六分，水飞　麝香三分，后入　川军六钱

【制法】共为细末，江米糊为丸，莱菔子大。

【功效】治寒暑痧胀肚疼，头晕眼黑，用七丸放舌下，候舌微麻咽之。

治寒暑甚重者，绞肠腹痛，心中闭闷，不省人事。先将五丸研细末，吹鼻内，再七丸放舌下，吞之即愈。

治走马牙疳，凉调服。

治疟疾，研细末，吹鼻中，不愈再服七丸。

治痢疾，将药放舌下化服。

治小儿急慢惊风，痰涎涌盛，用七丸为末，凉水调服。

○益母丸

【组成】益母草一斤分四份，每份用老酒、盐水、醋、童便制　琥珀　干姜　木香

各一两　人参　砂仁　延胡索　黄芩　阿胶蛤粉炒　白茯神　丹皮各二两，酒洗　香附童便炙　白芍　川芎各四两　当归　生地各八两，酒炙

【制法】共为细末，炼蜜为丸，重二钱，蜡皮封固。

【功效】专治产后头晕眼黑，腰痛耳鸣，败血过多；或恶露不行，脐腹疼痛；或荣卫虚损，过食生冷，停滞不化；或中风伤寒，头痛口苦，遍身拘痛；及七情相干，以致发热恶寒，自汗口干，心烦喘嗽，两胁胀闷，饮食少进，并皆治之。每服一丸，温酒化服，或淡姜汤亦可。此药大能补气活血，产后诸般难症。

○八宝坤顺丹

【组成】人参二钱五分　益母草三钱，子、梗、叶全用，忌铁器　全当归五钱，酒洗　川芎五钱，姜炒　白芍五钱，酒炒　白术五钱，土炒　茯苓五钱，人乳拌炒　黄芩五钱，酒炒　缩砂一钱五分，炒　川牛膝二钱五分，炒　乌药五钱，微炒　阿胶二钱五分，蛤粉炒　生地五钱，姜汁炒　香附五钱，童便浸，春三夏一秋五　橘红盐水炒　熟地各五钱，姜汁炒　紫苏二钱五分，子、梗全用　广木香二钱五分，炒　琥珀二钱五分　沉香五钱　甘草一钱五分，微炒

【制法】用水调侧柏叶入锅中，安琥珀于内，浸水煮巳至未时，取起另研。

共为细末，炼蜜为丸，每丸重二钱五分，用大赤金为衣。

【功效】专治妇人百病，屡试屡验，真有起死回生之力，不可轻视，妙难尽述。每服一丸，随病用引。

经水先期，知母、白芍汤下；经水后期，当归、地黄汤下；经行腰膝疼痛，防风、羌活汤下；经闭，桃仁、红花汤下；赤白带下，阿胶、艾叶汤下；胎动，白术、条芩汤下；胎漏，阿胶汤下；胎前腹痛，香附汤下；临产艰难，葵子汤下；交骨不开，龟板汤下；胞衣不下，童便、老酒汤下；横生逆产，子死腹中，炒盐汤下；产后恶露不行，脐腹刺痛，童便、益母草汤下；产后儿枕疼痛，炒山楂汤下；产后崩漏，糯米汤下；呕吐，姜汤下；虚劳喘嗽，杏仁、桑皮汤下；泄泻，米汤下；禁口诸痢，诃子、肉蔻汤下。服药后忌煎炒油腻。

○胎产金丹

【组成】当归一两，酒洗　茯苓一两　白术一两，土炒　生地一两，酒煮　白薇一两　元胡一两　桂心六钱　蕲艾一两　藁本一两　沉香三钱　甘草一两，炒　赤石脂一两　川芎一两　丹皮一两没药六钱　鳖甲一两　益母草一两　香附二两　五味子五钱

【制法】上药共合一处，将紫河车一具，放长流水浸三日，取出入铅球内，入白酒二斤，清水一碗，灌满，以蜡封球口严密，外用砂锅盛水，将球悬于煤火，煮二日，两边为度，取出紫河车，黄白共汁，俱捣群药内，拌匀晒干，研极细末，炼蜜为丸，每丸重二钱，朱砂为衣。

【功效】专治胎前产后一切危急诸症。每服一丸，临产之前米汤化服一丸，助精神，壮气力，易于分娩。

治产后，童便、老酒化服一丸，神清体健，无血晕闷乱之患。

行经后，当归汤化服二三丸，自然受孕安稳。

怀孕之后，用焦白芍、条芩汤化服二三丸，能安胎。

屡经小产，不受孕育，当归、熟地汤化服二三丸，永无坠胎之患。

胎动不安，白莲瓣化服一丸。

劳役坠损，小米汤化服一丸。

胎漏下血，藕节、棕炭汤化服一丸。

妊娠脾胃虚弱，中气不足，人参煎汤化服一丸。

妊娠腹痛胀满，木香磨水化服一丸。

妊娠腰腿酸痛，桑寄生汤化服一丸。

产后儿枕痛，用山楂、好酒、黑糖化服一丸。

横生逆产，子死腹中，当归、川芎化服一丸。

产后乳食不行，老酒、当归、山甲汤化服一丸。

胞衣不下，红花、益母草汤化服一丸。

初产交骨不开，龟板汤化服。

妊娠转胞，小便不通，琥珀磨水服。

妊娠子痫抽痛，钩藤汤化服。

其余经脉不调，月事参差，有余不足，诸虚百损，癥瘕积块，干血劳伤，子宫虚冷，血海枯竭，一切妇女百损病症，俱用老酒化服。药后节饮食，宜避风寒、气恼，谨慎调理。

**○五食白花丸**

**【组成】**五倍子　食盐　白矾　花椒各等分

**【制法】**以上药味，粟泥为丸，重二钱五分，外用雄黄为衣。专治妇女阴湿阴痒，阴内生疮、生虫，一切阴中诸症，并皆治之。如用时，将此药用帛裹好，以绒绳捆系，留绒头六寸许，将药纳入阴户中，候一炷香时取出。处女忌用。

**○观音救度普济丹**

**【组成】**明天麻　全当归　明没药　南红花　广木香　王不留　香墨　百草霜　飞罗面各一两　藏红花一钱

**【制法】**将墨打碎研细，用滚水浸泡，每日清晨将陈水泼去，换上新水，如此三次，胶性尽去，墨皆澄清，届时听用，与前药面为丸。

**【功效】**专治妇人病症三十六种，无不应验，并男子吐血之症。药引列后：

治童女、女子经水不通。十四五岁行经之时，所忌生冷等物不可多食。忽成鬼胎，或三五个月一年，恐成于血劳，用药一丸，引山甲煎汤送下即效，必行经络。

治妇人不能成孕，皆因红失虚弱，月经不准，或多或少，经络虚空，先用药一丸，引乳香、当归，煎汤送下。歇三日用一丸。经络以成，必受孕矣。

治妇人头胎，生产最难，将产之先即用一丸，引当归煎汤送下，以保无患。

治子死腹中，皆因大人受伤，血气不能养子，用药一丸，引榆树皮、蝉退烧灰，滚白水送下。

治妇人难产，皆因瘀血胞络，用药一丸散其瘀血，则易生产。或逆产横生，依用前引即愈。

治产后胎衣不下，瘀血流入衣胞之内，所以难下，用药一丸，红花一钱煎汤送下。

治产后口干，腹内下泻，皆因产后气虚，心血未定，用前引用药一丸。

治产后不一，皆恶血流行，故此乍寒乍热，用药一丸，引用童便送下。

治产后遍身浮肿，皆瘀血流入脾肺经络，用药一丸，引用白术、姜黄，煎汤送下。

治产后不能言语。人有三毛七孔，恶血流入七孔之内，皆不能言语。用药一丸，童便送下。若再不好，即时再用一丸即愈。

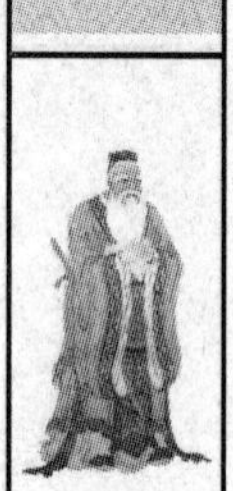

治产后肚脐疼痛，大小肠俱下痢，皆水急不化，昼夜疼痛，时行赤白，用药一丸，引用萝卜煎汤，或桃仁亦可。

治产后腰痛，遍身骨节疼，再产之时不能动，用药一丸，同戥子灰入黄酒内送下。

治产后大小便不通，脾肝肺肠闭塞，此名血瘀之症，用药一丸，引通草、红花、桑皮，煎汤下。

治产后气血虚弱无力，不时浮肿，出汗盗汗，脐下作痛，用药一丸，引通草、木通汤下。

治产后心腹胀满，呕吐不止，皆气不通，用药一丸，引半夏、生姜，煎汤下。

治产后口眼歪斜，皆血不能归经络，用药一丸，引桑白皮，煎汤下。

治产后咽喉肿痛，因恶血上攻，元气不能上心肺，用药一丸，引桑白皮，煎汤下。

治产后身受寒热，勉强下床，又受气恼，用药一丸，引用黑豆一钱，用老酒送下。

治产后大便下血不止，赤白带下，气血虚弱，恶血下降，用药一丸，无灰酒送下。

治产后手足不遂，言语艰难，皆身受风寒，用药一丸，引用炒黑豆二三丸，用温酒送下。

治产后小便不时下血，因吃了生冷之物，名为胎漏之症，用药一丸，引崩中散送下，或黄酒亦可。

治产后下血，胎前作痛，吃了冷硬之物，寒气攻心，坐卧不宁，用药一丸，好酒送下。

治产后寒战剉牙，因恶血流入经络，气血闭塞，用药一丸，引童便送下。

治产后肚中膨胀，四肢寒冷，恶血流入经络，用药一丸，赤芍煎汤下。

治产后血脉不调，月经不通，皆恶血散行，吃下生冷，恶血成块，日久不散，用药一丸，引用红花，煎汤下。

治产后心腹虚闷，肚内膨胀，气喘咳嗽，出汗如油，用药一丸，引用通草、黄酒、红花、桑白皮，煎汤下。

治产后气血虚弱，吃了生冷坚硬之物，冲犯恶血，散于四肢，口苦舌干，用药一丸，引用当归、荆芥，煎汤下。

治产后心腹胀痛，皆恶血未定，吃了坚硬，用药一丸，引红花，煎汤下。打下恶物后，用茴香煎汤，再吃一丸。

治产后务须当月未满之日，瘀血气散各经络，须忌面食、生冷等物，恐成干血之症，用药一丸，红花煎汤下。

治童子、男子痨症吐血，以有房劳、吐血，种种不等，用药一丸，引童便，红花一钱，同煎汤下。若病重再服一丸。

治诸般杂症，无不神效。

**○八宝坤顺丹**

**【组成】**益母草一两　白芍一两　当归一两　川芎一两　黄芩一两　白术一两　茯苓一两　乌药一两　缩砂一两　牛膝八钱　橘红一两五钱　香附一两　阿胶八钱　生地一两　熟地一两　紫苏六钱　木香六钱　党参一两五钱　甘草五钱　琥珀三钱　沉香五钱

**【制法】**共为细末，炼蜜为丸，重三钱。

**【功效】**此药治胎前产后，经血不调，妇人百病，老酒为引，童便亦可。

## 十一、通便止泻

○治红白痢疾方

【组成】石榴子　石榴皮不拘多少

【制法】煎开，冲红糖服，即愈。

○治大便不通方

【制法】油当归二两　生芝麻半斤　水煎服。

○治小便不通方

【制法】黄花菜根七枝，去两头要中间根，水煎服。

○六合定中丸

【组成】厚朴一两五钱　苏叶四两五钱　香薷四两　枳壳二两五钱　砂仁一两　甘草五钱　赤苓二两　扁豆二两五钱　丁香一两　羌活一两五钱　檀香二两　木瓜二两五钱　半夏二两　藿香四两

【制法】共为细末，炼蜜为丸，每丸重二钱五分。每料重一斤十四两，碾筛每斤伤折四两，共应折七两五钱，共净得末一斤六两五钱。入净蜜二斤十三两，共重四斤三两五钱。每丸重二钱五分，共得丸二百七十丸。

【功效】此丸专治男妇老幼四时感冒伤寒，夏月伤暑瞀闷，头目昏眩，胸膈烦闷，呕哕恶心，口苦舌干，不思饮食，霍乱吐泻，雨湿蒸气，转筋中暑，霍乱暑风等症。每服一二丸，用冰凉水送下。如红白痢疾、疟、伤酒、伤食，俱用开水送下。

○治小便出血方

【制法】淡豆豉一撮，煎汤服之。

○伏暑丹

【组成】厚朴七钱　苏叶二两　香薷二两　枳壳一两二钱　扁豆一两二钱　赤苓一两　羌活七钱　藿香一两二钱　羌连七钱　甘草三钱

【制法】共为细末，炼蜜为丸，每丸重二钱五分。

【功效】此丹专治暑湿伤脾，霍乱吐泻。

○灵应痧药

【组成】茅苍术六两　明雄黄六两四钱　朱砂一斤　蟾酥九钱　麝香一两　甘草四两八钱

【制法】共为细面，水叠为丸，如黍米大，朱砂为衣。

【功效】专治暑湿霍乱，吐泻腹痛，四肢厥冷，面青神昏等症。

## 十二、外用良方

○治时有面赤项肿虾蟆瘟方

【组成】金钱蛀一钱五分　酒芩一钱　山栀一钱　青皮一钱五分，醋炒　当归一钱　酒芍二钱　川芎一钱　生地二钱　防风一钱五分　牛蒡子一钱五分，炒　桔梗一钱　连翘一钱　甘草一钱

【制法】水煎,分四次温服。

○治干癣方

【组成】五倍子二两,炒　枯矾一两　硫黄五钱,化开,出烟

【制法】共为细末,香油调搽患处。

○治癫犬咬伤方

【制法】乘毒未发,用斑蝥七个,去头足翅,鸡子贰枚,调合一处,蒸熟,去斑蝥,淡食鸡子,于小便尿出血块。痛胀不已,则血块未净,仍照方吃药,血块尽乃止①。

○神应膏

【组成】穿山甲　川芎　木鳖子　大黄　生地　熟地　白及　赤芍　玄参　当归　白芷梢　天冬　麦冬各三钱　血余一团　香油二斤

【制法】以上药味入油内熬枯去楂,入飞过黄丹一斤,离火入油内,后下细药:

乳香　没药　儿茶各三钱三分　潮脑五钱

每料得膏二斤五两三钱九分。

【功效】此膏专贴一切痈疽疮疡疔毒等症,初起漫肿无头,暴肿疼痛,溃后或流脓血清汁,或瘀血腐肉不化,或疼痛难忍,遇此诸般之症,贴之无不神效。

○八厘散治跌打损伤,心疼,和血

【组成】皂矾五钱　泥片三钱　台麝三钱　朱砂三分　乳香三分　血竭三分　儿茶六分　雄黄三分　红花四分　归尾钱半

【制法】共为细末,元酒四两调服,大人八分,小儿四分。

○化针散洗眼药方

【组成】胆矾　铜绿　川椒　砂仁　青盐各五分　乌梅五钱　杏仁十五个　雄鸡胆一个　新针七个

【制法】流水入磁罐内,三日即化,倾盆洗之。

○圈疮药方

【组成】白及五分　轻粉五分　冰片五厘

【制法】共为细末,凉水调抹四外,留项。

0

【组成】竹兰茶　桂圆肉　红糖　白糖　姜各三钱

【制法】水煎汤服。

○治遍身风痒疮疔方

【制法】茵陈蒿煎浓汁,洗之即愈。

○治疮口不敛方

【组成】软石膏二两,煅　漳丹半两

【制法】为细末,擦之,名红玉膏。

○治一切肿毒初起方

【组成】透骨草　漏芦　防风　地榆等分

【制法】煎汤绵蘸乘热烫之,二三日即愈。

○割毒丹去疮上歹肉方

【组成】大明矾一两　黄丹钱半　巴豆十粒



① 止　原作"口上",据文义改。

【制法】先将丹矾为末，巴豆去皮入杓内，将矾枯尽去巴豆，用鸡子清调擦。

○治无名肿毒托药方

【组成】归尾一钱　皂角刺一钱　金银花一钱　红花六分　天花粉三钱　乳香五分　连翘六分，去皮　穿山甲六分，炒　川军二钱，酒炒　羌活一钱　白芷六分　防风三钱　甘草节一钱

【制法】水四盅，煎八分，对黄酒半盅服。

○治癣方

【组成】全蝎　斑蝥　赤石脂　白及　明雄黄各二钱

【制法】共为末，陈醋调上即愈。

○治无名肿毒疔毒方①

【制法】水胶五钱　用碗蒸化，圈之即愈。

○黄连赴宴散

治咽喉肿疼，口舌生疮，牙龈肿疼

【组成】黄连　黄芩　黄柏　山栀仁　细辛　干姜各三钱

【制法】共为细末，用米泔水漱口后，擦药于患处。

○灵药方

【组成】白矾　黑矾　食盐　火硝　水银各五钱

【制法】将前四味药为极细末，按于锅底，将水银居中，上用碗盖之，盐水合泥封固，湿沙盖其上，以文武火升打一炷香为度。

【功效】专治一切疮疡溃后，拔毒去腐，生肌长肉。疮口坚硬，肉暗紫黑，用此药少许，鸡翎扫上，立刻红润活口。诚外科之圣药也。

○治牙疼方

【组成】冰片二分　烧酒

【制法】共灌耳内即愈。

○六圣神散

专治偏正头疼脑痛。

【组成】乳香　没药　川芎　雄黄　石膏各二钱

【制法】外用牙硝半两　共研细末合匀，将药吹鼻内。

○消毒散

【组成】盐水锭一两　硼砂三钱　冰片五分

【制法】共研极细末。

【功效】此药消肿止痛，消瘀退热凉血。丹毒热毒，无名肿毒，敷之立效。未成者敷之立消，已成者周围敷之，留中心毒顶易溃。每用药末，不拘多少，用茶卤调稀上患处。药干时用茶卤勤扫，令热毒气出，其毒自解矣。

○平安散

【组成】麝香五分　冰片五分　朱砂三钱　明雄黄三钱　火硝七钱

【制法】共研极细末，用大赤金十张。

【功效】此散专治初起感冒伤寒，头疼身痛，发热恶寒，眼胀，无汗烦躁，霍乱中

---

①　方　原无，据目录补。

暑,脐腹疼痛。以此吹鼻孔内,再点大眼角少许,即愈。

○玉肌散

【组成】白芷二钱　滑石二钱　白附子二钱　绿豆粉四两

【制法】共研成极细末。

【功效】此散专治面貌粗涩不润,黑暗无光,雀斑污子,常洗能润肌肤,悦颜色,光洁如玉,面如凝脂。或加香豆面洗之。或兑入粉内用之,其效甚速。

○红玉膏

【组成】香油四两　鸡蛋四个　黄蜡二两　血余三钱　槐枝十三寸,重五钱　黄丹二两

【制法】共熬成膏。

【功效】此膏专贴梅疮顽疮,结毒臁疮,不论大小,诸毒通用。此药能去腐生肌,定痛消疼,止痒化肿,化疔解毒。每用少许摊黑膏中心,或摊纸上,贴患处。有疔者一日一换,无疔者三日一换,其效异常。

○黄玉膏

【组成】脂油四两　黄蜡一两,入油内化　白蜡五钱,入油内化　黄柏五钱　乳香一钱,入油内化　没药一两,入油内化　潮脑一钱　冰片一钱

【制法】共熬成膏。

【功效】此膏专贴一切诸般疮疡,其色紫黑,肿痛腐烂不愈,或不生脓,或不收口,疼痛不止者,此皆毒盛火盛之所致也。此药清热解毒,消肿定痛,化腐生肌。每用少许摊黑膏药中心,或摊净绵纸上亦可,其效非常。

○白玉膏

【组成】定儿粉一两　黄蜡一两五钱　香油四两　硼砂二钱　好冰片五钱

【制法】共熬成膏。

【功效】此膏专贴诸般疮疡,结毒粉毒,痈疽顽疮,诸般疔毒,紫黑且腐,久而不收,臭烂不愈者,用之绝妙。

○逼虫香

【组成】茅香一两五钱　细辛一两五钱　零陵香一钱三分　山奈一两　川椒二两五钱　藿香一钱六分　千金草三钱六分　莪术一两七钱三分

【制法】共研成粗末。

【功效】此药凡遇四时不正,瘟疫流行,宜常焚烧此香,则不致传染。多烧碎末,可以避邪避瘟。

空室久无人住,则积湿容易侵人。预制此香烧之,可以远害。

○洗眼药末方

【组成】防风一两　荆芥一两　苦参一两　细辛一两　铜绿一两　甘草一两

【制法】共为细末。

【功效】此方专治眼目诸症,内外瘴翳,视物昏花,迎风流泪,暴发赤肿,云翳气朦,天行时眼,久患风疾,眼边赤烂,不时举发,瘾涩痛痒,壅眵热泪等症,并皆治之。用则葱汤熏洗,自愈矣。

○赤金锭

【组成】火硝八两　漳丹一两　黑矾一两　朱砂五分　黄丹五分

【制法】依法炮制。但此药不可多服,以三四分为度。

【功效】治诸凡痧症腹痛、绞肠痧、乌痧，服用刀劀细末少许，男左女右，点大眼角，汁出即愈。

治喉闭、双蛾、单蛾，用新水研少许服之，或刮细末吹之。

治暴发火眼，频搽大眼角。

治受暑恶心，欲吐不吐，滚水研少许服之。

治无名肿毒，蝎螫虫咬，水研，敷患处，立效。

○洗痔漏神方

【制法】番大马一条，分为三节，每节用砂锅熬透，洗三日，或洗九日

○治吃信卤官方

【组成】大黑豆半斤　防风四两　甘草四两

【制法】合煎，饮之即愈。

○上毒疮药

【组成】黄芩　黄柏　青粉　青黛　侧柏叶各一钱

【制法】共为细末，加红升丹、冰片。

【功效】此药专治脾经湿热发于头面，常生小疮毒如粟米大，破则黄水浸淫溃烂，痛痒无休。将此药用小磨香油调敷。患处如有脓水浸淫，干搽上即自愈矣。

○玉容肥皂

【组成】杭芷二钱　附子二钱　独活二钱　白蔹三钱　细辛二钱　葳蕤六钱　麝香钱半　三艾三钱

【制法】共为细末，用肥皂一个，胰子四两，捣匀为丸，重一两一团。夫人之脸皮毛肤，皆属太阴脾胃二经，谓土生金之故耳。盖因过食厚味醇酒，以致胃火上升，面生瘢点、酒刺、粉刺等类，游风瘙痒，黯惨无光，当用此方洗之。

○癣药方

【组成】红枣肉二两　核桃肉二两　大榧子一两　水银二两

【制法】须共合一处，捣烂成泥，用白布包裹，以微火烤，搽患处。

【功效】夫癣之生也，因风毒邪热客于皮肤之间，以致遍身走散，痛痒不止，或疾如瘾疹，或形如圆钱。此药能散风止痒，却虫消毒，不论干癣、湿癣、苔癣、风癣，凡经年不愈者，皆以此药治之。先用手搔患处，后以药搽上，每日三四次即愈。

○太乙紫金锭

【组成】文蛤末二斤　大戟末一斤　山慈菇末一斤六两　麝香三两　千金子十两　朱砂末六两，外加一两　雄黄末二斤半

【制法】共为细末，糯米面打糊为丸，每料重五斤十五两五钱，入糯米面打糊为丸锭，共重三十斤，净得锭一千六百零三锭，每锭三钱，干得二钱四分。

【功效】此药内可服，外可上，随症调引，起死回生，真为卫生至宝。治一切饮食、药毒、虫毒、瘴气、恶菌、河豚、吃死牛马驰羸等症。每服一锭，病重者连服，通利一二次无妨，并用凉水磨服。诸虫肿胀，大麦芽汤送下。痈疽对口、发背、天蛇头、无名肿毒、疔毒等诸恶疮，风疹、瘾疹，毒赤肿未破，及痔疮等，用无灰酒磨服，再用凉水调敷，日夜各数次。觉痒立消，已溃出脓血者，亦减分数。阴阳二毒，伤寒心闷，狂言乱语，胸膈壅滞，邪毒未发，正宜下者。又瘟疫喉闭缠风，凉水薄荷磨服；传尸劳瘵，用檀香汤磨服；心气诸气痛，黄酒或姜汤磨服；赤白痢疾，泄泻肚腹急痛，霍乱绞肠痧等症，及诸痰症，并用薄荷汤磨服；男妇急中颠邪，喝叫乱走，鬼交鬼胎鬼气，狂乱失心，



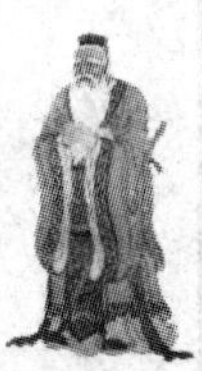

羊痫猪颠等风，中风中气，口眼歪斜，牙关紧闭，言语蹇涩，筋挛缩，骨节内肿，手足腰腿周身疼痛，行步艰难，暖酒磨服；自缢溺水死心头暖者，惊死或鬼迷死未隔夜者，俱用冷水磨灌下；头疼太阳疼者，用酒入薄荷叶研烂，敷贴太阳穴上；牙疼，酒磨涂，及含少许，良久吞下；小儿急慢惊风，五疳五痢，脾病黄肿，瘾疹疮瘤，牙关紧闭，并蜜下薄荷磨下及擦，量儿大小，一锭作三五次服；妇人经水不通，红花煎汤送下；孕妇脾泻，勿服；打破伤损，油松节、黄酒磨服；汤火伤，东流水磨涂；恶虫、疯犬所伤，冷水磨涂，淡酒磨；牛马六畜中毒，亦以此救之。

**○化腐生肌散**

【组成】灵药二钱，煮过三次　轻粉二钱　冰片二分

【制法】共为细末。

【功效】此散专治化腐生肌，凡疮毒破后，脓水淋漓，脓烂腥臭，强肉紫黑，难于收口，用此散掺于生肌膏上贴之，其口即收，其肌易生，脓水自少，腐肉化为脓水而愈。

**○蒸脐祛病法**

【组成】夜明砂一两　两头尖五钱　人参三钱　白茯苓三钱　莲须三钱　川附子三钱　川椒三钱　沉香一钱　丁香一钱　麝香二钱，另包脐用　秋石五钱，另包，临时用四分拌入群药内用　槐钱十三槐

【功效】此药治风痫，撮口脐风，或常出黄水。凡诸般脐症，此药贴脐上，烤热鞋底熨之，无不神效。

**○洗药**

【组成】荷叶二两　吴茱萸梗三钱

【功效】此药专洗气虚脱肛。

**○太乙膏**

【组成】黑参　白芷　当归　赤芍　肉桂　生地各一两

【制法】上㕮咀，用麻油三斤漫之，春五日，夏三日，秋七日，冬十日。用文武火熬，待白芷焦色，离火候冷，滤去渣，再熬数沸。候油稍温，旋下好黄丹一斤，用柳木棍不住①搅之，以药滴水中不散为度。黄丹务要汤泡过，炒令②紫黑色，研之极细方好。

【功效】此药治背痈疽，湿痰流注，汤烫火烧，无名肿毒。一切疮已溃者生肌长肉，未溃者贴之即消，乃诸疮之神方也。

**○代喉针**

【组成】藜芦一钱，炙　苦参五分　细辛五分　青黛八分　月石一钱　胆矾六分　雄黄八分　冰片五厘

【制法】共为细末，此药专吹单双乳蛾，红肿不破，命在几希，用此药二三厘吹之可活。

**○吹喉蝎梢散**

【组成】蝎梢七枚，焙　皂刺五分，炙　甘草五分，生　雄精一钱，研　硼砂八分，煅　胆矾八分　火硝七分　芒硝七分

---

① 不住　此下原有“用”字，据文义删。

② 令　原作“冷”，据文义改。

【制法】共为细末，密贮，勿令泄气。

【功效】此药专吹走马喉风，咽关肿闭，滴水不下，此症危在旦夕，急用三四厘吹点患处，可劫十中之一，烈药也。

○八宝珠子散

【组成】珠子三钱　京牛黄一钱　青黛八分　人中白四钱，三黄汤煅　儿茶一钱　石膏二钱，煅　冰片八分　乳香一钱　薄荷八分　琥珀六分　血竭六分

【制法】共为细末。

【功效】此药专能化腐生肌，凡疮毒破后，脓水淋漓，脓烂腥臭，强肉紫黑，难于收口，用此散掺于生肌膏上贴之，其口即收，其肌易生，脓水自少，强肉化为脓水而愈。

○铁扇散

【组成】象皮五两　龙骨五两　松香十两　飞矾十两　寸白香十两

【制法】共为细末。

【功效】治跌打损伤，或瘀血凝滞，以至刀伤出血，用此散敷之，所有外因之症，并皆治之，奇效。

○治刀伤良方

【组成】猪苦胆十个　陈干醋一斤　生石灰半斤　乳香五钱　没药五钱　儿茶五钱　血竭五钱　冰片二钱　麝香不拘　旱三七五钱

【制法】此药先将石灰研细，罗去渣，即将下七味研细合用，盛在磁器内，勿使泄气。

○八宝接骨丹

【组成】血竭　乳香　没药　儿茶　陈皮　郁金各三钱　麝香三分　白公鸡一只，去爪嘴

【制法】上药为细末，再将鸡连毛、五脏，剁烂入药，掺匀，用破袜底摊上，贴患处，竹板逼之，下三时刻即起。

○避瘟丹

【组成】乳香　南苍术　北细辛　生甘草　川芎　降真香各一两　一方加白檀一两。

【制法】共为细末，枣肉为丸，如芡实大。

【功效】此药烧之能令瘟疫不染，空房内烧之可避秽气。

○治齿缝出血不止方

【制法】竹茹醋浸一宿，含之，三次即好。

○治暴急霍乱吐泻方

【制法】陈皮五钱　藿香五钱　黄土澄水二盅，煎一盅，服之神效。

○治大头瘟颈脸皆肿方

【制法】用福建靛花三钱，烧酒一盅，鸡蛋清一个，搅匀吃下，神效。

○治蚰蜒入耳方

【制法】用猫尿不拘多少，灌入耳内即出。

如取猫尿，蒜捣烂抹猫鼻上即出。诸虫入耳，并皆治之。

○治手足冻疮方

【制法】蟹壳烧灰，麻油调擦，先用萝卜、茶、橘皮煎汤熏之，即愈。



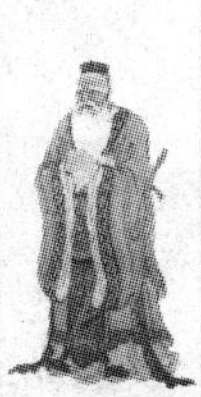

○珍珠散

【组成】官粉八钱　珠子三钱　冰片八分

【制法】共为极细末。

【功效】专治一切疮毒溃破之后，腐肉不退，肌肉不生，毒气不尽，疼痛难忍。用药敷于患处，止疼生肌。如不止疼退腐，是气血两亏，须服八珍汤，再上此药，数日自愈。

○拔毒锭

【组成】白及一两　白蔹一两　南星二两　牙皂一两五钱　花粉一两五钱　射干一两　白芷二两　全蝎二两　雄黄五两　山甲二两五钱　蟾酥一两　血竭二两　冰片五分　麝香三分　细辛一两　生军二两　三宝花二两　木通一两　川连二两　山栀二两，炒　防风一两　泽泻一两　草梢五分　白梅花三两　乳香二两　没药二两

【制法】以上共为极细末，用木瓜酒黏为锭。

【功效】此锭专治一切痈疽疮疡、无名肿毒、疔疮、杖疮、发背、对口、顽疮坚硬、不溃正脓、腐肉不脱、新肉不生等症。此药能化毒活瘀，消肿溃坚，去腐生新。内服少许，可以护心托毒外透，大有奇效。所有应治诸症，开列于后：

治痈疽、发背、对口、疔疮，初起肿硬热疼，用醋磨上。

治无名肿毒，蝎螫狗咬，毒虫咬伤，用醋调上。

治各疮久不收口，色黑坚硬，用烧酒调上。

治暴受痧气，头痛目胀，山岚瘴气，可研少许，鼻闻取嚏。

○墨玉膏方

【组成】全当归三钱　白丁香二钱　苍术三钱　红花二钱　乳香面三钱　没药面三钱　血竭面二钱　香油半斤　官粉二厘　白烛四两　素烛油四两

【功效】此药专治一切无名肿毒，溃破者俱效。或湿毒疙疸上之亦好，初起者上之能消，已破者能化毒，化腐生肌。或暑毒疙疸，臁疮脚气，脚缝作痒作痛，浸水难以着地者，上之俱能消肿止痛。妇人乳疮已破，小儿胎毒，痘后余毒，及一切火烫伤，上之先能止痛，后化毒生肌。此乃外科之圣药也。修合此膏之法，先将香油入锅中煎药，渣枯去渣，后将药面、锭儿粉、素烛油、白烛同入锅内熬至其色黑为度，成膏。

○拔毒万应膏

【组成】川乌生　草乌　白芷　白蔹　白及　官桂　苦参当归　赤芍　羌活　甘草　土木鳖　山甲　乌药　大黄　天麻子肉　元参　生地　独活各二钱五分

【制法】以上十九味，用净香油二斤八两，将药浸入油内，用洁净锅慢火熬至药枯为度，滤去渣。将药称准，每油一斤大约兑锭儿粉半斤，炼至滴水成珠膏嫩为度，薄摊纸上。

【功效】此膏专治一切无名肿毒，已溃未溃皆可贴之。

○风热喉痹方

【组成】灯心草一钱　黄柏五钱　白矾七分　脑片三钱

【制法】灯心、黄柏二味烧存性，白矾煅，同脑片共为细末。此药吹喉中即愈。

○白降丹

【组成】朱砂二钱　雄黄二钱　硼砂二钱　水银六钱　火硝一两五钱　白矾一两五钱　绿矾一两五钱　青盐一两五钱

【制法】上药各研细末，再入水银，研至不见星为度。用倾银火罐一个，坐炭火上，徐入药熬化，至四围全干，中心一点料有湿意，取起冷定。再用白矾盘一个，将罐扣上，罐之周围用绵纸捻条水湿，将罐周围塞住，再用盐泥厚封其口。用大水盆一个，注水其中，水内用砖数块，将盘架住，水离盘边仅留寸许，盘边于盆用瓦搭桥，其上用炭火，将罐周围装严勿空，用扇扇之，打三炷香为度。

【功效】此丹专治疮疡疔毒，痈疡恶候，毒热过盛，麻痒焮痛，一切有余之症。敷之消肿止痛，初起者化重为轻，起包立即消散，已成脓血未破者易溃，已腐者易于脱腐生新，诚为外科灵丹也。凡敷此药，量疮势大小，用五六厘，轻者一二厘，用水调上即愈。

○加减生肌散

【组成】黄柏八钱　儿茶八钱　滑石六钱　花粉八钱　龙骨八钱，戌糖煅　苍术五钱　白芷　珍珠　琥珀　东参各三钱　冰片二钱　麝香八分

【制法】共为极细末，过重罗。

【功效】此药专治疮痈溃后，久不收口，肌肉生迟，上之能化腐生新，解毒敛口，无不神效。

○三黄打丁汤洗药方

【组成】当归二钱　白芷二钱　黄连一钱　黄芩一钱　黄柏一钱　地丁二钱　公英二钱　石膏二钱，煅　防风一钱　薄荷一钱　山甲一钱　皂刺一钱　甘草一钱　五大碗水，煎一盅。

【制法】凡遇疡科一切疔毒恶症，先煎此汤洗之，可保无虞。

○糊疮方

【组成】紫荆皮五钱　赤芍二钱　独活三钱　白芷一钱　石菖蒲一钱五分　共为极细末，过重罗。

【制法】此药方黄酒、凉水对半，大葱白子熬烂。

【功效】专治外科一切诸般无名肿毒，用米醋调敷。

○红升丹

【组成】水银一两　火硝七钱　白矾八钱

【制法】共研极细末，水银不见珠，碗对口，盐水河泥封口，文武火，三支香为度。

【功效】此丹专治一切疮疡溃后，拔毒去腐，生肌长肉。疮口坚硬，肉黯紫黑，用此丹少许，鸡翎扫上，立刻红活，乃外科之圣药也。

○膏子药

【组成】法夏四钱　白芷五钱　白芍四钱　白占二钱　脂油八两　银朱一两

【制法】共为细末。

【功效】治一切疮疡溃后，不得正脓，调化上之，可以化腐生新。

○五味加减散　回阳拔毒散

【组成】紫荆皮五钱　赤芍五钱　白芷五钱　黄柏四钱　石菖蒲五钱　独活五钱　姜黄四钱　川军六钱　茅苍术四钱　乳香三钱　没药三钱　青黛三钱

【制法】共研细面，过罗，醋调上。

【功效】此外科一切诸般无名肿毒，用米醋调敷。

○生肌散

【组成】石决明一两，煅白透　蛤粉一两，煅透　龙骨一两，煅代透　滑石一两

天花粉八钱　黄柏一两　儿茶一两　白芷八钱　金果榄八钱　苍术八钱

【制法】共为极细面，过重罗，再入冰片一钱，兑匀。

【功效】治疮痈溃后，久不收口，肌肉生迟。上之能化腐生新，解毒敛口，奇效。

○胡盐方

【组成】菊花一两　石斛一两　石膏一两　山楂一两　知母五钱酒柏五钱　青盐三钱　菖蒲五钱

【制法】共煎浓汁，炒食盐一斤，以干为度。

【功效】专治牙龈浮肿或流血，亦能固齿。

○姚广孝方

吹喉蛾嵋雪。

【组成】月石　石膏　白矾　芒硝　冰片　火硝各等分

【制法】除石膏外，余俱入锅烊化，用薄荷汁焠干，研细，同石膏末入牛胆内阴干，取出研细，临睡兑冰片一钱吹之。此药治咽喉肿痛，神效。

○洗眼方

【组成】胆矾　红花　黄连　防风　归尾以上各二分　桃仁七个　煎汤熏洗。

【功效】此药专治暴发火眼赤肿，羞明目疾等症。

○八宝丹

【组成】黄连捣碎，用人乳一茶盅，不可见尘土，乳炙七次为度　杏仁泡去皮尖，研粗末，用犀角尖三钱磨汁，杏仁末泡，晒干　黄芩　白芷　防风　龙胆草　霜桑叶　当归尾各一两

【制法】共为粗末。

【功效】此药专治一切风眼火眼，或肿或痛，隐涩难开，怕日羞明，眼边赤烂等症。

○清鱼锭

【组成】白芷二两　南星一两　牙皂一两五钱　射干一两　白薇一两　全蝎二两　雄黄四两　山甲二两五钱　蟾酥二两　血竭二两　冰片五分　麝香三分　细辛一两　生军二两　银花二两　木通二两　防风一两　泽泻一两　草梢五钱　白梅花三两　川连一两　炒栀二两　好木瓜酒合锭

此药专治诸般毒疮恶疮，初起焮红，皮肉不变，漫肿无头，疔毒疥癣，蛇蝎恶虫所伤。

○漱药方

【组成】紫荆皮三钱　白芷二钱　苏薄荷二钱　食盐五分

【制法】水煎温漱。

○散火止痛敷药方

【组成】荆穗四钱　薄荷二钱　僵蚕三钱　夏枯草四钱　青皮三钱　桔梗三钱　牙皂一钱　金钱重楼三钱

【制法】共研极细面，茶卤兑蜜少许调敷。

○洗痔良方

【组成】川椒三钱　牛膝三钱　地骨皮三钱　金银花六钱　黄芩六钱　良姜三钱　细辛三钱　荆芥三钱　皮硝一两　白芷四钱　蝉退三钱　防风三钱

【制法】煎洗，以好为止。

○治牙疼方

【制法】潮脑少洗,用沙吊盖飞过,再用花椒油合,浓抹患处即愈。

○加味阴阳散

【组成】黄连　干姜　青黛　儿茶各等分

【制法】共为细末。

【功效】此药专治口舌生疮,每用少许,搽患处即愈。

○擦牙二黄散

【组成】黄连一钱,生　黄柏一钱,生　硼砂二钱　冰片五分

【制法】共为细末。

【功效】此药专治胃火上升,牙齿疼痛,口舌生疮,牙缝出血。每用少许搽于牙上,待流涎水,吐出自愈。

○刀疮药

【组成】白及　龙骨各等分　共为细末。

【功效】专治金疮流血不止,敷伤处,收口止痛,神效。

○生肌珍珠散

【组成】珍珠豆腐煮,二钱　轻粉六分　石膏一钱,煅　冰片一分二厘

【制法】共为细末。

【功效】此药专治痈疽溃后,疮口不收。敷之能消肿止痛,收口生肌。

○清胃散

【组成】冰片二钱　硼硝五钱　石膏五钱,生

【制法】上为细末。

【功效】此药专治咽喉、口舌诸症,单双乳蛾,红肿疼痛,满口糜烂,汤水不下,口舌生疮,瘟毒发颐,牙痈牙宣等症,敷之立见奇效。

○擦牙散

【组成】旱莲草五钱　石膏一两　青盐二钱　细辛一钱五分

【制法】共为细末。

【功效】此药治胃火上升,牙齿疼痛,口舌生疮,牙缝出血。每用少许,搽于患处,待流涎水,吐出即愈。

○类圣散

【组成】草乌五钱,火煨　川乌五钱,煨　苍术五钱,米泔浸,炒　细辛五钱　白芷五钱　百合五钱　防风五钱　甘草五钱

【制法】上为细末,鸡子清调,贴患处,留顶,上盖纸,一日换二次。

【功效】此药专能行气疏风,活血止痛,消肿散坚,敷之立效。

○金花散

【组成】天花粉一两　黄连一两　黄芩一两　大黄一两　姜黄八钱　白芷五钱　南星五钱　白及五钱

【制法】上为细末,蜜调,搽患处。

【功效】此药专治一切无名肿毒,退热消肿。

○黄柏散

【组成】黄柏一两　轻粉三钱

【制法】共为细末,用猪胆汁调涂患处。

【功效】此药专治臁疮湿毒，及遍身热毒。

○立效散

【组成】石膏一两，煅　青黛五钱　轻粉五钱

【制法】共为细末。

【功效】此药专治黄水疮，蜡油调搽患处。

○神仙通嗌散

【组成】白硼砂二钱　儿茶一钱　蒲黄六分　青黛一钱　牙硝六分　寒水石二钱　枯矾六分　冰片二分　黄连五分　滑石一钱　黄柏五分

【制法】共为细末，吹喉中。

【功效】专治咽喉肿痛、生疮。

○蛤粉散

【组成】黄柏五钱，炒　寒水石三钱，煅　蛤粉二钱　轻粉一钱

【制法】上为细末，凉水调搽患处，一日二次。

【功效】此药专治一切湿疮，初起如粟米，时时作痒，破时作痛，外因风邪，内因湿热，黄水浸淫等症。

○榆矾散

【组成】榆树白皮四两　大黄五钱　枯矾二钱五分　皮硝二钱五分

【制法】上为细末，凉水调敷患处。

【功效】治痈疽未成脓者。

○绛雪散

【组成】元明粉一钱　硼硝一钱　冰片一分　牛黄一分　朱砂五分

【制法】共为细末，用苇筒吹患处。

【功效】此药专治咽喉肿痛。

○坎宫锭子

【组成】京墨一两　胡黄连二钱　雄胆三钱　麝香五分　儿茶二钱　冰片七分　牛黄三分

【制法】上七味为末，猪胆汁为君，加生姜汁，大黄水浸取汁，酽醋各少许，相和药成锭，用凉水磨浓，以笔蘸涂之。

【功效】此锭子治热毒肿痛，焮赤诸疮，并搽痔疮，最效。

○离宫锭子

【组成】血竭三钱　朱砂二钱　胆矾三钱　京墨一两　蟾酥三钱　麝香一钱五分

【制法】上六味为末，凉水调成锭，凉水磨浓涂之。

【功效】此锭子治疔疮毒肿，一切皮肤不变漫肿，搽之甚效。

○白锭子

【组成】白降丹四钱　银黝二钱　寒水石二钱　人中白二钱

【制法】上四味共为细末，以白及面打糊为锭，大小由人，不可入口。每用以陈醋研汁，扫敷患处，如干再上，自能消毒。

【功效】此锭子专敷初起诸毒痈疽，疔肿流注，痰色恶者，及耳痔、耳挺等症。

○万应膏药

【组成】川乌　草乌　生地　白蔹　白及　象皮　官桂　白芷　当归　赤芍

羌活　苦参　乌药　甘草　独活　元参　定粉　大黄　土木鳖　山甲　以上各五钱

【制法】以上十九味，定粉在外，用净香油五斤，将药浸入油内，春五夏三秋七冬十日。候日数已足，入洁净大锅内浸，火熬至药枯浮起为度。住火片时，用布袋滤去渣。将油称准。每油一斤，对定粉半斤，用垂柳枝不时搅之，以黑如漆亮如镜子为度，滴水成珠，薄纸摊贴。

【功效】此膏治一切痈疽、发背、对口诸疮，痰核、流注等毒，贴之甚效。

○加味太乙膏

【组成】白芷　当归　赤芍　元参各二两　柳枝　槐枝各十尺　肉桂二两　没药三钱　大黄二两　木鳖二两　生地二两　阿魏三钱　轻粉四钱，研不见星　黄丹四十两，水飞　乳香五钱　血余一两

【制法】上将当归、白芷、赤芍、元参、肉桂、大黄、木鳖、生地八味并槐枝、柳枝，用真麻油称足五斤，将药浸入油内，春五夏三秋七冬十日，入大锅慢火熬至药枯浮起为度，住火片时，用布袋滤去渣，将油称准，用旧细绢将油又滤入锅内，要清净为佳，将血余投上，慢火熬至血余浮起，以柳枝挑看似膏溶化之象，方算熬熟。净油一斤，将飞过黄丹六两五钱，徐徐入，火加大些。夏秋亢热，每油一斤加丹五钱，不住手搅，候锅内先发青烟，后至白烟叠叠旋起，气味香馥者，其膏已成，即便住火。将膏滴入水中，试软硬得中。如老加热油，如稀加炒丹各少许。渐渐加火，务要冬夏老嫩得宜为佳。候烟尽掇下锅来，方下阿魏，切成薄片，散于膏上化尽。次下乳香、没药、轻粉，搅匀，倾入水中，以柳棍搂成一块。又换凉水浸片时，乘温每膏半斤，扯拔百转成块。又换冷水浸。随用时每取一块，铜勺内复化，摊贴，至妙。

【功效】此膏治发背痈疽，及一切恶疮，湿痰流注，风湿遍身筋骨走注作痛，汤烫火烧，刀伤棒毒，五损内痈，七伤外症，俱贴患处。

又男子遗精，女人白带，俱贴脐下。脏毒肠痈，亦可丸服。诸般疮疖，血气瘾痒者并效。

○吕祖一枝梅

【组成】雄黄五钱　巴豆仁五钱，不去油　朱砂三分　五灵脂三钱　银朱一钱五分　蓖麻仁五分　麝香三分

【制法】上各研细，于端午日净室中，午时共研，加油胭脂为膏，磁盒收藏。勿经妇人之手。临用豆大一团，捏饼贴印堂中，其功立见。用过饼送入河中。

【功效】此药治男妇老幼新久诸症，先死难定之间。芡实大一饼，贴印堂之中，点官香一枝，香尽去药，已后一时许，视贴药处有红斑晕色肿起飞散，谓之红霞捧日，病虽危笃，其人不死。如贴药处一时后不肿不红，皮肉照旧不变，谓之白云漫野，病虽轻浅，终归冥路。小儿急慢惊风，一切老幼痢疾，俱可贴之。凡病用之，皆可预知生死也。

○五虎丹

【组成】当归　防风　白芷　南星　红花各一两六钱　没药一两，去油　乳香一两

【制法】以上共为细末。

【功效】此方专治跌扑闪错，经络血瘀，皮肉损伤，破流鲜血，受风作肿，疼痛不止。凡一切血脉不通，周身筋聚，肉色青紫，胀痛不已等症，用此药面二三钱，未破处

用茶卤调敷，已破处干上，大能止疼活瘀，祛风消肿，无不神效。

○九分散方

【组成】乳香　没药　麻黄　马钱子各四两　自然铜　土鳖虫各四两　共为细末。

【功效】此药专治跌打损伤，从高坠落，筋骨折断，瘀血肿疼，皮肉损破，刑伤棒伤，车碰马踏，闪腰叉气，强力努伤，停留瘀血，胸肋刺疼，筋聚肉肿，皮色青紫，红肿不消。凡一切外伤皮肉筋骨，未破已破，用烧酒调敷，立效如神。

○五味散

【组成】黄芩　黄柏　轻粉　青黛　侧柏各一钱

【制法】共为细末，加冰片二分，红升丹一钱。

【功效】此药专治湿毒流窜，皮肤生疮，瘙痒无度，破浸黄水，秃疮、耳疮、鬼脸疮、羊胡髭疮、伤手疮、漆疮、臁疮、脓疥、湿疥、风癣、钱癣，一切潮湿疮疖，缠绵不愈等症。用此药面，香油、凉水调敷。

○乾坤一气膏

【组成】当归一两　白附子一两　木鳖肉一两　台麝四分　续断一两　没药一两二钱　大生地一两　蓖麻仁一两　乳香一两二钱，去油，研面　白芷一两　巴豆仁一两　穿山甲一两　白芍一两　蓬术一两　五灵脂一两　赤芍一两　三棱一两　元参一两　真阿魏二两　熟地一两　肉桂一两

【功效】此膏专治痞疾，无论新久。又治诸风瘫痪，湿痰流注，各样恶疮，百般怪症，头痛，男子夜梦遗精，妇女赤白带下。又男妇精寒血冷，久无嗣息者，并贴之。此料用香油五斤，漳丹三十两。火用桑柴。

○神效龟龄益寿膏

【组成】菟丝子酒蒸　牛膝酒洗　木鳖子　熟地　肉苁蓉　川断酒洗　蛇床子酒洗　鹿茸　大附子童便炙酥，酒洗　生地酒洗　虎腿骨醋炙　官桂　紫梢花　杏仁去皮尖　谷精草酒洗

以上十五味各三钱，或各一两，用油二斤四两，将药入油熬枯，滤去渣，熬至滴水成珠，下：

松香四两　黄丹八两　硫黄三钱　雄黄三钱　龙骨三钱　蛤蚧一对　乳香三钱　没药三钱　赤石脂三钱　沉香三钱　鸦片三钱　母丁香三钱　麝香三钱　木香三钱　真阳起石三钱　蟾酥三钱

【制法】共为细末，诸药下完，不住手搅，入磁罐内，下井中浸三日或五日，去火毒方可用。

【功效】此膏异授秘传，能固玉池，真精不泄，灵龟不死，通二十四道血脉，镇三十六道骨节，气血流畅，精髓充满，保固下元，全形固本，如海之常盈，通三关，壮五脏，下元虚冷，诸虚百损，五劳七伤，阳痿不举，不坚固，久无子嗣，下淋白浊，小肠疝气，遗精盗汗，手足顽麻，半身不遂，单腹胀满，腰腿疼痛，强阳健力，种子之功，百试百效。并治脾胃虚弱，经水不调，赤白带下，气血虚亏，久不孕育，干血劳瘵，或系屡经小产。此膏充实血海，能暖子宫，易得孕育，并治崩漏不止，癥瘕血海等症。男妇如能常贴此膏者，气血充足，容颜光彩，诸疾不生，乌须黑发，固精种子。此膏终身永贴者，体健身轻，返老还童，虽八十老人，阴阳强健，惯能远视，行不困乏。如欲种子，其精不走者，可将此膏揭去。如系衰老之人，贴至百日之后，其效可验。功效无比，不

能尽述。其词赞曰:类归衰弱最难全,好把仙膏仔细看。少可延年真元固,老能黑发返童颜。金龟出入功能久,接补残躯越少年。虽然不同天地位,却向人间作地仙。真益寿种子之至宝,勿视为泛常也。此膏妇人贴脐上,男贴左右肾命门二穴各一张,丹田穴一张,用汗巾缚住,勿令走动,六十日一换。如跌打损伤,诸疮贴之亦效。务必修治时,须择日斋戒,勿令妇人鸡犬见之。衰老之人每张用六七钱或八钱。

# 第六章

# 古代帝王饮食养生逸闻

## 一、秦始皇的饮食养生逸闻

### ○秦始皇与斩鱼丸

杭州有一道名品“斩鱼丸”，又叫“烧鱼丸”。其味鲜美，营养丰富，据说它的成名与秦始皇有关。

秦始皇很爱吃鱼，却又因怕六国遗民复仇，所以忌讳多多。有名御厨在惊惧中，将整个鲜鱼一截为二。无余之下，他只好用刀背狠狠拍击鱼身，连骨头、鱼刺尽数脱离出鱼肉。最后，厨师制成鱼肉丸子，又投进豹胎汤里煮透。秦始皇食后大悦。御医认为此菜可滋补，遂成为宫廷常备食谱。

【制法】草鱼一条约 1 斤，熟火腿、水发冬菇、精盐、熟鸡油、葱段、姜汁水、绍酒、熟猪油各适量。

1. 草鱼肉去皮和肚骨、红筋，取鱼肉 1 斤切薄片，洗净放在砧板上，剁成绿豆大的粒，放在钵内，分两次加清水和盐，顺一个方向搅拌到鱼肉有黏性时，置于阴凉处发胀。火腿切片，余下的剁成末。冬菇炒熟。

2. 鱼茸内加绍酒、熟猪油、姜汁水、火腿末拌匀。炒锅加冷水 3 斤，将鱼茸挤成鱼丸，炒锅中火加热，边挤边下锅。水稍沸即加冷水，防止鱼丸外老里生，用勺轻翻去沫，鱼丸呈白色时，用微火煮一会儿，再用旺火烧沸。

3. 取碗，放盐少许，将鱼丸连汤盛碗内，盖上火腿片、冬菇、葱段，淋上熟鸡油即成。

【用法】每日 1 次，适量食用。

【功效】肉质细嫩，营养丰富，可抗衰老、养颜、活血、开胃。

### ○秦始皇与烧牛尾

据说秦始皇统一六国后，为了解民情和巩固中央集权的统治，经常出巡各地。有一次他在关中地区巡游，在一家小店品尝了“烧牛尾”，龙颜大悦，即令随从赏店主许多银子。御医认为牛尾有滋补功效，便将其列入养生食谱。

从此，关中地面上兴起了“烧牛尾”之风。至今陕西名菜谱中还保留着秦皇历史美馔“红烧牛尾”呢。

【制法】将牛尾按骨节剁成段，用水浸泡干净，放开水锅中煮透，捞出洗去血水。锅上火放香油烧热，投入大料、葱段、姜片、蒜片煸出香味，下入甜面酱炒匀，下入料酒、酱油、盐、桂皮、白糖、鸡汤、清水、牛尾烧开，用微火煮至九成熟时，将牛尾捞出分码在蒸碗内，再上锅蒸烂，将蒸牛尾扣入盘内。汤汁沥在炒勺内上火，加入料酒、酱油，用水淀粉勾芡，淋入香油，浇在牛尾上即可。

【用法】佐餐，每日适量。

【功效】色泽金红，咸鲜醇厚，可抗衰、强身。牛尾性味甘平，入脾肾经，具益气血、强筋骨、补肾虚之功效。

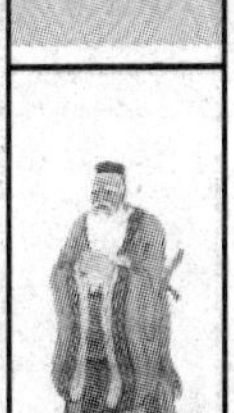

### ○秦始皇与紫河车

紫河车是人体胎盘的中药名，中医称为胞衣、胎衣等。胎盘的鲜品、干品均可入药。每个紫河车重约 30 ~ 60g，质地硬脆，有腥气。以整齐、紫红色、洁净者为佳。

据史料记载，中国历史上最早将人体胎盘作为养生珍品的当首推在 2200 年前统

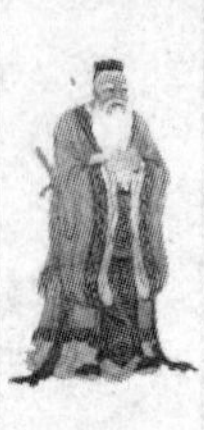

一中国的秦始皇，他曾将胎盘推崇为皇室养生之上品。几千年以来，紫河车一直被当作药食同源之物（天然药物）而被人们食用。

**【制法】**紫河车鹿角胶粥：鹿角胶约半两，鲜紫河车1/3具，粳米2两，生姜3片，葱、盐各适量。先煮粳米作粥。待沸后放入鹿角胶、紫河车块、生姜、葱白同煮为稀粥，加入盐调味。

**【用法】**每日1～2次，温热服。

**【功效】**胎盘性味片、咸、温，入肺、心、肾经，有补肾益精、益气养血之功。《本草纲目》说："胎盘，治男女一切虚损劳极，安神养血，益气补精，非金石草木可比……牛命垂危者，吃一二服，得以存活。久服之，耳聪目明，黑须发，延年益寿，有夺造化之功，乃神奇万能之药。"《日用本草》记载："治男女一切虚损劳极，安心养血，益气补经。"

## 二、汉高祖的饮食养生逸闻

### ○汉高祖与菊花酒

据尔晋葛洪的《西京杂记》记载，汉高祖时，宫中"九月九日佩茱萸，食莲饵，饮菊花酒。云令人长寿"。据南朝梁吴均《续齐谐记》记载，"九月九日……饮菊酒，祸可消"。这足旧俗重九为重阳节，饮菊花酒的开始。

**【制法】**菊花1斤、杜仲1斤；防风、附子、黄蓍、干姜、桂心、当归、石斛各4两；紫英石、肉苁蓉各5两；萆薢、独活、钟乳粉各8两；茯苓3两。

**【用法】**以酒7斗，浸5日。一服二合，稍稍加至五合，日三。

**【功效】**治男女风虚寒冷，腰背痛，食少羸瘦，无颜色，嘘吸少气，去风冷，补不足。本方可见明方贤著《奇效良方》。由菊花与糯米、酒曲酿制而成的酒，古称"长寿酒"，其味清凉甜美，有养肝、明目、健脑、延缓衰老等功效。

### ○汉高祖与桑葚

桑葚，又名天参、桑果，是一种天然野生木本果树。葚果色泽紫红，质地油润，甜酸可口，故又为入夏的时令水果，兼具药食两用价值。

相传公元前205年，刘邦在徐州曾被项羽打得一败涂地，好不容易才冲出重围。因受惊怕过度，长年头痛、头晕的老毛病突然复发，以致腰酸腿软，连大便也难以排出。为渡难关，刘邦只得渴饮清泉，饥食桑葚。奇怪的是，没出几日，头痛、头晕竟痊愈了，大便也痛快地解出来了，但觉精神清爽，身体强劲有力。

后来刘邦虽黄袍加身，仍念念不忘桑葚的救命之恩。御医顺着他的心意，遂将桑葚加蜜熬膏，让他常年养生服用。

**【制法】**鲜者可作果品食用，有甜酸之味，能止渴生津，润肺通便。干品入中药。

桑葚子1两，肉苁蓉、黑芝麻、炒枳壳各适量，水煎服，每日一剂，治肠燥便秘。

蜂蜜桑葚膏：鲜桑葚绞汁，小火煮至黏稠时，加入蜂蜜适量搅匀，同熬至膏状，冷却装瓶。治青年白发、血气虚损、未老先衰等症。

桑葚糯米酒：桑葚子10斤，绞汁，与糯米饭（糯米6斤煮成）拌匀，再下酒曲适量装罐，外用棉花和稻草保温，七天左右即可取酒服用。有补肝肾、明耳目、抗衰老作用。

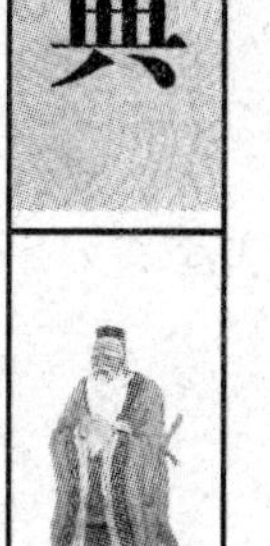

【用法】食法多样，每次适量。

【功效】性味酸甘、微寒、无毒，归经入肺、肝、肾、大肠。止渴解毒，宁心利水，润肺通便，滋肝肾，补血养颜。主治口渴烦热，消渴，解酒毒，久咳，习惯性便秘。但因桑葚有缓泻作用，长期大便稀溏，腹泻者，属中医学所谓脾胃虚寒者不宜多食。

## 三、汉武帝的饮食养生逸闻

### ○汉武帝与兰生、葡萄酒

据史载，汉武帝宫中，有兰生酒、百末旨酒、马酒、葡萄酒，还有属于淡酒的紫红华英、九丹金液、太清红云之浆。兰生酒是有着兰花清香的一种美酒，是汉宫中皇帝后妃们喜爱的名酒。百末旨酒就是采选一百余种名花异草的花末杂于酒中，制成一种奇香扑鼻的美酒。

大约三千年前，我国即有很多原生葡萄，最早对葡萄的文字记载见于《诗经》，《周礼·地宫篇》称葡萄为蒲桃，为皇家果园的珍异果品。古代我国西域（现时的新疆一带），盛产葡萄和葡萄酒。据《史记》和《汉书》记载，“大宛左右以葡萄为酒，富人藏酒至万余石，久者数十岁不败”。由此可见当时葡萄酒酿造的规模和酿造技术水平。

西汉时期，汉武帝派遣张骞出使西域，将西域的葡萄及葡萄酒酿造技术引进中原，促进了中原地区葡萄栽培和葡萄酒酿造技术的发展。

葡萄酒深受汉宫皇族们的喜爱，被视为奇珍。汉武帝也很爱葡萄酒，自己舍不得喝，特地用作迎接西王母降临的饮品，以求得长生。

三国时期，曹丕也爱饮葡萄酒，曾说：葡萄酒甘于曲酒……善醉而易醒。在较长的时期里，葡萄酒都被视为“珍异之物”。直到南北朝，葡萄仍为难得之物。有人向北齐皇帝献一盘葡萄，居然得到一百匹绢的重赏。唐太宗也是一个葡萄酒的爱好者。在贞观十四年（640 年）他平定西域高昌古国（今吐鲁番）后，得到了葡萄的新品种马奶葡萄，“并得其酒法”酿造葡萄酒，便自己动手，植马奶葡萄于园中，酿造葡萄酒，号称“芳香酷烈，味兼醍醐”。唐代酿葡萄酒风气甚盛。李世民、李白、王维、岑参等人的诗文，对葡萄酒都有吟咏。宋元之际，葡萄酒逐渐大众化。

【制法】

1. 自然发酵法

葡萄酒无需酒曲也能自然发酵成酒的。从西域学来的葡萄酿酒法应是自然发酵法。唐代苏敬的《新修本草》云：“凡作酒醴须曲，而蒲桃、蜜等酒独不用曲。”葡萄皮表面本来就生长有酵母菌，可将葡萄发酵成酒。

2. 加曲发酵法

我国人民长期以来用曲酿酒，所以在传统观念中，酿酒时必须加入酒曲，于是在一些史料中，可看到一些画蛇添足的做法。如北宋的著名酿酒专著《北山酒经》中所收录的葡萄酒法，却深深带上了黄酒酿造法的烙印其法是：“酸米入甑蒸，气上，用杏仁五两（去皮尖）。蒲桃二斤半（浴过，干，去皮、子），与杏仁同于砂盆内一处，用熟浆三斗，逐旋研尽为度，以生绢滤过，其三半熟浆泼，饭软，盖良久，出饭摊于案上，依常法候温，入曲搜拌。”该法中葡萄经过洗净，去皮及子，正好把酵母菌都去掉了，而且葡萄只是作为一种配料,因此不能称为真正的葡萄酒。

【用法】佐餐,每日适量。

【功效】益气补血,散寒祛温,活血补暖,延年益寿。

○汉武帝与海狗鞭

海狗鞭,中药名海狗肾(又名腽肭脐),在传统中医名著《本草图经》、《海药本草》、《开宝本草》和《本草纲目》中均有记载。海狗鞭有神奇的药用功能,被历代医学名家推崇为补肾固元、祛病强身、抗衰益寿之珍品。

据说,汉武帝刘彻第一个享用了古称腽肭脐的海狗鞭。当时,在中国渤海海域尚有为数不多的海狗在繁衍生息,御医将之献于皇帝,皇帝服用后自感效果百倍于鹿鞭、虎鞭,龙颜大悦,自此汉武帝就将海狗鞭视为宫廷至宝。

【制法】据史料记载,武则天让御医把海狗鞭配以人参、淫羊藿、鹿茸、枸杞、红花等中草药进行加工熬制后制成滋阴壮阳、强身健体的"体魄大补汤"。女皇服用后青春焕发,成为中国历史上屈指可数的高寿皇帝。

唐明皇则在"体魄大补汤"的基础上又作了改变,将海狗鞭以及人参、淫羊藿、鹿茸、枸杞、红花等中草药与优质粮食酒相配伍,调制了海狗鞭补酒,服用后精力大增。

唐以后,海狗鞭愈加稀少,很多帝王也是求之不得。到了清代,俄罗斯沙皇将海狗鞭作为寿礼献于乾隆皇帝。乾隆服用后,精力大盛,还经常微服出巡,不断地闹出风流韵事。

【用法】每日早晚,适量饮用。

【功效】海狗鞭主要有四大药用功能:

1. 壮阳滋阴、补肾益肝、调节内分泌。其鞭性平,入肝补肾。适用于因肾阴亏损、肾阳不足等肾虚症所引起的阳痿、早泄、性功能低下以及失眠多梦、头晕健忘、腰酸膝软、神经衰弱及免疫功能低下等症。

2. 补血益气。海狗鞭中的血红蛋白及血色素含量极高,适用于血虚气弱者。

3. 养颜美肤。海狗鞭中含有大量黏性蛋白,具有延缓衰老、保持肌肤弹性和水分的功能。

4. 强筋壮骨。海狗鞭为补肾珍品,肾强则可强筋壮骨。

○汉武帝与滋肾紫蚧胶方

滋肾紫蚧胶方,据传是匈奴王献给汉武帝治疗消渴病的秘方,有记载说御医曾为汉武帝调配该药膳,皇帝坚持服用半年多,大有疗效。

【制法】滋肾紫蚧胶方由紫河车、大蛤蚧、大海马、海龙、巴戟天、枸杞子、龟板、鹿茸、熟地、党参、黄芪、当归、覆盆子、女贞子、锁阳、黄精、仙灵脾等补品药物组成。共研为细末,熬胶,或加山药粉,水泛为丸。

【用法】每日酌量,温开水送下。

【功效】可补肾益气、滋阴壮阳,适用于阳痿、阴阳俱虚证。

## 四、汉光武帝的饮食养生逸闻

○汉光武帝与长寿鱼

自古以来,鲤鱼就有"诸鱼之长"、"鲤为鱼王"、"圣子"等美称。早在春秋战国时代,鲤鱼就被当作贵重的馈赠礼品。据《史记》记载,孔子得子,鲁昭公送鲤鱼作为贺礼。因此,孔子为其子取名曰孔鲤。

唐代,因为“鲤”与“李”谐音,身价倍增,高到了不准食用买卖的地步。山东孔府历史上也有不吃鲤鱼的禁忌,因为孔府第二代祖先就名鲤。不过他的后代也想吃鲤鱼,便起个特异的名叫“怀抱鲤”,或者干脆将鲤鱼改名叫“红鱼”。

鲤鱼中又以黄河鲤鱼为最佳。具有药用价值的名菜“长寿鱼”,主料即为黄河鲤鱼。相传,东汉光武帝刘秀一年春天外出游猎,过邙山,来到黄河之滨,故地重游,神气清爽。突然一条赤色鲤鱼,跃出水面,在阳光下,金光耀眼。刘秀大喜,遂命人捉回宫去,御厨将其与枸杞子同烧,名曰长寿鱼。刘秀食后,顿觉精神倍加、疲倦消失,常食之,身体强健。御医曾将其列入养生食谱。传入民间后,它成为洛阳的一道名菜。

**【制法】**长寿鱼即是由黄河鲤鱼加上枸杞子共同烹制而成,咸、甜、酸三味俱全,色泽红亮,极具药用价值。

**【用法】**食鱼饮汤,每日适量。

**【功效】**鲤鱼鲜嫩肥美,营养丰富。《食疗本草》称:“将鲤鱼煮汤食,最有补益而利水。”《枣林杂俎》称:“黄河之鲤,肥美甲天下。”

### ○汉光武帝与洛阳刘秀羹

刘秀羹又名“麦仁粥”。传说汉光武帝刘秀为避王莽追赶躲至山中,饥寒交迫之时,有老农端一碗用麦仁、豇豆熬成的粥食,刘秀吃后饥寒顿解。他称帝后,御厨仿此制作,故名之。御医曾将其列入宫廷养生食谱。从此,流传至今。

**【制法】**净麦仁、豇豆各 1 两,冰糖半斤,干百合、红枣、干白果、干莲子各 1 两,青梅脯、龙眼肉、水发燕窝、山楂糕、湿淀粉、白糖各适量。

1. 将麦仁用水淘净,捞出放在小碗里,与冰糖、燕窝一起上笼,蒸一个时辰左右取出。干百合、白果用水泡软,拣去杂质,莲子用水泡软,裁去头,捅出莲心,上笼蒸熟。红枣用水洗净煮熟,去核,切成片,备用。

2. 将锅放旺火上,加清水适量,蒸好的麦仁、燕窝同豇豆、白糖、百合、龙眼肉、白果、莲子等一起下锅,煮沸勾入湿淀粉,盛入碗内即成。

**【用法】**佐餐,早晚可多食。

**【功效】**此粥绵软可口,营养丰富,可消暑败火、养心安神,可治神志恍惚或神经衰弱,心悸怔忡,失眠健忘。常服有平补三焦、延年益寿之效。

### ○汉光武与火虾鸭蛋

河南郸城县唐桥店有一种奇特的虾,头部发红,夜间发光,当地称为“火虾”。鸭子吃了这种虾,下蛋个大皮薄。经腌制,蛋清洁白如玉,蛋黄紫红色如细粒朱砂,挑起蛋瓤油珠往下滴,鲜美宜口。

据说汉光武帝刘秀为王莽所迫,路过此地,吃了火虾鸭蛋,感到香浸肺腑,身轻体爽,连声称好,直到他做了皇帝还念念不忘。后御医将其列入养生食谱。从此,唐桥火虾鸭蛋声名远播。

清光绪《鹿邑县志》载:“唐桥店鸭卵黄大多脂,以盐渍之,美过南方高邮州所制,土人谓之唐蛋,他村效制不能及也。”

**【制法】**选优质鸭蛋,放入坛内。把适量的生姜、八角、花椒等放入水中煮。待煮出香味后,加粗盐、白糖、白酒等。卤水完全冷却后,倒入放鲜鸭蛋的坛内,以没过蛋面为宜。将坛加盖、密封，存放20天左右即可启封食用。

【用法】佐餐，每日1～2枚。

【功效】蛋黄还可入药，治痢疾、胃疼。

○汉光武帝与八宝梨罐

八宝梨罐是一款传统名菜，据说它的由来与刘秀有关。

西汉末年，刘秀参加义军，讨伐王莽。由于身单力孤，他经常被追兵追得到处躲藏，史籍称之为“刘秀走国”。

一次在河北晋州，刘秀打了败仗，穷途末路之时，有农夫以鸭梨相送。他吃后增长了精神，得以逃脱。做皇帝后，在欢庆胜利的宴会上，刘秀想起晋州农夫以鸭梨相送，才得以死里逃生；又想到手下28宿将邓禹、姚旗、马武……南征北战才创立了东汉大业。感慨之下，他叫厨师以鸭梨为主料制作一道菜肴。厨师是跟随刘秀多年的老兵，他对刘秀的话心领神会，于是用八宝馅做馅心，寓意28宿将，创作出了八宝梨罐这道菜肴。后来御医认为它可润肺止咳，更将其列入宫廷养生食谱。

【制法】鸭梨3两，橘饼、桂圆肉、冬瓜条、红枣、山楂糕、青梅、糯，米饭、瓜子仁、青红丝、白糖、桂花酱、熟猪油各少许。

鸭梨削皮；在梨头切下1/4作盖，去梨把，用小刀挖去梨核，梨成为罐形，用开水稍烫。橘饼、桂圆肉、冬瓜条、红枣去核、山楂糕、青梅均匀切成小方丁，用沸水焯过，与蒸过的糯米饭、白糖、桂花酱、瓜子仁、熟猪油搅拌成馅。将馅装入罐内，盖上盖，青梅切条作梨把，装入盘内，上笼旺火蒸片刻取出，撒上青红丝，炒锅放入清水、白糖、桂花酱，旺火烧沸成汁，浇在梨上即成。

【用法】每日酌量食用。

【功效】清脆爽口，香甘味美，能防暑热，振食欲，并有润肺养颜、止咳化痰的功效。

## 五、汉灵帝的饮食养生逸闻

○汉灵帝与胡饼

汉代张骞出使西域，引进了芝麻、胡桃，于是出现了以芝麻、胡桃仁为馅的圆形饼，名曰“胡饼”。《后汉书》有记载：“（东汉）灵帝，好胡饼，京师皆食胡饼。”可见胡饼的香酥可口，不仅汉灵帝喜欢，老百姓也都争相品味。

到了唐代，胡饼一跃成为长安十分流行的主食之一。史载，天宝年间，“杨国忠自入市，衣袖中盛胡饼”。安史之乱时，玄宗李隆基逃至咸阳集贤宫，无所果腹，杨国忠便从市中购买胡饼呈献。开成年间，文宗李昂曾赏赐寺院胡饼，当时在长安学习的日本僧人圆仁在《入唐求法巡礼记》中记载了此事，写道：“时行胡饼，俗家皆然。”大诗人白居易也赋诗称：“胡麻饼样学京都，面脆油香新出炉。寄予饥谗杨大使，尝看得似辅兴无？”

【制法】取面粉、芝麻、盐、清油、酵母、糖等为原辅料，和面发酵，加酥入味，成型，刷糖色，粘芝麻，入炉烤制。

【用法】佐食，每次酌量。

【功效】营养丰富，有助健康，并能起到润五脏、健脾胃等食疗作用。

# 六、北魏太武帝的饮食养生逸闻

○北魏太武帝与寒门造福

据说,北魏太武帝拓跋焘很讲究饮食,他以吃遍天下美味肴馔当作最大的乐趣。许多献上美食的人,都获宠幸,成了他的亲信官员。

有一次在他的寿辰之上,有人献上“寒门造福”,拓跋焘很是喜欢,当庭宣诏,让他官升三级,留京任职。

御医认为此菜有补肾益气的功效,“寒门造福”终成为一道名菜而流传下来。

【制法】鲜虾仁 3 两,鲜嫩豆腐 3 块,肥膘肉 1 两,熟肥肠约 1 斤,火腿丝少许,油菜心 8 棵,鸡蛋 4 个,猪油、淀粉、香油、白糖、鸡汤、黄鸡油、绍酒、酱油、醋、葱、姜汁、盐及花椒粉适量。

1. 将嫩豆腐搅成泥,放小盆中。虾仁洗净和肥膘肉一起剁成细泥,取放小盆中,然后加少许酱油、姜汁、花椒粉、鸡蛋和淀粉搅拌均匀,做成一个大丸子,放入油中煎好,再放入大碗中加葱丝、姜块、酱油、白糖上屉蒸好备用,剩下的虾泥也加调味品调好,并拌上火腿丝。

2. 将熟肥肠剔去油后切十片,虾泥装进去后收入蒸碗,加葱段、姜块、鸡汤、盐、绍酒,上屉蒸好备用。

3. 炒勺放火上烧热后,将蒸好的丸子连汤一起放入煨,调好口味;取出放在大圆盘中间;剩下的汤汁用淀粉勾芡,淋红辣椒油,炒好后淋在豆腐丸子上。

4. 另用一把炒勺加油 2 斤,烧六成热时,将蒸好的肥肠,拖匀蛋糊入勺炸透,取出放在豆腐丸子四周。炸肥肠的同时,取炒勺一把,加入猪油,烧至三成热时,把油菜心放油中浸透炸透,倒出勺中油,加葱丁、姜末、油菜心,并放盐、味素、一小勺鸡汤煨一会儿,用淀粉勾好芡,淋黄鸡油,出勺堆放丸子、肥肠中间即可上桌了。

【用法】直接食用,可多食。

【功效】虾仁有补肾壮阳、开胃之功效,对食少乏力、脾胃虚弱、腰膝酸软等症状大有裨益。

# 七、梁武帝的饮食养生逸闻

○梁武帝与香芋藏珍

据说南宋梁武帝萧衍笃信佛教,在宫廷中大力推行素食。古代笔记记载,从小麦麸皮和面粉中提取面筋,就始于梁武帝。当初称麸,后来叫面筋,是寺院素食的“四大金刚”(豆腐、笋、蕈、麸)之一。“香芋藏珍”本是一道斋食,由于僧人持戒,不能食荤,更不用说海味,僧人只得使用一些油料植物的种子烹制食品,借以补充体内所需营养成分。御医曾呈献此类斋食给梁武帝,以博得龙颜之欢。

【制法】以广西荔浦芋头为主料,加入适量的糖、花生油、鲜冬笋肉、鲜蘑菇、马蹄、松仁等蒸成。

【用法】每日 1 ~ 2 次,可多食。



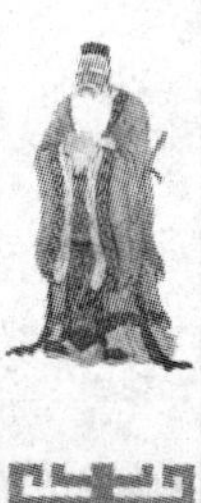

【功效】香甜细腻，有清热、滋补功效。芋头性平味甘，有调中气、抗衰老、肝脏解毒等作用；蘑菇营养丰富，有很高的营养价值；马蹄是寒性食物，有清火的良好功效，它还可凉血解毒、利尿通便。

## 八、隋炀帝的饮食养生逸闻

### ○隋炀帝与松江鲈鱼

鲈鱼肉嫩而肥，鲜而无腥，是野生鱼类中的珍品。松江鲈鱼俗名为“四鳃鲈”，与黄河鲤鱼、松花江鲑鱼、兴凯湖白鱼合誉为我国江湖四大名鱼。

据说隋炀帝下江南时，赞松江鲈鱼为“金齑玉脍，东南之佳味”。清乾隆皇帝誉松江鲈鱼为“江南第一名菜”，两次下江南，都特地赶到松江府吃鲈鱼羹，并下令松江知府年年进贡。从此松江鲈更是闻名天下，有诗为证：“芽姜紫醋炙鲈鱼，雪碗擎来二尺余。尚有桃花春气在，此中风味胜莼鲈。”

【制法】松江鲈肝脏和颊部肉尤为上品。在加工时，不能用刀剖腹，而是用竹筷从鱼口插入鱼腹，将内脏取出洗净后仍放入腹中，这样烹出的松江鲈才鲜美异常。

鲈鱼可红烧、清蒸或做羹汤，其味鲜美；亦可腌制食用，最有名的还是“鲈鱼脍”。据史载：将鲈鱼刮鳞，除内脏，去血污，浸渍讫，布裹沥水，散置盘内，取香橙花叶相间，细切和脍，拨令调匀，并配以香菇。

还有“鲈鱼汆鸡汤”，将鲈鱼刮鳞、除内脏、去污、浸渍、沥水等工序之后，放入滚热的鸡汤中煮熟，盛入汤盘内。金黄色的鸡汤，浮现白肚的鲈鱼，色、香、味俱全。

地方名菜有：松江传统特色菜“四鳃鲈鱼汤”；连云港传统名菜“花果鲈鱼”；浙江名菜“软熘鲈鱼”；杭州名菜“之江鲈鱼羹”；广东名菜“清蒸鲈鱼”。

【用法】每日1次，适量食用。

【功效】鲈鱼有很高的药用价值，具有化痰止咳、补肝肾、益脾胃之效，且可治胎动不安、产后少乳等症。《本草纲目》称：“鲈鱼性甘温，有益筋骨、肠胃之功能。鳃性甘平，有止咳化痰之功效。”《食疗本草》记载：“鲈鱼能安胎、补中、作脍尤佳。”《本草衍义》中说：“益肝肾。”

## 九、唐太宗的饮食养生逸闻

### ○唐太宗与唐僧肉

内蒙古西部毛乌素沙漠中有一种珍贵野生植物地灵，作为一种天然的药食同源植物，它在我国已有1000多年的食用历史。

人们常说吃了唐僧肉可以长生不老。其实，这事还要从唐朝说起。

据说当年玄奘大师去印度取经，历经十余载，途经各国，最终回到首都长安。太宗皇帝召见玄奘时，玄奘讲述了路途的艰辛以及所见所闻，并且献上了经过屈之国（新疆一带）带回的植物——“地灵”。

御医认为地灵具有养生的功效，便请太宗食用。太宗吃了一段时间后发现效果不错，就命令培养种植专供自己食用，有时也赏赐一些有功之臣。后来，传到了民间，就把它叫成了“唐僧肉”。

【制法】可食用，或作配料。

【用法】每日适量。

【功效】调理肠胃，延年益寿。近年来研究发现：从地灵中提取的天然植物精华——水苏糖是一种维护肠道微生物平衡、保护肠道健康的重要的营养物质，是现代人的肠道健康卫士。

水苏糖可提炼出来制作保健品食用。它还是神舟五号、六号航天员食物中必不可少的成分，若缺了它，人到了太空就会出现肠紊乱。

### ○唐太宗与樱桃

樱桃，又叫莺桃、朱果、樱珠等，因抢百果之先，故有“春果第一枝”之美称。樱桃历史悠久，《礼记》：“仲夏之月，天子羞以含桃，先荐寝庙。”傅咸《粘蝉赋序》说：“樱桃，为树则多荫，为果则先熟。”经历代栽培，如今樱桃遍布大江南北。我国樱桃以安徽太和金红樱桃、江苏吴县糯樱桃、南京垂丝樱桃和银红樱桃、山东莱阳短柄大果樱桃及浙江诸暨短柄樱桃等为上品。

樱桃红艳娇小，惹人喜爱，古人常以之喻美好的事物，如言女子口唇之美谓“樱桃小口”或“樱唇”；唐代新进士及第有“樱桃宴”等；阳春三月称“樱笋时”，时令佳馔称“樱笋厨”。唐太宗李世民不仅爱吃樱桃，而且写下一首《赋得樱桃》的诗：“华林满芳景，洛阳遍阳春。朱颜含远日，翠色影长津。乔柯啭娇鸟，低枝映美人。昔作园中实，今为席上珍。”历代不少文人墨客对樱桃也称颂备至，如杜甫、梅尧臣等。

【制法】1. 樱桃甜汤：鲜樱桃 4 斤，糖 2 斤。樱桃洗净，加水煎煮后，再加白糖继熬一、二沸后停火备用。此汤具有促进血液再生的功效，可用于辅助治疗缺铁性贫血。

2. 樱桃酒：鲜樱桃 1 斤，米酒 2 斤。樱桃洗净置坛中，加米酒浸泡，密封，每 2 ~ 3 日搅动 1 次，15 ~ 20 天即成。此酒具有祛风胜湿、活血止痛的功效。适用于风湿腰腿疼痛、屈伸不利及冻疮等病症。

3. 樱桃酱：樱桃 2 斤，白砂糖、柠檬汁各适量。选用个大、味酸甜的樱桃，洗净后分别将每个樱桃切一小口，剥去皮，去子；将果肉和砂糖一起放入锅内，上旺火将其煮沸后转中火煮，撇去浮沫涩汁，再煮；煮至黏稠状时，加入柠檬汁，略煮一下，离火，晾凉即成。此酱具有调中益气、生津止渴的功效。适用于风湿腰膝疼痛、四肢麻木不仁、消渴、烦热等病症。

4. 樱桃汁：樱桃 1 两，冷开水 1 杯。樱桃洗净后去核，加冷开水搅成樱桃汁，供饮(可加适量糖调味)。此汁具有润泽皮肤的作用，可消除皮肤暗疮疤痕。

【用法】食法多样，每次适量。

【功效】樱桃，既是佳果，又为良药。古代御医认为，樱桃味甘性温，可补中益气，祛风胜湿。主治病后体虚气弱、气短心悸、倦怠食少、咽干口渴，及风湿腰腿疼痛、四肢不仁、关节屈伸不利、冻疮等病症。但樱桃性温热，不宜多食；热性病及虚热咳嗽者忌食；樱桃核仁药用时应小心中毒。

### ○唐太宗与应山滑肉

“应山滑肉”系应山县传统名肴之一。据说贞观年间，唐太宗李世民久病，不思饮食，诏书天下，凡能进美食开皇上胃口者有重赏。当时应山一位詹姓厨师得知后，便到宫中为唐太宗精心制作了一盘肥而不腻、滑嫩可口的猪肉菜进献。太宗刚把肉



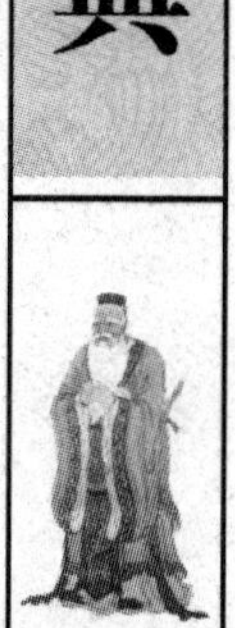

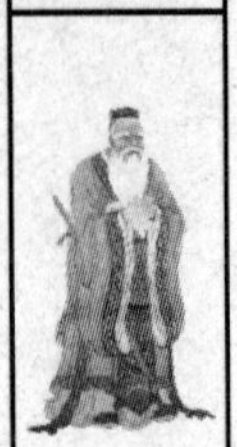

送进嘴里，略为品味，那块肉一滑便下肚，满口留香，于是太宗连吃几块，胃口大开，连呼：“滑肉！滑肉！”

后御医曾将此菜列入养生食谱，“滑肉”也成名馔流传于世了。

【制法】猪肥肉半斤，鸡蛋 2 个。芝麻油 2 斤、猪肉汤 4 两，精盐、酱油、干淀粉、葱花、胡椒粉、姜末各适量。

1. 猪肉去皮洗净，切成小块，用清水浸泡片刻，取出沥干，盛入碗内，加精盐、干淀粉稍拌，再加鸡蛋液拌匀上浆。

2. 炒锅置旺火上，下芝麻油，烧至七成热，将肉块散开下锅，约炸片刻，至呈金黄色时，倒出沥油。稍凉后，码在碗里，用旺火蒸半个时辰左右取出，扣入汤盘。

3. 原锅置旺火上，下猪肉汤、酱油，烧沸后，加入葱花、胡椒粉，起锅浇在滑肉上即成。

【用法】每日适量食用。

【功效】油润滑爽，软烂醇香，肥而不腻，可开胃强身。

### ○唐太宗与少林八宝酥

嵩山少林素菜历来以青菜、豆腐、面筋、粉丝、清油为主要原料，并杂以金针、木耳、猴头、海带、紫菜等配料，通过烧、炸、炖、烩、煎、炒、熘、爆、拌等独特的烹饪技艺，能制出上千种素肴，摆出精美绝伦的“素宴”。

据记载：少林寺曾以精美的素宴，款待过来巡寺的北魏孝文帝、唐太宗、清高宗等 20 多位皇帝。贞观三年(629 年)二月，李世民带着满朝文武来到了少林寺，大和尚昙宗为接待唐太宗而设了有 60 道素肴的“蟠龙宴”。此宴的主菜名曰“老龙蟠窝”。而最受唐太宗喜爱的一道菜，却是“少林八宝酥”，它不仅有山野的清香，味美爽口，而且有提神、延年之功效。唐太宗食后，赞不绝口：“真乃稀世奇味也！”

【制法】此菜是用从嵩山采来的灵芝、银耳、木耳、猴头、白果、嵩菇、香菇、茯苓等山珍，拌和蜂蜜、白糖、面粉精制而成。

【用法】佐餐，每日 1 ~2 次，可多食。

【功效】少林八宝酥是以八种山珍、补药分别制成的八种香酥，总称为少林八宝酥。它们各有疗效，能起到强筋活络、提神健身、延年益寿的奇效，所以一直被当作强身之宝。

### ○唐太宗与热冬果

据说，唐太宗李世民患风寒时，有御医献上宰相魏征为母亲治病用的“热冬果”，很有疗效。朝中文武大臣全都仿效，无不奇验。

所谓“热冬果”，其实就是梨子。兰州梨子品质极佳，取名为“冬果梨”，就是引魏征医母的典故。《本草通玄》说：“梨之生者，清六腑之热，熟者滋五脏之阴。”兰州地气干燥，热冬果乃冬季下火之佳品。兰州人食用“热冬果”极为普遍，每逢冬季来临，家家贮存冬果梨备用的习俗已沿袭了千百年。

有人赞“热冬果”说：“北风吹雪花朵朵，一锅梨子一炉火。如愁软儿解渴寒，请君试尝热冬果。”

【制法】将年冬的梨子去核，切小块，放入热水中，与花椒同煮至透熟。出锅之前放入糖，搅匀即食。

【用法】每日早晚，酌量食用。

【功效】甘甜清爽，有清心润肺、利大小便、止咳消痰、清喉降火、除烦解渴、润燥除风、醒酒解毒之功效。

○唐太宗与竹笋

竹笋的种类繁多,大致可分为冬笋、春笋、鞭笋三类。我国是食用竹笋最早的国家之一,早在古代就脍炙人口,素有"尝鲜无不道春笋"之赞叹。唐太宗喜啖竹笋,每逢春笋上市,总召集群臣吃笋,谓之"笋宴"。他用笋来象征国事兴盛,也用笋来比喻大唐天下人才辈出,犹如"雨后春笋"。

相传松江佘山兰花笋,生长于佘山九峰十二山,因水土适宜,常年在竹林中生长漫山遍野的兰花,因此形成了特有兰花香味的竹笋,故名兰花笋。据史料记载,康熙皇帝于公元1707年南巡至松江,曾品尝此笋,对佘山兰花笋的"鲜"、"嫩"、"脆"及特有的兰花香味赞不绝口,并御笔亲书"兰笋山"三个大字。从此,佘山兰花笋名扬至今。

竹笋自古被视为"菜中珍品",清代文人李渔把竹笋誉为"蔬菜中第一品",认为肥羊嫩猪也比不上它。

**【制法】**竹笋食法很多,炒、烧、煮、煨、炖等皆为佳肴。既可与鱼肉禽蛋等菜料合烹,也可辅豆制品、叶菜类等合烧,如油焖笋、笋煮豆腐、笋炒鲜墨鱼、鲜笋鸡丁、笋炒鸡蛋、笋蒸鱼、笋炒肉等,烹法不同,风味各异,均味美气香,食而不厌。春笋在地方名菜中更占了一席之地,诸如江苏的春笋烧鲤鱼、浙江的南肉春笋、上海的竹笋炒鳝糊、福建的鸡茸金丝笋、安徽的问政山笋、江西的甜酸小笋等,均色香味形俱全,令人称绝。

治咳嗽:冬笋、猪肉末各1两,粳米2两,加适量食盐、葱末、麻油煮粥食用。

治久泻、久痢、脱肛:鲜竹笋1两,粳米2两,煮粥常食。

治便秘:鲜竹笋2两,炒菜、煮食均可。

此外,用鲜竹笋的根煮水代茶,常饮可降低血中胆固醇,起到减肥、治疗高血脂症、高血压病的作用。

**【用法】**佐餐或饮茶、食粥,每次酌量。

**【功效】**竹笋的营养与药用价值颇高。竹笋性甘、寒,入胃、大肠经。食用竹笋不仅可增加营养,而且有促进肠道蠕动、帮助消化、去积食、防止便秘之功,对于减肥也有很大作用。《本草纲目》指出竹笋可益气,久食有"化热、消痰、爽胃"之功,并能"通血脉,消食胀"。《千金方》中介绍竹笋有"主消渴,利水道,益气力"之功。

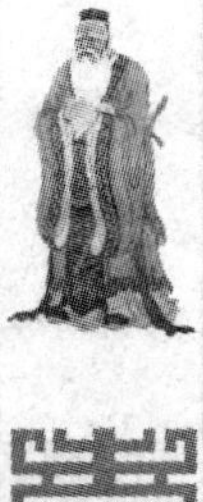

## 十、武则天的饮食养生逸闻

○武则天与洛阳燕菜

"洛阳燕菜"又名"假燕菜"、"牡丹燕菜",是一道具有豫西地方特色的佳肴,历来被列为"洛阳水席"的首菜。"洛阳水席"起源于唐代,有1000多年历史,全席24道菜,有八冷下酒菜、四大菜、八中菜、四压桌菜,除冷菜外全都带汤上席,故名"水席"。

据说唐朝武周年间,女皇武则天驾临洛阳仙居宫,适逢城东关下园村长着一棵特大白萝卜,百姓视为奇珍而贡奉进宫。经御厨精心琢磨,乃制成一品不失御膳风味的汤菜。女皇品尝之后,赞其清醇爽口、沁人心脾,观其形态酷似燕窝丝,当即赐

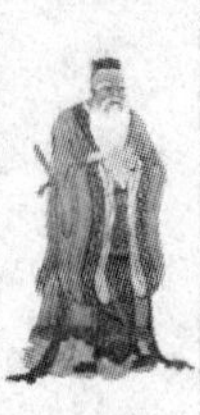

名为“假燕菜”。御医曾将其列入宫廷养生食谱。此后，各地竞相仿效，得以流传至今。

【制法】将萝卜切成约一寸半的细丝，用冷水浸泡后，再用细绿豆粉拌匀，上笼蒸一会儿后，晾凉入温水泡开，捞出后洒上盐水，再蒸透即可。食时，配上鸡肉丝、猪肉丝、海米、蹄筋丝、玉兰丝、鱿鱼丝、海参丝和紫菜丝，用高汤烹制，再放点香菜、韭黄。

【用法】吃菜饮汤，酌量食用。

【功效】味道鲜美，汤清利口，营养丰富，具有顺气、解毒、散淤、醒酒等功效。

## 十一、唐明皇的饮食养生逸闻

### ○唐明皇与防风粥

古时帝王常以粥为养生珍品，还赠大臣以粥。汉宣帝诏令儒生诵读《楚辞》，“每一诵即与粥”。晋代皇帝召儒生学者，说道论经，也以粥相待。唐明皇常食用“防风粥”，并赠赐文人学士。唐穆宗时，白居易因才华出众，得到皇帝御赐的“防风粥”，食七日后仍觉口齿余香。宋元时每年的十二月八日，宫中照例会赐粥与百官，粥的花色越多，代表其所受恩宠越浩大。元人孙国敕《燕都游览志》记有：“十二月八日，赐百官粥。以米果杂成，品多者为胜，此盖循宋时故事。”到清朝时，雍和宫中仍有定点熬制腊八粥的惯例。

【制法】防风 3 钱，葱白 2 茎，粳米 2 两。

取防风、葱白煎取药汁，去渣取汁。粳米洗净煮粥，待粥将熟时加入药汁，煮成稀粥。

【用法】每日 2 次，趁热服食，连服 2～3 日。

【功效】健脾养胃，祛风解表，散寒止痛。适应于感冒风寒、发热畏冷、恶风、自汗、头痛、身痛、风寒痹痛、关节酸楚、肠鸣腹泻。常食用可延年益寿。本方可见《千金月令》。

### ○唐明皇与太白鸭

“太白鸭”相传始于唐朝，与大诗人李白相关。李白为了实现自己的抱负，曾设法接近唐玄宗，他想起年轻时在四川曾经常过的美味鸭子，就用肥鸭，加上百年陈酿花雕、枸杞子、三七和调味料等蒸制后，献给玄宗。玄宗食后，觉得此菜味道极佳，回味无穷，大加称赞，询问李白：“卿所献之菜乃何物烹制？”李白回答：“臣虑陛下龙体劳累，特加补剂耳。”玄宗龙颜大悦：“此菜世上少有，可称‘太白鸭’。”

后来李白虽然被玄宗疏远，但“太白鸭”却被御医列入宫廷食谱，由此历代相传，成为四川的一款名菜。

【制法】光肥鸭 1 只 3 斤左右，瘦猪肉 2 两，陈年绍酒 4 两，葱结 1 只，姜片 2 片，枸杞子、三七片、盐、胡椒粉各少许，鲜汤适量。

1. 将鸭子开膛，洗净，斩去脚爪沥干水分后入开水锅中飞水取出，去掉血沫。

2. 用绍酒、盐、胡椒粉将鸭身内外抹匀，置盛器内，再加葱结、姜片、鲜汤少量，放入猪肉、枸杞子、三七片，用皮纸封严。

3. 将鸭放入笼屉，用旺火蒸至肉质酥烂取出，揭去皮纸，拣去葱结、姜片，将鸭连汤盛入汤盘内即成。

【用法】食肉饮汤,每日适量。

【功效】鲜醇味美,兼有润肺健体的功效。

○唐明皇与西施舌

相传越王勾践灭吴后,他的夫人偷偷地叫人骗出西施,将石头绑在西施身上,而后将其沉入大海。从此沿海的泥沙中便有了一种似人舌的文蛤(即蛤蜊),人们称为“西施舌”。据说唐玄宗东游崂山时,有人献上这道汤菜,唐玄宗吃后连声叫绝。因有滋补功效,御医曾将它列入食谱。此汤味道鲜美,有“天下第一鲜”之称。

宋代胡仔《苕溪渔隐丛话》说“福州岭口有蛤属,号西施舌,极甘脆”,又引吕居仁诗云:“海上凡鱼不识名,百千生命一杯羹。无端更号西施舌,重与儿童起妄情。”

【制法】净西施舌1斤,净冬笋、芥菜叶柄、水发香菇、葱白、白酱油、白糖、绍酒、湿淀粉、鸡汤、芝麻油、熟猪油各适量。

1. 将西施舌破开洗净。芥菜叶柄洗净,切成菱角形片。每个香菇切成3片。冬笋切成薄片。葱白切马蹄片。将白酱油、绍酒、鸡汤、湿淀粉拌匀,调成卤汁。

2. 将西施舌肉放入六成热的湿水锅中汆一下,捞起沥干,炒锅在旺火上舀入熟猪油烧热,放入冬笋片、葱片、芥菜片,颠炒几下,装进盘中垫底。

3. 炒锅放在中火上,下熟猪油烧热,倒入卤汁烧黏,放进汆好的西施舌肉,颠炒几下,迅速起锅装在冬笋等料上,淋上芝麻油少许即成。

【用法】每日适量食用。

【功效】汤汁醇厚,品质爽滑,营养丰富,可润肺、化痰、益精、滋阴明目。

## 十二、宋太祖的饮食养生逸闻

○宋太祖与吴山酥油饼

吴山酥油饼历史悠久。约1000多年前,赵匡胤与南唐刘仁赡在安徽寿县交战时,当地百姓用栗子面做成酥油饼支援赵军。后来赵匡胤当了皇帝,经常命御厨制作此饼食用。御医曾将其列入养生食谱。宋高宗时,迁都临安(今杭州),也常吃此饼。以后由御厨传到民间。相传清乾隆皇帝游吴山时曾品尝过,大加赞赏。民间称它为“吴山第一点”,而流传至今。

【制法】主要作料为上白面粉、花生油或熟猪油等。将面粉分别制成油酥面和水油面团;再将油酥面包入水油面内,经压扁、擀开、折叠等工序,卷成圆条,切成剂子,擀成圆形饼坯,入油锅炸至金黄色,捞出撒上绵白糖即成。

【用法】佐餐,每次酌量。

【功效】色泽金黄,形似雪峰,层酥叠起,油润香甜。营养丰富,可强身健体。

## 十三、宋仁宗的饮食养生逸闻

○宋仁宗与冬瓜鳖裙羹

据《江陵县志》记载,北宋年间,仁宗皇帝召见年方20岁的新科状元张景。张景是荆州公安县人,皇帝问他:“你们家有什么名胜风景吗?”张景吟出一副对句:“两岸



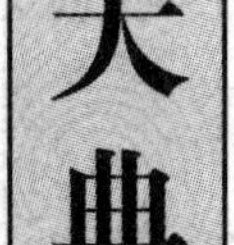

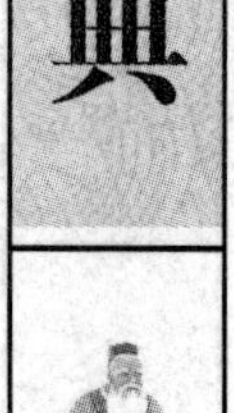

绿杨遮虎渡，一弯芳草护龙滩。”仁宗听了微笑道：“这虎渡河、龙渡滩我都听说过，确实美丽，当地可有什么美食？”张景又吟出两句诗来：“新粟米炊鱼子饭，嫩冬瓜煮鳖裙羹。”皇帝见张景才华横溢，十分高兴，就命御厨烹出“冬瓜鳖裙羹”来尝鲜，很是喜爱。后御医将其列入宫廷养生食谱，此菜因此而名扬四方。

**【制法】**2 斤雄甲鱼一尾，嫩冬瓜 2 斤，水发香菇 1 两，葱花 1 钱，精盐五分，姜汁 2 钱，白胡椒粉 2 分，猪油 1 斤，排骨汤 2 斤。

1. 甲鱼宰杀后，剁去头，放沸水锅中略烫后取出，用刀刮去黑衣污物，洗净，放入旺火沸水锅中煮一会儿捞出，挖出盖壳，除去腿骨和胸骨，取下裙边切成条块。鱼肉切成 1 寸见方的块。

2. 嫩冬瓜去皮和内瓤，用刀削成 24 个如核桃大小的球，香菇切成丝。

3. 炒锅置旺火上，下猪油 1 斤，烧至八成热时，将甲鱼滑入锅内走油，除去腥味捞出，泌净锅中余油，炒锅复置旺火上，下排骨汤 1 斤，姜汁、清盐少各市地，倒入走油的甲鱼和裙边一起煮一会儿盛入炖盆内。

4. 原炒锅放旺火上，下猪油烧至六成热时，将冬瓜球投入锅内走油捞出，泌净油，复置旺火上，下排骨汤 1 斤，放入冬瓜球煮一会，连同排骨汤、香菇丝一起倒入鳖裙的炖盆内，加入精盐，放入蒸笼内，用旺火蒸片刻出笼，撒上白胡椒粉、葱花，淋入猪油即可上桌。

**【用法】**食菜饮汤。

**【功效】**此菜汤清汁醇，鳖裙软糯，冬瓜爽口，相得益彰，是席上珍品。由于冬瓜有消炎、清热、利尿的作用，老鳖具有滋补功能，可谓一道清补的食疗名菜。

## 十四、宋高宗的饮食养生逸闻

**○宋高宗与宋嫂鱼羹**

“宋嫂鱼羹”是南宋的名菜，至今已有 800 多年的历史。据《武林旧事》记载：淳熙六年，宋高宗赵构登御舟闲游西湖，命内侍买湖中龟鱼放生，宣唤中有一卖鱼羹的妇人叫宋五嫂，自称是东京（今开封）人，随皇上迁至此，在西湖边以制鱼羹为生。高宗命其上船，吃了她做的鱼羹，十分赞赏，并念其老，赐予金银绢匹，从此声名鹊起，富家巨室争相购食，宋嫂鱼羹也就成了驰名京城的名肴。

**【制法】**鳜鱼 1 条（约重 1 斤）。熟火腿少许，熟笋半两，水发香菇半两，鸡蛋黄 3 个。葱段、姜块（拍松）、姜丝、胡椒粉、绍酒、酱油、精盐、醋各适量，清汤半斤，湿淀粉半两，熟猪油 1 两。

1. 将鳜鱼剖洗干净，去头，沿脊背片成两爿，去掉脊骨至腹腔，将鱼肉皮朝下放在盆中，加入葱段、姜块、绍酒、精盐稍渍后，上蒸笼用旺火蒸片刻取出，拣去葱段、姜块，卤汁滗在碗中，把鱼肉拨碎，除去皮、骨，倒回原卤汁碗中。

2. 将熟火腿、熟笋、香菇均切成细丝，鸡蛋黄打散，待用。

3. 将炒锅置旺火上，注入熟猪油，投入葱段煸出香味，舀入清汤煮沸，拣去葱段，加入绍酒、笋丝、香菇丝。再煮沸后，将鱼肉连同原汁落锅，加入酱油、精盐内搅匀，待羹汁再沸时，用湿淀粉调稀勾芡，然后将蛋黄液倒入锅内搅匀，待汤再沸时，加入醋，并洒上六成热的熟猪油，起锅装盆，撒上熟火腿丝、姜丝和胡椒粉即成。

【用法】佐餐食用，可多食。

【功效】此菜鲜嫩滑润，味似蟹羹，故有“赛蟹羹”之称。御医认为，其营养丰富，可益气活血。其中鳜鱼（又名桂花鱼）肉质丰厚坚实，味道鲜美，富含蛋白质，肉刺少，可补五脏、益脾胃、充气胃、疗虚损，适用于气血虚弱体质，可治虚劳体弱、肠风下血等症。

## 十五、宋孝宗的饮食养生逸闻

### ○宋孝宗与藕

我国的名藕有苏州荷藕，在唐代时就列为贡品。其藕有“雪藕”之称，诗人韩愈称赞“冷比霜雪甘比蜜，一片入口沉疴痊”。广西贵县大红莲藕，生吃尤甜，熟食特别绵。据说，清朝乾隆皇帝游江南时，就指名要尝它。杭州人则推崇西湖的藕，美其名曰“西施臂”。此外，著名的莲藕还有湖北洪湖莲藕、湖南汉寿白臂藕、安徽雪湖贡藕、江苏宝应美人红、南京大白花等。

据说南宋的孝宗一次吃了螃蟹后引起痢疾，御医们用尽百般方法均不奏效，最后还是用新采的藕捣汁，加酒调服后治愈的，被誉为“灵根”。

【制法】鲜藕可单独做菜，也可做其他菜的配料。或制成藕原汁、藕蜜汁、藕生姜汁、藕葡萄汁、藕梨子汁等清凉消暑的饮料。藕还可加工成藕粉、蜜饯和糖片。

治时气烦渴不止：生藕，捣绞取汁一中盏，入生蜜一合，搅令匀，不计时候，分为二服。（《圣惠方》）

治霍乱吐不止，兼渴：生藕一两（洗，切），生姜一分（洗，切）。上二味，研绞取汁，分三服，不拘时。（《圣济总录》姜藕饮）

【用法】生食，或饮汁。每日2～3次，每次适量。

【功效】清热润肺，凉血行淤，调中开胃，益血补髓。

## 十六、元世祖的饮食养生逸闻

### ○元世祖与涮羊肉

涮羊肉，又称“涮锅子”、“羊肉火锅”。民国徐凌霄《旧都百话》说：“羊肉锅子，为岁寒时最普通之美味，须与羊肉馆食之。此等吃法，乃北方游牧遗风加以研究进化，而成为特别风味。”

据说涮羊肉起源于元代。当年元世祖忽必烈统帅大军南下远征。一日，人困马乏饥肠辘辘，他猛然想起家乡的清炖羊肉，于是吩咐部下杀羊烧火。正当伙夫宰羊割肉时，探马飞奔进帐报告敌军逼近。饥饿难忍的忽必烈一心等着吃羊肉，他一面下令部队开拔，一面喊：“羊肉！羊肉！”厨师知道他性情暴躁，于是急中生智，飞刀切下十多片薄肉，放在沸水里搅拌几下，待肉色一变，马上捞入碗中，撒下细盐。忽必烈连吃几碗，翻身上马率军迎敌，结果旗开得胜。

在庆功酒宴时，忽必烈特别点了那道羊肉片。将帅们吃后赞不绝口。厨师忙迎上前说：“此菜尚无名称，请皇上赐名。”忽必烈笑答：“我看就叫‘涮羊肉’吧！”从此

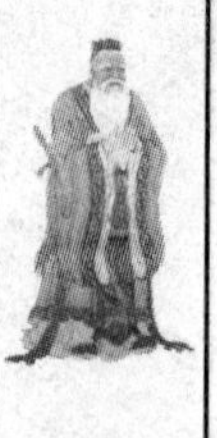

“涮羊肉”就成了宫廷佳肴。早在18世纪，康熙、乾隆二帝所举办的几次规模宏大的“千叟宴”，内中就有羊肉火锅。

**【制法】**羊肉3斤，白菜头、粉丝各6两，海米1两。韭菜花、香菜、腐乳、卤虾油、醋、糖蒜、精盐、酱油各适量，鲜汤5斤。

1. 将细嫩羊肉切成大薄片；粉丝水发好，剪段；白菜择洗干净，切成大条块。以上各料分别装入盘，上桌待用。香菜择好，切成段。

2. 把芝麻酱、腐乳、酱油、卤虾油、韭菜花、醋、糖蒜、香菜段分别装入盘内，供蘸食选用。

3. 火锅添上鲜汤，放入海米，点火上桌，待锅内汤烧沸后，用筷子夹着羊肉片在锅内涮一下，将涮熟的羊肉片蘸着调味汁吃。最后，再把白菜、粉丝放入锅内，等白菜、粉丝熟时，放入精盐、酱油，捞出即可食用。

**【用法】**每次适量。

**【功效】**营养丰富，可强身健体。羊肉能益气补虚，补肺肾气，温中暖下，壮筋骨，厚肠胃。

## 十七、明太祖朱元璋的饮食养生逸闻

### ○朱元璋与虎皮豆腐

虎皮毛豆腐是安徽驰名中外的素食佳肴。“毛豆腐”是以经人工发酵，把鲜豆腐的表面变成白茸茸一层外皮而得名的。如果放入油锅煎上一时，又变成外观金黄，且呈虎皮纹样的美味食品了。据考证，虎皮毛豆腐发酵过程中产生大量的氨基酸，不仅无损人体健康，反倒在味美的同时倍增爽口的愉悦。

据说明太祖朱元璋幼年家境贫困，曾给财主家放牛帮工。他年纪虽小，但做事勤快，长工们都喜欢他，尽量不让他干重活。财主知道后便将他辞退回家。大家可怜他，就每天从财主家偷出一些饭菜和鲜豆腐，藏在财主家后院的干草堆里，留给朱元璋吃。一次朱元璋因有事出了趟远门，当他回来去取豆腐时，发现豆腐上已长满了一层白毛。他不舍得扔掉，就弄来油煎吃，觉得味道更香鲜无比。后来朱元璋做了皇帝，“油煎毛豆腐”便被御医列入了宫廷必备佳肴。现起名为“虎皮毛豆腐”，成为享誉中外的名菜。

**【制法】**毛豆腐10块1斤，小葱末、姜末、酱油、精盐、白糖各少许，肉汤2两，菜子油2两。

1. 将毛豆腐每块切成3小块。

2. 把锅置旺火上，倒入菜子油，烧至七成热时，将毛豆腐放油里煎成两面呈黄色。

3. 等表面皮起皱时，加入葱姜末、白糖、精盐、肉汤、酱油烧一会儿，起锅装盘即成。

**【用法】**佐餐，可多食。

**【功效】**营养丰富，可清肠、健脑、开胃。

### ○朱元璋与一品玉带糕

“一品玉带糕”是安徽巢湖地区的一种传统名细糕点，已有600多年历史。据说明洪武年间曾进贡宫廷，朱元璋大加赞赏，赐名为“一品玉带糕”，从此盛名远扬。

【制法】它是一种大方片糕，主料为精细糯米面、白砂糖，将两者拌和为粉，以核桃仁、青梅、金橘饼为糕瓤，用桂花、红绿丝、莲子、橘饼、米粉、麻油为佐料，并镶上红色的边。其特点是加工精细，工序多达30多道。

【用法】佐食，每日适量。

【功效】玉带糕不仅香甜可口，营养丰富，而且具有滋阴强身、通肠益气、清火健胃、生津润肺等功能。

○朱元璋与“凌霜侯”柿子

“色胜金衣美，甘逾玉液清”，自古以来柿子即是最受宠爱的品种之一。

柿子又叫朱果、猴枣，据《礼记》记载，周代就已栽培柿树，并在重大祭礼上用柿果作为供品。秦汉以来，黄河流域一带种柿已很普遍。唐人段成式在《酉阳杂俎》中赞美“柿有七绝：一树多寿，二叶多荫，三无鸟巢，四无虫蠹，五霜叶可玩，六佳果可啖，七落叶肥大，可以临书”。

《燕京岁时记》记载：明太祖朱元璋落魄时，途经剩柴村，曾以柿子充饥。后来，他打了胜仗，又经过这里，见到柿子树还在。他指着树，把以前的事讲给左右听，并下马脱下红袍盖在树上，并说：“封尔为凌霜侯！”后来御医曾将其列入宫廷食谱。

【制法】

可加工成柿饼、柿糕，并可用来酿酒、制醋等。用它配人参、丁香研末，制成药剂，具有降气、止呃逆的作用。

【用法】可生食或佐餐，每日适量。注意：吃柿子时切忌空腹；不能与螃蟹同吃。

【功效】柿子的药用价值很高。据《随息居饮食谱》说：“鲜柿甘寒，养肺胃之阴，宜于火燥津枯之体。“柿子味甘、涩，性寒，有清热去燥、润肺化痰、软坚、止渴生津、健脾、治痢、止血等功能。

## 十八、永乐皇帝的饮食养生逸闻

○永乐与“仙果”猕猴桃

据说，道教圣地武当山历史上曾神秘消失的“榔梅仙果”就是今天的猕猴桃。明朝初年，武当山榔梅得到了永乐皇帝的青睐，被列为贡果。但清兵入关后，榔梅突然“消失”，皇室多次派人寻找都空手而归。

猕猴桃又名藤梨、阳桃、猕猴梨、羊桃，俗称“茅梨”、“奇异果”，被誉为“果中之王”。它营养丰富，又有药用价值。

【制法】治疗食欲不振、消化不良，可取猕猴桃干果，水煎服，每日早晚分服。患尿路结石者，每日食用猕猴桃6～10枚，分两次或三次服完。

高热烦渴、胸腹胀闷者，每次食猕猴桃2～3枚，日服三四次。

常食猕猴桃还可对半身不遂、肌肉麻木起到辅助治疗作用。同时，猕猴桃有滑泄之性，大便秘结者可多食之，而脾胃虚寒、尿频则应忌食。

【用法】可生食，或水煎服，每日酌量。

【功效】猕猴桃性味甘酸而寒，有解热、止渴、通淋、健胃的功效。可以治疗烦热、消渴、黄疸、呕吐、腹泻、关节痛等疾病，而且还有抗衰老的作用。唐代医药学家陈藏



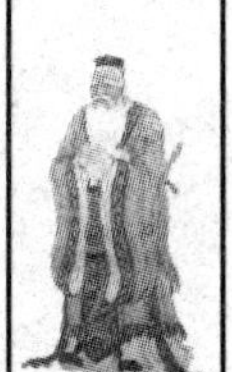

器介绍猕猴桃的功效为“调中下气、主骨节风、瘫缓不随、长年白发”。除了滋补强身外，其枝叶、根、藤都是很好的中药材。

## 十九、嘉靖皇帝的饮食养生逸闻

### ○嘉靖与胡辣汤

传说明嘉靖年间，有人为讨皇帝欢心，从一高僧处得到一副助寿延年的秘方献上，皇帝品尝后龙颜大喜，遂命之为“御汤”。后皇宫秘方流传出来，百姓们以此秘方所熬制的粥汤酸辣扑鼻、醇香四溢，俗称“胡辣汤”。

【制法】胡辣汤的做法繁杂，不仅有作为汤引的陈年药料（胡椒、山柰、丁香、肉桂、草果、茴香、豆蔻等，混合碾碎，经过箩筛），还要加入新配置的草药。先制作粉条、鲜肉丁，面筋等，上大锅熬汤。把陈年汤引倒至锅中，加适量水。用中火慢炖。把火升旺后，再把先制好的鲜肉丁、面筋、粉条、山药、黄花、木耳、海带丝、精盐、面芡、香油、醋等放入锅中慢炖。

【用法】早晚各1碗。

【功效】味美、口辣、色清，具有消食开胃、化痰止咳、祛风祛寒、活血化淤、清热解毒等功效。

### ○明世宗与蜜枣羹

浙菜中有一款著名甜菜“金丝蜜枣羹”，既美味，又是滋补保健食疗佳品。

据说明朝时，明世宗品尝之后，顿觉甜润肺腑，龙颜大悦，传谕赐封兰溪蜜枣为“冕枣”。“冕”，就是皇冠。兰溪蜜枣犹如皇冠之珍贵，从此美名远扬。御医曾将其列入宫廷养生食谱。

【制法】金丝蜜枣2两，金橘脯、蜜饯青梅、蜜饯红瓜、葡萄干、糖水樱桃、薏米仁、糖佛手、糖冬瓜条、糖桂花各少许，白糖、湿淀粉各适量。

1. 薏米仁洗净，上笼用旺火蒸酥。蜜枣去核，切丁。金橘脯、青梅、蜜饯红瓜、葡萄干、樱桃、佛手、冬瓜条均切成小丁。

2. 炒锅置旺火加开水，放白糖烧沸，去沫，用湿淀粉勾成薄羹。再将蜜枣、红瓜、金橘脯、青梅、葡萄干、樱桃、薏米仁、糖佛手、冬瓜丁等放锅内搅匀，再沸时，盛入荷叶碗中，撒上糖桂花即成。

【用法】每日早晚适量食用。

【功效】形似琥珀，香甜透心，营养丰富，可润肺化痰、清热解毒。

## 二十、万历皇帝的饮食养生逸闻

### ○万历与兰考豆腐乳

兰考豆腐乳是兰考县的地方特产，属传统风味食品。其历史悠久，始创于明朝万历年间，距今已有400余年的历史。最初是由兰阳县（今兰考县）城西街“崔福兴酱菜园”制作。

据记载，明朝万历年间，朝中有一兰阳县籍的梁姓御史，随神宗皇帝出京巡游，来到汴梁（开封），顺便回兰阳县带回“崔福兴酱菜园”制作的豆腐乳。皇帝食后大加称赞，说“臣孝于孤，迎风十里香”。御医曾将其列入养生食谱。从此，兰考“迎风十里香”的美名传遍全国。

**【制法】**

精选黄豆制成豆腐，将其切成小块，与芝麻油、曲酒、五香粉、精盐等装入瓷罐或广口瓶（原为竹篓），经过太阳曝晒 25 ~ 30 天。如果气温低，可用火炕加温，再存放一段时间即可。

**【用法】**佐食，早晚适量。

**【功效】**酱红透明、细腻黏软，咸中透香，香中透甜。它营养丰富，具有助消化、增食欲、润肠健胃等功能。

## 二十一、康熙皇帝的饮食养生逸闻

### ○康熙与八宝豆腐

八宝豆腐原为宫廷御膳名菜，康熙皇帝尤为偏爱，认为此菜具有两大特点：一是用豆腐、香菇、鸡肉等养生佳品为原料，可使人延年益寿；二是豆腐烹调得法，鲜美细嫩，胜于燕窝。

他除了自己喜食外，还把八宝豆腐的配方和制法视同金银财宝，赐给宠臣。据清人宋牧仲所记，康熙皇帝南巡时，曾传一谕旨：朕有日用豆腐一品，与寻常不同，因巡抚（指宋牧仲，当时任江苏巡抚）是上年纪的人，可令御厨太监，传授巡抚厨子。宋牧仲受宠若惊，并将此方视为至宝，不传外人。

后来康熙又将此方赐给尚书徐乾学。不久徐将此方传给门生楼村，楼村又传给自己的孙子王孟亭（太守），所以到了乾隆年间，八宝豆腐又被称作“王太守八宝豆腐”。

**【制法】**清代袁枚在《随园食单》中记载说：“王太守八宝豆腐，用嫩片切粉碎，加香蕈屑、蘑菇屑、松子仁屑、瓜子仁屑、鸡屑、火腿屑，同入浓鸡汤中炒滚起锅。用腐脑亦可。用瓢不用箸。”

**【用法】**每日食用，可多食。

**【功效】**洁白细嫩，滑润如脂，滋味鲜美，可利肝开胃，助消化，延年益寿。

### ○康熙与徽州臭豆腐

徽州臭豆腐，俗名“大呆臭”，为王致和于清康熙年间创制。据说康熙皇帝品尝后赞不绝口，特地御笔亲书“青方”二宁赐王致和。御医曾将其列入宫廷食谱，从此名声大振。慈禧太后也有吃臭豆腐的嗜好，还将其列为御膳小菜。

它表面为灰、蓝、黑综合色，内里洁白如玉，闻着臭、吃则异香，独具一番风味。与浙江绍兴的臭千张、安徽淮南的臭香干呈鼎足三分之势，享誉海内外。

**【制法】**由腌肉卤熬的膏、黑芝麻粉、箬皮灰、炒矾、老原卤等多种原料配制而成，卤缸的年岁越久越好。用八月白、六月黄优质大豆，制成洁白光滑的豆腐，放入卤缸中浸泡。

油煎法：入锅用菜油煎炸，大呆臭自动封皮，且起皱，色泽灰蓝见黄，煎好后捞出，加入配料，如辣椒酱、青葱等。

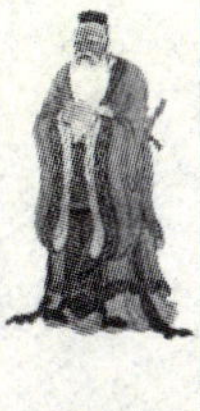

烧烩法：用菜油在旺火烧锅中将大呆臭煎烤至封皮微皱时，加入葱末、姜末、红椒片、白糖、精盐、肉汤、酱油烧烩数分钟，颠翻几下，起锅装盘即吃。

另有蒸吃法、汤食法。

## 二十二、乾隆皇帝的饮食养生逸闻

### ○乾隆与清宫寿桃丸

清宫寿桃丸，原名“蟠桃丸”，为昔日清宫御用药膳，是清朝89岁“古稀天子”乾隆的养身保健秘方。

【制法】用驴肾、鹿肾、狗肾、人参、天冬、麦冬、枸杞子、地黄、当归、益智（盐制）、酸枣仁（炒）、分心木（炒焦）等13味，熬制而成。

【用法】口服，每次酌量，1日2次。

【功效】补肾生精，益元强壮。用于肝肾精血不足、气血两亏者。可治肾虚衰老所致头晕疲倦，记忆力衰退，腰膝酸软，耳鸣耳聋，眼花流泪，夜尿多，尿有余沥等症。

驴肾、鹿肾、狗肾可补肾益精；人参能补气生血，增强人体免疫功能，提高大脑机能，增强智力及记忆力；益智仁温脾，暖肾，收摄精气；生地清热养阴、凉血、润燥；枸杞子补肾益精，养肝明目；当归补血、活血、调经、润肠；天门冬养阴润燥，清肺止咳；胡桃肉温补肺肾，润肠通便。

### ○乾隆与龙井虾仁

“龙井虾仁”，龙井翠绿欲滴，虾仁白嫩晶莹，是一道具有浓厚地方风味的杭州名菜。

旧时，有寒食节不举火的风俗，节后举火称“新火”。这个时候采摘炒制的龙井茶叶，正是“明前”茶（寒食后二日是清明节），属茶中的最佳品。龙井茶素有色绿、香郁、味甘、形美“四绝”著称，并被列为贡品。河虾被古人誉为“馔品所珍”，不仅肉嫩鲜美、营养丰富，且有补肾、壮阳、解毒之功效。

据说，有一次乾隆下江南，微服遨游西湖。时值清明，当他来到龙井茶乡时，天忽下大雨，只得到一位村姑家避雨。村姑用新采的龙井、炭火烧制的山泉沏茶呈上，乾隆大悦，便想带一点回去品尝，可又不好开口，便偷抓了一把，藏于便服内的龙袍里。待雨过天晴告别村姑，继续游山玩水，直到日落，口渴肠饥，在西湖边一家小酒肆入坐，点了几个菜，其中有炒虾仁。点好菜后他忽然想泡茶解渴，于是他一边叫店小二，一边撩起便服取茶。小二接茶时见乾隆的龙袍，吓了一跳，赶紧跑进厨房面告掌勺的店主。店主一听圣上驾到，极为恐慌，竟将小二拿进来的龙井茶叶当葱段撒在炒好的虾仁中。谁知乾隆尝了此菜，禁不住连声称赞：“好菜！好菜！”

后来，御医认为此菜有滋补功效，便将其列入皇帝养生食谱之中。从此这盘忙中出错的菜，便成为闻名遐迩的美馔佳肴。

【制法】活大河虾2斤，龙井新茶少许，鸡蛋1个，绍酒、精盐、淀粉各适量，熟猪油2斤。

1. 将虾去壳，挤出虾仁，换水再洗。这样反复洗三次，把虾仁洗得雪白取出，沥干水分，放入碗内，加盐、蛋清，用筷子搅拌至有黏性时，放入干淀粉拌和上浆。

2. 取茶杯一个，放上茶叶，用沸水泡开（不要加盖），放一会儿，滤出部分茶汁，剩下的茶叶和汁待用。

3. 炒锅上火，用油滑锅后，下熟猪油，烧至四五成热，放入虾仁，并迅速用筷子炒散，取出，倒入漏勺沥油。

4. 炒锅内留油少许置火上，将虾仁倒入锅中，并迅速倒入茶叶和茶汁，烹酒，加盐，颠炒几下，即可出锅装盘。

【用法】作佳肴食用，可多食。

【功效】补肾壮阳、开胃，营养丰富，可抗衰老。

### ○乾隆与平湖糟蛋

平湖糟蛋是浙江著名的特产，它的外形晶莹发亮，内层略呈橘红色，蛋白凝固透明，蛋黄微红艳丽，酒味扑鼻，醇香浓郁。在清代乾隆年间被列为贡品，曾获得乾隆御赐“覃恩”金牌一道。前人有诗称赞：“买醉城西结伴行，源源佳酿远驰名。剖来糟蛋好颜色，携到京华美味评。”

《平湖县志》记载：清宣统元年(1909)，在南洋劝业会上获金奖，此后又获巴拿马国际博览会奖牌。

【制法】1. 选新鲜整齐的鸭蛋10个，洗净，放入小坛内。加上醋，封好坛口。约七天后，蛋壳变软，小心取出，用冷水洗去醋味，沥干。

2. 将小坛内的醋倒掉，洗净小坛，再将鸭蛋轻轻放入，倒入香糟卤，并将坛口密封。约七天后即可食用，随吃随蒸即成。

【用法】每日早晚酌量食用。

【功效】营养丰富，且滋阴清肺，可以治疗膈热、咳嗽、咽喉肿痛、牙齿疼痛、痢疾等。

### ○乾隆与豆芽菜

据说，乾隆皇帝的长寿与其喜食“豆芽菜”有关。乾隆皇帝曾将女儿下嫁给孔子后代当媳妇，后几次到孔府作客，孔府精心招待，其菜肴名声大盛，一直是宫廷显贵们爱食用的佳肴。御医曾将“油泼豆莛”、“酿豆芽”、“金钩挂银条”等列入宫廷食谱。

当年“油泼豆莛”进贡时，乾隆皇帝对它的评价高于山珍美味。

为了长盛不衰，孔府专设了一个“掐豆芽”的劳动部门，叫“掐豆芽户”。这也算是中国饮食史上罕见的了。

【制法】1. 油泼豆莛

将择净的绿豆芽放入漏勺，以油浇至九成熟，放花椒炸过倒入漏勺，反复几次，将油控净，撒上精盐即成。其豆芽亭亭玉立，细嫩柔脆，淡泊清香。

2. 酿豆芽

“酿豆芽”是乾隆皇帝、西太后爱吃的菜品之一。这道菜做起来非常费工夫，必须挑选挺直肥大的黄豆芽，先用手将头尾掐去，只留中段，再用细铜丝将其挖空，然后再将事先用鸡肉或其他作料调好的馅塞进去，上锅蒸熟。《清稗类钞》说：“豆芽菜使空，以鸡丝、火腿满塞之，嘉庆时最盛行。”

3. 金钩挂银条

将绿豆芽剪去根须、瓣芽，留中段弯曲部分，泡于水中。湖虾米洗净去杂，用温水浸泡。锅内放油，油热滑锅，加如花椒油、葱、姜等，倒入绿豆芽，急火翻炒，随即加入湖虾米、细盐，翻勺倒入盘中，淋香油，即可上桌。此菜清素悦目，脆嫩爽口，是孔

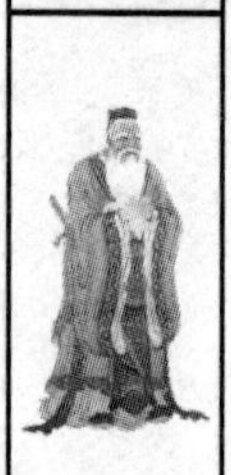

府宴中的传统名菜。

【用法】佐餐，每日早晚可多食。

【功效】绿豆性凉味甘，有清热解毒、止渴消暑、利尿润肤的功能，自古以来就因能作为药用而备受重视。

黄豆芽具有较高的营养价值。《神农本草经》说："大豆黄卷可治风湿痹痛。"黄豆芽性味甘平，入脾胃经。能清热解毒、分利湿热、消肿除痹、明目养神、滋阴养血、强心保肝，可用于高血压、高血脂、糖尿病、动脉硬化、水肿胀满等。

### ○乾隆与银丝杂面

银丝杂面是一种用各种豆子面和制而成的面条，是承德民间传统食品，已有300多年历史。承德属于杂粮产区，古时候麦子多从关内购进，售价高昂，而承德人又十分喜欢吃面类食品，人们就用土产的各类豆子制成杂面。

据记载，乾隆年间，皇帝每次偕后妃来避暑山庄，都要派太监到热河街的杂面铺，购买杂面。可见，银丝杂面已成为常用御膳之一。

【制法】将豌豆、绿豆、冬小麦、豇豆等磨成粉，擀成杂面条煮熟。

【用法】食用时，可配以各种肉丁、蔬菜、辣酱或其他不同作料。

【功效】清淡爽口，营养丰富，可消热、祛毒、开胃、降压。常食对冠心病、糖尿病多有益处。

### ○乾隆与翡翠白玉汤

古城荆州的名馔翡翠白玉汤，是以碧绿的菠菜焯水后，配以雪白的豆腐并加入原汁排骨汤烹制而成，其滋味鲜美醇厚。据说其成名与乾隆皇帝有关。

有一次，当乾隆微服出访行至南乡时，在一农妇家尝此民间风味，顿觉口颊一新，并问女主人此乃何等美味。农妇笑着说："这菜名为'金镶白玉板，红嘴绿鹦哥'。"后来乾隆回京，并派人将农妇接到京城，遂封为"皇姑"，此菜亦取名为"皇姑菜"。自此，这一农家烹制的菠菜豆腐，竟跻身清宫养生食谱，登上大雅之堂。

如今古城荆州沿传演变下来的"翡翠白玉汤"，其前身就是当年的"皇姑菜"。

【制法】嫩豆腐6两，菠菜叶4两。汤2斤，精盐、鸡油各适量。

将豆腐切成菱形小片，用开水烫一下，捞起沥干水待用；菠菜叶洗净切成小段，也用开水烫一下，捞起放在小盆内。

将汤放入锅内烧开，加入豆腐、精盐，待汤沸，整齐浮起，去掉浮沫，舀入汤盆内，淋入鸡油即成。

【用法】每日早晚各1碗。

【功效】色泽鲜艳，豆腐软嫩，汤味鲜美。可清肠健脾，活血益气。

### ○乾隆与红薯

红薯，又称甘薯、番薯、山芋。山东人称其为地瓜，四川人称其为红苕，北京人称其为白薯，福建人称其为红薯。它的故乡是南美洲，16世纪末传入我国。

据说，清乾隆皇帝在晚年时曾患"老年性便秘"，太医们千方百计给他治疗，但总是治不好。后有人献上烤红薯，从此，乾隆很喜爱，天天都吃。不久，他的便秘反而不药而愈了。

【制法】红薯生食脆甜，熟食甘软。它既可作主食，又可当蔬菜。蒸、煮、煎、炸皆可。如四川的红苕泥、陕西的醋熘红苕丝、福建的"荔香薯片"、湖北的"桂花红薯饼"等，皆为闻名遐迩的地方风味。

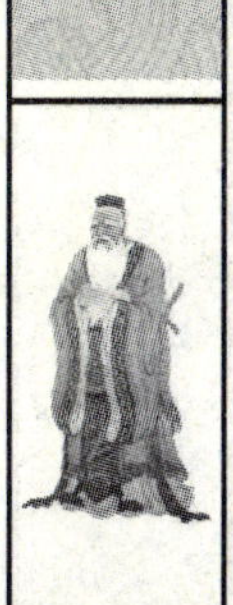

红薯配以作料冰糖和蜂蜜用小火焖煮,可制成"蜜汁红薯"。红薯蒸熟捣烂碾成泥与面粉掺和后,可作各类糕、包、饺、面条等。干制成粉,加蛋类可制蛋糕等点心。红薯酿酒、制果脯、粉丝等,亦饶有风味。

【用法】食法多样,每日 1~2 次,每次适量。

【功效】红薯营养丰富,可生津止渴、补中、和血、暖胃、肥五脏。能治痢疾、泻泄、酒积、湿热、黄疸、遗精等。李时珍在《本草纲目》中称红薯能"补虚乏,益气力,健脾胃,强肾阳"。

## 二十三、嘉庆皇帝的饮食养生逸闻

### ○嘉庆与炒香螺

香螺生活在淡水中,肉质鲜美,含有人体所需的各种氨基酸。民谣说"一口香螺王十里香,忘记姓李还是姓张"。据说清代嘉庆皇帝曾钦点香螺为宫廷御菜,至今史逾百年。

【制法】香螺三斤,咸菜心一两,红椒一粒,香菇二钱,熟笋二两,香油、葱头、胡椒、绍酒、雪粉、鱼露各少许。酱碟:酱油、醋。

把香螺打破去壳,除去肠和尾,洗净,切成球形。香菇切片,咸菜切片,红椒切丝待用。将螺肉抹上雪粉水,入锅用热油炸后捞出,把笋花、咸菜片、香菇片、红辣椒、葱头一起下锅翻炒,再加入香油、鱼露、胡椒、绍酒调味,用雪粉水勾薄糊淋上即成。

【用法】每日适量食用。

【功效】健肾,滋阴壮阳,长肝、健脾。《本草纲目》说,其味甘,无毒,对目赤、肝火及肠胃等疾病有药膳功能,聪耳明目,可使人肌肤润泽,精力旺盛,不易衰老。

## 二十四、道光皇帝的一时养生逸闻

### ○道光与文楼蟹黄汤包

江苏淮安蟹黄汤包是楚州传统名吃。楚州河下古镇文楼,历来是文人骚客集聚之处。清道光初年,文楼店主采用武楼酵面串汤肉包的技术工艺,改创水调面汤包。

据说,道光皇帝南巡时,曾品尝蟹黄汤包,龙颜大悦,夸道"真乃人间第一鲜呀!"更有诗赞曰:"桂花飘香菊花黄,文楼汤色人争尝。皮薄蟹黄馅味美,入喉顿觉周身爽。"

每当螃蟹上市,食客争去文楼品尝,店里供不应求。谚云"文楼汤包,吃得等不得。"

【制法】以肉皮、鸡丁、蟹黄、虾米、海参、竹笋等 20 多种原料制成脂膏状包入薄面皮。经笼蒸熟,膏馅即化为液态,包子呈半透明状。

【用法】食时拌以香醋、姜末和香菜,先轻咬小口吸汤。

【功效】营养丰富,具有补肝肾、生精血之功效。

### ○道光与珍珠粥

珍珠粥是寿阳民间普通的小米绿豆稀粥,味美可口。

据说清道光年间某夏，兵部尚书祁隽藻回乡省亲，特地请道光皇帝起驾到家乡寿阳的方山避暑。晚间皇帝下榻之后，祁隽藻即命人用绿豆、小米熬成稀粥，奉献圣上。道光帝一路颠簸，备受暑热，骤然落榻于清凉之地，又见这黄澄澄、香气袭人的米粥，更是喜不自胜，随即食用，并指着绿豆问："这晶莹鲜绿之物，真如珍珠一般。这叫什么粥啊？"祁隽藻见圣上如此欢心，顺口答道："圣上访得对，此乃寿阳有名的珍珠粥。"

后御医将其列入宫廷养生食谱。从此，珍珠粥名扬天下。

【制法】将小米和绿豆放在一起煮粥，可放少量花生。

【用法】佐餐，每日早晚可多食。

【功效】炎热之夏，体内易生毒素，小米绿豆粥可补脾、益气，消火解毒。

## 二十五、咸丰皇帝的饮食养生逸闻

○咸丰与凉粉

人们多喜欢食用凉粉，不仅因它味美消暑，还因为它含有丰富的营养。

在承德流传着这样一个故事：咸丰十年（公元1860年），英法联军炮轰大沽口，咸丰帝仓皇出逃，来到避暑山庄。据说他曾微服外出吃凉粉，尝过之后，感觉甚好，但当时身上没带银两，就以黄马褂做抵，让买主到避暑山庄的门口去换银子。后咸丰留此人为御厨，传授他制作凉粉的技艺。御医曾将凉粉列入宫廷养生食谱。从此，凉粉声名远播。

【制法】凉粉的原料有绿豆粉、白矾、麻酱、香油、香菜、醋、蒜等。

制作分为投料、熬制、成型三道工序。

成型后用刀片将粉漏成丝条，放入碗内。

【用法】可酌量加入各种调料，拌匀即可食。

【功效】滑润爽口，可清热解毒，治痛疽疮肿初起、烫伤、跌打伤，并解热药及酒食诸毒。

# 传统饮食药膳长寿谈经

# 第一章

# 食物的养生保健功能

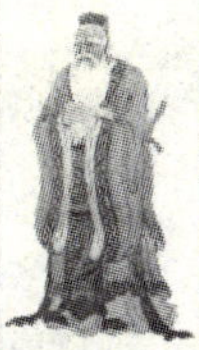

## 一、主食类养生保健功能

**○小麦——保健抗癌的食品**

【营养价值】 小麦为禾本科植物的种子，秋种，冬长，春秀，夏实，受四时之气，故为五谷之精品。据现代科学研究分析，每100克小麦粉含蛋白质9～12克，淀粉73克，钙43毫克，磷330毫克，铁5.9毫克，此外尚含糖、维生素$B_1$、维生素$B_2$、维生素E和淀粉酶、蛋白分解酶、麦芽糖酶、卵磷脂和钼及矿物质等成分。

【养生功能】 小麦味甘，性凉。入心脾、肾经。具有养心、益肾、除热、止渴的功效。

①麦麸皮中含有丰富的维生素$B_1$和蛋白质，有缓和神经的功效，可治脚气病及末梢神经炎。

②小麦胚芽油中含有丰富的维生素E，可抗老防衰，宜于老年人食用。

③有一种淘洗时漂浮于水面上的未成熟的嫩麦，叫浮小麦。中医认为浮小麦有镇静、止汗、生津、养心的功效，常用于治疗虚热多汗、盗汗、口舌干燥、心烦失眠等症。

④据《美国新闻与世界报道》介绍，每日吞服麦麸15克，可以有效地预防结肠癌的发生。

⑤小麦胚芽中还含有一种硫化合物——谷胱甘肽，它可以避免体内过氧化物的形成，并且还具有保护大脑、促进婴儿生长发育等功能。

⑥小麦胚芽所含有的食物纤维，有降低胆固醇及预防糖尿病的作用。

【特别提醒】 ①食用小麦时应注意少放碱或者不放碱。

②不宜食用过于精细的面粉。

③慢性肝病患者不宜常食小麦。

**○大麦——调整胃肠功能的食品**

【营养价值】 大麦别名倮麦、饭麦、赤膊麦、牟麦，为禾科植物大麦的果实。每100克含水分11.9克，蛋白质10.5克，脂肪2.2克，糖类63.4克，粗纤维6.5克，灰分2.6克，钙43毫克，磷400毫克，铁4.1毫克，硫胺素0.36毫克，维生素$B_2$0.1毫克，烟酸4.8毫克。

【养生功能】 大麦性味甘、温。具有益气、健脾、和胃调中、疏肝除烦的功效；用于食积不化、胸闷腹胀、积滞下痢、小便涩痛及水肿等。

①大麦芽可以和胃健脾、帮助消化、舒肝利气、回乳，并能帮助调整肠胃功能。

②据科学研究分析，大麦中含有尿囊素，可用于胃溃疡。

③高纤维大麦能降低胆固醇、血糖及胰岛素反应，改善肠胃状态，增加大便数量，预防结肠癌。

【特别提醒】 ①哺乳妇女不宜食用大麦。

②大麦不宜生吃。

**○燕麦——优良的降血脂食物**

【营养价值】 燕麦又称野麦子、雀麦子、乌麦，为禾本科植物。据现代科学研究分析，每100克燕麦中含有水分9.2克，蛋白质15克，脂肪6.7克，粗纤维5.3克，灰分22克，糖类61.6克，维生素$B_2$0.13毫克，硫胺素0.3毫克，烟酸1.2毫克，钙186

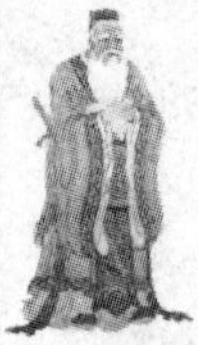

毫克,钾 214 毫克,铁 7 毫克,钠 3.7 毫克,镁 177 毫克,铜 0.45 毫克,锰 3.36 毫克,锌 2.59 毫克,磷 291 毫克,硒 4.31 微克,此外还含亚油酸、赖氨酸、多种酶类等。

**【养生功能】** 燕麦性平,味甘。归肝、脾、胃经。具有补虚益肝、敛汗止血、降血脂、降血压之功效;用于肺结核、糖尿病、肝炎、自汗、盗汗等。

①据科技资料报道,北京市脑血管医疗研究中心等 20 家单位经过 5 年时间,对 800 名高脂血症患者的临床试用观察,证明燕麦对高脂血症具有令人满意的疗效,其作用不亚于临床应用的降血脂药物氯贝丁酯。

②经常食用燕麦对糖尿病也有非常好的降糖、减肥的功效。

③燕麦粥有通大便的作用,这不仅是因为它含有植物纤维,而且在调理消化道功能方面,维生素 $B_1$ 维生素 $B_{12}$ 更是功效卓著。很多老年人大便干,容易导致脑血管意外,燕麦能解便秘之忧。

④它还可以改善血液循环、缓解生活工作带来的压力;含有的钙、磷、铁、锌等矿物质也有预防骨质疏松、促进伤口愈合、预防贫血的功效,是补钙佳品。

⑤燕麦除富含纤维素外,还含有大量的多酚化合物及类黄酮,其主要的多酚化合物是阿魏酸及咖啡酸。这两种芳香萜烯化合物具有较强的抗氧化及抗肿瘤活性,对 S—180 肉瘤有强抑制作用。

**【特别提醒】** 习惯性流产、先兆性流产者忌食用燕麦。

### ○荞麦——强心降压食疗食品

**【营养价值】** 荞麦,又名三角麦、花麦、甜麦。也是富含蛋白质、赖氨酸和膳食纤维的营养保健食品,含糖类 66%,蛋白质 9%,膳食纤维 6.5%,每 100 克含维生素 $B_1$0.3 毫克,维生素 $B_2$0.2 毫克,维生素 E4.5 毫克,胡萝卜素 20 微克,烟酸 2 毫克;矿物元素含钾、钙、镁、铁、锌、磷、硒等,它们在人体营养保健、维持人体正常生理功能中起着重要作用。

**【养生功能】** 荞麦性味甘、平。具有健胃止痢、降气宽肠、收敛降压、降血脂、降血糖、抗消化道癌之功效;用于慢性痢疾、高血脂、高血压、糖尿病及盗汗、黄汗。

①据现代医学研究,荞麦是降血脂的佳品。荞麦面粉对于高脂血症有较好的降低血胆固醇的疗效,并对脂肪肝有明显促进恢复的作用。

②荞麦秧、叶含有较多的芦丁,可做食品或煮水经常服用,以预防因高血压引起的脑出血。

③荞麦中对人体有益的油酸、亚油酸含量很高,这两种脂肪酸在人体内起着降低血脂的作用,也是一种重要的激素——前列腺素的重要组成部分。

**【特别提醒】** ①每次不可吃得过多,否则会造成消化不良。

②肿瘤患者应忌食,否则会使病情加重。

### ○大米——健脑补虚之佳品

**【营养价值】** 大米别名稻米,为禾本科植物稻的种仁。据现代科学研究测定,每 100 克大米中含有水分 13.3 克,蛋白质 7.4 克,脂肪 0.8 克,粗纤维 0.75 克,糖类 77.2 克,灰分 0.6 克,硫胺素 0.11 毫克,维生素 $B_2$0.05 毫克,烟酸 1.9 毫克,钾 103 毫克,钙 13 毫克,铁 2.3 毫克,镁 34 毫克,钠 3.8 毫升,锰 1.29 毫克,锌 1.7 毫克,铜 0.3 毫克,磷 110 毫克,硒 2.23 微克。

**【养生功能】** 大米性味甘、平。具有健脾和胃、补中益气、益精强志、和五脏、通血脉、止泻以及治病后脾胃虚弱、泄泻、反胃等功效。

①新近,日本一农学院教授发现,大米中含有特殊蛋白质,可以抑制引起高热或腹泻的病原毒素的增殖,此蛋白质耐高温,食用可调整脾胃功能。

②糙米具有美容与健美的作用,对于皮肤粗糙、青春痘、暗疮、黑斑、皱纹等,均有惊人的疗效。

③煮大米粥时,浮于锅面上的浓稠液体为米油,俗称米汤、粥油。其性平味甘,大能补虚,老幼皆宜,病后产后体虚之人尤为适合。《本草纲目拾遗》云:“米油滋阴长力,肥五脏百窍。力能实毛窍,最肥人。”《随息居饮食谱》曰:“补液填精,有裨羸老。”另外,《紫桂单方》中有对男子精少不育的专门论述:“治精清不孕:煮米粥滚锅中面上米沫,浮面者,取起加炼过食盐少许,空腹服下,其精自浓。”

**【特别提醒】** ①大米做成粥更易于消化吸收。但制作大米粥时,千万不要放碱。因为大米是人体维生素 $B_1$ 的重要来源,碱能破坏大米中的维生素 $B_1$,会导致 $B_1$ 缺乏,出现“脚气病”

②不能长期食用精米而对糙米不闻不问。因为精米在加工时会损失大量营养,长期食用会导致营养缺乏。所以应粗细结合,才能营养均衡。

③用大米制作米饭时一定要“蒸”而不要“捞”,因为捞饭会损失掉大量维生素。

④糖尿病患者不宜多食。

### ○小米——健胃补肾的良物

**【营养价值】** 小米别名粟米、白粱米、粢米、粟谷、注米、硬粟、籼粟、谷子、黄粟、稞子等,为禾科植物粟的种仁。其贮存陈旧者名陈粟米。每 100 克小米含蛋白质 9.7 克,脂肪 3.5 克,糖类 76 克,钙 29 毫克,磷 240 毫克,铁 6.8 毫克,还含有胡萝卜素、维生素 $B_2$ 及烟酸等。

**【养生功能】** 小米性味甘、咸,微寒。具有清热解毒、和中益肾之功效;用于脾胃虚热、反胃呕吐及泄泻、失眠、妇女黄白带下。

①《本草纲目》认为,喝小米汤“具有增强小肠功能,有养心安神之效”。小米熬粥浮在上面的一层米油,营养特别丰富。清代王士雄在《随息居饮食谱》中谓“米油可代参汤”。所以,小米是产妇及老人、病人、婴幼儿的良好的滋补佳品。

②现代医学认为,饭后的困倦程度往往与食物蛋白质中的色氨酸含量有关。色氨酸能促使人的大脑神经细胞分泌出一种使人欲睡的血清素——5-羟色胺,它可使大脑思维活动受到暂时抑制,人便会产生困倦感。小米富含色氨酸,且还含极易被消化的淀粉,进食小米食品后能使人很快产生温饱感,可促进人体胰岛素的分泌,进一步提高进入脑内色氨酸的数量。所以,小米是一种无任何药物副作用的特殊的安眠食品。

③小米因富含维生素 $B_1$、维生素 $B_{12}$ 等,具有防止消化不良及口角生疮的功效。

**【特别提醒】** ①糖尿病患者不宜多食。

②夏季不宜食用。

### ○米糠——平凡的抗癌食品

**【营养价值】** 米糠,又称谷白皮、皮糠、半皮糠等,是禾本科植物稻的种皮,是一种较为粗糙的食品。

在谷物加工中,大约 90% 的矿物质、维生素及纤维素留在米糠或麦糠中。除此之外,米糠和麦糠还含有 β—谷甾醇、多糖及类黄酮化合物,这些物质均是天然的抗氧化剂和抗肿瘤物质。米糠中含有油脂、蛋白质、糖、纤维素、胆碱及多量的维生素


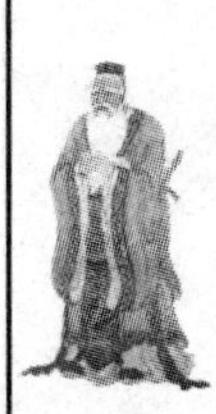

A、B 族维生素、维生素 E 等。

**【养生功能】** 米糠味甘、辛,性平,入手足阳明经。具有通肠、开胃、下气、消积的功能;主治噎嗝、脚气、行迟等症。

①国外有人从杵头糠中提取一种抗肿瘤物质(23.6 克/千克),并认为该物质可能就是多糖类化合物(主要是五碳糖和六碳糖),能溶于水,不溶于一般有机溶剂。现临床实验证明,用杵头糠、人参、炒石莲肉各 3 克,水煎服,每日 3 次,用于治疗食道癌,收效良好。对此,有关专家指出,在日常生活中,如果经常服用一定量的米糠(3 ~16 克/日),能增加人体肠道内的废物排泄速度,起到预防大肠癌的作用。

②《华尔街日报》曾经刊登这样一则消息——植物油对健康有利,米糠油尤为理想。因为这种油能抑制胆固醇的吸收和合成,从而防治心脑血管病变。

**【特别提醒】** 脾胃虚弱之人不宜食用。

**〇玉米——抗癌防衰的粗粮佳品**

**【营养价值】** 又名包米、玉蜀黍。从种子颜色上分为白玉米和黄玉米两种,此外还有黏玉米和甜玉米。

玉米的营养价值很高,含糖类约 67%,蛋白质约 9%,脂肪 4%,膳食纤维高达 8%;玉米每 100 克含胡萝卜素 0.1 毫克,维生素 $B_1$0.3 毫克,维生素 $B_2$0.1 毫克,维生素 E8 毫克,烟酸 2 毫克,矿物元素含有钾、钙、铁、锌、磷、硒等。

现发现玉米含有较多的卵磷脂、亚油酸、谷物醇等,所以常食用玉米的人不易患高血压、动脉硬化。

**【养生功能】** 玉米性味甘、平。具有调中和胃、降血脂、利尿之功效;用于高血压、高血脂、糖尿病、胃热和食欲缺乏等。

①玉米有利尿消肿、降压作用。日本民间用玉米 1 份,加水 3 份,煎汤代茶,早、晚饮服,治疗慢性肾炎水肿。如用玉米须利尿降压,作用会更好。我国著名中医岳美中就用玉米须消退肾炎尿蛋白。

②降脂作用明显。玉米油含不饱和脂肪酸,是胆固醇吸收的抑制剂。

③玉米须含有维生素 K、谷固醇、木聚糖、有机酸等,有促进胆汁分泌、增加血中凝血酶原和加速血液凝固等作用。

④据日本最近研究报告,从玉米中提取的磷酸钙型不饱和脂肪酸,具有很强的抗癌性,并已经用动物实验证实。

⑤玉米中含大量 B 族维生素,能促进食欲,保护脾胃功能。

随着科学研究的进展,发现玉米还有不少新的保健作用:

①由于玉米中蛋白质、卵磷脂等营养成分的含量高于大米,因此以玉米为主要原料制成的膨化儿童食品已畅销全国各地。据上海科学研究部门测定,每 50 克玉米成品所提供的能量相当于 2 只鸡蛋,儿童食后,可以促进生长发育,健脑益智。

②近年来检测,玉米油富含维生素 E,有明显的溶解、降低胆固醇和防治高血压、冠心病等心血管系统疾病的功能。老年人长期食用。有抗衰老作用。

③研究表明,玉米中所含的谷胱甘肽具有抗癌作用,它可与人体内多种致癌物质结合,能使这些物质失去致癌性。玉米中所含纤维素是一种不能为人体所吸收的糖类,可降低人的肠道内致癌物质的浓度,并减少分泌毒素的腐质在肠道内的积累,从而减少结肠癌和直肠癌的发病率。玉米所含的木质素,可使人体内的"巨噬细胞"的活力提高 2 ~3 倍,从而可抑制癌瘤的发生。玉米中还含有大量的镁,食物中的镁

具有显著的防癌效果。日本的遗传学家确认，玉米糠可使二硝基苯致癌物质及煎烤鱼、肉时形成的杂环胺的诱癌变作用降低92%。

**【特别提醒】** ①吃玉米时应把玉米粒的胚尖全部吃进，因为玉米的许多营养素都集中在这里。

②不宜食用已变质的玉米和被黄曲霉毒素污染的玉米。久食被污染的玉米易导致肝癌。

③遗尿者不宜多食，患遗尿症者久食玉米能加重病情。

### ○高粱——健脾止泻佳食

**【营养价值】** 高粱别名红高粱、蜀秫、番黍、木稷，为禾本科植物蜀秫的种仁。据现代科学分析测定，每100克高粱，含有蛋白质8.4克，脂肪2.7克，糖类75.6克，钙7毫克，磷188毫克，铁4.1毫克，维生素$B_1$0.26毫克，维生素$B_2$0.09毫克，烟酸1.5毫克。

**【养生功能】** 高粱性味甘、涩、温。具有和胃、健脾、止泻等功效；适用于食积、消化不良、湿热下痢、小便不利等病症。

①高粱炒热研末服用，可治脾胃虚弱所致的食积不消、少食腹胀。

②在高粱的糠皮中含有大量的鞣酸与鞣酸蛋白，故具有较好的收敛止泻作用。

**【特别提醒】** ①糖尿病患者不宜多食。

②大便燥结者不宜食。

### ○甘薯——益寿减肥之佳品

**【营养价值】** 别名红薯、地瓜、白薯、番薯，为旋复花科植物番薯或薯科植物甘薯的块根。每100克鲜甘薯中含水分72.8克，蛋白质1.2克，脂肪0.2克，灰分0.6克，糖类24.2克，粗纤维1克，胡萝卜素0.75毫克，硫胺素0.15毫克，维生素$B_2$0.07毫克，烟酸0.6毫克，维生素C24毫克，钾174毫克，钠58.2毫克，钙24毫克，铁0.8毫克，镁17毫克，磷46毫克，锰0.21毫克，锌0.22毫克，铜0.16毫克，硒0.63毫克。

**【养生功能】** 甘薯性味甘、平。具有补中益气、活血通乳、宽肠通便之功效；用于脾胃虚弱、湿热黄疸、水膨腹胀、大便秘结及糖尿病、夜盲症、产妇缺乳等。

①甘薯可提供人体大量的黏液物质（是胶原和黏液多糖，一种多糖蛋白质的混合物），能够保护人体呼吸道、消化道和骨关节的黏膜组织，并起着润滑消炎的作用，可以保持血管壁的弹性，防止肝、肾中结缔组织萎缩。

②甘薯中亚油酸、纤维素有助于减少和消除血液中的胆固醇。

③临床以甘薯作主食治疗慢性溃疡性结肠炎有较好效果。方法是以干甘薯粒60%、大米40%煮饭作为每日三餐的主食，坚持半年有显著效果。

④据报道，甘薯有明显抗癌作用，熟的甘薯比生的甘薯作用还好，实验发现，熟生甘薯对癌的抑制率分别为98.7%和94.4%。甘薯叶也含丰富的维生素A原，与猪肝同炒食，可治夜盲症。

**【特别提醒】** ①糖尿病患者不宜多食。

②已经霉变的、有黑斑病的甘薯进食后容易引起中毒，主要会损害肺及肝脏。



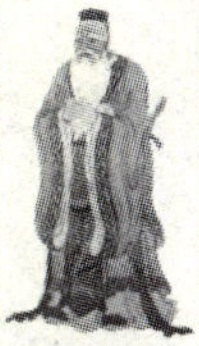

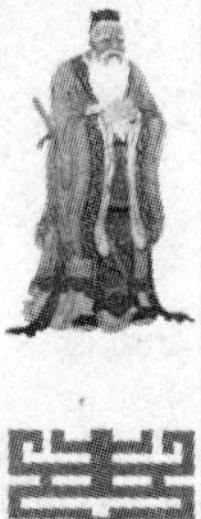

## 二、豆蔬类养生保健功能

### ○大豆——绿色的“牛乳”

**【营养价值】** 大豆别名黄豆，荚豆科一年生草本植物的种子。每100克大豆含水分10.2克，蛋白质32.1克，脂肪16克，糖类18.6克，粗纤维15.5克，灰分4.6克，钾1.5克，钠2.2毫克，镁199毫克，磷465毫克，铁8.2毫克，锰2.26毫克，锌3.34毫克，铜1.35毫克，硒6.16微克，胡萝卜素0.22毫克，硫酸0.41毫克，维生素$B_2$0.2毫克，烟酸2.1毫克，并含异黄酮类、卵磷脂、皂甙、胆碱、叶酸、亚叶酸、泛酸、生物素等。

**【养生功能】** 大豆性味甘、平。归脾、大肠经。具有清热解毒、消燥消肿、健胃和中之功效；用于胃有积热、腹胀羸瘦、小便不利等。

①据美国新近研究的报告，大豆所含的晶状体物质，叫异黄酮，几乎是大豆所独有的，虽然它本身无特殊营养价值，但却是恶性肿瘤的克星。1993年4月，德国研究人员也发现，异黄酮能防止新血管的生成，减少及阻断对肿瘤组织的血液供应，抑制癌组织的增生。

②科学家研究指出，含高大豆蛋白的饮食有助于避免妇女患乳腺癌。机理是在大豆蛋白中含有类似治疗乳腺癌药物的化学物质，它可以停止女性荷尔蒙对乳房产生的不良影响。

③日本的一项研究发现，经常吃黄豆和豆腐，能明显地减少患直肠癌和结肠癌的危险。哈佛大学的一项研究发现，经常吃豆腐的人，能使患结肠癌的几率减少一半左右。依阿华州州立大学研究认为，黄豆中含量特别高的植物固醇和皂角苷具有抑制癌肿的作用。另外，黄豆和谷物中含有的六磷酸肌醇，也具有防癌作用。有的研究人员指出，饮食中含有高纤维的人之所以较少患结肠癌，原因可能就在于六磷酸肌醇所起的作用。

④日本初和医院大学中山教授发现，用醋泡过的豆子——醋豆，不仅可防治便秘，还可用于治疗高血压、肥胖症、糖尿病等。这是因为豆子里的皂素能排除贴在血管壁上的脂肪，并能减少血液里的胆固醇含量，所以，有助于减肥。醋豆也能预防动脉硬化和脑血栓。

**【特别提醒】** ①黄豆在消化吸收过程中会产生过多的气体造成胀肚，故消化功能不良、有慢性消化道疾病的人应尽量少食。

②不宜过量摄入大豆蛋白质，因为大豆中的蛋白质能阻碍人体对铁元素的吸收，所以过量摄入大豆能引发缺铁性贫血，表现出不同程度的疲倦、嗜睡、贫血等症状。

③不宜在服用左旋多巴时食用大豆。左旋多巴是防治肝昏迷，促中枢神经递质形成药，含蛋白较高的大豆能影响该药的吸收。

④禁忌吃未煮熟的大豆。生大豆中有两种对人体有害的物质。一种是胰蛋白酶阻碍因子，另一种是血球凝集素。胰蛋白酶阻碍因子抑制体内蛋白酶的作用，并对胃肠有刺激作用，生食后会引起恶心、呕吐、腹泻等中毒症状。血球凝集素有凝集红细胞的作用。这两种有毒物质在高温下均易被破坏，经煮熟后就不会中毒。所

以，大豆必须煮熟了吃。

**〇绿豆——清凉解暑的佳食**

**【营养价值】** 绿豆别名绿小豆、青小豆，为豆科植物绿豆的种子。据现代营养学家研究分析，每100克绿豆含蛋白质23.8克，略逊于黄豆，脂肪0.5克，糖类58.8克，钙80毫克，磷360毫克，铁6.8毫克，胡萝卜素0.22毫克，维生素$B_1$0.52毫克，维生素$B_2$0.12毫克，烟酸1.8毫克。

**【养生功能】** 绿豆性凉，味甘，入心、胃经。具有清热解暑、利水消肿、润喉止渴、明目降压、清胆降胃、止泻痢等功效。

①据现代医学研究，绿豆能降低血液中的胆固醇和防治动脉粥样硬化，同时有较明显的解毒保肝作用。高血压、冠心病、肝脏病人常吃绿豆对恢复健康很有好处。碰伤、击伤、撞伤、红肿淤血，用绿豆粉加鸡蛋清调敷患处，可消肿止痛。

②夏天或在高温环境工作的人出汗多，水液损失很大，钾的流失量多，体内的电解质平衡遭到破坏。用绿豆煮汤来补充是最理想的方法，能够清暑益气、止渴利尿，不仅能补充水分，而且还能及时补充无机盐，对维持水液电解质平衡有着重要意义。

③绿豆还有解毒作用。如发生有机磷农药中毒、铅中毒、酒精中毒（醉酒）或吃错药等情况，在医院抢救前都可以先灌下一碗绿豆汤进行紧急处理。经常在有毒环境下工作或接触有毒物质的人，应经常食用绿豆来解毒保健。

④绿豆中的钙、磷等可以补充营养、增强体质。

**【特别提醒】** ①绿豆不宜煮得过烂，以免使有机酸和维生素遭到破坏，降低清热解毒功效。

②不宜在煮绿豆时加碱。煮食时加碱可破坏绿豆中所含的维生素等营养成分，使其营养价值降低。

③服药特别是服温补药时不要吃绿豆食品，以免降低药效。

④不宜用铁锅煮绿豆。绿豆皮中所含的单宁质，遇到铁后能发生化学反应，生成黑色的单宁铁，使绿豆的汤汁变为黑色，不仅其颜色和味道俱差，而且还影响人体的消化吸收。

**〇黑豆——黑发补血的佳品**

**【营养价值】** 黑豆别名乌豆、黑大豆，为豆科植物大豆的黑色种子。每100克黑豆含水分9.9克，蛋白质33.1克，脂肪15.9克，糖类23.3克，粗纤维10.2克，灰分4.6克，钾1.34克，钠3毫克，钙224毫克，镁243毫克，磷500毫克，铁7毫克，锰2.83毫克，锌4.18毫克，铜1.56毫克，硒6.79毫克，胡萝卜素0.03毫克，硫胺素0.2毫克，维生素$B_2$0.33毫克，烟酸2毫克，还含有丰富的皂甙、大豆黄酮、染料木素等。

**【养生功能】** 黑豆性味甘、平。具有滋阴补肾、益血明目、健脾利湿、敛汗消肿之功效；用于肾虚腰痛、血虚目暗、腹胀水肿、痈疽疮毒等。

①关于黑豆的药用，据考证，始载于《神农本草经》一书。李时珍的《本草纲目》说："大豆有黑、白、黄、褐、青、斑数色，黑者名乌豆，可入药及充食，作豉。"并说黑豆煮汁饮，可治烫伤，不但可使创面愈合，而且愈合后不留瘢痕。现代医学研究认为，黑豆作药物外用能治湿疹、神经性皮炎、白癜风等疾病。

②现代科学研究认为，黑豆对于青少年生长发育，对于中年人保持青春活力、美容嫩肌，对于老年人预防老年性疾病、延年益寿，都有很重要的作用。可以说，黑豆



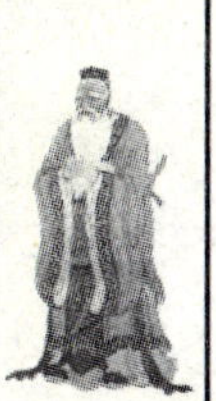

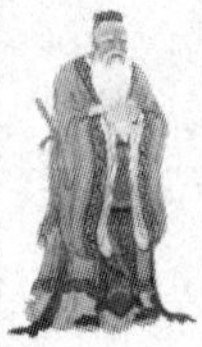

是一种集食品和药品于一身、最经济实惠的优质天然营养保健食品。

③黑豆皮，中药处方名为“料豆衣”或“橹豆衣”，具有解毒利尿的作用；黑豆芽，中药处方名为“大豆卷”，能清热解毒，煎服可治风湿性关节痛；黑豆叶，捣烂外敷可治蛇咬伤；黑豆花，能治目症。

**【特别提醒】** ①黑大豆难消化，消化不良者慎用。

②不宜在服用甲状腺药物时食用黑豆，黑豆能抑制甲状腺素的产生。

③不宜在服用四环素类药及红霉素、甲硝唑、西咪替丁食用黑豆，因其所含成分与大豆相近，含钙量较高。

### ○赤豆——多功能的补养品

**【营养价值】** 赤豆别名红豆、朱小豆、红小豆、赤小豆等，为豆科植物赤小豆或赤豆的种子。每100克红小豆含水分12.6克，蛋白质20.2克，脂肪0.6克，糖类52.7克，粗纤维7.7克，灰分3.2克，钾860毫克，钠2.2毫克，钙74毫克，镁138毫克，磷305毫克，铁7.4毫克，锰1.33毫克，锌2.2毫克，铜0.64毫克，硒3.8微克，胡萝卜素0.08毫克，硫胺素0.16毫克，维生素$B_2$0.11毫克，烟酸2毫克。

**【养生功能】** 赤豆性味甘、酸、平。具有清热祛湿、利尿排肿、消肿之功效；用于水肿、脚气。

①红小豆含有较多的皂角甙，可刺激肠道。因此它有良好的利尿作用，能解酒、解毒，对心脏病和肾病、水肿均有益。

②它含有较多的膳食纤维，具有良好的润肠通便、降血压、降血脂、调节血糖、解毒抗癌、预防结石、健美减肥的作用。

③红小豆是富含叶酸的食物。产妇、乳母多吃红小豆有催乳的功效。

**【特别提醒】** ①宜与其他谷类食品混合食用，一般制成豆沙包、豆饭或豆粥，是科学的食用方法。

②不宜加碱煮食红小豆。红小豆煮食时加碱虽能使其变软、糜烂加快，但却能破坏红小豆的无机盐等营养价值。

③肾衰竭、肝硬化腹水、久病体虚、机能低下者禁忌多食红小豆。

### ○蚕豆——快胃祛湿利脏之佳品

**【营养价值】** 蚕豆别名南豆、坚豆、胡豆、罗汉豆，为豆科植物蚕豆的种子。蚕豆含有各种营养物质。每100克蚕豆中，含有蛋白质28.2克，仅次于黑豆、青豆和大豆，超过了豌豆、绿豆、扁豆和赤豆；糖类为48.6克，仅次于绿豆、赤豆，而远高于其他豆类；粗纤维的含量为6.7克；脂肪含量为0.8克；此外，还含有磷脂、葫芦巴碱、胆碱、烟酸、维生素$B_1$、呱啶酸—2、维生素$B_2$和钙、磷、铁、钾、钠、镁等多种矿物质，尤其是其中的钾含量较高。这些营养成分均为机体所必需。多食本品可避免许多由于营养成分缺乏所造成的不良病症。

**【养生功能】** 蚕豆性平，味甘，微辛，有小毒。具有快胃、祛湿、利脏腑等功能；用于脾虚泄泻、虚性水肿、食欲缺乏、体倦乏力等。

①蚕豆中所含的磷脂是神经组织及其他膜性组织的组成成分；胆碱是神经细胞传递信息不可缺少的化学物质，有增强记忆力的作用。可见，蚕豆对于神经组织的结构和功能有益。

②蚕豆所含丰富的植物蛋白可以延缓动脉硬化，蚕豆中丰富的粗纤维可以降低血中的胆固醇。因而，蚕豆对于治疗动脉硬化、抗衰老有较大的作用。粗纤维有促

进肠蠕动的功能，具有通便的作用。

③现代人还认为蚕豆也是抗癌食品之一，对预防肠癌有作用。

【特别提醒】 ①蚕豆含有致敏物质，过敏体质的人吃了会产生不同程度的过敏、急性溶血等中毒症状，就是俗称的“蚕豆病”。这是因为体内缺乏某种酶类所致，是一种遗传缺陷。发生过蚕豆过敏者一定不要再吃。

②服用西药帕吉林、呋喃唑酮时忌食蚕豆，如不忌口会引起血压升高，甚至引起高血压危象和脑出血。

### ○豇豆——补胃健肾的豆类上品

【营养价值】 豇豆，俗称角豆、姜豆、带豆，为豆科植物豇豆的种子。豇豆营养价值高。据现代营养学家分析，每100克豇豆含蛋白质22克，脂肪2克，淀粉55.5克，粗纤维4.1克，钙100毫克，磷45.6毫克，铁7.6毫克，还含有一定量的维生素$B_1$、维生素$B_2$和烟酸。

【养生功能】 豇豆性味平、甘、咸。具有理中益气、补肾健胃、和五脏、调营卫、生精髓等功效；用于脾胃虚弱、食积腹胀及腹泻、呕吐等。

①豇豆提供了易于消化吸收的优质蛋白质，适量的糖类及多种维生素、微量元素等，可补充机体的营养素。

②豇豆所含维生素$B_1$能维持正常的消化腺分泌和胃肠道蠕动的功能，抑制胆碱酯酶活性，可帮助消化，增进食欲。

③豇豆中所含维生素C能促进抗体的合成，提高机体抗病毒的作用。

④豇豆的磷脂有促进胰岛素分泌，参加糖代谢的作用，是糖尿病患者的理想食品。

【特别提醒】 豇豆多食则性滞，故气滞便结者应慎食豇豆。

### ○白菜——清爽可口养生大众菜

【营养价值】 白菜别名大白菜、小白菜、油白菜、松菜，为十字花科草本植物白菜和青菜的幼株。每100克白菜含水分91.6克，蛋白质1.7克，脂肪0.2克，糖类3.1克，粗纤维0.6克，灰分0.8克，钾130毫克，钠89.3毫克，钙69毫克，镁12毫克，30毫克，铁0.5毫克，锰0.21毫克，锌0.21毫克，铜0.03毫克，硒0.33微克，氯60毫克，胡萝卜素0.25毫克，硫胺素0.06毫克，维生素$B_2$0.07毫克，烟酸0.8毫克，维生素C47毫克，并含硅、钼、硼、镍、钴等微量元素。

【养生功能】 白菜性平，味甘。具有清热除烦、通利肠胃、解渴利尿之功效；用于心脑血管及心烦口渴、二便不利。

①白菜中含有大量的粗纤维，可以促进肠壁蠕动，帮助消化，防止大便干燥，保持大便通畅。

②白菜中的维生素C能防止坏血病，帮助人体增强抗病能力和降低胆固醇。

③美国纽约激素研究所的科学家发现，中国和日本妇女乳腺癌发病率之所以比西方妇女低得多，是由于她们常吃白菜的缘故。白菜中有一些微量元素，它们能帮助分解同乳腺癌相联系的雌激素。

④具有解毒醒酒的功效。白菜所含的丰富维生素C，除了可维持身体组织的正常机能外，还有解毒作用，对抵抗细菌和病毒感染很有功效，所以当遇到中毒或醉酒时，白菜便能起解毒醒酒的效用。

【特别提醒】 ①烹调时不宜用煮焯、浸烫后挤汁等方法，以避免营养素的大量损失。

②白菜在腐烂的过程中产生了毒素，所产生的亚硝酸盐能使血液中的血红蛋白丧失携氧能力，使人体发生严重缺氧，甚至有生命危险。

③禁忌多量、久食腌泡的白菜。腌泡的白菜类均属于亚硝胺类的致癌性食物，对人体有害。

**○圆白菜——疗效广泛的家庭菜**

**【营养价值】** 圆白菜别名卷心菜、包菜、大头菜、洋白菜，营养学和医学上，其学名为“结球甘蓝”，简称甘蓝。它为十字花科二年生草本植物甘蓝的一个变种。圆白菜营养丰富。据现代营养学家的研究测定，在每100克新鲜圆白菜中，含蛋白质1.4克，脂肪0.2克，糖类3.4克，粗纤维0.5克，钙32毫克，磷24毫克，铁0.3毫克，胡萝卜素0.02毫克，硫胺素0.04毫克，维生素$B_2$0.04毫克，烟酸0.3毫克，维生素C38毫克等，这些营养素及有效成分均为人体所必需的营养物质。

**【养生功能】** 圆白菜性温，味甘，入脾、胃经。具有健脾和胃、益心肾、明耳目、利肠胃、宽胸除烦、解酒、消食下气之功效；用于治疗黄毒、湿疹、胃痛等疾病，还用于老年斑、黄褐斑。

①现代科学研究证明，圆白菜中维生素U因子含量很高，而且比人工合成的维生素U效果好，所以新鲜的圆白菜对胃、十二指肠溃疡有止痛、促进愈合的作用。在美国一所医院曾做过一次实验，让65位胃溃疡患者同时开始圆白菜汁疗法，每日喝300毫升的圆白菜和胡萝卜汁，3个星期后除了2人还有轻微溃疡外，其余的人溃疡病都痊愈了。

②圆白菜含有丰富的维生素E，对改善老年状态、治疗衰老症有一定疗效。

③圆白菜内的果胶纤维素能结合并阻止胆固醇、胆汁酸的吸收，加速食物通过肠道，这对动脉硬化、胆石症患者均有裨益，而且具有防癌作用。据资料证明，它的汁液可降血压而且对防止酒精麻醉极为有效。

④日本科学家认为，圆白菜含有抗氧化的营养素，防衰老、抗氧化的效果与芦笋、菜花同样处在较高的水平。

⑤它能提高人体免疫力，预防感冒，保护癌症患者的生活指标。在抗癌蔬菜中，圆白菜排在第5位，相当显赫。

**【特别提醒】** ①切碎后不宜冲洗，冲洗可丢失菜中的营养素；

②不宜用铜制器皿烹制，因为会破坏菜内的维生素C成分。

**○菠菜——润燥通便的常青菜**

**【营养价值】** 菠菜，又名赤根菜、菠棱菜、鹦鹉菜、波斯菜。含胡萝卜素、烟酸、多种维生素、纤维素和矿物质等，含量较高的有：每100克菠菜含胡萝卜素3毫克，维生素A0.5毫克视黄醇当量，维生素C32毫克，纤维素1.7克；矿物元素含钾、钙、铁、磷等。

**【养生功能】** 菠菜性凉，味甘，有养血、止血、敛阴、润燥的作用；用于治疗衄血、便血、坏血病、消渴引饮、大便涩滞等病症。

①如果你的脸色不佳就请常吃菠菜。它对缺铁性贫血有改善作用，能令人面色红润、光彩照人，因此被推崇为养颜佳品。

②菠菜中含有大量的抗氧化剂如维生素E和硒元素，具有抗衰老、促进细胞增殖作用，既能激活大脑功能，又可增强青春活力，有助于防止大脑的老化，防治老年

痴呆症。

③哈佛大学的一项研究还发现，每周食用 2 ~ 4 次菠菜的中老年人，因摄入了维生素 A 和胡萝卜素，可降低患视网膜退化的危险，从而保护视力。

④科学家已从菠菜中分离出一种具有极强的抗变异原活性的物质，并通过现代分析技术，探明其主要成分为 16KDA 的糖蛋白。日本农林水产省食品综合研究所试验表明，从菠菜中提取的抗癌物质能抑制恶性组织核淋巴瘤细胞，急性前骨髓性白血病细胞，包性单核细胞白血病细胞等。另外，这种物质对人体乳癌、肝癌和肺癌细胞，亦均有显著的致死作用。

**【特别提醒】** ①很多人都爱吃菠菜，但一定要注意，菠菜不能直接烹调，因为它含草酸较多，有碍机体对钙的吸收。故吃菠菜时宜先用沸水烫软，捞出再炒。

②虽然菠菜含铁量很高，但其中能被吸收的铁并不多，而且还会干扰锌和钙的吸收，所以不宜用来补铁补血，尤其是不宜给小孩多吃。

③据报道，美国科学家凯尔瑟做了一次试验，让 12 名自愿受试者食用不同的实验性饭菜 28 日，测定他们体内失去的锌和钙在排泄物中的含量。结果发现，每次隔日食用 200 克菠菜的一组受试者，4 周后排出了比其饮食中还高出 5% 的锌和钙。食用其他饭菜的一组受试者，却没有发生这种营养吸收障碍。因此。菠菜不宜过多食用，特别是儿童。常食、过多食用菠菜，被认为易患肾结石或膀胱结石。

### ○芹菜——降压清热之佳品

**【营养价值】** 芹菜别名旱芹、药芹、香芹，为伞形草本植物芹菜之全草。芹菜营养丰富。据现代营养学家的研究测定，芹菜中蛋白质、维生素、钙、铁的含量高于一般的蔬菜。在每 100 克芹菜中，含蛋白质 2. 2 克，脂肪 0. 3 克，糖类 1. 9 克，粗纤维 0. 6 克，灰分 1. 0 克，钙 160 毫克，磷 61. 0 毫克，铁 8. 5 毫克，硫胺素 0. 03 毫克，维生素 $B_2$0. 04 毫克，烟酸 0. 3 毫克，维生素 C6. 0 毫克，并含有芹菜甙、佛手柑内酯、挥发油、有机酸等。芹菜叶子中胡萝卜素的含量是茎柄的 8 ~ 9 倍，维生素 C 是茎柄的 13 倍。这些营养物质和有效成分均为人体所必需的营养物质。

**【养生功能】** 芹菜性味甘、微辛、凉。具有平肝降压、祛风利湿、清热利尿之功效；用于高血压、冠心病、脑血管病、糖尿病、神经衰弱、崩漏、带下等症。

①芹菜是辅助治疗原发性高血压及其并发症的首选之品。对于血管硬化、神经衰弱患者亦有辅助治疗作用。

②芹菜含有锌元素，是一种性功能食品，能促进人的性兴奋，西方称之为“夫妻菜”，曾被古希腊的僧侣列为禁食。泰国的一项研究发现，常吃芹菜能减少男性精子的数量，可能对避孕有所帮助。

③据洛阳解放军 150 医院报道，芹菜煎剂具有降低血脂作用，对降低三酰甘油、胆固醇均有效。同时还能降低血液黏度及抗血栓形成。芹菜的含铁量较高，每 100 克中含 8. 5 毫克，可作为治疗缺铁性贫血的营养佳品。另外，所含丰富的维生素 C、胡萝卜素也起了辅助作用。

④增强性机能，保持肌肤美丽。芹菜有补血强身的功效，特别是对于女性，经常食用，可以促进荷尔蒙的分泌，增强性机能，并能治疗冷感症、生理和更年期障碍，更可保持肌肤美丽有弹力。

**【特别提醒】** ①芹菜有降血压作用，故血压偏低者慎用。

②芹菜叶中所含的胡萝卜素和维生素 C 比茎多，因此吃时不要把能吃的嫩叶

扔掉。

○韭菜——温阳透窍的起阳草

**【营养价值】** 韭菜别名起阳草、懒人菜、长生韭、草钟乳、扁菜，为百合科多年生宿根蔬菜。每100克含水分92.0克，蛋白质2.1克，脂肪0.6克，糖类3.2克，粗纤维1.1毫克，灰分1.0克，钙48.0毫克，磷46.0毫克，铁1.7毫克，胡萝卜素3.21毫克，硫胺素0.03毫克，维生素$B_2$0.09毫克，烟酸0.9毫克，维生素C29.0毫克。

**【养生功能】** 韭菜性温，味辛，归肝、胃、肾经。具有补肝肾、暖腰膝、助阳固精、调和脏腑、增进食欲之功效；用于肾虚阳痿、早泄遗精、腰膝酸软及噎膈、胃溃疡、胃炎等。

①日本西部佐贺医学院研究认为，韭菜子、韭菜黄中含有的“多元酸人参萜三醇”，可有效抑制氧化酶再生，从而阻断致癌活性物质的形成，因此具有较强的防癌、抗癌作用。

②它含有挥发性精油及含硫化合物，具有促进食欲和降低血脂的作用，对高血压、冠心病、高脂血症等有一定疗效。含硫化合物还具有一定杀菌消炎的作用。

③韭菜为辛温补阳之品，含有一定量的锌元素，能温补肝肾，因此在药典上有“起阳草”之称，可与现今的“伟哥”媲美。此外，本品有温中行气、散血解毒、保暖、健胃的功效。

④韭菜含有较多的粗纤维，能促进胃肠蠕动，可有效预防习惯性便秘和肠癌。这些纤维还可以把消化道中的头发、沙砾、金属屑甚至是针包裹起来，随大便排出体外，有“洗肠草”之称。

**【特别提醒】** ①初春时节的韭菜品质最佳，晚秋的次之，夏季的最差，有“春食则香，夏食则臭”之说。

②多食会上火且不易消化，因此阴虚火旺、有眼疾和胃肠虚弱的人不宜多食。

③禁忌韭菜与白酒同食。《医匮要略》：“饮白酒，食生韭令人增病。”白酒甘辛微苦，性大热，含乙醇约占60%，乙醇在肝内代谢，嗜酒者可引起酒精中毒性肝炎、脂肪肝及肝硬化。酒性辛热，有刺激性，能扩张血管，使血流加快，又可引起胃炎和溃疡复发。韭菜性亦属辛温，能壮阳活血。食生韭，饮白酒，火上加油，久食动血。有出血性疾病患者尤为禁忌。

○空心菜——降脂减肥的家常菜

**【营养价值】** 空心菜别名蕹菜、瓮菜、空筒菜、无心菜、水蕹菜，为旋花科植物蕹菜的茎叶。每100克嫩梢嫩叶中含蛋白质3.2克，脂肪0.6克，糖类7.4克，粗纤维1.0克，钙188毫克，磷49毫克，铁4.1毫克，胡萝卜素2.14毫克，维生素$B_2$0.24毫克，烟酸1毫克，维生素C15毫克。各种营养素含量之高，成分之全面，在蔬菜中实为少有。

**【养生功能】** 空心菜性微寒，味甘，归肝、心、大肠经。具有清热解毒、止血利尿之功效；用于便秘、鼻出血、痔疮便血及小便浑浊、痈疮肿毒等。

①空心菜中的叶绿素有“绿色精灵”之称，可洁齿防龋除口臭，健美皮肤，堪称美容佳品。

②它的粗纤维素的含量较丰富，这种食用纤维是由纤维素、半纤维素、木质素、胶浆及果胶等组成，具有促进肠蠕动、通便解毒作用。

③空心菜性凉，菜汁对金黄色葡萄球菌、链球菌等有抑制作用，可预防感染。因

此，夏季如经常吃，可以防暑解热、凉血排毒、防治痢疾。

④防治糖尿病和龋齿疼。糖尿病患者因代谢紊乱，蛋白质会丢失过多。空心菜所含的丰富蛋白质能代为补充，而维生素 $B_1$ 可帮助糖进行代谢。维生素 C 对龋齿发炎和出血也有帮助。

**【特别提醒】** ①宜旺火快炒，避免营养流失。

②本品性寒滑利，故体质虚弱、脾胃虚寒、大便溏泄者不宜多食。

### ○香菜——能祛腥膻的佳蔬

**【营养价值】** 香菜别名胡荽、芫荽、香荽，为伞形科植物香菜的全草。每 100 克香菜含蛋白质 2.0 克，脂肪 0.3 克，糖类 6.9 克，精纤维 1.0 克，灰分 1.5 克，钙 170.0 毫克，磷 49.0 毫克，铁 5.6 毫克，胡萝卜素 1.2 毫克，维生素 C41.0 毫克，尚含有挥发性油、右旋甘露醇、黄酮甙等。

**【养生功能】** 香菜性味辛、温。具有消食下气、发汗透疹之功效；用于麻疹透发不畅、感冒无汗、饮食积滞。

①《本草纲目》称“芫荽性味辛温香窜，内通心脾，外达四肢”。在实际生活中它确实具有芳香健胃、祛风解毒之功，能解表治感冒，具有利大肠、利尿等功能，能促进血液循环。

②香菜原棵洗净，与鱼肉片或猪肉片炖汤可除尿臭或妇科病所引起的阴道臭。

③香菜洗净绞汁擦洗乳房可治疗乳腺炎初起。

**【特别提醒】** ①香菜中含有许多挥发油，其特殊的香气就是挥发油散发出来的。它能祛除肉类的腥膻味，因此在一些菜肴里加些香菜，即能起到祛腥膻、增味道的独特功效。

②腐烂、发黄的香菜不要食用，因为这样的香菜已没有了香气，根本没有上述作用，而且可能会产生毒素。

③香菜不宜和黄瓜同食。黄瓜中含有维生素 C 分解酶，可破坏香菜的维生素 C，使香菜所含的营养减弱。

④香菜不宜与白术、苍术、丹皮同食。患有口臭、狐臭、龋齿及生疮的人，不可吃香菜，吃了会加重病情。李时珍说：凡服一切补药，或补药中有白术、牡丹者，均不必吃香菜。

### ○荠菜——三月养生是灵丹

**【营养价值】** 荠菜别名菱角菜、香荠、清明草、田儿菜、护生菜等，为十字花科草本植物，每年冬至后出苗，二三月起茎开出白色花朵。荠菜营养价值丰富，每 100 克含有水分 85.1 克，蛋白质 5.3 克，脂肪 0.4 克，糖类 6 克，钙 420 毫克，磷 73 毫克，铁 6.3 毫克，胡萝卜素 3.7 毫克，维生素 $B_1$0.14 毫克，还含有黄酮甙，胆碱，乙酰等。荠菜含有丰富的维生素 C 和胡萝卜素，有助于增强人的机体免疫功能。

**【养生功能】** 荠菜性味甘、凉。具有凉血、止血、清热利尿之功效；用于肾结核、尿血、妇女月经过多、产后出血、肺结核咯血、高血压、感冒发热、肾炎水肿、泌尿系结石、乳糜尿、肠炎。

①据临床报道：用荠菜全草浓煎，饮用可预防麻疹。用荠菜作为食疗，对于肺结核患者来说，不但可以止痰中带血，还可以促进病灶的早日愈合。其花能治痢疾、小儿乳积、崩漏等症。其子有祛风明目、治目痛、补五脏、解毒等功效。

②现代医学实验证明，荠菜有多种医疗功能，现概括如下：第一，能止多种出血。



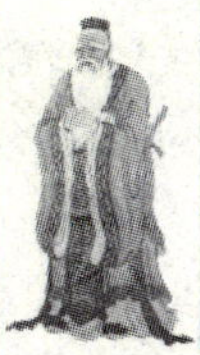

如内伤吐血、产后子宫出血、便血、尿血、消化道溃疡出血、视网膜出血等。第二，能降低血压。据试验，每日2次荠菜50克煎汤喝，具有十分明显的降血压作用。第三，治疗泌尿系统的乳糜尿、泌尿系统结石、肾炎水肿等病症。第四，对于消化系统，可以健胃消食，治疗胃痉挛、胃溃疡、痢疾、肠炎等病症。第五，还可以治疗目疾，如目肿痛、结膜炎、夜盲眼等病症。

**【特别提醒】** 不要与别的野菜混杂，开花的荠菜不宜吃。

### ○苋菜——长寿菜

**【营养价值】** 苋菜又名苋、青苋菜、红苋菜、紫背苋菜。苋菜营养丰富，据现代科学研究报告，每100克苋菜中，含水分90.5克，蛋白质0.5克，脂肪0.4克，糖类3.1克，粗纤维2.2克，灰分1.7克，钾207毫克，钙163毫克，钠32.4毫克，镁119毫克，磷59毫克，铁5.4毫克，锰0.78毫克，锌0.8毫克，铜0.13毫克，硒0.52微克，氯160毫克，胡萝卜素2.11毫克，硫胺素0.03毫克，维生素$B_2$0.12毫克，烟酸0.8毫克，维生素C47毫克。

**【养生功能】** 苋菜性味甘、凉。具有清热解毒、利尿止血之功效；用于赤白痢疾、白喉、贫血、尿血。

①苋菜富含易被人体吸收的钙质，对牙齿和骨骼的生长可起到促进作用，并能维持正常的心肌活动，防止肌肉痉挛（抽筋）。

②它含有丰富的铁、钙和维生素K，可以促进凝血，增加血红蛋白含量并提高携氧能力，促进造血等功能。

③苋菜还是减肥餐桌上的主角，常食可以减肥轻身，促进排毒，防止便秘。

**【特别提醒】** ①烹调时间不宜过长。

②苋菜性凉，阴盛阳虚体质、慢性腹泻、脾弱便溏者慎食。

③苋菜易常吃，但不宜一次吃得过多，否则易引起日常性皮炎。

### ○茼蒿——养心安神之蔬

**【营养价值】** 茼蒿又名蓬蒿、蒿子杆、菊花菜，为菊科草本植物茼蒿的叶茎。每100克含水分93.6克，蛋白质1.9克，脂肪0.4克，糖类2.5克，粗纤维0.6克，灰分1.0克，钙65.0毫克，磷24.0毫克，铁2.1毫克，胡萝卜素2.0毫克，硫胺素0.03毫克，维生素$B_2$0.06毫克，烟酸0.4毫克，维生素C2.0毫克，还含有挥发性油以及胆碱等物质。

**【养生功能】** 茼蒿性味甘、辛、平。具有和脾胃、利二便、消痰饮、降血压之功效；用于高血压及头昏烦热、咳嗽多痰、慢性便秘等。

①茼蒿含有丰富的维生素、胡萝卜素及多种氨基酸，并且气味芳香，可以养心安神、稳定情绪、降压补脑、防止记忆力减退。

②茼蒿中含多量的铁、钙元素，可以帮助身体制造新血液，增强骨骼的坚硬性，这对老年人预防贫血和骨折有好处。

③茼蒿含有多种氨基酸、脂肪、蛋白质及较高量的钠、钾等矿物盐，能调节体内水液代谢，通利小便，消除水肿。

**【特别提醒】** ①茼蒿中的芳香精油遇热易挥发，这样会减弱茼蒿的健胃作用，所以烹调时应注意旺火快炒。

②与肉、蛋等荤菜共炒可提高其维生素A的利用率。

③茼蒿辛香滑利，腹泻者不宜多食。

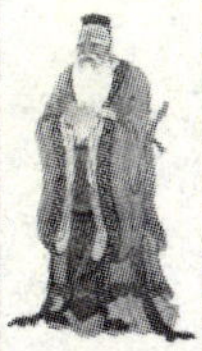

### ○黄花菜——健脑菜

**【营养价值】** 黄花菜别名金针菜、川草花、金针花、忘忧草等，为百合科植物萱草的花蕾。每100克黄花菜中，含水分60.8克，蛋白质2.04克，脂肪0.18克，糖类2.68克，粗纤维7.9克，灰分4克，钾610毫克，钙301毫克，钠59.2毫克，磷216毫克，镁85毫克，铁8.1毫克，锰1.21毫克，锌3.99毫克，铜0.37毫克，硒4.22微克，胡萝卜素1.84毫克，硫胺素0.05毫克，维生素$B_2$0.02毫克，维生素C10毫克，烟酸0.5毫克。

**【养生功能】** 黄花菜性味甘、凉。具有平肝养血、健脑安神、利尿消肿之功效；用于虚热烦渴、头晕耳鸣、心悸失眠、小便不利及尿血、衄血、水肿、神经衰弱、智力减退等，黄花菜含有较多的秋水仙碱，有抗癌作用。

①黄花菜含磷丰富，并含有维生素E等延缓衰老成分，具有较佳的健脑抗衰功能，有“健脑菜”之称。对精神过度疲劳的现代人来说，经常食用对身体有益。

②黄花菜因含烟酸等而具有显著降低血清胆固醇的作用，能预防中老年疾病和延缓机体衰老。

③黄花菜所含的止血维生素、冬碱等成分有止血消炎、利尿安神、健胃等功效。

④黄花菜炖猪蹄用于风湿性关节炎，中老年人骨节酸痛。

**【特别提醒】** 鲜黄花菜毒性较大，应蒸煮晒干后食用为宜，如鲜用需大火煮至熟透，而且不宜多食。

### ○花菜——预防乳腺癌的食疗佳品

**【营养价值】** 花菜别名菜花、花椰菜，属十字科的一种蔬菜植物。每100克花菜含热量85千焦，蛋白质1.9克，脂肪0.2克，糖类3.6克，胡萝卜素10微克，维生素$B_2$0.05毫克，维生素E0.08毫克，钙18毫克，铁0.5毫克，磷39毫克。

**【养生功能】** 花菜性味甘、平。具有清热解毒、止咳化痰、抗癌之功效；用于防治感冒及咳嗽、肺结核、高血压和肺癌的辅助治疗。

①花菜含有抗氧化防癌症的微量元素，长期食用可以减少乳腺癌、直肠癌及胃癌等癌症的发病几率。据美国癌症协会的报道，在众多的蔬菜水果中，花菜、大白菜的抗癌效果最好。

②花菜是含有类黄酮最多的食物之一。类黄酮除了可以防止感染，还是最好的血管清理剂，能够阻止胆固醇氧化，防止血小板凝结成块，因而减少心脏病与卒中的危险。

③有些人的皮肤一旦受到小小的碰撞和伤害就会变得青一块紫一块的，这是因为体内缺乏维生素K的缘故。补充的最佳途径就是多吃花菜。多吃花菜还会使血管壁加强，不容易破裂。

④丰富的维生素C含量，使花菜可增强肝脏解毒能力，并能提高机体的免疫力，可防止感冒和坏血病的发生。

**【特别提醒】** ①花菜虽然营养丰富，但常有残留农药，还容易生菜虫，所以在吃之前，可将花菜放在盐水里浸泡几分钟，菜虫就跑出来了，还可有助于去除残留农药。

②在炒食花菜时不要切得过碎。因为刀上的铁元素会加速维生素C的氧化，切得过碎，既可使维生素C损失增加，也影响食用时的口味。

### ○芦笋——风靡全球的降血糖美蔬

**【营养价值】** 芦笋，又名露笋、龙须菜、长命菜等，为单子叶植物纲百合亚百合科多年生宿根草本石刁柏的嫩茎。每100克芦笋鲜品中,含蛋白质1.2克,糖类3克,粗纤维1.9克,灰分0.6克,钾213毫克,钙10毫克,钠3.1毫克,镁10毫克,磷42毫克,铁1.4毫克,锰0.17毫克,锌0.41毫克,铜0.07毫克,胡萝卜素0.1毫克,硫胺素0.04毫克,维生素$B_2$0.05毫克,维生素C45毫克,烟酸0.9毫克。

**【养生功能】** 芦笋性味甘、寒。具有润肺止咳、益气健脾、抗癌解毒之功效;用于肺热咳嗽、体虚力乏及冠心病、癌症。

①芦笋所含多种维生素和微量元素的质量优于普通蔬菜。经常食用能预防心脏病、高血压、心动过速、疲劳症、水肿、膀胱炎、排尿困难等。

②芦笋中含有丰富的叶酸,大约5根芦笋就含有100多微克,已达到每日需求量的1/4。所以多吃芦笋就能起到补充叶酸的功效,是孕妇补充叶酸的重要来源。

③现代医学研究发现,芦笋嫩茎中含有天门冬酰胺、天门冬胺酸和多种甾体皂甙等物质,对心脏病、高血压、疲劳、水肿、膀胱炎、排尿困难等疾病均有良好的疗效。尤其是芦笋中含有丰富的组织蛋白,这是使细胞生长正常化的物质,能有效地控制细胞的异常增殖;芦笋含有的叶酸和核酸,具有防止癌细胞扩散的功能。芦笋对于癌症有抑制作用。据国际癌症病友协会通报,有60位癌症病人用芦笋治疗恢复了健康。目前芦笋已成为癌症患者的良药。但是,国外研究成果报告指出,芦笋虽有防止癌细胞扩散的功能,但不能治疗所有的癌症,它只对淋巴结癌、膀胱癌、肺癌、皮肤癌等有效。

**【特别提醒】** ①芦笋虽好但不宜生吃,也不宜存放1周以上才吃,而且应低温避光保存。

②芦笋中的叶酸很容易被破坏,所以若用来补充叶酸应避免高温烹煮,最佳的食用方法是用微波炉小功率热熟。

③辅助治疗肿瘤疾患时应保证每天食用才能有效。

### ○黄瓜——减肥美容的佳品

**【营养价值】** 黄瓜别名胡瓜、王瓜、刺瓜,为葫芦科植物瓜类蔬菜。每100克黄瓜含水分96.2克,蛋白质0.8克,脂肪0.2克,糖类2.0克,粗纤维0.4克,尚含有钙、磷、维生素$B_1$、维生素$B_2$、维生素C及烟酸、胡萝卜素等。

**【养生功能】** 黄瓜性甘,味凉,归脾、胃经。具有清热解毒、止渴利尿之功效;用于暑热烦渴、咽喉肿痛、水肿腹胀等。

①黄瓜水分多,含有一定的维生素,是一味可以美容的瓜菜,被称为"厨房里的美容剂"。经常食用或贴在皮肤上可有效地对抗皮肤老化,减少皱纹的产生,并可防治唇炎、口角炎。

②黄瓜是很好的减肥品,希望减肥的人要多吃黄瓜,但千万记住,一定要吃新鲜的黄瓜而不要吃腌黄瓜,因为腌黄瓜含盐反而会引起发胖。

③黄瓜含有铬等微量元素,有降血糖的作用,对糖尿病患者来说,黄瓜是最好的亦蔬亦果的食物。

④前不久,日本京都一所生物研究院的医生证实,日本人腌制黄瓜中产生的一种乳杆菌,有强化人体免疫系统的作用。他们从黄瓜腌汁中提取乳杆菌培养液,干燥后压制成药丸,让志愿者每天吞服6粒。后来观察到他们中70%的人增强了分泌α干扰素(一种负责免疫功能的物质)的能力,甚至激活了能杀死细菌及身体中出现的癌细胞的白细胞。

【特别提醒】 ①黄瓜中含有一种叫“维生素 C 分解酶”的成分，它能把水果和蔬菜中的维生素 C 成分破坏殆尽。因此，在食用黄瓜时要注意，不要与含维生素 C 丰富的水果同吃，诸如柑橘、苹果、梨子等；也不与含维生素 C 丰富的蔬菜混炒，诸如圆辣椒、西红柿、油菜、萝卜、白菜等。为防止“维生素 C 分解酶”的副作用，食用黄瓜时可放些醋。

②不宜食用加碱或高热煮后的黄瓜。黄瓜经适当净化处理后生食其营养成分损失最少，食用最为适宜，爆炒亦可。但加碱或高热煮食用则会大量破坏黄瓜中所含的维生素成分。

③慢性胃炎、慢性支气管炎及哮喘发病期患者禁忌多食黄瓜。黄瓜性质寒凉，有清热下气之力，多食易伤阳气，并加重消化和呼吸系统慢性疾病的症状。

### 〇冬瓜——减肥增健的佳菜

【营养价值】 冬瓜别名白瓜、枕瓜、白冬瓜、地芝、冬瓜、水芝，为葫芦科植物瓜果类蔬菜。每 100 克含蛋白质 0.4 克，糖类 2.4 克，粗纤维 0.4 克，钙 19 毫克，磷 12 毫克，铁 0.3 毫克，尚含有一定量的胡萝卜素、维生素 $B_1$、维生素 $B_2$、烟酸及维生素 C 等。

【养生功能】 冬瓜性味甘、凉，归肺、大肠、小肠、膀胱经。具有清热解毒、利尿祛痰之功效；用于水肿、肾炎、糖尿病及胸闷烦热、小便不利、痈肿疮毒。

①它含有多种维生素和人体必需的微量元素，可调节人体的代谢平衡。冬瓜性寒，能养胃生津、清降胃火，使人食量减少，促使体内淀粉、糖转化为热能，而不变成脂肪。因此，冬瓜是肥胖者的理想蔬菜。

②冬瓜有抗衰老的作用，久食可保持皮肤洁白如玉，润泽光滑，并可保持形体健美。据说，日本皇后美智子就是用冬瓜来美容养颜的。

③冬瓜有良好的清热解暑功效。夏季多吃些冬瓜，不但解渴消暑、利尿，还可使人免生疔疮。因其利尿，且含钠极少，所以是慢性肾炎水肿、营养不良性水肿、孕妇水肿的消肿佳品。

【特别提醒】 ①冬瓜是一种解热利尿比较理想的日常食物，连皮一起煮汤，效果更明显。

②肾功能严重不良者不宜食用冬瓜。冬瓜中含钠量较低，具有明显的利尿消肿作用，因而是肾脏病、浮肿病及高血压患者的理想蔬菜。但本品有降低肾小球滤过率，有使肾功能不良者血中尿素氮升高的作用，甚至会引起肾衰竭。因此，冬瓜忌用于肾功能严重不良的病人。

### 〇苦瓜——消暑解热的君子菜

【营养价值】 苦瓜别名凉瓜、癞瓜、菩达、花姑娘等。每 100 克含蛋白质 0.9 克，脂肪 0.2 克，糖类 3.2 克，粗纤维 1.1 克，钙 18 毫克，磷 29 毫克，铁 0.6 毫克，硫胺素 0.07 毫克，维生素 $B_2$0.04 毫克，烟酸 0.3 毫克，维生素 C84 毫克。

【养生功能】 苦瓜性味苦、寒。具有清暑泄热、明目解毒和降血糖之功效；用于热病烦渴、中暑、肠炎、痢疾、目赤、牙痛、糖尿病及痈肿疮毒。

①苦瓜中含有铬和类似胰岛素的物质，有明显的降血糖作用。它能促进糖分分解，具有使过剩的糖分转化为热量的作用，能改善体内的脂肪平衡，是糖尿病患者理想的食疗食物。

②令人更感兴趣的是，最近科学家又在苦瓜中发现一种具有生理活性的蛋白

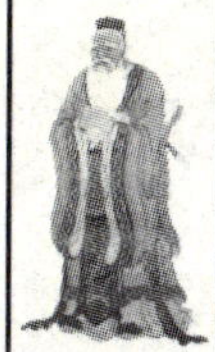

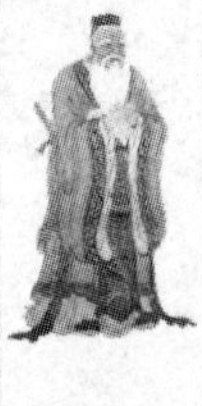

质。将这种蛋白质注射到患淋巴癌的生物体内，淋巴癌竟能消失。这说明苦瓜的活性蛋白质可以提高机体的免疫功能，能促进免疫细胞去消灭癌肿细胞。

③苦瓜还具有一种独特的苦味成分——奎宁，能抑制过度兴奋的体温中枢，起到消暑解热作用。

**【特别提醒】** ①不宜经常食用苦瓜，尤其是缺乏钙者。苦瓜中含有草酸，食物中的钙、锌元素易与草酸结合而排出体外，从而引起缺锌和缺钙症状。缺锌会出现食欲不振、味觉下降、儿童生长发育不良；缺钙会出现骨骼和牙齿发育不良，甚至会出现手足抽搐和软骨症。

②孕妇不宜吃苦瓜。苦瓜所含的苦瓜素事实上是一种奎宁化合物，会刺激子宫收缩，引起流产。

### ○丝瓜——祛暑清心的蔬菜

**【营养价值】** 丝瓜又名布瓜、绵瓜、絮瓜、水瓜、天罗、天吊瓜等，为葫芦科草本植物的鲜嫩果实。每100克含蛋白质1.5克，脂肪0.1克，糖类4.5克，粗纤维0.5克，钙28毫克，磷45毫克，铁0.8毫克，胡萝卜素0.32毫克，硫胺素0.04毫克，维生素$B_2$0.06毫克，烟酸0.5毫克，维生素C8.0毫克。

**【养生功能】** 丝瓜性味甘、凉，归肝、肺、胃经。具有清热解毒、凉血、利尿、化痰、通便之功效；用于暑热烦渴、咳嗽痰喘、乳汁不通及痔漏、水肿。

①丝瓜中含防止皮肤老化的维生素B，增白皮肤的维生素C等成分，能保护皮肤、消除斑块，使皮肤洁白、细嫩，是不可多得的美容佳品，故丝瓜汁有“美人水”之称。

②丝瓜花有清热解毒之功效，可用于治疗肺热咳嗽、咽痛、鼻炎、疖疮、痔疮等症；丝瓜根能消炎防腐，熬水洗患处，有去腐生肌之功；丝瓜藤有通筋活络，去痰镇咳之功效。

**【特别提醒】** ①不宜多食鲜嫩的丝瓜。丝瓜性寒，鲜嫩者尤甚，《本经逢原》说：“丝瓜嫩者寒骨，多食泻人。”另外，丝瓜营养价值较低，加之寒骨之性，能损阳伤气，多食可使人瘦弱体虚，久病之人、孕妇、老人更不宜多食。

②脾胃虚寒、溏便、腹泻者不宜食用丝瓜。

③母亲哺乳期如果乳汁分泌量少，不足以供给婴儿食用，可用丝瓜配合生姜和炒过的白豆同煮，上述材料炒透再温火煮，连汁饮后乳汁自然增加；煮汤时加入一条煎过的鱼尾，效果尤佳。

### ○南瓜——菜粮兼食的宝瓜

**【营养价值】** 南瓜，又叫番瓜、倭瓜、金瓜、饭瓜等，为葫芦科植物南瓜的果实。南瓜的营养价值很高，据现代营养学家们的研究分析测定，每100克的南瓜含有淀粉10.2克，钙30.0毫克，磷9.0毫克，铁1.1毫克以及多种维生素，特别是胡萝卜素（维生素A原）的含量，居瓜类之冠。此外，它还含有葫芦巴碱、腺嘌呤、精氨酸、多缩戊糖等对人体有益的物质。

**【养生功能】** 南瓜性味甘、温。具有补中益气、消炎止痛、解毒杀虫之功效；用于胃溃疡、糖尿病、慢性支气管炎、哮喘及腹胀水肿等。

①据研究表明，吃南瓜可有效治疗糖尿病、高血压及肝脏和肾脏的一些病变。这是因为南瓜能促进人体胰岛素的分泌，它所含的一些成分可以中和食物中的农药以及亚硝酸盐等有害物质，还能帮助肝、肾功能减弱的患者，增强肝肾细胞的再生

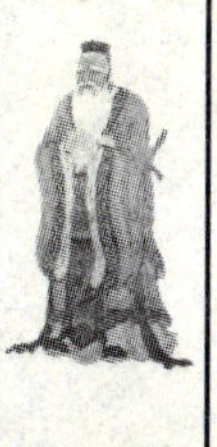

能力。

②另据报道，日本现正盛行“南瓜热”。不但适合不想肥胖的中青年食用，而且被广大妇女称为“最佳美容食品”。其原因在于南瓜维生素A含量胜过绿色蔬菜。

③现代医学研究成果证实，南瓜有一定的抗癌作用，主要表现在以下四个方面：第一，南瓜中含有一种叫甘露醇的物质，具有较好的通大便作用，可以减少粪便中毒素对人体的危害，对于防止结肠癌的发生有功效。第二，南瓜中所含的维生素A的衍生物，可以降低机体对致癌物质的敏感程度，可以稳定上皮细胞，防止其癌变，预防肺癌、膀胱癌和喉癌等。第三，南瓜中所含的维生素C，可防止硝酸盐在消化道中转变成致癌物质亚硝胺，可预防食道癌和胃癌。第四，南瓜中还含有一种能分解亚硝胺的酶，对预防癌症有重要意义。

**【特别提醒】** ①南瓜不宜与菠菜、油菜、西红柿、辣椒、小白菜、花椰菜同时食用。由于南瓜含维生素C分解酶，故不宜同富含维生素C的蔬菜、水果同吃。维生素C分解酶不耐热，南瓜煮熟后此酶即破坏。所以，南瓜宜煮食，不宜炒食，更不宜与番茄、辣椒等同炒。

②患有脚气、黄疸、下痢胀满、产后痧痘、气滞湿阻等病症的患者禁忌食用南瓜。医书认为南瓜有小毒。老南瓜的瓜瓤含糖量很高，若保管不善，瓜瓤就在瓜内进行无氧酵解，产生酒精，且使其原有的性质发生改变。而这种现象往往人们难以发现，吃后便会引起中毒，出现头晕、嗜睡、全身疲软，严重者还会上吐下泻。

### ○番茄——维生素的仓库

**【营养价值】** 番茄别名西红柿、番柿，为茄科一年生或多年生植物。它既是菜中佳蔬，又是果中美品，有多种功能，被人们称为神奇的菜中之果——金色苹果。番茄的营养极为丰富，每100克番茄中，含水分94.4克，蛋白质0.9克，脂肪0.2克，灰分0.5克，糖类2.5克，粗纤维0.5克，胡萝卜素0.55毫克，硫胺素0.03毫克，维生素$B_2$0.03毫克，维生素C19毫克，钙10毫克，钾163毫克，钠5毫克，磷2毫克，镁9毫克，铁0.4毫克，锰0.08毫克，锌13毫克，铜0.06毫克，硒0.15微克，烟酸0.6毫克。

**【养生功能】** 西红柿性味甘、酸，微寒。具有清热解毒、生津止渴、平肝凉血、健胃消食之功效；西红柿中的番茄素不仅具有抗癌作用，对多种细菌和真菌都有抑制作用。西红柿中的谷胱甘肽还有抗衰老作用；西红柿可用于高血压、冠心病及烦热口渴、食欲缺乏、抗癌、抗衰老。

①番茄红素具有独特的抗氧化能力，能清除自由基，保护细胞，使脱氧核糖核酸及基因免遭破坏，能阻止癌变进程。西红柿除了对前列腺癌有预防作用外，还能有效减少胰腺癌、直肠癌、喉癌、口腔癌、肺癌、乳腺癌等癌症的发病危险。

②烟酸能维持胃液的正常分泌，促进红细胞的形成，有利于保持血管壁的弹性和保护皮肤。所以食用西红柿对防治动脉硬化、高血压和冠心病也有帮助。西红柿多汁，可以利尿，肾炎病人也宜食用。

③在番茄中还含有较丰富的谷胱甘肽，这种物质是维护细胞正常代谢不可缺少的物质。经常生吃番茄可抑制酪氨酸酶的活性，使皮肤和内脏的色素减退或消失，从而使皮肤保持青春的洁净，防止细胞的老化，以及可以治疗由于酸缺乏引起的粗皮病。

**【特别提醒】** ①不能吃未成熟的番茄，未成熟的番茄里含有大量的毒性物质

"番茄碱",多吃会发生中毒,出现恶心、呕吐、流涎及全身疲乏等症状,严重的还会有生命危险。这种有毒物质含量随着番茄的不断成熟逐渐降低,到成熟呈红色时,就基本上消失了,再食用就无毒性作用。

②生吃番茄前应以开水烫洗,以免感染细菌和寄生虫卵。

③加热烹制时应尽量急火快炒,以免维生素遭到破坏。

④禁忌空腹吃番茄。因为番茄中含有大量的胶质、果质、棉胶酚等成分,这些物质很容易与胃酸发生化学反应,凝结成不溶性的块状物质,这些块状物质有可能把胃的出口堵住,使胃内压力升高,引起胃扩张,甚至产生剧烈的疼痛。而在饭后吃番茄,胃酸与食物充分混合后,大大降低了胃酸的浓度,就不会结成硬块了。

### ○茄子——心血管病患者的佳品

**【营养价值】** 茄子又名茄瓜、矮瓜,为茄科一年生草本植物。茄子营养价值很高。它含蛋白质、脂肪、糖、钙、磷、铁以及维生素 A、B 族维生素、维生素 C 等。与一般蔬菜不同的是,茄子还含有维生素 P。据现代营养学家的研究测定,在每 100 克鲜茄子中,含有蛋白质 2.3 克、糖类 3.1 克、脂肪 0.1 克、粗纤维 0.8 克、钙 22 毫克、磷 31 毫克、铁 0.4 毫克、胡萝卜素 0.04 毫克、硫胺素 0.03 毫克、维生素 $B_2$ 0.04 毫克、铁 0.4 毫克,这些营养物质和有效成分均为人体所必需的营养物质。

**【养生功能】** 茄子性味甘、凉。具有清热凉血、通络散淤、消肿止痛之功效;用于肺热咳嗽、疮痈热毒、痔疮便血、皮肤溃疡。

①现代医学研究认为,一是茄子所含有的维生素 E 既可抗衰老,又可提高毛细血管抵抗力,防止出血;维生素 P 能改善毛细血管脆性,增强人体细胞间黏着力与修补能力,使毛细血管保持弹性和正常生理功能,有防止血管破裂的作用。因而,食茄子对高血压、脑出血、动脉硬化、眼底出血等患者有良好的保健作用。二是茄子还含有一定量的硫胺素,具有增强大脑和神经系统功能的作用,故常食茄子可增强记忆力,缓解脑部疲劳,是青年学生、脑力劳动者的最佳营养蔬菜。

②茄子还含有一种有抗癌功能的物质,尤其对消化系统的肿瘤有一定的抑制作用。印度曾有报道说,从茄属植物中研制出一种无毒性的药物,对胃癌、子宫颈癌都有疗效。

③茄子具有散淤通肠、活血、止痛、消散急性化脓症状、驱除寄生虫的功能,并且对于治疗腹泻也有功效。民间疗法中有用茄子蒂烧黑后研磨成粉末,涂在齿槽脓漏和口腔炎的患处,就可以治疗。用茄子蒂的切口擦疣子亦有效。

**【特别提醒】** ①结核病患者在抗结核治疗时禁忌食用茄子,否则容易发生过敏现象。随机抽样研究结果发现:吃茄子一组病人全部在 40 ~ 60 分钟出现不同程度的变态反应,如颜面潮红、皮肤瘙痒、烦躁、全身红斑、恶心呕吐,严重者还伴有血压下降、胸闷等症状。结核病患者吃茄子后如发生此情况,轻者可服抗过敏药物治疗,并在一段时间内不可再吃茄子及其他同类食物。

②在茄子萼片与果实相连接的地方,有一圈浅色环带,这条环带越宽、越明显,就说明茄子果实正快速生长,没有老化。如果环带不明显,说明茄子采收时已停止生长,此时的茄子已经变老,影响食用。

③慢性腹泻、消化不良者不宜多食茄子。

### ○扁豆——补气妙品

**【营养价值】** 扁豆别名茶豆、树豆、藤豆、南豆、白扁豆等。每 100 克含水分

18.4 克，蛋白质 17 克，脂肪 1.3 克，糖类 40.2 克，粗纤维 13.4 克，灰分 4.7 克，钾 1.07 克，钠 1 毫克，钙 68 毫克，镁 163 毫克，磷 340 毫克，铁 4 毫克，锰 1.31 毫克，锌 1.93 毫克，铜 0.52 毫克，硒 1.17 微克，硫胺素 0.33 毫克，维生素 $B_2$0.11 毫克，烟酸 1.2 毫克，泛酸 123 毫克；并含胰蛋白酶抑制物、淀粉酶抑制物、血细胞凝激素 A、血球凝激素 B；还含豆甾醇、磷脂、蔗糖、棉籽糖、水苏糖等糖类及氰苷、酪氨酸酶等。

**【养生功能】** 扁豆性味甘，微温。具有健脾止泻、和胃化湿之功效；用于脾虚腹泻、恶心呕吐、食欲缺乏、中暑等。

①调肝和胃、帮助消化：扁豆具有升清降浊的作用，可使头脑宁静，并调理消化系统，消除胸膈胀满等。常食扁豆能调肝和胃、帮助消化，对身体健康很有帮助。

②临床认为，扁豆的医用特点是补脾而不滋腻，化湿而不燥烈。生用多适合用于治疗暑湿吐泻，炒用多适合用于治疗脾虚泄泻、妇女白带等症，是夏、秋季不可缺少的良药。据《英国医学会报》报道，白扁豆对高血脂、高血压等心血管疾病患者也有辅助治疗作用。

③扁豆花味甘苦，性微温，有解暑化湿作用，可治疗暑湿感冒、泻痢等病症。

**【特别提醒】** ①扁豆较脆，宜用手拉断食用，如果用刀切，刀中的铁元素会起破坏维生素 C 的作用，造成不应有的营养损失，故不宜切碎食用。

②扁豆，特别是经过霜打的鲜扁豆，含有大量的皂甙和血细胞凝集素。食用时若没有熟透，则会发生中毒。经及时治疗，大多数病人在 2～4 小时内即可恢复健康，愈后良好。为防止中毒发生，扁豆食前应加处理，可用沸水焯透或热油煸，直至变色熟透，方可安全食用。

### ○青豆——和中益气之佳品

**【营养价值】** 青豆又名豌豆、荷兰豆、胡豆、寒豆、回回豆等，为豆科植物豌豆的种子。全国各地均有栽培。嫩苗色青，摘其头，可作蔬菜；种子可食，磨粉可作面，青豆营养价值丰富，每 100 克青豆种子中，含水分 11.2 克，蛋白质 22 克，脂肪 1.4 克，糖类 55.4 克，粗纤维 10.7 克，钾 850 毫克，钠 10 毫克，钙 100 毫克，镁 111 毫克，磷 277 毫克，铁 4.9 毫克，锰 1.25 毫克，锌 2.4 毫克，铜 0.47 毫克，硒 1.69 微克，胡萝卜素 0.25 毫克，硫胺素 0.49 毫克，维生素 $B_2$0.14 毫克，烟酸 2.4 毫克。

**【养生功能】** 青豆性平味甘，入脾、胃、大肠经。具有和中益气、利小便解疮毒、通乳消胀之功效；用于治疗痈肿、脚气病、糖尿病、产后乳少、霍乱、上吐下痢等病症。

①在青豆荚和豆苗的嫩叶中富含维生素 C 和能分解体内亚硝胺的酶，可以分解亚硝胺，具有抗癌防癌的作用。

②青豆与一般蔬菜有所不同，所含的止杈酸、赤霉素和植物凝素等物质，具有抗菌消炎、增强新陈代谢的功能。

③孕妇的营养会直接影响产后乳汁的分泌和乳汁的质量。青豆能供给适量的蛋白质和热量，并帮助乳汁分泌。因此，遇有产后乳汁少或不下乳时，可多食煮青豆。

**【特别提醒】** ①青豆适合与富含氨基酸的食物一起烹调，可以明显提高青豆的营养价值。

②许多优质粉丝是用青豆等豆类淀粉制成的，在加工时往往会加入明矾，经常大量食用会使体内的铝增加，影响健康。

③青豆多食令人腹胀，故不宜长期大量食用。

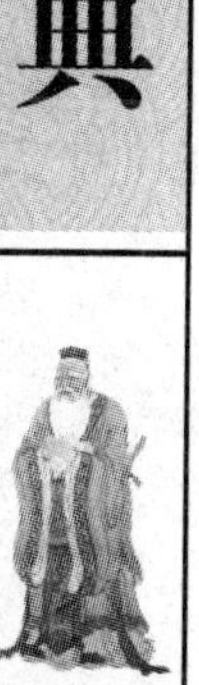

○豆芽——天然健康食品

【营养价值】 豆芽的营养价值极高，富含蛋白质、糖、矿物质和维生素。黄豆芽的维生素A、维生素$B_2$、维生素P、维生素$B_{12}$、维生素C和叶酸、磷等含量都较豆粒时有所增加。绿豆芽则富含蛋白质、维生素A、维生素C、维生素E及食物纤维，用来炒食、调汤、做沙拉均俱佳。

【养生功能】 ①据说第二次世界大战中，美国海军因无意中吃了受潮发芽的绿豆，竟治愈了困扰全军多日的坏血病，这是因为豆芽中含有丰富的维生素C。而且，它还有清除血管壁中胆固醇和脂肪的堆积、防止心血管病变的作用。

②绿豆芽还富含纤维素，是便秘患者的健康蔬菜，有预防消化道癌症（食道癌、胃癌、直肠癌）的功效。

③黄豆芽富含维生素C，是美容食品。常吃黄豆芽能营养毛发，使头发保持乌黑光亮，对面部雀斑有较好的淡化效果。

④吃黄豆芽对青少年生长发育、预防贫血等大有好处。

【特别提醒】 ①绿豆芽性寒，烹调时应配上一点姜丝，以中和它的寒性，十分适于夏季食用。

②烹调时油盐不宜太多，要尽量保持其清淡的性味和爽口的特点。芽菜下锅后要迅速翻炒，适当加些醋，才能保存水分和维生素C，口感才好。

③在生发黄豆芽时注意豆芽不要生得过长，烹调黄豆芽切不可加碱，要加少量食醋，这样才能保持维生素$B_2$不减少。烹调过程要迅速，或用油急速快炒，或用沸水略氽后立刻取出调味食用。

④有的豆芽看起来肥胖鲜嫩，但有一股难闻的化肥味，甚至可能含有激素，千万不要食用。

○萝卜——能降低血脂的家常菜

【营养价值】 萝卜又名莱菔、罗菔，为十字花科草本植物的根茎。萝卜的营养价值丰富，每100克白萝卜中，含水分91.4克，蛋白质0.9克；脂肪0.1克，灰分0.6克，糖类3克，粗纤维1克，胡萝卜素0.02毫克，硫胺素0.02毫克，维生素$B_2$0.03毫克，维生素C21毫克，钙36毫克，钾173毫克，钠61.8毫克，镁16毫克，磷26毫克，铁0.5毫克，锰0.09毫克，锌0.3毫克，铜0.04毫克，硒0.61微克，烟酸0.3毫克。

【养生功能】 萝卜性味辛、甘，平。具有宽中下气、消积化滞、润肺消痰之功效；用于食积腹胀、痰嗽失声、咯血、鼻出血、胸闷气喘、食欲减退。

①不少食物都含有胺，消化后和亚硝酸盐结合，会生成亚硝胺，这是一种致癌物质。萝卜含有丰富的消化酶——淀粉酶，能把亚硝胺分解，使致癌物质消失；萝卜含的木质素可使人体内巨噬细胞的吞噬功能提高2～3倍，可用来吞噬与消灭癌细胞。因此，萝卜除了消食、醒酒、化痰、治喘、解毒、散淤、利尿、止泻痢等功能之外，还有防癌和治癌的作用。

②萝卜风味独特，属大众化蔬菜，具有消除体内废物的作用。它含有大量可帮助消化的淀粉酶，可以调理肠胃。此外，由于含有食物纤维，对于便秘和腹泻亦有疗效。500克萝卜含有维生素C130毫克，可作为维生素C的理想补给源。若患有胃下垂、胃炎和肠炎等症状，饮用加入了蜂蜜的萝卜汁会有帮助。③常吃萝卜可降低血脂、软化血管、稳定血压，预防冠心病、动脉硬化、胆石症等疾病。

【特别提醒】 ①萝卜种类繁多，生吃以汁多辣味少者为好，平时不爱吃凉性食

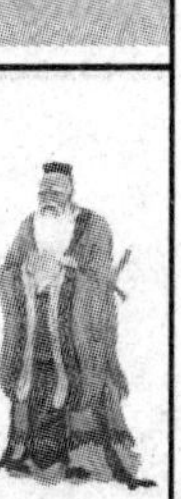

物者以熟食为宜。

②萝卜主泻，萝卜为补，所以二者最好不要同食。若要一起吃时应加些醋来调和，以利于营养吸收。

③萝卜为寒凉蔬菜，阴盛偏寒体质者、脾胃虚寒者不宜多食。

④胃及十二指肠溃疡、慢性胃炎、单纯甲状腺肿、先兆流产、子宫脱垂等患者少食萝卜。

⑤服用人参、西洋参时不要同时吃萝卜，以免药效相反，起不到补益作用。

**〇胡萝卜——蔬菜中的"小人参"**

**【营养价值】** 胡萝卜别名黄萝卜，为伞形植物胡萝卜的根。胡萝卜的根呈红色，它含丰富的胡萝卜素（即维生素 A 原）。颜色愈浓，则所含的胡萝卜素就愈多。每 100 克胡萝卜中含水分 87.2 克，蛋白质 1 克，脂肪 0.2 克，糖类 6.7 克，粗纤维 1.1 克，灰分 0.8 克，钾 190 毫克，钠 71.4 毫克，钙 32 毫克，镁 14 毫克，磷 27 毫克，铁 1 毫克，锰 0.24 毫克，锌 0.23 毫克，铜 0.08 毫克，硒 0.63 微克，胡萝卜素 4.13 毫克，硫胺素 0.04 毫克，维生素 $B_2$0.03，毫克，烟酸 0.6 毫克，维生素 C13 毫克，另含氟、锰、钴等微量元素。胡萝卜素包括 α—胡萝卜素、β—胡萝卜素、γ—胡萝卜素、ε－胡萝卜素和番茄烃等类胡萝卜素，且其含量随生长期增长而增多。胡萝卜尚含花色素挥发油、叶酸、咖啡酸、绿原酸、没食子酸、对羟基苯甲酸；叶中含木樨草素 7—葡萄糖苷、胡萝卜碱、吡咯烷等。

**【养生功能】** 胡萝卜食性微寒，味甜淡，归肺、脾经。具有清热解毒、健脾化滞之功效；用于消化不良、贫血、夜盲症、痢疾、高血压、糖尿病。

①据临床有关研究表明，维生素 A 与人体上皮组织的发育有着极为密切的关系，如果缺乏，上皮组织细胞就会缺乏营养而发生角化，皮肤变得粗糙，抵抗力降低，弹性减退，黏膜易发生破损、皲裂、糜烂或溃疡而发生癌变。癌变发生率较高的如胃癌、肠癌、食道癌、肝癌、乳腺癌、肺癌及前列腺癌都是属于上皮组织的恶性肿瘤。根据动物实验表明，上述肿瘤当给予维生素 A 治疗时，可抑制其发展，并可以使已向癌变化的细胞逆转，恢复成为正常的细胞。

②科学家们研究认为，胡萝卜素中含有的维生素 A 的前体是胡萝卜素。维生素 A 是人们所共知的抗癌药物，但是，如果用量过大，也会引起中毒。然而，胡萝卜素则是天然无毒的，它比维生素 A 抗癌还要优越。同时，胡萝卜素能减少咽喉、食管和胃肠等上皮组织的炎症，从而能切断癌前病变。此外，胡萝卜素还可以阻止致癌物质引起的细胞突变，能使细胞内的溶酶体破裂放出水解酶。这个酶可以使癌变细胞溶解死亡，从而促使癌肿消退。

③科学工作者在研究中还发现，胡萝卜的胡萝卜素摄入人体后，可转变成维生素 A，而这种维生素 A 可以维护人的眼睛和皮肤的健康。患皮肤粗糙和夜盲症、眼干燥症、小儿软骨病的，就是因为缺乏维生素 A。尤其是儿童在发育生长期更加需要。胡萝卜中含的糖属于蔗糖，大部分可以被人体直接吸收，具有调节人体的新陈代谢和促进生长发育及增强抵抗力等作用。

④胡萝卜素可清除致人衰老的自由基，除维生素 A 外，所含的 B 族维生素和维生素 C 等招牌营养素也有润皮肤、抗衰老的作用。

**【特别提醒】** ①不宜过多食用胡萝卜，否则会出现胡萝卜血症。症状为皮肤出现黄色素沉着，先从手足开始逐渐向身体和面部蔓延，并伴有恶心、食欲差和乏力等,易误诊为肝炎。停食胡萝卜后症状可消退。另外,胡萝卜有两个鲜为人知的副作用,一是有吃胡萝卜成瘾的报道,二是能降低血液中维生素 E 的水平。

②不宜食用切碎后水洗或长久浸泡于水中的胡萝卜。因胡萝卜切碎后水洗或长久浸泡于水中容易损失胡萝卜中所含的水溶性营养成分,使营养价值降低。

③酒与胡萝卜同食,会造成大量胡萝卜素与酒精一同进入人体,而在肝脏中产生毒素,导致肝病。

### ○芋头——宽肠散结的亦蔬亦粮食品

**【营养价值】** 芋头别名芋艿、毛芋、土芝等,为天南星科植物芋的块茎。据现代科学研究测定,每 100 克芋头中,含水分 78.6 克,蛋白质 2.2 克,脂肪 0.2 克,灰分 0.8 克,糖类 17.8 克,粗纤维 1.8 克,胡萝卜素 160 微克,硫胺素 0.06 毫克,维生素 $B_2$0.05 克,维生素 C6 毫克,钙 36 毫克,钾 378 毫克,钠 33.1 毫克,镁 23 毫克,磷 55 毫克,铁 1 克,锰 0.3 毫克,锌 0.49 毫克,铜 0.37 毫克,硒 1.45 微克,烟酸 0.7 毫克。

**【养生功能】** 芋头性味甘、辛、平。具有补虚益气、健胃宽肠之功效;用于脾胃虚弱、食欲缺乏、淋巴结核等。

①芋头所含的矿物质中,氟的含量较高,具有洁齿防龋、保护牙齿的作用。

②芋头中有多种微量元素,能增强人体的免疫功能,可作为防治癌瘤的常用药膳主食。在癌症手术或术后放疗、化疗及其康复过程中,有辅助治疗作用。

③芋头含一种黏液蛋白,被人体吸收后能产生免疫球蛋白,或称抗体球蛋白,可提高机体的抵抗力,故对人体的“痈肿毒痛”,包括癌毒有抑制消解作用,可用于防治肿瘤及淋巴结核等。

④芋头为碱性食物,能中和体内积存的酸性物质,调整人体的酸碱平衡,美容颜,乌头发,亦可用于治疗胃酸过多症。

**【特别提醒】** ①芋头烹调时一定要烹熟,否则其中的黏液会刺激咽喉。

②芋头的黏液中含有一种复杂的化合物,遇热能被分解。这种物质对机体有治疗作用,但对皮肤黏膜有较强的刺激。因此在剥洗芋头时,手部皮肤会发痒,在火上烤一烤就可缓解。所以剥洗芋头时最好戴上手套。

③芋头含有较多的淀粉,一次吃得过多会导致腹胀。

### ○土豆——十全十美的“第二面包”

**【营养价值】** 土豆别名马铃薯、洋芋、阳芋、山药蛋等。为薯蓣科草本植物马铃薯之块茎。每 100 克土豆含水分 77.8 克,蛋白质 2 克,脂肪 0.2 克,糖类 6.7 克,粗纤维 0.7 克,灰分 0.8 克,钾 190 毫克,钠 71.4 毫克,钙 32 毫克,镁 14 毫克,磷 27 毫克,铁 1 毫克,锰 0.24 毫克,锌 0.23 毫克,铜 0.03 毫克,硒 0.63 微克,胡萝卜素 4.13 毫克,硫胺素 0.04 毫克,维生素 $B_2$0.03 毫克,烟酸 0.6 毫克,维生素 C13 毫克,以及胶质等。每 1000 克土豆含龙葵碱 20 克至数百克。

**【养生功能】** 土豆性平、味甘,归胃、大肠经。具有和胃调中、益气健脾、强身健肾、消炎、活血消肿等功效;可辅助治疗消化不良、习惯性便秘、神疲乏力、慢性胃痛、关节疼痛、皮肤湿疹等症。

①现代医学研究证实,土豆对消化不良的治疗有特效,是胃病和心脏病患者的良药及优质保健食品。若将土豆与生姜混合,捣烂外涂,可促进机体活血消肿,可治疗关节疼痛和腮腺炎等病症。临床上还将土豆用做糖尿病患者的治疗食物。

②土豆还具有防治神经性脱发的作用,用生土豆片反复涂擦脱发的部位,对于

促进头发再度生长具有显著的效果。土豆所含的粗纤维,有促进胃肠蠕动和加速胆固醇在肠道内的代谢功效,可通便和降低胆固醇,可以治疗习惯性便秘和预防血胆固醇增高。

③美国的一份研究报告证实,土豆与其他含丰富钾元素的食物诸如香蕉、杏、桃一样,能减少卒中危险,又没有任何副作用。

④印度医学院戈克哈尔博士认为,土豆含有丰富的钾,每周吃5~6个,可让卒中几率下降40%。身体缺钾的人,往往容易患上危险性的精神紧张,而精神过度紧张能导致脑血管破裂的卒中症。如果每日食用土豆,加上适度运动及均衡饮食,是健康长寿之道。

**【特别提醒】** ①不宜食用发芽的土豆。食用发芽的土豆超过一定量时即可引起中毒,出现红细胞破坏、脑充血水肿、胃肠黏膜和眼结膜发炎、咽喉灼痛、舌头发麻、恶心呕吐、腹痛腹泻,甚至出现发热头痛、呼吸困难、抽搐、昏迷等症状。为了避免土豆产生龙葵素,应将土豆避光贮藏,避免发芽。遇到发芽的土豆,要将芽根挖净,并浸泡水中,直至水无色为止,因为龙葵素可溶于水中。在烹调时可加些食醋,以分解这种生物碱物质。

②不宜食用带皮土豆。食用带皮的土豆有可能损害人体健康。土豆的主要微量元素存在于皮中,含有有毒的配糖生物碱。这种配糖生物碱几乎全部集中在土豆皮里,食用大量的配糖生物碱可能会引起中毒。即使带皮的土豆煮熟后将皮剥去,也可能会有部分的配糖生物碱深入土豆内部,同样会对人体健康产生危害。

### ○山药——温和的补养品

**【营养价值】** 山药别名薯药、薯蓣、土薯、诸薯、山芋等。每100克山药含水分83.8克,蛋白质1.9克,脂肪0.2克,糖类9.6克,粗纤维0.8克,灰分0.7克,钾231毫克,钠18.6毫克,钙16毫克,镁20毫克,磷34毫克,铁0.3毫克,锰0.12毫克,锌0.27毫克,铜0.24毫克,硒0.55微克,胡萝卜素0.02毫克,硫胺素0.05毫克,维生素$B_2$0.02毫克,烟酸0.3毫克,维生素C5毫克,并含皂苷、黏液质、胆碱、精蛋白、游离氨基酸、多酚氧化酶、3,4-羟基苯乙胺,黏液中还含有甘露聚糖与植酸。

**【养生功能】** 山药性味甘平。具有补脾胃、益肺肾之功效;用于脾胃虚弱、食少泄泻、久咳遗精、糖尿病、体倦乏力、带下等。

①山药中含有多种微量元素,且含量较为丰富,具有滋补作用,为病后康复食补之佳品。

②山药可促使机体T淋巴细胞增殖,增强免疫功能,延缓细胞衰老。这也证明了"常服山药延年益寿"的说法是有科学道理的。

③山药中的黏多糖物质与无机盐类相结合,可以形成骨质,使软骨具有一定弹性。

④山药含有丰富的维生素和矿物质,所含热量又相对较低,所以有很好减肥健美的功用。

**【特别提醒】** ①宜去皮食用,以免产生麻、刺等异常口感。

②山药有收涩的作用,故大便燥结者不宜食用。

③不宜加碱煮食或久煮后食用。因可破坏山药中所含的淀粉酶,减弱山药的健胃助消化作用,还能破坏山药所含的其他营养成分。

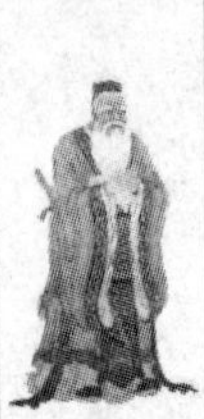

### ○荸荠——除热消食的食品

**【营养价值】** 荸荠别名乌芋、马蹄、马薯、凫茈、水芋等，为莎草科多年生草本植物的球茎。每100克荸荠含水分82.6克，蛋白质1.2克，脂肪0.2克，糖类11.1克，粗纤维1.1克，灰分0.8克，钾306毫克，钠15.7毫克，钙4毫克，镁12毫克，磷44毫克，铁0.6毫克，锰0.11毫克，锌0.34毫克，铜0.07毫克，硒0.7微克，胡萝卜素0.02毫克，硫胺素0.02毫克，维生素$B_2$0.02毫克，烟酸0.7毫克，维生素C7毫克，尤其是淀粉含量较高，加之低聚糖和单糖，每100克大约含21克。

**【养生功能】** 荸荠性味甘寒。具有清热解毒、生津止渴、开胃消食、润燥化痰、清音明目之功效；用于热病口渴、咽喉肿痛、目赤口疮、肺热咳嗽、痰黄、阴虚火旺、大便燥结及高血压。

①荸荠中含的磷是根茎类蔬菜中最高的，能促进人体生长发育和维持生理功能的需要，对牙齿骨骼的发育有很大好处，同时可促进体内的糖、脂肪、蛋白质三大物质的代谢，调节酸碱平衡。因此荸荠适于儿童食用。

②英国在对荸荠的研究中发现了一种"荸荠英"，这种物质对金黄色葡萄球菌、大肠杆菌、产气杆菌及绿脓杆菌均有一定的抑制作用，对降低血压也有一定效果。这种物质还对癌肿有防治作用。

③荸荠是寒性食物，有清热泻火的良好功效。既可清热生津，又可补充营养，最宜用于发烧病人。它还具有凉血解毒、利尿通便、化湿祛痰、消食除胀等功效。

**【特别提醒】** ①荸荠不宜生吃。因为荸荠生长在泥中，外皮和内部都有可能附着较多的细菌和寄生虫，所以一定要洗净煮透后再食用。而且煮熟的荸荠更甜。

②荸荠属于生冷食物，对脾肾虚寒和有血淤的人来说不太适合。

### ○莴笋——苦凉利五脏之佳蔬

**【营养价值】** 莴笋又叫莴苣、千金菜、莴菜，属菊科一年生或多年生草本植物。据现代营养科学研究分析测定，每100克莴笋中，含水分88.4克，蛋白质0.5克，脂肪0.1克，糖类2.2克，粗纤维0.4克，灰分0.6克，钾212毫克，钙23毫克，钠36.5毫克，磷31毫克，镁19毫克，铁0.9毫克，锰0.19毫克，铜0.07毫克，锌0.33毫克，硒0.54微克，硫胺素0.02毫克，维生素$B_2$0.02毫克，烟酸0.5毫克，维生素C4毫克。其叶每100克中含钙可达100毫克，胡萝卜素2.24毫克，维生素C31毫克。

**【养生功能】** 莴笋食性微寒，味甘、苦，归肠、胃、肺经。具有利五脏、通经脉、开胸膈、通乳汁之功效；用于血尿、高血压、高血脂及小便不利、产妇缺乳。

①莴笋含钾量较高，有利于促进排尿，减少对心房的压力，对高血压和心脏病患者极为有益。

②莴笋含有少量的碘元素，它对人的基础代谢、心智和体格发育甚至情绪调节都有重大影响。因此莴笋具有镇静作用，经常食用有助于消除紧张，帮助睡眠。

③能改善消化系统和肝脏功能。刺激消化液的分泌，促进食欲，有助于抵御风湿性疾病和痛风。

④治疗乳汁不通，可用莴笋煎汁，以适量酒送服。如产妇少奶，可用莴笋煨猪蹄，或莴笋子10克与猪蹄煨汤，饮汤食用，可增加产妇乳量。

**【特别提醒】** ①莴笋中的某种物质对视神经有刺激作用，因此有眼疾特别是夜盲症的人不宜多食。

②不宜使用铜制器皿烹制或存放食用。铜制器皿烹制或存放食用可破坏莴笋

所含的维生素 C 营养成分，使营养价值降低。

③慢性胃炎、慢性肠炎患者禁忌多食凉拌生莴笋。莴笋性苦寒清泄，多食可以损伤脾胃，加重慢性胃肠疾患的病情。

### ○竹笋——减肥降脂之佳蔬

**【营养价值】** 竹笋别名笋、毛笋、毛竹、竹芽、竹肉、竹胎、竹萌等。每 100 克鲜竹笋含水分 88.1 克，蛋白质 2.6 克，脂肪 0.2 克，糖类 0.1 克，粗纤维 6.6 克，灰分 0.6 克，钾 379 毫克，钙 17 毫克，镁 13 毫克，49 毫克，铁 2.5 毫克，锰 0.69 毫克，锌 0.64 毫克，铜 0.08 毫克，硒 0.04 微克，硫胺素 0.05 毫克，维生素 $B_2$0.09 毫克，烟酸 0.5 毫克，维生素 C7 毫克，并含抗小鼠艾氏癌和肉瘤—180 作用的多糖类物质，主要为五碳糖和六碳糖(0.85 克/千克)。

**【养生功能】** 竹笋性味甘凉，入胃、大肠、肺经。具有清热解毒、益气化痰、开胃利膈之功效；用于肺热咳嗽、胸膈不利、二便不畅、腹泻痢疾、麻疹透发不畅及冠心病、胃炎等。

①竹笋富含 B 族维生素及烟酸等招牌营养素，具有低脂肪、低糖、多纤维的特点，本身可吸附大量的油脂来增加味道。所以肥胖的人，如果经常吃竹笋，每顿饭进食的油脂就会被它所吸附，降低了胃肠黏膜对脂肪的吸收和积蓄，从而达到减肥目的，并能减少与高脂有关的疾病。

②由于竹笋富含烟酸、纤维素等，能促进肠道蠕动、帮助消化、消除积食、防止便秘，故有一定的预防消化道肿瘤的功效。

**【特别提醒】** ①食用前应先用开水焯过，以去除笋中的草酸。

②靠近笋尖部的地方宜顺切，下部宜横切，这样烹制时不但易熟烂，而且更易入味。

③由于竹笋中含有较多的草酸，会影响人体对钙的吸收，儿童正在长身体阶段，不宜多食。有尿路结石者也不宜食用。

④竹笋不宜与红糖同食。红糖甘温，竹笋甘寒，温、寒食物不宜同食。从现代营养学角度来看，竹笋蛋白中含有 16～18 种氨基酸，其中的赖氨酸在与糖共煮时，易形成赖氨酸糖基，这种物质不易被吸收利用。

### ○藕——止血良药

**【营养价值】** 藕别名莲、荷梗、灵根、光旁等。藕可说是全身都是宝，营养学家对藕的评价亦相当高，每 100 克藕含水分 80.5 克，蛋白质 1.9 克，脂肪 0.2 克，糖类 15.2 克，粗纤维 1.2 克，灰分 1 克，钾 243 毫克，钠 44.2 毫克，钙 39 毫克，镁 19 毫克，磷 58 毫克，铁 1.4 毫克，锰 1.3 毫克，锌 0.23 毫克，铜 0.11 毫克，硒 0.39 微克，胡萝卜素 0.02 毫克，硫胺素 0.09 毫克，维生素 $B_2$0.03 毫克，烟酸 0.3 毫克，维生素 C44 毫克，并含天冬素、焦性儿茶酚、α—没食子、儿茶精、绿原酸、无色矢车菊素、过氧化物酶等。

**【养生功能】** 藕食性寒，味甘、涩，无毒，入心、肺、脾经，具有清热润肺、生津凉血、散淤祛肿的功能。

①藕含丰富的铁质和单宁酸，把藕切开后，切口接触到空气会变成黑褐色，这是由于铁与单宁酸和氧所起的化合作用所致。单宁酸具有收敛性和止血作用，这种作用可以把溃疡的伤口治愈，铁也有止血和构成血红蛋白的作用，对于贫血亦有效。

②维生素 C 有防止出血、产生肾上腺皮质激素、排泄体内有害物质的作用，而且



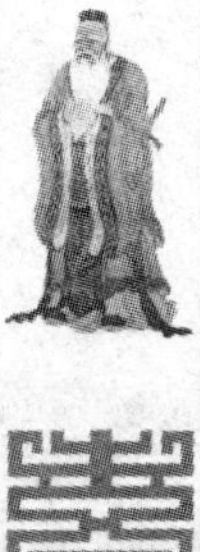

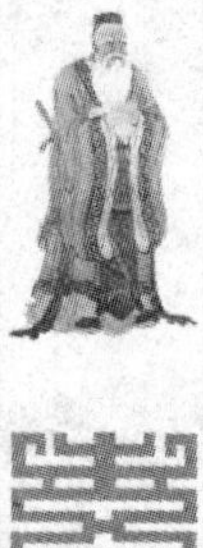

作为美容的维生素，对于保持美丽的肌肤也发挥着很大的作用。藕所含的维生素C较多，当饮酒过多感到疲倦时，食用藕则可减轻肝脏负担。

③鲜藕生食或打汁饮用，适宜高热病人烦热口渴之时食用；适宜吐血、口鼻出血、咯血、尿血，以及血友病患者打汁服用；适宜原发性高血压、糖尿病、肝病以及便秘之人食用；适宜脾胃气虚、食欲不振、缺铁性贫血，以及营养不良之人食用。藕含丰富的铁质，故对贫血之人颇宜。

**【特别提醒】** ①不宜在服用糖皮质激素时食用藕。糖皮质激素可促进糖升高，服用糖皮质激素时再食用含糖量高的藕，容易诱发糖尿病。

②由于藕性偏凉，故产妇不宜过早食用。一般产后1～2周后再吃藕可以逐淤。

**〇茭白——蔬菜中的美味佳品**

**【营养价值】** 茭白别名菰菜、茭手、菰菌、菰笋、茭笋、茭瓜等，为禾本科水生草本植物菰的花茎根，经一种黑穗菌侵入后，嫩茎部形成的肥大菌瘿。据现代营养学家测定，每100克茭白鲜品中，含水分96.6克，蛋白质1.8克，脂肪0.4克，糖类0.8克，胡萝卜素30毫克，粗纤维1.2克，灰分0.5克，钾149毫克，钠186.3毫克，钙154毫克，镁46毫克，磷53毫克，铁1.6毫克，锰0.31毫克，锌0.73毫克，铜0.04毫克，硒6.86微克，硫胺素0.02毫克，维生素$B_2$0.09毫克，维生素C26毫克，烟酸0.9毫克。

**【养生功能】** 茭白性凉味甘，入肝、脾经。具有清热除烦、止渴通乳、利二便之功效；用于热病烦渴、酒精中毒、二便不利、产后缺乳。

①嫩茭白的有机氮素以氨基酸状态存在，并能提供硫元素，味道鲜美，营养价值较高，容易为人体所吸收。

②茭白含有丰富的有解酒作用的维生素，有解酒醉的功用。

③用茭白配等量芹菜，煎水服用，有降血压之功。如青年男女生雀斑，可于每晚睡前，切开茭白，利用有汁液的横切面轻轻擦雀斑的表面，持之以恒，会有改善以致消失。

**【特别提醒】** ①由于茭白含有较多的草酸，其钙质不容易被人体所吸收，凡患肾脏疾病、尿路结石或尿中草酸盐类结晶较多者，不宜多食。

②慢性肠炎、慢性胃炎、慢性肝炎、长期腹泻者禁忌久食茭白。

**〇蘑菇——上帝的食品**

**【营养价值】** 蘑菇别名蘑菰、麻菰、肉蕈、鲜蘑等。每100克蘑菇鲜品含水分90.4克，蛋白质2.7克，脂肪0.1克，糖类2克，粗纤维2.1克。灰分0.7克，钾312毫克，钠8.3毫克，钙6毫克，镁11毫克，磷94毫克，铁1.2毫克，锰0.11毫克，锌0.92毫克，铜0.49毫克，硒0.55毫克，胡萝卜素0.01毫克，硫胺素0.08毫克，维生素$B_2$0.35毫克，烟酸4毫克，维生素C2毫克，并含多糖及游离氨基酸、肌肽、肌酐等。

**【养生功能】** 蘑菇性味甘、凉，入胃、肠、肺经。具有补益胃肠、理气化痰、抗癌防衰、止吐泻功效；主治脾胃虚弱、食欲不振、体倦无力、上吐下泻、乳汁少、咳嗽气喘、高血脂、糖尿病、急性肝炎、慢性肝炎、白细胞减少。

①蘑菇的培养液有抑制金黄色葡萄球菌、伤寒杆菌及大肠杆菌的作用。

②从鲜蘑菇中提制成的“多醇蛋白片”，对治疗传染性肝炎与白细胞减少症有效，口服每次1.2～2.0克，一日3.6～6.0克，其治疗白细胞减少症80例，71例有效；治疗肝炎28例，27例有效。

③日本神户女子药科大学教授难波宏彰发现，从新鲜蘑菇中提取的多糖类物质，具有抑制艾滋病毒等作用。研究人员在实验过程中，把十万分之一的鲜蘑菇提取物古尔康注入感染艾滋病毒的免疫T细胞，结果发现病毒受到抑制，97%的细胞免于死亡。这一新发现已在美国的临床实践中得到了验证。

④在炎热的季节，常吃蘑菇可预防糙皮病，经常以蘑菇入馔，不但能预防脚气病，对消除疲劳、增进食欲、帮助消化、改善体质也颇有功效。此外，还可防治微血管破裂、牙床出血等疾病。

【特别提醒】 ①便泄者慎食，因有帮助胃肠蠕动，促进排泄的作用，故不宜多食。

②变质与毒蘑菇忌食。

### ○香菇——补气活血的防癌菌品

【营养价值】 香菇，又称冬菇、香菌、香蕈等，素有菇中之王的美誉。由于香菇的菌肉呈白色，肥厚，质滑嫩，有韧性，味道独特鲜美，香气沁人，营养丰富，不但位列草菇、平菇之上，而且素有"植物皇后"之誉，为"山珍"之一。据现代科学分析，每100克鲜香菇含蛋白质14.4克，糖类59.3克，脂肪1.8克，糖分60克，维生素$B_1$0.32毫克，烟酸8.9毫克，钙124毫克，磷415毫克，铁5.3毫克和相当数量的维生素$B_{12}$及麦角固醇（维生素A）。1克的香菇中，含有128国际单位的维生素D。更为可贵的是，香菇中还有30多种酶和18种氨基酸。人体所必需的8种氨基酸，香菇中就含有7种。具体地说，香菇成为纠正人体酶缺乏病和补充氨基酸的首选食品。

【养生功能】 香菇性平味甘，归胃、肝经。具有养血补气、开胃助食、抗肿瘤、缓衰老等功效；对治疗贫血、佝偻病、肝硬化、食欲不振、肿瘤等病有一定的作用。

①香菇等因被广泛应用于抗癌，而受到医学界的普遍重视。香菇多糖和蘑菇多糖能提高机体的免疫功能，具有抗癌作用，日、美科学家在实验中均已证实。如日本科学家从蘑菇中提取了抗癌物质，定名为PS—K，抗癌作用温和而无毒性。若与其他抗癌药同用，可减少后者的剂量，而且还可以口服，在200个临床试验中，至少有70个例子是成功的。

②香菇清香，其味鲜美，能增进食欲，是一种高蛋白、低脂肪、低热量的菌类食物，含17种易被人体吸收的氨基酸。入鸡、猪等肉食或蔬菜中炒、焖、炖、煮，均可使汤菜味佳美，为蕈类食物中应用最广者。

③香菇中钙、磷含量较高，可作为天然抗佝偻病和小儿软骨病的辅助治疗食物。香菇多糖可提高巨噬细胞的吞噬能力，促进T淋巴细胞（CTL）的产生，并提高CTL的杀伤活性，从而提高机体的免疫功能；其水提取物对体内的过氧化氢（$H_2O_2$）有清除作用，从而有延缓衰老的作用。

④香菇中含有一种干扰索，能干扰病毒的蛋白合成，使人体产生免疫作用，对病毒引起的疾病如流感、麻疹、肝炎等，有较好的防治作用。

⑤香菇还含有一种"香菇素"，可以使位于脑干部位的自律神经安宁，还可以使心脏、肝脏及甲状腺、前列腺等腺体的功能增强，具有抗衰老，增强人体活力，使人精力充沛的保健功能。

【特别提醒】 ①患有顽固性皮肤瘙痒症者禁忌食用香菇，因为香菇为卒中食品。

②长得特别大的鲜香菇不要吃，因为它们多是用激素催肥的，大量食用可对机

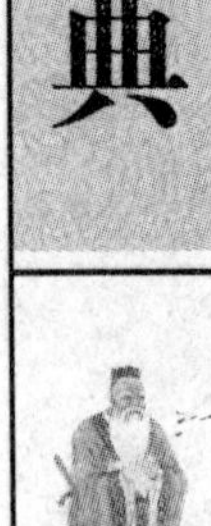

体造成不良影响。

○金针菇——干野菜之王

【营养价值】 金针菇又名冬菇、朴菇、构菌，是一种菌体细长丛生簇状的食用菌，其干品形似金针菜，故名为“金针菇”。金针菇营养丰富。在每100克金针菇中，含有蛋白质17.6克，脂肪1.9克，硫胺素0.31毫克，维生素$B_2$0.05毫克，糖类69毫克，纤维素3.7毫克，灰分7.4毫克，维生素C10.93毫克，这些营养素和有效成分都是人体所必需的营养物质。

【养生功能】 金针菇性味甘、平，入胃经。具有利胆舒胆、健脾益胃、抗肿防瘤等功效；用于肝炎、胃肠溃疡、高血压、高胆固醇、幼儿智力低下等症。

①我国浙江医科大学营养系动物实验及临床研究表明，金针菇能有效地增强机体的生物活性，促进体内新陈代谢，有利于食物中各种营养素的吸收和利用，对幼儿的生长发育有明显的促进作用；动物实验还发现，金针菇有降血脂和升高血红蛋白的作用。

②金针菇含有大量的中性植物纤维（NDF）和酸性纤维（ADF），可以降低人体血液中的胆固醇含量，可抑制血脂升高，防治心脑血管疾病。而且对某些重金属有解毒的作用。

③近年来，中国、日本、韩国的医药工作者，在金针菇的食用、药用中，找到一种多糖和蛋白质相结合的化合物，称多糖蛋白。多糖蛋白比多糖有更好的抗肿瘤效果，用于临床，为抗癌药物研究开辟了一条新途径。

【特别提醒】 ①腐烂变质的金针菇切忌食用。

②脾胃虚寒者宜少食。

③金针菇宜熟食，不宜生吃。

○猴头菇——助消化利五脏的珍品

【营养价值】 猴头菇别名猴头、猴头菌、刺猬菌等，是一种野生的菌类，生于林间树木上，我国东北和西南地区均有分布，因其外形酷似猴子的头而得名。猴头菇营养价值十分丰富，已成为食物中的“珍品”、高级宴席的佳肴。据现代营养学家们科学研究分析测定，在每100克的猴头菇中，含蛋白质26.3克，脂肪4.2克，糖类44.9克，粗纤维6.4克，磷356毫克，铁18毫克，钙2毫克，硫胺素0.69毫克，维生素$B_2$1.89毫克，胡萝卜素0.01毫克。从所含蛋白质中，分析出16种氨基酸，其中有7种是人体必需的氨基酸。

【养生功能】 ①猴头菇中所含有的不饱和脂肪酸，有利于血液循环，能降低血液的胆固醇含量，是高血压、心血管疾病患者的辅助治疗品。

②猴头菇还是一种有效的免疫增强剂，手术后及癌症化疗后的病人宜多吃，可增强免疫力。

③近年来，在抗癌药物筛选中，发现猴头菇对皮肤、肌肉癌肿有明显抗癌功能。目前，临床上已有“猴头菌片”、“猴头冲剂”、“胃牙宁”等以猴头菌为主的药品，深受患者欢迎。

【特别提醒】 外感和腹泻患者避免食用猴头菇。

○松蘑——食用菌之王

【营养价值】 松蘑别名松菇、松蕈、松口蘑等，日本称其为松茸。每100克松蘑中含维生素A5.0微克视黄醇当量，维生素$B_2$1.4毫克，维生素E3.09毫克，泛酸

1.19 毫克，烟酸 0.6 毫克，钙 14 毫克，铁 86 毫克，钾 330 毫克，磷 50 毫克，还有少量的铜、镁、锌等。

**【养生功能】** 松蘑性平味甘。具有强身健体、益肠健胃、止痛理气、化痰止咳的功效；适用于身体虚弱、免疫力下降等症。

①松蘑中含有铬和多元醇，可医治糖尿病；松蘑内的抗氧化矿物质还可抗肿瘤。因此，它在健胃、防病、抗癌、治糖尿病方面有辅助治疗作用，还有防止过早衰老的功效。

②松蘑有很好的抗核辐射作用。据俄罗斯研究发现，松蘑能在遭受过核污染的地区很好地生长，而其他生物的生存则不那么乐观。

③松蘑中含有相当量的维生素 E，经常食用松蘑，有美颜健肤的功效。

**【特别提醒】** 松蘑以鲜食为宜，干制品水发后味道会变差，不如鲜品口感好。

### ○黑木耳——素中之荤的佳品

**【营养价值】** 黑木耳别名木耳、方耳、蕈耳、树鸡等，为木耳科植物木耳的子实体。每 100 克黑木耳含水分 15.5 克，蛋白质 11.1 克，脂肪 1.5 克，糖类 33.7 克，粗纤维 28.9 克，灰分 5.3 克，钾 757 毫克，钠 48.5 毫克，钙 247 毫克，镁 152 毫克，磷 292 毫克，铁 97.4 毫克，锰 8.86 毫克，锌 3.18 毫克，铜 0.32 毫克，硒 3.72 毫克，胡萝卜素 0.1 毫克，硫胺素 0.17 毫克，维生素 $B_2$ 0.44 毫克，烟酸 2.5 毫克。干木耳中所含磷脂为卵磷脂、脑磷脂、鞘磷脂等，并含甾醇类（例如麦角甾醇等）。

**【养生功能】** 木耳性味甘、平。具有凉血止血、润肺益胃、利肠道、抗菌、抗癌、抗动脉粥样硬化、抗衰老等功效；用于胃出血、崩中漏下、高血压、糖尿病等症。

①黑木耳中铁的含量极为丰富，为猪肝的 7 倍多，故常吃木耳能养血驻颜，令人肌肤红润，容光焕发，并可防治缺铁性贫血。

②黑木耳含有维生素 K，能减少血液凝块，预防血栓等症的发生，有防治动脉粥样硬化和冠心病的作用。

③木耳中的胶质可把残留在人体消化系统内的灰尘、杂质吸附集中起来排出体外，从而起到清胃涤肠的作用。它对胆结石、肾结石等内源性异物也有比较显著的化解功能。

④它含有抗肿瘤活性物质，能增强机体免疫力，经常食用可防癌抗癌。

**【特别提醒】** ①不宜食用新鲜黑木耳。黑木耳营养丰富，一般用其干品。若食用新鲜黑木耳，则会引起多种疾病。因为新鲜黑木耳中含有一种卟啉类光感物质。这种物质对光线敏感，人体食用后经太阳照射，可引起日光性皮炎，暴露部位易出现瘙痒、水肿、疼痛，甚至发生坏死，个别严重者还会因咽喉水肿而引起呼吸困难。

②禁忌咯血病人吃黑木耳。黑木耳是人们熟知的补品，是祖国医学传统的扶正强壮药，但黑木耳对患有咯血、呕血、便血病人有促使出血的副作用。因为黑木耳的汁液与含血小板的血浆混合在一起，血小板即失去凝聚作用。黑木耳含有嘌呤核苷等抗凝血因子，可阻断血小板释放 5-羟基胺，有助于减少动脉粥样硬化等心血管疾病的发生。

### ○银耳——延年益寿之品

**【营养价值】** 银耳别名雪耳、白耳、桑鹅、五鼎芝等。每 100 克鲜银耳含水分 14.6 克，蛋白质 10 克，脂肪 1.4 克，糖类 33.9 克，粗纤维 28.4 克，灰分 6.7 克，钾 1.59 克，钠 82.1 毫克，钙 38 毫克，镁 54 毫克，磷 370 毫克，铁 4.4 毫克，锰 0.17 毫

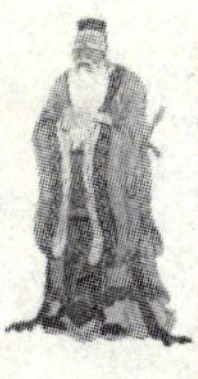

克,锌3.03毫克,铜0.08毫克,硒2.95毫克,胡萝卜素0.05毫克,硫胺素0.05毫克,维生素$B_2$0.25毫克,烟酸5.3毫克,维生素E1.26毫克,维生素C2毫克,以及以脯氨酸为主的17种氨基酸。此外,还含有多缩戊糖、葡萄糖、葡萄糖醛酸、木糖、甘露醇、麦角甾醇等物质和对人有益的植物胶质。

**【养生功能】** 银耳性平,味甘淡,入肺、胃经。具有滋阴润肺、养胃益气、生津活血、补脑强心、消除肌肉疲劳的功效;用于肺结核、月经不调、癌肿、高脂血症、高血压、血管硬化等病症。

①因富含硒等微量元素,它可以增强机体抗肿瘤的免疫能力,还能增强肿瘤患者对放疗、化疗的耐受力。

②白木耳富有天然植物性胶质,加上它的滋阴作用,长期服用可以润肤,并有祛除脸部黄褐斑、雀斑的功效。③近年来,国内外医学界对银耳的滋补和医疗作用进行了研究,最引人注目的是,在银耳中含有多糖类物质,有增强人体的免疫力、调动淋巴细胞、加强人体白细胞的吞噬能力、兴奋骨髓造血机能等功效。银耳能使溶菌酶的活力显著提高,能将细菌置于死地。因此,服用银耳糖浆或服用银耳炖冰糖,可以治疗支气管炎的咳嗽、痰多,能使患者的心、肺功能改善,体力增强,食欲增加,睡眠好转;银耳多糖还能改善肝、肾功能,可使一部分高血脂病人血胆固醇和三酰甘油下降,能促进肝脏蛋白质与核酸的合成。研究认为,这就是银耳具有扶正强壮作用的主要原因。

**【特别提醒】** ①银耳宜用开水泡发,泡发后应去掉未发开的部分,特别是那些呈淡黄色的东西。

②禁忌饮用隔夜的银耳汤。因其营养成分减少,并产生有害成分,能使人体正常的血红蛋白氧化成高铁血红蛋白,失去携带氧气的能力,引起中毒,发生肠源性发绀症等一系列症状。

③霉变银耳不能再吃。银耳受到污染后,就会发生霉变,产生很强的毒素。人吃了变质的银耳,轻则呕吐腹泻,重者还会造成肝性脑病、尿毒症或脑水肿,危及生命,病死率达30%以上。据《健康报》报道,河南新郑县薛店乡山后马村一户姓陈人家,因将霉变银耳炒熟当菜吃,结果11人全部中毒,4人死亡。

### ○紫菜——高级营养的海味汤料

**【营养价值】** 紫菜别名紫英、子菜、索菜、乌菜、甘紫菜等。是一种红藻类海生植物。每100克紫菜含水分12.7克,蛋白质25.7克,脂肪1.1克,糖类21.5克,粗纤维20.6克,灰分13.4克,钾1.8克,钠710.5毫克,钙264毫克,镁105毫克,磷350毫克,铁54.9毫克,锰4.32毫克,锌2.47毫克,铜1.68毫克,硒7.22毫克,碘1.8毫克,胡萝卜素1.37毫克,硫胺素0.27毫克,维生素$B_2$1.02毫克,烟酸7.3毫克,维生素C2毫克,尚含多种氨基酸等。

**【养生功能】** 紫菜味甘咸,性寒,入肺、肾经。具有软坚化痰、清热利尿、补肾养心之功效;用于甲状腺肿、慢性支气管炎、咳嗽、水肿、脚气、高血压等症。

①紫菜不仅味道鲜美,而且营养丰富,尤其是碘的含量很高。所以在古代就用于治疗因缺碘而引起的大脖子病,也就是现在所说的“甲状腺肿大”。由于紫菜有软坚散结的功能,所以对于有其他郁结积块者也可食用。

②紫菜中含丰富的钙、铁元素,不仅是治疗妇女儿童贫血的优良食物,而且可以促进儿童和老人的骨骼、牙齿生长和保健。

③紫菜所含的廿碳五烯酸，有降低胆固醇、防止血栓形成的功效，常食紫菜，对动脉硬化、胆固醇高的心血管疾病有防治作用。

④紫菜含有的多糖能明显增强细胞免疫力和体液免疫功能，促进淋巴细胞转化，提高机体的免疫力，对抗放射线的辐射损伤、环磷酰胺所致的白细胞下降和实验性肝损伤有明显功效，还可抗衰老。

**【特别提醒】** ①紫菜不宜和含鞣酸较多的柿子、石榴、橘子等水果一起食用。因为紫菜中的钙离子可与柿子等水果中的鞣酸结合，生成不溶性的络合物，影响某些营养成分的消化吸收，导致胃肠道不适。

②禁忌食用蓝紫色的紫菜。紫菜如保管不善，容易发霉，使紫菜的颜色发生改变；紫菜受生长环境的影响，如邻近的藻类分泌出环状多肽、岩藻毒素等有毒物质而污染紫菜，可使紫菜的色泽褪为蓝紫色。有毒素污染及发霉的紫菜既可使营养价值降低，还能使人致病，而污染的毒素还不能通过加热解除，故蓝紫色的紫菜禁忌食用。

### ○海带——补碘防癌海洋之蔬

**【营养价值】** 海带别名纶布、海草、昆布、海带草、海带菜等，为昆布科植物海带的叶状体。每 100 克鲜海带含水分 91.4 克，蛋白质 1.2 克，脂肪 0.1 克，糖类 1.6 克，粗纤维 0.5 克，灰分 2.2 克，钾 246 毫克，钠 8.6 毫克，钙 46 毫克，镁 25 毫克，磷 22 毫克，铁 0.9 毫克，锰 0.07 毫克，锌 0.16 毫克，硒 2.95 毫克，胡萝卜素 0.56 毫克，硫胺素 0.02 毫克，维生素 $B_2$ 0.15 毫克，烟酸 1.3 毫克，碘 340 毫克，并含氮、脯氨酸、氯化钾、大叶藻素、藻胶酸、昆布素、甘露醇等。

**【养生功能】** 海带性寒味咸，归脾、胃、肺、肝经，具有软坚散结、清热利水、镇咳平喘、祛脂降压之功效；用于甲状腺肿大、颈淋巴结肿、慢性气管炎、咳喘、肝脾肿大、水肿、高脂血症、高血压症。

①海带中的碘极为丰富，它是体内合成甲状腺素的主要原料。而头发的光泽就是由于体内甲状腺素发挥作用而形成的。因此，常吃海带能令你秀发飘飘。

②碘可以刺激垂体使女性体内雌激素水平降低，恢复卵巢的正常机能，纠正内分泌失调，消除乳腺增生的隐患。

③海带中含有多糖类食物纤维，食用后可促进肠道蠕动，增进消化腺分泌，从而减少有害物质的滞留和吸收，既可减少消化道中毒症状，又可防止肠癌的发生。现观察得知，如果增加食物中碘的含量，还有预防乳腺癌的作用。

④海带所含褐藻酸，食用后可在胃中形成一层凝胶性的保护膜，对胃黏膜起良好的保护作用，并可使创伤面加速愈合。目前以褐藻酸为主要成分制成的胃药“盖胃平”，用治消化性溃疡、胃窦炎、胃炎等确有良好疗效。同时，褐藻酸盐类又有止血作用，将其钠盐与钙盐按一定比例配制成止血纱布或止血海绵等，止血效果更佳。

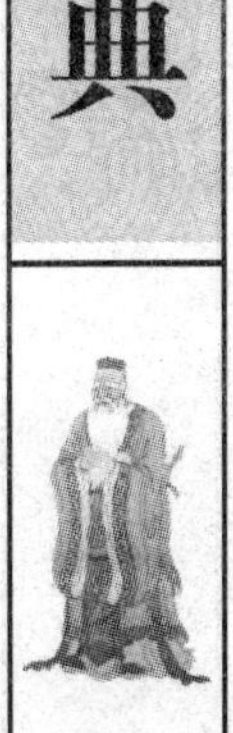

**【特别提醒】** 孕妇和乳母不要多吃海带。这是因为海带中的碘可随血液循环进入胎（婴）儿体内，引起胎（婴）儿甲状腺功能障碍。

### ○发菜——山珍海味之“瘦物”

**【营养价值】** 发菜别名海菜、线菜、地毛、江蓠，为江蓠科植物江蓠的藻体。每 100 克发菜中，含水分 10.5 克，蛋白质 22.8 克，脂肪 0.8 克，灰分 7.2 克，糖类 36.8 克，粗纤维 21.9 克，钾 108 毫克，钠 103.3 毫克，钙 875 毫克，镁 132 毫克，磷 66 毫克，铁 99.3 毫克，锰 3.51 毫克，锌 1.67 毫克，铜 0.72 毫克，硫胺素 0.23 毫克，硒 7.45 微克。

【养生功能】 发菜性味甘、淡、平。具有清热利尿、益肝潜阳、清肠止痢、软坚化痰之功效;用于小便不利及高血压、动脉硬化。

①发菜因不含脂肪,为山珍之“瘦物”,又具有较强的理气作用,对于高血压等心血管疾病、营养不良、贫血、慢性气管炎及癌瘤瘿肿等病症,均有一定治疗效果。

②发菜所含蛋白质、钙、铁均高于猪肉、牛肉、羊肉和蛋类,老年人或更年期后的妇女,经常吃些发菜,能使骨骼中的钙质增多,可使由骨质疏松而引起的骨折、腰背疼痛等病理变化明显减少。并有抗肿瘤作用。

【特别提醒】 发菜不宜与含果酸多的水果同食。橘子、葡萄、柠檬等含果酸较多的水果,若和含蛋白质丰富的食物同时食用,果酸会使蛋白质凝结,影响消化吸收。

〇石花菜——降压降脂的海产蔬

【营养价值】 石花菜又名海凉菜、红丝、凤尾等,是红藻的一种。每100克石花菜中,含水分11.3克,蛋白质5.4克、脂肪0.1克,糖类72.9克,钙167毫克,钠380.8毫克,磷209毫克。另外还含有藻胶酸、甘露醇等。

【养生功能】 石花菜性味苦、咸、寒。具有清肺化痰、清热燥湿、滋阴降火、凉血止血等功效;用于咳嗽、慢性支气管炎等。

①石花菜含有丰富的矿物质和多种维生素,尤其是它所含的褐藻酸盐类物质具有降压作用,所含的淀粉类的硫酸脂为多糖类物质,具有降脂功能,对高血压、高血脂有一定的防治作用。

②经常吃一些“琼脂”制品,它能在肠道中吸收水分,使肠内容物膨胀,增加大便量,刺激肠壁,引起便意。所以经常便秘的人可以适当食用一些石花菜。

【特别提醒】 ①石花菜食用前可在开水中焯过,但不可久煮,否则石花菜会溶化掉。

②凉拌时可适当加些姜末或姜汁,以缓解其寒性。

③石花菜是较为寒凉的藻类食品,故脾胃虚寒、肾阳虚者要慎食。

## 三、肉禽蛋类养生保健功能

〇猪肉——养肝益血的佳品

【营养价值】 猪肉又名脖肉、豕肉、豚肉,为肉科动物猪身上的肌肉。猪肉营养丰富,每100克猪肉中含有水分46.9克,蛋白质13.2克,脂肪37克,灰分0.6克,糖类2.4克,维生素A114微克视黄醇当量,硫胺素0.25毫克,维生素$B_2$0.16毫克,钙6毫克,钾204毫克,钠59.4毫克,镁16毫克,铁1.6毫克,锰0.03毫克,锌2.06毫克,铜0.06毫克,磷162毫克,硒11.97微克,烟酸3.2毫克。

【养生功能】 猪肉性味甘、咸、平。具有滋阴润燥、补肾养血、益气养肝、强筋壮骨之功效;用于脾胃虚弱、消渴、贫血、便秘、燥咳、热病伤津等。

①猪肉可以促进维生素的吸收和利用,获得丰富的卵磷脂和胆固醇,促进青少年的发育,使人精力充沛,不易疲劳,增强抵抗疾病的能力。

②猪肉可提供血红素铁(有机铁)和促进铁吸收的半胱氨酸,能改善缺铁性贫血。

③枸杞子炒猪肉丝可用于肝肾阴虚、慢性肝炎、肝硬化、肢体消瘦、全身乏力

等症。

【特别提醒】 ①不宜用热水浸泡鲜猪肉，因为这样会使猪肉丢失不少营养物质。猪肉的肌肉组织和脂肪组织中含有大量的肌溶蛋白和肌凝蛋白，而肌溶蛋白极易溶于热水中，肌溶蛋白中所含的有机酸、谷氨酸和谷氨酸钠盐等各种鲜味成分被浸出后，会影响猪肉的风味。

②不宜多食肥肉。肉类食用过多，在体内将转化成脂肪堆积起来，造成人体肥胖，从而诱发多种疾病。肥肉食用过多，肠道内的厌氧菌会随着脂肪比例的增高而增加，它在分解过程中所产生的物质会刺激肠道，久之可引起大肠癌的发生。

③不宜煮食刚屠宰后的猪肉。屠宰后的猪需经尸僵、成熟、自溶、腐败四个阶段。在常温下，刚屠宰的猪处于尸僵阶段，此阶段的猪肉坚硬、干燥、无自然芬芳的气味，不易煮烂，且不易消化。因此不宜在这个阶段煮食，需经过1~2天后，进入成熟阶段，煮食才最为适宜。

④不宜让老年人多食瘦肉。瘦肉造成动脉硬化的主要原因是半胱氨酸，半胱氨酸是由蛋氨酸在人体某种酸的催化作用下形成的，瘦肉中的蛋氨酸含量较高，形成的半胱氨酸会直接损害动脉细胞，形成典型的动脉粥样硬化斑。老人血管弹性较差，血液黏稠度较高，发生动脉硬化的比例大。

⑤猪肉不宜与芫荽同食。芫荽辛温，其性散发，耗气伤神。猪肉滋腻，助湿热而生痰。古书有记载："凡肉有补，惟猪肉无补。"一耗气，一无补，故二者配食，于身体有损而无益。

### ○猪血——止血补血的"液体肉"

【营养价值】 猪血又名血豆腐，营养相当丰富，据现代营养科学研究测定，每100克含水分79.1克，蛋白质18.9克，脂肪0.4克，糖类0.9克，灰分1.0毫克。鲜猪血每100克含水分95克，蛋白质4.3克，脂肪0.2克，糖类0.1克，灰分0.5毫克，钙69.0毫克，磷2.0毫克，铁15.0毫克。

【养生功能】 猪血性味咸、平。具有止血、补血、利肠通便之功效；用于贫血、眩晕、便秘和粉尘作业者保健。

①猪血在体内有吸收"垃圾"的作用。猪血的血浆蛋白经人的胃酸和消化酶分解后，会产生一种可解毒、滑肠的物质。这种物质能与侵入人体的粉尘、有害金属微粒产生生化反应，变成一种不易被人体吸收的废物，然后从消化道排出体外。因此，常吃猪血既能增加营养，又能排出体内的有害废物，是一种理想的保健食品。

②猪血中还含有一定量的卵磷脂。常吃猪血，对儿童神经系统的发育有着重大的意义，对智力发育较差的青少年和记忆力减退的中老年人也有好处。

③猪血中含有凝血酶，凝血酶能使血溶胶状态纤维蛋白质迅速生成不溶性纤维蛋白质，使血液凝固，因此，猪血具有止血作用。

【特别提醒】 ①贫血患者、老人、妇女和从事粉尘、纺织、环卫、采掘等工作的人尤其要吃。

②高胆固醇血症、肝病、高血压和冠心病患者应少食。

③动物血不宜食用过多，以免增加体内的胆固醇。

### ○猪肝——明目养血之品

【营养价值】 猪肝为猪科动物的肝脏。据现代营养科学家研究分析测定，在每100克猪肝中，含水分70克，热量473~485千焦，蛋白质12.2克，维生素A3.2~

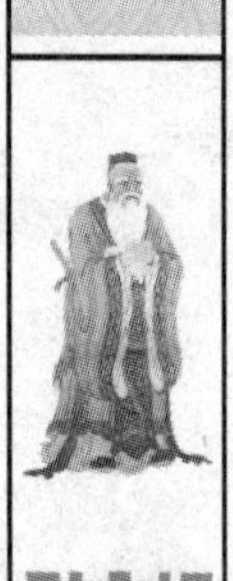

10.5 克视黄醇当量，维生素 $B_2$0.39～2.86 毫克，烟酸 14.3 毫克，钙 2～13 毫克，磷 300 毫克，铁 10.1～41 毫克，胆固醇 251～368 毫克。此外，还含有丰富的钾、钠、镁、锰、锌、铜、硒等营养成分。

**【养生功能】** 猪肝性味甘、苦、温，入肝经。具有补肝明目、养血安神的作用；适用于血虚萎黄、夜盲、目赤、水肿、脚气等病症。

①猪肝中铁质丰富。营养含量是猪肉的 10 多倍。食用猪肝可调节和改善贫血病人造血系统的生理功能。

②猪肝中维生素 A 的含量远远超过奶、蛋、肉、鱼等食品，具有维持正常生长和生殖机能的作用；能保护眼睛、维持正常视力、防止眼睛干涩、疲劳、维持健康的肤色，对皮肤的健美具有重要意义。

③现代医学对猪肝的研究也有了新的进展。据美国马萨诸塞大学爱德华·加拉布雷斯博士认为，维生素 A 能抑制癌细胞的增长，使正常组织恢复功能，故食猪肝有一定的防癌作用。

**【特别提醒】** ①不宜食用炒得太嫩的猪肝。因为炒的时间太短，难以杀死猪肝内的某些病原菌或寄生虫卵，同时也不能有效地除毒。②不宜食用过多的猪肝。猪肝营养极其丰富，具有补肝、养血、明目的特殊疗效，是虚弱和贫血患者的良好补品。但食用过多，则有害无益。因为一个人每天从食物中摄入的胆固醇不应超过 300 毫克。若血液中胆固醇过多，就会沉积在血管壁上，天长日久，血管壁内膜增生、变性、硬化，甚至管腔变窄，阻碍血液的流通。冠状动脉硬化患者食用过多的猪肝可出现心肌缺血、供氧不足、心绞痛、心肌梗死等病症。③不宜配花菜炒猪肝。花菜中含有大量纤维素，纤维中的醛糖酸残基可与猪肝中的铁、铜、锌等微量元素形成螯合物而降低人体对这些元素的吸收。

### ○猪蹄——通乳补血的良药

**【营养价值】** 猪蹄，又名猪脚、猪爪、猪的四足、猪蹄脚，为猪科动物猪的四足，有前蹄和后蹄两种之分。前蹄肉多骨少，呈直形；后蹄肉少骨稍多，呈弯形。它是一种类似熊掌的美味佳肴。猪蹄营养很丰富。据现代营养科学研究分析测定，在每 100 克猪蹄中，富含蛋白质 15.8 克，脂肪 26.3 克，糖类 1.7 克，胆固醇 120 毫克，热量 1285.3 千焦，还含有动物胶质、钙、磷、铁及维生素 A 原（胡萝卜素）、维生素 $B_1$、维生素 $B_2$、维生素 D、维生素 E、维生素 K 等，蛋白质中含有 11 种氨基酸，其营养价值可与熊掌媲美。

**【养生功能】** 猪蹄性平，味甘、咸。具有补血、滋阴、通乳、益气、脱疮、去寒热等功能。适合用于治疗乳少、痈疽、疮病症，还有滑肌肤、填肾精、健腰脚等功能。

①猪蹄含有大量的胶原蛋白质，它在烹调过程中可转化成明胶。明胶具有网状空间结构，它能结合许多水，增强细胞生理代谢，有效地改善机体生理功能和皮肤组织细胞的储水功能，使细胞得到滋润，保持湿润状态，防止皮肤过早褶皱，延缓皮肤的衰老过程。

②医学实验表明，猪蹄为大分子胶原蛋白食物，对消化道出血、失血性休克、失水性休克等病症均有一定的疗效。猪蹄中含有的大分子胶原蛋白质还可改善循环，使冠心病及缺血性脑病得到改善。经常食用，还可以防治进行性肌营养障碍。这是因为它又具有加速红细胞和血红蛋白生成的作用。

③传统医学认为，猪蹄有壮腰补膝和通乳之功，可用于肾虚所致的腰膝酸软和

产妇产后缺少乳汁之症。

【特别提醒】 ①由于猪蹄含脂肪量高，胃肠消化功能减弱的老年人每次不可食之过多；患有肝炎、胆囊炎、胆结石、动脉硬化及原发性高血压的患者应以少食或不食为好。

②据有经验的医生说，治疗通乳、下乳时，猪前蹄比后蹄效果好，母猪蹄比公猪蹄要好，并且应少放盐，不放味精。

③晚餐吃得太晚时或临睡前不宜吃猪蹄，以免增加血黏度。

**〇牛肉——益气养胃的食疗佳品**

【营养价值】 牛肉为牛科动物身上的肉，不但味美，而且营养丰富，是一种优良的高蛋白食品。据现代营养科学研究分析，在每100克的牛肉中，含蛋白质20.1克，比猪肉约多43%，比羊肉约多10%；含脂肪低，仅有10.2克，比猪肉少约19%，比羊肉则少18.6%左右；含胆固醇少；含维生素量高。还含有人体所需的12种氨基酸，另外还含有钙7毫克，铁0.9毫克，磷170毫克及维生素$B_1$0.07毫克，维生素$B_2$0.15毫克，烟酸6毫克和少量维生素A。

【养生功能】 牛肉性味甘、平。具有补气益气、健脾胃、强筋骨之功效；用于气血方虚、脾运不健、痞满、水肿、腰膝酸软及糖尿病。

①牛肉含有丰富的蛋白质，氨基酸组成比猪肉更接近人体需要，能提高机体抗病能力，对生长发育及手术后、病后调养的人在补充失血、修复组织等方面特别适宜。

②在中医古方中，有一种"日露膏"，则是用小黄牛的嫩肉，加水适量，炖成肉糜，滤去肉渣、取其汁液，熬成琥珀色成膏，备用。温服。适合用于治疗卒中瘫痪、神经麻痹、脾虚久泻、痰涎壅塞。

③据报道，美国威斯康星大学微生物学家巴里扎领导的研究小组发现，在牛肉中含有一种能抑制致癌物质的诱变活动的物质，这种物质能起到防癌的作用。巴里扎把从牛肉中提取的肉汁和从汉堡包中提取的物质相比较时，偶然发现牛肉中含有抑制致癌物的物质。这个研究小组正在进一步地分析这种物质的化学结构和它对动物体内的哪些酶起作用，从而进一步地去了解它能抑制哪些致癌物质，以便为研制新的防癌、抗癌药物提供科学依据。

【特别提醒】 ①牛肉不易熟烂，烹饪时放一个山楂、一块橘皮或一点茶叶可以使其易烂。

②牛肉的肌肉纤维较粗糙不易消化，更有很高的胆固醇和雕肪，故老人、幼儿及消化力弱的人不宜多吃，但可适当吃些嫩牛肉。

③禁忌用牛肉佐酒。一般饮酒时需选用一些含蛋白质丰富的食物来佐酒，但不宜选择牛肉。这是因为牛肉性味甘温，补气助火，而白酒是大辛大温之物，配以牛肉则是火上加油，使人发热动火，可能会引起牙齿炎症。

④不宜食用未摘除甲状腺的牛肉。动物甲状腺内含有一种甲状腺素，它有刺激和干扰内分泌机能活动的作用，使人体组织细胞氧化增高，代谢加快，产热增加，各组织器官活动失去平衡。人食用甲状腺未摘除的牛肉将会中毒，出现头痛、头昏、狂躁不安、恶心呕吐、抽搐、厌食、心悸、四肢乏力等症状，孕妇还会引起流产或早产。

**〇羊肉——抗寒补肺的食品**

【营养价值】 羊肉为牛科动物羊身上的肉，分绵羊肉和草羊肉，一般多指草羊肉。羊肉营养丰富，为冬季补身健体的美食佳品。据食品营养成分科学研究分析，



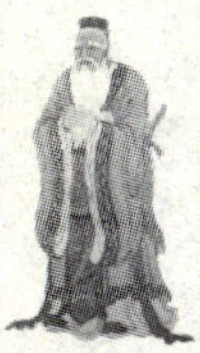

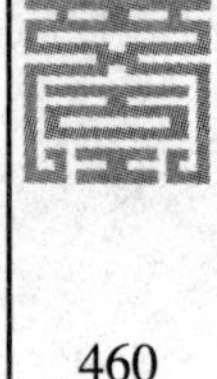

每 100 克羊肉中含有水分 66.9 克，蛋白质 19 克，脂肪 14.1 克，灰分 1.2 克，维生素 A22 微克视黄醇当量，硫胺素 0.05 毫克，维生素 $B_2$0.14 毫克，钾 232 毫克，钠 80.6 毫克，钙 6 毫克，镁 20 毫克，铁 2.3 毫克，锰 0.02 毫克，锌 3.22 毫克，铜 0.75 毫克，磷 146 毫克，硒 32.2 毫克，烟酸 4.5 毫克。

**【养生功能】** 羊肉性味甘、温，入脾、肾、心经。具有益气养血、温中暖下、补肾壮阳、生肌健力、补虚、御风寒的功能；可治虚劳羸瘦、腰膝酸软、产后虚冷、寒疝腹痛、中虚反冒等症。

①羊肉历来被当做冬季进补的重要食品之一。寒冬常吃羊肉可益气补虚、促进血液循环、增强御寒能力。

②羊肉中铁、磷等物质含量比其他肉类多，适合于各类贫血者食用。妇女、老年人气血不足、身体瘦弱、病后体虚等，冬季不妨多吃羊肉，可养气血、补元阳、益肾气、安心神、健体魄。

③据报道，羊很不容易得肺病，抗肺病能力特强，而身体庞大的牛却易生肺病。所以，吃羊肉、喝羊奶，对肺病有防治作用。一般的气管炎咳嗽，只需喝羊肉汤就可减轻或痊愈。

**【特别提醒】** ①羊肉特别是山羊肉膻味较大，煮制时放个山楂或加一些萝卜、绿豆，炒制时放葱、姜、孜然等作料可以去掉膻味。

②不宜用豆酱或醋作调味品加工羊肉。俗话说："羊不吃酱"，指的就是羊肉不宜加酱调味。豆酱是常用做作料的调味佳品，有些还添加切碎的辣椒。虽然其味道鲜美，营养丰富，但性味咸寒，如配以过热的羊肉同食，可能会引起邪气而导致体内各类疾病复发。

③不宜加醋烹调羊肉。醋中含有乙酸及多种有机酸，如乳酸、琥珀酸、苹果酸、柠檬酸等，还含有蛋白质及其分解产物氢基酸、维生素 $B_1$、维生素 $B_2$ 和烟酸等营养成分。而羊肉大热，两者搭配同食，可能会引起人体热火大增，损害人体健康。

④不宜食用熏烤的羊肉，此类食物属于亚硝胺类的致癌性正相关性的食物。

⑤肝炎病人禁忌吃羊肉。羊肉的营养价值很高，对人体大有裨益，但是肝炎患者应基本上忌食羊肉。因为羊肉甘温大热，过多食用会促使一些病灶发展，加重病情。另外，较高的蛋白质和脂肪大量摄入后，因肝脏有病不能全部有效的完成氧化、分解、吸收等代谢功能，而加重肝脏负担，可导致发病。

### ○狗肉——壮阳补虚的佳品

**【营养价值】** 狗又称黄耳、地羊、犬，为犬科动物狗身上的肌肉。狗肉具有很高的营养价值，含丰富的蛋白质、脂肪、肌肽、肌酸和钾、氯、钠、铁、钙、磷等微量元素及嘌呤类等物质。据现代营养科学研究分析，在每 100 克狗肉中，含水分 76 克，热量 490 千焦，蛋白质 16.8 克，脂肪 4.6 克，糖类 1.9 克，维生素 $B_1$0.34 毫克，维生素 $B_2$0.2 毫克，烟酸 3.5 毫克，维生素 E1.4 毫克，钙 52 克，磷 68 ~ 146 毫克，铁 2.9 毫克，钾 147 毫克，硒 14.5 微克，胆固醇 62.5 毫克。

**【养生功能】** 狗肉性温，大热，味酸、咸，入脾、胃、肾经。具有补中益气、温肾壮阳、补脾益胃、安五脏、壮气力、活血暖身的作用；可治肾虚遗尿、小便频繁、早泄、阳痿、老年体弱、腰酸足冷、脾胃虚弱、腹胀、浮肿等症。

①狗肉不仅蛋白质含量高，而且蛋白质质量极佳，尤以球蛋白比例大，对增强机体抗病力和细胞活力及器官功能有明显作用。食用狗肉可增强人的体魄，提高消化

能力，促进血液循环，改善性功能。

②英国伦敦医学研究院证明，狗肉中含有少量稀有元素，对辅助治疗心脑缺血性疾病、调整高血压有一定益处。

③本溪市平山区中心医院医务人员经反复试验，以新鲜狗脑为原料制成“狗脑注射液”，应用于先天性大脑发育不全的患者，取得了显著的疗效，有的患者已能够生活自理，有的患者可以正常就学。这符合于中医提出的“以脑补脑”的治法。民间有吃羊脑补脑的风俗，就符合这个原理。

**【特别提醒】** ①脑血管病患者禁忌吃狗肉。因为脑血管病人一般伴有动脉硬化、高血压等症，而狗肉热性大、滋补强，食后会促使血压升高，甚至导致脑血管破裂出血。因此，脑血管病人不宜吃狗肉。

②狗肉腥味较重，将狗肉用白酒、姜片反复揉搓，再将白酒用水稀释浸泡狗肉1~2小时，清水冲洗，入热油锅微炸后再行烹调，可有效降低狗肉的腥味。

③狗肉不宜与鲤鱼共食，更不宜同烹。鲤鱼气味甘平，利水下气。除含蛋白质、脂肪、钙、磷、铁外，还有十几种游离氨基酸及组织蛋白酶。与狗肉同食，二者生化反应极为复杂，不仅二者营养功能不同，还可能产生不利于人体的物质。

④狗极易感染旋毛虫病。据卫生部门对狗肉的抽样检查，发现15% ~20%有旋毛虫。人吃了未经煮透而带有旋毛虫的狗肉，幼虫会在十二指肠内发育成为成虫，成虫又生幼虫，寄生在各肌肉组织内，引起肌肉疼痛，严重时丧失劳动力。所以，吃狗肉一定要烧熟煮透。

### ○驴肉——补气虚的食疗畜品

**【营养价值】** 驴肉为马科动物驴的肉。每100克驴肉中，含热量518千焦，蛋白质20.2克，脂肪4.8克，糖类0.4克，磷178毫克，钾185毫克，钠46.9毫克。还含有少量的钙、铁和维生素A、维生素$B_1$。

**【养生功能】** 驴肉性平，味甘酸。具有益气补血、壮筋力、滋肾养肝、止血的功能；适用于积年劳损、气血两虚、短气乏力、倦怠、羸瘦、食欲不振等症。

①驴肉蛋白质含量比牛肉、猪肉高，而脂肪含量比牛肉、猪肉低，是典型的高蛋白质低脂肪食物。另外它还含有动物胶、骨胶朊和钙、硫等成分，能为体弱、病后调养的人提供良好的营养补充。

②由驴皮熬成的膏叫驴膏，又叫阿胶，是补血止血、滋阴润燥的良药。

**【特别提醒】** ①不宜食用病死驴肉。病死驴体内的病毒和毒素已随血液循环至全身，其内脏和肉都有毒素。人若食用了病死的驴肉，则容易导致疾病，夏日更容易发病。

②患消化道疾病的人不宜多食驴肉。这是因为：驴肉含有丰富的油脂，患者食后，容易腻胃碍脾，还可影响肠道的功能导致泄泻。所以，患消化道疾病不宜多食驴肉。

③卒中及心血管疾病患者不宜多食驴肉。这是因为：多食驴肉，既能生痰化风，又有止血作用，凝滞气血会加重卒中及心血管疾病患者的病情。

### ○鹿肉——补虚益精肉

**【营养价值】** 鹿肉，主要是指梅花鹿肉和马鹿肉。鹿肉营养丰富，据营养科学研究测定，鹿肉含有粗蛋白质、粗脂肪、磷、铁等成分，其中粗蛋白质含量很高，达19%以上。

【养生功能】 鹿肉性温,味甘。具有补五脏、调血脉、壮阳气、强筋骨的功效;适用于肾虚遗精、头昏耳鸣、腰背疼痛、阳痿、阴冷、羸虚弱瘦、血脉不活及容颜欠佳等症。

①中国传统医学认为,鹿肉属于纯阳之物,补益。肾气之功为所有肉类之首。故对于新婚夫妇和肾气日衰的老人,吃鹿肉是很好的补益食品,对那些经常手脚冰凉的人也有很好的温煦作用。

②鹿肉具有高蛋白、低脂肪、低胆固醇等特点,含有多种活性物质,对人体的血液循环系统、神经系统有良好的调节作用。

【特别提醒】 ①鹿肉同牛、羊肉一样,同属于红肉,多食、久食对于胃肠疾病不利。

②因鹿肉有温补、活血的作用,有外伤或感染发热以及阳盛上火之人不宜食用。

### ○兔肉——荤中之素的美味佳肴

【营养价值】 兔肉,为兔科动物蒙古兔、东北兔、高原兔、华南兔、家兔等肉。从营养学角度来说,与猪、牛、羊肉相比,兔肉具有独特的营养成分,属于高蛋白质、高铁、高钙、高磷脂和低脂肪、低胆固醇的食物。据现代营养科学研究分析测定,在每100克的家兔肉中,含水分75克,热量305.6~552.7千焦,蛋白质20.3克,脂肪0.4~3.5克,糖类微量,维生素A930微克视黄醇当量,维生素$B_1$0.11毫克,维生素$B_2$0.10毫克,烟酸8.5毫克,维生素E0.47毫克,钙6~35毫克,磷163毫克,铁2.0毫克,钾275毫克,锌16毫克,硒10微克,胆固醇65毫克。野兔的蛋白质、糖类、烟酸和胆固醇含量明显低于家兔;而镁、铁、锌的矿物质则明显高于家兔。每100克野兔肉中含铁量高达7.4毫克、镁高达46毫克、锌高达7.8毫克,而胆固醇仅有46毫克。

【养生功能】 兔肉性味甘、凉。具有补中益气、健脾止渴、滋阴凉血、解热毒之功效;用于糖尿病消瘦、胃热呕吐、便血、脾胃虚弱、食欲缺乏等症。

①兔肉含有丰富的卵磷脂,是儿童、少年、青年大脑和其他器官发育不可缺少的物质,有健脑益智的功效。

②对于高血压患者来说,吃兔肉可以阻止血栓的形成,并且对血管壁有明显的保护作用,故兔肉又叫"保健肉"。

③兔肉兼有动物性食物和植物性食物的优点,经常食用,既能增强体质,使肌肉丰满健壮、抗松弛衰老,又不至于使身体发胖。而且它能保护皮肤细胞活性、维护皮肤弹性,所以深受人们尤其是女青年的青睐,被称做"美容肉"。

④兔肉质地细嫩,结缔组织和纤维少,比猪肉、羊肉、牛肉等肉类容易消化吸收,特别适合老年人食用。

【特别提醒】 ①兔肉不宜与鸡肉同食。鸡肉主要性味为甘温或酸温,属于温热之性,温中补虚为其主要功能。而兔肉甘寒酸冷、凉血解热,属于凉性。两者冷热杂进,易致腹泻。

②由于兔肉性凉,吃兔肉的最好季节是夏季,寒冬及初春季节一般不宜吃兔肉。

③不宜在烹调兔肉时加姜和芥末。兔肉酸寒,性冷。干姜、生姜辛辣,性热。两者性味相反,若寒热同食,易导致腹泻。芥末性温,其味辛辣,能刺激皮肤、黏膜,扩张毛细血管,兔肉与芥末性味相反,大量食用兔肉可使心脏容量缩小和心率下降。

○鸡肉——蛋白质的最佳来源

【营养价值】 鸡肉为雉科动物家鸡肉。鸡肉在肉类中以滋味鲜美而著称，因为有许多游离氨基酸。它含有的蛋白质比猪、羊、鸭、鹅肉多1/3，比牛肉高3.3%，并且被人体利用率较高。据测定，1000克鸡肉中人体可利用的蛋白质为199.2克，而1000克牛肉只有156.2克，1000克瘦猪肉只有123.5克。鸡肉中脂肪含量只占9.4%，含量较低。鸡肉中的不饱和脂肪酸是动物脂肪之冠。因此，鸡肉是符合现代营养学所提倡的高蛋白质低脂肪的食品。

【养生功能】 鸡肉性味甘、温。具有补中益气、益精填髓之功效；用于病、产后体弱、气血两亏、虚性水肿、腰膝酸软、体倦乏力、崩漏带下、产后缺乳等症。

①鸡肉蛋白质的含量较高，种类多，而且消化率高，很容易被人体吸收利用，有增强体力、强壮身体的作用。

②鸡肉含有对人体生长发育有重要作用的磷脂类，是中国人膳食结构中脂肪和磷脂的重要来源之一。

③另外，西班牙巴塞罗那支气管生理病理学研究所提出，母鸡对人特别是儿童的支气管炎有较好的治疗效果，临床实验也证实，鸡的脂肪具有增强支气管内分泌和化痰的作用。

【特别提醒】 ①高热症者禁忌食红烧鸡块。鸡肉性质甘温，红烧鸡肉块更有助热、生火之功，可以加重发热者病势或引起热卒中。

②禁忌食用多龄鸡头。多龄鸡由于长期啄食，有毒物质进入体内，经过体内的化合产生的剧毒素的一部分随血液循环留滞在脑组织细胞内，素有“十年鸡头生砒霜”之说。

○鸭肉——善补虚劳的禽肉

【营养价值】 鸭肉为鸭科动物家鸭的肉。鸭肉鲜嫩肥美，营养丰富。据现代营养科学研究测定，在每100克的鸭肉中，含有水分63.9克，蛋白质15.5克，脂肪19.7克，糖类0.2克，灰分0.7克，维生素A52微克视黄醇当量，维生素$B_1$0.08毫克，维生素$B_2$0.22毫克，烟酸4.2毫克，钙6毫克，磷122毫克，铁2.2毫克，锌1.33毫克。

【养生功能】 鸭肉味甘、咸，性凉。具有滋阴养胃、清肺补血、利水消肿的功效；适合用于治疗痨热骨蒸、血晕头痛、阴虚失眠、肺热咳嗽、肾炎水肿、小便不利、低热等症。

①鸭肉中的蛋白质含量为10%~25%，比畜肉含量高得多。鸭肉中的脂肪含量适中，并分布均匀，脂肪酸主要是不饱和脂肪酸和低碳饱和脂肪酸，因此，熔点低，易于消化。有报道称，居住在法国西南部的加斯科尼人，祖祖辈辈习：惯于鸭、鹅的脂肪代替油烹饪菜肴，当地人很少患有心脏病。究其原因，可能是鸭、鹅脂肪类似于橄榄油的食用油，几乎不增加机体的胆固醇含量。

②B族维生素是抗脚气病、抗神经炎和抗多种炎症的维生素，在生长期、妊娠期及哺乳期的人比一般人需要量更大。维生素E是人体多余自由基的清除剂，在抗衰老过程中起着重要的作用，鸭肉是含B族维生素和维生素E比较多的肉类，吃鸭肉有很好的补充作用。

③烟酸作为人体内两种重要辅酶的成分之一，在细胞呼吸中起作用。鸭肉含有较为丰富的烟酸，对心肌梗死等心脏病患者有保护作用。

【特别提醒】 ①鸭肉中含氮浸出物比畜肉多，所以鸭肉味美。烹调时，加入少量盐,能有效地溶出含氮浸出物,会获得更鲜美的肉汤。

②不宜食用保存过久的鸭肉。不管采用什么方法存放,保存过久,能产生引起头痛的酪氨酸成分,同时蛋白质也容易裂解变性,使营养价值降低。

③不宜在煮食鸭肉时放碱。放碱可使鸭肉容易熟、肉质变软,老的家禽常用碱煮,但放碱后既会破坏鸭肉所含的 B 族维生素和维生素 C 及其他营养成分,还会对身体产生一定的不利影响。

**○鹅肉——补虚抗癌的食品**

**【营养价值】** 鹅又名舒雁、家雁。鹅肉为鸭科动物家鹅身上的肉。每 100 克含水分 77.0 克,蛋白质 1.79 克,脂肪 19.9 克,灰分 0.9 克,磷 144 毫克,钾 232 毫克,另外还含有少量的维生素 A、B 族维生素、维生素 C 等。

**【养生功能】** 鹅肉性味甘、平,入脾、肺、肝经。具有益气补虚、和胃止渴、止咳祛痰等功效;用于身体虚弱、面色枯燥无华、食欲缺乏、咳嗽痰喘及糖尿病。

①鹅肉所含的蛋白质中有十多种人体生长发育所必需的氨基酸,还富含维生素 E,由于维生素 E 具有抗氧化作用,所以鹅肉不易酸败。常吃鹅肉能强身健体、增强抵抗力。

②据现代药理研究证明,鹅血中含有较高浓度的免疫球蛋白,对艾氏腹水癌的抑制率达 40% 以上,可增强机体的免疫功能,升高白细胞,促进淋巴细胞的吞噬功能。

③鹅血中还含有一种抗癌因子,能增加人体体液免疫而产生抗体。由于免疫功能和肿瘤的发病率有密切关系,大多数患有恶性肿瘤的病人,其机体的免疫功能显著下降。在鹅血中所含的免疫球蛋白、抗癌因子等活性物质,能通过宿主中介作用,强化人体的免疫系统,达到治疗癌症的目的。

**【特别提醒】** ①胃肠功能不好的人不宜多食鹅肉。多食鹅肉可以壅气停食,损伤胃气,出现消化不良。

②不宜多食烘烤的鹅肉。烘烤的燃料所含的 3,4—苯并(仅)芘可进入所烤的食品中,鹅肉的油脂在火上也能聚成 3,4—苯并(α)芘。多食烘烤的鹅肉,可使患癌症的几率增加。

**○乌鸡肉——名贵食疗珍禽**

**【营养价值】** 乌鸡,别名乌骨鸡、武山鸡、药鸡、竹丝鸡等。乌鸡肉为雉科动物家鸡中乌骨鸡除去内脏的全体。每 100 克乌鸡肉中含蛋白质 22.3 克,脂肪 2.3 克,胆固醇 106 毫克,烟酸 7.1 毫克,磷 210 毫克,钾 232 毫克,钙 17 毫克,镁 51 毫克,另外还有锌、硒和维生素 A、维生素 E 等。

**【养生功能】** 乌鸡性味甘、温。具有补肝肾、益气血、退虚热之功效;用于妇女体瘦、月经不调、手足心热、赤白带下、腰膝酸软、体倦乏力。

①《本草纲目》认为乌鸡有补虚劳羸弱、制消渴、益产妇、治妇人崩中带下及一些虚损诸病的功用。著名的乌鸡白凤丸,是滋养肝肾、养血益精、健脾固冲的良药。

②食用乌鸡可以提高生理机能、延缓衰老、强筋健骨。对防止骨质疏松、佝偻病、妇女缺铁性贫血症等有明显功效。

③现代医学研究认为,乌骨鸡几乎能治妇科所有疾病,同时还能治疗男子性功能低下、遗精滑泻等病症。

**【特别提醒】** ①为了不让乌鸡的营养丢失,在切的时候可以把乌鸡的骨头砸碎，使骨头里的营养也能炖出来。炖乌鸡最好用沙锅文火炖。

②体胖或患严重皮肤疾病、严重外感疾病者在发病期间宜少食或忌食。

### ○鸽肉——美味的高级补品

**【营养价值】** 鸽别名白凤、飞奴、鹁鸽等。鸽肉为鸠鸽科动物原鸽、岩鸽或家鸽身上的肉。鸽肉营养丰富。据现代营养学研究分析，鸽肉是一种高蛋白、低脂肪的优质肉食，蛋白质高达24.49%，而猪肉仅含13.2%，鸡肉也只有19.3%……超过鸡、鸭、鹅、牛和羊肉；脂肪的含量，猪肉为37%，鸡肉为9.4%，而鸽肉的含量仅有0.73%，低于其他肉类。特别引起营养学家注意的是，鸽肉中所含的维生素A、维生素$B_1$、维生素$B_2$、维生素E及多种作为造血原料的微量元素，也胜过鸡、鸭、牛、羊肉。人体对鸽肉的消化吸收率高达95%以上，这对于消化机能较差的老人、体弱多病者和儿童来说，是特别适宜的。

**【养生功能】** 鸽肉味甘、咸，性平，入肝、肾二经。具有滋补益气、祛风解毒的功能；对病后体弱、血虚闭经、头晕神疲、记忆衰退有很好的作用。

①乳鸽含有较多的支链氨基酸和精氨酸，可促进体内蛋白质的合成，加快创伤愈合。

②乳鸽的骨内含有丰富的软骨素，可与鹿茸中的软骨素相媲美，经常食用，具有改善皮肤细胞活力，增强皮肤弹性，改善血液循环，使面色红润等功效。鸽肉中还含有丰富的泛酸，对脱发、白发和未老先衰等有很好的疗效。

③鸽子是补血动物，贫血患者食用鸽肉，能促进恢复健康。

④鸽肉中的蛋白质可促进血液循环，改变妇女子宫或膀胱倾斜，防止孕妇流产或早产，并能防止男子精子活力减退和睾丸萎缩。

⑤鸽肝中含有最佳的胆素，可帮助人体很好地利用胆固醇，防治动脉硬化。

**【特别提醒】** ①食鸽以清蒸或煲汤最好，这样能使营养成分保存最为完好。

②先兆流产者不宜多食鸽肉，这是因为鸽肉具有理血通络的作用，孕妇食之，容易动伤胎气。所以有先兆流产者不宜食用鸽肉。

③禁忌食用炙烤的鸽肉。食用炙烤的鸽肉，燃料中的致癌物质3,4—苯并(α)芘可大量的进入人体，而且鸽肉中的脂肪也会产生3,4—苯并(仅)芘，食用含3,4—苯并(α)芘的肉食容易导致癌症。

### ○鹌鹑肉——美味的“动物人参”

**【营养价值】** 鹌鹑，又名鹑鸟、亦喉鸟。鹌鹑肉为雉科动物鹌鹑身上的肌肉。每100克鹌鹑肉中含热量460千焦，蛋白质20.2克，脂肪3.1克，糖类0.2克，维生素A40微克视黄醇当量，维生素$B_1$0.04毫克，维生素$B_2$0.12毫克，烟酸6.3毫克，维生素E0.44毫克，钾204毫克，钠48.4毫克，钙48毫克，铁2.3毫克，锌1.19毫克，磷179毫克。

**【养生功能】** 鹌鹑肉性味甘、平。具有补五脏、壮筋骨、止泻痢、消疳积之功效；用于体虚贫血、消化不良、食欲缺乏、头晕眼花、身倦乏力、腹泻、肺虚久嗽、水肿、小儿疳积。

①经国内外临床证实，鹌鹑的肉可辅助治疗浮肿、肥胖型高血压、糖尿病、贫血、胃病、肝大、肝硬化、腹水等多种疾病。

②鹌鹑肉中含有丰富的卵磷脂和脑磷脂，是高级神经活动不可缺少的营养物质，具有健脑的作用。

③鹌鹑与中药山药、杜仲、枸杞合炖成汤,可用于卒中后遗症、下肢萎缩、腰膝无力、肝肾亏虚、性功能减退。

**【特别提醒】** 鹌鹑有丰富的蛋白质,是肝炎患者的理想食品,但重症肝炎晚期、肝功能极度低下时却不宜食用。这是因为:重症肝炎晚期、肝功能极度低下时,肝脏不能把组织蛋白分解的氨和肠道吸收的氨转变成尿素,使血中过多的氨循环至脑中,会产生氨中毒,使中枢神经系统功能失常,导致肝性脑病。限制蛋白质的摄入是减少氨的来源的主要措施。所以,重症肝炎晚期、肝功能极度低下时不宜食用鹌鹑。

### ○鸡蛋——理想的“营养库”

**【营养价值】** 鸡蛋为雉科动物家鸡的卵,据营养学家分析,鸡蛋清与鸡蛋黄含有的营养成分各异,每100克鸡蛋清含水分87克,固形物13克。固形物中含蛋白质10克,脂肪0.1克,糖类1克,灰分0.6克,钙19毫克,磷16毫克,铁0.3毫克,维生素$B_2$0.26毫克,烟酸0.1毫克,不含维生素A和维生素C。在10克蛋白质中,卵白蛋白占75%,卵类黏蛋白占15%,卵黏蛋白占7%,半白蛋白占3%。卵白蛋白是一种含磷蛋白质,卵类黏蛋白是一种混合物,其中含有溶真菌、卵蛋白酶抑制物、卵类黏蛋白、卵糖蛋白、卵黄素蛋白。鸡蛋清的蛋白质在营养上是优良的,因它含所有的必需氨基酸,而含脂类甚少,也只含0.4%的游离葡萄糖。而在100克鸡蛋黄中,含蛋白质13.6克,脂类30克,糖类1克,灰分1.6克,钙134毫克,磷532毫克,铁7毫克,维生素A1.05毫克视黄醇当量,硫胺素0.27毫克,维生素$B_2$0.35毫克,烟酸微量。蛋白质含大量脂肪性物质,其中约10%为磷脂,而磷脂中又以卵磷脂为主。脂肪性物质中的脂肪酸主要是油酸、亚油酸、亚麻酸、饱和酸。鸡蛋黄含胆固醇约1.3%,葡萄糖约0.3%。

**【养生功能】** 鸡蛋味甘,性平。鸡蛋清味甘,性凉;鸡蛋黄味甘,性平;凤凰衣味甘,性平。具有养心安神、补血、滋阴润燥的功效;用于心烦不眠、燥咳声哑、目赤咽痛、胎动不安、产后口渴、下痢、烫伤等症。

①鸡蛋中含有丰富的DHA和卵磷脂等,对神经系统和身体发育有很大作用,能健脑益智,避免老年人智力衰退,并可改善各个年龄组的记忆力。

②美国营养学家和医学工作者用鸡蛋来防治动脉硬化,获得了意料之外的惊人效果。

③鸡蛋中含有较多的维生素$B_2$,它可以分解和氧化人体内的致癌物质。鸡蛋中的微量元素也都具有防癌作用。

④有些营养学家认为,胆固醇和蛋白质结合在一起,可以形成一种“脂白蛋白”,按粒子大小,可分为超低浓度脂白蛋白、低浓度脂白蛋白和高浓度脂白蛋白。前两种可以沉积于血管壁上,而后一种却有清除血管壁上胆固醇的作用,它们互相制约、互相抵消。鸡蛋只要不是吃得太多,是不会有害处的。

⑤鸡蛋蛋白质对肝脏组织损伤有修复作用。蛋黄中的卵磷脂可促进肝细胞的再生。

**【特别提醒】** ①鸡蛋的营养价值很高,但每次不宜多吃,尤其不能生吃。因为生鸡蛋的蛋白结构较密,80%的蛋白质不能被人体吸收利用,而且生鸡蛋中含有抗生物素蛋白和抗胰蛋白酶,以及沙门氏菌,吃了有碍健康。

②有人喜欢用开水冲生鸡蛋吃,认为有补益作用,这是错误的。经常吃生鸡蛋会使头发变白。因为生鸡蛋蛋白中含有一种“抗生物素蛋白”的碱性蛋白,极容易与

人体内的生物素结合，形成一种极不稳定的、无活性的、难被肠胃消化吸收的化合物，致使人体中的生物素大大减少，而生物素在人体内的主要作用是使头发保持黑色。生物素是使人体消化吸收的蛋白质，去氢后生成多巴昆，再转变成黑色素的主要物质。如果生物素缺乏，也会使黑色素不足，头发就会变白。

③不宜用冷水浸煮鸡蛋。一个新鲜、干净的鸡蛋表面，壳上有一层胶质性的膜，它可以防止细菌等微生物的侵袭和蛋内水分蒸发。煮鸡蛋时，这层膜就被除去。人们常用一种不科学的方法煮鸡蛋，即把鸡蛋煮熟后立即投入冷水中浸一会儿，并以为这样蛋壳容易剥去，却不知鸡蛋煮熟后在投入冷水浸泡时，鸡蛋壳内形成负压，冷水被吸入蛋内，于是那些随着冷水一起进入蛋内的微生物，在适宜的温度下会很快的大量繁殖，分解蛋白，使鸡蛋腐败变质。

④腹泻病人不宜食用鸡蛋。鸡蛋富含蛋白质和脂肪，对患有胃肠道疾病的患者来说，不仅难于消化和吸收，而且还会导致腹泻症状的加重。

⑤发烧病人不宜吃鸡蛋。有人认为，多吃鸡蛋可补充发烧病人的营养，有利于病人康复。其实，这是不科学的。因为发烧病人进食鸡蛋后会产生额外的热量，额外增加的热量通常可高达30%，发烧病人一旦进食鸡蛋，不仅不利于降温，而且会使体内热量增加，散热量减少，从而影响病人早日康复。

### ○鸭蛋——滋阴清肺的食品

**【营养价值】** 鸭蛋为鸭科动物家鸭的卵，据营养研究分析测出，每100克鸭卵（可食部分）中含有水分70.3克，蛋白质12.6克，脂肪13克，灰分1克，糖类3.1克，维生素A261微克视黄醇当量，硫胺素0.17毫克，维生素$B_2$0.35毫克，钙62毫克，钾135毫克，钠106毫克，镁13毫克，铁2.9毫克，锰0.04毫克，锌1.67毫克，铜0.11毫克，磷226毫克，硒15.68微克，烟酸0.2毫克。

**【养生功能】** 鸭蛋性凉，味甘。具有滋阴清肺的作用；适宜病后体虚、燥热咳嗽、咽干喉痛、高血压、泻痢等患者食用。

①鸭蛋中各种矿物质的总量超过鸡蛋很多，特别是身体中迫切需要的铁和钙在鸭蛋中更是丰富，对骨骼发育有益，并能预防贫血。

②松花蛋的无机盐含量较鸭蛋明显增加，脂肪含量有所降低，总热量也稍有下降。蛋白质分解的最终产物氨和硫化氢使松花蛋具有独特风味，能刺激消化器官，增进食欲，使营养易于消化吸收，并有中和胃酸、清凉、降压的作用。

③鸭蛋中蛋白质的含量和鸡蛋一样，有滋养身体、强壮体格的作用。其维生素$B_2$的含量也较多，因此，常吃鸭蛋能促进生长，保持头发、指甲、皮肤的健康。

**【特别提醒】** ①中老年人不宜多食、久食鸭蛋。鸭蛋的脂肪含量高于蛋白质的含量，鸭蛋的胆固醇含量也较高，中老年人多食、久食容易加重和加速心血管系统的硬化和衰老。

②不宜食用未完全煮熟的鸭蛋。鸭子容易患沙门氏病，鸭子体内的病菌能够渗入到正在形成的鸭蛋内，只有经过一定时间的高温处理，这种细菌才能被杀死。因此，鸭蛋在开水中至少煮15分钟才可食用，且煮熟以后不要立刻取出，应留在开水中使其慢慢冷却。若食用未完全煮熟的鸭蛋，很容易诱发疾病。

③儿童不宜多食皮蛋。在腌制皮蛋的原料中，有的含有氧化铅或铅盐，因而腌制好的皮蛋含铅量比鲜鸭蛋和咸鸭蛋都高许多。而铅是对人体有害的重金属元素之一，人体长期吸入微量铅以后，对神经系统、造血系统和消化系统，会造成明显的



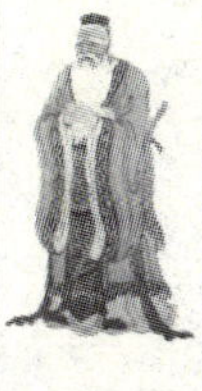

危害。儿童对铅毒更加敏感,成人对吃进铅质的吸收率为5% ~10%。儿童的吸收率高达50%,加上儿童的脑部和神经系统还未发育成熟,更容易受铅毒危害,影响智力发育。

④食用皮蛋时宜加醋。皮蛋因加工的关系,蛋白和蛋黄中含有大量纯碱成分,食用时放入适量的醋,则能中和其中的碱,使胃壁免受刺激损害,酸性消化液不受损失。若不放醋食用,则容易导致消化系统病变。

### ○鸽蛋——益气补肾的良品

**【营养价值】** 鸽蛋别名鸽卵,为鸠鸽科动物原鸽或家鸽的蛋。每100克含水分82.0克,蛋白质9.5克,脂肪6.4克,糖类2.0克,灰分0.7克,钙108.0毫克,磷117.0毫克,铁3.9毫克。

**【养生功能】** 鸽蛋性味甘、咸、平。具有养心补肾、润燥、养血安神、解疮毒痘毒的作用;可用于肾虚或心肾不足所致的腰膝酸软、疲乏无力、心悸失眠、燥咳、咽痛、目赤、胎动不安、产后口渴等症。

①鸽蛋为高蛋白、低脂肪补品,故也是妇女美容及高血脂、高血压患者的理想食品。

②鸽蛋的医补价值与鸽肉大致相似。但是在滋肾壮阳上面,功力略强于鸽肉,所以它有"起阳蛋"之美称。

**【特别提醒】** ①小儿禁忌久食、过食鸽蛋。鸽蛋性偏温,多食容易助热生火。小儿发育迅速,生机旺盛,多食鸽蛋容易发生热性病症。

②肥胖症者禁忌久食、多食鸽蛋。鸽蛋能够益气开胃,使人安寐,久食使人发胖。

③阴茎异常勃起、遗精者禁忌多食鸽蛋。鸽蛋味甘,性质偏温,补肾益气之力较强,多食助热兴阳,可致相火妄动,并加重遗精、阴茎异常勃起症的病情。

### ○鹌鹑蛋——卵中佳品

**【营养价值】** 鹌鹑蛋营养独特。据现代科学研究发现,每100克鹌鹑蛋中含水分72.9克,蛋白质12.3克,脂肪12.3克,糖类1.5克,灰分1.0克,钙72.0毫克,磷238.0毫克,铁2.9毫克,维生素A300微克视黄醇当量,硫胺素0.11毫克,维生素$B_2$0.86毫克,烟酸0.3毫克,尚含有芦丁、芸香等成分。

**【养生功能】** 鹌鹑蛋性平,味甘。药用有补气益血、补益五脏、强身健脑等功效;对体虚乏力、贫血、头晕、小儿疳积、肾炎浮肿、妇婴营养不良、神经衰弱、气管炎、结核病、代谢功能障碍等病均有补益作用。

①鹌鹑蛋的营养价值比鸡蛋高,虽然它们的营养成分多有相似,但由于鹌鹑卵中营养分子较小,所以比鸡蛋营养更易被吸收利用。一般3个鹌鹑蛋的营养含量相当于1个鸡蛋。

②法国巴黎过敏症研究室采用鹌鹑蛋治疗不明原因的过敏症取得了新突破。近年来在法国大约有200名治疗过敏的医生,采用以鹌鹑蛋为主剂的药方,治疗过敏性哮喘症或不明原因过敏症。吃鹌鹑蛋还能防止因吃鱼虾后产生的皮肤过敏、风疹块、呕吐以及某些药物过敏。

③据国外资料报道,鹌鹑蛋富含脑磷脂和卵磷脂及激素,对脑力劳动者有益。日本有一本《养鹑》的书中说:"鹑蛋的蛋黄中含有大量的磷化物,对人的脑、血液、精液、神经系统有很大的医疗作用,它的强壮作用比人参还高……对神经衰弱、肺病、产后血亏等症都有效,哮喘和心脏病者更有效。"

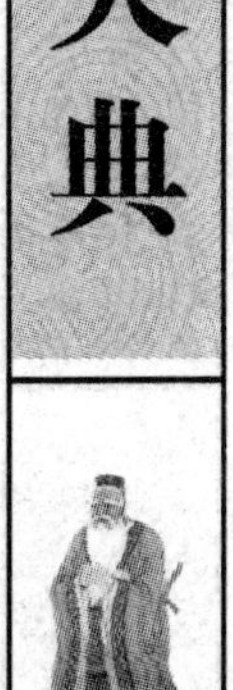

【特别提醒】 ①脑血管病患者不宜食用鹌鹑蛋。多食鹌鹑蛋容易引起人体内胆固醇的升高,同时也是引起动脉硬化的主要原因。因此,老年人尤其是患有脑血管疾病的人应以少食鹌鹑蛋为宜。

②虽然鹌鹑蛋的营养价值高于鸡蛋,但仍不能替代。

## 四、水产类养生保健功能

### ○鲤鱼——甘鲜肥美家鱼之首

【营养价值】 鲤鱼别名赤鲤鱼、赫鲤、鲤拐子、鲤子,为鲤科动物鲤鱼的肉或全体。每 100 克含水分 77.4 克,蛋白质 17.3 克,脂肪 5.1 克,灰分 1.0 克,钙 25.0 毫克,磷 175 毫克,铁 1.6 毫克,尚含有多种游离氨基酸、维生素 $B_1$、维生素 $B_2$、烟酸、维生素 A、维生素 C 等。

【养生功能】 鲤鱼性味甘、平。具有益气补虚、健脾利水、安胎、通乳之功效;用于病后消瘦、体虚脾弱、小便不利、水肿胀满、咳逆气喘、妊娠水肿、胎动不安、产后缺乳。

①常吃鲤鱼对肝、眼、肾、腰等脏器疾病有保健作用,鲤鱼还是孕妇和产后妇女的高级保健食品。

②现代科学研究分析表明,每克新鲜鲤鱼精巢可提取脱氧核糖酸(DNA)5.9～16.0 毫克;用 100 千克干鲤鱼子可提制卵磷脂 4.25 千克,脑磷脂 4 千克,胆固醇 1 千克,这些都是制药原料和滋补剂。

【特别提醒】 ①鲤鱼鱼腹两侧各有一条同细线一样的白筋,去掉它们可以除腥味。

②不宜鲤鱼与大肉同食。鱼和大肉生化反应极为复杂,二者营养功能不同,可能产生不利于人体的物质。

③不宜鲤鱼与咸菜配合。鱼类的肉属于高蛋白食品。咸菜在腌制过程中,其含氮物质部分转变为亚硝酸盐,当鲤鱼与其一起烧煮时,鱼肉中蛋白质与亚硝酸盐化合为亚硝胺,这是一种致癌物质,可引起消化道癌肿。

### ○草鱼——祛风暖胃之食品

【营养价值】 草鱼又称草鲩、鲩鱼、混子等,因吃水草而得名,形似青鱼,与青鱼、鳙鱼、鲢鱼同为我国四大淡水鱼。草鱼营养丰富,据现代科学研究分析,每 100 克草鱼中约含热量 460.5 千焦,蛋白质 18.5 克,脂肪 4.3 克,钙 36 毫克,磷 166 毫克,铁 0.8 毫克,维生素 $B_1$0.03 毫克,维生素 $B_2$0.15 毫克,烟酸 1.95 毫克,胆固醇 101 毫克。

【养生功能】 草鱼性味甘、温。具有暖胃和中、平肝、祛风、治痹、截疟的作用;适用于胃寒冷痛、食少、体虚气弱、疟疾、头痛等症。

①草鱼含有丰富的不饱和脂肪酸,对血液循环有利,是心血管病人的良好食物。

②对于身体瘦弱、食欲不振的人来说,草鱼肉嫩而不腻,可以开胃、滋补。

③草鱼含有丰富的硒元素,经常食用有抗衰老、养颜的功效,而且对肿瘤也有一定的防治作用。

【特别提醒】 ①凡体虚气弱、食减消瘦的人,均可用草鱼食疗滋补,烹调时不用

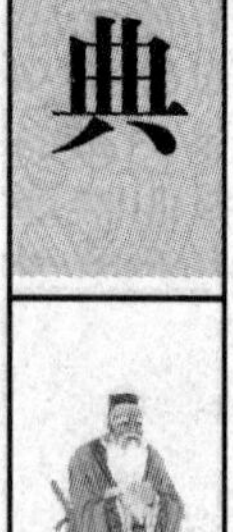

放味精就很鲜美。

②草鱼肉若吃得太多,有可能诱发各种疮疥。

**○鲫鱼——催乳滋补之品**

**【营养价值】** 鲫鱼别名鲋鱼,为鲤科动物鲫鱼的肉或全体。每100克含水分85.0克,蛋白质130克,脂肪1.1克,糖类0.1克,灰分0.8克,钙54.0毫克,203毫克,铁2.5毫克,硫胺素0.06毫克,维生素$B_2$0.07毫克,烟酸2.4毫克。

**【养生功能】** 鲫鱼性平味甘。具有利尿消肿、益气健脾、清热解毒、通脉下乳等功效;用于食欲不振、消化不良、呕吐、子宫脱垂、乳少、脾虚水肿、消渴、小肠疝气。

①鲫鱼所含的蛋白质质优、齐全,容易消化吸收,是肝肾疾病、心脑血管疾病患者的良好蛋白质来源。经常食用,可补充营养、增强抗病能力。

②民间常给产后妇女炖食鲫鱼汤,既可以补虚又有通乳催奶的作用。

③先天不足、后天失调,以及手术后、病后体虚形弱者,经常吃一些鲫鱼是很有益的。肝炎、肾炎、高血压、心脏病、慢性支气管炎等疾病的患者也可以经常食用,以补营养,增强抗病能力。

④鲫鱼子能补肝养目,鲫鱼脑有健脑益智作用。

**【特别提醒】** ①平素用鲫鱼与豆腐搭配炖汤营养最佳。

②鱼子中胆固醇含量较高,故中老年人和高血脂、高胆固醇者应忌食。

③禁忌食用死后腐败变质的鲫鱼。鱼的腮和内脏里藏有很多细菌,鱼一旦死亡,这些部位的细菌立刻迅速繁殖,并穿透腮和脊柱边上的大血管,沿血管很快渗入肌肉组织。鱼肉是被少量疏松的结缔组织分隔的小肌群,细菌容易很快沿着疏松的组织间隙侵入肌肉,捕获时受伤的鱼,细菌更易侵入。另外水中的微生物属于耐冷的微生物较多,所以鱼离水死后,即使在低温下,细菌仍能很快繁殖。刚死的鱼,鱼肉就含有较多细菌。死后久放再食用,其营养成分大为降低,人食用后很容易生病。

**○青鱼——秋冬细嫩的食补佳品**

**【营养价值】** 青鱼别名黑鲩、青鲩、螺蛳青等。青鱼营养丰富。据现代营养学家的科学分析,在每100克青鱼肉中,富含蛋白质19.5克,脂肪5.2克,灰分1.0克,热量523千焦,钙25毫克,磷171毫克,铁0.8毫克,硫胺素0.13毫克,维生素$B_2$0.12毫克,烟酸0.17毫克。

**【养生功能】** 青鱼味甘,性平。具有补气养胃、化湿利水、祛风除烦的功效;可用于气虚乏力、脚气湿痹、头晕无力、未老先衰、烦闷、疟疾、水肿、血淋等症。

①青鱼富含核酸,食之可滋养细胞、增强体质、延缓衰老。

②青鱼所含锌、硒等微量元素,有助于防癌、抗癌。③青鱼鳞冻可用于鼻出血、齿龈出血和紫癜。

**【特别提醒】** 生青鱼胆有剧毒,不可生吃。

**○带鱼——养肝补血之食品**

**【营养价值】** 带鱼又称刀鱼、裙带鱼、白带鱼,因其身体扁长形似带子而得名,以山东舟山产的为最佳。每100克鲜带鱼肉中约含能量为442.9~887.6千焦,蛋白质18.9克,脂肪1.1~16.3克,糖类0.1~2.9克,维生素A近61微克视黄醇当量,维生素E0.88毫克,维生素$B_2$0.06毫克,烟酸2.9毫克,钙38.5毫克,磷162毫克,铁1.2毫克,胆固醇78毫克,另含其他矿物质。

**【养生功能】** 带鱼性温,味甘。具有暖胃、泽肤、补气、养血、健美的功能;适宜久病体虚、血虚头晕、气补乏力、食少羸瘦、营养不良、皮肤干燥之人食用。

①带鱼的脂肪含量高于一般鱼类，且多为不饱和脂肪酸，这种脂肪酸的碳链较长，具有降低胆固醇的作用。

②带鱼全身的磷和银白色油脂层还含有一种抗癌成分——6—硫代鸟嘌呤，对辅助治疗白血病、胃癌、淋巴肿瘤等有益。

③带鱼含有丰富的镁元素，对心血管系统有很好的保护作用，有利于预防高血压、心肌梗死等心血管疾病。

**【特别提醒】** ①带鱼腥气较重，不适合清蒸，以红烧或糖醋为佳。

②患有疥疮、湿疹等皮肤病或皮肤过敏者应慎食，且一次也不宜食之过多。

③身体肥胖者不宜多食带鱼。带鱼养血、益气、味甘，容易生湿聚痰，多食可以滋补身体，但也可使体重增加。

### ○鲢鱼——补气虚的食疗佳品

**【营养价值】** 鲢鱼别名白脚鲢、鲢子、鳊鱼、洋胖子。每100克含水分76.2克，蛋白质18.6克，脂肪4.8克，灰分1.2克，钙28.0毫克，磷167.0毫克，铁1.2毫克，硫胺素0.04毫克，维生素$B_2$0.21毫克，烟酸2.1毫克。

**【养生功能】** 鲢鱼性味甘、温。具有补脾健胃、除水散寒、舒肝解郁、滋润肌肤之功效；用于脾胃虚弱、大便溏泻、皮肤枯燥及脾胃气虚所致的纳少乳缺。

①鲢鱼刺少，肉质细嫩鲜美、易消化，对营养不良、身体虚弱及产后妇女有很好的食疗功效。

②鲢鱼肉含有的蛋白质、多种维生素、矿物质及氨基酸是人体必需的营养物质，鲢鱼入肺、脾经，对胃寒腹痛、肺寒咳嗽、皮肤粗糙无光泽均有治疗作用。

**【特别提醒】** ①肥胖者不宜多食鲢鱼。鲢鱼味甘补益，又温里开胃，多食使人肥胖，还可聚湿生痰。

②鲢鱼不宜与牛羊的油、肝或鹿肉一起食用。

### ○胖头鱼——可改善记忆力的食疗补品

**【营养价值】** 胖头鱼别名黑鲢、花鲢、松鱼、包头鱼等。每100克含水分83.3克，蛋白质15.3克，脂肪0.9克，灰分2.3克，磷430.0毫克，铁1.4毫克，硫胺素0.05毫克，维生素$B_2$0.35毫克，烟酸6.2毫克。

**【养生功能】** 胖头鱼性味甘、温。具有暖脾胃、壮筋骨之功效；用于脾胃虚弱、消化不良、食欲缺乏、腰膝酸痛、四肢肿胀等症。

①胖头鱼属高蛋白、低脂肪、低胆固醇鱼类，对心血管系统有保护作用。

②胖头鱼富含磷脂及可改善记忆力的垂体后叶素，特别是其头部的脑髓含量很高，经常食用，能暖胃、祛头眩、益智商、助记忆、延缓衰老。

③经常吃些胖头鱼还能起到润泽皮肤的美容作用。

**【特别提醒】** ①凡有瘙痒性皮肤病以及有内热、荨麻疹、癣病者应少食。

②胖头鱼食用过多容易引发疮疥。

### ○鳜鱼——鱼中上品

**【营养价值】** 鳜鱼又称桂鱼、石桂鱼、锦磷鱼、鳜豚等。鳜鱼蛋白质的含量比鲫鱼、武昌鱼、鲢鱼、鲤鱼、草鱼等淡水鱼的含量高；脂肪的含量在淡水鱼中仅次于鳗鱼和武昌鱼；还含有较多维生素A和烟酸，还有维生素E、硫胺素、维生素$B_2$等；无机盐中含有钙、磷、铁、锌、铜等。

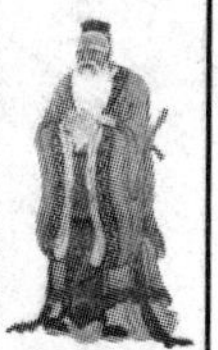

【养生功能】 鳜鱼性平，味甘。具有健脾胃、益气力之功效；用于肺结核羸瘦、气血不足、脾胃虚弱、食欲缺乏等症。

①鳜鱼具有补气益脾的滋补功效，鳜鱼富含各种营养成分，肉质细嫩，极易消化。对儿童、老人及体弱、脾胃消化功能不佳的人来说，吃鳜鱼既能补虚，又不必担心消化困难。

②鳜鱼肉的热量不高，而且富含抗氧化成分。对于贪恋美味、想美容又怕肥胖的女士是极佳的选择。

③吃鳜鱼有"杀痨虫"的作用，也就是说有利于肺结核病人的康复。

【特别提醒】 哮喘、咯血患者在发病期间应少吃鳜鱼。

### ○鲈鱼——益体安康的佳品

【营养价值】 鲈鱼又称花鲈、寨花、鲈板、四腮鱼等，俗称鲈鲛，与江鲥鱼、黄河鲤鱼、太湖银鱼并称为"四大名鱼"之一。据现代营养科学研究分析测定，每100克鲈鱼中含有水分77.7克，蛋白质18.6克，脂肪3.4克，灰分1.5克，维生素A19微克视黄醇当量，硫胺素0.03毫克，维生素$B_2$0.17毫克，烟酸3.1毫克，钾205毫克，钠144.1毫克，钙138毫克，镁37毫克，铁2毫克，锰0.04毫克，锌2.83毫克，铜0.05毫克，磷242毫克，硒33.06微克。

【养生功能】 鲈鱼性味甘、平，有小毒。具有益气健脾、止咳化痰之功效；用于慢性胃痛、脾虚泄泻、消化不良、小儿疳积、消瘦、妊娠水肿、胎动不安。

①鲈鱼具有补肝肾、益脾胃、化痰止咳之功效，对肝肾不足的人有很好的补益作用。

②鲈鱼还可治胎动不安、产后少乳等症。准妈妈和产后妇女吃鲈鱼是一种既补身又不会造成营养过剩而导致肥胖的营养食物，是健血补血、健脾益气和益体安康的佳品。

③另外，鲈鱼血中还有较多的铜元素。铜能维持神经系统的正常功能并参与数种物质代谢的关键酶的功能发挥。铜元素缺乏的人可食鲈鱼来补充。

【特别提醒】 ①鲈鱼肉质白嫩、清香，没有腥味，肉为蒜瓣形，最宜清蒸、红烧或炖汤。

②患有皮肤病及疮肿者禁忌食用鲈鱼。

### ○黄鱼——营养丰富的"家鱼"

【营养价值】 黄鱼别名黄花鱼、石头鱼、石首鱼、黄瓜鱼等，有大黄鱼和小黄鱼之分。每100克黄鱼中含蛋白质7.7克，脂肪2.5克，糖类0.8克，胆固醇86毫克，钙53毫克，磷174毫克，钾270毫克，钠120.3毫克，镁39毫克，42.57微克，还有少量的维生素A10微克视黄醇当量，维生素$B_1$0.03毫克，维生素$B_2$0.1毫克。

【养生功能】 黄鱼食性平，味甘、咸，归肾、胃经。具有开胃益气、填精、明目安神、调中止痢等功效；可治久病体虚、少气乏力、面黄肌瘦、目昏神倦、食欲不振等病症。

①黄鱼含有丰富的蛋白质、微量元素和维生素，对人体有很好的补益作用，对体质虚弱的中老年人来说，食用黄鱼会收到很好的食疗效果。

②黄鱼含有丰富的微量元素硒，能清除人体代谢所产生的自由基，能延缓衰老，并对各种癌症有防治功效。

③现代药理分析认为：黄花鱼中含17种氨基酸，是癌症患者理想的蛋白质食物；

鱼鳔中含高黏性的胶体蛋白和黏多糖,它对抑制癌症扩散有很好的疗效。

【特别提醒】 ①黄鱼是发物,哮喘病人和过敏体质的人应慎食。

②不能与中药荆芥同食。

### ○平鱼——名贵的海产经济鱼

【营养价值】 平鱼别名银昌、义鳊鱼、鲳鱼、婆子鱼、白昌等。每100克含水分70.6克,蛋白质15.6克,脂肪6.6克,灰分0.9克,钙33.0毫克,磷135毫克,铁0.9毫克,硫胺素0.01毫克,维生素$B_2$0.10毫克,烟酸0.8毫克。

【养生功能】 平鱼食性平,味甘,无毒。具有补胃、益血、充精之功效;适宜体质虚弱、阳痿早泄、脾胃亏虚、筋骨疼痛、足软无力、营养不良者食用。

①含有丰富的不饱和脂肪酸,有降低胆固醇的功效,对高血脂、高胆固醇的人来说是一种不错的鱼类食品。

②平鱼含有丰富的微量元素硒和镁,对冠状动脉硬化等心血管疾病有预防作用,并能延缓机体衰老,预防癌症的发生。

【特别提醒】 ①平鱼属于发物,有慢性疾病和过敏性皮肤病的人不宜食用。

②平鱼不宜与鞣酸多的水果同时食用。平鱼等鱼中含有丰富的蛋白质和钙元素,如与含鞣酸多的果品同食,不仅降低蛋白质的营养价值,且会生成新的不容易消化的物质,食后可引起恶心、腹痛、呕吐。

③中老年人不宜多食、偏食平鱼。这类鱼含蛋白质丰富,蛋白质摄入过多,多余的氨基酸便被机体转变为其他代谢产物从肾脏排出。排泄的氨基酸代谢产物越多,肾脏的负担越重,日久则会损害肾脏的功能。肾脏功能减退可导致早衰或诱发其他病变。

### ○鳝鱼——"水中人参"

【营养价值】 鳝鱼别名黄鱼、海蛇、黄鳝,为鳝鱼科动物黄鳝的肉体或全体。每100克含水分79.7克,蛋白质18.8克,脂肪0.9克,灰分1.0克,钙38.0毫克,磷150.0毫克,铁1.6毫克,硫胺酸0.02毫克,维生素$B_2$0.95毫克,烟酸3.1毫克。

【养生功能】 鳝鱼性味甘、温。具有补气血、强筋骨、祛风湿之功效;用于病后体弱、气血不足、风寒湿痹、产后恶露淋漓、下痢脓血及痔疮。

①鳝鱼的脂肪中DHA和卵磷脂含量丰富,卵磷脂是构成各器官组织细胞膜的主要成分,而且是脑细胞不可缺少的营养素。所以多吃鳝鱼可补脑。

②它所含的特种物质"鳝鱼素"能降低血糖和调节血糖,对糖尿病有较好的治疗作用,加之所含脂肪极少,因而是糖尿病患者的理想食品。

③鳝鱼含有的维生素A量高得惊人。维生索A可以增进视力,促进皮膜的新陈代谢。有人说"鳝鱼是眼药",过去患眼疾的人都知道吃鳝鱼有好处。

④常吃鳝鱼有很强的补益功能,特别是对身体虚弱、病后以及产后之人更为明显。它的血还可以治疗口眼歪斜。

【特别提醒】 ①不宜食用反复冷藏的鳝鱼。鱼肉类食物从超低温的冷冻状态到冰点以上的解冻状态,其细胞膜已经被严重破坏,如果再进行冷冻,已起不到保鲜作用。研究表明:反复冷冻的鱼肉中还会产生一种可怕的致癌物质β-二硝酸铵,冷冻的次数越多,生成该物质的浓度越高。

②鳝鱼不宜与鞣酸含量高的水果同食。鞣酸含量高的水果有葡萄、柿子、山楂、石榴、青果等。鳝鱼中含有丰富的蛋白质和钙等营养成分,蛋白质与鞣酸结合可生


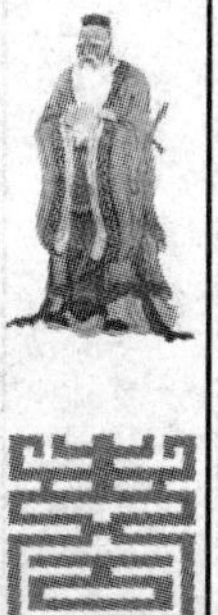

成鞣酸蛋白，鞣酸还可与鳝鱼中的钙结合成一种新的不易消化的物质，使鳝鱼的营养价值降低。

③禁忌吃死鳝鱼。鳝鱼体内含有一种叫组胺的物质，鳝鱼死后，很容易产生组胺。组胺是一种有毒的物质，人们吃了很容易引起中毒。

### 〇三文鱼——"水中珍品"

【营养价值】 三文鱼别名大马哈鱼，学名鲑鱼，是世界名贵鱼类之一。三文鱼营养丰富，每100克鲜三文鱼肉中含有蛋白质22.3克，脂肪4.1克，糖类0.1克，胆固醇54毫克，钙15毫克，磷260毫克，钾390毫克，钠53毫克，镁36毫克，锌1.8毫克，硒17.2微克，还有B族维生素和少量的叶酸、泛酸。

【养生功能】 三文鱼性平，味甘。具有滋补、利水、健胃之功效；用于消化不良、胸腹胀满、水肿等。

①三文鱼中含有丰富的不饱和脂肪酸，能有效降低血脂和血胆固醇，防治心血管疾病。

②所含的ω-3脂肪酸更是脑部、视网膜以及神经系统所必不可少的物质，有增强脑功能，防治老年痴呆症和预防视力减退的功效。在鱼肝油中该物质的含量更高。

③三文鱼能有效地预防诸如糖尿病等慢性疾病的发生、发展，具有很高的营养价值，享有"水中珍品"的美誉。

④鱼肝油中还富含维生素D等，能促进机体对钙的吸收利用，有利于生长发育。

【特别提醒】 ①新鲜三文鱼肉中有寄生虫，食用前一定要经过冷冻处理。

②切勿把三文鱼烧得过烂，只需把鱼做八成熟。这样既可保存三文鱼的鲜嫩，也可以去除人们不喜欢的鱼腥味。

### 〇鳗鱼——冬天进补的最好食品

【营养价值】 鳗鱼别名白鳝、蛇鱼、风鳗、白鳗、青鳝，为鳗鲡科动物鳗鲡的肉或全体。每100克含水分74.4克，蛋白质19.0克，脂肪7.8克，灰分3.0克，钙46.0毫克，磷70.0毫克，铁0.7毫克，维生素A23.4微克视黄醇当量，硫胺素0.06毫克，维生素$B_2$0.12毫克，烟酸2.4毫克，维生素C15.0毫克。

【养生功能】 鳗鱼性味甘、平。具有补虚损、祛风湿、杀虫之功效；用于肺结核潮热、风湿痹痛、病后体弱、精神困倦、赤白带下。

①鳗鱼富含多种营养成分，具有补虚养血、祛湿、抗结核等功效，是久病、虚弱、贫血、肺结核等病人的良好营养品。

②鳗鱼鱼体内含有一种很稀有的西河洛克蛋白，具有很好的强精壮肾的功效，是年轻夫妇、中老年人的保健食品。

③鳗鱼是富含钙质的水产品，经常食用，能使血钙有所增加，使身体强壮。

④鳗的肝脏含有丰富的维生素A，是夜盲人的优良食物。

【特别提醒】 ①有支气管哮喘、皮肤瘙痒症、癌症、红斑狼疮等痼疾宿病者不宜食用鳗鱼。

②不宜食用未烧煮熟透的鳗鱼。鱼体中常带有寄生虫，一旦食用未烧煮熟透的鳗鱼，容易感染寄生虫病，出现食欲不振等症状。

### 〇泥鳅——益气壮阳的水生佳品

【营养价值】 泥鳅别名鳅鱼、广鳅鱼、鳅，为鳅科动物泥鳅的肉和全体。每100克含水分73.5克，蛋白质22.6克，脂肪2.9克，灰分2.2克，钙51.0毫克，磷154.0

毫克，铁 3.0 毫克，硫胺素 0.08 毫克，维生素 $B_2$0.16 毫克，烟酸 5.0 毫克，维生素 A2.1 微克视黄醇当量。

**【养生功能】** 泥鳅性味甘、平。具有补中气、祛湿邪之功效；用于糖尿病及阳痿、早泄、腰膝酸软、盗汗、自汗、痢疾等。

①泥鳅中含有的铁和钙元素高于一般的鱼类，经常食用对小儿软骨病、老年性骨折、骨质疏松、跌打损伤以及妇女气血不调等症大有裨益。

②泥鳅中还含有一种类似廿碳戊烯酸的不饱和脂肪酸的特殊物。有利于人体抵抗血管老化，对各类心血管疾病均有一定疗效。

③据科学报道，泥鳅还是一种保肝药。将泥鳅焙干后，再研成粉，内服，对于促使肝炎黄疸消退及转氨酶下降效果比较明显，尤以急性肝炎更为显著；而对于肝功能等的恢复，也比一般保肝药物为快；或对于迁延性和慢性肝炎的肝功能也有较明显的改善作用。

④泥鳅体内也含有西河洛克蛋白质，它有强精益肾、治疗阳痿的功效。

**【特别提要】** 禁忌阳盛、遗精、早泄者多食泥鳅。泥鳅为发物，容易卒中起火。

**〇甲鱼——抗癌珍膳的大补之物**

**【营养价值】** 甲鱼别名鳖、元鱼、团鱼、王八，为鳖科动物。每 100 克含水分 79.3 克，蛋白质 17.3 克，脂肪 4.0 克，灰分 0.7 克，钙 15.0 毫克，磷 94.0 毫克，铁 2.5 毫克，硫胺素 0.62 毫克，维生素 $B_2$0.73 毫克，烟酸 3.7 毫克。

**【养生功能】** 甲鱼性平，味甘。具有滋阴、补虚、凉血、软坚、抗癌的功能；适宜体质衰弱、肝肾阴虚、骨蒸劳热、营养不良、肺结核、低烧不退、慢性肝炎、肝硬化腹水、肝脾肿大、糖尿病、肾炎水肿、癌症、干燥综合征、高血脂、动脉硬化、冠心病、高血压、低蛋白血症、脚气病患者食用。

①甲鱼肉及提取物能有效地预防和抑制肝癌、胃癌、急性淋巴性白血病，并用于防治因放疗、化疗引起的虚弱、贫血、白细胞减少等症。

②甲鱼的背甲，药材名称为鳖甲，用它熬制的胶，称为鳖甲胶，有益阴、益肾、健胃、除热、散结、消痞等功效，能够散淤血，调月经、消脾肿、除痨热。鳖甲胶能补肾滋阴，适用于肾亏、虚弱、头晕、遗精等症。现代研究表明：鳖甲有抑制结缔组织增生，提高血浆蛋白，并有消肿块的作用，可增强肿瘤病人机体的抵抗力。甲鱼头、甲鱼血等均可用药。

③日本东京大学药学系的斋藤洋教授等人研究证实，常食甲鱼有助于消除疲劳。因此，他认为，从事繁重体力劳动、剧烈体育运动和用脑过度者，感到疲劳时，可适当食甲鱼，既可补充营养，又能很快消除疲劳，有利于身体健康。

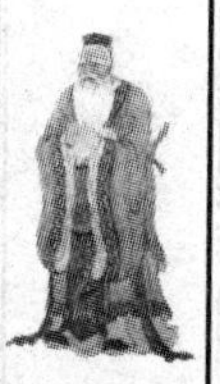

**【特别提醒】** ①肝炎病人不宜多吃甲鱼。肝炎病人肝脏消化吸收机能比正常人大大减弱，甲鱼含有丰富的蛋白质，肝炎病人多吃甲鱼，不但难以消化吸收，还加重肝脏负担，使不易消化的食物在肠道内腐败，引起腹胀、恶心、呕吐等症状，严重者还可能使肝细胞大量坏死，血清胆红素剧增，体内有毒血氮难以排出，诱发肝性脑病，甚至死亡。因此，消化系统等疾病患者，尤其是肝炎及热病患者不宜多吃甲鱼。

②肠胃功能虚弱、消化不良的人应慎吃，尤其是患有肠胃炎、胃溃疡、胆囊炎等消化系统疾病者不宜食用。

③失眠、孕妇及产后泄泻也不宜食，以免吃后引发胃肠不适等症或产生其他副作用。

④时下盛行的生甲鱼血和胆汁配酒,会使饮用者中毒或罹患严重贫血症。

**○鲨鱼——补虚壮腰的海珍**

**【营养价值】** 鲨鱼别名鲛鱼、魂雷鱼、鳆鱼、鲸鲨等,为皱鲨科动物百斑星鲨或其他鲨鱼。每100克中含热量494千焦,蛋白质22.2克,脂肪3.2克,维生素A21微克视黄醇当量,维生素$B_1$0.01毫克,维生素B0.05毫克,烟酸3.1毫克,维生素E0.58毫克,钙41毫克,磷212毫克,钾285毫克,钠102.2毫克,镁30毫克,铁0.9毫克,锌0.73毫克,硒57.02毫克,铜0.06毫克,锰0.03毫克。

**【养生功能】** 鲨鱼性平,味甘、咸,入脾、胃二经。具有补益五脏、消肿祛淤、清热解毒、舒络止痛的功效;用于小儿腹泻、烧烫伤、痛经、夜盲症、外痔、头痛、疮毒等。

①科学家发现在所有动物中,鲨鱼是唯一不会生癌的动物。而多项研究也发现鲨鱼制品也确实对癌细胞有一定的抑制作用。除了癌症以外,对于许多发炎性及自体免疫性疾病伴随着血管异常增生的情况,如风湿性关节炎、干癣、红斑性狼疮等皆有明显的改善效果。

②鱼翅除含有多种蛋白,如软骨黏蛋白、胶原和软骨硬化蛋白等,还含有降血脂、抗动脉硬化及抗凝成分。如患有冠心病,每天服用一些鱼翅粉可有防治作用。

③鲨鱼肝是提取鱼肝油的主要来源,鱼肝油能增强体质,助长发育,健智益脑,帮助钙、磷吸收,增加对传染病的抵抗力,用于婴幼儿及儿童成长期补充维生素A、维生素D及DHA。它还能预防眼干燥症、夜盲症和佝偻病。本品也适用于孕妇、乳母补充维生素A、维生素D及DHA,有利于胎儿、婴儿健康成长和大脑发育。

**【特别提醒】** ①干品鱼翅含蛋白质高达83.5%,但由于缺少色氨酸,属不完全蛋白质,吃了以后对人体不能发挥作用。一般禽畜肉和虾、蟹等,都含有较多色氨酸,与鱼翅相配,则既赋予鲜美之味,又弥补缺少色氨酸之缺憾。

②不能大剂量或长期过量服用鱼肝油,否则会引起中毒。

**○虾——营养丰富的佳品**

**【营养价值】** 虾别名大红虾、红虾、龙虾、明虾,为肢节动物对虾科对虾。每100克含水分77.0克,蛋白质20.6克,脂肪0.7克,糖类0.2克,灰分1.5克,钙35.0毫克,磷150.0毫克,铁0.1毫克,维生素A108微克视黄醇当量,硫胺素0.01毫克,维生素$B_2$0.1毫克,烟酸1.7毫克。

**【养生功能】** 虾食性温,味甘、咸。功用为补肾壮阳、通乳;主治阳痿、乳汁不下、丹毒、痈疽、脓疮。对于肾阳不足、虚寒、阳痿早泄、体虚乏力、产后气血虚弱、乳汁缺乏者,均为食疗佳品。

①虾营养极为丰富,含蛋白质是鱼、蛋、奶的几倍到几十倍;还含有丰富的钾、碘、镁、磷等微量元素及维生素A、氨茶碱等成分,且其肉质和鱼一样松软,易消化,不失为老年人食用的营养佳品,对健康极有裨益;对身体虚弱以及病后需要调养的人也是极好的食物。

②日本大阪大学的科学家最近发现,虾体内的虾青素有助于消除因时差反应而产生的"时差症"。

③虾皮有镇静的作用,常用来治疗神经衰弱、自主神经功能紊乱等症。尤其值得一提的是,老年人常食虾皮,可预防自身因缺钙所致的骨质疏松症;老年人的饭菜里放一些虾皮,对提高食欲和增强体质都很有好处。

④镁对心脏活动具有重要的调节作用,能很好地保护心血管系统,它可减少血

液中胆固醇含量,防止动脉硬化,同时还能扩张冠状动脉,有利于预防高血压及心肌梗死。虾中含有丰富的镁,经常食用可以补充镁的不足。

【特别提醒】 ①虾肉不宜与辣椒、番茄等富含维生素 C 的蔬菜搭配食用。虾肉含有微量元素砷,在体内主要是以五价砷状态存在,一般食用对人体并无毒害性。如遇到维生素 C,由于维生素 C 是烯醇式结构的物质,具有还原性,五价砷被其还原为三价砷,即"砒霜",有剧毒,能危及人的生命。

②对虾有变态反应者,以及急性炎症、面部痤疮、各种皮肤病、痛风症和高血压患者禁忌食用虾。虾有营养强壮作用,为开胃美食,但虾为发物,含异性动物蛋白,故能卒中,发疮疥。

### ○蟹——清热味美的席上珍品

【营养价值】 螃蟹分为海蟹和河蟹两类。螃蟹别名蟹、毛蟹、稻蟹、清水蟹。每 100 克螃蟹肉含水分 71.0 克,蛋白质 14.0 克,脂肪 5.9 克,糖类 7.4 克,灰分 1.8 克,钙 129.0 毫克,磷 145.0 毫克,铁 13.0 毫克,维生素 A1.8 毫克视黄醇当量,硫胺素 0.03 毫克,维生素 $B_2$0.71 毫克,烟酸 2.7 毫克。

【养生功能】 蟹肉味咸,性寒。具有养阴清热、活血疗伤的作用;适合用于高血压、筋骨损伤、疥癣、漆疮、烫伤、跌打损伤、黄疸性肝炎、急性咽炎等病患者食用或外用。

①近年来研究发现,螃蟹还有抗结核作用,吃蟹对结核病的康复大有裨益。一般认为,药用以淡水蟹为好,海水蟹只可供食用。

②渔民中如果有人患上水肿病,没有胃口,吃不下饭的,可将蟹切成块,煲粥吃。据说吃了这些用蟹煲的粥,可以增进食欲,水肿症状也可以消除。

③蟹不但可以食用,也可以外用治疗外伤疾患,如跌打损伤、筋骨断裂,或者跌撞淤血肿痛;也可以用两只蟹(最好是河蟹),用水洗净蟹上的污泥,捣烂,然后加入适量的烧酒伴和,敷于伤患处,再加以包扎,更换几日,即可痊愈。

【特别提醒】 ①不宜食用死螃蟹,特别是死河蟹。螃蟹本无毒性,但因螃蟹以水中动物腐尸等为食,胃肠内细菌较多,死后极易变质腐败,故食用应以鲜活者为宜。

②慢性胃炎、慢性肠炎、消化不良者禁忌多食螃蟹。螃蟹性寒凉,多食可加重消化系统慢性疾病的病症,使食少、脘冷、腹满、溏便等脾胃虚寒之症加重。

③心血管病人禁忌多食用螃蟹。因为螃蟹含胆固醇甚多,患有冠心病、动脉粥样硬化症、原发性高血压、高脂血症的患者食用螃蟹则会加重心血管病的发展。

④禁忌吃生螃蟹。螃蟹是在江河湖泽的淤泥中生长的,以动物尸体或腐殖质为食,它的体表及胃肠道中布满了各种细菌。因此,食用前应洗净,蒸熟透后再食用。

### ○蛤蜊——天下第一鲜

【营养价值】 蛤蜊别名沙哈、沙蜊、吹潮,为蛤蜊科四角蛤蜊的肉。每 100 克含水分 80.0 克,蛋白质 10.8 克,脂肪 1.6 克,糖类 4.6 克,灰分 3.0 克,钙 37.0 毫克,磷 82.0 毫克,铁 14.2 毫克,维生素 A120 微克视黄醇当量,硫胺素 0.03 毫克,维生素 $B_2$0.15 毫克,烟酸 1.7 毫克。此外,每千克蛤蜊肉内尚含碘 2400 微克。

【养生功能】 蛤蜊性味甘、咸,平。具有滋阴益精、清肝明目之功效;用于肾阴亏虚、心烦口渴、目赤肿痛、夜卧不宁。

①人们在食用蛤蜊以及贝类食物后,常有一种清爽宜人的感觉,这对解除一些烦恼症状无疑是有益的。

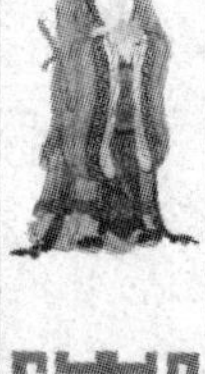

②蛤蜊肉以及贝类软体动物中，含有一种具有降低血清胆固醇作用的代尔太7－胆固醇和24－亚甲基胆固醇，它们兼有抑制胆固醇的肝脏合成和加速排泄胆固醇的独特作用，从而使体内胆固醇下降。它们的功效比常用的降胆固醇的药物谷固醇更强。

【特别提醒】 ①蛤蜊等贝类本身极富鲜味，烹制时千万不要再加味精，也不宜多放盐，以免鲜味反失。

②不要食用未熟透的贝类，以免传染上肝炎。

③蛤蜊不宜与含鞣酸多的水果同时食用。蛤蜊含有丰富的蛋白质和钙，与鞣酸较多的水果同食将会使所含的蛋白质和钙与鞣酸产生新的不易消化的物质，刺激胃肠，引起腹部不适，出现腹痛、恶心、呕吐等症状。

**〇海螺——医食兼备的"盘中明珠"**

【营养价值】 海螺别名项头螺、海窝窝、海牛牛等，为骨螺科动物红螺或其他海产类的新鲜肉。每100克海螺鲜肉内含有水分68.8克，蛋白质10.2克，脂肪0.9克，灰分2.6克，糖类7.6克，维生素A50微克视黄醇当量，维生素$B_2$0.46毫克，钾17.9毫克，钠219.6毫克，钙539毫克，镁191毫克，铁5.3毫克，锰0.34毫克，锌3.34毫克，铜0.05毫克，磷152毫克，硒74.78微克，烟酸0.2毫克。

【养生功能】 海螺性平，味甘。具有滋阴补气、清热明目、利水通淋等功效；用于目赤、黄疸、脚气、痔疮等症。

如果天气过于干燥，人体的内脏器官、腺体器官、腺体组织往往亦会受到影响而发生燥涸不适的问题，尤其是身体有"阴虚阳亏"的人，一遇到干燥气候，即见口苦唇焦、皮肤干燥，内脏总觉得闷热，整日想吃凉冻之品，但若稍微食用冷饮多一些，胃肠就受不了，不但终日口渴，甚至引起诸多不良问题。身体有此种情况者，用海螺瘦肉汤来调理最为合适，因为海螺能清肝润肺、滋养内脏。气虚削弱，或患有贫血症的衰弱者，可用海螺煲汤作为食疗品，对身体也很有帮助。沿海渔家妇女因产后即随船出海捕鱼，风吹日晒，欠缺补养，又不懂调理，染上咳症，日日阴干，甚至咯血，用各种药物治疗都很难治愈，如加以海螺瘦肉汤作为辅助疗品，便会有明显疗效，精神体力都可恢复，饮食也增加，咳嗽也日渐减轻。此后如能经常用海螺煲汤饮，便不致再患阴虚咳嗽了。身体有阴虚问题的妇女，不但肢体疲倦，面色萎黄，还可能长流白带，经常觉得头晕，宫冷不育。调理此种阴虚，以新鲜的海螺或生螺肉干作为食疗品最为适宜，可避免腻滞胃肠之弊。但要注意，伤风感冒未愈，不宜饮海螺汤。

【特别提醒】 禁忌脾胃虚寒、大溏便泻者食用海螺。

**〇牡蛎——营养丰富的"海洋牛奶"**

【营养价值】 牡蛎别名牡蛤、蛎蛤、蠔、海蛎子皮、左壳，为牡蛎科近江牡蛎等的肉。每100克肉中含水分80.5克，蛋白质11.3克，脂肪2.3克，糖类4.3克，灰分1.6克，钙118.0毫克，磷178.0毫克，铁3.5毫克，维生素A40微克视黄醇当量，维生素$B_1$0.11毫克，维生素$B_2$0.19毫克，烟酸1.6毫克。

【养生功能】 牡蛎食性微寒，味甘、咸。具有滋阴、养血、补五脏、活血、充饥的功能；适宜体质虚弱、肺门淋巴结核、颈淋巴结核、瘰疬、阴虚烦热失眠、心神不安、糖尿病、干燥综合征、高血压、动脉硬化、高脂血症、妇女更年期综合征、孕期，以及癌症患者放疗、化疗后食用。牡蛎不仅是一种不可多得的抗癌海产品，而且还可以作为美容食品食用。

①现代医学研究表明，牡蛎提取物有明显抑制血小板聚集的作用，不仅能降低高血脂病人的血脂含量，有利于胰岛素的分泌和利用，还能使恶性肿瘤细胞对放射线敏感性增强，并对其生长有抑制作用。

②牡蛎中所含丰富的牛磺酸有明显的保肝利胆作用，这也是防治孕期肝内胆汁淤积症的良药。牡蛎中所含的丰富微量元素和糖原，对促进胎儿的生长发育、治疗孕妇贫血和对孕妇的体力恢复均有好处。

③牡蛎还含有维生素 $B_{12}$ 这是一般食物所缺少的，维生素 $B_{12}$ 中的钴元素是预防恶性贫血所不可缺少的物质，因而牡蛎又具有活跃造血功能的作用。

④牡蛎中所含的蛋白质中有多种优良的氨基酸，这些氨基酸有解毒作用，可以除去体内的有毒物质，其中的氨基乙磺酸又有降低胆固醇浓度的作用，因此可预防动脉硬化。

**【特别提醒】** 患有急慢性皮肤病者，以及脾胃虚寒、慢性腹泻溏便者禁忌食用牡蛎。

### ○海参——防老抗癌的海里人参

**【营养价值】** 海参又名刺参、海鼠、海瓜，是一种名贵海产动物，因补益作用类似人参而得名，为刺参科动物刺参或其他种海参的全体。海参营养丰富，每 100 克鲜海参中含有水分 77.2 克，蛋白质 16.6 克，脂肪 0.3 克，灰分 3.7 克，糖类 0.9 克，硫胺素 0.03 毫克，维生素 $B_2$ 0.05 毫克，钙 28.5 毫克，钾 43. 毫克，钠 502.9 毫克，镁 149 毫克，铁 13.2 毫克，锰 0.76 毫克，锌 0.63 毫克，铜 0.05 毫克，磷 28 毫克，硒 63.93 微克，烟酸 0.01 毫克。

**【养生功能】** 海参入药，具有相当高的药用价值。中医学认为，海参性味甘、温、微咸。功能补肾壮阳、益气滋阴、通肠润燥、止血消炎；适用于治疗肾虚所致的阳痿、早泄遗精、小便频多及各种失血后的贫血，亦可用于治疗催乳和水肿、外伤出血、肠燥便秘、肺结核、神经衰弱等病症。

①海参在组成成分上有一定特点，即含胆固醇低，脂肪含量相对少，是典型的高蛋白、低脂肪、低胆固醇食物，对高血压、冠心病、肝炎等病人及老年人堪称食疗佳品，常食对治病强身很有益处。

②海参含有硫酸软骨素，有助于人体生长发育，能够延缓肌肉衰老，增强机体的免疫力。

③最近美国的研究学者从海参中萃取出一种特殊物质——海参毒素，这种化合物能够有效抑制多种真菌及某些人类癌细胞的生长和转移。食用海参对再生障碍性贫血、糖尿病、胃溃疡等均有良效。

④海参营养丰富，它含有较多糖类、矿物质和多种氨基酸，很适合肾炎、癌症、手术后失血过多的病人等食用。常食海参能够促进生血，恢复元气，海参煮食可防止宫颈癌放射治疗的直肠反应，对卒中所致的痉挛性麻痹也有一定辅助治疗作用。

**【特别提醒】** ①海参不宜与柿子、石榴、葡萄、青果等水果一起食用。因为这些水果含有较多的鞣酸，若和富含蛋白质和钙的海参同时食用，不仅会导致蛋白质凝固，造成消化吸收困难，还会出现腹痛、恶心、呕吐等症状。

②海参性滑利，脾胃虚弱、痰多便溏者勿食。

### ○海蜇——降压镇咳的凉拌菜

**【营养价值】** 海蜇别名石镜、水母、海蛇、白皮子，碗口部俗称海蜇头，伞部俗称海蜇皮。每100克含水分65.0克,蛋白质12.3克,脂肪0.1克,糖类3.9克,灰分18.7克,钙182毫克,铁9.5毫克,硫胺素0.04毫克,维生素$B_2$0.04毫克,烟酸0.2毫克。

【养生功能】 海蜇的性味咸、平。具有清热解毒、润肺化痰、软坚散结、消肿降压之功效;用于高血压、矽肺及痰嗽、哮喘、痞积胀满、大便秘结。

①海蜇含有人体需要的多种营养成分,尤其含有人们饮食中所缺的碘,是一种重要的营养食品。

②它含有类似乙酰胆碱的物质,能扩张血管,降低血压;所含的甘露多糖胶质对防治动脉粥样硬化有一定功效。

③海蜇能软坚散结、行淤化积、清热化痰,对气管炎、哮喘、胃溃疡、风湿性关节炎等疾病有益,并有防治肿瘤的作用。

【特别提醒】 ①海蜇不宜和含果酸较多的食物同时食用。海蜇含有较丰富的蛋白质,若和含果酸较多的水果同时食用,不利于蛋白质的消化吸收,还会引起腹胀等胃肠道不适症状。

②新鲜海蜇不宜食用。因为新鲜的海蜇含水多,皮体较厚,还含有毒素,只有经过食盐加明矾腌渍3次(俗称三矾),使鲜海蜇脱水3次,才能让毒素随水排尽。

### ○鱿鱼——补虚润肤的海产品

【营养价值】 鱿鱼,也称柔鱼、枪乌贼,营养价值很高,是名贵的海产品。每100克鱿鱼肉中含蛋白质60.1克,脂肪4.7克,糖类7.9克,胆固醇638毫克,钙62毫克,磷393毫克,钾1130毫克,钠965.3毫克,镁0.6毫克,锌4.98毫克,硒155.6微克,还含有维生素$B_2$0.13毫克,维生素$B_{12}$0.3微克,烟酸1.9毫克。

【养生功能】 鱿鱼性寒,味甘、咸。具有滋养胃、补润肌肤的功效;适用于温经、止带、女子血枯经闭、赤白带下等症。

①鱿鱼中含有丰富的钙、磷、铁元素,对骨骼发育和造血十分有益,可预防贫血。

②鱿鱼除了富含蛋白质及人体所需的氨基酸外,还是含有大量牛磺酸的一种低热量食品,可抑制血中的胆固醇含量,预防成人病,缓解疲劳,恢复视力,改善肝脏功能。其含的多肽和硒等微量元素有抗病毒、抗射线作用。

【特别提醒】 ①鱿鱼须熟透后再食,皆因鲜鱿鱼中有一种多肽成分,若未煮透就食用,会导致肠运动失调。

②鱿鱼含胆固醇较多,故高血脂、高胆固醇血症、动脉硬化等心血管疾病及肝病患者应慎食。

### ○鲍鱼——海味珍品之冠

【营养价值】 鲍鱼为腹足纲鲍科单壳贝类。其肉质细嫩,味道鲜美,营养丰富。每100克鲍鱼肉含蛋白质40.0克,脂肪0.9克,糖类33.7克,尚含有多种维生素和矿物质。鲍鱼壳含精氨酸、甘氨酸、丙氨酸等20多种氨基酸,还含有碳酸钙、胆壳素、壳角质等成分。药用称为石决明。

【养生功能】 鲍鱼性平,味甘、咸。具有滋阴、清热、益精、明目的功能;适宜阴虚之人骨蒸劳热、肺结核干咳无痰、手足心热、妇女阴虚内热、月经过多、白带多、更年期综合征、青光眼、夜盲症、白内障、久病体虚、阴精亏损、癌症、高血压、高脂血症租甲亢者食用。

①鲍鱼本身营养价值极高,鲍鱼含有丰富的球蛋白。由于是深海生物,具有滋

阴补养功效，中医认为它是一种补而不燥的海产品，吃后没有牙痛、流鼻血等副作用，多吃也无妨。

②医学研究证明，鲍鱼有抗肿瘤的作用。鲍鱼多糖能明显增强小鼠腹腔巨噬细胞的吞噬功能和迟发型超敏反应。鲍鱼多糖可能通过激活巨噬细胞及T细胞，直接或间接地促进细胞毒因子的释放，杀伤肿瘤细胞，从而抑制肿瘤细胞的生长，发挥其抗肿瘤作用。

【特别提醒】 ①痛风患者及尿酸高者不宜吃鲍肉，只宜少量喝汤。

②虽然鲍鱼人人爱吃，但感冒发烧或阴虚喉痛的人不宜食用。

### ○蜗牛——味鲜可口的世界名菜

【营养价值】 蜗牛也叫水牛儿，与鱼翅、干贝、鲍鱼并列为世界四大名菜。每100克蜗牛肉中含蛋白质23克，脂肪0.26克，糖类0.6克，胆固醇39毫克，钙15毫克，铁1.8毫克，磷114毫克，钾78毫克，钠33毫克，铜0.05毫克，镁9毫克，锌1.88毫克，硒3.45微克，还有少量的维生素A、B族维生素等。

【养生功能】 蜗牛性寒，味咸，有小毒。具有清热解毒、利尿消肿之功效；用于淋巴结结核、慢性淋巴结炎、小便不畅及营养性贫血。

①蜗牛肉蛋白质含量高于牛羊猪肉，而脂肪又大大低于牛羊猪肉，而且含有各种矿物质和维生素，营养价值极高。对于那些体质虚弱、营养不良及久病体弱者，食用蜗牛是有效的食疗方法。

②蜗牛含有各种生物催化剂——酶，能帮助人体消化各种不易消化的食物。经常消化不良、胃肠功能较弱的人以及有食积的人食用蜗牛，不但容易消化，还能化积除滞。

③蜗牛肉在法国和非洲很受欢迎，因为它含有的谷氨酸和天冬氨酸具有增强人体脑细胞活力的功能。

【特别提醒】 ①冬眠期的蜗牛体内黏液差不多已排尽，食之无妨；但对于夏、秋季节，以及温室中的蜗牛，不能立即食用，要让它们空腹数日排净黏液后才能食用。

②蜗牛与螃蟹同食，有的人可能会发荨麻疹。

## 五、果实类养生保健功能

### ○苹果——全方位的健康水果

【营养价值】 苹果别名柰、柰子、频婆、超丸子，为蔷薇科植物苹果的果实。苹果营养丰富。据现代营养学家们的测定，每100克苹果中含有蛋白质0.4克，脂肪0.5克，糖类13克，粗纤维1.2克，维生素A0.08毫克视黄醇当量，维生素$B_1$0.01毫克，维生素$B_2$0.01毫克，钾110毫克，钙11毫克，镁8.1毫克，磷9毫克，铁0.3毫克，氯0.8毫克，烟酸0.1毫克。

【养生功能】 苹果性凉，味甘。具有润肺生津、解暑除烦、开胃润肠之功效；用于暑热烦渴、口腔糜烂、便秘、面色无华等。

①苹果是心血管的保护神、心脏病患者的健康水果。

②吃较多苹果的人远比不吃或少吃苹果的人得感冒机会要低。所以，有的科学家和医师把苹果称为“全方位的健康水果”或称为“全科医生”。现在空气污染比较

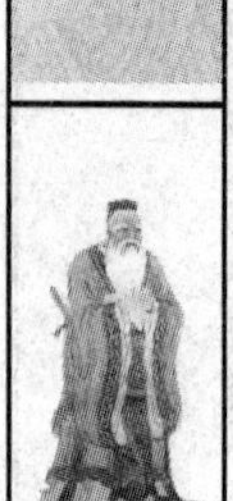

严重,多吃苹果可改善呼吸系统和肺功能,保护肺部免受污染和烟尘的影响。

③苹果中的胶质和微量元素铬能保持血糖的稳定,所以苹果不但是糖尿病患者的健康小吃,而且是一切想要控制血糖水平的人必不可少的水果。并且它还能有效地降低胆固醇。

④苹果除含有对大脑有益的多种维生素、矿物质、脂肪、糖等营养成分外,还含有较多的锌元素。试验发现,儿童摄入锌不足,可严重影响智力和记忆力,使学习成绩下降;另外,苹果中的胡萝卜素,被人体吸收后可转化成维生素 A 成分,能促进人体的生长发育。

⑤苹果中含有一种分裂原物质,可促进淋巴细胞分裂,提高淋巴细胞数量,诱生 R 型干扰素,这对防治癌症有意义;另外,苹果中含有大量的纤维素物质,可降低肠道内胆固醇的含量,使排便量增加,从而减少直肠癌的发生。

**【特别提醒】** ①不宜食用过多的苹果。苹果性属寒凉,又味甘助湿,多食可损伤脾胃,导致腹满泄泻。另据研究表明,过量食用苹果会导致体内维生素 C 大量蓄积并产生草酸。草酸和汗液混合排出,反会损伤皮肤,使皮肤变得粗糙,故具有美容作用的苹果多食则有相反的作用。

②胃肠炎患者禁忌多食苹果。苹果寒凉而润,胃肠炎患者多食可以导致脘满腹泻、口中泛酸、肠鸣阵作等症。

### ○梨——天然的矿泉水

**【营养价值】** 梨别名果宗、玉乳、蜜父、雪梨等,为蔷薇科植物白梨、沙梨、秋子梨等的果实。每 100 克梨中含有水分 82.4 克,蛋白质 0.6 克,脂肪 0.2 克,灰分 0.3 克,糖类 11.4 克,粗纤维 5.1 克,维生素 A0.01 毫克视黄醇当量,维生素 $B_1$0.02 毫克,胡萝卜素 0.01 毫克,维生素 C4 毫克,钙 5 毫克,钾 135 毫克,钠 0.7 毫克,镁 10.2 毫克,磷 6 毫克,铁 0.2 毫克,烟酸 0.2 毫克。

**【养生功能】** 梨性味甘、寒。具有清热解酒、润肺止咳、化淤、生津止渴之功效;用于热病伤津烦渴、肺热咳嗽、糖尿病、高血压及肠燥便秘。

①梨具有降低血压、养阴清热的功效。患高血压、心脏病、肝炎、肝硬化的病人,经常吃些梨大有益处。

②煮熟的梨有助于肾脏排泄尿酸和预防痛风、风湿病和关节炎。

③梨具有润燥消风、醒酒解毒等功效。在秋季气候干燥时,人们常感到皮肤瘙痒、口鼻干燥,有时干咳少痰,每天吃一两个梨可缓解秋燥,有益健康。

④据研究,梨能防止动脉粥样硬化,抑制致癌物质亚硝胺的产生,防治癌症。

**【特别提醒】** ①慢性胃炎、慢性肠炎、胃肠功能紊乱、慢性肝炎、消化不良、肝硬化患者禁忌多食生梨。多食易损伤脾胃而令人腹中寒,可以加重消化系统慢性疾病的病情。

②产后、痛经者禁忌多食生梨。梨性寒凉涩血,多食有碍中气之运行,并能够带气涩血,增加产后、行经的疼痛。

### ○桃——天下第一果

**【营养价值】** 桃又叫山桃、毛桃、白桃等。为蔷薇科植物桃或山桃的果实。桃含有丰富的营养,每 100 克鲜桃中含蛋白质 0.8 克,脂肪 0.1 克,灰分 0.5 克,糖类 7 克,粗纤维 4.1 克,磷 20 毫克,铁 1 毫克,钾 252 毫克,钠 0.7 毫克,镁 12.9 毫克,氯 2.2 毫克,胡萝卜素 0.01 毫克,硫胺素 0.01 毫克,维生素 $B_2$0.02 毫克,维生素 C6 毫克，烟酸0.7毫克。

【养生功能】 桃性热，味甘、酸。具有补心、解渴、充饥、生津的功效；用于低血糖、口干饥渴、低血钾、缺铁性贫血、肺病、肝病等。

①桃有补益气血、养阴生津的作用。可用于大病之后，气血亏虚，面黄肌瘦，心悸气短者。

②桃的含铁量较高，是缺铁性贫血病人的理想辅助食物。

③桃仁有活血化淤、润肠通便作用，可用于闭经、跌打损伤等的辅助治疗。桃仁提取物有抗凝血作用，并能抑制咳嗽中枢而止咳。同时能使血压下降，可用于高血压病人的辅助治疗。

【特别提醒】 ①孕妇不宜食用桃子。

②腹胀、发热者禁忌多食桃子。桃子性偏热，多食助热壅气，令人腹胀。

③功能性子宫出血者禁忌多食桃子。桃子性味甘温，活血消积，多食可以通行经血，加重出血之势。

### 〇杏——开胃生津的佳果

【营养价值】 杏别名杏果、杏子、甜梅，为蔷薇科植物杏或山杏的果实。杏的营养丰富。据现代营养科学研究分析，在每100克（鲜杏）中含有水分89.5克，蛋白质1.2克，脂肪0.1克，灰分0.4克，糖类7.8克，膳食纤维1.3克，胡萝卜素453微克，硫胺素0.02毫克，维生素$B_2$0.03毫克，维生素C7.5毫克，钙27毫克，磷14毫克，铁0.6毫克，钾226毫克，锰0.06毫克，锌0.2毫克，铜0.11毫克，磷15毫克，硒0.2微克，烟酸0.6毫克。

【养生功能】 杏性味酸、甘，温。具有润肺镇咳、平喘、生津止渴、抗癌之功效；用于肺燥喘咳、心烦口渴及肺结核，并试用癌症。

①未熟果实中含类黄酮较多。类黄酮有预防心脏病和减少心肌梗死的作用。因此，常食杏脯、杏干，对心脏病患者有一定好处。

②杏是维生素$B_{17}$含量最为丰富的果品，而维生素$B_{17}$又是极有效的抗癌物质，并且只对癌细胞有杀灭作用，对正常健康的细胞无任何毒害。南太平洋上的岛国斐济是世界上独一无二的“无癌之国”。该国盛产杏果，人们都喜欢吃。据调查，该国未曾出现死于癌症者，而且居民的寿命都很长，素有“长寿国”之称。据科学分析，经常吃杏可能是斐济人无癌长寿的主要原因之一。

③杏仁还含有丰富的维生素C和多酚类成分，这种成分不但能够降低人体内胆固醇的含量，还能显著降低心脏病和很多慢性病的发病危险性。

④杏仁富含维生素E，有美容功效，能促进皮肤微循环，使皮肤红润光泽。

⑤现代医学最新研究表明，杏仁虽然是高脂肪食品，但它所含的脂肪均为不饱和脂肪，能降低人体中胆固醇的含量，且它的精氨酸含量非常丰富，能提高机体抗疾病的能力。它含有的维生素E成分也非常高，有抗衰老、增强体质的功能。国外有一个组织自称“第七日耶稣再生论者”（一个致力于饮食健康的组织），它在1992年进行了一次详细的调查研究，发现每周进食杏仁5次以上的冠心病患者，比根本不吃杏仁的，发病率要低50%。

【特别提醒】 ①杏虽好吃但不可食之过多。因为其中苦杏仁苷的代谢产物会导致组织细胞窒息，严重者会抑制中枢，导致呼吸麻痹，甚至死亡。但是，加工成的杏脯、杏干，有害的物质已经挥发或溶解掉，可以放心食用。



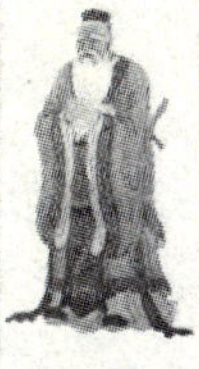

②不宜过多食用杏子。因为杏子含有非常丰富的酸性物质,因而具有强烈的酸性,能够中和消耗人体内大量的钙、磷、铁等必需的矿物质以及蛋白质等营养物质。同时,杏子大量的摄入会使胃内的酸性液大大增多,久而久之,可能会引起消化不良和某些溃疡病。此外,杏子的酸性液还能腐蚀牙齿的珐琅质。特别是儿童,吃杏子多了,容易发生龋齿。

③产妇与小儿患病时不宜食用杏子。杏子甘温,多食则生痰助热。

**○李子——肝病保养的佳果**

**【营养价值】** 李子别名李实、嘉庆子,为蔷薇科植物李树的果实。据现代科学研究测定,每100克含蛋白质0.5克,脂肪0.2克,糖类8.8克,灰分0.5克,钙17毫克,磷20毫克,铁0.5毫克,胡萝卜素0.11毫克,维生素A0.1毫克视黄醇当量,维生素$B_1$0.01毫克,维生素$B_2$0.02毫克,烟酸0.3毫克,维生素C1毫克,钾176毫克,钠0.7毫克,镁8.9毫克,尚含有天门冬素、多种氨基酸糖等成分。

**【养生功能】** 李子性平,味甘、酸,入心、肝、肾经。具有清肝涤热、生津液、利小便之功效;适用于治疗胃阴不足、口渴咽干、小腹水肿、小便不利等症状。

①李子对肝病有较好的保养作用。唐代名医孙思邈评价李子时曾说:“肝病宜食之。”

②李子中的维生素$B_{12}$有促进血红蛋白再生的作用,贫血者适度食用李子对健康大有益处。

③李子的悦面养容之功十分奇特,经常食用鲜李子,能使颜面光洁如玉,实为现代美容养颜不可多得的天然精华。李子酒就有“驻色酒”之称。

④李子味酸,能促进胃酸和胃消化酶的分泌,并促进胃肠蠕动,因而有改善食欲、促进消化的作用,尤其对胃酸缺乏、食后饱胀、大便秘结者有效。

**【特别提醒】** ①脾胃虚弱者不宜多食李子。李子多食可生痰、助湿。民间有“桃饱人,杏伤人,李子树下躺死人”之说。

②禁忌食用苦涩、未熟的李子。苦涩、未熟的李子含有细菌和毒素,食后可致疾病与中毒。

③疟疾、痢疾患者禁忌多食李子。李子甘润、酸敛,多食容易助湿生热、消渴引饮。

**○山楂——延年益寿的长寿果**

**【营养价值】** 山楂别名山梨、酸梅、酸梅子、山里红,为蔷薇科山里红的成熟果实。每100克中含能量397千焦,蛋白质0.5克,脂肪0.6克,糖类25.1克,膳食纤维3.1克,维生素A17微克视黄醇当量,维生素$B_1$0.02毫克,维生素$B_2$0.02毫克,烟酸0.4毫克,维生素C53毫克,维生素E7.32毫克,钙52毫克,磷24毫克,钾299毫克,钠5.4毫克,镁19毫克,铁0.9毫克,锌0.28毫克,硒1.22毫克,铜0.11毫克,锰0.24毫克。

**【养生功能】** 山楂性微温,味酸、甘,入脾、胃、肝三经。具有消食健胃、活血化淤、顺气止痛、解毒醒脑的功效;用于血滞淤阻、恶露不尽、腹胀腹痛、食积痢疾,疝气疙瘩、利尿降压等症。

①山楂能防治心血管疾病,具有扩张血管、增加冠脉血流量、改善心脏活力、兴奋中枢神经系统、降低血压和胆固醇、软化血管及利尿和镇静作用。山楂酸还有强心作用,对老年性心脏病也有益处。

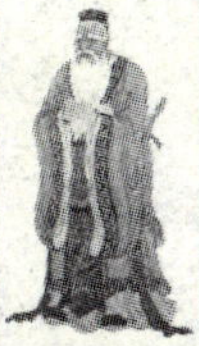

②它能开胃消食，特别对消肉食积滞作用更好。很多助消化的药中都采用了山楂。现在的成年人小时候大概都吃过山楂丸吧。

③山楂有活血化淤的功效，有助于解除局部淤血状态，对跌打损伤有辅助疗效。另外，山楂对子宫有收缩作用，在孕妇临产时有催生之效，并能促进产后子宫复原。

④山楂所含的黄酮类和维生素 C、胡萝卜素等物质能阻断并减少自由基的生成，能增强机体的免疫力，有防衰老、抗癌的作用。

**【特别提醒】** ①小儿不宜多食山楂。山楂性酸味甜，多吃会使小孩烦躁，对小孩的牙齿发育也有损害。血压本来就较低的小孩如果长期食用山楂，还会影响身体健康。

②空腹者不宜多食山楂。山楂消积化滞力较强，所含的酸性成分较多，空腹多食，会使胃中的酸度急剧增加，容易造成胃部疼痛，诱发疾病，甚至导致溃疡。

③孕妇不宜食用山楂。山楂有明显的收缩子宫、破血破气、散淤化滞的作用。孕妇食用容易伤胎气，导致流产。

④山楂具有降血脂的作用，血脂过低的人多食山楂会影响健康。

**○枇杷——肺热咳嗽的“良药”**

**【营养价值】** 枇杷别名芦橘、枇杷果，为蔷薇科植物枇杷的果实。据科学研究分析，每 100 克鲜枇杷中含有水分 92 克，蛋白质 1.2 克，脂肪 0.6 克，糖类 7.2 克，胡萝卜素 1.55 毫克，维生素 C16 毫克，钙 54 毫克，磷 25 毫克，铁 1.3 毫克，钠 4.05 毫克，镁 10 毫克，还含有苹果酸、果酸、柠檬酸、还原糖、鞣质等成分。

**【养生功能】** 枇杷性味甘、酸，平。具有润肺、止泻、下气之功效；用于肺热咳嗽、痰多、咯血及急、慢性咽喉炎。

①枇杷中所含的有机酸，能刺激消化腺分泌，对增进食欲、帮助消化吸收、止渴解暑有相当的作用。

②枇杷中含有苦杏仁苷，能够润肺止咳、祛痰，治疗各种咳嗽。

③枇杷果实及叶有抑制流感病毒作用，常吃可以预防四时感冒。

**【特别提醒】** ①枇杷不宜与海味食物及富含蛋白质的食物同时食用。枇杷富含果酸，若和钙或蛋白质丰富的海味及其他富含蛋白质的食物同时食用，果酸可与其中的钙结合发生沉淀，使蛋白质凝固，影响营养的消化吸收。

②禁忌多食用枇杷核仁。枇杷核仁含有剧毒的氢氰酸，误服能使人中毒，轻者呕吐，重者呼吸困难、昏迷，不及时救治还会导致死亡。

③糖尿病患者禁忌食用枇杷。

**○樱桃——补虚元的果品**

**【营养价值】** 樱桃，又名含桃、荆桃、朱果樱株、朱樱等，为蔷薇科落叶果树。樱桃，不仅形味俱美，而且含有丰富的营养物质。据现代营养科学研究分析测定，在每 100 克的樱桃中，含水分 83 克，蛋白质 1.4 克，脂肪 0.3 克，糖 8 克，糖类 1.4 克，热量 276 千焦，粗纤维 0.4 克，灰分 0.5 克，钙 18 毫克，磷 18 毫克，铁 5.9 毫克，胡萝卜素 0.15 毫克，硫胺素 0.04 毫克，维生素 $B_2$0.08 毫克，烟酸 0.4 毫克，维生素 C3 毫克，钾 258 毫克，钠 0.7 毫克，镁 10.6 毫克，另含丰富的维生素 A。

**【养生功能】** 樱桃性味甘、温，具有益气调中、祛风除湿之功效；用于气血亏虚、风湿、腰腿疼痛、四肢不仁等。

①樱桃的含铁量特别高，位于各种水果之首。常食樱桃可补充体内对铁元素的

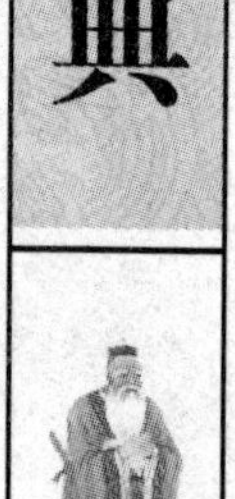

需求,促进血红蛋白再生,既可防治缺铁性贫血,又可增强体质,健脑益智。

②樱桃营养丰富,具有调中益气,健脾和胃,祛风湿,“令人好颜色,美志性”之功效,对食欲不振、消化不良、风湿身痛等均有益处。经常食用樱桃能养颜驻容,使皮肤红润嫩白,去皱消斑。

③美国密歇根大学的研究人员发现,熟透的暗红樱桃所含的物质花青素具有消炎作用。据观察,这种消炎作用是阿司匹林消炎作用的10倍,计算20粒樱桃所起的消炎作用足以与2片阿司匹林相当。经常食用可预防关节炎和痛风病的发生。

④民间用樱桃治疗烧烫伤患者,具有收敛止痛和防止伤处起泡化脓的作用;同时,樱桃对治疗轻重度冻伤也有疗效。

**【特别提醒】** ①樱桃因含铁多,再加上含有一定量的氰苷,若食用过多会引起铁中毒或氢氧化物中毒。轻度不适可用甘蔗汁来清热解毒。

②樱桃不宜和动物肝脏同时食用。动物肝脏中含有丰富的铜、铁离子,可使维生素C氧化为去氢抗坏血酸,使食物的营养价值降低。

### ○葡萄——补血益气的佳果

**【营养保健】** 葡萄别名蒲桃、草龙珠、山葫芦等,为葡萄科属的藤本果树。每100克葡萄中含热量180千焦,蛋白质0.5克,脂肪0.2克,食物纤维0.4克,糖类9.9克,维生素A0.4微克视黄醇当量,维生素$B_1$0.04毫克,维生素$B_2$0.02毫克,烟酸0.2毫克,维生素E0.7毫克,维生素C25毫克,钾104毫克,钠1.3毫克,钙5毫克,铁0.4毫克,锌0.18毫克,磷13毫克,硒0.2微克。

**【养生功能】** 葡萄性平,味甘。具有滋补肝肾、生津液、强筋骨的功效;用于脾虚气弱、气短乏力、水肿、小便不利等症。

①葡萄中的糖易被人体吸收。葡萄中的糖主要是葡萄糖,能很快被人体吸收,特别是当人体出现低血糖时,若及时饮用葡萄汁,可很快使症状缓解。

②法国科学家研究发现,葡萄能比阿司匹林更好地阻止血栓形成,并且能降低人体血清胆固醇水平,降低血小板的凝聚力,对预防心脑血管病有一定作用。

③在葡萄中含有一种抗癌微量元素,可以防止健康细胞癌变,并能防止癌细胞扩散。而且葡萄汁可以帮助器官移植手术患者减少排异反应,促进早日康复。

④现代药理学研究证实,葡萄酒不仅能增加血浆中高密度脂蛋白水平,而且还可以降低低密度脂蛋白含量。临床观察表明:常食葡萄或饮适量的葡萄酒,可降低冠心病的病死率。此外,葡萄还含有多量的钾元素,对调节心和肾功能也有一定的作用。

**【特别提醒】** ①吃葡萄应尽量连皮一起吃,因为葡萄的很多营养素都存在于皮中,葡萄汁的功能和吐掉的葡萄皮比起来,可谓逊之千里!因此,“吃葡萄不吐葡萄皮”是有一定道理的。

②葡萄不宜与海味同食。海味食物如鱼、虾、藻等含有丰富的蛋白质和各种营养物质,若与含果酸较多的葡萄同时食用,不仅会降低蛋白质的营养价值,且容易使海味中的钙质和果酸结合成新的不易消化的物质,刺激胃肠道,出现腹痛、恶心、呕吐等症状。

### ○草莓——果中皇后

**【营养价值】** 草莓别名大草莓、洋莓果、野草莓。每100克约含水分90.7克,脂肪0.6克,糖类5.7克,蛋白质1克,粗纤维1.4克,灰分0.6克,胡萝卜素0.01毫

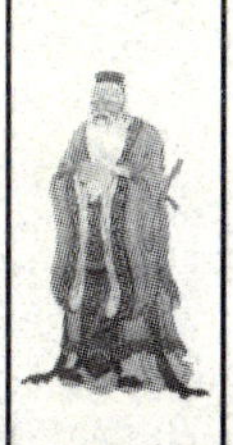

克，钙32毫克，磷41毫克，铁1.1毫克，硫胺素0.02毫克，维生素$B_2$0.02毫克，烟酸0.03毫克，还含有柠檬酸、苹果酸、多种氨基酸等。尤其是维生素C含量相当丰富(35毫克)，是西瓜、苹果、葡萄的10倍，且果酸、蔗糖、葡萄糖、有机酸和矿物质的含量比例适当。

**【养生功能】** 草莓性味甘、酸，凉。具有健脾和胃、润肤生津、解酒之功效；用于烦热口渴、胃腹胀痛、咳嗽无痰、声音嘶哑等。

①草莓中所含的胡萝卜素是合成维生素A的重要物质，具有明目养肝、减缓眼部疲劳的作用。它对胃肠病、贫血、大便干结具有一定的滋补调理作用，草莓除可以预防坏血病外，对动脉硬化、冠心病以及脑出血也有较好的预防作用。

②草莓是鞣酸含量丰富的植物，在体内可吸附和阻止致癌化学物质的吸收，具有防癌作用。

③美国把草莓列入十大美容食品。据研究，女性常吃草莓，对皮肤、头发均有保健作用。草莓在德国被誉为“神奇之果”。草莓还可以减肥，因为它含有一种叫天冬氨酸的物质，可以自然而平缓地除去体内的“矿渣”。

**【特别提醒】** ①草莓表面粗糙，不易洗净。用淡盐水或高锰酸钾水浸泡10分钟既可以杀菌又较易洗净。

②糖尿病及血糖高者禁忌食用草莓，因草莓含糖较多。

### ○猕猴桃——滋补强身的水果金矿

**【营养价值】** 猕猴桃别名白王桃、王犁子、猴仔桃。据分析，每100克猕猴桃含糖11克，蛋白质1.1克，类脂0.3克，维生素C300毫克，硫25.5毫克，磷42.2毫克，氯26.1毫克，钠3.3毫克，钾320毫克，镁19.7毫克，钙56.1毫克，铁106毫克，类胡萝卜素250毫克，果胶13毫克，粗纤维2.72毫克，维生素P18～24毫克，以及18种氨基酸等营养成分。特别值得一提的是，猕猴桃中维生素C的含量特别高，每100克可达100～400毫克，有的品种还可高达930毫克，堪称维生素C之王。猕猴桃中所含的维生素C在人体内的利用率高达94%。

**【养生功能】** 猕猴桃性味酸、甘，凉。具有调中理气、润燥生津、抗癌之功效；用于黄疸型肝炎、癌症、消化不良和高胆固醇症。

①常吃烧烤食物能使癌症的发病率升高，因为烧烤食物下肚后会在体内进行硝化反应，产生出致癌物。而猕猴桃中富含的维生素C作为一种抗氧化剂，能够有效抑制这种硝化反应，防止癌症发生。所以如果你禁不住美食所惑，或者因为应酬不得不“烤”一顿，那么建议你饭后吃上一颗猕猴桃。

②最新的医学研究表明，成人忧郁症有生理学基础，它跟一种大脑神经递质缺乏有关。猕猴桃中含有的血清促进素具有稳定情绪、镇静心情的作用，另外它所含的天然肌醇，有助于脑部活动，因此能帮助忧郁之人走出情绪低谷。

③猕猴桃中有良好的膳食纤维，它不仅能降低胆固醇，促进心脏健康，而且可以帮助消化，防止便秘，快速清除并预防体内堆积的有害代谢物。

④猕猴桃含有多种氨基酸、泛酸、叶酸等成分，能营养头发，其丰富的铁等矿物质可促进黑色素颗粒的合成，所含的酪氨酸成分可使黑发秀丽；此外，它还含有大量具有美容功能的镁元素。因此，有人称其为“美容果。”

⑤试验发现，猕猴桃果汁不仅能增强人体的免疫机能，而且还含有抗癌成分，能阻断N—亚硝基吗啉等致癌物质在机体内的合成，尤其对癌变细胞有直接抵抗作用。

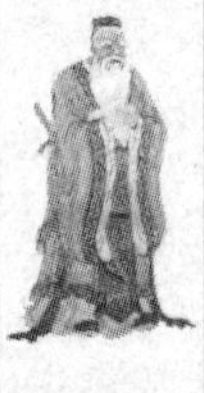

因此，它能预防多种癌症的发生和治疗癌症。它还具有抗细菌、抗病毒、保护肝脏等作用。

**【特别提醒】** ①猕猴桃性质寒凉，所以脾胃功能较弱的人食用过多，会导致腹痛腹泻，所以脾胃虚寒的人应禁食。

②糖尿病患者禁忌食用猕猴桃。

③由于猕猴桃中维生素 C 含量颇高，易与奶制品中的蛋白质凝结成块，不但影响消化吸收，还会使人出现腹胀、腹痛、腹泻。故食用猕猴桃后一定不要马上喝牛奶或吃其他乳制品。

### ○杨梅——初疑一颗值千金

**【营养价值】** 杨梅别名水杨梅、珠红、树梅、杨果等。每 100 克含水分 91.1 克，蛋白质 0.9 克，脂肪 0.9 克，糖类 5.2 克，钙 11 毫克，磷 36 毫克，铁 1.8 毫克，钾 176 毫克，钠 2.4 毫克，镁 9.0 毫克，灰分 0.9 克，粗纤维 1.0 克，还含有草酸、乳酸、维生素 C、蜡质、葡萄糖、果糖、柠檬酸等成分。

**【养生功能】** 杨梅性味甘、酸，温。具有生津解渴、和胃消食之功效；用于阴虚火旺、口渴咽干及消化不良、痢疾。

①杨梅含有多种有机酸，维生素 C 的含量也十分丰富，不仅可直接参与体内糖的代谢和氧化还原过程，增强毛细血管的通透性，而且还有降血脂，阻止癌细胞在体内生成的功效。

②杨梅中含有琥珀酸、柠檬酸、苹果酸等成分，对炭疽杆菌、白喉和类白喉杆菌、葡萄球菌、肺炎球菌、大肠杆菌、伤寒和副伤寒杆菌、绿脓杆菌、霍乱弧菌等致病菌具有抑制作用，尤其是杨梅乙醇浸液对部分革兰阳性和阴性细菌及人型结核杆菌等抑制效果明显；杨梅水煎液对须疮癣菌、絮状表皮癣菌、石膏样小芽孢菌等皮肤真菌也有一定抑制效果。

③杨梅所含的果酸既能开胃生津，消食解暑，又有阻止体内的糖向脂肪转化的功能，有助于减肥。

④杨梅中含有维生素 C、B 族维生素，对防癌抗癌有积极作用。杨梅果仁中所含的氰氨类、脂肪油也有抑制癌细胞的作用。

**【特别提醒】** ①食用时蘸少许盐则更加鲜美可口。

②杨梅对胃黏膜有一定的刺激作用，故溃疡病患者要慎食。

③妇女正常月经期，以及怀孕妇女产前、产后禁忌食用杨梅。

### ○石榴——营养丰富的喜庆水果

**【营养价值】** 石榴别名安石榴、酸石榴、金罂等，为石榴科植物石榴的果实，含有丰富的营养，每 100 克中含热量 172 千焦，蛋白质 1.1 克，脂肪 0.4 克，糖类 14.2 克，膳食纤维 5.9 克，维生素 $B_1$0.02 毫克，维生素 $B_2$0.05 毫克，烟酸 0.3 毫克，维生素 C68 毫克，钙 13 毫克，磷 16 毫克，钾 235 毫克，钠 3.3 毫克，镁 10 毫克，铁 0.2 毫克，锌 0.21 毫克，硒 1.62 毫克，铜 0.08 毫克，锰 0.11 毫克。番石榴种子油中主要含有石榴酸、雌酮及雌二醇、β—谷甾醇、鞣质、树脂。果汁含钾、维生素 A、烟酸、苹果酸等。

**【养生功能】** 石榴性平，味甘、酸，入脾、肝、胃三经。具有润肠通便、活血止血的功效；用于滑肠久痢、咽燥口渴、消化不良、口腔炎、黏膜溃疡。

①石榴汁的多酚含量比绿茶高得多，是抗衰老和防治癌瘤的超级明星，对大多

数依赖雌激素的乳腺癌细胞有毒性，但对正常细胞大多数没影响。

②石榴醇浸出物、果皮水煎剂以及提取的多种生物碱等物质具有广潜抗微生物作用，它们对痢疾杆菌、霍乱弧菌、溶血性链球菌、金黄色葡萄球菌等细菌均有显著抑制作用，其中，对志贺氏痢疾杆菌作用最强；此外，石榴皮水浸剂对各种皮肤真菌和流感病毒也有不同程度的抑制作用。

③以色列研究证实，如每天饮用2~3盎司石榴汁，连续饮用两周，可将氧化过程减缓40%，并可减少已沉积的氧化胆固醇。即使停止饮用，这种奇特的效果仍将持续一个月。石榴汁在抵抗心血管疾病的临床效果上非同寻常，是一种比红酒、番茄汁、维生素E等更有效的抗氧化果汁。

**【特别提醒】** ①石榴不宜与海蟹、虾等海味同食。因石榴富含鞣酸，可与蛋白质、钙发生作用，产生不宜消化的铬合物，致使出现恶心、呕吐、腹痛等症状。

②便秘、产后便秘、习惯性便秘者皆不宜食用石榴。

③不宜多食石榴。多食伤肺生痰，损坏牙齿，加重龋齿，使齿变黑。

### ○柿子——物美价廉的降压果

**【营养价值】** 柿子含蔗糖、果糖、葡萄糖。未成熟果实含鞣质，还含瓜胺酸。每100克约含水分80.4克，蛋白质0.7克，脂肪0.1克，糖类10.8克，粗纤维3.1克，灰分2.9克，钙10毫克，磷19毫克，铁0.2毫克，胡萝卜素0.15毫克，硫胺素0.01毫克，维生素$B_2$0.02毫克，烟酸0.3毫克，维生素C11毫克。

**【养生功能】** 柿子性寒、味甘涩，入肺、脾、胃经。具有清热去烦、生津止渴、润肺化痰、健脾开胃的功效；适用于咳嗽、吐血、咯血、热渴二疮、高血压、甲状腺肿大等症。

①现代医学研究发现，食用柿子可促进血中乙醇之氧化，鲜柿子含碘量高，故可制成某种制剂用于甲状腺疾病；柿子的涩味成分可使收缩压和舒张压明显降低，有抑制蛙心的作用；柿酚有驱肠虫作用。

②柿子的营养素十分丰富，与苹果相比，除了锌和铜的含量苹果高于柿子外，其他成分均是柿子占优。外国俗语云："一日一苹果，医生远离我。"但是，要论预防心脏血管硬化，柿子的功效远大于苹果，堪称有益心脏健康的水果王。所以"每日一苹果，不如每日一柿子"。

**【特别提醒】** ①不宜过多食用柿子，尤其是空腹时。果实未成熟、未去皮及未去核的柿子，或空腹吃柿子，均可导致"胃柿石"，这种结石使腹部膨大、疼痛、呕吐，严重的会引起消化道出血、肠梗阻。因此，空腹或胃酸过多时不要吃柿子，平时有胃酸症者及溃疡病者，尤其要注意。

②习惯性便秘者禁忌久食、多食柿子。柿子寒涩，含有鞣酸，多食可以减少肠液分泌而发生便秘。

③禁忌柿子与铁制剂同食。柿子的鞣酸成分可以结合成铁质，容易影响铁制剂补血药的吸收和利用。

### ○桑椹——21世纪的最佳保健果品

**【营养价值】** 桑椹又名桑实、乌椹、黑椹、桑枣、桑果、桑粒等，为桑科落叶小乔木植物桑树的成熟果实。每100克中含能量205千焦，蛋白质1.7克，脂肪0.4克，糖类13.8克，膳食纤维4.1克，维生素A5微克，维生素B0.02毫克，维生素$B_2$0.06毫克，维生素E9.87毫克，钙37毫克，磷33毫克，钾32毫克，钠2.0毫克，铁0.4毫克,锌0.26毫克,硒5.65毫克,铜0.07毫克,锰0.28毫克。尚含葡萄糖、果糖、柠檬酸、鞣酸、苹果酸、亚油酸、果胶、铁及植物色素等。

**【养生功能】** 桑椹性微寒,味甘,入心、肝、肾三经。具有补肝益肾、滋阴养血、乌发明目的功效;适用于头目眩晕、虚烦失眠、须发早白、腰膝酸软、目暗、口干舌燥、燥结便秘、瘰疬、腹痛等。

①桑椹有改善皮肤(包括头皮)血液供应,营养肌肤,使皮肤白嫩及乌发等作用,并能延缓衰老。桑椹是中老年人健体美颜、抗衰老的佳果与良药。

②桑椹具有免疫促进作用。桑椹对脾脏有增重作用,对溶血性反应有增强作用,可防止人体动脉硬化、骨骼关节硬化,促进新陈代谢。

③桑椹可以促进血红细胞的生长,防止白细胞减少,并对治疗糖尿病、贫血、高血压、高血脂、冠心病、神经衰弱等病症具有辅助功效。

**【特别提醒】** ①因桑椹中含有溶血性过敏物质及透明质酸,过量食用后容易发生溶血性肠炎。

②少年儿童不宜多吃桑椹。因为桑椹内含有较多的胰蛋白酶抑制物——鞣酸,会影响人体对铁、钙、锌等物质的吸收。

③桑椹不宜与鱼、虾等海味品同时食用。桑椹含有的鞣酸可与海味食品中的蛋白质或钙质结合,不仅降低海味食品的营养价值,还会产生不易消化的其他物质,引起肠胃不适等症状。

④慢性胃炎、慢性肝炎、肝硬化、腹胀者禁忌多食桑椹。桑椹寒凉滋养,多食容易壅腻中气,损伤脾胃,加重脾胃虚寒之症。

### ○橘子——补阴益气的佳果

**【营养价值】** 橘子别名黄橘、红橘、大红蜜橘、红柑、大红袍等。每100克含水分85.4克,蛋白质0.6~0.9克,脂肪0.1~0.3克,糖类10.0~12.8克,粗纤维0.4克,灰分0.4克,钙20~56毫克,磷8~20毫克,铁0.2~2.0毫克,维生素$B_1$0.08毫克,维生素$B_2$0.03毫克,烟酸0.3毫克,胡萝卜素0.55毫克,维生素C34毫克,钾199毫克,钠1.4毫克,镁13.9毫克,还含柠檬酸、苹果酸、叶酸等。

**【养生功能】** 橘子性味甘、酸,凉。具有开胃理气、润肺止渴之功效;用于肺热咳嗽、心烦口渴、食欲缺乏等。

①近年来,英国伦敦一所医院研究发现,橘子可治疗高血压。他们的研究成果表明,对于舒张压在11.9~13.3千帕的中轻度高血压病人,如果每天定量食用3个橘子和3个香蕉并配给蔬菜,其治疗效果完全可以和市场上大量流行的各类降压药相比。这项研究成果为降低血压提供了一个新的途径。国内医学界还发现,橘子可以防治脑血管疾病。

②橘子富含维生素C与柠檬酸,前者具有美容作用,后者则具有消除疲劳的作用。如果把橘子内侧的薄皮一起吃下去,除维生素C外,还可摄取膳食纤维——果胶,它可以促进通便,并且可以降低胆固醇。

③日本人认为,橘皮中含有抗衰老物质维生素E。另外橘皮还具有预防便秘、肠癌和理气消滞作用。所以,越来越多的日本人吃橘子时连皮吃。这个道理,实际上与我国居民长期来吃金橘时连皮吃一样,既有营养,又有防治疾病作用,值得推广。

④在鲜柑橘汁中,有一种抗癌活性很强的物质"诺米灵",它能使致癌化学物质分解,抑制和阻断癌细胞的生长,能使人体内除毒酶的活性成倍提高,阻止致癌物对

细胞核的损伤，保护基因的完好。

⑤橘皮苷可以加强毛细血管的韧性，降血压，扩张心脏的冠状动脉，因此可以说，橘子是预防冠心病和动脉硬化的食品。美国佛罗里达大学研究人员证实，食用柑橘可以降低沉积在动脉血管中的胆固醇，有助于使动脉粥样硬化发生逆转。

【特别提醒】 ①橘子含热量较多，如果我们一次食用过多，就会“上火”，从而促发口腔炎、牙周炎等症。

②过多食用柑橘类水果会引起“橘子病”，出现皮肤变黄等症。

③橘子不宜与黄瓜同食。黄瓜中的维生素C分解酶会破坏橘子中所含的多量维生素C，而使橘子的营养价值降低。

④慢性支气管炎和哮喘患者禁忌多食酸橘。多食酸橘可以聚痰而壅气，增加慢性支气管炎和哮喘的病情。

### ○柚子——最具食疗效益的水果

【营养价值】 柚子别名文旦柚、沙田柚、四季抛等。每100克含水分84.8克，蛋白质0.7克，脂肪0.6克，糖类12.2克，粗纤维0.8克，灰分0.9克，钙41毫克，磷43毫克，铁0.9毫克，胡萝卜素0.12毫克，硫胺素0.07毫克，维生素$B_2$0.02毫克，烟酸0.5毫克，维生素C41毫克，钾257毫克，钠0.8毫克，镁16.1毫克，还含有丰富的有机酸、柚皮苷、挥发油等。

【养生功能】 柚子性味甘、酸、寒。具有宽中理气、化痰止咳、健胃消食、解酒毒之功效；用于老年喘咳、多痰、胸闷食少、气滞胃痛。

①高血压患者常利用药物来排除体内多余的钠。柚子正好含有这些患者必需的天然矿物质——钾，却几乎不含钠，因此是患有心脑血管病及肾脏病患者最佳的食疗水果。

②美国的研究发现，每天饮用柚汁的人较少出现呼吸系统毛病，尤其是感冒、咽喉疼痛时，吃一瓣新鲜柚子能令你舒适自然。

③柚所含的天然维生素P能强化皮肤毛细孔功能，加速复原受伤的皮肤组织功能。女性常吃柚子最能符合“自然美”的原则。

④柚子还有增强体质的功效。它能帮助身体更容易吸收钙及铁质；同时，所含的天然叶酸，对于服用避孕药或怀孕中的妇女们，有预防贫血症状发生和促进胎儿发育的功效。

⑤柚中含有大量的维生素C，能降低血液中的胆固醇，是现代人追求健康的理想食物。

【特别提醒】 ①高血压患者不宜吃柚子，特别是葡萄柚。因为它能与高血压病人日常服用的药物发生相互作用，增加该药物的血药浓度，使血压明显大幅下降，对身体健康造成威胁。同样，一般人在服药期间也不要食用，以免药物“过量”。

②不宜过多食用柚子，柚子中的柠檬醛是一种和维生素A相抵抗的醛类物质，因此在食用大量柚子时，要确保膳食中有足够的维生素A。

③慢性胃炎患者禁忌多食柚子。柚子寒凉，多食可以生痰害胃，加重慢性胃炎患者的不适之症。

### ○香蕉——能够减肥的“快乐水果”

【营养价值】 香蕉又名甘蕉、牙蕉、蕉果等，为芭蕉科植物香蕉的成熟果实。每100克中含热量381千焦，蛋白质1.4克，脂肪0.2克，糖类22.0克，膳食纤维1.2



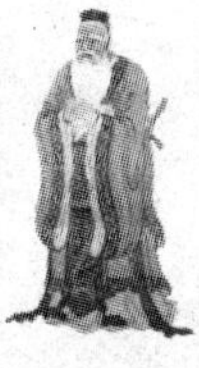

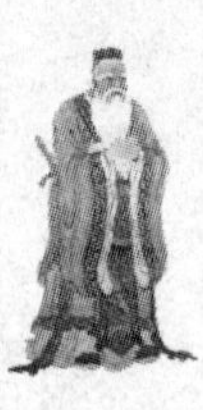

克，维生素 A10 毫克视黄醇当量，维生素 $B_1$0.02 毫克，维生素 $B_2$0.04 毫克，烟酸 0.7 毫克，维生素 C8 毫克，维生素 E0.24 毫克，钙 7 毫克，磷 28 毫克，钾 256 毫克，钠 0.8 毫克，镁 43 毫克，铁 0.4 毫克，锌 0.18 毫克，硒 0.87 毫克，铜 0.14 毫克，锰 0.65 毫克。

【养生功能】 香蕉性寒，味甘，归胃、大肠经。具有清热润肠、通便降火的功效；适用于热病烦渴、大便秘结、痔疮、高血压等症。

①荷兰科学家研究认为，最合营养标准又能为人脸上增添笑容的水果是香蕉。它含有泛酸等成分，是人体的"开心激素"，能减轻心理压力，解除忧郁，令人快乐开心。睡前吃香蕉，还有镇静的作用。

②香蕉"一身都是宝"，它可以预防卒中和高血压，起到降血压、保护血管的作用。美国科学家研究证实：连续 1 周每天吃两根香蕉，可使血压降低 10%。如果每天吃 5 根香蕉，其降压效果相当于降压药日服用量产生效果的 50%。

③动物试验证明，香蕉能缓和胃酸的刺激，所含的 5—羟色胺能降低胃酸；据英国等科学家发现：未成熟的香蕉中存在一种化学物质，能增强胃壁的抗酸能力，从而保护胃黏膜不受胃酸的侵蚀，并能促进胃黏膜生长，修复胃壁。

④香蕉中含有大量的糖类、粗纤维，能使体内致癌物质迅速排出体外，其经细菌消化生成的丁酸盐是癌细胞生长的强效抑制物质；此外，5—羟色胺能保护胃黏膜，改善胃溃疡，预防胃癌。

⑤在繁忙的生活中，利用健康食品或补充剂来补充饮食不均衡的人越来越多了。香蕉几乎含有所有的维生素和矿物质，食物纤维含量丰富，而热量却很低。因此，香蕉就成了减肥的最佳食品，是女士们的最爱水果。

【特别提醒】 ①香蕉容易因碰撞挤压受冻而发黑，在室温下很容易滋生细菌，最好丢弃。

②不宜空腹食用香蕉。香蕉中含有大量的镁元素，空腹时多食，可使血液中镁的含量骤然升高，造成人体血液中镁、钙的比例失调，对心脏的功能产生抑制作用，不利于身心健康。

③不宜过量食用香蕉。香蕉中含有较多的镁、钾等元素，这些矿物质元素虽然是人体健康所必需的，但若在短时间内摄入过多，就会引起血液中镁、钾含量急剧增加，造成体内钾、钠、钙、镁等元素的比例失调，对健康产生危害。此外，香蕉还含有较多的羟色胺，吃多了会因胃酸分泌大大减少而引起胃肠功能紊乱和情绪波动过大。

④腹泻者不宜食用香蕉。香蕉性寒，通便，具有泻热滑肠之力，多吃可以加重直肠脱垂症的病情。

### 〇菠萝——促进消化的水果

【营养价值】 菠萝别名凤梨、地菠萝、番梨、露兜子、王梨。每 100 克含水分 87.1 克，蛋白质 0.5 克，脂肪 0.1 克，糖类 8.5 克，粗纤维 1.2 克，灰分 0.3 克，磷 6 毫克，铁 0.2 毫克，胡萝卜素 0.08 毫克，维生素 $B_1$0.21 毫克，维生素 $B_2$0.25 毫克，烟酸 0.5 毫克，维生素 C18 毫克，钾 126 毫克，钠 1.2 毫克，锌 0.08 毫克，还含有菠萝蛋白酶、氨基酸、有机酸等成分。

【养生功能】 菠萝性味甘、酸，平。具有祛暑解渴、消食止渴之功效；用于身热烦渴、消化不良及支气管炎、肠炎等。

①菠萝含有一种叫"菠萝朊酶"的物质，它能分解蛋白质。在食肉类或油腻食物

后，吃些菠萝对身体大有好处。因此，菠萝牛肉还是可以放心吃的菜肴。

②“菠萝朊酶”还有溶解阻塞于组织中的纤维蛋白和血细胞凝集块的作用，能改善局部的血液循环，消除炎症和水肿。如果你有炎症、水肿或血栓，不妨在积极治疗的同时，适当多吃一些菠萝，相信会起到一定的辅助作用。

③因菠萝中含有糖分较高，有渗透性利尿作用，此外，某些酶类物质也有利尿作用。

【特别提醒】 ①吃菠萝时先把菠萝去皮切成片，然后放在淡盐水里浸泡30分钟，再用凉开水浸洗，去掉咸味再食用。

②有的人会对菠萝过敏，食用后15～60分钟内会出现腹痛、呕吐、腹泻、头晕、皮肤潮红、全身发痒、四肢及口舌发麻，严重的还可能出现呼吸困难甚至休克的症状。这就是“菠萝病”。一旦出现以上症状应立即到医院治疗。食用前把菠萝泡过盐水就可避免“菠萝病”的发生。

③菠萝不宜与蛋白质丰富的牛奶、鸡蛋同时食用。菠萝含有较多的果酸，若和牛奶、鸡蛋等含蛋白质丰富的食品一起食用，果酸可使蛋白质凝固，影响蛋白质的消化吸收。

④菠萝不宜与萝卜一起食用。萝卜含有维生素C酵酶，可破坏食物中的维生素C，和菠萝一起食用，还可促使菠萝所含的类黄酮物质在人体肠道内转化为二羟苯甲酸和阿魏酸，两种物质具有很强的抑制甲状腺功能的作用。

### ○荔枝——益智健气果中佳品

【营养价值】 荔枝别名荔支、丽枝、丹荔、离子、勒荔等，为无患子科植物荔枝的果实。每100克含水分83.6克，蛋白质0.7克，脂肪0.1克，糖类15克，粗纤维0.2克，灰分0.4克，钙4毫克，磷32毫克，铁0.7毫克，硫胺素0.02毫克，维生素$B_2$0.07毫克，烟酸1.1毫克，维生素C15毫克，钾193毫克，钠0.6毫克，镁17.8毫克，还含有少量胡萝卜素、色氨酸、精氨酸等。

【养生功能】 荔枝性味甘、酸，温。具有益气养血、健脾利湿之功效；用于气血亏虚、面色萎黄、体倦乏力、脾虚久泻等。

①荔枝拥有丰富的维生素，可促进微细血管的血液循环，防止雀斑的发生，令皮肤更加光滑。

②荔枝肉含较多的葡萄糖和蔗糖，能为大脑补充较多的能量，有利于大脑发挥正常生理功能；此外，荔枝中还含有色氨酸，能抑制大脑的过度兴奋，促使入睡。因此，进食荔枝后能显著改善失眠、健忘、神疲等症状。

③荔枝中含有一种称之为α—次甲基丙环基甘氨酸的物质，可使血糖降低。因此，适当进食荔枝对糖尿病患者有益。

【特别提醒】 ①不宜过量食用荔枝，否则易患荔枝病。荔枝所含的单糖绝大部分是果糖，果糖比葡萄糖难消化吸收，再加上荔枝所含的大量水分可以稀释胃酸等消化液，人如果过多吃荔枝，会使正常饮食量大为减少，甚至完全不想进食。荔枝病实际上是一种低血糖症，多在清晨突然发病，出现口渴、出汗、头晕、恶心、四肢无力、有饥饿感等症状，重者可导致昏迷或出现循环衰竭症状。如果救治不及时，可于数小时内死亡。

②不宜在服用苦味健胃药时食用荔枝。苦味健胃药均需借助于苦味、怪味刺激口腔味觉器官，反射性地提高食物对中枢的兴奋，帮助消化，增进食欲。食用甜味较

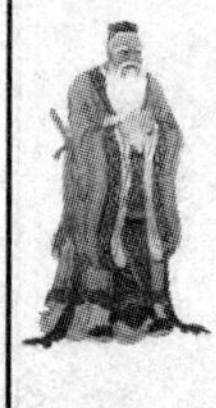

重的荔枝，则会直接影响药物的疗效。

③不宜在服用阿司匹林等退热药时食用荔枝。因为糖类和阿司匹林等药物可形成复合体，减少初期药物的吸收速度。

### ○龙眼——补血益心的神果

**【营养价值】** 龙眼别名桂圆、龙目、比目、荔枝奴、乡木团等。为无患子科植物的假种皮。每100克干品含水分26.9克，蛋白质5克，脂肪0.2克，糖类65.4克，灰分1.9克，粗纤维0.6克，钙30毫克，磷118毫克，铁4.4毫克，硫胺素0.01毫克，维生素$B_2$0.6毫克，烟酸2.5毫克，维生素C34毫克，钾392毫克，钠1.0毫克，镁98毫克，还含有胡萝卜素、维生素$B_1$、维生素P、腺嘌呤、胆碱、有机酸，以及多种氨基酸等成分。

**【养生功能】** 龙眼性味甘、温。具有补益心脾、养血安神之功效；用于体弱消瘦、惊悸怔忡、健忘失眠等症。

①据现代药理研究，人体的衰老与一种黄素蛋白酶——脑B型单胺氧化酶（HAO—B）加速机体的老化有关。北京大学研究发现：龙眼肉提取液对这种酶的活性有较强的抑制作用。龙眼肉中含有大量的维生素和氨基酸等营养物质，有助于抗衰老作用。龙眼肉还有降血脂和改善冠状动脉供血的能力。

②龙眼肉含丰富的葡萄糖、蔗糖、蛋白质，以及铁元素和多种维生素等物质，既可补充热量，又能补充机体合成血红蛋白，因而有补血生血的作用。研究还证实，常食龙眼肉可增强大脑的记忆功能、消除疲劳和改善睡眠。

③近年来发现，龙眼不但适用于抗衰老防疾病，还可用于肿瘤病的康复和调理。动物实验表明，龙眼肉对JTC2肿瘤的抑制率在90%以上，对癌细胞有一定抑制作用。日本大阪中医研究所对800多种天然食物药物进行了抗癌调研，发现龙眼肉水浸液对人的子宫颈癌细胞JTC2有90%以上的抑制率，比对照组博莱霉素要高25%左右，几乎和常用的抗癌物长春新碱相同。

**【特别提醒】** ①购买时应注意与疯人果相鉴别。疯人果又叫龙荔，有毒。它的外壳较龙眼平滑，没有真桂圆的鳞斑状外壳，果肉粘手，不易剥离，也没有龙眼肉有韧性，仅有点儿带有苦涩的甜味。

②不宜在服用糖皮质激素时食用龙眼肉。糖皮质激素有抑制糖分解、促进糖原异生、升高血糖的作用，服用糖皮质激素时不宜食用含糖量高的食物，否则影响药物的疗效。

③孕妇不宜食用龙眼肉。产前体内多有内热，不宜食用湿热性食物，龙眼肉甘温可生热助火。

### ○椰子——天然清凉的饮料

**【营养价值】** 椰子别名胥余、胥耶、越王头。每100克椰子肉含水分51.8克，蛋白质4克，脂肪12.7克，糖类26克，纤维4.7克，灰分0.8克，硫胺素0.01毫克，维生素$B_2$0.01毫克，烟酸0.5毫克，维生素C10毫克，钾475毫克，钠556毫克，钙2毫克，镁65毫克，磷90毫克，铁1.8毫克，硒6.21毫克，锌0.92毫克，铜0.19毫克，锰0.06毫克，还含有维生素E，椰油中含非酯化脂肪酸、羊油酸、羊脂酸、棕榈酸、脂腊酸、羊腊酸、油酸、桂酸及多种甾体物质，以及少量的生长激素等。

**【养生功能】** 椰子果肉性味甘、平。有益气、祛风的功效；用于脾胃虚弱、食欲缺乏、年老体弱。

①椰肉的含油量约为35%，油中的主要成分为癸酸、棕榈酸、油酸、月桂酸、脂肪酸、非酯化脂肪酸及多种甾醇物质。这些物质具有补充机体营养、美容、防治皮肤病的作用。

②椰子中除含有糖、脂肪、蛋白质、B族维生素、维生素C及微量元素钾、镁、锌等之外，还含有少量的生长激素，有利于促进人体的生长发育和强壮体质。

③椰汁含有丰富的钾、镁等矿物质，且其成分与细胞内液相似。因此，极有益于纠正机体脱水和水电解质失衡，具有利尿消肿的效果；另据国外报道，通过适量饮用鲜椰子汁辅助治疗充血性心力衰竭患者300多例均有一定疗效。

**【特别提醒】** ①不宜在服用阿司匹林等退热药时食用椰子。椰子为含糖量高的食物，食物里的糖能抑制这些药物在体内的吸收，降低药物的疗效。

②不宜在服用苦味健胃药和祛风健胃药时食用椰子。苦味健胃药和祛风健胃药均是借助于药物的苦味、怪味刺激口腔味觉器官，反射性提高食物对中枢的兴奋性，帮助消化，增进食欲。若服药时食用含糖量高的椰子，会直接影响药物的疗效。

### ○芒果——抑制胆固醇的天然佳果

**【营养价值】** 芒果，又叫卡亡果、檬果等，为漆树科植物大乔木。芒果营养十分丰富。据现代营养科学研究分析测定，在每100克果肉中，含有水分82.4克，糖类15.1克，蛋白质0.6克，脂肪0.9克，粗纤维0.5克，灰分0.5克，钙7毫克，磷22.0毫克，铁0.3毫克，胡萝卜素3.81毫克，硫胺素0.06毫克，维生素$B_2$0.06毫克，烟酸0.9毫克，维生素C41.0毫克。果实中含有芒果酮酸、异芒果醇酸、阿波酮酸、阿波醇酸、多醇类化合物等，并含有芒果苷。这些营养物质和有效成分都是人体所必需的。

**【养生功能】** 芒果性味甘、酸，凉。具有生津止渴、镇咳祛痰、开胃利尿之功效；用于烦热口渴、肺热咳嗽、消化不良等症。

①芒果有益胃、止呕、止晕的功效。在古代，凡漂洋过海者，无不随身携带一些芒果，以解晕船之症。因此，芒果对于眩晕症、梅尼埃病、高血压晕眩、恶心呕吐等均有疗效。

②芒果中的胡萝卜素含量特别高，有益于视力，能润泽皮肤，是女士们的美容佳果。

③芒果中还含有一种加芒果苷的物质，有明显的抗脂质过氧化和保护脑神经元的作用，能延缓细胞衰老、提高脑功能。它可以明显提高红细胞过氧化氢酶活力和降低红细胞血红蛋白。它还有祛疾止咳的功效，对咳嗽痰多气喘等症有辅助食疗作用。

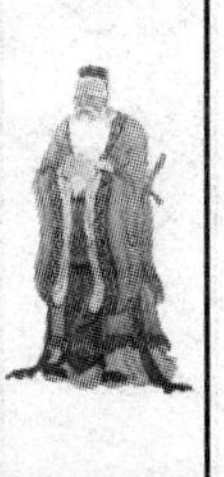

④芒果含芒果酮酸等化合物，具有抗癌的药理作用；芒果汁还能增加胃肠蠕动，使粪便在结肠内停留时间缩短。因此食芒果对防治结肠癌很有裨益。

⑤芒果中维生素C的含量高于一般水果，并能降低胆固醇、三酰甘油，常食芒果可以不断补充体内维生素C的消耗，并有利于防治心血管疾病。

**【特别提醒】** ①过敏体质者要慎吃芒果，吃完后要及时清洗掉残留在口唇周围皮肤上的芒果汁肉，以免发生变态反应。即使本身没有敏感史者，一口气吃整个芒果也会即时有失声之感，幸好可马上用淡盐水漱口化解。

②肾炎患者不宜多食芒果，有因过量食用芒果而引起肾炎的报道。

### ○橄榄——肺胃之果

**【营养价值】** 橄榄别名青果、山榄、橄榄子、白榄、黄榄、甘榄。每100克含水分

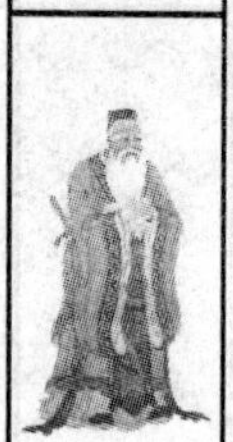

83.1 克，蛋白质 1.2 克，脂肪 1.09 克，糖类 12 克，钙 204 毫克，磷 46 毫克，铁 1.4 毫克，粗纤维 4 克，灰分 0.8 毫克，胡萝卜素 130 毫克，硫胺素 0.01 毫克，维生素 $B_2$0.07 毫克，烟酸 0.4 毫克，维生素 E1.24 毫克，钾 169 毫克，钠 2.1 毫克，镁 13 毫克，锰 0.16 毫克，锌 0.08 毫克，铜 0.04 毫克，硒 0.3 微克，还含有挥发油、香树脂醇、鞣酸等。

【养生功能】 橄榄性味甘、酸、涩，平。具有清咽止渴、解热除烦、开胃降气、解毒醒酒之功效；用于咽喉热痛、口干舌燥、食滞泄泻、鱼骨鲠喉、痔疮出血、酒醉烦渴等症。

①橄榄果肉含有丰富的营养物，鲜食有益人体健康，特别是含钙较多，对儿童骨骼发育有帮助。

②我国隆冬腊月气候异常干燥，如常食点橄榄有润喉之功。中医素来称橄榄为“肺胃之果”，对于肺热咳嗽、咯血颇有益处。

③据研究，橄榄可解鱼、蟹、河豚、毒蕈等中毒，可能与橄榄中含有大量的鞣酸、香树脂醇、挥发油等物质有关。

④橄榄还有补充营养、益精神、醒酒、保护胃黏膜、防治心脏病等作用。

【特别提醒】 ①市售色泽特别青绿的橄榄果如果没有一点黄色，说明已经矾水浸泡过，为的是好看，最好不要食用或吃时务必要漂洗干净。

②热势盛者不宜食用橄榄，凡热性、咳嗽者，待热退后才能食用本品，因热势尚盛，吃本品后有使热气上升之弊。又加性味酸涩，不利于解热止咳。

### ○甘蔗——天生复脉汤

【营养价值】 甘蔗别名干蔗、竿蔗、薯蔗、糖蔗，为禾本科植物甘蔗的茎杆。每 100 克甘蔗中含蛋白质 0.8 克，脂肪 7.1 克，糖类 49 克，钙 33 毫克，磷 16 毫克，铁 5.3 毫克，还含有苹果酸、柠檬酸、琥珀酸等有机酸。

【养生功能】 甘蔗性寒，味甘，入肾、胃、肺经。具有清热生津、下气、润燥止咳等功效；适用于心烦口渴、肺燥咳嗽、反胃呕吐、大便干燥、小便不利等症。

①甘蔗中富含糖类，可为机体补充充足的热能，对防治低血糖有较好的效果。

②甘蔗含水量高，且含多种有机酸成分，能清凉解暑，消除疲劳。

③据研究，甘蔗渣中含有对小鼠艾氏癌和肉瘤—180 有抑制作用的多糖（主要由五碳糖和六碳糖组成）。

【特别提醒】 ①脾胃虚寒、大便溏泄者不宜多吃甘蔗。甘蔗性寒，易伤脾胃。

②禁忌食用霉变的甘蔗。若食用，轻者可引起恶心、呕吐、腹痛、腹泻等症状，重者则可导致抽搐、昏迷，甚至死亡。买甘蔗与吃甘蔗时应当注意：凡甘蔗剖面发黄、发红，味酸，并伴有霉味、酒糟味和生虫变坏的均不能食用。应将变质部分彻底去掉，否则霉变甘蔗可引起中毒反应。

### ○柠檬——柠檬酸的仓库

【营养价值】 柠檬别名黎檬子、宜母子、里木子、药果、柠果、梦子。每 100 克含水分 89.3 克，蛋白质 1.0 克，脂肪 0.7 克，糖类 8.5 克，灰分 0.5 克，钙 24 毫克，磷 18 毫克，铁 2.8 毫克，维生素 $B_1$0.02 毫克，维生素 $B_2$0.02 毫克，烟酸 0.2 毫克，维生素 C40 毫克，钾 130 毫克，钠 1.0 毫克，镁 5.0 毫克，氯 2.0 毫克，还含有烟酸、柠檬酸、苹果酸、奎宁酸、橙波苷、井油皮苷、圣草次苷、香豆精类、甾醇、挥发油等成分。

【养生功能】 柠檬性平，味极酸，甜，入肺、胃二经。具有生津止渴、利肺润喉、

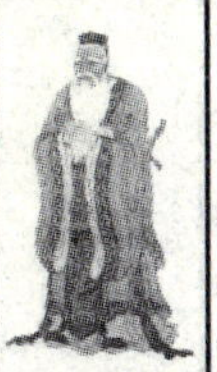

开胃消食、祛暑、安胎的功效；适用于肺燥痰火、咳喘、胸闷心烦、防暑解渴、腹胀、泄泻、跌打损伤、不思饮食等。

①柠檬含有烟酸和丰富的有机酸，其味极酸。柠檬酸汁有很强的杀菌作用，对食品卫生很有好处。实验显示，酸度极强的柠檬汁在15分钟内可把海生贝壳内所有的细菌杀死。吃柠檬还可以防治心血管疾病，能缓解钙离子促使血液凝固的作用，可预防和治疗高血压和心肌梗死。柠檬酸有收缩、增固毛细血管，降低通透性，提高凝血功能及血小板数量的作用，可缩短凝血时间和出血时间31%～71%，具有止血作用。

②鲜柠檬维生素含量极为丰富，是美容的天然佳品，能防止和消除皮肤色素沉着，具有美白作用。此外，柠檬生食还具有良好的安胎止呕作用。因此柠檬是适合女性的水果。

③柠檬汁中含有大量柠檬酸盐，能够抑制钙盐结晶，从而阻止肾结石形成，甚至已成之结石也可被溶解掉。所以食用柠檬能防治肾结石，使部分慢性肾结石患者的结石减少、变小。

**【特别提醒】** ①不宜多食柠檬。因柠檬酸是一种能与维生素A相抵抗的物质，所以必须肯定其膳食中维生素A的供应量足够，然后才能吃适量的柠檬。

②柠檬不宜与海味食品同时食用。海味食品如虾、蟹、海参、海蜇等，含有丰富的蛋白质和钙等营养物质，和含果酸多的柠檬同时食用，既可使蛋白质凝固，也可与钙结合生成不易消化的物质，降低食物的营养价值，导致胃肠不适。

### ○西瓜——清热去暑的佳品

**【营养价值】** 西瓜除不含脂肪外，几乎含有各种水溶性营养素的成分。西瓜汁中含瓜氨酸、丙氨酸、α—氨基丁酸、γ-氨基丁酸、谷氨酸、精氨酸、磷酸、苹果酸、乙二醇、甜菜碱、腺嘌呤、果糖、葡萄糖、蔗糖、盐类、维生素C、胡萝卜素、β-胡萝卜素、番茄烃、六氢番茄烃等，以及挥发性的已醛、乙醛、异戊醛。每100克约含水分92.1克，蛋白质1.2克，糖类4.2克，粗纤维0.3克，灰分0.2克，钙6毫克，磷10毫克，铁0.2毫克，胡萝卜素0.17毫克，硫胺素0.02毫克，维生素$B_2$0.02毫克，烟酸0.02毫克，维生素C3毫克。西瓜为水果中含果汁最丰富者，含水量高达90%以上，堪称夏季水果之王。

**【养生功能】** 西瓜性寒，味甘，入肺、胃、肾三经。具有清热祛暑、生津止渴、解毒润肺、和中利尿、除烦宽胸的功效；适用于吐血久咳、月经过多、口舌生疮、暑热烦渴、夏季中暑、咽喉肿痛、燥咳不止、水肿、热性哮喘、烦躁不安、肝炎、肾炎等。

①西瓜可清热解暑，除烦止渴。西瓜中含有大量的水分，在急性热病发烧、口渴汗多、烦躁时，吃上一块又甜又沙、水分十足的西瓜，症状会马上改善。

②在治疗肾炎和降低血压方面，西瓜可算是果菜之中的好医生。它所含的糖和盐能利尿并消除肾脏炎症；蛋白酶能把不溶性蛋白质转化为可溶的蛋白质，增加肾炎病人的营养；它还含有能使血压降低的物质。

③新鲜的西瓜汁和鲜嫩的瓜皮可增加皮肤弹性，减少皱纹，增添光泽。因此，西瓜不但有很好的食用价值，还是女士们高效经济的美容院，想变得光彩照人就不要放过西瓜。

④西瓜中含有蛋白酸成分，可促进蛋白质的分解和吸收；此外，西瓜味甜爽口，生津止渴，可改善食欲和胃肠功能。

【特别提醒】 ①高温作业者不宜多吃西瓜。西瓜含有大量的水分和丰富的糖分，而糖类不能维持人体的渗透压，反而具有利尿作用，促进了体内水分的排泄，失水越多，带走体内的盐分就越多，水分丢失也就越严重。若食用大量的西瓜，虽可补充大量的水分和糖分，却使人体在大量出汗之后所丢失的盐分得不到补充，因而无法让适量的水分保持在体内，自然就有可能中暑。

②感冒初期不宜吃西瓜。初患感冒，无论是风寒感冒，还是风热感冒，都属于表证。治疗应采取发散的办法，使病邪从表面而解。西瓜属于甘寒之品，具有清热解暑、防烦止渴、利小便的功能。感冒初期，病邪尚在于表，此时若吃西瓜，不但不能表散病邪，反而会因其清解烦热而引邪入里，使感冒加重或延长治愈时间。

③不宜将西瓜切开冰冻、久放后食用。因为切开的西瓜冷藏后，瓜瓤表面形成一层薄膜，冷气被皮瓤所吸收。食用这种冰冻的西瓜，因受冷气的刺激，口腔内的涎腺、味觉神经和牙周神经都处于麻痹状态，不但难以品出西瓜的甜味，还会伤脾胃，引起咽喉炎。儿童消化机能较差，食用冰冻的西瓜还会导致消化系统疾病，出现厌食、腹痛、呕吐、腹泻等症状。

④不宜过多食用西瓜。从中医的理论来看，西瓜性寒，过多的食用易造成胃寒、腹满腹胀、胃肠消化力下降等不良症状。另外，西瓜含有极丰富的糖分，多吃西瓜，就会摄入大量糖分，多余的糖类物质在体内积存变成脂肪，使体液处于酸性环境，影响人体健康，而且还会影响饮食平衡，使蛋白质、矿物质等摄入减少，从而引起营养失衡。

### ○哈密瓜——夏季解暑的佳品

【营养价值】 哈密瓜，古称甜瓜、甘瓜，维吾尔语称“库洪”，属葫芦科，据现代科学研究分析，每 100 克哈密瓜中含有蛋白质 0.4 克，脂肪 0.3 克，糖 8.8 克，热量 167.2 千焦，钙 14 毫克，磷 10 毫克，铁 1 毫克，胡萝卜素 0.22 毫克，维生素 $B_1$0.08 毫克，维生素 $B_2$0.01 毫克，烟酸 0.3 毫克，维生素 C13 毫克。

【养生功能】 哈密瓜性寒，味甘甜，入心、肝、肺经。具有疗饥利便、益气、清肺热、止咳的功效；适用于眩晕、贫血、心悸失眠、胃病、肾炎、咳嗽、痰喘和便秘等患者。

①食用哈密瓜对人体造血机能有显著的促进作用，可以用来作为贫血的食疗之品。

②哈密瓜子含有 35% 的脂肪，可用来排除结石，治疗便秘、脓疮和咳嗽。

③哈密瓜中含有可以把不溶性的蛋白质转变为可溶性蛋白质的转化酶，对肾脏病人有益。

④哈密瓜的瓜蒂具有催吐作用。能催吐胸膈痰涎及宿食，内服适量，可致呕吐以救食物中毒。

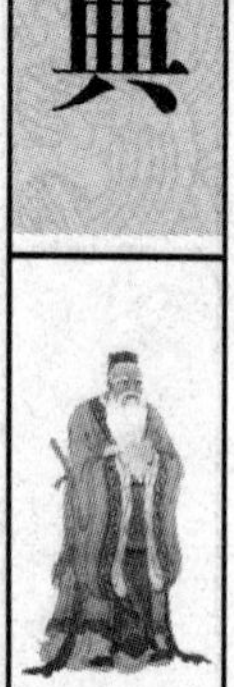

【特别提醒】 ①搬动哈密瓜应轻拿轻放，不要碰伤瓜皮。受伤后的哈密瓜很容易变质腐烂，不能储藏。

②慢性肾衰竭者禁忌食用哈密瓜。慢性肾病到了肾衰竭时，因肾脏排泄和调节功能失常，临床上常出现少尿或无尿现象，使身体内部的某些代谢紊乱，主要是钾代谢紊乱。由于尿少，不能把体内的钾及时排泄出去，致使过多的钾在体内潴留而引起高血钾症。

③心脏病患者禁忌食用哈密瓜。钾离子是人体不可缺少的重要物质，但体内钾离子含量过高，也可对心脏产生很大影响。

### ○木瓜——减压镇痛之食疗佳品

**【营养价值】** 番木瓜别名乳瓜、秋木瓜、酸木瓜，为蔷薇科植物番木瓜属木瓜的果实。据现代营养科学研究分析测定，每100克鲜木瓜中含能热量113千焦，蛋白质0.4克，脂肪0.1克，糖类7.0克，膳食纤维0.8克，维生素A145微克，维生素$B_1$0.01毫克，维生素$B_2$0.02毫克，烟酸0.3毫克，维生素C43毫克，维生素E0.30毫克，钙17毫克，磷12毫克，钾18毫克，钠28.0毫克，镁9毫克，铁0.2毫克，锌0.25毫克，硒1.80毫克，铜0.03毫克，锰0.05毫克。

**【养生功能】** 木瓜性平，味酸、甘，入脾、胃、大肠三经。具有健脾和胃、消炎灭菌、消肿止痛、除湿活血的功效；适用于胃炎、消化不良、烧伤、乳汁缺少、婴儿湿疹、痈疖肿毒等症。

①木瓜酶对乳腺发育很有助益，有催奶的效果，乳汁缺乏的妇女食用能增加乳汁。丰胸要用青木瓜效果最好。

②因为木瓜性温，不寒不燥，其中的营养容易被皮肤直接吸收，特别是可发挥润肺的功能。当肺部得到适当的滋润后，就能更好地行气活血，使身体更易吸收充足的营养，从而让皮肤变得光洁、柔嫩、细腻、皱纹减少、面色红润。

③木瓜独有的番木瓜碱具有抗肿瘤功效，并能阻止人体致癌物质亚硝胺的合成，对淋巴性白血病细胞具有强烈抗癌活性。木瓜所含的齐墩果成分是一种具有护肝降酶、抗炎抑菌、降低血脂、软化血管等功效的化合物。

④木瓜有健脾消食的作用。木瓜中的木瓜蛋白酶，可将脂肪分解为脂肪酸。木瓜中含有一种酵素，能消化蛋白质，有利于人体对食物进行消化和吸收，因此有健脾消食之功。吃了太多的肉食，脂肪容易堆积在下半身，木瓜里的酵素，可帮助分解肉食，减低胃肠的工作量，让肉感的双腿慢慢变得更有骨感。

**【特别提醒】** ①治病多采用宣木瓜，也就是北方木瓜，不宜鲜食；食用木瓜多是产于南方的番木瓜，可以生吃，也可用作蔬菜和肉类一起炖煮。

②木瓜中的番木瓜碱，对人体有小毒，每次食量不宜过多，过敏体质者应慎食。

### ○无花果——健胃润肠的佳果

**【营养价值】** 无花果又名无生子、映日果、蜜果、奶浆果等，为桑科植物无花果的干燥花托。无花果营养丰富，每100克无花果中含有蛋白质1.0克，脂肪0.4克，糖类12.6克，热量242.4千焦，钙49毫克，磷23毫克，铁0.4毫克，胡萝卜素0.05毫克，维生素$B_1$0.04毫克，维生素$B_2$0.03毫克，烟酸0.3毫克，维生素C1毫克。每100克无花果干品中含有蛋白质4.3克，脂肪0.3克，糖类74.2克，热量1325.1千焦，钙270毫克，磷96毫克，铁2.9毫克。

**【养生功能】** 无花果性平，味甘，入肺、心、胃三经。具有润肺定喘、健胃润肠的功效；用于筋骨风痛、痔疮、便秘、消化不良、黄疸、哮喘、子宫颈炎等症。

①无花果含有苹果酸、柠檬酸、脂肪酶、蛋白酶、水解酶等，能帮助人体对食物的消化，促进食欲，又因其含有多种脂类，故具有润肠通便的效果。

②所含的脂肪酶、水解酶等有降低血脂和分解血脂的功能，可减少脂肪在血管内的沉积，进而起到降血压、预防冠心病的作用。

③未成熟果实的乳浆中含有补骨脂素、佛柑内酯等活性成分，其成熟果实的果汁中可提取一种芳香物质"苯甲醛"，二者都具有防癌抗癌、增强机体抗病能力的作用，可以预防多种癌症的发生，延缓移植性腺癌、淋巴肉瘤的发展，促使其退化，并对



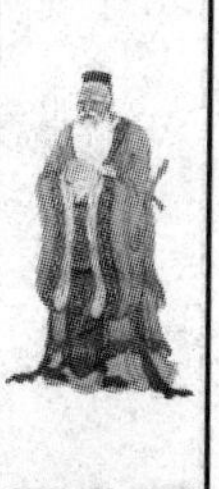

正常细胞不会产生毒害。

【特别提醒】 ①脑血管意外、脂肪肝、正常血钾性周期性麻痹等患者不宜食用。②无花果含糖量高，糖尿病人和忌食糖者应忌食。

## ○核桃——健脑益智的“长寿果”

【营养价值】 核桃别名胡桃、羌桃、吴桃等，属胡桃科植物，是一种天然的滋补品。虽然核桃的可食部分只有43%，但是它的营养却一点都不少，每100克核桃果肉中含有热量2623千焦、蛋白质14.9克，脂肪58.8克，膳食纤维9.5克，糖类9.6克，灰分2.0克，胡萝卜素30微克，硫胺素0.15毫克，维生素$B_2$0.14毫克，烟酸0.9毫克，维生素C1毫克，维生素E43.21毫克，钾385毫克，钠6.4毫克，钙56毫克，镁131毫克，铁2.7毫克，锰3.44毫克，锌2.17毫克，铜1.17毫克，磷294.毫克，硒4.62微克等，这些营养素和有效成分都是人体所必需的营养物质。

【养生功能】 核桃性温，味甘，入肾、脾、胃三经。具有补肾固精、强神健脑的功效；适用于腰腿酸痛、四肢无力、阳痿遗精、神经衰弱等症。

①它含有特殊的维生素成分，不但不升高胆固醇，还能减少肠道对胆固醇的吸收，所以很适合动脉硬化、高血压和冠心病患者食用。

②核桃仁含有丰富的不饱和脂肪酸、蛋白质和多种氨基酸、微量元素等成分，具有促进大脑组织细胞的新陈代谢，增强记忆和思维能力的功能。

③核桃含有丰富的B族维生素和维生素E，可防止细胞老化，能健脑、增强记忆力及延缓衰老。

④核桃仁含有大量维生素E和亚麻油酸，是人体理想的肌肤美容剂，经常食用有润肌肤、乌须发的作用。

⑤核桃仁中的某些有效成分对小鼠肿瘤细胞有抑制作用，临床也发现常食核桃对食道癌、胃癌、鼻咽癌、肺癌、甲状腺癌和淋巴肉瘤等癌症均有疗效。

【特别提醒】 ①有的人喜欢将核桃仁表面的褐色薄皮剥掉，这样会损失掉一部分营养，所以不要剥掉这层薄皮。

②不宜在服用各种酶制剂时食用核桃。因酶制剂可与核桃中的鞣酸结合成鞣蛋白，使酶制剂失去活性和消化作用。

③不宜在服用洋地黄、洋地黄苷片及地高辛等强心类药物时食用核桃。洋地黄等药物可与核桃仁中的鞣酸结合，生成不溶性沉淀物，阻止药物的吸收，降低药物的疗效。

## ○栗子——益肾健美的果实

【营养价值】 栗子别名板栗、栗果、大栗等，为壳斗科植物栗子的成熟果实。据现代营养学家们测定，栗子具有很高的营养价值，每100克中含热量774千焦，蛋白质4.2克，脂肪0.7克，糖类42.2克，膳食纤维1.7克，维生素A32毫克视黄醇当量，维生素$B_1$0.14毫克，维生素$B_2$0.17毫克，烟酸0.8毫克，维生素C24毫克，维生素E4.56毫克，钙17毫克，磷89毫克，钾442毫克，钠13.9毫克，镁50毫克，铁1.1毫克，锌0.57毫克，硒1.13毫克，铜0.40毫克，锰1.53毫克。

【养生功能】 栗子性温，味甘，入肝、脾、胃三经。具有养胃健脾、补肾强身、活血止血的功效；适用于反胃泄泻、肾虚腿软、筋骨肿痛、外伤、吐血、便血等症。

①板栗中所含的丰富的不饱和脂肪酸和维生素、无机盐，能防治原发性高血压、冠心病、动脉硬化、骨质疏松等疾病，是抗衰老、延年益寿的滋补佳品。

②中医认为栗子能补脾健胃、补肾强筋、活血止血。栗子对人体的滋补功能,可与人参、黄芪、当归等媲美,对肾虚有良好的疗效,故又称为“肾之果”,特别是老年肾虚、大便溏泄者更为适宜,经常食用能强身愈病。

③栗子含有较多的糖类和多种维生素以及微量元素等成分,因此,食栗子能补充一定的营养物质,并产生一定的热量。

【特别提醒】 ①新鲜栗子容易变质霉烂,吃了发霉栗子会中毒,因此变质的栗子不能吃。

②不宜一次食用过多的栗子,否则可致胃脘饱胀。③牛肉不宜与栗子搭配同食。牛肉甘温,安中补气,补脾胃,壮腰脚;栗子,甘咸而温,益气厚肠胃,补肾气。从食物药性看,二者并无矛盾,从营养成分看,栗子除含蛋白质、糖、淀粉、脂肪外,还富含维生素C。此外,尚有胡萝卜素、B族维生素和脂肪酶。栗子中的维生素C易与牛肉中的微量元素发生反应,削弱栗子的营养价值,而且二者不易消化,同炖共炒皆不相宜。《饮膳正要》:“牛肉不可与栗子同食。”

### ○松子——延年益寿的果中鲜品

【营养价值】 松子别名罗松子、海松子,为松科植物红松的种子。每100克干松子仁中含热量2022.4千焦,蛋白质13.4克,脂肪70.6克,粗纤维10克,糖类2.2克,维生素A原(胡萝卜素)30微克,维生素$B_1$0.19毫克,维生素$B_2$0.25毫克,烟酸4毫克,维生素E32.8毫克,钙78毫克,磷56毫克,铁4.3毫克,钾502毫克,钠10.1毫克,镁116毫克,锰6.01毫克,锌4.61毫克,铜0.95毫克,硒0.74微克。

【养生功能】 生松子仁性味甘、温。具有补气益血、润肺止咳、润肠止渴、温中熄风之功效;用于气血两虚、燥痰咳嗽、肠燥便秘、遗精早泄、心悸失眠等症。

①松子含大量的油酸和亚油酸等不饱和脂肪酸以及多种微量元素等成分,具有降低血脂的作用。它还能改善小动脉血管的弹性,调节毛细血管扩张和收缩。故对防治高血脂症、动脉粥样硬化和冠心病等均有益处。

②由于松子中的脂肪多为油酸、亚油酸和亚麻油酸等,也是脑髓和神经组织的主要成分。因此,食松子能为大脑及神经组织提供原料,促进儿童生长发育和改善大脑功能。

③松子中维生素E高达3%,有很好的软化血管、延缓衰老的作用,是中老年人的理想保健食物,也是女士们润肤美容的理想食物。

④松子中的磷和锰含量丰富,对大脑和神经大有裨益作用,是学生和脑力劳动者的健脑佳品,对老年痴呆也有很好的预防作用。

【特别提醒】 ①因含油脂丰富,所以胆功能严重不良者慎食。

②脾胃虚寒、腹泻者不宜食用松子。

### ○开心果——健康的仙果

【营养价值】 开心果,又名阿月浑子、无名子。每100克开心果含热量2730千焦,蛋白质21克,脂肪55克,糖类19克,钙120毫克,铁3毫克,磷440毫克,钾920毫克,钠270毫克,铜1.15毫克,镁120毫克,锌4.2毫克,硒0.88微克,维生素A20微克,维生素$B_1$0.43毫克,维生素$B_2$0.24毫克,维生素$B_6$1.22毫克,维生素E4毫克,叶酸59微克,泛酸1.06毫克,烟酸1毫克。

【养生功能】 开心果性味辛、温,无毒。有健脾壮腰、补肾强筋之功效;能治诸痢腰冷、阴肾虚弱、皮肤肿痒、内外出血等症。



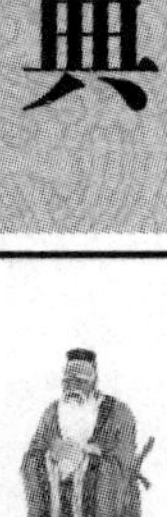

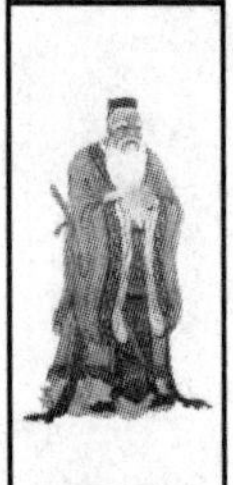

①开心果营养丰富，其种仁含蛋白质约20%，含糖15%～18%，还可以榨油，因此越嚼香味越浓，余味无穷，对身体有很好的补充营养的作用。

②开心果果仁含有维生素E等成分，具有抗衰老的作用，能增强体质。古代波斯国国王视之为“仙果”。

③由于开心果中含有丰富的油脂，因此有润肠通便的作用，有助于机体排毒。

**【特别提醒】** ①开心果有很高的热量，并且含有较多的脂肪，凡是怕胖的人、血脂高的人应少吃。

②储藏时间太久的开心果不宜再食用。

**○榛子——抗衰养颜的“坚果之王”**

**【营养价值】** 榛子别名平榛、榧子。每100克含水分10.2克，蛋白质21克，脂肪49.7克，糖类12.2克，粗纤维2.8克，灰分4.1克，钙316毫克，磷556毫克，铁8.3毫克及维生素A原和维生素$B_1$、维生素$B_2$、烟酸等。另外，它还含有人体必需的8种氨基酸，如酪氨酸1216毫克，亮氨酸1315毫克，异亮氨酸705毫克，苏氨酸670毫克，苯丙氨酸827毫克，色氨酸292毫克，蛋氨酸253毫克和精氨酸694.毫克。

**【养生功能】** 榛子仁性味甘、平。具有养气血、健脾胃、清肝明目之功效；用于脾胃虚弱、食欲缺乏、机体消瘦、两眼昏花等症。

①榛子的维生素E含量高达3.6%，能有效地延缓衰老、防治血管硬化、润泽肌肤。

②榛子里包含着抗癌化学成分紫杉酚，它是红豆杉醇中的活跃成分，这种药可以治疗卵巢癌和乳腺癌以及其他一些癌症，可延长病人的生命期。

③榛子富含脂肪，而且所含的脂溶性维生素更易为人体所吸收，对体弱、病后虚羸、易饥饿的人有很好的补养作用。尤其是糖尿病患者以及口渴、多尿、易饥者长期食用的绝佳补品。

**【特别提醒】** 榛子含有丰富的油脂，胆功能严重不良者应慎食。

**○葵花子——维生素E的良好来源**

**【营养价值】** 葵花子亦叫天葵子、向日葵、向阳花子，为菊科植物向日葵的成熟种子。每100克中含热量2498千焦，蛋白质23.9克，脂肪49.9克，糖类19.1克，膳食纤维6.1克，维生素A5毫克，维生素$B_1$0.36毫克，维生素$B_2$0.20毫克，烟酸4.8毫克，维生素E34.53毫克，钙72毫克，磷238毫克，钾562毫克，钠5.5毫克，镁264.毫克，铁5.7毫克，锌6.03毫克，硒1.21毫克，铜2.51毫克，锰1.95毫克。

**【养生功能】** 葵花子性平，味甘淡，入脾、肾二经。具有清湿热、散滞气、平肝降压、益气滋阴的功效；适用于体虚便秘、头昏耳鸣、白痢、痈肿、高血压、蛲虫病等症。

①葵花子是维生素$B_1$和维生素E的良好来源。据说每天吃一把葵花子就能满足人体一天所需的维生素E。对安定情绪，防止细胞衰老，预防成人疾病都有好处。

②葵花子油中的植物胆固醇和磷脂，能够抑制人体内胆固醇的合成，防止血浆胆固醇过多，有利于控制动脉粥样硬化，适宜高血压、高血脂、动脉硬化的患者食用。

③葵花子油中的主要成分是油酸、亚油酸等不饱和脂肪酸，可以提高人体免疫能力，抑制血栓形成，可预防胆固醇、高血脂，是抗衰老的理想食品。

④葵花子还具有治疗失眠、增强记忆力的作用。对癌症、高血压和神经衰弱有一定的预防功效。

**【特别提醒】** ①尽量用手剥壳，或使用剥壳器，以免经常用牙齿嗑瓜子而损伤牙釉质。

②育龄青年不宜多食葵花子。葵花子的蛋白质含有抑制睾丸激素分泌的成分，并能引起睾丸萎缩，影响正常的生育功能。

③不宜多食多味葵花子。多味瓜子制作时均加入了多种调味品的成分，其中，天然香料中含有的黄樟素是具有致癌作用的有毒物质，摄入过多，容易引起肝脏病变。

④肝病病人不宜多吃葵花子。因为葵花子中含有油脂很多，大约占5%～50%，且大都是不饱和脂肪酸，如亚油酸等。若食用过量，可使体内与脂肪代谢密切相关的胆碱大量消耗，致使脂肪代谢障碍在肝内堆积，影响肝细胞的功能，造成肝内结缔组织增生，严重的还可形成肝硬化。

### ○白瓜子——前列腺炎的食疗佳品

**【营养价值】** 白瓜子，即南瓜子，又叫金瓜子、南瓜仁，为葫芦科草本植物蔓生藤本南瓜的果实。每100克白瓜子中含有水分4.4克，蛋白质36克，脂肪46.1克，粗纤维4.1克，糖类3.8克，灰分6.1克，维生素$B_2$0.16毫克，钙37毫克，钾672毫克，钠15.8毫克，镁376毫克，铁6.5毫克，锰3.85毫克，锌7.12毫克，铜1.44毫克，硒27.03微克，烟酸3.3毫克。

**【养生功能】** 白瓜子性味甘、平。具有驱虫、止咳、消肿、催乳之功效；用于蛔虫、绦虫、血吸虫病和百日咳、前列腺炎、产妇缺乳等症。

①白瓜子有很好的杀灭人体内寄生虫（如蛲虫、钩虫等）的作用。对血吸虫幼虫也具有很好的杀灭作用，是血吸虫病的首选食疗之品。

②美国研究发现，每天吃上50克左右的白瓜子，可有效地防治前列腺疾病。这是由于前列腺的分泌激素功能要依靠脂肪酸，而白瓜子就富含脂肪酸，可使前列腺保持良好功能。所含的活性成分可消除前列腺炎初期的肿胀，同时还有预防前列腺癌的作用。

③另外，据研究发现，白瓜子还有丰富的泛酸一维生素$B_{15}$这种物质可以缓解静止性心绞痛并有降压作用，当前列腺疾病同时并发心脏病或高血压时，白瓜子作为保健食品可一举两得。

④白瓜子还具有防治神经性脱发的作用，服用2周以后，即可长出新的毛发，并开始变黑。

**【特别提醒】** ①一次不要吃得太多，因为曾有过多食用白瓜子而导致头昏的报道。

②不宜在服用四环素类药物及红霉素、甲硝唑、西咪替丁时食用白瓜子。食物的钙离子可与四环素类药物及红霉素等药物结合，降低药物疗效。

③催乳时禁忌炒食白瓜子。生白瓜子有催乳的作用，炒食或煮食则功效丧失。

### ○西瓜子——高血压患者的小吃

**【营养价值】** 西瓜子是西瓜的种子，可炒吃。每100克生干西瓜子仁中含热量为2327.9千焦，蛋白质32.4克，脂肪45.9克，膳食纤维5.4克，糖类3.2克，维生素$B_1$0.2毫克，维生素$B_2$0.08毫克，维生素C微量，维生素E1.23（炒干）～27.37（晒干）毫克，钙的含量相差悬殊，磷760毫克，铁4.7毫克，另含其他各类微量元素等。

**【养生功能】** 西瓜子性平，味甘。具有清肺润肠、和中止渴的功效；用于便秘、高血压、咳喘、口干舌燥等症。

①西瓜子富含油脂，有健胃润肠之功，食欲欠佳或便秘时，食用西瓜子很有好处。

②西瓜子含有不饱和脂肪酸，能够降低血压，可预防动脉硬化，并能缓解急性膀胱炎。

③西瓜子有清肺化痰的作用，对咳嗽痰多和咯血等症有辅助疗效。

**【特别提醒】** ①瓜子类的食品尽量不要给婴幼儿吃，以免掉进气管发生危险。

②咸瓜子吃得太多会伤肾。

③长时间不停地嗑瓜子会伤津液，导致口干舌燥，甚至磨破、生疮。

### ○莲子——益肾养心安神食品

**【营养价值】** 莲子别名藕实、莲肉、莲米、莲蓬子、水芝丹，莲子的营养丰富，据现代营养学研究测定，每100克鲜莲子中含蛋白质17.2克，脂肪2.0克，糖类9.2克，热量259.2千焦，钙98毫克，磷540毫克，铁3.6毫克，胡萝卜素0.02毫克，维生素$B_1$0.17毫克，维生素$B_2$0.09毫克，维生素C17毫克，烟酸1.7毫克。

**【养生功能】** 莲子性味甘、涩、平。具有养心益肾、涩精止滞、固肠止泻之功效；适用于夜寐多梦、遗精、淋浊、久痢、虚泻、妇女崩漏带下。

①莲子有养心安神的功效。中老年人特别是脑力劳动者经常食用，可以健脑，增强记忆力，提高工作效率，并能预防老年痴呆的发生。

②莲子中的钙、磷和钾含量非常丰富，除可以构成骨骼和牙齿的成分外，还有促进凝血，使某些酶活化，维持神经传导性，镇静神经，维持肌肉的伸缩性和心跳的节律等作用。

③丰富的磷还是细胞核蛋白的主要组成部分，帮助机体进行蛋白质、脂肪、糖类代谢，并维持酸碱平衡，对精子的形成也有重要作用。

④莲子芯味道极苦，却有显著的强心作用，能扩张外周血管，降低血压。莲芯还有很好地去心火的功效，可以治疗口舌生疮，并有助于睡眠。

**【特别提醒】** ①心肌梗死病人不宜食用莲子。

②慢性胃炎、食欲不佳者不宜多食莲子。因莲子性涩冷，可影响胃脾功能。

### ○花生——名副其实的长生果

**【营养价值】** 花生，别名落花生、落生参、长生果，为豆科植物落花生的成熟种子。每100克花生中含热量1245.6千焦，蛋白质12.1克，脂肪25.4克，食物纤维7.7克，糖类5.2克，维生素A2微克视黄醇当量，维生素$B_2$0.04毫克，烟酸4.1毫克，维生素E2.93毫克，维生素C14毫克，钾390毫克，钠3.7毫克，钙8毫克，铁3.4毫克，锌1.79毫克，磷250毫克，硒4.5微克。

**【养生功能】** 花生性平，味甘，入脾、肾二经。具有润肺和胃、祛痰止血的功效；用于久咳不止、产后少乳、慢性胃炎、慢性肾炎等症。

①花生中的维生素K有止血作用。花生红衣的止血作用比花生更是高出50倍，对多种出血性疾病都有良好的止血功效。

②据报道，花生中含有一种茶素，也有抗衰老的功效。花生油中所含的大量维生素E，可将人体内的胆固醇分解为胆汁酸，并使其排泄亢进，不但可降低胆固醇，防止动脉硬化和冠心病的发生，而且还具有防止皮肤老化和使皮肤健美的功能。

③花生中的微量元素硒和另一种生物活性物质白藜芦醇可以防治肿瘤类疾病，同时也是降低血小板聚集，预防和治疗动脉粥样硬化、心脑血管疾病的化学预防剂。

④据上海市中医医院王翘楚教授长期研究发现，花生叶"昼开夜合"的生物特性

与人类“日出而作,日落而寝”的昼夜作息规律同步,可能含有某种类似人体内“睡眠肽”之类的促睡眠物质。所以认为废弃的花生叶是一种安全有效的天然安眠药。

**【特别提醒】** ①在花生的诸多吃法中以炖吃为最佳。这样既避免了营养素的破坏,又具有不温不火、口感潮润、入口好烂、易于消化的特点,老少皆宜。

②不宜生吃花生。生吃花生有损于健康。因为花生含脂肪较多,消化吸收缓慢,大量生吃可以引起消化不良。另外,花生在泥土里生长,常被寄生虫卵污染,生吃容易引起寄生虫病。同时,花生常被鼠类污染,易传播疾病,特别是流行性出血热。因此,花生不宜生吃,最好是煮熟后食用。

③跌打损伤有淤血者不宜吃花生。因为花生有促进血液凝固的作用,对于消除外伤引起的淤血极为不利,吃后甚至会增强疼痛。

④禁忌食用已发芽、霉变的花生。花生容易发芽长霉,形成有毒的黄曲霉素,可以致癌。在温度高、湿度大、氧气足的环境中保存,容易使花生长芽。花生长芽后,破坏了外皮,容易生长黄曲霉毒素、寄生曲霉等,这些真菌具有强烈的致癌性。

### ○芝麻——补肝益肾之佳品

**【营养价值】** 芝麻别名巨胜、胡麻、方麻、油麻,为胡麻科植物胡麻的成熟种子。现代科学分析测定,每100克芝麻含蛋白质21.9克,脂肪61.7克,钙564毫克,磷368毫克;铁的含量更为惊人,每100克多达50毫克,为各种食物之冠。古人认为芝麻能填精、益髓、补血,其根据在于此。

**【养生功能】** 芝麻性平,味甘,归脾、肝、肾三经。有补肝肾、乌须发、滋养强壮的功效;适用于肝肾不足、四肢麻木、神经衰弱、高血压、大便干燥等。

①芝麻香油里还有丰富的卵磷脂,不但可以保持头发秀美,防止头发过早变白和脱落,而且还能润肤美容,使人体保持和恢复青春的活力。

②芝麻种子含有大量的硒和叶酸两种防癌物质。

③芝麻含有大量的维生素E,能延缓机体的衰老。维生素E的生理作用机制主要是抗氧化作用,它可以组织体内产生过氧化脂质,从而维持不饱和脂肪酸比较集中的细胞膜的完整和功能正常,也可以防止体内其他成分受到脂质过氧化物的伤害;此外,维生素E还可以减少体内脂褐质的沉积。

④现代医学研究发现,黑芝麻对于慢性神经炎和末梢神经炎均有疗效。由于芝麻有降低胆固醇的作用,故血管硬化、高血压患者食之有益。

**【特别提醒】** 大便溏泄、精气不固、阳痿精滑、白带诸症时,不宜服食芝麻。

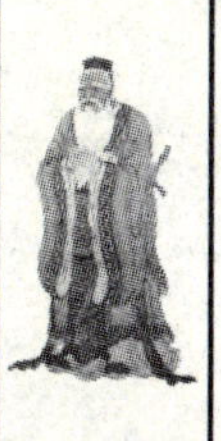

# 第二章

# 饮品类养生保健功能

# 一、白酒——舒筋活血的饮品

**【营养价值】** 白酒的主要成分是酒精(乙醇)。根据酒精含量的多少,白酒又可分为低度酒(酒精含量38%以下)和高度酒(酒精含量50% ~60%)两类。因原料、酿造、加工、贮藏等条件不同,酒的品种极多,成分也有差异。但除含有乙醇外,尚含有高级醇类、脂肪酸类、酯类、醛类等,以及少量的挥发性酸和不挥发性酸。

**【养生功能】** 白酒性味平、甘,大热。对肝有伤害。具有通血脉、御风寒、行药势之功效;适用于风寒痹痛、筋脉挛急、胸痹及心腹冷痛。

①饮用少量白酒尤其是低度白酒可以扩张毛细血管,促进血液循环,延缓胆固醇等脂质在血管壁沉积,有利于心脑血管的健康,对防止心血管疾病有一定的作用。

②适量饮酒能刺激胃黏膜,增加消化液的分泌,故饭前饮少量酒,可健胃祛风,增进食欲,晚上睡前小啜,可消除肌肉紧张所致的疲劳,有助于入睡。

③要想把白酒变成名副其实的保健饮料,就必须走白酒与中药相结合的道路,即用白酒制备保健酒。应用药酒治病的方法是有根据的,因为中药中的有效成分几乎全部易溶于乙醇,而多数不溶于水。所以,用水煎中药不仅疗效低也大大地浪费了中药材,得不到充分的利用。

**【特别提醒】** ①白酒不宜和咖啡同饮。两者同饮,会使大脑由极度兴奋转入极度抑制,并刺激血管扩张,加速血液循环,大大增加心脏负担。

②小儿不宜喝白酒。酒精会使小儿体内的儿茶酚胺含量增高,造成睾丸发育不全,影响正常发育。

③不宜选用韭菜佐酒。白酒味甘微苦,性大热,含有大量的酒精,可在体内燃烧产生大量热量,且有刺激性,能扩张血管,使血流加快。韭菜性属辛温,能壮阳活血。食用韭菜,同时饮用白酒,是火上加油,久食出血。特别是有出血性疾病患者,尤其要当心。

④过量饮酒能导致阳痿。在男子的内分泌系统中,下丘脑分泌促性腺激素,进而刺激腺垂体,分泌尿促卵泡素和黄体生成素,使睾丸产生精子和睾酮等雄性激素,还刺激前列腺、精囊腺的正常发育。而过量的酒精则会损害下丘脑和垂体,使雄性激素的浓度不足,久而久之,就会造成阳痿或不育症。

⑤过量饮酒会诱发肝炎。酒精进入肠胃后,胃吸收约20%,肠吸收约80%,但最后都要通过肝脏才能被分解和处理。肝脏分解酒精的能力是有限的,而且分解以后相当数量的酒精转化为对人体有毒的乙醛。这种物质存在血液中,会使人感到头痛和恶心,存在于肝脏中,会使肝细胞变性,纤维组织增生,严重损害肝脏的功能,最终会诱发中毒性肝炎和肝硬化。

⑥过量饮酒会使男子女性化。最近美国专家研究发现,在男性的肝脏中含有雌性激素的受体,而且无论男女,这种受体都几乎相等。而酒精抑制了雄性激素的作用,肝脏中雌性激素的作用就变得越来越强。因此,经常过量饮酒的男性会逐步导致女性化。



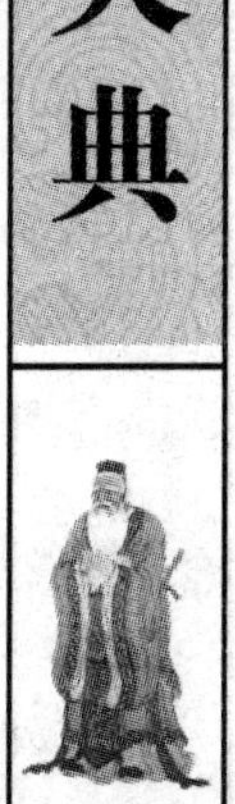

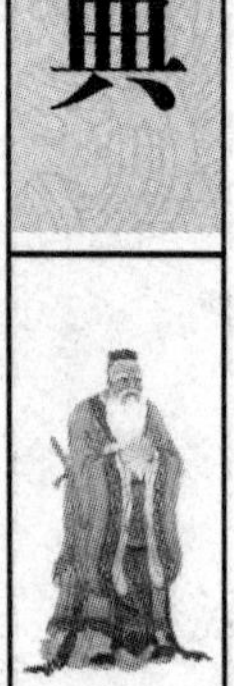

# 二、啤酒——“液体面包”

【营养价值】 啤酒是用大麦芽和具有芳香气味的啤酒花为主要原料，经过糖化和发酵酿制出来的一种含有二氧化碳的低浓度酒精饮料。含有丰富的营养，被誉为“液体面包”的称号，每100克啤酒中含酒精3.4克，热量355.9千焦，蛋白质0.4克，糖类3.1克，维生素$B_1$0.2毫克，维生素$B_2$0.02毫克，叶酸7微克，泛酸0.08毫克，烟酸1毫克，钙4毫克，铁0.3毫克，钠2.5毫克，镁7毫克，锌0.01毫克。

【养生功能】 啤酒性味苦、甘，微寒。具有清热利尿、益气活血、强心镇静之功效；用于烦热口渴、小便不利、心慌气短、肾病水肿、动脉硬化及高血压、心肺病等。

①啤酒是由发酵的谷物制成的，因此含有丰富的B族维生素和其他营养素，并具有一定的热量，“液体面包”之称虽有些过，但确实有类似之处。

②啤酒特别是黑啤酒具有一定的活血作用，可使动脉硬化和白内障的发病率降低，并对心脏病有一定的预防作用。

③男性以及年轻女性经常饮用啤酒，可以减少年老时得骨质疏松症的几率。骨质的密度和硅的摄取量有密切关系，而啤酒中因为含有大量的硅，经常饮用有助于保持人体骨骼强健。

④人在饮用了一定量的啤酒后，会发现异性变得更有吸引力，男人会发现出现在自己眼前的几乎都是美女，女人也会认为自己面前的男士更英俊，这就是所谓的“啤酒眼”现象。

【特别提醒】 ①啤酒有一定的饮用方法，这样不仅口感好，还有利于营养的吸收：不要暴饮，一般每天最多不超过2升；下午饮酒是最佳时间；酒温不要过高或过低，一般5～10℃为宜，最高不超过20℃，最低不低于5℃。

②不宜冰冻保存啤酒。贮存啤酒的适宜温度夏季为5～8～C，冬季为9～12℃。如果温度在0℃以下，不但起泡极少，而且酒中的蛋白质可与鞣质结合，生成沉淀物，使啤酒出现“冷混浊”。如果这种冷混浊出现的时间不长，可将酒瓶置于50℃的热水中浸泡30分钟左右，冷混浊现象可获改善。如果将啤酒长时间贮存于低温下，这种冷混浊的沉淀物可被氧化而转为褐色，成为不可逆性混浊，并使啤酒味道受损。

③不宜将啤酒放在阳光下保存。啤酒中含有大量的含硫化合物，如胱氨酸、胱甘肽等，这些物质在光照下会产生一种奇臭的硫醇，严重破坏了啤酒的品质。另外，啤酒是营养丰富的饮料，日光会破坏酒中的营养素。因此，啤酒应避光保存，啤酒瓶的色泽也要改绿色为棕色，因为棕色瓶的透光率远远低于绿色瓶。

④不宜饭前饮冰镇啤酒。如果在饭前饮冰镇啤酒，就易使人胃肠道内温度骤然下降，血管迅速收缩，血流量减少，从而使生理功能失调，影响正常的进餐和食物的消化吸收。同时，还会使人体内的胃酸、胃蛋白酶、小肠淀粉酶、脂肪酶的分泌减少，导致消化功能紊乱。胃肠道受到过冷刺激，变得蠕动加快，运动失调，久之，易诱发腹痛、腹泻及营养缺乏等症。

⑤不宜用啤酒服药。啤酒与药混合会产生不良副作用，能使药物在胃中迅速溶解并影响其被吸收，从而降低了药品疗效。对各种抗生素、降压药、镇静剂、抗凝剂、抗糖尿病药物等的影响尤为明显。

⑥啤酒不宜与烈性酒同饮。有些人习惯于喝了啤酒又饮烈性酒，这样会对胃肠道产生不良刺激，易引起消化功能紊乱。

⑦禁忌喝啤酒对入汽水。人们在日常饮酒或酒宴桌上，常为一些酒量小的人准备一些汽水对在啤酒中当饮料，认为这样喝下去既酸甜可口、消热解暑，又稀释了酒精，不宜醉酒。其实这种想法是错误的。汽水中含有一定量的二氧化碳，人们在口渴时喝上一瓶汽水，可促进胃肠黏膜对液体的吸收，起到生津止渴的作用。但是，啤酒里对上汽水就不同了，因为啤酒中原本含有少量的二氧化碳，对入汽水后，过量的二氧化碳会更加促进胃肠黏膜对酒精的吸收。所以喝啤酒时不宜在其中对汽水。

## 三、黄酒——烹饪调味最佳料酒

**【营养价值】** 黄酒又名料酒。是由糯米粉加酒曲酿制而成的。黄酒的营养价值超过了有“液体面包”之称的啤酒和营养丰富的葡萄酒，黄酒含蛋白质 1.2% ~ 2.0%，含维生素 $B_1$、维生素 $B_2$、烟酸；矿物元素含钾、钙、镁、铁、锰、锌、铜、磷和硒等。黄酒中含有 18 种氨基酸，其中有 9 种必需氨基酸，5 种半必需氨基酸和 4 种非必需氨基酸。

**【养生功能】** 黄酒性味甘、平、温。具有散寒、通经活血之功效；用于风湿痹痛、心腹冷痛、筋脉拘挛、跌打损伤肿痛等。

①黄酒在烹饪中的主要功效为祛腥膻、解油腻。烹调时加入黄酒，能使造成腥膻味的物质溶解于热酒精中，随着酒精挥发而被带走。

②黄酒的酯香、醇香同菜肴的香气十分和谐，用于烹饪不仅为菜肴增香，而且通过乙醇挥发，把食物固有的香气诱导挥发出来，使菜肴香气四溢、满座芬芳。黄酒中还含有多种多糖类呈味物质，而且氨基酸含量很高，用于烹饪能增添鲜味，使菜肴具有芳香浓郁的滋味。

③温饮黄酒，可帮助血液循环，促进新陈代谢，具有补血养颜、活血祛寒、通经活络的作用，能有效抵御寒冷刺激，预防感冒。黄酒还可作为药引子。

④将黄酒烧开，然后打进一个鸡蛋，再加红糖，用小火煎熬片刻。经常饮用有补中益气、强健筋骨的功效。可防治神经衰弱、神思恍惚、头晕耳鸣、失眠健忘、肌骨萎脆等症。

**【特别提醒】** ①烹调菜肴时不要放得过多，以免料酒味太重而影响菜肴本身的滋味。

②不宜饮冷黄酒。黄酒中含有一定数量的甲醇、醛、醚类物质，如果饮冷黄酒，这些对人体有一定害处的有机化合物，就会全部进入人体。因此，黄酒必须烫热了再喝。黄酒中这些有害物质的沸点都不高，一般多在 25 ~ 35℃之间，即使是甲醇也只有 64℃，在烫热的过程中，这些有害物质就可随温度的升高而挥发掉。另外，在加热过程中，黄酒中的脂类、芳香物质也会随温度的升高而蒸腾，从而使酒味更加芬芳浓郁。

③不宜在夏季饮用。

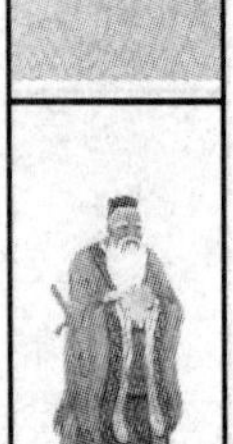

## 四、葡萄酒——抗癌美容的高雅饮料

【营养价值】 葡萄酒是用葡萄经发酵、贮存、冷热处理制成的酒，分红葡萄酒和白葡萄酒两种。前者将红葡萄同果皮放在一起发酵，葡萄皮红色素溶于酒液，故呈红色；后者是将红葡萄榨出汁发酵，没有皮故无色。葡萄酒营养丰富，据现代营养科学研究分析测定，每100克葡萄酒中约含酒精12.1克，热量为355.9千焦，蛋白质0.1克，钙31毫克，磷6毫克，铁0.3毫克，镁6毫克，锰0.06毫克，锌0.15毫克，硒0.2微克，含有十多种人体所必需的氨基酸，以及0.2～0.7克的乳酸、酒石酸、苹果酸、柠檬酸、琥珀酸等有机酸。所含维生素有维生素$B_1$、维生素$B_2$、维生素$B_6$维生素P、泛酸、叶酸、烟酸和生物素等。

【养生功能】 葡萄酒性味甘、微苦、辛、温，微毒。具有温肾壮腰、舒筋活络、强志安神之功效；用于平素体弱、疲劳过度、慢性胃炎及痛经等症。

①葡萄酒是唯一的碱性酒精性饮品，可以中和现代人每天吃下的大鱼大肉以及米面类酸性食物，降低血中的不良胆固醇，促进消化。

②葡萄酒中含有的抗氧化成分和丰富的酚类化合物，可防止动脉硬化和血小板凝结，保护并维持心脑血管系统的正常生理机能，起到保护心脏、防止卒中的作用。

③葡萄皮中含有白藜芦醇，其抗癌性能在数百种人类常食的植物中最好。这种成分可以防止正常细胞癌变，并能抑制癌细胞的扩散。红葡萄酒正是由葡萄全果酿制的，故是预防癌症的佳品。

④饮用葡萄酒对女性有很好的美容养颜的功效，可养气活血，使皮肤富有弹性。

⑤红葡萄酒中含有较多的抗氧化剂，能消除或对抗氧自由基，所以具有抗老防病的作用，经常饮用还可预防老年痴呆。

【特别提醒】 ①红葡萄酒在室温下饮用即可，不需冰镇，最好在开启1小时，酒水充分呼吸空气后再饮用；白葡萄酒则冰镇后再饮用口味更佳。

②糖尿病和严重溃疡患者不宜饮葡萄酒。

## 五、牛奶——益胃养肺的饮品

【营养价值】 据营养学家分析，每100克牛奶含蛋白质3.1克，脂肪3.5克，糖类6克，灰分0.7克，钙120毫克，碳90毫克，铁0.1毫克，硫胺素0.04毫克，维生素$B_2$0.13毫克，烟酸0.2毫克，维生素C1毫克，维生素A42微克视黄醇当量。牛奶的蛋白质主要是含磷蛋白质——酪蛋白，也含白蛋白及球蛋白，此三种蛋白质均含全部必需氨基酸。牛奶的脂肪主要是棕榈酸、硬脂酸的甘油酯，也含少量低级脂肪酸，此外，还含少量卵磷脂、胆固醇、色素等。牛奶中的糖主要是乳糖。另外，鲜牛奶如不立即饮用，宜放在避光的地方或容器内暂存，否则日光直射会影响牛奶质量。据报道，鲜牛奶经阳光照射1分钟以上，奶中B族维生素会很快消失，维生素C也所剩无几。因此，应用避光容器保存牛奶，这样既可使维生素的含量不变，又能保持牛奶特有的鲜味。

**【养生功能】** 牛奶性味甘、平。具有补虚损、益肺胃、生津润肠之功效;用于虚弱劳损、反胃、噎膈及便秘等。

①国外医学家研究发现,牛奶中含有一些活性因子,具有保护人体气管的功能,对于那些吸烟的人来说,每日坚持喝牛奶,一是可以预防支气管炎的发生;二是可以预防因吸烟引起的维生素缺乏、胆固醇升高及烟雾中毒的发生。

②美英等国科学家指出,牛奶中含有磷脂类的特殊物质,这种物质在胃黏膜表面形成一个很厚的疏水层,抵抗酒精等外来物对胃壁的侵蚀,而且牛奶中的米胱氨酸、维生素和钙能够使酒精中的醛化合物分解,饮酒者喝牛奶或在饮酒前喝杯牛奶,对健康大有好处。

③澳大利亚学者雷诺德博士发现,牛奶中含有一种预防牙齿腐烂的成分——肽。他说这种天然物质不仅可作为防止食物和饮料变质的添加剂,而且能修复损坏的牙齿。这种物质可加在巧克力中,吃巧克力的人一点也不用担心会损害牙齿。

④牛奶中含有牛奶因子3—羟—甲基戊二酸和乳清酸,前者能抑制胆固醇的合成,降低血内胆固醇的含量,牛奶除了抑制胆固醇的合成外,还因含有较多的钙,亦可减少人体对胆固醇的吸收。

⑤据日本国立癌症中心的平山博士等调查证明,牛奶有一定抗胃癌作用。据其调查,每天饮用牛奶多的人,其胃癌的发病率就低。同时也发现,患了胃癌的人多饮牛奶,再配合蔬菜和肉食,则其危险率也有所降低。专家认为,可能是牛奶的胶体分散对胃壁有保护作用。

⑥美国的专家发现,经常饮用牛奶的人结肠癌的发病率也明显降低。流行病学家的调查证明,钙和维生素D、维生素A、维生素$B_2$等对胃、结肠癌的发病有一定的抵抗作用,而这些成分在牛奶中均不同程度地存在着,尤其是钙含量甚高。

**【特别提醒】** ①患有急性胰腺炎、胆囊炎、溃疡性结肠炎、反流性食管炎及胃切除术后者禁忌食用全脂牛奶。全脂牛奶滋养之力较强,其中含有多量的脂肪,脂肪的分子较大,不易被分解和消化,可以增加胰腺和胆囊的负担,使患急性胰腺炎和胆囊炎病人的病情加重。牛奶中的低价挥发性脂肪酸对肠腔黏膜有刺激性的作用,故可加重溃疡性结肠炎的病情,出现腹痛、腹泻、便下脓血等症。胃主要受纳饮食水谷。若行胃切除术后,胃体减小,胃气受损,纳谷欠佳,饮食在胃内存留的时间缩短,排空的速度加快,会使饮食过早的进入肠腔。当牛奶在乳糖酶相对缺乏时可以发生消化吸收不良,且可在肠内细菌的分解作用下而出现腹胀、腹痛、腹泻等症状。

②不宜在夏季饮用冷牛奶。牛奶所含的蛋白质以酪蛋白为主,尚有白蛋白和球蛋白成分。由于夏季气温高,蛋白容易变性,其他病原微生物也容易侵入繁殖,食用后会引起肠道疾病。

③不宜久煮或冰冻后饮用。牛奶久煮后营养成分会受损失,冰冻后脂肪、蛋白质会发生变化,解冻后出现凝固沉淀物和上浮脂肪团,营养价值也随之下降。故煮牛奶时以刚沸为宜,冷藏时不宜冰冻。

④不宜单用牛奶喂婴幼儿。婴幼儿的营养应全面,不应偏于一种,牛奶虽营养丰富,但含铁量不足,单纯用牛奶喂养,容易导致缺铁性贫血。牛奶中还含有不耐热的蛋白质,被吸收后可导致过敏,使胃肠道发生出血。牛奶喂乳性贫血,是由于婴幼儿在用牛奶喂养中缺铁而引起的。由于牛奶对婴儿来说只够提供3个月至6个月的铁,在这以后,牛奶不能提供充足的铁,要从其他食物中去补充。现在已有补充铁质



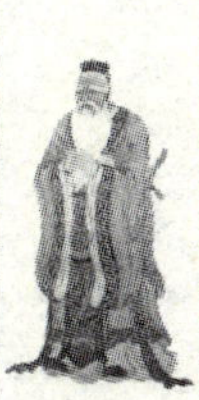

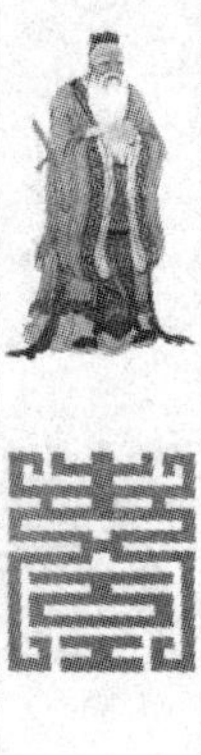

的奶粉出售，可以改善喂乳性贫血的发生。

⑤牛奶不宜与肉类同食。膳食中磷酸盐含量过多时，在肠道中与钙结合成难溶于水的正磷酸钙，从而降低钙的吸收。一般而言，成人膳食中钙与磷的比例为 1∶1.5 为宜，婴幼儿以 1∶1 为宜，这样肠道酸性较低，有利于钙的吸收。牛奶里含有大量钙，而瘦肉里含有丰富的磷，会影响人体对牛奶中钙的充分吸收和利用。

## 六、豆浆——老少皆宜的"植物奶"

**【营养价值】** 豆浆是用大豆水泡后，磨碎、过滤、煮沸而成的浆汁。营养丰富，是牛奶的代用品，每 100 克豆浆中含有热量 21 千焦，蛋白质 2.5 克，脂肪 1 克，糖类 0.4 克，维生素 A15 微克视黄醇当量，维生素 $B_1$0.03 毫克，维生素 $B_6$0.06 毫克，叶酸 28 微克，泛酸 0.28 毫克，烟酸 0.1 毫克，钙 19 毫克，铁 0.4 毫克，磷 32 毫克，钠 1.2 毫克，镁 9 毫克，锌 0.16 毫克，硒 0.14 毫克。

**【养生功能】** 豆浆性味甘、寒。具有补虚润燥、清肺化痰、宽中下气、通二便之功效；用于肺结核咳嗽、痰火哮喘及便秘、淋浊。

①鲜豆浆中的矿物质和氨基酸的含量丰富，几乎不含或仅含极少量的胆固醇，能抑制体内脂肪发生过氧化现象，是防止高血脂、高血压、动脉硬化等疾病的理想食品。

②饮用鲜豆浆可防治缺铁性贫血，豆浆对于贫血病人的调养，比牛奶作用要强。豆浆能增强人的抗病能力，增强防治气喘病。

③豆浆中铜的含量丰富，经常饮用，有利于冠心病的防治，可预防老年痴呆症的发生。豆浆加饴糖煮沸，有利于保护肠胃。

④以喝熟豆浆的方式补充植物蛋白，可以使人的抗病能力增强，从而达到抗癌和保健的作用。

⑤青年女性常喝豆浆，则能减少面部青春痘、暗疮的发生，使皮肤白皙润泽，容光焕发。中老年妇女饮用豆浆，能调节内分泌系统，减轻并改善更年期症状，促进体态健美和防止衰老。

**【特别提醒】** ①饮用豆浆时，加热时间不宜过短。这是因为在生豆浆中含有胰蛋白酶抑制素和皂苷，食用后会引起中毒，只有充分加热，才能破坏这些成分。如加热时间过短，胰蛋白酶抑制素及皂苷未被完全破坏，容易出现恶心、呕吐、腹泻等症状。

②喝豆浆时不宜食红薯或橘子。这是因为红薯的主要成分是淀粉，食用以后，会产生大量果酸，橘子含果酸较多。喝豆浆时食红薯或橘子，其中的果酸将会使蛋白质凝固变性，影响消化吸收，所以喝豆浆时不宜食用含果酸多的水果及红薯。

③不要用豆浆代替牛奶喂婴儿，因为它的营养不足以满足婴儿生长的需要。

④不要空腹饮豆浆，否则豆浆里的蛋白质大都会在人体内转化为热量而被消耗掉，不能充分起到补益作用。

⑤有些药物（如抗生素类药物）会破坏豆浆里的营养成分，所以豆浆不能与药物同饮。

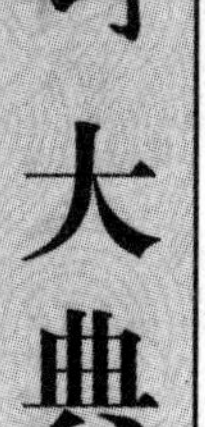

## 七、茶——疗效显著的"万病之药"

**【营养价值】** 茶是山茶科植物常绿灌木或乔木茶树之嫩叶。据化验分析,茶叶中所含的成分达400多种,主要有以下几大类:

①蛋白质和酶类:茶叶含的蛋白质占总质量的25%~30%,其中有多种氨基酸,这些都是儿童生长发育所需要的宝贵物质。茶叶中的酶数量更多,酶可助消化、促进身体各种新陈代谢。

②维生素类:茶叶中含有维生素A、维生素D、维生素E、维生素K、维生素$B_1$、维生素$B_2$、维生素C、维生素P、维生素PP等十几种。维生素是人体物质代谢不可缺少的成分。

③糖类:主要含有葡萄糖、果糖、半乳糖、蔗糖、麦芽糖、多糖等。

④无机元素:茶叶中含有钙、镁、钠、氯、铁、锰、铜、锌、氟、铝等。这些微量元素对保持记忆力和思维能力,以及促进生长发育、防治龋齿均有重要作用。

⑤药用成分:茶中还含有一定的药用成分,如咖啡因、鞣酸、儿茶素等。

**【养生功能】** 绿茶性味苦、甘、寒。具有清脑明目、除烦解渴、化痰消食、利尿解毒之功效;用于头痛目昏、多睡、心烦口渴、食积痰滞及泻痢等。

红茶性味苦、微甘、温。食之清神和胃,红茶加入具有温热散寒、滋补作用的药茶中使用,适合冬季饮用。

乌茶性味苦、温。有消食下气、醒脾解酒之功效;能增进血液循环、降血脂、预防冠心病。

①茶叶富含维生素K,还含有维生素C等成分,具有抗血小板凝集、促进纤维蛋白溶解,可以降低血脂和胆固醇,因此有降低高血压、血管硬化和冠心病的发病率的作用。

②茶叶中的茶多酚,是一种强有力的抗氧化物质,具有很强的抗自由基能力,对突变的细胞有较强的抑制能力,能提高人体免疫力,有抗衰老、预防肿瘤的作用。

③茶中维生素A、维生素E含量丰富,并含有多种抗癌防衰的微量元素。它是天然的健美饮料,有助于保持皮肤光洁白嫩,减少皱纹,还能抗氧化、防辐射、提高免疫力、预防肿瘤。

④日本和美国专家认为,绿茶中的单宁酸对艾滋病毒的核糖核酸(DNA)所产生的化学反应,具有相当强的阻断作用,高于目前国际上通用的治艾滋病药物AZT20~30倍。现在医学界开始关注以绿茶治艾滋病。

⑤日本太阳化学公司绿茶研究小组最近发现,绿茶对预防肾衰竭有效。研究人员发现,绿茶中含有的多酚化合物,能有效地抑制活性氧产生毒性物质甲胍基。研究人员对患有肾衰竭的动物每天喂2毫克的多酚化合物,在第9天,动物的肾衰竭情况有明显好转。

⑥据日本名古屋生化研究所实验证明,乌龙茶有抑制汽车废气致癌的作用。其原因是:乌龙茶对汽车排出的废气中所含有的变异原性物质环状碳化氢和二硝基芘有抑制作用,其抑制效果可达75%以上。动物实验还证明,乌龙茶具有提高细胞生存率和减少染色体异常的作用。

**【特别提醒】** ①不宜饮用头遍茶。喝头遍泡出来的茶对身体不利,这是因为茶叶在生产、包装、运输、存放过程中极可能遭到真菌的污染。为了使被污染的程度降

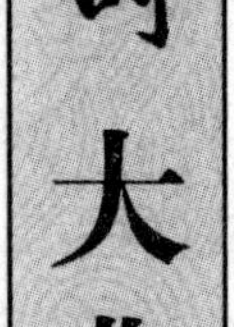

到最低，采用间歇泡两次以上的方法是行之有效的。同时，茶叶经过头遍冲泡后，可以除去其中大量鞣质，从而减轻鞣质等可能会给胃肠道等器官造成的刺激及其他不利影响。

②严重的动脉硬化、高血压病人不宜饮茶，至少在病情不稳定时不宜饮用。因为喝茶能够“提神”，使人兴奋。但是，正是这一兴奋作用，会使大脑血管运动中枢在兴奋之后引起脑血管收缩。这对已有脑动脉硬化的人是一种潜在的危险，因为脑部小血管收缩后加重了供血不足、脑血流缓慢，就可能促使脑血栓发生。脑血管运动中枢兴奋的结果还可以通过交感神经兴奋性增加而作用于心脏的冠状动脉，引起冠状动脉收缩痉挛，导致心肌缺血，产生心绞痛、胸闷、心悸、心律失常等症状。如果冠状动脉痉挛长时间不解除，也有导致心肌梗死的可能。

③不宜饮用长时间泡的茶。茶叶中含有100多种化合物。一般来说，这些化合物对人体都无害。茶水在泡后4~6分钟饮用较为合适。而沏好的茶水放置几小时后，特别是放在暖水瓶内的茶，不仅失去原有的香味，而且茶水呈褐色，并变得浑浊，使茶叶的维生素C和B族维生素都遭到破坏。

④不宜过量饮茶。过量饮茶对身体有害，这是因为茶叶中含有大量的微量元素氟。对20种茶叶中氟的测定结果表明，茶叶中氟含量比其他食物高出10倍，甚至100倍。如果大量饮用茶水，可能会摄入过多的氟元素，久而久之会引起氟蓄积中毒，可出现牙齿变黄褐色或黑色，并出现氟骨症等症状。

⑤禁忌醉酒后饮用浓茶。因为酒精绝大部分在肝脏中转化为乙醛之后再变成乙酸，乙酸又分解成二氧化碳和水，经肾脏排出体外。浓茶的茶碱可以迅速地发挥利尿作用，这就会促进尚未分解的乙醛过早地进入肾脏。乙醛对肾脏有较大的刺激性，会对肾功能造成损害。

⑥发烧病人禁忌喝茶。发烧的时候，机体处于正邪相争的兴奋阶段，脉搏跳动较快，饮茶以后再次刺激心肌。此外，发烧是一个最常见的症状，有许多疾病都可能表现为发烧，一般都要经确诊后，根据不同情况而分别使用药物，此时如果以茶水送服药片，就会影响药物的溶解和吸收，从而降低药效。

## 八、咖啡——提神健脑的饮品

**【营养价值】** 咖啡别名咖啡豆、咖啡之果、咖啡粉、咖啡茶。咖啡中含有少量的营养成分。每100克咖啡中含有蛋白质14.7克，脂肪0.3克，糖类56.3克，钾223毫克，钠100毫克，镁440毫克，维生素A120微克视黄醇当量，维生素$B_1$0.02毫克，维生素$B_2$0.14毫克，维生素E0.2毫克，烟酸47毫克，叶酸8微克。

**【养生功能】** 咖啡性平，味甘。具有提神健脑、增进食欲、强心利尿及解毒的功效；适用于精神困乏、暑热心烦、小便不利等症。

①咖啡所含的咖啡因能兴奋中枢神经系统，尤其对大脑皮质兴奋的作用较强，可以改善思维活动，提高对外界刺激的感受性。

②咖啡能兴奋心脏和骨骼肌，舒张冠状血管、肾和肺血管，松弛胆道及支气管平滑肌，并有一定的利尿作用。

③人们在生活中不可避免地接触到各种辐射，如光波、电磁波等，久而久之，都会对机体产生不同程度的伤害。适量饮用咖啡可以减轻这种伤害。

④美国哈佛大学的研究人员用10年时间对4.6万多人进行了跟踪调查和研究，

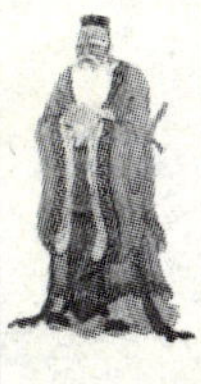

结果表明，每天喝2—3杯咖啡，使男性患胆结石的危险性减少40%；每天喝4杯咖啡，则患胆结石的危险性可减少45%。研究结果认为，每天喝2杯以上咖啡对成年男性有减少胆结石发生的保护作用。但过多饮用咖啡也会引起其他的副作用，故不能为预防胆结石而过多饮用咖啡。

⑤据国外研究报道，咖啡因有促使精子加快活动的作用，对精子活力不足导致的男性不育症，效果明显。假如女方在同房前用咖啡液清洗阴道，其中的咖啡因会增加精子的活力，从而治疗这种不孕症。如果男性有计划地喝咖啡，也能获得同样的或者更好的效果。不仅如此，授精能力正常的男性喝了咖啡后，精子也会特别有活力。

**【特别提醒】** ①不宜短时间内多饮咖啡。咖啡因对人体虽然有一定的益处，但也有一定的危害。医学研究证实：一个健康的人如在短时间内连续饮用3杯咖啡，可出现情绪紧张、忧虑、呼吸短浅等现象；如饮10杯以上，可出现中毒症状，如视物模糊、耳鸣、气急、说胡话、心律失常、肌肉紧张、肌震颤；连续饮用100杯以上，可致人于死地。

②不宜酒后饮咖啡。酒后喝咖啡对身体有害。酒精过量能毒害人体的组织细胞，造成体内代谢的紊乱，其中受害最大的是大脑。如果酒后马上再饮咖啡，会使人的大脑由兴奋转入抑制，并刺激血管扩张，加快血液循环，极大地增加心血管负担。

③煮咖啡忌时间过长。人们喜爱喝咖啡，是因为它味道芳香可口，并能使神经系统兴奋。为了使其香味不变，咖啡不宜长时间的煮沸。因为蒸汽泡会携带部分芳香物质，并聚集在咖啡表面，形成泡沫，而咖啡香味取决于泡沫的密度，烧开的咖啡继续煮沸，会导致泡沫被破坏，使芳香物质随蒸汽跑掉。

④喝咖啡不宜放糖过多，放糖过多会反射性的刺激胰脏中的胰岛细胞，分泌大量的胰岛素，而过量的胰岛素能降低血液中的葡萄糖含量。

## 九、碳酸饮料——消暑解热之佳品

**【营养价值】** 碳酸饮料就是在水中加入一定量的柠檬酸、小苏打、甜味剂、食用香精以及食用色素等制成的饮料，是人们日常生活中必不可少的食品，碳酸饮料含有大量的糖分、防腐剂、色素、香精，几乎不含蛋白质和脂肪，含有极少量的维生素和矿物质，并且含有碳酸、磷酸等化学成分。

**【养生功能】** ①碳酸饮料中含有大量的碳酸成分，它能分解产生二氧化碳气体。其中一部分流入胃肠后通过呃逆、嗳气的方式带走体内的热量，另一部分可冲淡胃酸，减轻胃肠的负担。所以饮用这类饮料后，人们会感到凉爽舒适。

②可乐饮料中含有咖啡因、可乐定等生物碱成分，饮用后能令人振奋精神，解除疲劳。

③饮料的最主要成分是水，饮用后可补充身体因运动和进行生命活动所消耗掉的水分和一部分糖、无机盐，对维持体内的水电解质平衡有一定作用。

**【特别提醒】** ①碳酸饮料中往往含有磷酸等成分，它们进入人体后会和钙发生反应，对牙齿、骨骼有重要影响。所以不宜多饮，也不宜天天饮用。处于更年期者、儿童、老年人不宜多饮。

②可乐饮料中的化学成分对人的生殖功能不利，过多饮用可能会导致不孕、不育，并可能致使男性精子质量下降。

③过多饮用这类饮品会增加心肾负担,使人产生心慌、乏力、尿频等不适,同时胃液的消化、杀菌力也因此而降低,容易造成胃肠疾病。

④这类饮品也不要同酒一起饮用,以免加速人体对酒精的吸收,对胃、肝、肾造成严重损害。

## 十、蜂蜜——天然保健营养佳品

**【营养价值】** 蜂蜜别名石蜜、食蜜、蜂糖、生蜜。为蜜蜂采集花蜜,经自然发酵而成的黄白色黏稠液体就是蜂蜜。其营养相当丰富。据现代营养科学研究分析测定,每100克蜂蜜中含有水分22克,蛋白质0.4克,脂肪1.9克,灰分0.1克,钾28毫克,钠0.3毫克,钙4毫克,镁4毫克,铁1毫克,锰0.07毫克,锌0.37毫克,铜0.03毫克,磷3毫克,硒0.15微克。此外还含有果糖、葡萄糖、蔗糖、有机酸(苹果酸、乳酸、甲酸)、酶(氧化酶、淀粉酶、还原酶、过氧化酶、转化酶)、少量糊精、维生素$B_1$、维生素$B_6$维生素D、维生素E、泛酸钾、树胶样物质、蜡、色素、芳香性物质及花粉粒等。

**【养生功能】** 蜂蜜性味甘、平。具有补中缓急、润燥、解毒之功效;用于身体虚弱、肺燥咳嗽、肠燥便秘、胃脘疼痛、皮肤枯燥。

①蜂蜜能改善血液的成分,促进心脏和血管功能,因此经常服用对于心血管病人很有好处。

②蜂蜜对肝脏有保护作用,能促使肝细胞再生,对脂肪肝的形成有一定的抑制作用。蜂蜜还能解酒。

③蜂蜜还具有杀菌的作用。经常食用蜜糖,不仅对牙齿无妨碍,还能在口腔内起到杀菌消毒的作用。将蜂蜜当作皮肤伤口敷料时,细菌无法生长,能治疗中度的皮肤伤害,特别是烫伤。

④消化能力差的老年人食用后,也很容易吸收,直接促进机体的新陈代谢,使衰退的组织机能很快恢复,使受到损伤的器官得到修复。

⑤蜂蜜还有健脑益智的作用,可用于治疗儿童弱智及老年痴呆症,有抗癌作用。

**【特别提醒】** ①不宜用茶水对蜂蜜。我国目前的蜂蜜生产收购用的都是铁桶盛装,蜂蜜本身又偏酸,贮存时间久后,蜂蜜中的有机酸会与铁桶起化学反应,使铁质游离到蜂蜜中去,从而增加了蜂蜜中的含铁量。如果这时对入茶水,则茶水中的鞣酸与蜂蜜中所含的铁就会产生化学反应,使溶液变成深色或黑色。有的专家认为这种现象很普遍,并不影响身体健康。这种情况与我们在给贫血病人服用补血药物铁制剂时,嘱病人不宜同时饮服茶水的道理是一样的,既会影响到病人对铁制剂的吸收,又会引起胃部的不适反应。

②不宜用铁罐装蜂蜜。蜂蜜中含有机酸,呈弱酸性。有机酸主要有柠檬酸、苹果酸、琥珀酸等。当有机酸长期与铁容器接触时,会使铁皮受到腐蚀,并使铁质游离到蜂蜜中。当蜂蜜中的铁质达到一定含量时,就会使蜂蜜变黑,这样不仅影响外观,而且还影响食用价值,降低了蜂蜜的质量。

③不宜食用已起"泡沫"的蜂蜜。蜂蜜起"泡沫"是蜂蜜中糖类发酵的结果。蜂蜜在奶糖性酵母菌作用下对所含的葡萄糖和果糖进行分解,产生酒精和二氧化碳。蜂蜜发酵后一般不宜再食用,一是酒精味、酸辣味较重,二是可引起消化不良等症状。

④不满周岁的婴儿不宜食用蜂蜜。

# 第三章

# 调味类养生保健功能

## 一、姜——“医家圣药”

**【营养价值】** 姜为姜科植物姜的新鲜根茎。生姜含有多种营养成分，每100克含蛋白质1.4克，脂肪0.7克，糖类8.5克，钙20毫克，磷45毫克，铁7.0毫克，胡萝卜素0.18毫克，硫胺素0.01毫克，维生素$B_2$0.04毫克，烟酸0.4毫克，维生素C4毫克。此外，还含有挥发油、姜辣素、树脂等多种成分。挥发油主要成分是姜醇、姜烯、水芹烯、柠檬酸、芳香醇等。生姜特有的辛辣芳香，与其所含的姜辣素和挥发油有关。

**【养生功能】** 姜性味辛、热。具有温中散寒、回阴通脉、通肺化饮之功效；用于心腹冷痛、吐泻、食欲缺乏、寒饮咳嗽、痰多清稀等症。

①现代药理研究表明，生姜中所含的姜辣素对心脏和血管有一定的刺激作用，能使血管扩张，血流增快，全身产生温热，同时使汗毛孔张开，排除汗液，带走多余的热量，促进毒素外排。同时也能刺激味觉神经和胃黏膜，反射性的使消化道充血，蠕动增加，消化液分泌增加，提高小肠的吸收功能，帮助消化。

②生姜的抗氧化作用，烹饪时加入生姜可减缓食物的变质和酸败，食入体内后，可抑制脂质过氧化作用，从而抗衰延寿。对大脑皮质、心脏、延髓的呼吸中枢和血管运动中枢均有兴奋作用。外用可抑制皮肤真菌和阴道滴虫。

③人体在进行正常新陈代谢生理功能时，会产生一种有害物质——氧自由基，促使机体发生癌症和衰老。生姜中的姜辣素进人体内后，能产生一种氧化酶，它有很强的对付氧自由基的本领，比维生素E还要强得多。所以，吃姜能抗衰老，老年人常吃生姜可除“老年斑”。

④姜还具有促进血行、驱散寒邪的作用。着凉、感冒时不妨熬些姜汤，能起到很好的预防、治疗作用。

**【特别提醒】** ①吃姜一次不宜过多，以免吸收大量姜辣素，在经肾脏排泄过程中会刺激肾脏，并产生口干、咽痛、便秘等上火症状。

②泌尿系统感染患者不宜食用生姜。生姜素成分可以刺激膀胱等泌尿系统的黏膜，多食生姜可以加重泌尿系统感染的炎症反应。

③肝炎病人不宜多吃生姜。生姜的主要成分是挥发油、姜辣素、树脂和淀粉等。变质的生姜还含有黄樟素。姜辣素和黄樟素能使肝炎病人的肝细胞发生变性、坏死，以及间质组织增生、炎症侵入，从而使肝功能失常。肝炎病人食用生姜，不但不能使肝脏早期病变好转，反而会使病情恶化。

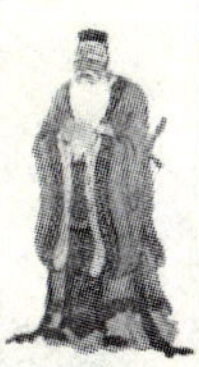

## 二、大葱——驱邪的疾病克星

**【营养价值】** 大葱别名葱头白、胡葱、和事草等，为百合科植物的磷茎（葱白）或带根全叶。葱的营养价值十分丰富。近代科学营养研究分析指出，葱的主要成分有蛋白质、脂肪、糖类、维生素A原、B族维生素和维生素C以及矿物盐钙、镁、铁等。现代科学营养学家测定，每500克大葱含胡萝卜素4.26毫克，硫胺素0.28毫克，维生素$B_2$0.18毫克，烟酸1.8毫克，维生素C50毫克，蛋白质3.6克，脂肪1.1克，糖类

22.4 克，粗纤维 1.8 克，无机盐 1.1 克，钙 43 毫克，磷 163 毫克，铁 2.1 毫克，热量 601.9 千焦。

**【养生功能】** 大葱性温，味辛，归肺、胃经。具有通阴发表、解毒止痛的作用；适用于感冒、小便不利等症。

①葱中含有相当量的维生素 C，有舒张小血管，促进血液循环的作用。经常吃葱的人，即便脂多体胖，但胆固醇并不增高，而且体质强壮。

②葱含有具刺激性气味的挥发油和辣素，能去除腥膻等油腻厚味菜肴中的异味，产生特殊香气，并有较强的杀菌作用，可以刺激消化液的分泌，增进食欲。

③葱蒜辣素具有抗菌作用，对痢疾杆菌、皮肤癣菌有抑制作用。在试管内试验尚能观察到杀灭阴道滴虫的作用。

④法国有个医生名叫塔玛克，专施以“青汁疗法”治疗疾病。他指出，葱头对肝脏、肌肉等组织内的物质的氧化还原起着重要的作用。葱头的抑癌，追根溯源，无非还是因为葱头中含有谷胱甘肽，它与致癌物质相结合，有解毒作用。此外，葱头中还富含各种抗癌物质，如维生素 A，它不仅能直接攻击癌细胞，同时，还能提高机体的免疫能力，起到间接攻击癌的作用。此外，维生素 C 在抗癌方面也起着巨大的作用。

**【特别提醒】** ①不宜生吃大葱。大葱是一种重要的调味蔬菜，在各式烹饪中使用极为广泛，民间也有无葱不炒菜的说法。人们常喜欢用大葱作为作料生吃，如小葱拌豆腐、大葱卷在煎饼内生食等。其实，这是很不卫生的。这是因为在大葱生长过程中，不可避免的要受到病毒、寄生虫、细菌等病原体的污染，如果在食用生葱前冲洗不彻底，各种病原体残留在生葱上的可能性是很大的，人们一旦吃了这种生葱，就会染上某些疾病。

②大葱不宜与狗肉、公鸡肉同食。狗肉性热，助阳动火；公鸡肉性味甘温，富含多种激素，中医历来认为是生风动火之物，其性偏热，可发诸病。而生葱辛温助火，故狗肉、公鸡肉最好不要与生葱同食，否则易生火热而伤人。素有鼻出血者，尤当忌同食。

③不宜在人体发热时多食葱。大葱性质偏热，有辛温助热之力，多食大葱可以加重发热者的病情或使发热初愈者因此而发生热性病。

## 三、大蒜——天然的抗生素

**【营养价值】** 大蒜为葫、小蒜为蒜，本草所别。葫又称葫蒜，因汉张骞出使西域而得。新鲜大蒜每 100 克含水分 70 克，蛋白质 4.4 克，脂肪 0.2 克，糖类 3.2 克，粗纤维 0.7 克，无机盐 1.3 克，钙 5 毫克，磷 44 毫克，铁 0.4 毫克，硫胺素 0.24 毫克，维生素 $B_2$0.03 毫克，烟酸 0.9 毫克，维生素 C3 毫克，含挥发油约 0.2%。大蒜具辣味，特臭，内含蒜素或大蒜辣素以及多种烯丙基、丙基和甲基组成的硫醚化合物。此外，挥发油中尚含柠檬醛、芳樟醇、α－水芹烯、β－水芹烯、丙醛、戊醛等。大蒜素是大蒜中含硫的大蒜胺酸破碎时经酶的作用分解而成。除蒜氨酸外，还含有 S—甲基—L—半胱氨酸亚砜、大蒜辣素和硫胺素反应的产物大蒜硫胺素，以及多种 γ－谷氨酰肽等。

**【养生功能】** 大蒜性味辛、温。具有温中健胃、消食理气、杀菌、抗癌之功效；用于饮食积滞、脘腹冷痛、水肿胀满及百日咳、痢疾、肺结核、肺癌、胃癌。

①大蒜中含有一种叫“硫化丙烯”的辣素，其杀菌能力可达到青霉素的十分之一，对病原菌和寄生虫都有良好的杀灭作用，可以起到预防流感、防止伤口感染、治疗感染性疾病和驱虫的功效。

②大蒜素是一种植物性广谱抗菌药。对痢疾杆菌、大肠杆菌、金黄色葡萄球菌、枯草杆菌有较强的抑制作用；对伤寒、霍乱、白喉、结核等细菌亦有抑制作用；并能抑杀立克次氏体和阴道滴虫。据报道：大蒜素在12～15分钟内，对白色葡萄球菌有抑制作用；在10～20分钟内对金黄色葡萄球菌及链球菌可完全抑制其生长。大蒜挥发性物质及大蒜浸出液对多种致病真菌包括白色念珠菌有抑制作用或杀灭作用。大蒜制剂的抗菌及抗真菌作用可能是由于使巯基失活而抑制了与微生物生长繁殖有关的含巯基的酶的缘故。

③正常及实验性阑尾炎家兔右下腹皮肤外敷大黄、芒硝及大蒜加醋研成的糊剂，对阑尾及脾脏的肉状内皮系统有明显的刺激作用。表现为网状细胞增生和增大，阑尾炎症减轻。临床可用于外敷治疗阑尾炎。

④近年来由于人们的膳食结构不够合理，人体中硒的摄入减少，使得胰岛素合成下降。而大蒜中含硒较多，对人体中胰岛素的合成起到一定的作用。所以糖尿病患者多食大蒜有助减轻病情。

⑤大蒜能保护肝脏，诱导肝细胞脱毒酶的活性，可以阻断亚硝胺致癌物质的合成，从而预防癌症的发生。

**【特别提醒】** ①不宜过多生食大蒜。生食大蒜过多时，应注意防止可能出现的维生素缺乏症。这是因为人体内的维生素有一部分是通过肠道微生物制造，然后被肠吸收的，如维生素K、维生素$B_2$、维生素$B_3$、生物素、烟酸等。生食大蒜过多，会杀死肠道中的有益微生物，造成某些维生素来源不足而患维生素缺乏症。

②不宜将大蒜液外敷时间过久。大蒜有较强的刺激性，与动物和人的红细胞接触都可使其呈棕黑色，高浓度的大蒜液甚至可使红细胞溶解。外敷过久容易造成皮肤发赤、灼热、气泡，甚至糜烂生疮。

③大蒜能使胃酸分泌增多，辣素有刺激作用，有胃肠道疾病特别是有胃溃疡和十二指肠溃疡的人不宜吃蒜。

④不宜生吃大蒜同时进食碱性食物，以免降低大蒜的杀菌疗效。大蒜中含有蒜氨酸和蒜酶，捣碎后，蒜氨酸与蒜酶结合在一起，蒜氨酸在蒜酶的作用下分解，生成具有挥发性的大蒜辣素，具有较强的抑菌和杀菌能力。若同时进食碱性食物，就会在碱性条件下降低大蒜辣素的杀菌作用，影响其独特的疗效。

## 四、辣椒——维生素C丰富的“红色牛排”

**【营养价值】** 辣椒别名番椒、辣茄、园椒、尖椒、秦椒等。每100克含蛋白质1.6克，脂肪0.2克，糖类1.5克，粗纤维0.7克，钙12毫克，磷40毫克，铁0.8毫克，胡萝卜素0.73毫克，硫胺素0.04毫克，维生素$B_2$0.03毫克，烟酸0.3毫克。此外，其维生素A的含量高达105微克视黄醇当量，居蔬菜之首位。

**【养生功能】** 辣椒性味辣、热。具有温中散寒、开胃消食之功效；用于胃寒腹



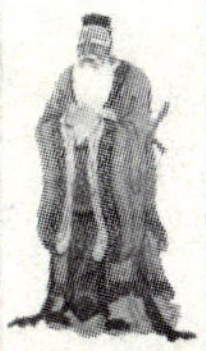

痛、消化不良、冻疮、疮癣等。

①辣椒含有丰富的维生素C,可以控制心脏病及冠状动脉硬化,降低胆固醇;含有较多抗氧化物质,可预防癌症及其他慢性疾病;可以使呼吸道畅通,用以治疗咳嗽、感冒。

②由于日常生活忙碌,往往会造成饮食不定,引致消化不良。辣椒所含的辛辣味,能刺激胃液分泌,加强消化功能和促进食欲,所以很多人喜欢用它来佐膳。

③辣椒含有一种特殊物质,能加速新陈代谢以达到燃烧体内脂肪的效果,从而起到减肥作用。这种物质还可以促进荷尔蒙分泌,对皮肤有很好的美容保健作用,是女性的"补品"。

④辣椒是很好的驱虫剂,对肠胃寄生虫有治疗及预防的功用。其种子所含的椒油具药用成分,能驱除内寒,使身体健康。

**【特别提醒】** ①食道炎、急慢性胃炎、胃和十二指肠溃疡、胃下垂患者不宜食用辣椒,以免加重病情。有人发现长期吃辣椒的人可能会患慢性胃炎。慢性胃炎可抑制肠道营养成分的吸收。

②关节炎患者不宜食用辣椒。最近的一个研究报告认为:茄科植物的蔬菜,包括辣椒、茄子、番茄和爱尔兰马铃薯在内,能使敏感者的关节炎病情加重。应引起关节炎倾向的人注意。

③禁忌多吃辣椒。辣椒可以增加食欲,少吃可以刺激食欲,多吃则有害无益。许多老年人喜欢食用辣椒,但食用辣椒过多,会使肠胃黏膜因过度刺激而充血,产生腹痛、腹泻等症状。若长期过度刺激,会使胃黏膜形成炎症。据有关资料统计,胃癌、食道癌患者中长期食用辣椒者占有可观的比例。

④加工青辣椒时要掌握火候。由于维生素C不耐热,易被破坏,在铜器中更是如此,所以避免使用铜质餐具。

## 五、花椒——芳香健胃的"中国调料"

**【营养价值】** 花椒别名大椒、蜀椒、巴椒等,为香料植物花椒的果皮。每100克花椒中含热量1078.4千焦,蛋白质6.7克,脂肪8.9克,食物纤维28.7克,糖类37.8克,维生素A23微克视黄醇当量,维生素$B_1$0.12毫克,维生素$B_2$0.41毫克,烟酸1.6毫克,维生素E2.47毫克,钾204毫克,钠47.4毫克,钙639毫克,铁8.4毫克,锌1.9毫克,磷69毫克,硒1.96微克。

**【养生功能】** 花椒性味辛、热,有毒。具有温中散寒、除湿止痛、杀虫止痒、解鱼腥毒之功效;用于心腹冷痛、风寒湿痹、吐泻、虫积、湿疹瘙痒、妇女阴痒。

①花椒气味芳香,可以祛除各种肉类的腥膻臭气,改变口感,能促进唾液分泌,增加食欲。

②花椒的果皮中含有挥发油,具有局部麻醉和镇痛作用,并有杀虫作用,可作驱蛔剂,花椒对各种杆菌和球菌均有明显的抑制作用。

③日本医学院研究发现,花椒能使血管扩张,从而能起到降低血压的作用。

④药理研究认为,花椒所含的挥发油有麻醉止痛的作用,对白喉杆菌、炭疽杆菌、肺炎双球菌和有些皮肤真菌等有一定的抑制作用。

**【特别提醒】** ①花椒是热性香料,多食容易消耗肠道水分,造成便秘。

②孕妇及阴虚火旺的人应忌食。

## 六、酱油——营养美味的大众调料

**【营养价值】** 酱油别名清酱、豆酱、生抽等。酱油不但可为菜肴增色增味,而且还含有丰富的营养。每100克含水分66.9克,蛋白质2.0克,糖类17.2克,粗纤维0.8克,灰分3.1克,钙97毫克,磷31毫克,铁5.0毫克,硫胺素0.05毫克,维生素$B_2$0.78毫克,烟酸2.1毫克。现代研究发现:酱油中含15种醇、15种醛或酮、9种酯、4种内酯、6种呋喃、3种呋喃酮、5种吡喃酮、7种酚、13种有机酸及16种其他化合物。呋喃酮和吡喃酮都是有焦糖香味的化合物,其中一种呋喃酮是酱油特殊风味的主要来源。

**【养生功能】** 酱油性味咸、寒。具有清热除烦、止痛解毒之功效;用于急性肠炎、腹痛、腹泻及胃痛。

①烹调食品时加入一定量的酱油,可增加食物的香味,并可使其色泽更加好看,从而增进食欲。

②新加坡食物研究所发现,酱油能产生一种天然的抗氧化成分,它有助于减少自由基对人体的损害,其功效比常见的维生素C和维生素E等抗氧化剂大十几倍。用少量酱油所达到的抑制自由基的效果,与一杯红葡萄酒相当。

③酱油的主要原料是大豆,它的营养价值很高。早有研究指出,大豆及其制品均有防癌的效果。

④酱油含有异黄醇,这种特殊物质可降低人体胆固醇,降低心血管疾病的发病率。

**【特别提醒】** ①肾功能减退患者不宜食用酱油。现在市面上出售的酱油,多以钾的化合物为主要咸味成分,含钾量较高。食用可以减少氯化钠的摄入,对高血压患者有利。但对肾功能减退的患者,由于排尿量较少,摄入体内的钾过多便不能从体内排完,而使血中钾的浓度增加,当血钾过高时,易发生生命危险。

②禁忌生食酱油。一般来说,酱油不经加热也可以食用,但是在生产、贮存、运输、销售等过程中,常因卫生条件不良而受到污染,甚至混入肠道致病菌。科学试验证实:伤寒杆菌在酱油中能生存29天,痢疾杆菌能生存2天,因此,不经加热就用它做凉拌菜吃,有患病的危险。

## 七、醋——保健灭菌的最佳调料

**【营养价值】** 醋有米醋、香醋、糖醋、白醋、酒醋、熏醋等,是一种发酵的酸味液态调味品,多由高粱、米、酒或酒糟发酵成的。醋有很高的营养价值。据现代营养科学研究分析测定,在每100克食醋中,约含水分72.6~99.4克,热量25.1~381千焦,蛋白质0.1~0.9克,脂肪0.1~0.7克,糖类2.8~18.5克,维生素$B_1$0.01~0.04毫克,维生素$B_2$0.03~0.26毫克,钙14~85毫克,磷23~448毫克,铁0.5~14.1毫克。另外，还含少量其他维生素以及钾、钠、镁、锰、锌、铜、硒等矿物质。

**【养生功能】** 醋性味酸、苦、温。具有散淤止血、解毒杀虫、增进食欲、促进消化、防腐杀菌之功效；用于产后血晕、吐血、衄血、便血、黄疸、咳嗽及食欲缺乏、消化不良等。

①专家指出，醋能促进胃肠道的蠕动，加快清理肠道内的人体废物。不少人因为饮醋而治愈了长期便秘，由于消除了体内废物及其所含的毒素，人的皮肤也随着变得嫩滑而有光泽起来，皮疹，甚至暗疮也会消失。

②烹调菜肴时可增加菜肴的鲜、甜、香等味道。在炒菜时加点醋，不仅使菜肴脆嫩可口，去掉腥膻味，还能保护其营养成分。醋还有使鸡骨鱼刺软化，促进钙吸收的作用。

③可有效软化血管、降低胆固醇，是高血压等心血管病人的一剂良方。

④食醋对皮肤、头发能起到很好的保护作用。中国古代医学就有用醋入药的记载，认为它有生发、美容、降压、减肥的功效。

⑤国内外科学家认为，食醋可促进血液中抗体增加，免疫作用增强，从而提高人体免疫力。醋厂的工人很少有人患感冒，甚至未发现癌症患者。据认为，醋能抵消致癌物质黄曲霉素的致癌作用。

**【特别提醒】** ①不宜用铜器盛装食醋。醋与铜器不宜长久接触。否则产生铜绿（碱式乙酸铜），用生有铜绿的铜器盛放食品，或烹炒菜肴则易中毒。因铜绿是一种有毒的铜盐，人体吸收后产生抑制酶活性需要的巯基，能抑制红细胞葡萄糖—6—磷酸脱氢酶的活性，降低谷胱甘肽还原酶的活性。

②不宜加醋炖骨头。骨头汤是补充钙、锌、磷等矿物质元素的较好来源。炖骨头汤时不加食醋，逸出的矿物质元素都是以有机结合物形式存在的，若加入食醋，尽管可使矿物质元素的浸出略有增加，却使逸出的大部分元素在酸性环境中转变为无机离子形式存在，直接影响机体的吸收率，因矿物质元素的有机结合物的吸收率比无机离子大3~4倍。

③不宜炒青菜时放醋。炒青菜时，如果加入醋佐料，可丧失青菜的亮绿颜色，进而影响其食用的感官形状。这是因为青菜中的叶绿素在酸性条件下加热极不稳定，其分子中的镁离子可被酸中的氢离子取代而形成脱镁叶绿素。另外，青菜中含有丰富的维生素C，在酸性条件下易氧化失效。

④正在服用某些药物（如磺胺类药、碱性药、抗生素、解表发汗的中药等）的人不宜食醋。

## 八、盐——壮筋强力的味中王

**【营养价值】** 盐又叫食盐、盐巴，是海水或盐井、盐池、盐泉中的盐水经煎晒而成的结晶物，无色或白色。主要成分是氯化钠，约占99.9%，同时还含有少量的钾、镁、碘、钙等矿物质。

**【养生功能】** 盐性味咸、寒。具有催吐、软坚、润肠通便之功效；用于暑热烦渴、食物中毒及火眼牙痛、便秘。

①食盐渗透能力强，是很好的调味料，可以解腻、除膻去腥，并能使食物保持原

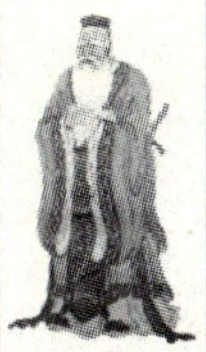

来的本味。盐有抑制和杀死食物中细菌的作用,撒在食物上可以短期保鲜,用来腌制食物还能防变质。

②食盐是构成胃液的基本物质。胃液以盐酸为主,它能"激活"胃蛋白酶原,使之转化为胃蛋白酶去分解食物中的蛋白质。盐酸还可以使蛋白质变性,有利于消化吸收。氯化钠进入人体经过体液循环和消耗后,通过汗液和其他分泌物、粪便等排出体外。虽然每天都在食用、吸收和排泄,而体内氯化钠含量却始终保持平衡。

③用盐调水能清除皮肤表面的角质和污垢,使皮肤呈现出一种鲜嫩、透明的靓丽之感,可以促进全身皮肤的新陈代谢,防治某些皮肤病,起到较好的自我保健作用。

**【特别提醒】** ①由于现在的食盐中都添加了碘或锌、硒等营养元素,烹饪时宜在菜肴即将出锅前加入,以免这些营养素受热蒸发掉;平时储存也应阴凉避光密闭。

②不宜将食盐存放时间过长。人们食用的盐大部分是碘盐,是由盐业生产部门在生产过程中往盐里加了微量的碘化钾(每千克盐内含20~50毫克碘)。碘和盐的比例相当于1:20000~1:50000,目的是预防俗称"大脖子"病的甲状腺肿。碘的特点是易挥发,特别是受潮、受热、风吹等因素,都可能使其悄悄跑掉。因此家庭存盐不宜过多,存放时间不宜过长。好办法是,要尽量缩短从购买到食用的周期,使盐中碘的挥发损失减少到最低限度,以起到防病作用。

③禁忌食用粗盐。粗盐是未经任何加工处理的矿盐,其含碘量大大低于国家规定的标准,所含杂质多,颗粒粗,色质差,有些井盐中氯化钡含量较高,长期食用可引起人体四肢麻木。含镁和钙高的粗盐则带有苦味,食用后常会引起胃肠不适、腹痛、腹泻等症。缺碘地区长期食用粗盐,还会导致甲状腺疾病的流行。

④禁忌糖尿病病人的饮食过咸。糖尿病是一种慢性病,在饮食上有较高的要求。糖尿病在节制糖类饮食的同时,必须控制食盐的摄取量。研究人员曾把同一组糖尿病患者的早餐分为加盐和无盐两种,做对照比较,结果表明进食加盐早餐的人,在整个试验期间,平均血浆葡萄糖浓度均高于进食不加盐早餐的人,同时血浆胰岛素也有所增高。医学家还认为,食盐可以刺激淀粉酶消化释放的葡萄糖的吸收,影响人体内的糖代谢与胰岛素分泌,致使血糖浓度升高。其实,唐代孙思邈《千金要方》早就记载到:"其所慎者有三,一饮酒,二房室,三咸食及面,不知此者,纵有金丹亦不可救。"

## 九、味精——鲜美益智调味剂

**【营养价值】** 味精,又称味素或味粉,是一种采用微生物发酵的方法,由面筋或淀粉制成的现代调味品。味精营养丰富。据现代营养科学研究分析测定,在每100克味精中,含蛋白质40.1克,脂肪0.2克,糖类26.5克,维生素$B_1$0.08毫克,烟酸0.3毫克,钙100毫克,铁1.2毫克,锌0.31毫克,磷4毫克,硒0.98微克。

**【养生功能】** 味精性味甘、酸、平。具有益胃和中、养阴增智的作用;适用于严重肝功能不全、肝性脑病、癫痫和神经衰弱等疾病患者食用。

①味精是人们日常生活中广泛使用的鲜味剂,在菜或汤中加一点味精,吃起来就觉得格外鲜美。味精有强烈的鲜味,溶于2000~3000倍的水中,仍然能感觉出来。味精进入人体后,很快被分解为谷氨酸。谷氨酸在人体代谢中起着重要的作用,如

有助于其他氨基酸的吸收，合成人体所需的蛋白质，改善和调节大脑的功能等。

②科学实验证明，味精对人体有益无害。味精除对大脑发育有明显帮助外，谷氨酸是氨基酸的一种，对人体有一定的滋补作用。味精所含的谷氨酸95%以上能被人体吸收，形成人体组织中的蛋白质。味精还有解除氮中毒的作用。肝脏有病变时，肝功能受损，血中含氮量增高，引起氮代谢紊乱，会导致肝性脑病。而谷氨酸能与血液中的氨合成无害的谷氨酸胺，降低血液中的氮含量。因此，临床谷氨酸可用于肝性脑病恢复期、严重肝功能不全、肝炎等病症，有一定疗效。

**【特别提醒】** ①缺锌患儿不宜食用味精。科学家研究发现，小儿缺锌与多食味精有着密切的关系。血液中的锌与进入人体内的味精（谷氨酸钠）发生特异性结合而生成不能被机体吸收利用的谷氨酸锌，并从尿中排出，从而加重了缺锌患儿锌的缺乏，使厌食的症状更加严重，并且还可能造成患儿智力减退、生长发育迟缓，以及性晚熟等不良症状。

②不宜炒鸡蛋时放味精。因为鸡蛋本身含有许多与味精成分相同的谷氨酸，还含有其他风味成分，这些成分混合在一起构成了鸡蛋本身独特的天然鲜味。炒鸡蛋时放味精，不但浪费了味精，而且过多的味精还会掩盖了鸡蛋的天然鲜味。

③不宜炒菜时过早放味精。炒菜起锅后放味精，温度降至70～90℃加入味精，此时溶解度最好。在高温时加用，当温度超过120℃时味精中谷氨酸钠就会变成焦化的谷氨酸。

④不宜在制作碱性菜时放味精。味精在酸性和中性溶液中溶解度大，所以在制作酸性菜肴时（本身带有酸性或加入食醋的菜汤类）放入味精可使味道更加鲜美。但制作碱性菜肴时，谷氨酸钠遇碱会生成谷氨酸二钠，该物质非但不新鲜，反而会破坏菜肴品质，出现怪味。

## 十、红糖——和脾缓肝的调味品

**【营养价值】** 红糖也叫紫砂糖、黑砂糖、赤砂糖、片黄糖，为禾本科植物甘蔗的茎汁，是经炼制而成的赤色结晶。黑砂糖营养价值较优于白糖。据现代科学营养研究分析测定，在每100克的黑砂糖中，热量为1565千焦，钙90毫克，铁4毫克，均为白糖的3倍，尤其是含有丰富的铁质。因此，对失血的妇女来说，可起到补血作用。此外，还含有维生素A、维生素$B_1$、维生素$B_2$及锰、锌、铬等微量元素。黑砂糖还含有人体易消化的葡萄糖，一般服用黑砂糖3～5分钟后，血糖就会增加，使人全身温暖，有利于舒筋活血，能促进产妇血液循环。因此，男女老少均可食用。

**【养生功能】** 红糖性味甘、温。具有补中养肝、活血散寒的作用；适用于心热口干、产妇败血恶露、烫伤、烧伤等病症。

红糖虽杂质较多，但营养素保留较好。它具有益气、缓中、助脾化食、补血破淤等功效，还兼具散寒止痛作用。所以，妇女因受寒体虚所致的痛经等症或是产后喝些红糖水往往效果显著。红糖对老年体弱，特别是大病初愈的人，还有极好的疗虚进补作用。另外，红糖对血管硬化能起一定治疗作用，且不易诱发龋齿等牙科疾病。

**【特别提醒】** ①不宜长期存放后食用。这是因为，红糖中的糖蜜、水分和杂质含量均高，在存放过程中，极容易受乳酸菌的侵害，在气温升高或受潮时，乳酸菌繁殖更快。另外红糖中侵入乳酸菌后，蔗糖成分逐渐分解成葡萄糖和乳精，然后转化成乳酸及有机酸，使红糖的甜度降低并带有酸味，影响食用效果。

②痰火内盛者不宜食用红糖。这是因为，中医学认为，红糖味甘，能生津助湿，温可助热，痰火内盛者食用必加重病情。

③不宜在服用磺胺类药物和碳酸氢钠时食用红糖，因为糖类使磺胺类药物在泌尿系统形成结晶，损害肾脏。

④不宜过多地食用红糖。糖类属酸性食物，人体内环境呈弱碱性，大量食用红糖会使体液变成中性或弱酸性，从而加速细胞老化，导致头发变黄、变白。

# 第四章

# 传统养生药膳

## 一、补益气血药膳

**黄芪鲫鱼汤**

**【组成】** 鲫鱼2条，黄芪20克，莲藕200克，胡萝卜1/2根，红枣6枚，姜片、黄酒、盐、味精、清汤、植物油各适量。

**【制法】** ①将鲫鱼刮鳞、去鳃，开膛去内脏，洗去血水、沥干；黄芪、红枣洗净；莲藕、胡萝卜洗净去皮，切块待用。②锅内倒油烧至六成热，放鲫鱼煎至两面黄。再放姜片煸香，烹入黄酒。倒适量清汤，放黄芪、红枣、莲藕，大火烧开，小火慢煲1小时。③将胡萝卜放入锅中，继续用小火煲30分钟，加盐、味精调味即可。

**【说明】** 黄芪可补气固表、利尿托毒、排脓、敛疮生肌。鲫鱼有益气健脾、利湿、清热解毒、通脉下乳的作用，熟食能补气血、温脾胃。

**【适用人群】** 适合慢性肾炎、肝硬化所引起的水肿患者食用。患有慢性支气管炎、长期咳嗽不愈者，常吃能滋阴补肺、益气化痰。凡久病体虚、气血不足、饮食不下、反胃呃逆者，可作补益食养之品。

**【用法与宜忌】** 不宜和油炸食品同食。

**参芪鲤鱼**

**【组成】** 党参、黄芪各10克，活鲤鱼1条，蘑菇、冬笋各20克，白糖15克，盐、水淀粉各适量。

**【制法】** ①将鱼去鳞、内脏，洗净，鱼背上划十字花纹。②在油中炸成金黄色，捞出沥油，再于油中加白糖，烧热后，鱼再炸成红色。③将炸好的鱼、参片、黄芪片一同下锅，加水适量。④放入冬笋、蘑菇，烧开后转用小火煨至鱼熟透，加盐调味，捞出鱼放盘中，水淀粉勾芡，淋上热油即成。

**【说明】** 党参补中益气，生津养血；黄芪补中益气，鲤鱼健脾利湿、和中开胃。诸味合用，共奏健脾益气、养心利水之效。

**【适用人群】** 病后体弱、脾虚气少、心悸乏力兼有水肿者适宜。

**【用法与宜忌】** ①鲤鱼鱼腹两侧各有一条同细线一样的白筋，去掉它们可以除腥味。②烹制鱼虾等水产时不用放味精，因为它们本身就具有很好的鲜味。③消化系统疾病、心血管疾病患者及癌症患者尤其适宜食用蘑菇。④鲤鱼以黄河鲤鱼较有名，富含蛋白质。⑤有肝昏迷倾向者忌服，慢性肾功能不全或尿毒症而未做血液透析患者慎用。

**太子参烧羊肉**

**【组成】** 羊肉350克，太子参75克，香菇25克，玉兰片25克，清汤400毫升，鸡蛋1个，植物油、姜、葱、花椒、酱油、盐、淀粉、糖、味精、料酒适量。

**【制法】** ①将太子参水煎，取浓缩汁5毫升备用，将羊肉切成薄片，鸡蛋、淀粉加糖少许搅成糊，放入肉搅匀；香菇、玉兰片、葱、姜洗净。均切成片。②锅中油烧至五成热，将羊肉下锅，炸成红黄色，出锅。③锅内留底油50克，入花椒10个炸黄捞出。将葱、姜、香菇、玉兰下锅煸炒，加入清汤及酱油、盐、味精、料酒，再将羊肉及太子参浓缩汁放入，烧至汁浓菜烂时，出锅即可。

**【说明】** 太子参补气生津，补益脾肺，近似人参的功能；羊肉益气补虚，补肾壮

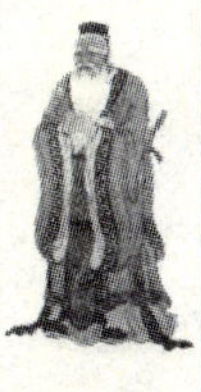

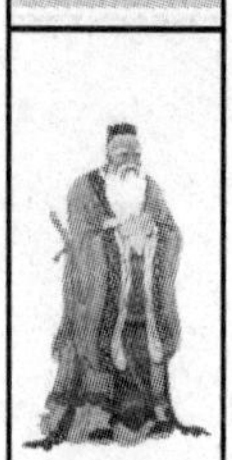

阳，香菇补肝肾、健脾胃。诸味合用，共奏温中补虚、益气之效。

**【适用人群】** 适宜气虚兼阳虚表现者，如肺虚咳嗽、脾虚食少、虚劳瘦弱、精神疲乏、心悸自汗、产后虚冷及年老气虚体弱者。

**【用法与宜忌】** ①羊肉膻味比较大，煮制时放个山楂或加一些萝卜、绿豆，炒制时放葱、姜等调料可以去掉膻味。②羊肉要横切，由于羊肉质地较老，纤维也粗，若不横切，经烹制后肉丝变老就难嚼。③羊肉还有补肾壮阳的作用，男士适合经常食用。④夏、秋季节气候燥热，不宜吃羊肉。羊肉属于大热之品，有发热、牙痛、口舌生疮、咳吐黄痰等上火症状者不宜食用。

**鹌鹑党参山药汤**

**【组成】** 鹌鹑1只，党参15克，山药30克，盐适量。

**【制法】** ①将鹌鹑去毛和内脏，洗净，切块；将党参、山药洗净，山药去皮，切块备用。②将党参、山药和鹌鹑同煮，加入适量盐调味，待煮沸半小时后即可。

**龙枣山药汤**

**【组成】** 山药300克，红枣12枚，龙眼4枚，砂糖适量。

**【制法】** ①红枣泡软，山药去皮、切丁后，一同放入清水中烧开，煮至熟软，放入龙眼肉及砂糖调味。②待龙眼肉已煮至散开，即可关火盛出食用。

**【说明】** 山药益气养阴，补脾肺肾；红枣补中益气，养血安神；龙眼肉补血安神，益脑养心脾。诸味合用，共奏补脾安神、补气养血之效。

**【适用人群】** 脾胃虚弱，食欲不振，大便溏薄；或气血不足，心悸失眠者；神经性或贫血性或思虑过度引起的心悸心慌、头晕失眠者；或神经衰弱，健忘，记忆力减退；或年老气血不足，产后妇女体虚乏力食用。

**【用法与宜忌】** 内有痰火，或阴虚火旺、湿滞饮停者，糖尿病患者；舌苔厚腻者；痤疮、外科痈疽疔疮，妇女盆腔炎、尿道炎、月经过多者不宜食用。

**【说明】** 党参补中益气，生津养血；山药益气养阴，补脾肺肾；鹌鹑补益五脏，强壮筋骨。诸味合用，共奏补脾健脾、益气之效。

**【适用人群】** 脾胃虚弱之气虚、四肢疲乏、消化不良、纳食减少者适宜。

**【用法与宜忌】** ①3个鹌鹑蛋的营养价值相当于1只鸡蛋，且比鸡蛋更加容易被吸收，但不能替代鸡蛋。②山药有收涩的作用，故大便燥结者不宜食用。

**黄芪软炸里脊**

**【组成】** 猪里脊肉400克，黄芪50克，蛋黄1个，湿淀粉、葱、姜、酱油、料酒、植物油、味精、盐各适量。

**【制法】** ①将黄芪去浮灰，用温水浸软后切成片，放入沙锅内，加水100克，用小火煎煮20分钟，取药汁50克备用。②将葱段、姜片、酱油、味精、盐、料酒对成汁，加入药汁，和匀备用。③将里脊肉去掉筋膜，切成0.4厘米厚的片，然后切成0.8厘米宽、2.5厘米长的条，放入碗中，用凉水洗去血沫，控干水，用净布碾干。④将蛋黄、水淀粉放入碗内，搅成糊，将里脊肉条放八糊内搅匀。⑤锅置火上，倒入油烧至三成熟，将里脊肉逐条下入锅内，炸成金黄色捞出，沥尽油。⑥另起锅，锅烧热时放入炸好的里脊条，随后倒入对好的汁（拣去葱姜不要）。翻炒至汁稠、均匀后出锅，装盘即可。

**【说明】** 黄芪为补气药，能补脾肺之气，益气固表；猪肉补肝肾、益气血，能改善缺铁性贫血，两者共奏补气养血之效。

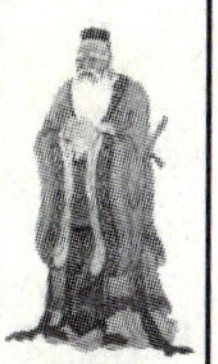

**【适用人群】** 老年体虚，产后或病后体虚、气血亏虚、营养不良者适宜，气虚自汗者尤宜。

**【用法与宜忌】** ①猪肉如果经较长时间炖煮，脂肪会减少30% ~50%，不饱和脂肪酸增加，而胆固醇含量会大大降低。②黄芪生用固表止汗力强，炙用补中益元气、生血生肌力强，可根据不同病情采用不同制法，本方宜炙用。③黄芪补气生阳，易于助火，又能止汗，故气滞湿阻、食积内停者不宜用。④食用猪肉后不宜大量饮茶，因为茶叶的鞣酸会与蛋白质合成有收敛性的鞣酸蛋白，使胃肠蠕动减慢，造成便秘，有一定的致癌作用。

**黄芪汽锅鸡**

**【组成】** 嫩母鸡1只，黄芪30克，料酒、葱、生姜、盐、味精、胡椒粉各适量。

**【制法】** ①鸡宰杀后，去毛，剁去爪，剖去内脏，洗净后先入沸水锅内焯至皮伸，再用凉水冲洗，滤干水待用。②葱、姜洗净后切段、片待用。黄芪洗净，切成6 ~7厘米长的段，每段再对剖成两半。整齐地装入鸡腹腔内。③将鸡放入汽锅内，加入葱段、姜片、料酒、清水、盐，用棉纸封口，上锅用旺火蒸至沸后约2小时。④出屉后，拣出葱、姜，把黄芪片从鸡腹内取出，码放在鸡上，加胡椒粉调味即可。

**【说明】** 黄芪益气固表，母鸡温中益气、补虚填精、健脾胃，两味合用共奏益气升阳、养血补虚之效。

**【适用人群】** 脾虚食少，气虚乏力，自汗者适宜。亦可作病后体弱及营养不良、贫血、内脏下垂者的保健膳食。

**【用法与宜忌】** ①鸡尾部有个法氏囊，是淋巴器官，其中可能有病菌及癌细胞，应弃之不用。②鸡肉蛋白质含量比较高，且很容易被吸收，老人、病人、体弱者适宜食用。鸡肉的营养价值高于鸡汤。

**首乌香菇**

**【组成】** 何首乌10克，香菇50克，葱、姜、鸡汤、盐、植物油、水淀粉、香油各适量。

**【制法】** ①将何首乌洗净，放入沙锅内，放入水200毫升，用小火煎煮30分钟，取汁。反复煎两次，将两次煎取的药汁混合在一起，加热浓缩成20毫升，待用。②香菇用温水泡发，洗净，葱、姜切成末。③用首乌汁、盐、水淀粉对成芡汁。④锅置火上，倒入适量植物油烧至七成熟，放入葱、姜末煸香，放入香菇，倒入鸡汤。用大火烧沸后，改用小火炖至汤汁将尽时，倒入芡汁，翻炒至汁浓稠时淋上香油即可。

**【说明】** 何首乌养血敛阴；香菇补肝肾、健脾胃、补益气血，两者共奏养血益肝之效。

**【适用人群】** 肝血虚、头晕眼花、两目干涩、视物不清、面色无华，头发干枯者适宜。

**【用法与宜忌】** ①发好的香菇要放在冰箱里冷藏才不会损失营养。泡发香菇的水不要丢弃，很多营养物质都溶解在水里。②排骨如先用适量糖、醋腌半小时，再加入其他味料拌匀才蒸食，会特别滑嫩。③腹壁脂肪较厚的患者应多吃香菇，有一定的减肥效果。④大便溏泻及痰湿较重者不宜食用何首乌。

**黄精猪肘煲**

**【组成】** 猪肘500克，黄精20克，党参10克，白豆蔻2克，红枣10枚，葱段、姜片、黄酒、酱油、盐、味精、胡椒粉、清汤各适量。

【制法】 ①将猪肘洗净,剔去大骨,摘去杂毛,刮去油腻,焯水,用温水洗净血沫。②黄精、党参、沙参、白豆蔻、红枣洗净待用。③锅内倒入适量清汤,放猪肘、黄精、党参、沙参、白豆蔻、红枣、葱段、姜片、黄酒、酱油,大火烧开。改小火煲3小时,放入盐、味精、胡椒粉即可。

【说明】 健脾补肺。

【适用人群】 适于脾胃虚弱、食欲不振、食后不化、肺虚咳嗽、体质虚弱者食用。

**归参炖母鸡**

【组成】 小母鸡1只,当归身30克,人参10克,葱、姜、料酒、盐各适量。

【制法】 ①小母鸡1只,宰杀去毛及内脏。洗净。②将洗净的当归身30克。人参10克放入鸡腹,缝合。③沙锅内加少量清水、葱、姜、料酒盐,隔水小火久炖至鸡熟骨烂即可。

【说明】 当归补血选用归身,补血且能润肠通便,人参大补元气,补益脾肺,与当归同用,益气生血力更强,母鸡为补血、补气、补虚的常用食品。诸味合用,共奏补血、补气、补虚之效。

【适用人群】 年老体弱,气血亏虚,产后病后血虚、面色萎黄、头晕、心悸、体乏者适宜。

【用法与宜忌】 ①有外感表证者忌用。②无论野山参或园参,口尝苦中带甜者为真品;若有麻、辣、酸、涩者,系伪品。

**归芪烧鱼翅**

【组成】 黄芪20克,当归6克,鱼翅70克,鸡汤100毫升,猪油、香菜段、葱段、姜块、花椒水、白糖、酱油、香油、味精、料酒、水淀粉各适量。

【制法】 ①挑选整齐的鱼翅,摆入盘中。姜块拍散。②锅内放入猪油烧热,用葱段、姜块炝锅,添入鸡汤,放入适量酱油、料酒、味精、花椒水、白糖,开锅后,去掉葱、姜,把鱼翅、当归、黄芪入锅,盖上锅盖,用小火煨10分钟左右。最后用水淀粉勾芡,淋上香油。③把鱼翅倒入盘中,把香菜段摆在旁边即可。

【说明】 黄芪补气固表;当归补血,鱼翅含有丰富的胶原蛋白,有利于滋养、柔嫩皮肤黏膜,是很好的美容食品。诸味合用,共奏补气生血、益卫固表之效。

【适用人群】 气虚血亏、面色萎黄、少气乏力、精神不振者适宜,兼能美容护肤。

【用法与宜忌】 ①干鱼翅的制法极为复杂,而且耗时较长,不适合在家中自行泡发。②凡质软皮薄、沙粒易退的鱼翅,不可煮,只宜泡焖。50℃~60℃温水浸泡,盖密,热天8小时,冷天12小时,然后加热水后退沙,分软、硬装篮,入锅煮焖4~5小时,出锅剔骨即可。③干鱼翅含蛋白质高达83.5%,但缺少色氨酸,不能对人体发生作用,应搭配食用一般的禽畜类和海鲜。

**花生红枣汁**

【组成】 花生米100克,干红枣50克,红糖适量。

【制法】 ①花生米用温水泡半小时,取皮。②干红枣洗净后,用温水泡发,与花生米皮一起放入锅内,倒入泡花生米的水,加适量清水,小火煎半小时,捞出花生衣,加适量红糖即可。

【说明】 花生能扶正补虚,醒脾和胃,滋养调气,红枣养血,将花生连红衣一起与红枣配合食用,既可以补虚,又能止血,两者共奏养血补血之效。

【适用人群】 身体虚弱及产后、病后血虚及营养不良性贫血、恶性贫血等身体虚弱的出血者适宜。

【用法与宜忌】 ①花生含油脂多，消化时需要多耗胆汁，故胆病患者不宜食用。②花生能增进血凝，促进血栓形成，故血黏度高或有血栓的人不宜食用。③在花生的诸多吃法中，以炖吃为最佳，既避免了营养成分的破坏。又具有不温不火、口感潮湿、入口好烂，易于消化的特点，老少皆宜。

**人参旱莲草粥**

【组成】 人参、旱莲草各9克，粳米80克，白糖适量。

【制法】 将旱莲草煎汤，去渣后入粳米、白糖煮作粥；人参另炖，加入粥中服食。日服1剂，连服数日。

【功效】 适用于气不摄血所致的过敏性紫癜。

**人参升麻粥**

【组成】 人参5～10克，升麻3克，粳米30克。

【制法】 将前两味药水煎取汁与粳米同煮为粥。日服1剂，连服1周。

【功效】 补气摄血，升阳举陷。适用于气虚月经过多，过期不止，色淡质稀清如水，面色如白，气短懒言，心悸，肢软无力等症。

**补虚正气粥**

【组成】 炙黄芪20克，党参10克，粳米100克，白糖适量。

【制法】 将黄芪、党参切片，用清水浸泡40分钟，按水煮提取法，提取黄芪、党参浓缩液，30毫升粳米洗净煮粥，粥将成时加入黄芪、党参浓缩液，稍煮片刻即可。早晚各食1次，服时酌加白糖。

【功效】 补正气，疗虚损，抗衰老。适用于内伤劳倦，年老体弱，久病身瘦，心慌气短，体虚自汗，脾虚久泻，食欲不振等症。

**人参粥**

【组成】 白米50～100克，人参10克。

【制法】 将人参切成小块，用清水浸泡40分钟，放入沙锅（或铝锅）内，先用武火煮开，后改用文火熬约两小时，再将米洗净放入参汤中煮成粥。早晚各食1次，常服有效。

【功效】 补中益气健脾。用于因脾胃气虚、运化失职所致的饮食不香，腹部虚胀，大便溏软，稍食寒凉则脘腹不适，甚至泄泻者。

**春盘面**

【组成】 白面粉3 000克，羊肉100克，羊毛肚500克，鸡蛋5个，蘑菇200克，韭黄250克，白菜苔500克，生姜、食盐、胡椒粉、料酒、醋各适量。

【制法】 将羊肉、羊肚洗净，切成2厘米见方的小块。蘑菇洗净，一切两块。白菜苔洗净切段，韭黄洗净，剁碎待用。面粉用水和好，稍稍放置，放入韭黄、食盐，揉成面团，用擀面杖擀薄，切成面条。羊肉、羊肚放入铝锅内，加入生姜、蘑菇，置武火上烧熟，然后将面条下入，烧开，放入食盐、料酒、醋、胡椒粉即成。可作正餐食之。

【功效】 补中益气。用于脾胃气虚、营养不良所致的气短，懒言，肢体困倦，身体消瘦等症。

**山药面**

【组成】 白面粉3 000克，山药粉1500克，鸡蛋10个，姜5克，豆粉200克，精盐、味精、胡椒粉、猪油、葱各适量。

【制法】 将白面粉、山药粉、豆粉放入盆中，加鸡蛋和适量的水、精盐，揉成面团，擀成薄面片，切成面条。荐将铝锅内加水适量，放入猪油、葱、姜，烧开，再将面条放入，煮熟，放入味精、精盐、胡椒粉即成。可当饭吃，要吃饱，常吃有效。

【功效】 补虚羸，益元气。

**人参莲肉汤**

【组成】 白人参 10 克，莲子 10 枚，冰糖 30 克。

【制法】 将白人参、莲子（去心）放在碗里，加洁净水适量泡发，再加入冰糖。将盛药物的碗置蒸锅内，隔水蒸炖 1 小时。人参可连续使用 3 次，次日再加莲子、冰糖和水适量，如前法蒸炖。喝汤，吃莲肉，第 3 次时，同人参一起吃下。早晚各食 1 次。

【功效】 补气益脾。用于病后体弱，气虚，食少，倦怠，自汗及脾虚泄泻等症。

**人参果露茶**

【组成】 人参 10 克，菠萝汁 30 毫升，白糖 30 克，蜂蜜 60 克。

【制法】 将人参洗净，切成薄片，加开水浸泡后捣烂，再加白糖浸渍。将剩余白糖、蜂蜜加入 500 毫升水中，加热煮沸，再加入菠萝汁搅匀。将人参汁加入蜜糖菠萝汁中搅匀即可。每日 2 ~ 3 次，每次取 2 匙，冲入开水，代茶饮用。

【功效】 大补元气，抗疲劳。此茶能增强大脑皮质的兴奋强度和灵活性，提高工作凳率，减轻疲劳，增强机体抗病力，并可调整胆固醇。适用于神疲乏力，气短自汗，心神不安，失眠多梦，体质虚弱等症。

**排骨茶**

【组成】 瘦排骨 500 克，当归 25 克，八角 2 粒，香茅 1 枝，姜 1 片，蒜头 1 个约重 50 克（不去皮），生抽 2 汤匙，酱油半汤匙，盐 1 匙或适量。

【制法】 将排骨剁成块，洗净，放入开水中煮 5 分钟，取出后洗净滴干水。接着将香茅拍扁，当归切片，最好用纱布把当归、八角、姜、蒜头、香茅包好。再将水八杯或适量倒入锅中，烧开后，放入排骨、当归、八角、姜、蒜头、香茅，煲滚后，慢火煲约需一小时。取出当归、八角、姜、香茅、蒜头不要，加入调味搅匀。调好味后，将汤和排骨同时盛出，便可品尝香喷喷的排骨茶了。

【功效】 本茶所用材料有很好的疗效。其中当归有调顺经血的作用；蒜可通便杀菌；八角能除寒温、通顺行血；姜可袪风；香茅有辛香味，可袪寒。

**参枣米饭**

【组成】 党参 5 克，大枣 10 个，糯米 200 克，白糖 25 克。

【制法】 先将党参、大枣加水适量泡发后，煎煮半小时，捞去党参，枣、汤备用。再将糯米淘净，加水适量放在大碗中蒸熟后扣在盘中，把枣摆在上面再把汤液加白糖熬成黏糊状，浇在枣饭上即成。每日早、晚根据个人食量服用。

【功效】 健脾益气，养胃。适用于体虚气弱、乏力困倦、心悸失眠、食欲不振、便溏浮肿等症。

**清蒸人参鸡**

【组成】 人参 15 克，母鸡 1 只，火腿 10 克，水发玉兰片 10 克，水发香菇 15 克，精盐、料酒、味精、葱、生姜、鸡汤适量。

【制法】 将母鸡宰杀后，退净毛桩和内脏，放入开水锅里烫一下，用凉水洗净；将火腿、香菇、葱、生姜均切片。将人参用水泡开，上笼蒸 30 分钟，取出待用。

然后将母鸡放在盆内，加入人参、火腿片、玉兰片、香菇片、葱片、生姜片、精盐、料酒、味精，再添入鸡汤（淹没过鸡），将盆上笼，在武火上蒸烂熟。

最后将蒸烂熟的鸡放在大碗内，将人参（切碎）、火腿片、玉兰片、香菇片摆在鸡肉上（除去葱、姜不用）；将蒸鸡的汤倒在勺里，置火上烧开，撇去沫子，调好口味，浇在鸡肉上即成。分餐佐食。

**【功效】** 大补元气，固脱生津，安神。适用于劳伤虚损、食少、倦乏健忘、眩晕头痛、阳痿、尿频、气血津液不足等症。

**参茸枸杞炖乌龟**

**【组成】** 人参 10 克，鹿茸片 10 克，枸杞子 15 克，乌龟 1 只（约 300 克）。

**【制法】** 将乌龟宰杀去内脏，洗净切块；人参、鹿茸、枸杞和龟肉一同放入沙锅内，加清水适量，武火煮沸，再文火隔水炖 3 小时，调味食用。

**【功效】** 补精髓、益气血。用于腰膝酸软无力、须发早白、遗精盗汗、气短懒言、形容憔悴等症。

**熟地烧牛肉**

**【组成】** 熟地 15 克，牛肉 500 克，植物油、葱段、姜、蒜、小茴香、料酒、白糖、酱油、盐、味精各适量。

**【制法】** ①熟地洗去浮灰，放入沙锅内，加入 300 毫升水，用小火煎煮 20 分钟，取汁备用。②牛肉洗净，切成 4 厘米见方的块，放入沙锅内，加水，用大火烧开，略煮片刻。除去血沫，用凉水洗净，控干备用。③姜、蒜切片备用。④锅置火上，倒油烧至六成热，放入葱段、姜片、蒜片、小茴香，爆出香味，随即下入牛肉略炒，再加入料酒、糖、酱油、盐煸炒，炒至牛肉上色、入味后加入熟地药汁（汁不足时可补加水），用大火烧开后改用小火煮至牛肉熟烂，汁收干后加入味精即可。

**【说明】** 熟地养血滋阴、补肾益髓，牛肉补中益气、滋养脾胃，两者共奏滋阴养血之效。

**【适用人群】** 阴血亏、面色苍白、唇色淡白、头晕、心悸、失眠等症者适宜。

**【用法与宜忌】** ①牛肉宜切大块。因为牛肉中有大量的结缔组织，超过 65℃就会收缩。②牛肉属于红肉，含有一种恶臭乙醛，过多摄入不利健康，故不宜常吃，一周一次为宜。③患皮肤病、肝病、肾病的人应慎食牛肉。

**四物鸡汤**

**【组成】** 当归 100 克，熟地 150 克，炒白芍 100 克，川芎 75 克，鸡肉 450 克，盐适量。

**【制法】** ①将鸡肉切块，氽烫，捞起冲净后放入锅内，加入 5 碗水。②将所有药材放入锅内，加入适量盐以大火煮开，转小火慢炖 30 分钟即可。

**【说明】** 当归补血活血；熟地滋阴补血；川芎活血行气；炒白芍养血柔肝。诸味合用共奏补血行气、舒肝理气之效。

**【适用人群】** 少女及更年期妇女有气血亏虚者适宜，兼有肝气不舒者亦可。

**【用法与宜忌】** ①阳衰虚寒者不宜单独应用白芍。②川芎辛温升散，凡阴虚火旺、舌红口干者不宜应用。③熟地宜与健脾胃药如陈皮、砂仁等同用，熟地可用于止血，本方用熟地。

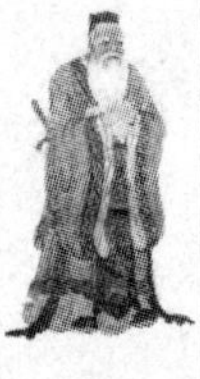

## 二、滋阴壮阳药膳

**香菇虾仁豆腐羹**

**【组成】** 水发香菇250克，虾仁200，豆腐1盒，西红柿1个，火腿、植物油、葱段、香菜、姜片、盐、胡椒粉、味精、香油各适量。

**【制法】** ①香菇洗净，浸泡后切成丁，浸泡过香菇的水留用；虾仁洗净；西红柿洗净后用开水烫一下去皮去子，切成小块；火腿切菱形片；豆腐洗净切成小方块；虾仁洗净后，加适量盐和胡椒粉拌匀。②锅中倒入植物油烧热，爆香葱段、姜片，然后将葱、姜捞出不要，再加入香菇煸炒2分钟取出；虾仁也同样煸炒2分钟。③锅中倒入浸泡过香菇的水烧开，加入豆腐块；水沸腾后，加入香菇；水再沸腾后，分别加入西红柿、火腿、虾仁，待水再一次沸腾后，加盐、味精调味，加香油，离火，撒上香菜叶即可。

**【说明】** 香菇补肝肾、健脾胃、安神益智；西红柿健胃消食、凉血平肝；虾仁滋补壮阳。此汤含有丰富的蛋白质，有益气开胃、补肝肾、补钙之功效。

**香菇海参**

**【组成】** 香菇50克，水发海参400克，冬笋30克，菜心20克，火腿30克，葱末、料酒、水淀粉、香油、鸡汤、白糖、姜汁各适量。

**【制法】** ①香菇、海参、冬笋洗净，切成长条形。②菜心洗净，在沸水中焯一下，入凉水过凉，控水。③另将香菇、海参、冬笋在沸水里焯一下，控水。④沙锅置旺火上，倒油，烧至七成热时，爆香葱末，放入料酒、鸡汤。⑤待汤烧沸后，加入白糖、姜汁、香菇、海参、冬笋、火腿、菜心。⑥烧沸后，再以中火炒5分钟，用水淀粉勾芡，淋入香油即可。

**【说明】** 香菇降补肝肾、健脾胃；海参补肾益精、养血润燥，两者共奏滋阴养血之效。

**【适用人群】** 产后、病后、年高体弱、高血压及贫血者均宜食之。本膳对宫颈癌放疗副反应者尤佳。

**【用法与宜忌】** ①将已泡发的海参，改刀成所要烹调的形状，加少量醋，抖匀，然后放入冷水中浸泡2~3小时，至海参还原变软，即可去除其苦涩味。②干香菇有时贮存不善会有不少霉点，可将香菇装入布袋中，约占袋子的1/3，再往袋中加入1/3的干稻谷，然后反复抖动袋子，即可去除香菇上的霉渍。

**【适用人群】** 气虚头晕、贫血等年老体弱者；或高脂血症、高血压、动脉硬化、糖尿病、肥胖者；或癌症及放疗、化疗者。

**【用法与宜忌】** ①吃虾时忌服用大量维生素C；忌与猪肉、狗肉、鸡肉同食。②虾和豆腐同食容易消化，对患有高血压、动脉硬化的肥胖症患者非常适宜。

**百冬灌藕**

**【组成】** 生百合60克，山药100克，天冬60克，红枣50克，牛乳100克。蜂蜜200克。白茯苓60克，鲜藕5节。

**【制法】** ①将百合、山药、天冬研烂，加蜂蜜再研磨极细。白茯苓研末。②红枣煮熟去核做成枣泥，加入茯苓粉，调入牛奶，令稀稠适中，灌入藕孔中令孔皆满，上屉蒸熟即成。

【说明】 百合润肺止咳，天冬滋阴清热，清肺润燥；山药健脾益气，补肺固肾；茯苓健脾化痰；藕在块茎类食物中含铁量较高，故对缺铁性贫血的病人颇为适宜。诸味合用，共奏滋阴益气之效。

【适用人群】 肺阴虚者适宜，如干咳少痰、痰有血丝、潮热、盗汗等。

【用法与宜忌】 ①由于藕性偏凉，故产妇不宜过早食用。一般产后1~2周后再吃藕可以逐瘀。②山药有收涩的作用，故有大便燥结者不宜食用。③藕一般都较长，有好几节，顶端的一节，肉质极嫩，甜味尤佳，最宜鲜食；第二、三节稍老些，适宜制作“藕饼”、“糯米藕”等应时小点心。④煮藕时忌用铁器，以免引起食物发黑。

**山药烧甲鱼**

【组成】 活甲鱼1只(800克)，山药70克，枸杞子40克，女贞子25克，熟地25克，瘦猪肉100克，葱段、姜片、蒜瓣、植物油、酱油、盐、料酒、味精、胡椒粉、肉汤各适量。

【制法】 ①将甲鱼腹部朝天，待头伸出时，用刀宰去头的2/3，沥尽血，然后放入沸水中煮约5分钟，捞起。②用小刀将甲鱼周围的裙边、腹部软皮与四肢粗皮刮洗干净，再放入开水中煮5分钟去其腥味捞出。③将瘦猪肉洗净，切成块，放入开水中氽几分钟。④中药洗净，切成片，装入纱布袋中，封口，做成中药包。⑤沙锅置旺火上。倒入植物油烧至六成热。爆香姜片、葱段，放入盐、酱油、料酒、肉汤、中药，大火烧开，放入甲鱼、胡椒粉，改小火炖烧至甲鱼变软，离火。⑥洗净蒜瓣，入蒸笼蒸熟。⑦沙锅重新放置旺火上加入煮熟的蒜，待汤汁收浓至100克时，拣出姜、蒜、药包，加入味精、香油，拌匀，入盘即可。

【说明】 山药益气养阴，枸杞子滋补肝肾；甲鱼补劳伤、壮阳气、大补阴之不足。诸味合用，共奏补肝肾之效。

【适用人群】 肝肾阴虚者，如腰酸痛、遗精、头晕眼花等。

【用法与宜忌】 ①煎煮过的鳖甲没有药用价值。②胃肠功能虚弱、消化不良的人应慎吃鳖甲。

**虾仁烧麦**

【组成】 虾仁250克，冬笋50克，香菇50克，鹿角霜15克。面粉250克，盐、料酒各适量。

【制法】 ①将虾仁洗净剁成酱；冬笋、香菇洗净切成细粒，加入虾仁酱中。②在虾仁酱中加入鹿角霜、盐、料酒拌匀。③将面粉加水和成面团，做成面剂，擀成薄皮，把馅包入。不收口，上笼蒸熟即可。

【说明】 鹿角霜补肾阳、益精血，有收敛作用，虾子助阳功效甚佳，香菇益气扶虚，冬笋滋阴凉血，诸味合用共奏补肾壮阳之效。

【适用人群】 肾阳亏虚、脾胃虚寒者，兼见呕吐食少，妇女子宫虚冷、崩漏、带下适宜。

【用法反宜忌】 ①虾仁通乳作用较强，并且富含磷、钙，对小儿、孕妇尤有补益功效。②阴虚阳亢、内热盛者忌用。③虾仁极富鲜味，烹制时不要加味精，也不宜多放盐，以免损失其鲜味。

**红烧龟肉**

【组成】 活龟1只(250克)，植物油60克，黄酒20克，姜片、葱段、花椒、冰糖、

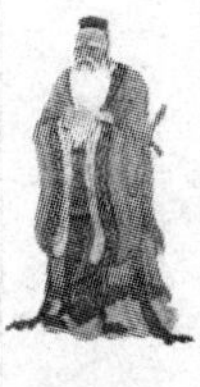

酱油各适量。

【制法】 ①将龟放入盆中。加热水(约40℃)。排净其尿,然后剁去头、足,剖开,去龟壳与内脏,洗净,龟肉切成块。②锅中倒油烧热后,放入龟肉块,反复翻炒,再加入姜片、葱段、花椒、冰糖,烹以酱油、黄酒,加适量清水,用小火煨炖至龟肉软烂即可。

【说明】 龟肉有滋阴补血之效。

【适用人群】 阴虚或血虚患者适宜,如低热、咯血、便血等。

【用法与宜忌】 ①龟肉不宜与猪肉、苋菜、瓜类等同食。②龟肉中结缔组织、胶原多,加工时需要长时间加热,最宜用烧、焖、煨、蒸等烹调方法做菜,保持原汁原味,从而发挥药食兼用的功效。

**韭菜炒蚕蛹**

【组成】 韭菜250克、蚕蛹50克,植物油、姜片、味精、黄酒、盐各适量。

【制法】 ①将蚕蛹洗净,韭菜洗净切成小段。②沙锅置火上,倒入油烧热,下姜丝煸香,放入蚕蛹煸炒数下,烹入黄酒,加盐炒至蚕蛹熟而入味,出锅备用。③锅内再倒入油烧热,放入韭菜煸炒,加盐、清水少量,炒至入味,再加入蚕蛹炒匀,加味精调味后,装盘即可。

【说明】 韭菜壮阳、温中散血;蚕蛹补虚劳,助阳气,可降低胆固醇,诸味合用共奏补气养血、温肾壮阳之效。

【适用人群】 肾阳虚者适宜,如阳痿、遗精、慢性便秘、腰膝酸软、肾虚寒性哮喘兼有高脂血症及肝功能不全者尤其适宜。

【用法与宜忌】 ①多食韭菜会上火且不易消化,因此阴虚火旺、有眼疾和胃肠虚弱的人不宜多食。②患有脚气和有过敏史,特别是有鱼虾等食物过敏史的人应少食蚕蛹,以免发生过敏。③韭菜不宜与蜂蜜同食。④食用前必须彻底洗净蛹内外的代谢物,并且不要食之过多。

**韭菜炒羊肝**

【组成】 韭菜150克,羊肝250,植物油、姜、葱、盐、味精各适量。

【制法】 ①韭菜洗净切段,备用;姜洗净切片;葱洗净切段,备用。②羊肝洗净,撕去筋膜,切成薄片。③锅内倒油烧热,放入羊肝翻炒,待羊肝变色即放入韭菜段、葱段、姜片、盐,翻炒片刻,最后放入味精,炒匀即可。

【说明】 韭菜滋阴壮阳,生血补气;羊肝补血益肝,育阴柔肝。

【适用人群】 病后盗汗,食欲不振,男子阳痿遗精,妇女经漏带下,月经不调者。

【用法与宜忌】 多吃韭菜对身体十分有益,但烹饪时,如果煸炒的时间过长,韭菜不仅外形不好看,营养也会大打折扣。

**附片炖狗肉**

【组成】 附片15克,狗肉250克,菟丝子10克,植物油、葱、姜、料酒、清汤、盐、味精各适量。

【制法】 ①将狗肉洗净,整块放入沸水锅内氽透,捞入凉水中洗净血沫,沥去水,切成4厘米见方的块。②将附片、菟丝子装入纱布袋内,扎紧口。③姜切片。葱洗净切段。④将狗肉块与一部分姜片放入锅内煸炒,烹入料酒,再一起倒入沙锅内,加入药袋、盐、剩余姜片、葱段、清汤,用大火烧沸,改用小火煨炖至烂熟,取出药袋,加入味精调味即可。

【说明】 附片补火助阳、散寒止痛，菟丝子补肝肾、益精髓、明目，狗肉具有补中益气，温肾壮阳，诸味合用共奏补阳之效。

【适用人群】 老年体弱、肾阳亏虚、畏寒肢冷、腰膝酸软、夜尿频数、阳痿、遗精者适宜。

【用法与宜忌】 ①把狗肉切成方块，用凉水煮成半熟，然后切成薄片，换清水浸泡1个小时，这样可除去膻味，炖煮时若加进萝卜，去除膻味的效果会更好。②附片入汤剂前，应先煮30～60分钟以减弱其毒性。③狗肉热性大、滋补力强，食后会促使血压升高，甚至导致脑血管破裂出血，因此，脑血管病人不宜多吃狗肉。④此药膳补阳，阴虚火旺、大便燥结、小便短赤者不宜食用。

**羊腩萝卜丝粥**

【组成】 羊腩80克，白萝卜50克，枸杞10粒，大米1杯，高汤4杯，盐、白糖、味精、香菜各适量。

【制法】 ①羊腩与白萝卜分别洗净，切丝；枸杞洗净；大米洗净后用水浸泡30分钟，备用。②锅置火上，放入高汤、大米、羊腩，大火煮开后转小火，熬煮至黏稠。③将白萝卜丝、枸杞、盐、白糖放入粥中：继续用小火煮15分钟。④加味精调味，撒香菜点缀即可。

【说明】 羊腩补虚祛寒，温补气血，益肾补衰；枸杞滋补肝肾。此粥固精明目，强筋补肾。

【适用人群】 男子阳痿、早泄，女子月经不调等肾虚患者适宜。

【用法与宜忌】 白萝卜行气破气耗气，凡气虚体弱者，或阴盛体质，脾胃虚寒者不宜多食，或虚喘气短者勿食。

## 三、开胃消食药膳

**柠檬炒肉片**

【组成】 瘦猪肉200克，竹笋50克，胡萝卜50克，柠檬原汁1匙，植物油50克，白糖、盐、淀粉、黄酒、味精、葱段、姜片各适量。

【制法】 ①猪肉洗净切成薄片，用盐、黄酒、淀粉上浆。②锅内倒油，烧至四成热，将肉片下锅用旺火翻炒至断血出锅待用。③将竹笋、胡萝卜切成片，锅底留油，爆香葱段、姜片，放竹笋、胡萝卜入锅翻炒，加进盐、白糖，放少许水，旺火炒片刻，放进肉片、柠檬汁炒匀即可。

【说明】 竹笋利尿通便；胡萝卜健脾消食、行气化滞；柠檬健脾生津，诸味合用共奏健脾消食之效。

【适用人群】 脾胃虚弱、食欲不振、消化不良兼有食积者适宜。

【用法与宜忌】 ①由于竹笋中含有较多的草酸，会影响人体对钙的吸收，儿童处于在长身体阶段，不宜多食。有尿路结石者也不宜食用。②不要过量食用胡萝卜，大量摄入胡萝卜会令皮肤的色素产生变化，变成橙黄色。

**羊肉萝卜煲**

【组成】 羊腿肉300克，白萝卜300克，小枣4颗，葱段、姜片、黄酒、盐、味精、清汤、植物油各适量。



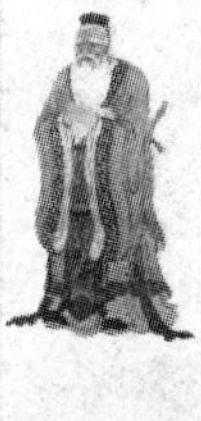

【制法】 ①羊腿肉洗净，沥干血水，切块，放入黄酒、姜片抓匀，腌渍半小时；白萝卜洗净，去根须，切成滚刀块，焯水过凉；小枣洗净待用。②锅内倒油烧至六成热，放入葱段煸香，放入腌渍好的羊腿肉，大火翻炒过油。③沙锅内倒入适量清汤，大火烧开后放入羊肉、小枣，开锅后用小火焖煮2小时，放入萝卜继续焖煮1小时。加盐、味精即可。

【说明】 羊肉性热，入脾肾两经，有补脾肾、壮筋骨、祛风寒之功效。配之以萝卜，消食、理气通络，诸味合用，共奏补中益气、行滞消食之效。

【适用人群】 脾虚气滞兼有食积不消、呃逆胀满者适宜。

【用法与宜忌】 ①烹制羊肉时忌用醋。②此膳冬季食用尤为适宜，暑热天不宜食用。

**三米桂圆粥**

【组成】 薏苡仁30克，紫米、糯米各80克，红枣9枚，桂圆肉、红糖各25克。

【制法】 将薏苡仁、紫米、糯米淘洗干净，红枣去核洗净切成4瓣，3种米加入适量清水同煮至沸，待米熟，再加入红枣、桂圆肉、红糖煮成粥。每日早、晚服，体质虚弱、营养不良者可长期服用。

【功效】 健脾开胃，补益气血。适用于脾胃虚寒，营养不良，体质虚弱，消渴多尿，自汗便溏等症。

**山药薏米粥**

【组成】 山药、薏米各30克，莲肉(去心)15克，红枣10枚，小米50～100克，白糖少许。

【制法】 将以上各味与小米共煮粥，粥熟后，加白糖即可。空腹食用，每日2次。

【功效】 健脾益气。适用于脾虚，食少纳呆，腹胀便溏，肢体无力等症。

**白术猪肚粥**

【组成】 白术30克，槟榔10克，猪肚1只，生姜少许，粳米60克。

【制法】 将猪肚洗净，切成小块，同白术、槟榔、生姜煎煮，取汁去药渣。入粳米同煮成粥。猪肚捞出蘸麻油、酱油佐餐。早晚各服1次。

【功效】 补中益气，健脾和胃。适用于脾胃气弱，消化不良，不思饮食，倦怠少气，腹部虚胀，大便溏泻不爽等症。

**白扁豆粥**

【组成】 炒白扁豆60克(或鲜扁豆120克)，粳米100克，红糖适量。

【制法】 先将白扁豆用温水浸泡一宿，再与粳米、红糖同煮为粥。可供夏秋季早晚餐食用，每日2～3次温服。

【功效】 健脾养胃，清暑止泻。适用于脾胃虚弱、食少呕逆、慢性腹泻等症。

**猪脾粥**

【组成】 猪脾、猪肚各1个，粳米100克。

【制法】 将猪脾、猪肚洗净切细，与粳米同煮为粥。空腹食。

【功效】 健脾益气。适用于脾胃气虚，米谷不化等症。

**参苓粥**

【组成】 人参3～5克(或党参15～20克)，茯苓15～20克，生姜3～5克，粳米60克。

【制法】 将人参(或党参)、生姜切为薄片,茯苓捣碎,浸泡半小时,煎煮30分钟,取汁后再煎取汁,一、二汁合并,粳米淘洗干净,与药同煮成粥。早晚各服1次。

【功效】 益气补虚,健脾养胃。用于气虚体弱,脾胃不足,倦怠无力,面色发白,饮食减少,食欲不振,反胃呕吐,大便稀薄等症。

**榛子粥**

【组成】 榛子适量,粳米50克,蜂蜜少许。

【制法】 将榛子水浸去皮,水磨滤取其浆汁,再和粳米煮成粥。食用时调入蜂蜜,久服尤佳。

【功效】 益气力,宽胃肠。适用于脾胃气弱,温中止泻。

**大枣粥**

【组成】 大枣10枚、粳米100克、冰糖汁适量。

【制法】 将粳米、大枣淘洗干净,放入铝锅内,加水适量,先用武火烧开,后移文火上煎熬至烂成粥,再加入冰糖汁,搅拌均匀即可食用。

【功效】 健脾益气。适用于脾胃虚弱、贫血、胃虚食少等症。

**木耳腐竹兔肉汤**

【组成】 黑木耳10克,腐竹1条(约120克),生姜2片,枸杞10克,兔肉250克。

【制法】 将腐竹、黑木耳分别用清水浸软、洗净,腐竹切段;姜片枸杞洗净;兔肉洗净,切块。起油锅,下姜片,爆香兔肉,加清水适量,下黑木耳、腐竹、枸杞,用文火焖熟,调味即可。饮汤吃全部用料,每天1料,连用7天为1疗程。

【功效】 健脾养血凉血。适用于气血虚弱之气短懒言、脸色无华等症。

**人参鹌鹑汤**

【组成】 人参5克,山药20克,鹌鹑1只。

【制法】 将鹌鹑宰杀洗净,切块,放沙锅中加入山药、人参及适量精盐、清水,用文火炖煮30分钟即可,食肉,饮汤。

【功效】 健脾益胃、强壮身体。适用于体质虚弱、脾胃不足、食欲不振、消化不良、四肢倦怠等症。

**姜桂猪肚汤**

【组成】 生姜30克,肉桂6克,猪肚250克,芫荽少许。

【制法】 将猪肚洗净切片;生姜洗净,切片;肉桂洗净,碾碎成末。将肉桂、生姜、猪肚同放入锅内,加水适量,用武火煮沸后,改用文火炖至猪肚烂即成,加入适量芫荽,饮汤吃猪肚。每天1料,连服5天为1疗程。

【功效】 助阳散寒、温中健脾暖胃。适用于胃痛隐隐、喜热喜按、大便溏薄、面色无华、神疲乏力、呕吐清水者。

**大麦汤**

【组成】 草果5个、羊肉1 500克、大麦仁500克、食盐适量。

【制法】 将大麦仁用开水淘洗净,放入锅内,加水适量,先用武火烧沸,再用文火煮熟。将羊肉洗净,与草果一同放入锅内,加水适量熬煮,然后将羊肉、草果捞起,将汤与大麦仁粥合并,再用文火炖熬熟透。将羊肉切成小块,放入大麦汤内,加盐少许,调匀,即可食用。可随时饮用。

【功效】 温中下气,暖脾胃,破冷气,去腹胀。适用于脾胃虚寒之腹胀、腹痛等症。

**健脾茶**

【组成】 白术20克,山药15克,葛根9克,陈皮6克。

【制法】 将上4味药放入沙锅内加水煎煮,过滤去渣取汁。代茶频饮,每日1剂。

【功效】 补益脾胃。适用于脾胃虚弱引起的食后腹胀,四肢无力,慢性腹泻等症。

**开元寿面**

【组成】 面条500克、豆芽250克、水发香菇300克、黄花菜15克、嫩姜3克、芹菜6克、菜油65克、酱油15克、味精5克。

【制法】 先将香菇、嫩姜切丝;芹菜放沸水锅焯一下,切碎;豆芽洗净去根;黄花菜切寸段。将面条放在沸水锅中浸透,捞起,沥干水分,然后摊开淋上熟菜油,拌匀抖松。

再将炒锅放在中火上,倒入菜油烧至油冒烟取出一半待用。然后将姜丝放入稍煸,加香菇、黄花菜,翻炒,加酱油、味精,加水250克煮沸后,即将面条、豆芽倒入锅中翻拌,加盖稍焖至熟透,拌入留下的熟油。装盘时,在面条上铺芹菜。可经常随量服用。

【功效】 健脾益气,补虚益精。适用于脾虚气弱的肿瘤、冠心病、高血压等病。

**山药汤圆**

【组成】 山药50克、白糖90克、糯米500克、胡椒粉适量。

【制法】 将山药捣碎成粉,放入蒸锅内蒸熟,加白糖、胡椒粉,调成馅备用。将糯米泡后,磨成汤圆米粉,分成若干小团。将山药馅与糯米粉小团制成汤圆,下沸水锅中煮熟即成。当主食,早晚食用。

【功效】 补脾益肾。

**莲子猪肚**

【组成】 猪肚1个,水发莲子40个,香油、精盐、葱、姜、蒜各适量。

【制法】 将猪肚洗净,内装水发莲子(去心),用线缝合,放入锅内,加清水,炖熟透;捞出晾凉,将猪肚切成细丝,同莲子一起放入盘中。再将香油、精盐、葱、姜、蒜与猪肚丝、莲子拌匀即成。可单服,亦可佐餐食。

【功效】 健脾益胃,补虚益气。适用于食少,消瘦,泄泻,水肿等症。

**参枣米饭**

【组成】 党参10克,糯米250克,白糖50克。

【制法】 将党参、大枣放在沙锅内,加水泡发后煎煮30分钟左右,捞出党参、大枣,药液备用。将糯米洗净,放在大瓷碗中,加水适量,蒸熟后,扣在盘中,将党参、大枣摆在糯米饭上,药液加白糖,煎成浓汁后浇在枣饭上即成。可作早餐食用。

【功效】 健脾益气。适用于体虚气弱,乏力倦怠,心悸失眠,食欲不振,便溏浮肿等。

**萝卜饼**

【组成】 白萝卜、面粉各250克,瘦猪肉100克,姜、葱、精盐、植物油各适量。

【制法】 将白萝卜洗净,切成(或刨)细丝,用植物油煸炒至五成熟时,待用。将肉剁细,加姜、葱、精盐调成白萝卜馅子。将面粉加水适量,和成面团,软硬程度与饺子皮一样，分成若干小剂子，将其擀成薄片，将白萝卜馅填入，制成夹心小饼，放入油锅内，烙熟即成。当主食吃。

【功效】 健胃，理气，消食，化痰。适用于食欲不振，消化不良，食后腹胀，咳喘多痰等症。

**鸡肉陈皮汤**

【组成】 鸡肉100克，陈皮15克，鲜汤250克，生姜、葱段、黄酒、盐、植物油、干辣椒、花椒、味精、香油、酱油各适量。

【制法】 ①将鸡肉洗净切成1.5厘米见方的丁，再加入生姜块、葱段、黄酒、盐拌匀入味30分钟。②锅置火上，倒入植物油，烧至六成熟，放入鸡丁炸几分钟至浅黄色时捞出，去葱、姜。③锅内留底油，烧至五成热，再放入干辣椒、花椒、温水洗净切成小片的陈皮，炸成棕红色，再放入鸡丁炒匀，加入鲜汤、酱油，改用中火收汁至油亮。④放入味精、香油，拌匀即可。

【说明】 陈皮理气调中、燥湿化痰；鸡肉温中益气、补虚填精、健脾胃，诸味合用，共奏行气止痛、健脾和胃之效。

【适用人群】 脾胃亏虚所致胃脘隐痛兼有气滞者适宜。

【用法与宜忌】 ①痛风病人不宜喝鸡汤。②陈皮辛散苦燥、温能助热，舌赤少津、内有实热者须慎用。

**奶油蘑菇汤**

【组成】 口蘑100克，面粉100克，清汤350克，牛奶130克，瘦猪肉100克，炸面包丁50克。盐、白胡椒粉、料酒、黄油各适量。

【制法】 ①口蘑洗净，切片备用；猪肉洗净，切成小块，然后加适量清水煮沸，撇去浮沫，加入料酒，再改小火炖至八成熟。②将黄油放入锅内加热，放入面粉炒至黄色，将煮过的猪肉、肉汤及牛奶分三次倒入锅中，不断搅拌至糊状，再把清汤加入，搅拌成黏稠的汤汁。③把口蘑片放入奶油汤中，煮开，加入盐、白胡椒粉调味。最后加入炸面包丁进行装饰即可。

【说明】 蘑菇清热、排毒、润肠、美容、养颜；中医认为牛奶味甘性微寒，具有润肠通便、补虚的功效。此汤健脾益胃，益气健身。

【适用人群】 所有人均适用。

【用法与宜忌】 制作此汤时，不要放味精，否则会破坏口蘑本身的鲜香味。

**山楂鹅肉汤**

【组成】 鹅肉250克，山楂30克，鸡内金10克，陈皮6克。

【制法】 ①将鹅肉洗净，切除油脂。②山楂、鸡内金、陈皮洗净。③把以上原料放入锅内，加清水适量，用大火煮沸后，小火炖煮1小时，调味即可。

【说明】 山楂健脾消食；鸡内金消食开胃；陈皮理气；鹅肉益气补虚、和胃止渴。诸味合用，共奏健脾开胃、行气消食之效。

【适用人群】 脾虚食积者适宜，如胃脘饱胀、食欲减退、嗳腐吞酸、大便秽臭或便下不消化食物者。

【用法与宜忌】 ①山楂助消化只是促进消化液分泌，并不是通过健脾胃的功能来消化食物的，所以平素脾胃虚弱者不宜食用。②凡有湿热内蕴、皮肤疮毒、瘙痒症及痼疾者忌食。

**鲫鱼萝卜丝汤**


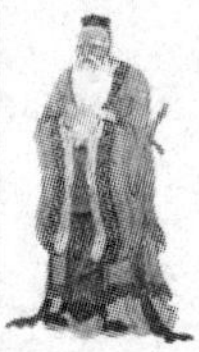

**【组成】** 鲜鲫鱼1条,萝卜丝150克,猪骨头汤1500毫升,植物油60克,姜、胡椒粉、盐、葱花各适量。

**【制法】** ①将鲫鱼去鳞、鳃及内脏,洗净。②锅内倒油烧热,加姜5片,炸焦捞出,再放入鲫鱼,炸至鱼尾翘起,翻过去再炸片刻。③倒入猪骨头汤、萝卜丝、胡椒粉、姜末、盐,烧沸后,煮30分钟,出锅,撒上葱花。

**【说明】** 鲫鱼滋补、健胃;萝卜消积滞、下气宽中,诸味合用,共奏健脾利湿、消食化痰、下气宽胸之效。

**【适用人群】** 脾胃虚弱兼有水肿者适宜,如水湿内停、食少胀满、泄泻、水肿、小便不利者。

**【用法与宜忌】** ①骨头汤或粥的钙、磷含量较高,尤以磷含量更高,故肾性骨病、甲状腺功能亢进者忌食。②冬令时节,清蒸鲫鱼或煮汤营养效果最佳,平素鲫鱼与豆腐搭配炖汤营养最佳。③鱼子中胆固醇含量较高,中老年人和高脂血症患者应忌食。

**山药蒸野鸭**

**【组成】** 野鸭1只。山药25克,党参25克,鸡内金15克,砂仁10克,炙甘草6克。生鸡油50克,姜片、葱段、胡椒面、料酒、盐各适量。

**【制法】** ①将党参、砂仁、山药、鸡内金、炙甘草去净灰渣,烘干制成粉末。②鸭宰杀,收拾干净,入开水中氽一下,用干净布吸尽水。③将盐、料酒、中药末兑成汁,在鸭身内外均匀涂抹,放蒸盆内,加姜片、葱段、胡椒面、鸡油,用湿绵纸封住盆口,入笼,旺火蒸2小时左右。④出锅,揭去湿绵纸,拣去姜、葱,即可。

**【说明】** 党参补中益气;砂仁行气健胃,鸡内金消食;山药补脾除湿。诸味合用,共奏补脾益胃、助消化之效。

**【适用人群】** 脾胃气虚者适宜,如食欲不振、消渴、体倦乏力者。

**【用法与宜忌】** ①此菜蒸时不宜加汤汁,使药力进入肉质内,保持原汁原味。②鸭肉中含氮浸出物比畜肉多,烹调时加入少量盐,能有效溶出含氮浸出物,会获得更鲜美的肉汤。

**锅焦饼**

**【组成】** 锅焦150克,神曲12克,砂仁6克,山楂、莲子各12克,鸡内金3克,大米粉250克,糖100克。

**【制法】** ①先把锅焦放入锅内,炒黄。②把锅焦、神曲、山楂、砂仁、莲子、鸡内金一起放入碾槽内,共研为细粉。③把上述细粉同大米粉及糖拌匀,加水适量,揉成面团,如常法做成小饼。④把小饼放入铁锅内,烙熟即可。

**【说明】** 神曲消食和胃;砂仁化湿行气、温中。诸味合用,共奏补脾健胃、助消化之效。

**【适用人群】** 脾胃气虚者适宜,如饮食不香、大便稀薄者。

**【用法与宜忌】** ①莲子是滋补之品,便秘和脘腹胀闷者忌用。②砂仁含芳香挥发油,容易挥发,故入汤剂宜后下,不宜久煎。

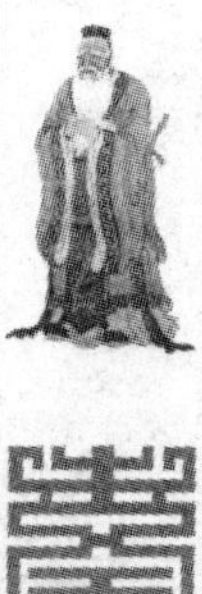

## 四、降压降脂药膳

**草决明翠衣兔肉汤**

【组成】 草决明10克，西瓜翠衣12克，龙眼肉10克，鲜兔肉150克，生姜2片，盐适量。

【制法】 ①将草决明、西瓜翠衣用清水洗净。②将鲜兔肉用清水洗净，去除血污，切块，备用；龙眼肉用清水短时间清洗干净，备用；生姜用清水洗净，去姜皮，切片，备用。③把全部汤料准备就绪后，先把草决明、西瓜翠衣同放入沙锅内，加入适量清水，用大火煎汁。④当药汁煎好后，去掉草决明、西瓜翠衣药渣，然后把药汁、兔肉、龙眼肉、生姜2片同放入沙锅内，先用大火煮沸，然后用中火煮汤，最后加盐调味即可。

【说明】 草决明清肝明目、利水通便；西瓜翠衣利小便、降血压，兔肉补中益气、止渴，诸味合用共奏清肝、降压利尿之效。

【适用人群】 高血压、高脂血症患者兼见头痛目眩、眼睛红赤、失眠、健忘、心悸、肢体麻木、大便秘结等症者适宜。

【用法与宜忌】 ①汤中的主要原料决明子和西瓜翠衣都属于寒性药物，脾胃虚寒、大便溏薄者不宜饮用此汤。②因决明子有泻下及收缩子宫的作用，所以有自然流产史者也不宜饮用此汤。③龙眼肉的制作有鲜品和干品两种，此汤宜选用生晒的干品为好，因其味更鲜。④兔肉不能与鸭肉同食，否则易致腹泻。⑤决明子只宜炒至微黄，煎煮时间不宜过长，否则会破坏有效成分，降低作用。

**海带薏苡仁粥**

【组成】 海带、薏苡仁各30克，鸡蛋3个，盐、植物油、味精、胡椒粉各适量。

【制法】 ①将海带洗净。切条状，薏苡仁洗净，加水，共放入高压锅内。②将海带、薏苡仁炖至极烂，连汤备用。③锅置旺火上，倒油烧热，将打匀的鸡蛋炒熟，随即将海带、薏苡仁连汤倒入，加入适量盐、胡椒粉，临起锅时加味精即可。

【说明】 海带软坚化痰、清热利水，薏苡仁健脾利湿，两者合用，共奏健脾降脂之效。

【适用人群】 脾虚湿盛之血脂高者适宜。

【用法与宜忌】 ①海带表面上的白粉末是极具医疗价值的甘露醇，具有良好的利尿作用，所以不要用水洗，轻轻擦拭即可。②海带中的碘可随血液循环（哺乳）进入胎（婴）儿体内，引起胎（婴）儿甲状腺功能异常。故孕妇和乳母每日摄入海带量最多不超过20克。③患有甲亢的人不能吃海带。

**山楂焖蛎黄**

【组成】 山楂30克，荸荠100克，牡蛎200克，猪骨汤500毫升，花生油30毫升，盐、酱油、黄酒、味精、蒜酱各适量。

【制法】 ①山楂切片，洗净，用清水煎煮，浓缩至100毫升药汁。荸荠剥皮，切成块状。②牡蛎肉，在清水中洗净浊汁，用黄酒、少许盐腌3～5分钟，入油锅中爆炒铲出。③锅内放入猪骨汤与荸荠，大火煮沸，放入牡蛎、蒜酱，小火煮至香味溢出时，加入盐、酱油、味精。待锅中汁浓时即可。

【说明】 牡蛎益阴潜阳；山楂消食健胃、活血化瘀；荸荠清热化痰、生津降压、利尿，诸味合用，共奏平肝潜阳，活血降压之效。

【适用人群】 高脂血症及高血压患者、阴虚阳亢兼有血瘀者适宜。

【用法与宜忌】 ①荸荠外皮和内部都有可能附着较多的细菌和寄生虫，所以不宜生吃。②本膳对高血压合并心、脑、肾功能损害者，均可服用，但素体脾胃虚寒、便溏、尿频者慎用。③牡蛎肉忌与生姜同煮。④荸荠属于生冷食物，对脾肾虚寒和有血瘀的人来说不太合适。

**山楂萝卜羊肉煲**

【组成】 羊肉200克，白萝卜100克，山楂50克，盐、料酒、葱段、生姜、茴香菜叶、白糖各适量。

【制法】 ①羊肉切块、焯水，待用；白萝卜去皮，切成滚刀块，待用。②沙锅加清水，放入羊肉、料酒、葱优、生姜、茴香、大火烧开，换小火放入山楂，慢炖约1小时至熟透。③把白萝卜放入汤中再炖10分钟，调入盐和白糖，撒上香菜叶即可。

【说明】 山楂健脾消食；白萝卜健胃消食、顺气宽中、生津止渴，可促进胃肠道蠕动，有助于体内废物的排出。

**山楂决明汤**

【组成】 菊花10克，生山楂片15克，草决明子15克，白糖少许。

【制法】 把决明子研碎，与菊花、生山楂片同煎，取汁。

【功效】 散热平肝、润肠降压，适用于高血压、冠心病、阴虚阳亢、便秘等症。

**海带决明汤**

【组成】 海带30克，草决明15克。

【制法】 将海带洗净，浸泡2小时，连汤放入沙锅，再加入草决明，煎1小时以上。饮汤，吃海带。血压不太高者，1日1剂，病重者可每日2剂。

【功效】 清热明目，降脂降压。

**海带菠菜汤**

【组成】 海带50克，菠菜200克，精盐、味精、麻油各适量。

【制法】 将海带洗净切丝加水300毫升，煮15分钟，然后再将菠菜洗净切段放入，同煮10分钟，加入精盐、味精，淋麻油。分1~2次趁热食菜，喝汤。

【功效】 适用于高血压、高血脂症。

**紫菜决明饮**

【组成】 紫菜50克，决明子20克。

【制法】 将紫菜洗净切碎，将决明子洗净沥干，水煎2次，每次用水500毫升，煎半小时，去渣取汁。分2~3次服。

【功效】 适用于高血压、头昏脑涨、易兴奋症。

**玉米须茶**

【组成】 玉米须30克，冰糖适量。

【制法】 将玉米须加清水500毫升，烧开后，去渣留汁，加入冰糖，溶化。当茶饮。

【功效】 降压。

**枣菊汤**

【组成】 红枣50克，菊花30克。

【制法】 将红枣、菊花水煎 2 次，每次用水 300 毫升，煎 20 分钟，两次混合，取汁。当茶饮。

【功效】 适用于高血压、血清胆固醇过高症。

**蘑菇汤**

【组成】 蘑菇 300 克。

【制法】 将蘑菇加清水 1 500 毫升，小火煮 2 小时。分 2～3 次服。

【功效】 适用于高血压、高血脂、动脉硬化症。

**菊楂钩藤决明饮**

【组成】 杭白菊 6 克，钩藤 6 克，生山楂 10 克，决明子 10 克，冰糖适量。

【制法】 将钩藤、山楂煎汁约 500 毫升，冲泡菊花，调入冰糖，代茶饮。

【功效】 本品中菊花、决明子清肝明目而降血压，山楂活血化淤可降血脂，钩藤清热平肝，对于肝阳上亢、头目眩晕者，最为适宜。

**鲜芹菜汁**

【组成】 鲜芹菜 250 克。

【制法】 将芹菜洗净，放入沸水中烫 2 分钟，取出后切碎绞汁。每次服 1 小杯，每日 2 次。

【功效】 降血压，平肝，镇静，解痉，和胃止吐，利尿。适用于眩晕头痛、颜面潮红、精神易兴奋的高血压患者。

**菊槐茶**

【组成】 菊花、槐花、绿茶各 3 克。

【制法】 将上 3 味放入瓷杯中，以沸水冲泡，密盖浸泡 5 分钟即可。每日 1 剂，不拘时频频饮服。

【功效】 平肝祛风，化痰降压。

**夏枯草降压茶**

【组成】 夏枯草 10 克，车前草 12 克。

【制法】 将夏枯草、车前草洗净，放入茶壶中，用沸水冲泡。不拘时饮服，每日 1 剂。

【功效】 清热利水，降血压。适用于高血压，头晕目眩，头痛等症。本茶可以作为高血压患者的日常饮料，但在饮用过程中要经常测量血压，以免血压相对过低而引起头昏。

**洋葱粥**

【组成】 粳米 100 克，洋葱头 200 克，精盐、味精、麻油各适量。

【制法】 将粳米加水 1 000 毫升，大火烧开，小火慢熬至粥将成时，再将洋葱头洗净切丝放入，继续熬至葱熟粥成，下精盐、味精、淋麻油。分 2 次空腹服用。

【功效】 适合于高血压、动脉硬化、糖尿病。

**菊苗粥**

【组成】 新鲜甘菊嫩芽或幼苗、粳米各 50 克，冰糖适量。

【制法】 将甘菊嫩芽洗净，切细，水煎取汁约 100 毫升，入粳米、冰糖，再加水 400 毫升，煮成稀薄粥。稍温食，每日 2 次。

【功效】 清肝明目，降低血压。适用于高血压、高脂血症。

**绿豆海带粥**

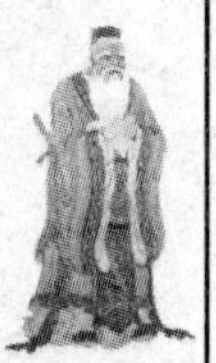

【组成】 绿豆、海带各100克，大米适量。

【制法】 将海带切碎与其他2味同煮成粥。可长期当晚餐食用。

【功效】 降压安神。

**荷叶粥**

【组成】 新鲜荷叶1张，粳米100克，冰糖少许。

【制法】 将鲜荷叶洗净煎汤，再用荷叶汤同粳米、冰糖煮粥。早晚餐温热食。

【功效】 降压安神。

**海带爆木耳**

【组成】 水发黑木耳250克，水发海带100克，蒜1瓣，葱、酱油、精盐、白糖、味精、植物油、香油各适量。

【制法】 将海带、黑木耳洗净，各切丝，备用。植物油烧热，爆香蒜、葱花，倒入海带丝、木耳丝，急速翻炒，加入酱油、精盐、白糖、味精，淋上香油即可。佐餐食。

【功效】 安神降压，活血化淤。适用于高血压、紫癜等症。

**西红柿煮鸭梨**

【组成】 鸭梨1个，西红柿1个。

【制法】 将鸭梨、西红柿去皮后煮熟。每天吃1剂，连服一个月。

【功效】 补益肝肾，益精血，适用于高血压。

**菠菜炒生鱼片**

【组成】 生鱼片200克，菠菜250克，蒜蓉、姜花、葱段备少许。

【制法】 将菠菜去根，洗净，略切几段，放入沸水中焯过，捞起滤去水分；生鱼片用少许味精、盐稍浸渍。起油锅，先下蒜蓉、姜花、葱段爆香，入生鱼片，烹黄酒，略炒，再下菠菜翻炒几下，调味勾芡即可。佐餐食用。

【功效】 清热除烦，养肝降压。

**番茄冬瓜粉丝汤**

【组成】 番茄150克，冬瓜100克，粉丝50克，精盐、味精、麻油各适量。

【制法】 将番茄、冬瓜连皮分别洗净切片，粉丝水发，一同放入火锅滚水中（约400毫升水），煮至熟透。下精盐、味精，淋麻油。分1～2次服用。

【功效】 适用于治疗高血脂、动脉硬化、高血压等病。

**豆芽豆腐汤**

【组成】 黄豆芽250克，豆腐200克，咸雪里红100克，精盐、味精、葱、豆油各适量。

【制法】 把黄豆芽洗净，去皮，豆腐切方丁，雪里红洗净，切丁，葱切丁。然后在锅内放油烧热，放入葱丁煸炒，再放入黄豆芽，炒出香味时加适量的水，在旺火上烧开。待黄豆芽酥烂时，放入雪里红、豆腐，改小火慢烧10分钟，加入精盐、味精，即可出锅。

【功效】 此汤菜为黄豆芽与豆腐相配而成。此二物内含较高的蛋白质、碳水化合物，并含有丰富的氨基酸和维生素C，为高蛋白、低脂肪的保健食品。可作为冠心病、高血压、高血脂的保健菜谱。

**山楂降脂茶**

【组成】 鲜山楂30克，生槐米5克，嫩荷叶15克，草决明10克，白糖适量。

【制法】 将前4味药放入沙锅中煎煮，待鲜山楂煮烂时，用汤勺将山楂碾压碎，再煮10分钟左右,滤取煎液,加入白糖即可。代茶饮用,不拘时频频饮服,每日1剂。

【功效】 化淤行滞。适用于高脂血症。

**沙苑子白菊花茶**

【组成】 沙苑子30克,白菊花10克。

【制法】 将上2味同入锅,加水煎煮成300毫升。分6次,当茶饮,温服。当日服食完。

【功效】 平补肝肾、降低血脂、降压明目。适用于高脂血症,以及高血压病出现头昏、目眩、腰痛、尿频等症,辨证属于肝肾不足类型者。

**纤维茶**

【组成】 麦麸200克,豆粒外皮、柏子仁、松子仁各20克,蜂蜜适量。

【制法】 将麦麸、豆粒外皮、柏子仁、松子仁混合炒熟至发出香味后,研为细粉,放入瓷罐内备用。用时,取1平匙,用开水冲好,加蜂蜜调匀即可。当茶饮,每日1~2次。

【功效】 降低胆固醇。适用于高脂血症,冠心病,肥胖病,大便秘结等症。

**消脂轻身茶**

【组成】 荷叶8克,当归10克,泽泻10克,生大黄5克,姜2片,山楂15克,黄芪15克,甘草3克。

【制法】 将配料煎汤。代茶饮,每天3次。

【功效】 益气消脂,适用于高血脂、动脉硬化、肥胖症。

**菊花山楂决明茶**

【组成】 山楂、杭菊花各9克,决明子15克。

【制法】 将以上3味加水稍煎后,可当茶水饮用。每日1剂。

【功效】 能降血压、降血脂,山楂还可帮助消化食物。

**槐花茶**

【组成】 干槐花10克(干品20克)。

【制法】 将槐花放入有盖杯中,用沸水冲泡。当茶频频饮用,一般冲泡3~5次。

【功效】 软化血管、降脂降压、凉血止血。适用于各种类型的动脉硬化症,对动脉硬化合并高血压、有脑血管破裂倾向者尤为适宜。

**玉竹长寿酒**

【组成】 玉竹、白芍各30克,当归、党参、何首乌(制)各20克,白酒1 000毫升。

【制法】 将上药粉碎成粗粉,纱布袋装,扎口,白酒浸泡。7日后取出药袋,压榨取液,并将药液与药酒混合,静置后过滤,即得。口服。每日2次,每次10~20毫升。

【功效】 益气血、健脾胃。适用于血脂过高者。

**绿茶蜂蜜酒**

【组成】 绿茶(一般为龙井茶,碧罗春或信阳毛尖)150克,蜂蜜250克,米酒1 000毫升。

【制法】 将绿茶、蜂蜜浸入米酒内,密封,置于阴凉处,每日摇荡2次,15日后即成。每次饭后饮服10~20毫升,每日3次。

【功效】 降压降脂、强心利尿。适用于高脂血症。

**龙眼首乌酒**

【组成】 龙眼肉、何首乌、鸡血藤各250克,黄酒1 500毫升。

【制法】 将龙眼肉、何首乌、鸡血藤洗净晒干,放入净瓶中,加入黄酒,密封浸泡,10日后即可饮服。早晚各1次,一次10毫升。

【功效】 补肾养血、降脂宁心、生发乌发。适用于高脂血症、斑秃、脱发、白发及壮年早衰等。

**大蒜酒**

【组成】 大蒜1 000克,白酒2 000毫升。

【制法】 将大蒜剥去皮,冲洗干净,与白酒一同入小口瓷坛中浸泡,密封坛口。14日后即可使用。吃蒜饮酒。每日2次,每次吃大蒜25克,饮大蒜酒20毫升。

【功效】 杀菌消炎、降低血脂、降低血压、抗血小板凝聚。适用于高血压、高脂血症、冠心病、脑血栓等症。

**醋蛋液**

【组成】 鲜鸡蛋(薄皮)1个,米醋180毫升。

【制法】 将鸡蛋洗净后放置在一个有盖的大口搪瓷杯内,将米醋(以陈醋最好)倒入并加盖密闭48小时,时间可延长,直至蛋壳软化为度。然后用竹筷将蛋壳挑破并搅拌均匀,再密封放置24小时即成。

每日清晨饭前空腹饮服1次,每次20毫升,并加兑温开水80毫升混合后服用。连服7日为1疗程。服后刷牙漱口,以防伤牙。

【功效】 补肝消肿、降血脂、降血压,并可减少或避免胆固醇在血管壁上的沉积,防止细胞老化,改善大脑思维功能。适用于患动脉硬化、脑血栓、高血压者经常或定期服用。

**山楂桃仁露**

【组成】 新鲜山楂1 000克,桃仁60克,蜂蜜250克。

【制法】 将鲜山楂洗净,用刀背拍碎,同桃仁共入锅中,水煎2次,去渣取汁备用。将煎好的汁盛入盆内,加入蜂蜜,加盖,隔水蒸1小时,离火冷却,装瓶即可。每日2次,每次1勺,早、晚饭后用开水冲服。

【功效】 健脾胃、消积食、降血脂、降胆固醇、降血压,还能增加心肌供血。适用于高脂血症、冠心病患者经常服用。

**山楂荷叶薏米粥**

【组成】 山楂20克,鲜荷叶50克,薏苡仁20克,葱白5根,粳米100克,盐3克。

【制法】 将山楂、荷叶、薏苡仁、葱白洗净,用水煎取汁,去渣。粳米淘洗干净,加入药汁和适量清水,共同煮粥。米熟透加盐调味即可。每2~3日食用1次。

【功效】 理气化痰、降低血脂。适用于冠心病患者伴有胸闷肢体困倦,且形体肥胖者食用。

**三七首乌粥**

【组成】 三七5克,制何首乌30~60克,粳米100克,大枣2~3枚,冰糖适量。

【制法】 先将三七、首乌洗净放入沙锅内煎取浓汁,去渣,取药汁与粳米、大枣、冰糖同煮为粥。供早、晚餐服食。

【功效】 益肾养肝、补血活血、降血脂、抗衰老。适用于老年性高血脂、血管硬化、大便干燥等病症。

冬菇云耳瘦肉粥

【组成】 瘦猪肉60克，冬菇15克，云耳(即黑木耳)15克，粳米60克。

【制法】 将冬菇、云耳浸软去蒂，与洗净的瘦猪肉均切丝。加粳米煮成粥，调味即可。

【功效】 补益脾胃、润燥。适用于治疗高血脂、高血压及动脉粥样硬化等病。冬菇、云耳有降脂防治动脉硬化的作用。猪瘦肉及粳米补益脾胃，合而煮粥，既补虚健身又降脂降压。

山楂黄精粥

【组成】 山楂15克，黄精15~30克，粳米100克，白糖适量。

【制法】 选干净的山楂、黄精煎取浓汁后去渣，再同洗净的粳米煮粥，粥成后加入白糖适量即可。每日2次，温热服。

【功效】 补脾胃、润心肺、祛淤血、降血脂。适用于高脂血症及动脉硬化症。

花生壳粥

【组成】 花生壳、粳米各60克，冰糖适量。

【制法】 先将花生壳洗净煎汁，然后取汁去渣，加入淘净的粳米和冰糖同煮成粥。每日2次，温热服。

【功效】 润肺和胃、降脂降压。适用于高脂血症、高血压病等。

茵陈荷叶粥

【组成】 茵陈15克，新鲜荷叶1张，粳米100克，砂糖适量。

【制法】 先将茵陈、鲜荷叶洗净煎汤，取汁去渣，加入洗净的粳米同煮，待粥将熟时，放入砂糖稍煮即成。供早晚餐温热服食。

【功效】 解暑热、散淤血、降血脂、降血压，并能减肥。适用于高血脂症、肥胖症、高血压病以及症见疲于暑热、头昏脑涨、胸闷烦渴者。

玉米粥

【组成】 玉米粉100克，黄豆粉15克。

【制法】 在水快要煮开的时候，加入玉米粉及黄豆粉一齐煮成粥状，趁微温时服用。每日1~3次。

【功效】 益气和中、益肺宁心、开胃、利尿、利胆、降血压、降血脂。适用于高血压、高血脂、冠心病、动脉硬化等症。

双耳炒豆腐

【组成】 木耳15克，优质鲜豆腐300~500克，银耳15克，豆腐乳3~5克，鲜肉汤适量，胡椒粉、香菜、油、盐、味精各少许。

【制法】 先将木耳、银耳加入清水泡发，洗净，去除杂质，在油锅中略爆炒；香菜洗净切碎；豆腐洗净切成2厘米见方小块后，先放入油锅和豆腐乳煎炒，随之加入木耳、银耳、鲜汤、香菜、胡椒粉、盐及味精煮透即可。佐餐食。

【功效】 滋补气血，降血脂、血压。

五味银叶红枣蜜

【组成】 五味子250克，银杏叶500克，红枣250克，蜂蜜10克，冰糖50克。

【制法】 将五味子、银杏叶、红枣洗净，共入锅中煮3次，去渣合并汁液备用。将煎好的汁加入蜂蜜、冰糖，上火慢熬半小时，冷却后装瓶备用。每日2次，每次2匙，早晚饭后用开水冲服。此方宜长期服用。

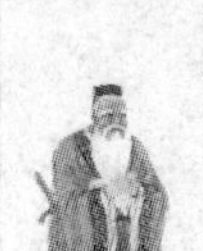

【功效】 养五脏、助心血、通脉软坚、舒张血管、降血压、降胆固醇。适用于高脂血症、动脉硬化、冠心病及高血压病患者饮用。

**洋葱拌菠菜**

【组成】 洋葱1个,菠菜250克,麻油3毫升,酱油20毫升,白糖适量,味精2克。

【制法】 将洋葱去老皮,用凉开水洗净,用熟食工具切丁。菠菜去老叶,洗净,切段。入沸水锅焯一下,即刻捞出,沥干水分,放入菜盘内,撒上洋葱丁,加味精、白糖、酱油、拌匀,滴入麻油即可食用。每日食用2次。

【功效】 和胃下气、止血敛阴、降血脂、降血糖。适用于高脂血症、高胆固醇、动脉硬化、糖尿病的辅助治疗。

**绿豆萝卜灌大藕**

【组成】 大藕4节,绿豆200克,胡萝卜125克,白糖适量。

【制法】 先将绿豆洗净,浸泡30分钟,然后沥干;胡萝卜洗净切碎,捣泥;再用白糖与此2味调匀备用。将藕洗净,以刀切开靠近藕节的一端,切下部分留作盖,将和匀的绿豆萝卜泥塞入藕洞内,塞满为止;再将切下部分盖在原处,用竹签插牢,上锅隔水蒸熟。当点心食用。

【功效】 降低血脂。适用于高脂血症、高血压和动脉硬化等症。

**大蒜炒黑鱼片**

【组成】 黑鱼500克,大蒜100克,生姜适量。

【制法】 先将大蒜放入油锅,炒至八成熟。另一油锅炒鱼片,加姜与酒,再与大蒜同炒,调味即可。

【功效】 补脾和胃、理气消食。适用于高血脂症、动脉硬化及肥胖病等。大蒜有降压、降脂及抗感染等作用;黑鱼富含蛋白质而含胆固醇较低。两者合用,可补虚、健胃、减肥。

**灵芝煲乌龟**

【组成】 灵芝30克,乌龟1只,红枣10枚,生姜5克,葱10克,盐3克,素油30毫升,味精2克。

【制法】 先将乌龟放锅内,清水煮沸宰杀,捞出,洗净,去内脏,切块。红枣洗净去核,灵芝洗净切片,生姜切片,葱切段。然后将炒锅烧热,放油烧七成热,将乌龟放入锅内炒片刻,捞出乌龟放入瓦锅内,加灵芝、红枣、生姜、葱,文火煲汤。待肉熟透,加入盐、味精即成。

【功效】 降低胆固醇、提高免疫功能、防治肿瘤。适用于高脂血症。

**凉拌西红柿**

【组成】 西红柿250克,白糖20克。

【制法】 将西红柿用开水烫后,去皮,去子,切成片,装入盘或碗中,将白糖放在西红柿上,食时拌匀。

【功效】 西红柿性凉味酸、甘,有清热解毒、凉血平肝、生津止渴、健胃消食等功效。现代科学研究证实,西红柿有抗肿瘤、抗高血脂及预防动脉硬化等作用。

**风味酸菜鸭肉汤**

【组成】 鸭胸肉200克,酸菜100克,粉丝30克,盐、料酒、姜丝、葱花各适量。

【制法】 1. 鸭胸肉切成厚片,焯水待用;酸菜切丝,待用;粉丝洗净,清水略泡。

待用。2. 汤锅加清水，放入鸭肉、料酒、姜丝煮开，再放入酸菜，汤开后换小火慢炖约半小时。3. 出锅前倒入泡软的粉丝，5 分钟后调入适量的盐，撒上葱花即可。

【说明】 鸭肉有养胃滋阴、清虚热、利水消肿的功效；酸菜可促进结肠蠕动，增进食欲。

【适用人群】 最适合阴虚体弱之人、阴虚火旺者、脑力劳动、食欲不振者食用。

【用法与宜忌】 1. 生鸭肉有土腥气，可延长焯水的时间。2. 生鸭肉不容易买到的话，可以去超市选购熟的、切好的鸭胸肉。3. 鸭肉性凉，平素脾胃虚寒、大便稀薄、胃部冷痛以及妇女寒性痛经者勿食。

**银耳杜仲鸭肉汤**

【组成】 银耳 15 克，杜仲 25 克，鸭肉 400 克，盐适量。

【制法】 ①将银耳用冷水浸软后，去根、蒂，择洗干净，大朵的可撕成小朵。②将杜仲、鸭肉均洗净，鸭肉可切成小块。③沙锅上火，加适鳖水，放入鸭肉炖 30 分钟。然后加入盐、银耳、杜仲再煮 20 分钟即可。

【说明】 杜仲温补肝肾；鸭肉滋阴养胃、利水消肿；银耳养阴清热、益气清肠。诸味合用，共奏补肝肾、滋阴降脂之效。

【适用人群】 肝肾亏虚，血压、血脂偏高兼有内热者适宜。

【用法与宜忌】 ①杜仲炒用较生用为佳。②银耳能清肺热，故外感风寒者忌用。杜仲为温补之品，阴虚火旺者慎用。

**芹菜兔肉**

【组成】 兔肉 100 克，芹菜 100 克，香菇、黑木耳各 30 克，植物油、姜丝、葱段、湿淀粉、酱油、盐、糖、生抽、米酒各适量。

【制法】 ①将兔肉洗净，切块，用湿淀粉、酱油、盐、糖、油腌渍。②芹菜去根、叶，洗净，切段；香菇浸发。③黑木耳浸发，再用清水漂洗，并用少许盐、糖、米酒、生抽拌匀。④锅内倒油烧热，下姜丝、葱段爆香，爆兔肉，溅米酒、清水少许，调味，与香菇、木耳一起盛入沙锅内，用小火煮至兔肉熟。⑤将切好的芹菜炒熟，加入沙锅内，调味即可。

【说明】 兔肉补中益气；香菇补气健脾、和胃益肾；芹菜平肝清热，黑木耳益气补血。诸味合用，共奏清肝降压、健脾开胃之效。

【适用人群】 高血压属肝火亢盛兼有脾胃虚弱者适宜，如头晕目眩、心悸失眠、口苦咽干、心烦、小便短少。

【用法与宜忌】 兔肉不宜与鸭肉同食，否则易致腹泻。

**芹菜烧香菇**

【组成】 芹菜 400 克，香菇 50 克，黑木耳 100 克，盐、醋、干淀粉、酱油、味精、植物油各适量。

【制法】 ①芹菜择去老叶、根，洗净，剖开切成约 2 厘米的长节，用盐拌匀，约 10 分钟后，再用清水漂洗。沥干待用；香菇切片；醋、味精、淀粉混合后装在碗里，加水约 50 毫升对成汁待用。②锅置大火上烧热后，倒油 30 克，待油烧至无泡沫冒青烟时，即可下入芹菜，煸炒 2 ~ 3 分钟后，投入香菇片、木耳迅速炒匀，再加入酱油炒约 1 分钟后，淋入芡汁速炒起锅即可。

【说明】 芹菜平肝清热；香菇益气和血，黑木耳活血化瘀、平肝清热、益气和血，诸味合用，共奏平肝降压之效。

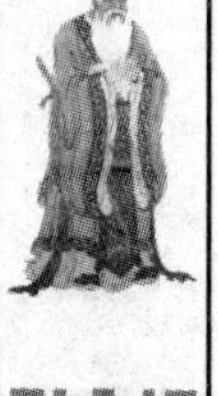

**【适用人群】** 肝阳上亢之高血压、高脂血症兼有便秘者适宜。

**【用法与宜忌】** ①芹菜叶中含有的胡萝卜素和维生素 C 比茎多，因此吃时不要把能吃的嫩叶扔掉。②芹菜以用旱芹为宜。

**香菇山药**

**【组成】** 山药 300 克，鲜香菇 4 朵，胡萝卜 100 克，植物油、葱、盐、淡色酱油、胡椒粉各适量。

**【制法】** ①将胡萝卜、山药洗净，去皮切片；香菇洗净，切薄片，放入加盐的水中浸泡，以免发黑。②葱洗净，切段备用。③锅中倒油烧热，爆香葱段，放入山药、香菇、胡萝卜炒匀，淋少许淡色酱油调味。④加少许水，以中火焖煮 10 分钟罕山药熟软。再加入少许盐和胡椒粉调味。盛出即可。

**【说明】** 山药补脾益肺；香菇降低胆固醇、降血压，诸味合用，共奏益气和血、降脂之效。

**【适用人群】** 脾虚湿盛之血脂高者适宜，如眩晕、痰多、肢麻、肥胖者。

**【用法与宜忌】** ①山药切片后需立即浸泡在盐水中，以防止氧化发黑。②山药补阴宜生用，健脾止泻宜炒黄用。本膳用于健脾益气，故用炒黄者。

**茄汁茭白羹**

**【组成】** 茭白 300 克，西红柿 1 个，西红柿酱、料酒、盐、味精、白糖、鲜汤、植物油各适量。

**【制法】** ①茭白去壳去皮洗净，在菜板上拍松，切成长条备用；西红柿洗净。切瓣。②锅内倒油，旺火烧至七成热，下茭白炸至淡黄色，捞出沥干待用。③锅中留少许油，烧热，放入西红柿酱煸炒，加入鲜汤、料酒、盐、白糖，煮开后放入西红柿瓣和炸过的茭白，加盖用小火焖烧至汤汁浓稠，用味精调味即可。

**【说明】** 茭白具有利尿止渴、解酒的作用，西红柿有健胃消食、降低血压的功效。此羹重在清热解毒、利尿降压，对高血压、水肿症等有辅助疗效。

**【用法与宜忌】** ①茭白春、夏季的质量最佳，营养成分比较丰富。②茭白含有较多的草酸，凡患肾病、尿路结石者不宜多食。

## 五、益智安神药膳

**龙眼二仁猪心**

**【组成】** 酸枣仁 10 克，柏子仁 10 克，龙眼肉 10 克，猪心 1 个，葱、姜、料酒、盐、味精、酱油各适量。

**【制法】** ①将龙眼肉、酸枣仁、柏子仁择洗干净，葱洗净切段，姜洗净切片。②猪心洗去血水，除去脂肪，将龙眼肉、酸枣仁、柏子仁塞入猪心内，将猪心放入沙锅内，加入适量清水。③放入葱段、姜片、料酒、盐、酱油，先用大火烧开，撇去浮沫，改为小火煮至猪心熟烂，拣去葱、姜，调入味精即成。

**【功效】** 猪心宁心安神；酸枣仁安神敛汗、除虚烦。柏子仁养心安神，龙眼肉益心脾、补气血、安神。诸味合用，共奏安神补脑、增强记忆力之效。

**【适用人群】** 心脾两虚、失眠、健忘、神经衰弱者适宜。

**【用法与宜忌】** ①柏子仁为甘润之药，便溏及多痰者慎用。②湿阻中满或有停饮、痰、火者忌服龙眼肉。③酸枣仁以生用效力较好。④猪心不宜与吴茱萸同食。

**核桃龙眼鸡丁**

【组成】 核桃仁20克,龙眼肉10克,乌鸡肉250克,葱丝、姜丝、红椒、料酒、淀粉、酱油、盐、味精各适量。

【制法】 ①将乌鸡肉洗净,切成丁,用料酒、淀粉拌匀。②锅内倒油烧热,将鸡丁煸炒至变色,然后加入核桃仁及龙眼肉、葱丝、姜丝、红椒,炒熟,加入盐、味精适量调味即可。

【说明】 核桃仁补肾益智,龙眼肉、乌鸡肉补心养神。诸味合用,共奏补肾健脾、养心安神之效。

【适用人群】 心肾不交、失眠、多梦者适宜。

【用法与宜忌】 ①痰火喘咳、阴虚火旺、便溏腹泻者不宜食用核桃仁。②核桃仁多食易导致腹泻。

**龙眼枸杞鸡汤**

【组成】 鸡肉400克,龙眼100克,枸杞25克,盐适量。

【制法】 ①鸡肉洗净,切块;龙眼去壳;枸杞洗净后浸泡片刻。②鸡肉块放入滚水中焯烫后捞出,冲净后放入锅中;将龙眼、枸杞一起放入锅中,加适量水,用大火煮沸,然后再转小火慢炖30分钟,加盐调味即可。

【功效】 枸杞滋补肝肾、益精明目。此汤具有温补体虚,促进血液循环,治疗心神不宁、失眠多梦,调养肌肤的功效。

【适用人群】 体质虚弱、失眠多梦者,尤其适合于产后身体滋补。

【用法与宜忌】 盐可少放,这样汤味更加甜美。

**黄芪鳝丝羹**

【组成】 鳝鱼丝250克,瘦猪肉200克,黄芪15克。盐、味精、葱花、植物油各适量。

【制法】 ①黄芪加清水,小火煎取汁,连煎2次,然后合并煎汁浓缩。②鳝鱼丝洗净;瘦猪肉洗净,切成丝。③锅内倒油烧至八成热时,放入鳝鱼丝,略炒后再放入瘦肉丝,略炒,加入浓缩的黄芪汁,煮至鳝鱼、肉丝熟,加葱花、盐、味精调味即成。

【说明】 鳝鱼补气养血、滋补肝肾、补脑健身;黄芪为补气良药。诸味合用,共奏益气补血、健脑益智之效。

【适用人群】 气血肝肾亏虚、脑髓失养者适宜,如贫血、神经衰弱者、患有眼疾和糖尿病者尤宜。

【用法与宜忌】 ①烹鳝鱼上浆时,不必加基本调味。因为盐会使鳝鱼中的蛋白质封闭,肉质收缩,水分外溢,浆就容易在油锅中脱落。②炒鳝鱼时,应用热油,可起味、脆嫩。③炖鳝鱼汤时不可用姜,因姜易惹泥味。用蒜头加咸菜或肉炖鳝鱼汤,味道比较鲜美。④吃鳝鱼时最好现杀现烹,死鳝鱼不宜食用。且不可过食,否则可能引发旧疾。

**补脑安神羹**

【组成】 银耳6克,猪脑2个,黑木耳6克,香菇2朵。鹌鹑蛋3个,首乌汁2汤匙,水淀粉、盐各适量。

【制法】 ①将银耳、黑木耳水发洗净,切碎。②猪脑洗净,蒸熟切丁。③银耳、黑木耳、香菇、猪脑同放入沸水中煮熟。④锅中打入鹌鹑蛋,对人首乌汁、盐调味,用



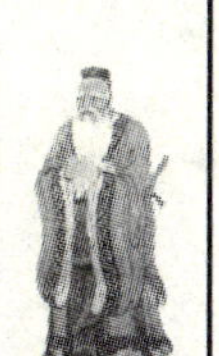

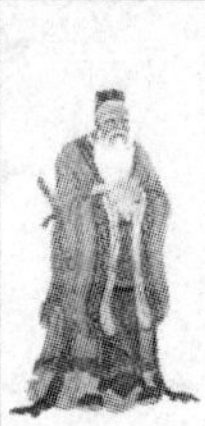

水淀粉勾芡即可。

【说明】 银耳养阴生津、润肺健脾，猪脑补脑、止眩晕，黑木耳益气补血。诸味合用，共奏补脑安神、益肝肾、养气血之效。

【适用人群】 气血亏虚、肝。肾不足者适宜，如面色萎黄、食少乏力、头晕目眩、心悸失眠、腰膝酸软，或须发早白、用脑过度、神经衰弱亦可。

【用法与宜忌】 ①常吃黑木耳还有减轻、减缓动脉粥样硬化形成的效果，对心血管病有良好的辅助作用。②食用变质银耳会发生中毒反应，严重者会有生命危险。

**黑豆枣杞汤**

【组成】 黑豆 60 克，小红枣 12 枚，枸杞子 10 克。

【制法】 将上 3 味同置沙锅内，加水适量，文火煎煮，至黑豆酥即可。吃黑豆、红枣、枸杞子，喝汤。每日 1 剂，分两次服用。

【功效】 滋养肝肾，补益心脾。适用于肝肾亏虚，心脾不足，腰膝酸软，头晕眼花，心悸健忘等症。尤其记忆力减退兼视力下降、神疲乏力者适用。

**健脑茶**

【组成】 枸杞子、酸枣仁各 30 克，红糖适量。

【制法】 将以上 3 味同放茶杯内，冲入滚开水，盖紧盖，闷 20 分钟即成。每日 1 剂，随冲随饮，反复冲泡至药味尽为止。

【功效】 补养肝肾，健脑明目。适用于阴虚精亏，头晕眼花，心烦意乱，心悸不宁，记忆力减退，失眠神疲等症。对中老年人及脑力劳动者具有较好的健脑益智和延缓衰老的功效。

**补脑增智饮**

【组成】 牛奶 180 毫升，鸡蛋黄 30 克，胡萝卜半根，苹果、橘子各 1 个，人参 1.5 克。

【制法】 先将牛奶煮沸，鸡蛋黄蒸熟，再将鸡蛋黄打散，搅和在牛奶里；将胡萝卜、苹果、橘子分别洗净、切片、榨汁，加入蛋黄奶中，再将人参煎汁兑入，一并和匀即成。每日 1 剂，晚上睡前半小时饮服。

【功效】 补脑益智，强心爽神。适用于脑力劳动者补脑之用，尤其适宜于夜间工作的脑力劳动者。此品为补脑的最佳饮料。

**健脑核桃粥**

【组成】 粳米 150 克，核桃仁 30 克，干百合 10 克，黑芝麻 20 克，水适量。

【制法】 将粳米淘洗净，与核桃仁、干百合、黑芝麻一起放入沙锅中。加水适量煮沸，改用文火煮成粥即可。

【功效】 粳米补脾强智，核桃仁补肾健脑、补心益智，黑芝麻补肝肾、填脑髓。诸种材料相配，合成补虚滋阴、健脑益智之品。对思维迟钝，记忆力减退，尤其兼有肾虚腰疼、低热者极为适用。

**山药桂圆粥**

【组成】 鲜生山药 100 克，桂圆肉 15 克，荔枝肉 5 个，五味子 3 克，粳米 50 克，白糖适量。

【制法】 将山药去皮，切成薄片，与桂圆肉、荔枝肉、五味子同置锅内，加入淘洗净的粳米，加水适量，煮成粥，加白糖调味即成。当早饭或晚饭食用，每日 1 剂。

【功效】 补益心肾，安神益智。适用于心悸失眠，眩晕健忘，神疲乏力等症。尤其适宜于中老年脑力劳动者服用。

**益智羹**

【组成】 鲜熟红桑葚20克,桂圆肉50克,苹果200克,冰糖50克,玫瑰蜜饯10克,水适量。

【制法】 先将熟红桑葚、桂圆肉、苹果洗净,桑葚捣碎,桂圆肉切成颗粒,苹果切成丁形小块,冰糖捣碎。然后置锅加适量水,加入玫瑰蜜饯与上述各料,用中火煮至桂圆肉熟软即成。每日分1~2次食完,连食5日为1个疗程。

【功效】 健脑,益智。适用于健忘,易疲劳等症和智力低下的青少年。

**茶叶鸽蛋**

【组成】 鸽蛋50个,茶叶、黄酒、葱段、生姜片各25克,白糖10克,桂皮10克,精盐8克,味精3克,花椒2.5克,小茴香2.5克,酱油50克,陈皮10克。

【制法】 先将大号沙锅洗净,再将洗净的鸽蛋放入,加入葱段、生姜片、桂皮、花椒、陈皮、小茴香、黄酒、味精、白糖、精盐、酱油、茶叶(放入纱布袋中)。加满水炖30分钟即成。

【功效】 补虚健脑,醒脾开胃。

**海马鸽蛋**

【组成】 海马、鸽蛋各8个,精盐、味精、白胡椒粉各适量。

【制法】 将鸽蛋打入盘中,每个鸽蛋上放1只海马。将精盐、味精、白胡椒粉均匀地撒在鸽蛋上,上笼蒸10分钟即可。佐餐食。

【功效】 补肾壮阳,镇静安神,益气美容,健脑强身。

**地黄乌鸡**

【组成】 雌乌骨鸡1只(重约1 000克),生地黄、饴糖各150克。

【制法】 将乌鸡宰杀,去毛、内脏,洗净,备用;生地黄洗净,切成条状,加饴糖拌匀,装入鸡腹内;将鸡仰置瓷盆中,隔水用文火蒸熟即成。分两日食用,吃肉喝汤。

【功效】 填精添髓,补脑益智。适宜于用脑过度、脑髓不足而见头转耳鸣、记忆力减退、腰膝酸痛、神疲气短等症者食用。常食能收到填精补脑、益智健身功效。

**人参炖乌母鸡**

【组成】 乌骨鸡2只(约2 500克),人参100克,猪肘500克,母鸡1只(约1 500克),精盐、料酒、味精、葱、姜及胡椒粉适量。

【制法】 将乌骨鸡宰杀后用沸水烫一下,去毛、斩爪、去头、去内脏、出水;人参用温水洗净;猪肘用刀刮洗干净,出水;葱切段,姜切片备用。沙锅置旺火上,加清水,放入母鸡、猪肘、葱段、姜片,沸后撇去浮沫,小火慢炖,至母鸡和猪肘五成烂时,将乌骨鸡和人参加入同炖,用精盐、料酒、味精、胡椒粉调味,至鸡酥烂。

【功效】 补元气,益精血,益脾宁智。

**莲子鸡丁**

【组成】 净鸡脯肉250克,莲子60克,香菇10克,火腿肉10克,蛋清、淀粉、调料适量。

【制法】 将鸡脯肉切丁,用蛋清、淀粉拌匀;香菇泡软,同火腿肉切成小菱形块;莲子去心,蒸熟备用。先将鸡丁在油锅中煸至七成熟,沥去油,加入莲子、香菇、火腿及适量调味品,翻炒几下出锅即成。分数次佐餐食。

【功效】 健脾补肾,养心强身。适宜于食欲不振、消化不良、肢软无力、眩晕健

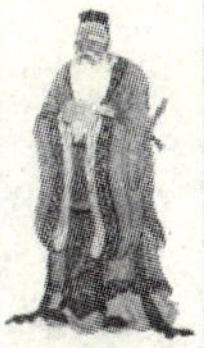

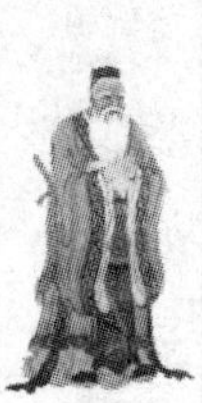

忘、心烦失眠、遗尿、遗精者食用。

**鱼头汤**

**【组成】** 鲫鱼头250克，猪肉100克，菠菜200克，鸡蛋清1个。植物油、味精、盐、料酒、干面粉、胡椒粉、葱段、姜丝、蒜片各适量。

**【制法】** ①鲫鱼头洗净，去鳃、鳞，沾匀干面粉。②锅内倒油烧热，放入鱼头，煎至深黄色，捞出，控油。③猪肉剁碎放入碗内，加料酒、味精、盐、葱段、萎丝、鸡蛋清搅拌成肉馅，做成数个猪肉丸子，待用。④菠菜择洗干净，切成3.3厘米长的段。⑤沙锅内加清水置火上，放葱段、姜丝、蒜片、鱼头，加盖焖煮30分钟。⑥待汤发白，捞出葱、姜、蒜片，加入盐、胡椒粉、几个猪肉丸子，待汤开后，放入菠菜、味精即可。

**【说明】** 鲫鱼脑健脑益智，菠菜养血润燥，两味合用，共奏健脑益智之效。

**【适用人群】** 用脑较多且兼有便秘者尤为适宜。

**【用法与宜忌】** ①婴幼儿和缺钙、软骨病、肺结核、肾结石、腹泻的人不宜吃生的菠菜。②菠菜虽然含铁量很高，但其中能被吸收的铁并不多，而且还会干扰锌和钙的吸收，所以不宜用来补铁补血，尤其是不宜给小孩多吃。

**核桃枸杞肉丁**

**【组成】** 核桃仁100克，瘦猪肉200克，枸杞子25克，鸡蛋1个，葱、姜、蒜、胡椒粉、料酒、盐、味精、油、清汤、淀粉各适量。

**【制法】** ①将核桃仁用开水浸泡去皮，控尽水；瘦猪肉切成丁，加入淀粉、鸡蛋清、盐拌匀；葱、蒜、姜切成丝。②用料酒、盐、胡椒粉、味精、水淀粉、清汤对成汁，备用；枸杞子洗净，备用。③锅内倒油烧至四成热时，下核桃仁，炸至浅黄色，捞出，控油；然后将拌好的肉丁投入油中，略炸片刻，捞出，控油。④另起锅，倒少许油，烧至七成热肘，放入葱、姜、蒜烧香，然后放入炸好的肉丁、核桃仁，加入枸杞子炒匀，淋入对好的汁，汁浓时起锅。装盘即可。

**【说明】** 核桃健脑补肾；枸杞子滋补肝肾，两者共奏益智健脑、增强记忆力之效。

**【适用人群】** 眩晕、耳鸣、腰膝酸软、健忘、精神疲惫、成人早衰者适宜。

**【用法与宜忌】** 因核桃含有较多脂肪，所以一次吃得太多会影响消化。

**奶汤鱼头**

**【组成】** 胖头鱼鱼头1个，香菇6朵，火腿50克，熟猪油、姜末、葱段、盐、料酒、葱姜汁、味精、胡椒粉、奶汤各适量。

**【制法】** ①将胖头鱼鱼头收拾干净，用盐、料酒、葱姜汁腌渍入味。②香菇在水中泡发，洗净，切成片；火腿切成片备用。③锅内倒油，烧至四成热，放入葱段、姜末煸香，放入鱼头略炒，放入料酒、奶汤、火腿片、香菇片烧沸，撇出浮沫，拣去葱、姜。④加入盐、味精、胡椒粉，转小火烧至熟，待汤汁浓白后，装入盆中即可。

**【说明】** 胖头鱼鱼头的脑髓含量较高，长期食用可暖胃、祛头眩、益智商、助记忆。

**【适用人群】** 一般的人都可以食用。

**【用法与宜忌】** ①凡有内热、皮肤病者应慎食。②煮鱼汤时，一般先用大火快速煮开，然后再转小火慢慢熬煮，才能使汤颜色浓白，味道鲜浓。

**核桃仁肉丁**

**【组成】** 猪瘦肉150克，核桃仁6个，鸡蛋清1个，花生油、黄酱、淀粉、香油、白

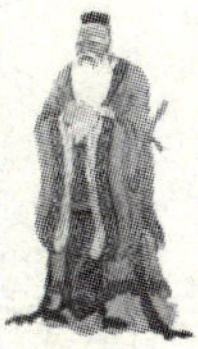

糖、葱花、姜末、蒜片、味精各适量。

**【制法】** ①猪肉切成小丁，加姜末、味精、香油拌匀；核桃仁用开水烫后剥去内皮。②将拌入味的肉丁挂上鸡蛋清淀粉糊，放入烧至七成热的花生油锅中，待肉丁颜色变白盛入盘中。③用余油将核桃仁炸酥，放入肉丁盘里。锅内留少许油，放入葱花、黄酱、白糖和少许水，用大火烧至酱色油亮。④倒入肉丁、核桃仁、蒜片、味精。翻炒数下后淋入香油即可。

**人参鹌蛋**

**【组成】** 人参8克，黄精10克，鹌鹑蛋18个，盐、糖、味精、香油、料酒、水淀粉、高汤、葱末、姜末、酱油、醋各适量。

**【制法】** ①将人参焖软，切片，放入瓷碗内蒸两次，取汁液。②黄精煎两遍，取其汁液，浓缩，与人参液合为半杯。③将鹌鹑蛋洗净，煮熟，去皮，分一半用黄精药汁、盐、味精、盐腌渍15分钟，另一半用香油炸成金黄色备用。④另用小碗将高汤、糖、盐、酱油、味精、醋、药汁、水淀粉等对成汁。⑤另起锅，用葱末、姜末炝锅，将腌好的鹌鹑蛋同对好的汁一起下锅，翻烧，淋香油出锅，装在盘中间。外周摆放另一半炸好的鹌鹑蛋。

**【说明】** 鹌鹑蛋补五脏，益中气，实筋骨；人参配鹌鹑蛋，再添加宽中益气、安五脏、充肌生髓的黄精，诸味合用共奏补中益气、养精髓之效。

**【适用人群】** 五脏虚损的老年人适宜，如精血亏虚之健忘、失眠、腰膝酸软者。

**【用法与宜忌】** ①鹌鹑蛋形态小，传热快，如果长时间炸，失去水分多，就会变老；应两次热油冲炸，炸焦表层，保住原料内水分，使之外焦里嫩。②食用此膳时，不要吃萝卜，不要喝茶。③虽然鹌鹑蛋的营养价值高于鸡蛋，但仍然不能代替鸡蛋。

**莲子芡实肉汤**

**【组成】** 莲子肉50克，芡实50克，猪肉250克，料酒、盐、味精、葱花、猪肉汤各适量。

**【制法】** ①将莲子用温水泡发，洗净；芡实洗净；猪肉洗净，切丝。②净锅置火上，烧热，放入肉丝炒至白色。烹入料酒，煸炒至水干，然后注入肉汤，加入葱花、莲子、芡实、盐，煮至肉熟烂，放入味精，出锅装入汤碗即可。

**【说明】** 莲子补虚损，养心安神，健脾止泻；芡实与瘦肉同炖，能解除神经痛、头痛等虚弱症状，诸味合用共奏益智健脑、安神之效。

**【适用人群】** 脾胃不和，心肾不交的心悸、失眠、虚烦者适宜。

**【用法与宜忌】** ①干莲子以个大、饱满、无皱、整齐者为佳。②莲子中心包裹着绿色胚芽，俗称莲子心，其味苦，煮粥时应除去。③芡实有较强的收涩作用，便秘、尿赤及妇女产后者皆不宜食。

**金针菇油菜猪心汤**

**【组成】** 干金针菇20克，猪心1个，小油菜50克，盐适量。

**【制法】** ①猪心洗净对剖；小油菜洗净；泡发金针菇。②将猪心放入沸水中汆烫，去血水。捞出洗净。再将猪心放入水中，大火煮开后转小火煮约25分钟，捞出，切成薄片。③另起锅加水，放入猪心片、金针菇、小油菜煮沸，加盐调味即可。

**【说明】** 猪心味甘、咸，具有安神定惊、养心补血、益智宁心等功效。

**【适用人群】** 孕妇孕期有心虚失眠、头冷自汗等症状者适宜。

**芝麻荸荠鼓**

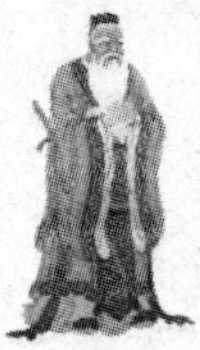

【组成】 黑芝麻10克，山药50克，荸荠20个，鸭蛋清4个，鲜山楂8个，果冻8个，白糖、蜂蜜、水淀粉各适量。

【制法】 ①将山药蒸熟去皮，碾制成山药泥；黑芝麻炒香制成粉状。②将山药泥、黑芝麻及适量蜂蜜调和均匀，制成馅料。③荸荠去皮，中间掏空，成空鼓状，中间填入馅汁。④将鸭蛋清放入碗中，加入相当于鸭蛋清分量一半的水，用筷子搅匀，倒入盘中，放入蒸笼内大火蒸5分钟，制成3厘米厚的白色固体蛋羹，然后将荸荠鼓、山楂球、果冻等摆在蛋羹上造型。⑤炒锅置火上，倒入200毫升水，大火烧开，加入适量白糖、水淀粉对成白色甜汁，浇在荸荠蛋羹上，即可。

**五子鸡**

【组成】 鸡1只。红枣15枚，松子仁20克，枸杞子20克，栗子20克，核桃仁20克，葱、姜、料酒、清汤、盐、味精各适量。

【制法】 ①将鸡宰杀，去毛和内脏。洗净，剁成3厘米见方的块，放入沸水锅内氽去血水，捞出后用凉水洗去血沫。②栗子用温水浸软，剥去外皮和内皮；姜切片，葱切段。③将氽好的鸡块放入沙锅内，加入清汤、枸杞子、红枣、松子仁、核桃仁、栗子、葱段、姜片，倒入料酒。先用大火烧沸，后改用小火炖至鸡肉烂熟。④拣出葱段、姜片，调入盐、味精即成。

【说明】 松子仁养阴润肺、滑肠，红枣健脾益气、养血安神；栗子养胃健脾、补肾强筋、活血止血。诸味合用，共奏健脑益智之效。

【适用人群】 适用于脑力劳动者及头晕目眩、失眠、腰膝酸痛患者。

【用法与宜忌】 ①栗子1～2枚，每天早、晚服，治老年肾亏、腰腿无力。栗子研粉，煮糊食，治小儿腹泻。②枸杞子因能滋阴润燥，故脾虚便溏者不宜服。③红枣助湿生热，令人中满，故湿盛脘腹胀满、食积、虫积、龋齿作痛以及痰热咳嗽均忌服。

**玉竹枸杞汤**

【组成】 玉竹30克，枸杞子15克，龙眼10克，鹌鹑1只，盐、味精各适量。

【制法】 ①将鹌鹑洗净，切块。②将玉竹、枸杞子、龙眼洗净，连同鹌鹑一起放入沙锅内，加水煮至肉熟。③加盐、味精调味即可。

【说明】 玉竹养阴润燥，枸杞子滋补肝肾，鹌鹑补五脏、益中气。诸味合用，共奏强心益智、滋补肝肾之效。

【适用人群】 肝肾不足、头晕眼花、心悸、健忘、失眠者适宜。

【用法用宜忌】胃有痰湿气滞忌用玉竹，心动过速、血压偏高者也慎用。

## 六、延年益寿药膳

**鹿茸香菇菜心**

【组成】 鹿茸片2克，水发香菇片200克，青菜心300克，料酒、植物油、姜末、味精、盐、清汤、水淀粉各适量。

【制法】 ①将鹿茸片放入碗中，加入白酒浸泡。②炒锅置火上，倒油烧热，下姜末略炸，放入水发香菇片、青菜心煸炒。③锅中加入味精、酒、盐、清汤和浸泡鹿茸片的酒汁，搅匀收汁，用水淀粉勾芡即可。

【说明】 鹿茸补肾阳、益精血、强筋骨，香菇补肝。肾、健脾胃、益智。诸味合用，共奏温肾助阳、补气养血之效。

【适用人群】 年老体弱、元气虚衰、阳痿、滑精、腰膝酸冷、眩晕耳鸣、气短乏力、食欲不振者适宜。

【用法与宜忌】 阴虚阳亢、血分有热、胃火盛或肺有痰热及外感热病者均忌食鹿茸。

**枸杞麦冬蛋丁**

【组成】 鸡蛋5只，枸杞子30克，麦冬10克，瘦猪肉30克，花生米30克，植物油、味精、盐、水淀粉各适量。

【制法】 ①将花生米炸脆，冷却；枸杞子洗净，放入沸水中略烫后捞起。②麦冬洗净，煮熟，切成碎末；瘦猪肉洗净，切成肉丁。③将鸡蛋打入碗中，加入少量盐。调匀，隔水蒸熟，冷却后切成粒状。④将炸花生的油留适量在锅内，用大火烧热后，放入瘦猪肉烧热，再放入蛋粒、枸杞和麦冬，翻炒均匀，加入少量盐，用水淀粉勾芡后，放适量味精，再将花生米铺在上面即可。

【说明】 麦冬润肺养阴、益胃生津，枸杞子滋补肝肾。诸味合用，共奏滋阴养血、保肝健身、延年益寿之效。

【适用人群】 肝阴亏虚、右胁隐痛、头晕头痛、低热潮红、心烦易怒、大便干结者。

【用法与宜忌】 感冒风寒或有痰饮湿浊的咳嗽，以及脾胃虚寒泄泻者均忌服麦冬。

**杜仲排骨汤**

【组成】 排骨400克，胡萝卜1个，杜仲8克，黄芪10克，枸杞10克，当归3克，黑枣5颗，葱段、姜片、黄酒、盐、鸡精、清汤名适量。

【制法】 ①将排骨洗净斩成寸段，焯水捞出沥干；胡萝卜洗净去皮切成滚刀块。②杜仲、黄芪、枸杞、当归、黑枣洗净待用。③锅内倒入适量清汤，放入排骨、杜仲、黄芪、枸杞、当归、黑枣、葱段、姜片、黄酒，大火烧开，改小火慢煲2小时，再放入胡萝卜煲30分钟，加盐、鸡精调味即可。

【说明】 猪排骨益精髓，黄芪为补气良药；枸杞子滋补肝肾；当归补血活血；胡萝卜补脾消食，养肝明目。此汤平补肝肾。

【适用人群】 腰脚酸痛、全身乏力者适用。

【用法与宜忌】 ①高热、便秘等实热证忌用。②黑枣以颜色黑、肉质厚、味道甜的为上品。

**杜仲栗子鸡汤**

【组成】 鸡肉500克，栗子150克，杜仲40克，盐、料酒、味精、葱段、姜片各适量。

【制法】 ①将鸡肉洗净后切成块，放在沸水中焯5分钟后，去除血水备用；栗子在沸水中煮5分钟后去壳备用。②锅内倒入适量清水，把鸡块及栗子、杜仲、葱段、姜片、料酒一起加入锅中用大火煮开，再用小火炖40分钟，加入盐、味精调味即可。

**锅贴杜仲腰片**

【组成】 猪腰200克，杜仲10克，核桃仁50克，补骨脂8克，火腿150克，肥猪肉200克，面粉50克，酱油、盐、鸡蛋清、花椒粉、胡椒粉、熟猪油、湿淀粉、植物油各适量。

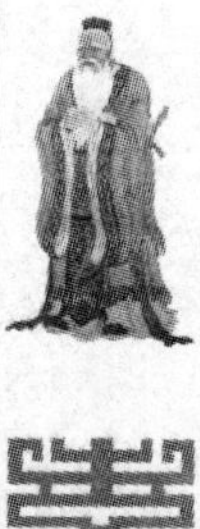

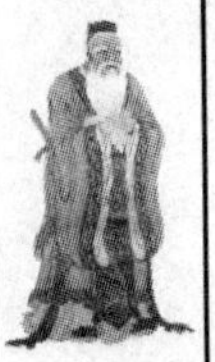

【制法】 ①将补骨脂、杜仲、核桃仁去去净灰渣，烘干制成粉末。②猪腰片去腰臊，切成薄片，再改切成宽2.5厘米，长5厘米的片。③火腿、肥猪肉切成同样大的片。④鸡蛋清加面粉、中药末、湿淀粉、熟猪油调成浆；把肥猪肉摊开，抹上蛋清浆；贴上腰片，入油锅中炸成金黄色即可。

【说明】 杜仲补肾、强筋骨，增强免疫功能；补骨脂补肾、壮阳固摄，有抗癌和抗衰老作用。诸味合用，共奏补肾固精、温补肾阳、益寿延年之效。

【适用人群】 年老肾虚体弱者适宜，肾阳虚者尤宜，可见腰膝酸冷、四肢不温、小便清长。

【用法与宜忌】 ①杜仲为温补之品，阴虚火旺者慎用。杜仲炒用较生用效果好。②补骨脂性质温燥，能伤阴助火，阴虚火旺及大便秘结者忌服。

**归参山药猪腰**

【组成】 猪腰500克。当归、党参、山药各10克，葱、姜、蒜、酱油、香油各适量。

【制法】 ①将猪腰剔去筋、臊腺，洗净，放入沙锅内，加水适量。②当归、党参、山药洗去浮灰，放入沙锅与猪腰一起清炖至熟，葱、姜、蒜切成末备用。③将煮熟的猪腰取出，用凉开水漂洗后切成薄片，装盘，淋上酱油、醋、香油，撒上葱、姜、蒜末即可。

【说明】 猪腰补肾利水、止遗；当归补血活血，党参补中益气、生津养血；山药益气养阴、补脾肺肾。诸味合用，共奏养血益气、补肾填精之效。

【适用人群】 老年人气血亏虚、神经衰弱、体质虚弱、老伤过度者适宜。

**龙眼荔枝鸭**

【组成】 净鸭1只(1500克)，荔枝35颗，龙眼肉、红枣、莲子各30颗，葡萄80颗，胡椒粉、盐、姜片、葱段、清汤各适量。

【制法】 ①将净鸭在开水中氽一下，取出洗净。②将原料中5种水果及胡椒粉填入鸭腹，将鸭颈口扎紧。③将鸭袋五果放入一容器内。加清汤500克，盐、葱段、姜片适量，上笼用中火蒸2小时至鸭肉软烂即可。

【说明】 鸭肉滋阴养胃、利水消肿；荔枝补脑健身、开胃益脾、促进食欲；龙眼肉补血安神、健脑益智、补养心脾，是健脾长智的传统食物。诸味温凉相配，合用共奏补脾益胃、养血安神益智、补肾壮骨之效。

【适用人群】 年老脾胃虚弱、食欲减退，心脾血虚、记忆力减退者适宜。

【用法与宜忌】 ①将鸭尾两粒油脂切去，加陈皮同煮，就可以除去鸭的膻味。②鸭肉适合于体热、上火的人食用，特别适合于体虚、食少、便秘和有水肿的人食用。脾胃阳虚、外感未清、腹泻者不宜食用。③荔枝不宜一次食用过多或连续多食，尤其是老人、小孩和糖尿病人。

**期颐饼**

【组成】 芡实180克，鸡内金90克，面粉250克，白糖适量。

【制法】 ①将芡实用水淘去浮皮。晒干，打细，过筛。②将鸡内金打细，过筛，置盆内。加开水浸半日许。③将芡实粉、面粉、白糖用浸有鸡内金的水和匀，做成极薄小饼，烙成焦黄色，如饼干样即可。

【说明】 芡实健脾止泻、固肾涩精；鸡内金消食化积健胃，两味合用，共奏补益老人、化痰理气之效。

【适用人群】 凡气虚痰盛老人皆宜，并治疝气。如老人气虚、不能行痰、痰气郁结、胸胁满闷、胁下作痛者。

【用法与宜忌】 ①鸡内金研末服，效果比煎剂好。②芡实虽有营养，但婴儿不宜食用。

**猪肝益寿延年汤**

【组成】 猪肝50克，香菇20克，枸杞子30克，巴戟天12克。

【制法】 将巴戟天、香菇、枸杞子洗净，猪肝洗净切片。共放入沙锅内，加清水适量，置文火上炖煮至猪肝熟透，加味精、酱油少许调味即可，饮汤吃猪肝及香菇，每日1料。

【功效】 补肝益肾、强身壮体、益寿延年。用于久病体虚、肝肾不足或年老体衰者。

**益寿鸽蛋汤**

【组成】 枸杞子10克，龙眼肉10克，制黄精10克，鸽蛋4个，冰糖50克。

【制法】 将枸杞子、龙眼肉、制黄精洗净切碎，冰糖敲碎装在碗内。锅置中火上加清水约750毫升，入上三味中药同煮至沸后约15分钟，把鸽蛋打碎逐个下入锅内，入冰糖煮至熟即成。日服1次，连服7日。

【功效】 补肝肾，益气血，润肺强身。对肺燥咳嗽、气血虚弱、智力衰退等有较好疗效。可作为肾虚腰痛、面黄羸瘦、年老体衰者的保健膳食。

**壮体延寿汤**

【组成】 党参30克，熟地黄25克，鹿茸10克，海马6克，肉苁蓉15克，龟1只（约250克）。

【制法】 将龟宰杀去肠杂，洗净切块，诸药一同放入沙锅内，加清水适量，武火煮沸，再改用文火炖煮2~3小时，加调味即可，饮汤吃龟肉。

【功效】 益气补血、补肾壮阳。用于气血不足、肾阳亏虚的体弱多病者，或老年人命门火衰、元气不足、夜间多尿者。常人服用可强壮身体、延年益寿。

**参芪红枣乳鸽汤**

【组成】 党参60克，黄芪50克，红枣6枚（去核），乳鸽2只。

【制法】 将党参、黄芪、红枣洗净；乳鸽杀后，去毛及内脏，切块。诸料一起放入沙锅内，加清水适量，武火煮沸后，再改用文火煲2小时，调味即可，饮汤吃乳鸽肉。隔天1料，连用5料为1疗程。

【功效】 补气健脾。用于久病体弱、面黄食少、气短乏力、神疲形瘦者，常人经常服用可延年益寿。

**长寿益元汤**

【组成】 黄芪25克，党参25克，当归15克，肉桂6克，茯苓15克，枸杞15克，乌骨鸡肉200克，盐、味精适量。

【制法】 将黄芪、党参、当归、肉桂、茯苓、枸杞洗净，用干净纱布包裹扎紧，乌骨鸡肉洗净，切肉丝。一同放入沙锅中煮50分钟，去药包，加盐、味精调味即可。饮汤并吃鸡肉，每日1料，连用5~8天为1疗程。

【功效】 补益元气、滋阴养血。用于营养不良、久病体虚之脸色无华、年迈形衰者。

**强身延寿汤**

【组成】 党参25克，白术10克，茯苓15克，当归10克，川芎6克，熟地黄10

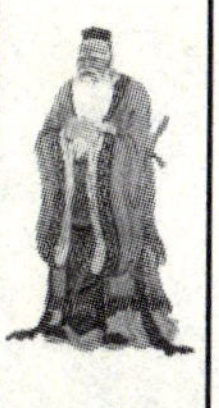

克,白芍 10 克,枸杞子 20 克,甘草 6 克,生姜 6 克,大枣(去核)10 枚,白鸽 1 只。

**【制法】** 将上药洗净,用干净纱布包裹扎紧,白鸽去毛及内脏。一同放入沙锅内,加清水适量,武火煮沸,再改用文火炖煮 2 ~ 3 小时,去药包,加调味即可。饮汤吃鸽肉,每日 1 料。

**【功效】** 补肾健脾,益气养血。用于诸虚百损,常服强身健体,延年益寿。

**灵芝人参枸杞酒**

**【组成】** 灵芝 50 克,人参(西洋参、种洋参、生晒参均可)30 克,枸杞 50 克,冰糖 100 克,白酒 500 毫升。

**【制法】** 将灵芝洗净切薄片、人参切片、枸杞洗净置于酒罐中,加入冰糖、白酒,密封罐口,浸泡 15 天即成。每日两次,每次 10 毫升。可长期饮用。

**【功效】** 益气补肾,抗衰老。适用于须发早白,失眠健忘,腰酸耳鸣,头昏眼花,气短乏力等肾气不足者。

**延寿酒**

**【组成】** 黄精 30 克、天冬 30 克、松叶 15 克、枸杞 20 克、苍术 12 克、白酒 1 000 克。

**【制法】** 将黄精、天冬、苍术切成小块,松叶切成碎末,同枸杞一起装入瓶中。再将白酒注入瓶内,摇匀. 静置浸泡 10 ~ 12 灭即可饮用。早晚各服 1 次,每次 10 ~ 15 克。

**【功效】** 补虚强身,延年益寿。

**木耳芝麻茶**

**【组成】** 黑木耳 60 克,黑芝麻 15 克。

**【制法】** 先将炒锅洗于净置中火上烧热,将一半黑木耳(30 克)下人锅中,不断地翻炒,待黑木耳的颜色由灰转黑略带焦味时,起锅装入碗内待用。然后将锅重置火上,下入黑芝麻略炒出香味,然后加清水约 1 500 克,同时下入生、熟黑木耳,用中火烧沸 30 分钟,起锅,用洁净双层细纱布过滤,滤液装在器皿内即成。加白糖饮,每次喝 100 ~ 120 克。也可将炒焦后的黑木耳、炒香后的黑芝麻同生木耳一起和匀收藏,每次用 5 ~ 6 克加沸水 120 克泡茶饮服。

**【功效】** 凉血止血,润肠通便。适用于血热、便血等症。老年人常用可强身益寿。

**松子抗衰膏**

**【组成】** 松子仁 200 克,黑芝麻 100 克,核桃仁 100 克,蜂蜜 200 克,黄酒 500 毫升。

**【制法】** 将松子仁、黑芝麻、核桃仁同捣成膏状,入沙锅中,加入黄酒,文火煮沸约 10 分钟,倒入蜂蜜,搅拌均匀,继续熬煮收膏,冷却装瓶备用。每日两次,每次服食 1 汤匙,温开水送服。

**【功效】** 滋润五脏,益气养血。适用于治疗肺肾亏虚、久咳不止、腰膝酸软、头晕目眩等症。中老年人经常服用,可滋补强壮、健脑益智、延缓衰老。脑力劳动者经常服用能使思维敏捷、记忆力增强,是抗老防衰的有效食品。

**菊花延龄膏**

**【组成】** 鲜杭菊花瓣 500 克,蜂蜜 250 克。

**【制法】** 将菊花用水煎 3 次,去渣,将 3 次煎液合并,用慢火熬成浓汁,加蜂蜜收膏。每次服10～15克，每日服2次，温开水冲服。

【功效】 清肝明目。适用于老年目赤头晕等症。常服、久服能抗衰老，延年益寿。

**天门冬膏**

【组成】 天门冬500克。

【制法】 将天门冬去皮、根须，捣碎，用白纱布绞取汁，文火将汁熬成膏，放入瓷罐内。食用时，每次服1匙，空腹温酒送服。

【功效】 健体强身，轻身益气，防病延年。

**雀儿药粥**

【组成】 麻雀5只，菟丝子30克，覆盆子10～15克，枸杞子20～30克，粳米60克，细盐少许，葱白2茎，生姜3片。

【制法】 先把菟丝子、覆盆子、枸杞子一同放入沙锅内煎取药汁，去掉药渣，再将麻雀去毛及肠杂，洗净用酒炒，然后与粳米、药汁加水适量一并煮粥，欲熟时，放入细盐、葱白、生姜，煮成稀粥。空腹食之，早晚各1次。

【功效】 壮阳气，补精血，益肝肾。治疗肾气不足所致的阳痿、遗精、早泄、头晕眼花、视物不清、耳鸣耳聋、遗尿、妇女带下等症。老年人经常服食可健身益寿。

**栗子粥**

【组成】 板栗10～15个，粳米60克。

【制法】 将上2味同煮成粥，早晚适量服食。

【功效】 壮腰膝，抗衰老。

**枸杞粥**

【组成】 枸杞子30克，灵芝30克，粳米100克，白糖适量。

【制法】 先将灵芝洗净晒干，打成粉末。再将枸杞、粳米淘洗干净，加入灵芝粉、适量清水，置文火上熬煮成粥，加入适量白糖即可。每日早晚温服。

【功效】 补益肝肾，益寿延年。

**山药芝麻糊**

【组成】 山药15克，黑芝麻120克，玫瑰酱6克，鲜牛奶200克，冰糖120克，粳米60克。

【制法】 将粳米洗净，清水浸泡1小时，捞出滤干，山药切成小颗粒，黑芝麻炒香后同放盆中，加水和鲜牛奶拌匀，磨碎后滤汁待用。锅中加入清水、冰糖，溶化过滤后烧开，将芝麻水慢慢倒入锅内，放入玫瑰酱，不断搅拌成糊，熟后起锅即成。适量服用。

【功效】 滋阴补肾，益脾润肠。适用于肝肾不足、病后体弱、大便燥结、须发早白等症。中老年人平时服用，可健体强身，延年益寿。

**黑芝麻白糖糊**

【组成】 黑芝麻500克，白糖适量。

【制法】 将芝麻拣净，放入铁锅用文火炒香晾凉、捣碎后，装入瓦罐内备用。每次2汤匙，放入碗中，再加白糖适量，用开水冲服。

【功效】 补阴血、养肝肾、乌须发、长肌肉，填精髓。适用于平时调补，以抗早衰。适用于肺燥咳嗽，皮肤干燥、肝肾阴虚的头发早白及老人便秘等症。

**养元鸡蛋**



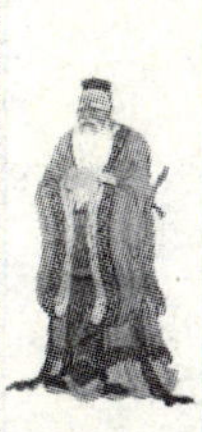

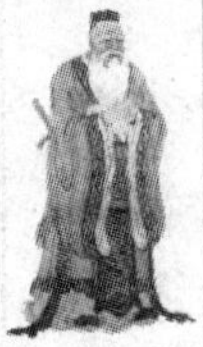

【组成】 鸡蛋2枚，小茴香6克，菟丝子15克，桑寄生15克，蜜炙黄芪15克。

【制法】 将鸡蛋打入碗中备用；小茴香、菟丝子、桑寄生、蜜炙黄芪入沙锅中，加水适量，煎煮2小时，趁沸时滤取药汁冲调蛋花，可依个人口味调以白糖或食盐。每晚睡前服1次。

【功效】 补肾健脑，强壮元阳。常服可治疗肾虚所致的早衰。

**何首乌煮鸡蛋**

【组成】 何首乌100克，鸡蛋2个，葱、姜、精盐、料酒、味精各适量。

【制法】 将何首乌洗净，切成长3.3厘米、宽1.6厘米的块；把鸡蛋、何首乌放入铝锅内，加水适量，再放入葱、姜、精盐、料酒等调料。

将铝锅置武火上烧沸，文火熬至鸡蛋熟，将鸡蛋取出用清水泡一下，将鸡蛋壳剥去，再放入铝锅内煮2分钟。食用时，加味精少许。吃鸡蛋，喝汤。每日1次。

【功效】 补肝肾，益精血，抗早衰。适用于血虚体弱，头晕眼花，须发早白，未老先衰、遗精、脱发，以及血虚便秘等症。最适于虚不受补者。

**杞芪鲜贝**

【组成】 枸杞子10克，黄芪15克，鲜贝250克，植物油、香油、鸡蛋清、味精、白糖、湿淀粉、料酒、醋各适量，葱、姜末各少许。

【制法】 将黄芪用纱布包好，与枸杞子煎2遍，药汁过滤2~3次，文火浓缩至1小碗。将鲜贝、鸡蛋清、味精、淀粉和匀，下温油锅，用筷子划散，用漏勺捞出，沥去油。勺内放油，用葱、姜炝锅，加鲜贝、药汁、料酒，锅开后加味精、白糖、醋调味，淋香油出勺装盘，将煎过的枸杞子均匀地撒在盘中即可。佐餐食。

【功效】 防止衰老，延年益寿。枸杞子配黄芪，阴阳双补，气血兼顾，加上具有补肝肾、益精血的鲜贝，其补益抗衰作用非常全面。此药膳不寒不腻，不温不燥。各种体质的中老年人均可长期食用。

**仙人掌黄精炖肘**

【组成】 黄精20克，党参15克，红枣10枚，仙人掌100克，猪肘(猪蹄膀)1只，盐10克，味精5克。

【制法】 将猪肘去毛洗净，斩成3段，先入沸水煮5分钟，撇去浮沫。将黄精洗净切成薄片，党参切成3厘米长的段，一同装入干净纱布袋扎口。红枣洗净，生姜拍碎，仙人掌切成丁。将药物和红枣、生姜放入锅内，旺火烧沸，然后改用小火慢炖，水须一次加足。待炖至猪肘酥时，再加入仙人掌丁、盐、味精，再炖至汤汁浓稠时即可。食用时除去药包。

【功效】 此方补脾润肺，益寿延年。适用于年老体衰，脾胃虚弱，食欲不振，肺虚咳嗽，面黄肌瘦，病后体虚等症。

**人参炖老鹅**

【组成】 鹅1/2只，人参15克，枸杞5克，盐、料酒、味精、葱段、姜片、胡椒粉各适量。

【制法】 ①鹅肉洗净切块，放入沸水中焯一下，洗净血水备用；枸杞用温水泡洗干净。②锅内放水，放入鹅肉煮沸，打去浮沫，加入人参、枸杞、葱段、姜片炖煮1小时。③加入盐、料酒、胡椒粉、味精，再煮15分钟即可。

【说明】 鹅肉含有大量蛋白质、维生素和矿物质，鹅肉味甘、性平，有滋阴补肾、益气和胃、生津止渴等功效，与人参炖食，非常适合冬季进补。

【适用人群】 此汤对体弱畏寒、头晕目眩、神经衰弱、失眠多梦者有辅助疗效。

**益寿鸽蛋汤**

【组成】 枸杞子10克，龙眼肉10克，制黄精10克，鸽蛋4个，冰糖50克。

【制法】 ①枸杞子、龙眼肉、制黄精洗净切碎；冰糖敲碎装在碗内，备用。②锅置中火上，加清水约750毫升，入上三味中药同煮至沸后约15分钟。③鸽蛋逐个打碎下入锅内。入冰糖同煮至熟即可。

【说明】 枸杞子滋补肝肾、益精明目；龙眼肉补血安神、健脑益智、补养心脾，黄精补脾、益精、润肺；鸽蛋滋补益气。诸味合用，共奏补肝肾、益气血、润肺强身之效。

【适用人群】 五脏功能衰退、气血不足、羸瘦、肾虚目暗、夜卧不宁者适宜。

【用法及宜忌】①黄精因性滋腻，易助湿邪，凡脾虚有湿、咳嗽痰多以及中寒便溏者均不宜服。②龙眼属温热食物，多食易滞气，有炎症的人不宜食用。

## 七、祛皱养颜药膳

**黄金卷**

【组成】 新鲜山药250克，鸡肉100克，韭黄200克，香菇30克，面粉250克，鸡蛋6个，砂糖、盐、水、植物油适量。

【制法】 ①新鲜山药去皮，洗净，捣成泥；将鸡肉洗净剁成肉末；韭黄洗净切碎，香菇水浸发后剁成碎末，加入适量盐拌匀蒸熟后备用。②在面粉中打入6个鸡蛋，加砂糖、盐、水各适量，调成面浆。③起锅（平底不粘锅最好），烧中火，加适量油。待油热，舀面浆平铺锅面，然后加肉馅和菜馅平铺，面浆将干时即卷起包裹馅于其中，稍烙即成。

【说明】 山药补益脾胃；韭黄行气温中、健胃；香菇补肝肾、健脾胃、美容养颜。诸味合用，共奏益气温中、平补脾。肾、美容护肤之效。

【适用人群】 脾胃亏虚、气血不能上荣于面、面色萎黄、皮肤松弛者适宜。

【用法与宜忌】 ①山药最好是先蒸再剥皮。②春季食韭黄有益于肝。③隔夜的熟韭菜不宜再吃。

**连藕牛肉**

【组成】 莲藕500克，牛肉250克，红豆250克，陈皮50克，盐适量。

【制法】 ①用清水将莲藕洗净，去皮，切块，用刀背拍松；红豆、陈皮、牛肉洗净。②煲内放入适量清水，用大火煲滚，然后放入莲藕、红豆、陈皮和牛肉，改用中火继续煲3个小时左右，加入盐调味。取出牛肉切块即可。

【说明】 莲藕煮熟后可补心生血、健脾开胃；陈皮理气燥湿。诸味合用，共奏补血养颜之效。

【适用人群】 血虚、面色萎黄、皮肤枯槁、精神疲乏、心慌、月经不调者适宜。

【用法与宜忌】 ①煮牛肉时，应先将水烧开，这样不仅可使牛肉保存大量营养成分，而且味道也特别香。用纱布袋包茶叶或放入少许醋同炖，可使牛肉易烂。②用豆类煲汤，汤很容易就会变浑浊，想喝清汤，可用纱布包好豆类，这样汤就不会因为豆炖烂而令汤不清了。③煲过汤的莲藕，切勿随便丢掉，它可以再配上排骨、牛腩、牛腱同焖成另一道菜。④由于藕性偏凉，故产妇不宜过早食用。一般是产后1～

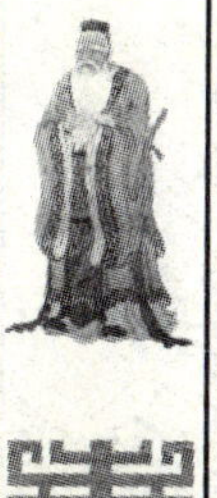

2 周后再吃藕逐瘀。

**杏仁扣猪肘**

【组成】 猪肘 500 克，杏仁 200 克，蜂蜜 50 克，香菇 50 克，鸡汤 200 克，酱油、料酒、盐、葱段、姜片、大料、胡椒粉、植物油各适量。

【制法】 ①将肘子洗净，去骨，放入开水锅中煮片刻，捞出抹上蜂蜜，入热油锅中炸成金黄色，捞出后用刀划上深道。②香菇泡软，洗净；杏仁用盐水煮熟，剥去外皮，摆入大碗底部，再放入肘子四周。③沙锅倒油烧热，爆香葱段、姜片，加入大料、料酒、鸡汤、盐、胡椒粉、酱油烧开，倒入盛肘子的大碗内，上蒸笼蒸 60 分钟，凉后反扣盘中即成。

【说明】 杏仁润肠通便；蜂蜜益阴润燥、补中；香菇降脂益胃气。诸味合用，共奏润肠胃、养皮肤之效。

【适用人群】 阴虚肠燥，皮肤干燥粗糙，兼有便秘者适宜。

【用法与宜忌】 ①杏仁应购未去衣的，去衣的如放置过久会变质。②产妇、幼儿、病人，特别是糖尿病患者，不宜吃杏或杏制品。③苦杏仁有小毒，食用不可过量。

**莲藕炒肉片**

【组成】 莲藕 300 克，猪里脊肉 150 克，香菇 5 克，红辣椒 1 个，葱、米酒、醋、水淀粉、酱油、植物油各适量。

【制法】 ①猪里脊肉洗净，切片，放入碗中加米酒、水淀粉、酱油抓拌，腌渍片刻。②莲藕去皮，洗净，切丝，放入清水碗中加少许醋浸泡；香菇洗净泡软去蒂；葱洗净切段；红辣椒洗净，切丝。③锅烧至五成热，加入 2 大匙油烧热，放入猪肉片翻炒至半熟，盛起。④锅中余油加热，爆香葱段，放入香菇及藕丝、红辣椒丝炒匀，加入酱油、米酒及适量水，改用小火焖煮至入味，再加入猪肉片炒熟即可。

【说明】 熟莲藕健脾开胃，养血止泻，滋养强壮；猪肉健脾益气，滋阴润燥，滑润肌肤。

**萝卜干猪瘦肉汤**

【组成】 萝卜干 60 克，薏苡仁 50 克，山楂肉 20 克，猪瘦肉 100 克。

【制法】 将猪瘦肉洗净，切小块；萝卜干、薏苡仁、山楂肉洗净，与猪瘦肉同放入沙锅内，加水适量，煮熟调味服食，每日 1 次，连用 5 天为 1 疗程。

【功效】 脱脂增白。适用于油性皮肤，使皮肤白嫩滑腻。

**荔枝鸡爪汤**

【组成】 荔枝干肉 10 枚，鸡爪 6 只。

【制法】 将以上两味放入锅内，加水适量，煮至鸡爪烂熟，入少许调味品，即可食用。每日 1 料。

【功效】 泽肤荣颜。常用于面容肌肤之健美，可常食。

**熟地归芪羊肉汤**

【组成】 熟地黄 30 克，黄芪 25 克，当归头 15 克，白芍 15 克，生姜 3 片，红枣 5 枚（去核），羊肉 500 克，陈皮 10 克。

【制法】 将全部用料洗净，羊肉切块、用油锅以热油稍炒去膻味，放入沙锅内，加清水适量，武火煮沸后，文火煲 3 小时，调味即可。饮汤吃羊肉。

【功效】 补血益气、固本养颜。用于贫血、面色苍白、头晕目眩、心悸怔忡、腰酸乏力、面部色斑等症。

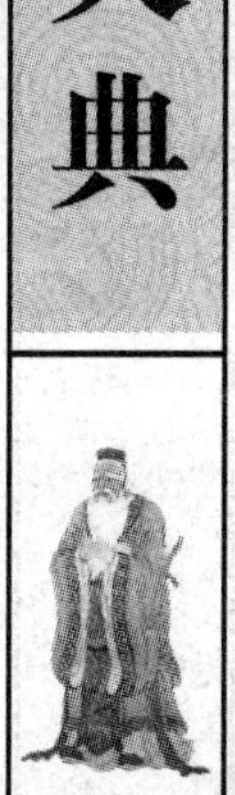

**首乌寄生鸡蛋汤**

【组成】 首乌70克,桑寄生50克,鸡蛋3个,白糖适量。

【制法】 将首乌、桑寄生、鸡蛋洗净后一同放入沙锅内,加清水适量,武火煮沸后,文火煲煮40分钟,捞起鸡蛋去壳,再放入锅内煲40分钟,加白糖煲沸即成,饮汤食蛋。

【功效】 养血补肾、黑发悦颜。用于血虚体弱、须发早白、头晕眼花、未老先衰,亦可用于肾虚湿重之腰膝疼痛、四肢麻木者。

**养颜生发汤**

【组成】 核桃仁50克,茯苓50克,白芨30克,黄豆30克,芡实20克,猪瘦肉60克。

【制法】 将上料洗净,猪瘦肉切小块,同放入沙锅内,加清水适量,煎至猪瘦肉熟烂为止。饮汤,吃猪瘦肉。每天1料。

【功效】 补益脾肾,美颜健体。适用于脾肾亏虚及年老体虚、容颜憔悴者。

**芝麻黑豆泥鳅汤**

【组成】 泥鳅300克,黑豆50克,黑芝麻50克。

【制法】 将黑豆、黑芝麻洗净;泥鳅放冷水锅内,加盖加热烫死,洗净,干水后下油起锅稍煎黄,铲起。然后把全部用料放入锅内,加清水适量,武火煮沸后,文火煲至黑豆熟,调味食用,每日1次。

【功效】 补肾健脾,养血生发。用于脱发,须发早白,或有脾气虚弱之面色萎黄;或肾虚之阳痿、消渴、便秘;或湿盛疮癣瘙痒等症。

**猪肾山药汤**

【组成】 猪肾2只,淮山药60克,鲜百合60克,山萸肉50克,芡实50克,盐少许。

【制法】 将猪肾纵向切开,除去筋膜,放冷水中浸泡,每15分钟换水1次,连换3次,切成小片;淮山药去皮洗净,切成小丁块;百合、山萸肉、芡实洗净,先将各药同放入锅中,加水适量,武火煮沸,改用文火炖煮1小时,再加入猪肾片,煮至肾片熟,加少许食盐调味即可,饮汤吃猪肾及用料,每天1料。

【功效】 补肾健脾,悦颜消斑。适用于面部有黄褐斑者。

**黄精生地汤**

【组成】 黄精50克,生地50克,鸡蛋3个,冰糖20克。

【制法】 将黄精、生地洗净,切片;鸡蛋煮熟,去壳。同放入沙锅内,加清水适量,武火煮沸后,放入冰糖,文火煲半小时,饮汤吃蛋。每天1料。

【功效】 滋润养颜。适用于颜面枯槁无华、毛发干枯脱落、面皱肤糙者。

**莲子龙眼汤**

【组成】 莲子30克、芡实30克、薏苡仁50克、龙眼肉8克、水500毫升、蜂蜜少许。

【制法】 将上述五种原料加水大火煮开,再用小火煮一小时,加入蜂蜜即成。连汤渣一起服食。

【功效】 促进新陈代谢,改善粗糙、病态的皮肤。用于皮肤粗糙,面色无光泽者。

**灵芝鹌鹑蛋汤**

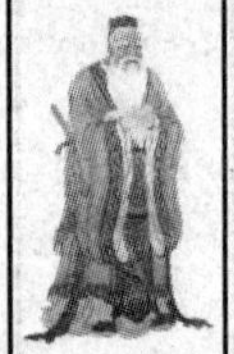

【组成】 鹌鹑蛋12个,灵芝60克,红枣12个。

【制法】 将灵芝洗净,切成细块;红枣(去核)洗净;鹌鹑蛋煮熟,去壳。把全部用料放入锅内,加清水适量,武火煮沸后,文火煲至灵芝出味,加白糖适量,再煲沸即成。

【功效】 具有补血益精、悦色减皱之功效。

**红颜汤**

【组成】 大白菜心2个(约250克),红枣8个,牛奶半杯,鸡蛋1个。

【制法】 将白菜心洗净切成约5厘米长段,用沸水汆过捞出备用。将红枣放入,放入清水两碗熬半小时。至余一碗水时,将配料放入,待滚沸时再放进白菜心,再滚沸时打入鸡蛋,用筷子迅速将蛋搅散成蛋花即成。

【功效】 补血养颜,润肤。

**瓜仁桂花饮**

【组成】 冬瓜子仁250克,桂花200克,橘皮100克,米汤适量。

【制法】 将瓜子仁、桂花、橘皮共研成粉末,用米汤调匀后饮用。此饮料每日饮3次,每次用粉末10克,连饮月余。

【功效】 祛斑增白。适用于面部色斑沉着的女性食用。

**美肤祛皱饮**

【组成】 芹菜、花椰菜、西红柿、红葡萄、柚子、橘子、蜂蜜、牛奶各适量。

【制法】 将芹菜、花椰菜、西红柿、柚子、橘子同搅汁;葡萄单独榨汁备用;将蜂蜜和牛奶加温水调匀。以上共混合均匀即可饮用。每日1~2次。

【功效】 经常服用具有丰肌泽肤及减轻皮肤皱纹之功效,使皮肤嫩白红润,富有光泽。

**参枣粥**

【组成】 西洋参3克,大枣10枚,粟米100克。

【制法】 先将西洋参洗净,置清水中浸泡一夜,切碎西洋参;洗净大枣;将西洋参、大枣、粟米及浸泡西洋参的清水一起倒入沙锅内,再加些清水,文火熬60分钟。每日1次,早晨食用。

【功效】 久食本粥可使身体变得强壮,皮肤变得细腻红润。适用于四肢无力,气虚体弱,面色苍白无光泽者。

**美颜补血粥**

【组成】 当归10克,川芎3克,黄芪5克,红花5克,鸡汤1000毫升,粳米100克。

【制法】 将前3味用米酒洗后,切成薄片,与红花共入布袋,加入鸡汤和清水,煎出药汁,去布袋后,入粳米,用旺火烧开,文火熬煮成粥。每日1剂,分次食用。

【功效】 补血、理气、祛淤、和色、祛斑。适用于血虚所致的面色苍白者,并可消除皮肤黑斑与黑眼圈。

**猪肾薏苡仁粥**

【组成】 猪肾1对,山药100克,粳米200克,薏苡仁50克,水适量。

【制法】 猪肾去筋膜、臊腺,切碎,洗净,与去皮切碎的山药、粳米、薏苡仁和水适量用小火煮成粥,加调料调味分顿吃。

【功效】 具有补肾益肤功效。适用于有色斑、黑斑皮肤者。

**人参蜂蜜粥**

【组成】 人参3克，蜂蜜50克，生姜汁5毫升，韭菜汁5毫升，粳米100克。

【制法】 将人参切片，置清水中浸泡1夜，连同泡参水与洗净的粳米一起放沙锅中，文火煨粥，粥将熟时放入蜂蜜、生姜汁、生韭菜汁调匀，再煮片刻即成。每日1剂，分次食用。每6剂为1个疗程。间隔6～10日后可用下一个疗程。

【功效】 调中补气，润肠通便，丰肌泽肤。适用于因气虚而致的面色苍白无华者及有气血两虚表现的大便秘结的中老年人。

**地黄抗皱粥**

【组成】 熟地黄、枸杞子各20克，甘菊花10克，鸡脯肉100克，粳米60克，细盐、生姜末、味精、葱花各适量。

【制法】 将鸡脯肉洗净，剁肉泥，备用；将熟地黄等3味中药水煎2次，取汁，备用；粳米洗净，放沙锅内，加入药汁与鸡脯肉，文火煨粥粥成时加入细盐、葱花、生姜末与味精调匀，再煮片刻即成。每日1剂，当早餐，1次趁热吃完。每20剂为1个疗程，间隔5日后可用下一个疗程。

【功效】 具有和血益肤、滋补肝肾、乌发固齿功效。久服有抗皱抗衰老作用。

**润肤心肺膳**

【组成】 首乌15克，莲子(去心)15克，沙参15克，玉竹20克，生苡仁15克，百合15克，猪心、肺各1副，鱼露、味精各适量。

【制法】 将上6味中药用于净纱布包裹扎紧，把猪心、肺洗净切块，所有用料共放入沙锅内，加水适量，武火煮沸，打去浮沫，改用文火炖煮至心肺熟透；去药袋，加少许上等鱼露、味精调味。饮汤吃猪心、肺，每次适量，可常食。

【功效】 补血养阴，滋润肌肤。适用于体虚、颜面皮肤干燥无华者。

**牡蛎木耳炒鸡蛋**

【组成】 牡蛎肉200克，鸡蛋3枚，黑木耳15克，葱数根，鱼露适量。

【制法】 将牡蛎肉以盐水洗净，捞起放入竹箕中；葱切为细粒；木耳泡水洗净，去蒂；把鸡蛋打入碗中，加适量葱粒搅匀。然后锅加热，倒入花生油，按顺序加入木耳、牡蛎肉、鸡蛋快炒，加上鱼露适量调味，炒至牡蛎、蛋蓬松即可食用。每天1料。

【功效】 养颜润肤。适用于皮肤粗糙、面多皱纹者。

**三子炖猪腰**

【组成】 菟丝子20克，桑葚子30克，韭菜子10克，猪腰2个，生姜1片。

【制法】 将菟丝子、桑葚子、韭菜子、生姜洗净并用白纱布包扎；猪腰切开，去白脂膜洗净，切厚片。将全部用料放入炖盅内，加开水适量，炖盅加盖，文火隔水炖3小时，调味即可。饮汤吃猪腰，每天1料。

【功效】 补益肝肾、黑发养颜，适用于腰酸不适、夜尿多、妇女带下、耳鸣失眠、须发早白、视物不清者。

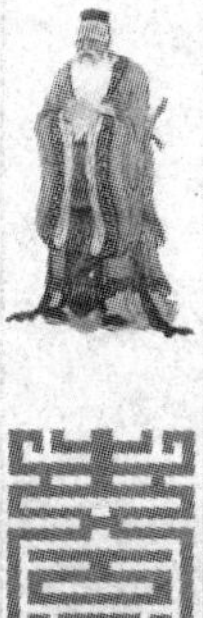

**蛤肉豆腐木耳煲**

【组成】 蛤肉150克，豆腐2大块，韭菜100克，木耳20克，生姜3片，调料适量。

【制法】 将蛤肉用盐水洗净，用竹箕沥干水；豆腐切成8块，木耳泡水后洗净，去杂质；韭菜洗净，切成3厘米长度；生姜切丝。起油锅，加入调料、蛤肉、木耳快炒，继而放入豆腐煮2分钟，再加韭菜、香麻油，炒后放沙锅中煲半小时即可食用。每天

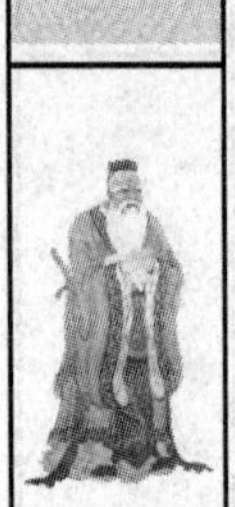

1 料,分两次吃。

【功效】 补血养阴,美容养颜。适用于气血不足所致的皮肤粗糙、雀斑等。

**胡桃阿胶膏**

【组成】 取红枣 500 克(去核),胡桃肉、黑芝麻(炒熟)、桂圆肉各 150 克,阿胶、冰糖各 250 克,黄酒 500 克。

【制法】 先将红枣、胡桃肉、桂圆肉、黑芝麻研成细末;阿胶浸于黄酒中 10 天,然后与酒一起置于陶瓷器中隔水蒸,使阿胶完全溶化,再加入红枣、胡桃、桂圆肉、黑芝麻末调匀,放入冰糖再蒸,至冰糖溶化,即成护肤美容珍品,制成后盛于干净容器装好封严。每日清晨取 1 ~ 2 匙,用开水冲服。

【功效】 补肾补血,润肤美容。

**芪烧活鱼**

【组成】 生黄芪 30 克,党参 20 克,活鲤鱼 1 条(约 700 克),香菇 20 克,精盐、料酒、酱油、红糖、葱、蒜、水淀粉、味精各适量。

【制法】 将鲤鱼去鳞、鳃及内脏洗净,保留鱼子,在鲤鱼身上斜刀划成十字花,将油烧至六成热,下鲤鱼,煎至金黄色,捞出;洗净黄芪、党参,用纱布包好置沙锅中,加酱油、红糖、半熟鲤鱼、水发香菇、葱、蒜煮 30 分钟,加味精、姜末,水淀粉勾芡,即成。佐餐食用,吃肉喝汤。

【功效】 补中益气,健脾和胃,养血护颜,提高性欲。

**茯苓贝梨**

【组成】 茯苓 15 克,川贝母 10 克,梨 1 000 克,蜂蜜 500 克,冰糖适量。

【制法】 首先将茯苓洗净,切成小方块;川贝母去杂质洗净;梨洗净,去蒂把,切成丁,然后将茯苓、川贝母放入铝锅中,加入适量水,用中火煮熟,再加入梨、蜂蜜、冰糖继续煮至梨熟,出锅即成。可吃梨、茯苓,喝汤。

【功效】 常吃可美容颜、抗衰老,使皮肤滑润细嫩,并富有弹性。

**养颜抗皱膏**

【组成】 人参 100 克,核桃仁 200 克(打碎),白芷 100 克,蜂蜜 350 克。

【制法】 将前 3 味药放在沙锅内,加水 600 毫升,连煎 3 次,每次取汁 250 毫升,再把 3 次汁液合并在一起,浓缩为 500 毫升,入蜂蜜煮沸,冷却收瓶。每日早晚食 2 匙。

【功效】 益气活血,养颜抗皱。适用于预防和治疗身体早衰,面部过早出现皱纹等症。

**桃仁牛奶芝麻糊**

【组成】 核桃仁 30 克,牛乳 300 克,豆浆 200 克,黑芝麻 20 克。

【制法】 先将核桃仁、黑芝麻放小磨中磨碎,与牛乳、豆浆调匀,放入锅中煮沸,再加白糖适量,每日早晚各吃 1 小碗。

【功效】 润肤悦颜。适用于皮肤有黄褐斑及皱纹者。

**莲藕驻颜方**

【组成】 莲花 7 克,莲藕 8 克,莲子 9 克。

【制法】 将上 3 味阴干,研末,过筛,混匀,装瓶封存。每日早、晚空腹服 1 克,用酒或温开水送服。

【功效】 驻颜轻身,葆青春。适用于肥胖而容颜早衰者。

**樱桃美容散**

【组成】 蜜樱桃300克，山药粉、核桃肉各500克，蜂蜜400克。

【制法】 核桃肉炒香捣碎；樱桃切成碎块。蜂蜜加适量开水，文火溶化后加山药粉、核桃肉，炒出香味，加樱桃炒匀，入缸密封即成。早晨空腹服50克，用沸水冲饮，如冲入少许黄酒、果酒或果汁效果更好。

【功效】 健脾益气，润肤驻颜。樱桃味甘，性温，有健脾胃，补中益气之功。山药补脾胃，养颜色。核桃肉调胃口，通经脉，润肌肤，华发质。

**猪皮烧花生米**

【组成】 新鲜猪皮200克，花生米250克，精盐、味精、葱花、姜末各适量。

【制法】 将花生米去杂质，洗净待用。将鲜猪皮去毛洗净，下沸水锅中焯一段时间捞出洗净，切成丁。再将鲜猪皮、花生米、精盐、姜末和清水一起下锅煮沸后，改用小火烧至猪皮熟烂，花生米醇香嫩细时，撒上葱花、味精即可。佐餐食。

【功效】 猪皮中含有丰富的胶原蛋白，是使皮肤光洁，细嫩，富有弹性的重要物质。花生米中含有丰富的营养物质，有延缓衰老和维持神经系统正常功能的作用。常食能有效地滋润皮肤，使皮肤洁白而富有弹性。

## 八、丰胸健体药膳

**对虾通草丝瓜汤**

【组成】 对虾2只，通草6克，丝瓜络10克，黄芪15克。

【制法】 将通草、丝瓜络、黄芪加水煎汤取汁，用药汁煮已剥壳的对虾肉，加入盐、姜少许调味即可，饮汤吃虾。每天1料。

【功效】 通调乳房气血。用于乳房健美，使之丰满，焕发青春。对中年妇女更为适宜。

**当归鲤鱼汤**

【组成】 当归15克，白芷15克，黄芪15克，枸杞10克，大枣5枚，鲤鱼1条(约600克)。

【制法】 将当归、白芷、黄芪、枸杞洗净，大枣去核，鲤鱼杀后去肠杂，加清水适量，煮至鲤鱼熟，入盐、味精调味，饮汤吃鲤鱼肉。隔天1料。

【功效】 调养气血、丰满乳房，适用于少女乳房发育不良者，可促进乳房健美。

**木瓜羊肉汤**

【组成】 羊肉(250克，不喜欢羊膻味者可用猪蹄及羊肉各半)、青木瓜(1个)、草果(7.5克)、陈皮(7.5克)、良姜(7.5克)、胡椒粒(7.5克)、葱、姜(酌量)。

【制法】 将羊肉于沸水中去血水，然后加入清水、中药材同煮。将熟时放入青木瓜同煮，快煮开时加盐及调味料。

【功效】 补肝肾，助乳房发育；青木瓜多汁，最能丰胸。

**通草猪蹄汤**

【组成】 通草5克、炙甘草10克、猪蹄1只、新鲜香菇3朵、姜3片、盐2小匙。

【制法】 将猪蹄洗净切半，香菇去蒂切半备用；在滚水中加姜片，快速烫过猪蹄，捞起备用；通草以清水快速冲洗干净、沥干，装入棉袋中。之后将以上所有材料

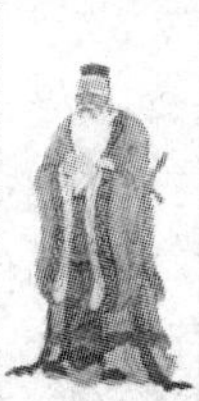

及炙甘草一起放进炖锅,兑5~6碗水炖煮,以大火烧滚后,转小火慢炖一小时,待蹄肉熟透,加盐调味,熄火。将通草捞起丢弃,饮汤吃猪脚。

【功效】 通草的通乳食效,也可以发挥在促进胸部发育上,这道汤方,加了炙甘草同煮,目的在于加强补中益气、调理脾胃的作用,以便让身体更容易吸收汤中的营养。

**五味猪肚汤**

【组成】 黄芪、党参、茯苓、白术、山药各15克、猪肚1副、盐2小匙、酒2大匙。

【制法】 将猪肚翻面以面粉或盐巴反复搓洗干净,再翻回正面,氽烫去苦、去腥。捞起后,平剖为二,再切大块。然后将所有药材以清水快速冲洗干净,与猪肚一起放进炖锅,加水淹过材料,先以大火烧滚,再转小火慢炖一小时,待猪肚完全熟烂,加盐、酒调味。

【功效】 有滋补脾胃、养益元气、促进血液循环的功效。这道汤方尤其对养血生肌、丰胸硕臀、美化肌肤、健美身材有帮助。

**猪肉扁豆枸杞汤**

【组成】 瘦猪肉150克、白扁豆50克、枸杞30克。

【制法】 将瘦猪肉洗净切丝与扁豆枸杞一同入锅内,加水适量炖煮至瘦猪肉熟烂,加入食盐、生姜、葱、味精调味后食用。

【功效】 有滋补肝肾、强体健身、增肥丰乳之功效。

**虾仁归芪枸杞淮山汤**

【组成】 虾仁20克,当归、枸杞各15克,黄芪25克,淮山药30克。

【制法】 将当归、枸杞、黄芪、淮山药洗净,放入沙锅中煮50分钟去渣取汤,加入虾仁煎约15分钟即可,饮汤、吃虾仁。

【功效】 调补气血,健美乳房。适用于气血虚弱所致之乳房干瘪,无青春活力的少女和青年妇女等。

**黄芪红枣茶**

【组成】 黄芪3~5片、红枣5粒、冰糖适量。

【制法】 将黄芪和红枣放入200毫升的滚水中冲泡后即可饮用。因为黄芪有些苦味,所以怕苦的人可以加入少许冰糖。

【功效】 生津补血、调节内分泌、促进乳房发育。

**乌骨鸡**

【组成】 乌骨鸡1只、桂圆15克、人参10克、当归15克、肉苁蓉15克、红枣20颗、米酒1碗。

【制法】 将乌骨鸡剁成块,和药材、酒一起放入电饭锅内,加水盖过所有材料,炖煮约30分钟即可。

【功效】 鸡肉含有丰富的蛋白质,而桂圆和红枣则是古代的丰胸药材,加上人参和当归则有气血双补的功效,丰胸效果极佳。

**牛奶炖鸡**

【组成】 嫩雌鸡1只(重约750克),牛奶400克,姜片1块,精盐等调味品少许。

【制法】 将鸡洗净去毛及肠脏,洗后可切开,原只放入大型沙锅内,加水、姜及牛奶,放火上炖上3小时左右,即可调味食用。

【功效】 有较好的丰胸作用。

**木瓜炖鱼**

【组成】 青木瓜半个、鲜鱼1尾（可随个人喜好选择，最好是适合熬汤的鱼），水4碗，盐少许。

【制法】 首先将木瓜洗净，切块，再放入水中熬汤，先以大火煮滚，再转小火炖约半小时。再将鱼切块，放入一起煮熟，并加少许盐即可。

【功效】 青木瓜含有丰富的木瓜酶，对胸部发育有很大的帮助，另外也可依自己的喜好，搭配肉类等。

**木瓜炖排骨**

【组成】 青木瓜1个、排骨250克、姜片及葱段各适量、盐少许。

【制法】 先将排骨以热水氽烫后捞出备用，青木瓜去皮去子，切成小块。然后将排骨与葱段、姜片一起放入水中，以大火煮沸，再加入切块的青木瓜，转成小火炖煮。炖煮至青木瓜软烂，最后再加上少许的盐调味即可。

【功效】 丰胸。

**豆浆炖羊肉**

【组成】 羊肉片500克，生淮山药片200克，豆浆500毫升，油、盐、姜各少许。

【制法】 将淮山药去皮，羊肉洗净切成片和豆浆一起倒入锅中，加清水适量，再加入油、盐、姜，上火炖2小时即成。

【功效】 羊肉温中散寒，化滞，健脾益气，温补肾阳，有通乳下奶的作用，山药健脾止泄，补肺益气，温肾益精，治乳腺增生。豆浆，味甘，性平，补虚润燥，清热化痰。适用于气血虚弱所导致的乳房偏小者。

**核桃牛奶**

【组成】 核桃仁30克、黑芝麻20克、牛奶及豆浆各200毫升。

【制法】 先将核桃仁和黑芝麻磨碎，然后加入牛奶和豆浆一起煮，待煮沸后立刻熄火，以免牛奶烧焦。如果不怕发胖，可以在熄火后加上少许白糖，以增添风味。

【功效】 不但可以丰胸，还兼有养颜润肤的功效。

**香嫩猪蹄**

【组成】 猪蹄1只，红枣5粒，姜数片，葱段少许，盐、冰糖、胡椒粉、酒各少许。

【制法】 先将猪蹄洗干净，并用热水氽烫后捞出。另准备一锅热水，放入猪蹄及红枣，大火煮沸后，加入少许的酒，接着转小火。炖煮至猪蹄软烂后，再放入葱段、姜片、少许的盐、冰糖及胡椒粉，继续炖煮30分钟即可。

【功效】 猪蹄中的胶质含量极丰，是丰胸时不可不吃的食物。

**红枣米汤羹**

【组成】 粳米100克、红枣10枚。

【制法】 将粳米洗净，红枣去核，同入沙锅内，先用大火煮沸后以文火煨熬成浓米汤，用砂糖适量调味即可服食。

【功效】 常食此方有补虚损，益气血，增肥丰乳之功效，也可用于脾胃虚弱、食欲不振、贫血等症。

**参芪粥**

【组成】 炙黄芪30克，人参3克，大米100克，白糖少许。

【制法】 ①将炙黄芪、人参切成薄片，用冷水浸泡30分钟。②加适量清水煎煮

2 次，将 2 次的药汁合并。③加入大米同煮成粥，加入少许白糖即可。

【说明】 黄芪、人参补气丰乳。此粥益气补虚，健脾丰乳。

【用法与宜忌】 早晚服。有内热的人不宜用。

**玉女补奶酥**

【组成】 花生仁 100 克，红枣 100 克，黄豆 100 克。

【制法】 ①花生仁及黄豆淘洗干净后连皮烘干，磨成粉，红枣去核切碎，三种原料充分拌匀，加少许水使其成形。②将其揉成小球后，再压成圆形（大小可自行决定）。③烤箱预热 10 分钟，以 150℃烘烤 15 分钟。

【说明】 黄豆含有丰富的卵磷脂及蛋白质，红枣补中益气、养血；花生养血补脾。诸味合用，共奏补养气血、丰胸之效。

【适用人群】 气血亏虚所致乳房发育不良者适宜。

【用法与宜忌】 ①烤的时间要足够长，因为黄豆中含有一种有毒的胰蛋白酶抑制物，高温熟透后才被破坏。②花生霉变后，含有大量致癌物质——黄曲霉素，所以霉变的花生千万不要吃。③黄豆在消化吸收过程中会产生过多的气体，造成胀肚，故消化不良、有慢性消化道疾病的人应尽量少食。

**芪归煨猪蹄**

【组成】 党参 30 克，当归 30 克，黄芪 30 克，猪蹄 2 只，盐、酱油、味精、葱、姜、料酒各适量。

【制法】 ①党参、当归、黄芪洗去浮灰，用温水浸软，切成薄片，装入布袋中。②猪蹄剖洗干净，剁成 4 块，放入沸水中氽片刻，捞出。沥尽水；葱切成段，姜切成片。③将猪蹄放入沙锅内，加适量水，放入药袋、葱段、姜片、料酒、酱油、盐，先用大火煮沸，再改用小火煨至猪蹄烂熟，取出药袋、葱段、姜片，调入味精即成。

【说明】 党参补气养阴；当归补血养血，黄芪补中益气，猪蹄补血，含有丰富的胶原蛋白，可增强皮肤弹性，防止皱纹。诸味合用，共奏补益气血、美容护肤之效。

【适用人群】 气血两虚、面色苍白、萎黄者适宜。

【用法与宜忌】 患有肝胆疾病、动脉硬化及高血压病者应尽量少食猪蹄。

**山药炖羊肉**

【组成】 山药 150 克，羊肉 500 克，盐、料酒、葱段、姜片各适量。

【制法】 ①将山药、羊肉洗净，切成块状，放入锅内，加料酒和适量的清水。②大火烧开，改小火炖约 2 个小时。③放入盐、葱段、姜片。再略煲 5 分钟即可。

【说明】 山药补脾、肝、肾之阴；羊肉温补气血。此膳益气补虚、温中暖下、牡骨健脾、丰乳健身。

【用法与宜忌】 每周食 2 次。

**虾仁猕猴桃**

【组成】 鲜虾仁 250 克，猕猴桃 1 个，洋葱半个，蒜 3 瓣，西红柿 1 个，香料、植物油、盐、淀粉、胡椒粉各适量。

【制法】 ①将虾仁加盐及淀粉拌腌一下备用。②将洋葱、蒜洗净切末，猕猴桃、西红柿洗净切丁。③把洋葱、蒜末等拌炒后，放入虾仁炒 2 分钟，加胡椒粉、盐及香料、西红柿等一起再炒 2 分钟，熄火后加入猕猴桃混合拌匀即可。

【说明】 猕猴桃清热生津、健脾利尿；洋葱润肠，西红柿健胃消食。诸味合用，共奏抗衰美容之效。

【适用人群】 脾胃虚弱、气血亏虚、形体消瘦兼有食积热者适宜。

【用法与宜忌】 ①凡有皮肤瘙痒性疾病和眼疾、眼部充血者应少食洋葱。②猕猴桃性寒凉，脾胃虚寒或功能较弱的人食用过多，会导致腹痛腹泻。

**山药芦荟鸡汤**

【组成】 山药250克，芦荟250克，鸡肉450克，盐适量。

【制法】 ①鸡肉洗净切块，入热水氽烫后捞起冲净。②山药削皮，洗净切块，与鸡肉一起放入锅内。③芦荟削去边刺和外皮，只留叶肉部分。切块备用。④锅中加5碗水以大火煮沸，转小火慢炖20分钟，放入芦荟炖20分钟，加盐调味即可。

【说明】 山药提供胶原和多糖类物质，有保湿作用，避免肌肤提早松弛生皱；芦荟类似轻剂泻药，能清理肠胃，促进宿便和毒素的排泄，鸡肉补养气血。诸味合用，共奏清降肝胃火气，有瘦身、抗癌、除痘祛斑之效。

【适用人群】 中老年人食积、面色灰暗、气血不荣者适宜。

【用法与宜忌】 孕妇、体弱虚寒者不宜吃芦荟。

**黑木耳红枣瘦肉汤**

【组成】 瘦猪肉500克，黑木耳50克，红枣20个，胡椒粉、盐、料酒、酱油、鸡精各适量。

【制法】 ①黑木耳用清水泡发，洗净。②瘦猪肉洗净，切片，用胡椒粉、料酒、酱油腌10分钟。③把黑木耳、红枣先放入滚水锅内，小火煲滚约20分钟后，放入瘦猪肉片。滚至熟，放鸡精、盐调味即可。

【说明】 黑木耳凉血活血祛斑；红枣健脾益气而滋润肌肤；瘦猪肉健脾滋润而益气血。诸味合用，共奏洁肤、润肤、除斑美容之效。

【适用人群】 气虚血瘀、面部色斑、萎黄黯黑，或阴虚燥结大便不通、阴亏津枯口渴欲饮、皮肤干燥失养者适宜。

【用法与宜忌】 ①作为滋补食品的黑木耳，需用小火久煮，营养更易吸收。②若要增强滋养润肤力，黑木耳可改用银耳。③脾湿便溏者不宜用本汤。④黑木耳有活血抗凝的作用，有出血性疾病的人不宜食用，孕妇也不宜多吃。

**黄豆排骨汤**

【组成】 猪排骨500克，黄豆50克，红枣10枚，黄芪20克，通草20克，姜片、盐各适量。

【制法】 ①将猪排骨洗净。剁成块；黄豆、红枣洗净；黄芪、通草洗净用纱布包好，做成药包。②锅内加水。用中火烧开，放入排骨、黄豆、红枣、姜片和药包，阳小火煮2小时。拣去药包，加盐调味即成。

【说明】 此汤益气养血、通络丰乳。黄豆中含异黄酮，属于雌激素样物质，可补充雌激素，使乳房丰满，黄芪、通草益气通乳，防止乳腺过度增生；红枣、生姜和胃养血。

【适用人群】 适用于气血虚弱所致乳房干瘪之女性。

【用法与宜忌】 肉香汤鲜，可喝汤、吃肉，黄豆和红枣亦可同食。

**木瓜鱼菇汤**

【组成】 木瓜1个，胖头鱼1条（500克），红枣（去核）6枚，姜1片，冬菇3朵，盐适量。

【制法】 ①将冬菇用清水浸软，去蒂洗净，胖头鱼洗净，去鳞、内脏。②木瓜削皮去核，洗净，切成小块。③同放入锅内煲1小时，加盐调味即可。

【说明】 木瓜健脾消食润肺、养颜；胖头鱼有润泽皮肤的美容作用；红枣养血补血。诸味合用，共奏益气养血、滋阴美容之效。

【适用人群】 气血两虚、头晕眼花、神疲乏力、食欲欠佳、手足麻木等面色萎黄、苍白者适宜。

【用法与宜忌】 ①木瓜中的番木瓜碱，对人体有小毒，每次食量不宜过多，过敏体质者应慎食。②怀孕时不能吃木瓜，因为木瓜会使子宫收缩而引起腹痛，但不会影响胎儿。③胖头鱼鱼胆有毒不能食用。

**木瓜炖鱼**

【组成】 青木瓜半个，鲫鱼1条，水1000毫升，盐适量。

【制法】 ①先将木瓜洗净并切块。再放入水中熬汤，先以大火煮滚，再转小火炖半小时。②将鲫鱼洗净，放在一起煮至熟，放入适量盐、鸡精即可。

【说明】 青木瓜消食健胃、滋补催乳，所含维生素A能促进雌激素合成；鲫鱼健脾利湿、和中开胃、补虚通乳，两味合用共奏滋补丰胸之效。

【适用人群】 身体虚弱、发育不良、形体消瘦者适宜。

【用法与宜忌】 ①木瓜味酸性温，阴虚腰膝酸软痛患者慎用。②鲫鱼清蒸或煮汤营养效果最佳，若经煎炸则功效会大打折扣。

**健乳润肤汤**

【组成】 猪肚1个（约1000g），芡实30克，黄芪25克，白果肉60克，腐皮30克，葱、粗盐、醋、清汤各适量。

【制法】 ①将整个猪肚用粗盐及醋擦洗干净。②把猪肚、芡实、黄芪、去心白果一同放入沙锅内，加适量清汤，共煮沸半小时，再放入腐皮，熬1～1.5小时，直至汤变成奶白色即可。

【说明】 猪肚含有较多的胆固醇；芡实含碳水化合物极为丰富，容易被吸收，可调理脾胃；诸味合用，共奏补气血、清虚热、健乳润肤，有促使乳房发育健美、肤色白嫩之效。

【适用人群】 脾胃虚弱、气血亏虚、形体瘦弱兼有虚热者适宜。

【用法与宜忌】 ①因为醋能溶解铜，故本品不能用铜器具烹调，避免引起“铜中毒”。③在烫洗猪肚时，用盐水擦洗，可使炒出的猪肚脆嫩。

**黄芪党参牛肉汤**

【组成】 黄芪150克，党参150克，牛肉600克，红枣10枚，盐适量。

【制法】 ①将牛肉洗净切块，汆烫后，捞起冲净，放入锅内。②将黄芪、党参、红枣放入锅内，加6碗水以大火煮开，转小火慢炖40分钟至牛肉熟烂，加盐调味即可。

【说明】 黄芪补气升阳，有助生长发育；党参补中益气，生津养血；牛肉滋养脾胃，强筋健骨，促进激素和酵素产生，有益乳腺发育。诸味合用，共奏益气养血、健脾丰胸之效。

【适用人群】 脾胃虚弱、中气下陷、乳房发育不良者适宜。

【用法与宜忌】 ①购买牛肉时，要挑选红色鲜明的臀肉、稍坚硬带少许白色不透明的腿肉，同时要选择稍有点儿肥肉的。②清炖牛肉保存营养成分比较好，所以要后加调味料。

**栗子瘦肉汤**

【组成】 瘦猪肉300克，栗子40克，核桃仁12克，枸杞12克，盐适量。

【制法】 ①瘦猪肉切成小块，放入热水中烫过，再用冷水冲净，沥干水。②核桃仁、枸杞用水洗净；栗子去外壳洗净，用水泡软。再将内皮去除干净。③锅内放入瘦肉、栗子，再放入核桃仁、枸杞，再加入水煮熟，最后放入盐调味即可。

【说明】 瘦猪肉健脾滋润、益气血；栗子健脾养胃、补肾强筋、活血止血。此菜可行气活血、加强肾功能、去除斑点、补充体力，是一款延长青春的好汤品。

【用法与宜忌】 便秘者慎食栗子。

**百合红枣银杏羹**

【组成】 百合50克，红枣10枚，白果50克，牛肉300克，姜2片，盐适量。

【制法】 ①新鲜牛肉用开水氽烫，去血水，洗净，切薄片；白果去壳，用水浸，去外层薄膜。②百合、红枣洗净，红枣去核。③沙锅内加入适量清水，烧开后放入百合、红枣、白果和姜片，用中火煲至百合将熟，加入牛肉片，继续煲至牛肉熟，加盐少许调味即可。

【说明】 百合润肺止咳、清心安神；白果敛肺平喘。诸味合用，共奏补血养阴、滋润养颜之效。

【适用人群】 肺气阴两虚之皮肤粗糙、干燥者适宜。

【用法与宜忌】 ①白果有小毒，不能多吃。煮时锅煲盖不能盖严，以便让毒更易挥发掉。②切牛肉时一定要直肉横切。将白筋切断。若要炒牛肉一定要放些糖，将其本身的甜味引出来。③百合要先用水浸泡一夜，取出另加水煮。④有风寒咳嗽或中寒便溏者忌食百合。⑤咳嗽痰稠不利者慎食白果。

**生地红枣猪脊骨汤**

【组成】 猪脊骨700克，生地黄60克，莲藕700克，红枣(去核)10枚，盐适量。

【制法】 ①将猪脊骨洗净，斩块。②将生地黄、莲藕、红枣洗净。同放入锅中，加清水适量。③大火煮沸后，小火煲3小时，加盐调味即可。

【说明】 猪脊骨补血益精；生地黄清热凉血、养阴生津，莲藕补虚益损。诸味合用，共奏养血和血、润色美肤之效。

【适用人群】 血虚血燥、面色无华或黯淡，或病后、产后贫血之面色苍白者适宜。

【用法与宜忌】 ①熬骨头汤时，中途切莫加水，以免汤的温度突变引起蛋白质和脂肪凝固变性，降低营养价值和味道。②选莲藕要选择两端的节很细，整个圆身笔直，敲起来声音厚实的，此外，皮呈淡茶色有刺，没有伤痕者也是比较好的莲藕。

**百合鸡球**

【组成】 鸡胸脯肉200克，百合2个，蛋清、葱丝、姜丝、料酒、鸡精、水淀粉、盐、植物油、香油各适量。

【制法】 ①将鸡胸脯肉洗净剁成蓉，加入蛋清、水淀粉、料酒顺时针搅拌直至上劲；百合洗净，逐瓣掰开，快速焯水过凉，沥干备用。②锅内倒入植物油，烧至六成热，将鸡蓉挤入锅中成小球，炸至金黄色出锅控油。③锅中留底油，烧至六成热，放入姜丝煸香后下入鸡球、百合，加盐，烹入料酒，放鸡精，撒上葱丝翻炒两下，最后用水淀粉勾芡，淋入香油出锅即可。

【说明】 鸡肉温中益气、补虚填精、健脾胃、活血脉、强筋骨；百合润肺清火，安神。二者合用，共奏补养气血、调理内分泌之效。

【适用人群】 神经衰弱、贫血、体质虚弱者适宜。

【用法与宜忌】 鸡肉性温,可以下气、祛风、杀毒,大蒜性热,二者不可同食,易伤元气。

**黄芪桔梗粥**

【组成】 虾仁10克,当归15克,黄芪30克,桔梗6克,粳米50克。

【制法】 ①将当归、黄芪、桔梗用纱布包起。②将药包放入锅中,加入适量清水煎煮20分钟,再放入虾仁、粳米熬煮成粥即可。

【说明】 当归补血活血·黄芪补中益气;虾仁富含磷、钙,可通乳;桔梗开宣肺气。诸味合用,共奏调补气血、健美乳房之效。

【适用人群】 气血虚弱所致的乳房干瘪者适宜。

【用法与宜忌】 皮肤湿疹、疥癣、疮毒及阴虚火旺者忌食虾。

**归芪炖母鸡**

【组成】 当归15克,黄芪30克,母鸡1只(约1500克),姜片、葱段、料酒、盐各适量。

【制法】 ①将母鸡宰杀后,去毛和内脏,洗净。②将当归、黄芪放入鸡腹内,再将鸡放进沙锅,加入葱段、姜片、料酒、盐、清水各适量。③将沙锅置大火烧沸。改用小火煨炖,直至鸡肉熟烂即可。

【说明】 黄芪大补脾肺元气,滋生血之源;当归养血和胃;鸡肉可补益五脏,治脾胃虚弱。诸味合用,共奏补益气血、强体丰胸之效。

【适用人群】 少女乳腺发育不良、妇女产后乳房下垂者适宜。

**花生牛奶红枣粥**

【组成】 牛奶1袋,粳米2把,花生仁、蜂蜜、红枣适量。

【制法】 ①花生仁、红枣洗净;粳米淘洗干净。②锅置火上。倒入4杯水煮开,放入粳米,大火烧开后转小火,放入红枣、花生仁继续熬煮约30分钟。③待大米花生粥烂熟后。放入牛奶、蜂蜜调匀即可。

**花生卤猪蹄**

【组成】 花生4两,猪蹄一个,姜片4片。水8碗,盐适量。

【制法】 ①将花生洗净备用。②将切块的猪蹄放入开水中煮3分钟捞出。③将以上原料一起放入水中,以大火煮开。再换小火炖一个半小时,然后关火放入鸡精,即可食用。

【说明】 花生脂肪含量高、养血健脾、利水通乳;猪蹄富含胶质,可补血通乳,两者合用,共奏促进胸部发育之效。

【适用人群】 产后、病后血虚乳房干瘪者适宜。

## 九、减肥瘦身药膳

**香蕉百合银耳羹**

【组成】 干银耳20克,百合20克,香蕉2根,枸杞10粒,冰糖适量。

【制法】 ①干银耳用清水泡2个小时,去除根、蒂洗净;百合洗净,泡发;香蕉剥皮后切成小薄片;枸杞洗净。②把浸泡后的银耳撕成小块,装入炖盅,加适量清水上锅蒸30分钟左右。③将百合及香蕉片放入炖盅中，加冰糖再入锅蒸30分钟后加入枸杞稍焖即可。

**【说明】** 银耳有补肾润肺、生津止咳、降火、润肠养胃、补气和血、补脑提神等作用。百合醇甜清香、甘美爽口，含有蛋白质、脂肪、淀粉、钙、磷及胡萝卜素等多种营养物质，具有润肺止咳、平喘、清热、养心、安神的功效。此汤具有养阴润肺、生津整肠之效。

**【适用人群】** 肺胃阴虚所致肥胖便秘者。

**【用法与宜忌】** 外感风寒咳嗽或体虚失眠者勿食。

**竹荪银耳汤**

**【组成】** 竹荪2克，银耳10克、鸡蛋1个，盐各适量。

**【制法】** ①取一容器，加入适量水，放少许盐，调成淡盐水。将竹荪放进淡盐水浸泡20分钟，再用清水冲洗干净。②银耳用水浸泡好，洗净，去蒂，撕成小朵。③鸡蛋打入碗中。打成蛋液。④锅置火上，放入适量清水烧沸，倒入鸡蛋液，加竹荪、银耳，小火烧10分钟，加盐调味即可。

**【说明】** 竹荪含有较多的粗纤维，可消除腹部多余的脂肪，具有明显的减肥效果，银耳养阴生津、润肺健脾，并有去除黄褐斑、雀斑的美容功效，两味合用共奏促进代谢、消除脂肪之效。

**【适用人群】** 腹部肥胖较明显者尤为适宜。

**【用法与宜忌】** ①干品竹荪烹制前要用淡盐水泡发，并剪去菌盖头（封闭的一端），以去除竹荪的怪味。②竹荪性凉，脾胃虚寒之人不要吃得太多。

**双心芦笋玉竹荪**

**【组成】** 芦笋300克，竹荪150克，小西红柿10个，山楂4个，枸杞10克，红枣5枚，乌梅3个，淀粉适量。

**【制法】** ①竹荪泡软去头尾，取中间部分切成小段，放入开水中烫3分钟后取出；芦笋削皮，切成和竹荪一样长的段；小西红柿洗净切成两半。②把每段芦笋放入每段竹荪内，再放入蒸笼内蒸一会儿取出。③山楂、红枣、乌梅加适量水熬煮至还剩一半水，滤渣取汁加入淀粉并淋在蒸好的芦笋和竹荪上，撒上枸杞，旁边摆上小西红柿即可。

**菠菜薏米粥**

**【组成】** 菠菜200克，薏苡仁50克，盐、味精各适量。

**【制法】** ①将菠菜择去老叶、泥根、洗净、下沸水中稍焯，捞出沥干水分，切小段；薏苡仁淘洗干净。②锅置火上，加入适量清水，下入薏苡仁，用小火煮粥，粥熟后下入菠菜略煮片刻，加盐、味精即可食用。

**【说明】** 菠菜利水通便、清积热，薏苡仁健脾渗湿、健脾，两味合用共奏健脾除积、利水之效。

**【适用人群】** 脾虚食积、代谢降低兼有水肿的单纯性肥胖者适宜。

**【用法与宜忌】** ①吃菠菜时应尽可能多吃一些碱性食品，如海带、蔬菜、水果等，以促使草酸钙溶解排出，防止结石。②不可常吃菠菜。

**荷叶茯苓粥**

**【组成】** 荷叶1张（干鲜均可）、茯苓50克、粳米100克。

**【制法】** ①先将荷叶洗净，加适量清水，煎煮10分钟，去渣留汁。②粳米淘洗



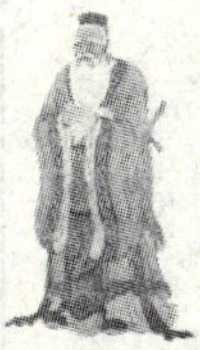

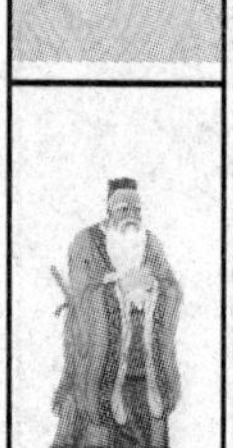

干净；茯苓洗净。③沙锅置火上，加入荷叶汁、茯苓、粳米同煮粥。先用旺火烧沸。后改用小火煮至粥成即可食用。

**【说明】** 荷叶理脾和胃、降血脂；茯苓健脾利水，两者合用共奏健脾祛湿轻身之效。

**【适用人群】** 脾虚湿盛兼有水肿、便秘虚胖者适宜。

**【用法与宜忌】** ①陈米应反复搓，新米不要搓，只要在清水中淘洗 1 ~ 2 次即可，以免其中溶于水的维生素和无机盐流失。②白茯苓善利水消肿，茯神偏于宁心安神，赤茯苓偏于利湿。本药膳应选白茯苓。

**党芪鸡丝**

**【组成】** 鸡肉 200 克，党参、黄芪各 3 克，冬瓜 200 克，黄酒、盐、味精各适量。

**【制法】** ①将鸡肉切成丝，冬瓜切片。②将党参、黄芪加水 500 毫升，小火烧 30 分钟取药汁。③另起锅倒入药汁，加入冬瓜片，调入盐、黄酒、味精煮熟即可。

**【说明】** 党参益气补中；黄芪补气升阳；冬瓜利水消肿。诸味合用，共奏健脾益气、利湿轻身之效。

**【适用人群】** 脾虚湿盛兼有下肢水肿肥胖者适宜。

**肉末炖海带**

**【组成】** 水发海带 250 克，肉末 100 克，干粉丝 50 克，葱花、植物油、盐、酱油各适量。

**【制法】** ①将海带洗净，切丝备用。②锅中倒入油烧热，爆香葱花，放入肉末，倒入酱油，炒熟后倒入适量水，将海带丝放入炖 20 分钟左右。3 将干粉丝放入海带锅中，加入盐再炖几分钟收汤即可。

**【说明】** 海带清热利尿，有去脂降压的作用。它所含的多种矿物质及维生素能减少人体摄入的脂肪在心脏、血管、肠壁的沉积，是消脂减肥的佳品。

**【适用人群】** 适宜一般肥胖者。

**枸杞烧鲫鱼**

**【组成】** 鲫鱼 1 条，枸杞 12 克，豆油、葱丝、姜末、盐、胡椒粉、味精各适量。

**【制法】** ①将鲫鱼去内脏、鳞，洗净；葱切丝，姜切末。②将油锅烧热，鲫鱼下锅炸至微黄，加入葱丝、姜末、盐、胡椒粉及水，稍焖片刻。③投入枸杞再焖烧 10 分钟，加味精即可。

**【说明】** 鲫鱼含有的营养成分丰富，脂肪少；枸杞能够促进血液循环，防止动脉硬化，还可预防肝脏内脂肪的囤积，可消除疲劳。注意有高血压、性情急躁的人最好不食用。此菜品可防止产后摄入过多脂肪。

**草果鸡**

**【组成】** 母鸡 1 只，草果 6 克，赤小豆 30 克，盐、味精、姜片、葱段各适量。

**【制法】** ①将母鸡宰杀后，去毛、内脏，切块。②把赤小豆淘净，放入沙锅内，再放进草果、鸡肉，加适量水，再放入姜片、葱段、盐，大火烧沸，用小火炖熬至鸡肉、赤小豆烂熟时止，加入味精即可。

**【说明】** 赤小豆可利尿消肿，抗菌排毒脓，降低胆固醇；草果燥湿散寒，温健脾胃；母鸡补益脾胃，调补脏腑。诸味合用，共奏补益五脏、益精补髓、利尿消肿之效。

**【适用人群】** 中老年单纯性肥胖者适宜，如阳气不足、气不化水而引起的面部、下肢浮肿者。

【用法与宜忌】 ①赤小豆利尿，故尿频的人应注意少吃。②赤小豆是富含叶酸的食物。产妇、乳母多吃赤小豆还有催乳的功效。

**瓜皮荷叶茶**

【组成】 西瓜皮50克，荷叶半张。

【制法】 ①将西瓜皮洗净，去除外皮、内瓤，切成小块；荷叶洗净，切成小片。②锅置火上，锅中加入适量水，加入西瓜皮、荷叶煮沸即可。

【说明】 西瓜皮的糖分含量比果肉低，再加上荷叶，使其清热利尿、消肿减肥的功效更加突出。

【用法与宜忌】 将西瓜皮切成小块，再加入适量熟青豆、盐一起凉拌，是夏季与绿豆汤佐食的非常好的小菜。

**鲫鱼冬瓜汤**

【组成】 鲫鱼1条，冬瓜300克，植物油、葱段、姜片、黄酒、盐、胡椒粉、香菜末各适量。

【制法】 ①将鲤鱼刮鳞除鳃去内脏，洗净沥干；冬瓜去皮、去瓤，切成大片备用。①锅内倒油烧至五成热，放入鲤鱼煎至两面金黄出锅。③锅内留底油烧至六成热。放入姜片、葱段煸香，放入鲫鱼、黄酒，倒入适量清汤，大火烧开后改小火焖煮30分钟，加冬瓜片煮熟后，加盐、胡椒粉，撒入香菜末即可。

【说明】 鲫鱼益气健脾，利水消肿，清热降毒，理气散结；冬瓜含有蛋白质、糖类、粗纤维，可促进胰岛素分泌，有降脂、降糖之功效。

**冬瓜车前草汤**

【组成】 带皮冬瓜200克，车前草50克，盐、味精、香油各适量。

【制法】 ①将冬瓜洗净切片，加水，大火烧开。②加入洗净的车前草，煮至冬瓜酥烂。③加入盐、味精和香油调匀即可。

【说明】 车前草利水通淋；冬瓜养胃生津、清降胃火、利尿，两味合用共奏清解暑热、减肥健美之效。

【适用人群】 肥胖兼有水肿、小便不利者适宜。

**竹荪莲笋汤**

【组成】 竹荪25克，鲜莲子50克，嫩丝瓜500克，笋片50克，高汤、精盐、味精适量。

【制法】 先将竹荪用冷水发好洗净，剪去两头，切成斜形块，放在冷水中浸泡；鲜莲子放沸水锅内氽10分钟，刷去莲衣捞起，洗净后放冷水中浸泡；丝瓜刮去外皮，去瓤，切成菱形片；竹荪、鲜莲子、笋片一起下沸水锅内数分钟后捞出，盛入汤碗内。精盐、味精、高汤盛入另一锅中，煮沸后出锅，盛入放竹荪的汤碗内，佐餐食用。

【功效】 具有滋补、清热、消痰、利水、减肥、健身的功效，适用于单纯性肥胖症。

**降脂饮**

【组成】 乌龙茶3克，槐角18克，首乌30克，冬瓜皮18克，山楂15克。

【制法】 先将槐角、首乌、冬瓜皮、山楂煎煮，取其汁趁热沏茶，浸泡茶浓时即可饮用，每天1剂。

【功效】 消脂去肥，用于肥胖症。

**泽泻槐角茶**

【组成】 泽泻20克，白术15克，首乌30克，槐角20克，冬瓜皮20克，山楂15

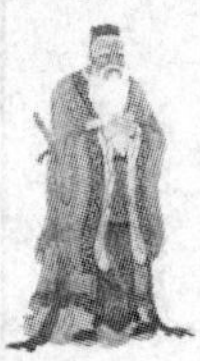

克,绿茶适量。

**【制法】** 将上药加水1 000毫升,急火煎至滚开后15分钟,去渣取汁,加入绿茶冲泡。餐后代茶饮,不可饮隔夜茶。

**【功效】** 消脂减肥,健脾化湿,且能益精、凉血、醒神。适用于肥胖病人饮用。

**山楂荷叶茶**

**【组成】** 山楂15克,荷叶12克。

**【制法】** 将上两味水煎取汁。每日1剂,代茶饮。

**【功效】** 化湿降糖,降脂减肥。

**大黄枳实茶**

**【组成】** 大黄、枳实、白术、甘草、茶叶各20克。

**【制法】** 将上药共研成细末,分成7份,每日服1份。

**【功效】** 消积通便。适用于大便秘结之肥胖者。

**茵陈减肥茶**

**【组成】** 茵陈、金樱子、草决明、山楂、荷叶各等份。

**【制法】** 将上述药经适当干燥后,粉碎成粗末,混合,装于瓷罐中封贮备用。每日1次,每次取3~6克,用沸水冲泡5分钟,代茶饮。

**【功效】** 疏肝理气,清热利湿,降脂减肥。适用于肥胖症。

**健身降脂茶**

**【组成】** 何首乌、泽泻、丹参、绿茶各10克。

**【制法】** 将前3味药加水煎煮,取汁冲泡绿茶即可饮用。每日1剂,代茶饮用。

**【功效】** 活血利湿,降脂减肥。适用于高血脂症及肥胖症。

**苦瓜茶**

**【组成】** 苦瓜1条,茶叶适量。

**【制法】** 将鲜苦瓜去瓤,洗净擦干,加茶叶适量,用沸水冲泡30分钟。代茶频饮。

**【功效】** 清热利尿,降糖减肥。

**绿豆海带粥**

**【组成】** 绿豆100克,海带100克,粳米100克。

**【制法】** 将绿豆先煮待熟,放入粳米煮至熟稠,再加入海带丝。可分两次吃完,每天1剂。

**【功效】** 祛脂减肥。用于肥胖症。

**赤小豆粥**

**【组成】** 赤小豆50克,粳米60克。

**【制法】** 将赤小豆、粳米放入锅内,加水烧开,小火慢熬,将成粥时加入盐和味精,稍煮即可,常食有益。

**【功效】** 健脾利水。适用于水肿病、肥胖症和脚气病水肿。

**茯苓赤豆粥**

**【组成】** 赤小豆100克,茯苓30克,小米50克。

**【制法】** 将茯苓拣去杂质,研为细末;赤小豆洗净后浸泡10小时以上;再将3味加水适量,共煮成粥。每日清晨空腹服。

**【功效】** 健脾益胃,消肿解毒。适用于肥胖症,或用于减肥健美。

冬瓜薏仁粥

【组成】 冬瓜50克,薏苡仁50克。

【制法】 将冬瓜切成小块,与薏苡仁加水共煮,至熟为度。每日1次,顿食。

【功效】 健脾利湿。适用于肥胖症和减肥健美。

冬瓜粥

【组成】 鲜冬瓜(带皮)100克,粳米60克。

【制法】 先将冬瓜切成小块,同粳米一并煮粥服食。或用鲜冬瓜子30克煎水,去渣后同米煮粥。常食不限。

【功效】 利尿,消水肿,清热毒,止烦渴。适用于水肿胀满,小便不利,包括肥胖症,急、慢性肾炎水肿,肝硬化腹水,脚气病浮肿,暑热烦闷,口干作渴,肺热咳嗽,痰喘等。

黄瓜粥

【组成】 鲜嫩黄瓜300克,大米100克,精盐2克,生姜10克。

【制法】 将黄瓜洗净去皮,去瓤,切薄片,生姜拍碎与米同煮,米烂时下黄瓜,煮至汤稠,下精盐、味精。1日两次,温服之。

【功效】 健脾养胃,清热利湿,减肥。

盐渍三皮

【组成】 冬瓜皮300克,西瓜皮200克,黄瓜400克。

【制法】 将西瓜皮去蜡质外皮,冬瓜皮刮去茸毛外皮,黄瓜去瓤心均洗干净。三皮分别用不同火候煮熟。待凉切成条块,置容器中,用味精和适量盐浸渍12小时即可食用。

【功效】 清热祛湿,通利三焦。适用于脾胃积热,体型肥胖,纳食超常,大便秘结者。

荷叶粥减肥方

【组成】 鲜荷叶1张,大米100克,冰糖少许。

【制法】 将荷叶洗净,切成一寸方的叶片,放入锅内,加清水适量,用旺火煮开后,改慢火煮10分钟,去渣,放入淘净的大米,加冰糖、清水适量,煮至成粥即可食用。

【功效】 消暑清热,消脂减肥。

茼蒿炒萝卜

【组成】 白萝卜200克,切条,茼蒿100克,切段,盐、味精、鸡汤、淀粉、花椒各适量。

【制法】 先将素油100克放入锅中,烧热后放入花椒20粒,炸焦黑后捞去。加入白萝卜条煸炒,加鸡汤少许,翻炒至七成熟,加入茼蒿,调加味精,食盐适量,熟透后,勾加稀淀粉汁,汤汁明亮后,淋加香油少许,出锅即可。

【功效】 白萝卜化痰下气、消积宽中,茼蒿养脾肺、化痰理气,花椒温阳下气。诸物相配,共奏祛痰、宽中、减肥之功效。对痰多、喘息、胸胀满之虚胖者尤为适用。

翡翠紫衣

【组成】 莴苣250克,马齿苋150克,食盐、味精、料酒适量。

【制法】 将莴苣剥皮洗净,切成小片,马齿苋洗净切段,加入少许食盐,搅拌均匀去汁,把调料放入拌匀即可。

【功效】 清热、利湿、减肥,可生食或佐餐,实为色香味俱全的减肥佳品。



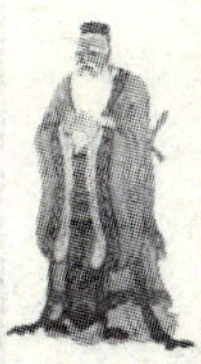

**红烧冬瓜**

【组成】 冬瓜500克,面酱、酱油、清汤、湿淀粉、葱末、味精、植物油各适量。

【制法】 将冬瓜去皮洗净,切成3厘米长、2厘米宽、1厘米厚的片块。炒勺内加适量植物油,烧至四成熟时,加葱姜末、面酱炒散,然后加入冬瓜、酱油、清汤,用小火烧至冬瓜软烂时,加入味精,用湿淀粉勾芡,盛盘即可。

【功效】 该菜具有清热利尿,消肿止咳,利水化痰等功效。冬瓜含水量大,又含有丙醇二酸,能使食者的皮下脂肪减少,抑制糖的转化,因而具有良好的减肥功效。

**山楂海带丝**

【组成】 水发海带300克,鲜山楂100克,白砂糖30克,葱、姜、料酒各适量。

【制法】 将海带洗净,放锅中,加葱、姜、料酒、清水,先用旺火烧开,再用小火炖烂,捞出切成细丝,山楂去核,也切成丝。然后海带丝加白糖拌均匀,装入盘内,撒上山楂丝,再撒上一层白糖即可。

【功效】 海带性寒,常食使人消瘦;山楂有消积、活血、增进食欲等作用。故此菜具有清热活血、消食化积等功能,常食有轻身健体之功效。

**红焖萝卜海带**

【组成】 海带、萝卜、丁香、大茴香、桂皮、花椒、核桃仁、素油、酱油各适量。

【制法】 将海带用水浸泡1天1夜(中间换两次水),然后洗净切成丝,萝卜亦切成粗丝。将素油烧熟,加海带丝炒几下,放入丁香、大茴香、桂皮、花椒、核桃仁、酱油及清水烧开,改中大火烧至海带将烂,再放入萝卜丝焖熟即可食用。

【功效】 利水消气,减肥。

**凉拌发菜**

【组成】 发菜100克,青蒜苗、茭白各适量,精盐、味精、胡椒粉、香油各少许。

【制法】 将发菜用温水泡发,蒸熟。青蒜苗、茭白洗净切细丝,加精盐稍腌,和发菜装盘,撒入味精、胡椒粉、香油拌匀即成。佐餐食。

【功效】 清热化痰,降脂减肥。适用于肥胖症。

**减肥芡实散**

【组成】 芡实、干藕、鲜嫩金银花茎叶各500克。

【制法】 将上3味在锅内蒸熟,晒干,共研为粉,备用。每日3次,每次饭前服10~15克,用开水调成糊服用。

【功效】 健脾胃,减肥美容。

**虾仁冬瓜海带汤**

【组成】 虾仁、海带各200克,冬瓜500克,瘦肉100克,姜片、盐各适量。

【制法】 ①将虾仁洗净,吸干水分;冬瓜洗净切粒;海带浸透,洗净,切片。②将冬瓜、海带放入沙锅内,加适量开水,炖半个小时后加入肉片,再炖至肉片烂,加入虾仁、姜片后煮沸片刻,加少许盐调味即可。

【说明】 冬瓜解热利尿、养胃生津、清降胃火,海带又名昆布,淡利水湿,去脂减肥,两味合用共奏清胃利水、消肿之效。

【适用人群】 胃火偏盛、饮食过量肥胖者适宜,患有肾脏病、糖尿病、高血压、冠心病等肥胖者尤为适宜。

【用法与宜忌】 ①由于污染,海带中可能含有有毒物质——砷,所以烹调前应先用清水浸泡两三个小时,中间换一两次水,但不要浸泡时间过长,最多不超过6小时，以免水溶性的营养物质损失过多。②吃完海带后不要马上喝茶，也不要立即吃酸涩的水果。③冬瓜是一种解热利尿比较理想的日常食物，连皮一起煮汤，效果更明显。

**山楂糕拌白菜**

**【组成】** 山楂糕1块，白菜心200克，姜片、葱花、盐、味精、香油各适量。

**【制法】** ①山楂糕、白菜心均洗净，切丝。②将白菜丝盛入盘中，加入姜片、葱花、盐、味精、香油拌匀。③将山楂糕丝放在白菜丝上，加少许盐调味即可。

**【说明】** 山楂糕有帮助消化的作用，再拌上同样清爽的白菜心，特别适合食积不化、脂肪堆积者食用。

**【用法与宜忌】** 山楂糕用水煮一下可以去掉一些酸味，如果还觉得酸，可以适当加一点儿糖，不过这样消脂的作用就少了很多。

**萝卜鲜虾**

**【组成】** 草虾100克，胡萝卜、白萝卜、柴鱼片各150克，盐适量。

**【制法】** ①草虾洗净备用；白萝卜、胡萝卜分别洗净、去皮、切大块。②锅中加水放入白萝卜、胡萝卜及柴鱼片一起煮至萝卜熟烂后，再放入草虾。③待水滚后，加入盐调味即可。

**【说明】** 萝卜具有特殊的解腥能力，也有较好的药用价值，有"十月萝卜小人参"之说法。它有通气行气、健胃消食、解毒散瘀等功能，可除食积胀满、头痛等症，还有防癌和减肥作用。此道菜品热量低、高纤维。有饱腹感，是产后减重者的极佳选择。

**山楂蜜汁黄瓜**

**【组成】** 山楂50克，嫩黄瓜5条，白糖25克，蜂蜜适量。

**【制法】** ①将山楂洗净，用纱布包好，加水适量，先后熬两次，共取汁80毫升。②鲜嫩黄瓜去皮、心，削去两头，洗净切条，入沸水中煮熟。③将山楂液、白糖放入锅内，小火慢熬，待糖化净。再加入蜂蜜收汁，倒入黄瓜条拌匀，即可出锅装盘食用。

**【说明】** 山楂健脾消积；黄瓜清热、利水消肿；蜂蜜润肠通便。诸味合用，共奏健脾消食、利水通便之效。

**【适用人群】** 脾虚食积、湿盛肥胖者适宜。

**【用法与宜忌】** ①食用山楂不可贪多，而且食用后还要注意及时漱口，以防对牙齿有害。②有肝病、心血管病、肠胃病及高血压的人都不要吃腌黄瓜。希望减肥的人一定要吃新鲜的黄瓜而不要吃腌黄瓜，因为腌黄瓜含盐反而会引起发胖。③黄瓜尾部含有较多的苦味素，不要把"黄瓜头儿"全部丢掉。

**薏苡鸭**

**【组成】** 薏苡仁40克，鸭肉、冬瓜各800克，瘦猪肉100克，肉汤1500毫升，姜、葱、料酒、盐、胡椒粉、植物油各适量。

**【制法】** ①将鸭肉洗净入沸水中氽去血水，切成长方块。②猪肉洗净，切成长方块，冬瓜去皮洗净切成长方块。③姜洗净拍碎。葱洗净切成段，薏苡仁洗净备用。④锅内倒油烧至六成热，下姜、葱煸炒出香味，放入肉汤、料酒、薏苡仁、鸭肉、猪肉、盐、胡椒粉煮至肉七成熟时，下冬瓜至熟即可。

**【说明】** 薏苡仁利水渗湿、健月卑；鸭肉清热健脾；冬瓜利水消肿。诸味合用，共奏益阴清热、健脾消肿之效。

【适用人群】 脾虚体弱、内有湿热兼有便秘的肥胖者适宜。

【用法与宜忌】 ①煲冬瓜汤不可下生抽调料，否则汤会有酸味。②薏苡仁有收缩子宫的作用，孕妇忌用。③因冬瓜性寒，故久病与阴虚火旺者应忌食。服用滋补药品期间忌食。

## 十、益肝补肾药膳

**双决明粥**

【组成】 石决明25克，决明子10克，白菊花15克，粳米100克，冰糖6克。

【制法】 将决明子入锅炒至有香味时起锅。白菊花、石决明入沙锅煎汁，取汁去渣。粳水淘洗干净，与药汁煮成稀粥加冰糖食用。早晚各服1次，3～5天为1疗程。

【功效】 养肝潜阳，清肝明目。用于目赤肿痛，头胀头痛，或肝肾亏虚，肝阳上亢所致的头晕目眩、视物模糊、目睛干涩等症。

**猪肾粥**

【组成】 猪肾2枚，粳米50克，葱白、五香粉、生姜、盐适量。

【制法】 将猪肾洗净，去筋膜，切细，粳米淘洗干净，同入锅内煮成粥，将熟入葱、姜、盐及五香粉调之。作早餐食之。

【功效】 补肾强腰。用于老年人肾气不足引起的腰膝软弱疼痛、步履艰难、耳聋等症。

**金樱子膏**

【组成】 金樱子100克，蜂蜜200克。

【制法】 先将金樱子洗净，加水煮熬，两小时沏出汤后再加水煮，如此四次，榨汁。将四次汤合并，继续煮熬蒸发，由稀转浓，加入蜂蜜拌匀，冷却后，去上沫即可。

【功效】 补肾益精。适用于肾气亏虚引起的梦遗滑精，遗淋白浊，小便不禁，女子带下，并伴有眩晕、失眠、盗汗等症。

**清脑羹**

【组成】 银耳10克，炙杜仲10克，冰糖50克。

【制法】 先将银耳放入盆内，加温水适量，浸泡30分钟，然后拣去杂质、蒂头，淘去泥沙，撕成片状。然后将冰糖放入锅内，加水溶化后熬至微黄色时，滤去渣待用。将炙杜仲放入锅内，加水煎熬3次，取药液1000克。最后将药液倒入锅内，加银耳片和清水适量，置武火上烧沸，再用文火烧熬3～4小时，使银耳烂，再冲入冰糖溶液。起锅时，加少许猪油，使银耳羹更加滋润可口。可于早晚随量服。

【功效】 补肝肾，壮腰膝。适用于肝肾阴虚的头昏头痛、腰膝酸软等症。

**肝肾饭**

【组成】 粳米、猪肾、猪肝、熟植物油、姜汁、白糖、料酒各适量。

【制法】 将猪肾去脂膜、臊腺，猪肝去脂洗净，均切小块，用熟植物油、姜汁、白糖、料酒拌腌后与粳米煮饭。

【功效】 补肝，益肾。适用于肝肾不足，腰膝酸痛，头昏目暗等症。

**杞子胡桃猪肾汤**

**【组成】** 猪肾2个,枸杞子15克,胡桃肉30克,首乌60克,巴戟天30克,生地15克,生姜3片。

**【制法】** 将枸杞子、首乌、巴戟天、生地洗净,胡桃肉用开水烫去衣。猪肾洗净,切开去白脂膜,切片,下油起锅用姜片略炒。把全部中药放入锅内,加清水适量煮沸后,文火煲2小时。最后加入猪肾片,煮5分钟后,加盐少许调味,饮汤吃猪肾。每天1料。

**【功效】** 补肾填精,乌须黑发。适用于须发早白、腰膝酸软、筋骨无力、头晕耳鸣等症。

**苁蓉杞地海参瘦肉汤**

**【组成】** 肉苁蓉50克,海参50克,猪瘦肉60克,枸杞子30克,熟地30克,芫荽适量。

**【制法】** 将肉苁蓉洗净浸软;枸杞子、熟地洗净;海参浸发,洗净切丝;猪瘦肉洗净,切块。把全部用料放入炖盅内,加开水适量,炖盅加盖,文火隔水炖3小时,调入上等鱼露及味精、芫荽即可。饮汤吃海参、猪瘦肉。

**【功效】** 补肾益精、养血润肠,用于精血亏损,如病后、产后阴血不足,症见羸弱便秘、消渴、头晕、体倦者。

**干贝猪瘦肉汤**

**【组成】** 干贝50克,猪瘦肉200克。

**【制法】** 将干贝、猪瘦肉煲汤。食用时,加食盐调味,佐膳。

**【功效】** 滋阴补肾。适用于肾阴虚之心烦口渴、失眠、多梦、夜尿多等症。

**延年益肾茶**

**【组成】** 何首乌、红枣、红糖各50克。

**【制法】** 将红糖用适量的温水溶开,浸前2味药1周,1周后将药取出晒干,再反复浸晒,以糖尽为佳,后研细末,备用。每次10克,冲入开水饮服。

**【功效】** 补肝益肾,益气养血。适用于肝肾不足,须发早白,血虚头晕,腰膝酸软,筋骨酸痛,遗精,带下及胃虚食少,脾弱便溏等症。

**补益海参**

**【组成】** 海参15克,小茴香6克,清汤、姜汁各适量。

**【制法】** 将海参在温水中泡发,去肠杂,捞出用开水汆1次,放入锅内,加清汤适量,放入小茴香,用文火煨炖至熟烂。吃时加姜汁拌和。分次服食,以常服为佳,亦可加入火腿炖服。

**【功效】** 滋补肾阴,养血润燥,抗衰老。适用于肾阴虚的早衰早老,阳痿滑精,肠燥便秘及肺结核,再生障碍性贫血,糖尿病和肿瘤等症。

**杞子炖羊脑**

**【组成】** 枸杞子50克,羊脑1具,食盐、葱、姜料、酒、味精各适量。

**【制法】** 先将枸杞子、羊脑洗净(注意不要把羊脑碰破),放入锅内,加水适量,放食盐、葱、姜、料酒,隔水炖熟。食用时,加入味精少许即成。每日2次,佐餐食。

**【功效】** 补肝肾,益脑安神,强身。适用于肝血气虚所致的头痛、对晕、癫痫等症。

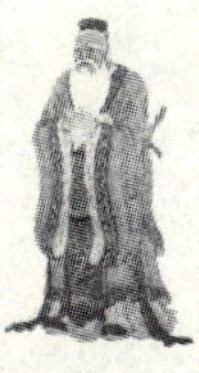

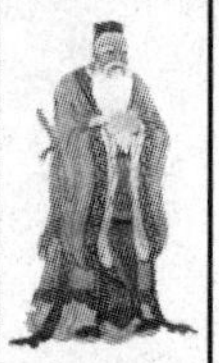

## 十一、抵抗疲劳药膳

**天门冬萝卜汤**

【组成】 天门冬15克，萝卜300克，火腿150克，葱花5克，精盐3克，味精、胡椒粉各1克，鸡汤500毫升。

【制法】 先将天门冬切成2～3毫米厚的片，用水约2杯，以中火煎至1杯量时，用布过滤，留汁备用。再将火腿切成长条形薄片，萝卜切丝。锅内放鸡汤500毫升，将火腿肉先下锅煮，煮沸后将萝卜丝放入，并将煎好的天门冬药汁加入，盖锅煮沸后，加精盐调味，再略煮片刻即可。食前加葱花、胡椒粉、味精调味。佐餐食。

【功效】 止咳祛痰，消食轻身，抗疲劳。常食能增强呼吸系统功能，增强精力，消除疲劳。

**肉苁蓉豆豉汤**

【组成】 干豆豉200克，萝卜100克，肉苁蓉15克，小芋头350克，豆腐400克，葱花5克，精盐3克，味精、胡椒粉各1克，小鱼干适量。

【制法】 将肉苁蓉加水6杯，以小火煎约1小时，待药汁煎至约4杯时，即可离火用布滤去药渣，再在此药汁内加入少量小鱼干，煮成肉苁蓉汤备用。之后将豆豉压碎，萝卜切成丝，小芋头切成细丝，备用。

再将做好的肉苁蓉汤放入铝锅内（汤量如少可酌量加点水），随即将压碎的豆豉放入汤内，盖锅煮。煮沸后即将切好的萝卜及芋头放入。再沸时将豆腐切成小块放入，用精盐调好味，再煮至豆腐浮上来时，即可离火。食时可加葱花、味精、胡椒粉调味。佐餐食。

【功效】 补肾益精，润燥滑肠，消除疲劳。常食能强化脏腑功能，使精力充沛及延年益寿。男子常食能增强性功能，女子久用可以得孕，是疗效可靠的滋补强壮剂。

**苁蓉鲜鱼汤**

【组成】 鲜鱼肉400克，肉苁蓉15克，白菜、胡萝卜、粉丝、豆腐、酱油、料酒、精盐、味精、胡椒粉各适量。

【制法】 将鲜鱼肉切成薄片；肉苁蓉、胡萝卜切成小薄片备用。再在铝锅内（或火锅内）加水，放入酱油、料酒、精盐、味精，将鱼片、肉苁蓉片、白菜、豆腐、粉丝等一同放入煮熟，再加入胡椒粉调味即可。食鱼肉，饮汤。

【功效】 补肾强精，消除疲劳，调节人体功能。适用于肾精不足，性功能减退等症。

**鲜莲银耳汤**

【组成】 干银耳10克，鲜莲子30克，鸡汤1500毫升，料酒、精盐、白糖、味精各适量。

【制法】 先把银耳发好，放一大碗内，加鸡汤150毫升蒸1小时左右，将银耳完全蒸透取出。再将鲜莲子剥去青皮和一层嫩白皮，切掉两头，捅去心，用水氽后仍用开水浸泡(鲜莲子略带脆性,不要泡得很烂)。最后烧开剩余鸡汤,加入料酒、精盐、味精、白糖,将银耳、莲子装在碗内,注入鸡汤即可。吃莲子、银耳,喝汤。每日1次。

【功效】 滋阴润肺,补脾安神。适用于心烦失眠,干咳痰少,口干咽干,食少乏力等症。健康人食用能消除疲劳,促进食欲,增强体质。

**绞股蓝红枣汤**

【组成】 绞股蓝10克,红枣5枚。

【制法】 将上两味洗净,同放锅内,加水适量,文火煮至红枣熟即可。吃红枣,喝汤。每日1剂。

【功效】 健脑益智,镇静安神。绞股蓝具有健脑益智、镇静安神、益肾摄精功效。适用于神疲乏力,食欲不振,失眠健忘,记忆力减退,夜尿频等症。绞股蓝与甘润温和、补脾胃、益气血的红枣配合,能发挥较好的健脑补益作用,坚持服用,能抗疲劳,促深睡,提高思维能力和记忆力。

**蜂王浆强精饮**

【组成】 蜂王浆1克,鲜芹菜汁200毫升,蜂蜜10克。

【制法】 选用新鲜芹菜500克洗净,切成短截放搅汁机内,加少量冷开水搅取汁。将蜂王浆放干净的玻璃杯中,加芹菜汁、蜂蜜调匀即可。每日1次,可长期饮服。

【功效】 强身壮体,消除疲劳。蜂王浆能调整人体的功能,使其强健,并有抗疲劳作用。蜂王浆与芹菜汁中还含有多种维生素和无机盐。长期饮用能强壮身体,消除疲劳,抗衰延年。

**枸杞叶滋补饮**

【组成】 鲜枸杞叶100克,苹果200克,胡萝卜150克,蜂蜜15克,冷开水150毫升。

【制法】 将鲜枸杞叶、苹果、胡萝卜洗净。苹果去皮、核。将鲜枸杞叶切碎,苹果、胡萝卜切片,同放入搅汁机内,加冷开水制成汁,加入蜂蜜调匀即可。每日1剂,可长期饮服。

【功效】 强身壮阳,美颜,抗疲劳。枸杞叶味甘性平,能补肾益精,清热明目止渴。在工作过于劳累及运动过量时饮用,能消除困倦疲劳,恢复元气,增强健康。

**人参糯米粥**

【组成】 人参10克,山药粉,糯米各50克,红糖适量。

【制法】 先将人参切成薄片,与糯米、山药共同煮粥,待粥熟时加入红糖,趁温服食,每天一次。

【功效】 该粥具有补益元气,兴奋中枢神经,抗疲劳,强心等多种作用,故食用该粥对慢性疲劳综合征有良好效果。但应注意,高血压、发烧患者不宜服用。

**当归粳米粥**

【组成】 乌骨鸡1只,粳米50克,黄芪45克,当归、大枣各15克,肉桂3克,食盐适量。

【制法】 先将乌骨鸡杀后去毛和内脏,洗净备用。再将黄芪、当归、大枣、肉桂加水煎煮两次,第2次煮沸后30分钟,取药汁2000毫升,与乌骨鸡、粳米同入沙锅

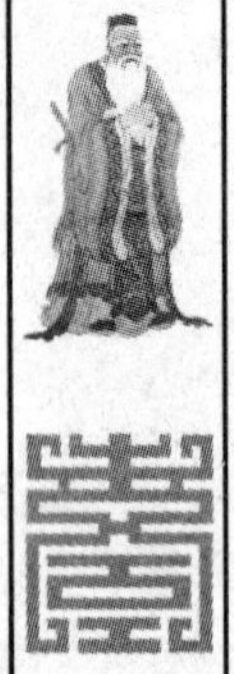

中，共同煮粥，加入食盐适量，吃鸡饮粥，每周1～2次。

【功效】 该粥具有滋补强身，调整内脏功能的作用，能发挥显著的抗疲劳功效。

**参灵甲鱼**

【组成】 党参、浮小麦各15克，茯苓10克，灵芝、大枣各6克，甲鱼200克，火腿50克，葱、姜各20克，鸡汤、盐、味精各适量。

【制法】 将甲鱼切块，同以上各味药及调料同放入大碗内，加水适量，放蒸锅内蒸至甲鱼熟烂即可。吃肉喝汤。

【功效】 益气健脾，消除疲劳。

**虫草红枣炖甲鱼**

【组成】 冬虫夏草10克，活甲鱼1只，红枣20克，料酒、盐、葱、姜、蒜、鸡清汤各适量。

【制法】 将甲鱼宰杀，去内脏，洗净，剁成4大块，放锅中煮沸捞出，割开四肢，剥去腿油洗净；冬虫夏草洗净；红枣用开水浸泡。然后将甲鱼放汤碗中，上放冬虫夏草、红枣，加料酒、盐、葱段、姜片、蒜瓣和鸡清汤，上笼隔水蒸2小时，取出，拣去葱、姜即成。佐餐食。

【功效】 滋阳益气，补肾固精，抗疲劳。适用于腰膝酸软、月经不调、遗精、阳痿、早泄、乏力等症。健康人常食，可增强体力、防病延年、消除疲劳。

**双参肉**

【组成】 鲜人参15克，海参150克，猪瘦肉250克，香菇30克，青豌豆60克，竹笋60克，味精、精盐、香油各适量。

【制法】 将海参发好，切块；香菇洗净，切丝；瘦猪肉洗净，切小块；竹笋切片。将以上4味与人参、青豌豆一齐放沙锅内，加清水适量炖煮，以瘦猪肉熟烂为止，加入味精、精盐、香油各少许即可。每日1～2次，每次适量。每周两剂。

【功效】 大补气血，强壮身体，消除疲劳。适用于久病体虚不复，或年老体衰、精神委靡、身体疲倦者。

**清汤燕窝鸽蛋**

【组成】 干燕窝30克，奶汤1500毫升，鸽蛋24克，鸡清汤250毫升，熟火腿丝6克，料酒6毫升，精盐4克，植物油适量。

【制法】 将燕窝择去毛，拣去杂质(要保持燕窝的完好)。将鸽蛋放瓦钵内加水淹浸，加盖，用纱布密封(避免鸽蛋熟时爆裂)，用中火蒸熟取出，放入冷水中冷却，剥去蛋壳(要保持鸽蛋完整)。

将锅烧热入油，烹料酒，加入鸡清汤和精盐，烧开后将燕窝用漏勺盛着放入另一锅内煨1分钟，取出后用洁净毛巾吸干水分，放在鸡清汤中间，排列整齐，把鸽蛋镶在燕窝四周，熟火腿丝放在燕窝上面。将锅洗净放在火上，加入奶汤烧至微沸后，撇去汤面浮油，从燕窝边轻轻倒入，保持燕窝外形完美。佐餐食。

【功效】 补益脾胃，补肾生血，消除疲劳。适用于四肢无力，腰酸，头昏的肾虚症。健康人食用更能提神醒脑，消除疲劳，防病强身。

# 長壽大典

第二卷

邓永标 林 飞 主编

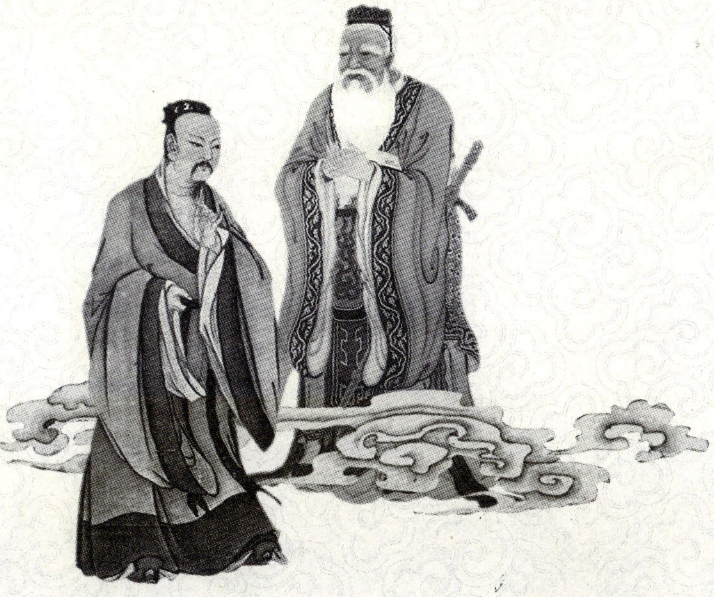

中医古籍出版社

## 十二、感冒食疗药膳

**鸭梨饮**

**【组成】** 鸭梨250克,冰糖少许。

**【制法】** 把鸭梨去皮、核,切成薄片,放入冰镇的凉开水中。把冰糖加入梨水中,拌匀,泡4小时。

**【功效】** 清热止渴;适用于感冒引起的发热、咳嗽、口渴等症。

**香薷扁豆饮**

**【组成】** 香薷10克,白扁豆12克,陈皮6克,荷叶8克,白糖适量。

**【制法】** 把白扁豆炒黄捣烂,与香薷、陈皮、荷叶用水煮沸10分钟,滤渣取汁,放白糖调味。

**【功效】** 清暑益气、祛湿解表;适用于感冒、夹暑湿等症。

**黄豆香菜煎**

**【组成】** 黄豆10克,香菜30克。

**【制法】** 把黄豆用水煎煮,15分钟后放入香菜,煎15分钟,滤渣饮汁。每天两次,1次服完。

**【功效】** 辛温解表、健脾胃;适用于流行性感冒。

**姜丝萝卜汤**

**【组成】** 生姜25克,萝卜50克。

**【制法】** 将生姜切丝,萝卜切片,两者共放锅中加水适量,煎煮10~15分钟,再加入红糖适量,稍煮1~2分钟即可。每日1次,热服。

**【功效】** 祛风散寒解表。

**香菜葱白汤**

**【组成】** 香菜15克,葱白15根,生姜9克。

**【制法】** 将香菜、葱白、生姜分别洗净,切碎共放锅中加清水适量煎煮10~15分钟,去渣取汁饮服即可。每日两次,连服2~3日。

**【功效】** 发表散寒。

**姜糖饮**

**【组成】** 生姜10克,红糖15克。

**【制法】** 将生姜切丝,以沸水冲泡,加盖约5分钟,再调入红糖。每日1次,趁热顿服。服后盖被睡卧取汗。

**【功效】** 疏散风寒,和胃健中。

**茶豆饮**

**【组成】** 绿豆30克,茶叶9克,白糖适量。

**【制法】** 先将茶叶用纱布包好,与绿豆一齐加水煎煮,待绿豆熟时,去茶叶,加入白糖溶化。热服,可一次或分次饮。

**【功效】** 绿豆甘寒,清热解毒,能治痧痘热毒,加茶叶利尿,白糖清热,用于治疗流行感冒,咽痛发热,小便不利或兼有尿痛等症。

**香薷饮**

【组成】 香薷 10 克,厚朴 5 克,白扁豆 5 克,砂糖少许。

【制法】 将香薷、厚朴剪碎,白扁豆炒黄捣碎,放入保温杯中,以沸水冲泡,盖严,温浸一小时加糖调味。每日 1 剂,分两次饮服。

【功效】 发汗解表,化湿和中。

**白菜根葱白汤**

【组成】 大白菜根 3 个,葱白连须 2 根,芦根 10 克。

【制法】 将上 3 物以水煎煮 10 ~ 15 分钟即可。每日 1 剂,趁热分两次服用。

【功效】 辛散解毒,清热祛湿。

**薄荷粥**

【组成】 鲜薄荷 30 克(干者 10 克),粳米 60 克,冰糖少许。

【制法】 水煎薄荷 5 分钟,去渣取汁。取粳米熬粥,加入薄荷汁,稍煮,加入冰糖调化。分早晚温热服食。

【功效】 疏风解表,清利头目。

**生姜粥**

【组成】 生姜 25 克,籼米 100 克,饴糖 150 克。

【制法】 将生姜切末煮汁,入米煮粥,待粥熟时,加饴糖搅匀,煮沸即成。空腹服食。

【功效】 消痰止咳,散寒止吐。适用于伤风感冒、鼻塞咳嗽、胃寒腹痛等症。

**防风粥**

【组成】 防风 10 ~ 15 克,葱白 2 茎,粳米 50 ~ 100 克。

【制法】 取防风、葱白煎取药汁,去渣取汁。粳米洗净煮粥,待粥将熟时加入药汁,煮成稀粥。每日两次,趁热服食,连服 2 ~ 3 日。

【功效】 祛风解表,散寒止痛。适用于风寒感冒,症见发热畏冷、恶风、自汗、头痛、身痛、风寒痹痛、肠鸣腹泻者。对老幼体弱病人较适宜。

**葱白粥**

【组成】 葱白 25 克,淡豆豉 25 克,籼米 100 克,盐 5 克,麻油 15 克。

【制法】 将葱白切成颗粒状,豆豉切成末,籼米洗净沥干。麻油入锅烧热,葱白、豆豉稍炒,然后加水、盐、籼米煮沸,温火煮米烂即成。每日两次,空腹服食。

【功效】 散寒通阳,健胃祛毒。适用于伤风感冒、发热无汗、头痛鼻塞、咽喉肿痛、便结尿少、腹痛腹泻等症。

**竹叶菜粥**

【组成】 竹叶菜 100 克,赤小豆 50 克,糯米 50 克。

【制法】 将竹叶菜切成段。赤小豆、糯米涨发,加水烧开,等米粒煮熟放入竹叶菜即成。每日两次,空腹服食。

【功效】 清热消肿,解毒凉血。适用于伤风感冒、热病烦渴、水肿、结石便淋等症。

**菊花粥**

【组成】 菊花 15 克,粳米 60 克。

【制法】 先将菊花研成细粉,取粳米加水煮粥,待粥将成时,调入菊花粉,稍煮一两沸即成。稍温即服,汗出不畅者可热服。

【功效】 菊花疏散风热,明目,清热平肝,加粳米制粥,可治风热感冒。有高血压或头痛、目眩之患者也可常服。

**扁豆花粥**

【组成】 白扁豆花15克,粳米100克,芦根12克,白糖适量。

【制法】 ①将白扁豆花、芦根洗净,切碎,放入锅中加适量水煎煮,煮沸5分钟后,过滤去渣取汁备用。②将粳米洗净,放入锅内。加入适量水煮成稀粥。③粥熟后,倒入药汁,加白糖调味。再煮片刻即可。

【说明】 白扁豆花消暑化湿;粳米补中益气、健脾养胃;芦根清热生津、除烦止呕。诸味合用,共奏清热化湿、解暑生津之效。

【适用人群】 适宜暑湿感冒者食用。

【用法与宜忌】 ①趁热服食,每日1剂,分2次食完。②平素脾胃虚寒、腹泻便溏者忌食芦根。

**生姜秋梨汤**

【组成】 生姜5片,秋梨1个,红糖适量。

【制法】 分别把生姜、秋梨洗净,切成薄片,放入锅内,加水1000毫升。先大火烧开,再小火煎15分钟,加入红糖即可。

**板蓝根银花蜜饮**

【组成】 板蓝根30克,金银花15克,蜂蜜20克。

【制法】 ①将板蓝根择洗净后晒干或烘干,切成片;金银花择洗干净。②将板蓝根与金银花同时放入沙锅中,加水煎煮2次,每次30分钟,合并2次滤汁,趁温热加入蜂蜜,拌匀即可。

【说明】 板蓝根可清热解毒、凉血利咽金银花亦可清热解毒、轻宣疏散;蜂蜜润肺止咳。诸味合用,共奏辛凉解表、清热解毒之效。

【适用人群】 适宜风热型流行型感冒者食用,可见发热微恶风寒,头痛,咽喉肿痛,或咳嗽,或鼻流黄涕。

【用法与宜忌】 ①早、晚2次分服。②平素脾胃虚寒、腹泻便溏者忌食金银花。

**清热五神汤**

【组成】 荆芥、苏叶、生姜各10克,茶叶6克,红糖30克。

【制法】 ①将荆芥、苏叶、生姜切成粗末,与茶叶一同放入水杯中,用开水冲泡,盖严,焖一会儿。②将红糖放入另一杯或碗内,药液趁热倒入,与红糖拌和,然后,置小火上煮沸,即可趁热饮下。

【说明】 荆芥可祛风解表,苏叶可发表散寒、行气宽中;生姜发汗解表、温肺止咳。诸味合用,共奏疏风散寒、发汗解热之效。

【适用人群】 适宜外感风寒者食用。

【用法与宜忌】 ①饮后覆被而卧,至微汗出,即可退烧。②剩下的药液,煮热当茶饮。

**银花蒲公英汁**

【组成】 新鲜金银花300克,鲜蒲公英100克。

【制法】 将新鲜金银花、蒲公英分别洗净;用温开水浸泡片刻,捣烂取汁,即可。

**生姜大蒜枣**

【组成】 生姜10克,蒜头30克,红枣20克。

【制法】 ①将红枣洗净,放入温开水中浸泡片刻,备用。②将蒜头去外皮、洗净，捣碎。③生姜连皮切碎。与捣碎的蒜头同时放入沙锅中，加红枣及其浸泡水，加清水适量，大火煮沸后改用小火煨煮30分钟，过滤取汁即可。

【说明】 生姜发汗解表、温肺止咳；红枣健脾和胃。诸味合用，共奏辛温解表、发汗之效。

【适用人群】 适宜风寒型流行性感冒者食用。

【用法与宜忌】 ①早、晚2次分服。②大蒜有较强的刺激性，胃肠道疾病患者忌食，肝病患者不可多食。

**姜葱糯米粥**

【组成】 生姜5克，葱白5根，糯米50克，红糖15克。

【制法】 糯米淘洗干净，同生姜一起放入锅中，加适量水煮开，1分钟后加葱白，继续煮成稀粥后，加红糖拌匀即成。

【说明】 生姜散寒发汗、解表祛风；红糖清热解毒、温中散寒；糯米健脾补胃。诸味合用，共奏温中散寒、健脾补胃之效。

【适用人群】 适用于感冒初起及风寒型感冒者。

【用法与宜忌】 1日1剂，趁热喝粥，盖被入睡，以微微出汗为佳。

**姜糖水**

【组成】 生姜3片，红糖15克。

【制法】 将生姜洗净切丝，放在水杯中，用开水冲泡。盖上盖浸泡5分钟，再调入红糖即可。

【说明】 生姜发汗、祛风寒；红糖散寒解痛，两者合用可祛风散寒。

【适用人群】 用于风寒感冒初起有较好疗效。

【用法与宜忌】 趁热顿服，服后，最好盖被取汗。

**绿豆薄荷粥**

【组成】 绿豆30克，薄荷10克，粳米100克。

【制法】 ①将薄荷择洗干净，切碎，放入沙锅内，加水煎煮20分钟，滤渣取汁。②将绿豆淘洗干净，放入沙锅中，加适量水，大火煮沸后。改用小火煨煮30分钟；加入淘洗净的粳米，加适量温开水，大火煮沸，继续用小火煨煮至绿豆、粳米酥烂。③粥将成时，对入薄荷煎汁，拌匀即可。

【说明】 绿豆可清热解毒、利尿；薄荷可疏散风热、清利头目；粳米可补中益气、健脾养胃。诸味合用，共奏消暑利湿之效。

【适用人群】 适宜暑湿型流行性感冒者食用。

【用法与宜忌】 ①早、晚2次分服。②表虚自汗者不宜用薄荷；且薄荷不宜久煎。

**发汗豉粥**

【组成】 淡豆豉15～20克，荆芥3～6克，麻黄1～2克，葛根20～30克，山栀3克，生石膏60～90克，粳米100克，生姜3片。葱2棵。

【制法】 将上述药物入沙锅同煮（时间不宜太长，5～10分钟），去渣取汁，放入粳米，同煎为稀粥。

【说明】 淡豆豉可解表除烦；荆芥可祛风解表；麻黄发汗解表、宣肺平喘；葛根可发表解肌、解热生津；山栀清热解毒、泻火除烦；生石膏可清热泻火、除烦止咳。诸味合用，共奏清热发汗之效。

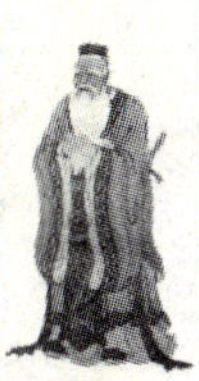

【适用人群】 适宜感冒引起的高热不退者食用，可见肺热喘急、头痛无汗、烦躁失眠、咽干口渴等症。

【用法与宜忌】 空腹温服。每日2~3次，汗出热退即停服。

**川贝酿枇杷**

【组成】 川贝母15克，鲜枇杷500克，冬瓜糖片200克。

【制法】 ①将枇杷去皮留果肉，冬瓜糖片切成小片，川贝母研成细末。②每粒枇杷肉夹一片冬瓜糖和一小匙川贝细末，放入大瓷碗中，蒸20分钟。即可。

【说明】 川贝可化痰止咳、清热；枇杷可化痰止咳；冬瓜可清热消痰，诸味合用，共奏清热化痰之效。

【适用人群】 本药膳适宜肺热咳嗽者食用。

【用法与宜忌】 ①分3~4次食枇杷肉，喝汤。②川贝反乌头。③平素脾肾阳虚、久病泄泻者忌食冬瓜。

**清热果蔬汁**

【组成】 梨1个，荸荠5个，白萝卜250克，冰糖适量。

【制法】 ①将梨洗净，连皮切碎；荸荠去皮，切碎；白萝卜去皮切块。②将梨、荸荠、白萝卜加冰糖炖水服用。

【说明】 白萝卜清热解毒、止咳化痰；荸荠清热化痰、止咳；梨生津、清热、化痰。诸味合用，共奏清热解毒、止咳化痰之效。

【适用人群】 适用于风热感冒者。

【用法与宜忌】 1日1剂，分次服用。

**豆豉葛麻粥**

【组成】 淡豆豉15克，葛根10克，麻黄、荆芥、山栀各5克，生石膏50克，香油适量。

【制法】 ①将上述药食洗净，同放入沙锅中，加入清水1200毫升，煎半小时，去渣留汁于锅中。②将粳米淘净放入，慢熬成粥，淋香油调匀，即可。

【说明】 淡豆豉可解表除烦；葛根可发表解肌、解热生津，麻黄发汗解表；荆芥祛风解表；山栀清热解毒、泻火除烦；生石膏可清热泻火、除烦止咳。诸味合用，共奏疏散风热、泻火清热之效。

【适用人群】 适宜风热型感冒高热不退者食用。

【用法与宜忌】 ①分1~2次趁热空腹服。②麻黄发汗力较强，表虚自汗及阴虚盗汗、由于肾不纳气咳喘者均忌用。③脾虚便溏食少者忌食山栀。

## 十三、咳嗽食疗药膳

**四仁鸡蛋汤**

【组成】 白果仁、花生仁各12克，甜杏仁10克，瓜蒌仁15克。鸡蛋1个。

【做法】将白果仁、甜杏仁、瓜篓仁、花生仁置锅中，加入适量水，用小火慢煮，烧沸约30分钟后，打入鸡蛋，待熟后即可。

【说明】 白果仁可敛肺平喘、祛痰；花生仁可润肺健脾；甜杏仁可止咳平喘；瓜蒌仁可润肺化痰。诸味合用，共奏滋阴清热、宣肺止咳之效。

【适用人群】 适宜肺肾阴虚型慢性支气管炎者食用。

【用法与宜忌】 ①食鸡蛋饮汤，趁热服食，每日1剂，连续服食5～7天。②白果大量食用与生食都可引起中毒，应注意，咳嗽痰稠不利者慎食。③瓜蒌仁反乌头。

**沙参玉竹煲老鸭**

【组成】 玉竹30克，沙参50克，老鸭1只，葱段、姜片、盐、味精各适量。

【制法】 将鸭宰杀后去毛、内脏，洗净放入沙锅内，加入沙参、玉竹，葱段、姜片及适量清水，用大火煮沸后，改用小火煮1小时以上至鸭肉熟烂，加盐、味精调味即可。

【说明】 玉竹可滋阴润肺、养胃生津；沙参可养阴清肺、益胃生津。诸味合用，共奏养阴润肺、止咳之效。

【适用人群】 适宜支气管炎肺阴虚有热者食用。

【用法与宜忌】 ①食肉喝汤，每周2次。②虚寒证忌食沙参，沙参反藜芦。

**银耳樱桃肉**

【组成】 银耳3克，猪里脊肉200克，黄瓜、湿淀粉各25克，冬笋15克，西红柿酱20克，鸡蛋1个，植物油、糖、盐、料酒、葱、蒜、香油各适量。

【制法】 ①将里脊肉切成方丁，备用。②黄瓜、冬笋切丁，葱、蒜切末，备用。③里脊肉用蛋清、湿淀粉拌匀。④锅内倒入植物油烧热。将里脊肉倒入滑炒一下，捞出。⑤再起锅倒入植物油烧热，放入葱、姜炝锅，加入西红柿酱、里脊肉、黄瓜、银耳、冬笋翻炒几下，再加入糖、料酒、盐炒熟，淋上香油即可。

**银耳沙参粥**

【组成】 银耳10克，南沙参15克，粳米100克，白糖适量。

【制法】 ①将粳米淘净，放入沙锅内，注入清水1000毫升；银耳泡发。②大火烧开后，再将银耳、南沙参洗净切碎放入，转用小火慢熬成粥，下白糖，调匀即可食用。

【说明】 银耳可滋阴润肺、益气养胃；南沙参可养阴清肺、祛痰止咳、利咽喉；粳米可补中益气、健脾养胃。诸味合用，共奏滋阴润肺、止咳之效。

【适用人群】 适宜阴虚燥热干咳、少痰、口渴者食用。

【用法与宜忌】 ①银耳可促进体内淋巴细胞的转化，提高免疫功能，对多种肿瘤有抑制作用，是癌症患者的保健养生食品。②凡属寒痰咳嗽，或风寒咳嗽，咳有白色清痰者忌食。

**百合杏仁羹**

【组成】 百合100克，杏仁10克，蜂蜜20克。

【制法】 将百合掰开，洗净，与杏仁同入沙锅，加适量水，中火煨煮至酥烂；离火，待温热时加入蜂蜜，调和成羹即可。

【说明】 百合可润肺止咳；杏仁可止咳平喘；蜂蜜可润肺止咳、补中缓急。诸味合用，共奏清燥润肺、止咳之效。

【适用人群】 适宜阴虚燥热型慢性支气管炎者。

【用法与宜忌】 ①早、晚2次分服，当点心食用。②百合寒润，风寒咳嗽或中寒便溏者忌食。③杏仁宜后下，有小毒，勿过量，婴儿慎用。

**山药半夏粥**

【组成】 姜半夏20克，山药100克，粳米100克，盐、味精、香油各适量。

【制法】 ①将姜半夏水煎2次，每次用水600毫升，煎半小时，两次混合，去渣留汁。③加入粳米，用大火烧开，再将山药去皮，切成小丁放入。③转用小火慢熬成粥。加盐、味精，淋香油，调匀即可。

【说明】 半夏可燥湿化痰；山药可益肾精、健脾胃；粳米可补中益气、健脾养胃。诸味合用，共奏祛湿化痰、健脾胃之效。

【适用人群】 适宜慢性支气管炎咳喘者食用。

【用法与宜忌】 ①分 2 次空腹服。②半夏性温燥，阴亏燥咳、血证、热痰等证，宜忌用；半夏反乌头。

**苏子生姜枣**

【组成】 紫苏子 15 克，生姜 10 克，红枣 50 克。

【制法】 将生姜洗净，切片，与洗净的紫苏子、红枣同入沙锅，加适量水；先用大火煮沸，改用小火煨煮至汁尽，即可。

【说明】 紫苏可发表散寒、行气宽中；生姜可解表散寒、温肺止咳；红枣可补中益气。诸味合用，共奏散寒解表之效。

【适用人群】 适宜风寒犯肺型慢性支气管炎者食用。

【用法与宜忌】 早、晚 2 次分服。

**鱼腥草枇杷蜜饮**

【组成】 干鱼腥草 20 克，桑白皮、枇杷叶各 30 克，蜂蜜 30 克。

【制法】 ①将干鱼腥草拣去杂质，洗净，放入沙锅中，加清水浸泡 30 分钟。②将桑白皮、枇杷叶切碎，装入纱布袋中，扎紧袋口，一并放入沙锅中，加适量水。先用大火煮沸，后改用中火煎煮 30 分钟，取出药袋，趁温热调入蜂蜜，拌和均匀即可。

## 十四、哮喘食疗药膳

**山楂核桃茶**

【组成】 核桃仁 150 克，白砂糖 200 克，山楂 50 克。

【制法】 ①将山楂加入适量清水中，用中火煎熬 3 次，每次 20 分钟，过滤去渣取汁浓缩至 1000 毫升。②核桃仁加水浸泡半小时，捞出放入搅拌机中，加适量水将其打成浆。③将山楂汁、白糖、核桃仁浆放在一起搅拌均匀，烧至微沸，即可。

【说明】 核桃仁可补肾固精、温肺止咳，山楂可开胃消食、健脾胃。诸味合用，共奏补益肺肾、润肠平喘之效。

【适用人群】 适宜患有肺肾两虚引起的哮喘者食用。

【用法与宜忌】 ①饮服，每日 3 次，每次 20 毫升。②脾胃虚弱者、服用人参或西洋参期间、糖尿病患者忌食山楂；龋齿者不宜多食山楂。

**益脾饼**

【组成】 生芡实 100 克，橘皮、茯苓各 12 克，半夏、生鸡内金各 25 克，黑芝麻 30 克，红枣肉 250 克。

【制法】 ①红枣肉洗净，放入碗中，隔水蒸熟，取出，除去红皮，捣成枣泥。②将其余药食洗净焙干，研成极细末。③将各药细末与枣泥拌和均匀，制成圆形小饼坯，烤熟即可。

【说明】 芡实可健脾补气；红枣可补中益气、养血安神。诸味合用，共奏补气健脾之效。

【适用人群】 适宜老年人、儿童体弱、咳嗽久治不愈者食用。

【用法与宜忌】 ①每日服2次，空腹食用。②糖尿病人不宜食用红枣，普通人过多食用红枣，也会引起腹胀、胃酸过多。③芡实有较强的收涩作用，便秘、尿赤及女性产后皆不宜食用。

**黄芪炖乳鸽**

【组成】 炙黄芪40克，乳鸽1只，料酒、葱花、姜末、盐、味精各适量。

【制法】 ①将炙黄芪洗净，切片。②将乳鸽宰杀后洗净，与黄芪片同入炖盅内，加料酒、葱花、姜末、盐等调料，隔水用小火煨炖1个半小时，取出后加味精拌匀即可。

【说明】 黄芪可补肺脾之气；乳鸽补益气血。诸味合用，共奏补脾益肺之效。

【适用人群】 适宜肺气不足型支气管哮喘者食用。

【用法与宜忌】 ①佐餐食用。②黄芪补气升阳，易于助火，且能止汗，表实邪盛、气滞湿阻、食积内停、阴虚阳亢、痈疽初起或溃后热毒尚盛等证不宜用。

**水晶核桃**

【组成】 核桃仁500克，柿霜饼500克。

【做法】①将核桃仁用水煮熟，再与柿霜饼一起装入瓷盆内。②将盛有核桃仁、柿霜饼的瓷盆置蒸笼内，用大火蒸熟透，至融化为宜。③熟透后，将瓷盆取出，晾凉成冻，用刀切成长3厘米、宽2厘米的块，即可。

**白果猪肘炖鸡**

【组成】 白果仁100克，猪肘肉250克，鸡1只，黄酒、姜片、盐、胡椒粉、味精各适量。

【制法】 ①白果仁去膜及胚芽，猪肘肉洗净切块，备用。②将鸡洗净，切块，同白果仁、猪肘肉一同放入沙锅中，加清水700毫升，烧开后撇去浮沫，加入姜片和黄酒，小火炖至酥烂，下盐、味精、胡椒粉调匀，即可。

【说明】 白果可敛肺平喘、祛痰；鸡肉可益五脏、补虚损。诸味合用，共奏补肺祛痰之效。

【适用人群】 适宜肺虚型哮喘者食用。

【用法与宜忌】 ①分2～3次趁热服食。②白果大量食用与生食易引起中毒，应注意用量；咳嗽痰稠不利者慎用。

**萝卜杏仁炖猪肺**

【组成】 白萝卜250克，杏仁15克，猪肺250克，料酒、葱段、姜片、植物油、盐、味精各适量。

【制法】 ①将猪肺放入清水中漂洗1小时，捞出后切成小块，备用。②将白萝卜洗净后切块，与杏仁一同放入沙锅中，加猪肺块及适量清水。用大火煮沸，加料酒、葱段、姜片、植物油适量，改用小火煨炖至猪肺熟烂，加盐、味精调味即可。

【说明】 白萝卜可化痰止咳、清热生津；杏仁可止咳平喘；猪肺补肺虚、止咳嗽。诸味合用，共奏补肺止咳之效。

【适用人群】 适宜各型支气管哮喘者食用。

【用法与宜忌】 ①早、晚2次分服。②平素脾胃虚寒者忌食萝卜；吃人参、西洋参、地黄、何首乌时忌食萝卜。③《随息居饮食谱》记载："猪之脏腑，不过为各病引经之用，平人不必食之。"

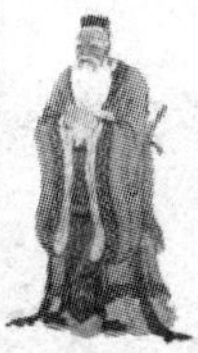

**甲鱼贝母汤**

【组成】 甲鱼1只,贝母10克,精盐、料酒、葱、姜、味精各少许。

【制法】 将甲鱼放滚开水内烫杀后,剖腹去除肠杂。贝母放入甲鱼腹内,随后用精盐、料酒、葱、姜、味精调味之后将甲鱼放入炖盅并加水,置锅隔水炖2小时左右,直至甲鱼肉熟软即成。食甲鱼肉,饮汤。每日分2次食完,每隔5日服1剂。

【功效】 滋阴补肺,益肾健胃,平喘止咳。适用于肺虚型哮喘症。

**白果仁麻黄甘草汤**

【组成】 白果仁6克,麻黄、甘草各4.5克。

【制法】 将上3药洗净,一齐入沙锅加水煎煮,旺火煮开后改用中火继续煎煮半小时即成,弃渣,取汁。每日1剂。分2次服。

【功效】 温肺益气,化痰定喘,补气养心,益肾滋阴。适用于肾阴虚,喘咳多痰等症。

**川贝杏仁饮**

【组成】 川贝母6克,杏仁3克,冰糖少许。

【制法】 将川贝母、杏仁加清水适量,用武火烧沸后将冰糖放入,转用文火煮30分钟即可。每日睡前服1次。

【功效】 清热定喘。

**丝瓜花蜜饮**

【组成】 丝瓜花10克,蜂蜜15克。

【制法】 将丝瓜花放入杯内,用沸水冲1泡,加盖浸泡10分钟,倒入蜂蜜搅匀即成。每日3次,代茶饮用。

【功效】 清热止咳,消痰下气。

**百喘糖汁**

【组成】 香油30毫升,白砂糖100克。

【制法】 先将香油入锅,用中火烧至六七成热时,将白砂糖放入,改用文火边炒边搅,直至糖溶成蜜汁状时,停火放凉后装瓶备用。每次服1汤匙,每日3次,温开水冲服,连服10日为1个疗程。

【功效】 止咳平喘。适用于轻度哮喘症。

**霜桑叶茶**

【组成】 经霜桑叶30克。

【制法】 将经霜桑叶洗净加水500~1000毫升,煎沸10~15分钟,取汁。代茶饮用,每日1次,不拘时温服。

【功效】 祛风平喘,止咳化痰。适用于风热痰喘症。

**苏子降气粥**

【组成】 前胡、制半夏、当归、姜、苏子各10克,陈皮3克,厚朴6克,炙甘草4克,肉桂1.5克,粳米50~100克,红糖适量。

【制法】 将上药煎煮,去渣取汁,加粳米、红糖煮至粳米开、粥稠即成。每日早、晚温热服,5日为1个疗程。

【功效】 降气平喘,温化痰湿。适用于支气管炎及支气管哮喘所致的痰涎壅盛,咳喘气短,胸膈满闷等症。

**苏子粥**

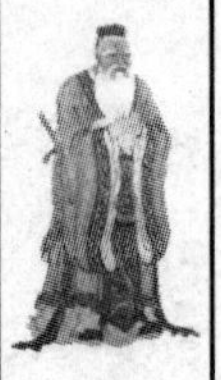

【组成】 苏子10克,粳米50克,红糖适量。

【制法】 将苏子捣为泥与粳米、红糖同入锅内,加水煮成粥。每日早晚温服,5~7日为1个疗程。

【功效】 降气化痰,止咳定喘。

**杏仁薄荷粥**

【组成】 杏仁30克(去皮尖),鲜薄荷10克,粳米50克。

【制法】 将杏仁放入沸水中煮到七分熟,入粳米同煮,成粥时,入薄荷,稍煮即可。早晚服食。

【功效】 宣肺散寒,化痰平喘。

**蛤蚧粥**

【组成】 蛤蚧1只,党参30克,糯米50克,白酒、蜂蜜各少许。

【制法】 先用白酒和蜂蜜涂蛤蚧身上炙熟,研末;党参研末与蛤蚧末和匀成饼;煮糯米成稀粥,加入蛤蚧饼搅化即成。每日早、晚温热服。

【功效】 补肾温阳,纳气益肺。适用于肾气亏虚,久喘不愈,面肢水肿,动则出汗,腰腿冷痛,阳痿等症。

**南瓜餐**

【组成】 南瓜500克,冰糖、蜂蜜各50克,姜汁适量。

【制法】 将南瓜切开顶盖,除去瓤及瓜子,放入姜汁、冰糖、蜂蜜,盖上顶盖,用竹签固定,隔水炖2小时即成。每日分2次食用。

【功效】 补肺肾,止咳喘。

**姜味润肺蜜糖**

【组成】 芝麻250克,姜、冰糖、蜂蜜各60克。

【制法】 先将冰糖置凉开水中溶化;芝麻洗净控干水分,姜洗净后捣烂,纱布过滤取汁。然后将芝麻与姜汁混合搅拌均匀后静置片刻。最后将芝麻从姜汁中取出入锅炒熟,离火放凉后加入冰糖水、蜂蜜,充分混合,拌匀后装瓶备用。每日早、晚各1汤匙,温开水冲服,连服7日为1个疗程。

【功效】 强心润肺,平喘止咳。适用于肾虚型哮喘症。

**虫草全鸭**

【组成】 冬虫夏草10克,老雄鸭1只。

【制法】 将鸭洗净,劈开鸭头,纳入冬虫夏草8~10枚,扎紧,余下冬虫夏草与葱姜装入鸭腹内,放入蒸锅中,再注入清汤,加食盐、胡椒、绍酒,上笼蒸1~2小时。出笼后去姜、葱,加味精即可。佐餐食用。

【功效】 补肾纳气定喘。

**柚子封乌鸡**

【组成】 乌鸡1只,去瓤柚子1个。

【制法】 将乌鸡切成小块放入已挖去果瓤的柚子中,加水20~50毫升,不加盐及调料,封好口,外涂一层黄泥将整个柚子裹住,用柴火烤4~5个小时,待鸡熟透,去泥开盖即可食用。取鸡肉连汁一起食用。自冬至开始,每7~8日食1次。

【功效】 温阳益气定喘。

**蔗汁淮山糊**

【组成】 淮山药60克,甘蔗汁250克。

【制法】 将淮山药捣烂，加甘蔗汁，放锅中隔水炖熟即成。每日早晚餐或作点心食用。

【功效】 补脾润肺，化痰止咳。

## 十五、胃病食疗药膳

### 生姜大枣汤

【组成】 生姜120克，大枣500克。

【制法】 将生姜洗净切片，同大枣一齐煮熟。每日吃3次，每次吃大枣10余枚，姜1~2片，吃时用原汤炖热，饭前饭后吃均可。数次后煮枣汤渐甜，每次服此汤更好。

【功效】 健脾温胃。适用于慢性胃炎属脾胃虚寒型症。

### 桂皮山楂汤

【组成】 桂皮6克，山楂肉10克，红糖30克。

【制法】 先用水煎山楂肉15分钟，后入桂皮，待山楂肉将熟熄火，滤汁入红糖，调匀即可。趁热饮服。

【功效】 温胃消食止痛，适用于胃脘痛症。

### 仙人掌猪肚汤

【组成】 仙人掌30~60克，猪肚1个。

【制法】 将仙人掌装入猪肚内，入锅加适量水，以文火炖至熟烂。饮汤，食猪肚。

【功效】 行气活血，健脾益胃。适用于气滞血淤，胃痛年久不愈等症。

### 生姜萝卜汁

【组成】 生姜、生萝卜为1:10，精盐少许。

【制法】 将前两味捣汁，加少量精盐饮服。每次服150毫升，每日2~3次。

【功效】 和胃止痛。适用于胃脘部阵发剧痛，腹部绷紧等症。

### 牛奶姜汁

【组成】 牛奶150~200毫升，姜汁1汤匙，白糖适量。

【制法】 将上2味加白糖，放瓦盅内，隔水炖服。每日2次。

【功效】 温中散寒，缓急止痛。适用于胃痛喜热喜按，嗳气泛酸等症。

### 橄榄萝卜饮

【组成】 橄榄10个，萝卜500克。

【制法】 将萝卜洗净，切片，与橄榄同煮约半小时，去渣，加白糖或食盐，热服。

【功效】 理气止痛，适用于气畅不舒，胃痛绵绵，时时嗳气等症。

### 佛手茶

【组成】 鲜佛手25克(干品10克)。

【制法】 将鲜佛手切片或制成粗末，以沸水冲泡，加盖焖10分钟即可。代茶饮用，每日1剂，不拘时温服。

【功效】 疏肝理气，和胃止痛。适用于肝胃失和之胃脘胀痛及胃神经痛等症。对于慢性胃炎及溃疡所致的疼痛，也可以用本茶治疗，既有效又方便。

**老姜茶**

【组成】 老姜、红糖各250克。

【制法】 将老姜捣汁去渣，隔水蒸10沸，将红糖溶入收膏。每日早、晚各1次，分4日服完。

【功效】 温中散寒。适用于寒积胃痛，因胃阴不足、饮冷内伤、阴寒郁结所致的胃脘疼痛，遇寒加重，手足厥冷，二便清利，口吐涎沫等症。

**温胃粥**

【组成】 黄芪10克，糯米100克，红枣10枚，鲜羊肉200克，精盐、味精、胡椒粉、陈皮粉、姜末各适量。

【制法】 先将羊肉洗净，加入陈皮粉、姜末煮熟切成细丝。红枣洗净去核、切碎，糯米洗净，黄芪洗净、切碎。然后置锅加适量水及黄芪、红枣，用旺火煮沸后再加入糯米，并改文火煨至糯米熟软时，加入羊肉丝、精盐、胡椒粉、味精即成。每日分3次服。

【功效】 温阳补气，健脾，和五脏。适用于脾胃虚弱，畏寒，四肢怯冷并胃痛等症。

**豆胆粉**

【组成】 新鲜猪苦胆1只，黄豆适量。

【制法】 将猪苦胆洗干净，黄豆装入填满，阴干，炒熟，研成粉，每次6克，用温开水吞下。

【功效】 清热止痛。适用于热性胃痛。

**猪肚粥**

【组成】 猪肚1只，粳米150克。

【制法】 将猪肚洗净，切剁碎烂，加山芋淀粉做成肉丸子，放在沙锅内煮熟；粳米淘洗干净，加水适量煮成粥，据食量大小取猪肚及汤与粥拌匀，温食。

【功效】 补虚止痛；适用于脾胃气虚，胃部疼痛等症。

**扁豆佛手粥**

【组成】 扁豆60克，佛手20克，粳米80克。

【制法】 将佛手煎取汁，加扁豆，粳米煮粥服食，每日1剂，连服10~15天。

【功效】 疏肝理气，和中健脾。适用于脾胃虚寒型慢性胃炎。

**党参黄精黄芪粥**

【组成】 黄精30克，党参15克，黄芪15克，淮山药30克，黑糯米60克。

【制法】 将黄精、党参、黄芪、淮山药、黑糯米洗净。把用料一齐放入锅内，加清水适量，文火煮成粥，去黄芪，调味即可。随量食用。

【功效】 益气补虚，健脾和胃。适用于慢性胃炎、溃疡病属脾胃虚弱者。症见饮食减少，体倦乏力，面色萎黄，脉虚软。

**胡椒粥**

【组成】 糯米30克，葱白3茎，胡椒3克，红枣3枚。

【制法】 把胡椒研成粉。把糯米、葱白、红枣同煮，快熟时，加入胡椒粉，改用文火，焖5分钟成粥。每天3次，空腹温服。

【功效】 温中健胃，对中焦虚寒、胃癌腹痛、呕吐清水有疗效。

**玉翠火腿炒面片**

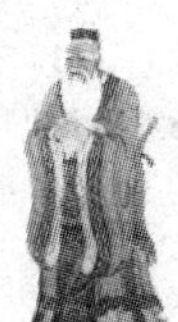

【组成】 玉米面175克，嫩白菜心、嫩油菜心各75克，火腿50克，精盐3克，味精2克，葱、蒜、料酒、胡椒粉各10克，汤50克，植物油20克。

【制法】 ①玉米面放入容器内，加入沸水烫搅2/3，稍凉后，再加入温水和匀成面团，按扁，擀成大薄片，再切成菱形面片。火腿切成小薄片。白菜心、油菜心分别择洗干净。白菜抹刀片成片。油菜切成2厘米长的段。葱切花。蒜切片。②锅内放入清水烧开，下入面片，用中火烧开，煮至熟透捞出，沥去水分。另将锅内放油烧热，下入葱花、蒜片炝香，下入火腿片煸炒，烹入料酒炒匀，下入白菜片、油菜段煸炒至微熟。③下入面片，加汤、精盐、胡椒粉翻炒至入透味，加味精翻匀，出锅装盘即成。

【功效】 白胡椒有和胃止呕，温中散寒，止痛的功能。白菜含有较丰富的维生素U，可减轻由胃溃疡造成的腹痛，并可加速溃疡面的愈合。油菜含有丰富的铁质，是补血的佳蔬。火腿含有18种氨基酸，包括人体必需的8种氨基酸，有健脾开胃，生津益血，滋肾填精，愈创口的功能。三者与可健胃和中的玉米面同烹，使此款主食具有暖胃，补血，止痛的功能。适宜寒邪犯胃的胃溃疡病患者食用。

砂仁猴头炒面丁

【组成】 面粉175克，水发猴头菇、熟猪肚各75克，砂仁10克，精盐3克，味精、醋各2克，胡椒粉0.5克，料酒、葱段、姜米各10克，汤100克，植物油20克。

【制法】 ①猪肚、猴头菇均切成小丁。面粉内加入冷水和匀成略硬的面团，饧透，擀成1厘米厚的片，再切成1厘米见方的丁，下入沸水锅中煮熟捞出。另将锅内放油烧热，下入葱段、姜米炝香，下入肚丁煸炒至熟，下入砂仁炒匀，烹入料酒，加汤炒开。②下入猴头菇丁、醋、精盐炒开，烧至熟透。③下入煮熟的面丁翻炒至汤汁将尽，加味精、胡椒粉翻匀，出锅装盘即成。

【功效】 砂仁有化湿行气，温中止呕的功能，对脾虚气滞、胸脘胀痛、湿阻脾胃、腹痛泄泻等症状均有疗效。猴头菇含有18种氨基酸，其中包括人体必需的8种氨基酸，有助消化，利五脏的功能。猪肚有健脾胃，补虚损的功能。三者与可养心益脾的面粉共用，对脾胃虚寒之胃溃疡病有较好的食疗作用。

芪汁炒面丁

【组成】 面粉175克，南瓜、山药各75克，鹅肉50克，药料包（内装黄芪15克，葱段、姜片各10克）1个，料酒15克，精盐3克，味精、湿淀粉各2克，清汤500克，香油5克。

【制法】 ①南瓜去皮、瓤，山药去皮，与鹅肉均切成丁。鹅肉丁用料酒5克、精盐1克、湿淀粉拌匀入味上浆。面粉内加入冷水和匀成面团，略饧，擀成1厘米厚的片，再切成1厘米见方的丁，下水沸水锅中煮熟捞出。另将锅内放入清汤，下入药料包烧开，煎煮30分钟，下入肉丁烧开，煮至熟透，拣去药料包不用。②下入山药丁、南瓜丁、余下的料酒和精盐烧开，煮至熟透，收干汤汁。③下入煮熟的面丁烧开，加味精，淋入香油，出锅装盘即成。

【功效】 黄芪能补益中气，对劳累过度、脾虚气弱、胃中疼痛、大便先干后溏成溏泻等症有治疗作用。鹅肉含有丰富的蛋白质、脂肪、无机盐、维生素等，而且易消化吸收，有补虚益气，养胃止渴的功能，对脾胃虚弱、中气不足、倦怠乏力、少食消瘦等症有一定治疗作用。此款主食可健脾补气，益胃生津，对胃隐痛、嗳气反酸、反胃噎嗝、食少不化、大便溏薄的胃溃疡病患者有较好的食疗功效。

芪参鱼丸面丁汤

【组成】 黄芪12克，党参8克，面粉150克，净鱼肉100克，水发香菇、胡萝卜、莴笋各50克，葱段、姜片各10克，精盐3克，味精2克，鸡精4克，胡椒粉0.5克，鸡蛋清半个，料酒、花生油各15克，清汤800克。

【制法】 ①面粉放入容器内，加入温水85克和匀成面团，略饧，搓成细条，揪成小剂子，制成面丁。香菇去蒂洗净，切成丁。胡萝卜、莴笋均削去外皮，洗净，制成小圆球。鱼肉洗净，搌干水分，剁成末，放入容器内，加入鸡蛋清、料酒5克、精盐1克、鸡精2克、胡椒粉，顺一个方向充分搅匀上劲。②锅内放入清汤，下入黄芪、党参，用大火烧开，改用小火煎煮40分钟，捞出黄芪、党参不用，汤汁滤清。将鱼肉末制成均匀的丸子，下入汤锅内，用小火烧开，煮至熟透捞出，汤汁备用。③另将锅内放油烧热，下入葱段、姜片炝香，下入香菇丁煸炒，烹入余下的料酒，加入汤汁，下入胡萝卜球，加入余下的精盐、鸡精烧开，下入面丁煮至六成熟，下入莴笋球烧开，煮至面丁熟透，下入煮熟的鱼丸烧开，加味精，出锅装碗即成。

【功效】 黄芪有补气固表，利尿托疮的功能。现代研究表明，黄芪对胃下垂有一定疗效。党参有补中益气，健脾养血，生津和胃的功能。鲤鱼肉含有丰富的蛋白质、钙、铁、B族维生素等，有补益脾胃，利水除湿的功能。此款主食具有益气健脾，补血护胃的功效，适宜胃下垂患者食用。

**双蔬炒面丁**

【组成】 面粉200克，南瓜、牛肉各75克，山药50克，砂仁、葱姜汁各10克，料酒15克，精盐3克，味精2克，湿淀粉2.5克，汤100克，植物油20克。

【制法】 ①面粉内加入冷水，和匀成面团，饧透，擀成1厘米厚的片，再切成1厘米见方的丁。南瓜去皮、瓤，山药去皮，与牛肉均切成丁。砂仁洗净。肉丁用料酒5克、精盐0.5克、湿淀粉拌匀入味上浆。面丁下入沸水锅中煮熟捞出。②另将锅内放油烧热，下入牛肉丁炒至断生，下入砂仁炒匀，烹入余下的料酒、精盐、葱姜汁，加汤炒开，烧至微熟。③下入南瓜丁、山药丁炒匀，烧至熟烂，下入面丁、味精翻匀，出锅装盘即成。

【功效】 砂仁有化湿行气，温中止呕的功能。牛肉是一种高蛋白、低脂肪食物，有健脾胃，益气血，强筋骨的功能。南瓜含瓜氨酸、精氨酸、天门冬素、胡卢巴碱、胡萝卜素、B族维生素、维生素C等，所含果胶能促进胃肠道溃疡面的愈合。三者与可健脾益肾的面粉共用，使此款主食具有补气健脾，行气止痛的功效，适宜有胃脘隐痛、饮食减少、嗳气反酸、食积不化等症状的胃溃疡病患者食用。

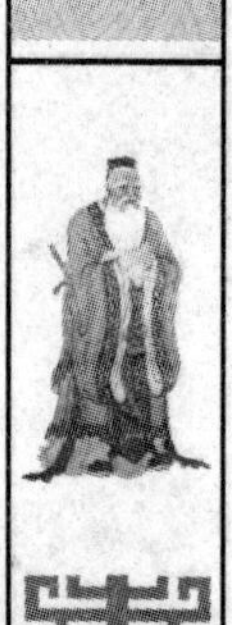

**双味黑米面片汤**

【组成】 仙鹤草、败酱草各10克，黑米面、小麦面粉各100克，菠菜、洋葱、番茄、水发木耳各40克，姜10克，料酒5克，精盐、鸡精各3克，味精2克，白糖15克，清汤1000克，香油5克。

【制法】 ①仙鹤草、败酱草均装入纱布口袋内，扎严口成药料包。黑米面内加入小麦面粉和适量温水和匀成面团，饧透，按扁，擀成0.2厘米厚的大面片，再切成菱形面片。菠菜择洗干净，切成2厘米长的段。洋葱剥去老皮，切成块，放入清水中洗净，捞出沥去水分。木耳洗净，切成小片。番茄洗净，切成小块。②锅内放入清汤，下入药料包烧开，煎煮至药汁余下700克时，拣出药料包不用，加入拍松的姜、料酒、精盐、鸡精、白糖。③下入木耳片、洋葱片、面片烧开，煮至微熟，下入番茄块、菠菜段烧开，煮至熟透，加味精，淋入香油，出锅装碗即成。

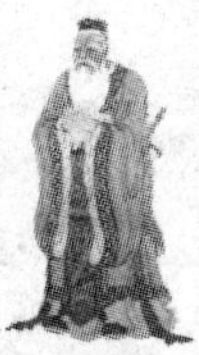

【功效】 仙鹤草有收敛止血，消食杀虫的功能，现代研究表明，仙鹤草有消炎，抗癌，抑菌的作用。败酱草有清热解毒，活血散瘀排脓的功能。木耳营养丰富，可提高机体免疫力，对消化道肿瘤、肺癌等有预防和辅助治疗作用。洋葱对胃癌有防治作用。诸物与可滋阴补肾、补胃暖肝、活血明目的黑米面共用，使此款主食具有养脾胃，益气血，散淤血，消癌肿的功能，适宜胃癌患者食用。

鸡肉猴蘑面片汤

【组成】 面粉175克，水发猴头菇、净鸡肉、水发腐竹各60克，油菜25克，葱姜汁、料酒各15克，精盐、湿淀粉各3克，鸡精2克，味精1克，汤500克，植物油20克。

【制法】 ①面粉内加入冷水，和匀成稍硬的面团，饧透，擀成大薄片，再切成菱形片，下入沸水锅中煮熟捞出。猴头菇、鸡肉均切成片。腐竹、油菜均切成段。鸡肉片用料酒5克、精盐0.5克、湿淀粉搅匀入味上浆。②锅内放油烧热，下入鸡片煸炒，烹入余下的料酒、葱姜汁炒至微熟，下入猴头菇略炒，加入汤，下入腐竹段，加入精盐、鸡精烧开。③烧至猴头菇、腐竹入味，下入面片、油菜煮熟至入味，加入味精，出锅装碗即成。

【功效】 鸡肉是高蛋白、低脂肪食物，且富含不饱和脂肪酸，有温中补脾，益气养血的功能。猴头菇有健脾胃，补气血，助消化，利五脏的功能。腐竹富含蛋白质、脂肪、无机盐、维生素等，有益气和中，宽肠降浊的功能。三者与可养心健脾的面粉共用，使此款主食具有补脾益气，健胃消食的功效，适宜有脾胃虚弱、消化不良、面色萎黄、体倦乏力等症状的慢性胃炎、胃溃疡、十二指肠溃疡病患者食用。

吉利堂双蔬面片

【组成】 玉米面150克，嫩白菜心、嫩油菜心各75克，火腿50克，白胡椒粉、葱花、蒜片、料酒各10克，精盐3克，味精2克，鸡汤50克，花生油20克。

【制法】 ①玉米面用沸水烫搅2/3，稍凉后再加入温水和匀成面团，擀成大薄片，再切成菱形面片，下入沸水锅中用中火煮熟捞出。火腿切成薄片。白菜抹刀切成片。油菜切成段。②锅内放油烧热，下入葱花、蒜片炝香，下入火腿片煸炒，下入白菜片、油菜段炒匀，烹入料酒，加鸡汤炒匀至微熟。③下入面片，加白胡椒粉、精盐翻炒至熟，加味精翻匀，出锅装盘即成。

【功效】 白胡椒有和胃止呕，温中散寒，止痛的功能。白菜含有较丰富的维生素U，可减轻由胃溃疡造成的腹痛，并可加速溃疡面的愈合。油菜含有丰富的铁质，是补血的佳蔬。火腿含有18种氨基酸，包括人体必需的8种氨基酸，有健脾开胃，生津益血，滋肾填精，愈合创口的功能。三者与可健胃和中的玉米面共用，使此款主食具有暖胃，补血，止痛的功效，对寒邪犯胃的胃溃疡病患者十分有益。

三彩玉米面片

【组成】 玉米面200克，紫色甘蓝100克，苦瓜75克，干豆腐、猪瘦肉各25克，葱末、姜末各8克，料酒10克，精盐3克，味精、湿淀粉各2克，汤75克，植物油20克。

【制法】 ①玉米面放入容器内，加入沸水烫搅2/3，稍凉后再加入温水和匀成面团。紫色甘蓝切成方块，放入容器内，加入清水反复洗净捞出，沥去水分。苦瓜洗净，顺长剖开，挖净瓜瓤，再斜切成条。干豆腐切成菱形片。猪瘦肉切成小片。②猪肉片放入容器内，加入料酒2克、精盐0.5克拌匀腌渍入味，再加入湿淀粉拌匀上浆。将玉米面团按扁，擀成大薄片，再切成菱形面片。锅内放入清水烧开，下入玉米面片，用中火煮熟捞出。③锅内放油烧热，下入葱末、姜末炝香，下入肉片炒熟，下入甘蓝块、苦瓜条炒匀，下入干豆腐片，烹入余下的料酒，加汤炒匀至熟，下入面片，加入精盐、味精翻匀即成。

**【功效】** 甘蓝含有丰富的蛋白质、维生素（A、$B_1$、$B_2$、C、E）等，有益脾和胃，缓急止痛的功能。苦瓜有除邪热，解劳乏，清心明目，益气壮阳的功能，对治疗胃热疼痛有一定疗效。二者与可健脾和中的玉米面同烹成主食，是胃及十二指肠溃疡病患者的日常保健主食。

**炒三色面片**

**【组成】** 面粉200克，素鸡豆腐75克，苋菜、水发木耳各50克，蒜末、葱末各5克，精盐、鸡精各3克，味精2克，湿淀粉8克，汤15克，植物油20克，香油5克。

**【制法】** ①面粉内加入冷水100克和匀成面团，饧透。素鸡豆腐、木耳均切成片。苋菜切成段，下入沸水锅中焯透，投凉捞出，挤去水分。面团按扁，擀成大薄片，再切成菱形面片，下入沸水锅中煮熟捞出。另将锅内放油烧热，下入木耳煸炒，下入苋菜段炒匀。②下入素鸡豆腐片、蒜末、葱末炒匀，加汤炒至入透味。③下入面片，加入鸡精、精盐、味精翻匀，用湿淀粉勾芡，淋入香油翻匀，出锅装盘即成。

**【功效】** 素鸡豆腐含有丰富的蛋白质、脂肪、糖类、钙、磷、铁、维生素C等，有益气和中，清热解毒，宽肠降浊的功能。木耳营养丰富，被人们称之为“素中之荤”，有健脾开胃，镇静止痛，益气养血的功能。苋菜富含钙、铁、胡萝卜素等，有清热解毒，利尿除湿，通利大便的功能。三者与面粉同烹成主食，可疏肝泻热，和胃止痛，适宜胃溃疡病属肝胃郁热患者食用。

**姜胗烩麻花**

**【组成】** 软麻花1根，熟鸡胗75克，菠菜50克，药料包（内装干姜15克，红枣20克）1个，鸡内金粉、葱段、姜片、料酒各10克，精盐2克，味精1.5克，鸡精3克，清汤1000克。

**【制法】** ①麻花切成小块。鸡胗切成小片。菠菜洗净，切成段。锅内放入清汤，下入药料包烧开，煎煮30分钟，下入葱段、姜片，继续煎煮10分钟，捞出药料包、葱段、姜片不用。②下入鸡胗片、鸡内金粉、料酒、精盐、鸡精烧开。③下入麻花块煮至微透，下入菠菜段烧开，加味精，出锅装碗即成

**【功效】** 干姜有祛寒温中的功能，对吐泻腹痛、胃脘冷痛等症均有疗效。鸡内金粉有消食健胃的功能。鸡胗富含蛋白质，脂肪含量少，还含有钙、磷、铁、维生素$B_2$、烟酸等，有消积滞，健脾胃的功效。此款主食具有温中散寒，健脾开胃，消食导滞的功效，适宜有脘腹泛痛、食欲缺乏、肠鸣泄泻、体虚乏力等症状的慢性胃炎患者食用。

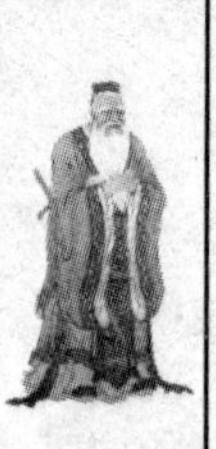

**洋葱黑面饺**

**【组成】** 黑米面、鹿肉各200克，面粉300克，洋葱225克，陈皮、料酒各10克，姜末15克，精盐3克，味精2克，胡椒粉1克，植物油20克。

**【制法】** ①陈皮放入容器内，加入清水50克，入蒸锅用大火蒸约20分钟取出，拣出陈皮不用，药汁备用。黑米面内加入面粉拌匀，再加入沸水烫搅2/3，稍凉后，再加入温水和匀成面团。鹿肉、洋葱均剁成末。②鹿肉末放入容器内，加入药汁、料酒、精盐、味精、胡椒粉、姜末，用筷子顺一个方向充分搅匀上劲。③洋葱末放入纱布口袋内，扎严口，挤去水分，加入鹿肉末内，再加入植物油拌匀成馅。面团搓成条，揪成均

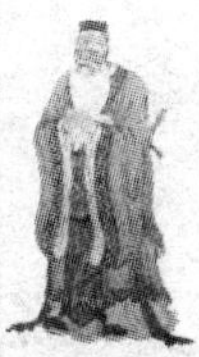

匀的剂子，按扁，擀成小圆饼皮，放上馅料，提褶捏成饺子生坯。全部制好后，摆在抹油的蒸帘上，入蒸锅用大火蒸至熟透取出，装盘即成。

**【功效】** 陈皮有理气健脾，燥湿化痰的功能。胡椒粉有和胃止呕，温中散寒，止痛的功能。鹿肉有补五脏，调血脉，壮阳气，强筋骨的功能。洋葱有理气和胃，健脾消食，补虚疗损的功能，对溃疡病有一定疗效。诸物与可补中益气，健脾益胃的黑米面共用，具有健脾益胃，温中助阳，散寒止痛的功效，适宜胃溃疡、慢性胃炎属脾胃虚寒患者食用。

**吉利堂猪肉汤饺**

**【组成】** 面粉200克，猪瘦肉、西红柿各150克，菠菜、水发木耳各25克，葱末、姜末、鸡精各5克，葱段、姜片、香油各10克，精盐3克，味精2克，料酒、花生油、汤各15克。

**【制法】** ①面粉放入容器内，加入温水100克和匀成面团，饧透。猪瘦肉、西红柿50克剁成末，放入容器内，加入姜末、葱末、汤和料酒、精盐、鸡精、味精各半及香油拌匀成馅。余下的西红柿切成滚刀块。菠菜切成2厘米长的段。木耳切成小片。②面团搓成条，揪成均匀的剂子，按扁，擀成小圆饼皮，放上馅料，捏成饺子生坯。③锅内放花生油烧热，下入葱段、姜片炝香，下入木耳煸炒，烹入余下的料酒，加入清水1000克烧开，下入饺子生坯，加入余下的精盐和鸡精烧开，煮至饺子微熟，下入西红柿块、菠菜段烧开，煮至饺子熟透，加入余下的味精，出锅盛入碗内即成。

**【功效】** 猪瘦肉含有丰富的蛋白质、B族维生素、铁、磷、锌、钙等，有健脾益气，滋阴补血的功能。西红柿有健胃消食，生津止渴的功能。菠菜富含蛋白质、钙、磷、铁、胡萝卜素等，有润肠通便，生津止渴的功能。木耳是一种高蛋白、低脂肪、多纤维素和无机盐的食物，有健脾开胃，清涤胃肠的功能。诸物与可养心益脾的面粉共用，具有健脾胃，助消化，增胃酸的功效，适宜胃酸过少患者食用。

**玉米面牛肉汤饺**

**【组成】** 细玉米面125克，面粉300克，牛肉、马齿苋各100克，药料包（内装车前草200克）1个，葱末、姜末各5克，精盐1.5克，味精1克，蜂蜜20克，料酒、香油各10克。

**【制法】** ①锅内放入清水200克，下入药料包烧开，煎煮至药汁余下100克时，药汁滗入容器内。锅内再加入清水1000克烧开，煎煮至药汁余下800克时，拣出药料包不用，药汁备用。玉米面内加入面粉拌匀，再加入第一次煎煮的药汁90克，和匀成面团，饧透。②马齿苋择洗干净，剁成末。牛肉剁成末，放入容器内，加入余下的第一次煎煮的药汁、料酒、精盐、味精、姜末搅匀，再加入马齿苋末、葱末、香油7克拌匀成馅。③面团搓成条，揪成均匀的剂子，按扁，擀成小圆饼皮，逐一放上馅料，捏成饺子生坯。将第二次煎煮的药汁烧开，下入饺子生坯，用中火煮至熟透，加入蜂蜜和余下的香油搅匀，出锅装盘即成。

**【功效】** 车前草有利尿通淋，消血热的功能，对痢疾杆菌有抑制作用。马齿苋含有大量去甲肾上腺素、多量钾盐、多种有机酸、氨基酸、糖类、蛋白质、脂肪、无机盐、维生素等，有清热解毒，凉血止痢的功能。蜂蜜有抗菌作用。此款汤饺可清热解毒，利湿止泻，适宜结肠溃疡蕴湿热症患者食用。

**橘香黄芪汤饺**

**【组成】** 面粉300克，猪肚225克，橘皮20克，药料包（内装黄芪20克，葱段、姜片各10克)1个,葱末、姜末、香油各5克,香菜叶、酱油各10克,精盐、鸡精各3克,味精2克,胡椒粉0.5克,醋1克,清汤1000克,料酒、花生油各15克。

【制法】 ①面粉内加入温水,和匀成面团,饧透。猪肚、橘皮分别剁成末。猪肚末放入容器内,加入姜末、料酒5克、精盐1.5克、胡椒粉、味精1克、醋搅匀。②加入橘皮末、葱末、花生油拌匀成馅。面团搓成条,揪成均匀的剂子,按扁,擀成小圆饼皮,放上馅料,提褶捏成饺子生坯。③锅内放入清汤、余下的料酒,下入药料包烧开,煎煮40分钟,下入饺子生坯、酱油、余下的精盐和鸡精烧开,煮至饺子熟透,拣出药料包不用,加入余下的味精,淋入香油,出锅装入碗内,放上香菜叶即成。

【功效】 黄芪有补气升阳,固表止汗,生肌敛疮,利水消肿的功能。橘皮含柠檬酸、橙皮苷、胡萝卜素、维生素C、维生素$B_1$等,有理气健脾,燥湿化痰的功能。猪肚含蛋白质、脂肪、钙、磷、铁、维生素$B_1$、维生素$B_2$、烟酸等,有补益脾胃,助气补虚的功能。三者共用,可补中气,健脾胃,适宜胃下垂患者食用。

**酱肉锅烙**

【组成】 面粉500克,酱猪瘦肉、甘蓝各200克,大葱30克,香菜70克,料酒10克,甜面酱15克,味精2克,五香粉0.5克,花生油75克。

【制法】 ①面粉内加入温水250克,和匀成面团,饧透。酱肉、甘蓝、大葱、香菜均剁成末。②肉末放入容器内,加入甘蓝末、大葱末、香菜末、料酒、味精、五香粉、甜面酱、花生油15克拌匀成馅。③面团搓成条,揪成均匀的剂子,按扁,擀成小圆饼皮,逐一放上馅料,再将两对边在中间捏严,两角露馅成锅烙生坯,摆入刷油的锅内,用小火加盖烙至底面呈微黄色,点入冷水100克,盖上锅盖,烙至底面呈金黄色,至熟透铲出,装盘即成。

【功效】 猪肉富含蛋白质、铁、B族维生素等,有健脾益气,滋阴补血的功能。甘蓝含有丰富的维生素(V、$B_1$、$B_2$、P、E)、胡萝卜素等,有益脾和胃,缓急止痛的功能。香菜有健胃理气的功能。三者与可养心益脾的面粉共用,适宜胃及十二指肠溃疡病患者食用。

**鹅肉包子**

【组成】 面粉500克,净鹅肉300克,平菇、甘蓝各150克,姜末15克,葱末8克,药料包(内装党参15克,红干枣20克,陈皮、砂仁各5克)1个,料酒10克,精盐3克,味精2克,胡椒粉1克,泡打粉12克,植物油20克。

【制法】 ①药料包放入容器内,加入清水75克,入蒸锅用大火蒸约40分钟取出,拣出药料包不用,药汁晾凉备用。面粉内加入泡打粉拌匀,用温水和匀成稍软的面团,饧10分钟。平菇、甘蓝均下入沸水锅中焯透捞出,投凉,挤去水分,与鹅肉均剁成末。②鹅肉末放入容器内,加入药汁、料酒、精盐、味精、胡椒粉、姜末,用筷子顺一个方向充分搅匀上劲,再加入平菇末、甘蓝末、葱末、植物油拌匀成馅。③面团搓成条,揪成均匀的剂子,按扁,擀成圆饼皮,逐一放上馅料,提褶捏成圆形包子生坯,摆在抹油的蒸帘上,入蒸锅用大火蒸约20分钟,至熟透取出,装盘即成。

【功效】 党参有补中益气,健脾养血,生津和胃的功能。大枣有补脾和胃,益气生津,养血安神的功能。鹅肉含蛋白质、脂肪、无机盐、维生素(A、$B_1$、$B_2$、C)等,有益气补虚,益胃止渴的功能。甘蓝含有丰富的维生素D,可减轻胃溃疡或十二指肠溃疡造成的腹痛,并可以加速溃疡面的愈合。此款主食具有补气健脾,行气止痛的功效,适宜有胃脘隐痛、饮食减少、食人不化、反胃噎嗝等症状的胃溃疡病患者食用。

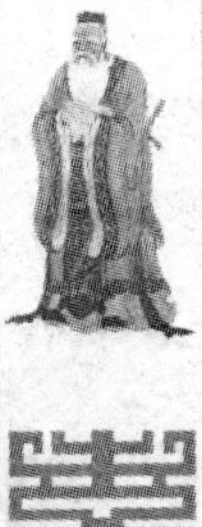

**柿子包**

【组成】 面粉500克，牛肉、西红柿各200克，葱末、姜末各15克，料酒10克，精盐3克，味精2克，胡椒粉0.5克，植物油20克。

【制法】 ①面粉内加入沸水烫搅1/2，稍凉后再加入温水和匀成面团。西红柿用沸水略烫，剥去外皮，与牛肉分别剁成末。②牛肉放入容器内，加入西红柿末及所有调料，顺一个方向充分搅匀上劲成稠糊状馅料。③面团搓成条，揪成均匀的剂子，按扁，擀成圆饼皮，放上馅料，提褶捏成圆形包子生坯，摆在抹油的蒸帘上，入蒸锅用大火蒸至熟透取出即成。

【功效】 牛肉是一种高蛋白、低脂肪的食物，含有全部种类的氨基酸和丰富的铁、磷、铜、锌、维生素A、B族维生素、维生素D等，有健脾胃，益气血，强筋骨的功能。西红柿含有较多的苹果酸、柠檬酸等，有增加胃液酸度、帮助消化、调整胃肠功能的作用。二者与面粉同组制成主食，适宜消化力虚弱和胃酸缺乏者食用，有助于强健身体。

**荞面猪肚包**

【组成】 荞麦面400克，面粉100克，熟猪肚、芹菜各275克，葱末、姜末、料酒各15克，鸡内金粉10克，醋2克，精盐、鸡精各3克，胡椒粉0.5克，泡打粉12克，植物油20克。

【制法】 ①荞麦面内加入面粉、泡打粉拌匀，用温水和匀成稍软的面团，饧10分钟。猪肚、芹菜均剁成末。②猪肚末放入容器内，加入鸡内金粉及所有调料搅匀，再加入芹菜末拌匀成馅。③面团搓成条，揪成均匀的剂子，按扁，擀成圆饼皮，放上馅料，提褶捏成圆形包子生坯，摆在抹油的蒸帘上，入蒸锅用大火蒸至熟透取出，装盘即成。

【功效】 荞麦面含有丰富的膳食纤维、钙、镁、铁、维生素$B_2$、维生素P等，有消积下气，健脾除湿的功能。猪肚富含蛋白质、钙、磷、维生素$B_1$、维生素$B_2$等，有益胃健脾的功能。芹菜营养丰富，有健胃下气，清热解毒的功能。鸡内金粉有消食健胃的功能。诸物共用，可消积滞，健脾胃，对胃酸过多、食积胀满、吐呕反胃患者有较好的食疗效果。

**双山鱼肉包**

【组成】 面粉500克，净鲤鱼肉300克，山药175克，山楂糕50克，姜、料酒各15克，精盐、鸡精各3克，味精、醋各1克，白糖5克，花生油、香油各10克，香甜泡打粉12克。

【制法】 ①面粉内加入香甜泡打粉拌匀，再加入温水和匀成面团，饧10分钟。山药、姜均削去外皮，与治净的鱼肉、山楂糕均剁成末。②鱼肉末放入容器内，加入料酒、精盐、鸡精、味精、醋、白糖、姜末，顺一个方向充分搅匀上劲，再加入山药末、山楂糕末、花生油、香油拌匀成馅。③面团搓成条，揪成均匀的剂子，按扁，擀成圆薄皮，放上馅料，提褶收口捏成圆形小包子生坯。全部制好后，摆在抹油的蒸帘上，入蒸锅用大火蒸至熟透取出，装盘即成。

【功效】 鲤鱼富含蛋白质、钙、磷、铁、B族维生素等，有补益脾胃，利水除湿的功能。山药有健脾补肺，固肾益精的功能，对腹中虚胀、饮食减少、大便溏薄、气短乏力等症均有食疗作用。山楂糕有消食化积，行气散瘀的功能。三者与可养心益脾的面粉共用，使此款主食具有补脾益胃，消食导滞的功效，适宜溃疡病、慢性胃炎属脾虚食滞患者食用。

**干虾肉葱包**

【组成】 面粉500克,猪瘦肉末300克,大葱50克,药料包(内装大枣10克,红豆蔻12克,冰糖20克)1个,姜末、料酒、酱油各10克,精盐1.5克,味精2克,干虾仁、植物油各25克,香甜泡打粉12克。

【制法】 ①药料包放入容器内,加入清水100克,入蒸锅用大火蒸约30分钟取出,拣出药料包不用,药汁晾凉。面粉内加入香甜泡打粉拌匀,再加入药汁50克及适量温水和匀成面团,饧10分钟。②大葱、干虾仁均剁成末。锅内放油烧热,下入姜末炝香,下入干虾仁末、猪瘦肉末煸炒,烹入余下的药汁、料酒、酱油炒匀至熟,下入葱末、精盐、味精炒匀,出锅盛入容器内成馅料。③面团搓成条,揪成均匀的剂子,按扁,擀成小圆饼皮,逐一放上馅料,提褶收口捏成圆形包子生坯,摆入笼屉,入蒸锅用大火蒸至熟透取出,装盘即成。

【功效】 红豆蔻有燥湿行气,温中止呕的功能。大枣有补中益气,养血安神的功能。猪瘦肉有健脾益气,滋阴补血的功能。三者与营养丰富的面粉共用,使此款主食具有补脾和胃,行气化湿,和中止呕的功效,适宜寒凝气滞的胃脘疼痛、寒湿困乏的呕逆泄泻、脾胃虚寒的腹痛泄泻患者食用。

**青椒羊肉煎包**

【组成】 面粉500克,羊肉末225克,青椒275克,药料包(内装草豆蔻8克)1个,姜末、干淀粉各15克,葱末20克,料酒、酱油各10克,精盐3克,味精2克,胡椒粉0.5克,植物油50克,泡打粉12克。

【制法】 ①药料包放入容器内,加入清水75克,入蒸锅用大火蒸约30分钟取出,拣出药料包不用,药汁备用。面粉内加入泡打粉拌匀,用温水和匀成稍软的面团,饧10分钟。青椒剁成末,干淀粉内加入清水20克调匀。②羊肉末内加入药汁、油20克及其他所有调料,顺一个方向充分搅匀上劲,再加入青椒末拌匀成馅。面团搓成条,揪成均匀的剂子,按扁,擀成圆饼皮,放上馅料,提褶捏成圆形包子生坯。③平锅内放油,摆入包子生坯,盖上锅盖,用小火煎约3分钟,至底面呈微黄色时,淋入清水100克,盖上锅盖,继续用小火煎至锅内水分干,倒入调好的淀粉汁,盖上锅盖,煎至锅内水分于,关火闷3分钟左右,至熟透铲出装盘即成,

【功效】 草豆蔻有燥湿行气,温中止呕的功能,对寒湿中阻,脾胃气滞,脘腹冷痛,恶心呕吐等均有一定疗效。羊肉富含蛋白质、脂肪、铁、磷、锌、维生素A、B族维生素等,有补益脾胃,利水除湿的功能。青椒有温中散寒,开胃消食的功能。此款主食具有燥湿健脾,温胃止呕的功效,适宜慢性胃炎患者食用。

**猴蘑兔肉烧卖**

【组成】 面粉500克,干淀粉100克,净兔肉、水发猴头菇、茄子各150克,葱末10克,药料包(内装绞股蓝15克)1个,料酒10克,精盐、鸡精各3克,味精2克,五香粉0.3克,植物油15克。

【制法】 ①锅内放入清水500克,下入药料包,用大火烧开,改用小火煎煮至药汁余下300克时,捞出药料包不用。药汁150克倒入面粉内烫搅,余下的药汁倒人容器内晾凉后,再倒115克入面粉内和匀成面团。②猴头菇、茄子、兔肉均剁成末。兔肉末放入容器内,加入料酒、余下的药汁、精盐、鸡精、味精、五香粉,顺一个方向充分搅匀上劲,再加入茄子末、猴头菇末、葱末、油拌匀成馅。③干淀粉平铺在案板上。面

团搓成条，揪成均匀的剂子，逐一按扁，用走槌擀成荷叶状的烧卖皮，放上馅料，用手轻轻收拢捏成烧卖生坯，摆入蒸笼用大火蒸约15分钟，至熟透取出，装盘即成。

【功效】 绞股蓝能消炎解毒，祛痰止咳，镇静安神，益气强身，所含多种绞股蓝皂苷，对多种癌症的治疗，均有一定帮助。猴头菇有补脾益气，扶正固本的功能，所含多肽类物质，具有抗癌作用，还是一种有效的免疫增强剂，手术及癌症化疗后的病人宜多吃，可增强免疫力。茄子有清热祛湿，活血消肿，止痛的功能，并具抗癌作用。兔肉有凉血解毒，补中益气的作用。此款主食可清热解毒，滋阴养胃，镇静安神，适宜胃癌放化疗期间有烦热、失眠等症状的患者食用。

**瓜香烧卖**

【组成】 烧卖皮300克，黄瓜200克，猪瘦肉末150克，虾皮20克，葱末、料酒各10克，精盐、味精各2克，五香粉0.2克，香油15克。

【制法】 ①黄瓜洗净后剁成末，装入纱布口袋内，挤去水分。猪肉末放入容器内，加入料酒、精盐、味精、五香粉、香油10克搅匀。②加入黄瓜末、葱末、虾皮拌匀成馅。余下的香油均匀的涂在蒸帘上。③取一烧卖皮，放上馅料，用拇指和食指收拢捏成烧卖生坯，逐一摆在蒸帘上，入蒸锅用大火蒸至熟透取出，装盘即成。

【功效】 黄瓜含糖类、维生素、钾盐、钙、磷、铁及葫芦素（A、B、C、D）等，能清邪热，生津液，对胃中郁热、时有灼痛、口干口渴、大便秘结等症均有辅助治疗作用。猪肉营养丰富，能补肾液，充胃汁，滋肝阴，利二便。二者与可养心益脾的面粉共用，适宜胃溃疡病、肝胃郁热患者食用。

**小茴香粥**

【组成】 小茴香5克，粳米100克，红糖适量。

【制法】 先将小茴香用盐在锅中炒至焦黄研成细末，然后将粳米洗净放入沙锅中，加水熬成粥，撒入小茴香末和红糖，再煮片刻即成。

【功效】 行气止痛、健脾开胃。适用于慢性胃炎，疝气，胃寒呕吐等症。

**山药羊肉粥**

【组成】 山药500克，羊肉300克，食盐10克，生姜10克，味精2克，粳米150克。

【制法】 先将洗净的羊肉煮熟，研成泥状，再将山药捣碎；取羊肉汤与羊肉泥、山药泥与淘洗干净的粳米一同煮成粥，临熟时加入食盐、生姜、味精，即成。每日服1剂，分数次食用。

【功效】 补气养血、健脾益胃。适用于脾胃虚弱之慢性胃肠炎。

**菱粉粥**

【组成】 菱粉30~60克，粳米100克，红糖少许。

【制法】 先将粳米淘洗后煮粥，至半熟时，调入菱粉、红糖同煮为粥。作早餐或点心服食。

【功效】 健脾胃、补气血。适用于脾胃虚弱、营养不良、慢性泄泻，并可作为防治胃癌、食道癌的辅助食疗方法。

**白术内金糕**

【组成】 白术、鸡内金各10克，干姜1克，红枣30克，面粉500克，白糖300克，酵母适量。

【制法】 将白术、鸡内金、干姜、红枣洗净，放入沙锅内，加水煎取药汁，去渣。



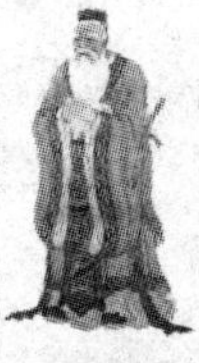

将面粉、白糖和酵母一齐置面盆内，加入药汁和匀，揉成面团，待发酵后，加碱调至酸碱适度，做成糕坯，上笼用武火蒸30分钟即可。随意食用。

【功效】 健脾养胃、助消化。适用于脾胃虚弱所致的食欲不振、消化不良、泄泻、食后胃痛等症。

**牛奶山药糊**

【组成】 牛奶250克，山药、面粉各30克。

【制法】 将山药切成丁，加水文火炖煮，至汤浓后再加入牛乳，调入面粉糊，煮沸。以上为1次量，1日1~2次，空腹服用。1个月为1疗程。

【功效】 适用于慢性胃炎、慢性肠炎等，有补脾益胃、健脾止泻的功用。

**姜韭牛奶羹**

【组成】 韭菜250克，姜25克，牛奶250毫升。

【制法】 将韭菜、姜洗净，将韭菜切成段，姜切成片。韭菜、姜放在一起捣烂，再用洁净纱布绞汁。将牛奶、韭菜汁放入锅内，烧沸即成。每日1次，热服。

【功效】 暖胃、健胃。适用于胃寒型溃疡、慢性胃炎胃脘疼痛、呕恶等症。

**生姜大枣汤**

【组成】 生姜120克，大枣500克。

【制法】 将生姜洗净切片，同大枣一齐煮熟。每日吃3次，每次吃大枣10余枚，姜1~2片，吃时用原汤炖热，饭前饭后吃均可。数次后煮枣汤渐甜，每次服此汤更好。

【功效】 健脾温胃。适用于慢性胃炎属脾胃虚寒型。

**陈皮鲫鱼汤**

【组成】 活鲫鱼250克，生姜10克，陈皮10克，胡椒3克，盐3克。

【制法】 将鲫鱼除去内脏及鳞腮，洗净。生姜洗净切片，陈皮切丝，用纱布将生姜、陈皮丝、胡椒一并填入鲫鱼肚内，扎好，加入清水适量。用文火煨熟，放入盐调味，煮熟后即可食用。空腹吃鱼喝汤，每2~3日食用1次。

【功效】 散寒止痛。适用于慢性胃炎反复发作，且畏寒喜暖，局部热敷可使症状减轻者。

**木瓜姜汤**

【组成】 生姜30克，木瓜500克，米醋300克。

【制法】 将上述几味同放瓦锅中加水煮汤。分2~3次服完。2~3天1剂，可常服。

【功效】 健脾益气、温中和胃。适用于慢性胃炎属脾胃虚寒型、胃脘隐痛、喜暖喜按、食欲减退、饭后饱胀、神疲乏力等症。

**金橘饮**

【组成】 金橘200克，白蔻仁20克，白糖适量。

【制法】 将金橘加水用中火烧5分钟，再加入白蔻仁、白糖，用小火略煮片刻即可。每日1剂，或随意食之。

【功效】 疏肝解郁，调和脾胃。

**蒲公英大枣酒**

【组成】 蒲公英550克，大枣100克，白糖200克，黄酒2000毫升。

【制法】 将蒲公英洗净切碎，大枣洗净去核，一同用纱布包好，浸入黄酒内，密封贮存，每日摇荡 1 次，10 日后加入白糖，再浸泡 3 日即成。每次服 15 ~ 20 毫升，每日 3 次。

【功效】 清热解毒、散结止痛、健胃。适用于慢性胃炎。

**青梅酒**

【组成】 青梅 150 克，白酒 1000 毫升。

【制法】 将青梅洗净晾干，浸入白酒内，密封贮存，7 日后即成。每次服 20 ~ 30 毫升，每日 3 次。

【功效】 生津止渴、健脾开胃。适用于慢性胃炎、食欲不振、消化不良性腹泻等。

**山楂核桃茶**

【组成】 核桃仁 150 克，白糖 200 克，山楂 50 克。

【制法】 将核桃仁用水浸泡 30 分钟，洗净后，再加少许清水，磨成蓉浆，越细越好，装入盆内，再加适量的清水稀释调匀待用（约 200 克）。

山楂用水冲洗干净，拍破后放入锅内，加清水适量，用中火煎熬成汁，去渣留汁约 1000 克。再将山楂汁倒入锅内，加白糖搅匀，待糖溶化后，再将核桃浆缓缓倒入锅内，边倒边搅匀，烧至茶微沸，出锅装碗即成。代茶饮。

【功效】 补脾益胃。

**健胃茶**

【组成】 陈皮 4.5 克，北沙参、化橘红、白芍各 3 克，生甘草 2 克，玫瑰花、红茶各 1.5 克。

【制法】 将上药共研为粗末，沸水冲泡。代茶频饮，每日 1 剂，连服 3 个月为 1 个疗程。

【功效】 健脾温中、疏肝活血。适用于虚寒性胃炎，症见胃脘隐痛者。

**大枣白术饼**

【组成】 大枣 20 枚，白术 30 克，鸡内金 15 克，面粉 500 克。

【制法】 将鸡内金烤干，研粉。先将白术放入纱布袋子内，与大枣同煮 1 小时，去布袋，除去枣核，将枣肉压成泥，冷却后加入鸡内金粉、面粉，混匀，加水适量，和成面团，再擀成薄饼，以文火烙成饼状。

【功效】 健脾益气、助消化。适用于各种慢性胃炎、消化不良的辅助治疗。

**健脾饼**

【组成】 白术 30 克，干姜 6 克，红枣 250 克，鸡内金 15 克，面粉 500 克，菜油、食盐各适量。

【制法】 将白术、干姜用纱布包成药包扎紧，放入锅内，下红枣，加水适量，先用武火烧沸，后用文火熬煮 1 小时左右，除去药包和红枣的核，把枣肉搅拌成枣泥待用。然后将鸡内金粉碎成细末，与面粉混合均匀；再将枣泥倒入，加盐、水适量，和成面团。将面团分成若干小团，做成薄饼，在锅内放入菜油，用文火烙熟即成。当主食吃。

【功效】 健脾益气、开胃消食。适用于食欲不振、食后胃痛、慢性腹泻、慢性胃肠病等症。

**豆蔻馒头**

【组成】 白豆蔻粉 3 克，面粉 1000 克，酵母 50 克。

【制法】 以常法发好面，加入碱水适量；撒入白豆蔻粉末，用力揉面至碱液、药粉均匀后做成馒头。随量食用。

【功效】 开胃理气。适用于慢性胃炎。

**粳米炭粉**

【组成】 粳米100克,生姜9克。

【制法】 将粳米用水浸泡后,用麻纸5~6层包好,烧成炭,研成细末;生姜煎水。用姜汁冲服粳米炭粉末6~9克,早、晚各1次。

【功效】 补中和胃。适用于慢性胃炎。

**灵芝粉蒸肉**

【组成】 灵芝3克,猪瘦肉100克。

【制法】 灵芝研末,猪瘦肉洗净,剁成肉酱,加灵芝末和调料,拌匀做成肉饼放入碗中,上笼蒸熟。佐餐服。

【功效】 益气、养阴、安神。适用于慢性胃炎、消化不良等症。

**太子参炖鸡**

【组成】 鸡肉90克,太子参30克,淮山药15克,生姜3片。

【制法】 将鸡肉去肥油,洗净切块,太子参、淮山药、生姜洗净。把全部用料一齐放入炖盅内,加清水适量,文火隔水炖1~2小时,调味即成。饮汤食肉。

【功效】 益气、健脾胃、养阴。

**八宝饭**

【组成】 白扁豆、薏苡仁、莲子肉、核桃肉、龙眼肉各25克,红枣10枚,糖青梅10克,糯米200克,白糖50克。

【制法】 将薏苡仁、白扁豆、莲子肉以温水泡发后煮熟备用;红枣洗净以水蒸熟备用;取大碗1个内涂猪油,碗底摆好糖青梅、龙眼肉、枣、核桃仁、莲子、白扁豆、薏苡仁,最后放熟糯米饭,再上锅蒸20分钟,然后把饭扣大圆盘中再用白糖加水熬汁浇在饭上即成。随量食用。

【功效】 养胃健脾。适用于慢性胃炎。

**砂仁肚条**

【组成】 砂仁10克,猪肚1000克,花椒、葱白、生姜各适量。

【制法】 将猪肚洗净,用沸水烫一下,刮去内膜,放入沙锅,加水、花椒、生姜、葱白煮熟后,捞起猪肚晾凉切条,再将原汁烧开下肚条、砂仁、胡椒末、味精等调料,文火炖煮20分钟即成,喝汤吃肚。

【功效】 温中化湿、行气止痛。适用于慢性胃炎、胃及十二指肠溃疡。

**丁香姜糖**

【组成】 白砂糖50克,生姜末30克,丁香粉5克,香油适量。

【制法】 将白砂糖加少许水,放入沙锅,文火熬化,加生姜末、丁香粉调匀,继续熬至挑起不粘手为度。另备一大搪瓷盆,涂以香油,将熬的糖倒入摊平。稍冷后趁软切作50块。可随意食之。

【功效】 温中降逆、益气、健脾和胃。

**荸荠山楂糕**

【组成】 去皮南荸荠200克,山楂糕30克,陈皮3克。

【制法】 将南荸荠、山楂糕切成块,陈皮浸泡后切成末。上3种原料放在一起,撒上白糖即可。

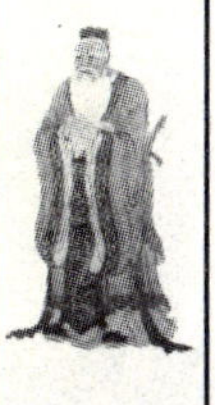

【功效】 健脾和胃、祛痰止咳。适用于食欲不振、胃脘胀满、咳嗽少痰等症。

**川芎蛤蜊汤**

【组成】 蛤蜊肉200克,川芎10克,土豆、料酒、精盐各适量。

【制法】 将川芎加水适量煎取约50毫升的药汁,过滤去渣后备用。把土豆切片放入锅中,倒入川芎汁和适量的水,煮至土豆将熟时,把用盐水洗过的蛤蜊肉放入,煮开后加入料酒调味即可。食蛤蜊肉,饮汤。

【功效】 强精,活血,造血,安神。适用于冠心病、心绞痛等症。

**大枣冬菇汤**

【组成】 大红枣15枚,干冬菇15个,姜、植物油、料酒、精盐、味精各适量。

【制法】 先将干冬菇洗净;大红枣洗净,去核;将干冬菇、大红枣、精盐、味精、料酒、姜片、植物油一齐放入蒸碗内,加水盖严,上笼蒸60~90分钟,出笼即成。佐餐食。

【功效】 益气,活血。适用于高血压,冠心病患者。

**山楂菊花决明茶**

【组成】 菊花5克,生山楂10克,草决明15克。

【制法】 将菊花、生山楂、草决明洗净,同放入沙锅中煎煮20分钟;或者同放入保温瓶中,冲入沸水,闷泡半小时。不拘时饮用。

【功效】 平肝,清热,活血。适用于冠心病、心绞痛、高血压。饮用此茶可预防减缓心血管疾病的发生,可作为冠心病患者的常用饮料。

**山楂桃仁露**

【组成】 新鲜山楂1 000克,桃仁60克,蜂蜜250克。

【制法】 新鲜山楂用刀拍碎,同桃仁共入锅中,水煎2次,去渣,将汁盛入瓷盆内,加入蜂蜜,加盖。隔水煎1小时,离火,冷却,装瓶备用。每日2次,每次1匙,饭后开水冲服。

【功效】 桃仁、山楂、蜂蜜三者同用,有健胃消食、降血压、降血脂、降胆固醇、扩张血管、增加冠脉血流量及营养心肌之功用,经常服用对冠心病患者有益。

**川芎红花粥**

【组成】 川芎、红花各6克,粳米50~100克,白糖适量。

【制法】 先将川芎、红花煎汁,去渣,加入淘净的粳米和白糖共煮成粥。温热服,每日2次。

【功效】 行气活血,祛淤止痛。适用于冠心病、心绞痛及头痛、身痛等症。

**木耳糖粥**

【组成】 黑木耳10克,红糖适量。

【制法】 把黑木耳泡10小时,蒸1小时后加红糖。睡前服。

【功效】 补气益血、润燥利肠、养肝和胃,适用于冠心病、高血压者。

**玉米粉粥**

【组成】 玉米粉50~100克,粳米100~150克。

【制法】 将粳米洗净加适量水煮至九成熟,加入事先以冷水调稀的玉米粉调匀,倒入锅中以文火煮至米开粥稠,每日服3次(温服)。

【功效】 健脾和胃,益肝宁心。适用于动脉硬化所致的冠心病。此粥常食能防止老年心血管疾病和癌症的发生。

**仙人粥**

【组成】 何首乌30～50克，粳米100～150克，红枣3～5枚，冰糖适量。

【制法】 先将何首乌放入沙锅内，加水适量，同煮成粥后加入冰糖，拌匀即可食用。每日早晚各服1次，以5～7天为1疗程，间隔5天再服第二疗程。

【功效】 补肝肾、益精血、健脾胃、乌须发，适用于老年人高血脂、高血压、冠心病、须发早白等病症。

**醋浸豆**

【组成】 米醋1000克，黄豆（黑豆也可以）500克。

【制法】 将陶瓷或玻璃器皿洗净、消毒、晾干水分，将黄豆洗净，晾干水分装入容器，倒入米醋，加盖密封，浸半年之久，即可食用。每日3次，每次15～20粒，以空腹嚼食为佳。

【功效】 现代医学认为，醋豆富含卵磷脂、不饱和脂肪酸、维生素、异黄酮类物质、大豆低聚糖、微量元素等多种对人体健康十分有益的生理活性物质，常食醋豆有助消化、增食欲、降血压、降血脂、降低胆固醇、预防心脑血管病和糖尿病等功效。

**五味银叶红枣蜜**

【组成】 五味子250克，银杏叶500克，红枣250克，蜂蜜1 000克，冰糖50克。

【制法】 将五味子、银杏叶、红枣共入锅中水煎3次，去渣合汁两大碗，加入蜂蜜、冰糖，上火慢熬半小时后离火，冷却后装瓶备用。每天2次，每次2匙（饭后用温开水冲服）。

【功效】 有养五脏、助心血、通血脉、润燥软坚、舒张血管、降低血压、降胭固醇等功效。对冠心病、动脉硬化及高血压患者尤为适宜。

**莲藕炖海参**

【组成】 海参50克，莲藕20克，大枣5枚，冰糖适量。

【制法】 把发好的海参炖烂，加莲藕、大枣、冰糖炖20分钟。早饭前空腹食用。

【功效】 益血润燥、补精益精、健脾补肝；适用于冠心病、高血压、血管硬化者。

**吉利堂山药烧卖**

【组成】 面粉500克，山药200克，净鸡肉125克，胡萝卜50克，药料包（内装黄精、党参各20克）1个，精盐3克，味精2克，五香粉0.5克，葱末、姜末、料酒、花生油、香油各10克，干淀粉100克。

【制法】 ①锅内放入清水500克，下入药料包煎煮至药汁余下300克时，拣出药料包不用，药汁150克倒入面粉内烫搅，稍凉后，再加入药汁100克和匀成面团。山药、胡萝卜均削去外皮，和鸡肉均剁成末。②鸡肉末放入容器内，加入余下的药汁、料酒、精盐、味精、五香粉、姜末搅匀，再加入胡萝卜末、山药末、葱末、花生油、香油拌匀成馅。将面团搓成条，揪成均匀的剂子。③干淀粉平铺在案板上，取剂子在干淀粉上按扁，用走槌擀成圆薄的荷叶状皮，放上馅料，用拇指和食指收拢捏成烧卖生坯。全部制好后，摆存抹油的蒸帘上，入蒸锅用大火蒸至熟透取出，装盘即成。

【功效】 党参有补中益气，健脾养血，生津和胃的功能。黄精有补脾益气，润肺滋阴的功能。山药含皂苷、胆碱、黏液质、淀粉、胡萝卜素、维生素C、多酚氧化酶等，有健脾补肺，固肾益精，益气养阴的功能。鸡肉是高蛋白、低脂肪食物，有温中补脾，益气养血，补肾固精的功能。三者与可养心益脾的面粉共用，使此款主食具有益气补虚，健脾开胃的功能，适宜慢性胃炎、溃疡病属脾胃虚弱患者食用。

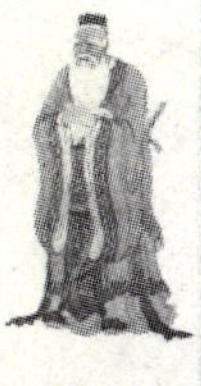

**吴记枣泥馒头**

【组成】 黑米面200克，面粉、枣泥各300克，药料包（内装干枣30克，干姜3克，白术10克）1个，鸡内金粉10克，香甜泡打粉12克。

【制法】 ①黑米面内加入面粉、鸡内金粉、香甜泡打粉拌匀。②药料包放入容器内，加入清水175克，入蒸锅蒸约50分钟取出，拣出药料包不用，药汁晾凉后，加入面粉内和匀成面团，饧10分钟。③面团搓成粗条，揪成剂子，按扁，包入枣泥馅揉匀，团成圆球状，摆在蒸帘上，入蒸锅蒸约20分钟，熟透取出，装盘即成。

【功效】 黑米面中的蛋白质和氨基酸含量较多，还含有多种维生素、锌、铁、钼、硒等，有滋阴补肾，补胃暖肝，明目活血的功能。白术有补气健脾，燥湿利水的功能。大枣有补脾和胃，益气生津，养血安神的功能。此款主食可健脾益气，开胃消食，适宜慢性胃肠病、食欲缺乏、食后胃痛患者食用。

**黑面肉馅馒头**

【组成】 黑米面150克，面粉300克，山药粉50克，猪瘦肉300克，白菜200克，葱末10克，姜末8克，精盐、鸡精各3克，味精2克，汤50克，香油、花生油、香甜泡打粉各10克。

【制法】 ①黑米面内加入面粉、山药粉、香甜泡打粉拌匀，加入温水和匀成软硬适中的面团，饧10分钟。猪瘦肉、白菜均剁成末。②猪肉末放入容器内，加入料酒、精盐、鸡精、味精、汤、姜末搅匀，再加入白菜末、葱末、香油、花生油5克拌匀成馅。③面团搓成粗条，揪成均匀的大剂子，逐一揉匀团成圆球状，用手按扁成圆饼，放上馅料，收口捏成圆形馒头生坯。全部制好后，摆在抹有余下花生油的蒸帘上，入蒸锅用大火蒸约20分钟，至熟取出，装盘即成。

【功效】 黑米面含有丰富的蛋白质、氨基酸、锌、铁、钼、硒等，有滋阴补肾，补胃暖肝，活血明目的功能。山药有健脾养胃，滋补虚羸的功能。白菜含有丰富的钙、铁、维生素A、胡萝卜素等。三者组合同烹，使此款主食具有补脾胃，益气血，通便的功效，适宜胃溃疡病患者食用。

**麻香养胃花卷**

【组成】 面粉500克，药料包（内装鸡内金15克，白术5克，干姜、葱段各10克）1个，精盐2克，味精1克，香油25克，香甜泡打粉12克。

【制法】 ①药料包放入容器内，加入清水250克，入蒸锅用大火蒸1小时取出，拣出药料包不用，药汁晾凉。面粉内加入香甜泡打粉拌匀，再加入药汁和匀成面团，饧10分钟。②面团按扁，擀成大薄片，香油20克、精盐、味精放在一起调匀，刷在面片上，从一端卷起成面卷，再揪成均匀的剂子。③取一面剂子，用双手捏住两端，右手向里，左手向外反方向缠绕至底部对捏成花卷生坯。全部制好后，摆在抹有余下香油的蒸帘上，入蒸锅用大火蒸约20分钟，至熟透取出，装盘即成。

【功效】 鸡内金有消食健胃的功能。白术有补气健脾，燥湿利水的功能。干姜有祛寒温中，回阳的功能。面粉含淀粉、脂肪、膳食纤维、谷甾醇、卵磷脂、精氨酸、淀粉酶、蛋白酶、麦芽糖酶、B族维生素等，有养心益脾，除烦止渴，利小便的功能。此款主食具有健脾除湿，消积滞的功效，适宜慢性萎缩性胃炎属脾胃虚寒患者食用。

**牛肉香菇馅饼**

【组成】 面粉500克，牛肉300克，水发香菇100克，冬笋75克，姜末20克，葱末、料酒各10克，精盐3克，味精2克，胡椒粉、五香粉各0.5克，香甜泡打粉12克，

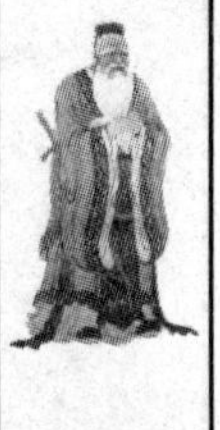

鸡汤 50 克,花生油 100 克。

【制法】 ①面粉内加入香甜泡打粉拌匀,再加入温水 275 克和匀成稍软的面团,饧 10 分钟。牛肉、冬菇、冬笋均剁成末。②牛肉末放入容器内,加入料酒、鸡汤、精盐、味精、胡椒粉、五香粉,顺一个方向充分搅匀上劲,再加入姜末搅匀,加入冬菇末、冬笋末、葱末、油 15 克拌匀成馅。③面团搓成条,揪成均匀的剂子,按扁,擀成圆饼皮,逐一放上馅料,提褶收口捏成圆形包子状,再放入刷有油的饼锅内,轻轻按扁成小圆饼,用小火烙至两面均呈金黄色,至熟透铲出,装盘即成。

【功效】 牛肉是高蛋白、低脂肪食物,并富含铁、磷、铜、锌等营养素,有健脾胃,益气血,强筋骨的功能。香菇富含蛋白质、钙、磷、铁等,有强骨补脾的功能。生姜有温中止呕,解表散寒的功能。三者与面粉共用,使此款主食具有温补脾胃的功效,适宜有体倦乏力、饮食减少、面色萎黄等症状的胃及十二指肠溃疡病患者食用。

**吴记风味大饼**

【组成】 面粉 500 克,药料包(内装白术、干姜各 10 克)1 个,鸡内金粉 15 克,精盐 3 克,味精 2 克,十三香粉 0.5 克,猪油 50 克,花生油 100 克。

【制法】 ①锅内放入清水 500 克,下入药料包烧开,煎煮至药汁余下 275 克时,拣出药料包不用,药汁晾凉,加入 485 克面粉内,和匀成面团,饧透。猪油及花生油 50 克、余下的面粉、鸡内金粉、精盐、味精、十三香粉放在一起调成油酥面。②面团搓成条,揪成 15 厘米长的剂子,略饧,擀成长方片,抹上一层油酥面,双手捏住面片的两端,轻轻抻拉至 50 厘米长,然后从左端向右端折叠成正方形面卷,再将两端开口处压扁、擀薄,向中间对折,包严成大饼生坯,略饧。③大饼生坯按扁,擀成大圆饼,放入烧热并刷有花生油的饼锅内,用中小火烙至饼面起一层小泡,在饼面上刷油,翻个,烙至另一面呈微黄色,在饼面上刷油,翻个,烙至底面呈金黄色,翻个,烙至大饼鼓起,至熟透铲出,装盘即成。

【功效】 白术有补气健脾,燥湿利水的功能。干姜有祛寒温中,回阳的功能,对吐泻腹痛、胃脘冷痛有一定疗效。鸡内金粉有健胃消食的功能。三者与可养心、益肾、和血、健脾的面粉共用,使此款主食具有暖胃止痛,消食化滞的功能,适宜食欲缺乏、食后胃痛的慢性胃炎患者食用。

**吉利堂肉姜炒饼**

【组成】 单饼 2 张,牛肉 75 克,生姜、菠菜各 25 克,蒜片 10 克,料酒 18 克,味精 2 克,精盐、湿淀粉各 3 克,汤 50 克,植物油 20 克。

【制法】 ①单饼、去皮的生姜均切成菱形片。牛肉切成片,用料酒 8 克、精盐 1 克、湿淀粉拌匀入味上浆。菠菜切成段。②锅内放油烧热,下入姜片、蒜片炝香,下入肉片炒至熟透,烹入余下的料酒,加汤,下入饼片炒匀。③下入菠菜段、余下的精盐翻炒至熟,加味精翻匀,出锅装盘即成。

【功效】 生姜含挥发油、姜辣素、天门冬素、谷氨酸等,有温中止呕,散寒化痰的功能。牛肉是高蛋白、低脂肪食物,并富含铁、磷、铜、锌、B 族维生素、维生素 A 等,有健脾胃,益气血,强筋骨的功能。二者与可养心益脾的面粉共用,使此款主食具有温补脾胃的功效,适宜有体倦乏力、饮食减少、面色萎黄、大便溏泻等症状的脾胃气虚胃溃疡病患者食用。

**紫甘蓝炒饼**

【组成】 单饼 2 张,紫色甘蓝 100 克,猪瘦肉、胡萝卜各 50 克,油菜 25 克,葱末、姜末各10克，料酒15克，精盐、鸡精各3克，味精1.5克，湿淀粉2克，汤75克，花生油20克。

【制法】 ①单饼、甘蓝、胡萝卜均切成菱形片。油菜切成段。猪瘦肉切成片，用料酒5克、精盐0.5克、湿淀粉拌匀入味上浆。②锅内放油烧热，下入葱末、姜末炝香，下入肉片炒熟，下入胡萝卜片、甘蓝片、饼片炒匀，烹入余下的料酒，加汤炒开。③下入油菜段、鸡精炒开，加入余下的精盐炒透，加味精，出锅装盘即成。

【功效】 甘蓝含有丰富的维生素D，可减轻由胃溃疡或十二指肠溃疡造成的腹痛，并可加速溃疡面的愈合。胡萝卜含有果胶，能促进胃肠道溃疡的愈合。猪瘦肉富含蛋白质、铁、B族维生素等，有健脾益气，滋阴补血的功能。三者与可益脾养心的面粉共用，使此款主食具有滋阴润燥，止痛生肌，健胃消食的功效，适宜胃溃疡及十二指肠溃疡患者食用。

**砂蹄汤面**

【组成】 挂面150克，砂仁10克，熟猪蹄1只，水发木耳50克，生姜15克，葱段8克，料酒10克，醋、味精各2克，精盐3克，胡椒粉0.5克，清汤850克，植物油20克。

【制法】 ①猪蹄顺骨缝劈开，剔去骨，切成小块。木耳择洗 干净，切成小片。生姜削去外皮，切成小片。猪蹄块下入加有醋的沸水锅中，汆透捞出。②锅内放油烧热，下入葱段、姜片炝香，下入砂仁、猪蹄块略炒，下入木耳片炒匀，烹入料酒，加入清汤烧开，煮约10分钟。③下入挂面，加入精盐，用中火烧开，用筷子轻轻挑散，煮至面条熟透，加入味精、胡椒粉，出锅装碗即成。

【功效】 砂仁有化湿行气，温中止呕的功能。猪蹄含蛋白质、脂肪、糖类、钙、磷、铁、维生素A、B族维生素、维生素C和丰富的胶原蛋白等，能滋胃液，促进食欲，补血。木耳是一种高蛋白、低脂肪、多纤维素和无机盐的食物，有健脾和胃，养阳润燥，净血止血的功能。三者与生姜、挂面共用，可暖胃，止痛，止呕，补血，适宜寒邪犯胃的胃溃疡病患者食用。

**陈皮狗肉汤面**

【组成】 挂面200克，狗肉100克，油菜25克，药料包（内装小茴香8克，八角、桂皮各5克，姜片15克，葱段、陈皮各10克）1个，料酒15克，精盐、湿淀粉各3克，味精2克，清汤300克。

【制法】 ①油菜掰洗干净，切成段。狗肉切成丝，用料酒5克、精盐1克、湿淀粉拌匀入味上浆。挂面下入沸水锅中煮熟捞出。锅内放入清水300克，下入药料包，用大火烧开，改用小火煎煮15分钟，拣去药料包不用，待药汁剩下100克时下入肉丝炒开。②下入煮熟的挂面、余下的料酒和精盐炒至入味。③加入清汤，下入油菜段烧开，煮至熟烂，加味精，出锅装碗即成。

【功效】 小茴香有开胃健脾，温中散寒的功能。陈皮有理气健脾，燥湿化痰的功能。狗肉含有丰富的蛋白质、脂肪、氨基酸、无机盐等，有补中益气，强胃厚肠的功能。二者与可养心益脾的面条共用，使此款主食具有温中健脾，助阳暖胃的功效，对脾胃虚寒、胃脘隐痛、肢冷畏寒、大便溏薄等症均有食疗作用。

**葱菇鱼肉面**

【组成】 刀切面150克，净草鱼肉100克，洋葱50克，水发香菇、火腿各25克，姜丝5克，料酒15克，酱油10克，精盐、鸡精各3克，味精、醋各1克，湿淀粉13克，

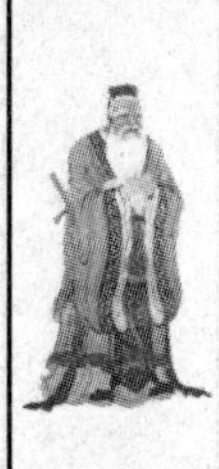

汤20克,花生油200克。

【制法】①草鱼肉治净,与火腿、香菇、洋葱均切成丝。鱼丝用料酒5克、精盐0.5克、湿淀粉3克拌匀入味上浆。刀切面下入沸水锅中,用中火烧开,煮熟捞出投凉,装入盘内。②锅内放油烧至四成热,下入鱼丝滑散至熟,倒入漏勺。锅内放油15克烧热,下入洋葱丝、香菇丝、火腿丝、姜丝煸炒出香味,烹入余下的料酒,加汤、余下的精盐、鸡精,炒匀至熟。③下入鱼丝,加入醋、酱油翻炒至入透味,加味精,用余下的湿淀粉勾芡,出锅盛在盘内刀切面条上,食时拌匀即成。

【功效】草鱼肉含蛋白质、脂肪、糖类、维生素$B_1$、维生素$B_2$、维生素A、烟酸等,有补脾暖胃,平肝息风的功能。洋葱有理气和胃,健脾消食,补虚疗损的功能。火腿含有人体所需的8种氨基酸,还含有蛋白质、无机盐、脂肪等,是开胃增食的好食物。三者与可养心益脾的挂面共用,使此款主食具有暖胃和中,补虚疗损的功效,适宜胃脘隐痛、得食不舒、食欲缺乏、体虚乏力患者食用。

**鸡肉三珍面**

【组成】挂面200克,净鸡肉、水发黄花菜、水发木耳、平菇各50克,葱丝、姜丝各5克,蒜丝10克,料酒15克,精盐3克,味精、湿淀粉各2克,胡椒粉0.5克,汤75克,植物油20克。

【制法】①木耳、平菇、鸡肉均切成丝。鸡肉丝用料酒5克、精盐0.5克、湿淀粉拌匀入味上浆。挂面下入沸水锅中煮熟捞出。另将锅内放油烧热,下入葱丝、姜丝、蒜丝炝香,下入肉丝炒熟,下入黄花菜炒匀。②下入木耳丝炒匀,烹入余下的料酒,加汤炒开,下入平菇丝炒匀至熟。③下入煮熟的挂面条,加入余下的精盐翻炒至入透味,加味精、胡椒粉翻匀,出锅装舟即成。

【功效】鸡肉是高蛋白、低脂肪食物,有温中补脾,益气养血,补肾益精的功能。黄花菜含蛋白质、脂肪、糖类、钙、磷、铁和丰富的胡萝卜素、维生素$B_1$等,有解郁,除烦,开胃的作用。平菇含有人体必需的8种氨基酸,还含有多种无机盐,对胃溃疡、十二指肠溃疡、慢性胃炎等均有辅助治疗作用。此款主食具有温中健脾,益气养血,防癌抗癌的功效,适宜胃及十二指肠溃疡病患者食用。

**鸭肉卤面**

【组成】刀切面200克,净鸭子肉100克,水发香菇50克,花生米30克,葱段、姜片、料酒各10克,精盐3克,味精2克,胡椒粉粉0.5克,清汤1000克。

【制法】①鸭子治净,剁成块,下入沸水锅中烧开,氽去血污捞出。香菇略大的从中间切开。锅内放入清汤,下入葱段、姜片、鸭肉块烧开。②下入香菇、花生米、料酒烧开,用小火炖约1小时,拣出葱段、姜片不用,加入精盐,继续用小火炖约15分钟,改用微火,加味精、胡椒粉备用。③锅内放入清水烧开,下入刀切面,用中火烧开,煮至熟透捞出,沥去水分,放入汤碗内,再倒入炖好的香菇花生鸭肉汤内即成。

【功效】鸭肉营养比较全面,有滋阴养胃,利水消肿的功能。香菇富含蛋白质、钙、磷、铁和30多种酶及18种氨基酸,有强胃补脾,益气的功能。花生有补脾和胃,益气养血的功能。三者与可养心益脾的面粉共用,使此款汤面具有滋阴养胃,益气养血的功能,对胃肠病胃阴不足、胃中隐痛、灼热不适、口干咽燥、大便干燥等患者有较好的食疗作用。

**清香卤面**

【组成】面粉200克,火腿肠、黄瓜各75克,葱末、蒜末各5克,精盐、鸡精各3

克，味精 1 克，胡椒粉 0.5 克，料酒、湿淀粉各 10 克，汤 100 克，植物油 20 克，香油 5 克。

**【制法】** ①面粉放入容器内，加入冷水 100 克和匀成面团，用湿洁布盖好，饧透。黄瓜用冷水反复冲洗干净，沥去水分，与火腿肠均切成菱形片。②将面团按扁，擀成大薄片，再用刀切成宽面条。锅内放入清水烧开，将切好的面条逐根抻长、抻薄，下入锅中，盖上锅盖，用中火烧开，点入冷水 50 克，盖上锅盖，再烧开，取下锅盖继续用中火煮约 2 分钟捞出，放入冷水中投凉捞出，沥去水分，装入盘内。③锅内放入植物油烧热，下入葱末、蒜末炝香，下入火腿肠片、黄瓜片炒匀，烹入料酒，加汤、精盐、鸡精烧开，加味精、胡椒粉，用湿淀粉勾芡，淋入香油，出锅盛在盘内面条上，食时拌匀即成。

**【功效】** 火腿肠含蛋白质、脂肪、糖类、磷、钙、铁，可为人体提供热能，有健脾开胃，生津益血的功能，对产妇有补益作用。黄瓜含有丰富的铁、钾、维生素 A、维生素 C 等，其挥发性芳香油有清香味，可以刺激食欲。二者与可养心益脾、除烦止渴的面粉同烹，是产妇一款开胃增食的爽口主食，并可预防产妇便秘。

**三卤黄面条**

**【组成】** 玉米面条 200 克，洋葱 75 克，西兰花、牛肉各 50 克，姜片、湿淀粉各 10 克，料酒 15 克，精盐 3 克，味精 2 克，胡椒粉 0.5 克，汤 200 克，植物油 20 克。

**【制法】** ①洋葱、西兰花均切成块。牛肉切成片，用料酒 5 克、精盐 0.5 克、湿淀粉 2 克拌匀入味上浆。玉米面条下入沸水锅中煮熟捞出，投凉捞出，沥去水分，放入盘内。②另将锅内放油烧热，下入肉片炒至断生，下入洋葱块炒至微熟。③下入西兰花块炒匀，烹入余下的料酒、汤、余下的精盐炒开，烧至熟烂，加味精、胡椒粉，用余下的湿淀粉勾芡，出锅盛在盘内玉米面条上，食时拌匀即成。

**【功效】** 洋葱含蛋白质、硫醇、苹果酸盐、多糖、胡萝卜素、钙、磷、铁、硒、B 族维生素、维生素 C 等，有清热解毒，理气和胃，健脾消食，补虚疗损的功能，是一种抗癌食物。西兰花所含多种吲哚类衍生物，能增加机体对致癌物质苯并芘和甲基苯蒽的抵抗能力，具有抗癌作用，所含丰富的维生素 C 能增强肝脏的解毒能力，并能提高机体的免疫力。二者与具有防癌抗癌作用的玉米面条同烹成主食，适宜胃癌早期患者食用。

**肉炒刀切面**

**【组成】** 刀切面 200 克，山药 125 克，牛肉 50 克，葱末、姜末各 5 克，料酒 15 克，精盐 3 克，胡椒粉 0.5 克，味精、湿淀粉各 2 克，汤 75 克，植物油 20 克。

**【制法】** ①山药削去外皮洗净，切成条片。牛肉切成粗丝，用料酒 5 克、精盐 0.5 克、湿淀粉拌匀入味上浆。刀切面下入沸水锅中，用中火烧开，煮熟捞出。②另将锅内放油烧热，下入肉丝炒至变色，下入葱末、姜末炒香，烹入余下的料酒，加汤炒开，下入山药片炒匀至熟。③下入煮熟的面条，加入余下的精盐翻炒至入透味，加味精、胡椒粉翻匀，出锅装盘即成。

**【功效】** 小麦面粉含淀粉、脂肪、谷甾醇、卵磷脂、精氨酸、淀粉酶、蛋白酶、B 族维生素等，有养心益脾，除烦止渴，利小便的功能。山药含皂苷、黏液质、胆碱、淀粉、糖蛋白、自由氨基酸、维生素 C、多酚氧化酶等，有健脾补肺，固肾益精的功能。二者与具有健脾胃，益气血，强筋骨功能的牛肉共用，使此款主食具有良好的补益脾胃，帮助消化的作用，适宜脾胃虚弱、胃中饱胀、厌食者食用。

**三料卤面**

【组成】 挂面200克，水发猴头菇、净兔肉、茄子各75克，蒜末10克，料酒15克，精盐、鸡精各3克，味精1克，胡椒粉0.5克，湿淀粉12克，汤150克，植物油20克。

【制法】 ①猴头菇、茄子、兔肉均切成丁。肉丁用料酒5克、精盐0.5克、湿淀粉2克拌匀入味上浆。挂面下入沸水锅中，用中火烧开，煮熟捞出，投凉捞出，装入盘内。另将锅内放油烧热，下入蒜末炝香，下入猴头菇丁煸炒。②下入兔肉丁炒匀，烹入余下的料酒炒开。③下入茄子丁炒至变软，加汤、余下的精盐、鸡精炒匀，烧至熟烂，加味精、胡椒粉，用余下的湿淀粉勾芡，出锅盛在盘内面条上，食时拌匀即成。

【功效】 猴头菇有健脾胃，助消化，滋养强壮，补益五脏的功能。兔肉有补中益气，止渴健脾，滋阴凉血，解毒的功能。茄子有清热解毒，活血消肿的功能。三者与面粉共用，可健脾养胃，活血止痛，适宜慢性萎缩性胃炎、慢性浅表性胃炎、胃窦炎等胃病患者食用。

**陈皮胡椒炒面**

【组成】 玉米面条200克，净鲤鱼肉75克，生姜、水发木耳各25克，药料包（内装陈皮10克，胡椒3克）1个，料酒15克，精盐、湿淀粉各3克，鸡精2克，味精、醋各1克，植物油20克，汤500克。

【制法】 ①生姜去皮洗净，木耳择洗干净，同鲤鱼肉均切成丝，鱼肉丝用料酒5克、精盐0.5克、醋、湿淀粉拌匀入味上浆。玉米面条泡至回软捞出。锅内放油烧热，下入姜丝略炒，加入汤。②下入药料包，加入余下的料酒，下入木耳丝，煎煮约30分钟，待汤汁剩下100克时，拣去药料包不用。③下入鱼丝炒熟，下入玉米面条、鸡精、精盐炒匀，加入味精，出锅装盘即成。

【功效】 生姜含挥发油、姜辣素、天门冬素、谷氨酸等，有发表散寒，化痰，止呕，除胀，止泻的功能。胡椒有和胃止呕，温中散寒，止痛止泻的功能。陈皮有理气健脾，燥湿化痰的功能。鲤鱼肉含有丰富的蛋白质、钙、磷、铁、B族维生素等，有健脾开胃，利水除湿的功能。诸物与可健胃和中的玉米面条共用，使此款主食具有温中散寒，健脾和胃，止泻的功能。适宜慢性肠炎属脾胃虚寒者食用。

**三色鱼丸面丁**

【组成】 面粉200克，净鲤鱼肉100克，胡萝卜、青笋、水发香菇各50克，葱段、姜片各10克，料酒15克，精盐3克，味精2克，鸡精4克，醋1克，药料包（内装黄芪15克，党参10克）1个，熟鸡油10克。

【制法】 ①锅内放入清水1000克，下入药料包烧开，煎煮至汤汁余下750克时，拣出药料包不用，药汁备用。面粉内加入晾凉的药汁125克，和匀成软面团，略饧后再搓成细条，揪成小剂子制成面丁。香菇切成丁。青笋、胡萝卜均削去外皮，制成圆球状。鱼肉剁成末，放入容器内，加入料酒5克、精盐0.5克、鸡精2克、醋搅匀，制成均匀的丸子，下入药汁锅内，用小火烧开，煮熟捞出。汤锅内再下入香菇丁、胡萝卜球烧开。②下入面丁，加入余下的料酒、精盐、鸡精，下入葱段、姜片烧开，煮至面丁微熟，拣出葱段、姜片不用，下入鱼丸烧开。③下入青笋球烧开，煮至面丁熟透，加入味精，淋入熟鸡油，出锅装碗即成。

【功效】 黄芪有补气固表，利尿托疮的功能，现代研究表明，黄芪对胃下垂有一定疗效。党参有补中益气，健脾养血，生津和胃的功能。鲤鱼肉含有丰富的蛋白质、钙、磷、铁、B族维生素等，有补益脾胃，利水除湿的功能。此款主食具有益气健脾，补血护胃的功效，适宜胃下垂患者食用。

**苦瓜肉炒黑面**

**【组成】** 黑米面125克，面粉、苦瓜、牛肉各75克，姜丝、葱丝各8克，料酒15克，精盐、湿淀粉各3克，味精2克，胡椒粉0.5克，汤、植物油各25克。

**【制法】** ①黑米面内加入面粉拌匀，再加入温水和成软硬适中的面团，饧透，搓成细条，切成段。苦瓜顺长剖开，挖净瓜瓤，顺切成丝。牛肉切成丝，用料酒5克、精盐0.5克、湿淀粉拌匀入味上浆。②黑面段下入沸水锅中，用中火煮至熟透捞出。另将锅内放油烧热，下入牛肉丝滑炒至熟，下入姜丝、葱丝炒香，下入苦瓜丝炒匀至熟。③下入黑面段，加汤和余下的料酒、精盐，翻炒至入味，加味精、胡椒粉翻匀，出锅装盘即成。

**【功效】** 黑米面有补中益气，健脾益胃的功能。苦瓜含苦瓜苷、多种氨基酸、脂肪、钙、磷、铁、B族维生素、维生素C等，有清热，解毒，泻火，益气的功能。牛肉有健脾胃，益气血，强筋骨的功能。三者共用，可健脾补胃，活血解毒，适宜慢性胃炎患者食用。

**萝卜山药粥**

**【组成】** 粳米50克，白萝卜250克，山药250克，鸡内金10克，盐、味精、香油各适量。

**【制法】** ①将白萝卜洗净、切碎；山药削皮，用水洗净黏液，切碎；鸡内金焙干、研末。②在锅中加入1000毫升水，放入粳米，大火烧开，放入白萝卜、山药、鸡内金，烧开后转用小火慢熬成粥，加盐、味精，淋香油，调匀即可。

**【说明】** 粳米可补中益气、健脾养胃；萝卜可利五脏、消积下气；鸡内金可运脾消食。诸味合用，共奏健脾消食、行气止痛之效。

**【适用人群】** 适宜食滞型胃痛者食用。

**【用法与宜忌】** ①分2~3次空腹服。②鸡内金也可研末服，每次1.5~3克，效果比煎剂好。

**归芪生姜羊肉汤**

**【组成】** 当归15克，黄芪30克，生姜25克，瘦羊肉250克，葱段、味精、盐各适量。

**【制法】** ①将羊肉放入清水中，浸泡1小肘，洗净后切成小块。②将当归、黄芪洗净，切片，生姜洗净，连皮切成片，与羊肉一同放入沙锅中，加适量水，大火煮沸后烹入料酒，加当归片、黄芪片、葱段，改用小火煨煮至羊肉熟烂，加味精、盐，拌和均匀即可。

**麦冬石斛乌梅饮**

**【组成】** 麦冬、石斛、乌梅各30克。

**【制法】** 将麦冬、石斛、乌梅3味一同放入锅中，加适量水，小火煎煮30分钟，去渣取汁。即可食用。

**【说明】** 麦冬可养阴润肺、益胃生津；石斛可养胃生津、滋阴除热；乌梅可生津和胃。诸味合用，共奏养阴和胃、生津之效。

**【适用人群】** 适宜脾胃阴虚型慢性胃炎者食用。

**【用法与宜忌】** ①早、中、晚3次分服。②乌梅酸涩收敛，有表邪或内有实热积



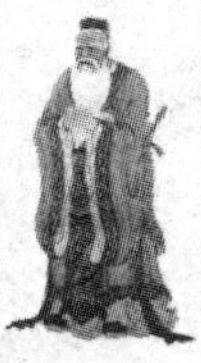

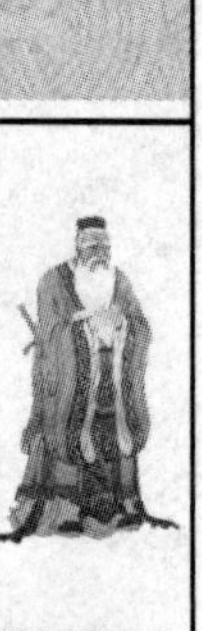

滞者均不宜服。③感冒风寒或有痰饮湿浊的咳嗽，及脾胃虚寒泄泻者均忌服麦冬。④石斛可敛邪，使邪不外达，温热病不宜早用；且能助湿，湿温尚未化燥者忌服。

**陈皮鸡肉丁**

**【组成】** 鸡肉1000克，陈皮15克，生姜块15克，干辣椒25克，花椒5克，醪糟汁50克，植物油、葱、黄酒、味精、香油、酱油、鲜汤、盐各适量。

**【制法】** ①葱洗净、切段；姜块拍散；陈皮洗净，切丝。②将鸡肉洗净切成小丁，再加入生姜块、葱段、黄酒、盐拌匀入味30分钟。③锅内倒入植物油烧至六成热，放入鸡丁炸至浅黄色捞出，去掉姜葱。④锅内留底油，烧至五成热再放入干辣椒、花椒、陈皮丝，炸成棕红色，再放入鸡丁炒匀，加入鲜汤、醪糟汁、酱油，改用中火收汁至油亮，最后加入味精、香油，炒匀即成。

**【说明】** 行气止痛，健脾和胃。

**【适用人群】** 适用于气滞型胃脘隐痛者。

**【用法与宜忌】** 当菜佐餐食用。

**刀豆陈皮散**

**【组成】** 刀豆200克，陈皮20克，丁香、豆蔻、砂仁各10克，盐适量。

**【制法】** 将刀豆去筋后洗净，与陈皮一同放入锅中，加适量水，煎煮20分钟，加入丁香、豆蔻、砂仁、适量盐，再煎煮至药液收干，离火。冷却后用刀切成黄豆大小的碎块即成。

**【说明】** 降气和胃止痛。

**【适用人群】** 适用于气滞型胃病，或胃病合并消化不良、泛酸、胃胀者。

**【用法与宜忌】** 饭后口含2~3克，含化后咽下。

**胡萝卜陈皮炒瘦肉**

**【组成】** 胡萝卜200克，陈皮10克，瘦猪肉100克，植物油、黄酒、香葱末、盐各适量。

**【制法】** ①将胡萝卜切丝；猪肉切丝后加盐、黄酒拌匀；陈皮浸泡至软切丝。②锅内倒油，烧至六成热，放胡萝卜丝翻炒至八成熟时出锅。③锅内再添适量油，烧热，放入肉丝、陈皮丝翻炒3分钟，再加入胡萝卜、黄酒、盐翻炒至出香味，添水焖烧片刻，撒入香葱末即可。

**【说明】** 胡萝卜可健脾助消化；陈皮丝可理气调中，瘦猪肉可补虚养血、宽胸理气。诸味合用，共奏健脾理气、和胃止痛之效。

**【适用人群】** 肝气犯胃型胃痛食用。

**【用法与宜忌】** ①佐餐食，每日1~2次。②胡萝卜忌与过多的醋酸同食，否则容易破坏其中的胡萝卜素。③陈皮辛散苦燥、温能助热，舌赤少津、内有实热者慎食。

**八宝健胃饭**

**【组成】** 白扁豆、薏苡仁、莲子肉、核桃仁、龙眼肉各25克，红枣10个，糖青梅10克，糯米200克，猪油、白糖各适量。

**【制法】** ①将薏苡仁、白扁豆、莲子肉以温水泡发后煮熟备用。②红枣洗净以水蒸熟；糯米煮成糯米饭备用。③取大碗1个，内涂猪油，碗底摆好糖青梅、龙眼肉、红枣、核桃仁、莲子肉、白扁豆、薏苡仁，最后放熟糯米饭，再上锅蒸20分钟，把饭扣入大圆盘中再用白糖加水熬汁浇在饭上，即可。

**【说明】** 白扁豆可健脾化湿；薏苡仁可健脾利水；莲子可补脾收涩、益肾固精；

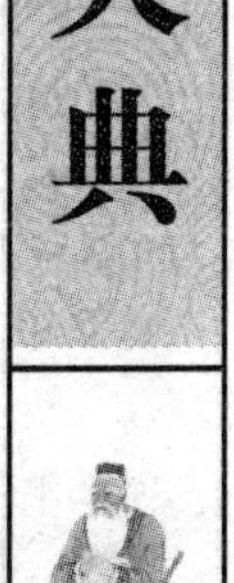

核桃仁可益气养血、润肠通便。诸味合用,共奏养胃健脾之效。

**【适用人群】** 适宜慢性胃炎腹痛者食用。

**【用法与宜忌】** 白扁豆健脾止泻宜炒用,消暑宜生用。

**姜附蒸猪肚**

**【组成】** 猪肚250克,生姜10克,熟附片15克,盐、味精等调味适量。

**【制法】** ①将猪肚洗净切块。②将生姜、熟附片与猪肚一同放入沙锅内,加清水500毫升,盖好,隔水蒸至酥烂,加味精调匀,即可。

**【说明】** 熟附片可补火助阳、散寒止痛;生姜可温胃和中、降逆止呕;猪肚可补虚损、健脾胃,诸味合用,共奏温胃止痛之效。

**【适用人群】** 本药膳适宜胃寒疼痛者食用。

**【用法与宜忌】** ①分1~2次趁热食肚喝汤。②附片有毒,应久煎或用熟附片,若用生附片入汤剂应先煎30~60分钟,以减弱其毒性,以口无麻辣感为度;孕妇忌用。

**茴香牛肉**

**【组成】** 牛肉250克,小茴香3克,肉桂3克,黄酒、盐、香油、味精各适量。

**【制法】** 将牛肉洗净、切块,同小茴香、肉桂一同放入炖盅内,加适量开水、黄酒,炖盅加盖,小火隔水炖2~3小时。调入盐、香油、味精调味即可。

**【说明】** 补益脾胃,温肾止泻。

**【适用人群】** 适用于慢性胃炎伴体弱食少、胃脘冷痛者,或脾肾虚寒慢性腹泻者。

**【用法与宜忌】** 随量饮汤食肉。

**威灵仙煮蛋**

**【组成】** 威灵仙30克,鸡蛋2个。

**【制法】** 将威灵仙用水煎煮,去渣留汁,将鸡蛋打入药汁中,煮成荷包蛋,最后加入红糖适量,拌匀即可。

**砂仁肚条**

**【组成】** 砂仁10克,猪肚1000克。胡椒粉、绍兴酒、淀粉、葱段、姜片、花椒、曲、水淀粉各适量。

**【制法】** ①猪肚下沸水锅内焯透,捞出刮去内膜。②在锅内倒入大约1000毫升清水,放入猪肚,再下葱段、姜片、花椒煮熟,捞起猪肚,待凉后切成肚条。③将大约一半原汤烧开,下入肚条、砂仁、胡椒粉、绍兴酒、盐,待再次烧开,用水淀粉勾芡,然后用大火收汁,起锅装盘即可。

**【说明】** 砂仁可温中行气、醒脾和胃,猪肚可补虚损、健脾胃。诸味合用,共奏理气醒脾、补中益气之效。

**【适用人群】** 适宜脾胃虚寒型胃痛食用。

**【用法与宜忌】** ①佐餐食,每日1~2次。②感冒期间、胸腹胀满者忌食猪肚。③砂仁入汤剂宜后下。

**仙人掌炒牛肉**

**【组成】** 仙人掌50克,牛肉100克,盐、酱油、胡椒粉、味精各适量。

**【制法】** ①将仙人掌除去外面刺针,洗净切薄片。②牛肉洗净切薄片,加盐、酱油、胡椒粉腌渍入味。③锅内倒油,大火烧热,倒入牛肉片,炒至半熟;加入仙人掌和盐共炒,倒少许清水,焖熟,调入味精即可。

【说明】 仙人掌可清热解毒、和胃理气;牛肉可健脾、补气养血。诸味合用,共奏清胃健脾之效。

【适用人群】 适宜实热型胃脘痛、食欲减退者食用。

【用法与宜忌】 ①仙人掌的鲜汁不可入目,会损伤视力。另外,仙人掌性寒,胃寒疼痛和寒哮者勿食。②感染性疾病发热期间忌食牛肉。

**丹参三七炖鸡**

【组成】 母鸡1只,丹参30克,三七10克,姜丝、盐、味精各适量。

【制法】 ①丹参切片,三七捣碎。装入纱布袋中,扎紧袋口。②将母鸡洗净切块。与药袋一同放入沙锅中,加水600毫升,烧开后,加入姜丝、盐,小火炖1小时,加味精调味,即可。

【说明】 丹参可活血祛瘀、凉血消痈;三七可化瘀止血、活血定痛。诸味合用,共奏活血止痛、祛瘀之效。

【适用人群】 适宜血瘀型胃痛者食用,可见隐痛拒按、吐血、黑便、舌有瘀点等症。

【用法与宜忌】 ①分2次趁热食鸡喝汤。②丹参酒炒可增强活血之功;反藜芦。③三七性温,出血而阴虚口干者,须配滋阴凉血药同用。

## 十六、泄泻食疗药膳

**荔核大米粥**

【组成】 干荔核15枚,山药15克,莲子肉15克,粳米50克。

【制法】 先煎前三味,去渣取汁,后下米煮成粥。可作早晚餐服食。

【功效】 补肾健脾,温阳散寒止痛。

**乌梅粥**

【组成】 乌梅15~20克,粳米100克,冰糖适量。

【制法】 洗净乌梅入锅,加水适量,煎煮至汁浓时,去渣取汁,加入淘净的粳米煮粥,至米烂熟时,加入冰糖稍煮即可。每日两次,趁热服食。可作早晚餐服食。

【功效】 泻肝补脾,涩肠止泻。

**姜橘椒鱼羹**

【组成】 鲫鱼250克,生姜30克,橘皮10克,胡椒3克。

【制法】 将生姜片、橘皮、胡椒用纱布包扎后填入鲫鱼肚内,加水适量,小火煨熟,加食盐少许调味。空腹喝汤吃鱼。

【功效】 温中散寒,健脾利湿。

**胡萝卜汤**

【组成】 鲜胡萝卜2个,炒山楂15克。

【制法】 将鲜胡萝卜与炒山楂以水煎汤,加红糖适量即可。每日1剂,可连用3~5日。

【功效】 顺气消食,化积止泻。

**黄瓜叶速溶饮**

【组成】 鲜黄瓜叶1000克,白糖500克。

【制法】 将鲜黄瓜叶加水适量,煎煮1小时,去渣,再以小火煎煮浓缩,至将要干锅时停火,冷却后拌入干燥的白糖粉,吸净煎液,混匀,晒干,压碎,装瓶备用。每日3次,每次10克,以沸水冲化,顿服。

【功效】 清热利水,健脾止泻。

**三花防风茶**

【组成】 扁豆花24克,茉莉花12克,玫瑰花12克,防风12克。

【制法】 将上4味水煎取液,加入红糖调味代茶饮。每日1剂,不拘时频饮。

【功效】 益肝扶脾止泻。

**扁豆花茶**

【组成】 扁豆花60克,茶叶12克。

【制法】 将扁豆花炒焦,与茶叶同煎取汁代茶饮。每日1剂,不拘时频饮。

【功效】 清热化湿止泻。

**菠萝叶饮**

【组成】 菠萝叶30克。

【制法】 将上料水煎服。代茶饮用。

【功效】 清热利水止泻。

**生姜泡茶**

【组成】 生姜9克,绿茶9克。

【制法】 将上2味以开水冲泡即可饮用。每日1剂,不拘时频饮。

【功效】 辛温散寒,固肠止泻。

**三色奶**

【组成】 韭菜250克,生姜25克,牛奶250克。

【制法】 将韭菜、生姜切碎,捣烂,绞汁,放锅内兑入牛奶煮沸。每日1剂,趁热1次服完。

【功效】 益肝扶脾止泻。

**芡实点心**

【组成】 芡实、莲子、淮山药、白扁豆各等份,白糖适量。

【制法】 将上4味共磨成细粉,加白糖、清水少许拌匀蒸熟即可。每日1~2次,每次食50~100克,连服数日。

【功效】 补肾温脾,固肠止泻。

**豆花煎鸡蛋**

【组成】 扁豆花30克,鸡蛋2个,盐少许。

【制法】 将鸡蛋打入碗中与扁豆花拌匀,用油煎炒,撒盐末少许即可。每日1剂,分两次服用,可连服5~7日。

【功效】 清热解毒,化湿止泻。

**枣蔻煨肘**

【组成】 红枣60克,红豆蔻10克,猪肘1000克,冰糖180克。

【制法】 ①将猪肘刮洗干净,放入沸水锅中焯去腥味。②红枣洗净,红豆蔻拍破,用干净的纱布袋装好,扎口。③在沙锅底部垫上几块瓷瓦片,加适量清水,放入猪肘,大火烧开,撇去泡沫。④将1/3冰糖炒成深黄色糖汁,连同其余冰糖、红枣、红豆



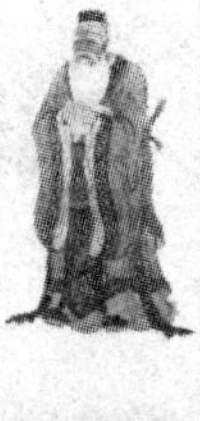

蔻入锅内烧1小时,再移小火上慢煨2小时。待肘子煨至熟烂,取出药包不用,起锅装盘即可。

【说明】 猪肘可补血;红豆蔻可温中行气、涩肠止泻;红枣可补中益气。诸味合用,共奏补脾和胃、益气生津之效。

【适用人群】 适宜脾胃虚弱引起腹泻者食用。

【用法与宜忌】 豆蔻温中固涩,湿热泻痢者忌食。

**糖醋山药块**

【组成】 山药500克,红糖50克,醋50克,面粉50克。

【制法】 ①将山药洗净,刨去外皮,切成滚块备用。②沙锅置火上,加植物油适量,烧至六成熟时,将山药块放入,炸至起皮呈黄色捞出,沥油。③沙锅控油,加醋及糖水适量,烧开后再倒入山药块,并调入面粉稀糊,快速翻炒即可。

【说明】 山药可补肺脾肾气;醋可消食化积;红糖可健脾暖胃。诸味合用,共奏补益脾胃、止泻之效。

【适用人群】 适宜脾胃虚弱型慢性腹泻者食用。

【用法与宜忌】 佐餐当菜。

**补骨脂山药炖羊肉**

【组成】 补骨脂20克,山药30克,羊肉250克,植物油、料酒、五香粉、盐、葱段、姜末、味精各适量。

【制法】 ①将补骨脂、山药洗净,切成片,放入沙锅,加水浓煎2次,每次30分钟,取滤汁,合并2次滤汁,备用。②将羊肉洗净,入沸水锅中焯透,捞出,切成小块。③沙锅置火上,倒入油烧至六成热,放入葱段、姜末煸炒出香味,加羊肉块翻炒,烹入料酒。加适量清水,转入沙锅煮沸,改用小火煨炖至羊肉酥烂,调入补骨脂、山药浓汁,继续用小火煨炖10分钟,加盐、味精、五香粉适量,拌匀即可。

【说明】 补骨脂可补肾壮阳、温脾止泻;山药可益肾精、健脾胃,羊肉可温元阳、补虚损、益气血。诸味合用,共奏补益脾胃、温阳止泻之效。

【适用人群】 适宜脾阳虚弱型慢性腹泻者食用。

【用法与宜忌】 ①佐餐当菜。②补骨脂性温燥,可伤阴助火,阴虚火旺、大便秘结者忌服。

**椿芽拌鸡丝**

【组成】 熟鸡脯肉200克,香椿芽100克,酱油、香油、醋、盐、味精各适量。

【制法】 ①将熟鸡脯肉撕成细丝,放于盘中,备用。②香椿芽洗净,放入开水中加盖温浸5分钟,捞出,沥水,切碎,放在鸡丝上,加入酱油、香油、醋、盐和味精,拌匀,腌渍入味即可。

【说明】 鸡脯肉可补养脾胃、益气血,香椿芽可健脾开胃。诸味合用,共奏疏肝解郁、健脾止泻之效。

【适用人群】 适宜肝郁脾虚泄泻者食用。

【用法与宜忌】 香椿芽为大发之物,慢性皮肤病、淋巴结核、肿瘤等均忌食。

**砂仁鲫鱼汤**

【组成】 砂仁、小茴香各6克,大鲫鱼1条,荜拨、陈皮各3克,胡椒、辣椒、盐、葱段、姜片、蒜、清汤、植物油各适量。

【制法】 ①将鲫鱼去鳃、鳞、内脏,洗净。②将胡椒、辣椒、陈皮、砂仁、荜拨用食盐拌匀,装入鱼腹内。③锅内倒油烧至七成热时,将鲫鱼下油中煎,待鱼色黄至熟,捞出,控油。④锅内留少许熟油,煸香姜片、葱段,倒入清汤,加少许盐调味后,将煎煮的鲫鱼下汤内略煮,待汤沸后即可。

【说明】 鲫鱼可健脾益气、利水,砂仁可化湿行气、温中;小茴香可祛寒止痛、理气和胃,荜拨可温中散寒。诸味合用,共奏燥湿健脾、行气利水之效。

【适用人群】 适宜脾虚湿盛腹泻者食用。

【用法与宜忌】 佐餐食。

**山药鸡子黄粥**

【组成】 山药50克,鸡蛋3个,小米30克。红糖适量。

【制法】 ①将山药洗净,去皮,切片,鸡蛋煮熟,去蛋白取蛋黄。②将山药与小米煮成稀粥后,将蛋黄捏碎,调入粥中,加适量红糖即可。

【说明】 山药可益肾精、健脾胃;小米可益气补脾、和胃;鸡蛋可滋阴润燥、养血补虚。诸味合用,共奏补脾温肾、止泻之效。

【适用人群】 适宜肾阳虚引起的急慢性肠炎者食用。

【用法与宜忌】 ①食粥,每日1次。②小米忌与杏仁同食,令人吐泻。③患有高热、腹泻、肝炎、肾炎、胆囊炎者忌食鸡蛋。

**冰糖乌梅**

【组成】 乌梅、冰糖各250克,白糖适量。

【制法】 ①乌梅加适量水,浸泡透发。②把发好的乌梅放入锅中,加适量水,中火煮至五成熟,捞出,去核,把果肉切成丁,再放入原液中,加碎冰糖继续煮至七成熟,收汁即可食用。③待乌梅放凉后,外部蘸一层白糖,可装入瓶中,随时取食。

【说明】 乌梅可生津涩肠;冰糖可补中益气、和胃。诸味合用,共奏温中散寒、祛湿止泻之效。

【适用人群】 适宜寒湿引起的急慢性肠炎者食用。

【用法与宜忌】 食乌梅,每次10克,1日3次。

**羊肉药枣糯米粥**

【组成】 羊肉200克,山药20克,红枣10克,糯米100克,姜片、盐、香油、味精各适量。

【制法】 ①将羊肉洗净切块。②将糯米淘净,放入沙锅中,加入清水1000毫升,用大火烧开,放入羊肉块、山药、姜片、红枣,转用小火慢熬成粥。③加入盐、味精、淋香油调匀,即可。

【说明】 羊肉可补虚损、温元阳;山药可补脾肾;粳米可补中益气、健脾止泻。诸味合用,共奏补脾肾阳、止泄泻之效。

【适用人群】 适宜脾肾虚寒、五更泄泻者食用。

【用法与宜忌】 分多次趁热空腹服。

**白头翁黄连蜜饮**

【组成】 白头翁30克,黄连6克,木香10克。蜂蜜30克。

【制法】 ①将白头翁拣去杂质,保留根部白绒毛,洗净,晒干或烘干。②将黄连洗净后,焙干研成细末;木香洗净、切片,与白头翁同入沙锅,加水浓煎30分钟。用纱布过滤,去渣取汁。③将滤汁倒回沙锅,小火煨煮至沸,停火,趁温热加入蜂蜜,拌匀,即可。

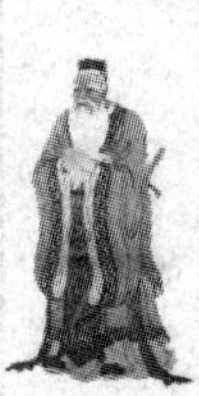

【说明】 白头翁可清热凉血；黄连可清热燥湿；木香可行气调中，止痛。诸味合用，共奏清利湿热、行气止泻之效。

【适用人群】 适宜大肠湿热型慢性结肠炎腹泻者食用。

【用法与宜忌】 木香辛温香燥，阴虚火旺者慎用。

## 十七、便秘食疗药膳

**苁蓉羊肾**

【组成】 肉苁蓉30克，羊肾1对。葱段、姜片、盐、酱油、淀粉、黄酒各适量。

【制法】 ①羊肾剔去筋膜细切，用酱油、淀粉、黄酒拌匀稍腌渍。②肉苁蓉加适量水，煮20分钟，去渣留汁，再入羊肾同煮至水沸，加葱段、姜片、盐、味精、香油调味即成。

【说明】 羊肾可补肾益气，肉苁蓉可补肾助阳、润肠通便。诸味合用，共奏温阳通便之效。

【适用人群】 适宜阳虚型习惯性便秘者食用。

【用法与宜忌】 ①每日1次，分早、晚2次服完。②肉苁蓉药力缓和，用量宜大，但能助阳滑肠，阴虚火旺、大便泄泻者忌食；胃肠实热者亦不宜用。

**油焖枳实萝卜**

【组成】 枳实10克，白萝卜、虾米、猪油、葱段、姜片、盐各适量。

【制法】 ①水煎枳实，取汁备用。②将白萝卜切块，用猪油煸炸，加虾米，浇枳实汁适量，煨至极烂，加葱段、姜片、盐适量调味即可。

【说明】 萝卜、可健胃消食、顺气；枳实可破气消积、化痰除痞。诸味合用，共奏顺气行滞之效。

【适用人群】 适宜气滞型便秘者食用。

【用法与宜忌】 ①脾胃虚弱、孕妇慎用枳实。②平素脾胃虚寒者、虚喘者忌食生萝卜。

**杏仁干贝豆腐**

【组成】 甜杏仁6克，豆腐50克，香菇15克，干贝、牛奶各20克，青豆、火腿、冰糖各30克。

【制法】 ①将豆腐切成小方块，用沸水浸透，捞出，沥水。②干贝用水发透，切片；杏仁去皮；香菇水发透，均切成两半；火腿切成小块。③将青豆、火腿、干贝、豆腐、杏仁、香菇一起放入沙锅内，加适量清水，大火烧开后，改用小火炖30分钟，加入牛奶、冰糖溶化即可。

【说明】 杏仁可润肠通便；豆腐可益气宽中、生津润燥；香菇可补气血，干贝可补肾调中。诸味合用，共奏滋阴润燥、润肠通便之效。

【适用人群】 适宜肠燥便秘者食用。

【用法与宜忌】 ①每日食用1次。②香菇为动风食品，患有顽固性皮肤瘙痒症者忌食。

**核桃熟地炖猪肠**

【组成】 猪大肠500克。核桃仁（去黑膜）、熟地各20克，红枣5枚，黄酒、姜片、盐各适量。

【制法】 ①将猪大肠洗净切块，备用。②将猪大肠、核桃仁、熟地、红枣放入锅中，加清水700毫升，大火烧开后，撇去浮沫，加入姜片、黄酒和盐，小火炖至酥烂，拣出熟地即可。

【说明】 猪大肠可润肠、去下焦风热；核桃仁可补肾固精、润肠通便；熟地可养血滋阴。诸味合用，共奏润肠通便之效。

【适用人群】 适宜肠燥便秘者食用。

【用法与宜忌】 ①分2次趁热服用。②熟地性黏腻，较生地更甚，有碍消化，气滞痰多、脘腹胀痛、食少便溏者忌服。

**香菇桃仁汤**

【组成】 香菇500克，鲜桃仁50克，鸡汤550毫升，精盐、料酒、湿淀粉、白糖各适量。

【制法】 将鲜桃仁上锅蒸熟备用。鸡汤中加精盐、料酒、白糖，下锅煮沸，再加入熟桃仁和泡发香菇共煮熟，用湿淀粉勾芡即成。佐餐食。

【功效】 润肠通便。适用于便秘症。

**二仁通幽汤**

【组成】 桃仁9个，郁李仁6克，当归尾5克，小茴香1克，藏红花1.5克。

【制法】 将上5味药放入沙锅内合煮，半小时后去渣即成。代茶频饮。

【功效】 润肠通便，行气化淤消胀。适用于因血脉淤滞、大便阻塞所致的腹部胀满，大小便不通等症。

**桑葚苁蓉汤**

【组成】 桑葚30克，肉苁蓉15~30克，黑芝麻15克，炒枳壳9克。

【制法】 将上4味药放入锅中，加水适量煎煮1小时，去渣，取汤即可。饮服，每日1次。

【功效】 滋阴润肠，理气通下。适用于阴虚血少之便秘症。

**番泻叶鸡蛋汤**

【组成】 番泻叶5~10克，鸡蛋1个，菠菜少许。

【制法】 鸡蛋打入碗中搅散备用。番泻叶用水煎，去渣留汁，倒入鸡蛋，加菠菜、食盐、味精调味，煮沸即成。喝汤食蛋，每日1次，可服用5~7日。

【功效】 泄热通便。

**三仁汤**

【组成】 松子仁30克，核桃仁60克，柏子仁30克，熟蜂蜜适量。

【制法】 将松子仁、柏子仁、核桃仁捣烂研膏，用熟蜂蜜拌匀。每次服6克，每日1次，用温开水送服，15~20日为1个疗程。

【功效】 生津润燥。适用于因津伤液燥而引起的大便秘结，尤适宜于老年性便秘症。

**白萝卜蜂蜜汁**

【组成】 白萝卜100克，蜂蜜适量。

【制法】 先将白萝卜拍碎绞汁，以蜂蜜调服。每日1次，连服数日。

【功效】 清热通便。

**锁阳红糖饮**



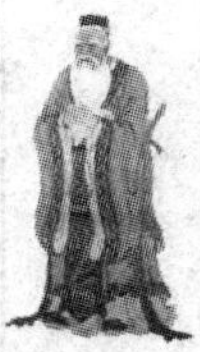

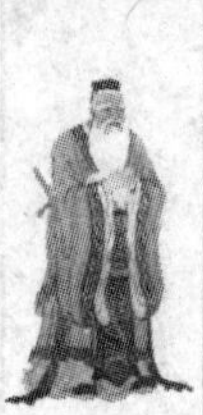

【组成】 锁阳 15 克,红糖适量。

【制法】 水煎锁阳,去渣留汁,加红糖适量,饮服。每日 1 剂,分 2 次服完。

【功效】 温阳润肠通便。

**人参黑芝麻饮**

【组成】 人参 5～10 克,黑芝麻 15 克,白糖适量。

【制法】 将黑芝麻捣烂备用。人参水煎去渣留汁,加入黑芝麻及适量白糖,煮沸即可。可作早晚餐或点心食用。

【功效】 益气润肠,滋养肝肾。

**老年保健茶**

【组成】 糯米、油炸核桃仁各 60 克,生核桃仁 50 克,牛奶 200 毫升,白糖适量。

【制法】 将糯米洗净,浸泡 1 小时,捞起沥干水分,与两种核桃仁放石磨中磨成浆,过滤,取汁备用。煮好牛奶,把滤汁慢慢倒入牛奶中,边倒边搅均匀,煮沸,加白糖即可。代茶饮用,每日 1～2 次。

【功效】 健脾益气,补血润燥。适用于老年肠燥便秘症,也可作润肤黑发,壮阳固精的保健饮料。经常饮用可调节机体的新陈代谢,延年益寿。

**牛奶猪肉水饺**

【组成】 面粉 500 克,猪肥瘦肉 300 克,苋菜 150 克,胡萝卜 50 克,葱末 15 克,姜末 5 克,料酒 10 克,精盐 3 克,味精 2 克,五香粉 0.5 克,牛奶 150 克,汤 50 克,花生油 15 克。

【制法】 ①面粉内加入牛奶及适量温水,和匀成面团,饧透。胡萝卜去皮洗净,苋菜择洗干净,均剁成末。猪肉剁碎。②猪肉末放入容器内,加入料酒、汤、精盐、味精、五香粉搅匀,再加入苋菜末、胡萝卜末、姜末、葱末、花生油拌匀成馅。③面团搓成条,揪成均匀的小剂子,按扁,擀成圆薄皮,放上馅料,双手对捏成饺子生坯,下入沸水锅中,用中火烧开,煮熟捞出,装盘即成。

【功效】 猪肉含蛋白质、脂肪、糖类、钙、磷、铁、锌、维生素(A、B 族)等,能滋养健身,促进发育,因其含脂肪较多,故有润肠通便的作用。苋菜含赖氨酸、胡萝卜素、维生素 C、钙、磷、铁等,因含膳食纤维较多,故有通便作用。此款主食具有滋阴润燥,滋养补虚,通便的功效,适宜肠燥便秘患者食用。

**玉米茄子猪肉饺**

【组成】 细玉米面 300 克,面粉 200 克,猪瘦肉、茄子各 150 克,芹菜、青椒各 75 克,葱末、姜末各 10 克,料酒 15 克,精盐、鸡精各 3 克,味精 2 克,五香粉 0.5 克,鸡汤 25 克,花生油 20 克。

【制法】 ①细玉米面内加入面粉拌匀,再加入温水和匀威面团。猪瘦肉洗净,茄子去皮,洗净,芹菜择洗干净,青椒去蒂、去子洗净,均剁成末。②猪肉末放入容器内,加入除葱末以外的所有调料搅匀,再加入芹菜末、茄子末、青椒末、葱末拌匀成馅。面团搓成条,揪成均匀的剂子,按扁,擀成小圆面皮。③取一面皮放上馅料,捏成饺子生坯。全部制好后,下入沸水锅中,用中火烧开,煮至熟诱捞出,装盘即成。

【功效】 猪肉有滋养健身,润肠通便的功能。茄子、芹菜、玉米面均富含膳食纤维,能促进胃肠蠕动,帮助消化,利于排便。此款主食适宜各种便秘患者食用。

**兰花玉米水饺**

【组成】 面粉 500 克,猪瘦肉末 200 克,嫩玉米粒、西兰花各 75 克,葱末、姜末、

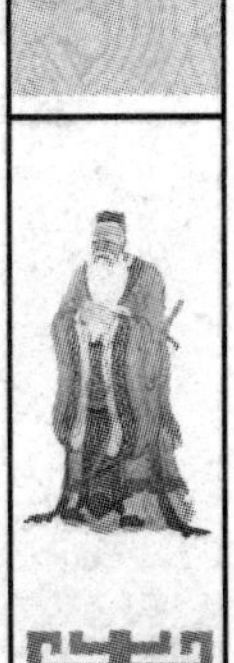

料酒各 10 克，精盐 3 克，味精 2 克，鸡汤 30 克，花生油 20 克。

**【制法】** ①面粉内加入温水和匀，成软硬适中的面团，饧透。西兰花放入淡盐水中浸泡 10 分钟取出，沥出水分，剁成末。②猪肉末放入容器内，加入料酒、鸡汤、精盐、味精、姜末，顺一方向充分搅匀上劲，再加入玉米粒、西兰花末、葱末、花生油拌匀成馅。③面团搓成条，揪成均匀的剂子，按扁，擀成圆薄皮，逐一放上馅料，捏成饺子生坯，下入沸水锅中，用中火烧开，煮熟捞出装入盘内即成。

**【功效】** 猪肉含蛋白质、脂肪、糖类、钙、磷、铁、锌、维生素（A、$B_1$）等，有滋阴润燥，补血的功能。玉米营养丰富，膳食纤维的含量较多，可促进胃肠蠕动，防止便秘。西兰花富含蛋白质、维生素（A、B 族、C）等，所含多量的膳食纤维和果胶可以促进肠壁的蠕动，帮助消化，防止大便干燥。经常食用此款主食，能够补充膳食纤维，促进胃肠蠕动，利于排便，适宜各种便秘患者食用。

**茼蒿牛肉饺**

**【组成】** 玉米面 125 克，面粉 75 克，牛肉 100 克，茼蒿 125 克，药料包（内装桃花 20 克，葱段、姜片各 8 克）1 个，香菜叶 3 克，葱末、姜末各 10 克，料酒 15 克，精盐 3 克，味精 2 克，清汤 800 克，香油 5 克。

**【制法】** ①玉米面内加入面粉拌匀，用沸水烫搅 1/2，再加入温水和匀成面团。锅内放入清汤，下入药料包烧开，煎煮 20 分钟，拣出药料包不用，药汁备用。②猪肉剁成末，放入容器内，加入料酒 5 克、精盐 1.5 克、味精 1 克、姜末搅匀。茼蒿择洗干净，剁成末。③茼蒿末挤去水分，放入肉末内，再加入葱末、香油拌匀成馅。面团搓成条，揪成剂子，按扁，擀成圆饼皮，放上馅料，捏成饺子生坯，下入烧开的药汁锅内，加入余下的料酒和精盐烧开，煮至熟透，加入余下的味精，出锅装碗，放上香菜叶即成。

**【功效】** 桃花有泻下通便，逐水消肿的功能。茼蒿营养成分非常丰富，有和脾胃，利二便的功能。玉米面含有丰富的膳食纤维，能促进胃肠蠕动，帮助消化，使大便通畅。三者组合同烹，适宜各型便秘患者食用。

**菠菜肉汤饺**

**【组成】** 面粉 300 克，羊肉末 150 克，菠菜 125 克，姜末 15 克，药料包（内装肉苁蓉 10 克，八角、桂皮各 2 克，花椒 1 克）1 个，料酒 20 克，酱油 5 克，精盐、鸡精各 3 克，味精 2 克，十三香粉 0.5 克，鸡汤 600 克，香油 20 克。

**【制法】** ①药料包下入 200 克清水中，用小火煎煮至余下 100 克药汁时，捞出药料包不用，药汁倒入容器内晾凉。面粉用温水和成面团。菠菜剁成末。羊肉末内加入药汁 125 克、料酒 10 克、精盐 1.5 克、味精 1 克、十三香粉搅匀。②菠菜挤去水分，加入肉末内，再放入姜末、香油 10 克搅匀成馅。面团搓成条，揪成均匀的剂子，按扁，擀成圆薄皮，放上馅料，捏成半圆形小饺子生坯。③饺子生坯下入沸水锅中，煮熟捞出，放入汤碗内。另将锅内放入鸡汤，加入余下的药汁、料酒、酱油、鸡精、精盐烧开，加入余下的味精，淋入香油，出锅浇入碗内即成。

**【功效】** 肉苁蓉能补肾助阳，强筋健骨，益精养血，润肠通便。羊肉富含优质蛋白质、脂肪、钙、磷、铁、锌、维生素（A、$B_1$、$B_2$、$B_6$、$B_{12}$）等，能益气补血，温中暖肾。菠菜可润肠通便，清热除烦。此款主食可补肾助阳，润肠通便，对老年人阳虚便秘、肢冷不温等症均有疗效。

**茭白猪肉汤饺**

**【组成】** 面粉 300 克，茭白 200 克，猪肥瘦肉 100 克，姜末 10 克，葱末、料酒、葱姜汁各15克，精盐、鸡精各3克，味精2克，香菜叶5克，清汤750克，香油15克。

【制法】①面粉内加入温水，和匀成软硬适中的面团，饧透。茭白去皮，剁成末。猪肥瘦肉剁成末。②猪肉末放入容器内，加入料酒、精盐、鸡精各半及清汤20克搅匀，再加入茭白末、姜末、葱末、香油10克拌匀成馅。③面团搓成条，揪成均匀的剂子，逐一按扁，擀成圆薄皮，放上馅料，捏成饺子生坯，下入加有葱姜汁和余下的料酒、精盐、鸡精的清汤锅内烧开，煮至熟透，加味精，淋入余下的香油，出锅盛入汤碗，撒上香菜叶即成。

【功效】茭白含有蛋白质、脂肪、糖类、维生素($B_1$、$B_2$、$B_5$、C)、钙、磷、铁和丰富的膳食纤维，有清热除烦，通利二便的功能。猪肉含有丰富的蛋白质、脂肪、糖类、钙、铁、磷、锌、B族维生素等，有滋阴润燥，补血的功能。二者组合，与营养丰富的面粉同烹成主食，有很好的润肠通便作用，可防治便秘。

**白面蒸饺**

【组成】面粉400克，酵面100克，猪五花肉、芹菜各300克，水发粉条150克，葱末30克，姜末、料酒、酱油各15克，精盐、食用碱各3克，味精2克，鲜汤50克，油50克。

【制法】①面粉、酵面、食用碱放一容器内，加温水和匀，饧透。②芹菜择洗干净，下入沸水锅中焯一下，捞出。③猪五花肉、粉条、芹菜分别剁成碎末。④肉末内加入葱末、姜末、料酒、酱油、精盐、味精、鲜汤、油充分搅匀，再放入粉条末、挤去水分的芹菜末拌匀成馅。⑤面团搓成长条，揪成每个重25克的剂子，擀成圆薄皮，包入馅料，捏成饺子坯，摆入蒸锅内，用旺火足汽蒸15分钟，至熟取出，装盘即成。

【功效】猪肉富含蛋白质、脂肪、糖类、钙、铁、锌、硒、磷、钾、钠、镁、维生素(A、D、$B_1$、$B_2$、$B_5$、$B_6$)等，有滋阴润燥，润肠通便，补血生津，益肾壮力等功能。芹菜富含钙、铁、钾、镁、蛋白质、糖类、多种维生素、氨基酸等，丰富的膳食纤维可促进胃肠蠕动，防治便秘。二者配以具有养心益肾的面粉共同组合，是便秘患者的理想主食。

**玻璃蒸饺**

【组成】马铃薯500克，羊肉末150克，淀粉50克，葱末、姜末各5克，精盐2克，味精、胡椒粉各1克，羊肉汤30克。

【制法】①马铃薯蒸熟去皮，捣成泥，加入淀粉揉成团。②马铃薯团搓成长条，揪成鸡蛋黄大小的剂子，按扁，擀成圆薄皮。③羊肉末内加入精盐、羊肉汤，顺一个方向搅匀上劲，再放入胡椒粉、味精、葱末、姜末拌匀成馅。④用擀好的面皮包入馅料，捏成饺子坯，入蒸锅蒸25分钟至熟取出即成。

【功效】马铃薯富含蛋白质、淀粉、糖类、钙、磷、钾、镁、锌、硒、维生素(A、C、E、B族)等，有和胃调中，益气健腰，缓急止痛，活血消肿的功能，可辅助治疗消化不良、慢性胃炎、习惯性便秘、神疲乏力等症。羊肉富含蛋白质、脂肪、钙、铁、锌、硒、维生素(A、D、K、C、B族)等，有暖中益气，补虚壮力，开胃除湿等功能。食用羊肉可增加消化酶，保护胃壁，帮助消化。经常食用此款主食，可促进胃肠蠕动，对习惯性便秘有预防和治疗作用。

**黑面羊肉蒸饺**

【组成】黑米面300克，面粉200克，羊肉350克，香菜100克，葱末、姜末、料酒各10克，药料包(内装肉苁蓉、当归、枳壳各10克)1个，精盐3克，味精2克，胡椒粉0.5克，花生油20克，泡打粉12克。

【制法】 ①药料包放入容器内，加入清水200克，入蒸锅用大火蒸约1小时取出，拣出药包料不用，药汁晾凉备用。黑米面内加入面粉、泡打粉拌匀，再加入药汁150克及温水和匀成面团，饧10分钟。羊肉剁成末。香菜洗净，切成末。②羊肉末内加入药汁50克和除葱末以外的所有调料搅匀，再加入香菜末、葱末拌匀成馅。面团搓成条，揪成均匀的剂子，按扁，擀成圆饼皮。③取一面皮放上馅料，提褶捏成饺子生坯，摆在抹油的蒸帘上。全都制好后，入蒸锅用大火蒸约20分钟，至熟透取出，装入盘内即成。

【功效】 肉苁蓉有补肾助阳，益精养血，润肠通便的功能。当归有补血活血，润肠通便的功能。枳壳有破气消积的功能。黑米面营养丰富，有补中益气，健脾益胃，滋阴补肾的功能。羊肉有滋阴润燥，补益肝肾的功能。诸物组合成主食，适宜肾亏津枯、肠燥便秘患者食用。

**猪血烧卖**

【组成】 面粉500克，药料包（内装肉苁蓉、当归各12克）1个，猪血200克，豆腐泡、洋葱、淀粉各100克，精盐3克，味精2克，料酒、熟猪油、香油各10克。

【制法】 ①锅内放入清水500克，下入药料包烧开，煎煮至药汁余下250克时，拣出药料包不用，取药汁2/3倒入面粉内烫搅，待余下的药汁晾至40℃时，再加入面粉中和匀成面团。猪血、豆腐泡、洋葱均剁成末。②豆泡末、猪血末、洋葱末均放入容器内，加入除淀粉以外的所有调料，拌匀成馅。面团搓成条，揪成均匀的小剂子，按扁。③淀粉平铺在案板上，取剂子，用走槌在淀粉上擀成荷叶形烧卖皮，逐一放上馅料，拇指和食指收拢捏成烧卖生坯。全部制好后，摆在抹油的蒸帘上，入蒸锅用大火蒸约20分钟，至熟取出，装入盘内即成。

【功效】 当归有补血活血，润肠通便的功能。肉苁蓉有益精养血，润肠通便的功能。猪血是一种高蛋白、低脂肪食物，并富含铁、锌、铜等营养素，常吃猪血既能补血解毒，又可通利大便，是一种理想的保健食物。豆泡富含蛋白质、钙、磷、铁、维生素等，经常食用可治疗胃肠胀满、大便秘结。诸物同组，使此款主食具有养血，润燥，通便的功效，适宜血虚肠燥便秘患者食用。

**家常烧卖**

【组成】 烧卖皮400克，大白菜200克，猪肉末150克，葱末15克，姜末10克，料酒10克，精盐2克，味精1克，五香粉0.5克，鸡汤25克，花生油15克。

【制法】 ①白菜洗净，剁成末。猪肉剁成末，放入容器内，加入姜末、料酒、鸡汤、精盐、味精、五香粉搅匀。②白菜末放入纱布口袋内，充分揉搓，挤去水分，放入猪肉末内，再加入葱末、花生油拌匀成馅。③取一烧卖皮，放上馅料，用拇指和食指收拢捏成烧卖生坯。全部制好后，摆入笼屉入蒸锅内，用大火蒸至熟透取出，装入盘内即成。

【功效】 猪肉含有蛋白质、脂肪、糖类、钙、磷、铁、锌、维生素（A、B族）等，能滋养健身，促进发育，润肠通便。大白菜含有丰富的膳食纤维等，可促进肠壁的蠕动，帮助消化，防止大便干燥。二者与可养心益脾的面粉共用，可增加膳食纤维，防止便秘，适宜各型便秘患者食用。

**双蔬羊肉烧卖**

【组成】 面粉500克，羊肉、芹菜各200克，胡萝卜75克，药料包（内装当归10克，大枣20克）1个，葱末10克，精盐3克，味精2克，十三香粉0.5克，料酒、香油各

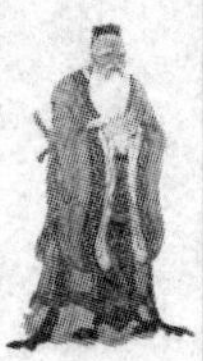

10 克，干淀粉 100 克。

【制法】 ①锅内放入清水 500 克，下入药料包烧开，煎煮至药汁余 300 克时，拣出药料包不用，药汁 150 克加入面粉内烫搅，待药汁晾凉后，再将药汁 125 克加入面粉内，和匀成面团。②羊肉、择洗干净的芹菜、去皮洗净的胡萝卜均剁成末。羊肉末放入容器内，加入余下的药汁、料酒、精盐、味精、十三香粉搅匀，再加入芹菜末、胡萝卜末、香油、葱末拌匀成馅。③面团搓成长条，揪成均匀的剂子，取剂子平铺在放有干淀粉的案板上用走槌擀成荷叶状烧卖皮，逐一放上馅料，用拇指和食指收拢捏成烧卖生坯，摆在抹油的蒸帘上，全部制好后，入蒸锅蒸至熟透取出，装入盘内即成。

【功效】 当归有补血活血，调经止痛，润肠通便的功能。大枣有补脾和胃，益气生津，养血安神的功能。羊肉富含优质蛋白质、铁、磷、锌、脂肪、维生素（A、B 族）等，有益气养血，温中暖肾的功能。芹菜含有丰富的膳食纤维，可促进胃肠蠕动，帮助消化，防止便秘。三者与可养心、养肾、和血、健脾的小麦面粉共用，使此款主食具有补血活血，益气补脾，润肠通便的功效，适宜血虚便秘患者食用。

**干白菜包**

【组成】 精白面粉 400 克，酵面 100 克，食用碱 2 克，干白菜（白菜干）150 克，猪五花肉 300 克，香菜 50 克，料酒 10 克，精盐 3 克，味精 2 克，葱末 25 克，姜末、酱油各 15 克，五香粉 1 克，高汤 75 克，油 50 克。

【制法】 ①干白菜洗净，泡透，挤净水分，切末。猪肉、香菜均切末。②干白菜末、猪肉末、香菜末及所有调料放在一起，充分搅匀成馅。③精白面粉、酵面、食用碱放一起，加温水和成面团，揉匀略饧。④面团搓成长条，揪成 40 个大小均匀的剂子，按扁，擀成中间稍厚、四周略薄的圆皮，抹入馅料，提褶收口捏成圆形包子生坯，摆入蒸锅内，用肝火足汽蒸 15 分钟，至熟取出即成。

【功效】 干白菜富含糖类、钙、铁、磷、钾、钠、镁、锌、硒、维生素（A、C、K、E）等，白菜中的膳食纤维不但可以润肠通便，促进排毒，还能促进人体对动物蛋白质的吸收。猪肉富含蛋白质、脂肪、钙、铁、锌、硒、维生素（A、D、$B_1$、$B_2$、$B_5$、$B_6$）等，有滋阴润燥，润肠通便的功能。香菜富含钙、铁、磷、钾、钠、镁、锌、硒、维生素（A C、$B_{12}$、$B_1$、$B_2$、$B_5$）等，有芳香健胃，祛风解毒，通利二便等功效。三者组合是便秘患者的理想主食。

**天津包子**

【组成】 精白面粉、猪肉馅各 500 克，酵面、酱油各 100 克，葱末、姜末各 25 克，味精 5 克，碱面 3 克，猪骨汤 200 克，香油 75 克。

【制法】 ①精白面粉加酵面用温水和成膨松面团，待发起后，用碱水揉匀，饧 10 分钟。②猪肉馅内分次搅入酱油和猪骨汤，再放入味精、葱末、姜末、香油搅匀成馅。③面团搓成长条，揪成 60 个大小均匀的剂子，面剂沾匀面粉，滚圆按扁，擀成薄圆皮，抹上馅料，收口捏 15～18 个褶，成菊花状，放入蒸锅内，用旺火足汽蒸 10 分钟，至熟取出即成。

【功效】 面粉富含蛋百质、脂肪、糖类、钙、磷、铁、钾、镁、硒、维生素（A、$B_1$、$B_2$、$B_7$、$B_{12}$）、多种氨基酸等，有养心益肾，安神除烦，益脾止渴等功能。猪肉富含蛋白质、脂肪、糖类、钙、铁、磷、锌、硒、钾、钠、镁、维生素（A、D、$B_1$、$B_2$、$B_5$、$B_6$）等，有滋阴润燥，润肠通便，补血生津等功能。此款主食是便秘患者的健康佳品。

**煸馅包子**

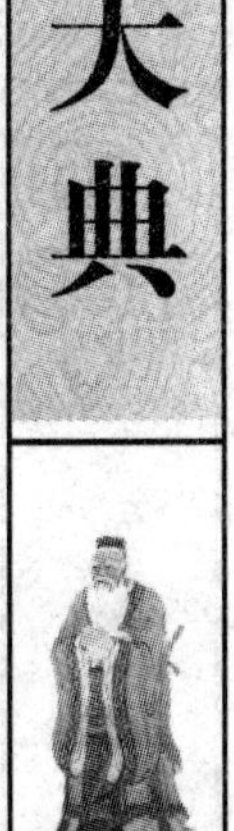

**【组成】** 面粉350克，酵面150克，食用碱2克，猪肥瘦肉600克，葱末100克，姜末15克，精盐5克，酱油20克，味精3克，花椒粉1克，香油15克，豆油25克。

**【制法】** ①猪肉剁成末。锅内加豆油烧热，下入肉末煸炒，加姜末、酱油炒熟，盛入容器内晾凉，再加葱末、味精、精盐、花椒粉、香油拌匀成馅。②面粉、酵面、食用碱放在一起，加温水和匀，饧15分钟。③饧好的面团揉匀，搓成长条，揪成30个大小均匀的剂子，按扁，擀成圆皮，包入馅料，收口捏严，口向下按平，用夹子在周围夹几道花纹，摆入蒸锅用旺火足汽蒸10分钟即熟，装盘即成。

**【功效】** 猪肉富含蛋白质、脂肪、糖类、钙、铁、锌、硒、磷、钾、钠、镁、维生素（A、D、$B_1$、$B_2$、$B_5$、$B_6$）等，有滋阴润燥，润肠通便，补血生津，益肾壮力等功能。大葱富含蛋白质、糖类、蒜辣素、钙、磷、钾、钠、镁、锌、硒、维生素（A、C、K、B族）等，有健胃利便，发汗解表，通阳散寒的功能。二者配以具有养心益肾、和血健脾功能的面粉同食，是便秘患者的理想主食。

**肉丁馒头**

**【组成】** 面粉、猪肉各400克，酵面、葱末各100克，姜末15克，酱油25克，精盐、味精、食用碱各2克，排骨精3克，十三香粉1克，香油25克。

**【制法】** ①面粉、酵面、食用碱放在一起，加温水和成面团，揉匀略饧。②猪肉切成碎丁，加入全部调料，拌匀成馅。③面团搓成长条，揪成大小均匀的剂子，按扁，包入肉馅，封严口呈馒头坯，摆入蒸锅用旺火足汽蒸20分钟至熟，取出即成。

**【功效】** 面粉富含蛋白质、糖类、脂肪、多种无机盐、多种维生素等，有养心益肾，和血健脾，除烦润燥等功能。猪肉富含蛋白质、脂肪、糖类、钙、铁、磷、锌、硒、钾、钠、镁、维生素（A、D、C、E、$B_1$、$B_2$、$B_5$、$B_6$）等，有润肠通便，养心润肌，滋阴润燥，补虚壮力等功能。此款主食对便秘患者有改善作用。

**煎馅馒头**

**【组成】** 玉米面300克，小麦面粉100克，猪肉末200克，白萝卜（去皮）200克，葱30克，精盐、鸡精各3克，味精1克，十三香粉0.5克，鸡蛋1个，料酒、香油、泡打粉各10克，花生油400克。

**【制法】** ①玉米面内加入小麦面粉、泡打粉拌匀，用温水和匀成软硬适中的面团，略饧。白萝卜、葱均剁成末。②猪肉末内加入料酒、精盐、鸡精、味精、十三香粉，磕入鸡蛋，顺一个方向充分搅匀上劲，再加入白萝卜末、葱末、香油拌匀成馅。③面团搓成粗条，揪成均匀的大剂子，团成球状，再按成圆饼，放上馅料，收口捏严团成球状，摆入抹油的锅内，用小火边煎边加油，至熟透铲出，装入盘内即成。

**【功效】** 猪肉含蛋白质、脂肪、糖类、钙、磷、铁、锌、B族维生素等，可滋养健身，润肠通便。白萝卜含有丰富的膳食纤维，能刺激胃肠蠕动，促进排便。玉米面营养丰富，富含膳食纤维。三者组合同烹，对便秘有较好的防治作用。

**首乌当归汁花卷**

**【组成】** 面粉500克，药料包（内装当归、何首乌各15克，桃仁5克）1个，香甜泡打粉12克，芝麻酱25克，精盐3克，味精2克，香油20克。

**【制法】** ①锅内放入清水500克，下入药料包烧开，煎至药汁余下300克时，拣出药料包不用，药汁晾凉。面粉内加入香甜泡打粉拌匀，再加入药汁275克和匀成面团，饧10分钟。②芝麻酱内加入余下的药汁、香油、精盐、味精，充分搅匀成糊状。面团按扁，擀成大薄片，抹匀芝麻酱，从一端卷起成面卷。③切成均匀的剂子。取一剂子，双手分别捏住两端，左手向里，右手向外缠绕成花卷生坯。全部制好后，摆在蒸帘上，入蒸锅用大火蒸至熟透取出，装入盘内即成。

【功效】 当归有补血活血，润肠通便的功能。何首乌有润肠通便的功能。芝麻酱含有丰富的脂肪、蛋白质、糖类、钙、磷、铁、叶酸、烟酸等，有补肝肾，益精血，润肠燥的功能。三者与可养心益脾的面粉共用，适宜肠燥便秘患者食用。

**脂油卷**

【组成】 面粉300克，酵面200克，猪板油100克，葱末50克，精盐、食用碱各2克，五香粉1克，香油20克。

【制法】 ①面粉用温水和好，加入酵面、食用碱揉匀，略饧。②猪板油片去硬皮，切成米粒大小的丁。③板油丁、葱末、精盐、五香粉、香油调匀。④面团揉匀，案板上撒上面粉，放上面团，擀成大薄片。⑤调好的脂油抹在面片上，抹匀，从一边向另一边叠卷起来，切成10个大小相同的剂子，双手捏住两边向相反的方向拧两个劲，再立起来，一头按在面板上，上头用大拇指向下按，成螺旋状，摆入蒸锅用旺火足汽蒸15分钟至熟，取出即成。

【功效】 面粉富含蛋白质、脂肪、糖类、多种无机盐、多种维生素等，有养心益肾，和血健脾，除烦止渴的功能。猪板油含有大量的脂肪，具有特殊的香味，并含有多种脂肪酸，有润肠通便的作用。葱含有刺激性挥发油，可以刺激消化液分泌，有健胃消食的作用。此款主食适宜便秘患者食用。

**合面菜团子**

【组成】 精白面粉、猪肉各300克，玉米面、干白菜各200克，水发海米、姜末各25克，葱末50克，料酒、酱油、泡打粉各10克，精盐4克，味精2克，鸡精5克，猪油30克，鸡汤50克。

【制法】 ①干白菜泡软，挤去水分，剁碎。猪肉剁碎。②精白面粉、玉米面、泡打粉放在一起拌匀，用温水和成软面团，饧10分钟。③猪肉末内加入料酒、精盐、酱油、味精、鸡精、葱末、姜末、鸡汤、水发海米充分搅匀，再加入干白菜末、猪油拌匀成馅。④面团搓成长条，揪成15个大小均匀的剂子，按扁略擀，包入馅料，团成球状，放入蒸锅用旺火足汽蒸15分钟至熟，取出装盘即成。

【功效】 玉米面富含蛋白质、脂肪、糖原、钙、锌、铁、硒、维生素（A、B族、C、E、K）、多种氨基酸等，所含丰富的膳食纤维有刺激胃肠蠕动，加速排便的特性，有防治便秘、肠炎、肠癌等功能。猪肉富含蛋白质、脂肪、糖类、多种无机盐、维生素、氨基酸等，有滋阴润燥，润肠通便，补血生津的功能。白菜营养丰富，有“菜中之王”的美誉，白菜中的膳食纤维不但可以润肠通便，促进排毒，还能促进人体对动物蛋白质的吸收。此款主食适宜便秘患者食用。

**家常锅贴**

【组成】 面粉800克，鲜猪五花肉500克，白菜300克，水发木耳25克，水发海米40克，葱末、姜末、酱油各20克，精盐5克，味精2克，红方腐乳半块，骨头汤200克，豆油125克。

【制法】 ①猪肉绞成颗粒状，放入容器内。白菜、海米、木耳均剁碎。②绞好的猪肉内加入骨头汤、酱油，顺一个方向搅拌成黏糊状，加入化开的红方腐乳和精盐、味精、葱末、姜末、白菜末、木耳末、海米末拌匀，再加入豆油25克搅匀成馅。③面粉内加凉水和成面团揉匀，搓成长条，揪成剂子（每500克面粉做80个锅贴），擀成圆饼

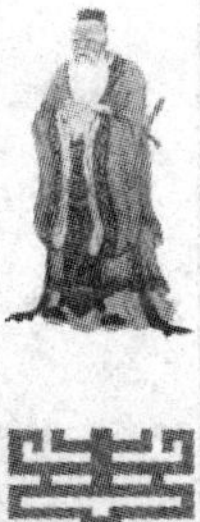

皮，饼皮放在左手上，右手用馅板抹上馅料，左手后4指略收拢，右手前3指捏紧边皮，制成中间紧合、两头见馅的长条形锅贴坯。④平底锅烧热，淋上薄薄一层豆油，摆入锅贴坯，用专用水壶在锅贴坯间浇上水（锅贴间能见到水层为宜），加盖煎3～4分钟，掀开锅盖，再淋入豆油，随即用铲掀起锅贴，使油进入底部，再第二次浇水，水量为第一次用水的1/3，加盖焖3～4分钟，用平铲取出，底部朝上摆在盘中即成。

**【功效】** 猪肉富含蛋白质、脂肪、糖类、钙、锌、铁、硒、钾、钠、镁、磷、维生素（A、D、$B_1$、$B_2$、$B_5$、$B_6$）等，有滋阴润燥，润肠通便，补血生津，益肾壮力等功能。白菜营养丰富，有“菜中之王”的美誉，白菜中的膳食纤维不但可以润肠通便，促进排毒，还能促进人体对动物蛋白质的吸收。经常食用此款主食，对便秘患者有较好的预防和治疗效果。

**猪肉锅烙**

**【组成】** 面粉500克，猪肉300克，白菜200克，葱末、姜末各10克，料酒、酱油各20克，精盐4克，味精2克，五香粉0.5克，香油15克，油50克。

**【制法】** ①面粉用开水烫好，揉成面团，略饧。②白菜剁碎，用精盐2克揉匀，略腌，挤去水分。猪肉剁成末，加入全部调料（留油30克及香油）搅匀后，再放入白菜末拌匀成馅。③面团搓成条，揪成大小均匀的小剂子，按扁，擀成圆薄皮，包入馅料，捏成月牙形饺子坯。④平底锅烧热，加入余下的油，摆入饺子坯，用小火烙至底部微黄，洒上点凉水，盖上锅盖，水干时再洒一点凉水，烤熟后开盖，刷上香油，用铲子铲起，底朝上扣入盘内即成。

**【功效】** 猪肉富含蛋白质、脂肪、糖类、钙、铁、锌、硒、钾、维生素（A、D、$B_1$、$B_2$、$B_5$、$B_6$）等，有滋阴润燥，润肠通便的功能。白菜富含糖类、钙、铁、磷、钾、钠、镁、锌、硒、维生素（A、C、K、E）、叶酸等，白菜中的膳食纤维不但可以润肠通便，促进排毒，还能促进人体对动物蛋白质的吸收。二者与具有和血健脾、养心益肾功能的面粉组合同烹，是便秘患者的理想主食。

**薄饼盒子**

**【组成】** 面粉600克，猪肉、韭菜各300克，鸡蛋3个，精盐5克，味精2克，十三香粉1克，酱油8克，香油10克，熟豆油150克。

**【制法】** ①面粉内加精盐2克拌匀，用温水和成面团，略饧。②猪肉剁成细末。韭菜切成细末。鸡蛋磕入碗内搅散。③锅内加熟豆油30克烧热，放入鸡蛋液炒熟，盛出晾凉，剁碎。锅内另加熟豆油30克烧热，放入肉末炒散至熟，晾凉。④肉末内加入全部调配料（不加熟豆油）拌匀成馅。⑤面团揉匀搓成条，揪成大小均匀的剂子，按扁，擀成极薄的大圆皮。平底锅烧热，放入擀好的皮，用小火烙至微熟变色时出锅，全部烙完后，铺在案板上，放上馅料，叠包成长方形的盒子坯。平底锅内放入余下的熟豆油烧热，放入盒子坯，煎至两面均呈金黄色，熟透出锅即成。

**【功效】** 猪肉富含蛋白质、脂肪、糖类、钙、铁、锌、硒、维生素（A、D、$B_1$、$B_2$、$B_5$、$B_6$）等，有滋阴润燥，补血生津，益肾壮力，润肠通便的功能。韭菜富含蛋白质、硫化物、挥发油、苷类、多种无机盐、维生素等，所含膳食纤维有促进肠蠕动，预防习惯性便秘和肠癌的功能。二者与具有益肾养心的面粉、鸡蛋同成主食，适宜各型便秘患者食用。

**煎饼春盒**

**【组成】** 面粉、猪瘦肉丝各200克，鸡蛋2个，绿豆芽400克，韭菜150克，水发

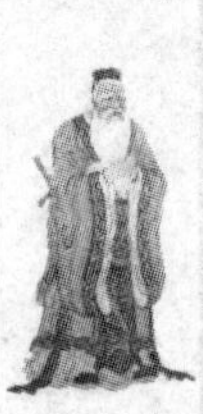

海米 25 克，精盐 5 克，味精、鸡精各 3 克，湿淀粉、香油各 10 克，油 100 克。

【制法】 ①面粉内磕入鸡蛋，加入精盐 2 克及适量水，调成稀糊。②锅内刷油烧热，用手勺将稀面糊舀入锅内，摇动锅将面糊摊匀，成薄圆饼，用小火煎熟，取出装盘。③韭菜切成段。④锅内加油 50 克烧热，下入肉丝煸炒至熟，下入绿豆芽、海米略炒，下入韭菜段、余下的精盐及鸡精、味精和香油，用旺火炒匀，用湿淀粉勾芡成馅，出锅装盘。⑤摊好的薄圆饼，包入馅成长条形盒状坯。⑥锅内刷油烧热，放入饼盒，坯烙至两面均呈金黄色，取出装盘即成。

【功效】 猪肉富含蛋白质、糖类、脂肪、钙、铁、锌、硒、维生素（A、D、$B_1$、$B_2$、$B_5$、$B_6$）等，有滋阴润燥，补血生津，润肠通便，益肾壮力等功能。绿豆芽富含蛋白质、糖类、钙、磷、钾、钠、镁、维生素（A、C、K、E、$B_1$、$B_2$、Bc）、胡萝卜素等。绿豆芽所含的膳食纤维可促进胃肠蠕动，是便秘患者的健康佳蔬，并可预防食道癌、直肠癌。此款主食适宜各种便秘患者食用。

**翡翠盒子**

【组成】 面粉 500 克，猪肉 250 克，虾仁 50 克，鸡蛋 2 个，韭菜 200 克，菠菜 300 克，姜末 10 克，料酒 15 克，酱油 20 克，精盐 3 克，味精 2 克，五香粉 1 克，香油 10 克，油 25 克。

【制法】 ①猪肉剁成细末。虾仁切成细丁。韭菜切碎。鸡蛋搅散搅匀，下入热油锅内炒成蛋花，再剁碎。②菠菜切碎，挤出绿菜汁。面粉放入容器内，加入绿菜汁和成面团，略饧。③猪肉末内加入酱油、五香粉、料酒、精盐、姜末搅匀，再放入虾仁丁、鸡蛋末、韭菜末、香油，搅拌均匀成馅。④绿色面团揉匀搓成条，揪成 60 个大小均匀的剂子，按扁，擀成圆饼皮，抹上馅料，上面覆盖另一张饼皮，将边沿捏紧，锁成绳子形花边，成盒子坯。⑤锅内加水烧开，下入盒子坯煮熟，捞出装盘即成。

【功效】 猪肉富含蛋白质、脂肪、糖类、钙、铁、磷、锌、硒、钾、钠、镁、维生素（A、D、$B_1$、$B_2$、$B_5$、$B_6$）等，有滋阴润燥，补血生津，益肾壮力，润肠通便等功能。韭菜富含蛋白质、膳食纤维、硫化物、挥发油、苷类、多种无机盐、维生素等，有暖胃理气，温肾壮阳，活血散瘀，增进胃肠蠕动，预防习惯性便秘的功能。菠菜富含蛋白质、糖类、钙、铁、锌、硒、磷、钾、钠、维生素（A、B 族、E、C）、胡萝卜素、草酸等，有润肠通便，养血止血，清热除烦，美颜润肤等功能，三者组合，对肠燥便秘、消渴多饮、目昏眼花等症均有改善作用。

**烙回头**

【组成】 面粉 500 克，猪肉 450 克，葱 100 克，姜末 15 克，精盐 3 克，酱油 10 克，味精 2 克，十三香粉 1 克，香油 15 克，油 50 克。

【制法】 ①面粉用温水和成软面团，略饧。②猪肉、葱分别剁碎，放在一起，加入姜末、精盐、酱油、味精、十三香粉、香油调匀成馅。③面板抹上一层油，在上面将面团搓成条，揪成略大而均匀的剂子，擀成圆皮，把馅放在中间，从两边向中间折卷起来，成长方形坯。④平底锅烧热，刷上油，放入坯，用小火烙熟即成。

【功效】 猪肉富含蛋白质、脂肪、糖类、钙、铁、锌、硒、维生素（A、D、$B_1$、$B_2$、$B_5$、$B_6$）等，有滋阴润燥，润肠通便，补血生津，益肾壮力等功能。大葱富含蛋白质、糖类、蒜辣素、钙、磷、钾、钠、镁、锌、硒、维生素（A、C、K、B 族）等，可健胃利尿，发汗解毒，通阳散寒。二者配以具有养心益肾、和血健脾功能的面粉同食，是便秘患者的理想主食。

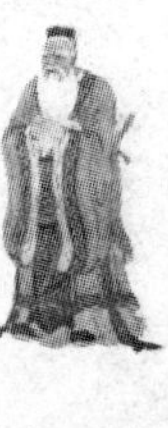

玉面蒸糕

【组成】 玉米面200克，鸡蛋3个，熟核桃仁、瓜子仁、松子仁、葡萄干各25克，芝麻粉50克，白糖75克，泡打粉4克，猪油15克。

【制法】 ①在搅散的鸡蛋液中加入玉米面、芝麻粉、白糖、泡打粉及少量温开水，充分搅匀成面糊。②面糊倒在抹过猪油的方盒内，撒上核桃仁、松子仁、瓜子仁、葡萄干。③方盒入蒸锅内，用旺火足汽蒸20分钟至熟，方盒扣在案板上，蒸糕切成块，装盘即成。

【功效】 玉米面富含蛋白质、脂肪、糖类、钙、锌、铁、硒、维生素（A、$B_{12}$C、E、K、$B_1$、$B_2$、$B_7$）、多种氨基酸等，所含丰富的膳食纤维有刺激胃肠蠕动，加速排便的特性。核桃仁、瓜子仁、松子仁均含有丰富的油脂，有很好的润肠通便效果。芝麻粉有补血填精，润肠通便，滋肾养肝等功能。此款主食对各种便秘患者均有较好的预防和治疗作用。

烫面油酥糕

【组成】 面粉500克，猪油150克，白糖250克，芝麻仁50克，桂花酱25克，青丝、红丝各20克，豆油1000克（实耗不多）。

【制法】 ①芝麻仁洗净，炒熟后擀碎，加入白糖150克、桂花酱、青丝、红丝拌匀成糖馅。②面粉用开水烫好，揉成硬面团，晾凉，再将化猪油全部揉进面团内，使面松软后搓成长条，揪成20个剂子，按扁，逐个包入糖馅，再按成扁圆形的饼。③锅内加豆油烧至七成熟，将包好的饼下入油中，炸至呈金黄色浮起时捞出，沥净油，放盘内撒上白糖即成。

【功效】 芝麻仁含有丰富的蛋白质、脂肪、糖类、钙、铁、锌、硒、钾、钠、磷、镁、铜、维生素（A、E、$B_1$、$B_2$、$B_5$、$B_7$）等，有补血填精，润肠通便，滋肾养肝等功能。面粉含有丰富的蛋白质、脂肪、糖类、多种无机盐、维生素、氨基酸等，是补充热量和植物蛋白的重要食物，有养心益肾，和血健脾等功能。二者配以具有润肠通便作用的猪油同成主食，是便秘者的理想主食。

马铃薯卷糕

【组成】 马铃薯、豆沙馅各500克，淀粉75克，白糖50克。

【制法】 ①马铃薯蒸熟，去皮后压成泥，用淀粉作扑面，将马铃薯泥擀成1厘米厚的长方片。②豆沙馅内加入白糖拌匀，搓成条，放在马铃薯片上，卷成直径3厘米粗的卷。③马铃薯卷放在盘内，入蒸锅蒸20分钟取出，斜切成段即成。

【功效】 马铃薯（土豆）富含蛋白质、淀粉、糖类、钙、磷、钾、镁、锌、硒、维生素（A、C、E、B族）等，有和胃调中，益气健脾，缓急止痛，活血消肿等功能，对消化不良、慢性胃痛、习惯性便秘、神疲乏力等症有辅助治疗作用。豆沙馅含有丰富的蛋白质、糖类、钙、铁、磷、硒、钾、纳、镁、铜、锌、维生素（A、K、B族、F）、胡萝卜素等，所含较多的皂角苷和膳食纤维有刺激肠道，润肠通便，解毒抗癌等功效。此款主食适宜习惯性便秘患者食用。

什锦猪肉馅饼

【组成】 面粉500克，猪瘦肉150克，白萝卜（去皮）、青笋（去皮）各75克，胡萝卜、水发木耳各50克，药料包（内装北沙参、玉竹各20克）1个，葱末、姜末、料酒各10克，精盐3克，味精2克，植物油50克。

【制法】 ①锅内放入清水，下入药料包烧开，煎煮至药汁余下300克时，拣出药

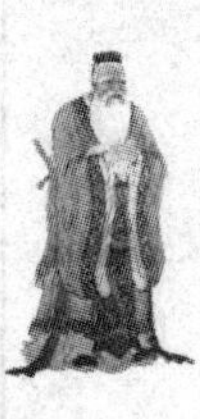

料包不用,药汁晾凉后,取药汁275克倒入面粉,和匀成稍软的面团,饧透。猪瘦肉、木耳、白萝卜、青笋、胡萝卜均剁成末。②猪肉末放入容器内,加入余下的药汁、葱末、料酒、精盐、味精搅匀,再加入木耳末、葱末及挤去水分的白萝卜末、青笋末、胡萝卜末,再加入植物油15克拌匀成馅。面团搓成条,揪成均匀的剂子,逐一按扁。③取一面剂子擀成圆饼皮,放上馅料,收口捏成圆球状,再按扁成小圆饼生坯,依次制好。锅内放油烧热,下入饼坯,用小火烙至饼的两面均呈金黄色,至熟透铲出,装入盘内即成。

【功效】 北沙参有养阴清肺,益胃生津的功能。玉竹有养阴润肺,益胃生津的功能。猪瘦肉有滋阴润燥,补血的功能。白萝卜、青笋、木耳等均含有丰富的膳食纤维,可促进胃肠蠕动,帮助消化,防止便秘。诸物与小麦面粉共用,可滋阴生津,润肠通便,适宜阴虚便秘患者食用。

**吴记什锦馅饼**

【组成】 面粉400克,山药粉100克,猪瘦肉、茄子各175克,芹菜、胡萝卜、青椒、洋葱各50克,葱末、姜末各15克,料酒20克,精盐、鸡精各3克,味精2克,十三香粉1克,鸡汤25克,香油15克,植物油75克。

【制法】 ①面粉内加入山药粉拌匀,用温水和成稍软的面团,略饧。②茄子去蒂洗净,芹菜、青椒洗净,胡萝卜、洋葱去皮洗净,均切成末。猪瘦肉剁成末,放入容器内,加入葱末、姜末、料酒、精盐、鸡精、味精、十三香粉、鸡汤、香油搅匀。③放入芹菜末、茄子末、青椒末、胡萝卜末、洋葱末拌匀成馅。面团搓成条,揪成均匀的剂子,按扁,包入馅料,收口捏严,包成圆饼,放入加植物油的平锅内,烙至两面均呈金黄色,鼓起即成。

【功效】 猪肉营养丰富,有滋养健身,润肠通便的功能。茄子、芹菜均富含蛋白质、钙、铁等,所含丰富的膳食纤维可促进胃肠蠕动,帮助消化,利于排便。此款主食适宜各种便秘患者食用。

**吉利堂双鲜烩饼**

【组成】 单饼200克,水发海蜇皮、莴苣各100克,葱花、蒜片各8克,料酒15克,醋1克,精盐、鸡精各3克,味精2克,胡椒粉0.5克,汤650克,花生油25克。

【制法】 ①单饼切成菱形片。海蜇皮用冷水冲洗去盐分,放入容器内,再加入沸水浸泡30分钟捞出,再用温水洗净,沥去水分,切成片。莴苣削去外皮,洗净,切成菱形片。②锅内放油烧热,下入葱花、蒜片炝香,烹入料酒,加入汤烧开,下入饼片、鸡精、精盐煮至微熟。③下入莴苣片烧开,煮至饼片熟透,下入海蜇皮片、醋、胡椒粉、味精烧开,出锅装入碗内即成。

【功效】 海蜇含蛋白质、脂肪、钙、磷、铁、维生素($B_1$、$B_2$、$B_5$)、碘、胆碱等,有清热解毒,润肠消积的功能。青笋含蛋白质、胡萝卜素、糖类、维生素、钙、铁等,食用后可增加胃液胆汁和消化酶的分泌,并刺激胃肠道平滑肌的蠕动,帮助消化和通大便。二者与面粉制成的单饼共用,使此款主食具有清热,通便的功能,适宜老年人阴液不足、肠中干燥所致便秘患者食用。

**黑芝麻饼**

【组成】 面粉500克,熟黑芝麻仁150克,精盐3克,花生油200克。

【制法】 ①面粉放在盆内,热水内放入精盐溶化,倒在面粉内,和成软面团,揉匀稍饧。②面团放在案板上,擀成大薄片,刷上一层油,再撒上熟黑芝麻仁,卷成卷再切成相等的剂子,每个剂子的两边按扁,再分别向中间对折,再按扁,用擀面杖擀成圆饼。③平底锅内刷油,放入擀好的饼,用小火慢慢烙至两面均呈金黄色熟透,出锅装盘,上桌时用刀一切两半即成。

【功效】 黑芝麻富含蛋白质、脂肪、糖类、钙、铁、锌、硒、钾、钠、磷、镁、铜、维生素($A$、$E$、$B_1$、$B_2$、$B_5$、$B_7$)等,有补血填精,润肠通便,滋肾养肝等功能。小麦面粉含有丰富的蛋白质、脂肪、糖类、多种无机盐、维生素、氨基酸等,是补充热量和植物蛋白的重要食物,有养心益肾,和血健脾等功能。二者组合是便秘患者的理想主食。

**锁阳苁蓉陷饼**

【组成】 面粉300克,猪瘦肉150克,菠菜叶100克,葱末、姜末各5克,药料包(内装肉苁蓉、锁阳各15克)1个,料酒10克,精盐2克,味精1克,五香粉0.5克,花生油100克。

【制法】 ①锅内放入清水400克,下入药料包烧开,煎煮至药汁余下200克时,拣出药料包不用,取药汁75克倒入面粉内烫搅,稍凉后,再取药汁85克倒入面粉内,和成面团。猪瘦肉、菠菜叶均剁成末。②猪肉末放入容器内,加入余下的药汁、料酒、精盐、味精、五香粉、姜末,顺一个方向充分搅匀上劲,再加入菠菜末、葱末、花生油20克拌匀成馅。③面团搓成条,擀成均匀的剂子,逐一按扁,擀成圆饼皮,放上馅料,提褶收口捏成圆形包子状生坯,放入刷油的饼锅内,按扁,用小火烙至底面略硬时,在饼面上刷油,烙至底面呈淡黄色时,翻个烙另一面,边烙边在饼面上刷油,烙至馅饼两面均呈金黄色,至熟透铲出,装入盘内即成。

【功效】 肉苁蓉有益精养血,补肾助阳,润肠通便的功能。锁阳有补肾壮阳,润肠通便的功能。猪瘦肉富含蛋白质、铁、钙、磷、锌、维生素(B族、D)等,有滋阴润燥,补血的功能。菠菜富含膳食纤维和可溶液性纤维素,有润燥滑肠的功能。诸物与可养心益脾的小麦面粉共用,使此款主食具有补益精血,润肠通便的功效,适宜有大便干结、口干咽燥、体倦乏力等症状的习惯性便秘患者食用。

**五仁饼**

【组成】 面粉500克,熟松子仁、熟核桃仁、熟花生仁、熟桃仁各50克。熟芝麻25克,白糖、熟面粉各75克,花生油100克。

【制法】 ①面粉内加入沸水烫搅1/2,再加入温水和匀成面团。②将核桃仁、花生仁、桃仁、松子仁均剁碎,放入容器内,加入芝麻仁、熟面粉、白糖拌匀,成五仁馅料。③面团搓成条,揪成均匀的剂子,按扁,擀成圆饼皮,放上馅料,提褶收口捏成圆形包子状,再擀成小圆饼坯。锅内刷上一层油,下入饼坯,用小火烙至底面略硬,在饼面上刷油,翻个烙另一面,两面均烙至呈金黄色,熟透铲出,装入盘内即成。

【功效】 松子仁有补虚润肺,润肠燥的功能。核桃仁有补肾固精,温肺定喘,润肠的功能。桃仁有活血行瘀,润燥滑肠的功能。芝麻有补肝肾,益精血,润肠燥的功能。诸物与可健脾、益肾、和血、养心的面粉共用,使此款主食具有健胃破瘀,润肠通便的功能,适宜气血虚亏引起的习惯性便秘患者食用。

**双椒炒饼**

【组成】 大饼200克,羊肉75克,青柿子椒、红柿子椒各50克,料酒8克,精盐3克,味精2克,十三香粉1克,胡椒粉0.5克,鲜汤50克,葱姜汁、花椒油各10克,油30克。

【制法】 ①大饼切成细条。羊肉、青柿子椒、红柿子椒均切成丝。②锅内加油



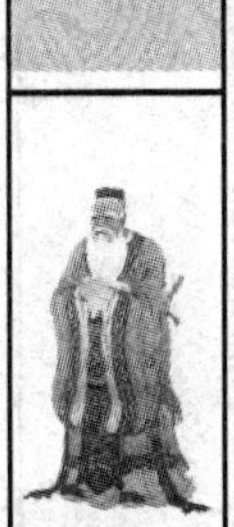

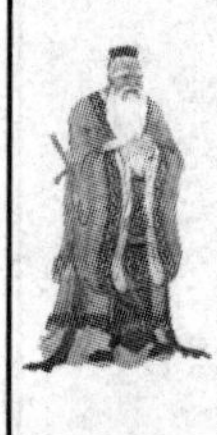

烧热，下入羊肉丝炒至变色，下入青椒丝、红椒丝炒熟，再下入饼条及全部调料炒匀至熟，出锅装盘即成。

【功效】 羊肉富含蛋白质、脂肪、钙、铁、磷、钾、钠、锌、硒、维生素（A、D、K、C、B族）等，有暖中益气，补虚壮力，开胃除湿等功能，食用羊肉可增加消化酶，保护胃壁，帮助消化。青椒、红椒富含糖类、钙、磷、钾、钠、镁、硒、维生素（A、C、K、E、B族）、胡萝卜素等，其特有的味道和辣椒素有刺激胃液分泌，促进肠蠕动，防止便秘的作用。二者配以具有和血健脾的面粉同食，是便秘患者的理想主食。

**单饼炒肥肠**

【组成】 单饼200克，熟猪肥肠、胡萝卜、白菜各50克，莴笋30克，蒜片、料酒各10克，醋、精盐各3克，鸡精2克，胡椒粉0.5克，汤50克，植物油20克。

【制法】 ①单饼、白菜均切成条。莴笋、胡萝卜均削去外皮，切成菱形片。猪肥肠切成条，下入沸水锅中，加入醋烧开，氽透捞出。②另将锅内放油烧热，下入蒜片炝香，下入肥肠条煸炒，烹入料酒炒匀，下入胡萝卜片、白菜条，炒匀至微熟。③下入莴笋片炒匀，下入饼条，加入汤、精盐、胡椒粉、鸡精，炒至入透味，出锅装入盘内即成。

【功效】 猪大肠有润肠调血的功能，对便血、血痢、痔疮、脱肛等症有一定辅助疗效。白菜有清热解毒，利大小便的功能。胡萝卜有健脾消食，清热解毒的功能。三者同烹成主食，可滋阴清热，加强肠功能，提高排便动力，适宜胃肠功能减弱之便秘患者食用。

**肉丝炒饼**

【组成】 大饼300克，猪瘦肉150克，韭菜100克，料酒10克，精盐、鸡精各3克，味精2克，鸡汤25克，油35克。

【制法】 ①大饼切成条。猪肉切成丝。韭菜切成段。②锅内加油烧热，下入肉丝炒熟，烹入料酒、鸡汤炒开。③下入饼条、精盐、鸡精炒入味，再下入韭菜段、味精炒匀至熟，出锅装盘即成。

【功效】 猪肉富含蛋白质、脂肪、糖类、钙、铁、锌、硒、钾、钠、镁、维生素（A、D、$B_1$、$B_2$、$B_5$、$B_6$）等，有滋阴润燥，补血生津，润肠通便，益肾壮力等功能。韭菜富含蛋白质、硫化物、挥发油、苷类、多种无机盐、维生素等，所含丰富的膳食纤维有滑肠通便的作用。此款主食适宜便秘患者食用。

**鸭肉豆干炒饼**

【组成】 单饼200克，净鸭肉、豆干各75克，莴笋50克，葱花，蒜片各10克，料酒15克，精盐3克，味精、湿淀粉各2克，汤25克，植物油20克。

【制法】 ①单饼切成1厘米宽、4厘米长的条。豆干切成条。莴笋削去外皮，洗净，切成1厘米宽的条片。鸭肉用温水洗净，揾干水分，切成条片。②鸭肉片放入容器内，加入料酒5克、精盐0.5克，拌匀腌渍入味，再加入湿淀粉拌匀上浆。③锅内放油烧热，下入葱花、蒜片炝香，下入鸭肉片炒至断生，下入豆干条、莴笋片炒匀，烹入余下的料酒、精盐，加汤炒匀至微熟，下入饼条炒透，加味精翻匀，出锅装盘即成。

【功效】 豆干富含蛋白质、脂肪、糖类、无机盐、维生素及大量的可溶性纤维素，对胃肠胀满，大便秘结有一定疗效。鸭肉营养比较全面，因其性寒凉，适宜体内有热、上火而大便干燥者食用。莴笋可增加胃液胆汁和消化酶的分泌，并刺激胃肠道平滑肌的蠕动，可以刺激食欲，帮助消化和通便。三者与小麦面粉制成的单饼共用，使此款主食具有滋阴生津，润燥通便的功效，适宜阴虚便秘患者食用。

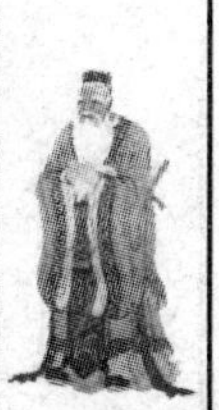

麻香羊肉饼

【组成】 面粉500克，羊肉末300克，韭菜150克，黑芝麻100克，鸡蛋1个，料酒、酱油各10克，精盐3克，味精2克，胡椒粉、泡打粉各1克，猪油、油各100克。

【制法】 ①面粉300克用热水烫好后揉成面团。余下的面粉用猪油和成油酥面团。②韭菜切成碎末。鸡蛋磕入容器内搅散成鸡蛋液。③在羊肉末内加入料酒、酱油、泡打粉、精盐、味精、胡椒粉、油25克及韭菜末拌匀成馅。④水面团抻成长条，擀成长条片。油酥面搓成长条，放在水面片上，包严，切成大小均匀的小剂子，按扁，包入馅料，按成圆饼坯。⑤饼坯面上刷匀鸡蛋液，粘上黑芝麻，成麻香羊肉饼坯。⑥饼坯放入平底锅内。刷上油烧热，烙至两面均呈金黄色，铲入烤盘内，再放入烤箱烤熟即成。

【功效】 羊肉富含蛋白质、脂肪、钙、铁、磷、钾、钠、锌、硒、维生素（A、D、K、C、B族）等，有暖中益气，补虚壮力，开胃除湿等功能，食用羊肉可增加消化酶，保护胃壁，帮助消化。韭菜富含蛋白质、硫化物、挥发油、苷类、多种无机盐、维生素等，所含丰富的膳食纤维有滑肠通便的功能。黑芝麻富含蛋白质、脂肪、糖类、钙、铁、锌、硒、钾、钠、磷、镁、铜、维生素（A、E、$B_1$、$B_2$、$B_5$、$B_7$）等，有补血填精，润肠通便，滋肾养肝等功能。三者配以营养丰富的面粉同食，是便秘患者的理想主食。

豆干芹菜烩饼

【组成】 单饼200克，净兔肉75克，豆干、芹菜各50克，葱丝、姜丝各10克，料酒15克，精盐、鸡精、湿淀粉各3克，味精1克，胡椒粉0.5克，汤750克，植物油20克，香油5克。

【制法】 ①芹菜择洗干净，切成段。豆干、单饼均切成条。兔肉切成丝，用料酒5克、精盐0.5克、胡椒粉拌匀入味，再用湿淀粉拌匀上浆。②锅内加入植物油烧热，下入葱丝、姜丝炝香，加入汤烧开，下入兔肉丝汆熟，下入芹菜段。③下入豆干条，加入余下的料酒、精盐、鸡精烧开。④下入单饼条，烧至饼条回软，加入味精调匀，淋入香油，出锅即成。

【功效】 兔肉是一种高蛋白、低脂肪、低胆固醇肉食，有补中益气，凉血解毒的功能。豆干富含蛋白质、脂肪、糖类、钙、磷、铁及多种维生素，对胃肠胀满，大便秘结有一定疗效。芹菜富含蛋白质、铁、钙等，所含膳食纤维可促进肠的蠕动，帮助消化，防止便秘。此款主食具有益气补虚，养阴润燥的功效，适宜气阴两虚所致的便秘患者食用。

什锦炒饼

【组成】 面粉200克，猪肉50克，胡萝卜30克，青椒、油菜、水发木耳、泡辣椒各25克，酱油15克，精盐2克，味精1克，白糖20克，醋、淀粉各10克，鸡汤75克，油50克。

【制法】 ①面粉内加温水和成稍软的面团，揉匀略饧。擀成0.4厘米厚的大圆饼，放入刷上油的平底锅内，用小火烙至两面均呈金黄色，熟透取出。②饼切成条。猪肉、胡萝卜、青椒、油菜、木耳、泡辣椒均切成片。③用白糖、醋、酱油、精盐、味精、鸡汤、淀粉对成味汁。④锅内加油烧热，放入猪肉片煸炒至熟，下入泡辣椒片及其他配料炒匀，下入饼条略炒，烹入味汁炒匀，出锅装盘即成。

【功效】 猪肉富含蛋白质、脂肪、糖类、钙、锌、铁、硒、钾、钠、镁、磷、维生素（A、D、$B_1$、$B_2$、$B_5$、$B_6$）等，有滋阴润燥，润肠通便，补血生津，益肾壮力等功能。青椒富含蛋白质、糖类、多种维生素、氨基酸等，其特有的味道和所含的辣椒素有刺激唾液和胃液分泌的作用，具有帮助消化，促进胃肠蠕动的功能。二者配以营养丰富的胡萝卜、油菜、木耳、面粉制成主食，适宜便秘患者食用。

**爆炒地瓜叶**

【组成】 地瓜叶500克，花生油30克，蒜瓣、姜丝、盐各适量。

【制法】 ①将地瓜叶洗净，控一下水。②将花生油加热至七成，放入蒜瓣、姜丝、地瓜叶，翻炒两下后加入盐适量，再翻炒两分钟，倒入盘中，即可食。

【说明】 地瓜叶可养胃通便，行气；大蒜可解毒消痛，行滞健胃。诸味合用，共奏顺气行滞、通便之效。

【适用人群】 适用于气秘者食用，可见大便秘结、欲解不畅、嗳气频作、胸胁痞满、腹胀纳呆、舌苔薄腻、脉弦等证。

**猪血菠菜汤**

【组成】 猪血200克。菠菜250克，盐、味精各适量。

【制法】 ①将猪血切成小方块，菠菜洗净切段。②锅内加水400毫升，烧开后，放入猪血块和盐再烧开后，放入菠菜煮至熟，加入味精调匀即可。

【说明】 菠菜可养血通肠；猪血可补血行血。诸味合用，共奏养血润肠、通便之效。

【适用人群】 适宜肠燥便秘者食用。

【用法与宜忌】 ①分1～2次服。②有病期间；患有上消化道出血时忌食猪血，以免混淆黑便的病情。

**麻仁归枣猪瘦肉汤**

【组成】 火麻仁30克，当归10克，红枣5枚，猪瘦肉250克，香油、盐各适量。

【制法】 ①将瘦猪肉洗净切片；火麻仁洗净，当归切片，装入纱布袋中，扎紧袋口。②将红枣去核，同肉、药袋一起放入锅中，加水500毫升，大火烧开后，用小火炖至酥烂。③拣出药袋，加盐、香油调味即可。

【说明】 火麻仁可润肠通便；当归可补血活血、润肠通便。诸味合用，共奏滋养津血、润肠通便之效。

【适用人群】 适宜血虚津亏、肠燥便秘者食用。

【用法与宜忌】 分1～2次趁热食肉、枣，喝汤。

**玉麻栗糕**

【组成】 栗子肉50克，黑芝麻20克，火麻仁20克，玉米粉100克，红糖适量。

【制法】 ①将栗子肉、黑芝麻、火麻仁焙干研粉，与玉米粉同放入瓷盆中。②红糖加适量水烧开溶化后，倒入瓷盆中，拌匀，制成糕坯，用大火隔水蒸熟，即可。

【说明】 栗子可补肾养胃、健脾补血；黑芝麻可补益精血、润燥滑肠；火麻仁可润肠通便。诸味合用，共奏滋阴养血、补肾润肠之效。

【适用人群】 适宜肾虚型便秘者食用。

【用法与宜忌】 ①每日空腹食用2～3次。②栗子难以消化，一次切忌食之过多，否则会引起胃脘饱胀。

**当归桃仁粥**

【组成】 当归30克，桃仁10克，粳米100克，冰糖20克。

【制法】 ①将当归、桃仁洗净，入沙锅，加水，微火煎煮30分钟，去渣留汁。②粳米淘洗净，入沙锅，加水，先用大火煮沸，缓缓调入当归、桃仁浓煎汁。改用小火煨煮成稠粥。③粥将成时，加冰糖，待冰糖融化即可。

**【说明】** 当归补血活血、润肠通便；桃仁亦可润肠通便。诸味合用，共奏补养精血、润肠通便之效。

**【适用人群】** 适宜血虚型便秘者食用。

**【用法与宜忌】** 早、晚2次分服。

**紫苏麻仁粥**

**【组成】** 苏子10克，火麻仁15克，粳米50～100克。

**【制法】** ①先将苏子、火麻仁捣烂，加水研磨，滤取汁。②将滤汁与粳米同煮成粥，即可食用。

**【说明】** 苏子可行气宽中；火麻仁可润肠通便。诸味合用，共奏润燥滑肠、通便之效。

**【适用人群】** 适宜肠燥便秘者、老人、产妇体虚肠燥、大便干结者食用。

**【用法与宜忌】** ①应禁忌烟酒、辛辣的食物，多吃吸水性强的洋粉冻、果冻等。②火麻仁宜打碎入煎。

**三仁粥**

**【组成】** 柏子仁、郁李仁各20克，松子仁15克，粳米100克。

**【制法】** ①将郁李仁打碎，入锅，加水煎煮20分钟，去渣取汁。②将柏子仁、松子仁敲碎，除去外衣，与淘净的粳米同入沙锅，加适量水，先用大火煮开，缓缓加入郁李仁煎汁，改用小火煨煮成稠粥，即可。

**【说明】** 柏子仁、郁李仁可润肠通便，松子仁可养液滑肠。诸味合用，共奏滋阴润肠、通便之效。

**【适用人群】** 适宜各型习惯性便秘者食用。

**【用法与宜忌】** ①早、晚2次分服。②便溏及多痰者慎用柏子仁。

**桃花馄饨**

**【组成】** 鲜毛桃花30克，面粉90克，瘦猪肉100克，葱、姜、精盐、味精、鸡汤各适量。

**【制法】** 将瘦猪肉洗净，切碎，和葱、姜剁为肉泥，加精盐、味精调匀为馅。再将面粉与毛桃花加水适量揉为面团，擀成皮。然后将面皮与馅做成馄饨，入鸡汤中煮熟。空腹食。

**【功效】** 利水，活血，通便。适用于大便秘结，胀痛不通等症。

**松仁粥**

**【组成】** 松仁15克，粳米30克。

**【制法】** 先煮粳米粥，后将松仁和水研末作膏，入粥内，煮两三沸。空腹食，每日3次。

**【功效】** 润肠通便。适用于老年气血不足或热病伤津引起的大便秘结者。

**桃花粥**

**【组成】** 鲜桃花瓣4克(干品2克)，粳米100克。

**【制法】** 将粳米煮粥，粥熟，放入桃花瓣，稍沸即可。隔日服1次。

**【功效】** 消肿满，下恶气，利宿水，消痰饮积滞。主治大便艰难。

**麻仁桑葚粥**

**【组成】** 火麻仁30克，桑葚30克(鲜品50克)，糯米100克，冰糖适量。

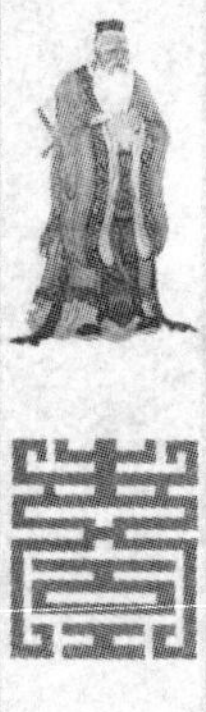

【制法】 先将桑葚浸泡片刻，火麻仁洗净，然后与糯米同入沙锅煮粥，粥熟后，加入冰糖溶化即可。空腹食用，每日2次，可经常食用。

【功效】 补肝滋肾，养血明目。适用于肠燥便秘及肝肾阴虚引起的头晕目眩，视力减退，腰膝酸软，须发早白等症。

**黄芪苏麻粥**

【组成】 黄芪10克，苏子50克，火麻仁50克，粳米250克。

【制法】 将黄芪、苏子及火麻仁打碎，加水适量煎煮5～10分钟，取药汁备用，入粳米，以药汁煮粥。每日1剂，分数次食完。

【功效】 益气润肠。

**麻桃蜜糕**

【组成】 黑芝麻100克，蜂蜜200克，白糖100克，核桃仁150克，大米粉500克，糯米粉500克，橘饼2个。

【制法】 把黑芝麻、核桃仁炒香研碎，与大米粉、糯米粉拌匀。蜂蜜加门糖150克，水150毫升配成糖水，倒入粉内拌匀，拿粗筛筛出面粉团，把米粉盛入糕模中，上边放切碎的橘饼，用大火蒸25分钟。随意食用。

【功效】 补中益气、润肠通便；对脾胃虚弱、食欲不振、失眠多梦、健忘、便秘有疗效。

## 十八、黄疸食疗药膳

**海带排骨汤**

【组成】 猪排骨300克，海带100克，姜片、葱段、料酒、盐、香油各适量。

【制法】 ①将猪排骨洗净后，放入锅中。②锅内加清水、姜片、葱段、料酒，烧开后撇沫。小火炖至肉熟，放入海带、盐，烧至入味，淋上香油即可。

【说明】 猪排骨可补养气血；海带可化痰软坚、清热。诸味合用，共奏补虚清热、化痰之效。

【适用人群】 适宜肝炎病后体虚者食用。

【用法与宜忌】 吃肉喝汤。

**黄鳝饭**

【组成】 粳米500克，活黄鳝2条，熟油、盐各适量。

【制法】 ①黄鳝剖肚，洗净，切段，备用。②用粳米500克煮饭，饭沸滚将熟时，将黄鳝段放入饭中，盖紧锅盖。③煮好饭后，调入熟油、盐，将鳝鱼肉与饭拌匀，即可。

【说明】 黄鳝可补虚损、强筋骨；粳米可补中益气、健脾养胃。诸味合用，共奏补虚健脾之效。

【适用人群】 适宜黄疸患者虚弱期调养食用。

【用法与宜忌】 黄鳝动风，皮肤病患者勿食。

**鸡蛋地耳茵陈汤**

【组成】 鲜地耳草120克（干品60克），茵陈30克，鸡蛋2个。

【制法】 ①将地耳草、茵陈、鸡蛋共放入锅中，加清水适量煮炖。②蛋熟后去壳再煮10分钟，捞出鸡蛋，弃药渣，留汁。

【说明】 地耳草可清热解毒；茵陈可清利湿热、退黄疸。诸味合用，共奏祛湿热、退黄疸之效。

【适用人群】 适宜急性黄疸型肝炎者食用。

【用法与宜忌】 吃蛋饮汁，每日 1 剂，连用 5 ~ 7 日为个疗程。

**茵陈桃花粥**

【组成】 茵陈蒿 30 克，桃花 10 克，粳米 100 克，盐、香油各适量。

【制法】 ①茵陈蒿、桃花水煎 2 次，每次用水 600 毫升，煎半小时，2 次汁混合，去渣留汁于锅中。②将粳米放入，用小火慢熬成粥，下盐，淋香油调味即可。

**玉须泥鳅汤**

【组成】 大泥鳅 300 克，鸡胸脯肉 150 克，猪小排骨 100 克。玉米须 15 克，姜片、葱段、盐、香油各适量。

【制法】 ①将泥鳅剪开腹部，洗净，用沸水氽过后，捞起，控水。②猪小排骨斩块，装入沙锅，上面放泥鳅，再放入姜片、葱段，加入适量沸水；玉米须用纱布扎紧，也置入沙锅内。③用小火煲至五六成熟时，放入鸡胸脯肉丝，继续煲至熟烂为度。④拣出姜、葱、玉米须，加入盐、香油调味即可。

【说明】 泥鳅可补中益肾、祛湿消渴；玉米须可平肝清热、利尿祛湿。诸味合用，共奏补中祛湿之效。

【适用人群】 适宜湿热型黄疸者食用。

【用法与宜忌】 泥鳅的营养价值不亚于一般鱼类。

**泥鳅炖豆腐**

【组成】 豆腐(整块)300 克，活泥鳅 250 克(洗净)，盐适量。

【制法】 ①将豆腐、活泥鳅加水 1000 毫升，放入瓦罐小火加热。②加热时泥鳅会钻入豆腐里，直至泥鳅肉熟烂，吃泥鳅肉和豆腐，喝汤(可加少许盐)。

【说明】 泥鳅鱼可补中益气，祛湿去邪，消退黄疸；豆腐可清热解毒，益气和中。诸味合用，共奏清热利湿，退黄和中之功。

【适用人群】 适宜湿热黄疸者食用。

【用法与宜忌】 1 日 2 次分服，可治急慢性黄疸型肝炎。

## 十九、糖尿病食疗药膳

**一品山药膳**

【组成】 山药 500 克，面粉 150 克，核桃仁、什锦果料、蜂蜜、猪油、水淀粉各适量。

【制法】 ①将山药洗净，去皮，蒸熟，加面粉揉合，做成圆饼状。②在饼上摆上核桃仁、什锦果料，上屉蒸 20 分钟。③将蜂蜜、猪油加热，用水淀粉勾芡，再浇在圆饼上即成。

【说明】 山药可补肺脾肾气，核桃仁可补肾固精、益气养血。诸味合用，共奏滋阴补肾之效。

【适用人群】 适宜脾肾亏虚消渴者食用。

【用法与宜忌】 可作点心服食，连服 3 ~ 4 周。

**黄精黑豆汤**

【组成】 黄精、黑豆各30克,蜂蜜半匙。

【制法】 将黄精、黑豆洗净,倒入沙锅内,加冷水3大碗,浸泡10分钟,用小火慢炖2小时,调入蜂蜜即可。当点心吃。每次1小碗,每日2次。

【功效】 补中益气,强肾益胃,降血糖,降血压。适用于食多易饥,形体消瘦的糖尿病者,或用于糖尿病的稳定期。

**消渴汤**

【组成】 生猪胰子10克,生地、山药各30克,山芋肉、黄芪各15克。

【制法】 将山芋肉、山药、生地、黄芪置于沙锅中,加水适量浸泡1.5~2小时后,用文火煎煮40分钟,用纱布滤取药液,再加入热水煎煮半小时,亦滤取药液,合并2次药液。再将牛猪胰子洗净,加入2次药液煮熟即成。食猪胰,饮汤。

【功效】 健脾益胃,润燥止渴。适用于糖尿病患者。

**猪胰苡仁汤**

【组成】 猪胰子1个,薏苡仁30克,黄芪60克,淮山药120克。

【制法】 先将猪胰子洗净,置入沙锅中,加适量水,煮15分钟后,再把用纱布包着的薏苡仁、黄芪、淮药放入,同煮1小时即可。取汁饮用,不拘时。

【功效】 益气健脾,润燥止渴。适用于因中气不足、气不化津所致的气津两虚之消渴症。

**菠菜根银耳汤**

【组成】 鲜菠菜根150克,银耳30克。

【制法】 将鲜菠菜根去杂质,洗净;银耳用冷开水浸泡至变软。将二者同放锅中,加适量水煮半小时即可。食银耳,饮汤。每日1次,连续用1周。

【功效】 滋阴润燥,软化血管。适用于糖尿病兼有脑血管硬化症。

**降糖茶**

【组成】 老茶树叶(30年以上的老茶树叶为佳)10克。

【制法】 将老茶树叶研成粗末,用沸水冲,闷泡10分钟即可。每日1剂(可冲泡2~3次),不拘时饮服,并可将茶叶嚼烂服食,连续服用15~30日。

【功效】 降血糖,利湿浊。适用于糖尿病。

**双皮天花粉茶**

【组成】 冬瓜皮、西瓜皮各10克,天花粉8克。

【制法】 将冬瓜皮、西瓜皮、天花粉分别洗净,切成小片,放入沙锅中,加水适量,煎煮10~15分钟,取汁。代茶饮用。

【功效】 清热,生津止渴。适用于糖尿病口渴,暑热烦渴,小便不利等症。

**南瓜天花粉茶**

【组成】 天花粉、南瓜粉各100克。

【制法】 将天花粉和南瓜粉研成细末,搅和均匀,每次取10克,以沸水冲泡即可。代茶饮用。

【功效】 清热滋阴,生津止渴。可改善糖尿病之口渴、多尿、多食善饥等症状。

**猪脾蜜丸**

【组成】 猪脾7个。

【制法】 将猪脾用瓦盆焙焦,研为细末,炼蜜为丸,每丸6克。每日早、晚各服1

丸,15 天为 1 个疗程,共服 3 个疗程。

【功效】 健脾摄精。适用于糖尿病。

**天花粉粥**

【组成】 天花粉 30 克,粳米 100 克。

【制法】 先煎天花粉,去渣,取汁,再入粳米煮作粥。任意食用。

【功效】 清肺,止渴,生津。适用于糖尿病及肺热咳嗽等症。

**天山降糖羹**

【组成】 天花粉 12 克,山药 30 克,白糖适量。

【制法】 将山药、天花粉洗净,切成薄片,共入锅加水适量,旺火煮沸后,改用文火煨至天花粉、山药熟软,捞出,用匙压成泥状后再入锅,同时加入白糖搅匀,继续煮沸即成。每日 1 次,连服两周为 1 个疗程。

【功效】 清热,补脾胃,滋肺肾,生津止渴,降血糖。适用于糖尿病。

**笋米粥**

【组成】 鲜竹笋 1 个,大米 100 克。

【制法】 将鲜竹笋脱皮切片,与大米同煮成粥。每日服 2 次。

【功效】 可清热,宣肺,利湿,适用于糖尿病人,也适用于久泻、久痢、脱肛等症。

**地骨皮玉米须茶**

【组成】 地骨皮 20 克,玉米须 30 克。

【制法】 ①将地骨皮洗净,切成片。②将玉米须择洗干净,晾干,切成段,与地骨皮片同时放入沙锅中,加适量水,煎成浓汁,约 300 毫升,即可。

【说明】 地骨皮可清泄肺热、凉血退蒸;玉米须可清热利水。诸味合用,共奏清热滋阴之效。

【适用人群】 适宜阴虚燥热型糖尿病患者食用。

【用法与宜忌】 代茶冲服,频频饮用,当日服完。

**沙参天冬炖老鸭**

【组成】 北沙参 10 克,天冬 15 克,黄精 10 克,老鸭 1000 克,冬菇 20 克,绍酒、葱、姜、盐各适量。

【制法】 ①将老鸭洗净切成小块,冬菇用水发透,均切成两半。②天冬、沙参、黄精切片,将姜拍松、葱切段。③将老鸭、黄精、天冬、冬菇、绍酒、盐一起放入炖锅中,加水 2500 毫升,用大火烧开,撇去浮沫,用小火炖煮 2 小时即可。

【说明】 老鸭可滋阴补虚、养胃。天冬、沙参可养阴润肺、益胃;黄精可润肺滋阴。诸味合用,共奏滋阴益胃之效。

【适用人群】 适宜中、老年人消渴食用。

【用法与宜忌】 黄精性平,作用缓慢,故可作为久服滋补之品,但滋腻助湿,脾虚有痰、咳嗽痰多及中寒便溏者不宜服用。

**枸杞葱油苦瓜**

【组成】 嫩苦瓜 500 克,枸杞子 10 克,香油 30 克,葱花椒、盐、味精各适量。

【制法】 ①将嫩苦瓜洗净后,切去两端,剖成两半,除去瓜瓤,用斜刀切成片。②将切好的苦瓜放入开水锅中烫至断生,捞出、控水,放入盘中,趁热撒入半份盐,沥干水分备用。③切好葱花,把剩余的盐、味精放入盘中,葱花散在其上。④锅内倒香油烧至四成热时,放入花椒炸香捞出,烧至七成热时,迅速提锅将油淋到葱花上,搅匀

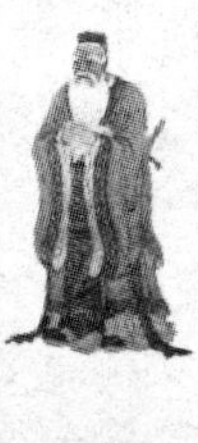

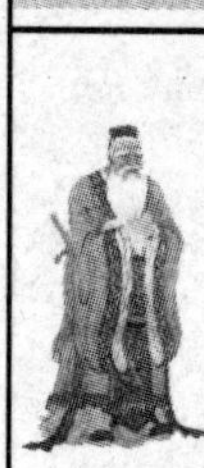

后将苦瓜片放入，拌匀后即可。

**【说明】** 苦瓜可补益肝肾、养血滋肝；枸杞子可滋肝肾、止消渴；诸味合用，共奏滋养肝肾之效。

**【适用人群】** 适合中、老年肝肾虚弱消渴患者食用。

**【用法与宜忌】** 生苦瓜性寒凉，夏季更适宜食用，脾胃虚寒者不宜多食。

**山药枸杞煲苦瓜**

**【组成】** 苦瓜150克，山药20克，枸杞子20克，猪瘦肉50克，植物油、葱段、姜末、料酒、盐、味精、清汤各适量。

**【制法】** ①将苦瓜洗净，去蒂、去瓤，切成小块备用。②将山药、枸杞子分别洗净，山药去皮，切成片，盛入碗中。③猪肉洗净，切片，入油锅中煸炒。加葱段、姜末，猪肉变色出香味后，加苦瓜片、山药片、枸杞子、适量清汤，大火煮沸，加料酒适量。④改用中火煨煲30分钟，待肉片熟烂，加盐调味，拌匀即可。

**【说明】** 苦瓜可补益肝肾、养血滋肝；山药可补肺脾肾；枸杞子可滋补肝肾。诸味合用，共奏益肺补肾、止消渴之效。

**【适用人群】** 适宜阴阳两虚、肾阴亏虚型糖尿病患者食用，亦可为各类糖尿病患者佐餐食用。

**【用法与宜忌】** 平素脾胃虚寒、腹泻便溏者勿食青苦瓜。

**茯苓山药鸡片**

**【组成】** 茯苓20克，鲜山药片60克，鸡肉60～100克，蛋清、盐、植物油各适量。

**【制法】** ①将茯苓烘干碾粉加水成浆。②鸡肉切片，调以蛋清、盐并粘上茯苓粉浆。③锅内倒油烧热，将挂了浆的鸡肉略炸后，捞起待用。④山药片用油稍煸后焖鲜。然后再倒入鸡肉片，烂熟即可。

**【说明】** 茯苓可利水渗湿，健脾，山药可补肺脾肾。诸味合用，共奏健脾补肺之效。

**【适用人群】** 适宜肺脾两虚消渴者食用。

## 二十、失眠食疗药膳

**阿胶佛手羹**

**【组成】** 阿胶5克，佛手片10克，柏子仁15克，鸡肝1个，冰糖20克。

**【制法】** ①柏子仁入净锅中炒香，研粉；阿胶加水烊化。②鸡肝捏烂，用纱布包裹。③佛手片、冰糖加水煮开，将鸡肝包放入并用勺挤压，再煮几分钟。④将上述汤料倒入阿胶中。对入柏子仁粉，搅匀即可。

**【说明】** 阿胶可补血活血；佛手可疏肝理气；柏子仁可养心安神；鸡肝补血养肝。诸味合用，共奏补血养心、安神除烦之效。

**【适用人群】** 适宜血虚肝瘀型神经衰弱者食用。

**【用法与宜忌】** 痰多及便溏者慎用柏子仁。

**红枣银耳汤**

**【组成】** 银耳10克，白糖15克，红枣5克。

**【制法】** 将银耳、红枣洗净，在锅中用文火煨炖至熟烂。吃时加入白糖即可。

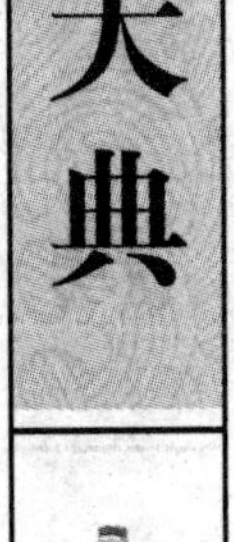

每日早、晚各1次，连服1周。

【功效】 养阴补血安神。适用于心阴虚、心血不足引起的神经衰弱症。

**枸杞莲心鸡汤**

【组成】 枸杞30克，红枣12个，干莲心60克，鸡肉210克，盐少许，水800毫升。

【制法】 将枸杞、红枣洗净，鸡肉洗净切块，莲心洗净备用。把上述材料放入水中，以大火煮滚后，捞去浮沫，改小火焖煮至材料软烂，加盐调味。此品可在睡前一小时喝一碗。

【功效】 莲心又名藕实，养心益肾，可安神，对失眠多梦有治疗效果；鸡肉则具有补中益气、填精补髓的功效，且含色氨酸，有利于睡眠。

**丹核佛片汤**

【组成】 核桃仁5个，佛手片6克，丹参15克，白糖50克。

【制法】 将丹参、佛手煎汤，核桃仁、白糖捣烂如泥状，加入丹参、佛手汤中，用文火煎煮10分钟即成。每日两次，连服数日。

【功效】 疏肝理气，解郁安神。

**猪心丹参山楂汤**

【组成】 猪心1个，丹参20克，山楂25克。

【制法】 将猪心洗净切片，同丹参、山楂共入锅中，加水适量，小火炖至猪心熟烂离火。吃肉喝汤，每日1剂，连用7~10日为一疗程。

【功效】 有养血、安神、宁心功效。适用于血虚心悸、乏力、怔忡、自汗、失眠等症。对动脉粥样硬化、心绞痛和血管栓塞的患者有一定效果。

**百合生地枣仁汤**

【组成】 百合45克，生地18克，酸枣仁20克，冰糖适量。

【制法】 将百合、生地、枣仁共入锅中，水煎两次，去渣合汁一大碗，加入冰糖稍煮即成。每日1剂，连服7~10天。

【功效】 有滋阴养心，镇静安神的功效。

**核桃人参汤**

【组成】 核桃仁25克，生晒参6克，生姜3片，冰糖少许。

【制法】 将核桃仁、人参、生姜共入沙锅中，加水适量，煎汁1碗。去参、姜，加入冰糖稍炖即成。每日1剂，临睡前温服，连服3~5天为1疗程。

【功效】 补气温肾，安神宁心。心慌气短、动则喘甚、畏风自汗、食少乏力等患者，食之甚佳。

**牛奶大枣饮**

【组成】 大枣15克，脱脂奶粉25克。

【制法】 将大枣洗净，加水煨汤，去核，约一杯容量，将脱脂奶粉溶入，再沸，临睡前温服。

【功效】 可起安神入眠的作用。这对中老年知识分子尤为适宜，而且也适用于青少年学生。

**猪心枣仁汤**

【组成】 猪心1个，酸枣仁、茯苓各15克，远志5克。

【制法】 把猪心切成两半，洗干净，放入净锅内，然后把洗干净的酸枣仁、茯苓、远志一块放入,加入适量水置火上,用大火烧开后撇去浮沫,移小火炖至猪心熟透后即成。每日1剂,吃心喝汤。

【功效】 此汤有补血养心、益肝宁神之功用。适用于心肝血虚引起的心悸不宁、失眠多梦、记忆力减退等症。

**龙眼冰糖茶**

【组成】 龙眼肉25克,冰糖10克。

【制法】 把龙眼肉洗净,同冰糖放入茶杯中,沸水加盖焖一会儿,即可饮用。每日1剂,随冲随饮,随饮随添开水,最后吃龙眼肉。

【功效】 此茶有补益心脾、安神益智之功用。适用于思虑过度、精神不振、失眠多梦、心悸健忘等症。

**龙眼洋参饮**

【组成】 龙眼肉30克,西洋参10克,白糖10克。

【制法】 将上三物放入带盖的碗中,置锅内隔水反复蒸之成膏状。每晚服用1次,每次1匙。

【功效】 补脾养心,益气养阴。

**莲心茶**

【组成】 莲子心5克。

【制法】 将上料开水冲泡饮用。

【功效】 有清火、宁心、降压功效。适用于高血压、头昏、失眠诸症。

**竹叶宁心茶**

【组成】 鲜竹叶60克。

【制法】 将上药放入锅内,加水浓煎,取汁。每日1剂,上、下午两次饮服。

【功效】 清热除烦,止渴宁心。适用于热病后心烦口渴,睡卧不宁等症。

**二味粳米粥**

【组成】 酸枣仁、白术各10克,粳米50克。

【制法】 将酸枣仁、白术加水煎汤去渣,放入粳米煨粥,调味服食。每日服两次,每次服500毫升。

【功效】 适用于心脾两虚所致的失眠健忘,食少乏力者。

**首乌灵芝粥**

【组成】 何首乌、灵芝各15克,糯米50克。

【制法】 将何首乌、灵芝各水煎取汁去渣后加入糯米共煨粥。每日服两次。

【功效】 适用于心血不足而致的头晕失眠者。

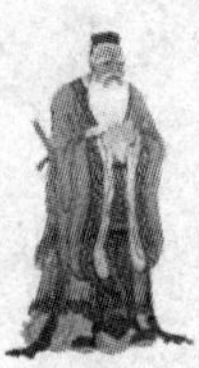

**莲心小麦粥**

【组成】 淮小麦30克,莲子心10克,小米50克。

【制法】 将淮小麦加水煎汤去渣后,下入莲子心、小米煨粥,调味服食。每日服两次。

【功效】 适用于心肾不交而致的心烦失眠、口干盗汗者。

**远志枣仁粥**

【组成】 远志15克,炒酸枣仁10克,粳米75克。

【制法】 将粳米淘洗干净,放入有适量清水的锅中,加入洗净的远志、酸枣仁,用大火烧开移小火煮成粥,可作夜餐食用。

【功效】 此粥有宁心安神、健脑益智之功效，适用于老年人血虚所致的惊悸、失眠、健忘等症。

**莲子粉粥**

【组成】 莲子肉去皮50克，桂圆肉30克，冰糖适量。

【制法】 先将去皮干莲子磨粉，用水调成糊状，放入沸水中，同时放入桂圆肉，煮成粥，加入冰糖，每晚睡前服食1小碗。

【功效】 有养血安神，除烦宁心功效。适用于心血不足所致面白少华、心悸不宁、夜眠不安、多梦等症。

**阿胶佛手羹**

【组成】 阿胶5克，佛手片10克，柏子仁15克，鸡肝1具，冰糖20克。

【制法】 将柏子仁炒香研粉，阿胶加水烊化，佛手片、冰糖加水煮开，鸡肝捏烂后用粗布包裹，放入佛手冰糖开水中用勺来回挤压，再倒入已烊化的阿胶中，兑入柏子仁粉，搅匀即可食用。作早晚餐食用。

【功效】 补血养血，安神除烦。

**瘦肉莲子羹**

【组成】 瘦猪肉片250克，莲子肉50克。

【制法】 将上料加水共煨炖至熟，调味服食。

【功效】 适用于失眠、气短乏力者。

**玫瑰花烤羊心**

【组成】 鲜玫瑰花50克，羊心50克。

【制法】 先将鲜玫瑰花50克(或干品15克)放入小锅中，加食盐、水煎煮10分钟，待冷备用。再将羊心洗净，切成块状，穿在烤签上，边烤边蘸玫瑰盐水，反复在明火上炙烤，烤熟即食。可作点心食用。

【功效】 舒肝解郁，补心安神。

**核桃杞子煲鸡蛋**

【组成】 枸杞子10克，核桃仁15克，鸡蛋2个。

【制法】 将上3物共放煲内，加清水500毫升同煲，蛋熟后取出去壳，再煲3分钟即可食用。饮汤吃蛋，每日1次。

【功效】 滋补肝肾，安神宁志。

**芝麻桑核丸**

【组成】 黑芝麻、桑叶、核桃肉各60克，蜂蜜适量。

【制法】 将黑芝麻、核桃肉、桑叶研成细末，按常规炼蜜为丸，每丸重4.5克即可。每次服1丸，每日早、晚分服。

【功效】 养阴安神。适用于神经衰弱引起的健忘、失眠等症。

**猪心枣仁汤**

【组成】 猪心1个，酸枣仁、茯苓各15克，远志5克。

【制法】 把猪心切成两半，洗干净，放入锅内，再加入洗干净的酸枣仁、茯苓、远志，加入适量水，用大火烧开后撇去浮沫，移小火炖至猪心熟透后即可。

【说明】 猪心可补虚养心、安神，酸枣仁养心安神；茯苓健脾安神。诸味合用，共奏补血养心、益肝宁神之效。

【适用人群】 适宜心肝血虚型心悸不宁者食用，可见失眠多梦、记忆力减退等症。

【用法反宜忌】 每日1剂,吃猪心喝汤。

**龙眼莲子羹**

【组成】 龙眼肉20克,莲子30克,藕粉50克。

【制法】 ①将龙眼肉洗净,备用。②将莲子洗净,放入沙锅,用温开水浸泡片刻,加适量清水,大火烧开,改用中火煨煮30分钟后,加入龙眼肉,改用小火煨煮至莲子酥烂,调入用冷水拌和均匀的藕粉。边调边搅,煨煮成羹即可。

【说明】 龙眼肉补心脾、益气血;莲子可养心补脾。诸味合用,共奏补脾养心、安神之效。

【适用人群】 适宜心脾两虚型神经衰弱者食用。

【用法与宜忌】 早、晚2次分服。

**玉竹卤猪心**

【组成】 玉竹50克,猪心500克,姜片、葱段、盐、卤汁、花椒、味精各适量。

【制法】 ①将玉竹拣去杂质,放入锅中加适量水,用小火煎煮40分钟,取药汁。②将猪心剖开,去血水,置锅中,倒入药液,加入姜片、葱段、花椒,用小火煮至六成熟时捞出。③锅中倒入卤汁,下入猪心,用小火煮熟,揩净浮沫,捞出。④锅内再新添加适量卤汁,放入盐、白糖、味精适量,加热煮成浓汁,将其均匀地涂在猪心里外即可。

【说明】 玉竹可滋阴润肺、生津养胃;猪心可补虚养心、安神。诸味合用,共奏滋阴养血、安神宁心之效。

【适用人群】 适宜心血不宁,心阴亏损者食用,可见心悸、心烦、失眠等症状。

【用法与宜忌】 可分2次服食,每日2次,连服7~10天。

**核桃龙眼鸡丁**

【组成】 核桃仁30克,龙眼肉10克,嫩鸡肉200克,鸡蛋1个,芫蔓50克,植物油、葱、姜、胡椒粉、水淀粉、酱油、盐、白糖各适量。

【制法】 ①将核桃仁入油锅内炸熟,切成细粒,龙眼肉洗净切细粒。②鸡肉去皮洗净,切成小方丁,用胡椒粉、白糖、盐拌匀腌渍。③芫荽、姜、葱切末,鸡蛋打入碗中加水淀粉调成汁。④锅内倒油烧热,放姜、葱末炝锅,放入鸡丁翻炒片刻,加入酱油,炒至将熟,加入核桃仁、龙眼肉拌炒至熟,倒入鸡蛋汁,最后放入芫荽来炒匀即可。

【说明】 核桃仁可益气养血、润肠通便;龙眼肉补心脾、益气血。诸味合用,共奏补肾健脾、养心安神之效。

【适用人群】 适宜脾肾虚弱,心血不足者食用,可见失眠、健忘、眩晕、心悸等症状。

【用法与宜忌】 佐餐食,每日1~2次。

**莲子百合炖鸭肉**

【组成】 莲子50克,百合50克,鸭肉300克,姜2片,盐、水适量。

【制法】 ①将莲子、百合洗净待用。②将鸭肉洗净,切成块放入锅中,加水、盐、姜,大火烧开,改用小火,加莲子、百合,共煮至鸭肉熟烂即可。

【说明】 莲子可养心补脾、益肾涩精、健胃涩肠;百合可清心安神;鸭肉可滋阴清热。诸味合用,共奏清心安神之效。

【适用人群】 适宜心烦失眠者食用。

【用法与宜忌】 百合为寒润之品,风寒咳嗽或中这进便溏者忌食。

**莲子百合煨猪肉**

【组成】 莲子50克，鲜百合100克，瘦猪肉250克，葱段、姜片、盐、料酒各适量。

【制法】 ①将莲子去心，用清水洗净；鲜百合洗净，掰开，备用。②将瘦猪肉洗净，切成长1寸、厚半寸的块。③将莲子、百合、瘦猪肉一起放入锅中，加适量水，再加葱段、姜片、盐、料酒，用大火烧开后撇去浮沫，改用小火煨炖1小时，即可。

【说明】 莲子可补脾收涩、益肾固精；百合可清心安神。诸味合用，共奏健脾养心、润肺益肾之效。

【适用人群】 适宜心脾不足者食用，可见心悸不宁、失眠多梦、遇事善忘、肺虚低热干咳、肾虚腰膝酸软、记忆力减退、小便频数者等症状。

**天麻什锦饭**

【组成】 天麻2克，粳米150克，鸡肉20克，竹笋50克，胡萝卜50克，香菇1个，小芋头1个，青豌豆20克，酱油、白糖、酒各适量。

【制法】 ①天麻浸入适量水中，浸泡约1小时，使其柔软；鸡肉切成小丁；笋和胡萝卜切成小片；香菇泡发后，洗净，切成丝；小芋头去皮，洗净。切成小块。②粳米洗净，放入锅中，加适量水，并将所有原料一齐放入，再放酱油、白糖、酒等调味品，拌和，像通常煮饭一样将米饭做熟，即可。

**黄花菜红枣炖猪心**

【组成】 黄花菜50克，红枣12枚，猪心1个，盐、味精、水各适量。

【制法】 ①将黄花菜浸泡后洗净；红枣洗净；猪心洗净，切片。②锅内装入猪心片、红枣，加盐、适量水，大火烧开，加入黄花菜，小火煨熟烂，加少许味精即可。

【说明】 黄花菜可清热、凉血、养血；红枣可补中益气、养血安神。诸味合用，共奏养血安神之效。

【适用人群】 适宜气血虚弱型失眠者食用。

**百合二仁蜜**

【组成】 鲜百合50克，柏子仁10克，酸枣仁25克，红枣10枚，蜂蜜2匙。

【制法】 ①将柏子仁、酸枣仁、百合共入沙锅中，水煎2次，去渣取汁，合为一大碗。②把上述汤汁倒入锅中，加入红枣和适量清水，小火烧30分钟，离火，温热时加入蜂蜜搅匀即可。

【说明】 百合可宁心安神；柏子仁可养心安神、润肠通便；酸枣仁可养心安神、敛汗。诸味合用，共奏润肝养心、安神宁心之效。

【适用人群】 适宜由阴虚火旺引起的心烦不寐、心悸耳鸣等症状病人食用。

【用法与宜忌】 每日1剂，连用5～7天为1个疗程。

## 二十一、头痛食疗药膳

**黄精蒸鸡**

【组成】 黄精、党参、山药各30克，仔母鸡1只，姜片、葱段、胡椒粉、盐各适量。

【制法】 ①将黄精、党参、山药洗净切片。②将仔母鸡宰杀后去毛及内脏，剁成3厘米见方的块，放入沸水锅内烫3分钟捞出，洗净血沫，放入汽锅内，加入葱段、姜片、胡椒粉、盐，同时也把黄精、党参、山药放入，上蒸笼蒸3小时即可。



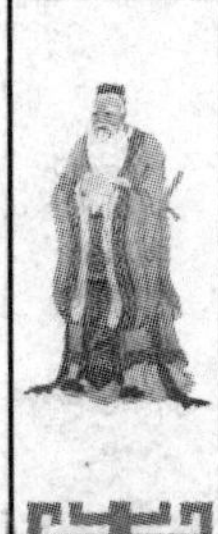

【说明】 黄精可补脾益气;党参可补气养阴,山药可补肺脾肾。诸味合用,共奏益气补虚之效。

【适用人群】 适宜血虚失养引起的头痛者食用。

【用法与宜忌】 空腹食之。

**黑豆活血粥**

【组成】 黑大豆、粳米各100克,苏木15克,鸡血藤30克,元胡粉5克,红糖适量。

【制法】 ①将黑大豆洗净,放入锅内,加适量水,煮至五成熟。②将苏木、鸡血藤加水煎煮40分钟。滤取药汁。③把药汁与黑大豆同煮,至八成熟时,再放入粳米、元胡粉及适量清水。煮至烂熟,加红糖搅匀即可。

【说明】 黑豆可健脾利水;苏木可活血通经、祛瘀止痛;鸡血藤可活血和血、舒经活络。诸味合用,共奏补肾活血、通络止痛之效。

【适用人群】 适宜气滞血瘀型血管性头痛者食用。

【用法与宜忌】 ①每日1剂,分2次食。②孕妇忌用苏木。

**天麻决明海带汤**

【组成】 天麻10克,决明子30克,水发海带100克,盐、味精、葱段、姜片、植物油各适量。

【制法】 ①将水发海带洗净后晾干,切成小菱形片,放入碗中。②将天麻择洗干净,切成片,与敲碎的决明子同时放入沙锅中,加适量水,浓煎30分钟,过滤取汁。③沙锅置火上,加植物油烧至六成热。加葱段、菱片煸炒出香味,倒入海带片,翻炒时加适量清水,并调入天麻、决明子浓汁,拌和均匀,改用小火煨煮片刻,加盐、味精拌和均匀即可。

【说明】 天麻可平肝潜阳、熄风止痉;决明子可清肝明目、润肠通便。诸味合用,共奏清肝平肝之效。

【适用人群】 适宜肝阳上亢型头痛者食用。

【用法与宜忌】 佐餐当汤,当日服完。

**细辛鱼头汤**

【组成】 细辛5克,胖头鱼鱼头1个,葱段、姜片、盐、味精、五香粉、植物油各适量。

【制法】 ①将细辛洗净,晒干或烘干,放入纱布袋中,扎口,备用。②将胖头鱼鱼头洗净,放入烧热的油锅中将两面略炸,捞出。③将鱼头放入炒锅中,烹八料酒,加适量清水,大火煮开,加细辛药袋,改用小火煨煮30分钟,取出药袋,加葱段、姜片,继续用小火煨煮开,加盐、味精、五香粉调味,拌和均匀即可。

【说明】 胖头鱼可补虚弱、暖脾胃;细辛可祛风散寒、止痛。诸味合用,共奏散寒止痛之效。

【适用人群】 适宜风寒型偏头痛者食用。

【用法与宜忌】 ①佐餐当汤,当日吃完。②瘙痒性皮肤病患者忌食胖头鱼。

**羌活苏叶粥**

【组成】 羌活、紫苏叶各10克,粳米100克。

【制法】 ①将羌活、紫苏叶分别拣去杂质,羌活洗净后晒干,切成片;紫苏叶切碎。②将羌活与紫苏叶一起放入沙锅中,加适量水,中火煎煮15分钟,滤渣,取汁。

浓缩至 150 毫升，备用。③将粳米淘洗干净，放入沙锅，加适量水，大火煮沸后，调入羌活、紫苏叶浓缩汁，改用小火煨煮成黏稠的粥即可。

【说明】 羌活可解表散寒，祛风止痛；紫苏可发表散寒、行气。诸味合用，共奏解散寒、止痛之效。

**天麻石决明猪脑汤**

【组成】 猪脑 1 个，天麻 10 克，石决明 15 克。

【制法】 将上 3 味同放锅中，加水适量，以文火烧 1 小时，炖成厚羹汤，捞出天麻、石决明即可。食猪脑，喝汤。分 2～3 次食完，宜常服。

【功效】 平肝潜阳。适用于肝阳头痛，头晕涨痛，心烦易怒，睡眠不宁等症。

**鳙鱼川芎白芷汤**

【组成】 鳙鱼 1 条，川芎、白芷各 60 克。

【制法】 将鳙鱼去鳞、鳃及内脏，洗净；两味药装纱布袋中，扎口，入锅同炖至鳙鱼肉熟时加调料调味，捞弃药袋即成。食鳙鱼肉，饮汤。

【功效】 祛风止痛。适用于头痛、头风眩晕等症。

**清眩茶**

【组成】 泽泻、白术各 8 克，茶花根皮 9 克，菊花 6 克，佩兰叶 3 克，荷叶蒂 5 个。

【制法】 将上药洗净入锅，加水适量，用旺火煮沸后弃渣取汁即成。代茶频饮。

【功效】 活血，祛痰，除湿，明目，止眩。适用于头痛、头晕、耳鸣、眼花、身重、头沉等症。

**天麻鲤鱼头**

【组成】 天麻 25 克，川芎 10 克，茯苓 10 克，鲜鲤鱼 1 尾（约 1000 克）。

【制法】 将川芎、茯苓切片，与天麻一同放入二次米泔水中，浸泡 4～6 小时，捞出天麻，置米饭上蒸透，切片，再将天麻片与川芎、茯苓一齐放入洗净的鱼腹中，置盆内，加姜、葱蒸 30 分钟，按常规制作调味羹汤，浇于鱼上即成。佐餐食用。

【功效】 平肝宁神，活血止痛。

**丝瓜藤煲猪肉**

【组成】 丝瓜藤 1～1.7 米（近根部的最好），瘦猪肉 50 克，精盐适量。

【制法】 将丝瓜藤洗净，切段，猪肉切块，同放沙锅内加水 500 毫升，炖煮 1 小时，猪肉熟烂后加精盐调味。喝汤，吃猪肉。每日 1 次，连用 10 日。

【功效】 清热解毒，消炎通窍。适用于慢性鼻炎急性发作期，萎缩性鼻炎，头痛眼疼等症。

**天麻陈皮炖猪脑**

【组成】 天麻 10 克，陈皮 10 克，猪脑 1 个。

【制法】 将猪脑、天麻、陈皮洗净，置瓦盅内，加清水适量，隔水炖熟食用。佐餐食用。

【功效】 化痰降浊，平肝熄风，治头痛。

**归参鳝鱼**

【组成】 鳝鱼 500 克，当归、党参各 15 克，料酒、精盐、味精各少许。

【制法】 将鳝鱼剖去背脊骨、内脏、头尾，制成鳝鱼片后切丝；当归、党参装入纱布袋中封口。将鳝鱼丝、药袋一同放入锅中，加入料酒、精盐，注入适量清水用大火烧沸撇去浮沫后，再改文火煮 1 小时，捞出药袋加味精调味。食鳝鱼肉，饮汤。



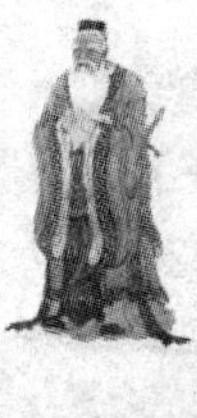

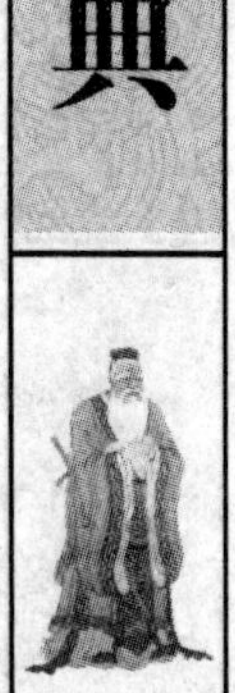

【功效】 补气养血，通脉止痛。适用于偏头痛症。

【说明】 羌活可解表散寒、祛风止痛；紫苏可发表散寒、行气。诸味合用，共奏解表散寒、止痛之效。

【适用人群】 适宜风寒型头痛者食用。

【用法与宜忌】 早、晚2次分服。

**川芎延胡索蜜饮**

【组成】 川芎15克，延胡索、赤芍、白芍、蜂蜜各30克。

【制法】 ①将川芎、延胡索、赤芍、白芍分别拣去杂质，洗净，晒干或烘干，切成片或切碎。②上述药物全部放入沙锅内，加适量水，浓煎2次，每次20分钟。合并2次滤汁，温热时调入蜂蜜。拌匀即可。

【说明】 川芎可活血行气、祛风止痛；延胡索可行气止痛；白芍可养血柔肝、止痛；赤芍可活血祛瘀、止痛。诸味合用，共奏祛瘀活血、行气止痛之效。

【适用人群】 适宜瘀血型头痛者食用。

【用法与宜忌】 早、晚2次分服。

## 二十二、自汗、盗汗食疗药膳

**桑葚五味汤**

【组成】 桑葚20克，五味子10克，黑枣3枚。

【制法】 ①将上述药食分别洗净，备用。②沙锅中倒适量清水，水煎2次，每次用水250毫升，煎半小时，两次混合，去殖留汁，即可。

【说明】 桑葚可滋阴补血、生津，五味子可生津敛汗。诸味合用，共奏滋阴生津、敛汗之效。

【适用人群】 适宜自汗、盗汗者食用。

【用法与宜忌】 ①分2次服。②脾胃虚寒泄泻者忌服桑葚。

**桑螵蛸黄芪龙牡粥**

【组成】 桑螵蛸20克，黄芪30克，龙骨、牡蛎各20克，粳米100克，白糖适量。

【制法】 ①将桑螵蛸焙干研末，备用。②黄芪、龙骨、牡蛎分别洗净，水煎2次，每次用水500毫升，煎半小时，两次混合，去渣留汁于锅中。③将粳米淘洗净放入锅中，小火慢熬至粥成时，加入桑螵蛸和白糖，调匀，即可。

【说明】 桑螵蛸可补肾助阳、收敛固涩；黄芪可补气升阳、补肺脾气；龙骨、牡蛎可收敛固涩。诸味合用，共奏补阳益肾、固涩止汗之效。

【适用人群】 适宜阳虚自汗、小儿遗尿者食用。

【用法与宜忌】 分2~3次空腹服。

**小麦麸汤圆**

【组成】 小麦麸100克，猪肉150克，糯米粉200克，盐、酱油、味精、水淀粉各适量。

【制法】 ①将小麦麸炒黄，研粉；猪肉剁成蓉。②将小麦麸和猪肉蓉一起放入1个大碗中，加入酱油、盐、味精和水淀粉，拌匀，制成馅料。③糯米粉用适量清水拌和揉成粉团包馅，制成汤圆。④食用时，像煮一般的汤圆一样，煮熟即可。

【说明】 小麦可益气敛阴止汗；糯米可补中益气、健脾胃。诸味合用，共奏益气敛汗之效。

【适用人群】 适宜自汗或肺结核盗汗者食用。

【用法与宜忌】 空腹时作点心或主食。

**桂附炖羊肉**

【组成】 制附子、肉桂各 10 克，羊肉 500 克，姜片、黄酒、盐各适量。

【制法】 将羊肉洗净切块，放入沙锅中。加入制附子、肉桂、黄酒、姜片、盐和清水适量。大火烧开后，撇去浮沫，转用小火炖至酥烂，即可。

【说明】 肉桂可补火助阳；制附子可补火助阳、散寒止痛。诸味台用，共奏温阳益气、止汗之效。

【适用人群】 适宜阳虚自汗、形寒肢冷者食用。

【用法与宜忌】 分 1～2 次，趁热食羊肉喝汤。

**百合莲子饮**

【组成】 百合 20 克，莲子、冰糖各 30 克。

【制法】 先将百合、莲子洗净，放锅内加适量水，用小火慢慢炖至百合、莲子烂熟，加入冰糖溶化后即可。

【说明】 百合可润肺止咳；莲子可补脾收涩、益肾固精。诸味合用，共奏养阴清热之效。

【适用人群】 适宜阴虚盗汗者食用。

【用法与宜忌】 每天 1 次，连服数天。

**黄芪太子汤**

【组成】 黄芪、太子参各 20 克，红枣 500 克。

【制法】 将上述药品洗净去灰，用清水浸泡约 1 小时，倒入锅中用小火煮熟，即可。

【说明】 黄芪可补气升阳、补肺脾气，太子参、红枣均可补中益气。诸味合用，治自汗效果显著。

【适用人群】 适宜于治疗气虚自汗者。

【用法与宜忌】 吃枣喝汤。

**小麦地骨皮饮**

【组成】 小麦、地骨皮各 20 克，麦冬 15 克。

【制法】 ①将小麦、地骨皮、麦冬洗净备用。②沙锅中倒入适量清水，将上述三物混合，水煎 2 次，每次用 300 毫升，煎半小时，两次混合，去渣取汁，即可。

【说明】 小麦可益气敛阴、止汗；地骨皮可凉血退蒸，清泄肺热。诸味合用，共奏滋阴清热之效。

【适用人群】 适宜阴虚盗汗、烦渴发热者食用。

## 二十三、关节炎食疗药膳

**桑枝炖老母鸡**

【组成】 老母鸡 1 只，桑枝 100 克，黄酒、姜片、香油、味精、盐各适量。

【制法】 ①桑枝切碎,装于纱布袋中,扎紧袋口。②老母鸡洗净切块,与药袋一起放入沙锅内,加入清水700毫升,烧开后,撇去浮沫,加入姜片和黄酒,小火炖至酥烂。③拣出药袋,加盐、味精。淋香油即可。

【说明】 桑枝可祛风通络;老母鸡可补中益气、健脾胃。诸味合用,共奏补益气血、祛风散寒之效。

【适用人群】 适宜风寒型肢节疼痛或腰痛者食用。

【用法与宜忌】 分1~2次,趁热食鸡肉喝汤。

**当归红藤膏**

【组成】 当归、鸡血藤各50克,熟地、赤芍各100克,白糖适量。

【制法】 将上述药物分别洗净,切片,水煎3次,每次用水1500毫升,煎半小时,3次混合去渣留汁,继续加热,用小火浓缩后加入白糖,煎成稠膏即可。

【说明】 当归补血活血、止痛;鸡血藤可行血补血、舒筋活络。诸味合用,共奏活血止痛、舒筋之效。

【适用人群】 适宜血瘀型关节疼痛者食用。

【用法与宜忌】 每日服3次,每次2匙。

**牛膝蹄筋**

【组成】 猪蹄筋100克,怀牛膝10克,鸡肉500克,火腿50克,蘑菇25克,胡椒粉、料酒、味精、盐各适量。

【制法】 ①先将猪蹄筋上笼蒸4小时后切段,放入蒸碗里。②将鸡肉切成2厘米见方的块,放入蒸碗内;牛膝斜切成薄片,撒在猪蹄筋和鸡肉上。③将火腿、蘑菇切成丝,一起撒在蒸碗上,后加胡椒粉、料酒、味精、盐等,上笼蒸3小时,出笼即可。

【说明】 猪蹄可补养气血、健脾胃;牛膝可活血祛瘀、补肝肾、强筋骨。诸味合用,共奏补益肝肾、强壮筋骨之效。

【适用人群】 适宜肝肾亏虚型患者食用,可见关节酸痛、强直,或腰酸神疲。

【用法与宜忌】 孕妇及月经过多者忌用牛膝。

**木瓜薏苡粥**

【组成】 木瓜10克,薏苡仁30克,粳米30克,白糖适量。

【制法】 将木瓜、薏苡仁、粳米一起放入锅内,加冷水适量,大火煲沸后改用小火炖薏苡仁至酥烂,即可。

【说明】 木瓜祛风通络、平肝和胃;薏苡仁利水渗湿、健脾清热、除痹。诸味合用,共奏祛风利湿、止痛之效。

【适用人群】 本药膳适宜风湿痹痛者食用。

**黄鳝焖栗**

【组成】 黄鳝2条,栗子肉100克,熟牛蹄筋50克,植物油、葱段、姜片、酱油、盐、味精、黄酒各适量。

【制法】 ①将黄鳝收拾干净,切段;栗子肉切片;熟牛蹄筋切块,备用。②锅内油烧至七成熟,爆香葱段、姜片,依次放入鳝段、栗子肉片和牛蹄筋同炒均匀,下酱油、黄酒和适量清水,加盖焖熟,最后加盐、味精。调味即可。

【说明】 黄鳝可补虚损、强筋骨;栗子可补肾养胃、健脾补血。诸味合用,共奏补肝肾、强腰脊之效。

【适用人群】 适宜中老年人风湿痛者食用,可见腰腿痛、体质虚弱、乏力倦怠者。

【用法与宜忌】 栗子补肾强筋治腰痛，可与中药杜仲相媲美，有“栗为肾之果”的说法。

**赤豆鹌鹑羹**

【组成】 鹌鹑10只，赤小豆50克，生姜10克，清汤1500毫升，盐、味精、胡椒粉、料酒、葱适量。

【制法】 将赤小豆用清水洗净，生姜切成厚片，葱洗净，切长段。鹌鹑去净毛及内脏，剁去脚爪，入沸水锅内焯去血水，对砍成两块，再用清水洗净。锅置火上，放入赤小豆、葱段、姜片、胡椒粉、盐，加肉汤，用大火烧开，改用小火慢炖90分钟，放入鹌鹑再炖，直至鹌鹑肉烂。入味精调味，拣出姜、葱不用，即可佐餐食用。

【功效】 补脾益气、健筋骨、利水除湿、解毒散血排脓。适用于风寒湿痹。

**薏米葱白粥**

【组成】 薏米50克，葱白4根，薄荷10克，牛蒡根30克，淡豆豉10克。

【制法】 先煎葱白、薄荷、豆豉、牛蒡根，去渣取汁，后入薏米煮粥。空腹服食。

【功效】 祛风除湿、通络止痛。适用于外感风湿、头痛、身重、关节肿痛或中风头痛、心烦、手足无力、口眼歪斜、言语不清等症。

**桂心酒粥**

【组成】 桂心（研末）15克，好白酒50毫升，粳米100克。

【制法】 先以粳米煮粥，临熟入白酒及桂心末，调匀。空腹服食。

【功效】 温阳散寒，止痛。适用于肾虚，寒痛，腰膝疼痛不可忍，遇冷加重，得暖稍减等症。

**柳枝木瓜粥**

【组成】 鲜木瓜1个（或干木瓜片20克），鲜柳枝5克，粳米50克，砂糖少许。

【制法】 将鲜木瓜剖切4瓣（或干木瓜片）与鲜柳枝放入沙锅内，加水煎汁，去渣，入粳米、砂糖，再加水煮成稀粥。温热食，每日2次。

【功效】 舒经活络，祛风除湿。适用于风寒湿痹，四肢沉重，关节疼痛，肌肤麻木及吐泻并作，筋脉拘紧，脚气水肿等症。

**加味薏苡仁粥**

【组成】 薏苡仁30克，云苓、苍术各20克，木瓜15克，粳米60克。

【制法】 将4味药煎取浓汁去渣与粳米同煮成粥。每日2次，做主食吃。

【功效】 利湿、祛风、通络。适用于温痹，症见关节疼痛、肢体麻木、周身倦怠者。

**玫瑰酒酿饼**

【组成】 面粉500克，甜酒酿250毫升，干玫瑰花5克，白糖适量。

【制法】 将面粉铺开，拌上酒酿，加温水少许，放白糖及揉碎的玫瑰花，快速揉和成面团，盖盖儿饧30分钟，揉好后做饼，烙黄酥。随意食。

【功效】 通经络、祛风湿。适用于风湿痹症、关节疼痛。

**雪莲炖鸡汤**

【组成】 雪莲30克，母鸡1只。

【制法】 将雪莲用纱布袋装好。鸡去毛，去内脏切成寸块，与药包一同放入沙锅，加水煮沸，去浮沫，加入葱、姜、盐，文火炖至鸡烂熟即成，食肉喝汤。



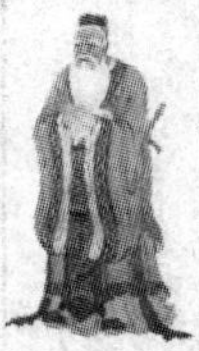

【功效】 补气血,活经络,调经止血。适用于风湿性关节炎,月经不调。

**木瓜羊肉汤**

【组成】 木瓜、羊肉各1000克,草果3克,豌豆300克,粳米50克,白糖200克,食盐、味精、胡椒面各适量。

【制法】 将粳米、草果、豌豆淘洗干净;木瓜取汁待用。将羊肉洗净切块,放入锅内,加入粳米、草果、豌豆、木瓜汁,再加水适量,先置武火上烧沸,后改用文火炖之,至豌豆烂熟,放入白糖、食盐、味精、胡椒面即成。食肉及豆等,饮汤。

【功效】 健脾除湿。适用于脾湿下注之腿足肿痛、麻木等症。

**独活乌豆汤**

【组成】 独活12克,乌豆60克,米酒适量。

【制法】 将乌豆泡软,与独活同置沙锅中,加水2000毫升,文火煎煮至500毫升,去渣取汁,兑入米酒,每日分2次温服。

【功效】 祛风除湿,通络止痛。适用于风湿性关节炎,腰膝疼痛。

**鳝鱼辣汤**

【组成】 鳝鱼丝20克,鸡丝5克,鸡蛋1只,面筋5克,水淀粉、胡椒粉、味精、酱油、醋、葱、姜、麻油、精盐、鸡汤、鳝鱼汤各适量。

【制法】 将锅中放入鸡汤、鳝鱼汤各1碗,烧开后放入鳝鱼丝、鸡丝、面筋条,加入酱油、醋、葱、姜、盐。烧好后倒入鸡蛋成花,加入水淀粉勾芡,开锅后盛入碗中,加上胡椒粉、味精、麻油即成。

【功效】 此汤菜常用于脏腑气血虚弱、心悸、乏力、头昏,以及关节、肌肉疼痛、风湿性关节炎等病症。

**杜仲脊骨汤**

【组成】 杜仲10~15克,黑眉豆10~15克,猪脊骨250克。

【制法】 将猪脊骨洗净和杜仲、黑眉豆一齐置于沙锅中,加水煮至黑眉豆烂熟,调味后喝汤食豆。

【功效】 补肝肾、活筋骨。适用于老年性关节炎、肾虚腰痛。

**山楂菊花茶**

【组成】 生山楂片20克,菊花3克,草决明15克。

【制法】 将生山楂片、菊花、草决明同入保温瓶,沸水泡半小时。频频当茶饮用,连服1个月。

【功效】 活血祛淤,祛风通痹,适用于风湿性关节炎、关节疼痛经久不愈、痛处固定且感心悸、胸闷不舒、头目眩晕、唇甲青紫、舌淡红有淤点、苔腻、脉虚弱无力。

**乌蛇汤**

【组成】 乌梢蛇1条,猪油、精盐、姜各适量。

【制法】 将乌梢蛇宰杀,洗净,切段,放在锅中,加适量水,置火上煮至蛇肉熟烂后,加猪油、精盐、姜调味即成。饮汤,吃蛇肉。

【功效】 祛风除湿解毒。适用于风湿痹痛等症。

**三藤酒**

【组成】 络石藤、海风藤、鸡血藤、桑寄生各45克,木瓜30克,五加皮15克,白酒1500毫升。

【制法】 将上药切薄片,装入绢袋,扎紧口,放入坛内,倒入白酒,加盖密封,置阴凉处。21 天后开封,弃去药袋,澄清即成。每日 1~2 次,每次饮服 15~25 克。

【功效】 祛湿舒经通络。适用于风湿性关节炎及关节疼痛等症。

**薏苡仁祛湿酒**

【组成】 薏苡仁 120 克,白酒 1000 毫升。

【制法】 将薏苡仁洗净,晾干,装入洁净的纱布袋中,封好袋口,放入酒坛中,倒入白酒,加盖密封,浸泡 1 周即可饮用。每日两次,每次饮服 10~15 毫升。

【功效】 祛风湿、健脾胃。适用于寒湿阻遏经脉、复受风邪而致的下肢浮肿、全身骨节疼痛沉重等症。

**生地加皮酒**

【组成】 生地 60 克,五加皮 30 克,薏苡仁 50 克,羚羊角屑 20 克,防风 30 克,独活 30 克,牛蒡根 60 克,肉桂 10 克,牛膝 50 克,黑豆 60 克,海桐皮 20 克,大麻仁 60 克,酒 2000 毫升。

【制法】 将牛蒡根、肉桂分别去皮,黑豆炒熟,然后将上药共捣细碎,用干净的布袋包好,置干净容器中,用酒 2000 毫升浸泡,密封,7 日后即成。每次饭前随量饮服。

【功效】 祛风湿、清热止痛、舒筋。适用于关节疼痛、筋脉拘紧、关节不利、步履艰难等症。

**伸筋草酒**

【组成】 伸筋草 15 克,白酒 500 毫升。

【制法】 将上药加工研碎,浸泡于白酒中,封口,置阴凉处。每日摇晃 1~2 次,7 日后过滤即成。饮酒,每次 15~20 毫升,每日 2 次。

【功效】 散寒除湿,舒经通络。适用于风寒湿痹,关节疼痛,肌肤麻木等症。常饮之有疏通经络,健体强身的作用。

**雪莲花蜈蚣酒**

【组成】 雪莲花 1 株,蜈蚣 4 只,白酒 500 毫升。

【制法】 将雪莲花、蜈蚣放入白酒中,密闭浸泡,经常晃动,7 日后即可。炖热温服,每次饮服 10~30 毫升,每日饮 1 次。

【功效】 适用于风湿性关节炎。

**桑枝酒**

【组成】 桑枝、黑大豆、薏苡仁、十大功劳、银花、五加皮、木瓜、黄柏、蚕沙、松仁各 30 克,白酒 3000 毫升。

【制法】 将上药捣碎,装入细纱布袋里,扎紧口,放入小坛内,倒入白酒,密封浸泡 10 天以上,弃去药袋即可服用。每日 3 次,每次饮服 30~50 毫升。

【功效】 祛风除湿、清热通络。适用于湿热痹痛,症见肢体关节麻痛,肿胀疼痛剧烈、筋脉剧痛、筋脉拘急,兼有口渴、心烦、舌红苔黄、脉滑等症。

**威灵仙酒**

【组成】 威灵仙 200 克,黄酒 600 毫升。

【制法】 制威灵仙捣碎,置于酒中浸泡,加盖密封,置阴凉处,经常摇动,25~30 天后开封过滤即成。每日 2 次,每次饮服 15 毫升。

【功效】 祛风湿,通经络,止痛消炎。适用于慢性风湿性关节炎等症。

**松叶酒**



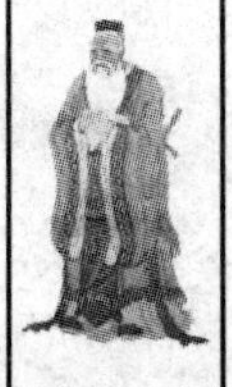

【组成】 松叶(鲜)250克,独活、麻黄各25克,白酒1500毫升。

【制法】 将松叶切细,余药粉碎,纱布袋装,扎口,白酒浸泡。春夏7日,秋冬14日。取出药袋后压榨取液,将榨得的药液与药酒混合,静置,过滤即得。温服,每日2~3次,每次20毫升。

【功效】 祛风湿、散寒止痛。适用于风湿痹痛、关节屈伸小利、肢节疼痛、筋脉拘挛、腰背强直等症。

**五加皮炖瘦猪肉**

【组成】 五加皮15克,瘦猪肉150~200克,精盐适量。

【制法】 将五加皮用清水稍泡,瘦猪肉洗净切块,同置沙锅内,加适量水、精盐,隔水炖煮至瘦猪肉熟烂即可。佐餐食,吃猪肉,喝汤。

【功效】 滋阴去湿。适用于风湿性关节炎。

**附片蒸狗肉**

【组成】 狗肉1000克,制附片30克,料酒、熟猪油、葱段、姜片、精盐、清汤各适量。

【制法】 将狗肉刮洗干净,整块冷水下锅煮熟,切成肉块。取大碗1只,放入狗肉、制附片、料酒、熟猪油、葱段、姜片、精盐、清汤,隔水蒸3小时至狗肉熟烂即成。佐餐食,冬季更佳。

【功效】 壮骨活血。适用于风湿性关节炎。

**红烧鳝鱼段**

【组成】 鳝鱼750克,火腿50克,调料适量。

【制法】 将炒锅加油,放入葱姜爆香,再放入鳝鱼段,煸至鳝鱼起泡时,放入火腿片、调料,加适量清水(以刚好浸没鳝鱼为宜),烧开,转文火,焖至汁浓,撒上胡椒粉,装盘即成。佐餐食用。

【功效】 祛风湿、强筋骨。适用于风湿性关节炎,症见关节疼痛、屈伸不利、腰膝疼痛。

## 二十四、肝病食疗药膳

**鲤鱼菠菜水饺**

【组成】 党参10克,面粉400克,净鲤鱼肉175克,菠菜225克,葱末、姜末各10克,精盐2克,味精1.5克,五香粉、胡椒粉各0.5克,料酒、花生油各10克。

【制法】 ①锅内放入清水400克,下入党参,用大火烧开,改用小火煎煮至药汁余下200克时,捞出党参不用,药汁滤入容器内晾凉,面粉内加入药汁175克,和匀成面团,饧透。②鲤鱼肉洗净,菠菜择洗干净,均剁成末。鱼肉末放入容器内,加入余下的药汁和料酒、精盐、味精、五香粉、胡椒粉搅匀,再加入葱末、姜末、菠菜末、油拌匀成馅。③面团搓成条,揪成均匀的剂子,逐一按扁,擀成圆薄皮,放上馅料,双手对捏成饺子生坯。全部制好后,下入沸水锅内,用中火煮熟捞出,装入盘内即成。

【功效】 党参有补中益气,健脾养血,生津和胃的功能。现代研究表明,党参具有强壮作用,可增加红细胞和血红蛋白。鲤鱼肉含有丰富的蛋白质,还含有糖类、脂肪、钙、磷、铁、维生素($B_1$、$B_5$、A、C)等,有补益脾胃,利水除湿的功能。菠菜含有丰富的蛋白质、钙、磷、铁、胡萝卜素等,有清热养肝,养血止血的功能。此款主食具有补气养血,利水除湿,清热养肝的功能,适宜慢性病毒性肝炎患者食用。

**马齿苋猪肉水饺**

【组成】 细玉米面、马齿苋各200克,面粉、猪瘦肉各100克,葱末15克,姜末5克,料酒、汤各10克,精盐2克,味精1克,五香粉0.3克,花生油15克。

【制法】 ①玉米面内加入面粉拌匀,再加入温水160克,和匀成面团,略饧。马齿苋择洗干净,切成末。猪瘦肉剁成末。②猪肉末内加入料酒、精盐、味精、五香粉、汤,顺一个方向充分搅匀上劲至黏稠,再加入马齿苋末、葱末、姜末、油拌匀成馅。③面团搓成条,揪成均匀的剂子,逐一按扁,擀成圆皮,放上馅料,双手拇指和食指对捏成饺子生坯。全部制好后,下入沸水锅中,用中火烧开,煮熟捞出,装入盘内即成。

【功效】 玉米面含淀粉、蛋白质、脂肪、糖类、维生素(A、$B_1$、$B_2$、$B_6$、E)、胡萝卜素、膳食纤维、无机盐等,有健胃和中,利小便的功能,对黄疸型肝炎有辅助疗效。马齿苋有清热解毒,利肠凉肝,散血消肿的功能。猪瘦肉有滋阴润燥,补血的功能。此款主食可清热解毒,散血消肿,适宜黄疸型肝炎伴发热、纳差、口干、口苦、乏力患者食用。

**山稔子什锦蒸饺**

【组成】 面粉500克,猪瘦肉150克,平菇、水发黄花、水发木耳各75克,药料包(内装山稔子根25克)1个,葱末、姜末各5克,料酒8克,精盐3克,味精2克,花生油20克。

【制法】 ①锅内放入清水500克,下入药料包烧开,煎煮至药汁余下300克时,拣出药料包备用,药汁100克倒入面粉内烫搅,待余下的药汁稍凉后,再取药汁150克倒入面粉内,和匀成软面团。余下的药汁备用。猪瘦肉、平菇、水发黄花、木耳均剁成末。②猪肉末放入容器内,加入余下的药汁、姜末、料酒、精盐、味精搅匀,再加入木耳末、平菇末、黄花末、葱末、油拌匀成馅。面团搓成条,揪成均匀的剂子,逐一按扁,擀成小饼皮。③取一饼皮放上馅,提褶捏成饺子生坯,摆在抹油的蒸帘上,依次制好。蒸锅内放入药料包,加入清水烧开,放入摆有饺子的蒸帘,盖上锅盖,用大火烧开,蒸约20分钟,至熟透取出,装盘即成。

【功效】 山稔子根有疏肝散瘀,通络补血的功能,能降低转氨酶,缩小肝脾。黄花菜可清热平肝,补血止血。木耳可养阴润燥,凉血止血。平菇含有侧耳毒素和蘑菇核糖核酸,具有抗病毒的作用,能抑制病毒的合成和繁殖,对肝炎有辅助治疗作用。猪肉有补肝阴之功能。它们在此组合成主食,适宜慢性肝炎血瘀、湿热、水肿患者食用。

**牛肉茼蒿蒸饺**

【组成】 面粉500克,牛肉200克,茼蒿300克,茯苓粉15克,葱末、姜末各5克,料酒10克,精盐、鸡精各3克,味精1克,胡椒粉、十三香粉各0.5克,香油15克。

【制法】 ①面粉内加入茯苓粉10克拌匀,用沸水烫1/2,稍凉后再加入适量温水,和匀成稍软的面团。牛肉、择洗干净的茼蒿均剁成末。牛肉末内加入余下的茯苓粉、料酒、精盐、鸡精、味精、胡椒粉、葱末、姜末搅匀,再加入茼蒿末、香油10克拌匀成馅。②面团搓成条,揪成均匀的剂子,逐一按扁,擀成中间稍厚、四周稍薄的小圆饼皮,取一饼皮放上馅料,捏成饺子生坯,逐一制好。③饺子生坯摆入刷有香油的蒸帘



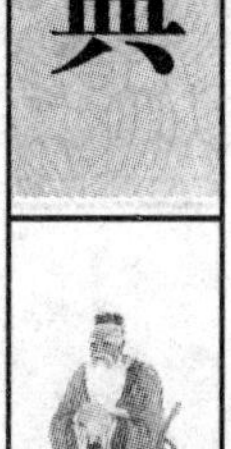

上，入蒸锅用大火蒸约18分钟，至熟透取出，装盘即成。

【功效】 茯苓有健脾和胃，宁心安神，利水渗湿的功能，现代研究表明，茯苓含有的茯苓多糖，能增强人体免疫功能，并有降脂作用。茼蒿有开胃健脾，利尿通便，化痰止咳的功能。牛肉是高蛋白、低脂肪肉食，有健脾胃，益气血，强筋骨的功能。此款主食可健脾利湿，祛痰降脂。适宜脂肪肝患者食用。

**黄精党参猪肉蒸饺**

【组成】 面粉300克，猪瘦肉150克，白萝卜100克，胡萝卜50克，药料包（内装黄精15克，党参10克）1个，葱末、姜末各3克，料酒10克，精盐、鸡精各2克，味精1.5克，香油12克，十三香粉0.5克。

【制法】 ①锅内放入清水400克，下入药料包，用大火烧开，改用小火煎至药汁余下200克时，捞出药料包不用。药汁75克倒入面粉内烫搅1/2，待药汁温度降至40℃左右时，再倒入85克于面粉内，和匀成面团。②猪瘦肉、白萝卜、胡萝卜均剁成末。猪肉末放入容器内，加入余下的药汁、料酒、精盐、鸡精、味精、十三香粉搅匀，再加入白萝卜末、胡萝卜末、葱末、姜末、香油8克拌匀成馅。③面团搓成条，揪成均匀的剂子，逐一按扁，擀成小圆饼皮，放上馅料，捏成饺子生坯，摆在刷有香油的蒸帘上，入蒸锅用大火蒸至熟透取出，装入盘内即成。

【功效】 黄精有润肺滋阴，补脾益气的功能，现代研究表明，黄精对肝脏脂肪浸润有预防作用，并可提高机体免疫功能。党参有补中益气，健脾养血，生津和胃的功能。白萝卜有清热生津，下气宽中的功能，白萝卜含葡萄糖、蔗糖、果糖和多种氨基酸、芥子油、木质素等，可分解食物中的淀粉，促进胃肠蠕动，增进食欲，帮助消化，降压降脂。此款主食可健脾祛湿，宽中益气，降脂降压。适宜脂肪肝患者食用。

**山枪根玉面汤饺**

【组成】 细玉米面、胡萝卜各200克，面粉、猪瘦肉各100克，药料包（内装鸡骨草、山枪根各20克）1个，葱末10克，姜末5克，料酒、白糖各15克，精盐、鸡精、香油各3克，味精1克，十三香粉0.3克，花生油10克。

【制法】 ①锅内放入清水300克，下入药料包烧开，煎煮至药汁余下170克时，取出药料包备用，药汁倒入容器内晾凉。玉米面内加入面粉拌匀，再加入药汁100克，和匀成面团，略饧。胡萝卜削去外皮，与猪肉均剁成末。②猪肉末内加入余下的药汁、料酒5克、精盐2克、味精、十三香粉搅匀，再加入胡萝卜末、葱末、姜末、花生油拌匀成馅。面团搓成条，揪成均匀的剂子，逐一按扁，擀成圆饼皮，放上馅料，捏成饺子生坯。③锅内放入清水1000克，下入药料包烧开，煎至药汁余下800克时，拣出药料包不用，下入饺子生坯，用中火烧开，加入余下的料酒、精盐、鸡精煮至熟透，将饺子捞入碗内，撒入白糖，浇入煮饺子的原汁，淋入香油即成。

【功效】 鸡骨草有清热解毒，疏肝散瘀的功能。山枪根有清热解火的功能。玉米面有健胃和中，利小便的功能，对黄疸型肝炎有辅助疗效。胡萝卜有清热解毒，平肝明目的功能。此款主食可清热养阴，疏肝止痛，适宜慢性肝炎患者食用。

**茯苓三素汤饺**

【组成】 面粉300克，药料包（内装白茯苓15克）1个，冬笋、水发腐竹、水发香菇各75克，虾皮15克，葱末50克，姜末、精盐各3克，料酒、香油各5克，味精25克，鸡精4克，植物油15克。

【制法】 ①锅内放入清水300克，下入药料包烧开，煎煮至药汁余下150克时，

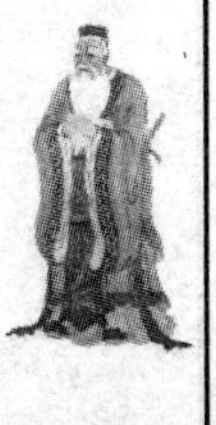

药汁滗入容器内。锅内加入清水1000克烧开，煎煮至药汁余下650克时，拣出药料包不用，药汁备用。面粉内加入第一次煎煮的药汁，和匀成面团，略饧。②冬笋、水发腐竹、香菇均剁成末，放入容器内，再加入剁碎的虾皮、葱末、姜末、植物油、料酒、精盐1克、味精0.5克、鸡精1.5克拌匀成馅。③面团搓成条，揪成均匀的剂子，按扁，擀成圆饼皮，放上馅料，捏成饺子生坯，下入烧沸的药汁内，加入余下的精盐、鸡精烧开，煮至熟透，加入余下的味精，淋入香油，出锅盛入汤碗即成。

【功效】 白茯苓有健脾和胃，安心安神，利水除湿的功能。腐竹富含蛋白质、糖类、钙、铁、维生素等，有益气和中，益肝清热的功能。香菇含有30多种酶和18种氨基酸，并含有干扰素诱生剂，可以诱导人体内产生干扰素，防止病毒的感染，对传染性肝炎有防治作用。此款主食具有健脾除湿，益胃护肝的功效，适宜肝郁脾虚型慢性肝炎患者食用。

**吉利堂茅根汤饺**

【组成】 玉米面200克，面粉100克，黄豆面25克，猪瘦肉末、黄瓜各150克，料酒、葱末各10克，姜末5克，药料包（内装白茅根20克，葱段10克，姜片5克）1个，精盐3克，味精2克，鸡精4克，五香粉0.5克，清汤1000克，香油15克。

【制法】 ①锅内放入清水300克，下入药料包烧开，煎煮至药汁余下180克时，拣出药料包备用。玉米面内加入面粉、黄豆面拌匀，再倒入药汁90克烫搅，稍凉后，再加入75克药汁和匀成面团。黄瓜切成末。②猪肉放入容器内，加入余下的药汁、五香粉和精盐、鸡精、味精各半搅匀，再加入黄瓜末、葱末、姜末、香油10克拌匀成馅。面团搓成条，揪成均匀的剂子，按扁，擀成小圆饼，逐一放上馅料，捏成饺子生坯。③锅内放入清汤，下入药料包烧开，煎煮30分钟，捞出药料包不用，下入饺子生坯，加入余下的精盐、鸡精，用中火烧开，煮至熟透，加入余下的味精，淋入余下的香油，出锅盛入汤碗即成。

【功效】 白茅根有清热凉血，止血，利尿的功能，主治热病烦渴、黄疸、水肿等症。黄瓜含有葫芦素（A、B、C、D），能提高人体免疫功能，具有抗菌，化毒，抵御肿瘤的功效，对肝癌有消除疼痛、延长生存期的效用。玉米面所含镁和硒有抗癌和抑制癌的发展作用。三者与可健脾补血的猪瘦肉同组成主食，适宜肝癌伴黄疸体虚患者食用。

**荠藕肉馄饨**

【组成】 面粉300克，猪瘦肉、荸荠、鲜藕各100克，料酒、葱末各15克，姜末10克，精盐、香油各3克，味精、鸡精各2克，五香粉0.5克，清汤650克，香菜叶5克，花生油、葱姜汁各10克。

【制法】 ①面粉内加入温水150克，和匀成软硬适中的面团，饧透。荸荠、鲜藕去皮洗净，与猪瘦肉均剁成末。②猪肉末放入容器内，加入料酒5克、精盐1.5克、味精1克、五香粉搅匀，再加入荸荠末、鲜藕末、葱末、姜末、花生油拌匀成馅。③面团按扁，擀成大薄片，再切成正方形的片。取一面片，将馅料放在面片的一角，卷起成面卷，再将两对角向中间对折，捏严成馄饨生坯。全部制好后，下入烧沸的汤锅内，用中火烧开，加入葱姜汁和余下的料酒、精盐、鸡精煮至熟透，加余下的味精，淋入香油，出锅盛入汤碗，放上香菜叶即成。

【功效】 荸荠含糖类、蛋白质、脂肪、钙、磷、B族维生素、维生素C、荸荠素等，有清热生津，化痰，凉血，消积，明目的功能。鲜藕含有丰富的蛋白质、糖类、铁等，并富含维生素和膳食纤维，有清热生津，凉血止血的功能。猪瘦肉含有丰富的蛋白质、B族维生素、铁等，有滋阴润燥，补血的功能。此款主食可清热利湿，利水消肿，适宜急性黄疸型肝炎患者食用。

**黄瓜猪肉包**

【组成】 面粉500克，黄瓜300克，猪瘦肉末200克，药料包(内装车前草20克)1个，姜末5克，葱末、料酒各10克，精盐、鸡精各3克，味精2克，十三香粉0.5克，花生油20克，泡打粉12克。

【制法】 ①锅内放入清水500克，下入药料包，用大火烧开，改用小火煎煮至药汁余下300克时，捞出药料包不用，药汁倒入容器内晾凉。面粉内加入泡打粉拌匀，加入药汁275克，和匀成面团，饧10分钟。②黄瓜洗净，剁成末。猪肉末内加入余下的药汁、料酒、精盐、鸡精、味精、十三香粉，顺一个方向搅匀上劲，再加入黄瓜末、葱末、姜末、油15克拌匀成馅。③面团搓成条，揪成均匀的剂子，逐一按扁，擀成圆薄皮，放上馅料，提褶收口捏成圆形包子生坯，摆在刷油的蒸帘上，入蒸锅用大火烧开，蒸约18分钟，至熟透取出，装入盘内即成。

【功效】 车前子有利水渗湿，清热明目，化痰止咳的功能。黄瓜有清热止渴，利水消肿的功能，黄瓜含有葫芦素，能提高人体免疫力，具有抗菌，化毒，抵御肿瘤的功能，对慢性肝炎，迁延性肝炎有一定疗效，对原发性肝癌有消除疼痛、延长生存期的效用。此款主食可利湿除热，利尿消肿，解毒保肝，适宜病毒性慢性肝炎患者食用。

**海鲜包子**

【组成】 面粉500克，水发海参、水发鱿鱼、水发虾仁各200克，葱末75克，姜末50克，料酒15克，精盐3克，鸡精4克，胡椒粉1克，泡打粉10克，猪油50克。

【制法】 ①面粉、泡打粉放在一起拌匀，加温水和成软面团。②海参、鱿鱼、虾仁均剁碎，放入容器内，加入所有调料拌匀成馅。③面团搓成长条，揪成30个大小均匀的剂子，按扁，擀成周边薄、中间略厚的圆皮，放上馅料，收口提褶捏严，成圆形包子坯，摆入蒸锅内，用旺火足汽蒸15分钟，至熟取出即成。

【功效】 海参是典型的高蛋白、低脂肪、低胆固醇食物，钙、铁、镁、钠、硒的含量极高，并富含多种维生素、氨基酸等，对肝炎、高血压、冠心病等均有补益作用。鱿鱼富含蛋白质、脂肪、糖类、无机盐、维生素、氨基酸等，并含有丰富的牛磺酸，可抑制血中的胆固醇含量，改善肝脏功能。虾仁营养丰富，是身体虚弱、病后调养的最佳食物。三者与具有养心益肾、和血健脾功能的面粉同成主食，对肝炎、肝硬化腹水及神经衰弱患者有较好的补益作用。

**五丁包子**

【组成】 面粉400克，酵面100克，食用碱2克，猪肥瘦肉150克，鸡肉、水发海参、水发蘑菇、胡萝卜各100克，精盐3克，味精2克，五香粉1克，酱油、葱末、姜末各10克，鸡汤30克，香油10克，豆油50克。

【制法】 ①猪肉、鸡肉、海参、蘑菇、胡萝卜均切成末。②锅内加豆油烧热，下入猪肉末、鸡肉末、海参末、蘑菇末、胡萝卜末煸炒，加入精盐、酱油、葱末、姜末、五香粉、鸡汤、味精炒匀出锅，加香油调匀成馅。③面粉、酵面、食用碱放一起，加温水揉成面团，略饧，搓成长条，揪成30个大小均匀的剂子，团圆按扁，擀成周边薄、中间厚的圆皮，抹上馅料，提褶收口捏成圆形包子坯，摆入蒸锅内，用旺火足汽蒸15分钟至熟，取出即成。

【功效】 鸡肉营养价值极高，具有养血益气，固肾填精，补虚壮力等功能。猪肉具有养血润肌，滋阴润燥，益肾壮力等功能。海参是典型的高蛋白、低脂肪、低胆固醇食物，对肝炎、高血压、冠心病等均有很大益处。蘑菇富含优质蛋白及人体必需的氨基酸，具有补脾益肺，润燥化痰，防癌抗病等功能，对慢性肝炎、白细胞减少症等均有辅助治疗作用。胡萝卜具有健脾消食，补肝明目，清热解毒的功能。此款主食具有滋阴养血，补虚壮力，疏肝止痛等功效，适宜慢性肝炎、肝硬化腹水、神经衰弱等患者食用。

**药汁茭白烧卖**

【组成】 面粉500克，茭白300克，猪瘦肉末200克，药料包（内装鱼腥草、甘草各10克）1个，料酒、葱末各10克，姜末5克，精盐、鸡精各3克，味精2克，十三香粉0.5克，花生油20克，干淀粉200克。

【制法】 ①锅内放入清水500克，下入药料包烧开，煎煮至药汁余下275克时，捞出药料包不用，药汁125克倒入面粉内烫搅，待药汁温度降至40℃左右时，再倒入药汁75克，和匀成面团。②茭白去皮，剁成末。猪肉末内加入余下的药汁、料酒、精盐、鸡精、味精、十三香粉搅匀，再加入茭白末、葱末、姜末、油15克拌匀成馅。面团搓成条，揪成均匀的剂子，按扁。③干淀粉平铺在案板上，取面剂子放在干淀粉上，用走槌擀成荷叶形烧卖皮，放上馅料，收口轻轻拢住，微露馅心成烧卖生坯，摆在刷油的蒸帘上，入蒸锅用大火蒸约20分钟，至熟透取出，装盘即成。

【功效】 鱼腥草有清热，解毒，消肿的功能。甘草有补脾益气，清热解毒，润肺止咳的功能。茭白含葡萄糖、蛋白质、脂肪、胡萝卜素、维生素、无机盐等，有清热生津，利二便，解热毒的功能。此款主食可利水消肿，清热解毒，除湿健脾，适宜病毒性肝炎、小便不畅患者食用。

**车前子茵陈馒头**

【组成】 玉米面300克，面粉150克，鸡蛋2个，药料包（内装茵陈、车前子各10克）1个，白糖25克，牛奶100克，泡打粉10克，香油5克。

【制法】 ①锅内放入清水200克，下入药料包，用大火烧开，改用小火煎煮至余下100克时，捞出药料包不用，药汁倒入容器内晾凉。玉米面内加入面粉、泡打粉、白糖拌匀。②鸡蛋加入面粉内，再加入牛奶、药汁，和匀成面团，饧10分钟，搓成粗条，揪成均匀的大剂子，逐一揉匀，团成球状馒头生坯。③蒸帘上刷上一层香油，摆上馒头生坯，入蒸锅用大火烧开，蒸约18分钟，至熟透取出，装入盘内即成。

【功效】 茵陈有清湿热，退黄疸的功能。车前子有利水渗湿，清热明目，化痰止咳的功能。玉米面含淀粉、蛋白质、脂肪、糖类、维生素、膳食纤维、无机盐等，对黄疸型肝炎有辅助治疗作用。鸡蛋、牛奶均含有丰富的蛋白质。三者组合制成主食，适宜急性黄疸型肝炎伴色黄、胁痛、便溏患者食用。

**吉利堂枣香花卷**

【组成】 面粉500克，大枣50克，芝麻酱25克，红糖15克，香油、泡打粉各10克。

【制法】 ①锅内放入清水500克，下入大枣，用大火烧开，改用小火煎煮至药汁余下300克时，捞出大枣不用，药汁滤入容器内晾凉。面粉内加入泡打粉拌匀，加入药汁275克和匀成面团，饧10分钟。②芝麻酱加入余下的大枣汁、香油、红糖，顺一方向充分搅匀上劲，成稠稀适中的芝麻糊。面团按扁，擀成大薄片，抹匀芝麻糊，从一端卷起成面卷，用刀切成均匀的剂子。③取一剂子从中间横着用刀背压一下，双手捏住面卷的两端，左手向上缠绕，与右手捏着的面剂另一端在底部捏严，成花卷生坯。全部制好后，摆在抹有香油的蒸帘上，入蒸锅用大火蒸至熟透取出，装入盘内即成。

【功效】 大枣有补脾和胃，益气生津，养血安神的功能。芝麻是一种高铁、高钙、高蛋白的三高食品，有补血填精，滋肾养肝的功能。二者与可养心益脾、利小便的面粉同烹成主食，具有补益脾胃，补血填精，滋肾养肝的功效，适宜有心悸、失眠、头昏、耳鸣等症状的肝硬化脾气、精血亏虚患者食用。

**芸豆什锦炒饼**

【组成】 单饼200克，净芸豆75克，胡萝卜、豆干各25克，猪瘦肉30克，蒜末5克，料酒13克，葱姜汁10克，精盐3克，味精2克，湿淀粉5克，汤100克，植物油20克。

【制法】 ①芸豆斜切成段。豆干、胡萝卜（去皮洗净）、猪瘦肉均切成条。猪肉条用料酒3克、精盐0.5克、湿淀粉拌匀入味上浆。单饼切成条。锅内放油烧热，下入蒜末炝香，放入肉条炒熟，下入胡萝卜炒匀。②下入芸豆段炒匀，烹入葱姜汁、余下的料酒，加汤烧至微熟，下入豆干条，炒匀至入透味。③下入饼条、余下的精盐、味精炒至入透味，出锅装入盘内即成。

【功效】 胡萝卜含有丰富的胡萝卜素、多种氨基酸、糖类、维生素$B_1$、维生素$B_2$、无机盐等，有补肝明目，清热解毒的功能。芸豆含糖蛋白等物质，有滋养，解热，利尿，消肿的功能。豆干含有丰富的大豆蛋白、维生素（$B_1$、$B_2$、C）、糖类、钙、磷、铁等，有清热解毒，益气和中的功能。此款主食可清热解毒，利尿消肿，适宜有便秘症状的病毒性肝炎患者食用。

**百叶烩饼**

【组成】 面粉200克，熟羊百叶100克，菠菜75克，精盐3克，味精2克，胡椒粉、五香粉各1克，料酒、香菜、葱丝、姜丝、香油各10克，花生油50克，牛骨汤300克。

【制法】 ①面粉用热水和成面团，揉匀，擀成薄饼，烙成金黄色取出，切成均匀的丝。②菠菜洗净，切成段。香菜切小段。羊百叶切成细丝。③锅内加花生油烧热，放入葱丝、姜丝炝锅，烹入料酒，加牛骨汤、精盐、胡椒粉、五香粉，下入饼丝、菠菜段烧开，至熟后再加入味精，出锅盛入碗内。④锅内加水烧开，放入羊百叶丝氽透捞出，放在饼上，撒上香菜段，淋入香油即成。

【功效】 羊百叶富含蛋白质、脂肪、糖类、钙、铁、磷、维生素（A、C、$B_1$、$B_2$、$B_5$）等，具有健脾益胃，补虚壮力的功能。菠菜富含胡萝卜素、蛋白质、糖类、钙、铁、磷、钾、钠、镁、锌、硒、维生素（A、B族、C、K、E）等，具有养肝明目，润肠通便，养血止血，清热除烦等功效。二者与具有养心益肾、和血健脾、安神除烦功能的面粉同食，对肝热头昏、肝阴虚、慢性肝炎患者有较好的补益作用。

**鲜蘑芹菜炒饼**

【组成】 单饼2张，芹菜、鲜蘑各75克，水发木耳25克，蒜丝、姜丝、葱丝各5克，料酒10克，精盐1克，鸡精3克，味精2克，汤75克，蚝油、花生油各15克。

【制法】 ①鲜蘑洗净，撕成丝。木耳择洗干净，切成丝。芹菜择洗干净，切成段。单饼切成粗丝。锅内放油烧热，放入葱丝、蒜丝炝香，下入芹菜段煸炒。②下入木耳丝和焯过水的鲜蘑丝炒匀，烹入料酒，加入蚝油、汤，炒匀至微熟。③下入饼丝、精盐、鸡精、味精炒至入透味，出锅装入盘内即成。

【功效】 芹菜含有丰富的维生素、糖类、脂肪、钙、磷、铁等，还含有大量膳食纤维，有清热平肝，健脑醒神的功能。鲜蘑含有人体必需的8种氨基酸，所含有的侧耳毒素和蘑菇核糖核酸，具有抗病毒的作用，能抑制病毒的合成和繁殖，对肝炎等疾病有辅助治疗作用。木耳是高蛋白、低脂肪、多纤维素和无机盐的食品，具有滋补强壮，益气养血的作用。此款主食可清热解毒，滋补气血，适用慢性肝炎患者食用。

**海鲜烩饼**

【组成】 单饼2张，水发海参75克，虾仁、菠菜叶各50克，火腿25克，冬笋15克，香菜5克，料酒10克，精盐4克，味精2克，葱花10克，姜末8克，猪油40克，香油5克，鸡汤500克。

【制法】 ①烙好的单饼切成4厘米长、1厘米宽的条片。海参洗净，切成片。虾仁切抹刀片。火腿切成片。冬笋切成片。菠菜切段。②锅内加水烧开，放入海参片汆透捞出。③锅内加猪油烧热，放入葱花、姜末炸香，烹入料酒，加鸡汤，下入海参、虾仁、火腿、冬笋、饼条、菠菜烧开，加精盐、味精再烧开，出锅装碗，淋入香油，撒上香菜即成。

【功效】 海参是典型的高蛋白、低脂肪、低胆固醇食物，钙、铁、镁、钠、硒的含量极高，并富含多种维生素、氨基酸等，对肝炎、高血压、冠心病等均有补益作用。虾仁营养丰富，是身体虚弱、病后调养的最佳食物。菠菜具有养肝明目，润燥通便，养血止血，清热除烦等功效。此款主食适宜肝热头昏目眩、肝阴虚、肝硬化腹水、胃热烦渴、高血压患者食用。

**乳汁羊肉烧饼**

【组成】 面粉500克，嫩羊肉末400克，韭菜150克，鸡蛋3个，白芝麻75克，腐乳2块，腐乳汤汁30克，精盐、十三香粉各1克，味精2克，姜末15克，泡打粉11克，香油25克，猪油20克。

【制法】 ①面粉放入容器内，加入2个搅散的鸡蛋液、泡打粉10克、猪油10克及温水，和成略软的面团。②羊肉末放入容器内，加入研碎的腐乳、腐乳汤汁、精盐、十三香粉、味精、姜末、余下的泡打粉和香油，顺一个方向搅匀。韭菜择洗干净，切成碎末，加入羊肉末内，拌匀成馅。③面团搓成长条，揪成每个重30克的剂子，按扁，擀成圆薄皮，包入馅料，收严口按扁略擀。④余下的鸡蛋搅散成鸡蛋液，刷在饼上，粘匀白芝麻，摆在抹有猪油的烤盘上，入烤箱烤至熟透，取出装盘即成。

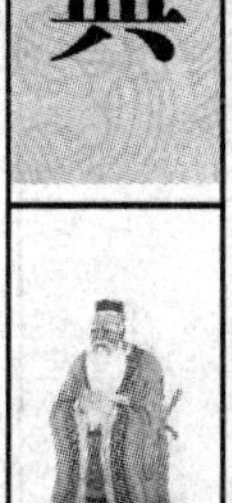

【功效】 羊肉是高蛋白、低脂肪肉食，并含有丰富的蛋白质、钙、铁、锌、硒、磷、钾、钠、维生素（D、A、C、$B_5$、$B_{12}$、K）等，具有暖中益气，补虚壮力，利尿除湿等功能。韭菜含挥发油、硫化物、苷类、维生素等，具有补虚暖胃，温肾壮阳，活血散瘀等功能。鸡蛋营养价值极高，其蛋白质对肝脏组织损伤有修复作用，蛋黄中的卵磷脂可促进肝细胞的再生。芝麻所含的芝麻素具有优异的抗氧化作用，可以保肝护心，防癌抗癌。经常食用此款主食对肝病患者有很好的补益作用。

**香菇炒饼**

【组成】 单饼200克，水发香菇75克，马齿苋、净兔肉各60克，葱花、蒜片各5克，料酒15克，精盐、鸡精各3克，味精、湿淀粉各2克，汤100克，植物油20克。

【制法】 ①单饼、去蒂洗净的香菇、兔肉均切成粗丝。马齿苋洗净，切成段。兔肉丝用料酒5克、精盐0.5克、湿淀粉拌匀入味上浆。锅内放油烧热，下入兔肉丝炒至变色。②下入葱花、蒜末炝香,下入香菇丝炒匀,烹入余下的料酒,加汤、鸡精炒开,烧至熟烂。③下入马齿苋炒匀,下入饼丝,加入余下的精盐,炒匀至饼丝入透味,加入味精炒匀,出锅装入盘内即成。

【功效】 马齿苋含有大量去甲肾上腺素、多量钾盐、多种无机盐、氨基酸、糖类、蛋白质、脂肪、胡萝卜素、维生素等,有清热解毒,利肠凉肝的功能。香菇含有干扰素诱生剂,可以诱导人体内产生干扰素,可以防治病毒的传染,对肝炎有防治作用。兔肉营养十分丰富,有补中益气,凉血解毒的功能。三者与面粉共用,适宜病毒性肝炎患者食用。

**海红双椒炒饼**

【组成】 单饼200克,熟海红(淡菜)75克,青椒、红椒各25克,蒜末、料酒、葱姜汁各10克,精盐2.5克,味精1克,胡椒粉0.5克,汤50克,花生油20克。

【制法】 ①单饼、青椒、红椒(去蒂、去子)洗净,均切成粗丝。锅内放油烧热,下入饼丝略炒。②下入青椒丝、红椒丝炒匀,下入蒜末炒开。③下入熟海红炒匀,烹入料酒、葱姜汁,加汤、精盐炒至熟透,加味精、胡椒粉炒匀,出锅装入盘内即成。

【功效】 海红是高蛋白、低脂肪的美味食品,是肝炎病人的食疗食品,有滋补肝肾,益血填精,降胆固醇的功能。青椒、红椒均含有丰富的维生素C,经常食用,可增强肝脏的解毒功能,并能提高机体的免疫力。三者组合,配以面粉同烹成主食,适宜慢性病毒性肝炎患者食用。

**三鲜炒饼**

【组成】 面粉200克,水发海参、熟鸡脯肉各100克,油菜心50克,精盐4克,排骨精3克,味精2克,白糖1克,胡椒粉1.5克,料酒、葱末、姜末各10克,鲜汤30克,豆油75克。

【制法】 ①面粉内加温水,和成面团揉匀,擀成大薄饼。平底锅内刷上豆油,将饼放入锅内,烙熟并呈金黄色取出,切成小菱形片。②水发海参治净,切成小菱形片,熟鸡脯肉切抹刀片,油菜心切菱形片。③锅内加水烧开,放入海参片略氽捞出。④另一锅内加豆油烧热,放入葱末、姜末炝锅,下入海参、料酒煸炒,加鸡片、油菜、鲜汤、饼片、精盐、排骨精、胡椒粉、白糖炒开,加入味精,出锅装盘即成。

【功效】 海参是一种典型的高蛋白、低脂肪、低胆固醇的食物,钙、铁、镁、钠、硒的含量极高,并富含多种维生素、氨基酸等,对肝炎、高血压、冠心病等均有补益作用。鸡肉富含优质蛋白质、脂肪、糖类、无机盐、维生素、卵磷脂、氨基酸等,具有养血益气,固肾填精,补虚壮力等功能。油菜具有清热解毒,散瘀清肿,和中润肠的功能。经常食用此款主食,对肝炎、肝硬化、肝癌均有食疗效果。

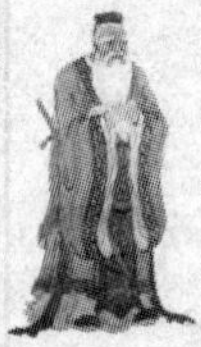

**猪肝黑面饼**

【组成】 黑米面、面粉各200克,鲜猪肝、鲜蘑各200克,葱末、姜末各10克,料酒8克,醋1克,精盐2克,味精1.5克,五香粉0.5克,香油10克,花生油100克。

【制法】 ①锅内放入清水烧开,下入鲜蘑焯透捞出,投凉,挤去水分,与洗净的猪肝分别切成末。黑米面内加入面粉拌匀。②加入沸水烫搅2/3,稍凉后加入适量温水和匀成面团,搓成粗条,揪成剂子。猪肝末内加入料酒、醋、精盐、味精、五香粉搅匀,再加鲜蘑末、葱末、姜末、香油拌匀成馅。③取一剂子按扁,擀成圆饼皮,放上馅料,提褶收口捏严成圆球状馅饼生坯。平锅烧热,刷上油,把馅饼生坯放入锅内,按扁成小圆饼,用小火烙至两面均呈金红色,至熟透铲出,装入盘内即成。

【功效】 黑米面有滋阴补肾，健胃暖肝，养血明目，开胃和中，活血健脾的功能。猪肝含有丰富的蛋白质、卵磷脂、微量元素等，有补肝明目，养血的功能。鲜蘑含有人体必需的8种氨基酸，能追风散寒，舒筋活络，对肝炎有辅助治疗作用。此款主食可滋肾补肝，养血明目，追风散寒，适宜慢性肝炎兼手足麻木、腰腿痛患者食用。

**吉利堂煎饼**

【组成】 面粉200克，熟黑芝麻仁、白糖各100克，鸡蛋3个，泡打粉2克，豆油50克。

【制法】 ①鸡蛋磕入面粉内，加泡打粉、白糖、温水、芝麻仁调成糊。②平底锅内加豆油烧热，用手勺舀入面粉糊，摊成小圆饼，用小火烙至呈金黄色时出锅即成。

【功效】 黑芝麻含有丰富的蛋白质、脂肪、糖类、钙、铁、锌、硒、磷、钾、钠、镁、铜、维生素（A、E、$B_1$、$B_2$、$B_5$、$B_7$）等，所含的芝麻素具有优异抗氧化作用，可以保肝护心，延缓衰老，防癌抗癌。鸡蛋富含优质蛋白质、脂肪、钙、铁、锌、硒、磷、钠、维生素（A、D、E、K、B族）、卵磷脂等，鸡蛋中的蛋白质对肝脏组织损伤有修复作用，蛋黄中的卵磷脂可促进肝细胞的再生。二者与具有养心益肾、和血健脾的面粉共食，对肝病患者有极好的补益作用。

**枣香饼**

【组成】 面粉500克，枣泥300克，绵白糖60克，白砂糖30克，发酵粉10克。

【制法】 ①面粉内加发酵粉拌匀，加水和成面团，饧15分钟。②枣泥内加入绵白糖拌匀。③面团搓成长条，揪成每个重30克的面剂，按扁，包入枣泥馅25克，团成馒头坯，用刀在四周划8～10刀，深至枣泥馅，用手轻按成扁圆饼坯。④摆在烤盘上，入烤箱烤20分钟至熟，取出装盘，撒上白砂糖即成。

【功效】 面粉富含蛋白质、脂肪、糖类、卵磷脂、谷甾醇、精氨酸、淀粉酶、无机盐、多种维生素等，具有益心益肾，和血健脾，除烦止渴等功能。枣泥富含蛋白质、糖类、钙、铁、锌、硒、磷、钾、镁、维生素（C、A、P、B族）、有机酸等，具有宁心安神，益智健脑，增加食欲等功能，并能促进白细胞的生成，降低血清胆固醇，提高血清蛋白，保护肝脏，防治贫血。此款主食对肝炎患者有很好的补益作用。

**蛋香煎饼**

【组成】 面粉200克，鸡蛋3个，精盐3克，大葱、豆油各50克。

【制法】 ①鸡蛋磕入面粉内，加精盐、温水调成稀糊。②大葱切成碎末，放入面糊内调匀。③取一大勺，勺内刷上豆油，舀入一手勺面糊，用手轻轻晃动大勺，使面糊摊成圆饼，至底面呈金黄色时，大翻勺，待另一底面也呈金黄色时，出勺即成。

【功效】 面粉富含蛋白质、脂肪、糖类、膳食纤维、卵磷脂、谷甾醇、精氨酸、淀粉酶、麦芽糖酶、蛋白酶、无机盐、多种维生素等，具有养心益肾，和血健脾，安神除烦等功能。鸡蛋富含优质蛋白质、脂肪、钙、镁、锌、硒、磷、钠、维生素（A、D、E、K、B族）、卵磷脂等，被称作“理想的营养库”。鸡蛋所含蛋白质对肝脏组织损伤有修复作用，蛋黄中的卵磷脂可促进肝细胞的再生。此款主食适宜肝癌、肝炎患者食用。

**合面麻香饼**

【组成】 玉米面200克，精白面粉100克，鸡蛋2个，蜂蜜35克，白糖、熟白芝麻仁各75克，泡打粉6克，豆油125克。

【制法】 ①熟芝麻仁擀成粉。②玉米面内加入精白面粉、鸡蛋液、白糖、泡打粉、蜂蜜、芝麻粉及适量温水，调成稠糊。③平底锅内加豆油烧热，舀入面糊，摊成小圆饼,用小火烙至两面呈金黄色、熟透取出,装盘即成。

【功效】 玉米面富含蛋白质、脂肪、糖类、膳食纤维、无机盐、维生素、氨基酸等,具有健脾和胃,防癌健脑,宁心益肺,滋补五脏等功效。芝麻所含的芝麻素具有优异的抗氧化作用,可以保肝护心,延缓衰老。蜂蜜对肝脏有保护作用,能促使肝细胞再生,对脂肪肝的形成有一定的抑制作用。此款主食适宜脂肪肝、肝硬化腹水患者食用。

**泥鳅木耳汤**

【组成】 活泥鳅250克,水发木耳150克,水发黄花菜30克。

【制法】 将泥鳅洗净、切段,黄花菜洗净切碎,黑木耳洗净,同入锅内,加水适量,炖煮至泥鳅熟烂。每日早晚各1次,温服。

【功效】 此方温中益气、利水退黄。适用于小儿急慢性肝炎、低热者。

**鸡骨草蛋汤**

【组成】 鸡骨草、山栀各30克,瘦猪肉50克,红皮鸡蛋1只,白砂糖适量。

【制法】 将猪肉切片,鸡蛋、山栀、鸡骨草洗净,共放锅中,加水煮10分钟;取出鸡蛋去壳,再放入煮30分钟,加入白砂糖再煮30分钟即成。饮汤,食肉、蛋。每日1次。

【功效】 清热养阴、疏肝止痛。适用于慢性肝炎,有肝区隐痛、烦热、尿黄、乏力、纳呆等症候者食用。

**薏苡仁水鸭汤**

【组成】 薏苡仁50克,鸭1只(1000克),绍酒10克,盐、葱、姜各5克。

【制法】 将薏苡仁去杂质洗净;鸭宰杀后,去毛、内脏及爪;姜切片,葱切段。把鸭放炖锅内,加入薏苡仁、姜、葱,注入清水1500毫升。将炖锅置武火上烧沸,再改用文火炖煮50分钟即成。每日2次,每次吃鸭肉50~80克,吃薏苡仁喝汤。

【功效】 健脾利湿、利水消肿。适用于急性病毒性肝炎病人。

**金针香菜肉片汤**

【组成】 金针菜25克,香菜15克,猪瘦肉25克,食盐、味精各适量。

【制法】 先将香菜切碎,猪肉切片,然后炒锅加水煮沸,下肉片、金针菜略煮,后下香菜、食盐、味精即成。吃菜饮汤,佐餐食用。

【功效】 适用于慢性肝炎、右胁疼痛、心烦失眠、腰酸腿软等症。

**归芪兔肉汤**

【组成】 兔肉500克,当归、黄芪各20克,清水600毫升。

【制法】 将兔肉洗净切块;当归、黄芪洗净切片,装入纱布袋中,扎紧袋口。兔肉与药袋同放于沙锅中,注入清水,烧开后撇去浮沫,加入黄酒、姜片和精盐,炖至兔肉酥烂,拣出药袋,下味精,淋上麻油。分1~2次趁热食兔肉喝汤。

【功效】 适用于慢性肝炎、肝硬化、形体消瘦、全身乏力等症。

**黑鱼冬瓜葱白大蒜汤**

【组成】 黑鱼1条(250克左右),冬瓜250克,葱白、大蒜少许。

【制法】 将冬瓜洗净去皮切块,待用。黑鱼去鳞和内脏,洗净切块。锅内加植物油少量,烧热,放入葱白、大蒜,炒香后加入鱼块与冬瓜小炒一会儿后,加水浸过鱼块共煮熟。分2~3次食用。

【功效】 清热解毒、养肝护肝。

**酸枣汤**

【组成】 酸枣50克，白糖适量。

【制法】 将酸枣50克，加水500毫升，文火煎1小时，加白糖适量。每日服1次，随量饮。

【功效】 适用于急慢性肝炎、转氨酶高、心烦不安患者。

**冰糖绿豆苋菜粥**

【组成】 绿豆90克，苋菜100克，冰糖20克，大米100克。

【制法】 将绿豆洗净，去杂质；苋菜洗净，切5厘米长的段；冰糖打碎；大米淘洗干净。把大米、绿豆同放锅内，加水500毫升。将锅置武火上烧沸，再用文火炖煮1小时，加入苋菜、冰糖，煮熟即成。每日两次，早晚餐食用，每次吃粥50～100克。

【功效】 清热解毒，生津止渴。适用于中毒性肝炎病人主食食用。

**茵陈蒿粥**

【组成】 茵陈蒿50克，粳米100克，白糖适量。

【制法】 将茵陈蒿水煎两次，每次用水600毫升，煎半小时，两次混合，去渣留汁于锅中。再将粳米放入，用文火慢熬成粥，加入白糖，调匀即可。

【功效】 清热解毒、利湿退黄。适用于治疗急性传染性黄疸型肝炎、小便不利等症。

**马兰头菜粥**

【组成】 鲜嫩马兰头15克，粳米50克，调味品适量。

【制法】 先将马兰头洗净，切碎；粳米淘洗干净，入锅，加水500毫升，先用旺火烧开，再转用文火熬煮成稀粥，加入马兰头和调味品，稍煮即成。每日早晚各服1次，连服数日。

【功效】 清热解毒、凉血止血、清肝降火、补脾和胃。适用于小儿肝炎恢复期的不适症状，如口渴舌红、食欲不振等。

**车前草郁金煮水鸭**

【组成】 车前草20克，郁金9克，水鸭1只（1000克），姜5克，葱2克，料酒10毫升，盐5克。

【制法】 将车前草洗净，切成5厘米的段；郁金洗净，同用纱布袋装好，扎紧口；水鸭宰杀后，去毛、内脏及爪；姜拍松，葱切段。把水鸭放炖锅内，加入料酒、盐、姜、葱；把药包放入鸭腹内，注入清水1500毫升。将炖锅置武火上烧沸，再用文火炖煮1小时即成。每日1次，每次吃水鸭肉50克，喝汤200毫升。

【功效】 清热祛湿、利水消肿、补益脾胃。适用于急性病毒性肝炎，小便赤黄病人。

**参芪鸭条**

【组成】 家鸭1只（约重1500克），党参、黄芪各15克，陈皮10克，酱油、姜、葱、料酒、糖、味精适量。

【制法】 将家鸭宰杀后去净毛，剁去爪，刮除内脏，洗净；党参、黄芪洗净后切成斜片，陈皮切成丝。用酱油在鸭片上抹匀，放入油锅中炸至皮呈金黄色捞出，用温水洗去油腻，盛入沙锅内，再加入党参、黄芪、陈皮、姜、葱，并加入料酒、酱油、糖、味精、清水，用中火烧沸，后改用文火焖至鸭肉熟烂，取出鸭子，拆去其大骨，斩成条块，放入大汤碗内，注入原汤即成。

【功效】 补气健身,养肝补脾,适用于慢性肝病、气虚体弱、饮食量少、气短神疲者食用。

**枸杞炒蛋丁**

【组成】 鸡蛋5个,枸杞子30克,麦冬10克,瘦猪肉30克,熟花生米30克。

【制法】 将麦冬煮熟,切成碎末;瘦猪肉洗净,切成肉丁。将鸡蛋打入碗中,加入少量精盐,调匀,隔水蒸熟,冷却后切成粒状。将花生油倒入锅内,用武火烧热后,放入猪肉炒熟,再投入蛋粒、枸杞和麦冬,翻炒均匀。加入少量精盐和湿淀粉,勾芡后停火。放适量味精、花生米铺在上面。当菜食用。

【功效】 滋阴养血、保肝健身。适用于慢性肝炎患者。

**茵陈炒田螺**

【组成】 田螺300克,茵陈30克。

【制法】 将田螺放入清水内养48小时,经常换水,斩去尾尖,洗净,茵陈洗净。取锅烧热,入油适量,待油热后下田螺煸炒片刻,再加入茵陈及水适量,烧到螺肉熟时加入盐、味精调味,起锅装盘即可。

【功效】 清热利湿、舒肝退黄,适用于急慢性肝炎及胆囊炎、胆石症者。

**马齿苋炒黄豆芽**

【组成】 鲜马齿苋100克,黄豆芽250克,瘦猪肉50克。

【制法】 将马齿苋洗净,切段,瘦猪肉洗净,切片。锅内下菜油烧至七成熟,下入猪肉片翻炒片刻,再下黄豆芽煸炒,待黄豆芽七成熟时,再加入马齿苋炒熟,加盐、味精、湿淀粉收汁,淋上香油,起锅即成。

【功效】 清热利湿,适用于急慢性黄疸型肝炎病人服食。

**玉米须炖蚌肉**

【组成】 河蚌500克,玉米须30克。

【制法】 将河蚌用清水养1~2天,并经常换水,使蚌内污泥排尽,再用开水略煮,去壳,取净肉,洗净。将蚌肉与玉米须同放入锅中,加水适量,用文火炖煮1小时,至蚌肉熟烂,加入盐、味精调味即成。

【功效】 适用于急慢性肝炎、胆囊炎者。

**番茄煮牛肉**

【组成】 鲜番茄250克,牛肉150克。

【制法】 将鲜番茄洗净切块,牛肉洗净切成薄片,油锅加热放入牛肉翻炒,加入番茄翻炒,加盐、味精,加水同煮至熟即成,佐餐。

【功效】 平肝益气、健胃消食、养肝补脾。适用于慢性肝炎者。

**南瓜根炖牛肉**

【组成】 鲜南瓜根150克,牛肉250克。

【制法】 将南瓜根洗去泥土切成段,牛肉洗净,切成小块。将南瓜根与牛肉同放入锅内,加清水适量,先用武火煮开,再用文火炖约1小时,加入盐、味精调味,食肉饮汤。

【功效】 健脾胃、祛湿热、退黄疸,对慢性肝病所致的体倦乏力、气短懒言、食欲不振者较为适宜。

**首乌当归鸡**

【组成】 鸡肉250克,何首乌15克,当归、枸杞各10克,盐、味精少许。

【制法】 先煮鸡肉，沸后打去泡沫，把首乌、当归、枸杞用纱布包好，扎紧口，投入锅内，用文火炖至肉熟烂，捞出药包，放入盐、味精等，起锅即成。

【功效】 补肝肾、滋阴血，可用于慢性肝炎的辅助治疗。

**玉竹炖鱼头**

【组成】 鲢鱼头1个(重约250克)，玉竹25克，料酒、精盐、味精、生姜块、胡椒粉适量。

【制法】 将鲢鱼头去鳃，洗净；玉竹洗净，放在炖盅内，备用；用油少许起锅，把鱼头放在锅中煎透，加入料酒，铲起，放在炖盅内，加入精盐、味精、生姜块和适量清水，上笼炖煮约30分钟，取出，撒入胡椒粉即成。

【功效】 适用于慢性肝炎后期肝阴亏损的病人服食。

**大青叶煲猪肝**

【组成】 大青叶30克，猪肝250克，盐、味精适量。

【制法】 先将大青叶放入沙锅内，加水适量，煎煮半小时，滤去药渣，再放入洗净切片的猪肝片，煮沸后加入盐、味精调味即成。

【功效】 大青叶性味苦寒，无毒，含有黄酮等，它能清热解毒、凉血止血，民间常用于治疗急性黄疸型肝炎。配伍滋养肝血的猪肝，清热解毒之中带有补益，适用于急性肝炎、慢性活动性肝炎者。

**苦瓜炒肉丝**

【组成】 苦瓜300克(去皮及子瓤，洗净)，瘦猪肉50克。

【制法】 先将苦瓜切断，用盐腌制片刻，即除掉苦味，再横切成片；猪肉洗净，切成丝。取锅烧热，入油适量，等油热后下肉丝煸炒一下，再放入苦瓜一起煸炒片刻，加水适量，焖烧10分钟，加入盐、味精调味，即可装盘。

【功效】 养血滋肝、润脾补肾。本药膳为肝炎患者的理想膳食。

**麻仁酥饼**

【组成】 面粉500克，熟面粉、白糖、熟瓜子仁、葡萄干各50克，熟黑芝麻35克，白芝麻15克，鸡蛋1个，香油30克，花生油150克。

【制法】 ①面粉200克加花生油100克，和成干油酥面。余下的面粉加余下的花生油及温水100克，和成水油面团。②葡萄干切碎，同瓜子仁、黑芝麻、熟面粉、白糖、香油拌匀成馅。③水油面团、干油酥面分别搓成条，各揪成10个剂子。④油酥面剂逐个用水油面剂包严，擀成长薄片，从一头卷起成卷状，再分成2个小剂子。⑤小剂子按成圆饼，包入馅料，擀成圆饼坯，摆入烤盘内，刷上鸡蛋液，撒上白芝麻，放入烤箱，烤至饼鼓起呈金黄色即成。

【功效】 芝麻具有滋肾养肝，补血填精的功能。瓜子仁具有平肝降压，保护心血管的功能。葡萄干富含糖类、酒石酸、柠檬酸、苹果酸、钙、铁、磷、维生素等，具有补肝肾，益气血，生津液等功能。常食此款主食对肝病患者有很好的补益作用。

**枣泥馅饼**

【组成】 面粉300克，枣泥馅200克，白芝麻100克，鸡蛋黄2个，泡打粉6克，油200克。

【制法】 ①面粉放入容器内，加入泡打粉拌匀，用温水和成略软的面团，饧10分钟。②面团搓成长条，揪成大小均匀的剂子，按扁，包入枣泥馅，收口捏严，包成圆球状，按扁，擀成圆薄饼坯。③蛋黄搅散成蛋黄液。圆饼坯两面蘸匀蛋黄液，再粘匀白芝麻,放入加油烧热的平底锅内,用小火煎烙至两面呈金黄色、鼓起熟透,铲出装盘即成。

【功效】 枣泥馅富含蛋白质、糖类、钙、铁、锌、硒、磷、钾、镁、维生素(A、C、P、$B_1$、$B_2$、$B_6$、$B_7$)、有机酸等,具有宁心安神,益智健脑,增强食欲,防癌抗癌等功能,并能促进白细胞的生成,降低血清胆固醇,提高血清蛋白,保护肝脏,防治贫血。芝麻营养价值极高,其中含量仅占0.5%的芝麻素具有优异的抗氧化作用,可以保肝护心,同时具有良好的抗癌功能。二者与具有养心益肾的面粉同食,对肝炎、肝癌患者有较好的辅助治疗作用。

**香甜芝麻酥**

【组成】 面粉500克,绿豆粉150克,芝麻100克,红糖50克,精盐2克,鸡蛋1个,花生油115克。

【制法】 ①面粉300克放入容器内,加入温水150克和匀成面团,饧透。余下的面粉放入容器内,加入花生油100克和成油酥面团。分别搓成条,揪成8个均匀的剂子。取水和面剂按扁,包入油酥面剂成水油面剂子。鸡蛋磕入容器内,搅散成鸡蛋液。②锅烧热,下入绿豆粉炒熟,出锅装入容器内。锅再烧热,下入芝麻炒熟,出锅放在案板上,铺平,用擀面杖擀成粉末状,放入绿豆粉内,再加入红糖、精盐拌匀成糖馅料。③取一水油面剂子按扁,擀成中间略厚、四周稍薄的小圆饼,放上调好的糖馅料,收口捏严团成椭圆形,刷上一层鸡蛋液,再在上面横剞一字刀,摆入抹有花生油的烤盘上,入烤箱烤至色泽金黄、熟透取出,摆入盘内即成。

【功效】 绿豆含有丰富的蛋白质、钙、磷、铁、胡萝卜素、维生素$B_1$、维生素$B_2$、烟酸等,有较明显的解毒保肝作用。芝麻是一种高铁、高钙、高蛋白的三高食品,有补肝肾,益精血的功能。红糖含糖类、蛋白质、钙、铁、锰、锌、维生素$B_2$、烟酸等,有补中缓急,和血化淤的功能。三者与面粉组合制成点心,可活血祛淤,清热解毒,适宜慢性肝炎患者食用。

**枣香麻圆**

【组成】 土豆280克,枣泥馅100克,白芝麻120克,面粉60克,白糖50克,油800克。

【制法】 ①土豆去皮洗净,放入沸水锅内煮至熟透捞出,放入容器内,捣成细泥,加入白糖、面粉拌匀。②土豆泥分成大小均匀的剂子,包入枣泥馅,封口捏严团成圆球,滚匀白芝麻。③锅内加油,烧至五成热,下入枣泥球,用小火炸透捞出,装盘即成。

【功效】 枣泥富含蛋白质、糖类、有机酸、多种无机盐、维生素等,具有宁心安神,益智健脑,防癌抗病等功能,并能促进白细胞生成,降低血清胆固醇,提高血清蛋白,保护肝脏。芝麻所含的芝麻素具有优异的抗氧化作用,可以保肝护心,延缓衰老,防癌抗癌。二者与具有补脾益胃、缓急止痛的土豆同成主食,适宜肝癌患者食用。

**三色糕**

【组成】 熟面粉、白糖各500克,鸡蛋10个,豆沙馅250克,青梅丝15克,葡萄干50克,瓜子仁30克,食用红色素5克。

【制法】 ①鸡蛋清、鸡蛋黄分别磕在两个容器内,用打蛋器将蛋清抽打成蛋泡糊。②白糖放入蛋黄内,抽打至白糖溶化,倒在蛋清内,加入熟面粉搅匀。③蒸糕的木框放在蒸锅内,铺上洁净的白布,倒入一半蛋糊,上旺火蒸熟取出。④豆沙馅擀成同蒸糕同样大的厚片，放在木框内的蒸糕上。⑤余下的蛋糊内加入红色素搅匀，倒在豆沙馅上，摊平，均匀地撒上青梅丝、瓜子仁、葡萄干，再放入蒸锅内蒸熟取出，晾凉后切成长方块，装盘即成。

【功效】 鸡蛋富含优质蛋白质、脂肪、钙、铁、锌、硒、磷、钠、钾、维生素(A、D、E、K、B族)、卵磷脂等，鸡蛋所含蛋白质对肝脏组织损伤有修复作用，蛋黄中的卵磷脂可促进肝细胞的再生。葡萄干富含糖类、酒石酸、柠檬酸、苹果酸、钙、铁、磷、维生素等，具有补肝肾，益气血，生津液，利小便等功能。瓜子仁富含脂肪油、蛋白质、糖类、有机酸、无机盐、维生素等，具有平肝降压，保护心血管，预防贫血等功效。红豆馅具有解毒消肿，利水除湿，和血健脾等功能。此款主食适宜肝炎、肝癌患者食用。

**苹果酥**

【组成】 面粉500克，猪油175克，豆油50克，食用香精3克，枣泥馅200克，泡打粉10克。

【制法】 ①面粉250克用猪油搓成干油酥面，放在阴凉处晾30分钟左右。②面粉250克、泡打粉、香精、豆油、水150克和成水油面，饧一会儿。③水油面按扁，包入油酥面，用走槌擀成长方形的大片，上下往中间对卷起，然后用刀顺两条中间破开，成为两个卷，揪成20个剂子，按扁，包上枣泥馅，再团成苹果状，用筷子头在中间压一个小坑，摆入烤盘，放入烤炉烤成杏黄色即成。

【功效】 面粉富含蛋白质、脂肪、糖类、膳食纤维、卵磷脂、谷甾醇、精氨酸、淀粉酶、蛋白酶、麦芽糖酶、无机盐、维生素等，具有养心益肾，和血健脾，安神除烦的功能。枣泥馅富含蛋白质、糖类、有机酸、多种无机盐、维生素等，具有宁心安神，益智健脑，增强食欲，防癌抗病等功效，并能促进白细胞的生成，降低血清胆固醇，提高血清蛋白，保护肝脏。此款主食对肝病患者有很好的补益作用。

**糯米玫瑰粽子**

【组成】 糯米300克，红枣150克，蜂蜜60克，白糖100克，玫瑰30克，湿淀粉10克，宽苇叶100克，马莲草50克。

【制法】 ①糯米淘洗干净，用清水浸泡3～4小时至泡涨。红枣洗净，泡涨。②苇叶、马莲草均洗净，下入开水锅内煮烫一下，捞出放入凉水中浸泡。③两张苇叶毛面相背，折叠成三角形兜，捞入糯米15克、红枣2枚，再放入糯米20克将三角兜添满，折合苇叶包严，用马莲草系紧成粽子坯。④粽子坯放入锅内，加水没过粽子，用大火煮2小时，再加水没过粽子，改用小火煮至熟透，捞出投凉，剥去苇叶，放入盘内。⑤锅内加入清水150克，下入白糖、蜂蜜、玫瑰烧开，用湿淀粉勾芡，浇在粽子上即成。

【功效】 红枣富含蛋白质、糖类、有机酸、多种无机盐、维生素等，具有宁心安神，益智健脑，增强食欲，防癌抗癌等功能，并能促进白细胞的生成，降低血清胆固醇，提高血清蛋白，保护肝脏。蜂蜜对肝脏有保护作用，能促使肝细胞再生，对脂肪肝的形成有一定的抑制作用。玫瑰富含苹果酸、葡萄糖、蔗糖、木糖、香茅醇、橙花醇、香叶醇、维生素、无机盐等，具有排毒养颜，疏肝醒脾，开窍化淤等功能。此款主食具有疏肝解郁，保护肝脏，增强抵抗力等功效，并可预防脂肪肝、肝癌等症。

**豆苗牡蛎汤面**

【组成】 挂面150克，净牡蛎肉100克，黑豆苗50克，葱、姜、蒜各8克，料酒10克，精盐、鸡精各3克，味精1克，醋2克，胡椒粉0.5克，清汤700克，香油5克。

【制法】 ①牡蛎肉摘去杂质，洗净，沥净水分。黑豆苗择去根须，洗净，沥净水

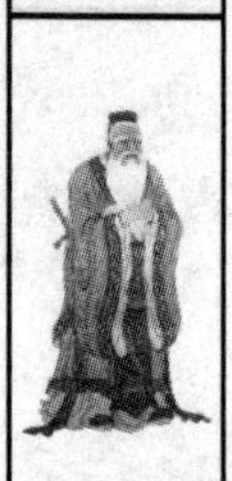

分。葱、姜、蒜均去皮，拍松。②锅内放入清水烧开，下入牡蛎肉，加入醋烧开，氽透捞出，沥去水分。另将锅内放入清汤，下入葱、姜、蒜烧开，煮约5分钟，捞出葱、姜、蒜不用。③下入挂面、料酒、精盐、鸡精烧开，煮至七成熟，下入黑豆苗煮至微熟，下入牡蛎肉烧开，加味精、胡椒粉，淋入香油，出锅装入碗内即成。

【功效】 牡蛎肉富含优质的氨基酸、牛磺酸、糖原、多种无机盐等，所含丰富的牛磺酸有明显的保肝利胆作用。黑豆苗含有丰富的蛋白质、维生素、无机盐等，有补虚养血，活血解毒的功能。二者与挂面共用，使此款主食具有清热解毒，保肝利胆的功效，适宜急性黄疸型肝炎患者食用。

**吉利堂双子汤面**

【组成】 枸杞子15克，女贞子10克，玉米面条200克，水发银耳、水发木耳各50克，猪瘦肉75克，葱丝、姜丝各10克，料酒15克，精盐3克，味精1克，湿淀粉2克，清汤1000克，玉米油25克。

【制法】 ①女贞子洗净，装入纱布口袋内，扎严口成药料包。枸杞子放入容器内，用温水漂洗干净，沥去水分。银耳、木耳分别择洗干净，沥去水分。木耳切成丝。银耳切成块。猪瘦肉用温水洗净，搌干水分，切成均匀的丝，放入容器内，加入料酒5克、精盐0.5克拌匀腌渍入味，再用湿淀粉拌匀上浆。②锅内放入玉米油20克烧热，下入葱丝、姜丝炝香，下入肉丝，用小火炒至变色，烹入余下的料酒，加入清汤，下入药料包，用大火烧开，再用小火煮约20分钟，下入银耳块、木耳丝烧开，继续煮10分钟。③拣出药料包不用，下入玉米面条、余下的精盐烧开，煮至微熟，下入枸杞子略煮，加味精，淋入余下的玉米油，出锅盛入汤碗即成。

【功效】 女贞子有补益肝肾，滋阴清热，明目乌发的功能。枸杞子有滋补肝肾，益精明目的功能。银耳有润肺化痰，养阴生津的功能，银耳多糖能改善肝脏功能，保护肝脏。玉米面条是健康长寿食品之一，对黄疸型肝炎有辅助治疗作用。此款主食可滋阴补肝，益肾明目。适宜慢性肝炎、肝肾阴虚、头晕眼花患者食用。

**香菇牛肉汤面**

【组成】 黄芪20克，刀切面300克，牛肉150克，香菇50克，葱、姜各20克，料酒15克，酱油8克，精盐、鸡精各3克，味精1克，胡椒粉0.5克，清汤1500克，香油5克。

【制法】 ①香菇择去杂质，放入容器内，加入温水浸泡至回软，洗净，挤去水分，去蒂，从中间切开。牛肉用温水洗净。葱切成段。姜切成片。黄芪用冷水漂洗干净。②锅内放入清汤，下入黄芪、牛肉、葱段、姜片，用小火烧开，加入料酒、酱油，煮至牛肉五成熟，拣出葱段、姜片不用，下入香菇块烧开，加入精盐煮至牛肉熟烂，捞出牛肉，切成大薄片，捞出香菇备用，捞出黄芪不用。③刀切面下入锅内，用筷子轻轻挑散，用中火烧开，煮至熟透，捞入汤碗内，牛肉片、香菇块摆在刀切面上。锅内汤汁中加入鸡精、味精、胡椒粉，淋入香油，出锅浇在汤碗内即成。

【功效】 黄芪有补气固表，利尿托疮的功能。现代药理研究表明，黄芪能提高机体免疫功能，有保肝作用。香菇含有干扰素诱生剂，可以诱导人体内产生干扰素，可以防治病毒的感染，对传染性肝炎有防治作用。牛肉有补脾胃，益气血，强筋骨的功能。此款主食具有补中益气，健脾养胃，补血的功能，适宜肝硬化脾亢引起的贫血、面色少华、头昏眼花等症患者食用。

**三丝面**

【组成】 挂面200克，猪里脊肉、罐头金针菜、黄瓜各75克，甜面酱20克，精盐、白糖各2克，味精3克，鸡汤75克，五香粉、醋各1克，香油、葱姜汁、淀粉各10克，豆油200克。

【制法】①挂面下入沸水锅中煮熟，投凉。②里脊肉切成5厘米长的丝。黄瓜切成均匀的丝。金针菜入沸水中焯一下投凉，挤去水分，切成两段。③里脊肉丝加精盐1克、味精1克、淀粉5克上浆。锅内加豆油，烧至四成热，下入里脊肉丝、金针菜和黄瓜丝，滑透倒入漏勺沥油。④锅内加油20克，放入甜面酱、精盐、白糖、味精、鸡汤、五香粉、醋、葱姜汁炒开，用湿淀粉勾薄芡，淋入香油，出锅装在小碟内。⑤挂面沥去水分，装在盘内，将滑好的肉丝、金针丝、黄瓜丝分别放在面条上面，与炒好的酱汁同时上桌，食用时浇上即成。

【功效】猪里脊肉具有滋阴润燥，养血润肌，补虚壮力，益肾生津等功效。金针菇富含蛋白质、脂肪、糖类、无机盐、维生素，是一种高钾低钠食物，可以预防肝脏疾病和胃、肠道溃疡等。黄瓜具有清热止渴，利水消肿，降低血糖的作用。三者与具有养心益肾、和血健脾的挂面同成主食，适宜脂肪肝、肝硬化腹水、肝癌患者食用。

**素什锦炒面**

【组成】刀切面225克，水发海带、水发香菇、水发木耳、西红柿、菠菜各30克，蚝油15克，料酒、葱丝、姜丝各10克，精盐、味精各1克，鸡精、白糖各3克，胡椒粉0.5克，汤50克，花生油20克。

【制法】①菠菜洗净，切成段。海带、香菇、木耳、西红柿均洗净，切成丝。刀切面下入沸水锅中煮熟捞出，沥去水分。②锅内放油烧热，下入葱丝、姜丝炝香，下入海带丝、香菇丝、木耳丝煸炒，烹入料酒、蚝油，加汤烧熟。③下入西红柿丝、菠菜段炒匀下入刀切面、精盐、鸡精、白糖、味精、胡椒粉，炒至入透味，出锅装盘即成。

【功效】香菇含有30多种酶和18种氨基酸，所含干扰素诱生剂，可以诱导人体内产生干扰素，防治病毒的感染，对传染性肝炎有防治作用。海带有软坚化痰，清热利水的功能，对肝炎有防治作用。西红柿含有人体需要的多种营养素，有凉血平肝，清热解毒的功能。菠菜富含蛋白质、钙、磷、铁、胡萝卜素等，有养肝明目的作用。此款主食可清热解毒，生津止渴，养肝明目，适宜慢性肝炎患者食用。

**黄花芹菜炒面**

【组成】刀切面225克，芹菜75克，水发黄花、胡萝卜、五香豆腐卷各30克，料酒10克，葱姜汁15克，精盐、鸡精各3克，味精2克，汤50克，玉米油20克，香油10克。

【制法】①胡萝卜、五香豆腐卷均切成条。芹菜切成段。刀切面下入沸水锅中，用中火煮至刚熟捞出。②锅内放油烧热，下入芹菜段煸炒，下入黄花菜炒匀，烹入料酒、葱姜汁炒至微熟，下入胡萝卜条、豆腐条炒匀，加汤。③下刀切面、精盐、鸡精、味精，炒匀至入透味，淋入香油炒匀，出锅装盘即成。

【功效】芹菜有清热平肝的功能，现代研究认为，芹菜含有丰富的维生素P，有降压，降脂作用。黄花菜有养血平肝的功能，现代研究认为，黄花菜具有降低血清胆固醇的作用。胡萝卜有补肝明目，清热解毒的功能。此款主食可疏肝理气，降压祛脂，适宜脂肪肝患者食用。

**苦瓜炒面旗**

【组成】玉米面150克，黄豆面、面粉各25克，苦瓜75克，水发木耳、胡萝卜、猪瘦肉各50克，料酒、葱姜汁各15克，精盐3克，味精、湿淀粉各2克，汤25克，花生油20克。

【制法】 ①玉米面用沸水烫搅2/3，稍凉后加入黄豆面、面粉及适量温水，和匀成面团，按扁，擀成大薄片，再切成菱形面旗。苦瓜洗净，振干水分，先顺长剖开，挖去瓜瓤，再斜切成1厘米宽的小段。木耳择洗干净，沥去水分，切成小片。胡萝卜削去外皮，洗净，切成菱形片。猪肉用温水洗净，振干水分，抹刀切成小片。②猪肉片放入容器内，加入料酒、葱姜汁各5克和精盐0.5克拌匀腌渍入味，再加入湿淀粉拌匀上浆。锅内放入清水烧开，下入面旗用中火烧开，煮至熟透捞出，沥去水分。③另将锅内放油烧热，下入肉片用小火炒至断生，下入木耳片、苦瓜片、胡萝卜片炒匀，烹入余下的料酒、葱姜汁，加汤炒匀至熟，下入煮熟的面旗，加入余下的精盐、味精，炒匀至入透味，出锅装盘即成。

【功效】 玉米面富含淀粉、蛋白质、脂肪、糖类、维生素、膳食纤维、无机盐等，对黄疸型肝炎有辅助治疗作用。苦瓜有清暑除热，解毒消肿的功能。胡萝卜有补肝明目，清热解毒的功能。木耳有养阴润肺，凉血止血的功能，此款主食可清利湿热，利水消肿，补益气血，适宜急性黄疸型肝炎患者食用。

**大枣鳖甲汤**

【组成】 鳖甲15克，大枣10枚，食醋5克，白糖适量。

【制法】 将鳖甲拍碎，大枣洗净，二者共放入锅中，加水适量，置于小火上慢炖1小时，加入白糖、食醋稍炖即成。

【功效】 滋阴润阳，软坚散结。适用于肝硬化初期患者食用。但忌食动物油，绝对禁烟、酒。

**赤豆鲤鱼汤**

【组成】 鲤鱼1条(约重500克)，赤小豆120克，陈皮6克，白糖适量。

【制法】 将鲤鱼去鳞杂，洗净，加陈皮、赤豆共煮，以烂为度，可加适量白糖，吃肉喝汤。

【特点】适用于肝硬化、肝腹水者食用，也可以用于黄疸型肝炎、慢性胆囊炎、胰腺炎者的辅助治疗。

**黄芪猪肉汤**

【组成】 党参、黄芪、茯苓各12克，白术9克，芝麻、陈皮、佛手各6克，砂仁3克，瘦猪肉100克，葱、姜等调料适量。

【制法】 将上述各味及调料放入锅中，加适量水，用文火炖烂熟。吃肉喝汤。

【功效】 适用于早期肝硬化属肝郁脾虚者。

**归芪兔肉汤**

【组成】 兔肉500克，当归、黄芪各20克，黄酒、姜片、精盐、味精、麻油各适量。

【制法】 将兔肉洗净切块，当归、黄芪洗净切片，装入纱布袋中，扎紧袋口，同放于沙锅中。再注入清水600毫升，烧开后，撇去浮沫，加入黄酒、姜片和精盐，炖至酥烂，拣去药袋，下味精，淋麻油，趁热食肉喝汤。

【功效】 益气养血、健脾养胃。适用于慢性肝炎，肝硬化，形体消瘦，全身无力等症。

**脊骨海带汤**

【组成】 海带丝、动物脊骨各适量，精盐、醋、胡椒粉、味精各少许。

【制法】 将浸泡好的海带丝先蒸一下，将动物脊骨炖汤，汤开后去浮沫，投入海带丝炖烂，加精盐、醋、味精、胡椒粉调味，即可上桌。

**【功效】** 填精益髓、补益肝肾。适用于脂肪肝。

**黄精灵芝饮**

**【组成】** 黄精、灵芝各15克，陈皮、香附子各10克，泽泻6克。

**【制法】** 将以上各味同入沙锅加水适量，上火烧开，再移用小火约煎煮30分钟，滤渣取汁，每日分2～3次温饮。

**【功效】** 健脾利湿、疏肝理气。适用于肝郁脾虚型脂肪肝所致的食欲不振，胸腹胀满，或恶心呕吐，便溏腹泻等症。

**菇枣鹌鹑汤**

**【组成】** 鹌鹑2只，香菇、红枣各20克，黄酒、姜片、精盐、味精、麻油各适量。

**【制法】** 将鹌鹑收拾干净，切块，香菇、红枣同放于沙锅中，加水700毫升；烧开后加姜片和黄酒，小火炖至酥烂，下精盐、味精，淋入麻油，分2次趁热食用。

**【功效】** 滋阴补肾、健脾。适用于肝硬化、脾虚湿阻等症。

**冬笋香菇汤**

**【组成】** 冬笋250克，香菇50克。

**【制法】** 将冬笋剥壳，切丝，香菇切片，同入锅中翻炒20分钟，加汤、调料煮沸即可。随餐食用。

**【功效】** 疏肝健脾，适用于肝硬化、腹胀、肝区不适、肝脾肿大等。

**佛花茶**

**【组成】** 佛手9克，玫瑰花6克。

**【制法】** 将两者共放入杯中，用开水沏。代茶饮。

**【功效】** 适用于早期肝硬化属肝郁脾虚者。

**玉米须饮**

**【组成】** 玉米须30克，冬瓜皮、茯苓皮各15克。

**【制法】** 将玉米须、冬瓜、茯苓皮用水煎，去渣。作饮料日常饮服。

**【功效】** 适用于肝硬化者。

**当归郁金楂橘饮**

**【组成】** 当归、郁金各12克，山楂、橘饼各25克。

**【制法】** 将上述4味入锅上火加水，旺火煮沸，移小火煮约20分钟，滤渣取汁，每日分2～3次饮服。

**【功效】** 疏肝理气、活血化淤。适用于气滞血淤型脂肪肝所致的胁肋胀满疼痛，脘闷少食，或恶心呕吐等症。

**黄豆丹参膏**

**【组成】** 黄豆1000克，丹参500克，蜂蜜、冰糖各适量。

**【制法】** 将黄豆浸泡1夜，捞出沥干，用清水1000毫升，沙锅上火炖至酥烂时，去渣留汁，丹参水煎2次，每次用水800毫升，煎半小时，两次混合，去渣留汁于锅中，加入黄豆汁，搅匀，用小火浓缩，加入蜂蜜和冰糖，慢熬成膏，每日服3次，每次1～2匙，温开水调服。

**【功效】** 健脾祛湿、活血化淤。适用于慢性肝炎、肝硬化。

**赤豆粥**

**【组成】** 赤小豆、薏苡米、大米各30克，陈皮末3克。



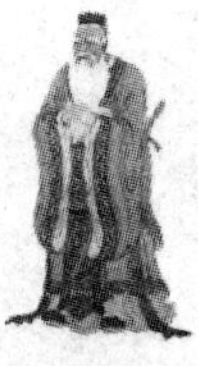

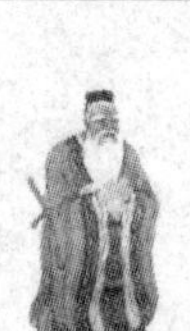

【制法】 将上述4味共煮为粥。1日内分2次饮服。

【功效】 利水消肿。

**麦芽山楂饮**

【组成】 炒麦芽15克,炒山楂15克,红糖适量。

【制法】 把麦芽与山楂水煮去渣取汁,加红糖。随意饮用。

【功效】 健脾开胃、软坚散结,适用于肝硬化、睡卧不宁。

**仙人牛脾**

【组成】 牛脾90克,仙人掌90克。

【制法】 把仙人掌切成2片,夹入牛脾,用木炭火烤熟,弃仙人掌。吃牛脾,每天1只,连服7天。

【功效】 适用于肝硬化。

**金钱草砂仁鱼**

【组成】 金钱草、车前草各60克,砂仁10克,鲤鱼1条(约500克),精盐、味精、姜各适量。

【制法】 将鲤鱼去鳞、鳃及内脏洗净,同上述3味加水入锅,上火煮;旺火沸开,移用小火;至鲤鱼熟烂后加入精盐、味精、姜片调好,混匀即成。食鲤鱼肉,饮汤。分2~3次食。

【功效】 利胆除湿、补脾利水。适用于水湿停滞型脂肪肝。

**赤小豆冬瓜炖黑鱼**

【组成】 鲜黑鱼250克,冬瓜连皮500克,赤小豆100克,葱头3个。

【制法】 将鲜黑鱼去鳞、去肠杂,洗净。冬瓜洗净,切片。葱头切片。然后将黑鱼、葱头、冬瓜、赤小豆放入锅中,加适量清水,共炖熟烂即可。

【功效】 补脾、利水、消肿。适用于肝硬化腹水,以及慢性肾炎所致水肿等症者食用。

## 二十五、肺病食疗药膳

**鳗鱼水饺**

【组成】 面粉500克,鳗鱼1条(重约700克),胡萝卜、山药各50克,葱末、姜末各5克,料酒20克,醋2克,精盐、鸡精各2.5克,鸡蛋1个,香油1.5克。

【制法】 ①面粉放入容器内,加入温水250克和匀成面团,饧透。鳗鱼宰杀,去内脏、头、尾,烫去黏液,取中段从中间剖开,剔去骨、刺,取净肉剁成末。胡萝卜、山药均削去外皮,洗净,剁成末。②鱼肉末放入容器内,加入料酒、醋、姜末、精盐、鸡精,磕入鸡蛋液,用筷子搅匀,再加入葱末、胡萝卜末、山药末、香油拌匀成馅。将面团搓成条,揪成60个均匀的剂子。③取一剂子按扁,擀成圆薄皮,放上馅料,双手拇指和食指对捏成饺子生坯。全部制好后,下入沸水锅中,用中火烧开,煮至熟透捞出,沥去水分,装盘即成。

【功效】 鳗鱼有补虚羸,祛风湿,杀虫的功能,《本草经疏》载,鳗鱼"骨蒸痨瘵及五痔疮瘘人常食之,有大益也"。现代研究表明,鳗鱼含蛋白质、脂肪、肉豆蔻酸、鳗鱼酸、钙、磷、铁、多种维生素等,是肺结核病人的保健食品。山药有补肺健脾,固肾益

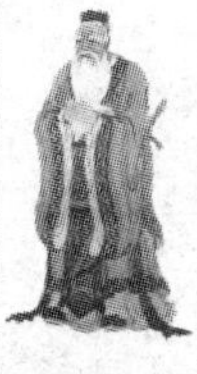

精，益气养阴的功能。胡萝卜有清热解毒，润肺止咳的功能。三者与小麦面粉同组成主食，经常食用对肺结核阴虚体弱者有较好的食疗保健作用。

**百合鳜鱼小笼包**

**【组成】** 面粉450克，山药粉50克，鳜鱼1条（重约750克），薏苡仁30克，百合100克，葱末、姜末、蒜末各10克，料酒15克，醋、精盐各2克，味精1克，鸡精3克，汤30克，泡打粉12克，花生油25克。

**【制法】** ①面粉放入容器内，加入山药粉、泡打粉拌匀，再加入温水和匀成面团，饧10分钟。薏苡仁放入锅内炒熟，倒在案板上，研成粉。百合逐瓣掰开，洗净，剁成末。鳜鱼去鳞、鳃、内脏、头、尾，洗净，从中间剖开，剔去骨刺，取净肉剁成末。②鱼肉末放入容器内，加入醋、料酒、精盐、味精、鸡精、汤，搅匀上劲，再加入薏苡仁粉、百合末、葱末、姜末、蒜末、花生油拌匀成馅。③面团搓成条，揪成均匀的小剂子，取一剂子按扁，擀成圆饼皮，放上馅料，提褶捏成圆形包子生坯。全部制好后摆在蒸帘上，入蒸锅用大火蒸至熟透取出，装盘即成。

**【功效】** 鳜鱼肉有补气血，益脾胃的功能，《随息居饮食谱》载，其"养血，补虚劳，杀痨虫，消恶血，运饮食，肥健人"。现代研究表明，鳜鱼含蛋白质、脂肪、维生素（$B_1$、$B_2$、$B_5$）、无机盐等，对肺结核患者十分有益。百合有润肺止咳，清心安神的功能。现代研究表明，百合含蛋白质、淀粉、秋水仙碱等多种生物碱和百合苷等多种苷类，以及多糖、脂肪、维生素、胡萝卜素及17种氨基酸和多种无机盐等，有镇咳，祛痰作用。经常食用此款主食，可为肺结核病人补充丰富的营养素，有利于身体康复。

**水煎包**

**【组成】** 面粉、白菜末各400克，酵面100克，猪肉末300克，葱末、姜末各15克，酱油25克，精盐、味精各3克，十三香粉1克，食用碱2克，鲜汤20克，香油15克，猪油25克，油50克。

**【制法】** ①面粉用温水和好，加入酵面揉匀发酵。②猪肉末内加入所有调料（不加油）搅匀，再加入白菜末调匀成馅。③面团发酵后，加入食用碱揉匀，稍饧，面团搓成条，揪成20个均匀的剂子。按扁，擀成中间厚周边薄的圆皮，抹上馅料，收拢包成圆形馒头状包子坯。④平底锅烧热，放入油，摆入包子坯，烙成金黄色，淋一遍水，盖上锅盖，水干时用面粉15克加水，调成稀水糊倒入锅内，盖上锅盖，烙至底面成一层薄锅巴，包子刷上一层香油，焖一会儿，水分烤干成熟后，铲入盘内即可。

**【功效】** 猪肉富含优质蛋白质、脂肪、糖类、钙、铁、锌、硒、磷、钾、钠、镁、维生素（A、D、E、C、B族）等，具有滋阴润燥，养血生津，益肾壮力等功效。白菜富含蛋白质、糖类、钙、铁、磷、钾、钠、维生素（A、C、K、B族）等，具有清热除烦，解毒养胃，润肺生津等功能。二者与具有养心益肾、和血健脾的面粉同成主食，适宜肺热咳嗽、干咳少痰、心烦口渴、肠燥便秘、体虚乏力、气血不足患者食用。

**黄精汁鸭肉馄饨**

**【组成】** 黄精20克，面粉200克，净鸭肉125克，水发木耳30克，葱末、姜末各5克，葱段、姜片各10克，精盐3克，味精2克，鸡精4克，鸡蛋清1个，清汤1250克，料酒、香油各15克。

**【制法】** ①面粉放入容器内，加入温水100克，和匀成面团，饧透，按扁，擀成大薄片，再切成6厘米见方的馄饨皮。黄精洗净。鸭肉洗净，搌干水分，剁成末。木耳去根，洗净，剁成末。②鸭肉末放入容器内，加入料酒5克、精盐1克、味精1克、鸡蛋清，搅匀上劲，再加入葱末、姜末、木耳末、香油10克拌匀成馅。取一馄饨皮，将肉馅用筷子挑入馄饨皮的下角，然后向上卷起成卷，再将两对角向中心对叠捏严成馄饨生坯。③锅内放入清汤，下入黄精、葱段、姜片烧开，煎煮30分钟，捞出黄精、葱段、姜片不用，下入馄饨生坯，加入鸡精、余下的料酒和精盐烧开，煮至熟透，加味精，淋入余下的香油，出锅装碗即成。

**【功效】** 黄精有润肺滋阴，补脾益气的功能，对肺结核咯血有疗效。鸭肉有滋阴润肺，化痰止咳，补中养胃，利水消肿的功能。经常食用此款主食，对肺结核肺热、痰中带血患者有较好的食疗效用。

**吉利堂菜团**

**【组成】** 玉米面300克，豆面150克，面粉100克，白菜400克，猪肉（肥三瘦七）300克，葱末30克，姜末、酱油各15克，精盐4克，味精2克，胡椒粉、花椒粉各1克，豆油20克，料酒、香油各10克。

**【制法】** ①玉米面、豆面、面粉放入同一盆内拌匀，加开水烫好，和成面团，稍饧。②白菜洗净切碎，加少许精盐略腌，沥去水分。猪肉剁成末，加料酒、酱油、葱末、姜末、精盐、胡椒粉、花椒粉、味精、豆油、香油搅匀，再将白菜末挤去水分，放入肉末内拌匀成馅。③面团搓成粗条，揪成大小均匀的大剂子，按扁，包入菜馅，包严捏成菜团坯，放入蒸锅内，用大火足汽蒸约20分钟即成。

**【功效】** 玉米面富含蛋白质、糖类、淀粉、膳食纤维、多种无机盐、维生素、氨基酸等，具有健脾和胃，宁心益肺，消退水肿等功效。白菜富含蛋白质、糖类、钙、铁、磷、钾、钠、维生素（A、C、K、B族）等，具有清热除烦，养胃解毒，利大小便等功能。猪肉富含优质蛋白质、脂肪、糖类、钙、铁、锌、硒、磷、多种维生素等，具有滋阴润燥，养血润肌，益肾壮力，补虚生津等功效。此款主食适宜肺热咳嗽、干咳少痰、心烦口渴、气血不足、头晕目眩患者食用。

**玉米面菜团子**

**【组成】** 玉米面500克，白菜400克，猪肉300克，葱末、姜末各25克，精盐4克，味精3克，泡打粉、酱油各10克，香油15克，猪油50克。

**【制法】** ①1/3玉米面、1/3泡打粉拌匀，加开水和成烫面团，再加入其余的玉米面、泡打粉及凉水和匀。②白菜、猪肉分别剁碎。③猪肉末内加入葱末、姜末、精盐、酱油、味精调匀，再放入白菜末、猪油、香油搅匀成馅。④取50克玉米面团按扁，包入馅料，收口包严团成圆球状菜团子坯，放入蒸锅内，用旺火足汽蒸15分钟，至熟取出即成。

**【功效】** 玉米面富含蛋白质、糖类、脂肪、淀粉、膳食纤维、多种无机盐、维生素、氨基酸等，具有健脾和胃，宁心益肺，消退水肿等功效。白菜富含蛋白质、糖类、钙、铁、磷、钾、钠、维生素（A、C、K、B族）等，具有清热除烦，解毒养胃，利大小便等功效。猪肉富含优质蛋白质、脂肪、糖类、钙、铁、锌、硒、磷、多种维生素等，具有滋阴润燥，养血生肌，益肾壮力，补虚生津等功效。此款主食适宜肺热咳嗽、干咳少痰、心烦口渴、气血不足、肠燥便秘等患者食用。

**玉米面菜包**

**【组成】** 玉米面、大萝卜各300克，面粉100克，黄豆面、海米各50克，水发粉条150克，精盐3克，味精2克，十三香粉1克，泡打粉9克，猪油50克。

**【制法】** ①玉米面、面粉、黄豆面、泡打粉放入同一容器内拌匀，加温水和成面团。②大萝卜洗净，去皮，剁成碎末。水发粉条、海米均切成碎末。萝卜末放入开水锅内焯透，捞出晾凉，挤去水分，放入容器内，加入粉条末、海米末、精盐、味精、十三香粉、猪油拌匀成馅。③面团搓成长条，揪成每个重 50 克的剂子，按扁，包入馅料，封口捏严，团成圆球状，摆入蒸锅内，用旺火蒸 15 分钟至熟透，取出装盘即成。

**【功效】** 玉米面富含蛋白质、糖类、淀粉、膳食纤维、多种无机盐、维生素、氨基酸等，具有健脾和胃，防癌健脑，宁心益肺，消退水肿等功效。大萝卜富含葡萄糖、蔗糖、果糖、香豆酸、咖啡酸、膳食纤维、无机盐、维生素等，具有消食降气，清热化痰，润肺凉血等功效。此款主食适宜肺热痰稠、咳嗽、咯血．便血、食积不消、脘腹胀满患者食用。

**百合西芹炒饼**

**【组成】** 单饼 300 克，西芹、百合各 75 克，料酒 10 克，蚝油、葱姜末各 15 克，精盐 1 克，汤 30 克，花生油 20 克。

**【制法】** ①百合用冷水冲洗干净，逐片掰开，放入容器内，再加入冷水漂洗干净。西芹择去根、叶，洗净，斜切成段。单饼切成菱形片。②锅内放入花生油烧热，下入西芹段，用大火煸炒，下入百合片炒匀，烹入料酒、葱姜汁，加入蚝油炒至微熟。③下入饼片炒匀，加入汤、植盐炒至入透味，出锅装盘即成。

**【功效】** 百合含淀粉、蛋白质、脂肪、秋水仙碱、甲基秋水仙碱、糖类、维生素（$B_1$、$B_2$、$B_3$、C）、胡萝卜素、钙、磷、铁等，有润肺止咳，清心安神的功能。芹菜营养丰富，有润肺止咳，平肝清热的功能。二者与小麦面粉同烹成主食，可清热，润肺，止咳，对肺结核阴虚久咳、痰中带血、失眠多梦患者有一定的辅助疗效，并可促进结核钙化。

**素炒玉米饼**

**【组成】** 玉米面饼子 300 克，青椒、木耳、洋葱各 50 克，葱末、姜末、蒜末各 10 克，精盐、鸡精各 3 克，味精 2 克，肉汤 50 克，豆油 40 克。

**【制法】** ①熟玉米面饼切成菱形块。青椒、木耳、洋葱均切菱形片。②锅内加油烧热，放入葱末、姜末、蒜末炝香，加入肉汤，下入饼块翻炒，再下入青椒片、洋葱片、木耳片及精盐、鸡精炒熟，加入味精炒开，出锅装盘即成。

**【功效】** 玉米饼营养丰富，富含蛋白质、糖类、膳食纤维、多种无机盐、维生素、氨基酸等，具有健脾和胃，防癌健脑，宁心益肺，消退水肿等功能。木耳含有丰富的蛋白质、糖类、钙、铁、锌、硒、磷、钾、钠、镁、铜、维生素（A、D、E、K、C、B 族）、卵磷脂、脑磷脂等，享有“素中之荤”的美誉，有润肺养阴，益胃补气，补肾止血等功能。此款主食适宜阴虚肺燥、胃阴不足、干咳无痰等患者食用。

**吴记五仁饼**

**【组成】** 玉米面 300 克，面粉、黄豆面、白糖各 100 克，熟花生仁、熟核桃仁、熟榛子仁、熟黑芝麻仁、熟松子仁各 50 克，泡打粉 10 克，油 800 克（实耗不多）。

**【制法】** ①玉米面、面粉、黄豆面、泡打粉放入同一容器内拌匀，加温水和成面团。②花生仁、核桃仁、榛子仁、芝麻仁、松子仁放入同一容器内捣碎，加入白糖拌匀成五仁馅料。③面团搓成长条，揪成大小均匀的剂子，按扁，包入五仁馅，封口捏严成球状，按扁成小圆饼坯。④平底锅内加油，烧至五成热，下入小圆饼坯，炸至熟透鼓起，捞出装盘即成。

**【功效】** 玉米面具有健脾和胃，宁心益肺，消退水肿等功效。花生仁具有补脾益气，润肺化痰，养血止血等功能。核桃仁具有补肾固精，温肺定喘，润肠通便等功

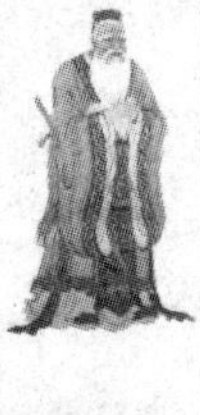

能。榛子仁具有补肺肾,益脾胃,增气力等功能。黑芝麻具有滋肾养肝,补血填精,延年益寿等功能。松子仁具有益肺止咳,润肌补虚等功能。白糖具有缓急止痛,润肺生津等功能。此款主食对肺燥咳嗽、肺虚久咳、干咳无痰、咳嗽痰黏、肺肾不足等症均有较好的食疗效果。

**速发奶油炸饼**

**【组成】** 面粉500克,鸡蛋3个,鲜牛奶(或酸牛奶)200克,白糖100克,泡打粉10克,油800克(实耗不多)。

**【制法】** ①面粉内加入泡打粉拌匀,磕入鸡蛋,加白糖、牛奶和成软面团。②面团揪成4个均匀的剂子,分别擀成直径20厘米的圆薄片,在面片上划5刀,划透。③锅内加油,烧至五成热,放入面片炸至鼓起、呈金黄色时捞出即成。

**【功效】** 鸡蛋富含优质蛋白质、脂肪、糖类、卵磷脂、卵黄素、无机盐、维生素等,具有滋阴润燥,宁神定魄,补血养心,益智延年等功效。牛奶富含蛋白质、脂肪、糖类、无机盐、维生素等,具有滋养补虚,益胃生津,润肺滑肠等功效。白糖含糖类、蛋白质、无机盐等,具有养阴生津,润肺止咳,缓急止痛等功能。此款主食对肺燥咳嗽、干咳无痰、咯痰带血、燥咳声哑、神疲乏力等均有很好的辅助治疗作用。

**煎玉米饼**

**【组成】** 玉米面、牛肉、菠菜各200克,面粉100克,黄豆面50克,葱、姜、料酒各10克,精盐2克,味精1克,胡椒粉0.5克,泡打粉8克,鸡蛋1个,花生油200克(实耗不多)。

**【制法】** ①玉米面放入容器内,加入面粉、黄豆面、泡打粉拌匀,再加入适量温水和匀成面团,用湿洁布盖好,饧10分钟。牛肉用温水洗净,搌干水分,剁成末。菠菜择洗干净,沥去水分,剁成末。葱、姜均剁成末。②牛肉末放入容器内,加入姜末、料酒、精盐、味精、胡椒粉,磕入鸡蛋,顺一个方向充分搅匀上劲,再加入葱末、挤去水分的菠菜末、花生油15克拌匀成馅。面团搓成条,揪成每个重75克的面剂子。③取一面剂子,按扁成小圆饼皮,放上馅料,收口捏严团成球状饼坯,待全部制好后,将饼锅烧热,放入余下的花生油,再将球状饼坯轻轻按扁,摆入锅内,用小火煎至玉米饼两面均呈金黄色,至熟透铲出,装盘即成。

**【功效】** 玉米面营养丰富,是健康长寿食品之一,可宁心益肺,调中和胃。牛肉含全部种类的氨基酸,可为肺结核患者提供丰富的优质蛋白质、铁、磷、铜、锌、维生素($A$、$B_{12}$、$B_6$)等,有补脾胃,益气血,强筋骨的功能。菠菜富含蛋白质、维生素(A、B族、C)、铁。三者配以可补中润燥的花生油烹制成主食,经常食用可为肺结核患者补充丰富的营养素,有益于身体康复。

**麻香煎饼**

**【组成】** 面粉200克,油炸花生仁100克,熟白芝麻仁50克,鸡蛋2个,白糖75克,花生油50克,泡打粉2克。

**【制法】** ①油炸花生仁搓去薄皮,压碎。②鸡蛋磕入容器内,加白糖搅散,加入面粉、泡打粉、碎花生仁、芝麻仁,用温水调成糊。③平底锅内刷上花生油,用手勺将调好的糊舀入平底锅内,摊成小饼,用小火煎至两面呈金黄色,熟透后取出装盘即成。

**【功效】** 花生富含蛋白质、脂肪、糖类、钙、铁、锌、硒、磷、钾、镁、钠、铜、维生素(A、C、E、K、B族)、三萜皂苷等,具有润肺化痰,补脾和胃,益气养血等功效。芝麻含有丰富的蛋白质、脂肪、糖类、钙、铁、锌、硒、磷、钾、钠、镁、铜、维生素($A$、$E$、$B_1$、$B_2$、

$B_5$）等，具有补血填精，滋肾养肝，延缓衰老，润肠通便等功效。白糖具有润肺生津，缓急止痛的功效。此款主食适宜肺燥咳嗽、肺虚久咳、气血不足、脾虚食少等患者食用。

**鸡丝炒饼**

**【组成】** 面粉150克，鸡脯肉100克，胡萝卜、油菜、水发木耳各40克，鸡蛋清半个，料酒、蒜片各10克，葱姜汁15克，精盐4克，味精2克，鸡精5克，油70克，淀粉15克，鸡汤50克。

**【制法】** ①面粉内加入精盐1克拌匀，加温水和成略软的面团，稍饧，分成两个剂子，擀成圆饼坯。②平底锅烧热，刷上油，放入饼坯，烙至两面呈金黄色熟透取出，切成均匀的丝。③鸡脯肉、胡萝卜、油菜、木耳均切成丝。鸡肉丝用精盐1克及鸡蛋清、淀粉拌匀上浆。④锅内加油，烧至四成热，下入鸡丝滑至断生，下入配料炒熟，再下入饼丝及余下的全部调料炒透，出锅装盘即成。

**【功效】** 鸡肉营养丰富，含优质蛋白质、脂肪、糖类、多种维生素、无机盐、卵磷脂等，具有养血益气，固肾填精，补虚壮力等功效。胡萝卜具有清热解毒，健脾消食，下气止咳，补肝明目等功效。油菜具有清热解毒，散瘀消肿，和中润肠等功效。木耳具有润肺养阴，益胃补气，止血凉血等功效。此款主食适宜阴虚肺燥、干咳无痰、吐血、衄血等患者食用。

**吉利饼**

**【组成】** 面粉400克，猪肉300克，胡萝卜、木耳、冬笋、青椒各50克，鸡蛋4个，白芝麻100克，料酒10克，精盐3克，味精2克，十三香粉1克，泡打粉8克，葱末、姜末各15克，香油25克。

**【制法】** ①面粉内加入泡打粉拌匀，磕入鸡蛋3个，加温水和成面团揉匀，饧10分钟。②猪肉、胡萝卜、木耳、冬笋、青椒分别剁碎，放一容器内，加入料酒、精盐、味精、十三香粉、葱末、姜末、香油拌匀成馅。③面团搓成长条，揪成每个重50克的剂子，按扁，擀成中间厚、周边薄的圆皮，包入馅料，捏严口，按成圆饼坯。④饼的一面拖上余下的鸡蛋液，粘匀白芝麻，有芝麻的一面朝上摆入平底锅内，略烙，再铲入烤盘内，入烤箱烤熟即成。

**【功效】** 猪肉富含优质蛋白质、脂肪、糖类、无机盐、多种维生素等，具有滋阴润燥，养血生肌，益肾壮力，补虚生津等功能。胡萝卜具有健脾消食，下气止咳，补肝明目，清热解毒等功能。木耳具有润肺养阴，益胃补气，止血凉血等功能。冬笋具有除烦解渴，清热化痰，利膈爽胃等功能。芝麻具有补血填精，滋肾养肝，延缓衰老，润肠通便等功能。此款主食对痰热咳嗽、燥咳声哑、阴虚肺热、干咳无痰等症均有一定疗效。

**烩玉米饼**

**【组成】** 玉米面200克，水发木耳50克，牛肉25克，猪油50克，酱油15克，香菜5克，料酒10克，精盐、味精各3克，干红椒、葱花、姜片、蒜片各10克，鸡汤500克。

**【制法】** ①玉米面放入容器内，先用开水烫至半干半湿，再加温水和成面团揉匀。②面团擀成圆饼，放入蒸锅内蒸熟，取出切成菱形片。③木耳洗净，切粗丝。牛肉切片。红干椒切成丝。香菜切小段。④炒勺内加猪油烧热，放入葱花、姜片、蒜片炝锅，放入牛肉片炒熟，下入木耳、红干椒略炒，加料酒、酱油、鸡汤炒匀，下入面饼片，

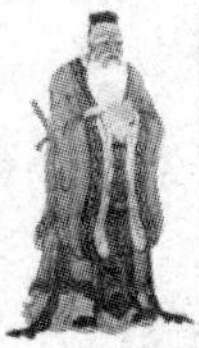

加精盐烧开,入味后加味精,出勺盛入碗内,撒点香菜段即成。

**【功效】** 玉米面营养丰富,富含蛋白质、糖类、膳食纤维、多种无机盐、维生素、氨基酸等,具有宁心益肺,健脾和胃,防癌健脑等功能。木耳含有丰富的蛋白质、糖类、钙、铁、锌、硒、磷、钾、钠、镁、铜、维生素(A、D、E、K、C、B 族)、卵磷脂、脑磷脂等,享有“素中之荤”的美誉,具有润肺养阴,益胃补气,止血凉血等功效。适宜阴虚肺燥、胃阴不足、干咳无痰患者食用。

**酥皮糯米球**

**【组成】** 糯米粉 300 克,白糖 250 克,熟芝麻仁、熟面粉各 50 克,糖桂花 10 克,香精 2 克,面包渣 200 克,猪油 50 克,油 750 克(实耗不多)。

**【制法】** ①白糖 100 克用沸水调化,倒入糯米粉内揉匀,和成软面团。②余下的白糖、熟芝麻仁、熟面粉、糖桂花、香精、猪油搓匀成馅。③糯米面团搓成长条,揪成 20 个大小均匀的剂子,按扁,包入芝麻糖馅,团成圆球,再滚上一层面包渣。④锅内加油,烧至五成热,下入糯米球炸至熟透浮起,捞出即成。

**【功效】** 糯米富含蛋白质、糖类、脂肪、钙、铁、锌、硒、磷、钾、钠、镁、维生素(E、B 族)等,具有补脾胃,益肺气的功能。白糖富含糖类、蛋白质、无机盐等,具有养阴生津,润肺止咳的功能。此款主食适宜干咳无痰、咯痰带血、气虚乏力、虚劳脱力患者食用。

**吉利堂脆皮酥**

**【组成】** 面粉 500 克,黑芝麻 150 克,黄豆面、冰糖各 50 克,花生油 150 克,食用红色素 1 克。

**【制法】** ①面粉 250 克放入容器内,加入温水 125 克和匀成面团,饧透。余下的面粉放入容器内,加入花生油 125 克和匀成油酥面团。分别搓成条,揪成均匀的 8 个剂子。将水和面剂子按扁,包入油酥面剂子,放在案板上反复揉匀成油酥面。②锅烧热,下入黑芝麻炒熟,出锅倒入容器内,研成粉末状。再将黄豆面下入锅内炒熟,出锅倒在黑芝麻末内。冰糖研碎,放入黑芝麻末内拌匀成芝麻甜馅料。③取一油酥面剂子按扁,擀成圆饼皮,放上调好的黑芝麻甜馅料,收口捏严团成球状,再点上红色素成脆皮酥生坯。全部制好后,摆入抹油的烤盘内,入烤箱烤至熟透取出,摆入盘内即成。

**【功效】** 黑芝麻营养丰富,可为肺结核病人提供丰富的蛋白质、钙、铁等营养素,可使患者体内形成免疫球蛋白,并纠正贫血症状,促进结核钙化,有滋肾养肝,润燥滑肠,养血乌发的功能。黄豆面营养丰富,可治疗咳嗽痰多、虚痨哮喘。冰糖有补中益气,和胃润肺,止咳化痰的功能。三者共用,适宜肺燥肺热、干咳带血等肺结核患者食用。

**豆馅切糕**

**【组成】** 糯米面 500 克,熟面粉 100 克,红小豆 250 克,红糖 75 克,白糖 50 克。

**【制法】** ①红小豆淘洗干净,放入锅中煮至熟烂,捆干后放入红糖、白糖搅拌成细泥状的豆沙馅。②糯米面放在铺好屉布的蒸锅内,蒸熟取出,用凉水拔凉,揉成面团,放在案板上,撒上熟面粉,搓成长条,用擀面杖擀成约 10 厘米宽的长条饼,抹上豆沙馅,由一边卷起,将边压在卷的下面,切成段即可。

**【功效】** 糯米富含蛋白质、脂肪、糖类、钙、铁、锌、硒、磷、钾、镁、钠、维生素(E、

B 族)等,具有温暖脾胃,补益肺气的功能。红糖具有补中缓急,和血化淤的功能。白糖具有润肺生津,补中缓急的功能。红小豆具有解毒消肿,利水除湿,和血健脾的功能。此款主食适宜脾胃虚弱、肺燥咳嗽、虚劳脱力患者食用。

**复方鱼腥草粥**

**【组成】** 鱼腥草、金银花、芦根、生石膏各 30 克,竹茹 9 克、粳米 100 克,冰糖 30 克。

**【制法】** 将前 5 味药用水煎,滤汁去渣,加粳米及适量水,共煮为粥,加冰糖,稍煮。每日分 2 次服用。

**【功效】** 清热养肺。

**蔗浆粟米粥**

**【组成】** 甘蔗 500 克,粟米 60 克。

**【制法】** 将甘蔗切碎捣取汁,加入粟米煮成稀粥,随意服用。

**【功效】** 滋阴降炎、生津止咳。适用于肺阴亏虚型肺炎。

**木耳粥**

**【组成】** 黑木耳(或银耳)5 克,大枣 5 枚,粳米 100 克,冰糖适量。

**【制法】** 将黑木耳(或银耳)放入温水中泡发,择去蒂,除去杂质,撕成瓣状;将粳米淘洗干净;大枣洗净,一同放入锅内,加水适量。将锅置武火上烧开,移文火上炖熟,至黑木耳(或银耳)熟烂、粳米成粥后,加入冰糖汁即成。当饭吃,吃饱。常服有效。

**【功效】** 滋阴润肺。适用于肺阴虚咳嗽、咯血、气喘等症。

**西洋菜南杏煲猪肺汤**

**【组成】** 西洋菜 50 克,南杏仁 15 克,猪肺 500 克。

**【制法】** 将猪肺洗净切块,煲汤服食,每日 1 ~ 2 次。

**【功效】** 益气养阴、润肺化痰。主治大叶性肺炎后期,症见咳嗽、微热、自汗出、五心潮热、神疲乏力、舌质红、苔少、脉细数者。

**玉竹猪瘦肉汤**

**【组成】** 玉竹 15 克,猪瘦肉 100 克,食盐、味精各适量。

**【制法】** 将玉竹、猪瘦肉加清水 4 碗,煎至两碗,用食盐、味精调味即成。饮汤,食肉。每日 2 次。

**【功效】** 养阴、润肺、止咳。适用于热病伤阴之咽干咳嗽、心烦口渴、秋冬肺燥干咳、肺结核干咳等症。

**当归羊肉汤**

**【组成】** 大米 50 克,当归 15 克,生姜 50 克,羊肉 100 克,水适量。

**【制法】** 将当归用白纱布包起来,煎汁;羊肉切片同米、姜片一同熬粥;待粥即将熬成时,加入当归汁,搅匀,煮沸即可。早、晚饭前用。

**【功效】** 养肺平喘、增热抗寒。

**海带黄豆汤**

**【组成】** 黄豆 50 克,海带 50 克。

**【制法】** 将黄豆与洗净切碎的海带同煮汤,至熟烂为度。吃海带黄豆及汤,每日分 2 次服完,小儿可减量。

**【功效】** 久咳体弱、颈部淋巴结肿大者可常吃。

**海参银耳汤**

【组成】 水发海参25克，银耳20克，料酒、精盐、味精各适量。

【制法】 将发好的海参切成小片；银耳用温水泡好，撕成小块，洗净，与海参同置开水中烫透，控干水备用。然后将锅中加水适量（如有清汤更好），加入料酒、味精、精盐调味，再加入海参、银耳，用文火炖煨10分钟左右即成。佐餐食用。

【功效】 滋阴润肺。适用于体弱虚热口渴、干咳、喘息等症。

**冰糖黄精汤**

【组成】 黄精30克，冰糖50克。

【制法】 将黄精用冷水泡发，加冰糖，用小火煎煮1小时即成。吃黄精，喝汤。每日2次。

【功效】 滋阴、润心肺。适用于身体虚弱、肺虚咳嗽及肺结核或支气管扩张、低热、咯血以及妇女低热、白带等症。

**百合猪肉汤**

【组成】 鲜百合50克，猪瘦肉120克，姜丝、葱末、精盐、味精、香油各适量。

【制法】 将百合洗净，撕成小片；猪瘦肉洗净，切丝，备用。锅内加水适量，放入猪肉丝、姜丝、葱末，武火烧沸，改用文火煮3~5分钟，加入百合片，再煮数沸，撇去浮沫，调入精盐、味精、香油即可。每日1剂。连服15~20天。

【功效】 可养阴清热、润肺止咳，又能强健体质，利于病体康复。本汤适用于肺炎之潮热、咳嗽等症。

**参百鸭汤**

【组成】 北沙参50克，百合30克，肥鸭肉200克，葱、姜、精盐少许。

【制法】 将沙参、百合切片；鸭肉切小块，加水适量，放入葱、姜等调料，加精盐少许，加水适量共煮汤，至鸭肉熟即可。食肉，饮汤。每日1次或隔日1次。

【功效】 滋阴清热、润肺止咳。适用于阴虚火旺所致的咳嗽、咳痰不爽、痰中带血等症。亦可作为肺结核阴虚症候明显的患者平素食疗之品。

**百合枇杷藕茶**

【组成】 百合（鲜好者）、枇杷（去核）、鲜藕（洗净、切片）各30克，糖（白糖或冰糖）适量。

【制法】 先将百合、枇杷和藕片合并煮汁，调入适量白糖，若用冰糖更佳。代茶频饮之。

【功效】 清热养阴、润肺止咳。适用于燥热伤肺、虚热扰胸所致的肺炎干咳不止，甚或咳痰带血、口干舌燥、面颊及唇红赤、舌苔薄干、脉细数无力等症。

**鱼腥荠菜茶**

【组成】 鱼腥草50克，荠菜50克，白糖适量。

【制法】 将鱼腥草、荠菜加水煮沸10分钟，取汁加糖。随意饮用。

【功效】 清热毒、宣肺止咳。

**复方菊花茶**

【组成】 金银花21克，菊花、桑叶各9克，杏仁6克，芦根30克（鲜者加倍），蜂蜜适量。

【制法】 将上述前5味用水煮，去渣，加入蜂蜜即可。代茶饮。

【功效】 清肺热。

**茼蒿菜蜂蜜液饮**

【组成】 茼蒿菜150克，蜂蜜30克。

【制法】 将茼蒿切碎，加水煮沸10分钟后，滤渣取汁，加入蜂蜜，稍煮片刻。每天1剂，分3次喝完，连服5剂。

【功效】 清热解毒、祛痰止咳；适用于肺炎发热、口干、头痛等症。

**五汁饮**

【组成】 荸荠、鲜芦根、鲜藕、梨、麦冬各适量。

【制法】 将上述5味分别捣汁去渣，混合。每次饮30毫升，每日3次。

【功效】 滋阴润肺。

**金荞麦炖瘦肉**

【组成】 瘦肉250克，金荞麦100克，冬瓜子200克，甜桔梗150克，生姜2片。

【制法】 将上五味洗净放入炖盅内，加滚水适量，盖好，隔滚水慢火炖两小时即可。

【功效】 清热解毒，排脓化痰。适用于肺炎，属痰热郁肺型，咳嗽，痰多黄稠，胸胁胀满，身热口渴，舌红、苔黄腻，脉滑数者。

**板栗烧猪肉**

【组成】 板栗250克，瘦猪肉500克，盐、姜、豆豉各少许。

【制法】 将板栗去皮，猪肉切块，加盐等调料，加水适量红烧，熟烂即可。

【功效】 适用于肺炎。

**蜜渍萝卜**

【组成】 白萝卜250克，饴糖3汤匙。

【制法】 把白萝卜去皮、切片，装碗，放饴糖3汤匙，拌匀放一夜。

【功效】 止咳化痰、清热宣肺，适用于肺炎发热、咳嗽、口干、便秘等症。

**柚子炖鸡**

【组成】 柚子1只，雄鸡1只。

【制法】 将柚子去皮留肉，雄鸡去内脏弄净，将柚子肉切块放入鸡腹内，加冰糖少许，隔水蒸熟，喝汤吃鸡肉，每周一只。

【功效】 适用于久咳多痰、食欲不振、胸腔胀闷、呕吐恶心等症。

**玉参焖鸭**

【组成】 玉竹50克，沙参50克，老鸭1只，葱、生姜、味精、精盐适量。

【制法】 将老鸭宰杀后，除去毛和内脏，洗净放沙锅（或瓷器）内；再将沙参、玉竹放入，加水适量，先用武火烧沸，再用文火焖煮1小时以上，使鸭肉熟烂，放入调料。饮汤，吃鸭肉。

【功效】 补肺、滋阴。适用于肺阴虚的咳喘、糖尿病和胃阴虚的慢性胃炎以及津亏肠燥引起的大便秘结等症。

**萝卜杏仁煮牛肺**

【组成】 萝卜500克，苦杏仁15克，牛肺250克。

【制法】 萝卜切块，杏仁去皮尖。牛肺用开水烫过，再以姜汁、料酒旺火炒透。瓦锅内加水适量，放入牛肺、萝卜、杏仁，煮熟即成。吃肺，饮汤。每周2~3次。

【功效】 补肺、清肺、降气、除痰。适用于肺虚体弱、慢性支气管炎。

**蛤蜊韭菜炒面**

【组成】 挂面150克，韭菜100克，净蛤蜊肉75克，葱丝、姜丝、蒜丝各5克，料酒10克，醋、味精各1克，精盐、鸡精各1.5克，花生油25克。

【制法】 ①韭菜择去根、黄叶，洗净，沥去水分，切成3厘米长的段。蛤蜊肉洗净，下入沸水锅中，氽透捞出，沥去水分。②锅内放入清水烧开，下入挂面，用中火烧开，改用中小火煮至熟透捞出，沥去水分。③锅内放油烧热，下入葱丝、姜丝、蒜丝炝香，下入蛤蜊肉煸炒出香味，烹入醋、料酒炒匀，下入韭菜段炒至微熟，下入挂面，加入余下的所有调料翻匀，出锅装盘即成。

【功效】 韭菜有暖胃理气，温肾壮阳，活血散瘀，补虚的功能，现代研究表明，韭菜含挥发油、硫化物、苷类、蛋白质、脂肪、糖类、胡萝卜素、维生素（B族、C）、钙、磷、铁等，能防治多种疾病，有很明显的抑菌杀菌作用。蛤蜊是一种低热量、高蛋白食物，还含有蛋白质、脂肪、糖类、无机盐、氨基酸、牛磺酸、维生素等，有滋阴利水，清热化痰，散结软坚的功能。此款主食可滋阴化痰，适宜肺结核身体虚弱、阴虚干咳、盗汗患者食用。

**豆腐蒜薹卤面**

【组成】 玉米面条300克，蒜薹100克，干豆腐75克，猪瘦肉50克，料酒、葱姜汁各10克，精盐、鸡精各2克，味精1克，湿淀粉12克，汤50克，植物油10克。

【制法】 ①蒜薹切成段。干豆腐、猪瘦肉均切成丝。猪肉丝用料酒、葱姜汁各5克和精盐0.5克、湿淀粉2克拌匀上浆。玉米面条下入沸水锅中，用中火煮熟捞出，投凉，捞入盘内。②锅内放油烧热，下入肉丝，用小火炒至变色，下入干豆腐丝炒匀，加汤和余下的料酒、葱姜汁炒熟。③下入蒜薹段、鸡精和余下的精盐炒匀至熟，加味精，用余下的湿淀粉勾芡，出锅盛入盘内面条上即成。

【功效】 蒜薹含蛋白质、脂肪、大蒜辣素、钙、磷、铁、挥发油等，可温中健胃，解毒杀虫，对肺结核、百日咳等症有一定疗效。干豆腐含维生素（$B_1$、$B_2$、C）、脂肪、蛋白质、糖类、钙、磷、铁等，可生津润燥，清热解毒，止咳消痰。二者与营养丰富具有滋阴、润燥、补血作用的猪瘦肉同烹食用，对肺结核阴虚肺燥、咳嗽患者有食疗作用。

**三彩玉米汤面**

【组成】 玉米面条200克，净黑鱼肉100克，芹菜75克，红椒30克，蒜丝10克，料酒、葱姜汁各15克，醋2克，精盐、鸡精各3克，味精1克，胡椒粉0.5克，湿淀粉2.5克，清汤700克，植物油200克，香油5克。

【制法】 ①玉米面条放入容器内，加入冷水浸泡至回软。芹菜择去叶、根，洗净，切成2.5厘米长的段。红椒去蒂、子，洗净，切成均匀的丝。黑鱼肉用温水洗净，沥去水分，切成均匀的丝，放入容器内，加入料酒、葱姜汁各5克和精盐1克，拌匀腌渍入味，再加入湿淀粉拌匀上浆。②锅内放入植物油，烧至四成热，上浆的鱼丝下入油中滑散至熟，倒入漏勺。锅内放植物油15克烧热，下入蒜丝炝香，下入芹菜段、红椒丝煸炒，烹入余下的料酒、葱姜汁，加入清汤烧开。③下入泡透的玉米面条，轻轻挑散，加入鸡精、余下的精盐，盖上锅盖，用中火烧开，煮至熟透，下入滑熟的鱼丝，加味精、胡椒粉烧开，出锅盛入汤碗，淋入香油即成。

【功效】 黑鱼肉有健脾利水，益气补血的功能，现代研究认为，黑鱼中蛋白质的含量极高，且含有多种氨基酸，对肺结核患者有很好的补益作用。芹菜含有丰富的钙、铁，维生素C的含量也较高。红椒含有丰富的维生素C。玉米面条中维生素（$B_1$、$B_6$）的含量较多，经常食用能减少抗结核药的副作用。四者组合同烹，可为肺结

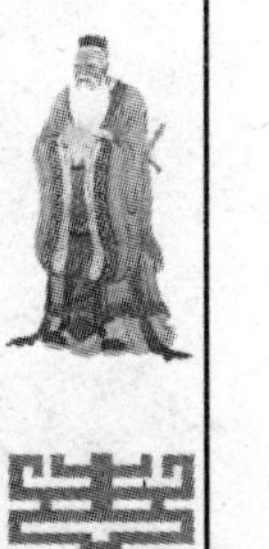

核患者补充丰富的蛋白质、钙、铁及多种维生素，有益于结核病人的机体康复。

**胡萝卜鸭肉面**

**【组成】** 玉米面条300克，净鸭子200克，胡萝卜75克，水发木耳50克，葱段、姜片各5克，料酒10克，精盐3克，味精1克，胡椒粉0.5克，清汤800克，植物油20克。

**【制法】** ①木耳择洗干净，切成小片。胡萝卜削去外皮，洗净，切成滚刀块。鸭子用温水洗净，剁成块。②锅内放入清水500克烧开，下入鸭肉块，用大火余去血污捞出，沥去水分。另将锅内放油烧热，下入姜片、葱段炝香，下入鸭肉块煸炒，烹入料酒，加入清汤烧开，炖至九成熟。③下入胡萝卜块、木耳片，加入精盐继续炖至鸭肉块熟烂，下入玉米面条，用筷子轻轻挑散，用中火烧开，煮至玉米面条熟透，加味精、胡椒粉略煮，出锅盛入汤碗即成。

**【功效】** 鸭肉有滋阴润肺，化痰止咳的功能。木耳营养丰富，被人们称为“素中之荤”，有润肺养阴，凉血止血，补气益胃的功能。胡萝卜有下气止咳，清热解毒的功能。此款主食可滋阴润肺，益气补虚，适宜肺肾阴虚所致痨咳、咯血、自汗盗汗等症肺结核患者食用。

**花生香菇鸭块面**

**【组成】** 刀切面200克，净鸭子150克，水发香菇50克，花生米30克，葱段、姜片、料酒各10克，精盐3克，味精2克，胡椒粉0.5克，汤500克，植物油20克。

**【制法】** ①香菇大的切成两半。鸭子剁成块，下入沸水锅中余去血污捞出。另将锅内放油烧热，下入葱段、姜片炝香，烹入料酒，加汤，下入鸭块烧至五成熟。②下八香菇、花生米、精盐炖至熟烂，加味精、胡椒粉略炖。③刀切面下入沸水锅中煮熟，捞入汤碗内，再倒入炖好的香菇、鸭块及汤汁即成。

**【功效】** 鸭肉具有补中益气，滋阴补虚的功能，对体内有热、上火的人有益。香菇营养丰富，含有30多种酶和18种氨基酸，并富含铁质，对肺结核有食疗作用。花生所含的维生素K是一种凝血素，具有良好的止血作用，对肺结核咯血有较好的疗效。三者配以面粉制成的刀切面同烹食用，对肺结核阴虚肺燥、咯血等患者有较好的辅助治疗作用。

**白芨龟肉汤面**

**【组成】** 白芨10克，玉米面条、龟肉各150克，葱段、姜片、蒜瓣（拍松）各10克，料酒15克，酱油5克，精盐2克，味精1克，白糖3克，清汤1000克。

**【制法】** ①龟肉洗净，搌干水分，剁成3厘米见方的块。白芨洗净。②沙锅内放清汤，下入龟肉块，用大火烧开，撇净浮沫，下入白芨、葱段、姜片、蒜瓣，改用小火炖至龟肉熟烂，拣出葱段、姜片、蒜瓣、白芨不用。③下入玉米面条，加入料酒、酱油、精盐、白糖烧开，煮至熟透，加味精即成。

**【功效】** 白芨有化淤止血，补肺生肌的功能，现代研究表明，白芨有抗结核菌的作用。龟肉有润燥益阴，补血止血的功能。对虚劳发热、骨蒸潮热、咳嗽上气、阴虚血热、咯血等均有疗效。玉米面含淀粉、蛋白质、脂肪、无机盐、多种维生素、胡萝卜素、膳食纤维等，是健康长寿食品之一。三者同烹成主食，适宜肺结核低热及肺结核咯血患者食用。

**杜仲汁肉丝炒面**

**【组成】** 面粉275克，杜仲10克，羊肉100克，青椒50克，料酒、葱姜汁各15

克，酱油5克，精盐、鸡精、湿淀粉各3克，味精1克，胡椒粉0.5克，花生油20克。

【制法】 ①锅内放入清水300克，下入杜仲，用大火烧开，改用小火煎煮至药汁余下150克时，捞出杜仲不用，药汁晾凉。青椒去蒂、子，用冷水洗净，沥去水分，切成均匀的丝。羊肉用温水洗净，搌干水分，切成与青椒丝粗细相等的丝。②面粉200克放入容器内，加入晾凉的药汁100克和匀成面团，用湿洁布盖好饧透，按扁，擀成大薄片，撒匀面粉50克，面片的上下两端向中间折叠成如意形面卷，再切成条，从中间提起，抖散，下入沸水锅中，用中火煮至熟透捞出，沥去水分。③羊肉丝放入容器内，加入料酒、葱姜汁各5克和精盐0.5克，拌匀腌渍入味，再加入湿淀粉拌匀上浆。锅内放油烧热，下入羊肉丝炒熟，下入青椒丝炒匀，下入煮熟的面条，加入酱油和余下的料酒、葱姜汁、精盐，加入余下的药汁、鸡精、胡椒粉、味精，炒匀至入透味，出锅装入盘内即成。

【功效】 杜仲能补肝肾，壮腰膝。羊肉含有丰富的蛋白质、脂肪、钙、磷、铁、锌等，可助元阳，补精血，治虚劳。青椒含有丰富的维生素C，有助于机体恢复健康。三者与小麦面粉组合同烹成主食，对老年性肺结核血虚气衰患者有很好的补益作用。（忌:肺实热咳嗽者不宜食用。）

**羊肾卤面**

【组成】 挂面100克，羊腰子（羊肾）150克，毛豆50克，料酒、葱姜汁各15克，精盐、鸡精各2克，醋、味精各1克，胡椒粉0.5克，酱酒5克，湿淀粉10克，汤100克，植物油20克。

【制法】 ①羊腰子撕去筋膜，从中间剖开，去除腰臊，切成丁，用料酒、葱姜汁各5克和精盐0.5克、湿淀粉3克拌匀入味上浆。挂面下入沸水锅中，用中火煮熟捞出，投凉捞入盘内。②锅内放油烧热，下入羊腰子，炒至断生，烹入醋炒匀。③下入毛豆炒匀，加入汤，酱油、余下的料酒、葱姜汁、精盐烧至熟烂，加鸡精、胡椒粉、味精，用余下的湿淀粉勾芡，出锅盛在盘内面条上即成。

【功效】 羊腰子（羊肾）含有丰富的蛋白质、脂肪、维生素（A、D、C）及丰富的钙、磷、铁等多种营养素，有生精益血的功能。毛豆营养丰富，富含蛋白质、钙、铁等营养物质。二者配以小麦挂面同烹成主食，可为肺结核患者提供高质量的蛋白质、钙、铁、维生素等，以便体内形成免疫球蛋白，可纠正贫血症状，有助于结核钙化。

**蛤蜊卤面**

【组成】 挂面225克，枸杞子10克，韭菜150克，蛤蜊肉75克，料酒、湿淀粉各10克，精盐3克，味精1克，鸡精4克，胡椒粉0.5克，汤30克，植物油20克。

【制法】 ①蛤蜊肉治净。韭菜切成段。挂面下入沸水锅中，用中火煮熟捞出，投凉，捞入盘内。②锅内放油烧热，下入蛤蜊肉，用中火煸炒，烹入料酒、汤炒熟，下入韭菜段炒匀。③下入枸杞子、精盐、鸡精、味精、胡椒粉炒匀至熟，用湿淀粉勾芡，出锅盛入盘内面条上即成。

【功效】 蛤蜊可滋阴，利水，化痰，软坚散结，对痰多咳嗽、痰积、癖块等有治疗作用。韭菜可温肾助阳，温中开胃，散淤血。枸杞子可补肝肾，润肺，明目。三者与可养心益脾、除烦止渴、利小便的挂面组合同烹食用，对肺结核阴虚干咳、咳嗽咯血、盗汗颧红等症有食疗作用。

**菜花乌鸡玉面条**

【组成】 玉米面条300克，净乌鸡200克，菜花75克，料酒、葱姜汁各15克，精盐3克，味精2克，胡椒粉0.5克，汤600克，香油10克，植物油20克。

【制法】 ①菜花切成小块。乌鸡治净，剁成块，下入沸水锅中氽去血污捞出。②锅内放植物油烧热，下入鸡肉块煸炒，烹入料酒、葱姜汁炒匀，加入汤300克烧开，加入精盐，用小火炖至熟烂，下入菜花、余下的汤烧开。③下入玉米面条，改用中火烧开，煮至熟透，加味精、胡椒粉，出锅盛入汤碗内，淋入香油即成。

【功效】 乌鸡含有丰富的优质蛋白质，脂肪中含有不饱和脂肪酸，还有赖氨酸、蛋氨酸和组氨酸，特别是富含极高滋补药用价值的黑色素，可补肝肾，养阴退热。菜花富含蛋白质、脂肪、糖类及较多的维生素（A、$B_1$、C）和较丰富的钙、磷、铁等，特别是维生素的含量十分丰富，可润肺，止咳，爽喉。二者与营养丰富的玉米面条同烹，对肺肾两虚的肺结核、咳嗽、低热、盗汗等患者有食疗作用。

**芦笋鸭肉卤面**

【组成】 刀切荞麦面条300克，芦笋100克，净鸭75克，水发香菇40克，料酒、葱姜汁各15克，精盐3克，味精2克，胡椒粉0.5克，湿淀粉12克，汤50克，植物油20克。

【制法】 ①芦笋、香菇、鸭肉均切成丁。鸭肉丁用料酒、葱姜汁各5克和精盐0.5克、湿淀粉2克拌匀上浆。锅内放油烧热，下入鸭丁炒至变色。②下入香菇丁炒匀至微熟，下入芦笋丁、汤和余下的料酒、葱姜汁、精盐炒开，烧至熟烂，加味精、胡椒粉，用余下的湿淀粉勾芡成卤。③另将锅内放入清水烧开，下入荞麦面条，用中火煮至熟透捞出，放入冷水中投凉，捞入盘内，再盛入制好的卤，食时拌匀即可。

【功效】 芦笋含蛋白质、脂肪、糖类、多种维生素、无机盐、膳食纤维，还含有人体所需的17种氨基酸、天冬酰胺、甾体皂苷、甘露聚糖和核酸，可清肺止渴，利水通淋。香菇含有30多种酶和18种氨基酸，并富含铁质，有补血作用，对肺结核也有防治作用。鸭肉含蛋白质、脂肪、糖类、多种维生素及钙、磷、铁等无机盐，可滋阴养胃，利水消肿，对痨热骨蒸、咳嗽有一定疗效。三者与可清热解毒的荞麦面条组合成主食，对肺结核阴虚肺燥、痨咳、咯血、自汗盗汗等患者有食疗效果。

**香菇鸭肉煮面**

【组成】 刀切面275克，净鸭子200克，水发香菇75克，豆泡50克，姜片、葱段各5克，料酒10克，精盐3克，味精2克，胡椒粉0.5分，清汤1000克，植物油15克，香油5克。

【制法】 ①香菇去蒂，和豆泡均切成块。鸭子治净，剁成块，下入沸水锅中，氽去血污捞出。另将锅内放植物油烧热，下入姜片、葱段炝香，下入鸭块、香菇块煸炒，烹入料酒，加清汤烧开。②撇净浮沫，用小火炖至鸭肉微熟，下入豆泡、精盐，炖至鸭肉熟烂。③下入刀切面条，挑散，改用中火煮至熟透，加味精、胡椒粉，淋入香油，出锅盛入汤碗即成。

【功效】 鸭肉营养比效全面，含有丰富的蛋白质，有滋阴润肺，化痰止咳，利水消肿，健脾补虚的功能，对肺结核患者有很好的补益作用。香菇含有干扰素诱生剂，可以诱导人体内产生干扰素，以防治病毒的感染，对肺结核有防治作用。豆泡营养丰富，含有丰富的大豆蛋白。可清热解毒，止咳消痰。此款主食可滋阴润肺，清热化痰，补虚定喘，适宜肺肾阴虚所致有痨咳、咯血、自汗、盗汗等症状的肺结核患者食用。

**虫草汁香菇汤面**

【组成】 虫草10克，玉米面条200克，香菇50克，熟牛肉75克，香菜5克，葱、姜、料酒、酱油各10克，精盐、鸡精各3克，味精1克，胡椒粉0.5克，白糖5克，汤1000克。

【制法】①香菇择去杂质，放入容器内，加入温水浸泡至回软，洗净，挤去水分，去蒂，切成均匀的丝。熟牛肉切成均匀的丝。香菜择去根、黄叶，用冷水洗净，沥去水分，切成2厘米长的段。葱、姜均拍松。②锅内放入汤，下入虫草，用大火烧开，改用小火煎煮至药汁余下800克时，下入葱、姜，煎煮至药汁余下700克时，捞出虫草、葱、姜不用，加入料酒、酱油、精盐、鸡精，下入香菇丝烧开，煮至香菇微熟。③下入玉米面条，用筷子轻轻挑散，用中火烧开，煮至玉米面条微熟，下入牛肉丝烧开，煮至面条熟透，加入味精、胡椒粉、白糖，煮至白糖溶化，出锅将面条挑入碗内，再将锅内的汤汁及香菇丝、肉丝浇在碗内面条上，撒上香菜段即成。

【功效】虫草有滋肺阴，定咳喘的功能，现代药理研究表明，虫草能抑制结核杆菌，适用于肺肾不足致咳喘、咯血诸症。香菇营养丰富，含有30多种酶和18种氨基酸，还含有丰富的钙、铁，对肺结核有防治作用。牛肉含有全部种类的氨基酸，可为肺结核患者提供丰富而优质的蛋白质。此款主食可补虚损，益精气，适宜肺肾阴虚所致痨咳、咯血、盗汗、自汗等症肺结核患者食用。

**鲜虾兰花面**

【组成】荞麦面200克，面粉75克，大虾4只，西兰花125克，葱、姜、湿淀粉、料酒各10克，醋1克，精盐3克，鸡精2克，胡椒粉0.5克，汤50克，猪油25克。

【制法】①荞麦面125克放入容器内，加入面粉、精盐1克拌匀，再加入冷水100克和匀成面团，盖上湿洁布，饧透。大虾剪去虾枪、虾须、虾足，挑去沙包、沙线，治净，揾干水分。西兰花用冷水冲洗干净，切成小块。葱切成段。姜切成片。②面团按扁，擀成大薄片，撒匀荞麦面50克，然后从面片的上下两边向中间折叠成如意形面卷，再撒上余下的荞麦面，用刀切成均匀的条，从面卷的中间拿起，抖散。锅内放入清水烧开，下入荞麦面条，用筷子轻轻挑散，盖上锅盖，用中火烧开，点入冷水50克，盖上锅盖再烧开，取下锅盖再煮约2分钟，至熟透捞出，放入冷水中投凉捞出，沥去水分，放入盘内。③锅内放猪油烧热，下入葱段、姜片炝香，下入大虾，烹入醋，翻炒至呈红色，下入西兰花块炒匀，烹入料酒，加入汤、精盐、鸡精、胡椒粉炒匀，烧至熟透，用湿淀粉勾芡，出锅盛在盘内荞麦面条上即成。

【功效】大虾含有丰富的优质蛋白质，钙的含量居众食品之首，有补肾壮阳，开胃化痰的功能，对肺结核患者有很好的补益作用。西兰花营养丰富，含有丰富的蛋白质、糖类、维生素(A、B、C)和较丰富的钙、磷、铁，被视为菜中珍品，有爽喉，润肺，止咳的功能。二者与富含膳食纤维、钙、镁、铁、维生素B、芦丁等成分的荞麦面同烹成主食，可为肺结核患者提供丰富的优质蛋白质、钙、铁、维生素(A、C、B族)等，有益于肺结核患者的康复。

**杞子木耳淡菜面**

【组成】挂面200克，枸杞子15克，淡菜100克，水发木耳75克，料酒、葱姜汁、蒜末各10克，精盐、鸡精各2克，味精1克，胡椒粉0.5克，汤50克，花生油20克。

【制法】①枸杞子放入容器内，用清水漂洗干净。淡菜治净。水发木耳择洗干净后，切成小片。②锅内放入清水600克烧开，下入挂面，用筷子轻轻挑散，盖上锅盖，用中火烧开，煮至刚熟(在中间点冷水两次)捞出，沥去水分。③锅内放油烧热，下入蒜末炝香，下入淡菜煸炒出香味，烹入料酒、葱姜汁，下入木耳片炒匀，加入汤烧至熟透,下入煮熟的面条、枸杞子炒匀,加入精盐、鸡精、味精、胡椒粉炒至入味,出锅装盘即成。

【功效】 枸杞子有滋补肝肾,润肺止咳的功能。淡菜含有丰富的蛋白质、钙、磷、铁、维生素 D 等营养素,对肺结核病有一定的补益作用。木耳是高蛋白、低脂肪、多纤维素和无机盐的食品,其中钙、铁的含量十分丰富,有润肺养阴,凉血止血的功能。此款主食具有养阴润肺,益血填精的功能。适宜肺结核阴虚肺燥症患者食用,并有助于结核钙化。

**黑鱼炒面**

【组成】 玉米面条 200 克,净黑鱼肉 100 克,芹菜 75 克,冬笋、红椒各 25 克,蒜丝 10 克,料酒、葱姜汁各 15 克,精盐 3 克,味精 1 克,醋、干淀粉各 2 克,汤 25 克,玉米油 200 克。

【制法】 ①芹菜择洗干净,切成段。鱼肉、冬笋、红椒均切成丝。鱼丝用料酒、葱姜汁各 5 克和精盐 1 克拌匀腌渍入味,再用干淀粉拌匀上浆。玉米面条下入沸水锅中,用中火煮熟捞出。②鱼丝下入烧至四成热的油中滑散至熟,倒入漏勺。锅内放油 15 克烧热,下入蒜丝炝香,下入芹菜段、冬笋丝、红椒丝,煸炒至微熟。③烹入余下的料酒、葱姜汁,下入玉米面条、汤、余下的精盐炒匀,下入鱼丝、醋、味精,炒至入透味,出锅装盘即成。

【功效】 黑鱼肉有健脾利水,益气补血的功能,现代研究认为,黑鱼中蛋白质的含量较高,且含有多种氨基酸,对肺结核患者有很好的补益作用。芹菜含有丰富的钙、铁、维生素 C。玉米面条中维生素($B_1$、$B_6$)的含量较多,能减少抗结核病药的副作用。四者组合同烹,可为肺结核病人补充丰富的蛋白质、钙、铁及多种维生素,有益于结核病人的身体康复。

**五彩炒面**

【组成】 挂面 200 克,淡菜 75 克,菠菜、冬笋、水发木耳各 30 克,枸杞子 15 克,蒜末、料酒、葱姜汁各 10 克,精盐、鸡精各 2 克,味精 1 克,胡椒粉 0.5 克,汤 30 克,花生油 20 克。

【制法】 ①枸杞子洗净。冬笋、木耳均切成小片。菠菜洗净,切成小段。挂面下入沸水锅中,用中火煮至刚熟捞出。②锅内放油烧热,下入蒜末炝香,下入淡菜煸炒出香味,下入木耳片、冬笋片略炒,烹入料酒、葱姜汁,加汤炒匀至熟。③下入挂面、鸡精、精盐炒匀,下入菠菜、枸杞子、味精、胡椒粉炒至挂面入透味,出锅装入盘内即成。

【功效】 枸杞子有滋补肝肾,润肺止咳的功能。淡菜含有丰富的蛋白质、钙、磷、铁、维生素 D 等营养素,对肺结核病有一定的食疗作用。木耳是高蛋白、低脂肪、多纤维素和无机盐的食品,其中钙、铁的含量丰富,有润肺养阴,凉血止血的功能。此款主食具有养阴润肺,益血填精的功能,适宜肺结核阴虚肺燥症患者食用,并有助于结核钙化。

**五味子平菇煮面**

【组成】 玉米面条 200 克,淡菜 75 克,水发木耳、平菇各 50 克,药料包(内装百部 12 克,五味子 8 克,榧子 5 克)1 个,葱段、姜片各 10 克,料酒 12 克,醋 2 克,精盐、鸡精各 3 克,味精 1 克,清汤 1000 克,植物油 15 克。

【制法】 ①玉米面条用冷水浸泡至回软。木耳洗净,撕成小片。平菇撕成条。

锅内放油烧热,下入葱段、姜片炝香,烹入料酒,加清汤,下入药料包煎煮至汤汁余下700克。②拣出葱段、姜片不用,下入平菇条、玉米面条、木耳烧开,煮至面条八成熟,拣出药料包不用。③下入淡菜、醋、精盐、鸡精烧开,煮至玉米面条熟透,加味精略烧,出锅盛入汤碗内即成。

【功效】 百部有润肺止咳,灭虱杀虫的功能,对结核杆菌有完全的抑制作用。五味子可止咳定喘。榧子可润肺,止咳,杀菌,润燥。淡菜有滋补肝胃,益血填精的功能。平菇含有侧耳菌素和蘑菇核糖核酸,对细菌和病毒有一定的抑制能力。此款主食对肺结核痰菌转阴和病灶吸收均有较好的疗效。

**菜心煮面**

【组成】 刀切面200克,牡蛎肉、油菜心各75克,料酒、葱姜汁各10克,醋2克,精盐、鸡精各3克,味精1克,胡椒粉0.5克,清汤800克,香油5克。

【制法】 ①牡蛎肉反复冲洗干净。油菜心竖切成4条。锅内放入清汤烧开,下入刀切面挑散,煮至七成熟。②加入料酒、葱姜汁,下入牡蛎肉烧开,煮至八成熟,加入醋。③下入油菜段、精盐、鸡精烧开,煮至熟透,加入味精、胡椒粉,淋入香油,出锅装入碗内即成。

【功效】 牡蛎肉含有丰富而优质的蛋白质,锌、硒含量之多,为其他食物之冠,也是补钙的最好食品之一,对肺结核患者有很好的治疗作用。油菜含有丰富的蛋白质、钙、铁、胡萝卜素、维生素C等,有清热解毒,散瘀消肿的功能。二者组合,配以可养心益脾、除烦止渴的面粉同烹,可为肺结核患者提供丰富的优质蛋白质、钙、铁及多种维生素,有益于结核钙化,早日康复。

**羊肉韭菜面**

【组成】 玉米面条200克,韭菜100克,羊肉、水发黄花60克,料酒、葱姜汁各15克,精盐、鸡精各3克,味精2克,湿淀粉8克,胡椒粉0.5克,汤30克,花生20克。

【制法】 ①玉米面条用冷水浸泡至回软。韭菜洗净,切成段。黄花洗净,切成段。羊肉切成丝,用料酒5克、精盐0.5克、湿淀粉2克拌匀入味上浆。玉米面条下入沸水锅中烧开,用中火煮熟捞出,投凉,沥去水分,装入盘内。②锅内放油烧热,下入肉丝炒至变色,下入黄花菜炒匀,烹入葱姜汁、余下的料酒,加汤炒熟。③下入韭菜段、鸡精、余下的精盐炒匀,加味精、胡椒粉炒熟,用余下的湿淀粉勾芡,出锅盛在盘内玉米面条上,食时拌匀即成。

【功效】 韭菜含挥发油、硫化物、苷类、蛋白质,脂肪、糖类、胡萝卜素、B族维生素、维生素C、钙、磷、铁等,有补虚,活血散瘀的功能。黄花菜含有18种氨基酸和丰富的胡萝卜素等营养素,有止血,消炎,清热的作用。羊肉可为肺结核病人提供丰富的高质量蛋白质、铁、磷、维生素$B_6$、维生素$B_{12}$等,对肺结核有防治作用。羊肉可补气养血,利水除湿。三者与玉米面条同烹成主食,经常食用可治肺结核阴虚干咳、咳嗽咯血,并有助于机体的健康。

**白萝卜煮面**

【组成】 玉米面条200克,白萝卜、海红各75克,药料包(内装麦冬15克,地骨皮12克)1个,葱段、姜片各10克,精盐、鸡精各2克,味精1克,清汤1000克,料酒、蚝油各10克。

【制法】 ①白萝卜去皮,洗净,切成丝。锅内放入清汤、料酒、蚝油,下入药料包、葱段、姜片烧开,煎煮至汤汁余下750克时,拣出葱段、姜片不用,下入萝卜丝烧开。②下入用冷水泡至回软的玉米面条烧开，加精盐、鸡精煮至八成熟，拣出药料包不用。③下入海红烧开，煮至熟透，加入味精略煮，出锅盛入汤碗内即成。

【功效】 地骨皮有清热凉血，退骨蒸潮热的功能。麦冬有润肺养阴，益胃生津，清心除烦的功能。白萝卜有止咳化痰，除燥生津的功能。海红有补肝肾，益精血的功能，对肺结核有一定疗效。此款主食可滋肺养肾，退虚热，除烦乱，适宜有干咳少痰、盗汗潮热等症状的肺结核患者食用。

**五彩玉米面旗汤**

【组成】 玉米面100克，小麦面粉50克，黄豆面25克，水发海带、百合、猪瘦肉、齿叶莴苣、胡萝卜各30克，料酒、葱姜汁、酱油各2克，精盐、鸡精各3克，味精、湿淀粉各1.5克，清汤800克，花生油20克。

【制法】 ①玉米面放入容器内，加入小麦面粉、黄豆面拌匀，再加入温水85克和匀成面团，用湿洁布盖好，饧透。海带洗净，沥去水分，切成菱形片。胡萝卜削去外皮，洗净，切成菱形片。齿叶莴苣择洗干净，沥去水分，切成2厘米长的段。百合用冷水冲洗后，逐片掰开，放入容器内，用冷水漂洗干净。猪肉用温水洗净，搌干水分，切成片。②饧好的面团按扁，擀成大薄片，再切成菱形面旗。将肉片放入容器内，加入料酒、葱姜汁各3克和精盐0.5克，拌匀腌渍入味，再加入湿淀粉拌匀上浆。锅内放油烧热，下入肉片，用小火炒至断生，下入海带片、莴苣段、百合片、胡萝卜片炒匀。③烹入酱油、余下的料酒和葱姜汁，加入清汤、鸡精、余下的精盐烧开，下入玉米面旗，用中火煮至面旗熟透，加入味精，出锅盛入汤碗即成。

【功效】 海带富含蛋白质，并含有丰富的碘、钙、钾、钠、镁、铁等，对慢性气管炎咳喘有一定疗效。齿叶莴苣含有丰富的钙、铁、胡萝卜素、维生素C等，有清热化痰，利气宽胸的功能。百合含有蛋白质、脂肪、多种生物碱、淀粉、胡萝卜素等，有润肺止咳，清心安神的功能。胡萝卜有下气止咳，清热解毒的功能。此款主食可润肺止咳，清热化痰，适宜慢性支气管炎患者食用，并有降低血脂，润肠通便的功效。

**香酥糯米条**

【组成】 糯米粉400克，大米粉100克，鸡蛋1个，白糖100克，花生油1000克（实耗不多）。

【制法】 ①糯米粉放入容器内，加入大米粉、白糖25克拌匀，磕入鸡蛋，加入温水180克、花生油70克，和匀成水油面团，饧透。②面团搓成直径为1厘米的细条，再切成4厘米长的段。③锅内放入余下的花生油，烧至五成熟，下入糯米条，炸至呈金黄色，至熟透搓出，沥去油，装入盘内，撒入余下的白糖拌匀即成。

【功效】 糯米含蛋白质、脂肪、糖类、磷、钙，铁、维生素（$B_1$、$B_2$、$B_5$）等，有补脾胃，益肺气的功能。白糖含糖类、蛋白质、钙、铁、维生素$B_2$等，有润肺生津，补中缓急功能。鸡蛋营养全面，含有丰富的蛋白质、铁、钙、维生素（D、C、B族）等。三者组合制成点心，适宜有肺燥咳嗽、口渴咽干、体倦乏力、气虚自汗等症状的肺结核患者食用。

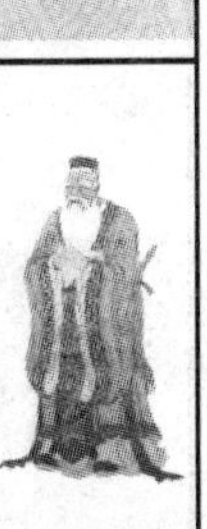

**山珍蛋炒饭**

【组成】 大米饭300克，牛肉75克，黄花菜、木耳、料酒各15克，鸡蛋1个，葱末、蒜末各10克，精盐、鸡精、湿淀粉各2克，味精1克，胡椒粉0.5克，汤25克，花生油30克。

【制法】 ①木耳、黄花分别择去杂质，放入容器内，加入温水浸泡至回软，洗净。

黄花切去老根，再切成段。木耳切成小片。牛肉用温水洗净，搌干水分，切成小丁。②牛肉丁放入容器内，加入料酒 7 克、精盐 0.5 克拌匀腌渍入味，再用湿淀粉拌匀上浆。锅内放油 25 克烧热，下入搅散的鸡蛋液炒散至熟，盛入容器内。锅内加入余下的油烧热，下入葱末、蒜末炝香。③下入牛肉丁炒熟，下入木耳片、黄花菜段炒匀，烹入余下的料酒，加汤炒至熟烂，下入大米饭、鸡蛋，加鸡精、余下的精盐、味精、胡椒粉炒至入透味，出锅装入碗内即成。

**【功效】** 黄花菜含有丰富的蛋白质、18 种氨基酸和丰富的维生素 A 等营养素，可止血，消炎，清热，对肺结核病有一定疗效。木耳是一种高蛋白、低脂肪、多无机盐和多纤维素的食品，有润肺养阴，凉血止血的功能。鸡蛋富含蛋白质、脂肪、维生素、无机盐，尤以维生素 D 的含量丰富，对肺结核患者有很好的补益作用。牛肉富含优质蛋白质、铁、磷、铜、锌、维生素（$B_{12}$、$B_6$、A）等。诸物与大米组合同烹，可为肺结核病患者提供丰富的营养素，使其体内形成免疫球蛋白，可纠正贫血症状，促进结核钙化，健身强体，早日康复。

**牛肉洋葱焖饭**

**【组成】** 大米 500 克，牛肉 150 克，洋葱 100 克，料酒、姜片各 10 克，酱油 15 克，精盐、鸡精各 3 克，胡椒粉 0.5 克，花生油 20 克。

**【制法】** ①大米放入容器内，用冷水淘洗干净。牛肉用温水洗净，搌干水分，切成小块。洋葱剥去老皮，洗净，切成与牛肉块大小相近的方块。②锅内放油烧热，下入姜片炝香，下入牛肉块炒至变色，烹入料酒、酱油炒匀，加入适量清水，用小火烧至牛肉微熟，拣出姜片不用，下入洋葱块烧开。③下入大米，用手勺搅匀烧开，煮至八成熟，加入精盐、鸡精、胡椒粉搅匀，煮至大米微熟，盖上锅盖，改用微火焖至米饭熟烂、汤干，离火闷 10 分钟左右，用筷子挑散，出锅盛入碗内即成。

**【功效】** 牛肉含有全部种类的氨基酸，是优质蛋白质的良好来源，并富含铁、磷、铜、锌、维生素（A、$B_{12}$、$B_6$）等，有补脾胃，益气血，强筋骨的功能。洋葱含有维生素 C、钙、磷、铁、硒、甲基硫化物、前列腺素 A、挥发油等，有清热化痰，解毒杀虫的功能。二者与大米组合制成主食，对肺结核患者有纠正贫血，促进钙化的作用，有助于机体恢复健康。

**双鲜玉米楂饭**

**【组成】** 熟玉米楂饭 300 克，枸杞子 10 克，韭菜 225 克，文蛤肉 100 克，料酒 10 克，姜丝、蒜丝、湿淀粉各 5 克，精盐、鸡精各 2 克，味精 1 克，胡椒粉 0.5 克，汤 30 克，植物油 20 克。

**【制法】** ①文蛤肉治净。韭菜切成段。熟玉米粒饭装入碗内，入蒸锅用大火蒸透。锅内放油烧热，下入姜丝、蒜丝炝香，下入文蛤肉煸炒。②烹入料酒、汤炒熟，下入韭菜段、精盐、鸡精炒匀。③下入枸杞子、味精、胡椒粉炒匀，用湿淀粉勾芡，出锅盛入盘的一端，将蒸透的玉米粒饭取出，扣在盘的另一端即成。

**【功效】** 韭菜含挥发油、硫化物、苷类、蛋白质、脂肪、糖类、胡萝卜素、维生素（B 族、C）及钙、磷、铁、钾等营养物质，可散淤血，对吐血，衄血有食疗作用。文蛤含蛋白质、脂肪、糖类、钙、磷、铁、维生素（A、$B_2$、$B_5$）、碘等营养物质，可清热利湿，化痰软坚，对咳逆胸痹、瘰疬、痰核等症有食疗作用。枸杞子可补肝肾，润肺，明目。三者与营养丰富的玉米粒饭同烹，对肺结核阴虚干咳、咳嗽咯血、盗汗颧红等症患者有食疗作用，并有助于结核钙化。

**猪肺薏米粥**

【组成】 薏米200克，猪肺100克。

【制法】 ①薏米择去杂质，洗净，用清水浸泡至透。猪肺洗净，搌干水分，切成1厘米见方的丁。②锅内放入清水烧开，下入猪肺丁，用大火烧开，汆去血污捞出，沥去水分。另将锅内放入清水，下入薏米，用大火烧开。③下入猪肺丁，用大火烧开，改用小火熬煮至熟烂，出锅装碗即成。

【功效】 薏米有健脾利湿，清热除痹的功能，《本草纲目》载，其"健脾益胃，补肺清热，去风胜湿"。现代研究表明，薏米含糖类较多，还含有多种氨基酸、薏苡仁酯、薏苡内酯、蛋白质等，对肺结核病患者有益。猪肺含蛋白质、脂肪、钙、磷、铁、维生素($B_1$、$B_2$、$B_5$)等，有润肺补虚的功能。二者同组成粥，可清热消肿，润肺补虚，经常食用对肺结核患者十分有益。

**蜂蜜白萝卜粥**

【组成】 大米100克，小米50克，白萝卜125克，蜂蜜20克。

【制法】 ①大米、小米均放入容器内，加入清水淘洗干净。白萝卜削去外皮，洗净，切成小丁。②锅内放入清水烧开，下入大米、小米，用大火烧开。③下入白萝卜丁烧开，改用小火煮至熟烂，加入蜂蜜搅匀，出锅装碗即成。

【功效】 白萝卜含有葡萄糖、蔗糖、果糖、腺嘌呤、精氨酸、胆碱、各种酶类、有机酸、多种氨基酸、无机盐、胡萝卜素、维生素(C、$B_1$)等，有止咳化痰，降燥生津的功能。蜂蜜营养全面而丰富，有补中润燥，解毒止痛的功能，现代研究表明，蜂蜜适用于肺结核等症。二者与大米、小米同煮成粥，适宜肺结核、肺燥所致咳嗽痰稠、痰中带血等症患者食用。

**蒜香糯米粥**

【组成】 糯米150克，紫皮大蒜50克，白芨粉5克，冰糖10克。

【制法】 ①糯米淘洗干净，用清水浸泡5小时左右。大蒜剥去外皮。②锅内放入清水，下入大蒜、糯米烧开，煮至微熟。③下入白芨粉搅匀，煮至熟烂，下入冰糖煮至溶化，出锅装碗即成。

【功效】 糯米含蛋白质、脂肪、糖类、磷、钙、铁、维生素($B_1$、$B_2$、$B_5$)等，有补脾胃，益肺气的功能。大蒜含大蒜辣素、蛋白质、脂肪、钙、磷、铁、挥发油等，有解毒杀虫，健胃消食，抗菌消炎等功能，现代研究表明，大蒜对结核杆菌有明显的抑制杀灭作用。白芨粉有化淤止血，补肺生肌的功能，现代研究表明，白芨有抗结核菌的作用。三者同煮成粥，是肺结核病人的一款日常保健主食。

**大枣鱼肉黑米粥**

【组成】 黑米150克，净黑鱼肉100克，大枣50克，料酒10克，醋2克，精盐1.5克。

【制法】 ①黑米淘洗干净，用清水浸泡3小时左右。大枣洗净，搌干水分。黑鱼肉用温水洗净，搌干水分，切成1厘米见方的丁。②锅内放入清水烧开，下入鱼丁，加入醋烧开，汆透捞出，沥去水分。另将锅内放入清水，下入大枣烧开。③下入黑米烧开，煮至微熟，下入鱼丁，加入料酒、精盐搅匀，煮至熟烂，出锅装碗即成。

【功效】 黑米含有较多的蛋白质和氨基酸，还含有多种维生素和锌、铁、钼、硒等人体必需的微量元素，可滋阴补肾，明目活血。黑鱼肉含有极高的蛋白质和多种氨基酸，有极高的滋补和药用价值，能补脾利水，祛瘀生新，清热祛风，益气养血。大枣



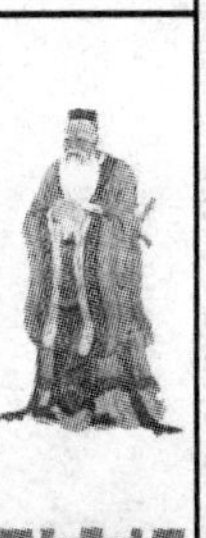

含蛋白质、脂肪、糖类、钙、铁及多种维生素，可益心润肺，和脾健胃，益气生津，养血安神。诸物组合共食，可促进肺结核病人的康复。

**三味乌鸡粥**

【组成】 小米150克，净乌鸡肉100克，鲜百合30克，黄精、北沙参各10克。

【制法】 ①小米淘洗干净。乌鸡肉用温水洗净，揠干水分，切成绿豆大小的粒状。百合逐瓣掰开，洗净，切成粒状。黄精、北沙参均洗净，装入纱布口袋内，扎严口成药料包。②锅内放入清水，下入药料包，用大火烧开，改用小火煎煮20分钟，下入乌鸡肉粒、百合粒烧开，继续用小火煮约20分钟，拣出药料包不用。③下入小米搅匀烧开，继续用小火煮至熟烂，出锅装碗即成。

【功效】 小米含蛋白质、糖类、脂肪、氨基酸、钙、磷、镁、维生素（$B_1$、$B_2$、$B_5$）等，能和中益胃，除热解毒。黄精能补脾润肺，滋肾益精，对结核杆菌有明显的抑制作用。北沙参能养阴清肺，益胃生津，对肺结核有一定疗效。乌鸡是高蛋白、低脂肪肉食，含有丰富的钙、磷、铁、锌、铜及多种维生素，可补肝肾，清虚热，益脾胃。此粥营养丰富，具有滋阴润肺，补虚益精的功效，适宜肺结核咯血、肺燥咳嗽、疲倦乏力、潮热盗汗等患者食用。

**虫草鸭肉粥**

【组成】 冬虫夏草5克，大米100克，细玉米粁50克，净鸭肉125克，水发木耳25克。

【制法】 ①大米、细玉米粁淘洗干净。冬虫夏草洗净。鸭肉用温水洗净，揠干水分，切成1厘米见方的丁。木耳去根，洗净，切成片。②锅内放入清水，下入冬虫夏草，用大火烧开，改用小火煎煮15分钟，下入大米、细玉米粁烧开。③下入鸭肉丁、木耳片搅匀，煮至熟烂，出锅装碗即成。

【功效】 冬虫夏草有补肾填精，益肺止喘，止血化痰的功能，现代研究表明，冬虫夏草能抑制结核杆菌。鸭肉营养比较全面，蛋白质含量较高，还含有糖类、脂肪、维生素（$B_1$、$B_2$、$B_5$、D）、无机盐等，有滋阴养胃，化痰止咳，润肺，利水消肿等功能。此粥可补虚损，益精气，适宜肺肾阴虚所致痨咳、咯血、自汗、盗汗等症状的肺结核患者食用。

## 二十六、肾病食疗药膳

**西瓜白茅茶**

【组成】 西瓜皮60克，白茅根（鲜品）90克。

【制法】 将上2味同煎，取汁。随量饮用，每日3次。

【功效】 清热，凉血，利尿。适用于慢性肾炎血尿，蛋白尿，水肿，高血压等症。此茶亦可治急性肾炎水肿症。

**玉米须松萝茶**

【组成】 玉米须30～60克，松萝茶5克。

【制法】 将上2味置杯中以沸水浸泡15分钟即可。或加水煎沸10分钟亦可。每日1剂，分2次饮服。

【功效】 健脾利水消肿。

茅根菠萝速溶饮

【组成】 鲜茅根250克,鲜菠萝汁50毫升,白糖500克。

【制法】 将鲜茅根水煮30分钟,滤渣,用小火煮浓缩至快干时,放鲜菠萝汁,烧到黏稠时即可,拌入白糖粉。晒干,压碎。每天3次,每次10克,用沸水冲服。

【功效】 清热利湿,对肾炎有疗效。

苡仁冬瓜鲫鱼汤

【组成】 薏苡仁30克,冬瓜皮50克,活鲫鱼1条(约200克)。

【制法】 将鲫鱼剖杀去鳃与内脏,洗净放锅内加清水与冬瓜皮、薏苡仁共煮,不要加盐,鲫鱼熟即可。饮汤,食鲫鱼肉。

【功效】 健脾行水,利尿消肿。适用于名种急、慢性水肿症,对于急性肾小球肾炎所致的水肿效果尤佳。

大蒜鳖肉汤

【组成】 大蒜100克,鳖肉300克,白糖、料酒各适量。

【制法】 先将鳖肉洗净,加大蒜和白糖、料酒一齐炖熟。每日1剂,分2次服完,连服10~15日。

【功效】 平肝潜阳,固肾涩精。适用于肝肾阴虚型慢性肾炎。

葫芦双皮汤

【组成】 葫芦壳50克,冬瓜皮、西瓜皮各30克,红枣10克。

【制法】 将上各味加水400毫升,煎至约150毫升,去渣即成。饮汤。每日1剂,至水肿消退为度。

【功效】 健脾利湿,消肿。适用于慢性肾炎。

黄芪炖甲鱼

【组成】 甲鱼1只(约500克),生黄芪60克。

【制法】 先放甲鱼在热水中游动,使其排尿后再杀,洗净。将甲鱼、黄芪加水适量同煮,至甲鱼烂熟即可。佐餐食用,可分2~3日服完。

【功效】 益气养阴,利水消肿。

鹅肉冬瓜汤

【组成】 鹅肉250克,冬瓜500克。

【制法】 将鹅肉切块,入锅内加水500~800毫升,炖至八成熟时,加入冬瓜,炖至熟烂,味精调味即可。佐餐食,每日分2次食完,连用3~5日为1个疗程。

【功效】 利水消肿,益气养阴。

黑鱼冬瓜汤

【组成】 黑鱼1条(约500克),带皮冬瓜300克。

【制法】 将黑鱼洗净,冬瓜切块,放入锅中,加水适量煮汤,至鱼肉熟烂即可,勿加盐。每日2次,吃鱼喝汤。

【功效】 补肾利水消肿。

二皮车前草汤

【组成】 姜皮6克,冬瓜皮、车前草各15克。

【制法】 将上几味水煎服。每日2次。

【功效】 疏风利水消肿。适用于风热型急性肾炎,颜面水肿,甚至全身皆肿,腰以上肿甚为其特征,伴有恶寒发热、咳嗽、头晕、咽喉肿痛、小便不利等症。

冬瓜蚕豆壳粥

【组成】 新鲜冬瓜80~100克,或干的冬瓜子15克(新鲜的30克),蚕豆壳20克,粳米适量。

【制法】 先将蚕豆壳煎煮,取汁去渣,再将冬瓜洗净,切成小块,同粳米一并煮为粥,然后兑入蚕豆壳汁即成。或用冬瓜子、蚕豆壳一并水煎,去渣同粳米煮粥。每日2次,10~15日为1个疗程,经常食用。

【功效】 利小便,消水肿,清热毒,止烦渴。适用于急、慢性肾炎水肿胀满,小便不利及肝硬化腹水,脚气水肿,肥胖症,暑热烦闷,口干作渴,肺热咳嗽,痰喘等症。

玉米须车前叶粥

【组成】 玉米须、鲜车前叶各30克,葱白1茎,粳米50~100克。

【制法】 将鲜车前叶洗净,切碎,同玉米须、葱白煮汁后去渣,然后加粳米煮粥。每日2~3次,5~7日为1个疗程。

【功效】 清热利尿。适用于急性肾炎小便不利,尿血,水肿等症。

茅根公英粥

【组成】 白茅根、蒲公英各60克,金银花30克,粳米50~100克。

【制法】 先煎白茅根、蒲公英、金银花,去渣取汁,再入粳米煮作粥。任意服食。

【功效】 清热解毒,利水消肿。适用于急性肾炎,小便不利,血尿,水肿及乳腺炎,胆囊炎,眼结膜炎等症。

白菜苡仁粥

【组成】 小白菜500克,薏苡仁60克。

【制法】 先将薏苡仁煮成稀粥,再加入洗净、切好的小白菜,煮2~3沸,待小白菜熟即成,不可久煮。食用时不加精盐或少加精盐。每日2次。

【功效】 健脾祛湿,清热利尿。适用于急性肾炎的水肿少尿症。

加味黄芪粥

【组成】 生黄芪、薏米各30克,赤小豆15克,鸡内金末9克,金橘饼2个,糯米30克。

【制法】 将黄芪加水适量,煮20分钟去渣,再加入薏米、赤小豆煮30分钟,最后加入鸡内金末和糯米,煮粥。每日1剂,分2次服食,每次服后食金橘饼1个。连服2~3个月。

【功效】 补气健脾,利水消肿。

冬瓜鲤鱼羹

【组成】 鲤鱼500克,冬瓜(切块)200克。

【制法】 将鲤鱼和冬瓜一同煮熟,服用前放葱白(小段)10克,食盐少许。

【功效】 适用于慢性肾炎患者。

胡椒鸡蛋

【组成】 白胡椒7粒,鲜鸡蛋1个。

【制法】 先将鸡蛋钻1小孔,然后把白胡椒装入鸡蛋内,用面粉封孔,外以湿纸包裹,放入蒸笼内蒸熟,服时剥去蛋壳,将鸡蛋胡椒一起吃下。成人每日2个,小儿每日1个。10天为1疗程,休息3天后,再服第二疗程。

【功效】 适用于慢性肾炎脾肾两虚、精血亏虚型。

熟地山药蜜

【组成】 熟地60克,淮山药60克,蜂蜜500克。

【制法】 将熟地、淮山药快速洗净,倒入瓦罐内,加冷水3大碗,小火约煎40分钟,滤出头汁半碗。再加冷水1大碗,煎30分钟,至药液半碗时,滤出,弃渣。将头汁、二汁、蜂蜜调匀,倒入瓷盆内,加盖,不让水蒸气进入。用旺火隔水蒸2小时,离火,冷却,装瓶,盖紧,每日2次,每次1匙,饭后温开水送服。

【功效】 对于慢性肾炎病久体弱者有调养作用。

**黄芪烧活鱼**

【组成】 黄芪10克,党参6克,活鲤鱼1条(约750克),水发香菇15克,冬笋片15克。

【制法】 将鲤鱼洗净,在鱼身上用刀划十字,黄芪、党参切成厚片。炒锅内放入花生油,烧至六成热,下鲤鱼,炸成金黄色,捞出去油。将猪油、白糖放入炒锅,炒成枣红色时,下炸好的鲤鱼、黄芪、党参加水适量,烧开后,改文火煨,待汤汁浓,将鱼捞出,放在盆内,去黄芪、党参,再把笋片、香菇、葱、姜、蒜放入汤内,调入味精,烧开后,撇去油沫,勾芡,淋上猪油,浇在鲤鱼上面即成。每日2次,佐餐食。

【功效】 益气健脾,利水消肿。

**大蒜炖鸭**

【组成】 独头紫皮大蒜150克,3年以上的绿头鸭1只(约1500克)。

【制法】 将绿头鸭宰杀后,去毛,剖腹弃内脏,洗净。紫皮大蒜剥去外衣,将蒜瓣填入鸭腹,用线缝好,放锅内炖至熟烂,加调料(不加盐)。每日分数次食,数日1只。

【功效】 滋阴补中,利尿消肿。适用于慢性肾炎肾病者。

**木耳芸豆牛肉蒸饺**

【组成】 面粉500克,牛肉、芸豆荚各200克,水发木耳30克,葱末、姜末、料酒各10克,精盐1克,清汤50克,玉米油10克。

【制法】 ①面粉内加入沸水烫搅1/2,稍凉后再加入温水,和匀成面团。豆荚下入沸水锅中焯透捞出,沥去水分,与择洗干净的木耳、牛肉均剁成末。②牛肉末放入容器内,加入所有调料搅匀上劲,再加入芸豆荚末、木耳末拌匀成馅。面团搓成条,揪成均匀的剂子,按扁,擀成圆薄皮。③取一面皮放上馅料,提褶捏成饺子生坯,摆在抹油的蒸帘上,入蒸锅用大火蒸约20分钟,至熟透取出,装盘即成。

【功效】 芸豆荚含有较丰富的蛋白质、维生素(A、C)、锌、铁、钙、磷等,有解暑化湿,降低血糖,防癌抗癌的功能。木耳是一种高蛋白、低脂肪、多纤维素和无机盐的食物,有滋养强壮,补血活血,凉血止血,滋阴润燥,防癌抗癌等作用。牛肉是一种高蛋白、低脂肪肉食,胆固醇含量也不高。三者与面粉共用,使此款主食具有健脾益胃,补虚消肿,降低血糖的功能,适宜糖尿病伴肾病患者食用。

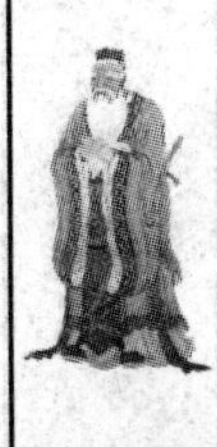

**三合面菇笋牛肉煎饺**

【组成】 玉米面、面粉、牛肉各200克,黄豆面50克,冬笋、水发香菇各100克,姜末、葱末、料酒各10克,精盐1克,味精2克,汤50克,植物油55克。

【制法】 ①玉米面内加入面粉、黄豆面拌匀,用沸水烫搅1/2,稍凉后再加入温水,和匀成软面团。牛肉、冬笋、香菇均剁成末。②牛肉末放入容器内,加入姜末、料酒、精盐、味精、汤搅匀,再加入香菇末、冬笋末、葱末、油15克拌匀成馅。面团搓成条,揪成均匀的剂子,按扁,擀成小圆饼,放上馅料,提褶捏成饺子生坯。③平锅内放

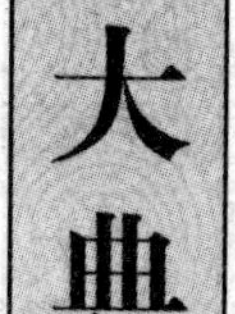

油，摆入饺子生坯，盖上锅盖，用小火煎约3分钟，淋入清水100克，盖上锅盖继续用小火煎至锅内水分干，离火闷3分钟左右，至底面呈金黄色，熟透铲出，装入盘内即成。

【功效】 牛肉富含蛋白质、铁、磷、铜、锌、维生素（$B_{12}$、$B_6$）等，有补脾胃，益气血，强筋骨的功能。香菇有益气补虚，健脾养胃的功能。冬笋有消渴，利水，益气，化痰的功能，对肾炎等有一定疗效。三者与可健胃和中、利尿消肿的玉米面共用，使此款主食具有补脾益气，养血补血，利尿消肿的功能，适宜头晕目眩、心悸气短、四肢无力、面色苍白、少气懒言、气血两虚型肾病和贫血患者食用。

**灯草甜汤荷包**

【组成】 面粉200克，鲜藕100克，柿饼75克，药料包（内装灯草5克）1个，蜂蜜25克。

【制法】 ①面粉内加入温水，和匀成软硬适中的面团，饧透。鲜藕去皮，同柿饼均剁成末。锅内放入清水1000克，下入药料包烧开，煎煮20分钟，捞出药料包不用，药汁备用。②鲜藕、柿饼均放入容器内，拌匀成馅料。面团搓成条，揪成均匀的剂子，按扁，擀成中间稍厚，边缘极薄的荷叶状圆饼皮。③取一饼皮放上馅料，在紧贴馅料处用双手拇指和食指收拢，捏成荷包状生坯。全部制好后，下入烧沸的药汁内，用中火烧开，煮至熟透，加入蜂蜜搅匀，出锅装碗即成。

【功效】 莲藕富含蛋白质、铁、维生素C等，有润燥养阴，行血化淤，清热解毒的功能，并有补血作用。柿饼含蔗糖、葡萄糖、果糖、蛋白质、果酸、多种维生素和无机盐等，有润肺，涩肠，止血的功能，对血淋等症有疗效。灯草有清心热，除烦利水的功能。三者与可补中润燥、解毒止痛的蜂蜜共用，使此款主食具有清热，凉血，止血的功能，适宜湿热下注引起的血尿、血淋等患者食用。

**油菜鱼肉馄饨**

【组成】 面粉200克，净草鱼肉、水发腐竹、油菜各75克，葱末、姜末各10克，料酒15克，精盐、味精各2克，鸡精4克，胡椒粉0.5克，醋1.5克，清汤800克，香油5克。

【制法】 ①面粉用温水和匀成面团，饧透，擀成大薄片，再切成6厘米见方的片。草鱼肉、腐竹、油菜均治净，剁成末，油菜末挤去水分。②鱼肉末放入容器内，加入姜末、料酒5克、精盐1.5克、鸡精1克、胡椒粉、醋、清水15克，顺一方向充分搅匀上劲，再加入腐竹末、油菜末、葱末、香油拌匀成馅。③取一馄饨皮，将馅料用筷子挑放在下角，向上卷起成卷，再将两对角向中间对折捏严成馄饨生坯，全部制好后，下入烧沸的清汤锅内，加入余下的料酒、精盐、鸡精烧开，煮至熟透，加味精，出锅装碗即成。

【功效】 草鱼肉含有丰富的蛋白质、脂肪、钙、磷、铁、维生素（$B_1$、$B_2$）、烟酸等，有补脾暖胃，平肝息风，增进食欲的功能。腐竹富含蛋白质、脂肪、糖类、多种维生素等，为豆制品中的高营养食物，有生津润燥，清热解毒的功能。油菜可清热解毒，散瘀消肿，和中润肠。三者与可养心益肾、和血健脾的小麦面粉共用，使此款主食具有利水消肿，除肾邪的功能，适宜湿热壅盛急性肾炎患者食用。

**猪肉海参馄饨**

【组成】 面粉200克，猪瘦肉、水发海参、平菇各60克，枸杞子15克，葱末、姜末各10克，葱段、姜片各5克，料酒20克，清汤800克，精盐、醋、味精各2克，香油12

克。

【制法】 ①面粉内加入温水，和匀成软硬适中的面团，饧透，擀成大薄片，再切成正方形的片。猪瘦肉、海参、平菇均治净，剁成末。②猪肉末放入容器内，加入海参末、料酒10克、精盐1克、姜末、醋、香油7克搅匀上劲，再加入平菇末、葱末拌匀成馅。③取一馄饨皮，将馅料用筷子挑放在下角，向上卷起成卷，再将两对角向中间对折，捏严成馄饨生坯。全部制好后，下入烧沸的清汤锅内，下入葱段、姜片烧开，加入余下的料酒和精盐，煮至馄饨微熟，拣出葱段、姜片不用，下入枸杞子，煮至馄饨熟透，加味精，淋入余下的香油，出锅装碗即成。

【功效】 海参是一种高蛋白、低脂肪、不含胆固醇的食物，所含刺参酸性多糖有抗放射损伤，促进造血机能，降血脂和抗凝血作用，所含海参素有抑制某些癌细胞的生长作用，海参对糖尿病患者有调补作用，并有补肾益精，养血润燥的功能。猪肉有补肝养肾，滋阴消渴的功能。此款主食可补虚抗癌，降低血糖，适宜脾肾两虚的胃癌患者和肾病性糖尿病患者食用。

**生姜狗肉馄饨**

【组成】 面粉225克，狗肉150克，生姜25克，药料包（内装熟附子、大蒜各15克，葱段、姜片各10克）1个，料酒15克，精盐3克，味精2克，香菜叶3克，清汤1000克，香油12克。

【制法】 ①锅内放入清汤，下入药料包烧开，煎煮40分钟，捞出药料包不用，药汁备用。面粉内加入温水，和匀成稍软的面团，饧透，擀成大薄片，再切成6厘米见方的片。狗肉、去皮的生姜均剁成末。②狗肉末放入容器内，加入药汁50克、料酒5克、精盐1克、生姜末、香油8克，用筷子顺一个方向充分搅匀上劲成稠糊状。取一馄饨皮，将馅料用筷子挑放在下角，向上卷起成面卷，再将两对角向中间对折，捏严成馄饨生坯。③锅内药汁中加入适量水烧开，下入馄饨生坯、余下的料酒和精盐烧开，煮至熟透，加味精，淋入余下的香油，出锅装碗，放上香菜叶即成。

【功效】 附子有回阳补火，逐风寒湿的功能。狗肉含丰富蛋白质、脂肪、氨基酸、无机盐等，能滋补气血，补肾壮阳。生姜含挥发油、姜辣素、天门冬素、谷氨酸等，能温中止呕，解表散寒。三者与面粉共用，使此款主食具有温肾散寒，壮阳益精的功效，适宜肾阳虚之腰痛、阳痿、夜尿多、畏寒肢冷患者食用，对慢性肾炎也有一定的功效。

**黄瓜猪肉馄饨**

【组成】 猪肉馄饨生坯225克，黄瓜50克，紫菜15克，药料包（内装何首乌10克，葱段、姜片各8克）1个，香菜5克，料酒10克，精盐1克，味精2克，清汤850克，香油3克。

【制法】 ①黄瓜洗净，切成菱形片。香菜洗净，切成小段。锅内放入清汤，下入药料包烧开，煎煮40分钟，捞出药料包不用，下入馄饨生坯烧开。②加入料酒、精盐，待馄饨煮至八成熟时，下入黄瓜片烧开。③下入紫菜，煮至馄饨熟透，加味精，淋入香油，出锅装入碗内，放上香菜段即成。

【功效】 何首乌有补益肝肾，滋养精血的功能。猪瘦肉富含蛋白质、脂肪、糖类、无机盐及多种维生素，有补肝养肾，滋阴消渴的功能。黄瓜有清热止渴，利水消肿的功能。紫菜营养全面而丰富，有软坚散结，补肾利尿的功能。诸物共用，可补肝益肾，利水消肿，适宜慢性肾炎水肿患者食用。


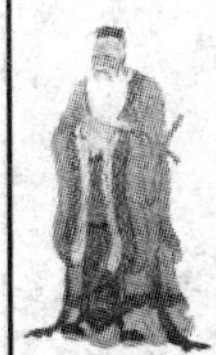

**黄芪汁牛肉馄饨**

【组成】 面粉225克,牛肉100克,药料包(内装黄芪20克)1个,荸荠、鲜藕各75克,葱末、姜末、料酒各10克,精盐1.5克,味精2克,鸡精3克,清汤1000克,香油5克。

【制法】 ①面粉内加入温水,和匀成稍软的面团,饧透,按扁,擀成大薄片,再切成6厘米见方的片。荸荠、鲜藕均去皮,同牛肉分别剁成末。②牛肉末放入容器内,加入姜末、料酒5克、精盐0.5克、味精1克、清汤15克搅匀,再加入荸荠末、藕末、葱末、香油拌匀成馅。取一馄饨皮,将馅料放在下角,向上卷起成卷,再将两对角向中间对折,捏严成馄饨生坯。③锅内放入清汤,下入药料包烧开,煎煮40分钟,拣出药料包不用,加入余下的料酒和精盐、鸡精,下入馄饨生坯烧开,煮至熟透,加入余下的味精,出锅装碗即成。

【功效】 黄芪有补气固表,利水消肿的功能。牛肉是一种高蛋白、低脂肪食物,胆固醇含量也不高,并富含铁、磷、铜、锌及多种维生素,有健脾益胃,补虚消水肿的功能。莲藕可润燥养阴,清热生津。荸荠可清热生津,化痰凉血。诸物共用可健脾利水,清热消肿,适宜慢性肾炎水肿、尿道炎等患者食用。

**炸馄饨**

【组成】 面粉300克,羊肉100克,黄瓜75克,鸡蛋清2个,料酒、酱油各8克,精盐3克,味精2克,葱末、姜末各10克,香油5克,鸡油10克,豆油500克(实耗不多)。

【制法】 ①面粉内加精盐1.5克及鸡蛋清、少量水,和成硬面团,略饧。②羊肉剁成细末。黄瓜洗净切成细丝,再剁碎,放入余下的精盐拌匀。③羊肉末内加料酒、酱油、味精、葱末、姜末、香油、鸡油拌匀。黄瓜末挤去水分,放入羊肉末内拌匀成馅。④面团擀成一张大薄片,切成三角形的馄饨皮。馅料抹在馄饨皮的一角上,卷起来将两头交叉捏住,成馄饨坯。⑤锅内加豆油烧至五成热,放入馄饨坯,炸透至浮起呈金黄色时捞出即成。

【功效】 羊肉富含蛋白质、脂肪、钙、铁、锌、硒、磷、钾、钠、多种维生素等,具有暖中开胃,补虚壮力,除湿利尿等功效。黄瓜富含葡萄糖、果糖、氨基酸、芸香苷、无机盐、维生素等,具有利水消肿,清热除烦,生津止渴等功效。二者与具有养心益肾、和血健脾、安神功能的面粉同烹成主食,对糖尿病型肾炎水肿患者有较好的作用。

**木耳猪肉锅烙**

【组成】 面粉500克,猪瘦肉末、莴笋各200克,水发木耳40克,葱末、姜末、料酒各10克,精盐、味精各2克,五香粉0.5克,汤50克,玉米油100克。

【制法】 ①面粉内加入沸水烫搅1/2,稍凉后再加入温水,和匀成软面团。莴笋削去外皮,与择洗干净的木耳均剁成末。猪肉末放入容器内,加入姜末、料酒、精盐、味精、五香粉、汤搅匀。②加入木耳末、莴笋末、葱末、玉米油15克拌匀成馅。面团搓成条,揪成均匀的剂子,按扁,擀成圆饼皮,逐个放上馅料,捏成锅烙生坯。③锅内放油50克,摆入锅烙生坯,盖上锅盖,用小火烙约3分钟,至底面微黄,加入清水100克,盖上锅盖,烙至锅内水分收干,关火闷3分钟,至熟透铲出,装盘即成。

【功效】 猪肉富含蛋白质、脂肪、糖类、无机盐及多种维生素,有补肝养肾,滋阴消渴的功能。莴笋富含蛋白质、糖类、钙、磷、铁、碘、维生素($B_1$、$B_2$)等,有清热凉血,利尿通乳的功能,并有降低血脂、降低血糖的功能。二者与面粉共用,可滋阴润燥,补肾利尿,清热化痰,适宜肾病综合征患者食用。

**鲜香锅贴**

【组成】 面粉500克,鲜鱼肉、鸡脯肉、鲜虾仁各100克,韭菜80克,料酒15克,精盐4克,味精1克,五香粉0.5克,香油20克,鲜鸡汤20克,油100克。

【制法】 ①面粉用温水和成面团,略饧。②鱼肉、鸡肉、虾仁均剁成蓉,放入容器内,加入全部调料(不加油),顺一个方向搅匀。韭菜择洗干净,切成末,放入肉蓉内拌匀成馅。③面团搓成条,揪成每个重10克的剂子,按扁,擀成圆薄皮,放入馅料,用右手的拇指和食指将面皮的对边中间捏合,两端开口露馅成锅贴坯。④锅贴坯摆入平底锅内,加入油,盖上盖,用小火煎至熟透,铲入盘内即成。

【功效】 鱼肉富含蛋白质、脂肪、钙、铁、锌、硒、磷、钾、钠、镁、维生素(B族、A、D、E)等,有补脾益胃,清热解毒,利水消肿等功能。鸡肉富含蛋白质、脂肪、糖类、钙、铁、锌、硒、磷、钾、钠、镁、维生素(A、D、K、C、B族)等,有养血益气,固肾填精,补虚壮力等功能。鲜虾仁营养丰富,有补肾壮阳,开胃化痰等功能。韭菜有温肾壮阳,暖胃理气,活血散瘀等功能。诸物与具有养心益肾作用的面粉同食,对肾炎水肿患者有较好的补益作用。

**吉利堂飘香鹅肉盒**

【组成】 面粉300克,冬瓜200克,净鹅肉150克,鸡蛋2个,葱末、姜末、料酒各10克,精盐、味精各1克,植物油75克。

【制法】 ①面粉内磕入鸡蛋,加入适量温水和匀成糊状,用手勺舀入刷油烧热的饼锅内,摊成长方形薄饼,煎至熟透取出。冬瓜去皮、瓤,与鹅肉均剁成末。②鹅肉末放入容器内,加入姜末、料酒、精盐、味精、植物油15克,搅匀上劲,再加入冬瓜末、葱末拌匀成馅。薄饼平铺在案板上,放上调好的馅料,折合包严成长方形鹅肉冬瓜盒生坯。③锅内刷上一层油烧热,放入盒子生坯,用小火烙至底面微黄,在盒面上刷油,烙至底面呈金黄色时,翻个烙另一面,边烙边刷油,烙至两面均呈金黄色,熟透铲出,装盘即成。

【功效】 冬瓜含钠低,不含脂肪,并富含维生素C,有清热化痰,除烦止渴,利尿消肿的功能,肾病患者食之大有益处。鹅肉富含蛋白质、脂肪、无机盐及多种维生素、亚油酸等,有益气补虚,益胃止渴,健脾壮力的功能。鸡蛋富含蛋白质、脂肪、维生素、无机盐等,有滋阴润燥,补血养心,安神定惊的功能。三者与可养心益肾、和血健脾的面粉共用,使此款主食具有祛湿利尿,补肾消肿的功效,适宜慢性肾炎或老年性水肿患者食用。

**葱香狗肉玉面包**

【组成】 玉米面300克,面粉200克,狗肉末300克,大葱75克,杜仲、姜末、料酒各10克,精盐3克,味精2克,泡打粉12克,胡椒粉、十三香粉各1克,植物油20克。

【制法】 ①杜仲放入容器内,加入清水100克,入蒸锅用大火蒸约1小时取出,拣出杜仲不用,药汁备用。玉米面内加入面粉、泡打粉拌匀,用温水和匀成稍软的面团,饧10分钟。大葱洗净,剁成末。②狗肉末放入容器内,加入姜末、料酒、精盐、味精、胡椒粉、十三香粉、药汁,顺一个方向充分搅匀上劲,再加入葱末、植物油拌匀成馅。③面团搓成条,揪成均匀的剂子,按扁,擀成圆饼皮,放上馅料,提褶收口捏成圆形包子生坯,摆在蒸帘上,入蒸锅内用大火蒸至熟透取出,装盘即成。



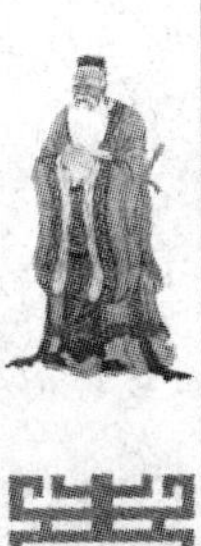

【功效】 杜仲有补肝肾,强筋骨的功能,可增强机体免疫力,对腰膝酸痛,足膝痿软,小便余沥等有一定疗效。狗肉富含蛋白质、脂肪、维生素等,有补中益气,补肾助阳的功能。二者与营养丰富的玉米面共用,可壮阳暖肾,对肾亏、肾虚、遗精、遗尿等患者有食疗作用。

**吉利堂三鲜包**

【组成】 精白面粉 500 克,鸡肉、鲜鱼肉、羊肉各 200 克,葱末、姜末各 50 克,料酒 20 克,酱油、泡打粉各 10 克,精盐、排骨精各 3 克,味精 2 克,胡椒粉 1 克,鲜汤 50 克,豆油、猪油各 25 克。

【制法】 ①精白面粉内加泡打粉拌匀,用温水和成软面团,饧 10 分钟。②鸡肉切成米粒状,鱼肉、羊肉均剁碎,放在一起,加入全部调料调匀成馅。③面团搓成长条,揪成 30 个大小均匀的剂子,按扁,擀成周边薄,中间略厚的圆皮,抹上馅料,提褶收口捏成包子坯,摆入蒸锅内,用旺火足汽蒸约 15 分钟至熟取出,装盘即成。

【功效】 鱼肉富含蛋白质、脂肪、钙、铁、锌、硒、磷、钾、钠、镁、维生素(A、D、E、B 族)等,有补脾益胃,清热解毒,利水消肿等功能。鸡肉营养价值极高,具有养血益气,固肾填精,补虚壮力等功能。羊肉富含蛋白质、脂肪、钙、铁、锌、硒、磷、钾、钠、多种维生素等,具有暖中开胃,补虚壮力,除湿利尿等功能。此款主食具有解毒消肿,利尿除湿,养血益气的功效,适宜肾炎、水肿、小便清长、肢冷不温患者食用。

**海参鸭肉煎包**

【组成】 面粉 500 克,净鸭肉、海参、山药各 150 克,葱末、姜末各 10 克,药料包(内装菟丝子、枸杞子各 15 克)1 个,料酒 15 克,醋 2 克,精盐、白糖各 3 克,泡打粉 12 克,汤 50 克,花生油 75 克。

【制法】 ①锅内加入清水 500 克,下入药料包烧开,煎煮至药汁余下 275 克时,拣出药料包不用,药汁晾凉后,加入拌有泡打粉的面粉内,和匀成面团,饧 10 分钟。②山药削去外皮,与鸭肉均剁成末。海参治净,切成小丁。鸭肉末放入容器内,加入海参丁、醋、姜末、料酒、精盐、白糖、汤,搅匀上劲,再加入山药末、葱末、花生油 20 克拌匀成馅,面团搓成条,揪成剂子,按扁,擀成圆饼皮,放上馅料,收口捏严成圆球状包子生坯。③锅内放入余下的油,摆入包子生坯,盖上锅盖,用小火煎约 3 分钟,放入清水 150 克,盖上锅盖,继续用小火煎至锅内水分收干,关火闷 3 分钟左右,至熟透铲出,装盘即成。

【功效】 菟丝子有补肾固精,养肝明目的功能。枸杞子有补肝滋肾,益精明目的功能。鸭肉营养比较全面,有滋阴养胃,利水消肿,健脾补虚的功能,对盗汗、遗精、水肿、咽干口渴等均有疗效。海参有补肾益精,养血润燥的功能。三者与可养心益脾的面粉共用,可补肝滋肾,添精益髓,对肾虚阳痿、遗精早泄、小便频数、腰膝酸软等症均有一定疗效。

**绿茶蚌肉苦瓜烧卖**

【组成】 面粉 500 克,鲜蚌肉、苦瓜各 225 克,药料包(内装绿茶 3 克)1 个,陈皮、葱末、姜末、料酒各 10 克,精盐 1 克,白糖 3 克,味精、醋各 2 克,胡椒粉 0.5 克,干淀粉 100 克,汤 25 克,植物油 15 克。

【制法】 ①锅内放入清水 300 克,下入陈皮烧开,煎煮 15 分钟,拣出陈皮不用,下入药料包,离火浸泡 10 分钟,拣出药料包不用,药汁 130 克倒入面粉内烫搅,稍凉后,再加入 130 克药汁,和匀成稍软的面团。②苦瓜去瓤,洗净,与蚌肉均剁成末。蚌肉末放入容器内,加入所有调料搅匀上劲,再加入苦瓜末拌匀成馅。面团搓成条,揪成均匀的剂子,按扁,再平铺在案板干淀粉上,用走槌擀成荷叶状圆薄皮。③取一面皮放上馅料,用拇指和食指收拢,捏成烧卖生坯,摆入笼屉,入蒸锅用大火蒸约18分钟,至熟透取出,装入盘内即成。

【功效】 绿茶有清热解毒,利尿消食的功能。蚌肉含蛋白质、脂肪、糖类、钙、磷、铁、维生素($A$、$B_1$、$B_2$)等,有清热解毒,滋阴益肾的功能。苦瓜含苦瓜苷、多种氨基酸、脂肪、钙、磷、铁、维生素(B族、C)等,有清热解暑,明目解毒的功能。此款主食可清热利湿,解毒利尿,适宜泌尿系感染所致小便短赤、湿热白带、口苦咽干患者食用。

**参芪枣杞烧卖**

【组成】 面粉500克,净兔肉、山药各200克,胡萝卜75克,药料包(内装党参、枸杞子、黄芪各15克,大枣25克)1个,葱末、姜末、料酒各10克,精盐、味精各2克,干淀粉100克,汤25克,花生油15克。

【制法】 ①锅内放入清水500克,下入药料包烧开,煎煮40分钟,拣出药料包不用,药汁150克倒入面粉内烫搅,稍凉后再加入药汁100克和匀成面团。山药、胡萝卜均削去外皮,与兔肉均剁成末。②兔肉末放入容器内,加入所有调料及余下的药汁,顺一个方向充分搅匀上劲,再加入山药末、胡萝卜末拌匀成馅。面团搓成条,揪成均匀的剂子,按扁,平铺在案板干淀粉上,用走槌擀成荷叶状烧卖皮。③取一面皮放上馅料,用拇指和食指收拢,捏成烧卖生坯,摆在抹油的蒸帘上,全部制好后,入蒸锅内用大火蒸约20分钟,至熟透取出,装入盘内即成。

【功效】 党参有补中益气,健脾养血,生津和胃的功能。黄芪有补气固本,利水消肿的功能。枸杞子有滋肾补肝,益精明目的功能。山药含皂苷、黏液质、胆碱、淀粉酶、糖蛋白等,有补肺健脾,固肾益精,益气养阴的功能。兔肉有补脾益气,凉血解毒的功能。此款主食具有补脾益气,养血补血的功效,适宜气血两虚型肾病和贫血患者食用。

**合面菇香团子**

【组成】 玉米面300克,面粉100克,黄豆面50克,鸡肉300克,香菇150克,葱末、姜末各20克,料酒15克,精盐4克,味精2克,五香粉、胡椒粉各1克,泡打粉9克,鸡汤100克,香油20克。

【制法】 ①玉米面、面粉、黄豆面、泡打粉放入同一容器内拌匀,加温水和成面团。②鸡肉洗净,剁成末。香菇剁成碎末。鸡肉末放入容器内,加入五香粉、胡椒粉、葱末、姜末、鸡汤、料酒,顺一个方向搅匀上劲,再加入精盐、味精、香菇末、香油拌匀成馅。③面团搓成条,揪成每个重50克的剂子,擀扁,包入馅料,封口捏严团成球状,摆入蒸锅内,用旺火足汽蒸20分钟至熟,取出装盘即成。

【功效】 玉米面富含蛋白质、糖类、淀粉、膳食纤维、多种无机盐、维生素、氨基酸等,具有健脾和胃,防癌健脑,消退水肿,宁心益肺等功效。黄豆面富含蛋白质、脂肪、大豆皂苷、卵磷脂、无机盐、多种维生素等,具有清热解毒,健脾利湿等功效。鸡肉营养价值极高,具有温中补脾,益气养血,补肾益精,健骨壮力等功效。此款主食适宜肾虚、肾亏、肾炎、水肿患者食用。

**搅面糕**

【组成】 精白面粉500克,豆沙馅300克,豆油750克,食用红色素2克,白糖



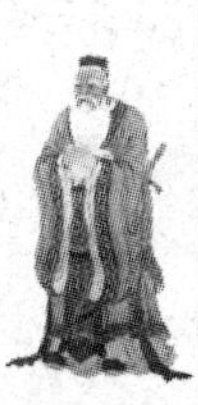

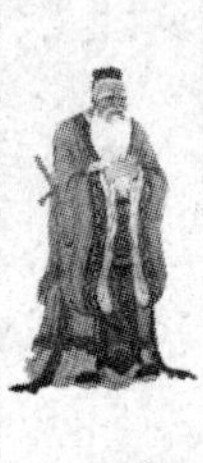

100 克。

【制法】 ①锅内放入清水900克烧开，端离火口，放入精白面粉，放稳锅，双手用木棒搅拌均匀后，倒出冷却。②将凉透的面团搓成条，揪成40个剂子，逐个包入豆沙馅，按成直径约3.5厘米的圆饼，在每个饼中间用红色素点上一个红点。③锅内加油烧至六成热，下入圆饼，炸至呈金黄色浮起时，捞出装盘，冷却后撒上白糖即成。

【功效】 面粉富含蛋白质、脂肪、糖类、膳食纤维、卵磷脂、谷甾醇、精氨酸、淀粉酶、麦芽糖酶、蛋白酶、无机盐、维生素等，具有养心益肾，和血健脾，安神除烦等功能。豆沙馅富含蛋白质、糖类、膳食纤维、钙、铁、锌、硒、磷、钾、镁、维生素(A、F、E、B族)、皂角苷等，具有解毒消肿，利水除湿，和血健脾等功能。此款主食适宜肾炎、水肿患者食用。

豆面糕

【组成】 黄黏米面1000克，红小豆馅1500克，熟黄豆面500克，白糖300克，芝麻仁、冰糖渣各50克，青梅20克，糖桂花10克。

【制法】 ①黄黏米面加温水和成面团，放入盆内自然发酵，发起后放入蒸锅内蒸熟，取出用开水100克搅匀。②芝麻仁炒至呈金黄色，擀碎。青梅切成末，同芝麻面、白糖、冰糖渣、糖桂花拌匀备用。③黄豆面撒在案板上，取熟黄米面团一半放在案板上揉匀，擀成长圆形大片，抹上一层红小豆馅(取全部豆馅的一半)，抹平后卷成长卷，再切成3厘米长的段，摆入盘内。将余下的面团、豆馅按此法做完，即成豆面糕。食用时撒上芝麻糖即可。

【功效】 红小豆富含蛋白质、糖类、膳食纤维、皂角苷、无机盐、维生素等，具有解毒消肿，利水除湿，和血健脾等功效，并对肾炎、水肿、心脏病均有二定疗效。黄豆面富含蛋白质、脂肪、大豆皂苷、卵磷脂、无机盐、维生素等，具有健脾利湿，解毒消肿等功效。芝麻营养价值极高，具有滋肾养肝，补血填精的功效。此款主食适宜肾亏虚的肾炎患者食用。

油炸糕

【组成】 黄米面500克，红小豆400克，白糖100克，豆油750克。

【制法】 ①黄米面加热水300克和匀，放在温热地方发酵。②红小豆洗净，放入锅中，加水煮至熟烂后捣碎，稍凉，过罗去皮，放入白糖调匀。③发好的黄米面揪成每个约25克重的剂子，放在手上团成球状，再按扁，放上豆沙馅，包严再按成小圆饼。④锅内加油烧至五成熟，下入小饼炸透，至浮起呈金红色时，捞出沥去油即成。

【功效】 红小豆富含蛋白质、糖类、膳食纤维、钙、铁、锌、硒、磷、钾、镁、维生素(A、K、E、B族)、皂角苷等，具有解毒消肿，利水除湿，和血健脾等功能。黄米面富含蛋白质、脂肪、糖类、无机盐、赖氨酸等，具有补脾和胃的作用。此款主食适宜慢性肾炎、水肿患者食用。

打糕

【组成】 糯米1000克．红小豆400克，白糖100克，黄豆400克。

【制法】 ①红小豆淘洗干净，放入锅中煮至熟烂捞出，沥干水分，放入炒锅内，加入白糖，用小火煸炒，制成豆沙粉。②黄豆洗净，下入炒锅内炒熟出香味时出锅，磨碎成粉，筛成细面。③糯米淘洗干净，浸泡10小时，沥干水分。蒸锅内铺上屉布，待锅中上汽时，将糯米摆在屉布上，盖严锅盖，用大火蒸约20分钟取出，放在木槽或平面石板上，用木槌捶打成细泥成团后，再打成粘糕，然后把粘糕切成铁条块，外层裹上熟豆面或豆沙粉即成。

【功效】 红小豆富含蛋白质、糖类、膳食纤维、钙、铁、锌、硒、磷、钾、镁、维生素(A、K、E、B族)、皂角苷等,具有解毒消肿,利水除湿,和血健脾等功效,并对肾炎、水肿、心脏病均有一定疗效。黄豆面富含蛋白质、脂肪、大豆皂苷、卵磷脂、无机盐、多种维生素等,具有健脾,利湿,解毒,消肿等功效。二者与具有健脾补虚,暖胃益气的糯米同成主食,是肾炎、水肿患者的理想主食。

菠菜牛肉饼

【组成】 面粉500克,牛肉、菠菜各200克,水发香菇50克,葱末、姜末、料酒各10克,精盐、味精各2克,汤50克,植物油75克,黑芝麻100克,鸡蛋2个。

【制法】 ①面粉内加入沸水烫搅1/2,稍凉后,再加入温水和匀成面团。香菇、菠菜均洗净,剁成末。牛肉末放入容器内,加入姜末、料酒、精盐、味精、汤搅匀上劲。②加入香菇末、菠菜末、葱末、植物油15克拌匀成馅。面团搓成条,揪成剂子,按扁,擀成大圆饼皮,放上馅料,收口捏严成圆球状,再按扁成圆饼生坯。③锅内加油40克烧热,将圆饼生坯刷匀搅散的鸡蛋液,粘匀黑芝麻,放入饼锅内,用小火烙至底面微熟,在饼面上淋油,翻个烙另一面,边烙边淋油,至熟透铲出,装盘即成。

【功效】 黑芝麻是一种高铁、高钙、高蛋白的三高食品,有补肝肾,益精血的功能。牛肉是一种高蛋白、低脂肪肉食,含有全部种类的氨基酸,并富含铁、磷、锌、铜、维生素($B_{12}$、$B_6$)等,有健脾胃,益气血,强筋骨的功能。菠菜含铁丰富,并有生津止渴,养血止血,滋阴利水的功能。三者共用,可补肾固精,健脾利尿,益气养血,适宜肾病贫血、肾虚腰痛患者食用。

鲜馅口饼

【组成】 面粉500克,净鱼肉、羊肉各200克,韭菜100克,料酒10克,酱油15克,精盐3克,味精2克,胡椒粉、十三香粉各0.5克,姜末20克,泡打粉10克,香油20克,油100克。

【制法】 ①面粉内加入泡打粉拌匀,用温水和成软面团,略饧。②鱼肉、羊肉均剁成末。韭菜切成末。③鱼肉末、羊肉末放一容器内,加入所有调料(不加油),顺一个方向搅匀上劲,再放入韭菜末拌匀成馅。④面团搓成长条,揪成大小均匀的小剂子,按扁成圆皮,包入馅料,收口捏严,揪下多余的面头,压成小圆饼坯。⑤锅内加油烧至五成热,下入饼坯,炸至熟透鼓起、至金黄色捞出装盘即成。

【功效】 鱼肉富含蛋白质、脂肪、钙、铁、锌、硒、磷、钾、钠、镁、维生素(A、D、E、B族)等,具有补脾益胃,清热解毒,利水消肿等功能。羊肉富含蛋白质、脂肪、钙、铁、锌、硒、磷、钾、钠、多种维生素等,具有暖中开胃,补虚壮力,除湿利尿等功能。韭菜具有温肾壮阳,暖胃理气,活血散瘀等功能。此款主食具有清热解毒,利水消肿的功效,适宜慢性肾炎、水肿患者食用。

酥香馅饼

【组成】 黑米粉350克,高筋面粉75克,鹿肉末350克,水发香菇、水发木耳、洋葱各50克,鸡蛋5个,黑芝麻200克,料酒、姜末各10克,精盐4克,味精2克,五香粉1克,泡打粉8克,花椒油、香油各15克,油200克。

【制法】 ①黑米粉内加入高筋面粉、泡打粉拌匀,再加入3个搅散的鸡蛋液、油10克及适量温水,和成略软的面团,略饧。②香菇、木耳、洋葱均切成碎末。③平底锅内加花椒油、香油烧热,下入鹿肉末炒散,下入香菇末、木耳末、洋葱末及所有调料,炒匀至熟,盛入容器内。④面团搓成长条,揪成大小均匀的剂子,擀成圆皮,包入炒好的馅料,捏严口,按成圆饼坯,拖匀搅散的余下鸡蛋液,粘匀黑芝麻,放入加油的平底锅内烙熟,取出装盘即成。

**【功效】** 黑米粉含有丰富的蛋白质、糖类、脂肪、钙、铁、锌、硒、磷、钾、钠、镁、维生素(A、C、B族)等,并富含其他米中所缺乏的叶绿素、花青素、强心苷等特殊成分,具有滋阴补肾,补胃暖肝,明目活血等功效。鹿肉营养价值极高,具有调养气血,滋补五脏,强筋壮阳等功能。黑芝麻具有滋肾养肝,补血填精,润肠通便等功能。鸡蛋营养全面,具有宁神定魄,补血养心,滋阴润燥,固肾填精等功能。木耳具有养阴润肺,补肾止血等功能,对肾结石等内源性异物有比较显著的化解功能。此款主食对各种类型的肾病患者均有很好的补益作用。

**三鲜馅饼**

**【组成】** 面粉500克,韭菜300克,鲜虾仁100克,鸡蛋2个,醋1克,精盐、鸡精各3克,料酒、香油各10克,花生油85克。

**【制法】** ①面粉内加入沸水烫搅1/2,稍凉后加入温水和匀成面团,鸡蛋磕入容器内搅散成鸡蛋液。锅内放花生油30克烧热,倒入鸡蛋液煎熟,倒入漏勺。②韭菜择洗干净,切成末。虾仁、鸡蛋均剁成末。虾仁末放入容器内,加入醋、料酒、精盐、鸡精搅匀,再加入韭菜末、鸡蛋末、香油拌匀成馅。面团搓成粗条、揪成剂子,按扁,逐一擀成圆饼皮。③取一面皮,放上馅料,提褶捏成圆形包子状,收口捏严,按扁成小圆饼生坯,全部制好后,摆在刷油的锅内,用小火烙至饼面微干,在饼面上刷油,翻个,烙另一面,边烙边刷油,烙至两面均呈金黄色,至熟透铲出,装盘即成。

**【功效】** 韭菜含苷类、挥发油、硫化物、蛋白质、脂肪、糖类、胡萝卜素、维生素(B族、C)、钙、磷、铁等,有温中活血,温肾助阳,暖胃理气的功能。虾仁含有丰富的蛋白质、脂肪、糖类、钙、磷、铁、维生素($A$、$B_1$、$B_2$)等,有补肾壮阳,益精健骨的功能。鸡蛋营养全面,可强精益气。三者与可养心益肾、和血健脾的面粉共用,使此款主食具有补肾壮阴,益精壮骨的功能,适宜肾虚阳痿、腰膝酸软等症患者食用。

**羊肉馅饼**

**【组成】** 面粉500克,羊腿肉350克,枸杞子、虾皮各20克,葱25克,姜10克,料酒15克,精盐1克,味精2克,胡椒粉0.5克,汤100克,植物油100克。

**【制法】** ①面粉内加入温水和匀成面团,饧透。羊肉、虾皮、葱、姜、枸杞子均剁成末。羊肉末放入容器内,加入姜末、料酒、精盐、味精、胡椒粉、汤搅匀上劲。②加入虾皮末、枸杞子末、葱末、植物油15克拌匀成馅。面团搓成条,揪成剂子,按扁,擀成圆饼皮,放上馅料,提褶收口捏严成圆球状,再按扁成圆饼生坯。③锅内放油50克烧热,下入饼坯,用小火烙至饼面微干,在饼皮上刷油,烙至底面微熟时,翻个,烙另一面,在饼面上边烙边刷油,两面均烙至呈金黄色,熟透铲出,装盘即成。

**【功效】** 羊肉营养丰富,富含生长肌肉和维持机体活力的高质量蛋白质,并富含钛、磷、锌、B族维生素等,有益气养血,温中暖肾的功能。枸杞子有补肝滋肾,益精明目的功能。二者与面粉共用,使此款主食具有补肾壮阳,强筋壮骨的功能,适宜肾阳虚腰痛膝软、阳痿、早泄、月经不调、性欲减退患者食用。

**速发羊肉馅饼**

**【组成】** 面粉、羊肉末各500克,葱末100克,姜末、料酒酱油、泡打粉各10克,精盐、味精各3克,五香粉、胡椒粉各1克,油150克。

【制法】 ①面粉内加入泡打粉拌匀,加温水和成稍软的面团,揉匀略饧。②羊肉末内加入油25克及其他所有调料,拌匀成馅。③面团搓成长条,揪成10个大小均匀的剂子,按扁,抻成薄片,包入馅料捏严口,擀成圆饼坯。④平底锅内加油烧热,放入饼坯,用小火烙至两面均呈金黄色、熟透即成。

【功效】 羊肉富含蛋白质、脂肪、钙、铁、锌、硒、磷、钾、钠、镁、维生素(A、D、C、K、B族)等,具有暖中开胃,补虚壮力,利水除湿等功效。大葱富含蒜辣素、蛋白质、糖类、无机盐、维生素等,具有发汗解表,通阳散寒,解毒消肿等功能。二者与具有养心益肾、和血健脾的面粉共成主食,是肾阳虚患者的理想保健主食。

**露馅烧饼**

【组成】 面粉500克,豆沙馅250克,猪油175克,食用红色素3克。

【制法】 ①面粉250克用猪油125克搓成干油酥面。余下的面粉、猪油加温水和成水油面。②用水油面皮包入油酥面,擀成大薄片,由上往下卷成卷,揪成10个大小均匀的剂子,按扁,每个剂子包入豆沙馅25克,按成圆饼坯,在饼坯上面用刀划3刀成三角形,在三角形里面划4刀成"米"字形,深至见馅,在中间点上一点食用红色素,摆入烤盘,入烤箱烤15分钟即成。

【功效】 面粉富含蛋白质、脂肪、糖类、膳食纤维、卵磷脂、谷甾醇、精氨酸、淀粉酶、蛋白酶、麦芽糖酶、无机盐、维生素等,具有养心益肾,和血健脾,安神除烦等功能。豆沙馅富含蛋白质、糖类、膳食纤维、钙、铁、锌、硒、磷、钾、镁、维生素(A、K、E、B族)、皂角苷等,具有解毒消肿,利水除湿,和血健脾等功能。二者组合成主食,对肾炎、水肿、心脏病均有一定的食疗作用。

**吴记炸馅饼**

【组成】 玉米面、羊肉各300克,面粉100克,黄豆面50克,韭菜150克,海米30克,料酒、酱油各10克,精盐3克,味精2克,鸡精5克,胡椒粉、五香粉各1克,泡打粉9克,姜末20克,鸡汤50克,香油25克,油800克(实耗不多)。

【制法】 ①玉米面、面粉、黄豆面、泡打粉放入同一容器内拌匀,加温水和成面团。②韭菜择洗干净,切成碎末。羊肉洗净,同海米一同剁成碎末,放入容器内,加入料酒、酱油、鸡汤、五香粉、胡椒粉、姜末,顺一个方向搅匀上劲,再加入精盐、味精、鸡精、香油、韭菜末拌匀成馅。③面团搓成长条,揪成每个重25克的剂子按扁,包入馅料,捏严封口,团成圆球,再按扁成小圆饼坯。④锅内加油,烧至五成热,下入饼坯炸至鼓起、熟透捞出装盘即成。

【功效】 羊肉富含蛋白质、脂肪、钙、铁、锌、硒、磷、钾、钠、镁、维生素(A、D、C、K、B族)等,具有暖中开胃,补虚壮力,利水除湿等功能。韭菜具有温肾壮阳,暖胃理气,活血散瘀等功能。海米具有固肾壮阳,补益通乳的功效。此款主食适宜肾虚阳痿、肢冷不温、神疲乏力的肾炎患者食用。

**煎豆沙饼**

【组成】 面粉、豆沙馅各500克,泡打粉10克,油300克(实耗不多)。

【制法】 ①面粉内加泡打粉拌匀,用温水和成软面团,略饧。②面团搓成长条,揪成10个大小均匀的剂子,按扁,放上豆沙馅,封口捏严成圆球状,再按成圆饼坯。③平底锅内加油烧热,放入豆沙饼坯,用小火煎炸,至两面呈金黄色,装盘即成。

【功效】 面粉富含蛋白质、脂肪、糖类、膳食纤维、卵磷脂、谷甾醇、精氨酸、淀粉酶、蛋白酶、麦芽糖酶、无机盐、维生素等,具有养心益肾,和血健脾,安神除烦等功能。



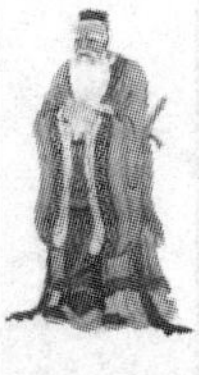

豆沙馅富含蛋白质、糖类、膳食纤维、钙、铁、锌、硒、钾、镁、维生素(A、K、E、B族)、皂角苷等,具有解毒消肿,利水除湿,和血健脾等功能。此款主食对肾炎、水肿、心脏病均有一定的食疗作用。

**蜜香芝麻山药饼**

【组成】 山药300克,胡萝卜150克,面粉、黑芝麻各100克,蜂蜜30克,花生油75克,鸡蛋2个。

【制法】 ①山药、胡萝卜均削去外皮,入蒸锅蒸至熟烂取出,制成泥,放入面粉内,放入蜂蜜和匀成面团。②面团搓成粗条,揪成均匀的剂子,团成圆球状,再按扁成小圆饼,刷匀鸡蛋液,粘匀黑芝麻,成山药萝卜饼生坯。③锅内放油35克烧热,下入山药萝卜饼生坯,用小火烙至熟透(边烙边向锅内淋油)铲出,装入盘内即成。

【功效】 山药含皂苷、黏液质、胆碱、淀粉、糖蛋白、自由氨基酸、维生素C、多酚氧化酶等,有补肺健脾,固肾益精,益气养阴的功能。黑芝麻有补肝肾,益精血的功能。蜂蜜含有一种与人体垂体激素相仿的植物激素,有明显的活跃性腺的生物活性,对精液的形成十分有益。三者共用,可补肾益精,对肾虚所致遗精、带下、性功能减退患者有食疗的作用。

**牛肉丝炒饼**

【组成】 面粉200克,牛肉75克,黄瓜150克,酱油、精盐、味精各3克,豆油75克,料酒、葱丝、姜丝各10克。

【制法】 ①面粉内加温水和成面团,揉匀,分成两个剂子,用擀面杖擀成薄饼,放入平底锅内烙熟取出,切成4厘米长、1.5厘米宽的条。②炒勺内加油30克烧热,放入饼条炒至呈金黄色出勺装盘。③牛肉、黄瓜分别切成丝。④炒勺内加油烧热,放入牛肉丝煸炒至熟,放入葱丝、姜丝、料酒、酱油炒香,加水50克,放入精盐烧开,下入黄瓜丝、饼条、味精炒匀,出勺装碗即成。

【功效】 牛肉是高蛋白、低脂肪的肉类食品,并含丰富的钙、铁、锌、硒、钾、钠、磷、镁、维生素(D、K、A、E、B族)等,氨基酸组成比猪肉更接近人体需要,能够提高机体抗病能力,对生长发育,术后恢复,病后调养等均有极好的作用。黄瓜富含葡萄糖、鼠李糖、果糖、氨基酸、芸香苷、无机盐、维生素等,具有利水消肿,清热除烦,生津止渴等功效。二者与具有养心益肾、和血健脾、安神除烦的面粉同食,对慢性肾炎、水肿患者有很好的补益作用。

**吉利堂炒饼**

【组成】 熟黑米面饼300克,羊肉、鱼肉各100克,韭菜、料酒各25克,精盐3克,味精2克,胡椒粉0.5克,鸡精、白糖各4克,湿淀粉15克,汤50克,油40克。

【制法】 ①黑米面饼切成象眼片。羊肉、鱼肉均切成片。韭菜切段。②羊肉片、鱼肉片分别用料酒8克、精盐0.5克腌渍入味,再用湿淀粉7.5克拌匀上浆。③锅内加油烧热,下入羊肉片炒至八成熟,下入鱼肉片炒至微熟,下入饼片、汤炒开,加入余下的全部调料(不加味精)炒匀,再下入韭菜段煸炒至熟,加味精,出锅装盘即成。

【功效】 黑米面饼含有丰富的蛋白质、糖类、脂肪、钙、铁、锌、硒、磷、钾、钠、镁、维生素(A、C、B族)等,并富含其他米中所缺乏的叶绿素、花青素、强心苷等特殊成分,具有滋阴补肾,补胃暖肝,明目活血等功效。羊肉富含蛋白质、脂肪、无机盐、多种维生素等,具有暖中开胃,补虚壮力,除湿利尿等功效。鱼肉富含蛋白质、脂肪、无机盐、多种维生素等，具有补脾益胃，清热解毒，利水消肿等功能。此款主食适宜肾病患者食用。

**油酥蚕蛹**

【组成】 面粉500克，猪油50克，豆油150克，白糖、豆沙馅各100克，香油40克。

【制法】 ①面粉200克加豆油100克搓成干油酥面。②面粉300克加猪油、温水125克调成水油酥面。③两种面团分别揉匀后，各揪成20个剂子，将水油酥剂子按扁，包入干油酥剂子，擀成椭圆形片。白糖和豆沙馅拌匀，抹在擀好的片上一层，再从一头卷起呈蚕蛹形，卷好后在光滑面用刀并排划成刀口，不要划断，全部制好后，刀口朝上摆入抹过豆油的烤盘内，入烤箱烤熟，取出抹上香油即成。

【功效】 面粉富含蛋白质、脂肪、糖类、多种无机盐、多种维生素等，有养心益肾，和血健脾，润燥除烦等功能。豆沙馅富含蛋白质、糖类、钙、铁、锌、硒、磷、钾、镁、多种维生素、多种氨基酸等，有预防结石，健美减肥，降脂降压等功能。经常食用此款主食对肾结石患者有很好的预防作用。

**金樱子仙茅苦瓜面**

【组成】 刀切面条200克，猪瘦肉、苦瓜各50克，药料包（内装仙茅、金樱子各15克）1个，葱丝、姜丝各10克，料酒15克，精盐3克，味精、湿淀粉各2克，清汤1000克。

【制法】 ①猪瘦肉切成丝。苦瓜洗净去瓤，顺切成丝。肉丝用料酒5克、精盐0.5克、湿淀粉拌匀入味上浆。锅内放入清汤，下入药料包烧开，煎煮30分钟。②下入刀切面条烧开，下入猪肉丝、葱丝、姜丝、余下的料酒烧开，拣出药料包不用。③下入苦瓜丝、余下的精盐煮至熟透，加味精，出锅装碗即成。

【功效】 仙茅有温肾壮阳，祛寒除湿，强筋健骨的功能。金樱子有涩精，止泻，缩尿的功能。猪瘦肉富含蛋白质、铁、B族维生素等，有滋阴润燥，益气补血的功能。苦瓜有除邪热，解劳乏，清心明目，益气壮阳的功能。此款主食具有补肾阳，强筋骨，祛寒湿的功能，适宜肾阳虚所致腰痛、耳鸣、阳痿患者食用。

**海参鱿鱼菠菜面**

【组成】 黑米面、面粉各100克，净鱿鱼肉、水发海参、菠菜各75克，葱末、蒜末、料酒、湿淀粉各10克，醋、精盐、鸡精各2克，胡椒粉0.5克，汤150克，植物油20克。

【制法】 ①黑米面内加入面粉拌匀，用温水和匀，成软硬适中的面团，饧透，按扁，擀成大薄片，再切成面条。海参、鱿鱼均治净，切成粗丝。菠菜择洗干净，切成段。②面条下入沸水锅中，用中火烧开，煮至熟透，投凉捞出，沥去水分，装入盘内。海参丝、鱿鱼丝下入沸水锅中，加入醋烧开，氽透捞出。③锅内放油烧热，下入葱末、蒜末炝香，下入海参丝、鱿鱼丝煸炒，烹入料酒，加汤、精盐、鸡精炒开，下入菠菜炒熟，加胡椒粉，用湿淀粉勾芡，出锅盛在盘内面条上，食时拌匀即成。

【功效】 海参是一种高蛋白、低脂肪的海产美味食物，不含胆固醇，有补肾益精，养血润燥，壮阳滋阴，防癌抗癌的功能，对糖尿病人也有调补作用。鱿鱼是一种高蛋白、低脂肪食物，所含不饱和脂肪酸有降低胆固醇，抑制血糖升高和调节血压的功能。菠菜能利水通便，并可刺激胰腺分泌，对糖尿病有一定疗效。三者与可滋阴补肾的黑米面同烹成主食，适宜糖尿病、肾病患者食用。



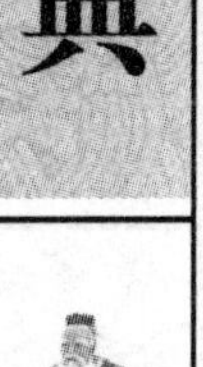

**虾仁鸡肉汤面**

**【组成】** 玉米面条200克,净鸡肉75克,鲜虾仁25克,韭菜、料酒各15克,海马、葱丝、姜丝各10克,精盐3克,味精1.5克,湿淀粉5克,清汤800克。

**【制法】** ①韭菜洗净,切成小段。鸡肉切成丝,用料酒5克、精盐1克、湿淀粉3克拌匀入味上浆。虾仁治净,用料酒3克、精盐0.5克、湿淀粉2克拌匀入味上浆。锅内放入清汤,下入海马、葱丝、姜丝烧开,煮约30分钟。②下入鸡丝、虾仁、余下的料酒和精盐,煮至熟烂,下入韭菜段、味精烧开,离火备用。③玉米面条下入沸水锅中,用中火烧开,煮至熟透捞出,装入碗内,淋入烧好的海马鸡丝汤即成。

**【功效】** 海马有补肾壮阳,散结消肿的功能。鸡肉营养丰富,是高蛋白、低脂肪食物,且富含不饱和脂肪酸和丰富的磷、铁、铜、钙、锌、B族维生素等,有温中补脾,益气养血,补肾益精的功能。此款主食具有补肾壮阳的功效,适宜肾阳虚弱、腰酸如折、尿频、阳痿、早泄等症状患者食用。

**虾仁火腿冬瓜面**

**【组成】** 玉米面条200克,冬瓜100克,火腿50克,水发木耳、干虾仁、料酒各15克,葱花、姜末各5克,味精、白糖各2克,清汤700克,植物油20克。

**【制法】** ①冬瓜去皮、瓤,与火腿、木耳均切成3厘米长的粗丝。锅内放油烧热,下入葱花、姜末炝香,下入火腿丝煸炒,烹入料酒炒匀,下入虾仁炒香,加清汤。②下入木耳丝、白糖、冬瓜丝烧开。③下入泡至回软的玉米面条烧开,煮至熟透,加味精,出锅装碗即成。

**【功效】** 冬瓜含蛋白质、糖类、膳食纤维、维生素(B族、C)、钙、磷、铁等,有利水渗湿,清热解毒的功能。虾仁富含优质蛋白质、脂肪、钙、磷、铁、维生素($B_1$、$B_2$、$B_5$)等,有补肾壮阳,养血固精,化淤解毒的功能。火腿含有人体必需的8种氨基酸,有健脾开胃,生津益血,滋肾添精的功能。三者共用,可开胃健脾,利尿化痰,清热解暑,适宜慢性肾炎、头面水肿、腰膝酸软患者食用。

**杜仲双色羊腰面**

**【组成】** 挂面150克,羊腰子100克,水发木耳、胡萝卜各25克,杜仲、料酒各15克,葱丝、姜丝各10克,醋、味精各2克,精盐、鸡精、湿淀粉各3克,清汤650克,香油5克。

**【制法】** ①羊腰子撕去外皮,从中间剖开,片净腰臊,与择洗干净的木耳、去皮洗净的胡萝卜均切成丝。腰丝用料酒5克、精盐1克、醋、湿淀粉拌匀入味上浆。锅内放入清汤,下入杜仲烧开,煎煮30分钟。②下入羊腰丝、木耳丝、葱丝、姜丝、余下的料酒和精盐、鸡精烧开,煮至微熟,拣出杜仲不用,下入胡萝卜丝烧开,煮至熟透,加味精,淋入香油,离火备用。③挂面下入沸水锅中,用中火烧开,煮至熟透捞出,放入汤碗内,浇入烧好的羊腰汤即成。

**【功效】** 杜仲有补肝肾,强筋骨的功能。羊腰子含蛋白质、脂肪、钙、磷、铁、维生素($B_1$、$B_2$、$B_5$、A、C)等,有补肾气,益精髓的功能。二者与挂面共用,可壮阳补肾,益精充髓,健体强身,适宜慢性肾炎、腰膝酸软、阳痿、尿频、遗尿等症患者食用。

**花生面丁**

**【组成】** 面粉200克,花生米50克,赤小豆30克,葱段、姜片各5克,药料包(内装白茅根15克)1个,白糖25克。

**【制法】** ①花生米、赤小豆均择去杂质,用温水泡涨。面粉内加入冷水和匀,成略硬的面团，饧透，擀成1厘米厚的片，再切成1厘米见方的丁，下入沸水锅中煮熟捞出。②锅内放入清水800克，下入药料包、花生米、赤小豆、葱段、姜片烧开，煮至熟烂，拣出药料包、葱段、姜片不用。③下入煮熟的面丁烧开，加入白糖搅匀，出锅装碗即成。

**【功效】** 白茅根有清热凉血，止血利尿的功能。花生含有的维生素K是一种凝血素，具有良好的止血作用，对泌尿道出血等各种出血性疾病，均有止血作用。赤小豆有解毒消肿，利水除湿的功能。二者与可养心益肾、和血健脾的小麦面粉共用，使此款主食具有清热消肿，凉血止血的功效，适宜慢性肾炎血尿、贫血等患者食用。

**毛豆肉腰炒饭**

**【组成】** 熟玉米糁饭200克，猪腰子100克，羊肉75克，毛豆50克，蒜末10克，料酒、葱姜汁各15克，精盐、鸡精各3克，味精、醋各1克，胡椒粉0.5克，湿淀粉5克，汤50克，植物油20克。

**【制法】** ①猪腰子撕去筋膜，从中间剖开，片去腰臊，与羊肉均切成丁，分别用料酒5克、精盐0.5克、湿淀粉2.5克拌匀入味上浆。②锅内放油烧热，下入羊肉丁炒至变色，下入猪腰丁炒匀，下入蒜末炒香，烹入醋、葱姜汁、余下的料酒炒匀。③下入毛豆炒匀，加汤、鸡精、余下的精盐烧至微熟，下入玉米糁饭、味精、胡椒粉炒至入透味，出锅装入盘内即成。

**【功效】** 羊肉富含优质蛋白质、脂肪、铁、磷、锌、维生素（$A_1$、$B_1$、$B_{12}$、$B_3$）等，有补气养血，温中暖肾的功能。猪腰含有丰富的蛋白质、脂肪、维生素（A、E、C）、铁、磷、钙等营养素，有补肾强腰的功能。玉米糁富含维生素E，具有激发性欲的功能。此款主食可补气养血，温肾强腰，适宜肾虚所致腰痛、遗精、阳痿、神疲乏力等症状患者食用。

**兰花猴头兔肉炒饭**

**【组成】** 熟玉米糁饭200克，净兔肉、西兰花、水发猴头菇各65克，葱末、姜末各8克，料酒10克，精盐1克，玉米油15克，湿淀粉2克。

**【制法】** ①兔肉、西兰花、猴头菇均治净，切成丁。兔肉丁用料酒5克、湿淀粉拌匀入味上浆。锅内放油烧热，下入葱末、姜末炝香，下入兔肉丁炒熟，下入猴头菇丁炒匀。②下入西兰花丁炒匀，烹入余下的料酒炒熟。③下入玉米糁饭、精盐炒至入透味，出锅装入盘内即成。

**【功效】** 玉米糁营养丰富，有利尿，降压，降糖，止血，利胆等作用。西兰花含有丰富的蛋白质、维生素（A、B族、C）、钙、磷、铁等，有补肾填精作用，所含丰富的铬元素，有助于调节血糖。猴头菇含有不饱和脂肪酸，有利于血液循环，能降低血液中的胆固醇。兔肉是一种高蛋白、低脂肪、低胆固醇食物，有补中益气，止渴健脾，凉血解毒的功能。此款主食具有降糖益肾的功效，适宜糖尿病、肾病患者食用。

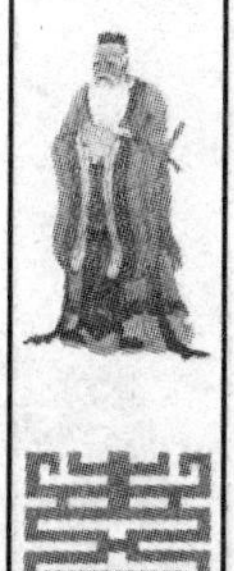

**桃仁虾腰二米粥**

**【组成】** 大米100克，玉米糁75克，核桃仁30克，鲜虾仁、羊腰子各50克，枸杞子、料酒、葱姜汁各15克，醋、味精各1克，精盐、鸡精各2克，胡椒粉0.5克。

**【制法】** ①玉米糁、大米分别淘洗干净。羊腰子治净，切成小丁，用料酒、葱姜汁各5克和精盐0.5克拌匀腌渍入味。玉米糁下入沸水锅中，用小火烧开，煮至七成熟。②下入大米搅匀烧开，煮至熟烂，下入羊腰子、核桃仁和余下的料酒、葱姜汁、精盐搅匀烧开，煮至羊腰丁微熟。③下入鲜虾仁、醋、鸡精搅匀，下入枸杞子，煮至粥稠，加味精、胡椒粉搅匀，出锅装入碗内即成。

【功效】 羊腰子有补肾气，益精髓的功能。核桃仁有补肾固精，温肺定喘，润肠的功能。虾仁有补肾壮阳，开胃化痰的功能。枸杞子有滋肝补肾，益精明目的功能。此粥可补肾固精，壮阳疗痿，适宜肾虚所致阳痿、早泄、腰膝酸软、遗精、气虚体弱、头晕目眩患者食用。

**五味大米粥**

【组成】 大米175克，净栗子肉、山药各50克，莲子、芡实、扁豆各25克。

【制法】 ①大米淘洗干净。山药削去外皮，切成小丁。莲子、扁豆均择去杂质，与芡实分别用温水泡透。锅内放入清水，下入扁豆烧开，下入莲子煮至五成熟。②下入芡实烧开，煮约10分钟，下入大米，用手勺搅匀。③下入栗子、山药丁搅匀烧开，煮至熟烂，出锅装碗即成。

【功效】 栗子含有丰富的蛋白质、脂肪、糖类、钙、磷、钾等营养成分，有补肾壮腰，健脾止泻，养胃的功能。山药有健脾补肺，固肾益精的功能。莲子有健脾强胃，益肾补虚，养心安神的功能。芡实有益肾固精，健脾补中的功能。诸物与大米共用，使此款主食具有补肾益气，强健筋骨，暖肠厚胃的功能，适宜肾虚所致的腰膝无力、遗精、滑精患者食用。

**狗肉豆枣粥**

【组成】 玉米𥹸200克，狗肉、水发黑豆、豌豆、大枣各50克，葱段、姜片、料酒各10克，精盐2克，味精1.5克。

【制法】 ①大枣洗净，去核，与狗肉均切成小丁。锅内放入清水，下入玉米𥹸、狗肉丁烧开，下入黑豆，用手勺搅匀，煮至五成熟。②下入豌豆、葱段、姜片、料酒搅匀，煮至微熟，拣出葱段、姜片不用。③下入大枣丁烧开，煮至熟烂，加入精盐、味精搅匀，出锅装入碗内即成。

【功效】 豌豆含蛋白质、脂肪、糖类、无机盐、维生素($B_1$、$B_5$)等，有健脾利湿，下气止痢的功能。黑豆有健脾利湿，补肾益阴，活血解毒的功能。大枣营养丰富，对脾虚、食少、便溏有一定食疗作用。狗肉有补肾助阳，强胃厚肠的功能。诸物与可健脾和中的玉米𥹸共用，可补脾气，温肾阳，适宜慢性肾炎脾肾阳虚患者食用。

**赤小豆二米粥**

【组成】 赤小豆50克，小米100克，大米75克。

【制法】 ①小米、大米分别淘洗干净。赤小豆择去杂质，洗净，下入清水锅中，用小火烧开，煮至七成熟。②下入大米搅匀烧开，煮至微熟。③下入小米搅匀烧开，煮至熟烂，粥稠，出锅装碗即成。

【功效】 赤小豆能利水消肿，解毒排脓。小米有和中益胃，除热解毒的功能。此粥可清热消肿，健脾利水，适宜慢性肾炎水肿，或尿道炎、膀胱炎患者食用。

**什锦薏米粥**

【组成】 薏仁米200克，大豆、水发海带、猪瘦肉各50克，料酒、葱姜汁各15克，精盐、鸡精各2克，味精1克，湿淀粉1.5克。

【制法】 ①大豆择去杂质，与薏仁米分别淘洗干净，加入温水泡透。猪瘦肉、海带均切成小丁。猪肉丁用料酒、葱姜汁各5克和精盐0.5克、湿淀粉拌匀入味上浆。薏仁米下入清水锅中烧开。②待薏仁米煮至七成熟时，下入大豆搅匀烧开，煮至八成熟，下入肉丁搅匀烧开，煮至微熟。③加入鸡精和余下的料酒、葱姜汁、精盐搅匀，下入海带煮至熟烂，粥稠，加味精搅匀，出锅装碗即成。

**【功效】** 薏仁米有健脾利湿，清热除痹的功能。黄豆有健脾宽中，益气利水的功能。海带有消痰软坚，利水泻热的功能。此粥可清热利湿，健脾补肺，适宜慢性肾炎、水肿患者食用。

**冰糖双子粟米粥**

**【组成】** 小米200克，莲子50克，枸杞子15克，冰糖20克。

**【制法】** ①莲子择去杂质，洗净，泡至回软。小米淘洗干净。枸杞子洗净。锅内放入清水，下入莲子，用小火烧开。②待莲子煮至微熟时，下入小米搅匀烧开，煮至熟烂。③下入枸杞子、冰糖搅匀，煮至粥汁稠浓，出锅装盘即成。

**【功效】** 莲子有补脾益胃，涩肠固精，养心安神的功能。枸杞子有滋肝补肾，益精明目的功能。小米有除湿，和胃，健脾，安眠等功能。此粥可补肝肾，益精血，适宜肝肾不足的慢性肾炎、贫血、腰膝酸软患者食用。

**双子玉米楂粥**

**【组成】** 枸杞子15克，莲子50克，玉米糙150克，大米75克。

**【制法】** ①玉米糁用冷水淘洗干净，再用冷水浸泡3小时左右。大米淘洗干净。莲子择去杂质，用冷水洗净，再加入温水泡至回软。枸杞子用温水洗净。②锅内放入清水，下入玉米糁，用小火烧开，煮至六成熟，下入莲子搅匀，煮至八成熟。③下入大米搅匀，煮至熟烂，粥汁稠浓，下入枸杞子搅匀略煮，出锅装碗即成。

**【功效】** 枸杞子有滋肾补精，养肝明目的功能。莲子有补脾益胃，涩肠固精，养心安神的功能。玉米糁营养丰富，是健康长寿食品之一。此粥可补肾固精，延年益寿，适宜年老体弱、肾虚遗精、心烦不眠患者食用。

**柿枣苹果粥**

**【组成】** 大米、小米、苹果各75克，柿饼子、大枣各30克，蜂蜜15克。

**【制法】** ①大米、小米淘洗干净。苹果去皮、核，大枣洗净去核，柿饼子去蒂，均切成小丁。锅内放入清水，下入大米、小米烧开，煮至五成熟。②下入柿饼丁搅匀烧开，煮至七成熟。③下入大枣丁搅匀，煮至熟烂，下入苹果丁，加入蜂蜜搅匀烧开，出锅装入碗内即成。

**【功效】** 苹果营养丰富，有滑肠，利尿作用，所含丰富的维生素C和胡萝卜素有利于炎症的消退和泌尿道上皮细胞的修复。柿饼含有糖类、多种维生素、无机盐等，有清热解毒，降压止血的功能。二者与可益气养血的大枣共用，使此款主食具有清热解毒，凉血止血的功能，适宜尿道炎、血尿患者食用。

**首乌薏米粥**

**【组成】** 薏仁米200克，大米75克，何首乌15克，黑枣30克。

**【制法】** ①薏仁米放入容器内，用冷水反复淘洗干净，加入冷水浸泡2小时左右。大米放入容器内，用冷水反复淘洗干净。黑枣放入容器内，加入温水浸泡3分钟左右，再用冷水反复冲洗干净。②锅内放入清水，下入何首乌烧开，下入薏仁米煮至八成熟，下入大米搅匀烧开，煮至微熟。③下入黑枣搅匀，煮至米烂粥稠，出锅盛入碗内即成。

**【提示】** 要用小火熬煮，勤用手勺搅动，以免煳锅。

**【功效】** 何首乌有补益精血，固肾乌发的功能。黑枣有滋养血脉，强健脾胃的功能，所富含的维生素P有明显的降压作用。薏米有利水渗湿，清热，健脾的功能，并有降压作用。此粥可补益肝肾，利水消肿，降低血压，适宜慢性肾炎水肿、高血压患者食用。

## 二十七、贫血食疗药膳

**山药紫荆皮汤**

【组成】 山药30克，紫荆皮9克，红枣10枚。

【制法】 将上3味水煎。每日1剂，分3次服用。

【功效】 健脾益血，补肾养阴。适用于低热贫血症。

**补心养血汤**

【组成】 羊肉250克，山药30克，当归、姜片各15克。

【制法】 将羊肉洗净切块；当归用纱布包好；把二者同山药、姜片都放入沙锅内，加水适量，共炖汤，至羊肉熟烂后，加入调味品即成。饮汤，食羊肉。每周3～4次。

【功效】 健脾益气，补心养血。适用于产妇贫血症，服1个月左右即愈。

**补血瘦肉汤**

【组成】 生晒参9克，当归10克，生地、熟地各15克，红枣20枚，瘦猪肉60克。

【制法】 将瘦肉放入沸水内，去浮沫，加入生晒参、当归、红枣、生地、熟地、料酒、八角茴香，用小火煮1～2小时，食盐、味精调味即可。每日1剂，饮汤食肉。

【功效】 养阴补血补肾。

**木耳红枣汤**

【组成】 黑木耳30克，大枣20枚。

【制法】 将木耳、红枣泡发洗净，共放锅中加清水适量煮汤，汤成后加入少许红糖调味。每日1剂，吃枣喝汤。

【功效】 补肾养血。

**豆腐猪血汤**

【组成】 豆腐250克，猪血（羊血、牛血也可）400克，大枣10枚。

【制法】 将大枣洗净，与豆腐、猪血同放入锅中，加适量水，煎煮成汤。饮汤，食枣。15日为1疗程。

【功效】 补血，适用于产后妇女贫血症。

**花生红枣汤**

【组成】 连衣花生200克，红枣30～50克。

【制法】 将红枣、花生同放锅中加水适量煮至花生烂熟即可。吃红枣、花生，喝汤。

【功效】 温补脾肾。适用于缺铁性贫血。

**鸡血汤**

【组成】 鸡血50克。

【制法】 将鸡血蒸熟切丝，做成酸辣汤。佐餐食用或作点心食用。

【功效】 开胃补血。

**参枣汤**

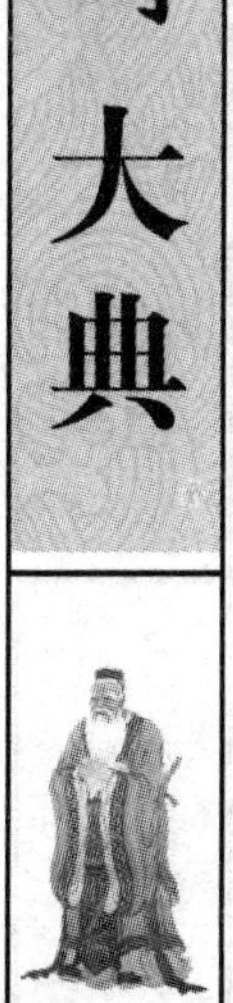

【组成】 党参15克,大枣10枚。

【制法】 将上2味水煎2次,去渣合并汁液。每日2次,吃枣喝汤。

【功效】 健脾、益气、生血。

**猪皮红枣羹**

【组成】 猪皮500克,红枣250克,冰糖适量。

【制法】 将猪皮去毛,洗净,切小块;红枣洗净去核备用。再将猪皮块与红枣置铁锅中,放入冰糖和清水,大火烧开后用小火炖成稠羹。佐餐食。

【功效】 补血美容,防治容颜早衰。适用于血小板减少性紫癜,牙龈出血,血友病,缺铁性贫血等症。

**鳝鱼莲子羹**

【组成】 鲜鳝鱼500克,莲子20克,料酒、味精、食盐、酱油、葱、蒜、生姜各适量。

【制法】 把鳝鱼去杂,洗净,切丝。把鳝鱼丝、莲子入锅,加调料、水。用武火煮沸,撇去浮沫。用微火炖1小时,放味精。分餐食,吃肉喝汤。

【功效】 补脾肾、益气血,适用于再生障碍性贫血。

**太子参羊肉羹**

【组成】 羊肉500克,太子参30克,何首乌15克,龙眼肉20克。

【制法】 将羊肉切丁,太子参、龙眼肉、何首乌装入洁净的纱布袋扎紧口,加葱白、姜、绍酒、盐等调料适量,均放入沙锅内,加清水没过料,先用大火烧沸后,去浮沫,以文火煨至羊肉烂熟,捞去药包及葱姜即可。佐餐食用。

【功效】 益气温中,补肾养血。

**桂圆黑芝麻粥**

【组成】 黑芝麻25克,桂圆肉15克,粳米适量。

【制法】 将黑芝麻捣碎,粳米淘净,与桂圆肉一并入锅,加水适量煮粥。每日2~3次,或经常佐餐食。

【功效】 补肝肾,润五脏。适用于阴血不足所致的眩晕,消瘦,便燥,须发早白,以及产后乳汁不足等症。

**鸡蛋猪腰粥**

【组成】 鸡蛋1个,猪腰1只,糯米60克。

【制法】 将猪腰去筋膜切片,鸡蛋打碎加入调料拌匀,糯米煮粥,将成时加入鸡蛋、猪腰稍煮即可。可作早晚餐或点心服食。

【功效】 补肾健脾补血。

**芪枣羊骨粥**

【组成】 羊骨1000克左右,黄芪30克,大枣10枚,粳米100克。

【制法】 先将羊骨打碎与黄芪、大枣入沙锅,加水煎汤,然后取汁代水煮粥,待粥将成时,加入细盐、生姜、葱白调味,稍煮即可。温热空腹食用,10~15日为1个疗程。

【功效】 补肾强筋,健脾益气,养血。

**大枣阿胶粥**

【组成】 阿胶15克,糯米100克,大枣10枚。

【制法】 将阿胶捣碎;大枣去核与糯米煮粥,粥成时入阿胶稍煮,搅拌令其烊化即成。每日早晚餐温服。

【功效】 养血止血。

**猪血菠菜粥**

【组成】 猪血100克，鲜菠菜适量，粳米100克。

【制法】 将猪血切成小块，放沸水中稍煮，捞出，菠菜放入沸水中，略烫一下，捞出后切细，粳米加水煮粥，待粥成时放入猪血、菠菜，调味即可。作早晚餐服食，可常食。

【功效】 养血补血。

**牛蹄筋粥**

【组成】 牛蹄筋、花生米各50克，糯米50~100克。

【制法】 将牛蹄筋洗净，切成小块，与花生米、糯米一齐加水适量煮粥，煮至蹄筋及花生熟烂、汤稠即可。食粥吃蹄筋及花生。每日早晚各1次。

【功效】 补气养血。

**补肾壮阳虾酥**

【组成】 大对虾1对，黑芝麻50克。

【制法】 对虾取肉为蓉，加绍酒调味，置于面包托上，蘸黑芝麻炸成金黄色。佐餐食用。

【功效】 补肾阳，益精血。

**甲鱼炖山药**

【组成】 甲鱼1只(约500克)，山药片30克，桂圆肉20克。

【制法】 将甲鱼去头尾、爪、内脏，洗净，用开水烫2~3分钟，去背部和裙边上的黑衣，与山药、桂圆肉共入锅中，加水炖熟调味即可。吃肉喝汤。

【功效】 滋阴养血。

**黄芪枸杞炖乳鸽**

【组成】 黄芪30克，枸杞子10克，乳鸽1只，食盐、味精少许。

【制法】 把乳鸽淹死，去杂，洗净放入炖盆中，加水、黄芪、枸杞子。隔水炖熟，调味。每3天吃1剂。

【功效】 补脾肾、益气血，适用于脾肾阳虚型贫血。

**猪蹄鸽蛋**

【组成】 猪蹄2只，鸽蛋13个，葱、姜、白糖、料酒、酱油、植物油、精盐各适量。

【制法】 将猪蹄洗净，剁成4块，入开水锅中煮烫，捞出冲洗干净。炒锅烧热，入植物油少许，放入白糖炒成红色，再放入猪蹄翻炒，然后加酱油、料酒、葱、姜、精盐及适量水，煮2小时后捞出，摆入盘中。鸽蛋打入温开水锅中，做成荷包鸽蛋，摆在盘周围即可。佐餐食。

【功效】 补虚，养血，通乳。适用于妇女产后贫血，乳少，体虚等症。因富含动物胶质，有润肤美容作用。

**参杞狗肉**

【组成】 狗肉1000克，党参20克，枸杞子10克，菟丝子10克，砂仁5克，牛膝15克。

【制法】 将上物除狗肉外，入沙锅加水煎煮30分钟后，倒出药汁。将狗肉切成小块，加酱油、糖、黄酒、

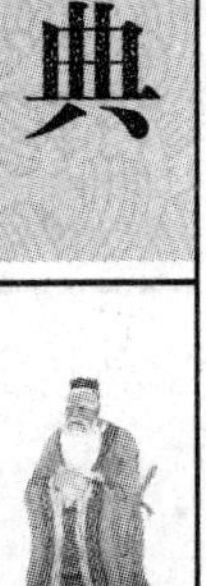

**瓜皮猪肉蒸饺**

【组成】 面粉500克，猪瘦肉、西瓜皮各225克，葱末25克，姜末15克，料酒10克，精盐3克，味精2克，五香粉0.5克，药料包（内装何首乌15克，山茱萸10克）1个，鸡汤50克，植物油20克。

【制法】 ①锅内放入清水500克，下入药料包烧开，煎煮至药汁余下200克时，拣出药料包不用，药汁100克倒入面粉内烫搅匀，稍凉后，取药汁50克备用，余下的药汁倒入面粉内，再加入适量温水，和匀成软面团。西瓜皮削去外皮，去净红色内瓤，与猪肉均剁成末。②猪肉末放入容器内，加入余下的药汁和除葱末以外的所有调料搅匀，再加入挤去水分的西瓜皮末、葱末拌匀成馅。面团搓成条，揪成均匀的剂子，逐一按扁，擀成小圆饼皮。③取一饼皮，放上馅料，提褶捏成饺子生坯，摆在抹油的蒸帘上，入蒸锅用大火蒸熟取出，装盘即成。

【功效】 何首乌有补益肝肾，滋养精血的功能，对血虚头晕等症有一定疗效。山茱萸有补益肝肾，收敛固涩的功能，对腰膝酸痛、头晕目眩等症有一定疗效。猪瘦肉富含蛋白质、铁、B族维生素等，有滋阴补血的功能。西瓜皮含有维生素C，可促进人体对铁的吸收和利用，有清暑解热，通利小便的功能。诸物与面粉共用，适宜肝肾不足型缺铁性贫血患者食用。

**海鲜馄饨**

【组成】 面粉300克，鲜虾仁、水发海参、韭菜各75克，鸡蛋2个，料酒15克，精盐3克，味精2克，醋1克，胡椒粉0.5克，鸡清汤650克，香油15克，花生油20克。

【制法】 ①面粉内加入温水100克，和匀成面团，饧透，按扁，擀成大薄片，再切成正方形的馄饨皮。鸡蛋磕入容器内，搅散成鸡蛋液。锅内放花生油烧热，下入鸡蛋液煎熟，铲出，放在案板上，与治净的海参、虾仁分别剁成末。韭菜择洗干净，50克切成末，余下的切成小段。②鸡蛋末、海参末、虾仁末均放入容器内，加入料酒5克、精盐1克、醋、胡椒粉搅匀，再加入韭菜末拌匀成馅。取一馄饨皮，用筷子将馅料挑在馄饨皮的一角，卷成卷，再将两对角对折在中间捏严，成馄饨生坯。③锅内放入鸡清汤，加入余下的料酒、精盐烧开，下入馄饨生坯烧开，煮至熟透，下入韭菜段、味精，淋入香油，出锅盛入碗内即成。

【功效】 海参营养丰富，是高蛋白、低脂肪食物，不含胆固醇，并富含钙、磷、铁、碘、维生素（$B_1$、$B_2$）等，有补肾益精，养血润燥的功能，主治精血虚亏、阴血虚亏等。虾仁含有丰富的钙、磷、铁、维生素（$B_1$、$B_2$、A）及丰富的蛋白质、脂肪等，有补肾壮阳，养血固精的功能。韭菜可温肾壮阳，活血补虚。鸡蛋富含铁质，有润燥滋阴，补血养心，定魄宁神的功能。三者与面粉共用，对神疲体倦、面色皎白、腰膝酸软、男子阳痿、女子月经不调等症状的缺铁性贫血患者有食疗功效。

**芪汁猪肉馄饨**

【组成】 猪肉馅馄饨生坯300克，水发海带、水发黄豆各75克，药料包（内装黄芪15克，当归8克，大枣5枚）1个，葱段、姜片、料酒各10克，精盐、鸡精各3克，味精2克，清汤700克，香油5克。

【制法】 ①海带切成片。锅内放入清汤，下入药料包、葱段、姜片，用大火烧开，改用小火煎煮50分钟左右，捞出药料包、葱段、姜片不用。②下入黄豆、海带片、料酒、精盐、鸡精烧开，煮至熟烂。③下入馄饨烧开，煮至熟透，加味精，淋入香油，出锅盛入汤碗内即成。

【功效】 猪肉营养丰富，富含B族维生素和铁、锌等，能滋阴润燥，补血。黄豆的营养成分非常丰富，所含铁质不但量多，而且易被人体吸收，对缺铁性贫血患者非常有益。海带中的叶绿素和微量的铁、钴等有补血功能，可以防止贫血。三者在此组合，配以具有补气健脾作用的黄芪，和具有补血养心作用的当归、大枣等同烹，适宜心脾两虚型缺铁性贫血患者食用。

**参归猪肉菠菜包**

【组成】 面粉400克，猪瘦肉、菠菜各200克，葱末、姜末、料酒各10克，药料包（内装党参、当归各10克）1个，精盐、鸡精各3克，味精1克，五香粉0.5克，香甜泡打粉8克，植物油15克。

【制法】 ①药料包放入容器内，加入清水50克，入蒸锅蒸40分钟左右取出。猪瘦肉、菠菜均剁成末。菠菜末挤出水分。面粉内加入香甜泡打粉拌匀，再加入药汁30克及温水和成面团，揉匀略饧。②猪肉末内加入余下的药汁、料酒、精盐、鸡精、味精、五香粉，顺一个方向充分搅匀上劲，再加入葱末、姜末、菠菜末、植物油拌匀成馅。面团搓成条，揪成均匀的剂子，按扁，擀成中间略厚，四周稍薄的小圆饼皮。③取一面皮，放上馅料，收口提褶捏成圆形包子生坯，全部制好后，摆在刷有油的蒸帘上，入蒸锅用大火蒸20分钟左右，至熟透取出，装盘即成。

【功效】 猪肉含蛋白质、脂肪、糖类、多种维生素和丰富的无机盐，能滋阴润燥，补血。菠菜含有丰富的铁质，能促进红细胞和血红蛋白增生，有补血作用。党参能益气，生津，养血。当归能补血，活血，调经，止痛，润肠。此款主食可补血活血，益气生津，滋阴润燥，适宜有心悸怔忡、健忘失眠、面色萎黄、头晕目眩、肠燥便秘等症状的缺铁性贫血者食用。

**黑芝麻糖包**

【组成】 面粉500克，黑芝麻100克，熟花生仁、葡萄干、红糖、熟面粉各50克，香甜泡打粉2克，香油10克。

【制法】 ①面粉放入容器内，加入香甜泡打粉拌匀，再加入温水275克，和匀成面团，盖上湿洁布，饧10分钟。花生仁、葡萄干均切碎。取黑芝麻50克平铺在案板上，用擀面杖擀碎，放入容器内，加入花生仁、葡萄干、红糖、熟面粉拌匀成馅。②饧好的面团搓成粗条，揪成均匀的剂子，逐一用手按扁成小圆饼，取一小圆饼皮，放入调制的馅料，收口捏严团成圆球状成糖包生坯。③将余下的黑芝麻平铺在容器内，制好的糖包生坯滚匀黑芝麻，摆入抹有香油的蒸帘上，放入蒸锅用大火烧开，蒸约20分钟，至熟透取出，装入盘内即成。

【功效】 黑芝麻营养丰富，被列为“黑五类”食品之首，是高铁、高钙、高蛋白的三高食品，有使头发变黑，补血，眼睛明亮和轻身不老的功能。葡萄干含有较多的糖分和铁，对贫血者有很好的补益作用。红糖含有丰富的铁、钙，糖类的含量异常丰富，还含有维生素（$B_1$、$B_2$）、胡萝卜素等，有补血作用。三者与营养丰富的面粉同烹成主食，对缺铁性贫血患者十分有益。

**虫草荷包**

【组成】 冬虫夏草5克，面粉200克，净鸡肉100克，水发香菇75克，胡萝卜25克，葱、姜、料酒各15克，精盐3克，味精2克，鸡汤850克，香油15克。

【制法】 ①面粉内加入温水100克和匀成面团，饧透，搓成条，揪成均匀的小剂子。胡萝卜去皮洗净，同鸡肉、香菇、葱5克、姜5克均剁成末。余下的葱斜切成段。

姜切成菱形片。②鸡肉末放入容器内,加入鸡汤 15 克、料酒 5 克、精盐 1 克、味精 1 克、香油 10 克搅匀,再加入姜末、葱末、香菇末拌匀成馅。取一面剂子,擀成中间稍厚,边缘极薄的饼皮,放上馅料,用双手拇指和食指收拢,在饼皮中部紧贴馅料处捏严成荷包生坯,依次制好。③锅内放入余下的鸡汤,下入冬虫夏草,加入余下的料酒、葱段、姜片烧开,煎煮 40 分钟,下入荷包生坯烧开,加入余下的精盐煮至熟透,加入余下的味精,淋入余下的香油,出锅装碗即成。

**【功效】** 冬虫夏草有补虚损,益精髓的功能。鸡肉营养丰富,是高蛋白、低脂肪食物,并富含铁、磷、铜、钙、锌、维生素($B_{12}$、$B_6$)等,有温中补脾,益气养血,补肾益精的功能。香菇含有 30 多种酶和 18 种氨基酸,并富含钙、磷、铁等成分,有益胃健脾的功能,对贫血有一定疗效。三者与可养肾益心、和血健脾的面粉共用,适宜脾肾阳虚型缺铁性贫血患者食用。

**黑面菜团子**

**【组成】** 黑米面 300 克,胡萝卜、冬笋、菠菜各 50 克,鸡蛋 2 个,泡打粉 6 克,精盐、排骨精各 3 克,猪油 20 克。

**【制法】** ①胡萝卜、冬笋、菠菜均切成碎末。②黑米面内放入泡打粉拌匀。菜末放入黑米面内,倒入搅散的鸡蛋液,加精盐、排骨精、猪油及适量温水,和成软面团。③面团揪成大小均匀的剂子,团成团子坯,放入蒸锅用旺火足汽蒸熟即成。

**【功效】** 黑米面富含蛋白质、脂肪、糖类、钙、铁、锌、硒、磷、钾、钠、镁、维生素(A、C、B 族、E)、胡萝卜素、多种氨基酸等,更含有大米中所缺乏的叶绿素、花青素、强心苷等特殊成分,有开胃益中,健脾暖肝,活血补虚,明目补血,益肾补精等功能。黑米配以营养丰富的鸡蛋、胡萝卜、冬笋、菠菜同成主食,具有补血安神,健脑益智,养血润燥等功效,是贫血患者理想的补血主食。

**黑香米窝头**

**【组成】** 黑香米粉 500 克,红枣 100 克,白糖 150 克,糖桂花 25 克,黄豆面 75 克,泡打粉 10 克。

**【制法】** ①黑香米粉、白糖、糖桂花、泡打粉、黄豆面放一容器内拌匀,分次加入温水慢慢揉成软面团,揉匀后搓成粗条,再揪成大小均匀的剂子。②手心抹少许凉水,取一个剂子放在手心上,先揉捏几下,再用双手搓成圆球,用右手食指蘸点凉水,在圆球中间按一个坑,边按边转动手指,同时以左手拇指根部并用中指协助捏拢,形成上小下大的圆锥形,至表面光滑时摆在笼屉内,在顶尖上嵌入一枚洗净的红枣,入蒸锅用旺火足汽蒸约 15 分钟,至熟取出即成。

**【功效】** 黑米粉富含蛋白质、脂肪、糖类、钙、铁、锌、硒、磷、钾、钠、镁、维生素(A、B 族、C)、胡萝卜素等,并含有其他米中所缺少的叶绿素、花青素、强心苷等特殊成分,被称为"补血米"、"长寿米",具有开胃益中,明目活血,益精补虚等功能。红枣营养全面,富含的钙和铁,对防治骨质疏松和贫血有重要作用。此款主食对贫血患者有很好的补益作用。

**海参鸭肉包**

**【组成】** 面粉 400 克,黑米面 100 克,净鸭肉、茄子各 150 克,水发海参 100 克,葱末 15 克,姜末、泡打粉、料酒各 10 克,精盐、鸡精各 3 克,味精 1 克,五香粉 0.5 克,鸡汤 20 克,花生油 15 克。

**【制法】** ①面粉内加入黑米面、泡打粉拌匀,再加入温水和匀成面团,饧 10 分钟。鸭肉、茄子均剁成末。海参治净,切成小丁。茄子末装入纱布口袋内,充分揉搓,挤去水分。②鸭肉末放入容器内,加入姜末、料酒、精盐、鸡精、味精、五香粉、鸡汤、花生油拌匀,再加入茄子末、葱末搅匀腌渍入味,加入海参丁拌匀成馅。③面团搓成条,揪成均匀的剂子,按扁,逐一擀成小圆饼皮,放上馅料,提褶捏成圆形包子生坯,摆在抹油的笼屉内,放入蒸锅用大火蒸至熟透取出,装盘即成。

**【功效】** 鸭肉营养比较全面,铁、磷、锌、钾、钠、硒、锌的含量较多,并含有维生素(A、D)等,可滋阴养胃,清肺补血。海参是一种高蛋白、低脂肪的营养滋补佳品,不含胆固醇,钙、磷、铁、锌、糖类、维生素($B_1$,$B_2$,D)等的含量丰富,有补肾益精,养血润燥的功能。黑米含有15种氨基酸和丰富的铁、锰、锌、钙及多种维生素,有滋阴补肾,益气养血,活血健脾的功能。三者组合制成主食,对缺铁性贫血患者有很好的补铁、补血作用。

**参芪牛肉包**

**【组成】** 面粉400克,芦笋、牛肉末各200克,葱末5克,药料包(内装党参、黄芪各10克)1个,姜末、料酒各10克,精盐、鸡精各3克,味精2克,胡椒粉、五香粉各0.5克,香甜泡打粉9克,植物油15克。

**【制法】** ①药料包放入容器内,加清水50克,入蒸锅蒸30分钟左右取出。芦笋切成末,挤去水分。牛肉末内加入药汁25克及除香甜泡打粉以外的所有调料搅匀。②芦笋末、葱末、姜末均放入牛肉末内,拌匀成馅。面粉内加入香甜泡打粉拌匀,再加入余下的药汁及温水和匀成面团,略饧,揪成均匀的剂子,按扁,擀成小圆饼皮。③取一圆饼皮,放上馅料,收口提褶捏成圆形包子生坯,全部制好后,摆在抹油的蒸帘上,入蒸锅内蒸约20分钟,至熟透取出,装盘即成。

**【功效】** 牛肉营养丰富,含有丰富的谷胱甘肽,是合成血红蛋白的重要原料,具有补血作用。芦笋含有蛋白质、脂肪、糖类、多种维生素和无机盐、膳食纤维等,具有很高的药用价值,对贫血有一定食疗作用。党参能补气,生津,养血。黄芪能补气升阳,利水消肿。此款主食可健脾和胃,益气养血,适宜脾胃气虚的缺铁性贫血患者食用。

**枣泥松仁包**

**【组成】** 面粉500克,枣泥350克,熟松子仁50克,泡打粉12克。

**【制法】** ①面粉内加入泡打粉拌匀,再加入温水275克和匀成面团,饧10分钟。熟松子仁研碎。②枣泥放入容器内,加入研碎的松子仁拌匀成馅料。面团搓成条,揪成大剂子。③取一剂子按扁成圆饼,放上枣泥,收口捏严成圆球状包子生坯,摆在抹油的蒸帘上,入蒸锅蒸至熟透取出,装盘即成。

**【功效】** 面粉含有淀粉、蛋白质、无机盐及多种维生素等,有养心,益肾,和血,健脾的功能。枣泥富含铁质,可补中益气,养血安神,主治血虚萎黄等症。松子仁富含高级油脂,有养血补液的功能。三者共用,可益气养血,补脑强身,是缺铁性贫血患者的一款美味甜品主食。

**蛋饼盒子**

**【组成】** 鸡蛋5个,面粉200克,猪瘦肉250克,韭菜400克,酱油20克,精盐5克,味精2克,十三香粉1克,鸡精3克,姜末10克,植物油150克。

**【制法】** ①猪肉剁成细末。韭菜切成细末。②锅内加油30克烧热,放入肉末煸炒至熟,出锅放入容器内晾凉,加入酱油、味精、十三香粉、姜末、鸡精搅拌均匀。③

鸡蛋磕入另一容器内，加面粉、水及精盐1.5克，搅匀成糊。平底锅烧热，刷一点油，用手勺舀入蛋粉糊，摊平，煎成薄蛋饼，取出铺在案板上。④韭菜末倒在调好的肉末内，放入余下的精盐拌匀成馅，分放在摊好的几张蛋饼上，包成长方形的盒子坯。⑤平底锅刷上油烧热，放上蛋饼盒子坯，用小火煎至两面均呈金黄色，熟透即成。

**【功效】** 猪肉富含蛋白质、脂肪、糖类、钙、铁、锌、硒、维生素（A、D、$B_1$、$B_2$、$B_5$、$B_6$）等，有补血生津，滋阴润燥，益肾壮力等功能。鸡蛋富含蛋白质、脂肪、糖类、卵磷脂、多种无机盐、多种维生素等，有补血养心，宁神定魄，滋阴润燥等功能。面粉具有和血健脾，益肾养心等功能。此款主食适宜缺铁性贫血、气血不足、羸瘦乏力等患者食用。

**煸馅烙盒**

**【组成】** 面粉、驴肉各500克，大葱100克，姜末、酱油各15克，精盐4克，味精2克，五香粉1克，香油15克，油150克。

**【制法】** ①驴肉剁成细末。大葱切成末。②锅内加油50克烧热，下入驴肉末煸炒至微熟，放入姜末、五香粉、精盐、酱油、香油、味精炒匀，出锅装入容器内晾凉，放入葱末拌匀成馅。③面粉内加开水烫熟，揉匀，搓成长条，揪成大小均匀的剂子，按扁，擀成圆饼皮。④取一张饼皮，中间放上馅料，再扣上一张饼皮，合在一起，将边捏成花边状盒子坯。⑤平底锅烧热，盒子坯摆入锅内，用刷子撣上点凉水，加盖，用小火焖5分钟左右，盒子翻个儿，再焖约5分钟，揭开锅盖，逐个刷上油即成。

**【功效】** 面粉富含蛋白质、脂肪、糖类、多种无机盐、维生素等，有养心益肾，和血健脾等功能。驴肉含有丰富的蛋白质、脂肪、钙、铁、磷、钾、钠、镁、锌、硒、维生素（A、D、E、B族）等，有补气血，益脏腑等功能。大葱具有杀菌健胃，发汗解表，通阳散寒等功能。此款主食常食对贫血患者有很好的补益作用。

**吴记锅烙**

**【组成】** 面粉500克，猪肉、白菜各300克，葱末、姜末、酱油各15克，精盐4克，味精3克，五香粉1克，香油10克，猪油20克，鲜鸡汤、豆油各50克。

**【制法】** ①面粉用开水边浇边搅，和成烫面，稍凉后揉成烫面团，备用。②白菜洗净，入沸水锅焯一下，捞出，剁碎，挤干水分。③猪肉剁成末，加酱油、精盐、味精、五香粉、葱末、姜末搅开，再加入香油、鲜鸡汤，搅成稠糊，再放入白菜、猪油拌匀成馅。④将揉好的面团搓成长条，揪成每个重15克的剂子，团圆后再按扁，擀成圆皮，包入馅料，捏成月牙形饺子。⑤平底锅烧热，刷一层豆油，将包好的锅烙摆入锅内，待底部烙成黄色时，洒点凉水，盖上锅盖，水干时，再淋一点油，略烙后，出锅即成。

**【功效】** 面粉营养丰富，是滋养身体，补充热量和植物蛋白的重要食物，有养心益肾，和血健脾等功能。猪肉不仅可为人体提供优质蛋白质和必需的脂肪酸，还可提供血红素铁（有机铁）和促进铁吸收的半胱氨酸，能改善缺铁性贫血的症状。白菜营养丰富，素有“菜中之王”的美誉，所含丰富的无机盐能加速人体新陈代谢和增强机体的造血功能，有清热解毒，养胃生津，除烦止渴等功能。三者组合是贫血患者的理想主食。

**速发发糕**

**【组成】** 面粉500克，鸡蛋5个，香甜泡打粉10克，白糖75克。

**【制法】** ①面粉放入容器内，磕入鸡蛋，加入泡打粉、白糖和匀，再加温水调成稠糊。②蒸锅内加入水烧热，面糊倒入抹过油的方盒内，入蒸锅用中火蒸20分钟，取



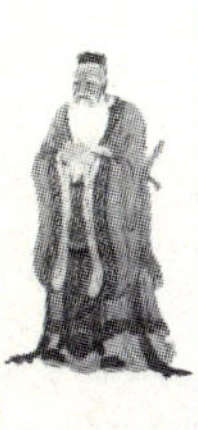

出，切成方块装盘即成。

【功效】 面粉富含蛋白质、脂肪、糖类、精氨酸、谷甾醇、卵磷脂、蛋白酶、麦芽糖酶、多种无机盐、维生素等，有养心益肾，和血健脾，除烦止渴等功能。鸡蛋富含优质蛋白质、脂肪、卵磷脂、多种无机盐、维生素、氨基酸等，有补血养心，宁神定魄，滋阴润燥等功能。白糖有补中缓急，生津止痛等功能。此款主食是贫血患者的理想主食，并可强壮身体，防癌抗病，延年益寿。

**玉米面蒸糕**

【组成】 玉米面225克，小麦面粉50克，鸡蛋2个，瓜子仁、核桃仁、花生仁、葡萄干、红糖各15克，香甜泡打粉6克，植物油20克。

【制法】 ①瓜子仁、花生仁、核桃仁、葡萄干均切碎。鸡蛋磕入容器内搅散。②玉米面内加入小麦面粉、泡打粉拌匀，加入鸡蛋液、红糖及适量温水和匀成糊状。③切碎的瓜子仁、花生仁、核桃仁、葡萄干均匀地撒在刷油方盒内，再倒入玉米面糊，入蒸锅内，用大火蒸至熟透取出，翻扣在案板上，切成块，装盘即成。层植物油，然后再放入原料。

【功效】 鸡蛋含有丰富的铁质，有润燥滋阴，补血养心，定魄宁神的功能。瓜子仁含有丰富的钙、磷、铁、蛋白质、脂肪等，是全面的营养滋补品。花生富含蛋白质、脂肪、钙、磷、铁及多种维生素，有补脾和胃，益气养血的功能。三者与可健胃和中的玉米面共用，对缺铁性贫血患者有很好的补益作用，并具有降血脂的功效。

**黄蛋糕**

【组成】 熟面粉500克，鸡蛋10个，白糖500克，青丝、红丝各20克，瓜子仁、葡萄干各25克。

【制法】 ①鸡蛋清、鸡蛋黄分别磕入两个容器内，用打蛋器将鸡蛋请抽成泡沫状。白糖放入鸡蛋黄内，抽打至白糖溶化，倒入鸡蛋清内，再加入熟面粉搅匀。②将蒸糕用的木方框放在蒸锅内的屉上，铺上净白布，倒入蛋糊，轻轻晃动几下，使表面平滑，均匀地撒上青丝、红丝、瓜子仁、葡萄干，盖上锅盖，用旺火蒸约30分钟至熟透，取出切成小块即成。

【功效】 鸡蛋富含优质蛋白质、脂肪、钙、铁、磷、钾、钠、镁、硒、铜、锌、维生素(A、B族、D、E、K)、卵磷脂等，有补血养心，宁神定魄，滋阴润燥，延年益寿等功能。葡萄干富含糖类、柠檬酸、酒石酸、苹果酸、蛋白质、无机盐、维生素等，有益气养血，滋补肝肾，生津健胃等功能。瓜子仁含有丰富的蛋白质、脂肪、糖类、钙、铁、钾、锌、硒、镁、钠、铜、多种氨基酸、维生素等，有预防贫血等疾病的作用。此款主食是贫血患者的理想主食。

**东北肉饼**

【组成】 精白面粉500克，嫩驴肉700克，酱油、料酒、香油各20克，葱末100克，姜末30克，精盐、味精各4克，浓鸡汤150克，香料汁50克(用花椒、八角、桂皮、香叶、豆蔻、白芷、茴香、丁香熬出的浓汁)，泡打粉2克，水发海米50克，猪油50克，豆油100克。

【制法】 ①驴肉剁成米粒状，放入盆内，加入酱油、料酒、精盐、味精、姜末、泡打粉，顺一个方向搅匀，再分次加入浓鸡汤、香料汁、猪油、香油，顺一个方向充分搅匀，成黏糊状，最后加入葱末、水发海米搅匀成馅。②面粉放入盆内，加入80℃的热水边烫边搅，再加入适量的凉水，和成软面团。③面团略饧后，放在案板上揉匀搓成长条，揪成20个剂子，按扁，包入约50克肉馅，捏平口，再按成圆饼。④饼锅内刷上豆油烧热，放入肉饼，用小火加盖，烙至底面呈金黄色后翻个儿，反复烙至呈金红色熟透即成。

【功效】 面粉富含蛋白质、脂肪、糖类、钙、铁、磷、钾、镁、硒、维生素（A、B族）等，是滋养人体、补充热量和植物蛋白的重要食物，有养心益肾，和血健脾等功能。驴肉含有丰富的蛋白质、脂肪、钙、铁、磷、钾、钠、镁、锌、硒、维生素（A、B族、D、E）等，有补气血，益脏腑等功能。海米营养丰富，具有增强体质，提高食欲等功能。此款主食对缺铁性贫血患者有很好的补益作用。

**红糖枣泥饼**

【组成】 面粉500克，枣泥350克，红糖40克，鸡蛋1个，花生油300克。

【制法】 ①面粉内加入适量温水、花生油150克、搅散的鸡蛋液，和匀成面团。枣泥内加入红糖拌匀成馅。②面团揪成均匀的剂子。取一面剂搓成细长条，从一端盘起成圆盘状，按扁，放上枣泥糖馅，收口捏严，团成球状，再按扁成小圆烧饼生坯。逐个制好。③锅烧热后刷上一层油，摆入烧饼生坯，烙至底面呈金黄色时，在饼面上刷上一层油，翻个，烙至两面均呈金黄色，至熟透铲出，摆入盘内即成。

【功效】 大枣含蛋白质、糖类、有机酸、黏液质、维生素（A、$B_2$、C）、钙、磷、铁等，能补中益气，养血安神。红糖含糖类、蛋白质、钙、铁、锰、锌、维生素（$B_2$、$B_5$）等，能补中缓急，和血化淤。鸡蛋含有丰富的蛋白质、脂肪、维生素、无机盐等营养物质，尤以铁、钙的含量丰富。三者与能养心益脾的面粉组合制成主食，是缺铁性贫血患者的一款美味点心。

**青笋炒饼**

【组成】 单饼200克，猪瘦肉、青笋各75克，水发木耳30克，葱丝、姜丝各10克，料酒15克，精盐、鸡精、湿淀粉各3克，味精1克，五香粉0.5克，香油20克，鸡汤50克。

【制法】 ①青笋去皮，与木耳、单饼、猪瘦肉均切成丝。肉丝用料酒5克、精盐0.5克、五香粉、湿淀粉拌匀入味上浆。②锅内加入香油烧热，下入葱丝、姜丝炝香，下入肉丝炒熟，下入青笋丝、木耳丝炒匀。③下入切好的饼条，加入余下的料酒、鸡汤、鸡精炒开，加入精盐炒熟，加入味精炒匀，出锅装盘即成。

【功效】 猪瘦肉富含蛋白质、铁、B族维生素，有滋阴补血的功能。木耳富含铁质，是补血佳品。莴笋含有丰富的铁质，所含维生素C可促进人体对铁的吸收和利用。此款主食具有滋阴补血，健脾养胃的功效，是缺铁性贫血患者的理想主食。

**菊花蛏肉炒饼**

【组成】 单饼200克，鲜菊花6克，熟蛏肉100克，苋菜75克，葱末、蒜末、料酒各10克，精盐、鸡精各3克，醋、味精各1克，清汤50克，植物油15克。

【制法】 ①鲜菊花掰成花瓣状，放入淡盐水中浸泡10分钟左右，捞出，沥去水分。蛏肉治净。苋菜择洗干净，沥去水分，切成2厘米长的段。单饼切成菱形片。②锅内放油烧热，下入葱末、蒜末炝香，下入蛏肉煸炒，烹入醋、料酒，下入饼片炒匀，加清汤炒透。③下入苋菜段，加入精盐炒至微熟，下入菊花瓣炒匀至熟，加鸡精、味精炒匀，出锅装入盘内即成。

【功效】 菊花有疏风，清热，明目，解毒的功能，《神农本草经》说，菊花“久服利气血，轻身，解毒，明目”。蛏肉富含蛋白质、铁、钙、磷、糖类等，有滋阴补虚，清热除

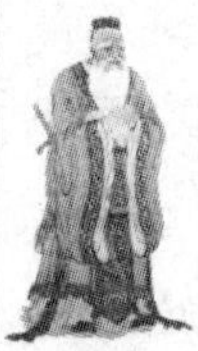

烦的功能。苋菜含有丰富的氨基酸、蛋白质、脂肪、胡萝卜素等,所含丰富的铁没有草酸的干扰,利用率高。三者与可养心、益肾、和血、健脾的面粉共用,对肝肾不足型缺铁性贫血患者十分有益。

**番茄紫菜炒饼**

**【组成】** 单饼200克,净牡蛎肉100克,番茄75克,紫菜、料酒、葱姜汁、蒜片各15克,精盐、鸡精各3克,味精、胡椒粉各1克,醋2克,汤75克,植物油20克。

**【制法】** ①单饼切成菱形片。牡蛎肉洗净,沥去水分。番茄去蒂,切成小块。紫菜泡软。牡蛎下入沸水锅中,加入醋烧开,氽透捞出。②锅内放油烧热,下入蒜片炝香,烹入料酒、葱姜汁,加入汤、牡蛎烧开。③下入饼片,加入精盐、鸡精、番茄块、紫菜炒至入味,加入味精、胡椒粉炒匀,出锅装入盘内即成。

**【功效】** 牡蛎肉中铁、钙、磷、锌等含量十分丰富,有滋阴益血,清热除湿的功能。番茄富含铁、维生素C等,是补血佳蔬。紫菜营养全面,铁的含量丰富,对缺铁性贫血患者有益。此款主食可滋肾补肝,滋阴益血,适宜有烦热、失眠、多梦、健忘等症状的肝肾不足型缺铁性贫血患者食用。

**木耳菠菜炒饼**

**【组成】** 单饼200克,净鸡肉75克,水发木耳、菠菜各50克,葱片、姜片各10克,料酒15克,精盐3克,味精、湿淀粉各2克,胡椒粉0.5克,汤75克,植物油20克。

**【制法】** ①菠菜择洗干净,切成段。木耳择洗干净,切成小片。单饼切成菱形片。鸡肉抹刀切成片,用料酒5克、精盐0.5克拌匀腌渍入味,再用湿淀粉拌匀上浆。②锅内放油烧热,下入葱片、姜片炝香,下入肉片炒至断生,下入木耳片,烹入余下的料酒,加汤炒匀,下入饼片炒透。③下入菠菜段炒匀,加入余下的精盐炒熟,加味精、胡椒粉炒匀,出锅装盘即成。

**【功效】** 鸡肉营养丰富,是高蛋白、低脂肪肉食,并富含磷、铁、铜、钙、锌、维生素$B_{12}$、维生素$B_6$等,有益气补血,温中补脾,补肾益精的功能。木耳富含铁质,是补血佳品。菠菜富含铁质,能促进血红细胞和血红蛋白增生,有补血作用。三者与面粉同烹,是缺铁性贫血患者的日常补铁补血营养主食。

**血豆腐烩饼**

**【组成】** 面粉200克,鲜血豆腐150克,香菜、料酒、葱花、鸡油、辣椒油各10克,精盐、排骨精、酱油各3克,味精2克,豆油60克,鲜汤400克。

**【制法】** ①面粉内加热水和成面团,揉匀后揪成两个剂子,擀成圆饼。②平底锅内刷上豆油,放入擀好的饼,用小火烙熟取出。③烙好的饼切成三角块。血豆腐切成三角形厚片。④锅内加油烧热,放入葱花炝锅,加料酒、酱油、鲜汤、精盐、排骨精烧开,放入切好的饼片、血豆腐片、味精烧透,盛入碗内,淋入鸡油、辣椒油,撒上香菜即成。

**【功效】** 面粉富含蛋白质、脂肪、糖类、钙、铁、磷、钾、多种维生素等,有养心益肾,和血健脾等功能。鲜血豆腐含铁量较高,并以血红素铁的形式存在,容易被人体吸收利用,动物血还含有微量元素钴,对缺铁性贫血、恶性贫血及其他贫血病均有预防和补益作用。此款主食适宜各型贫血患者食用。

**葱酱夹肉饼**

**【组成】** 面粉、猪瘦肉各500克,大葱50克,香菜、料酒各20克,酱油15克,精盐5克，味精、十三香粉各1克，药料包（内装黄芪15克，当归、枸杞子各10克，八角、桂皮各3克，花椒1克，陈皮5克）1个，甜面酱50克，花生油100克。

【制法】 ①面粉用温水和成稍软的面团，饧透。锅内放入清水1500克，下入药料包烧开，煎煮半小时左右，将药汁500克盛入容器内晾凉，下入切成块的猪瘦肉浸泡2小时左右，捞出肉块，放入汤锅内，再加入料酒、酱油、精盐3克烧开，卤煮至熟，捞出。②面团搓成条，揪成均匀的长条剂子，略饧，取一剂子，按扁，擀成长方片，刷匀用花生油30克、精盐2克、味精、十三香粉调成的料油，双手捏住面片的两端，轻轻抻长至35厘米左右，从右端向左折叠成面卷，再将面卷的两端压扁，向上下对折，包严成方形饼坯，略饧。③饼坯轻轻按扁，擀成圆饼，放入烧热刷油的锅内，用中火烙至饼面起泡，刷油，翻个，烙至两面均呈金黄色鼓起，熟透铲出，从中间切开。卤肉切成片。葱去皮洗净，切成丝。香菜洗净，切成2厘米长的段。肉片、葱丝、香菜段、甜面酱放在一起拌匀，逐一夹至饼的夹层内，整齐地码入盘内即成。

【功效】 猪肉营养丰富，富含蛋白质、脂肪、糖类、钙、铁、磷、锌、维生素A、B族维生素等，有滋阴润燥，补血的功效。面粉含有丰富的糖类、蛋白质、维生素和无机盐，具有养心，益肾，和血健脾的功能。二者组合，配以黄芪、当归、枸杞子三味草药同烹，使此款主食具有补气养血的功能，适宜气血不足、羸瘦乏力、头晕目眩、便秘患者食用。

**鸡蓉千层饼**

【组成】 面粉750克，鸡脯肉350克，花椒水、八角水各50克，葱姜汁、啤酒各25克，精盐3克，香油10克，猪油20克，味精2克。

【制法】 ①面粉用温水加1克精盐，和成面团，饧20分钟。②鸡脯肉剁成蓉，加入花椒水、八角水、啤酒，顺一个方向搅匀上劲，再放入葱姜汁、精盐、味精、香油、化猪油，继续搅拌上劲。③饧好的面团揉匀，擀成0.3厘米厚的大薄片，在上面均匀地抹上一层鸡肉蓉，再卷成直径10厘米粗的卷，用刀切成14厘米长的段。④切好后，取一段将两边各压扁约3厘米，将压扁的两端向中心折压，再翻过来，制成圆形，压扁擀成1厘米厚的圆饼（要两面擀，以免薄厚不均），放入刷上油的平底锅内烙熟即成。

【功效】 面粉富含蛋白质、脂肪、糖类、钙、铁、磷、钾、镁、硒、维生素（A、B族）、精氨酸等，有养心益肾，和血养胃，安神除烦等功能。鸡肉富含蛋白质、脂肪、钙、铁、锌、硒、磷、钾、钠、镁、维生素（A、D、K、C、B族）等，有养血益气，健骨壮力，固肾填精，温中补虚等功能。此款主食对贫血体虚、营养不良、畏寒怕冷、乏力疲劳等症均有食疗作用。

**番茄牛肉馅饼**

【组成】 面粉300克，玉米面、黄豆面各60克，牛肉末、番茄（西红柿）各200克，鸡蛋2个，葱末、姜末、料酒各10克，精盐3克，味精2克，五香粉0.5克，花生油100克。

【制法】 ①面粉内加入玉米面、黄豆面拌匀，加入沸水烫搅2/3，稍凉后，再加入温水和匀成软面团。西红柿放入容器内，加入沸水烫约3分钟取出，剥去外皮，剁成末。鸡蛋磕入容器内，搅散成鸡蛋液。②锅内放油40克烧热，下入鸡蛋，用筷子搅散，煎熟成碎块，离火备用。牛肉末放入容器内，加入西红柿末、料酒、精盐、味精、五香粉搅匀，再放入碎鸡蛋、葱末、姜末拌匀成馅。③面团搓成条，揪成均匀的剂子，逐一按扁，擀成圆饼皮，取一面皮，放上馅料，收口捏成圆球状，再按扁成小圆饼生坯，全部制好后，摆入刷油烧热的锅内，边烙边向锅内加油，半煎半炸至熟透，捞出，沥去油，装盘即成。

【功效】 牛肉营养丰富，含有全部种类的氨基酸，是高蛋白、低脂肪食物，并富含铁、磷、锌、铜、维生素（$B_{12}$、$B_6$）等，有健脾胃，益气血，强筋骨的功能。西红柿含有丰富的铁和维生素，对贫血有一定食疗作用。黄豆面中的铁不但量多，而且易被人体吸收，是缺铁性贫血患者的好食品。三者与鸡蛋、玉米面、面粉等组成主食，对缺铁性贫血患者有很好的补益作用。

**糖锅饼**

【组成】 面粉800克，酵面、红糖各200克，桂花酱25克，食碱5克，食用红色素15克。

【制法】 ①红糖、桂花酱放在一起，加面粉75克及凉水适量，用手搓成软馅。②余下的面粉加酵面，用温水和成略硬的面团，揉匀，静置发酵后，用食碱拌入揉匀，揪成10个剂子，将剂子按扁，包入调好的馅料，封严口，剂口朝下放在案板上，用小走槌擀成直径约10厘米的圆饼，用锅饼模子压上花，中间用红色素点上梅花形红点。③平底锅烧热，把饼面朝下放在锅内，烙出花纹时翻个儿，盖上锅盖，烙熟即可。

【功效】 面粉富含蛋白质、脂肪、糖类、钙、铁、磷、钾、镁、硒、维生素（A、B族）等，有养心益肾，和血健脾等功能。红糖富含蛋白质、糖类、钙、磷、钾、镁、铜、硒、锌、烟酸等，有补血破淤，助脾化食，益气缓中的功能。此款主食适宜贫血患者食用。

**鱿鱼炒饼**

【组成】 熟黑米面饼200克，净鱿鱼、鸡肉各100克，韭菜50克，料酒20克，精盐3克，味精2克，白糖、鸡精各4克，湿淀粉10克，汤60克，油50克。

【制法】 ①饼切成条。鱿鱼、鸡肉均切成粗丝。韭菜切段。②鸡肉丝用料酒10克、精盐1克腌渍入味，再用湿淀粉拌匀上浆。③锅内加油烧热，放入鸡丝炒散，再下入鱿鱼丝炒至微熟，烹入余下的料酒和汤，加鸡精炒开。④下入饼条、余下的精盐和白糖炒至熟透，下入韭菜段、味精炒匀，出锅装盘即成。

【功效】 黑米饼含有丰富的蛋白质、脂肪、糖类、钙、铁、锌、硒、磷、钾、钠、镁、维生素（A、C、B族）、胡萝卜素等，并含有其他米中所缺少的叶绿素、花青素、强心苷等特殊成分，具有开胃健脾，明目活血，益精补虚等功能。鱿鱼营养丰富，含有较多的钙、磷、铁等元素，对骨骼发育和造血十分有益，对贫血有预防作用。鸡肉营养丰富，对贫血、体虚、营养不良、乏力疲劳、月经不调等均有较好的食疗作用。经常食用此款主食对贫血患者有极好的补益效果。

## 二十八、腰肌劳损食疗药膳

**韭菜子桃仁汤**

【组成】 炒韭菜子6克，胡桃仁5枚。

【制法】 将炒韭菜子、胡桃仁共置锅中，加清水200毫升，急火煮开3分钟，文火煮10分钟，加入少许黄酒，分次食用。

【功效】 壮阳益肾，温暖腰膝。适用于肾阳虚型腰痛，怕冷，遇寒尤剧者。

**麻雀龙眼汤**

【组成】 麻雀4只,龙眼肉20克。

【制法】 将麻雀活杀,去头爪、皮毛及内脏,洗净,置锅中,加龙眼肉,清水200毫升,急火煮开,去浮沫,加黄酒、生姜、葱、精盐等文火煎煮20分钟即可食用。

【功效】 壮阳温肾,强筋止痛。适用于肾阳虚型腰肌劳损,腰痛经久不愈,下肢冷痛,四肢不温,周身乏力者。

**双鞭壮阳汤**

【组成】 牛鞭500克,狗鞭200克,枸杞子20克。

【制法】 将牛鞭入开水中浸泡3小时,然后顺尿道对剖成两半,刮洗干净;将狗鞭洗净,同入温油中浸泡,以微火炸酥,捞起,放入开水锅中泡洗干净。将牛鞭、狗鞭放入锅内,加入清水500毫升,加黄酒、姜、葱,急火煮开5分钟,加入枸杞子,改文火煮30分钟,分次食用。

【功效】 暖肾壮阳,益精补髓。适用于肾阳虚型腰肌劳损,腰膝酸软、疼痛,周身无力,畏寒怕冷,头晕者。

**猪腰杞子汤**

【组成】 猪腰子2只,枸杞子20克,黄酒20毫升,生姜、葱各少许。

【制法】 将猪腰子剖开洗净,切成小块,开水浸泡1小时,去浮沫,置锅中,加枸杞子、姜、葱、黄酒,清水200毫升,急火煮开3分钟,文火煮20分钟,分次食用。

【功效】 滋阴补肾强腰。适用于肾阴虚型腰肌劳损,腰部疼痛,牵及下肢,五心烦热,口干舌红者。

**金针赤小豆汤**

【组成】 金针菜20克,赤小豆25克,黄酒25毫升。

【制法】 将金针菜、赤小豆洗净,置锅中,加清水200毫升同煮30分钟,去渣取汁,与黄酒一起温服。

【功效】 化淤消肿止痛。适用于气滞血淤型腰肌劳损,腰部疼痛固定,局部肿块,双下肢浮肿者。

**桃仁姜枣汤**

【组成】 桃仁25克,生姜10克,大枣10枚。

【制法】 将桃仁洗净,置锅中,加清水200毫升,加生姜、大枣,急火煮开3分钟,文火煮20分钟,分次食用。

【功效】 活血化淤止痛。适用于气滞血淤型腰肌劳损,腰部疼痛不移,有外伤史者。

**鳗鱼山药汤**

【组成】 鳗鱼1条,山药20克。

【制法】 将鳗鱼活杀,去鳃、内脏;山药洗净。鳗鱼、山药置锅中,加清水500毫升,加姜、葱、黄酒、精盐等,急火煮开,去浮沫,改文火煮20分钟,分次食用。

【功效】 祛风湿,补虚通络。适用于风寒湿型腰肌劳损,腰部疼痛,伴四肢关节酸痛,游走不定,有类风湿性关节炎病史者。

**鹿蹄汤**

【组成】 鹿蹄4只,陈皮5克。

【制法】 将鹿蹄去毛洗净,置锅中,加陈皮及清水500毫升,急火煮开3分钟,去浮沫,加黄酒、姜、葱,文火煮30分钟,分次食用。

【功效】 祛风湿,强筋骨。适用于风寒湿型腰肌劳损,腰部疼痛,伴全身关节酸痛者。

**茯苓酒**

【组成】 茯苓50克,白酒500克。

【制法】 将茯苓洗净,置瓶中,加白酒,密封3周,分次饮服,每日2次,每次10~20克。

【功效】 清热利湿。适用于湿热型腰肌劳损,腰部疼痛,伴发热,舌苔黄腻者。

**芝麻酒**

【组成】 黑芝麻50克,白酒500毫升。

【制法】 将黑芝麻炒熟,置瓶中,加白酒,密封3周,分次饮用,每日1~2次,每次15~20克。

【功效】 滋阴强腰,活血通络。适用于肾阴虚型腰肌劳损。

**青果大枣茶**

【组成】 青果3枚,大枣6枚。

【制法】 将青果打碎后与大枣一同放入杯中,开水冲泡,代茶饮用。

【功效】 活血止痛生津。适用于气滞血淤型腰肌劳损,腰部疼痛,皮肤青紫,疼痛固定不移者。

**薏苡仁米粥**

【组成】 薏苡仁50克,粳米50克。

【制法】 将薏苡仁洗净,置锅中,入粳米,加清水500毫升,急火煮开3分钟,文火煮30分钟,成粥,趁热食用。

【功效】 清热利湿。适用于湿热型腰肌劳损,腰部酸痛,小便赤热或发热,全身小关节畸形改变者。

**甜菜根粥**

【组成】 甜菜根30克,粳米50克。

【制法】 将甜菜根洗净切碎,置锅中,加粳米,加清水500毫升,急火煮开5分钟,文火煮30分钟,成粥,趁热食用。

【功效】 活血通络止痛。适用于气滞血淤型腰肌劳损,腰部疼痛、触痛,或皮肤青紫斑者。

**韭菜子粥**

【组成】 韭菜子10克,粳米50克。

【制法】 将韭菜子洗净,炒熟,置锅中,加粳米,加清水250毫升,急火煮开3分钟,改文火煮30分钟,成粥,趁热分次食用。

【功效】 壮阳固精,温暖腰膝。适用于肾阳虚型腰肌劳损。

**羊肉米粥**

【组成】 羊腿肉250克,粳米200克。

【制法】 将羊腿肉洗净,切成小块,开水浸泡,去浮沫,置锅中;加粳米及清水500毫升,急火煮开3分钟,文火煮30分钟,成粥,趁热食用。

【功效】 补肾阳,通筋脉,壮腰脊。适用于肾阳虚型腰肌劳损,腰痛久久不愈,经常复发,遇冷尤剧,四肢不温者。

**燕窝粥**

【组成】 燕窝30克，粳米50克。

【制法】 将粳米、燕窝置锅中，加清水500毫升，急火煮开2分钟，改文火煮20分钟，成粥，趁热食用。

【功效】 填精补髓，补气强腰。适用于肾阴虚型腰肌劳损，腰部疼痛，形体消瘦，五心烦热者。

**桑麻粥**

【组成】 桑叶20克，芝麻20克，粳米50克。

【制法】 将桑叶、黑芝麻洗净焙干，研成末，置锅中，加清水500毫升，加粳米，急火煮开5分钟，文火煮30分钟，成粥，趁热食用。

【功效】 滋阴补肾，强经通络。适用于肾阴虚型腰肌劳损，腰部疼痛，伴午后潮热者。

**淡菜炖麻雀**

【组成】 淡菜50克，麻雀4只，调料适量。

【制法】 将淡菜洗净切碎；麻雀活杀，去头爪、皮毛及内脏，洗净，置锅中；加淡菜，急火煮开5分钟，加黄酒、姜、葱等，文火煮30分钟，分次食用。

【功效】 滋阴健腰。适用于肾阴虚型腰肌劳损，腰部疼痛，周身乏力，形体消瘦者。

**黄酒炖韭菜**

【组成】 韭菜50克，黄酒100毫升。

【制法】 将韭菜洗净后切丝，与黄酒同炖，沸后趁热服用。

【功效】 祛淤通络。适用于气滞血淤型腰肌劳损，外伤性腰疼痛不愈，痛处固定者。

**红烧狗肉**

【组成】 狗腿肉250克，黄酒、姜、葱各适量。

【制法】 将狗腿肉洗净，切成块，开水浸泡2小时，去浮沫，加少许清水，急火煮开，加黄酒、姜、葱等调味，文火煮30分钟，再加醋、酱油、白糖，分次食用。冬天服用更佳。

【功效】 补中益气，温肾助阳。适用于肾阳虚型腰肌劳损，腰部冷痛，四肢不温者。

## 二十九、胆囊炎·胆结石食疗药膳

**丹参郁金蜜**

【组成】 丹参500克，郁金250克，茵陈100克，蜂蜜1000克，料酒适量。

【制法】 将丹参、郁金、茵陈入锅，冷水浸2小时，中火烧开，加料酒1匙，小火煎1小时，制药汁1大碗，滤出；再加水煎1次，制药汁半大碗；将两次药汁与蜂蜜同入盆，搅匀，加盖，旺火隔水蒸2小时，冷却装瓶。饭后开水冲服，每次服1~2匙，每日服2次，3个月为1个疗程。

【功效】 疏肝利胆，清热除湿。适用于慢性胆囊炎，胆道阻塞，胆囊疼痛，大便燥结等症。

**香附鸡金粉**

【组成】 香附20克,鸡内金12克,山楂25克,薏苡仁、赤小豆各100克,白糖适量。

【制法】 将上各味共研为细末备用。服用时,加白糖调味即可。沸水冲调,每次15~20克。

【功效】 疏肝理气,健脾利湿。适用于胆囊炎、胆石症。

**山羊角陈皮汤**

【组成】 山羊角60克,陈皮20克,甘草3克。

【制法】 将山羊角锉碎,与陈皮、甘草加水煎汤。每日服2~3次。

【功效】 适用于胆囊炎,胁肋痛,口苦等症。

**公英酱草薏米粥**

【组成】 鲜蒲公英60克,败酱草、金钱草、赤小豆各30克,薏米50克。

【制法】 前3味药水煎取汁,加入赤小豆、薏米煮粥至熟。每日1剂,分两次服用。

【功效】 适用于急性胆囊炎。

**金钱草粥**

【组成】 新鲜金钱草60克,粳米50克,冰糖15克。

【制法】 将金钱草洗净,水煎取汁,粳米淘洗干净,倒入药汁,加水适量,煨煮成粥,入冰糖搅拌溶化,随意服食。

【功效】 清热祛湿,利胆退黄,适用于湿热蕴积于肝胆,胆道结石,肋下常痛,厌食油腻等症。

**茵陈薏米粥**

【组成】 茵陈30克,薏米60克。

【制法】 先煎茵陈去渣,取汁,入薏米煮粥熟。每日1剂,连服数剂。

【功效】 适用于急性胆囊炎。

**除湿利胆饮**

【组成】 金钱草、玉米须各50克,乌梅10克,马齿苋25克。

【制法】 将上4味药水煎,去渣,取汁。分2次饮服。

【功效】 清热解毒,除湿利胆。适用于胆囊炎。

**麦苗叶茶**

【组成】 鲜大麦苗叶1把,白糖适量。

【制法】 将鲜大麦苗叶洗净,切段,煎汤,取汁,加入白糖溶化。代茶饮,不拘时。

【功效】 清热解毒。适用于胆囊炎。

**消胆结石茶**

【组成】 炙鸡内金9克,金钱草15克,广郁金10克。

【制法】 将上方剂量加大20倍,共研为末。每次用30~40克,置于保温杯中,冲入沸水,加盖闷20分钟后,代茶频频饮服,每日1剂。

【功效】 消积化石,疏肝利胆。适用于胆石症,慢性胆囊炎,右上腹部反复疼痛,牵及右肩背部,每因情志不舒或进食油腻后而加重,有时结石梗阻胆道,引起阻塞性黄疸,全身皮肤及巩膜黄染,皮肤瘙痒,大便呈陶土色等症。

白茅根炖肉

【组成】 鲜白茅根50克,猪精肉500克。

【制法】 将白茅根、猪肉洗净,肉切片,白茅根切成小段,一同入沙锅中,加葱、姜、清水适量,先用大火烧沸,再用小火煮至肉熟烂,除去葱、姜、白茅根,加入精盐、味精,吃肉喝汤。

【功效】 清热利湿,适用于肝胆湿热,胆道结石,胁痛隐隐等症。

## 三十、泌尿系统结石食疗药膳

丹皮龟

【组成】 乌龟500克,牡丹皮30克。

【制法】 将牡丹皮用冷开水快速冲洗,沥干;乌龟活杀,侧面剖开去内脏,用开水除去黑膜洗净。之后将乌龟、牡丹皮放入沙锅内,加冷水浸没,中火烧开后加2匙黄酒、适量盐,再用文火煨2~3小时,至龟肉烂、龟板脱落时止。饭前食,吃肉,喝汤。

【功效】 补肾通淋,适用于肾结石。

莲子花生

【组成】 莲子肉30克,花生米30克,白糖适量。

【制法】 将莲子肉、花生米洗净后倒入小锅内,加水用文火炖1小时,加白糖1匙,继续炖半小时,至花生米、莲子涨烂为止。做早点食。

【功效】 益肾通淋,适用于肾结石。

金钱草粥

【组成】 金钱草、猪肉各60克,大米50~100克。

【制法】 将金钱草煎汁去渣;猪肉洗净切块,与大米和药汁同煮成粥。每日服2次,温服。

【功效】 清热通淋,排石通便。适用于尿路结石、小便涩痛、大便干结等症。

排石茶

【组成】 金钱草50克,海金沙15克。

【制法】 将金钱草、海金沙(布包)共加水煎煮,取汁。代茶饮,每日1剂。

【功效】 清热祛湿,解表散寒,也适用于胆囊结石、尿路感染及肾炎浮肿等。

冰糖桃胶饮

【组成】 桃树胶(桃树皮流出汁液成胶)20克,冰糖30克。

【制法】 将桃树胶放锅内,加入冰糖,加水200毫升,用文火炖至桃树胶溶后即可。每日服2次,每次服60毫升。

【功效】 止痛排石,适用于肾结石。

## 三十一、疖痈疮肿食疗药膳

双花粥

【组成】 金银花、粳米各50克。

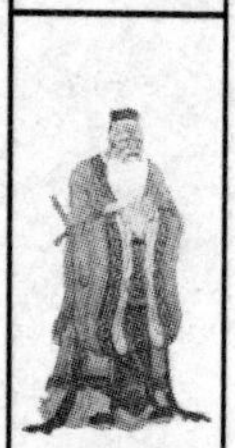

【制法】 将金银花煎取浓汁,去渣留汁,再放入粳米加水300毫升,煮成稀粥。作早、晚餐。

【功效】 清热解毒,适用于肿毒。

**仙鹤米粥**

【组成】 鲜仙鹤草根250克,糯米、白糖适量。

【制法】 将仙鹤草根洗净,加水同糯米共煮成粥。粥熟,拣去草根,加少许白糖调服。每日服1次,连服3~5天。

【功效】 行血、消肿。适用于脓肿、肿毒。对小儿头部疖肿效果更佳。

**苦瓜豆腐汤**

【组成】 苦瓜150克,猪瘦肉100克,豆腐400克,调料适量。

【制法】 将瘦猪肉剁末,加酒、酱油、麻油、淀粉腌10分钟,苦瓜洗净,切片备用。热油锅,待油温略降,下肉末划散,加入苦瓜片翻炒数下,倒入沸水,放入豆腐块,用勺划散,调味煮沸,勾薄芡,淋上麻油即可。佐餐食用。

【功效】 清热解毒。适用于暑疖、痱子等症。

**苦瓜绿豆肉汤**

【组成】 苦瓜200克,绿豆250克,瘦猪肉250克。

【制法】 将苦瓜、瘦猪肉洗净切片备用,将绿豆煮沸30分钟后入苦瓜、瘦猪肉,再文火煮至绿豆烂为度,可加少许食盐饮用。

【功效】 清热解毒,散疖、消肿。

**三花天葵公英饮**

【组成】 银花、野菊花、紫花地丁、天葵子各10克,蒲公英15克,白糖适量。

【制法】 将以上各味同加水煎煮,取汁入白糖调服。代茶饮,每天1剂,连用3天。

【功效】 适用于疖肿破溃出脓期。

**马齿苋银花饮**

【组成】 马齿苋60克,金银花30克,白糖适量。

【制法】 将上2味捣烂,绞取汁液30毫升,加冷开水100毫升,白糖适量。分2次服用。

【功效】 清热解毒。适用于疖肿。

**枸杞叶白糖饮**

【组成】 鲜枸杞叶500克,白糖适量。

【制法】 将鲜枸杞叶洗净、捣烂,取其汁液,加入白糖用滚开水冲服,每日2次。

【功效】 清血热、消肿解毒、消结化淤。适用于疖肿。

**银翘黄芪饮**

【组成】 金银花、连翘各30克,当归15克,黄芪20克。

【制法】 将上4味水煎。代茶饮。

【功效】 清热解毒、补养气血。适用于痈破溃后脓出过多、气血两虚等症。

**萝卜茶饮**

【组成】 白萝卜100克,茶叶5克,盐适量。

【制法】 将白萝卜洗净,切片,加盐水煮至烂,放入茶叶稍煮即可。每天饮服2次,代茶饮。

【功效】 清热散风、消肿止痛。适用于痱毒、疖肿等症。

**绿豆银花汤**

【组成】 绿豆60克,金银花15克。

【制法】 将绿豆加水煮熟后,放入金银花(纱布包),同煮沸,去金银花。1次服完,食绿豆饮汤。

【功效】 清热解毒、消肿止痛。适用于痈疽。

**苦菜姜汁**

【组成】 苦菜、生姜各适量,黄酒10毫升。

【制法】 将苦菜、生姜分别洗净,切碎,捣烂,以洁净纱布绞取汁,将两液等量合并。每次取30毫升,兑黄酒,冲饮,每日3次。

【功效】 清热解毒、消痈排脓。适用于痈疮、恶疮不愈等症。

**金银花甘草酒**

【组成】 金银花150克,甘草30克,黄酒250毫升。

【制法】 将金银花、甘草放入沙锅内,加水500毫升煎至250毫升,去渣,加入黄酒,煎沸即成。每日1剂,3次分服。药渣外敷患处。

【功效】 解毒消痈。适用于痈疽恶疮、肺痈、肠痈初起等症。

**二黄冰片酒**

【组成】 生大黄6克,黄连5克,冰片4克,60度白酒150毫升。

【制法】 将大黄、黄连捣碎,与冰片一同置于容器中,加入白酒,密封,浸泡约一周后,即可取用。涂擦患处,每日擦3~5次。

【功效】 消炎止痒。适用于痱子、疮疖等。

**银花陈皮酒**

【组成】 金银花、陈皮各9克,没药、乳香、天花粉、穿山甲(炙)、皂角刺(炒)、甘草、当归、赤芍、防风、浙贝母、白芷各3克,黄酒1000毫升。

【制法】 将上药与黄酒共入沙锅内,文火煎至500毫升,滤取酒液即成。每次取酒液适量饮服,以不醉为度,每日2~3次。

【功效】 清热解毒、消肿溃坚、活血止痛。适用于疮痈肿毒初起,局部红肿热痛等症。

**银花菊花茶**

【组成】 金银花15克,杭白菊10克。

【制法】 上药用沸水1000毫升冲泡,待凉后分次当茶饮,每次200毫升左右,每日3~4次。

【功效】 清热解毒、清肝明目。适用于痈肿初起。

**芙蓉花茶**

【组成】 芙蓉鲜花30~60克(干花减半),冰糖15克。

【制法】 将芙蓉鲜花加水煎煮,取汁加冰糖溶化。代茶频频饮服。

【功效】 清热解毒、消肿止痛。适用于疮疖、痈疽、肿毒等症。

**蜜糖银花露**

【组成】 蜜糖、金银花各50克。

【制法】 用沙锅加水煎金银花,煎至只剩2碗汁,放凉去渣。加蜂蜜服,每日1次。

【功效】 清热解毒。适用于小儿夏天长暑疖、脓胞及痱子合并感染等。

**凉拌马齿苋**

【组成】 马齿苋500克。

【制法】 将马齿苋洗净放入沸水中烫数分钟，取出略挤干，切碎，加入糖、盐、味精、麻油拌和，分次佐餐服用，也可空腹服。

【功效】 清热解毒。适用于病后疖未成脓时，局部潮红等症。

**芹菜海带拌鸭丝**

【组成】 嫩芹菜、水发海带各150克，鸭肉100克，麻油、酱油、精盐、白糖、味精各适量。

【制法】 将嫩芹菜、海带丝入沸水内焯熟切丝；鸭肉用盐腌1小时后加黄酒上屉蒸熟，取出，撕成丝条。将三丝加麻油、酱油、精盐、白糖、味精同拌。作凉菜食用。

【功效】 滋阴泄热、利水消肿。适用于病后虚羸、食欲不振、热毒痈疮等症，并可预防皮肤病及皮肤癌症。

**炒西瓜皮**

【组成】 西瓜1只。

【制法】 将西瓜去红瓤及外皮，切成条状，用盐少许拌匀，1～2小时后用素油炒食或麻油凉拌食之。

【功效】 清热解暑，适用于疖肿。

**三豆白糖羹**

【组成】 绿豆、赤小豆、黑豆各100克，银花、野菊花各20克，白糖适量。

【制法】 先将金银花、野菊花分别洗净，水煎2次，每次用水500毫升，煎半小时，两次混合，去渣留汁于锅中，加入“三豆”和清水200毫升，继续加热，用小火将豆煮至酥烂，下白糖，调溶。分2次食豆喝汤。

【功效】 适用于疖肿热疮。

**芸香绿豆**

【组成】 芸香草25克，绿豆100克，红糖适量。

【制法】 将芸香草和绿豆加水5碗，煎成2碗，再加红糖炖片刻即成。1日内分2次服完。

【功效】 清热解毒、消暑凉血。适用于疖疮以及咽喉痛。

## 三十二、乳腺炎食疗药膳

**三草红糖蛋**

【组成】 夏枯草、蒲公英各15克，益母草20克，鸡蛋2个，红糖50克。

【制法】 将夏枯草、蒲公英、益母草装入纱布袋内，扎口，置沙锅内，加清水适量，旺火煮沸，打入鸡蛋，加红糖，改文火煨1小时，将汤、鸡蛋倒入大碗中。吃鸡蛋，喝汤。每日早、晚各1次。

【功效】 清热解毒，化淤消肿。适用于产褥期急性乳腺炎。

**苍耳炒鸡蛋**

【组成】 苍耳子仁10粒，鸡蛋2个，植物油、精盐各适量。

【制法】 先将苍耳子仁研成细末，与鸡蛋拌匀。起热锅，倒入植物油，烧至八成热时，倒入已拌好的苍耳子仁与鸡蛋，煎熟鸡蛋，加精盐和少量清水煮沸即可。每日2次，将鸡蛋和苍耳子仁末全部吃完。

【功效】 疏散风邪，化结消肿。适用于急性乳腺炎。

**香附粳米粥**

【组成】 香附30克，粳米50克，红糖30克。

【制法】 将香附水煎取汁，加入粳米、红糖同煮成稀薄粥。温热吃，每日1剂，连服1周。

【功效】 适用于肝气郁结型乳腺炎。

**蒲金粥**

【组成】 蒲公英60克，紫花地丁、金银花各30克，粳米50~100克，白糖适量。

【制法】 先煎蒲公英、金银花、紫花地丁，去渣取汁，再入粳米煮作粥，加白糖调味。每日2~3次，10日为1个疗程。

【功效】 清热解毒。适用于急性乳腺炎，扁桃体炎，胆囊炎，眼结膜炎等症。

**炒黄花菜**

【组成】 黄花菜500克。

【制法】 将黄花菜洗净，如家常菜炒后，佐餐。

【功效】 清热解毒，消肿散结。适用于急性乳腺炎属乳汁淤积型者。

**油菜粳米粥**

【组成】 鲜油菜200克，粳米50克。

【制法】 将鲜油菜叶洗净，切细，置锅中，加清水500毫升，加粳米，急火煮开3分钟，改文火煮30分钟，成粥，趁热食用。

【功效】 清热解毒。适用于急性乳腺炎属热毒酿脓型，肿块灼热、触痛者。

**马兰头拌豆腐**

【组成】 马兰头50克，鲜嫩豆腐200克。

【制法】 将马兰头洗净，切细末，开水浸泡2分钟，捞起挤干，与豆腐一起拌匀，调味后即可食用。

【功效】 清热解毒，透脓。适用于急性乳腺炎属热毒酿脓型，乳房肿痛，发热，大便不畅者。

**薏苡赤小豆汤**

【组成】 薏苡仁30克，赤小豆30克。

【制法】 将薏苡仁、赤小豆分别洗净，置锅中，加清水500毫升，急火煮开5分钟，改文火煮30分钟，分次食用。

【功效】 利湿清热，通乳。适用于急性乳腺炎属乳汁淤积型，见乳汁排泌不畅者。

**鸡爪黄花蛋汤**

【组成】 鸡爪50克，黄花菜20克，鸡蛋2只。

【制法】 将鸡爪洗净，黄花菜洗净切碎，鸡蛋打散。鸡爪置锅中，煮熟，加黄花菜，加鸡蛋，调味后食用。

【功效】 补益气血。适用于急性乳腺炎属溃后正虚型，疮口脓稀，肉芽不鲜，全身乏力者。

蜂房地丁汤

【组成】 蜂房10克,蒲公英50克,地丁20克,白糖适量。

【制法】 将上药共加水煎汤,放白糖即成。每日1剂,连用5日。

【功效】 适用于成脓期郁热内盛型急性乳腺炎。

四仙猪骨汤

【组成】 银花20克,蒲公英15克,皂角刺10克,夏枯草20克,猪杂骨250克,精盐、料酒、葱、味精各适量。

【制法】 将前4味药装入干净纱布袋内,扎口;洗净猪杂骨,捶碎。将药袋、猪杂骨放入大沙锅中,加清水适量,旺火煮沸,撇去浮沫,加入精盐、料酒、葱,改文火,再煨1小时,起锅时加味精。喝汤。每日1剂,分3次服完。

【功效】 清热解毒,活血化淤,通络消痛。适用于浊气蕴结型乳腺炎化脓期。

金针猪蹄汤

【组成】 鲜金针菜根150克(或用干金针菜24克),猪蹄1只。

【制法】 将鲜金针菜根与猪蹄加水同煮。吃猪蹄,喝汤。每日1次,连用3~4次。

【功效】 清热消肿,通经下乳。适用于乳腺炎,乳汁不下等症。

黑鱼山药汤

【组成】 黑鱼500克,山药30克。

【制法】 将黑鱼活杀,去鳃、鳞、内脏,切成段片;山药洗净,切成片。同置锅中,加清水500毫升,加黄酒、葱、姜、食盐,急火煮开3分钟,去浮沫,改文火煮20分钟,食其汤和鱼。

【功效】 补气益血。适用于急性乳腺炎属溃后正虚型,脓稀,溃而不愈,气短少言者。

木耳银耳汤

【组成】 木耳30克,银耳30克。

【制法】 将木耳、银耳分别洗净,撕碎,置锅中,加清水500毫升,水煮20分钟,加白糖后即可食用。

【功效】 滋阴补气。适用于急性乳腺炎属溃后正虚型,溃脓稀淡,气短乏力者。

银花陈皮饮

【组成】 金银花30克,陈皮20克,甘草15克。

【制法】 将上3味加水适量,煮沸10分钟,滤取煎液。当饮料饮服,不拘次数,每日1剂。

【功效】 适用于乳腺炎。

丝瓜汁饮

【组成】 鲜丝瓜200克。

【制法】 将鲜丝瓜洗净,去皮去子,切碎后挤汁,饮其汁。

【功效】 清热、解毒、通乳。适用于急性乳腺炎属热毒酿脓型,乳房灼热胀痛,排乳不畅者。

橘核黄酒饮

【组成】 橘核15克,黄酒30毫升。

【制法】 将橘核略炒,加黄酒煎沸,去渣温服。

【功效】 疏肝理气通乳。适用于急性乳腺炎乳汁淤积型，见有乳房胀痛，乳汁排而不畅者。

**银花地丁茶**

【组成】 银花、紫花地丁各30克。

【制法】 将紫花地丁制成粗末，与银花共煎汤，取汁。代茶饮用，每日1剂。

【功效】 清热解毒，消肿。适用于乳痈初起热毒较甚者。

**野菊花茶**

【组成】 野菊花15克。

【制法】 将上药沸水冲泡。代茶频饮。

【功效】 清热解毒，消肿。适用于乳痈初起，红肿较明显者。

**鲜橙汁冲米酒**

【组成】 鲜橙汁半碗，米酒1～2汤匙。

【制法】 将米酒冲入鲜橙汁内即可。每日2次饮服。

【功效】 行气止痛。适用于急性乳腺炎早期，妇女哺乳期乳汁排出不畅，乳房红肿，硬结疼痛等症。

**甜橙黄酒**

【组成】 甜橙1只，黄酒15毫升。

【制法】 将甜橙洗净，去皮去核，以纱布绞汁，和黄酒一齐放杯中，加温开水冲服，每日2次，连服1周。

【功效】 凉血，解毒，消肿。适用于急性乳腺炎红肿，便结，属乳汁淤积型。

## 三十三、颈淋巴结结核食疗药膳

**煮芋艿**

【组成】 鲜芋艿400克，酱油适量。

【制法】 将鲜芋艿洗净，放锅内煮熟，剥去芋艿衣，用酱油调味。佐餐食。

【功效】 散风利水，除湿热。适用于颈淋巴结结核。

**荔枝炖海带**

【组成】 干荔枝7个，海藻、海带各25克，料酒、葱、姜、大料、桂皮、酱油各适量。

【制法】 将干荔枝剥去外皮；海藻、海带洗去泥沙，切碎，同干荔枝同放锅内，加料酒、葱、姜、大料、桂皮、酱油及清水适量，烧开，煮至海带熟烂。佐餐食。

【功效】 软坚散结，利水泄热，祛脂降压。适用于颈淋巴结结核。

**蜗牛炖猪精肉**

【组成】 蜗牛100克（干品50克），瘦猪肉150克，葱段、姜丝、料酒、精盐、味精各适量。

【制法】 将蜗牛洗净，沸水烫死，挑出蜗牛肉洗净（如干品，则用温水泡发洗净）；瘦猪肉切2厘米长、1厘米宽的块，与蜗牛肉同放沙锅内，加清水适量及葱、姜、料酒、精盐，烧沸，文火炖至瘦猪肉熟烂，调入味精即可。随意服。

【功效】 养阴清热，消肿解毒。适用于颈淋巴结结核及慢性淋巴结炎。

**月季夏枯草膏**

【组成】 月季花、夏枯草各30克，蜂蜜500克。

【制法】 将月季花和夏枯草加水适量，浸泡2小时，加热煎煮，共取煎液3次，合并煎液，以小火煎熬浓缩至黏稠如膏时，加入蜂蜜，至沸停火，待冷，装瓶备用。每次服1食匙，以沸水冲化饮用，每日服3次。

【功效】 适用于颈淋巴结结核。

**夏枯草茶**

【组成】 夏枯草180克。

【制法】 取上药60克置保温瓶中，以沸水500毫升闷泡15分钟。代茶饮用，每日1剂。

【功效】 清肝散结。适用于颈淋巴结结核及肺结核。

**桑葚酒**

【组成】 桑葚1200克，糯米600克，酒曲适量。

【制法】 将桑葚洗净，捣烂以纱布绞挤取汁，将汁与糯米常法煮焖成干饭待凉，加入酒曲，拌匀，发酵成为酒酿，每日随量佐餐食用。

【功效】 适用于颈淋巴结结核。

**猪肉海藻汤**

【组成】 瘦猪肉150克，海藻、夏枯草各30克，精盐适量。

【制法】 将瘦猪肉洗净切丝，与海藻、夏枯草同煮至瘦猪肉熟为止，精盐调味。佐餐食。

【功效】 清热解毒，软坚散结。适用于颈淋巴结结核。

**海带紫草瘦肉汤**

【组成】 海带20克，紫草15克，猪瘦肉60克。

【制法】 将上料共煮汤调味食用。

【功效】 适用于颈淋巴结结核初期。

**紫菜牡蛎汤**

【组成】 紫菜15克，鲜牡蛎肉200克。

【制法】 将上料同煮汤调味食用。

【功效】 适用于颈淋巴结结核初期。

**油炸鱼鳔**

【组成】 鱼鳔60克，香油适量。

【制法】 将鱼鳔切成丝，用香油炸焦趁热吃，每日1次。

【功效】 适用于颈淋巴结结核中期。

## 三十四、痛经食疗药膳

**黑豆蛋酒汤**

【组成】 黑豆60克，鸡蛋2个，米酒120毫升。

【制法】 将黑豆、鸡蛋洗净放锅中，加水适量，用文火煮至鸡蛋熟后取出，去壳，放入锅中，再煮一会儿即成。服时加米酒。吃鸡蛋，喝汤。每日2次。

【功效】 调中,下气,止痛。适用于气血两虚型痛经症。

**姜枣花椒汤**

【组成】 姜25克,红枣30克,花椒9克。

【制法】 将姜、红枣洗净,姜切薄片,同花椒一齐置锅内加适量水,以小火煎成1碗汤汁即成。热服,每日2次。

【功效】 温中止痛。适用于寒性痛经症。

**益母草香附汤**

【组成】 益母草、香附各100克,鸡肉250克,葱白5根。

【制法】 将葱白拍烂,与鸡肉、益母草、香附加水同煎。饮汤,食鸡肉。

【功效】 适用于痛经,并能滋润皮肤。

**山楂葵子红糖汤**

【组成】 山楂、葵花子仁各50克,红糖100克。

【制法】 将以上用料一齐放入锅中加水适量同煎或炖,去渣取汤。

【功效】 具有补中益气,健脾益胃,和血悦色功效。适用于气血两虚型痛经症。此汤宜在月经来潮前3~5日饮用,止痛、美容效果甚佳。

**山楂桂枝红糖汤**

【组成】 山楂肉15克,桂枝5克,红糖30~50克。

【制法】 将山楂肉、桂枝装入瓦煲内,加清水2碗,用文火煎剩1碗时,加入红糖,调匀,煮沸即可。

【功效】 温经通脉,化淤止痛。适用于妇女寒性痛经症及面色无华者。

**痛经茶**

【组成】 香附、乌药、延胡各10克,肉桂3克。

【制法】 将上药共研碎末,以沸水冲泡。代茶饮,每日1剂,连服3~5日。

【功效】 温经理气,止痛。适用于青年女性月经前或经行时小腹隐痛,时有胀满感或时感小腹冷,得热则舒等症。

**三花调经茶**

【组成】 玫瑰花、月季花各9克,红花3克。

【制法】 将上3味制粗末,以沸水闷泡10分钟即可。每日1剂,不拘时温服,连服数日,在行经前几日服用为宜。

【功效】 活血调经,理气止痛。适用于气滞血淤型痛经,月经量少、腹胀痛、经色黯黑或夹块、闭经等症。

**调经酒**

【组成】 月季花12克,当归、丹参各30克,冰糖50克,黄酒1000毫升。

【制法】 将上药切碎,与黄酒同置入容器中,密封浸泡7日后加入冰糖,搅匀溶化即成。每次饮服15~30毫升,每日2~3次。

【功效】 活血调经。适用于月经不调,经来腹痛难忍,月经量少、有块或闭经等症。

**韭汁红糖饮**

【组成】 鲜韭菜300克,红糖100克。

【制法】 将鲜韭菜洗净,沥干水分,切碎后捣烂取汁备用。红糖放铝锅内,加清水少许煮沸,至糖溶后兑入韭汁内即可饮用。

【功效】 温经补气。适用于气血两虚型痛经,并可使皮肤红润光洁。

姜枣红糖水

【组成】 干姜、大枣、红糖各30克。

【制法】 将前两味洗净,干姜切片,大枣去核,加红糖煎。喝汤,吃大枣。

【功效】 温经散寒。适用于寒性痛经及黄褐斑。

山楂酒

【组成】 山楂干300克,低度白酒500毫升。

【制法】 将山楂干洗净,去核,切碎,装入带塞的大瓶中,加入白酒,塞紧瓶口,浸泡7~10日后饮用。每次15毫升。浸泡期间每日摇荡1~2次。

【功效】 健脾、通经。适用于妇女痛经症,并可促进身材和皮肤健美。

红花酒

【组成】 红花200克,低度酒1000毫升,红糖适量。

【制法】 将红花洗净,晾干表面水分,与红糖同装入洁净的纱布袋内,封好袋口,放入酒坛中,加盖密封,浸泡7日即可饮用。每日1~2次,每次饮服20~30毫升。

【功效】 具有养血养肤,活血通经的功能。适用于妇女血虚、血淤、痛经等症。

乌鸡汤

【组成】 雄乌鸡1只,陈皮、良姜少量,草果2只,胡椒、豆豉、葱、豆酱各适量。

【制法】 将陈皮、良姜、胡椒、草果洗净,入布袋;再将雄乌鸡去毛及内脏。洗净后切成小块,与药袋同入沙锅炖熟;加入葱、豆豉、豆酱,熬成汤即可。

【功效】 温中健脾,补益气血。适用于血气暴亏引起的身体虚弱、食欲减退、喜暖嗜卧、动则气促,尤其是妇女痛经、崩漏不止、产后血虚等症。

山楂去痛粥

【组成】 山楂30克,鸡血藤、益母草各12克,当归9克,川芎5克,粳米100克,红糖适量。

【制法】 先将上5味药入沙锅加水,煎取浓汁,去渣,加入粳米、红糖同煮为粥。经前1周开始服用,温服,每日2次,服至月经来潮。

【功效】 活血化淤,调经止痛。适用于血淤痛经、月经有块、经期延后等症。

茴香麻雀粥

【组成】 麻雀2只,小茴香5克,肉桂3克,粳米100克,姜、精盐、葱各适量。

【制法】 先将小茴香、肉桂煎汁,去渣;再将麻雀去毛及内脏,洗净切碎,炒熟。然后一并与淘净的粳米煮成粥,加入精盐、葱、姜调味。每日空腹服食。

【功效】 温补下元,散寒理气。适用于虚寒性痛经症。

归蛋益母粥

【组成】 当归15克,益母草30克,鸡蛋3个,粳米30克。

【制法】 先将当归、益母草煎煮2次,每次沸后20分钟,合并滤液,与粳米、鸡蛋共同煮粥,吃蛋喝粥,每天1~2次,连续5~7天,治疗3个月经周期。

【功效】 活血行气,化淤止痛。适用于血淤痛经,经色紫暗或有淤块、排出后疼痛减轻者。

姜枣红糖粥

【组成】 干姜10克,大枣20个,红糖、粳米各30克。

【制法】 先将干姜加水煎煮30分钟，取药汁与大枣和粳米共同煮粥，待粥熟时，加入红糖，趁热服食，每天1次，连服5～7天。

【功效】 暖宫散寒。适用于寒凝痛经，小腹疼痛而冷、得热痛减，经少色黑者。

参芪阿胶粥

【组成】 党参、炙黄芪各15克，阿胶、粳米各30克。

【制法】 先将党参、黄芪加水煎煮，每次沸后20分钟，合并滤汁，与粳米共同煮粥，再将阿胶溶化，与粳米调服，每天1次，连服5～7天，调治3个月经周期。

【功效】 适用于血气虚弱痛经，小腹绵绵作痛，得按则减，少气乏力，经色淡、质清稀者。

姜艾薏苡仁粥

【组成】 干姜、艾叶各10克，薏苡仁30克。

【制法】 将前2味水煎取汁，将薏苡仁煮粥至八成熟，入药汁同煮至熟。

【功效】 温经、化淤、散寒、除湿及润肤。适用于寒湿凝滞型痛经。

羊肉粥

【组成】 鲜羊肉250克，大米100克，葱、姜、食盐各适量。

【制法】 将羊肉洗净、切片，与大米、生姜、葱、盐同入锅，加水适量，以常法熬粥，至羊肉熟烂为度。

【功效】 补气养血止痛。适用于气血亏虚型痛经。

韭菜炒羊肝

【组成】 韭菜150克，羊肝200克。

【制法】 将羊肝切成小片，与韭菜一齐入锅急火炒熟即可。

【功效】 补益肝肾，调经。适用于肝肾虚损之痛经，经行前5天开始服用。

枸杞炖兔肉

【组成】 枸杞20克，兔肉250克，调料适量。

【制法】 将枸杞洗净，兔肉切块，同放于沙锅中，加水适量，大火烧沸后改小火炖熟，加调料调味。

【功效】 滋养肝肾，补益气血。适用于肝肾亏虚之痛经。

## 三十五、闭经食疗药膳

调经祛淤甲鱼汤

【组成】 甲鱼1只(约500克)，泽兰末25克，料酒少许。

【制法】 将甲鱼放锅内，注入清水加盖，慢慢热至水滚，待甲鱼排尽尿液，将其捞出除去肠杂，洗干净，切块，放料酒、泽兰末、清水，入炖盅隔水炖2小时至甲鱼熟烂即可。吃甲鱼肉，饮汤。

【功效】 活血滋阴，软坚散结，祛淤调经。适用于闭经、病后脾肿大等症。

当归鸡蛋汤

【组成】 当归9克，鸡蛋2个。

【制法】 将当归洗净，切成片状，与鸡蛋同入瓦煲中，加水3碗同煮，待蛋熟后去壳，用针在蛋周围刺10多个孔，放回煲中再熏15～20分钟即成。

【功效】 益气补血，调经养容。适用于妇女血虚气滞型闭经症。

**桃仁牛血汤**

【组成】 桃仁10～12克，鲜牛血（血已凝固）200克。

【制法】 将牛血切块，与桃仁加清水适量煲汤，食时加食盐少许调味。

【功效】 祛淤，行血，通经。主治气血淤滞型闭经，月经数月不行，小腹疼痛拒按，舌紫黯，脉涩。

**乌豆双红汤**

【组成】 乌豆（黑豆）50～100克，红花5克，红糖30～50克。

【制法】 将前2味置于炖盅内，加清水适量，隔水炖至乌豆熟透，去红花，放入红糖调匀。

【功效】 滋补肝肾，活血行经，美容乌发。适用于血虚气滞型闭经。

**益母草乌豆糖水**

【组成】 益母草30克，乌豆60克，米酒、红糖各适量。

【制法】 将益母草、乌豆加清水3碗，煎至1碗加红糖调味，并冲入米酒即可。

【功效】 活血，祛淤，调经，美颜。适用于闭经。

**核桃酒**

【组成】 核桃500克，黄酒1000毫升。

【制法】 将核桃壳打碎，仁置容器内，倒入黄酒，加盖。密封20天后，滤取酒浆，再加红糖250克，煮滚溶化，装瓶备用，每次服10毫升，每天2次。

【功效】 滋补肝肾，活血通经。适用于肝肾不足型闭经，年逾十八，尚未行经，体虚腰酸，头晕耳鸣，舌淡苔少者。

**墨鱼香菇冬笋粥**

【组成】 干墨鱼1只，水发香菇、冬笋各50克，猪瘦肉、粳米各100克，胡椒粉1克，料酒10克，食盐、味精各适量。

【制法】 将墨鱼干去骨，用温水浸泡涨发，洗净，切丝；猪肉、香菇、冬笋也分别切成丝备用。粳米淘洗干净，下锅，加入肉丝、墨鱼、香菇、冬笋、料酒熬至熟烂，最后调入盐、味精及胡椒粉即可。

【功效】 补益精气，通调月经，收敛止血，美肤驻颜。适用于闭经、白带增多、面色无华症。

**薏米扁豆粥**

【组成】 薏米30克，炒扁豆15克，山楂15克。

【制法】 将薏米、扁豆、山楂一齐放入沙锅内加水煮粥，粥成后加红糖调味。每日1次，连服7日。

【功效】 健脾化湿，化淤通经。

**香附桃仁粥**

【组成】 桃仁15克，香附30克，粳米50克，红糖30克。

【制法】 将香附水煎取液；桃仁捣烂加水浸泡，研汁去渣，与粳米、香附煎液，红糖同入沙锅，加水适量，用文火煮成稀薄粥。温热食用，每日2次，连服数日。

【功效】 行气，活血，通经。

**鸽肉葱姜粥**

【组成】 鸽肉150克，葱姜末20克，猪肉末50克，粳米100克，胡椒末1克，料酒10克,麻油、食盐、味精各适量。

【制法】 将鸽肉去净骨刺,切块,放入碗内,加猪肉、葱姜末、料酒及盐,拌匀备用。粳米淘洗干净,下锅加水1000毫升,烧开后放进鸽肉等,共煮成粥时调入麻油、味精及胡椒粉即可。

【功效】 滋肾补气,祛风解毒,和血悦色。适用于血虚闭经之症。

**桂圆粥**

【组成】 干桂圆肉9克,薏苡仁30克,红糖1匙。

【制法】 将干桂圆肉与薏苡仁同煮粥,加红糖1匙即可食用。每日1剂。

【功效】 健脾养血调经。主治气血虚弱型闭经,症见月经量少、经期延长渐至经闭,神疲乏力,面色少华,发色不泽,舌淡苔少者。

## 三十六、月经不调食疗药膳

**鸡蛋马齿苋汤**

【组成】 马齿苋250克,鸡蛋2枚。

【制法】 将马齿苋洗净与鸡蛋共煮,熟后蛋去壳,再煮,每日1剂,分2次服食,食蛋饮汤。

【功效】 清热凉血调血。适用于月经不调,属血热型,症见量多色红,质黏有块,口渴心烦者。

**乌鸡茯苓汤**

【组成】 乌鸡1只,茯苓9克,红枣10枚。

【制法】 将鸡洗干净,把茯苓、红枣放入鸡腹内,用线缝合,放沙锅内煮熟烂,去药渣,食鸡肉饮汤。每日1剂,分2次服完,月经前服,连服3剂。

【功效】 补气益血调经。适用于月经不调,属气虚型,症见月经超前,量多色淡,质稀,小腹隐痛,神疲乏力,舌淡,脉细缓者。

**当归延胡汤**

【组成】 当归9克,延胡索5克,生姜2片。

【制法】 将上述3味水煎。连服3剂,每日1剂。

【功效】 活血散寒调经。适用于月经后期,兼治闭经。

**当归香附泡酒**

【组成】 当归20克,香附30克,黄酒250克。

【制法】 将前2味洗净,浸泡酒中3天,每次服15~30克,日服2次。

【功效】 疏肝调经。适用于女子青春期肝气郁结而致月经周期或提前或延后7天以上者。

**茴香青皮酒**

【组成】 小茴香、青皮各20克,黄酒300克。

【制法】 将前2味药洗净,入酒内浸泡3天后饮用。每次20克,一日2次。

【功效】 疏肝解郁,理气调经。适用于女子青春期月经先后无定期,胸胁闷胀,心情急躁,舌苔淡薄,脉弦者。

**痛经茶**

【组成】 香附、乌药、延胡索各10克,肉桂3克。

【制法】 上述4味共同研碎末后,用沸水冲泡。代茶饮,每日1剂,连服3～5天。

【功效】 温经理气,止痛。适用于青年女性月经前或经行时腹部隐痛、有胀满感或时感腹冷等症。

**青皮山楂粥**

【组成】 青皮10克,生山楂30克,粳米100克。

【制法】 先将青皮、山楂放入沙锅,加水适量,浓煎40分钟,去渣取汁待用。将粳米放入沙锅,加水用小火煨煮成稠粥,将成时兑入青皮、山楂浓煎汁,拌匀,继续煨煮至沸,即成。分早晚2次服用。

【功效】 理气活血,调经止痛。适用于月经不调,属气滞血淤型,月经延后,量少,色黯有块,腹痛,舌质紫黯,脉细弱者。

**益母草汁粥**

【组成】 鲜益母草汁10克,鲜生地黄汁、鲜藕汁各40克,生姜汁、蜂蜜各适量,大米100克。

【制法】 大米煮粥,待米熟时,加入上述诸药汁及蜂蜜,煮成稀粥即成。每日2次,温服。病愈即停,不宜久服。

【功效】 滋阴,养血,调经,消淤,解渴,除烦。适用于妇女月经不调、功能性子宫出血、产后血晕、恶露不净、淤血腹痛等症。

**红花糯米粥**

【组成】 红花、当归各10克,丹参15克,糯米100克。

【制法】 先煎诸药,去渣取汁,后入米煮粥。每日2次,空腹食。

【功效】 养血,活血,调经。适用于月经不调有血虚、血淤者。

**参芪膏**

【组成】 黄芪100克,人参60克,当归50克,大枣20枚,红糖100克。

【制法】 将前3味药加水煮2次,取汁浓缩至500毫升;将大枣用文火煮烂,取汁及枣泥,入药汁中煮,加入红糖收膏。开水冲服,每次20毫升,日服3次。

【功效】 补脾益肾,养血调经。适用于女子青春期由于肾虚所致月经过少,色淡红或黯红,质薄,腰背酸软,足跟痛,头晕耳鸣,或小腹冷,或夜尿多,舌淡,脉沉弱或沉迟者。

**金针炖甲鱼**

【组成】 甲鱼1只(约500克),猪瘦肉200克,金针菜30克,木耳15克。

【制法】 将金针菜、木耳(浸开)洗净;猪瘦肉洗净,切块;甲鱼剖净,斩块。把全部用料放入炖盅内,加开水适量,炖盅加盖,隔水炖2～3小时,调味即可。

【功效】 滋阴降火,补肾和血。适用于月经不调,属血虚型,月经后期,量多色淡,质稀无块,面黄头晕者。

**黑豆红枣煎**

【组成】 黑豆50克,红枣5枚,生姜3片。

【制法】 将上3味共煎至豆熟烂,食豆、大枣,饮汤。每日1剂,月经前3天开始服用。

【功效】 补血调经。主治月经不调,属血虚型,月经后期,量多色淡者。

**乌骨鸡归黄**

【组成】 乌骨鸡1只，当归、黄芪、茯苓各10克。

【制法】 将鸡洗净，去脏杂，把药放入鸡腹内用线缝合，放入沙锅内煮烂熟，去药渣，加调味品，食肉喝汤，分2~3次服完，月经前，每天1剂，连服3~5剂。

【功效】 健脾养心，益气养血。适用于月经超前，经量过多，精神疲倦，心悸气短，失眠等症。

**砂仁荷叶饼**

【组成】 砂仁20克，发酵面3000克，白糖1100克，熟猪油1000克，苏打20克。

【制法】 将砂仁去灰、壳，洗净烘干研末，与白糖、苏打粉一同放入发面中反复揉匀后放几分钟再进行揉匀，搓成长圆条，切成80个面剂，立放于案板上依次排好，刷熟猪油做成荷叶形，入笼旺火烧开后蒸10分钟即成。每次可服2块，日服2次。

【功效】 健脾开胃，化湿祛痰。适用于女子痰湿所致之月经过少、经色淡红、质黏腻如痰，胸闷呕恶，或月经来后又连续停数月，形胖体乏者。

## 三十七、阴道炎·宫颈炎·盆腔炎食疗药膳

**炒猪血**

【组成】 猪血500克，姜5克，食油30毫升，料酒3毫升。

【制法】 将猪血切成大块，放入开水中氽一下，捞出滤干水分，切小块；姜洗净切丝；锅内放油，烧至七成熟后，下猪血及料酒、姜、盐，翻炒均匀即可。佐餐食。

【功效】 补气养血、止淋沥。适用于滴虫性阴道炎。

**槐花冬瓜仁粥**

【组成】 槐花9克，薏米30克，冬瓜仁20克，粳米60克。

【制法】 先把槐花、冬瓜仁加水煎汤，去渣后再放入薏米、粳米同煮成粥。每日作早餐或夜宵。

【功效】 利湿去菌。适用于滴虫性阴道炎。

**白果腐竹粳米粥**

【组成】 白果12克，腐竹50克，粳米100克。

【制法】 将白果去壳；腐竹用温水发透，撕成碎片，与白果、粳米同放锅内，加水适量煮为稠粥。每日1次。

【功效】 适用于虚寒型宫颈炎。

**槐花薏米冬瓜皮粥**

【组成】 槐花9克，薏米30克，冬瓜皮20克，粳米60克。

【制法】 先把槐花、冬瓜皮加水煎汤，去渣后再放入薏米、粳米同煮成粥。每日1剂，连服7~8次为1疗程。

【功效】 适用于急性盆腔炎的辅助治疗。

**茯苓车前子粥**

【组成】 茯苓粉、车前子各30克，粳米60克，白糖适量。

【制法】 将车前子(纱布包)加水300毫升，水煎半小时取出，加粳米、茯苓粉共煮粥，粥熟加白糖调味。每日服2次。

【功效】 健脾利湿,补肾固涩。适用于湿热下注型宫颈炎,症见带下色黄质地黏稠、有气味、阴部作痒或灼热刺痛、小便黄赤者。

**花生仁冰片泥**

【组成】 花生仁120克,冰片1克。

【制法】 将花生仁与冰片共捣似泥状。于早晨空腹服,开水送服,2日服完。

【功效】 清热化浊凉血。适用于滴虫性阴道炎。

**扁豆花冰糖饮**

【组成】 扁豆花15克,冰糖50克。

【制法】 将扁豆花与冰糖共煮成汤。顿服,每日服2~3次。每日1剂。

【功效】 清热化浊。适用于老年性阴道炎。

**荔枝核蜜饮**

【组成】 荔枝核30克,蜂蜜20克。

【制法】 将荔枝核敲碎后放入沙锅,加水浸泡片刻,煎煮30分钟,去渣取汁,趁温热调入蜂蜜,拌和均匀即可。早晚分2次服用。

【功效】 理气、利湿、止痛。适用于各类慢性盆腔炎。

**车前草马齿苋饮**

【组成】 马齿苋60克,车前草15克。

【制法】 将马齿苋、车前草洗净,一并加水煎汤。代茶饮,每天1剂,连服5~7天。

【功效】 适用于急性盆腔炎的辅助治疗。

**银花冬瓜仁蜜汤**

【组成】 冬瓜子仁(冬瓜子去皮取仁)20克,金银花20克,黄连2克,蜂蜜50克。

【制法】 先煎金银花,去渣取汁,用药汁煎冬瓜子仁,15分钟后入黄连,再煎15分钟,趁热调入蜂蜜即可。每日1剂,连服1周。

【功效】 清热解毒。适用于湿热淤毒型盆腔炎。

**苦菜萝卜汤**

【组成】 苦菜100克,金银花20克,蒲公英25克,青萝卜200克(切片)。

【制法】 将苦菜、金银花、蒲公英与青萝卜一起加水适量,煎煮30分钟。去药渣,吃萝卜喝汤,每日1剂。

【功效】 清热解毒。适用于湿热淤毒型盆腔炎。

**椿根饮**

【组成】 椿根白皮30克(鲜品60克),白糖或蜂蜜30克。

【制法】 将椿根皮加水300毫升,煎成150毫升,去渣,加白糖或蜂蜜饮服。每次服30毫升,每日2~3次。

【功效】 清热燥湿、杀菌止带。适用于真菌性阴道炎。

**黄精鸡膏**

【组成】 黄精50克,老雄鸡1只,冰糖100~150克。

【制法】 将老雄鸡去毛及内脏,切块,与黄精、冰糖用5倍的水煮开后,以文火炖煮7~8小时,最后滤出透明液体,放置3~4小时,即成鸡膏。随意食,2~3天服完。

【功效】 滋阴养血、补肝益肾。适用于老年性阴道炎,症见阴道分泌物增多、外阴瘙痒、白带色黄或黄赤、伴头晕腰酸者。

**土茯苓煎**

【组成】 土茯苓30克,鸡血藤、忍冬藤、薏苡仁各20克,丹参15克,车前草、益母草各10克,甘草6克。

【制法】 将上料水煎服,每日1剂。

【功效】 清热利湿、解毒化淤。适用于宫颈炎。

**白果鸡蛋**

【组成】 新鲜鸡蛋1个,白果2枚。

【制法】 在鸡蛋的一端开一小孔,将白果仁纳入蛋内,以纸粘封小孔,隔水蒸熟食用。每日2次。

【功效】 适用于虚寒型宫颈炎,伴有白带量多、腰部酸痛下坠、四肢欠温、神疲乏力等症。

## 三十八、不孕症食疗药膳

**益母草玄胡鸡蛋汤**

【组成】 益母草30~60克,玄胡20克,鸡蛋2个。

【制法】 将益母草、玄胡与鸡蛋同煮。鸡蛋熟后去壳,再煮片刻,去药渣即可。吃鸡蛋,喝汤。每日1次,月经前连服5~7日。

【功效】 适用于血虚型不孕症,表现为月经错后,经期腹痛拒按,经血黯黑有块等症。

**山楂肉桂红糖汤**

【组成】 山楂肉10克,肉桂6克,红糖30克。

【制法】 将前2味洗净,加水适量,煮数沸后入红糖30克,再煮数沸。服用时去渣,喝汤,每日1剂,分2次服用。

【功效】 活血散淤。适用于不孕症,属血淤型,婚久不孕,月经后期,量少色黯,有血块,或有痛经,舌质紫黯,脉细涩等症。

**菟杜麻雀汤**

【组成】 菟丝子、川杜仲各15克,麻雀2只,精盐、味精、姜末、料酒各适量。

【制法】 将麻雀杀死,去毛、血、内脏,洗净;将川杜仲、菟丝子装入纱布袋中。将药袋置沙锅内,加清水,旺火煮沸,加入麻雀、姜末、精盐、料酒,改用文火,再煨1小时,起锅,去药袋,汤中加味精调味。

吃麻雀肉,喝汤。分2次喝,第1次喝一半汤并吃2只麻雀,第2次将另一半汤于6小时后温热服下,自月经干净后第5日起,每日1剂,连服10剂,3个月为1个疗程。

【功效】 温补肾阳,固精壮体,调养冲任。适用于肾阳不足型、脾弱血虚型及胞宫寒冷型不孕症。

**五子胎盘汤**

【组成】 枸杞子、菟丝子、车前子、五味子、覆盆子各10克,新鲜胎盘(紫河车)1



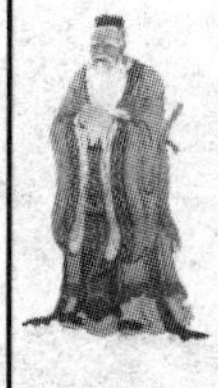

具,精盐、味精各适量。

【制法】 把新鲜胎盘洗净,切成小块;将枸杞子、菟丝子、车前子、五味子、覆盆子洗净,捣碎后用双层干净纱布包好,与胎盘一齐放进炖盅内,加水适量,隔水炖至胎盘熟烂,除去药料袋,加精盐、味精调味即可。分数次服完。

【功效】 补肾益精。适用于妇女不孕及男子精少症。

**鹿肾阿胶汤**

【组成】 鹿肾或羊肾2个,阿胶10克,精盐、味精各适量。

【制法】 将阿胶放入碗内,倒入热水浸泡至溶化;鹿肾剖开洗净,切成片状,与阿胶一齐倒入沙锅中,加适量清水煮至鹿肾熟透时以精盐、味精调味即可。每周2次。

【功效】 补肾壮阳,益精。适用于不孕症及因血虚所致的腰膝酸痛等症。

**木耳鹿角汤**

【组成】 白木耳30克,鹿角胶6克,冰糖15克。

【制法】 将白木耳用温水泡发洗净,放沙锅内,加水适量,用文火煎熬,待木耳熟透,加入鹿角胶和冰糖溶化,和匀熬透。每日1剂,分次服食。

【功效】 滋阴养血,填精助孕。

**双皮炖鸽子**

【组成】 地骨皮、牡丹皮各10克,白鸽1只,料酒、精盐、味精、酱油、香油各适量。

【制法】 将白鸽活杀,去毛、血、内脏,洗净;将地骨皮、牡丹皮洗净,装入纱布袋内,扎口,置瓦罐内加清水,旺火煮沸,加入白鸽、精盐、料酒,改文火,再煨1小时,去药袋,在汤中加入味精。捞出白鸽放盘中,用酱油、香油拌鸽肉。吃鸽肉,喝汤。自月经干净第6日起,每日1剂,连食6只白鸽。

【功效】 滋补肝肾,益气理血,调养冲任。鸽子味甘、咸,性平。有补肝肾,益精血等功效。适用于肾精不足、肾阴虚亏所致的四肢乏力,腰酸,背酸等症。但一旦怀孕,即应忌吃。地骨皮、牡丹皮有清热凉血,滋补肾阴等作用。此药膳仅适用于肾阴虚亏不孕的女子食用。

**白狗骨粥**

【组成】 白狗骨、粳米各适量。

【制法】 将白狗骨熬汤,以骨汤煮粳米粥,加调味品。每日1~2次。

【功效】 补虚损。适用于妇女体虚不孕等症。

**炒韭菜青虾**

【组成】 青虾250克,韭菜100克。

【制法】 将上2味共炒调味食用。每日1剂。

【功效】 温肾养血,调补冲任。适用于不孕症,属肾阳虚者,婚久不孕,月经后期,症见腰酸腿软,性欲淡漠,舌淡苔白,脉沉细或沉迟者。

**芹菜炒鲜藕**

【组成】 鲜芹菜120克,鲜藕120克。

【制法】 将锅放旺火上,下生油15克烧热,放入芹菜、藕片,加入精盐适量,颠炒15分钟,再调入味精即成。每日1次,可连吃3~5天。

【功效】 解郁,调经。适用于不孕症,属肝郁型,月经先期,症见经来腹痛,烦躁易怒,常叹息,舌红苔薄白,脉弦者。

## 三十九、阳痿食疗药膳

**雄蚕蛾酒**

【组成】 雄蚕蛾20只,白酒20毫升。

【制法】 有条件者选活雄蚕蛾,在热锅上焙干,研末。每次空腹用白酒冲服雄蚕蛾末3克,每日早、晚各1次,连服15日以上。或将雄蚕蛾油炸后,平时随意食用。

【功效】 兴阳助性,益精液。适用于肾虚阳痿,早泄,滑精,男性不育,精液量少,活精子少等症。

**麻雀壮阳汤**

【组成】 麻雀5只,陈皮3克,料酒、花椒、胡椒、精盐、味精各少许。

【制法】 将陈皮洗净,切片;麻雀宰杀去毛、肠杂,洗净,与料酒、陈皮、花椒、胡椒、精盐共入锅加水,用旺火煮沸后改文火煨熟,加入味精即成。食麻雀肉,饮汤。每日1次,连服15日为1个疗程。

【功效】 益气,和胃,壮阳。适用于阳痿,早泄等症。

**益精助阳汤**

【组成】 巴戟天30克,肉苁蓉20克,枸杞子30克,生姜3片,大蒜30克,羊肉500克。

【制法】 将巴戟天、枸杞、肉苁蓉洗净,羊肉洗净切块,在锅中用热油稍炒,去膻味。将全部用料连同姜、蒜一齐放入沙锅内,加清水适量,武火煮沸后,文火煲3小时,加上等鱼露、味精、胡椒适量调味即可,饮汤吃羊肉。

【功效】 补益肝肾、益精壮阳,适用于年老肝肾不足、体虚体弱、头晕眼花、腰酸脚软、阳痿、精冷者。

**麻雀虾仁汤**

【组成】 麻雀5只,鲜虾仁50克,姜3片。

【制法】 将麻雀、虾仁共放炖盅内,加姜片、盐、酱油少许,放开水适量,加盖,隔水炖30分钟,再入白酒、味精少许调味。食肉饮汤,隔3日食用1次。

【功效】 补肾阳,填精髓。

**雀卵羊肉羹**

【组成】 麻雀卵2~3个,精羊肉100~150克,葱花、姜丝、精盐各适量。

【制法】 将精羊肉切片。锅内放水适量,加葱花、姜丝、精盐,烧开后放入羊肉片,再打入雀卵,待两者煮熟即可。佐餐食。

【功效】 温补脾肾。适用于脾肾阳虚之阳痿症。

**鹿鞭粥**

【组成】 鹿鞭1具,粳米100克,葱、精盐、姜丝、胡椒各适量。

【制法】 将锅内放沙,加热,将鹿鞭放锅内炒至松泡后,研末。然后将粳米淘净放入沙锅内煮粥,待粥煮至将熟时,放入鹿鞭末3克及葱花、姜丝、精盐、胡椒,稍煮1~2沸即可。空腹温热食,每日2次。

【功效】 温阳补虚。适用于阳气衰弱,腰膝疼痛,筋骨萎弱,肢体畏寒,行动无力,阳痿,早泄等症。

**苁蓉羊肉粥**

【组成】 肉苁蓉10克，精羊肉200克，大米200克。

【制法】 将肉苁蓉、精羊肉切细。肉苁蓉加水用沙锅煮，去渣取汁，入羊肉、粳米同煮，待粥将成，加盐、姜末、葱花煮至粥稠。每日1次，宜常食。

【功效】 温肾助阳。

**红烧狗肉**

【组成】 狗肉250克。

【制法】 将狗肉如常法操作，加适量八角茴香、小茴香、桂皮、陈皮、草果、生姜、盐、酱油等调料同煮，肉烂即可。佐餐食用。

【功效】 温补肾阳。

**韭菜炒胡桃仁**

【组成】 胡桃仁50克，韭菜500克。

【制法】 先将胡桃仁用香油炸黄。韭菜切段与胡桃仁同炒，菜熟后调味即成。佐餐随量食用。

【功效】 温补肾阳。

**虫草炖雄鸭**

【组成】 冬虫夏草10个，雄鸭1只，姜、葱白、胡椒粉、精盐、陈皮末、味精各适量。

【制法】 先将冬虫夏草清除灰屑后用温水洗净；雄鸭宰杀去毛，剖腹去肠杂后洗净；姜、葱白洗净后分别切成小片及葱末。然后将冬虫夏草放入鸭腹，缝合后放入锅中加适量水，文火炖熬软后加入姜片、葱末、陈皮末、胡椒粉、精盐、味精调味后即成。细嚼冬虫夏草，食鸭肉，饮汤。每日分数次食用。

【功效】 保肺益肾，补虚清热，除水肿，消胀满，养胃，补血，生津，壮肾阳。适用于阳痿，神疲，咳嗽多痰，食不消化，贫血等症。

**虫草炖胎盘**

【组成】 冬虫夏草10~15克，鲜胎盘1个。

【制法】 将冬虫夏草与鲜胎盘置瓦盅中加水，隔水炖熟。吃胎盘，喝汤。每周1次。

【功效】 补气益血。适用于阳痿，遗精，盗汗，肺结核，贫血，老年慢性气管炎等症。

**核桃炖蚕蛹**

【组成】 核桃肉100~150克，蚕蛹(略炒过)50克。

【制法】 将核桃肉与蚕蛹同放瓦盅中，隔水炖熟。隔日服1次。

【功效】 补脾益肾。适用于阳痿，滑精，小儿疳积，胃下垂等症。

**杜仲爆羊腰**

【组成】 杜仲15克，五味子6克，羊腰500克，葱、姜、料酒、酱油、湿淀粉、植物油各适量。

【制法】 将杜仲、五味子加水适量煎煮40分钟，去渣，加热浓缩成稠液；羊腰洗净，去筋膜臊腺，切成腰花，以湿淀粉裹匀，再以植物油加热爆炒，至嫩熟，调以杜仲等的浓缩稠液、酱油、姜、葱、料酒出锅。分顿食用。

【功效】 补肝益肾强腰。适用于肾虚体弱，慢性腰痛，阳痿等症。

# 四十、遗精食疗药膳

**雀卵虫草粥**

【组成】 雀卵2~3个，冬虫夏草10克，瘦猪肉50克，小米100克。

【制法】 将冬虫夏草用布包好，瘦猪肉切成细片，与小米同煮粥，粥将熟时，再倒入去壳雀卵，粥成后取出药包即成。空腹食，喝粥，吃猪肉。

【功效】 补虚损，益精血，润肺补肾。适用于肾阳虚，遗精，腰膝酸痛，病后久虚不复及肺肾阴虚，虚喘，痨咳，咯血，自汗盗汗等症。

**松子仁米粥**

【组成】 松子仁30克，粳米50克。

【制法】 将松子去壳留仁，置锅中，加清水500毫升，加粳米，急火煮开3分钟，改文火煮30分钟，成粥，趁热食用。

【功效】 滋阴降火。适用于遗精，属阴虚火旺、心肾不交型，梦中遗精，心情烦热，心神恍惚者。

**龙眼肉米粥**

【组成】 龙眼肉30克，粳米50克。

【制法】 将龙眼肉洗净，置锅中，加清水500毫升；加粳米，急火煮开5分钟，改文火者30分钟成粥，分次饮用。

【功效】 补益心脾。适用于遗精，属心脾劳损、气不摄精型，梦遗频作，失眠健忘，周身乏力者。

**韭菜子粥**

【组成】 韭菜子15克，大米50克，精盐适量。

【制法】 将韭菜子用文火炒熟，与大米、少许细盐同入沙锅内，加水500克，慢火煮至米开粥稠即可。每日服2次，温热食。

【功效】 温肾助阳，止遗泄。适用于肾阳虚弱所致的遗精。

**茯苓米粥**

【组成】 茯苓30克，粳米50克。

【制法】 将茯苓洗净，置锅中，加清水500毫升，急火煮沸10分钟，滤渣取汁，加粳米，急火煮开3分钟，改文火煮30分钟成粥，趁热食用。

【功效】 清利湿热。适用于遗精，属湿热下注型，小便短赤，烦热阴痒者。

**鸡蛋三味汤**

【组成】 鸡蛋1个，芡实、去心莲子、淮山药各9克，白糖适量。

【制法】 将芡实、莲子、淮山药熬煎成药汤，再将鸡蛋煮熟，汤内加入白糖即可。吃蛋喝汤，每日服1次。

【功效】 补脾，益肾，固精安神。适用于肾虚遗精。

**泥鳅酸枣仁汤**

【组成】 泥鳅50克，酸枣仁50克。

【制法】 将泥鳅活杀，去内脏洗净，切成段，置锅中，加清水500毫升；加酸枣仁、黄酒、葱、姜、食盐，急火煮开，去浮沫，改文火煲30分钟，分次食用。



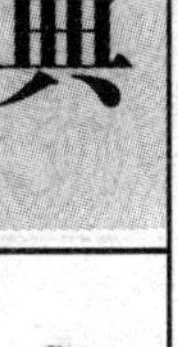

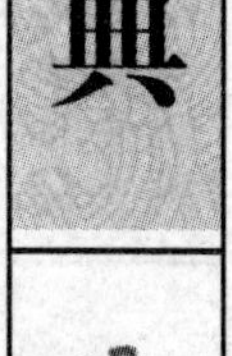

【功效】 补益心脾，固精。适用于遗精，属心脾劳损、气不摄精型，梦遗滑遗，心悸少气者。

**核桃猪肾汤**

【组成】 核桃仁50克，猪肾1对。

【制法】 将猪肾去筋膜，洗净，切花刀，与核桃仁一起加水炖熟，入食盐调味。

【功效】 温肾助阳，固精止遗。佐餐食用。

**赤小豆乌梅饮**

【组成】 赤小豆20克，竹叶10克，乌梅10克。

【制法】 将赤小豆、竹叶洗净，置锅中，加乌梅，加清水500毫升，急火煮开5分钟，改文火煮30分钟，滤渣取汁，分次饮用。

【功效】 清热、利湿、固精。适用于遗精，属湿热下注型，阴部湿痒，口舌生疮，恶心欲吐者。

**薏苡仁芡实饮**

【组成】 薏苡仁50克，芡实50克。

【制法】 将薏苡仁、芡实分别洗净，置沙锅中，加清水500毫升，急火煮5分钟，改文火煮30分钟，滤渣取汁，分次饮用。

【功效】 利湿固精。适用于遗精，属湿热下注型，梦遗频作，小便短黄，阴部湿痒，大便溏臭，口干纳差者。

**覆盆子茶**

【组成】 覆盆子15克，绿茶适量。

【制法】 将上2味泡茶。不拘时温服。

【功效】 益肾涩精。适用于遗精，小便频数，阳痿等症。

**猪肾煨附子**

【组成】 猪肾1对，熟附子末3克。

【制法】 将猪肾切开去膜、臊腺，洗净，入熟附子末，湿棉纸裹煨熟。空腹食，每日1次。

【功效】 补肾益精。适用于肾阳虚之腰痛，腰以下冷，遗精，阳痿，耳鸣耳聋，小便频数等症。

**枸杞炖牛鞭**

【组成】 枸杞子20~40克，牛鞭1具(包括2个睾丸)，姜2片，料酒、精盐、味精各适量。

【制法】 将上2味加水适量，隔水炖熟。炖时加入姜、料酒，熟烂后放味精、精盐调味即成。食肉，饮汤。每周1次。

【功效】 补肾壮阳，固精止遗。适用于遗精，精液清冷，畏寒肢冷，腰酸膝软，神疲乏力，精神委靡，小便清长，舌淡苔白，脉沉细等症。适用于男子肾阳亏损、肝肾精力不足所致的遗精。

**莲子百合炖瘦肉**

【组成】 莲子20克，百合20克，瘦猪肉50克。

【制法】 将莲子、百合洗净，瘦猪肉洗净，切成丝状，同置锅中，加葱、姜、黄酒，隔水清炖30分钟，分次食用。

【功效】 滋阴降火，补心益肾。适用于遗精，属阴虚火旺、心肾不交型，梦中遗精，阳强易举，五心烦热，心悸气短者。

## 四十一、早泄食疗药膳

**糖拌芹菜**

【组成】 白糖20克，芹菜50克。

【制法】 将鲜芹菜洗净，切成小段，开水煮沸2分钟，捞起，切成细末，白糖凉拌后食用。

【功效】 清热利湿。适用于早泄，属肝经湿热型，伴口苦口干，烦热纳差，小便短赤者。

**黄芪杞子炖乳鸽**

【组成】 黄芪、枸杞子各30克，乳鸽1只。

【制法】 先将乳鸽去毛及内脏，洗净，与黄芪、枸杞子同放炖盅内，加水适量，隔水炖熟。饮汤，吃鸽肉。3日炖1次。

【功效】 补心益脾，固摄精气。适用于早泄，阳痿，体倦乏力，自汗，心悸等症。

**杞子红枣煲鸡蛋**

【组成】 枸杞子15～30克，红枣6～8枚，鸡蛋2个。

【制法】 先将鸡蛋煮熟去壳，然后与枸杞子、红枣同煮。吃鸡蛋，饮汤。每日或隔日1次。

【功效】 补心脾，摄精气。适用于遗精，早泄，头晕眼花，精神恍惚，心悸，健忘，失眠等症。

**淮山药桂圆炖水鱼**

【组成】 淮山药、桂圆肉各15～20克，水鱼（又名鳖）1只。

【制法】 先用滚水烫水鱼，使其排尿，再切开洗净，掏出内脏。然后将水鱼肉、水鱼壳、淮山药、桂圆肉一齐放入炖盅内，加水适量，隔水炖熟。喝汤，吃水鱼肉。每周炖服1次。

【功效】 补肾益精。适用于早泄，食欲不振，心悸怔忡，耳聋目眩等症。

**椰子糯米蒸鸡饭**

【组成】 椰子肉、糯米、鸡肉、精盐、猪油各适量。

【制法】 将椰子肉切成小块，加糯米、鸡肉、精盐、猪油，置有盖的瓦盅内，隔水蒸至熟。当饭吃，每日1次。

【功效】 补脾，益心，摄精。适用于早泄，阳痿，四肢乏力，食欲不振等症。

**杞子炖鹌鹑**

【组成】 枸杞子20克，鹌鹑2只。

【制法】 将枸杞子洗净备用；鹌鹑活杀，去头爪、皮毛、内脏，洗净。然后将枸杞子、鹌鹑同置锅中，加黄酒、葱、姜，隔水清炖30分钟，分次食用。

【功效】 湿补中气。适用于早泄，属心脾两虚型，伴心悸，失眠多梦，身倦乏力，自汗健忘，面色不华者。

**肥羊肉汤**

【组成】 肥羊肉200克。

【制法】 将肥羊肉洗净,切小块,开水浸泡1小时,去浮沫,置锅中,加清水500毫升,加黄酒、葱、姜、食盐、味精等,急火煮开3分钟,改文火煮30分钟,分次食用。

【功效】 补中益气。适用于早泄,属心脾两虚型,伴心悸,失眠多梦,大便溏泄,自汗健忘者。

**清炖麻雀**

【组成】 麻雀3只,黄酒、葱、姜、食盐、味精各适量。

【制法】 将麻雀活杀,去头爪、皮毛及内脏,洗净,置碗中,加黄酒、葱、姜、食盐、味精,隔水清炖30分钟,即可食用。

【功效】 湿肾补气。适用于早泄,属心脾两虚型,早泄,滑精,头发脱落,夜间多尿者。

**羊腿杞子汤**

【组成】 羊腿肉150克,枸杞子20克,黄酒、葱、姜、食盐、味精各适量。

【制法】 将羊腿肉洗净,切成小块,开水浸泡1小时,去浮沫,置锅中加枸杞子、黄酒、葱、姜、食盐、味精,急火煮开5分钟,改文火煲30分钟,即可食用。

【功效】 温肾平补,清心固涩。适用于早泄,属心脾两虚型,伴滑精,头晕耳鸣,头发脱落,夜间多尿者。

## 四十二、前列腺炎食疗药膳

**黑槐子鸡蛋**

【组成】 黑槐子末2克,大黄末2克,鸡蛋1个。

【制法】 将鸡蛋开1小口,把黑槐子末与大黄末纳入鸡蛋内搅匀,用白面糊口蒸熟。吃鸡蛋。每次2个,每日1次,食后多喝开水,连用4日,停2日。

【功效】 适用于气滞血淤型慢性前列腺炎。

**慈姑凌霄粉**

【组成】 山慈姑花30克,凌霄花20克。

【制法】 将山慈姑花、凌霄花共研为细末。每次取6克,白开水送服,每日3次。

【功效】 适用于前列腺炎。

**泥鳅炖豆腐**

【组成】 活泥鳅500克,鲜豆腐250克,盐、姜、味精各适量。

【制法】 先将泥鳅剖开,去鳃及内脏,洗净放入炖盅内,加上食盐、生姜、清水各适量。先用武火烧开后,再用文火清炖至五成熟。然后,加入豆腐块于炖盅内,再用文火炖至泥鳅肉熟烂,加调料即可佐餐食用。

【功效】 适用于前列腺炎。

**栗子炖乌鸡**

【组成】 栗子仁60克,海马1对,乌骨鸡1只,精盐、姜各适量。

【制法】 将乌骨鸡去毛、肠杂,洗净,切块,与栗子仁、海马及精盐、姜同放锅内,加水适量蒸熟。分2~3次吃完。

【功效】 补益脾肾。适用于前列腺炎。

二紫通尿茶

【组成】 紫花地丁、紫参、车前草各15克,海金沙30克。

【制法】 将上药研为粗末,置保温瓶中,以沸水500毫升闷泡15分钟。代茶饮用,每日1剂,连服5~7日。

【功效】 消炎利尿。适用于前列腺炎,排尿困难及尿频,尿痛等症。

冬瓜海带薏米汤

【组成】 鲜冬瓜(连皮)250克,生薏米50克,海带100克。

【制法】 先将冬瓜洗净切成粗块,生薏米洗净,海带洗净切成细片状。将以上3物同放进沙锅内,加适量清水煮汤食用。

【功效】 适用于前列腺炎。

蒲公英银花粥

【组成】 蒲公英60克,金银花30克,大米100克,砂糖适量。

【制法】 先将蒲公英、金银花同放进沙锅内,加适量清水煎汁,然后去渣取药汁,再加入大米煮成稀粥。粥成后加入适量砂糖。每日分2次食用。

【功效】 适用于前列腺炎。

土茯苓粥

【组成】 土茯苓30克(鲜品100克),大米100克。

【制法】 先将土茯苓洗净,去外皮,切成片状(已晒干并切成片的,可免此工序),放进沙锅内,用中火煎煮30~40分钟左右,取汁。将大米加入土茯苓煎汁中,用中火煮粥。每天食1~2次。

【功效】 适用于前列腺炎。

参芪杞子粥

【组成】 党参30克,黄芪30克,枸杞子10克,大米100克。

【制法】 先将党参、黄芪同放沙锅内,加适量清水,用中火煎汁。与此同时,将枸杞子、大米共放进另一锅内煮粥。待煮至粥半熟时,倒入参芪药汁再煮成粥,调味后早晚服食。

【功效】 适用于前列腺炎。

黄芪鲤鱼饮

【组成】 生黄芪60克,活鲤鱼1尾。

【制法】 将活鲤鱼宰杀,去鳞、鳃及内脏,切块,与黄芪同煮至熟。饮汤食鱼肉。

【功效】 补气利水。适用于中气不足所致的癃闭,症见排尿困难、神疲气短、纳食减少、脘腹胀闷、小腹坠胀、大便溏薄等症。此方对老年气虚、小便不通者尤宜。

白果通淋饮

【组成】 白果20克,茯苓20克,冬瓜子20克。

【制法】 将白果、冬瓜子、茯苓分别洗净,置锅中,加清水500毫升,急火煮开5分钟,改文火煮20分钟,滤渣取汁。分次饮用。

【功效】 通淋利湿。适用于前列腺肥大。

莲米茯菟粥

【组成】 茯苓20克,粟子100克,菟丝子、莲子各15克。

【制法】 将茯苓研细末,与其他3味同煮粥。每日服1~2次。

【功效】 补肾益脾、通利小便。适用于前列腺肥大。

**双仁牛膝粥**

【组成】 桃仁、郁李仁各10克,川牛膝15克,粳米100克,蜂蜜适量。

【制法】 将上3味加水煎煮,去渣,入粳米同煮至粥熟,加蜂蜜调味。每日分1~2次服完。

【功效】 活血化淤,通利小便。适用于前列腺肥太症。

**补肾羹**

【组成】 羊肾1对,葱白、姜各10克,冬葵子500克,精盐、味精各适量。

【制法】 将羊肾洗净,去筋膜,切细,加葱白、姜、水适量,煮熟,调入精盐、味精,加炒香的冬葵子即可。随意服。

【功效】 补肾利水。适用于肾气不充之癃闭,腰膝酸软,小便不利等症。

**补肾利尿小肚**

【组成】 猪小肚(膀胱)1个,肉苁蓉30克,淫羊藿、葱白各15克,精盐、味精各适量。

【制法】 将猪小肚洗净,切块;肉苁蓉、淫羊藿用纱布包好。将葱白与上味共放沙锅内加清水适量,小火炖煮,待猪小肚烂,加精盐、味精调味即可。吃猪小肚,喝汤。常食。

【功效】 温肾补虚利尿。适用于肾气亏虚,前列腺肥大,小便频数,排尿困难、无力等症。

**田螺坤草汤**

【组成】 田螺250克,鲜嫩坤草(益母草)125克,车前子30克,广木香10克。

【制法】 将田螺漂洗干净,去尾尖;鲜嫩坤草洗净,切碎;车前子、广木香用布包好。诸药加水煎汤,去药包即可。饮汤,食田螺肉、坤草。

【功效】 清热利湿,行气通滞。适用于前列腺肥大属膀胱湿热者,小便频数、量少、短赤灼热,甚者小便不通等症。

**虫草炖鸡**

【组成】 冬虫夏草15克,雄鸡一只。

【制法】 雄鸡宰杀去毛及内脏,与冬虫夏草一齐放入沙锅,加水文火炖煮至鸡肉烂熟,加调料即成,饮汤吃肉。

【功效】 补肺滋肾,温中益气。适用于前列腺肥大。

## 四十三、更年期综合征食疗药膳

**猪肉百合水饺**

【组成】 面粉500克,猪瘦肉300克,鲜百合100克,葱末、姜末各5克,料酒10克,精盐3克,味精2克,清汤50克,香油15克。

【制法】 ①面粉放入容器内,加入温水250克和匀成软硬适中的面团,饧透。猪瘦肉用温水洗净,搌干水分,剁成末。百合逐片掰开,洗净,沥去水分,剁成末。②猪肉末投入容器内,加入葱末、姜末、料酒、精盐、味精、清汤、香油搅匀上劲,再加入百合末拌匀成馅。③面团搓成条,揪成均匀的剂子,按扁,逐一擀成圆饼皮,取一饼皮,放上馅料,捏成饺子生坯。全部制好后,下入沸水锅中,用中火烧开,煮至熟透捞出,

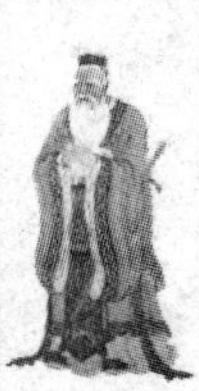

装盘即成。

【功效】 猪瘦肉富含蛋白质、糖类、铁、磷、锌、B族维生素等，可健脾益气，滋阴补血。百合含蛋白质、脂肪、多种生物碱、淀粉、胡萝卜素等，可润肺止咳，清心安神。小麦面粉含糖类、脂肪、膳食纤维、谷甾醇、卵磷脂、精氨酸、蛋白酶、B族维生素等，可养心益脾，除烦止渴，通利小便。此款主食具有养血安神的功效，对更年期综合征虚烦不眠、惊悸、头昏、便秘等症患者，均有食疗作用。

**枸杞子羊肉汤饺**

【组成】 黑米面、面粉各100克，枸杞子10克，羊肉105克，水发木耳30克，菠菜叶25克，葱段、姜片、葱末、姜末各5克，料酒10克，鲍鱼汁20克，精盐2克，鸡精3克，味精1克，鸡蛋清1个，清汤850克，植物油15克。

【制法】 ①黑米面放入容器内，加入面粉拌匀，用温水和匀成稍软的面团，饧透。枸杞子洗净。羊肉用温水洗净，木耳去根、洗净，均剁成末。菠菜叶洗净。②羊肉末放入容器内，加入木耳末、葱末、姜末、料酒、精盐1克、味精、鸡蛋清、植物油搅匀成馅。面团搓成条，揪成30个均匀的剂子，按扁，擀成圆饼皮，取一饼皮，放上馅料，捏成饺子生坯。③锅内放清汤、鲍鱼汁，加入葱段、姜片烧开，下入饺子生坯、枸杞子，加入鸡精、余下的精盐烧开，煮至熟透，下入菠菜叶烧开，出锅装碗即成。

【功效】 枸杞子可滋肾补肝，益精明目。羊肉富含优质蛋白质、铁、磷、锌、B族维生素等，可补气养血，温中暖肾。黑米面含有较多的蛋白质、多种氨基酸、多种维生素、锌、铁、硒等，可滋阴补肾，补肾暖肝，明目活血。此款主食具有补肾益精，益气养血，活血明目的功效，适宜更年期综合征气血亏虚、腰膝酸痛、头晕眼花、阳痿遗精等症患者食用。

**菊花鲤鱼汤饺**

【组成】 面粉200克，鲜菊花15克，金银花5克，净鲤鱼肉125克，胡萝卜50克，葱末、姜末各5克，精盐、鸡精各3克，醋、味精各1克，胡椒粉0.5克，清汤850克，料酒、香油各10克。

【制法】 ①金银花洗净，装入纱布口袋内，扎严口成药料包。鲜菊花洗净。面粉放入容器内，加入温水和匀成面团，饧透。鲤鱼肉洗净，胡萝卜削去外皮洗净，分别剁成末。②鱼肉末放入容器内，加入葱末、姜末、料酒、醋、胡椒粉、香油、精盐和鸡精各1克搅匀上劲，再加入胡萝卜末拌匀成馅。面团搓成条，揪成30个剂子，逐一按扁，擀成圆饼皮，放上馅料，捏成饺子生坯。③锅内放入清汤，下入药料包烧开，煮约10分钟，下入饺子生坯，加入余下的精盐和鸡精烧开，煮至微熟，拣出药料包不用，撒入菊花，加味精，出锅装碗即成。

【功效】 菊花含挥发油、腺嘌呤、胆碱、水苏碱、菊苷、菊花糖苷等，可清热解毒，疏散风热，清肝明目，并有降压，降脂作用。金银花可清热解毒，凉血止血。鲤鱼富含蛋白质、脂肪、钙、磷、铁、B族维生素等，可补益脾胃，利水除湿，清热解毒。胡萝卜富含胡萝卜素、蛋白质、糖类、无机盐及多种维生素等，可补肝明目，清热解毒。此款主食具有补肝明目，疏风清热，利水消肿的功效，适宜更年期综合征眩晕头痛、心胸烦热、身面水肿等症患者食用。

**山药鸽肉蒸饺**

【组成】 面粉、山药各300克，玉米面200克，肉鸽2只，净鸡肉100克，葱末、姜末各10克，料酒15克，精盐、食用碱各3克，味精2克，汤50克，植物油15克。

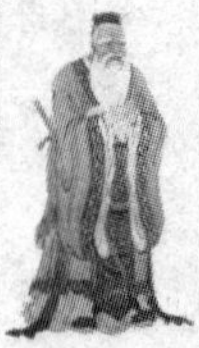

【制法】 ①面粉放入容器内,加入玉米面拌匀,用温水和匀成软硬适中的面团,静置发酵。肉鸽宰杀,去毛、内脏,洗净,剔下净鸽肉,剁成末。鸡肉洗净,剁成末。山药削去外皮,洗净,剁成末。②鸽肉末、鸡肉末放入容器内,加入葱末、姜末、料酒、精盐、味精、汤、油搅匀上劲,再加入山药末拌匀成馅。食用碱放入容器内,加入温水10克澥开,揉入发酵的面团内。③面团搓成条,揪成40个均匀的剂子,按扁,擀成圆饼皮,放上馅料,提褶捏成半圆形饺子生坯,摆在蒸帘上。全部制好后放入蒸锅内,用大火蒸至熟透取出,装盘即成。

【功效】 鸽肉是一种高蛋白、低脂肪肉食,还含有丰富的铁、磷、钾及多种维生素,可补肝肾,益气血、祛风解毒。鸡肉富含优质蛋白质、糖类、磷、铁、铜、钙、锌及维生素($B_1$、$B_2$、$B_6$、$B_{12}$A、D)等,可温中补脾,益气养血,补肾益精。山药富含糖类、维生素C、胆碱、皂苷、黏液质、多种氨基酸、多酚氧化酶等,可补肺健脾,固肾益精,益气养阴。此款主食具有健脾,固肾,益精的功效,适宜更年期综合征月经不调、气短乏力、小便频数及男性遗精、血脂偏高、血压偏高等症患者食用。

**虫草鸭肉蒸饺**

【组成】 冬虫夏草5克,面粉500克,净鸭肉、冬瓜各200克,水发海参50克,葱末、姜末各10克,精盐3克,味精2克,鸡蛋1个,料酒、香油各15克。

【制法】 ①冬虫夏草洗净,放入容器内,加入温水50克,入蒸锅内,用文火蒸约40分钟取出,拣出冬虫夏草不用,药汁备用。鸭肉洗净,剁成末。海参洗净,切成粒状。冬瓜去皮、瓤,洗净,剁成末。②鸭肉末放入容器内,加入海参粒、葱末、姜末、料酒、精盐、味精、药汁、鸡蛋液、香油充分搅匀上劲,再加入冬瓜末拌匀成馅。面粉放入容器内,加入沸水烫搅1/2,稍凉后再加入温水和匀成软面团。③面团搓成条,揪成60个均匀的剂子,按扁,擀成圆薄皮,取一饼皮,放上馅料,提褶捏成半圆形饺子生坯,摆在抹油的蒸帘上。全部制好后,入蒸锅用大火蒸至熟透取出,装盘即成。

【功效】 冬虫夏草可补肾壮阳,填精强身,益肺平喘,止咳化痰。鸭肉含蛋白质、脂肪、糖类、钙、磷、铁、维生素($B_1$、$B_2$)等,可滋阴养胃,利水消肿,健脾补虚。海参是一种高蛋白、低脂肪食物,并富含糖类、维生素($B_1$、$B_2$)、钙、铁等,不含胆固醇,可补肾益精,养血润燥。此款主食具有补肺肾,益精髓,止咳喘的功效,适宜更年期综合征神经衰弱、虚咳劳咳、盗汗自汗、肾虚腰痛、阳痿遗精等症患者食用。

**胡萝卜鸭肉馄饨**

【组成】 面粉200克,净鸭肉100克,胡萝卜75克,药料包(内装淮山药30克,葱段、姜片各10克)1个,葱末、姜末、香菜各5克,料酒10克,精盐、鸡精各3克,味精1克,清汤1000克,植物油15克,香油3克。

【制法】 ①面粉放入容器内,加入温水和匀成稍软的面团,饧透,擀成0.2厘米厚的大薄片,再切成6厘米见方的馄饨皮。鸭肉洗净,剁成末。胡萝卜削去外皮,洗净,胡萝卜10克切成菱形片,余下的剁成末。香菜择洗干净,切成2厘米长的段。②鸭肉末放入容器内,加入葱末、姜末、料酒、味精、精盐1克、清汤20克、植物油搅匀上劲,再加入胡萝卜末拌匀成馅。取一馄饨皮,将馅料用筷子挑放在馄饨皮的下角,然后向上卷起成卷,再将左右两对角向中间对叠捏严成馄饨生坯。③锅内放入余下的清汤,下入药料包,用大火烧开,改用小火煎煮30分钟,下入馄饨生坯,加入鸡精、胡萝卜片烧开,煮至熟透,加入余下的精盐,淋入香油,出锅盛入碗内,撒入香菜段即成。

【功效】 淮山药可补肺健脾,固肾益精,益气养阴。鸭肉营养比较全面,含有较丰富的蛋白质、脂肪、糖类、维生素($B_1$、$B_2$),以及钙、磷、铁等,可滋阴养胃,利水消肿,健脾补虚。胡萝卜富含胡萝卜素、蛋白质、糖类、维生素C、钙、磷、铁等,可健脾消食,补肝明目,清热解毒。此款主食具有补脾固肾,益气养血的功效,适宜更年期综合征食欲缺乏、脾胃虚弱、遗精盗汗、小便频数、大便燥结等症患者食用。

**附子鲤鱼馄饨**

**【组成】** 制附子10克,馄饨皮300克,净鲤鱼肉150克,姜末10克,黑豆苗、料酒各15克,醋1克,精盐、鸡精各3克,味精2克,鸡蛋清1个,清汤1000克,香油15克。

**【制法】** ①鲤鱼肉洗净,搌干水分,剁成末。黑豆苗洗净,沥去水分。制附子洗净。鱼肉末放入容器内,加入姜末、料酒10克、醋、精盐和鸡精各1克、鸡蛋清、香油10克搅匀成馅。②取一馄饨皮,将馅料用筷子挑放在馄饨皮的下角,然后向上卷起成卷,再将左右两对角向中间对叠捏严成馄饨生坯。③锅内放入清汤、余下的料酒,下入制附子,用大火烧开,改用小火煎煮1小时,拣出制附子不用,下入馄饨生坯烧开,煮至熟透,下入黑豆苗,加入余下的精盐和鸡精煮熟,加味精,淋入余下的香油,出锅装碗即成。

**【功效】** 制附子可回阳补火,逐风寒湿。鲤鱼肉富含蛋白质、脂肪、糖类、钙、磷、铁、维生素($B_1$、$B_2$、C)等,可补益脾胃,利水除湿。此款主食具有补肾壮阳的功效,对更年期综合征肾阳虚腰膝冷痛、形寒畏冷、便溏或面浮肢肿、阳痿及性功能低下患者,有较好的食疗改善作用。

**灵芝汁猪肉烧卖**

**【组成】** 灵芝20克,面粉500克,猪瘦肉末、油菜各175克,胡萝卜、水发香菇各25克,姜末5克,葱末10克,料酒8克,精盐3克,味精2克,鸡蛋1个,干淀粉100克,植物油20克。

**【制法】** ①灵芝洗净,放入容器内,加入温水75克,入蒸锅蒸约40分钟取出,拣出灵芝不用,药汁备用。面粉放入容器内,加入沸水烫搅1/2,稍凉后再加入温水和匀成软面团。②油菜洗净,沥去水分,胡萝卜削去外皮,洗净,香菇去蒂,洗净,均剁成末。猪肉末放入容器内,加入姜末、葱末、料酒、精盐、味精、鸡蛋液、药汁、油搅匀,再加入油菜末、胡萝卜末、香菇末拌匀成馅。③面团搓成条,揪成均匀的剂子,按扁,在平铺在案板上的干淀粉上擀成圆形荷叶状烧卖皮,取一烧卖皮,放上料馅,用拇指和食指收拢,捏成烧卖生坯。全部制好后,摆在蒸帘上,入蒸锅用大火蒸至熟透取出,装盘即成。

**【功效】** 灵芝可补气养血,养心安神,止咳平喘。猪瘦肉富含蛋白质、糖类、铁、磷、锌、B族维生素等,可健脾益气,滋阴补血。油菜富含维生素C、胡萝卜素、钙、磷、铁及膳食纤维等,可清热解毒,散瘀消肿,和中润肠。此款主食具有补肺益肾,健脾安神的功效,适宜更年期综合征眩晕心慌、失眠健忘、腰膝酸软、血压偏高、精神疲劳、消化不良等症患者食用。

**当归鸡肉烧卖**

**【组成】** 面粉400克,黑米面100克,净鸡肉275克,水发木耳、青椒各75克,当归20克,葱末、姜末各10克,精盐3克,味精2克,干淀粉100克,料酒、香油各15克。

**【制法】** ①当归洗净,放入沙锅内,加入清水500克,用大火烧开,改用小火煎



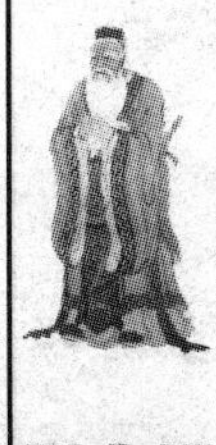

煮至药汁余下250克时，捞出药渣不用，药汁备用。面粉放入容器内，加入黑米面拌匀，加入药汁150克烫搅，稍凉后再加入温水和匀成软面团。②鸡肉洗净。木耳去根，洗净。青椒去蒂、子，洗净，与木耳、鸡肉分别剁成末。鸡肉末放入容器内，加入葱末、姜末、料酒、精盐、味精、余下的药汁、香油搅匀，再加入木耳末、青椒末拌匀成馅。③面团搓成条，揪成40个均匀的剂子，按扁，在平铺在案板上的干淀粉上擀成荷叶状圆形烧卖皮，逐一放上馅料，收拢捏成烧卖生坯，摆入蒸帘，入蒸锅用大火蒸至熟透取出，装盘即成。

**【功效】** 当归可补血活血，调经止痛，润肠通便。鸡肉是一种高蛋白、低脂肪肉食，含有人体必需8种氨基酸、不饱和脂肪酸、铁、磷、铜、钙、锌、B族维生素、维生素A等，可温中补脾：益气养血，补肾益精。青椒富含钙、维生素C等，可健脾消食，温中散寒。此款主食具有补血和血，调经止痛的功效，适宜更年期综合征心悸晕眩、月经不调、肠燥便秘等症患者食用。

**芪汁鱿鱼山药包**

**【组成】** 黄芪15克，面粉400克，黑米面100克，净鱿鱼肉、山药各200克，水发香菇、胡萝卜各25克，葱末、姜末各10克，醋1克，精盐、鸡精各3克，鸡蛋清1个，料酒、香油各15克。

**【制法】** ①黄芪洗净，放入沙锅内，加入清水500克烧开，煎煮至药汁余下300克时，捞出黄芪不用，药汁备用。面粉放入容器内，加入黑米面拌匀，用药汁150克烫搅，待药汁稍凉后，再加入药汁100克和匀成面团。②鱿鱼肉洗净，山药削去外皮，洗净，香菇去蒂，洗净，胡萝卜削去外皮，洗净，均剁成末。鱿鱼末放入容器内，加入葱末、姜末、料酒、醋、精盐、鸡精、鸡蛋清、余下的药汁、香油充分搅匀，再加入山药末、香菇末、胡萝卜末拌匀成馅。③面团搓成条，揪成50个均匀的剂子，逐一按扁，擀成圆薄皮，放上馅料，提褶捏成圆形包子生坯，摆在蒸帘上，入蒸锅用大火蒸至熟透取出，装盘即成。

**【功效】** 黄芪可补气升阳，固表止汗，生肌敛疮，利水消肿，现代研究表明，黄芪能提高机体免疫功能，可延缓衰老，强心降压。鱿鱼肉是一种高蛋白、低脂肪食物，并富含糖类、钙、磷、碘等，可滋阴养血，润燥生津。山药富含糖类、维生素C、皂苷、胆碱、黏液质、多种氨基酸、多酚氧化酶等，可补肺健脾，固肾益精，益气养阴。此款主食具有补脾肾，益气血的功效，适宜更年期综合征疲倦乏力、自汗盗汗、月经不调、身面水肿等症患者食用。

**荞麦面驴肉包**

**【组成】** 荞麦面500克，驴肉200克，芹菜225克，葱末、姜末各10克，料酒15克，精盐、食用碱各3克，味精2克，汤100克，植物油20克。

**【制法】** ①荞麦面放入容器内，加入温水和匀成软硬适中的面团，静置发酵。驴肉洗净，搌干水分，剁成末。芹菜去根、叶，洗净，下入沸水锅中焯透捞出，沥去水分，剁成末。②驴肉末放入容器内，加入葱末、姜末、料酒、精盐、味精、汤、油搅匀上劲，再加入芹菜末拌匀成馅。食用碱放入容器内，加入温水10克澥开，揉入发酵的面团内。③面团搓成条，揪成均匀的20个剂子，逐一按扁，擀成圆饼皮，放上馅料，提褶捏成圆形包子生坯，摆在蒸帘上。全部制好后，放入蒸锅内，用大火蒸至熟透取出，装盘即成。

**【功效】** 荞麦面含有大量的膳食纤维、钙、镁、铁、维生素（$B_2$、P）等，可下气利肠,清热解毒,降脂降压。驴肉是一种高蛋白、低脂肪、低胆固醇的肉食,并含有糖类、钙、磷、铁及多种维生素等,可补气养血,滋阴壮阳,安神除烦。芹菜富含铁、磷、钙、维生素 P、胡萝卜素、膳食纤维等,可养精益气,补血健脾,降压降脂。三者同组成主食,具有健脾益气,滋阴补血,安神除烦,降脂降压的功效,适宜更年期综合征心悸气短、月经不调、失眠多梦、头晕耳鸣、腰膝酸软、五心烦热、血脂偏高、血压高等症患者食用。

**虾仁韭菜馅饼**

**【组成】** 面粉 500 克,韭菜 200 克,鲜虾仁 100 克,鸡蛋 2 个,料酒 10 克,精盐、鸡精各 3 克,植物油 75 克。

**【制法】** ①面粉放入容器内,加入沸水烫搅 1/2,稍凉后再加入温水和匀成面团。韭菜切成末。虾仁治净,剁成末。鸡蛋磕入容器内,搅散成鸡蛋液。②锅内放油 35 克烧热,倒入鸡蛋液搅散至熟,离火晾凉。虾仁末放入容器内,加入料酒、精盐、鸡精、碎鸡蛋搅匀,再加入韭菜末拌匀成馅。面团搓成条,揪成 10 个均匀的剂子,逐一按扁。③取一剂子擀成圆饼皮,放上馅料,提褶收口捏严成圆形包子状,再按扁成圆形馅饼生坯。锅烧热,放入油 20 克,摆入饼坯,烙至底面熟透,在饼面上刷油,翻个烙另一面,边烙边刷油,至熟透铲出,装盘即成。

**【功效】** 韭菜含挥发油、硫化物、苷类、蛋白质、脂肪、糖类、胡萝卜素、维生素(B 族、C、钙、磷、铁等),可温肾助阳,温中开胃,活血化瘀。虾仁富含优质蛋白质、钙、磷、糖类,维生素($A$、$B_1$、$B_2$)等,可补肾壮阳,滋阴健胃。鸡蛋富含蛋白质、人体必需的 8 种氨基酸、糖类、脂肪、铁、磷、钙、维生素(A、E、D、B 族)等,可滋阴润燥,补血安神。此款主食具有补肾壮阳的功效,适宜更年期综合征肾虚阳痿、遗精早泄、饮食不振、腰膝酸软等症患者食用。

**黑芝麻枣泥馅饼**

**【组成】** 面粉 500 克,枣泥 200 克,黑芝麻 100 克,核桃仁 50 克,鸡蛋 2 个,香甜泡打粉 12 克,植物油 100 克。

**【制法】** ①面粉放入容器内,加入香甜泡打粉拌匀,用温水和匀成稍软的面团,饧 10 分钟。黑芝麻平铺在盘内。鸡蛋磕入容器内搅散成鸡蛋液。核桃仁剁成末。②枣泥放入容器内,加入核桃仁末拌匀成馅。面团搓成粗条,揪成 10 个均匀的剂子,取一剂子按扁,擀成圆饼皮,放上枣泥馅,提褶收口捏严成圆球状,再按扁成圆形饼坯。③锅内放油 50 克,将饼坯拖匀鸡蛋液,粘匀黑芝麻,放入锅中,用小火烙至底面略硬,翻个,烙另一面至饼鼓起,再翻个烙至熟透铲出,装盘即成。

**【功效】** 枣泥富含糖类、蛋白质、脂肪、黏液质、钙、磷、铁及多种维生素等,可补中益气,养血安神。黑芝麻是一种高铁、高钙、高蛋白的三高食品,并富含脂肪、糖类、维生素、卵磷脂等,可补血填精,滋肾养肝,润肠通便。核桃仁富含脂肪、蛋白质、糖类、钙、磷、铁、锌、硒、维生素($E$、$B_2$)、胡萝卜素等,对神经衰弱、身体虚弱、高血压、冠心病等患者均十分有益。三者与可养心益脾的小麦面粉同组成主食,可滋阴补肾,健脾疏肝,适宜更年期综合征心悸不安、头晕乏力、面色无华、气短易汗、阳痿遗精等症患者食用。

**三色鹌鹑炒饼**

**【组成】** 单饼 200 克,鹌鹑 2 只,胡萝卜、莴笋各 50 克,水发木耳 25 克,葱末、姜末、蒜末各 5 克,料酒 10 克,精盐 2 克,味精 1 克,汤 350 克,植物油 25 克。

【制法】 ①鹌鹑宰杀，去毛、内脏、脚爪，洗净，沥去水分，剁成2厘米见方的块。胡萝卜、莴笋均削去外皮，洗净，切成菱形片。木耳切成小片。单饼切成菱形片。②锅内放入清水烧开，下入鹌鹑块，用大火烧开，余去血污捞出，沥去水分。另将锅内放油烧热，下入葱末、姜末、蒜末炝香，下入鹌鹑块略炒，烹入料酒炒匀，加汤炒开，烧至熟烂，收浓汤汁。③下入胡萝卜片、莴笋片、木耳片炒匀，下入单饼片，加入精盐炒匀至入透味，加味精、精盐翻匀，出锅装盘即成。

【功效】 鹌鹑肉是一种典型的高蛋白、低脂肪、低胆固醇的食物，还含有多种无机盐和维生素等，可补五脏，益精血，温肾助阳。胡萝卜富含胡萝卜素、糖类、蛋白质、维生素C、多种氨基酸、钙、磷、铁等，可润肾命，壮元阳，暖下部，除寒湿。莴笋富含钙、铁、维生素C等，可强筋骨，通血脉。木耳是一种高蛋白、低脂肪、多纤维素和无机盐的食品，可益气补血，补肾止血。诸物与小麦面粉（单饼）同烹成主食，具有补五脏，益气血的功效，适宜更年期综合征食欲缺乏、疲乏无力、腰膝酸软、血脂偏高、血压偏高等症患者食用。

**菊花翠芹炒饼**

【组成】 鲜菊花25克，芹菜100克，净兔肉50克，单饼200克，蒜丝10克，料酒15克，精盐2克，湿淀粉1.5克，植物油25克，汤30克。

【制法】 ①鲜菊花逐瓣撕开，洗净，用淡盐水浸泡10分钟左右捞出，沥去水分。芹菜去根、叶，洗净，切成3厘米长的段。兔肉洗净，搌干水分，切成丝。单饼切成丝。②兔肉丝放入容器内，加入料酒5克、精盐0.5克拌匀腌渍入味，再加入湿淀粉拌匀上浆。③锅内放油烧热，下入蒜丝炝香，下入兔肉丝炒至断生，下入芹菜段、饼丝炒匀，加汤、余下的料酒和精盐炒熟，下入菊花翻匀，出锅装盘即成。

【功效】 菊花含挥发油、菊苷、胆碱、氨基酸、维生素（A、B族）、腺嘌呤、黄酮等，可清热解毒，疏散风热，平肝明目，降脂降压。芹菜含芹菜素、挥发油、香柠檬内酯、绿原酸、咖啡酸、芸香苷、胡萝卜素、维生素C、烟酸、多种氨基酸、糖类、钙、磷、铁等，可清热平肝，降脂降压。兔肉是一种高蛋白、低脂肪、低胆固醇的肉食，并富含钙、磷、铁、锌、卵磷脂及多种维生素等，可补脾益气，凉血解毒。此款主食具有清热明目，降压降脂的功能，适宜更年期综合征血压偏高、血脂偏高、头痛、眩晕、目赤、心胸烦热等症患者食用。

**牛膝鳝丝烩饼**

【组成】 牛膝10克，单饼200克，黄鳝300克，香菜50克，葱末、姜末各5克，料酒15克，醋、湿淀粉各2克，精盐、鸡精各3克，胡椒粉0.5克，汤50克，植物油25克。

【制法】 ①牛膝洗净，放入容器内，加入汤，放入蒸锅内，蒸约30分钟取出，拣出牛膝不用，药汁备用。黄鳝去头、尾、内脏，洗净，从脊背剖开，剔去骨刺，将鱼肉切成丝。香菜择洗干净，切成3厘米长的段。单饼切成丝。②黄鳝丝放入容器内，加入料酒10克、醋、精盐0.5克拌匀腌渍入味，再加入湿淀粉拌匀上浆。③锅内放油烧热，下入葱末、姜末炝香，下入黄鳝丝炒熟，加清水500克、备用药汁、余下的料酒烧开，下入饼丝煮至熟透，下入香菜段、鸡精、余下的精盐、胡椒粉烧开，出锅装碗即成。

【功效】 牛膝可补肝肾，强腰膝，破血行瘀。黄鳝是一种高蛋白、低脂肪食品，含有多种维生素和无机盐，铁的含量十分丰富，可大补气血，健筋强骨，祛风利湿。香菜富含钙、磷、铁、胡萝卜素、维生素C等，可理气消食健胃。此款主食具有补肝肾，益气血，消淤肿，强筋骨的功效，适宜更年期综合征经闭淤血、腰膝疼痛、疲倦乏力、肾虚阳痿等症患者食用。

**玉竹猪心卤面**

【组成】 玉竹20克，玉米面条150克，猪心100克，水发香菇、莴笋各50克，蒜末、料酒、酱油、湿淀粉各10克，醋、味精各1克，精盐2克，汤200克，植物油25克。

【制法】 ①玉竹洗净，放入容器内，加入汤，入蒸锅蒸约15分钟取出，捞出玉竹，切成丝。蒸玉竹的原汁备用。猪心洗净，切成丝。香菇去蒂，洗净，莴笋削去外皮，洗净，均切成丝。②锅内放油烧热，下入蒜末炝香，下入猪心丝煸炒至熟，烹入醋、料酒、酱油炒匀，下入香菇丝，加汤烧开，煮至熟烂，下入玉竹丝、莴笋丝，加入精盐烧开，加味精，用湿淀粉勾芡成卤汁备用。③锅内放入清水烧开，下入玉米面条，用中火烧开，煮至熟透捞出，放入冷水中投凉捞出，沥去水分，放入盘内，再浇上烧好的卤汁，食时拌匀即成。

【功效】 玉竹可养阴润肺，益胃生津。猪心含蛋白质、脂肪、钙、磷、铁、维生素（$B_1$、$B_2$、$B_5$、C）等，可补虚，养心安神。香菇富含蛋白质、钙、磷、铁、锌及多种维生素等，可补脾益胃，益气补虚，降压降脂，防癌抗癌。莴笋富含钙、铁，可强筋骨，通血脉。三者与营养丰富，可健胃和中、宁心益肺、防癌健脑、利尿消肿的玉米面条同烹成主食，可养阴润燥，补血益心，防癌抗癌，是更年期综合征头昏心烦、心悸失眠、口渴舌干、骨质疏松等症患者的一款食疗保健主食。

**山药鲈鱼卤面**

【组成】 挂面150克，净鲈鱼肉100克，山药75克，大枣50克，葱末、姜末各5克，料酒10克，精盐2克，鸡精3克，胡椒粉0.5克，湿淀粉12克，清汤200克，植物油25克。

【制法】 ①鲈鱼肉洗净，搌干水分，切成丁。山药削去外皮，洗净，切成丁。大枣洗净，去核，切成丁。鱼丁放入容器内，加入料酒5克、精盐0.5克拌匀腌渍入味，再加入湿淀粉3克拌匀上浆。②锅内放入清水烧开，下入挂面，用中火烧开，煮至熟透捞出，放入冷水中投凉捞出，沥去水分，放入盘内。③锅内放油烧热，下入葱末、姜末炝香，下入鱼丁炒至断生，下入山药丁、大枣丁炒匀，加清汤、余下的料酒和精盐、鸡精烧开，烧至熟烂，加胡椒粉，用余下的湿淀粉勾芡，出锅浇在盘内面条上，食时拌匀即成。

【功效】 鲈鱼肉含蛋白质、脂肪、糖类、钙、磷、铁、维生素（$B_1$、$B_2$）等，可益脾胃，补肝肾，健筋骨。山药含糖类、维生素C、胡萝卜素、黏液质、皂苷、胆碱、多酚氧化酶等，可补肺健脾，固肾益精，益气养阴。大枣含糖类、蛋白质、脂肪、黏液质、钙、磷、铁及多种维生素等，可补中益气，养血安神。三者与可养心益脾的小麦面粉（挂面）同烹成主食，具有补肝肾，益脾胃，强筋骨的功效，适宜更年期综合征头晕耳鸣、失眠多梦、筋骨不健、脾胃虚弱等症患者食用。

**五味鲈鱼煮面丁**

【组成】 玉米面、面粉、净鲈鱼肉各100克，五味子、香菜、料酒各15克，葱末、姜末、蒜末各5克，醋1克，精盐、鸡精各2克，湿淀粉3克，植物油20克。

【制法】 ①玉米面内加入面粉拌匀，用温水和匀成稍软的面团，饧透，按扁，擀成1厘米厚的大片，再切成1厘米见方的丁。五味子洗净，装入纱布口袋内，扎严口成药料包。鲈鱼肉洗净，切成1厘米见方的丁。香菜洗净，切段。②鲈鱼丁放入容器

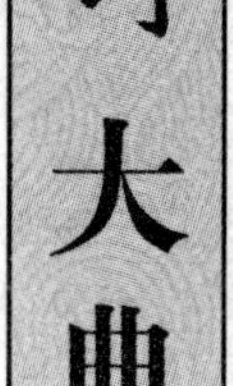

内，加入料酒5克、醋、精盐0.5克拌匀腌渍入味，再加入湿淀粉拌匀上浆。锅内放入清水900克，下入药料包，用大火烧开，改用小火煎煮30分钟，拣出药料包不用，药汁备用。③锅内放油烧热，下入葱末、姜末、蒜末炝香，下入鲈鱼丁炒熟，加入药汁、余下的料酒和精盐烧开，下入面丁煮至熟透，加鸡精，下入香菜段，出锅装碗即成。

**【功效】** 五味子可敛肺滋阴，生津止渴，涩精止泻，宁心安神。鲈鱼肉含蛋白质、脂肪、糖类、钙、磷、铁、维生素（$B_1$、$B_2$）等，可益脾胃，补肝肾，健筋骨。玉米面富含糖类、蛋白质、脂肪、多种无机盐和维生素，还含有大量的膳食纤维，可健胃和中，利尿消肿，宁心益肺，防癌健脑。此款主食具有益气生津，补肾养心，涩精止泻的功能，适宜更年期综合征神经衰弱、自汗盗汗、骨质疏松、心烦口渴等症患者食用。

**核桃仁鸽肉面丁**

**【组成】** 面粉200克，肉鸽1只，核桃仁50克，胡萝卜、莴笋各25克，蒜末10克，料酒12克，精盐、鸡精各2克，味精1克，湿淀粉3克，汤50克，植物油25克。

**【制法】** ①面粉放入容器内，加入冷水100克和匀成硬面团，饧透，按扁，擀成1厘米厚的大片，再切成1厘米见方的丁。肉鸽宰杀，去毛、内脏，洗净，剔下净鸽肉切成丁。胡萝卜、莴笋均削去外皮，洗净，与洗净的核桃仁均切成丁。②鸽肉丁放入容器内，加入料酒5克、精盐0.5克拌匀腌渍入味，再加入湿淀粉拌匀上浆。面丁下入沸水锅中，用中火烧开，煮至熟透捞出。③锅内放油烧热，下入蒜末炝香，下入肉丁炒至断生，下入核桃仁丁、胡萝卜丁、莴笋丁炒匀，加汤炒熟，下入面丁，加入鸡精、余下的精盐、味精炒匀，出锅装盘即成。

**【功效】** 鸽肉是一种高蛋白、低脂肪肉食，并富含铁、磷、钾及多种维生素等，可补肝肾，益气血，祛风解毒。核桃仁富含脂肪、蛋白质、糖类、钙、磷、铁、锌、维生素（E、$B_2$）、胡萝卜素等，可补肾固精，温肺定喘，润肠通便。胡萝卜富含胡萝卜素，还含有蛋白质、糖类、维生素C、钙、磷、铁等，能润肾命，壮元阳，暖下部，除寒湿。此款主食具有补肾壮阳，补气补血的功效。适宜更年期综合征月经不调、健忘失眠、性欲冷淡、性功能低下等患者食用。

**松子鸡丝炒面**

**【组成】** 枸杞子10克，刀切面200克，净鸡肉100克，芹菜50克，熟松子仁30克，蒜末10克，料酒15克，精盐2克，味精1克，湿淀粉3克，汤50克，植物油25克。

**【制法】** ①枸杞子洗净。鸡肉用温水洗净，揠干水分，切成丝。芹菜去根、叶，洗净，切成3厘米长的段。鸡肉丝放入容器内，加入料酒5克、精0.5克拌匀腌渍入味，再加入湿淀粉拌匀上浆。②锅内放入清水烧开，下入刀切面，用中火烧开，煮至熟透捞出，沥去水分。③锅内放油烧热，下入蒜末炝香，下入鸡丝炒至断生，下入芹菜段炒匀至微熟，下入煮熟的刀切面、松子仁、枸杞子，加汤、余下的料酒和精盐翻炒至入透味，加味精，出锅装盘即成。

**【功效】** 枸杞子可滋肾补肝，益精明目，润肺止咳，生津止渴。鸡肉富含优质蛋白质、不饱和脂肪酸、铁、磷、铜、钙、锌、B族维生素等，可温中补脾，益气养血，补肾益精。芹菜富含钙、铁、维生素（C、P）等，可清热平肝，润肺止咳，祛风除湿，降脂降压。松子仁含脂肪油、蛋白质、糖类、多种无机盐、维生素E等，可补虚润肺，润肠燥。此款主食具有补肾益精，滋阴润肺，益气补血的功效，适宜更年期综合征头晕耳鸣、失眠多梦、高血脂、高血压、腰膝酸软、便秘等症患者食用。

**青笋肉丝炒面**

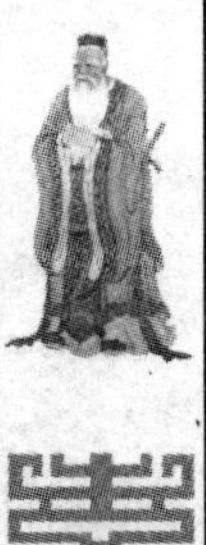

【组成】 玉米面条150克,黄精15克,莴笋100克,猪瘦肉75克,水发木耳25克,葱末、姜末、蒜末各5克,料酒10克,精盐2克,味精1克,湿淀粉3克,植物油20克。

【制法】 ①黄精洗净,放入容器内,加入温水50克,入蒸锅用大火蒸约30分钟取出,拣出黄精不用,药汁备用。莴笋削去外皮,洗净,木耳去根,洗净,猪瘦肉用温水洗净,均切成丝。②猪肉丝放入容器内,加入料酒5克、精盐0.5克拌匀腌渍入味,再加入湿淀粉拌匀上浆。玉米面条下入沸水锅中,用中火烧开,煮至熟透捞出,沥去水分。③锅内放油烧热,下入葱末、姜末、蒜末炝香,下入肉丝炒至断生,下入木耳丝炒匀至熟,下入莴笋丝炒匀,下入玉米面条,加入药汁、余下的料酒和精盐翻炒至入透味,加味精翻匀,出锅装盘即成。

【功效】 黄精可润肺滋阴,补脾益气。猪瘦肉富含蛋白质、糖类、铁、磷、锌、B族维生素等,可健脾益气,滋阴补血。莴笋富含钙、铁、维生素C等,可强筋骨,通血脉,利水减肥降脂。木耳是一种高蛋白、低脂肪、多纤维素和无机盐的食品,可益气补血,补肾止血。诸物与营养丰富的玉米面条同烹成主食,具有补脾润肺,益气养血,强筋健骨,轻身减肥的功效,适宜更年期综合征心悸气短、体虚乏力、失眠健忘、腰膝酸软等症患者食用。

**砂仁猪肚炒面片**

【组成】 玉米面、面粉、山药各100克,砂仁5克,猪肚200克,胡萝卜25克,葱段、姜片各10克,料酒8克,醋、味精各1克,精盐2克,植物油20克。

【制法】 ①玉米面放入容器内,加入面粉拌匀,用温水和匀成软面团,饧透。猪肚洗净放入沙锅内,加入砂仁、葱段、姜片、清水400克烧开,煮至猪肚熟烂捞出,沥去水分,切成菱形片。山药、胡萝卜均削去外皮,洗净,切成菱形片。②面团按扁,擀成0.2厘米厚的大薄片,再切成长3厘米、宽2厘米的菱形片,下入沸水锅中,用中火烧开,煮至熟透捞出,沥去水分。③锅内放油烧热,下入猪肚片略炒,下入山药片、胡萝卜片炒匀,烹入醋、料酒炒匀,加入煮猪肚的原汁75克炒熟,下入面片,加入精盐、味精翻匀,出锅装盘即成。

【功效】 砂仁可化湿行气,温中止呕。猪肚含蛋白质、脂肪、钙、磷、铁、维生素($B_1$、$B_2$、$B_5$)等,可补益脾胃,益气补虚。山药富含糖类、维生素C、胆碱、皂苷、黏液质、多种氨基酸、多酚氧化酶等,可补肺健脾,固肾益精,益气养阴。此款主食具有消食开胃,行气化湿,温脾止泻,温胃止呕的功效,适宜更年期综合征疲乏无力、食欲缺乏、遗精等症患者食用。

**沙苑子面片汤**

【组成】 黑米面、面粉、猪肝各100克,沙苑子15克,水发银耳、豌豆苗、胡萝卜各25克,葱末、姜末、蒜末各5克,料酒15克,醋1克,精盐、湿淀粉各3克,味精2克,植物油25克。

【制法】 ①黑米面放入容器内,加入面粉拌匀,再加入温水和匀成软硬适中的面团,饧透。猪肝洗净,银耳去根,洗净,胡萝卜削去外皮,洗净,均切成片。猪肝片用料酒5克、醋、精盐0.5克、湿淀粉拌匀入味上浆。豌豆苗洗净。②锅烧热,下入沙苑子炒香,加入清水800克烧开,煎煮10分钟,滤去药渣,药汁备用。面团按扁,擀成0.2厘米厚的片,再切成3厘米长、2厘米宽的菱形面片,下入沸水锅中烧开,煮熟捞出。③锅内放油烧热,下入葱末、姜末、蒜末炝香,下入猪肝片炒至断生,下入银耳片、

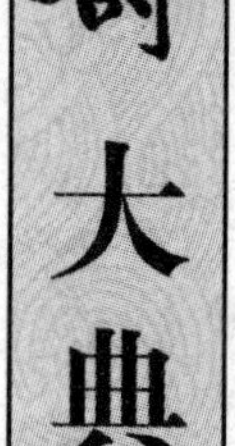

胡萝卜片炒匀,加入药汁、余下的料酒烧开,下入面片、豌豆苗、余下的精盐搅匀,加味精,出锅装碗即成。

【功效】 沙苑子可补肝肾,固精,缩尿,明目。猪肝含蛋白质、脂肪、糖类、钙、磷、铁、维生素($A、B_1、B_2、B_5、C$)、等,可补肝明目,养血。黑米面含有较多的蛋白质和氨基酸,还含有多种维生素和锌、铁、硒等,可滋阴补肾,补胃暖肝,明目活血。此款主食具有补肾固精,养肝明目的功效,适宜更年期综合征遗精、早泄、头晕、目暗、白带、尿频、腰膝酸软等症患者食用。

**枸杞子甲鱼汤面**

【组成】 枸杞子20克,玉米面条150克,甲鱼肉125克,油菜心30克,葱段、姜片各10克,料酒15克,精盐2克,味精1克,植物油30克。

【制法】 ①枸杞子洗净。油菜心逐叶掰开,洗净。甲鱼肉洗净,剁成3厘米见方的块,下入沸水锅中,用大火烧开,氽去血污捞出,沥去水分。②锅内放油烧热,下入葱段、姜片炝香,下入甲鱼肉块炒匀,烹入料酒,加入清水800克烧开,用小火炖至微熟,加精盐,炖至熟烂,下入油菜心、枸杞子炖熟,加味精,离火备用。③锅内放入清水烧开,下入玉米面条,用中火烧开,煮至熟透捞出,沥去水分,放入沙锅内,再浇入炖熟的枸杞子甲鱼肉及汤汁,油菜心围摆在锅的边缘即成。

【功效】 枸杞子可滋肾补肝,益精明目,润肺止咳,生津止渴。甲鱼肉富含蛋白质、优质不饱和脂肪酸及亚油酸、磷脂酰胆碱、糖类、钙、磷、铁及多种维生素等,可滋阴凉血,清热散结,益肾健骨。玉米面条营养丰富,含糖类、蛋白质、脂肪、多种无机盐和维生素,可健胃和中,防癌健脑,宁心益肺,利尿消肿,降压降脂。此款主食具有滋阴益肾,益精养血,壮骨强身的功效,对更年期综合征阴虚内热、潮热盗汗、腰膝酸软等症患者均有较好的辅助食疗作用。

**杞子猪腰汤面**

【组成】 刀切面200克,枸杞子15克,猪腰子125克,水发木耳、胡萝卜各25克,葱丝、姜丝、蒜丝各5克,料酒10克,精盐2克,醋、味精各1克,汤800克,植物油30克。

【制法】 ①枸杞子洗净。猪腰子撕去外皮,从中间剖开,片去腰臊,洗净,切成丝。木耳去根,洗净,切成丝。胡萝卜削去外皮,洗净,切成丝。②锅内放油烧热,下入葱丝、姜丝、蒜丝炝香,下入猪腰丝煸炒,烹入料酒、醋,下入木耳丝、胡萝卜丝炒匀,加汤烧开,下入枸杞子。③下入刀切面,加入精盐煮至熟透,加味精,出锅装碗即成。

【功效】 枸杞子可滋肾补肝,益精明目。猪腰子含蛋白质、脂肪、钙、磷、铁、维生素($B_1、B_2、B_5、A、C$)等,可补肾气,强腰。木耳是一种高蛋白、低脂肪、多纤维素和无机盐的食品,可养阴润肺,补肾止血,益气和血。此款主食具有滋阴补血,益精明目的功效,适宜更年期综合征头晕目眩、耳鸣、腰膝酸软、遗精盗汗等症患者食用。

**核桃仁黑米粥**

【组成】 黑米150克,核桃仁50克,黑芝麻15克,红糖20克。

【制法】 ①黑米淘洗干净,用清水浸泡至透。核桃仁用温水浸泡一会儿,剥去外衣,切成小丁。黑芝麻放入炒锅内炒熟备用。②锅内放入清水,下入核桃仁丁烧开,下入黑米,用小火煮至熟烂。③下入红糖、黑芝麻搅匀,出锅装碗即成。

【功效】 黑米含有较多的蛋白质和氨基酸,还含有多种维生素、锌、铁、钼、硒等,可滋阴补肾,补胃暖肝,明目活血。核桃仁富含脂肪油、蛋白质、糖类、钙、磷、铁、胡萝卜素、维生素 $B_2$ 等，对神经衰弱、身体虚弱、冠心病、高血压老年人均十分有益。黑芝麻是一种高铁、高钙、高蛋白的三高食品，并富含不饱和脂肪酸及维生素 E、卵磷脂等，可补血填精，滋肾养肝，润燥通便。此粥具有补脑益肾，催眠安神，润肠通便的功效，是更年期综合征患者的一款营养食疗保健主食。

**红杞羊腰粥**

**【组成】** 大米 150 克，枸杞子 10 克，羊腰子、羊肉各 50 克，葱白 20 克，料酒 10 克，醋 2 克，精盐 1.5 克，味精 1 克。

**【制法】** ①大米淘洗干净。枸杞子洗净。羊腰子撕去外皮，从中间剖开，片去腰臊，洗净，切成小丁。羊肉用温水洗净，切成小丁。葱白剥去老皮，洗净，切成末。②锅内放入清水，下入羊腰丁、羊肉丁，加入料酒、醋烧开，煮约 10 分钟，下入大米搅匀烧开。③下入枸杞子、葱末、精盐煮至熟烂，加味精，出锅装碗即成。

**【功效】** 枸杞子可滋肾补肝，益精明目。羊腰子含蛋白质、脂肪、钙、磷、铁、维生素（$B_1$、$B_2$、C、A）等，可补肾气，益精髓。羊肉富含优质蛋白质、铁、磷、锌、B 族维生素等，可补气养血，温中暖肾。三者与可补中益气、养胃生津的大米同组成粥，可补肾滋阴，适宜更年期综合征月经紊乱、体寒肢冷、精神委靡、面浮肢肿、尿频等症患者食用。

**酸枣仁红枣粥**

**【组成】** 酸枣仁 20 克，红枣 50 克，玉米䊦 150 克。

**【制法】** ①酸枣仁洗净，放入纱布口袋内，扎严口成药料包。红枣洗净。玉米䊦洗净。锅内放入清水，下入药包料烧开。②下入玉米䊦烧开，煮至五成熟。③下入红枣烧开，煮至熟烂，拣出药料包不用，出锅装碗即成。

**【功效】** 酸枣仁可宁心安神，敛汗生津。红枣含糖类、蛋白质、黏液质、钙、磷、铁和多种维生素，可补中益气，养血安神，降低血压。玉米䊦含糖类、蛋白质、脂肪、磷、镁、钙、硒及多种维生素等，是健康长寿食品之一，可利尿，降压，降糖，止血，利胆，此粥具有补中益气，安神降压的功效，适宜更年期综合征虚烦不眠、惊悸健忘、出汗、肥胖、血压偏高、四肢乏力等症患者食用。

**桂圆红枣粥**

**【组成】** 大米 100 克，小米、桂圆、大枣各 50 克，红糖 15 克。

**【制法】** ①大米、小米淘洗干净。桂圆去壳、核。大枣洗净，去核，切成小丁。②锅内放入清水，下入大米、小米烧开。③下入桂圆肉、大枣丁搅匀，煮至熟烂，加入红糖搅匀，出锅装碗即成。

**【功效】** 桂圆含葡萄糖、蔗糖、酒石酸、多种氨基酸、脂肪、磷、铁、钙、维生素（C、B 族）等，可益心脾，补气血，安神。大枣含糖类、蛋白质、脂肪、黏液质、钙、磷、铁及多种维生素等，可补中益气，养血安神。小米含蛋白质、脂肪、糖类、钙、磷、铁、维生素（$B_1$、$B_2$、$B_5$）等，可益脾养胃，除烦止渴，利小便。此粥具有益脾养胃，除烦止渴，养血安神的功效。适宜更年期综合征头昏、心悸、失眠等症患者食用。

**赤豆红枣糯米粥**

**【组成】** 糯米 150 克，赤豆、大枣各 50 克。

**【制法】** ①糯米淘洗干净，用清水浸泡至透。赤豆择去杂质，洗净，用温水浸泡至涨起。大枣洗净，去核，切成丁。②锅内放入清水，下入赤豆、糯米搅匀烧开，煮约 10 分钟。③下入大枣丁搅匀烧开，煮至熟烂，出锅装碗即成。

【功效】 糯米含蛋白质、脂肪、糖类、磷、钙、铁、维生素（$B_1$、$B_2$、$B_5$）等，可健脾暖胃，益气补虚。赤豆含蛋白质、脂肪、糖类、磷、钙、铁、维生素（$B_1$、$B_2$、$B_5$）、皂苷等，可健脾利湿，解毒消肿，和血排脓。大枣含糖类、蛋白质、脂肪、黏液质、钙、磷、铁及多种维生素等，可补中益气，养血安神。此粥具有健脾益气，补血宁神的功效，适宜更年期综合征神疲乏力、失眠不安等症患者食用。

**山楂荷叶粥**

【组成】 荷叶50克，山楂50克，玉米𥻗150克。

【制法】 ①荷叶洗净，装入纱布口袋内，扎严口成药料包。山楂去蒂，洗净，挖去核，切成片。玉米𥻗淘洗干净。②锅内放入清水，下入药料包、玉米𥻗，用大火烧开，改用小火煮至熟透，拣出药料包不用。③下入山楂片搅匀烧开，煮至玉米𥻗熟烂，出锅装碗即成。

【功效】 荷叶含莲碱、荷叶碱、槲皮素、黄酮苷等，可清热解暑，散瘀止血，降脂降压。山楂含大量维生素C、胡萝卜素、钙、山楂酸、黄酮类等，可消食健胃，行气活血，降脂降压。玉米𥻗富含糖类、蛋白质、脂肪、无机盐、维生素、膳食纤维等，可利尿降压，降脂减肥。此粥可清热利尿，降压降脂，减肥瘦身，适宜更年期综合征肥胖、高脂血症、高血压患者食用。

## 四十四、小儿麻疹食疗药膳

**胡萝卜香菜汤**

【组成】 胡萝卜、香菜各适量。

【制法】 将胡萝卜、香菜同煎汤。适量饮服，每日2次。

【功效】 清热透疹。适用于麻疹。

**荸荠芦茅汤**

【组成】 鲜荸荠10个，鲜茅根、鲜芦根各30克。

【制法】 将鲜荸荠切片，鲜芦根、鲜茅村切段，加适量的水，煎煮取滤液。将滤液晾凉，代茶令患儿频频饮用。

【功效】 清热，排毒，透疹。适用于麻疹见疹期。

**金针香菜汤**

【组成】 金针菜、香菜各20克，瘦猪肉50克，香油、精盐各适量。

【制法】 将瘦猪肉切片，放入锅中，加适量水烧熟后下入金针菜，略炖后，放入香菜、香油、精盐即成。食菜、猪肉，饮汤。每日3次。

【功效】 清热，滋补，透疹。适用于风疹及小儿麻疹时透疹不畅等症。

**荸荠萝卜汁**

【组成】 荸荠、鲜萝卜各500克。

【制法】 将荸荠洗净去皮，鲜萝卜洗净切块同放搅汁机内搅汁。每日饮汁数小杯，连服3~5日。

【功效】 清热利咽，开音化痰。适用于咽喉肿痛，声嘶，目赤等症。

**散疹茶**

【组成】 生地90克，苍术30克，茶叶10克（5岁以下：生地9克，苍术3~6克，茶叶1~3克)。

【制法】 先将生地、苍术加水煎汁,并以沸药汁冲泡茶叶于壶内或杯内即可。不拘时徐徐饮服,至全身出汗为止,每日1剂。

【功效】 养血,祛风,散疹。适用于风疹块,荨麻疹等症。

**粳米冬笋粥**

【组成】 冬笋、粳米各50克。

【制法】 将冬笋洗净切片,与粳米同煮为稀粥。空腹服,每日服2次。

【功效】 宣散透疹。适用于小儿麻疹,疹出不畅等症。

**银菊葛根粥**

【组成】 金银花30克,杭菊花15克,葛根25克,粳米50克,冰糖适量。

【制法】 先将上3味药煎水,取汁去渣,与粳米煮粥,调入冰糖。每日1~2次,温热服。

【功效】 清热解毒,透疹。适用于麻疹出疹期。症见壮热烦渴,咳嗽,疹色鲜红或黯红,稍觉隆起,舌质红赤,苔黄腻者。

**鸽蛋大米粥**

【组成】 鸽蛋2枚,粳米50克。

【制法】 先将粳米煮粥,将熟时,入鸽蛋,调匀,煮成稀粥。每日2次,空腹服食,连服5日。

【功效】 适用于预防麻疹。

**芦笋粥**

【组成】 芦笋(芦笋的嫩苗)30克,粳米50克。

【制法】 先煎芦笋,去渣,后入粳米煮为稀粥。每日2次,空腹服用。

【功效】 辛凉解表。适用于小儿疹出不畅,症见发热,烦躁,喘咳,呕吐等症。

**肉末米粥**

【组成】 瘦猪肉末、粳米(或小米)各50克。

【制法】 将肉末与粳米(或小米)同煮为粥。每日分3次,温热服食。

【功效】 适用于小儿麻疹恢复期,可保证身体对热量营养的需要。

## 四十五、小儿水痘食疗药膳

**甘草三豆饮**

【组成】 绿豆、赤小豆、黑豆各10克,生甘草3克。

【制法】 先把绿豆、赤小豆、黑豆洗净,浸泡1小时后,同生甘草一并放入锅内加水适量,煮沸后改用文火煨炖,煮至豆熟烂当做饮料。以上为1日量。每日分2~3次服,连服5~7日。

【功效】 清热利湿解毒。适用于小儿水痘。

**青果芦根茶**

【组成】 青果30克,芦根60克。

【制法】 将青果捣碎,芦根切碎,共水煎。代茶饮用。

【功效】 清热解毒,生津利咽。适用于水痘初起,发热,咽喉疼痛等症。

**芦菊茶**

【组成】 芦根60克,野菊花10克。

【制法】 将芦根切碎,与野菊花共加水煎汤,取汁。代茶饮用。

【功效】 清热解毒,生津止渴。适用于小儿水痘。

**金针苋菜汤**

【组成】 金针菜30克,马齿苋30克。

【制法】 将上2味加水适量煎煮20分钟,去渣取汁。每日2次,随量饮用。

【功效】 清热解毒。适用于小儿水痘。

**乌梅二豆汤**

【组成】 乌梅2个,黑豆15克,绿豆15克。

【制法】 将上3味共研为粗末,用水煎取清汁。代茶频饮。

【功效】 清热解毒,生津止渴。适用于小儿水痘。

**竹笋鲫鱼汤**

【组成】 鲜竹笋30克,鲫鱼1条(约150克)

【制法】 将鲜竹笋洗净切片,鲫鱼去鳞及内脏,同煮汤。每日3次,随量食用。

【功效】 益气清热透疹。

**二胡茶**

【组成】 胡萝卜100克,胡(芫)荽60克。

【制法】 将上2味洗净切碎,加水煎取汁液。每日1剂,不拘时,代茶温饮。

【功效】 发汗透疹,健脾化湿。

**绿豆汤**

【组成】 绿豆100克,白糖适量。

【制法】 将绿豆加水500毫升,煮汤。服用时加白糖。代茶饮。

【功效】 利水消肿,清热解毒,解渴清暑。适用于水痘。

**银花薏苡仁粥**

【组成】 银花15克,薏苡仁30克,冰糖适量。

【制法】 将银花水煎3次,去渣取汁。将薏苡仁煮粥至八成熟时,入药汁共煮至粥熟,入冰糖调味。每日2次,连服3日。

【功效】 疏风清热,除湿。适用于水痘,表现为头痛发热,鼻塞流涕,咳嗽,喷嚏,皮疹如痘,痘粒可数,痘内疱浆清亮,苔薄白,脉浮数等症。

**野菊花粥**

【组成】 野菊花15克,绿豆50克,白糖适量。

【制法】 先将野菊花水煎,取汁去渣,然后放入浸泡洗净的绿豆,煮成稀绿豆粥。服用时加白糖。每日早、晚餐服食。

【功效】 解热毒,止烦渴。适用于水痘。

**三豆粥**

【组成】 绿豆、赤小豆、黑豆、薏苡仁各10克,粳米30克。

【制法】 先把上4味药洗净,浸泡1小时后,同淘净的粳米共煮成稀粥。每日早、晚温服,连服5~7日。

【功效】 清热利湿解毒。适用于小儿水痘。

**蒲金解毒粥**

【组成】 蒲公英、金银花、板蓝根各30克，甘草5克，粳米50克，冰糖适量。

【制法】 将蒲公英、金银花、板蓝根、甘草煎汁去渣，入粳米同煮成粥，冰糖调匀。每日2～3次，连服3～5日。

【功效】 清热凉血解毒。适用于小儿水痘及一切病毒感染所致的发热等症。

## 四十六、流行性腮腺炎食疗药膳

**金针根汤**

【组成】 鲜金针菜根60克，冰糖适量。

【制法】 将上2味置锅中加水适量，于火上煎煮半小时即可。饮服，每日1剂，分2次服完，连服3～5剂。

【功效】 清热解毒，利尿消肿。适用于流行件腮腺炎。

**绿豆白菜汤**

【组成】 绿豆100克，白菜心3个。

【制法】 先把绿豆加水适量煮沸，煮至将熟时，放入白菜心，再煮20分钟即可。取汁温热顿服，1日内分2次服完，直至痊愈。

【功效】 清热解毒。适用于腮腺炎。

**大青忍冬茶**

【组成】 大青叶、忍冬藤各30克。

【制法】 将上2味共制粗末，水煎。代茶饮用。

【功效】 清热解毒。适用于腮腺炎。

**银翘粥**

【组成】 鲜银花30～50克（干品15～30克），粳米20克，连翘10克，冰糖适量。

【制法】 先煎鲜银花、连翘，去渣取汁。将粳米洗净煮粥，待粥将熟时，入药汁共煮至熟，加入冰糖调味。分2～3次服完。

【功效】 清热解毒。适用于小儿腮腺炎，麻疹出疹前期。也可防治小儿痱疖。

**板蓝根粥**

【组成】 板蓝根30克，夏枯草20克，粳米30克，白糖适量。

【制法】 将板蓝根、夏枯草水煎去渣取汁。粳米煮为稀粥，加入药汁、白糖，稍煮1～2沸即成。温服，每日2次。

【功效】 清热解毒。适用于小儿腮腺炎，或作预防性治疗。

**凉拌黄花菜**

【组成】 黄花菜30克，海带丝30克。

【制法】 先用温水将黄花菜浸泡，洗净后与海带丝同煮熟，沥去水，放凉，加调料拌匀。佐餐服食。

【功效】 清热消肿散结。适用于腮腺炎。

**龙衣炒鸡蛋**

【组成】 龙衣（蛇蜕）6～10克（10岁以下儿童用6克，10岁以上用10克），鸡蛋2个，植物油适量，精盐少许。



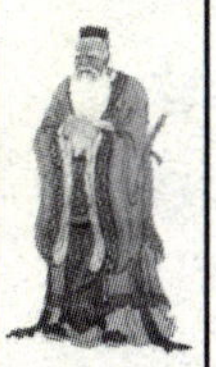

【制法】 先把龙衣洗净后细细切碎，再将鸡蛋打入碗内，加入龙衣碎末及精盐，一并反复搅拌；然后在锅内加入植物油，将加入龙衣末和精盐的鸡蛋如常法炒熟即可。1 顿食下，每日 1 次，连用 1～2 日。

【功效】 祛风消肿。适用于小儿流行性腮腺炎。

**鸭蛋冰糖**

【组成】 鸭蛋 2 个，冰糖 30 克。

【制法】 先将冰糖放入热水中搅拌溶化，待水凉后打入鸭蛋搅匀，上笼蒸熟。每日 2 剂，连服 7 日。

【功效】 适用于热毒蕴结型腮腺炎。

**蒜泥马齿苋**

【组成】 鲜马齿苋 60 克，蒜泥 10 克，酱油、香油各适量。

【制法】 将鲜马齿苋加水煮熟，捞出，切段，放入蒜泥和酱油、香油调味，拌匀即可。当凉菜随意食用，连用 1 周。

【功效】 适用于热毒蕴结型流行性腮腺炎。

## 四十七、百日咳食疗药膳

**小肠葱头止咳汤**

【组成】 猪小肠 1 截，葱头 30 克，料酒、精盐各适量。

【制法】 将上 2 味一起炒香后，用淘米水 1 碗煮熟，煮时加料酒、精盐。分数次服，吃猪肠，饮汤。

【功效】 适用于百日咳日久，遗尿气喘，面部水肿等症。

**豆腐青葱汤**

【组成】 豆腐 1 块，冰糖、青葱（去白）各适量。

【制法】 将青葱管纳入冰糖，放在豆腐里，上锅蒸至冰糖溶解，青葱浸出液体后即可。2 周岁以下每次用青葱 3 茎。2 周岁以上每次用青葱 5～7 茎。趁热吃豆腐，饮汤。每日早、晚各服 1 次。

【功效】 清肺止咳。适用于小儿百日咳。

**饴糖萝卜汁**

【组成】 白萝卜汁 30 毫升，饴糖 20 克。

【制法】 将白萝卜汁、饴糖和适量沸水搅匀即可。顿服，每日 3 次。

【功效】 润肺止咳。适用于百日咳症。

**百部蜜糖茶**

【组成】 百部 10 克，蜂蜜 2 匙。

【制法】 将百部煎汤 20 毫升，加蜂蜜调味。顿服，每日 2 次。

【功效】 适用于百日咳症。

**橄榄核冰糖茶**

【组成】 鲜橄榄核 2 个，冰糖 10 克。

【制法】 将鲜橄榄核打碎，加水适量煎煮，煮至味出，加入冰糖调味。趁热 1 次顿服。

【功效】 清热润肺，化痰止咳。

**秋梨白藕汁**

【组成】 秋梨2个，白藕1节。

【制法】 将秋梨去皮、核，白藕洗净，两者均切碎，以洁净纱布绞汁。代茶频饮。

【功效】 清热润肺，化痰止咳。

**浙贝蛋**

【组成】 浙贝母2~3克，鸡蛋1个。

【制法】 把浙贝母研为细末。取鸡蛋1个，洗净外壳后在其尖端开1小孔，把浙贝母粉由小孔内放入，摇匀后以纸封闭小孔，放入饭锅内，小孔一端朝上，蒸熟即可。每次1个，每日1~2次，连用5~7日。

【功效】 止咳平喘。适用于小儿百日咳症。

**二冬阿胶粥**

【组成】 天冬、麦冬、糯米各30克，阿胶15克。

【制法】 将前2味药水煎，去渣取汁。糯米煮粥至八成熟时，入药汁共煎至熟，趁热入阿胶烊化。每日1剂，连服5次。

【功效】 清热养肺，降气化痰。适用于百日咳症。

**川贝杏仁粥**

【组成】 川贝6克，杏仁（去皮尖）3克，粳米30克，蜂蜜适量。

【制法】 先将上2味药捣碎，与粳米同煮成粥，粥熟时调入蜂蜜。或将上2味药水煎，取汁去渣，再入粳米煮为粥，加入蜂蜜。每日2~3次。

【功效】 润肺化痰，止咳平喘。适用于百日咳初起。

**枇杷叶粥**

【组成】 枇杷叶10~15克，粳米100克，冰糖适量。

【制法】 将枇杷叶背部毛刷净，用纱布包好放入沙锅内，加水200克，煎至100克，去渣，入粳米、冰糖，再加水600克，煮成稀薄粥。每日早晚温热服之。

## 四十八、咽炎食疗药膳

**葱白利咽汤**

【组成】 葱白2根，桔梗6克，甘草3克。

【制法】 将桔梗、甘草先煮沸5~7分钟，之后加入葱白，焖1~2分钟后趁热饮用。每日早晚各1次。

【功效】 解毒散寒，清利咽喉。适用于风寒外袭之咽炎。

**罗汉果饮**

【组成】 罗汉果半个，梨1个。

【制法】 将梨切碎捣烂，同罗汉果一齐水煎，代茶饮。

【功效】 滋补肺肾，养阴生津。主治慢性咽炎，属肺肾阴虚型，咽喉干燥、灼热，或疼痛，日久不愈，午后颧红，腰膝酸软，手足心热等症。

**竹叶麦冬茶**

【组成】 新鲜竹叶10~15张、麦冬6克、绿茶0.5~1克。

【制法】 将上料开水冲泡代茶饮用。

【功效】 解毒利咽。

**石斛茶**

【组成】 石斛15克,麦冬10克,绿茶叶5克。

【制法】 将石斛、麦冬和绿茶一并放入茶杯内,开水泡茶。每日1剂,代茶频饮。

【功效】 养阴清热,生津利咽。

**清咽茶**

【组成】 银花、玄参、青果各9克。

【制法】 将上药水煎,取汁。每日1剂,代茶频饮。

【功效】 养阴清热,解毒利咽。

**胖大海茶**

【组成】 胖大海3个,蜂蜜15克。

【制法】 将胖大海洗净,放入茶杯中,加入蜂蜜适量,用开水．冲泡,加盖,3分钟后开盖搅匀即可。代茶饮。

【功效】 清热润肺,解毒利咽。适用于咽痛、干咳无痰、喑哑等症。

**萝卜汁**

【组成】 生白萝卜500克,白糖20克,生姜片10克。

【制法】 将生白萝卜、生姜片绞汁,加入白糖,混合后饮服,每日2次。

【功效】 清热化痰。适用于慢性咽炎,属痰热内蕴型,症见咽喉灼热、疼痛,或有异物感,咽中痰多,色黄或白,不易咳吐干净者。

**银花蜂蜜粥**

【组成】 蜂蜜、金银花各50克,大米100克。

【制法】 将金银花洗净,加水2碗,放在文火上煎煮,剩1碗时去渣取汁;大米淘净煮粥,煮至半熟时倒入金银花汁,同煮成粥,食前加入蜂蜜搅匀。早晚餐温热服。

【功效】 清热解毒,利咽。

**解表利咽粥**

【组成】 荆芥9克,桔梗12克,甘草6克,粳米60克。

【制法】 将前3味药布包水煎,取汁去渣,加粳米煮粥吃。每日1剂,连服数剂。

【功效】 解毒利咽。

**地黄橄榄膏**

【组成】 地黄100克,橄榄150克,蜂蜜适量。

【制法】 将地黄、橄榄水煎取汁,浓缩,加蜂蜜熬成稠膏,每次吃2匙。

【功效】 滋养肝肾,清热利咽。适用于肺肾阴虚之咽炎。

**玄参萝卜清咽露**

【组成】 白萝卜300克,玄参15克,牛蒡子15克,蜂蜜80克,黄酒20毫升。

【制法】 将萝卜洗净,切成薄片,玄参、牛蒡子快速洗净,用黄酒浸润备用。用瓷盆1只,放入两层萝卜片,再放一层玄参、牛蒡子,淋上蜂蜜约10克。如此放置4~5层,余蜜加冷水20毫升倒入瓷盆中。旺火隔水蒸2小时,离火。以后每天蒸热食,每日2次,每次饮清咽露水50毫升,吃萝卜4片。

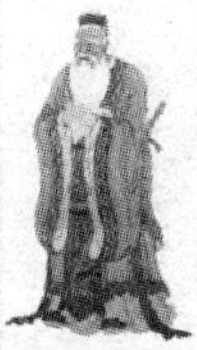

【功效】 解毒利咽。

**凉拌鱼腥草**

【组成】 鱼腥草100克。

【制法】 将鱼腥草洗净切小、放入沸水中稍烫后迅速捞出,调味后佐餐食用。

【功效】 清热化痰。主治痰热内蕴型慢性咽炎,症见咽喉灼痛,痰多、色黄或白、不易咳吐干净,口渴,大便干燥,小便色黄。

**凉拌苏叶菜**

【组成】 紫苏叶60克,葱30克,青椒10克,盐、香油各少许。

【制法】 将上3味洗净,并研为碎末,加适量食盐、香油等调料,可作为正餐之凉菜。

【功效】 疏散风寒(发汗解表),通阳利咽。主治风寒外袭之咽炎。

**百合全鸭**

【组成】 百合干30克,净老雄鸭1只。

【制法】 将百合、姜、葱,入鸭腹内,调以食盐、酒,蒸食。

【功效】 滋补肺肾。适用于慢性咽炎,属肺肾阴虚型,症见咽喉干痛、灼热,每于劳累、多言之后症状加重,咽部作痒而咳,痰少,不易咳出者。

**蜂蜜蒸梨**

【组成】 蜂蜜30克,白梨1个。

【制法】 将上2味蒸熟食用。

【功效】 补益肺脾。适用于慢性咽炎,属肺脾气虚型,咽喉干燥、疼痛,或咽中有异物感,倦怠无力,纳呆便溏者。

## 四十九、扁桃体炎食疗药膳

**银连大柴胡姜汤**

【组成】 生姜、柴胡各15克,黄芩、银花、芍药、连翘、半夏、枳实各9克,大黄6克,大枣5枚。

【制法】 将上药共水煎。每日1剂,日服2~3次。

【功效】 解表攻里。适用于急性扁桃体炎。

**豆腐双花汤**

【组成】 金银花30克,野菊花30克,鲜豆腐200克。

【制法】 将豆腐加清水适量煲汤,再置入银花、野菊花同煲10分钟,用食盐少许调味,饮汤(豆腐可吃可不吃)。

【功效】 疏散风热,清热解毒。适用于急性扁桃体炎。

**酸梅青果汤**

【组成】 酸梅6克、青果(橄榄)25克、白糖适量。

【制法】 将酸梅及青果放入沙锅内浸泡半天,然后煎煮,服时加白糖调味。

【功效】 本药膳能有效地预防扁桃体炎。

**筋骨草豆腐汤**

【组成】 筋骨草60克,豆腐250克。

【制法】 将筋骨草洗净，加豆腐共煮半个小时。食豆腐饮汤。

【功效】 清热凉血，消肿。适用于扁桃体炎，咽喉红肿、干痛，口渴心烦，尿黄赤，大便干结等症。

**胖大海冰糖茶**

【组成】 胖大海4~6枚，冰糖适量。

【制法】 将胖大海洗净放入碗内，加冰糖调味，冲入沸水，加盖闷半小时左右，慢慢饮用。隔4小时可再泡1次，每天2次，一般2~3天即显效。

【功效】 本药膳有清热、解毒、润肺的功效，可用以预防急性扁桃体炎。

**甘桔饮**

【组成】 生甘草60克，桔梗30克，白糖适量。

【制法】 将生甘草、桔梗用冷水泡透，加水适量煎煮，每20分钟取药汁一次，加水再煎，共煎3次，最后去渣合并煎液，用文火煎煮浓缩至黏稠时，停火，待凉时，拌入干燥的白糖，把药液吸净，混匀，晒干，压碎放瓶内备用。每日3次，每次10克，以沸水冲化，频频饮用。

【功效】 清热、利咽、消肿。适用于热毒火盛所致的急慢性咽炎，咽喉红肿疼痛，口干舌燥，或痰吐不利者。

**鲜姜萝卜汁**

【组成】 白萝卜100克，生姜50克。

【制法】 将白萝卜、生姜分别洗净，切碎后用洁净的纱布绞汁，二汁混匀。每日2~3次，频频含咽。

【功效】 解毒利咽。适用于急慢性咽炎，咽喉疼痛或不适，咳嗽痰吐不利，饮食不香者。

**桑菊茶**

【组成】 桑叶3~5克，菊花3~5克，薄荷叶2~3克。

【制法】 把干桑叶晒后搓揉碎。把桑叶碎片同菊花、新鲜薄荷叶一同放入茶杯内，用沸水浸泡5~10分钟即可。或把桑叶、菊花及薄荷叶适量一同放入搪瓷杯内，加水适量，煮沸后即可饮用。每日2~3次，当清凉饮料每天饮用1~2杯。连用3~5日。

【功效】 清热解毒，消炎利咽。适用于小儿急性扁桃体炎、咽喉疼痛，小儿夏季风热感冒、发热、头痛、目赤、咳吐黄痰等症。

**双叶公英粥**

【组成】 茶叶、苏叶各3~6克，蒲公英、金银花各30克，粳米50~100克。

【制法】 先煎蒲公英、金银花、茶叶、苏叶，去渣取汁，再入粳米煮粥。每日2次服食。

【功效】 清热解毒，宣肺利咽。适用于扁桃体炎、急性咽喉炎、上呼吸道感染所致的咽喉肿痛、声音嘶哑等症。

**荆芥粥**

【组成】 荆芥10克，薄荷5克，淡豆豉10克，粳米50克。

【制法】 先将荆芥、薄荷、淡豆豉放入沙锅内，加水600毫升，煎沸5分钟，弃渣取汁，再将粳米淘洗干净，与药汁一齐煮粥。每日1剂。

【功效】 疏风解表，清热利咽。适用于扁桃体炎初起，咽干灼热，继之咽痛，并

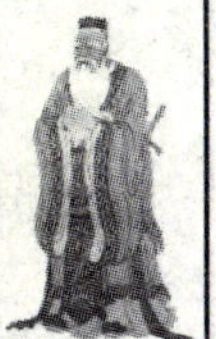

逐渐加剧,吞咽不利,伴发热、恶寒、鼻塞者。

**牛蒡子粥**

【组成】 牛蒡子15克,粳米50克,冰糖适量。

【制法】 将牛蒡子加水200毫升,煎至100毫升,去渣,加粳米、冰糖和水400毫升,煮至米化粥稠为度。每日2次,温热服食。

【功效】 疏散风热,清热解毒。适用于急性扁桃体炎之风热外侵,咽喉红肿疼痛,吞咽不利,咳嗽,咯痰黄稠,可伴发热、口渴、尿黄便结者。

**无花果炖猪肉**

【组成】 无花果100克,瘦猪肉120克,盐3克。

【制法】 将无花果、瘦猪肉洗净,同置炖盅内,隔水文火慢炖熟,加盐调味食用。

【功效】 健胃清肠,解毒消肿。适用于急性扁桃体炎、急性咽炎等病症。

**明矾拌橄榄**

【组成】 橄榄12个,明矾约1.5克。

【制法】 先将橄榄用冷开水洗干净,用刀将每个橄榄割4~5条纵纹,将明矾研末掺入纵纹内。每1~2小时吃2个,细嚼慢咽,有痰吐痰,无痰将汁咽下。吐出橄榄渣以免妨碍消化。

【功效】 明矾,又叫白矾,能清热解毒、消痰,橄榄清肺利咽喉,二者合用能清肺热、消痰,对咽喉肿痛、扁桃体炎有较好疗效。

**黄精冰糖煎**

【组成】 黄精、冰糖各30克。

【制法】 将黄精洗净,与冰糖加水,用文火同煮1小时。饮汤食黄精,早晚分服。

【功效】 本药膳润肺养阴,适用于肺阴虚,症见干咳少痰、咽喉不适的扁桃体炎患者。

**百合炖香蕉**

【组成】 百合15克,去皮香蕉2个,冰糖适量。

【制法】 将上3味加水,同炖,服食之。

【功效】 养阴清肺,生津润燥。适用于肺阴亏虚型扁桃体炎。

## 五十、近视眼食疗药膳

**枸杞红枣鸡蛋汤**

【组成】 枸杞子15~30克,红枣6~8枚,鸡蛋2只。

【制法】 将枸杞子、红枣、鸡蛋加水同煮。蛋熟后去壳,小火煮半小时。吃蛋饮汤。每日或隔日服1次。

【功效】 适用于近视眼。

**胡萝卜菠菜汤**

【组成】 胡萝卜200克,菠菜100克,麻油、味精、精盐各适量。

【制法】 胡萝卜、菠菜加水300毫升,同煮至熟,放入味精、精盐,淋麻油,调匀后盛出。每日1剂等。

【功效】 适用于青少年近视眼、肝虚目暗、夜盲症。

**猪肝葱白蛋汤**

【组成】 猪肝200克,鸡蛋2只,葱白5段(约1寸长),盐、味精各适量。

【制法】 将猪肝切片,加水煮汤,沸后打入鸡蛋,放入葱白,再煮片刻,加盐、味精调味。佐餐食。

【功效】 适用于近视眼。

**人参远志饮**

【组成】 人参10克,远志30克。

【制法】 将人参、远志共杵为末,每日8克,每次1包,沸水冲泡代茶饮,连服7~10日。

【功效】 补肾益气、养心安神。适用于心脾两虚之近视眼。

**龙眼磁石饮**

【组成】 磁石30克,龙眼肉20克。

【制法】 将磁石水煎取汁,入龙眼肉煮烂。分2次饮服。

【功效】 补益心脾、安神明目。适用于近视眼。

**芝麻胡桃奶**

【组成】 黑芝麻、胡桃仁各25克,牛奶250克。

【制法】 将芝麻、胡桃仁炒香、捣细,放入牛奶煮沸,1次饮完。

【功效】 滋补肝肾,益精养血。适用于近视眼,属肝肾两虚型,视近怯远,眼前黑花渐生,夜寐多梦,腰膝酸软者。

**归芪牛肉汤**

【组成】 当归30克,黄芪100克,牛肉1 000克。调料适量。

【制法】 将当归、黄芪同装入纱布袋内扎牢与牛肉及调料同炖至烂熟为止。每次食一小碗肉汤。连服3~4周。

【功效】 补益气血、强筋健骨。适用于气血不足之近视眼。

**党参桂圆粥**

【组成】 党参30克,龙眼肉15克,粳米150克。

【制法】 将党参水煎取汁,入龙眼肉、粳米煮粥,分2次食。

【功效】 补气养血、养胃和中。适用于气血不足之近视眼。

**酸枣仁粥**

【组成】 酸枣仁30克,粳米50克。

【制法】 将酸枣仁捣碎,用纱布袋包扎,与粳米同入沙锅内,加水500毫升,煮至米烂汤稠停火,然后去掉纱布袋,加红糖适量,盖紧,闷5分钟即可服用。每晚临睡前1小时,温热服食。

【功效】 补心益气,安神定志。适用于近视眼,属心阳不足型,视近物清楚,视远物模糊,全身无明显不适,心悸神疲者。

**乌鸡粥**

【组成】 净乌鸡肉100克,粳米200克。

【制法】 将上2味调以葱、姜、盐、胡椒粉、麻油,煮粥食。

【功效】 滋补肝肾,益精养血。适用于近视眼,属肝肾两虚型,视近怯远,头晕目眩,夜寐多梦,腰膝酸软者。

**菟丝子鸡蛋方**

**【组成】** 鸡蛋1只,菟丝子10克。

**【制法】** 将菟丝子研末,打入鸡蛋搅匀,加水适量煮至蛋熟。食蛋饮汤。

**【功效】** 适用于近视、肝血不足、视物不清者。

**鸡肝炒木耳**

**【组成】** 鸡肝150克,黑木耳20克。

**【制法】** 将鸡肝切片,黑木耳用温水泡发,切丝。旺火起锅下油,先放姜丝爆香,再放鸡肝片炒匀,随后下黑木耳丝、黄酒和精盐,反复煸炒5分钟,加水少许,盖上锅盖,稍等片刻,下味精调匀。单食或佐餐。

**【功效】** 适用于治疗贫血、视物模糊、青少年近视眼。

**黑米黑豆**

**【组成】** 黑米、黑豆,羊肝各50克,精盐、酱油、植物油、姜丝各适量。

**【制法】** 将黑米、黑豆淘净,加清水800毫升,文火熬成粥,再将羊肝洗净切碎,放入植物油,酱油,姜丝,精盐等,爆炒至熟。分1~2次佐粥食。

**【功效】** 适用于治疗青少年近视眼。

**枸杞炒猪肝**

**【组成】** 枸杞50克,猪肝250克,猪油、食盐、料酒、味精少许。

**【制法】** 将枸杞用温开水浸泡2小时捞出,猪肝切片,同食盐、料酒拌匀,用猪油炒至将熟时加入枸杞同炒至熟,放入味精即出锅。分顿佐餐。

**【功效】** 滋补肝肾,益精养血。适用于近视眼,属肝肾两虚型,视近怯远,眼前黑花渐生,头晕耳鸣,腰膝酸软者。

**女贞子炖肉**

**【组成】** 女贞子100克,猪肉500克,调料适量。

**【制法】** 将猪肉切成小块,女贞子用纱布袋包扎,同炖至肉烂,每日食用,约50~100克,连服10~15日。

**【功效】** 补肝明目。适用于肝肾亏之近视眼。

# 第五章

# 烹饪与美食

## 一、烹饪技巧

### ○烹饪技术中的刀工

刀工的基本要求是粗细一致，厚薄均匀，长短相等，互不拖连。至于切制形状，一般有如下几种：

段：鲥鱼、青鱼、带鱼、黄鳝等，可切段烹调。

块：有大方块、小方块、圆柱块，三角块等等。一般来说，烧焖、炖的块宜大些；烤、熘的块不宜太大；炒、爆的块应小些，有的还可加切花刀，如腰花。

片：一般说，氽的可薄些，炒的可稍厚，烧的更厚些。

丝：切丝，除了要切得粗细均匀、长短一致外，还要掌握原料的特点。如鱿鱼不宜直切，横切炒的较嫩；牛肉筋多较老，也需横切；猪肉要顺着纤维纹路切，鸡肉较嫩，应顺丝切。

丁：较大的块叫丁，如爆鸡丁。小的称糜，多用于配料调味。

茸：先将原料切细，再用刀背捶，要求细而匀。捶前须将皮、筋去尽，瘦肥互搭。制鸡茸、鱼茸，还应搭配适量的猪肥膘肉，以增加黏性。捶时最好在砧板上垫一张肉皮，以免沾上砧屑。

### ○宜用铁锅烹饪

铁锅的表面，在空气中会形成一层氧化铁。用铁锅炒菜，加热 5 分钟后，能使菜肴增加 2 倍的含铁量；如果加些盐和醋，铁的成分可以提高到 15 倍。因此，用铁锅烧菜做饭，能补充人体每日所需的铁质，可以减少缺铁引起的贫血症。

### ○几种简便的烹调应急法

炒菜时盐放多了，可加些白糖。醋放多了，可将皮蛋一只捣烂拌入。

苦瓜太苦，可滴入白醋少许。

辣椒太辣，可放鲜蛋 1 只或豆豉数粒同炒。

汤过于油腻，可将少量紫菜置于火上烤一下，然后撒入汤内，再放少许香菜。汤太咸，而且不宜对水时，可放几块豆腐或切几片西红柿入汤内。

炒菜时不慎油锅冒火，可以洒一把盐，便能灭火。

小菜过咸或过辣时，将小菜切好浸在酒水里（酒水各半），可冲淡咸味或辣味，且使味道更鲜美。

炒鸡蛋、鸭蛋时滴几滴酒，可以使炒出的鸡蛋、鸭蛋又香又嫩，又没腥味。

做鸡蛋汤时，打开的鸡蛋如不大新鲜，下到锅里就易散开，如先往沸汤锅里上点醋，蛋汁下锅就能形成漂亮的蛋花。

用开水氽烫过的芸豆、豆角，为保持其鲜绿的颜色，捞出后可撒上些盐。

### ○烹调巧配菜

主次分明：两种以上原料构成有主料、辅料之分，主料应当多些。如咖喱鸡块，鸡块是主料，土豆是辅料，主料应当多些。也有不分主次的，如炒三鲜，三者用量相近。

营养成分：把几种营养成分不同的原料搭配在一起，使菜肴营养更丰富全面。

形状匀称：块、片、条、丁基本做到整齐、均匀。

色彩悦目：配色有“顺色”和“异色”之分，“顺色”以一种颜色为主调，配以相近



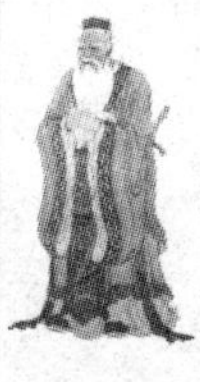

的色彩,“异色”则以不同的色彩反衬主料。口味调和:各种原料的口味要互相配合协调。

**○烹调蔬菜窍门**

1. 合炒配菜,养分互补

每种蔬菜都有自己特有的养分,如胡萝Ⅰ—中含有丰富的胡萝Ⅰ—素,柿子椒中含有大量的维生素C等。如在炒菜前,将各种蔬菜按养分、颜色、味道等合理搭配,同炒一锅,则不仅色香味俱全,而且可使炒得的蔬菜中含有更多的营养。这比单一地炒某一种蔬菜效果要好得多。

2. 拉送扬接,颠锅一绝

颠锅可使锅内菜肴全部翻身或连续翻动移位,使加热和裹汁均匀。颠时以腕力为关键,先用拇指发力将锅略往身子这面拉动,然后用其余四指将锅略向前送,边送边顺势向上一扬,锅内的菜肴便离锅翻身,以锅寻菜将锅向上一接,便完成全套动作,只要干净利索,便能在亲友面前露一手。

3. 巧用油温,事半功倍

油温通常用“成”表示,一二成时锅底中部略有小油泡泛起;三四成时油面开始波动,但无油烟;五六成时波动加剧,油烟开始上升,七八成时油面趋于平静,油烟滚滚上升。炒菜时若原料块形大、数量少,使用低成油温可延长加热时间,使其受热均匀;若原料块形小、数量多,可相应提高油温。一般烹炒时油温用五六成,滑溜时用四五成,烹炸挂糊或爆炒溜炸时用七八成。

4. 热锅凉油,不易巴锅

先把锅刷洗干净,放在旺火上烧热,待锅底烧热后倒入凉油在锅内涮一下,倒出,再重新放入适量凉油,下为煸炒。如此,操作者拥有瞬间的缓冲时间将原料炒散,可使浆过的肉类菜肴受热均匀、松散脆爽、质嫩不绵,且不易巴锅。

5. 加盐防溅,梦想实现

为了实现炒菜时防止热油外溅的“梦想”,可以把炒菜放盐这道工程提前,即加入食用植物油后便放入炒此菜所需要的食盐,然后再炒菜,食油便不易外溅了。

6. 糖中加盐,甜中更甜

在烹制加糖菜肴或配料中食糖比例较高,如做糖醋鱼、糗豆馅、番茄西红柿、熬制拔丝糖浆时,加入少许适量的食盐,不仅消除了菜肴中的甜腻,而且口感纯正甜中更甜。下面举例说明此窍门的增甜效果。吃菠萝时,将用水果刀盘旋雕挖后去除全部凸出果皮和凹陷果眼的菠萝横切成圆片,然后须用盐水浸泡片刻才能食用。其原因有二:一是去除使口唇涩麻的皂素,二是使菠萝增加甜味,吃起来甜中更甜。

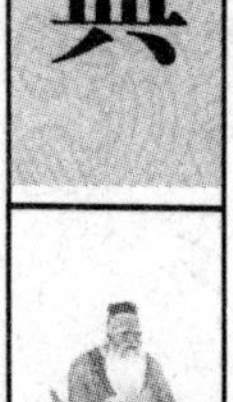

**炒菜小窍门**

(1)蔬菜要尽量采用急火快炒,可减少维生素C的损失。西红柿经油炒三四分钟,维生素C保存率达94%;大白菜油炒15分钟左右,维生素C的保存率仅剩57%。为使菜梗易熟,可在快炒后加少许水烧熟。如要整片长叶下锅炒,可在根部划上刀痕。

(2)煮菜时应将菜放在热水中煮,不应放在冷水中煮。如土豆放在热水中煮熟,维生素C损失约10%,放在冷水中煮要损失40%。

(3)做菜要加锅盖,免得溶解在水里的维生素随水蒸汽跑掉。

(4)蔬菜不宜采用焯的办法。有些人在炒菜时,为了去掉涩味,喜欢放在热水中煮一下再捞出来，挤去菜汁，然后再炒。这会使蔬菜中大部分无机盐和维生素损失掉。如果必须要焯，焯好的水最好尽量利用。如做水饺的菜，焯好的水可以适量放在肉馅里，这样，既保存营养，又使水饺馅味美有汤。

(5)烹调蔬菜时，加点菱粉类淀粉，使汤变得稠浓，不但可使食品美味可口，而且由于淀粉含谷胱甘肽，对维生素有保护作用。烧荤菜时，在加了酒后，再搁点醋，菜就变得香喷喷的。炒素菜如豆芽之类，适当加点醋，味道好营养也好。因为醋对维生素也有保护作用。

(6)蔬菜尽可能先洗后切，避免用水浸泡。切块要大，切得越细小、烹调和保存时间越长，蔬菜中的维生素和无机盐损失就越大。

(7)蔬菜尽可能做到现炒现吃，避免长时间保温和多次加热。

(8)炒鸡蛋时往打好的蛋液里加几滴醋，这样炒出来的鸡蛋则松嫩，鲜美可口。

(9)在炒黄豆芽时若先加点黄酒再放盐，可去掉其豆腥味。

(10)食用海带时先放一小匙醋在水中煮一下，使海带柔软，或把海带蒸半小时再用水泡，食用时又脆又嫩。

(11)煮骨头汤时加一小匙醋，可使骨头中的磷、钙溶解，增加汤的营养，味更鲜美。

(12)如在炒菜时加点开水，则炒出来的菜脆嫩，若是加冷水炒出来的菜不仅又老而且又疲，很不好吃。炒菜花时加几滴牛奶，菜花就显得特别白嫩。

(13)炒辣菜如果太辣，这时加点醋可减少辣味。

(14)煎荷包蛋时待煎得将熟未熟、蛋黄即凝之际，浇上一匙冷开水，荷包蛋熟后又黄又嫩。

(15)炒菜要旺火急炒，不然，维生素损失太多。有人做过实验，大白菜旺火急炒8分钟，维生素损失率为6.2%的；中火慢炒12分钟，维生素损失率为31%。如果炒后再煮，维生素损失率为76%；如果煮20分钟，维生素只能保留30%。

(16)蔬菜加热到60℃，维生素开始破坏，到70℃，破坏最严重，到80℃以上破坏率反而下降。所以，旺火急炒能使蔬菜很快达到80℃以上。这样能保存蔬菜中的维生素。炒菜时若加点醋，有保护维生素的作用。

### ○营养丰富的蔬菜

蔬菜营养成分的丰富程度是以其所含的胡萝卜素、核黄素、抗坏血酸和无机盐这4种主要营养成分的多少来划分的。

甲类蔬菜包括所有的野菜及绿叶菜，如菠菜、小白菜、油菜、黄花菜、香菜、芹菜、包心菜等等，凡是叶子呈绿色的菜均属甲类。

乙类蔬菜分为三个等级：乙类一等包括所有的鲜品及黄豆等，如鲜芸豆、豌豆、蚕豆等。乙类二等包括胡萝卜、大葱、蒜、西红柿、辣椒。三等包括大白菜和某些菜花。这类含水分较多，含上述品种营养成分的量相对就少一些。

丙类蔬菜指马铃薯、南瓜等。根茎类则属于丁类蔬菜。

根据人体每天对胡萝卜素、核黄素、抗坏血酸和无机盐的需要量。一般成人每人每天需要500克甲类或乙类蔬菜，最低限度需要150克，在有肉、蛋、鱼之类的副食品时，每天也应保持250克以上。与此同时，还应注意蔬菜品种的多样化。

### ○做酸菜的窍门

凉拌：先把酸菜切成丝，然后加入一点糖、香油、酱油拌匀，就能食用。



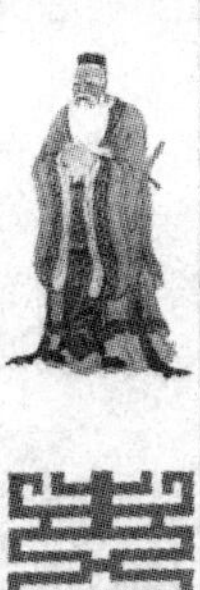

汆汤:在骨头汤内加入少许酱油,把酸菜切成长丝,放入锅内煮一会儿就能食用。

炒酸菜粉:要先把酸菜切成丝,加入粉条、肉丝同炒,味道鲜美可口。

### ○烹调用糊巧配制

全蛋糊:用100克鸡蛋、75克淀粉调制而成,用于炸、熘等,一般不用于上浆。

蛋清糊:用100克蛋清、110克淀粉调制而成,主要用于软炸。如上浆用,即在主料中用蛋清、淀粉加适量的盐拌匀,但淀粉用量减半,适用于滑炒、滑溜等。

蛋泡糊:用4个蛋清快速甩搅出泡沫,加50克淀粉调制而成,多用于松炸、甜菜,不作上浆用。

面粉糊:用面粉、少量苏打粉、水、盐等调制而成,可用来炸鱼虾。

水粉糊:80克淀粉加70克水拌成,主要用于干炸、干熘。如上浆用,可直接在主料中加淀粉、水和调味品拌匀。

发粉糊:用面粉、少量发酵粉、水调制而成,有涨发作用,多用于松炸。

脆糊:取75克酵粉、375克面粉、65克淀粉、10克精盐,加入550克水调匀,发酵4小时,用前再加160克油、适量碱水搅匀,静置20分钟即成,多用于炸制菜肴。

苏打浆:取50克蛋清、50克淀粉、10克苏打粉、10克盐、75,克白糖,加水150~300克,一同拌匀,多用于浆肉类菜肴。

### ○做汤鲜香可口的方法

一般家庭做汤的原料是猪骨、牛羊骨或者蹄爪之类。如何烧制汤才能鲜香可口呢?

制汤的骨头类原料要在冷水时下锅,而且在烧制的中途不要加水。这是因为猪骨等原料,除骨头外,多少还有些肉,有的人为了要熟得快,一开始就用开水或开水往锅里倒,这使肉骨头的表面骤然受到高温,外层肉类的蛋白质便会突然凝固,从而使内层的蛋白质不能再充分地溶解于汤中,汤的味道自然不如放冷水烧出的汤味道鲜。

不要早放盐。因为盐有渗透作用,最容易渗入佐料,使其内部的水分析出,加剧蛋白质的凝固,影响汤的鲜味。酱油也不宜早加,葱、姜、料酒等作料所加的量也要适宜,不要多加,否则会影响汤汁本身的鲜味。

要使汤清,必须用文火烧,加热时间宁可长一些,使汤呈沸而不腾的状态,并注意撇尽汤面上的浮沫浮油。因为如果让汤汁大滚大沸,会使汤中蛋白质分子的运动激烈,碰撞频繁,以至凝成许多白色颗粒,汤汁就浑浊不清了。

熬浓汤时,巧加土豆泥。熬制浓汤的习惯做法是加入一定量的细淀粉,不过这种简便的做法只能节省时间和工序,不能使浓汤更加鲜美。如果把新鲜的土豆去皮、蒸熟、捣成土豆泥,然后放入烹制的汤水中,使之溶为一体,鲜美效果将大不相同。其实,土豆的块茎内含有大量淀粉,只不过未经提炼,原汁原味罢了。

煮骨头汤时,最好在水中放一些醋。醋能把其中的钙和磷溶解在汤里,增加汤的营养,同时还可以保存汤中的维生素(加点淀粉也可减少维生素的损失)。

熬鱼汤,滴奶,肉白汤鲜。熬鱼汤时,向锅里滴几滴鲜牛奶,汤熟后不仅鱼肉嫩白,而且鱼汤更加鲜香。

### ○利用下脚熬鲜汤

菜谱中常出现"鲜汤"、"高汤"等用料,家庭中哪来的"鲜汤"?下面介绍几种用下脚熬制的各种鲜汤。

素清汤:用香菇根、黄豆芽、笋根、笋衣、扁尖根等,加上3倍水,煮沸,撇沫,投入葱结,用文火焖煮1~1.5小时,沥出汤汁。

清鸡汤:鸡骨、鸡壳、鸡头脚(或鸭头脚)1000克,加水3000克,加葱结、姜片,待沸撇沫,喷上黄酒,焖煮2小时,用竹箩或白细布滤出汤汁。

清肉汤:猪骨、猪皮、大腿骨等,加4倍水,加姜片和葱结,煮沸撇沫。喷上黄酒,煮2~3小时,滤出汤汁。

清鱼汤:用料为鱼头、鱼骨约1000克。清水煮沸后,下鱼骨、鱼头,滴入数滴醋精,再煮沸捞起洗净,另加清水2000克,以及姜片、葱结、芹菜数根(也可打成结),烧沸撇沫,熬煮1.5小时,最后撒入少许胡椒粉,滤出清汤。

海蜒汤:海蜒50克,用纱布包裹后,加水250克,再加入姜2片、葱结1只,沸撇沫,加黄酒少许,熬煮1小时,滤出汤汁。

奶油清汤:黄油50克,用文火烧溶,徐徐加入面粉50克,拌匀后离火,倒入沸牛奶200克,搅拌均匀后,倒入清鸡汤1500克,一边煮一边搅拌,熬至稠黏起锅,待冷却后浇上少许鲜奶油即成。可用作西式奶油蘑菇汤、奶油素菜汤等基础汤。

### ○做菜需要用的调味品

做菜需要调味品。菜肴中适量加入调味品,可解除某些原料的异味,增加菜肴的香味和色泽,达到色、香、味俱佳的要求。.

调味品分单一和复合两类。单一的有咸(如盐)、酸(如醋)、甜(如糖)、辣(如胡椒、辣椒)、香(如麻油、丁香)、鲜(如味精、吓仁)等多种调味品。复合的有酸甜味(如番茄酱)、甜咸味(如甜面酱)、辣咸味(如豆瓣辣酱)、香辣味(如咖喱汁)等多种调味品。

### ○家庭烹饪的调味诀窍

要因料制宜:要突出新鲜原料本身的美味。例如,新鲜的鸡、鸭、鱼、肉、虾、蔬菜等,匀不宜用太甜、太咸、太酸、太辣的调味品,以免损害原料的天然美味。

对带有腥臊味的牛羊肉、内脏和某些水产品,要酌加较多的调味品以去腥解臊。

本身缺乏显著滋味的原料,要适当增加调味品以补其不足。例

如海蜇、海参、木耳、鱿鱼、萝卜、豆腐等。调味时要尽量使用鲜汤及其他调味品。巧施佐料,能为菜肴增色添彩,促进人们食欲。例如烧熟的肉,颜色并不美,若加入适量酱油,不仅可调入咸味,还能使菜肴呈淡红色或酱红色。

调味要按饮食的口味需要进行。人的饮食口味和穿衣服一样,往往随着气候的变化而变化。天热时,一般喜吃轻油、淡味、淡色的菜肴;天冷则爱吃油重、味浓、色浓的菜肴。来客时,应根据客人的口味,投其所好,这样才能事半功倍,收效良好。

### ○调味品与调味

烹饪中,调味很重要。一般常用的调味品有葱、姜、蒜、盐、糖、醋、酒、酱、酱油、辣油、麻油、五香粉、胡椒粉及味精等。

调味方法很有讲究,直接影响着菜肴的色、香、味。一般来说,调味分三种方法,即加热前调味;加热过程中调味;加热后调味。

加热前调味,能使菜料先有一个基本味,并可除去某些原料的腥味。这种调味方法是,在加热前将准备的菜料,先用盐、酱油、酒、糖、醋等调味品浸渍或调拌一下,然后再加热。

加热过程中调味,这是关键性的调味。其方法是:待菜料下锅加热后,再根据其不同的要求而分别放进调味品。在烹制前,可先把几种调味品如盐、酱油、糖等放在


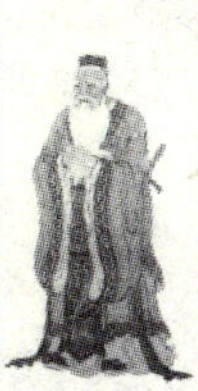

一起调拌好，以便随时使用。

加热后调味，目的是增加菜肴的鲜味。其方法是：待菜肴制好起锅后，再辅以适当的调味品。凡遇热易挥发或易被破坏的调味品，如香油、胡椒粉、芥末以及味精等，都应在菜肴加热后再放入。

调味时必须注意到菜肴的淡咸，佐酒菜、汤类菜以偏淡为宜。佐饭菜则以咸淡适中为好。

### ○调味品的添加顺序

烹调时，调味品添加的顺序是十分讲究的。其原则是渗透力弱的先加，渗透力强的后加。炒菜时应先放砂糖，随后是食盐、醋、酱油和味精。如果顺序颠倒，先放了食盐，便会影响砂糖的作用。因为食盐有脱水作用，能促进蛋白质的凝固，使食物的表面变硬并有韧性，这样砂糖的甜味就难以渗入食品里了。还有一点值得注意的是，没有香味的调味品（如食盐、酱、油等），可在烹调中长时间受热；而有香味的调料（如醋、酱、酒等），则不可如此，否则香味消失。味精的主要成分为谷氨酸钠，受不了高温，故只能在最后加入食品之中。

### ○家庭常用作料的用法

1. 大葱

大葱是做成食的主要作料，有去腥除腻的效能，一般有三种用法：

炝锅：多在炒荤菜时使用。如炒肉时加入适量的葱丝或葱花；做炖、煨、红烧肉菜和海味、鱼鸭时加入葱段。大葱与羊肉混炒既无膻味，又能尝到羊肉的鲜美味。

拌馅：做水汆丸子、饺子、馄饨时，在馅中拌入葱花，味道醇厚。

明用调味：如吃烤鸭，在荷叶饼里抹上甜面酱，放入鸭片，卷上葱段，格外利口好吃；在做酸辣汤或热清汤时，最后撒上葱花、浇明油（香油），味道更好；煎鸡蛋时配上葱花，能去掉鸡蛋的腥味，吃起来香咸可口。

2. 生姜

一般荤菜都离不开生姜，因为它本身具有辛辣和芳香味道，溶解菜肴之中，菜的味道更加鲜美，因此有"植物味精"之称。用法有四种：

混煮：炖鸡、鸭、鱼、肉时将姜片或拍碎的姜块放入，肉味醇香。

对汁：做甜酸味道的菜时，可以将姜切成粒状或剁成末，与糖、醋对汁烹调或凉拌。如糖醋熘鱼、拌凉菜，用姜汁配用，会产生特殊的酸甜味。

蘸食：用姜末、醋、酱油、小磨香油搅拌成汁蘸吃。如吃清蒸螃蟹加蘸姜汁，别有风味。

浸渍返鲜：冷冻的肉类、家禽，在加热前先用姜汁浸渍，可以起返鲜作用，尝到固有的新鲜滋味。

3. 大蒜

大蒜做配料能起调味和杀菌作用。用法有五种：

去腥提鲜：如炖鱼、炒肉、烧海参时，投入蒜片或拍碎的蒜瓣。

明放：多在做咸味带汁的菜时加入。如烧茄子、炒猪肝或其他烩菜时，放几片蒜使菜散发香味。

浸泡蘸吃风味独特：如吃饺子时蘸小磨香油、酱油、辣椒油浸泡的蒜汁，格外好吃。炎夏用馒头蘸蒜汁吃，既开胃利口，又可以防止肠胃炎病的发生。

拌凉菜：用拍碎的蒜瓣或捣烂的蒜泥拌黄瓜、调凉粉，在蒸熟的茄子上泼上菜汁，菜味更浓。

把蒜末与葱段、姜末、料酒、淀粉等对成汁,用于熘炒类佳肴更出味。

4. 花椒

花椒具有芳香通窍作用,也是调味中的主要作料。用法有五种:

炝锅:如炒白菜、芹菜时,在锅内热油中投入几粒花椒,待炸至变黑时捞出,留油炒菜。菜香扑鼻。

炸花椒油明用,会使菜香四溢。用花椒、植物油和酱油制成"三和油",浇在凉拌菜上,消爽适口。

煮蒸肉、禽类时,放入大料、花椒。

制成花椒盐蘸吃。即把花椒放入手勺内,在火上烤至金黄色时,与精盐同放入,在案板上擀为细面。吃干炸肉丸、干炸里脊或香酥羊肉时蘸食。

腌制萝卜丝、大芥丝等咸菜时放入适量花椒,味道绝佳。

5. 大料

大料是做菜肴不可缺少的作料。因为肉类和禽类煮、炖的时间比较长,大料和其他作料可以充分水解,其香味将逐渐改善原料固有的气味,使味道变得醇香。如做红烧鱼,炒锅内油沸开时投入少许大料,待发出香味,加入酱油等其他作料,最后再放入炸好的鱼;又如烧白汤白菜等荤味素菜时,将大料与精盐同时放入汤里,最后放香油。另外,腌制鸡、鸭蛋或香椿、香菜时,加入大料也别具风味。

6. 料酒

料酒又名黄酒,有解腥除腻、杀菌促鲜和增添香气的功能。一般家庭做菜没有料酒时,也可以用白酒代替。料酒通常在制作不新鲜的原料或带有腥膻异味的牛肉、羊肉、野味、内脏等时放入,可以解腥去膻。如用料酒腌渍的鸡、鸭、鱼、肉做出的菜肴,具有酒香味,还可以保存比较长时间不变质。逢年过节炖肉、烹制肉类菜肴和饺子馅,放入适量的料酒,食之有特殊的鲜香味。

### ○香葱不宜拌豆腐

烹调豆腐时,人们往往喜欢配以香葱,认为这样既香味四溢,又绿白分明,能增加人的食欲。其实,从营养角度来讲,香葱与豆腐是不宜同煮的。我们知道,豆腐是营养佳品,含有大量的植物蛋白和微量元素钙,而香葱则含有草酸。根据化学反应,钙元素与草酸化合生成草酸钙,而草酸钙是不容易被人体吸收的。如果长期把香葱与豆腐同煮,便使人在饮食中失去一条补充钙的途径,尤其是缺钙的儿童,不仅达不到食豆腐补钙的目的,还影响身体健康。因此,做豆腐菜肴时不宜放香葱。

### ○巧除烹饪原料怪味

羊肉膻味:煮羊肉时,除加点醋或放一两个胡萝卜可除膻味外,加点咖喱粉(500克羊肉放9克)也可除膻,且可增加咖喱香味。

咸肉辛辣味:家中的咸肉存放久了,食用时会有一股浓重的辛辣味,如在煮咸肉时放一个白萝卜,周围用筷子戳几个孔,加水煮沸后将水倒掉,然后再烹调,辛辣味即消失。淡水鱼土腥味:塘、沟、湖里的鱼有浓重的土腥味,烹制前放盐水里浸泡可除味;如鱼死了,按此法浸泡2个小时(1000克水、50克盐),也可除去土腥味。

菜籽油怪味:将菜籽油先炸一次花生米,再用此油炒菜,不仅怪味顿消,而且还有一种香油的味道。



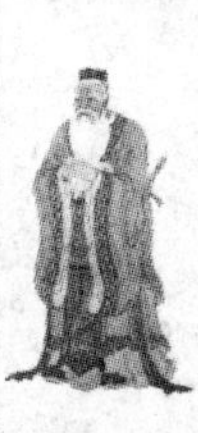

○卤汁调制窍门

调制卤汁的主要调料是酱油、盐、冰糖（或砂糖）、黄酒、葱、姜等；主要香料是八角、丁香、桂皮、山奈、小茴香、草果、香叶、花椒等。第一次制卤要备有鸡、肉等鲜味成分高的原料，以后只要在这个卤汁的基础上，缺味添味、少香增香就可以了。调制卤汁前应先备一口大锅，洗净后加入适量的清水，放入洁净的鸡肉或鸡骨、猪肉或猪骨等原料，上火烧煮，烧沸后撇去浮沫，转用中小火，接着加入酱油、盐、糖、黄酒、葱、姜等调料，另把各种香味调料放入宽松的纱布口袋包好后投入汤内一起熬煮，煮至鸡酥、肉烂、汤汁较为稠浓时，捞出鸡、肉和香料袋，除去卤内杂质，即成为卤汁了。

○巧除食油中黄曲霉素

食用植物油中有的残留少量的致癌物黄曲霉素，为此，在炒菜前宜先将植物油倒入锅内，待其微冒油烟时，按炒菜所需的食盐量加入食盐，煸炒几下后，可基本上除去植物油中残余的少量黄曲霉素，然后开始炒菜。

○使油、醋变香的方法

花生油、豆油放锅里加热后，再放些花椒、茴香，然后放冷备用，这样可以增加油的香味。

在醋里加2滴白酒，再加上点盐，就变成了香醋。

○怎样估测油温

炸制食品、菜肴关键是掌握好油温。当油面由四周向中间翻动、没有油烟时，为三四成热，油温在100℃左右，此时可炸花生米、蛋松等；当油烟开始升起时，为五六成热，油温为170℃左右，可炸咕晚肉、松鼠桂鱼等；当油面趋于平静，出现较大量油烟时，为七八成熟，油温在200℃左右，可炸糖醋排骨的第二遍（第一遍时油不能太热）等。

○巧用烹饪油

烹饪与用油是分不开的，而烹饪中怎样用、用什么油，却又的确是门学问。这里只能帮您摸摸门径。

瓜菜的炒、煮，宜用猪油。因为这时只有用猪油，才能使瓜菜润滑且有油香味。

面条等日常食品，在吃时可结合使用花生油和猪油。不妨用猪油捞面之后，再浇上几滴烧熟的花生油，这样既有猪油的肥腻，又有花生油的清香。

肉类食品最好用花生油。因为花生油中有股香味，能去肉类的腥臊味。如清蒸鱼时，可在蒸熟的鱼上，浇上一点烧滚的花生油。如果用猪油，则味不香，且有肥腻的感觉，并有油腥味。再如炒牛肉，事先需用味料、淀粉、小苏打及油来腌一下，这里也只适宜用花生油。

小磨麻油只适宜用于有腥、臊味的菜肴，如凉拌菜及卤肉等。应注意的是，在一席菜肴中只宜一二道菜肴放芝麻油，同时麻油只能在菜肴煮熟后拌上，量要少不要多。

植物油中含较多的不饱和脂肪酸，其中有几种不饱和脂肪酸在人体里不能合成，被称为必需脂肪酸。植物油中必需脂肪酸含量较高的有豆油、棉油、芝麻油、玉米油和花生油。食用各种植物油，可降低人体血压和血液中的胆固醇，还能补充人体的必需脂肪酸。但食用过多，会提高人体内脂质代谢水平，产生一种叫丙烯酸的物质。这样的物质会使细胞膜结构遭到破坏，使蛋白质变性，核酸变异。同时不饱和脂肪酸会增强白血球在血液中的活动，时间久了会使血管壁变得很脆弱。

动物油中含必需脂肪酸不如植物油，可却含有较高的胆固醇。胆固醇是人体性激素、维生素 D、胆汁酸的主要原料，同时与人体免疫功能有密切关系，是机体必须的。但胆固醇又是引起动脉硬化、高血压、中风、冠心病的重要原因，摄入过多也危害很大。

### ○巧消热油沫

油脂在炼制过程中，不可避免地混入一些蛋白质、色素磷脂等。当食油在锅中加热时这些物质就会产生泡沫。如果温度过高，油还会变为黏稠、黑色的胶状物，影响油的色泽和滋味，特别是豆油含磷脂较多，容易起泡。如果在热油泛沫时，用手指轻弹一点水进去，一阵轻微爆锅后，油沫就没了。

### ○防豆腐破碎的窍门

人们习惯用开水煮的方法来防止烹调豆腐破碎，这种方法不仅浪费燃料而且也费时间。最简单的方法就是：将豆腐放在淡盐水中浸泡 30 分钟，然后烹调就不易破碎了。

### ○调芥末的方法

芥末用以拌菜，是开胃通窍的调味品。可是如果调制不当，不但没有通窍的辣味，还带有难吃的苦味。现在就介绍几种芥末调辣的妙法：

用滚开水冲入芥末调和拌匀，然后盖好盖，静放于阴凉处几个钟头，可出辣味。

芥末用水调匀（不能太稀，调成稠膏状），放到火上去烤，然后再盛放到蒸锅内稍蒸一下，辣味即可出来。

芥末用开水冲好后，稍凉，用筷子扎几个孔眼，往上面再浇些开水，以没过芥末为宜，然后放在炉台旁 7 小时左右（要盖上盖），再把浮面的水倒掉，这样调法，辣味浓，苦味也会泡掉。

调好的芥末即能食用。如能加点糖、香油等调匀，味道更好。

### ○做菜巧用水

要想使菜肴的味道更加鲜美可口，一定不要忽视水的作用。

如烹炒肉丝、肉片时，除了往切好的肉丝、肉片中放入盐、酱油、姜葱、淀粉等辅料以外，若再适量加入点水拌匀，效果会更理想。炒时，待锅中油热将肉倒入锅中迅速拌炒，再加少量水翻炒，并加入其它菜炒熟即可。这样就控制和弥补了大火爆炒时肉内水分的损失，炒出的肉比不加水的要柔嫩。

又如，炸花生仁，在炸之前要用水泡涨，就比直接干炸好。将泡涨的花生仁控干水分，放入烧热的油锅（油量以没过花生仁为宜），炸至快硬时改小火炸至硬脆，马上捞出，再放入糖、盐即可。用此法炸出的花生仁，入口香脆，粒大，皮全，色泽油亮。用这种方法还可炸酥脆黄豆。

再如，炸馒头时，先把馒头片用水浸透，然后略控一下水，马上放油锅炸。这样做馒头片不但颜色金黄、外焦里嫩、香酥可口，而且炸时又很省油。需要特别注意的是，不要一次把馒头片全浸入水中，而要随炸随浸，以防泡碎。

还如，按 500 克食油加 1500 克水的比例，先将水放在锅里煮沸，然后将油慢慢倒入沸水中，等到锅内油面平定、完全无小泡上翻时就可将要炸的食品放入，这样炸比用全油的时间短。

### ○做菜掌握放酱油的火候

酱油是做菜时常用的调味品，它由大豆、小麦等为原料，用发酵酿制成的，含有多



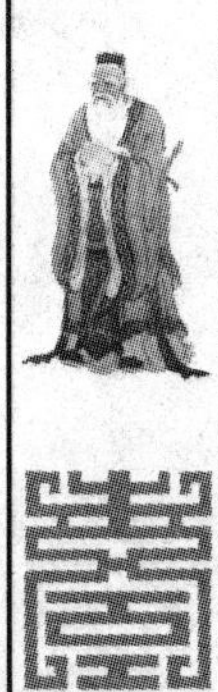

种氨基酸和糖分。

酱油放在锅内高温久煮,会破坏氨基酸成分,使其失去鲜味,而且糖分也会因为高温焦化变酸。因此,在菜即将出锅时放酱油,既能起到调味作用,又能保持酱油的营养价值。

### ○刚宰出的肉品何时烹饪好

人们一般都认为刚宰出的肉品(包括鸡、鸭、猪、牛、羊、兔肉等)时间越短,味道越鲜美。其实,如果把刚宰出的畜禽肉洗净就下锅,即使烹调得法,味道也不鲜美,而且肉质比较坚韧,不容易煮烂,难以咀嚼。这是因为刚宰出的肉品在一定时间里,需要经过肉中酵素的物理、化学作用,肉才能变得柔软、多汁、美味,而且容易煮烂。

一般情况下,牲畜(马、牛、驴、猪等)宰杀后,夏季经 2 小时,冬季 4 小时,家禽(鸡、鸭、鹅等)宰杀后经 6 小时,就可以烹饪。但肉品营养价值最佳时间是在宰杀后的 24 小时左右。

### ○做海味菜是否用味精

做海味菜要不要用味精? 这要根据海味的品种决定。如吃蛤蜊汤就不宜放味精。因为蛤蜊本身有其特别的风味,蛤蜊汤鲜味更浓。如果再使用味精,放少了不显其鲜味;放多了容易破坏蛤蜊特有的风味,变成了味精汤。

如用蛏子炒鸡蛋,因为蛏子和鸡蛋各具自己的鲜味,为保持原料的风味,也不宜用味精。有些海味在加工、冲洗或泡发过程中,鲜味被冲淡了,可以适当用些味精。如烧鱼片、鱿鱼花等。对泡发后已经没有鲜味的海参、乌鱼等,烹调时不仅应该加入鸡汤或骨头汤提味,在出锅时也可以加入少许味精,但千万不要加得太多,免得使这些珍贵海味变成了味精菜。

### ○海蟹宜蒸不宜煮

海蟹含有丰富的蛋白质,还有人体所需要的钙、铁和各种维生素。吃海蟹宜蒸不宜煮,因为海蟹生活在海底,以小虾、昆虫、海菜为食,肋条中存有少量污泥、杂质,不容易洗净。海蟹如果用水煮,肋条中的污泥就会随水进入腹腔,影响鲜味;而它的蛋白质等营养成分,又会随水散失。

蒸海蟹不但能保存营养,还能保持原有的鲜味。可以水开上笼,旺火蒸约 10 分钟便熟。食用时揭开盖,去掉肋条,蘸食醋、姜末等调料,肉质细嫩,味道鲜美。

蟹肉还可以用来炒、拌、制馅,味道也和原来一样鲜美。蟹肉制干,其营养不会受到破坏。

### ○肉皮吃法

肉皮的营养价值高。多吃肉皮能补精益血、滋润肌肤、光泽头发、减缓衰老。

1. 油炸肉皮

肉皮晒干后,放锅里用菜油炸,炸到发黄时取出,风干切成小块,加入少量盐,用水煮烧,蘸醋吃,美味可口。

2. 肉皮冻

将肉皮洗净切成小块,加入盐、酱油、花椒等调料用水煮熟,冷却后凝固即成。

3. 肉皮辣酱

肉皮煮熟后切成碎块,与黄豆、辣椒、酱油等一起烹炒即成。

4. 肉皮馅

肉皮煮熟剁碎,加入切碎的蔬菜、调料等,包饺子、馄饨,可与猪肉媲美。

### ○巧炸猪排

将沾上面包粉的猪排投入油锅炸一二分钟，翻过再炸半分钟，利用这期间的余热，使猪排全熟。

将炒锅烧热、放油，烧到四成热，下葱花、姜末、白糖、酱油、黄酒、清水及少许味精，搅拌后烧到七成热，将排骨块分批下锅，每批炒约 7 分钟，到排骨断生捞出沥油，锅内油温回升到七成热时，再将排骨下锅炒一次，到排骨由淡红变为深红时，捞出沥油，浇上适当卤汁即可。这样做成的两种排骨鲜嫩可口。炸猪排前应在有筋的地方切 2～3 道切口，炸起来就不会缩了。

### ○炖猪肉和排骨汤不腻

炖猪肉或排骨汤时，放入 1～2 片橘皮，不仅能增加汤的鲜味，而且吃起来不感油腻。

### ○做红烧猪肉的方法

红烧猪肉不能用旺火炖，因为火势一猛，易使肉紧缩在一起而不烂，最好放几颗山楂，用慢火炖煮。

### ○猪肝上浆好

有人煮猪肝时，切好后即放进锅里炒，这样不好。因为猪肝有丰富的弹性纤维，切片后，大量纤维束被切断，很容易失水散碎。特别是在高温热油影响下，蛋白质凝缩，失水散碎更多。如此炒法不仅营养素损失多，吃时感觉质硬味道差，而且吃后也难以消化吸收。如果在猪肝下锅前用适量淀粉上浆，使其形成一层糊，上述问题就迎刃而解了。

### ○吃肉的科学

如果想使肉汤味道鲜美，应该把肉放在冷水中慢慢地煮；要使肉味鲜美，就要把肉放在热水里煮。

炒肉丝、肉片、猪肝等时，下锅前先用淀粉、酱油拌一下，这样既能使维生素和蛋白质少受破坏，而且鲜嫩可口。

煮(炸)排骨、煮蹄筋时，加点醋，能使骨头中的钙和磷等矿物质更好地分解出来，人体容易全面吸收。

肉是酸性食物，蔬菜是碱性食物，吃肉时适当吃些蔬菜，不但调节胃口，而且容易吸收。

吃有汤的肉时，不能只喝汤不吃肉，因为主要营养仍然存在肉内。拿蛋白质来说，汤里所含的仅有 7% 左右；其他如脂肪、无机盐、维生素等，汤里的含量也不多。所以从科学角度来讲，应该既喝汤又吃肉。

### ○做冻肉的方法

一般冰冻的肉类食品，在解冻后应马上加工，不可反复冷冻。加工、烹调时要按着食品的种类、老嫩程度、份量大小等不同情况来掌握火候。一般在开始烹调时用大火，烧至沸腾后再用小火。注意在烹调过程中要少用水，用水越多，食品中水溶性维生素溶解越多，且大多数食品的营养素也会溶解于水中。减少食品中营养素的损失的办法是，在某些食品上加入少许湿芡粉，这样可使汤汁包裹在食品上。

### ○肉与热水冷水

放冷水煮出来的肉汤比热水煮出来的味道鲜美。放热水煮出来的肉，味道比冷水煮出来的好。看主要想吃汤，还是想吃肉，决定用什么水煮。



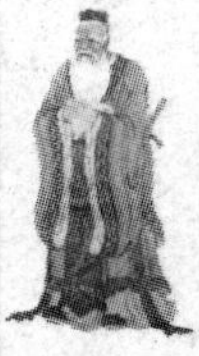

○巧煮肉

羊肉萝卜牛肉茶，猪肉小火靠山楂。这就是说煮牛肉时可放茶叶催烂，煮羊肉时就放萝卜去膻，而煮猪肉时，要用小火加山楂以催烂增鲜。

煮肉时应先把水烧开再下肉，煮出的肉，不仅味道鲜美而且营养好。

煮肉时也可用小火慢煮，这时水与肉同时下锅加热，煮出的汤则营养丰富、味道鲜美。

可将肉和水先同煮一遍，捞出浸于冷水中，待晾凉以后再重煮即可煮烂。

煮肉时，一开始不要加过多的盐及酱油，因为加了盐或酱油，其纤维就紧紧地缩起来，这样吃起来会觉得很粗糙，且不软嫩。

把肥肉切成薄片，加调料，炖在锅里。再按500克猪肉一块腐乳的比例，将豆腐乳放在碗里，加适量温水，搅成糊状。开锅后倒入锅里，再炖3～5分钟即可。用这种方法做的肥猪肉吃起来不腻，并且味道鲜美可口。

○炖肥肉的时间宜长些

肥猪肉一直是老年人的大忌，认为食之弊多益少。其实，肥肉只要煮炖得当，亦会成为老年人延年益寿的理想食物。经化验测定，长时间(5～8小时)煮炖的猪肉与一般时间煮后的猪肉相比，其不饱和脂肪酸含量明显增加，胆固醇含量却大大降低，脂肪会减少40%左右。

○巧使咸肉复鲜

用盐腌的咸肉，即使用清水泡淡，吃起来也不如鲜肉的味道好。若是用淘米水浸泡除咸，味道就会变得鲜美得多。

还有一种方法是用浓度比咸肉低的盐水漂洗几次咸肉，然后再以淡淡的盐水清洗一下，便可烹制。

○烹制猪爪窍门

1. 水晶蹄膏

将蹄爪和生姜、葱和水烧开，添加适量的去皮花生米或黄豆，用文火煨烂，使皮肉分离骨髓溶化，取出蹄爪，剔去骨头后，仍将皮肉放入汤内，捞去葱姜，适量放些盐、糖、味精、酒等调料，煮成糊状，淋上麻油，盛入容器内，冷却凝成冻状倒出切片即成。

2. 八戒踢球

猪蹄爪入锅煮烂，加上酱油、糖、酒、姜、葱等调料烹制，猪蹄爪装盘后，用事先做好的肉圆摆四周即成。

3. 成猪蹄爪

先把鲜猪蹄爪洗净沥干，劈开后，用粗盐腌制四五天后取出，晒三四天，挂在风口贮藏。食用时，洗净加清水烧开，再加酒、葱、姜等，用文火慢煮1.5～2个小时即成。

○做肉圆的窍门

要想做成外表圆润光滑、里面鲜嫩喷香、烧时不易破散的肉圆，关键在“打”。“打”是使肉糜产生韧性的一种方法。在肉糜中加上盐、味精、葱姜末、料酒、胡椒、水、蛋清等调味品后，用筷子搅动，这就是“打”。越搅“打”越上劲，上了劲就产生了韧性。肉糜在“打”2～3分钟后，加适量淀粉，再“打”片刻，然后做成肉圆。这样做出的肉圆，油氽、水氽均可，食之鲜嫩可口。

○做水滑肉丝的方法

把优质鲜嫩无骨的瘦猪肉切成丝，放盆内加入少量盐、料酒、味精、葱姜末、鸡蛋清、水淀粉拌匀。锅内加水烧开,把拌匀的肉丝均匀地撒入。等肉丝呈白色时,用漏勺捞起放入冷水中浸凉,控净水分待用。

**○炒肉片的技巧**

肉切成薄片后,加入少许淀粉、料酒拌匀,注意不要沾盐,不然肉会变老变硬。待锅内油热后即可将肉片下锅,用铲子轻轻拨散,见肉片伸展变色后加其它调料炒几下,立即盛出。这样炒出的肉片鲜嫩可口。

将切好的肉片放在漏勺里,在开水锅中摇晃几下,见肉片刚变色时就捞出,控净水分,然后再下锅炒,炒出的肉口感好。

选肋条或后腿肉,切成不超过一分厚的肉片,放在碗里加少许酱油(不能放盐,盐会使肉变老变硬)、料酒、淀粉、蛋,搅拌均匀备用。油烧热,放入拌好的肉片,用勺轻轻来回拨动,直到肉片伸展,再加配料蔬菜木耳之类。炒一会即成。如肉粘锅,可把锅子移到湿布上,待冷却后即可轻易将肉块翻动。

**○炒肉巧防巴锅**

为使炒肉时不巴锅,掌勺时可采取"热锅冷油快速翻炒"的方法,即在炒菜配料之前,先把锅涮干净,再把空锅放在旺火上,将锅底烧热,倒少量油,迅速涮一下,再把适量的油倒入,紧接着把浆过的肉类在锅上拌炒几下,待肉色起变化,肉表面的蛋白舒展开,再把佐料放入,一块拌炒几下,菜就炒好了。如此操作,就不会有巴锅现象。

**○吃焖肉好处多**

肉类食物在烹调过程中,某些营养物质会遭到破坏。不同的烹调方法,其营养损失的程度也有所不同。如:蛋白质,在炸的过程中损失可达8%~12%,煮和焖则损耗较少。维生素B,在炸的过程中损失45%,煮为42%,焖为30%。由此可见,肉类的烹调过程中,焖损失营养最少。另外,如果把肉剁成肉泥与面粉等做成丸子或肉饼,其营养损失要比直接炸和煮减少一半。

**○炒猪肝可口的诀窍**

炒猪肝前,可用点硼砂和白醋把猪肝腌制一下,硼砂能使猪肝爽脆,白醋可使猪肝不渗血水。

**○巧做猪肚**

把猪肚烧熟后,切成长条或长块,放于碗内,加点汤水,然后放在锅里蒸煮,猪肚将会涨厚一倍,又脆又好吃。但注意不要先放盐,不然猪肚就会紧缩得像牛筋一样。

**○猪蹄加醋味美营养好**

在烧猪蹄时,稍加一点醋,能使猪蹄中的蛋白质易于被人体吸收,并使骨细胞中的胶质分解出磷和钙来,增加营养价值。因此,烧猪蹄放点醋好。

**○煎五分熟牛排的诀窍**

煎上等牛排以五分熟的火候最好吃。首先在肉片上抹盐与胡椒粉,再把大量的油倒入锅中加热到冒烟,放入牛排,快速将一面煎成金黄色后,翻过盖上锅盖,转小火。过一会掀盖用手指压肉的中央,若稍有凹下感,即为五分熟。

**○肉类及牛排肉烧前处理**

要讲究口味,必须注意切功及烧前处理。切肉块时,一定要朝与纤维直角的方向切下去,否则肉质变硬。如果是里脊肉,要用刀刃切断肥肉的筋。这样即使炸猪排也不必担心炸衣脱落。带有脂肪的上等牛肉不必腌浸,只要在烤牛排时,边烤边抹盐与胡椒粉即可。万一肉质较硬,可浸入色拉油、红葡萄酒、香菜调成的腌汁中约半小时

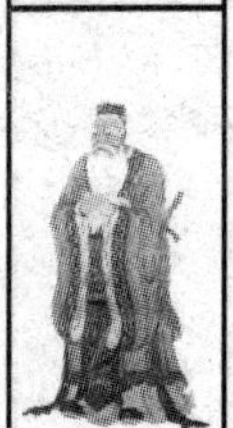

到 1 小时。

○巧煮狗肉

狗肉虽好吃,可煮肉非常难。解决煮狗肉快熟的办法是:在煮狗肉的锅中放进几段月季花枝,这样煮肉就会熟得快。

○使火腿可口窍门

如果火腿太咸,放在牛奶中浸泡,可使其变淡。

切好的火腿片很容易发硬变得不好吃。可将变硬的火腿放在牛奶中浸泡,可恢复它的鲜美。

煮火腿时,如果在下水前先在火腿皮上涂一些白糖,火腿皮极易煮烂,味道也更鲜香可口。

○咸肉退盐窍门

人们习惯用清水漂洗咸肉,以为这样可以退盐减咸。其实这是不能达到目的的。正确方法是把咸肉放在浓度低于咸肉所含盐分的水中漂洗几次,咸肉中的盐分就会逐渐溶解在盐水中,最后再以淡盐水清洗一下,就可以烹制。

○做糟排骨的方法

将小排骨用清水洗净,剁成小块。葱打结,姜切片。

铁锅洗净坐火上。加清水适量,放入小排骨,烧开后撇去浮沫,加葱结、姜片、黄酒,改用小火烧煮。待小排骨成熟时捞出。

香糟对入黄酒及适量冷开水拌匀,浸渍一段时间后,入布袋吊制糟卤。另用排骨原汤,撇去浮油,加香料、白糖、盐烧开,冷却后入香糟原卤中(汤、卤各半),搅和均匀成糟卤。

将小排骨放入糟卤中浸制 3 小时。食用时取出,直接装盘,浇上适量原卤即可。

○巧定活鱼烹制时间

一般总认为活鱼现杀现烧味道好,营养价值最高。其实并不是这样,因为活鱼刚剖杀后,蛋白质未分解成氨基酸,马上烹制,不仅影响肉质鲜美的程度,而且不利于人体充分吸收其营养。烹制的最合适时刻,是活鱼剖杀的 2 ~5 小时后(天热短些,天冷长些),待鱼中蛋白质分解成为人体更易吸收的各种氨基酸时煎烧,味道最鲜美,营养价值也最高。

○烧鱼入味的窍门

煎的时间不要过长。油煎时间长,鱼肉已熟,蛋白质亦凝固了,烧的时间再长,也不易进味。

烧前把鱼腌一下。鱼洗净后,擦去水,撒上细盐,均匀地涂抹鱼身(如果是大鱼,腹内也应涂盐),腌渍半小时。

○防鱼肉碎窍门

鱼肉纤维不像畜禽肉的纤维那样紧密,烹饪不当就会碎散。烧前先炸一下。烧鱼块时裹一层薄薄的面粉蛋黄液入锅。炸时,油温宜高不宜低,炸到鱼身颜色泛黄即可。

烧鱼火力不宜太大,加水不宜多,稍淹没锅中的鱼为宜。汤开后,改用文火慢煨。汤浓有香味即可。

尽量少翻动,粘锅时,将锅端起轻轻晃动或放在湿布上,冷却片刻即可。

切鱼块时,面鱼刺方向下刀。油炸前,在鱼块中放几滴醋、几滴酒,然后放三五分钟，这样炸出来的鱼块，香而味浓。

盛盘时，不要用筷子夹取，应小心倒入盘中或用铲子盛取。

防止鱼烧烂，不能加锅盖也不可开大火，且边烧边把汤汁淋在鱼上，可使鱼肉紧缩，不致烧烂。

**〇防鱼皮缩胀的窍门**

先在鱼皮上插洞再煎，可使鱼肉熟透并可防止煎的时候鱼皮收缩、膨胀、破裂。

**〇淡水鱼烹调窍门**

淡水鱼烹调方法应以清淡为主，一般不要过油和干炸。放入少量啤酒或葡萄酒，不但可去除泥腥气而且可增加鱼的嫩滑鲜美味。最好是清蒸，水开后才上笼，先不要放盐，以免鲜味减退。蒸鱼勾芡，用高汤调味。放一块鸡油在鱼面上蒸，其味更美。淡水鱼多数在肥水中生长，不要生吃。

**〇蒸鱼的窍门**

蒸鱼之前，先将鱼身水分用布抹干，以免蒸鱼时鱼肉鲜味被冲淡。

蒸鱼时，须待水沸后放入，再加大火力。

放一块鸡油在鱼肉上面蒸，鱼肉吸入鸡油，更加滑溜、鲜美好吃。清蒸鱼如一次吃不完，再吃时可打入一个鸡蛋，做成鱼蒸蛋，这样鱼不腥且蛋有干贝味。

鱼类除用配料蒸制之外，清蒸的，切勿加入食盐，因为鱼肉吸入盐后蒸熟，鱼的鲜味会减退。

**〇炒鱼片的窍门**

首先要选用鲜鱼做原料。其次，将切好的鱼片上浆，即用适量的盐、蛋清、淀粉等将鱼片拌匀。经过上浆的鱼片，炒时不易破裂。最后，炸制时要特别注意油温，在油三四成热时将鱼片下锅。待鱼片颜色泛白，能轻轻浮起，即捞出沥油。锅内留少量余油，放入葱、姜末、酒、味精、热汤和适量精盐，用水淀粉勾芡，将鱼片轻轻推入，翻动几下即可出锅。

**〇煎鱼不粘锅**

把鱼洗净刮好，稍加晾干。洗净锅，放入少许油加热，再加入少许盐，然后把油盐混合物铲向锅四周，旋将鱼放入锅内，煎至微黄，将鱼翻一次，总共翻两次即可上碟。这样煎出的鱼，鱼皮不粘锅，完整无损。

**〇防烤鱼皮粘网架的窍门**

先要把网架充分烤热，再涂上少量色拉油和醋。腌浸的鱼容易烤焦，最好在网架上铺上铝箔纸再烤。

**〇薰鱼的方法**

油锅烧热，将鱼块炸至外脆里嫩捞出。在炸鱼的过程中，将另一锅在旺火上烧热，放入各种调料和汤料，烧至卤汁肥浓，出锅倒入盘中，趁热把炸好的鱼块放入，用筷翻动，使鱼吸收卤味后，取出鱼块装盘。

**〇烧鱼忌早放生姜**

烧鱼时，放一些生姜可以去腥增鲜。但过早地放入生姜，鱼体浸出液中的蛋白质会影响生姜发挥去腥作用。鱼体的浸出液略偏于酸性时，放入生姜，其去腥的效果最佳。因此，烧鱼时应待到鱼的蛋白质凝固后再加入生姜，使姜发挥去腥增香的功能。

**〇冻鱼汤促鲜法**

从冰箱中取出的冻鱼，烧煮时，在汤里加适量的牛奶或放点啤酒，不仅鱼肉白嫩，还可使汤味鲜美。

**〇鱼、肉吃剩巧回锅**

鱼、肉吃剩后可另行烹调可口菜肴：

干烧或清蒸黄鱼等，可剔净鱼刺，加入鸡汤和作料，勾薄芡，再倒入打散的鸡蛋和调料，制成美味的鱼羹。

完整的蹄膀可下油锅炸硬表皮，再放入水中浸皱表皮，制成走油蹄膀。

酥烂的瘦肉剁碎，加鸡蛋、干淀粉、适量榨菜和调料拌匀后，下油锅炸脆，即可制成椒盐蹄膀肉。

吃过的蹄膀可改刀、加料做成红烧肉。

酥烂的红烧牛肉，裹上用鸡蛋、淀粉调成的薄糊，下油锅炸脆，即成酥炸牛肉。

**〇蒸蟹不掉脚的窍门**

蒸蟹时蟹受热在锅中乱爬，蟹脚容易脱落。如用绳子把蟹脚缚住，很麻烦。可在蒸前左手抓住蟹，右手拿一根结绒线用的细铝针（长一点的其他金属细针也可），在蟹吐泡沫的正中处（即蟹嘴）斜戳进去 1 厘米左右，然后放在锅中蒸，蟹脚就不会脱落。

**〇"炝"的窍门**

"炝"就是将生料切成丝、块等小料，经稍烫或炸后，沥去水或油，趁热用以花椒油为主的调料掺和即成，如炝黄瓜、炝花生米等就可以采取这种做法。

**〇巧炖鸡**

在杀鸡之前，先给它灌一汤匙醋等一会儿，再杀。这样炖出的鸡肉易烂且味美鲜嫩。

在炖老鸡时，可放三四枚山楂或者土豆，这样鸡肉易烂。

在炖鸡前，可先用香醋炒鸡块，然后再炖就能很快炖烂。

用高压锅炖老鸡，肉虽易烂，但不进味。假如先用高压锅将鸡炖五成熟，再改用沙锅炖 30 分钟左右，既味美又省火。

每 500 克鸡肉加啤酒 100～150 克，腌渍 10 分钟，捞起后再按平常方法调味，蒸熟。蒸出的鸡肉滋味鲜美，嫩滑可口。

**〇巧炖鸡脱骨**

炖鸡之前，可用刀平着把鸡胸脯拍塌，把腿骨拍断。经过这样的处理，鸡炖好后，肉可和骨头自行脱离。

**〇烹制白切鸡的窍门**

烹制白切鸡除选用嫩鸡，以大火催开、小火焖至刚熟外，还要在其刚熟后迅速捞出，放入凉开水中冷却，待锅中原汁降温后，再移至原汁浸泡。这样，加热时细胞破裂流失的营养汁液可适量回补，鸡体重新饱胀，且皮爽肉滑。食时取出，在鸡身上涂上麻油即可。

**〇鉴别鸡肉生熟的窍门**

可采用一看、二摸、三刺的方法：一看，即在保持一定水温的情况下，在经过预定的烹煮时间后，见鸡体浮起，说明鸡肉已熟。二摸，即将鸡捞出，用手指捏一下鸡腿，没有血水流出即熟。

**〇烹调鲜鸡要放花椒大料**

鸡的肉质内含有谷氨酸钠，可以说是"自带味精"。烹调鲜鸡时只需要放适量的

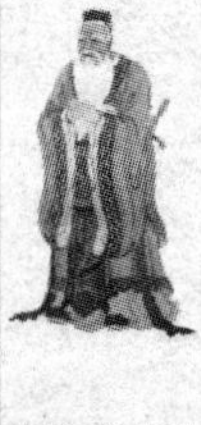

油、盐、葱、姜、酱油等，味道就很鲜美。如果再放入花椒、大料等厚味的调料，反而会把鸡的鲜味驱走或掩盖掉。但从市场买回的冻光鸡，由于没有开膛，常有一股恶味儿，做时可以先用开水烫一遍，适当放些花椒、大料，这样有益于驱除恶味儿。

〇炖牛肉的窍门

1. 巧切肉块

炖牛肉越烂越有味，怎样才能把牛肉快速炖烂呢？关键在刀工上。牛肉的纤维组织比较质密，因此嚼咬时韧劲儿比较大。若在案板上垫一块软布，将切成条状的牛肉放在布上，用刀背仔细拍打牛肉，破坏其纤维组织，然后再切块炖、煮，则不仅易烂，而且口味更佳。

2. 芥末嫩肉

若买的牛肉肉质偏老，则不必急于烹调，可在牛肉的外表涂一层芥末，然后放入冰箱冷冻。待第二天洗去芥末后入锅炖煮，可使炖煮时间缩短，且牛肉鲜嫩可口。

3. 放入茶根

炖牛肉时，把泡开的茶根装入纱布袋，放在水中与牛肉共炖，牛肉很快便会炖烂，且风味独特、鲜美。

〇巧煮羊肉

羊肉虽然好吃，但有一种膻味，令好多人不喜欢。煮羊肉时，用囫囵萝卜一个，将其全身钻上细孔，和羊肉一起下汤，煮 30 分钟以后，把萝卜取出，然后不论红烧白烧，都不会有腥膻的臊气了。

如果在煮羊肉时放上几粒绿豆，也可以免去膻味。

〇巧烹牛羊肉

炖牛羊肉时放进一些胡萝卜，再加些葱、姜、蒜、大料、桂皮、酒等作料，一起炖煮。牛羊肉与胡萝卜同煮，不但可以去掉膻味，还能弥补牛羊肉所缺乏的胡萝卜素和维生素。这样炖出的牛羊肉，吃起来不觉得油腻，还能提高食用营养价值。

炒肉丝或炒肉时，要加进点葱、姜、蒜，或者加点白酒。在炒菜炝锅时，还可放点食盐，以增强味道。

红烧牛羊肉时，可放些绿豆、橘皮、红枣等，以消除膻味。开锅后，适当放点白酒，即可消除膻味，又可使味道鲜美，并且容易炖烂，这样做出的牛羊肉也易于人体的消化吸收。

〇烹炒鲜嫩腰花的方法

炒腰花很讲究火候，不过，若将腰花事先放入煮好晾凉的花椒水中浸泡 5 分钟，取出沥干水分，然后入锅煸炒，火候过大可不老，也不会溢出血水。

〇巧煮老鸭

老鸭煮起来既费火又费时间，若是取几块生木瓜片放进锅里，这样就很容易煮烂了。

〇巧煮板鸭

板鸭的煮制方法比较讲究。煮制前后先用温水洗净表面灰尘，用清水泡 6～12 小时，以减少咸度。煮制方法是：用茴香 1 粒、葱 1 根、姜 3 片，从翅膀下开口塞入肚内，用一根长约 6 厘米的空心竹管插入肛门半截，使汤汁在煮时能内外对流。将锅内的水烧沸后，把鸭放入锅内，并使水从开口处灌入肚内，停火保温，盖严锅盖，在 82℃左右水温中焖 30 分钟，将肚汤更换并把鸭翻身。这时再将水烧至 95℃（即小沸），停火再焖20分钟，即可起锅为成品。煮熟的板鸭须待完全冷却后，即可切薄片食之，以免流失油卤影响口味。

**○煮鹅易烂法**

煮、炖鹅肉时，将樱桃叶（洗净）下锅内数片，鹅肉易烂。

**○巧除焦锅巴**

饭烧焦时，锅巴很难从锅底上揭下来，这时，您可以将上面的饭趁热盛出来，然后，再往锅巴上洒些米酒，盖住锅盖闷几分钟，就可以不费劲地把锅巴铲下来了。

**○炒每道菜之前应刷锅**

炒菜不刷锅对健康危害极大。因为锅内的残汁经过加热会变焦，转化成一种极强的致癌物。而变焦的蛋白质的致癌作用比黄曲霉菌更强。因此，炒菜不刷锅形成习惯，使人食入大量致癌物，极易生癌。

**○做胡萝卜菜多放油**

胡萝卜含大量胡萝卜素，营养价值高。胡萝卜素是脂溶性物质，只有溶解在油脂中，才能被人体吸收。因此，做胡萝卜菜时，一下子要多放些油，最好同肉类一起烧。

**○巧防茄子变黑**

茄子削皮或切成块后，肉质会由白变褐，这是氧化作用的结果。若将切后的茄子马上放入淡盐水中，临烹制时捞起滤干，即可防止变色。

**○炒茄子省油的方法**

茄子吃油，做烧茄子是很费油的。但有两种省油炒法可以在家庭采用：一种是在烧制前把加工好的茄子先用盐腌一下，待茄子渗出水分时，把它挤掉，然后再加油烹调。另一种是把茄子放入炒锅内干煸，直到把茄子的水分煸掉，肉质变软后，再用油烹调（注意煸时火力不能太旺，防止焦糊）。经过盐腌或干煸两个方法处理后，再来做菜，即省油而且菜的味道又好。

**○芹菜叶的吃法**

把芹菜叶洗净，用开水烫一下捞出，放到冷水中浸泡，时间长一些，半天至一天均可。再把土豆去皮切块。放入油锅（最好是动物油）略炸，加少量汤，放进土豆块，等土豆七成熟时，放入芹菜叶，同炖至熟，加味精后即可食用。这样吃营养最好。

**○炒菜淋水质鲜嫩**

菜肴的鲜嫩度与主料在烹制过程中失水多少关系很大，炒肉丝、肉片和一些质地比较脆嫩的蔬菜时，要边翻炒边淋入少量的水，以减少这些食物内水分的渗出和损失，保持质地鲜嫩。当然要注意水不能加得太多，否则，菜肴会太淡的。

**○吃土豆的窍门**

土豆去皮越薄越好。土豆皮含有较丰富的营养物质，去皮不宜厚。土豆一旦去皮，要存放在冷水中，再在水中滴几滴醋，可使土豆洁白，不变黑。

新土豆去皮法。把新土豆放入热水中浸泡一下，再倒入冷水中，这样就很容易去皮。

做土豆放奶味道好。白水煮土豆时，加一点奶，不但味道好，也可防止土豆肉质发黄。

醋炒土豆不变色。炒土豆时放点醋，肉质颜色不变黑而且脆香可口。

烧土豆的火候掌握。烧土豆时，待变色后再加盐升温。否则土豆会形成硬皮，流出的汁液同油混在一起，成菜易碎，影响色香味。

冻土豆怪味去除法。先将冻土豆放入冷水中浸泡，再放入加有1汤匙食醋的沸水中，慢慢冷却后，再用来制菜。这样处理过烧出来的土豆就没有怪味了。

### ○煮豆腐干丝的窍门

煮豆腐干丝，不容易煮软，而且豆腥气浓。要使干丝柔软，无豆腥味，可将切细的干丝先用盐开水（七成水三成盐）浸泡2~3次，每次间隔半小时，现捞出备用。经过这样处理的干丝，色白，柔软，无豆腥味。

### ○巧做丝瓜

1. 瓜皮炒肉丝

丝瓜洗后刮去外皮，切成约5厘米长小段，用小刀削下整块瓜皮并切丝，红辣（甜）椒数只，洗净切丝。将肉丝加适量黄酒、干淀粉葱，入油锅爆炒后盛起，投入丝瓜、辣椒丝，将熟时倒进肉丝，加入调料，翻炒起锅。

2. 丝瓜塞肉

一只鸡蛋，适量肉糜，加淀粉、黄酒、味精、精盐、糖、葱姜抖匀，塞入挖去内心的无皮丝瓜段中。锅内放油200克，投入面拖丝瓜段以中火炸至金黄色，捞起装盘。此菜外脆内软，乃下酒好菜。

3. 丝瓜蛋汤

为塞肉而挖出的丝瓜内心，加榨菜丝适量与葱段一起爆炒后加适量开水，大火烧开，倒进蛋液（1~2只蛋打散），加精盐、味精，开后离火。此汤亦可改鸡蛋为粉丝。

### ○巧炒豆芽

豆芽是人们最常吃的蔬菜之一，在烹调时，除要注意火候外，还应注意放点醋。

这是因为：第一，豆芽为豆类植物的嫩芽，其组织较疏松，含水量高，易失水而萎缩，所以在烹调时，易出汤，经不起长时间加热，为使其既断生、又不出水、软化，放点醋是最好不过的了。醋中的醋酸能使豆芽中的蛋白质发生凝固，从而使豆芽坚挺，口感脆嫩。

第二，豆芽中含有丰富的多种维生素，尤其是维生素 $B_1$ 和维生素 $B_2$，在烹调过程中，维生素很容易被空气中的氧所氧化而破坏，但它们在酸性环境中，损失较少。所以炒豆芽时放点醋可起到保存营养素的作用。

第三，豆芽中含有一种人们所讨厌的腥味，虽然它们经过较长时间的炖煮，爆炒中可以大部分清除，这样又失其脆嫩，如加点醋，不仅可以缩短加热的时间，而且可达到既消除“豆腥味”，又保持脆嫩。

### ○巧吃莴笋叶

莴笋叶有点苦涩味，往往就被人们扔掉了，殊不知它的营养价值比茎部还要高。如胡萝卜素比茎部高9.7倍，维生素C比茎部高14倍。吃法如下：

凉拌：挑去老叶、黄叶后，在开水中略烫（去涩），取出待凉，稍去水后切断，加白糖、精盐、醋、麻油等拌成。

生炒：把莴笋叶子洗净后切段放入油锅中炒成。

油炸：将莴笋叶清洗干净，切段后拌入面糊，加入少许盐，在油锅中炸，吃时略带苦味。

做面：莴笋叶子经沸水烫后，做面条吃，特别清香。

烧菜饭：取粳米、咸肉、莴笋叶加水烧成莴笋叶菜饭，清香扑鼻，别具风味。



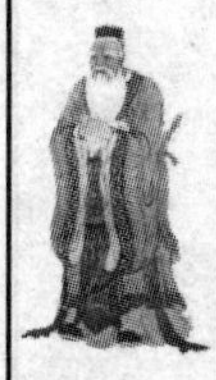

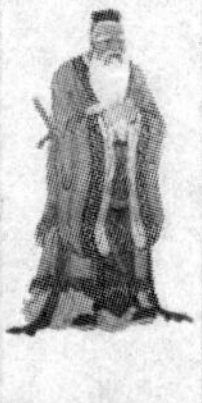

○家宴菜"红烧海参"制法

用泡发海参500克、斜刀切成薄片,用开水烫一次去掉杂味。炒锅置旺火上,放猪油30克左右,烧至七成熟,放进海参炒几下,即加酱油、细盐和鲜汤(鸡鸭汤、骨头汤均可),烧开,放味精、葱段,勾芡出锅,即可食用。汤鲜参嫩,味道极佳。

○使海蜇皮酥脆的窍门

将海蜇皮用清水搓洗,去尽沙粒,剥去外表的褐色薄衣,然后放在清水中浸泡2小时,再将海蜇切成丝,换清水洗1~2次,食用时用冷开水过一遍即可。

或将海蜇洗净切细,在清水中浸泡约半小时,然后捞起;用凉开水淋几遍,再浸入凉开水中,5分钟后即可食用。

○做拔丝菜的诀窍

做拔丝菜的关键,一是炸料,二是炒糖。含淀粉质的山药、土豆等可直接炸;水分大的苹果、香蕉和肉品等要挂糊炸。炸时火不宜太旺,以炸成金黄色为好。炒糖大多用油炒。方法是先将油烧热,再放入白糖(50克白糖加15克油),用温火将糖熔化,用勺慢慢搅动,看糖炒到浅黄色,水分蒸发,出现气泡,糖的颜色也随之加深,糖汁翻起小白泡时,便立即撤火,放入炸料,快速翻动,使糖汁均匀裹在炸料上,趁热食用,能抽出又红又长的透明细丝。吃时,要准备一碗凉开水,夹住炸料蘸一下水吃,味道香甜可口。

○防止菜肴偏咸

要充分估计味精中含有20%盐分。如果放盐后再加味精,菜就偏咸。

要预计原材料如火腿、榨菜等本身在烹调过程释放出来的含盐量。

根据不同菜肴掌握不同用盐量。如白菜需盐量小,豆腐则应适当多加些盐。

○防止菜汤溢锅的窍门

在做菜汤时,汤容易溢出锅外,如果用食用植物油在锅口刷6厘米宽的圈,经过这样处理,汤就不再溢出锅外了。煮烯饭也可仿此处理,避免溢锅。

○咸汤淡化窍门

当你做成的汤感到咸但又不能加水或采用其它办法时,这时你可在汤中加进几片西红柿,这样,咸味就会明显减轻,达到满意的效果。

○巧用酱油

用酱油做出来的菜,常常有股酸味,这是因为酱油在加热过程中一部分糖分解了,致使酸味突出。可以通过加一点糖的方法来弥补,还可以通过对酱油放入的时间加以控制来解决。如果在菜快熟时,甚至将出锅前才放酱油,不但能起调味作用,保持应有的风味,而且还能不损失其中的营养成分。

○巧防藕丝变黑

炒藕丝时,弄不好往往就会变黑。若是边炒边加些清水入锅,就能防止藕丝变黑。

○用盐的窍门

炒蛋白质类菜肴时,应将菜烧至八成熟时放盐。否则,蛋白质遇盐凝固,菜很难烧熟。如猪肚、鸡、鸭、鹅、海参等。

如果上菜是吃完一盘上一盘,那末,菜里加盐量应依次减少。因为开始进食时,稍咸一点的菜合胃口,后来逐渐减少,最后一道菜甚至可以不放盐。

煎猪油或其他食品时,锅里放少许盐,不会溅油。猪油不仅变清,而且保存时间长。

剖鱼时，先用盐将鱼鳞擦一擦，再用水冲洗，鱼就不会从手中滑出。

将毛豆洗净后，放在竹箩里，抓一把粗盐搓搓，可除去细毛，增加口感。然后将毛豆放入加了盐的水中煮，这样煮出的毛豆色泽绚丽，口感清鲜。

根茎类菜质地紧密，需要早点放盐，以便入味。瓜果类、叶菜类则要晚些放盐，盐放得早了，原料中的水分和养分会大量溢出，不但汤多影响菜的味道和形状，而且菜也烂得慢，所以炒瓜果类、叶菜类最好等菜快熟时再加盐。

### ○用糖的讲究

烧煮食物时，首先加入的是砂糖，之后再加酱油、醋、盐等调味料。若加糖的同时也加酒的话，还可去除食物的异味。

在黑枣烧蹄膀、桂圆烧蹄膀，黑木耳烧红枣和烧甲鱼时，加些冰糖，可以补虚强身。

### ○用味精的科学

酸性菜和碱性食品中千万不要放味精。如糖醋鱼、糖醋排骨等酸味的菜中，加入碱性的味精，酸碱中和，产生盐和水，会使一盘好菜走了味。味精在碱性食品中，其谷氨酸一钠立即转化为谷氨酸二钠，同样也会失去鲜味。放味精要注意菜肴的咸淡程度。味精本身有盐，如果太咸，盐中的游离子掩盖了谷氨酸钠，吃不出鲜味。如果太淡，味精鲜味也吊不出来。味精的溶解度是85℃，低于这一温度，味精结构尚未充分分解，高于这一温度，味精作用也不能充分发挥。

### ○巧用牛奶调味

吃过大蒜喝杯牛奶，可消除口中蒜的臭味。

炒菜时，如用调味酱汁多了，可加少量牛奶，能将其味道中和。

炸鱼前先将鱼浸入牛奶片刻，既除腥味，又增加佳味。炖鱼时锅里放点牛奶，可以去除鱼腥味，而且使鱼变得酥软而味美。

煎蛋卷外皮时，用牛奶混合鸡蛋，味佳又柔软。

煮菜花时如加1匙牛奶，菜花会显得白净。

白水煮马铃薯时，水中加一点牛奶，不但使马铃薯味道更好，还可防止它发黄。

把收拾好的鱼片放到牛奶里泡一下，取出后外粘一层干面粉，再入热油锅炸熟，其味道格外香美。

### ○巧用小苏打

油炸鱼时，外面常要抹一层面糊，在面糊里稍加点小苏打，炸出的鱼松软、酥脆。

质地较老的牛肉丝，在烹调前，可用放有少量小苏打的清水浸泡几分钟，然后捞出淋干，再上浆烹调，这样烹制出来的牛肉丝就会变嫩。

嫩牛肉丝放在小苏打溶液中浸一下再炒，则肉丝纤维疏松。

煮海带时可加少许小苏打。煮时要用手试掐软硬，煮软后应立即停火。

炒瓜菜时，加入少许小苏打，可增加菜的色泽，同时保持叶绿素不被破坏。

### ○用黄酒白酒的方法

做菜加酒作用有三：增加香气；使咸甜香味充分渗透，菜能入味；去肉类腥膻味，还有一定防腐作用。

要使炒菜有香喷喷的味道，用溅酒法，不用酒腌法。烧热锅，放油，继放姜葱辅料，再放入菜肴炒熟，随即把15克左右的料酒溅下，此时温度骤升，白烟一阵，香气四溢,随即上碟。炒青菜将熟时,溅上料酒,可使菜色碧绿。蒸排骨、蒸滑鸡、煎猪扒等,不能溅酒,要用酒腌方法。炖品适宜用绍酒,如炖鸡、兔肉、羊肉菜肴忌用酒,如清蒸肉、蟹、海虾。油爆虾丸、滑鲈鱼球,都不宜用酒。

**○啤酒调味妙法**

炒肉片或肉丝,用淀粉加啤酒调糊挂浆,炒出来的肉特别鲜嫩。烹调牛肉,效果更佳。

烹制冻肉、排骨等,先用少量啤酒,腌渍 10 分钟左右,清水冲洗后下锅,可除腥味。

含脂肪较多的肉鱼之类,加少许啤酒,有助脂肪溶解,使菜肴香而不腻。

清蒸鸡:先将鸡放入 20% ~25% 的啤酒中腌渍 10 ~15 分钟,取出蒸熟,鲜滑可口。

清蒸腥味较大的鱼类,用啤酒腌渍 10 ~15 分钟,熟后不仅腥味大减,而且有螃蟹味道。

凉拌菜:把菜浸在啤酒中煮一下,酒一烧开即取出冷却,加佐料拌食,别有风味。

烤制小薄面饼时,在面粉中掺一些啤酒,烤出来的饼又脆又香。做油饼时,在面粉中掺一些啤酒,做出来的油饼不仅香脆,还有肉的味道。

揉制面包的面团时,加适量的啤酒,能使面包松软,还有肉味。

**○用醋妙法**

在烹饪时,加点食醋,可使食物中的水溶性维生素 B 族和维生素 C 的化学结构稳定,不易因烹煮而破坏。醋还能促进食物中的铜、锌、铬、钙等微量元素的溶解和吸收。

醋能解腥、祛膻、添香。烧鱼加醋能去鱼腥。烧羊肉加醋能去羊膻气。有些菜,在烹调时加点醋,可减少油腻,增加香味。

醋能减辣,也能引甜。如菜中辣味过重,加醋可减辣味。在煮甜粥时,加点醋,会使甜粥更甜。

醋能促熟。煨肉、烧牛肉、煮老鸡或者做海带、土豆等菜时,加少量醋,易熟、易烂。

醋能防黑。炒茄子时,加点醋,可使茄子不变黑。

醋精可制豆腐。将少量醋倒入煮熟的豆浆中,用勺子徐徐搅动,逐渐加醋,直到豆浆全聚成块,豆腐就做成了。

醋能防肉、鱼变质。买回的生肉,一时不吃,可用浸过醋的干净湿布包起来,能保鲜一昼夜。在浸泡的生鱼中,加少量醋,可防变质。

有时不注意将醋放多了,怎么办呢?解决的办法很简单,就是再加入适量的小苏打。这道理也很浅显,食醋中的乙酸与小苏打的碱性溶液中和,而使菜除去酸味。

**○烧菜巧用姜**

作为配料入菜的姜多取新姜。一般要切成丝、片、米状。如姜丝肉,是取新姜与青红辣椒,切丝和瘦猪肉丝同炒,其味香辣鲜嫩可口,独具一格。

在炖、焖、煨、烧、煮、扒等烹调中,姜作为调味品,宜加工成块或片状,具有去腥膻气味的作用。一般选用老姜。主要是取其味,菜烧好后弃去姜。姜块要用刀面拍松,便于姜味外溢,浸入菜中。如清炖鸡,加入姜片,可使鸡肉酥烂香鲜,配料细嫩,汤清味醇。

姜片也可用于菜肴加热前起浸泡调味作用，如油淋鸡、炸猪排，必须在加热前，用姜片浸渍相当时间，以消除其异味。

把姜切成米粒状称姜米。姜米入菜或作为调料，具有起香增鲜功效。如吃螃蟹、三黄鸡的调料中，就要加入姜米，犹如清蒸鳊鱼、芙蓉鲤鱼等都要浇上醋。姜米更多的是经油煸炒后与主料同烹，如炒蟹粉，姜米先煸炒，待香味四溢时，再下主配料同炒，姜米一般多用于熘、爆、炒、烹、煎等方法的菜中。

水产、肉类、蛋类，腥膻味较浓，想要去腥增香，又不便与姜同烹，如鱼圆、虾球、肉圆、鸡茸等，就需要用姜汁来烹调。姜汁是将姜块拍松，用清水泡半小时，就成姜汁了。

### 〇巧用调料的香气

调料蔬菜中都含有挥发性油。姜的气味来于姜烯、姜醇、没药烯等。大蒜鳞茎（蒜头）中的蒜氨酸没有挥发性，故没有气味，也无臭味。只有在捣碎时，蒜氨酸在蒜酶作用下才会分解成有气味的蒜辣素。喜食者认为香，厌食者则为臭。葱和洋葱的气味来于环蒜氨酸，具有强烈催泪的作用。小茴香含有挥发性油，烹调时香气袭人。芥末的刺鼻浓烈气味来于芥子甙。各种气味对人体感官作用部位不同，要充分利用“葱辣眼，蒜辣心，芥末单辣鼻梁筋”等调料香气特点，发挥其最大效用。

### 〇做菜调味的窍门

1. “四准”出美味

“四准”指口味准、投料准、时间准、顺序准，即：调味前要搞清所烹菜肴是单味（如酸、甜、咸等）还是复味（如甜酸、甜咸等）；投料时量准确、比例搭配恰当；有主有次、严格掌握投料时间；按先后顺序准时投放，才能妙手出美味。

2. 加热前后巧调味

加热前调味为基本调味，如有些原料需用盐水、酱油腌浸泡煨，有的需去除腥膻气味。加热时调味为定型调味，可决定菜肴的风味，操作时宜重点对待。加热后调味为补充调味，可弥补基本定型调味的不足，如炸、涮、蒸烹制的菜肴，在加热时不能调味，可借助此时增味增香。

3. 巧用“十三香”

调味佳品“十三香”指：肉桂、肉寇、大料、陈皮、花椒、丁香、良姜、砂仁、木香、茴香、白芷、三奈、紫寇。炖肉时用陈皮，香味浓郁；吃牛羊肉加白芷，可除膻增鲜；自制香肠用肉桂，味道鲜美；做素菜用花椒，香气横溢；熏肉熏鸡用丁香，回味无穷。

4. 巧用葱蒜姜

葱、蒜、姜等辛辣调味品内含挥发性强的香精油，具有杀菌和调味的双重功效。为使其充分发挥作用，炖煮做汤时，要利用较长时间的水解反应，使呈结合态存在的香精油成分散发出香气；炝锅炒菜时，要利用高温热油使香精油溶于油中，令菜肴香味扑鼻。

5. 食前加香菜

香菜是一种伞形花科类植物，虽然香精油的含量较高，香气浓郁，但香精油很易挥发，且经不起较长时间的加热，因此，为保留其香气，宜在食用前加入。

6. 羊肉除膻术

有人因羊肉有膻味，不愿食之。其实，在烹制过程中，只要加入适量的料酒、食醋、白糖，以及葱、姜蒜等即可除膻，特别是红枣和萝卜具有较好的除膻功效，烹制羊肉时不妨一试。

7. 炖肉巧除味

炖肉时，为了除掉或遮掩动物性原料（如牛羊肉及内脏）的腥、臊、膻、臭等异味，可将大料、花椒、胡椒、桂皮、陈皮、杏仁、甘草、小茴香、孜然等各种香料或调味品按一定比例搭配好后放入纱布口袋中与肉同炖，既能除异味，又能使其香气渗进菜肴中。

〇摆放调味品的窍门

调味品种类繁多，宜按不同使用层次和频率将其按一定顺序放置在操作者顺手的地方，如灶台、柜橱等处。另外，常用的放近些，其他放远些；先用的放近些，后用的放远些；液体状或有色的放近些，呈固体状或无色的放远些，以免湿的、带色的滴在干的、无色的调味品上；质地接近、颜色类似的调味品如味精、精盐、白糖、碱面、淀粉等应隔开放置，熏醋和酱油隔开放置等等。

〇拌凉菜放盐的窍门

先放调料后加盐。拌凉菜时宜先加入花椒油、芝麻油、糖、醋等调味佐料，以使凉菜更加进味、爽口，待食用前再放入食盐，可防止凉菜水分渗出，带走营养成分。

〇复炸油炸食品的窍门

油炸的食品一次未吃完，放入冰箱中存放将变软，再炸时为恢复初味，可在油中加入未剥皮便被切成小块的大蒜适量，这样炸出的食品不仅好吃，而且还没有大蒜的异味。

〇剩菜翻新的妙方

1. 化整为零法

家宴散后，将吃剩的大菜如干烧鱼、清蒸鸡，剔除骨头，取出整肉，加入易熟的新鲜青菜煸炒，即成新菜；如肉质较碎，加入鱼汤、鸡汤中，适量加入料酒等调味品和青蒜、香菜等，微勾芡，即制成鱼羹或鸡羹。

2. 聚零归类法

将吃剩的炸排骨、鱼块、丸子，入锅混合，重新过油，淋入糖醋汁便制成多味“糖醋菜”；将残余的素菜“合并同类项”，加入炒好的鸡蛋，浇入调好的汤菜，便制成各味“蛋炒菜”；将零碎的鸡、鸭、猪、牛、羊肉、香肠等改刀切丁，或加咖喱粉。或加番茄酱，便制成“咖喱菜”“茄汁菜”等。

〇食品巧用的窍门

1. 巧用食醋

烧茄子时放少许醋，茄色不易变黑；烹制土豆时加适量食醋，既保色白，又防巴锅；炖海带时加点醋，海带易烂且回香浓郁；熬甜粥时加入微量食醋，口感更加甜润。

2. 巧用硬馒头

取硬馒头放在火上烤黑，然后用纱布包好放入冰箱，作为冰箱除味剂，它可吸除冰箱内的异味、怪味，且卫生、安全。

3. 巧用橘皮

将粥煮至熟时加入两块鲜橘皮，煮得的粥生津开胃，格外香甜；沏茶时加入几丝橘皮条，饮服时清香爽口，润肺祛痰；炖牛羊肉或炖猪肉时放入少量橘皮，前者去膻，后者除腻；蒸馒头和面时放入少量橘皮，清甜盈口，回味无穷。

〇肥肉食用的窍门

将肥猪肉膘切成稍厚的寸长肉片，入锅煮熟晾凉后，在厚度处横切一刀（不要切

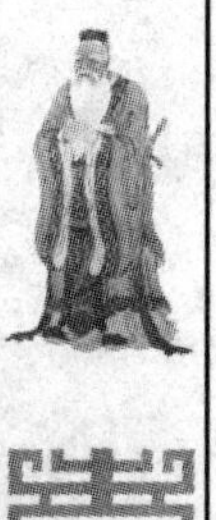

透)，制成连在一起的上下两片，像做“茄盒”状，在两片之间夹上豆沙馅，外滚适量面粉糊或煮熟的红小豆、绿豆，入五成热油锅炸至金黄食用。

### ○巧制“走油肉”

取肥肉率较高的五花肉放水中煮至肉质松懈、肉皮酥软后捞出，以旺火热油炸至金黄色，取出迅速投入温水，浸泡半小时左右待肉皮全部起皱后改刀配青菜加佐料进一步烹调，因水煮油炸，肥油已“走”，肥而不腻，所以称之“走油肉”。

### ○巧吃香蕉的妙方

1. 煮粥法

取紫米或薏米入水煮粥，待快熟时加入剥皮的香蕉，搅碎混匀，食用前加入冰糖可得别致的香蕉粥。

2. 油炸法

取鸡蛋和面粉适量调成浆汁，将竹签插入剥皮的香蕉内，手持竹签使整个香蕉沾浆后放入热油中烹炸，至外表呈金黄色时捞出，即可食用外脆内软、香味扑鼻的炸香蕉。

### ○巧吃莴笋皮和叶的妙方

生吃莴笋叶是初夏季节的一道可口凉菜。食用起来味道微苦，具有清热解毒之功效。将嫩叶子切成丝状或块状，然后加入烧制好的花椒油，以及香油、味精、蒜末、食醋少许，辣椒油少许等配料，搅拌后即可食用。如能配以朝鲜泡菜或五香水煮花生仁，效果更佳。

如果莴笋叶已老，则不宜生吃。可将其视同于小白菜，用开水焯过后，剁成碎末，与适量小白菜和肉馅混合后，包成北方的水饺，食用时很鲜香，风格独特。

莴笋叶与前述莴笋皮相配成菜。将二者切成类似形状，先将莴笋皮炒到七成熟，然后倒入莴笋叶，待叶子变色后即可起锅。配菜及调味品随各人口味，或甜或辣，味道均佳。食用时，有硬有软，刚柔结合，满盘皆绿，令人食欲大开。

### ○吃新鲜蒜黄的方法

尤其是在冬季，若想吃到新鲜的蒜黄，可以将皱缩干瘪或已经发出绿芽的陈蒜剥去外皮后，挨个码放在盛有清水的小碟内，有必要时也可用线将其穿在一起码放。将小碟放在火炉或暖气旁，在湿度和温度合适的条件下，每颗陈蒜都可生长出青黄的蒜黄，既为冬季的室内增添了一股生机，又可尝鲜儿。

### ○烫酒的最佳温度

严寒冬季，人们喉部血管遇凉酒骤然收缩，感到不适，酒加热后，有些低沸点物质挥发，入口柔顺。但是烫酒也有一定限度，如果酒温超过60℃时，则酒内的芳香会遇热飞逸损失，酒便显得香味淡了。所以饮用高档白酒、黄酒时一般不必烫热，如果习惯喝温酒，也应该掌握烫酒温度，一般在20~30%为宜。

喝葡萄酒、香槟酒、味美思等果酒，如需要加温也不要超过20℃，否则会影响酒的香型。

### ○喝啤酒的窍门

1. 绿茶+啤酒

先用温开水沏好一杯绿茶，待其完全冷却后，将其倒入啤酒杯中，使其占酒杯的1/3~1/2。然后，将冷冻啤酒倒入酒杯，使啤酒与绿茶混合后成为一杯新型饮品。这种饮品，口味清雅，营养丰富，消暑败火。

2. 啤酒 + 咖啡

与上述窍门类似，将咖啡冲好后不加方糖，自然冷却，然后，按自己所需比例，配兑成咖啡啤酒。其口味纯正，甘醇香美。不仅是夏季消暑佳饮，而且在冬天饮用也别有一番风味。

### ○烹调冷冻食品的方法

冻鱼、冻肉、冻鸡、冻鸭是春节市场上常见的食品。怎样处理和烹调才能保其原来的色、香、味呢？

1. 合理解冻

可在15℃左右的自然空气中解冻，也可用15℃左右的自来水喷淋解冻，或放在10℃左右的流动水中解冻。切忌把食品放入热水中浸泡，因为这样会使冷冻食品中已溶解的组织液不能迅速被细胞吸收而流失，味道就会变了。如果急需烹饪，可将冷冻食品切成小块，以缩短解冻时间。

2. 解冻后立即加工

冷冻食品一经解冻，应立即进行加工，特别是冻块大的食品，表面一开始解冻即可加工，若等全部解冻后再处理，会影响原有味道。

3. 掌握最适宜的烹调方法

烹调的温度、时间要根据食品的种类、老嫩度、份量等情况掌握，一般主张开始用大火，烧至沸滚后改用小火。烹调时用水宜少不宜多。

另外，调料应适度。比如味精洒放过多，会使食品有苦涩味；香油过量也会有油腻感。

## 二、美食制作

### ○巧煮米饭

加醋：做一锅米饭，往往有吃不完的时候。若隔一天再吃，就是不馊，饭粒也会发硬，而且色香味都远不如新做的米饭。如在做饭时，在水中加一点醋，则只要米饭不馊，就可保持米饭松软及原来的色香味1周左右。醋的用量一般为用米量及用水量之和的0.5%。例如，用500克米，加水750克，应加醋约6克。

这样煮出的米饭不但可以保鲜，而且还可以增白。

加开水：人们一般习惯用冷水煮饭，尤其是用自来水烧饭，这时水中所含氯气会使维生素 $B_1$ 损失近30%，如果改用开水烧饭，则可避免这种损失。

加茶水：据说在日本，用茶水煮饭已普及到每个家庭。谁如果胃胀、消化不良，只要吃几餐用茶水煮的饭，这些不适就可消除。这种饭不仅色香味俱佳，而且去腻、洁口、化食。

茶水烧饭很简便：可取0.5～0.7克茶叶加开水500～1000克。泡好后沥去茶叶，将茶水倒入已淘好的米中，一般水面高出大米3厘米左右，也可自己根据需要进行调整，以决定米饭的软硬程度。煮好即可食用。注意不要用隔夜茶水煮饭。

### ○巧蒸米饭

1. 加醋蒸饭法

蒸米饭前如果担心吃不了剩下，可按1000克大米35克食醋的比例向锅内加一点儿食醋。这样蒸出的米饭并无酸味,相反饭香更浓;而且即使剩些米饭,不放入冰箱内一两天也不会变馊,甚至再次蒸后,剩饭也像新蒸的一样好吃。

2. 加酒蒸饭法

此法适用于蒸出半生不熟的夹生饭时使用。当发现蒸出的米饭夹生后,尽快向蒸锅内滴加几滴白酒,然后再用文火略蒸一会儿,便可食用。

3. 加盐蒸饭法

此法适用于陈米作原料蒸饭时使用。在蒸饭前加入少量食盐,然后用筷子将其搅匀,这样蒸出的米饭色泽光亮,似新米蒸得。

4. 加油蒸饭法

在盖上锅盖之前,向米中加入少量食油或者西餐用的沙拉油,可使做熟的米饭金光灿亮且更加柔软香甜。

5. "斜度"蒸饭法

三代同堂,合家欢乐。可就是蒸饭时不方便,长者想吃软饭,少者爱吃硬饭。有些孝顺的孩子在盛饭时往往给长辈装饭锅中央的米饭,以为中央的米饭松软可口,其实不然。如果在蒸饭前有意将入锅的米粒堆出斜度,使厚端浸水少,薄端浸水多,那么蒸出的米饭便软硬兼得,即浸水少的部分米饭略硬,浸水多的部分米饭松软,众口不再难调。

**○巧做剩饭**

1. 剩米饭

一般人常将它做粥,也可以用它做鸡蛋炒饭,这样就不会吃出有剩饭的味道,这也是食堂较常采用的办法。第二种是做成锅巴,可将饭放在保鲜膜上,压成平圆形。放入微波炉加热30秒,涂上酱油,再加热30秒即成。第三种是做成咸鱼饭,将咸鱼和裙带菜浸在热水里去腥味,然后取出切碎,和一大匙奶油一起拌入冷饭中,用保鲜膜包好,加热,再撒些葱末。第四种是做成蘑菇咸稀饭,将饭放在筛子中冲水沥干,蘑菇洗净。在瓷锅中放入饭、蘑菇、汤汁,放到微波炉里加盖加热6分钟,中途搅拌两三次。

2. 剩馒头

食堂一般把它切成片,炸成金黄,味道也很不错。如有兴趣,可以将它剁成屑,加肉馅、葱末、盐、糖、酱油(可多放些上色),做成一个个小球,蒸吃也可,炸吃也行,鲜嫩可口,能增进人的食欲。还可以将炸好的丸子加别的原料炒出新的菜肴,浇汁后与肉丸子一模一样。

3. 剩面包

可以参照剩馒头剁屑的做法。如果屑已吹干,可以用来炸大排、肉饼……只要在炸时,将面粉打入鸡蛋并加水搅稀,先粘面粉再粘裹面包屑下油炸,炸出的大排、肉饼……非常松香可口,令人食欲大增。

4. 剩大饼

可以切成丁(小指甲盖大小),用羊肉汤炒,调料一定要事先放足,炒好后连汤盛出,鲜香松软,很有"羊肉泡馍"的风味。

**○巧煮陈米**

陈仓米,因存放数年,煮出的饭不但不香,而且还有一股霉味。如果先把陈仓米用水洗净并浸泡一段时间,下锅煮时再放入少许食油,煮出来的饭松软且无异味,就和新米煮的饭差不多了。

○巧用高压锅蒸米饭

1. 冷水减压防粘锅

高压锅内的食品熟后,使高压锅排气降压以便安全开盖的常用方法有两种:一种是摘去减压阀,待气跑完后揭盖;另一种是用冷水降温,使锅内气体迅速排出,然后摘去减压阀,揭盖。用高压锅做米饭时,可使用后一种方法排气降压,或直接将高压锅浸在盛有凉水的盆内,然后再去阀揭盖。您将发现蒸熟的米饭不再粘锅。

2. 水量适中,火候适宜

用高压锅蒸米饭时,水量过多变为稀饭,水量过少容易巴锅。家庭做3~5口人的米饭时,加水量通常以向水面吹气后形成的凹柱底部与米粒表层相重合为宜,即加水后水层的浓度恰能被气流吹透最为适宜。另外,还要掌握火候,刚上火时用大火催开,待喷气口喷气后加安全阀计算时间并适时改为文火蒸煮,即使时间过长也不易巴锅。

○米饭夹生巧补救

米饭全部夹生,可用筷子在饭内扎些直通锅底的眼,适当加些温水重新焖一次。

局部夹生,可在夹生处扎眼,加点温水接着再焖。表面夹生,可将表层翻到中间再焖。

○巧做八宝饭

将50克小枣洗净,去核,拍扁,切成2分小丁。把25克瓜条、25克桃脯、15克桂圆肉和25克青梅切成小丁。每个莲子分为两半,事先用开水泡过。150克糯米蒸熟后加150克糖拌匀。放樱桃、葡萄干及切成丁的蜜饯,每种围一圈,加糯米饭,中间放入豆沙馅,再用糯米饭盖平。蒸15分钟,扣入盘中。再用150克凉水、100白糖和35克淀粉,熬成粉汁,加入桂花,金糕,浇在上面即成八宝饭。

○麦饭石巧煮饭

取适量麦饭石,洗净后装入纱布袋,与米饭一起蒸煮,可使米饭洁白,味香可口,且能杀菌并保鲜。

○巧做脱水饭

米加等量的水蒸熟,再倒入铁锅中炒干即可。食用时,90克脱水饭约加热开水210克,泡20~30分钟。

○巧煮籼米饭

籼米煮饭时,加1汤匙用肥猪肉炼成的猪油,用热水焖熟,可使米粒膨大,清爽可口,富有弹性,口感与粳米饭相仿。

○钙质米饭巧制作

把鸡蛋壳放入锅中用微火烤酥,研成粉末,掺入淘好的米中煮饭,可大大增加米饭中的含钙量,尤其适合儿童和缺钙患者食用。

○紫菜包饭团法

饭团外面包上一层紫菜,时间一久会因受潮变软而影响口味,所以应等吃的时候再包紫菜,饭团就更加鲜美爽口。

○巧做"泡"粥

把淘好的米放在热水瓶里(一般放热水瓶容量的1/4),然后往热水瓶里灌入开水(灌至离瓶塞10厘米左右的距离即可),把瓶塞塞好,四五个小时后米就熟了。

这种方法尤其适合赶早班的人，只要头一天晚上把米、开水放好，第二天早上起来后，倒出即可食用。

### ○腊八粥配制法

将浸泡过的豆类和花生米先煮开，改用文火煮到七成熟，再放大米，边煮边搅，待粥粘稠时，加入去皮栗子、葡萄干、胡桃仁、瓜子仁、芝麻、桂圆、杏仁等，用大火煮。最后再根据口味，加入少量椰丝、椰蓉、玫瑰、桂花等，色、香、味俱佳的腊八粥就煮成了。

### ○巧做健美粥

材料：当归10克，川芎3克，黄芪5克，红花2克，白米1杯，鸡汤1～2杯。

烹制方法：首先将白米洗净，用清水浸泡。当归、川芎用米酒洗，切成薄片；黄芪用水洗，斜切薄片，与红花一起装入小纱布袋中，加入鸡骨头熬煮的浓汤1～2杯于药具内，共煎药汁，然后将浸泡的白米放入药汁，入锅快速煮粥一碗，待温时食用。

疗程与药效：每服食7天为一疗程，服食第二疗程便可美容。此粥品系中药汁，女性服食调经、补血、去黑斑、面部呈红颜色。如在一年内服食10个疗程，更有利于身心的健康。

### ○巧用高压锅烙饼

用高压锅烙饼，在烙饼前可先在锅底抹点食油，锅热后再放饼，盖上锅盖，不要扣限压阀，2分钟后将饼翻个儿，再盖上锅盖，扣上限压阀，约1分钟饼就熟了。注意火要旺些，饼不要太厚。

### ○面粉炒食法

在烧热的锅内倒油擦匀，再放面粉。宜用文火，翻炒要勤快，七成熟即可。食用时，每50克面粉冲泡75克开水，不能加冷水。

### ○巧发面

1. 巧加食醋催化剂

和面蒸馒头常需要等数个小时面团发酵后才能操作。当着急做饭时，为节省时间，可以在和面加水时滴加少量食醋，使之随水均匀地混入面粉，再在和好的面团上盖一层干净的湿屉布，便可加快发面速度。

2. 巧加白糖催化剂。

冬季发面时，在面粉中掺入适量白糖，可以克服室温偏代低、发酵时间较长的困难，且蒸出的面食香甜松软。

3. 倒酒应急术

蒸面食前发现面团尚未发好，可在面团中间挖个小坑，倒入少量度数高的白酒，盖好屉布，一刻钟左右即可彻底发酵。

4. 巧加蜂蜜代替发酵剂

按每500克面粉加水250毫升，蜂蜜5汤勺的比例，将蜂蜜倒入和面水中和面，将面团揉匀后，放入盆内，盖上湿布，放在较温暖的地方，让其发酵4～6小时。等面团胀发到原来体积的2倍时，即可使用。如果闻到面团有酸味，可适当加些碱水，揉匀后再使用。

5. 甜酒水发面

用甜酒水（糯米发酵成的酿酒水）发面，快捷简便，比和面种和泡打粉更易掌握，下面以做馒头例介绍这种发面方法。

原料：面粉1000克，甜酒水200克，清水300克。



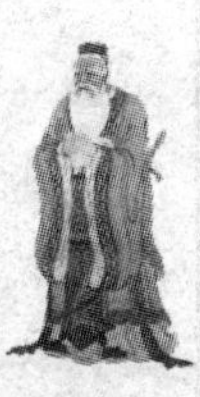

制作方法：先把甜酒水和清水放入盆内拌匀，在另一个盆里倒入面粉（可留一些作干面）加入拌好的甜酒水，将面和好盖上干布。3 小时（夏天）后，在面板上撒上干面粉，把发酵过的面团揉透揉匀，软硬一致，然后切成馒头个儿，放入蒸笼让它发酵 10 分钟后，用旺火（15 分钟）蒸熟即可。

特点：鲜美、柔软、香甜，不带酸、不带碱，具甜酒的面食风味。

### ○巧估发面时间

一般的发酵时间为 3 ~4 小时，发酵温度以 25 ~28% 为宜。夏天天气热时，面发酵得快，只需 2 ~3 小时；冬天天气温度较低，需 5 ~7 小时。那么有没有什么办法，可以识别面的发酵时间长短及发酵程度呢？这里就按三种情况分别介绍一下。

第一，面发酵正常，时间合适，这样的面一按一鼓，手感光滑柔软，面内有许多小孔洞，有酒香味。

第二，面未发起来，时间不够。用手按感觉不松软，鼓不起来，面内没有小孔洞，需再发。

第三，面发过了，时间已长，嗅起来酸气很浓，面无筋实，象豆渣，手按时即凹下去，鼓不起来。这时需要在面内加面粉、碱才行。

### ○巧验发面的酸碱度

1. 拍听法

将发酵的面团加入适量的碱液，揉均，然后用手轻轻拍打面团，如果发出“嘭嘭”的声音，说明酸碱度合适；如果发出“空空”的声音，说明碱放少了；如果拍打之后发出“叭达、叭达”的声音，说明碱放多了。

2. 剖看法

将发酵面团加入适量碱液揉均后，用快刀将面团切开，看其剖面，如果剖面出现有芝麻粒大小的孔洞，而且分布均匀，说明碱放得合适；如果剖面出现的孔洞小，而且是细长条形，面团色泽发黄，说明碱放多了；如果剖面出现孔洞大，而且不均匀，面团色泽发暗，说明碱放少了。

3. 嗅味法

将发酵面团加入适量碱液揉均后，用手将面团扒开嗅其原味如果有酸味，说明碱放少了；如果有碱味，说明碱放多了；如果闻不到碱味，也闻不到酸味，只能闻到面香味，说明碱放得合适。

4. 手感法

将发酵面团加入适量的碱液揉均后，用手抓面团，如果面团发沉，没有弹性，说明碱放多了；如果面团不发粘，又不发沉，而且有一定弹性，说明碱放得正合适。

### ○巧蒸馒头

1. 对碱检查法

若想使馒头蒸得又白又大，对碱是否合适至关重要。对碱后揪块面团闻闻，放在舌尖舔舔，若有酸味则碱少；若有涩味则碱过。将面团一切两半，截面蜂窝呈蚕豆眼状则碱少；呈芝麻眼状则碱多。

2. 冷水上屉法

在蒸锅内放好冷水后，便可将生馒头上屉。这样，在整个加热过程中，馒头和冷水的温度同步逐渐上升，可使蒸出的馒头又白又大。即使和面时发酵时间欠佳，也可得到极大的改善。

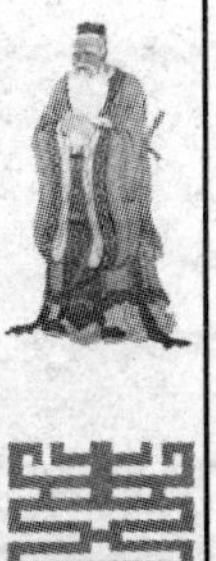

○巧治馒头碱重

蒸馒头时很不好掌握碱量。如果碱稍多一点，可以放一会儿再蒸，让其“缓醒”以便让多余的碱跑掉。如果缓醒已来不及，可以增加温度到28℃，因为面里酵母菌在此温度下能迅速繁殖，分泌出大量酵素和乳酸，当与碱发生化学反应后，能生成一种中性盐，这就使面团既无酸味又无碱性。

馒头出笼时发现黄了，可向锅里水中倒150～200克醋，再将蒸黄的馒头用慢火蒸10多分钟，碱遇酸逐渐挥发后，馒头就会变白，而且不会有酸味。

○巧测馒头生熟

用手轻拍馒头，有弹性即熟。

撕一块馒头表皮，如能揭开皮即熟，否则未熟。

手指轻按馒头后，凹坑很快平复为熟馒头，凹陷下去不复原的，说明还没有蒸熟。

○馒头不熟巧补救

蒸馒头时，当你揭开锅发现不熟，如果再盖锅加火便很难蒸熟。最有效的办法是往锅中加少量白酒，然后只需烧到锅上冒热气，馒头便已熟透，请君不妨一试。

○巧蒸馒头不粘笼

馒头蒸熟后不要急于出笼，先把笼屉上盖揭开，再继续蒸3～5分钟，最上层一屉馒头皮很快就会干结，再把它卸下来翻扣到案板上，取下笼布。这时的馒头既不粘笼布，也不粘案板，稍等1分钟再卸下第二屉，依次卸完。这样，馒头光净卫生，又不浪费。

○巧做面包

在面团里加进适量的啤酒，再放入烤炉烧烤，烤出的面包会有肉香味。

○巧回软面包

在蒸锅里倒进小半锅温水，再放一点醋，把面包放进蒸屉，盖严锅盖，过一夜面包就软了。如果没有蒸锅或出差在外，可以把干面包用原来的纸包好，用几张浸透水的纸包在蜡纸外层，然后装进沾了水的塑料袋里，把口扎牢，过一夜就可以吃了。其他易于燥食品的回软都可参照此法。

○巧做糖馅

制作糖包、糖三角或其他点心的糖馅，如只用糖，加热后容易膨胀，以至破皮流汤。若在做糖馅时，加入熟面粉等辅料进行调制，就不会出现上述现象。

○巧炸馒头片

把馒头切成薄片，打入一个鸡蛋用盐水搅拌，待油大热后，将馒头片蘸上鸡蛋水，然后放入油锅中作至柿黄色起锅，这样炸出来的馒头片酥香焦嫩，既省油，又好吃。

○炸馒头巧省油

准备一碗凉水，把馒头片用水浸透，立即放进油锅炸，浸一片炸一片。这样炸出的馒头片，颜色金黄，外焦里嫩，香甜可口，而且比较省油。

○炸麻花巧省油

先将水倒油锅，水多少按面而定，一般1500克面倒半碗水。把水烧开后再倒油，油开后就可以炸麻花了，这样炸出的麻花既好看、好吃又省油。

# 第六章

# 走出饮食误区

## 一、蔬菜、水果进食误区

### ○蔬菜"鲜"吃未必好

日常生活中,人们常常存在着这样一个误区:认为蔬菜吃得越新鲜越好。因此,买回家的新鲜蔬菜就立即烹调食用。然而,从营养学的角度来看,新鲜并不一定意味着更有营养。

研究发现,刚刚采摘的蔬菜常常还带有多种对人体有害的物质。而大多数蔬菜存放一周后的营养成分含量与刚采摘时相差无几,甚至是完全相同的。比如说,甘蓝、甜瓜、青椒和菠菜存放一周后,其维生素 C 的含量基本没有变化。如把蔬菜冷藏保存,营养素的损失更小。经过冷藏保存的卷心菜甚至比新鲜卷心菜含有更加丰富的维生素 C。

此外,现在农作物的种植过程中均大量使用化肥和其他有机肥料,为了防治病虫害,还经常施用各种农药,有时甚至在采摘的前一两天还往蔬菜上喷洒农药,这些肥料和农药往往是对人体有害的。因此,蔬菜越新鲜,残留的有害物就越多,对人体的危害就越大。

蔬菜放上几天后,可使残留在蔬菜上的有害物质逐渐分解衰减,此时再经过认真清洗,就能使蔬菜既营养丰富又卫生安全。

总之,生活中我们切不可为了单纯追求蔬菜的新鲜,而忽视了其中可能存在的有害物质。对于新鲜蔬菜,我们应适当存放一段时间后再进行食用。

若要保在蔬菜,应在避光、通风、干燥的地方贮存。

### ○生吃胡萝卜无益处

胡萝卜含有一种极重要的物质——胡萝卜素,胡萝卜与脂肪共炒后,其中的胡萝卜素可以转化为维生素 A,因此胡萝卜素又被称为维生素 A 原。这种维生素 A 原只有在胡萝卜里含量较高,约为土豆的 360 倍,芹菜的 36 倍,苹果的 45 倍,柑橘的 23 倍,一般果蔬及食物中含量都较少。维生素 A 缺乏者,皮肤粗糙,眼干,易患夜盲症,身体抵抗力差,易发生呼吸系统和泌尿系统疾病,幼儿易影响身体发育。近年来科学家又发现,维生素 A 缺乏者的癌症发病率要比普通人高两倍多,特别是肺癌的发病率最高。

有人以为生吃胡萝卜最有营养,其实,恰恰相反。生吃胡萝卜会损失 90% 左右的胡萝卜素。因为胡萝卜素只有溶解在油脂中才能被人体吸收,在小肠黏膜或肝脏里变成维生素 A。

为达到科学饮食的目的,最好不要生吃胡萝卜,烹调时要多放些油,与肉同炖最佳。

### ○菠菜食用要适量

菠菜有"菜中之王"之称,含有多种维生素,且很丰富,还含有铁、钾等矿物质,也容易被人体吸收。

现代医学发现,由于菠菜同时含有大量的铁、维生素 C 以及维生素 A 原,而维生素可以促进人体吸收利用所含的铁,使其吸收率达 50%,因而对于缺铁性贫血的妇女及体弱病人极为有利。此外,菠菜中所含的物质成分有促进胰腺分泌的功能,加速

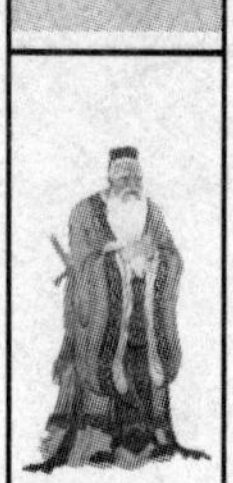

胰岛素的分泌，可以帮助消化和辅助治疗糖尿病。

菠菜还适宜于高血压病、贫血病、糖尿病、便秘、便血、坏血病、夜盲症及皮肤粗糙、过敏、松弛的患者食用。

菠菜虽好，但是也不宜多吃。这主要是因为，菠菜中含有较多的草酸，食物中的锌、钙极易与草酸结合而被排出体外，从而引起体内缺锌和缺钙。缺锌会使人出现食欲缺乏、味觉下降，使儿童发育不良；缺钙则会使人骨骼和牙齿发育不良，甚至出现软骨病。因此，食用菠菜不宜过多，而且烹饪之前，最好用开水焯一下或用热水浸泡一下，以减少其中的草酸含量，使菠菜成为色、味俱全的美食。

### ○菠菜和豆腐不能一起吃吗

许多人都认为菠菜和豆腐不能一起吃，原因是菠菜中的草酸可与豆腐中的钙质相结合，形成不溶性的草酸钙。结果，豆腐中的钙质不能为人体吸收利用。其实，这种说法是没有科学道理的。

草酸是一种对身体有害的物质，如过量的草酸会腐蚀胃肠粘膜，损害肾脏功能。而豆腐中所含的钙可在草酸进入人体之前与草酸结合，防止它进入体内。若没有食物中的钙与草酸结合，那么菠菜中的草酸在进入体内后，就会与体内的钙结合，从而降低血液中钙的浓度，间或而引起心血管或肌肉系统的病变。因此说，菠菜和豆腐一起吃是有益无害的。

### ○吃萝卜削皮好吗

萝卜的营养成分主要是含钙，但钙百分之九十都集中在萝卜皮上。可是人们往往在吃萝卜的时候，认为萝卜皮上有土沙不卫生，总习惯于把皮削掉食用，这是吃萝卜最大的损失。所以，吃萝卜时不应该削皮。

### ○芹菜叶不能吃吗

一般人买芹菜，大都吃茎而很少吃叶。其实，这是不科学的。

芹菜叶含的营养成分比茎高得多。每100克芹菜茎中，含蛋白质0.5克、磷39毫克、脂肪0.4克、胡萝卜素0.4克、维生素C7毫克；而每100克芹菜叶中，含蛋白质3.2克、磷71毫克、脂肪0.8克、胡萝卜素3.1克、维生素C 29毫克。所以。芹菜叶丢弃是非常可惜的。

### ○茄子削皮吃才好吗

有些人食用茄子时，喜欢削皮，认为这样既卫生，又好吃。其实，这是错误的看法。茄子富含维生素P。维生素P能增强人体细胞粘力，柔化血管壁，增强毛细血管的弹性，防止微血管出血，故对血管病、坏血病等有防治作用。维生素P要含在茄子的紫皮中，所以，食用茄子时最好不要去皮。

### ○扁豆未煮透能食用吗

有些人炒扁豆，不喜欢煮透，而喜欢炒得青些，认为这样好吃。其实，这是错误的。

生扁豆里含有一种毒蛋白，具有凝血作用，多含于外皮的皂素中，有一种破坏红血球的溶血素。立秋后的扁豆，含这两种毒素最多。若食用未煮熟焖透的扁豆，数小时内就会引起头晕、头疼，严重的会恶心、呕吐、腹痛。所以，未煮熟的扁豆切勿食用。

### ○土豆能带皮食用吗

许多人吃土豆时为了省事，不削土豆皮而烹煮。这是错误的做法。

这是因为土豆中含有有毒的配糖生物碱，几乎全部集中在土豆皮里。食用大量的配糖生物碱可以引起中毒。即使带皮的土豆煮熟后将皮剥去,也会有部分的配糖生物碱渗入土豆内部,对人体健康不利。

**○吃土豆容易发胖吗**

土豆在欧美享有"第二面包"的称号。中医认为土豆具有健脾和胃、通利大便的功效,可辅助治疗习惯性便秘、慢性胃痛、皮肤湿疹等症。土豆富含膳食纤维,每100克土豆含膳食纤维6克,是治疗便秘的首选蔬菜。

可将梨去皮、核,切小块与熟土豆泥拌成沙拉,好吃又通便。如果要治疗胃病,可把土豆切碎与大米同煮成土豆粥。而用土豆、籼米、桂花熬成的粥可治疗湿疹引起的皮肤瘙痒。

土豆还是理想的减肥食品。丰富的膳食纤维增强了人体的饱腹感,可减少大量食物的摄入,同时土豆中的甜味物质也会让人的味蕾感到满足。

另外,吃土豆不必担心脂肪过剩问题,因为它只含有0.1%的脂肪,每天多吃土豆就能减少脂肪的摄入,并且使体内多余的脂肪逐渐代谢掉。此外,土豆淀粉在体内吸收比其他糖类缓慢,不至于迅速升高血糖。吃土豆减肥关键是把土豆做主食而不是菜品来食用,可以做煮土豆、蒸土豆泥或煎土豆饼。如果每天能坚持一餐只吃土豆,长期下去对预防营养过剩或减去多余的脂肪很有效。

土豆富含钾元素,每100克土豆含钾高达300毫克。含钾高的食物可以降低中风心血管疾病的发病率。专家认为,每周吃5~6个土豆,可使中风危险下降40%。

但要注意的是,尽量不吃油炸土豆,皮色发青或发芽的土豆不能吃,以防龙葵素中毒。

**○苦瓜能食用过多吗**

苦瓜清凉爽口,许多人喜欢食用。但若食用过多,会妨碍钙的吸收。

因为苦瓜中含有较多的草酸,草酸与食物中的钙结合,影响钙质的吸收。若长期大量食用苦瓜,会引起钙质缺乏症。最好在烹煮前,将苦瓜在沸水中浸泡一下,除去部分草酸,副作用就会减少。

**○绿豆芽发得越长越好吗**

有些人自己发绿豆芽时,以为发得越长越好。这是一种误解。

绿豆芽如发得太长,绿豆中所含的蛋白质、淀粉及脂类物质就会损耗太多。当绿豆芽超过10~15厘米时,绿豆中的营养物质将损失20%。所以,绿豆芽以粗壮为宜,一般不要超过6厘米。

**○海带上的白粉是没用的盐粉吗**

干海带上常有一层白粉,有人以为它是加工海带过程中的脏物或盐粉。这是一种误解。

其实,这层白粉是有用的,它叫"甘露醇",具有利尿、消肿的作用。甘露醇遇水会很快溶解,所以,洗海带时不要长时间浸泡,也不须用力搓洗,以免损失甘露醇。

**○蔬菜越新鲜越好吗**

新鲜、嫩绿的蔬菜对于市民来说,是有很大吸引力的。有些人更喜欢买那些叶片上还挂着点点露珠的青菜,这样做对吗?

不可否认,新鲜蔬菜中营养素的含量损失最少。但是,在目前保鲜技术仍旧十分落后的情况下,从某种意义上说,蔬菜越新鲜,就意味着菜上农药的残留量越多。尤其是有些菜农不按照国家规定办事,在蔬菜上市前还向上喷洒农药。若食用这种


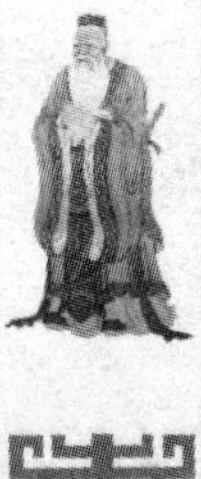

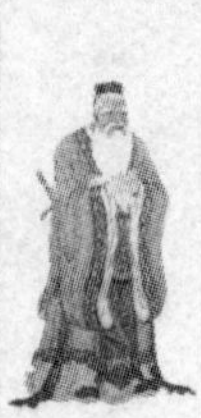

"新鲜"蔬菜,就有可能导致急性农药中毒。因此,专买刚从菜地收起的青菜是不明智的。

〇蔬菜汁能代替蔬菜吗

尽管蔬菜有很高的营养价值,但并不是每一个人都喜欢吃,于是蔬菜汁应时而出,然而,和吃蔬菜相比较,蔬菜汁是不是完全能成为蔬菜的替代品呢?

蔬菜中所含的营养成分主要是纤维、维生素C,β-胡萝卜素等。纤维可以促进肠子蠕动,消除便秘现象,使对身体有害及不需要的物质排出体外。蔬菜汁则几乎不含任何纤维素,尽管厂商宣称含有纤维素,然而终究无法与蔬菜相比。

蔬菜汁的基本制作方法是先以开水将蔬菜加热,而后切细、榨汁。接着再反复进行杀菌、浓缩、还原、冷却等过程。其中关键的步骤在于"榨汁"这一部分。由于纤维无法溶化(即非水溶性),因此无法和蔬菜一样将纤维素吃进肚内。再者,既然是蔬菜"汁",若是含有纤维素,也不容易"饮"用。

其次是维生素C。维生素C对热的承受性极低,并且易溶于水中,因此榨汁后约仅剩下原来的80%而已,和蔬菜相比,含量相差不多。不过,蔬菜汁里还添加了人工维生素C(维生素C又名"抗坏血酸",也被当"防氧化剂"添加于食品之中),含量可能超出一日所需维生素量(50毫克)。虽然摄取过多的维生素C不会带来太多危害,但是食用蔬菜以摄取天然的维生素C终究是比较好的方式。

另外,β-胡萝卜素同样不易溶解于水中,因此若经过榨汁过程会损失30%~50%。

可以得知,蔬菜在制造成为蔬菜汁之后会丧失许多养分。想要以蔬菜汁来取代蔬菜实在是不可能的事情。

〇隔夜的白菜汤能喝吗

有人食用隔夜的白菜汤,而造成了严重后果。

白菜含有丰富的硝酸盐,煮熟放一夜后,化学反应会使硝酸盐还原成亚硝酸盐。这种亚硝酸盐易溶解于菜汤中。人喝汤后,大量亚硝酸盐迅速进入血液中,使血液中的正常血红蛋白氧化成高铁血红蛋白,从而丧失了携带氧气的能力,使身体缺乏氧气,引起皮肤和黏膜的发绀、青紫,严重的可造成死亡。因此,隔夜的白菜汤不要食用。

〇没有虫咬的蔬菜才是好菜吗

许多人买蔬菜时,往往选虫眼较少或没有被虫咬的蔬菜。其实,这是不明智的。

任何一种农作物都有病虫害,只是轻重而已。如果一点虫眼都没有,说明该蔬菜农药打得太多,食后对人体有一定危害。所以,买蔬菜时不应太挑剔。即使蔬菜上有虫或在锅内发现了虫,也没有什么。许多危害蔬菜的昆虫都有比蔬菜本身还高的营养价值。弃之可惜,食之无妨。

〇果蔬减肥可取吗

你曾试过用果蔬减肥吗?你觉得用果蔬减肥的效果怎样呢?对于此,很多朋友可能都会摇头兴叹。减肥计划一次又一次地失败,不是因为你不想减肥,而是因为方法不对。如果你想用只吃果蔬来减肥是大错特错的。它们帮不了你的忙,特别是水果,可能还要帮倒忙哦!水果中所含的果糖也会造成体内脂肪的堆积。有人不同意这种观点,他们认为果蔬中含有的大量的纤维素可以帮助肥胖病人减掉脂肪。那么,纤维素是不是就是万能的呢?

其实，纤维素指的不是一种物质，而是一个大类，包括了很多不同种类的有机体，理所当然也就有着不同的功效。重要的是：它们不仅含有植物性的预防物质——植物雌激素以及其他可二次利用的植物活性物质，而且也会带来除草剂的残留成分或者霉菌素。

不仅如此，来自于不同植物的纤维素，其物质成分也非常不同，这得视具体情况而定，同样，它们的功效也得具体情况具体分析。

将大量的水果和蔬菜当正餐食用以达到减肥的目的，这种举动是相当危险的，因此你在摄入大量果蔬的同时，也摄入了大量的纤维素。刚开始，肠受到纤维素的刺激，肠胃蠕动加快，排便量增加，在短时间看到似乎有些成效，然而继续吃下去，肠对这种刺激变得迟钝了，发酵膨胀的纤维素很容易在肠内形成团块，甚至会因此导致肠梗阻。而且纤维素在肠内发酵生成的酒精也会长时间地损害肠黏膜和人体免疫系统。

还有的人认为果蔬的热量低，很适合用于减肥。如果从它们的营养成分中去分析，就会发现大部分的糖类、脂肪和蛋白质都会产生热量，连纤维素也跑进了那个队伍里了，但这些很少有人知道。

比如说，肠菌群可以把大多数的水溶性纤维素分解成脂肪酸，这些脂肪酸为人体提供可利用的热量。属于这类纤维素的有来自果实的果胶，来自燕麦和大麦中的糖苷，来自藻类植物中的植物胶（如黄瓜粉和角豆核粉）以及亚麻籽的黏质等。

当前，人们从动物实验中得知，在人的大肠内发生的化学反应所产生的热量，可以作为人体可利用的能源，其中大约70%来自果胶，另外30%则来自纤维素。平均而言，纤维素热量的65%～70%可以为人们所利用，这可完全不是所谓的“不产生卡路里”！

说这些，并不是要你放弃蔬菜和水果，而是希望你放弃利用蔬菜水果减肥的不科学计划。这样的减肥不是在减掉脂肪，而是减掉身体必要的水分和营养，减掉自身免疫力和自己的健康。

### ○做菜早放盐熟得快吗

许多人煮菜，总是菜一入锅就跟着放盐，认为这样菜熟得快。其实，效果恰恰相反。

煮菜时要想使菜熟得快，就需让菜充分吸收水分。盐放得过早，增加了锅中开水的浓度，不仅不能使菜吸收水分，甚至连菜里面的水还会跑出来，菜反而熟得慢。菜煮得时间长了，菜中营养素被破坏。所以，煮菜不要太早放盐。

### ○蔬菜烹制时有必要用热水浸烫吗

蔬菜烹制前，有人爱用热水浸烫一下，以便于烹制。殊不知，这会大大破坏青菜中的营养素。

由于蔬菜中所含的维生素极易溶于水。如用开水浸烫，或挤去汁液，或在冷水中长时间浸泡，维生素的丧失可达90%以上。因此，蔬菜一般不宜用热水或冷水浸泡。

### ○煮蔬菜能加冷水吗

有些人煮菜时喜欢加冷水。其实。这样做是错误的。

因为蔬菜里含有抗坏血酸盐，它溶于冷水后可与维生素C起化学变化，但开水能使它遭到破坏。如果煮菜时，将菜与冷水一起缓慢加热，就破坏了蔬菜中的维生素C。但如加开水，蔬菜中有营养价值的维生素即可得以保存。



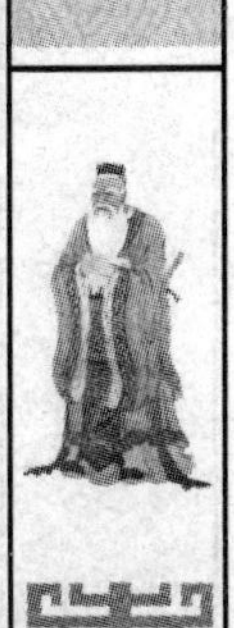

**○能用冷水浸泡干腌菜吗**

有的人泡发干腌菜，喜欢用冷水浸泡数小时。殊不知，这样做是有害的。

这是因为用冷水长时间浸泡干腌菜，易使干腌菜产生大量的亚硝酸盐。亚硝酸盐是一种对人体有害的物质，可使人发生急性中毒。正确的做法是，用开水浸泡干腌菜。由于开水杀灭了晒制过程中污染的细菌，基本上就没有亚硝酸盐产生。

**○酸菜能多吃吗**

不少人喜欢吃酸菜，认为吃点酸菜可以调节胃口，增加食欲。但是嗜食酸菜成癖，大量吃酸菜，则是不当的。

这是因为腌制的酸菜中，含有大量的草酸和钙。由于它酸度高，食用后不易在肠道内形成草酸钙被排出体外，而会被大量吸收，容易沉积形成尿路结石。另外，酸菜在腌制过程中，维生素C被大量破坏。大量吃酸菜，人体维生素C缺乏，会使人体抑制草酸钙结晶体沉积和减少尿路结石形成的能力大为降低。因此，酸菜少吃点可以的，大量食用是对人体有害的。

**○鲜橘皮泡水有利健康吗**

冬天是橘子当令的时节，经常有人吃完橘子后，把橘皮洗一洗，用来泡水喝，认为这样有利于健康。其实，鲜橘皮和中药中所用的陈皮并不是一回事，不具备药效，用它泡水还可能对健康产生不利影响。

这是因为，陈皮是成熟的橘皮经晒干或晾干制成的。陈得越久药用价值越高，一般放至隔年后才可以使用。陈皮隔年后挥发油含量大为减少，而黄酮类化合物含量就会相对增加。这时陈皮的药用价值才能体现出来。而鲜橘皮则含挥发油较多，不具备陈皮那样的药用功效。

鲜橘皮泡水喝不好的另一个原因是，鲜橘皮表面有农药和保鲜剂污染，这些化学制剂有损人体健康。为防止橘子树遭病虫害，从开花到结果期间，要多次喷洒农药，且大部分农药不能分解，一旦残留在橘子表面，就很难去除。

此外，为防止细菌侵入橘子内，果农摘下橘子后，大多用保鲜剂浸泡后再上市。保鲜剂能抑制橘子表面的细菌、延长保鲜期，这虽然对果肉没有影响，但在橘子皮上难以避免会残留有部分毒素。用这种鲜橘子皮直接泡水喝，可能对健康产生不利影响。

**○橘子可食用过多吗**

橘子是营养丰富的水果，但人们也许想不到，橘子如果食用过多，也会产生不良后果。

因为橘子食用过多所产生的热量，不能全部转化为脂肪贮存，也不能及时消耗掉。于是积聚而“上火”，出现口舌干燥、咽喉肿痛、大便干结等症状。如橘子吃过多“上火”，可用海带50克洗涤切碎，煎水代茶饮，可以“消火”。

**○荔枝能食用过多吗**

荔枝是人们爱吃的水果，但如吃得太多，会得荔枝病。

这是由于荔枝所含的单糖绝大部分是果糖，果糖比葡萄糖难消化吸收，加上荔枝所含的大量水分可以稀释胃液，过多吃荔枝，会使饮食量大为减少。于是，血糖比正常大大降低。果糖要经一系列酶的催化，才转变为糖原贮存。因此，荔枝病是一种低血糖引起的急性病。表现多为清晨发病，常以出汗、肢冷、乏力、轻泻为前驱症状，其后突然抽搐、昏迷。

〇水果吃得越多越好吗

在一般人的观念里，水果是有益无害的东西。但水果也并非吃得越多越好。

如李子、杏子、梅子、红果中含有金鸡纳酸、安息香酸和草酸。这些酸在人身体里是不容易被完全氧化掉的，结果经代谢作用所形成的产物，仍然是酸性物质。这样，容易使人体里的酸碱失去平衡，多食还会中毒。因此，凡是没有成熟的水果和味道太酸的梅、李、杏等，都不能多吃。

〇吃葡萄要吐葡萄皮吗

人们吃葡萄时，往往都要把皮吐掉。但从营养学的角度讲，吃葡萄不要吐皮。

因为葡萄皮中富含一种多羟基酚类化合物——白藜芦醇，具有降血脂、抗血栓、预防动脉硬化、增强免疫能力等作用。葡萄皮中的另一种重要物质——单宁，具有抗过敏、延缓衰老、增强免疫力和预防心脑血管疾病的功效。葡萄皮中含有的花青素，具有强抗氧化、抗突变、减轻肝机能障碍、保护心血管等功能。据研究，葡萄皮还具有抗癌作用。

〇爱吃大蒜不好吗

一些人认为，吃大蒜嘴里会发出浓重的蒜味，因而，常吃大蒜不是好习惯。其实，常吃大蒜是有好处的。

这是因为大蒜中含有天然的抗生素。慢性肠炎、肠功能紊乱病人常吃大蒜，是良好的治疗措施，也是这些疾病的预防措施。大蒜还可减少血液中的胆固醇含量，预防冠心病。大蒜还有防止动脉血栓形成的作用，有助于预防中风。大蒜中含有抗癌物质，尤其对预防食管癌和胃癌有益。

〇新鲜木耳能食用吗

有人爱煮食新鲜木耳，这是不适宜的。

因为新鲜木耳含有卟啉类光感物质。这种物质对光线敏感，食用后经太阳照射可引起日光性皮炎。暴露部位易出现瘙痒、水肿、疼痛，甚至发生坏死。个别严重者可因咽喉水肿而发生呼吸困难。

〇水果比蔬菜有营养吗

人们一般认为水果比蔬菜营养好。其实不然，因为蔬菜还有它自己的特殊价值：

首先，蔬菜中含有一些调味物质，如挥发油、芳香物、有机酸等，能刺激食欲，促进消化，杀灭细菌，改变食物滋味。

其次，蔬菜中含有大量纤维素，可刺激肠蠕动，保持大便畅通。

第三，蔬菜价格较水果便宜，来源丰富，能成为日常的食物。

医学专家认为，少吃水果不会影响身体健康，而长期不吃蔬菜却会患上某些疾病。可见，就人体需要来说，蔬菜比水果要好。

〇水果能代替蔬菜吗

水果含有丰富的维生素和无机盐，因此，有的人以为多吃些水果就可以代替吃蔬菜了，这种认识和做法是不对的。

蔬菜中的营养素对调节人体的生理功能，维护身体健康，起着十分重要的作用。新鲜蔬菜中含有维生素、无机盐和纤维素，是食品中的胡萝卜素与维生素 $B_2$、维生素C及钙、磷、铁、镁等的主要来源。蔬菜不仅本身具有较高的营养价值，而且能够帮助机体吸收蛋白质、糖类和脂肪。将蛋白质和蔬菜一起吃下时，胃里产生的消化液要比单吃一种食物多得多。实验表明，仅吃肉类，蛋白质在肠内的吸收率为70%，若加吃



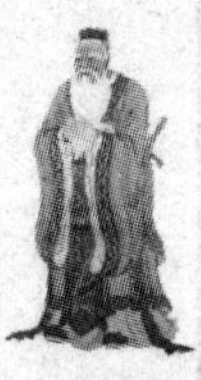

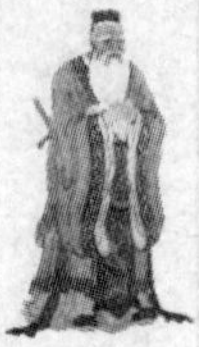

蔬菜，则可使吸收率提高到90%左右。蔬菜的这种作用，是水果所不能代替的。

有些家长只注意让孩子吃价钱昂贵的水果，对廉价的蔬菜却看不上眼，这种观点是错误的。必须明确，蔬菜是儿童生长发育所需的多种维生素和无机盐的主要来源，也是中老年人必不可少的食品。因为中老年人热能消耗降低了，食物中所含的热能也应随之降低，而蔬菜恰好是含热能较少，含维生素和无机盐较多的食品。

由于不同的蔬菜中所含的成分也不相同，只吃一种或几种蔬菜还是不够的。有的人认为价格越贵的蔬菜其营养价值就越高，这也是不正确的。举个简单的例子，小白菜、韭菜的平均价格低于番茄、芹菜的平均价格，但是前者营养价值却高于后者。因此应该根据条件和可能，经常变换蔬菜的品种，无论什么价钱的蔬菜都吃，尽量做到吃菜多样化。只有如此，才能使人体获得多种营养素，保持身体健康。

专家们认为，人要依靠各种不同的食物提供不同的营养素，才能达到营养均衡。只吃水果或蔬菜，或只吃肉类都不科学，都有伤身体。

### ○多吃水果才能获得维生素C吗

有人以为，只有多吃水果才能获取维生素C，这是一种误解。

水果确实含有丰富的维生素，特别是维生素C。但蔬菜中也含有大量的维生素C。如马铃薯每100克中含有20毫克；芦笋每100克中含有33毫克；白菜每100克中含有47毫克；甘蓝每100克中含有93毫克，等等。所以，吃蔬菜同样可以获得维生素C。

### ○水果皮少吃为好

看到这个标题，又让人想起另一句俗谚“吃葡萄不吐葡萄皮”。而且，某杂志曾有过“吃水果最好带皮吃，果皮营养价值高”的介绍。姑且不论这样的说法是否正确。我们知道，现在瓜果栽培，从果苗入土时就开始施肥，然后为了增加产量，避免虫害，果农们又会把大量农药喷洒在水果上，这时，大多数水果表皮都会被农药渗透，雨淋水洗是冲不掉的。如果长期连皮一起吃瓜果，农药残留在人体内会逐渐积累，从而引起农药慢性中毒，损害神经系统，损坏肝功能，造成生理障碍，从而影响人的生殖与遗传。尤其是儿童应忌食瓜果皮。因此，无论果皮的营养价值有多高，从安全的角度来看，还是少吃为妙。

此外，那些色彩鲜艳的水果皮也最好不吃。科学研究表明，颜色鲜艳夺目的水果含有的类黄酮，也是这类水果植物色素的主要来源。这种化学物质，在人体肠内经细菌分解就会转化成二羟苯甲酸，具有很强的抑制甲状腺功能的作用，从而引起甲状腺肿。因此，吃果皮鲜艳的水果时也应去皮后再吃。

## 二、肉、蛋、鱼进食误区

### ○猪肝吃得越多越补吗

猪肝营养丰富，是虚弱和贫血患者的良好补品，适量食用，有益无害，食用过多，则有害无益。

因为一个人每天从食物中摄取的胆固醇，不应超过300毫克，而每100克新鲜猪肝中所含的胆固醇高达400毫克以上。若超过正常食用胆固醇的量，可导致动脉硬化和加重心血管疾病。

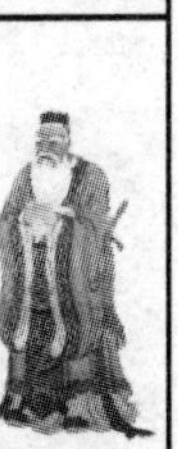

**〇猪皮营养价值不高吗**

一般人都认为，猪皮、猪脚是没有什么营养的。殊不知，猪皮、猪脚由于含有大量的胶原蛋白而具有很高的营养价值。

临床证明，猪皮、猪脚还有调和血脉、滋润肌肤的作用，能治吐血、衄血、妇女血枯、月经不调、崩中漏下等症，又能使人毛发乌黑、肌肤滋润滑腻。还能改善微循环，加速细胞和血红蛋白的组成，故又有通乳、催乳、修复创伤、病后调理的作用。此外，猪皮、猪脚等对冠心病、缺血性脑病、进行性肌营养不良等患者及大手术后恢复期、瘦弱者、老年人均大有裨益。

**〇瘦猪肉是低脂肪食物吗**

现在，人们都喜欢吃瘦猪肉而不喜欢吃肥猪肉。理由是肥猪肉所含动物脂肪多，其中胆固醇含量也高。但是人们往往犯了一个错误，即认为瘦猪肉是低脂肪食物。

猪瘦肉并不等于低脂肪，尽管猪瘦肉的脂肪的确比肥猪肉少，但每100克瘦猪肉所含的脂肪却高达28.8克。而同样是瘦肉，其他动物瘦肉中脂肪的含量比瘦猪肉就少得多了。所以，要吃高蛋白低脂肪的食物，就不应把瘦猪肉作为主要选择对象，而应选择鱼、牛、兔、鸡、鸭、鹅及豆类等食物。

**〇冻肉的营养比鲜肉差吗**

不少人认为冻肉的营养比鲜肉差，味道也没有鲜肉美，因而总喜欢吃鲜肉而不愿吃冻肉。其实不然，国内外食品专家认为，食物经冷冻后再食用，有助于杀灭一些致病菌或抑制致病物质的生长，是符合卫生要求的，对人的健康是有益的。专家们还认为，冷冻对食物的质量和营养影响很小。至于味道，只要处理得当，合理烹调，完全可以达到和鲜肉一样。

**〇鸡汤比鸡肉滋补吗**

一般人进补时都以为鸡汤是很滋补的，鸡肉等只是一些渣子，没有什么营养。因此，就只喝汤、不吃肉。这种看法是很片面的。

其实，汤里的营养成分并不高，主要的营养还是在肉里。就拿蛋白质来说，每100克鸡肉约含23.3克，汤中所含的蛋白质仅为肉中所含的7%左右。其他如脂肪、无机盐、维生素等，汤里的含量也不很高。所以，从科学的营养角度来看，鸡汤和肉都应吃下去，才能真正达到滋补身体的目的。

**〇什么人都适合吃羊肉吗**

羊肉是高脂肪、高蛋白食品，吃了能使人温暖御寒。但也并非人人都适宜吃羊肉。

个别人吃羊肉后，感到头晕或胃不适，甚至有些“上火”。因羊肉属热性补品，首先感染炎症者应忌吃；其次阴虚内热火旺的人，如口干咽干、头晕目红、面赤多汗、便秘口疮、鼻血痰红等，及患湿疹或粉刺之类，均不宜吃；还有体质肥胖、痰多湿重、消化不良者，也以少吃为妙。

**〇“米糁肉”比一般肉香吗**

现在，社会上有“米糁肉”比一般肉香的说法，一些人专买“米糁肉”吃。其实，这种认识是错误的。

因为人们所说的“米糁肉”，实际上是医学上所指的一种猪绦虫，因其虫卵形状似米糁而得名。人食用这种“米糁肉”后。绦虫卵就寄生在人体内，逐渐生长发育，最后长成成虫。成虫大约几米长，一般驱虫药不易驱除。成虫生出虫卵后，继续在人体内生长发育。由于绦虫病对人体危害很大，因此，人们切莫吃“米糁肉”。

### ○用水浸泡猪肉好吗

有人因为猪肉脏，常常把肉放在水中，甚至放在热水中浸泡、冲洗。却不知道这样做会使猪肉失去不少营养素。

因为把猪肉置于水中浸泡，肉中含有的肌溶蛋白，很容易溶于水而排出肉体外。在肌溶蛋白里含有酸肌、谷氨酸、谷氨酸钠盐等有香味的成分。这些化学物质被浸泡出猪肉后，自然会影响猪肉的营养和味道。所以，如果猪肉脏了，可先将猪肉用麻布或粗布擦拭，然后再放进水中漂洗干净。

### ○烧肉时要先放盐吗

有的人认为，烧肉时要先放盐，盐浸透在肉中，肉的味道好，其实，先放盐的效果并不好。

因为盐的主要成分是氯化钠，而氯化钠容易使蛋白质发生凝固。肉含有丰富的蛋白质，烹调时过早放盐，蛋白质就会随之凝固。尤其是烧肉或炖肉，先放盐往往使肉汁外渗，盐分子进入肉中，肉块体积缩小变硬，不容易烧酥，吃起来口味也差。所以，烧肉应该在即将煮熟时放盐。

### ○肉、骨烧煮中加冷水行吗

有不少人在烧煮肉类、骨头的中途加进冷水。这是错误的做法。

因为肉类、骨头中含有大量蛋白质和脂肪，若在烧煮过程中突然加冷水，汤的温度发生变化，蛋白质和脂肪会迅速凝固，使营养损失。肉骨表面的空隙也会骤然收缩，不易烧酥，而且汤味也会大大减退。

### ○烧焦的鱼和肉能吃吗

有些人不慎烧焦了鱼、肉，鸡，弃去嘛有点舍不得，于是，就勉强吃了些。其实，这对人体健康有害无益。

近年研究发现，鱼和肉中蛋白质烧焦的部分，可形成致癌物质。因为在构成蛋白质的氨基酸里，有一种色氨酸，它烧焦后形成 R—氨甲基衍生物、丙烯酸胺和 4—硝基奎咛的氧化物(4—NQO)等，有很强的致癌作用。因此，为了您的健康长寿，烧焦的鱼、肉就一定不要食用。

### ○多吃油渣好吗

许多人喜欢食用肥肉炼油后剩的油渣，觉得吃起来又香又脆，弃之怪可惜的。然而，多食油渣是不利于身体健康的。

这是由于肥肉炼油时温度较高，有机物质受热分解，会形成一种致癌的物质。炸炼的时间越长，其含量就越高。多吃油渣，会提高食道癌、胃癌的发病率。因此，应少吃为佳。

### ○能经常食用咸鱼吗

有些人常爱用咸鱼配早饭。但是，多吃咸鱼并不好。

因为腌咸鱼用的盐，一般都是粗盐，这种盐含有不少硝酸盐。硝酸盐在细菌作用下，可形成亚硝酸盐。鱼中含有大量胺类物质，亚硝酸盐与胺作用时，会形成亚硝胺。亚硝胺是一种强烈的致癌物质，特别容易引起胃癌、肝癌等消化道肿瘤。咸鱼忌油炸，最好炖吃。因咸鱼油炸后，亚硝胺含量比炖咸鱼要高 2.5 倍。炖吃咸鱼，并且不喝汤可使亚硝胺量减少到最低限度。

○吃生鱼营养价值高吗

在我国某些地区，一些居民爱吃生鱼。在他们看来，吃生鱼既保持了鱼的鲜美味道，且营养价值又高，对人体健康有利。然而，他们想错了，吃生鱼对人体极其有害。

因为有些淡水鱼，是寄生虫华枝睾吸虫的尾蚴的中间寄主。如果人吃了含育囊蚴的生鱼，便会被感染上这种吸虫病。人体会出现软便、慢性腹泻、消化不良、黄疸、贫血、水肿、胆囊炎、肝肿等病症，主要并发症是原发性肝癌，可引起死亡。此病对人体危害极大，因此，生鱼是吃不得的。

○活鱼的营养最佳吗

一般人以为下锅前还在蹦跳的活鱼味道鲜，营养价值也最高。其实不然，从味道、营养角度来说，还是死后自溶阶段初期的鱼最好。

鱼失去生命到腐败变质，大体经历僵硬、自溶、腐败变质等几个阶段。活鱼和刚死的鱼，肌肉组织中的蛋白质还没有分解产生氨基酸，吃起来不利于人们吸收，营养也不是最佳。以后，由于鱼体内酶类的作用，蛋白质不断被分解，鱼体弹性渐差，进入自溶阶段。这时，鱼体中的蛋白酶能使蛋白质逐步分解为人体容易吸收的各种氨基酸，肉的质地也松软，易于消化。

○罐头鱼比新鲜鱼营养差吗

一般人总以为，罐头鱼营养肯定比新鲜鱼差。其实不尽然。

因为罐头鱼的钙质较新鲜丰富。在罐头消毒时以及储藏期间，鱼骨变成了可溶解的物质。鱼肉中的含钙量因而增加了10倍，从每100克含33毫克增加到437毫克。100克新鲜沙丁鱼可以提供我们每月钙需要量的1/20，而罐头沙丁鱼则可提供需要量的一半以上。

○鱼是和鸡、猪、牛肉一样的食品吗

人们总认为鱼是和鸡、猪、牛肉一样的食品。其实，它们并不相同。

鱼所含的营养成分与鸡、猪、牛肉相近，但蛋白质含量较高且较优，易被人体吸收，吸收率可达96%。鱼肉内含有多种不饱和脂肪酸，特别是肉色发蓝的鱼类，如沙丁鱼、鲱鱼、鲑鱼、金枪鱼等，含量更高。所以，鱼被列入低胆固醇食谱。吃鱼可长寿，可防冠心病，其奥秘就在于此。

○冻鱼能用热水冲烫吗

有些人为使冻鱼快点溶化，喜欢用热水冲烫冻鱼。其实，这种做法是不科学的。

因为热水只能使冻鱼表面受热，热量不能很快传导。这样不但不能使冻鱼很快溶化，反而易使鱼的表皮烫熟，使蛋白质变性，引起表皮变质。正确的做法是，把冻鱼放冷水中浸泡，让它慢慢溶化。为加速溶化，可在水中加点盐。

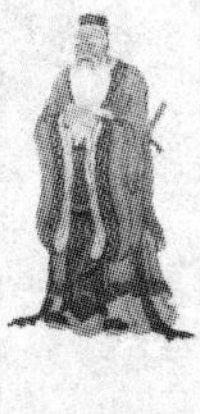

○鲜海蜇能食用吗

海蜇清脆爽口，人们大都爱吃。但有些人食用未腌渍透的海蜇，却是不适宜的。

这是因为鲜海蜇含水量高达96%，还含有五羟色胺、组织胺等各种毒胺及毒肽蛋白。人食后易引起腹痛、呕吐等中毒症状。鲜海蜇须经盐、白矾反复浸渍处理，脱去水和毒性粘蛋白后，方可食用。

○田鸡能随便食用吗

田鸡即青蛙，其味鲜美，许多人喜欢食用。然而，吃田鸡有害健康。

因为蛙肉内常寄生着一种曼氏裂头绦虫。当人食蛙肉时，幼虫就随之进入人体，约经3周即可发育成一米长的成虫。我国民间常把青蛙肉捣碎敷贴疮口，治疗外伤，

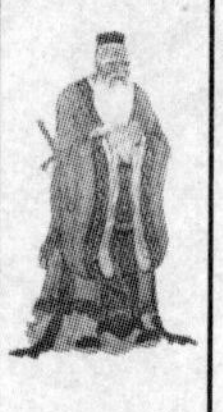

这样更易使蛙肉内的裂头蚴直接进入人体。曼氏裂头绦虫蚴在人体内的分布,以在眼睑者为多,它使人眼结膜红肿、畏光、流泪、奇痒、疼痛。其次分布在口腔、皮下组织、内脏等处,也有的钻入大脑引起癫痫或瘫痪。

### ○鹌鹑蛋比鸡蛋营养高吗

不少人认为,鹌鹑蛋比鸡蛋好,甚至说一个鹌鹑蛋的营养比一个鸡蛋还高。究竟是不是这样呢?

科学家对鹌鹑蛋和鸡蛋的营养进行了分析。同样是100克可食部分,鹌鹑蛋和鸡蛋在几个主要营养项目中的含量并无大的差别。鸡蛋的蛋白质、维生素A和$B_1$的含量比鹌鹑蛋高;而鹌鹑蛋所含维生素PP(尼克酸)和$B_2$以及钙、磷等矿物质比鸡蛋稍高。因此,反映出它们在食疗方面各有千秋,没有孰优孰劣的问题。所以说,鹌鹑蛋营养比鸡蛋高的说法,是没有根据的。

### ○软蛋黄有营养吗

有的人喜爱吃软蛋黄,即未煮透的鸡蛋,蛋黄内尚有少量流质。据英国科学家声称,吃未煮透的软蛋黄,可能引起食物中毒。

伦敦科林达莱食物卫生实验室主任理查德·吉尔伯特博士说,英国食物中毒病例近10年来增加了一倍,沙门氏杆菌是引起食物中毒最常见的原因,它通常来自蛋类、肉类和生奶。

科学家发现,沙门氏杆菌能深深地潜藏在蛋黄中,吃软蛋黄容易引起沙门氏杆菌食物中毒。因此建议,吃鸡蛋应煮透,至少煮7分钟后再食用。

### ○鸭蛋比鸡蛋差得多吗

一般人总认为鸭蛋营养价值比鸡蛋差得很多,而对鸭蛋不感兴趣。其实不然。

因为鸭蛋与鸡蛋一样,含有丰富的蛋白质、脂肪、维生素及磷、钙、铁等,除蛋白质与脂肪的含量略低于鸡蛋外,其他相差无几。鸭蛋价格较便宜。那种认为鸭蛋比鸡蛋差得多的看法是不科学的。

### ○炒鸡蛋放味精增加鲜味吗

炒鸡蛋时,许多人爱顺手放些味精,以为这样可以增加鲜味。其实不然。

因为鸡蛋本身含有许多与味精相同的成分谷氨酸。炒鸡蛋时放味精,不仅浪费了味精,而且破坏和掩盖了鸡蛋的天然鲜味,味精并不能增加鲜味。因此,炒鸡蛋没有必要放味精。

### ○死胎蛋营养价值高吗

有人说,死胎蛋营养价值高,能治病。这种说法是缺乏科学根据的。

死胎蛋是指在孵化过程中被淘汰下来的蛋。研究发现,这种蛋在孵化过程中,由于胚胎死亡较久,蛋白质被分解,其营养价值则微乎其微,而且可产生多量的硫化氢、胺类和粪臭素等有毒物质和葡萄球菌、伤寒杆菌等多种致病菌。如果进食存放时间较久的死胎蛋,可出现不良反应,轻则恶心、呕吐、腹泻,严重者还可发生食物中毒或引起伤寒、痢疾等多种疾病。

### ○生鸡蛋更有营养吗

有人喜欢食用生鸡蛋,认为比熟蛋更有营养。其实,这是不科学的。

因为在生蛋的蛋清中含有一种碱性蛋白质——抗生物素蛋白,它能与人体必需的维生素——生物素结合,生成一种很难被身体吸收的化合物。这样就导致生物素的缺乏,影响人体正常代谢。所以,不要长期食用生鸡蛋,以免事与愿违。

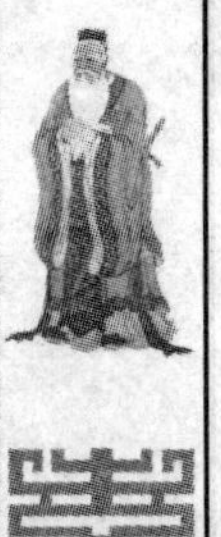

### ○红壳鸡蛋比白壳鸡蛋有营养吗

有人认为白壳鸡蛋的蛋黄色泽淡而偏白，营养不如红壳鸡蛋蛋黄色泽鲜红的好。其实，这种看法是不科学的。

据有关部门研究，鸡蛋壳颜色的深浅，主要是由于鸡的不同品种所致。蛋壳和蛋黄颜色不同的鸡蛋，经取样品进行营养分析比较，证明所含有的蛋白质、脂肪、糖类、矿物质、维生素等营养成分，没有明显的差别。所以，在购买鸡蛋时，不要以蛋壳颜色挑选鸡蛋，而应该以新鲜为准。

### ○肉类、蛋禽、牛奶会使胆固醇增高吗

过去，人们一直认为，肉类、蛋禽、牛奶会使胆固醇增高。其实，这是一种偏见。

实验证明，在生活中，动物性脂肪和植物性脂肪只要搭配适当（比例为0.7:1），平时再多吃些水果和蔬菜，就可以收到降低胆固醇的效果。动物脂肪内，含有一种能延长寿命的物质，叫a脂蛋白，这种a脂蛋白，不但不会使血管硬化，相反可以预防冠心病和血管病。因此，人们可以在吃植物性脂肪的同时，适当搭配一些动物性脂肪，是有益身体健康的。

### ○运动后吃蛋、肉可解除疲劳吗

鱼、肉、蛋是一种高蛋白低脂肪的食物，对减脂、塑型非常有好处。于是许多人在健身后，喜欢吃上一顿鱼、肉等高蛋白食物，以为这样可以有效地补充营养、恢复体力、减轻疲劳。然而，事实正好相反。营养学家研究发现，运动后吃肉、蛋更容易疲劳。

运动营养学家认为，“体力劳动或大运动量后，身体会觉得很疲惫，这是因为身体产生了大量乳酸。鱼、肉、蛋是酸性食物，运动后吃鱼、肉、蛋，会使血液酸化，再加上体内产生的大量乳酸，会加重疲劳的程度。”故运动后不宜吃鱼、肉、蛋。

人在体育锻炼后，应多吃些富含碱性的食物，如水果、蔬菜、海藻、豆制品、奶制品等，以利于保持人体内酸碱度的基本平衡，保持人体健康，尽快消除运动带来的疲劳。

### ○喝骨头汤能补钙吗

民间流传着“多喝骨头汤就能补钙”的说法，其实这一说法是没有科学依据的。

骨头汤内含有一定量的营养物质，如蛋白质和脂肪等，对人体健康是有益的，但单纯靠喝骨头汤则达不到补钙的目的。

经检测证明，骨头汤里的钙含量微乎其微，更缺少具有促进钙吸收的维生素D。有关部门也对骨头汤做过科学测定，测定结果显示，一碗猪骨汤中所含钙量仅有1.9毫克，与更年期妇女每日所需1000毫克以上钙量相去甚远，如果仅靠喝汤来满足补钙的话，那她至少每天要喝400碗骨头汤，显然这是不可能的。

其实科学的补钙方法很简单，只要遵循科学、合理的饮食原则，采取多样化、均衡的膳食，在日常饮食中多注意奶类、豆制品的摄入即可。

而且一般的骨头即使经过长时间烹煮，溶出的钙质仍非常有限，在蒸煮中加一些醋，将有利于钙质的溶出。所以，如果想通过食疗来补钙，喝奶的效果比喝骨头汤更好。

### ○晚饭多吃肉好吗

许多人习惯晚饭大烧大炒，肉丝肉片几大盘，一家人吃得好开心。然而，这样做并不好。

因为晚饭过多吃肉，会增加胃肠的负担，增高血脂含量。研究证明，人睡眠时，血

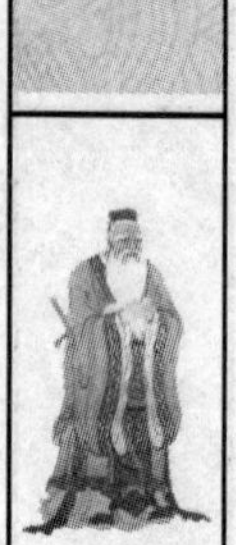

流速度减慢，血脂就会沉积在血管壁上，从而使动脉粥样硬化病症加速形成。科学家指出，晚餐经常吃荤的人，其血脂比正常人高2～3倍。这对轻度高血压、冠心病人来说，确有加重病情的危险。因此，晚餐不应该吃过多的荤食，而应以清淡素食为主。

## 三、饮品饮用误区

### ○水喝得越多越好吗

有的人认为，既然水有如此多的好处，那是不是喝水越多越好呢？回答是否定的。研究表明，健康成人每天对水的需要量，一般情况下，需喝水2500毫升左右。

人体在得到水分的同时，还通过尿液、粪便、呼吸、出汗方式等从体内排出一定量的水，健康成人每天水的摄入量与排出量是大致相等的。如果不相等，不论哪一方面增加或减少，均会引起人体内环境的改变，这时肾脏便发挥调节功能，使尿液减少或增加。

如果长期饮水过多，必然导致肾脏长期超负荷工作，进而影响心脏功能，这时人往往会感到乏力、头晕、记忆力减退、注意力不集中、食欲下降、血压升高等，重者常出现水肿、血压上升、气短心慌，以致不能平卧。有些人还可能出现神志错乱、失语、嗜睡甚至昏迷等严重现象。这种情况尤其多见于长时间过量喂水的婴幼儿。

有些人在夏天渴得难受时，或在运动、劳动之后，一口气喝下很多水，当时觉得很“痛快”、很“解渴”，殊不知这样做对身体是有害的。因为人在劳动、运动之后或者经历过酷热煎熬，身体出了很多汗，这不仅丢失了水分，同时也失去了不少盐分。汗出得越多，人体失去的水分和盐分就越多。据计算1升汗水中有1.5～3克盐，所以汗是咸的。如果劳动半天出汗5升，就要失去盐分7.5～15克。如果一次大量喝进白水而不补充盐分，水分经胃肠吸收后，又经过出汗排出体外，随着出汗又失去一些盐分，结果血液中的盐分就变得太少，吸水能力就随之降低，一些水分就会很快被吸收到组织细胞内，使细胞水肿，造成“水中毒”。人就会觉得头晕、眼花、口渴，严重的还会突然昏倒，医学上管这叫“脱水低钠症”。

人在大量出汗后感到口渴，并不完全是体内缺水，而是唾液量少而稠，嘴里发黏，咽喉干燥引起的感觉。这时喝水的正确方法是：先用水漱漱口，润湿口腔和咽喉，然后喝少量的水，停一会后，再喝一些，这样分几次喝，就不会因“水中毒”而损害健康了，当然，劳动或运动出汗后，能及时补充点淡盐水，就更好了。

因此，喝水应适可而止，不宜养成长期过多饮水的习惯。

### ○能用滚开水冲调营养饮料吗

有些人经常用滚开水冲调麦乳精等营养饮料，甚至还将其放进锅里煮沸后食用。这些饮用方法，都是不科学的。

因为在高温的条件下，这些营养饮料中所含的糖化酵素和营养素，很容易分解变质。实验证明，当热到60～80℃时，其中某些营养成分就会发生质变。饮用这种变质的饮料，就很难从中获得全面的营养。因此，最好是用40～50℃的温开水冲调营养饮料。

### ○喝水的几大误区

如果问你会喝水吗？你一定会感到好笑。人与水是最亲密的朋友，还在妈妈肚子里时,我们就被水紧紧包围,婴儿刚生下来,就要喝妈妈的奶水。一个人可以连续三天不进食,却无法连续三天不喝水。但是,或许是越容易的事越会发生偏差。“喝水”并不是每个人都能做得好,一般而言,我们主要存在着以下饮水的误区。

1. 饭后立即饮水

水是保证人体健康的重要营养素。没有水,食物进入人体就不能消化,人体就不能获得充分必需的营养素。饭后适当喝点水,对食物的消化吸收是有帮助的,但如果饭后饮水过多,就会感到胀饱、不舒服,还会冲淡胃液的浓度,影响人体对食物营养的消化吸收。

人的胃每天要分泌1.5~2.5升的胃液。胃液中含0.4%~0.5%的胃酸,胃酸的化学成分是盐酸。盐酸能溶解蛋白质,帮助消化含有铁质、钙质的食物,还可杀死随着食物进到胃里的细菌。如果人吃完饭后马上喝进大量的水,就会冲淡胃里的盐酸,这对消化和吸收营养不利,另外病菌不被消灭就可能进入肠道大量繁殖,容易造成肠道感染。

2. 喝反复烧开的水

有人习惯把热水瓶里的剩开水重新烧开再喝,以为这样做无关紧要。其实,把水烧了又烧,使水分逐渐蒸发,沉淀下来的亚硝酸盐的比例就会增大,对人体不好;同样道理,蒸馒头锅里的水,经过长时间的加热,亚硝酸盐也会增多,因此蒸锅水也不能当开水喝。

3. 喝久放的水

有人做过实验,刚从井中打出来的水,其亚硝酸盐含量仅0.17毫克/升,在室温下放置3天后,就上升到0.914毫克/升。原来不含亚硝酸盐的水,在室温下放置3天后,水中亚硝酸盐也会达到0.011毫克/升,放存20天后,则亚硝酸盐可达0.73毫克/升。所以,饮用水以现取现用为好,不可久放。

4. 饮用气压式保温瓶里的第一杯水

气压式保温瓶使用方便,受到广大消费者的欢迎。但是值得注意的是,气压式保温瓶里压出来的第一杯水却不宜饮用。

日常饮用的水,都含有一定量的化学元素,从含量来说,对人体健康没有什么影响。但是,气压式保温瓶灌水后,由于沉淀作用,在底部一层水中金属的含量比上层高,由它“沉淀”形成的“水垢”,对人体是有害的。特别是甲状腺功能亢进、尿路感染、前列腺肥大患者及长期服用激素和长期卧床不起的病人,本身就容易形成尿路结石,就更不宜饮用气压保温瓶里的第一杯水。

5. 过多饮用矿泉水

矿泉水严格说起来也算是一种“药水”,它含有多种化学物质和游离的二氧化碳,人体内摄入过多,不但会影响胃液的分泌和胃的消化功能,影响胆汁的形成和分泌,使人体内酸碱平衡失调,而且其所含的无机盐还会刺激肾脏和膀胱,特别是钠盐对患有慢性肾炎、高血压、心脏病并伴有水肿的病人,危害尤烈。因此,矿泉水饮用过多,就会对人体产生有害的“药水”作用。

矿泉水最好是微温饮下,这样能减少对胃的刺激,避免胃痉挛,有利于炎症的痊愈,并能较快地被人体吸收,进入肝脏,促进胆汁的稀释和分泌。当然,在服法、服量上,还要根据年龄、体质和疾患情况有所区别。

6. 长期喝纯净水

所谓纯净水，是指采用现代技术，运用蒸馏法、离子交换法、电渗析法和逆渗透法等，对自来水进行深加工处理，除去水中有害杂质、细菌、矿物质、有机物等所获得的水。它的主要特征是纯净，除水以外，不含任何成分。喝纯水对身体有一定好处，但是，如果把纯水作为日常主要饮用水而经常喝，就有些不好了。

目前市场上销售的纯净水，虽然除去了杂质，但同时也将人体需要的微量元素，如镁、锌、铁、碘、硒等和一些无机盐一起除掉了。如果长期饮用纯净水，微量元素的摄入量必然会大大减少。

再者，纯净水还有极强的溶解各种微量元素、化合物和各种营养素的能力，体内的这些物质会被纯水迅速溶解，并排出体外，导致营养物质的流失。

当然，在特定环境，比如外出旅游时偶尔饮纯水是可以的，但如长期饮用纯水，则可导致人体微量元素流失，甚至引起疾病。

### ○浓茶能解酒吗

每逢节假日，亲朋好友聚会时难免“喝高”，人们习惯喝浓茶解酒。其实“浓茶解酒”是一种错误认识，酒醉之后喝浓茶非但不能解酒，反而对身体有害。

酒精进入消化道后会直接损伤胃黏膜，因此过量饮酒会导致胃炎、胃十二指肠溃疡，甚至发生胃出血。而浓茶对胃黏膜具有刺激性，会诱发胃酸分泌。因此，喝浓茶对酒精损伤胃黏膜起着“推波助澜”的作用。

此外，酒精使血液流动加快、血管扩张，心跳加速，而茶中的茶碱同样具有兴奋心脏的作用，所以喝醉之后又喝浓茶，可谓“双管齐下”，加重心脏负担。

### ○喝隔夜茶会致癌吗

有人认为喝了隔夜茶会致癌，理由是隔夜茶里会分离出二级胺，二级胺进入人的胃里，会与亚硝酸盐合成一种强致癌物亚硝胺。其实，这种担心是不必要的。

经专家研究，食物里普遍存在二级胺和亚硝酸盐，茶里面当然也不例外。但据分析，茶里的含量比其他食物低得多，而且茶叶里还含有单宁、维生素 C 等亚硝胺的抑制物。因此，不必担心喝了隔夜茶会致癌。

### ○常饮烫茶好吗

我国老年人喜欢饮烫茶，尤以冬夏两季更为明显。有人认为冬天喝烫茶可使腹部温暖。其实，饮用烫茶并没有好处。

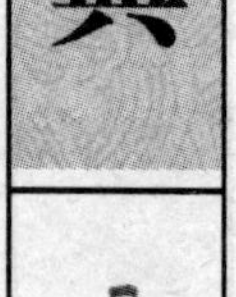

因为喝烫茶的人，喜欢用沸水沏茶，以保持高温。殊不知沸水沏茶可把芳香成分冲跑。同时也破坏了水溶性维生素。再者，喜饮烫茶会使消化系统有烧灼样的刺激感，时间长了，易造成消化道粘膜充血、糜烂，甚至溃疡。长期食用过烫食物，也容易导致唇癌、食道癌和胃癌。

### ○喝茶还是淡点好

茶虽有爽神、解渴、消腻、利尿等功能，但从健康的角度来看，茶还是淡一点好。嗜浓茶不但易引起失眠，还易导致缺铁性贫血。

茶尤其是浓茶中含有大量的鞣酸，鞣酸在胃内与未被消化的食物蛋白质结合形成鞣酸盐。食物进入小肠被消化后，鞣酸又被释放出来，并与铁结合成不易被吸收的鞣酸铁盐，妨碍肠黏膜对铁的吸收，从而使常饮浓茶的人身体内造血原料之一的铁含量缺乏，导致缺铁性贫血。

### ○茶不宜久泡

茶叶中含有 100 多种化合物。在一般情况下，这些化合物对人体无害，茶水泡后

4 ~6 分钟饮用较为合适。而沏好的茶放置几小时后，特别是放在暖水瓶式保温杯内的茶，不仅味道会变差，失去原有的香味，而且茶水呈褐色，并变得浑浊，此时，茶叶的维生素 C 和维生素 B 族都遭破坏。

据研究，新沏的茶水对神经和心血管系统可产生兴奋作用；而茶水泡得时间过长且浓，茶叶中的咖啡因积聚过多，则会对人体产生刺激作用，人们喝了这种茶就会感到不舒服。至于茶水冷后再泡的茶，由于鞣酸大量增加，会对人体产生不良影响，而新泡的茶水内鞣质较少（因为鞣质较难溶于水）。所以，长时间或冷后再泡的茶，不宜饮用。

### ○茶送服药物好吗

有些人为了图方便，常用茶水送服药物。殊不知茶叶中含有咖啡因、茶碱、鞣酸等成分，能与药的化学成分发生作用，影响药物疗效。

在服用鲁迷那、安定、眠尔通等镇静安眠药物时，尤其不能饮茶。因为茶叶中含有具有兴奋作用的咖啡碱，能减弱药效。

服用碳酸氢钠时，也不能用茶水送药。因为茶水中含有鞣酸，能与碳酸氢钠互相作用，使其失效。

痢特灵、优降灵等药物不能与茶水同服。这些药物进入大脑内抑制儿茶酚胺的降解作用促进脑内环磷腺苷代谢，两者的相互作用，使病人出现严重失眠或高血压。

另外，其中茶鞣酸还会与黄连素、乳酶生、多酶片、胃蛋白酶、次碳酸铋、硫酸亚铁、红霉素等药物作用，形成难溶解沉淀物，影响药物吸收。

### ○以茶解酒可取吗

许多人酒后往往爱饮茶，认为可以解除酒燥，化积消食，其实是错上加错。酒后饮茶，特别是饮浓茶对肾脏不利。

酒精进入肝脏后，通过酶的作用分解为水和二氧化碳，经肾脏排出体外。而茶碱有利尿作用，浓茶中含有较多的茶碱，它会使尚未分解的乙醛过早地进入肾脏。而乙醛对肾脏有很大的损害作用，易造成寒滞，导致小便频浊、阳痿、睾丸有坠痛感和大便干燥等病。

所以，酒后不要立即饮茶，尤其不能饮浓茶。最好进食瓜果或饮果汁，既能润燥化食，又能醒酒。

### ○四季饮茶应有别

饮茶各人有各人的喜好。有人喜欢喝花茶，有人喜欢喝绿茶；有人喜欢换着喝，有人习惯于长年喝一种茶。这些都因各人的习惯、爱好有别。实际上，如果能根据天时不同，而选用不同的茶品，也是有利于健康的。

春季，可以喝香气浓郁的花茶。因为花茶的香气具有很强的散发作用，可散发冬天积在体内的寒邪，使阳气逐渐升发。

夏季，是喝绿茶的季节。绿茶性寒苦，其营养作用在诸茶中是最佳的，夏天饮用最为合适。

秋季，宜饮乌龙茶、青茶。因乌龙茶、青茶的茶性介于红绿茶之间，并兼具红绿茶各自的功能。如果没有乌龙茶、青茶，可将红绿茶混合饮用，功效兼具，风味独特。

冬季，以喝红茶为宜。红茶味甘性温，和胃养肝，助人升阳，因此特别适合老年人品用。



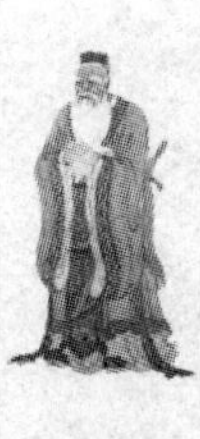

○凉茶是药能随便喝吗

凉茶是指放置冷却以后的、让人感觉凉爽的茶。人们也习惯于在夏天将热水冲泡后的茶放置一段时间予以冷却，然后再饮用。

但是，市场上现有的"凉茶"，却并非此种含义，而是指将几种具有药用疗效的中草药混合煎出汁水，用它来消除人体内的积热，或治疗因气候变化引起的喉咙疼痛、感冒等疾患。实际上，这些"凉茶"是通过配方中药来达到清热解渴的目的，而并非真正的"茶"。

这些常见的凉茶，一般是由味苦性寒的药物组成，它们适用于发热头痛、咽喉肿痛、口干口苦、唇红眼红、腹部隐痛等外感风热、湿热积滞之症。病人在出现上述症候时可以服用这些凉茶。另外，在湿热的季节里，无上述症候也可服用这些产品，有助于防病健身。

但要注意的是，凉茶是一种介于食品和药品之间的特殊产品，严格地说更属于传统意义上的中药。因此，普通人随便饮用就会存在一定的隐患。

人们的体质各不相同，免疫能力也有差别，因而饮用凉茶也要注意因人而异，不能滥服，更不能作为保健药长期服用。如果体质虚弱的人和婴幼儿长期服用药性苦寒的凉茶，则易损伤人体阳气和脾胃，导致神疲体倦、多汗、易感冒。

○酒越陈越好吗

人们发现，储存时间较长的酒会变得更醇香温润，美味可口。因此，有些人认为酒越陈越好，其实不尽然。

不是所有的酒都可以无限期地存放，如黄酒、葡萄酒、红酒、果酒等都有保质期，过了保质期还是不喝为好。因为使酒陈化必须具备一定的条件，才能使乙酸乙酯增多。如果酒坛不经密封或密封条件不好，温度湿度条件不当，时间长了不仅酒精会跑掉，而且还会变酸变馊，则酸败成醋了。

这是因为空气中存在着醋酸菌，酒与空气接触时，醋酸菌便乘机而进入酒中，在醋酸菌的作用下，酒精则发生了化学变化而变成醋酸。尤其是啤酒、果酒更容易酸败成醋。

白酒如茅台酒、西凤酒、汾酒等情况则不同。因为烧酒中酒精的含量为50%左右，这种浓度的酒精具有杀菌作用，醋酸菌无法在白酒中生存和繁殖，酒精因此不会变成醋酸了。

所以，我们说酒越陈越好是有条件的。现代科学技术的发展，大大缩短了酒的陈化时间。如利用辐射方法照射新酒，15 天后品尝，酒的浓香、甘醇、回味等方面都有提高，杂味有所减少。经化学分析表明，乙酸乙酯的含量大大提高，散发浓郁的酒香可与自然陈化相媲美。辐射的方法可以有效地缩短酒的贮存期，是新酒陈化的一种科学方法。

另外，人们对陈年酒的认识是错误的，真正的"陈年酒"是指在密封的酒桶中酿造存放的酒，而不是家里用瓶密封的酒，装瓶后的酒最好在三年内喝完，存放时间过长即使不变质，也会产生酒精度降低、酒味变淡等品质下降的问题。

○啤酒泡沫越多越好吗

泡沫是检验啤酒质量很重要的一个标准，但是，啤酒的泡沫并非越多越好。当打开啤酒时瓶盖、倒酒入杯时，出现大量气泡以至于"喷酒"时，可能表明啤酒有质量问题：

其一是酿酒原料可能被某些微生物污染，开瓶后二氧化碳容易逸出，泡沫起得快，消失得也快；其二是啤酒装瓶时充入了过量的二氧化碳，超过了每升啤酒含二氧化碳 5 克的标准；其三是由于啤酒存放温度过高，或搬动时振动过猛。这些因素都会影响啤酒的口味和质量。

**〇能用锡壶盛酒吗**

老年人常喜欢用锡壶盛酒。其实，这是于身体有害的。

锡制品中含有铅，长期用锡壶装酒，铅会进入酒中。铅对人体各种组织都有危害，经常喝含铅较多的酒，就会发生慢性或急性铅中毒。出现头痛、失眠、乏力、恶心等症状。严重者可出现腹绞痛、视力减退甚至失明。所以，切勿用锡壶盛酒。

**〇啤酒可存放在冰箱冷冻室吗**

有些人为了饮用新鲜啤酒，把啤酒存放在冰箱的冷冻室里。这是不科学的。

因为啤酒温度不得低于零摄氏度，长时间在低温下会结冰。且受冻后的啤酒，外观呈现混浊，即使溶化后，其味道也大减。因此，无论是在冬天还是其他季节，均不宜把啤酒长久放置于冰箱的冷冻室中。

**〇啤酒能和白酒同饮吗**

有些人往往喝了烈性白酒，同时又喝啤酒，这种喝法不好。

因为啤酒虽然是低酒精饮料，但其中含有二氧化碳和大量水分。两者混喝后，会加速酒精在全身的渗透作用，对肝脏、胃肠和肾等器官发生强烈的刺激和严重的危害，影响消化酶的产生，使胃酸分泌减少，导致胃痉挛、急性胃肠炎、十二指肠炎和引起出血等症，对心脑血管危害尤甚。因此，啤酒与白酒不宜同时饮用。

**〇喝啤酒能配海鲜吗**

许多人有喝啤酒配海鲜的习惯。其实，这对身体是有害的。

因为大多数海鲜都会使人体中产生尿酸，而啤酒会使人体中过多尿酸无法排泄，聚集在关节或软组织中，使关节受到很大刺激，引起炎症，造成痛风症，甚至还会引起肾结石和尿毒症。因此，要改掉喝啤酒配海鲜的习惯。

**〇夏天喝白酒不需烫热吗**

有人喜欢冬天喝热酒，夏天喝凉酒，认为这样饮后才舒服。其实，冬夏均以喝热酒为好。

这是因为白酒含乙醇、甲醇、甲醛、乙醛等杂质，甲醇在体内分解较慢，如果摄入 4～10 毫升就会使人中毒。甲醛、乙醛是醇类的氧化物，甲醛的毒性为乙醇的 30 倍，具有强烈的刺激味和辛辣味，饮后易引起头晕。但甲醇、甲醛、乙醛等的沸点很低，酒烫热时会全部挥发掉。所以，白酒烫热了喝为好。

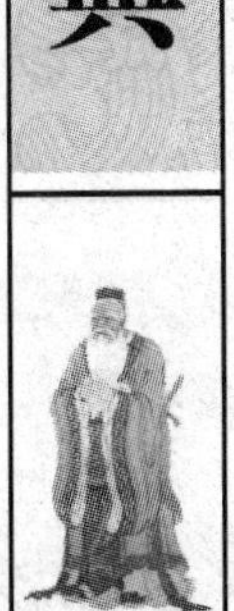

**〇啤酒多喝点没关系吗**

一般人总以为，啤酒没什么度数，多喝点没关系。其实，这种看法是片面的。

据测定，一个成年人每饮用 50 克酒精，会引起兴奋现象；饮用 70 克酒精以上，血液中的酒精浓度可达百分之零点一以上。这些酒精要一天以上的时间才能完全被消化。国外把血液中的酒精浓度低于百分之零点零五定为能进行正常工作的安全标准，如折合 12 度啤酒进行推算，一个成年人一次饮用的啤酒数量，以不超过两瓶为宜。长期暴饮啤酒也会造成酒精慢性中毒。

**〇白酒黄酒混饮易醉人吗**

人们常说：喝酒时，如果黄、白酒混饮，容易酒醉或酒精中毒。这种说法是没有科学根据的。

因为白酒和黄酒无论是混着饮或先后饮用，只要不过量，都不会醉人或中毒。至于有人白酒黄酒混饮而酩酊大醉，那并不是因为黄白酒混饮所致。这多数是在酒席上相互劝酒、赌酒、饮酒过量的情况下发生的。所以，饮酒切忌过量和赌酒哄饮，以免乐极生悲，危害健康。

**○白酒汽水能同饮吗**

不少人在酒席上喜欢白酒加汽水同饮，或醉酒后用汽水解酒。实际上，白酒与汽水同饮会导致严重后果。

科学研究证明，白酒与汽水同时饮服后，会使酒精快速在全身挥发，同时产生大量的二氧化碳，对胃、肠、肝、肾等器官均有严重的损害。它可刺激胃黏膜，减少胃酸分泌，影响消化酶的产生，从而导致急性胃肠炎、胃痉挛、胃溃疡、十二指肠溃疡等病症。同时，对心血管、脑血管也有破坏作用，使血压升高，有的还会导致昏迷状态。

**○咖啡会使人上瘾吗**

咖啡对人们的身体和精神会产生作用。咖啡因首先作用于中枢神经的皮质层，通过提高清醒程度、注意力和联系能力来减少疲劳和困倦的感觉。

咖啡可能会带给人某种依赖性。当嗜饮咖啡者想减少咖啡饮用量或者干脆不再喝咖啡时，这种瘾头就会明显表现出来。某些症状如头疼、疲倦，甚至经常有轻微恶心的感觉——这是明显的上瘾症状表现。几天后这些症状会渐渐消失。

停止饮用咖啡后，经常会出现所谓的“周末偏头痛”。这种病主要会光顾那些平时在工作岗位上经常喝咖啡、回家后不喝咖啡或不饮用含咖啡因饮料的人。

**○喝咖啡的几大误区**

咖啡是从一种被誉为“神奇的可可”中提炼出来的物质，它含有咖啡因、鞣酸及多量的钾盐，饮后能振奋精神，增进食欲，促进消化。但浓咖啡则使人心跳加快、兴奋、失眠，不利于心血管系统的健康。因此，喝咖啡一定要掌握科学的饮用方法。但我们发现在日常生活中，人们饮用咖啡时还存在着以下几大误区。

◎饮浓度过高的咖啡

在饮高浓度的咖啡后，人体内肾上腺素骤增，以致心跳频率加快，血压明显升高，并出现紧张不安、焦躁、耳鸣及肢体不自主颤抖等异常现象。长此以往，会影响健康。

假如有心律不齐、心动过速等疾患，饮高浓度咖啡可加重病情。有冠心病、高血压的人，可诱发心绞痛和脑血管意外。所以，饮咖啡以每杯咖啡的浓度不超过100毫克为宜。

◎喝咖啡时放糖过多

饮咖啡时，适当放点糖可增加咖啡的味道。但是，若放糖过多，饮用后会没精打采，甚至感到十分疲倦。这是因为饮咖啡时加糖过多，会反射性地刺激胰脏中的胰岛细胞分泌大量的胰岛素，而过量的胰岛素能降低血液中的葡萄糖含量。一旦血糖过低，就会出现心悸、头晕、肢体软弱无力、嗜睡等低血糖症状。

此外，在饮咖啡时，也不宜过多地吃蛋糕、糖果等高糖食物，否则也会产生上述现象。

**○“美酒加咖啡”最惬意吗**

“美酒加咖啡”是不少人聚会时喜欢的一种庆贺方式。实际上，这是有害健康的。

这是因为咖啡会加重酒精对人体的损害,尤其是对大脑。大脑由极度兴奋进而转入极度抑制,并刺激血管扩张,加快血液循环,增加心血管负担,所造成的损害可以超过单纯饮酒的许多倍。所以酒与咖啡同饮,有如火上加油。

**〇所有人喝咖啡都能提神吗**

一般人总以为,喝咖啡能提神。其实,并非所有人喝咖啡都能提神。

咖啡能提神,原因是咖啡内的分子结构与人体内的一种可抑制神经冲动的化学物质——化合苷的分子结构非常接近。但是不同性格和不同工作性质的人,喝咖啡有不同效果。如需长时间集中精力应付简单工作的人,喝咖啡可刺激大脑,提高工效。但对于应付复杂工作而需要短期记忆力者而言,喝咖啡却会使他们感到过度兴奋,随后便疲惫不堪,昏昏欲睡。

**〇咖啡能长时间煮沸吗**

有的人煮咖啡喜欢长时间煮沸,这并不好。

因为咖啡长时间煮沸,会使香味受损,而蒸汽泡会携带部分芳香物质,并聚集在咖啡表面,形成泡沫。咖啡香味取决于泡沫的密度,烧开后的咖啡继续沸煮,会导致泡沫被破坏,使芳香物质随蒸汽跑掉。最好是在咖啡烧好后马上饮用,因为放凉了咖啡的泡沫也会遭到破坏。

**〇果汁是理想的饮料吗**

有人认为水果是含有丰富的维和素和矿物质,果汁也肯定含有很高的营养价值。

但是,果汁在加工过程中,破坏水果细胞的完整性,并且果汁中往往添加过量的糖色素、防腐剂、过量饮用会扰乱消化功能。有研究表明,高血糖与大脑疾病密切相关,喝饮料多的孩子几乎每餐都要,被称为"儿童果汁饮料综合征"。

近年来,因为幼儿过量饮用果汁,每天高达2.5升稀释的果汁。他们体内的矿物质被接二连三地稀释并随尿液带出体外。而且因为饮料中不含盐成分,所以导致血液中缺盐。通常便造成了肌肉痉挛、无精打采、恶心呕吐等后果。

科学家们发现,过多的果汁还可导致肾结石,与普遍流行的观点正相反,对那些爱喝咖啡、茶、葡萄酒和啤酒的人而言,他们健康状况不错,因为这些饮料可以降低患病风险,与之相比,经常饮用苹果汁、葡萄汁以及西红柿汁的人则有较高的患结石风险。

**〇果汁与果子露一样吗**

有人以为果汁和果子露是一码事,其实不然。

果汁是用新鲜水果经压榨取得的汁液,而果子露是用糖、水、香精、色素等经人工调配而成。果汁中含有多种营养成分,而果子露中则无人体所必需的维生素和矿物质等。果汁中有矿物质,饮用后在体内呈生理碱性,故能有效防止因食肉过多而引起的酸中毒现象;而果子露无此功能。果子露中有少量糖精、色素等,故小儿不宜长期饮用。

**〇牛奶冷冻保存对吗**

许多人取回牛奶后,往往顺手往冰箱冷冻层里一放,等晚上回来再解冻饮用。其实,这种保存方法是错误的。

牛奶是不能冷冻的,因为牛奶冷冻后,奶中的蛋白质、脂肪和乳糖等物质会发生变化,出现不均匀的分层状态。解冻后,会出现凝固状沉淀物、上浮脂肪团以及异常气味等,营养价值大大降低。保存牛奶,最好的方法是,将未启封的牛奶放在冰箱中的冷藏室里，温度以0℃～5℃为宜。

○滋补药能与牛奶同服吗

不少人爱把滋补药和牛奶同时服用。这种做法是不妥的。

因为牛奶中的钙、磷、铁容易和中药中的有机物质发生化学反应，生成难溶、稳定的化合物，使牛奶和药物的有效成分受到破坏。一些中药中的生物碱，也易与牛奶中的氨基酸反应，而失去疗效，有的甚至产生刺激或过敏反应。不仅中药如此，西药中的四环素、土霉素，也会和牛奶中的钙形成难溶的物质，不易被胃肠道吸收，而使疗效大大降低。

○牛奶加糖同煮好吗

许多人煮牛奶时把糖放入未沸的牛奶中一同煮沸，这也是一种不科学的做法。

这是因为当两者在一起煮时，牛奶中的赖氨酸会和糖发生“梅拉德反应”，生成一种不被人消化吸收的果糖氨基酸，白白浪费了宝贵的赖氨酸。正确的做法是，将牛奶煮沸后，稍放凉至不烫手，再加入白糖，加以搅拌使糖充分溶解。这样，牛奶的温度低了，赖氨酸就不会与糖发生反应了。

○牛奶豆浆放保温瓶中能放久些吗

有人认为，将煮沸后的牛奶或豆浆灌入保温瓶，与空气隔绝，可保存一段时间。其实不然。

因为瓶的上部空气里带有许多细菌，这些细菌在瓶中适宜的温度条件下会把牛奶或豆浆当作良好的培养基，大量繁殖，用不了三四个小时牛奶就会变质。一般来说，牛奶或豆浆煮沸后应立即食用。如需放置，必须在低温下保存。

○空腹喝牛奶才补吗

有些人喜欢空腹喝牛奶，认为这样身体吸收快。其实，这是一种误解。

因为牛奶和豆浆都是蛋白质含量很丰富的饮料，它们只有摄入定量淀粉食品后，才能不被作为热量来消耗，而真正发挥构造新组织的作用。如空腹喝牛奶、豆浆，它们只能代替淀粉作为热量消耗掉，很不经济。正确食用法是，在淀粉食品作为热量来源的基础上饮用，营养素才会完全被人体吸收。

○牛奶加巧克力吃有营养吗

有些人认为牛奶和巧克力都是营养品，一起吃肯定有益无害。事实上却相反。

这是因为二者一起吃时，牛奶中的钙与巧克力中的草酸结合，形成不溶性草酸钙，人不但无法吸收，还会出现头发干枯、腹泻、缺钙和生长发育慢的现象。

○牛奶、冷饮能代替开水吗

有些父母以为，小孩喝了牛奶、冷饮后，就不一定需要再喝水了。这是一种糊涂的看法。

婴儿新陈代谢旺盛，对水的需要量比成人多。每日除了从饮食（母乳、牛奶或其他辅食）中摄入水分外，还需补充一定量的水分。虽然母乳和牛奶均含有许多水分，但二者都不能代替开水。同样，冷饮如橘子水、冰棍等主要是含糖的物质，也不能代替开水。摄入过多的糖，会使体内的血糖浓度持续在较高的水平。长期如此，便会造成孩子食欲不振，导致营养不良。因此，切勿用冷饮来代替开水给孩子喝。

○豆浆能冲鸡蛋吗

豆浆与鸡蛋都是营养丰富的食物。有的人喜欢把鸡蛋打在碗中，然后冲进煮沸的豆浆。这种做法也是不科学的。

原因是这样很难把鸡蛋冲熟，而鸡蛋清中含有一种抗生物蛋白和一种胰蛋白酶抑制物，都是对人体不利的物质。抗生物蛋白与人体中的“生物素”结合，会使人缺乏维生素，容易出现疲劳、食欲不振、贫血等症状。胰蛋白酶抑制物，则会抑制肠道中胰蛋白酶的活力，影响肠道对蛋白质的消化和吸收。因此，不要用豆浆冲鸡蛋，而要把它们煮熟了再吃。

○蜂蜜能用开水冲服吗

有些人往往用开水冲服蜂蜜，这样会使营养成分受到破坏。

因为开水冲蜂蜜，会使蜂蜜中的酶类物质产生过量的羟甲基糖醛，破坏蜂蜜的营养成分。另外，用开水冲服还会改变蜂蜜甜美的味道，使其产生酸味。服用蜂蜜最好用温开水，水温应低于65℃。

○汽水多喝点不碍事吗

人们总认为，汽水是清凉适口的饮料，多喝点无妨。其实，汽水喝多是不利的。

汽水是由水加柠檬酸、小苏打制成的。如果喝多了，其中的碳酸气中和胃酸，会引起胃液失效，从而降低消化能力和杀菌能力，也会影响食欲，增加血容量，使心、肾负担过重，出现心慌、乏力、尿频等。所以，汽水喝多了并非不碍事。

○隔夜汽水还能饮用吗

汽水一时喝不完，有人留待次日再喝。这是有害的。

开盖后汽水中的二氧化碳迅速溢出，汽水成了凉糖水。糖水极利于细菌生长繁殖，如大肠杆菌每20分钟就可以繁殖一代。因此，隔夜汽水可以导致肠道疾病的发生，不能再饮用。

○白糖可以冲服吗

许多人喜欢把白糖冲成糖水喝。殊不知，这是一种不卫生的做法。

因为白糖在储藏、运输、销售和家庭存放时，很容易被一些致病微生物、小动物感染。有一种称为食糖螨虫的小动物，很喜欢在白糖上生长繁殖。由于螨虫要在70℃以上的水温，经3分钟以后才会死亡。如果将生糖冲水喝，糖水很难达到杀死螨虫的温度，螨虫就会被喝进体内，引起程度不同的消化道症状、皮肤过敏、支气管炎、哮喘以及其他变态反应疾患。因此，食用白糖，特别是存放较久的白糖，应该将糖煮开了吃，不要用生糖冲水或拌其他食物吃。

○健康饮品都健康吗

随着人们生活水平的逐步提高，人们的保健意识也随之增强，许多商家基于人们的这一心理推出了所谓的“生态食物”、“保健食品”，近来又开始流行所谓的“健康饮品”。这些号称具有某种功效的健康饮品犹如雨后春笋般涌现，纷纷开始瞄准消费者的钱包。

这些所谓的健康饮品，大致可分为两类：一类是被当作食品饮用的，如含有维生素C的饮料水；另一类则具有保健效果，包括含维生素A、复合B族维生素类，以及中药配方的滋补强壮剂。

价钱贵的不一定保健效果就更好。一般而言，含滋补强壮剂的饮料价格较维生素饮料高，而含中药成分种类较多者价钱更高。

需要注意的是，即便是健康饮品，其中多半也添加了糖分，并不见得每种人都适合饮用，尤其减肥中的人或是糖尿病患者应小心饮用，至于添加人参的滋补强壮剂，则不适合高血压患者饮用，否则会反受其害。另外，维生素饮用水多半含有维生素B



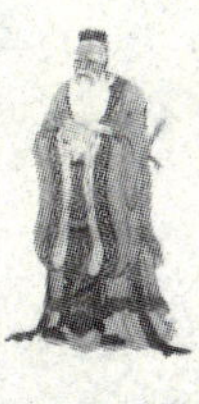

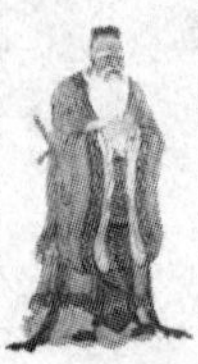

和维生素C,孩子们不知节制地饮用后可能会超过一日之所需数量,这样就不利于健康了。妊娠中的妇女也必须注意,虽然健康饮品具有较高的安全性,副作用也较少,但若是饮用过量或饮用了不当的饮品,仍有可能会对孕妇造成不良的影响,最好向医师咨询一下较为妥当。

可见,将这些健康饮品视为补充平日营养不足的补品的态度是不可取的,只有从天然食品中摄取营养才是根本之道。

**○人人都能吃冰淇淋吗**

冰淇淋是夏令佳品,但并非人人可吃。

如患咽喉炎、支气管炎的人,受到冷刺激会使炎症加重或咳嗽加剧;患肠胃炎的人吃了冰淇淋,会增加疼痛,影响治愈;已经患腹泻的人吃了冰淇淋,会因受冷的刺激,引起腹痛和胆管痉挛;高血压、动脉粥样硬化症、糖尿病人吃了冰淇凌都有害处。

**○饮料、自来水不能代替白开水**

现在的许多年轻人嘴巴很刁,淡而无味的白开水无法赢得他们的青睐,市面上那些花花绿绿的刺激性饮料反而吸引了他们的眼球,认为喝这些甜饮料既可以满足人体对水的需求,还可以解渴。其实,这种做法和认识是错误的。

科学研究证明,白开水是补充人体体液的最好物质,它最有利于人体吸收,且副作用最少。各种果汁、饮料都含有较多的糖或糖精及其他添加剂,含有大量的电解质。这些物质不能像白开水那样很快离开胃,如果较长时间在胃里停留,会对胃产生许多不良刺激,不仅直接影响消化和食欲,还会增加肾脏过滤的负担,影响肾功能。过多的糖分摄入还会增加人体的热量,引起肥胖。在一般情况下,甚至包括剧烈运动后,人体并不缺乏钠和钾离子,因此需要补充的主要是水分。甜饮料里添加的各种添加剂内含有大量的钠和钾离子,过多摄入不仅对人体没有什么好处,反而有害。因此,是不宜用饮料代替白开水的。

还有些人喜欢直接饮用自来水,特别是在夏季,天气炎热,出汗较多,易渴,有的人一渴就扭开自来水龙头,咕咚咕咚大喝一通。他们所以这样做,一方面是因为自来水温度较低,热天喝凉水,感觉痛快;另一方面是认为自来水是经过消毒和过滤了的,喝了也不会闹病。

这种做法也是不利于健康的。不错,我们使用的自来水是经过一定消毒和过滤的。我国通常利用漂白粉(含氯石灰)、漂白粉精和液态氯作为消毒剂对自来水进行消毒。但是,不容忽视的是:有很多因素会影响消毒效果,例如,有些漂白粉(含氯石灰)放置时间过长或密封不好,使消毒效力下降;有的自来水厂使用漂白粉(含氯石灰)的用量不足和作用时间不够;水的混浊程度过高,水中含有较多的有机物和无机物,悬浮物内包藏过多的细菌,使按比例投放的消毒剂不能把全部细菌消灭;气温过低,水的温度变低,消毒效果随之变差等等。所以,自来水虽然经过了消毒和过滤,但其中仍留存有或多或少的细菌,如果不经高温消毒就直接饮用,难免会引发疾病。因此,自来水还是应烧开再喝,如怕烫,可以事先把它晾冷,待口渴时喝凉白开水。

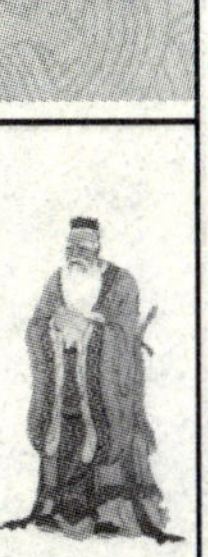

## 四、主食、油脂食用误区

### ○稀饭容易消化吗

稀饭看起来很柔软，因而被认为容易消化，其实不然。

对正常人来说，稀饭有时比干饭更不容易消化。这是因为稀饭水分多，唾液和胃液等的分泌会被稀释，加上胃部膨胀，使蠕动运动迟缓；同时因为量多之故，极易造成胃下垂或胃松弛等疾病。稀饭不易消化的理由还在于无法慢慢咀嚼。咀嚼动作不只是用牙咬碎食物，同时还具有把食物和唾液混合的作用，而唾液中含有可分解淀粉质的消化酵素。

### ○熬稀饭加碱好吗

有人为使稀饭黏滑，烂得快，熬稀饭时加碱。殊不知，这样使米中的维生素 $B_1$、$B_2$ 和维生素 C 遭到破坏。

人体缺乏维生素 $B_1$、$B_2$ 时，便会得脚气病，口腔和阴囊将发生病变。缺乏维生素 C，会患坏血病。这些成分在酸性环境中较稳定，而在碱性环境中容易被分解而损失。所以，熬稀饭不要加碱，以免营养损失，十分可惜。

### ○米越精营养价值越高吗

糙米是指脱壳后仍保留着一些外层组织，如皮层、糊粉层和胚芽的米，由于口感较粗，质地紧密，煮起来也比较费时，现在已经很少有人吃了。

而精白米则是糙米经过精磨、去掉外层组织得到的，也就是我们平常吃的比较多的大米，它不但看起来雪白细腻，而且吃起来也比较柔软爽口。但营养专家指出：糙米的营养价值比精米高。这是为什么呢？

其实，大米中 60% ~70% 的维生素、矿物质和大量必需氨基酸都聚积在外层组织中，而我们平时吃的大米虽然洁白细腻，营养价值已经在加工过程中有所损失，再加上做饭时反复淘洗，外层的维生素和矿物质进一步流失，剩下的就主要是碳水化合物和部分蛋白质，它的营养价值比糙米要低多了。不要小看糙米中所保留的这些外层组织，它们具有很高的营养价值。

现代营养学研究发现，糙米中米糠和胚芽部分含有丰富的维生素 B 和维生素 E 及食物纤维，能提高人体免疫功能，促进血液循环，还能帮助人们消除沮丧烦躁的情绪，使人充满活力。

此外，糙米中钾、镁、锌、铁、锰等微量元素含量较高，有利于预防心血管疾病和贫血症。它还保留了大量膳食纤维，可促进肠道有益菌增殖，加速肠道蠕动，软化粪便，预防便秘和肠癌；膳食纤维还能与胆汁中胆固醇结合，促进胆固醇的排出，从而帮助高血脂症患者降低血脂。

### ○米洗得越干净越好吗

不少人认为，煮饭时米洗得越干净越好。其实，洗米只需略淘几下就行了。

因为，淘米次数越多，米中所含的营养损失越大。米中的维生素及矿物质大部分在米外层，很容易溶于水。淘洗二三次，维生素损失 40%，矿物质被破坏 50%。因此，米并不是洗得越干净越好。

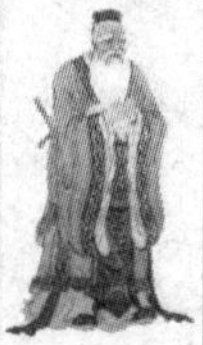

### 〇用生冷自来水煮饭好吗

人们煮饭时,都习惯用生冷的自来水。其实这是不科学的。

因为生冷的自来水中含有一定数量的氯气,在烧饭过程中,它会大量破坏粮食中所含的人体不可缺少的维生素 $B_1$。据测定,一般情况下,维生素 $B_1$ 损失 30% 左右。而用烧开的熟水煮饭,维生素 $B_1$ 就可以免受损失。因为烧开后的熟水,氯气已经随水汽蒸发掉了。

### 〇米汤拌奶粉有营养吗

有些父母为了给孩子多增添些营养,喜欢用米汤拌奶粉喂孩子。其实,这样做效果恰恰相反。

原来,奶粉中含有一般食品所缺少的维生素 A。米汤中含有一种脂肪氧化酶,这种酶会破坏奶粉中的维生素 A。小孩主要依靠乳类食品来摄取维生素 A。长期缺乏维生素 A 会导致发育迟缓,体弱多病。

### 〇硫黄能熏蒸馒头吗

有些人为了使馒头等食品外观白净,就用硫黄熏蒸。这对人体健康是有害的。

因为用硫黄熏蒸时,会生成对肠胃有刺激作用的亚硫酸。亚硫酸在食品中有破坏维生素 $B_1$ 的作用,同时还会影响人体对钙的吸收,使钙形成不溶性物质,从尿及粪便中排出。如果使用的硫黄是工业用品,其中常含有砷等有毒物质,用它熏蒸食品,则容易造成食品被砷污染而发生中毒。

### 〇用面肥发面好吗

有些家庭喜欢用"面肥"发面,即把上次发面时发酵过的面留一块,加在这次要发的面中。这样做法弊病很多。

因为"面肥"在贮存和继续发酵的过程中,很容易被杂菌污染。加在新面团中,酵母菌繁殖的同时,各种有害杂菌也会大量繁殖起来,甚至使面团发臭变味,有碍卫生。如果夏季气候炎热,加了"面团"后发的面常常发酵过度,酸度过大,蒸出的面食也不好吃。所以,最好还是用鲜酵母、干酵母和发酵粉发面为宜。

### 〇豆油营养价值不高吗

在植物油中,豆油有股"豆腥气",有些人不大喜欢它。其实,豆油的营养价值很高。

豆油是冠心病的"克星",它含有不饱和脂肪酸达 87.7%,高于花生油、芝麻油。不饱和脂肪酸能影响胆固醇的合成和加速其排泄,因此具有预防动脉血管硬化的功能。豆油中还含有丰富的卵磷脂,它在血液中能使胆固醇和脂肪颗粒变小,并保持悬浮状态,从而有利于脂类透过血壁,使血液中的胆固醇减少。

### 〇生吃豆油有营养吗

一些人认为生豆油营养丰富,在炒菜、炖菜或拌凉菜时,总喜欢放一些生豆油。实际上这是不正确的。

因为食用豆油中,含有一些对人体有害的物质。比如,在炼油过程中残留下来的极少量的苯、多环芳烃等物质。这些物质沸点较低,当豆油炸开时,极易挥发掉。此外,生豆油本身还有一种特殊腥味,影响食欲。所以,豆油还是炸熟后食用好。

### 〇"油多不坏菜"吗

有些人认为:"油多不坏菜","多放油不会错"。其实,这种看法是不正确的。

因为烧菜油放过多,菜外部包了一层油,食后肠胃里的消化液不能完全同菜接触，不仅不易消化吸收，反而会因油脂的滑润容易引起腹泻。常吃油腻的菜肴，也会促使大量的胆汁和胰液分泌，易诱发胆囊炎、胆石症和胰腺炎的发作。菜肴用油太多，其他调味品不易渗入食物内部，也会影响菜肴的滋味和人的正常食欲。所以，烹调时用油应以适量为宜，不能过多。

### ○油温高炒菜才好吃吗

有些人炒菜时，喜欢把油烧到冒烟的温度，认为这样菜才炒得好吃。其实，这样做是有害的。

这是因为油烧到冒烟，一般已超过200℃，这时，油中所含的脂溶性维生素会全部破坏，人体必需的各种脂肪也会大量氧化，因而降低了油的营养价值。所炒的菜与这种高温油一接触，菜中的维生素C也会遭到大量破坏。另外，油温过高，产生的烟雾会使人体致癌。

### ○油炸食物的油能反复使用吗

人们往往把炸食物的油反复使用，这样做其实很不好。

因为炸食物的油长时间接触空气和连续高温加热，很容易变质，产生甘油酯二聚物等多种有毒物质。这些物质能使人体肝脏肿大、消化道发炎、腹泻和积累中毒，甚至诱发癌症。因此，油炸食物时切勿放油过多。如果发现存放炸食物的油颜色变深或发出难闻的气味，就不要再吃，以免损害健康。

### ○偏食植物油不会得病吗

不少人担心吃了动物油，会导致动脉硬比或冠心病，于是就长期偏食植物油。其实，长期偏食植物油，也可引起血管障碍和心脏病。

日本国立营养研究所的专家的实验证明，只吃植物油往往会造成血管脆弱，引起膀胱、鼻腔等器官失血。美国营养学家通过对各种植物油的分析表明，这些植物油均含有大量的饱和脂肪酸成分。如果长期偏食，也同样会引起心脏病。因此，为了保证饮食营养平衡，应该以食用植物油为主，适当食用动物油。

### ○植物油脂比动物油脂好吗

人们认为吃动物油易引发冠心病、肥胖症等，因而青睐植物油，其实是这很片面的认识。

动物油（鱼油除外）含饱和性脂肪酸，易导致动脉硬化，但它又含有对心血管有益的多烯酸、脂蛋白等，可起到改善颅内动脉营养与结构、抗高血压和预防脑中风的作用。猪油等作为脂质还具有构成人体饱腹感和保护皮肤与维持体温，保护和固定脏器等功能。

光吃植物油会促使体内过氧化物增加，与人体蛋白质结合形成脂褐素，在器官中沉积，会促使人衰老。此外，过氧化物增加还会影响人体对维生素的吸收，增加乳腺癌、结肠癌发病率。过氧化物还会在血管壁、肝脏、脑细胞上形成，引起动脉硬化、肝硬化、脑血栓等疾病。

正确的吃法是植物油、动物油搭配或交替食用，其比例是10∶7。动植物油混吃还有利于防止心血管疾病。植物油含不饱和脂肪酸，对防止动脉硬化有利。还可以荤素油搭配以动物油1份、植物油2份制成混合油食用为好。

## 五、饮食习惯误区

**〇冰箱是“保鲜箱”吗**

有些人以为只要把食物放入冰箱就可安全保险了，随便什么时候取出来就可以食用，这是一种误解。

这是因为冰箱是利用某些液体（制冷剂）在蒸发过程中吸取周围物体的热量，使食品温度剧烈下降，使附在食品上的某些细菌停止生长繁殖。但是细菌并没有冻死，相反，对有些嗜冷与耐寒的细菌，这个温度范围甚至起不到什么抑制作用，它们能在0℃以下继续繁殖生长，一旦温度回升仍然苏醒起来。

**〇冰箱里的熟食能取出就吃吗**

有些人以为食品只要放进电冰箱就不会变质，因此，把在冰箱里存放的熟食不经加热直接取出食用。这样，会给人的健康带来危害。

因为电冰箱的冰盒温度，一般仅保持在零下4～8℃，这种温度并不能消灭细菌。一些肠道杆菌、伤寒杆菌、痢疾杆菌、肠炎杆菌等，耐寒能力很强。如果食品在冷藏前就已被这些细菌污染，取出后直接入口，就很容易引发疾病。此外，冰箱里存放的生食品都可能被各种细菌污染过，很可能与熟食交叉感染。所以，电冰箱里的熟食。要经过热处理后再食用就比较安全可靠了。

**〇 冷冻食品比罐装食品有益健康吗**

从本质上讲，为了使食品不变质易于保存，低温冷冻的确是一个比罐装保存更好的办法。为了罐装保存，首先要进行高温消毒，这就破坏了很多种维生素。而后在煮泡过程中，食物中含有的很多矿物质和微量元素也会被冲掉。

与这种加工方法相比，在冷冻处理过程中，虽然蔬菜等食品也被用沸水冲泡，但是它们含有的有益物质却很少损失。因此，从这个意义上讲，冷冻加工确实比罐装处理要更有益于健康。

可是，在冷冻食品中，被加入的大量原材料，绝不会是从菜地或猪圈中直接产出的新鲜食品，而是各种原料的罐装成品。目前，只有芦笋是唯一可能被新鲜加入冷冻食品中的原料。

**〇存放熟食要裹保鲜膜吗**

超市中的熟食大多包裹一层保鲜膜，很多人认为这就是层“保护膜”，买回家直接放到冰箱里就行了。事实上，应该把保鲜膜撕掉后再储存。

目前，生产食品保鲜膜的原料主要有三种，分别是聚乙烯（简称PE）、聚氯乙烯（PVC）和聚二氯乙烯（PVDC）。市面上所售的大多数保鲜膜使用的原料是聚乙烯。由于其在生产过程中不添加任何增塑剂，被公认为是最安全的。

然而，超市中用来包裹食品的保鲜膜也有可能使用聚氯乙烯材质。实验证明，这种保鲜膜为增加其附着力，含有名为乙基已基氨的增塑剂。该增塑剂对人体内分泌系统有很大破坏作用，会扰乱人体的激素代谢。这种化学物质极易渗入食物，尤其是高脂肪食物，而超市里的熟食恰恰大都是高脂肪食物。

经过长时间的包裹，食物中的油脂很容易将保鲜膜中的有害物质溶解，食用后会影响人体健康。韩国等国家都已开始禁止使用这种保鲜膜。

对此，我们还可以采取以下办法：回家后就把保鲜膜撕掉，将食物用食品保鲜袋包装起来，再放进冰箱；也可以将食物装在有盖的陶瓷容器中；如果是没有盖的容器，覆盖保鲜膜时，尽量别把食物装太满，以防接触到保鲜膜。

### ○节食要少食盐吗

许多节食者很少吃盐。他们被推荐多吃富含钾盐的米饭和蔬菜。钾在身体中的作用就好比钠的竞争对手。因此这么做就存在着风险：盐维系着身体中的水分。当钠被钾排挤后，它也就不再发挥功能。

所以，对于很多节食者来说，就存在着身体水分流失过快的危险。因此，在感到饿的时候只是喝一杯白开水，就会导致体内更多的盐分被冲走。如果喝下了大量的白开水或者茶，最严重的情况会导致身体水中毒。

所以，这种减肥最常见的副作用，就是可容易造成循环衰弱和恶心。在某些情况下还可能会损伤大脑。

### ○维生素 E 能延缓衰老吗

有人认为，维生素 E 可以向细胞死亡、衰老、心肌梗塞宣战。无论是在工作还是闲暇时，它都能够提高身体活力，还可加强性功能。可是实际上，至今也没有确切证据能够证明此物质可以实现上述功能。

正相反，它不仅不能帮助人们永葆青春，在过量服用的情况下，它还会使人过早衰疲。可能会出现肌肉无力、极度疲劳感、恶心、视觉障碍、肝功能障碍、心绞痛、血液中甲状腺激素含量下降和出血几率增加。

因此，医学上把维生素 E 用于对抗具有阻碍凝固功能药物和维生素 K。很显然，“维生素”这种名号能够始终保护生育酚（维生素 E）这族物质。

### ○脱脂食品是减肥妙方吗

脂肪也是人体必需的三大物质之一，许多酶、维生素都必须在有脂肪的情况下发挥作用。节食，尤其是只摄入少量脂肪甚至回避脂肪的节食，会败坏人的情绪，会影响人体营养素的吸收和代谢。人脑中调节情绪的复合胺含量以某种方式与血液中胆固醇的含量有关。

食用脱脂食品只能降低“好”胆固醇（HDL）的含量，而拿那些“坏”胆固醇（LDL）丝毫没有办法，同时还会增加另一类不受欢迎的血脂——甘油三酸酯的含量。

因此，总的胆固醇水平其实还是保持不变的。这意味着，通过脱脂食谱进行节食以降低心血管疾病患病风险的想法，很可能只会导致南辕北辙的结局。

此外，长期的节食，因为缺少了刺激胆囊排空的脂肪还会形成胆结石。胆绞痛也是脱脂食谱所带来的后果。大约有 10% ~25% 的肥胖超重病人往往在类似的食谱开始一个月之后，要饱尝胆结石的痛苦折磨。

### ○素食能使人长寿吗

素食主义者有着一套自己的生活方式：他们不抽烟，很少饮酒，喜爱运动，而且精于运用各种技巧使自己脱离紧张的精神状态。

动物蛋白是优质蛋白、含有人体必需氨基酸，这些氨基酸必须由食物中供给，人体不能合成。而非动物性蛋白中必需氨基酸不完全，含量也较少，长期素食会影响身体发育和健康。

素食者并不会自动拥有比非素食者更长久的寿命。在德国关于素食者的情况是这样的：鉴于他们的体重普遍偏低（这些人中，男性平均身体质量值 BMI 是 21.3，女

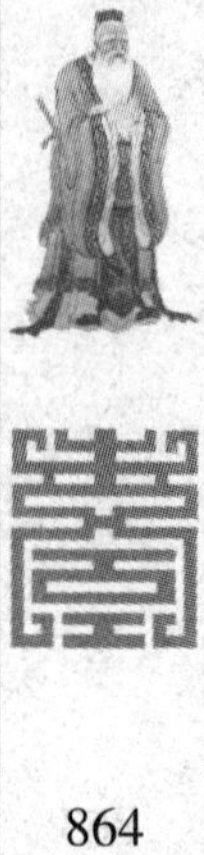

性是20.9),这个群体中患上饮食障碍疾病的人数一定比常人要高。

### ○天天“饭局”有益吗

有些成功男士认为,天天“饭局”是过一种比较高品质的生活,就是营养丰富。然而爱喝酒、食物结构不合理是一种很不好的饮食习惯,可能引起男性前列腺疾病,影响身体健康。

酒是一种有血管扩张作用的饮品,少量饮酒可促进血液循环,过量饮酒可导致如心血管疾病。由于一些人有长期饮酒,甚至酗酒的习惯,容易患上前列腺炎。

饭桌上免不了相互递烟,平时不吸烟的此时也容易吸两口。香烟中含有烟碱、焦油、亚硝胺类、一氧化碳等有毒物质,大部分心血管疾病与吸烟有关。长期过度饮酒,则能引起心肌中的脂肪组织增加,心脏功能减弱,心脏变得肥大,特别是长期大量喝啤酒的人,更容易出现这种心脏变化,医学上称它为“啤酒心”。酒精能影响人的脂类代谢,并使机体从血中清除脂类的能力降低,从而增加动脉粥样硬化及冠心病的发病机会。

现在流行麻辣食品,如辣椒、胡椒等刺激性食物会引起血管扩张和器官充血,易引起前列腺炎、便秘、痔疮。

### ○只吃菜不吃主食行吗

许多人在宴席上只吃菜,不吃饭,直到酒足菜饱之后,才想起来是不是要上主食的问题。

然而,不吃淀粉类食物,而空腹食用大量鱼类、肉类等富含优质蛋白质的食物,不仅于胃肠无益,而且其中的蛋白质会被浪费,并产生废物,有碍健康。

如果空腹大量进食鱼、肉等高蛋白质食物,不但浪费蛋白质,还存在给身体增加废物的问题。由于供应心脑重要器官的能量物质——糖太少,必须靠蛋白质分解供能,会产生大量含氮废物,增加肝脏和肾脏的负担,并促进大肠中的腐败菌增殖,影响肠道微生态平衡,增大肠癌风险。

此外,空腹吃鱼、肉很容易过量,动物蛋白质摄入过多,会造成人体酸碱平衡失调。经常赴宴,极容易形成酸性体质,不仅增加糖尿病、心血管疾病、痛风等疾病的风险,还会加速钙元素的流失,促进骨质疏松的发生。

用餐不吃主食并不能有效控制体重。菜肴往往油脂过多,而油脂的能量(9千卡/克)高于淀粉(4千卡/克)。如果把主食的体积换成大鱼大肉,则更容易令人发胖。

在用餐之后上主食的时候,最好也要避免各种酥香小点、饼、炒饭、油炸小点心等,因为它们油脂过高,纤维含量极低,不能起到平衡营养素和保护健康的作用。

### ○饭后能马上吃水果吗

我国居民的膳食消费形成了一种常规,那就是饭后吃水果,不论是宴会的上菜程序,还是大多数人的生活习惯均是如此。营养专家认为,饭后吃水果实际上是一种饮食误区,这种习惯对健康不利,易导致体重超重和肥胖现象的发生。

营养专家指出,当前影响我国居民健康最主要的问题之一,就是摄入热量过多。饭后吃水果往往是在吃饱或吃得过饱的基础上,再添加食物,而这部分的热量几乎全部被储存。另外,饭后吃的水果中的维生素易被所进的食物破坏,从而影响水果中的营养素的吸收。

从水果本身的成分和身体消化吸收的特性分析,建议成年人最好在每顿饭前吃水果。

儿童正处于长身体时期，部分妇女属于中医讲的“脾胃虚寒”体质，不宜或不适应饭前吃水果。这部分人群可两顿饭之间加食一次水果，而不要在饭后立即吃水果。

### ○女性吃得越少越好吗

现代女性常常为了保持苗条的体形，吃得越来越少。吃得多固然会增加脂肪带来烦恼，但吃得太少也会造成很多困扰。美国一份研究报告称，控制饱的激素同时也对生殖系统起着重要作用。当吃得太少时，对女性的危害有很多种，不可忽视。

吃得太少对身体过瘦的人来说，体内脂肪和蛋白质均供应不足，因此头发频繁脱落，发色也逐渐失去光泽。如果过分节食，头发则缺乏充足的营养补给，其中包括缺少铁的摄入，便会枯黄无泽，最后导致大量脱发。

经常限制食量的女性容易骨质疏松。体瘦的女性髋骨骨折发生率比标准体重的女性高一倍以上，这是因为身材过瘦的人体内雌性激素水准不足，影响钙与骨结合，无法维持正常的骨密度，因此容易出现骨质疏松，发生骨折。

长期饮食过少易患胃下垂。以饥饿法减肥的女人常常感觉食欲不振、胀气、胀痛，这都有可能是胃下垂的征兆。胃下垂明显者常见腹部不适、饱胀、重坠感，在餐后站立或劳累时症状加重。胃下垂严重时还伴有肝、肾、结肠等内脏下垂的现象。

贫血是女性最常见的健康问题之一。营养摄入不均衡使得铁、叶酸、维生素 $B_{12}$ 等造血物质摄入不足；吃得少，基础代谢率也比常人低，因此肠胃运动较慢，胃酸分泌较少，影响营养物质吸收，这些都是造成贫血的主要原因。

饮食不足带来的另一个问题就是记忆衰退。大脑工作的主要动力来源于脂肪。吃得过少，体内脂肪摄入量和存贮量不足，机体营养匮乏，使脑细胞严重受损，直接影响记忆力，变得越来越健忘。

可见，刻意限制饮食的女性会面临众多疾病的潜在威胁，在此有必要提醒广大女性——尤其是瘦身女性，切莫因追求一时的美丽而舍本逐末，而应提早注意自身的健康。

### ○饭后再午睡能消除疲劳吗

中午吃完饭“打个盹”，是许多人的生活习惯，上班族为下午的工作“补充能量”，退休族则养养精神。日前，有研究表明，饭前午睡半小时，比饭后午睡 2 小时更能有效消除疲劳，大大提高下午的工作与学习效率。对此，科学家建议，最好将午睡时间提前——改为饭前午睡。

午睡后为什么有人会头昏脑涨？这是由于进餐后，血流涌向胃肠道，致使流向大脑与四肢的血液相对减少，大脑和肢体得不到足够的氧气与养分供应，乳酸等代谢产物无法及时排出，醒来后会觉得头昏脑涨，四肢乏力，周身酸软。民间就有“吃完就睡，肠子靠背”的说法。

特别是上班族，饭后趴在办公桌上小睡一会儿，使胸部受到压迫，影响呼吸，加重大脑的缺氧程度，出现生理性的暂时“脑贫血”。大脑和胃肠同时“争抢”血液，往往会顾此失彼，造成消化和神经系统都不能全力工作。

而据德国学者的研究显示，饭后午睡时，皮下毛细血管扩张，血流量增加，血液涌向消化器官与大脑争血，此时便有诱发脑栓塞的危险。因此，体重超过标准体重 20% 的人、血压很低的人及血液循环系统有严重障碍，特别是因脑血管病变而经常头晕的人，应尽量避免饭后午睡。



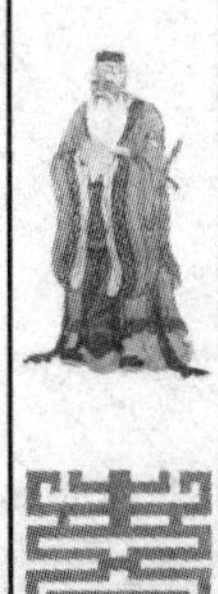

如果条件允许,可以在下班或放学之后,先吃点水果,或喝点牛奶、热汤,然后"小睡一会儿",再起床吃午饭。这样能更有效地消除疲劳,还可使食物得到充分的消化与吸收。胃肠功能不好的人,应特别注意不要饭后就睡。

**〇吃夜宵能提神吗**

人们一度认为,吃夜宵能够提神,其实不然,事实上这诱人的夜宵在威胁着你的胃,吞噬着你的健康。

日本学者栗田英男教授经多年观察研究发现,常吃夜宵易引发胃癌。他们曾对30~40岁年龄组的人的饮食情况进行调查,结果发现在胃癌患者中,晚餐时间无规律者占38.4%;而同年龄组的健康人中,晚餐时间不规律者比例较小。为什么常吃夜宵容易引发胃癌呢?

首先,胃黏膜上皮细胞的寿命很短,约2~3天就要更新再生一次。而这一再生修复过程,一般是在夜间胃肠道休息时进行的。如果经常在夜间进餐,胃肠道得不到必要的休息,其黏膜的修复也就不可能顺利地进行。

其次,夜间睡眠时,吃的夜宵长时间停滞在胃中,可促进胃液的大量分泌,对胃黏膜造成刺激,久而久之,易导致胃黏膜糜烂、溃疡,抵抗力减弱,如果食物中含有致癌物质,例如常吃一些油炸、烧烤、煎制、腊制食品,长时间滞留在胃中,更易对胃黏膜造成不良影响,进而导致胃癌。

常吃夜宵不仅易诱发胃癌,还容易引起肥胖、糖尿病等多种其他疾病。所以,这是一种不良饮食习惯,应尽早克服,同时晚餐的食量也宜适当控制。

**〇睡前吃夜宵才睡得好吗**

有不少人喜欢在晚上睡前吃顿夜宵,以为吃得饱才能睡好。其实,这样反而影响睡眠效果。

睡前吃夜宵,因食物不被充分消化,容易出现胃胀、胃痛等一系列消化不良症状。同时,入睡时胃内充满食物,能使膈肌位置上升,造成肺的活动受限,引起大脑部分与中枢神经兴奋,易做噩梦。夜宵最好安排在睡前一小时之前,且食物应易于消化。

**〇吃汤泡饭有利消化吗**

所谓"汤泡饭"主要指用菜汤直接浇在饭中即吃,而不同于家常在饭里加水或同时加入菜等,经一定时间烹制而成的泡饭、菜盖饭等。有些人为图快便常常喜欢吃汤泡饭,殊不知这是一个很不利于肠胃健康的坏习惯。

俗话说:"汤泡饭、嚼不烂,图便利、胃伤害"。如果经常吃汤泡饭,久而久之,就会使消化功能减退并引起胃病的发生。

对于我们吃进的食物,首先应在口腔和唾液充分混合进行初步消化,坚硬的牙齿将大块食物切磨成细小粉末和颗粒,唾液中的淀粉酶使淀粉分解成甘甜爽口的麦芽糖,便于胃肠进一步消化吸收。

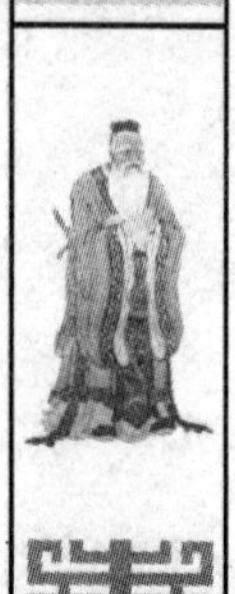

人体在消化固体粉末状食物时,咀嚼时间长,唾液分泌量也就多,又有利于润滑和吞咽食物。而水和流质食物咀嚼时需要的时间短,唾液分泌量小。

如果汤和饭混在一起吃,食物在口腔中不等嚼烂,就同汤一起咽进肚子里去了。胃和胰脏所产生的消化液很少,并且还被汤冲淡,从而使吃进的食物不可能被很好地消化吸收。

因此,日常吃饭时一定要细嚼慢咽。当然,吃饭喝汤和汤泡饭是两回事,在饭前适当喝些汤,湿润口腔和食道,或在饭后喝适量的汤,配合食物在胃肠道的蠕动等,都有利于刺激口腔和胃肠产生各种消化液，以协助更好的消化。但如果汤喝得太多也会冲淡消化液，反而对食物的消化吸收不利。

### ○吃快餐是时尚吗

当今社会，随着生活节奏的加快及工作效率的提高，使人们不再将过多的时间花费在采买肉、蛋、菜和烹调一日三餐上了，而是将餐饮消费转向大大小小的餐馆，转向快节奏的蒸煮即食、微波加工的方便食品上。

一些人因为工作需要喜欢吃快餐。吃太多的快餐食品并不好，因为快餐食品品种单一，容易造成营养失衡。而且，快餐多是油炸食品，是非健康食品。所以在不得已而吃快餐时，也要注意：

第一，多选用牛奶、鲜果汁等，少选用汽水等饮料。

第二，油炸食品等高能量物质，不能多吃。

第三，尽量选择有蔬菜的品种，如蔬菜沙拉。

出于健康安全考虑，大家多吃些天然食物，多吃些自己做的饭菜，既可享受做饭的快乐，又可以吃到安全卫生的食品。

### ○高价食品就一定有营养吗

有些人认为只有价格高的食品才是好的、有营养的，他们有营养相信“一分钱，一分货”。其实这种说法不一定成立。食品的营养和价格没有太大的关系，很多食物，如有些谷类、豆类、蛋类等，并不需要花太高的价钱就可以保证营养了。

谷类是人类的主要食物。它是人类获得能量的主要食物来源。谷类中，并不是食物越精良越好，适当地吃一些所谓的粗粮除补充能量外，还能补充许多矿物质和维生素。

豆类是物美价廉的食品，而且容易买到。豆制品可以提供大量的蛋白质，还可以提供大量的钙、复合维生素 B 与铁，所以有很高的营养价值。

蛋类也是很容易得到的虽然廉价但营养丰富的食品。鸡蛋的蛋白质是优质蛋白质，较易被人体消化吸收。蛋黄含有丰富的卵磷脂，它具有健脑益智、防止大脑功能衰退的作用。

### ○能用热水瓶盛果汁吗

有些人习惯将苹果、柑橘、杨梅等果汁装入热水瓶内，倒进一些开水，稀释成果汁饮料，以备多次饮用。他们不知道这种贮存饮料的方法，对人体健康非常有害。

因为柑橘、杨梅、葡萄等果汁，大多呈酸性，对热水瓶中沉淀的水垢有较强的溶解能力。这就使水垢中对人体有害的物质，如镉、砷、铝、汞等，很快地溶解于果汁中。人喝了含有这些有毒物质的果汁后，就会中毒得病。若长期饮用这种饮料，还可能导致痴呆症。

### ○方便面能长期当主食吗

一些人为了方便省事，长期以方便面作为主食，这种做法到底好不好呢？

方便面是以碳水化合物辅以少量的调味品、食盐及味精制成的，其中的鸡汁、牛肉、虾肉含量微乎其微。由于其营养成分的单调，远远不能满足机体的生长需要。因此，长期食用方便面必然损害健康。有关学者做过调查，结果发现在长期食用方便面的人群中，60% 的人患有营养不良，55% 的人患有缺铁性贫血，30% 的人有核黄素缺乏症，16% 的人缺锌，23% 的人因缺乏维生素 A 而染上眼疾。由此可见，长期食用方便面对身体健康是极为不利的。



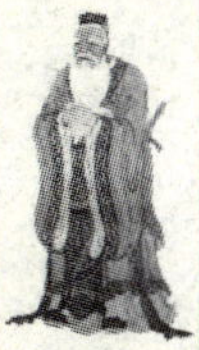

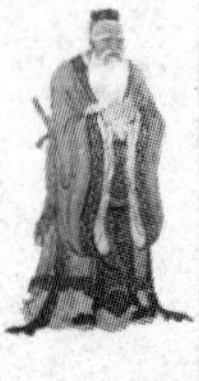

○青年人“晚吃少”科学吗

“早吃好，午吃饱，晚吃少”，这条“饮食准则”对人体而言是符合营养科学的。然而，从青年人的角度来看，“晚吃少”就未必科学了。

因为青年人的生活丰富多彩，学习、工作、娱乐往往延续到晚上10点以后，这时人们基本是“腹中空空”了。另外，青年人新陈代谢旺盛，身体消耗的能量也较多。如果晚餐不能保证一定的量，热量入不敷出，就会发生“能源危机”，不但危害健康，还会引起“低血糖昏迷”、胃溃疡、贫血等慢性疾病。

○馊饭菜加碱回锅可消毒吗

有人将馊了的饭菜加碱回锅，认为这样可消毒。其实，这样做非但不能消毒，吃后对身体还是有害的。

饭菜变馊，是因为食物沾染葡萄球菌所致。致病性葡萄球菌在饭菜里生长繁殖，不仅会使食物发酵、酸败，还会产生肠毒素。而肠毒素耐热性强，经一般烹调加热是不能破坏毒素的。有一种B型肠毒素在99℃高温下，须经87分钟方能破坏其毒性，否则，人吃了仍会引起胃肠炎。因此，将馊饭菜加碱回锅不能解决问题。

○饭菜要“趁热吃”吗

有的人吃饭喜欢“趁热吃”，不管是滚烫的米饭，还是刚出锅的菜肴，他们都照吃不误。其实，吃烫食的习惯很不好。

因为烫食易使口腔黏膜充血。食管腔黏膜上皮层又薄又软，容易受到各种食物的刺激，过烫的食物会损坏它，使其发生破损、溃烂、出血。如果不断地刺激黏膜上皮，黏膜在反复的增生中，就会出现一些“变异”的细胞，这种不正常的细胞多了，逐渐形成癌细胞，直接诱发食管癌。

经常吃过烫食物，还会破坏味蕾，影响味觉神经，减退食欲，使口味越来越重。同时，高温烫食能造成牙龈溃烂和过敏性牙痛。所以，食物太烫时，最好稍微晾一晾后再吃。

○盒饭套餐能成为正餐吗

很多人喜欢吃套餐盒饭，可是，吃套餐盒饭是不能保证营养的全面平衡。

从营养学的角度来说，盒饭属于不平衡膳食，其热量、脂肪和蛋白质往往超标，绿叶蔬菜不足。因为盒饭烹调油、盐及各种调料往往超过正常摄入标准。长期食用盒饭会引起肥胖、高血压、糖尿病和高脂血症。套餐盒饭里的菜含油较多，会使用脂肪和热量的摄入量过高，增加患心血管病的潜在危险。据国家权威部门发布消息说，全国每年消耗的120亿只盒饭中，抽查合格率仅为40%～50%。

○吃啥就能补啥吗

在民间流传着“吃啥补啥”的说法。其实，吃啥补啥的说法并不科学。

一般说来，心肌炎患者吃动物心脏会导致睡眠不安和腹胀；长期肝功能受损者“以肝补肝”会使胆固醇增高，加重肝脏负担；老人健忘食用动物的脑，可加重心脑血管堵塞。不管吃啥，都要通过胃肠消化，蛋白质变为脂肪，脂肪变为脂肪酸及甘油，碳水化合物变为单糖（葡萄糖）而被吸收，在肝内再合成人体需要的蛋白质、脂肪及葡萄糖与肝糖原、维生素和微量元素。由于各种动物内脏的成分不同，其所提供的营养物质也有差异，但总的来讲，大同小异，不一定吃啥补啥。

○能用搪瓷制品盛放食物吗

有的人习惯用搪瓷制品盛放食品，这种做法是不科学的。

这是因为各种搪瓷制品都是在铁制品的外表,再镀上一层珐琅制成的。而珐琅里含有珐琅铅等铅化物,这是一种对人体十分有害的物质。用搪瓷制品盛放食物,由于食物中含有酸、碱、盐等成分,这些成分极易与搪瓷品中的铅化物发生化学反应,同时,也极易与搪瓷品表面涂的釉彩发生化学反应,从而使大量有毒物质铅、镉等渗入食物之中。人若食用这种含有铅、镉等有毒物质,就会引起人体慢性中毒。因此,不要用搪瓷制品盛放食物,更不要用搪瓷品烧煮食物,以防中毒。

### ○少吃饭多吃菜好吗

随着生活水平的提高,餐桌上的菜肴也越来越丰富,有的人认为"少吃饭多吃菜"就能增加营养。其实,这种看法是不对的。

这是因为菜肴尤其是动物性食物,含有丰富的优质蛋白质。蛋白质维持生命代谢,修复人体组织,提供人体所需能量。但如果把蛋白质作为主要供能物质,就既很不经济,而且优质蛋白质摄入过多,还会加重人体解毒器官,如肝、肾等的负担。菜肴中含有动物性或植物性脂肪,摄入能量过多,容易导致肥胖。而谷类食物含有丰富的营养成分糖类及较丰富的 B 族维生素,这些都不能完全由菜肴供给和替代的。

### ○能用保温杯沏茶吗

生活中,常见人们用保温杯沏茶。其实,这是不适宜的。

茶叶中含有大量鞣酸、茶碱、芳香油和多种维生素,用 80 多摄氏度的开水冲泡最为适宜。如用保温杯沏茶,茶叶长时间浸泡在高温的水中,就如同用"文火"煎煮一般。这样。茶中维生素大量被破坏,芳香油大量被挥发,不但降低茶的营养价值,而且使茶的香味减少,有害物质增多。如一定要用保温杯沏茶,只宜边沏边饮,不可加盖长时间浸泡。

### ○粗纤维食物会损害肠胃吗

有人担心多吃粗纤维食物对肠胃不利,这是不对的。

纤维素是植物的组成部分,小肠吸收不了,会完整地进入大肠。纤维素的重要作用在于能加速肠的蠕动,降低体内胆固醇和某些胆盐的含量,减少血液中的葡萄糖和脂肪酸。所以,粗纤维食物对身体是有利的。富有纤维素的食物有麦麸、全麦面包、卷心菜、马铃薯、胡萝卜、芹菜等。最好每天以各种形式食用 6 ~ 8 克纤维素。

### ○食物中含纤维素越多越好吗

有些医生建议人们应多进食含纤维素多的食物,认为食物中纤维越多越好。其实,这是错误的。

因为纤维素在大肠中不但会吸收有害物质,而且还会大量吸收钙、铁、镁、锌等对身体有益的元素。要知道这些元素参与人体多种生理活动,是十分重要的矿物质,缺乏了会造成对骨骼、心脏、血液的损害和影响细胞正常的恢复、神经正常的传递、肌肉正常的伸缩,以及降低身体抵抗力等严重后果。所以,过量进食纤维素对健康也是不利的。营养学家建议,健康的成年人每天摄入的纤维素,以 25 ~ 35 克为宜。

### ○不干不净,吃了没病吗

"不干不净,吃了没病",这是在我国广为流传的一个说法,理由是经常食用不干不净的食品,一定程度上可以增强人体的抵抗力。这句话的准确性值得我们怀疑。的确,我们在饮食上没有必要过于讲究,有时太讲究了反而会适得其反。

但凡事有个度,吃了不卫生的食品,对机体都会有一定的潜在危害性。也许当时没有不适感,但长期的积累会引起慢性疾病,这就不为人所知了。


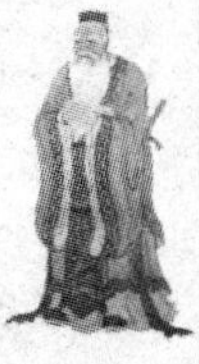

这类如街边没有安全保证的食品，一般有以下两种缺陷：首先，食品的营养价值降低，营养素损失；其次，摄入对人体有害的物质。如细菌及其毒素、霉菌及其毒素、寄生虫、病毒等微生物，还会有农药的残留和铅、砷、汞等化学物质。

对于机体的危害性来说，慢性疾病更具隐蔽性，因而会给人带来一种错觉：生病和不卫生食品没有关系，而不认为这样的危害性更大。事实证明，许多慢性疾病与卫生条件太差不无关系。

## 六、其他误区

### ○豆制品吃得越多越好吗

现代营养学证明，大豆堪称食品中的“营养大王”，大豆是植物食品中蛋白质含量最高、质量最好的食品，所含油脂质量也极优良，矿物质含量也相当丰富，确实是一种物美价廉的健康食品。

但是，任何事物都有一个度，过度了则事物就走向其反面。医学专家们发现，过多进食豆制品也会给人体带来危害。营养学家指出，大豆中的蛋白质会阻碍人体对铁元素的吸收，从而出现缺铁性贫血。

此外，豆制品中含有较丰富的蛋氨酸，如果经常吃得过多，蛋氨酸在酶的作用下，会转变为同型半胱氨酸而损伤动脉壁，引起动脉硬化。因此，豆制品也不是可以无限量地多吃的。

### ○多吃臭豆腐无害吗

臭豆腐味道鲜美，营养丰富，是一种佐餐佳肴。不过，多吃臭豆腐却是有害无益的。

因为臭豆腐的发酵工序，是在自然条件下进行的，很容易被微生物污染。据测定，臭豆腐中含有大量挥发性盐基氮，平均每公斤中含 4.9 克；含硫化氢平均每公斤 16.5 毫克。这两种物质对人体都有一定危害。另外，臭豆腐发酵前期是毛雷菌种，发酵后受天然细菌污染，其中还有某些致病细菌。因此，臭豆腐一次不能吃得太多，以免引起胃肠道疾病。

### ○“烂姜不烂味”吗

民间有“烂姜不烂味”的说法，因此有些人受其影响，对腐烂生姜照吃不误。结果不少人引起中毒性肝炎。

据现代医学研究证实，生姜在腐烂过程中，会产生一种毒性很强的有机物——黄樟素，它能使肝细胞变性。大量动物实验表明，黄樟素能诱发肝癌和食道癌。烂姜虽然只作佐料，但其毒性对肝细胞仍有损伤作用，尤其是有肝炎病史的人，其肝细胞会受到更大破坏。吃了烂生姜后，还会引起全身皮肤巩膜黄疸。因此，腐烂生姜是绝对不能吃的。

### ○桂皮花椒等是良好的调味品吗

许多人烹制食物时，喜欢用桂皮、花椒、八角作调味品。其实，这些调味品应慎用。

专家经多方面试验和检测后发现，这三种调味品均有一定的诱性和毒性。桂皮可能含有移码突变型及碱性对置换型诱变物；花椒、八角可能以含有移码突变型诱变

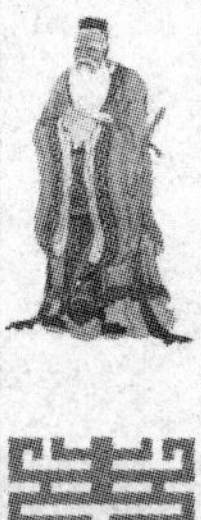

物为主。这些诱变物，能改变组织细胞的遗传功能，发生突变，给人体健康带来不利。因此，一定要慎用。

### ○味精不能在高温下使用吗

许多人都认为，高温下不能用味精，否则对身体有害。其实，这是没有科学根据的。

味精在120℃下经过一定时间的加热，其中的谷氨酸钠会生成焦性谷氨酸钠。为了证实它是否会对人体健康产生有害影响，专家将其拌进食物饲喂大白鼠。结果发现，饲喂焦性谷氨酸钠的大白鼠与未喂的大白鼠之间没有什么明显差别。所以，在菜肴烹制过程中，味精完全可以同食盐、食糖等一样在高温下使用。

### ○多吃味精不利健康吗

相当长的时间内，人们认为味精吃多了有损健康。其实，这是一种无端的猜测。

世界卫生组织为稳妥起见，在1973年规定，一个体重50公斤的成人每天摄入的味精，不得超过10克。这个规定是相当宽松的，因为一般人每天的摄入量远小于此限额。同时又规定，不满12周的婴儿的食物不得加入味精。到1988年，联合国粮农组织和世界卫生组织食品添加剂专家联合会上，又宣布取消了对味精用量的限制，同时取消了对不满12周婴儿食用味精的限制，正式确认味精是一种安全可靠的食品添加剂，从而推翻了味精对健康不利的不实之词。

### ○盐腌食物没有细菌吗

有人认为盐腌的食物，细菌都被杀灭了。这是幼稚的见解。

盐确实可以抑制细菌生长。咸鱼、咸肉、咸菜等不易腐败就是这个原因。但是如果对于盐腌食物，特别是咸鱼、咸肉等不经蒸煮就直接食用，也是很危险的。如嗜盐菌、沙门氏菌等都会在富含蛋白质的咸鱼、咸肉中生长。因此，盐腌食物食用时同样要杀菌消毒，以免致病。

### ○山珍海味是最好的蛋白质吗

有些人认为，山珍海味营养含量最高，是最好的蛋白质。这种看法并不正确。

因为蛋白质通常可分为完全和不完全蛋白质。海参、鱼翅、熊掌等含明胶蛋白的动物性食品，所含蛋白质的质量不高，故并不是最好的蛋白质。而另一种蛋白质为完全蛋白质，其所含必需氨基酸的种类齐全，含量丰富，配比适当，符合人体需要，如蛋、乳、鱼、虾、豆制品等。

### ○食油放置灶旁好吗

不少家庭出于烹调方便考虑，总喜欢将食油放置在灶的一旁。其实，这种做法不可取。

据分析，食油在高温条件下容易变质，放置时间长了，食油还会散发出一种难闻的气味。食油变质后，不仅营养成分降低，而且不易为人体所消化吸收。如果变质严重的食油，吃了还会中毒。因此，不要将食油放在灶边。

### ○饺馅一定要挤掉水吗

许多人常用大白菜和猪肉做饺馅，为防止饺馅流汤，人们习惯把菜馅里的水挤掉。其实，这种做法是不科学的。

因为菜水里含有大量的维生素，还含有胡萝卜素和人体所需要的矿物质，挤掉十分可惜。而且，挤掉汤后，包出的饺子较干巴。不挤掉菜馅里的水，又不让饺馅流汤的方法是：先把肉和葱剁碎，加上调料拌匀，然后把白菜剁碎（不加盐），将剁好的白菜一点点加入肉馅里，边加边搅拌。这样肉馅即可均匀吸收菜馅里的水分，使整个馅湿润又有黏性。

### ○巧克力是高级补品吗

巧克力香甜可口，很多家长误把巧克力当成高级补品。其实，经常吃巧克力对孩子的生长发育是有害的。

这是因为巧克力中含有 40% ~50% 的糖，40% 的脂肪，蛋白质含量仅占 5% ~10%，还有少量的钙、铁、可可碱、咖啡因。每克糖产热 4 千卡，每克脂肪产热 9 千卡，所以，巧克力是高热量食品。这种食品小儿常吃有害无益，还会发胖。巧克力含糖和脂肪过多，日久天长，会导致小儿的生长滞后。另外，巧克力口感粘腻，含糖过多，经常吃容易引起龋齿。根据临床所见，经常吃克力的孩子，还容易"上火"、鼻出血、脾气急躁。所以，家长应节制孩子吃巧克力。

### ○火锅汤营养丰富吗

有人认为，火锅汤里边不但有佐料，而且富含各种营养物质，不喝实在可惜。其实，并非如此。

这是因为，火锅配料多是海鲜、青菜、肉类等，这些材料混合在一起，经过较长时间熬制，其汤汁中有一种浓度极高的"卟啉"物质，卟啉经过消化分解后，经肝脏代谢生成尿酸，可使肾功能减退，排泄受阻，致使过多的尿酸沉积在血液和组织中，从而会引发痛风病。因此，火锅汤是忌喝食的。吃火锅后应尽量多喝水，以利加强和加快尿酸的排泄。

### ○胆固醇有害于健康吗

许多人一提到胆固醇的会不由自主的将其与血脂升高或发展为动脉粥样硬化联系起来，进而认为胆固醇是极其有害的东西。其实，谈胆固醇"色变"是没有必要的。

胆固醇是生命活动必不可少的脂肪性物质，它不但是血液中脂类物质之一，构成细胞生物膜的基本成分，也是维护生命、繁衍种族所不可缺少的重要物质。

胆固醇在体内能转化变成激素。类固醇激素有肾上腺皮质激素、雄性激素、雌性激素等。如果没有胆固醇，性激素、肾上腺皮质激素的合成就成为问题。

太阳中的紫外线直射人体皮肤，可把 7－氢胆固醇制造成维生素 $D_3$，这是体内自制的帮助钙吸收的维生素。

胆固醇是在肝内合成的胆汁酸的原料。胆汁是消化吸收脂肪的重要消化液之一，构成胆汁的主要成分是胆汁酸，而胆汁酸的主要成分是胆固醇。

近年研究发现，天然胆固醇有抗癌功能。可见胆固醇对生命是多么重要了。

### ○有哈喇味的食品还能吃吗

有些人对产生了哈喇味的食品舍不得丢弃，继续食用。这是十分有害的。

因为哈喇味是食油和含油食品变质后的味道，主要是油脂氧化造成的。高温季节，各种含油食品存放时间稍长，就容易产生哈喇味。专家在变质食油的分解物中，发现了十几种有毒物质。这些有毒物质能使蛋白质失去营养价值，造成人体内多种维生素缺乏，对胃肠道有刺激作用，能损害心肾等器官，甚至诱发癌症。因此，有哈喇味的食品不要食用。

### ○油条长年食用好吗

有人以油条为长年的早餐，这是对健康不利的。

制作油条时须加入明矾，明矾是含铝的无机物。如天天以油条为早餐，积累起来的铝就相当惊人了。被摄入人体的铝，虽经肾脏排除一部分。但由于天天大量积蓄，是很难排净的。体内铝达到一定数量时，会对大脑及神经细胞，产生毒害作用。

**〇维生素多多益善吗**

不少人认为维生素是维持人体正常生命的必需营养素，因此多多益善。殊不知，过量服用维生素对人体也会造成危害。

如儿童长期每日服用维生素 A10 万个国际单位，可出现头晕、头痛、厌食、腹泻、皮肤粗糙等中毒症状。人体如果摄入过量的维生素 D，也会出现厌食、恶心、腹泻、烦渴、多尿症状。因此，维生素的补充应该适量。

**〇复合维生素有益健康吗**

曾有医学科普文章指出，维生素不是多吃多补，所以不要去吃单剂补充品，如维生素 E、钙片等，但每天可以吃一颗综合维生素，安全又实际。不过，现在却又有营养专家提出警告，每天吃一颗综合维生素都有可能出问题。

因为，某些综合维生素里的维生素、矿物质剂量，高到超过了安全值，而且愈来愈多研究也指出，高剂量的维生素对健康及预防疾病没有好处，反而会增加某些疾病的风险。

例如，血液中维生素 A 浓度高的人，罹患骨质疏松症的风险也比较高。另外有研究发现，摄取过量维生素 A，会增加两倍的骨折风险。而且，我们摄取的维生素 A 会累积在体内，不像水溶性维生素（如 B 族维生素、维生素 C）能随尿液排出体外。

根据美国国家科学院的“安全摄取上限”，成人每天维生素 A 的摄取量，包括来自食物及补充品，总计不宜超过 3000 微克。但有些国外的综合维生素里，维生素 A 剂量单颗就高达 4500 微克，已经超过安全摄取上限。

另外，国外也有研究发现，某些抗氧化维生素，如维生素 C，吃高剂量（超过 500 毫克）反而会变成促氧化剂，增加身体氧化压力，损害细胞，维生素不能代替食物。

**〇烟熏和烘烤的食物能多吃吗**

有人很喜欢吃烟熏和烘烤的食物。经研究，这类食物容易致癌。

专家指出，天然气、煤、木炭、柴草不完全燃烧时，可产生大量的多环芳烃。因此，采用高温高浓度烟火长时间熏烤出来的食品就会受污染，使其中所含的苯并芘量大大增加。另外，食品的油脂在火上也能热聚为苯并芘，苯并芘是致癌物质。波罗的海沿岸和冰岛的人们经常大量吃熏烤的肉类，那里消化道癌的发病率就特别高。

**〇炒菜不刷锅好吗**

有的人图省事，在炒完一道菜后不刷锅，接着又炒下一道菜。实际上，炒菜不刷锅，对健康的危害极大。

因为不刷锅便做下一道菜，锅内所剩的汤汁、芡汁经过加热后变焦，会转化成一种叫苯并芘的化学物质，它对人体有极强的致癌作用。同时，变焦的蛋白还可产生r—氨甲酸衍生物，它的致癌作用比黄曲霉素还强。因此，长期炒菜不刷锅，会使人食入大量致癌物质，可能导致癌症的发生。

**〇铝锅炒菜比铁锅好吗**

铝锅轻巧美观，传热快，因此很多人认为用它炒菜比用铁锅好。其实未必。

因为用铝锅炒菜时，会有微量的铝元素进入菜里，并随菜进入人体。这不仅对人体无益，而且有害身体，甚至使人痴呆。而铁锅的铁元素是造血的原料。因此，炒菜还是用铁锅好。

**○沥青褪鸡、鸭毛适宜吗**

常见一些代宰鸡、鸭的人用沥青来褪毛，快则快矣，但危害却不小。

因为沥青是有毒的，它含有各种有机挥发物，能刺激人体皮肤及其他系统器官，具有较强的光感性和刺激作用。特别是沥青所含的多环芳烃，可使人致癌，在加热的情况下，极易污染食物。

**○高压锅煮食会损失营养素吗**

有人担心，高压锅烹调时的温度比普通锅高出许多，食品中的营养素会不会大量损失呢？

研究表明，高压锅煮食，温度达120℃以上，食品中不耐热的维生素可遭到一定的破坏。尤其是水溶性维生素，如维生素$B_1$、$B_2$、烟酸等可损失50%以上。但食品中的淀粉、蛋白质、脂肪的损失是极微的。而且这些营养素经高温烹调后，更容易为人体吸收。所以，用高压锅烹调鸡、鸭、鱼、肉等动物性食品，营养素的损失是不大的。如采用加热水、急火的烹调方法，损失将更小。

# 第七章

# 饮食养生妙语箴言

# 一、饮食长寿歌

**1. 饮食长寿歌**

饮食有节，则身利而寿命宜；
饮食不节，则形累而寿命损。

——春秋·齐·管仲

**2. 饮食逍遥歌**

人言晚饭少吃口，享年直到九十九。
我今一百又三岁，晚饭越多越寿久！
日间乳并粥三顿，一顿两碗无余剩。
缓足徐行百步多，双手摸肚往下运。
临卧两碗山药粥，煮熟红枣二十六。
油盐炒栗十三双，雄吞大嚼才餍足。
未到五更心上饿，糖煮秋梨吃一个。
人衰食补真妙诀，听我长生逍遥歌。

——明·胡文焕·《类修要诀》

**3. 食粥歌**

世人个个学长年，不悟长年在目前。
我得宛丘平易法，只将食粥致神仙。

——南宋·陆游

**4. 煮粥歌**

煮饭何如煮粥强，好同儿女细商量。
一升可作二升用，两日堪为六日粮。
有客只需添水火，无钱不必问羹汤。

——清·张云贤·《煮粥》

**5. 鸡补歌**

炖鸡之补补如何？请君听我缓缓歌。
鸡有五色用有别，选择其色补益多。
丹色雄鸡性甘温，补虚补肺最稳妥。
白色雄鸡味微酸，伤中消渴获佳果。
乌色雄鸡亦甘温，风温麻痹能避过。
黄色雄鸡甘酸咸，添髓补精止剧疴。
乌骨童鸡味甘干，妇人诸虚补皆可。
一鸡之力虽轻微，常吃便知功用卓。
炖鸡方法最简易，洗净加汤入炖锅。
紧盖密封勿泄气，尽炆尽炖用文火。
清晨炖至日正午，入口酥软胜燕窝。
正午炖到日西沉，吃得老翁笑呵呵。

——清·张云贤·《煮粥》



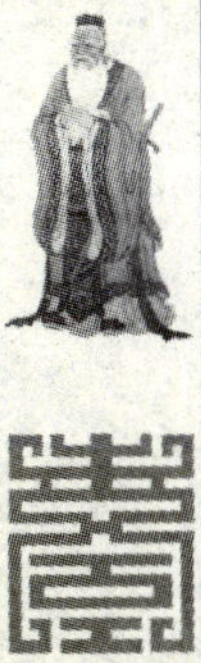

**6. 容颜不老歌(一)**

半两生姜一升枣,三两白盐二两草。
丁香木香各半钱,约量陈皮一处捣。
煎也好,点也好,修合此药胜如宝。
每日清晨饮一杯,一世容颜长不老。

——明·《居家必用事类全集》

**7. 容颜不老歌(二)**

津液频生在舌端,寻常漱咽下丹田;
于中畅美无凝滞,百日功灵可驻颜。

**8. 容颜不老歌(三)**

不老仙方功效殊,驻颜全不费功夫。
人参牛膝川巴戟,蜀地当归杜仲俱。
一味地黄生熟用,菟丝柏子石菖蒲。
更添枸杞皮兼子,细末蜜丸梧子如。
早午临眠三次服,盐汤温酒任君须。
忌餐三白并诸血,能使须乌发亦乌。

——明·解缙《永乐大典》

**9. 饮食箴言歌**

人身之贵,父母遗体。为口伤身,滔滔皆是。
人有此身,饥渴洊兴。乃作饮食,以逐其生。
眷彼昧者,因纵口味。五味之过,疾病蜂起。
病之生也,其机甚微。谗涎所牵,忽而不思。
病之成也,饮食俱废。忧殆父母,医祷百计。
山野贫贱,淡薄是谙。动作不衰,此身亦安。
均气同体,我独多病。悔悟一萌,尘开镜静。
日节饮食,易之象辞。养小失大,孟子所讥。
口能致病,亦败而德。守口如瓶,服之无斁。

——元·朱震亨·《格致余论》

**10. 食疗好歌**

食疗好,食疗好,各种食品都是宝。
水果之王是苹果,生梨止咳痰水消。
一年四季轮流食,滋肺润肠食香蕉。
莲藕强心又安神,身健体康百病消。
利尿特灵玉米须,泥鳅消肿有显效。
鸡肉美味益五脏,慈姑解毒有成效。
芋艿化痰消郁结,蘑菇能抑癌细胞。
猪蹄鱼虾增乳汁,芦根消热防“乙脑”
柑橘消食又顺气,禽蛋增智助思考。
紫茄祛风通脉络,板栗强壮腿和腰。
菊花枸杞可明目,黄瓜减肥有成效。
土豆益气解痉挛,耳聪肾舒吃核桃。

白果补肺又固肾，韭菜补肾助膝腰。
维A最多胡萝卜，桂圆健心又强脑。
番茄辣椒维C高，蜂蜜性温和百药。
辛辣蒜头杀病菌，黄酒暖身助药效。
食盐坚齿强筋骨，葱根姜汤治感冒。
菠菜护脏含铁质，常吃瓜子美容貌。
软化血管多用醋，清血养心用茼蒿。
收敛虚汗蒸山药，多食芝麻抗衰老。
海带含碘治水肿，豆芽不让血脂高。
新鲜蔬菜富营养，甘蔗解酒除烦恼。
山楂化食人人知，每天进食实在好。
萝卜化痰除胀气，绿豆消火有特效。
赤豆解毒医疖疮，冬瓜消肿又利尿。
卷心菜能抑胃癌，健胃补脾煮红枣。
香榧驱肠寄生虫，药芹可防血压高。
人人牢记食疗歌，多福多寿身体好。

**11. 食疗食补歌**

生梨食后化痰好，苹果消食营养高。
木耳抗癌素中荤，黄瓜减肥有功效。
紫茄祛风通络脉，莲藕除烦解酒妙。
海带含碘消郁结，香菇有酶肿瘤消。
胡椒祛寒兼除湿，葱辣姜汤治感冒。
大蒜抑制肠胃炎，菜花常吃癌症少。
鱼和猪蹄补乳汁，猪牛羊肝明目好。
啤酒能降胆固醇，绿豆解毒疗效高。
蜂蜜润肺又益寿，葡萄润色人不老。
盐醋防毒能消炎，韭菜补肾暖膝腰。
花生降醇亦营卫，冬瓜消肿又利尿。
柑橘消食化痰液，抑制癌菌猕猴桃。
香蕉含钾解胃火，禽蛋益智要记牢。
萝卜化痰消胀气，芹菜能降血压高。
生津止渴数乌梅，润肺乌发食核桃。
番茄补血驻容颜，健胃补脾食红枣。
白菜利尿排毒素，蘑菇抑制癌细胞。
禽蛋益智蛋白多，牛羊乳奶含钙高。

**12. 蔬菜食疗歌(一)**

要想健康身体好，蔬菜食疗要记牢。
茄子祛风通脉络，黄瓜减肥美容貌。
十月萝卜小人参，冬瓜消肿利水尿。
莴苣通乳利五脏，健脾益胃红辣椒；
止咳化痰胡萝卜，白菜宽胸疏肠道；

大蒜治疗胃肠炎，芹菜能降血压高；
番茄富含维生素，韭菜补肾暖膝腰；
亭亭玉立荷莲藕，止血安神解酒妙；
养血减肥黄花菜，洋葱杀菌是良药；
海带含碘治甲亢，常吃菜花癌症少；
芋头散结治淤肿，荸荠利咽热火消；
胡椒驱寒又燥湿，葱姜辣汤治感冒；
心血管病食木耳，银耳强身又补脑；
香菇益寿抗癌症，强身健体寿命高。

**13. 蔬菜食疗歌(二)**

木耳抗癌素中荤，黄瓜减肥效果绝。
海带含碘消瘀结，香菇有酶肿瘤怯。
葱辣姜汤治感冒，大蒜治痢有奇效。
菜花常吃癌症少，蘑菇抑制癌细胞。
常吃萝卜白菜姜，不劳医生开药方。
冬吃葱姜夏吃蒜，葱辣姜汤治感冒。
白菜利尿养皮肤，番茄补血驻容貌。
蜂蜜润肺延寿益，萝卜化痰消胀气。
芹菜能治血压高，抗癌宜食猕猴桃。
凉血止血有莲藕，紫菜祛风通经络。
白菜通便排毒素，番茄补血又润肤。
海带含碘瘀结消，芹菜降压效率高。
大蒜杀菌治痢疾，苦瓜清心又明目。
韭菜补肾暖膝腰，黄瓜减肥清热好。
胡椒驱寒又防湿，荠菜止血又润燥。
山药健脾补肾强，银耳健身防衰老。
菠菜补铁通血脉，生姜健胃寒气消。
苋菜补血又止痢，莲藕除烦解酒妙。
山药益肾消糖尿，萝卜克食肾炎消。

**14. 水果食疗歌(一)**

饭后生梨化痰液，止咳润肺枇杷叶。
苹果消食营养高，龙眼滋补胜参芪。
杨梅开胃祛暑热，荔枝全身能入药。
益气祛风有樱桃，菠萝防暑又止渴。
香杏生津润肺腑，便秘便血吃香蕉。
西瓜解暑止渴好，崩漏止痢食石榴。
蜜桃爽品益肠胃，治疗紫癜煎大枣。
酸枣柑橘营养高，增进食欲草莓好。
本草纲目写得清，葡萄安胎又利尿。
苹果止泻又开胃，生梨饭后化痰好。
西瓜汁多当饮料，消暑利尿快又好。

酸甜可口数樱桃，提神健胃营养好。
李子生津又止渴，多吃不当要伤体。
生津安神数乌梅，抑制癌症猕猴桃。
柿饼清热又健脾，藕节止血又散瘀。
柑橘理气助消化，二皮助食黏痰消。
柿子常食治胃癌，柑橘消食化痰妙。

15. **水果食疗歌（二）**

红枣补脾又生津，调和诸药润肺心。
柿饼清热又健脾，止渴补血舒脉理。
苹果止泻又开胃，助消化来补身体。
柑橘理气润燥湿，止咳化痰清口味。
桃子活血并补气，润燥还能健身体。
李子止渴带生津，多食反而会伤身。
菠萝止渴又解乏，疏通肠胃益处多。
草莓健胃并补脾，气血和顺益身体。
枇杷味美治哮喘，孕妇食之能助产。
罗汉果小功效大，润喉止咳把痰化。
补中益气是桂圆，干鲜龙眼营养全。
阴虚内寒可食杏，补充胃酸食欲畅。
梅子解渴又安神，乌梅可杀痢疾菌。
猕猴桃能防癌症，常食也能治胃病。
安胎利尿吃葡萄，还助消化效果好。
梨子润喉又化痰，梨汁止咳润心肺。
香蕉通便清内火，润肠能使血脉和。
滋润咽喉有橄榄，既解毒来又化痰。
补肝健肾有桑椹，养血明目又生津。
山楂降脂抗衰老，抗癌健胃散淤滞。
椰子果汁能止渴，即可防渴又清火。
西瓜原是好果品，利尿消暑疗百病。
水果各味能治疾，合理食之收效益。
偏食多食反有害，适量对症才开胃。
花生降脂治贫血，健脑乌发吃核桃。
芝麻润肤又通便，栗子补肾强腰好。
山区佳果数板栗，葵籽降脂能减肥。
益肺平喘食白果，银杏缩便白带去。

16. **谷蔬食疗歌**

谷物蔬菜都是宝，四性无味需协调。
赤豆消热又利水，绿豆清热解毒妙。
扁豆暖脾止消渴，刀豆润肠令人夸。
大豆常食治浮肿，豌豆美容抗衰老。
黑豆补肾强筋骨，瓜豆消肿又利尿。

玉米抑制胆固醇，荞麦医治糖尿病。
盐醋防毒消炎好，番茄补血容颜俏。
少荤多素合脾胃，少盐多餐更调味。
依据身体选食疗，多种食物营养好。
常食谷蔬防疾病，抗衰康健又益寿。
若问食疗之根本，平衡膳食最重要。

17. **营养卫生五字歌**

食物多样化，宜杂不宜单。三餐要平衡，粗细搭配全。
每顿八分饱，进食莫要贪。脂肪勿过量，少糖勿贪甜。
常食绿叶菜，多醋少用盐。可饮低度酒，喝茶不吸烟。
细嚼慢咽好，吸收营养全。莫食发霉物，食物要新鲜。
水果要削皮，洗净在食前。记住五字诀，健身益寿年。

18. **蔬菜搭配禁忌歌**

猪肉菱角同食会肝疼，鸡肉芹菜相配伤元气；
牛肉栗子食后会呕吐，鸡肉西瓜相会定互侵；
兔肉芹菜同食伤头发，鹅肉鸡蛋同桌损脾胃；
狗肉如遇绿豆会伤身，黄鳝皮蛋不可同道行；
鲤鱼甘草加之将有害，蟹与柿子结伴会中毒；
甲鱼黄鳝与蟹孕妇忌，鸡蛋再吃消炎片相冲；
柿子红薯搭配结石生，豆浆营养不宜掺鸡蛋；
洋葱蜂蜜相遇伤眼睛，萝卜木耳成双生皮炎；
豆腐蜂蜜相拌耳失聪，菠菜豆腐色美实不宜；
胡萝卜白萝卜相互冲，番茄黄瓜不能一起食；
黄瓜进食之后忌花生，萝卜水果不利甲状腺；
香蕉芋艿入胃酸胀痛，马铃薯香蕉面部起斑。

19. **益寿延年食疗歌**

要想延年又益寿，科学食疗不可少。
谷物肉奶养身宝，禽蛋鱼虾营养高。
花生能降胆固醇，韭菜补肾养膝腰。
胡椒驱寒能化湿，葱辣姜汤治感冒。
萝卜利尿除胀气，芹菜能降血压高。
白菜利尿排毒素，蘑菇抑制癌细胞。
大蒜抑制肠炎发，绿豆降暑最为妙。
番茄补血驻容颜，海带含碘瘀结消。
香蕉通便解胃火，健胃补脾食红枣。
生津安神数乌梅，润肺乌发食核桃。
蜂蜜润肺又益寿，葡萄悦色令年少。
歌诀熟记要兑现，身强体壮寿自高。

20. **科学饮食歌**

饮食应唱饮食歌，肥美佳肴勿食多。
少荤多素合脾胃，少盐多餐更调和。

天然水果即仙果，甜食宜少不宜多。
暴饮暴食须禁忌，细嚼慢咽好处多。

**21. 科学饮食十要歌**

饭菜要香一些，质量要好一些，
数量要少一些，蔬菜要多一些，
食物要杂一些，菜肴要淡一些，
饭菜要烂一些，水果要吃一些，
饮食要热一些，吃时要慢一些。

**22. 饮食卫生歌**

饮食卫生，千万注意，病从口入，不可大意。
蔬菜水果，仔细清洗，绿色食品，对人有益。
狼吞虎咽，吃饭大忌，细嚼慢咽，消化容易。
一日三餐，不偏不弃，七八分饱，最为适宜。
多素少荤，搭配合理，酒可少饮，烟不可吸。

**23. 饮食养生诀(一)**

少吃多得味，多吃活受罪。
吃饭先喝汤，老了不受伤。
烟酒无嗜好，准保身体壮。

**24. 饮食养生诀(二)**

食盐：清淡饮食，咸腌不吃。
杂类：薯类菇类，少量常吃。
坚果：花生瓜子，偶尔少食。
糖果：甜食糖果，点到为止。
油炸：油炸油煎，一点不沾。
烟酒：戒烟慎酒，坚持长久。

**25. 饮食养生诀(三)**

三不：饭前饭后不负重，不生气，不受凉。
三要：老年人吃饭精、兼、少。
所谓精，是指食物要精细、富有营养；
所谓兼，是指合理膳食，荤素兼有；
所谓少，是指早餐要吃好，中餐七分饱，晚餐更宜少。
三定：饮食要定时、定量、定质。
三低：老年人膳食应以低热量、低糖、低脂肪，充足的蛋白质与维生素，适当的无机盐为原则。
三宁：吃饭宁少不多，宁顿不零，宁软不硬。

**26. 饮食养生歌(四)**

膳食讲营养，食物要多样；谷类和杂薯，食量要为主。
一餐一碗饭，吃好不要贪；果蔬品种齐，每天不要离。
一餐一把菜，健康自然来；一天一杯奶，精神焕光彩。
大豆和杂豆，经常吃到口；禽肉和鱼肉，样样适量有。
鱼肉常不离，长寿不稀奇；蘑菇和海藻，搭配应该巧。



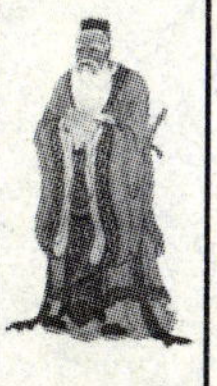

素荤有比例,大约七比一;膳食应清淡,油腻不能贪。
辛辣刺激物,吃了火气重;咸菜和腌菜,应该少安排。
咸肉和熏肉,最好少进口;烧烤和油炸,提倡少吃它。
不偏不挑食,健康最扎实;早上要吃好,工作质量高。
午餐要吃饱,身体一定好;晚饭要吃少,睡眠不觉晓。
适宜运动量,健康走四方;一餐少一口,长寿跟着走。

27. **饮食养生三字经**

养生道,重膳食。早吃好,中吃饱,晚吃少。
讲营养,善调剂,不厌食,不偏食。
六要素,不能离。糖和脂,蛋白质,
维生素,矿物质,纤维素,均衡取。
素为主,荤为次,豆制品,多有益。
常喝水,少饮酒,不抽烟,利身体。
米面好,杂粮优,吃得香,睡得实。

28. **饮食养生三字经**

吃东西,讲卫生,肠胃好,不害病。
卫生好,病人少,锅灶净,病不生。
吃饭前,洗洗手,脏东西,顺水流。
吃罢饭,漱漱口,口齿洁,除污垢。
鸡吃叫,鱼吃跳,宁饿肚,勿吃烂。
烂瓜果,臭鱼虾,坏肚肠,是冤家。
剩饭菜,隔夜茶,吃下肚,害处大。
吃热饭,喝热茶,不拉肚,不发痧。
脏不食,烂不尝,肠胃病,要谨防。
生和冷,不入口,增健康,葆长寿。
不吸烟,不喝酒,瘟病魔,绕道走。
嘴不馋,口不贪,定量餐,肠胃安。
贪得多,嚼不烂,肠胃病,容易犯。
菜茶饭,宜清淡,油腻多,消化难。
吃饭时,减三口,吃饭后,百步走。
早吃好,午吃饱,晚饭少,身体好。
日三餐,有规律,节饮食,健身体。
吃饭前,先喝汤,少生病,老无伤。
吃零食,伤肠胃,吃偏食,缺营养。
不嚼碎,不知味,饭要香,嚼成浆。
吃得快,咽得慌,坏了胃,伤了肠。
牛嫌料,毛不光,人嫌饭,饿肚肠。
瓜菜豆,五谷粮,粗茶饭,有营养。

29. **饮食养生歌(五)**

一日可多餐,八分饱为限。粗茶加淡饭,五谷杂粮鲜。
多食豆蔬菜,少用荤炸煎。渴饮温开水,忌吃肥咸甜。

馋食鸭鱼鸡,莫用酒和烟。饮食限总量,花样合理变。

30. **饮食十忌歌**

一忌偏食;二忌零食;三忌暴食;四忌快食;

五忌看食;六忌蹲食;七忌咸食;八忌甜食;

九忌生食;十忌笑食。

31. **素食养生歌**

若慕牛力大,牛食草为粮;

若慕猪体肥,猪食糟与糠。

请看牛与猪,不因食肉强。

若慕肉味美,何不檗割尝?

自割知痛苦,割他意扬扬。

试问此何心?宁非人虎狼!

人知屠者虎,不知食者狼。

世无食肉者,屠门不开张。

颜子箪食不聒荤,孔子蔬食菜羹汤。

肉食者鄙蔬食圣,肉气助发痴与狂。

芹藻致祭芳香洁,何用腥秽陈牛羊。

祭天天厌之,祭圣圣悲怆;

岂有天与圣,以杀为美腥为香?

32. **平衡膳食歌**

保健养身须趁早,依据情况选食疗。

若问食疗之根本,平衡膳食最重要。

33. **戒酒歌**

为了你的肾,为了你的胃,为你有个健康的心、肝、肺,

为了你的家庭和又美,少喝一回是一回。

为了你的健康少喝一杯,为了你的亲人少喝一杯。

都说是人逢知己千杯少,危难时酒肉朋友见过谁?

别指望,排忧解愁靠一醉,醒来时自己的痛苦还得自己背。

## 二、饮食宜忌歌

1. **饮食宜忌歌**

食宜早些,不可迟晚;食宜缓些,不可粗速;

食宜八九分,不可过饱;食宜淡些,不可厚味;

食宜温暖,不可寒凉;食宜软烂,不可坚硬。

——清·石成金

2. **多味之害歌**

辛多则伤肝,苦多则伤肺,

酸多则伤脾,甘多则伤肾,



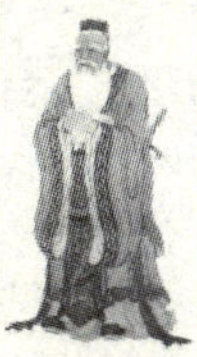

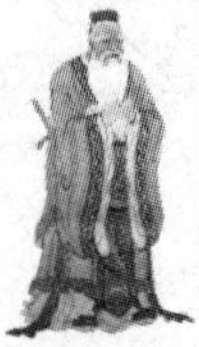

咸多则伤心。

——晋·葛洪《抱朴子内篇·极言》

**3. 慎食歌**

太饱伤神饥伤胃，太渴伤血并伤身。
饥餐渴饮勿太过，免致膨亨伤心肺。
醉后强饮饱强食，未有此身不成疾。
人资饮食以养身，去其甚者自安适。

——唐·孙思邈

**4. 论食歌**

多食之人有五苦：
一者大便数，二者小便数，
三者扰睡眠，四者身重不堪修业，
五者多患食不消化，自滞苦际。
日中后不食有五福：
一者灭欲心，二者少卧，
三者得一心，四者无有下风，
五者身安稳，亦不作病。

——明·龙遵叙·《饮食绅言》

**5. 多饮多食之弊歌**

多饮酒则气升，多饮茶则气降。
多肉谷则气滞，多食辛则气散。
多咸食则气短，多甘食则气积。
多酸食则气结，多苦食则气抑。

——明·陈继儒

**6. 五味多食之害歌**

咸走血，多食咸令人渴，则脉凝而色变。
酸走筋，多食酸令人癃，则皮槁而毛夭。
辛走气，多食辛令人愠，则肉胝而唇褰。
苦走骨，多食苦令人呕，则筋急而爪枯。
甘走肉，多食甘令人恶，则骨痛而发落。

——唐·孙思邈《备急千金要方》

**7. 饮食八勿歌**

已劳勿食，已食勿劳；已汗勿食，已食勿汗；
已怒勿食，已食勿怒；已悲勿食，已食勿悲。

——晋·张湛《养生要集》

**8. 起居饮食歌**

晚食当肉，缓步当车。无罪当富，无灾当福。
莫饮卯时酒，莫餐申时食。莫吃空心茶，少餐申后饭。

——宋·温革《琐碎录》

**9. 能甘淡薄歌**

厚味伤人无所知，能甘淡薄是吾师，
三千功行人此始，淡食多补信有之。

——明·冷谦《修龄要指》

## 三、古人论饮食养生

古人云：“安身之本，必资于食……不知食宜者，不足以生存也”。合理的饮食，可以使人身体强健，益寿延年，而饮食不当则是导致疾病和早衰的重要原因之一。因此，我国古代养生家都十分重视饮食，并通过长期的生活实践，积累了丰富的饮食养生方法和经验，为后人留下了一笔极为宝贵的财富。

### （一）老年人长寿饮食养生

**1. 饮食有节，忌暴饮暴食**

（1）故善养生者，先饥而食，食无令饱；先渴而饮，饮勿过冷。食欲少而数，不欲顿而多。

——古医籍《养生避忌》

（2）饮食以时，饥饿适中。

——唐·孙思邈《备急千金要方》

（3）大渴不大喝，大饥不大食。

——明·龚廷贤《寿世保元》

（4）饮食节，则身利而寿命益；饮食不节，则形累而寿损。

——《管子·形势篇》

（5）饮食自倍，肠累乃伤。

——《黄帝内经·素问》

（6）主身者神，养气者精，益精者气，资气者食。食者生民之天，活人之本也。故饮食进则谷气充，谷气充则气血盛，气血盛则筋骨强。故脾胃者，五脏之宗也，四脏之气皆禀于脾，故四时皆以胃气为本。……是以一身之中，阴阳运用，五行相生，莫不由于饮食也。若少年之人，真元气壮，或失于饥饱，食于生冷，以根本强盛未易为患；其高年之人，真气耗竭，五脏衰弱，全仰饮食以资气血，若生冷无节，饥饱失宜，调停无度，动成疾患。

——宋·陈直《寿亲养老新书·饮食调治》

**2. 忌肥甘厚味**

（1）香美脆味，厚酒肥肉，甘口而病形。

——《韩非子》

（2）善养生者养内，不善养生者养外，养内者以活脏腑，调顺血脉，使一身流行冲和，百病不作。养外者恣口腹之欲，极滋味之美，穷饮食之乐，虽肌体充腴，容色悦泽，而酷烈之气，内浊脏腑，精神虚矣，安能保全太和。

——明·龚廷贤《寿世保元》

**3. 不可偏嗜**


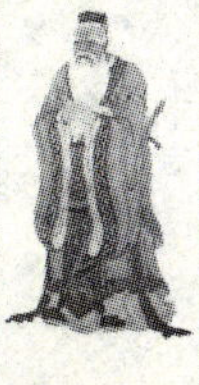

(1)凡所好之物,不可偏耽,耽则伤而生疾;所恶之物,不可全弃,弃则脏气不均。

——古医籍《保生要录》

(2)五谷为养,五果为助,五畜为益,五菜为充,气味合而服之,以补益精气。

——古医籍《黄帝内经》

(3)阴之所生,本在五味;阴之五宫,伤在五味。是故味过于酸,肝气以津,脾气乃绝;味过于咸,大骨气劳,短肌,心气抑;味守于甘,心气喘满,色黑,肾气不衡;味过于苦,脾气不濡,胃气乃厚;味过于辛,筋脉沮弛,精神乃殃。

——素问·生气通天论

(4)多食咸,则脉凝沉而色变;多食苦,则皮槁而毛枯;多食辛,则筋急而爪枯;多吃酸,则肉胝皱而唇裂;多饮甘,则牙痛而发落。

——古医籍

**4. 不勉强进食**

“不渴强饮则胃胀”,“不饥强食则脾劳”。

——南朝·梁·陶弘景《养生延命录》

**5. 忌怒后进食**

“人之当食,须去烦恼”。

“食后不可便怒,怒后不可便食”。

——唐·孙思邈

**6. 忌过冷过热饮食**

(1)“食饮者,热无灼灼,寒无沧沧。”

(2)“胃中寒则腹胀,肠中寒则腹鸣飧泄。”

——《黄帝内经》

**7. 忌过咸,宜清淡**

(1)“味过于咸,大骨,气劳,短肌,心气抑。”

——《黄帝内经》

(2)“去肥浓,节酸咸”。

“多食咸则脉凝沉而变色”。

——《医论》

**8. 注意餐后养生**

(1)食毕当漱口污,令人牙齿不败,口香。

食饱令行百步,常以手摩腹数百遍,叩齿三十六,津令满口,则食易消,益人无百病。饱食则卧,食不消成积,乃生百病。

——唐·孙思邈《千金要方》

(2)食饱不得速步走马,登高涉险,恐气满而散,致伤脏腑。

——明·龚廷贤《寿世保元》

(3)用浓茶漱口,可去烦腻,健胃,又可坚齿。

——明·闻尤《茶笺》

## (二)科学饮食与养生

**1. 饮食有时**

（1）“食哉惟时”。

——古籍《尚书》

（2）饮食以时。

——唐·孙思邈《千金要方》

2. **谨和五味**

（1）五谷为养，五果为助，五畜为益，五菜为充。

——《素问·藏气法时论》

（2）谨和五味，骨正筋柔，气血以流，腠理以密。

——《素问·生气通天论》

3. **清淡为上**

（1）莫嗜膏粱，淡食为最。

——清·程国彭《医学心悟》

（2）蔬菜之属，每食必需。

——清·曹庭栋《养生随笔》

（3）若要衍生，肠胃要清。

——晋·葛洪《抱朴子》

（4）常宜清甜之物，大小麦曲，粳米为佳。勿进肥浓，羹霍、酥油酪饮等。善养性者，常很少食肉，多食饭。

——唐·孙思邈

4. **饥饱适中**

（1）多食之人有五患，一者大便数，二者小便数，三者扰睡眠，四者身重不堪修养，五者多患食不消化。

——明·敖英《东谷赘言》

（2）饮食不可过，过则湿而不健，食不可过，过则壅滞而难化。

——清·尤乘

（3）因而饱食，筋脉横解，肠澼为痔，因而大饮则气逆。

——《黄帝内经》

（4）饥饿不得饮食者，胃气空虚，此为不足。

——明·李东垣

（5）五味稍薄，则能养人，令人神爽，稍厚随其脏腑各有所伤……初伤不觉，久之则成病也。人食必兼味者，相因欲其和也。无放饭，无流者，节之礼，谨防其过也。凡人食时微觉胸中不快，此食伤也。服消导之剂以助脾之传化，不可隐忍，久则成积矣……凡有喜嗜之物，不可纵口，当念病从口入，惕然自省。如上古之人，饥则求食，饱则弃余，可也。苟不如节，必餍足而后止，则气味之偏，害其中和之气。传化之迟，斯成苑病之积矣。为胀为满为痛，纵一时之欲，贻终身之害。

——明·万全《养生四要》

（6）所食愈少，心愈开，年愈益；所食愈多，心愈塞，年愈损。

——晋·张华《博物志》

（7）食唯半饱无兼味，酒至三分莫过频。

——明·龚廷贤《寿也保元》

5. **饮食宜洁**

(1)诸肉及鱼,若猫不食,鸟不啄者,不可食之。肉中有红点者,不可食之。秽饭、馁肉、臭鱼,食之皆伤人。

——汉·张仲景《伤寒杂病论、禽兽鱼虫禁忌》

(2)诸肉臭败者勿食,猪羊疫死者不可食,曝肉不干者不可食,煮肉不变色者不可食。

——元·忽思慧

6. **食宜缓细**

(1)《养病庸言》:不论粥饭点心,皆宜嚼得极细咽下。

——元·忽思慧

(2)食不欲急,急则损脾,法当熟嚼令细。

——《医说》

(3)夫食不用急,急则不细,不细则损脾气。法当熟嚼令细,不用食坚硬难消之物。

——明·王蔡《修真秘要》

(4)食物有三化:一火化,烂煮也;一口化,细嚼也;一腹化,入胃自化也。

——清·曹慈山《老老恒言》录《华佗食论》

(5)食当熟嚼……人之当食,须去烦恼。

——唐·孙思邈《千金要方》

7. **甘咸勿过**

(1)甘者,令人中满。故其气上溢,转为消渴。

——《素问·奇病篇》

(2)咸者伤筋,多食咸则筋脉伤。

——唐·孙思邈《千金要方》

(3)味过于咸,则脉凝涩而变煞费苦心。

——《素问·生气通天论》

## (三)食疗食养

(1)病人脉已解,而日暮微烦,以病新瘥,人强与谷,脾胃气尚虚,不能消谷,故令微烦,损谷则愈。

——汉·张仲景《伤寒论·辨阴阳易差垢劳复病脉证并治》

(2)卫汜称扁鹊云:安身之本,必须于食;救疾之道,惟在于药。不知食宜者,不足以全生;不明药性者,不能以除病。故食能排邪,而安脏腑;药能恬神养性,以资四气。故为人子者,不可不知此二事。是故君父有疾,期先命食以疗之,食疗不愈,然后命药。故孝子须深知食药二性。

——唐·孙思邈《千金要方·养老食疗》

(3)"毒药攻邪,五谷为养,五果为助,五畜为益,五菜为充,气味合而服之,以补精益气"。

——《黄帝内经·素问》

(4)"五味所禁:辛走气,气病无多食辛;咸走血,血病无多食咸;苦走骨,骨病无多食苦；甘走肉，肉病无多食甘；酸走筋，筋病无多食酸；是为五禁，无令多食”。

——《黄帝内经·素问》

(5)“膏粱之变，足生大丁[①]”。

——《黄帝内经·素问》

注释：①过度食用厚味美食的人，很容易发生疔痈疮疖之类的病。

(6)“食不厌精，脍不厌细；食饐而餲，鱼馁而肉败，不食。色恶，不食；臭恶，不食；失饪不食；不时，不食。割不正不得其酱，不食”。

——《论语·乡党》

(7)真人曰：虽常服药物，而不知养性之术，亦难以长生也。养性之道，不欲饱食便卧，及终日久坐，皆损寿也。人欲小劳，但莫至疲及强所不能堪胜耳。人食毕，当行步踌躇，有所修为，为快也。故流水不腐，户枢不蠹，以其劳动数故也。故人不要夜食，食毕但当行中庭如数里可佳。饱食即卧，生百病，不消成积聚也。食欲少而数，不欲顿多难消。常如饱中饥，饥中饱。故养性者，先饥乃食，先渴而饮。恐觉饥乃食，食必多；盛渴乃饮，饮必过。食毕当行，行毕使人以掌摩腹数百过，大益也。

——南朝·梁·陶弘景《养性延命录·食诫篇》

## 四、民间养生谚语

### (一)饮食营养篇

粗细粮，搭配当，按科学，讲营养。

淀粉糖，盐脂肪，低摄入，控总量。

副食荤素搭配好，蒸煮熬炖营养高。

少吃油腻，清淡为上，戒烟少酒，喝茶莫忘。

苹果营养好，赛过灵芝草。

吃饭泡汤，消化不良。

天气虽然热，不可多食凉，瓜果虽然美，不可吃过量。

早饭好而早，午饭厚而饱，晚饭需要少。

未曾吃饭先喝汤，一生到老胃不伤。

菜饭宜清淡，少盐少病患。

早晨吃点姜，百病都消亡。

清晨一杯淡盐水，生津提神润脾胃。

葱韭芥蒜，有备无患。

一顿吃伤，十顿喝汤(药)。

宁叫饭菜占着盆，莫叫食物撑煞人。

一日吃仨枣，终生不显老。

冬吃萝卜夏吃姜，不劳医生开药方。

羊肉暖胃肠，败火绿豆汤。

烟酒是瘟神，自己请上门。



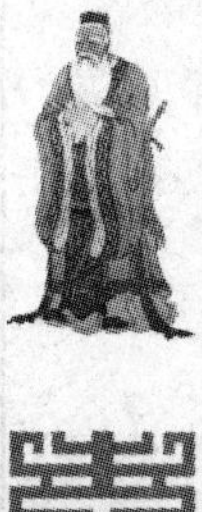

吸烟犹如吃砒霜,分期付款买死亡。
酒饮少量还有益,烟无多少总害人。
甜言夺志,甜食坏齿。
若要吃得香,饭菜嚼成浆。
五谷杂粮,营养最强。
吸烟酗酒,易得癌瘤。
小鱼大豆,使人长寿。
三伏不离绿豆汤,头顶火盆身无恙。
狂饮伤身,暴食害胃。
饥不暴食,渴不狂饮。
吃得快,咽得慌,既伤胃口又伤肠。
少肉多菜,少糖多果。
学习要深钻细研,吃饭要细嚼慢咽。
若要身体壮,饭菜嚼成浆。
鱼生火,肉生痰,青菜豆腐保平安。
桃饱人,杏伤人,李梅树下抬死人。
三天不吃青,两眼冒金星。
宁吃鲜桃一口,不吃烂杏一篓。
少吃多得味,多吃活受罪。
淡食为宜,杂食为优,素食为主,狂食为禁,慢食为佳,
粗食为好,鲜食为妙,暴食为忌,淡茶为友,温茶为适。
补品如用兵,乱补会损身。
冬补十受九,夏补随汗流。
每天一只果,老汉赛小伙;饭前一碗汤,胜过好药方。
热饭冷茶淘,得病医不好。
每餐一个水果,医生不来找我。
每餐留一口,活到九十九。
吃米带点糠,助你身健康。
食得法定时餐,不偏食粗茶饭。
食物多样化,五谷主康泰;少吃肥腻肉,多食瓜果菜。
细(细粮)为主,粗(粗粮)为辅。细嚼慢咽胃肠舒。
一把青菜一把豆,一杯牛奶二两肉,五谷杂粮要吃够。
饭要八分饱,到老胃肠好。
好饭莫过饱,盐糖还要少。
食熟始食,水沸始饮。
吃饭不要闹,吃饱不要跳。
药补不如食补。
药养不如食养。
粗茶淡饭能养人。
多吃五谷杂粮,少生杂病疮疡。
饥时得一口,强似饱时得一斗。

喝水的时候别着急,吃饭的时候别生气。
一不赌力,二不赌食。
贪多嚼不烂,胃病容易犯。
话多了伤人,食多了伤胃。
不偏食,不暴食;少肉食,多素食;喝原汤,化原食。
吃多了糖起痰,吃多了盐发齁。
宁可锅里放坏,不可肚里硬塞。
早上多吃一口是良药,晚上多吃一口得疾病。
会吃,千顿香;乱吃,一顿伤。
冬天常喝羊肉汤,不找医生开药方。
吃了萝卜菜,啥病都不害。
大蒜是个宝,常吃身体好。
鱼生火,肉生痰,青菜豆腐保平安。
饭要按时吃,衣要看天穿。
食无定味,适口者好。
快走多跌,快咽多噎。
饮食有节,肚子不泻。
狂饮伤身,暴食伤胃。
贪吃贪喝之人,他是在用自己的牙齿掘墓坑。
好菜不贪吃,美酒不过量。
盐筋醋力。
粗粮杂粮营养全,既保身体又省钱。
吃饭八分饱,胃口好到老。
若要小儿安,须带三分饥和寒。
吃饭慢慢吞,赛过吃人参。
吃饭先喝汤,到老不受伤。
吃萝卜,喝热茶,大夫急得满街爬。
朝食三块姜,如得人参汤。
一天三餐肉,不是真享福。

## (二)运动锻炼篇

运动好比灵芝草,何必苦把仙方找。
参加活动常锻炼,胜似吃药住医院。
烈火炼硬钢,运动保健康。
锻炼不刻苦,纸上画老虎。
人老腿先老,防老多走跑。
经常缩肛,防治痔疮。
常洗冷水浴,增强御寒力。
杨柳活,抽陀螺;杨柳青,放风筝;杨柳死,踢毽子。
坐卧不迎风,走路要挺胸。

活动好比灵芝草，何必苦把仙方找。
铁要趁热打，人要自幼炼；少年不锻炼，老大病来缠。
铁不锤炼不成钢，人不运动不健康。
脑子越用越好，身体越练越强。
树老先老根，人老先老腿。
心宽体胖，勤劳体壮。
水停百日生毒，人闲百日生病。
动则不衰，练则寿长。
电视莫看久，饭后百步走。
大路不走草成窝，坐立不正背成驼。
若要健，天天练。
锻炼是灵丹，卫生是妙药。
枯坐损身，运动长劲。
身体越练越壮，脑子越用越灵。
心要常操，身要常劳。
勤劳的人力大，懒惰的人病多。
好人老睡成病人，病人老睡成死人。
早晨动一动，少闹一场病。
蹦蹦跳跳，灵丹妙药。
饭后一百步，强于上药铺。
运动劲出来，歇着病出来。
运动是健康的源泉。
墙靠基础坚，身强靠锻炼。
静而少动，眼花耳聋；有静有动，无病无痛。
年轻跳蹦蹦，到老没病痛。
脑怕不用，身怕不动。
药补不如食补，食补不如动骨。
运动运动，疾病难碰。
人勤病就懒，人懒病就勤。
饭后百步走，活到九十九。
冻冻晒晒身体强，捂捂盖盖脸发黄。
冬天动一动，少闹一场病；冬天懒一懒，多喝药一碗。
坐下腰不躬，立起要挺胸。
运动健身祛百病，四肢不勤病缠身。
棋牌健脑陶冶情操，无度成瘾反把身伤。
常静不如一动，进补不如运动。
迷信杀人不见血，科学锻炼人长寿。
日行万步，病魔却步。
多跑公园，少去医院；少跑公园，多去医院。
太阳、太极伴一生，健身、健康活百岁。
书报为友花为邻，徒步代车练身心。

“活动”、“活动”，要“活”就要“动”。

身体的锻炼，大脑的运用，心理的调解，营养的结构，生活的方式，这五方面的时间是决定身心健康的五把金钥匙。

静坐以养心，运动以健身。

## （三）精神养生篇

笑口常开，青春常在。

树怕剥皮，人怕伤心。

一片忠诚是长寿之本，满怀善良是快乐之源。

人逢喜事精神爽，闷在心头瞌睡多，快快活活保寿命，气气恼恼成了病。

寡欲精神爽，思多血气伤。

湖边一站病邪除，养心养性胜药补。

问我老来何所求，德高望重乐悠悠。

只要心不贪，自然睡得安。

情绪不好多交流，不要黄昏独自愁。

科学生活是正道，求神拜佛不可搞。

心情快乐的人，天天都是节日。

忘掉不该记住的东西是一种快乐。

高兴一回，年轻一岁。

动则不衰，乐则长寿。

精神振奋，病去七分。

住宽睡宽，不如心宽。

但求心宽，何须升官。

娱乐是心里的一朵花，烦恼是心里的一根刺。

一日三笑，不用吃药。

笑一笑，少一少；

恼一恼，老一老；

愁一愁，白了头。

笑是最好的药方。

胡思乱想易得病，贪得无厌会丢命。

耳朵不硬，心思不定。

心病还须心药医，解铃还须系铃人。

心病就在心字上。

能忍自安，知足常乐。

朝气勃勃，吃黄连为蜜；

暮气沉沉，吃大肉为泥。

身静养指甲，心静养头发。

说说唱唱，有益健康。

饭养身，歌养心。

寡言省心，寡欲保身。

一日三笑,人生难老;
一日三恼,不老也老。
说说笑笑,通了七窍。
笑为力量的亲兄弟,愁为健身的死对头。
不讲不笑,不成世道。
不玩不笑,不成老少。
不急不恼,百年不老;
不懒不馋,益寿延年。
淡茶一杯,无是无非。
说出口的话是药,闷在心里的事是病。
身病用药治,心病用话医。

## (四)健康长寿篇

家有钱财万贯,不如身体康健。
身怕不动,脑怕不用;树怕皮薄,人怕体弱。
闲人愁多,懒人病多,忙人快乐。
天有三宝日月星,地有三宝水火风;
人有三宝精气神,善用三宝可长生。
不抽烟少喝酒,每天三笑驱忧愁,一生能活九十九。
有健康就有希望,有希望就有一切。
没有一个朋友能够比得上健康,没有一个敌人能够比得上病魔。
健全的身体,比皇冠更有价值。
无债富福,无病幸福。
爱情是银,健康是金。
穷人无病抵半富。
千金难买六月泻。
人体健康三件宝:放屁、出汗、打喷嚏。
有钱难买老来瘦。
精力是最大的财富,健康是最大的幸福。
裤带越长,寿命越短(意思是肥胖不利于健康)。
有愁皆苦海,无病即神仙。
以财为草,以身为宝。
体弱病欺人,体强人欺病。
不要虚胖,但求实壮。
劳其身者长命,安其乐者短命。
锄头能壮筋骨,汗水能治百病。

## (五)防病医疗篇

人勤病就懒,人懒病就勤。
久怒生疾病,久气伤心肝。

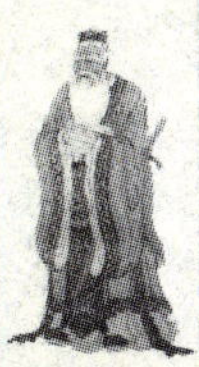

小洞不补,大洞吃苦。
只忙治病不忙防,没有忙到点子上。
食物缺了钙,骨牙就要坏。
食物缺了铁,就要得贫血。
肝病少吃辛,心病少吃成,胃病少吃辣,脾病少吃酸,肺病少吃苦。
马齿苋是个宝,痢疾能治好。
穿山甲,王不留,妇女吃了,乳长流。
常饮菊花茶,老来眼不花。
药症相符,大黄也补;药不对症,参茸也毒。
是药三分毒,无虚不可补。
吃药不如戒烟,治病不如防病。
要想不生病,盆、瓢、锅、碗都干净。
丑病不瞒医,瞒医害自己。
三分吃药,七分调理。
大便一通,浑身轻松。
忠言逆耳利于行,良药苦口利于病。
吃药不忌口,枉费医生手。
大水不到先垒坝,疾病没来早预防。
医早不医迟,预防重于治。
有病早治,无病早防。
有病求医,不如无病预防。
大病要养,小病要抗,无病要防。
三分医,七分养,十分防。
百医不如一防。
与其病后去求医,不如病前早预防。
一份预防方,胜过百份药。
春捂秋冻,无病无痛。
出汗不迎风,跑步莫凹胸。
大汗后,莫当风,当风容易得伤风。
汗水没有落,莫浇冷水澡。
不干不净,吃了生病。
多衣多寒,少衣少寒。
热不马上脱衣,冷不马上穿棉。
预防伤风和感冒,当心着凉最重要。
春不忙减衣,秋不忙加衣。
卫生搞得好,疾病不来找。
十柜八箱,勤洗勤装。
勤穿勤脱,胜过服药。
新生孩儿无六月。
防病无别窍,卫生要搞好。
丰收要靠劳动,强身要靠卫生。

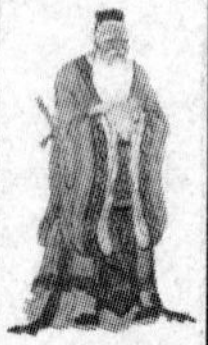

机器不擦要生锈,人不卫生要短寿。
预防肠胃病,饮食要干净。
春暖秋冻,到老不病。
讲究卫生,百病不生。
头对风,暖烘烘;脚对风,请郎中。
白露切勿露,免得着凉又泻肚。
卫生好,病人少;饮食净,少生病。
吃瓜果,要洗净,吃得卫生少生病。
饮食要卫生,一热二鲜三干净。
喝开水,吃熟菜,身体健康少病害。
洗脸洗鼻窝,扫地扫墙角。
扫地如清心。
无事勤扫屋,强如上药铺。
屋内屋外勤打扫,开窗通气精神好。
清爽的空气,百病的良药。
脸不常洗生油腻,屋不打扫起灰尘。
开窗通风,百病灭踪。
日光不照临,医生便上门。
要想身体健,食物要新鲜。
鱼吃新鲜米吃熟。
食品要吃暖,衣服要穿宽。
鱼过千滚,吃肚自稳。
臭鱼烂虾,送命冤家。
冬忌生鱼,夏忌狗肉。
不抹房檐的家,麻雀成堆;不抹火坑的家,病人成堆。
阳光是个宝,晒晒身体好。
常常晒阳光,身体健如钢。
常开窗,透阳光;通空气,保健康。
入厨先洗手,上灶莫多言。
要离药罐,洗手吃饭。
饭前先洗手,饭后再漱口。
勤吃药,不如勤洗脚。
剃头洗脚,赛过吃药。
剃头常洗澡,身体自然好。
焚香不如扫地,吃肉不如剃头。
害眼洗脚,强似吃药;害眼剃头,火上加油。
衣服常洗换,强如上医院。
来虱没有巧,换衣常洗澡。
常洗衣,常洗澡,常晒被服疾病少。
常常洗澡,虱子不咬。
一只苍蝇一只虎,飞到谁家谁家苦。

预防肠道传染病，要把苍蝇消灭尽。
灭了蚊子除苍蝇，夏令毛病去七分。
小小一口痰，病菌千千万。
快刀不磨生锈，胸膛不挺背驼。
多淋浴，少情欲。
饭饱不洗澡，酒醉不剃头。
洗澡不出汗，等于白洗涮。
饱不洗澡，饿不剃头。
牙不剔不稀，耳不掏不聋。
苍蝇嗡嗡叫，疾病快来到。
臭虫满墙爬，药罐手中拿。
苍蝇消灭光，肠胃得安康。
冬灭蚊子春灭蝇，夏天秋天得安宁。
消灭蚊虱蚤，疾病自然少。
久立伤骨，久坐伤血，久视伤神，久行伤筋，久卧伤气。
医药本同宗。
得病容易治病难。
小病不治，大病难医。
治病宜早，除祸宜了。
病急不要乱投医。
金子的真假匠人深知，病情的轻重大夫深知。
千方（药方）易得，一效难求。
打石看石纹，医病看病根。
药方无贵贱，效果是灵丹。
痘要结，麻要泄。
治风先去热，热去风自灭。
好人难得六月泻。
撑痢疾，饿伤寒。
鼻子不通，吃点大葱。
伤筋断骨一百天。
宿便在肠，百病丛生；若要长寿，肠中常清。
衣服早补补丁少，疾病早治病苦少。
草原上的睡蛇不等醒来就要打死，身上的疾病不等发作就要医治。
小病不治成大病，大病不治难保命。
新病好医，旧病难治。
身冷的人和衣裳亲近，有病的人和医生亲近。
名医难治心头病。
人有四百病，医有八百方。
百病一针，病情要分。
话传三遍假的变成真，药方子抄三遍吃死人。
饿不死的伤寒，吃不死的痢疾。

感冒是小病，不治要了命。
清泻不用医，饿到日沉西。
老怕伤寒少怕痨。
走好的疖子睡好的眼。
千枝连根，十指连心。
疮大疮小，出头就好。
挤疮不留脓，免受二回痛。
出汗不减病，医生也着急。
病人怕肚胀，雨落怕天亮。
不服庸医药，胜请中流医。
有病不要瞒，越瞒越吃亏。
你若隐瞒自己的病，你的尸体会暴露在人面前。
吃药不忌嘴，不如喝凉水。
慢病在养，急病在治。
熟读王叔和，不如临症多。
庸医杀人不用刀。
懂得医术的是医生，不懂医术的是屠夫。
卖药郎中一身疮。
郎中自病无药医。
撮药三年会行医。
治疮不能怕挖肉。
三肿三消，预备铁锹。
治一经，损一经。
有病去烧香，死得更快当。
养病如养虎，不可掉轻心。
大病要养，小病要抗。
学医不明，暗刀杀人。
说嘴郎中无好药。
郎中先生难医自己的病。
久病成良医。
吃药三年会行医。

### （六）四时养生篇

常在花间走，活到九十九。
出汗除内秽，夜寝勿贪凉；盛暑头别热，心静自然凉。
夏秋防着凉，免得坏肚肠。
早起早睡，精神百倍；贪房贪睡，添病减岁。
睡前开窗，一觉都香；贪凉失盖，不病才怪。
辣椒多吃要上火，觉睡多了生病魔。
懒生虱子脏生疮，不讲卫生要遭殃。

常洗衣裳常洗澡，常晒被褥疾病少。
常剪指甲常洗手，各种病菌不入口。
秋季慢加衣，春天慢卸棉。
不怕穿的少，就怕脱的早。
冻晒体格壮，捂盖脸皮黄，莫要离阳光，可保身健康。
春捂秋冻，不生杂病。
冬勿过捂，夏勿过露。
春不减衣，秋不加帽，冬不蒙首，夏不露背。

## （七）起居养生篇

早起早睡，精神百倍。
要想身体好，每天起个早。
睡前开开窗，一夜觉都香。
贪吃贪睡，添病减岁。
过了夏至节，夫妻各自歇。
睡不当风，睡不对灯，睡不张口，睡不掩面，睡不卧湿，睡不对火。
坐有坐相，睡有睡相，睡姿要像弯弯的月亮。
吃饱就睡觉，犹如吃毒药。
睡觉有头向，四季须不同，春夏头向东，秋冬转归西。
避暑有妙法，不在泉石间，宁心无一事，便是清凉山。
白露不露身，寒露不露脚，未吃端午粽，寒衣不要送。
耽搁一夜眠，十夜补不全。
早起精神爽，早睡精神足。
晚睡迟起懒在床，日日如此命不长。
遵循生物钟，一生无病痛。
吃人参不如睡五更。
睡觉不蒙头，清晨户外走。
不觅仙方觅睡方。
早睡精心旺，早起精神爽。
天黑就睡，黄金入柜。
早早睡，早早起，眼睛鼻子都欢喜；
早睡早起，没病惹你。
吃罢中饭睡一觉，健健康康活到老。
饭后躺一躺，精神长一长。
服药千包不如独卧一宵。
饥饿是最好的调味品，疲劳是最好的枕头。
先睡心，后睡眼。
吃洋参，不如睡五更。
一夜睡不好，九根头发掉。
晚晚睡，晚晚起，浑身上下无力气。

食不多言，寝不多语。
无病天天困，没病困成病

## （八）吸烟饮酒篇

要想健康长寿，莫学抽烟喝酒。
不吸烟，不饮酒，病魔见了绕道走。
防病胜于治病，忌烟胜于吃药。
酒以不劝为欢，棋以不争为胜。
一分醉酒，十分醉德（大醉就有损品德）。
酒多有伤于身，气大有伤于人。
少饮如蜜，醉饮似毒。
水冲坏路基，酒喝掉人性。
饭后一支烟，害处大无边。
会喝酒，能治病；不会喝，能要命。
抽烟喝酒，伤体减寿。
酒色毒如刀。
喝酒不醉最为高，贪色不迷逞英豪。
酒坏身子水坏路。
吃酒不吃菜，必定醉得快。
药不治假病，酒不解真愁。

## （九）卫生习惯篇

饭前要洗手，饭后要漱口；习惯成自然，百病全赶走。
衣服身体净，不得皮肤病。
勤洗衣裳勤洗澡，多晒被褥身体好。
饱不剃头，饿不洗澡。
勤吃药，不如勤洗脚。
指甲常剪短，不怕病传染。
牙不剔不稀，耳不挖不聋，鼻不掏不破，眼不揉不红。
穿衣适时，活到九十。
剃头洗脚，胜过吃药。
不抽烟，少饮酒，名胜古迹走一走。
机器不擦要生锈，人不卫生要减寿。
一勤生百巧，一懒生百病。

## （十）中药养生篇

甘草能和百药。
黄芩无假，阿魏无真。
黄连救人无功，人参杀人无过。
管你伤风不伤风，三片生姜一根葱。

认得八角莲，可与蛇共眠。
黄酒红糖，产妇可尝。
生姜拌蜜，咳嗽可医。
马齿苋是个宝，痢疾不用尝百草。
对症下药，药到病除。
药灵不在多少。
药对方，一口汤；不对方，一水缸。
腰骨痛，猪尾煲杜仲。
萝卜上了街，药店不用开。
枇杷治热病，一治一个定。
草方一剂，气死名医。
一味药，一个性；乱服药，会丧命。
好药治病，坏药致命。
去年进补，今年打虎。
宁食粗茶饭，不尝无价药。
药是试出来的。
不吃黄连，不知药苦。
巴豆救人无功，人参杀人无过。
生姜汤，自暖肚。
蝎子毒人亦毒病，黄连苦口不苦心
两脚不会移，要吃五加皮。
奶黄不可弃，奶少用汤催。
天寒食参茸，地冻进补汤。
用药如用兵。
药物无贵贱，野草是灵丹。
只要当药使，蜜糖都变苦。
认清了有毒的东西，就等于找到了良药。
家家吃萝卜，急得医生哭。
枇杷黄，医者忙；橘子黄，医者藏；萝卜上场，医者还乡。
热药冷吃，凉药热吃；泻药轻熬补，补药浓熬。
药虽好，不如不害病。
是药三分毒，无虚不可补。
吃药不投方，哪怕用船装。
十分药力五分煎，不会煎煮白花钱。

## （十一）喝茶养生篇

人可三日无餐，不可一日无水。
好茶一杯，精神百倍。
茶水喝足，百病可除。
春茶苦，夏茶涩；秋露白，最好喝。

常饮菊花茶，老来眼不花。
开水常喝，强似吃药。
好茶不怕细品。
饭后一杯茶，医生饿得爬。
常喝茶，少烂牙。
雪水沏茶喝，能活一百多。
隔夜茶，毒如蛇。
早茶一盅，一天威风；
午茶一盅，劳动轻松；
晚茶一盅，提神去痛；
一日三盅，雷打不动。

# 中医扶正祛邪养生长寿

# 第一章

# 中医养生概论

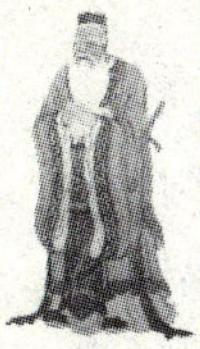

## 一、什么是中医养生学

养生是一个永恒而广泛的话题，不但古代人讲养生，现代人也讲养生，不但中医、道教讲养生，平常之人也讲养生。养生指的是以生命发展规律为依据，通过调理饮食、修炼形体、调养精神等方法，提高体质、防治疾病，以达到延年益寿的目的。中医养生学是在中医理论的指导下，对传统的养生方法进行研究、改革，吸取各学派养生之长，发展出独特的养生之道，并指导人们将养生之道运用于日常生活的学问。它是中国优秀文化的组成部分，是历代医学家不断实践、总结的结果，对于人们增强体质、预防疾病、治疗疾病发挥着积极的作用。

**○中医养生学的特点**

(1)以中医理论为指导。中医养生学最突出的特点是以中医理论为指导，它运用阴阳五行学说、藏象学说、经络理论等，对传统的养生学说进行了创新和发展，使得中医养生学更加具备科学性、实用性。

(2)天人相应。中医养生学非常注重人与大自然的关系，在认识人的生命、健康时往往同自然规律相联系，强调人与自然环境的协调性。

(3)用于日常生活。中医养生学不是高高在上的神话，而是实实在在地与人们的日常生活息息相关，因此，中医养生学主张将养生寓于人们日常的衣、食、住、行中去，让人们在生活的点点滴滴中进行养生。

(4)适度。中医养生学讲究适度，认为养生者只有有所节制，保持适度，才能真正达到养生的效果。例如，中医养生学认为，七情不能波动过大，要注重调摄；人体不能过于劳倦，劳动时要注意劳逸结合，房事不要过于频繁。

(5)持之以恒。中医养生学认为养生贵在坚持，养生不能三心二意，不能“两天打鱼，三天晒网”，只有坚持不懈、持之以恒，时间久了，“水滴石穿”，自然能达到防治疾病、延年益寿的效果。

(6)因人、因时、因地而异。对于养生，不能一刀切，没有绝对永恒的养生之道，它是因人、因时、因地而异的。中医养生学注重养生的变通性，认为养生者应该根据自己的需要，选择合适的养生方法。

**○中医养生学的前景展望**

中医养生学从古至今，一直受到人们的欢迎，直到现在，它仍然为养生者所津津乐道。时代在发展、科学在发展、医疗技术在发展，人们的日常生活方式也在发生着变化，中医养生学需要把握时代的脉搏，不断进行创新、发展，成为养生学界的常青树。

## 二、中医养生学的起源与发展

中医养生学是中国优秀传统文化的组成部分，它是中华民族几千年来集体智慧的结晶。在漫长的时间长河中，一方面它的理论不断充实和完善，另一方面，在实践中，它被人们用于强身健体、预防疾病、延年益寿，为中华民族的繁衍生息做出了不可磨灭的贡献。而且，中医养生学作为一种优秀文化、养身之道，被世界人民所认识、所接受。

**○远古时期养生思想的原始萌芽**

养生与人形影不离，人产生之初，养生就开始出现。因此，远古时期是养生思想的萌芽时期。

(1)火的发明。火不但是人类文明的标志，它还是人类养生萌芽的标志。有了火，人类就可以祛寒、熟食、恐吓动物、治病；火让人们学会了保护自己、增强体质、防治疾病。

(2)择地而居。上古时代的人不再随遇而安、风餐露宿，他们已经能够根据各地不同的自然状况，选择合适的居住环境；他们还能够建筑房屋，并知道开窗、通气，使得居住环境更加舒适。

**○先秦时期养生思想的初步发展**

先秦时期，社会生产力有了进一步发展，社会制度也得到初步完善，知识分子阶层开始出现，在文化上出现了“百家争鸣”的繁荣局面，在这种社会历史背景下，养生思想得到了初步发展。

(1)先秦时期著名的养生学著作。先秦时期比较著名的有关养生学的著作主要有《周易》和《内经》。《周易》以阴阳来阐述自然界的规律，提出了阴阳学说、天人相应学说等，这些为中医养生学的发展提供了理论基础；《内经》是先秦时期养生学、医学知识的总结，它对于人的生理功能、人与自然的关系都有较为深刻的阐述，而且更为重要的是，它提出了顺应自然等养生原则以及节制房事、针灸等养生方法。

(2)各学派的养生学思想。春秋战国时期，学派林立，各个学派也对养生具有较为独到的见解，例如道教主张清静、无为而治、形神兼养等养生方法；儒家提出调摄精神、护养身体、饮食保健等养生方法；杂家认为只有养生才能长寿，养生者要顺应自然规律，发挥主观能动性，经常活动形体。

(3)养生实践。先秦时期的人们开始将养生理论运用于实践，例如导引术、讲究卫生、药物养生、饮食养生以及优生优育等，都是他们采取的养生方法。

**○汉唐时期中医养生学的进一步发展**

汉唐时期政治、经济、文化高度繁荣，中医养生学在继承先秦时期养生思想的基础上，也不断创新，有了进一步的发展。

(1)著名医学家的养生思想。医学家华佗主张动形养生，并且创造了著名的健身术——五禽戏；张仲景认为养生应该在顺应四时变化、导引以及调节饮食这三方面把握。

(2)道、佛的养生思想。道家注重通过养生之术达到长生不老，常见的道家养生术主要有内丹术、吐纳、导引、胎息等；佛家主张通过禅定、身体和谐、改善环境、节制欲念等方法进行养生。

(3)道、儒、佛、医养生思想的融合。汉唐时期是道、儒、佛较为流行的时期，医学对其进行吸收、融合，形成了自己独特的养生理论，其养生观点为：养生贵在养性、节欲、食养，另外它还强调了妇幼保健。

**○宋元时期中医养生学的新进展**

宋元时期政治、经济得到进一步的发展，在文化上出现了道、儒、佛的融合，同时科学技术和医疗保健也取得了很大成就，使得中医养生学有了新的进展。中医养生学的新进展主要表现在饮食和老年养生两方面。

(1)饮食。宋元时期养生家提出了四时五味养脏法,认为应该根据季节、食物性质的不同选择合适的饮食方法,以滋养五脏;他们在饮食方面还提出了卫生饮食、营养饮食等饮食养生原则。

(2)老年养生。养生学家认为老年人应顺应四时护养身体、加强饮食调养、注意调摄情志以及服用药物等。

○明清时期中医养生学的广泛发展

明清时期是中医养生学较为辉煌的时期:医学家、养生学家辈出,中医养生学著作层出不穷,中西医交流频繁,中医养生学得到了更为广泛的发展。中医养生学在继承前人养生理论的基础上,进一步创新和发展,提出了温补命门、综合调养、动静结合等养生原则,并且还在饮食、药饵、运动养生术、老年保健等具体养生方法上也有了较为深入的发展。

○近代中医养生学的缓慢发展

到了近代,中国沦陷为半殖民地、半封建社会,中国人民处于水深火热之中,再加之对中国传统文化全盘否定的思潮的泛起,中医养生学的发展受到了很大的阻碍,发展速度缓慢。

○现代中医养生学的蓬勃发展

新中国成立以来,随着人们思想观念的转变、生活方式的变化以及医学的发展,中医养生学也蓬勃发展起来:政府建立了大量的科研机构,培养了大量的专业人才,中医养生学理论得到进一步发展;同时,这些理论被不断用于实践,中医养生学又重新走进"寻常百姓家"。

## 三、中医养生学说

中医养生学说博大精深,它是以中国古代哲学为指导,吸收继承了医学、各门养生学的精华,并对两者进行融合、创新的养生学说。中医养生学"从群众中来,到群众中去",它是中华民族集体经验和智慧的结晶,同时,它又被用于人们的日常生活中,成为人们养生保健的生活指导老师。

○有关生命的认识

生命是养生的基础,如果没有生命,何谈生命的维持和延续。只有充分认识生命,把握生命的规律,养生学才能顺应生命的规律,最终达到养生的目的。中医养生学对于生命主要有以下几个方面的认识。

(1)生命源于宇宙。人类生命的源泉是宇宙,是宇宙中的天地日月创造了生命,尤其太阳和地球对于生命的形成发挥着关键性的作用。正如《素问·宝命全形论》中所说,"人以天地之气生"。生命是由无生命的物质演化而来,这些无生命的物质来源于天、地、日、月、火。其中,太阳的火是人的生命能量的来源,而地球的水是构成生命形质的原料,无生命的物质化为生命物质——太虚元气,太虚元气最终形成生命。这样,在天、地、日、月、水、火的相互作用下,生命形成了。

(2)生命维持延续的条件。

①顺应环境。《素问·宝命全形论》云,"……四时之法成",人起源于大自然,是

大自然中的一部分，同样，人的生命和延续也离不开大自然，只有掌握自然规律、顺应自然规律，人类的生命才能够顺利延续，如果违背自然规律或者自然界本身出现反常，达不到人类自身与外界环境的协调、平衡和统一，人类就会受到大自然的惩罚，人的生命也会受到大自然的威胁。

②阴阳协调。阴阳是生命的根本，如果阴阳失调也会影响生命的维持和延续。人是阴与阳的统一体，人们的生命过程就是一个不断化气与成形的过程，其中，阳化气，阴成形。化气与成形是对立统一的关系，它们既相互排斥，又相互依存，还此消彼长。只有化气、成形相互制衡、协调时，生命才会保持正常状态，如果出现失调，即一方过于衰弱或旺盛，另一方也会受伤，生命也会出现异常。

③气旺盛。前面我们已经讲过，太虚元气是生命本源物质，气是构成人体生命的最重要的原材料，它能够决定人的生老病死，如果气旺盛，则人的生命力较强，生命得以维持和延续；如果气虚衰，则人的生命力较弱，抵御外邪的能力就会减弱，人体就有可能得病。

④其他条件。在人的生命维持中，精、神、津液、血液也是必不可少的，例如，精是人们生命的开始，只有精形成了，才开始形成五脏、骨骼、脉、筋、皮肤、肌肉等；血液能够在人体周身循环，为人体进行各项活动提供充足的能量；神是精神，是意识，是人体生命活动的外在表现，它与生命存亡息息相关；津液能够滋养骨髓、滋润皮肤、润滑关节。

(3)生命的运动。生命是气运动的形式，它是气不断聚集、分散、离合的过程。气在升降出入运动中，实现气化，调理人的生命活动，为强身健体、预防疾病打下了良好的基础。

### ○人的自然寿命

寿命指的是人的生命维持的时间，即人从出生后，中间经过生长、成熟、老化等过程，最后直至死亡前所经历的时间。自然寿命也被称做“天年”，具体为人出生后，没有遭遇意外事件(如车祸、洪水、火灾、大的疾病等)而死，是自然死亡，此种人的寿命就是自然寿命。一般来说，人的自然寿命在百岁左右，例如《尚书·洪范篇》中云，“寿，百二十岁也”。

(1)年龄的类型。不同的人的自然寿命是不一样的，这就需要一个具体的衡量指标，对自然寿命进行衡量，来判断自然寿命的长短。衡量自然寿命的指标为年龄，年龄主要有以下几种类型：

①时间年龄。时间年龄是一种数字年龄，计算的是人出生后存活了多少年，往往根据人的出生年月进行计算。时间年龄有周岁、虚岁之分，周岁为一个人存活的真实年数，而虚岁则在周岁的基础上再加一年。例如，若一个人是1980年7月份出生的，到2006年7月，此人的周岁为26岁，虚岁为27岁。

②心理年龄。心理年龄是人的主观感受的老化程度，它受到社会因素和心理因素的影响。心理年龄的计算往往是根据心理测试量表进行计算的，较为专业，具有准确性差、不稳定等特点。

③生物学年龄。生物学年龄指的是人体内部脏腑、生理结构随着时间年龄的增大而老化的状况。生物年龄和时间年龄往往不一致，时间年龄相同的人，他们的生物年龄未必相同；同样，生物年龄相同的人，他们的时间年龄也有可能不同。

(2)身体衰老与否的判断标准。延长自然寿命是每个养生者的梦想，但是，有的时候，在不经意间，身体已经在时光的雕琢下慢慢衰老。你知道自己是否衰老了吗？你知道判断衰老与否的标准吗？中医养生学将给你准确的答案。

①生理标准。一个健康、不衰老的人往往具备下面几种生理特征：眼睛炯炯有神；牙齿坚固，无老化、脱落症状；听力较好，没有出现耳背、耳聋等问题；呼吸顺畅，进行强度较小的活动时，呼吸平缓，不急促；声音洪亮；头发润滑，无脱落、白发现象；大便通畅、小便正常；皮肤润滑；胖瘦适中，不过胖，也不过瘦；面色健康红润；四肢灵活；进食正常。

②心理标准。“抑郁而终”对于我们来说并不陌生，心理健康不但是生理健康的反映，它还能影响人体的体质和寿命。一般说来，人们往往把精神抖擞、心情愉悦、乐观向上、记忆力良好作为心理健康的标准。

### ○有关衰老的认识

任何生命都是有始有终的，大自然永远都是公平的，再美丽的花儿无论人们如何挽留最终也会走向凋零。同样，人也不例外，生、老、病、死是人生命的自然规律，到现在为止，还没有任何人能够将时光挽留，抵挡住衰老的步伐。但是，没有千篇一律的衰老，不同的人衰老的时间、衰老的状态是不一样的。有些人的衰老是自然衰老，所谓“岁月不饶人”，他们的衰老是由于人的生理功能随着时间的推移而自然退化造成的，因此，这种衰老如同花儿自然凋零一样，没有什么遗憾。而有些人则是未老先衰，他们的衰老是由于各种因素的影响导致身体出现病态而引起的，此种衰老如同受风雨摧残而凋零的花儿，难免有些悲哀。

衰老是不可避免的，关键是如何让衰老来得更迟一些。那么，应该如何推迟衰老呢？首先，我们应该了解导致衰老的原因。导致衰老的原因主要有以下几个方面：

(1)阴阳失调。《素问·阴阳应象大论》中讲到，“能知七损八益，则二者可调，不知用此，则早衰之节也。”阴阳协调是生命维持延续的根本，如果阴阳出现失调则会导致人体内气血运行失调、五脏六腑的功能发生紊乱，人体抵御外邪的能力也会降低，外邪乘虚而入，这样就很容易产生病理性衰老。

(2)五脏虚弱。肾能够藏精，肾中的先天之精，是人体生命的本源，肾中的后天之精对于人体的生长发育也发挥着重要的作用，如果肾衰，则精衰，人的生化功能会受到削弱，会加速衰老的速度；肝具有藏血、疏泄等功能，它能够储存血液、调节血液流量，还能调畅脾胃的气机，如果肝虚则容易导致衰老；肺具有主气、通调水道等功能，如果肺衰，人的呼吸、血液循环都会受到影响，也能加速衰老；心具有调节神志、推动血行的功能，若心虚衰，人的精神状态、血液运行就会受到影响，衰老的速度也会加快；脾具有主运化、统血等功能，若脾虚衰，则人体内水谷的消化、吸收就会受到抑制，这样人体进行生理活动得不到充足的营养，从而导致衰老。

(3)精气虚衰。《素问·阴阳应象大论》中说：“年四十，而阴气自半也，起居衰矣；年五十，体重、耳目不聪明矣；年六十，阴痿、气大衰、九窍不利、下虚上实、涕泣俱出矣。”精气是人体四肢、九窍、五脏六腑进行正常活动的动力和源泉。如果精气出现虚弱，人体易出现衰老现象。

由此可见，阴阳失调、五脏虚弱、精气虚衰是导致人体衰老的主要原因。人们在养生中，应注重养生保健，使得阴阳协调、五脏正常、精气旺盛，减慢自己步入老年人行列的步伐。



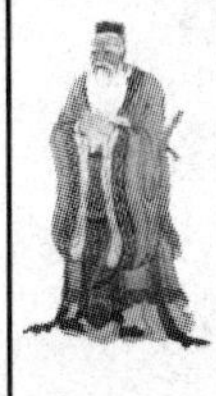

## ○养生与自然的关系

人类的生命起源于自然，是自然的一部分，人的生老病死如同花开花落，也无法违背自然规律，因此，人的生命活动与大自然是紧密相连的。人要养生，要延年益寿，就不能把自己与自然割裂开来，而应正确认识人与自然的关系，顺应自然规律，并充分发挥人的主观能动性，适应自然、改造自然。

(1)养生与地理环境的关系。地理环境不同，对人的影响各不相同。例如，生长在炎热多雨的南方地区的人，人的皮肤较为细腻、润滑，不容易患燥病，但湿邪、暑邪很容易侵入人体，造成四肢沉重、伤暑、中暑等病症；生活在干燥寒冷的北方地区的人，不容易患湿病、暑病，但燥邪、寒邪容易侵入人体，引发皮肤干燥、便秘、脾胃虚寒等病症。因此，养生者应该根据居住的环境特点，选择合适的养生方法，如生活在南方地区的人应注意防水、防暑，而生活在北方地区的人则应注意补充水分，做好防寒准备。

(2)养生与昼夜的关系。《灵枢·顺气一日分为四时》中说，“夫百病者，多以旦慧、昼安、夕加、夜甚……春生、夏长、秋收、冬藏，是气之常也，人亦应之，以一日分为四时：朝则为春，日中为夏，日入为秋，夜半为冬。朝则人气始生，病气衰，故旦慧；日中人气长，长则胜邪，故安；夕则人气始衰，邪气始生，故加；夜半人气入藏，邪气独居于身，故甚也”。在一天中，由于昼夜变化不同，阴阳消长不同，人的身体状况也会不同，养生者应根据人体在一天内的变化，合理安排自己的工作、学习和睡眠。

(3)养生与四时的关系。四时即四季，四时变化对人体的影响较大：春季为万物复苏季节，干燥多风，人体的气血运行由里向表，肝旺，容易抑郁，易患温病、精神分裂症；夏季炎热高温，人体的气血运行由里向表，心旺，容易烦躁，易患暑病；秋季万物萧条，天气干燥，人体的气血运行由表向里，肺旺，容易悲观消沉，易患疟疾、精神分裂症；冬季近乎“万籁俱寂”，天气寒冷，人体的气血运行由表向里，肾旺，容易绝望，易患青光眼、脾胃虚寒等病症。

(4)养生与月亮盈亏的关系。《素问·八正神明论》中云：“月始生，则血气始精，卫气始行；月郭满，则血气实，肌肉坚；月郭空，则肌肉减，经络虚，卫气去，形独居。”由此可见，月亮的盈亏影响人体内的气血运行，例如，当月满时，人体头部的气血较多，人的情绪比较高涨。

## ○形与神的关系

“形与神俱，而尽享天年。”形与神都是生命能够维持延续的关键因素，它们都是中医养生的“关键人物”。若要通过养生达到延年益寿的效果，首先，应该对于形、神以及形神之间的关系有一个全面而深入的认识。形指的是人的形体，包括人的五脏六腑、经络、骨骼、肌肉、皮肤、四肢等，是人体进行各项生理活动的物质基础。神指的是精神、意识、知觉等心理活动，以及人的生命活动外在的表现。

(1)形。形是人体生命存在的物质基础，也是神存在的物质保证，正如《荀子·天论》中说：“天职既立，天功既成，形具而神生。”人体只有具备形体，才能产生各种精神活动。

①五脏六腑与神的关系。《灵枢·本神》中云，“肝藏血，血舍魂……脾藏营，营舍意……心藏脉，脉舍神……肺藏气，气舍魄……肾藏精，精舍志。”可见，五脏六腑的生理活动与神息息相关，五脏六腑可以通过藏精化气产生神。

②精、气、血、津液等与神的关系。《脾胃论》中云，“气乃神之祖，精乃气之子。

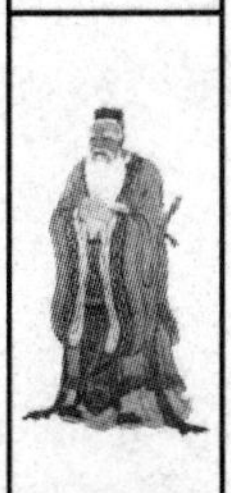

气者，精神之根蒂也，大矣哉！积气以成精，积精以全神”。积气可以生精，积精可以产生生命活动，由此可见，精、气是神活动的物质基础；《灵枢·平人绝谷》中云，“血脉和利，精神乃居。”只有血脉运行通畅，精神才能旺盛，精神活动才能趋于稳定。

由此可见，只有有了形体，才有生命的存在。养生者在养生时应注意保养形体，通过合理饮食、锻炼身体、抵御外邪、劳逸结合、作息规律等养生方法增强体质。

(2)神。著名医学家张景岳说：“神虽由精气化生，但统驭精气而为运用之者，又在吾心之神”，《灵枢·本脏》中云，“志意者，所以御精神，收魂魄，适寒温，和喜怒者也。志意和则精神专直，魂魄不散，悔怒不起，五脏不受邪矣。寒温和则六腑化谷，风痹不作，经脉通利，肢节得安矣”。神是人体生命活动的主宰，它协调着人体中的各项生命活动；不仅如此，神还使得人体与外界环境的关系协调均衡。养生者在养生时应注意调神，通过四气调神、气功练神、清静养神等方式对神进行调养。

形神之间是辩证统一的关系，形是神存在的基础，而神是形的主宰，它们之间相互依存、相互影响，它们中的一方出现问题，都会使另一方出现异常，而且，人的健康状况也会受到影响。因此，养生者应注意形神共养，最终达到“形与神俱，而尽享其天年”的养生功效。

**○养护正气即是养生**

在中医学上，正气指的是人体维持体内各个器官功能正常、抵御外邪入侵的一种功能，包括调节功能、补偿功能、卫外功能、免疫功能等功能。养护正气是中医养生学的基本指导思想之一，它是人体生命的根本，若正气旺盛，则人体健康，可以延年益寿，尽享天年；若正气虚衰，则人体易出现病变，损害人体健康。

(1)正气的功能。正气是身体进行正常的生命活动的前提，若正气旺盛，那么人体内阴阳协调，五脏六腑能够有效发挥其功能，气血运行通畅，人体的各项生理活动处于正常状态，此时，即使外邪入侵，只要不是诸如疫疠等过于强悍的外邪入侵，一般不会对人体造成什么损害，正如《灵枢·百病始生篇》中所说，“风雨寒热，不得虚邪，不能独伤人。卒然逢疾风暴雨而不病者，盖无虚，故邪不能独伤人。此必虚邪之风，与其身形，两虚相得乃客其形”。如果正气虚弱，就会出现阴阳失调、五脏六腑功能紊乱、气血运行不畅等问题，人体抵御外邪的能力也会下降，外邪很容易乘虚而入，人体患病的几率会大大增加，不利于养生。

(2)正气的保养方法。

①保养正气的原理。精、气、神被中医学家称做人的“三宝”，只有精气神三者旺盛，人体才能发挥维持体内器官功能正常、抵御外邪的作用，正气才能旺盛，因此，保养正气，就是保养精、气、神。而脾、胃、肾等五脏可以藏精化气生神，保养正气，也就是调养脾、胃、肾等脏腑。

②调养脾、胃、肾。《景岳全书》中云，“土气为万物之源，胃气为养生之主。胃强则强，胃弱则弱，有胃则生，无胃则死，是以养生家必当以脾胃为先。”脾胃是“后天之本”，它们具有容纳水谷、消化食物、吸收营养的功能，能够为人体进行各项生理活动提供充足的营养，它们还是气机升降运动的枢纽，可以调节人体的新陈代谢，维持人体生命活动的平衡。肾藏精，精气虚衰与否直接关系到人体的健康状况和衰老程度。养生者在日常生活中应注意通过饮食调节、气功调养、针灸按摩等方式调养脾、胃、肾，使得脾、胃、肾功能正常，正气旺盛，提高人体的生命力和适应自身、外界变化的能力。

○动静协调是养生的关键

运动和静止是事物的两个基本运动形式，它们之间是辩证统一的关系，既相互依存又相互转化，没有孤立的动，也没有孤立的静，两者不可分割。同时，静可以转化为动、静可以转化为动。在中国古代哲学中，动为阳，静为阴，宇宙中万物的变化发展，都是阴阳对立统一、相互作用、相辅相成的结果。

中医养生学以古代哲学为理论基础，认为人是宇宙中的一部分，也是动静、阴阳的统一体。《素问·六微旨大论》曰："岐伯曰：成败倚伏生乎动，动而不已，则变作矣。帝曰：不期乎？岐伯曰：不生不化，静之期也。帝曰：不生不化乎？岐伯曰：出入废则神机化灭，升降息则气立孤危。故非出入，则无以生长壮老已；非升降，则无以生长化收藏。"人体的生命活动和大自然的活动规律是一致的，是动静辩证的统一体。例如，人体的形为静为阴，而功能为动为阳，形和功能都是人体生命活动所必不可少的；在五脏六腑中，心主动，肾主静；人体的各项生理活动如消化吸收食物、运行气血等，都是在人体内五脏六腑发挥功能、动静协调下完成的。

动静不但可以用来解释生命、人体的生理活动，它还可以运用于养生中。运动和静养是人们常见的养生方式，两者对于养生都发挥着积极的作用。

(1)动能保形。《吕氏春秋·达郁》中云，"形不动则精不流，精不流则气郁。"此句的意思为如果形不动，则精不流动，精不流动，气就会郁滞。动是一种良好的增强人体健康的方式，它可以促进精气运行流畅、气血运行顺畅、提高五脏六腑的功能，还能增强人体抵御外邪的能力，最终达到"动摇则谷气得消，血脉流通，病不得生"的功效。常见的养生运动主要有导引、按摩、散步、劳动等。

(2)静能养神。神是生命的主宰，它统率着人体的各项生命活动，如果神出现不安，则会影响人体的正常生命活动，因此，养神至关重要。神"喜"静，只有静才能养神，但是，神"日理万机""公务繁忙"，往往易动，难于达到静的状态，这样神就难安，人体的健康也会受到威胁。此时，就需要借助人体自身，以清静养神，通过人为方式达到神静的目的。历代中医学家发明了很多清静养神的方法，例如节欲、祛除私心杂念、修炼静功等，效果较好。

动能保形，静能养神，两者都是有益养生的健身方法，因此不可偏废一方，只有有动有静、动静结合，才有利于养生。

## 四、中医养生要点指南

养生不是杂乱无章的，也不是毫无规律的，它是一门学问。学习一门学问最重要的就是方法、观念和态度，养生同样如此。在养生实践中，人们若想拥有正确的方法、观念和态度，需注意以下几点：打好理论根基，对于养生的对象——人自身有一个透彻的认识；要知道养生到底养的是什么，从错综复杂的养生理论和方法中抓住养生的本质——养精、气、神；还要树立正确的观念，知道自己的哪些养生观念是正确的，哪些养生观念是错误的；最后，还要端正自己的态度，坚持不懈。养生者拥有了正确的方法、观念和态度，就等于迈出了成功的第一步。

○养生要有正确的观念

养生并非仅凭热情就可以达到增强体质、防治疾病、延年益寿的效果，养生还需要树立正确的观念。因此，养生者在进行养生时首先需要进行“洗脑”，纠正原来错误的养生观念，补充原来没有的养生观念，在正确观念的指导下进行养生实践。

(1)整体观念。人体是一个统一有机体，人体的形与功能、脏腑之间以及各种生理活动都是统一的。人体的生命活动如同一个链条，如果一个环节出现问题，其他环节就有可能受其影响，出现异常，也就是人们常说的“城门失火，殃及池鱼”。例如，当五脏出现异常时，人体内的气血运行、阴阳协调也会受到影响。因此，养生应该坚持整体的观念，饮食调节、起居养生、情志调摄、房事节制都要面面俱到，不可依照“头痛医头，脚痛医脚”的做法进行养生，这样只能顾此失彼，造成养生的片面性。

(2)“养”不仅仅是“补”。养指的是对身体的调养，养生的方法很多，例如调节饮食、调摄情志、运动、静养都是养生的方法。有些人片面地认为养就是补，一味食用大量的营养食物和补药，这种想法和做法是错误的。补是养生的一部分，但不能把补与养等同起来，除了补之外，还有很多其他的养生方法。如果仅仅注重补，则会造成人体营养过剩，反而不利于人体健康。

(3)因人而异。“世界上没有两片相同的叶子”，同样，世界上也没有完全相同的人。由于居住环境、饮食习惯、个人体质、个体性格的不同，人的身体状况也是各种各样的，没有任何一个具体的养生方法能够适用于所有的人。因此，养生者应根据自身状况的不同，选择不同的养生方法。

(4)把握度。“过犹不及”，任何事情都有一个度，如果超过了这个度，则会物极必反，出现与预期大相径庭的效果。养生也不例外，养生也需要把握度。例如，养生过分谨慎小心，节制房事变成了禁欲，食用清淡食物变成了仅仅食用“咸菜萝卜条”，运动变成了一刻不停地动，这些都是错误的养生方式，养生者应注意避免。

**○养生的生理基础**

“庖丁解牛”的故事对于大家并不陌生，它使我们明白这样一个道理，只有对于事物有一个正确全面的认识，才能够真正把握事物、解决问题。养生也不例外，养生的对象是人体，只有对人体的生理结构、生理活动具有全面而深入的认识，才能根据人自身的生理特点发展出合适的养生方法，才能真正达到促进健康、延年益寿的目的。中医养生学认为养生的生理基础主要有以下两个方面：

(1)脏腑。

①脏腑的功能。脏腑是人体生命维持延续所必不可少的基础，认识脏腑及基脏腑之间的关系，对于养生具有积极的指导意义。《素问·五藏别论》中说：“五藏者，藏精气而不泻也，六腑者，传化物而不藏”。五脏，即肝、心、脾、肺、肾，它们的主要功能为藏精气，可以化生精、气、血液、津液，并储藏精、神、气、血液、津液等物质；六腑，即胆、小肠、胃、大肠、膀胱、三焦，它们的功能是传运水谷，可以容纳食物、消化食物、输送营养、排泄糟粕。因此，在养生时，应注意对脏腑进行调养，例如通过太极拳、五禽戏等运动养生方法增强脏腑的功能。

②脏腑之间的关系。脏腑之间是相互依赖、相互制约的，例如五脏根据五行相生相克的原理，可以相互推动、相互制约。在六腑中，只有首先经过胃对食物的腐熟，小肠才能对食物进行进一步的分化。五脏与六腑之间也是相互联系、相互影响的，如脾胃往往不分家，只有脾胃共同发挥作用，才能顺利实现对食物的消化、吸收。膀胱只有在肾的作用下，才能把体内多余的水液转化为尿。由此可见，养生还要注重协调五脏六腑之间的关系，促进脏腑的协调，纠偏荣和。



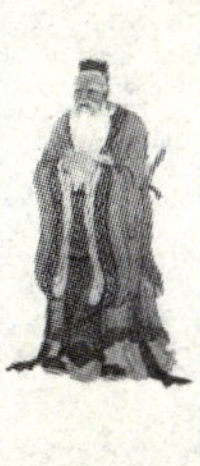

(2)经络。经络指的是经脉、络脉，它是气血运行的通道，具有运行气血、协调阴阳、抵御外邪、反映病症、传导感应、调整虚实等功能。如果经络出现异常，气血运行就会受阻，阴阳出现失调，外邪也会侵入，这样人体就容易患病。所以，畅通经络也是养生的一个重要内容，人们可以通过打通任脉、督脉，运行大小周天以及运动养生等方法，畅通经络。

**○养生就是养精气神**

养生不可盲目地“胡子眉毛一起抓”，更不可本末倒置。养生也有主有次，需要抓重点。在中医学看来，养生的关键是养精、气、神，毫不夸张地说，养生就是养精气神。

(1)养精。《类经》中说：“善养生者，必宝其精，精盈则气盛，气盛则神全，神全则身健，身健则病少，神气坚强，老而益壮，皆本乎精也。”精包括先天之精和后天之精两种，先天之精受之于父母，是人体生命的本源，是生命存在与否的关键所在；后天之精为水谷所化，对于维持人体的生命活动发挥着积极的意义。如果精受到损害，则会导致身体疲惫、气血虚衰、外邪入侵，损害人体健康。所以，养生不可忽略养精。五脏为藏精化气之处，因此，要养精，需要调养五脏，保证精旺盛，常见的养生方法有起居养生、调摄七情等；节欲也是养精的一个重要方式，房事虽然是人的正常的生理需求，但过犹不及，不可过于沉迷其中，纵欲过度，也能伤精。

(2)养气。气的种类很多，包括元气、卫气、宗气等，元气是人的生命根基，如果元气充足，则人体富有生命力、气机运行顺畅；卫气能够抵御外邪，预防疾病的发生；宗气是肺吸收的气体和水谷化成的精气的合成体，它能够调节人体内各个组织的生理活动。养气就是养元气、卫气、宗气等气。《素问·生气通天论》说：“苍天之气清静，则志意治，顺之则阳气固，虽有贼邪，弗能害也。此因时之序。”由此可见，顺四时变化养生可以养元气；《类经·摄生类》曰：“善养生者导息，此言养气当从呼吸也。”调息可以调畅气机，使得气血运行通畅；另外，调节饮食可以调养脾胃，使得水谷充足，有利于气旺盛。

(3)养神。神是人体生命活动的主宰，它协调着人自身各项生理活动之间的关系以及人与自然界之间的关系，如果神受到损耗，则会影响人体健康，因此，神也需要养，养神需以静养之，正如《素问·病机气宜保命集》中所云：“神太用则劳，其藏在心，静以养之。”养神的方法主要有以下几个：注意调摄七情，避免情绪波动太大，尤其不要过度思、虑；保持一颗平常心，摒弃各种私心杂念；在日常生活中，顺应四时，调节睡眠。

**○养生贵在坚持**

养生保健贵在坚持，只有持之以恒、坚持不懈才能真正达到延年益寿的效果。如果在养生过程中三心二意，“两天打鱼，三天晒网”，则不会有什么养生的效果，更别提延年益寿了。

(1)终身养生。中医学家非常注重养生的持续性，认为养生不是一个阶段性的活动，它伴随着人的一生，甚至在人出生之前，在其父母的作用下，人就开始间接地进行被动养生了，正如《类经》所告诫人们的：“凡寡欲而得之男女，贵而寿，多欲而得之男女，浊而夭。”现在胎教的日益流行就是一个很好的例子。幼儿、童年、少年时期是人体生长发育的关键时期，养生至关重要，此时人体应注意加强营养补充、锻炼身体，以更好地促进人体的生长发育。到了成年期，虽然人的精力较为充沛、体质较好，但如果在此时期不注重养生，不仅会损害人体健康，还能加快中年人步入老年人行列的步伐。到了老年，老年斑如同“雨后春笋”般在皮肤上出现，白发也日益增多，不但老年人的相貌出现了衰老的特征，他们的各种生理功能也开始退化，例如行走不便、呼吸功能衰退等，如果稍有不慎、不注重养生，则会患病，严重的还能危及生命。因此，老年人更需要养生，以尽享天年。

(2)生活养生。养生贵在坚持还表现在把养生方法寓于日常生活中，不要把养生看做一项任务，认为每天早上起床后打上一套太极拳就算每天养生的任务完成了，这种想法是要不得的。生活中处处皆养生，例如，保持良好的睡眠是养生、早上吃早餐是养生、工作时保持愉悦的心情是养生。只有坚持在日常生活中时时、处处养生的人，才是一个真正的养生者。

(3)执著养生。“药无贵贱，中病者良；法无优劣，契机者妙”。没有任何具体的养生方法可以适用于任何人。因此，人们在选择养生方法时需要根据自己的状况，选择合适的养生方法。而且，一旦选定了，就不要随意更改、见异思迁，应把此种养生方法坚持下去，只有这样，才能真正发挥养生的功效。

# 第二章

# 中医养生的指导思想

# 一、阴阳变化与人体健康

## （一）什么是阴阳

中医最重要、最核心的东西是什么？就是阴阳！《素问·阴阳应象大论》的开篇即说："阴阳者，天地之道也，万物之纲纪，变化之父母，生杀之本始，神明之府也，治病必求于本。"《素问》的这段话对阴阳作了高度的浓缩和概括。中医养生，离不开天地，而阴阳是天地之道，是万物的纲纪，是变化的父母，没有什么能逃过阴阳。我们探讨事物的变化，时间的变化，空间的变化，而导致这个变化的因素就是阴阳。

我们接触社会，接触自然，不论是动物还是植物，是有机物还是无机物，是宇宙还是银河，其整个生命的过程都是一个运动的过程，是矛盾对立统一的过程，是一个由量变到质变的过程。在生存的活动中，是一个博弈的过程，说到底，就是一个生和杀的过程。然而，这个生杀的本始还是阴阳。另外，阴阳就是神明之府。神明是什么？神明就是思维，思维在人的生命中是重中之重。所以，这一条与人类自身的关系特别大。要谈治病求本的问题，现在人都知道说：西医治标，中医治本。中医怎么治本？或者中医通过什么来治本呢？其实，这个本就是阴阳，还是要在阴阳里面寻求。阴阳就是这样一个关系到方方面面的，最本始的东西，阴阳的变化是一切事物运动变化的根本。

## （二）阴阳的表现

自然界中，气候的运动变化为春温、夏热、秋凉、冬寒，这主要是阳的作用。用现代的天文学来讲，是太阳与地球的距离产生的现象，太阳在中医理论里就是阳。阳的本性是属热的，春夏的阳气处于释放状态，热的东西散发出来了，所以，天气变得温热。但是，春天释放的程度要比夏天小。因此，春天的温度要比夏天低。到了秋冬，阳气由释放转入到收藏，热的东西收藏起来了，关闭起来了，天气也就变得渐渐地寒冷。但是，从程度而言，秋天的收藏不及冬日，因此，冬日的气温更为寒冷。从天文学上讲，阴阳的变化也可理解为是地球距离太阳由远及近，由近及远的变化过程。

在我们国家，西北的气温要较东南低得多，冬天，北方有些地区都零下十几度了，南方还在零上二十多度。为什么会出现这样大的差别呢？《素问·阴阳应象大论》说："西北方阴也，东南方阳也。"阳就是用，就是释放，阴就是体，就是收藏。从地域方位的角度而言，整个西北方以收藏为主，整个东南方以释放为主，所以就产生了这个气温上的悬殊。所以养生保健不但要注意时间，也要注意空间方位。时空在中医里是同一的，是统一的。

## （三）阴阳与收藏、生长

○阴阳的收藏

阴阳的收藏其实主要指的是阴的收藏。阴为体，体是可见的。收藏需要供给，



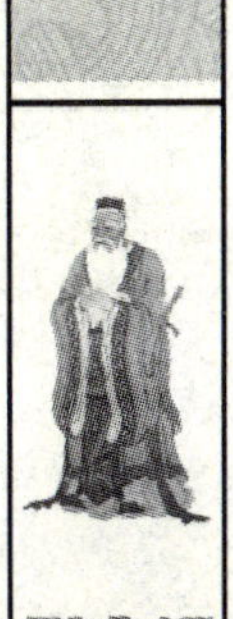

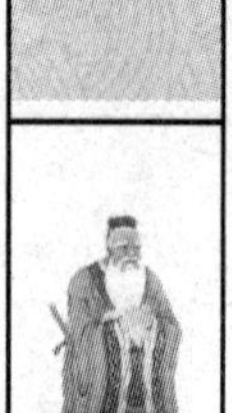

这样就出现了吸收与释放的过程。吸收就是收藏。在《素问》里专门提到了一个养、收、藏的问题。《素问·四气调神大论》云:“冬三月,此谓闭藏,水冰地坼,无扰乎阳,早卧晚起,必待日光,使志若伏若匿,若有私意,若已有得,祛寒就温,无泄皮肤,使气亟夺,此冬气之应,养藏之道也。逆之则伤肾,春为痿厥,奉生者少。”四气就是指的春、夏、秋、冬之气,就是指的生、长、收(杀)、藏之气。调神是说人的行为因素。人如何在春三月适应这个生气;如何在夏三月适应这个长气;如何在秋三月适应这个收(杀)气;如何在冬三月适应这个藏气。养生其实就是养护生命,养生不仅要养生,还要养长、养收、养藏。现在的人只讲一个养生,长、收、藏都不养,这对于养生保健来说是不够全面的。

《素问》有句名言:“善养生者,必奉于藏。”或者说:“奉阴者寿。”大家看到这个“奉阴者寿”,也许就觉得它与前面讲的阳用有矛盾。阳是反映和主宰寿命的,怎么不说“奉阳者寿”,反而是“奉阴者寿”呢?现在大家只知道养生,只知道生命在于运动。可是生怎么来?生是从藏中来!水生木这个道理非常浅显,大家看一看自然界,特别是动物界,那些喜静的动物往往寿命长。像龟、蛇、仙鹤,这些动物寿命都比较长。而相反,那些喜动的动物反而寿命不长。

最近德国布伦瑞克的传染病专家汉斯·E·米勒在同《明星》画刊记者谈话中,谈到了体育与免疫系统的关系以及体育锻炼过度所带来的危险。其中有这样一段话:“在从事体育活动或工作时,能量消耗的增加会缩短寿命。例如,一只鷦鷯或鼩鼱在一生中也就是2~4年中所消耗的能量,按重量算相当于一只鹦鹉、乌龟或鳄鱼一生即50~100年中所消耗的能量。一个生物用完了它所有的能量就会死亡。此外,心跳越快,寿命就越短。”

米勒的话不是没有道理的,有人曾将动物比作燃烧的蜡烛,发育成熟、燃烧越旺。当蜡尽烛灭时,生命就必然结束。生物学家鲁布涅尔通过种族比较进行研究,提出能量消耗观点。他认为,所有哺乳动物在成长结束之后,在其生命持续的过程中,体重的每一公斤,大体需要消耗等量的能,每个哺乳动物的能量平均为191600卡,把这些能量消耗尽,动物就自然死去。但是,每种动物由于种族不同,其具有的热能是不相同的。鲁布涅尔计算出人的能量为725800卡,比所有哺乳动物的平均能量多4倍,从这点看,人的生物物质结构较其他动物坚实得多,更富有生命活力。

道家讲致虚极,守静笃;儒家讲燕坐,讲知止;佛家讲禅定。这些都是强调静,强调藏。静就是藏的表现之一。所以,大家不要只知道生命在于运动,还要知道生命也在于静止。只有动静结合,才能达到动静平衡。

○阴阳的生长

阴阳的生长主要指的是阳的生长,就是阳气释放,就是阳的用。那么,如何生长呢?这主要取决于收藏。收藏得好,就生长得好,否则就无法生长。一年之际在于春,说的就是春天要开始工作了,这主要指的是农业社会的现象。到了现代化的今天,大部分单位仍然是以春节之后确定为全年的开始,这基本符合人体的生理与自然现象,也可以说是天人合一。阳气上升,万物复苏,人的腿脚也逐渐灵活起来;冬天,人的骨骼较硬,容易骨折,而春夏者正相反,这都是阳气的作用。生、长都是升,都是阳气上升。阳气上升的结果就是:繁荣,开花,吐叶,长高……这些也是以收藏作为基础的。阴阳互为作用,互为基础,这就是阴阳平衡。

### (四)阴阳的工作机制

阴阳是迷信还是学术理论？阴阳到底是什么？阴阳是如何工作的呢？回答这些问题，对于中医来讲非常重要。

《黄帝内经》曰："阴为体，阳为用；阳为升，阴为降。"阳为人体提供动力，阴为人体储存能量。这种论述非常清楚地说明了它不是鬼神的迷信，而是实实在在的理论体系。阴阳体系同所有科学体系一样，是可以应用、为人类造福的。在健康领域里，人的机体有阴虚、阳虚……脉象也反映阴虚、阳虚……同时对应的治疗方法也有"虚则补之"，"实则泻之"的说法。这样的科学理论体系你能说它是迷信吗？

阴阳是如何工作的呢？在《黄帝内经》里论述得很清楚。阳分为太阳、少阳、阳明。阴分为太阴、少阴、厥阴。太阳主开，阳明主合，少阳主枢；同样，太阴主开，少阴主合，厥阴主枢。这可以想像成"门"的概念。这就是健康之门。

## 二、五脏关系论证

### (一)认识人体

这里不说人体的结构，主要说明人体系统的科学性。

人体的组成除了有可以直接看见与接触到的皮肤、毛发、五官、四肢等，还有人们看不见的五脏六腑与经络。五脏：肝、心、脾、肺、肾，具有化生和储藏精气的作用；六腑：胆、小肠、胃、大肠、膀胱、三焦，具有"传化物"的功能。除此之外，还有形态似腑，而功能似脏的奇恒之腑——脑、脉、骨髓、女子胞、胆，主藏精。

经络分为经脉(十二正经、奇经八脉等)、络脉(十五络、浮络、孙络等)。当然还有骨骼等其他系统，这里暂不作研究。它们分布在不同的区域，看似毫不相干，其实联系紧密。不仅五脏六腑相互联系，同时五脏六腑与皮肤、毛发、五官、四肢等也相互联系。这些联系对于发现与治疗疾病所起的作用非常重要。

中医的养生保健，更多的是把"五脏六腑"作为养生保健、治疗疾病的核心。中医认为，人的五脏六腑之间有非常紧密的联系。传统中医并不像现代解剖学所提到的概念那样，将人体分为呼吸、代谢、循环、泌尿等系统，而是根据功能分类，将具有主血脉、主神志的一系列的功能的脏归属于心；将一系列具有主气、主行水、朝百脉、主宣发肃降功能的脏归属于肺；将一系列具有主运化、主生血、主统血、主升清功能的脏归属于脾；将一系列具有主疏泄、主藏血功能的脏归属于肝；将一系列具有主藏精、主水液、主纳气、主一身阴阳功能的脏归属于肾。在功能的表述上，用阴、阳、气、血、津液的变化描述。在系统管理与相互作用方面，则用相生相克、平衡、虚实等方式来描述。由于这些描述和现代科学精确的数据化用语有很大的差异，使得整个中医看起来很像难以理解的玄学。

从现代工程学来看，现代医学中的人体系统概念中有一些东西还不够明确。如：所有独立系统中不可或缺的提供能量的系统，就像计算机中的电源供给系统、汽车上的油路系统和电路系统一样，是系统中非常重要的部分，而现代西方医学所描述的人体系统中却没有独立的系统来承担这个重任。在中医的理论体系中，这部分是重中之重，就是人体肾所藏之元阴、元阳。

人体的经络系统在中医的系统中也是很重要的一部分。但是，直到1998年以前，人类未能用现代医学解剖学方法对比进行证实。我国的一个科研小组经过八年的努力，总算于1998年在解剖中找到经络确实存在的证据。在中医的理论体系中，人体是个非常协调的机体，四肢、五官等外表的器官与五脏六腑通过经络联系在一起，形成表里开窍关系，如舌反映心的状况，眼睛反映肝的状况等。现在无论西医还是中医，都把眼睛发黄作为肝病诊断的重要特征，这也说明了中医理论的科学性。

### (二)认识五脏

五脏六腑是中国人用了几千年的一个名词，它们是人体内的主要器官。“脏”是指实心有机构的脏器，有心、肝、脾、肺、肾五脏，“腑”是指空心的容器，有小肠、胆、胃、大肠、膀胱等分别和五个脏相对应的五个腑，另外还有通行元气和运行水液的人体最大的腑——将人体的胸腔和腹腔分为上焦、中焦、下焦的三焦，这是人体的第六个腑。

五脏即：肝、心、脾、肺、肾五个脏象的统称，其中每一个脏象是一个系统的称呼。《黄帝内经·素问·灵兰秘典论篇第八》曰：“心者，君主之官也，神明出焉。肺者，相傅之官，治节出焉。肝者，将军之官，谋虑出焉。胆者，中正之官，决断出焉。脾胃者，仓廪之官，五味出焉。大肠者，传导之官，变化出焉。小肠者，受盛之官，化物出焉。肾者，作强之官，伎巧出焉。三焦者，决渎之官，水道出焉。膀胱者，州都之官，津液藏焉，气化则能出矣。”《内经》已经很形象地表述了五脏的功能，心就是君主，主管神志，肺，就是宰相，肝就是将军，脾就是主管粮仓的。五脏六腑各司其职，分工合作。

《黄帝内经·素问》之五藏生成篇第十又说：“帝曰：藏象何如？岐伯曰：心者，生之本，神之变也，其华在面，其充在血脉，为阳中之太阳，通于夏气。肺者，气之本，魄之处也，其华在毛，其充在皮，为阳中之太阴，通于秋气。肾者，主蛰，封藏之本，精之处也，其华在发，其充在骨，为阴中之少阴，通于冬气。肝者，罢(pí)极之本，魂之居也，其华在爪，其充在筋，以生血气，其味酸，其色苍，此为阳中之少阳，通于春气。脾胃大肠小肠三焦膀胱者，仓廪之本，营之居也，名曰器，能化糟粕，转味而入出者也，其华在唇四白，其充在肌，其味甘，其色黄，此至阴之类，通于土气。凡十一藏取决于胆也。”

通俗地讲就是，心是生命之本，神志变化的主宰器官，表现在面部，主宰血脉，是阳中的太阳，最高级别，与夏天相适应；肺，是呼吸的根本系统，它的光华表现在汗毛上，主宰皮肤的变化，与秋天相通；肾，先天之本，主管收藏，表现在头发上，主管骨骼，与冬天相通；肝，变化之本，表现在手脚，主管筋，味与酸相应，色与青色相应，与春天相通；脾、胃、大肠、小肠、膀胱、三焦，储藏之本，围绕而居，称作器具，主管消化、排泄，表现在嘴唇，主管肌肉，味与甜相应，色与黄相应，五行属土。每一个脏器都与胆相联系，并受胆制约。这段话，非常通俗地把五脏六腑的功能形象的阐述出来，令人不能不为古人叫好。

现代有很多现象可证实古人的经典：比如，现在很多小孩易发生脱臼现象。为什么，原因很简单：孩子本来就脾气虚弱，再加上现在的孩子几乎不吃粗粮，全吃精细食品，而小米、玉米等粗粮恰恰是健胃养胃的最佳食品，过度偏食，气血生化无源，脾胃功能就更弱，孩子就更厌食。但在厌食的背后，人们却不知道还有肌肉的问题。脾主肌肉，长期偏食、脾虚，肌肉则无力，脱臼的可能性当然就会大大增加。70 年代的孩子就很少发生这种现象，因为那时候还有很多粗粮吃。现在很多大人也产生了厌食症，也是这种原因。在几千年前的社会，中医就已经发展到这地步，不能不为中医叫好，真可谓天佑中华有中医。

### （三）五脏的生理功能（见表）

五脏的生理功能表

| 名称 | 肝/藏魂 | 心藏神 | 脾/后天之本/藏意 | 肺/华盖/藏魄 | 肾/先天之本/藏志 |
|---|---|---|---|---|---|
| 别称 | 将军之官，谋略出焉 | 君主之官，神明出焉 | 仓廪之官，五味出焉 | 相傅之官，治节出焉 | 作强之官，伎巧出焉 |
| 主要生理功能 | 1. 肝主疏泄：调畅气机/促进脾胃运化升降，胆汁的分泌排泄/维持血液运行和津液的输布代谢/调畅情志/妇女排卵、月经和男子排精。<br>2. 肝主藏血：贮血以制约肝阳/藏血防止出血/调节血量/肝藏魂。 | 1. 心主血脉：条件：心气充沛/血液充盈/脉道通利。<br>2. 心主神志：心藏身。广义：生命活动外在表现。狭义：人精神意识思维活动。心主血脉才主神志：血液是神志活动的物质基础。五志唯心所使，心乃五脏六腑之大主。 | 1. 脾主运化：把水谷化为精微并吸收，转输至全身。包括运化水谷（三个过程）、运化水液（吸收转输，形成汗、尿）。<br>2. 脾主升清：脾气上升将其运化的水谷精微等向上布散心肺头目并进一步化生气血营养全身；维持内脏位置。<br>3. 脾主统血：气的固摄作用，防血溢出脉外。 | 1. 主气，司呼吸：主一身之气和呼吸之气（气，特别是宗气的生成；气的升降出入调节；体内外气体交换）。<br>2. 主宣发肃降：排出浊气，水谷精微布散全身外达皮毛，宣发卫气调节腠理形汗排出：吸入清气，布散精微，清除异物。<br>3. 通调水道：宣发，汗液排出；肃降，尿液生成。<br>4. 肺朝百脉主治节。 | 1. 肾藏精，主生长发育与生殖（肾中精气，天癸：排精、排卵）：调节机体的代谢和各项生理活动（肾阴、肾阳：一身阴气、阳气之根本：脏腑气血津液，推动温煦，滋养濡润）。<br>2. 肾主水，肾中精气对体内津液的生成、输布、排泄及维持其代谢平衡起重要作用；直接升清泌浊尿液；间接：肾阴阳对各脏器功能的调节。<br>3. 肾主纳气：摄纳肺吸入的清气，防止呼吸表浅。 |



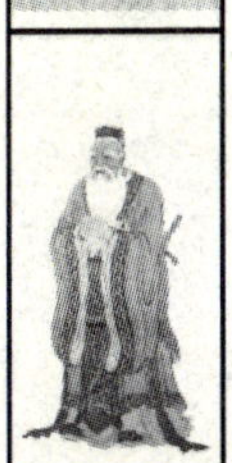

| 名称 | 肝/藏魂 | 心藏神 | 脾/后天之本/藏意 | 肺/华盖/藏魄 | 肾/先天之本/藏志 |
| --- | --- | --- | --- | --- | --- |
| 生理特点 | 肝为刚脏，主升、主动；喜柔恶燥；罢极之本。肝为魂之居，血之藏，筋之宗，体阴用阳。 | 五脏六腑之大主，津血同源；汗血同源。汗者，合阳气阴精（津液）蒸化而出者。 | 气血化生之源，乃后天之本；喜燥而恶湿；脾以升为健。 | 肺主行水，为水之上源。汗孔：气门肺为气之主。 | 肾为气之根，胃之关，主骨生髓；气之根、胃之关封藏之本。 |

## （四）五脏六腑与时辰的对应关系（见表）

**五脏六腑与时辰的对应关系表**

肺寅大卯胃辰宫　脾巳心午小未中　申膀有肾心包戌　亥焦子胆丑肝通。

| 时辰 | 子时<br>23～01 | 丑时<br>01～03 | 寅时<br>03～05 | 卯时<br>05～07 | 辰时<br>07～09 | 巳时<br>09～11 |
| --- | --- | --- | --- | --- | --- | --- |
| 脏腑 | 胆 | 肝 | 肺 | 大肠 | 胃 | 脾 |
| 养生 | 睡以温胆 | 睡以养肝 | 睡通润养 | 宣肺涤肠 | 升清降浊 | 培土安中 |
| 时辰 | 午时<br>11～13 | 未时<br>13～15 | 申时<br>15～17 | 酉时<br>17～19 | 戌时<br>19～21 | 亥时<br>21～23 |
| 脏腑 | 心 | 小肠 | 膀胱 | 肾 | 心包 | 三焦 |
| 养生 | 午休养心 | 揉腹和肠 | 气沉丹田<br>凿通水道 | 自火温肾 | 静养宣心 | 宣通三焦<br>肺/脾/<br>肾 |

## （五）阴阳五行相生相克解析

宇宙从空间位置上可分上、下、左、右、中五个方位；从能量的表现上则有升、降、扩散、收缩与稳定，其作用分别用木、火、土、金、水代表。生长为阳，收降为阴，助力为生，阻力为克。人为小天地，天地之五行就是人身体的五行。人身之五脏与五行的统一关系为：肺金、心火、肝木、肾水、脾土，五行的生克制化为人体五脏的五种活动现象。

中医认为，五脏各司气的上升、下降、扩张、收缩与稳定，即身体五脏六腑皆参与呼吸的作用，不光是肺在主呼吸作用。肺（金）将气吸入体内，是为气的收缩；肝（木）将气调畅至人体的四面八方，是为气的扩张；心（火）将凝结之气能加热使之上升，上升能助气的扩张；肾（水）将气凝结使之下降，下降能助肺气的收缩。上升不能太快，下降也不能太快，收缩不能太快，扩张也不能太快，是为气的稳定，即脾土的作用。

五行相生相克，不是五行相生，更不是五行相克，而是五行相生相克，是在“脏腑

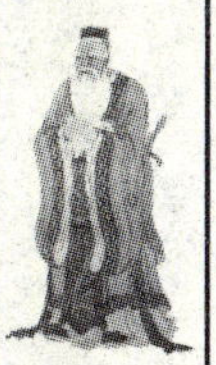

传感力”的作用下,气的升、降、扩散、收敛与稳定,如环无端,周而复始,缺一不可,不偏不倚,不可太过,不可不及,这就是中庸之道,这就是中医之理。所以五行生克制化,与十二经络的周易是获取健康的最高境界。

五脏中的一脏和其他四脏的关系,是以五行中的一行与其他四行的关系来比拟的。例如肝和心、脾、肺、肾之间的关系,是木和火、土、金、水之间的关系。五行学说认为:木、火、土、金、火之间有相互推动的作用,就是所谓“五行相生”;同时也有相互制约的作用,这就是所谓“五行相克”。

人体是由若干脏腑、组织和器官所组成的,它们有各自不同的生理功能,而这些不同的生理功能又都是整体活动的一个组成部分,这就决定了机体的整体统一性,决定了它们彼此之间在生理上相互联系、相互制约,以维持其生理活动的协调平衡;在病理上它们又相互影响而产生复杂的病理反应。这种整体的联系或影响,是以五脏为中心,通过经络系统的联络作用而实现的,表现在生理、病理、诊断和治疗等各个方面。所以说,平衡概念非常重要。平衡既是五脏相生的目的,也是五脏相克的原因。平衡打破了,五脏通过相生相克调整到平衡;到了平衡,五脏通过相生相克又会产生新的平衡。这既反映了健康的平衡概念,也揭示了健康的层次。疾病向未病平衡转化,未病向健康平衡转化。

**○在生理、病理上相互联系、相互制约**

中医学认为五脏六腑和皮、肉、脉、筋、骨等形体组织,以及口、鼻、舌、眼、耳、前后二阴等官窍组织之间存在着有机的联系,形成一个整体,共同完成人体统一协调的机能活动。而且脏腑彼此之间的关系也是相互分工合作,相互制约调节的不可分割的关系。这就是五脏的相应关系。

病理上的整体观,主要表现在病变的相互影响和传变方面。如脏腑功能失常可以通过经络而反映于体表;而体表组织器官的病变也可以通过经络而影响脏腑。同时,脏与脏、脏与腑、腑与腑之间,也可以通过经络而相互影响,发生疾病的传变。这种对应的现象,对不懂中医的人而言,则是认为毫无根据的。例如,中医认为寒气会入大肠经,但从西医来看,受寒就是肺的疾病,一个是消化系统,一个是呼吸系统,和大肠怎么可能相关,两者在解剖中根本就是不相通的两个器官。中医认为:肺与大肠相表里。一般患有肺病的人都有不同程度的肠道现象:便秘或便溏(拉稀);而患有便秘的人都有不同程度肺病表现:胸闷或咳嗽。从经络来看,就会发现大肠经和肺经紧密相邻的表里关系。

中医临床诊察疾病,其主要理论根据是“有诸内,必形诸外”,故“视其外应,以知其内脏,则知所病矣”。这就说明了中医学可以通过五官、形体、色脉等外在的异常表现,由表及里推断和了解内脏之病变,从而作出正确的诊断并以此作为治疗的依据。如舌体通过经络直接或间接地与五脏相通,人体内部脏腑的虚实、气血的盛衰、津液的盈亏,以及疾病的轻重顺逆,都可通过经络而呈现于舌,所以察舌可以测知内脏的功能状态。患肝病的人,眼睛发黄;感冒属于肺类疾病,却常常伴随鼻塞、流涕;肾病的人,常常伴随水肿;心血管病人则多伴有嘴唇青紫等等。这些现象无一不体现“有诸内,必形于诸外”。

**○在养生保健上、治疗上从整体出发,辨证论治**

中医治疗学强调治疗要从整体出发,注意整体的阴阳气血失调情况,并从协调整体阴阳气血及脏腑的平衡出发,扶正祛邪,消除病变对全身的影响,切断病变在脏腑间相互传变所造成的连锁反应，从而通过整体的治疗效应，达到消除病邪治愈疾病的目的。

心开窍于舌，心与小肠相表里，故可用清心泻小肠火的方法治疗口舌糜烂。其他如“从阴引阳，从阳引阴，以右治左，以左治右”，“病在上者下取之，病在下者高取之”等等，都是在整体观指导下确定的治疗原则。中医临床学的辨证论治，实际上即是整体治疗观的具体体现。

《思考中医》中记载了一段用白术水漱口治疗长马牙（骨刺）取得良好效果的案例。为什么？肾主骨生髓，骨刺就是骨质的异常增生，属于肾过于旺。五行脾（土）克肾（水），用白术水漱口可健脾燥湿，增加脾的功能，进而制约肾的功能，这样从根本上就解决了长马牙（骨刺）的问题。

中医其实不神奇，只要你认真的理解、领悟它的原理，就能找出其神奇的医疗保健效果之根源了。

**○五脏与五行的相生相克关系**

东方生风，风生木，木生酸，酸生肝，肝生筋，筋生心…

南方生热，热生火，火生苦，苦生心，心生脉，脉生脾…

中央生湿，湿生土，土生甘，甘生脾，脾生肉，肉生肺…

西方生燥，燥生金，金生辛，辛生肺，肺生皮毛，皮毛生肾……

北方生寒，寒生水，水生咸，咸生肾，肾生骨髓，髓生肝……

木生火，火生土，土生金，金生水，水生木……

木克土，土克水，水克火，火克金，金克木……

**○脏腑的五行相应图解析**

| 五脏 | 五行 | 五方 | 五腑 | 五官 | 五志 | 五季 | 五气 | 五化 | 五色 | 五味 | 五性 | 五音 | 五臭 | 五畜 | 五谷 | 五数 |
|---|---|---|---|---|---|---|---|---|---|---|---|---|---|---|---|---|
| 肝 | 木 | 东 | 胆 | 目 | 怒 | 春 | 风 | 生 | 青 | 酸 | 温 | 角 | 臊 | 鸡 | 麦 | 3、8 |
| 心 | 火 | 南 | 小肠 | 舌 | 喜 | 夏 | 暑 | 长 | 赤 | 苦 | 热 | 征 | 焦 | 羊 | 黍 | 2、7 |
| 脾 | 土 | 中 | 胃 | 口 | 思 | 长夏 | 湿 | 化 | 黄 | 甘 | 平 | 宫 | 香 | 牛 | 稷 | 5、10 |
| 肺 | 金 | 西 | 大肠 | 鼻 | 忧 | 秋 | 燥 | 收 | 白 | 辛 | 凉 | 商 | 腥 | 马 | 稻 | 4、9 |
| 肾 | 水 | 北 | 膀胱 | 耳 | 恐 | 冬 | 寒 | 藏 | 黑 | 咸 | 寒 | 羽 | 腐 | 猪 | 豆 | 1、6 |

**○饮食方面的五行归属与养生解析**

大自然太奇妙了，矿、动、植物与人都有着惊人的同一性，四者其性相通，因而皆可互利互惠，这就是药食同源及药食同补。从根本上讲就是“天人合一”。

①经典的饮食养生解析

《素问·脏气法时论》：“五谷为养，五果为助，五畜为益，五菜为充，气味合而服之，以补精益气。”

五谷：这里指粳米、小豆、麦、大豆、黄黍。

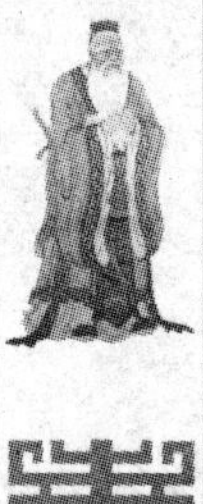

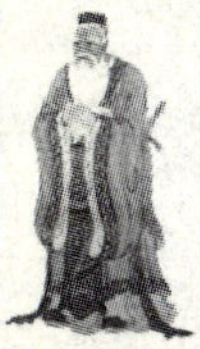

五果：这里指桃、李、杏、栗、枣。桃子具有益气血、生津液的作用，是理想的滋补果品。李子有清虚热、生津液的作用，为辅助医疗果品。栗子能补脾健胃，补肾强筋，活血止血，可作为辅助医疗果品。大枣养脾和胃，益气生津，为常用的营养辅助食品。杏子能生津止渴，润肺定喘，是咳喘病者的辅助医疗果品。

五畜：这里指牛、羊、豕、犬、鸡。牛肉能补气健身，古有“牛肉补气，功同黄芪”之说。羊肉补气养血，温中暖下，为营养食疗之佳品。豕肉，即猪肉，能补肾益血，滋阴润燥，可为补益食疗之品。犬肉，即狗肉，能补中益气，温肾助阳，平人食之，增力健身。鸡肉温中、益气、补精、添髓，为补益食疗佳品。

五菜：这里指葵、藿、薤、葱、韭，是说蔬菜具有充养人体的作用。

不同食物中所含的营养素不同，只有做到各种食物合理搭配，才能使人体得到各种不同的营养素，满足各种生理功能的基本要求，人们必须根据需要，兼而取之。只有主食与副食的合理搭配，才能称之为合理的营养，才能有益于人体健康。由于人体需要多方面的营养，偏食则会导致气血阴阳的平衡失调。因此，合理的调配，首先要做到食品的多样化与合理化的配伍。

药食之间本来就没有严格的界限，许多食品既可以做菜，又可做药，药食往往是同源的。因此，药食也就可以互补、互惠，并且做菜吃药可以一举两得。如枸杞炖狗肉，狗肉属阳，枸杞属阴，阴阳配合可以互补；又如枸杞（阴）炖乌骨鸡（阳）可以药食同用，阴阳双补。

②五色与饮食养生

食物的颜色与五脏相互对应，搭配合理，是饮食养生的基础。从中医的角度上讲，青入肝、赤入心、黄入脾、白入肺、黑入肾。这里讲一个题外话——靶向性。中医在几千年前就已经有了“靶向性”的概念，并且探索出可实施并行之有效的方法与理念。而现代医学中，对于药物作用的“靶向性”即“专一性”问题（只对病变的组织细胞发生作用，不伤害正常的组织细胞）还没有完全解决。所以说，作为中国人，值得骄傲的地方太多了，就这一个靶向性的问题，几千年前的老祖宗早已经把它应用到生活中了。

心色是赤色，属夏天，所以红色的食品养心入血，还有活血化瘀作用。尤其在夏天，养心更为重要，应适当多吃山楂（红果）、西红柿、红苹果、红桃子、心里美萝卜、红辣椒等红色食品。

肾色是黑色，属冬天，所以黑色的食品有益肾抗衰老作用。尤其在冬天，更应该养肾。因此，冬天应适当多吃黑桑葚、黑芝麻、黑米、黑豆、何首乌、熟地等黑色食品。

肺色是白色，属秋天，所以白色的食品有补肺作用。因此，秋天应适当多吃白果、白梨、白桃、白杏仁、百合、秋梨膏等白色食品。

脾色是黄色，四时皆养，所以黄色的食品多补脾。尤其在长夏和每个季节的最后 18 天，应适当多吃山药、土豆、黄小米、玉米等黄色食品。

肝色是青色，表现为绿，所以青色食品多补肝。尤其在春天应适当多吃青笋、青菜、青豆、菠菜等青色食品。

③五味与饮食养生

味过于酸：酸味补肝，味过于酸，反能伤肝，引起肝气偏盛，这样就会克伐脾胃（木克土），导致脾胃消化功能障碍。

味过于咸：咸味补肾，味过于咸，反能伤肾，损坏骨头（肾主骨生髓），肾气偏盛，就会导致抑遏心气（水克火），引起心悸、气短。

味过于甘：甘味补脾，味过于甘，反能伤脾，引起胃胀不适，还会克伐肾水（土克水），出现面黑。

味过于苦：苦味补心，味过于苦，反能伤心，导致心肺功能障碍（火克金）。

味过于辛：辛味补肺，味过于辛，反能伤肺，出现筋脉弛缓不利（金克木，肝属木，肝主筋），又因为肺主气，伤气可引起神伤而发生精神衰弱。

所以《黄帝内经》强调要饮食有节，以免伤害五脏。同时味觉也能预示着五脏的状态，这也是中医的奥妙。苦：提示肝热或胆病；甜：提示脾热；咸：提示肾虚，因肾虚，肾液上泛之故；酸：是肝气上溢的征兆，多显示肝虚；腥：肺热先兆。

## 三、关于经络

### （一）经络系统组成

| 经络组成 | | | | | 循行 | 交接规律 |
|---|---|---|---|---|---|---|
| 经络 | 经脉 | 十二经脉 | 手三阴经 | 手太阴肺经 | 贯穿上下脏腑肢体；有很多所属穴位；有主病。 | 从胸走手 |
| | | | | 手厥阴心包经 | | |
| | | | | 手少阴心经 | | |
| | | | 手三阳经 | 手阳明大肠经 | | 从手走头 |
| | | | | 手少阳三焦经 | | |
| | | | | 手太阳小肠经 | | |
| | | | 足三阳经 | 足阳明胃经 | | 从头走足 |
| | | | | 足少阳胆经 | | |
| | | | | 足太阳膀胱经 | | |
| | | | 足三阴经 | 足太阴脾经 | | 从足走腹 |
| | | | | 足厥阴肝经 | | |
| | | | | 足少阴肾经 | | |

<table>
<tr><td></td><td colspan="3">经络组成</td><td>循行</td><td>交接规律</td></tr>
<tr><td rowspan="8">经络</td><td rowspan="8">经脉</td><td>十二经别</td><td rowspan="3">分手足三阴、手足三阳，与十二经脉相同。</td><td colspan="2">肘膝关节以上/向躯干/联脏腑；无所属穴位和主病</td></tr>
<tr><td>十二经筋</td><td colspan="2"></td></tr>
<tr><td>十二皮部</td><td colspan="2"></td></tr>
<tr><td rowspan="2">奇经八脉</td><td colspan="3">任脉、督脉、冲脉、带脉、阴维脉、阳维脉、阴跷脉、阳跷脉</td></tr>
<tr><td colspan="3">特点：无脏腑属络，无阴升阳降，无表里相合，与奇恒之府相关（督～脑，任督带～肾/女子胞），阴经在颈部合于阳经。</td></tr>
<tr><td>十五络</td><td colspan="3">十二经脉、任、督各别出一络，加上脾之大络，共十五络。</td></tr>
<tr><td>孙络</td><td colspan="3" rowspan="2">特点：肘膝关节以下循行，一般不联络脏腑；有所属穴位（1个，同经脉名）和主病。</td></tr>
<tr><td>浮络</td></tr>
</table>

## （二）经络的生理功能

| 经脉 | 概念及作用 |
|---|---|
| 十二经脉 | 人体手足三阴三阳十二经脉的总称。作用：沟通表里、联络脏腑、运行气血的通路。 |
| 奇经八脉 | 沟通十二经脉之间关系；对十二经脉的气血运行起溢蓄、调节作用。冲脉——十二经之海（血海）；任脉一阴脉之海；督脉一阳脉之海。 |
| 十五络 | 十二经从肘膝关节下分出，沟通表里两经，输布气血于全身各部，补十二经之不足。 |
| 十二经别 | 十二经从肘膝关节以上分出，分布于胸腹和头部，加强经脉与脏腑联系。阳经经别合于本经经脉，阴经经别合于其相表里的阳经经脉。 |
| 十二经筋 | 十二经脉经气所濡养的筋肉骨节体系，是附属于十二经脉的筋膜系统。作用：约束骨节，完成躯体运动，参与形成体腔，保护内脏器官。 |
| 十二皮部 | 是经络系统在体表的分布，也是络脉之气在体表所散布的部位。作用：卫外屏障；反映病变；接受刺激。 |

## （三）经脉的流注规律

<table>
<tr><td rowspan="2">阴</td><td>脏（里）</td><td></td><td>腑（表）</td><td rowspan="2">阳</td></tr>
<tr><td>胸腹衔接</td><td>四肢衔接</td><td>头面衔接</td></tr>
</table>

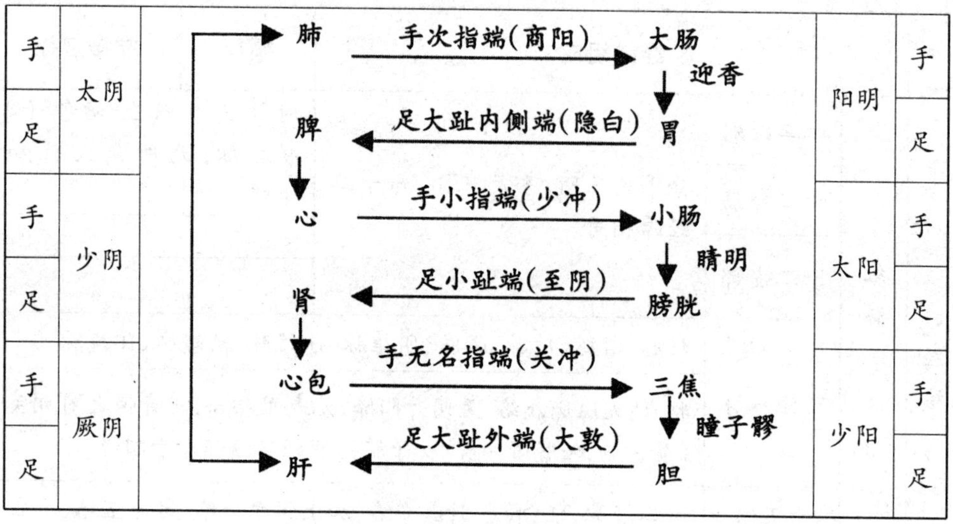


## (四)六经病证的治疗规律

| 经络 | 太阳经 | | 阳明经 | | 少阳经 | | 太阴经 | | 少阴经 | | 厥阴经 | |
|---|---|---|---|---|---|---|---|---|---|---|---|---|
| 脏腑 | 小肠 | 膀胱 | 大肠 | 胃 | 三焦 | 胆 | 肺 | 脾 | 心 | 肾 | 心包 | 肝 |
| 时辰 | 未 | 申 | 卯 | 辰 | 亥 | 子 | 寅 | 巳 | 午 | 酉 | 戌 | 丑 |
| 主时 | 13~15 | 15~17 | 5~7 | 7~9 | 21~23 | 23~1 | 3~5 | 9~11 | 11~13 | 17~19 | 19~21 | 1~3 |
| 疾病欲解时 | 巳至午 | 午至未 | 申至酉 | 酉至戌 | 寅至卯 | 卯至辰 | 亥至子 | 子至丑 | 子至丑 | 丑至寅 | 丑至寅 | 寅至卯 |
| | | | | | | | | | | | | |
| 疾病欲解时间 | 9~12 | 12~1 | 15~1 | 18~2 | 3~6 | 6~9 | 21~0 | 0~3 | 23~2 | 2~5 | 1~4 | 4~7 |
| 疾病欲解中心时 | 午 | | 酉 | | 卯 | | 子 | | 丑 | | 寅 | |

| 经络 | 太阳经 | | 阳明经 | | 少阳经 | | 太阴经 | | 少阴经 | | 厥阴经 | |
|---|---|---|---|---|---|---|---|---|---|---|---|---|
| 时间 | 11~12 | 12~13 | 17~18 | 18~19 | 5~6 | 6~7 | 23~0 | 0~1 | 1~2 | 2~3 | 3~4 | 4~5 |
| 疾病欲剧时 | 亥至子 | 子至丑 | 寅至卯 | 卯至辰 | 申至酉 | 酉至戌 | 巳至午 | 午至未 | 午至未 | 未至申 | 未至申 | 申至酉 |
| 时间 | 21~0 | 0~3 | 3~6 | 6~9 | 15~18 | 18~21 | 9~12 | 12~13 | 11~14 | 14~17 | 13~16 | 16~19 |
| 疾病欲剧中心时 | 子 | | 卯 | | 酉 | | 午 | | 未 | | 申 | |
| 时间 | 23~0 | 0~1 | 5~6 | 6~7 | 17~16 | 18~19 | 11~12 | 12~13 | 13~14 | 14~15 | 15~16 | 16~17 |
| 经气旺时 | 未 | 申 | 卯 | 辰 | 亥 | 子 | 寅 | 巳 | 午 | 酉 | 戌 | 丑 |
| 经气衰时 | 丑 | 寅 | 酉 | 戌 | 巳 | 午 | 申 | 亥 | 子 | 卯 | 辰 | 未 |

## 四、河图与洛书的"数"与中医的养生原则和治疗方法

《内经》云:"治病必求于本。"这个"本",就是阴阳。天有阴阳,地有阴阳,人体的五脏六腑皆有阴阳。而无论阴阳的消长与生克,五运(木、火、土、金、水)六气(风、火、热、湿、燥、寒)的运行与繁衍,日月运行,寒暑更替以及气象变化,都表现出阴阳的对待关系,这就是"数"。

对于人体而言,五脏六腑的数,表现了各个脏腑的本始环境中阴阳的量化关系,是对脏腑特性的具体描述。五脏六腑只有在其特定的本始环境中,即特定的阴阳比例中(特定的"数"),才能更好地吸收营养(药物),排出代谢产物,才能更好地发挥其特定的功能。中医的养生保健与康复调控,养的就是各个脏腑的本始环境,调的就是各个脏腑的阴阳平衡。恢复了脏腑的本始环境("数"所表示的阴阳比例),脏腑才能正常地吸收与代谢,才能具有生命力,才能发挥各自的功能,人的身体才能健康。因此,中医的"数",关系到中医的养生原则与治疗方法。

河图、洛书的"数"是易经的"数"的根源,而中医源于"易"。可以说河图与洛书既是五千年中国传统文化的源泉,也是中医文化的源泉。它揭示了五脏六腑的阴阳



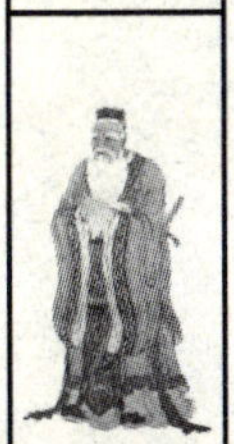

属性、本始环境和人体与自然界相应的规律。因此,研究中医的养生保健与治疗,不能不研究河图、洛书的“数”。

## (一)何谓“河图洛书”

河图洛书为华夏文明之源头。(易)曰:“河出图,洛出书,圣人则之。”相传,距今七、八千年之伏羲时代,一龙马从黄河跃出,其身刻有“一六居下,二七居上,三八居左,四九居右”之数字。此为河图。

伏羲依照河图而演绎为八卦。今孟津老城西北之负图寺(亦名伏羲庙),据说为当年“龙马负图”之处。

大禹治水时,一神龟从洛河爬出,背上数字排列为:“戴九履一,左三右七,二四为肩,六八为足,五居中央。”此为洛书。

大禹依照洛书制定出治理天下之九章大法。今洛宁洛河岸边西长水村旁,有“洛出书处”古碑两通,据说为当年“神龟贡书”之处。河图洛书以天地之数奇妙组合而涵盖天人合一思想之宇宙图式,反映出东方哲学思想之精髓。

## (二)河图与洛书的结构

河图表

| | | |
|---|---|---|
| | 7 | |
| | 2 | |
| 3 | 5 | 4 |
| 8 | 10 | 9 |
| | 1 | |
| | 6 | |

洛书表

| | | |
|---|---|---|
| 4 | 9 | 2 |
| 3 | 5 | 7 |
| 8 | 1 | 6 |

河图洛书中心的圆点代表太极,是一混元之数,其中的黑点代表“阴”,白点代表“阳”,阴数为二、四、六、八;阳数为一、三、五、七、九,奇数与偶数相参,代表天与地,所以说是天地阴阳之数。中心外围四点代表东南西北四方与春夏秋冬四季;外围环列是八卦!

它的精义隐藏在它的要诀之中,即:“戴九履一,左三右七,二四为肩,六八为足,中五为腹。纵横皆为十五,而五居其室。”厉害就厉害在它纵横、倒正、交错相加数都是十五,如果是原始构图,黑白子数相加都是五十五。

## (三)河图洛书的本质与内涵

1. 河图表示天地相交之理。天一生水,地六成之;地二生火天七成之;天三生木,地八成之;地四生金,天九成之;天五生土,地十成之。所以一为水(肾)之生数,二为火(心)之生数,三为木(肝)之生数,四为金(肺)之生数,五为土(脾)之生数。六为水(肾)之成数,七为火(心)之成数,八为木(肝)之成数,九为金(肺)之成数,十为土(脾)之成数。万物有生数,当生之时方能生;万物有成数,能成之时方能成。所以,万物生存皆有其数也。

2. 洛书表示日月相交之道。其中,一、三、九、二十七代表太阳运行的情况;二、四、八、十六代表月亮运行的情况。日月之道,并行不悖。

3. 河图洛书之数表示人体五脏六腑本始环境阴阳的量化比例和与天地自然相

应的情况。如:阴数为二、四、六、八;阳数为一、三、五、七、九。(阳)一(阴)六为水(肾),(阴)二(阳)七为火(心),(阳)三(阴)八为木(肝),(阴)四(阳)九为金(肺),(阳)五(阴)十为土(脾)。一与六共宗,二与七为朋,三与八为友,四与九同道,五与十共守。

4. 河图洛书表示自然界与五脏的相生与相克关系。河图之五行左旋表示相生,生中寓克;洛书之五行运行右旋表示相克,克中寓生。如:东方生风,风生木,木生酸,酸生肝,肝生筋,筋生心;南方生热,热生火,火生苦,苦生心,心生脉,脉生脾;中央生湿,湿生土,土生甘,甘生脾,脾生肉,肉生肺;西方生燥,燥生金,金生辛,辛生肺,肺生皮毛,皮毛生肾;北方生寒,寒生水,水生咸,咸生肾,肾生骨髓,髓生肝;木生火,火生土,土生金,金生水,水生木,木克土,土克水,水克火,火克金,金克木。

### (四)研究河图洛书的“数”在中医养生保健与治疗康复的意义

河图洛书的“数”贯通中医理、法、方、药的始终。

**1. 河图洛书的“数”规定了中医学的根本理念。**例如:河图其东南西北中五方之数皆阴阳平衡;河图之数为1、2、3、4、5、6、7、8、9、10,而把单(奇)数和双(偶)数列于一图中,则表现了阴阳结合的概念;又以五方之数生成对待,表示阴阳对应的概念。洛书九数排列,纵横斜之和皆为十五,阴阳平衡,即所谓的“阴平阳秘”,恰恰是中医的根本理念和养生保健康复调控的终极目标。而由河图之数对应的物象(如下表),又反应出阴阳五行生克制化的一般规律,也是中医学的最基本规律。

| 五脏 | 五行 | 五方 | 五腑 | 五官 | 五志 | 五季 | 五气 | 五化 | 五色 | 五味 | 五性 | 五音 | 五臭 | 五畜 | 五谷 | 五数 |
|---|---|---|---|---|---|---|---|---|---|---|---|---|---|---|---|---|
| 肝 | 木 | 东 | 胆 | 目 | 怒 | 春 | 风 | 生 | 青 | 酸 | 温 | 角 | 臊 | 鸡 | 麦 | 3、8 |
| 心 | 火 | 南 | 小肠 | 舌 | 喜 | 夏 | 暑 | 长 | 赤 | 苦 | 热 | 征 | 焦 | 羊 | 黍 | 2、7 |
| 脾 | 土 | 中 | 胃 | 口 | 思 | 长夏 | 湿 | 化 | 黄 | 甘 | 平 | 宫 | 香 | 牛 | 稷 | 5、10 |
| 肺 | 金 | 西 | 大肠 | 鼻 | 忧 | 秋 | 燥 | 收 | 白 | 辛 | 凉 | 商 | 腥 | 马 | 稻 | 4、9 |
| 肾 | 水 | 北 | 膀胱 | 耳 | 恐 | 冬 | 寒 | 藏 | 黑 | 咸 | 寒 | 羽 | 腐 | 猪 | 豆 | 1、6 |

**2. 河图洛书的“数”规定了中医学的治疗法则**

中医之法,法于阴阳。在诊断上,则察色按脉,先别阴阳。即首先必须先辨别五脏六腑的环境情况(阴阳属性和数量),看其是否脱离了其发挥作用的本始环境、方位等。如果五脏六腑脱离了其本始环境,即阴阳的“数”发生了变化,则五脏六腑不能发挥其功能,人体就会生病。因此,在治疗上,要阳病治阴,阴病治阳,恢复其本始环境的属性(阴阳的洛数),这样脏腑才能正常工作。

**3. 河图洛书的“数”规定了中医学的方、药与取穴**

人存天地之间,必然会受到天地之气、阴阳变化的影响。时空变化的定量表达,在天地人“三才”之间,是河图之数;在日月运行之列是洛书之数。从五运六气入手,



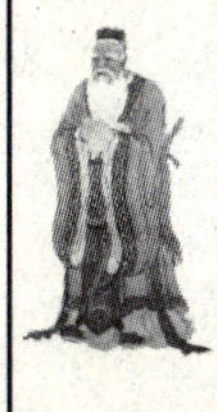

把握不同季节天地间不同的阴阳比例关系，并将其应用于中医养生保健康复，取得了良好的效果。如：金元四大家的刘元素，直接取法河图1、6之数，组成消暑利尿（肾水）的良方"六一散"（滑石18克、甘草3克），至今仍然被各路医家传承。

明代药学家李时珍在《本草纲目》中，依《内经》和河洛、易学数理，提出用药应该"顺时岁而养天和"的原则，创制了"四时用药例"，如：春月益加薄荷、荆芥等辛温之药，以顺春升之气；夏月益加香薷、生姜等辛热之药，以顺夏浮之气等等。

针灸治疗取穴与"河洛之数"的关系更为密切。其"灵龟八法"、"子午流注"的取穴方法和行针方式，均是根据当日的阴阳的数量，推演出十二经脉气血流注开阖的时机，适时治疗，方可取得满意的效果。

因此，"大医"（即高明的医生）言及养生保健康复调控，必研究河图、洛书之数与易数的阴阳变化，明了环境和脏腑的本始情况，这样才能"天地人"一体综合调治，使人与环境和谐相处，才能够取得好的效果。

## 五、病因学说

在中医学看来，任何疾病都不是无缘无故发生的，任何疾病的发生都有一定的原因。病因学说是中医基本理论的一个重要组成部分，它可以帮助治疗者根据患者的发病过程、临床病症，推断出导致疾病的根源，对症下药，最终达到治疗疾病的目的。中医学的病因学说对于临床辨证和治疗都具有积极的指导意义。

### （一）中医病因学简介

中医学认为，任何疾病的发生都具有一定的原因，中医病因学就是关于疾病发生原因的一门学说。在这里，病因指的是由于人体的相对平衡状态受到某种或几种因素的破坏而最终导致疾病的原因。一般说来，导致疾病的原因主要有内外两个方面。

（1）导致疾病的内在原因。当体质良好、保持一种较佳的精神状态、生活习惯比较规律、居住环境较为舒适、饮食合理、营养补充充足、经常进行体育锻炼时，人体的五脏六腑功能就维持一种较好的状态，如气血运行通畅、阴阳协调，人体内的正气比较旺盛，这样，身体就等于给自己铸造了一个铜墙铁壁，外邪很难侵入人体内部；相反，如果体质虚弱、精神萎靡不振、生活散漫、饮食不佳、营养缺乏时，人体内五脏六腑的功能就有可能发生紊乱，气血运行受阻，正气也会虚弱，此时人体抵御外邪的能力会下降，外邪很容易侵入人体，对人体造成伤害。

（2）导致疾病的外在原因。邪气入侵是导致人体发生病变的外部原因，邪气指的是导致疾病的各种因素，在一般情况下，当人体内正气旺盛时，邪气往往会退避三舍，束手无策；当人体正气虚弱时，邪气才会乘虚而入，引发疾病。但是，也不排除"势力强大"的邪气侵入正气旺盛的人体内，例如瘟疫、外伤等，这些致病因素往往不是人所能够控制的，即使正气非常旺盛，也往往无法抵御其伤害。

（3）病因学说的具体内容。具体说来，病因学说主要包括六淫、七情、饮食劳疲、痰饮瘀血、外伤等。下文将会具体阐述。有人还根据致病因素的性质和发病特点，把病因分为两类或者三类，病因两类说把病因分为阴阳两类，认为风雨寒暑属于阳，饮食起居属于阴；病因三类说把病因分为外因、内因、不内外因三类，其中，六淫属于外因，情志属于内因，外伤、饮食、劳倦属于不内外因。

## (二)什么是六淫致病

六淫中的“六”指的是风、火、寒、暑、湿、燥等六种气候变化，“淫”指的是太过，所谓过犹不及，当六种气候变化太过时，则成为侵犯人体的外邪，损害人体健康。

(1)风。《素问·骨空论》中讲到，“风者，百病之始也。”风属阳，其性升发、向上、向外、动摇不定，因此，它一方面容易侵犯人体的头部、皮肤等较高、表面的位置，另一方面由于其动摇不定，风病的发病部位往往也不确定。风病主要包括两种：自然界的风邪侵入人体导致的病症和肝风内动导致的疾病。自然界风邪主要侵犯人的体表和肺，常见的病症有发热、恶风、咳嗽、鼻塞、中风、破伤风、风疹等，此类病症多发于春天，但其他季节也可发生。肝风内动主要包括血虚、热极生风，肝阳化风等种类。

(2)火。火病往往是由两种因素引起的，一种是温热邪气入侵人体，另一种为其他五邪进入人体化为火。火的特性为热极、炎上，可以灼伤脉络、消耗津液，因此，火证往往会出现浑身发热、烦躁、尿赤、吐血、口渴、大便干燥等病症。火证主要分为实火和虚火两种，实火的症状表现有浑身发热、便秘、口渴、面色发红、目赤、舌头发红、心情烦躁、尿血、便血等；虚火的症状表现有面色潮红、心烦、失眠、口干舌燥、尿短而赤、干咳、舌苔较少等。

(3)寒。寒属阴，具有收缩牵引、凝结阻滞等特点，容易伤阳、收缩毛窍，因此，寒病患者往往会出现四肢发冷、怕冷、呕吐、浑身疼痛、腹痛等病症。寒包括外寒、内寒两种，外寒指的是自然界中的寒气侵犯人体，外寒病主要有寒伤脾胃和寒邪侵表两种，寒伤脾胃主要是由食用生冷食物引起的，患者可出现呕吐、恶心、腹泻、腹部疼痛等病症；寒邪侵表患者可出现咳嗽、浑身疼痛、关节疼痛等病症。内寒指的是人体的抵御能力减弱，阳气衰弱，内寒病主要有上焦阳虚、中焦虚寒、下焦虚冷三种类型。

(4)暑。暑属阳，为阳邪，具有炎热、携湿、升散等特点，因此，暑病患者往往会出现高热、口干舌燥、多汗、心烦、小便短而赤、大便稀薄等病症。按照暑病的轻重，可以把暑病分为伤暑、中暑两种。伤暑病症较轻，是由暑热引起的，主要病症有浑身发热、口干舌燥、疲倦、多汗等；中暑主要是由在高温、烈日环境中活动引起的，也有轻重之分，严重的可引起昏厥、冷汗、脉大、脉虚等病症。另外，由于暑易携湿，人们还容易患暑湿病，主要症状有四肢无力、大便稀薄、小便发黄、食欲不振、恶心、胸闷等。暑病主要发于夏季。

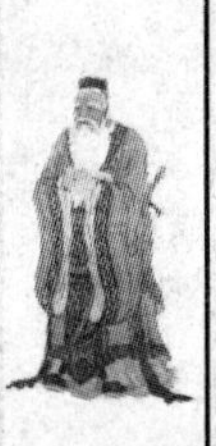

(5)湿。湿属阴，具有重浊、粘滞等特点，它能损耗脾的阳气、抑制气机运行，常见的湿病病症主要有四肢沉重、头部昏沉、大便粘滞、小便不畅、皮肤发肿、腹胀、胸闷等。湿分为外湿和内湿，如果居住环境过于潮湿、长期进行水中作业、淋雨都容易引起外湿致病，常见的外湿病主要有表湿和湿痹两种，表湿指的是外湿侵表，可出现发热、口不渴、胸闷、舌苔发白、脉濡、脉缓等病症；湿痹可出现肢节疼痛、沉重，肌肉发麻等病症。内湿指的是脾脏的运化功能出现紊乱，导致水谷津液聚集滞留，内湿病主要包括湿滞上焦、湿阻中焦、湿注下焦三种。

(6)燥。燥具有干燥的特点,很容易导致人体缺乏津液,还容易伤肺,因此,燥病患者易出现皮肤干燥、口干舌燥、舌苔较少、干咳、无汗、便秘等病症。燥分为外燥和内燥两类,外燥主要是由外界燥邪侵入人体引起的。外燥分为温燥和凉燥两种。温燥多发生于初秋,主要症状表现为发热、头痛、干咳、口渴、心烦等,凉燥多发生在秋末,主要症状为发热、头痛、皮肤干燥、咳嗽少痰等;内燥主要是由于体内津液过少、精血亏损引起的,主要病症有皮肤干燥、便秘、身体消瘦、毛发干燥等。

## (三)什么是七情致病

七情是人们的七种情绪状态,即喜、怒、忧、思、悲、恐、惊。"人非草木,孰能无情",人类天生就是情感性的动物,遇到高兴的事情喜、遇到悲伤的事情悲,乃人生常态,不足为怪。但是,任何事情都有一个度,如果七情波动太大,则容易导致人体的正常机理出现异常,例如气血失和、脏腑异常、经络失调等,严重的还能导致疾病,应该注意调摄七情,保持一种良好的精神状态。

(1)喜。喜与心相联系,喜包括正常的喜和暴喜两种情形。正常状况下的喜有利于气缓,有益于气血运行通畅、阴阳协调,使得人们精神愉快、身体放松;如果喜过度,则可能对心造成损伤,使得心气涣散,反而不利于身体健康。

(2)怒。怒与肝相联系,如果经常发怒,导致肝气持续处于上行状态,肝气上逆,同时血液随气逆上,造成肝郁不疏,从而对肝脏造成损害。易怒的人往往会有头痛、面红耳赤、呕血、眼花、浑身乏力等症状。

(3)悲、忧。忧与肺相联系,悲忧往往会引起肺气损耗、精神不济、上焦不通、热气壅盛,困扰心神,导致气血失调,既伤肺又耗气。

(4)惊、恐。恐与肾相联系,轻度惊会导致气滞、心神不安,过度惊则会导致气乱,心神没有归宿,无法安定,使得气血失和、经络失调;恐则损伤肾,引起肾气下陷,肾气不固,容易导致遗精、大小便失禁等病症。

(5)思。思与脾相联系,如果思无节制,则会损伤脾,使得气体滞留、经络失调,很容易导致失眠、智力下降、头昏脑涨、健忘、大便稀薄等不良状况的出现。

从上面的描述,我们可以发现过忧会伤肺、大怒会伤肝、惊恐会伤肾、过喜会伤心、过度思虑会伤脾,不利身体健康。因此,应该及时纠正七情过度,以减少对人体的损害。除了保持平和的心态之外,我们可以根据五行相克的原理,以七情牵制七情,也具有一定的疗效。例如,适度的怒可抑制思,适度的思可抑制恐,适度的恐可抑制过喜,适度的喜可抑制忧,适度的忧可抑制怒。

## (四)什么是饮食劳倦致病

日常生活也是影响人们身体健康的一个重要因素,如果在日常生活中不注意规律性,率性而为,也会引发疾病,对身体健康造成不利影响。在日常生活中常见的导致疾病的因素主要有饮食不当和劳疲两大因素。

(1)饮食。饮食是人们生命延续的基础,人体只有摄取足够的食物,将这些食物在体内转化为血液、气、津液,才能维持人体正常的生理活动。但是,如果饮食不当,则会损害水谷的容纳之器——胃,也会对运化食物的脾造成不良影响。不合理的饮食主要有以下几种:

①食物选择不当。有些人比较偏食，例如喜欢食用过于辛辣、油腻、生冷的食物，这类食物如果食用过多会损害脾胃健康：若食用过多辛辣食物，会导致便秘、痔疮下血，若食用过多油腻的食物，则会引起多痰等病症，若食用过于生冷的食物，则会引起脾胃虚寒，导致腹泻、腹痛等病症；有些人在选择食物时不注意卫生，食用已经变质、腐烂的食物，甚至有毒的食物，这样会导致腹泻、腹痛等病症的发生。

②饮食不规律。饮食不规律，暴饮暴食，会造成脾胃消化功能出现紊乱，不利于脾胃健康。如果平时进食过少，身体得不到充足的营养，体内气血不足，人体抵御外邪的能力就会下降，导致外邪乘虚而入；如果平时吃得过饱，脾胃的负担就会加重，会引起腹痛、恶心、食欲不振、呕吐、舌苔厚腻等病症。

(2)劳倦。人不能过于懒惰，如果整天无所事事，疏于运动，身体体质得不到提高，气血运行、阴阳协调以及五脏六腑的功能都会出现问题，容易致病。但是，如果人体持续处于运动状态，没有足够的休息时间，则会出现劳倦，损害脾气，引起浑身乏力、精神不济、胃下垂等问题的出现。常见的劳倦主要有以下几种：

①劳动过度。从事体力劳动的人如果一味劳动，不注意劳逸结合，则容易出现劳倦。

②运动过度。有些人在进行体育锻炼时，过于关注结果，希望能够“立竿见影”，每次运动的运动量、运动强度过大，这也容易引起劳倦。

③房事过度。若过于沉迷于房事，房事的次数过于频繁，也会引起劳倦。房事过度不但会引起浑身乏力、精神不济等症状，还会引起男性遗精、女性闭经等病症。

### (五)什么是痰饮瘀血致病

当人体五脏六腑功能失调、气血运行不畅时，很容易引起痰饮和瘀血，同时，痰饮和瘀血也是致病的原因之一。

(1)痰饮。痰饮主要是由肺、肾、脾的功能出现紊乱，无法正常运化、输布津液，导致津液凝聚，再加上寒、热的刺激造成的。痰饮引起的疾病往往具有多痰、痰鸣、呕吐、苔腻、脉弦滑、水肿等病症。痰饮分为痰和饮两种。

①痰。痰较为黏稠，痰在人体中的位置不固定，位置不同，所引发的疾病各不不同。例如，滞留于四肢中的痰会引发四肢麻木等病症；滞留于胃中的痰会导致恶心、呕吐、食欲减退；滞留于肺中的痰会引起痰多、咳嗽等病症；滞留于心中的痰会导致心神不宁。

②饮。饮较为稀薄，饮在人体中的位置不同，所引发的疾病也不相同。例如，滞留于肺中的饮会引发咳嗽、哮喘；滞留于胃肠中的饮会引起呕吐、腹部不适；滞留于胁下的饮，会引发胁下疼痛、咳嗽。

(2)瘀血。瘀血主要是由人体出现外伤、内出血或者气虚或气滞引起血液运行不畅，而最终导致血液凝滞造成的。瘀血对人体的危害较大，常常会引起患者出现以下病症：出血，血为暗紫色，月经不调、产后恶露的女性较为常见；由外伤引起的瘀血会在伤处出现肿块；若人体内部脏腑出现瘀血，也可在患处触摸到较硬的肿块；瘀阻经脉处出现持久性的疼痛。瘀血病主要有以下几种：

①血瘀下焦。指的是下焦出现瘀血，患者往往会出现腹部疼痛、月经不调等病症。

②血瘀心脏。指的是心脏部位出现瘀血，患者往往会出现心口疼痛、胸闷等病症。

③血瘀胃肠。指的是胃肠出现瘀血，患者往往会出现吐血、便血等病症。

## （六）还有哪些致病原因

除了六淫、七情、饮食、劳疲、痰饮、瘀血可以致病外，外伤、虫兽伤害、疫疠也可以致病。

（1）外伤。外伤指的是人体的外部受到伤害，外伤往往是由摔倒、利器割伤、钝器击打、火烧、水烫等原因造成的，外伤主要包括创伤、烧伤、跌伤、割伤、烫伤等种类。外伤的主要症状表现有伤口处出血、筋脉瘀血、皮肤红肿、骨折、脱臼等，上述症状只是外伤的初步症状，人体出现外伤，就等于为外邪入侵提供了一个可乘之机，若此时治疗不及时或者外邪的力量过强，则会引起破伤风、伤口化脓等。而且更为严重的是，如果外伤损伤到内脏，则会引起大出血、昏迷等不良症状的出现，严重的还能导致死亡。

（2）虫兽伤害。指的是由虫兽引起的伤害，虫类伤害如蚊虫叮咬等对人体的伤害较小，一般只会伤及皮肤，造成皮肤出现瘙痒、红肿等异常；兽类伤害和蛇类伤害对人体的危害较大，例如毒蛇、疯狗咬伤等，不但伤口会出现流血、瘀血、红肿等症状，毒蛇的毒液还会随着血液进入人体，引起疼痛、昏迷等症状，严重的还能导致死亡。若被疯狗咬伤，不及时处理，则易患狂犬病。

（3）疫疠。疫疠是一类较为严重的致病因素，具有传染性强、发病速度快等特点。洪水、天气炎热、地震、大旱的年月易发生疫疠。此类病一旦爆发，能够迅速蔓延，对广大人群健康造成损害，重则导致众多死亡。常见的疫疠主要有鼠疫、天花、霍乱、流行性腮腺炎、白喉、流行性乙型脑炎、流行性脑脊髓膜炎等。

# 第三章

# 中医诊疗方法

# 一、中医诊法概述

中医是我国的传统医学，与“头痛医头，脚痛医脚”不同，中医强调的是从整体出发，认为人的身体的各个部分都是相互联系的，“牵一发而动全身”，身体的某处感染疾病势必与其他部分有关系。所以，治疗疾病时不仅要检查病痛处，还要从整体来观察。另外，中医还强调“内治”，认为要想彻底地治疗疾病必须从身体的内部进行调节，一些疾病不过是内部失调的表现。

中医诊法的内容包罗万象、博大精深，是一门高深的学问，总体看来，主要包括以下三个部分：四诊、八纲和辨证。

**○什么是望诊及内容**

望诊是中医诊法的一种，它主要是通过对人体的一些外部特征和排泄物的观察来推断体内发生的变化，以诊断病情、采取相应的治疗方法。它包括以下几个方面的内容：

（1）望外部特征。所谓“身体的外部特征”指的是人们的形、色和神三部分，对这三部分的望诊可以推断出一些疾病。

人体的形包括姿态和形体两部分，望形就是对这两部分的观察。人的姿态能够反映人体内部的变化，从而和疾病也有很大的联系，人体呈现不同的异常姿态表明患有不同的疾病。如果病人出现四肢和全身颤动、头部不断摇晃、手好像在索取某物的姿态时，就表明他有元气已虚、肝风内动的症状。人体外部的形状，比如高矮胖瘦、强壮、弱小等，也是中医用来确定病情的一个依据。如果身材矮小、皮肤枯燥、胸廓狭窄、肌肉缺少等症状就是身体虚弱的表现；身体肥胖、四肢无力、精神萎靡等是阳气不足的症状。

望色主要是观察脸部的颜色和光泽，一般来说，如果身体发生疾病脸部会呈现以下颜色：黑色，这可能是痛症、寒症、水饮、瘀血和肾虚的表现；红色，多数是热症的表现，一般患有肺病的患者脸部会呈现红色；白色，多是气血不足、阳气虚衰、脾胃虚寒等导致；黄色，多是因为脾胃虚弱、气血不充、湿邪内阻等；青色，多是气血瘀阻、阴寒内盛、心阳不振等症状导致。

神态、神情可以反映五脏精气的盛衰，所以望神可以诊断出许多疾病。一般病人会呈现以下几种不正常神态或神情：失神，就是目光呆滞、神志不清，是肝肾、心、肺脾精气衰竭导致；神志错乱，比如动作迟缓、精神不振等，是肾阳不足、心脾两亏、痰火扰心所致；假神，这是病人病情加深时突然出现精神转好的一种假象，并不是一种好的征兆，而是一种“回光返照”。

（2）望身体器官。这里所指的身体器官主要包括头、五官等，这些器官的异常往往准确反映出身体所得疾病。

望头主要是望头的体积和望头发，如果小儿的头部过大，有可能是智力发育不良、肾精亏损等；如果头发稀少、颜色发黄、脱发等症状出现，可能是血热、肾气亏损、精血不足等所致。

望五官，就是观察头部的五官来诊断病情。望目包括望目的颜色、外形和神态，如果颜色呈现红、黄、白就说明身体染有疾病，如果眼肿、眼窝下陷等情况出现也是表明身体有疾病发生,目翻上视则是肾脾双亏、血衰气弱等症状的表现。望耳,耳朵小且薄是肾亏的表现,耳朵流脓是肝胆湿热的表现。望鼻,鼻梁溃陷多发生在梅毒病人身上,鼻头及周围出现红色丘疹是脾胃有热的表现。望口,包括望口的形态、颜色和润燥,口歪斜多为中风,唇色淡多为气血不足,口唇干裂多为热伤津液。望舌,包括望舌的色、神、形和态,如果舌头干枯无光泽则是阴虚病症,如果舌色呈现红、绛、紫,则说明身体有热有瘀;如果舌有芒刺、裂纹、齿痕等多是脾胃不和、体内不调。

(3)望排泄物。人体的排泄物包括大小便、呕吐物、唾液和涕痰,主要观察它们的色、形、量和质的变化。如果小便量少色黄是热症的表现,大便稀薄是寒湿的表现,呕吐物中带有食物说明消化不良,如果涕痰黏稠是热症的表现,唾液黏稠是脾胃湿热的表现。

**○什么是闻诊及内容**

中医认为人体器官发出的声音和排泄物的气味能够反映体内变化和疾病的变化,闻诊包括听声音和闻气味。

(1)听声音。首先要听发声。如果声音发出高亢有力,并且前轻后重,多是热症,相反,如果细弱低微并且前重后轻多是虚症和寒症,如果睡中带鼾多是气息不顺,如果呻吟不止多是身体疼痛所致,如果声音沙哑或不能发声多是肺气不宣、气阴耗伤。

其次要听呼吸。如果呼吸气粗有力多为热症,相反,呼吸微弱无力则为寒症,一般来说观察呼吸可以诊断出下列疾病:如果呼吸困难、短促急迫,是肾肺虚损、气失摄纳导致,说明患者可能患上喘症;呼吸急促、气道窒塞,多是阴虚火旺、火逆上气所致,可能会导致气逆;呼吸气急而短、喉中无痰,多是肺气不足所致,可能会导致短气;呼吸微弱、虚虚怯怯,则是身体虚弱、少气的表现。

还要听咳嗽的声音。如果咳嗽声音混浊,同时伴有鼻塞不通,可能是感染风寒;咳嗽声音低沉、痰多,则可能是寒咳或湿咳。干咳并没有痰,或者只是咳出少许黏液,可能是患有燥热症状;咳嗽伴有黏稠的痰,并且鼻孔呼出热气,属于肺热之病;咳嗽时发时止,一发不止并且伴有咳血的出现,就是感染上了顿咳;咳嗽无力、声音低沉、伴有气促可能患有肺虚之病。

最后还要听呕吐、嗳气、呃逆、喷嚏、肠鸣和太息的声音。

如果呕吐声音微弱、吐出的物体呈清水状,属于虚寒症;呕吐的声势比较浩大,吐出的物体呈黏稠状,并且带有苦或酸味,属于实热症;有反胃的感觉或者在早晨进食的时候呕吐的话,有可能是脾肾俱虚、消化不良。

嗳气是在饮食后经常发生的一种现象,如果嗳出的气味是酸腐并且伴有腹胀的感觉就有可能是消化不良所致;如果嗳气的声音响亮,并且发声频率高,属于肝气犯胃;嗳气声音低沉,而且没有酸腐的气味,属于脾胃虚弱,这种症状多发生在老人或者久病不治的人身上。

呃逆是从咽部发出的一种自己不易控制的冲击,多是由于胃气上逆导致,如果呃逆声音连续不断、高亢有力,属于实热,呃逆声虚弱无力、低沉,属于虚热;呃逆声音适中、时间短暂,没有任何别的不良反应,可能是由于进食太快或偶感风寒所致。

肠鸣是腹中发出的声音,如果肠鸣声音过大,可能是风、寒、湿邪盛;肠鸣的声音随着进食会减小,饥饿时会加重,属于脾胃虚。

喷嚏是感染风寒的表现,而太息则是心情郁闷、胸中闷气所引发的叹息声。

（2）闻气味。如果身体发生疾病，各个器官散发出的气味就会和以前有所不同，可能会散发出一些不良的气味，比如臭味。汗臭，病人身体虚弱会经常出汗，如果汗呈现腥味和膻味，属于风湿热久蕴于皮肤、津液受到蒸变；口臭，多数是因为胃热、消化不良、溃疡、口腔不洁等症状；鼻臭，多数是鼻渊症的缘故；体臭，有可能是因为溃疡或腐烂所致。

**○什么是问诊及内容**

问诊是中医诊法的一种重要方法，主要是通过询问患者或者家属，来了解患者的日常生活起居情况，以及疾病的发生、发展以及现在的病情，以便确定适当的治疗方法。一般来说，问诊主要包括以下几个方面：

（1）问饮食。俗话说“病从口入”，问饮食对于了解患者的病情、了解患者的病因十分重要。问饮食包括询问患者的口味、饮水和食欲，这三方面和患者的病情都是息息相关的。

问口味，如果口中清淡或无味属于脾胃气虚，口中有甜味或有粘腻的感觉属于脾胃湿热，口中有酸馊感觉属于伤食，口中有苦味则属于热症，口中有酸味属于肝胃蕴热。

问饮水。如果口渴并且面红耳赤属于实热症；没有口渴的感觉属于寒症；口渴但饮不多并且伴有身热不扬属于湿热蕴阻；口渴欲饮但一饮即吐属于痰饮水阻之水逆症；口渴多饮、多食消瘦伴有小便频繁属于消渴病。

问食欲。如果食欲大并且易饿属于胃火旺盛；易饥饿但是不欲进食属于胃阴虚；偏好食用一些异常食物属于体内虫积；食欲减退属于脾虚、食滞、肝胆湿热等。

（2）问睡眠。睡眠质量和身体健康状况是密切联系的，二者存在一种相互影响的关系。如果不易入眠，并且睡后易醒属于心脾两虚；卧床不安、腹胀，属于食滞内停；不易入眠并且多梦盗汗，属于心肾不交。如果身体衰弱、易睡、四肢冰冷，属于心肾阳虚；头晕目眩、易困易睡，属于痰湿内遏；饭后易困、四肢无力，属于脾气虚弱。

（3）问二便。询问二便就是询问大、小便的频率和时间，还包括颜色、气味、量和当时的感觉。

询问大便。一般来说，一日大便一次或两次为宜，如果没有或过多都属于异常，则属于便秘或腹泻；大便溏泄、腹胀腹痛，属于脾虚；大便时干时稀，属于肝郁乖脾；排便时肛门灼热、后重里急、排便不爽属于大肠湿热；大便失禁、滑泄，属于脾肾阳虚。大便颜色黄并且呈黏稠状属于胃肠湿热；如果大便带血，并且如黏冻状态属于痢疾。

询问小便。如果小便不畅，或者点滴而出，属于肾虚、瘀血、湿热；小便频繁或者清长属于肾气不固。如果小便呈现红色，属于热伤血络；小便呈现黄色，属于热症；小便混浊，属于浊精下泄或湿热下注；小便清长，属于寒症。

（4）问寒热。寒热包括寒热交替、恶寒发热、但热不寒和但寒不热四种，每一种症状都预示着身体某一方面或器官发生病变。寒热交替可能是少阳病发生的前兆；恶寒发热是表寒、表热、表虚症的表现；但寒不热属于寒症；但热不寒多属热症，低热属于阴虚之症。

（5）问头身。问头身包括问头部和身体，身体包括四肢、胸部、肋部、胃脘部、腹部。问头部包括问头痛和头晕，可以根据头部不同部位的疼痛来辨别病在何处，比如偏头痛属于少阳经头痛；头痛并且齿痛，属于少阴经头痛等。头晕的症状不同也



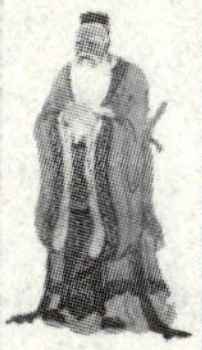

是由于不同的原因引起的,比如头晕眼花属于气血两亏,头晕耳鸣属于肾精亏损。

问身体。如果四肢关节疼痛,属于痹症;胸部闷痛多属于气虚血瘀;肋部胀痛多为瘀血、肝胆湿热;胃脘部冷痛多属于胃部不调;腹部胀痛、隐痛多属于脾阳虚、寒凝肝脉、虫积。

(6)问汗液。身体出汗的部位不同,表示所得疾病不同。如果身体大汗淋漓,多数属于阳症和热症;白天汗多属于气虚、阳虚;夜间盗汗属于阴虚;半身汗多数属于偏瘫、中风;头部多汗属于热症。

(7)问妇女和小儿。问妇女主要是询问经期、妊娠和产后的一些情况,来帮助治疗妇女的痛经、月经不调、闭经、妊娠期不良症状和产后疾病等。问小儿主要是向父母询问关于小儿的发育状况、父母的健康状况、有无遗传病史等情况。

**○什么是切诊及内容**

切诊是医生用双手对病人的病情进行诊断的方法,医生用双手来挤压和触摸病人的身体,由此了解病人的病情。切诊主要包括脉诊和按诊两种。

(1)脉诊法。脉诊法主要是通过医生把摸病人的脉象,来判断病人的病情。一般正常的脉象呈现不大不小、不浮不沉、节奏一致、和缓从容等迹象,否则就会出现一些病症,下面就是一些异常的脉象以及潜伏的症状。

虚脉类。虚脉,就是脉来无力,按之空虚,属于虚证;微脉,就是脉象微弱,无力鼓动,若有若无,属于阴阳气血虚弱,特别是阳气不足;代脉,脉来一止,良久方来,属于脏气衰弱、风证、痛证;细脉,脉细如线,应指明显,属于阴血双虚、湿病。

沉脉类。沉脉,轻按感觉不到,重按才得,属于里证;弱脉,脉象沉细、极软,属于气血不足;伏脉,重手推筋按骨才得,甚则伏而不见,属于厥证、邪闭。

实脉类。实脉,三部脉举按均有力,属于实证;紧脉,状如牵绳转索,脉来绷急,属于痛证、寒症;弦脉,如按琴弦,端直而长,属于痰饮、肝胆病;滑脉,应指圆滑、往来流利,属于食滞、实热、痰饮。

浮脉类。浮脉,重按稍弱,轻取即得,属于表证;濡脉,细软而飘浮,属于湿证、虚证;洪脉,状若波涛汹涌,来盛去衰,脉体阔大,属于气虚、失血、久泄;革脉,中空外坚,如按鼓皮,属于失精;散脉,至数不齐,浮散无根,属于正气耗散;芤脉,如按葱管,浮大中空,属于伤阴、失血。

数脉类。数脉,一息脉来五至以上,属于热证;动脉,滑数有力,应指跳如豆,属于惊恐、痛证;疾脉,一息七八至,脉来急疾,属于阳极阴竭;促脉,脉来数而时一止,属于阳盛实热。

迟脉类。迟脉,一息不足四至,脉来迟缓,属于寒积、虚寒;结脉,脉来缓而时一止,止无定数,属于血瘀、寒痰、阳盛气结;涩脉,艰涩不畅,如轻刀刮竹,属于伤精、少血;缓脉,来去怠缓,一息四至,属于脾胃虚弱。

此外,还有一些相兼脉,它们所表示的症状也是各不相同。比如浮缓脉,属于表虚证;沉细脉,属于血虚、阴虚;滑数脉,属于痰火、内热食积;浮滑脉,属于风痰;沉缓脉,属于脾虚等。

(2)按诊法。按诊法就是通过按压或触摸病人的某些部位,来了解病人病情的诊断方法。大致来说,按诊法包括以下几方面:

按手足。按手足的目的是体察手足的寒热。手足俱寒属于阴盛阳虚,手足俱热属于阳盛阴虚,手足背较热属于外感发热,手足心较热属于内伤发热。

按胸腹。如果前胸突起，按之气喘属于肺胀证；胸肋部按之胀痛，属于水饮内停、痰热气结；右肋肿痛，并且伴有热感属于肝痈。如果腹部寒冷属于寒证，腹部灼热属于实热证；腹部胀痛，按之疼痛难忍属于内痈；腹部胀满，按之感觉较充实属于实满，否则按之不实属于虚满；感觉腹内肿胀，按之较硬，感觉有抵抗属于实证；按之柔软属于虚证。

按肌肤。肌肤的肿胀、寒热、润燥等情况与各种疾病的发生有很大的关系，所以按肌肤在切诊方面占有很重要的地位。按压肌肤，不能即起属于水肿，否则属于气肿；肌肤干瘪属于津液不足，肌肤湿润属于身已汗出，肌肤甲错属于内有干血、阴伤。

按俞穴。按俞穴主要是通过挤压身体的一些穴位来推断病情，这种病情诊断十分有效，比如，挤压肝俞和期门穴处有疼痛的感觉，表示可能患有肝病。

### ○什么是八纲辨证及内容

八纲辨证就是把各种疾病分为八大类型，即阴、阳、表、里、寒、热、虚、实，是辨证论治的理论基础。疾病的八种类型是医生通过对病人的四诊后掌握的一些资料，再根据病人体质的强弱、疾病的盛衰及性质、病位的深浅，把这些资料综合分析之后得出来的。

在这八纲之中，阴和阳是疾病的类别的反映，表和里是病位的深浅的反映，寒和热是疾病的性质的反映，虚和实反映的是邪正的盛衰。具体来说，八纲辨证的内容如下：

(1)表里辨证。表里是一个相对的概念，它反映的是病势的深浅和病位的内外。表证主要指的是疾病比较浅而轻，而里证则指的是疾病深且重。

表证指的是六淫邪气经过口鼻和皮毛侵入时产生的一些证候，经常是发生在外感病的初级阶段，特点是发病急、病程短。它的临床表现为发热、恶寒、脉浮、头身痛、鼻塞、咳嗽、流涕、咽喉痛等。

里证指的是疾病深入到脏腑、骨髓、气血的一些证候，是外证不解而传入里，多发生在一些外感疾病的中后期或者一些内伤病，里证的病程一般比较长。临床表现是便秘、腹泻、烦躁、头晕、脉沉等。

表证和里证的辨别。表证和里证的辨别一般是通过观察疾病的寒热、脉象、舌象的变化得出，具体来说：脉浮多为表证，脉沉多为里证；发热恶寒多为表证，发热不恶寒多为里证；舌苔变化少为表证，舌苔变化多为里证。

(2)虚实辨证。虚实是反映邪气盛衰的一对概念。实证指的是邪气盛，宜攻；虚证指的是正气不足，宜补。

虚证指的是人体体内正气不足所产生的一些证候，包括脏腑、阴阳、精血等不同程度的损伤。临床表现为面色淡白、身疲乏力、心悸气短、小便频繁或小便不禁、精神萎靡、盗汗等。

实证指的是体内邪气过盛所导致的一些证候，是邪气侵入身体或内脏功能失调所致。临床表现为呼吸气粗、胸闷烦躁、小便不利、大便秘结、腹部胀痛、舌苔厚腻等。

虚证和实证的辨别。虚证和实证的辨别一般有以下规律：体壮、舌老、外感病初、中期、声高气粗、脉实有力、痛处拒按等症状多为实证；体弱、舌嫩、外感病后期、声低气怯、脉虚无力、痛处喜按等症状为虚证。

虚实还有真假之分，一般来说腹部胀痛，但是时胀时不胀，或按之痛减，脉弦则无力为真虚假实；而虽不欲食但能进食，腹部胀痛，按之痛增，脉虽沉但按之有力等


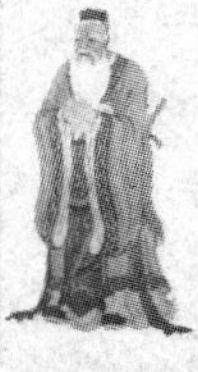

症状多为真实假虚。

(3)阴阳辨证。阴阳是八纲的总纲,阴证包括虚、里、寒,阳证包括实、表、热。

阴证主要指的是虚寒证,临床表现为倦怠无力、精神不振、面色暗淡、四肢畏寒、口淡不渴、下利清谷等;阳证主要指的是实热证,临床表现为躁动不安、大便秘结、发热、呼吸气粗、小便短赤等。

阴、阳虚损会导致阴虚或阳虚。阴虚的临床表现为潮热、盗汗、消瘦、低热、五心烦热、脉细数等;阳虚表现为神疲乏力、口淡不渴、少气懒言、四肢畏寒等。

阴虚或阳虚发展到一定程度会导致亡阴或亡阳,指的是体内的阳气或阴气损耗过多而导致的生命垂危。亡阴表现为手足温、汗出热而粘、肌肤热、脉躁疾急按之无力;亡阳表现为大汗淋漓、汗出清冷、昏迷不醒、畏寒等。

(4)寒热辨证。寒热表示的是疾病的性质,一般来说,阳盛为热证,阴盛为寒证。

寒证的病性属寒,一般伴随脏腑功能的减退,临床表现为面色苍白、大便溏稀、恶寒喜暖、四肢寒冷等;热证病性属热,一般伴有脏腑功能亢奋,临床表现为小便短赤、面红耳赤、烦躁不安、恶热喜冷等。

寒证和热证的辨别。寒证和热证的表现有所不同,恶寒喜热、口淡不渴、面白、四肢冷等症状为寒证;恶热喜冷、口渴喜冷饮、面红、四肢温热多为热证。

寒热证的表现有时会有一些假象,让人不易辨别,我们必须认真观察。一般来说,口渴却喜热饮、身热却喜盖衣被、面红却时隐时现、脉大却无力等证状属于真寒假热;手足逆冷却脉沉、四肢虽冷却身热不恶寒、脉虽沉却有力、烦渴却喜冷饮等属于真热假寒。

**○还有哪些辨证方法**

中医除了八纲辨证之外,还有一些别的辨证方法,这些方法都是在长期的行医、治病救人的实践中总结而出的,对现代医学有很大的帮助和启示。

这些辨证方法之间还有很紧密的联系,其中病因辨证、六经辨证、卫气营血辨证、三焦辩证属于外感病辨证;而脏腑辨证、经络辨证、气血津液辨证属于杂病辨证。

(1)六经辨证。六经辨证是治疗外感病的一种辨证方法,它根据外感疾病在发生过程中的表现,把证候以阴阳为纲分成三阴三阳六部分,三阴分别为太阴病症、少阴病症和厥阴病症,以五脏的病变为基础;而三阳分别为太阳病症、阳明病症和少阳病症,以六腑的病变为基础。

其中,太阳病症包括太阳中风证和太阳伤寒证,阳明病症包括阳明病经证和阳明病腑证,少阳病症包括手少阳三焦证和足少阳胆证;太阴病症包括手太阴肺证和足太阴脾证,少阴病症包括手少阴心证和足少阴肾证,厥阴病症包括手厥阴心包证和足厥阴肝证。

(2)病因辨证。病因辨证是外感病辨证的基础,它通过分析病人的病情特点和症状,来推断疾病发生的原因。它把导致疾病发生的原因分为四个方面,即七情、六淫、外伤和饮食劳逸。其中,七情指的是喜、怒、忧、思、悲、恐、惊,它主要是通过引起阴阳气血的变化来导致疾病;六淫是指风、寒、暑、湿、燥、火;外伤包括金刃、虫兽、跌扑所伤;饮食劳逸指的是饮食、劳逸和房事所伤。

(3)卫气营血辨证。卫气营血辨证是用于对外感温热病的一种辨证方法,它把疾病分为四种证候,每种证候都表示温热病在发展过程中由浅入深、由轻到重的一个阶段,还表示不同的病变部位。这四个阶段分别是卫分病症,病在皮毛和肺;气分病症，病在胃肠、胆、胸；营分病症，病在包络或心；血分病症，病在肝肾。

(4)三焦辨证。三焦辨证也是关于温热疾病辨证的方法，它包括温病的三个部位，即上、中、下三焦病症。上焦病症的临床表现为身热自汗、口渴、不渴而咳、神魂颠倒、邪入心包等，中焦病症的临床表现为口干咽燥、便秘、腹胀、面红耳赤、小便不利、舌苔黄黑等，下焦病症的临床表现为神倦、口干、舌燥、耳聋、手足蠕动等。

(5)脏腑辨证。脏腑辨证主要是根据脏腑的一些生理现象、功能及病变情况，对疾病的证候进行分析从而得出疾病的正邪盛衰、性质和部位。脏腑辨证包括三个部分，即脏病辨证、腑病辨证和脏腑病辨证。

(6)经络辨证。经络辨证主要是对中医经典著作上记载的奇经八脉的一些病症的综合，经常错杂存在于脏腑、气血病症之中。经络辨证包括十二经脉病症和奇经八脉病症，十二经脉病症又包括手太阴肺经病症、手阳明大肠经病症、手阳明胃经病症等十二种病症，奇经八脉病症包括任脉病症、督脉病症、冲脉病症等六种病症。

(7)气血津液辨证。气血津液辨证主要是运用气血津液的理论来分析气、血、津液发生的病变，所以，它主要分为四个部分，即气病辨证，包括气虚证、气陷证、气滞证和气逆证；血病辨证，包括血虚证、血瘀证、血热证、血寒证；气血同病辨证，包括气滞血瘀证、气虚血瘀证、气血两虚证、气随血脱证和气不摄血证；津液辨证，包括津液不足证和水液停聚证。

## 二、中医治疗原则概述

中医的治疗原则是临床治疗方法的总则，它对于疾病的诊断、处方和用药具有普遍的指导意义。中医治疗原则里面含有了很多朴素的辩证思想，包含了很多仍然值得今人学习的宝贵经验。

中医治疗疾病总的指导原则是扶正祛邪，并且含有很多别的原则，比如未病先防、标本缓急、正治与反治。除此之外，中医治疗疾病还要求从整体出发，所以在各个治疗原则中都体现出整体观念的思想。这些治疗原则不仅在以前的治病救人方面发挥了重大的作用，在现在的临床实践中也依然适用。

### ○什么是未病先防

未病先防是中医治疗疾病的一大原则，自从中医出现之日起就特别注意对疾病的预防，这可以从两千多年前的医学经典著作《内经》中找到依据，而且此书中还记载了预防疾病的一些方法。

未病先防的主要原则就是预防疾病的产生。中医认为要想保持身体健康，不得疾病，必须先增强体质。因为中医认为人们之所以感染疾病有两方面的原因：一是自己身体素质不好，免疫力和抵抗力比较差；另一个则是外界环境不良，比如周围环境不卫生、细菌过多、身边人的传染等。在两个原因之中，中医认为自身的原因即内因是主要的原因，只有人们的自身抵抗力增强才不会轻易患上疾病，所以就应特别注意采用多种方法来增强自己对疾病的抵抗能力。

除了预防疾病的产生之外，未病先防的另外一层意思是如果已经得了疾病还要预防发生恶化。中医认为治疗疾病越早越好，在疾病发生的早期进行治疗可以使病情得到很好的控制，也就可能从根本上得到治愈。中医经典著作《金匮要略》上面就有关于疾病防变的记载。此外,中医还讲求一些预防疾病的方法和措施,比如锻炼身体、劳逸结合、讲求卫生、调节饮食等,这些都是特别值得我们现代人学习和借鉴的。

中医认为治疗疾病固然重要,可是未病先防更加重要,因为它既可以保证身体健康,还可以保证疾病不会侵入到身体,这样和治疗疾病相比,无疑对健康更为有利。

**○什么是整体观念**

中医认为,人体是一个相互联系的整体,身体的各个部分和器官也不是孤立的,是相互联系在一起的,所以在治疗疾病方面也要有整体观念,不能只见局部,不见整体;也不能只见整体,不见局部。

中医治疗疾病的整体观念原则,具体应用时主要体现在诊断、药方和剂量三个方面,它要求这三个方面都要坚持整体观念,具体来说:

(1)诊断上的整体观念。中医认为人体是一个完整的、相互联系的整体。身体的某处发生病痛,不能简单地就事论事,只检查疼痛的部位。对身体的其他部位也要做详细的检查,此处的病痛可能是别的部位的病变所致。比如各种体表的组织器官的病变可能是体内脏腑发生病变导致的。另外,也不能只对全身进行检查,而不检查发生病变的部位,这样做也是十分不科学的。总之,中医对疾病的诊断是既关注整体也兼顾局部。

(2)药方上的整体观念。中医的整体观念对开出的药方具有指导意义,中医的药方特别重视主药和辅药的组合。中医在开药方时,既对主要病症开出药方,还兼顾到了次要疾病,并针对它开出药方;另外,还注意到每种药物的毒性和副作用,一般采用相制性配伍方法。

(3)剂量上的整体观念。中医在药物的用量方面也坚持整体的观念,不是片面强调疾病的需要,还注意到对整个身体的虚实所产生的影响。比如一些慢性疾病,只能用小剂量的药物来慢慢治疗,不能过分求快而增加药物的剂量,这样可能会适得其反,不仅不能更快地治愈疾病,可能还会加重患者的病情,更有甚者,可能还会引起身体别处的不适。

**○什么是扶正祛邪**

扶正祛邪是中医治疗疾病总的指导原则,中医认为人们之所以会感染疾病就是因为体内的正气不足,邪气才会乘虚而入,或者体内邪气打败正气。所以,中医认为治疗疾病就是要扶正祛邪,帮助改变体内正邪的势力对比,帮助正气增加,祛除邪气使其减少或消失。

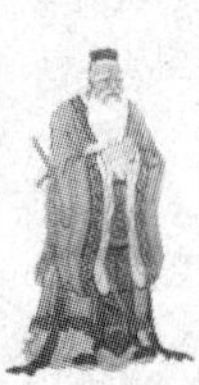

一般来说,扶正祛邪根据情况的不同,可以划分为三个小原则,即扶正以祛邪、祛邪以扶正和扶正与祛邪并用,这三个原则适用的病症不同,我们可以按照具体情况选用。

(1)祛邪以扶正。这个原则主要是用于体内邪气旺盛的病症,是邪气在和正气的较量中占上风的情况,所以我们要祛除邪气,邪祛就是扶正。对于这种情况中医一般运用消解、发表、泻下等治疗方法来祛邪,这种方法主要用于治疗一些急性病。

(2)扶正以祛邪。这个原则主要适用于体内正气虚或者单纯的正气不足而并无邪气,比如一些体虚昏迷、腹泻等症状。针对这些病症,中医一般采用滋阴、养血、助阳、补虚等措施。

(3)扶正与祛邪并用。这个原则适用于正邪势力相当的情况,邪气不如急性病那样旺盛,正气也呈现出虚弱的态势。扶正与祛邪并用,既可以补正气之虚,也可以攻邪气之盛,这样采取两方面共同治疗可以大大提高治疗疾病的效率。比如治疗肝硬化腹水,我们既可以祛邪即活血化瘀,也可以扶正即用些补益药。

总之,无论用什么方式来祛邪扶正,要特别注意调动病人自己的治疗疾病的积极性,以使其增加战胜疾病的信心,这样才能更快地康复。

**○什么是标本缓急**

标本缓急是对于疾病的各种不同的病症来讲的,中医经常用标和本来说明病症的各种矛盾,它讲求的是在治疗的过程中要抓主要矛盾、解决主要矛盾。

本就是指的主要矛盾和病症的主要方面,标则是指次要矛盾和病症的次要方面,比如内脏为本,体表为标;正气为本,邪气为标;病因为本,症状为标。但是在疾病的发展过程中,标和本是随时可能变化的,以前的标可能会转化成现在的本,现在的本可能会转化成以后的标。所以中医在治疗疾病过程中对于标和本的治疗,要求区别主次和缓急,根据不同的情况采取不同的措施,一般有以下三种情况:

(1)标本兼治。如果病症的标和本,也就是病症的主要方面和次要方面同样严重的情况下,可以采取这种治疗方式。标本兼治的具体方法有很多种,比如表里双解、攻补兼施等,这也是一种比较全面的治疗方式,不会因为治标而忽略治本,也不会因为治本而忽略治标。

(2)先治本后治标。这是在标症不急的情况下,治疗缓病所使用的治疗方法。中医主张此时采用先治本的方法,先治疗病症的主要原因和主要方面,把病症的根本解除,标症就会自然得到治愈。或者把标症治疗之后,标症的治疗也会变得比较容易。

(3)先治标后治本。我们在治疗疾病时,不能一味地追求标本兼治或者先治本后治标,在一些紧急情况下,如果需要可以采取先治标的方法。一些标症特别紧急的情况,比如大出血、剧痛和高热等,则需要先治标,如果不当机立断可能会威胁患者生命,等到这些标症得到治疗之后,再治本也不迟。

**○什么是正治与反治**

我们都知道,事物的现象和本质是一对很难说清楚的范畴,大部分的现象和本质是一致的,但是现象和本质不一致的情况也是时有发生,对待疾病也是如此。大部分疾病的表现是准确反映了本质,但是有时候,表现可能是本质的歪曲。但是,无论如何,疾病的治疗总是对其本质做出的,所以中医在治疗疾病时注重区分表现和本质是否一致。

正治和反治是针对疾病的临床表现和本质是否一致而采取的治疗原则,主要是针对疾病的表象而言。如果疾病的表现和本质一致的话,就采用正治,反之,则采用反治。下面对这两种治疗原则做些说明:

(1)正治。这种治疗原则用于疾病的临床表现与本质一致的情况,多采用的是一些传统的治疗方法,同时,这些治疗方法也是比较容易理解的。比如"热者寒之"、"寒者热之"、"实者泻之"、"虚者补之"等。

(2)反治。反治原则主要用于疾病的临床表现和本质不一致的情况,是与正治相反的一个治疗原则。根据不同的病症而采取不同的治疗方法,但是大部分在人们看起来都是反其道而行之。

热因热用。这种原则是针对表面看起来是热病的患者使用的,这种面红、发热



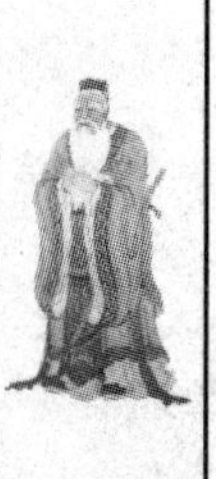

的症状其实是因为内寒太甚而格阳于外，这仍旧是一种寒证。

塞因塞用。对闭塞不通使用的方法是补，而不是泻，就是因为临床表现"塞"和其本质并不相同。比如中医运用补中益气的方法来治疗脾虚引起的腹胀，用补养气血来治疗气虚血枯引起的闭经。

寒因寒用。这种"寒"其实是由于体内热盛、热极而产生出寒证的表象，其实还是需要用寒药来治疗的。

通因通用。有时食物积聚在体内也会引起腹泻，需要用泻下法治疗，所以通利的药物同样可以治疗某些腹泻的病症。

## 三、中医治法概述

治法是在中医治疗原则的指导下，对以往临床实践经验的总结，也是对这些经验在理论上的概括，同时还能够用来指导以后的临床实践。

我国在东汉时期就特别注意治法，后世总结出了中医的治疗八法，对以后的中医临床实践提供了宝贵的经验。现代中医在前人八法的基础上，又总结出了十多种治疗方法，比如安神法、开窍法、理血法、理气法、祛湿法等，这些方法在临床实践上还可以相互组合，相信以后的治法在内容上会有更多发展。

○什么是治法

治法是根据治疗疾病法则，并对这些法则具体化，是从属于治疗法则的。我国中医治法的内容是非常丰富多彩的，而且历史特别悠久。如东汉时期，张仲景的《伤寒论》就对治法做了详细的记载和论述。

清代的中医程钟龄根据药物的治疗作用和八纲辨证，做了有针对性的归纳之后，把治法分为八法，分别是汗法、吐法、下法、和法、温法、补法、清法和消法。现代中医学在原来的基础上，又结合了实践的经验和教训以及临床运用，归纳出的治法已经远远超出八法。现在比较实用的治法已经有十多种，并且随着各种治法的组合，还会发展出更多的治法。

治法之所以有效，是因为它通过药物来起作用，可以说，治法的物质基础就是药物的治疗作用。所以我们要把治法和药物统一起来，不同的治法体现不同的药物功能分类的类别，治法的具体内容还应该包括按功能分类而出的各种药物的定义、运用方法、适应范围和注意事项。只有治法确定了，中医处方中的用药才能确定。但是，尽管治法相同，处方用药也有可能不一样，这充分体现了中医治疗方法的灵活性。

药物的不相同或者药物、药量的增减有可能体现相同的治法，这看起来容易让人迷惑。但其实只要你对治法有了深刻的掌握和认识，理解这些就不是难事。关键是要对治法的灵活运用，还要知道各种不同的治法之间并不是孤立存在的，它们之间还有千丝万缕的关系，有时候一种疾病的治疗需要几种治法的相互配合，所以在运用治法时，要懂得灵活变通，不可死执一法。

○八法具体内容有哪些

中医治法的八法内容极其丰富，是中医学家们在长期的诊断分析、治病救人过程中总结出来的。现在中医上使用的治病方法很多就是从这八法演变而来，所以说八法是我国传统中医的一块宝藏。中医学的治病八法具体内容如下：

(1)清法。清法主要是治疗里热证的一种方法,它所用的是寒凉的药物,一般这些药物具有清热解毒的作用。清法根据里热证不同的种类而产生很多治疗方法,比如清气分热、清营凉血、气血两清、清热解毒等,这些方法在治疗温热病时的效果最佳。清法经常和生津、益气的药物配用,因为里热病容易伤津耗液、伤气;清法还经常和滋阴等方法并用,这样才能起到更好的效果。

(2)补法。补法是对身体进行补养的治疗方法,一般是补充体内气血阴阳、脏腑的虚损。补法以补虚为主,还能起到扶正祛邪的作用。经常采用的补法为补气、补血、补阳、补阴、气血双补和阴阳双补等。

(3)汗法。汗法是通过身体的排汗而把外感六淫之邪排出体外,除此之外,还可以治疗麻疹初起、疹点隐隐不透、疮疡初起、水肿等病症。汗法经常和一些别的方法一起使用,因为汗法有辛温和辛凉的区分,而疾病和病人的体质也有所不同。

(4)和法。和法是一种使用比较广泛的治疗方法,通过运用和解或调和的方法,来达到治疗疾病的目的。和解主要是治疗一些处于半表半里的疾病,而调和是指调节人体的生理功能和机能,所以能够治疗的疾病种类比较多,比如肝脾不和、气血阴阳不和、肠胃不和、营卫不和等。

(5)消法。消法主要是治疗体内气、血、食、水、痰、虫等聚集而成的瘀结,并通过提高人体的消化能力来治疗这些病症。由于消法主要治疗处于经络、脏腑、肌肉之间的积块,而这些疾病的来势比较缓慢,所以用消法治疗疾病需要有耐心和毅力。

(6)下法。下法是通过大便或小便的排出而治疗疾病的一种方法,它所采用的药物主要有润下、泻下、攻逐的作用,使积聚于肠内的宿食、瘀结、瘀血、实热和水饮等得以排出。人们一般把下法和消法配合使用,因为二者所运用的原理比较相似,配合使用又能起到比较好的效果。

(7)吐法。吐法是通过患者的呕吐使积聚在胃脘、胸膈、咽喉等部位的毒物和痰等物质得以排出。一般采用给病人服用催吐药或者使用刺激让病人呕吐。吐法并不是一种使用特别广泛的方法,因为它毕竟对胃有一定的损伤,所以用时要慎重。

(8)温法。温法是治疗里寒证的一种方法,主要作用是祛寒邪,使阳气恢复。经常使用的是一些温热药物。温法根据寒病发生的部位不同而分为三种,即温经散寒、温中祛寒和回阳救逆。



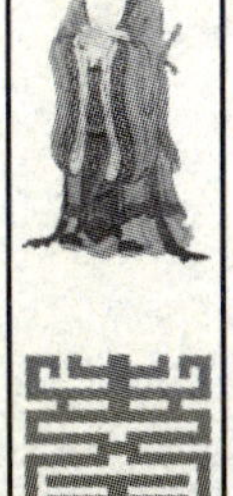

# 第四章

# 常见疾病的中医疗法

# 一、内　科

○一般头痛

(1)野菊花60克,荷叶12克,竹叶心20克。将药物煎后取汁,调入萝卜汁12克,蜂蜜适量冲服,每日3次。

(2)吴茱萸9克,党参15克,生姜5片,红枣9枚,每日1剂,分两次煎服,连服1周后,头痛消。

○顽固性头痛

(1)党参、赤芍、白芍、红花、炙甘草各10克,云苓、泽泻各20克,猪苓、白术各15克,桂枝12克,丹参15克。随症加减,每日1剂水煎服;1周为1个疗程。

(2)川芎10克,全蝎3克(冲服),秦艽20克,白芷、丹参、木瓜、白芍各15克,大枣10克,甘草5克。水煎服,每日1剂,6剂为1个疗程,可连服2~3个疗程。

(4)山羊脑1具,川芎、藁本、蔓荆子各10克。水煎至羊脑熟,调白糖适量食之,每日1剂,连服10余剂。

○慢性头痛

何首乌20克,枸杞25克,菊花10克,加水适量,文火煎半小时即可;然后去渣留汁,每日2~3次,10天为1个疗程,连服3个疗程即可治愈。

○血虚头痛

其症常伴面色白、头昏目花、舌质淡、脉细弱等。当以养血为主,可用当归18克、川芎9克、细辛3克,水煎服。

○血瘀头痛

青蒿子20克,苍耳子20克,雄黄12克,薄荷12克。将药物捣烂加热,外敷于太阳穴或痛处。

○风湿头痛

羌活、独活、藁本、防风、川芎、蔓荆子各10克,甘草6克。水煎服。功用:祛风除湿,解表止渴,治疗感冒头痛、风湿性关节炎、神经性头痛。

其症常伴头重、肢体困重、胸闷脘胀、食少便溏、苔白厚、脉濡缓等。应以祛风除湿,可用白蔻仁4.5克、羌活15克、苏叶12克、生姜9克,水煎分2次温服,数日即效。

○血管性头痛

白菊花200克,水2000毫升,煎沸后,倒入脸盆内,趁热熏蒸头部。方法是:将头部置于离水面适宜的高度,蒙盖毛巾(以防盆内热气外泄),至药汁温度降至体温以下为宜。熏蒸后防止受凉,一般1次就会有疗效。

○其他头痛

(1)肝阳头痛其症常伴头胀、眩晕耳鸣、烦躁易怒、失眠、口干面红、苔薄黄、脉弦或细数等。当以平肝潜阳为主,可用天麻18克、钩藤15克、白芍24克,水煎服,常服疗效显著。

(2)气虚头痛其症见头脑空痛、疲乏加剧、身倦乏力、食欲不振、短气不足以息、脉虚无力等。当补益中气为主,宜用黄芪30克、升麻9克,水煎分2次服。久服即愈。

(3)失眠引起的头痛韭菜根(地下部分)150克、白糖50克。将韭菜根放入砂锅微火熬煮,出汁约1玻璃杯,出汁前5分钟将白糖放入锅内。每晚睡觉前半小时温服,每天1次,次日另换新韭菜根,连根3~5次。

○偏头痛

(1)生地15克,苦参12克,白芍10克,藁本9克。水煎服,每日2煎(用于风热头痛)。

(2)紫苏15克,大葱6根,白附子6克。水煎服(用于风寒头痛)。

○三叉神经痛

(1)川芎20 ~30克,荆芥、防风、全蝎、荜茇各10克,每日1剂,水煎分2次服。笔者常用白芍30~60克,川芎30克,全蝎10克,蜈蚣3条,炙甘草15克,细辛3克,随证加减,每日1剂,水煎服,一般用1~3日即获显效,高龄、病程长者则需服药10~30日(10日为1个疗程)。

(2)涂擦法当归、川芎、细辛、红花、制乳香、制没药、丹参各10克,冰片5克,加入75%酒精100毫升,密封浸泡7天后涂擦患处。每日3次,连续3~5天。

(3)敷足法吴茱萸5克,研为细末,加面粉少许,用水调成糊状,外敷双足涌泉穴(足掌心前1寸,屈足时呈现人字纹中央的凹陷中)。每日换药,一般用药1天后疼痛可减轻。

○预防感冒

(1)贯众500克,金银花240克,甘草120克,黄芩500克,制成粗末,每次取20克,开水冲服,代茶饮。

(2)苍术、芍药叶、青蒿、菖蒲、贯众共捣碎,每平方米房中50克,点燃后密闭房间6个小时,可起预防感冒的作用。

(3)蜂蜜、姜汁各适量。将蜂蜜、姜汁按1:1的比例配制饮用。

(4)野菊花、桑叶、枇杷叶(炙)各10克。上三味药共为粗末,水煎,滤汁。代茶频饮,每日1剂,连服3~5天。

(5)大葱头10克,生姜3克,红糖适量。将大葱头、生姜洗净及切片,与糖同放入砂锅,加水适量,煎沸5分钟,取汁趁热饮用。饮后宜盖被取微汗。

○风寒感冒

(1)治兼有恶心反胃、呕吐:白胡椒10粒,绿豆80粒,共研细末,泡水服。亦可以白胡椒、黄连各等份,研细末,每次开水冲服2克,每日3次。亦可用胡椒,盐梅核各3粒,研末,加姜汁服。

(2)生姜1片,红糖适量,开水冲泡,代茶饮之。

○风热感冒

金银花30克,山楂10克,蜂蜜50克。将金银花、山楂放入砂锅内,加水煮沸3分钟,将药液滤出后,加水再煮1次,将两次药液合并后调入蜂蜜,搅拌均匀即可随时饮用。

○风湿感冒

香薷10克,金银花、连翘各15克,青蒿12克,板蓝根30克。上药加水500毫升同煎,武火煎沸后改文火续煎15分钟;分2次温服,每日1剂。

○体虚感冒

红参3克,大枣20枚,甘草3克,桂枝6克,当归3克,红糖20克,将红枣去核,红参切片,甘草切片,桂枝洗净,把桂枝、甘草用纱布袋包袋扎口,把红参、红枣、当归同放碗内,加水1000毫升,用中火烧沸,再用文火煎煮40分钟后,除去药包,留红枣、红参、当归和药汁,加入红糖拌匀后饮汁食渣,分两次服完。

○流感

(1) 250克生萝卜用冷水洗净,切成薄片,加入适量米醋浸泡2个小时以上,每日服浸泡液3次,每次20毫升。

(2)鲜葱白30克,生姜15克,桑叶10克,绿豆衣15克(无绿豆衣以芦根代之),先以清水浸20分钟,文火煎15分钟,分2~3次温服,服后微微汗出,不宜大汗,儿童按年龄减轻用量。

○高热

(1)将西红柿汁和西瓜汁各半杯混合饮用,每小时饮1次,可退高热。

(2)阴虚劳热青蒿10克,地骨皮10克,水煎服。

○长期低热

(1)柴胡、百合各30克,黄芩、知母各15克,半夏、人参各10克,生姜3片,大枣6枚。自汗乏力甚者加黄芪;失眠多梦者加炒枣仁、远志;头痛者加川芎、菊花;腹胀纳呆、舌苔较厚者加砂仁、厚朴。每日1剂,水煎服。

(2)柴胡、前胡各9克,白芍、浙贝母各12克,山楂、神曲、麦芽各10克,云苓12克,甘草6克。水煎服,每日1剂。

○一般咳嗽

(1)松子仁250克,核桃仁250克,蜂蜜100克。松子仁和核桃仁碾成膏后,与蜂蜜调之。每服10克,日服2次。适于秋季燥咳少痰。

(2)当咽喉发痒,咳嗽不止时,把洗净的鲜姜切片,放入嘴里1~2片,嚼碎后,缓缓咽下。每天2~3次,连服2~3天。

(3)咳嗽日久,可用香蕉2~3根,冰糖20克,加适量水炖服,每天2~3次,连服数日。

(4)鲜生姜3~5片,加适量核桃肉和红糖。可治风寒咳嗽和虚寒久咳。

(5)梨1只洗净,横断切开,去核后纳入川贝末10克,然后将两瓣合拢,用竹签固定,放碗中加冰糖20克,水适量,隔水炖1小时,吃梨喝汤,每晚1次。

○顽固性咳嗽

(1)桔梗、炙麻黄各6~10克,白前、荆芥、陈皮、杏仁各10克,炙紫菀10~12克,蒸百部、木蝴蝶各12~15克,炙甘草6克等。病程长、咽干口燥者去麻黄,加北沙参、麦冬、五味子;咳嗽夜甚者加当归;声嘶者加蝉蜕;病程短、咳剧、咽喉充血者加金银花;痉咳者加白僵蚕;痰多黄稠者加浙贝母、冬瓜子、瓜蒌等。每日1剂水煎服。忌生冷、油腻、腥臭。

(2)柿饼3个,开水1碗,冲入蜜糖服,每日两次,连服8天。或在冬至以后,每天早晨吃1个大柿子,坚持吃数日,效果很好。

○外感咳嗽

每晨饭前,打1个生鸡蛋放入碗中,加1小勺白糖,调匀,再加半杯温水,放入锅内煮开,成豆腐脑状,全部喝完,4天见效。

○秋燥咳嗽

(1)鲜百合50克(干品30克),杏仁(去皮,打碎)10克,粳米50克,同煮为稀粥,调白蜜适量温食。每日1次。

(2)雪梨1个,百合15克,冰糖25克,水煮,待百合熟透时,即可食用。

○其他咳嗽

(1)气虚咳嗽发病时可服用胡桃人参汤:胡桃肉朋克(不去皮),人参6克,生姜片3片,加水适量同煎,取汁200毫升,去姜,加冰糖少许。每日1次,睡前温服。痰多或痰中带血时勿服。(2)肺热咳嗽无花果30克,冰糖15克,共煮,每日1次,连服3~5天。也可用甜杏仁10克(去皮尖)打碎,鸭梨1个洗净、去核、切块,两者加水共煮,至鸭梨熟时加入适量冰糖即可,频频饮服。

(3)干咳无痰。芝麻120克,冰糖30克,混合捣碎,开水冲服,每次30克,每日2次。

(4)痰湿咳嗽。制半夏、陈皮、茯苓、桔梗、紫菀、百部、甘草各10克,煎水,分3次服。

○咯血

(1)鸡蛋1~2个,三七末5克,藕汁50~1m毫升,陈醋20~40毫升。鸡蛋去壳,和其他药物调匀,隔水蒸熟食之,每日1次。

(2)肺结核干咳咯血用鲜玫瑰花15朵加冰糖适量,水煎服,或用玫瑰花末5克,温开水冲服,每日两次。

(3)痰中带血柿饼1个,蒸熟切开夹入青黛3克,临睡前用薄荷煎水送服,每日1次,连服5天。

○慢性气管炎

(1)红糖60克,豆腐250克,生姜6克,加水煎汤,睡前饮汤食豆腐,连用7天。

(2)黑芝麻250克,炒熟,晾凉:将生姜120克捣烂取汁,与芝麻拌匀,再炒,晾凉;蜂蜜120克蒸熟,冰糖120克捣碎蒸后与蜂蜜混合调匀,再与芝麻调匀,装瓶贮存,每日早晚各服20克。

○支气管炎

(1)向日葵花(去籽)1~2朵,加冰糖炖服。每日1剂。

(2)萝卜汁、荸荠汁等量,每次1杯,炖温服用。每日1~2次。

(3)丝瓜花10克,蜂蜜15克,将丝瓜花洗净、放入茶盅内,加开水冲泡,然后上盖浸泡10分钟倒入蜂蜜搅匀即成。服用时拣去丝瓜花,趁热饮用,每日3次。

○急性支气管炎

(1)金银花20克,鱼腥草30克,大青叶15克,车前草20克,连翘15克。本方清热解毒,肺热咳嗽、痰多适用。用法是每日1剂,早晚服用。(2)柿叶9克,川贝10克,大梨1只。先将川贝捣碎,再将梨切成块,上几味共入大碗中,添水与冰糖少许,置锅中隔水炖熟。每天分2次饮汤食梨。

○慢性支气管炎

(1)山药、甘蔗取汁搅匀,每次15毫升温水送服,每日2次。

(2)慢性支气管炎急性发作。当归18克,桂枝10克,白芍10克,细辛8克,干姜8克,通草6克,半夏10克,紫苏子10克,白芥子6克,枇杷叶12克,大枣7枚,炙甘草6克。水煎服,每日1剂,5天为1个疗程。咳嗽气喘症状缓解后,以金匮肾气丸巩固。

○肺炎

(1)秋梨20个,红枣1000克,鲜藕1500克,鲜姜300克,冰糖、蜂蜜适量。先将梨、枣、藕、姜砸烂取汁,加热熬膏,加冰糖待溶化后,再用蜜收膏,可早晚随意服用。

(2)鸭血300克,毛肚150克(注意不要加入羊肉,因为羊肉属热,不适宜在气温渐高、天气干燥的春夏之交食用)。黄喉、鳝鱼、午餐肉、黄豆芽、粉丝各100克,重庆火锅底料、泡姜、大蒜、味精、白糖各少许。先将鸭血切成片,放在炒锅中用清水氽一下待用;再放少许清油把姜片、蒜片炒一下,放入重庆火锅底料烧开;汤味熬好后,加入鸭血、毛肚、黄喉、鳝鱼、午餐肉、黄豆芽、粉丝等直至煮熟(注意毛肚不要煮得太老)。

○肺气肿

(1)鲜鱼腥草60克,甜杏仁、红枣各30克,薏苡仁290克,鸡蛋4枚,蜂蜜适量。先将甜杏仁、薏苡仁、红枣去核洗净,一同放入砂锅内,加水适量,用武火煮沸后,转用文火炖1个小时;然后将鲜鱼腥草略洗后放入锅中,再炖约30分钟,取药汁。最后将鸡蛋打破放入碗中,加入蜂蜜,取沸药汁冲熟,搅匀即成。每日服用1次,连服15天。肺痈初起,热毒炽盛,正气未伤者不宜服用。

(2)紫石英15克,肉桂、沉香各3克,麦冬、熟地、山萸肉、茯苓、泽泻、丹皮、山药各10克,五味子5克,冬虫夏草6克。水煎服。治老年性肺气肿。

○肺结核

(1)白及500克,菠菜籽500克(炒黄),红糖1250克。将白及、菠菜籽研成细面,与红糖拌在一起,每天早晚各服一汤勺,轻者1~2服,重者3~4服即见效。

(2)核桃仁500克,芝麻500克,蜂蜜适量。共捣烂如泥,每日3次,一次10克,10日为1个疗程。

○肺结核咯血

(1)将新鲜百合捣烂,加水滤汁,用火煮沸,待温凉后慢饮之,如用野百合,味道较苦,但功效更佳。

(2)雪耳(即白木耳)加冰糖、小枣炖食,对干咳、肺燥皆有滋补作用。尤其对于肺痨咯血治疗效果更好。

○肺心病

怀山药50克,补骨脂15克,红枣5枚,生姜3片,新鲜紫河车(胎盘)1个。将紫河车洗净,盐擦,入开水烫煮片刻,再用冷水漂洗多次,切成块,入锅加白酒、姜汁炒透,再放入沙锅,加水及上述药物,小火炖烂熟食之。用于反复频繁发作者。

○哮喘

(1)人参100克,蛤蚧1对,核桃仁250克,蜂蜜适量。上药为末,以蜜为丸,每丸樱桃大小,每服1丸,每日服2次。本方适于平素短气无力之哮喘者。

(2)陈胆南星2克,水煎服,每日2次。本方适于痰多而黏的哮喘者。

(3)百合10克,款冬花10克,麦冬15克,水煎服,每日1剂,早晚各服1次。本方适于肺火咳嗽,痰少而黄或无痰干咳和痰中带血者。

○胸膜炎

夏枯草30克,鱼腥草30克,炒葶苈子10~40克,莱菔子10~30克,白芥子10克,全瓜蒌30克,杏仁10克,桃仁10克,丹参15克,连翘10~30克,黄芩10克,银柴胡10克，鳖甲15克(先煎)，川桂枝10克，炒枳壳6克，桔梗6克，猪苓10～30克，白云苓10～30克，薤白头10～30克。每日1剂，水煎3次分3次服。42剂为1个疗程。亦可制丸服。

○其他肺病

(1)肺脓肿。桔梗15克，生甘草6克，野荞麦根45克，虎杖30克。水煎服，每日1剂，分2次服用。

(2)矽肺。红甘蔗5千克，萝卜5千克，蜂蜜、饴糖、麻油、鸡蛋各适量。将红甘蔗、萝卜洗净榨取汁液，蜂蜜、麻油调匀，熬制成膏备用。每天早晨取鸡蛋2枚，去壳打入碗内，加膏2匙、饴糖适量拌匀，隔水蒸熟后服食。

○胃痛

(1)新鲜香菜50～100克，洗净捣烂取汁，再加白萝卜汁1匙，炖服，对于老年人胃痛者效果尤佳。一般服1～2次，不能久服。

(2)生姜、橘皮各12克，水煎服，每日1剂，分2～3次服完。此方能缓解慢性胃炎所致胃痛伴呕吐或口吐清水等症状。

(3)等量的土豆和苹果，共约250克，去皮后切成小块拌匀，捣成糊状。每日下午2～3时(两顿饭之间)服用，连服数日即可见效。

(4)玫瑰花15克，黑枣10枚，蜂蜜60克。先将玫瑰花洗净撕成碎片，黑枣洗净去核，两味共放碗中，加入蜂蜜拌匀，放锅内隔水用文火蒸60分钟即可，分两次吃完，每天1剂。

(5)绿豆30克，川楝子15克，大枣12克，水煎服，每日2次。适用于胃热患者。

(6)胡椒9克，大枣7枚(去核)，共捣烂，用黄酒或醋送服。每日1～2次。

(7)韭菜子12克，核桃仁8克，红枣6克，生姜汁2克，将药物煎服，每日3次。

(8)猪肚1个，黄芪20克，陈皮30克。将猪肚去筋膜，洗净；黄芪、陈皮用纱布包好放入猪肚中，用麻线扎紧，加文火炖，炖熟后加适量调味品趁热食肚饮汤，两天内吃完。5个猪肚为1个疗程。

(9)猪肚1个，莲肉、山药各50克，糯米100克。将猪肚去筋膜、洗净切碎，莲肉、山药捣碎和糯米同放入锅内，加水用文火煮粥，早晚食用。隔日1剂，10天为1个疗程。

○胃寒痛

(1)生姜30克，葱白3根，捣烂如泥，加几滴白酒调匀，敷在胃痛处皮肤上，加一层塑料膜，外用热水袋热敷，可使疼痛很快缓解。

(2)生姜250克，捣汁去渣，隔水蒸熟，再加红糖250克溶入收膏，4天服完，早晚各1次。

(3)木香10克，用白酒500克浸泡，半月后服用，每次饮1小口，一般2～3次就可见效。

○胃炎

(1)丹参12克，檀香3克，吴茱萸5克，菝葜30克，黄连5克。水煎2次，每次30分钟，分2次服，每日1剂，连服1～3个月。故本方对胃黏膜增生改变，具有消炎止痛、祛瘀生新作用，宜用于肥厚性胃炎。疼痛较明显者亦可加川楝子10克，九香虫10克。若胃酸甚多者，可加服左金丸每日2次，每次3克。服数周后若泛酸已止，吴茱萸、黄连减量或不用。

（2）鸡蛋两个，用花生油适量煎黄，与辣椒叶10克煮汤，入盐少许调味，炖服，每日两次。适用于脾胃虚寒型胃炎。

○慢性胃炎

（1）党参9克，制半夏9克，黄芩9克，木香9克，陈皮9克，六神曲9克，黄连3克，炙甘草3克，蒲公英12克。水煎2次，药液混合，备用，每日1剂，早晚温服。

（2）鲫鱼2条，糯米50克。将鲫鱼去肠杂后与糯米同煮成粥，每日早晚餐食用。

○萎缩性胃炎

（1）山楂片100克，猪肚1个洗净切条块状，同加水文火炖煮。猪肚熟后，入冰糖50克溶化，食猪肚饮汤。每日服3次，分2～3天吃完，宜空腹食用。连服半个月，间隔1周后可再服，持之以恒。

（2）乌梅肉6克，炒白芍、北沙参、大麦门冬、金钗石斛、丹参、生麦芽各10克，炙鸡内金5克，炙甘草、玫瑰花各3克。每日1剂，水煎，分早晚两次温服，10剂为1个疗程，有效可继服。

（3）人参10克，黄芪60克，石斛15克，鸡1只。将人参、黄芪、石斛加水1000毫升，煮开后文火煎30分钟左右，约煮至500毫升，去渣取汁待用。将鸡放入锅内，加少许料酒、葱、姜，稍煮片刻，将药汁倒入，加适量盐同煮，鸡熟即可食用。适用于脾胃虚弱的萎缩性胃炎患者食用。

○胃及十二指肠溃疡

（1）将两千克土豆洗净，去除芽眼，切碎捣烂如泥，装入布袋，置1000毫升清水内，反复揉搓，使其生出一种白色的粉质，然后把这粉质浆水倒入铁锅里，先用武火熬，至水将干时，改用文火慢慢烘焦，使浆汁最终变成一种黑色的膜状物，取出研末，用容器贮存好。每日服3次，每次饭前用温开水送服1克即可。

（2）仙人掌去刺捣碎，切片晒干研粉，每次1克，每日服2次，对胃酸不高的患者，可于每500克仙人掌粉末加入鸡内金粉末100克；胃酸过高者，加乌贼骨100克混合，剂量服法同上，21天为1个疗程。

（3）轻度消化性溃疡患者，可将榨取的西红柿和马铃薯汁各半杯混合后饮用，每天早晚各1次，连服10次，溃疡可愈。

○胃下垂

（1）红参12克，黄芪30克，母鸡肉500克。加水适量，食盐少许，共放入瓷碗内，隔水炖2小时，分早晚两次喝汤吃鸡肉，每周服1剂，连服5～6剂有显著疗效。

（2）先将30克桂圆肉加水煮沸，待凉后将鸡蛋1～2个打入碗内，用煮好的桂圆肉水冲入蛋中搅匀，蒸熟食用。每天早晚各食1次，直至痊愈。

○胃出血

田七研为细末，炒至深黄色，然后放置冰箱6小时或密封瓶装放于水中12小时，即可服用。每次3克冲服。

○胃石症

黄芪30克，茯苓20克，炒白术15克，焦神曲、焦麦芽、焦山楂各15克，厚朴15克，广木香10克，鸡内金10克，砂仁10克（后下），半夏12克，五灵脂12克，炙甘草5克。每日1剂，水煎，兑等量米汤同服，5天为1个疗程。

○其他胃病

（1）胃扩张枳壳15克，炒白术30克，厚朴15克。以上药共研细末，水泛为丸。



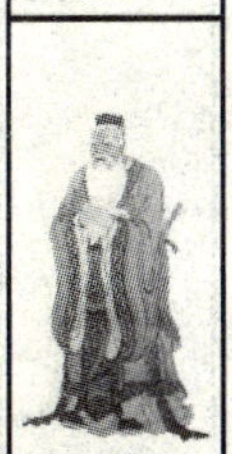

每次6克,口服3次,温开水送服。或水煎服,每日1剂。

(2)脾胃不和。将酸枣6克洗净后捣裂,鲜山药125克去皮切块后加入粳米同熬成粥。待粥约七成熟时,再加入枸杞18克,焖透即成。

(3)胃热干呕。新鲜的猕猴桃90克,生姜9克,一起捣烂,榨取其汁,每天早晚分饮。

(4)消化不良。陈皮10克(鲜橘皮更好),切成细丝,生姜1块(如核桃大小),切碎,加白糖适量,沸水冲泡代茶饮。

(5)胃热口苦,消化不良西红柿汁、山楂汁各100毫升,混合饮服,每日2次,3~5日为1个疗程。

(6)治胃酸过多,消化不良红糖200克,大葱头4个。将葱头捣烂如泥,加红糖调匀,置盘内蒸熟吃。每次10克,每日2~3次。

(7)老年人消化不良。石决明24克,茯苓皮12克,白蒺藜9克,法半夏9克,旋覆花(包)9克,大腹皮9克,厚朴4.5克,代赭石9克,猪苓9克,泽泻9克,盐橘皮9克,知母9克,黄连4.5克,川牛膝9克,滑石(包)12克,莲子心45克。适用于脘腹胀痛、恶心、欲吐、纳差等症。

(8)傍晚腹胀柴胡、佛手、川楝子、枳壳、炒香附、炒枣仁、炒五灵脂、麦芽各10克,当归、白芍各15克,水煎服,每日1剂。多数患者服6~15剂治愈。

(9)老年人胃肠胀气。人参9克,厚朴15克,生姜、木香、法半夏各12克,炒莱菔子18克,吴茱萸6克,炙甘草3克。用时先将上药用冷水浸泡15分钟,然后加热,以文火缓缓煎之,取汁500毫升,分2次温服,连服5日,胀消后,再服2剂以巩固之。经常便溏者,去莱菔子,加白术、茯苓;腹中发凉,或吃生冷而腹胀加剧者,加荜茇、干姜,或加附片;嗳气食臭者,加焦三仙;口腻、苔白厚者,加藿香、佩兰、白蔻。

**○伤食**

(1)肉类伤食①取山楂糕(饼)适量嚼食。②山楂果20克,煎水代茶饮。③山楂肉炒黑,研末,开水送服,每次15克,每日服2次。④干稻草1把,煎成浓汤,趁热饮服,可治因食牛肉引起的腹胀不消。⑤山楂肉14颗,杏仁(去皮尖)24粒,煎成浓汤喝,可治因食狗肉、羊肉造成的积滞。

(2)吃面食过多神曲30克,炒萝卜子10克,麦芽10克,水煎服,每天1次,分3次服完。

(3)吃生冷瓜果多。丁香1.5克,神曲15克,泡水代茶饮。

(4)饮酒过多。白萝卜500克,洗净捣烂取汁,然后在白萝卜汁中加适量的白糖和醋服之。

**○厌食**

(1)吴茱萸1 5克,木香30克,干姜50克,肉桂20克,共研细末,装瓶备用。使用时每次取药末适量,鸡蛋1个煮熟,去蛋黄,纳药末于其中,加生姜1片,对准小儿肚脐放好,用热毛巾保温,每日1次,每次贴敷2~3小时,连续5~7天。

(2)羊肉50克,山药30克,大米50克,生姜3片,共煮粥吃,每日1次。

**○上消化道出血**

(1)三七7~10克,郁金、熟大黄、牛膝各10克。水煎服,每天1剂,每剂水煎2次,分服。虚脱者,加人参;呕逆嗳气者,加代赭石;胃痛甚而且胀者,加檀香或降香;痛连两胁者,加川楝子、白芍;懊侬烦满者,加炒山栀;胃脘虚冷者,加砂仁;胃阴虚、舌光无苔者，加石斛或白茅根。

（2）大黄100克，车前子30克，地榆20克。将上药水煎3次后合并药液，分4～6次服完。每日1剂。

（3）当归20克研细末，温水冲泡，当茶饮。每日1次。

〇食管炎

（1）纯藕粉2匙，云南白药1克，白糖适量。将藕粉加水少许和匀后再加热水适量，边冲边调匀，用文火煮至熟后，调入云南白药、白糖，拌匀即成。病人低枕含一口，仰卧咽下；再含一口，左侧卧咽；再含一口，俯卧咽下；剩余者，仰卧咽毕。漱口后仍卧床勿起，1小时内勿饮水。此法每日进行2次，以午餐后及晚间睡前服为宜，使药物充分作用于患处。

（2）黄瓜5条，蜂蜜100毫升。将黄瓜洗净切片，水煎取汁；调入蜂蜜，代茶饮服，每日1剂。

〇呃逆

（1）胃寒呃逆。火腿150克，切小片加花椒3克，同煮成汁，调味服食。

（2）顽固性呃逆皂荚1枚，切碎，以蜜糖水拌匀，微炒，研为极细末。用手指蘸皂荚末少许吸鼻，以打出喷嚏为度。

〇打嗝

鲜生姜切取6片加适量水煮成姜汤，再加入白糖10克趁热服下，可以治疗突发性打嗝不止症。

〇呕吐

（1）胃寒呕吐①生鲜姜100克，砂仁5克。将姜捣烂为泥，用纱布包好挤汁，将姜渣倒入锅中，加清水半碗，放入砂仁，炖半小时，去渣，兑入姜汁，温服。②炒白芍9克，胡椒2克，葱白60克，将前二味共研为末，再用葱白与之一起捣和成膏。贴敷于心窝（剑突下），每日1次。

（2）热病呕吐。鲜芦根100克，竹茹50克，水煎服，分2次服完。

（3）恶心呕吐。取几粒干花椒，放在口里含服，开始不感觉花椒麻，等嘴里觉出麻来，恶心也就消失了。

〇急性肠炎

（1）白芷、干姜各6克，焙干后研细末，以米醋适量调成糊状，先用白酒擦洗肚脐，再将药糊填入，巴掌大脱敏胶布固定贴敷。上压热水袋温敷20分钟，约10小时后取下。主治秋季脾胃因受寒受湿而患急性肠炎。

（2）鲜苦瓜根30克，将其切碎，加水煎汤，去渣取汁，代茶饮用。

〇慢性肠炎

乌梅、川椒、黄柏各等份，鲜生姜适量。前3味共研细末，加生姜捣糊状，摊在纱布上，敷肚脐。一般外敷1次症状可告愈，若不愈，2～3天后换药再敷。

〇过敏性肠炎

白茯苓、怀山药、白扁豆各等份，研磨成细末，置锅中焙炒，勿炒焦。每日2次，每次50克，用开水调成糊状，加糖服，宜空腹。一般服1～2个月，可获痊愈。

〇溃疡性肠炎

胃肠道溃疡。鲜包菜500克，洗净切碎，加食盐少许拌匀，绞取菜汁，加入适量饴糖，调溶加温，每日早晚饭前各服200毫升，连服10日。

○腹泻

(1)胃源性腹泻。赤石脂、禹余粮各60克(均先捣碎),煅瓦楞子、海螵蛸各30克,车前子20克(包),水煎,每日1剂,分4次温服。5天为1个疗程。待控制症状后,以肾气丸、香砂六君子丸巩固,防止复发。

(2)消化不良性腹泻。玉米500克,石榴皮125克。将玉米和石榴皮炒黄,研成细末,每次服5~10克,每日服3次。

(3)食泻。吃多一点就拉肚子,叫食泻,这是脾胃不健、消化不良的表现。将扁豆炒食或煮食,可健脾、助消化、化湿止泻。

(4)虚泻。肠中咕咕作响,头晕目眩,有时泻稀水,这是胃肠虚弱的表现。桂圆100克,食桂圆肉后可再食一小部分桂圆壳。

(5)冷泻。因贪吃冷食所致,表现症状为怕冷、水泻。将一条250克的鲫鱼同韭菜一起煮烂。喝汤食肉,可温胃止泻。

(6)热泻。发热泻痢类似肠炎。用绿豆250克煨水煮食。

○慢性腹泻

鲜山药200克,洗净去皮,切片,鲜鸡蛋1个,加调味品,做成山药蛋汤食之,每日1次。

60/久泻

透骨草30克,艾叶20克,白胡椒12克,生姜1片。将药物捣烂煎后,热洗双足。

○五更泻

(1)粳米200克煮粥,至八分熟时加入茯苓粉约50克,调匀,再继续煮熟,加糖喝粥。

(2)肉桂、苍术各等份,共研末备用。取药粉1~3克,温水调匀敷脐部,外贴胶布以固定,每天换药1次,连用10次为1个疗程。

○糖尿病性腹泻

(1)脾胃气虚型。太子参15克(或人参6克),云茯苓15克,怀山药、炒苡仁各30克,炒白术、炽壳、陈皮各10克,炙甘草5克。腹胀而痛者,加木香、厚朴;纳少食呆者,加山楂、鸡内金;泛酸冷痛者,加砂仁、延胡索;便下水样泻者,加车前子、泽泻。

(2)脾肾阳虚型。人参、制附片、炒白术、桂枝、枳壳各10克,黄芪、赤石脂各20克,云茯苓、车前子各15克,升麻、五味子各4克。

○痢疾

粉葛根30克,黄芩、黄连各10克,白头翁20克。水煎服,每日2~3次,连服3天,对痢疾有发热者效果良好。

○细菌性痢疾

(1)萹蓄60克,生山楂30克。水煎服,服时加入红白糖各30克,每日2次。多数2剂即效。

(2)生姜10克切丝,乌梅肉30克煎碎,绿茶5克,沸水冲,加盖泡半小时,加入红糖适量。趁热炖服,每日3次。

(3)绿豆、胡椒各7粒,麝香0.1克,山东胶州大枣1枚,共同捣烂成泥状,敷肚脐,每天1次。



○赤痢

(1)鳝鱼1条,红糖9克(炒)。将鳝鱼去肠杂,以新瓦焙枯,和糖研末,温开水吞服。

(2)玫瑰花3~5克,用地榆12克,水蒸送服,每日两次。

**○白痢**

取白酒50毫升,加入一小撮红糖后,用火柴将白酒点着,让其燃烧1~2分钟,再将火盖灭,等其稍凉后,将之饮下,每日2~3次即可奏效。

**○久痢不止**

石榴皮50克,用陈酒浸泡2小时,取出放在瓦片上(忌铁器)焙干,再研为细末。每日早、晚饭后各服1次,每次2~3克。小儿1~2克,用米汤送服。服后即见效,为巩固疗效,可连服3~5日。

**○便秘**

(1)生白术40克,肉苁蓉、生地黄各20克,炒枳壳10克。水煎取液,早、晚分服,每日1剂。5剂为1个疗程,大便正常后再服1个疗程以巩固疗效。

(2)红薯200克,大枣30克。红薯洗净切碎,同大枣一起入锅加水500毫升左右,熬至200毫升调适量蜂蜜食用,每日服1次。

**○习惯性便秘**

(1)当归10克,生地10克,何首乌20克,甘草3克,玄参10克,麦门冬10克,枳实10克。水煎分2次服。或者,胖大海3~5粒,服用时用开水将胖大海冲开,待体积增大,酌加冰糖后连肉带水服下(弃皮核)。

(2)炒决明子10~15克,蜂蜜20~30克。把炒决明子用布包好后打碎,倒锅中加水适量煎煮10分钟左右,冲入蜂蜜后搅拌。1次服下或早晚分服。每日1剂。

(3)每次将2~3只香蕉去皮加适量冰糖,放入水中炖熟服食。

**○老人便秘**

(1)黄芪30克,银花20克,威威灵仙15克,白芍20克,麻亡220克,肉苁蓉20克,厚朴7克,当归20克,酒大黄6克,元明粉(冲服)(大便通畅后去掉酒大黄和元明粉。气虚者加党参20克,腹胀重者加木香10克,腰腿酸软者加杜仲10克、牛膝10克),水煎服,每日1剂,酒大黄不后下。

(2)牛奶250克,蜂蜜100克,葱白100克。先将葱白洗净,捣烂取汁;牛奶与蜂蜜共煮,开锅下葱汁再煮即成。每早空腹服用。

(3)桑椹30克,糯米60克,煮粥服食(可稍加冰糖调味)。

**○便血**

(1)川木瓜6克(研粉),蜂蜜10克。上药为一次量,先用白开水将蜂蜜(量也可多一点)溶解,再加入木瓜粉,冲服。每日早晚各服1次,连服至病愈。

(2)真菌性肠炎苦参粉6克,云南白药2克。共拌匀,每日1剂,早、晚分2次用。30天为1个疗程。服1个疗程后做大便培养,如仍有真菌生长,可继续进行第二、三个疗程。

**○其他肠道疾病**

(1)肠梗阻100克皂角,倒半碗食用油,用中火炸皂角2~3分钟,但别炸焦了;把油倒出晾温后喝。20分钟后便通气排便了。

(2)预防术后肠粘连菔莱子(萝卜秧)150克,水煎代茶饮用,每日1剂,连服5剂。

○高血压

（1）鲜姜500克（洗净切成片），冰糖250克，白米醋1瓶。泡在一起，1周后饮用，每天早、晚各饮1匙，同时吃8片姜。

（2）菊花1000克，丹皮、白芷、川芎各250克，共装入枕头套中做枕头。若头痛较剧者，另用小布袋装细辛200克，装入枕头中，疼痛停止后，将细辛袋拿出。

（3）白矾2500克（筛去碎屑，将大块碎成蚕豆粒大小），川芎1000克，槐花500克。将上药混合装入用白布缝制的枕套中，封口即可当枕用。每袋可连续使用半年。

（4）香蕉1根（带皮洗净），山西小枣7个，放入小锅内，注半锅凉水（两杯），煮开后文火煮5～10分钟，稍凉后服用。饭前服用，每日两次。服用时不能饮酒和食油腻食品，一般连服1～3个月。

○低血压

（1）莲子30克，红枣10枚，生姜6片。将上药煎煮后去渣取汁。每日1剂，早晚两次分服。

（2）猪皮200克，黄豆60克，胡萝卜60克炖服。每日早晚各1次。

（3）肉桂、桂枝、甘草各10克，以开水浸泡，代茶饮。连服10～20天。

（4）150克左右鲫鱼1条，去肚杂洗净，葱姜少许，糯米100克，同入锅加水煮粥。每周服2次，2个月为1个疗程。

○高脂血

（1）花生壳200克，洗净后加水3000毫升，浸泡1～2小时后，再煮30分钟，去壳当茶饮，连服2～3个月，降血脂。

（2）将山楂15克，荷叶12克研成粗末，水煎3次，取浓汁。每日1剂，代茶饮。

（3）金樱子、决明子、何首乌、生薏苡仁各30克，茵陈、泽泻各24克，生山楂18克，柴胡、郁金各12克，酒大黄6克。每日1剂，加水500毫升，用文火煎至250毫升，分2次服。每2周为1个疗程。

○贫血

（1）花生仁30克，大枣10枚，蜂蜜15克。水煎服。每日1剂，连服20天为1个疗程。

（2）冬虫夏草15克，老雄鸭1只，将其剖腹去内脏，冬虫夏草放入鸭腹内，用线扎好，加葱、姜、盐等煮烂食用，每周服2～3次。

（3）肝粥猪肝（羊肚、牛肝、鸡肝均可）100～150克，大米100克，葱、姜、油、食盐各适量。将猪肝洗净切成小块，与大米、葱、姜、油、盐一起入锅，加水约700克，煮成粥，待肝熟粥稠即可食用。每日早、晚空腹趁热顿食。

（4）紫菜300克，猪血50克，用铁锅炒泡好的紫菜和猪血，每日2次。

○缺铁性贫血

（1）糯米100克，黑豆30克，放入开水中煮，煮到半熟后加入红枣30克，煮熟后加入适量红糖调味，每日1次，当点心食用。

（2）全当归、制首乌、黄芪各20～30克，党参、五味子、乌梅、陈皮、茯苓、丹参各15～20克，熟地、枸杞子各10～15克，甘草10克。将上药水煎，每日1剂，分2～3次口服。1个月为1个疗程。

○再生障碍性贫血

人参、甘草各10克，阿胶、鹿角胶（均烊化）、五味子、鸡血藤、连翘、首乌、女贞子、旱莲草、当归、菟丝子、枸杞子各15克，三七粉5克(分冲)，仙鹤草、黄芪、黄精各30克。每日1剂，水煎分3次口服。贫血甚者，人参易为西洋参，加紫河车；白细胞低者，加炙穿山甲、补骨脂；血小板过少者，加柿霜；皮下出血甚者，加槐米、生地炭；发热者，加大青叶、金银花；牙龈出血甚者，加花蕊石；尿血者，加白茅根；心悸者，加酸枣仁；纳差者，加鸡内金。

○其他贫血

(1)营养不良性贫血①党参、仙灵脾、黄芪、丹参各30~35克，南沙参、仙鹤草、焦三仙各15~20克，甘草5~10克。将上药水煎3次后合并药液，分2~3次口服，每日1剂。20天为1个疗程。②党参15克，黄芪15克，熟地10克，黄精15克，白术10克，当归10克，百合10克，阿胶10克(烊化冲服)，大枣10枚。水煎服，每日1剂。

(2)老年贫血黄芪、党参、土炒白术、炒白芍各20克，仙茅、当归、陈皮、菟丝子、代赭石各10克，鸡血藤、熟地各15克，鹿角霜30克，熟附片5克，大枣15克。伴消化道出血者，加地榆炭、乌贼骨各20克，浙贝母5克，去附片、仙茅、鹿角霜；咯血者，加仙鹤草30克，白及20克，茜草10克，去附片、仙茅、鹿角霜；慢性支气管炎伴感染者，加鱼腥草20克，醋炙麻黄5克，败酱草15克，去附片、仙茅。每日1剂，水煎2次，早晚各服1次，20天为1个疗程。

○败血症

生地15克，银花15克，紫花地丁5克，黄连4.5克，野菊花30克，甘草3克，水牛角60克(先煎)。①高热：加生石膏30克(先煎)、黄芩9克。②便秘：加制大黄9克(后下)、玄明粉12克(冲服)。③痰黄：加鱼腥草15克，桑白皮12克。④尿少：加车前子12克(包煎)、滑石18克。⑤尿血：加生蒲黄12克(包煎)，白茅根18克。⑥便血：加生地榆12克。⑦衄血：加丹皮9克，蚕豆花12克。⑧咯血：去大黄加生侧柏叶12克，大黄炭9克。⑨目黄：加茵陈12克，龙胆草4.5克。⑩斑疹明显：加紫草9克，丹参12克。⑪惊厥抽搐：加钩藤15克(后下)，广地龙9克；症重加羚羊角0.9~0.5克，(研粉吞服)。亦可用山羊角30克(先煎)代。⑩神昏谵语：加安宫牛黄丸1粒(化服)。

○血小板减少

蒸马齿苋马齿苋洗净，置于米饭上蒸熟，以大蒜、香油佐味，当莱食。

○白细胞减少

(1)陈皮30克，麦芽30克，党参250克，黄芪250克，胎盘粉500克。共研成粉，入胶囊，每服10粒，每日4次。

(2)苦参10~30克，水煎服，每日1次，共服1个月。

○预防流脑

流行性乙型脑炎野菊50克，水500克。煎熬至70%，过滤去渣。在流脑流行期，用上药滴鼻孔2~3滴，每日2次。

○流行性脑脊髓膜炎

金银花、板蓝根、大青叶各15克，连翘、荆芥、桔梗、淡豆豉、贯众、牛蒡子各10克，薄荷、蝉衣各6克，石膏、芦根各30克。每日1剂，分3次服。

○流行性乙型脑炎

牡蛎30克，龟版、鳖甲、生地、白芍各15克，麦门冬、阿胶、麻仁、当归、地龙、僵蚕、红花各10克。水煎日1剂，分3次服。

○脑栓塞

鲜荷叶1张或干荷叶15克，绿茶50克，加水1000毫升煎煮，代茶饮。也可取清凉、低热量的鲜果蔬，如西瓜、冬瓜、黄瓜、番茄、芹菜、莲藕等制成鲜果蔬汁，代茶饮用。

○脑动脉硬化

(1)松叶150克，竹叶75克，白糖1500克，蜂蜜90克。先将松叶、竹叶切碎晾干，置于容器中，加入白糖和蜂蜜，密封浸泡30天。每日服2次，每次20克。

(2)核桃仁50克研碎，蜂蜜10克，拌入米粥内食用，每天2次。

○中风先兆

(1)基本方。丹参25克，川芎15克，桃仁15克，红花12红，赤芍15克。

(2)肝阳上亢型患者平素血压偏高，并随情绪的波动起伏较大，常伴有头痛头胀、急躁易怒、少寐多梦，或眩晕耳鸣，或手足麻木，舌红，苔薄，脉弦数。治宜活血祛瘀，平肝潜阳，基本方加珍珠母25克，川牛膝15克，黄芩9克，山栀9克，夏枯草9克。每日1剂，水煎服。

(3)肝肾阴虚型患者头痛眩晕、耳鸣如蝉、腰膝酸软、五心烦热、少寐多梦、舌红、脉弦细数。治宜活血祛瘀、滋补肚肾，基本方加白芍15克，元参15克，天冬15克，龟版20克，龙骨20克，牡蛎20克，牛膝18克，枸杞15克，首乌15克。每日1剂，水煎服。

(4)气虚血瘀型患者一侧肢体麻木无力、面色无华、气短乏力，或肢体、肌肉震颤，或视物模糊，舌质淡，脉细无力。治宜活血祛瘀，益气通络，基本方加黄芪30克，党参15克，桂枝9克，丝瓜络12克，甘草6克。每日1剂，水煎服。

(5)痰湿阻滞型患者一侧肢体沉重麻木、眩晕、胸闷泛恶、舌体胖、苔白腻、脉弦滑。治宜活血祛瘀，豁痰祛湿，基本方加姜半夏12克，胆南星9克，茯苓12克，白术15克，炒枳壳9克，橘红9克，僵蚕12克。临证见阳虚者加肉桂、制附子、杜仲、巴戟天，高血压甚者酌加山楂、石决明、泽泻，瘀血甚者酌加水蛭、三棱，麻木偏于上肢者加桑枝、天麻，麻木偏于下肢者加牛膝、天麻，麻木偏于面部者加僵蚕、全虫。每日1剂，水煎服。

○中风后遗症

(1)中风不语。取黑豆适量，将其洗净加水煮汁，煎至稠为饴膏状，用时先含于口中不咽，片刻后再饮下，每日数次。

(2)中风偏瘫便秘。黑芝麻适量，黄酒少许。将黑芝麻洗净，重复蒸3次，晒干、炒熟研细，炼蜜或用枣泥为丸，每丸10克，温黄酒送下，每服1丸，每日3次。

○其他脑部疾病

(1)脑萎缩。核桃仁10克，黑芝麻25克，白面及食油各适量。制用法：先将白面加油炒熟，再将核桃仁及黑芝麻炒焦，食用时以沸水冲调成糊状。每日1或2次，每次2~3汤匙。

(2)脑功能衰退。花生米45克，粳米60克，冰糖适量，同入沙锅内，加水至米烂汤稠为度。每晨空腹温热食之。

○冠心病

(1)全瓜蒌30克，川薤白10克，桃仁10克，红花10克，枳壳10克，丹参30克，法半夏10克，田七末1克(冲)、党参20克，赤芍15克，炙甘草10克，水煎服，每日1剂。此方适于胸部有不适感觉或阵发性心绞痛，舌质暗红或有紫斑者。即胸阳不振、心血瘀阻冠心病型。

(2)党参15克，五味子10克，麦门冬15克，丹参30克，枳壳15克，熟地15克，枸杞子15克，酸枣仁15克，熟首乌30克，郁金15克，水煎服，每日1剂。此方适用于心悸、胸闷、气短、少寐、少晕者。即心气阴两虚型冠心病。

(3)天麻10克，钩藤15克，生石决明30克(先煎)，杜仲15克，菊花15克，桑寄生30克，夜交藤30克，熟地15克，丹参30克，郁金15克，白芍15克，水煎服，每日1剂。此方适用于心悸、少寐、头晕、肢麻、患有高血压者。即阴虚阳亢型冠心病。

○风湿性心脏病

(1)尖水麻叶根皮50克，大蓟根(又名牛叉口)根皮50克，辰砂0.5克。捣烂，加一枚银币放入新鲜猪心内，(勿用水洗猪心，并缝好，隔水蒸2小时(沙锅文火)。取出银币，喝汤吃猪心，此药开始每3天服1剂，3次见效后再服4剂，每隔7天服1剂。

(2)玉竹、秦艽、当归各9克，甘草3克。水煎服，每日1剂。

(3)党参15克，麦门冬10克，五味子6克，桂枝10克，炙甘草5克，附子10克，北芪15克，当归10克。水煎，每日1剂，每剂分2次温服。若阳虚肢冷甚者，可加淫羊藿15克；若心阳虚，血脉淤阻，舌质有淤点，唇紫者，加丹参12克；若痰热痹阻，心痛彻背，背痛彻心者，合瓜蒌薤白半夏汤；善后调理宜加生姜10克，大枣12克，以调和营卫。

○心绞痛

(1)龙眼肉250克，麦门冬150克，炒酸枣仁120克，西洋参30克，蜂蜜适量。将前四味药加水煎煮3次，滤取并合并煎液。再以文火将煎液浓缩，然后放入蜂蜜熬至膏状。每日早晚各服15~30克。

(2)田七0.45~1克，每日服3次，重症加倍，开水冲服，一般半个月至一个月疼痛消失。

○心肌炎

(1)猪心1个带血破开，放入大枣15克，置于碗内，加水，蒸熟食用。

(2)鲤鱼1尾，开膛洗净，油煎后，加白菊花25克，枸杞15克及水，炖熟后分次吃肉喝汤。

○病毒性心肌炎

(1)玉竹20克，山楂15克，白糖30克。玉竹、山楂水煎，去渣加白糖代饮料服用。每日1~2次，10次为1个疗程。

(2)黄芪15克，丹参15克，葛根15克，太子参12克，女贞子12克，旱莲草12克，佛手12克，川芎12克，麦门冬14克，五味子6克。每日1剂，水煎服。发作期加苏梗、瓜蒌皮、银花、连翘、黄芩、蒲公英，并配合西药。恢复期加云苓、白术、山萸肉、当归、枸杞。

○心肌梗死

(1)桃仁10克，粳米50克，先将桃仁去尖、研烂，煮取汁和粳米煮粥。适用于心脉瘀阻者。

(2)山楂、扁豆各20克，加水煮烂，放入韭菜30克，并以红糖调味服食，每日1



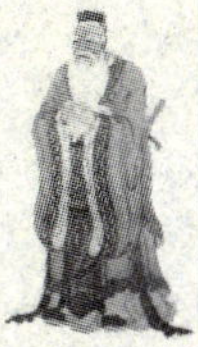

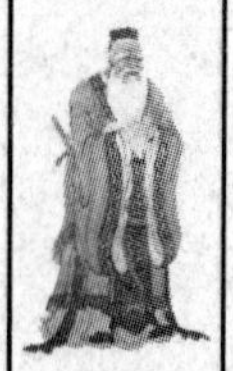

次。适用痰热痹阻者。

○亚急性细菌性心内膜炎

黄芩、连翘各15克，紫花地丁30克，水煎服，每日1~2剂，适用于气分实热者。

○心慌

(1)心血不足型桂圆肉20克，炒酸枣仁(捣碎)20克，红枣10枚，小米100克。共放沙锅内，加水适量，文火煮粥，晨起空腹服食(每日1剂，下同)。

(2)心气亏虚型人参5克，黄芪15克，山药30克，大米100克。人参、黄芪、山药先加水煎煮，过滤取汁，备用。大米加水煮粥，半熟后加入药汁，米开粥稠即可，代早餐服食。

○心悸

红枣20枚、葱白适量。将红枣用水洗净，放入水中煎煮20分钟，然后加入葱白，再煎10分钟。每日1剂，分2~3次服用。

○心房颤动

党参90克，丹参60克，苦参。当归、地龙各30克，松节100克，甘草、生姜各10克。上药每剂煎3次，每次煎20分钟，合并3次药液约1000毫升，分早、中、晚3次服，每日1剂，恢复心律后继服2周以巩固疗效。

○心力衰竭

(1)附子6~9克，红参3~6克，桂枝3~9克，白术10~15克，茯苓10~30克，赤芍、葶苈子各9~15克，黄芪15~30克，生姜3片，大枣3枚。每日1剂，水煎服，10剂为1个疗程。

(2)150~200克的鲫鱼1条，洗净去内脏不刮鱼鳞，然后将6~9克绿茶塞进鱼腹，用线捆好，加水500~600毫升，在慢火上熬至400毫升时，便可取出鱼腹中的茶渣，饮汤食肉。开始每日服1~2次，此后可5~7日服1次。

○心律失常

(1)龙眼肉30克，糯米(江米)或紫米100克，冰糖适量。先将糯米加水适量熬成粥，快熟时加入龙眼肉及冰糖再煮10~15分钟即成。温服，每日1次，一周为1个疗程。

(2)西红柿2个，绿豆20克。将绿豆煮烂，用其汤送西红柿，一次吃完。每日2~3次，饭前空腹服用。用于治疗心悸。

○室性早搏

(1)丹参15克，党参24克，白术15克，当归15克，黄芪20克，茯神15克，炒枣仁24克，远志12克，龙眼20克，鸡内金15克，焦三仙15克，大枣6克，炙甘草20克。每日1剂，水煎服。主治气血两虚性早搏。

(2)黄芪15克，放入杯中，再往杯中加入热开水至离杯口1厘米许，随泡随服，反复冲泡，至水淡为止。每日1剂，连服3日为1个疗程，如能坚持1~2个疗程，常能收到消除早搏的效果。

○心动过速

龙眼核500克，去黑皮，煮极烂，加去核大乌枣500克，捣烂如泥，做成丸。每晨淡盐水送下9克，吃几服即愈。

○肝炎

(1)西红柿丁1匙，芹菜末、胡萝卜末，猪油各半匙，拌入沸粳米粥内烫熟，加入盐、味精适量食用。

(2)葱白5根,猪肝100克,豆豉15克,将葱白、豆豉捣烂,用生油炒,放猪肝和水少许煮熟吃。

○慢性肝炎

(1)北沙参、白芍、川续断、菟丝子、女贞子各15克,五味子、首乌、黄精、当归各12克,生甘草9克。水煎服,每日1剂。若腰痛甚者,加狗脊、桑寄生各15克;盗汗多者,加生牡蛎、生龙骨、浮小麦各15克,乌梅9克;失眠重者,加远志、百合各12克;梦遗滑精者,加芡实、补骨脂、诃子肉各12克;肝区痛重者,加草河车9克,黄连4.5克。

(2)龟版胶(烊化服)、太子参、熟地、山药、山茱萸各15克,鹿角胶(烊化服)、郁金、甘松(无时以香附替之)、延胡索各10克。水煎服,每日1剂,15日为1个疗程,可连服2~3个疗程。主治:慢性迁延性肝炎。

○黄疸型肝炎

半枝莲30克,栀子根15克,茵陈30克,白茅根30克,水煎服。

○病毒性肝炎

米醋2斤,猪骨头1斤,红、白糖各4两,共煮(不加水),至沸后30分钟过滤,饭后服,每次30~40毫升。

○预防甲肝

(1)板蓝根12克,茵陈蒿10克,甘草2克,煎成汤药服用,每天1剂,连服2~3天。

(2)紫花地丁、柳枝各150克,各加水300、毫升,分别煎汤至150毫升后混合服用。每次30毫升,每日3次,连续3天。

○甲型肝炎

茵陈30克,茜草18克,板蓝根15克,白茅根60克。便秘者加大黄;呕吐者加枳实;腹痛者加郁金、延胡索;腹胀者加枳壳、川厚朴。儿童剂量酌减,每日1剂,水煎服。

○乙型肝炎

生黄芪、女贞子、灵芝、太子参各15克,陈皮10克,蒲公英40克,白花蛇舌草、蚤休各20克,丹参、生甘草各5克,茯苓30克。每日1剂,水煎服。尿黄或血清胆红素偏高者,加茵陈;恶心纳差、苔白腻者,加苍术、姜半夏;畏寒肢冷、胃脘冷感者,加附片、干姜、桂枝;轻度腹水、下肢浮肿者,加泽泻、益母草;舌质有瘀点、肝区时有掐痛者,加延胡索、桃仁。

○丙型肝炎

丹参、赤芍、苦参、白花蛇舌草、蒲公英、慧苡仁、败酱草各30克,炙鳖甲10克,穿山甲、茯苓各15克,制大黄18克,生甘草6克。每日1剂,水煎服;3个月为1个疗程。连续用药至症状消失为止。肝脾肿大、质硬者,加桃仁、生牡蛎;血脂高者,加金钱草、山楂、决明子;脾虚泄泻者,加党参、炒白术、扁豆;齿、鼻衄者,加小蓟、白茅根。

○脂肪肝

(1)黄芪、泽泻、丹参各20~30克,泽兰12~15克。郁金、白术各12克,生山楂20克,柴胡10克,茯苓10~15克,白矾2克(分冲),虎杖15~20克,薏苡仁、绞股蓝各30克。肝功能异常者加垂盆草;血脂高者加决明子、蒲黄粉;便秘者加大黄;肝区胀痛者加姜黄、三七粉。每日1剂，水煎服。

(2)鲜芹菜100克(洗净切成小段)，黄豆20克(先用水泡胀)，锅内加水适量，将芹菜与黄豆同煮熟，吃豆吃菜喝汤。每日1次，连服3个月。

(3)陈皮15克，法半夏15克，茯苓10克，泽泻15克，山楂25克，丹参30克，草决明15克，大黄(先下)6克，白芍15克。气虚甚者加党参、黄芪各10克；阴虚甚者加枸杞、生地各10克；血瘀甚者加桃仁、红花各10克。每日1剂，水煎服。1个月为1个疗程。

○酒精肝

(1)莲子、核桃仁、青梅各10克，白果、百合、白醋各5克，橘子辨、山楂糕、白糖、冰糖各50克，红枣20克，精盐少许。加水煮成较稀的水果羹服用。

(2)每次用菱角粉30~50克，白糖适量，加水煮成稠糊状服食。

○肝硬化

(1)山药片30克，桂圆肉20克，甲鱼1只(重约500克)。先将甲鱼宰杀，洗净去肠杂，连甲带肉加水适量，与山药、桂圆肉清炖，至烂熟，吃肉喝汤。每日2次。

(2)紫河车、红参须、炙地鳖虫、炮甲片、片姜黄、广郁金、生鸡内金各60克。上药共研为极细粉末，水泛为丸。每服3克，每日3次，食后开水送下。1个月为1个疗程。

○肝硬化腹水

(1)西洋参、大腹皮、虎杖、谷芽、茵陈各30克，桂枝5克，猪苓、白芍各12克，炒白术、青皮各10克，大枣3枚。水煎服，每日1剂，5天为1个疗程。

(2)薏苡仁30克，糯米50克，蜂蜜适量，按上方煮成稀饭，每日早晚各服1次。连服1个月为1个疗程。

(3)大蛤蟆1只，砂仁15克。将砂仁从蛤蟆口塞入腹中，再用黄土黏泥，将蛤蟆包封严密，约1厘米厚。然后放炭火上炙呈微红色(炙透)去净泥，研成细末。每次15克，热黄酒冲服。

○胆囊炎

(1)柴胡10克，黄芩10克，半夏10克，延胡索10克，香附10克，枳壳10克，生大黄10克(后下)，木香12克，杭白芍15克，茵陈15克，银花30克，连翘15克。水煎服，每日1剂，早、中、晚各1次。

(2)丝瓜子、炒萝卜子、荔枝核、橘子皮各10克水煎，取汁。每日1次，温热服。

(3)玉米须50克，蚌肉200克。将玉米须和蚌肉同放沙锅内，加水适量，文火煮至烂熟。

(4)茵陈、金银花各60克，蒲公英、连翘各40克，赤芍30克，柴胡、鸡内金、黄芩、大黄、姜半夏、生甘草各10克，猪胆汁2毫升。每日1剂，水煎服。

○急性胆囊炎

(1)活泥鳅2条。将活泥鳅放入净水中养24小时后再冲洗干净。取泥鳅背上的肉切成丁，生吞服。温开水送下。每日1剂，连服1周。

(2)大黄5~30克，黄芩15克，姜黄15克，郁金30~60克，金钱草30克，鸡内金12克，金银花15~30克，威灵仙20~60克。水煎服，每日2~3剂。病情控制后，改为每日1剂，服5日以上巩固疗效。热毒偏盛者，加蒲公英、败酱草；湿热偏重者，加茵陈、栀子、虎杖；气滞偏重者加木香、枳壳；血瘀偏重者加桃仁、赤芍；正气虚弱者加党参、黄芪、白术。

○慢性胆囊炎

(1)鲜玉米须200克,金银花、五味子各10克,水煎服,每日1剂。

(2)蒲公英15克,茵陈15克,白芍12克,香附12克,龙胆草6克,甘草5克。若热盛苔黄者加黄连5克;若腹胀便秘者加大黄6克(后下),玄明粉4克;若夹有结石者加金钱草15克,海金沙10克(包煎)。每日1剂,水煎分2次服,连服15剂为1个疗程。

(3)柴胡、川楝子、郁金、枳实各10克,香附、泽兰、山栀各12克。水煎服,每日1剂,分2次服用。

○胆石症

(1)金银花50克,煎水,加入白糖适量。代茶饮。适用于胆结石伴有炎症者。

(2)核桃仁50克(用时生、熟各一半碾成粉)、冰糖粉50克、熟香油50克(菜油、花生油均可)。服时将三样混合成浆糊即可。每天早晚服1次。每服5克。

(3)生苦瓜1条,不用去皮,将苦瓜捣烂如泥。加清水2碗,放入锅里熬煮,熬至1碗水即可,每隔2天服1次,1个月为1个疗程,连用数个疗程。

○胆管结石

五味子300克,研成细末,水煎服。每次6克,每日3次,15天为1个疗程。有肝功能损害者,可同时服用保肝药物及维生素类药物。

○肾炎

干地黄25克,制附子10~25克,炒白术15克,嫩桂枝10~20克,山萸肉15克,炒山药15~25克,盐泽泻20克,白茯苓25~50克,巴戟天20克,车前子25~50克,生黄芪25~50克。上药用冷水浸泡后煎。文火煎煮2次,每次约30分钟,总量为300毫升,分两次服用。

○慢性肾炎

(1)野鸭1只,大蒜50克。将野鸭去毛开膛取出内脏洗净,大蒜剥皮填入鸭腹内,煮熟。食肉饮汤。隔日食1只,连服数次。

(2)芋头适量,洗净切片,锅内煅灰研末,与红糖少许拌匀,每服50克,每日服用3次。可利水消肿。

○肾盂肾炎

(1)满天星30克,蒲公英、紫花地丁各15克,水煎服。

(2)鲜马齿苋全草500克,红糖150克。马齿苋洗净切碎,同红糖放入沙锅内,加水过药面,煮沸半小时,去渣取汁400毫升,趁热服下,睡觉盖被使出汗。如马齿苋属干品,用120克浸泡2小时再煎,分3次服,每日1剂。

(3)金银花、板蓝根、鱼腥草各30克,车前子(布包)、泽泻各15克,瞿麦、海金沙各12克,甘草梢10克,加水适量浸泡半小时再煎成500毫升左右,分早晚两次服,每日1剂。一般连服4~6剂后症状消失。

○肾小球肾炎

绿豆附子汤绿豆30克,制附子30克,水煎煮熟食豆,次日再加绿豆30克煮熟食豆,第三天则另用二药煎煮如前。适用于水肿者,忌生、冷、盐、酒60日。

○肾虚

(1)猪脬(俗称猪尿泡)1个,洗净,将黄芪15克,升麻6克,桑螵蛸10克,益智仁



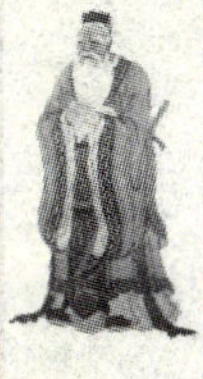

10克，山药30克，共装入猪脬内，放瓦锅中加水约300～500毫升，加适量食盐共煮，待猪脬煮至烂熟后，去药渣，早晚当菜吃。每天1剂。轻者1～3剂，重者可连服6剂。

(2)肾虚腰痛杜仲50～100克，切得越细越好，加油盐炒黑，加水煮服，1周连服3次。

○肾虚水肿

(1)马鞭草90克，米酒90毫升，红糖60克，加水500毫升煎服2次，每日1剂，连服5日。

(2)鲜鲫鱼2尾，去肠及腮，保鲜，把茶叶塞入鱼腹，以酒盐少许调味，蒸熟后去茶叶，食鱼饮汁，每日1次，7～10天为1个疗程。

○肾病蛋白尿

黄芪50克，薏苡仁、炙龟版各60克。先将龟版捣碎，放入锅内煮1个小时，再入余药，以文火煎45分钟，取汁分2次服用。30天为1个疗程。

○肾结石

生黄芪100克，川芎12克，金钱草、海金沙(包煎)、郁金各30克，鸡内金(研末冲服)10克。水煎服，每日1剂。头煎二煎各取汁250毫升，合并煎液，分2次空腹冲服鸡内金末，服药后卧床休息30分钟，起床后温服醋汤1000毫升(镇江陈醋100毫升冲足开水到1000毫升)。饭后加强运动，以小跑为宜。夜卧时再饮醋汤500毫升。若出现血尿、腹痛等症状，中药改为日服2剂，并频饮醋汤，促进排石。

○肾病综合征

(1)肾绞痛鹿角霜30克，黄芪18克，党参15克，白术12克，当归、小茴香、川楝子各10克，升麻、柴胡、沉香、陈皮、炙甘草各5克，大枣5枚，生姜3片。水煎，每日1剂，服3次。服药1～5天可显效。

(2)慢性肾功能衰竭冬虫夏草5～6克煎汤连渣服，连服数日。

○尿频

(1)韭菜子10克，研末和面做饼，分两次食用，每日1次，连用6～7天。

(2)猪膀胱3个，洗净后与芡实同煮烂，取出膀胱后用开水冲一下，切碎：加酱油、麻油、葱、姜等佐料，与芡实同食。

(3)鲜山药100克，桂圆肉10克，五味子5克，白糖30克。将鲜山药刮洗干净。切成薄片，桂圆肉、五味子洗净后与山药共放入锅中，加适量清水慢火煎煮，煮至山药烂熟时加入白糖溶化即可。分两次温热服食。每日1剂。

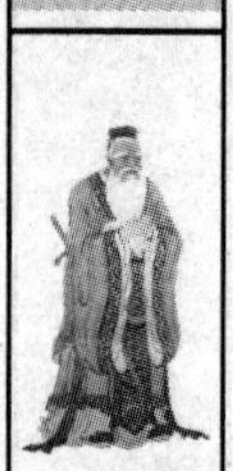

○尿闭

土田螺7个，捣碎，加食盐适量拌之，用纸包后，入锅煲沸片刻，取出晾至温热，以不烫皮肤为准，敷在生殖器与肚脐之间，15分钟后可见效。

○尿痛

湿热毛巾热敷小腹，约20分钟后再行排尿。

○遗尿

(1)覆盆子10～20个研末，将鸡蛋1只打一小口，装入药末，外用和好的面粉包住，放入火中烧至面焦蛋熟即食用。淋病、前列腺增生等引起的小便短涩者慎用。

(2)取猪肾一个，薏苡仁、胡椒、益智仁各6克研末，蒸服。

(3)老年性遗尿在小酒盅里放上半盅红糖，倒满白酒，搅化。晚睡前服，用量根据患者的酒量而定，以 1 ~2 盅为宜，连服 15 ~20 天可见效。

**○尿路感染及尿道炎**

(1)生地、生槐角、半枝莲、白花蛇舌草、大青叶各 30 克，白槿花、滑石各 15 克，生甘草 6 克。水煎服，对急性尿路感染疗效更佳。

(2)尿道炎马齿苋 100 克，洗净切碎，入沙锅中先加入浸泡 2 小时后再煎，水量以高过药面为度，大火煎沸后改小火煎 30 分钟，去渣取汁，加入红糖少许即成。趁温热饮下。每天服 3 次，每次服 1 剂。

**○小便不通**

200 克葱白切葱花，再取食盐 100 克，一并放入锅中炒热，分为两等份，纱布包裹。趁温热在患者神阙穴（肚脐中）至小腹部热敷，凉后即换另一包。

**○小便失禁**

(1)牛膝 30 克，红枣 20 枚。将牛膝、红枣一起放在米饭上蒸熟。去掉牛膝，随时服米饭和红枣。

(2)鸡肠 1 副，洗净晒干，炒黄研成粉，用黄酒送服，每次 1 钱，每日 3 次。

**○尿潴留**

(1)独头蒜 1 个，栀子 3 枚，盐少许，捣烂，摊纸贴脐部。

(2)蓖麻仁 10 粒，田螺 5 个，食盐 9 克，共捣烂外敷神阙穴，一般用药后 20 分钟左右即可见效。

**○血尿**

(1)鲜车前草适量，洗净捣烂榨取汁，每次取汁 100 毫升，加冰糖 10 克，拌匀后服，每日上、中、下午各服 1 次，轻者 1 天见效，重者连服 3 ~4 天收效。

( 2)绿豆 30 克，白茅根 30 克，黑豆 30 克。水煎服，每日 2 次。

**○蛋白尿**

莲子、芡实各 30 克，白果 5 枚（去壳），花生米 20 克，糯米 50 克，加适量水煮粥食用，每日或隔日 1 次，10 天为 1 个疗程，连服 3 个疗程。

**○乳糜尿**

向日葵梗心 10 克，加水 2000 毫升，煎成 1500 毫升，分早晚 2 次空腹服用。1 周为 1 个疗程。

**○尿路结石**

(1)川楝子 9 克，延胡索 9 克，木通 3 克，车前草 15 克，白茅根 15 克，赤芍 6 克，金钱草 15 克，篇蓄 15 克，海金沙 9 克，瞿麦 9 克，陈皮 3 克，茯苓 15 克，山栀 9 克，滑石 15 克，甘草 6 克，灯心草 0.9 克，用水煎服。

(2)瘦猪肉 250 克，剁成肉泥，加太白粉少许，盐、酱若干。做成肉饼，再用细葱 250 克，洗净不要切断，先放锅内做底，再将肉饼放在葱上，加水适量，煮熟佐米饭，汤肉葱一起吃，每天 1 次，七八天即可从尿液中排出结石，永绝病痛。

(3)牛膝 30 克，乳香 10 克。水煎服，症重者每隔 6 小时服 1 剂，病轻者每日服 1 剂。本方治疗尿石症，一般服第 1 剂痛苦减轻，自觉尿石向外移动，连服 3 ~5 剂，结石即随尿排出，尿道顿告畅通。

**○尿毒症**

麻黄、桂枝、细辛、川芎、红花、泽兰、大黄、杏仁、甘草等，加水煮沸 20 ~30 分钟，然后倒入浴盆内，令患者入盆浴洗 45 ~60 分钟，为保持水温应不断添加热水，使水温保在38～40℃，并嘱患者不时按摩皮肤，使周身微微出汗为宜（注意避免大汗淋漓，以防虚脱）。每日1次，10～15次为1个疗程。

○糖尿病

（1）苦瓜250克，洗净切碎，水煎半个小时，频服，每次1茶杯。

（2）山萸肉30克，五味子、乌梅、苍术各20克。加水2000毫升，煎至1000毫升，每日1剂，分3次饭前温服。

（3）猪胰子1具，鸡蛋3个，菠菜60克。先把猪胰洗净切片煮熟，再把鸡蛋打入，加菠菜再煮沸，连汤共食，每天1次。连服1个月，有较好疗效。

（4）玉米须15克，绿豆20克，水煎服，每日2次。

（5）芹菜500克，洗净后榨取其汁，每日2次。

○甲状腺功能亢进

（1）豆腐4块，西红柿150克，木耳、冬笋、豌豆各15克，湿淀粉9克，生油9克，葱、盐等调味品适量，共烩汤服食。隔天1次，连服数次。

（2）青柿子1000克，去柄洗净，捣烂绞汁，加锅中煎煮，浓缩至稠黏，加入1倍的蜂蜜，再继续煎至稠黏时，离火待冷，装瓶备用。每次用1汤匙，以沸水冲服。每日服2次，连续服用5 ～10日。

（3）紫菜50克，萝卜500克，陈皮1片，水煎，每日适量饮服。

（4）乌鸡汤乌鸡1只，党参、黄芪各30克。慢火炖烂，食肉喝汤。适用于气血两虚、肌肉无力、阴血不足、潮热、盗汗、月经不调贫血、头晕眼花的患者。

○风湿

穿山甲10克，青风藤10克，海风藤10克，钻地风9克，红花9克，白酒500毫升。将以上药浸泡于白酒中，7天后即可服用。每晚服1次，每次能喝多少喝多少。服药期间，忌房事、辣椒。

○类风湿

麻黄15克，桂枝30克，鸡血藤30克，寻骨风20克，透骨草20克，当归20克，白芍18克，制川乌20克，狗脊30克。将上药装入布袋内，用适量清水浸泡40分钟，用火煎沸后，再用文火煎30分钟，制成溶液，倒入水温40℃的浴盆内，患者赤身入盆，乘热洗浴，并用消毒毛巾蘸药液洗患处，每次擦洗15～20分钟，待周身汗出透时，用毛巾拭净全身汗水，出盆上床避风盖被静卧，浴疗10日为1个疗程，可连续2～3个疗程；也可以用该药液乘热浸泡双手30分钟，每日两次。高血压、心脏病、孕妇禁浴，该药切莫内服。

○风湿热

寒湿壅滞，低热或不发热，关节痛遇寒加剧，舌苔薄白，脉弦紧。海风藤、桑枝、鸡血藤各30克，羌活、独活、当归各10克，秦艽12克，桂枝、川芎各9克。水煎服，每次100～150毫升，每日3次。

○梅核气

半夏9克，厚朴9克，云苓12克，陈皮9克，苏叶9克，桔梗9克，麦门冬10克，青果10克，生甘草3克。水煎服，每日1剂，分早晚两次服。一般服3～6剂见效。

○浮肿

鲤鱼煲赤小豆每次用鲤鱼1条（重500克，去内脏与腮），赤小豆120克，陈皮6克，水适量煲烂；用盐调味食用，每天或隔天1次。适用于治疗脾阳虚性之浮肿、孕妇浮肿、肝硬化浮肿等。

红薯煨生姜每次用红薯500克，生姜3片。将红薯挖洞放入生姜，加水煲熟或烤熟，每天早晚各吃250克，连续食用。适宜脾阳虚所致之浮肿者服用。

**○神经衰弱**

(1)浮小麦30克，红枣10枚，甘草9克，蜂蜜适量。将上述诸药一同放入沙锅中，加适量水煎煮沸后继用文火煮10分钟，滤过煎汁，加入蜂蜜即可饮用。

(2)鲫鱼300克，洗净，糯米60克，淘净。将糯米加适量水煮粥，待粥将稠时，将鲫鱼放入，粥好时，去鲫鱼骨，并放入适量的姜末、葱花和盐、味精即可。隔日吃1次，经常服用。

(3)五加皮、五味子各6克。加白糖，开水冲泡代茶饮。治贫血引起的神经衰弱。

(4)猪瘦肉250克，莲子30克，百合30克，一同放入沙锅内加水煮，调味服用；每日1次。

**○失眠**

(1)党参15克，炙黄芪15克，白术12克，朱茯神12克，远志6克，炒枣仁12克，当归12克，炙甘草30克，木香3克，柏子仁2克。水煎服，每日1剂，分2次煎服。

(2)龙眼肉12克，炒枣仁12克，芡实15克。以上三味共煮汤，睡前服。

(3)鲜百合30克，糯米50克，冰糖适量。将百合剥成辨，洗净，糯米如常法煮粥，米将熟时加入百合煮至粥成，入冰糖调味，如无鲜百合可以用干百合10克代之，直接与米同煮为粥。每日2次，早晚温热服食。

(4)芝麻油1两，面粉2两，加水半碗调匀，放在锅内蒸熟，每天早晨空腹吃1碗，7日即愈。

**○睡眠综合征**

(1)打鼾。苎麻根15克，牛蒡子10克，生甘草6克，每日1剂，水煎后每晚睡前30分钟分2~3次含漱，3~5分钟后再将药液缓缓咽下。含漱时应尽量将头后仰，以使药液达到咽喉部发挥最佳效用。

(2)惊悸，噩梦。猪心1个，朱砂1克，将猪心煮熟，朱砂研细，用猪心蘸朱砂吃。每晚睡前吃，连用3次。

(3)睡觉磨牙。①醋制白芍30克，炙甘草、蝉蜕各10克。水煎服，每月1剂，2次分服。3~6剂后收效。②芦根(即芦苇根，中药店有售)40克，开水浸泡20分钟后代茶频饮，每天1剂。③橘皮1块，于睡觉前10分钟含入口中，入睡时最好不要吐出来，如感到不适时，可将橘皮吐掉。

**○精神分裂症**

(1)合欢皮20~60克，茯神、郁金各12克，菖蒲、醋柴胡、当归、青皮、陈皮、白术、天竺黄各10克，胆南星9克。每日1剂，水煎服。

(2)柴胡9~12克，黄芩6~9克，桂枝5~8克，茯苓、党参、生姜各10克，龙骨，牡蛎、半夏各12克，大黄、菖蒲、远志各6克，大枣6枚。水煎，每日1剂，早晚分服。

**○抑郁症**

(1)肝气郁结者症见精神抑郁，胸闷胁痛，腹胀暖气，不思饮食，脉多弦细。其治宜以疏肝理气为主，可选用四逆散治之。炙甘草、炙枳实、柴胡、白芍各3克粉碎为末，白开水调服，每天1剂，分3次服下。



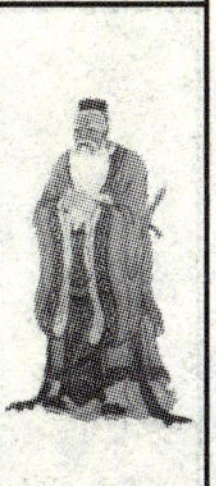

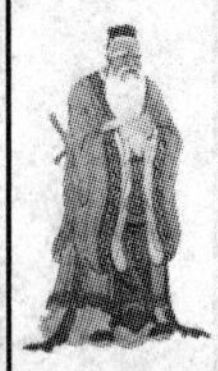

(2)气郁化火上逆者症见头痛头晕,胸闷胁胀,口苦咽干,苔黄舌红,脉多弦数,治宜清肝泻火,可选用加味逍遥散。当归、白术、茯苓、甘草、白芍、柴胡各6克,栀子、牡丹皮各3克。每天1剂,水煎服。

(3)痰气郁结者症见咽中似有物梗阻,咯之不出,咽这不下。治宜利气化痰,可选用半夏厚朴汤等方。半夏、厚朴各10克,茯苓、生姜各15克,紫苏叶6克。每天1剂,水煎服。

(4)久郁伤神者症见精神恍惚,悲忧善哭,疲乏无力,治宜养心安神,可选用加味干麦大枣汤。炙甘草10克,小麦30克,大枣5枚,酸枣仁15克,远志、香附、柴胡、郁金、香橼皮各10克。每天1剂,水煎服。

**○癫痫**

(1)全蝎、僵蚕、胆南星、白芥子、半夏、郁金、石菖蒲各40克,川芎、桃仁、王不留行、路路通各60克,黄芪、磁石、紫河车各100克,研细末,过100目筛,装胶囊,每粒含生药0.3克,每次5粒,每日2次口服,小儿酌减,1个月为1个疗程。服15日后,减抗癫痫西药,2个月内停西药。

(2)7枚大枣,黄米面少许,白酒250克。首先把枣核从一端取出,然后用水把黄米面和好,将和好的面塞满枣内,放在碗里,并加入白酒将其点燃,直至酒烧完为止。每天早晨吃1枚,7天为1个疗程。

(3)公鸡腰(即肾)。从公鸡背上开刀,取出指头大小、红色鸡肾,用新鲜井水3~5勺(小勺)将鸡肾研碎,放入沙锅内煎熟服用,每日1次,7天1个疗程。一般1~2个疗程即可好转。

**○梅尼埃氏综合征**

(1)黄芪40克,入沙锅内水煎取浓汁,再放入羊脑1个,旺火烧开后加黄酒2汤匙,放葱、姜适量,炖煮烂熟,吃羊脑喝汤。每日1次,连服半个月为1个疗程。

(2)龙眼肉、酸枣仁(炒)各10克,芡实12克,三味合煮成汁,随时饮之。每日1剂,连服5~8天。

**○眩晕**

(1)黄芪30~50克,丹参30~60克,葛根30~40克,鸡血藤30~40克,赤芍20~30克,当归10克,川芎10克,桃仁9克,红花10克,山楂10~15克,广地龙10克,生甘草9克。每日1剂水煎,分2次服。

(2)仙鹤草60克,生黄芪30克,当归10克,白术15克。头痛者加川芎、丹参;心烦失眠者加生石决明、菊花;呕恶严重者加茯苓、泽泻;耳鸣耳聋明显者加黄精、蔓荆子;水煎300毫升,早晚分服,每日1剂,10天为1个疗程。

**○老年痴呆症**

(1)人参、当归、黄精各20克,黄芪、何首乌各30克,三七、菟丝子、肉桂、丹参、枸杞子各15克。水煎服,每日1剂,分两次,早晚温服。30天为1个疗程,连服3个疗程。

(2)核桃30克,粳米200克,大枣10枚。将以上三味洗净,熬粥食。每日服2次。

**○帕金森综合征**

(1)核桃糯米团。核桃仁15个,把红枣6个去核放在锅内,加水煮至发软,捣烂。用糯米粉100克,加水适量揉成团,放入碗中隔水蒸熟即可,每日1次。

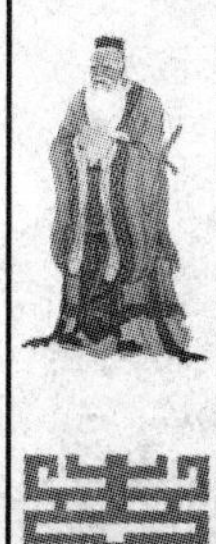

(2)枸杞蒸羊脑。枸杞50克,羊脑花1具,放入容器中加水适量,加姜末、葱节、料酒、食盐、隔水蒸熟,食用时加入味精即可,每日分两次吃。

(3)天麻炖鹌鹑。将鹌鹑1只去毛及内脏,天麻15克填其肚内,用线捆住,用水炖熟,加食盐、味精,去天麻,吃肉喝汤,隔日1次。

○疟疾

(1)寒疟。柴胡桂姜汤加减:柴胡、桂枝、黄芩、花粉、草果、厚朴、槟榔、青皮各10克,干姜、甘草各6克。每日1剂,分3次服。

(3)正疟。小柴胡汤加味:柴胡15克,黄芩、法半夏、党参、常山、草果各10克,甘草5克,生姜3片,大枣5枚。每日1剂,分3次服。

(4)温疟白虎加桂枝汤加减:石膏15克,知母、柴胡、桂枝、青蒿各10克,甘草6克。每日1剂,分3次服。

○多发性神经炎

玉竹15克,锁阳12克,怀牛膝10克,龟版12克(先煎),山药20克,天冬12克,麦门冬10克,知母10克,炙黄柏3克,木瓜12克,枸杞10克,甘草10克。热重者,加生石膏、忍冬藤;湿重者,加薏苡仁、茯苓;久病阴精亏损,去黄柏,加熟地;气阴两虚者,则去黄柏、知母,加黄芪,五味子。每日1剂,连服15日为1个疗程。

○面部神经麻痹

(1)马钱子3克,湿润后切成20片薄片,排列于橡皮膏上,贴敷于患侧面部(左歪贴右,右歪贴左),7~10日换1张,一般贴敷2次即可痊愈。

(2)蓖麻子适量,捣烂,敷患处,贴于患面部。5~6次即愈。

(3)白芥子粉适量,以温水调成糊状。均匀涂在透明玻璃纸上,贴敷于患侧面部,外层再用无菌敷料包扎,胶布固定。24小时后除去药料,连续贴敷3~7日,即可痊愈。

(4)取杨树皮60~100克,加水1000毫升,煮沸后趁热先熏患侧面部,待温凉后再洗,每次40~60分钟。每天熏洗1~2次,5~7天即可见效。

○肋间神经痛

柴胡、郁金、延胡索、丝瓜络各12克,白芍30克,栀子、青皮各10克,白芥子6克,甘草3克。每日1剂,水煎分服。

○黄疸

鲜萹蓄适量,洗净捣汁,炖热服,每次服50毫升,每日3次,以愈为度。

○排铅

(1)海藻、昆布各50克,白糖适量。海藻、昆布加水煎至100毫升,加白糖制成浆剂,每日服用1剂,连续服用6天后停服1天,为1个疗程。

(2)大米50克、海带15克,切碎,大蒜两瓣捣烂。大米、海带加适量水煮开,待成粥后再加入蒜泥和调味品,稍煮片刻即成,可分数次食用。

○痛风

(1)虎杖、灯笼草、韭菜子、牛膝、苍术、掸毛草各15克,萆薢20克,薏苡仁30克,甘草6克。先将上述诸药用清水浸泡30分钟后加至300毫升,煎30分钟取汁150毫升,二煎加水300毫升,煎30分钟后取汁150毫升,两煎混合,分2次服,每日1剂,10天1个疗程。

(2)土茯苓、薏苡仁各30克,泽泻、萆薢、赤芍各15克,蒲公英、虎杖各20克,黄柏、山慈菇各12克，每日1剂，10天1个疗程。

○中暑

(1)绿豆适量。水煎汤服。

(2)西瓜皮、冬瓜皮、丝瓜皮各50克，煎水15分钟，取汁加适量糖，温服当茶饮。

(3)将1～2个西红柿切片，加盐或糖少许，熬汤热饮。

○春困

(1)红枣炖兔肉。兔肉500克，红枣20克。将兔肉切块，加料酒，盐腌渍20分钟；红枣入锅内下兔肉，加生姜片、葱头、胡椒等调料和水少许，炖煮至熟烂即可食用。

(2)山药桂圆蒸甲鱼。山药35克，桂圆肉15克，甲鱼1只，切开洗净，去内脏。然后，甲鱼与山药、桂圆肉、料酒、盐、葱、姜一起入沙锅内，注入鸡汤煨炖至烂熟即可食用。

○春燥

(1)蜂蜜萝卜汁白萝卜500克，榨汁备用。每次取60毫升萝卜汁，加入20～30克蜂蜜调匀服用，每日3次。

(2)百合莲子粥干百合、莲子、冰糖各30克，大米100克。将莲子清洗干净，置于水中泡发。干百合、大米分别海洗干净后，与莲子同放于锅中，加水适量，先用旺火烧开，用小火熬煮，待快熟时加入冰糖，稍煮即。

○秋燥

(1)胖大海20克，雪花梨2个，冰糖约80克。胖大海用热水浸泡至完全涨开，去皮、核。梨去皮，切成小块，锅中放约300毫升清水，放入胖大海，用小火煮至黏稠，再放生梨块，用小火煮15分钟。放冰糖撑匀便可食用。

(2)荸荠洗净去皮，浸入蜂蜜中2～3日后，即可食用，治咳吐黄痰，肠燥便结。

○干燥综合征

黑芝麻60克，何首乌、桑椹各30克，麻仁10克，糯米粉700克，粳米粉300克。制首乌、桑椹、麻仁洗净浸泡后，加适量清水煎煮20分钟，去渣留汁，用药汁将糯米、粳米及适量的白糖和匀(可加入适量的清水)，揉成面团，制成糕状，裹上炒香的芝麻，上笼屉蒸15～20分钟，待蒸熟即可食用。有补肾、滋阴、化燥之功效。患有干燥综合征的患者可经常食用。

○慢性疲劳综合征

党参、黄芪、菊花、天麻、枣仁、柴胡各等份，研为细末，做枕心应用，连续用1～2个月。

○体虚乏力

(1)白鸽肉有补肝肾、益精气之或。取白鸽1只切块，与怀山药、玉竹各100克炖熟，吃肉喝汤，每日或隔日1次，连续服5～7天，对气短乏力者有良效。

(2)鳝鱼1条，去内脏，猪瘦肉100克，黄芪25克，共煮熟。去药食用，大补气血。

○自汗盗汗

(1)黑豆100克，猪皮250克，黑枣100克，大米20克。大米炒香研粗末；黑枣、黑豆去杂洗净；猪皮切5厘米宽，4厘米长，用生姜(拍破)、葱、胡椒粉、花椒、盐、白糖、味精、料酒适量腌2小时后，去姜、葱、花椒、加米粉和匀，放入蒸碗内，底放黑枣、黑豆，摆进蒸笼里，用火蒸透即成。

(2)当归9克，生地9克，熟地9克，黄连4克，黄芩9克，黄柏9克，黄芪9克。

每日1剂,浓煎2次,分2次服,其中1次于临睡前服。盗汗严重者,另以五倍子粉1,5~2克、辰砂0.5克混合,湿敷脐孔(神阙穴),每日换药1次,伴有低热缠绵者,加银柴胡9克,地骨皮9克;伴心悸少寐者,加龙骨15克,牡蛎30克,柏子仁9克。

(3)糯米50~150克淘洗干净,倒入饭盒内,然后加进适量黄酒,盖好饭盒,蒸熟食用,还可拌入适量白糖。每晚1次,服后即睡,连食1周可痊愈。

○多汗

(1)猪心1只,党参6~10克,将猪心洗净剖开,把党参装入,用小竹签缝合,置于饭面蒸熟,食猪心及党参。分1~2次吃完。每日1剂,连吃2~3只猪心即可。

(2)牡蛎30克,紫菜10克,大枣10克,冰糖15克,水煎服,每日2次。

(3)阵发性发热出汗。桂枝9克,白芍9克,生姜9克,炙甘草6克,大枣12枚。水煎2次,把2次药液混合在一起,饭后温服。每日1剂。服药后再吃一点热粥以助药力。

(4)夜卧出汗。鲜桑叶(早晨乘露采摘其鲜叶),烘干碾为细粉末。煮大米粥1碗。每次取鲜桑叶细粉末10克,温米粥1小碗约100克。饭前20分钟调服,每日早晚各调服1次,连服3日可见效。

○手足多汗

(1)乌梅30克,白芍100克,枯矾15克。上方加冷水2500毫升,浸泡60分钟,文火煎30分钟,取汤液待稍凉后,将手或足浸入汤液中洗20~30分钟。手或足取出后勿用清水冲洗。每天1~2次。

(2)黄芪30克,白术20克,防风20克,葛根30克,加水1000毫升浸泡30分钟,然后煎煮30分钟,滤取药液熏洗患手,每日1~2次,每剂可用2日,3剂药为1个疗程,一般用药2个疗程可治愈。

(3)白矾50克。加小半盆水煎沸两次,待水温降后洗脚,每次30分钟,每日2次,一般2天脚汗可止。

○肢体手足麻木

(1)桑叶20克,茜草、牛膝各30克,水煎频洗。连用数次即获显效或痊愈。

(2)生姜、葱白、陈醋各25克。将上述材料加水煮开,待温后取其汁液洗手脚,可治手脚麻木,每次10分钟。

○空调病

桂龙咳喘宁胶囊,每次3~5粒(小儿酌减),每日服2~3次,3日为1个疗程。身重困倦,恶心者以香薷10克沸水泡汁送下;亦可嚼服生姜两片后服药。咳嗽多痰、胸闷者以陈皮10克,沸水泡汁送下;少汗、口渴心烦者以葛根15克沸水泡汁送下。

## 二、外　科

○腮腺炎

(1)车前草50克(鲜品100克),水煎2次,合并2次煎液,分2次服。每次加糯米甜酒5毫升同服,每日1剂,多在5日内痊愈。

(2)生绿豆2两,加水至4碗,同时放入小药锅内煮熟,然后再加入白菜心2~3个,继续再煎煮20分钟,停火待温凉后取其汁服用。每日服用2次,连服3~4天使

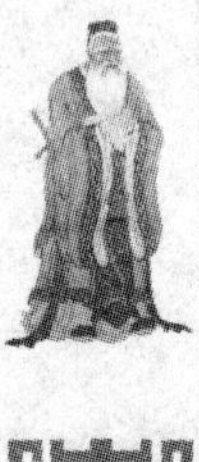

可痊愈。

(3)吴茱萸9克,虎杖5克,紫花地丁16克,胆南星3克,干燥后共研细末,混匀。每次取药粉6~15克,加醋适量,调成状,外敷涌泉穴,固定,连用3~4晚。

(4)老红辣椒适量,将红辣椒放铁锅内焙焦研末,用香油调后局部外敷,每日2次。

○流行性腮腺炎

(1)夏枯草30克,僵蛹10克,牛蒡子15克,莱菔子15克,杏仁10克,连翘15克,薄荷6克,荆芥10克,赤芍10克。水煎服,每日1剂。7天为1疗程,1~2个疗程获效。

(2)板蓝根30克,紫花地丁、黄芩;赤芍各10克,大青叶、蒲公英、金银花各15克,连翘9克,甘草6克,煎成药。每日1剂,7~10天即愈。

(3)石膏15克,蝉蜕12克,黄芩、大黄、僵蚕各10克,姜黄6克。日1剂,研末,分两次调服。

(4)新鲜蚯蚓数条,洗净,加入等量白糖搅拌,放置半小时后即成糊状,然后涂于纱布上,敷于患处,每4小时换药1次。

○落枕

(1)葛根30克,菊花15克,粉丹皮15克,生白芍24克,柴胡12克、生甘草9克。以上为1日量。水煎后,用红糖30克冲药汁中,1次服下,服后卧床休息1小时(以伞身稍发汗发彦)即可痊愈。

(2)将食醋100克加热,以不烫手为宜,用纱布浸热醋敷于疼痛部位,同时活动颈部,每日3次,2天后即可见效。

○胰腺炎

茵陈20克,白芍20克,金银花、大黄、蒲公英各15克,黄芩、香附、川楝子、枳实、法半夏、柴胡各10克,黄连、甘草各6克。水煎,每日1剂,通常服用4~7天后有效果。

○脉管炎

生石膏250克,研末,加桐油100毫升,调成糊状,敷于患处,外裹消毒纱布,每日换药1次。10天为1个疗程。桐油切勿加热,以免降低疗效。

○血栓闭塞性脉管炎

当归30克、银花90克、元参60克、桃仁10克、丹参30克、黄芪30克、红花10克、牛膝10克、刘寄奴12克、甘草30克,水煎服。取4碗水煎至1碗,倾出药汁留渣;再用1碗水煎至半碗后,和前1碗混合,分2次服,早、晚各服1次。

○静脉炎

云南白药适量,用75%酒精调成糊涂患处。涂药前先将患处以热毛巾热敷几分钟,涂药后以纱布包扎妥当,待药干时可滴入酒精,以保持其温度。每日1次,治愈为止。破口上勿涂药。

○血栓性静脉炎

水蛭、大黄、没药、乳香、栀子各50克,僵蚕40克,紫草、冰片、生甘草各30克,黄柏25克。将上药共研细末,过80目以上筛,越细越好。根据红肿面积大小,取适量药末加适量蜂蜜调居较稠的膏剂,敷贴于红肿处,上盖油布或塑料布,再用绷带或胶布固定。每日外敷16~20小时,治疗1周为1个疗程。

○静脉曲张

鸡血藤、黄芪、丹参各30克，小茴香、羌活、红花各10克，水煎后熏洗患处，每次30分钟，每日2次，一剂可用2～3天。

○腱鞘炎

双手五指最大限度分开，然后左右手的指头对应摁压，每次50下，早、晚各1次，数日即好。能配合热水浸手更好。患病期间不要接触冷水。

○创伤性滑膜炎

(1)内服中药：自拟活血利湿汤：当归12克，川芎10克，白芍12克，红花12克，牛膝15克，威灵仙10克，茯苓20克，防己12克，甘草6克。急性创伤关节内积血、积液、肿胀较重者，重用利水消肿之品，可加泽泻15克、猪苓15克；素体湿盛，浊湿下注，有关节肿胀、积液者，加萆薢15克、薏苡仁30克；关节发热疼痛者为湿蕴化热之证，加豨莶草12克、秦艽15克、木通6克；实验室检查白细胞增高者，加金银花30克、丹皮10克、土茯苓30克；慢性损伤挟风湿者，加独活15克、细辛4克、防风10克；久病气虚者，加黄芪40克；阳虚者，加淫羊藿15克、桂枝8克、制川乌6克；踝关节受伤者，可加木瓜10克，以引药下行，直达病所。

(2)外洗中药：慢性患者，滑膜已纤维化变性，关节活动受限，需配合中药熏洗、按摩。药用独活15克，川芎15克，威灵仙15克，红花10克，牛膝15克，伸筋草20克，鸡血藤30克，草乌10克，每日熏洗2次。

○肠梗阻

(1)吴茱萸10克。研末，加淡盐水调成糊状，摊于2层纱布，将四边折起成长、宽各5厘米，敷于肚脐，胶布固定。每12小时更换1次。

(2)川厚朴、木香、炒莱菔子、当归、肉苁蓉各15克，乌药、桃仁、赤芍、芒硝（冲服）、番泻叶（泡服）、党参、黄精各10克。每日1剂，每剂加水600毫升，煎至300毫升，分3次服。10天为1个疗程。

○阑尾炎

蒲公英、败酱草、忍冬藤各30克，红花、桃仁、丹参、乌药、赤芍各10克，生薏苡仁、茯苓各20克，木香、甘草各6克。每日1剂，水煎，分2～3次口服。

○慢性阑尾炎

香附15克，栀子、枳实、桃仁、麦芽、山楂、木香、鸡内金各10克，远志、神曲、枳壳、甘草各5克。每日1剂，水煎服。

○急性阑尾炎

(1)鬼针草、败酱草各30克。将上药加水3碗，煎至1碗，频频呷服。每日服1剂，重症患者每日服2剂。

(2)半枝莲50克、败酱草50克、虎杖50克、红藤30克，水煎服。

○复发性阑尾炎

生白芍60～120克，生甘草15～30克。每日1剂，水煎，分2次温服。3剂为1个疗程。服药2个疗程。

○肢体疼痛

(1)肩背痛。黄芪20克，葛根15克，当归20克，麻黄5克，白芍10克，炙甘草10克，桂枝10克，生姜1片，大枣10个。水煎温服，每日1剂，分早晚2次服。连服数剂即可痊愈。

(2)胸痛。黄芪15克,人参9克,白术12克,黄精12克,丹参12克,延胡索12克,川芎9克,莪术12克,炙甘草9克。水煎,其中人参另煎兑入,即可饮服。此方适用于气虚血瘀型胸痛。

(3)眉棱骨或颜面痛。取黄芩(酒浸炒)、白芷各30克,共研细末,混匀。每服取茶叶6克,置保温瓶中,冲入沸水泡闷10分钟,取清液趁热对入药末6~12克,摇匀,分次代茶饮用。1日内饮完。

(4)筋骨痛。丝瓜壳500克,用火焙焦研成细末,一次3克,加红糖服。

(5)膝盖痛。花椒50克压碎,鲜姜10片,葱白6棵切碎,三种混在一起,装在包布内,将药袋上放一热水袋,热敷30~40分钟,每日2次。

**○闪腰岔气**

葱白、生大黄、姜汁各适量。先以葱白捣烂炒熟,擦遍疼处。再以生大黄研末,姜汁调匀,敷患部,而后以好酒饮之。

**○关节炎**

(1)花椒、葱根、蒜瓣各20~30克,加水适量煮沸10~20分钟即可。每日外洗患处2次。

(2)白芥子15克,花椒15克,共研为细末,用鸡蛋清调成糊状敷于患处,用油纸包好,再用毛巾包扎。包好后3~5小时即可解开。一般几次下来可有明显效果。

(3)红糖150克,鲜生姜250克,老黄酒500克。将鲜姜切成小块,捣碎,取其汁(用消毒纱布包裹,把姜汁挤出),与红糖、老黄酒搅拌均匀,置锅中烧沸,约两大碗,分两次在晚上睡前喝下,令发汗,待汗止,再换好衣服睡觉。病轻者,一次可愈;病重者,需服两剂以上。

**○风湿性关节炎**

(1)忍冬藤30克,稀莶草12克,鸡血藤15克,老鹳草15克,白薇12克,水煎服。

(2)桑枝、槐枝、白杨枝、柳枝、松枝各9克,水煎服,每日1剂,忌风寒,连续服用10~15剂,直至症状消失为止。

(3)花椒、艾叶、土茯苓各20克,川乌、草乌、防风、追地风、路路通、威灵仙、红花、细辛各10克。将上药加水3000毫升,煎煮30分钟,滤取药液倒入盆中,将患肢放于盆上,用热气熏,待药液温后,用药液洗腰髋及下肢关节部位,边洗边搓揉按摩,药液温度降低时再加温,每次熏洗30分钟,每日两次,1剂药可用两天。熏洗后注意保暖,避免寒凉、风吹。本方温经散寒、调和气血、活络止痛,一般连用5~10天,即可收到较好疗效。

**○关节痛**

(1)松子15克,当归、桂枝、羌活各6克,黄酒适量。将上述中药及少量黄酒加水适量共煎,每日1剂,分两次服用。

(2)雌乌鸡1只,麻黄、牛蒡子各15~20克。将鸡去内脏、毛杂,洗净,与二药同入锅(勿用铁锅),炖煮,不加调味品食肉饮汤,早晚分服。

(3)热大米饭3份,加入食盐1份,捣成膏状,趁热把盐饭膏敷在肿痛的关节部位,外用塑料布、纱布或干净布缠绕保温,睡前敷,次晨起床后取下,每天1次。如关节肿痛较明显,午饭后再敷1次。连敷7天,即可见效。关节已变形者不适用本方。

**○小腿抽筋**

木瓜30克、桑枝15克、薏苡仁30克、粳米100克、红糖适量。先将木瓜、桑枝加适量水煎煮后去渣留汁，薏苡仁粳米淘洗干净后，放入上述药汁中，用文火熬粥，熬至米烂粥熟时，加入红糖稍煮溶化即可。早晚分 2 次温服，每日 1 剂，一般连续 3 剂即可治愈。

**○丹毒**

(1)野菊花、土茯苓各 30 克，丹皮、赤芍各 10 克，生甘草 5 克。水煎服，每日 1 剂，连服 5 ~6 剂。

(2)绿豆 15 克，生姜 30 克，绿豆浸泡 1 天，与生姜共捣烂涂擦患处，每日 1 次。

(3)芒硝 100 克，木鳖子 100 克，冰片 10 克。先将木鳖子去壳研细，再加入芒硝、冰片调匀，贮瓶备用。治疗时根据患处部位大小取适量药粉用香油调匀，外敷患处，每天换药 1 次。

**○雷诺病**

(1)黄芪、当归、丹参各 15 ~30 克，鸡血藤 30 克，党参 1 5 克，附子、肉桂、红花、川芎、木香，枳壳、甘草各 10 克，干姜 8 克。每日 1 剂，水煎服。

(2)细辛、三棱各 50 克，川乌、桂尖、羌活、草乌各 30 克。上药加水 1000 毫升，文火煎，待煮沸后，将患肢放于其上熏之，以能耐受为度；最后煎取 400 毫升，待药温后泡洗患处 20 分钟；将药液保鲜储存，当日内再洗 1 次。如此每日 1 剂，每日 2 次。7 天 1 个疗程。

**○破伤风**

(1)蝉衣 20 克，蜈蚣、全虫、僵蚕各 12 克，辰砂、胆南星、天竺黄各 6 克，巴比妥片 10 克。将上药合研为细末，每次服 6 克，小儿 0.7 ~3 克，每日 2 ~3 次。

(2)玉竹草(又名哨子草)30 克，五爪风(又名蛇含草)、车前草各 20 克，蜈蚣 10 克。每日 1 剂，煎水频频饮用。

**○痔疮**

(1)鲜无花果 10 枚，放于沙锅内，加水 2000 毫升文火煎煮至 1500 毫升左右时，将药液倒入干净盆内，捞起无花果盛于碗内备用。此为 1 日药量，分两次用脱脂棉球蘸药液洗敷患处，每次 20 分钟，同时进食煮熟之无花果 5 枚。一般连用 4 ~5 天见效。忌食辛辣刺激食物。

(2)藿香正气水 20 毫升，开水 450 毫升。二者混合均匀，先熏蒸后洗。用布擦干后，涂痔疮膏效果尤佳。

**○外痔**

(1)地龙 15 克，烘焦后研成细末，分为 3 包，每包 5 克。选用上等黄酒，每次 75 克，加温煮沸，冲服地龙粉 1 包。分中午、晚上、早上三个时间服用。连服 3 天，治痔疮奇效。

(2)地丁 12 克，野菊花 6 克，银花 9 克，赤芍 6 克，半枝莲 15 克，草河车 9 克，蒲公英 30 克，生甘草 3 克。每日 1 剂，以水煎后分 2 次服用，可疗血栓外痔。

(3)蜗牛 2 ~3 个去壳，置于锅中，加香油适量(以淹没蜗牛为度)，煎成膏糊状，涂患处。有特效。

(4)艾蒿(全株)10 棵左右(干品约 50 克)剪成数段，放入铝盆中，加水适量和海盐 25 克煮沸。先熏后洗再坐浴各 5 分钟。1 剂药可用 3 天，每天临睡前熏浴 1 次，一般 10 天可愈。



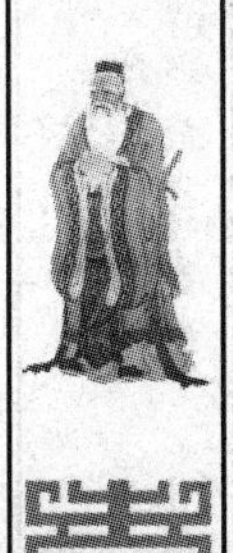

○痔疮出血

(1)柿饼、红糖各50克,黑木耳6克,水煎服,每日1剂,连服5~6天,用于痔疮出血。

(2)每日晨起吃香蕉1~2个,可润肠、通便、止血;或香蕉2个,连皮炖熟食之,每日1次。

(3)阿胶30克,糯米100克,红糖50克。先将糯米淘净,加水适量煮粥,煮熟后再放入捣碎的阿胶、红糖,边煮边搅,煮3~5分钟至阿胶融化后即可关火。早晚服用,连服5天为1个疗程。

○痔疮炎症水肿

鱼腥草50克,用水煎沸后,倒处洗净的痰盂中,患者先坐下熏蒸,待水温下降至适度后,再用洁净的纱布蘸药液敷洗患处约15分钟。药液凉后,可再兑入适量的沸开水再熏洗。每日1剂,每剂可熏洗2~3次。凡炎性外痔、血栓外痔及手术后引起的外痔炎症水肿,均可用此方熏洗,一般3天后即痛止肿消。

○肛门瘙痒

槟榔、百部各15克,大黄(后下),甘草各10克,煎水晨间空腹服,连服2天。治肛门瘙痒,便后洗干净肛门附近,抹上蜂胶。连续用2~3次,症状会明显好转,直至痊愈。

○肛门湿疹、脓肿

(1)苦参100克,芝麻油500毫升。将苦参置于芝麻油内浸泡1天后,用文火炸至干枯,去渣过滤,装瓶备用。用时外擦患处,1日3次。10天为1个疗程。

(2)肛门囊肿选用紫头蒜,削去外皮放入肛门囊肿处(应解完大便),下次大便后再次放入大蒜2~3瓣,连续用3天囊肿即退,并无后遗症。

○肛裂

(1)当归、白芷各25克,徐长卿、白及、紫草各20克,冰片、月石各10克,煎汤熏洗。

(2)鱼腥草150克,洗净放入沙锅内,加水1000毫升,煮沸后再煎5分钟,滤出药液,加水再煎,共煎3次。把3次煎得的药液倒入洁净盆内,晚上临睡前趁热先熏后坐浴,时间15~20分钟。

○脱肛

(1)先找一块瓦片(砖头也可)洗净晾干,然后用火烤热(以手背能承受为宜),再将甲鱼(鳖)的颈部用刀砍掉,将瓦片蘸其鲜血,触及脱垂的直肠,肛门受热刺激后,会本能地收缩,顺势托住直肠缓缓送入。

(2)七叶一枝花,取其根茎用醋磨汁,每日1~3次外涂患部,接着用纱布压送复位。

○疝气

(1)橘核9克,荔枝核9克,川楝子(盐炒)9克,小茴香15克,牡蛎15克,葫芦巴9克,肉桂6克,青皮9克,木香4克。白酒为引,水煎服,每旧1剂,每日服2次。

(2)蓖麻叶、食盐各适量。将蓖麻叶和食盐捣烂,敷脚底涌泉穴。

○外伤出血

(1)云母、牡蛎各等份。共研细末,撒于伤口。内伤出血可口服6克,每日3次。

(2)明矾、五倍子、血蝎、白蔹各等份。共研细末过筛,高压消毒后备用。撒于伤口包扎,出血即止。鼻或牙龈出血,用湿棉签蘸药粉涂擦或塞压出血点。

(3)刀伤新鲜芦荟汁擦到伤口上,可止血止痛,每天4次,一般3天左右可痊愈。

〇烧烫伤

(1)生石灰1千克,加入8千克冷水,搅匀,取澄清液20毫升,加鸡蛋清1个搅匀,按此比例现配现用,时时涂抹患处。

(2)木芙蓉叶,500克(鲜品加倍),加凡士林1000克,文火煎木芙蓉叶,过滤去渣,摊于纱布上,或制成木芙蓉叶膏纱布贴敷伤面,每日换药1次。

(3)酸枣树(漆树科、落叶乔木)的内皮层,每1~2千克加水500毫升,煎煮4~5小时,过滤去渣,再浓缩成500毫升,灭菌封闭备用,用时先以1:5000高锰酸钾溶液清洗创面,用电吹风吹干或烤干,然后涂上本药液1~2次,10~30分钟可形成一层薄的药膜,24小时可形成定痂,浅Ⅱ度和深Ⅱ度均可痂下愈合,较大面积的深Ⅲ度烧伤3~4周后用盐水浸泡脱痂后植皮,感染者,清洗去痂后吹干再涂本药液,严重者可配合用其他全身疗法。

(5)蛋清适量,加入3倍量的白酒调匀,敷于烧、烫伤处,每日数次,效果好。

(6)小白菜去掉菜帮,用水洗净,在阳光下晒干。然后用擀面杖将其碾碎,越细越好。用香油将其调成糊状,稀稠程度以不流动为宜,装瓶待用。遇有水火烫伤时,不论是否起泡或感染溃烂,用油膏均匀地涂于伤处(不要用纱布或纸张敷盖)。每日换药1次,数日即可痊愈。

〇疮痈疖肿

(1)疔疮肿毒取鸭跖草,紫花地丁草各适量,捣烂敷于患处,并用胶布固定,每日换药1次。

(2)痈肿疮疡可用上方内服;也可用金银花(或藤)30克,马齿苋60克,熏洗患处。

(3)鱼鳞疮活螃蟹数只(重约50克),黄糖30克,清水200毫升。武火煮沸之后,文火再熬15分钟。去渣取液,候温,一饮而尽。每日1次,连饮数日,疮体即逐渐枯萎,脱落而愈。

(4)臁疮取桉树叶适量,洗净后加水煎煮5小时,倒出药汁过滤,再将药汁用小火熬成膏状,装瓶备用。使用时先用艾叶煎水洗患处,再用消毒棉球揩干后将药膏擦于患处,外盖消毒纱布,3天换药1次。一般治疗15~20天见效。

(5)发际疮绿豆50克,大黄20克,蜂蜜100克。将大黄绿豆研末,加入蜂蜜调成糊状,敷于疮上,厚约1厘米,范围超过疮面2厘米。每日换敷数次。

(6)热毒疮毒半枝莲30克、紫花地丁20克、金银花10克、野菊花15克,水煎服。

〇动物叮咬伤

(1)食盐少许,或食醋少许,或生姜数片涂擦患处。

(2)被蜂叮蜇后,伤处若留有毒刺,应先用镊子将它拔除,然后找些青苔或半边莲、七叶一枝花等捣烂外敷患处。

〇蜈蚣咬伤

(1)伤口用淡氨水、碳酸钠溶液或肥皂水冲洗,还可冷敷创口处。

(2)生扁豆叶、桑叶各50~60克。水洗后共捣成糊状,外敷患处。1日换药2~3次。

○其他虫伤

(1)蝎蜇伤尽快用力挤压被蜇周围的皮肤组织,使含毒素的血液流出,然后用氨水、肥皂水或碳酸氢钠溶液冲洗伤口,再用马齿苋捣烂外敷。

(2)蚂蟥咬伤常在水田劳动时被叮咬,伤处多在小腿和足部。如蚂蟥叮附在腿上,切不可强拉,只须用手轻轻拍击叮咬部位周围皮肤或用食醋、盐水、烟油涂擦被叮咬处,蚂蟥就会放松吸盘而掉落,伤处涂些碘酒即可。

(3)毛虫刺伤用糯米饭捏成团在痛痒处滚搓,去掉刺毛,再用白芷适量煎汁洗患处。

○毒蛇咬伤

(1)苦参15克,黄连、白茅根、白及各12克,大黄10克,甘草5克。将以上药物切碎、清洗、沥干,装入瓶中,加入75%酒精50毫升,再加入蒸馏水350毫升,浸泡72小时,经过滤高温灭菌后备用。常规消毒皮肤,有脓液者用3%双氧水冲洗拭干,将消毒纱布4层浸药液外敷溃疡处,视伤口大小,纱布应大于伤口边缘2厘米,并用绷带包扎,每日换药1~2次。

(2)雄黄1份,五灵脂2份。共研细末,每次用黄酒冲服6克(不善饮酒者可用茶调服),同时外敷创口,每日3次。再配合内服食醋、扩创、吸毒等法。

○足痛

黄芪30~50克,黄精、首乌各30克,怀山药18克,川木瓜20克,核桃肉3个,鸡脚2~3对(用刀斩开),猪脚筒骨2条(用刀砍成几节),加水同煎1小时,放少许食盐调味,饮汤吃鸡脚。每天1剂,每日内分1~2次服完。一般连服3~5剂可见效。治疗期间及愈后30天内,忌食生冷、酸辣食品。

○脚垫

食用茄子切成薄片,装塑料袋中,用力搓揉烂,挤出汁液涂在脚垫处,干后再涂,每日涂3~5次。一般轻者1周、重者2周见效。涂前先稍将脚垫硬皮削薄效果更好。

○足寒、足热

(1)足寒制附子20克,干姜30克,干红辣椒5个,放入半盆水中煎煮。一定要注意先将水烧开,然后放入药物,煎煮30~40分钟,将煮好的药液放温,到温度适宜时,将双足泡入药中,水凉后再加温。每次泡浴时间以30分钟为宜。在手足皮肤有破损时,不可用此法。

(2)双足灼热生地15克,玄参12克,麦门冬12克,龟版15克(先煎,煮沸10多分钟),赤芍12克,知母10克,丹参20克,金银花15克,甘草6克,防风8克。另外,若足灼热较重者可再加丹皮10克,黄芩10克,栀子10克;口干者加天花粉10克、芦根12克;尿黄者加白茅根15克;失眠者加酸枣仁15克。将上药加清水煎煮两次,滤过后混匀,早、晚各温服1次。每日1剂,连服5~10日为1个疗程。

## 三、妇　　科

○经前期紧张综合征

熟地10克,赤芍10克,川芎6克,当归15克,桃仁10克,红花6克,青黛(冲服)

1克，制香附15克，降香6克，郁金10克，川楝子6克，小茴香6克，破故纸10克，檀香3克，水蛭3克，莪术10克，山栀衣10克，炒苍术10克，茯神30克。每日1剂，水煎3次，分3次服。先服5～10剂，停药，俟每月经临前或行经期连服4～5剂。30剂为1个疗程。

○月经不调

(1)月经不净。艾叶25克，老母鸡1只，白酒125克，洗净切块，锅内加水，鸡、艾叶和酒共炖，烧开后改用文火煨熟。食肉饮汤，每日服两次。

(2)月经延后。羊肉250克，当归18克，生姜15克，调味盐少许。将羊肉洗净后，放入汤锅中，加水。先开大火烧开，再转小火慢慢炖2个小时，待羊肉煮烂，加入调味盐。然后将羊肉捞起，把当归、生姜放入汤中，再煎1个小时后即可关火。月经后服食，吃肉喝汤，每天1次，连服5天。

(3)经血过多采摘新鲜柏树枝，洗净，每次1小把(约50克)，在铁锅上焙成焦黄，再加水500毫升，煮沸10分钟，滤出药汁，趁温热服下，连续应用至病除。

○月经提前

(1)气虚补中益气汤加减。黄芪、党参、煅龙骨、煅牡蛎各30克，白术18克，陈皮12克，当归15克，柴胡、升麻各6克，甘草9克。心悸失眠、多梦者，去升麻、柴胡，加桂圆肉15克，酸枣仁30克，远志9克；腰痛，腹冷，尿多便溏者，加益智仁、补骨脂各15克，炮姜6克；经有血块者，加益母草15克，茜草9克。

(2)肝郁化热丹栀逍遥散加减。丹皮、白芍、生地各15克，栀子、当归、白术、茯苓、香附、川楝子各12克，柴胡、薄荷各9克。乳房胀痛有块者，加王不留行、荔枝核各12克，丝瓜络、橘核各9克；经行不畅、血块多者，加丹参15克，泽兰18克，川芎9克；口干目眩，失眠者，加菊花9克，石决明15克，生牡蛎30克。

○月经过少

(1)阿胶20克，黄酒兑服，每日1次，连服1周。用于血虚月经过少者。

(2)丹参30克，香附15克，泽兰10克，水煎服。此方适用于气滞血瘀，经至腹痛甚之月经过少者。

(3)枸杞20克、桂圆肉10克，炖瘦猪肉食。此方适用于肾虚血虚，头晕神疲，腰膝酸软之月经过少者。

○痛经

(1)经来胁痛。熟地、当归、百芍、川芎各15克，延胡索15克，沉香10克，水煎服。每次月经前5日开始服用，每日1剂，连服两个月经周期。

(2)经来骨痛。炒乌药、川芎、白芷、陈皮、枳壳各10克，炒干姜、甘草各7克，炒僵蚕、麻黄各6克，生姜3片，大葱1段，水煎温服。每日1剂，连服6剂。

(3)经前腹痛。当归尾、川芎、赤芍、丹皮、制香附、延胡索各15克，生地、红花、桃仁各10克，水煎服。每次月经前7日开始服用，连服7剂即愈。

(4)经后腹痛。党参、白术、醋香附、茯苓、当归、川芎、白芍、生地各15克，炙甘草、木香各8克，青皮10克，生姜2克，大枣5枚水煎服。每日1剂，连服7剂。

○闭经

(1)坐药方法。土大黄15克、茜草10克，二药一同捣烂、混匀，用干净纱布缝制一小包系一线在外，塞入阴道中，每日1次，连用10次，并且每晚用热水袋热敷下腹部15～30分钟。

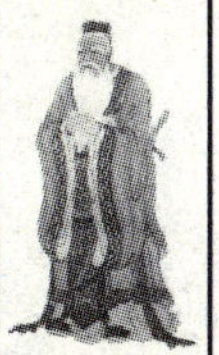

(2)热敷疗法。益母草120克,月季花60克,将两味药放在沙锅中,加清水2500毫升,煎浓汁,捞去药渣,仍放在文火上炖之,保持药汁温热备用。患者仰卧床上,以厚毛巾两条泡在药汁内轮流取起,拧去药汁,热敷肚脐眼及下腹部,以小腹内有温热舒适感为佳,通常每日1次,经过7~10天月经即通。

(3)淋洗疗法。生地、当归、赤芍、桃仁、红花、五灵脂、大黄、丹皮、茜草、木通各15克。将上药加水1500毫升,共煎取药液,置入盆中、坐盆上先熏蒸。水温稍降以后,以毛巾浸药液淋洗肚脐下小腹会阴部,至水凉为止,每日1剂,每次30分钟,10天为1个疗程。

○倒经

旱莲草12克,怀牛膝、焦山栀、淡子芩、焦楂炭、丹参各9克,柴胡3克,鲜生地24克,炒当归、炒赤芍各6克,白茅根15克。每日1剂,水煎,分2次服。

○不孕

(1)当归15克,白芍25克,怀牛膝20克,王不留行20克,通草15克,瓜蒌15克,枳壳15克,川楝子15克,青皮10克,皂角刺5克,甘草5克。隔日服1剂,以经期服药为主,水煎早晚分服,黄酒送服。兼肾虚者,酌加川续断、桑寄生、杜仲、熟地、山萸肉等;兼瘀血征象者,酌加桃仁、红花、姜黄;兼化热者,酌加生地、丹皮、知母等。

(3)蛇床子适量研末,每次服6克,每日服2次,经前半月开始服,经来即停,经净后半月又服。连服2~3个月。

○妊娠反应

(1)全身健康,只有轻度呕吐、恶心,可用砂仁1~2克,研粉,分2~3次吞服,开水送下。单用一味,芳香和胃,能止呕、安胎。

(2)如果呕吐恶心伴有口苦、口干、舌苔黄,可用左金丸2~3克,分2次吞服,开水送下。能清热和胃,降逆止呕。

(3)如果伴有精神疲乏,平时体质薄弱,舌质胖,舌苔薄白,宜用香砂六君子丸3~5克,每日2次,吞服,开水送下。能健脾和胃,补中气安胎。

(4)如果伴有时微寒、时微热,或遇伤风感冒,宜用桂枝5克,炒白芍10克,炙甘草3克,生姜3片,红枣10枚,煎汤服。既可调和荣卫,又能温中和胃,止呕吐,散风寒 。

○妊娠呕吐

(1)鲜苹果皮60克与炒黄的大米30克加水同煮,代茶饮,每日3次。

(2)生扁豆30克,晒干研成细末,每次服5克,每日1次,用米汤送服,连服5天即愈。

(3)糯米250克,生姜汁3汤匙,同炒到糯米开花,然后将其研成细粉,每日早晚各服2汤匙,用开水调服。

○妊娠水肿

(1)黑豆30克,大枣6个,生姜5~6片,共煮熟,食枣、豆、饮汤。

(2)车前草30克,金钱草、玉米须各15克,水煎服。

(3)鲤鱼1条去鳞,内脏洗净,再将赤小豆30克,陈皮、草果各5克,花椒2克洗净放入鱼腹,放少许姜、葱、盐,用蒸笼蒸熟,食鱼喝汤。适用于脾虚妊娠水肿。

○子痫

(1)桑叶、丹皮、枸杞子、天麻、栀子、钩藤、生地、橘红各10克,水煎服。

(2)鸭1只(约500克)宰杀去毛及内脏,加入天麻12克,生地30克,与鸭共放炖盅内,加水适量,隔水炖一个半小时,至鸭烂熟,加食盐少许,食鸭饮汤。适用于阴虚肝旺之先兆子痫。

〇胎位不正

(1)人参3~30克,当归15~60克,川芎15克,牛膝9克,升麻1.2克,附子0.3克。每日1剂,水煎服。2日为1个疗程。

(2)当归10克,川芎6克,白芍、熟地、党参、白术、黄芪各10克,炙甘草6克,续断10克、枳壳6克。水煎,分早晚2次服,每日1剂。3剂为1个疗程。

〇先兆流产

党参15克,山药15克,菟丝子12克,白术10克,川续断、10克,桑寄生10克,熟地12克,甘草6克。每日1剂,水煎,分2次服。

〇习惯性流产

(1)苏梗10克,陈皮6克,莲子60克。将莲子去皮、芯后放入锅内,加水500毫升煮至八成熟,然后加入苏梗、陈皮,再煮3~5分钟,食莲子、饮汤,每日1~2次。

(2)苎麻根、芡实米、杜仲、续断、当归、熟地、白芍各10克。每日1剂,水煎,分2~3次内服;3个月为1个疗程。气血两虚者,加人参、黄芪;阴虚火旺者,加生地、百合、石斛、地骨皮;痰湿内蕴者,加白术、砂仁、蔻仁、陈皮、大腹皮;肾阳虚者,加菟丝子、桑寄生、阿胶。

〇孕妇感冒

桂枝9克,杏仁6克,生姜3片,大枣4枚,水煎服。

〇催乳

(1)猪蹄1只,黄酒60毫升。将猪蹄切成两半,加水适量,用旺火煮至猪蹄熟透后,加入黄酒服食。

(2)鲤鱼1条(约500克),粳米100克,姜末、香油少许,葱花、料酒、盐微量。将鲜活鲤鱼去内脏,保存鱼鳞,洗净后以文火煮汤,同时加入姜末、料酒,煮至鱼肉脱骨为度。去骨刺,留汤备用,将粳米淘净后煮粥,待粥稠黏时,放进鱼汤及盐,搅匀后,稍煮片刻即成。食用时加入香油和葱花。每日早晚空腹服。

(3)红薯200克,粳米100克。红薯洗净去皮、切块,粳米淘净,一并入锅加水煮成稀粥,红薯粥糖分高、产酸,故糖尿病人、胃溃疡和胃酸过多者不宜食用。

〇回乳

(1)生麦芽、炒麦芽各60克(中药店有售)加水入沙锅后煎煮滤汁,每日分3次空腹饮,连用数日。可回乳。

(2)从中药店购玄明粉200克,将其装入2个小布袋中,稍蘸水令之有湿润感,外敷于双侧乳头部,穿戴胸罩固定。每天外敷12个小时,可连用数日。

〇乳痈

(1)川楝子20克。加水500毫升浸泡半小时,水煎15分钟,去渣取汁,加入红糖50克溶化,每日分3次饮用。可停用其他药物。5天为1个疗程。

(2)乳香、没药各30克,雄黄、煅月石、青礞石各18克,冰片8克,共研极细末。另取鲜蒲公英200克,金银花100克,全瓜蒌100克,加水适量煎取药汁,并以此药汁加入以上药末中调匀成膏糊状,备用。根据局部红肿大小,每次取适量药糊厚敷于乳房患处,外盖敷料,胶布固定,每日或隔日换药1次。本方适用乳痈初期尚未成者,

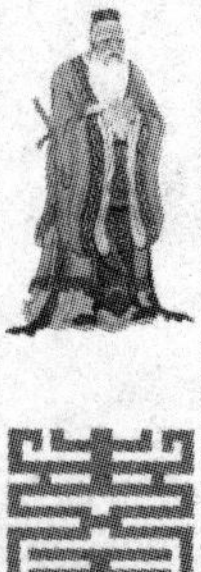

可使患处红肿逐渐消散。

○产后腰痛

(1)怀牛膝、当归各20克,黄芪12克,桃仁8克,红花12克,木通12克,桂枝8克,鸡血藤30克,乳香12克,艾叶50克。将前药共研细,锅中炒热,用两个小布袋分装,待温度适可时,分别敷于两侧腰部(胀痛部位)。第2天原药再炒热,同法再用。每剂药可使用3~5天。连用2~4剂。

(2)兔子1只剁成块,杜仲4片,老酒半斤,加水放到锅里蒸(不放盐),熟后喝汤吃肉。一般吃3只兔子,即可好转。

○产后尿潴留

(1)生姜30克,豆豉10克,食盐5克,连须葱1根,共捣烂如泥状外敷于肚脐孔处,包扎固定,并时时用热水袋熨,经10~30分钟,小便即可通畅。

(2)黄芪10~15克,升麻、通草、桂枝各5克,党参、车前草、益母草、当归各12克,乌药、泽泻、白术各10克,生谷芽、焦谷芽各15克。每日1剂,水煎服。

○产后贫血

(1)归参鳝鱼汤。当归20克,党参30克,鳝鱼500克。先将鳝鱼去头尾、内脏,当归、党参用纱布包,共放锅内加水适量,再加料酒、姜、葱、盐,一同炖煮至鳝鱼熟。吃鱼喝汤,1日服完。连用10天为1个疗程。

(2)羊肝枣米粥。羊肝100克,红枣20枚,枸杞子30克,粳米100克。将新鲜羊肝切成条状,放入锅内加油微炒,投入枸杞子、红枣、粳米同煮成粥,以葱、姜、盐调味,代早餐食。连用半个月为1个疗程。

○产后腹痛

(1)山楂、红糖各25克,益母草、50克。水煎2次,药液混匀,分早晚2次饮服。每日1剂

(2)鲤鱼鳞200克。将鱼鳞洗净,加水适量,文火熬成胶冻状。每次60克,黄酒冲化,温服,每日2次。

○产后其他杂症

(1)产后头痛。当归、沙参各15克,白芍、生地各12克,川芎、黑芥穗9克。水煎2次,早晚分服。

(2)产后小便不通。鲜葱白250克,切碎后与适量食盐混合,用大火炒热,然后用布包好,热熨脐部及小腹部,小便可自通。

(3)产后恶露不止。黄酒250毫升,加生地黄6克,益母草10克,放在陶瓷杯中,隔水加热蒸炖20分钟,温热服用,每日1剂。

(4)产后便秘。熟地、当归、火麻仁(研)各24克,肉苁蓉、生首乌、草决明、玄参、天冬、麦门冬各15克,郁李仁(打碎)、杏仁(去尖打碎)、柏子仁各10克。厌食者加茯苓、麦芽、莱菔子;口干者加生地、玉竹、石斛,烦渴者加天花粉、竹叶、芦根;腹胀者加川厚朴、瓜蒌仁、枳壳;腹痛者加木香、香附、延胡索;反复发作者加桃仁、牛膝、大黄。每天1剂,水煎服,加蜂蜜适量调服,早中晚各1次。3天为1个疗程,至便秘消失。

(5)产后腹泻。荆芥穗5~7个,烧灰存性,研成细末,空腹一次服下,每日2次。

○乳腺炎

(1)新鲜仙人掌100~150克,去刺后捣成泥,加明矾30克,与适量鸡蛋清调匀,

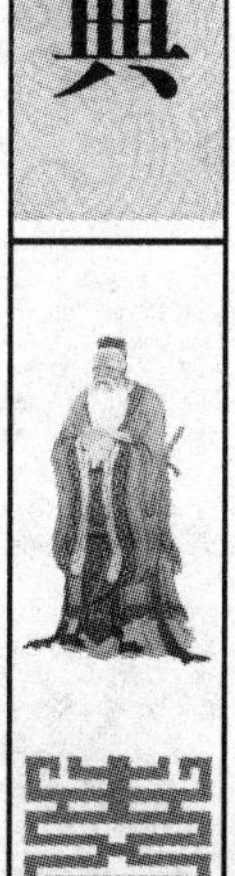

抹于患，洁纱布覆盖固定，每日3~4次，直至肿块消失、乳腺管通畅、无局部疼痛为止。

(2)蒲公英30克，金银花、炮山甲(研细末)、当归尾、路路通各15克，甘草10克。水煎分2次温服。本方具有清热解毒止痛、消肿散结通乳之功效。用于乳腺炎初起而未化脓前，每日1剂，一般连服2~3剂可愈。

(3)藕节50克、蒲公英40克放入沙锅。加水适量煎煮，滤取2次药液，混匀即成。每天1剂，分3次温饮。该方具有清热、凉血、消炎功效，主治妇女急性乳腺炎、乳腺增生，一般连服3~5天。

**○急性乳腺炎**

(1)竹叶柴胡、土茯苓、蒲公英各15克，紫花地丁、川楝子、牛蒡子、半枝莲、广郁金、栝蒌壳、王不留行、连翘、栀子各12克，桶叶数片为引。煎服。一日服3~4次。

(2)芒硝、石膏、大黄、黄柏等量研末，加冰片适量为末，以蛋清调敷，一日1~2次，初起只要用鲜半夏(俗名三步跳)捣糊，用药棉做成绽子擤鼻，左侧乳炎塞右侧右侧乳炎塞左侧，约3~5分钟，一般轻症仅塞1~2次消失，不需服药。

(3)瓜蒌30克，丝瓜络40克，蒲公英50克，水煎服，每日1剂，早晚两次，另外，将上述草药渣用纱布包扎，外敷肿胀处，或用鲜蒲公英1把，捣烂外敷。

(4)白蔻仁10克，细辛6克，白芷10克，猪牙皂10克，生半夏6克。上药共捣为末，消毒纱布少许，塞于患乳对侧鼻内(如患左乳塞右鼻，患右乳塞左鼻，双乳均患则塞两鼻内)。临睡前塞药，次晨弃之。一般2~3次即愈。

**○乳腺增生**

(1)柴胡10克、当归10克、赤芍10克、川芎10克、青皮10克、香附10克、半夏10克、栝蒌10克、浙贝母10克、茯苓10克、荔枝枝10克、橘核10克、丝瓜络10克。

(2)王不留行、花粉、蒲公英各20克，胆南星25克，夏枯草50克。共研细末，花生油调糊状，每次取60克，外敷乳房肿块处，1日1次，10天为1疗程，一般1个疗程奏效。

**○乳腺小叶增生**

柴胡、黄芩各10克，牡蛎30克，黄芪、夏枯草、当归、半枝莲各12克，牛膝、浙贝、白芍各15克，海螵蛸5克，甘草6克。痛经者加香附、五灵脂、蒲黄；失眠者加酸枣仁、远志；左侧者加青皮，右侧者加郁金；乳房肿痛甚者加香附、枳壳，肿块者加三棱、莪术；胸闷者加瓜蒌壳。每日1剂，水煎服，15日为1个疗程，用2个疗程，一般均见效。

**○输卵管阻塞**

仙灵脾15克，仙茅10克，全当归10克，杭芍10克，川芎10克，益母草30克，细辛3克，小茴香10克，台乌10克，炙甘草6克，炙黄芪10克，熟地10克，路路通10克，穿山甲6克，橘核10克，荔枝核10克。每日1剂，水煎服。在原方加减化裁的基础上，再加入红牡丹根(盐炒)15克，官桂10克，治疗子宫发育不良也能收到相当满意的疗效。

**○卵巢早衰**

枸杞南枣煲鸡蛋枸杞子30克，南枣10枚，鸡蛋2个。枸杞、南枣加水适量，小火炖1小时，再将鸡蛋敲开放入，煮成荷包蛋。吃蛋喝汤，每日两次。

〇**卵巢囊肿**

重楼、虎杖、丝瓜络各70克，皂角刺、连翘各100克，当归、赤芍各80克，桂枝、丹皮、琥珀各50克，败酱草75克，鳖甲35克，雷米封片10克。共研为细末，蜜丸，每丸12克，每次服1丸。每日2次，1个月为1疗程。一般1～2个疗程均取效。

〇**盆腔炎**

(1)鸡血藤50克，黄芪30克，党参、茯苓、山药、败酱草、薏苡仁25克，白术、三棱、莪术、牛膝、车前子、荆芥穗各15克，水煎服。

(2)丹参15克，赤芍15克，桃仁10克，生龟版10克，生鳖甲10克，生牡蛎10克，夏枯草10克。水煎服，每日1剂。输卵管阻塞或可触及盆腔炎性包块者，加三棱、莪术；月经量少者，加当归、川芎、熟地、白芍、鸡血藤、枸杞子、覆盆子、菟丝子、肉苁蓉；有低热者，加银柴胡、地骨皮、秦艽；盗汗者加浮小麦、五味子、山萸肉；食欲差者，加党参、茯苓、山药、陈皮；下腹怕冷畏寒者，加肉桂。

〇**慢性盆腔炎**

(1)银花15克，蒲公英15克，板蓝根12克，川芎6克，赤芍9克，荔枝核9克，生蒲黄9克，五灵脂9克，夏枯草30克。水煎服，每日1剂，7日为一疗程。

(2)每晚睡前半小时，将野菊花栓1粒塞入肛门内约7～10厘米处，10天为1疗程，月经期间停用。

〇**急性盆腔炎**

皂角刺30克，大枣10枚，粳米30克。将皂角刺、大枣加水煎30分钟，弃渣取药液300～400毫升，再加入粳米煮成粥状，分2次服，每日1剂，一般3周可痊愈。

〇**盆腔包块、脓肿**

橘核、鳖甲(先煎)、海蛤粉各12克，昆布、海藻、夏枯草、当归、赤芍、川楝子、延胡索、茯苓各10克，白英15克，香附6克。每日1剂，水煎服。月经期停服。

〇**盆腔瘀血**

当归、党参、川芎、白芍、白术、茯苓、桂枝、半夏、桑寄生各10克，泽泻20克，甘草6克，柴胡6克。水煎服，每日1剂，连服10～25剂。

〇**附件炎**

当归、丹参、橘核、炮甲珠各12克，海藻15克，茯苓、银花、青皮、延胡索各9克，连翘10克，薏苡仁30克，川芎6克。每日1剂，水煎服。

〇**外阴白斑**

苦参30克，黄柏15克，苍术15克，荆芥12克，蛇床子30克，丹参6克，可治疗增生型外阴营养不良。对硬化苔藓型营养不良者，可去掉黄柏，加黄芪15克，去掉丹参加赤芍6克，莪术10克。水煎取液，日2次坐浴，每次20分钟，10天为1疗程。治疗期间忌食辛辣等食物。

〇**白带异常**

(1)白果15个，江米2两，煮稀饭食用，每天1次，10天痊愈。

(2)小米100克，黄芪50克。黄芪切片，加水1000毫升，煮至600毫升时去渣留汁。再将小米淘净放入，用文火慢熬至成时，下冰糖熬溶。分3次空腹吃，连服3～5日。

〇**阴道炎**

(1)白鲜皮、鸡血藤、制首乌、生地各30克，麻黄9克，红花6克，仙灵脾15克。

上药水煎2次，去渣后合并药液，等温后坐浴。每日2次，每次洗半小时。

(2)野菊花、金银花、仙灵脾、紫草各30克，当归、黄柏、蛇床子、赤芍、丹皮各15克，冰片3克。将上药水煎2次，药液合并，每日熏洗外阴2次。

(3)苦参30克、黄柏20克、百部20克、鱼腥草20克、白鲜皮20克、艾叶20克、枯矾10克、花椒5克，上药加水2000~2500毫升，煮沸15分钟后将药液倒入盆中，坐于盆上乘热先熏，等药液温度适宜时用棉花蘸药液轻轻擦洗阴道患处，每晚1次，每剂药可用3天。

○霉菌性阴道炎

(1)土茯苓60克，苦楝皮30克，苦瓜籽35克，土槿皮25克，白藓皮40克。

(2)皂角刺、穿山甲、金银花、天花粉各9克，乳香、没药各3克，浙贝母、白芷、赤芍、甘草、防风各4.5克，归尾、陈皮各9克；每日1剂，一般3剂中药大效，1周可愈。

○老年性阴道炎

莲子50克，薏苡仁100克，蚌肉15克。制法及服法：莲子去心，薏苡仁淘净，蚌肉切成碎块，共入沙锅。加水700~900毫升，调味品适量，文火煮1小时即可。

○滴虫性阴道炎

(1)桃树叶200克，加水1200毫升，煎至800毫升。外用冲洗阴道，每天2次。

(2)蛇床子、苦参各15克，白芷、明矾、花椒、薄荷(后下)各6克。煎汤去渣，熏洗阴道，每天一次，7天为一疗程。症状减轻后，应再治疗1~2个疗程。治疗结束后三个月中，每次月经干净后2~3天内应复查，如检验三次白带均未查到毛滴虫才算治愈。

○阴部湿疹

生甘草6克，五倍子、蛇床子各30克，紫草、土槿皮、白藓皮、石榴皮各15克，黄柏、赤石脂各10克，装纱布袋中，扎紧袋口，置锅中，加水约5000毫升，煎取药汁约3000毫升，以浴盆装药汁，趁热熏洗阴部。每日早、晚各一次。每次约20~30分钟。每剂药可重复使用2~3天。连用7剂左右可愈。

○阴部瘙痒

(1)甘草30克，煮水频洗，每日3~5次。

(2)桃仁7粒，雄黄末3克。将桃仁研碎，加入雄黄末，以鸡肝切片，粘药纳入阴户。夜间纳入，次日早起取出。

(3)野菊花15克，蛇床子15克，苦参15克，白芷15克，浓煎，冲洗外阴，每日2~3次。

(4)地肤子、黄柏各20克，地丁、白藓皮各30克，白矾10克。水煎，温洗患处，早晚各1次。

○宫颈炎

(1)金银花、甘草、五倍子各等量。将上药共研细末，备用。用时先擦净阴道及宫颈表面分泌物，将药粉喷于宫颈糜烂面上。每日1次，10次为1疗程。主治急性子宫颈炎。

(2)冰片21克，煅龙骨18克，乌贼骨75克，桔梗75克，青皮3Q克，青黛210克，儿茶63克，血竭78克，延胡索210克，黄柏78克。上药共研细末，备用。用时清洁阴道后喷于宫颈糜烂面上，每日1次，10次为1疗程。主治慢性子宫炎。

○宫颈糜烂

(1)黄柏、地榆、儿茶、白芷、甘草、冰片各等份。将上药烘干共研成粉末,经高压消毒后瓶装备用。每日用新洁尔阴冲洗阴道后上药1次,将药粉喷于宫口,或用棉球蘸药粉后塞入宫颈口,每日换药一次。

(2)仙人掌适量,以鲜品全草剁碎,每次约100克,加食盐少许煎汤,待温度适宜时坐浴,1日1次,10天为1疗程。

○子宫脱垂

(1)升麻6克,牡蛎12克研末,此为一日量,分2~3次空腹服。1度脱垂需服药一个月以上;Ⅱ度脱垂服药两个月;Ⅲ度脱垂服药三个月。或以鸡蛋一个,顶开一小孔,放入升麻粉4克蒸熟后食。早、晚各一次,10天为一疗程。间隔2天,再行第2个疗程。治疗期间忌重体力劳动及房事。

(2)党参30克,黄芪30克,山药30克,白术12克,茯苓12克,枣皮12克,阿胶12克,熟地15克,枸杞15克,杜仲15克,龟胶15克,当归10克,柴胡5克,升麻6克,炙甘草6克。每日1剂,水煎,每日2次。

(3)白胡椒、制附片、肉桂、党参各20克。以上5味共研细末,加红糖60克,和匀分成30包,每日早晚空腹服1包,开水送下,服前先饮少量黄酒或1小杯白酒。15天为1疗程。对于病情重者;可兼用五倍子、椿根白皮各100克,煎汤趁热熏洗,以加强收敛固脱之效。

○崩漏、子宫出血

(1)鲜小蓟1000克(干品约60克。中药店有售),加水(加水量以浸过药面1~2公分为度)煎煮取汁,分3~5次喝下。每日1剂。每次月经来潮时连服5剂。服用三个月经周期。

(2)炒当归10克,黄芪、太子参各15克,炙甘草5克,黑藕节20克,生地、茜草炭、白芍各12克。水煎2次温服,1日1剂。一般服药4~5剂即有显效。

(3)阿胶、当归各30克,红花、冬瓜子、仙鹤草各12克。每日1剂,水煎,分2次服,服痊愈为止。

○子宫内膜异位症

(1)当归、丹参、川牛膝、制香附、延胡索、赤芍、苏木各9克,种芎4.5克,血竭3克,制没药6克,川楝子8克。每日1剂,水煎服。

(2)丹参15克,赤芍12克,川芎10克,三棱12克,莪术12克,柞木枝10克,石见穿10克,益母草15克,鸡血藤15克,仙茅12克,熟地12克,枸杞12克,生蒲黄10克,紫石英10克。加水泡至药面上,大火煎开,再小火煎10分钟即可。每日1剂,2次分服。3个月为1疗程。

○子宫肌瘤

(1)党参30克,白术24克,茯苓15克,甘草9克,莪术60克,三棱30克,牛膝15克。每日1剂,水煎服。

(2)桂枝12克,桃仁12克,赤芍12克,海藻12克,牡蛎12克,鳖甲12克,茯苓18克,丹、皮18克,当归尾18克,红花75克,乳香60克,没药60克,三棱60克,莪术60克。共为细末,以蜜为丸。每丸重9克,每日服2~3次,每次服1~2丸。

○女性功能性水肿

(1)鸭粥雄鸭1只,粳米适量。青鸭肉切细煮至极烂,再加米、葱白煮粥,或用鸭汤煮粥。作早晚餐，温食。连服7天为一疗程。阳虚脾弱、大便泄泻者不宜选用。

(2)葱油黄瓜卷黄瓜400克，调料适量。黄瓜横片切成寸段，用少许盐腌一会儿，沥出水分，再用旋刀法将每段黄瓜旋成整片，去除瓜瓤，成黄瓜卷，再用白糖、盐腌制1小时。葱切末，用香油炒，使葱味进入香油，滤出葱油。在腌好的黄瓜卷上淋葱油即可。

○更年期综合征

(1)益智仁5克，研细末，备用；另取糯米100克，加水450克煮成稀粥，然后调入益智仁末，加少许盐调味，每日早晚温热服用。

(2)海带30克，山药20克，山楂15克，水煎服，每日1～2次。

(3)当归、赤芍、生地、桃仁、红花、柴胡、枳壳、牛膝、甘草各9～12克，川芎、桔梗各6～9克。每日1剂，水煎服。

○妇科杂症

(1)妇女乳房肿块鳝鱼皮烧成灰，空腹以暖酒调服，每次3克。

(2)妊娠期肝内胆汁郁积症阴虚血燥型，当归10克，生地10克，何首乌10克，白蒺藜10克，黄芩10克，地肤子10克，白鲜皮10克，防风6克，蝉衣6、克，荆芥6克，赤芍20克，茵陈15克；湿热蕴结型：垂盆草20克，茵陈20克，栀子10克，白术10克，黄芩10克，银花10克，白芍10克，猪苓10克，茯苓10克，荆芥10克，柴胡6克，白鲜皮15克，徐长卿15克。每日1剂水煎服，2周为1疗程，可治疗2个疗程。

## 四、男　科

○急性前列腺炎

(1)新鲜葡萄250克，去皮、核捣烂，加适量温开水饮服，每日一两次，连服二周。

(2)鲜猕猴桃50克，去皮捣烂，加温开水250毫升，调匀后饮服，每日2次，连服2周。

(3)墨鱼200克，桃仁10克，将墨鱼洗净切片，与桃仁同入锅内，加水适量煮熟后，食墨鱼饮汤。

(4)食盐500克，生葱250克。将生葱切碎，与盐入锅内炒热后用布包裹，待触之不烫手时，热熨小腹部，药包冷后再加热熨，交替数次，连续2～3小时，即可见效。

(5)芒硝、益母草、天花粉、生大葱各30克，大黄、白芷、艾叶、车前草各10克。水煎取药液约2000毫升，置入盆中，坐盆上先熏蒸，水温稍降后以毛巾浸渍药液洗会阴部，水温再降后坐盆内，至水凉为止，每次1剂，每日三次。7～8天，即可排尿如常。

○慢性前列腺炎

(1)升麻60克，柴胡50克，青皮50克，泽兰50克，麻黄20克，细辛10克，水煎坐浴，早晚各1次，每次30分钟。

(2)生大黄90克，加水400毫升，煎液倒入盆中熏蒸会阴部，待药液不烫手时，用毛巾浸液擦洗会阴处，同时在局部作顺时针按摩30分钟、早晚各1次，每剂药熏2次。熏洗完毕，取中极、会阴两穴，用生姜汁调大黄末2克外敷，以胶带固定。体质强壮或有热象者，每天可用生大黄3～6克泡茶饮；年高体弱或无明显热象者，用大黄3

~6 克，水煎 20 分钟后饮服，连用 15 天可获良效。

（3）绿豆 60 克，车前子 30 克。将车前子用细纱布包好，绿豆淘洗干净，同置锅中加水烧开，改用小火煮至豆烂，去车前子即可食用。

○前列腺增生

（1）穿山甲 240 克，肉桂 160 克，共研细末，混匀。每日两次，每次 5 克，蜂蜜水冲服，20 天为 1 个疗程，一般 1 ~2 个疗程可痊愈。

（2）芒硝、益母草、天花粉、生葱各 30 克，大黄、白芷、艾叶、车前草各 10 克，水煎取药液约 2000 毫升，倾于盆内，坐盆上先熏蒸，水温稍降后以毛巾浸渍药液熨洗会阴部，水温再降后坐盆内，直至水凉为止。每日 2 ~3 次。一般使用 10 ~20 天后可使前列腺明显缩小，尿路梗阻症状改善。

○前列腺肥大

（1）花粉（最好是破壁花粉）10 克，用蜂蜜水送服，每天早晚各一次，3 个月后能见效。若症状稍重，可用花粉与中药三七粉，按 3∶1 比例混合，总量 10 克，用蜂蜜水送服。

（2）甘遂、穿山甲各 30 克，红花、皂角刺各 15 克，混合研末装瓶备用。使用时取混合中药粉末 10 克，用适量面粉加食醋调居糊状，敷于耻骨联合上 0.5 厘米处，外用橡皮膏固定。24 小时更换一次。一般敷用 2 ~3 次后，尿道梗阻症状即可缓解。适用于早期前列腺肥大。

○男子不育

（1）良种蚂蚁养殖场生产的蚂蚁干粉，每日 15 克，1 次或分次口服，连服 30 ~60 天。患者精于数量、活力等，均可有不同程度的提高。

（2）每晚取枸杞子 15 克，嚼碎咽下，连服 1 个月为 1 疗程。一般服至精液常规检查转为正常后，再继续服药 1 疗程。绝大多数患者服药 1 ~2 个疗程，精液便可转为正常。

（3）黄连、制大黄各 3 克，龙胆草、丹皮各 9 克，生地、当归、连翘、白花蛇舌草各 15 克，银花 24 克，蒲公英 20 克，生甘草 6 克。每日 1 剂，水煎分两次服。

○性功能低下

（1）金水宝胶囊（含冬虫夏草菌丝体）。取中成药金水宝胶囊，每次服 3 粒，每日 3 ~4 次。15 天为 1 个疗程，一般需服 2 ~3 个疗程。冬虫夏草具有益气秘精，保肺补肾之功效，可用于阳痿、早泄、性欲减退、勃起不坚等男子性功能低下症状。阴虚火旺，痰热内蕴者忌服。

（2）宁夏优质枸杞 30 克，新鲜牛鞭 100 克，葱、姜、盐、胡椒等调料各适量。洗净后牛鞭切片，一起置沙锅内，再放入葱、姜，加水 500 ~700 毫升，用武火煮沸后改用文火炖至牛鞭熟烂，拣去葱、姜，稍加入盐、料酒、胡椒粉等调味料，再煮 3 ~5 分钟即可。食牛鞭、喝汤，每剂可食 2 天，连食 4 ~5 剂为一疗程。适用于男子性冷淡者。

○遗精

（1）菊花 60 克，枸杞、黑豆衣、补骨脂、炙刺猬皮、莲子各 9 克，菟丝子、覆盆子、芡实、龙骨、炒白芍各 5 克，牡蛎 30 克，瘦猪肉、鸽肉各 300 克。将诸药用纱布袋包好，猪肉、鸽肉洗净切块，入炖锅内，加水 2500 毫升，放葱、姜、盐、料酒。将炖锅置武火烧沸，再用文少炖煮 1 小时即成。每日 1 次，单服，5 日为 1 个疗程。

（2）将新鲜带莲心的莲子 10 枚放入饭中蒸熟后嚼服；或将带莲心的莲子 20 克，

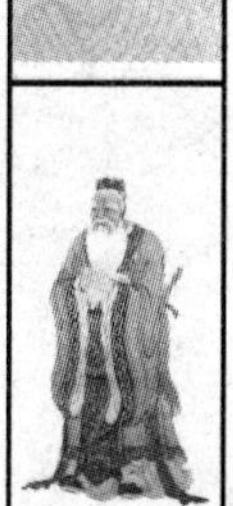

加水适量煎煮后食莲子饮汤。每日2次,连服15天,可治梦遗过多。

(3)核桃肉30克,猪腰1个,洗净去筋膜切片,加水适量炖熟睡前吃。

(4)韭菜300克洗净切段,鸡蛋4个(打碎调匀),用芝麻油炒熟,加适量盐、姜、葱、味精等调料,佐餐食用。

○阳痿

(1)菟丝子90克、仙茅根40克、仙灵脾60克、海狗肾100克、海龙80克、海马60克。上药共焙研细末。每次服5克,每日3次,淡盐水送服。1个月1个疗程。本方功能温肾壮阳,主治肾阳亏损所致的阳痿不育。

(2)生地、熟地、菟丝子、茯苓、枸杞子、金樱子各10克,鳖甲(先煎)、牡蛎(先煎)各20克,丹皮、丹参、天花粉、川续断、桑寄生各10克。上方每日1剂,水煎分2次服。30天为1个疗程。本方功能滋阴降火,主治阴虚火旺之阳痿。

(3)柴胡、生甘草、黄柏各6克,升麻、泽泻各5克,当归、羌活、汉防己、龙胆草、茯苓各3克,五味子10克、红花3克。上药水煎,每日1剂分2次服用。30天为1个疗程。本方功能清肝利湿,主治肝胆湿热,经脉阻滞之阳痿。

(4)麻雀5只,菟丝子30~45克,覆盆子10~15克,枸杞子20~30克,大米100克,食盐、葱白、姜各适量。把菟丝子、覆盆子、枸杞子一同放入沙锅内煎取药汁,去掉药渣。再将麻雀去毛及肠杂,洗净用酒炒,然后与大米、药汁加适量水一并煮粥,快熟时加入细盐、葱白、生姜,煮熟即可。适用于肾气不足所致阳痿、早泄、遗精、腰膝酸痛。每日服2次,温热食。3~5天为一疗程,冬季食用效果更佳。

(5)枸杞250克,羊肾1个,羊肉100克,大米100~150克,葱白少量,食盐少许。将新鲜羊肾剖洗干净,去内膜,切细。把羊肉洗净切碎,枸杞煎汁去渣,同羊肾、羊肉、葱白、大米一起煮粥。待粥成后加入细盐少许,稍煮即可。每日1~2次,温热服。适用于肾虚劳损、阳气衰败所致阳痿、腰脊疼痛、头晕耳鸣、听力减退、尿频或遗尿等。

(6)小茴香(西茴)、炮姜各5克,研末后加盐少许,以蜂蜜调和。敷于神阙穴中,外用胶布贴紧、固定,隔日换药1次。可温经散寒,振阳起痿。

○早泄

(1)麻雀蛋10只,菟丝子、莲子须、枸杞子各6克,调味品适量。先把麻雀蛋煮熟,去壳,与菟丝子、莲子须、枸杞子洗净一齐放沙锅内,入清水适量,旺火煮沸后,小火煲40分钟,滤去药渣,加调味品少许即可。此为1日量,分早、晚两次饮汤食蛋。

(2)将木瓜250克切片,放入1000克纯米酒或低度白酒中浸泡15天后饮服。每次饮15毫升,连服15天。可治肾虚阳举不坚、早泄。

○不射精症

(1)柴胡9克,当归9克,郁金12克,赤芍12克,穿山甲20克,地龙20克,王不留行20克,石菖蒲15克,女贞子15克,路路通30克,炙麻黄10克,车前子10克,蜈蚣3条(研末冲服)。每日1剂,水煎,内服。18天为1疗程。

(2)酒制蜈蚣3条,路路通10克,石菖蒲10克,香油炸急性子0.5克,穿破石30克,羊油炙淫羊藿40克,蛇床子15克。水煎内服。

○无精子症

(1)五味子、菟丝子、枸杞子、车前子各15克,巴戟天、仙茅、知母、当归、黄柏各9克。每日1剂,水煎,分2次服。服20剂为1疗程。

(2)菟丝子、女贞子、五味子、枸杞子、覆盆子、沙苑子、蛇床子、车前子、肉苁蓉各

10 克，黄精、何首乌、当归、生地、熟地、仙灵脾各 15 克。每日 1 剂，水煎，分 2 次服。15 天为 1 疗程。主治无精子症；伴腰酸、耳鸣，神疲乏力，须发早白，舌质淡，脉细弱等。若轻度阳痿者，去车前子，加韭菜籽 10 克、阳起石 30 克；死精者，重用仙灵脾 50 克，并加服雄蚕蛾粉。每日 2 次，每次 3 克。

〇精子不液化

(1)生地 20 克，丹参 20 克，山药 15 克，山茱萸 15 克，石菖蒲 15 克，丹皮 10 克，茯苓 10 克，泽泻 10 克，旱莲草 10 克，萆薢 12 克。水煎，内服。30 天为 1 疗程。

(2)乌梅 250 克，黄连 60 克，黄柏 80 克，干姜，附子，桂枝各 30 克，川椒 20 克，党参 150 克，当归 100 克，一剂为散，每日 3 次，服 10 克。

〇血精

龟版 25 克，生地、麦门冬、阿胶、火麻仁、黄精、女贞子、旱莲草、丹皮、夏枯草、白及各 15 克，西洋参 12 克，甘草 6 克。水煎服，每日 1 剂，分 2 次温饮。适用于阴虚精亏、气血两虚所致的男子血精，房事后精液带血丝或呈粉红色、棕红色者。

〇死精

(1)车前子 20 克，泽兰 7 克，丹皮 10 克，牛膝 10 克，知母 7 克，泽泻 10 克，刺猬皮 10 克，王不留行 15 克，益母草 15 克，地龙 10 克。水煎服，每日 1 剂，避免进食辛辣、烟酒之品。适用于偶见阳痿、早泄、腰酸不适。精液常规检查提示基本为死精者。

(2)艾叶 10 克，水煎后外洗肿大的阴茎，一般 1 ~2 次即可治愈。

〇生殖器疱疹

(1)苦参 30 克，白鲜皮 30 克，当归 10 克，马齿苋 30 克，丹皮 30 克，苍术 30 克。加水适量，煎汤外洗患部。每日 1 ~2 次。

(2)生大黄 30 克，黄柏 30 克，苦参 30 克，乳香 18 克，没药 18 克。以上诸药共为细末，以食醋调之，涂于疮面，每日 1 ~2 次。

〇龟头炎

(1)黄连 15 克，黄芩 15 克，黄柏 15 克，枯矾 15 克，芫花 15 克，生大黄 20 克，生地榆 20 克，百部 20 克，苦参 20 克，土茯苓 20 克，仙鹤草 20 克，生甘草 10 克，硼砂 8 克。水煎外洗，每日 3 次。5 天为 1 疗程。

(2)甘草 10 克，蜜 100 毫升。选将甘草放入沙锅内，加 200 毫升水浸泡 20 分钟，再煎煮 30 分钟，滤去渣，浓缩至 20 毫升。然后加入蜂蜜。煮沸，去除浮沫，装入消毒器内备用。用生理盐水清洗局部患处，拭干，用草蜜膏适量局部外敷。主治阴茎龟头溃疡。

〇鞘膜积液

(1)茯苓、猪苓、泽泻、白术、桔核、荔枝核、昆布、海藻各 6 克，桂枝 4.5 克，党参、黄芪各 10 克，水煎服，一日一剂，早晚分服。首诊以补中益气合王苓散、大腹皮、木通、川楝益气利水、消肿，一般 5 ~10 剂可使症状减轻，再用参苓白术散（汤或丸）巩固之。

(2)小茴香 16 克，食盐 5 克，炒焦研末，调入 2 个青壳鸭蛋煎饼，睡前用温米酒送服，连续天为一疗程；休息 2 天，再服第二个疗程。一般 3 ~5 个疗程即可。

〇包皮水肿

因过敏所致的成人阴茎包皮水肿，患者可取南通蛇药片（又名"季德胜蛇药"）5 ~10 片，用温水调成糊状，外敷患处及阴茎根部（注意勿涂于尿道口上）。每日换药

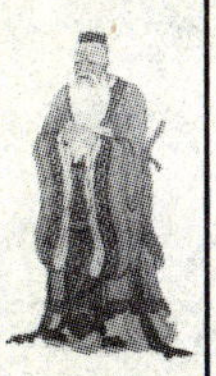

3 次，同时每次口服该药 6 片，每天 2 ~ 4 次，一般 1 ~ 2 日显良效。

○附睾炎

(1)夏枯草 30 克，川贝母、白芥子、枳实各 15 克，海藻、昆布、橘核、青皮各 10 克，附片、乌药各 6 克。将上药加水煎 3 次后合并药液，分 2 ~ 3 次口服，每日 1 剂。1 周为 1 个疗程。

(2)肥大老生姜，用清水洗净，横切成约 0.2 厘米厚的均匀薄片，每次用 6 ~ 10 片外敷于患侧阴囊，盖上纱布，用 T 型带托起阴囊，每日更换 1 ~ 2 天症状便可改善，敷药 3 ~ 5 天即可获愈。

○睾丸肿痛

(1)将新鲜荔枝核 20 枚捣烂，加水煎服。服法同上，可治睾丸肿痛。

(2)小茴香 12—25 克，台乌药、八月扎、虎杖各 15 克，鸡内金 12 ~ 18 克，金钱草 20 ~ 30 克，甘草 10 克。加水煎成 500 毫升，每日分 2 次温服，一般服 4 ~ 6 剂。血尿者，加茜草根 15 克，小蓟 15 ~ 18 克，或用田七粉 5 克分 2 次用上药送服；尿黄而短者，加萹蓄 15 克，瞿麦 12 ~ 15 克；气短乏力者，加党参 15 ~ 18 克。

(3)贯众 60 克去毛洗净，加水约 700 毫升，煎至 500 毫升，每日早晚各服 250 毫升或分次作茶饮服，连续 3 ~ 5 剂，可清热泻肝，散坚化淤。

○输精管结扎术后综合征

赤芍、当归各 15 克，广木香、青陈皮、制乳香、制没药、红花、桃仁各 12 克，海藻、生牡蛎、昆布各 10 克，牛膝、小茴香各 6 克。将上药水煎 3 次后合并药液，分 2 ~ 3 次口服，每日 1 剂。1 周为 1 个疗程，服至痊愈止。

○男性更年期综合征

(1)仙灵脾 15 克，仙茅 15 克，山萸肉 10 克，枸杞子 10 克，白芍 10 克，白术 10 克，茯苓 10 克，熟地 10 克，五味子 10 克，女贞子 20 克，山药 20 克。每日 1 剂，水煎内服。7 天为 1 疗程。

(2)五味子 100 克，水煎代茶，频频饮用，每日 1 剂。更年期综合征、夜眠不宁、乱梦纷烦、急躁健忘等，一般服 15 天左右见效，可连服 30 ~ 60 天。

(3)胡桃仁 4 ~ 5 个，每日早晚嚼服，一般连服 5 ~ 7 天即可见效，15 ~ 30 天即可愈。

## 五、儿　　科

○小儿感冒发热

(1)葱白 20 根，洗净后切成小段。大米 50 克，淘洗后放入锅内，加水煮沸后放入葱煮成粥。加入香醋 5 毫升，稍搅拌可服。

(2)①葱白 10 克，连翘 8 克，共捣烂，外敷于脐部。②同时取杏仁、苏叶、前胡、半夏、陈皮、桔梗、甘草、枳壳、茯苓各 1 克，共研成粉末，加白蜜 7.5 克，连须的葱白 3 根，捣成糊状；另用萝卜汁 10 克，加枣 3 颗去核捣烂；另用萝卜汁 10 克，加枣 3 颗去核捣烂，合诸药成一团饼状敷于肚脐上，半日换药一次，换药 2 次即可见效。

(3)银花藤 15 克，杏仁、炙僵蚕各 8 克，净蝉蜕 5 克，生甘草 3 克。2 岁以下每天 1 剂，水煎分 2 次服，3 岁以上每天 1 ~ 2 剂，水煎 2 ~ 4 小时服 1 次。

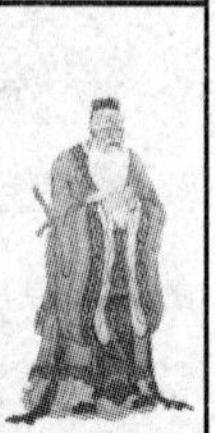

○小儿口腔溃疡

(1)五倍子10克,川黄连3克,共研细末,过200目筛。使用时取药末适量,于杯中以清水浸过药面,加白酒1滴,置锅中隔水炖15分钟,冷却后,取消毒棉签蘸药水涂患处,次数不拘,以愈为度。

(2)新采摘的茶叶(靠近地面的老叶子),1次50克水煎。以煎液漱口,每日3次,每日1剂,连漱3~4天即愈。

○小儿鹅口疮

(1)①乌梅、桔梗各15克,加水浓煎取药液,用消毒棉签蘸药液轻轻擦拭患处。每天1~2天。一般1~3天可愈。②大的鲜地龙(活蚯蚓)10~15条,用清水洗净后置于杯中(不要弄断),撒白糖50克,然后用镊子轻轻搅拌,使其与白糖溶化在一起呈黄色黏液,将黏液盛于消毒瓶内备用。用时将黏液涂抹在疮面上,3~5分钟后用盐水棉签擦掉即可。每天涂3~4次,夜间疼痛时可再涂1次。③冰片、硼砂、朱砂、元明粉各1.5克,共研为细末,加蜂蜜30克调匀。用时先洗净口腔,再用上药涂擦患处。④黄连、薄荷、甘草各1.5克,五倍子4.5克,浓煎取汁50毫升,频涂口腔患处。⑤鲜马齿苋汁3毫升,淡竹叶5~7克,芦根12克,蜂蜜5毫升。将淡竹叶及芦根加水100毫升,煮取20毫升,冲入马齿苋汁及蜂蜜调匀,分2~3次空腹灌服。每天1剂,连服5~7天。

(2)用消毒棉签蘸适量啤酒涂于疮面上,每日1~2次。

○小儿腮腺炎

(1)生绿豆100克,白菜心3个。先将绿豆置小锅内大火煮开花,用文火炖烂,加入白菜心,再煮20分钟,取汤炖服,每日1~2次。

(2)牛蒡子20克,大米60克,白糖少许。牛蒡子煎汁去渣取100毫升;大米煮粥,入牛蒡汁,调匀,加白糖适量调味,分2次温服。

(3)忍冬藤、夏枯草各30克,蒲公英、玄参各15克。上药共研粗末,水煎,取汁,代茶饮。

○小儿流涎

(1)儿茶5克,冰糖适量,加白开水煎汤代茶饮,每天分3次服完,连服5天为一疗程。主治脾热多涎者,近期多可获愈。

(2)生白术9克。研细末,加水和食糖适量,放锅内蒸汁。每日1剂,分次口服。

○小儿咳喘

(1)柴胡、黄芩、瓜蒌壳、虎杖、孩儿参各12克,麦门冬、桑叶、五味子、杏仁各5克,生牡蛎20克(先煎)。水煎服,每日1剂,5天为1个疗程。一般需服2~3个疗程。

(2)6瓣蒜去皮,用刀拍碎,放入碗中加入冰糖10克,50克水,放在锅内蒸熟,每晚睡前服下,连用3天。

○小儿百日咳

(1)凤仙花7~15朵,冰糖少许。水煎加冰糖炖服。

(2)鲜萝卜汁50毫升,薄荷霜0.04克。取鲜萝卜(青、红皮皆可,以辣为宜)切片榨汁,再将薄荷霜研为细末投入汁内,搅匀即可饮用。早晚各1次,每次50毫升,凉服。

(3)柿饼一个,生姜6克(切末),夹柿饼内焙熟吃,一日二次,每次吃一个或半个。

(4)大米适量,加水750毫升,煎熬之,滤去米渣,即为米汤。加川贝母15克,冰糖50克,复置火上,待沸后,改小火炖15分钟即成。饮汤,早晚分2次服完。5岁以下小儿酌减。连服7天。

(5)取鲜侧柏叶(连幼枝)30克,加水煎成100毫升,再加蜂蜜20毫升,1岁以下幼儿每次服10~15毫升,1~3岁每次服15~30毫升,4岁以上每次服30~50毫升,每日3次。

### ○小儿哮喘

(1)干蚯蚓半斤,炒黄研成粉,用白糖水冲服,一次2钱(约半调羹粉),一日二次,服完即愈。

(2)南瓜(又称北瓜)1只切碎,与红糖、生姜适量共水煮至南瓜烂熟后挤汁,再用文火浓缩,乘温饮之。主治哮喘急性发作,最好在发作前2个星期服用。

(3)小公鸡一只,宰后洗净切碎。青柚子一只,切开盖顶,去瓤。将鸡块塞入柚内,加放许酒和盐,盖上顶盖,放碗中隔水蒸约3小时,吃鸡喝汤。适用于久喘体弱宝宝。

### ○小儿支气管哮喘

射干、炙地龙、苍耳子、炙苏子、黄芩、姜半夏、白芍各9克,麻黄4.5克,炙紫苑、炙百部各15克,鲜竹沥30克(另服)。每日1剂,水煎服。

### ○小儿肺炎

(1)川贝母30克,朱砂、雄黄、胆南星、天竺黄、川黄连、猴枣、月石各9克,琥珀、天麻、橘红、寸麦门冬、玄参、枳壳各15克,木香12克,冰片、牛黄各3克。上药共研细末,每次冲服1克。

(2)甘遂、大戟、芫花各5~10克。以醋煮沸后晾干,研成细粉,根据年龄及身体状态服用0.5~2克,每日服1次,用大枣10枚煎汤约50毫升冲服。

(3)全蝎、僵蚕各0.9克,朱砂、天麻、冰片、黄连各12克,牛黄0.18克,胆南星、甘草各0.6克。将上药共研细末,分成小包,每包1克。存瓶备用。5个月以下小儿每服0.5~0.2克;5个月以上至1周岁者每服0.2~0.5克;1周岁以上至2周岁者每服0.5~0.6克。用薄荷、灯心草煎汤送下,也可用白开水送服。

### ○小儿消化不良

(1)白术、车前子、诃子各适量。1岁以内白术、车前子各6克,诃子3克;1岁以上白术、车前子各10克,诃子6克。将上药水煎2次,早、晚分服,也可以放在碗里加水,做饭时放在锅里蒸。可加适量的砂糖,少量多次当水喝。

(2)炒山药12克,鸡内金4克,共研成细末,加适量红糖,水煎成糊状。一日内分2~3次口服,一般2~3天内即可治愈。

### ○小儿厌食

(1)山药150克,芡实100克,薏苡仁120克。共研为细末,每次5克,加入米粉、乳粉或鸡蛋蒸服。

(2)黄芪、麦芽各10克,山楂、谷芽、白芍各8克,乌梅5克。加水250毫升,先用武火煮沸后,改用文火慢煎,煎至80毫升分3次服,每日1剂,若多汗者加浮小麦15克,五味子5克。本方适用于感冒、肺炎、扁桃体炎等病高热退后出现的气阴不足厌食症,一般连服5~7剂见效。

〇小儿疳积

(1)鳝鱼1条,鸡内金6~10克,将鳝鱼去内脏,切块放碗中,加入鸡内金入笼蒸熟,调味服食。每3天吃1次,服2~3次见效。

(2)葡萄糖粉9克,白胡椒1克(研末),混合拌匀。1岁以下小儿每次服0.3~0.5克;1~3岁小儿每次服0.5~1.5克,一般不超过2克,温开水调服,每日3次。连服1~3天为一疗程,1~2个疗程后可愈。如脱水严重者,可适当补充液体。

〇小儿异食癖

茯苓10克,胡黄连、砂仁、党参、白术各6克,木香、甘草各3克。每日1剂,水煎服。手足不温者,加干姜;胃阴虚烦渴者,加沙参、石斛、玉竹。

〇婴儿吐乳

鲜土豆100克,生姜10克,鲜橘汁30毫升,佛手20克。将土豆、生姜、佛手榨汁,兑入鲜橘汁调匀,烫温服用,每日一次。

〇小儿胃肠炎

葛根12克,黄芩5克,黄连4克,吴茱萸2克,白芍6克,炒薏苡仁15克,砂仁3克,滑石5克,甘草2克,谷芽、麦芽各10克,荷叶10克。呕吐加半夏5克,陈皮、竹茹各5克;昏睡者加藿香5克,石菖蒲4克;食积不化者加神曲、焦山楂各10克。水煎分2次温服,每日1剂,重症者每日2剂,水煎分4~6次温服,一般服用3~4剂即可。

〇小儿腹泻

(1)乌梅3克,莱菔子6克,1日1次,水煎服。治疗小儿秋季腹泻34例全部治愈。

(2)车前子5克,连翘6克,鸡内金3克,共研细末,沸水冲泡当茶饮。一般用1天奏效。

(3)藿香、白胡椒、木香各3克,研末外敷脐周,用至12小时取下,一般用1次见效。

(4)五倍子15克,枯矾10克,黄腊30克,先将前种药研细,再合黄腊熬成膏,每次用5克敷肚脐,外用热水袋热熨。长期腹泻者,改用炒五倍子、干姜各2克,吴茱萸、丁香各1克,共研成细粉,水调敷肚脐中,1次止,2次即愈。

〇小儿脐炎

取艾叶50克烧灰,黄连20克,研成末,混匀后先将脐部常规消毒,涂上药粉,再用纱布包扎,每日早晚2次,连涂2天见效。

〇小儿其他炎症

(1)小儿扁桃体炎发热丹皮10克,赤芍10克,郁金10克,生石膏15克,青黛5克,牛膝5克,淡竹叶5克,通草5克,白茅根12克。水煎服,每日1剂,2天为1个疗程。主治小儿扁桃体炎发热39℃以上。

(2)小儿慢性鼻炎藿香、苍耳子、连翘各9克,升麻6克,辛夷3克,青黛3克。水煎服,每日1剂,分2次服。对单纯性鼻炎有较好疗效。

(3)小儿急性肾炎柚子皮、车前子、白茅根、白扁豆、甘草各5~10克,每日1剂,每剂药煮2次,得药液200毫升左右,分3~4次饮服。另用薏苡仁、芡实、大枣各适量,与大米煮粥食用。

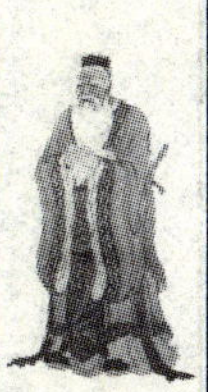

〇小儿暑热

(1)鲜嫩黄瓜2根,蜂蜜少许。将黄瓜洗净切段,放入榨汁机内,加凉开水适量,榨汁后取汁,调入蜂蜜后,作饮料服用。适宜于小儿夏季热,症见身热口干心烦面赤尿少者。

(2)三叶瓜皮汁鲜西瓜皮100克、鲜荷叶2张、鲜苦瓜叶2张、鲜竹叶20片,加水适量煎汁,代茶饮用。

(3)荷叶绿豆粥鲜荷叶1张、鲜竹叶20片,煮水适量,取汁加入绿豆20克、粳米30克,煮成粥食用。

(4)绿豆菊花粥绿豆15克,菊花10克(布包)、粳米50克,冰糖适量,加水煮粥。

〇小儿便秘

(1)取肉苁蓉10克,水煎服,每日1剂,分3~4次给药,一般服3日取效,连服7日痊愈。

(2)黄芪5克,黑芝麻、蜂蜜各60克。黑芝麻炒香研末备用。黄芪水煎取汁,调芝麻、蜂蜜饮服,每日1剂,连续3~5天。

(3)甘蔗汁100毫升,蜂蜜50毫升,大米50克。将大米煮粥,待熟调入蜂蜜、甘蔗汁,再煮一二沸即成,每日1剂,连服3~5天。

〇小儿麻疹

柴胡2.4克,荆芥穗3克,防风3克,川贝3克,赤芍6克,山楂肉9克,枳壳3克,陈皮1.5克,甘草3克,薄荷1.5克(后放),升麻2.4克。每日1剂,水煎服。

〇小儿湿疹

(1)丹参、茵陈、败酱草各30克,苦参25克,黄柏、通草各15克。将上药水煎3次后合并药液(约200毫升),取其中100毫升分3次口服;余液外洗患部,每日2~3次,每日1剂。

(2)地肤子、蛇床子各15克,枯矾9克。每日1剂,水煎浓缩,分2次涂洗患处。

〇小儿水痘

(1)含金银花、连翘、六一散包、车前子各6~10克,紫花、黄花、地丁各10~15克。每日1剂,水煎,分2~3次服。药渣煎汤洗患处。

(2)胡萝卜叶90克,芫荽60克,水煎代茶饮。清热解毒,对水痘初起时有透发作用。

〇小儿麻痹

生黄芪30克,党参20克,全当归、路路通、淫羊藿、巴戟肉、杜仲、川续断各15克,炙甘草6克。将上药水煎3次后、合并药液,分2~3次温服,每日1剂。20天为1个疗程。若四肢冷者,加土鳖虫、血蝎、全虫各5克;若畸形者,加红花、桃仁、骨碎补各10克;若肌肉萎缩重者,加鸡血藤、漏芦各20克。

〇小儿缺锌

健康人胎盘1个。用冷水浸泡2小时,用手搓洗干净,焙干,研末,装入空心胶囊备用。每次3粒,日服2次,空腹服。服药期间避免精神刺激,忌食生冷辛辣之物。连服3~5个胎盘为1疗程。

〇小儿癫痫

(1)钩藤8克,天竺黄、白芍各5克,大青叶、甘草各6克,连翘心、僵虫各4克,全蝎2克,石膏3克。(此剂量适宜于1~3岁小孩,按年龄大小加减)。将上药水煎,每日1剂，分2次服。若发作频繁者，加天麻、蜈蚣；若呕逆痰多者，加法半夏、竹沥；若弄舌者，用朱砂点舌；若大便秘结者，加大黄；若腹泻者，加神曲；若小便黄短者，加地龙、滑石；若口渴者，加麦门冬、知母；若高热不退者，用生石膏磨汁调入药液内。如在发作时配合针灸取穴：人中、印堂、间使、合谷、太冲；若针后昏迷仍不醒者隔姜灸人中、印堂。

(2)龙骨、牡蛎各50克，苍术15克，五味子5克。按比例共研细末，每次服1.5克，加白糖适量或温开水冲服。每日3次，连服15天至3个月。若脾虚加服补中益气汤，即黄芪5克，党参、当归、白术、柴胡各3克，甘草、陈皮、升麻各2克，生姜1片，大枣2枚，水煎服。每日1剂，连服15天至3个月。体弱阴虚者，加服补肾地黄丸，每次1~3丸，每日3次。连服15天至2个月。在服上药基础上，同时给予钙糖片(0.15克)，每次2片，每日3次口服。橙汁鱼肝油，每次2~5毫升，每日3次，连服15。30天。患儿为极期和中度者，加用维生素D，一般在口服钙片3天后肌注30万单位，每周肌注1次，连用2~3次。有感染者，可选用抗生素治疗。

○婴幼儿水痘

茵陈15克，生麦芽、丹参、金钱草各9克，赤芍、穿肠草各6克，通草、黄柏各3克。每日1剂，水煎1次15分钟，取汁90~120毫升，分3.5次服。阳黄者，加血竭、青黛(包煎)各0.3~0.6克，甚者加广角(冲服)1克；阳黄者，再加入血竭、明矾(冲服)各0.3~0.6克。

○小儿盗汗

泥鳅200~250克，用温水洗去黏液，去头尾、内脏，用茶油煎至黄色，然后加水适量，煮汤至半碗，加盐适量，喝汤吃肉。每日1次，年龄小者分次服食。

○小儿疝气

元桂1克，升麻3克，吴茱萸3克，橘核2克，荔枝核2克，金铃子2克，青水香1克(以上为一日量)，水煎2次，早晚各服1次，半月为一疗程。

○小儿脱肛

(1)槐花24克，置锅内加水400毫升，煮取200毫升，滤去药渣，入鸡蛋1枚(去壳)搅匀，加油、盐各适量调味，饮汁吃蛋。每日1剂，可连服10~15剂。

(2)乌梅5个，以文火焙干(勿烧焦)，研成细末，加入冰片0.2克，再研匀，以花生油调成糊状，涂于患处即可缩回，每次大便脱出后，洗净揩干，涂药1次，连用3~5日。

○小儿遗尿

(1)狗肉25克，黑豆100克，炖熟后连汤食之。

(2)硫黄3克，葱白3根，共捣成泥状，敷脐固定，三次可痊愈。

(3)猪肾或羊肾一对，洗净切碎，加酒及盐少许调和，白果15克，大米50克。三者一同放入锅中，加入熬粥服用。有补肾固涩作用。适用于3岁以上肾虚体弱的宝宝。

(4)菟丝子、石菖蒲、补骨脂各10克，煎20分钟，去渣留汁，加大米50克，熬粥服用。有补肾开窍止遗作用。适用于遗尿频频、嗜睡不易唤醒的宝宝。

○小儿白尿

饮食伤中，或病后中气下陷其症常见小便初出微冷，后变白色，伴腹胀，精神不振，四脚乏力，面白唇淡，脉虚无力等。宜补益中气，分清降浊。可用黄芪15克，党参、白术、陈皮各9克，当归、萆薢，益智仁各6克，升麻、柴胡、炙甘草各3克，水煎分3次服，数剂即愈。

**○小儿尿频**

鲜白茅根30克，生地10克，木通6克，生甘草、竹叶各8克。将上药加入适量清水浸渍半小时，煮沸后再煎20分钟，每日1剂，2次分服或代茶频饮。一般服5～10剂即可。

**○小儿惊风**

(1)芙蓉花嫩叶适量，鸡蛋1个。将芙蓉叶洗净，捣烂，和入鸡蛋煎熟做饼，乘温贴敷肚脐上，冷则换之。

(2)金银花9克，猪胆1.5克，甘草3克。每日1剂，水煎服。

**○婴儿夜啼**

(1)蝉衣7个，薄荷1.5克、槟榔3克、枳壳3克、灯心10茎。水煎每日1剂，分2次服。

(2)葛根5克，蜂蜜适量。葛根研成细末，开水冲泡。加入蜂蜜饮服。

(3)白茯苓50克，白菊花80克，勾藤80克，淡竹叶50克，灯心草50克，琥珀20克，五味子10克。打碎后装入一布袋中，夜间枕用，早晨将药袋装入塑料袋内密封，次夜继用。一般2～5天即愈。

(4)用朱砂适量和水少许，共磨溶，以毛笔蘸朱砂汁涂于脐部，同时涂心口和手足心，连续3～4天，可止夜啼。

**○新生儿硬肿症**

人参8克，麦门冬6克，五味子、丹参各5克，川芎、制附子各4克，甘草、红花各3克。将上药水煎3次后合并药液，分多次口服，每日1剂。5剂为1个疗程。

**○儿童多动症**

(1)百合20克，炒枣仁20克，莲心5克。将上述三味药水煮取汁饮服，每日1剂，适量常服。用于心脾两虚的儿童多动综合征，症见身疲乏力，饮食欠佳，多动不安。

(2)鹿角粉(冲服)、益智仁各6克，熟地20克，砂仁4.5克，生龙骨30克，炙龟版、丹参各15克，石菖蒲、枸杞子各9克，炙远志3克。每日1剂，水煎。连服2个月为1疗程。

**○小儿肥胖**

鲜嫩黄瓜750克，猪瘦肉100克，当归3克，白糖50克，醋30克，食盐2克，生姜10克，菜油50克。先将黄瓜洗净削去两头，切成3厘米长的瓜段，再切成粗丝，生姜洗净切成细丝，当归洗净切成片，猪肉洗净后先用开水煮熟，捞出待凉后再切成丝。然后把肉丝、黄瓜丝放入盘内，加上白糖、醋、姜丝、食盐拌匀。另将锅置火上加入清油，烧至八成熟时下当归片，待浸出香味时拣出当归不用，再将油倒在瓜丝上拌匀即可。肥胖儿常食之，不仅减肥，亦可红润肌肤。

**○小儿其他杂症**

(1)小儿川崎病发热期治以清热解毒、凉营化瘀，以清营汤加减：水牛角粉3克(冲)，金银花、连翘、石膏、板蓝根各15克，生地、麦门冬、玄参、赤芍药、牡丹皮各10克。恢复期治以益气养阴生津、清解余热，以沙参麦门冬汤加减：沙参、麦门冬、天花粉、丹参、赤芍药、玄参、菊花各10克，芦根15克，竹叶、甘草各6克。



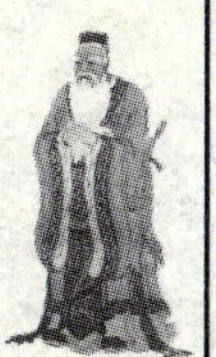

(2)小儿褶烂冰片2克,研成细粉,与普通痱子或化妆粉20克拌匀,扑在褶烂处,一日数次。临床治疗151例,均于用药1~4天治愈。

(3)小儿贫血南沙参、炒党参、丹参各15克,仙灵脾、仙鹤草、焦三仙各10克。水煎服,每日一剂,早晚分服。消食健脾,壮阳生血。可治小儿营养不良性贫血。

## 六、五官科

○口腔溃疡

(1)莲子20克,桑叶、地骨皮各30克,水煎服。每天1~2次。

(2)复发性口腔溃疡经久不愈者可用玉枢丹1支压碎成末,用鸡蛋清调匀,分数次涂敷患处,每天涂2~3次,连用2~3天即愈。

(3)黄连10克,赤芍15克,苍术12克,枳壳12克,青皮10克,土贝母15克,茯苓15克,莱菔子20克,甘草6克。水煎200毫升,2次分服,每日1剂。

(4)苦瓜160克(干品80克),以开水冲泡,代茶饮。每日1剂,一般3~5天见效。

(5)将霜后的茄子切片晒干,研成细末,抹于口中。其功效是清热除湿,治小儿口疮。

(6)石榴果肉连籽捣烂,用开水浸泡,待凉后取水含漱,1日数次,可治口舌生疮和口腔溃疡。

○口腔炎

黄连6克,黄芩10克,生地6克,赤芍药8克,石斛8克,牡丹皮9克,栀子6克,金银花10克,石膏12克、竹叶10克,甘草5克。每天1剂,水煎,煎两次后混合,分3次服。

○复发性口腔溃疡

(1)将山药20克,冰糖30克置于沙锅内,兑入适量温水,大火煮开后,用文火煎半小时,倒出药液后,再加水煎。将2次药液混合,分早晚2次服用,每日1剂,连服2~3日。

(2)青黛、冰片各适量,共研为细末,取药末少许撒于患处,每日3~5次。

○鹅口疮

(1)茵陈30克煎汤,轻者每日漱口数次,重者代茶饮,频服。每日一剂,一般治疗3~4天即见效。

(2)将熟透的樱桃去核,榨取原汁3~5毫升,置杯内隔水炖。凉后分1~2次灌服,每日1~2剂,连服3~5天。

○口干

(1)板蓝根10克,水煎后以药液反复涂擦口腔,每日5~6次。

(2)太子参、南沙参、川石斛、麦门冬、京元参、天花粉各10克,玉竹、乌梅、甘草各6克,葛根、扁豆、山药各15克。每日1剂,水煎2次分服,7天为1疗程。

(3)枸杞子9~12克,玄参10~15克,甘草6克,泡水代茶饮,每日一剂,早晚各服一次;

○舌病

太子参、麦门冬、玄参各9克，每天一剂，泡茶呷服，一周左右即有明显效果。如果舌质发红和有较严重的花斑，可每天用西洋参3克隔水蒸后饮汁代茶，效果也较好。

○唇疔

(1)鲜白菊花瓣适量。捣烂敷患处，日3次。主治唇部疔肿。

(2)野菊花、鱼腥草各适量、洗净、捣烂敷患处。主治唇疔、鼻疔、红肿疼痛。

(3)嘴唇干裂取熟石膏50克，过80目筛，加蜂蜜50克、冰片3克，搅匀装瓶备用。每日涂患处二三次。一般三四天即可治愈。

○咽喉炎

(1)雪梨去皮、核、切成碎块，罗汉果洗净，二者共放锅中，加适量水，煮30分钟即可饮用。

(2)金银花15克，生甘草3克，煎水含漱，可治咽喉炎。甘草250克，桔梗250克，麦门冬250克，怀牛膝500克，青果100克。将以上药共研碎成粗末，每10克为1包，用塑料袋封装备用，饮用时放在保温杯里，用开水冲泡代茶饮，每日饮服1~2包。

(3)生田七1个，咽喉炎肿痛时，将田七放在嘴里咬1小片，慢慢嚼，连同口水咽下，自感咽喉舒服，几分钟内散瘀消肿。

○慢性咽喉炎

(1)玄参、沙参各15克，玉竹12克，知母、麦门冬、桔梗各10克，黄柏、金果榄、甘草、薄荷(后下)各6克。水煎服，每日1剂，服药时在药液中加入蜂蜜30克，疗效更佳。

(2)将生萝卜洗净，捣烂取汁400毫升与生姜汁50毫升拌匀，然后用白糖50克，水煎后频频饮服。

(3)凤凰衣(即鸡蛋膜)6克，天门冬12克，蜂蜜1匙，置于碗中，加水适量，隔水炖后饮汁。

○喉痈

(1)藕汁蜜糖露鲜藕适量，洗净、榨汁100毫升，加蜂蜜20克，调匀服用，每日一次连服数日。

(2)无花果冰糖水无花果(干)30克、冰糖适量煮服，每日一次，连服数日。

(3)橄榄芦根茶青果(橄榄)4枚、芦根30克，清水两碗煎至一碗，去渣代茶饮。

(4)百合绿豆汤绿豆20克，百合15克，冰糖适量，加水同煮，饮汤食百合与绿豆，每日一次，连服数日。

○咽喉肿痛

(1)桔梗9克，金银花12克，山豆根9克，甘草6克。水煎分2次服，每日1剂。

(2)麦门冬9克，金银花12克，甘草6克。水煎分2次服，每日1剂。

○扁桃体炎

(1)萝卜汁(用鲜萝卜压制)100毫升，加甘蔗汁100毫升，调匀，温开水送服，每月2~3次。

(2)化脓性扁桃体炎银花、连翘、玄参、赤芍、花粉各15克，当归、防风、白芷、陈皮、浙贝母、穿山甲、皂角刺各10克，肉桂、生甘草各5克，每日1剂。

○急性扁桃体炎

(1)板蓝根60克,山豆根、玄参各10克,桔梗9克,生甘草6克。高热者加金银花30克,蒲公英20克;便秘加大黄6克。每日1剂,水煎2次混匀分2次服用。

(2)明矾10克,加凉开水200毫升(半杯),使其溶解。每次取15~20毫升,漱口2~3分钟(含漱、药液勿吞下),每日3~5次。一般治疗3~7天即愈。

○喉咙发痒

(1)麦莲冰糖饮麦门冬15克、白莲子15克、冰糖适量,加水适量同煲后代茶饮用。

(2)百合煲香蕉百合20克、香蕉2~3只去皮,冰糖适量,加水同煲。每日一次服食。

○声音嘶哑

(1)嗓用力过度所致菊花9克,薄荷6克,桔梗9克,玄参9克,川贝母6克,牛蒡子3克,连翘9克,蝉蜕5克,甘草6克,凤凰衣6克。水煎服。

(2)急性声带发炎所致食醋250克,鸡蛋1~2个,将醋盛在搪瓷器皿内放火上煮鸡蛋。鸡蛋煮熟后,去掉蛋皮,再煮(如醋,可再添加些),15分钟即可。然后,连醋,鸡蛋一周服食。一般一次即愈,最多2次。

○声带息肉

(1)北沙参10克,川百合10克,大白芍10克,白射干6克,生甘草5克,苦桔梗10克,天花粉10克,青果10克,凤凰衣6克,木蝴蝶6克。水煎服,每日1剂。

(2)鲜荸荠20个,洗净去皮,切碎捣烂,用干净纱布纱汁,不定量饮用。

○口臭

(1)吸烟所致口臭食醋适量,漱口2~3分钟后吐出,再用清水漱口。

(2)胃火引起菊花、甘草、冰糖适量,开水冲泡代茶饮。

(3)食滞引起陈皮30克,水煎服,每日2次,15天为一疗程。

(4)便秘引起火麻仁、郁李仁各6克,水煎去渣,睡前炖服。

(5)消化系统疾病引起生山楂10克,陈皮6克,生甘草4.5克,煎汤代茶饮;或橘皮、肉桂、细辛、甘草各等份研末,酒吞1~1.5克。

○牙病

(1)花椒15克,泡入50克白酒内10~15天,去渣留酒,一般牙痛含漱,龋齿用棉球蘸酒塞蛀孔。

(2)川芎、甘草、白芷、滑石各10克,木通8克。用水浸泡30分钟,煎煮30分钟,取药汁200毫升,药渣再加水复煎25分钟,取药汁200毫升,两次药汁兑匀,分2次温服。再将余下药渣加水500毫升煎煮30分钟,并用纱布袋将药渣装入后敷患处,药水外洗手和足,每日1剂,一般3~5剂,牙痛可愈。木通用量一般不要超过8克。

(3)咬嚼啤酒花。牙痛时将啤酒花1枚放入嘴中,用牙咬住,连嚼数枚,嚼碎后咽下。

○风火牙痛

(1)白菜洗净捣烂用纱布挤汁,将菜汁滴入牙痛处,数量少许不宜多。

(2)升麻、桂枝、连翘、甘草各5克。水煎服,立刻止痛。

(3)大生地4钱,麦门冬3钱,花旗参,2钱,骨碎补5钱,金银花3钱,加3碗水煎成茶饮,加点盐,饮两次后,牙龈牙根便可以渐渐消肿和止痛。以上五味药煎出的茶有清热、降火、消炎的功效。

**○虚火牙痛**

(1)冰糖100克,清水一碗,放入锅中煮成半碗,一次服完,一日两次,具清热退火止牙痛之效。

(2)熟地60克,玄参60克,菊花60克,生石膏10~30克,升麻0.5~5克,蜂蜜60克。取水3000毫升、蜂蜜与上药同煎。煎成300毫升,徐徐服之。

**○其他牙痛**

(1)神经性牙痛荜茇、白芷、细辛、防风各10克,高良姜8克其焙黄研成细末,贮瓶备用。牙痛时以药棉蘸药粉少许,塞入对侧鼻中,并深呼吸2分钟,痛止取出。

(2)龋齿牙痛石膏30克、白芷10克、知母1克,加一撮小米煎汤服用,每日一剂。

(3)蛀牙痛味精与温开水1:50溶化后,含漱然后吐出,连续数次,牙痛会减轻或消失。

**○牙周炎**

(1)把100克普通白酒倒入大碗中,用火柴点燃,立即打入鲜鸡蛋。不可搅动,待火自熄,晾凉后食用。每次1剂,每日服2次,连服3日。此方具有清心降火功效,专治胃肠实火型牙周炎。

(2)刀豆壳10克,冰片少许,将刀豆壳烧炭存性,研末,加入冰片再研,然后用药涂抹患处。适合各种牙周炎、牙龈溃烂。

**○牙齿松动**

茶树根50克(鲜的),生鸡蛋3个。把树根洗干净,切成小片,放入碗中,把鸡蛋打破(去蛋清),放在树根上,加入清水,覆盖住树根和鸡蛋,再放进碗里蒸一小时。一日一碗,分早晚两次吃完,喝汤、吃鸡蛋(除掉树根),连服三天,牙齿就紧了。

**○牙龈出血**

芦根15克水煎,每日一剂,分三次口服。一般服2~3天即可收到显著效果。

**○其他牙病**

(1)牙髓炎地骨皮50克,加水200毫升,煎至100毫升,过滤去渣,反复漱口,1次5~10分钟,1日2次,一般2天奏效。

(2)牙龈炎鲜车前草30克,鲜薄荷15克,绿皮鸭蛋1个。先将前两味药煎煮后滤去药渣,鸭蛋去壳入药液煮熟,加少许盐后吃蛋饮汤。每天1次,对牙龈炎红、肿、热、痛有效。

(3)牙龈萎缩南瓜根30克,绿豆60克,加水煎服,每日1剂,每日2次,于饭后1个小时服用。

(4)牙龈肿痛核桃树根100克(干品减半),加水适量,浓煎、待温,含漱(即口含药液,15分钟后吐掉,如此重复多次)。每日3次,轻者1日治愈,重者3日可愈。

**○结膜炎**

(1)柴胡15克,麻黄10克,赤芍20克,白蒺藜10克,吴茱萸5克。表证明显有热者加银花15克,连翘15克,生石膏40克;白睛红甚者加桑白皮30克;脓性分泌物较多者加黄连8克,蒲公英15克;视物不清者加菊花15克;痒甚者加僵蚕10克,蝉蜕10克;羞明流泪者加山栀12克,龙胆草1克,谷精草10克,每日1剂。水煎,分两次服。

(2)急性结膜炎菊花9克、密蒙花9克,精草9克,山栀6克,金银花15克,连翘



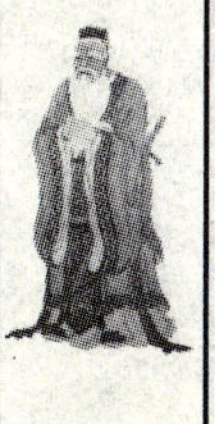

15克，川黄连6克，桑叶9克，生地9克，赤芍9克，茅根15克，桔梗6克。每日1剂，水煎服。

(3)慢性结膜炎白茅根60克切段，水煎代茶饮。清热利肺，适用于白睛遗留少许赤丝细脉，迟迟不退。

○角膜炎

黄芪60克，白术20克，防风15克，金银花30克，连翘30克，菊花15克，淫羊藿30克。每日1剂，水煎服。主治单疱病毒性角膜炎。

○角膜溃疡

决明子15克，谷精草30克，蝉衣12克，水煎服2次，每日1剂，并加用强的松片，每次服10毫克，每日3次，连续用药12～15天，即可治愈。

○视神经萎缩

(1)气血不足型面色苍白或萎黄、倦怠、头目昏花、心悸难眠、舌质淡等。用补益气血治之，方用：黄芪20克，党参、白术、茯苓各12克，生地、熟地、白芍、当归各10克，炙甘草、川芎、柴胡各5克，升麻3克，煎汁服。

(2)肝肾阴亏损型头晕耳鸣、腰膝酸乏、口干、舌质红苔少、脉细弱。以滋补肝肾用杞菊，明目地黄汤为主治之，方用：熟地15克，当归、柴胡、五味子、泽泻、路路通、茯苓、丹皮、山萸肉各10克，葛根、枸杞子、白菊花、丹参各12克，石菖蒲7克煎汁服。以上各方均一日1剂，上下午分服，30日为1个疗程。同时配用针灸穴位睛明(双)球后(双)、光明(双)、攒竹透鱼腰(双)、臂月需(双)等，每日选3～4对穴轮流针刺。兼用小公鸡肝或乌骨鸡与枸杞子炖吃，常饮菊花茶等，忌吃辛辣食品。

(3)将羊肝洗净切片，上芡后素油爆炒，酱油、醋、料酒、姜。可作为视网膜炎、视神经萎缩者常用的食疗菜。

○青光眼

(1)羊肝60～90克，谷精草、白菊花各12～15克，水煎服。每日1剂，连服数剂。

(2)沙参15克，牛膝9克，枸杞子15克，决明子9克，煎汤去渣，加入蜂蜜适量服用。每日1剂，连服数剂。

○沙眼

(1)西瓜霜30克，霜桑叶、元明粉各15克。用2碗清水煎，水过滤澄清即成。将制成的药汁放入面盆中，然后将头俯面盆上趁热先熏5～10分钟，趁温再洗3～5分钟。

(2)明砂9克，凤凰壳6克，草决明、蝉蜕各9克。以米醋将药煎服，每天2次。

○花眼

(1)枸杞、桑椹子、怀山药各12克，红枣10枚。每日一剂水煎，分头汁、二汁，两汁相合，早晚分2次内服。

(2)将菟丝子与黑芝麻碾碎，以3∶1的比例用开水冲泡代茶饮用，频饮之，对老花眼有疗效。

○玻璃体混浊

(1)谷精旱莲银耳汤谷精草、旱莲草各9克，白木耳10克。水煎服，每日服用1剂，每剂药煎2次，每日上下午分服。用治玻璃体出血，视力减退等症。

(2)决明菊花粥决明子15克，白菊花10克，粳米100克，白糖5克。决明子炒香后与菊花同煎汁，去渣，取汁，与淘净米同入锅，加适量清水煮粥，食用时加白糖，每

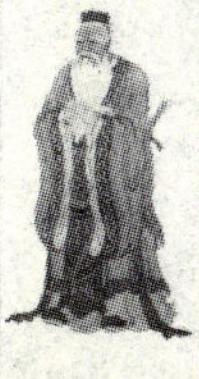

日1次。用治高血压伴玻璃体混浊。

○红眼病

冬桑叶60克，菊花30克，薄荷10克，龙胆草20克，水2～3斤煎汤，趁热连汤带渣一并倒入脸盆内。将脸俯近脸盆，头上用毛巾连脸盆一起罩住，用力睁开患眼，让药液蒸发的气体熏入眼。每次加分钟，每日三次。用后的药液连渣煮沸后可再用。配合氯霉素眼药水点眼，一般3～4天可痊愈。

○夜盲症

石决明、夜明砂各15克，苍术30克，猪肝100克。前3味药加水500毫升，煎成药200毫升，于早晨空腹时和晚睡前，分2次煮猪肝服用。每日1剂。一般3剂可见效。

○眼底出血

木耳3～6克，冰糖5克，加清水适量，慢火炖汤，于睡前1次炖服。每天一次，10日为一个疗程。

○干眼病

(1)鲜嫩红薯叶100克，羊肝90克，嫩炒当菜食，每日1次，连服10天左右。能补充维生素A，具有养血补肝、明目的功效。

(2)菊花泡茶饮。

○麦粒肿、霰粒肿

(1)黄连素10片，研成细末，用清水调成糊状，外敷双足心涌泉穴。每天换药1次，一般用药3～5天可治愈。

(2)取夏枯草20克，蒲公英、金银花各10克。三药共置保温瓶中，用沸水500毫升冲入后泡闷20分钟，取汁分4次饮服，每日一剂。主治霰粒肿。

○迎风流泪

(1)熟地15克，山药25克，枸杞子25克，女贞子15克，盐知母10克，菊花15克，五味子10克，夏枯草15克，木通10克，白蒺藜10克，薏苡仁20克，干姜10克，细辛3克，水煎服，每日1剂。一般10剂即可治愈。

(2)菠菜、羊肝各30克，五味子6克，水煎。喝汤，吃羊肝、菠菜，每日1～2次。

○老年性白内障

(1)党参4.8克，白术8克，茯苓4.8克，当归4.8克，白芍4.8克，升麻3.2克，葛根9.5克，羌活4.8克，防风4.8克，川芎3.2克，五味子3.2克，陈皮3.2克，甘草3.2克。水煎服，每日1剂，半个月即可缓解症状。

(2)车前子、干地黄、麦门冬各等份，共研为细末，炼蜜为丸，如梧子大。日服1～2次，每次20～30丸。用治久患白内障。

○眼杂症

(1)角膜软化。金银花20克，当归、白芍、赤芍、车前子、花粉各10克，青黛5克，槟榔10克，神曲、夜明砂、谷精草各15克。水煎服，每日1剂，20天为1个疗程。

(2)巩膜炎。用野菊花、夏枯草各30克，水煎分3次服，连服7～15天，即可显效。

(3)风火赤眼。石榴嫩叶50克，加水500毫升，煎至250毫升，过滤去渣，澄清后洗眼。每日3次。

(4)眼睛赤痛。车前子10～15克，水煎服，每日1剂。

(5)中心性视网膜脉络膜炎。苍术、香附、赤芍各15克,栀子18克,姜半夏10克。湿热盛,加龙胆草、木通、黄芩各10克;脾湿重加茯苓、陈皮、薏苡仁各10克;女性得病,肝郁不舒,加柴胡、绿萼梅各6克;舌有瘀点瘀斑,加桃仁、丹皮、茺蔚子各12克。水煎服,每日1剂,30天为1个疗程。

(6)视网膜静脉周围炎。生地、山药、云苓、丹皮、泽泻、生蒲黄、知母、黄柏、藕节炭、旱莲草、白茅根各20克,甘草5克。水煎服,每日一剂,10剂为一疗程。

(7)眼肌无力。黄芪500克,白术、红参各300克,当归200克,甘草150克,肉桂50克。上药烘干,研为细末,炼蜜为丸,每丸9克。每日2次,每次1丸,早晚空腹嚼服,50天为1个疗程。注:感冒或发热时停服此药。

(8)睑缘炎睑缘炎,俗称烂眼边、烂眼角,用蜂蜜直接涂于患处,可治愈此病。用消毒棉签蘸蜂蜜涂患处,每日3次,5日而愈。

(9)偷针眼。用野菊花30克,胡黄连15克,水煎分2次服。

(10)双目复视。苏叶3克,生姜3片,醋1匙。将前两味水煎好后,加入醋调匀内服。每日服2次。

(11)电光性眼炎。将新鲜人乳直接挤入消毒的器皿中(或无菌滴眼瓶内),点入两眼,每隔5~15分钟一次,每侧2~3滴,点后闭眼片刻。一般自觉症状可在3~15分钟减轻或基本消除,其治疗机理可能与人乳中含有浓度较高的激素有关。此方主治电光性眼炎。

(12)倒睫毛。五倍子12克,蜂蜜15克,将五倍子捣成细末,用蜂蜜调匀,取适量涂抹于眼皮上(外侧)。每日早晚各1次。一般连续涂4~5天就会见效。

(13)泪溢症。菊花、山萸肉各15克,当归、白芍、丹皮、黄芩、草决明、夏枯草、白蒺藜各12克,车前子、防风、荆芥、木贼各9克,甘草5克。每天1剂,水煎3次,分早午晚服。药渣加水浓煎,滤取药液,乘热先熏后洗,再热敷患跟,早晚各1次,每次20分钟。7天为1个疗程。至症状消失,流泪停止。忌煎炸、香燥、酒类、辛辣饮食。

(14)肾精亏损、肝血不足、头晕眼花榛子仁、枸杞子各50克,水煎服,每日1剂。

(15)肾虚视力减退,视物模糊枸杞子30克,瘦猪肉60克,加水炖烂,早晚两次服,每日1剂。

**○中耳炎**

(1)将鲜鸡血藤捣烂取汁。先用药棉将耳朵内的脓液擦干,再将药液滴入耳内,每次4~6滴,每天2次。

(2)五倍子1.5克,冰片1.2克,共研细末,用药棉擦干脓液后将药末吹入耳内,每天3次。

(3)蜈蚣2条(干鲜均可),用70%酒精浸泡半小时后过滤、密封。用时取棉签蘸少许酒精捻耳内,每天1次。此方对中耳炎流脓水日久不愈者有效。

**○化脓性中耳炎**

(1)银花、连翘、龙胆草、花粉各15克,防风、白芷、陈皮、皂角刺、穿山甲、乳香、没药、当归、大黄、浙贝母各10克,生甘草3克,每日1剂。

(2)冰片1.5克,核桃油5毫升。将冰片研末放入核桃油内。先将患耳洗净,用消毒棉签蘸干;再用乳头滴管将药液滴入耳内。每次2~3滴,每日1~2次,一般3~5日可愈。

○耳鸣

(1)白芍20克,熟地黄40克,山萸肉20克,麦门冬20克,柴胡、栀子、白芥子各9克。上药水煎每日1剂,早晚服用。服用1个月可愈。

(2)瘦猪肉切片200克,鲜豆腐200克,大葱带须250克,石菖蒲200克,放进沙锅内共煮,熟后食肉、豆腐,饮汤,每次适量,一次吃不完可分多次,连服3次显效,以后可根据好转情况间断应用。

(3)党参30克,黑胡椒10克(布包),白鸽1只(去毛及内脏),加水适量,稍加食盐,小火炖熟,饮汤吃鸽肉,连服5~7天。

○耳聋

(1)泥鳅60克(洗净),鸡蛋适量。将蛋打碎和泥鳅放于碗内,置锅内蒸熟,饭后食之,每天1次。食到1000~1500克泥鳅时获特效,忌饮酒及辛辣热食。

(2)突发性耳聋葛根30克,升麻9克,白芍18克,每日1剂,水煎服,连服7~10天有效。

○老年性耳聋

(1)每次取磁石30~60克。捣碎于沙锅内煎煮一小时,滤汁去渣,再入粳米60克(或加猪腰子一只,去内膜洗净,切细),生姜、大葱少许,同煮为粥。可供晚餐时温热服食。本方常用于老年肾虚所引起的耳鸣、耳聋,可久服。

(2)黑芝麻30克,鲜牛奶200毫升,白糖10克。先将黑芝麻洗净晒干,入锅用小火炒熟出香,趁热研成细末。将鲜牛奶倒入锅中,加入黑芝麻细末、白糖,用小火煨煮,将沸腾时停火,倒入杯中即成。早餐时随早点一起服食,1次吃完。对肝肾阴虚型老年耳聋症尤为适宜。

○耳杂症

(1)耳廓囊肿鲜鱼腥草(全棵,洗净泥土)100克,冰片3克。上药同捣烂如泥,外敷患处,外盖纱布、胶布固定。24小时一换,连用5~8天可愈。

(2)外耳道疖肿胡桃仁30克,用食油60克炸枯,过滤去渣,再用油浸制小纱条(加入少许冰片),塞入外耳道疖肿处,每日换药1次。

(3)内耳道瘙痒制川乌10克,制草乌10克,酒炒川芎10克,鹅不食草10克。也可按以上比例,多配一些药物。上药碾成极细末,装瓶备用。治疗时用棉纱布包裹药粉适量,塞入耳道内,1日1次。

(4)内耳眩晕玉米须100克,用清水洗净,入沙锅加一碗水,煮20分钟,将药汁倒入碗内。再加一碗水煎20分钟,将两次药汁混在一起,分早餐前、晚餐后半小时各服一次,连服三日见效。也可每天早上取杞果40克,加水500毫升,文火烧开,打入鸡蛋2个,熟后吃鸡蛋、杞果,喝汤,连用4天可见效,8~12天可痊愈。

(5)"旋耳疮"老百姓俗称的"旋耳疮",现代医学称为外耳湿疹。它是绕耳周而发的疮疡,多见于耳前或耳后缝间,也可波及整个耳廓。主要症状为:局部皮肤潮红、灼热、瘙痒、水泡、糜烂、流黄水、结痂等。治法是:取煅石膏、黄柏各15克,枯矾10克,共研细末,以芝麻油调药粉适量成稀糊状,外敷患处。每日1~2次。

(6)脓耳鲜桑叶数片,捣烂取汁,每次滴入耳内1~2滴,一日三次,2~3日即愈。适用于中耳炎,症见耳痛、耳肿流脓等。

○鼻炎

(1)小麻油1000毫升,苍耳子160克,辛夷16克。先将小麻油温热后加入打碎



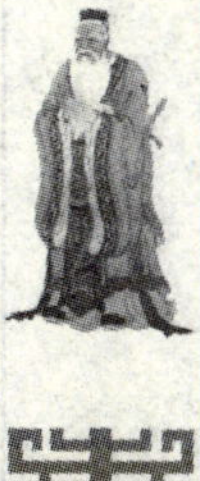

的苍耳子和辛夷，浸泡24小时，再用文火熬煮至沸，待麻油熬至800毫升左右时，冷却，过滤，瓶装备用，每天滴鼻3次，每次2滴。

(2)梅花冰片2克，生硼砂4克，薄荷9克，檀香2克。上药共研为细末，取少许置指上，按于鼻孔，吸入，每日每孔3次，交替使用。若用后鼻中发干，可先涂些香油后再吸。

**○慢性鼻炎**

百合250克，去皮衣，加水煮至酥，加冰糖食用。本方具有补肺益气的功效。适用鼻炎伴气短乏力，胸闷。

**○萎缩性鼻炎**

(1)萎缩性鼻炎临床表现为鼻内干燥、咽干、鼻塞、鼻腔有臭味、嗅觉消失，且反复鼻衄、头痛、耳鸣等。当以清热凉血、滋阴润燥、通窍解毒为治，药取沙参、麦门冬、知母、生地、生石膏各30克，丹皮、玉竹、白及、当归、赤芍各15克，羌活、白芷、川芎、细辛、辛夷各10克，甘草6克，水煎后用鼻闻吸，每次20分钟，每日3次，15天为一疗程，连续5~7个疗程巩固疗效。

(2)新鲜柠檬1只，切片，用2片加冰糖少许，沸水冲泡，代茶饮用。本方具有润燥功效。适用萎缩性鼻炎伴口唇干燥易出血。

**○过敏性鼻炎**

(1)无花果30克，无花果叶10克，鹅不食草、蜂房各15克，煮沸10分钟后熏鼻。每次30分钟，每日2次，7日为1个疗程，连续1~2个疗程。

(2)细辛2克，干姜、川椒各3克，姜半夏6克，防风、白芷、焦白术各9克。每日1剂，水煎服。一般1周后见效。

**○鼻窦炎**

(1)大蒜去皮捣汁，加入少许米醋。夜晚临睡前用盐水洗净鼻腔，再用脱脂棉球蘸汁塞入鼻腔，左右鼻孔交替塞。每天1次，7天便可收到明显效果。

(2)冰片9克，细辛9克，丝瓜络72克，共研成极细末，装瓶备用。使用时先让患者将鼻涕擤干净，噙水一口，再取药粉适量，以管吹药粉入鼻腔内，每天2次，连续2个月，有鼻衄史的患者禁用本法。

(3)花生米7~8粒，放入干净的白铁罐内，上面糊纸封严，中间开一小孔，放在火炉上，待有烟从小孔中冒出时，用烟熏鼻孔，烟尽为止，每日1次，约1个月显效。

(4)野菊花10克，苍耳子9克。上药加水适量煎至200毫升。口服，每日2次，每次100毫升。

**○鼻出血**

(1)鲜藕节150克(干品100克)，水煎服，每日一剂，服时可加入少量冰糖。藕节具有凉血、止血、散瘀之功能，治鼻衄不止疗效显著。

(2)黄鳝1条，绿豆20克。将绿豆加水煮烂，取黄鳝割其尾部，让血滴入滚沸的绿豆汤中；待血流净，把鳝鱼放入共煮至烂熟，剔去龟刺及内脏吃鱼肉、喝绿豆汤。本方鳝鱼肉有补虚损、强筋骨之功效，尤为重要的鳝鱼血，可祛风活血、治鼻衄。

(3)鸡蛋清2个，白糖50克。蛋清加入白糖，调匀，以沸水冲熟，温食，每日2次。本方有润肺清热，止血之功效，适用于鼻出血，特别对日晒后即发者有效。

(4)夜间鼻出血取干去参片10克，甘草5克，沸水冲泡后代茶饮用。此方特别适用于兼有便秘的患者。

**○鼻杂症**

(1)鼻息肉。杏仁6克研末,加轻粉6克,雄黄8克,麝香1克,搅拌均匀密封备用,使用时以棉签蘸药粉少许,涂在息肉上,每天1次,对于小鼻息肉一般用药一周可愈。

(2)嗅觉不灵敏。取蜜桑皮9克煎水代茶饮,每日一剂,至病愈。

## 七、皮肤科

**○皮炎**

(1)柳条适量,切成1寸左右的细段,放入锅内加入适量水,用文火熬煮至水显黑色时,即可烫洗患处,每天3次,连用6天。此方对各种皮肤病均有良好的疗效。

(2)生地黄30克,丹皮10克,赤芍10克,知母10克,生石膏30克,银花10克,连翘10克,竹叶10克,生甘草6克,水煎服,每日1剂。主治药物性皮炎、接触性皮炎(包括漆性皮炎、油彩性皮炎)、植物—日光性皮炎。

**○神经性皮炎**

(1)肉桂200克,研细面,按患处面积,取适量药面用醋调成糊状敷患处,2小时后去掉,如不愈隔1个星期再涂1次,连续1~3次可愈。

(2)苦参、蛇床子、地肤子、白鲜皮、黄柏、明矾各30克,川椒、艾叶各15克,冰片10克。上药共研粗末,加清水适量浸泡30分钟后,煎沸入冰片冲化(分次冲化),然后将药液倒入盆内。趁热先熏后洗,再坐浴。每次15~30分钟。每日坐浴1~2次。

(3)花椒20克,高度白酒100毫升。将花椒放入白酒内浸泡7天,用药棉蘸药酒涂患处。每天早晚各1次。一般5~10天即愈。

(4)大黄30克,生甘草20克,芦荟10克。上药焙干研末,加麻油适量调和,涂敷患处,每日3次。敷药7天可显效。

**○脂溢性皮炎**

(1)脂溢性皮炎属湿热留恋营分,表现为皮肤瘙痒,头皮油腻,颜面及躯干有散在小丘疹及脂溢性鳞屑,皮色潮红,苔黄腻者。处方及用法:黄芪15克,当归10克,生地黄10克,熟地黄10克,黄连3克,黄芩6克,黄柏6克,茯苓10克,薏苡仁15克,地肤子15克,萆薢15克,篇蓄10克。水煎服,每日1剂。7天为1个疗程,可连用2~3个疗程。

(2)棉花根50克,水煎,每晚用来洗头,能去屑止痒。

**○接触性皮炎**

苦参、徐长卿、地肤子、算盘根各30克。先用冷水浸泡透后,头煎沸后20分钟,二、三煎各30分钟,三煎混合分4等份,取3份分3次内服,1份外搽患部。

**○药物性皮炎**

(1)面部螨虫性皮炎大黄粉、硫黄粉各6克,甲硝唑2克(研末),与100毫升凉开水共放干净瓶内摇匀备用。洗脸后用药水涂搽患处,每日三次。

(2)剥脱性皮炎生地黄10克,当归10克,白芍10克,红花10克,桃仁10克,秦艽10克,蝉蜕10克,荆芥穗10克,防风10克,僵蚕10克,川芎6克,水煎2次,分2次早晚服,每日1剂。

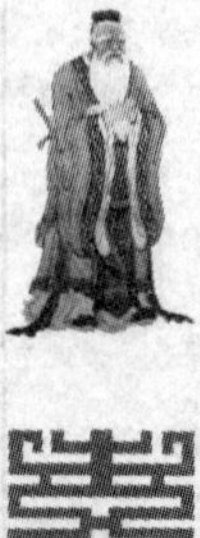

○皮肤瘙痒

(1)大枣20枚,绿豆100克,猪油1匙,冰糖适量。加水共煮,至绿豆开花即可服用。每天服1剂,分次服下。一般服药3天即可减轻痒感,10天内获愈。

(2)蛇床子60克,浸泡于75%医用酒精350毫升中,瓶口密封,避光5~7日后即可使用。治疗时,可在瓶口扎纱布1~2层过滤,视需要倒出药酊后注意及时封口,以棉签蘸湿外涂患处。每日1~2次,连用5~7天。

(3)把苹果切成片,在瘙痒处涂擦,可使皮肤爽滑舒适,每天擦几次,3天后瘙痒可止。

○老年皮肤瘙痒

(1)和血祛风汤当归、生地黄各15克,赤芍、川芎各12克,防风、荆芥、刺蒺藜、何首乌各10克,水煎服,每日一剂,一般可在5~7剂获效。此方适于血虚生风者,其痒为游走性,尤以头部和上半身为甚。

(2)补气除湿汤党参、黄芪各20克,白术、茯苓各15克,升麻、柴胡各10克,当归、丹参各12克,水煎服,每日一剂。此方应连服10剂以上可见效,适于气虚湿阻者,伴有气短心悸,口淡食少等症,其痒不严重,但夹有麻木感。

(3)外用方生大黄、苍术各100克,赤芍、荆芥各50克,水煎,用药液洗澡,每日一次。也可将此药水浓缩,加适当麦醋,棉签蘸外擦。

○皮肤过敏

(1)花粉过敏花椒25~30粒,用100毫升的开水焖泡4~6小时,装入干净瓶中备用。皮肤有花粉过敏瘙痒时,以花椒水擦拭可止痒。

(2)海鲜过敏用开水500~600毫升,冲泡紫苏叶10~12克,饮服。

(3)黄金过敏生地黄15克,赤芍10克,甘草8克,蒲公英15克,地丁15克,苦参8克,蒺藜12克,蝉蜕8克,薄荷8克,金银花12克,白鲜皮12克,木通8克,煎水洗患处。

○皮肤溃疡

(1)蜈蚣、五倍子各10克。上药共研细末,用淡盐水洗净创面后,撒上药末,加纱布包扎,两天换药1次,结痂不必除去。用药3~5天可显效。

(2)少量红署粉与少量花生油,一起搅拌后做成块状,直接贴敷在创面上,盖上塑料薄膜,用胶布固定。第二天揭开,皮肤呈红色嫩肉状,贴敷一次即可愈合。

○硬皮病

(1)人参6~8克(另煎兑入,或沙参30克),核桃、炙黄芪各10克,桔梗6克,桂枝4.5克,生地黄、熟地黄各12克,天门冬、麦门冬、白术、茯苓各15克,生甘草、五味子各6克。水煎日服一剂。

(2)川楝子60克,花椒30克,用食盐炒后用布包好,趁热敷患处,每日1~2次,10天为1个疗程。

○湿疹

(1)黄柏、苦参、艾叶、百部、防风各10克。上药水煎后用纱布蘸取外洗。每日3次,一般连洗10天即可见效。

(2)绿豆粉加冰片少许,涂患处。每天1~2次,数次可愈。

(3)手部慢性湿疹。吴茱萸30克,苦参18克,乌贼骨21克,硫黄6克。共研细末,香油调敷患处,隔日换药1次,3次为1疗程。一般1~2个疗程即可治愈。

(4)疮疡湿疹。桂枝50克,紫花地丁300克,煎水去渣,兑入200克食醋,做全身浸浴。

○阴囊湿疹

(1)蛇床子50克,苦参15克,明矾15克,威灵仙15克,地肤子20克,黄柏20克,冰片10克,白鲜皮30克,透骨草30克,五倍子15克,艾叶15克。加水煎煮取汁1000毫升,早晚熏洗患处,每日1剂。本方具有清热燥湿,祛风止痒之功效,适用于急、慢性阴囊湿疹。

(2)黄花菜根500克,加水1500毫升,煎30分钟,熏洗患处一个小时左右,连续熏洗4天。

(3)上等茶叶5克,冲沸开水1000毫升,待茶叶全部泡开后,冷却至25~30℃,倒入干净的盆内,浸泡患处10分钟。中午、晚间、睡前各一次,3天左右可愈。

(4)芒硝250克,加清水50毫升。患者取仰卧位,以双手捧药围握阴茎,待药物逐渐化完为止。药液可任其流下,一般1次即可获愈。另取芒硝30克,食盐1撮,以开水溶化,待温后,浸洗阴囊患处,每天3~5次。

○脐部湿疹

龙骨1.5克,黄柏、枯矾各6克。共研细末,撒于脐上,1日2次。

○风疹

(1)梨皮15克,绿豆6克,水煎服,每日2~3次。

(2)荞麦叶15克,甘草1克。水煎服,每日1~2次。

○荨麻疹

(1)蚕豆荚煎汤当茶饮,1日数次,2日后即可痊愈(蚕豆荚新的、陈的均可)。

(2)苍术、苍耳子各25克,加水300毫升,煎30分钟,待冷却后外洗患处,一天煎一次药液,可洗多次,连用3~5天,即见效。

(3)慢性荨麻疹。①芋头的干茎50克,猪排骨适量。芋头茎洗净,与猪排骨一起炖服,每日1剂。②摘新鲜樟树嫩枝叶,清水洗净,煮沸后用汁液洗澡,边洗边用树叶擦身,开始每天早晚各洗一次,后来一天洗一次。同时配合吃维生素C,尤其注意在治疗期间忌吃辛辣发物。

(4)丘疹型荨麻疹。薏苡仁、赤小豆各50克,大枣15个,红糖30克。每日1剂,水煎服,连续服用3~7日,丘疹即可消失。

(5)腹痛型荨麻疹。苦参15克,白鲜皮15克,蛇床子15克,浮萍15克,蝉蜕10克,共研细末装瓶备用,扑尔敏3片研末备用,麝香风湿膏一贴。用酒精将脐部消毒后,取中药末10克加扑尔敏末,用白酒调成糊状,填肚脐凹部,上贴麝香风湿膏,10个小时后取下。可连贴3次。

○带状疱疹

(1)视皮损面积大小,用适用脱脂棉做成薄片,均匀覆盖在皮损面上,用明火点燃即可烧灼。一般治疗2~3次即可治愈。

(2)鲜蛇莓100~200克,糯米15~20克,一起捣烂取汁涂患处。若病在颜面等暴露部位,可用棉签蘸药液涂于患处;若病变在躯干等部位,可将消毒纱布浸湿后外敷患处,并覆盖塑料薄膜,胶布固定,12小时换药1次。

(3)鲜马齿苋适量,洗净后,用刀切碎捣烂成糊状,涂敷患处,每日2~3次,一般敷药次日疼痛即可减轻,渗出液减少,连续使用5日即可结痂痊愈。



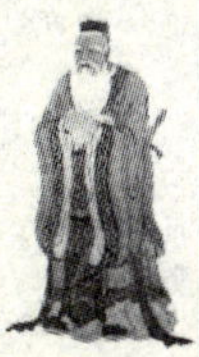

(4)鲜半边莲适量,洗净,捣烂如泥,敷于患处,盖上纱布、胶布固定。药干时用凉开水湿润之,或换新药,每日1~2次。一般轻者2~3日痊愈,重者7天痊愈。

**○白癜风**

(1)白蒺藜10克,研细末,1日2次,外敷患处,一般5天开始奏效。

(2)老生姜100克,苦参150克,50%酒精100毫升。苦参研细末与生姜混合捣成糊状,调酒精外涂患处,每日3次。一般用3~6周可治愈。

(3)补骨脂酊、乌梅、毛姜、85%酒精按3:6:1:30配制,浸泡2周后,过滤去渣即为消斑酊。用棉签蘸取药液外搽患处,每日数次,每次搽1~5分钟。有人治疗194例,治愈78例,有效56例,总有效率69%。

(4)鲜桑枝1500克,桑椹子500克,何首乌250克,生地250克,白蒺藜250克,补骨脂250克,益母草500克,玄参250克。上药煎熬,去渣,浓缩成1000毫升,加入蜂蜜500毫升,收成1200毫升。每日服3次,每次20~30毫升。一般连服上方2料即可见效,如未愈,可继服3~4料。

**○紫癜**

花生米衣25克,红枣15枚。花生米浸泡搓下外衣,加枣共煎,每日早晚分2次服用,7天为一个疗程。适用于紫癜,鼻出血,血友病及各种出血症。

**○过敏性紫癜**

(1)滑石、丹皮、泽兰、车前子、板蓝根、赤芍、连翘、紫草各10克,浮萍、荆芥穗各6克。每日1剂,水煎服。风重(痒,伴风水)者,加防风、柴胡;腹痛者,加生蒲黄、五灵脂、玄胡;便血者,加槐花、三七面、琥珀面;尿血者,加赤小豆、小蓟、生侧柏;便干者,加酒大黄。

(2)兔肉500克,红枣100克,红糖适量。将兔肉洗净,切块同红枣、红糖共放锅内隔水炖熟,每日分3次服用。益气补血。适用于过敏性紫癜。

**○血小板减少性紫癜**

羊胫骨500克,红枣150克。将羊胫骨砸碎,洗净,加水炖煮一个小时,然后放入洗净的红枣再煮20分钟即成。每日分3次服用,10天为一个疗程。补血养肝。用治血小板减少性紫癜。

**○疥疮**

硫黄500克,雄黄、川椒各125克,蛇床子、大枫子(去壳)、木鳖子(去壳)、樟脑、苦参各60克,猪板油500克。川椒、蛇床子、苦参、大枫子、木鳖子分别烘干,共研细末过120目筛;硫黄、雄黄共研末过筛,与上药拌匀;将猪板油于锅内加热煎油,去渣取油待凉,然后加入以上药末调匀,同时加入樟脑末搅匀,瓶装备用。使用时,先将患部洗净擦干,再涂上药膏。每日1次,连用三天可显效或愈。

**○红斑狼疮**

(1)虎菊汤虎杖、野菊花、南天竹、十大功劳、生地黄各30克,生甘草、秦艽各15克,苦参、穿山莲、紫草、知母各30克,山栀9克,每日1剂,水煎连服20剂。

(2)地冬玄芷汤生地黄30克,麦门冬、玄参各15克,荆芥、天花粉各9克,黄连、白芷各5克,升麻、甘草各6克,水煎服,每日1剂。服药期间忌腥荤烟酒。善后用六味地黄丸。

**○黄水疮**

(1)炉甘石、黄连、黄柏各20克,冰片6克,共研细末,加凡士林调糊状,外敷患

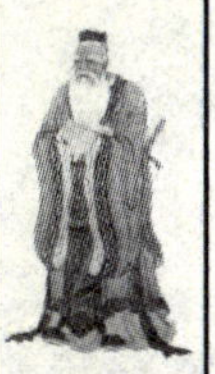

部,一日两次。一般用两天奏效。

(2)鲜天仙子叶300克,洗净捣汁,以药汁涂敷疮面上,每日1次,一般2~3天可治愈。

(3)丝瓜梗30克炒炭存性(注意不要炒焦),研为细末;明矾10克,用20毫升蒸锅水溶解,与丝瓜末和雄黄末6克调和,调成糊状。用时以棉签蘸药涂于患处,每日3~4次。一般敷后2~3天即见脓疱疮收干结痂,4~7天可愈。

○冻疮

(1)芝麻15克,花椒9克,杏仁10个,混合后在锅内炒黄,研成细末,用猪油调匀,涂于患处;或用鲜山药加蓖麻籽仁数粒,一同捣烂敷患处。可治疗冻疮溃烂。

(2)用尖辣椒煎水擦洗皮肤,可增加血液循环,防治初期冻疮。也可用尖辣椒6克,切成细末,在30克60度白酒中浸泡10天,去渣过滤,即成辣椒酒。冻疮初起,局部红肿发痒时,以辣椒酒涂擦,每日3~5次,有较好疗效。

(3)每于夏季三伏天,取独头紫皮大蒜,去皮捣烂后,放在烈日下曝晒1小时,然后挤压取大蒜汁,涂搽患过冻疮的皮肤处,每天3次,5天即可。此法可防冬天生冻疮。

(4)将患处用温水泡洗干净后擦干,涂上几滴十滴水,揉擦患部3~5分钟,每日3~4次。轻者3~5天可愈,重者15天左右可治愈。

○褥疮

(1)一旦出现褥疮可用凤凰衣(即鸡蛋壳里面的那层皮)治疗,方法是先将生鸡蛋放冷水里浸泡5分钟,这样蛋壳内的那层皮就好剥了,然后把蛋打开,倒出蛋清、蛋黄,剥下蛋壳内的凤凰衣,贴在洗净消毒的疮面上即可,一两天即好。

(2)云南白药5瓶,维生素$B_2$100片(研末),痢特灵100片(研末),香油100毫升。将以上药物与香油调成糊状,涂于患处,然后用纱布覆盖,保持清洁干燥。每天换药2次,一般一周即可治愈,重者2~3周可痊愈。

(3)肉桂、红花、丹皮各10克。将上药一起装入适宜的容器内,加入75%乙醇200毫升,封闭。浸泡半个月后,过滤,除去滤渣,滤液备用。用棉花蘸取药液,揉擦患处,每日3~4次。

○漆疮

如因接触生漆而致过敏,可取香樟树枝叶适量(1~2千克),加水煎沸10~20分钟后,取汁,待温,沐浴或浸洗局部,每日2次。轻者1剂显效,3剂左右可愈。

○痤疮

(1)将杏仁去皮捣碎,研为细末,用鸡蛋清调成糊状,每晚睡前涂于洗净的患处,次日早晨洗掉。每晚1次,连用7~10日。

(2)薏苡仁50克,白糖适量。按常法煮粥服食。每日1剂,连服30日。

(3)白芷20克,老君须、人参叶各9克,炙甘草、川椒各3克。每日一剂,水煎,共煎两汁,分两次饭后服,见效最快者5天,慢者25天,治愈及显效率达96%以上。

(4)野菊花50克煎水成200毫升溶液后,将溶液冷却放入冰箱的冷冻室里,冻成许多小冰块备用。每天用洗面奶洗过脸后,再用一块冰块涂擦面部,每次涂擦10分钟左右,每日2次。

○银屑病

(1)硼砂、硫黄、熟石膏各50克,冰片、生南星、铅粉、穿心莲各15克,密陀僧21

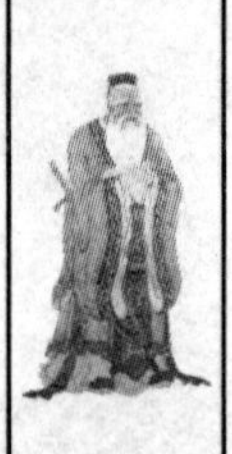

克，枯矾18克，白胡椒3克。均研细末，混匀后过80~100目筛，装瓶密封备用。使用时，根据皮损面积大小，取适量的药粉与牙膏调匀，于每日晚间，患处经中药洗浴后，将调好的药膏涂搽于患处。一般15天见效，两月内皮损消失。

(2)紫草30克，苦参30克，白鲜皮30克，黄柏30克，地榆20克，红花20克，白芷20克，乌梢蛇20克，蜈蚣6条，将以上诸药入芝麻油约1000毫升内浸泡1天，以文火煎至药物微枯为度，约用四层纱布过滤，取油去渣，装瓶备用。每日取药油外涂皮损伤2~3次，涂药后用手摩擦5~10分钟，30天为1个疗程，平时每天洗澡1次，以清洁皮屑与油污。1个疗程多可获得显著疗效。

(3)生地黄15克，赤芍9克，丹皮15克，紫草15克，金银花15克，土茯苓30克，生薏苡仁30克，蛇蜕12克，黄连6克，荆芥炭6克，生石膏30克，知母15克，生甘草6克。每日1剂，水煎服。

**○毛囊炎**

(1)秋日熟透老茄蒂，晒干焙焦研成细末，用麻油调成糊状敷患处。每日1~2次，7天为1个疗程。一般敷药4天疮即破溃流脓液，再敷结痂，1周后脱落痊愈。

(2)何首乌10克，茄花7个(无茄花时茄子叶适量也可)，水煎300毫升，早晚各服150毫升，连服7天，不再复发。

**○扁平疣**

(1)鸦胆子50克，大黄10克，薏苡仁10克。将上药研末用75%酒精250毫升浸泡1周，然后用药液外洗扁平疣，每天3~5次，连续外洗7~10天。

(2)大青叶30克，生薏苡仁30克，生地榆30克，苍术35克，每日1剂，水煎服。并用药渣泡洗病变位。治疗6天为1疗程。服药期间禁食辛辣刺激性食物。一般治疗1~2个疗程均取良效。

(3)把苦瓜剖开，取出瓜子，放进酸菜水内浸泡一夜，次日早晨取出，切成丝或片状，加入适量调味品，放入油锅爆炒一分钟当菜食用，1日3次，每次100克，多者不限，连用20天左右。

(4)生薏苡仁900克，粉碎后过80目筛备用。每次温开水送服15克，每日早晚各1次。1个月为1疗程，治疗期间不配用其他药物，孕妇忌服。一般服2个疗程有良效。

(5)将成熟新鲜的香蕉皮切成与疣面积相等的小块，用白的一面贴在疣上，然后用胶布贴住固定，保持24小时敷贴。洗脸或洗澡时可撕去，但洗毕后应再换一张新香蕉皮贴上。敷贴一星期后，疣的最表层已软化。便可将之轻轻刮去，让下面的一层暴露出来，再用香蕉皮重复敷贴，这样一层一层地刮除，直至全部去掉为止。

**○跖疣**

紫皮茄子叶1张。刷去茄叶表面上的尘土，用手轻轻揉搓取其汁，即可在疣面上来回涂擦数次，每日1次，3~5日自行脱落，不留瘢痕。

**○头癣**

将槐花花蕾炒研为末，用菜油调成稀膏状备用。用时直接用膏涂搽于患部(不需剃发和煎痂)，每日1次，至愈为止。一般2~3次即可见效。

**○体癣**

杏仁15克，米醋25克。将杏仁捣碎倒入醋内，然后加热煮沸，趁热用棉花球蘸药液洗擦患处，1日洗擦1次，连用3天，隔1~2天，再连用3天。

○股癣

山西陈醋(越陈疗效越佳)300毫升,放入铁锅内文火煎煮浓缩至100毫升,装入无菌大口瓶内,再将苦参20克、花椒10克,用清水洗净后放入浓缩醋内,浸泡20天后即可使用。搽药之前,先用酒精棉球擦洗病变部位,再用消毒棉球蘸药醋涂于患区。每日早晚各一次,坚持20天左右,可有明显效果或痊愈。

○手足癣

(1)一个新鲜鸡蛋,打破后将蛋壳下软薄膜块撕下,贴在洗净的足癣破溃处,保留12小时,连续贴3~5次。

(2)苦参15克,黄柏10克,胡黄连7克,米醋150克,共置于玻璃瓶内,米醋浸过药面3厘米摇匀,浸泡3天可用。用时,将棉签蘸醋液涂抹在患处数回,每日3~4次,一般2~3天即收效。

(3)新鲜仙人掌适量洗净、捣烂,取汁涂于患处,每日2~3次,5~7天可痊愈。

(4)将新鲜芹菜500克,洗净加水3000克,煮沸半小时左右,待芹菜水变黄后,将脚放在盆上用毛巾盖严,利用蒸气熏脚,待水冷却到能放进脚时,再把脚放在水中浸泡,直到水凉为止。轻者1次,重者连洗3次,即可治愈。

(5)冰硼散二包,六一散一包,搅拌均匀,每晚将脚洗净擦干后,把药末涂在患处,一般三四天左右即可见效。

○牛皮癣

(1)蛇蜕一具,烧灰,温酒服之。

(2)生苦杏仁适量捣成末,加食醋调成糊摊在布上。洗净患处皮肤,敷药绷带固定,24小时换一次药。轻者连敷4~5次可见效,顽固者增加次数。

(3)白糖125克,蚯蚓7条,洗净后放在瓶里腌泡7~10天。用温开水先将患处洗净晾,用力将患处搓至发红,这时再用消毒棉蘸药液搽患处,待药液干后再擦一遍,如此反复进行,每晚要搽两个小时。搽完后不要立即洗患处,等第二天早晨再洗干净。连擦20后后情况就会大有好转,情况严重的患者可能要多擦一段时间。

○酒齄鼻

(1)荸荠适量,将鲜荸荠切成两半,然后用切面贴鼻尖、鼻翼两侧部位涂擦,直到把荸荠的白粉浆涂满鼻子的表面,感觉凉丝丝的舒服极了。就这样每天坚持涂抹,1个月后鼻部的红斑逐渐消退,瘙痒也不复存在。

(2)荞麦面烧成灰,用香油调匀,外敷患处。每日两次,可连用至痊愈。

○结节性红斑

当归、川芎各10克,乳香、没药各6克,茜草、羌活、木瓜、苍术、黄柏各10克,威灵仙、牛膝各15克,生甘草6克。每日1剂,水煎。头2煎分早、晚服,第3煎温洗,湿敷。

○手脱皮

(1)鲜韭菜一把,洗净捣烂成泥,用纱布包好,拧出汁,加入适量的红糖、白糖,每日服一次,一般连服4次有效。

(2)生姜50克,二锅头白酒100克,把生姜切成片泡在白酒中24小时后,用姜片反复擦手,每日两次,连擦一周后,即可治好手掌脱皮。

○鹅掌风

(1)雄黄30克,冰片6克,猪油少许。先将雄黄、冰片捣成细末,再将猪油化开烧烫，三者调和成膏，装入药盒，密封备用。每天洗完手后将药膏涂在患处数次，涂好后两手狠搓，直至感觉发热，连用一周即可痊愈。

(2)豆腐浆两大碗，川椒25克，透骨草25克。将川椒、透骨草用豆腐浆熬五六滚，待温度适宜时，洗患处约两小时，洗后痒止，连用二三次可愈。

### ○手足皲裂

(1)猪油70克，蜂蜜130克，硫黄20克，猪油煎沸冷却与蜂蜜调匀，然后加入硫黄(研细过120目筛)，调匀备用。每用适量，涂搽患处，每日3次，3天可愈。

(2)黄豆1份，凡士林2份；黄豆研细过筛，与凡士林混合调膏，装瓶备用。每用适量敷患处包扎，每3日换药1次。一般2~4次取效。

(3)白及10克，凡士林100克，先将白及研成细末，再将凡士林加入白及粉中调成软膏，每天3次，外涂患处。

(4)大黄50克，白及30克，冰片3克，各研为极细末，混合过筛，蜂蜜调糊，收瓶备用。每取适量，外涂患处，每日3次，轻者2~3天，重者5~7天即愈。

### ○甲沟炎

(1)鲜猪苦胆一个，倒出部分胆汁，将苦胆套在病指上，用胶布扎紧，不让胆汁流出，半小时内就止痛，5天左右脓肿就全部消失，老指甲开始脱落，新指甲渐渐长出。一般3天左右换一只猪胆。此方治甲沟炎有奇效。

(2)鲜大黄适量，加入冰片末少许，共捣烂如泥，局部包裹，每日1次。

(3)鲜千里光嫩枝叶适量，加入青盐少许，共捣烂如泥，局部包裹，每日1次。

(4)绿茶叶、黑芝麻、细食盐各1克，加少许生理盐水混合，捣烂如泥。皮肤常规消毒后，将上药敷于甲沟炎处，每日换药1次，连续用药2~4次。在敷药期间患处不可沾水。

### ○甲癣

鲜大蒜瓣捣烂如泥，以0.3厘米宽的医用胶布条捻成索状沿甲板围绕一圈。类似筑堤状，再将蒜泥堆于甲板上铺匀，其上覆以胶布贴于甲周皮肤上，注意外贴之胶布勿连结成环状，免因捆扎式压迫指趾端末梢循环致坏死。每日更换一次。直至甲板软化并自行脱落后继续包敷蒜泥3~5次即愈。若甲癣累及多个指、趾，可分次治疗，于每晚睡觉时包敷，白天解除，包敷蒜泥时蒜素刺激稍疼痛但能耐受。

### ○甲真菌病(灰指甲)

(1)15个蒜瓣捣成泥状，放入150毫升食醋中，搅匀。将病指伸入蒜泥醋液中浸泡，每天3次，每次15分钟。3个月后，灰指甲就一去不复返了。

(2)凤仙花(俗称指甲花)数朵，加少许白醋，捣烂成泥状，敷在患甲上，1小时后洗净，经两三次治疗，一般都可见效。

### ○其他指(趾)病

(1)化脓性指头炎蜈蚣1条(焙干研末)、松香18克(研末)，混匀，倒入盛有开水的杯中，粉末在热水中即自然溶成胶状，黏结成团。从水中取出胶头黏团，趁热用手捏塑成指套的形状，套在患指上，冷却后固定成型，即为“蜈蚣套”。指套的长短粗细依患指而定。蜈蚣及松香的用量可依患指大小按比较增减。已形成脓肿而尚未破溃者，套上蜈蚣套后少则三天，多则一周，可自行破溃，拔出脓汁。破溃前每日取下指套一次，将患指用温开水洗净。脓肿破溃或已切开引流者，每日早晚两次取下指套，用温开水或生理盐水将患指及指套内的脓液洗净，10~20日可愈。

(2)手指感染蒲公英、野菊花各30克,水煎取汁,每日浸敷患指3次,每次30分钟,连用3天以上。

○痱子

(1)西瓜皮洗净削去内层残留瓜瓤,用来擦患处,浴后擦效果更好,每日3次,一般2天可见效。

(2)用温水将长痱子处洗净,用牙膏轻轻涂擦,有明显效果。

(3)藿香正气水5毫升,用半盆水稀释后洗澡,洗后再用温水冲洗一遍,每天1~2次,有良好的预防痱子的效果。

○瘊子

(1)鲜鸡蛋两枚,陈醋适量。将鸡蛋煮熟,去皮,放入陈醋中浸泡24个小时,于每日清晨空腹食用,并饮用陈醋汁两匙,连服10天,瘊疣一般会自行脱落。

(2)数十粒枸杞浸泡于白酒中,一个月后,用枸杞蘸酒涂在瘊子上,每天坚持数次。轻者数日就好,重者几周痊愈。

○疤痕

刚脱痂时,马上用鲜姜片轻轻擦摩疤痕疙瘩,每日擦3次,每次2~3分钟,可以阻止其肉芽组织继续生长,伤口不留疤痕,皮肤表面光洁如初。

○脱发

(1)生姜汁将生姜切碎挤出汁。治疗脂溢性脱发、斑秃时,先轻轻敷擦上生姜汁,然后再敷擦上少许白兰地,有止头痒,防脱发及生发的良好效果,还有抑止头皮屑之功效。也可将生姜20克与两碗水一起煮,一直煮到水剩下一半为止,然后用这种浓缩液来洗发。

(2)花椒酒花椒适量,浸泡在度数较高的白酒中,1周左右即可用。用干净软布蘸此液擦抹头皮,光鬓、秃顶者可擦局部,不拘时间,每天数次,若配生姜汁洗头效果更佳。

(3)首乌茶将首乌100克,切成小块,放入暖水瓶内,浸泡4~8小时,水的颜色呈棕红色时即可饮用。待茶色变淡(随饮随加开水浸泡)后弃掉,再换新的首乌。1剂药一般饮用1~2天。饮用期间,患部可用生姜片涂擦,1日数次。

○脂溢性脱发

(1)黑豆500克,加水文火煮、以水浸豆粒饱胀为度,取出放盘内晾干,撒上细盐,贮于瓶内。每次服6克,1日2次。适于脂溢性脱发。

(2)洋金花3~6克(干品),当归、玄参、菊花、川芎、黄柏、首乌各6~30克,每日1剂水煎,泡洗患处。用于治疗脂溢性脱发。

○老年脱发

(1)桂圆肉5克,黑木耳3克,加入糖20克,熬成浓汤饮用。

(2)鲜柏树叶20~25克,浸泡于高度米酒中,浸泡时酒液须没过药物,浸泡7~15天后,用棉球蘸药液涂搽发毛脱落部位,每日3次。

○斑秃

(1)生地黄、枸杞子、制首乌各15克,旱莲草、女贞子、天麻、白蒺藜、侧柏叶、菟丝子各10克,川芎、菊花各6克,失眠多梦者加枣仁、夜交藤,头痒者加苦参、地肤子,每日1剂水煎服。并用斑蝥酒(斑蝥8克,骨碎补、冬虫夏草各15克,加白酒200毫升,浸泡15日,经常摇晃),外涂患处(严禁口服),每日3~4次,用1~4个月。用于治疗斑秃。

(2)取海带适量，切细煮熟，用芝麻酱、白糖调拌、常食之，可促进毛发生长，治疗脱发。

(3)雄猪胆30毫升，与米醋调匀，外涂患处，每日三次，主治白秃。

(4)蜈蚣5条，白芷9克，用菜油浸二周，外涂。主治斑秃。

(5)斑蝥5个，苦参20克，红花15克。加入50毫升白酒浸泡3周后，用酒搽患处，一般用20天见效。

(6)何首乌、当归、旱莲草、女贞子、桑椹子、五味子、生地黄各15克，补骨脂、枸杞子各10克。水煎服，每日1剂，早晚分服。

○全秃

(1)荆芥、防风、生山楂、僵蚕、羌活、当归、旱莲草、桑白皮、生地黄、白皮、泽泻、川芎。诸药随症加减，煎水内服。对于头皮痒、油性重的秃发尤佳。

(2)川芎5克，首乌20克，核桃30克，打碎，泡开水代茶饮，一个月即可见效。另外，还可用茯苓粉，每日眼10克，一般两个月见效。还可用黑芝麻炒熟，碾碎，每天服30克。能补益精血、促进毛发生长。

○须发早白

(1)核桃50克，枸杞子50克，小黑豆或大黑豆500克，何首乌60克，熟地黄50克，山萸肉50克，先将枸杞子、何首乌、熟地黄、山萸肉加水同煮；取汁放入黑豆与核桃，再煮直至核桃肉稀烂，全部被小黑豆吸收为度，取出晾干即可食用。每日两次，每次6~9克，早晚空腹服用。

(2)鲜桑椹1000克(或干品500克)洗净，加水适量煎煮。每30分钟取煎液一次，加水再煎，共取煎液2次。合并煎液，再以小火煎熬浓缩，至较稠黏时，加蜂蜜300克，至沸停火，待冷装瓶备用。每次一汤匙，以沸水冲化饮用，每日2次。可滋补肝肾，聪耳明目，适合治疗神经衰弱失眠、健忘、目暗、耳鸣、烦渴、便秘，以及须发早白等症。

○黄发

头发枯黄不泽，多因火炎血燥。用草还丹内服(生地、地骨皮、菖蒲、牛膝、远志、菟丝子)，外用菊花散(菊花、蔓荆子、侧柏叶、川芎、白芷、细辛、桑皮、旱莲草)或用生柏叶与适量猪油制成如梧桐子大，每日用淘米水化2丸洗头。

○鸡眼

(1)乌梅10枚，研成细末，装入瓶内，加上香油浸泡7~10天，和匀成药膏。用温盐水浸泡鸡眼，待粗皮软化去除粗皮，取适量药膏敷在鸡眼上，再用纱布包扎，12小时换一次药，3天为一个疗程。

(2)茉莉花茶叶30克，每次取五分之一放在口中嚼碎，敷在鸡眼上用纱布包好，每天一换，五天即退。

(3)蓖麻子1粒，用火烧蓖麻子外壳，待出油后，直接按在鸡眼上，外用胶布固定，一般5~6天后脱落。

○脚气

(1)苦参100克，花椒30克，陈醋300毫升。将苦参、花椒用水冲洗干净后，放入陈醋内浸泡5~10天后即可用。擦药之前，先用热水泡洗双足10~25分钟，然后用消毒棉球蘸药液擦脚掌，每日临睡前进行一次，一般擦药2~3天见效。

(2)净芒硝150克，放入2000毫升水中溶化，用水外洗患处，每天3次。一般用药5～7天即可治愈。

(3)蜂房60克浸入500毫升食醋内，用文火煎至250克，冷却过滤并装瓶密封备用。用时先将脚洗干净，用棉签蘸药液涂抹患处，轻者3～4次，重者5～7次即可治愈。

## 八、骨伤科

○**颈椎病**

(1)千年健、川牛膝、五加皮、艾叶各45克，秦艽、透骨草、伸筋草各36克，赤芍、桂枝各30克，木瓜、桑枝各90克，干姜、花椒各27克，大葱3根。全部药物一起捣碎，均匀分装于两个纱布袋里。用陈醋半斤泡半小时，再蒸一小时。用纱布袋在患处轮换热敷。每次敷1小时，每日1次。一剂药可连用8天，为一疗程。见效而未痊愈者，可同法再敷一个疗程。

(2)羊骨头(生的、煮过均可)100克，砸碎炒黄，浸入白酒500毫升，3日后擦颈部，每日3次。

(3)小黄豆2000克，晒干装入一个长约30厘米，宽约15厘米的布袋里，成一个“黄豆枕”。晚上睡觉时，把枕中间压低些，高度低于自己的一个拳头，睡下后两肩顶住枕两边，睡姿选仰睡，睡梦中不自主地活动，使一粒粒的黄豆始终在按摩颈部。

○**骨质增生**

(1)威灵仙12克，沙姜6克，乌梅9克，葛根30克，羌活9克，白芷9克，黑老虎30克，血枫藤15克，吊子风15克，石楠藤15克，伸筋藤15克。水煎服，每日服2次。

(2)川芎末6～9克，加入山西老陈醋调成浓稠糊状，再用少许药用凡士林调匀，涂抹在增生部位上，再盖上一层塑料纸，外用纱布、胶布固定，每2日换药1次，10次为1疗程，一般换药7次左右疼痛减轻，继用3次后疼痛症状可基本消失。

(3)每日取丹皮(牡丹的根皮)40克，先用冷水浸泡1小时，然后用文火分别煎煮两次，每次15分钟。两次煎液合在一起，分三次饮用，7天为1个疗程，一般1～2个疗程即可痊愈。

○**骨质疏松**

(1)猪骨头1000克，海带150克，姜、葱、胡椒粉、味精、盐适量。高压锅内加2000克水，将猪骨头连同海带、生姜一同入锅内，旺火烧开，小火炖烂，加调料出锅。可经常食用。

(2)泥鳅、豆腐各适量。泥鳅宰杀洗净上笼蒸3分钟左右，取出备用。沙锅内放适量高汤，下入豆腐、泥鳅，再加姜片、葱段调味。后用小火炖熟，最后淋少许麻油食用。

(3)猪血250克，猪瘦肉、豆腐、胡萝卜、山药各100克，调料适量。将瘦肉洗净，切丝勾芡；猪血、豆腐切块；胡萝卜及山药切片。加清水适量煮沸，后调入姜末、食盐、葱花、味精、猪脂即成。

(4)猪排骨1000克，猪大骨2000克，海带250克，枸杞子10克，调料适量，将猪骨洗净，排骨剁块、大骨捶破，海带洗净，同入高压锅中。加清水适量及葱、姜、椒、



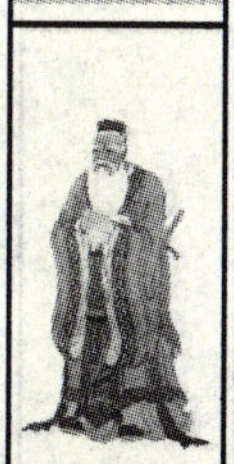

盐、米醋、料酒等，文火蒸烂后，调入味精，适量服食。

(5)新鲜羊骨500克，羊肾1对。将羊骨洗净，砸碎，与剖开、洗净的羊肾同入锅中，加水适量，以大火烧开、去肾沫，加料酒、葱段、姜片、精盐，转小火煨炖1～2小时。佐餐当汤，食羊肾。适用于肾阳虚型老年骨质疏松症。

**○肩周炎**

(1)鲜桑枝90克，鲜槐枝60克，鲜松枝30克，鲜艾叶30克，桂枝15克，白酒15克(后下)。水煎取汤，熏洗局部，每日2次，每次20～30分钟，每日1剂，热敷后进行功能锻炼。

(2)白芍200～300克，大条蜈蚣10～20条，姜黄12～15克，共研细末，每次12～15克，加水50～70毫升，煮沸待温后服，每日3次。1周为1疗程。

(3)朴硝50克，马钱子100克，黑老虎100克。水煎，熏洗患处，每次20～40分钟，1日2次，3～5次为1疗程。

(4)川乌、草乌、樟脑各90克。共研细末，装瓶备用，用时根据疼痛部位大小取药适量，用醋调成糊状，均匀敷于压痛点约0.5厘米厚，外裹纱布，用热水袋热敷30分钟，每日1次。

(5)每至夏秋时节，于田野间采摘枸杞子，晾晒干燥，用时以枸杞子50克人高粱酒1斤中，浸泡10天后饮用，每天2次，每次饮1小杯(约半两)。

**○腰椎间盘突出**

(1)独活10克，秦艽10克，防己10克，五加皮10克，川芎10克，川草乌10克，威灵仙15克，赤芍15克，川续断15克，桑寄生20克，川牛膝20克，细辛3克。每日1剂，水煎服。1个月为1疗程，一般服用1～2个疗程。

(2)归尾、泽兰各12克，赤芍、川楝子、延胡索各9克，制川乌6克(先煎)。每日1剂，水煎，分2次服，还可取药渣以布包热熨腰部，或加水煎，以药汤洗腰部。

**○骨结核**

(1)鸡内金炒焦研末，每次15克，每日服3次，空腹用黄酒半盅冲服。坚持服3个月以上。

(2)当归、熟地黄各15克，牛膝、威灵仙、本瓜、杜仲、茯苓、川芎、乳没各9克，川续断12克，补骨脂、骨碎补、茜草根、羌活各15克，黑木耳250克。上药共为细末，炼蜜为丸，丸重6克。每服1丸，每日服两次。亦可煎汤，常以3日为1疗程。

(3)皂角刺120克(以新鲜者为佳)，老母鸡一只(1.5千克以上)。将老母鸡去毛及内脏，洗净，将皂角刺戳满鸡身，放锅中文火煨烂，去皂角刺，食肉喝汤。2～3天吃1只，连服5～7只为1疗程。一般一个疗程即能治愈或改善症状。

**○骨髓炎**

(1)金银花、熟地黄各20克，黄芪、野葡萄根各30克，鹿角片、川芎、蚤休各10克，当归8克，补骨脂15克，白芷5克，炙甘草5克。每日1剂，水煎服。

(2)龟版50克，蜈蚣、穿山甲、全蝎各15克，全当归、鸡血藤各30克，红花、桃仁、生没药、生乳香各25克，象牙粉、血竭、地龙各35克，生甘草20克，蜂蜜适量。将上药共研为极细末，炼蜜为丸备用。每丸重10克，每次服1丸，早晚各1次，开水送服。小儿酌减。20天为1个疗程。

(3)三七、土鳖虫、血竭、乳香、没药、当归、丹皮、红花、桃仁、甘草、川大黄、石斛、生姜、乌药、枳壳、苏木、秦艽、紫草、赤芍、金银花各10克。上药共研细末，每次服5

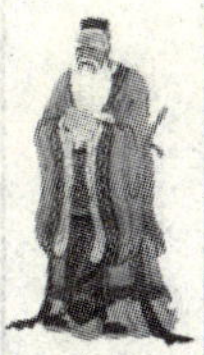

克，黄酒送服。主治化脓性骨髓炎。

○股骨头缺血性坏死

黄芪、鸡血藤各30克，仙茅、仙灵脾、巴戟天、木瓜各15克，牛膝12克，当归、川芎、盐炒黄柏、路路通各10克。上方加水500毫升，煎至300毫升，每日1剂，分早、中、晚3次温服。寒湿者，加细辛3克；湿热者，改盐黄柏为生黄柏，加苍术10克、生薏苡仁30克、木通10克；痰瘀者，加白芥子10克、僵蚕15克。

○坐骨神经痛

(1)牛膝30～50克，苍术20克，黄柏10克。药加水800毫升，浸泡30分钟后，用武火煎沸，再用文火煎煮20分钟，至剩余药汁大约250毫升。药汁一次服完。每剂煎服2次，每日1剂。服药后要求患者踱步，待痛膝微汗即，患者觉痛区由下肢股部移至踝者为佳。

(2)生黄芪30克，木瓜、延胡索各20克，赤芍、白芍、全当归、怀牛膝各15克，海风藤、防风、苍术各12克，地鳖虫10克，川桂枝、甘草各6克。水煎内服，每日一剂，每剂分早晚服，10剂为一个疗程。一般服2～3个疗程可见效。

(3)当归12克，赤芍12克，陈皮14克，茯苓14克，苍术12克，羌活10克，独活10克，威灵仙10克，桂枝12克，防风6克，川乌4克，细辛2克，甘草9克。方法：水煎，温服，每日1剂，分2次。早期4剂即愈。顽疾者用桂枝15克，川乌6克，细辛4克，甘草15克量，一般6～10剂可愈。该方对早期原发性坐骨神经痛具有很好的疗效。

○软组织损伤

(1)当归30克，菊花、白芍各40克，桑枝50克，乳香20克，没药35克。一般于伤后3～4天开始煎水熏洗。

(2)复方丹参片40粒，研成极细末，加入50～60度白酒适量，调成糊状。将糊剂敷于患者的病变部位，厚度约0.1～0.3厘米。上面盖油纸，保持湿润，再用胶布固定。每日换药1次。一般敷药2次见效，最多8次可收到理想的治疗效果。

○肋软骨炎

(1)柴胡12克，赤芍药15克，当归10克，川楝子12克，延胡索18克，夏枯草15克，威灵仙15克，桃仁10克，红花10克，莪术10克，乳香6克，没药6克，全栝楼15克。气滞者加郁金、香附；痰瘀者加血竭、白芥子；阴虚者加生地黄、玄参。每天1剂，水煎，分两次服。

(2)云南白药1瓶，清凉油适量，调成软膏状备用。先将生姜切片烤热，蘸白酒涂擦患处，然后将药膏涂在患处，再用骨刺止痛膏贴在上面，每日1次，每次20分钟。连用3～7天。

○腰肌劳损

(1)伸筋藤30克，海风藤30克，木瓜15克，威灵仙15克，秦艽12克，丝瓜络15克，乳香10克，丹参25克，当归15克，没药10克。每日1剂，水煎分2次服，偏寒者加乌头；偏湿者加防己，生薏苡仁、苍术；偏热者加知母、葛根；痛甚者加田三七。

(2)黄芪40克，鹿角霜20克，白术20克，当归10克，骨碎补10克，螃蟹10克，䗪虫6克，没药6克，生麦芽15克。每日1剂，水煎服，分2次服。将热药渣敷腰部，10天为1个疗程。

○腰腿痛

(1)将洗净的黑芝麻30克核桃仁30克泡入500克白酒中,密封置阴凉处,半个月后可饮,每次15克,每日2次。

(2)鲜桃树根60克,洗净切片加水煎服。最好温服后盖被使其汗出,对早期的各种腰痛效果最佳。

(3)全当归、杜仲、川续断各15克,麻黄、肉桂各6克,地龙、苏木、穿山甲、乌梢蛇各10克,红花、桃仁各12克,生甘草5克。上药水煎3次后合并药液,分2~3次温服,每日1剂。1周为1个疗程。

(4)骨碎补100克,狗脊150克、核桃仁(或花生)50克、大枣10枚,与切碎的猪尾巴1条加盐少许同煮食。能饮酒者以酒送服。每天1~2次。一般2天见效,3~5天可愈。

○肾虚腰痛

猪腰子(猪肾)1对,剔去白筋,切成薄片;取杜仲、补骨脂、小茴香各10克,研成细末。把猪腰片平铺在蒸笼上,再将药粉均匀地撒在上面,置锅中蒸熟,分早、晚2次服。肾阳虚腰痛者,连用5天可见效。

○风湿性腰痛

(1)全当归18克,两面针根皮18克。怀牛膝15克,甘草15克,50度白酒500毫升。先将当归、牛膝混合浸于500毫升白酒中1周,再将两面针根皮、甘草研成粗粉,加水1000毫升,煎煮至250毫升左右,滤取药液,然后将药酒和药液混合备用。每日早晚各服10~15毫升,重者稍加量。

(2)食盐500克,小茴香150克同炒,布包熨患处,冷却后可再炒后多次使用。

○腰扭伤

(1)生牵牛子9克,炒牵牛子9克,白酒适量,广木香6克,三七6克。将生牵牛子与炒牵牛子一起研末,分成4小包。广木香与三七放入白酒内制成药酒液,冲服牵牛子粉。早饭前及晚睡前温服1小包。一般2天可愈。

(2)地鳖虫10克,川牛膝10克,桃仁10克,红花10克,木香10克,鹿角霜15克,川续断15克,当归12克,川芎9克,鸡血藤30克。水煎服。

(3)急性腰扭伤。酒糟适量,烟叶4克,一起捣烂外敷在扭伤患处。用绷带固定,卧床休息1日,2~3天后去掉。此方有消肿止痛、舒筋活络的功效。

○骨刺

(1)徐长卿200克,川芎200克,骨碎补100克,威灵仙根100克。加高度白酒2500克和凉开水2500毫升浸泡5~7天后,每天早晚各饮50克,40天饮完为1个疗程。

(2)川芎45克研成细粉,分装在布袋里,每袋装药粉15克左右,将药袋放在鞋里,直接与痛处接触;每次用1袋,每天换药1次,3个药袋交替使用。换下的药袋晒干后仍可再用,一般用药7天后疼痛减轻,20天疼痛消失。

(3)先将患处用温水洗净,取中成药小活络丸6克,调蜂蜜研化,涂患处,外敷纱布,用绷带固定,白天行走不限,2天换药1次,6天为1个疗程,治疗2~3个疗程可愈。

○足跟痛

(1)苏木、白附子、麻黄、当归、川芎各30克,水煎浸洗脚部,同时用手搓揉足跟,以利药液浸入肌肤。每次 15 分钟。每日两次。

(2)取仙人掌适量,刮去其两面毛刺,然后剖成两半,用剖开的一面敷于患足痛处,外用胶布固定,敷 12 小时后再换半片,冬天可将剖开一面烘热再敷患处,一般宜晚上敷,治疗期间宜穿布底鞋,适量活动,便气血经脉畅通。

(3)未成熟的番木瓜 1 个(长度与患者的鞋子一样),投入火灰中煨八成熟,切成两片,去净核,待适温时把患脚轻轻踩入木瓜肚内,每次 20 分钟,直至瓜凉为止。日踩两三次,一般踩 2 ~ 3 天可愈。

○跌打损伤

(1)活蚂鳖(地鳖虫),如无活者,以干品(药店有配)1 只,洗净捣烂,以温热黄酒送服,每日 1 次,服后卧床休息,最长 1 周可愈。轻者 3 ~ 4 天伤痛即除。治疗期间多休息,忌房事,勿食酸醋、生冷、海鲜发物,防寒保暖。

(3)仙人掌 250 克,剥去外皮和刺,捣成泥,再加入白糖 150 克,拌匀,涂于伤处,干后再涂。一般 3 天即可消肿,瘀血也可以消散。

(3)生大黄、生栀子、姜黄、土鳖虫各 150 克,生川乌、生草乌、生南星、生半夏各 100 克,三七、乳香、没药、青陈皮各 50 克。将上药共研为极细末,装入瓶内备用。用时,根据受伤部位大小,取药末适量用白酒调匀外敷患处,每日 3 ~ 4 次。外敷药后局部再用热水袋外烫药物,效果更佳。

(4)将赤小豆适量磨成粉末,以浓度为 50% 的酒精调成稀糊状,涂于四肢肿胀部位。最好覆盖上一层塑料纸或保鲜膜,以防挥发变干。绷带包扎固定,2 ~ 3 天换药 1 次即可。

(5)鲜葱白 60 克,花椒 12 克,冰片 0.6 克。将葱白捣烂如泥状,花椒、冰片研细末,将三味药调匀。患处用水洗净擦干,将上药敷患处,用纱布包扎固定,每 24 小时换药 1 次。一般 3 ~ 5 天症状消失。

○骨折

(1)骨折初期塘鲤鱼 500 克,骨碎补 15 克,葱白 5 根,生姜 5 片,黄酒 30 克。先把骨碎补加水煎煮后,去渣留汁,接着加入洗净并去掉鳞和内脏的塘鲤鱼以及葱白、生姜、黄酒,继续煎煮至熟。熟后分餐食之。

(2)骨折中期猪骨头 500 克、接骨木 50 克、黑大豆 125 克。先把接骨木加水煎煮后,去渣留汁,接着加入猪骨头和此前已浸胖的黑大豆(若无此豆亦可用黄豆代之),用小火煮烂并酌加食盐、味精等调料后,分餐食之。

(3)骨折后期①枸杞 15 克,桂圆肉 15 克,红枣 10 枚,加水用小火煎煮后,再加点冰糖,即可食用。②猪肾(去白筋)2 只,佐以姜、葱、酒等调料,加水煮熟后,适量食之。③紫河车 1 只。洗净焙干研末后,每日清晨空腹时服 3 克(以温开水稍加白糖送服)。

○接骨

(1)接骨方上血力花 5 克,广木香 10 克,没药 10 克,上台寸香 8 克。共研为细末。以黄酒冲服,适合各部骨折。

(2)接骨麻药秘方生南星 7 克,生半夏 7 克,川乌 7 克,草乌 7 克,荜茇 7 克,蟾酥 6 克,胡椒 15 克,细辛 15 克。将以上各药共碾为极细粉末,装入小口瓷瓶内,用黄蜡封口,备用。需要用药麻醉时,取麻药 5 克,冲进高度数酒精 50 克,拌匀后擦于患处,过 3 分钟后就起麻醉效果,任接骨者抽动患处而患者不感痛苦。注意此药不能擦到破皮处,若擦到破皮处反而会增加患者痛苦。此方有剧毒,只可外用,不可内服。

## 九、肿瘤科

○脑瘤

(1)龟版胶、鹿角胶、枸杞、熟地黄各15克,补骨脂18克,巴戟天20克,当归15克,何首乌、黄芪、潞党参、金毛狗脊各30克,半枝莲、白花蛇舌草各25克。水煎,每日1剂,分3次服(适宜于脑瘤手术后治疗)。

(2)鲜金剪刀草根适量,将上药洗净,放少量食盐共捣烂,敷于头部之肿瘤患处,24~36小时后取下即可。一日敷1次。

○鼻咽癌

(1)龙葵、白茅根、麦门冬各30克,北沙参、白花蛇舌草、野菊花、生地黄、赤芍药、藕节各15克,石斛、玉竹、海藻、苍耳子、玄参各12克,辛夷、焦栀子、浙贝母各10克,桃仁6克。加水煎沸15分钟,过滤取液,渣再加水煎20分钟,滤过去渣,两次滤液兑匀,分早晚两次服,每日1剂。

(2)夏枯草50克,板蓝根、丹参各30克,麦门冬、太子参、赤芍、玄参、生地黄各15克,玉竹、沙参、天门冬、生甘草各10克。每日1剂,水煎分2~3次口服。

○喉癌

太子参、生地、女贞子各15克,沙参、丹皮、旱莲草、白芍各10克,甘草、冬虫夏草、川贝各5克,木蝴蝶3克,青果卜2枚(另含咽)。每日1剂,水煎2次,每2小时少量呷服1次。若大便通畅者,去生地、丹皮;舌无苔者,加熟地15克,怀山药、金樱子各12克。

○食管癌

(1)把活鹅颈部割断,取鲜血150毫升,趁热1次喝下,隔日1次,5次为1个疗程,一般3个疗程症状可除或好转。

(2)30克葵树籽与瘦肉同煲或与石上柏、薏苡仁、山豆根、山慈菇同用。

(3)银耳50克,水泡洗净,冰糖30克,加水炖烂,分次食用。

○肺癌

(1)鲜鱼腥草80克,鲜莴笋120克。先将鱼腥草洗净,连根入沸水锅中略焯使其色泽泛青、变软即捞出,切成3厘米长的段码入盘内。莴笋切丝,加调味品各适量,与鱼腥草拌和均匀,淋入香油即成。随意服食,当日吃完。

(2)甘草10克,雪梨2个,猪肺约250克。梨削皮切成块,猪肺洗净切成片,挤去泡沫,与甘草同放沙锅内。加冰糖少许,清水适量,小火熬煮3小时后服用。每日1次。

(3)百合30克,白木耳30克,冰糖适量,水煎熟烂,分早晚服食。

○肝癌

人参、山归、山茨菰、半边莲各30克,白蛇舌草25克,白术20克,昆布、海藻各12克,山棱10克。向日葵秆内之芯,适量切片,泡茶频频饮之。消癌散每日1剂,水煎服。配合葵芯茶频饮。

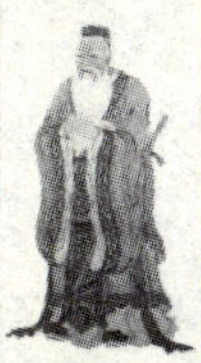

○胃癌

（1）党参、黄芪各15～20克，白术15克，生薏苡仁、菝葜各30克，生半夏12～15克，狼毒3～4.5克，陈皮6克，甘草3克。每日1剂，水煎2次，分2次服，同时加服狼毒浸膏片，每次0.5克，1日3次或狼毒提取液口服，每次2克，1日2次。每疗程3个月至常年维持服中药。

（2）芦根60克（鲜品尤佳，剂量加倍），薏苡仁、大米各50克。竹茹10克。将芦根、竹茹同放入沙锅，加水适量浓煎30分钟，滤渣取药汁待用。将薏苡仁、大米淘洗干净，薏苡仁先放入沙锅，加水适量，大火煮沸后，改用小火煨煮30分钟；再放入大米并兑入药汁煮成药粥。早晚2次分服。

○胃癌术后

（1）丁香梨。梨去皮，用竹签均匀扎15个小孔，每孔内放入一粒丁香，再把梨放入盅内，封口，蒸30分钟。冰糖加少许水溶化，熬成糖汁，将梨从盅中取出，抠去丁香，浇上冰糖汁，每日服1剂。

（2）荜茇烧黄鱼。将鱼洗净，荜茇、橘皮、胡椒、砂仁各10克装入鱼腹，并将葱、盐、酱油各适量，待素油烧热时入锅煎熟，加水适量炖羹食用。

（3）大蒜鹅血汤。鲜大蒜100克，鲜鹅血250克。先将大蒜洗净切碎，鹅血放入沸水中烫熟，切成厚片，再将油入锅内烧至七成热时，入大蒜炒片刻，加清水适量至煮沸时，入鹅血略煮片刻，加生姜、盐、葱花、味精等佐料即可食用。每日1次，空腹食。

（4）核桃树枝煮鸡蛋。核桃树枝截为8～9段，水煎去渣，用汁煮鸡蛋至熟。每日2次，每次吃1个。

（5）山药扁豆鸡金粥。山药20克，白扁豆30克，鸡内金10克，粳米100克，加水煮粥，待粥煮至浓稠时加适量红糖调味食用。每日早晚服食。

○肠癌

红藤、苦参、八月札、丹参、凤尾草各15克，白花蛇舌草、菝葜、野葡萄藤、薏苡仁、瓜蒌仁、白毛藤、贯众炭、半枝莲各30克，广木香、地鳖虫、乌梅肉各9克，壁虎4.5克（研粉分3次吞服）。每日1次，水煎服。将此方煎剂的1/3（约200毫升）保留灌肠。每日1次。若气虚者，加黄芪、党参、白术、扁豆；伴有脾肾阳虚者，加补骨脂、菟丝子、薜荔果、益智仁、熟附片；血虚者，加当归、白芍、阿胶；阴虚者，加北沙参、麦门冬、川石斛、生地、鳖甲；便脓血者，加生地榆、槐花炭、血见愁、御米壳；大便秘结体实者，加生大黄、枳实、元明粉；体虚者，加柏子仁、郁李仁、火麻仁；腹部肿块者，加夏枯草、海藻、昆布、生牡蛎、木鳖子。

○肾癌

（1）三七粉6克（吞服），阿胶、小蓟各12克，山萸肉5克，生地、山药、茯苓、半枝莲、白花蛇舌草各30克。水煎，每日1剂，分3次服（主治肾阴虚型肾癌）。

（2）肉桂、三七粉（吞服）各6克，人参10克，熟地、山萸肉各15克，制附片（先煎）、山药、茯苓、淫羊藿、丹参、半枝莲、白花蛇吞草各30克。水煎，每日1剂，分3次阴（主治肾阳虚衰型肾癌）。

○恶性淋巴瘤

当归、川芎、赤芍、山慈菇各10克，生地、玄参、海藻、昆布、夏枯草各15克，牡蛎、七叶一枝花各30克。水煎，每日1剂，分3次服。

○乳腺癌

(1)海藻30克,海带30克,女贞子15克,金银花15克,茯苓12克,太子参9克,枸杞子12克,决明子30克,丹参15克,川石斛12克,陈皮15克,熟地15克。每日1剂,水煎服。

(2)生螃蟹壳250克,拣杂,洗净,晒干或烘干,焙黄后研成细末,瓶装备用。每日2次,每次6克,温开水冲服。

(3)大活鲫鱼、食盐各适量,大蒜20克。鱼去肠杂洗净,一起清炖,熟后入调料食用。

○卵巢癌

白花蛇舌草60克,夏枯草45克,半枝莲、半边莲各30克,橘核、海藻、昆布、红花、桃仁各15克,土鳖虫、川楝子、三棱、莪术各10克,生薏苡仁25克,生甘草8克。每日1剂,水煎,分2~3次口服。30剂为1个疗程。若气血两虚者,加太子参30克,生黄芪40克,当归20克,怀山药15克,炙鳖甲12克;若面赤发热、口干心烦者,加川黄连、黄芩、柴胡各10克;若淋巴结转移者,加玄参、生牡蛎各30克;若四肢不温、腰部酸痛者,加官桂15克,制附子10克,杜仲、川续断、桑寄生、狗脊各12克;若大便秘结者,加生大黄(后下)10克,番泻叶12克。

○宫颈癌

(1)蜈蚣3条,全蝎6克,昆布、海藻、当归、续断、半枝莲、白花蛇舌草各24克,白芍、香附、茯苓各15克,柴胡9克。每日1剂,水煎,分2次服。同时服用云南白药,每日2克。若脾湿带下者,加山药、萆薢各24克;中气下陷者,加黄芪15克,升麻、白术各10克;肝肾阴虚者,加生地、玄参各15克;便秘者,加火麻亡224克;腹胀痛甚者,加沉香6克,枳壳、延胡各15克。

(2)红苋菜200克,用4碗水煎至1碗,温服,每日2~3次。

(3)槐蕈(槐树生长的香蕈)6克,水煎服,可连续食用。各种癌症手术后转移,亦可持续服用。

○膀胱癌

干蜀葵40克,女贞子、桑寄生、白花蛇舌草、茯苓、猪苓各30克,沙菀子、鸡内金各20克,泽兰12克,甘草梢10克。水煎,每日1剂,分3次口服。若头晕、气短、疲倦乏力者,加生黄芪30克、党参15克、何首乌20克。

○皮肤癌

麝香0.5克,冰片6克,大黄10克,蟾酥1克,雄黄4克,乳香、没药各10克,血竭6克,白芥子8克。上药共研细末和匀,用黄酒或白酒调成糊状药膏,清洗皮肤患处后,将药膏遍涂肿块处,厚度2毫米。2~3天换药1次。

○白血病

(1)干蟾皮9~12克,七叶一枝花、紫草各15克,半枝莲、板蓝根、土大黄、白石英各30克,射干9克。每日1剂,水煎,分2次服。主治急性粒细胞性白血病。若气血虚衰者,加黄精30克,黄芪、熟地各15克,党参、当归各9克;出血者,加旱莲草30克,丹皮9克,大蓟、小蓟各15克,犀角3~9克(水牛角代);感染发热者,加蒲公英、大青叶各30克,紫花地丁、银花各15克;高热者,另加生石膏30克。同时配合应用西药化疗。

(2)青黛每次6~12克口服,每日3次。连用1~6个月可治慢性粒细胞白血病。

(3)犀角3克(水牛角代替需用30克),粉丹皮6克,连翘6~12克,胡黄连4克,金银花10克,桃仁6克,青蒿6克,炒麦芽6克,柴胡6克,当归10克,半枝莲10克,白花蛇舌草20克,青黛6克,(成人药量增加1倍)水煎服。每日1剂,水煎3次,早午晚3次服完。

○抗癌食疗方

(1)香菇50克,去皮冬笋250克,酱油、白糖、香醋、盐、湿淀粉、花生油各适量。将冬笋切成片,香油烧热,把冬菇与笋同放锅内翻炒20分钟。然后加少许汤、调料、淀粉再炒,汤汁稠浓即成。

(2)淡菜50克,瘦猪肉200克,加水炖煮,烧熟,入葱花、食盐调味食用。用于肺癌伴有咯血患者。

(3)生大蒜汁炒陈皮末,加冰糖适量,再拌入糯米或粳米粥内,制成大蒜粥,可用于治疗消化道癌肿。

(4)蟹壳烘烤后研成粉吞服,每次5克,每日2次。蟹有破血散结之功,用于治疗乳腺癌。

(5)枸杞头200克,白糖30克,加水同煮食用或枸杞头100克,鸡蛋3个打散搅匀,烧蛋花汤食之。能清热解毒,通畅肠胃。适用于肠癌患者。

(6)淡菜50克,瘦猪肉100克,水炖熟烂,加少许食盐、葱白、醋调味,分2次食用。适用于宫颈癌并伴有出血的病人。

(7)瘦猪肉150克,切成肉片,同榧子30克一起煮汤食用。补益气血,抗癌治癌。榧子含有粗榧植物碱,对淋巴细胞白血病有明显抑制作用,治疗白血病有良好疗效。

(8)鲜嫩荠菜100~200克,粳米100克,白糖20克,精盐、食油适量。将荠菜洗净,切碎,压榨取汁(或用白净布绞汁);粳米淘洗净后放入锅内,加水适量,用大火烧沸,转为小火熬煮到米熟,下入白糖、食油、精盐、菜汁继续用小火熬煮到米料成粥,即可食用。早晚餐服食,每日1~2次。适用于白血病发热出血症。

(9)田七10克,香菇5克,仔母鸡1只约250克,大枣10枚,香油、精盐少许,生姜3片,葱白适量。将田七切成薄片;香菇泡温水发开,去蒂切细;鸡宰后去内脏,洗净;将大枣洗净去核。把以上食物和佐料放入鸡腹内,然后隔水蒸熟,放入调料食之。适用于癌症病人气虚血少、癌症手术后或放疗后体虚并有瘀积内聚、舌质紫暗者。

(10)大枣和西红柿含有丰富的维生素C(即抗坏血酸),能增强人体的抗癌作用。西红柿中的"番茄素"也具有抗癌作用。可取花生米、大枣各30~50克先煮之。熟时再加入洗净的粳米煮成粥,食用前拌入洗净切碎的适量西红柿,每日1~2次。该粥适用于虚弱的癌症患者,如消化系统(食管、胃、肠、肝、胰、胆)癌症手术后的病人。

(11)海带内含有海藻多糖,有较强的抗肿瘤功用,其中"磺酰基"可杀灭癌细胞。将海带泡软洗净切丝,带皮猪肉等量,洗后切小块。锅内加适量水,再加桂皮、大茴香等调味品,用文火煨成烂泥状,加盐,盛入方盘内,晾凉成冻。吃时切成条佐饮食之。该品适用于内分泌系统的肿瘤(如甲状腺、乳腺、前列腺等)病人食用。

(12)先用粳米100克加水煮粥。待煮至半熟后,调入菱粉30~60克、红糖少许,同煮为粥。菱角有抗癌作用,适用食道癌、胃癌、乳腺癌、宫颈癌患者的食用。也



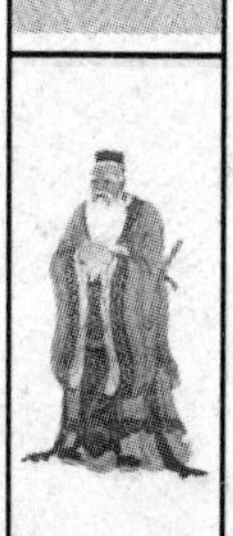

可用菱角20～30个，加足水，用文火煮成浓褐色汤，分2～3次饮服，坚持服用，多见成效。

**○癌症放化疗期间药膳**

（1）减少化疗副作用。太子参40克，当归、紫河车各30克，鸡血藤、炒白术、陈皮各35克，首乌、桑寄生、仙鹤草、石苇各45克，醋柴胡10克，甘草5克，黄连15克，代赭石60克。水煎服，可与化疗药物同时服用。在癌症病人化疗期间，可以减少血细胞下降、肝肾功能损害、血尿、脱发等副作用。

（2）清热解毒。银花、板蓝根、蒲公英、连翘各15～30克，山豆根、射干各9～15克，黄连6～9克。

（3）生津润燥。生地、石斛、天花粉各15～30克，玄参9～12克，芦根30～60克，适用于放疗中出现咽干舌燥等津伤者。

（4）补气养血。对放疗中气血虚弱而症候偏热者可采用凉补气血药，如生黄芪、沙参、生地、丹参各15～30克，西洋参3～6克；对放化疗中气血双亏、形体虚弱而症候偏寒的病人常用的温补气血药有党参、太子参各15～30克。红参6克（以上诸参每次只用一味即可），龙眼肉、阿胶各9克，三七粉3克，黄精15～30克，紫河车6克，红枣7枚。

（5）健脾和胃。脾胃虚寒、饮食不香、喜热饮者以香砂六君子汤饮服；恶心呕吐，若吐酸水、苦水者宜用炒陈皮、清半夏、茯苓、竹茹、黄连、麦门冬、枇杷叶等煎服以清胃热；如呕吐清水、凉水者多用炒陈皮、清半夏、茯苓、炙甘草、党参、丁香、柿蒂等加减；腹泻可用参苓白术散及四神丸等加减，常用药物有党参15～30克，白术、茯苓、肉豆蔻、吴茱萸、破故纸、诃子肉各9克，焦薏苡仁30克。

（6）滋补肝肾。适用于机体衰弱、骨髓抑制症。常用药物有枸杞子、菟丝子、杜仲各9～15克，女贞子、山萸肉各15克。

（7）活血化瘀。为了增强放射治疗的敏感性，可在方药中增加一些活血化瘀药，如桃仁9～15克，红花3～6克，苏木10克，丹参9～15克。

（8）紫河车（胎盘）1只，洗净切块，大蒜50克，去皮洗净，加生姜末5克及适量的盐、葱、酱油、味精，煮汤食用。补气养血，解毒抗癌。适用于白血病化疗时头昏眩晕、神疲乏力、身体消瘦等症。

（9）鲜猪蹄1只，黄豆25克，干银耳、食盐各10克。先将猪蹄黄豆煮熟，再加入银耳用文火同煮5～10分钟，加盐调味，连汤服用。本品既能增加病人的营养，又能增强肿瘤病人对放疗、化疗的耐受能力。

（10）直肠癌、外阴道癌、宫颈癌放疗后，亦可出现放射性膀胱炎，有尿频、尿急、尿痛、淋漓不尽，甚则血尿或有小腹疼痛、腰酸、身热等。食疗可多喝淡绿茶水、新鲜果汁、绿色蔬菜汁；还可嚼食鲜芦根等。

**○止癌肿疼痛**

将茄子鲜叶晒干研末，治疗乳腺癌表面溃烂有很高疗效，一般上药15分钟后疼痛即可减轻。

# 四季时令养生长寿全析

# 第一章

# 四季养生概述

# 一、四时对人体的影响

“人以天地之气生，四时之法成”，所谓四时，不但指一年中春夏秋冬的四个季节，还指一天中的朝昼夕夜四个时段。朝为春，日中（昼）为夏，日入（夕）为秋，夜半为冬。

四时阴阳变化产生了天气变化，并由此产生寒、热、温、凉及昼夜温差，而这些气候变化会对人的生理、病理产生影响。也就是说，人的健康或疾病与气候密切相关。

## （一）四时与气血运行

《内经素问·八正神明论》里说：“天温日明，则人血淖液而卫气浮，故血易泻，气易行；天寒日阴，则人血凝泣而卫气沉。”意思是说，在天热时气血畅通易行，天寒时则气血凝滞沉涩，可见自然界气候的变化对人体气血经脉的影响是显著的。

古人还对四时的脉象作了生动的描述：春脉浮而滑利，好像鱼儿游在水波之中；夏脉则在皮肤之上，脉象盛满如同万物茂盛繁荣；秋脉则在皮肤之下，好像蛰虫将要伏藏的样子；冬脉则沉伏在骨，犹如蛰虫藏伏得很固密，又如冬季人们避寒深居室内。

不但如此，气血运行还会随一天的“四时”呈交替变化。正如现代医学所证实的一样，白天交感神经活跃，引起心博加快、加强，血压升高；晚上副交感神经兴奋，心跳减慢，血压下降。

## （二）四时与精神活动

四时气候变化，是外在环境的一个主要方面；精神活动，则是人体内在脏器活动的主宰，内在脏器与外在环境之间取得协调统一，才能保证身体健康。

夏天，气候闷热，常使人烦躁不安和倦怠懒散，思维的活跃性受到抑制；而冬天低温比酷热较易控制，人显得更为自信、有精神，更易出成绩。

南方气候温和潮湿，植物四季常青，有利于精神放松，使南方人具有较浓的理性色彩，头脑冷静，不易冲动，心境平和，感情细腻，对外界变化较为敏感。

北方冬季漫长而寒冷，气候干燥，风大雨少，这种严酷而多变的环境，导致北方人喜喝烈性酒，容易急躁，感情色彩较浓，性格开朗直爽，动作粗犷，对外界变化不太敏感。

连续的阴雨天使人烦恼消沉，情绪低落。江南一带冬春细雨绵绵，使得江南人多愁善感，感情丰富细腻。而暴风雨来临之前，会有激越振奋之感，这同空气中带电粒子增多有关。

## （三）四时与阴阳变化

《素问·四气调神大论》中说：“四时阴阳者，万物之根本。”所谓“四时阴阳”，指一年四时寒热温凉的变化，是由于一年中阴阳之气消长所形成的，故称“四时阴阳”。

例如，冬至一阳生，由春至夏是阳长阴消的过程，所以有春之温、夏之热；夏至一阴生，由秋至冬是阴长阳消的过程，所以有秋之凉、冬之寒。



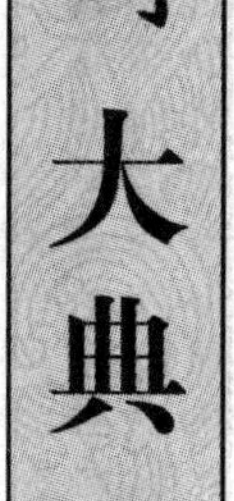

正是由于有四时阴阳消长的变化，才会有春生、夏长、秋收、冬藏的生物发展生长的规律，因而四时阴阳是万物的根本。根本，即指万物生和死的本源。

《素问·生气通天论》中说："故阳气者，平旦（清晨）阳气生，日中而阳气隆，日西（夕）而阳气已虚，气门乃闭。"可见人体阳气的消长进退随一天"四时"的变化而变化。

有医学报告指出，人体内 cAMP 对机体某些功能起加强和促进作用，而 cGMP 则起减弱和抑制作用。中午 12 时左右阳气旺盛时，前者升高而后者降低；子夜 12 时左右则恰恰相反。

这里，cAMP 类似于中医学中的"阳"的概念，而 cGMP 则类似于"阴"的概念，二者的变化也与中医学中的昼夜阴阳变化相符。

### （四）四时对五脏的影响

《素问·金匮真言论》有"五脏应四时，各有收应"之说，即五脏和自然界四时阴阳相应，各有影响。而且，《黄帝内经》还明确提出"肝主春、心主夏、脾主长夏、肺主秋、肾主冬"之说。

四时气候对五脏的影响是较为明显的。尤其是夏季，此时人体的新陈代谢最为活跃，室外活动多，活动量大，导致出汗多，能量消耗增大，血液循环加快，从而心脏负担也较重。

### （五）四时与新陈代谢

《黄帝内经》中说："天暑衣厚则腠理开，故汗出……天寒则腠理闭，气湿不行，水下留于膀胱，则为溺与气。"意思是说，春夏之季，人体的气血津液趋向于体表，主要表现为皮肤松弛，疏泄多汗等；秋冬阳气收藏，人体的气血津液趋向于里，主要表现为皮肤致密，少汗多溺等。这些气血津液代谢的变化，是四时气候变化所致，体现了人与自然相统一的观点。

### （六）四时与疾病

古人将"风寒暑湿燥火"六种自然界的正常气候变化总称为"六气"。六气对一切生物是有利的，也是必需的。如果四时气候不按一定顺序和程度发展，则可发生太过或不及。

《内经素问·六微旨大论》里说："至而不至，来气不及也；未至而至，来气有余也。"凡时令已到而相应的气候未到，或时令未到而相应的气候先到，这些反常的气候变化对一切生物都是不利的。

《内经素问·六节脏象论》里说："苍天之气，不得无常也，气之不袭，是为非常，非常则变矣，变至则病。"意思是，人若与天地四时之气不相应，则将发生疾病。

另外，昼夜的四时变化与病势病情的安危也密切相关。《灵枢》中总结出"旦慧、昼安、夕加、夜甚"的规律。因为，随着一天中"四时"的阴阳盛衰变化，人的正气也相应发生变化，从而影响正气与病邪的力量对比。

有人随机调查了 107 例已死亡的重症肝炎患者情况，发现如果按死亡时间划分，午时最少，夜间较多，符合"昼安、夜甚"的规律。而且，研究已证实，正常人血液中肾上腺皮质激素浓度，早晨、中午较高，晚上尤其半夜时较低，这或许与“正气”之间存在某种联系。

### （七）现代科学的阐释

现代科学认为，气候环境主要取决于气温、气湿、气压、气流、降雨量以及太阳黑子、宇宙射线、星体运动等多种气象因素，这些气象因素作用于人体的机理是非常复杂的。

**1. 气温**

气温对人体的影响较为显著。比如，高温可使人中暑，低温则可使人冻伤、休克。一般来说，在适当湿度下，最适宜人体的气温是18℃～20℃。

另外，气温变化幅度过大，易导致体温调节发生障碍。尤其是老年人，由于其机体生理功能减退，对外界环境改变的适应能力明显降低，因而容易生病或使原有病情加重。

**2. 气湿**

即空气中的湿度，也就是空气中所含水分多少。最常用的湿度指标是相对湿度，为空气中绝对湿度与最大湿度之比，它能表示空气中水蒸气的饱和程度。

湿度太低时，可引起呼吸道粘膜干燥，令人不舒服。夏季，由于高温、低压、高湿度的作用，人体汗液不易排出，出汗后不易被蒸发掉，因而会使人烦躁、疲倦、食欲不振。

因此，相对湿度也要适宜。现代气象学认为，对人较适宜的湿度是：

在气温15℃～20℃时，相对湿度45%～55%；

在气温25℃时，相对湿度应为20%。

**3. 气流**

空气流动形成气流，适度的气流使空气清洁、新鲜，对健康有益。

由于各地气温不同，气压存在差异，因而空气便由低温高压区向高温低压区流动。流动的方向可以是垂直的，也可以是水平的。呈水平方向流动时称为风。

气流的变化可影响到呼吸和精神状态。如大风暴来临时，大气中含氧量下降，电离子平衡受到破坏，容易造成压抑、紧张和疲劳感。温和的风则能使人精神焕发，轻松舒适。

**4. 气压**

包围在地球表面的大气层，以其本身的重量对地球表面产生的压力称为大气压。气压易受地面温度的影响，温度增高时，附近空气密度减少而气压下降，反之则气压上升。

气压与人体健康亦有密切关系。一般来说，气压越低，空气的密度越小，含氧量也越少，易产生憋气、难受感。若气压过低，还可发生高山病或航空病。

还需指出的是，太阳黑子的活动亦与人体健康有关。总之，各种气象因素皆对机体有其特殊的影响，这也为四时养生奠定了理论基础。

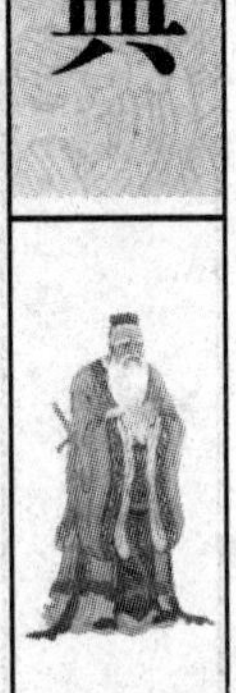

## 二、四季养生总原则

### (一)养阴阳

天地造化的玄奥之处,在水火而已。水火宜平不宜偏,干旱时植物不会生长,这是火偏盛的恶果;太涝时植物也不能生长,这是水偏盛的恶果。只有用阳光温暖植物,用雨水滋润植物,使水火和平,万物才会繁茂,自然界的道理就是如此。

《中藏经·调摄阴阳篇》中说:“人得天地阴阳之辅佐,得其阳者生,得其阴者死……阴阳平衡则天地清和,人气安宁;阴阳失调则天地闭塞,人气痿厥。”

人身的水火,就是阴阳,也即是气血。没有阳,就无从生阴;没有阴,阳就不能转化。但事物不是藏伏于阴,而是生化于阳。譬如面向阳光的草容易繁荣,潜伏阴面的花卉容易枯萎一样。气血阴阳都同样重要,只有保持其平衡,才能维护身心健康。

阴阳之气的发生壮大与收敛,各有其时;阴阳循环交替,无休无止。四时阴阳的消长,是自然界万物变化的规律,人若能顺应它,就可健康长寿。

春夏是阳长阴消的时期,秋冬是阴长阳消的阶段,所以有“春夏养阳,秋冬养阴”之说。这是四季养生的总原则,其目的就在于借助天时,以调整机体的阴阳平衡。

### (二)顺自然

《素问·上古天真论》中说:

上古之人,其知道者,法于阴阳,和于术数,食饮有节,起居有常,不妄作劳,故能形与神俱,而尽终其天年,度百岁乃去。今时之人不然也,以酒为浆,以妄为常,醉以入房,以欲竭其精,以耗散其真,不知持满,不知御神,务快其心,逆于生乐,起居无节,故半百而衰也。

夫上古圣人之教下也,皆谓之虚邪贼风,避之有时,恬淡虚无,真气从之,精神内守,病安从来。是以志闲而少欲,心安而不惧,形劳而不倦,气从以顺,各从其欲,皆得所愿。故美其食,任其服,乐其俗,高下不相慕,其民故曰朴。是以嗜欲不能劳其目,淫邪不能惑其心,愚智贤不肖不惧于物,故合于道。所以能年皆度百岁,而动作不衰者,以其德全不危也。

这段话的意思是:上古时代,那些懂得养生之道的人,他们效法天地阴阳变化的规律,与自然环境相适应,饮食有一定的节制,作息有一定的规律,不妄事劳作,所以能保证身体与精神的健康,活到寿命应该终结的时候,度过百岁才死去。现在的人就不是这样了,他们把酒当做水饮,恣意胡为,喝醉了酒,还肆行房事,纵情声色,因而耗尽了精气,散失了真元。不知道保持精气充沛,蓄养精神,只顾一时快乐,背离生命的真正乐趣,作息没有一定的规律,所以到50岁便衰老了。

上古时代,那些深明养生之道的人教诲普通的人们,总是告诉他们要适时回避四时不正的虚邪贼风,思想上保持清净和虚无,使真气和顺,精神内守,如能这样,病又从哪里来呢?所以他们精神安闲,欲望不多;心境安定,没有恐惧;虽然劳作,但不会让身体感到疲倦;真气平和而顺畅,每个人都能随心所欲并感到满意;吃什么都觉得香甜，穿什么都感到舒服，随遇而安，相互之间从不羡慕地位的高下，人人都自然朴实。所以不正当的嗜好，不会干扰他们的视听；淫乱邪说，不能诱惑他们的心志；不论愚者、智者、贤者，还是卑下者，对于外物从不动心，这就吻合于养生之道了。总而言之，他们之所以都能年过百岁而不显衰老，这是因为他们的养生之道完备，保全了德性，因而不受衰老的侵蚀。

因此，善养生者，应顺应自然，不能反其道而行之。由于四时阴阳不停地转换，人体五脏秉承天地之灵气，都有它们各自的天性，若不顺应它们的天性，就会导致疾病。

春主生、夏主长、秋主收、冬主藏，所以养生必须顺应这种自然趋势，春季要养“生”，夏季要养“长”，秋季要养“收”，冬季要养“藏”。

春季养“生”，就是借助大自然的生机，激发人体的生命活力，使其尽快从冬天的藏伏状态中走出来；夏季养“长”，就是利用夏季自然界的长势，去促进人体的生长功能。

秋季养“收”，就是顺应秋天大自然的收势，来帮助人体的五脏尽快进入收养状态，让人体从兴奋、宣发的状态逐渐转向内收、平静的状态。

冬季养“藏”，就是指顺应冬天的藏伏趋势，调整人体的五脏，让人体各脏逐渐进入休整状态，为来年春季的生发蓄积能量。

### （三）养五脏

春天肝气当旺，肝主生，所以春天养肝比其他时候效果要好。风是春天的主气，风邪属于阳邪，最易损耗肝阴，甚至可扰动肝阳，所以春天养生应重视养肝息风。

夏天心气当旺，心主长，所以夏天是养心的最佳时期。火是夏天的主气，火邪属于阳邪，最易伤害心脏，导致心神受扰，甚至出现躁狂，所以夏天要注意养心安神。

长夏（农历六月、公历 7～8 月），脾当旺，脾主化，所以长夏是养脾的好时机。长夏，天时之气以湿为主。湿气易困脾，影响脾的消化功能，所以长夏应注意健脾、醒脾。

秋天肺当旺，肺主收，所以秋天应注意养肺。秋天燥气最强，燥属阳邪，易伤津液。肺是娇脏，最怕燥，一旦被燥邪所伤，易致肺燥津亏，所以秋天要注意养肺生津。

冬天肾气当旺，肾主藏，所以冬天应利用肾气主时的机会来养肾。冬天寒气最重，寒邪最易伤肾。因为肾是水脏，其性为寒，两寒相逢，易伤肾阳，所以冬天最要小心养肾。

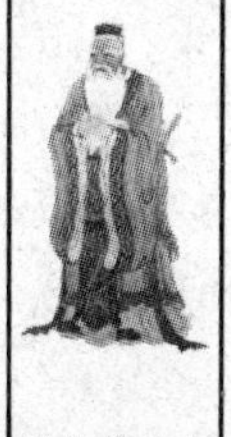

# 第二章

# 春季养生

# 一、春季的气候特征

## (一)春季时间段的划分

季节的划分有不同的标准,我国传统和常用的划分方法,主要是依据二十四节气。比较粗略的是以月份为界线,将一年12个月平均分为四季,每3个月为一季,每年农历的一、二、三月,公历2、3、4月为春季。这与二十四节气大致相符。

二十四节气是根据地球环绕太阳公转的运动来决定的,地球公转一圈为一年。我们生活在地球上,觉察不出地球的运动,只是晚上看到星星在天空中运动,白天看到太阳在天空中运动。天文学上把这种看上去的运动称为视运动,太阳的视运动反映在天球上,就象太阳在天球上划了一个大圆,这个大圆叫做黄道。太阳在黄道上的位置用黄经度表示,整个黄道共360度,相当于地球绕太阳一周。以春分为0度,以后每隔15度为一个节气,每个节气大约是15天。每月30天中有6个节气,全年四季共有二十四节气,每季含6个节气。春季的六个节气是立春、雨水、惊蛰、春分、清明、谷雨,其中立春是春季开始的节气。按二十四节气的确切时间,春季从公历2月5日左右开始,到5月6日左右立夏结束。

不过,现代天文学是把春分作为北半球春季的开始,夏至为春季的结束。而现代气候学划分四季的方法,是以候(每5天为一候)平均气温为标准,候平均气温在10~22℃为春季。按这种划分方法,我国各地春季开始和持续时间则不尽相同。南北春季开始的时间相差长达两个月以上。四川盆地春季开始得比较早,二月北方还是寒风飞雪,一片严冬景色,但四川盆地已是春回大地。哈尔滨、北京等北方地区,要迟至清明节后(4月10日左右)才进入春季。长江中下游地区,如上海、南京一带,一般要到三月中旬的春分才开始进入春季。

以春城著称的昆明,不仅早早地在2月初(立春)就进入春天,而且除了12月和1月近2个月的冬季外,一年中其余的时间气温均为春天的气温;黄河中下游的西安、开封、洛阳等北部地区,春季短促,持续时间只有2个月左右;哈尔滨黑河一带每年≥10℃的天数不足20天。而有的地方则可以说没有春季,在长江、黄河流域的纬度上,海拔超过4000米山地高原地区,其内部气温常年很低,都在10℃以下,不但无夏季,而且也无春秋季。

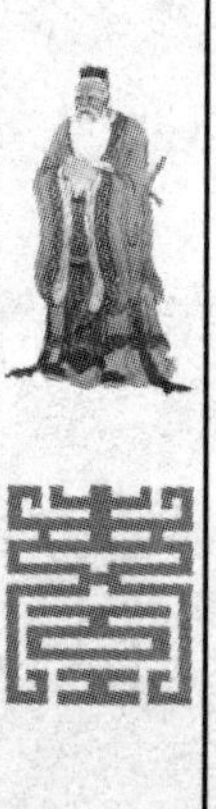

## (二)从二十四节气看春季气候特点

立春　每年公历2月5日左右为立春,立是开始的意思,表示从这一天起春天开始,万物有了生机。

雨水　每年公历2月20日左右为雨水,表示少雨的冬季已过,降雨开始,雨量逐渐增多,并含雪霰为水之意。

惊蛰　每年公历3月5日左右为惊蛰,此时春雷响动,气温上升,经过冬眠的动物开始出土活动。蛰是藏的意思,动物钻到土里冬眠过冬叫入蛰。它们在第二年回春后再钻出土来活动,古时认为是被雷声震醒的,所以叫惊蛰。从惊蛰日开始,可以听到雷声，蛰伏地下冬眠的昆虫和小动物被雷震醒，出土活动。此时气温和地温都逐渐升高，土壤已解冻，春耕可以开始了。

春分　每年公历 3 月 21 日左右为春分，为春季的中分点，此时太阳直射赤道，昼夜等长。从这一天以后，太阳直射点逐渐北移，北半球白昼越来越长，黑夜越来越短。

清明　每年公历 4 月 4 日左右为清明，此时天气晴朗，气候温暖，草木开始萌芽现青。

谷雨　每年公历 4 月 21 日左右为谷雨，为雨生百谷的意思。雨水明显增多，谷物茁壮生长。

## （三）春季自然界阴阳消长变化

《素问·四气调神大论》说：“春三月，此谓发陈，天地俱生，万物以荣。”这是古人对春季自然界万物状态的描述，古人认为一年四时季节的更换是阴阳变化的结果。从冬到春，阳气开始生发上升，气温回升。东风吹拂，冰雪解冻；万物复苏，百草萌生，陈腐的物质逐渐消除，阴气开始减弱，即所谓的推陈出新。一年 12 个月中，春季的 3 个月是自然界阳气由弱转强，生机盎然的时期，而阴气则由强转弱，即所谓的阳长阴消。

整个春季，又可分为 3 个阶段，古人称之为孟春、仲春和季春。孟春是春季的第一个月，即农历一月，公历二月。《遵生八笺》说：“孟春之月，天地俱生，谓之发阳。”此时为由冬季进入春季的过渡时期，又称早春。冬天刚过，阳出于地，土壤表面日消夜冻，自然界许多生物萌动发育，杨柳、野草等植物发芽吐青，即阳气刚刚开始生发，并不断迅速上升变强，阴气则不断变弱。

春季的第二个月称为仲春，即农历二月，公历三月。《遵生八笺》说：“仲春之月，号厌于日。”此时阳气继续生发，植物生长，开始茂盛，春花吐蕾。其中包含春分节气，春分是一个非常重要的节气，与秋分一样是自然界阴阳达到平衡的时期，春分这天昼夜相等，春分以后，阳气渐升，阴气渐降，白天渐渐变长，夜晚渐渐变短，即阳气自下渐渐壮大上长。

季春是春季的最后一个月，即农历三月，公历 4 月。《遵生八笺》说：“季春之月，万物发陈，天地俱生。”此时万物去故从新，大自然穿上绿色新装，杨柳依依，遍地花开，一派生机盎然、风和日丽的景象。阳气更旺，明显决盛于阴气，霜雪断绝。此时阳光中紫外线含量逐渐升高，故我们常说春光明媚。

## （四）从五行、六气看春季时令特点

五行是指木、火、土、金、水五种基本要素，六气是指风、寒、暑、湿、燥、火六种气候因素。中医认为五行和六气的运动，反映了自然界气候变化规律和不同季节的气候特点。

### 1. 春主风木，气候多变

春季与五行中的“木”和六气中的“风”相配。古人还用生、长、化、收、藏来形容四季自然界万物生长变化的特点，并分别与木、火、土、金、水相配，春季主“生”，是生发开始的意思，春季自然界万物开始萌生、发芽，尤其是植物的萌芽泛青，到处充满了勃勃生机，一年之季始于春，树木的生长始于春，故春天属木，可以说春季是万物生长变化新起点。地球上有了风，才维持了大气平衡，人类也才能平安生息。古人认为春季为风气当令，即风为春令之主气。

气象学上的所谓风，就是大气运行，或者说空气流动，即大气环流形成风。所谓大气环流是指大气中具有世界性的大规模流场，其形成取决于气压场的作用。一般可用气压和风速来衡量风的变化程度。我国位于地球北部，地跨寒温热三带，是个典型季风气候国家，气压场、风向、风速随季节而变化。季风气候的特点是冬季风偏北，夏季风偏南，春季为风向转变时期，低气压和高气压（气旋和反气旋）的变化频率在春季最高。春季的气候特点是风多、风速大、风向变化快和天气多变。

黄河以北地区，包括东北在内，春季多大风，最大月平均风速差不多都发生在春季的4月，东北地区的春季大风日数占全年的一半，西北甘肃、宁夏北部和内蒙古中西部大风日数也是这样，均以春季大风最多，如内蒙古草原春季白天的风速经常是5～6级。沿海地区的风速也是以春季为最大。

“春主风”不仅表现为春季大风多，更体现在春季的气候变化多、不稳定，用古人的话说就是风“善行而数变”。尤其是早春，气候变化更大，昼夜温差大，多出现乍寒乍热的情况。暖时气温可升至25～30℃，像是夏天，冷时气温可降到5℃以下，俨如冬季。有时甚至一天之内就会有急剧的天气变化，早晚与中午的气温悬殊。这种现象在东南地区表现得更为明显，故该地区有句谚语说：“春天孩儿脸，一天变三变。”

**2. 春温与冬寒、夏热的联系**

自然界中的一切现象都不是孤立存在的，而是相互影响，相互作用的。四季之间也不例外，四季的变化是连续的、渐变的。春季是冬寒向夏热转变，寒热交叉的过渡时期。春天气候虽然日趋暖和，但又有冬寒的遗留未尽，特别是初春，经常有寒潮降临。即所谓的“倒春寒”。

另一方面，春季气候逐渐变暖，一般3～4天为一周期，气温分阶段上升，所谓“一场春雨一场暖”。但又不如夏季之暑热，古人则用“温”来代表春天的气温增高，这就是所谓的春温、夏热。

**3. 降雨增多**

冬去春来，我国各地都先后开始降雨，这就是人们常说的春雨绵绵。雨水节后，各地雨量普遍增多，其中以黄河中下游地区增加最明显；三四月份春分节后江南、两湖地区降水量显著增加，这是我国冬季风控制下出现的独特的春雨区。故春季空气由干燥变得湿润，又有冬之余寒，风寒湿俱全，使春天呈现冷湿气候。

可见，春季的气候除了以风为主外，还与寒、温、湿等有关，为几种气象因素的综合表现，主要有风寒、风温、寒湿等几种情况。春天还是多雾的季节，大雾时空气的湿度非常大。

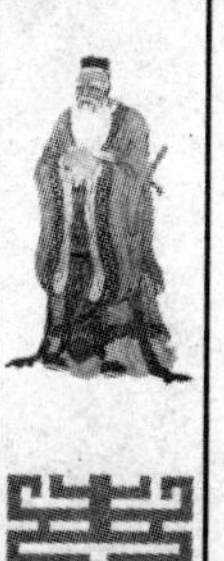

### （五）我国不同地区的春季气候特点

我国属东北半球，地域广阔，北从黑龙江的漠河，南至海南省的南沙群岛，上下相差50多个纬度，而且地理位置高下也差别很大，从海拔3000～4000多米的世界最高的高原——青藏高原到吐鲁番盆地，故气候较为复杂。

**1. 东方生风**

《素问·五运行大论》中有“东方生风”之说。春风和东风虽字义不同，但实质都是指较暖湿的偏南和偏东风。它们吹来时，野草开始萌动，象征着春天快要到来。如西安、郑州、开封等地，二月份偏东风的频率比一月份显著增多。

东方生风，除了表现为春天多东风外，还有东方多大风的含义。在我国东方的沿海地区，大风多变气候较其他地区出现得更早，表现得更为明显。东方沿海从南到北风速都要比内陆大得多，一般情况下，海面风速比陆面大1~2级以上，早春的风速更大。沿海年平均风速在4米/秒以上，最大风速可达40米/秒，而内陆最大风速一般只有24~28米/秒。辽海海域、辽东湾及山东半岛北部沿海，4月份大风中心风力可达7米/秒以上。沿海及近海大风日数在40~50天以上。福建沿海和台湾海峡冬春盛行强东北风。

而我国西北部地区，深居内陆，远离海洋，加之地理纬度和海拔都比较高，地形条件比较闭塞，基本上受不到夏季东南风的影响。年平均风速一般偏小，只有2.5米/秒。一般以春夏的风力较为强些，秋冬较弱些。

**2. 春季南北湿度的差别**

在春季我国南北湿度的差别较大。东北和华北地区，春季气温上升极快，但夏季风尚未到来，水气含量增加缓慢，风速高，蒸发量大，湿度低。故相对湿度与其他季节相比为最小，故该地区春季的气候偏于干燥。西北青海、甘肃、宁夏等黄土高原上，由于日光充足，热量条件比较优越，加上春季多大风，蒸发普遍比较强烈，春旱现象也表现比较明显。

长江中、下游以南到南岭山脉之间，春季和初夏正处于多雨季节，相对湿度最大。尤其是华南地区，夏季风来临早，相对湿度最大值一般都出现在春季。我国南方的梅雨时期大部分地区是在初夏，即农历四五月，但在广西柳州一带的梅雨时期在农历三月就已到来。也就是说梅雨在春夏之交，从南方渐渐地推进到长江流域。

我国东方沿海春季的气候还有一个特点，那就是雾大。如具有典型海洋气候的青岛市，其出现海雾日数每年自三月份起逐月递增。

**3. 春季不同地区的气温差别**

在春季，南北温度虽不如冬季那样悬殊，但也较大，在立春时南北温差可高达42℃。春季公历三月份的平均气温，广州要比哈尔滨高出22℃，南京比北京高3.6℃。一般而言，同一纬度的地带，初春时东部地区比西部地区冷。因为冬春从西伯利亚南下的寒潮可以突击至长江以南（东）。而四川成都平原一带（西）因为群山包围，冬春寒流不能侵入，故初春气候远比杭州、苏州等同纬度的华东地区为暖和。北方春季的增温开始得比南方晚，但一旦开始，则增温比较迅速。

我国东南临近黄海东海的沿海地区，因受局部海洋的影响，春天的气温比内陆地区要低。春初陆地骤然热起来了，但海水还是冷的，对附近的区域来说，海水在春天是一个冷源。

现代地理学根据陆地表面起伏特点及其高度，一般分为高原、山地、丘陵、盆地、平原等五种地形。凡各地区高出海拔500米者称山地。其中，顶部平缓、起伏较小、面积比较辽阔的高地谓之高原。气温的高低与海拔高度有关，海拔高度每增加200米，气温平均下降1℃，所以高原山地的气温都要比平原低，春天也是如此。但云南高原境内，情况则比较特殊，其年平均气温大致在15~22℃之间，夏无酷暑，冬无严寒，温暖适宜，一年之中分不出明显的四季变化。四季如春，且春温高于秋温，春季多晴朗天气。

此外,我国各地气温日较差的季节变化也并不一致,“气温日较差”指的是昼夜气温的差值。在东北及华北地区气温日较差以春季为最大,四月份平均为10~16℃;而在华南地区,春季日较差最小,约为8℃。

## 二、春季气候对人体的影响

### (一)春季人体的生理变化

#### 1. 机体阴阳变化特点

《素问·厥论》说:“春夏则阳气多阴气少,秋冬则阴气盛而阳气衰。”古人认为,春季人体阳气与自然界相应,处于逐渐上升趋势,各种生理功能逐渐活跃,新陈代谢将日趋旺盛,最有利于生精血、化精气,充实人体的组织器官。另一方面人体的皮肤腠理由致密开始变得疏松,体内的阳气开始向外开泄,也就是说,冬天阳气蓄积于内,当春天到来时,阳气由内藏转为外泄。若冬季体内阳气蓄积过多,会化成热邪外攻,遇到自然界春季阳气生发,则很容易诱发疾病。古人认为,春季许多疾病的发生多与外阳引动内热有关。综上所述,春季机体阴阳特点一是阳长阴消,阳气向上向外疏发;二是内外阳气相互碰撞,使机体的阴阳处于不稳定的状态。

#### 2. 气血运行及脉象变化

《素问·四时刺逆从论》在谈到人体经气运行时说:“春气在经脉……春者,天气始升,地气始泄,冻解冰释,水行经通,故人气在脉。”春天气温渐高,气压渐低,温暖的气候将会使人的活动量日渐增加,人体经脉内的血液循环因而相应增强,就像大自然的冰冻融化,河道通畅,水流恢复。但春季气候尚不稳,气温时高时低,天气较暖时,人体气血趋于体表,而天气变寒时,又流向内脏,故春季气血运行的波动较大。

就总体而言,春季人体气血渐渐趋向于体表,脉象由冬天的沉脉渐渐变浮,《黄帝内经》形容为如鱼游在水面,时隐时现,微露微伏交替出现;但由于冬天的余寒尚未消尽,故春天的脉象仍带有一定的紧张,给人细直绷紧,如按琴弦之感,故《内经》又将春脉描述为“微弦”。此外,春脉与春季的生机蓬勃相应,如树木新生的嫩枝,上下来去,柔软圆滑,好像画圆的圆规。综合起来,春季脉象的变化特征是:脉位较浅,轻按可得,有轻虚细直圆滑感。

有人运用现代科技手段,对脉图的四季变化进行观察,证实人体脉象随四时变化的年节律确实存在。脉图主波在夏季最高而且稍宽,冬季最低而且较窄,春季处于由低到高的过渡阶段,主波宽度也是介于冬夏两者之间。

#### 3. 风对人体生理的影响

散热　春天为多风的季节,所谓风就是大气流动。现代科学研究认为:风速是影响气象环境的主要因素之一,大气流动(风)可影响人体的热代谢,对人体体温调节起着重要作用。它决定人体的对流散热,并影响空气的蒸发力,从而间接影响出汗的散热效率。不同气温时,风速的大小对人体影响不同。气温在33℃以下,低于皮肤温度时,此时的气流为冷风,所产生的是散热效果。冷风能加强热传导和对流,使人体散热增快。多数情况下,风对人体起到的是促进散热的“冷却”作用。且风速

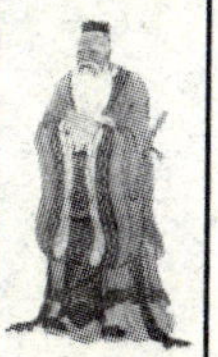

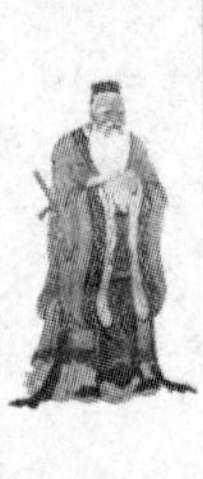

越大，冷空气来得越快，散热作用越大，身体就越觉得寒冷。春天的气温一般都低于皮肤的温度，故风速加大时，会使散热增强，即使气温不是太低，也会使人产生冷感。如果遇上“倒春寒”，气温在0℃时，风力每增加2级，人的感觉就像是气温下降了5～6℃，这个特点在早春表现得更为明显。

蒸发　风有把东西吹干的作用，能把皮肤、呼吸道表面的水分蒸发掉。一般认为，风速越大，蒸发量越高，从而使鼻、气管等处的粘膜干燥、破损。当相对湿度将至30%以下时，能使上呼吸道粘膜出现干燥不适感，并可产生粘膜的破损和感染。风每蒸发1千克水，就要从周围夺取近600卡的热量，故刮风时遇到阴雨潮湿天气，或身体潮湿，人的感觉就更冷。

其他　风还能影响人的神经精神活动，使神经系统的兴奋性增高。此外，人在逆风下呼气时，呼气的速度必须大于逆风的风速，因此在强烈的逆风下行走，将增加人体的能量消耗。

#### 4. 春季气候转暖和不稳定带来的生理变化

消化　一方面春季气候的不稳定，会使消化功能亦不稳定，气温降低时，胃酸及消化液分泌增加，胃肠功能较以前增强，食量增加，以提供更多的热能御寒。而气温上升时，其功能则相对下降，食量也相应减少。当天气转暖，气温变化不大时，胃肠功能则处于相对稳定状态，食量也相应平衡。研究表明，胃的运动功能受气温的影响，在气温9～15℃，相对湿度72%～78%时，胃的运动比较规则，每分钟收缩20次，并且有固定的收缩波型。

另一方面，因春季气候转暖，与自然界蓬勃的生机相应，人体各组织器官功能随之活跃，人的活动量日渐增加，新陈代谢日趋旺盛。因而人体内的营养供给，要相应增多加快，饮食的消化吸收就会相应增强。

精神　据研究，有利于工作的环境温度是15～20℃，17℃最适合从事脑力劳动。故单就气温而言，春天的气温适中，对于思维活动、技术操作等都比较适合，工作效率一般较高。春天自然界的勃勃生机，以及宜人的气温和春景，还能起到激发想象力和创造力的作用。但另一方面，春季人们常感到懒洋洋的，经常想睡觉，这即所谓的“春困”现象，就像古诗上所说“春眠不觉晓”。在冬天，人体为了减少体热的发散，皮肤等处的体表血管收缩，内脏、大脑等处的血流相对增加，人们在冬天往往感到精神焕发，头脑清醒。但到了春天，气温上升，天气变暖，气压变低，皮肤和肌肉的血管渐渐弛缓舒张，血流量增加，流入大脑的血液供应相对减少，使中枢神经的兴奋性减弱，人们一时还无法适应，注意力就不易集中，而显得反应迟钝，容易感到疲劳，常常无精打采，昏沉欲睡。春分以后，白昼变长，黑夜缩短，这种变化也会影响人体的生物钟，而导致人们产生思睡的感觉。

近年来，国外科学家对“春眠不觉晓”的原因进行了多方面的深入研究，得出了种种新的结论。有人认为，春天到来，人们活动时间明显增多，人体内的维生素$B_1$就显不足。维生素$B_1$担负着刺激神经活动的“重任”，其量不足，神经则怠惰。有些学者还认为，生物钟节律的变化，是春困的主要原因。寒冬人体内交感神经紧张，而到盛夏则副交感神经紧张，春天处于两种神经紧张状态的交替时期，有时难免“失误”。本来应该夜间工作的神经，白天偶尔也“上班”，这时人便容易困倦。

舌象　春季人体的舌象多见舌尖偏红，舌体偏瘦小，苔薄白而偏少，干湿适中。春季阳气初升，内热开始外发，故舌尖偏红；春季开始降雨，湿气渐盛，但又由于风

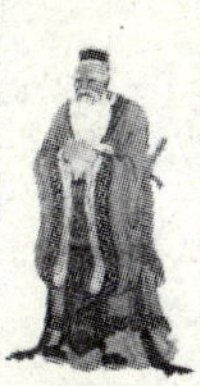

多,湿气容易蒸发,故舌体偏小,舌苔偏少,干湿适中。

其他　早春时节,气温仍寒。寒冷刺激甲状腺,可引起其功能亢进,消耗热量,使人体耐力和抵抗力减弱。另一方面,人体为了御寒也需要消耗热量,来稳定基础体温。

春季皮肤汗孔逐渐舒展开,皮脂腺和汗腺分泌增多,故皮肤开始变得润泽。但春季多风,使皮肤水分蒸发较快,从皮肤丢失的水分、矿物质,及其他营养物质因而增多。春季有的人会感到脸上皮肤痒痒的,稍加搔抓会脱皮,甚至出血,这是新陈代谢一时不能适应气候的缘故。另外春天空气中灰尘很多,会使皮肤污染较以前严重。春季人的脚汗也逐渐增多。

与自然界的生发之气相应,春季人体身高、头发和胡须的生长速度明显加快。

**5. 不同体质的反应特点**

我国古代的医学家一方面认识到天气变化可成为致病的原因,另一方面也观察到人体不同的体质对气象因素的反应也有所不同,在同样的天气条件下,有人生病,也有人不生病。也就是说,人在体质虚弱、抵抗力不足的情况下,才容易受气候变化的影响,使外邪入侵而生病。

气血不足　根据中医有关理论,通常将人的体质分为6类。其中一种为正常体质,阴阳比较平衡,体壮力强,面色润泽,饮食、二便、舌象等均无明显改变,能耐寒暑,对气象因素适应较好。另一种称为倦㿠质,主要表现为气血不足,体质偏虚。可由先天不足,劳累过度,重病久病等原因引起,其调节功能较差,抵抗力及各系统功能低下,面色苍白,容易疲倦,说话无力,稍微活动即气喘、汗出,记忆力差,还常常感到头晕眼花,或心悸,或手脚发麻,或有内脏下垂,舌质淡,脉象细弱无力,妇女可有月经量少、色淡。这种体质的人当中有不少人是慢性病患者,既不耐暑,也不耐寒,更难适应变化多端的春季气候,容易受邪而得病,也更容易出现"春困"现象。只适合在气象要素指标中性,且波动小的环境中生活,当气象要素波动稍大,即易感受外邪的侵袭,或终年感冒难清。

脾虚　根据五行学说,脾虚体质的人难耐春季的风寒。春季属木而克土,脾土不足的人,春季显得更加虚弱,其消化功能低下,即所谓的"脾不健运",容易出现胃口不开,腹部不舒等,而且因体质较弱,不能适应变化多端的春季气候,易招致外来邪气的侵袭。

气象敏感体质　现代科学也注意到,不同的人对气象变化的敏感程度是不同的,有人调查,发现正常人群中约有30%的人对气象敏感。这种人在天气变化时容易产生各种不适的症状,有人称之为气象过敏症。其临床表现多种多样,主要有:注意力不集中,记忆力下降,乏力,激动,焦虑不安,精神抑郁,沉闷,头痛或偏头痛,晕眩,失眠(包括不能入睡和早醒),手足心出汗,面部潮热,食欲减退,腹泻,尿频,皮肤过敏,瘢痕疼痛,风湿痛,陈旧性骨折处疼痛等。上述症状在气象敏感者中的发生率各有不同,同一人可以有多种症状。50%的天气敏感者其症状的出现在天气变化以前几小时或一天。同样的症状在一年中各个不同时间发生时的严重程度基本类似,但各个季节的发生率有所不同,其中气候不稳的春季最易诱发,其次是秋季。这些天气敏感者,每当感觉"骨头痛"、"困倦"、"烦躁"时,常常预示着要变天。

在同样的天气变化环境里,为什么有的人会有明显反应,有的人却不会,其原因现代科学还不是非常清楚,一般认为可能与变态反应有关。气象敏感者多为过敏性体质，这些人平时对食物、花粉、刺激性气味等也容易产生过敏。天气变化时，其体内的组胺等物质增多，导致机体产生一系列变态反应。也可能是天气变化，导致神经系统功能失调所致。研究还发现，这种气象过敏的发生与年龄有密切关系，即随着年龄而增加。另外女性对气象的反应比男性更敏感，占敏感总人数的3/4左右，而男性仅占1/4，这可能是由于男性分泌的应激素较多之故。

有人还对某些自认为对气象不敏感者进行了观察，发现即使对气象不敏感的人，当天气变化时也会出现各种症状，但发生率要比气象敏感者低得多（平均为5.5%）。

## （二）春季气候因素对人体健康的影响

### 1. 风邪的致病特点

中医有“风为阳邪”、“风为百病之长”等理论。中医认为，风邪为主要的外来气候致病因素，为百病的先导，不同季节、不同风向的风对人体的健康都有一定的影响。其他邪气多依附风邪侵犯人体，春季多见风寒、风湿、风寒湿、风温等合并兼挟为患。

风为阳邪，其性升散，向外向上。故风邪首先易于侵犯人体体表和上部。风邪能开泄腠理，使皮肤松弛，汗腺开放，汗液外泄，出现多汗的症状。

风邪的另一致病特点是动而不居，变化不定。故风邪造成的疾病多发病急，变化快，或病位不定。春季是关节炎的好发季节，以风邪为主导致的关节炎，其症状有关节肿痛游走不定的特点。春季多风，多急性病、传染病，春季发生的许多急性传染病，开始都与风邪有关。如流行性脑脊髓膜炎是春季的多发病，属于中医“春温”的范畴，其发病率在春季最高，而且月平均风速越大，发病率越高。

### 2. 气候因素与春季发病

现代边缘科学——医疗气象学认为，气象条件是引起和加剧某些疾病的决定因素。气象与疾病的关系，如果按照发病原因来分，一类疾病直接与气象有关，如中暑、冻伤，气象因素本身就是这些疾病的直接原因；另一类疾病如哮喘、关节炎等，它们间接与气象有关，即气象因素和天气变化并非病因，但能影响这类疾病的复发和病情波动，或者通过病原体间接影响。春季常见病和多发病多属于后一类。

春季多风，风可影响气温、湿度、降水量等气象要素，利于病原微生物的繁殖、传播；春季是由寒转暖的过渡季节。有些慢性疾病，即通常所称的宿疾，每逢季节交换时容易发作，许多常见病，如高血压、胃溃疡、气管炎等都容易在此季节复发。有人称春季为“多病的季节”。

#### （1）肝脏病证

《素问·金匮真言论》说“东风生于春，病在肝”，上面也谈到“肝病起于春”。临床观察发现，一般慢性肝炎病患者，每于春季则乏力，胁肋不适，食欲不振等症状出现或加重；慢性活动性肝炎病人的肝功能损害多在春季加重，谷丙转氨酶明显波动。精神病患者常表现为抑郁或狂躁，与肝气郁结或肝阳亢盛有关，且精神病患者常在春季发作。一些出血症如鼻、皮肤、牙齿、上消化道出血等多发生于春季，中医认为这与肝藏血功能失调有关。临床资料表明肝病春三月就诊者最多。

另外春季头部病较多，除了鼻子、牙齿容易出血外，还常常出现头痛，头晕目眩，目赤肿痛等眼睛的疾病。这些都是内热外泄，肝阳上亢的表现。说明肝脏疾病的发生和变化与春季有密切的联系。根据五行的相互关系，春属木，木配肝，故春季肝病多。

**（2）呼吸道疾病**

春季皮肤疏松，对寒邪的抵御能力有所减弱，而且由于冷暖气团交汇变化，人体呼吸道的抵抗力明显降低，感冒、流感、肺炎等疾病容易发生和流行。尤其是早春时期的“倒春寒”常使人患伤风感冒等呼吸道疾病（风热外感、风寒外感）。有些呼吸道的慢性疾病，如气管炎、支气管哮喘等都容易在春季复发。慢性气管炎与气象要素的关系，各地研究很多，总的结论是，气温低，变化大，每日气温温差较大时，发病的人数增多或使病情加重。春季“不稳定的冷空气及逆温层”气候也可加重支气管哮喘的发作，哮喘病人对天气变化较敏感，通常在春秋两季复发。上海的一项研究发现，日平均气温在15～21℃时，哮喘发作例数最多。

**（3）精神性疾病**

春季多变的气候容易扰乱人们的生理功能，而精神病人的各项生理功能，又较正常人为弱。这有可能是因季节对患者的内分泌系统，特别是垂体产生一定的影响，从而导致精神活动异常。

春季阴雨绵绵时，常使人感到心情沉闷、抑郁不欢。大雾时空气的湿度非常高，浓雾重重时，可使精神病人出现焦躁不安、冲动伤人或者消极自杀，也可出现明显的药物副作用，静坐不能等。空气湿度过高，会影响身体内分泌腺的正常分泌，并使身体中的水分无法畅快从汗腺中蒸发出来，此时人会无故疲劳、嗜睡、心情烦闷抑郁，或焦躁。

**（4）关节疾病**

关节炎和风湿痛，属中医痹证范畴，可由风寒湿或风湿热等邪气引起，故一般称之为“风湿痹痛”，即风寒湿三气共同侵袭人体时，会使人患痹证。春季阴雨天居多，尤其是早春的南方，既寒冷又潮湿多风，风寒湿三邪俱全，人们常把这个季节称为”风湿季节”。一年四季都有湿邪，只是程度和性质不同，清代名医喻嘉言说：“湿在冬为寒湿，在春为风湿，在夏为热湿……”除夏季和长夏外，有些地方冬末和春季的湿气也较重。春季气温较冬季为高，阳气渐升，故风湿热引起的关节炎也不少见。有关的研究认为，风湿的发生与甲组乙型溶血性链球菌感染有关。当这种细菌引起咽喉炎、扁桃体炎时，机体内各脏器结缔组织发生一系列免疫反应而致病。溶血性链球菌耐寒性强，在寒冷潮湿的环境中可存活数周，故春天冷湿气候易患此病。

除了风湿和类风湿关节炎外，肥大性关节炎、陈旧性骨折，或外伤等许多疾病都可引起关节痛。关节痛在春季容易复发，或症状加重。由于患病的关节功能已经遭到破坏，关节组织脂肪少，故血液循环及保温能力差，每到气候变化时，就感到关节酸痛。现代科学已证实了关节痛的发作和恶化，是气温、湿度、气压等气象因素的综合影响造成的，与气象要素的波动关系最密切，其中影响最大的是气压和湿度两个要素的综合变化。在气压低、湿度大的早春时节，多数病人的症状明显加重。

许多关节痛病人能对天气作出预感，因为天气变化时，大量外来电磁波的作用，使患者产生变态反应，局部充血水肿，刺激和压迫神经末梢，产生疼痛感。

天气变化，尤其是气温骤降，可通过植物神经系统，引起血管的收缩，影响局部组织供血而造成疼痛；气压突变会影响局部细胞内外体液与电解质的平衡。另外，



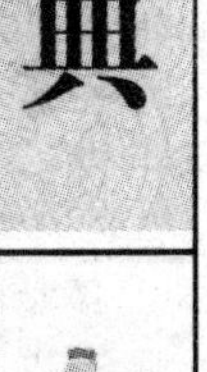

关节痛病人的体温调节机制紊乱，在同一寒冷环境，风湿痛病人皮肤温度下降慢于健康人；在温暖环境中，皮肤温度上升亦慢于健康人。体温调节机制紊乱，是由于周围血管收缩扩张不完全所致。有人通过组织学检查，当病人发生这种疼痛时，周围毛细血管血流不均匀，并且有淤血存在。此外，天气变化还能影响粘蛋白质代谢，并使酶活力紊乱、关节滑液粘度增加和改变毛细血管的通透性，这些也都是促使发生疼痛的机理。

**(5)其他疾病**

在一年四季中，冬季紫外线对人体的影响含量最低，到春季，地球与太阳的位置变化，使地球上紫外线含量骤然增高，人经过冬天已适应低紫外线环境，到了春天，人体对紫外线敏感性增高，而青春期和室内工作者更敏感些，其皮肤的表皮细胞易受紫外线损伤，出现皮炎。春天的“倒春寒”也会使人易得皮肤风疹，并导致消化不良。

**(6)死亡率**

就综合死亡率与季节的关系而言，春季的死亡率一般较其他季节为低。有人曾对福建的2892例死亡病例进行月份和季节性分析，结果发现农历一、二、三月份，也就是春季的死亡总数较其他三季都少(642例)，其中农历三月份，公历四月份死亡最少(184例，仅占6.3%)。

但就单个疾病而言，有些疾病的死亡率在春季偏高。如胃溃疡穿孔死亡者，以冬春季节为多。肝病死亡率以三、四月份为多。流脑的死亡率与历年月均的风速呈正相关性，当春天气温升高，气流环境中的热风，可使人体皮肤温度上升，通过汗液的蒸发使水盐丧失。两者均能耗伤人体的养分，导致机体对流脑病毒抵抗力降低，从而引起流脑发病率、死亡率上升。

不同性别的死亡数与月份、季节的关系有所不同，以月而论，男性死亡数在三月最高，而女性是在一月；以季节而论，男性死亡高峰在冬季(十一至一月)，女性则在春季(二至四月)。另有调查发现，冬末初春的二月份，是70岁以上老人死亡的高峰月。

**(7)生物致病因子**

气象影响生物生存的主要条件是温度和湿度，但气流(风速)是传热和蒸发的重要形式，对温度和湿度起着调节作用，从而间接地影响着生物性致病因子的生存和传播。气象病理学认为，气压、风速加大有利于细菌、病毒等的繁殖、传播。当气流变化或增大时，空气中的细菌、病毒的种类则增多。大雾由飞沫般的一颗颗小水珠组成，雾中常浮游着细菌卵，这些细菌被吸入人体呼吸道，易引起呼吸道疾病的发生和发作，如支气管哮喘发作等。

由于病原微生物适合在通风不良，人员拥挤的环境中生存，来自人体内的某些病原微生物如结核杆菌、白喉杆菌、溶血性链球菌、金黄色葡萄球菌、流感病毒、麻疹病毒等在空气中往往以下三种方式存在并进行传播。

尘埃　动植物以及人类活动产生的尘埃，这些尘埃中带有多种病原微生物而污染空气，因重力的关系，较大颗粒的尘埃可迅速落到地面，不适当的清扫或空气中风速过大可使它们发生移动与散布；那些小的尘埃(直径在1微米以下者)，则较长间悬浮于空气中，随着风速的大小在不同范围传播。

飞沫小滴和飞沫核　人们咳嗽与喷嚏时，有成千上万个细小飞沫，从鼻腔和口腔喷出,其直径大小 90% 以上在 5 微米以下。这些飞沫上附着病原微生物,并借助于它们喷出时的初速度及空气中的风速,起传播作用。其中较小的飞沫喷出后,其表面水分会迅即蒸发而形成“飞沫核”。这种细小的颗粒往往长时间悬浮于空气中,随着气流而转移,而吸附于此种飞沫上的微生物,即随着气流迅速扩散。

尘埃、飞沫与飞沫核作为病原微生物的载体悬浮于空气中,通过呼吸进入呼吸道。实验表明:直径大于 5 微米的,一般可被阻留于鼻腔,1 微米的可达到肺内,并阻留于肺泡内,但小于 1 微米的又有可能重新呼出。一般来讲风速越大,传播的速度和范围越快越广。随着风速的增大,空气中的各种微粒增多,各种细菌及病毒附着于微粒之上,随风传播。初冬和初春风速较大,是传播各种传染病的季节。

生物性致病因素　除了细菌、病毒等微生物外,还包括蚊、蝇、寄生虫等。

当气温到达 10℃左右时,蚊子的蚴虫开始生长繁殖,成虫的活动开始增加。也就是说我国的很多地区,在春季就有蚊子活动。

当气温到达 14.5℃时,疟原虫开始在蚊体内增殖,在 16～30℃之间,气温越高,疟原虫发育越快。血吸虫尾蚴的寿命在春秋季最长,为 5 天。蛔虫卵发育的最低气温为 12℃。钉螺是血吸虫的中间宿主,一般在气温 13℃左右时活动最活跃。传播黑热病的白铃子一般在 20℃以下就停止活动,而在甘肃、青海等西北地区,在春季 15℃左右仍有活动。

### 3. 春季多风与环境污染

风能将污染物吹向远方,使有害物的浓度大大降低,风对污染物的影响与风向、风速有关。风速能使污染物水平扩散与稀释,风愈大稀释愈快,污染物浓度愈低。在近地层,高度越高,风速越大,污染程度越小。

风向也会影响污染源四周的污染程度,在大风的情况下,污染源下风向的污染物也可迅速稀释掉;小风时污染物会在下风向聚集,使下风向污染程度加重。所谓下风向,即刮东风时,风的东面就是下风向,刮南风时,风的南面就是下风向。某一地区的某一风向频率越多,在其下风向的污染机会也越多,亦即下风向的污染程度与风向频率成正比;而某一方向的风速越大,下风向的污染程度则会减少,即污染程度与风速成反比。

自然界中的风不是均匀平稳的,风速时大时小,并不规则,风向也常有摆动,关于这点,我们从烟囱排出的烟尘的运动可以清楚地看出来,这种自然情况下风的不规则运动即叫做大气湍流。大气的水平湍流和气温的垂直分布都是影响大气污染的主要气象因素。大气的气温一般随高度而递减,越往高处气温越低。白昼,阳光穿过大气使地面加热,地面通过长波辐射将热量传递给四周的大气,并依靠对流、辐射将热量逐渐向上传递,故一般表现为越往高处气温越低。但在某种情况下,气温会随高度逐渐增加,这种情况称为逆温。一般在晚间和冬春季节逆温层较厚。

大气湍流愈强,污染物的扩散就愈易。当气温垂直递减率大时,湍流变强;有逆温存在时,湍流就减弱,逆温层比较稳定,它像一个大盖子一样压在地面上空,使污染物长时间地停留在空中而难以扩散。尤其值得注意的是,当今大中城市空气污染严重,工业废气或各种有毒气体附在雾中,弥漫于地面上,对人的健康危害极大。

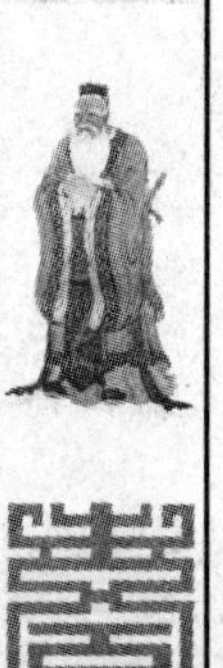

### 4. 春季剧烈天气变化对健康的危害

古人把气候反常现象归纳为“太过”与“不及”两种情况,根据中医五运六气学说,当一年中木运太过,则风气流行,气候特点是刮风较多,而气温变化较温暖,并且该下雨时不下雨，该潮湿时不潮湿。

**（1）春季“大风”**

春季剧烈天气变化，主要表现为风大，天气变化频繁，时而呈冬冷型，时而为夏热型，忽干忽湿，忽晴忽雨，人体对这种多变的气候适应性较差，容易产生精神疲乏，诱发疾病。故人们称春天的风为“妖风”，谚语有“避风如避箭”，说明风邪伤人之迅速与严重。婴幼儿、年老体弱者、怀孕妇女，由于生理功能调整速度缓慢，更易受“妖风”侵袭致病。

医疗气象研究表明，每年的3至5月份，精神病人的复发率极高，约占全年的70%以上，4月份达到高峰。这主要是由于精神病人对气温、气压、湿度、气流等气象要素的变化高度敏感所致。尤其是多变的大风更是诱发各种精神病的重要因素。据研究，速度超过6米/秒的大风会令人感到烦恼。原因之一是风道上的负氧离子大大减少，让人感到紧张、压抑、疲劳。此外，由于春季空气干燥，风沙大，容易产生低频（次声波）的风，这种风引起的振动，人耳听不到，但身体却可感觉到。这种听不到的风声会对人体的中枢神经产生巨大的破坏作用。因此，在多风的春天，交通事故、犯罪行为、精神病患者以及自杀率都有增加。

大风卷起的风沙、尘土及污染物会刺激鼻腔和咽喉黏膜，使人易患上呼吸系统疾病。即使速度是2～3米/秒的微风，也会将散落地面的花粉扬起，给过敏性体质的患者带来很大痛苦。

当天气发生剧烈变化时，不同气流的交界线，气象学上称作非连续线，又称锋面。春季非连续线交替频繁会使天气发生剧烈变化，此时会导致副交感神经兴奋性增高，并使人们产生某些十分严重的症状，如呼吸困难，心悸，呕吐，抽搐，战栗，不想或不能工作，听力、嗅觉或视觉障碍。特别是那些对气象变化较敏感的人群，而且使某些疾病加重和恶化。国外曾有人对12名麻痹症患者进行了1个月左右的观察，结果发现，在非连续线带来天气变化时，病人病情恶化。非连续线通过时还会使人的红细胞浓度增高，血沉变慢。

研究还发现，在冷暖气温剧烈变换的活动期间，患关节痛、急性阑尾炎和胆绞痛等病的人几乎是平时的两倍。实验表明，当气温在短时间内由30℃降低至15℃时，不但使关节病病人出现关节痛，即使没有关节炎的病人也会出现关节痛。

**（2）春季“暖风”与“沙暴”**

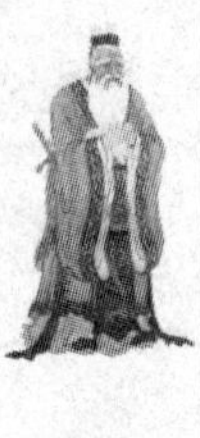

当春天气候反常，气温过度上升而高于皮肤温度（33℃）时，此时的风则变为暖风。这种暖和的风会使人情绪不安、精神不振。因为春季大多数情况下，气温都低于皮肤温度，自然界的风多为冷风。为了避免热量的过分丢失，人体对风的习惯性神经反射是血管收缩。当突然吹来暖风时，人体可能会作出与对待冷风一样的反应。本来应该扩张血管加强散热，以抵消暖风带来的热量，却相反地作出血管收缩的错误反应，从而使得体温调节失常，故令人感到不舒服，思想不易集中。有的人在暖风来临前的12小时就会出现头痛、恶心、烦躁不安等症状。严重时暖风甚至能导致疾病、工伤交通事故和精神错乱。

有的学者认为，暖风使空气中正负离子的平衡遭到破坏，使体内肾上腺素分泌过多，因而使人产生精神症状。

我国大西北地区，在春季气温超过25℃，相对湿度低于30%时，如果刮5米/秒以上的风，便带有干旱风的性质。由于气温高，大气和土壤表面都很干燥，在风速较大时，地面浮尘沙土便会随风扬起，干旱风与尘暴（沙暴）同时发生。沙暴多发生在沙漠地区，在这种恶劣的天气环境下人们根本就不能在户外活动。新疆南部浮尘日数可占全季日数的2/3。

## 三、春季的养生原则

### （一）春季养生保健的核心

中国传统医学认为，春天的气候特征是以风气为主，而风邪既可单独作为致病因素，也常与其他邪气兼夹为病。当风邪侵入时会产生病的反应。对此，春天养生保健的核心是：

1. **扶助正气**

春天，人体的代谢渐趋旺盛，其各组织器官功能活跃，需要大量的营养物质供给；同时，春天的气候有利于细菌、病毒等微生物的生存、繁殖与传播，容易产生和流行疾病。所以，适当吃些补益扶正的中药，对于保护人的正气，增强抗病能力是很有益的。尤其是对久病将愈、病后体虚、手术后气血亏虚及老人、儿童体质虚弱者更有必要。护正气既要考虑气候特点，也不可忽视个体体质。如疲乏无力、口渴者，可用生晒参；胃脘胀闷、苔腻者，可给予茯苓、白术、薏米等。一般而言，对于体质较弱者，北方人宜进辛、甘之品，兼以温补，可用人参、熟地、当归、黄芪等，有助于升阳护阳；南方人宜选健脾利湿之品，如党参、茯苓、白术、薏米等。

2. **调养肝气**

春天，人体容易产生肝阳上亢、肝病发作的情况。因此，养肝气也是春天中医保健的一个要点。

养肝根据不同的情况，用药有所区别。如疏肝养肝，药用柴胡、白芍、川芎、当归等；养肝明目，药用枸杞子、菊花、苍术、白蒺藜等；养肝荣筋，药用肉苁蓉、木瓜、菟丝子、枸杞子、牛膝等；养肝滋肾，药用地黄等。

3. **防风除湿**

春天不仅多风，而且多雾、多阴雨，使人易患伤风感冒，也会使慢性支气管炎、支气管哮喘、风湿性关节炎等旧疾易于复发或加重。中医认为，风易伤肺，湿易伤脾。所以，春天用中药补肺健脾是防风除湿的重要方法。

4. **生津清热**

春天风大，人体水分易被蒸发，常使鼻、气管等处的黏膜干燥、破损，引起感染。此外，由于冬天里多食温热之品，人体内往往有郁热蓄积，郁热也会耗损津液。所以，宜适当给予生津清热之药。

### （二）春季摄生大要

《素问·四气调神大论篇》里说："春三月，此谓发陈，天地俱生，万物以荣，夜卧早起，广步于庭，被发缓形，以使志生，生而勿杀，予而勿夺，赏而勿罚，此春气之应，养生之道也。逆之则伤肝，夏为寒变，奉长者少。"

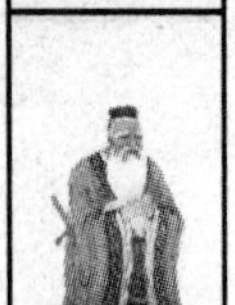

其意思是说：春天的3个月，是所谓推陈出新、万物复苏的季节，天地间都显出勃勃生机，草木得以繁荣。人们应当入夜而眠，早早起床，到庭院里散步，披散头发，舒张形体，使神志随着春天生气勃发。提倡生长不要扼杀，提倡给予不要剥夺，提倡奖赏不要惩罚，这是春天生长之气所要求的正确呼应，人体养生的必由之路。违背这个道理就会伤肝，到了夏天，就要得寒变之病，供给夏天生长的物质基础也就差了。

### （三）春宜养阳

《素问·四气调摄》中说："春夏养阳，秋冬养阴。"这是根据自然界和人体阴阳消长的特点，所制定的四时调摄的宗旨。

高士宗在《素问直解》里说："春夏养阳，使少阳之气生，太阳之气长；秋冬养阴，使太阴之气收，少阴之气藏。"也就是说，春夏之时，自然界阳气升发，此时应保护体内阳气，使其充沛；秋冬之时，万物敛藏，应顺应自然界的收藏之势，收藏体内阴精，使精气内聚。

张景岳在《类经》里解释说："阴根于阳，阳根于阴，阴以阳生，阳以阴长。所以圣人春夏养阳，以为秋冬之地；秋冬则养阴，以为春夏之地，皆所以从其根也。今人有春夏不能养阳者，每因风凉生冷，伤其阳气，以致秋冬多患泻泄，此阴脱之为病也。有秋冬不能养阴者，每因纵欲过度，伤其阴气，以致春夏多患火症，此阳盛之为病也。"

张景岳的注解体现了阴阳互根的观点，因为养阳不能脱离阴，养阴不能脱离阳，即大医学家王冰所说："阳气根于阴，阴气根于阳，无阳则阴无以生，无阴则阳无以化，全阴则阳气不极，全阳则阴气不穷。"

虽然对"春夏养阳，秋冬养阴"有多种解释。但其根本的宗旨并没有改变，即养生的原则和方法应随季节变化而变化。只有这样，才能更好地去"顺四时而适寒暑"。

春夏养阳，应早睡早起，广步于庭，以适应春季阳气初升的特点，平素应避免过分劳累或过食辛辣之品，以免造成汗出太多，损伤阳气。

素有阳气虚弱者，可在春夏季节服用人参等补气健脾的药物。久咳、哮喘、关节疼痛等阳气不足、秋冬易发病的人，则可在春夏阳气生长蓬勃的季节，采用针刺、灸法、中药敷贴和中药内服等方法补养阳气，达到预防冬季疾病复发目的。

### （四）护理肝脏

春气通于肝，此时肝胆经脉的经气也越发旺盛和活跃，故春日宜养肝。

肝属木，主升发，喜条达疏泄，恶抑郁。一些肝病患者，往往在春季有不适感，或引起肝病的复发或恶化，这是季节对机体影响的一种特殊反应。

春季养肝是多方面的，首先要重视精神调养，应戒暴怒，更忌情怀忧郁，要做到心胸开阔，乐观向上，保持恬静、愉悦的心态，以顺应肝的调达之性。

饮食上，宜适当吃些辛温升散的食品，如葱、香菜等。这类食物温而发散，与春季气候相适应，对人体有益，而生冷黏杂之物则应当少食，以免伤害脾胃。

平时应积极参与户外活动，活动时动作宜舒展、畅达、缓慢，还可以进行郊游、踏青，听鸟鸣于茂林，观春色于秀水，可畅达胸怀、陶冶性情、活动筋骨。

另外，还可做一些简易的养肝功法。

**1. 卧姿养肝法**

仰卧，头东脚西，以顺应自然升发之气。同时，舌抵上颚，闭口闭目，鼓漱30次，使口中津液逐渐增多，待津液满口时，缓慢咽下。对预防老年人春季津液不足而引起的口干舌燥、皮肤干燥等均有作用。每天临睡前做1次即可。

**2. 养肝功**

面朝东站立，两脚自然分开，与肩同宽，两膝微屈，两手臂自然下垂，肘微屈，两手掌轻靠于大腿外侧。全身放松，两眼睁开，平视前方。此功也可以坐着进行。

采用腹式呼吸，呼吸要自然均匀。呼气时口略张、收腹、提肛，人体重心略向后移，脚跟着力，足趾轻微点地。吸气时用鼻吸气，两唇轻合，舌抵上腭，腹部隆起。

站定放松，呼吸调顺后两手缓缓上提（手心向上），经腰上肩，过头顶后，两手重叠，右手掌覆盖在左手背上，掌心向里，轻压在头后，头慢慢转向右侧，微向右上方仰起，上半身随之稍向右侧转。转动过程中慢慢吸气，待转至右侧，头仰定，两目怒睁，用力呼气，同时发出"嘘"字音。"嘘"毕，再以相应的姿势将头慢慢转向左侧。如此左右反复两遍，共嘘6次。完后，两手向两侧移开，缓缓放下，自然下垂，两手掌轻靠于大腿外侧。

嘘后调息，改用正常呼吸，但仍应坚持鼻纳口吐，平定情绪，息心静思，两目微闭，两唇轻合，舌抵上腭，上下齿轻轻相叩。在叩击过程中，口中津生，用力猛咽，用意念送至腹部丹田。嘘气后调息的目的在于补益因嘘以后的耗损，补养体内正气。

养肝功每天早晚各练一次。锻炼时，衣裤要宽松，全身放松，动作柔和，精神乐观，音调柔细匀长，使气呼尽。并要做到怒目扬眉，使肝气得以舒达，肝中邪气外泄。嘘后调息时，宜改为闭目凝神，即所谓"垂帘内照"，这是养肝的重要方法。

### （五）调养脾胃

中医认为，脾胃为"后天之本，气血生化之源"。脾胃健旺，化源充足，脏腑功能才能强盛。因此，脾胃的强弱是决定人之寿夭的重要因素。

明代医学家张景岳认为："上气为万物之源，胃气为养生之主，胃强则强，胃弱则弱，有胃则生，无胃则死，是以养生家必当以脾胃为先。"

元代著名医学家李东垣在《脾胃论》中指出："真气又名元气，乃先身生之精气，非胃气不能滋。"并强调："内伤脾胃，百病丛生。"说明脾胃虚弱是滋生百病的主要原因。

中医五行学说认为，木能克土，即脾（土）易受肝（木）的制约。春季肝旺而脾弱，土被木困，易致脾胃输送、消化功能受影响，出现腹胀腹痛等。因此，春季的养脾健脾很重要。

养脾需静心，使肝气不横逆，脾胃安宁，脾胃运化功能得以正常运转，以达到健脾的目的。脾胃的饮食调养上，《千金方》中说："春七十二日，省酸增甘，以养脾气。"

因此，春季饮食应少吃酸味，多吃甜味，以养脾脏之气，如山药、藕、芋头、萝卜等。另外，春季为阳气发越之季，应少食辛辣、油腻之物，以免助阳外泄，使肝木生发太过而克伤脾土。

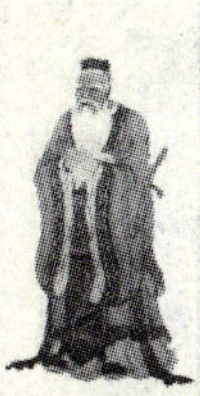

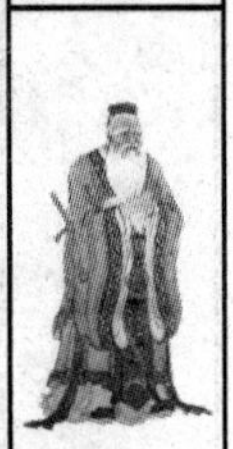

## （六）春季老年人调节养生宜忌

春天三月，万物复苏，柳丝吐绿，自然界一派欣欣向荣。这是大自然的“春天”，也是我们老年人的“春天”。老年人应抓着这个时机，把体内在春天萌发的一份生机加以扶植，以利发展。如何正确加以适当的扶持呢？这就必须了解春天时令与人体的关系及其与疾病的关系，知晓春三月宜忌，妥善加以调节。

孟春正月（约阳历2月），春寒未尽，肺、肾易于受病，当减酸增辛，以补肺肾助以安胃；同时应注意保暖，以防“春寒”。

仲春二月（约阳历3月），此时阳光和煦，春意盎然。老年人宜多晒太阳，多出室外，进行郊野活动、游览，有助扶持激发春生的阳气；另一方面，老年人外出郊游，使心胸开阔，情志调畅，平息肝火，避免动怒，亦可预防眩晕、中风等肝阳上亢之症。

季春三月（约阳历4月），已草木青翠，嫩草方寸，春意已感。此时应早睡早起，在庭院、花园、广场练习导引术，运气助阳，排泄病气。宜从以下10个方面调节全身：

·面宜常擦——双手搓热、拂面10次，可去皱纹，增精神，容光焕发。

·齿宜常叩——晨起叩齿36次，可使牙齿坚固，补肾健脾。

·目宜常运——闭目，眼球左右各旋转9转；闭目，以双手搓热抚双目。可减缓老年眼睛昏花，补益肝肾。

·耳宜常捏——两手搓热掩耳3次，澄心、去杂念；然后揉捏双耳3遍，然后再搓热双手抚摸双耳3遍。可减缓听力衰退。

·头宜常梳——双手十指代梳，伸入发间，反复来回梳头9遍。有助于乌须黑发，头脑清醒。

·口宜常闭——每日以尽量多的时间保持闭口调息，舌舐上腭，使气机通畅，津液内生。

·津宜常咽——舌搅上下腭，鼓漱津液，然后连续咽下。可健脾助消化增食欲。

·气宜常提——即配合呼吸，随吸气时深呼吸，同时提肛，稍停片刻，再缓缓呼气。久做可补肾强身，预防多种疾病。

·心宜常静——要让心静如水，使头脑保持清静，排除一切杂念。可以健脑、养心、安神。

·神宜常存——是在心静的前提下进一步澄静心灵，做到虚静无为，无忧无虑，消除各种烦恼。长此，可进入较高层次的修炼境界。

春意盎然，也十分宜于老年人从事多种娱乐活动，陶冶情操，如澄心静坐、益友清谈、浇花种竹、听琴玩鹤、焚香煎茶、登城观山等。让各自任其爱好去寻求雅兴，以达调肝养气、延年益寿的目的。

## （七）春季老年人要防中风

中风是春天里对老年人生命威胁最严重的一大疾病。应了解中风先兆信号，予以提防，尽可能避免该病的发生。

中风病先兆信号有：

·肢体麻木，耳鸣异常，全身乏力。

·偶尔出现短暂失明，经几秒钟或几分钟又恢复正常。

·说话謇舌,突然感觉口中如塞有棉花球一样。

·视物昏花,步履蹒跚,双脚一时不听使唤。

一旦出现中风先兆信号,宜及时到医院检查诊治,防止中风病的发生;同时要忌食辛、香、燥烈、升发的补益药物;还要切忌动怒、引动肝火;不得饮酒、吸烟,以避血压升高突然出现中风之症。

假如不可避免地出现了中风病,而且留下了后遗症,半瘫、偏瘫经久难愈,又当预防以下病症的发生。

1. 预防“褥疮”

中风瘫痪,长期卧床不起,受压部位血液循环受阻,就会产生局部发红、糜烂,造成溃疡,这就是褥疮。应经常帮助病人翻身,改变卧床姿势,用温热水清洗局部,撒一些痱子粉,保持干燥,这样就可防止褥疮的发生。

2. 防止肺部并发症

中风病人应激迟钝,肺部产生的痰液不能咳出,易于并发肺部疾患。帮助病人翻身时宜轻轻拍打背部,有利痰液咳出,预防肺部并发症。

3. 防止尿道感染

中风长期卧床,大小便都靠护理,如不及时排出,可造成便秘或尿闭现象,发生尿道感染机会较多。应注意让病人按时排便,防止尿道感染。

## (八)春季预防女性疾病的发生

1. 预防尿路感染

春天气温渐高,湿度增加,是适宜细菌滋生繁殖的季节。这一时期,也正是女性尿道炎发病的高峰期。对此,女性要补充足量的水分,以免因饮水不足造成尿量少而浓,以致不能及时把细菌等有害物质排出体外。此外,内裤不宜过小或太紧,也不能用化纤织品做内裤。内裤的面料应以吸湿性、透气性均好的棉、麻织品为佳,每天换洗后应晾在通风透气和可以晒到太阳的地方。大便后卫生纸应由前向后抹拭,以免污染尿道。少用碱性清洗液,以免破坏女性阴道内弱酸性环境,降低对细菌的防御能力。

2. 预防乳腺癌

春天是乳腺癌发病率较高的季节。据德国专家报告,女性春天乳癌的发病率较其他季节高出30%。据推测,这可能与体内女性荷尔蒙的变化有关。所以女性在春天要注意定时自查乳房,若扪及包块,应及时就医。

## (九)孕妇的保养保健与生产宜忌

春天为“肝旺”时令,肝主藏血,主情志,故而与妇女的月经密切相关。春主升发,肝气易动,情志激荡,许多动物都会表现出一种“求偶”的兴奋状态。高级动物的人也易于表现出情欲的冲动。青春女子也许会在这个季节里受某些外界因素刺激而首次月经来潮,不要误认为是某种疾病。个别人会产生倒经(从鼻孔中流血),这是一种肝气上逆的现象,应给予降气、清热、止血药物适当调理。冬天里喜食辛辣之味,素有蕴热的妇女,春天便可能出现月经过多和经行先期的表现。应宜用疏肝清热的方法加以调整。在饮食方面,要多食用一些清淡之品,切忌大补大燥食物,还要



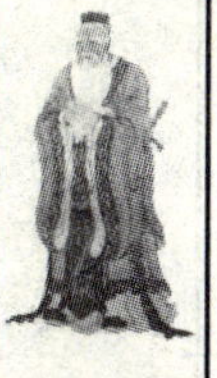

避免烟、酒刺激。

春天三月怀有孩子的孕妇，要警惕本季节易动胎气，造成流产或早产。由于春天万物升发，人们经过一个寒冬的束缚，一下见到明媚的春光，心情开朗，情窦易开，性欲冲动，这时就忘了腹中的胎儿。由于受母体情志影响，也会造成胎动不安，或胎坠胀的感觉。宜服用清热安胎之剂。一些身体较虚弱的妇女怀有胎孕，春天常见失眠、心悸、烦躁不安、头晕、耳鸣，是因体内阴血亏少，不足以养胎之故，应宜养血安胎。

春天三月有许多温热病流行，这些疾病都因病毒引起发病，孕妇应注意预防，因为病毒进入母体会造成胎儿许多疾病。如：风疹病毒可引起胎儿先天性白内障、心脏病；麻疹病毒可引起先天性心脏病；流感病毒可引起兔唇、中枢神经系统畸形。另外，孕妇在春天三月还值得警惕的是切忌接触猫粪。此季节，猫出来“思春”，活动非常频繁，到处拉猫粪。这些猫粪中有数以百万计之弓形属寄生虫卵。这种虫卵对一般成人无害，但孕妇一但感染，会致使腹中的胎儿产生弓型属病，使婴儿出生后眼部、脑部受到损伤。春天三月阳气升发，孕妇容易产生失眠现象，宜用导引术、静养功等健身方法纠正失眠，忌服眠尔通、冬眠宁等镇静催眠剂，否则易于造成新生儿先天性心脏病。春天孕妇也易于伤风感冒，患病之后最好用中草药治疗，忌服阿司匹林、水杨酸钠、保泰松等解热药物，避免可能造成胎儿畸形及新生儿多种疾症。在饮食营养方面，胎孕妇女在本季节要多食用黄豆芽、青笋、胡萝卜、白菜、豆腐等，少食青菜、蒜、生姜、葱。禁忌半夏、桃仁、红花、茅根、茜草、兔肉、狗肉、马肉、羊肝、鲤鱼等。

春天三月，气温由寒变暖，人们逐步脱去冬衣，身着衣物单薄起来，此时，青春期的女孩子，乳房发育较快，于是害羞，采用胸罩等束着乳房。这是一个极不好的习惯。束胸不利于健康发育，有的甚至把乳头束萎缩了，等到当了母亲，生了孩子，乳头突不出来，婴儿无法吸乳，造成深深的遗憾。

### （十）春季儿童的饮食原则

春天，易见儿童皮肤粗糙，宜适当补充维生素 A，口服鱼肝油。多食一些胡萝卜粥，多食一些青笋等绿色蔬菜。若见有囟门晚闭，或有佝偻病的儿童，宜多补充维生素 D 和含钙成分高的饮食，必要时补充钙片。

春天，儿童饮食一般应遵循以下 7 项原则：

#### 1. 食物多样，谷类为主

各种各样的食物所含的营养成分不尽相同，没有一种食物能供给人体需要的全部营养。春天，儿童每日膳食必须由多种食物适当搭配，才能满足人体对各种营养素的需要。

谷类食物是我国传统膳食的主体，是人体能量的主要来源，它能提供人体碳水化合物、蛋白质、膳食纤维生素及 B 族维生素等。在各类食物中，应当以谷类为主，并需注意粗细搭配。

#### 2. 多吃蔬菜、水果和薯类

蔬菜、水果和薯类都含有较丰富的维生素、矿物质、膳食纤维和其他生物活性物质。红、黄、绿等深色蔬菜中维生素含量超过浅色蔬菜和水果，而水果中的糖、有机酸及果胶等又比蔬菜丰富。含丰富蔬菜、水果和薯类的膳食，对保护心血健康、增强抗病能力、预防某些癌症等有重要作用。

3. 常吃奶类、豆类或其制品

奶类含钙量高,是天然钙质量最好的来源,也是优质蛋白质的重要来源。我国儿童膳食中普遍缺钙,与膳食中奶及奶制品少有关。经常吃适量奶类,可提高儿童的骨密度。豆类含丰富的优质蛋白质、不饱和脂肪酸、钙及B族维生素。经常吃豆类食物,既可改善膳食的营养素供给,又有利于防止吃肉类过多带来的不利影响。

4. 经常吃适量鱼、禽、蛋、瘦肉,少吃肥肉和荤油

鱼、禽、蛋及瘦肉是优质蛋白质、脂溶性维生素和某些矿物质的重要来源。我国相当一部分城市和绝大多数农村儿童吃动物性食物的量还不够,应适当增加摄入量。但部分大城市儿童吃肉食太多,对健康不利。应当少吃猪肉,特别是肥肉、荤油,减少膳食脂肪的摄入量。

5. 食量与体力活动要平衡,保持适宜体重

进食量与体力活动是控制体重的两个因素。食量过大而活动量不足会导致肥胖,反之会造成消瘦。体重过高易得慢性病,体重过低可使劳动能力和对疾病的抵抗力下降,体力活动较少的儿童应进行适量运动,使体重维持在适宜的范围内。

6. 吃清淡、少盐的膳食

膳食不应太油腻、太咸或含过多的动物性食物及油炸、烟熏食物。每人每日食盐用量以不超过6克为宜。除食盐外,还应少吃酱油、咸菜、味精等高钠食品及含少量钠的加工食品。吃盐过多会增加患高血压病的危险。

7. 吃清洁卫生、不变质的食物

应当选择外观好,没有泥污、杂质,没有变色、变味并符合卫生要求的食物。进食要注意卫生条件,包括进食环境、餐具和供餐者的健康卫生状况。

## (十一)春季儿童疾病预防

1. 慎防小儿风湿热

春天气候多变,居住在拥挤、潮湿环境中的儿童或营养不良的儿童风湿热的发病率较高。资料表明,风湿热常见于5~15岁学龄儿童,而25岁后或4岁前初次发病者少见。

风湿热是一种过敏反应,此症表现特点为:初期发热咽痛,类似感冒,很难辨别,后来逐渐出现游走性多发性关节炎、环形红斑、皮下结节、舞蹈症等症状时才会被发现。这种病容易复发,往往会引起心脏损害,导致风湿性心脏病。

风湿热的治疗原则是消除炎症、保护心脏、控制风湿活动、防止形成慢性心脏瓣膜病。所以,一旦临床确诊为风湿热,就应及时治疗并卧床休息,一直持续到风湿活动完全停止。家长平时应注意气候冷暖变化,督促孩子加强锻炼,合理饮食,保持环境卫生。

2. 莫让水痘害小孩

每逢春暖花开时节,在孩子们中间便会流行水痘。这是一种由病毒引起的传染性皮肤病,在整个发病期间都有传染性,而且传染性很强。

预防水痘首先要做好患儿的隔离,直到皮肤完全干燥结痂,才可解除隔离。而接触过水痘患儿的易感儿童,应观察3个星期。患儿每日要更换内衣,内衣洗净后煮

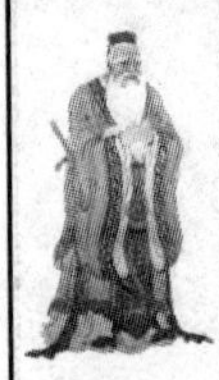

沸30分钟消毒。房间可用阳光或紫外线消毒。

此外,除了按医嘱服药外,还应注意家庭护理,补充足够的水分和蛋白质。如果皮疹瘙痒难忍,可口服抗组胺药物,再涂些红汞(红药水)。皮疹痂皮未脱落时,可用温水擦洗,但不可洗澡。遇到严重的并发症,应立即到医院就诊。

## 四、春季生活起居与养生

### (一)起居常识

《淮南子》中说:“春为法度,万物受这个法度的约束,才得以调理有序。”

春天的到来,万物萌发,人体内蕴含着勃勃生机,气血需舒展畅达。所以,人们应审度时令,用适当的方式来调理摄取,应尽量保持与大自然相适应,力求身心和谐,精力充沛。

#### 1. 古人论起居

《黄帝内经》中认为,起卧有常能调养神气,使人精力充沛,生命力旺盛;起卧无常,日久导致神气受伤,精神萎靡,对环境的适应能力及抵抗力下降,容易出现各种不适。

《修龄要旨》一书中,对起居调适作了精辟地论述,书中说:

平明睡觉,先醒心,后醒眼。两手搓热,熨眼数十遍,以睛左旋、右转各九遍,闭住少顷,忽大睁开,却除风火。披衣起坐,叩齿集神,次鸣天鼓,吐浊吸清,按五行相生循序而行一周,散夜来蕴积邪气。随便导引,或进功夫,徐徐栉沐,饮食调和,面宜多擦,发宜多梳,目宜常运,耳宜常凝,齿宜常叩,口宜常闭,津宜常咽,气宜常提,心宜常静,神宜常存,背宜常暖,腹宜常摩,胸宜常护,囊宜常裹,言语宜常简默,皮肤宜常干沐。食饱徐行,摩脐擦背,使食下舒,方可就座。饮食发痔,食后曲身而坐,必病中满。怒后勿食,食后勿怒。身体常欲小劳,流水不腐,户枢不朽,运动故也。勿得久劳,久行伤筋,久立伤骨,久坐伤肉,久卧伤气,久视伤神,久听伤精。忍小便膝冷成淋,忍大便乃成气痔。著湿衣、汗衣令人生疮。夜膳勿饱,饮酒勿醉,醉后勿饮冷,饱余勿便卧。头勿向北卧,头边勿安火炉。切忌子后行房,阳方生而顿灭之,一度伤于百度。大怒交合成痈疽,疲劳入房,虚损少子,触犯阴阳禁忌,不唯父母受伤,生子亦不仁不孝。临睡时调息咽津,叩齿鸣天鼓。先睡眼,后睡心,侧曲而卧,觉直而伸,昼夜起居,乐在其中矣。

上述的叩齿、鸣天鼓(即双手掩住双耳,然后食指迭压在中指上,向下用力敲击后脑)、擦面、梳发及身体按摩等保健方法,为历代养生保健的精华,对强身健体极为有益。

#### 2. 春季宜早睡早起

春季,万物复苏,阳气升发,人们应该适应自然,做到早睡早起,在春光中舒展四肢,呼吸新鲜空气,以顺应春阳萌生的自然规律。

早睡,并不是说天未黑就入睡,而应与日起日落相吻合。如今人们的活动已打破时间的限制,无节制的夜生活给健康带来了许多负面效应,因此更不可三更半夜才入睡。

早起，并不提倡天未亮就起床。起得太早，人体的生物钟尚处于休息状态，此时的血压、体温、心跳、呼吸及肾上腺皮质激素还停留在睡眠中，不适合运动。

因此，凌晨时分就跑到树林或公园里锻炼，不符合春季养生的宗旨。而且，此时太阳尚未升起，地面还聚集着较多的污浊空气，对人体极为不利。

另外，绿色植物夜间呼吸时会排出二氧化碳，只有待太阳出来后，植物进行光合作用时，才会吸收二氧化碳、排出氧气，此时进行锻炼对人体才有益。

所以，春季早睡早起，应提倡“与日俱兴”，而“闻鸡起舞”实不可取。

3. 春捂防春寒

《摄生消息论》中说：“春季天气寒暄不一，不可顿去棉衣，老人气弱体怯，风冷易伤，时备夹衣，遇暖易之，一重渐减一重，不可暴去。”故俗话说：“春捂秋冻，不得杂病。”

春捂就是说春季气温刚转暖，不要过早脱掉棉衣。穿了几个月的棉衣，身体产热散热的调节与冬季的环境温度处于相对平衡的状态。由冬季转入初春，乍暖还寒，气温变化又大，过早地脱掉棉衣，一旦气温下降，就难以适应，会使身体抵抗力下降，病毒乘虚袭击，容易引发各种呼吸系统疾病及冬春季传染病。

春捂要有限度，应根据天气变化，灵活掌握。一般来说，春天昼夜温差较大，早晚气温低，可以穿厚一点儿，中午时可适当减衣。俗话说：“急脱急着，胜似服药。”

春末，气候已经温暖，如果仍然穿着很厚，捂得过度，使人动不动就汗流浃背，被风一吹反易感冒。不但不利于健康，反而招致一些疾病。

另外，春捂要注意护好两头，即照顾好头颈与双脚。尤其是老人，若在乍暖还寒的气温下，过早的摘掉帽子和围巾，易遭受风寒侵袭，导致伤风感冒，加重颈椎病的症状。

早春时节，有些人常早早地换上春装，把衣裤鞋袜穿得过于单薄。而人体下部血液循环要比上部差，很容易遭到风寒侵袭。这时寒气与湿气就会悄悄地乘虚而入，尤其是裸露的膝关节，不知不觉间会感到酸胀不适，关节僵直等，从而引发关节炎。

总的而言，要使身体能够适应气候的变化，减少疾病，春捂只是一方面，更重要的是要注意锻炼身体，增强体质，多进行室外活动。

4. 春季室内宜清洁

进入春季，伴随气温的上升，细菌和病毒开始活跃起来。为了保护身体健康，注意环境卫生也是非常重要的。环境卫生不仅仅指室内卫生，也包括室外的卫生。

不管是室内还是室外，一定要把不起眼的角落和阴暗死角的污垢清扫干净，经常喷洒杀虫剂、消毒水，保持环境的清洁整齐。还可养植花草，以净化室内外环境。

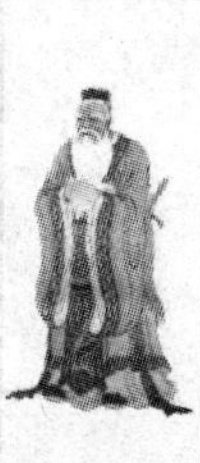

地面、桌子、柜子表面、门把手、电话听筒等物体表面，可以用加了清洁剂、洗涤剂的清水擦洗，也可用含氯的消毒溶液进行抹洗消毒。

家庭中没有传染病人的情况下，清洗碗碟用洗洁精即可，但要注意用流动水冲干净残留在餐具表面的洗涤剂。家庭中有消毒碗柜的，可将清洗干净的餐具放在消毒柜中消毒。

马桶、浴缸等，平时用清洁剂清洗，并用清水冲干净。如家里有腹泻的病人，可以用含氯的消毒溶液进行消毒，以防发生交叉感染。

居室要保持通风，以净化室内空气，减少室内空气微生物的含量。尤其是呼吸道疾病流行期间，要常开门窗，使空气对流，保持室内空气新鲜，以减少感染的机会。

衣服、被褥等应经常晾晒，因为日光中的紫外线是很好的杀毒剂，衣服、被褥在阳光下照射 3 ~6 小时能达到消毒的目的，从而减少细菌的污染。

### 5. 让居室更合自己心意

#### (1) 家具选择宜重环保

可以说，家具在人们的日常生活中具有举足轻重的作用，是家庭内的重要用品，也是室内装饰的重要组成部分。家居的样式和颜色对居室具有美化作用，制作家具的板材、贴面、用胶、面漆也是室内空气污染的主要来源。

选择家具时要尽量使用天然家具和用绿色环保板材制作的家具。因为家具造成的室内空气污染已经成为目前家庭中继建筑污染、装饰装修污染之后的第三大污染源，因此在选择家具时千万不可忽视家居的用料等。应该做到五不买：有强烈刺激气味的家具不要买；人造板制成的家具未做全部封边处理的不要买，按照国家关于家具质量的要求，凡是使用人造板制成的家具部件都应经严格的封边处理，特别是家具用刨花板都应该要求全部封边，这样可以限制人造板中的有害物质释放；价格比较低、砍价特别容易的不要买；发现家具内在质量有明显问题的不要买；不是正规厂家生产的，或者没有出厂检验或质检合格证的不要买。

选购家具时要根据居室的面积、总体布局和需要，家具不宜过多，否则既占用了太多的室内空间，又增加室内污染。家具的颜色和式样要与居室相宜，要因人而异。淡颜色的家具适用小房间或者采光条件较差的朝北房间等，照明较好的房间可选择深颜色的家具，可显出古朴、典雅的气氛。年老者不要购买高大的组合柜，因为爬高取物既不方便又不安全。

家具在舍室的占地面积以 45% 为宜，还要留一部分空间放置家用电器等生活用具。买好的家具要考虑能否顺利地搬进家门，因此家具的最长空间对角线不能大于通道或楼梯转角处的最大对角线。另外还要注意家具的实用性，切不要华而不实只重式样，不看使用效果。

选择有环保标志的产品。各种装修材料和涂料的选择不能只图便宜，特别是各种板材、家具的选择，应选择符合相应室内装修材料有害物质限量标准的，一般正规的知名度较高的厂家生产的产品质量相对可靠。在选择石材和墙地砖时，要特别注意防止放射性污染。

注意签订环保合同。在签订装修合同时要签订环保合同，特别是包工包料的装修合同，应将环保要求在合同中明确规定下来，以免日后出现纠纷空口无凭。必要时，可在装修竣工 7 天后进行总体污染物检测验收，按《民用建筑工程室内环境污染控制规范》的要求，对室内甲醛、氨气（如果只考虑装修对室内空气的污染，则不包括此项）、苯系物、TVOC、氡浓度测试，并出具具有 CMA 认证的检测报告。

在购置家具时要注意：一，刺激性气味比较强烈的家具不要买。二，以人造板为材质制成的家具未做全部封边处理的不要买。三，价格比较低、砍价比较容易的不要买。四，不是正规厂家生产的，或者没有出厂检验或质检合格证的不要买。

特别要注意的是，在你购买家具时，一定要在购买合同上加上一条，如果发现有室内污染问题，必须退货并负责检测费用，这样一旦发生污染问题可以尽快得到解决。

在家具使用方面，从有利于人们身体健康的角度出发，要注意以下几点：

其一，刚购置的家具不要急于放进卧室，最好放在空房间里，过一段时间再使用。新装修的家庭购买新家具后，隔一段时间入住，让家具里的有害气体尽快释放。

其二，以人造板为材质制作的衣柜在使用时一定要注意，尽量不要把睡衣、内衣、儿童的服装等放在里面。因为甲醛是一种过敏源，当从纤维上游离到皮肤的甲醛量超过一定限度时，就会使人产生皮炎，多分布在人体的胸、背、肩、肘弯、大腿及脚部等。夏天放在衣柜里的被子也要注意，里面会吸附大量甲醛，因此，对这种材质的衣柜一定要充分晾晒后再用。

其三，购置布艺沙发不仅要注意面料，而且内填充物更有讲究，填充材料用料要实在，弹性均匀，无论靠或压、挤均能迅速回弹，而且没有污染物。

其四，在室内和家具内应采取一些有效的净化措施和使用一些材料，来降低家具释放出来的有害气体。

**（2）居室色彩要适宜**

在家居装修中，最重要的、最容易被人忽视的是色彩，因为色彩的选择与搭配，不仅关系到居室空间的整体效果和装饰品位，还可以直接影响人的情绪和心态。

主色彩要平稳。通常，居室用色分为主体、辅助、点缀三个部分，墙、顶是构成居室的最基本元素，其用色也就是居室的主体色彩。一般主体色彩应该平稳，最常见的有 4 种类型，装修时可以根据住宅的具体情况和自己的喜好选择。

1. 自觉性色彩。即白色，它既简洁又便于家具的选择配合，即使在现代社会中仍然是多数人所选择的色彩。

2. 变幻性色彩。即蓝色，它不仅是自然界广博的海天本色，而且是现代科技信息时代的代表色彩，是目前思维超前的年轻一代所青睐的。例如，淡蓝色的墙面与天蓝色的顶面相衔接，再配上浅色家具和大理石或花岗岩地面。

3. 治疗性色彩。即绿色，它是大自然的色彩，能给人以轻松、宽敞的感觉，可以滋润忙碌的现代人并缓解心理的压力。因此在淡绿色的墙面、浅绿色的顶面组成的空间中，放些橄榄绿色或栗壳色家具，就给人们提供了一个精神放松的最佳休闲场所。

4. 情绪性色彩。即黄色，对于居住在钢筋水泥的城市，生活在激烈竞争社会的现代人，明快与光亮的奶黄色墙面、奶白色顶面、浅色家具，都可以使人想起阳光和花朵，从压抑中解脱出来。

此外，富有大地感的土黄色、赭石色，充满浪漫情调的淡粉红、淡粉紫色等，都会成为年轻一代的选择。

选择地面色彩不仅要考虑居室装修的风格、家具的颜色和式样以及房间的大小，还要照顾到居室的采光。采光良好的居室，可随意挑选地面色彩；而楼层较低，采光不充分的居室则要注意选择亮度较高或颜色适宜的地面材料，尽可能避免使用颜色较暗的材料。米黄色系列地砖永远是客厅的主色调。对于采光较差的居室宜选择素色、白色、灰色等简约的浅色；而采光较好的居室则可以选择黑色、红色、黄色等厚重的深色。

彩色玻璃不宜多用。彩色玻璃可以增加居室的美感和改善光环境，但不能只为了美观就用各种彩色玻璃来装饰居室。倘若使用不当不仅可能影响居室的日照和采光，还可能带来光污染。

(3)别忽略你的床

在人的一生中，有1/3的时间是在睡眠中度过的。既然是睡眠，肯定要与床打交道。床的合适与否，位置摆放正确与否，都与睡眠质量密切相关。

从科学角度来看，床的摆放有以下不宜：

床头不应放在窗下，主要因为床头在窗下，人睡眠时有不安全感。如果遇大风、雷雨天，这种感觉更加强烈，再者，窗子是通风的地方，人们在睡眠时稍有不慎就会感冒。

床头不宜设在卧室门或窗的通风处，客厅里的人一眼就能看见卧室的床，会使卧室缺乏宁静感，影响睡眠，人们在卧室里穿着睡衣来回走动，看上去也不雅观。

床的摆放不宜正对梳妆镜子，这主要是因夜晚起来时，特别是睡眠中的人朦胧醒来时或噩梦惊醒时，在光线较暗的地方，会在猛一抬眼的刹那间看到镜中的自己或他人，容易受惊吓。

床忌高低不平。现代人用弹簧床垫较多，如果床垫质量不好，弹簧发生变形，就会影响健康。所以床垫选择也十分重要，睡在变形的床垫上会使人的脊柱弯曲，睡久了容易影响血液循环，使人疲劳容易生病。

床下不宜堆放杂物。床下往往是不太透气的阴暗处，放上杂物，容易受潮发霉或滋生细菌，另外平时也难清理，造成卫生死角，感觉上很不舒服。

另外，从科学角度来分析，摆床时不宜东西朝向，这是因为地球本身具有地磁场，地磁场的方向是南北向(分南极和北极)，磁场具有吸引铁、钴、镍的性质，人体内都含有这3种元素，尤其是血液中含有大量的铁，因此睡眠时东西向会改变血液在体内的分布，尤其是大脑的血液分布，从而会引起失眠或做梦，影响睡眠质量。

再说说床的大小。依照人体工程学的观点，床的宽度以肩宽的2.5~3倍为最适宜。太窄，不容易翻身，自然会影响睡眠的深度；床太宽，虽然可以自由翻身，但从心理学来说，也会产生不安的心理而影响睡眠。床除有宽窄之分外，床的种类也繁多。如有木板床、竹床、帆布床、棕床、藤床，还有钢丝床、弹簧床、席梦思沙发床和土炕(床)等，其中最有利于睡眠又符合生理健康要求者，首推木板床，其次是藤床和棕床。最不符合生理要求的是沙发床。弹簧床尤其不适合老年人和儿童，因为这样的床容易导致人的脊柱变形弯曲。

有不少家庭使用的是各类软垫弹簧床或沙发床。其实，这样的床对健康十分不利，尤其是那些身患脊柱疾病的人，睡这种床一觉醒来，常感到腰酸背痛腿麻，甚至全身都不舒服。如果您患有脊柱结核、腰椎间盘突出症、脊椎滑脱症等，睡这样的床，不但会使病情加重，甚至能导致旧病复发。因为这些床柔软、易变形，人睡在上面，无论是仰卧还是侧卧，都会使受压部位下沉，造成脊柱的弯曲或扭转，使人体正常的脊柱曲度改变，相关的肌肉、韧带张力过大，得不到充分的放松和休息，从而出现上述腰酸腿痛的感觉。时间久了，还会成为一种致病因素，加快肌肉劳损和脊柱骨骼的退行性变，使某些脊柱疾病病情加重或造成脊柱畸形。

对睡床要给予适当的保养。一是每使用半年后，将床垫的前后位置倒换一下，即原来睡头的地方该为放脚。二是要保持床垫的清洁，每个季度要清理一次，每年至少要有一次把床垫晾晒2小时。三是经常洗换床单，不要让床垫吸汗太多。床垫脏了，要用肥皂和清水洗涤，不要用汽油或清洁剂。四是避免总坐在床沿的一个地方，以免使弹簧长期受压变形。

（4）家居光线要讲究

要保证住宅有良好的采光，不仅采光口面积和构造要符合卫生要求，在家装设计和使用时也要给予充分的考虑。窗户玻璃宜采用无色透明的，家具摆放不应遮挡采光口，要经常保持窗户玻璃的清洁等。

照明也是组成居室光线的重要因素。室内照明艺术不仅直接影响到室内环境氛围，而且会对人们的生理和心理产生影响。因此在照明设计和灯具选择时，既要满足人们的审美要求又要满足视觉心理机能，以达到提高室内照明艺术和生活质量的目的。

居室内照明设计。在设计时应注意这样几个问题。注意色彩的协调，即冷色、暖色视用途而定。避免眩光，以消除眼睛的疲劳，保护视力，保护健康，提高工作和学习效率为主。光源分布要合理，顶棚光照明亮，使人感到空间增大，明快开朗；顶棚光线暗淡，使人感到空间狭小、压抑。一般照明和局部照明应结合使用，这样既经济又实惠。灯光的照射方向和光线的强弱要合适。要表达主题思想、烘托气氛、主灯副灯相结合，用灯的组合表达一种思想和喻意。

目前用于家庭照明中的光源主要是白炽灯泡和荧光灯，它们各有所长，在使用时要扬长避短，服从于环境与灯饰的需要。

白炽灯泡属于暖色调，可使人产生温暖的感觉，因其体积小，在使用中不需要镇流器，故有利于与各种造型的灯饰配套，装饰效果好，使用方便。另外，白炽灯泡所发出的光为多色光，在与水晶灯饰配套时，可产生多种颜色，装饰效果好，但其缺点是能耗高。

荧光灯属于冷色调，可使人产生凉爽的感觉，其发光效率高，具有明显的节能效果。但其价格高，一次性投资较大。另外，荧光灯属于单色光，应避免与水晶灯饰配套使用，同时也应避免与表面仿金镀灯饰配套。由于荧光灯需镇流器配套，与各类装饰灯配套就不太方便。

另外，要特别注意灯具本身的色彩和灯光的色彩。不同的色彩，体现不同的性格、情趣、习惯，表达不同的感情，会引起人们不同的情绪反应。怎样才能提高工作、学习效率和生活质量，参考建议如下。

普通家庭的门厅，是家庭的门面，可选用造型较好看的吸顶灯或吊灯。客厅可选用造型豪华的吸顶灯或吊灯，多用暖色光源。书房要求光线应柔和、明亮、避免眩光，宜选用乳白色灯罩的灯具和台灯，同时增加局部照明以供学习、工作之用。卧室可以采用乳白色或浅淡色的吊灯、壁灯，灯具的金属部分不宜有太强的反光，灯光也不需太强烈，以创造一个平和宁静的气氛，达到减少疲劳和紧张、有利休息的目的。如果是客卧兼用的房间，则安装可交替使用的灯具，常以吊灯、吸顶灯和壁灯或台灯相结合使用。

最后说说人工照明的照度。居室照度要满足人的视机能，住宅内各个房间或区域因其功能不同，对照度的要求也不同。这主要包括下面几点。

起居室的照明。起居室的活动包括会客、家人团聚闲谈、娱乐、看电视等，照明宜采用光线柔和的半直接型照明的吊灯，不需要太高的照度。但是可以设置局部照明，如台灯、壁灯或立灯等，这样既可以满足人们对照度的需求，同时还可以丰富室内艺术气氛。一般来说桌面的照明应高些，看电视时要求室内光线变暗，但又不能把灯关闭，否则眼睛易产生疲劳。为改变房低产生的压抑感，可采用多种吸顶灯。

从省电的角度出发，可采用造型大方的方形、圆形荧光节能灯，使室内明亮又雅致。

卧室的照明。卧室是休息睡觉的房间，要求有较好的私密性。光线要求柔和，不应有刺眼光，以使人更容易进入睡眠状态。卧室不需要高照度，但床头和化妆台前宜设局部照明，床头局部的照度也不宜大，一般用25～40W灯泡即可。

厨房的照明。因为在厨房内进行的切菜、洗涤和烹饪等视觉作业要求比较精细，照明不好容易发生危险。因此，照度应比较高，不仅有基本照明，还应有局部照明，如炉灶、切菜台面都应有简单、便于清洁的局部照明。

卫生间的照明。卫生间一般比较小，只在镜旁设置25W灯具即可。若面积大还应装基本照明，可采用吸顶灯或壁灯。卫生间兼作沐浴，水汽大，所以灯具选择时应选防水、防汽的灯具。同时在安装时应考虑，人在卫生间里不应直接触到任何电器插座，以免遇水发生事故。

**（5）家庭居室宜绿化**

我国民间素有“树木花草栽庭院，空气新鲜人舒展”的说法。居室绿化是起居养生的一个重要方面，现代研究认为，绿化有益于人的健康长寿。若能长期在静谧、芬芳、优美的绿色环境中生活，人体皮肤温度可降低1～2℃，脉搏每分钟减少4～8次，且血流缓慢、呼吸均匀、心情舒畅，尤其对于心、脑血管病、神经衰弱以及呼吸道疾病有良好的辅助治疗作用。植物的青绿色不仅能吸收阳光中对眼睛有害的紫外线，还由于其色调柔和而舒适，有益于调节视力和消除疲劳，并使嗅觉、听觉以及思维活动的灵敏性得到提高。绿色植物可吸收滞留在空气中的大量尘粒，净化空气。还可过滤吸收放射性物质，消除生活环境中的噪声。有鉴于上述绿化的种种好处，在春暖花开、芳草萌生的时节，居室庭院更宜绿化。

春季居室绿化，要起到调节温湿度，解困消闷，使精神愉悦的作用。绿化的重点在阳台。阳台往往是都市住高楼大厦人们的“小花园”，尤应精心经营。在布局上可采用点、线、面综合构成的绿化形式，注意高低、大小、聚散和整体的起伏变化。工作之余，一个人或与家人一道，在阳台上赏花观草，乐趣无穷。都市噪声污染、空气污染严重，可在窗外防盗窗上布置绿化带，选择吸音性能强、净化空气的花木，既能减弱外来噪声又可保持大脑清醒，防病保健。

在室内的适当位置放上两三盆花卉或盆景，可调剂精神、醒脑提神。室内空气污染程度并不亚于室外的环境污染，春季长期在室内工作的人，有时会感到胸闷、憋气、头痛、眼痛、精神不畅、疲倦无力，有的还会咳嗽，出现皮疹等过敏症状。经研究发现，这是由于室内污染引起的居室综合征。因此，室内绿化宜选用能净化空气、有健身功能的花木。美国环境专家比·沃尔弗顿经过反复对比实验，选中了朴实无华的吊兰，因为吊兰吸收空气中有毒化学物质的能力在所有实验植物中首屈一指，效果甚至超过空气过滤器。房间里只要放一盆吊兰，一簇簇黄绿相间的叶子，在24小时内会神奇地将室内环境中的一氧化碳、过氧化氮和其他挥发性气体吞食得精光，并将它们输送到根部，经土壤里的微生物分解成无害物质后作为养料吸收。春季多雨，仙人掌类植物具有防湿性，可以减少室内湿度。雨过天晴，放到窗外，照阳光，让其放出水湿。有些植物如樟树、柠檬、白杨等能分泌大量的芳香杀菌素，杀灭致病菌，可放在卧室门窗外有防病作用。其散发出的芳香性物质，释放于空气中，还可解除焦虑，稳定情绪，促进睡眠。但要注意室内不宜多放花木，并且应充分了解花木的特性，如误选有害的花木，对身体的损害就大了。

下面这些花卉是不宜放在居室中的。

◎兰花

兰花的香气会令人过度兴奋，导致失眠。

◎紫荆花

长期接触紫荆花散发出来的花粉，易诱发哮喘或使咳嗽症状加重。

◎含羞草

含羞草所含的含羞草碱是一种毒性很强的有机物，能导致人体毛发脱落。

◎月季花

月季花所散发的浓郁香味，可使某些人产生郁闷不适、憋气与呼吸困难。

◎百合花

百合花的香味可使人的中枢神经过度兴奋，导致失眠。

◎夜来香

夜来香易引起高血压和心脏病患者的头晕目眩和胸闷不适感，甚至使病情加重。

◎夹竹桃

夹竹桃能产生某些有毒物质，可导致人昏昏欲睡、智力下降等。

◎松柏

松柏类花木的芳香气味对人体的肠胃有刺激作用，不仅影响食欲，而且易导致孕妇心烦意乱、恶心呕吐、头晕目眩等。

◎洋绣球花

洋绣球花所散发的微粒，可引起皮肤过敏，引发瘙痒症。

◎郁金香

郁金香的花朵含有一种毒碱，可加速毛发脱落。

**6. 春季房事要适度**

**（1）性交时间**

性交频率是现代性医学研究的重要课题之一，究竟以多长时间性交一次最好呢？至今还未得出统一的结论，有人认为只要不使人感到疲劳，不影响第二天的工作，性交频率可灵活掌握。根据我国古代的养生理论和实践，认为性交频率还与季节有关，《养生集要》中谈到，有位修行很高的道人提出，春季可以三日施精（性交）一次，也就是说春季与其他季节相比可适当增加性生活的次数。

春季到来，万物复苏，自然界充满着新生的景象。人体也精神焕发，充满生机，气血调畅，故性生活可顺应春天赋于人们的生发之气，随夫妻双方的欲望而进行，不要刻意控制。春季气温适中，气候宜人，给人们的性生活提供了一个良好的自然环境。不论是古代养生家，还是现代性科学，都十分强调外环境对性交的影响，春天风和日丽，温暖舒适，鸟语花香，无疑是人们进行性生活的理想时期。古人认为性交应选择吉日良时，明代医家张景岳在《景岳全书》中提到性交应在“天日晴朗，光风霁月，时和气爽”的条件下进行。现代医学也认为，性交时的良好环境，对增进夫妻身心健康，减少性功能障碍疾病是很有利的。

**（2）春季与受孕**

古人很早就认识到性交受孕的时间和环境条件会影响到胎儿的健康。在气候等外环境和心理、生理等内在状态都良好的情况下怀孕，对下一代的生长发育有利。张景岳说，在良好的条件下性交，“于斯得子，非惟少疾，而必且聪慧贤明。胎元禀

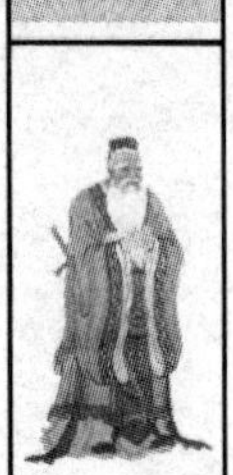

赋,实基于此”。意思是说,受孕得时,生下的小孩不仅少生疾病,而且会聪明灵巧、通达事理,这里还特别强调受孕时的状态,是人先天禀赋的基础。

虽然对于最佳受孕月份和季节的现代研究,还不够成熟和确定,但根据已有的研究结果,不少专家都认为4月份为最佳受孕时间,经推算,婴儿大约在11~12月份出生,也就是秋末初冬季节。上述时间受孕有许多好处。

4月正值春意盎然的时节,精子和卵细胞也最充满生机活力。斜射的春阳可减少对地球的高能离子辐射,这有利于精子和卵细胞保持理想的活性和胚胎的健康发育。

受孕后的3~4个月,是胎儿大脑和神经系统形成的时期,恰好时值秋季,瓜果、蔬菜大量上市,可很好地满足母婴的营养需要。

4月份受孕,妊娠早、中期避开了冬春季病毒感染性疾病较多的季节,减少孕妇受感染的机会,也可减少胎儿受病毒感染的可能性,从而减少胎儿因病毒感染导致畸形的机会。

据有的统计材料表明,世界上许多科学家、学者、名人,出生的季节在秋末冬初,怀孕时间则在4月份左右。

有关研究表明,人的受孕率与气温有一定的关系。温带在月平均气温16℃以上时,受孕率高,11℃以下受孕率低;亚热带在月平均气温13.6℃以上时,受孕率高,气温高于23℃受孕率低;热带在月平均气温20℃时,受孕率高,气温高于28℃受孕率低。说明在气温适中的时期性交更容易怀孕。春季的气温一般在10~22℃,故此季节的受孕率较高。有调查发现,秋冬分娩数较多,推算受孕的时间则多在秋末春初,且秋冬顺产率高,也表明春季是易于受孕的时间,并对新生儿分娩有利。

有的动物实验发现受孕季节与下一代的性别也有一定的关系。早春寒冷时促甲状腺激素分泌增多,子代中雄性即增多。有人观察鸽子及青蛙,早春受精后子代以雄性为多。有的国外学者认为冷季受孕男孩多,暖季受孕女孩多。因为当卵受精后,如果代谢率增加,在理化性质上促使受精卵发展为男性的倾向亦增加。春季虽然不能说是属于冷季,但却和晚冬一样,在胎儿的早期发育过程中,气温和人体代谢率呈增加趋势。

当然,以上研究还只是一种探索,并不是最后的结论,只能供大家参考。

**(3)春季房事宜忌**

《玉房密典》、《洞玄子》等古书在谈到夫妇性交时指出,春季头宜朝东(春属木,东亦属木),并说每逢甲乙年的春季性交更有益(甲乙属木)。这是古人根据阴阳消长、五行生克配属关系提出来的,其具体的科学性还有待于验证,但其中所阐发的天人合一思想,和根据四时季节的特点来调谐性生活的养生方法,则是很值得我们注意的。

### (二)春季精神调养

科学地调整情绪,不但能安然度过春季不利气候对人体健康的影响,还能在调摄中获取对人体有益的精神食粮,达到健康长寿的目的,所以春季心理调适尤为重要。

春季心理调适,应合于春天大自然万物生发的特点,“使其志生”,即通过情志调节，使体内的阳气得以疏发，保持与外界环境的协调和谐。

1. 精神调养的意义

对于健康的概念，世界卫生组织定义为"身体上、精神上和社会福利上的完美状态，而不仅仅是没有疾病和虚弱现象"。因此一个真正的健康者，不仅是躯体无病，而且还要精神愉快、心理健康。特别是随着社会的进步、经济的发展，人类已进入了"情绪负重的非常时代"，精神因素影响人体健康的事实已不容忽视并越显复杂，重视和发展精神的保健养生显得更加重要。

精神养生的理论与实践在我国源远流长。在古代亦被称为"调神"、"养性"、"怡神"、"修心"等。历代医家、养生家在长期的养生实践中认识到人的精神必须保持清静、乐观、坚强、开朗，才能有益于健康长寿。因为良好的精神状态可使气血调畅、和平，生机旺盛，增进人体的健康长寿。而精神活动的失调特别是突然、强烈或长久的精神刺激超过了人体本身的正常生理活动范围，可使人体气血逆乱，脏腑阴阳失调，就会导致疾病发生。现代医学研究也证明，精神失调可导致人体功能紊乱，发生各种疾病，而人体脏腑功能发生病变也会引起明显的情绪变化。

2. 春季精神调养的原则与方法

四时气候不同变化使万物形成春生、夏长、秋收、冬藏的自然规律。随着四季气候转变，注意增减衣服，并调整生活起居，与之相适应，此乃人所共知。但对顺应一年四时之变，在生活起居中注意调整自己的精神情绪却鲜为人知。人体除脏腑气血等存在着与四时气候变化相适应的关系外，精神活动也必然与四时变化相适应，才能保持神气的清静状态。这一顺时调神的观点早在《黄帝内经》中就已有记载。《黄帝内经》把讨论顺时养生之道的专篇特取名为《四气调神》，意为顺应四时之气以调摄人体精神，认为精神活动顺时而生长化收藏，是为清静内守，否则逆时而动，则伤五脏之气，削弱人体适应自然环境变化的能力，影响下季身体健康，甚则发病。

(1) 以乐观愉快为原则

《素问·四气调神论》言："春三月，此谓发陈。天地俱生，万物以荣……使志生，生而勿杀，予而勿夺，赏而勿罚，此春气之应，养生之道也。逆之则伤肝，夏为寒变。"说的是春回大地，冰雪消融，天气温地气发，自然界生机盎然，万物欣欣向荣。人体阳气也顺应自然，向上向外疏发。春季的精神调摄要应于万物蓬勃的生机，做到心胸开阔，乐观向上。让情志生机盎然，切不可扼杀，只能助其畅达，而不能剥夺。只能赏心怡情，绝不可抑制摧残。任何对人的精神意识"杀、夺、罚"即压抑、遏制的行为都是逆春阳升发之气，故当防止，这就是应春季而保养生发之气的养生之道。

中医学认为五脏中除心主神志，对人体精神意识思维活动起统帅作用之外，肝主疏泄可调节精神，对各种情志活动，尤其是对情感过程的影响亦相当重要，这主要是由于肝的疏泄功能是保证气血正常运行的重要条件。气血是精神活动的物质基础，气血的调畅是保证精神活动正常的前提。因此肝通过调节气血运行而起着调畅情志的作用。养生家所谓"欲养心，先静气"，说的就是这个道理。

因此春之时，务使精神愉快，气血调畅，以使一身之阳气活泼运生，符合春阳萌生、勃发的自然规律，也顺应肝的生发之性，保证肝的正常生理功能。故而精神舒畅、乐观愉快是春季精神调养的重要原则。

(2) 春季精神养生之法

第一排解抑郁

抑郁的危害性　由于肝性喜条达恶抑郁，故春季的精神调养切不可抑情，逆春阳之气的升发亦逆肝之特性。《红炉点雪》说：“夫气贵舒而不贵郁，舒则周身畅利，郁则百脉违和。”故抑郁是养生之大敌。研究证明，长期情志抑郁可造成内脏器官功能失调，还可通过神经、内分泌系统影响机体的免疫功能，使人体对细菌、病毒及肿瘤细胞的抵抗力下降，因而发病率高，死亡率也高。临床也发现，相当多的癌症患者性格欠佳，在发病前大多有忧郁、失望、焦虑、压抑及愤怒等不良情绪。这就是“愁白头”、“恼催老”、“抑郁烦恼百病生”的道理。

排解抑郁之法　人的一生难免要遭遇逆境，古人曾说：“不如意事常八九，如人之意一二分。”即使是历史上的帝王将相，生活中的富豪、名人等，都有各自的烦恼和忧愁。问题在于如何排解这些不良情绪。中医学认为“郁则发之”，可以通过言语表达方式宣泄，把自己内心中某些导致抑郁的想法都谈出来，最好是一倾而泄，使思想得到澄清，身心得以纯净，收到泄郁消闷的效果。西方精神分析理论主张情境发泄，设置和提供情境，如观看足球赛、斗牛赛、拳击、赛车等，置身于技击搏斗中发泄其压抑情绪。还有转变法，这是西方心理学家贝克针对抑郁症提出的心理治疗方法。他开了一个奇特处方“心态表”，主要条目有：视物非黑即白，总是对自己失去信心，认为什么也做不成；由于曾有不顺心的经历，就认为祸不单行；戴有色眼镜，只看事物消极方面；不自觉地产生自卑心理，总想自己不行；未经核实就猜测别人看不起自己，放大了自己的缺点，缩小了对自己力量的估计，常常感到好像做了什么坏事似的；不能准确地评价自己等。因而有抑郁症者，当心情不舒畅或难以自制时，首先要记录下自己的消极思想，在纸上就消灭它，别让它在自己的头脑作怪；其次，把这张心态表从头至尾看一遍，“每日三省吾身”，对照自己；再次用更多积极向上的思想来代替那些虚假的、使人抑郁的思想。此表只要每天坚持对照，抑郁情绪就会渐趋消失，已有固守的“抑郁”就会转变为重新建立的“自尊”。

以上是排解抑郁情绪的一些方法，更重要的是在日常生活中培养开朗的性格。国外有人调查80岁以上老人的长寿秘诀，结果发现其中96%的寿星都是性格开朗、极富于人生乐趣的。开朗对性格内向、心情抑郁的人具有良好的改善作用。还要培养幽默风趣感，因为幽默的直接效果是产生笑意，而笑是人的健康妙药，它能调节人的情绪，促进血液循环，使肌肉筋骨舒展、呼吸通畅、气血平和。据研究，人在发笑时，大脑皮质可以得到比睡眠还高3倍的休息。但开朗幽默性格的培养要有一个长期的过程。科学家认为，儿童时期是性格培养的关键时期，俗话说“秧好一半禾”，对处于生长、发育阶段儿童的性格培养对一生有重要影响。

第二制怒养肝

“制怒”的重要性　愤怒是一个人的意愿和活动遭到挫折而产生的一种勃发粗暴的情绪，对身体健康来说，是一种负性情绪。“怒则气上”，怒对人体的影响主要是导致肝气上逆，故又说“怒伤肝”，大怒、暴怒，则血随气逆，伤肝损身。怒气填胸还会伤心、伤胃、伤脑，严重者可因盛怒而丧命。《三国演义》中诸葛亮三气周瑜，使周瑜在暴怒下金创迸裂，吐血而死，就是一例。怒是历代养生家最忌讳的一种情绪，它是情志致病的魁首，对健康危害极大。孙思邈在《千金方》中指出“卫生切要知三戒，大怒、大欲，并大醉……喜怒有常，嗔怒少，心诚意正思虑除，顺理修身去烦恼。”把大怒列为三戒之首。清代曹廷栋的养生专著《老老恒言》亦说：“人借气以充身，故平日在乎善养。所忌最是怒。怒气一发，则气逆而不顺，窒而不舒，伤我气，即足以伤我身。”古人的这些论述均指出了气怒伤身的危害性。现代医学研究表明，发怒使人交感神经兴奋，心跳加快，血压升高。患有高血压、冠心病的人发怒时，常可使病症加重，甚至导致身亡。另据临床报道，长期有压抑、愤怒和不满情绪的人易患肺癌、乳腺癌和食管癌等。总之，强烈或持续的愤怒对人体的健康是不利的。另外，愤怒时，由于集中和排斥作用，往往使人的意识狭窄，思维局限，不能全面把握问题，容易犯错误。历史上由于切齿怒目而留下千古遗恨的故事很多，现实生活中一怒之下而铸成大错的例子也不少。由此可见，发怒无论从人体养生，还是从社会伦理、国家事业上，都是有百害无一利的。因此，虽说春季精神调养需顺春生之气，舒肝升发之性，但亦要防肝气升而无制，故要制怒养肝。

“制怒”之法　首先养性避之，也就是加强道德修养和意志锻炼，培养良好的性格。平时修养性情，陶冶情操，遇事自然不易恼怒。

其次以“理”制之，用意识控制自己，遇到可怒之事，首先从养生的大道理上考虑，想到怒对身心的危害，然后自觉排解之。用理智克服情感上的冲动，使情绪不致过激。在电影《林则徐》里，林则徐在墙上贴了一张条幅，上写着两个醒目的大字“制怒”，这就是借无声的文字语言来控制自己的怒气。生活中，也有不少人在自己的床头或案头上写着“制怒”、“息怒”、“遇事不怒”等警言，以此作为自己生活的信条，这种办法常会收到好的效果。

第三排而泄之，令人气愤的事一旦发生，为了不使愤怒进一步加剧，或是强压在心中憋出病来，就必须设法把积聚在心中的不良情绪宣达、发泄出去，以尽快地恢复心理平衡。发脾气、骂人、摔家具等，都是发泄的方法，但这样的发泄不仅解决不了多大问题，还会伤害他人的感情，损坏财物，适得其反。这种不理智、冲动性的行为，对自己亦有害，是不可取的。为了让人们这种愤怒的情绪有正当的途径发泄和排遣，目前有些国家设置了一些导泄方法，诸如叫喊疗法，它通过急促、粗犷、强烈、无拘无束地叫喊，将内心的愤怒发泄出来，让人仿佛回到童年时代，享受那种无忧无虑年华中的自由和幸福，从而使精神状态与心理状态趋于平衡。日本松下幸之助在其公司设置一橡皮“松下幸之助”，旁设皮鞭、棍棒，工人如有不满、愤怒、郁闷等不良情绪，可随时抽打“松下幸之助”橡皮人，此发泄法有效地减轻了工人的心理压力，防止了对工厂可能带来的损失。另外，可依靠言语导泄。遇到使人愤怒的人和事，要先冷静下来，控制一下情绪，而后向自己亲友（可以面谈，也可以通过书信）倾诉，从亲友的劝导、安慰中得到启迪和力量，使情绪得以调整，变得豁达、轻松。所以，扩大社会交往，广交朋友，互相尊重，互相帮助，是克服不良情绪的有效方法。“朋友乃良药”，良好的人际关系，尤其多几个除血亲之外的良师益友，对于必要时宣泄自己的不良情绪，大有裨益。在我国，历代的文人骚士却多是通过写诗作赋，撰写文章，把心中的愤懑与不快通过笔端跃然于纸，在不知不觉间，化解了愤怒的情绪，这也不失为宣泄愤怒的好方法。可为今人借鉴。

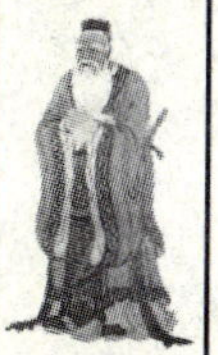

第四转而移之，发怒时在大脑有一个强烈的兴奋灶，转移怒的刺激物，就是在大脑皮层建立另一个兴奋灶，可以削弱与抵消发怒的兴奋灶，这是通过积极的接受另一种刺激以达到制怒的目的。例如，当要发怒时，可强制自己去做一些平时感兴趣的事情。如有意识地唱歌、听音乐、欣赏名画，或去有利于放松自己精神的环境。天真活泼的儿童常常使人回复平静的情绪，所以，跟小孩玩耍，也是平息怒气的有效方法。

总之,在生活中愤怒情绪难于完全避免,但只要理智地对待,找到适合自身的制怒的方法,愤怒伤身还是可以避免的。

第三知足乐俗,保持精神舒畅愉快,还要有知足常乐的思想。许多烦恼、忧虑都来自享受方面的不足和贪心不足。贪或不知足者多妄想争夺、耗心竭力,结果往往达不到目的,还自寻烦恼,伤身损寿。而知足的人不会奢望过高,无论处何地位,何种待遇都很满足,随遇而安,思想开朗,内心恬静,无所忧愁,精神总是处于良好状态,金元四大家之一的李东垣曾言“事事循理自然,不贪、不躁、不妄”,就是讲凡事不可急躁,相信“瓜熟蒂落”、“水到渠成”的道理。

### 3. 自信方可安然度春

体弱者之所以多病,除身体素质的原因外,还有一个重要的因素,就是自信心不足,不相信自身能够抗拒病邪侵入,而消极地求医问药,以致体力愈加衰弱,疾病缠身不去。

当然,这不是说患病后不应该积极接受治疗,也不是说有了信心就会百病不侵,而是旨在强调精神调节在疾病防治中的积极作用。正如俗话说:“药补不如食补,食补不如神补。”

所谓神,就是指一个人的精神面貌,它是人体生命活力现象的综合与概括。神补就是通过精神调节,影响神经系统和内分泌系统的功能,使其相互协调,促进健康,这是任何药物和营养品都不能代替的。

因此,无论是防病还是治病,都必须坚定信念,充满信心,使气血顺畅,从而增强体力和抗病能力。故《医先》中说:“一切病在于心,心神安宁,病从何生?”

春天是疾病多发的时节,体弱者应增强自信,怡养精神,保持良好的精神状态,使精力充沛,增强对春季气候变化的适应能力,从而平安地度过春季。

正如《寿亲养老新书·保养》中所说:“自身有病自心知,身病还将心自医,心境静时身亦静,心生还是病生时。”

### 4. 春季养神贵在乐

《黄帝内经》中明确指出:“生而勿杀,予而勿夺,赏而勿罚。”这样才能“以使志生”。也就是说,春天应做到心胸开阔,情绪乐观,让情志生机盎然,而不要使情绪抑郁。

现代医学认为,不良的情绪将导致神经系统和内分泌系统功能紊乱,还会诱发多种疾病。而快乐和欢笑则能调节神经系统,使体内各项生理活动相互协调。

有人说,对于疲乏的人,微笑是休息;对于泄气的人,微笑是鼓励;对于悲伤的人,微笑是阳光;对于烦恼的人,微笑是最好的解药。笑表现了人类征服忧虑的能力。

有人对80岁以上的老年人进行了调查,发现他们的长寿秘诀即是心态平和。在这些长寿老人中,性格开朗,积极乐观的人占96%。

因为,老人妄动肝火,可导致肝气升腾太过,易患眩晕、中风之疾。而乐观的情绪,则能使周身气血运行畅达,有利于促进身心健康。

《老老恒言·戒怒》篇中说:“人借气以充身,故平日在乎善养,所忌最是怒。怒气一发,则气逆而不顺,窒而不舒,伤我气,即足以伤我身。”

要想有愉快的心情,必须遇事戒怒,培养开朗的性格和幽默风趣感,协调好周围的人际关系,还应“知足常乐”。正如《黄帝内经》里所倡导:“美其食,任其服,乐其俗。”

另外，保持愉快的心情，还要把日常生活安排得丰富多彩。在闲暇的时刻可以独处静坐，闭目调息，或轻轻松松地聆听音乐，或踏青问柳，游山戏水，陶冶性情。

正如《寿亲养老新书》里所载的十乐：读书义理、学法帖字、澄心静坐、益友清谈、小酌半醺、浇花种竹、听琴玩鹤、焚香煎茶、登城观山、寓意奕棋。即用自己的爱好怡情，只要自己喜欢，不必拘于何种形式。

5. 琴棋书画怡身心

(1)琴乐畅志

《寿世全书》说："声音感人之道，其效力速于训话与身教。"历代许多医家和养生家都重视音乐对情志的调摄作用，并通晓音乐。金元四大家之一的张子和常以音乐疗人疾，他在《儒门事亲》中说："忽笛鼓应之，以治人之忧而心痛者。"明代医家张景岳对音乐也颇有研究，认为音乐"可以通天地而合神明"。音乐之所以对人之情志具有特殊的影响力，主要是通过节奏与旋律起作用。悦耳动听的音乐会使人获得一种精神美感，摆脱困扰，志畅情舒。随着优美的旋律，听者可以进入丰富的联想世界，从而气和神宁，血脉流畅，经络通达。现代医学研究证明，音乐的活动中枢在大脑皮层右侧颞叶。轻松、快乐的音乐能促使人分泌一些有益于健康的激素、酶、乙酰胆碱等活性物质，改善人的神经系统、心血管系统、内分泌系统和消化系统的功能。总之，弹奏演唱和欣赏音乐，可调畅胸怀，鼓舞情绪，舒解郁闷，通过情志影响内在的脏腑，从而达到康复身心的效果。琴乐畅志可有以下几种：

①听音乐

春季欣赏音乐，宜听旋律欢快的乐曲，令心情舒畅开怀。忧伤低沉的曲调，给人沉重、郁闷之感，尤其人们心里本来就因阴雨天气产生了烦闷情绪，如果再听忧郁的曲调，只会加重这种负性情绪，对身心健康都不利。近些年来，自然音乐在世界上许多国家颇为风行，对生活于噪声污染严重环境中的人来说，听听自然音乐，是希望回归自然，返朴归真的心理需要。如沙沙的雨声，叮当的房檐水滴声，淅沥淅沥的春雨声，对于失眠患者、精神亢奋者、情绪烦躁者的康复均有助益。家中养只鹦鹉，模仿人说话，或模仿某种场面的声音，使人欢快，并有吸引力，对情志抑郁、注意力不集中、生活乐趣淡漠的人有益处。春游踏青，山林中的鸟鸣声，其声欢快，疲惫之人闻之往往会精神振奋，这对身心劳瘁的病人或劳累之人都有良好的鼓舞振奋作用。

②唱歌

唱歌可使体内气机通畅、气血调和，又能抒发情怀、解除忧郁。故爱唱歌者多身心健康。据载，英国在一次流感大流行时，3000 多名歌唱演员仅有 3 人染病。歌唱演员个个都精神饱满，形体矫健，也说明了这个问题。喜好唱歌者，在春雨绵绵、忧郁烦闷之际一展歌喉，可在不知不觉间消除郁气而达身心平和的状态，是解春困、春闷的好方式。如果体力许可，边歌边舞，能活动关节，舒展肢体，疏利气血，升发阳气，效果更好。

③弹琴

任何乐器的弹奏对活动肢体、调畅情志、陶冶心神等均大有裨益。例如弹琴，不仅具有练习指掌使之灵活自如的功效，而在操作时的凝神专一和醉人的艺术享受，又让人感到欢娱。春季烦躁、郁闷之时，坐在钢琴旁，奏一乐章《春天圆舞曲》，或怀抱琵琶，弹上一曲《十面埋伏》，将自己溶入音乐的世界，享受音乐之美，其乐无穷。

④家庭音乐会

如果条件许可，可在周末开办小型的家庭卡拉OK音乐会，也可邀请关系好，有共同兴趣的亲朋好友来参加，吹拉弹唱，翩翩起舞，其乐融融，既可使一家人情感融洽和谐，也有利于身心健康。

**(2)喜剧开怀**

听相声、看小品、欣赏喜剧片，演员幽默的动作、诙谐的语言，其直接效果是让人产生笑意，开心悦怀，可以把春日阴雨寒气所带来的压抑情绪一扫而空。古书中所载的以笑驱病，以乐健身的事例也很多。笑是一剂健康妙药，对神经系统有良好的调节作用，能缓解紧张情绪，驱散忧愁，忘却各种烦恼和不悦。同时，笑可使面部、胸部、腹部、肩部的肌肉乃至全身的肌肉、关节都得到有益的活动，从而对人体各个系统起一定的调节作用，对身心大有裨益。但中医学认为过度喜乐，则易耗心气、伤心神，对健康不利。

**(3)弈棋解郁**

"善弈者长寿"，下棋虽是紧张的智力竞赛，但有助于排解郁闷，畅快情志。尤其在春雨连绵，外出不便的日子，不失为解郁闷的好方法。传统的棋类如围棋、象棋等，其中变化万千，趣味无穷。弈棋之时，精神集中，意守棋局，用心专一，杂念尽消，心平气静，谋定而动，谈笑风生之中决出胜负，精神时紧时松，有张有弛，心潮自然起伏，可收到气功锻炼中的调心、调息之效，有益于益寿延年。当然，下棋必须真正以友谊、娱乐为宗旨，不计输赢而且时间不宜太久，才能收到调神畅志、排忧解郁的作用。假若一下起来，计较输赢，彼此斗气，而且通宵达旦，不顾疲劳和饮食，那就会适得其反。

**(4)读书养志**

书是人类的精神食粮。对爱读书的人来说，春日读书能活跃思想，锻炼思维，保持大脑清醒，可以消春困、解春闷，有益身心。对老人而言还可预防老年性痴呆症。但读书的时间不宜过长，应有适当的休息。读书范围宜广，既读专业书，也看非专业书，既看科技理论书，也读文史哲作品，方能解放思想，开拓思维。

**(5)书画悦心**

书画观赏中蕴含着无穷的乐趣，尤其是好的作品让人拍案叫绝，感同身受，流连忘情。而亲手练习书法和绘画，更能真切地体验其中的妙趣。汉代哲学家扬雄说过："书为心画。"意即书画作品是人内心意识和力量的一种体现。习练书画能舒发情感，消除杂念，豁达心神。既培养了审美情趣，又得到了艺术享受，可收到陶冶性情、修身养性的效果。

何乔潘《心术篇》说："书者，抒也，散也。抒胸中气，散心中郁也。"意即书法可疏气郁、畅情志。春天里坚持每日聚神写字，不仅乐在其中，而且对平稳情绪、调摄气血有益。因为写字前，先要聚精会神反复观摩字帖，找出字的主要特征，这如同练气功调心一样，使浮躁的情绪在观帖中稳定，心气平和。以传统书法为例，隶书稳健，使人心平气和，适合于高血压、神经衰弱、冠心病患者练习。楷书规正、清秀，对情绪浮躁、心境不佳者尤适用。草书使人奋进，精神激扬，笔划活泼潇洒，虚实并举，竖如游星，横扫残云，点如坠石，撇如犀象，捺如发弩，变化奇妙，还可激发灵感，最适合于情志抑郁、老弱病残者练习。除此之外，硬笔书法近年的兴起，也为传统书法艺术增加了新的内容。临写时姿势要正确，这如同练气功的调身。坐时，头部端正，两肩平齐，胸张背直，两脚平放。这样才能提全身之力，目光在字和笔下来回移动，呼吸自然，灵活自如地运用手、腕、肘、臂，能自然地通融全身气血，和谐而非生硬地调整体内各部分功能，改善大脑皮层和植物神经的功能，促进血液循环和新陈代谢。据报道，在使用字母拼音文字的地方如美英等国，儿童的失写症发病率颇高，而相反在使用汉字和象形文字的地方，这种病却罕有，这与识记书写这种有图象含义的文字不无直接关系，书法对大脑保健和护养的特殊意义，由此可见一斑。

绘画同看书、写字一样，都是动静相彰的有益活动。作画之人，寄情山水，喜爱花木芳草，乐观飞禽走兽，天地万物，无不在心中。可谓得天地山水之灵气，万物之情韵，以此颐养身心乃寿。春天作画，更是一乐事，在风和日丽，百花争艳之时，到公园胜景一游，赏花观景，看山望水，取其灵气，融记心中。回到家中，静坐书房，聚神回思，将所见之景物再现于眼前，作其取舍，构思画境，神有所归，情融于画，挥毫泼墨，一气呵成，即使阴雨天气也乐在其中。绘画也注重调心、调息、调形，与气功导引之法有相通之处。故历代书画大师多有长寿者。所谓调心，即在作画之前，要进行艺术构思，在构思中就要静心，摒除杂念，意守于一，让思想回归自然；调息，就是要调整呼吸，在静心中，使呼吸平和均匀，方可作画；所谓调形，是讲究作画之势。这种静中有动，动归于静的劳动确能益人身心。

6. 花木观赏陶冶情操

春季是百花争艳的季节，也是养花人开心之时。在冰雪还未消融的时候，迎春花却已翠蔓临风，纤细的枝条上缀满金钟般的小黄花，最先向人们报告春姑娘已经来到了身边。这时尽管“金英翠萼带春寒”，但要不了多久，便会“万紫千红满园春”了。暮春时节，花事将阑，“牡丹又欲试春妆，忙得闲人也作忙”了，每到牡丹盛开时节，公园里总是挤满了观花的人群。那“国色朝酣酒，天香夜染衣”的雍容之态，千百年来不知使多少人为之倾倒。过去，人们为了酬答“花神”，还把农历二月十二定为百花生日。届时开花会，祭花神，极为热闹。

(1) 花木对健康的意义

花是大自然的精华。人们爱花、养花、赞花体现了对美的向往和追求。鲜花草木，不仅是美化生活、改善环境的天使，也是陶冶情操，增进健康的益友。花木有益于人的健康是多方面的。艳丽的花色，多姿的花形，飘溢芬芳的花香，以及种草栽花本身的情趣，对健康都有重要意义。在许多花的香味中，含有一种既能净化空气，又能杀菌灭毒的物质——芳香油。不同的花卉，能产生不同质的芳香油。当芳香油的气味和人的鼻腔内的嗅觉细胞相接触时，立即通过嗅觉神经传递到大脑皮层，产生“沁人心脾”之感，即通过感官，调和血脉，舒畅情志，自然地调节人的生理机能。利用香花怡神的方法有：通过观赏以悦目调神；闻其芳香，以怡心调神；利用它们美化环境和净化空气以养神。春日里，当你亲手种植的花木破土、出苗、长叶、繁枝、结蕾、放香吐妍时，那种愉快心情是可想而知的，鲜花怒放，心花也开放了。

(2) 春季常见花卉的观赏与养生疗疾功效

水仙　水仙是石蒜科植物，花有单瓣和重瓣两种。岁暮时节，买上几个水仙鳞茎，剥去外面已干的鳞片，浸在盆里，只要有清水、光线，室温保持在 15～20℃，一个来月便可在春节前后展露冰肌玉骨，以其独特的清秀俊逸、淡雅幽香，给人带来无限情趣。如果有雅性，还可以选些适宜的水仙头，自己动手精心雕刻一番。新春佳节时候，一盆盆“蟹爪”、“花篮”、“桃李争春”水仙盆景，应时怒放，将给节日增添许多情趣。由于水仙姿态绰约，清香袭人，又开花于清水彩石间，有如水上仙女般婀娜多姿,所以又被称为“凌波仙子”。

水仙除了观赏外,花、叶、根还能入药。花中含有挥发油,主要成分为丁香油酚、苯甲醛和桂皮醇。水仙花有祛风除热、活血调经作用。据《现代实用中药》载:“治妇人子宫病、月经不调。”服法是取花3克煎汤内服。水仙花与干荷叶、赤芍等份研末每服6克,能治疗妇女五心发热。水仙鳞茎有良好的镇痛作用。将其捣烂敷于患处,可治疖、痈、疔毒。在民间验方中,水仙鳞茎还是治疗乳腺癌的常用药。但是由于水仙鳞茎的浆液中含有一种叫作可拉丁的成分,此物有毒,故水仙鳞茎只宜外用不可内服。近年来,在抗癌药物筛选检测中,证明水仙确有抗癌作用。经动物实验证明,我国有关科研部门从漳州水仙中提取的总生物碱,对大鼠肉瘤、艾氏腹水癌有明显疗效。也许不久的将来,“凌波仙子”在人类征服癌症中会作出新的贡献。

迎春花　迎春花为木樨科灌木。枝条纤细柔软,可编结后塑成各种美丽的造型。置于厅堂书斋,古朴典雅,给居室增添不少春天的气息。用迎春装点楼房阳台也很美。最好是在阳台前缘筑一个半尺高的花台,将迎春植于台土上,枝条长到一定程度就依个人爱好,盘结成自己喜爱的艺术造型。春天赏花,夏天观叶。那枝条凭栏下垂,随风摇曳,别有情趣。迎春的花、枝、叶均能入药。有清热解毒、利尿消水之功。花和叶条中含有丁香苷、迎春花苷和迎春苦味素。患有肿毒恶疮时,取迎春花叶阴干研末,黄酒送服,每次6~8克,见汗则愈。发热头痛时,取迎春花15克,辛夷花10克,水煎服或开水冲泡,代茶频饮,有退热止痛之功。如果上火,小便热痛,也可取迎春花15克,车前草15克同煎,有消除下焦火热之妙。迎春花叶适量,洗净捣烂,外敷患处,或研末调敷可用于跌打损伤和无名肿毒。

山茶花　山茶花为山茶科属植物常绿灌木或小乔木之花,是素享盛名的观赏花木。冬末春初开花,花期数月,经久不凋,花冠硕大,色彩妍丽,红若朝霞,黄似真金,洁白如雪,淡红类桃,光彩耀目,令人陶醉。山茶花味甘苦平、性凉。有凉血、止血、散瘀之功。可治疗吐血、鼻衄、崩漏、血痢、烫伤、跌打损伤等症。用山茶花12克,艾叶炭12克,仙鹤草15克,水煎服可治妇女崩漏。山茶花适量,研为细末,加水或醋调,外敷患处,可用治跌打损伤;以麻油调敷,亦可用于烫、烧伤。

春柳　春天里,柳枝抽出新绿,在微风吹拂下,煞是动人。过去,北京人每到清明都要给孩子佩带新柳。谚语说:“清明不戴柳,红颜成皓首。”说明戴柳与保健有一定关系。唐代,唐高宗每年三月三在渭阳举行祓禊仪式时,还要赐给群臣每人一个柳圈,谓之“可免虿毒”。柳是一味传统中药,有清热解毒、透疹利尿之功。用柳枝煎汤洗浴可以治疗风肿、疔疮、丹毒等症。柳叶、柳枝还能治疗黄疸性肝炎,据统计有效率达到96.3%。看来清明戴柳的风俗在防病保健中或许能起到某些积极的作用。

玉兰　阳春四月,公园里、街道旁,玉兰在苍松翠柏间,婷婷玉立。那朵朵白花,形似含苞的荷莲,莹润如玉。玉兰为木兰科乔木。先开花后生叶,花洁如玉,其香似兰,故有“玉兰”的雅称。明代诗人张茂吴有诗云:“但有一枝堪比玉,何须九畹始征兰。”巧妙地把“玉兰”二字点了出来。古时玉兰被看作是吉祥、忠贞的象征,而它还是人类的健康良友。玉兰品种很多,其中有一种小巧玲珑,颜色微紫的紫玉兰,也叫辛夷,因其干燥的花蕾上带有金黄色的茸毛,所以又叫木笔。中药中的辛夷就是药用这种美丽的紫玉兰的干燥花蕾。辛夷味辛性温,有通鼻窍、散风寒的作用,李时珍在《本草纲目》中说“辛夷花主治五脏身体寒热、头风脑痛、鼻渊、鼻衄、鼻疮等症”。是中医治疗鼻炎、鼻窦炎的良药。辛夷含苞未放时,取下花蕾晒干备用,使用时用开

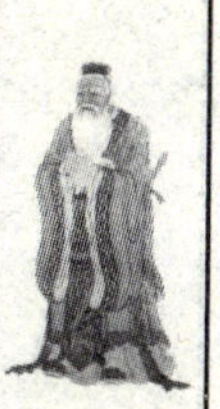

水泡茶饮服，如果再加些苏叶同泡，风味效果更好。可用于治疗感冒头痛、流涕以及慢性鼻炎、鼻窦炎等症。辛夷树皮含有辛夷箭毒，对运动神经末梢稍有麻痹作用，可治疗腰痛、头疼等。用辛夷制成的浸膏，还可用于多种高级香料。几年前在发掘出的马王堆汉墓中，就发现有辛夷、桂、佩兰等芳香中药。它是否具有防腐败作用，尚在研究中。

杏花　早春二月，杏枝初露新芽，杏花竞先开放。但见娇红俏丽，明媚耀眼，翠叶扶疏，沐风蔚霞，甚是美观。人们将杏花看作春天的象征。流传着“春色满园关不住，一枝红杏出墙来”、“红杏枝头春意闹”等佳言绝句。而“杏林”之传说又与中医结缘甚密。相传三国吴之董奉隐居庐山，为人治病，不计报酬。只要病重治愈者植杏树5株，轻病者植杏树1株，以为答谢。数年后由于治愈者甚多，所植之杏树竟超过十余万株，蔚然成林，董奉更赖以杏子所得，周济贫病，被后世传为美德称颂。“杏林”也便成了中医的代称。杏花为蔷薇科落叶乔木杏或山杏之花。味苦性温，无毒。有补血、美容之功效。可治疗女子不孕，面部色素沉着等。

## （三）睡眠养生

春季，人易犯困。这是由于季节变化所引发的一种生理现象。此时，调整好睡眠，对春季养生极为重要。

### 1. 春季不宜久睡

气温回升，春风轻拂，皮肤腠理逐渐舒展，皮肤末梢血液供应增多，汗腺分泌增强，各器官负荷增加等一系列生理变化，导致中枢神经产生镇静、催眠作用，使人易犯困。

但是，春季不宜恋床不起。因为，中医认为久卧伤气，易造成气血运行不畅，筋脉僵硬不舒，新陈代谢能力下降，身体亏损虚弱。可见，睡眠过多，无病也会躺出病来。

春季养生必须顺从人体的自然变化规律，遵守春季的养生原则。因此，春天既要保证充足睡眠，又要防止睡眠过多。一般而言，每天睡8小时即可。

另外，清晨起床后，最好能松解衣扣，散披头发，放松形体，在庭院中漫步，活动全身气血，呼吸新鲜空气，使自身的思想意识和灵气生发不息。

### 2. 春季睡眠保健

睡前保健的重点是调摄心神，也就是精神调摄。故古人说：“先睡心，后睡眼。”因此，在睡前半小时应使情志平稳，心思宁静，摒弃一切杂念。

睡眠时，头部应朝向东方。睡前应用热水洗脚，使全身暖和、舒适，并用双手按摩双足，尤其是涌泉穴，以推动血气运行，温补脏腑，安神宁心，消除疲劳，睡得更安稳。

早晨起来，要先使头脑清醒后，再睁开眼睛。然后闭目将双手搓热，温熨双眼，并将眼睛左右各旋转片刻，然后猛然睁开双眼，这样可以去除眼中的风火。

正如《修龄要旨》一书中所说：“平明睡觉，先醒心，后醒眼，两手搓热，熨眼数十遍，以睛左旋、右转各九遍，闭住少顷，忽大挣开，却除风火……先睡眼，后睡心……”

一些上学的孩子，父母为了让他多睡一会儿，便很迟才叫醒孩子，甚至刚从被窝里拉出来，就立刻让他吃饭，其实这对孩子的健康不利。

正确的方法是，应提前半小时开窗或开灯，用柔光和柔声给孩子以柔和的刺激，睁眼后再在床上懒5分钟后起床，使脑的睡眠生物钟有个由慢到快的过程。

3. **如何解“春困”**

季节交换使人产生“春困”，这是人体生理变化的一种反应。冬季气温低，人体受到低温的影响和刺激，皮肤的毛细血管收缩，血流量相对缓慢，汗腺和毛孔也随之闭合，减少了热量的散发，以维持人体正常体温。进入春季以后，随着气温的升高，体表毛孔、汗腺、血管开始舒张，皮肤血液循环加速。这样一来，会使供给大脑的血液减少。随着气温升高，新陈代谢逐渐旺盛，耗氧量不断增加，大脑的供氧不是很充足，加上暖气温的影响，使大脑受到某种抑制。因此，人们会非常疲倦想睡，总觉得睡不够。但是，也有病理因素方面的影响，如“春困”就是疾病的表现。再比如：精神病发作前所出现的抑郁症状；肝炎前期的低热嗜睡表现；糖尿病、心脏病等慢性疾病因体虚引起的困乏。还有人发现，高血压患者在春天嗜睡，哈欠很多，很有可能是中风的先兆。因此，由病理因素引起的“春困”不容忽视，应去医院查看。

**(1)早睡早起**

春季睡眠充足，人体才能得到调整和补充，进一步促使机体承受紧张度能力的增加，白天疲倦感也随之减少。但是又不能睡懒觉，睡懒觉不能补充大脑的血液供应，反而会使人产生惰性，越睡越困，越睡越懒。另外一点值得注意的是，春日里尽量不要熬夜，以免春困的产生和加重。

**(2)做头皮操**

春季，经常做头皮操，能消除大脑困倦。其方法是：先用双手十指自然屈指并拢，用指端自前向后、自中绕至两侧，对整个发际较有力地划摩10次；再用十指依前顺序较有力地一点一点地按压3次；再用十指依前顺序做短距离往返搔抓3次，每个搔抓区抓5下；最后用十指依前顺序轻缓按摩5次。每天起床后、睡觉前各做1次，可促进精力旺盛，思维敏捷，是消除疲劳的方法。

**(3)视觉刺激**

春季，走出户外，举目远眺，让美丽的大自然景色尽收眼底，给自己以视觉上的良好刺激，有利于春困的消除。

**(4)饮食调摄**

科学的饮食对解除困倦也有很好的效果。春季饮食宜清淡、新鲜、易消化，青菜、胡萝卜、马兰头、荠菜、小白菜、荸荠等食物是最佳选择。尽可能少吃或不吃肉食类食品，以有利于肠道的消化吸收；适量多吃一些葱、姜、蒜等辛味食物，这些食物有祛湿、避秽浊、促进血液循环、兴奋大脑中枢的好处；同时，还可用生薏米30克、扁豆20克、淮山药10克煮粥喝；或用木棉花20克、赤小豆15克，煎茶喝。采取以上方法，就可以防止春困的发生。

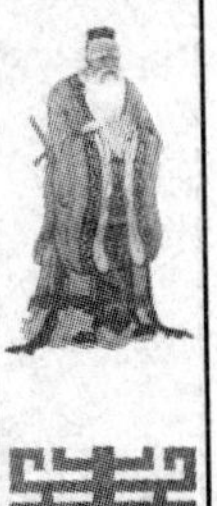

**(5)科学用脑**

科学用脑，就是让左脑半球得到适当的休息。大脑分不同的左右两半球。春季日常工作学习中，左脑半球主要负责语言、数学、抽象思维等，脑力劳动者的右半球应用较少，相对轻松一些。因而，当头脑不清醒和胀痛时，应放下手头的工作，听听音乐、赏赏花草、做做体操，可使右脑半球得到启动和使用，左脑半球适当休息。这样做的最大好处是，运动使人体耗氧量最大的大脑及时得到补充和供给，有利于去劳解困。

(6)刷牙洗脸

刷牙洗脸是一种消除春困的极为便利而简单的有效方法。当困倦之意袭来时，可采用具有芳香味的牙膏刷牙漱口；用冷水洗脸，这样可使精神振奋。

(7)适当午睡

大脑不可能长时间处于兴奋状态。除了夜晚睡眠长时间处于抑制状态外，中午饱食以后，也会短时间处于明显的抑制状态。

这主要是因为饱食后有更多的血液流向胃部，脑部血液供应减少，以致大脑功能受到某种程度的抑制。春天，由于气候的原因，这种抑制更为明显，这时进行适当的休息，可以消除疲劳，使精力充沛，还可增强免疫功能。一般而言，午睡都在午饭后半个小时到1个小时左右进行。

最好是脱衣躺下睡，让周身放松，而不要坐着或和衣而睡。时间为半小时左右，最多不要超过1小时。睡不着也不要紧，闭目养神。静卧半小时，也能收到午休的效果。

## （四）浴身保健

1. 春季沐浴方法及注意事项

(1)除训练有素的冷水浴者外，应采用温水浴并根据气温调节水温，防止受寒感冒。

(2)春季多风，皮肤易干燥紧缩，尤其干性皮肤者沐浴，最好先在温水中加杯醋，而后在水中浸浴10分钟，可起到滋润皮肤和止痒的作用。

(3)春季易产生春困，如果感到疲劳，在温水浴时加进一匙蜂蜜，会使精神振作，并能润滑皮肤。

(4)在温暖的浴水中挤进两个橙子汁，躺在其中浸10分钟，能使皮肤充分吸收维生素C，有益身体的健美。

(5)春季皮肤易过敏，皮肤病患者，可在温水中加些药皂水，然后在其中浸泡沐浴，或用药皂擦身。

(6)饭后不宜马上洗澡，春季也不例外。饭后洗澡，四肢的血流量会增加，胃肠道的血流量就相应地减少而使胃肠消化功能减弱。另外，饭后洗澡还会导致冠心病患者发生心绞痛、心肌梗死，对血脂过高和动脉血管硬化者危险也很大。

2. 中药药浴

(1)中药药浴的作用

用中药煎汤洗浴，不但能洁身，而且有防病治病作用。药汤浴时，除了水本身的浮力作用、静水压力作用和湿热作用以外，主要是中药对人体的作用。药汤溶液中的有效成分通过沐浴、薰洗直接作用于皮肤，也可透过皮肤及呼吸道进入人体而发挥作用，因而针对性强，疗效迅速而显著。

(2)古代有关春季药浴的记载

从周朝开始流行的香汤浴，就是一种药汤浴，宋代以后传入民间，出现了供人们洗芳香浴的“香水行”，且形成了一定的习俗。如春节这天用五香汤（兰香、荆芥头、零陵香、白檀香、木香等五种具有芳香驱浊功效的中药）沐浴，浴后令人遍体馨香，精神振奋。春季二月取枸杞煎汤沐浴，令人肌肤光泽等。宋代《云笈七笺》言：“以立春日清晨煮白芷、桃皮、青木香三汤沐浴,吉。”白芷和青木香都是芳香化浊、祛风燥湿之药。现代药理研究证明,它们的有效成分有抗菌杀菌作用。桃皮即桃树的枝皮或根皮。《本草纲目》有桃枝“辟疫疠”的记载。《贵州民间方药集》载有桃枝“煮水洗可治风湿;外用消痈肿。”因此将此三药煎水洗浴对身体有益。当然,这不只限于立春,在潮湿多雨的季节或皮肤病流行传染的地方都可用这些药物洗浴,起防治作用。

**(3)中药药浴的使用方法**

药汤浴形式多种多样,常用的有全身浸浴、局部浸浴或薰洗两种。养生保健以全身浸浴为多见。全身浸浴是将中药煎剂加入浴盆中进行全身浸浴的一种疗法。中药煎剂的制备方法是:将中药放入锅中(最好是砂锅)加水,微火煎煮30~40分钟,制成1500~2000毫升溶液。每次药浴时加500~1000毫升,搅匀,水温为37~39℃,时间为20~30分钟,每日1次,15次为1个疗程。这里介绍两则养生保健药浴方:

护肤美容方(经验方):绿豆、百合、冰片各10克,滑石、白附子、白芷、白檀香、松香各30克,煎成药液,全身浸浴。用于健美皮肤、滋养容颜。

贯众防风浴液:(《中国中医报》):贯众叶、防风叶各30克,煎汤全身沐浴。用于高血压病。

**3. 春阳胜过药**

有些老年人退休以后,深居简出,户外活动减少,接触日光的机会也大大减少,加之机体功能的衰退,尤其是骨骼的变化,导致骨质疏松和外伤性骨折的发生率大大增加。

维生素D对预防老年人骨质疏松症和骨折有重要作用。动物食品中含有维生素D,而植物食物中几乎不存在,况且老年人肠道吸收能力较差,所以难以从食物中得到补充。

阳光中的紫外线能使皮肤表面的类脂质转变成维生素D,然后再把维生素D吸收到体内。因此,春季老年人应多到户外活动,晒晒太阳,以增加血清中维生素D的浓度。

**4. 日光浴的作用**

俗话说:“太阳不照门,医生常来临。”阳光是世间万物赖以生存的必要条件,它和空气、水一样,都是自然界赋予人类最重要的自然资源。

日光浴,就是让皮肤直接暴露在日光下,按照一定顺序和时间进行系统照晒。太阳光中含有红外线、可见光、紫外线,它们照射到皮肤上,会产生不同的物理和化学作用。

**(1)紫外线的作用**

人的表皮组织中分布着一层基底细胞,这种细胞含有黑色素原,在紫外线作用下,黑色素原借助氧化酶的作用转变成黑色素,沉着在被晒皮肤表面,呈现均匀的黝黑色。

这种色素沉着对身体深部组织有一定的保护作用,可防止身体过多吸收紫外线。从而保护深部组织免受紫外线的刺激。

紫外线照射后,促进皮肤类脂质转变成维生素D,从而促进钙、磷的吸收利用。同时,引起细胞中蛋白质分解,形成组胺类物质,使毛细血管扩张,血压下降,促进胃液分泌。

另外，适量的紫外线照射还能使体内酶的活性加强，促进新陈代谢和造血功能，增强免疫力。而且，紫外线能使菌体蛋白质分解变性，导致细菌死亡。

**(2)红外线的作用**

任何物体在一定温度下都能辐射出红外线。温度越高，辐射出来的红外线波长越短，穿透力也越强。阳光中的红外线波长很短，能穿入组织深部达3厘米~8厘米。

红外线透入组织后，被人体吸收，转变为热能，刺激血管扩张，血流加快，改善皮肤和组织的营养状况，使人的食欲增加，精神愉快。

**(3)可见光线的作用**

可见光可分为红、橙、黄、绿、靛、蓝、紫7种。这七色光对人的情绪各有独特的作用，如红色光可起兴奋作用，紫色和蓝色有抑制作用，靛色有镇静作用等。

光能开阔视野，调整睡眠，促进氧气吸入和二氧化碳的呼出，加强新陈代谢，提高全身的紧张度，所以人在阳光明媚的日子里精神也格外舒畅。

需要提醒的是，人体接受过量的日光辐射后，会产生不良的生理反应。

由于红外线能刺激血管扩张，在强烈日光照射后一二分钟，可导致皮肤出现红斑，停止照射后一小时内可消失。红外线长时间作用于眼睛，可引起白内障。

头部长时间接受照晒，可引起脑部组织温度升高，甚至出现充血、水肿，引起头痛和头晕，甚至烦躁等不良反应。所以日光浴时应戴凉帽和墨镜。

另外，由于紫外线的刺激而产生的组胺，也可引起局部血管扩张，经过3~6小时的潜伏期后，使皮肤出现红斑，停止照射后数日才可消失，并伴有轻度水肿、疼痛或全身不适。

组胺类物质过多，还可导致头晕耳鸣等不良反应，并可损害弹性纤维，使皮肤弹性减弱，严重者还可造成皮肤干燥发皱，甚至引起角质软化。

严格控制照晒时间，可避免紫外线的不良反应。所以，日光浴应从小剂量开始，待人体对组胺耐受性提高以后，再逐渐延长时间，发挥组胺对人体的积极作用。

**5. 日光浴时间选择**

日光浴对健康有益，但长时间或过量照射反而有害，因为紫外线有一定的致癌作用。

紫外线必须借助大气中臭氧层的帮助才能到达地面。臭氧层越厚，紫外线越强。因此，太阳斜照时要比直射时紫外线强，所以上午10时以前、下午5时以后不宜做日光浴。

每年10月至次年5月，可在上午10时至下午2时，6至9月可在上午10时至下午4时进行日光浴。较冷地区一年四季均可照晒。

每次照射时间，应依日光强弱和个人体质而灵活掌握。一般全身日光浴从5分钟开始。即身体前后各照2.5分钟，以后每次前后共增加5分钟，最后达1~2小时。

**6. 日光浴地点选择**

进行日光浴时，有条件者应选择合适的场地。一般来说，高山比洼地好，田野比城市好，海滨比内陆好。在城市，最好选择清洁、干燥、绿化较好、空气流通的地方。

由于高山上大气中的尘埃少，日光在空间被吸收反射的机会也少，所以比平地日光强，紫外线含量多，比较适宜于日光浴。

靠近自然水域的地方，由于空气中阴离子浓度高，再加上水面的反射作用，空气

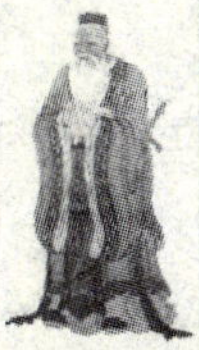

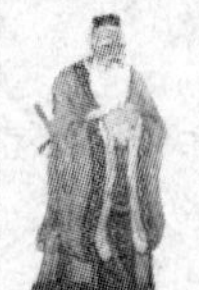

中射线较为充足，故比较适宜于日光浴。

不要在石墙角朝阳处进行日光浴，因为在烈日照晒下其表面温度可达 50℃以上，并以辐射方式向周围散热。由于墙角的空气不流通，热空气不能迅速扩散，导致局部温度较高，产生闷热感，甚至有可能引起中暑或其他不良反应。

日光浴场地也应尽量远离柏油马路，因为沥青中含有挥发性物质，在烈日照射下易产生蒸汽而污染皮肤，或经呼吸道进入人体起毒害作用。

7. 日光浴注意事项

由于紫外线穿过玻璃的能力弱，距窗门 4 米处几乎不到室外紫外线量的 2%。因此，日光浴宜在室外进行，也可结合生产劳动或体育锻炼进行日光浴。

进行日光浴之前，特别是在烈日下，最好先在树荫下利用反射的日光进行数日空气浴，即间接照射法，经过一段适应期，再进行直接照晒。

进行日光浴时，应尽量少穿衣服。照晒过程中，如出现心慌，头晕、恶心、呕吐、眩晕，则说明照射过量，应立即停止照晒，而且以后进行日光浴锻炼时应缩短照射时间。

日光浴并非人人皆宜。婴儿皮肤娇嫩，不宜进行日光浴，周岁以内的幼儿晒太阳时也要谨慎。妇女在经期和分娩后未满月时不宜曝晒，以免引起出血。

发烧、高血压和有出血倾向的慢性病患者，以及活动性肺结核、心脏衰弱或其他急性疾病患者，皆不宜进行日光浴。

空腹日光浴时，物质代谢旺盛，能量消耗增加，容易出现头晕或其他不良反应。过度疲惫时，身体反应能力降低，不宜在烈日下曝晒，以免引起不良反应。

饭后短时间内，血液集中在胃部，以促进消化吸收。此时行日光浴，会引起全身血管扩张，导致血液重新分布，不利于食物的消化吸收。

情绪也能影响日光浴效果，照晒时应细心体察自我感觉，排除杂念，尽量摆脱坏情绪的干扰，更不应在阳光下看书或睡眠。

日光浴前可洗个凉水澡，以消除疲劳，但不要使用肥皂。因为紫外线可把分泌到皮肤表面的类脂质转变成维生素 D，而肥皂能溶解皮脂，以致降低了日光浴的效果。

夏日进行日光浴时，由于紫外线含量高，皮肤上可涂些防晒油膏如奎宁软膏、安息香酸、二氧化钛软膏等。因为，这些油脂中的某些成分可以减弱紫外线的不良作用。

另外，由于个人的体质不同，色素沉着时间和程度也会有差别，因此不应强求皮肤变褐，即使皮肤不出现褐色，只要反应良好，同样能收到锻炼效果。

8. 森林浴

森林浴是在树林中散步、运动或休息，呼吸新鲜的富含氧气和负氧离子的空气。

负氧离子使人精神振奋，并具有镇静、镇痛、稳定血压和调整呼吸的作用，对于中老年人、脑力劳动者和呼吸系统疾病的患者大有益处。

森林中花草树木所散发的芳香气味，具有较强的杀菌、抗癌等作用，能促进生长激素的分泌和脂肪的燃烧，有利于机体的生长修复和消除疲劳。

森林亦是儿童的乐园，它能为儿童提供新鲜的空气，有利于改变儿童的性格，有助于寡言少语和胆小的儿童增强积极性和自信心。

森林浴要选择在白天进行，因为光合作用下的树木，吸进二氧化碳，放出氧气，对人体有益。而晚上或太阳未出来时，树木会吸进氧气，放出二氧化碳，对人体健康不利。

进行森林浴时，最好能进行适当的运动锻炼，如远足、散步、慢跑等，以加深呼吸，更多的吸进新鲜空气，排除体内的废气，对健康尤为有益。

## （五）春季服饰与养生保健

衣着对维护体温的恒定起着极为重要的作用。它和人体之间存在着一定的空隙，这就是所谓的衣内气候。其正常温度是32±1℃，风速是0.25±0.15米/秒。

适当的衣内气候可提高工作和学习效率，有助于恢复体力。若衣内气候失常，则体温调节中枢就会处于紧张状态，甚至会影响到其他系统的功能，从而产生各种不适。

由此可见，衣着对人体的保健也起着十分重要的作用。

### 1. 衣着不宜顿减

因季节不同更换穿着对养生有重要影响。“春捂秋冻”是古人根据春秋两季气候变化特点而提出的穿着方面的养生原则。初春阴寒未尽，阳气渐生，气候日趋暖和，人们逐渐去棉穿单，但北方冷空气较强烈，气候亦多变，春寒虽不象寒冬腊月那样冷酷，但由于人们穿着的变化和心理上准备不足，加之人体皮肤腠理已变得疏松，对风寒之邪的抵抗能力有所减弱，易感邪而致病。所以养生家认为早春宜保暖，衣服不宜顿减，以助人体阳气生发，抗御外邪侵袭。因此春季在穿着上，要遵循“春捂”的原则，注意防寒保暖，适量增减衣服，这对婴幼儿、老人、孕产妇更为重要。

### 2. 穿着宜柔软保暖

春天里，尽管天气转暖，但是气温变化还很大，尤其是晚上与中午的温差相当大，因此，穿着宜保暖。为了与大地回春的自然美景相映，衣着的颜色宜偏淡色带鲜艳，女性可选粉红、淡蓝或奶黄等颜色，让人产生一种淡雅素洁、朴素大方的美感，男性则可选择米黄、靛蓝等颜色。当然，还应根据自己的性格、喜好、高矮、胖瘦以及经济状况来选择衣冠穿戴。自己喜欢，穿着自信、精神，心情自然愉快，也有益于养生。

值得一提的是，一些年轻姑娘出于爱美，往往在早春时节就穿起了五颜六色的裙装，甚至是裙长不及膝的超短裙，这样对身体不利，也有违养生家所谓春时衣着“下厚上薄”的主张。如气温太低，特别在阴雨绵绵的日子里穿裙服，暴露在外的下肢会因风寒的侵袭而出现发凉麻木、行动不灵、酸痛等不适，特别是膝关节处皮下脂肪少，缺乏保护，对冷空气的侵袭较为敏感，受寒后更易发生局部麻木、酸痛等症，久之会引发关节炎。据报载，突尼斯妇女喜欢一年四季穿裙子，即使寒风刺骨的严冬也不例外，然而患风湿性关节炎的妇女也特别多，约占妇女总人数70%。那么，春天穿裙如何防寒呢？首先要选择厚实服贴的薄呢、灯芯绒、粗纺花呢、毛织品、再生毛及加厚化纤类织物作裙料，因为这类衣料制作的裙子一则可以御寒，二则不易被风吹起。其次早春不宜着短裙，最好是穿筒裙、长裙和旗袍，长度以过膝10厘米以上为宜。第三要注意天气变化，根据气温和湿度及时更换服装，在寒冷及阴雨的天气不宜穿裙服，尤其是不宜穿裙子和透明单薄的长袜在室外行走。还要积极参加体育锻炼，特别注意多活动膝部，按摩膝关节，改善肢体的血液循环，提高身体耐寒抗病能力。

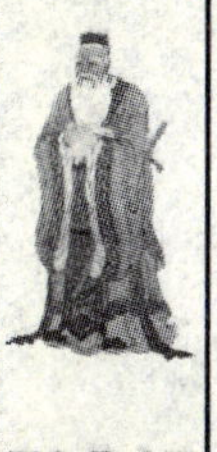

3. 穿着宜宽松舒展

在衣服款式上符合宽松舒展要求的，主要是“V”字形装和运动装。所谓“V”字形装，主要指茄克衫，它穿着自由、轻便、舒适，一般用棉麻、丝麻、毛麻等粗纺面料制作。运动装时装化已成为世界时装新兴潮流，其特点是肩宽大、胸围放松度大、袖笼线深、袖根肥大，穿着后觉得轻快、柔软、舒适、自由，又由于其面料选择范围广泛，色彩多为鲜明、和谐的对比色，使人增添刚健、洒脱之美，使青年人显得强健，老年人显得年轻。

要指出的是，一些青年人，特别是女青年，由于受欧美国家服饰的影响，喜欢穿紧身的衣裤，追求所谓“曲线美”。但穿着不仅要考虑到美，还要考虑到健康。紧身裤之所以不适于女青年，是因女性的阴道常分泌一种酸性液体，使外阴保持湿润，有防止细菌侵入和杀灭细菌的作用。若裤子穿得过紧，就不利于阴部湿气散发，长时间处于过热过湿的环境，为细菌繁殖创造了有利条件，容易引发阴道炎症、瘙痒，甚至泌尿道感染。因此，内裤宜宽松，大小适中，并且不能用尼龙等作面料。

4. 春鞋的选择

春回大地，气温回升，人的脚汗也开始逐渐增多，同时春暖花开，又是旅游的大好时节。因此，选购春鞋应注意它的透气性、保暖性和吸湿性三大特点。

春鞋的品种一般是布鞋、布面胶鞋、皮鞋及旅游鞋之类。选购时应注意其各自的特性。布鞋，由纺织品制成，除了具有良好的保暖性和吸湿性外，还有透气性强，易于散热以及比皮鞋柔软、轻便的优点。因而直到现在，许多练功鞋，如武术、舞蹈、戏剧等的练功鞋都选用具有弹性的布鞋。布面胶鞋透气性较差，穿着时应勤换袜子和鞋垫，防止脚臭。皮鞋除了具有良好的挡风保暖性外，还有耐穿和造型美观及庄重的特点，尤其是在一些礼仪场合，皮鞋比布鞋更显效果好。旅游鞋综合了布鞋和皮鞋的许多优点，不但造型美观、款式多样，柔软轻便，穿着合脚舒适，而且经久耐用，无论是长途旅游还是平时穿用都非常合适。当然，春鞋的选择还应注意到其式样及尺寸大小。一般而言，应选择鞋帮较深一些的式样，尺寸大小应合适，过紧的鞋子会压抑皮下毛细血管，影响正常的代谢功能。过松了穿着不便，容易疲劳，而且保暖性差。切不可太随意。

5. 选择衣料的原则

由于春季的气候特点，所以选择内衣衣料时，首先要选择具有一定的保暖性而又要柔软透气吸汗的衣料，如纯棉、纯丝绸的料子，柔软舒适，对皮肤没有不良的刺激和影响。

外衣，则因季节的变化和各人的喜好而有很大的选择性，全毛薄花呢、女衣呢是春天套装的上好选料；全棉细帆布、磨绒斜纹布、灯芯绒等也是上佳的春季服装面料。

化纤纺织品透气性和吸湿性比较适中，且耐磨、挺括、色泽鲜艳，可用于做春季服装。但导电性能差，易产生静电蓄积，对皮肤产生不良刺激，不适合于皮肤病或过敏体质者。

6. 春季服装款式的选择

春天阳气升发，气候变化较大，多出现乍暖还寒的情况。因此，春季穿着上既要宽松舒展，又要柔软保暖，以适应春季气候变化的特点。

“V”字形装穿着自由、轻便、舒适，其造型上大下紧，肩部宽度比正常男体宽出左右各 2 厘米，形成落肩，式样潇洒动人，尤宜于春季时穿。

风衣造型线条流畅,衣领可敞可紧,腰可束可放,能抵御寒意,增添自如,适合在初春的早晚穿着,或在春雨绵绵的日子里穿着。

夹克衫的款式特点主要是腰腹部紧束,对襟用链连接,敞开能透气散热,拉上能防风保暖。初春时节的夹克衫可选用全棉细帆布、灯芯绒等作面料,春末可选用真丝来作面料。

春暖花开的日子,穿上休闲的运动装,感觉轻快、柔软、舒适、自由,其面料选择范围广泛,色彩鲜明、和谐,使人增添刚健、洒脱之美,使青年人强健,老年人显得年轻。

薄型挺括的西装是男士在春季最好的选择,西装套装与套裙也是女士们在春天必备的服装。当然,质地轻柔、色彩鲜艳、款式众多的薄型羊毛衫也是年轻人较佳的选择。

为了与春季自然美景相映,衣着的颜色宜偏淡、色泽鲜艳。女性可选粉红、淡蓝或奶黄等颜色,给人一种淡雅素洁、朴素大方的感觉;而男性则可选择米黄、靛蓝等颜色。

**7. 早春时节忌穿裙子**

春天阳气渐生,阴寒未尽,温差幅度较大,一些爱俏的女性不顾早春时节的冷风侵袭,穿着裙装涉足街市。这种反季节追求美的做法会给健康带来负面影响。

早春穿裙子,肌肉和关节暴露在外,在气温较低和阴雨连绵的天气里,会遭到不同程度的风寒侵袭,容易导致酸痛、肿胀,活动不便,反复发作则会形成慢性关节炎。

着衣不可过于单薄,切不可只要风度,不管温度,只图一时的漂亮而导致关节炎与多种妇科病。

## 五、春季合理饮食与养生

### (一)春季饮食宜忌

**1. 春季饮食宜清淡为主**

善养生之道者懂得和畅脏腑气机,调顺周身血脉,而不会“恣口腹之欲,极滋味之美,穷饮食之乐”。古人认为,膏粱厚味食入太多以及醇酒饮用过量,均于人体有害。

《韩非子·扬权》中说:“夫香美脆味,厚酒肥肉,甘口而病形。”《吕氏春秋·本生》中说:“肥肉厚酒,务以自强,命之曰烂肠之食。”

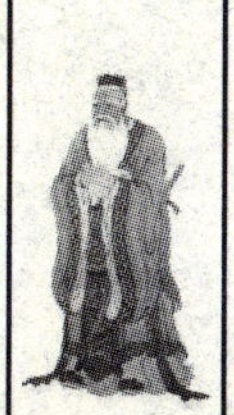

中医学认为,春天的进补应以轻松疏散之品为宜,而厚味、滋腻之品则为所忌。在春天的节气里,宜选用既有丰富营养而又具有发散作用的食物与药物,起到既养生又预防的作用。一般的人,特别是身体虚弱的人,更要注意选择平补、清补的饮食。

现代医学认为,平补的饮食非常适合正常人或病人食用。其实,适合用于平补饮食的食物是很多的,例如:小麦、荞麦、薏米、玉米等谷类;豆浆、豆腐、赤豆、扁豆等豆类或豆制品;橘子、金橘等果类;有条件的可选吃芝麻、蜂蜜、山药、核桃、大枣、莲子、蘑菇、银耳以及各种海产品、蛋类等。这些食品的性质以甘平为主,不寒不热,不腻不燥，是性平和缓的补品，适合普通人或慢性病患者长期选用，不仅可以增强人的体质，而且长期进行食补，也不会出现补之不当的偏差。对于阳虚、阴虚、血虚、气虚的病人来说，宜对症食用，会取得明显的效果。

所谓清补的饮食，是指性凉的食物，如甘蔗汁、荠菜、干品百合、螺、鸭肉、苦瓜、紫菜、海带、海蜇、绿豆等。食用这些清补的食物，具有补而不腻的特点，适合于身体虚弱、胃弱、消化吸收能力差的人，也就是所谓不受补的人；另一方面，这类补品又具有一定的清热作用，适合于阴虚不足，或气阴二虚。兼有口干舌燥、体质消瘦、怕热烦躁、低热不除的患者。对于一般的肢冷畏寒、大便溏泻、小便清长，并兼有阳虚征象的患者来说，应忌食用。

### 2. 春季饮食重养肝

第一，以脏补脏，鸡肝为佳。鸡肝味甘而温，具有补血养肝的作用，较之其他动物肝脏补肝的作用更强，且可温胃。具体吃法为：取新鲜鸡肝 3 个，大米 100 克，同煮为粥服食。适合于治疗老年人肝血不足、饮食不佳、眼睛干涩或流泪等病症。此外，老年人肢体麻木，亦可以用鸡肝 5 个，天麻 20 克，两味同蒸服，每日食用一次，服用半个月，便可见效。

第二，以味补肝，首选食醋。醋味酸而入肝，具有平肝散瘀、解毒抑菌等作用。肝阳偏亢的老年高血压患者，每日可用食醋 40 毫升，加温水冲淡后饮之，每日服用一次。亦可用食醋泡黄豆食蛋和豆，疗效颇佳。平素因气闷而肝痛者，可用食醋 40 毫升，柴胡粉 10 克冲服，能迅速止痛。

第三，补肝血，食鸭血。鸭血性平，营养丰富。肝主藏血，以血补血，是中医常用的治疗方法。取鸭血 100 克，鲫鱼 100 克，白米 100 克煮粥服食，具有养肝血的作用，辅治贫血；同时，也是肝病患者保肝食品之一。

第四，舒肝养血，菠菜为佳蔬。菠菜为春天的应时蔬菜，具有滋阴滋燥、舒肝养血等作用。对肝气不舒并发胃病的辅疗常有良效。

### 3. 绿叶蔬菜营养多

我国大部分地区，春天上市的绿叶蔬菜多数是越冬蔬菜，大多是去年深秋种的；冬季温度低，蔬菜生长缓慢，鲜嫩多汁，口感香糯，而且还具有其他季节蔬菜所无法比拟的优势。

这是因为冬季气温低，害虫进入冬眠期，菜农不会喷洒杀虫剂，此时的绿叶蔬菜无农药污染，食用起来安全性好。因此，春季是吃绿叶蔬菜的黄金时期。

此外，冬季生长的绿叶蔬菜营养物质积累较多，不但含有丰富的矿物元素，还含有大量的各类维生素和叶绿素，对人体的健康尤为有益。

### 4. 春季饮食别单一

俗话说："一年之计在于春。"春天处处生气勃勃，充满生机。人体各组织器官的功能也逐步活跃起来，此时应充分摄入各类营养物质，以供机体活动之需要，为全年的健康打下基础。

春季食物品种较多，要想能充分地摄取到蛋白质、矿物质、维生素，就应注意饮食结构的多样化，注意不同食物之间的搭配，不可过分地挑剔或偏食。

正如《素问·脏气法时论》中所说："五谷为养，五果为助，五畜为益，五菜为充，气味合而服之，以补精益气。"只有搭配食用，才可能获得较为全面的营养。

因此，在摄入肉类的同时，不可忘记蔬菜。特别是黄绿色蔬菜，如豆制品、胡萝

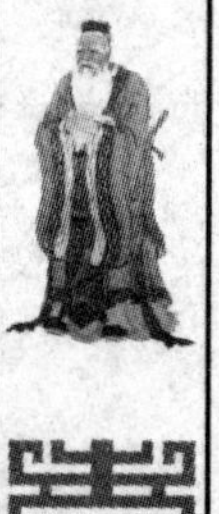

卜、菜花、大白菜、芹菜、菠菜、韭菜等，不但富含多种营养素，可满足机体所需，而且植物纤维多，可促进排泄，防止结肠癌和直肠癌的发生。

另外，保持营养均衡，还要多吃粗粮。因为谷物经磨碾精制以后，其中蛋白质、维生素被大量损失。总之，春季饮食应多样化，千万不可因偏食而导致营养失衡。

5. 春季宜食甘味食品

《千金要方》中说："当春之时，食宜省酸增甘，以养脾气。"

春为肝气当今，肝的功能偏亢。中医认为，肝属木，脾属土，木能克土，即肝气过旺时会影响脾胃的消化吸收功能，所以春季容易出现脾胃虚弱病症。

酸味入肝，其性收敛，多吃酸味不仅不利于春天阳气的生发和肝气的疏泄，还会使本来就偏旺的肝气更旺，对脾胃造成更大伤害。

《金匮要略》中说："春不食肝。"也就是说春季肝气比较旺盛，在饮食上无需吃补肝的食物，否则，肝气过旺，会乘脾犯胃，导致脾胃虚弱。

脾胃是后天之本，人体气血化生之源。脾胃之气健壮，则可延年益寿。甘味食物能滋补脾胃，因此，春天应少吃酸味，适当摄入甜味食品。

中医所说的甘味食物不仅指食物的口感有点甜，更重要的是要有补益脾胃的作用。这类食物有：枣、山药、大米、小米、糯米、高粱、薏米、豇豆、扁豆、黄豆、甘蓝、菠菜、胡萝卜、芋头、红薯、土豆、南瓜、黑木耳、香菇、桂圆、栗子等。

经研究证实，经常吃山药或大枣，可以提高人体免疫力，如果将大枣、山药、大米、小米一起煮粥，不仅可以预防胃炎、胃溃疡的复发，还可以减少患流感等传染病的几率。

6. 春初宜多吃葱

葱为四辣之一，是春季生活中不可缺少的蔬菜和调味品。现代医学研究分析认为，葱含有多种营养物质，在春季里，经常食用对人体有很多益处；现代药理研究表明，葱除了含有蛋白质、脂肪、糖类、胡萝卜素、维生素 A 以及铁、钙、磷、镁等矿物质外，还含有挥发油，油中的主要成分为葱蒜辣素，也叫植物杀菌素，具有较强的杀菌或抑制细菌和病毒的功效，尤其对痢疾杆菌和真菌的抑制作用更明显。

春初，人体正处于新陈代谢阶段，此时吃葱能提高消化功能，有助于消除胃肠一年来积下的污垢，并可增强人体免疫能力，有强身健体之功效。葱里含有一种叫前列腺素 A 的成分，若经常食用，积累的前列腺素 A 就会起到促进血液循环的作用，从而有助于防治血压升高所致的头晕。

另外，国外学者的试验也证明，在春季里，多食葱会使大脑保持灵活，甚至思维更为活跃。

7. 春季多吃菠菜有益视力

菠菜为春天的应时蔬菜。现代医学研究成果证明，在春季里多吃菠菜，有益视力。

美国哈佛大学研究人员经多年的研究后，特别指出，每周吃 2 ~4 次菠菜，可以降低视网膜退化的危险。视网膜退化是高度近视或中老年人丧失视力的主要原因。

那么，菠菜保护视力的关键何在呢？

专家们相信是来自一组称为胡萝卜素的物质。专家们认为，水果及蔬菜皆含有许多不同类型的类胡萝卜素。但是，存在于绿叶蔬菜中的一类似乎对眼睛最有影响力，而这种化合物可以防止太阳光照射所引起的视网膜损毁。

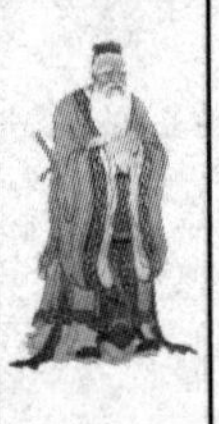

8. **春季宜多饮蜂蜜**

春季是多风干燥的季节。中医认为，风燥侵袭人体，很易入里化热，表现为咽干、口渴、咳嗽、便秘等。蜂蜜可以润肠通便、补中益气、润肺止咳，久服还可强体健身、延年益寿，对神经衰弱、失眠、便秘、消化性溃疡等都有很好的辅助治疗作用。

现代药理研究证实，蜂蜜含有葡萄糖、果糖、蔗糖、蛋白质、淀粉、酶、脂肪、苹果酸、维生素、铁、钙、镁以及多种人体必需氨基酸等多种成分。因此，蜂蜜是春季理想的保健饮品，每天早晚冲上一杯蜂蜜水，简单易行，而且保健效果显著。

9. **春季饮食四忌**

春季阳气升发，肠胃积滞较重，肝气易亢及春温易发。因此，春季饮食有以下四忌。

**(1)忌食辛辣、温热的食物**

因春季阳气升发，而辛辣发散为阳，加重体内阳气之上亢。此时，肠胃积滞而虚弱，再食温热、辛辣之品，必有损胃气，对身体健康很不利。

**(2)忌食酸涩的食物**

因酸味入肝，并具收涩之性，食酸即补当令之肝气，必有伤脾土，不利于阳气的升发。故《摄生消息论》："当春之时，食味宜减酸宜甘，以养胃气。"

**(3)忌食不易消化的食物**

因此时肠胃内热较盛，时有积滞，如果再食不易消化之品，定会加重肠胃积滞，酿生痰湿。

**(4)忌大补**

春季，阳气应以生发为顺，若行大补，必令肝郁气滞而阳气升发受阻，导致肝气郁结。

10. **春季忌多进食油腻、生冷食物**

春天，阳气渐渐升腾，自然界万物萌动、生机勃勃，温暖的气候影响着一切生物。人们应根据这一时令的特点，进行饮食调理，以保障生命的正常活动。春季，在饮食方面：一是因辛甘发散为阳，忌食大辛大热的人参、鹿茸等大补药物；二是春为肝气当令，肝过旺则克脾，所以，春季食物宜酸碱适宜，以养脾气，忌食油腻、生冷食物。

11. **春季忌多吃大蒜**

吃大蒜尽管对身体颇有裨益，但生吃过多同样过犹不及，不利于健康。《本草从新》记载："大蒜辛热有毒，生痰动火，散气耗血。虚弱有热的人切勿沾唇。"过多生食大蒜会使有机组织在强烈刺激下受到损坏，引起急性胃炎，并对心脏病、肾炎等疾病产生副作用。时间长了还会引起维生素 $B_2$ 缺乏症，形成口角炎、舌炎等皮肤病。所以，有喜好主食大蒜的朋友一定要注意，空腹生食或食后喝过热的汤茶这种方式不可取，应隔日少食，每次以 2 至 3 瓣为限；肝、肾、膀胱有疾者在治疗期间忌食；心脏病和习惯性便秘者应注意少食，而且大蒜不可与蜂蜜同食。

吃过大蒜的朋友都知道，生食大蒜后，口里会有特殊的臭味，这是因为蒜瓣被嚼碎以后，蒜细胞中特定酶的活化作用，将酸碱分解为具有特殊臭味的蒜素。消除口中的蒜臭可以咀嚼茶叶，然后再用浓茶水漱口，这是最简单有效的方法。

12. **春季少儿忌多喝冷饮**

春末夏初天气并不是非常炎热，少儿如果过早地吃冷饮、冷食，会引起胃炎或胃窦炎频频发生。

不少孩子因为贪嘴，春季刚刚有点暖和就过量吃饮料、生冷果品等，加上学习又紧张，疲劳过度，刺激胃的功能，时间一长，厌食、胃痛、胃炎等屡屡发生。由于初起症状不明显，往往容易被家长忽视。因为少儿处在生长发育阶段，各个脏腑功能尚未发育完善，如果对生冷饮食没有节制，形成积滞，日久便出现厌食、消化不良，导致各种胃部疾病发生。如果治疗不及时，或治疗不对症，就可能影响少儿的生长发育。

平时注意少儿的合理喂养，少吃饮料、冷饮等呆胃之品；劳逸结合，不要超负荷给孩子施压，注意保护儿童的身心健康；一有胃部不适或食欲不佳，就应该及早予以治疗，防微杜渐。如果真的得了胃炎或胃窦炎，也不必惊慌，中西药物均有较好的效果。特别是中医采用辩证施治，合理运用消食健脾、理气和胃、清化湿热等方法，既能对症治疗，又能促进消化吸收功能。

13. **春季忌绿茶和枸杞同饮**

现在不少茶馆里，流行的八宝茶中是既有绿茶又有枸杞，虽然其中绿茶比重比较少，但也不宜多喝。绿茶和枸杞都可以分别用开水冲泡饮用，对人体很有益处，有不少人干脆就把它们放在一起冲泡。但是，绿茶里所含的大量鞣酸具有收敛吸附的作用，会吸附枸杞中的微量元素，生成人体难以吸收的物质。

其实绿茶和枸杞都富含很高的营养，绿茶含有儿茶素与 p－胡萝卜素、维生素 C、维生素 E 等，现代医学实验证明，绿茶能清除自由基，延缓衰老，预防癌症。常喝绿茶可以防止细胞基因突变，抑制恶性肿瘤生长，降血脂、降血压，防治心血管疾病，还可以预防感冒、龋齿及消除口臭等。

而枸杞性平、味甘，具有补肾益精、滋阴补血、养肝明目、润肺止咳的功效，很多保健养生的药物中都含有枸杞。枸杞含有氨基酸、生物碱、甜菜碱、酸浆红素及多种维生素，还含有多种亚油酸。

喜好喝茶的朋友可以上午喝绿茶，开胃、醒神；下午泡饮枸杞，可以改善体质，有利安眠，这样互相既不冲突，而且有益健康。许多人喜欢在大鱼大肉饱餐一顿之后喝些茶，这样也对健康不利。茶中的大量鞣酸，会与蛋白质结合生成鞣酸蛋白，这种物质有收敛作用，使肠道蠕动减弱，从而延长食物残渣在肠道内的滞留时间，进而导致大便干燥。所以，饱餐后最好先不要喝茶。

14. **春季忌食的五大蔬果**

大地回春，由于天气温暖潮湿，饮食方面若不加注意，很容易引起食物中毒。因为在这个季节，一些本来无毒或毒性很低的蔬菜和水果，会变成有毒或毒性增高的食品。

**一忌曼陀罗幼苗**

春天是地里曼陀罗大量发芽的季节，菜农在种植、收获蔬菜时，家庭和食堂在择洗菠菜、苋菜和通心菜等绿叶蔬菜时，都要剔除夹杂在其中的曼陀罗幼苗。否则一旦误食，即可在进食 1 小时内出现中毒症状，重者会发生惊厥、昏迷，可因呼吸衰竭而死亡。

**二忌鲜木耳**

春季是南方木耳疯长的季节，因新鲜木耳含有叶啉类光敏物质，若大量摄食，可致日光性皮炎或咽喉水肿。

**三忌鲜黄花菜**

春夏之交，是黄花菜盛花期。由于新鲜黄花菜含有有毒的秋水仙碱等，误食者会出现恶心、腹泻、头昏、口渴、咽干等症状，大量摄食可致死亡。

**四忌发芽马铃薯**

由于天气潮湿，保管不善的马铃薯很容易发芽。发芽的马铃薯含大量龙葵素，一般的烹调方法不能破坏这种毒素。如果误食了这种马铃薯，轻者会呕吐、腹痛、腹泻，重者可发生抽风、昏迷，甚至死亡。

**五忌煮不透的菜豆**

尽管菜豆中毒在各地一年四季均有发生，但以春秋两季更为严重。中毒主要原因是春秋两季菜豆内含生物碱增多，只要将菜豆煮熟煮透煮变色（青绿色变为黄绿色），就能避免中毒。

**15. 春季吃田螺的禁忌**

俗话说："秧池水满田螺肥壮。"田螺作为美味佳食营养丰富，深得人们的喜爱。但是在吃田螺的时候，有些相克的食物我们应该注意：田螺忌和葡萄、石榴、柿子等水果一起食用。因为葡萄、石榴、柿子等水果中含有较多的鞣酸，田螺含有较丰富的蛋白质和钙，将二者同时食用，鞣酸和钙及蛋白质结合，将会影响食物的消化吸收，导致胃部不适。

田螺对于急、慢性肠炎患者来说也要忌食。因为急性肠炎患者暂时禁食，使肠道休息，或食细软少油的饮食；慢性肠炎患者食用少油腻、高蛋白、高热量、高维生素饮食，不宜食用多油滑肠的食物。而田螺富含油质，可滑肠导泻。所以，春季急、慢性肠炎患者忌食用田螺。

对于个别患者，如正在服用左旋多巴药物，同样忌与田螺同食。医学药理研究认为，高蛋白食物在肠道内可产生大量阻碍左旋多巴吸收的氨基酸，使药效的功能明显下降。

**16. 春季吃樱桃的禁忌**

樱桃又叫含桃、荆桃。在春季，樱桃有"春果第一枝"的美誉。它不仅形味俱美，而且营养丰富。科学检测表明，在每100克樱桃中，含糖8克，蛋白质1.2克，钙6毫克，磷31毫克，含铁量可高达6毫克（比同量的苹果、橘子、梨等含铁量高达20倍以上，居各种水果之冠）；它含胡萝卜素也比苹果、橘子、葡萄多4～5倍；此外，它含的B族维生素、维生素C也相当丰富。

作为"春果第一枝"的樱桃虽然深得大众的青睐，但是在食用的过程中也有禁忌。樱桃忌与动物肝脏同时食用。因为动物肝脏中含有丰富的铜、铁离子，可以使维生素C氧化为去氢抗坏血酸，使樱桃的营养价值降低。

**17. 春季吃鱼的禁忌**

鱼是大众餐桌上最普遍的一种中菜肴，鲜鱼肉质细嫩，味道鲜美，营养丰富，所含的营养成分绝不比其他肉类低，它是肉类中最易消化的一种。很多营养学专家分析认为，吃鱼可以使人长寿。但是，在吃鱼上有两方面值得注意：

（1）半生不熟的鱼忌吃

吃鱼最好烧至熟透再吃。营养专家发现，在鲜鱼中，特别是淡水鱼中常有寄生虫，如常见的异形吸虫等。鱼的全身中，以鱼头和鱼肉中寄生虫最多。如经常食用未烧透的鱼甚至生鱼，就有可能患寄生虫病，出现食欲不振、腹疼、肝肿大、黄疸及浮肿等病症。情况严重者，可以引起腹水。因此，春季忌食没烧透的鱼。

（2）中风患者忌多吃鲜鱼

鲚鱼又名刀鱼、凤尾鱼，汉初我国最早解释词义的专著《尔雅·释鱼》就有关于它的记载；古代地理著作《山海经》中还有“刀鱼”一名的解释。它属著名经济鱼类，肉质白皙细嫩，鲜美可口，早在两千多年前就已成为席上珍馐。在每年的清明前鲚鱼质量和口味最佳。这个季节的鲚鱼，鱼刺较软，节后鱼刺逐渐变硬，吃起来口味差。所以，清明节前的鲚鱼备受人们的喜爱。但是，需要我们注意的是，中风患者忌多食鲚鱼。

中医强调忌食温热味厚之品，而中风多因肝经火热或痰火所致。鲚鱼温热且味甘易生痰湿，多食可以引动痰火，中风患者多食鲚鱼，必会加重病情。所以，春季中风患者忌多食鲚鱼。

### 18. 春季食用豆腐的禁忌

豆腐是大众食品，日常生活中少不了这道菜。豆腐含有丰富的钙质，每100克豆腐里含钙高达240毫克，是人体特别是小孩十分需要的；而菠菜含有大量的草酸，当它遇到豆腐中的硫酸钙、氯化镁，就会生成不能被人体吸收的草酸钙、草酸镁的白色沉淀物，从而破坏了豆腐中的钙质。所以，春季烹调忌将豆腐与菠菜一起炒煮食用。同时切记，勿吃未用开水烫过的菠菜。

### 19. 春季饮食应有节

俗语说：“佳肴不过食，美酒不过量。”春季节日期间，面对美酒佳肴、喜食之品，不要吃得太多、太饱，适可而止，免伤及脾胃，引起急性胰腺炎、胆囊炎等疾患。

饮食安排应该有规律，定时定量，不可饥一顿饱一顿。因为饮食失节，很容易导致脾胃功能受损。特别是饥饿时不能饱食过量，否则会使食物壅阻于胃，损伤胃肠的功能。

正如《千金方》中所说：“先饥而食，先渴而饮，食欲数而少，不欲顿而多，则难消也，常欲令如饱中饥、饥中饱耳。”

饮食有节，脾胃运纳正常，是保证身体健康的前提条件。俗语说：“少吃多滋味，过饱坏肠胃。”一日三餐，早餐要好，午饭要饱，晚食要少。

### 20. 春季注意饮食温度

《灵枢·师传》中说：“食饮者，热无灼灼，寒无沧沧，寒温中适，故气将持……”食物有生、有熟，也有冷、有热。一般而言，宜熟食、温食，少生食、冷食。

食物过冷，会影响正常的胃液分泌，特别是儿童，容易导致消化不良，以致腹泻、呕吐等；而食物过热，则容易损伤胃黏膜，若长期如此，还易导致癌变。

而且，春季肝气较旺，易乘脾犯胃，导致脾胃虚弱。所以，春季饮食上更需注意，要保护好脾胃的功能，尽量避免不利因素的损伤。

因此，食物的温度要适中，既不可过冷，也不可过热，更应避免冷热夹进。能熟食者，就不要生食。生物多冷硬，易致停积；熟食多温软，易于消化。

### 21. 饮食分“三春”

春季是冬夏季风转换交替的季节，气候变化的幅度较大。养生应遵循天人相应的原则，因此春季饮食也应作出相应的调整，注意“三春”时节的差别。

#### (1)早春饮食

早春时节，阴寒渐退，阳光初发，气温仍然寒冷，此时宜适当吃些葱、生姜、蒜等，以祛散阴寒，助春阳升发。少吃寒性食品，以免阻遏阳气发越。

另外，还应增加鸡蛋、虾、鱼肉、牛肉、鸡肉等优质蛋白质的摄入量，以供人体各

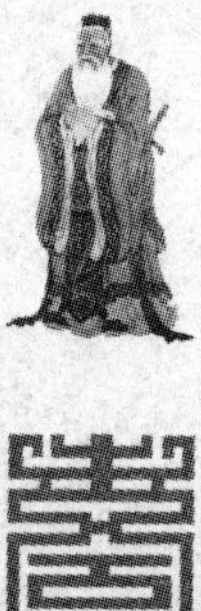

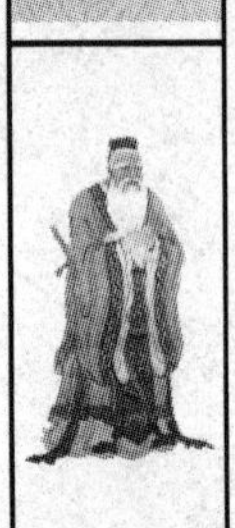

组织器官功能日趋活跃的需要,并可增强人体抗寒能力。

**(2)仲春饮食**

仲春时节,人体肝气随万物升发,而偏于亢盛。肝旺可伤脾,影响脾胃运化。因此,《千金方》中说:“春日宜省酸增甘,以养脾气。”可适当进食大枣、蜂蜜、山药之类,以滋补脾胃,而少吃过酸或油腻等不易消化的食品。

另外,应补充冬季体内维生素和矿物质的消耗,多吃蔬菜和水果。野菜也是不错的选择,此时正值荠菜、马齿苋、鱼腥草、蕨菜、竹笋、香椿等繁盛之时,应不失时机地采食。

**(3)晚春饮食**

晚春时节,正值春夏交换之时,气温偏热,应以清淡饮食为主。正如《饮膳正要》所说:“春气温,宜食麦以凉之。”

此时,可选用绿豆汤、酸梅汤及绿茶等,防止体内积热。不宜进食羊肉、狗肉、麻辣火锅等大辛大热之品,以防邪热化火,变发疮痈疖肿等疾病。

### 22. 春季宜补充维生素

春季,各种致病微生物开始大量繁殖,加之春季气候多变,影响人体的防御功能,易引发各种呼吸道疾病。此时,应注意摄取各种维生素,以增强抗病菌入侵的能力。

维生素C具有抗病毒作用,小白菜、油菜、辣椒、菠菜等新鲜蔬菜,以及柑橘、枣等水果中,富含维生素C。

维生素E可以提高人体免疫功能,增强机体的抗病能力,蛋黄、豆类等食物中富含维生素E。

维生素A有助于保护黏膜及上皮组织的正常结构,增强抗病菌侵入的能力。动物肝脏、乳类、蛋黄以及胡萝卜、南瓜等黄绿色蔬菜等食物中,含维生素A较为丰富。

### 23. 春季吃锅巴有益健康

锅巴是煮米饭时锅底所结之物经低温烘烤而成,略黄不焦,既香又脆。

焙锅巴所用的粳米,除淀粉外,其他成分大多藏于米粒胚芽和外膜里。经过低温烘烤,略微炭化后,外层的营养成分多被破坏,部分的淀粉也被分解,故食时极易消化。

干嚼锅巴时,必须细嚼慢咽,以致分泌大量的唾液,既可帮助消化,又可促使肠胃蠕动。而且微炭化的锅巴,能吸附肠腔里气体、水分和细菌毒素,可以达到收敛止泻的效果。

据说,慈禧最喜爱进食北京鸭,此物油腻脂重,易伤脾胃,导致中年即泄泻频作。为此,宫中的太医煞费心机,无奈之际想起了粳米锅巴,想不到却收到了奇效。此后,慈禧几乎天天吃锅巴,有时嚼锅巴片,有时做成菜,也有时研成粉末吃。

中医学认为,粳米锅巴不仅食之味香,而且还能促进食欲、消食导滞、收敛止泻。春季容易出现脾胃虚弱,因此可适当食用锅巴。

### 24. 春季早餐宜喝酸奶

春季处处生气勃勃,人体各组织器官的功能也逐步活跃起来。同时,春季也是疾病的多发季节。因此,春季的饮食既要讲究营养,又要能提高机体的抗病能力。

酸奶营养丰富,不仅可以补充蛋白质和能量,还含有乳酸菌,能够增强肠道有益菌群,增强机体的抵抗力,从而促进身体健康,是春季早餐最为理想的饮品。

另外，晚上喝酸奶时，如果加上两包麦片，将有利于生长激素的分泌。生长激素可以分解脂肪，促进肌肉生长，有利于小孩的生长发育，对健康有益。

25. 新春饮食宜防病

佳节逢新春，到处喜气洋洋。亲朋好友、旧知新交，平日里因各自忙碌，难得互相聚乐，此时聚首，理所当然地要准备些精美丰盛的菜肴，醇厚甘冽的美酒，以献其诚，以表其意，以示其庆。于是，肉山酒海边，狼吞虎咽大嚼急啖者有之，猜拳行令酩酊大醉者有之。殊不知如此图得一时之快，逞一时之能，其后患之大不可等闲视之，轻者可减退脾胃功能，增加肝脏负担，重者可致中毒伤身，乃至暴病而亡。有心养生者不可不慎。节日期间欢饮畅食原也无可厚非，美酒佳肴本身也是富于营养调精活血之上选，“药补不如食补”，适当饮食，可以补益身体，增进健康。然而，过量的饮食却是有悖养生原则的。

医学实践证明，进食过多的高脂肪、高蛋白，有可能构成某些疾病的诱因。

1. 暴饮暴食很容易引起胰腺炎，这在节日期间更是常见。其症常见于中上腹或左上腹，呈现刀割样绞痛，并伴以恶心呕吐，中度发热。轻的不甚典型的胰腺炎，病症常不明显，化验上多不重视，常易发生误诊，因而更须细心谨慎，切勿掉以轻心，以免病情恶化。

2. 短时间过量饮酒，容易发生酒精中毒，轻者精神恍惚，步态蹒跚，言语错乱，呕吐昏睡等，重者可因呼吸中枢麻痹而危及生命。高血压及心脏病患者尤须避免过量饮酒，以免发生不测。

3. 常吃高脂肪饮食过饱，可成为胆囊炎、胆石症急性发作的诱因。其症状为急性而剧烈的右上腹疼痛，并可“放射”至右肩，伴有恶心、呕吐、寒战、高热等症状，此外，高糖饮食还会加重糖尿病人的病情。

4. 情绪激动，娱乐过度，以及吸烟、酗酒等等，都可引起心动过速、血压升高、头晕目眩、心慌气短、心前区疼痛等症状，有冠心病、高血压病的人可因此引起急性心肌梗塞及一时性失语、偏瘫等。原来患有心肌损害者还可引起急性心力衰竭，高血压病患者还可因此导致脑出血，逸乐无度者不可不戒。

节日期间还要注意不可偏食，要五味不偏，合理调节。因为饮食偏嗜，不仅会引起多种疾病，长此以往还可影响人体寿命。老年人更应讲求清淡，少进肥甘厚味，以利防老延年。

此外，还须注意饮食冷暖。《灵枢·邪气脏腑病形篇》云：“形寒饮冷则伤肺。”《灵枢·师传篇》也说：“食饮者，热无灼灼，寒无沧沧。”可见，过冷或过热的饮食，都有损于脾胃，而且容易伤及肺脏，有意养生者不可不察。

26. 春日药粥有讲究

一提起食粥，人们往往会想起北宋名臣范仲淹“断齑画粥”的故事，误以为吃粥仅仅是为了节约粮食、春荒应急。殊不知吃粥是祛病延年的养生方法。春日食粥，粥里加些荠菜、芹菜、韭菜，既利消化吸收，又助春阳生发，是理想的时令食品。

1. 荠菜粥

先将粳米100克倒入锅内加水煮沸，再加上洗净的荠菜100克，同煮作粥。“春来荠美忽忘归。”阳春季节，当其他蔬菜尚未应市的时候，荠菜不失是上好的时令。据测定，每100克荠菜中含蛋白质近5克，是韭菜的3倍，蒜苗的4倍，白菜的5倍，比番茄还高出7倍。荠菜里含的氨基酸有谷氨酸、丙氨酸、亮氨酸、蛋氨酸、甘氨酸、

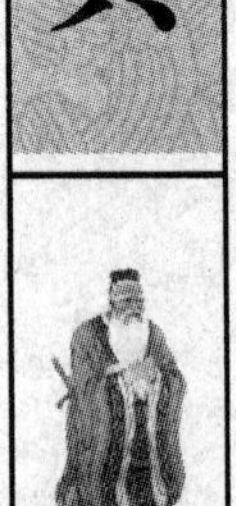

脯氨酸等10多种。还含有葡萄糖、蔗糖、乳糖等,营养丰富,味道甘美。苏东坡曾在给友人的信中夸耀过食荠之喜:“今日食荠极美……有味外之美。”荠菜还有防治麻疹等春季常见病的作用。近年研究资料表明,食用荠菜等野菜,还可有助于身体长高。

**2. 韭菜粥**

先将粳米100克倒入锅内加水煮沸,再加入洗净切碎的韭菜50克,同煮作粥。

韭菜自古即是美食佳蔬。《礼记》说,庶人春荐韭以卵,就是说春天老百姓用韭菜代鸡蛋来作为祭品。吃韭菜讲究时令,“春食则香,夏食则臭”。春日食韭有辛辣助阳,促进生发的效用。它富含维生素A、B、C和糖类、蛋白质,且含抗生物质,有调味杀菌等作用。因其性热助阳,凡阴虚体质,或身有疮疡的不宜食用。

**3. 芹菜粥**

将芹菜连根洗净,每次用150克,加水熬煮,取汁与粳米100克,同煮作粥。

芹菜四季皆有,而在初春蔬菜淡季,鲜嫩的芹菜,是人们最为喜欢的蔬菜之一。它既可炒食,又可凉拌,亦可作馅;用来煮粥,则别有风味。它含有蛋白质、脂肪、糖类和维生素A、$B_1$、$B_2$、C、P、PP以及钙、磷、铁等,尤其是钙、磷的含量较高,每500克含钙592毫克、磷226毫克,颇适宜于生长发育旺盛的孩童食用。

**4. 猪肝粥**

取猪肝50克、粳米250克,加水煮粥。

据世界卫生组织一专家小组对各国儿童的生长速度考察研究结果,春天(尤其是5月份)是生长最快的季节。生长速度快,必然要消耗更多的营养物质,因此,家长要根据孩子这一生理特点,在膳食中增添一定营养,而猪肝则是应当补给的重要食品之一。猪肝中含有丰富的蛋白质、卵磷脂和微量元素,有利于儿童的智力发育和身体发育。

**5. 红枣粥**

取红枣50克、粳米100克,同煮成粥。

红枣具有良好的补益作用,对小孩的生长发育有很大的好处。尤其是其性平和,能养血安神,尤适用于久病体虚、脾胃功能薄弱者服食。古医籍《千金要方》说,春日宜“省酸增甘,以养脾气”;《摄生消息论》也说:“当春之时,食味宜减酸益甘,以养脾气。”红枣甘甜,善养脾胃,不失是顺应春时的服食佳品。另有谚云:“要使皮肤好,粥里加红枣。”可见红枣粥对美容护肤也是大有益处的。

**27. 新春饮酒要适量**

新春佳节,亲朋盈坐,佳肴满桌,酒是少不了的助兴之物。一杯下肚,身心愉悦,语窦顿开,谈兴勃发。“致欢忻于春酒”,人们常将“春”与“酒”紧紧地联系在一起,“剑南春”、“燕岭春”,就是以春为酒命名的,“玉壶买春’,说的就是拿壶买酒。

酒性温而活血,具有加快血液循环,增进食欲的作用,少量饮用,还可使人精神振奋,欢快欢悦。

饮酒后,酒精会很快从胃、小肠及大肠吸收,尤其在小肠吸收得快而完全。饮入的酒精90% ~98%在体内被氧化,饮入后氧化反应立即开始,每小时约氧化9毫升~15毫升,直到完全氧化掉为止。有约2%的酒精不经氧化而排出体外。引起中毒的酒精量约为75克~80克,相当于二锅头酒135克~140克。

酒精急性中毒的原因,是由于酒精对神经系统的抑制作用造成的。人体神经系

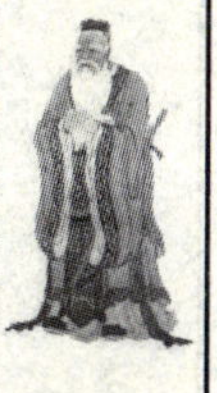

统对酒精非常敏感，酒精进入人体后，首先使大脑的抑制过程减弱，使大脑失去对低级中枢的控制，因而出现相对的兴奋状态，表现为兴高采烈，口若悬河，滔滔不绝，自我夸耀。其辨别力、记忆力、注意力与洞察力都会减退，工作效率会明显降低。酒醉的人，抑制进一步发展，表现为昏昏沉沉，行动笨拙，反应迟钝，或胡言乱语，行为离奇。经常多饮，成瘾为患，还可引起神经衰弱和智力减退，对工作和学习带来很大影响。过量饮酒会对肝脏等器官带来不同程度的损害，还会触发其他疾病，如心、脑血管意外及胃出血等。酒精还会损害男性精子，使受精卵发育不全。孕妇饮酒，还有可能导致胎儿畸形。

饮酒给人们带来愉悦还是病痛，主要决定于饮服的剂量。

据报道，一个体重60千克的健康成人，每日饮25克酒（酒精含量60%），对身体是有益的，表现为体力增强，记忆力增加，胃肠消化力提高，精力充沛。但这也因人而异，因为这一饮酒量对于α－乙醛脱氢酶（体内一种消除乙醛的物质，能对抗酒精中毒，主要存在于肝脏）缺陷者，仍有醉倒之忧。所以，如要使酒发挥有益于机体的作用，而避免贻害，应当做到：

一要少饮，白酒量一次不要超过100克。

二要稀饮，赴宴应酬，友人团聚，尽可以把杯言欢，但不要天天饮用。有些人“不可一日无此君”，这是非常危险的。

三要饮低度酒，尽量不饮烈性酒。

四要选择饮酒时间，身体不适，精神情绪异常时不宜饮酒。

五是饮酒的同时多进菜肴，那些一把兰花豆下酒，以酒代饭者，是很有害的。

六是不要以酒御寒。喝酒后会产生一种热乎乎的感觉，似乎酒能挡寒。其实，喝酒不但不能御寒，反而会加快体内的热气散失，致体温下降。

在饮酒的人群中，尽管“沉醉不知归路”的并不多，但“三杯美酒穿心过，两朵桃花脸上来”，还是常有的。因此，了解点简易的解酒方法是大有好处的。

1. 将白菜心切成细丝，加醋、糖适量，凉拌食用。用萝卜、鲜藕亦可。

2. 将生萝卜捣烂取汁，加红糖适量，频服；或用生芹菜洗净捣汁服。

3. 取陈醋50克、红糖25克、生姜3片，加水适量煎煮，频频服下。单用食醋生服也可以，但量宜稍大。

4. 取绿豆200克，甘草25克，加水煮烂，连豆带汤服下。

5. 用青橄榄生吃或泡茶饮服。

6. 鸡蛋2只，取蛋清，生吞下。饮服浓米汤亦可。

以上方法可任选一种，适宜于轻度或中度酒精中毒者。如遇重度的酒精中毒，应当送往医院救治。

最后应该说明的是，浓茶解酒不足取。因为饮酒过量后，常使人出现心悸、脉搏加快、头昏、四肢乏力等异常现象，而浓茶同样具有兴奋心脏的作用，若用浓茶解酒，无异于“雪上加霜”。此外，浓茶中所含的茶碱能抑制肾小管再吸收功能而具有迅速利尿的作用，这样就会使酒中尚未分解的有毒物质过早地进入肾脏，造成对肾功能的损害。所以酒后还是忌饮浓茶为好。

**28、多食荠菜宜健康**

冰消雪融，大地回春。这时候，在广阔的原野上，到处有开白色小花的野菜在迎风生长，显示着它特强的生命活力——这就是荠菜。

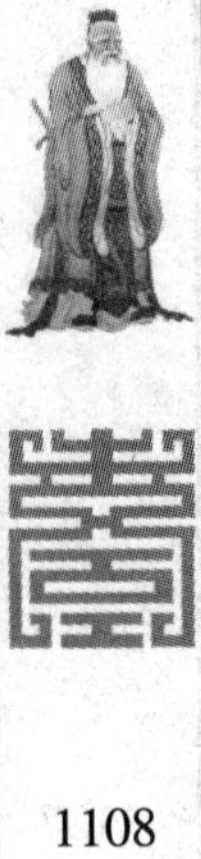

荠菜亦名菱角菜，乃因济济而生得名。江浙一带又称之为野菜、枕头草。它属于十字花科，常为野生，也可人工栽培。荠菜叶嫩根肥，具有独特诱人的清香和美味。据测定，每500克荠菜中约含蛋白质25.2克、胡萝卜素12.8毫克，居于诸蔬之冠；其维生素C的含量远远胜过柑橘。此外，每500克荠菜还含有脂肪2克、钙2.1克、磷0.4克、铁31毫克，以及大量粗纤维、多种维生素和一些有机酸，无怪乎人们普遍喜爱食用它，并把它视为一种风味独具的传统佳蔬呢。

荠菜的食用方法甚多，既可以同精肉一起包饺子、做馄饨、炸春卷，又可以煮“荠菜豆腐羹”，还可以炒“荠菜、百页配肉丝”，其色泽之诱人，味道之鲜美独特也胜过一般的园蔬甚多，无怪乎南宋大诗人陆游对它情有独钟，吟诗赞其鲜润和香口，“手烹墙阴荠，美若乳下豚”；“残雪初消荠满园，糁羹珍美胜蒸豚”。甚至说自己曾“春来荠美忽忘归”。据传，北宋时太宗赵光义曾问大臣苏易简曰：“食何品何物最珍？”苏氏答曰：“食无定味，适口者珍。臣只知荠汁为美”，“中庭月明，残雪中复一荠，连茹数根，臣此时只谓上界仙厨、鸾脯凤胎、殆恐不及。”清代扬州八怪之一的郑板桥题画诗云，“三春荠菜饶有味，九熟樱桃最有名。”

荠菜不仅是美肴一碟，同时也是灵药一方。荠菜古称“护生草”，可见其药用价值之高。民谚云：“三月三，荠菜当灵丹。”民间有不少地方以荠菜煮鸡蛋为孩子预防疾病。在荠菜花盛开之时，有些地区的姑娘还争相佩戴荠菜花，以驱瘟祛疾，以图如意吉祥。古谣也谓：“三月戴荠花，桃李羞繁华。”这和端午插艾、重阳佩茱萸是同出一理的，都是人们对预防疾病、卫生健体的美好憧憬。现代药理实验证实，荠菜对麻疹有良好的预防效果，并有类似麦角的作用，其浸膏试用于动物的离体子宫或肠管，均呈显著的收缩作用。荠菜还有良好的止血作用，能缩短出血及凝血时间，其所含的荠菜酸即为有效的止血成分；苏联医学家曾用荠菜提取物研制成了新的止血药品，用于治疗视网膜出血。此外，荠菜还具有降血压作用，而其种子的外皮由于含有香味木甙，具有与维生素B相同的作用，其降低毛血细管渗透性的作用也优于芦丁，故还具有治疗毛细血管脆性增加而引起的出血性疾病的作用，其疗效也比芦丁为强。在动物实验中还发现，荠菜对人工发热的兔子具有退热的作用。

中医认为，荠菜“味辛甘，凉平”（《日用本草》），有和脾、利水、止血、明目之效用。它的临床应用也甚为广泛，下面述其主要者：

1. 治痢疾：叶烧存性，蜜汤调服，或荠菜100克，水煎饮服。

2. 治崩漏及月经过多：荠菜50克，龙芽草50克，水煎服，或以荠菜（鲜）共墨鱼同煎汤饮。

3. 治产后出血：鲜荠菜50克，水煎，2次分服，每日1剂。

4. 治乳糜、血尿：荠菜100克，煎服，代茶频饮；也可用荠菜花30克煎服，效果也佳。

5. 预防麻疹：全草1000克，加水1000毫升，浓煎成500毫升。每周服1次，每次服100毫升，此外，荠菜还可用以治疗眼生翳膜及暴发红眼等目疾。

### 29、春饮香茶祛百病

清明前后，各种名茶纷纷应市。一杯在握，那淡淡的清香，沁人心脾。

茶叶品种很多，从色泽、外形和茶质特点，大致可分为红茶、绿茶两大类。各品种因产地形色风味的不同，又可分为许多种。如绿茶类的名茶就有“西湖龙井”、“洞庭碧螺春”、“黄山茅峰”等；红茶类的名茶有“祁红”、“滇红”等。还有一种“乌龙茶”，是介于绿茶与红茶之间的一种半发酵茶，近年来发现其有很好保健效用而驰名中外。花茶是选用芬芳浓郁的鲜花和上等茶叶窨制而成，其中以茉莉花茶为最有名。

不同品种的茶叶之间，其主要有效成分大致相同。有氨基酸、糖类、咖啡因、叶绿素、胡萝卜素和芳香性挥发物质等。茶叶中的主要成分咖啡因、茶碱，对循环系统、神经系统和泌尿系统都有良好的作用。茶叶中维生素C的含量很高，每100克中约含130毫克~180毫克。以成年人每人每天需要维生素C40毫克~70毫克计，一天饮用几杯茶，就可使机体得到相当一部分维生素C。此外，茶叶中的微量元素铁、铜、锌、钴、锰、氟等，都是人体所必需的。特别是钴的含量，超过了中药中含钴量丰富的黄芪、玉竹。据医学家们研究，心血管疾病与钴的缺乏有一定的关系。由于茶叶的饮用，一般以开水冲泡，有机物和维生素与经烹调的蔬菜相比，损失较少，饮用也方便。

饮茶既可生津止渴，消除疲劳，振奋精神，是一种简便的营养补充方法，同时又有一定的防治疾病效用。

茶叶治病，古代早有记载。《神农本草经》说，茶“饮之使人益思、少卧、轻身、明目”，还能“解毒”，可以治“便脓血”，喘急咳嗽，去痰垢，有清心、降火、治痢、消食、解毒、消暑和利尿等功效。适用于头痛、目昏、多睡善寐、心烦口渴、食积痰滞以及疟疾、痢疾等病症。

国内外医学家研究认为，茶叶对下列几类疾病有较好的疗效：

**1. 胃肠消化系统疾病**

茶叶中的鞣酸和其他成分，对改善胃肠机能、调整机体白细胞吞噬功能有十分显著的效果。对沙门氏菌、金黄色葡萄球菌感染，慢性菌痢，肠炎，急慢性胃肠炎，肠伤寒，中毒性消化不良，急性传染性肝炎等，茶叶都可充作饮料和药品。这是因为茶所含的鞣酸等成分能与细菌中的蛋白质相结合，抑制细菌的活动。茶还可以减慢肠蠕动，减轻肠粘膜炎症，防止肠内毒素的吸收。胆石症患者适量饮茶，可缓解疼痛，这是因为茶碱有松弛平滑肌作用的缘故。

**2. 高血压、冠心病**

茶叶内所含的维生素C和P，可增强血管的弹性、柔韧性，能降低血脂，防止动脉硬化和脂肪肝。茶碱能加强心脏功能，扩张冠状动脉，提高房室传导阻滞、窦房传导阻滞病人的心率，适合冠心病病人饮用。

**3. 解毒作用**

绿茶中的儿茶素和红茶中的茶黄素，均可与对人体有害的镉、汞等重金属相结合而沉淀，然后排出体外，使人体免受重金属的毒害。所以误服汞等重金属类毒物，在尚未吸收时，可先饮浓茶解毒。

**4. 口腔疾病**

口舌溃疡及患口臭的人，经常饮茶，或以浓茶漱口，可促使溃疡愈合，消除口臭。食大蒜、洋葱引起的口臭，嚼食茶叶少许，即可除去。茶叶中含的氟化物，可增强牙冠钙质、预防龋齿和牙周病。

**5. 呼吸系统疾病**

茶碱有松弛支气管平滑肌作用，支气管哮喘、慢性支气管炎病人，饮茶可缓解症状。茶叶中的硅酸，有促进肺结核病灶愈合的功能。

**6. 泌尿系统疾病**



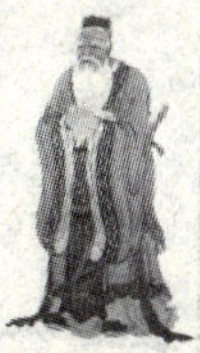

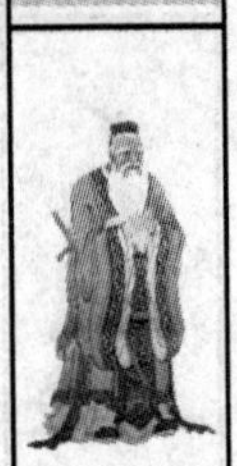

对患尿道感染、肾盂肾炎、肾炎等疾病的人，饮茶有利尿消炎，减轻尿道及膀胱刺激症状的作用。

7. **内分泌疾病**

茶叶中的某些成分，可降低血糖，可作为糖尿病病人的良好饮料。为使有效成分不遭损失，用茶叶治疗糖尿病时，不宜以沸水冲茶，以冷开水或温开水浸泡为宜。

8. **抗辐射危害**

茶叶中所含的脂多糖物质，对造血功能有明显的保护作用，能升高白细胞，有明显的抗辐射危害功能，且无任何副作用。据医学家研究，在1945年日本广岛遭受美国原子弹袭击后的幸存者中，凡饮茶者放射病都表现较轻，原因是茶能加速锶-90从人体内排出。故茶又有“原子时代保健饮料”的美誉。

9. **抗衰老作用**

据研究，老年心血管病与微量元素钴的缺乏有一定关系，茶叶中所含丰富的钴，对老年心血管病的防治有很好的作用。此外，茶叶中的鞣酸，是一种强抗氧化剂，它的抗老化作用，超过维生素E18倍之多。

饮茶好处虽多，但也应注意适时适量。茶叶中的咖啡因和茶碱，有较强的兴奋作用，失眠者睡前不宜饮茶，高血压病人也应适当控制饮茶量。茶叶中含有大量鞣酸，可沉淀蛋白质、多肽类、铁剂、金属离子和某些生物碱。因此不能用茶叶水送药，服药后也不宜马上饮茶，以免影响药效。尤其是在服用痢特灵、苯乙肼、优降宁等单胺氧化酶抑制剂期间，可因茶叶中的咖啡因等成分与药物起协同作用，而发生严重失眠和高血压。服用中药人参、党参、黄连、麻黄、钩藤等药物时，也不宜同时饮茶；以免降低药效。一般来说，服药后2小时内不宜饮茶。便秘病人，不宜大量饮茶，尤其是绿茶。

### 30. 春来易食鲜笋

竹笋，自古以来被列为“蔬中第一品”，深受人们的喜爱。“笋菹鱼醢”，是我国筵宴佳品。阳春三月，鲜笋上市，“家家厨爨剥新篘”，是品尝这鲜嫩清香佳蔬的最好时节。

清代著名书画家郑板桥，一生爱竹成癖，画竹入迷，对鲜嫩肥美的竹笋更情有所钟，他的诗“江南鲜笋趁鲥鱼，烂煮春风三月初”，把春笋与鲥鱼作为春天最美味的食品。

竹笋的吃法很多，荤素皆宜。家常菜中，笋烧肉、笋烧鸡和笋烧鱼等，都是鲜美异常的佳肴。在素菜里，笋更是一种重要的原料，许多有名的素菜，都以笋作主料。难怪有人说，如果缺了笋，素菜的美味就会失去一半。这说法虽有过誉之嫌，但也有其一定的道理。

竹笋可新鲜烹调，还可加工成笋干、罐头笋。玉兰片是笋干中最好的一种，它是用毛竹嫩笋加工而成，色白如“玉兰花”。浙江天目山的绿笋干，是用天目山细竹笋以炭火烘焙而成，历来是驰名中外的浙江土特产。

竹笋的营养非常丰富，含人体所必需的糖类、脂肪、蛋白质及铁、钙等元素。其中的蛋白质至少含有18种不同成分的氨基酸。而竹笋中含量最多的纤维素，在现代营养保健上有重要价值。常吃含纤维素多的食品，可防治高脂血症、高血压、冠心病、肥胖病、糖尿病、肠癌及痔疮等疾病。这是因为纤维素在肠内可减少人体对脂肪的吸收，增加肠蠕动，促进粪便排泄。因此，纤维素又被现代营养学家们称之为“第七营养素”。

竹笋还很有食疗价值。中医学认为，竹笋的性味甘寒，有利水益气、清热化痰、镇静安神的功效。唐代大医药学家孙思邈在《千金要方》里说，竹笋有“主消渴、利水道、益气力之功”。明代汪颖《食物本草》中也说，竹笋可治疗温病热狂，头痛，妊娠头眩，小儿痰热惊痫等症。明代李时珍的《本草纲目》里记载，苦竹笋可治失眠，心烦，还可明目。竹笋入药治病，现比较少用，但当你把它作成菜肴时，了解其医疗作用很有益处。

竹笋虽甘美，但过量食用，会引起腹胀、腹痛等消化不良症状，民间就有“刮肠篦”的说法。患有胃溃疡、胃炎、腹泻、消化不良病症的人应当慎食。

## （二）菜蔬与养生

每年三四月份，是野菜盛产的季节。野菜中含有多种生物活性成分。其中，多糖能提高人体的免疫力；黄酮能对抗自由基对细胞的损害；皂甙可显著改善心血管的功能。

野菜不仅是没有污染的“绿色食品”，而且营养丰富、药用保健价值高。我国历来就有“医食同源”的说法。因此，在春天野菜当令的季节，多吃一点野菜，对身体大有益处。

野菜的食用也有讲究。树上的嫩芽备受人们的青睐，如椿芽、榆树钱等。这类野菜宜蒸吃或做酱吃，忌炒着吃。因为炒着吃既黏又涩，难以下咽，而且有损其营养价值。

有些野菜，如山药菜、山蒜等，含有微毒，在煮食之前，务必要在清水里浸泡两小时以上，进行解毒处理。另外，千万不要采食那些不认识的野菜。因为有些野菜含有剧毒，误食后，轻者会引起闷胀、呕吐，重者还会出现生命危险。

**春　笋**

竹笋含有大量的纤维素，能吸附脂肪，常食对单纯性肥胖者大有裨益，还可防治高血脂症、高血压、冠心病、糖尿病、肠癌及便秘、痔疮等疾病。

笋中含有较多的草酸，影响钙的吸收，儿童及尿路结石者应少吃或忌食。另外，消化性溃疡、胃出血、肝硬化、食道静脉曲张、慢性腹泻、皮肤瘙痒及对本品过敏者，均不宜食用。

**马　兰**

马兰嫩茎叶含有蛋白质、糖、纤维素和丰富的矿物质，其性凉味辛，无毒，具有助消化、消腹胀、清热解毒、利尿消肿、凉血止血的功效。可用于血热或淤血引起的吐血、鼻衄等，对高血压、咽喉炎、急性肝炎、扁桃体炎、眼底出血、青光眼等疾病都有好处。

**蒲公英**

蒲公英味甘苦，性寒，焯过后生吃、炒食或做汤都可以，具有良好的清热解毒、利尿消肿的作用。经研究证实，蒲公英具有广谱抗菌和抗病毒效果，并可利胆和保肝，对肺癌、胃癌、食道癌等肿瘤也有较好的防治作用。

**鱼腥草**

鱼腥草味辛，性寒凉，可清热解毒、利水消肿，具有广谱抗菌和抗病毒作用，可用于防治动脉硬化、高血压、心肌梗塞、脑梗塞等疾病。

另外，经研究证实，鱼腥草中含有鱼腥草素，能增强白细胞的吞噬功能，增强补体反应作用，具有抗癌作用，可用于防治胃癌、肺癌等。

**魔　芋**

魔芋含有甘聚糖、蛋白质、果糖、果胶、魔芋淀粉等成分。实验表明，魔芋能干扰癌细胞的代谢，具有一定的防治癌症作用。

**蕨　菜**

蕨菜富含多种维生素和矿物质，可用于治疗高血压、头晕失眠、急性肠炎、黄疸型肝炎、慢性关节炎、妇女白带等症，对流感也有预防作用。并具有一定的防癌作用。

**香　椿**

香椿性平，味甘，具有清热解毒、健脾理气、祛湿止泻的作用，并具有较好的抑菌作用，故可用于肠炎、痢疾、尿道炎、子宫炎、疥疮、斑秃等病症的治疗。

**枸杞芽**

枸杞的嫩芽含有肌甙、谷氨酸、门冬氨酸、精氨酸等，营养成分十分丰富，能够滋补肝肾、清火明目，增强人体免疫力。可用于抗疲劳和降低血压，并能保肝、降血糖、软化血管、降低血脂，对脂肪肝和糖尿病患者具有一定的疗效。

**刺儿菜**

刺儿菜又名小蓟，可凉血止血，凡属血热引起的各种出血症，如吐血、尿血、便血、鼻流血、妇女月经过多，甚至崩漏，都能取到较好的止血效果。

**苦　菜**

苦菜味苦，性寒，能够清热燥湿、消肿排脓、凉血止血。研究证实，苦菜水煎浓缩乙醇提取液，对急性淋巴细胞性白血病、急性及慢性粒细胞白血病都有抑制作用。

**灰灰菜**

灰灰菜性味苦凉，有清热利湿、解毒的功效，对感冒发烧有良效。常吃灰灰菜，可以解油腻，防止肉食引起的血脂高和肥胖。

**荸　荠**

荸荠性寒，味甘，具有养胃生津之效。适用于热病伤津、口渴心烦等症。因荸荠性寒，故凡脾胃虚寒而无热者及血虚者，均须慎服。

**樱　桃**

樱桃性温，味甘，具有益气健脾、清热补血之功效，适用于脾虚气弱、神疲纳呆、四肢无力等症。常食能使筋骨强健有力，面色红润，毛发有光泽。

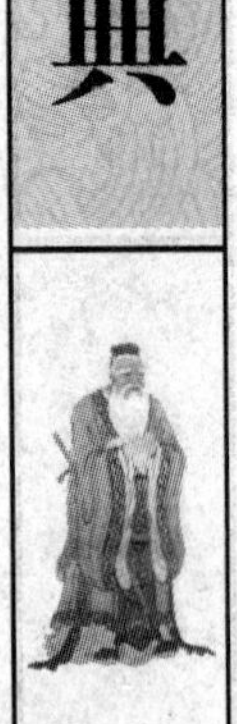

**胡萝卜**

胡萝卜性平，味甘，能清热解毒、润肠通便、健脾止泻、养肝明目。凡身体虚弱、纳食不香、胃脘胀满、消化不良者，或肝虚目暗、视物不清，或大便秘结者可常食用；对心血管疾患及肿瘤也有一定的防治作用。

**黄豆芽**

经常食用黄豆芽，可防治维生素 $B_{12}$ 缺乏。黄豆芽以刚露头的为好，芽长得过长，维生素 $B_{12}$ 的含量会减少。烹饪时，应将黄豆芽炒熟，并加上适量的醋，以减少维生素 $B_{12}$ 的损失。

**葱**

葱具有发汗解表等作用，能诱导产生干扰素，增强人体的免疫功能。葱还含有植物杀菌素，具有较强的抗菌和抗病毒作用，可用于预防呼吸道传染病和肠道传染病。

葱头含有前列腺素，能舒张小血管，降低血液循环的阻力，有助于防治高血压。葱还有增强纤维素蛋白溶解活性和降血脂作用，能消化凝血块，避免血栓的发生。

**大 蒜**

大蒜具有很强的杀菌力，并可促进新陈代谢、增进食欲、预防动脉硬化和高血压。但生吃过多会引起急性胃炎，并对心脏病、肾炎等疾病产生副作用，还可引起维生素 $B_2$ 缺乏症。

**韭 菜**

韭菜四季常青，终年供人食用，韭菜性温，最宜温补人体阳气，故又称“起阳菜”。韭菜含苷类，蛋白质，糖类，脂肪，胡萝卜素，维生素B、C，纤维素，钙，磷，铁等，还含有类抗生素物质，具杀菌之功效。其质地柔嫩，气味辛香，既可以作荤菜的配料，也可以单独成菜，还是传统制作包子、馄饨、水饺的馅料。

韭菜味甘辛、性温，具有温中补虚、调和脏腑、益阳的功效。阳虚肾冷、阳痿或腰膝冷痛、遗精梦泄，可用韭菜250克，核桃仁60克，同麻油炒熟，1日食完。照此连吃1月，有较好疗效。脾虚腹泻可取大米100克，煮成稀粥，再将鲜韭菜60克，洗净切断，加入其中，调盐温服，每日1剂，连服6剂可健脾止泻。现代研究表明，由于韭菜含粗纤维较多，进食时能锻炼咀嚼肌，增进胃肠消化功能，促进肠蠕动，可防治便秘，预防龋齿。粗纤维还能增进粪便量，改变肠道菌丛，稀释粪便中的致癌物质，并减少致癌物质与肠粘膜的接触。因此具有预防大肠癌的作用。此外，韭菜对高血脂、冠心病也有辅助治疗作用。但韭菜不易消化，一次不要吃得太多。此外，阴虚有热及热性疮疡、目疾等患者忌服。亦不可与蜂蜜及牛肉同食。

**菠菜**

菠菜是春天蔬菜的主要品种之一，菠菜柔嫩味美，营养丰富，蔬药兼优。内含胡萝卜素、维生素、蛋白质、糖类、钙、磷、铁、叶酸、草酸等。特别是其胡萝卜素含量可与胡萝卜媲美。每天吃50克菠菜，维生素A的摄入量就可满足人体正常需要。菠菜味甘性凉，质滑腻。可生津养血，益胃健脾，润肠通便，明目止血。对于老年便秘、贫血、目疾、鼻衄、便血、消渴、疮肿毒发、酒湿热毒、痔疮者均宜。高血压伴便秘、头痛、面红者，可用鲜菠菜洗净放入开水中烫3～5分钟，取出切碎用少许香油、盐等拌食，1日2次当菜食用，每日250克，很有疗效。夜盲症则用鲜菠菜500克捣烂，榨取汁，每日早晚分服，连续服用一段时间。

尽管菠菜药蔬俱佳，但不宜过量，因为菠菜含草酸多（每百克菠菜约含草酸300毫克），草酸进入人体后，易与其他食物中所含的钙质结合，形成一种难溶解的草酸钙，不利于人体对钙质的正常吸收。所以，烹调菠菜时应尽量少与含钙质多的食物一起煮食，需要用钙质来帮助生长发育和组织修补的如儿童、孕妇及骨折、肺结核患者等不宜多吃菠菜，结石病人也不宜吃菠菜。在烹调菠菜之前，如能将菜放在开水内焯两三分钟，再在冷水中洗一下，则会有70%的草酸被排除。这样做出来的菜肴，不仅能避免因草酸存在所引起的副作用，而且还能保持菠菜的营养价值。

**荠菜**

荠菜又称“报春菜”，每至清明节前后，其茎叶鲜嫩，是采集的大好时节。荠菜含有丰富的氨基酸、蛋白质、多种维生素、糖类、无机盐类及钙、磷、钾、铁、锰等。据分

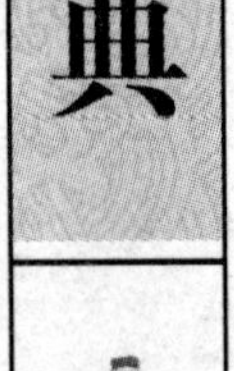

析，荠菜的可食部分高达80%，是理想的野菜佳品。荠菜吃法很多，既可凉拌，也可以炒、煮，吃起来皆清香可口，鲜而不俗，别有一番风味。通常在食用前去根洗净，入沸水中微焯即起，再用冷水漂净，挤去水分即成。这种吃法，不仅保持了荠菜的原味及营养成分，而且色绿喜人。民间还将荠菜剁碎制馅做包子、饺子、春饼、春卷等。荠菜入汤味佳，清香扑鼻，可增食欲，使胃纳佳而增寿，故又称“百岁羹”。

中医认为，荠菜味甘淡、性微寒，能凉血止血，清肝明目，清热利尿。主治咯血、衄血、便血、妇女崩漏及泌尿系感染、高血压病等。高血压、动脉硬化者，每日用鲜荠菜60克，加水适量，煮开锅后打鸡蛋3个，吃蛋喝汤，能改善头晕头痛的症状。民间尚有用荠菜预防流行性脑脊髓膜炎和麻疹的，前者用荠菜花30克，水煎代茶，隔日或3日服1次，连服2~3周；后者用荠菜500克，水500克，浓煎成250克，每周服1次，每次100毫克。

**莴笋**

莴笋又名莴苣，产期以春初和秋末为时令，以春初质量为佳。莴笋中含有多种维生素和无机盐，其中以铁的含量较丰富，因莴笋中的铁在有机酸和酶的作用下，易为人体吸收，故食用新鲜莴笋，对治疗各种贫血非常有利。莴笋中还含有一种酶，能消除强致癌物质——亚硝胺引起的细胞突变，有一定抗癌作用。莴笋中的尼克酸是人体内一些重要酶类的成分，可激活胰岛素，促进糖的代谢，对患糖尿病的老人非常有益。此外，所含的氟有助于牙齿和骨骼的形成。一些人吃莴笋，常把莴笋叶扔掉，这是一种很大浪费，因为莴笋叶的营养成分高于莴笋，其中所含胡萝卜素高于莴笋100多倍，维生素C高15倍。

**芹菜**

芹菜味甘苦、性微寒。可清热利湿，益胃平肝。春季肝气易亢，正宜食用。内含芹菜素，挥发油，香柠檬内脂，胡萝卜素，维生素C、P，多种氨基酸，糖类，钙，磷，铁等。茎叶均宜食，既可炒食，又可凉拌，并可作馅或调味，食之别有风味。芹菜中所含的丰富维生素P能保护血管，可防治高血压、动脉血管硬化。高血压病人的保健可用鲜芹菜250克，洗净用沸水煮2~3分钟，切碎绞汁，每服250毫升，每日2次。血虚肠燥便秘可用鲜芹菜适量炒菜，或煮熟拌香油食用。

不知是什么原因，我国许多地方有只吃芹菜叶柄而不吃叶子的习惯。其实，芹菜叶的营养比叶柄要高得多。据营养学家对芹菜的叶柄和叶进行13个项目的营养成分含量比较，芹菜叶中竟有10个项目的营养成分含量超过了叶柄。事实说明，芹菜叶入菜胜过芹菜叶柄，只吃芹菜叶柄，不吃菜叶的习惯应该摒弃。由于芹菜偏凉，脾胃虚寒、肾阳不足者不可多食。大量久食芹菜，也会影响男性性功能，抑制精子生成率。

**蚕豆**

蚕豆春末时节正是蚕豆成熟和大量上市之际，颇受人们的青睐。它富含淀粉、蛋白质、脂肪和多种矿物质及维生素，既可做蔬菜，也可作主食。食用时，一般只去豆荚，稍老的再剥去豆衣用豆瓣，或炒，或烧，或煮，或烩。作为主粮食用时，最好与大米搭配。在蒸煮之前将蚕豆爆炒一下，会使粥和饭增添香味。中医认为蚕豆味甘、性平，可补脾和胃，涩精实肠，清热利湿。对于脾虚气弱、遗精白带、水肿泄泻者均可作辅助食疗。但凡13岁以下的儿童体内红细胞缺乏“葡萄糖－6－磷酸脱氢酶”者（多为男性，3岁以下占70%）一律不能食用，否则将引起红细胞的破坏而导致急性溶血性贫血。轻者发烧、抽筋或昏迷，重者心脏收缩无力、心率加快，最后心力衰竭而死亡。通常称之为蚕豆病，俗称“蚕豆黄”。因为蚕豆病起病急，发展快，所以在蚕豆上市的季节，应严加注意。以前出现过类似现象或家族中有生过蚕豆病的人可作6－葡萄糖脱氢酶的测定，如缺乏这种酶，今后无论是鲜蚕豆、干蚕豆或用蚕豆制作的各种食品如酱油、豆瓣酱等都不要食用，也不要接触蚕豆花粉，以免发病。患儿的母亲在哺乳期最好也不要吃蚕豆。

**山药**

山药以肥大的块根供食用，其营养丰富，含有淀粉、脂肪、蛋白质、皂苷、胆碱、淀粉酶、粘液质、精氨酸、糖类、维生素等多种人体必需的营养成分。其人馔多做甜菜，如菜谱上介绍的拔丝山药、一品山药、水晶山药球、扒山药等。还可制成风味小吃，例如山药豆沙包、芝麻山药焦脆饼、山药糖葫芦。因其含有较多的淀粉，煮熟后可代替粮食食用。山药味甘、性平，有健脾益气、滋肺养胃、补肾固精、长肌肉、润皮毛等滋养强壮之功效。宜于春季食用，一则健脾益气，可防止春天肝气旺伤脾；二则补肾益精，使人体元气充沛，可增强机体抵抗力。山药既可食用，又可药用，尤其适用于身体虚弱、食欲不振、消化不良、久痢泄泻、虚劳咳嗽、遗精盗汗、小便频数等症。以山药合大米煮粥，李时珍谓“山药粥，补肾精，固肠胃”，很适合体弱多病者和中老年人食用。若再加入红枣煮成山药红枣粥，则滋补效果更好，民间盛赞为“长寿粥”。

**食用菌**

食用菌近来不少医学专家认为，春季可添加食用菌如黑木耳、银耳、蘑菇、香菇等作菜肴以防病保健。黑木耳富含矿物质铁、钙，还含有抗癌物质。钙对人体肌肉、心、脑等细胞的功能起主导作用。银耳的有效成分银耳多糖具有软化血管、抗肿瘤、抗炎、抗放射作用。用黑木耳、银耳各15克，泡发洗净，入油锅略爆炒，另起油锅待热，下豆腐煎炒，然后放入黑木耳、银耳同煮，加调料熟透后食用，可用于冠心病的保健。从人工培养的鲜蘑菇中提取的多糖类对白细胞减少症、传染性肝炎有一定疗效，鲜蘑菇常作菜肴食用对肝炎病的康复有效。另外蘑菇对金黄色葡萄球菌、伤寒杆菌及大肠肝菌有抑制作用，常食蘑菇还可预防癌症。所以食用菌是春天的天然保健营养品。

## （三）水果与养生

### （1）水果

柑橘　新春佳节，正是柑橘大量上市的时候，其味甘酸，柑性偏凉，橘性偏温。柑橘一类品种繁多，所含成分与功效大同小异，含有丰富的糖、有机酸、维生素等，其中多种有机酸、维生素对调节人体新陈代谢大有好处，尤其对老年人及心血管疾病患者更为相宜。柑橘宜生食，也可作成果汁饮料，味道佳美。具有生津和胃，润肺化痰，消胀除痞的功效。此外，柑橘中含维生素D，具有抗病毒作用，春季是细菌病毒繁殖，活力增强的季节，食用柑橘有防病的作用。

香蕉　味甘性寒，有清热生津、润肺滑肠之功效。以个大皮薄、蕉肉厚滑、味甜者为最佳品种。香蕉富含果糖、葡萄糖以及蛋白质，脂肪，磷、铁、钙及维生素A、B、C、E等。是老幼病弱者良好的辅助食疗果品，尤其适用于老年性便秘、小儿内热便秘、消化不良、热病伤津口渴、烦躁等病症。香蕉还可提供较多能降低血压的钾离

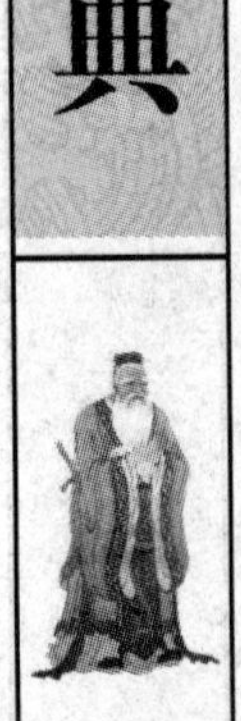

子，春天气候的变化，易使血压波动、升高，可每日食1～2个香蕉，亦可用香蕉皮100克，煎水代茶频饮。但因其性寒，不可过食以免伤脾胃，脾胃虚寒者慎用。另外本品易腐烂变质，腐烂变质或中心变黑者均不可食。

甘蔗　甘蔗富含糖分，并含有多种氨基酸、有机酸、维生素B和C及硒等微量元素。是老幼喜爱的消闲食品，可嚼食或榨汁食。甘蔗被誉为“脾之果”，其味甘性寒，既可和胃益气、滋液生津，又能清热，对于燥热之证及热病后期甚为适宜。本品茎中黑霉变质者不可食，有毒。

荸荠　荸荠每于冬春季节采收，肉质白嫩，醇甜清香，甘美爽口，素有“果中之蔬”之誉。含淀粉、蛋白质、钙、磷、铁、维生素A原、维生素B和C等。可生食也可熟食。作为水果食用，一定要洗干净。因为荸荠外部所带的泥沙中常夹带着姜片虫等病虫卵，吃了影响健康。荸荠作为蔬菜，烧、炒、炸、焯、煨煮等无一不可。其味甘性寒，功能清热生津，消积化痰。适用于春季补充津液，清除痰热。对于积滞伤食、咳嗽痰喘、醉酒亦有疗效。

苹果　汁甜味美，一年四季均可买到，含有糖、苹果酸、酒石酸、枸橼酸、维生素B和C、钾、磷、铁、果胶物质等。是老幼病弱咸宜的佳品。可生食，也可榨汁或作果酱食用。苹果味甘酸、性平，能生津止渴，益脾止泻，和胃降逆，对气弱神疲、纳呆腹胀者甚宜，对轻度腹泻有止泻作用，同时又有通便作用，可治疗便秘。因其含钾，也可作为防治高血压的辅助水果。将苹果洗净捣汁，每次100克，每日3次温服，10日为1个疗程，连服1～2个疗程，对肝血虚所致眩晕有效。

**(2)干果**

柿饼　春季干果中，柿饼是常见的一种。用我国最好的柿种——绵柿制成的柿饼，片大，肉软，柿霜洁白，甜味浓，品质好，耐贮耐运，在国际市场很受欢迎。柿饼营养丰富，糖和维生素C含量比一般水果高1～2倍。柿饼润肠胃，止痔血，对大便干结、痔疮出血具有一定疗效。有些地方用柿饼和糯米粉蒸糕作甜食，味似枣泥，可治小儿秋痢下血。

大枣　味甘性平，是滋养血脉、强健脾胃的佳果，适宜于春季食用，俗语有“一日吃三枣，终生不显老”的说法。国外把大枣称为“天然维生素丸”，其维生素P的含量居百果之冠，所含磷和钙比一般果品多2～12倍。将鲜枣直接晒干即成红枣。黑枣是将鲜枣煮3～5分钟至快熟时捞出，投入冷水，枣皮遇冷皱缩，经晒干或晾干，再反复熏焙而成。红枣与黑枣营养价值相似，枣肉中除糖外，含有蛋白质、有机酸，维生素$B_1$、$B_2$、C和胡萝卜素，还有多种矿物质。红枣是养血补脾的好补品，用红枣30枚、黑木耳30克合炖，治疗贫血、神经衰弱、过敏性紫癜等病，疗效很好。早春时节，黄绿叶蔬菜比较少，人体内维生素供应不足时，不妨多吃些枣，既可煮枣粥，亦可做枣糕，当然生吃亦很好。对于身体较虚弱，胃口又不好的人，平时可多吃点枣米饭，即以大米为主，配上点红枣，色泽鲜艳，爽口润甜。

栗子　味甘性温，可补肾强筋，健脾益气，活血止血。内含糖及淀粉约62%～70%，蛋白质5.7%～10.7%，脂肪2%～7.4%，以及胡萝卜素，维生素$B_1$、$B_2$、C等多种维生素，号称“干果之王”。其补肾气、强筋骨作用显著，又素有“肾果”之称。《食物中药与便方》载：“老年肾亏，小便频数，腰脚无力，每日早晚各吃生栗子1～2枚，细嚼慢咽，久之有效。”此外，栗子尚能健脾益气厚肠。因此食用栗子对老年虚弱、咳喘、腰膝酸痛，儿童生长发育迟缓，以及瘦弱乏力、食少反胃、泄泻等症，均有较好的滋补强壮作用。将栗子磨粉煮糊，加糖喂小儿，可治腹泻。本品滋补宜熟食，其肉质软糯香甜，一般与瘦肉、鸡肉煮食甚佳，也可煮粥食。生食则活血止血，可治吐血、鼻衄、便血等。由于本品不易消化，有滞气之弊，不宜多食，《本草纲目》载："须细嚼，连液吞咽，则有益。若顿食至饱，反致伤脾矣。"

核桃　亦称胡桃，味甘性温，具有补养气血、补肾固精健脑、温肺定喘、润燥化痰之功效。河北唐山地区的石门核桃在国际市场上享有盛名，河北永平的露仁核桃和遵化的茶核桃都属名品。核桃仁营养价值很高，内含脂肪63%，蛋白质15.4%，糖类10%，及钙、磷、铁、胡萝卜素和各种维生素。对头晕失眠、健忘、心悸、食欲不振、腰膝酸痛、全身无力者，可用核桃2个，早晚各食1次，有药补食补之功。将核桃仁放在温水中浸泡后，剥去仁衣，捣烂加白糖蒸化，每次取两汤匙冲服，有补益肺肾、止咳平喘的功效。常食核桃，不但血中胆固醇不会升高，还能减少肠道对胆固醇的吸收，很适合动脉硬化、高血压和冠心病病人食用。核桃仁也是制甜食如月饼、糕点等的重要配料。但因其质腻滑利，故痰火积热或阴虚火旺者应少吃或不吃。

## （四）其他食补原料与养生

粳米　味甘、性平，可补脾养胃，益气血，长肌肉，和五脏，宜于春季食用。可蒸食、煮粥，最适宜于老幼及病中和病后调养服食，一般以煮粥食用较好。据《食物本草会纂》载，粳米煮粥加乳喂养小儿，能开胃助神，合芡实煮粥服食，能益精强志。

锅巴　是煮米饭时锅底所结之物经低温烘烤而成，略黄不焦，既香又脆。据现代科学分析，焙锅巴所用的粳米，含有淀粉、蛋白质、脂肪、维生素 $B_1$、维生素 A、维生素 E、纤维素和钙、磷、铁等矿物质。除淀粉外，其他成分大多藏于米粒胚芽和外膜里。经过低温烘烤，外层的营养成分多被破坏，部分的淀粉也分解了，故食后极易消化。另外，干嚼锅巴时，必须细嚼慢咽，分泌大量的唾液酶又可帮助消化吸收，促使肠胃蠕动，增强其功能。再则微炭化后的锅巴，能吸附肠腔里的气体、水分和细菌的毒素以达到收敛止泻的效果。据清朝太医院脉案记载，慈禧素食膏粱厚味，除山珍海味，美馔佳肴外，最喜食北京鸭，此物油腻脂重，以致长食伤及脾胃，中年即泄泻频作。为此，宫中众多的太医名手煞费心机，投入各种调理脾胃的名方贵药。然而，泄泻之症依然时愈时作，缠绵不已。无奈之际想起了粳米锅巴，于是只好几乎天天吃锅巴，有时吃锅巴片，有时配料做成菜吃，有时研成粉末吃，竟取得了名方贵药达不到的止泻之功。中医认为，焙烤成锅巴的粳米有补脾、养胃、强壮、滋养的功效，最宜病后调理。并可消食导滞，收敛止泻。

籼米　籼米为稻米之较长者，以上熟、中熟为佳，晚熟次之，其营养成分与粳米相似，可蒸食或煮食，能养人，宜于春季食用。其味甘、性温，可益气温中、养胃和脾。对脾胃虚弱而时有泄泻，或时有小便不利者宜常食，还适用于脾胃虚弱而致反胃呃逆、虚烦口渴之症。

黑米　味甘、性平，补脾胃、滋肝肾。黑米中蛋白质比一般大米高6.8%，脂肪比一般大米高20%，蛋白质含15种氨基酸和人体必需的精氨酸，还含有多种维生素，故有"世界米中之王"的称誉。黑米营养丰富，味香质优，是春季进补的佳粮。肝肾虚损，妇人产后体虚可用黑米适量与鸡蛋炖粥食用。

### 调味品

大蒜　味辛辣、性温。为烹调常用调味品，也是家庭饭食主要的辅助食品。生食、熟食皆宜。可增进食欲，开胃进食。本品的药用价值甚高，中医认为它可温中散寒、行气消积、解毒杀虫。民间用去皮生蒜10克，与进餐同时服用，每日1次（15岁以下酌减），连服5天可预防春季多发的流行性脑脊髓膜炎。现代医学研究表明，由于含有大蒜辣素的挥发油，大蒜有较强广谱抗菌作用及抗真菌、抗原虫作用。对由细菌引起的感冒、肠胃炎以及扁桃体炎有明显疗效，其抑菌能力在某些方面比青霉素，或磺胺类药物还强，春天食用大蒜有益于抗菌防病。大蒜中的脂溶性挥发油等有效成分可激活巨噬细胞的功能，增强免疫力，因而被列为防癌食物。此外，大蒜还有降脂、降压等作用，可预防动脉硬化、高血压和心脏病。研究还发现大蒜可增强维生素 $B_1$ 的作用（大蒜可以和维生素 $B_1$ 合成产生一种叫做“蒜胺”的物质。蒜胺的作用比维生素 $B_1$ 还要强），而维生素 $B_1$ 是参与葡萄糖转化为脑能量过程的重要辅助物质，因此大蒜还具有一定的补脑作用。

尽管吃大蒜对身体颇有裨益，但多食也不利于健康。《本草从新》记载：“大蒜辛热有毒，生痰动火，散气耗血。虚弱有热的人切勿沾唇。”过多生食大蒜会使胃组织在强烈刺激下受到损坏，引起急性胃炎，并对心脏病、肾炎等疾病的治疗康复不利。日久还会引起维生素 $B_2$ 缺乏，导致口角炎、舌炎等病。因此，生食大蒜必须注意以下几点：不可空腹生食和食后喝过热的汤、茶；应隔日少食，每次以2～3瓣为限；肝、肾、膀胱有疾者在治疗期间应免食；心脏病和习惯性便秘者应注意少食；不可与蜂蜜同食。此外，生食大蒜后，口里会有特殊的臭味，这是因为蒜瓣被嚼碎以后，蒜细胞中特定酶的活化作用，将蒜碱分解为具有特殊臭味的蒜素。消除口中的蒜臭简单有效的办法是嚼茶叶，然后再用浓茶水漱口。

葱　葱主要有大葱、小葱之分。大葱也就是一般说的“经冬不死，夏衰冬盛”，具有耐寒性质的冬葱。立春前后，由于节气和土壤的变化，这个时候的葱是一年中营养物质最丰富，也是最嫩、最香、最好吃的时候。葱是常用辛香调味品，可增加特殊清香，除腥膻味，进食开胃。可生食、可熟食。大葱中维生素C的含量比苹果高10倍，比柑橘高2倍。所含挥发油的主要成分是葱蒜辣素，有较强的抑菌作用。在冬春季呼吸道传染病流行时节，吃些生葱有预防作用。经常吃葱的人胆固醇不易在血管壁上沉积，可防治心血管硬化症。一位法国医生证实葱还有增强纤维素蛋白溶解活性和降血脂作用，能消化凝血块，避免血栓发生。

中医学认为，葱一身都是药，其味辛、性温，叶能利五脏，消水肿；葱白可发表散寒，通阳发汗，解毒消肿；葱汁可散瘀血，止痛，解毒；葱根能治便血及消痔。民间有用葱白500克，大蒜250克，切碎加水2000克煎煮，日服3次，每次一茶杯，预防流感；若是胃痛，胃酸过多，消化不良，可将大葱头4个捣烂，调入红糖200克，连服数日有效。生食生葱后口腔中会留下葱味，可用浓茶漱口或咀嚼几片茶叶即可除去。

## （五）春季养生粥

**猪肝粥**

将粳米和适量猪肝共煮成粥，具有补血明目、养肝健脾的功效，适合贫血头眩、目疾、肝病等患者食用。

**菠菜粥**

将适量菠菜和粳米共煮成粥，并作适当调味即可，可养血止血、敛阴润燥、通利肠胃，适用于贫血、大便秘结及高血压等病症。

**红枣粥**

将粳米和适量红枣共煮成粥，具有补中益气、养血安神的功效，适合久病体虚、贫血、慢性消化不良、神经衰弱、失眠等病症，并具有美容护肤的效果。

**枸杞粥**

将适量枸杞和粳米同煮成粥，可降低血糖和胆固醇、保护肝脏、促进肝细胞再生等功效，适用于糖尿病、动脉粥样硬化、慢性肝炎、夜盲症、营养不良、贫血等病症。

**胡萝卜粥**

将适量胡萝卜和粳米同煮成粥，能保护眼睛和皮肤的健康。患有皮肤粗糙和夜盲症、眼干燥症、小儿软骨病者，食之很有裨益；并对头屑增多者，有一定的防治作用。

**菊花粥**

将粳米和适量干品杭白菊共煮成粥，具有清热解毒的作用，不仅可防治风热头痛、肝火目赤、眩晕耳鸣，而且久服还能使人肢体轻松、耳聪目明，并可提神醒脑。

**山药粥**

将适量山药与粳米同煮成粥，常食可获得较好的滋补效果。

**扁豆薏米粥**

将新鲜扁豆和薏米同煮成熟，可用盐或红糖调味。具有滋补脾胃、祛湿利尿的功效。适用于脾弱、体倦乏力等症。

**荠菜粥**

将粳米和新鲜荠菜同煮成粥，可健胃消食、凉肝止血，适用于胃溃疡、肠炎等症。

**芝麻粥**

将粳米和适量芝麻（蒸晒后研细）共煮成粥，可润肺养肝、益精生发、润肠通便，适用于肝肾不足、头发早白、脱发、肺燥咳嗽及便秘等病症。

**茼蒿粥**

将适量茼蒿与粳米共煮成粥，并作适当调味即可，具有和脾胃、利二便、消痰的作用，适合于肝气不舒引起的疝气疼痛、小便不利、肺热咳嗽、痰稠难咳等病症。

**仙人粥**

将适量制首乌煎取浓汁，去渣，同粳米、红枣同煮成粥，并加入红糖或冰糖调味即可，可补气血、益肝肾，适用于肝肾亏损、发须早白、血虚头昏耳鸣、腰膝软弱、大便干结，以及高血脂症、冠状动脉粥样硬化性心脏病、神经衰弱、高血压等病症。

**阿胶粥**

将糯米加水煮粥，粥将成时，加入适量捣碎的阿胶，边煮边搅拌，稍煮片刻，加入红糖调味即可，可养血补虚、驻容颜、乌须发。

**桑葚粥**

将适量桑葚与糯米同煮，粥将成时加入冰糖即可，可补肝养血、明目益智，适合于肝亏肾虚引起的头晕眼花、失眠多梦、耳鸣腰酸及须发早白等症。

**决明子粥**

将适量决明子炒至微香，取出待冷却后熬汁。然后用其汁和大米同煮，成粥后加入冰糖即可。该粥可清肝明目、通便，适用于目赤红肿、高血压、高血脂、习惯性便秘等症。

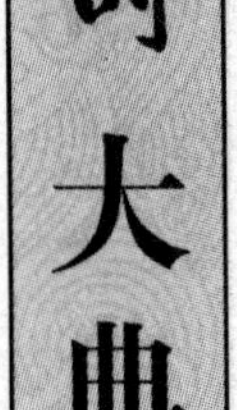

## (六)春季养生汤

**补脑提神羹**

将银耳放入水中浸泡,拣去杂质;香菇切丝;猪脑去筋,蒸熟切粒。然后一同放入开水锅内煮熟,再放入去壳鹌鹑蛋,加入调味品和淀粉即成羹,具有提神解乏的作用。

**鸽肉参芪汤**

将一只白鸽洗净切块,放入砂锅中,与10克党参、30克黄芪、30克淮山药同煮。煮熟后,饮汤食肉,可提神解乏。

**银耳鹑蛋汤**

将水发银耳除去杂蒂,放入碗内加清水,上笼蒸透备用;鹌鹑蛋放入冷水锅内煮开,捞出,放入冷水中剥去外壳。另用洁净小锅加清水和冰糖,待烧开后放入备好的银耳、鹌鹑蛋,撇去浮沫即成。

此汤具有强精补肾、益气养血、健脑强身之功效,对贫血、妇婴营养不良、神经衰弱、气管炎、血管硬化等患者均有补益作用,常食之还能延年益寿。

**雪羹汤**

将海蜇用温水泡发,洗净、切碎,备用;将鲜荸荠洗净去皮。把切碎的海蜇和荸荠一起放入锅内,加水适量,用小火煮1小时,煮好后,将汤倒入碗内即可。此汤具有养阴清热、清肺止咳的功效,适用于阴虚内热的咳嗽、痰黄而黏稠、口燥咽干等症。

**莲子龙眼汤**

将适量的莲子、芡实、薏苡仁、龙眼肉用水煮,微火慢熬1小时,然后放入蜂蜜即可食用。可健脾益气、补血润肤、养颜美容。

**养肝固肾汤**

银耳水发后洗净,与枸杞子、莲子(去心)、冰糖同煮30分钟即可食用。可滋肝养肾、养心安神。

**蘑菇笋片汤**

将鲜蘑菇洗净,入沸水锅中略焯捞出,切成厚片。汤锅上旺火,倒入鲜汤,放黄酒、火腿肉片、熟笋片、蘑菇片、绿菜叶烧沸,加精盐、味精,磕入鹌鹑蛋,淋上鸡油,出锅装入大汤碗中即成。可补气健脾、减肥美容。

**木耳田七红枣汤**

将黑木耳水发3小时,去蒂切碎;10克田七洗净切碎或打碎;红枣洗净,拍松去核。上料和姜片放入锅中,加水,大火烧开后,用小火再煮2小时左右,最后加入适当的盐调味即可。可滋肝润肺、健脾养胃、补血养颜,适用于体虚贫血、脾胃不和等症。

**猪肝菠菜汤**

猪肝洗净切成小薄片,菠菜洗净切成2厘米长的段。锅内加入清汤,煮沸后把猪肝、菠菜倒入,待汤再沸时,撇净汤内浮沫,加入精盐、味精、花椒水,盛在汤盆内即可。可补肝养血、补虚润燥,适用于各种贫血症。猪肝中胆固醇含量高,摄入过多易导致动脉硬化。

**山楂汤**

将适量山楂洗净,与猪排小火同煨至熟,入盐调味。可健胃消食、化滞消积,适用于冠心病、腹泻等症。

**猪血菠菜汤**

猪血洗净切片，菠菜洗净切成 2 厘米长的段。锅内加入清汤，煮沸后把猪血、菠菜、料酒倒入，待汤再沸时，撇净汤内浮沫，加入精盐、味精，盛在汤盆内即可。可补血、解毒、滑肠，体弱、痔疮、便血及老年性便秘者最宜食用。

**山药汤**

去皮洗净的山药与猪里脊均切丝，入清汤锅煮沸，加入精盐少许调味。可滋补脾肾、健胃止泻，适用于脾虚食少、肺虚喘咳、久泻不止等症。

**海带汤**

海带水浸、切丝，入骨头汤煨烂，加醋、盐、香油调味。可补钙和碘，适用于甲状腺肿大，并可预防高血压。

## （七）春季宜用的养生饮品

**苹果芹菜柠檬汁**

将苹果洗净、去皮，与洗净的芹菜一同放入果汁机中榨取汁液，然后加入柠檬汁，搅匀即成。能固齿护齿、平肝降压。

**山药止咳饮**

将适量山药去皮，切成薄片，加水煎煮 30 分钟，稍凉后，过滤取汁，再往山药汁中加入甘蔗汁、酸石榴汁、蛋黄，再煮沸即可。可健脾益肺、滋阴益精。

**银耳茶**

茶水去渣，银耳泡开加冰糖炖烂，倒入茶搅搅匀即可。具有滋阴润肺之功效，适用于阴虚久咳、发热等症。

**樱桃汁**

将鲜樱桃洗净，去柄，放入果汁机内榨取汁液，再用洁净纱布过滤即成。可滋补养颜、嫩肤美容。

**姜糖茶**

将生姜洗净，刮去外皮，切成片。将茶叶与姜片一同加水共煮，使成浓汁，再加入红糖溶化即成。可发汗解表、止呕、化痰，适用于风寒感冒轻症、咳嗽、怕冷等症。

注意，生姜易伤阴助火，重症发高烧者慎用，五心烦热、潮热盗汗、心烦失眠者忌服。

**核桃葱姜茶**

将 4 个核桃仁和适量葱白、生姜一起捣烂，再与茶叶一起加水用文火煎煮 15 分钟即可。可解表散寒、发汗退热，适用于感冒、发烧、头痛、无汗等症。

**紫苏叶茶**

将紫苏叶晒干，揉成粗末，用开水冲泡，再加入红糖即可。可发表散寒、理气和营，适用于感冒初起的恶寒、发热、咳嗽、气喘等症。

**蒲公英茶**

取蒲公英适量，最好为未开花或刚开花的，洗净，用水煎煮 10 分钟，可加糖调味。能清热解毒、利尿散结，适用于流行性感冒引起的头痛、发热、流鼻涕等症。

**菠萝叶汁**

将适量菠萝叶水煎后服用,可治疗肠炎、腹泻。

**茵陈蒿茶**

将30克茵陈蒿与9克生栀子、6克生大黄一起加水煎煮20分钟即可。可清热利湿、退黄,适用于急性黄疸性肝炎。

**山楂二花茶**

将适量的山楂、金银花和菊花一起加入开水,闷泡30分钟即可。可健脾消积、散淤血、清热解毒、疏风明目,适用于高脂血症等。

**芹菜露**

将芹菜与红枣加水煎20分钟,然后加白糖代茶饮。可降压、养血、镇静安神,适用于高血压、气喘心烦等症。

**百合露**

将百合剥开洗净,加水,与冰糖同煮15分钟即可。可养阴润肺、清心安神,适用于阴虚久咳、痰中带血、失眠多梦等症。对春季发作的老年慢性支气管炎亦有疗效。

**青苹果芦荟汁**

青苹果2个,洗净切丁;芦荟10克洗净,刮去外皮。将二者一同加水炖20分钟即可。可补中益气、生津健胃、清肝润肺,适用于慢性胃炎、高血压等症,并可抑制癌细胞的生长,还可美容减肥。

## 六、春季进补与中药调护

### (一)春季进补

**1. 春季哪些病人进补忌喝鸡汤**

春季饮食宜清淡,进补也宜进行清补,鸡汤营养丰富,为时令进补之佳品,但是,以下这些病人忌喝鸡汤。

**(1)高胆固醇血症患者**

血液中胆固醇升高的病人,多喝鸡汤,会促使血胆固醇进一步升高。血胆固醇过高,往往会在血管内膜沉积,引起动脉硬化、冠状动脉硬化等疾病。

**(2)肾脏功能较差者**

鸡汤内含有一些小分子蛋白质,对患有急性肾炎、急慢性肾功能不全或尿毒症的患者来说,由于他们的肾脏功能较差,肾脏对蛋白质分解产物不能及时处理,如果多喝鸡汤,就会引起高氮质血症,从而进一步加重病情。

**(3)胃酸过多者**

鸡汤有较明显的刺激胃酸分泌的作用,因此,对患有胃溃疡、胃酸过多或近阶段有胃出血病史的人来说,一般也不宜多喝鸡汤。

**(4)胆道疾病患者**

胆囊炎和胆结石症经常发作者,也不宜多喝鸡汤,因为鸡汤内脂肪的消化需要胆汁参与,喝鸡汤会刺激胆囊收缩,这样一来,往往会引起胆囊炎的反复发作而加重病情。

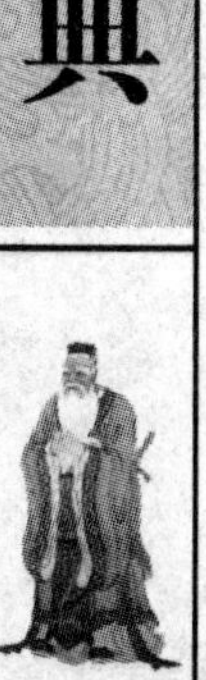

2. 春季忌把人参蜂王浆等营养药当补品

近年来，许多人为了身体健康，盲目地将营养药当补品服用。殊不知，滥用营养药品，往往会产生副作用，盲目进行氨基酸输液，会造成氨基酸过敏，产生输液反应等症状，一些肝肾功能损害的人，还可导致肝昏迷、尿毒症的发生。

在日常生活中，将营养药当补品服用，危害极大。如婴幼儿过多服用人参蜂王浆，会影响正常的生长发育，造成早熟。长期服用大量的鱼肝油、维生素 A、维生素 D，可发生骨骼痛、头痛、呕吐、皮肤瘙痒、毛发干枯、厌食等。还有的老年人喜欢用维生素 E 来抗衰老，这种药物会影响人体免疫功能，过量服用后，对内分泌、心血管、血糖等都会带来不良的影响。因此，忌把营养药当补品服用。

3. 春季哪些患者进补忌食用人参蜂王浆

(1)过敏体质的人

在蜂王浆中含有一些激素，这样一来，酶及某些异性蛋白，加上人参中含有一定的刺激物质，对过敏体质的人有害。

(2)低血压及低血糖者

在蜂王浆中含有两种类似乙酰胆碱的物质。1 毫克的蜂王浆的降压作用，相当于 1 微克乙酰胆碱；同时，食用人参与蜂王浆后，可产生低血糖反应，降低人体的血糖。

(3)腹泻与胃肠道功能紊乱者

蜂乳可以诱发胃肠道功能紊乱，导致腹泻和便秘交替出现，影响肠道的吸收功能。

(4)手术初期及怀孕期进补忌食用人参蜂王浆

手术初期，如果失血过多，身体虚弱，进补忌食用蜂王浆。妇女妊娠时，服用人参容易“上火”，蜂乳能刺激子宫收缩，干扰胎儿的正常发育。

(5)肝阳亢盛及湿热阻滞等患者

中医认为，凡肝阳亢盛及湿热阻滞者进补食用蜂王浆，会引起发高烧，吐血。

人参蜂王浆是一种营养滋补佳品。但是，忌在临睡前服用。因为中年以上的人，血液存在着高凝状态，而人参蜂王浆内含有大量果糖、葡萄糖，可使血液黏稠度增高。口服后不久即入睡，促使心率减慢，加剧了原有的血液黏稠度，出现局部血液动力异常，造成微循环障碍，易促发形成脑血栓。患有高血压、高血脂的人以及有冠心病、脑血管病的患者更应注意，应与服降压药一样，在睡前 4 小时服用人参蜂王浆，以免发生不测。服用人参蜂王浆的最佳时间是早饭后 1 小时，午饭后 2 小时。

4. 春季进补忌食用直接采集的花粉

春季，花粉是一种时令进补佳品，对人体健康有着重要作用。但是，如果直接食用从植物上采集的花粉，不但达不到健身的目的，还会引起疾病。

对人体有益的花粉，多数是虫媒花。自然界易于采集的花粉，多数是风媒花。从营养的角度看，这些风媒花一般没有营养价值。因为花粉的外层非常坚固，未经加工处理，口服之后，不被人体所吸收；同时，花粉上常沾有各种微生物，还可以使人感染疾病。所以，未经加工的花粉忌直接食用。

5. 春季忌用菠菜来补铁

日常生活中，不少人认为，春季的佳蔬之一菠菜富含铁，是一种补铁佳品，便专门炒菠菜给儿童和贫血病人吃。其实，菠菜不仅补不了铁，还会带来不利的后果。

大家知道,人体对食入铁的吸收及利用率不取决于食物中铁的含量,而是取决于铁的存在形式及其理化性能。只有那些能在肠道中溶解的铁,才能供人体吸收利用。从这一点看,菠菜中的铁并不是人体吸收铁的好来源,而是降低吸收的不利因素。

研究表明,菠菜中能被吸收的铁仅占1%,其余99%的铁与草酸等物质形成不能溶解的复合物,失去了营养价值。因此,人体对菠菜中铁的吸收率比铁吸收率低的谷物还要低得多。如小麦的铁吸收率为5%,大豆为2.6%。而牛肉、肝和鱼肉中铁的吸收率比菠菜分别高22倍、18.5倍和11倍。其他蔬菜如芹菜、小青菜的铁吸收率都比菠菜高。这些蔬菜中蛋白质、维生素C的含量也比菠菜高。

此外,菠菜除了铁难以吸收外,它还干扰锌的吸收,也影响钙的吸收。由此可见,春季忌用菠菜来补铁补血,也不宜作治疗缺铁的辅助菜。

#### 6. 春季忌盲目壮阳

人们认为,动物的阳具,如牛鞭、狗鞭、鹿鞭以及海狗肾、犀牛角等,具有益肾通阳的作用,能够刺激性欲。因此,在我国民间更有人把梅花鹿、牛的阳具割下来,风干后,当作壮阳良药高价出售。其实,这类所谓壮阳药,对增强性欲的作用极为有限。

不了解性药方面的科学知识,人为地利用性药催情,一方面可能会使内分泌失调、免疫功能下降,甚至引起肾功能衰竭;另一方面,长期服用性药后,一旦停药,可能导致无法恢复的勃起功能障碍。

当你走进琳琅满目的性用品商店时,请保持清醒的头脑,春季需要壮阳,务必在医生的指导下使用性药,忌盲目壮阳。

## (二)春季的中药调养

在春天亦不可忽略了药物保健,一些古代养生家提倡在这个季节还应服些中药,以调整机体功能,预防疾病。如孙思邈在《千金翼方》中提出:“凡人春服小续命汤三五剂及诸补散各一剂,可健体防病。”《寿世保元》记载:“三月采桃花浸酒饮之,能除百病益颜色。”此外,古人认为在立春那天,宜服蔓青汁,以预防春季传染病。在“三月之节宜饮松花酒”,在“春分后宜服神明散”,以上说明古人对于春天的药补还是很重视的。

### 1. 调养原则

#### (1)补益正气

春天,阳光普照,处处生机蓬勃,春意盎然。这时,人体各组织器官功能活跃,需要大量的营养物质供给机体活动、生长、发育之需要。因此适当吃些补品补药对身体是很有益的。另外春天气候温暖多风,非常适合细菌、病毒等微生物的生存与传播,故多发流行性传染病,因此也要吃些能补充人体正气,增强抵抗力的药物。特别是对久病将愈、病后体虚、手术后气血亏虚,老人、儿童体质虚者更为必要。春天进补,应注意季节特点,根据各地区不同气候,合理选用温、热、凉、平和、益气、利血、养阳、补阴等调养脏腑的方药。通常,对无病及个人体质情况差异不大者,北方进补,宜选辛、甘之品,兼以温补,如人参、熟地、当归、黄芪等,用以帮助春阳升发,保护阳气。南方气候暖湿,常春雨绵绵,宜兼顾健脾利湿之品,如党参、茯苓、白术、薏苡仁等。春暖花开后,则可进凉补之品,如玉竹、生地、沙参等。

(2)以药养肝

春季,是肝阳上亢,肝病易发的季节。以药养肝是春季药养的一个重要内容,但应在有经验的中医师指导下进行。常用养肝明目中药有:枸杞子、菊花、苍术、白蒺藜等。养肝荣筋类有:肉苁蓉、木瓜、菟丝子、枸杞子、牛膝等。柔肝理气和血类有:地骨皮、柴胡、白芍、川楝、地黄、黄精、枸杞子等。

(3)防风除湿

春季气候多变,时雨时晴,忽冷忽热,最易使人伤风感冒;春季多风,阴雨时间长,又使慢性支气管炎、哮喘、风湿性关节炎等宿疾易于复发或加重病情。故而春季中药调养尚要注意防风除湿。中医认为肺在人体脏腑中位置最高,称为“华盖”,且肺叶娇嫩,不耐寒热,易被邪侵,又称“娇脏”。脾喜燥恶湿,主运化水湿,脾的功能健旺可防止水液在体内停滞而生湿。因此尤其是肺脾气虚的人抵抗风寒、风热、风湿的能力也低下,易患感冒,也容易得风湿病。因此益气补肺健脾为防风除湿的根本之法。

(4)清热生津

尽管早春天气较冷,但感风寒之邪入里可化热,再加上严冬由于过食温热之品,人体内多有郁热积蓄。此外,晚春之时,风温邪气开始流行,因此,对不少人来说,春季还需服用能够清热的药,由于热能耗损津液,造成津液不足,故在服用清热药时,还宜选用能生津的药物。

2. 常用药物

(1)补肾养肝、滋阴助阳药

菟丝子　味辛甘、性平,入肝、肾二经,具有补肾益精、养肝明目之功效。每多用于肝肾不足之阳痿,小便频数淋沥、遗精、肾虚腰痛及头晕目眩、视力减退等症。清代《本草求真》认为菟丝子“为补肝肾脾气要剂,合补骨脂、杜仲用之,最为得宜”。《本草正义》则把菟丝子称为“养阴通络上品”,“久服则阴液足而目自明”。这与该药含维生素A样物质可能有关。现代药理研究表明该药具有提高机体免疫力,调节心血管功能等作用,说明古人关于其“久服明目轻身延年”的说法有一定的科学依据。

肉苁蓉　味甘咸、性温,功能补肾壮阳,益阴补血,润肠通便。在我国内蒙古、甘肃、新疆等地的沙漠地带,每当春季到来时,当地人民就纷纷来到沙漠深处安营扎寨,挖掘鲜苁蓉。苁蓉水分充足、营养丰富,不仅是沙区人民喜爱的食品且因其茎条粗壮,肉质油润,药用价值高,滋补性能强,故有“沙漠人参”的美称。据《本草疏经》记述:“肉苁蓉乃益肝肾、补精血之效药。其特点是滋而不腻、温而不燥、补而不峻,既可壮阳又可补阴,药性从容和缓,故有“从容”之名。”特别适用于老年人体弱及病后体虚的患者,久服可以延年益寿。实验证明,肉苁蓉对于肾虚所致的男女性功能障碍,不孕不育,确有良效,并对老年人阴血不足,肠燥便秘有滋补强壮和促进肠蠕动而排便的作用。常用的滋补方法有:将煮熟的肉苁蓉切片,和大米一起煮粥食用;亦可将肉苁蓉和羊肉一起炖食或单独用肉苁蓉水煎服,每次15~30克。由于肉苁蓉有壮阳、促性欲的作用,故阴虚火旺、性欲亢进者忌服,脾胃虚弱所致之大便溏泻者,也不宜服用。

何首乌　味苦甘涩、性微温,入肝、肾经,能补肝肾,益精血。经过炮制的熟首乌(即制首乌)味甘而气微温,以滋补为主。常用以治疗血虚阴亏、须发早白、心悸失

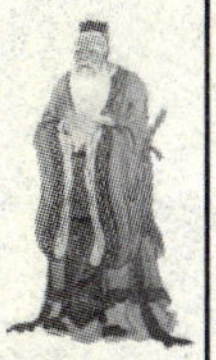

眠、健忘、头昏眼花、肾虚遗精、耳鸣、未老先衰、腰酸腿软等症。由于有温而不燥，补而不腻，药性平和，不害脾胃的特点，故对虚不受补之证尤为相宜，特别适用于中老年人长服慢补。常与熟地、枸杞、菟丝子等同用。生用首乌有通便泻下作用，颇适用于虚人、老人便秘。现代药理研究，何首乌含大黄酚、大黄素、大黄酸、淀粉、卵磷脂等有效成分，降血脂作用比较明显。将何首乌制成片剂，每次5片，日服3次，连服半月至3个月；或用何首乌30克煎服，每日1次，连服1～2个月，对降低血清胆固醇有良好作用。

枸杞子　味甘、性平，归肝、肾经，功能滋肝补肾，益精明目，固髓健骨，润肺补虚。适用于肝肾虚损、精血不足所致的遗精阳痿、腰膝酸软、头昏耳鸣、神经衰弱以及肺肾不足所致虚劳咳嗽等症。枸杞子15克，大米100克，加适量食糖煮粥，有补肝肾、养气血的功效。由于枸杞子能医治目疾，又称“明目子”，用枸杞子15克，熟地、黑芝麻、杭菊花各12克，水煎服，有养肝明目作用，治疗肝肾不足，精血不能上济于目引起的眼目昏花、视力减退等症。用鲜枸杞叶100克配猪肝100克，熬汤服，有清热解毒、养血明目的功效，适用于沙眼流泪、风热目赤、视力减退和夜盲等症。现代药理研究表明，枸杞子有保护肝脏的作用，可抑制脂肪在肝内沉积和促进肝细胞新生。还可降低血中胆固醇、降血糖。每日取枸杞15～30克，水煎服或开水浸泡代茶饮，久服对慢性肝炎、高血脂症、冠心病、糖尿病等病有防治保健作用。

山茱萸　又名山萸肉，味甘酸、性微温，归肝、肾经，功能补益肝肾，收敛固涩。本品既能补阳，又可补阴，为补肝肾、壮身体、平补阴阳之要药。补性平和，不热不燥。山茱萸、熟地、山药、茯苓各15克，水煎服，每日1剂，可治身体虚弱、腰酸腿软、头晕耳鸣、两目昏花。山萸肉30克，水煎服，可治体虚自汗，出汗过多。

女贞子　味甘苦、性平微凉，入肝、肾经，有补肾滋阴、养肝明目、强腰膝、乌须发的功效。为清凉性滋补药品。春天肝气升发，肝阳易亢，女贞子恰能益肝肾之阴，平肝肾之虚火，并有利于上荣头目，故可明目、乌须发。何首乌的补肝肾，乌须发偏走血分，其性微温，而女贞子的补肝肾，乌须发，则是兼清气分，其性微凉，对肝肾阴虚火旺引起的疾病，特别是眼疾如视物昏花、夜盲等有良效。其特点是性质和平，滋补而不滞腻，适于久服。但脾胃虚寒冷痛、腹泻者忌用。

白芍　味酸甘苦、性微寒，入肝、脾经，功效补血养肝，敛阴止痛。是补血养肝的要药。肝应于春，春季正是调养肝脏的大好时节，白芍味酸能柔肝止痛；其味也苦，苦能降泻，又可平熄肝火，以治肝阳上亢引起的头晕目眩、心烦不眠、易怒易躁等；白芍微有甘味，故又能补血养肝。用白芍15克、当归9克、熟地15克、川芎6克，水煎服，每日1剂，可补血养肝。

**(2)补肺健脾、防风除湿药**

人参　春季宜补益正气，人参就是最佳的补气之品，其味甘微苦、性微温，归肺、脾经，能大补元气、补脾益肺、生津、安神。气虚、阳虚体质者如年老力衰，久病气虚、头晕眼花、动则气喘，兼有肢冷畏寒及妇女崩漏失血过多，或者手术后均可服用偏温热性的红参。若阴虚火旺体质者如舌质偏红、咽燥口干、头晕耳鸣、大便秘结等，可选用偏凉性、滋润的生晒参或西洋参。食用人参，最常用的方法是每次5～10克，切碎，置适量冷水中浸一晚，第二日，隔水蒸半小时，服汁。然后加水再蒸，备下次服用，一般可连蒸3次，最后一次连渣一起服下。也可把人参切片，放入口中细嚼，连渣一起咽下。服人参时忌食萝卜和茶叶。

党参　味甘、性平，归脾、肺经，功效与人参相似，能补中益气，生津养血，但作用较弱。因其价格低廉，常作为人参的代用品，是平补保健之品。现代药理研究证实，本品有强壮、补血、降压等作用，久服可调整免疫功能，增强抗病能力。

黄芪　味甘、性微温，归脾、肺经，有良好的补气、固表、生血、生肌、利水等功效。是温养强壮保健之佳品，可调补人体表里内外一身之气，尤其善补肌表之气。早春时节，体弱气虚易患感冒的人，单味煎汤代茶饮，有益气、生血、固表，预防感冒的作用。黄芪还能补阳、助生机。凡气血不足者均可使用。现代药理研究和临床应用表明，黄芪有强心、保护肝脏、兴奋中枢神经系统等多方面的强壮作用。但其功专温补，用之不当，易生热助火，故气滞食阻、阴虚火旺者不宜使用。

黄精　黄精味甘、性平，主要功用为补脾气，养胃阴，润心肺，为补中益气之妙品。中医有“黄精可代参芪”的说法。临床上常用于脾胃虚弱、体倦乏力、肺虚咳嗽、消渴等症。黄精既能补气又能养阴，其补性比较滋润、缓和，适宜长期服用，用作身体虚弱、病后调养较好。现代药理分析，黄精的根茎中主要含粘液质、淀粉、多糖及烟酸、醌类等成分，有降压作用，对防止动脉硬化及脂肪肝有一定作用。黄精 30 克，山楂 25 克，何首乌 15 克，水煎服，可用于动脉粥样硬化的防治。黄精还能降血糖、抑菌、抗感染和提高免疫功能。用黄精滋补可用黄精 30 克、瘦肉（猪、牛、羊肉均可）500 克，共炖，食肉饮汤或黄精 15 克，水煎内服。在服用时须注意，脾虚气滞、舌苔厚腻、腹胀胃呆者均不宜服用。

防风　味辛甘、性微温，归膀胱、肝、脾经。具有发表散风、胜湿止痛、止痉止泻之功。《药类法象》说它“治风通用。泻肺实，散头目中滞气，除上焦风邪”。常用于治疗风、寒、湿等外邪为患所致的感冒、关节痹痛等症。本品炒炭，还可用治肝气郁结，乘克脾胃所致的腹痛泄泻等。《遵生八笺》记载正月食“防风粥，以去四肢风。取防风一大分，煎汤煮粥”。现代药理研究证明，防风有抗菌作用。在春天这个细菌、病毒繁殖活跃的季节，食防风粥确有防病保健作用。

白术　味苦甘、性温，归脾胃经，有补脾益气、燥湿利水、固表止汗之功。脾喜燥而恶湿，白术甘温益脾胃之阳气，燥脾胃之寒湿，故为补脾益气之要药，有益气生血之功效。据现代药理研究和临床证实，本品能促进胃肠消化液分泌旺盛，蠕动增强；并能加快血液循环和降低血糖。对肝脏有保护作用，能防止肝糖原减少。此外，白术还有强壮作用。

薏苡仁　味甘淡、性微寒，归脾、胃、肺经，功能利水渗湿，健脾除痹，清热排脓。春季阴雨绵绵，是风湿性关节炎的好发季节，尤其南方气候暖湿，薏苡仁作用缓和，微寒而不伤胃，益脾而不滋腻，正可以健脾胃、祛风湿、强筋骨。此外，薏苡仁营养丰富，味道和普通大米相似，又容易消化吸收，可当粮食吃，俗称“薏米”，具有滋补作用。

**（3）清热生津药**

板蓝根　味苦、性寒，归心、胃经。清热解毒，凉血利咽。适用于外感热病发热、头痛、咽痛及温热毒邪所致发斑、痈肿疮毒、丹毒等。常用在防治春季多发的流行性传染病如：流感、流行性腮腺炎、急性传染性肝炎等。

栀子　味苦、性寒，归心、肝、肺、胃经，清热泻火、凉血明目。可治烦热不眠、目赤肿痛、疮疡等。

竹茹　味甘、性凉，归胃、胆经，清热、化痰、凉血、止呕。适用于虚烦呕吐、痰热喘咳、吐血等。

枇杷叶　味苦、性凉，归肺、胃经，可清热化痰，和胃降气，利尿。适用于肺热咳嗽、咳血、胃热呕逆等。

芦根　味甘、性寒，归肺、胃经，清热生津，除烦止呕。适用于热病烦渴、胃热呕吐反胃等。可煎汤或配制粥食服用。

石斛　味甘淡、性寒，入胃、肾经，养阴清热，益胃生津。本药善养胃阴、生津液。但单用力较弱，多入复方。主治热病伤津，口干烦渴，或胃中素有虚热，口中干渴。尚有补肾养肝及强筋骨的作用。对于伏案苦读，久视伤血，或年迈体弱，肝肾不足所致的两目昏花、视力模糊、腰腿软弱，久服大有裨益。用石斛15克，熟地15克，怀山药12克，山萸肉9克，枸杞子12克，菊花6克，水煎服可益肝明目。

玄参　味苦甘咸、性寒，归肺、胃、肾经，清热滋阴、凉血解毒。适用于热病烦渴、津伤便秘、咽喉肿痛、痈肿等。

麦冬　味甘微苦、性微寒，归心、肺、胃经，可养阴润燥，生津止渴，清心除烦。适用于肺燥干咳、虚劳烦热、热病伤津、咽干口燥、便秘等。咽干喉痛、舌燥口渴可用麦冬9克，金银花9克，桔梗6克，生甘草6克，用开水冲泡代茶饮。

玉竹　味甘、性微寒，归肺、胃经，功效养阴润燥、生津止渴。适用于阴虚肺燥的干咳少痰、口燥咽干，热病心烦口渴、食欲不振、大便秘结等。玉竹长于养阴，补而不腻，不寒不燥，古人称其有“补益五脏，滋养气血，平补而润，兼除风热”之功。

胖大海　味甘、性寒，归肺、大肠经，清肺化痰，利咽开音，润肠通便。适用于肺热声哑、咽喉疼痛、咳嗽及燥热便秘、头痛目赤等，可单味泡服亦可同他药配服。

3. 春季药膳

药膳是以中医理论为指导，选择一些中药与相应的食物搭配调制而成的食品。以下根据春季饮食及药物保健原则，列举一些适合春季食用的药膳：

首乌粥

原料：制首乌30克，粳米100克，大枣3枚，冰糖适量。

制法：将粳米淘净。将制首乌放入砂锅内，加水适量，用中火煎煮，然后去渣取浓汁。将粳米、大枣、冰糖放入锅内，加清水适量，用武火烧沸后，转用文火煮至米烂成粥。作早晚餐食用。

功效：益肾抗衰、养肝补血。适用于肝肾不足所致的头晕耳鸣、头发早白、贫血、神经衰弱、老年性高血脂、便秘等。

黑米党参粥

原料：党参15克，白茯苓15克，生姜5克，黑米100克，冰糖适量。

制法：将党参、生姜、茯苓切片；黑米洗净，除去杂质，冰糖捣碎；将药物、黑米、生姜、冰糖放入锅内，加水适量；将锅置武火上烧开，再改用文火熬2小时即成，作早晚餐食用。

功效：补中益气，健脾养胃。适用于气虚体弱，脾胃虚弱所致的全身倦怠无力、食欲不振、大便溏薄等症。

竹叶粥

原料：竹叶50片，石膏150克，砂糖50克，粳米250克。

制法：洗净竹叶，用3大碗冷水文火煎石膏、竹叶；煎至2碗水时，取下，稍凉后滤去滓渣，放置片刻；用上部澄清液煮粥，粥成后加入少量砂糖即可服用。

功效:清除体内积热。

菊花粥

原料:菊花适量,粳米100克。

制法:秋季霜降前,采摘菊花,烘干或蒸后晒干,亦可置通风处阴干,然后磨粉。先用粳米煮粥,待粥将成时,调入菊花末10~15克稍煮一二沸即可。

功效:散风热、清肝火、降血压。适用于高血压、冠心病、肝火头痛、眩晕目暗、风热目赤等。

冷拌枣泥汤圆

原料:糯米粉1000克,大米粉200克,红枣500克,黄芪20克,砂糖500克,桂花卤、芝麻各适量。

制法:将糯米粉、大米粉和匀蒸熟;红枣、黄芪、白糖、桂花卤搅和成馅包入熟米粉中做成汤圆,放入芝麻内滚一下,粘满即成。下锅煮开即可食用。

功效:补脾胃,生津液,保护肝脏,增强肌力,且对病毒性肝炎有一定防治作用。元宵佳节可以此制成元宵,既美味可口,又可防病保健。

## 七、春季的防病保健

在春季里,时行温病主要表现于风热等病。论病种大体有春温、风温、麻疹、水痘、顿咳、风疹等病。这些疾病之所以称时行温病,是指它在这样一个季节易于流行,具有红肿热痛等热象症状表现的共同特征。如发热、头痛、咽干、舌上少津、舌质红、苔薄微黄、脉浮数等。这类疾病的发生大多由口鼻而入,主要侵犯人体的咽喉、呼吸道等部位。具有发病迅速,发热显著,易于流行的共同特点,一般症情较险,对人体危害性较大,因此,不可轻视,需要谨慎防治。

现将春季常见的温病预防与治疗方法介绍如下。

### (一)春　温

**1. 病症特征**

春温是感受春天温热病邪而以里热症为主发于春季的一种急性热病。因为人体阴精素亏,正气不足,一般发病急骤,病情较重、变化较多、病程较长。初起即见高热、烦渴、有汗不解、小便黄赤等里热表现,甚则出现斑疹、痉厥、神昏等。与现代医学的重型流感、流行性脑脊髓膜炎有相似之处。

**2. 防病措施**

春温病多有较强传染性,在流行期间避免大型集会,个人外出要戴口罩,密切接触春温病者,可以黄连10克煎水服或喷喉。预防流行性脑脊髓膜炎可接种流脑疫苗:

6个月到15岁儿童应注射2针,每针0.5毫升,间隔3~4周。以后每年可加强注射一次,用量为0.5毫升。

**注意:**癫痫、痉挛、发烧、急性传染病、心肾病、活动性结核、荨麻疹及哮喘患者禁用。

预防流感可用流感活疫苗：

接种对象为15岁以上的健康人，不适用于少年儿童（因反应强烈）。用喷雾法接种（大小型喷雾器均可用），每人约用0.5毫升。

**注意：**患急慢性呼吸道疾病、活动性结核、心脏病、发烧患者以及过敏体质者、孕妇均禁用。

## （二）麻　疹

**1. 病症特征**

麻疹是由麻疹病毒引起的急性呼吸道传染病，一年四季均可发生，但以冬末春初为主要发病季节，患者多为小儿。

麻疹初期有发热、干咳、流涕、打喷嚏、眼睛发红、畏光、流泪等症状，易误认为是伤风感冒。发病2～3天后，口腔两侧颊黏膜上出现针尖大小的白色斑疹，为麻疹早期诊断的可靠依据。发病3～4天后，发热更高，皮疹先从耳后、发际、颈部，渐延到颜面、躯干、四肢，最后达手足底，一般3～5天，皮疹出齐、出透。恢复期疹出全面：按出疹顺序隐退，体温下降，3天左右退至正常，有糠皮样脱屑及留下褐色斑状色素沉着，约2～3周内消失。患者可获得终身免疫。麻疹的传染性很强，病人是唯一的传染源，从潜伏期末1～2日直到出疹5日内均有传染性，以出疹前传染性最强。主要传染途径是通过呼吸道飞沫传染。当病人说话、咳嗽、打喷嚏或哭叫时，病毒就会随着飞沫喷射飘浮在空气中，若被易感儿童吸入，就会被传染。眼泪、痰及大小便中的麻疹病毒可污染手帕、毛巾、玩具、衣服和被褥等，如果易感儿童接触上述物品，也可能被传染。

**2. 防病措施**

（1）接种疫苗。为提高儿童抗病能力，未患过麻疹的儿童，应积极接受麻疹病毒活疫苗的预防接种。流行期间可给予肌肉注射胎盘蛋白或丙种球蛋白以增强免疫力。

（2）发现病人及早隔离。在麻疹流行期间，不要带儿童到公共场所或到处串门，以免被传染。接触过麻疹病人的易感儿应接受医学检疫21天。

（3）用牛蒡子5克，紫草6克煎水代茶饮用，可预防麻疹。

## （三）风　温

**1. 病症特征**

风温是感受风热病邪所致的一类外感热病，初起以发热、微恶风寒、咳嗽、口微渴为主要表现。好发于冬春，在冬季应寒反暖和春天阳气升发，春阳发泄时易发病。相当于现代医学的流行性感冒、急性支气管炎、急性肺炎等。

风温病一般病轻，如果素体虚弱，治疗不及时也可出现高热、腹痛、腹泻甚至神昏等危重症候。

**2. 防病措施**

《黄帝内经》中说：“春三月，是万物发陈的时季……人应夜卧早起，广步于家庭，被发缓形，大地可以与物生机相合……”认为春季早早起床，穿宽松衣服，梳松散发式，在庭院慢慢散步，是春天养生之道。

居室当陈设简单，极力显得宽敞明亮，保持通风良好，尤其当天气转暖或周围有人患病时更要注意。素体热重者，要避免过晒春阳。

饮食以清淡为主，尤其素体热重或有发热咳嗽等症时，更应少食忌食辛辣之品。

室内可用食醋熏蒸法，每立方米空间用食醋5～10毫升，加水1～2倍稀释后，加热蒸熏2小时，每日或隔日1次，作空气消毒，连续数天，以预防风温病传染。

流行季节以生贯仲3～9克水煎服，每日1剂，分3次服，连服3日。

## （四）水　痘

### 1. 病症特征

水痘是由外感时行邪毒引起的急性呼吸道传染病，以发热、皮肤分批出现丘疹、疱疹、结痂且同时存在为特征，又称“水花”、“水喜”。水痘一年四季都有发生，多见于春季6个节气，儿童时期任何年龄皆可发病，以1～4岁多见。

水痘特点：先感轻微发热、不适、厌食，24小时出现成批的细小、红色斑疹或斑丘疹，在6～8小时内变成较浅的水疱疹，疱壁薄，很易破裂；有痒感。24小时内，疱液从清亮转为云雾状，然后疱液干燥结痂，水疱疹通常2～3毫米直径大小，绕以红晕，疱疹转干时，红晕消失，从中心开始结痂脱落，无疤痕形成。

皮疹成批地依次出现于躯干、头皮、股面和四肢，皮疹不断出现，可见斑疹、丘疹、水疱疹和结痂同时存在。

水痘一般病情较轻，分出血性、进行性、弥漫性水痘，新生儿水痘则死亡率高，孕母在妊娠早期患有水痘，可使胎儿患先天性水痘，致身体发育和智力发育异常。

水痘在发病过程中，可并发继发性皮肤细菌感染、脑炎、肺炎或其他并发症。

### 2. 防病措施

（1）水痘减毒活疫苗有较好保护作用。带状疱疹恢复期免疫球蛋白和具有高滴度抗体水平的人的血精均可用来被动免疫。

（2）对患病者隔离到全部皮疹结痂为止，将居室消毒通风，将被褥用品曝晒，对毛巾、内衣可开水煮沸消毒。

## （五）感　冒

### 1. 病症特征

感冒，一年四季皆可发病，但多发时节当属春季6节气。原因是温暖的春天是细菌、病毒生长繁殖的季节。此外，随着四时气候的变化及感受邪气的不同，其发病特点及临床表现亦各不相同。当然治疗也就不一样了。

风为春天的主气，风为阳邪，其性开泄，因此，春天的风邪袭人即是风邪与温热邪气结合便成为风温或风热邪气，感冒一般属于风热感冒。

风热感冒的特点为：起病急、恶寒轻，发热重、头痛、咳嗽痰黄、咽喉肿痛、口渴、尿黄、舌尖红、脉浮数。在治疗上应以辛凉解表、清热解毒为基本法则。

### 2. 防病措施

感冒以头痛、鼻塞、流涕、恶风、发热等为主要临床表现。一年四季皆可发病。春季是感冒的多发季节。因为春天是细菌、病毒生长繁殖的季节，且春季气候变化无常，又多风、多雨、多寒，人体很难适应这种气候，尤其年老体虚者稍不注意就易感



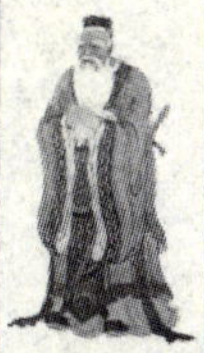

外邪而患感冒。预防感冒的方法有：

(1)在饮水中浸泡贯众(取未经加工的贯众一大块，约500克重，洗净，放置于水缸或水桶中，每周换药一次)，有一定灭菌作用。

(2)保持居室内空气清新。可在屋内放置一些薄荷油，任其慢慢挥发，以净化空气。老年体弱者应尽量避免到人多、空气混浊的公共场所活动。

(3)关闭门窗，取适量香醋(每立方米空间用2～10毫升)，用1～2倍水稀释后加热蒸薰，每次薰1小时，每天或隔日1次，连续3～6次，可起杀菌作用。

(4)每天坚持作保健按摩，以足三里、风池、迎香等穴位为主。穴位按摩能增强人体的免疫力。

(5)避免受凉，衣服增减要适度；饭后、酒后、出汗后要避风寒。注意起居卫生，生活要有规律，避免过度疲劳。

(6)少食肥甘、厚味、大鱼大肉，这些食物不易消化，助湿生热，湿热内蕴，易受外感。

## (六)头　痛

### 1. 病症特征

头痛是一种自觉症状，可单独出现，也可出现于多种急慢性疾病之中。出现头痛，首先要查明引起头痛的原因，比如外感、鼻炎、高血压、神经性头痛、颅内肿瘤等，以防耽误病情。

### 2. 防病措施

(1)避免头部长期或直接被风吹，尤其在夏天吹风扇时。

(2)注意保持心情愉悦。

(3)中老年人注意监测血压。

## (七)流　脑

### 1. 病症特征

"流脑"又称脑膜炎，医学上称为"流行性脑脊髓膜炎"，是由脑膜炎双球菌引起的传染性疾病，具有发病急、传播快、流行广、危害大的特点。发病时间一般从冬末春初开始，4月份达到高峰，5月下旬逐步减少。好发于15岁以下的儿童。

流脑的症状是开始发热，随后头痛，继而发生喷射性呕吐，这三种症状被医学专家称之为"流脑警号"。部分患儿会出现嗜睡、昏迷或烦躁不安、抽筋、颈项发直发硬，乳婴还会出现拒乳、哭闹等症状。2岁以下的患儿常伴有囟门饱满或膨胀。有60%的患儿皮肤出现红色出血点，压之不褪色。如果是暴发性流脑，患儿可在数小时内皮肤黏膜出现大片瘀斑或出血点，四肢厥冷、呼吸急促、脉搏加快、血压下降而休克。有的很快出现神志不清、深度昏迷。如未能及时抢救，可在数小时或24小时内因呼吸、循环衰竭而死亡。

### 2. 预防措施

(1)注意清洁卫生，做到"三晒一开"。实验证明，脑膜炎双球菌具有怕热、怕冷、厌气的特点，因此要经常晒衣服、晒被褥、晒太阳，同时经常开窗，通风换气，搞好室内外环境卫生。

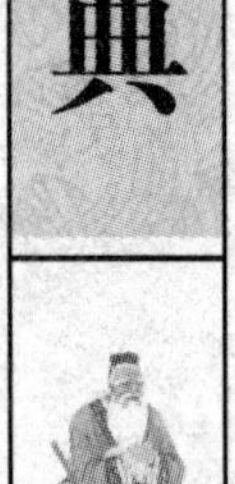

(2)及时接种流脑疫苗。15岁以下儿童,必须按当地接种对象和接种时间,及时接种流脑多糖体菌苗。注射后可维持一年以上的免疫时间。

(3)隔离病人,避免接触流脑患儿。在流脑流行时,一旦发现有不明原因高热不退、头痛剧烈和喷射状呕吐的病人,应立即送到医院,一经确诊立即隔离治疗。流脑一般是通过患者和带菌者咳嗽、打喷嚏时的飞沫传染上此病。

(4)预防性服药。在流脑流行期间,每天吃1~2瓣生大蒜或生大葱。早晚用淡盐水漱口。如有与患儿接触的人可按医生嘱咐口服磺胺类药物予以预防。

## (八)春季花粉症

1. 病症特征

春季是花粉症的高发季节,有过敏史者应特别注意预防。花粉症是由植物花粉引起的过敏性疾病。每逢花开季节,空气中花粉飘浮量骤增,极易随呼吸进入人体,引起过敏体质者呼吸道、眼部和皮肤的过敏反应,主要表现为阵发性喷嚏、流清鼻涕和鼻塞、头痛、流泪,状如感冒。有的还伴有上腭、外耳道、鼻、眼等部剧痒,皮肤瘙痒,并可出现局部或全身性荨麻疹。严重者可出现胸闷、憋气、哮喘等。

2. 防病措施

在致敏花粉飘散的季节,有过敏史的人,尽量少去花草树木茂盛的地方,更不要随便去闻花草;带上脱敏药物,如苯海拉明、息斯敏等,若遇皮肤发痒、全身发热、咳嗽、气急时,应迅速离开此地,如症状较轻,可自行口服息斯敏或扑尔敏。一旦出现哮喘症状时,应及时到医院就诊。

## (九)流行性腮腺炎

1. 病症特征

流行性腮腺炎在人口密集和居室通风不良的春季6节气容易流行,其潜伏期为7~14天,多发于5~15岁的儿童,一些成年人亦有发病。本病初起症状是:全身疲倦、口渴、不安,有时高热可达39℃左右,突出表现是耳垂周围腮部红肿、压痛,张口或食酸性饮食使唾液分泌增多时,疼痛即可加重。位于上颌第二臼齿旁的颊黏膜上的腮腺管呈明显红肿状。

2. 防病措施

应尽早发现病人,对病人实行隔离。病人用过的餐具、毛巾等,可用开水煮沸消毒,被褥和其他不能煮沸的物品可在阳光下曝晒。经常开门窗通风,保持室内空气新鲜。平素加强身体锻炼,提高抗病能力。

## (十)过敏性鼻炎

1. 病症特征

每逢风和日丽、百花争艳的时候,有些人就觉得鼻中发痒、鼻阻、打喷嚏,清涕如水,或头昏头痛,这是怎么回事呢?其实这是一种过敏性鼻炎在作怪,与春天百花盛开、空气中花粉的刺激有关。如果留心一下,就会发现这种病的病情如遇大风则加重,遇阴雨则减轻,或上午重、下午轻的特点。



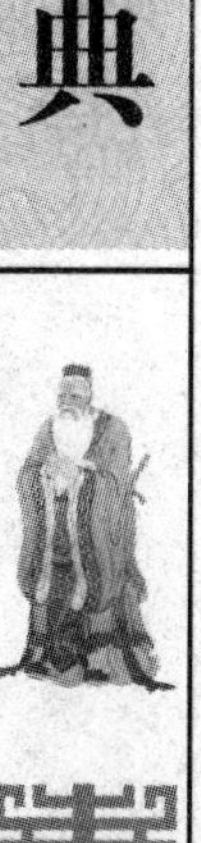

2. 防病措施

平时尽量减少外出，出门戴上口罩。发作时，可对症处理。

## （十一）百日咳

1. 病症特征

百日咳是一种常见的急性呼吸道传染病，多发生于冬末春初。其特征是阵发性痉挛性咳嗽，并伴有深长的鸟啼样吸气声。病程比较长，可持续3个月左右，故称之为百日咳。

该病的致病微生物为百日咳杆菌，病菌常常随着飞沫散播而将易感儿童感染，患儿毛细支气管以及肺泡壁黏稠分泌物增多，产生不同程度呼吸道梗阻，可引起长期的剧烈咳嗽。百日咳不一定咳100天，短的几天，长的3个月，一般经过4～6周就会自愈。如果没有发生并发症，不至于有生命危险。开始患病时，发低烧，打喷嚏，咳嗽，很像感冒，过3～4天以后，别的症状都逐渐消失，但是咳嗽越来越重。咳嗽的特点是一声接一声，使病儿来不及吸气，憋得面红耳赤、出汗、口唇发紫，咳到一定程度会排出许多黏痰或呕吐。在咳嗽的间歇，随着换气时长长的吸气，喉咙会发出像鸡鸣样的声音。这样连续的咳嗽使孩子非常痛苦，又多发生在夜间，往往影响睡眠。痉咳后常随之呕吐，如果次数多、时间长，病儿得不到所需的营养，就会造成营养不良。

2. 防病措施

该病传染性很强，尤其是病初的2～3周内。因此，及早发现，及早隔离、治疗病人，是防止百日咳传播的关键。在好发季节应禁止去发病场所，尽量避免与病儿接触。流行季节出门须戴口罩。还可以采取预防注射。预防注射的目的在于推迟发病年龄，降低婴儿病死率，逐步控制发病率。目前我国主要使用百日咳菌苗、白喉类毒素、破伤风类毒素混合制剂（百、白、破三联制剂）。但必须完成全程3次注射才能得到预期的防病效果。

还可以进行药物预防。易感儿接触了患者后，可口服红霉素或复方新诺明7～10天。为预防婴儿感染，有人主张给孕妇接种百日咳菌苗，可使母体及胎儿同时获得免疫。

## （十二）精神病

1. 病症特征

春季人的情绪极为活跃，变化无常的天气极易激发各种喜怒哀乐的情绪。例如，气温高于26℃、空气湿度大于70%时，会感到疲惫，极易烦躁和发怒；当大气压下降，或低压天气系统逼近，天气阴沉时，易导致沮丧和抑郁。

由于精神病患者对气温、气湿和气压等气象要素的反应比正常人更为敏感，并且对不同天气有不同表现。有的表现出烦躁不安，易激怒、骚动，常发生过激冲动性行为；有的则表现较为安定，出现呆若木鸡状态。故俗话说："菜花黄，痴子忙。"

据调查统计，一年中以3～5月为精神病复发率最高时期，其中以4月为顶峰。因此，精神病患者在春季要注意调养，以便平安地度过"多事之春"。

2. 防病措施

**(1)按时按量服药**

服药是预防精神病复发的关键。不管病人自我感觉多么良好，都不能在春季自行减药或停药。有春季复发史的病人，应到医院复查，在医生指导下，适当增加药量。

**(2)生活要有规律，避免受刺激**

要戒烟酒，保证充足的睡眠，避免劳累、过度兴奋或刺激，还要避免受寒着凉而引起感冒发烧，以免降低神经系统的稳定性，诱发精神病。

**(3)关心体贴病人**

创造良好的家庭氛围，保持环境的宁静，使患者保持愉快和稳定的情绪。若发现患者出现失眠、精神恍惚、情绪不稳、多疑、言语增多或减少、发呆、无故喜笑或哭泣等复发先兆时，应及时送医院诊治。

## (十三)哮　喘

**1. 病症特征**

从现代医学观点分析，哮喘有内源性和外源性之分。前者，是因吸入外界致敏原而发病，也叫支气管哮喘；后者，多与呼吸道感染有关，也叫哮喘性支气管炎。

春季，大自然百花争艳、鸟语花香，这时外源性致敏原如花粉、羽毛多起来，外出之时，接触野外的螨类的机会也频繁起来，从而增加了哮喘病的患病机会。

**2. 防病措施**

过敏体质者要避免与发病有关的过敏原接触。过敏原有时防不胜防，不容易明确找到，自己要细心观察，一旦确定，也可采用脱敏疗法来达到预防发病的目的。

预防哮喘，按中医的观点，应防止外邪伤肺。《摄生消息论》载："春来之病，……不可令背寒，寒即伤肺……"因为，背是肺俞之所在，因此背部的保暖非常重要。

中医认为，预防哮喘还要调理脾胃，不使痰浊内生。如果饮食不当，过食酸咸，或甘肥太过，饮酒过度，都可使脾失健运，积湿生痰，上干于肺，而成哮喘。

对于先天五脏虚弱之人，要加强锻炼，补充肺肾元气；防止过于劳累，出外旅游踏青，要量力而行。否则，也容易诱发哮喘。

## (十四)面　瘫

**1. 病症特征**

春风拂面，有些人的嘴一下子被"吹"歪了，这种现象在医学上称为"面瘫"。面瘫，即面部神经麻痹，可发生于任何年龄，以中青年居多，男性略多于女性。

面瘫的主要症状表现为患侧面部表情肌瘫痪，眼睛不能完全闭合，前额无皱纹，鼻唇沟平坦，口角下垂，口唇向健侧歪斜，不能做皱眉、闭眼、鼓腮、吹口哨等动作。

有的患者可出现舌前2/3味觉减退或丧失，部分患者还有耳后疼痛的病史；轻者一般在一个月内恢复功能；中度者3个月至半年恢复；重者不易恢复，常伴有面肌痉挛。

**2. 防病措施**

春季预防面瘫，必须注意保暖，宜避开风寒对面部的直接袭击。尤其是年老体弱、病后、过劳、酒后及患有高血压病、关节炎，神经痛等慢性疾病者，尽可能不要迎风走。

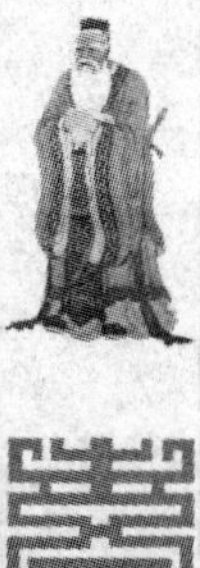

《黄帝内经》中说："气内存，邪不可干。"因此，春季预防面瘫，还应增强体质，提高抗病能力。另外，春季应多吃蔬菜和水果，摄入充足的维生素，对预防面瘫的发生有益。

## （十五）中　风

1. 病症特征

高血压患者的血管，由于长期承受的压力较大，处于痉挛状态，弹性下降，脆性增加，而且血管内皮细胞也易受到损伤，加快了内壁粥样硬化和斑块形成。

这样，当患者的血压突然增高时，就会发生脑血管破裂，造成脑溢血；如果血压下降过快或幅度过大，会使血液流动变缓慢，导致脑供血不足，而形成缺血性中风。

2. 防病措施

外界气温的变化可引起人体血压的波动。寒冷使交感神经兴奋，外周小动脉收缩，导致血压升高；温暖则使交感神经受到抑制，外围小动脉舒张，导致血压降低。

春季气候变化无常，忽冷忽热，导致血压发生较大的波动。因此，高血压等有中风倾向的患者，在春季宜防中风，要密切注意气候的变化，随时增减衣服。

同时，要注意血压的变化情况，以便采取相应措施。当突然出现眩晕或头痛、视物不清、失语、肢体活动不便、无原因的嗜睡等中风先兆时，应立即卧床休息，保持镇静，避免紧张，并就近就医，尽量减少移动，头应偏向一侧，以免突然呕吐引起窒息。

## （十六）自我按摩保健

自我按摩保健法是用自己的双手在身体相应部位分部施术，达到自我保健的按摩方法。春天进行自我按摩保健，有着宣行郁滞、调畅气血、通达阳气的重要作用。自我按摩的特点是"意"（意识）、"气"（呼吸）、"行"（动作）结合，要求在自我按摩时，思想专注集中，心平气和，采用自然呼吸，意念随手而行。自我按摩的方法简便易学，适用于各种年龄层次的人进行自我强身保健、防病治病。

1. 自我按摩保健方法

（1）梳头养颜醒脑法

三国嵇康的《养生论》中说："春三月，每朝梳头一二百下，至夜卧时用热汤下盐一摄，洗膝下至足，方卧。以泄风毒脚气，勿令壅塞。"中医认为头为诸阳之会，百脉所通，春季早晨梳头可促进阳气上升，以应春季的升发之气，令百脉调和，气血不衰，晚上用热盐水洗足及小腿，使下肢血液流动加快，让虚火下行，有利于睡眠。清晨起床洗漱梳理是人们早已养成的生活习惯，看似平常的梳头却被许多医书中推崇为养生保健法。如隋代医家巢元方就明确指出梳头有通畅血脉，祛散风湿，使发不白的作用。《圣济总录·神仙导引》也说"梳欲得多，多则去风，血液不滞，发根常坚"。这里就介绍一种梳头与按摩相结合的方法，其做法是：

预备式：正身站立，两脚自然分开，与肩同宽，两膝稍屈，头正颈直，含胸拔背，沉肩垂手，两眼睁开，平视前方，全身放松，平定情绪，排除杂念。采用自然呼吸，鼻吸口呼，均匀和缓。

两手缓缓上提，两掌心轻按前额，稍用力向下，经鼻口轻擦至下颌，再向头后颈部，往上轻轻擦过头顶，回到前额。依此共按摩 36 次。第一次用力宜轻，然后逐渐加重。

两手十指屈成自然弓形，自前额发际开始，经头顶向后，至颈后为止，轻抓头皮。然后以头部前后正中线为中心，两手逐渐向两边移开，同时轻抓头皮，至两耳上部结束。依此共按擦36次。第一次用力宜轻，然后逐渐加重。

十指仍保持屈弓，左右手各过头顶，分别自对侧耳上部发际开始，经头顶至同侧耳上部为止，轻抓头皮，然后以两耳经头顶的连线为中心，左手向前，右手向后，逐渐分开，同时轻抓头皮，至前后发际尽为止。依此共抓36次。开始用力宜轻，然后逐渐加重。

恢复用手掌轻擦，两掌心贴头面，自前额开始，擦至下颌后，再翻向头后颈部，经头顶至前额为止。依此共按擦36次。第一次用力稍重，然后逐渐减轻。

最后用梳齿整齐圆滑的木梳轻梳头发，按所需要发型稍作梳理。

这种梳头方法要求全身放松，意念专注，呼吸均匀，两手动作柔和缓慢，不能急于求成，心躁手乱。抓擦轻重要适宜，开始时由轻到重，收尾时由重到轻。轻则如鹅羽拂面，重则以不感疼痛为准。此法名为“梳头”，实际上已对头面部进行了全面的按摩，能疏通血脉，改善头面部的血液循环，使头发得到滋养，光润乌黑，发根牢固，防止脱发；能明目聪耳，缓解头痛，预防感冒；还有助于降低血压，预防脑溢血等疾病的发生。同时也可促进大脑的血液供应，增强其功能，防止大脑老化，起到健脑提神、解除疲劳等作用，能有效地防止“春困”。

**（2）益肝明目法**

五脏应四时，春天宜应肝而养生。肝开窍于目，肝的经脉上联于目系，目的视力有赖于肝气的疏泄和肝血之营养。现代人工作紧张，尤其是知识分子长期伏案，多有用眼疲劳、视力减退。因此益肝明目的按摩保健是应时养生之法。具体做法是：

刮眼眶20次，用左右手的食指屈成弓状，以第二节的内侧面紧贴上眼眶，自内向外，先上后下刮眼眶，重复20～30次，以出现酸胀感为主，操作时闭目。

指揉睛明、攒竹、太阳、四白、风池穴各1分钟。用左手或右手的拇、食指分别按压目内眦上方凹陷处的睛明穴，先向下按，后向上挤，一按一挤，垂直进行，酸胀为度；用双手大拇指罗纹面，分别按左右眉内侧的凹陷处的攒竹穴，用力不宜过重，以酸胀为宜；用双手食指的指端，紧贴眉梢与外眼角中间向后约1寸凹陷处的太阳穴按揉；用双手食指端，分别按压目下1寸处四白穴，持续按揉，酸胀为度；用双手拇指指端分别揉按颈后部左右风池穴，按揉时局部有酸胀、痛感。

拿颈项1分钟。用拇指与食、中二指拿捏颈项部大筋（斜方肌），拿时有酸胀痛感。拿时要由上而下，由轻到重。

按揉肝俞、肾俞、足三里、光明、三阴交、太溪、太冲各1分钟。用拇指罗纹面按揉背部肝俞穴；双手反背后，用两手掌按摩肾俞穴，摩时局部发热；以一手拇指罗纹面，紧贴足三里穴，按揉用力，胀酸为宜；下肢放松，屈曲，以双手拇指罗纹面分别按揉两侧三阴交、光明、太溪、太冲等穴，以局部有酸胀感为宜。

擦涌泉30次。用一手小鱼际掌侧面紧贴足心，快速用力摩擦对侧足心的涌泉穴，擦至发热，两足交替进行。

本法具有补益肝肾、益精明目的作用。对于用眼过度引起的头昏脑胀，眼睛干涩胀痛，青少年近视、老年人视力减退、青光眼、视神经萎缩等症有较好的预防和治疗作用。

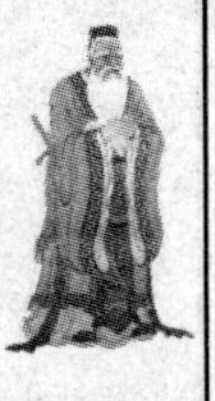

(3)补肺益气法

春季气候冷暖无常，是感冒、流感等上呼吸道疾病的多发季节，增强人体抗御外邪能力更显重要。中医认为肺具有宣发卫气、输精于皮毛，护卫肌表，防御外邪入侵的功能。肺气充盛，肌表固密则邪气难以入侵，可保健康。用于补益肺气的按摩保健具体做法是：

指揉迎香、印堂、太阳、风池穴各1分钟。用双手食指指端或中指指端，分别按揉鼻梁旁迎香穴，使局部有酸胀感为度；用一手拇指罗纹面紧贴眉心处按揉印堂穴；揉太阳、风池穴，做法见“益肝明目法”。

拿颈项1分钟。做法见“益肝明目法”。

拳击肩井20次。正坐或站立，上身挺直，一手握成空拳捶击对侧肩井穴。

用双手拇指罗纹面按揉背部风门、肺俞穴各1分钟；用中指指端按揉膻中穴1分钟；用拇指与食指对称用力捏拿合谷穴1分钟，使局部有酸胀感，左右手交替操作；以双手拇指罗纹面点按肾俞、足三里穴各1分钟。

擦涌泉30次。做法见“益肝明目法”。

本法具有补益肺肾、益气防风作用。对于感冒引起的头痛、鼻塞、流涕、喷嚏、咳嗽等症以及体虚容易感冒者，有较好的疗效。

(4)宽胸理气法

胸胁部为肝经循行所经过部位。肝气升发不足易导致气机（即气的升降出入运动）不畅、肝气郁结，往往在胸胁部出现胀痛不适的症状。宽胸理气的按摩法可以很好地疏理肝气，对于有肝胆宿疾或精神抑郁寡欢，时有胸闷憋气，喜叹息者尤有助益。具体做法是：

以一手中指罗纹面，沿肋间由内向外，由上而下，适当用力按揉整个胸部3～5遍，酸胀为宜，重点按揉膻中穴2分钟。

拿胸肌，一手指紧贴胸前，食、中二指紧贴腋下相对用力提拿胸腹处，一提一拿并加以缓慢柔和的捏揉动作，操作5～10次。

以五指并拢微屈，用虚掌拍击胸部，拍时用力要轻，自上而下进行。拍时不要屏气，操作20～30次。

擦胸，用一手大鱼际或全手掌紧贴胸部体表，横向用力来回摩擦20～30次，以发热为度，局部涂擦润滑剂，以防止破皮。

用双手掌附着在两侧胁肋部，沿与肋骨排布平行方向，直线来回擦抹胁肋部20～30次，以发热为度，局部涂擦润滑剂，以防止破皮。

拳击肩井20～30次。做法见“益肝明目法”。

用拇指罗纹面按揉上肢的内关、下肢的太冲穴各1分钟。

本法具有宽胸膈、调肺气、疏肝气的作用。对胸闷、胸痛、气短、咳嗽气喘、咯痰不爽等症具有良好的调气和改善效应。

(5)健脾益胃法

肝属木，脾属土，春天肝气旺，肝木易亢乘克脾土使脾胃功能不足。因此健脾益胃也是春季不可缺少的养生之法，其按摩保健的具体做法是：

以掌根为着力面按揉中脘、神阙穴各1分钟，以产生得气感为佳。

摩腹，以一手的掌心在腹部用顺时针方向摩动，操作30～50次。

分推胁肋，用双手的掌面紧贴胁肋部的体表，分别向两旁推开，操作30～50次。

擦少腹，以双手小鱼际掌侧贴紧脐旁2寸处的天枢穴，作上下往返擦动，发热为止。做30～50次。

用拇指罗纹面指揉内关、足三里、三阴交穴各1分钟，此法具有温中和胃、健脾益气的功能。对食欲不振、胃脘不适、腹胀、腹痛、便秘、腹泻等症有较好的效果。

**2. 春季按摩常用穴位定位及功效主治**

**（1）头面部**

睛明　位于面部目内眦角稍上方凹陷处。有清热明目、祛风通络之功，适用于目赤肿痛、目眩、迎风流泪、内眦痒痛、视物不明、近视、夜盲、色盲等。

攒竹　位于面部眉头陷中，眶上切迹处。有通经祛风、泄热止痛之功。主治头痛、眉棱骨痛、目眩、目视不明、目赤肿痛、迎风流泪、近视、面瘫等。

四白　位于面部，瞳孔直下，眶下缘下方，眶下孔处。有散风明目、舒筋活络之功，适用目赤痛痒、目翳，迎风流泪、头面疼痛、口眼歪斜、眩晕等。

印堂　位于额部两眉头的中间，正坐仰靠或仰卧，于两眉头连线的中点，对准鼻尖处取穴。可用于头痛、头晕、目赤肿痛、颜面疔疮、失眠等。

太阳　位于颞部，正坐或侧伏，于眉梢与目外眦连线中点外开1寸的凹陷中取穴。可用于目赤肿痛、目眩、目涩、偏正头痛、口眼歪斜等。

风池　位于颈后，当胸锁乳突肌与斜方肌上端之间的凹陷中。有清热疏风、聪耳明目、健脑安神之功。适用于头痛、眩晕、颈项强痛、目赤肿痛、鼻渊、感冒、热病、口眼歪斜等症。

**（2）肩背腰部**

肩井　位于肩上，在第七颈椎棘突下凹陷与肩峰连线的中点。有降逆理气、散结补虚、通经活络之功。主治项、肩、背部，胎产、神志异常等疾患。

风门　位于背部第二胸椎棘突下，旁开1.5寸。有宽胸理气、祛风解表之功。适用于伤风咳嗽、发热头痛、目眩、鼻塞流涕、项强、胸背痛、身热。

肺俞　位于背部第三胸椎棘突下，旁开1.5寸。乃肺气转输、输注于背部的穴位。有疏风解表、宣肺平喘、化痰止咳、清热理气之功，适用咳嗽、气喘、胸满吐血、骨蒸潮热、盗汗等疾患。

肝俞　位于背部第九胸椎棘突下，旁开1.5寸。肝俞内应肝胆，有疏肝利气、凉血明目之功。适用于胁痛、目赤、目视不明、夜盲、眩晕等疾患。

肾俞　位于背部第二腰椎棘突下，旁开1.5寸。有补益肾气、强腰聪耳之功，凡与肾有关虚证均可选用，如遗精、阳痿、腰膝酸痛、目昏、耳鸣、耳聋、喘咳少气等。

**（3）胸腹部**

膻中　位于胸部，当前正中线上，平第四肋间，两乳头连线的中点。有宽胸理气、通乳、宁心之功，适用胸闷气喘、心悸心烦、产妇少乳等心胸部病证。

中脘　位于上腹部，前正中线上，当脐上4寸。有消积化滞、健脾和胃之功，适用于消化系统疾患如胃脘痛、腹胀、呕吐、泄泻、便秘等症。

神阙　位于腹中部脐中央。有培元固本、回阳救逆、健运脾阳、和胃理肠之功。此穴是人体生命的根源，先天气血的输注部位，近年来已成为很重要的保健穴。

**（4）上肢部**

内关　在前臂掌侧，仰掌时位于腕横纹上2寸，当掌长肌腱与桡侧腕屈肌腱之间。有宽胸理气、和胃降逆、益心安神、镇静止痛之功。可用于热病、心痛、心悸、胸闷、胃痛、呕吐、胸胁痛、头痛、失眠等。

合谷　位于第一、二掌骨之间，约当第二掌骨桡侧之中点取穴。有解表散邪、清热镇痛、通经活络之功。适用于头面、口咽部的疾病如：头痛、眩晕、目赤肿痛、发热无汗等。

**(5)下肢部**

足三里　位于小腿前外侧，外膝眼下 3 寸，距胫骨前嵴一横指（中指），屈膝或平卧取穴。有强壮作用，适用于虚证，为保健要穴。能通降腑气，调整胃肠功能，同时对呼吸、循环、神经、内分泌系统都有良好的调整作用，能增强机体的免疫力，防御外来的致病因素的侵袭。还具有消除疲劳的作用。

三阴交　位于小腿内侧，内踝尖上 3 寸，胫骨内侧缘后方。具有健脾和胃、疏肝理气、调理冲任、益肝填精、通经活络之功，可用以治疗脾胃虚弱、肠鸣腹胀、消化不良、泄泻、失眠等疾患。

太溪　位于足内侧，内踝后方，当内踝尖与跟腱之间的凹陷中。具有补肾气、强腰膝等作用。可用于头痛目眩、腰脊痛、失眠健忘、耳鸣耳聋等。

太冲　位于足背部，在第一、二跖骨结合部之前凹陷中取穴。是调理肝胆疾患的常用穴之一。有平肝熄风、健脾化湿、调气疏郁之功。适用于眩晕、头痛、胁痛、腹胀、目赤肿痛、下肢痿痹等。

光明　位于小腿外侧，当外踝尖上 5 寸，腓骨前缘处取穴。有清肝明目、消胀止痛、祛风利湿、疏经通络之功。主治目痛、夜盲、膝痛、下肢痿痹等。

涌泉　位于足底部，卷足时足前部凹陷处，约当足底二、三趾趾缝纹头端与足跟连线的前 1/3 与后 2/3 的交点上。有苏厥开窍、降逆止呕、清心泻热、回阳救逆之功。适用于头顶痛、头昏、失眠、咽喉肿痛、大便秘结等症，是气功、按摩等方法的保健穴。按摩此穴可导引肾脏虚火及上身浊气下降，并能疏肝明目。

## （十七）春季保健灸法

灸法是借火的热力给人体以温热性刺激，通过经络、腧穴的作用，以达到防病保健的一种方法。用作灸料的艾叶气味芳香，易燃，具有温阳通经、行气活血、祛湿逐寒、消肿散结的作用。这里介绍两种古代用于春季保健的灸法。

**1. 灸三里、绝骨法**

《遵生八笺》提到“二月初时，宜灸脚三里、绝骨对穴各七壮，以泄毒气，夏来无脚气冲心之病。”脚三里即足三里穴，是足阳明胃经的穴位，具有强壮作用，是保健要穴。《千金方》认为该穴“主腹中胀满，肠中雷鸣，气上冲胸”。绝骨穴（位于足外踝尖上 3 寸，腓骨后缘处）是髓之会，有平肝熄风、添精益髓、理气止痛之功，主治心腹胀满、脚气等。春二月灸此二穴能使人强壮，并可预防脚气冲心的发生。

**2. 春分灸脐法**

明代罗洪先《卫生真诀》中记载了一种名叫”西王母蒸脐固基法”的保健灸法，据传系西王母传东方朔，再传抱朴子，后复传彭祖、刘海、吕祖而保留下来的。具体方法如下：取夜明砂、五灵脂各 1 两，枯白矾 2 两，共研末，分为 4 包。每季春分、秋分、夏至、冬至时，用麝香 5 分先按脐内，再用荞麦面粉 4 两加水和好，在脐周围一圈，将 1 包药粉放在圈内，上面覆盖一片薄槐皮，槐皮上再用小麦面围个圈，内用指头尖大小的艾丸点燃行灸。坚持使用,“能固守根基,永保元气,延年益寿”。对于现代生活节奏紧张的人,实际应用时不必按原文颇为复杂的操作,可到医院或药店买现成的药物艾条,在春分时灸肚脐,即神阙穴,也能起到很好的强壮保健作用。

## 八、春季美容与养生

春季不仅应从健康的角度加以注意,而且美容也不容忽视。随着春季气温逐渐增高,皮肤纹理由紧缩而开始舒展,血液循环功能相对增强,是护肤的好季节。

### (一)春天排毒计划

1. 多喝水

喝水可帮助中和体内毒素,促进其排出,有利于健康和美容。

2. 去除角质

定时去除肌肤表面的老化角质,可帮助肌肤的代谢机能维持正常运作。

3. 泡热澡

泡热水澡可促进血液循环,加速体内的新陈代谢。若在浴缸中加入一些精油如:天竺葵、迷迭香、杜松、柠檬草等,并用海盐按摩肌肤,其护肤效果很不错。

4. 多吃优酪乳

食用优酪乳能补充肠道的益生菌,净化肠道,有利于排毒。

5. 改变饮食习惯

以天然食品取代精致加工食物,并多食新鲜水果,因为新鲜水果是最强力的净化食物。此外,应减少刺激性饮食,改掉喝咖啡和红茶的习惯,可用花果茶和绿茶取代。

### (二)春季宜防桃花癣

春暖花开的季节,面部、眼部周围常常出现一片片红斑,上面有细碎的糠状鳞屑,奇痒难忍,夜间尤甚。由于该现象常在桃花盛开的季节出现,故称之为桃花癣。

桃花癣是单纯糠疹、过敏性皮炎、脂溢性皮炎等一类皮肤病的总称。主要是由于空气中花粉、灰尘等物质入侵皮肤,经日光照射溶解后,被皮肤吸收而发生的变态反应。

另外,春季阳光中紫外线含量骤然升高,使表皮细胞受到损伤,蛋白质多发生变性、分解,形成组织胺等介质,使皮肤毛细血管扩张充血,而出现红斑和丘疹,形成皮炎。

预防桃花癣要注意面部清洁,外出回家后要立即洗脸,清除皮肤上的有害物质。洗脸时,不要用碱性强的肥皂,以免刺激皮肤。另外,要多吃水果、蔬菜,以保证多种维生素的供给。

护肤品要选择质量好一点的,如护肤品杂质比较多,经日光照射后会发生光化学反应生成大量的氧化自由基,引起皮肤炎症,诱发和加重桃花癣。

外出活动应尽量避免日晒,最好用遮阳伞或戴草帽,保护皮肤免受阳光中紫外线的损伤。干性皮肤者，在面部等暴露在外的皮肤处多涂些护肤品，用来隔离外界的有害物质。

淋浴后，特别是热水淋浴后，皮肤处于脱脂又脱水的状态，这时要尽快擦面霜，否则如遇阳光照射，皮肤就会出现红斑脱屑。一旦患了桃花癣，不要用热水烫或蒸面等方法来解痒，也不能使用治疗癣的药物，否则会加重病情。轻症者可用些保湿性的护肤品或药品，反复发作者可在医生指导下用些内服药。

发病时不吃刺激性食物，如生葱、辣椒、生蒜等，以防病情加重。并及时治疗肠道寄生虫病，纠正消化不良和偏食等，对预防复发有一定帮助。

### （三）春季护发

春季多风，头发的水分和油分易被蒸发，不仅使头发无光泽，弹性减低，而且由于头发与空气、织物摩擦产生静电吸附作用，使尘埃附着在上面，头发易脏，影响皮脂分泌，导致头皮发痒、脱屑或不同程度的脱发。因此，春季应注意护发。

**1. 使用护发素**

护发素含有阳离子活性物，能使头发外表活性物分子定向排列，电荷减少，电阻降低，形成一层抗静电的保护脂，使头发湿润、柔软，增加美感。

**2. 使用植物油**

先把头发洗干净，然后用一汤匙植物油均匀地涂擦在头发上，用烘热的塑料头套套在头上，半小时左右取下头套，再彻底清洗一次，把油渍洗净。

**3. 使用洗发香波**

香波为中性，对头皮及头发刺激性较小，洗后头发光亮，容易梳理，并留有怡人的芳香。

另外，春季一般每周洗头一次为宜，洗后可适当地擦些发油。

### （四）春季巧除头屑

春季风多，灰尘多，头发干燥的人头屑更多。为减少头屑的产生，生活应该有规律，心情保持舒畅，饮食上应多吃一些碱性食物，如海带、紫菜、水果等。

此外，春季减少头屑，还可试用以下几种方法：

第一，用热醋或姜汁洗头。

第二，用洋葱汁擦头皮，然后用温水洗净。

第三，用啤酒将头发弄湿，经过 15 分钟或更长时间后，用水洗净，最后用洗发膏洗头。

### （五）春季肌肤保养

皮肤也可以感受季节！春暖花开，人体皮肤的新陈代谢也逐渐加快，皮脂和汗液的分泌日益旺盛。暖和的春日、清新湿润的空气，为皮肤美容提供了极好的机会，这个季节的皮肤是非常美丽的，显得白皙、滋润、有光泽。然而，春季皮肤娇嫩，抵抗力最差，很容易受到外界有害因素的侵袭。春季究竟该如何保养皮肤呢？

**1. 清洁面部**

春季风沙大，户外活动多，皮脂分泌又旺盛，常与暖风夹杂的灰尘混合，使面部皮肤附着较多的油垢。尤其在晚春时节,气温越高,皮脂腺分泌越旺盛,油性皮肤者容易诱发痤疮,更要注意清洁面部。洗脸的方法及注意事项有:

洗脸时,用双手从下颌开始,轻轻地向上和向外慢慢地洗,因为脸上的肌肉纹路一般都是向下的。

洗脸宜用温水(30~40℃),既可扩张血管,清洁皮脂、灰尘、汗液,又可滋润皮肤,保持皮肤的湿润柔嫩。也有人认为凉开水(20~25℃)的美容效果更好,其水质与皮肤细胞内的水分十分接近,因此更易浸透到皮肤里,使皮肤更加细腻、红润、有光泽。

应选用软水洗脸,不要用硬水(硬水是指含有大量钙盐和镁盐的水,比如河水、湖水、泉水、井水等。软水是指雨水、蒸馏水、开水、自来水等)。硬水会刺激皮肤,不利于去污。软水含矿物质较少,对皮肤无损害作用。

不要用含碱的香皂,因为碱会使皮肤失去许多养分和水分,令皮肤收紧,变得干燥,致使皮肤弹性减弱、松弛而形成皱纹。

洗完脸后,不要忙着搽化妆品,而是先用棉花沾一些爽肤水,轻轻擦在脸上,待爽肤水干了再搽化妆品。化过妆的女性回家后就要卸妆,马上洗脸,然后薄薄抹层适合自己肤质的面霜。千万不要等到睡觉前再卸妆洗脸,因为灰尘及污垢在脸部停留的时间太长,皮肤会受到损伤。

应早、午、晚各洗脸一次,以及时去除陈旧的皮脂及污垢物。每周敷面膜1次,以疏通毛孔。

**2. 促进肌肤新陈代谢**

春天的阳光较柔和,应充分利用阳光帮助皮肤恢复生机,可适当多些时间进行户外活动。还可进行面部蒸汽浴和面部健美按摩,以促进面部血液循环,增强皮肤弹性,减少皱纹发生。

面部蒸汽浴　在蒸汽的作用下,面部皮肤的毛孔和血管得以扩张能排除淤积于毛孔内的污垢,也使皮肤的供血状态得到改善。蒸汽可使冬天积在皮脂腺导管中的堵塞栓软化和消失,皮肤分泌物溶解,促使过敏发炎的硬结消散。同时还可补充细胞新陈代谢所需要的水分,使干燥、粗糙的皮肤变得细嫩。其方法是:先将头发用三角巾扎住(也可戴上胶皮帽),用清洁面霜或中性香皂洗净面部,而后在脸盆中倒入80~90℃的热水,脸部在距水面5~10厘米处保持平行位置,让蒸汽薰蒸脸部,持续10~15分钟左右,后用40℃左右的水洗脸,再用冷水浸透的毛巾擦几次,使皮肤毛孔收缩。干性皮肤者,应每周做1次,油性皮肤者则隔天做1次为宜。皮肤易过敏者可将一些抗过敏的药物(如当归、细辛、菊花、防风、蝉衣、薄荷等)按比例放入盛水器皿中煮开,将汤汁滤出,倒入脸盆内,让药物蒸气薰蒸脸部。

面部皮肤按摩　长期坚持对面部皮肤进行有规律的按摩可促进皮肤的血液循环,调节皮脂腺的分泌功能,增强皮肤的弹性,保持润泽和增加抵抗力,防皱抗衰。是适合于各类皮肤的一种效果极佳的美容体操。按摩的方法:取葡萄粒大小的按摩用雪花膏,涂在面部,沿着皮肤与肌肉的纹理走向,从由下向上,由脸的中心部位向外用食指、中指和无名指在皮肤上有节奏地、均匀地、轻轻地做螺旋状按摩。从中心向外,去时稍用力,拉回时放松。眼角处顺着肌肉的走向按摩,但不要用力。按摩后,将热水浸过的毛巾拧干贴在脸上半分钟左右,可将残留在皮肤上的雪花膏擦掉。同时,蒸发出来的水分还能使皮肤湿润。但应注意热毛巾的温度要适宜,不应过凉或过热。而后立即用蒸脸器促使皮肤毛孔开放,将皮脂污垢一并排出,保持面部光洁。再涂上适当的营养霜或奶液,如此能使毛孔迅速吸收,达到滋润的效果。按摩时应注意,手指按摩动作应轻柔,不可对皮肤强拉硬揉;动作方向不能乱;化妆前不宜进行按摩,洗澡后,就寝前则是最佳按摩时间。尽量每天一次或隔日一次有规律地进行面部按摩。否则收不到良好的效果。

3. 合理使用护肤用品

霜型护肤品适用于春、夏、秋季使用。其滋润皮肤的效果较好,可保护皮肤不受外界温度和湿度变化的刺激,补充适当的水分和乳化脂肪,使皮肤保持湿润、富有弹性,防止皮肤衰老。油性皮肤者宜选用水质的膏霜类护肤用品;干性皮肤者应选用含油量较高冷霜类护肤品;中性皮肤者则选用奶液、润肤霜类的护肤品。初春温度低,皮脂分泌较少,宜用动植物油脂较多的面霜。风沙较大时,可用奶液类的油性护肤品。晚春,气候由干冷转为温湿,皮脂腺分泌较旺盛,毛孔张开,容易吸收,宜用油脂及油溶性成分少的面霜以防止太油腻而生出粉刺等。干性皮肤的人,在晚春皮肤也会变得较润泽,可根据情况改用油性较轻、水分多的奶液类化妆品。因为奶液透气性好,使人感觉舒适。春夏之交,油性皮肤会更油腻,要注意及时清除皮肤表面的汗液、皮脂及污垢,不要扑粉,避免使用粉底霜。总之,皮脂分泌减少时补充油分,皮脂分泌增多时,补充水分。准确掌握皮肤的变化规律,随时进行调节,可以永葆皮肤湿润美丽,细嫩洁白。中年以上妇女可用防皱霜。搽护肤品的方法也和洗脸的要领一样。

4. 预防皮肤过敏发生

春季气温忽高忽低,皮脂的分泌时多时少,而且随着气温的转暖,人们外出的机会也增多了,由于风沙大,气候干燥,加快了皮肤水分的蒸发,又因为风沙、尘埃、花粉等等的刺激,皮肤极易发生过敏反应。一旦发生,应及时请医生诊治。对敏感性皮肤来说,春季应尽量避免外出春游。必要时,外出可用面纱或口罩,避免接触花粉。

5. 注意防晒

春天皮肤娇嫩,耐受性差。逐渐增强阳光中的紫外线对皮肤有一定的威胁。因此外出前要戴上遮阳帽,在身体暴露部位涂上防晒霜、润肤剂。做日光浴时,应撑上遮阳伞。尽可能不要长时间在阳光下曝晒,因为即使是比较弱的阳光。往往也会使皮肤出现晒斑,尤其是面部有雀斑、黄褐斑的皮肤,更要注意防止阳光的过度照射。

6. 保证睡眠

在保养皮肤的同时,应保证充足的睡眠,才能使皮肤显得更加红润而富有弹性。

## (六)春季食物美容

1. 饮食美容原则

(1)饮食宜清淡

吃肉过多,会使人体的血液酸度增高,并逐渐侵蚀敏感的表皮细胞,使皮肤失去张力和弹性,变得粗糙。吃动物脂肪或刺激性食物过多,面部容易出现痤疮。作为日常主食的的谷类食物富含维生素 B 和 E,是养生美容最佳食品,植物油中的亚油酸、亚麻酸和花生四烯酸,是身体新陈代谢不可缺少的脂肪酸,它们可使皮肤润泽光滑,头发乌黑发亮,是很好的美容剂。多吃蒸和煮的菜,少吃煎炸食物;所吃的食品

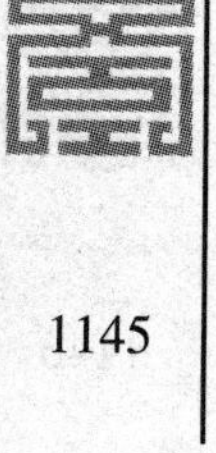

不要过甜或过咸；饭后不要吃甜品和酒，因为这样会增肥。

**（2）多吃蔬菜、水果**

多吃蔬菜、水果早已被证实能有效地保持皮肤的健美。因为蔬菜和水果中含有碱性矿物质和维生素，还有其他很多对皮肤及健康有利的营养，能清洁血液，促进血液循环，增加皮肤的营养，使皮肤更加健美。蔬菜和水果所含的维生素C，不能储藏在身体内，故要每天进食，得到补充。蔬菜水果种类很多，要想吸收不同的养分，千万不要偏食。

**（3）注意补充水分**

水是美容佳品，春天风沙大，易使面部皮肤含水量降低，会出现皮肤干燥、紧缩，显现皱纹及局部脱皮的现象。饮水以矿泉水和鲜果汁为最佳，白开水、清淡的茶水也是很好的饮品。

**2. 春季美容饮食**

新鲜果蔬中含有丰富的各种维生素，有益美容，这已为人熟知。以下仅列举一些其他春季美容宜选用的食品。

大枣　不仅是美味佳果，也是养生防病美容的妙品。功擅益气健脾，促气血生化，长期食用大枣可治面色不荣、皮肤干燥。大枣富含维生素C，常食对防治雀斑、粉刺、脂溢性皮炎等影响面部美容的疾病有一定的作用。此外大枣中还含有大量的维生素E，维生素E可促进皮内血液循环和肉芽细胞增生，从而使皮肤、毛发光润，展平面部皱纹，使皮肤更加健美。大枣可生吃，也可熟食，还可加工制成蜜枣、枣干、枣泥、酒枣、枣糕、枣罐头等。

核桃仁　自古以来就被认为是一味美容佳品。《开宝本草》中说："核桃仁食之令人肥健，润肌，黑须发。"现代营养学认为核桃仁所含植物脂肪中的亚油酸是人体理想的肌肤美容剂，人体若缺乏亚油酸，皮肤就会干燥，鳞屑肥厚。服用方法是：清晨用3个核桃仁，去掉薄皮后，慢慢嚼服，等到稀糊状再咽下，坚持服用2~3个月便可收到滋润肌肤，美发、乌发的作用。

竹笋　是美容食物中理想的蔬菜，属于高蛋白、低淀粉、低脂肪的天然食品。形体肥胖的人常吃竹笋可减肥。竹笋中含大量人体必需的氨基酸和维生素，对保持皮肤细嫩健美十分有益。

黄豆　现代营养学表明：500克黄豆相当于1 000多克瘦猪肉，或1 500克鸡蛋的蛋白质含量。蛋白质是人体的"建筑材料"，人体的皮肤、肌肉、毛发、指甲等都少不了蛋白质。缺乏蛋白质，会影响生长发育，妨碍形体健美、面容美观，使皮肤粗糙无弹性，皱纹增多，头发脱落，面容显得衰老。经常食用黄豆及豆制品之类的高蛋白食物，能使皮肤润泽细嫩，富有弹性，使肌肉丰满而结实，毛发乌黑光亮。

蜂蜜　春天百花盛开，正是蜜蜂忙采花蜜的季节。《药性论》认为蜂蜜为"百花之精英"，唐代养生家孟诜有"常服蜂蜜可以面如桃花"之说，蜂蜜益肝健脾，补益气血，是一种能使人增加活力的营养滋补品。其含糖量达79%，其中主要是果糖和葡萄糖，能直接供给机体热量，营养全身。而外用蜂蜜亦可美容，在中医众多的美容方法中，常用蜂蜜作基质，既起粘附作用，又有营养皮肤的功效。用蜂蜜3倍水稀释后，每日敷面，可使皮肤光洁细腻，减少皱纹。亦可用蛋白加蜂蜜制成蜂蜜蛋清液：将鸡蛋清搅动，直至全部起泡，加入蜂蜜，搅匀即成（5个鸡蛋的蛋清，蜂蜜一汤匙），贮瓶备用。用时将蜂蜜蛋清液涂于面部，待干燥后，再用清水洗净，每周2至3次。最好结合轻柔的面部按摩10分钟,将蜂蜜的营养成分渗透到皮肤细胞中去。

凉开水　凉开水是一种含空气很少的“去气水”。研究表明开水自然冷却到20～25℃时,溶解在其中的气比煮沸前少1/2,水的性质发生相应的变化,内聚力增大,分子之间更加紧密,表面张力加强。这些性质与生物细胞内的水十分接近,有很大的“亲合性”,从而使之易于渗透到皮肤内。据介绍,经常用凉开水洗涤皮肤,能使皮肤细胞保持足够的水分,使皮下脂肪成为“半液态”,而显得柔嫩、细腻,具有光泽并富有弹性。特别是中年人经常用凉开水洗脸,会使人容光焕发,青春永驻。凉开水还有清洁肠胃、增进食欲等治病健身的功效。

食盐　味咸性平,功能泄热软坚。常用的食盐健美单方有:用盐水洗头,可减少头发脱落;赤脚下田后,用淡盐水洗脚,再用清水洗净,每天1～2次,可预防各种皮肤病,如稻田皮炎等;脓水淋漓不清的伤口,在换药前先用生理盐水洗净,有消炎、杀菌作用。

醋　味酸性温,能滋养阴液,消食健胃。常吃可增强皮肤的抗病能力,对头癣、面癣有治疗作用。但因中医认为“酸入肝”,醋在春天吃多了,可使肝功能偏亢,故在春天用醋美容,宜外用,不宜过多内服。方法是:洗脸、洗手时,可在清水里加一匙食醋,久之,可使皮肤显得白皙柔嫩;洗发后,将头发放在含醋的清水里漂洗一阵,隔20分钟再冲洗掉,可使头发光滑柔润。

**3. 果蔬美肤法**

由于水果和蔬菜富含维生素,不仅食用有益于健康,如今果蔬敷面美肤也已被广泛应用并显示出效果。

苹果　含有丰富的维生素和矿物质纤维及天然糖分,对牙齿和皮肤的健美都有帮助。苹果还可帮助消除黑眼圈,用一块薄苹果片敷在眼部下,经过多次换片,黑眼圈会消失或者减轻。

梨　有天然收缩功能,是油质皮肤最理想的收缩护肤品。将梨搅碎与天然乳酪混合做面膜,适合中性和油性皮肤,对皮肤产生软滑和滋润作用。或将一个梨压成浆后,与半茶匙柠檬汁调成敷面料,搽于洗净的脸上,20分钟后轻轻抹去。

香蕉　香蕉搅成浆状,不加其他配料做简单面膜,对任何性质的皮肤都有效,涂上20分钟洗去即可。每周做两次最好。或将去皮的半只香蕉揉碎,用手指或纱布团沾着涂面,20分钟左右用水洗净。每隔两天做一次。

橙皮　将橙子的皮,洗脸洗澡时泡些在温水中,橙皮油可有效地滋润皮肤,且能杀死一些有害的细菌。

胡萝卜　取两条新鲜的胡萝卜,压碎,拌藕粉一起搅匀,洗净脸后涂在脸上,约15分钟即用温水冲去,然后用清水洗净敷脸部分。胡萝卜拌藕粉,含有大量的维生素A和维生素C,可使粗糙皮肤变得鲜嫩,容光焕发。晚上洗过脸后,将胡萝卜切成小片轻擦面部四五分钟,既起到按摩作用,胡萝卜的色素又使面色滋润娇美。

马铃薯　生马铃薯一只去皮,磨碎加牛奶,搅匀,然后稍微加热搅成糊状,涂在洗净的脸上,15分钟左右即可洗去。可使干燥的皮肤柔嫩、光滑,松弛的皮肤得到收紧。

大白菜　取较嫩鲜的大白菜叶3片,捣碎,用适量蜂蜜搅匀,用消毒后的纱布过滤,取其汁早晚用棉花轻轻拍在脸上,用食指和中指按摩3分钟,然后用温水洗干净。可清洁皮肤,对暗疮也有很好的治疗效果。

## （七）预防春季皮炎

开春之后，春季皮炎的发病就增多起来。皮炎主要发生在面部、颈部及手臂等外露部位，尤以额部及面颊部为多，表现为红斑，表面有针尖至米粒大小的丘疹、水疱、渗透液、结痂及脱屑，也可呈现苔藓样变，自觉瘙痒。春季皮炎常见有日光性皮炎和植物性皮炎两类。

### 1. 植物性皮炎

有的人在接触到一些植物后，如仙人掌、万年青、漆树、茴香、金凤花、佛手、柑、无花果等，会患植物性皮炎。皮肤上出现一些风疹、红斑、成簇丘疹、水泡和紫斑甚至眼肿唇胀、黏膜糜烂、瘙痒难熬。这是因为上述植物中所含的过敏性物质侵入皮肤，引起过敏反应。植物性皮炎多发生在春季从野外郊游归来后。有时在牧场、草地行走会导致草地皮炎。防治方法有：

（1）加强皮肤的防护，减少皮肤暴露的部分。

（2）郊游中不要随便践踏植物、攀枝折叶，避免接触野生植物的叶、茎、根，否则既破坏自然景观，也可能使自己受害。

（3）不慎接触了可能诱发皮炎的植物，首先应用清水或医用消毒液清洗皮肤，除掉可能的致敏物质。皮肤反应严重者应该去医院就诊，一般情况下可以自行处理。急性期只有红肿、水疱而未破溃的，可外用炉甘石洗剂。若水泡较大，宜将泡液抽出。有较多渗液时，可用3%硼酸液或1:8 000的高锰酸钾液做冷敷。急性期过后，可外用含皮质类固醇药物，如肤轻松软膏等。有细菌感染迹象的需用抗生素外用剂。过敏反应较重者可口服扑尔敏、息斯敏等药物。

### 2. 日光性皮炎

又称日晒红斑。由日光过度照射而引起的皮肤炎性反应。多发于春末夏初。反应程度因人而异，轻者红斑，重者水泡。被晒部位出现猩红色红斑，伴有轻微肿胀，自觉灼热刺痛，轻者约几日后炎症渐轻，重者需数周始愈。防治方法有：

（1）避免在阳光下长时间曝晒，尽量减少中午前后在阳光下活动。不要用含光感物质较多的化妆品，如不纯的凡士林、某些质量低劣的香水及花露水等。

（2）如需在阳光强烈时外出，要戴草帽或太阳帽，或撑阳伞以及戴墨镜等，最好穿浅色长袖衣衫。

（3）平时要经常晒太阳，或进行阳光浴，增强皮肤对日光照射的抵抗力，尤其是长期从事室内工作的人。可初次少晒，以后逐渐增加。长时间地呆在室内，许久未接触阳光的人，不宜突然在日光下曝晒，否则很容易患日光性皮炎。

（4）若已出现皮炎，可用滑石粉或炉甘石洗剂涂搽患部；出现水泡破裂时，先擦1%的龙胆紫溶液，然后涂一些硼锌糊，或用香油调生地榆末涂抹。

还有一种被称作“蔬菜日光皮炎”的疾病，是某些具过敏体质的人在短期内进食了大量的某种蔬菜，如油菜、白菜、菠菜、莴苣、萝卜菜或野生的马齿苋、紫云英、蕨菜、灰菜等，加上日光曝晒过度而引起。这些蔬菜中有一种属卟啉类的物质，随食人的蔬菜增多而产生蓄积，通过血液进入皮肤的毛细血管，日光的曝晒促进这种物质对皮肤的刺激，产生过敏性皮炎。常发于面部、手背等暴露部位，表现为患处皮肤灼痛、麻木感、水肿，质地坚硬而发亮，一般不发红，有时眼睑浮肿以至不能睁眼。并伴



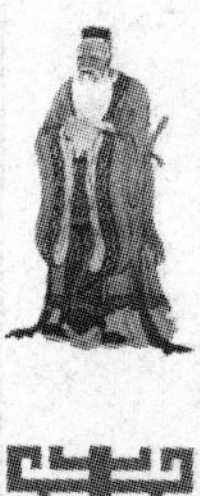

有发烧，严重时出现淤斑、水泡，甚至局部坏死。预防的方法是：不要在短期内大量进食某一种可能引发过敏的光感性蔬菜；凡有这种发病史的人最好避免食用能引起本病的这些蔬菜；外出或下田劳动时应穿长衣裤，戴上草帽或头巾以减少和避免阳光的直接照射。治疗上可给予减轻症状药物，并停止摄入致病的蔬菜，避免日晒，一般在1～3周后可自行消退。

## 九、春季运动与养生

春季有利于吐故纳新、充养脏腑，是运动休闲的大好时机。应根据自身情况，选择适宜的运动项目。或漫步于芳草小径，或疾行于河畔林间，或踏青问柳，或游山戏水，饱赏桃红柳绿，尽享山水之情，神悠悠，乐融融，对身体健康大有益处。

### （一）春季运动的益处

各组织器官都遵循着“用进废退”的法则。不运动则新陈代谢迟缓，血流缓慢，骨骼变得疏松，肠胃蠕动迟缓，肺活量减少，肌肉无力逐渐萎缩，还可导致精神郁闷。

冬季室外活动较少，各系统的功能会有不同程度下降。进入春季后，为激活各个系统的机能，应积极参加户外活动，因为运动有多方面的益处。

**1. 推迟大脑细胞的衰退**

大脑随着年龄增长而逐步衰老，神经细胞数目不断减少、脑重量减轻、质量降低。坚持锻炼是推迟脑细胞衰老的有效手段，还能活跃思维，使精力更加充沛。

**2. 减缓肌肉萎缩**

春练可使肌肉纤维逐步变粗且坚韧有力，血管更为丰富，可使动作、耐力、速度、灵活性和准确性提高，预防肌肉老化。

**3. 增强呼吸功能**

坚持锻炼，可增强呼吸肌的功能，使肺活量增加、呼吸加深，从而促进新陈代谢，保持旺盛精力，延缓机体的衰老。

**4. 减缓心力下降**

坚持锻炼可使心肌纤维变得更为强健有力，增强心脏泵功能，延缓心力下降。

**5. 增进消化功能**

锻炼能促进肠胃蠕动，有助于营养物质的消化和吸收。

**6. 提高骨质密度**

锻炼能促进骨骼代谢，使骨质更加坚固，提高抗折断、弯曲、压缩、拉长和扭转的能力，提高关节韧性和灵活性，防止骨质增生，使步履轻松矫健。

### （二）春季锻炼要科学

生命犹如一叶小舟，而运动就像是水。水能载舟，亦能覆舟。因此，锻炼一定要讲究科学性，让生命之舟一帆风顺。

**1. 适应气候变化**

春季气候多变，尤其是早春时节，户外锻炼时，随时注意防寒保暖，尤其是锻炼后应立即用柔软干毛巾擦干身上汗水，及时穿上御寒衣服，小憩几分钟。

2. 锻炼要有序

春季锻炼应循序渐进，强度由低到高、动作由易到难、运动量由小到大。锻炼之前，先做准备活动，让肌肉和韧带充分放松。锻炼之后，要做整理活动或自我按摩，调整血液循环，以防肌肉僵化。

3. 合理安排运动量

刚进入春季，身体各系统的功能尚处在一个较低的水平，此时进行锻炼，以恢复人体的机能水平为目的，逐步增加运动负荷量，微汗即止，避免大汗淋漓。

乍暖还寒的初春时节，出汗过多，一旦被冷空气吹拂，很容易受凉。而且，中医认为“汗为心之液”、“汗血同源”，春天出汗过多，会耗心血、损阳气，对身体健康不利。

4. 选好场地

树荫绿叶下是白天散步的好地方，却不是清晨锻炼的理想场所。晨练也不宜在马路边，因为马路边人多、废气多、灰尘多，对健康不利。春季晨练应选择比较空旷的地方，如广场、湖边等，这些地方空气较为新鲜，对健康有益。

5. 运动方式因人而异

开始任何一种锻炼项目之前，必须了解自己的身体是否能适应这种方式。特别是一些中老年人和患有某些疾病之人，尤其容易在剧烈运动时发生意外。

比如，糖尿病患者，锻炼时不能太累，不宜进行打球等剧烈活动；患有心血管疾病者，应避免做憋气动作；颈椎病患者，应减少头部的突然运动。

6. 运动贵在坚持

锻炼不仅仅是练身体，也是意志和毅力的磨练，要坚持不懈，持之以恒，不可“三天打鱼，两天晒网”。

7. 雾天不宜行户外锻炼

雾滴中含有病原微生物和各种有毒有害物。锻炼时吸入空气的量比平时多很多，以致很容易吸入这些有害的雾滴，对身体健康造成危害。

## （三）老年人春季锻炼“五不宜”

春季锻炼不当，适得其反，老年人在春天锻炼时应注意以下几点：

1. 不宜早

初春，晨间气温低、湿度大、雾气重。因室内外温差悬殊，人体骤然受冷，容易患伤风感冒或使哮喘病、“老慢支”、肺心病等病情加重，故老年人应在太阳初升后外出锻炼为宜。

2. 不宜空

老年人新陈代谢低，早晨血流相对缓慢，血压、体温偏低，且经过一夜的消化，腹中空空。故晨练前应喝些热饮料，如牛奶、蛋汤、咖啡、麦片等，以补充水分，增加热量，增进血容量，加速血液循环，防止脑血管发生意外。

3. 不宜露

早晨户外活动，要选择在避风向阳、温暖安静、空气新鲜的旷野、公园或草坪，不要顶风跑，更不宜脱衣露体锻炼。当感到太热出汗时，运动强度可小些，速度慢些或

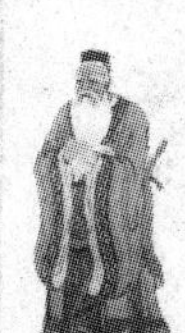

休息一会儿，千万不可匆忙脱衣服，让寒风直吹，避免寒气侵袭，使人生病。

4. 不宜激

老年人体力弱，适应能力差，故运动一定要量力而行，循序渐进，舒适为宜。不能逞强，不宜过于激烈或持久，宜多做些散步、气功、太极拳、广播操等舒缓的活动。实践证明，老年人激烈运动容易诱发心、肺疾病。

5. 不宜急

不宜急即不做无准备的锻炼，因老年人晨起后肌肉舒弛，关节韧带僵硬，四肢功能不协调，故锻炼前应轻柔地活动躯体，扭动腰肢，放松肌肉，活动节关，以提高身体的灵活性，防止因骤然锻炼而诱发意外伤害。

## （四）散　步

1. 保健功效

散步是中国传统的健身方法之一，“饭后百步走，能活九十九”，已成为中国民间健身的格言。散步是指不拘形式的从容踱步，闲散和缓地行走，四肢自然而协调的动作，可使全身关节筋骨得到适度的运动，加之轻松自如的情绪，使人气血流通，经络畅达，利关节而养筋骨，畅情志而益五脏。特别是它不受年龄、性别和体质的约束，也不受场地、设备的限制，随时随地皆可行之，虽是一个很不起眼的活动，却能收到防病保健的良好的效果。

春季的清晨进行散步是适应时令的有效养生法。《素问·四气调神大论》指出：“春三月……夜卧早起，广步于庭，被发缓行，以使志生。”就是说在春天里，应晚睡早起，披散长发（古人是盘发的），舒展形体，在庭院中信步慢行，可使人精神焕发。经过一夜的睡眠，机体的功能活动多处于抑制状态。春天的早晨，天地间清新的阳气升发，人体内的阳气，在子时初发，在丑寅卯时内正盛，因而在黎明时起床进行轻柔舒缓的散步锻炼，吸进清阳之气，宣泄体内的郁气与积热，吐故纳新，令人精神振奋，生机勃勃。

2. 方法及注意事项

散步之前，应该全身放松，适当地活动肢体，调匀呼吸，平静而和缓，然后再从容展步。《老老恒言》中说：“欲步先起立，振衣定息，以立功诸法徐徐行一度，然后从容展步，则精神足力，倍加爽健。”可见全身放松是增加散步锻炼效果的要领。身体拘束而紧张，筋骨不得轻松，当然也就达不到锻炼的目的。

散步时穿戴要宽松舒适，衣料宜松软，鞋要轻便，不可过紧。春天气候多变，要注意适当增减衣服。

散步时，宜从容和缓，不宜匆忙，更不宜使琐事充满头脑，须得一种闲暇自如之态，百事不思，这样可以使大脑解除疲劳，益智养神。悠闲的情绪，愉快的心情，不仅可以提高散步的兴致，也是散步养生的一个重要条件。

散步时步履宜轻松，有如闲庭信步之态，可配合擦双手、揉颈项、揉摩胸腹、捶打腰背、拍打全身等动作，以利于郁滞宣畅、疏通气血、生发阳气。孙思邈即主张“行不宜疾”。这种步法，形虽缓慢，然而于轻松和缓之中，气血畅达，百脉流通，内外协调，是其他剧烈运动所不及的。对年老体弱之人及慢性病患者，尤其适合。

空气新鲜，四周宁静是散步锻炼的好环境。可在庭院之中，或在林荫大道上散步。最好是在树木较多的地方。若置身于青松翠柏之间，效果更佳。不要在车辆、行人拥挤的交通要道上散步，杂乱的噪音及机动车排出的废气对健康不利，也影响散步的情致。

散步宜循序渐进，量力而行，《老老恒言》说：“居常无所事，即于室内时时缓步，盘旋数十匝，使筋脉活动，络脉搏乃得流通。习之既久，步可渐至千百……偶而步欲少远，须自揣力，毋勉强。”意思是说，散步要根据体力，循规蹈矩，循序渐进，量力而行。做到形劳而不倦，勿令气乏喘吁，老年体弱有病之人，尤当注意。即使健壮之人，也不可过力过累，而耗气伤形，不仅达不到锻炼目的，反而于身体有害。

散步健身关键要持之以恒，日久天长，方可显出其养生防病的效果。以为三五天、七八天就能奏效的想法是不切实际的。

## （五）放风筝

“槐榆舒绿柳含青，阵阵东风拂面生。最是儿童行乐事，置身檐瓦放风筝”。这是清代《燕京杂咏》中描写老北京的儿童春日放风筝的竹枝词，生动地写出了丽日晴空，春光明媚时节，儿童放风筝的欢乐场面。

风筝是孩子们的心爱玩具，中国是风筝的故乡。据传，第一只风筝是巧匠鲁班受到鹞鹰盘旋的启发，“削竹为鹊，成而飞之”的。由于古时没有纸，制造风筝的原料多为轻质的薄木片，所以最早的风筝称为“木鹞”。汉代时，发明了造纸术，人们开始用纸糊风筝，自此又出现了“纸鹞”一词。据史料载，五代时“李邺于宫中作纸鹞，引线乘风为戏。后在鹞首，以竹为笛，使风入竹，声作筝鸣”，从此才开始叫“风筝”。放风筝是我国传统的春季民间群体活动，而今风筝活动已风靡全球，成了世界性的文体活动项目。山东潍坊的风筝节聚会，吸引了众多的中外游客前来参与。风筝的制作本身就具有许多艺术观赏性，有蝴蝶、蜈蚣、孙悟空、鱼、鸟等等，形形色色、匠心独具。而在东风徐徐的春日里放风筝，更是一种既有趣又有益身心的户外活动。其保健功效体现在：

1. 促进血液循环、强健筋骨。放飞风筝时要不停地跑动、牵线、控制，急缓相兼，有张有弛，手、眼、身、法、步，紧密配合，使全身都得到运动，促进体内的血液循环。一只大的风筝升入云霄后拉力相当大，需要拿出全身的力量方能驾驭。对发展臂力，强健腰背肌群和足胫关节都有益处。

2. 健脑解忧。风筝在高空中受到气流影响，会上下翻飞不定，左右摇曳，为使风筝保持稳定，人脑必须反应灵敏，随时对空中的风筝与风力作出正确的判断，对手中的牵线作出必要的调整。这有益于提高大脑反应能力。此外，由于全神注视风筝，什么烦恼、忧伤，一概随风飘走，可起到排解忧郁、悲伤等负性情绪的作用。

3. 泄内热明目。古人在《续博物志》中说：“春日放鹞，引线而上，令小儿张口而视，可泄内热。”《燕京岁时记》中还进一步阐明放风筝对眼睛有好处，“儿童放（风筝）之空中，最新清目”。这是由于在放飞时，必定仰望蓝天，极目远视，远眺作用可以调节眼睛的功能，消除眼的疲劳，而且随着风筝的远近高低，视力也得到较好的调节，从而达到保护视力的目的。

此外，放风筝一般要到市郊或广场放飞，那里空气清新，负离子含量高，对人的身心健康十分有益。据报道，放风筝对抑郁症、神经衰弱、近视等视力减退、冠心病、

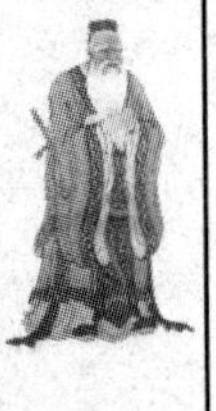

动脉硬化的病人都有保健和养生作用，甚至一些绝症病人也因放风筝而奇迹般地康复了。

## （六）春季健脑操

体操也是为广大民众所容易掌握的传统健身运动。做晨操可以使人的大脑神经很快地从抑制、半抑制状态转为兴奋。通过活动肢体，吐故纳新，为全天的工作准备良好的身心条件。春天里，不少人在早上起床后常有头昏脑胀的感觉，这主要是脑部供血不足所致。这里介绍一套健脑操，对解除头昏、防止“春困”很有效。最好每天做一遍，大概需要 6 分钟。具体做法是：

1. 上下耸肩运动：两足分开而立，约与肩宽，两肩尽量上提，使脑袋贴在两肩头之间，稍停片刻，肩头突然下落。做 8 遍。

2. 背后举臂运动：两臂交叉并伸直于后，随即用力上举，状似用肩胛骨上推头的根部，保持二三秒钟后，两臂猛地落下，像要撞到腰上（实际也可撞上）。做 1 遍。

3. 叉手前伸运动：屈肘，五指交叉于胸前，两手迅猛前伸，同时迅速向前低头，使头夹在伸直的两小臂之间。做 5 遍至 10 遍。

4. 叉手转肩运动：五指交叉于胸前，掌心朝下，尽量左右转肩。头必须跟着向后转，注意保持开始时的姿势，转动幅度要等于或大于 90 度。左右交替，做 5 至 10 遍。

5. 前后曲肩运动：先使两肩尽量向后弯曲，状如两肩胛骨要碰到一起似的。接着用力让两肩向前弯曲，如同两肩会在胸前闭合似的，并使两只手背靠在一起，做 5 至 10 遍。

6. 前后转肩运动：曲肘，呈直角，旋转肩部，先由前向后，再从后向前，旋转遍数不拘。

以上六节的目的在于充分使肩部活动开，从而改善脑部的供血。

## （七）慢　跑

慢跑是一种简便而实用的运动项目，对于改善心肺功能、降低血脂、提高身体代谢能力和增强机体免疫力、延缓衰老都有良好的作用。慢跑还有助于调节大脑的活动，促进胃肠蠕动，增强消化功能，消除便秘。

慢跑前应做一些准备活动，如伸展肢体及徒手操等。慢跑时应两手握拳，步伐均匀有节奏，用前脚掌着地，慢跑后应做整理运动。

锻炼时间以早晚为宜，宜选择空气新鲜、道路平坦的地方进行。速度应掌握在每分钟 100 ~ 200 米为宜，每次锻炼时间以 10 分钟左右为好。

## （八）登　山

春天是登山的好季节，主要适合于那些体质较好的人。

登山是一种很好的有氧运动，其耗能大，不亚于一次远距离的长跑。它不仅使心肺功能得到极大的锻炼，还能很快地消耗脂肪，并可锻炼腿部肌肉的力量。

登高鸟瞰城市或者乡野美景时，使人顿觉心旷神怡。而向着最高峰极力攀登的同时，又能磨练人的心理素质，对身心健康尤为有益。

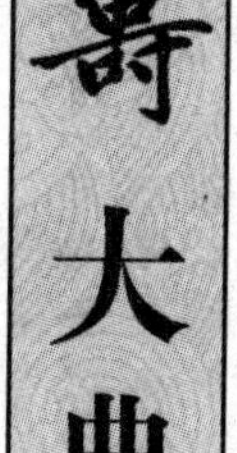

### （九）骑自行车

春天里，能够约上朋友骑着自行车远游，特别是双人自行车，是一种非常有益的"环保健身运动"，不仅可以锻炼全身，还能增进彼此的感情。

一般来说，骑自行车远游，都会去离市区较远的郊外或者郊县，这无异于一次长途旅行式的锻炼，其运动消耗量较大，具有较好的锻炼价值。

### （十）踢毽子

俗语说："人老腿先衰。"步入中老年后，全身肌肉就开始松弛，尤其是双腿较为明显。腿部肌肉是否结实是衡量老年人是否健康长寿的重要标志。

踢毽子可以锻炼腿部肌肉，延缓衰老。而抬腿、跳跃、屈体、转身等动作，使得脚、腿、腰、身、手等各部分得到锻炼，从而提高关节的柔韧性和身体灵活性。

另外，踢毽子可促进血液循环，锻炼大脑和眼睛的灵敏反应。

### （十一）春游踏青

春季承载了来自冬日的压抑，同时又负载着对未来的期冀。所以人们愿意在这个季节里选择出游，放飞心灵，去亲近大自然，尽情享受大自然的恩赐。

《遵生八笺》中说："时值春阳，柔风和景，芳树鸣禽，邀朋郊外，踏青载酒，湖头泛棹，问柳寻花，听鸟鸣于茂林，看山弄水……"描绘出了一幅美妙的春天踏青时画图。

春游踏青对身心健康极为有益。脚踏青青草地，陶醉在如诗如画的环境中，让人心旷神怡；攀峰越岭时，可以舒筋活络，促进血液循环；举目远眺时，可以开阔视野，保护视力。

当尽情地享受着大自然赐予的"空气浴"和"日光浴"时，日光中的紫外线能促进健康，提高免疫力。空气的负离子，可振奋精神，使头脑清醒、精力充沛。

当然，春游踏青时也要注意保护身体，以防受凉感冒等；外出野炊时，应注意饮食卫生，以免发生肠道疾病，并要注意防火。春游还要注意不可久坐冷湿之地和避免过度疲劳。

## 十、春季不同节气的养生精要

### （一）立春节气与养生

**1. 节气特点**

历法上常以自冬至之日起的第45或46天作为立春之日，时值阳历2月上半月，是一年中第一个节气。自秦代以来，我国就一直以立春作为春季的开始。

在气候学上，常以每五天的日平均气温稳定在10℃以上的始日划分为春季的开始。因此，从气候学上来看，2月下旬真正进入春季的只有华南地区。

立春过后，气温、日照、降雨等常处于一年中的转折点，趋于上升或增多，人们会感觉到白昼长了，太阳暖了。但立春只是表示天气开始转暖，并不是说就已经很暖和了。

此时气候变化较大，天气乍寒乍暖，而且各地气候差异较大：华北春光多丽日，西北沙暴满天飞，四川云雾天不开，江南春雨常淋漓，高原飞雪迎春到，华南风雨送春归……

2. 养生精要

春季养生要顺应春天阳气生发、万物始生的特点，注意保护阳气，着眼于一个“生”字。

春属木，与肝相应（这是五行学说，以五行特性来说明五脏的生理活动特点，如肝喜调达，有疏泄的功能，木有生发的特性，故以肝属“木”）。肝的生理特点是主疏泄，性喜调达而恶抑郁。在春季精神养生方面，要力戒暴怒，做到心胸开阔，乐观向上，保持心境恬愉的好心态；同时要充分利用、珍惜春季大自然“发陈”之时，借阳气上升、万物萌生、人体新陈代谢旺盛之机，通过适当的调理，使春阳之气得以宣达，代谢机能得以正常运行。

3. 起居常识

春季气候变化较大，天气忽冷忽暖，由于人体皮肤机理逐渐变得疏松，对寒邪的抵抗能力有所减弱，所以，初春时节特别是生活在北方地区的人，不宜急于脱去棉服，尤其年老体弱者换装更宜慎重不可骤减。《千金要方》主张春时衣着宜“下厚上薄”，《老老恒言》亦云：“春冻半泮，下体宁过于暖，上体无妨略减，所以养阳之生气。”春天，在起居方面，人体气血亦如自然界一样，需舒展畅达，这就要求我们夜卧早起，免冠披发，松缓衣带，舒展形体，多参加室外活动，克服倦懒思眠状态，使自己的精神情志与大自然相适应，力求身心和谐、精力充沛。

在睡眠方位上，立春时节，头部应朝着东方，睡前用热水洗脚；并用双手按摩双足尤其是涌泉穴，能使全身暖和、舒适，睡得熟。早晨醒来时，要先使意识清醒后，再微睁双眼，凝视屋顶、阳台，然后闭双目，将双手搓烫，捂于双眼上，手心拱起防止压迫眼球，按照朝眉毛生长的方向，做旋转按摩，至血气充盈之时，迅速打开双眼，这样能有效地祛除眼中的风火。

另外，我国古代养生术极其重视房事与节气的关系，认为人应当随四季节气的变化而控制性生活的频率。从卦象上我们可以看出，卦上有三阴三阳，由此我们可以看出此时阳气渐渐强盛，正处于即将强于阴气的过渡时期。所以人在生理上开始出现性欲的萌动，但此节气中，还是应当适度为好。适度的性生活会有助于阳气的发散、强壮，对人身体是有很大好处的。

该节气饮食调养方面要考虑春季阳气初生，应该吃些辛甘发散之品，不宜食酸收之味。在五脏与五味的关系中，酸味入肝，具收敛之性，不利于阳气的生发和肝气的疏泄，饮食调养要投其脏腑所好，即“违其性故苦，遂其性故欲。欲者，是本脏之神所好也，即补也。苦者是本脏之神所恶也，即泻也。”明确了这种关系，就能有目的地选择一些柔肝养肝、疏肝理气的草药和食品，草药如枸杞、郁金、丹参、元胡等，食品选择辛温发散的大枣、豆豉、葱、香菜、花生等，灵活地进行配方选膳，能够收到很好的食疗效果。

4. 养生食谱

立春时节养生食谱介绍如下：

(1)打春饼

【组成】 烙制薄饼150克,韭黄、绿豆芽、粉丝各50克,葱花、精盐、植物油各适量。

【制法】 将韭黄切段,粉丝泡发。锅中放入植物油,油热后用葱花炝锅,放入韭黄、绿豆芽煸炒,下入粉丝,加入精盐,再炒几下,盛入盘中作馅。把薄饼摊开,放上馅料,卷起来即可食用。

【食养作用】 温肾助阳,健胃暖中,清热解毒。

(2)肉丝拌菠菜

【组成】 猪瘦肉150克,菠菜300克,香菜50克,米醋、酱油、香油各适量。

【制法】 将菠菜切段,放入开水锅中烫至半熟,捞出投凉,沥水,放入盘中。香菜切段。将猪瘦肉切成细丝,炒熟,倒入盘内的菠菜上,再加上米醋、酱油、香油,撒上香菜段,即可食用。

【食养作用】 通利肠胃,滋阴润燥,下气调中。

(3)葱爆猪肝

【组成】 大葱150克,猪肝150克,姜、蒜、酱油、精盐、料酒、猪油、水淀粉各适量。

【制法】 将葱、姜切成丝,蒜切成片。猪肝切成片,并用料酒、水淀粉挂上一层薄浆。炒勺用旺火烧热,放入猪油,待八成热时下入猪肝,快速翻炒,再放入葱丝、姜丝、蒜片煸出香味来,放入酱油、精盐,颠翻均匀,即可食用。

【食养作用】 养肝补血,健胃益脾,祛痰杀菌。

(4)菠菜烧虾仁

【组成】 菠菜200克,虾仁25克,葱花、姜末、精盐、料酒、香油、水淀粉、鲜汤各适量。

【制法】 将菠菜切成段。勺内加入香油烧热,用葱花、姜末炝锅,放入虾仁,煸炒几下,再放入菠菜段煸炒,加精盐,继续煸炒,再放入鲜汤、料酒,用水淀粉勾芡,淋上香油,即可装盘食用。

【食养作用】 滋阴润燥,养肝益肾,通利肠胃。

(5)素炒白菜

【组成】 白菜200克,胡萝卜丝15克,姜丝、酱油、精盐、植物油各适量。

【制法】 将白菜切成方块,炒勺加植物油烧热,放入姜丝煸炒几下后立即放入白菜用旺火炒熟,下入胡萝卜丝、酱油、精盐,略炒片刻,即可装盘食用。

【食养作用】 补血润肌,清热降火,宽胸润便。

(6)肉丝炒香椿

【组成】 猪瘦肉150克,香椿200克,葱丝、酱油、精盐、水淀粉、香油、植物油各适量。

【制法】 将猪肉切成丝,香椿切成段,炒勺加植物油烧热,下入肉丝煸炒,变色后再放入葱丝、酱油、精盐、香椿段翻炒,用水淀粉勾芡,淋上香油,翻个儿出勺,即可食用。

【食养作用】 通肠开胃,止血消炎,清热解毒。

(7)芹菜牛肉丝

【组成】 芹菜250克,牛肉100克,鸡蛋2个,料酒、精盐、小苏打、水淀粉、植物油各适量。

**【制法】** 将芹菜去叶、去老茎，切成段。牛肉去筋，切成丝，放入搪瓷盆内，加入料酒、精盐、鸡蛋清、水淀粉、小苏打，调匀上浆，腌渍10分钟。炒勺加植物油，烧至六成热时，放入牛肉丝，滑散，待油至八成热时出锅沥油。把芹菜段放入留有底油的勺内煸炒几下，再加入精盐、牛肉丝炒透，即可食用。

**【食养作用】** 健脾益胃，补气益血，降脂降压，平肝利水。

(8)槐花包子

**【组成】** 鲜槐花400克，面粉400克，猪肉200克，骨头汤300克，葱花、酱油、香油、食碱、发酵剂、糯米粉各适量。

**【制法】** 将猪肉剁成碎末，放入盆中，加入酱油，搅拌均匀，撒上糯米粉，拌开。再加入骨头汤、剁成碎末的槐花、葱花、香油拌匀，制成馅料。面粉和好、发好后，兑入食碱揉匀，搓成长条，揪成小面剂，擀成中间稍厚的圆形面皮，包上馅心，捏成包子生坯，放入笼内，用旺火蒸10分钟，即可出笼食用。

**【食养作用】** 滋阴养肝，清热凉血，止血补血，健脾益肾。

(9)炒三鲜豆芽

**【组成】** 绿豆芽250克，韭菜、猪瘦肉、水发海米各50克，葱末、姜末、精盐、花椒水、水淀粉、猪油各适量。

**【制法】** 将韭菜切成段，猪瘦肉切成丝，海米切成片。炒勺加猪油烧热，用葱姜末炝锅，放入肉丝、花椒水煸炒，至肉丝变色后，加入绿豆芽、海米片、精盐翻炒，放入韭菜段炒熟，并用水淀粉勾芡，出勺装盘，即可食用。

**【食养作用】** 滋阴补虚，温肾助阳，清热解毒。

(10)菊花粳米粥

**【组成】** 菊花50克，粳米100克。

**【制法】** 将菊花漂洗干净后熬汤，再把澄清的菊花汤倒入锅内烧沸，下入粳米，熬煮成粥。

**【食养作用】** 疏散风热，平肝明目，宣通肺气。

(11)蒜泥马齿苋

**【组成】** 鲜马齿苋400克，大蒜8瓣，白糖50克。

**【制法】** 将马齿苋用开水烫一下捞出，沥干水分，捣烂如泥。将大蒜去皮，捣成蒜泥。将马齿苋泥、蒜泥、白糖一起放入碗中，搅拌均匀，即可食用。

**【食养作用】** 清热解毒，消肿利尿，止痢止泻。

(12)肉片炒芦笋

**【组成】** 芦笋75克，猪瘦肉150克，荸荠25克，精盐、白糖、黄酒、淀粉、蛋清、植物油各适量。

**【制法】** 将猪肉、芦笋、荸荠分别切成片。把蛋清与黄酒、淀粉调成糊。炒勺内加植物油，烧至五成热，下入蘸糊的肉片，炸至呈黄白色时捞出，沥油。另一炒勺加水烧热，放入精盐、白糖搅拌，直至糖汁变浓。把芦笋片和适量的热油放入锅中，搅匀，再将荸荠片、肉片立即加入锅中，翻炒几次，即可出锅食用。

**【食养作用】** 滋阴补肾、清热解毒、防癌抗癌。

(13)猪肝拌菠菜

**【组成】** 猪肝100克，菠菜200克，虾皮25克，香菜10克，酱油、醋、香油各适量。

【制法】 将猪肝切成薄片，放入开水锅中烫熟，捞出，沥水。菠菜切成段，焯一下，捞出，沥水。香菜切成段。将菠菜放入盘内，猪肝放在菠菜上，再放上香菜段，撒上虾皮，浇上酱油、醋，淋上香油，拌匀，即可食用。

【食养作用】 补肝明目，下气调中，通利肠胃。

(14)蘑菇炖豆腐

【组成】 水发蘑菇100克，豆腐200克，胡萝卜50克，酱油、精盐、花椒粉、鲜汤、香油、植物油各适量。

【制法】 将蘑菇切成小块。豆腐切成小块后用开水焯一下，捞出，沥水。胡萝卜切成象眼片；炒勺内加鲜汤适量，下入豆腐块、蘑菇块、胡萝卜片、酱油、精盐、花椒粉，先用旺火烧开，再用慢火炖熟，淋上香油，即可装盘食用。

【食养作用】 理气开胃，清热解毒，防癌抗癌。

(15)番茄鸡块

【组成】 带骨鸡250克，番茄酱80克，洋葱、胡萝卜各50克，葱段、姜片、酱油、精盐、白糖、醋、鲜汤、水淀粉、花椒油、植物油各适量。

【制法】 将带骨鸡剁成方块，放入碗内，加入酱油、精盐，抓匀。洋葱去皮，切成细丝；胡萝卜切成半圆形片。炒勺内加油，烧至八成热，下入鸡块，炸至金红色，捞出沥油。勺内留底油，用葱段、姜片炝锅，加入鸡块、精盐翻炒，添鲜汤炖烂，倒入碗内，拣出葱段、姜片。勺内加植物油烧热，放入洋葱丝、胡萝卜片、番茄酱、醋、白糖，翻炒，再放入鸡块，加汤，烧开，水淀粉勾芡，淋上花椒油，即可食用。

【食养作用】 补虚养脾，健胃消食，降压抗癌。

(16)干炒茭白

【组成】 茭白250克，开洋25克，鲜汤100毫升，葱花、酱油、料酒、香油、植物油各适量。

【制法】 将茭白切成长条，拍松。开洋泡发后，切成碎末。炒勺内加油烧成七成热，放入茭白条，炸至淡黄色，捞出沥油。锅内留底油，放入开洋末煸炒，加料酒，放入茭白条，加调料、鲜汤，烧沸后改用文火焖透，待汁将干时，用旺火收汁，淋上香油，撒上葱花，即可食用。

【食养作用】 除烦止渴，清热解毒，通便利尿。

(17)蒜苗烧蚌肉

【组成】 蒜苗200克，蚌肉150克，姜末、精盐、白糖、料酒、植物油各适量。

【制法】 蒜苗切成段。蚌肉放入开水中焯一下，切成片，放入碗中，加上精盐、料酒。炒勺内加油烧热，用姜末爆香，下入蒜苗煸炒至半熟，加入蚌肉，加清水少量，煮沸近1小时，再加入白糖，盛入盘中，即可食用。

【食养作用】 养肝明目，滋阴补肾，防癌抗癌。

(18)豆面饼

【组成】 黄豆150克，面粉200克，红枣150克，黑木耳25克。

【制法】 将黄豆炒熟，磨成细粉。黑木耳用温水泡发，小火炖至熟烂成羹。红枣用温水泡涨，旺火煮开，再用小火炖至熟烂，剔除核皮成糊。将面粉、黄豆粉、红枣糊、黑木耳羹和匀制成饼，在平底锅上烙熟，即可食用。

【食养作用】 补气养血，润肺滋心，健脾益胃。

(19)生炒苋菜

【组成】 苋菜250克,蒜片6克,精盐、料酒、奶汤、水淀粉、植物油各适量。

【制法】 将苋菜切成段。炒勺内加植物油,用急火烧至高热,放入蒜片煸炒,拣出烧焦的蒜片,弃之。立即放入苋菜,反复翻炒,使苋菜受热均匀。把精盐、料酒、奶汤少许加入勺内,烧开入味,并用水淀粉勾芡,即可食用。

【食养作用】 清热解毒,收敛止泻,通便利尿。

(20)荸荠肉片

【组成】 荸荠150克,猪瘦肉100克,鸡蛋1个,精盐、料酒、香油、水淀粉、鲜汤、植物油各适量。

【制法】 将荸荠去皮,切成四周带锯齿形的圆薄片,焯一下,捞出沥水。猪瘦肉切成薄片,用鸡蛋清、水淀粉上浆,炒勺加植物油烧至六成热,加入肉片,滑散,捞出,沥油。把荸荠片放入勺中,加料酒、鲜汤,推入肉片,加入精盐,煮至微沸,用水淀粉勾芡,淋上香油,即可装盘食用。

【食养作用】 滋阴补虚,消食开胃,清热解毒。

(21)黑木耳锅巴

【组成】 水发黑木耳30克,锅巴100克,猪肉丝、韭黄各30克,鲜汤150毫升,精盐、酱油、水淀粉、植物油各适量。

【制法】 将黑木耳去杂、洗净,沥干水。锅巴掰成小块。韭黄切成小段。炒勺内加植物油烧热,下入猪肉丝煸炒,加入黑木耳、鲜汤、精盐、酱油烧沸,用水淀粉勾芡,加入韭黄段,倒入汤碗中。勺中另加油烧至八成热,下入锅巴炸酥,沥油,装入汤碗中,即可食用。

【食养作用】 滋心健脑,补肾益精,养脾和胃。

(22)鸡肝粳米粥

【组成】 鸡肝6只,粳米100,葱花、生姜末、酱油、精盐、香油各适量。

【制法】 将鸡肝切末,放入碗中,加入生姜末,倒入酱油浸泡。把粳米熬煮成粥,加入鸡肝末、生姜末,再熬片刻,而后加入葱花、香油、精盐,搅匀,即可食用。

【食养作用】 补肝明目,清热养血,健脾养胃。

(23)鲫鱼菜花羹

【组成】 鲫鱼1条,菜花100克,姜片、精盐、香油、胡椒粉、植物油各适量。

【制法】 将鲫鱼宰杀,理净,用盐水浸泡几分钟。菜花切成段。炒勺内加植物油烧热,用姜片炝锅,再将鲫鱼煎黄,加开水适量,煮30分钟,再加入菜花煮熟,用精盐、香油、胡椒粉调味,即可食用。

【食养作用】 健脾益气,通乳利水,下气消食。

(24)猪肉炒海带

【组成】 猪瘦肉100克,海带200克,葱花、蒜片、精盐、酱油、水淀粉、花椒粉、鲜汤、植物油各适量。

【制法】 将猪肉切成薄片。海带发透,切成象眼片,用开水焯一下,沥净水。勺内加油烧热,用葱花、蒜片炝锅,放入肉片煸炒至变色,加入海带,依口味加入适量花椒粉、酱油、精盐、鲜汤,翻炒至熟,用水淀粉勾芡,淋明油,即可食用。

【食养作用】 滋阴润燥,清热化痰,降压养血。

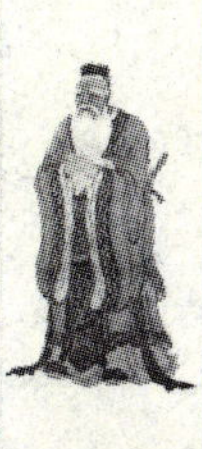

(25)青菜炒腐竹

**【组成】** 青菜心、腐竹各100克,笋片30克,水发黑木耳15克,酱油、白糖、黄酒、鲜汤、水淀粉、植物油各适量。

**【制法】** 将青菜心切成段,焯透。腐竹发好,切成菱形块。炒勺内加植物油烧热,下入腐竹、青菜心、黑木耳、笋片煸炒,加入酱油、白糖、黄酒、鲜汤烧沸,用水淀粉勾芡,即可食用。

**【食养作用】** 通利肠胃,解热除烦,润肺化痰。

(26)肉炒金针菜

**【组成】** 猪瘦肉100克,水发金针菜150克,葱姜末、酱油、鲜汤、精盐、水淀粉、香油、植物油各适量。

**【制法】** 将猪肉切成细丝。金针菜切一刀。炒勺内加植物油烧热,用葱姜末炝锅,放入肉丝煸炒至变色,加金针菜、酱油翻炒,加鲜汤烧透,放入精盐,用水淀粉勾芡,淋香油,即可食用。

**【食养作用】** 滋阴润燥,清热利湿,补气养血。

**5. 名人养生之道**

### 孟子养生精要

孟子名轲,战国时代邹国人,是继孔子后又一著名儒者。他活了84岁,比孔子多活11岁,后人尊他俩人为圣贤。纵观古今,孟子可算是善养生的典范。

孟子的养生之法是:

**(1)终生善养"浩然之气"**

孟子把自己喻为"大丈夫",而"富贵不能淫,贫贱不能移,威武不能屈",则是他养浩然之气的最好注脚。孟子具有超常的功夫,平时多做好事,积善成德,行为处处以"义"作规范,久远恒练,渐入佳境。

**(2)品德高尚,善养成德**

"修其身而天下平",即以修养身心的道理和方法,用于齐家治国平天下。孟子提倡:要保养良心,减少私欲;先正己而后正人,要与人为善;要交品德端正之友,要守分安常,不忧穷困,要"苦其心志,劳其筋骨";应谨言,不自满,不"自作孽"而损身短命;要与民同乐,与人共享音乐的快慰,要有恻隐之心(仁),羞恶之心(义),恭敬之心(礼),是非之心(智)。

**(3)个人生活平淡**

孟子"箪食壶浆",即一小竹篮饭,一小壶汤,"得之则生",吃了能生存就行,因而他什么都吃(饥者甘食),什么饮料都喝(渴者甘饮),即粗饭菜汤"未尝不饱"。孟子还好"田猎"运动,并使其成为教学的必修课。

## (二)雨水节气话养生

**1. 节气特点**

雨水时值阳历2月19日前后。此时,不仅表征降雨的开始,而且表示雨量开始增多。正如杜甫诗云:"好雨知时节,当春乃发生。随风潜入夜,润物细无声。"

雨水是寒潮出现较多的时节。此时,来自海洋的暖湿空气逐渐向北挺进,而冷空气并不甘示弱,与暖空气频繁地进行着较量,但总的趋势是由冬末的寒冷向初春的温暖过渡。

此时，黄河中下游地区，即华北地区，平均气温已经升到0℃以上；而西北、东北地区，雨水节气期间，依然没有走出冬天的范畴，仍以寒为主，且多有降雪。

西南、江南地区，雨水期间，除了云南南部地区已是春色满园以外，大多数地方还是一幅早春的景象；但华南地区，却已是春意盎然，百花盛开。

2. **养生精要**

湿润的空气多在雨水节气，此时又不燥热，正是养生的好时机，调养应当首先调养脾胃，因为脾胃为后天之本，气血生化之源。脾胃功能健全，则人体营养利用充分，反之则营养缺乏，体质下降。

现代医学实验证明，调理脾胃能有效地提高机体免疫功能，防老抗衰。调养脾胃的方法可根据自身情况有选择地进行饮食调节、药物调养和起居劳逸调摄，在精神上还应注意清心寡欲，不妄劳作，以养元气。

3. **起居常识**

雨水时节要“起居有常，劳逸结合”，即顺应自然，保护生机遵循自然变化的规律，使生命过程的节奏随着时间、空间和四时气候的改变而进行调整，使其达到健运脾胃、调养后天、延年益寿的目的。

雨水季节，天气变化不定，是全年寒潮过程出现最多的时节之一，这种变化无常的天气，很容易引起人的情绪波动，乃至心神不安，影响人的身心健康，对高血压、心脏病、哮喘患者更是不利。为了消除这些不利的因素，除了应当继续进行“春捂”之外，应采取积极的精神调摄养生锻炼法。保持情绪的稳定对身心健康有着重要的作用。

另外，我国古代养生术中很重视房事与气候及自然现象的关系，如《养性延命录》中说：“消息之情，不可不知也。又须当避大寒、大热、大雨、大雪，日月蚀，地动雷震，此是天忌也醉饱、喜怒忧愁、悲哀恐惧，此人忌也。山川神祇、社稷并灶之处，此为地忌也。既避此三忌，又有吉日、春甲乙、夏丙丁、秋庚辛、冬壬癸、四季之月戊巳，皆王相之日也。宜用嘉会，令人长生，有子必寿。其犯此忌，既致疾，生子亦凶夭短命。”初看这些文字，我们会感到这不过是迷信而已。仔细一想，却发现很有道理，因为自然界的变化，尤其是一些不常见的自然现象，对人体的生理与情绪都会有很大影响，而夫妻之间美满的性生活却需要一个温馨安静的环境和双方恬静温和的情绪，房事时双方情绪过于激动、紧张或郁闷、烦躁或恐惧、不安，不但会影响房事质量，而且会给身心带来疾病。所以，我们不得不惊服古人对房事研究的成就，竟然在几千年以前，便已经明白自然现象、气候与人的情绪对房事的影响！

4. **养生食谱**

雨水时节气候变化无常，由于外感风寒，可使人复发旧病，也可诱发新病。所以，中医学认为，雨水时节的进补应以轻松疏散之品为宜，而厚味、滋腻之品则为所忌。此时，宜选用既有丰富营养又有发散作用的食物与药物，起到既养生又预防的作用。一般的人，特别是身体虚弱的人，更要注意选择平补、清补的饮食。

雨水时节养生的食谱介绍如下：

(1)清蒸鲈鱼

**【组成】** 鲜鲈鱼(约500克)1条，姜、葱、芫荽各10克，盐5克，酱油5克，食用油50克。

【制法】 鱼打鳞去鳃肠后洗净，在背腹上划两三道痕；生姜切丝，葱切长段后剖开，芫荽洗净切成适当长段；将姜、盐放入鱼肚及背腹划痕中，淋上酱油，放在火上蒸8分钟左右，放上葱、芫荽；将锅烧热，倒入油热透，淋在鱼上即成。

【功效】补脾胃，养气血，消水肿，宜肝肾。

【禁忌】外感及热症未愈者慎用。

(2)香芹牛肉

【组成】 牛肉250克，香芹150克，食用油50克，淀粉10克，精盐2克，酱油、胡椒粉、味精各少许。

【制法】 ①牛肉剁成大块，用清水泡2小时，烧开氽去血水后，捞起晾冷切成条；湿淀粉加酱油搅匀后与牛肉条调匀。

②锅内油烧至七八成热时，放入牛肉、香芹，炒至牛肉熟时即成。

【功效】补脾胃，降血压。

【禁忌】牛肉为“发物”，患疥者，食后病情可能加重，宜慎。

(3)大枣汤

【组成】 大枣15~20枚。

【制法】 ①将大枣洗净，加水用大火煮开。

②改用文火慢煮，至大枣烂熟即可食用。

【功效】补中益气，养血安神。

【禁忌】大枣能助湿生热，令人中满，故湿热脘腹胀满者忌食。

(1)防风粟米粥

【组成】 防风15克，粟米75克，葱白3根，精盐适量。

【制法】 将防风用水煎后，去渣留汁。粟米熬煮成粥，加入葱白、防风汁煮沸，加精盐少许调味，即可食用。

【食养作用】 祛风邪，除风湿，止疼痛，养脾和胃。

(2)米醋熘白菜

【组成】 白菜300克，胡萝卜50克，姜丝、米醋、精盐、白糖、水淀粉、植物油各适量。

【制法】 将白菜去叶，片成薄片，用开水焯后，捞出，投凉，沥水。胡萝卜切成象眼片，用沸水焯后，捞出，投凉，沥水。炒勺加油烧热，用姜丝炝锅后，下入白菜、胡萝卜煸炒，烹入米醋，加入白糖、精盐，用水淀粉勾芡，淋上明油，即可装盘食用。

【食养作用】 解热除烦，通利肠胃，下气消食。

(3)鸡蛋煎鱼排

【组成】 鸡蛋3个，草鱼400克，精盐、黄酒、面粉、胡椒粉、植物油各适量。

【制法】 将鸡蛋磕入碗中，加面粉少许，搅匀，制成鸡蛋液。将草鱼宰杀，理净，除去骨、皮，剁成2厘米宽、3厘米长的块，放入碗中，加入黄酒、精盐、胡椒粉，腌渍30分钟。锅内加植物油，用旺火烧热，把草鱼块均匀地蘸上一层干面粉，再放入鸡蛋液内滚一下，放在油锅内煎至金黄色，即可装盘食用。

【食养作用】 健脾养胃，平肝祛风，滋阴养血。

(4)葱爆猪肉

【组成】 猪瘦肉250克，大葱100克，蒜末、精盐、酱油、醋、香油、鲜汤、植物油各适量。

【制法】 将猪肉切成薄片。大葱切成转刀片。炒勺内加入适量的植物油，用旺火烧热，放入肉片煸炒，至肉片变色时，加入葱片翻炒，烹入少许醋，加入精盐、酱油、蒜末，添鲜汤少许，翻炒，淋上香油，即可装盘食用。

【食养作用】 滋阴润燥，补虚养血，健脾养胃，散寒发汗。

(5)玫瑰酥饼

【组成】 面粉200克，花生油80克，芝麻40克，玫瑰馅160克，鸡蛋1个。

【制法】 取面粉100克，加60克花生油在案子上搓成干油酥，再用面粉100克加水加20克花生油和成水油面。用水油面包上干油酥，擀开，折三折，再擀开，再折三折，擀开，再卷上，揪成面剂，包上玫瑰馅，按扁，表面刷上蛋清、粘上芝麻，放入180～200℃的烤箱中烤15～20分钟，取出，即可食用。

【食养作用】 补肝益肾，健脾养胃，益气宽中。

(6)苏子粳米粥

【组成】 苏子25克，粳米100克，火麻仁25克。

【制法】 将苏子、火麻仁多淘洗几遍，再烘干水汽，研成细末，倒入温水中，用力搅拌，静置20分钟后，滗出上层汁液。用所取的汁液将粳米熬煮成粥。

【食养作用】 润肠通便，下气宽肠，健脾养胃。

(7)葱烧豆腐

【组成】 大葱75克，豆腐200克，猪瘦肉50克，姜末、酱油、精盐、花椒粉、鲜汤、水淀粉、植物油各适量。

【制法】 将大葱一破两半，切成段。豆腐切成条。猪肉切成小薄片。炒勺内加植物油烧至七成热时，下入豆腐条炸一下，再加入葱段、肉片滑散，捞入漏勺，沥油。原炒勺留底油少许，用姜末、花椒粉炝锅，加少量的汤，放入酱油、精盐、肉片、葱段、豆腐条，再炖一下，用水淀粉勾芡，淋上明油，即可装盘食用。

【食养作用】 发汗散寒，清热解毒，益气宽中，健脾胃，抗癌。

(8)韭菜粳米粥

【组成】韭菜75克，粳米100克，精盐适量。

【制法】 将韭菜切成碎末，与粳米一起熬煮成粥，加入精盐少许调味，即可食用。

【食养作用】健脾暖中，温肾助阳，活血散淤。

(9)糖耳朵

【组成】 面粉300克，面肥30克，饴糖400克，白糖、碱面、糖桂花、小苏打、花生油各适量。

【制法】用水将面肥调稀，加入面粉200克，和成比较硬的面团，饧置4个小时，待发好后，把碱面、小苏打、花生油一起揉进面团。再把100克面粉加入140克饴糖，和成糖面团。把硬面团和糖面团放在一起，切成剂子，制成糖耳朵坯子。把剩余的饴糖倒入锅内，加入糖桂花和白糖，搅拌均匀，烧沸后，待用。在另一锅内加入花生油，烧热，放入糖耳朵坯子，炸至呈金黄色时，捞出，立即放入烧沸的饴糖锅中，浸泡片刻，即可出锅食用。

【食养作用】 健脾养胃，益气宽中，润肺止咳，养心补虚。

(10)木樨青椒

【组成】 鸡蛋3个，青椒150克，葱花、姜末、精盐、花椒水、植物油各适量。

【制法】 将鸡蛋打入碗内，加精盐搅匀。青椒去柄、去籽，掰成块。炒勺内加油烧热，倒入鸡蛋液，炒成麦穗状，装入盘内，备用。炒勺加底油少许，烧热，用葱花、姜末炝锅，加入青椒块、花椒水煸炒，再放炒好的鸡蛋炒熟，淋明油，即可装盘食用。

【食养作用】 滋阴养血，温中散寒，开胃进食。

(11)菠菜粟米粥

【组成】 菠菜、粟米各150克，精盐适量。

【制法】 将菠菜切段，放入开水锅中焯一下，捞出，挤干水分。粟米熬煮成粥，待粥将熟时，加入菠菜段，继续熬煮至熟，用精盐调味，即可食用。

【食养作用】 补脾和胃，益气安眠，润肠通便，补血降压。

(12)肉丝拌黄豆

【组成】 猪瘦肉、黄豆各150克，猪骨、葱花、姜末、酱油、精盐、植物油各适量。

【制法】 将猪肉切成丝。黄豆用冷水浸泡10小时之后，与打断敲碎的猪骨一同下锅，用水熬至豆烂、汤浓。炒勺内加油，烧热，用葱花、姜末炝锅，下入肉丝煸炒，加入酱油、熬好的黄豆汤、精盐，待烧至汤汁浓稠之后，即可食用。

【食养作用】 滋阴补虚，补血养血，健脾养胃。

(13)虾笋拌荠菜

【组成】 海米25克，笋肉50克，荠菜200克，白糖、精盐、黄酒、香油各适量。

【制法】 将海米用黄酒浸软，而后上笼蒸酥，切成细末。笋肉煮熟，切成碎末。荠菜去根，放入开水锅中焯透，捞出，投凉，切成碎末。精盐，白糖用煮笋之水调成味汁。再将荠菜末、海米末、笋末放入碗内，浇上调好的味汁，淋上香油，即可食用。

【食养作用】 温肾壮阳，补肝明目，利水止血，防癌抗癌。

(14)百合木耳烩鸡片

【组成】 鲜百合、水发黑木耳各50克，嫩鸡片150克，精盐、黄酒、香油、鲜汤、水淀粉、植物油各适量。

【制法】 将鲜百合瓣撕去内膜，放入水锅里煮酥后，捞出，沥净水分。除去水发黑木耳杂质，掰成小朵。嫩鸡片放入碗中，用水淀粉抓好、上浆。炒勺内加植物油，烧热，至三成热时，放入嫩鸡片，滑散，倒入漏勺，沥油。炒勺内倒入鲜汤，加入百合瓣、黑木耳、黄酒、精盐，烧开，再放入鸡片，并用水淀粉勾芡，淋上香油，即可装盘食用。

【食养作用】 滋养益胃，补血止血，补气强身，润肺止咳。

(15)香脆芹菜叶

【组成】 芹菜叶200克，精盐、白糖、植物油各适量。

【制法】 将芹菜叶漂洗干净，晾干。炒勺内加入植物油，烧至八成热时，下入芹菜叶，炸至发脆呈深墨绿色时，捞出装盘，撒上精盐、白糖，拌匀，即可食用。

【食养作用】 降血压，降血脂，健脾养胃，平肝利水。

(16)蒲公英粟米粥

【组成】 蒲公英、白萝卜、橄榄各50克，粟米100克。

【制法】 将捣碎的蒲公英、白萝卜、橄榄一起装入纱布袋，加水适量，煎煮20分钟，取出纱布袋，下入已淘洗干净的粟米，熬煮成粥，即可食用。

【食养作用】 养阴凉血，清肺利痰，散结消肿，通乳益精，舒筋固齿。



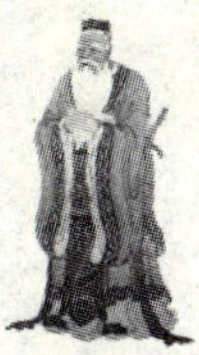

(17)麻辣牛肉

【组成】 红尖椒4只,花椒20粒,牛肉800克,葱段、姜片、茴香、酱油、白糖、黄酒、精盐、植物油各适量。

【制法】 将红尖椒切成段。牛肉切成块,放入开水锅中焯一下,捞出,沥水。锅内加入植物油,烧热,放入葱段、姜片、花椒、茴香,煸出香味,再加入尖椒段,炒出辣味,加入牛肉块煸炒一下,而后用酱油上色,加水适量,放入黄酒,用旺火烧沸,撇去浮沫,加入白糖、精盐,改用小火炖至牛肉熟烂,收汁,即可装盘食用。

【食养作用】 温中散寒,开胃进食,健脾益肾,补气养血。

(18)生煸枸杞头

【组成】 枸杞头150克,姜末,白糖、黄酒、精盐、植物油各适量。

【制法】 炒勺内加入植物油,烧至八成热时,加入精盐,立即放入枸杞头煸炒,再加入姜末,黄酒、白糖,快速炒匀,待枸杞头呈碧绿色、卤汁起滚时,立即出锅装盘,即可食用。

【食养作用】 补虚,益精,清热,明目,安神。

(19)红油茭白

【组成】 茭白150克,番茄酱、姜块、精盐、白糖、黄酒、鲜汤、植物油各适量。

【制法】 将茭白切条、拍松。炒勺加植物油烧热,待七成热时,下入茭白条,炸至淡黄色。炒勺留底油,倒入番茄酱翻炒,下入茭白条,炒至呈红色,再加鲜汤、白糖、黄酒、精盐、姜块,改用小火烧至汁浓,即可食用。

【食养作用】 除烦渴,解热毒,通乳汁,利大小便。

(20)山药糕

【组成】 山药300克,京糕150克,豆沙馅150克,白糖150克,熟面粉90克。

【制法】 把山药上笼蒸得又熟又烂,剥去外皮,搓成山药泥,加入白糖、熟面粉,揉均揉匀。分为两块,各擀成矩形大片,把豆沙馅擀成同样大小,夹在两片中间,再将京糕切成薄片,铺在最上层,切成均匀的小块,即可食用。

【食养作用】 健脾养胃,补肺益气,滋肾益精。

(21)西蓝花金菇

【组成】 西蓝花300克,金针菇100克,葱段、白糖、黄酒、精盐、香油、鲜汤、酱油、植物油各适量。

【制法】 将西蓝花放入开水锅中焯熟,捞出,沥水。金针菇除去尾部。炒勺内加油烧热,放入西蓝花,加入白糖、精盐,再添汤煨片刻,捞出,盛入盘中,摆成圆形。炒勺加油烧热,放入葱段煸香,捞出,再加入白糖、精盐、黄酒、酱油,添汤烧开,放入金针菇炒熟,并用水淀粉勾芡,淋上香油,盛入西蓝花盘中,即可食用。

【食养作用】 补肺益气,滋阴补虚,防癌抗癌。

(22)香酥鸡

【组成】 白条鸡1只,鸡蛋1个,葱段、姜片、酱油、精盐、花椒、桂皮、大茴香、白芝麻、水淀粉、植物油各适量。

【制法】 将鸡蛋打入碗中,用水淀粉调成蛋粉糊,备用。花椒用小火炒成焦黄色且出香味时取出,拍碎,加入精盐,拌成花椒盐,待用。将白条鸡放入锅中,加水浸过鸡,加入葱段、姜片、酱油、精盐、桂皮、大茴香,用旺火煮成金黄色的汤汁,盖上锅盖,再用慢火焖至熟烂,捞出,沥净水。炒锅加油,用旺火烧至八成热时,将蛋粉糊均匀地抹遍鸡身，撒上白芝麻，立即放入油锅中，炸成金黄色时捞出，放入盘中，撒上花椒盐，即可食用。

【食养作用】 益五脏，补虚损，健脾胃，益精养颜。

(23)红烧大肠

【组成】 猪大肠头150克，胡萝卜100克，葱花、姜丝、蒜片、酱油、鲜汤、精盐、白糖、糖色、水淀粉、猪油各适量。

【制法】 将猪大肠头斜刀切成片，用开水焯一下，捞出，沥净水，放入碗内，用糖色、精盐拌匀。把胡萝卜切成半圆形薄片。炒勺内加猪油，烧至七成热时，放入大肠片，待炸至呈金红色时捞出，沥净油。炒勺留底油少许，用葱花、姜丝、蒜片炝锅，下入胡萝卜片、大肠片，加适量的汤，加精盐、酱油、白糖适当调味，开锅后，撇去浮沫，盖上锅盖，改用小火烧至汤浓、肠烂，用水淀粉勾芡，即可装盘食用。

【食养作用】 去下焦风热，通便润肠，止小便数。

(24)四喜豆腐

【组成】 豆腐4块，猪肉100克，水发海米50克，蘑菇50克，胡萝卜60克，香菜25克，葱花、姜末、酱油、精盐、鲜汤、水淀粉、香油、植物油各适量。

【制法】 将猪肉剁成泥状，海米剁成碎末，放入盆中，加入葱花、姜末、精盐、香油，制成馅料。蘑菇、胡萝卜分别切成小丁，再分别用开水焯一下，捞出，沥净水。香菜切成段。炒勺内加植物油，烧至七成热时，投入豆腐，炸成金红色时，捞出，控净油，用刀切开一面，挖去里面的嫩豆腐，把馅料装入空间，再按原形盖好，摆在盘内，上笼蒸熟后，取出。炒勺留底油少许，加入蘑菇丁、胡萝卜丁煸炒，添汤适量，依口味适量加酱油、精盐，烧开后用水淀粉勾芡，浇在盘中豆腐上，再撒上香菜段，即可食用。

【食养作用】 理气开胃，清热解毒，补肾益精，防癌抗癌。

(25)三鲜水饺

【组成】 面粉250克，冬笋50克，水发冬菇50克，韭黄100克，酱油、精盐、花椒粉、香油、植物油各适量。

【制法】 将冬菇剁碎，冬笋切成米丁，韭黄切成碎末。炒勺加植物油烧热，放入冬菇末、冬笋丁煸炒，加入酱油、精盐、花椒粉炒匀入味，盛入盆中，撒上韭黄末，淋上香油，拌匀，制成馅料。将面粉加水，和成面团，制成饺子皮，包上馅料，捏成饺子生坯，下入沸水锅中煮熟，即可食用。

【食养作用】 温肾助阳，健胃暖中，益气补血，防癌抗癌。

(26)麻仁黑米粥

【组成】 火麻仁25克，紫苏子25克，黑米100克。

【制法】 将火麻仁、紫苏子分别研成细末，放入盆中，加入适量温水，搅拌均匀。静置片刻，用上层澄清的汁液与黑米同煮成粥，即可食用。

【食养作用】 下气宽肠，润肠通便，健脾养胃。

(27)甜浆糯米粥

【组成】 鲜豆浆500克，糯米75克，白糖25克。

【制法】 将鲜豆浆与糯米同煮成粥，加入白糖拌匀，即可食用。

【食养作用】 补虚损，润肠燥，清肺火，化痰浊，健脾益胃。

5. 名人养生之道

庄子的养生经



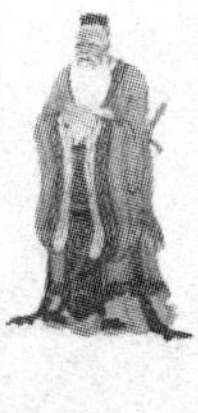

庄子是我国战国时期道家的代表人物。

在人均寿命只有30多岁的先秦时代，庄子竟然活了83岁。他的养生之道主要体现在少私、寡欲、静心、超然4个方面。

**(1)少私**

他认为，私是万恶之源，百病之根。个人如果私心缠身，必定斤斤计较，患得患失，日思夜虑，不得其安。这就必然会形损精亏，积劳成疾。

**(2)寡欲**

他认为，欲不可绝，但也不可纵，纵欲必然会“闯祸染病”。一个人如果少情欲，则不会欺男霸女；节物欲，则不会图财害命；寡官欲，则不会投机钻营。只有知其荣，守其辱，安其分，图其志的人，才会身心健康，安然处世。

**(3)静心**

他认为，一个人如果终日不得安宁，思想不得止息，定会百病丛生。只有心平气和，“头空，心静、身稳”，有很强的自控能力，才能少受外界干扰，保持平静的心态和健康的体魄。

**(4)超然**

庄子以十分超然的态度看待人生，一切顺其自然。他生活艰辛，有时不得不向别人借米来糊口。他对这些都抱无所谓的态度。他的妻子死了，惠子去吊唁。他不哭，反而坐在遗体旁边，敲着瓦盆唱起来。惠子指责他为什么不哭而歌，他坦然地回答说：“开始我也很悲痛，后来仔细一想，人是怎样来到这个世上，又怎样离开这个世界的呢？原来人是由气，即自然界的非生命物质变化而来，气聚成形，气散则死。现在人的形体已死，又将变成非生命的物质了，故以鼓盆而歌，欢送和庆祝我的妻子重新回归自然。”庄子的这番话未必全对，但他超然豁达的人生态度却是值得提倡的。

## (三)惊蛰节气话养生

### 1. 节气特点

惊蛰是反映物候的节令，时值阳历三月上半月。此时。春光明媚，万象更新，时逢“九九”到九尽，天气渐渐回暖，但因为冷暖空气交替，天气不稳定，气温波动甚大。

历书中记载：“斗指丁为惊蛰，雷鸣动，蛰虫皆震起而出，故名惊蛰。”惊蛰时节，长江流域大部地区已渐有春雷，蛰伏泥土里的冬眠动物和多种昆虫感于春季温暖，开始复苏，外出活动。

惊蛰三候为“一候桃始华，二候他庚(黄鹂)鸣，三候鹰化为鸠”。惊蛰时节，我国有些地区已是桃花红、李花白，黄莺鸣叫，春燕飞来的时节，大部分地区都已进入春耕季节。正如华中地区农谚所说：“过了惊蛰节，春耕不停歇。”

### 2. 养生精要

惊蛰节气的养生要根据自然物候现象、自身体质差异进行合理调养。体质差异就是指体质养生中因人养生的一个方面。由于人体禀赋于先天，受制于后天多种因素的影响，在其生长发育和衰老过程中，形成了不同的心理、生理功能上的相对稳定的某种特征，这种特征往往又决定着机体对某些致病因素的易感性和病变过程中的倾向性，因此在养生中要因人而异，不能一概而论。

现将惊蛰节气中常见的四种体质养生方法介绍如下：

**阴虚体质**

这种人的体质特点为形体消瘦，手足心热，心中时烦，少眠，便干，尿黄，不耐春夏，多喜冷饮。

**养生方法：**

(1)精神调养。阴虚体质的人性情急躁，常常心烦易怒，这是阴虚火旺、火扰神明之故，应遵循“恬澹虚无、精神内守”的养生法，加强自我涵养，养成冷静、沉着的习惯，少参加争胜负的文娱活动，节制性生活。

(2)环境调摄。阴虚者，畏热喜寒，寒冬易过，热夏难当。所以有条件的人，每逢春夏季，可到海边、林区、山区去旅游、休假。住房最好选择居室环境安静、坐北朝南的房子。燥烈辛辣之品应少吃。

(3)体育锻炼不宜过激活动，着重调养肝肾，太极拳是较为合适的运动项目。

**阳虚体质**

这种人多形体白胖，或面色淡白，手足欠温，小便清长，大便时稀，怕寒喜暖。

**养生方法：**

(1)精神调养。阳气不足的人常表现出情绪不佳，善恐或善悲。这种人要善于调节自己的情绪，多听音乐，多交朋友。

(2)环境调摄。阳虚体质的人适应气候的能力差，冬季要避寒就温，春夏要注意培补阳气，做到“无厌于日”，即在春夏季多晒太阳，每次不得少于15～20分钟。这样可大大提高冬季的耐寒能力。

(3)体育锻炼。阳虚体质的人，春夏秋冬都应加强体育锻炼，可采取散步、慢跑、太极拳、五禽戏等项目。日光浴、空气浴是不可缺少的强壮卫阳之法。

**血瘀体质**

凡是面色晦滞，口唇色暗，肌肤干燥，眼眶黑暗者多为血瘀体质之人。

**养生方法：**

(1)体育锻炼。多做有益于心脏血脉的活动，如交谊舞、太极拳、保健按摩等能使身体各部都活跃起来，是有助气血运行的运动项目。

(2)精神调养。血瘀体质的人多有气郁之症，培养乐观情绪至关重要。精神愉快则气血和畅，经络气血的正常运行，有利于血瘀体质的改变。反之，苦闷、忧郁会加重血瘀倾向。

**痰湿体质**

形体肥胖，肌肉松弛，嗜食肥甘，神倦身重，是痰湿体质人的明显特征。

**养生方法：**

(1)环境调摄。在阴雨季节，避免湿邪侵袭；不宜居住在阴冷潮湿的环境里。

(2)体育锻炼。痰湿之人，多形体肥胖，身重易倦，故应长期坚持散步、慢跑、各种舞蹈、球类等活动，活动量应逐渐增强，让松弛的皮肤逐渐转变成结实、致密的肌肉。

**3. 起居常识**

“惊蛰”是反映物侯的节令，时值公历3月份的上半月，天气渐渐回暖，春雷开始震响，蛰伏泥土里的冬眠动物和多种昆虫感于春季温暖，震惊而出。本节时逢“九九”，到九尽，鲁北土地完全解冻，气温一般4℃～5℃，寒潮频繁。最高气温18℃～23℃，最低－3℃～7℃。降水量一般3～5毫米，多时达20多毫米，也有时不足1

毫米。

这段时间里，江南的“倒春寒”现象要一直延续到惊蛰的最后几天，而北方寒冷气候则还要时间更长一些，所以“春捂”在此节气中还很重要。尤其是老年人，在此节气中不要因天气变暖而将衣服减得过少。增减衣服要随着气候冷暖而增减。此时肝气旺盛，老年人易动怒，要注意情绪神志的调摄，心情愉快，不妄动肝火，否则肝气升腾太过，易患眩晕、中风之病。此节气宜用枸杞煎水擦身洗面，可促进皮肤光滑有弹性。

**4. 养生食谱**

惊蛰时节，万物复苏，人的精神饱满。从养生的角度讲，应适当增加甜味食物的摄入。古代养生名著《摄生消息论》指出：“当春之时，食味宜减醋酸益甘，以养脾气。”意思是说，春季系肝旺之时，肝气旺，则会影响到脾，多吃点甜食，能加强脾的功能，以助抗御肝气侵犯的能力。

相反，惊蛰时节食酸过甚，则易伤脾。因为多食酸味，酸味入肝，会加强肝气的食亢。因而，惊蛰时节的饮食应“减酸益甘”，少食酸味食物，多食甜味食物。就蔬菜来说，宜常吃带甜味的胡萝卜、菜花、大白菜、柿子椒等。辛甘之品，如洋葱、芹菜、韭菜等皆宜多吃。

但是，春季不可过食大热、大辛之品，如羊肉、狗肉、参、茸、附子等，以免耗气伤阴。

该节气的养生食谱介绍如下：

(1)洋芋炸饺

**【组成】** 洋芋450克，面粉300克，大葱90克，精盐、食碱、花椒粉、植物油各适量。

**【制法】** 将洋芋上屉蒸熟，剥去外皮，切成小丁，放入盆内。大葱切成末，放在洋芋丁上，炝入熟植物油适量，再加入精盐、花椒粉，搅拌成馅。将面粉加水分别制成发面和死面团，合在一起，加食碱揉匀，揪成小剂，擀成饺子皮。包上馅料，捏成饺子生坯。锅内加植物油，烧至六成热时，下入饺子生坯，炸成红黄色，即可出锅食用。

**【食养作用】** 补肺益气，健脾养胃，发汗散寒。

(2)芋头炖鸡腿

**【组成】** 芋头300克，鸡腿400克，莴苣150克，葱段、姜块、黄酒、精盐、鲜汤、胡椒粉各适量。

**【制法】** 将芋头去皮、切块。鸡腿切成块，放入开水锅中焯透，捞出，控净水。莴苣切块，放入沸水锅内焯一下，捞出。把芋头块、鸡块、莴苣块、精盐、黄酒、胡椒粉、葱段、姜块、鲜汤一起放入汤碗，上笼蒸至鸡肉酥软后取出，拣出葱段、姜块，即可食用。

**【食养作用】** 健脾益胃，补虚损，益五脏，化痰散结。

(3)扒青菜条

**【组成】** 青菜200克，猪瘦肉100克，葱花、姜末、酱油、精盐、鲜汤、水淀粉、植物油各适量。

**【制法】** 将青菜去叶，切成长条，用开水焯一下，捞出，沥净水。猪肉切成薄片。炒勺加植物油烧热，下入葱花、姜末炝锅，加入肉片煸炒，当肉片变色时加入青菜条、酱油、精盐，添汤适量，用慢火煨上3～5分钟，用水淀粉勾芡，即可装盘食用。

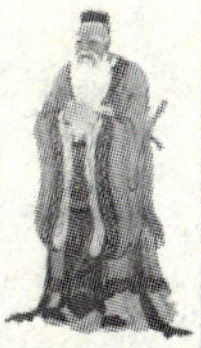

**【食养作用】** 通利肠胃,下气消食,除烦解热,滋阴补虚。

(4)雄鸭粳米粥

**【组成】** 雄鸭1只,粳米150克,葱白2根,精盐适量。

**【制法】** 将雄鸭宰杀,除去毛及内脏,把肉切成细丝,下入锅内,煮至极烂。加入粳米、精盐、葱白,熬煮成粥,即可食用。

**【食养作用】** 滋阴补虚,健脾养胃,利水消肿。

(5)酢浆草苦菜炖猪肉

**【组成】** 酢浆草25克,苦菜30克,猪瘦肉200克,葱段、姜片、精盐各适量。

**【制法】** 将酢浆草、苦菜分别切碎,一起用纱布包好、缝住。猪肉切成方块,与纱布包一起放入锅内,加水适量,放入葱段、姜片,用文火炖1小时左右,拣出葱段、姜片、纱布包,弃之,加入精盐调味,即可食用。

**【食养作用】** 滋阴补虚,清肺利痰,散结消痈,预防肝炎。

(6)奶油烧菜花

**【组成】** 牛奶250克,菜花300克,猪油50克,姜末、鲜汤、水淀粉、精盐各适量。

**【制法】** 将菜花掰成小块,用开水焯熟焯透,捞出,沥净水分。炒勺内加入猪油,烧热,用姜末炝锅,加入菜花、精盐,添汤适量,烧开,撇去浮沫,再加入牛奶,用水淀粉勾芡,淋上熟猪油,装入汤盘,即可食用。

**【食养作用】** 补虚损,助消化,益肺胃,生津润肠。

(7)枸杞鹌鹑汤

**【组成】** 枸杞25克,杜仲10克,鹌鹑1只,葱花、姜末、料酒、精盐、胡椒粉、鸡清汤各适量。

**【制法】** 将鹌鹑宰杀,收拾干净,切成方块,放入锅内,加入鸡汤,放入料酒、精盐、葱花、姜末、胡椒粉、枸杞、杜仲,煮至肉烂拣去杜仲,盛入盆内,即可饮用。

**【食养作用】** 补肝益气,降压安胎,益精明目,强筋壮骨。

(8)茅根赤豆粳米粥

**【组成】** 鲜茅根150克,赤小豆150克,粳米75克。

**【制法】** 将锅内加水适量,放入茅根煮半个小时,捞出茅根,加入粳米和已浸发的赤小豆,熬煮成粥,即可食用。

**【食养作用】** 清热利尿,止血凉血,润燥消肿。

(9)熘腰花

**【组成】** 猪腰子150克,黄瓜50克,鸡蛋1个,葱花、姜末、蒜片、醋、酱油、鲜汤、精盐、水淀粉、香油、植物油各适量。

**【制法】** 将猪腰子片成两半,剞上十字花刀,再切成块,放入碗内,用水淀粉、鸡蛋清抓好上浆。黄瓜切成象眼片。炒勺加植物油,烧至八成热时,加入猪腰花爆炸,滑开,捞出,沥油。炒勺留底油,用葱花、姜末、蒜片炝锅,加入黄瓜煸炒,再放入腰花,倒入用醋、酱油、精盐、水淀粉、鲜汤兑成的混汁,翻勺,淋上香油,即可装盘食用。

**【食养作用】** 补肾益精,补肺益气,健脾养胃。

(10)草菇菜心煲

**【组成】** 草菇200克,白菜心200克,炸松子仁40克,酱油、黄酒、精盐、白糖、蚝油、香油、水淀粉、鲜汤、植物油各适量。

**【制法】** 将草菇用开水焯一下,捞出,沥水。白菜心一剖两半。炒勺加植物油烧热,放入白菜心煸炒,白菜变色时加入鲜汤烧沸,下入草菇,加入酱油、白糖、黄酒、蚝油、精盐,用水淀粉勾芡,加入炸松子仁,立即起锅盛入有香油的热煲内,即可食用。

【食养作用】 通利肠胃,下气消食,润肺益气,降脂降压。

(11)人参百合粥

【组成】 人参5克,百合50克,糯米、薏米各50克,粟米25克,红枣、山药、杏仁各50克。

【制法】 将人参浸发,山药切块。先把糯米、杏仁、红枣煮30分钟,将薏米、粟米、人参、百合、山药块加入锅内,再煮30分钟,即可食用。

【食养作用】 补气生血,健脾益胃,强心提神。

(12)多味莴笋丝

【组成】 莴笋丝200克,辣椒丝25克,海米15克,葱花、姜末、蒜末、醋、酱油、白糖、淀粉、植物油各适量。

【制法】 莴笋丝加淀粉用植物油炸浮,捞出。炒勺加植物油,用葱姜蒜煸香,加入海米、辣椒丝、白糖、醋、酱油,加入莴笋丝翻炒,即可食用。

【食养作用】 通乳汁,助发育,消水肿。

(13)清炖海鳗鱼丸

【组成】 海鳗鱼肉350克,鸡蛋2个,葱段、姜片、酱油、料酒、精盐、胡椒粉、熟猪油各适量。

【制法】 将海鳗鱼剔除鱼刺,剁肉为泥,放入碗中,加入蛋清、姜末、酱油、精盐、熟猪油,搅拌均匀,使之为茸。把鱼茸做成丸子,投入开水锅中汆透,捞入碗内,再加入葱段、姜片、料酒,用微火将汤炖沸,拣出葱段、姜片,加入鱼肉丸子,再煮15分钟,用胡椒粉调味,盛入碗中,即可食用。

【食养作用】 滋阴补虚,益气养血,防痨抗痨,预防肝炎。

(14)香菇八仙

【组成】 水发香菇、水发腐竹、水发黄花菜、发菜、冬瓜、胡萝卜各30克,茭白、青菜各50克,油面筋15克,酱油、黄酒、香油、水淀粉、鲜汤各适量。

【制法】 将水发香菇去蒂,切成块;水发黄花菜、水发腐竹、青菜、发菜、油面筋切成段,胡萝卜、冬瓜、茭白去皮切成块,并将以上各菜放入开水锅中焯一下,捞出,控净水。炒勺内加入鲜汤、酱油、黄酒,加入各菜炒匀,烧开后,改用小火煨煮片刻,用水淀粉勾芡,淋上香油,颠翻几下,即可装盘食用。

【食养作用】 健脾益胃,补气养血,防癌抗癌。

(15)黄芪猴头鸡肉汤

【组成】 黄芪25克,猴头菇125克,鸡肉200克,葱白、姜片、料酒、精盐、鲜汤、胡椒粉、猪油各适量。

【制法】 将黄芪用温湿毛巾揩净,切成薄片。将猴头菇用温水发涨近1个小时,捞出,切成薄片。鸡肉剁成长方块。锅置火上,加入猪油,下入葱白、姜片、黄芪、鸡块煸炒,再加入料酒、精盐及用以发涨猴头菇的过滤水,加汤适量,用旺火烧沸后改用小火烧1小时左右,投入猴头菇片,再烧30分钟,加入胡椒粉,用精盐调味,即可饮用。

【食养作用】 补气养血,增进食欲,防癌抗癌。

(16)油炸肝尖

【组成】 猪肝250克，鸡蛋2个，葱丝、姜末、蒜片、醋、酱油、精盐、水淀粉、香油、植物油各适量。

【制法】 将猪肝切成薄三角片，放入碗内，加入鸡蛋清、水淀粉抓好上浆。炒勺内加植物油，烧至八成热时，下入肝片，并迅速滑散，倒入漏勺里，沥净油。炒勺内留底油，用葱丝、姜末、蒜片炝锅，加入肝片，烹醋少许，倒入用酱油、精盐、水淀粉兑好的混汁，颠翻几下，淋上香油，即可装盘食用。

【食养作用】 补肝，养血，明目。

(17)青鱼豆腐煲

【组成】 青鱼段400克，豆腐100克，春笋50克，咸菜梗25克，葱花、姜末、酱油、精盐、黄酒、白糖、香油、鲜汤、植物油各适量。

【制法】 将青鱼段顺脊椎骨剖开，剔除鱼刺，切成块状。豆腐切方块，春笋切片。炒勺加油，用旺火烧至七成热，投入青鱼煎一会儿，放入黄酒，盖上锅盖，稍炖片刻，再加入酱油、白糖、精盐，待鱼块上色后，加入鲜汤、春笋片、豆腐块，用武火烧沸后再改用文火焖烧，直至豆腐起孔，放入咸菜梗后，再用武火烧至汤汁肥浓，然后，倒入置于火上的热煲，加入葱花、姜末，盖上盖，加热至沸，淋上香油，即可食用。

【食养作用】 健脾养胃，补血养肝，祛风化湿，益气宽中。

(18)鲫鱼粳米粥

【组成】 鲫鱼1条，粳米100克，藕粉100克，葱段、姜末、精盐、香油、料酒各适量。

【制法】 将鲫鱼收拾干净，切成小段，放入锅内，加水适量，放入料酒、葱段、姜末、精盐，先用旺火烧开，再改用小火熬煮。用汤筛过滤鲫鱼汤，挑除鱼刺及杂物，用汤汁和鱼肉把粳米熬煮至开花，倒入用温水调好的藕粉，淋上香油，拌匀，即可食用。

【食养作用】 开胃健脾，益气利水，增加食欲，强身健体。

(19)芝麻牛排

【组成】 芝麻100克，嫩牛肉200克，面粉125克，鸡蛋2个，精盐、黄酒、胡椒粉、植物油各适量。

【制法】 将鸡蛋打入碗内，搅匀，制成鸡蛋液。牛肉切成4厘米见方、1.5厘米厚的块，然后拍扁成片，放入碗内，用黄酒、精盐、胡椒粉拌匀，放置片刻。炒勺内加植物油，烧至四成热时，把牛肉片拍上面粉，蘸上鸡蛋液，再蘸上芝麻，放入油锅，炸熟，捞出，切成条形。用花椒盐或辣酱油等蘸食。

【食养作用】 补肝益肾，健脾和胃，补气养血，润肠养发。

(20)糖醋藕片

【组成】 鲜藕200克，醋、白糖、精盐、花椒、鲜汤、香油、水淀粉各适量。

【制法】 将藕去皮，切成片。炒勺加油烧热，放入花椒粒炸出香味，再捞出弃之，加入藕片翻炒，放入白糖、醋、精盐，添鲜汤适量，用水淀粉勾芡，淋香油，即可装盘食用。

【食养作用】 开胃养血，止血散淤，清热凉血。

(21)黄焖鸭块

【组成】 熟鸭1只，葱花、姜片、酱油、白糖、精盐、大料、鲜汤、水淀粉、甜面酱、香油、植物油各适量。

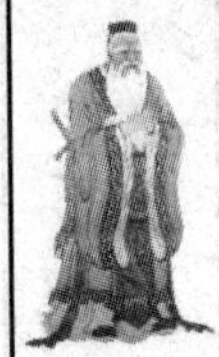

【制法】 将熟鸭切成3厘米见方的块，使胸脯朝下，整齐地摆在碗内，添鲜汤适量，再加入姜片、大料、精盐，放入笼内，蒸熟蒸透，取出后拣去大料、姜片不用。炒勺内加油烧热，先用5瓣大料爆出香味，再捞出大料弃之，加入葱花、姜末炝锅，放入甜面酱，炒出香味来，倒入酱油，加汤适量，放入鸭块，加进白糖，烧开，再撇去浮沫，改用小火𤆵至汤剩一半时，用水淀粉勾芡，淋上香油，颠翻几次，即可装盘食用。

【食养作用】 滋阴补虚，健脾养胃，扶阳利水。

(22)番茄洋芋

【组成】 洋芋150克，胡萝卜、洋葱各50克，番茄酱、醋、白糖、精盐、鲜汤、水淀粉、植物油各适量。

【制法】 将洋芋去皮，切成半圆形的薄片；胡萝卜、洋葱切成小方丁。炒勺内加植物油烧热，放入洋芋片炸熟，捞出，沥油。炒勺留底油烧热，加入番茄酱、白糖、醋、少许精盐，添汤适量，炒成酸甜可口的番茄汁，再倒入炸熟的洋芋片、洋葱丁、胡萝卜丁翻炒，并用水淀粉勾薄芡，淋上明油，即可装盘食用。

【食养作用】 健脾补气，降糖降脂，降压抗癌。

#### 5. 名人养生之道

扬雄养生大论

扬雄，字子云，西汉蜀郡成都(今属四川)人，语言学家、文学家、哲学家。据说杨雄口吃，不善谈吐，但其笔墨惊人，以文章名世。

扬雄养生之道实为修身养性之大论。他讲的不是一般健身之法、养性之术，而是专论修身养性、矫思练心，与实现奋斗目标之关系。他说："修身以为弓，矫思以为矢，主义以为的，奠而后发，发必中矣。"三者的关系讲得多么形象。

"修身以为弓"明确讲了修身不是目的，只是为"主义"奋斗的必要基础，只有体魄康健，才能谋图大业。君不见历史上那些爱国之士，近代那些革命先辈，都很注意修身养性。在艰苦的斗争中，他们虽久经风雨磨难，但身不垮，志不衰，为真理奋斗不止，为人民立下丰功伟绩。

"矫思以为矢"这句话把思想修养的重要性讲得再透彻不过了。有了健康的身体，但没有正确的思想，就如同有弓无箭，亦不能射中目标。所以扬雄特别强调人品。他说作为一个人要"取四重"、"去四轻"。他认为："言重则有法，行重则有德，貌重则有威，好重则有观。"四轻曰："言轻则招忧，行轻则招辜，貌轻则招辱，好轻则招淫。"

"主义以为的"这句话道出了扬雄修身、矫思的真正目的。备修身之"弓"，奠矫思之"矢"，为的是射"主义"之"的"。我们提倡大家修身养性，修炼思想，树立理想，其目的就是让大家有一个强健的体魄，为实现共产主义远大目标而奋斗。

### (四)春分节气话养生

#### 1. 节气特点

惊蛰后十五日为春分。"分者，半也，当春季九十日之半也。"意即春天的一半。实际上，春分还表示"昼夜平分"的意思，正如谚语所说："春分秋分，昼夜平分。"

春分这天，太阳光直射赤道，地球各地的昼夜时间相等。对北半球来说，从此以后，太阳光的直射点北移，白天时间都要长于夜间的时间。

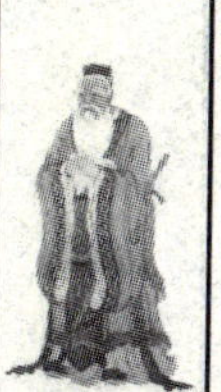

春分时节，南方已是杨花竞开、柳枝呈绿，而我国西北大部、华北北部和东北地区还处在冬去春来的过渡阶段，晴日多风，天气乍暖还寒。

2. 养生精要

由于春分节气平分了昼夜、寒暑，人们在保健养生时应注意保持人体的阴阳平衡状态。辩证唯物主义告诉我们，物体相对静止的可能性、暂时平衡的可能性是物质分化的根本条件，因而也是生命的根本条件。我们为了求得这种“暂时平衡状态”的“生命的根本条件”，保持人体的阴阳平衡就成为养生的一条重要法则，这一法则无论在精神、饮食、起居等方面的调摄上，还是在自我保健和药物的使用上都是至关重要的。我们在养生中如何运用阴阳平衡规律，协调机体功能，达到机体内外的平衡状态，使人体这一有机的整体始终保持一种相对平静、平衡的状态，是养生保健的根本。

《素问·至真要大论》中说：“谨察阴阳所在而调之，以平为期。”是说人体应该根据不同时期的阴阳状况，使“内在运动”也就是脏腑、气血、精气的生理运动，与“外在运动”即脑力、体力和体育运动和谐一致，保持“供销”关系的平衡，避免不适当运动的出现而破坏人体内外环境的平衡。

平衡保健理论研究认为，在人生不同的年龄段里，根据不同的生理特点，调整相应的饮食结构，补充必要的微量元素，维持体内各种元素的平衡，将会有益于我们人类健康。

另外，春分之日，天地间阴阳交合，春气调和，万物新生。人们可以晚点睡，早些起，多去庭院散步，使情绪舒畅，赏心怡情，才能与“春生”之机相适应，符合春季保养“生机”的道理。

3. 起居常识

在春分时节，暖湿气流活跃，冷空气活动也很频繁，因此，阴雨天气较多，将居室安排得舒适而有序，对身心的健康很有益处。比如将客厅布置得温和舒畅，同室外的阴雨天气形成反差，又同风和日丽的天气相和谐；将卧室布置得温馨适意，室内的温度保持在14℃～16℃之间，会给人一种温柔静谧的感觉；将书房布置得明亮温和，空气清新，但又不湿气太重，能给人以品味高雅的感觉；饭厅注重色彩搭配，会唤起人的食欲；将阳台布置成一个“小花园”，鲜花绚丽，清香四溢，空气清新，悦人心目，这种营造出来的小气候既可以解人疲劳，又能使人心安神怡。

春分时节，天地间阴阳交合，春天高气调和，万物新生。人们可以晚点睡，早点起，逐渐开始晨练，最好的方法是散步、慢跑、打太极拳等。定量用餐，以达阴阳互补。当然，还要顺应节气变化，注意增减衣服，保持心情愉快，特别要防盛怒。

4. 养生食谱

在春分时节的饮食调养方面，应该根据自己的实际情况选择能够保持机体功能协调平衡的膳食，禁忌偏寒、偏热、偏升、偏降的饮食习惯，如在烹调鱼、虾、蟹等寒性食物时，其原则必佐以葱、姜、酒、醋等温性调料，以防止这类菜肴性寒偏凉。

该时节的养生食谱介绍如下：

(1)春分糕

**【组成】** 黄豆粉面100克，红枣10枚，鸡蛋5个，牛奶、白糖、植物油各适量。

**【制法】** 将黄豆粉面倒入蒸盆内，磕入鸡蛋，加入牛奶、白糖、植物油，搅拌均匀，制成稀稠适中的豆面粉糊，放入红枣，上笼蒸至熟透，取出，晾凉，切块，即可食用。

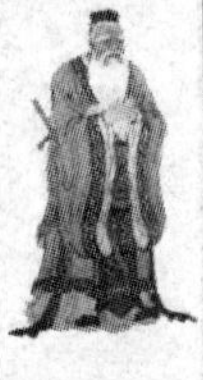

【食养作用】 补脾益胃，开胃消食，增进食欲。

(2)猪肝粟米粥

【组成】 猪肝75克，粟米75克，葱花、姜末、酱油、精盐、香油各适量。

【制法】 将猪肝切成碎末，放入碗中，加入姜末，倒入酱油浸泡。粟米熬煮成粥，待粥将熟时，倒入碗中的猪肝末，稍煮片刻，再加入葱花、香油、精盐拌匀，即可食用。

【食养作用】 补肝明目，健脾和胃，清热养血。

(3)熏兔肉

【组成】 兔子1只，葱段、姜块、花椒、大料、桂皮、丁香、白糖、精盐、柏木末、香油各适量。

【制法】 将整只兔子收拾干净，放入汤锅中，加入葱段、姜块、花椒、大料、桂皮、丁香、精盐，用旺火烧开，撇去浮沫，改用小火煮熟，捞出，控净水分。锅内加白糖适量，加柏木末少许，坐上铁帘，铁帘上铺葱，再将兔子放在葱上，盖上盖，用旺火熏四五分钟，待锅中烟雾浓时，即可停火。待烟雾消失，开火再熏，经过10分钟左右，即可熏好，将熏好的兔肉抹上一层香油，切成大块上桌，即可食用。

【食养作用】 补中益气，止渴解毒，活血凉血。

(4)白烧鳝鱼

【组成】 鳝鱼1条，葱白、姜片、黄酒、精盐、胡椒粉、植物油各适量。

【制法】 将鳝鱼宰杀，去骨、去内脏，收拾干净，切成寸段。炒勺内加入植物油，烧至七成热时，下入葱白、姜片、鳝鱼段略炒，而后加入黄酒、精盐以及少量的水，改用小火烧至鱼段熟透，撒上胡椒粉，即可装盘食用。

【食养作用】 补虚损，去风湿，止便血，强筋骨。

(5)红煨对鸽

【组成】 鸽子1对，猪五花肉100克，青菜心12棵，酱油、精盐、黄酒、香油、冰糖，大茴香、水淀粉、植物油各适量。

【制法】 将鸽子分别宰杀，去毛、去爪、去内脏，收拾干净，用沸水烫泡一下，除去腥味，然后，用黄酒涂抹整个鸽体。炒勺内加入植物油，烧至七成热时，下入鸽肉，待炸成红色后，捞出。蒸钵用竹箅子垫底，加水适量，放入鸽肉，把五花肉切成3条，放在鸽肉上，加入酱油、精盐、黄酒、冰糖、大茴香，盖上钵盖，先用旺火烧开，再改用中火炖烂，出钵装盘。炒勺加油，下入青菜心炒熟，取出后放在鸽肉四周。炒勺加油烧热，倒入钵内原汤，并用水淀粉勾芡，再浇在盘内的鸽肉和青菜上，淋上香油，即可食用。

【食养作用】 补肾壮阳，益气养血，通利肠胃。

(6)猪肝炒芹菜

【组成】 猪肝100克，芹菜150克，葱花、姜末、酱油、精盐、花椒粉、水淀粉、植物油、香油各适量。

【制法】 将猪肝切成丝，芹菜切成段，分别放入开水锅中焯一下，捞出，沥水。炒勺内加入植物油烧热，用葱花、姜末炝锅，然后放入芹菜、精盐、酱油、花椒粉煸炒，再加入猪肝丝，急火快炒，并用水淀粉勾薄芡，淋上香油，即可装盘食用。

【食养作用】 补肝明目，清热利水，降脂降压。

(7)栗子焖羊肉

【组成】 栗子 50 克,肥嫩羊肉 250 克,萝卜 1 个,青蒜段、醋、酱油、白糖、鲜汤、水淀粉、红腐乳卤、香油各适量。

【制法】 将栗子放入加水的锅中,用旺火煮几分钟,取出,剥壳去膜。羊肉切成 3 厘米见方的块。萝卜用刀拍裂。锅内添鲜汤适量,放入肉块、红腐乳卤、白糖、酱油、萝卜,用旺火烧 20 分钟,再加入醋、栗子,改用文火焖 1 小时后,再改用旺火烧,取出萝卜,待汤将收浓时,用水淀粉勾芡,淋上香油,撒上青蒜段,翻个儿出锅,即可食用。

【食养作用】 健脾养胃,补肾强腰,益气补血。

(8)香辣绿豆芽

【组成】 香菜 25 克,干红辣椒丝 15 克,绿豆芽 200 克,葱丝、花椒、醋、酱油、精盐、香油、植物油各适量。

【制法】 将香菜切段,绿豆芽用开水稍烫,捞出,沥水。炒勺加植物油烧热,放入花椒粒炸香,而后捞出,弃之。再用葱丝炝锅,放入绿豆芽、红辣椒丝、酱油、精盐煸炒,烹醋,淋上香油,撒上香菜段,即可装盘食用。

【食养作用】 下气消食,利水消肿,清热解毒。

(9)芙蓉银鱼煲

【组成】 银鱼 160 克,火腿肉末 30 克,香菜末 30 克,蛋清 4 个,葱段、姜片、精盐、黄酒、鲜汤、胡椒粉、水淀粉、植物油各适量。

【制法】 锅内加油烧热,放入葱段、姜片煸香,添入鲜汤适量,拣出葱段、姜片弃之,加入银鱼、黄酒,盖上锅盖片刻,再加入精盐、胡椒粉,烧开后撇去浮沫,并用水淀粉勾薄芡,把鸡蛋清搅散,徐徐淋入锅中。煲上火烧热,将银鱼羹盛入煲内,加入香菜末、火腿肉末,盖上煲盖,端上餐桌,即可食用。

【食养作用】 健脾养胃,补虚益气,滋养身体。

(10)木樨韭黄

【组成】 鸡蛋 2 个,韭黄 200 克,精盐、植物油各适量。

【制法】 将鸡蛋打入碗内,加入精盐搅匀。韭黄切成寸段。炒勺内加植物油烧热,放入鸡蛋液炒熟,出勺装入盘内。炒勺内加植物油少许烧热,下入韭黄段翻炒,再加入盘内鸡蛋,急火炒熟,即可装盘食用。

【食养作用】 滋阴养血,驱寒散淤,增进食欲,增强体力。

(11)葱扒鸡

【组成】 白条鸡 1 只,葱白 100 克,葱段、姜片、酱油、白糖、精盐、水淀粉、鲜汤、植物油各适量。

【制法】 将白条鸡由中间劈开,放入沸水锅内烫一下,捞出,放入盆内,加入葱段、姜片、酱油、精盐、鲜汤各适量,上笼蒸烂,取出,拣出葱段、姜片弃之。锅内加植物油烧热,下入葱白,炸至呈红色时,捞出。锅内留底油少许,烧热,添汤适量,加入酱油、白糖、呈红色的葱白,再将蒸烂的鸡放入锅内,鸡腹朝下,盖上锅盖,微火扒烂,并用水淀粉勾芡,淋上明油,即可装盘食用。

【食养作用】 健脾养胃,发汗散寒,祛痰杀菌。

(12)大蒜烧茄子

【组成】 大蒜 25 克,茄子 300 克,葱花、姜末、酱油、白糖、精盐、水淀粉、清汤、

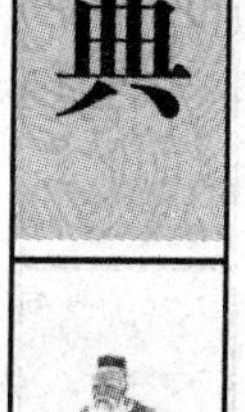

植物油各适量。

【制法】 将大蒜去皮,切成两瓣。茄子去蒂,切成两瓣,并在每瓣的表面上剞成十字花刀,切成长方形块。炒勺内加入植物油,用旺火烧热,待油烧至七成热时,加入茄块翻炒,当茄块呈黄色时,再放入姜末、酱油、精盐、蒜瓣、清汤,烧沸后,改用文火焖10分钟左右,加入葱花,并用水淀粉勾芡,出勺装盘,即可食用。

【食养作用】 止血凉血,消肿止痛,清热散寒,宽肠通便。

(13)炸熘菠菜

【组成】 菠菜500克,鸡蛋2个,葱花、姜末、酱油、精盐、水淀粉、干淀粉、植物油各适量。

【制法】 将菠菜切成段,沾上干淀粉。鸡蛋打入碗内,用水淀粉搅成糊。炒勺内加植物油适量,烧热,把沾有干淀粉的菠菜段挂上鸡蛋糊,放入炒勺内,待炸至酥脆时,捞出,沥净油后放入盘中。勺内留底油,烧热,用葱花、姜末炝锅,加入精盐、酱油,并用水淀粉勾芡,浇在菠菜段上,即可食用。

【食养作用】 滋阴润燥,养血补血,通利肠胃,降低血压。

(14)酥炸月季花

【组成】 鲜月季花瓣75克,面粉300克,牛奶150克,白糖75克,鸡蛋3个,精盐、发酵粉、植物油各适量。

【制法】 将鸡蛋打破,蛋清和蛋黄分别装入两个盆中。在蛋黄中加入白糖、牛奶,搅匀后,再加入面粉、精盐、植物油、发酵粉,轻轻搅拌成面浆。蛋清用筷子搅打,直至起泡后,再兑入面浆。用白糖腌渍月季花瓣,半小时后和入面浆。锅内加植物油,待烧至五成热时,用汤勺舀面浆依次放入锅中,炸酥,捞出,沥油,即可食用。

【食养作用】 疏肝解郁,活血调经,除烦解胀。

(10)黄焖山鸡

【组成】 白条山鸡1只,葱花、姜末、大料、酱油、白糖、精盐、鲜汤、花椒油、甜面酱、水淀粉、植物油各适量。

【制法】 锅内加水烧沸,放入白条山鸡,煮至半熟,捞出,切成3厘米见方的块。锅内加植物油烧热,放入大料瓣炸一下,捞出,弃之。再用葱花、姜末炝锅,加入甜面酱炒熟,再添汤适量,下入鸡块、精盐、酱油、白糖,用旺火烧开后撇去浮沫,盖上锅盖,改用文火胭至肉烂汤浓,用水淀粉勾芡,淋上花椒油,翻动几下,即可出锅食用。

【食养作用】 益肝气,明目,治口干、小便频数。

(16)木樨菜花

【组成】 菜花200克,胡萝卜100克,鸡蛋2个,葱丝、姜末、花椒水、精盐、猪油各适量。

【制法】 菜花掰成小块,放入开水锅中焯一下,捞出,沥净水。胡萝卜切成小象眼片。鸡蛋打入碗内,加入精盐少许,搅均拌匀。炒勺内加入猪油烧热,加入鸡蛋液,炒熟后装盘。炒勺内加油烧热,下入葱丝、姜末、菜花、胡萝卜片、花椒水,煸炒,再加入精盐、盘中的鸡蛋,翻炒,熟后出勺,即可装盘食用。

【食养作用】 滋阴润燥,开胃消食,通利肠胃。

(17)蛤蜊豆腐煲

【组成】 蛤蜊400克,豆腐1块,香菜25克,葱花、姜末、白糖、精盐、黄酒、鲜汤、胡椒粉、水淀粉、植物油各适量。

【制法】 将蛤蜊壳掰开，挖出肉，放在沸水中烫一下，捞出，沥干。豆腐切成丁，放入开水锅中焯一下，捞出，沥去水。香菜切段。锅内加入植物油烧热，下入蛤蜊肉，滑油后倒入漏勺，沥油。锅内留底油烧热，用葱花、姜末煸出香味后，加入鲜汤适量，开锅后，下入豆腐丁、蛤蜊肉、精盐、黄酒、白糖、胡椒粉，烧至入味，用水淀粉勾薄芡，倒入热煲中，撒上香菜段，盖上煲盖，端上餐桌，即可食用。

【食养作用】 滋阴利水，软坚化痰，和脾养胃，抗癌。

(18)虾仁烧莴笋

【组成】 虾仁100克，莴笋200克，葱花、姜片、酱油、白糖、精盐、水淀粉、鲜汤、植物油各适量。

【制法】 将莴笋切成片，用水焯一下，捞出控净水。炒勺加植物油烧热，下入虾仁炸一下，并用葱花、姜片炝锅，下入莴笋煸炒，再依口味适量加入酱油、精盐、白糖，添鲜汤适量，用水淀粉勾芡，淋明油，即可装盘食用。

【食养作用】 通乳汁，助发育，消水肿，温肾助阳。

(19)烧螺肉串

【组成】 螺蛳650克，红椒、青椒、洋葱各100克，番茄2个，竹签6根，草菇6个，豆瓣辣酱20克，酱油、黄酒、白糖、精盐、鲜汤、水淀粉、锡箔纸、植物油各适量。

【制法】 将螺蛳肉挖出，洗净，放入碗内，加入精盐腌渍30分钟。红椒、青椒、洋葱、番茄分别切成3厘米见方的块。豆瓣辣酱剁细。再将每根竹签的一端裹上锡箔纸，按照顺序将螺蛳肉—青椒—螺蛳肉—洋葱—螺蛳肉—红椒—螺蛳肉—草菇分别穿在6根竹签上。锅内加植物油，烧至五成热时，下入番茄块，稍炸后捞出。待锅内油温又升至五成热时，下入穿好的螺肉串，油炸至熟。捞出后在裹有锡箔纸的一端，穿上番茄片，放入底下垫有锡箔纸的竹篮内。锅内加油，待烧至三成热时，放入豆瓣酱炒香，再加入鲜汤、黄酒、白糖、酱油，并用水淀粉勾芡，盛入碗中，与烧螺肉串一起端上餐桌，即可食用。

【食养作用】 滋阴明目，清热利水，活血开胃，温中散寒。

(20)扒三白

【组成】 熟白肉、豆腐、白菜各100克，葱花、姜末、精盐、牛奶、鲜汤、水淀粉、植物油各适量。

【制法】 将熟白肉切成片；豆腐、白菜均切成一字条。把白菜条放入沸水锅中焯一下，捞出，沥净水。再把白肉片、豆腐条、白菜条分别整齐地摆在盘内。炒勺内加入植物油烧热，用葱花、姜末炝锅，加入精盐、牛奶和鲜汤，再将盘内所摆的白肉、白菜、豆腐轻轻推入勺内，改用微火煨几分钟，而后用水淀粉勾芡，淋上明油，即可装盘食用。

【食养作用】 滋阴养血，益气宽中，清热除烦，通利肠胃。

(21)黄鱼豆腐煲

【组成】 黄鱼1条，豆腐1块，春笋片25克，水发香菇15克，酱油、精盐、黄酒、白糖、香油、鲜汤、水淀粉、青蒜段、植物油各适量。

【制法】 将黄鱼宰杀，收拾干净，在鱼的两面剞上十字花刀，切成两段，放入碗中，用酱油浸渍片刻。豆腐切成四小方块，香菇切成斜片。锅内加植物油，待烧至七成热时，放入黄鱼段，煎至结皮、呈金黄色时，加入鲜汤、香菇片、春笋片、酱油、精盐、白糖、黄酒，开锅后，再加入豆腐块，改用文火，盖上锅盖，炖至鱼眼球突出、豆腐起

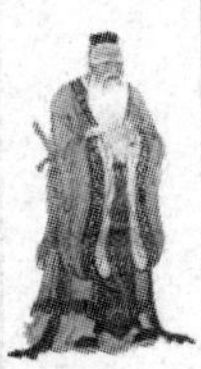

孔，再把豆腐块、黄鱼段、香菇片、春笋片放在加有底油的热煲内。用旺火将原锅内的汤汁烧至黏稠，再用水淀粉勾芡，浇在煲内的黄鱼豆腐上，淋上香油，撒上青蒜段，即可食用。

**【食养作用】** 健脾开胃，益气生津，抗癌。

(22)酱爆猪肉丁

**【组成】** 猪里脊肉300克，黄酱、糖色、鸡蛋清、青蒜段、姜汁、精盐、白糖、黄酒、香油、水淀粉、植物油各适量。

**【制法】** 将猪里脊肉切成丁，放入盆内，加入精盐、鸡蛋清、水淀粉抓好调匀。锅内加入植物油，烧至六成热时，加入猪肉丁滑散，捞出，沥油。锅内留底油烧热，下入黄酱，略炒，再加入白糖，炒散，放入姜汁、黄酒、糖色，直至黄酱炒黏，下入猪肉丁翻炒，使酱汁均匀地裹住猪肉丁，淋上香油，撒上青蒜段，出锅装盘，即可食用。

**【食养作用】** 滋阴养血，润燥护肤，润肺益气。

(23)煎焖鲤鱼

**【组成】** 鲤鱼1条，面粉50克，葱花、姜丝、蒜片、大料、花椒水、醋、酱油、精盐、白糖、料酒、鲜汤、香油、植物油各适量。

**【制法】** 将鲤鱼宰杀，收拾干净，在鱼身两面剞上斜花刀，放入盆内，用酱油、少许精盐，腌渍片刻。锅内加植物油适量，烧热，下入两面沾匀面粉的鲤鱼，待两面煎成老红色时，烹醋，再加入葱花、姜丝、蒜片、白糖、酱油、料酒、精盐、花椒水、大料，添汤适量，盖上锅盖，用旺火烧开，再改用小火煎焖十几分钟，淋上香油，即可装盘食用。

**【食养作用】** 健胃补脾，滋养身体，利水消肿。

(24)炒黄花菜

**【组成】** 鲜黄花菜300克，葱花、花椒、酱油、精盐、水淀粉、鲜汤、植物油各适量。

**【制法】** 将鲜黄花菜收拾干净，切成两段。炒勺内加入植物油烧热，放入花椒粒，炸出香味来，再捞出花椒粒，弃之。用葱花炝锅后，加入黄花菜翻炒至熟，添汤适量，加入酱油、精盐，颠翻几下，并用水淀粉勾薄芡，即可装盘食用。

**【食养作用】** 清胃热，利大小肠，舒筋活络。

(25)豉汁蒸鲫鱼

**【组成】** 鲫鱼1条，豆豉25克，葱丝、蒜蓉、酱油、白糖、淀粉、胡椒粉、植物油各适量。

**【制法】** 将鲫鱼宰杀，理净擦干，再用调匀的酱油、白糖、胡椒粉、淀粉把鱼抹匀。将少许葱丝铺在盘上，再放上鲫鱼。豆豉放在漏勺上，用水冲净后沥干。锅内加植物油烧热，下入蒜蓉爆香，再下入豆豉略爆，取出，铺在鲫鱼身上。锅内加水适量，烧开，放上蒸屉，鲫鱼入屉，用武火蒸9分钟，取出，倒出盘内蒸水，再把余下的蒜蓉、豆豉、葱丝放在鲫鱼上，淋上酱油、明油，即可食用。

**【食养作用】** 补气虚，健脾胃，滋养身体。

### 5. 名人养生之道

#### 百岁名医孙思邈长寿奥秘

孙思邈，生于公元581年，卒于682年，在世101岁，是我国在医药实践上最长的一位医药学家，被人们誉为“药王”。

孙思邈幼年体弱，因病学医。他读书非常用心、刻苦，7岁能诵经史。由于他博览群书，通晓诸子百家，青年时代便文才出众，医术高明。公元600年，他刚满19岁，隋文帝杨坚便下诏要他去做“国子博士”，但孙思邈因无意仕途、淡于名利而婉言谢绝。

公元627年，孙思邈46岁，这时他医术高明，救死扶伤，名气越来越大了。此时隋朝已被唐朝所取代，唐太宗李世民很器重孙思邈，又派人把他接到长安，要孙思邈做“谏议大夫”，这一次又被他婉言谢绝了。他回到家乡后仍四处行医，为解除人民的疾苦而奔波，同时精心集单、验、秘方，经过试验筛选，于公元652年写出了《千金要方》，共30卷，医药方剂4500多个，包括临症各科方面的知识，并倡导将脏病、腑病分类。这是继张仲景的《伤寒论》之后，我国医药学的一次较大的总结和发展。

公元659年，孙思邈78岁时，唐高宗李治又一次召见他，并留他在朝做“陈御大夫”，但孙思邈又以“年迈少才”为由回绝了。高宗不便强留，便赐他良马一匹，放他回归故里。

孙思邈回到家乡后，仍继续他的事业，更加注重晚年临床经验、心得和实用药物的积累。到公元681年孙思邈百岁高龄时，他又完成了第二部医药巨著《千金翼方》，该书也有30卷，对《千金要方》做了全面补充，特别对伤寒、本草、中风、杂病等补充为多。在药物方面，他几乎收集了当时本草的全部内容，共800多种。这两部书是孙思邈的毕生心血，为我国医学宝库中的珍品之一。

孙思邈年近百岁，身强体健，神采奕奕。因此，不断有人问他“长寿的奥秘”，他总是笑笑说：“四体勤奋，每天劳动，行医看病，上山采药。节制饮食，细嚼缓咽，食不过饱，酒不过量。饭后盥漱，睡不张口，这就是我的养生之道。”孙思邈一生著述颇多，除《千金要方》、《千金翼方》外，还有《福禄论》、《枕中素书》、《摄生真第》、《银海精微》等等，为祖国医学做出了重大贡献。

公元682年，孙思邈在完成《千金翼方》的第二年，这位古代伟大的医学家与世长辞了，终年101岁。人们把他安葬在五台山上，并修药王庙一座以为纪念。

### (五)清明节气话养生

#### 1. 节气特点

清明即清洁明净之意，时值阳历4月上旬。《月令七十二候集解》中说：“物至此时，皆以洁齐而清明矣。”《帝京岁记胜》中载：“万物生长此时，皆清净明洁，故谓之清明。”

清明时节，春意正浓，但这时正是冷暖空气冲突剧烈的时候，海洋上空的暖湿空气日益加强，经常不断地与南下的冷空气相遇，形成忽冷忽热、时晴时雨的多雨天气。

“清明时节雨纷纷”，便是唐代诗人杜牧对江南春雨的真实写照。不过，雨过天晴后，气温的大趋势是在不断升高的。

民间还把清明称为“寒食节”。也就是在清明这一天，有不动灶火，忌食热食，否则要遭神惩罚的说法。事实上，寒食节在清明节的前一天，但由于二者相距很近，人们干脆把它们合二为一，把寒食当成了清明的别称。

#### 2. 养生精要

清明时节，杨柳泛青、桃花初绽，在这个节气中，天气阴凉，就中医养生来讲应以补肾、调节阴阳虚亢为主。这个时节常见的和阴阳调节相关症状有：阴虚阳亢症（头痛头晕，耳鸣眼花，失眠多梦，腰膝酸软，面湿潮红，四肢麻）；肝肾阴虚症（头晕眼花，目涩而干，耳鸣耳聋，腰酸腿软，足跟痛）；阴阳两虚症（头目昏花，行走如坐舟船，面白少华，间有烘热，心悸气短，腰膝酸软，夜尿频多，或有水肿）。针对阴阳失调、本虚标实的病理，在养生中应以调和阴阳、扶助正气为大法，采用综合调养的方法，如情志调摄。因为这些症状与情志因素关系密切，在情志不遂，喜怒太过之时，常常影响肝木之疏泄、肾水之涵养。

因此，在调摄过程中的情志方面，应当减轻和消除异常情志反应，移情易性，保持心情舒畅，选择动作柔和、动中有静的运动为宜。

3. **起居常识**

清明时节，雨水增多，空气潮湿。在这个节气中，人最好不要在家中坐卧太久。"久视伤血、久卧伤气，久立伤骨，久行伤盘，久坐伤肉。"应有规律地早睡早起，切忌熬夜。熬夜太晚，往往会影响第二天的精力，并且会扰乱人的生物钟，造成神经功能紊乱。

我国历代养生家认为，春天外出踏青问柳，登高赏花，游山玩水，是非常有益的养生活动。因此，在空气清新宜人的清明时节，人们可以利用假日结伴到野外踏青，尤其是老年人在春暖花开的季节，应当尽可能参加春游览胜，到郊外活动活动。因为郊外空气新鲜，远离各种污染源，空气中饱含人们称之为"空气维生素"的负离子。负离子通过人的呼吸进入肺部，作用于人的末梢感受器官，可对大脑神经系统起到良好的调节作用，促进细胞新陈代谢活动以及肺的换气功能和造血功能，从而使人感到大脑清醒，精神振奋，心情舒畅。

4. **养生食谱**

清明时节在饮食调养方面须定时定量，不暴饮暴食，也须减少甜食，限制热量摄入，多食瓜果蔬菜。其时的养生食谱如下：

（1）桃花馄饨

**【组成】** 鲜桃花25克，猪瘦肉50克，面粉90克，葱花、姜末、胡椒粉、白糖、黄酒、精盐各适量。

**【制法】** 将猪肉切成碎末，放入盆内。加入洗净、切碎的桃花，再加入葱花、姜末、黄酒、白糖、精盐、胡椒粉，搅拌均匀，制成馅料。面粉加水拌匀，和成面团，制成薄面皮，包入馅料，制成馄饨生坯。锅内加水烧沸，下入馄饨生坯煮熟，盛入碗中，即可食用。

**【食养作用】** 健脾养胃，益气养血，润肠通便。

（2）竹叶小米粥

**【组成】** 鲜竹叶50克，小米100克，石膏75克，白糖50克。

**【制法】** 将砂锅加水600毫升，下入石膏、鲜竹叶，用小火煎煮至400毫升时，取下砂锅，滤去滓渣，用澄清的水液将小米熬煮成粥，加入白糖拌匀，即可食用。

**【食养作用】** 清除体内积热，调整体内代谢，健脾益气，减少疾病。

（3）鳝鱼猪肉羹

**【组成】** 鳝鱼300克，猪肉150克，姜丝、胡椒粉、黄酒、精盐各适量。

**【制法】** 将鳝鱼宰杀，剖背脊，去头、去尾、去内脏，切成细丝。猪肉剁成泥。锅内加水适量，用旺火烧开后，下入猪肉泥，撇去浮沫，再加入鳝鱼丝、黄酒，开锅后，改用文火慢煮，下入姜丝，直至鳝鱼丝熟烂时，加入精盐、胡椒粉调味，即可食用。

【食养作用】 滋阴养血，补虚润肤，强筋骨，去风湿。

(4)酸辣肚丝

【组成】 熟猪肚250克，春笋25克，香菜10克，葱花、姜末、蒜蓉、醋、酱油、黄酒、精盐、香油、鲜汤、水淀粉、胡椒粉、植物油各适量。

【制法】 将熟猪肚切成细丝，下入沸水锅中焯透，捞出，沥净水。春笋切成细丝，香菜切成碎末。锅内加入植物油，烧热，加入葱花、姜末、蒜蓉炝锅，再倒入醋、酱油、黄酒，添汤适量，放入猪肚丝、春笋丝，用精盐、胡椒粉调味，再用水淀粉勾芡，淋上香油，撒上香菜末，即可装盘食用。

【食养作用】 健脾胃，补虚损，益中气，止带浊。

(5)猪肝炒菜花

【组成】 猪肝100克，菜花200克，香菜10克，葱花、姜末、蒜片、酱油、精盐、水淀粉、花椒粉、熟猪油各适量。

【制法】 将猪肝切成小薄片。菜花掰成小块，放入开水锅中焯一下，捞出，控净水。香菜切成段。将锅内加入熟猪油烧热，下入猪肝炒几下，再放入葱花、姜末、蒜片、花椒粉、菜花块，翻炒片刻，用酱油、精盐调味，然后把猪肝、菜花炒熟，用水淀粉勾芡，淋上猪油，撒上香菜段，即可装盘食用。

【食养作用】 养肝明目，清热补血，开胃消食。

(6)干炸瘦肉段

【组成】 猪瘦肉200克，鸡蛋1个，酱油、精盐、淀粉、花椒盐、植物油各适量。

【制法】 将猪瘦肉切成肉段，放入碗内，加入酱油、精盐少许，入味后，再用淀粉、鸡蛋挂成硬糊。锅置火上，加入植物油，用旺火烧至八成热时，下入肉段，待炸至肉段表面发硬时，捞出，磕散。待锅内油温升高后，再下入肉段炸第二遍，炸至肉段呈金黄色时，倒入漏勺，控净油。装入盘中，撒上花椒盐，即可食用。

【食养作用】 滋阴补虚，益气养血，润燥通便。

(7)口蘑白菜

【组成】 干口蘑5克，白菜200克，酱油、精盐、白糖、植物油各适量。

【制法】 将干口蘑用温水泡发半小时，再掰成块。白菜洗净切成段。锅内加入植物油，烧热，下入白菜，炒至半熟，再加入口蘑块、酱油、白糖、精盐，翻炒至熟，盛入盘中，即可食用。

【食养作用】 清热除烦，益气养胃，降脂止血。

(8)扣烧羊肉

【组成】 熟羊肉500克，葱段、姜块、蒜瓣、大料、糖色、酱油、精盐、鲜汤、水淀粉、花椒油、植物油各适量。

【制法】 将熟羊肉表面涂上一层糖色。锅内加入植物油，待烧至八成热时，下入羊肉块，炸至呈金黄色时，捞出，沥净油。把油炸过的羊肉块切成“一”字条，并整齐地码在碗内，加入葱段、姜块、蒜瓣、大料，放入笼内蒸透，取出后，拣出葱段、姜块、大料，弃之，扣入另一个盘内。滗出汤水入锅，再加精盐、酱油，添汤适量，烧开后，用水淀粉勾芡，淋上花椒油，浇在盘内的羊肉上，即可食用。

【食养作用】 益气血，温元阳，御风寒，滋养强壮。

(9)黑木耳煮柿饼

【组成】 水发黑木耳25克，柿饼50克，精盐适量。

【制法】 将黑木耳择洗干净，柿饼洗净，一同放入锅内，加水适量，用旺火烘煮，直至熟烂为止，加入精盐调味，即可食用。

【食养作用】 养血止血，滋补肝肾，润肺涩肠。

(10)脑髓韭菜包

【组成】 猪脑1个，韭菜250克，面粉280克，精盐、发酵剂、花生油各适量。

【制法】 猪脑蒸熟，切成小丁；韭菜择净，切成碎末。把猪脑丁和韭菜末放入盆内，加入精盐、花生油拌匀，制成馅料。面粉中兑入发酵剂，揉均揉匀，搓成条，制成面剂，擀成圆皮，包入猪脑韭菜馅，制成包子生坯，上笼蒸熟后取出，即可食用。

【食养作用】 健脑补髓，温肾助阳，强身防癌。

(11)番茄鲤鱼

【组成】 鲤鱼1条，番茄酱50克，姜末、料酒、醋、白糖、精盐、干淀粉、水淀粉、鲜汤、植物油各适量。

【制法】 将鲤鱼宰杀，理净，鱼两面剞成浅坡刀刀口，全身抹上一层干淀粉。炒勺内加入植物油，烧至八成热时，下入鲤鱼，改用小火慢炸，待表面稍硬时，捞出，松一松刀口，再放入锅中，改用旺火热油，将鱼炸脆，捞出，沥净油，放入盘内。炒勺内留底油，放入姜末炝锅，加入番茄酱、料酒、白糖、醋，炒熟后，添汤适量，下入精盐，烧开后用水淀粉勾芡，浇在盘中鱼身上，即可食用。

【食养作用】 滋补健胃，利水消肿，生津消食。

(12)绣球豆腐

【组成】 豆腐150克，猪肉100克，水发黑木耳25克，胡萝卜50克，葱花、姜末、花椒粉、酱油、精盐、水淀粉、植物油各适量。

【制法】 将猪肉剁成肉泥；黑木耳、胡萝卜分别切成细丝。豆腐放入盆中，搅碎，加入肉泥、葱花、姜末、花椒粉、酱油、精盐、水淀粉，和成稠糊，制成丸子，再均匀地粘上一层黑木耳丝、胡萝卜丝后，装入盘中，上笼蒸熟，取出。把盘中的蒸汤滗入炒勺内，加入精盐，烧沸，再用水淀粉勾芡，浇在盘中的丸子上，即可食用。

【食养作用】 健脾和胃，益气宽中，清热解毒，抗癌。

(13)什锦炒饭

【组成】 熟米饭150克，豌豆、胡萝卜、火腿肠各50克，鸡蛋1个，葱花、精盐、植物油各适量。

【制法】 将胡萝卜切成碎丁；火腿肠切成小丁。鸡蛋打入碗内，加精盐少许，搅拌均匀。锅内加植物油烧热，加入鸡蛋液，炒熟并用铲子切成丁，装盘。锅内加入植物油烧热，下入葱花、豌豆、火腿丁翻炒，再加入熟米饭煸炒，下入胡萝卜丁、鸡蛋丁再炒，用精盐调味，即可食用。

【食养作用】 健脾补血，和中下气，利水消肿。

(14)家常豆腐

【组成】 豆腐200克，猪五花肉100克，葱花、姜末、蒜片、花椒粉、辣椒酱、鲜汤、酱油、精盐、水淀粉、植物油各适量。

【制法】 将豆腐切成片，放入盘中，撒上精盐少许，腌一会儿。猪五花肉切成薄片。锅内加入植物油烧热，下入豆腐片，煎成金黄色，出锅，装入盘内。锅内留底油少许，用葱花、姜末、蒜片炝锅，下入肉片煸炒，再加入辣椒酱、豆腐片、酱油，添汤适量，改用小火煨一会儿，再改用旺火烧，并用水淀粉勾芡，撒上花椒粉，即可装盘食用。

【食养作用】 和脾养胃，益气宽中，清热解毒，抗癌。

(15)炸蘑菇饼

【组成】 蘑菇、水发香菇各250克，熟笋丝150克，面粉500克，精盐、白糖、香油、水淀粉、植物油各适量。

【制法】 将蘑菇、水发香菇切成丝。锅内加入植物油，烧至七成热时，下入蘑菇丝、香菇丝、熟笋丝煸炒，然后再加入白糖、精盐炒透，用水淀粉勾芡，淋上香油，搅均拌匀，制成三丝馅料。将面粉加水，拌成面浆。锅内加油烧热，倒入面浆，摊成圆形皮子，出锅后，包入三丝馅料，制成饼子生坯。锅内加油，烧至六成热时，下入饼子油炸，直至两面呈金黄色，出锅沥油。切成几块，码在盘中，即可食用。

【食养作用】 理气开胃，清热消痰，降脂降糖，防癌抗癌。

(16)羊　汤

【组成】 羊心、羊肺、羊肝、羊肚、羊舌各1具，香菜25克，葱花、姜末、胡椒粉、花椒水、鲜汤、酱油、精盐各适量。

【制法】 将羊心、羊肝、羊肺、羊舌切成小薄片；羊肚煮熟，也切成薄片；香菜切成末。锅内加汤适量，烧开，放入心片、肝片、肺片、舌片，然后放入肚片，烧开后撇去浮沫，再加入葱花、姜末、酱油、精盐、花椒水，开后盛入碗中，撒上胡椒粉、香菜末，即可饮用。

【食养作用】 益气血，温元阳，御风寒，滋养强壮。

(17)熘猪肚

【组成】 熟猪肚200克，胡萝卜100克，葱花、姜末、蒜片、醋、精盐、鲜汤、水淀粉、香油、植物油各适量。

【制法】 将熟猪肚坡刀切成长条，再片成方块，放入开水锅中焯一下，捞出，控净水。胡萝卜切成象眼片。炒勺内加植物油，烧至七成热时，下入肚片滑一下，捞出，沥净油。炒勺内留底油少许，用葱花、姜末、蒜片炝锅，加入胡萝卜片煸炒，再放入肚片，倒入用精盐、醋、水淀粉、鲜汤兑成的混汁，翻勺，淋上香油，即可装盘食用。

【食养作用】 滋阴补虚，健脾养胃，养血补血。

(18)牛奶炖豆腐

【组成】 牛奶250克，豆腐1块，精盐、鲜汤、植物油各适量。

【制法】 将豆腐切成方块，放入沸水锅中焯一下，捞出，控净水。锅内加入植物油，烧热，下入豆腐块、精盐，添汤适量，烧开，撇去浮沫，再放入牛奶稍炖，即可食用。

【食养作用】 生津润燥，益气宽中，清热解毒，滋养强壮。

(19)鸡汤鲤鱼卷

【组成】 鸡汤1000毫升，鲜活鲤鱼300克，猪瘦肉50克，火腿、冬笋各20克，鸡蛋清、豌豆各15克，姜末、酱油、精盐、料酒、水淀粉各适量。

【制法】 将猪瘦肉剁成末，加入酱油、料酒、姜末、半个鸡蛋清和一半水淀粉，拌成馅料。剩下的鸡蛋清和水淀粉调成糊。火腿蒸熟，切丝。冬笋切丝。把活鲤鱼宰杀，理净，剔去骨刺，片成小长方形鱼片，抹上一层糊，再放上肉馅，把鱼片卷起来，再用糊把鱼卷粘住。锅内倒入鸡汤，先用旺火烧开，再改用小火，下入鱼卷氽一下，撇去浮沫，待鱼卷熟后，再放入火腿丝、冬笋丝和其他作料，烧开后，盛入碗中，即可食用。

【食养作用】 滋阴润燥，清热利湿，帮助消化。

(20)银耳鸭蛋羹

【组成】 银耳15克,鸭蛋1个,冰糖25克。

【制法】 将银耳用温水泡发,去蒂,掰成小块,放入锅中,加水适量,用火熬煮1个小时,再将鸭蛋打入碗中,用筷子搅匀,倒入锅中煮沸,加入冰糖稍煮,盛入碗中,即可食用。

【食养作用】 滋阴补虚,益肺润燥,止咳化痰。

(21)糖醋豆腐丸子

【组成】 豆腐250克,鸡蛋黄2个,葱花、姜末、蒜片、白糖、醋、酱油、精盐、面粉、干淀粉、水淀粉、鲜汤、植物油各适量。

【制法】 将豆腐放入盆中,搅碎,加入鸡蛋黄、面粉、干淀粉、精盐搅拌均匀,制成豆腐泥。锅内加入植物油烧热,待油烧至七成热时,下入挤成蛋黄大小的豆腐泥,待丸子炸成金黄色时,捞出,沥净油。锅内留底油少许,用葱花、姜末、蒜片炝锅,加入白糖、醋、酱油、精盐,并添汤适量,烧开后,撇去浮沫,下入丸子,并用水淀粉勾芡,出锅装盘,即可食用。

【食养作用】 健脾和胃,益气宽中,清热解毒,防癌抗癌。

(22)宫保豆腐丁

【组成】 豆腐300克,胡萝卜100克,豌豆粒50克,葱花、姜末、蒜米、精盐、白糖、辣椒酱、鲜汤、水淀粉、植物油各适量。

【制法】 将豆腐切成丁,胡萝卜切成丁,把豆腐丁、胡萝卜丁、豌豆粒分别用开水焯一下,捞出,投凉,控净水。炒勺内加入植物油,待烧至七成热时,下入豆腐丁,炸成金黄色,捞出,控净油。炒勺内留底油少许,用葱花、姜末、蒜米炝锅,再加入精盐、白糖、辣椒酱、豆腐丁、胡萝卜丁、豌豆粒,添汤适量,烧开后用水淀粉勾芡,淋上明油,即可装盘食用。

【食养作用】 健脾和胃,益气宽中,补血养血,抗癌防癌。

(23)烹带鱼

【组成】 带鱼300克,葱花、姜丝、蒜瓣、醋、酱油、白糖、料酒、精盐、鲜汤、植物油各适量。

【制法】 将带鱼去头、去尾、去背鳍,刮净浮腻,去内脏,收拾干净,在鱼两面剞上斜十字交叉花刀,再剁成长段。炒勺内加入植物油,烧至七成热时,逐块下入带鱼段,待炸至表面稍硬时,捞出,继续加温,待油烧至八成热时,放入鱼段再炸,直至呈金黄色时捞出,沥净油。炒勺内留底油少许,用葱花、姜丝、蒜瓣炝锅,下入鱼段,烹上用醋、白糖、酱油、精盐、料酒、鲜汤兑成的汁,装入盘中,即可食用。

【食养作用】 补脾暖胃,补气养血,润肤健美。

(24)肉炒豆腐皮

【组成】 猪瘦肉100克,水发豆腐皮200克,葱丝、姜末、醋、酱油、鲜汤、精盐、白糖、水淀粉、植物油各适量。

【制法】 将猪肉、豆腐皮分别切成丝。炒勺内加入植物油烧热,用葱丝、姜末炝锅,加入肉丝煸炒,待肉丝变色时,下入豆腐皮丝、酱油、精盐、白糖,添汤适量,找好口味,烹醋,并用水淀粉勾芡,淋上明油,即可装盘食用。

【食养作用】 滋阴补虚,生津润燥,清热解毒。

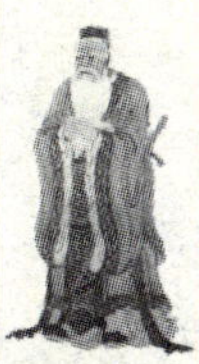

(25)羊肉味汆面

【组成】 羊肉片75克,面条150克,葱花、酱油、精盐、香油各适量。

【制法】 将羊肉片放入盘中,用葱花、酱油、精盐、香油拌好。锅内加水烧开,下入面条,煮至九成熟时,加入羊肉片,待羊肉变色时,即可装碗食用。

【食养作用】 益气养血,温肾助阳,滋养强壮。

(26)醋熘牛肉片

【组成】 牛肉300克,葱丝、姜末、蒜片、水淀粉、醋、白糖、酱油、鲜汤、精盐、植物油各适量。

【制法】 将牛肉切成薄片,放入碗中,用水淀粉抓匀上浆。炒勺内加油,烧至八成热时,逐片下入牛肉片,待炸至表皮稍硬时,捞出,磕散。油温烧至九成热时,倒入牛肉片再炸,待肉片呈金黄色时,捞出,沥净油。炒勺内留底油,用葱丝、姜末、蒜片炝锅,下入肉片,倒入用醋、酱油、精盐、水淀粉、鲜汤适量、白糖少许兑好的汁,翻勺,淋明油,即可装盘食用。

【食养作用】 健脾益胃,补气养血,强筋壮骨。

(26)枇杷银耳汤

【组成】 鲜枇杷100克,银耳8克,白糖25克。

【制法】 将鲜枇杷去皮、挖籽,切成小片。银耳用水泡发,去蒂,上笼蒸至熟烂。锅内加水烧开,下入银耳,烧滚后再下入枇杷片、白糖,盛入汤碗,即可饮用。

【食养作用】 润燥和胃,清肺止咳,补脑强心。

5. 名人养生之道

### 白居易的养生之道

白居易在晚年很重视养生,他采取"心中烦恼自释怀"的态度,"乐以释忧养心神"。这里记下的是他晚年重视养生的几件事。

乐善好施重养德《新制绫袄成感而有咏》一诗:"心中为念农桑苦,耳里好闻饥冻声。争得大裘长万丈,与君同盖洛阳城。"白居易心地善良,爱积善行德。为了开凿洛阳龙门潭以南的八节滩和九峭口,消除过往船夫的痛苦和危险,他让妻子将家财奉献出来,以供工程费用。仁德者,心安乐道,自然有益长寿。

夫妻恩爱乐共勉,白居易写过一首《赠内》诗,表达了与妻子精神共勉、白头偕老的恩爱情感:"生为同室亲,死为同穴尘。他人尚相勉,而况我与君。"

寄情山水愉情志。白居易晚年喜欢身居美好的山岳景地,不计较个人名利。有一次,他的一位老朋友前来找他说,朝廷有意召他回朝担任宰相职务,可惜有人与他争位,并说他已经老了,不能胜任要职了。白居易听了后笑着说:"我是老了,不能费这个心啦。"

白居易喜欢游览风景名胜,并将感情倾注于诗篇之中,成天乐呵呵的,自称"白乐天"。他在杭州时最喜爱的是西湖,直到晚年闲居在洛阳,仍常常回味当时游览西湖时的浓厚情感。"江南好,风景旧曾谙。日出江花红胜火,春来江水绿如蓝,能不忆江南?"、"江南忆,最忆是杭州。山寺月中寻桂子,郡亭枕上看潮头,何日更重游?"由此可见,他对风景是何等兴趣盎然,乐之不倦。白居易还喜欢听琴,如《好听琴》诗中写道:"本性好丝桐,尘机闻即空。一声来耳里,万事离心中。清畅堪消疾,恬和好养蒙。尤宜听三乐,安慰白头翁。"音乐对人的情绪是很有益的,一曲好的音乐宛如一剂祛病养生的良药。现代医学研究已证明,音乐对大脑若干部分的活动有促进平

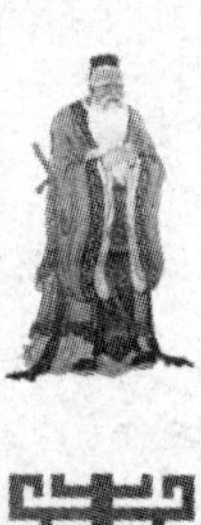

衡的作用，故有益健康长寿。

白居易还善于结友聚乐，和悦身心，保持良好的人际关系。他组织了“七老会”，常与6位年过七旬的老朋友欢聚在一起，后来，又加入了一位93岁的僧人如满和尚和136岁的超级寿星李元爽，号称“九老图”，每日欢聚赋诗，因此留下了《七老会诗》、《九老图诗》等诗篇，成为历史佳话。

## （六）谷雨节气话养生

### 1. 节气特点

每年公历4月21日左右为谷雨，太阳在黄经30度。谷雨，有“雨水生百谷”的意思，是春季的最后一个节气。常言道：“清明断雪，谷雨断霜。”我国大部分地区的平均气温都在12度以上。谷雨后的气温回升速度加快。从这一天起，雨量开始增多，其丰沛的雨水使初插的秧苗、新种的作物得以灌溉滋润，五谷得以很好地生长。池塘里的浮萍开始孳生，桑树也长出了翠绿的新叶，正是养蚕人家开始忙碌的时候。此时，春茶也在这时节的前后开始采收，长江以南地区，从丘陵到高山，处处可见汗流满面的茶农们在辛勤地忙着采茶，飘香四溢的茶香弥漫着山野村庄。谷雨后的农业生产已经进入到繁忙时期。因此，抓住时机，精耕细作，注意天气变化，抢种抢栽，不误农时对秋后收成至关重要。

### 2. 养生精要

谷雨节气后降雨增多，空气中的湿度逐渐加大，此时我们在调摄养生中不可脱离自然环境变化的轨迹，通过人体内部的调节使内环境（体内的生理变化）与外环境（外界自然环境）的变化相适应，保持正常的生理功能。《素问·保命全形论》说：“人以天地之气生，四时之法成。”这就是说，人生于天地之间，自然界中的变化必然会直接或间接地对人体的内环境产生影响，保持内外环境的平衡协调是避免、减少发生疾病的基础。因此，在调摄养生时要考虑谷雨节气的因素，针对其气候特点有选择地进行调养。

谷雨节气以后是神经痛的发病期，如肋间神经痛、坐骨神经痛、三叉神经痛等等。

就肋间神经痛而言，多为临床常见的一种自觉症状，表现为一侧或两侧胁肋疼痛。中医将其称为“胁痛”，《灵枢·五邪》曰：“邪在肝，则两胁中痛。”《素问·藏气法时论》又说：“肝病者，两胁下痛引少腹。”从病因病机上讲，肝位于胁部，其脉分布于两胁，故肝脏受病，往往出现胁痛的症状，且肝为风木之脏，其性喜调达，恶抑郁。如遇情志郁结，肝气失于疏泄，络脉受阻，经气运行不畅，均可发为胁痛。若肝气郁结日久，气滞产生血瘀或因跌扑闪挫，引起络脉停瘀，也可导致血瘀胁痛。不论属于何种病因，其根本都与肝气不舒有关。因此，在治疗上都离不开疏肝行气、活血通络的原则。

坐骨神经痛是指在坐骨神经通路及其分布区内的疼痛而言。多表现在臀部、大腿后侧、小腿踝关节后外侧的烧灼样或针刺样疼痛，严重者痛如刀割，活动时加重。本病属祖国医学的“痹证”范畴，痹有闭阻不通的含义。其病因不外乎风、寒、湿邪侵袭经络，致使该经气血痹阻不畅所致。根据临床症状不同，可分为四种类型：感受风邪为主，疼痛呈游走性者，称为行痹；感受寒邪为主，疼痛剧烈者，称为痛痹；感受湿邪为主，表现酸楚、麻木、困重者，称为着痹；发病急剧，伴有发热症状者，称为热痹。

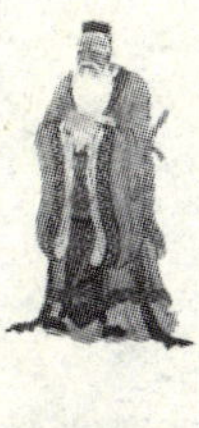

凡是患上坐骨神经痛者，都应根据上述四型辨证施治，以疏通经络气血的闭滞，祛风、散寒、化湿，使营卫调和而痹病得解。

三叉神经痛是面部一定的部位出现阵发性、短暂性剧烈疼痛。本病多发生于面部一侧的额部、上颌或下颈部。疼痛常突然发作，呈闪电样、刀割样难以忍受。该病的发病年龄多在中年以后，女性患者较多。其病因病机多为感受风寒之邪，致硬经络拘急收引，气血运行受阻，而突然疼痛。

另有肝气郁结，郁而化火，饮食不节，食滞生热，肝胃之火上冲于面以及素体阴虚，房劳伤精，致阴虚火旺而导致本病的发生。此外，牙、口腔、耳鼻等疾病都能诱发本病。在施治过程中，要究其病因，辨其病症。对感受风寒者，要以疏通气血为主；肝胃郁火者，以泻肝胃之火；阴虚火旺者，应施滋阴降火之法。针刺对该病有较好的治疗效果。

谷雨节气的气温虽以晴暖为主，但早晚仍有时冷时热之时，故早出晚归的人更应加倍小心地呵护自己，避免不必要的痛苦发生。

3. 起居常识

谷雨为春季节气之尾，随着气温升高，气候逐渐变暖，人的皮肤松弛，毛孔放大，皮肤末梢血管的供血量增加，这些导致中枢神经系统发生镇静、催眠样作用，使身体困乏。民间所称的“春困”，就是由于季节变化所引发的一种生理现象。此时，调整好睡眠，对春季养生极为重要。

人的起居作息应与日起日落相吻合，须知，无节制的夜生活给人们的健康会带来许多负面效应。因此，当进入谷雨节气，自然界万物复苏时，人们应该做到早睡早起，在春光中舒展四肢，呼吸新鲜空气，舒展阳气，以顺应春阳萌生的自然规律。

睡前保健的重点是调摄心神，即精神调摄，“先睡心，后睡眼”就是这个意思。在睡前半小时应使情志平稳，心思宁静，摒弃一切杂念，这是一；第二，要稍事活动身体；第三，睡前要洗面、洗脚，按摩面部和搓脚心，脚上有几条阴阳经络经过，人体有66个通入全身的重要穴位者在足部交错汇集，所以用比体温高（40℃～45℃）的热水洗脚，如同用艾条熏炙穴位一样，能推动血气运行，温补脏腑，安神宁心，消除一天的疲劳，利于入睡。

4. 养生食谱

谷雨后雨水明显增多，谷物茁壮生长，与其节气相适应的养生食谱介绍如下：

（1）玫瑰虾饼

**【组成】** 玫瑰酒50毫升，鲜虾仁480克，藕粉25克，葱花、姜末、香油、精盐各适量。

**【制法】** 将虾仁分为大、中、小三堆，再把大虾仁和小虾仁约300克捣烂，放入碗内。把葱花、姜末、精盐、藕粉，用水调匀后，倒入碗内，加入玫瑰酒，搅拌均匀，摊成薄饼，并将剩余的虾仁粘在饼面上。锅内加油适量，烧热，将虾饼依次下入油锅中，待煎成一面呈黄色时，出锅装盘，即可食用。

**【食养作用】** 补肾壮阳，健脾开胃，凉血养血。

（2）天麻鲤鱼

**【组成】** 鲜活鲤鱼1条，天麻5克，茯苓15克，川芎25克，葱段、姜片、香油、料酒、白糖、精盐、胡椒粉、清汤各适量。

**【制法】** 将鲤鱼宰杀，去鳞、去鳃、去内脏，收拾干净，从鱼背部剖开，一切两半，

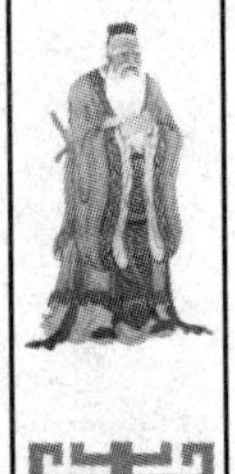

每半再切成三四段，每段再划上几刀，装入蒸碗内，待用。茯苓、川芎分别切成大片，与天麻一起放入水中浸泡5小时左右，取出。天麻上笼蒸透，切成薄片。再把茯苓片、川芎片、天麻片分别夹在鱼块中，加入葱段、姜片、料酒、清汤，上屉蒸半个小时，取出，拣去葱段、姜片，把鱼扣入碗中，原汤倒入锅内，加入精盐、白糖、香油、胡椒粉、清汤，烧开后撇去浮沫，浇在鱼身上，即可食用。

【食养作用】 滋养脾胃，利水消肿，祛寒除湿，息风止眩。

(3)红油三菇

【组成】 红油25克，蘑菇片50克，水发香菇75克，慈姑150克，精盐、鲜汤、水淀粉、植物油各适量。

【制法】 将蘑菇片放入开水锅中焯一下，捞出；水发香菇去蒂，掰成块；慈姑去外皮，切成片。炒勺内加入植物油烧热，下入慈姑片煸炒片刻，再放入香菇块、蘑菇片、精盐，添汤适量，烧开后改用中火焖烧几分钟，用水淀粉勾芡，淋入红油，即可装盘食用。

【食养作用】 开胃理气，活血通便，降脂降糖，防癌抗癌。

(4)氽蛤蜊

【组成】 蛤蜊肉200克，春笋8克，菠菜心8克，精盐、黄酒、鲜汤、胡椒粉、香菜末各适量。

【制法】 将蛤蜊肉清洗干净；春笋切成片；菠菜心切成段。锅内加入鲜汤、黄酒、精盐、春笋片、菠菜段，用旺火烧开，撇去浮沫，盛入碗内。蛤蜊肉放入开水锅中烫一下，捞出，倒入汤碗内，加入胡椒粉，撒上香菜末，即可食用。

【食养作用】 清热化痰，滋阴润燥，软坚散结，利水消肿。

(5)鲫鱼小米粥

【组成】 鲫鱼1条，小米150克，藕粉100克，葱段、姜末、精盐、香油、料酒各适量。

【制法】 将鲫鱼去鳞、去鳃、去内脏，切成小段，放入锅内，加水适量，先用旺火烧开，加入料酒、葱段、姜末、精盐，改用小火熬煮。鱼汤用筛过滤，挑除鱼刺及杂物。再将汤汁和鱼肉倒入锅内，同小米一起熬煮成粥，加入用温水调好的藕粉、香油，拌匀，即可食用。

【食养作用】 开胃健脾，增加食欲，强身健体。

(6)竹荪鸡脯煲

【组成】 竹荪50克，鸡脯肉250克，火腿肉片25克，豌豆苗30克，鸡蛋1个，精盐、白糖、黄酒、香油、水淀粉、胡椒粉、鸡汤、植物油各适量。

【制法】 竹荪用水浸泡30分钟，再斜刀切成段。鸡脯肉切成长方形薄片，放入碗内，加黄酒、鸡蛋清、精盐、胡椒粉、水淀粉拌匀上浆，并用油拌开。豌豆苗用冷水浸泡片刻，去掉老叶。炒勺内加油，待烧至五成热时，下入鸡脯肉片，滑散，倒入漏勺沥油。炒勺内加入鸡汤、白糖、精盐、竹荪、火腿肉片，烧开后加入鸡脯片，并用水淀粉勾成流芡。煲内加油烧热，下入豌豆苗，倒入竹荪鸡脯片，淋上香油，盖上煲盖，端上餐桌，即可食用。

【食养作用】 健脾开胃，补肾益精，滋养强壮。

(17)扒蹄筋

【组成】 水发猪蹄筋40根，水发香菇、火腿肉片、冬笋片各50克，青菜心10棵，葱结、姜片、精盐、黄酒、水淀粉、虾仁、鲜汤、植物油各适量。

**【制法】** 将猪蹄筋切成长段，放入碗内，加入葱结、姜片、黄酒和鲜汤适量，上屉蒸10分钟左右取出，滗出汤汁。青菜心切去菜叶，放入开水锅中，烫至呈翠绿色时，捞出，沥水。炒锅内加入植物油烧热，放入青菜心稍煸，取出。锅内加入鲜汤、香菇、冬笋片、火腿肉片、猪蹄筋、虾仁、精盐，开锅后再下入青菜心，再开锅后用水淀粉勾芡，出锅装盘，即可食用。

**【食养作用】** 补血润肤，健腰利脚，增髓固齿，防癌抗癌。

(8)猴头菇鸡肉羹

**【组成】** 猴头菇200克，鸡肉300克，黄芪50克，葱白、姜片、料酒、精盐、胡椒粉、清汤、猪油各适量。

**【制法】** 将猴头菇放入盆内，用温水泡发30分钟，捞出，切成薄片。用纱布过滤泡发猴头菇的水，待用。鸡肉剁成长方形块。黄芪切成薄片。将锅置于火上，放入猪油，下入葱段、姜片、黄芪、鸡块煸炒，而后再加入精盐、料酒，泡发猴头菇的水和少量清汤，用旺火烧沸后，改用小火烧煮1小时，加入猴头菇片，再煮30分钟，撒入胡椒粉，出锅装碗，把鸡块放在碗内，上面盖上猴头菇片，浇汤，即可食用。

**【食养作用】** 健胃养脾，益气养血，防癌抗癌。

(9)红菱角花菇

**【组成】** 鲜红菱角400克，花菇100克，酱油、精盐、白糖、黄酒、香油、鲜汤、水淀粉、植物油各适量。

**【制法】** 将鲜红菱角去壳后，立即浸入水中，以防变色。花菇用沸水泡后，去蒂，并保存泡花菇的水，待用。锅内加油烧热，下入花菇，添入泡花菇的水和适量鲜汤，加入黄酒、白糖、酱油和精盐，用小火煨3～5分钟，下入菱角，煨至汤汁将尽时，再用水淀粉勾薄芡，淋上明油，即可装盘食用。

**【食养作用】** 清热解暑，生津润燥，降压降脂。

(10)鲫鱼赤豆羹

**【组成】** 活鲫鱼1条，赤小豆50克，葱花、酱油、黄酒、精盐各适量。

**【制法】** 将鲫鱼宰杀，去鳞、去鳃、去内脏，放入盘内，用黄酒少许搽匀，上屉蒸熟，取出，挑除鱼骨。赤小豆用水浸泡一昼夜，捞出，沥干水分，捣烂成泥。锅内加水适量，用旺火烧沸，下入鲫鱼肉，烧开后，再加入赤小豆泥，边加边搅，煮成稀糊，加入葱花、酱油、精盐调味，即可食用。

**【食养作用】** 健脾止泻，益气通乳，利水消肿。

(11)发菜烧金菇

**【组成】** 发菜25克，金菇75克，熟粗笋丝50克，青椒丝15克，鲜汤、精盐、胡椒粉、水淀粉、植物油各适量。

**【制法】** 将发菜用水泡后再用鲜汤煮10分钟，取出绕缠在每根笋丝外面，撒上少许精盐，蒸3分钟左右，取出，整齐码在盘中。将金菇、青椒丝用沸水烫一下，捞出，用精盐、胡椒粉拌匀，放在发菜周围。锅内加入鲜汤、精盐烧开，勾芡，淋明油，浇在笋条、发菜上，即可食用。

**【食养作用】** 清热化痰，软坚散结，益气补虚，防癌抗癌。

(12)十字饼

**【组成】** 面粉200克，豆沙馅100克，白糖50克，黄油50克，鸡蛋1个，发酵剂

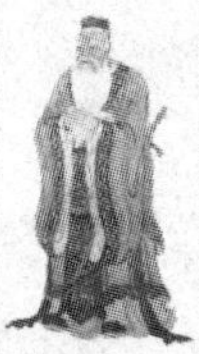

适量。

【制法】 将面粉用水、发酵剂、白糖拌匀，和成面团，饧面片刻，搓成长条，揪成小剂，包入豆沙馅，收口朝下，在上面按上十字印，刷上鸡蛋液，放入烤箱，炉温调整在200℃，待烤至金黄色时，取出，即可食用。

【食养作用】 养心神，敛虚汗，健脾养胃。

(13)菊花鳝鱼

【组成】 菊花25克，鳝鱼1条，白糖100克，西红柿酱、干淀粉各50克，葱花、姜末、蒜泥、白醋、精盐、黄酒、香油、水淀粉、花生油各适量。

【制法】 将菊花洗净。鳝鱼宰杀，去内脏、去骨、去皮，切成长块，再用刀顶头斜劈成两片，但末端不劈断，再直切成条，但一头不切断，放入盆内，加入黄酒、葱花、姜末、精盐腌渍30分钟，然后再逐个蘸上干淀粉。锅内加入花生油，用旺火烧至八成热，把鳝鱼拌散，放入锅内，待炸至呈金黄色时，捞出，装入盘内。锅内留底油少许，下入蒜泥煸炒，待炒出香味后，倒入用白醋、白糖、西红柿酱、水淀粉调成的芡汁，烧沸后，淋上香油，撒入菊花，浇在盘中鳝鱼身上，即可食用。

【食养作用】 补虚损，祛风湿，强筋壮骨。

(14)干烧春笋

【组成】 嫩春笋300克，肉末、酒酿各50克，豆瓣酱25克，葱花、姜末、蒜泥、醋、酱油、白糖、黄酒、鲜汤、水淀粉、植物油各适量。

【制法】 将春笋去壳、去根，切成长条。锅内加入植物油，烧至七成热时，下入笋条，待炸至色呈微黄、外层略有收缩时，捞出，沥净油。锅内留底油，下入姜末、蒜泥煸香，再加入豆瓣酱炒出红油，然后下入肉末炒散，加入葱花、酒酿炒和，盛入碗内一半。再将笋条放入锅内，加入酱油、白糖、黄酒，添汤适量。烧沸，而后改用小火焖烧10分钟，待汤汁将尽时，倒入盛在碗内的调料，淋上醋，并用水淀粉勾芡，翻匀，即可装盘食用。

【食养作用】 清热化痰，利水消肿。

(15)蚌肉粳米粥

【组成】 蚌肉100克，粳米100克，姜末、精盐、料酒、香油各适量。

【制法】 将蚌肉放入盐水中，浸泡15分钟左右，捞出，放入沸水锅中煮一下，捞出，投凉。锅置于火上，下入香油，倒入蚌肉炒散，再加入料酒、姜末、精盐，添水适量，将蚌肉炒至入味，盛入碗中。把粳米熬煮成粥，加入蚌肉，拌匀，稍煮片刻，即可食用。

【食养作用】 滋阴清热，养肝明目，健脾和胃。

(16)五味鸡腿

【组成】 鸡腿6只，土豆150克，洋葱末50克，葱结、姜块、黄酒、白糖、精盐、番茄酱、咖喱粉、水淀粉、植物油各适量。

【制法】 将鸡腿放入开水锅中焯一下，捞出；土豆煮熟，去皮，捣成泥。锅内加水适量，加入黄酒、葱结、姜块，用旺火烧沸。下入鸡腿，再改用中火烧酥煮烂。炒锅内加入植物油烧热，下洋葱末煸香，加入番茄酱，炒出红油，再放咖喱粉、黄酒、鸡汤、土豆泥、精盐、白糖烧沸，搅成稀糊，加入鸡腿，用水淀粉勾芡，即可装盘食用。

【食养作用】 滋补五脏，健脾养胃，强筋壮骨。

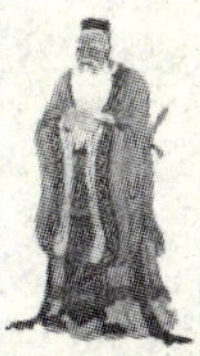

(17)川味莴笋

**【组成】** 莴笋400克,干辣椒15克,酱油、香醋、精盐、白糖、香油、花椒粉各适量。

**【制法】** 将莴笋去皮、去筋,切成薄片,放入盆中,加精盐少许,拌匀,腌渍30分钟,再用冷开水冲洗,去咸味,沥干。干辣椒剁成碎末,放入碗中,加入酱油、香醋、白糖、香油、花椒粉,调成味汁,将笋片蘸汁,即可食用。

**【食养作用】** 补筋骨,利五脏,通经脉,止脾气,令人齿白。

(18)辣酱烧白鱼

**【组成】** 活白鱼1条,豆瓣辣酱50克,葱花、姜末、蒜片、面粉、鲜汤、花椒粉、酱油、醋、白糖、料酒、植物油各适量。

**【制法】** 将白鱼宰杀,去鳞、去鳃、去内脏,放入盆内,加入料酒、酱油浸渍。炒勺内加入植物油,烧至七成热时,下入沾匀干面粉的白鱼,待炸至呈金黄色时,捞出,沥净油。炒勺内留底油少许,用葱花、姜末、蒜片炝锅,再下入豆瓣辣酱炒熟炒透,加入白鱼,添汤适量,然后,放入料酒、白糖、醋、花椒粉,用旺火烧开,再改用小火胭至汤尽,即可装盘食用。

**【食养作用】** 健脾开胃,利水消肿,增进消化。

(19)三鲜菜心

**【组成】** 水发海米25克,水发香菇50克,猪瘦肉75克,菜心300克,精盐、白糖、香油、鲜汤、水淀粉、植物油各适量。

**【制法】** 将海米、香菇、猪肉分别切成粒;菜心的根部削成鹦哥嘴形,再剞上十字刀花。锅内加入植物油烧热,下入菜心,用小火烧至菜心半熟时,捞出,沥净油。锅内留底油少许,放入肉粒煸炒至断生,再添汤适量,下入海米粒、香菇粒,加入白糖、精盐、菜心再烧片刻,用水淀粉勾薄芡,淋上香油,即可装盘食用。

**【食养作用】** 温肾助阳,下气消食,防癌抗癌。

(20)鸽蛋烩银耳

**【组成】** 鸽蛋10个,银耳25克,火腿15克,精盐、料酒、鸡汤、胡椒粉、香菜叶、熟猪油各适量。

**【制法】** 将银耳放入盆中,用温水泡胀,去掉泥沙,去蒂,放入沸水中焯一下,再上笼蒸熟。把鸽蛋打入内壁抹有猪油的10个圆形铁皮模子,上面放一片香菜叶和少许火腿末,上笼蒸透,取出后放入冷水中,再取出熟鸽蛋,泡在冷水中。锅内加入鸡汤,用旺火烧开,加入料酒、精盐、胡椒粉、银耳、鸽蛋,烧沸,装入碗中,即可食用。

**【食养作用】** 滋阴润肺,益气养血,补脑强心,扶阳美容。

(21)腰果西芹

**【组成】** 腰果50克,西芹150克,胡萝卜75克,精盐、白糖、植物油各适量。

**【制法】** 将西芹斜切成片,胡萝卜切块,再分别放入沸水锅中焯一下,捞出,沥干水分。锅内加入植物油,烧热,下入腰果,炸酥炸脆,捞出。锅内留底油,烧热,加入西芹、腰果、胡萝卜煸炒,放入精盐、白糖翻炒,即可装盘食用。

**【食养作用】** 健脾养胃,清热平肝,降脂降压,清肺止咳。

(22)炸泥鳅

**【组成】** 活泥鳅鱼8条,鸡蛋1个,面粉50克,白酒、精盐、胡椒粉、淀粉、花椒盐、花生油各适量。

【制法】 将活泥鳅鱼放入凉水盆内，加入精盐少许，喂养1个小时，使鱼吐净腹中杂物，捞出，放入开水盆内烫死，再捞出，切成两段，放入盆内，加入白酒、精盐、胡椒粉拌匀，腌渍15分钟，取出，沾匀面粉。鸡蛋打入碗内，加入淀粉和适量的水，搅拌成糊。炒勺内加入花生油，待烧至七成热时，下入蘸糊的泥鳅，待表面炸硬时，捞出，磕散。油温至八成热时，放入鱼段再炸，待鱼段呈金黄色时，捞出，控净油，放入盘中，端上餐桌，花椒盐一碟也端上餐桌，即可食用。

【食养作用】 暖脾健胃，补肾壮阳，止虚汗，利小便。

(23)银三丝

【组成】 白菜梗200克，绿豆芽150克，水发粉丝100克，酱油、精盐、白糖、醋、香油、辣油、芝麻酱各适量。

【制法】 将白菜梗切成细丝，放入盆内，加入精盐少许，腌渍两个小时；绿豆芽放入开水中烫一下，捞出投凉；粉丝放入开水中余一下，捞出投凉，沥水。把白菜梗、绿豆芽、粉丝一起放入盆内，加入醋、酱油、白糖、精盐、香油、辣油、芝麻酱，拌匀，即可食用。

【食养作用】 通利肠胃，消热解毒，利水消肿，下气消食。

(24)豆沙煎堆

【组成】 豆沙馅150克，江米粉350克，芝麻130克，白糖100克，小苏打适量。

【制法】 将江米粉放入盆中，加入白糖、小苏打，用温水拌匀，和成面团，饧面片刻，再搓成长条，揪成小剂，包入豆沙馅，搓圆，表面沾匀芝麻，放入温油锅中煎炸，待炸成金黄色时，捞出，放入盘中，堆成山状，即可食用。

【食养作用】 补中益气，健脾养胃，利水消肿。

(25)参归蒸鳝段

【组成】 党参15克，当归10克，鳝鱼1条，熟火腿肉片100克，葱段、姜片、精盐、黄酒、胡椒粉、鸡汤各适量。

【制法】 将党参、当归分别用温水浸润后，切成薄片。鳝鱼宰杀后，用开水烫一下，刮去黏液，去头、去尾、去内脏，切成长段。锅内加水适量，下入一半的葱段、姜片、黄酒，用旺火烧沸，倒入鳝鱼段烫一下，捞出，装入汤钵内，把党参、当归、火腿肉片放在鳝鱼上面，再加入胡椒粉和剩余的葱段、姜片、黄酒、精盐，倒入鸡汤，用绵纸湿浸封口，上笼蒸熟，取出后，拣去葱段、姜片，即可食用。

【食养作用】 温补气血，强筋壮骨，润肺生津，活血通络。

(26)蘑菇芥菜

【组成】 鲜蘑菇100克，芥菜头200克，精盐、白糖、鲜汤、水淀粉、香油、植物油各适量。

【制法】 将蘑菇掰成块，放入开水锅中焯一下，捞出，沥干水分。芥菜头切成片，放入沸水锅中，加盐少许，煮至半熟，捞出，漂洗后，沥干水分。锅内加入植物油，烧热，添入鲜汤，下入鲜蘑菇、芥菜头，加入精盐、白糖，将汤汁烧浓，并用水淀粉勾芡，淋上香油，即可装盘食用。

【食养作用】 宣肺温中，理气开胃，降血糖，抗癌。

(27)芡实小米粥

【组成】 芡实、山药各25克，小米100克。

【制法】 将山药去皮，切成小块。锅内加水适量，烧开，下入小米、芡实、山药块，烧开后改用小米熬煮成粥，即可食用。

**【食养作用】** 补脾和胃，固肾涩精，补中益气，滋养强身。

(28)炖鳜鱼

**【组成】** 鲜活鳜鱼1条，猪肥膘肉50克，水发蘑菇25克，胡萝卜20克，葱段、姜块、醋、精盐、料酒、鲜汤、花椒水、猪油各适量。

**【制法】** 将鳜鱼宰杀，去鳃、去内脏，用开水烫一下，刮去鱼皮，在鱼身两面剞上斜十字交叉花刀。肥膘肉切成片，蘑菇掰成块，胡萝卜切成象眼片。锅内加入猪油适量，烧热，下入葱段、姜块炸一下，再加汤适量，放入醋、精盐、料酒、花椒水和肉片、蘑菇、胡萝卜，用旺火烧开，撇去浮沫，加入鳜鱼，改用小火炖熟，拣去葱段、姜块，即可装盘食用。

**【食养作用】** 益脾养胃，补气益血，降血糖，抗癌。

(29)雪菜腰果

**【组成】** 雪菜200克，腰果100克，白糖、植物油各适量。

**【制法】** 将雪菜放入盆中，加入清水漂洗，捞出，挤干水分。锅内加入植物油，烧热，下入雪菜炸一下，捞出，待锅内油温升高后，再下入雪菜炸脆。腰果用湿布轻抹擦净之后，与油一起下锅，炸至浅黄色时，捞出。把雪菜和腰果放入盘内，撒上白糖，拌匀，即可食用。

**【食养作用】** 宣肺温中，益气祛痰，滋补身体。

(30)清炖狮子头

**【组成】** 猪肥膘肉300克，猪瘦肉200克，葱段、姜片、姜汁、黄酒、精盐、水淀粉、菜心、青菜叶各适量。

**【制法】** 将肥膘肉切成绿豆大小的丁；猪瘦肉切成火柴头大小的粒，放在一起，制成肉糜。肉糜内逐次加入姜汁、黄酒、精盐、清水。每加一种调料均需用力搅拌，待精肉发松起劲与肥肉黏附在一起时，团成狮子头。锅内加水，放入菜心，用旺火烧沸，下入狮子头烧开，加入葱段、姜片、黄酒、精盐，盖上青菜叶，再盖上锅盖，改用小火炖3小时，出锅装盘，即可食用。

**【食养作用】** 滋阴补虚，益气养血，润肤美容。

(31)家常蒸香菇

**【组成】** 水发香菇250克，葱段、蒜蓉、酱油、白糖、精盐、香油、水淀粉、豆豉泥、笋片、熟猪油各适量。

**【制法】** 将香菇去蒂，沥干，放入用蒜蓉、豆豉泥、酱油、白糖、精盐、熟猪油混合调成的卤汁中，浸泡30分钟。葱段放入蒸碗碗底。香菇背朝上连同卤汁一起放入碗中，盖上笋片，上笼蒸10分钟后取出，滗出卤汁，勾芡，淋香油，即可食用。

**【食养作用】** 补气养血，降底血糖，防癌抗癌。

(32)蚌肉糯米粥

**【组成】** 蚌肉100克，糯米100克，姜末、精盐、料酒、香油各适量。

**【制法】** 将蚌肉用盐水浸泡15分钟后，放入沸水锅中煮一下，捞出，投凉。锅内加入香油，下蚌肉炒散，再加料酒、姜末、精盐和水，炒至入味，盛出。糯米熬煮成粥，加入蚌肉拌匀，稍煮片刻，即可食用。

**【食养作用】** 滋阴补虚，养肝明目，清热解毒。

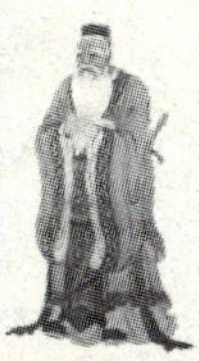

(33)豆豉牛肉

【组成】 豆豉15克,牛腿肉500克,鸡蛋1个,葱段、姜片、蒜末、黄酒、白糖、精盐、嫩肉粉、水淀粉、鲜汤、植物油各适量。

【制法】 将豆豉切成末。牛腿肉切成薄片,用精盐少许拌匀,再用鸡蛋清、水淀粉、嫩肉粉抓匀上浆。锅内加入植物油,烧至六成热时,下入牛肉片、姜片,滑熟,盛入碗中。锅内留底油,用蒜末、豆豉末煸香,加入葱段稍煸,再加入黄酒,添汤适量,放入白糖、精盐,并用水淀粉勾芡,倒入牛肉,即可装盘食用。

【食养作用】 健脾益胃,补气养血,清热除烦,强筋壮骨。

(34)香菇荸荠片

【组成】 水发香菇100克,荸荠200克,姜末、酱油、白糖、精盐、黄酒、香油、鲜汤、水淀粉、植物油各适量。

【制法】 将香菇去蒂,掰成块,挤干水分;荸荠去皮,切成薄片。锅内加入植物油,待烧至七成热时,下入香菇块和荸荠片煸炒,加汤适量,放入姜末、酱油、白糖、黄酒、精盐,改用小火焖烧,待汤汁稠浓时,用水淀粉勾芡,淋上香油,即可装盘食用。

【食养作用】 补气养血,开胃消食,清热化痰,降脂抗癌。

(35)枸杞牛肉

【组成】 枸杞40克,熟牛胸脯肉400克,鸡蛋1个,葱花、姜丝、蒜片、花椒、酱油、米醋、精盐、料酒、清汤、香油、面粉、水淀粉、植物油各适量。

【制法】 将枸杞20克放入砂锅内,加水适量,熬煮成浓缩汁20毫升,剩余的20克枸杞放入碗内,上笼蒸30分钟,待蒸熟后取出。鸡蛋打入碗内,用水淀粉、面粉搅拌成糊,把切成小方块的牛肉放入碗内挂糊。锅内加入植物油,烧至五成热时,放入牛肉块,待炸成金黄色时,捞出,沥净油。将葱花、姜丝、蒜片、花椒、蒸熟的枸杞撒在碗底,把牛肉块整齐地码在上面。锅内加入清汤,下入料酒、酱油、精盐,浇在牛肉碗上。将碗上屉,用武火蒸半个小时取出,把汁液倒回锅内,牛肉扣在盘内,拣出花椒弃之。把锅内加入香油、少许米醋和枸杞浓缩汁,烧沸后,浇在牛肉上,即可食用。

【食养作用】 养肝明目,补肾壮阳,益气养血,强筋壮骨。

### 5. 名人养生之道

#### 欧阳修论“五友”养生

欧阳修,字永叔,号醉翁,晚年又号六一居士,庐陵(今江西吉安)人。北宋文学家、史学家。唐宋八大家之一。

欧阳修爱好广泛,博学多才,对琴、棋、书、诗、画这文人“五友”无所不通。他提倡爱“五友”以怡养生。这是他的切身感受和经验之谈。欧阳修由于不得志,心情郁闷不畅,久而久之患了“幽忧之疾”,“退而闲居”,多方求医,不见好转,痛苦之极,别无良方。为解除烦恼跟友人孙道滋学琴。他勤学苦练,专心致志,终日醉心于幽雅动听的琴声之中,怡然自得,不知不觉病已痊愈。后来,他在《送扬寅序》一文中写道:“予常有幽忧之疾,退而闲居,不能治也。既而学琴……久而乐之,不知疾之在其体也。”他劝导人们以“五友”为伴,防病养生。

欧阳修在《秋声赋》中写道:“百忧感其心,万事劳其形。有动于中,必摇其精。而况思其力之所不及,忧其智之所不能,人常有多忧多思之患,方壮遽老,方老遽衰。反之以长生之法。”他说:“欲平其心,养其疾于琴亦将有得焉。”事实证明他的话是正确的。有些文人,“内有忧思感愤郁积”,一时感情冲动,心血来潮,可能写出好的诗文，但于身体极为不利。性烈之士多招疾患，情抑之人甚少高龄。能以“五友”为伴者，则长寿者多。

现代医学科学研究证明，健康、优美、悦耳的歌声、琴语，对神经系统是个良好的刺激，并反射性地影响人体表现出兴奋、抑制、降压、镇痛、消除疲劳等不同的功效。音乐能调节人的情绪、饮食，防病、治病已在临床中应用。

琴、棋、诗、书、画素有“五友”之美称，练习音乐、书法、绘画，要聚精会神，排杂念，运元气，动筋骨，所谓“一身之力到毫端”，是很好的健身锻炼，而且能够陶冶人的情操。工作之余，以“五友”为伴，弹琴、下棋、吟诗、写字、作画，既富于情趣，又有益于健康，何乐而不为呢？



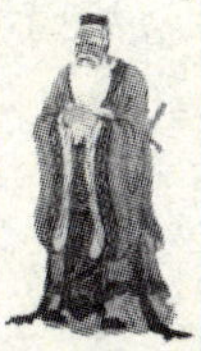

# 第三章

# 夏季养生

# 一、夏季气候特征

## (一)夏季时间段的划分与长夏的概念

季节的划分有不同的标准,我国传统和常用的划分方法,主要是依据二十四节气。比较粗略地划分是以月份为界线。将一年分为四季,每3个月为一季,每年农历的四、五、六月即公历5、6、7月为夏季,这与二十四节气大致相符。

现代天文学把夏至作为北半球夏季的开始,秋分为夏季的结束。而现代气候学划分四季的方法,是以候(每5天为一候)平均气温为标准,候平均气温在22℃以上为夏季。按这种划分方法,我国各地夏季开始和持续时间则不尽相同,每年3、4月份,台湾、广东、广西等省即已进入夏季,而黑龙江省的某些地区要到6月底才进入夏季,有的地区整年平均气温都在22℃以上,故全年都是夏天,而有的地区整年平均气温都在22℃以下,可以说没有夏天。

在通常的四季外,我国民间还有一个所谓的“长夏”,中医学中也常常采用此概念。长夏指的是夏末初秋的一段时间,大约包括夏季的最后一个月和秋季的第一个月,即农历六至七月,公历8至9月间。因为这段时间的气候有其相同的特点,人们就另外给它一个名字。

## (二)从二十四节气看夏季时令特点

夏季的六个节气是立夏、小满、芒种、夏至、小暑、大暑,把立夏作为夏季开始的节气。

立夏　每年5月5日或6日,立是开始的意思,表示夏季的开始。

小满　每年5月20日或21日,此时麦类等夏熟作物籽粒开始饱满,但还没有成熟,所以称作小满。

芒种　每年6月6日或7日,此时小麦、大麦等有芒作物的种子已经成熟,可以收割。而这时晚谷、黍、稷等夏播作物也正是播种的最忙季节,所以芒种又称为“忙种”,是农忙的节气。

夏至　每年6月21日或22日,表示夏季的炎热将要到来,此时太阳到达黄经90℃,直射北回归线,太阳的辐射量和日照时数到达最高峰,北半球的白昼最长,夜晚最短,故又称它为夏长至。此时还不是最炎热的时期,气温多保持在10~30℃之间。

小暑　每年7月7日或8日,暑是炎热的意思,表示夏季的炎热已经开始,但还没有到最热的时候,因此称小暑。

大暑　每年7月23日或24日,是一年中最炎热的时候。有的地方最高气温可达40℃以上,新疆吐鲁番盆地的气温可高达47℃。

## (三)夏季自然界阴阳消长变化

《素问·四气调神大论》说:“夏三月,此谓为蕃秀,天地气交,万物华实。”这是古人对夏季自然界万物状态的描述,古人认为一年四时季节的更换是阴阳变化的结

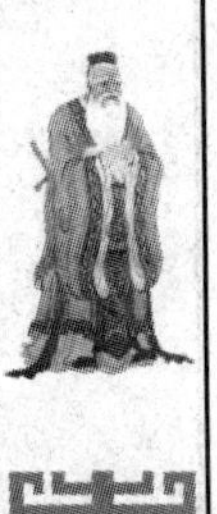

果。从春到夏，阳气不断生长，阴气则越来越弱。一年十二个月中，夏季的三个月是自然界阳气最旺、阴气最弱的时期，阳长阴消达到顶点。此时阳光最盛，日照时间长，昼长夜短，地热蒸腾，天气炎热，天气下降，地气上升，天地之气交合，万物繁荣茂盛，农作物生长渐旺，许多植物开花结果。

整个夏季，又可分为三段，古人称之为孟夏、仲夏和季夏。孟夏是夏季的第一个月，即农历四月，公历5月，《遵生八笺》说："孟夏之月，天地始交，万物并秀。"此时春天刚过，阳气越来越旺，万物呈蓬蓬勃勃的生长趋势。

夏季的第二个月称为仲夏，仲夏又称毒月，即农历五月，公历6月。《遵生八笺》说："仲夏之月，万物以成，天地化生。"此时自然界阳气旺盛至极，万物生长更加茂盛。仲夏包含夏至节气，夏至是一个非常重要的节气，与冬至一样是自然界阴阳转折时期，阳气上升至顶点，阳极而生阴，《素问·脉要精微论》说："夏至四十五日阴气微上，阳气微下。"意思是说，从夏至这一天以后到立秋的45天，阴气渐升，阳气渐降，白昼渐渐变短，夜晚渐渐变长。故又有"夏至一阴生"的说法。

季夏是夏季的最后一个月，即农历六月，公历7月，《遵生八笺》说："季夏之月，发生重浊，养四时，万物生荣。"此时阴气渐浸上长，自然界万物的生长趋势逐渐向内凝集，植物开始结果而变得浓重，为四时的中间阶段，其阴阳之气的变化影响着其他季节。季夏之时，虽然阴气呈上升趋势，但还不十分强大，阳气只是从它的顶点开始下降，仍然占居着绝对的优势，加上湿气较盛，湿热交蒸，热气不易散发，故季夏是一年中最闷热的时期。

### （四）从五行、六气谈夏季的"热"与"湿"

五行是指木、火、土、金、水五种基本要素，六气是指风、寒、暑、湿、燥、火六种气候因素。夏季与五行中的"火"和六气中的"暑"相配，长夏与五行中的"土"和六气中的"湿"相配。古人还用生、长、化、收、藏来形容四季自然界万物生长变化的特点，并分别与木、火、土、金、水相配，夏季主"长"，长夏主"化"。"长"和"化"是长养变化的意思，夏季自然界万物生长旺盛，开始结果，一派欣欣向荣的景象，可以说夏季是万物生长变化的最高峰。

夏季的气候特点是暑热（火）与湿。所谓热，就是指气温增高，天气炎热。气温是大气温度的简称，单位用摄氏（℃）。气象学上的气温是以安置在1.5米高的百叶箱里的空气温度为标准，所以有时气象台预报的气温会与我们实际所处环境的气温有所差别。现代气象学研究表明，我国大部分地区7月份最热，其月平均气温和极端温度达全年最高点，最热气候除个别地区出现在小暑节气外，其余都出现在大暑节气。

夏季的气候除了炎热外，还有一个特点就是"湿"。所谓湿，是指外界环境的湿度大。与气温一样，湿度也是影响人舒适感的重要因素。湿度，是现代气象学上表示大气潮湿程度的一种量。大气温度常用相对湿度表示，即大气中实有水气压与当时气温下饱和水气压的百分比，它反映的是某一时期某一气温条件下空气的干湿情况。相对湿度直接影响到人体的散热，与人体对气温的感觉密切相关，人体体表热量的散发决定于空气中能容纳的水蒸汽饱和程度。饱和程度越高，也就是相对湿度越大，热量的散发就越困难。当气温大于20℃时，相对湿度发生变化，人体就产生不同的温热感，进而产生的生理效应也不同。当气温小于20℃时，相对湿度发生变化，人体的温热感没什么变化。

一般而言，夏季空气偏于暖湿，就湿度而言，在我国南北各站，大气各层相以湿度都是冬季小，夏季大。夏初梅雨季节，天气潮湿，湿度过高；盛夏及长夏三伏时期的气候特点是高温、低压和高湿度，人们称之为“两高一低”。

## （五）我国不同地区的夏季气候特点

### 1. 南方生热生湿

我国南方地势偏低，同是夏季的3个月，南方比北方热，盆地与平原比山区热。以夏季7月份为例，东北中部的气温为18.4℃，长城以南，北京为28℃，闽南长江中下游为30℃，南沙群岛为33℃。南方的夏天不仅比北方热，而且高温持续时间长，若以平均气温在22℃以上看作夏天，南方沿海诸岛全年都是夏天，广州广西两地夏天则在半年以上。我国素有“火洲”之称的吐鲁番盆地最高温度，一年中高于35℃者达100天，高于40℃有38天，极端最高温度是47.8℃。而北方的夏季则短，如哈尔滨，凉夏只有一个半月。有的地区，如黑龙江省瑷珲以北和青藏高原的高寒地带，整年平均气温都在22℃以下，西藏某些地区7月份的平均气温只有6～8℃。可以说没有夏天。

南方不仅热，而且湿度大，同是夏季，北方相对湿度小，南方相对湿度大。在地表面上，西沙群岛相对湿度最大。

### 2. 高原山地的夏季气候特点

现代地理学根据陆地表面起伏特点及其高度，一般分为高原、山地、丘陵、盆地、平原等5种地形。凡各地区高山海拔500米者称山地区。其中，顶部平缓、起伏较小、面积比较辽阔的高地谓之为高原。气温的高低与海拔高度有关，海拔高度每增加1000米，气温平均下降6.2℃，所以高原的气温都比平原低，在夏季这种差异更加明显。海拔在500～2000米的中低部山区，夏季气候多温凉不热。但海拔在2000米以上的高原高山地区的夏天则远不如中低部山区那样清凉舒适，其气候特点是白天炎热，夜晚酷冷，昼夜温差较大，气温变化急剧，并且气候干燥。由于高原高山地区的特殊地理气候特点，其自然灾害多，夏季容易发生雷暴冰雹。

### 3. 平原盆地的夏季气候特点

地理学把海拔在200米以下的宽广低平地区称为平原。我国著名的平原有东北平原、华北平原及长江中下游平原，统称为三大平原。这些平原皆临近海洋，易受海洋气候的影响。每到夏季，从海洋吹来的东南风带来了大量的水气，故雨量比较充沛。三大平原均位于江河下游，地势低平，江河支流及湖泊密布，夏季的长江中下游平原容易发生洪涝灾害；湖港沟汊水流缓慢，利于某些传染病的宿生动物孳生，而成为某些自然疫源地。

四周地势高（高原或山地）、中部低平（平原或丘陵）的地形结构谓之盆地。我国较有名的盆地如四川盆地、塔里木盆地、准噶尔盆地、柴达木盆地。盆地周围的山脉形成天然屏障，阻挡从北方吹来的冷空气，故夏季盆地气温较高。

三大平原及四川盆地有的被山脉环绕，有的为地势低平，造成气流运动缓慢，风速小，加之雨量充沛，故湿度较大，易出现沉雾和逆温层。

### 4. 海滨海岛的夏季气候特点

海滨临近海洋，海岛被海洋所环绕，在海滨海岛地区，均属海洋性气候，由于海洋的调节作用，夏季气温比内陆要低，夏季内陆酷暑难熬，海滨海岛却凉风习习。海滨的风向在一昼夜里呈现有规律的变化，白昼日出后，凉爽的海风从海上吹向陆地，


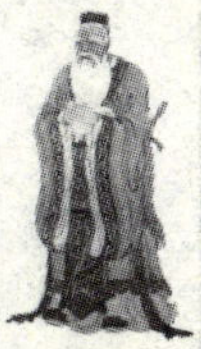

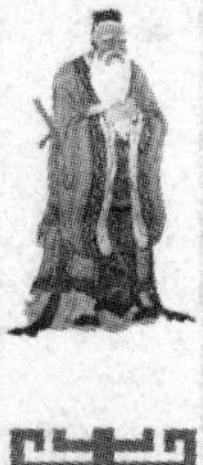

送来清新的空气，夜幕降临，风向又转成从陆地吹向海面，送走污染的空气。这种昼夜间有规律变化的海陆风在夏季尤为明显。另外，海滨海岛地区由于环境开阔，故日照十分充足；又由于海拔低，大气层较厚，空气中水汽较多，使太阳辐射中的紫外线仅有很小一部分照到大地，紫外线强度比高原地区降低2.5～6倍。位于我国南方的有些岛屿，均有较长的夏季，如热带的台湾省、广东雷州半岛、海南岛及南海诸岛，终年气温较高，全是夏天，没有冬天。而且这些地区夏季的雨量非常丰富，每年的降雨量可达上千毫米，故湿气较重。

5. 城乡夏季气候的差别

随着现代化城市建设的不断发展，城乡之间的环境差别越来越大，其夏季气候特点也有所不同。现代化城市总是与密集的高楼大厦、广布的公用设施、林立的烟囱和纵横交错的柏油街道相联系的。这些由混凝土、石料、砖瓦、柏油、水泥等构成的“建筑丛林”，一般导热性好，受热传热快，热容量很高，而反射率小。白天，大量吸收太阳的辐射热，结构面很快升温，滚烫的路面、墙壁、屋顶把高温很快传给大气；日落后，加热的地面、建筑物仍缓慢地向空气中散播热量。例如，夏季水泥平台的温度比气温高8℃，柏油路面的温度比气温高17℃。此外，人口密集、耗能集中、炉灶、冷气、机动车辆等热源的排热量大，也使气温上升。因而，市区的气温往往明显高于郊区。众多的城市犹如一个个“热岛”，散布在广阔的大地上。

城市“热岛”气候是一种利少弊多的现象。市区温度高，周围地区的冷空气就会向市区汇流，结果把郊区工厂的烟尘和由市区扩散到郊区的污染物重又聚集到市区上空，久久不能消散。对于诸如我国长江流域的城市来说，“热岛”气候使夏季的市区更加闷热难耐，严重影响人们的工作效率和身体健康。

在城市环境中，除了温度升高之外，暴雨的强烈程度也比郊区大，由于热岛中的空气比郊区相对冷的空气轻，当有降雨云团移来时，一接近市区就会由于热对流作用对暴雨产生“诱导增幅”。虽然，夏季城市市区的降水量大于郊区，但其湿度却比郊区低。坚硬的路面、屋顶，不易存水，良好的排水系统又将雨水很快排走，因而，市区水的蒸发量大为减少，空气要比周围地区干燥。随着城市的扩大和“热岛”气候的强化，城市不仅热，而且越来越干燥，逐渐成为不适于人们生活的地方。

## （六）夏季“梅雨”、“三伏”的含义

我国江淮流域以南，简称江南地区，其夏季可分为两个时期，前期一般从6月中旬开始，由于受静止锋冷暖气团势力相当的影响，一般在每年6月上中旬到7月上中旬，出现一段阴沉多雨的时期，此时的天气气温高、湿度大，使人感到特别闷热，器物容易发霉，民间称这种天气为霉雨。又因这段时期正是江南梅子黄熟的时候，故又称之为梅雨或黄梅雨。现代气象学上通称梅雨。

梅雨期一过，7、8月间就进入盛夏时期，我国民间把一年内最热的日子分为三个时段，称作“三伏”。这时天气受副热带高压控制，天气转晴，气温高，酷暑炎炎。伏，指隐伏起来，这个时候阴气被阳气所迫，藏伏起来；伏，也可理解为躲避盛暑，伏闭不出的意思，古人提倡在伏日白天应闭户不出门，以免发生中暑等病。

若要知道某一年三伏的具体日期，可在万年历书或日历中查找，有的历书除了标示二十四节气外，还会指出三伏开始的日期。

# 長壽大典

第三卷

邓永标 林飞 主编

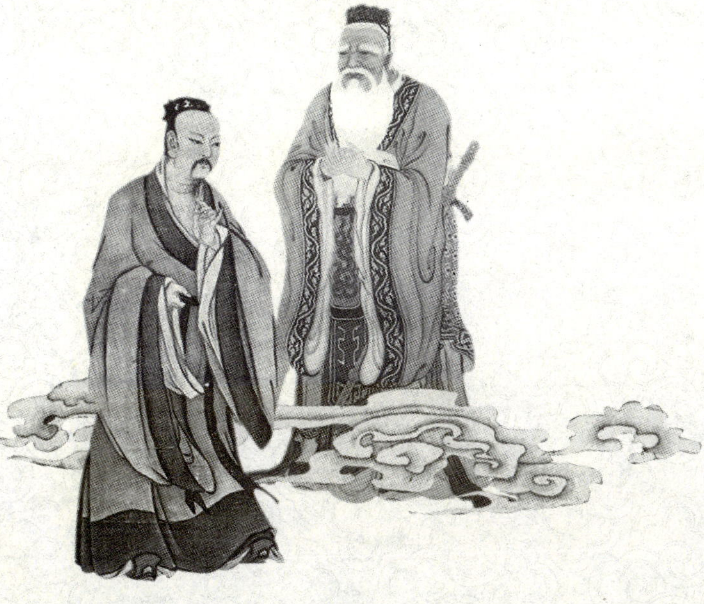

中医古籍出版社

## 二、夏季气候对人体的影响

### （一）夏季人体的生理变化

1. 机体阴阳变化特点

夏季人体阳气旺盛外浮，伏阴在内。特别是季夏、长夏，暑毒外蒸，阴气内伏的矛盾到达高峰。古代中医养生家陶隐居、孙思邈等人都认为夏季养生最难，因为人体阳气趋于体表肌肤，体内腹部的阳气偏虚，阴气潜伏，而外界气候炎热，往往使人喜欢寒凉的环境和食物，如稍不注意，过于寒凉则很容易使体内的阳气更加虚损，而导致疾病。正如许多养生歌诀所说的那样“四时惟夏难将息，伏阴在内腹冷滑”，“惟有夏月难调理，内有伏阴忌凉水”。

2. 人体的散热机制

人是恒温动物，对气温的反应非常敏感，为使机体体温保持在37℃左右，人体需要不断地散热，将体内代谢所产生的多余热量和周围环境气温过高所带来的热量排出。若散热发生障碍，体温超过37℃，则会感到全身不适，当体温达到42℃以上时，人体的某些生物化学变化便会停止，生命也受到威胁。在夏季，许多地方的外界气温往往超过人体的正常体温，此时机体的散热功能就显得尤为重要。

人体的散热有辐射、传导、对流、蒸发四种形式，一般情况下，75%的热量以辐射、传导和对流的方式散发出去，14.5%的热量由汗液蒸发带出去。而在炎热的夏天，汗液的蒸发则成为主要的散热形式。

辐射是指热量以红外线形式从机体向外辐射，使人体散热。当周围温度低于皮肤温度时，辐射是散热的最主要方式，当周围温度高于皮肤温度时，热流从周围向人体辐射，反而使人体受热。传导是当周围气温低于体温时，人体内部的热能到达体表，直接传导到靠近人体体表的外环境中。如果外界温度接近体温时，传导散热就会停止。对流是指冷暖空气的不断流动，使体热不断向空气中散发。当气温达34.5℃与皮肤温度相等时，对流散热就停止，若气温在37℃以上，对流的气温不仅不能使机体散热，反而使之获得热量。所以当外界气温等于或高于皮肤温度时，以上几种方式不仅不能起散热作用，反而使热流从周围向人体辐射。此时蒸发就成了人体散热的重要方式。蒸发时，体表水分由液体状态转化为其他状态。

蒸发分为不感蒸发和出汗两种。不感蒸发是指组织间液直接透出皮肤和肺泡表面而蒸发，蒸发过程是在蒸发表面上弥漫性地持续不断地进行的，人体每日不感蒸发量约为1000毫升，其中通过皮肤的约为600～800毫升，通过呼吸道的约为200～400毫升。出汗是指皮肤上的汗腺分泌汗液，并蒸发而带走热量。每1克水蒸发可带走2.4千焦热量。也就是说每排出1000毫升汗液可带走热量2424千焦，使一个90千克体重的人，体温降低2℃。

3. 气血运行及脉象变化

《黄帝内经》中记载了外界四季气候变化对人体气血运行的影响。《素问·八正

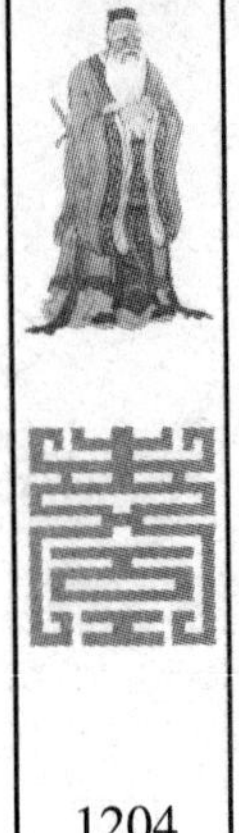

神明论》说“天温日明，则人血淖液而卫气浮，故血易泻，气易行”，意思是说夏季阳气旺盛，天气炎热，人体气血畅通易行。

《素问·脉要精微论》中又谈到了人体四季脉象的变化，认为夏季人体气血充盛，溢于体表，好似自然界万物生长茂盛。故脉象洪大充实而有力，偏于浮浅，触之即得，来势较盛，且上下起伏明显。

现代研究发现，夏季人体血液循环及脉象变化，主要与夏季气温高、气压低的气候特点有关，当外界环境气温升高，气压偏低时，人体体表血管因外界阻力减弱，温度升高而扩张，血流量增加，流速加快，再加上此时皮肤肌肉松弛，脉象就呈现浮大。当外界气温达到35℃时，浅静脉开始扩张，心跳加快，血液循环加速。当外界气温达到38℃时，心脏输出比平时多60%的血液至体表，参与散热。

**4. 高温高湿带来的其他生理变化**

夏季人体皮肤舒展，皮脂腺分泌旺盛，加上出汗多，皮肤经常处于潮湿油腻状态。湿度较高，人会感到周身皮肤粘湿难受。

气温升高会使机体发生物质代谢的变化。当气温高于33℃以上时，为了给排汗提供能量，机体加强基础代谢，加快糖、脂肪及蛋白质三大代谢过程。同时，维生素代谢也增加，因为夏天人体对维生素的需要量要比普通标准高1倍或1倍以上。汗液的排出使维生素C等水溶性维生素丢失增多。此外，汗液中还含有维生素$B_1$和$B_2$。

高温高湿能使高级神经活动的某些功能如注意力、精确性、运动协调和反应速度降低，对时间空间的判断力减退。故湿热天气容易发生工伤和事故。有人还发现在高温高湿的室内气候下，可使人抑郁不乐，或烦躁不安，头晕目眩等。

气温过高可影响身体的各个系统，如消化、心血管、呼吸系统等，使内脏功能活动发生变化。夏季体表皮肤血管扩张，血流增加，此时内脏血管则相对收缩，血流相对减少，机能相对减低。其中高温对胃腺分泌的抑制作用最明显，故夏季胃酸分泌减少，消化功能和胃肠免疫功能均降低。人们往往食欲不振，易患胃肠疾病。即中医所说的“湿阻”现象。为了散热，人体周围末梢血管扩张，这样使心脏负担加重，平时体内水分的50%～75%由肾脏排泄，高温时仅10%～15%经肾排泄，这会使肾脏发生某种程度的功能不全。由于心肺等重要器官供血相对不足，在高温高湿的情况下，容易发生热衰竭（严重的中暑）。此外，高温还会使呼吸加快，以呼出热量，当气温升至38℃时，甚至会出现气喘。

炎热的夏季还会影响人体对药物的反应，如炎热可使肾上腺素的升压作用较平时为快；使锑剂的反应率增加。

**5. 不同体质的反应特点**

人的体质不同，对炎热高湿的耐受力是有所差别的。一般而言，健康强壮的体质、中性体质，以及稍微偏寒的体质，具有较好的耐热能力，可相对舒服顺利地度过夏天。而具有以下体质特点的人，则较难适应夏天的气候，易产生不适症状，甚至导致疾病，像疰夏、夏季热等，应特别加以注意。

火旺之人　具此类体质特点人的性格特征是：性情急躁，容易发怒，好与人争，有气魄，喜进取，做事快，胆量大，性直爽，神情常处于紧张状态。相当于现代所称之兴奋型或急躁型。夏季炎热之时，心火亢旺，此类人最易暴怒发火，应特别在夏季注意调节自己的情绪，避免不必要的刺激。

痰湿过重　有一些人由于进食肥甘油腻的食品太多，或因肺脾肾阳气不足，水湿运化功能障碍，使其体内水湿痰饮停滞积聚，表现为形体肥胖，胃脘部经常胀满不舒服，口中有甜腻的感觉，或口干而又不想喝水，身体沉重不灵活，大便常常不成形，有时也会出现眩晕，舌苔又厚又腻，脉象濡软或滑。有人把这种体质称作腻滞质，具有这种体质的人，在大气湿度较高的夏季，尤其是长夏之季，上述表现会加重，感到特别不舒服，怕热，疲倦乏力，甚至还会发展为腹泻等疾病。

阴虚肺弱　阴虚肺弱体质称作燥红质，这些人或因先天不足，或因久病，或因失血过多，或性生活过度，伤精耗液，使其体质编于阴虚，新陈代谢往往偏高。表现为形体消瘦，面色发红，经常口干，喜欢喝凉的东西，常常便秘，尿色偏黄，性情急躁，失眠，有时感到手足心发热，或耳鸣耳聋，脉象细数，舌质偏红，少苔或无苔。具有这种体质的人，既不耐秋燥，也不耐暑热，容易患热性病，尤其在降水、湿度减少时，症状会加重。肺虚体质的人难耐夏季的暑热，而易招致外来邪气的侵袭。

气血不足　这种体质称作倦㿠质(具体表现参见本套书的《春季养生》)，具有这种体质的人，对天气的适应力较差，既不耐寒冷，也不耐暑热。由于暑热容易耗气，故在夏天往往更加打不起精神，委靡不振，而且容易中暑。稍一受凉，或吃生冷的食品，则引起感冒，消化不良，甚至呕吐腹泻。

另外不同地区和年龄的人，其耐热能力也不同，如我国南方的居民耐热程度较高一些，北方的居民则要低一些。老年人和婴幼儿耐暑能力较青壮年人差。

## (二)日照对人体的作用

日照，又称太阳辐射，是气象因素的一个重要方面，寒热的形成主要由太阳辐射因子所致。夏季太阳辐射和气温呈上升趋势。

### 1. 太阳光的组成与生物作用

太阳放射出来的所有能量，包括可见光和不可见光及微粒子流，不可见光又包括红外线和紫外线，总称太阳辐射。太阳射线通过大气时，其中 14% 被大气吸收，43% 以直射和散射的形式射到地面，晴天以直射为主，阴天以散射为主。散射的光来自空中各处，在无云的天空中主要是紫外线，在有云的天空中主要为红外线。

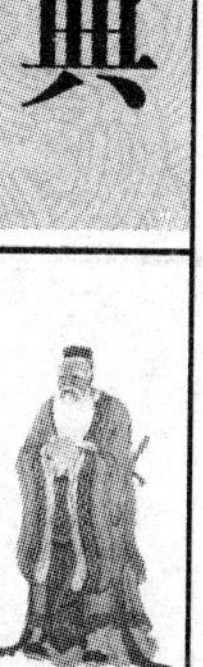

人体对日照的反应非常敏感。当太阳辐射照射于人体皮肤粘膜，一部分被反射和散射，一部分被皮肤粘膜吸收产生电磁振荡或电子激发，感受器将其冲动传入中枢神经系统。不同的辐射波长会对机体不同的部位产生不同的作用。

可见光　可见光通过人体皮肤和视觉器官起作用。有研究发现，可见光对视神经的刺激还可改善感觉，提高情绪，尤其是红色光，具有兴奋作用，能使人精神振作，神经反应加速，肌张力增加，提高劳动效率。红、橙、黄色光能使呼吸加快，脉搏加速；蓝、绿、紫色光引起相反变化，使神经反应降低。此外还发现，太阳的可见光会影响人体 24 小时的生理周期性节律、脑电图和促性腺激素的分泌。

红外线　红外线对人体的作用与其波长有关。长波红外线被皮肤表层吸收，而短波红外线则被深层皮肤吸收，红外线对人体具有显著的热效应，故又称作热线。

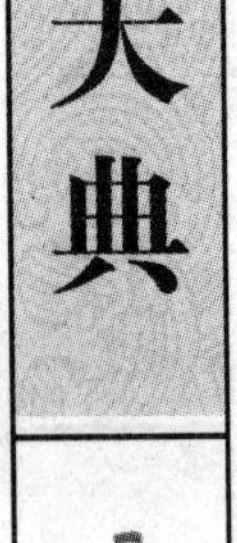

也就是说太阳光之所以让我们感到温热，是红外线的作用，夏季气温增高也主要是红外线所致。当人体吸收适当量的红外线后，吸收处的温度首先增高，热可使局部皮肤和深层组织的毛细血管扩张，促进局部血液循环和新陈代谢，并降低神经末梢的兴奋性，有止痛的作用。临床上用红外线灯照射，治疗一些皮肤病和神经痛。红外线的热作用还可使色素原变为黑色素。

紫外线　阳光中含有大量紫外线，但地球表面大气层将波长短于290毫微米的紫外线全部吸收，到达地面的紫外线仅为太阳光谱中的1%～2%左右，且都为较长波段的紫外线。科学家们根据其波长把紫外线分为3段：

紫外线A　波长320～400毫微米。此段生物学作用较弱，主要是直接辐射于皮肤引起色素沉着，使皮肤晒黑，产生黝黑现象。“黝黑”是一种保护性皮肤防御反射，可以防止光线进一步穿透更深层的组织而引起深部组织的过热和损害。色素沉着还能吸收光并把它变成热，然后通过汗液把热散发出去。

紫外线B　波长290～360毫微米，有杀死细菌、抗佝偻病和形成红斑的作用。人体皮肤和皮下组织中的麦角固醇和7－脱氢胆固醇，在紫外线的照射下，能够形成维生素$D_2$和$D_3$，维生素D的重要作用是促进人体对钙、磷的吸收、代谢及骨化作用，保证儿童骨骼及牙齿的正常生长，因此，具有抗佝偻病和软骨病的作用。

人体皮肤在紫外线B的照射下，通过神经反射整合调节作用使毛细血管扩张，引起皮肤潮红，称原发性红斑。现代医学常根据红斑形成的程度来观察和判断人体接受太阳紫外线照射的强度。红斑可分为4度。

Ⅰ度：照射部位皮肤呈现浅红色改变，1～2天内即可完全消失，不留任何痕迹。

Ⅱ度：皮肤潮红程度较为显著，3～4天内局部皮肤可自行落屑脱皮，红斑逐渐消失，有时可遗留轻度色素沉着。

Ⅲ度：除有很显著的皮肤变红外，尚有轻度水肿现象，至少1周才开始消退，皮肤有脱屑及遗留色素沉着。

Ⅳ度：较Ⅲ度更为严重，仅在采用人工紫外线光源，以高剂量照射时产生。

紫外线C　波长最短，为200～270毫微米。对生物细胞有强烈的破坏作用。幸好地球外围的平流层，特别是其中的臭氧层阻止它们不能射到地面上。

总之，太阳光对促进人体健康有积极的意义，是人类生存必不可少的宝贵物质。阳光中的紫外线，能促进黑色素生长，使皮肤角质层增厚，阻碍病毒、细菌等各种有害物质入侵。直射的紫外线能直接杀死细菌和病毒，散射的紫外线能削弱病毒和细菌活力，抑制其生长、繁殖。紫外线照射可防治软骨病、佝偻病，紫外线作用于皮肤，有抗炎症、抗过敏、抗神经性疼痛和改善皮肤营养状况的作用。

### 2. 过量日照的危害

晒太阳不能过度，否则会给人体健康带来危害。过量照射红外线，会打乱体温调节平衡，使皮肤血管过度扩张充血，内脏血液减少，甚至还会引起消化道对特异性传染抗病能力的下降。容易导致中暑(热射病和日射病)，或诱发心肌梗死等心脏病及脑栓塞、高血压等病。

在距离地面10～50公里的中层大气中存在的臭氧层，能强烈吸收太阳辐射中的紫外线，但如今臭氧层已在变薄，南极上空的臭氧层出现了空洞。随着臭氧层被破坏,到达地面的紫外线将越来越多。过量紫外线B的照射,会引起组织的损伤,特别是伤害人的皮肤和眼睛,还会损害人体的抵抗力,造成许多疾病的发生。

(1)对皮肤的损害

有关研究发现,紫外线照射人体过久,使皮肤角质化而失去应有的弹性,变得干燥,产生皱纹,从而加速皮肤的衰老,严重时还会患日光性皮炎、眼炎、黄褐斑、皮肤癌等。近20年来,皮肤癌患者剧增。随着大气层中臭氧层被耗损,越来越多的人暴露于强烈的紫外线照射下,使皮肤癌患病率不断上升。有资料表明,大气中臭氧含量每减少1%,就可能使皮肤癌的发生率增加2%~3%。因为阳光中紫外线的过度照射会使皮肤表皮细胞核中DNA发生改变,引起自身无法控制的分裂,从而形成恶性肿瘤。

(2)对眼睛的伤害

实验研究发现,人的眼睛被紫外线B照射几小时后,就会出现眼睛红肿、灼痛、怕光、流泪,结膜和角膜出现炎症。紫外线B对人眼睛内的晶状体的伤害也很大,遭过量紫外线照射,可使晶状体蛋白变性,造成色素积聚,导致白内障。美国专家对838名捕捉牡蛎的渔民作了调查,结果表明,“常年被紫外线B过多照射的人,患白内障的危险是那些不大晒太阳人的3倍多”。

## (三)夏季气象因素对人体健康的影响

中医学把自然界的气候变化即风、寒、暑、湿、燥、火称为“六气”,而把有害于健康,导致疾病的这六种气候因素称作六淫之邪。

1. 暑热湿邪的致病特点

对自然界的气候变化,人体有一定的适应能力。一般情况下,夏季炎热多湿的气候对人体并不造成伤害,但如果气候变化超出一定的限度,气温过高,湿度过大等,或气候变化过于急骤强烈,气温在短期内迅速上升、暴风雨出现等,人体无法适应,就会对健康造成损害。

另一方面,若人体对湿对热的适应能力下降,即使气候变化基本正常,湿热之气也会变为不利因素。

(1)暑邪致病

暑为夏天的火热之邪,其导致的疾病称为暑病。暑邪侵犯人体会出现发热、汗出、面红目赤、心烦、脉洪大等热性症状。暑为阳邪属火,火邪易入心,故暑邪伤人会导致烦躁不安、昏迷等心神症状。另一方面,暑邪升散,使人腠理开而出汗过多,不仅会使津液丢失,而且气随汗液外泄,故中医学认为暑邪最易伤津耗气,导致气阴两虚,出现口渴喜饮,唇干口燥,尿赤短少,气短懒言,身倦乏力,严重者甚至突然昏倒,不省人事。

(2)湿邪致病

湿也是夏季的主要邪气,长夏主湿,夏末初秋是一年中湿气最盛的季节。就性质而言,湿有寒湿和湿热之分,夏季与长夏的湿主要是湿热和暑湿,这与春冬时期的寒湿有所不同。湿邪在夏季对人体的影响主要表现在以下几个方面:

中医学认为湿为阴邪,性质粘腻、秽浊,容易阻遏气机,阻碍体内气的运行,湿邪

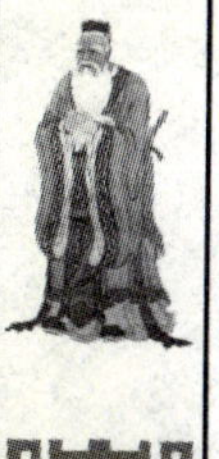

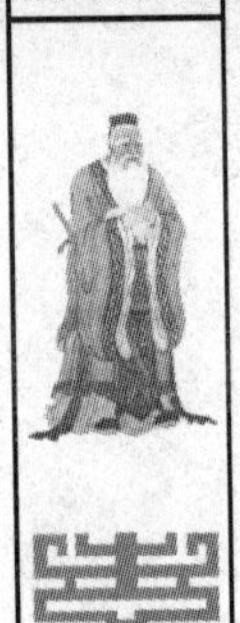

致病还有“沉重”的特点。空气中湿度增高，会阻碍人体的热代谢，在高温高湿状态，大气中含大量水汽，皮肤汗液难以蒸发，妨碍了人体的散热过程，即阻遏了正常气化功能，这就是为什么在天阴多雨时，湿气太重，人们容易感到闷热、疲倦、烦躁或压抑、头昏脑胀、身体沉重的原因。另外，人体出汗时被湿气阻碍，肌表的水分不能蒸发，阳热之气无法发泄，湿热郁积于皮肤与肌分之间，则可发生痤疮、皮疹等。

湿邪容易损伤人体的阳气，特别是损伤脾胃之阳气。导致脾之气机不畅，饮食运化失常，使人出现脘腹胀满，食欲不振，大便稀溏等，甚至发生胃肠炎、痢疾等病。高温高湿使胃肠功能处于抑制状态，胃腺分泌减少，而出汗增多也需要大量饮水来补充体液，使本来就少的胃液变得更加稀释，现代医学称为“逆浓度差”，也可以说是湿邪损伤脾胃阳气的一种表现。

如上所述，夏季气候不仅炎热，而且多雨潮湿，故暑热之邪常与湿邪相兼为患，即所谓的暑多挟湿，暑天感冒、中暑等疾病，往往是湿与热的症状同时存在。夏季的湿邪，除来自气候环境潮湿外，还可来自饮食，因为人们在夏季有贪吃寒凉饮食的倾向，中医学认为，夏天的寒凉饮食，特别是冰冻的冷饮，会产生寒湿之邪而导致暑湿兼寒的病证。

2. 气候因素与夏季发病

(1)夏季发病

中医学认为，五脏疾病的发生和变化与季节有一定的联系。夏季脾胃病较多，长夏多湿邪，脾胃较弱，脾胃肠道病变较多，所谓“脾病起于长夏”。消化系统病变多与中医脾病相关，如急慢性肠炎、中毒性痢疾、中毒性消化不良等，以夏秋之交的长夏为多。有资料报道，上海地区 6 月至 9 月为细菌性痢疾等传染病的好发月份。而心病多在夏季开始发作，所谓“心病起于夏”，因为夏季属火，通于心。临床观察发现，一般心脏病患者每在夏秋两季，心悸、胸闷、气短、心绞痛等症明显或频发。

此外，气温对肿瘤的生长也有影响，实验发现，在 22 ~ 33℃环境中的动物，其肿瘤的生长速度比在 8℃的低温环境中的动物要快得多，这表明，气温在 22 ~ 33℃时，癌细胞代谢较旺盛，生长也较快。

(2)死亡率

有人曾对福建省的 2892 例死亡病例进行月份和季节性分析，结果发现农历四、五、六月份，也就是夏季的死亡总数较其他三季都多(799 例)，其中农历六月份，公历 7 月份死亡最多(333 例占 11.5%)。另一些研究发现，虽然人口死亡率最高的季节不一定在夏季，但特别炎热的天气可使死亡率增加。日最高气温大于 35℃时，死亡人数会迅速增多，其增加的幅度较低温天气死亡人数的增加幅度为大。

日本的一项死亡率与气象关系的研究发现，19 世纪后期夏季死亡有一高峰；到 20 世纪初，趋于平坦。说明人的死亡率与季节的关系也是在变化着的。

(3)生物致病因子

某些疾病在夏季易于发生，有的是与该季节的气候条件直接有关，如中暑、夏季热等，而更多的是间接与气候条件有关。许多致病性生物的生长繁殖与夏季的日照、气温、湿度等气象条件密切相关，使其导致的疾病表现出明显的季节性，如痢疾、乙脑等。

生物性致病因素包括蚊、蝇、细菌、病毒、寄生虫等，一般而言，夏季的湿热气候比较适合于细菌、蚊蝇和某些病毒、寄生虫卵的繁殖发育。多数病毒和革兰阴性菌的数量随湿度的增高而增加。另一方面，有的生物对过高的温度不能适应，或停止生长繁殖，或死亡，从而失去致病能力。

从总体看，夏季气候比较适合多种病原微生物、寄生虫及蚊蝇等的生长和繁殖，故夏季是许多感染性疾病的流行季节。

### 3. 夏季气象因素与环境污染

#### (1)夏雨与大气及地面污染

一般情况下，降雨后可清除大气中的污染物质，大气中的气体能溶解在雨水中，并可与水起化学反应产生新的物质；雨滴与气溶胶相互碰撞可使粒子附着于雨滴，随着降雨而使大气中的部分气溶胶颗粒落至地面，因此降雨能清除大气污染，一般雨后大气中的气溶胶及气体污染物可降低 1/3 ~ 2/3，但在某些特殊情况下，夏季降雨有时会使大气污染变得更为严重。大气的气温一般随高度而递减，越往高处气温越低。气温若随高度而增加，即形成所谓”逆温”。通常夜间天气晴朗，风速很小的时候，因无太阳辐射，而地面却依然向大气反射长波辐射，遂使地面气温下降而低于其上层空气的气温，这就是较常见的辐射逆温。夏季逆温虽比不上冬季常见，但在某种情况下，也会形成逆温。夏天降雨后地面因蒸发冷却也可形成逆温，此时风速低、高温高湿，天气“闷热”。城市工业、生活排放的污染物会形成酸雾、烟雾、光化学雾，使之形成“雾岛”效应，这种雾的水滴很少，含有二氧化碳、二氧化硫、二氧化氮等有害气体。逆温层比较稳定，各种有害烟雾不易穿过逆温向上扩散，而对近地面的大气造成严重的污染。

大气污染物附着雨滴可有利于大气污染的清除，不过带有污染物的降水却使地面受到污染。

另外，化学垃圾是当今一个严重的环境问题，它的潜在危害一旦爆发是使人触目惊心的。夏季暴雨有时会把地底下的垃圾冲刷出来，而造成巨大的危害。

#### (2)地球增暖效应

近几个世纪来，人类使用煤炭、石油、天然气这些有机燃料，使 $CO_2$ 的排放增加，目前大气层中 80% ~85% 的 $CO_2$ 是人类燃烧这些燃料造成的。大气中的 $CO_2$ 一部分溶解于海水，一部分为生物圈吸收，绿色植物在日光下进行光合作用会消耗 $CO_2$。但还有大量的 $CO_2$ 在大气中；而且森林的破坏和植被的减少，使得自然界生物圈吸收 $CO_2$ 的能力大大减弱。这都使得大气中的 $CO_2$ 的增加。$CO_2$ 是温室气体，对地球表面起着增暖效应。温室气体不能阻挡从太阳到地球的热量（短波辐射），但却能阻挡地面向空间散发热量（长波辐射），因而大气中 $CO_2$ 浓度的增加，可使地面温度增高。除 $CO_2$ 外，产生于水稻种植、牧羊或牧牛场，以及腐烂的垃圾中的甲烷，产生于农业和工业生产过程中的氧化氮也是温室气体。它们都是全球气候变暖的原因。1997 年是人类对气候有记录以来最炎热的一年；1998 年从 1 月到 8 月，每个月的温度都打破了以往该月最高气温记录。研究表明，20 世纪 90 年代是地球气温最热的 10 年。

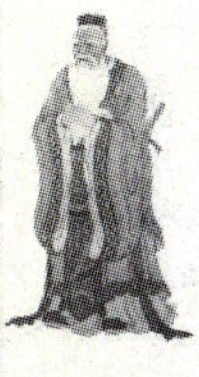

### 4. 夏季剧烈天气变化对健康的危害

古人把气候反常现象归纳为“太过”与“不及”两种情况，由于全球变暖以及随之而来的气候不稳定性，现在夏季气候反常主要表现为暑热“太过”，给人类的生活和健康带来严重的威胁。

地球气温的增加，尤其是夜间最低气温的迅速增加，使许多带病菌的生物分布产生变化，而使许多传染性疾病不断增多，并不断扩大其传染范围。在许多已消灭传染病菌的地方也接连出现死灰复燃的趋势。据世界卫生组织1996年的报告指出，在过去的20年中，至少有30种新型传染疾病出现。随着海水温度的升高、海岸污染和洪水造成越来越多的“赤潮”，导致疾病增多。例如，浮游生物是霍乱菌的主要携带者，海水的富营养化会造成霍乱菌的蔓延。同时，在世界许多地方，夏季灾害天气如干旱、洪水和暴风雨变得越来越常见，而且程度也愈加严重。这些灾害天气会导致传染病的大规模暴发。每年，世界各地因天气异常而死亡的人数不断增多。现代科技将异常的天气变化称之为“厄尔尼诺”现象，认为是由于太平洋的热带海洋增温而影响全球气候的一种灾难性天气，大约3～8年形成一次。

夏季的剧烈天气变化主要有两种情况，一是高温加干燥，使人体排汗过多，导致水盐代谢紊乱以及其他失调。另一种情况是高温加高湿使人难以排汗降温，而导致严重中暑。

**（1）暑热太过与焚风**

在我国某些气候干燥的平原地区或盆地，如黄淮平原、河西走廊、南疆盆地及太行山区等，每年初夏，在本来气候就干燥的基础上，气温越高，相对湿度便越小，从而形成干热的气流，称为“焚风”或“干热风”。干热风天气一般的标准是气温≥30℃，相对湿度≤30%，风速快。此时人们会出现一系列症状，如偏头痛、眩晕、烦躁、抑郁等，而且很多疾病在此时也会加重。有研究发现，溃疡病穿孔、栓塞、血栓、手术后出血、头痛等与干热风的出现密切有关。干热风还会使人的反应速度减慢，交通事故增加。自然死亡率也以这类天气为高。

**（2）雨湿流行与热浪**

高温高湿的气候，在我国多发生于长江以南地区。在三伏季节，由于大气环流作用，海洋上暖而湿的空气被吹到大陆上，在烈日曝晒下形成一股湿热型的热浪，人们在这种热浪环境下，犹如处在蒸笼中，闷热得透不过气。80年代初素有火炉之称的南昌、武汉等地出现夏季持续高温，并有洪涝灾害，气候闷热异常，使得很多人中暑，大约有几十人死亡，并伴有某些急性肠道传染病的暴发流行。

气候的过湿，还往往使旧病复发或加重，国外学者研究发现，“高湿度”可引起心肌梗死的发作，“气压降低伴高湿”天气可导致多发性关节炎的复发；“湿热”天气可加重胃溃疡的发病。

## 三、夏季养生原则

### （一）夏季养生保健的核心

暑、湿、汽为夏天主令，且常夹有火热之气。一般来说，暑为阳邪，性炎热、外散，易伤津耗气；湿为阴邪，湿性重浊，易阻遏气机，损伤阳气。为此，夏季养生保健的核心是：

**1. 补益气阴**

暑邪易伤津耗气，人体大多偏虚，出汗多，常感口渴、疲乏，是气阴两虚的典型表现，故夏天常用益气阴、生津之品。中医有“冬补三九，夏养三伏”的说法，尤其在伏天，人体更加虚弱，天气越热，越要注意保护正气。一般多选用西洋参、太子参、沙参、石斛、麦冬、玉竹、黄精、山药、龟板等药性平和、偏凉的补益药。对气虚较明显者，可选择党参、黄芪等补益作用相对较强的补气药。夏天不宜选用大温大热、油腻的补品如红参、附子、桂圆、熟地、狗肉、羊肉等，以防止胃生火。

**2. 健脾除湿**

湿邪是夏天另一大邪气，加上夏天脾胃功能低下，人们经常感觉胃口不好，容易腹泻，出现舌苔白腻等湿邪较重的症状。所以应经常服用健脾利湿之品。一般多选择健脾芳香化湿及淡渗利湿之品，如藿香、佩兰、白豆蔻、砂仁、茯苓、薏米、白术、莲子等，不主张用温燥之品，如半夏、陈皮、厚朴、苍术等，以免伤阴，助长暑热。

**3. 清热消暑**

夏天气温高，暑热邪盛，人体心火较旺，因此常用些具有清热解毒清心火作用的药物，如菊花、薄荷、金银花、连翘、荷叶等来祛暑。但是中医学认为，夏天用药应偏于辛凉浮散，而不宜苦寒沉降，即所谓的“夏宜用浮”。这是因为夏天阳气处于生长旺盛的阶段，为了顺应自然之道，在清热解毒药中应选用辛凉发散或甘寒之品，如菊花、金银花、荷叶、莲心、竹叶等，以利于暑邪的外散，而少用过于苦寒沉降的中药，如黄芩、黄柏、黄连等。

**4. 补养肺肾**

中医认为，按五行规律，夏天心火旺而肺金、肾水虚衰，要注意补养肺肾之阴。可以选用枸杞子、生地、百合、桑葚、麦冬以及酸收肺气药，如五味子等，可防出汗太过，耗伤津气。

**5. 冬病夏治**

中医历来有“冬病夏治”的说法，即夏天人体和外界阳气盛，用内服中药配合针灸等外治方法来治疗一些冬天好发的病。

如老年性慢性支气管炎和支气管哮喘，在三伏天期间，内服补益脾肺肾、增强卫气功能的中药丸、散、煎剂，以扶正固本，达到事半功倍的效果，可以预防感冒、老慢支和哮喘的发作，甚至使之根治。冻疮冬天好发，如果夏天用鲜芝麻花常搓易冻伤处，或农历五月取大蒜捣烂，用少许涂抹皮肤，也可预防冬月冻疮。

此外，夏天也是便于中药外用时节。如用中药煎汤洗浴，能起到防治多种皮肤病的作用。

### （二）夏季宜养脾

夏天人体消耗较大，需要加强脾的运转，不断地从食物中吸收营养。另外，夏天大量食冷饮和瓜果，易损伤脾胃。因此，夏季应健脾益气，以达到开胃增食、振作精神的效果。

1. **醒脾法**

用生蒜泥、糖醋少许饭前拌食，有醒脾健胃之功效，而且可预防肠道疾病。也可用山楂条和生姜丝拌食，有消食开胃之功效。

2. **护脾法**

选用各种药粥护脾益胃。

3. **健脾法**

常做摩腹功，即仰卧于床上，以脐为中心，用手掌顺时针方向旋转按摩。

4. **温脾法**

夏天贪食生冷，易伤脾胃阳气，此时可用较厚的纱布袋，内装炒热的食盐，置于脐上三横指处，有温中散寒止痛之功效。

## （三）入夏重养阳

夏季是自然界阳气升发最旺盛的时期，人体也要顺其升发之性“动而向外”，使自己的阳气宣泄舒展，夏季养阳，可从下面几方面理解。

1. 采阳

即采集外界阳气补益人身之阳。充分把握夏季自然界阳气旺盛的时机，多到户外活动，与自然界多接触，吸收其阳气精华，补充能量，增强生命力。夏季虽然炎热，但不能过分厌恶太阳，要适当地接受太阳的照射。夏季阳光充足，树木茂盛，能对大气起净化作用，故空气中的二氧化碳等有机化学污染物及其他尘埃较少，故夏季多到户外，尤其是日照充分的山地林区，去呼吸新鲜空气，对健康无疑是大有好处的。

2. 顺阳

即顺应阳气上升生发的特性，从心身两方面疏放阳气。精神上要更乐观开朗，保持轻松开放的心情，多与人交流，使精神舒畅，情绪得以宣泄，尽量避免发怒；形体上要舒展筋骨，开放穴道，使毛孔疏松，穿着应宽松自然，避免束胸绑腰太紧，让身体的阳气能够向外发散，并应多参加有益的体育活动。此外还可从饮食药物方面补益阳气。

3. 护阳

即保护阳气，防止其损伤耗散太过。中医有夏月宜补气的说法。一方面，夏天出汗较多，阳气每易发泄耗伤，汗液是阳气蒸腾阴液所致，其过程会消耗阳气，人们既要顺势而动，又要处处维护阳气，勿使其过用、过劳，以防不必要的耗散。所谓“过劳”包括三方面，即形劳、心劳、房劳。形劳是指体力上过分劳累，夏季的体力活动要控制在一定的程度内，以免汗出过多而使阳气受损；心劳是指精神心理上过分操劳，情绪上过分激动，大喜大怒等精神情绪活动都会伤神耗气，夏季要尤其注意保持平和稳定的精神状态，以减少阳气的波动和消耗；房劳是指性生活过多引起的劳伤，自古以来，养生家都告诫人们在夏季更加注意节制性生活，否则会伤精耗气。

另一方面，夏季炎热，人们往往只顾眼前舒服，避热趋凉，但此时人体阳气隆盛向外，体内阳气，特别是中焦脾胃阳气相对较虚，即所谓的“伏阴在内”，故人们的起居饮食要注意保护内脏阳气。如睡觉时要避免腹部受凉，吃东西切忌贪凉等。也就是说，要防止因避暑而过分贪凉，否则会有损于阳气。

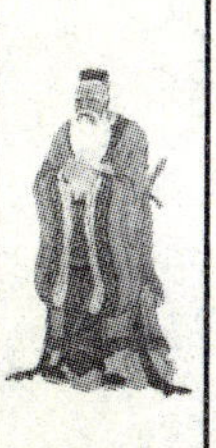

4. 蓄阳养阴

夏季养阳还与秋冬季机体的健康有密切关系,它是秋冬养阴的基础。夏季养生,应顺从自然界万物繁荣,生“长”旺盛的特点。只有春夏养阳,使阳气充足,才能固守体内阴精。张景岳在《类经》一书中说:“阴根于阳,阳根于阴……所以圣人春夏养阳,以为秋冬之地……”

## (四)就凉避暑

盛夏时节应采用各种方法来防暑降温,以防止中暑等病,如到气温较低、阴凉通风的地方乘凉避暑,或使用电扇、空调降温,或喝冷饮及凉性食品等,用寒凉的方法驱散回避暑热邪气,但另一方面要助长人体正常的阳气,保护元气免受伤害,故“养阳”与“就凉避暑”并不矛盾,其目的是一致的。正如《遵生八笺》所说“须于正阳,以消暑气”。可见,养阳有助于消暑,避暑可防止阳气的消耗。

## (五)夏季养心

《素问·六节藏象论》说:“心者,生之本,神之变也;其华在面,其充在血脉,为阳中之太阳,通于夏气。”说明心与夏季的关系较为密切,明代医家张景岳指出“以夏热之气以养心,以长夏之气以养脾”。也就是说,夏季在天为热,在人为心,心在五行中属火,夏季气候由温转热,人体以心气转旺相应,夏季心病较多,心火较旺。

这里提到的“心”是中医学的概念,它与现代医学中的心脏既有联系,但又不完全相同。在形态上,中医学所指的心和现代医学的心没有什么不一样,但在功能方面,中医学的心则有其特殊的含义。中医学认为心的功能主要有二:一是推动血液在血脉中运行,即所谓的“心主血脉”;二是主宰精神意识思维活动以及一切生理活动,即所谓的“心主神明”。可见中医学的心在生命活动中具有十分重要的地位,是生命活动的主宰,古人将其比喻成一个国家的君主,它实际上包括现代医学的大脑,即高级神经中枢的生理功能。从我们现在使用的汉语中也可发现心与精神思维活动的关系,如“心想”、“伤心”、“心理学”等。另外,中医学还认为,心主汗液,汗液为心血所化,所谓“汗血同源”。

故夏季对心的护养要围绕“火”字,以制心火为保健中心。前面提到的夏季血液容量增加,血流趋于体表,血液循环加快,情绪容易激动,烦躁不安,舌质偏红等都是心火偏旺的表现,故对血液循环、精神活动的调节,在夏季显得至为重要。此外,夏季多汗易伤心血,故补养心血也不容忽略。

## (六)夏季养生与其他内脏的关系

中医学认为,五脏精气随季节更替,而有周期性的变化,心脏精气在夏季最旺,脾脏精气在夏季开始上升,故心脾两脏在夏季处于强势;而肝脏精气在夏季开始下降变弱,肾脏精气在夏季下降更明显、更弱,肺脏精气在夏季下降达最低,故肝肺肾三脏,在夏季处于弱势,其中肺脏最弱,肾脏其次。这与五行的生克理论有关,夏时属火,心属火,故夏季心气旺,火能克金,金属肺,故肺脏最弱;火生土,脾属土,故脾

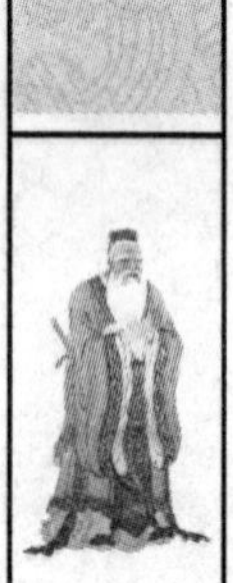

气相对较强，土克水，肾属水，故肾脏相对较弱。

因此，夏季养生重视心脾外，还应处处注意补助肺肾。《颐身集》说：“夏季心旺肾衰，虽大热不宜吃冷。”夏季肾衰也是所谓“伏阴在内”的机理之一，故不宜贪吃生冷之物，以避免伤肾。《遵生八笺》指出，夏季养生不当，会影响心肾间的协调，“逆之则肾心相争，水火相克，火病由此而作矣”。正常情况下，在上的心火和在下的肾水互相交流沟通，对人体阴阳平衡起着关键性的作用，即所谓的“心肾相交”。若这种关系遭到破坏，则会导致心火亢盛或其他病证。故夏季养生还要注意协调心肾间的关系，滋水降火。

中医学认为肺主气，司呼吸，并与皮肤汗腺有关，与六气中的“燥”相配，夏季出汗较多，暑热容易伤气、损耗阴津，而使肺之气阴两虚，故夏季要注意养肺，补气滋阴，生津润燥。并要采取适当降温措施，避免过多出汗，耗气伤津。

### （七）夏至与中午在夏季养生中的重要性

夏至是自然界阴阳二气的交接与转折时刻，外界环境处于不稳定状态，人体气血、阴阳的运行必然会与之发生相应的动荡与改变，稍有疏忽容易出现气血紊乱，而导致疾病的发生。中医非常重视节气转换时的气候变化，认为夏至常常是宿疾复发与重病转危的关键时刻。因此在夏至之日，要特别注意防范外邪的侵入以及慢性疾病的防护，所谓的“慎避虚邪”。

《灵枢·顺气一日分四时》说“以一日分为四时，朝为春，日中为夏”，日中指的就是中午前后。也就是说，一天中的中午前后这段时间，类似于一年中夏季的阴阳变化特点，即都是处于阳气最旺的时候。具体地说，每日上午 9 点至下午 3 点相当于夏季，中午 11 点至 13 点相当于一年中的夏至。中午和夏至都是阴阳转折时期，此时阳气由增强趋势转为减弱趋势，阴气则由弱势渐渐增强。可见，夏至这一天的中午，是一年中阳气最旺的时刻。

和夏季与心相配一样，中医学认为，人体的心与一日中的中午相配，心病在中午容易发生变化，应特别加以调护。故夏季养生要根据一天中阴阳的消长规律，合理地安排时间，尤其是注意中午前后 6 小时这一期间，更好地达到避暑养心的目的。

此外，古人认为夏至和每天的中午都不宜性交，否则不仅不利于本人的健康，而且此时怀孕所生子女容易犯癫狂之病，也就是精神病。故有“日中之子癫病”、“雷电之子癫狂”的说法。也应加以注意。

### （八）夏季老年人的保健七饮

夏季由于受高温的影响，人体会产生一系列生理反应，导致精神不振、食欲减退，适当喝些保健饮品，有利于老年人身心健康。

1. 三豆饮

绿豆 100 克、赤小豆 50 克、白扁豆 30 克，加水共煮烂后，取浓汁饮服。有清热解毒、消暑利水、和中健脾的功效，尤其适用于暑湿吐泻者。

2. 三黄饮

黄豆 50 克、黄瓜 1 条（切段）、蜂蜜 30 克，加水先煮黄豆至半熟，再加入黄瓜共煮烂后，放入蜂蜜稍热，吃黄瓜、饮汤。可清热解毒，特别对中暑伴有咽喉干疼者更为有效。

**3. 三茶饮**

花茶1份、菊花2份、金银花3份，水煎代茶饮用。有解热毒、消肿之效，特别是对内热不解、伴有感冒的中暑患者有显著疗效。

**4. 三衣饮**

西瓜翠衣100克、绿豆衣25克、蝉衣9克，加水煎，去渣取液饮用。有泄火、解暑、除燥之功效，尤其适用于中暑伴有抽搐者。

**5. 三白饮**

白茅根50克、白木耳15克、白砂糖10克，水煎代茶饮用。有滋阴润肺、养胃生津、清热利尿、消暑祛痰之效。

**6. 三根饮**

白茅根100克、芦根50克、菠菜根100克，三菜切短，加水共煎，去白茅根、芦根，留菠菜根食用，饮汤汁。有清热凉血、清肠胃热毒、顺气化积之功效，对中暑伴有便秘者更有效。

**7. 三菜饮**

芥菜100克、茼蒿50克、野曲菜30克，加水煎后，放入适量白糖饮用。能平肝清火，润肺消痰、养心清血、去火明目，特别对高血压中暑者有效。

### （九）做好老年人生活的调节

孟夏四月，天气已热，植物繁茂，大地一片葱绿，十分有利于人体心脏的生理活动。老年人应趁此时令调摄自己的心脏，使情志开朗，晚睡早起，平静度日，无躁无怒，使气轨退泄，有助血液以养心脏。切忌暴怒伤肝，影响心血。在饮食上宜增酸减苦，补益肝肾，调养脾胃。

仲夏五月，气候炎热，老年人要适寒暑，慎起居，节饮食，保持一种“心静自然凉”的状态。在这个季节时令可照古人养生经验：淡酒甘蔬糗，保持以素食为主；饭后百步走，轻度地活动。

夏季六月，阴气内伏，暑毒外蒸，淫湿内生。老年人不宜在夏月贪凉露宿。入睡之时切忌使用风扇，以免入睡后着凉。老年人在这个季节不宜吃冰糕、冷果、肥腻食物，注意肠胃虚寒症。口渴之时宜用温开水兑饮料服用或泡乌梅汤代茶饮用。

夏三月，老年人应重视减肥。可在一日三餐的饮食中大量减少高蛋白、高脂肪食物，同时提倡多食蔬菜、面包、土豆等含碳水化合物的食品。

夏三月，老年人宜防曝晒。烈日曝晒一则易于中暑，二则造成皮肤早期老化，使人面容及全身皮肤弹性纤维组织受损而加促皮肤的衰老，也加促人的衰老。

夏三月午睡对老年人有益。中医认为，睡眠是阴阳交替的结果，午睡不可缺，尤其对于老年人。

夏三月，老年人的饮食可遵循“五多三少”的规律。五多指：一要多食蜂蜜。因为蜜含丰富的糖、无机盐、多种维生素和消化酶，又可润肠通便，防老年人肠燥津枯的秘结。二要多食大蒜。大蒜能灭菌降低血中胆固醇，预防高血压。三要多食花生。花生含丰富的蛋白质,脂肪,维生素A、B、K,对老人十分有益。但花生宜炖吃不宜油炸。四要多饮淡茶,且夏天常服又能防暑解暑。五要多食蘑菇。蘑菇内含多种氨基酸、类脂物及淀粉,对老年人十分有益。三少指:一要少用高盐食品,如咸菜、酱、咸鱼、咸蛋,因此这些食物易于诱发高血压,加重肾负担。二要少食高温热烫食品,因长期食用,刺激食道易患食道癌。三要少饮酒,酒少饮可活血行气,多喝则易耗气伤精,也易引起高血压中风等症。

## (十)夏季女性注意行经期的保健

对女性来讲,夏天还要特别注意经期保健,如果夏天女性经期不注意调摄,易受寒引发疾病,如痛经、经期延长、月经不调等。

夏天经期保健注意以下几点:

一是空调温度不宜过低和久吹电风扇,注意腹部保暖,以免受凉导致痛经和经期过长。

二是不要贪吃冷饮,经期妇女进食大量冷饮,不仅引起胃肠道因冷刺激而导致的痉挛,而且会引发和加重痛经,甚至闭经。

三是不要淋雨和洗冷水浴。夏天人们会大量出汗,此时淋雨或洗冷水浴,弊多利少。淋雨和冷水浴会使毛细血管骤然收缩、汗孔关闭,肌体热量无法向外排放,会引发感冒、腰背酸痛、月经失调、阴道炎等病症。

四是不要坐卧在水泥地和石凳上。夏天妇女经期不要贪图凉快就随便坐卧在水泥地和公园的石凳上,水泥地和石凳含潮湿之气,长时间坐卧,极易被潮气所伤,引起肌肉组织收缩、痉挛,抗病能力下降,气血运行不畅,可导致腹痛、月经减少、经期延长等妇科病。

五是经期注意清洗外阴,换卫生巾要较其他季节频繁些,以免气温高经血滋生细菌。卫生护垫不透气,不宜常用。另外,还要注意心理调适。现代社会生活节奏加快,工作繁忙而紧张,人的心理压力也较大。在夏天易引起心理上的焦虑,特别是经期妇女会出现烦躁不安、好发脾气等现象。情绪的波动也可引发多种疾病,所以在夏天经期妇女要做好心理调适,合理安排工作和生活,劳逸结合,避免疲劳。

## (十一)女性应注意孕期的保养与保健

妇女怀孕后,由于基础代谢率较平时高出20%~30%,基础体温较平时增高,再加上体内脂肪积聚,故夏天孕妇较正常人更为怕热。孕妇的皮肤汗腺分泌旺盛,出汗多,加上身体负担重(特别是怀孕后期),极易感到疲劳,如不注意很好休息,势必使抵抗力更加下降,适应不了外界高温天气,容易引起中暑。故孕妇在日常生活中应特别注意防暑降温。

注意不宜过补。孕妇的饮食营养会影响到胎儿的正常发育,虽然夏天人体消耗大,需要补充营养,但并不是吃得越多越好或营养越丰富越好。吃得太多不仅会增加胃肠道的负担,影响食物的消化吸收,而且还会引起孕期营养过剩,导致许多并发症。如营养过剩会使脂肪贮存增加,细胞代谢异常,细胞外间隙增大,容易出现以水肿、高血压为主要症状的妊娠高血压综合征,还会造成血糖过高,加重孕妇心脏、肝脏的负担及胎儿过大等，导致自然分娩困难。所以夏天孕妇更应该注意避免吃得过多、过好。

还要慎用风油精和化妆品。主要是因为风油精中所含的樟脑精可通过胎盘进入羊膜腔内，容易引起孕妇流产，尤其是怀孕的前5个月内，如果使用较多的樟脑制品，会导致胎儿死亡，而且樟脑对中枢神经有兴奋作用，过量吸收有害健康。另外，风油精中所含的植物芳香精华油也对孕妇不利。一些具有治疗痤疮等多种皮肤病、防止皮肤角化的化妆品有导致胎儿畸形的作用。局部涂抹含维甲酸的化妆品，经皮肤吸收，孕妇使用后可引起胎儿脐疝、心包缺损等畸形。夏天皮肤病好发，有些妇女喜欢用有治疗作用的化妆品，建议孕妇对化妆品使用应当非常谨慎，尽量不用或少用，以免误用损伤胎儿。另据调查，化学冷烫精、染发剂会导致胎儿畸形，所以孕妇不宜使用。口红是由各种油脂、蜡质、颜料和香料等成分组成，其中油脂通常采用羊毛脂，羊毛脂会吸附空气中各种对人体有害的重金属微量元素，孕妇涂抹口红以后，空气中的一些有害物质就容易被吸附在嘴唇上，并随着唾液侵入体内，使孕妇腹中的胎儿受害。孕妇也不应涂指甲油，以免伤害胎儿。目前市场上销售的指甲油大多是以硝化纤维为基料，配以丙酮、乙酯、丁酯、苯二甲酸等化学溶剂和增塑剂及各色染料制成，这些化学物质对人体有一定的毒害作用。孕妇在用手拿东西吃时，指甲油中的有毒化学物质容易随食物进入体内，并通过胎盘和血液进入胎儿体内，日积月累，就会影响胎儿健康。

### （十二）夏季预防儿童受伤害

在炎热的夏季，即使成年人，有时也不能很好地适应高温天气，对孩子来说，就更难抵御盛夏热浪的冲击了。特别是婴幼儿，由于体温调节中枢尚未完全发育成熟，愈加难以适应，从而会产生一系列不良反应。如何帮助小儿度过炎夏，使其健康成长，是每个家长都十分关心的问题。小儿度夏，主要调节好衣食住行四个方面。

1. **衣**

孩子的夏季衣服宜宽大透气，气温高时可仅穿背心短裤（女孩子可穿短裙）。衣料要采用质地柔软、吸汗透气性能好的面料，如棉织品、丝织品等，不宜用化纤织品等质地硬、透气性能差的面料。男孩子的衣裤不宜过紧过小，过小不仅不凉快，而且还会影响其生长发育（如胸廓、睾丸的发育）；女孩子的衣裙不应做过多的装饰，如过多的裙边、领边等，不仅不利于散热排汗，还会影响孩子的活动。

盛夏，婴儿的衣着也宜宽大，包裹不要过紧，以免因出汗过多又不透气而起痱子，盛夏宜给婴幼儿穿短裤。有些家长因孩子经常尿湿裤子，为了贪图方便不给孩子穿裤子，这样容易引起尿道感染，特别是女孩子，因夏季往往席地而坐，细菌容易侵入尿道引起感染。

2. **食**

炎夏，人们受高温气候的影响，容易出现脾胃功能减退而引起食欲不振，婴幼儿也不例外。因此，家长应注意调节好孩子的饮食。夏季新鲜蔬菜大量上市，蔬菜中含有大量的维生素及微量元素，可给孩子多吃新鲜蔬菜。不要让孩子挑食偏食，食物要多样化。不宜吃过于油腻的食品，以免伤胃，影响消化功能。最好给孩子吃诸如绿豆汤之类的食品，不仅可以清暑解毒，还可预防痱子、疮疖等病症。

夏季细菌容易生长繁殖，而婴幼儿的抵抗力差，稍有不慎易患急性胃肠炎、细菌性痢疾等疾病，所以食物一定要新鲜、煮透，食具要经常消毒，并让孩子养成饭前便后洗手的良好卫生习惯。玩具也要定期冲洗，以防病从口入。

冰镇饮料不但能降温清热，而且香甜可口，对孩子有极强的吸引力，但是过多地饮用冰冷食品，会损伤脾胃的消化吸收功能，影响正常进食。临床上常可看到有些孩子由于过多进食冰冷食品而出现食欲不振、面黄发稀、体质虚弱等症象，所以家长要教育好孩子，不能因为孩子嗜好冷饮而任其进食，也不能用棒冰雪糕之类作为给孩子的奖赏。周岁以内的婴儿最好不食冷制食品。对于因饮冷过度而出现消化吸收不良的儿童，应立即停食冷饮，及时去医院检查，服药调理。

3. 住

小儿对外界气温的适应调节能力较差，夏天很容易生痱子、长疖子、中暑等，所以应做好室内防暑降温。住处应凉爽通风，通气不好的房间可用电风扇来调节空气。但电风扇不宜对着孩子直接吹，特别是夜间入睡以后，更不宜吹一通宵。如果使用空调，注意温度不能打得太低，一般比室外低5度左右为宜。切勿让孩子睡在水泥地上，即使铺上席子也不合适。

睡凉席时，要经常给孩子翻身，变换体位，以利汗液的散发，或在凉席上铺一层薄薄的床单，增加吸汗性能。婴幼儿最好不要睡凉席。孩子入睡后，可在其胸腹上搭块小浴巾，以防受凉。

4. 行

阳光中含有大量的红外线、紫外线，夏季烈日当空，过多的太阳光辐射不仅对身体无益，反而会使人体受到各种伤害。所以夏季应尽量少带孩子外出，如必须外出，也要做好防护措施，如带上草帽，甚至穿上长衣长裤，避免阳光直射。

盛夏带孩子外出旅游，要注意好孩子的旅途饮食，防止不洁食物引起的急性胃肠炎。不宜让孩子过度疲劳，以免抗病能力下降，诱发各种疾病。

外出旅游要备足饮用水，最好是糖盐开水，以防止中暑。也可带上些藿香正气水、仁丹、避瘟丹等防暑药品，以备急用。

## （十三）孕妇要注意防暑

孕妇怀了孩子，新陈代谢旺盛；妇女生了孩子，血伤火偏旺。孕产妇如何安全度过炎夏呢？

首先，要预防中暑。孕妇由于体内胎儿的生长发育较快，特别是即将足月的孕妇，新陈代谢旺盛，食物的摄入量与废物的排泄量明显增加，基础代谢率比常人提高10%左右，所以在盛夏季节更容易感到烦热。孕妇的皮肤汗腺分泌旺盛，出汗多，加上身体负担重（特别是怀孕后期），极易感到疲劳，如不注意很好休息，势必使抵抗力更加下降，适应不了外界高温天气，容易引起中暑。而对产妇来说，夏天尤其难熬。

我国民间（特别是农村）有一个习俗，即不论是春夏秋冬哪个季节，产妇一定要捂，不但将产妇居室的门窗紧闭，夏天还要穿上长衣长裤和袜子，盖上被子，绝对不许吹电风扇，不准洗澡擦身，而产妇由于分娩之后体质虚弱，不能耐受盛暑，以致因气温过高而发生中暑,有的甚至危及生命。所以对孕产妇来说,夏季防暑降温的关键在于破除旧的风俗习惯。房门窗户应经常打开,使居室空气流通。逢三伏天气,可开电风扇调节室温,但应避免将风扇直接吹到产妇身上。孕产妇的抵抗力较弱,夏季可适当多穿些衣服,但切忌太捂太盖。不要睡凉席,以防受凉感冒。

一旦发现孕产妇有中暑征兆,应及时采取措施,如离开高温环境,解开衣扣通风降温,补充水分等。轻症者,可服用些十滴水、藿香正气水等解暑药;重症者,应立即送医院救治,千万不可拖延,以免产生不良后果。

孕产妇的衣着要宽大、舒适,最好用吸汗和透气性能好的纯棉织品。还要保持皮肤的清洁,常用温水洗澡擦身,勤换衣,但不宜用太凉或太热的水洗澡。最好采用淋浴,不宜用坐浴,以保持外阴部的卫生,防止产道感染。

孕产妇的饮食宜新鲜清淡而富有营养,特别要破除那些认为产妇不能吃蔬菜的陋习。菜肴宜荤素搭配,可多吃些富含维生素及蛋白质的食物,如瘦肉、蛋类、鱼类、乳类、豆制品等。时令果品西瓜,是消暑止渴的佳品,孕产妇可适当多吃。某些温热性质的食物(如桂圆等)应尽量少吃。还可多喝些不经冰镇的清热解暑的清凉饮料,如绿豆汤、菊花茶、糖盐开水等。

要注意保护孕产妇的脾胃功能。胎儿的生长发育、分娩后产妇机体的恢复,全赖产妇脾胃的消化吸收功能,而孕产妇的脾胃功能一般又比较弱,加上抗病能力下降,如饮食稍有不慎(如过于滋腻、过于寒凉或食物不洁等),都会影响脾胃的消化吸收,对母子均不利。传统习惯认为,产后身体太虚,急需进补,往往给予大量高脂肪、高蛋白食物。殊不知由于受到炎热气候的影响,人体的脾胃功能本来就有所减弱,此时如过于进食滋腻的食物,势必更加影响脾胃的消化吸收功能,食物停留胃中难以消化(俗称"顿食"),使产妇胃口锐减,更不利于康复及婴儿的喂养。盛夏病菌繁殖极快,容易发生各种急性胃肠道疾病,孕产妇的食物一定要新鲜、煮透,最好不吃隔夜食品,冰箱中存放过的食品,吃前要重新煮沸。新鲜瓜果吃前要洗净,最好用凉开水冲洗。不要贪食过凉食品,正如唐代医学家孙思邈指出的:"妇人因暑月产乳,取凉过多而得风冷,腹中积聚,百病竞起,迄至于老。"

还当注意的是,孕产妇要少饮可乐。因为可乐中的咖啡因能迅速通过胎盘作用于胎儿,易造成不良后果,怀孕初期后果更为严重;产妇喝含有咖啡因的可乐后,势必进入乳汁,婴儿吸吮这种乳汁后,也会引起不良反应。孕产妇如出汗较多而感口渴时,可多喝些含精盐的开水,或适当多吃些西瓜,既能解渴,又能清暑降温,有两全其美之妙。

### (十四)夏季儿童保健指南

夏天气温高热,儿童的人体调控温度能力较差,不适应高温环境,因此,在儿童的居室方面应保持通风良好,适当遮避阳光。尤其是在午后至晚上被太阳晒得发烫后的房间最好不安排儿童卧寝。把温度控制在30℃左右,注意不要把室内、外温差调得太大,否则又会造成儿童着凉。

夏天,儿童的衣着应当减少,以穿件单衣为宜。不过一早一晚或下雨天要注意加衣。夏天衣服的色泽不易过深,深色、黑色衣服吸收光线强,不利散热。衣服的质地要注意柔软，以免刺激儿童娇嫩肌肤。衣服的大、小应当适中，尤其鞋袜不宜太小，影响儿童发育。夏天气温高，人体易出汗，要勤洗衣物，勤换衣物。

夏天，儿童宜多洗澡。有条件的和儿童身体素质较好的，可以多洗冷水澡，到无污染的江河、游泳池中去游泳，不仅可以增加儿童皮肤的抵抗力，还能增加儿童的心脏功能，提高身体素质。

午睡也是儿童在夏天应当具备的好习惯，因为儿童的睡眠在6个月以前每日应有15～20小时；1岁时15～16小时；5岁时11～12小时；10岁时9～10小时。而夏天白昼较长，夜晚仅有7～8小时，仅靠夜晚睡觉是不能满足儿童睡眠时间的。

夏天，宜节制儿童摄取生冷瓜果。夏季水果较多，味美可口，儿童喜爱。必要的瓜果可补充儿童维生素，有助于身体健康。但如果食之不当，反为其害。因为儿童本身胃功能不健全，生冷瓜果摄取过量就会出现消化不良，引起腹痛腹泻等病。长期反复，会导致脾胃虚寒、小儿疳积，引起身体发育不良。

小儿蛔虫病是夏天儿童最常见的疾病。儿童不懂得卫生知识，双手易于接触被蛔卵污染的食物。夏天里用手摄取瓜果冷饮的机会多，更容易把蛔卵吞入腹内，造成蛔虫感染。蛔虫病要及早驱虫，因为蛔虫生性好动，它一旦钻入胆道，可造成蛔虫钻胆症。蛔虫太多，扭结成团，可阻塞肠道造成肠梗阻症。为预防蛔虫病，要教育儿童养成良好的卫生习惯。

夏天暑湿，本身有碍于脾胃健运，加之儿童的特点之一就是脾尚不足，所以，夏三月儿童进食生冷瓜果，极易导致脾胃不和，体内运化失健。这样就造成儿童厌食症。儿童厌食要用健运脾胃的方法治疗，可用参苓白术散、健脾膏之类的药物。

夏气暑令，暴热之下，儿童娇嫩的身体不足以抵抗，易患小儿暑温病。小儿暑温主要指现代医学的流行性乙型脑炎。该病发病急骤、传变迅速，可突然发生内闭外脱的危象，是夏天严重威胁儿童健康的疾病之一。患病儿童可出现高热、抽风、昏迷等危重症候。发现小儿暑温，应立即送医院抢救。

小儿夏天热是发生在3岁以下儿童的一种夏天时令的特殊性疾病，以儿童长期发热、口渴多饮、多尿、汗闭为主要特征。该病在我国南方，尤以中南地区多见。中医有称“阳明经热”、“暑热消渴症”等不同的称法。一般出现此病除去医院诊治外，可用乌梅、红枣煎汤服用。还可用苦瓜叶、丝瓜叶、荷叶各一两煎汤代茶饮用。注意加强儿童营养，增加抗病能力；保持居室通风，注意防暑。

## 四、夏季生活起居与养生

### （一）起居常识

夏季是消耗的季节，但若过度消耗而储备减少，就会导致体质下降，抗病力减弱。而降低夏季消耗，其关键在于生活规律要遵循“夏之韵律”，做到科学起居。

#### 1. 作息时间要合理

夏季的特点是日照时间长，天亮得早，黑得晚。因此，人们的起居和作息时间应随之做一些相应的调整，适当地减缓速度。而平静地、有计划地工作，可减少焦虑心境。

起居作息要有规律，夏季一般是晚上22～23点就寝，早上5:30～6:30起床；午饭后半小时作短时午睡。保证充足的睡眠，可提高对外界变化的适应能力。

一旦养成了定时就寝的习惯，就比较容易地排除气候对睡眠的干扰，上床不久即可入睡，并很快转入深睡，早晨也容易自然醒来，而且醒后有舒适惬意感。

因此，夏季的作息时间一旦定下来，便要自我约束，决不无故违反。即使节假休息日也不例外，只有这样才能保护生物钟不受磨损。

炎热的夏季，还应为每天安排一定的休闲时间，听听音乐，想想美好的事情，或去公园、广场散步，以放松身心，这些都是有必要的。

### 2. 避免日晒过多

夏季，日光中紫外线的含量较高，尤其是中午阳光直射，且室外气温高达40℃以上时，应尽量避免长时间暴露于室外，以免受到紫外线的伤害和中暑。

而且，夏季日晒过多还是皮肤癌、白内障、青光眼发病的原因，也会增加患淋巴癌、血液病的危险。若必须外出，需戴遮阳帽或打遮阳伞，戴太阳镜，并适当用防晒霜。

夏日安排劳动或体育锻炼时，要避开烈日炽热之时，并注意加强防护。尤其是老年人，其脏器功能减退，体内含水量比年轻人少，所以高温天气对老年人危害就更大。

当环境气温达到33℃时，一般来说，老年人应停止体力活动，应尽可能呆在阴凉的地方，或呆在通风或有空调的室内，或用温水擦浴，以便安全度夏。

### 3. 夏季居室环境要适宜

夏季，居室环境静谧安逸，对身心健康尤为有益。

因此，夏季到来之际，首先要全面打扫一下居室，将多余的或暂时不用的家具搬掉，使居室拥有较宽敞的空间。室内应采取必要的遮阳措施，窗子应挂上浅色窗帘。

早晚室外气温低，应将门窗打开，通风换气，保持室内空气清新。中午室外气温高于室内，宜将门窗紧闭，拉好窗帘，洒些凉水，保持室内的清凉舒适，使人心静神安。

如果空气流通不畅，室内相对湿度增高，人的汗液排泄受阻，会感到闷热并易发生中暑。所以，在无风的天气，洒水或擦地板后，应打开电扇吹一会儿，以起到降温效果。

绿化屋顶、阳台和庭院，减少热辐射，也是改善家庭小气候的一种办法。据测定，有爬蔓植物覆盖的墙面和阳台，比裸露的墙面和阳台，其气温低5℃左右；有乔木遮阳的墙面，比裸露的灰砖墙面温度低8℃左右；种有葡萄的顶棚可减少辐射至原来的一半还多。

若在室内放置盆栽植物，既能感到清凉，又可净化空气。比如，吊兰能在24小时内把室内一氧化碳、二氧化碳和其他有毒气体“吞食”干净。

在不影响生活的情况下，夏天室内里照明应尽量用3瓦的小荧光灯或少开灯，灯光色彩最好是淡绿或天蓝。另外，收录机、电视机的音量应小些，这样可使人感到安宁和舒适。

需要特别注意的是，夏季病菌繁殖快，易造成痢疾、霍乱等肠道传染病的流行，所以居室要经常用适量的消毒液进行消毒。另外，消灭苍蝇，也是预防肠道传染病的重要环节。

**4. 正确使用电风扇**

炎热的夏天，打开电扇，清风拂面，好不惬意。但使用电风扇一定要讲究方法，否则好事变坏事，于身体健康反而不利。

吹电扇风不宜过大，尤其是在通风较好的房间和在有过堂风的地方。现代科学认为，室内的风速最好控制在0.2～0.5米/秒，最大不宜超过3米/秒。

吹电扇时，不宜对人直吹，尤其是在身体虚弱或大汗淋漓时，更不要只图一时痛快，让风直接吹到身上，以免风邪侵入体内。

吹电扇宜吹吹停停，或用摆头电扇。对于小儿、老人，以及身体虚弱者，更宜少吹电扇，因为“邪之所凑，其气必虚”，但可用电风扇调节室内气流，借以间接降温。

出汗较多时，不要立即在静坐或静卧情况下吹风。因为，此时全身表皮血管扩张，突然遭到凉风吹拂，往往会引起血管收缩，排汗立即停止，不利于体内热量的散发。

其实，夜间户外小憩，“轻罗小扇扑流萤”，摇扇消暑，身心俱爽，别有一番乐趣。对老年人来说，左右手轮流摇扇，更有益身心，不仅可促进手指、手腕、肘关节的灵活性，而且增加了脑血管的柔韧性，可减少脑血管疾病的发生。

**5. 夏季坐卧宜讲究**

夏季天气虽热，但却生湿、潜伏阴气，所以防凉防湿很重要。

夏季生活中，坐卧不要为贪图凉快，而铺席在冰凉潮湿的地面上睡卧。这样，湿气透入筋脉后，易导致头重身疼，生痈疔疮，或患各种风湿性关节炎。

俗话说：“冬不坐石，夏不坐木。”久置露天里的木料，如椅凳等，露打雨淋，经太阳一晒，便会向外散发潮气，如果在上面坐久了，湿热毒邪内侵，易诱发痔疮和关节炎等病。

**6. 夏用凉席常擦洗**

夏季，凉席是居民不可缺少的床上用品，给人们带来了许多凉爽。但由于汗渍、污渍、环境灰尘等污染，如果不经常擦洗，凉席也会给人带来烦恼，影响人的身体健康。

新凉席上常有寄生螨的存在，它叮咬人的皮肤后，会出现黄豆大小的疙瘩，奇痒，抓破后会引起皮肤感染和淋巴管炎、淋巴结炎，并可传播流行性出血热和鼠伤寒等。

因此，新凉席不宜买来就用，使用前应对它进行全面清洗，最好在开水中浸泡一下，再在阳光下曝晒数小时。这样就可以杀死寄生螨，使用起来既卫生又爽洁。

夏季开窗通风，室外的灰尘吹到居室中来，凉席上也会被灰尘污染。灰尘中往往带来有害物质，对人体健康有不良影响，如不及时将凉席的灰尘擦洗干净，会使人患皮肤疾病。

有些凉席不宜直接用水浸泡或刷洗，如草凉席，但要经常擦拭和晾晒，因夏季炎热汗多，草凉席易被汗液浸湿发黏，还有异味。

所以,夏季凉席应常擦洗,不仅睡在上面更加舒适,而且也有利于身体健康。

### 7. 夏季性生活忌贪凉

夏季,夫妻过性生活忌贪图凉快。

如果夫妻在电风扇劲吹下或空调的环境下过性生活,一觉醒来,常常出现鼻塞、打喷嚏、流鼻涕、头痛等感冒症状,即所谓的夏季性爱感冒。

所以,夏季夫妻过性生活时和过完性生活后,应注意室内温度高低,随时加盖被子或毛巾被。同时,不宜将电风扇对着直吹,空调的温度不可调得太低。

### 8. 夏夜避风如避箭

盛夏时节天气闷热,至夜不爽,有些人喜欢纳凉至深夜,有时贪凉露宿于外;或睡于电风扇、空调下,直吹取凉,这些习惯都不可取。中医指出:“夏夜避风如避箭”,认为风邪可引起多种疾病,伤人常在不经意之间。夏季虽热,但仍阴气逼人,下半夜风也很凉,尤其在高墙下、过道中、路口旁以及室内过道的风力很大。而夏季人体皮肤汗孔张开,特别是入睡之后,机体抵抗力较弱,极易遭受风邪的侵袭,老人、儿童、孕产妇、体虚多病者尤易受风。感受了风邪,可出现热伤风、面瘫、关节痛、坐骨神经痛、肩周炎、腹痛、腹泻等疾病,还会为秋天发病埋下病根。这时虽没有生病,但却呈“潜病”状态潜伏下来,表现为体质削弱,欠下了“夏债”,留待“秋后算账”。因此,天气再热,取凉也应有限度。另外,也可采取“以热制热”的方法,即以心静对之,而不要刻意取凉,让身体适应热,反而不会感觉很热了。在室内睡眠,不宜选过堂风、窗口之风直吹,电扇也不宜用强风直接对吹,更不可只铺一张凉席睡在水泥地上。睡前应把毛巾被等披盖在腹部。使用空调时,不宜将温度调得过低,以至造成室内外温差过大而引发“空调病”。通常,室内外温差在5℃左右最佳,或调至25℃左右。现代物质文明也是一把双刃剑,用过了头则会带来弊端。传统的取凉虽不怎么“过瘾”,但却有很好的效果。例如,老年人“夏日摇扇”有益身心。人的肢体是由左右大脑交叉控制的,左脑支配右侧肢体;右脑支配左侧肢体。悠闲的摇扇多是用左右手轮流操作,这样不仅可以促进手指、手腕、肘关节的灵活性,锻炼双肢的肌肉力量,更可有效地刺激大脑两半球,增加其血流量和脑血管的柔韧性,从而可增强脑细胞功能,健脑又益智,可使脑血管疾病减少发生。

### 9. 午睡虽短莫轻视

午睡,是养生健身的重要方法,在炎炎夏日,尤其显得重要,这是因为:

第一,夏天昼长夜短,由于气候炎热,难以入睡,夜晚纳凉,人们往往睡得很迟,而清晨,天亮既早,鸟啼蝉声噪,迫使早起,睡眠时间通常不足。而在有限的时间里,暑热袭人,蚊子叮咬,睡眠的质量通常不佳。

第二,人们白天劳作,因气温高,容易出汗,体力消耗大,极易疲劳。特别是中午,人体散热量大,体表血管经常处于扩张状态,血液大量地集中于体表,大脑的血液供应减少;尤其是午饭后,消化道的血液供应增多,大脑的血液更为减少,进入大脑的氧气和其它营养物质明显减少,常会感到精神不振,昏昏欲睡。

所以,夏日午睡,既能补偿夜间睡眠的不足,更能顺应人体生理特点的护养需要。那么,如何正确进行午睡呢?

吃过午饭后,胃里的食物尚未消化,此时应作适度活动,如散散步,活动一下肢

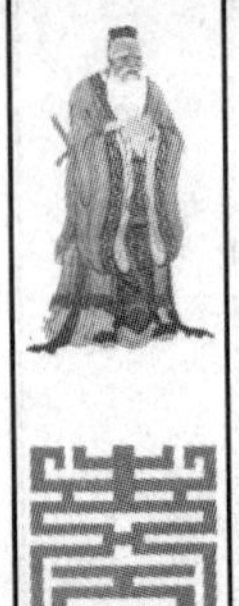

体，揉摩脘腹，待胃部饱胀感消除后再睡。午饭不要吃得太饱，否则会影响入睡，影响胃肠消化吸收。

要注意睡眠姿势。可平卧或侧卧，但不宜俯卧，伏在桌子上睡也不科学。俯卧和伏睡，会压迫胸部，影响呼吸，使机体神经肌肉得不到完全放松休息。侧卧是睡眠的最好姿势，《千金方·道林养性》说："屈膝侧卧，胜人气力，胜正偃卧。"侧卧也即所谓"卧如弓"，使身体的脊柱向前弯曲，好像一张弓，四肢可以放在较舒适的位置，全身肌肉能较好地放松。至于侧向何方，一般认为以靠右侧为好，认为这样可使心脏压力减轻，有利于血液搏出，增加肝脏的血流量，有利于新陈代谢，有利于食物消化。事实上由于中午睡觉时间较短，不必强求偏右侧卧，以能迅速入睡为好。

午睡时间的长短，可随夜晚的睡眠状况和上午的劳累程度而定。根据我国大部分地区夏天的气候条件及城乡普通居民的体质和营养构成，一般以 1 小时左右为宜。

午睡时间虽短暂，但它所产生的效应却是不容忽视的。它不但有利于补足必需的睡眠时间，使机体得到充分的休息，使神经机能恢复，体力增强，疲劳消除，提高午后的工作效率，同时经过短暂的休息，可增强机体防护功能，有效地防止中暑。中午是一天中最热的时候，中暑大多发生在中午前后，而此时午睡休息，放松静养，避开了易发生中暑的高峰时间，从而降低了中暑的发病率。有统计资料表明，322 例高血压脑溢血发病时间，以中午 12 时到下午 3 时之间发病者为少，据分析，与这段时间恰好是午睡有关。如这一分析成立，说明老年人午睡小歇，可以大大减少脑溢血的发病机会，增进健康，切勿轻视。

### 10. 盛夏虽热毋贪凉

盛夏时节，天气炎热，为了解热消暑，采取适当的防暑降温措施，以防中暑等病，是十分必要的。但是，若贪凉过度，终日纳凉于深堂湿地，或彻夜露宿，或电风扇不离身，或整日呆在空调房里，或冷食不离口，这样的消暑方法，对身体是很不利的。

元代养生专著《摄生消息论》说："夏季心旺肾衰，虽大热，不宜吃冷淘冰雪、密冰、凉粉、冷粥，饱腹受寒，必起霍乱（指现代所说的急性胃肠炎之类疾病）。"又说："檐下过廊、衖堂破窗，皆不可纳凉，此等所在虽凉，贼风中人最暴"。"不得于星月下露卧，兼使睡着，使人扇风取凉，一时虽快，风入腠理，其患最深。贪凉兼汗身当风而卧多风痹，手足不仁，语言謇涩，四肢瘫痪。"以上这些记载，都指出了夏天在饮食起居方面，必须注意摄生，不能贪凉饮冷过度，否则容易引起呕吐泄泻，甚至诱发中风半身瘫痪等病症。

人们习惯把夏天感冒称作"热伤风"，其实，按中医学的观点，夏天的伤风感冒，是属于"伤暑"的范畴，而"伤暑"因其病因和症状的不同，又有"暑热"和"暑湿"之分。通常所说的"热伤风"，是属于"暑热"一类病症，是由于感受夏令暑热之邪所引起。但是，夏季的感冒，更多见的倒是属于"暑湿"一类。究其病因，大多是由于贪凉饮冷太过，伤于寒湿之邪所致，它的症状有恶寒头痛，肌热无汗，肢节酸痛，大便溏稀，舌苔白腻，脉象浮紧等。特别是老年体弱，平素阳气不足，胃肠功能低下的人，如果夏天饮食起居失节，贪凉饮冷过度，最易罹患这类病症。

从现代医学观点来说，汽水等饮料喝得过多，不仅会冲淡胃液，而且大量的碳酸气对胃粘膜还会产生不良刺激；寒冷的饮食若频繁地、长时间地作用于消化道，会使局部血管收缩，胃壁粘膜呈暂时缺血状态，这些都会影响正常的消化功能，甚至引起胃肠病，或使消化道的旧病复发。患有气管炎的病人，寒冷饮食刺激咽喉部，可加重咳嗽。严重的心血管病，如冠心病、高血压、脑动脉硬化、心肌梗塞恢复期等患者，寒冷的刺激会使血管痉挛，血压升高，从而使病情加剧，甚至造成严重的不良后果。此外，胆道有遇冷而产生痉挛的特性，因此寒冷刺激会导致胆囊炎、胆石症等旧病复发。

有些人喜欢长时间不停地对着电扇吹，意欲却热消暑，但往往适得其反。因为这时虽然皮肤温度降低了，但周围气温仍然很高，机体不能通过出汗的方式散热，反而会感到不凉快，甚至觉得头晕脑胀，四肢疲乏，精神困倦。如果在睡眠时间吹电扇，更易导致受凉感冒，或引起腹痛、腹泻等病症。此外，有些人喜欢整日呆在空调房内，把空调温度打得很低，时间一长，也会觉得头晕脑胀，四肢酸痛等，故有人称之为“空调病”。所有这些对身体是很不利的。

## （二）夏季精神调养

夏季养生要神清气和，胸怀宽阔，精神饱满，对外界事物要有浓厚兴趣，培养乐观外向的性格，以利于气机的通泄，自然可以凉从心生，顺利度夏。

### 1. 调息静心度酷夏

《素问·四气调神大论》中说：“夏三月，此为蕃秀，天地气交，万物华实，夜卧早起，无厌于日，使志无怒，使华英成秀，使气得泄，若所受在外，此夏气之应，养长之道也。”

所谓“无厌于日”，就是说长昼酷暑，伤津耗气，人易疲乏，情易烦腻。而养生之人，需顺应夏天阳气旺盛的特点，振作精神，勿生厌倦之心，使气宣泄，免生郁结。

所谓“使志无怒”，是要人注意调整情绪，莫因事繁而生急躁、恼怒之情；所谓“使气得泄，若所受在外”，即气之宣泄平和、畅达，如其所受在外一样舒畅。

因此，夏季养生，调节情志为先，应保持淡泊宁静的心境，处事不惊，遇事不乱，凡事顺其自然，静养勿躁。正如《摄生消息论》中所说：“夏季更宜调息净心，常如冰雪在心。”

经有关研究证实，安静时体内肾上腺素和去甲肾上腺素的分泌明显减少，基础代谢减慢，产热减少。所以，越是天热，越要心静，这样热感便会减轻。因此，有一首《禅诗》说：

春有百花秋有月，夏有凉风冬有雪；
若无闲事在心头，便是人间好时节。

### 2. 要懂得放弃

如果一个人总是把以往的经历牢牢地记在心里，肯定活得太累；或是向生活索取太多，肯定会失去很多美好的东西，这就是生活的逻辑。

其实，善于放弃并不等同于自认失败，反可以让我们跳出生活中的黑洞；敢于放弃往往使我们及早的卸下不必要的包袱。人们只有善于忘却和放弃，才能寻求到心理的平衡。

生活中会有很多事情总会不尽如人意，有时需要严肃以待，但很多时候并不需要搞得事事明白。有时搞得清清楚楚，反而于事无补。正如古人说：“水至清则无鱼,人至察则无徒。”

世间的事不完全由你所控制,不得已时,退一步反而海阔天空。知进退,能屈伸,这才是安身立命的从容态度。而且,人的欲望是无穷的,不懂得放弃,就是不懂得生活。

只有保持达观的心态,享受属于自己的生活,才能活得潇洒而又真实;只有善于忘却和放弃,尽人事而知天命,方可安然平静地接受和享受自己的人生。

3. 防情绪中暑

炎热的夏季,有些人特别是中老年人,易出现情绪和行为异常,即所谓的情绪中暑。其主要表现为心境不佳,情绪烦躁,爱发脾气,行为古怪,对事物缺少兴趣等。

由于在炎热的夏季,睡眠时间和饮食量都有所减少,加上出汗增多,体内电解质代谢障碍,影响大脑神经活动,故易产生情绪和行为方面的异常。

尤其是气温超过 35℃,日照超过 12 小时、湿度高于 80% 时,情绪中暑的比例会急剧上升。情绪中暑对夏季养生危害甚大,尤其是老年人,易诱发心血管疾病,甚至发生猝死。

防止情绪中暑,首先要注意静心,越是天热,越要静心安神、戒躁息怒;饮食宜清淡,少吃油腻食物;多饮水,以调节体温,改善血液循环。

居室要保持通风;遇到不顺心的事,要冷处理,以消除苦闷,维护良好的情绪。另外,应给自己安排一个严格的起居时间。因为睡眠不足,心情会变得急躁。

4. 精神饱满度炎夏

夏季精神调摄,应符合自然界阳气旺盛、万物生机活跃的规律,主动调节情志,保持恬静愉快的心境,神清气和,胸怀宽阔,即中医养生学主张的“夏季要放”。

只有精神饱满,使机体的气机宣畅,通泄自如,情绪向外,呈现出对外界事物有浓厚的兴趣,才能做到“华英成秀”,即精神之英华适应夏气以成其秀美。

要使精神饱满,首先要有好的精神寄托,不能无所事事,应培养广泛的兴趣爱好。充实的生活,能产生积极的情感,有助于克服人生道路上的坎坷。

一些有意义的文娱活动,如绘画、书法、雕刻、音乐、下棋、种花、集邮、钓鱼、旅游等,均能起到移情养性、调神健身的作用。但嗜好不可太深,应适可而止。

要使精神饱满,必须加强自身修养,用微笑与豁达对待一切人和事。有了较好的精神修养,就可免除外界不良情绪的干扰,精神自然会饱满。

俗语说:“笑一笑,少一少;愁一愁,白了头。”笑,还能振奋精神,消除烦恼,使人轻松。笑口常开是延年益寿的良药,也是愉快度夏的良方。

而且,舒畅愉悦的情绪,有利于中枢神经系统兴奋与抑制的调节,促进内分泌、免疫、消化功能等,对延缓脏器衰老、减少动脉硬化及其他恶性疾病的发生,都具有重要意义。

健身锻炼也是保持精神饱满的良方。夏季早晨,进行适当的体育锻炼,如打太极拳、舞剑、慢跑、散步,会使人进入一种忘我的境界,既能增强体质,又调整了情绪。

对老年人来说,还应积极参与社交活动,交流思想,获得信息。另外,讲究仪容,不仅使外表显得年轻,而且心态也会年轻化,从而产生积极的情绪,对促进身心健康极为有益。

要使精神饱满，还应调整自身心态，要不断更新观念，努力去适应变化了的社会环境；在家庭中，不要搞家长作风，注意平等待人，无须事必躬亲，大事要清楚，小事可糊涂。

总之，夏季应时刻保持饱满的精神状态，以便顺利度夏。

**5. 清静少欲，心神内守**

元代著名养生家丘处机说："夏三月，欲安其神者"，应"澄和心神，外绝声色，内薄滋味"。人的精神活动与心的功能密切相关。夏宜养心，而养心最好的方法就是静养心神，即所谓的清心寡欲，闭目抑耳，正确对待生活与工作中的利害得失，不贪得，不患失。避免过于兴奋的娱乐活动，尽量减少外界对神气的不良刺激。孟子说"养心莫善于寡欲"(《孟子·尽心》)。《黄帝内经》所提倡的圣人养神之道是"志闲而少欲，心安而不惧，形劳而不倦，气从以顺，各从其欲，皆得所愿。故美其食，任其服，乐其俗，高下不相慕"，"嗜欲不能劳其目，淫邪不能惑其心"。这里的志闲、心安、少欲、顺从都是宁心静神的意思，无论什么样的食物都觉得味美，无论穿什么衣服觉得舒适，无论生活在什么样的风俗环境下，都能与人快乐相处，没有羡慕虚荣及嗔恨之心，不被他人的物欲和淫邪所污染诱惑，这种知足常乐的生活态度，可以说是心神内守的外在表现。

要做到心安神宁，最重要的是平日里应注重个人的内在修养，体悟生命奥秘，把握宇宙规律，并学会反省检讨自我，不断地提高和完善自己的精神境界，即所谓的修身养性，因为只有使自己的认识水平提升到较高的层次，才能明白出现在自己周围形形色色现象和事件的因果关系，才能真正懂得凡事都无绝对的好坏，所谓"塞翁失马，焉知非福"，遇事才能做到胸有成竹，坦然面对，使各种不良的影响减少到最低的程度，故只有看"清"，才会看"轻"。而只有心神安定，五脏六腑的生理功能才会正常进行，才能使正气内守，病邪不能侵犯人体。现代心理调节九大技术之一的"升华术"，即是强调把人们受挫折的不良情绪引向崇高的境界。

1985 年，全国心身医学协作组把人的性格分作"A 型"和"B 型"两大类。其中"A 型"的性格个性强，急躁，紧张，容易冲动，要强好胜，经常匆匆忙忙，有时间紧迫感。故 A 型性格的人应特别注意在夏季保持宁静的心情。

**6. 开阔胸襟，博爱善施**

夏季的精神调养一方面要静心，另一方面又要向外"开放"，做到精神饱满，情绪高昂。《素问·四气调神大论》说："夏三月……夜卧早起，无厌于日，使志无怒，使华英成秀，使气得泄，若所爱在外。此夏气之应，养长之道也。"在此告诫人们，不要厌恶夏天漫长的白昼，而要用欢愉的心境去接受夏季充足阳光的沐浴，将自己的心情融化在大自然秀美的繁花绿叶之中。这样人的精神活动才能和夏季旺盛的阳气相适应，其生命活动才会像生长茂盛的树木一样，充满了勃勃生机，即符合夏"长"之规律，故谓养"长"之道。

应效法夏季自然界向外给予，使万物繁荣成秀的助长精神，以浓厚的兴趣对待外界事物，以勤恳的态度投入工作与事业，以真挚的热情去帮助一切需要和值得帮助的人，成就自己，也成就他人。现代心理调节九大技术之一的"助人术"，即是劝告人们要多做善事，在给他人带来快乐的同时，也使自己心安理得，心境坦然，具有较好的安全感。反之常做坏事之人，则总是提心吊胆，心理紧张，不得安宁。据说，美国一位诡计多端的大财主，身患重病，医术难治，后来将自己的财富用于慈善事业，竟出现了病愈的奇迹。

此外，在日常生活中还要学会宽容，当同事、朋友、家人伤害或委屈了自己，最好的办法是尽量予于谅解，爱人如爱己，多站在他人的角度设身处地为对方着想，并反省自己的言行有何不妥。若主要责任确在对方，可以恰当地提出你的意见，但要对事不对人，对方能接受批评当然更好，若不能接受，也要做到记事不记仇，可以记住这件事引以为教训，但却不要对此耿耿于怀，因为“惟一能中止痛苦记忆的力量是宽恕”。

**7. 喜乐适度，节怒少思**

夏季要善于调节情绪变化。心主神明，在七情为喜。中医学将人的精神情绪活动概括为喜、怒、忧、思、悲、恐、惊七种，合称为七情，并认为七情分别与五脏功能有关，如其中喜为心所主，思为脾所主。过喜易伤心，思虑则伤脾。

喜为心志，精神愉悦为“喜”。正常情况下，喜乐能缓和紧张和抑郁的情绪，使心气舒畅，气机和顺，血脉流畅，使脏腑之阴与肌肤之阳，协调和缓，营养精微物质输布畅达。笑是人们精神愉快、心情欢畅的表现。俗话说，“笑一笑，十年少”，笑不仅能驱散愁闷烦恼，笑还可以增强心、肺、肝等内脏功能，能畅通呼吸道，使吸氧量增加，还能按摩心脏，加强血液循环。笑还是一种很好的体育运动，既能放松肌肉，降低基础代谢率，又能使膈、胸、腹的肌肉得到适度的锻炼。现代心理学特别强调所谓的“幽默术”，其对人的情绪有调节作用，是不良情绪的消毒剂和润滑剂。有心理学家认为，人不是因为高兴才笑，而是因为笑才高兴。这意味着人们不应只是从外界事物的成功顺利中获得快乐，更重要的是培养自身幽默乐观的心理素质，学会用微笑面对世间各种状况。

虽然“喜”的情绪对健康有许多益处，但同时又要避免过度的狂喜。人在大笑之后，常会感到肢体松懈无力，思想不能集中，甚至导致癫狂等精神失常。故喜在某种情况下，也会成为致病因素，故过分嬉笑，捧腹大笑，是不可取的。岳家将牛皋因战胜敌人“大笑而死”，范进中举乐极致疯等，都是历史上狂喜暴乐而导致危害的典型例子。身患某些疾病的人，更应避免大笑，如高血压病人大笑可突然发生脑溢血；冠心病人大笑可诱发心绞痛、心肌梗死、心律失常；习惯性颞颌关节脱位者，大笑容易脱臼；孕妇大笑可引起流产或早产等。

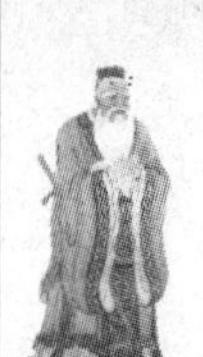

夏季心火较旺，人的情绪容易激动，因此要特别注意调节情绪，保持心情舒畅，抑制心火，避免发怒，古人认为懂得调和喜怒，对健康长寿，意义很大。

思考、思虑、思念等是正常的精神活动，但思虑过度，精神过分集中执着于某一件事，时间长了，就会影响健康。中医学认为“思伤脾”，“思则气结”，即阻碍脾的消化功能，使气的运行不畅。思虑过度，常使人心情不快，头目眩晕，不思饮食，脘腹胀闷，善叹息，甚至出现面色萎黄，疲倦乏力，心悸，气短，月经不调，闭经等。现代医学研究证实，长期从事脑力劳动，大脑功能活动高度紧张的知识分子，易患心脑血管疾病和消化道溃疡病。夏季心火偏旺，脾胃消化功能处于低弱状态，更应避免过分思虑而伤及脾胃。对难以办成的事情，不要过于强求，学会适时的放弃、让步，实为智者的选择,凡事顺其自然,能减少不必要的思虑与思想负担。有人建议,不宜将复杂的脑力劳动,如高难度的计算或设计等放在盛夏酷暑的时间进行,以免思虑劳神。

8. 心静自然凉

元代著名养生家丘处机提出,夏季要“调息静心,常如冰雪在心,炎热亦于吾心少减,不可以热为热,更生热矣”。夏季酷暑难忍,尤其是中午12点前后到下午4点这段时间,是一天中最热的时候,或晚上因闷热睡不着觉,人们极易出现烦躁、焦急的情绪,往往心情越烦躁,更感到热。此时应使自己心身都静下来,或练习书法、绘画,或读书,或听音乐。当然最好的方法还是练习静坐,闭目安坐于相对较为阴凉的地方,自然呼吸,心里想象着冰雪、绿荫等令人凉爽的景物,还可同时缓慢地反复默念“阴凉”两字。古有歌云:“避暑有要法,不在泉石间,宁心无一事,便到清凉山。”

这种精神暗示的降温作用,即心理对生理感觉的影响,是非常可观的,这就是所谓的“炎热亦于吾心少减”,炎热的程度会因我们的心境而改变。心静神安,身体放松,意味着大脑神经系统和肌肉组织的活动减少,从而使机体的代谢率也降低,产热就自然减少。

9. 琴棋书画,怡养精神

优雅恬静的活动如绘画、书法、音乐、下棋等,不仅能愉悦心神,使人忘却暑热,并能怡情养性,调神健身。

夏季听音乐,应选节奏缓慢、旋律轻松的歌曲或乐曲,音量要尽量放小,不宜听节奏偏快、高昂激扬的曲子。观画或绘画,宜选山水、松竹、花卉等色调淡雅的题材,不宜选暖色调,特别是红色似火的画,红色会给人以热感。下棋、读书、吟诗、练书法都是夏季调节精神较好的活动,但要注意避免过度疲劳。

现代人虽然有了电风扇和空调,使用扇子的人越来越少,但扇子携带方便,随时随地可用,故仍有其实用价值,更为重要的是,扇子还是一种艺术品,使用的同时能给人带来精神享受。扇子的种类很多,有团扇、羽扇、方曲扇、折叠扇等,从明代起,人们开始有了在扇面上作画、题诗的风习。一扇在手,一边消暑散热,一边欣赏名人字画,诚为盛夏苦热中的雅事。

## (三)睡眠养生

1. 夏季睡眠宜“晚睡早起”

夏季日出时间早,日落时间晚,白昼时间长,天黑时间大约只有9小时。人们应该随着太阳升落规律,晚睡早起,保养阳气,顺应自然。早起顺应阳气的充盛,晚睡顺应自然阴气的不足。

夏令时期可在凌晨5点左右起床,起床后到室外进行适当的体育锻炼。上午11点前气温尚不高,一般较为凉爽,人体阳气旺盛,精力充沛,工作则效率较高;11点至下午3点这段时间主要用来吃中饭和午休,以避开一天中气温最高的时间,同时使阳气恢复。晚上7~8点吃晚餐,晚餐后可用来散步、沐浴、乘凉等,晚上10点以后入寝。

2. 夏季睡眠禁忌

繁星满天的夏夜,到户外树荫下或其他通风的开阔地带纳凉,可去除一日暑热,

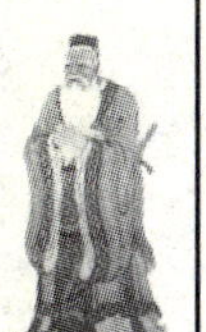

消除疲劳，宁心安神。但纳凉不能过度，否则有损于健康。夏季炎热，容易出汗，皮肤毛孔疏松，稍不注意容易受凉，尤其是睡觉或静卧静坐乘凉时。人在安静状态所产生的热量比运动时低10～20倍，故应特别注意。

夏夜睡觉不可贪凉，不要在屋檐下、过道走廊、弄堂破窗处等有穿堂风的地方长时间乘凉，更不能通宵睡在室外；故晚间在外乘凉，不宜超过11点，最迟不能过半夜。特别是农历六月的季夏，即夏季的最后一个月，体内阴气较前阶段更盛。

不要睡在冰冷的石板上，或潮湿的草地上。

睡觉时应避免头部当风而吹，睡前还要仔细检查头朝的方向是否有风从缝隙小孔吹进屋内；也不要长时间摇扇子及吹电扇，尤其不能直吹头部、肩、肘、膝关节部位。夜间睡觉室内用空调机温度不宜调得太低。

睡觉时应穿单衣，不宜赤身睡觉。夏季睡觉时让手脚裸露会有利于散热，而腹部最好盖一毛巾毯，以免腹部受凉。

**3. 其他睡觉保健常识**

夏天雨季床的安放要特别注意防潮。如将床靠墙壁安放，墙壁与床之间要用木板隔开，特别是头卧的这一端，以免墙壁中的湿气侵入。而且，床不宜安放得太低，以防地风暗吹，湿气上透。现代城市的居民多住楼房且用木板装修地面和墙壁，一般都能有效地防潮。

夏天睡觉最好悬挂蚊帐，蚊帐不仅能御蚊虫还可防尘。床单洗后，不宜上浆，否则布孔被堵塞，透气性差，夏季湿热，上浆的床单使人不舒服，甚至能引起皮肤病。

头为诸阳之汇，一方面头最怕热，故夏天的枕头一定要有利于散热，可以使用竹制的枕头，通气散热，也可以使用防暑药枕。

## （四）沐浴养生

**1. 夏季沐浴的好处**

沐浴，俗称洗澡。洗澡对健康的好处是很多的，尤其是在夏季，其意义更是不容忽略。

洗澡能促进皮肤汗腺的散热功能，使皮肤保持清洁、汗腺保持畅通，有利于排汗散发热量。

洗澡能及时清洁皮肤，防止毛孔堵塞。脂肪、汗水和皮垢在皮肤表面形成一层极薄的氧气层，起到保护皮肤杀灭细菌的作用，但夏季出汗较多，过多的汗水加上尘埃，加上皮脂腺的分泌物和皮屑，堆积在皮肤表面，会使毛孔阻塞，使氧气层丧失保护作用，而引起感染，产生痱子或痈疖，甚至还会诱发湿疹、斑疹等。

洗澡还能促进血液循环，使皮肤获得更多养分。

夏季及时洗澡可避免汗臭味的产生。

**2. 夏季洗澡讲科学**

温水浴时，温度感受器受到刺激，通过一系列的神经反射调节，使皮肤毛细血管和毛孔迅速扩张，血流量增加，汗腺分泌加强，从而有效地将深部的热量散发出来。

冷水浴时，在冷的刺激下，通过一系列的神经反射调节，使皮肤毛细血管收缩，毛孔关闭，汗腺分泌减少。虽然冷水冲淋带走了体表的热量，但体内热量并不能及时向外发散。

所以，夏天运动后，用洗温水澡较好，不仅有利于机体散热，促进新陈代谢，加快乳酸等代谢产物的清除，还能安抚神经，使全身肌肉组织得到放松。

虽然，夏天身体遇热后会出更多的汗，而且洗热水澡当时可能会感觉更热，但稍微休息一下，就会感觉到凉意和舒适，让人充分的享受那种神清气爽的感觉。

当然，夏季洗澡若能冷热交替则更好。这样体表及深部的热量均可带走，还会使血管因舒缩而增加弹性和韧性，也有利于抵抗血脂在血管壁上的沉着。

夏季洗澡以冲为主，不一定每次都用肥皂，每天用一次或两天用一次为宜。因为体表的皮脂腺、汗腺分泌出油脂，形成一层保护膜，可有效地抵御病原微生物的侵袭。

表皮最外层的老化角质细胞也有此作用。若经常打肥皂，且又用力搓，易使油脂和老化的角质细胞构成的保护膜搓下来，削弱了皮肤的保护屏障，使病邪乘虚而入。

因此，要养成以冲为主的夏季洗澡习惯。用肥皂最好用多脂性肥皂，劣质肥皂会刺激皮肤，反而有害。另外，即使是春、秋季，若天天洗澡的人，也要学会用肥皂的技巧。

另外，睡前洗澡，可冲去一天的积污，消除疲劳，提高睡眠质量。而早晨洗澡，不仅使头脑清醒、精神振发，甚至整天都觉得神清气爽，精力充沛，办事效率也高。

**夏季菊花浴**

将适量菊花煎汁，去渣后加入浴水中，15 分钟以后按常规的方法进行洗浴。具有清热解暑、明目醒脑的作用，最适合于脑力劳动者的洗浴健身。

**风油精浴**

在浴水中加入数滴风油精，搅匀，按常规的方法进行洗浴。具有使全身凉爽的作用，还可防止生痱子。

**人丹浴**

一盆浴水中，成人放人丹 30 粒，小孩减半，充分搅拌溶化后即可洗浴。入浴后，皮肤沁凉，神清气爽，有助于消暑醒神。

**十滴水浴**

将 2 ~ 3 小瓶十滴水倒入浴水中，搅匀，15 分钟以后按常规的方法进行洗浴。入浴后，皮肤倍感凉爽，能提神醒脑，治痱子。

**橘皮浴**

橘皮含挥发性芳香油，将其煎汁，加入浴水中。浴水清香，浴后令人精神舒畅。

**醋浴**

醋的成分主要是醋酸，有很好的抑菌、杀菌作用。将少量的醋加入洗澡水中，搅拌均匀。入浴后周身舒适，有良好的止痒作用，还可使头发柔软，富有光泽。

**茶浴**

茶叶中含有鞣酸，可消毒杀菌，收敛伤口。因此，茶水浴身，具有护肤功效。尤其是皮肤干燥的人，经过几次茶浴后，皮肤可变得光滑细嫩。

**艾叶浴**

艾叶具有温经散寒、祛湿通络、止血安眠等功效。取新鲜艾叶30～50克，在澡盆中用沸水冲泡5～10分钟，取出艾叶加水调至适宜水温即可沐浴，对毛囊炎、湿疹有一定疗效。

**大蒜浴**

大蒜具有抗癌、抗菌、消炎的作用。用大蒜煮汤洗澡，可防蚊叮虫咬和多种皮肤疾病，对皮肤神经痛及风湿痛也有一定的治疗作用。

**海水浴**

海水的流动与冲击，对人体有按摩作用；较低的海水温度相当于冷水浴，能增强血管弹性，提高神经兴奋性；海水中含有多种无机盐，对关节炎和皮肤病等的治疗有益。

下海前应活动身体，再选择深度适宜的地方下海；下海后要适当的游动，不会游泳者可在海水中做些其他动作活动，以免觉得冷；在海水中呆的时间，最好不要超过40分钟。

### 3. 日光浴

日光浴主要是利用阳光中的紫外线和红外线对人体的直接照射来健身祛病。日光浴可以增加食欲，改善睡眠，增强汗腺的功能，提高体温调节功能和对热环境的适应能力。阳光中的紫外线还能刺激身体的造血机能，使血液中的红血球数量增多，又能预防软骨病，提高皮肤及机体对疾病的抵抗力。有规律地适度晒太阳，还可大大减少许多难治而常见的深部癌症，使癌症总死亡率显著降低。研究证明，照晒阳光之所以能预防癌症是通过维生素D的代谢途径完成的。阳光可活化皮肤中的7－脱水胆固醇，使之生成维生素D。其代谢产物1,25－(OH)2－D3，不仅能抑制肿瘤细胞的生长，而且还可诱导癌细胞逆转为正常细胞。

日光浴一般多在夏季进行，照射时只穿背心短裤，使皮肤直接接触阳光，为使身体各个部位都能照射，宜不断更换体位，可先俯卧，然后左侧卧、仰卧、右侧卧。

进行日光浴应注意以下几点：

当太阳位置很低，接近地平面时，可见光为28%，红外线为72%，没有紫外线。故日光浴应选择太阳位置较高时进行，有人建议最好在上午10点以后和下午5点以前进行，此段时间太阳位置较高，多为直射，阳光中既有红外线和紫外线。当然，夏季炎热时，应避开正午12点前后的时间。

进行日光浴，时间不宜过长，可逐步增加照射时间。

日光浴时应戴上墨镜、草帽，避免阳光直射头部，以防止日射病。最好涂抹一些防晒油膏，以阻止过多的紫外线透过皮肤。

饭前饭后1小时内不宜进行日光浴，因饭前空腹时血糖低，易发生头晕等不良反应；饭后照晒由于皮肤血管扩张，内脏血液流入皮肤，会影响消化。

患有心血管系统疾病、出血倾向的慢性病人及妇女经期和分娩后都不宜日光浴。患有其他慢性病是否能进行日光浴应由医生决定。

### 4. 空气浴

空气浴的目的是增强人体的体温调节功能。它的原理是让低于体温的环境气温对人体产生一个“寒冷刺激”，这种刺激通过神经反射机制，增强机体产热过程，使机体能迅速地适应和抵御外界气温的急剧变化。平时衣服和体温之间有一层空气，这层空气对人体起一定的保温作用。空气浴时，脱去衣服，这一衣服保温层便不存在，低于体温的环境气温直接作用于人体的体表，体表温度通过对流、辐射、传导加热人体周围的空气，热空气上升离开体表，新的冷空气再作用于人体，如此反复的冷空气对人体的刺激，通过神经的调节，促使机体产热量增加，散热量减少，热量的消耗也减少。体温调节功能的改善，对天气变化就能较好地适应，剧烈的天气变化往往是疾病的一个诱因。中医学认为，时常进行空气浴，是外练卫气的最好方法，对慢性咳喘、感冒等有很好预防作用。因为寒冷是上述呼吸道疾病的重要诱因，空气浴提高人体的耐寒能力，对体质虚弱，卫气不足，气候适应力差的人有特别重要的意义。

空气浴一般从夏季开始，清晨穿一件单薄短袖或背心，或裸露上身，下穿短裤，先做浴前准备，用毛巾擦热肌肤，然后到室外接受大自然的空气沐浴，可以结合慢跑。但要先缓慢行走至少10分钟后才能慢跑，如果一开始就慢跑，会因运动而增加身体的产热量，从而失去了空气浴的意义。或结合打太极拳、五禽戏、八段锦等缓慢柔和的运动。在外界气温25～28℃之间进行空气浴不至于有什么问题，如感觉不支可以缩短在室外逗留的时间。

5. **冷水浴**

冷水浴也是耐寒锻炼的一种，用冷水对人体产生冷刺激。初次锻炼一般也是从夏季开始，在气温25℃以上洗冷水浴绝大多数人都可承受，身体反应良好，在气温22～25℃之间仍可进行。冷水浴有局部与全身两种，以冷水洗脸洗手为局部浴，以冷水擦澡为全身浴。水的导热性比空气大20多倍，所以冷感比空气强烈。在开始进行时，寒冷使皮肤血管收缩，以减少散热，这时人亦感到冷。经过锻炼，体内产热过程增强，人感温暖，这时应出浴，用干浴巾擦干身体，擦到皮肤微红为止。冷水浴水温须根据年龄及体质而定。当气温或室温降至22℃以下，是否继续冷水浴，则应视个人的身体情况而定。如体质差、年龄大，此时可改为冷水洗脸，经过2～3个夏季的冷水锻炼后，耐寒能力得到增强，可再逐渐将冷水浴的时间延长至秋季，乃至冬季。

### （五）夏季穿着与养生保健

夏季天气炎热，着装应力求简单，舒适凉爽，有利于吸汗散热，使人免受闷热之苦而备感凉快惬意。

1. **夏穿衣的学问**

吸湿和散湿性能好的衣料，有利于吸收和蒸发汗液，降低体湿。相反，吸湿和散湿性能差的衣料，会使人感到闷热和潮湿，很不舒服，而且对皮肤和身体不利。

因此，为了不妨碍皮肤汗液蒸发，夏季衣服必须具有一定的吸湿性和散湿性。衣服的吸湿和散湿性，主要决定于原料的性能，与质地的疏密也有一定的关系。

合成纤维虽有易洗易干不用熨烫的优点，但吸湿和散湿性能都很差，汗水不易渗透到纤维内，妨碍汗水蒸发。因此，夏季即便穿着孔隙很大的化纤类织物也会感到闷热。

羊毛吸湿性好，但散湿性差，不宜做夏衣材料。棉布、丝绸、亚麻、人造丝，吸湿性能强，散湿速度快，适合作夏季衣料。而且，纯棉服装既柔软舒适，又经济实惠；真

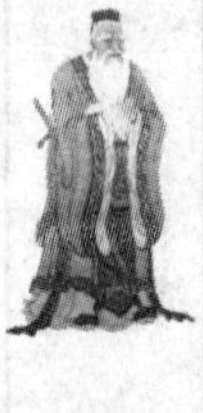

丝和麻质面料能吸收阳光中的紫外线，保护皮肤免受紫外线的伤害。

另外，夏季服装还应具有透气性好而热吸收率小的优点。透气性取决于衣料的厚薄、织法和纤维的性质，如麻织物和真丝织物的透气性较好，穿这些质地的衣服感觉凉快。

织法上，纺织品经纬之间呈直通气孔的比交错排列呈斜纹气孔的透气性要好。纺织品的密度愈高，透气性愈差。同样原料织成的布，密度增加一倍，透气性减少50%。

总的来说，稀疏、质薄、量轻、表面粗糙、弹性好、柔软的衣料，比细密、质厚、量重、表面光滑、弹性差、不柔软的衣料透气性好。

衣服的热吸收率，与衣服的颜色和表面光洁度有关。浅色衣服的热吸收率比深色的小；手感光滑的衣服，其热吸收率也相对小，故T恤衫丝光全棉比全棉的穿在身上感到凉爽。

2. 夏季服装的款式

夏装宜宽松舒适为好，不仅活动方便，而且通风透凉，有利于散热。

一般来说，服装覆盖面积愈小，体温散失愈快。但在炎热的夏季，不要误以为穿的越露就会越凉爽。因为，只有当外界气温低于皮肤温度，暴露才会有凉快感。当外界气温高于皮肤温度时，暴露面积不宜超过总体表面积的25%，否则热辐射就会侵入皮肤，反而更热。

夏季穿短衫、短裙、短裤是不错的选择。当然，夏装还要考虑到鼓风作用。女士穿喇叭裙、连衣裙，走动时能产生较好的鼓风作用，因而比穿瘦型裙更凉快。另外，夏装的开口部位(领、袖、裤腿、腰部)不宜过瘦，最好敞开些，这样有利于通风散热。

过瘦的夏装会影响散热。一些年轻人，特别是女青年，由于受欧美国家服饰的影响，喜欢穿紧身的衣裤，追求所谓“曲线美”。但穿衣服不仅要考虑到美，还要考虑到健康。

因为，裆短过紧的裤子会阻碍女性阴部湿热气体的蒸发，有利于细菌的繁殖，易引起感染。男性穿紧身裤也是害多利少，因为紧身裤易造成股癣，还会经常刺激生殖器。

需要提醒的是，爱穿露脐装、吊带装的女性，在出入有空调的场所时，应避免腹部和肩部受凉，以免引起胃肠功能紊乱和肩周炎、颈肩综合症等疾患。

3. 夏季服装的色彩

夏季太阳辐射强，温度高，为防止太阳辐射，应尽量减少衣服吸热程度。

服装衣料颜色不同，对热量的吸收和反射的强度也不同。一般而言，颜色越深，吸热越强，反射性越差；颜色越浅，反射性越强，吸热性越差。

俗话说：“夏不穿黑，冬不穿白。”白色对光热的吸收最少，反射最强，能将大部分光热反射出去。黑色对光热的吸收最多，反射最少，能将射在它上面的光热大部分吸收进来。

因此，夏季衣着的色调应以浅色和冷色为主，应素雅大方，避免过于强烈，以反射辐射热。比如，可选白、浅绿、淡黄、浅蓝等颜色作衣料。

4. 夏季内衣选择

夏季，人体主要依靠大量出汗来散发热量。大量出汗时，大部分汗来不及蒸发而溢流在皮肤表面，其中多半又被贴身内衣所吸附。因此，夏季对内衣的选择是很重要的。

最理想的内衣的材料有麻、丝、棉织品，它们具有良好的透气性、吸湿性、排湿性和散热性。而且，夏季内衣应宽松舒适，大小适中。

化纤内衣的透气性、吸湿性差，稍有出汗，内衣便发黏，热量不易散发，产生闷热、潮湿的内环境。这样，局部的微生物迅速繁殖，使汗液中的尿素分解产生氨，发出难闻的汗臭味，而且还会使皮肤受到异常刺激，诱发痱子及皮炎等。

尤其是女性，更不能选用化纤衣料作内裤，而且内裤不宜过紧。因为，女性阴道常分泌出酸性分泌物，使外阴保持湿润，并具有防止细菌入侵和杀灭细菌的作用。选用化纤内裤，或内裤过紧，都将不利于阴部湿气蒸发，从而为细菌繁殖创造了有利条件，易引起感染。

**5. 夏季正确选择鞋袜**

夏季宜选用软帮鞋，尤以皮革凉鞋为佳。不宜选用塑料、橡胶、人造革等材料制作的凉鞋，因为它们不具备吸湿的功能，穿着不仅感到鞋内滑腻，还会发出阵阵臭味。而且，这类凉鞋的原材料中含有大量的化学物质，还会引起皮肤过敏反应。

夏季，尽可能穿透气性好的薄棉袜子，避免穿长丝袜。因为，夏季皮肤毛孔处于舒张状态，便于排汗降温。穿上长丝袜后，袜子紧紧箍在皮肤上，不利于汗液排出和蒸发，从而影响散热。另外，汗液排泄不畅和无机盐等皮肤代谢产物的刺激，还会引起皮肤瘙痒。

**6. 夏季忌佩戴金属首饰**

夏季气候炎热，出汗多，此时不宜佩戴如耳环、项链、手镯等金属首饰。因为，金属装饰品含有一定量的镍和铬，可以引起接触性皮炎。而且，金属装饰品中的某些成分可以溶于汗水中，并能渗入皮肤内，对健康有害。因此，夏季不宜佩戴金属首饰。

**7. 夏日戴帽**

夏季强烈的阳光照射会对人体产生一系列不良影响，可导致白内障、晒伤皮肤、引发皮癌。在我国，老年性白内障是老年眼病中致盲率最高的一种。因此，夏季应保护好眼睛，在强烈的阳光下，应戴顶帽子，以减轻紫外线对眼睛的损害。

帽子的选择有一定的讲究，因为帽子的防护性能决定其保护效果。防护性能主要是对太阳辐射热的遮阻力而言，遮阻力越高，其防护性能越好，对眼睛的保护更有利。

黑平面布帽：对太阳辐射热的遮阻力最小，其防护性能较差。

麦秆草帽和白平面布帽：对太阳辐射热的遮阻力最高，其防护性能最好。

遮阳帽：既可遮阳，又能增加美感，可自行调节松紧度，比较适合少女或中年妇女。

旅游帽：帽子小，帽檐大，前额遮阳面较大。女性以浅蓝、浅黄、奶白等浅色帽为宜。

折叠帽：为单色宽边凉帽，能折叠成手帕大小的圆形，以白色和浅蓝色为宜。

礼帽：平顶圆边，帽檐适中，女青年戴上给人以潇洒之感。

圆顶帽：皮肤较白者最好戴深色圆顶帽；肤色较深者宜戴浅色圆顶帽。

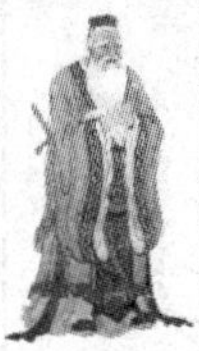

不过，防止阳光曝晒，保护眼睛，不能光靠帽子，还可戴变色镜或墨镜。

**8. 选择合适的有色眼镜**

夏季，阳光极为强烈，戴上合适的有色眼镜来遮蔽阳光，对眼睛的健康十分有益。但需要提醒的是，在选择眼镜时，一定要讲究科学性。

太阳镜能避免紫外线对眼睛的损害，但如果镜片颜色过深，会因视物不清而影响视力；如果镜片颜色过浅，紫外线仍可透过镜片损害视力。

因此，夏季选择太阳镜，应允许5% ~30%之间的光线能穿过的绿色镜片，这样不但可以抵御紫外线，而且视觉清晰度最佳，透视外界物体颜色变化也最小。

有些人喜欢戴变色镜，这对眼睛的健康不利。因为，戴上变色镜后，可见光减弱，瞳孔处于扩大状态，使紫外线进入眼睛的量成倍增加，容易对眼睛造成伤害。

过量紫外线照射可引起角膜水肿，失去原来的光泽和弹性，使瞳孔对光反应迟钝，视力下降；紫外线的长时间作用，还可导致晶体硬化和钙化，诱发白内障。另外，少数对紫外线过敏的人，还可能引起中心视网膜炎等眼底疾病，严重损害视力。

特别是45岁以上的中老年人，更不宜戴变色眼镜，以免诱发青光眼。600度以上的高度近视者，常戴变色眼镜可使近视程度加深。

## 五、夏季合理饮食与养生

### （一）夏季饮食宜忌

**1. 夏季饮食宜维生素化**

炎热的夏天，皮肤排汗量增加，分泌排泄出大量的皮脂，汗孔或汗腺导管容易阻塞。在这样的季节里，应用适当的方法保养我们的身体和皮肤。

从营养保健的角度讲，夏季养生护肤的新理念为：饮食宜维生素化。现从以下三方面来作介绍。

**（1）皮肤和阳光的维生素**

β－胡萝卜素，又称维生素A原。它存在于水果和有色蔬菜中，是一种色素，能够加深人体的肤色，防止紫外线对皮肤的伤害；如果在夏季饮食中同维生素E、维生素C一起摄入，可以抑制皮肤的衰老和皱纹的出现。

维生素E能够保持皮肤的弹性和预防皮肤衰老。当夏季皮肤受到太阳光的侵害时，适当摄入一些维生素E，可以促进损伤的愈合，并改善皮肤的活力。

**（2）具有生命的维生素**

从食物营养的角度讲，维生素C主要分布在水果和蔬菜当中。在夏季饮食中摄入维生素C，可以使我们的皮肤充满活力，还能促进铁的吸收，提高人体的免疫力。

维生素$B_1$在保持身体的活力方面也显得十分重要；维生素$B_2$参与脂肪酸与氨基酸的反应，给人体以力量；维生素$B_3$参与将食物转变为能量的过程；维生素$B_5$有利于某些抗压力激素的产生；维生素$B_6$有利于维持机体基本功能的运行。

B族维生素有利于人体吸收糖分、脂肪和蛋白质。在运动的时候，B族维生素有利于调动这些营养素制造能量以及运动后肌肉的修复。

维生素 $B_9$ 和维生素 $B_{12}$ 参与红血球的生成和增殖，因此具有抗贫血的作用。维生素 D 主要为骨骼提供钙质，保证骨骼的坚固性。

**(3)哪些食物含有这些维生素**

在食物中，含有维生素 A 原和维生素 C 的水果和蔬菜有胡萝卜、甜菜、杏和甜瓜等，它们是获取维生素 A 原的首选，可以提供人体每日所需的全部维生素 A 原。维生素 C 含量较多的蔬菜有红辣椒、西红柿，其次是猕猴桃、草莓、西瓜等水果。它们还能给我们带来大量的维生素 E 和 B 族维生素。调味油、杏仁、鲜榛子和麦芽也可保证人体获得足够的维生素 E。

**2. 夏季宜多吃 9 种苦味菜**

**(1)苦瓜**

苦瓜为夏季食用佳品，营养丰富，主要含有蛋白质、脂肪、碳水化合物、维生素等营养成分。未熟嫩果作蔬菜，成熟果瓤可生食，既可凉拌，又可炒肉、烧鱼，清脆爽口，别有风味，具有增食欲、助消化、除热邪、解疲乏、清心明目、益气壮阳等作用。苦瓜除了含有味苦的奎宁外，还含有蛋白质。研究发现，蛋白质能刺激免疫细胞而具有抗癌作用。

**(2)苦菜**

苦菜又名荼、荼草、苦马菜，为菊科植物苣菜的全草。苦菜主要含有碳水化合物、B 族维生素、维生素 C 及矿物质等营养成分。中医认为，苦菜性味苦、寒，具有清热凉血、解毒的作用。李时珍在《本草纲目》一书中指出："苦菜调十二经脉，安心益气，轻身耐老，强力明目……"腌苦菜是夏日佐饭的美味佳肴，具有爽口开胃、消暑、清心除烦的作用。

**(3)苦笋**

中医认为，苦笋味甘，性凉而不寒，具消暑解毒、减肥健身、健胃消积等功效。苦笋是夏季餐桌上的可口菜肴。人们通常用苦笋、排骨，加上咸菜配制成苦笋煲，苦甘可口，味道鲜美，吃后令人回味无穷。

**(4)芜菁**

芜菁又名鸡毛菜。原产中国，是古老的蔬菜之一，全同各地都有栽培。中医认为，芜菁性平，味苦、辛、甘，入胃、肾经，具有开胃下气、祛湿解毒的作用。适于治疗食积不化、消渴、热毒风肿等病症。芜菁风味佳，可以代粮，也可菜用，或盐渍加工。

**(5)莴笋**

莴笋又叫千金菜、莴菜。中医认为，莴笋性凉，味苦、甘，入肠、胃经，它具有通利小便、开胸利膈、顺气调中、清热止渴的作用。适于治疗小便不利、脾胃气滞、饮食不振、消渴多饮等病症。莴笋可炒、可拌，炒要用大火快炒，拌要放少许精盐稍腌后，挤去汁，再食用。

**(6)仙人掌**

中医认为，仙人掌性味苦寒，主入心、肺、胃经，具有清热解毒、行气活血、化痰安神的作用。研究表明，仙人掌能防止动脉硬化，还可治疗糖尿病、肥胖症、肺癌等病症。



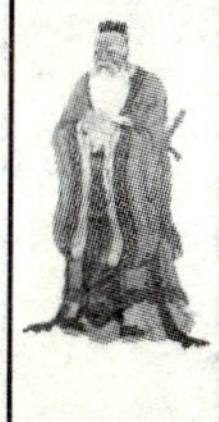

(7)野蒜

野蒜又叫大头菜子、小独蒜。它具有理气宽胸、通阳散结的作用。治疗胸痹、心痛、干呕等。

(8)枸杞苗

枸杞苗又叫甜菜、枸杞尖。中医认为,枸杞苗全株性凉,味甘苦,具有清热除烦、滋阴明目的作用。适于治疗阴虚发热、消渴口干、手足心热以及肝肾亏虚、两目干涩、虚火牙痛等病症。

3. 夏季宜多吃富水蔬菜

在我们日常食用的80多种蔬菜中,富水蔬菜是很多的,其突出特点是含水量高。一般地说,瓜类、鸡毛菜、大白菜等,属于富水蔬菜,而毛豆、马铃薯等含水量则较低。在富水蔬菜中,最值得推荐的是瓜类蔬菜。冬瓜名列富水蔬菜榜首,含水量高达96.6%。接下来分别为:黄瓜(95.8%)、金瓜(95.6%)、菜瓜(95%)、佛手瓜和丝瓜(94.3%)、南瓜(93.5%)、苦瓜(93.4%)。在瓜类中所富含的水是具有多种营养成分的水,是经过多层生物膜多次过滤形成的,是地地道道的天然、洁净、营养、具生物活性的水,是市场上任何"太空水"、"纯净水"所无法比拟的。

上海、北京等地的蔬菜污染普查资料和研究显示,瓜类属于抗污染力强、聚集的污染物较少的蔬菜。在同等污染程度的土壤中,瓜类的重金属和硝酸盐污染都较轻,而且,瓜类所含矿物质的特点是高钾低钠,对人体健康十分有利。国内外的流行病学调查表明,钾除了有降低血压的作用外,同时具有独持的保护血管的作用。

按照传统医学理论,瓜类属冷凉性食物,能除暑湿,利二便,解毒凉血,疏通人体的"排毒管道",包括消化道、泌尿道、汗腺等,使体内之"毒"随同粪便、尿液、汗液等排出体外。因此,要让人体之河常"清",生命之树常"绿",夏季宜多吃富水蔬菜,尤其是瓜类。

4. 夏季佐餐宜选择紫菜

紫菜又叫索菜,为海洋蔬菜之一,素有"长寿菜"之称。

紫菜不仅味道可口,而且富有营养价值。据研究分析,紫菜与营养价值较高的菠菜相比(含水量相等的菠菜干品),除了抗坏血酸、铁及胡萝卜素的含量稍逊于菠菜外,其他营养素则与菠菜不相上下,而且紫菜里的核黄素、蛋白质、糖、磷和硫胺素的含量都超过菠菜。

中医认为,紫菜味甘、咸,性凉,具有软坚、化痰、清热、利尿、补肾、养心等功能。每晚饭前喝上一碗紫菜汤,能治疗便秘。紫菜还是一味治疗胃溃疡的良"药"。常食紫菜可防衰老,防贫血,治疗夜盲,降低胆固醇。

在炎热的夏季,老年人多喝紫菜汤,能消暑热,保持代谢平衡。紫菜鸡蛋汤、黄瓜紫菜汤、肉片紫菜汤、鸡片紫菜汤等清爽可口,是夏季佐餐的好选择。

5. 夏季食用水果宜分寒热

夏季,各种水果相继上市。水果不仅含有丰富的维生素、水分以及矿物质,而且果糖、果胶的含量明显优于其他食品。这些营养成分对人体健康无疑是有益的。

食物有属性,即所谓"四气",是指食物进入人体内会产生"寒、热、温、凉"的作用。根据划分,介于四者之间,既不温不热,又不寒不凉,则归属于"平"性。

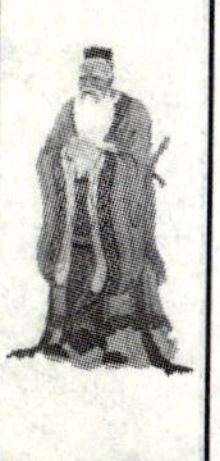

中医历来强调均衡，阴阳调和。对于虚寒体质的人来说，其基础代谢率低，体内产热量少，四肢即便在夏季也是冷的。但是，由于他们的副交感神经兴奋性高，所以，面色较常人白。他们很少口渴，也不喜欢接触凉的东西，包括进空调间。体质偏寒的人，在吃水果时，自然要择食温热性的，这类水果包括荔枝、龙眼、石榴、樱桃、椰子、莲子、杏、栗子、胡桃肉等。相反，对实热体质的人来说，其代谢旺盛，产热多，交感神经占优势，容易发热，经常脸色红赤，口渴舌燥，喜欢吃冷饮，易烦躁，常便秘。按照上面的原则，这样的人群要多吃寒凉性的食物，如香瓜、西瓜、水梨、香蕉、猕猴桃、芒果、莲藕、西红柿、柿子、荸荠、甜瓜、黄瓜、柚子等等。

平和类的水果有葡萄、菠萝、木瓜、苹果、椰肉、梨、橙、西瓜皮、芒果、橄榄、白果、李子等，不同体质的人均可食用。

6. 夏季防燥润肺宜食百合

中医认为，百合味甘、淡，性微寒，具有润肺止咳、清心安神、镇咳、平喘、止血等作用。因此，夏季经常食用百合，对预防肺燥病效果较好。

(1)百合粥

百合30克，粳米60克，加水适量，用小火煨煮，待熟烂时，加入糖适量即可食用。对年长者或身体虚弱而有心烦失眠低热易怒者尤为适宜。加入甜杏仁9克同煮，适于肺阴亏虚的久咳、干咳无痰、气逆微喘等患者。

(2)百合汤

将百合除去外衣，加水适量，用小火煮至极烂，加入适量白糖即可食用。具有润肺清心作用，可作为肺结核患者食疗之用，还可防燥润肺。

(3)百合煎剂

百合30克，麦冬9克，桑叶12克，杏仁9克，蜜渍枇杷叶10克，加水适量，同煮食用。具有养阴解表、润肺止咳作用，适合用来治疗因感冒而咳嗽、干咳无痰、口干咽燥者。久咳不愈、咳嗽较甚、咳痰带血者也可以服用，疗效明显。

7. 夏季宜适量喝酸奶

炎炎夏日，从冰箱里取出一瓶新鲜酸奶来喝，那真是又保健又凉爽惬意。现在许多商家把生意做到社区里，做到家门口，给百姓生活带来了许多方便。天天喝不同品牌的酸奶，成了许多人的习惯。

酸奶营养价值较高，而且含有健康的嗜酸乳杆菌，有不错的保健功效。但是，喝酸奶有哪些讲究呢？营养专家告诉我们，饮用过多的酸奶会造成营养物质过剩，还可能引发代谢障碍，特别是嗜酸乳杆菌群摄入过多，会导致肠道中原有的微生物菌群生态平衡失调而出现肠道疾病。

有些人喜欢空腹喝酸奶，这不太科学。嗜酸乳杆菌的存活是与胃肠道中的pH值（酸碱度）相关的。空腹时，胃液的pH一般在2左右，而嗜酸乳杆菌在pH为5以上的环境中才能良好生长，pH在2以下则难以存活，喝进去的酸奶就达不到保健功效。所以最好在饭后2小时以内，胃液中的pH升至5左右，喝了最有效。

有些人把酸奶煮开再喝，怕不卫生，其实在选择酸奶时，就要注意安全卫生，千万别喝过期或劣质的。符合卫生标准的酸奶中的嗜酸乳杆菌是活的营养体，煮开以后，活菌体就变成死菌，当然就失去了特有的保健功效。

另外，喝酸奶的同时最好不要吃药，特别是抗菌素药物，以免酸奶中的嗜酸乳杆菌被杀灭或降低其活力。

婴幼儿的肠胃娇嫩，也要少喝或不喝酸奶，以防腹泻。

8. 夏季宜多吃醋

在赤日炎炎的盛夏，由于气温高，出汗多，一方面人的唾液和胃里的消化酶分泌减少，食欲普遍下降；另一方面胃酸浓度降低，肠胃蠕动减弱，消化功能也随之减弱。由于食醋含有氨基醚、有机酸的香味，能刺激大脑管理食欲的中枢，增进食欲，并促进消化液的分泌，提高胃酸浓度，有助于食物的消化与吸收。因此，酷暑盛夏提倡多吃点醋。

医学研究表明，食醋有很强的抑菌、杀菌能力，在30分钟内，可杀死化脓性葡萄球菌、沙门氏菌、大肠杆菌、赤痢菌、腐败中毒菌、嗜盐性菌等。

盛夏，由于人体出汗多，身体抵抗力下降，如果人们不注意饮食卫生，病菌就会乘虚侵入。在夏季生活中，适当多食用些醋，可以帮助提高肠胃的杀菌能力，有效地防治痢疾、食物中毒等病症的发生。

盛夏，人们参加生产劳动或体育锻炼时，新陈代谢旺盛，体内积聚着大量乳酸，使人容易疲劳和不舒服。醋具有促进体内乳酸安全氧化和调节体液酸碱度恢复到中性的作用。所以，多吃醋能很快地解除疲劳，恢复精力。

9. 夏季宜吃苦味食物

中医学认为，苦能泄热。因此，苦味的蔬菜，大多具有清热作用，特别适合于暑热亢盛时食用，不仅能调节人体的阴阳平衡，还能防病治病，故民间有“十苦九补”的说法。

苦味食物中含有氨基酸、维生素、生物碱、甙类、微量元素等，具有抗菌消炎、解热、舒张血管、防癌抗癌等作用，并可促进胃酸的分泌，增加胃酸浓度，从而增加食欲。

而且，带苦味的食品中均有一定的可可碱和咖啡因，食用后可产生醒脑和舒适轻松的感觉，有利于从夏日热烦的心理状态中松弛下来，从而恢复精力。

比如，苦瓜性寒味苦，具有清暑除烦、解毒、清心明目、消除疲劳、醒脑提神之功效。医学研究发现，苦瓜含有一种活性蛋白质，能调节人体免疫功能，具有一定的抗癌作用；含有类似胰岛素的物质，有显著降低血糖的作用，对糖尿病有很好的疗效。

苦菜是一味药食同源的蔬菜，具有清凉解毒、消毒排脓、去瘀止痛等功能，对金黄色葡萄球菌、绿脓杆菌、大肠杆菌及白血病细胞有较强的抑制作用。

10. 夏季宜吃碱性食物

夏季气候炎热，常常汗流浃背，致使体内大量的盐及钾离子也随汗水丢失；再加上新陈代谢加速，致使体内酸性代谢产物增多，导致体内碱储备下降，引起血液酸碱平衡失调。

因此，为了维持正常的酸碱度（PH），必须增加血液的碱储备，应多进食一些碱性食品。碱性食品主要以水果为主，如西瓜、菠萝、杏、桃、李子、哈密瓜等。

11. 防暑多吃绿豆

绿豆味甘、性寒，是民间重要的消夏食品，具有清热消暑、利尿消肿、滋润皮肤、润喉止渴的功效。而且，绿豆还具有解毒的功效，尤其是食物中毒。

绿豆汤可以冷饮，也可以热食，可以甜服，也可以淡喝。夏季，工作和劳动之余喝一碗绿豆汤，自有神清气爽、烦渴尽去、暑热全消、心旷神怡之感。

但要注意，绿豆性凉，脾胃虚寒、腹泻的人不宜食用。另外，服药特别是服温补药时，不要吃绿豆食品，以免降低药效。

12. **夏季宜饮热茶**

夏天离不开饮料，首选的既非各种冷饮制品，也不是啤酒或咖啡，而是极普通的热茶。茶叶中富含钾元素，热天多饮茶，既可消暑，又能补钾。

温热的茶水既解渴又解乏。有试验表明，与体温相近的温茶，水分子能较快排列整齐地进入肠壁，所以很能解渴。而且，其降温能力也超过冷饮制品，乃消暑饮品中的佼佼者。

夏日饮茶以绿茶为宜，另外，菊花茶、金银花茶等也都是不错的夏日饮品。需要特别指出的是，现在市面上的茶饮料和茶是两个概念，因为茶饮料里面很多茶的成分都已氧化了。

13. **夏饮牛奶好处多**

牛奶味甘，性微寒，具有润肺胃、生津通便、补虚解毒等功效。牛奶中含有78%左右的水分，而且所含的蛋白质极为丰富，也易被人体所吸收。

夏日出汗多，饮牛奶不仅可以补充肌体损失的水分，还可增加营养成分，对保持身体健康极为有益。而且，牛奶中含有多种免疫球蛋白，能大大增强人体抗病能力。

夏季饮牛奶要特别注意卫生，鲜奶要煮沸饮用，最好现煮现喝。牛奶放入冰箱中要低温保存，保存温度以4℃为宜。牛奶不能冰冻，否则营养成分会遭到破坏。

14. **夏季喝啤酒要适量**

啤酒的酒精含量最低，含有丰富的氨基酸、蛋白质、糖、矿物质及其他有利于人体健康的成分，素有“液体面包”之称，适量饮用，对身体有益。

正常人肝脏一天只能化解20克酒精，折算成啤酒就是500毫升、葡萄酒200毫升、38度以下白酒25至30毫升。一次喝两瓶啤酒就已过量，会造成肝脏损伤。

若长期大量饮用啤酒，则会造成体内脂肪堆积，形成啤酒肚。对肝病、泌尿系统结石等患者来说，大量饮用啤酒还会导致旧病复发或加重病情。

因此，成人每次饮啤酒100至200毫升最为适宜，一天不超过500毫升。饮用啤酒最适宜的温度是12～15℃，此时酒香和泡沫都处于最佳状态，饮用时爽口感最为明显。

喝啤酒不宜同时吃腌熏食品，因为饮酒可使血铅含量升高，而腌熏食品中含有机胺及因烹调而产生的多环芳烃苯并芘、氨基酸衍生物，可与铅结合，诱发消化道疾病甚至肿瘤。

需要提醒的是，啤酒并非人人皆宜，有些人则不宜喝啤酒。如痛风患者绝对不能喝啤酒，以免诱使痛风急性发作；胃病患者，饮啤酒会造成胃黏膜损害，导致胃病症状加重。

孕妇饮啤酒，啤酒中的酒精可通过脐带进入胎儿体内，影响胎儿的大脑发育；产妇饮啤酒，由于啤酒中的大麦芽具有回乳作用，会影响母乳哺婴。

15. **夏季饮食卫生**

夏季气温高，细菌繁殖快，食物、餐具极易受污染，再加上大量饮水，降低了胃酸

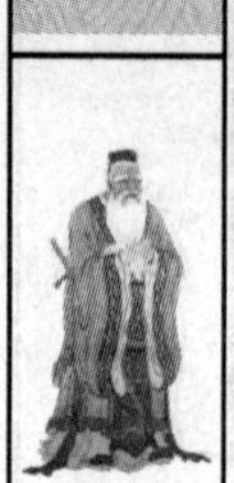

浓度，以致杀菌能力降低，易导致食物中毒。

因此，夏季必须注意饮食卫生和个人卫生，谨防“病从口入”。膳食最好现做现吃，不留剩饭剩菜；生吃瓜果要清洗消毒；鱼、蛋、肉等食品要注意保鲜防腐。

饮食用具、炊具如菜板要生熟分开使用，不可混杂，且注意消毒。另外，做凉菜时可加蒜泥，因为大蒜具有很强的杀菌作用，而且还能帮助消化、增进食欲。

### 16. 夏季科学补水

体内缺水，可导致血液浓缩，血流变缓，出现血栓，加大心脑血管疾病的发病率；影响毒素的清除，易形成尿结石和尿路感染；皮肤干燥，皱纹增多，加速衰老。

夏季出汗较多，一定不要等到口干舌燥时才喝水，特别是中老年人更要养成主动喝水的习惯。因为中老年人口渴反射减弱，当产生口渴时，机体已处于比较严重的缺水状态了。

古人说：“不欲极渴而饮，饮不过多。”这是因为大渴时极易导致饮水过量，引起血容量急剧增多，从而增加了心血管以及肾脏的负担。

喝水也不要太快太急，以免引起打嗝和腹胀。即使大渴难耐时，也应缓缓饮水，每次少量。而且，用餐时不宜喝水，以免冲谈消化液，不利于食物的消化吸收。

因此，水的摄取要适时、适量。尤其是早晨起来，空腹饮水，不但有利于通便，更能降低血液浓度，促进血液循环，加速血液中毒素的排出，对健康极为有益。

### 17. 夏季宜补无机盐

夏季气候炎热，机体出汗过多。这样，势必会导致溶解在汗液中的无机盐大量丢失。如果大汗后仅仅补充水分，而不注意补充适量的盐分，极易引起电解质紊乱，诱发中暑。

所以，大汗淋漓时，应适量饮些淡盐水，以补充体内盐分。钾的摄入，可通过进食含钾高的食物，如水果、蔬菜、豆类或豆制品、海带、蛋类等，以保持体内电解质平衡。

### 18. 高温作业者的饮食

高温条件下，人体生理功能会发生变化，特别是大量出汗与机体过热，可使钾、钠等无机盐和水溶性维生素大量丧失，体内蛋白质分解加速，消化液分泌减少，消化功能下降。

因此，对于高温作业人员来说，其饮食必须加以调整，以便满足机体在特殊环境下的需要，使机体能更好地适应高温环境中的生活和生产劳动。

饮食应遵循高热量、高蛋白、高维生素的平衡膳食原则。膳食中应含有一定量的营养价值较高的蛋白质，应有50%来自鱼、肉、蛋、奶和豆类食品。

中等体力劳动者每日总热量为3300～3500千卡，重体力劳动者每日4000～4500千卡；应多吃新鲜蔬菜和瓜果，以补充体内的水溶性维生素。

高温环境中，机体的消化功能下降，因此还要设法提高高温作业者的食欲。如饮食烹调时应注意色香味，经常变换花色品种，适当用凉拌菜，多用酸味或辛辣调味品。

在37～38℃的环境下从事劳动的人，每天需水10～12升才能满足机体需要。补充水分最好分多次补给，每次少量，这样可使排汗减慢，防止食欲减退，并可减少

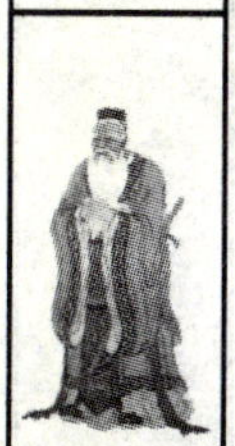

水分蒸发。

高温作业者每天通过排汗损失氯化钠达 20～25 克，如不及时补充，可引起严重缺水和缺钠，甚至引起循环衰竭。但补盐也不能太多，每天约 25 克或稍多，不应超过 30 克。

当然，最好是将补水和补盐相结合起来，每 500 毫升凉开水中加食盐 1 克左右为宜，或通过喝盐茶水、咸绿豆汤等来补充水分和盐。

还需要注意的是，长期缺钾者，在高温条件下最易中暑，故应适当摄入含钾丰富的食物，如黄豆、绿豆、海带等，以提高机体的耐热能力。

**19. 夏季喝冷饮**

炎热的夏季，适时适量地吃些冷饮，有益于降温防暑。

喝冷饮应同喝热汤一样，细细品味，慢慢饮下。一次摄入冷饮的量不宜超过 150 毫升，以免引起胃黏膜血管收缩，减少胃液分泌，导致食欲下降和影响人体对食物的消化。

饭前不宜吃冷饮，以免影响食欲；饭后吃冷饮会使胃酸分泌减少，冲淡胃酸，降低消化系统的免疫功能，易导致细菌入侵，引发肠炎等肠道疾病。

需要提醒的是，婴儿应忌食冷饮，幼儿宜少吃冷饮，以免引起胃肠痉挛；年老体弱以及患有心血管疾病者，不宜多吃冷饮，以免引起血管收缩，增加心脏负荷。

慢性支气管炎患者，过分贪凉饮冷，易导致支气管炎急性发作；慢性咽炎患者，摄入冷饮，可引起咽部血管收缩，血流变少，导致局部的免疫力下降。

**20. 夏季饮食三忌**

根据夏季暑热偏盛，胃肠功能减弱，容易患肠道疾病及暑湿症等特点，夏季的饮食有以下三方面要注意。

**(1) 忌吃湿热、辛辣的食物**

因这类食物易助热生火，令体内阳热过盛，发为热毒；且人体虚弱，元气不足，这类食物往往耗液伤津。

**(2) 忌过量食用苦味的食物**

《金匮要略》指出“夏不食心”，“心”即苦味的食物，进食苦味助心气，而制肺气。孙思邈也主张：“夏七十二日，省苦增辛，以养肺气。”

**(3) 忌吃不洁食物**

夏季，食物容易变质，应注意“病从口入”，不喝生水，不吃未洗净的生菜瓜果，不吃变味的食物，预防肠道发生病变。

**21. 夏季忌常吃夜宵**

夏季，由于天气炎热，生活在我国的广州、海口等南方大中城市的人们，向来有夜生活习俗，养成了经常吃夜宵的饮食习惯。其实，这种吃法很不科学。

有学者多年观察研究发现，吃夜宵容易引发胃癌。他们曾对 30～40 岁年龄组的人的饮食情况进行调查，结果发现，在胃癌患者中，晚餐时间无规律者占 63.84%；而同年龄组的健康人中，晚餐时间不规律者所占比例较小。

那么，为什么常吃夜宵容易引发胃癌呢？

首先，胃黏膜上皮细胞的寿命很短，约 2～3 天就要更新再生一次。而这一再生

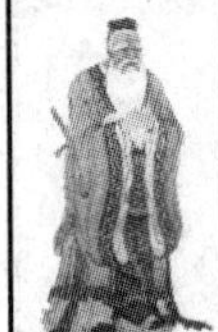

修复过程，一般是在夜间胃肠道休息时进行的。如果经常在夜间进餐，胃肠道得不到必要的休息，其黏膜的修复也就不能顺利地进行。

其次，夜间睡眠时，吃的夜宵长时间停滞在胃中，可促进胃液的大量分泌，对胃黏膜造成刺激。久而久之，会导致胃黏膜糜烂、溃疡，抵抗力减弱。如果食物中含有致癌物质，如常吃一些油炸、烧烤、煎制、腊制等食品，长时间滞留在胃中，更容易对胃黏膜造成不良影响，进而导致胃癌。

夏季常吃夜宵不仅易诱发胃癌，而且还容易引起肥胖、糖尿病等多种疾病。所以，夏季忌常吃夜宵。

### 22. 夏季忌多吃寒凉食物

天气转热，饮食也随之调理，配合气候的变化，才能达到夏季养生保健的最佳效果。

中医一直强调食疗的好处，在夏令时节应选吃一些去湿清热的食物，以加强抵抗力。如葛粉能促进体内微血管循环，预防高血压及胆固醇增高，亦能去湿及降骨火，适合中风人士食用；赤小豆已得到科学证明，有利尿功效；冬瓜、莲叶能消暑去湿；扁豆则能健脾去温。

除“因时进食”外，还要“因人进食”。不要盲目认为，夏日多进食清凉解热食物，对身体有好处。如有的人体质虚寒，对芥菜、西瓜等寒凉食物，应忌多吃。

### 23. 夏季吃冷冻食品切忌狼吞虎咽

烈日炎炎，骄阳似火，挥汗如雨。这时，如果饮上一杯冷藏饮料或冰淇淋，会顿觉清凉舒适，简直是一种享受。可是，你可曾知道，如果一时之间吃喝冷冻食品太多，或者吃时狼吞虎咽，便会反受其害。轻则腹泻几天，重则大病一场。

按照物理学原理，每 1 克的冰融化成为 0℃的水，要向周围吸取 80 卡的热量。人体的正常体温为 37℃，所食入 1 克的冰淇淋之类的冷饮，要融化为 0℃的水，又再变成 37℃的水，所需从周围吸取的热量大大超过 80 卡。人食用冷冻食品后感到凉快，其原因即在于此。如果短时间吃入冷冻食品过多过急，肠胃会一时失去大量的热量而受到伤害；另一方面，肠胃还分泌各种消化液，特别是胃酸，以消化食物和杀死、抑制食物中的细菌，一时失热过多，肠胃壁血管收缩，血流量减少，消化液必然大量减少，杀菌能力大大降低，细菌性疾病就会发生。当然，过多过急食入冷冻食品，是否会发生疾病，与一个人的体质强弱有关。但是，从卫生角度来考虑，吃冷冻食品切忌狼吞虎咽，还是慢饮慢食为好。

### 24. 夏季孕妇忌贪吃冷饮

当炎热的夏季，妇女怀孕后，由于内热，一般喜欢吃冷饮。贪吃冷饮，虽然一时痛快，但是对身体健康和胎儿发育不利。

孕妇在怀孕期间，肠胃对冷热的刺激非常敏感。如果多吃了冷饮，能使肠胃血管突然收缩，胃液分泌大为减少，消化功能降低，从而引起食欲不振、消化不良、腹泻，甚至引起胃部痉挛，出现剧烈腹痛现象。

孕妇的鼻、咽、气管等呼吸道黏膜，往往充血并有水肿，如果再大量吃冷饮，充血的血管突然收缩，血流减少，可导致局部的抵抗力减低，使潜伏在咽喉、气管、鼻腔、口腔里的细菌与病毒乘机而入，会引起嗓子痛哑、咳嗽、头痛等，严重时还能引起呼吸道感染或诱发扁桃体炎等病症。这些疾病都可导致胎儿受损。

孕妇贪吃冷饮，除引起孕妇发生以上病症外，胎儿在腹中对冷饮刺激也很敏感。当孕妇喝冷水或吃冷饮时，胎儿会在子宫内躁动不安，胎动会变得频繁。因此，孕妇吃冷饮一定要有节制，不可因贪吃冷饮而影响本身和胎儿的健康。

25. 夏季忌空腹吃西红柿

西红柿是夏季的时令食物，它既可当水果又可当蔬菜，酸甜适口，营养丰富，含有丰富的维生素C及钙、铁、磷等矿物质，深受人们的喜爱。

但是，西红柿中含有大量的胶质、果质、棉胶酚等成分，这些物质很容易与胃酸发生化学反应，凝结成不溶性的块状物质。这些块状物质有可能把胃的出口堵住，使胃内的压力升高，引起胃扩张，甚至产生剧烈的疼痛。而在饭后吃西红柿，胃酸与食物充分混合后，大大降低了胃酸的浓度，就不会结成硬块了。因此，夏季忌空腹吃西红柿。

26. 夏季忌食用变成红黄色的苦瓜

苦瓜为葫芦科植物苦瓜属的果实。苦瓜含有苦瓜苷、苦味素，是蔬菜中唯一以“苦”而独具特色的瓜果。苦瓜虽苦，却博得许多人的喜爱。

但是，在选择苦瓜时，以表面有棱和瘤状突起、颜色白绿色或青绿色、有光泽的为佳。苦瓜一旦老熟，表皮就变成黄色或红色，失去光泽，种子变红发硬，其味道和口感均不如嫩瓜，炒出菜来艮硬发柴，营养价值也大大降低。所以，夏季忌食用变成红黄色的苦瓜。

27. 夏季荔枝忌食用过量

荔枝是岭南夏季佳果和果中皇后。荔枝甘甜味佳，但是忌食用过量。

因为荔枝所含的单糖大部分为果糖，果糖比葡萄糖难消化吸收。果糖被机体吸收后，不容易直接被组织细胞氧化利用，需要经一系列酶的催化，才能变成葡萄糖或转变为糖原贮存。荔枝所含的大量水分可以稀释胃液等消化液，多食会使正常饮食量大为减少，甚至完全不能进食，导致低血糖，发生“荔枝病”，轻则恶心、呕吐、出汗、肢冷、腹痛，重则抽搐、昏迷。

28. 夏季西瓜忌长时间冷冻

夏季，如果将切开的西瓜冷冻过久，西瓜瓤表面会形成一层薄膜，冷气被瓜瓤所吸收。人们食用了这种西瓜，口腔内的唾液腺、舌味觉神经和牙周神经等往往会因受到冷刺激而处于麻痹状态，使人难以品味西瓜的甜味，还会损伤人的脾胃，引起咽喉炎。所以，夏季西瓜忌长时间冷冻。

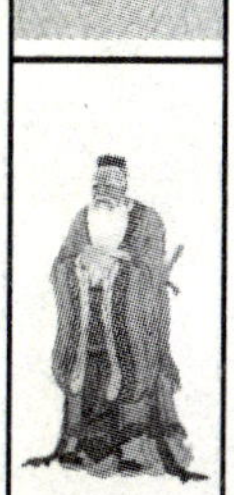

29. 夏季熬绿豆汤忌加矾

炎热的夏天，绿豆成为人们解暑的最佳食品。但是，有些家庭在熬绿豆汤时放些矾。虽然矾溶于水后能起到沉淀杂质的作用，使熬好的绿豆汤清晰透亮，但加矾后产生的问题却不少。

矾的品种很多，主要有钾明矾、烧明矾等。其中，常用的是钾明矾（硫酸铝钾）。钾明矾是一种食品添加剂，有使食品膨松及净化水质的作用。加矾后的绿豆汤，不仅口味变涩，失去了原来的清香适口风味，而且使绿豆汤中的部分营养物质遭到破坏。

另外，矾在水溶液中加热时能产生二氧化硫和三氧化硫等有害物质。因此，夏季熬绿豆汤时忌加矾。

### 30. 端午莫饮雄黄酒

我国民间有端午节喝雄黄酒的习俗，这一习俗起于何时，已难考究，至今有些地方，尤其是农村，每逢端午节，老老少少都要喝上几口，说是辟邪病，殊不知这是十分危险的。

雄黄是一种外用中药材，性温，味辛苦，功能燥湿、杀虫，常用于治疗疥癣、痈疽疮毒、破伤风、蛇虫咬伤、痔瘘及哮喘、惊痫等；据现代药理研究，雄黄对结核杆菌、金黄色葡萄球菌、变形杆菌、绿脓杆菌及多种皮肤病真菌均有抑制作用，近来用于治疗支气管哮喘、带状疱疹、流行性腮腺炎等，取得了较好的疗效。雄黄属于有毒类中药，其治病作用在于“以毒攻毒”。雄黄的主要成分是二硫化砷，二硫化砷遇热分解为三氧化二砷，即砒霜。砒霜进入人体后，会破坏某些细胞呼吸酶，使组织细胞不能获得氧气而死亡。它对胃粘膜有强烈的刺激性，使粘膜溃烂、出血，也会破坏血管，引起出血；还能损害肝脏，引起中毒性肝炎。雄黄的砷化合物还是一种较强的致癌物质，所以，饮用雄黄酒有一定的潜在危险。

“唯有儿时不能忘，持艾簪蒲额头王。”端午节时，除饮用雄黄酒外，大人还会将其涂抹在孩子的耳鼻面额和手臂、两腿上。“额头王”就是用雄黄酒在孩子额头上画“王”字，这也是十分危险的。因为雄黄除在体内吸收外，还可以由皮肤吸收，同样会严重危害身体健康。

雄黄酒中毒的主要症状，表现为上吐下泻，精神疲软。一旦出现中毒症状，应尽快送医院救治，如一时难以到达医院可采用催吐排毒的办法，尽量多喝开水，中和毒素，然后刺激喉部探吐，再饮用温水，补充水分。

### 31. 蚕豆清香当防病

在我国南方，每到五六月蚕豆成熟的季节，不管城市农村，家家户户餐桌上都会有碧绿清香的嫩蚕豆。它既可与大米配合煮成豆饭、豆粥，又可和其他菜肴一起烹调，作为佐餐美馔，还可与其他调料配伍，制成怪味蚕豆、蚕豆糖、糖醋蚕豆、兰花豆等令人喜爱的副食品。吃过嫩蚕豆的人都会对它的清香甘美的滋味赞口不绝。鲁迅先生回忆儿时听社戏的夜里，对和小伙伴们偷煮罗汉豆（即蚕豆）吃的情景，有着深深的怀恋。

蚕豆营养丰富。据测定，它每百克中含蛋白质 28.2 克，仅次于黑豆、青豆和大豆，超过了豌豆、绿豆、扁豆和赤豆；含碳水化合物 48.6 克、脂肪 0.8 克；还含有粗纤维和元素钙、磷、铁以及维生素 B、尼克酸等营养物质。蚕豆每百克热量为 1444 千焦，低于其他豆类，因此，它可作为低热量食物，对需要减肥，以及患高血脂、高血压和心血管系统疾病的人，是一种良好的食品。

中医认为，蚕豆气味甘平，有健脾、补中、益气、利湿、止血的功效。可治膈食、水肿。治胃肠膈食，用蚕豆粉适量加红糖调服。治水肿病，用蚕豆 50 克～400 克，炖黄牛肉服食。也可用蚕豆 100 克，冬瓜皮 100 克加水煎服。

蚕豆的其它部分，如茎、叶和花等，都可以作药用。用其生品捣汁内服，可以止血，对治疗鼻出血、吐血、咯血等出血性疾病有一定效果。用蚕豆的茎壳煎服，还有利水消肿的功用。

但是，吃蚕豆，也可以引起一种特发的疾病，即“蚕豆病”，又叫“蚕豆黄”。这种病在我国明代医书里已有记载，称之为“胡豆黄”。对它的病因和症状，有较详细的描述。据调查，这种病在全世界都有发现，以欧洲地中海沿岸、意大利撒丁岛地区最多，我国南方桂林、上海、贵阳、安徽、广东、江西和北京等地都有发现，已引起医学家们的重视。这是一种以黄疸和贫血为主要表现的全身溶血反应性疾病。本病的特征是，在进食蚕豆（不管生的、熟的、嫩的、老的，吃多吃少）或吸入蚕豆花粉后，短时间内（2 小时 ~48 小时，也有长至 15 天左右的，一般为 1 天 ~2 天）出现发热、口渴、黄疸、酱油色尿和头晕、心慌、气短、无力等严重贫血症状。有的病人还出现头痛、恶心、呕吐、腹泻、食欲不振等消化功能紊乱症状。严重的甚至出现少尿、无尿、昏迷、抽搐、瘫痪等急性肾功能衰竭症状。在发病年龄和性别中，以小男孩居多。有的医学统计资料表明，这种病在 3 岁以下孩子中占发病数的 70%，男性占 90% 以上。病情的严重程度和吃蚕豆多少无关，有的只吃一二粒即可发病。

怎么知道患了蚕豆病？一般可从下列几点来诊断：

1. 发病多在蚕豆成熟季节，病前曾进食蚕豆或吸入蚕豆花粉。对乳儿应留意母亲有否吃蚕豆。

2. 起病急，发作突然，短时间内就有严重贫血、血尿、发热，及全身皮肤、眼白发黄等黄疸症状。

3. 儿童发病较多，尤其 3 岁以下儿童。

4. 家族内有这类病人。

蚕豆病是一种医学上称之为自限性的疾病。许多轻症病人不经治疗，也可以自行好转。但严重的病人，可以因溶血、酸中毒和急性肾功能衰竭而导致生命危险。据医学家们研究，得这种病的人，是由于身体内红细胞中先天性缺乏一种葡萄糖 -6 - 磷酸脱氢酶。这种酶可以维护红细胞的细胞膜完整，使之不受破坏。奇怪的是缺乏葡萄糖 -6 - 磷酸脱氢酶的人平时不会发病，而当他们吃了蚕豆或吸入蚕豆花粉后，就会发生这种酶代谢紊乱。使红细胞得不到足够的能量，变得无力，易衰老，产生不出一种保护血红蛋白的辅酶——谷胱甘肽酶，红细胞寿命大大缩短，不能在血液里稳定存在。红细胞短时期内在血液里大量自身破坏，出现医学上所说的“溶血”现象。

对蚕豆病的治疗，重的应立即送医院抢救。一般的用补充葡萄糖、铁剂、维生素等支持疗法。也可以中药治疗，用当归、生地、白芍各 15 克，白茅根、仙鹤草各 30 克，藕节 10 克，大枣 5 枚，鲜松针 10 克，水煎，连服二三日即可。

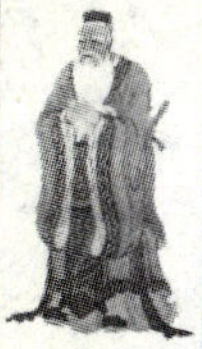

蚕豆在我国种植广泛，因此对蚕豆病应引起重视。预防蚕豆病最好是在蚕豆开花和收获的季节，儿童特别是 3 岁以下幼儿、患过这种病和有这种病家族史的人，不要到蚕豆田里去，更不要吃新鲜蚕豆。吃蚕豆时，应将蚕豆煮熟，去皮后再食用。

### 32. 夏季饮水要科学

#### （1）夏季饮水量与钠钾的补充

一般情况下，成人大约每天需要水 2500 ~3500 毫升左右。夏天出汗会引起水、钠盐和钾盐的丢失，对水的需求明显增加，除了从食物中摄取 1000 毫升，体内氧化过

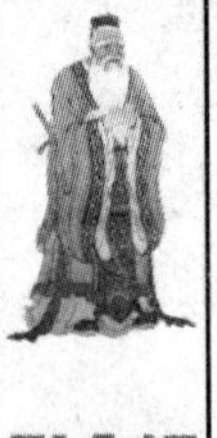

程产生约300毫升外，其余的都要从喝水及各种饮料中获得。为及时补充体内失去的水分和盐分，夏天人们的饮水量一般都较大。据测定，在气温35℃以上，空气湿度较小的情况下，室外工作或大部分时间在室外度过的人，每昼夜饮水量可达6500毫升左右。出汗后，血液浓缩，血流迟缓，血容量低，除了导致中暑外，还可因血粘稠度高，极易形成凝固性栓子，引发缺血性脑卒中等病证。由于尿液浓缩，还易使其中的晶体析出，形成结石。故夏季及时补充水分是十分重要的。

夏季除了及时补充水分外，还应增加钠、钾等有机盐的摄取，以维持水电解质的平衡。据测定，每100毫升的汗液中含钾14～22毫克，钠350～400毫克，镁0.14～4.5毫克。如果一个人工作8小时，出汗量不超过4000毫升，则每天从食物中摄取18克食盐，即可以补充消耗的钠，否则，则需另从饮料中补充，但饮料中氯化钠浓度不宜超过0.2%。盐水或盐汽水也可补充钠盐。钾盐的补充可从食物中获取，钾含量高的食物有水果、蔬菜、豆类或豆制品、海带等，必要时可在医生的指导下口服钾片。美国一位学者主张食用富含"碳酸氢钾"的水果或果汁。碳酸氢钾是钾的优良载体，一杯橙汁或一根香蕉中即含400毫克的"碳酸氢钾"。西瓜、菠萝、杏、桃、李子、哈密瓜等也都是富含钾的水果。

**（2）喝水的注意事项**

夏天最好喝白开水或淡盐水，现代研究证明，白开水所具有的生理活性，是许多高级饮料所无法比拟的。可取自来水煮沸后，待微温时饮用。夏季喝水不宜太热，否则使出汗过多，伤津耗气，但也不宜太凉。一般情况下喝20～25℃的新鲜温开水为好。特别口渴时可以喝10℃左右的水，因为水温超过15℃，解渴作用就明显减弱。中医学认为井水有清热解毒、养阴润燥的作用，可治疗痢疾、消渴、小便出血等病，特别是新井的第一批水效果更好。夏天若有条件饮到未被污染的井水，无疑对健康极为有利。

补充水分要及时，最好在口渴出现前就喝水，因为口渴表示人体水分已失去平衡，细胞开始脱水。

补充水分要缓缓进行，最好是少量、多次，不要暴饮，即使是在大渴难耐的情况下，也要慢慢饮用。这样可使机体排汗减慢，减少人体水分蒸发量。而且一次饮水过多，会冲淡胃液，造成对消化系统的损害。古人对此早有告诫"不欲极渴而饮，饮不过量"。

用餐前1小时可饮一些水，饮入的水经1小时左右就可补充到全身组织细胞，这样可保持体内分泌充足的消化液。而用餐时则不宜多饮水，因会冲淡消化液，影响食物的消化吸收。

未经煮沸的水称为生水，不能直接饮用，特别是环境日益污染的今天，江河水和井水中往往含有大量的细菌和寄生虫卵，喝了容易引起疾病。即使是自来水，虽经加氯消毒，但并不能杀灭所有的病原微生物，也要煮沸后再饮用。河水和井水在煮沸前，需用漂白粉杀菌消毒，每1立方米水加含25%有效氯的漂白粉2～8克。漂白粉可杀灭水中的致病菌，但要控制用量，因为有研究提示，长期饮用加氯的水有致癌的可能。夏季在传染病流行时，还可用中药贯众置水中以杀虫消毒。现代研究发现，贯众有抗病毒和细菌的作用，用于消毒饮水，对预防流行性感冒、流行性脑脊髓膜炎有一定的效果。

**(3)夏季饮茶的学问**

茶叶品种繁多,夏季,特别是长夏湿气较重时,以饮清淡的绿茶为宜。绿茶是未经发酵处理的茶叶,人们所熟悉的龙井、碧螺春等,都属绿茶。绿茶味苦性微寒,有消暑降温、健脾祛湿、清热除烦、消食去油腻的功效。茶叶中的泛酸能滋润皮肤,保持其光泽润滑。面部生有痤疮者,也应多饮绿茶,因为绿茶清热去火之力较强,有利于美容。

绿茶有冷饮法和热饮法两种,有人发现,喝热茶更利于散热,一方面,热茶有轻微的发汗作用,另一方面,茶叶中的茶碱有利尿作用,随着尿液的排出,可带走部分热量。30℃左右与体温相近的温茶止渴作用最好,其水分子能较快排列整齐地进入肠壁,所以能很快解渴并产生凉爽的感觉。喝绿茶时加一些盐,即所谓的盐茶,不仅能解暑止渴,而且能补充因出汗损失的钠盐。可取食盐5克,茶叶10克,用1000毫升沸水冲泡,待稍凉后饮用。

现代研究表明,绿茶中的茶多酚能与细菌的蛋白质结合,可令细菌死亡,对引起霍乱、痢疾、肠伤寒等急性肠胃病的致病菌,以及金黄色葡萄球菌有抑制和杀灭作用。可见夏季饮绿茶还有利于防治胃肠道疾病。

夏天喝茶应注意以下几点:

喝茶不宜过浓,且要适量,不可多饮,多饮浓茶会助湿,损伤脾胃。

不要空腹喝茶,也不要饭后马上喝茶。夏天汗多,空腹喝多了水,水随汗排出,同时带走盐分,会形成茶水喝得越多,汗出得越多,盐分丢失越多的恶性循环。

为有利于排汗散热和预防中暑,以慢慢饮热茶为好。若单纯为了解渴,则茶水的温度可低一些,以25~35℃为佳。

不要喝隔夜茶。在夏天,茶水搁置时间长,更易被微生物污染,茶水的一些成分也被氧化,胺类物质增加,对身体有害。

**33. 饮料并非都有益**

所谓软饮料是指不含酒精的饮品。以汽水为代表的碳酸饮料,含有碳酸气,饮入人体后,随着气泡的发散,能很快带走体内的一部分热量,因而给人以凉爽舒服之感。碳酸气在水中的溶解度与温度有关,温度越低溶解度越大,内含气泡也多,所以,冰镇汽水喝起来特别清凉爽口。碳酸气对胃壁有微弱的刺激作用,能增强胃的蠕动,促进胃液分泌,故夏季适量地喝些汽水是有好处的。但是,汽水中所含的有些原料是化学合成物,对健康不利。有人做过这样的实验,把一颗牙齿放在汽水中浸泡48小时,牙齿就已经软化了,因为汽水中所含的磷酸液具有腐蚀性,所以汽水喝得太多是没有好处的。

水果饮料为纯天然饮料,不含任何调味素和色素等食品添加剂,于人体健康更为有利,是夏季值得提倡的保健饮料。如草莓汁、西瓜汁、番茄汁、山楂汁等,不仅酸甜适度,清香可口,有良好的清暑解渴作用,且营养丰富,并能健胃消食、滋补强壮。在我国最有代表性、且最受人们喜爱的消暑保健饮料是传统的酸梅汤。酸梅汤是用中药乌梅(或加入山楂)和糖熬制而成。

酸梅汤的制作:乌梅100克,洗净,加1500毫升水,煮沸后改用文火熬制10分钟

（也可加山楂片同煮）。然后滤残渣，加入白糖300克，桂花20克即可。

冰淇淋、雪糕和冰砖、冰棍等各种有色有味的甜饮料，由于含奶、糖成分较多，止渴作用并不好，喝时有短暂的清凉感，但随即舌热嘴腻，反而觉得口干舌燥，不能真正缓解因失盐出现的口渴。甜饮料含有较多的糖或糖精、合成色素、防腐剂和大量电解质，这些物质进入胃后，因与胃酸、酶及胃内容物发生生化反应而滞留时间较长，会增加对胃的刺激，降低食欲，影响消化吸收。

## （二）菜蔬与养生

《诗经》云："七月流火……采蘩祁祁。"3000多年前，古人即采蘩（野菜之一的白蒿）以清暑。夏季，光照雨润，万物茁壮，野菜也长得枝繁叶茂，鲜嫩可爱。看着野菜翠绿欲滴，凉意顿生。采食野菜，更爽心身。

**苦　笋**

苦笋味甘，性凉而不寒，具消暑解毒、减肥健身、健胃消积等功效，是夏季餐桌上的可口菜肴。

**仙人掌**

仙人掌性味苦寒，具有清热解毒、行气活血、化痰安神的作用。实验证实，仙人掌能防止动脉硬化，还可治疗糖尿病、肥胖症、肺癌等病症。

**车前草**

车前草性味甘寒，有利尿、清热的功效。主要用来治疗腹泻、小便不利，也可用来治疗慢性气管炎和痢疾者。秋季采车前草的种子，中药学叫车前子，性味甘寒，其药效更大，主要用来治咳嗽和腹泻等症，也可用于降血压和转正胎位。

**仙鹤草**

仙鹤草的嫩茎叶营养丰富，也是止血良药，可广泛用于各种出血性疾病，还可用于小儿疳积、滴虫性阴道炎等。食管癌食饮不能下咽者，采鲜茎叶捣取汁液饮之，有良效。

**牛舌菜**

唐代《日华子本草》指出牛舌菜可作菜吃，其性味甘寒，有清热解毒功效，可用于治疗扁桃体炎、痔疮出血等，尤适宜于老年便秘者，但便溏和有慢性腹泻者不宜食用。

**夏枯草**

夏枯草，性味微苦辛、寒，具有清肝泻热、散热解毒的功效，可用于治疗头昏头晕、目赤肿痛。夏枯草煮汤喝，可补充天热出汗丢失的钾。

实验证实，夏枯草有降血压作用，对结核杆菌有抑制和杀灭作用，对金色葡萄球菌、溶血性链球菌等有很好的抑菌作用，可用于治疗细菌性痢疾、传染性肝炎等。

**景天三七**

景天三七具有止血、活血的功效，可用于各种出血症和跌打损伤引起的淤血肿痛，可以预防心脑血管病和糖尿病。食其嫩叶，可防治老年习惯性便秘。

**猪毛菜**

猪毛菜性甘凉，主要用来清肝平肝、降血压，尤其是补钙效果极佳。猪毛菜嫩茎叶降压力弱，甚至有轻微升压作用，只有果实成熟时采集全草，降压作用才显著。

**黄　瓜**

味甘性凉，有清热、止渴、利水等功效，适用于身热烦渴、唇舌干燥、小便不利、咽喉肿痛、痱子、痢疾、腹泻、水火烫伤等。黄瓜能促进肠道排空，降低胆固醇，有减肥、抗癌和美容作用。故炎热的夏天多吃黄瓜有很多好处。凉拌黄瓜是夏季最受欢迎的菜肴，适当加入蒜与醋，不仅味道可口，又可清热解暑，开胃促消化，还可预防肠道传染病。此外，饮用新鲜黄瓜汁，有很好的清热止渴作用。取黄瓜1000克，洗净后切成小块，搅成泥状，冲入凉开水500毫升，调匀后用细纱布包裹，压榨取汁，再加入蜂蜜50克，搅匀，每次饮用100～200毫升，每日2～3次。

**冬　瓜**

冬瓜清凉爽口，味甘淡，性微寒，不仅含有大量营养物质，还是一种清热解暑的大众化蔬菜，并有利尿渗湿的功效。冬瓜吃法多样，用于消暑降温可水煮、焖炖、蒸炒，也可榨汁：取鲜冬瓜1000～2000克，洗净去皮，切成薄片，用布袋包好，压榨成汁，再加入白糖适量，食用香精3滴，搅匀后即可饮，每次150～200毫升，每日2～4次，当茶饮用。冬瓜皮的利尿作用更强，还可用于治疗痱子，用冬瓜皮轻轻摩擦患处，1日数次，即可见效。

**苦　瓜**

性味苦、寒，苦瓜含有苦味素，吃起来有浓厚的苦味。苦瓜味虽苦，但营养价值高，又有很好的防病治病作用。苦瓜能清热解毒，消暑止渴。夏天吃苦瓜，可防治中暑、疖肿、肠炎、痢疾等。还可清肝明目，用于肝火旺引起的目赤肿痛。苦瓜中维生素C的含量很高，优良品种的苦瓜所含的铁质也很高。

苦瓜可做成凉茶、菜汤、米粥，也可用来凉拌。若加辣椒、香菜、豆豉等烹炒，或制成酱菜佐餐，能开胃增进食欲。如果怕苦味太重，可把苦瓜切成丝或片，放在凉水中浸泡数分钟后再烹调，能减少苦味。苦瓜凉茶的制作，可切碎后直接水煎，也可去瓤后捣成泥状，加50克糖，拌匀，隔2小时后滤渣取汁，用凉开水冲服。

现代研究发现，苦瓜能促进人体免疫细胞的吞噬能力，能有效抑制爱滋病病毒和癌细胞，尤其在降低血糖方面，作用显著，且无副作用。有报道将苦瓜制成片剂，用于糖尿病的治疗，取得了很好的疗效。故夏季应经常吃苦瓜，不仅清热防署，还有多种食疗价值和药用功效。

**丝　瓜**

性味甘凉，含有丰富的营养，在瓜果蔬菜中，其蛋白质、钙、维生素C等含量都较高。能清热解毒，通经络，化痰湿，夏季经常用丝瓜做汤做菜，能解暑开胃，生津止渴，使人少生疖子、痱子。

**鲜　藕**

性味甘凉，能清热止渴，健脾开胃，凉血散瘀，还能止血，解酒毒。用于暑热引起的心烦口渴等症，以肥大色白的藕为好。生藕吃起来鲜嫩可口，捣汁饮用清热生津止渴效果更好。但有些藕中寄生着姜片虫，人吃了带姜片虫囊蚴的生藕，会引起感染而生病。因此最好将藕煮熟或炒熟后再吃。

**番　茄**

又称西红柿。尽管一年四季均可见到，但以夏季最多。番茄性味酸甘、平，能健脾消食，生津止渴，清热解毒，凉血平肝。可预防中暑，增进食欲，帮助消化；还能用于胃热口苦、口臭等。番茄含大量维生素，有利于维护血管和皮肤的弹性；所含有机酸能促进胃肠消化功能。

### （三）水果与养生

随着夏季的到来，许多鲜果、蔬菜相继应市，此时亦是“食疗”的好时机。夏季多吃新鲜蔬菜瓜果，可补充维生素和矿物质。许多夏熟水果都含有丰富的维生素 C，因为夏季人们对维生素 C 需要量更大。

**西　瓜**

西瓜性寒，清热，甜润适口，含丰富的水分，果糖，维生素 A、维生素 B、维生素 C，胡萝卜素，多种有机酸，钾盐，氨基酸等营养成分，有清暑除烦、生津止渴、利尿等作用。药理实验发现，西瓜肉中的瓜氨酸和精氨酸，能促进大鼠肝中尿素形成，导致利尿，使热从小便中排出，西瓜还能清热化痰、消炎，也可用于治疗咽喉肿痛。中医学称它为天生白虎汤，历来都被医家推为夏令消暑佳品。三伏暑热或湿热引起的热盛伤津，心烦口渴，头胀胸闷以及小便短赤等症，取西瓜汁饮服均能收到很好的效果。特别是从事露天作业的或其他室内高温环境下工作者，更应该多食西瓜。有的保健歌诀中说：“暑天吃西瓜，药物不用抓”。近年来，医学研究发现，西瓜所含的糖、盐类、蛋白酶，能降低血压，软化血管，抗坏血症，治疗肾炎水肿等。有烟酒嗜好和喜吃盐腌食品的人易患食道癌，但常食西瓜可减少患食道癌的机会。

然而西瓜性寒，多吃易损伤脾阳、助湿，特别是脾胃虚寒的人不宜多吃；其含糖量高，糖尿病患者也不宜多吃。健康人吃西瓜也应适量，一次不要吃得太多，否则会冲淡胃液，引起消化不良或腹泻。吃西瓜时不要狼吞虎咽，以防咽下的西瓜子坠入气管，造成急性气管阻塞而危及生命。另外，不能吃冰镇时间过长的西瓜，以免损伤脾胃，引起各种疾病。切开的西瓜不宜久放，以防细菌繁殖或被污染。

人们吃西瓜时，往往把西瓜皮扔掉，这是十分可惜的。西瓜皮可以烹制各种小菜，将西瓜皮内吃剩的瓜瓤和最外层的硬皮去掉，切成细条，加适量辣椒及其他佐料烹炒，既能增加食欲，又能解暑。西瓜外层硬皮洗净后切片晒干，可作药用，中药学称为西瓜翠衣。用西瓜翠衣煎汤内服，有清热降火，生津止渴的作用；研末外用还可治疗风火牙痛。

**草　莓**

草莓为夏初时节的佳果，不仅果肉多汁，酸甜可口，香味浓郁，且营养丰富。中医学认为，草莓味甘、性凉，有健脾养胃，消食止泻，清暑解热，生津止渴，利尿、利咽等作用。草莓中因含有较多的半胶类物质，能刺激消化液分泌及肠道的蠕动，促进消化。近年来发现它对防止动脉粥样硬化、冠心病等心脑血管疾病以及恶性肿瘤等均有一定的疗效。

草莓的吃法很多，除鲜食外，还可制成果酱、果汁、果脯等。用于祛暑最好还是喝鲜草莓汁，取鲜草莓 300～500 克，洗净后切成小块，搅成泥状制成汁，冲入凉开水 1000 毫升，再加入白糖适量，待糖溶化后即可饮用，每次 50～100 毫升，每日 2～3 次。

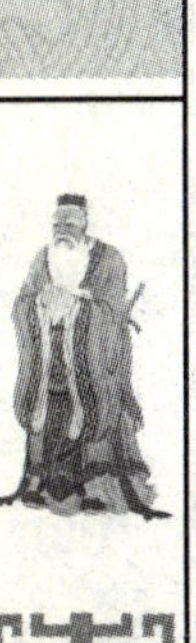

**杨 梅**

杨梅是南方的特产水果，甜润微酸，清凉爽口。甘酸化阴，故具有很强的生津止渴作用，鲜杨梅汁是夏季清凉解渴的饮品，取杨梅500克，洗净，沥去水分，挤压成汁；取白糖100克，放在开水中，搅至溶化，凉后过滤出糖汁倒入杨梅汁中，调匀即成。每次饮用100～200毫升，每日2～3次。取鲜果30克水煎服，有预防中暑的作用。杨梅又能和胃消食，夏季吃杨梅，对增进食欲，促进消化大有裨益，还能治疗食后腹胀，痢疾腹痛。

**枇杷、水蜜桃**

也是夏季甘酸化阴之佳果，酸甜滋润，内含多种维生素及其他多种营养物质。夏季喝枇杷汁和水蜜桃汁均可起到较好的补充水分和营养物质的作用，即所谓的益气生津。枇杷还可润肺止咳，水蜜桃还能活血美容。

**杏**

杏肉味酸甘，性温，含柠檬酸、苹果酸等，养生保健，多用杏干。《本草图经》记载夏季农历五月收取成熟杏子，去核后用火蒸熟、烘干，加少许白糖收藏。又甘又酸的杏干主要有润肺定喘、生津止渴及美容作用。夏季口干舌燥时不妨嚼吃几枚杏干，可使津液顿生。另外，杏干还有解毒的作用。

**甜 瓜**

性味甘寒。是夏季的常用瓜果之一。能生津止渴，解暑利尿，并通利胸膈，增进食欲。

**菠 萝**

菠萝肉脆多汁，香甜带酸。性味甘平。生津和胃，益气解暑，夏暑用之甚宜。本品有较高的营养价值，含有一种跟胃液相类似的酵素，能助消化，特别能消肉食蛋白。故宜饭后食用。但菠萝中所含的生物苷和菠萝蛋白酶会使有的人发生过敏。将削去皮的菠萝切成块，在盐水中浸泡10分钟左右，或加热后再吃，可起到预防过敏的作用。防治中暑和消化不良，可取盐水浸泡过的菠萝250克，捣烂榨汁饮服，每日2次。

**椰 子**

椰肉含丰富的蛋白质，其中脂肪高达35%～45%。其味芳香滑脆，犹如奶油，营养价值甚高。生椰汁生津止渴力强，还能解暑利尿，可有效地解除暑热烦渴。

**龙 眼**

性味甘平，微温。补气补血，生津润燥，健脑益智，养心安神。本品滋补力强，是夏季补心的佳品，可生食，也可食其干果。对于怔忡心悸、贫血、健忘、失眠者，均有较好的疗效。《本草纲目》云："食品以荔枝为贵，而资益则龙眼为良，盖荔枝性热，而龙眼和平也。"意思是说，就食品而言，荔枝比龙眼味更美，但就补益作用而言，则性平的龙眼胜于性热的荔枝。

**芒 果**

炎炎夏日，是芒果成熟的旺季。果肉艳黄，闻之蜜味幽香，吃之酥软酸甜，历来广受世人的青睐。它还享有"热带果王"之盛誉。芒果营养颇为丰富，其中，维生素A原和C的含量最丰，居众果之首或名列前茅。近年科学研究发现，芒果能降低血脂，防治心血管疾患。鲜芒果所含的芒果甙，有化痰抗癌作用。中医学认为，芒果味甘酸、性温，有开胃、止呕、生津止渴、利尿之功。芒果上市的夏季，常适时生食些芒果，可治暑热汗多、烦渴、厌食、恶心呕吐、头晕、尿涩等症。

**草　莓**

草莓具有清暑解热、润肺化痰、利尿止泻、助消化等功效，可用于防止动脉粥样硬化、冠心病及脑溢血等，对痔疮、高血压、高胆固醇的治疗也具有显著效果。

从草莓中提炼出的草莓胺，可用于治疗白血症、障碍性贫血等血液病。而且，草莓中还含有抗癌成分，可抑制恶性肿瘤生长。

**葡　萄**

葡萄中富含有一种可能具有抗癌作用的物质，葡萄酒中也同样发现少量的这种化学物质。因此，防癌应多吃葡萄，尤其是红葡萄，还可以吃葡萄汁和葡萄干。

**梨**

梨具有清热润肺、润燥化痰、生津止渴的功效，可用于治疗热病伤津、心烦口渴、肺热咳嗽、精神不宁等病症。

**桃**

桃的营养既丰富又均衡，是理想的保健果品。故《本草纲目》说："作脯食，益颜色。"

## （四）其他食养原料与养生

**豆　类**

《遵生八笺》说"夏气热宜食菽以寒之"，菽，为豆类的总称。豆类多性凉或平，可去热，且多有健脾利湿作用，故夏季宜多吃豆类。

绿豆　绿豆性味甘凉。可清热解毒，消暑止渴，调和五脏。李时珍曾高度评价绿豆为"济世之良谷"。热天吃绿豆不但能清热解暑、利尿，还能补充人体丢失的蛋白质。夏季一天工作和劳动之余，喝一碗绿豆汤，可令人神清气爽，暑热烦渴顿然消减。绿豆汤可冷饮，也可热食，可甜服，也可淡喝，制作也相当简便。取绿豆 50 克，洗净，加水烧汤，煮至绿豆开花，取汤冲茶叶少许，5 分钟后即可饮服。绿豆还能治疗痱子、疖肿、多种皮炎等夏季多发病。值得强调的是，绿豆能解一切毒物中毒，如酒精毒、砒霜毒、丹石毒、药物毒，尤其是食物中毒。此外，绿豆还能降脂、降压。

黑豆　味甘、微苦，性平。色黑入肾、入血，能补肾滋阴，补血明目，散热解毒，消肿利水。本品营养丰富，与黄豆相近，而所含蛋白质高于黄豆。也是夏令消暑清热的佳品。煮食，可治夏季伤风感冒、发热恶寒、头痛、鼻塞等。也可用于病后体弱者的滋补。

赤豆　性味甘酸。功效清热利水，活血消肿，对夏季皮肤常发的疮疡肿疖等有较强的排毒消肿作用。

绿豆芽　功能清热解暑。可用开水泡后凉拌吃，也可炒食。

黄豆芽　黄豆芽质地脆嫩，营养丰富，它除含有黄豆的营养成分外，还含有丰富的维生素 C。黄豆芽的蛋白质利用率较黄豆高出 10% 左右。豆类发芽时，由于酶的作用，其所含的钙、铁等矿物元素被释放出来，维生素 C、维生素 B，胡萝卜素的含量也成倍增加。大家知道维生素 $B_{12}$ 只有动物体内的微生物才能合成，然而有专家测得，黄豆无菌发芽后，在豆芽中维生素 $B_{12}$ 大约增加 10 倍，这给素食者提供了良好的膳食来源，是夏季补充营养的良好食品。而且黄豆芽具有利湿清热、降脂破瘀、和胃消积等功用。有利于祛除夏季暑湿。

白豆腐　性味甘凉。功能益气和胃，清热解毒，生津润燥。人们在夏天往往食欲不好，特别不想吃肉食，豆腐中的植物蛋白质既可补充营养，又利于消化，其所含的丰富的维生素 $B_1$ 可增进食欲。尤其是凉拌豆腐，甚是清凉开胃。

鲜扁豆　又称白扁豆，既是食品，又是药品。性味甘平。功能健脾和中，消暑化湿。对脾胃虚弱，饮食减少，消化不良，呕吐腹泻，中暑发热，妇女带下，效果较好。干扁豆是一种中药，也有健脾和中、消暑化湿的作用，适合夏季食用。

四季豆　又叫刀豆、芸豆、菜豆。健脾化湿、止泻、作用与扁豆相似，含丰富的维生素及钙、铁等元素，且蛋白质的含量较高。

扁豆、四季豆等是夏季经常食用的鲜豆类食品，营养十分丰富，但其外皮中含有一种叫皂素的有毒物质，豆粒中含有被称作凝集素的毒性蛋白，烹饪时一定要将其烧熟煮透，使毒物完全破坏，否则吃了未熟透的四季豆、扁豆会引起食物中毒。皂素可刺激消化道粘膜引起胃肠炎症状，如恶心、呕吐、腹痛、腹泻水样便和神经系统的症状，如头晕、头痛、胸闷、怕冷、出冷汗等。皂素还能破坏血中的红细胞凝集素，有凝血作用，并能引起剧烈呕吐。故炒四季豆时不能只图脆嫩爽口，颜色鲜绿，应用大火急炒后迅速出锅。为预防中毒，正确的烹饪方法是，先将豆放在水里浸泡 1 ~ 2 小时，或放在开水中烫一会儿，捞出。然后将其充分加热，烧熟煮透，没有一点生的味道才可。另外要吃新鲜的四季豆，因为贮存太久的四季豆更易发生中毒。

**粮油**

粳米　粳米是我国南方人的主食。性味甘、平。有补脾养胃、促进气血化生的作用，还可止泻。夏季经常用粳米煮粥食用，可补气生津止渴。粳米粥也是胃肠炎或痢疾患者病中和病后的最佳调补食品。

糯米　有补中益气、生津止渴、止泻的作用。夏季端午节，家家户户都有用糯米包粽子的习俗，还常常加入一些红枣、大豆、干果等。此时，正值江南地区阴雨连绵的黄梅天，天气闷热，吃一盘香糯甜美的冷粽子，既可大开胃口，又富于营养。据李时珍在《本草纲目》中的记载，粽子性味甘温，粽子与截疟药物同用可治疗疟疾。但要注意的是，黄梅季节的环境温度和湿度非常有利于细菌生长繁殖。包好的粽子往往能吃几天，这给细菌繁殖带来了有利的时机，很容易造成食物中毒。而且粽子不易消化，过食会伤及脾胃，引起腹泻。故包粽子宜小不宜大，这样可以煮得透，有利于杀灭细菌；煮粽子宜少不宜多，最好现烧现吃，不让细菌有繁殖的机会；另外，一次不要吃得太多，以防消化不良。

小麦　性味甘平。养心安神，补益脾胃，除热止渴。夏季食小麦有利于养心健脾。

食用油　夏季宜用性凉的茶子油、麻油，前者可清除暑热之毒，后者气香，用于凉拌菜，可增加食欲。

**调料**

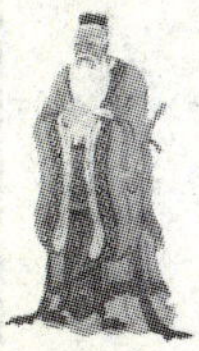

生姜　有句饮食名谚“冬吃萝卜夏食姜，少劳医生开药方”。生姜味辛，性微温。有解表发汗、温中散寒、去痰解毒、止呕止咳的作用。生姜含有多种氨基酸、挥发油和姜辣素，不仅是荤素菜肴的调味品，而且能健胃止痛和帮助消化。

夏季人们贪凉易致寒邪侵袭而导致感冒，若及时喝点生姜汤可疏风散寒，治疗感冒。又人体受暑热或出汗过多常不思饮食，生姜中的姜辣素能刺激舌头上的味觉神经和肠粘膜上的感受器，通过神经反射增强味觉，促使胃肠道充血，增加消化器官的蠕动和消化液的分泌，使肠粘膜的吸收能力加强，从而起到醒脾健胃、促进消化的作用。因此，夏天常吃生姜可以明显增进我们的食欲。此外，生姜的解毒作用，有利于防治夏季肠道传染病。医学研究发现，生姜具有某些抗生素的作用，尤其是对消化道沙门菌效果明显。对某些真菌、葡萄球菌及阴道滴虫也有抑制作用。但要注意不宜一次食入过多生姜，尤其是素体心肝火旺者及患有痈疮疖肿、目赤肿痛者更应慎用。

大蒜　大蒜营养丰富，具有减慢心率，增加心脏收缩力，扩张末梢血管，利尿，抗癌，降低血压、血脂和血糖等多种功用。大蒜挥发油内含有蒜素和大蒜辣素，具有广谱杀菌作用，这在夏季显得更加重要。据研究，大蒜对流感病毒，金黄色葡萄球菌，脑膜炎球菌，伤寒、痢疾、大肠杆菌，霍乱弧菌，百日咳病菌，以及阿米巴原虫、蛲虫、钩虫等寄生虫都有很好的杀灭作用，其中对大肠杆菌、痢疾杆菌作用尤为明显，某些对青霉素、磺胺类药物已产生耐药性的细菌，大蒜对其仍能发生很好的抑制作用。此外，大蒜又能促进消化，增进食欲，故夏季多吃蒜，消毒又保健。大蒜在我国古代还用来治疗中暑，有一本名叫《避暑录话》的书记载说，曾经有人在夏天骑马中暑昏厥，同路人用大蒜及道边的热土各1把研烂，与干净的水混合，灌服昏厥之人，很快令其就苏醒过来。

大蒜虽有保健之功，但也不宜过食。中医学认为大蒜味辛，性热。辛能散气，热能助火，过量食用对身体也有不利的一面。大量食用大蒜，其挥发油和生物碱会刺激胃部，患有肝、胃、膀胱疾病和心脏病者，会加剧病情。

辣椒　辣椒辛热，能促使人体排汗，在闷热的环境里让人感到凉爽舒适。吃辣还能增加食欲，帮助消化，有助于人们防止在高温、高湿的时候出现的消化液分泌减少、胃肠蠕动减弱现象。但与大蒜一样不能过量食用。

醋　醋性温，味甚酸，中医学认为酸味能收能涩，可敛汗，可止泻。据《本草纲目》等古书记载，醋还有开胃消食、醒酒杀菌、解鱼蟹之毒等功用。人体所需的维生素C主要来源于蔬菜，凉拌蔬菜加醋后，在酸性环境中，能防止维生素C被氧化破坏，对维生素C起保护作用。食醋还能软化蔬菜中的纤维素，帮助蔬菜的消化和吸收。故凉拌菜加醋，既可调味，又可杀菌。醋一般以陈久者为佳。

在夏季醋容易生长霉菌（产膜酵母菌），在醋的表面形成一层“白醭”，在食前去掉“白醭”，再加热至65℃几分钟，就可杀灭此霉菌。在醋中放入几瓣大蒜能防止霉菌生长。

## （五）夏季养生粥

夏天炎热，胃肠功能受暑热刺激相对减弱。为此，保证胃肠功能正常，选用食物滋养补益，抵御暑热侵袭，是夏季养生的重要一环。明代医药学家李时珍曾提出，食粥一大碗是夏季最佳饮食。如将绿豆、莲子、荷叶、芦根、扁豆等加入粳米中一并煮粥，并搁凉后食用，可起到健脾胃、祛暑热的功效。

暑天，运用饮食的营养作用养生益寿，是减少疾病，防止衰老的有效健康保证。夏季的饮食调养是以暑天的气候特点为基础，由于夏令气候炎热，易伤津耗气，因此常可选用药粥滋补身体。从古至今，这方面都很有讲究。《黄帝内经》有“药以去之，食以随之”、“谷肉果菜，食养尽之”的论点。

著名医家李时珍特别推崇药粥养生，他说：“每日起食粥一大碗，空腹虚，谷气便作，所补不细，又极柔腻，与肠胃相得，最为饮食之妙也。”药粥对老年人、儿童、脾胃功能虚弱者都是适宜的。因此，古人称“世间第一补人之物乃粥也”。《医药六书》赞：“粳米粥为资生化育坤丹，糯米粥为温养胃气妙品”。这是前人对粥养人的重要评价。药粥虽说对人体有益，也不可通用，要根据每人的不同体质、疾病，选用适当的药物，配制成粥，方可达到满意的效果。

盛夏阳热下降，姻蕴熏蒸，水汽上腾，湿气充斥，所以在这个季节，感受湿邪者较多。在中医学中，湿为阴邪，其性趋下，重浊黏滞，易阻遏气机，损伤阳气，所以，食疗药膳以清热解暑和温热升阳为好。

**扁豆粥**

粳米和白扁豆各适量，加水共煮成粥。此粥具有健脾和中、化湿止泻、消暑等作用，适用于夏季中暑所致的吐泻、食欲不振等症。

**赤豆粥**

粳米和赤豆各适量，加水共煮成粥。此粥具有利水消肿、补血健脾的作用，适用于水肿、脚气足肿、贫血等症。

**绿豆粥**

粳米和绿豆各适量，加水共煮成粥。此粥具有祛暑除烦、清热解毒、消肿降脂等作用，适用于冠心病、暑热烦渴、疮毒疖肿等病症。

**黄瓜粥**

黄瓜和粳米各适量，先煮粳米。待粥快熟时加入黄瓜片，稍煮即成。此粥清香爽口，可清热解毒、嫩肤美容。

**冬瓜粥**

冬瓜和粳米各适量，加水共煮成粥。此粥清香爽口，可利水消肿、清热解毒、减肥健美，适用于暑天心胸烦闷、小便赤黄等症。

**松子粥**

松子仁少许，粳米和蜂蜜各适量，松子仁研碎和粳米煮粥，粥熟后调入蜂蜜即可食用。此粥具有补虚、润肺、滑肠等功效，适用于中老年人及体弱早衰、头晕目眩、肺燥咳嗽、慢性便秘等症。

**桂圆粥**

桂圆和白糖各少许，粳米适量，将桂圆同粳米共入锅中，加适量的水，熬煮成粥，调入白糖即成。此粥具有补益心脾、养血安神之功效，尤其适用于劳伤心脾、思虑过度、身体瘦弱、健忘失虑、月经失调等症。

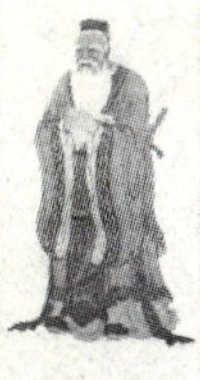

**薄荷粥**

新鲜薄荷、粳米、冰糖各适量，先将薄荷煎汤取汁备用，粳米煮粥，待粥将熟时加入薄荷汤及适量冰糖，煮沸一会儿即可。此粥具有清热解暑、疏风散热、清利咽喉等功效，适用于风热感冒、口疮、风疹、胸胁胀闷等症。

**金银花粥**

金银花和粳米、冰糖各适量，金银花水煎后取浓汁约150毫升，再加水300毫升与粳米煮成稀粥，熟后放入冰糖即可。此粥具有清热解毒、消肿降压等功效，适用于风热感冒、头痛目赤、咽喉肿痛、高血压、冠心病等症。

**红枣莲子粥**

红枣、莲子、糯米、红糖各适量，红枣去核、莲子去芯，与糯米一起加水煮，粥成时加红糖拌匀即可。此粥具有补血、养颜、美肤等功效。

**苦瓜菊花粥**

苦瓜、菊花、粳米、冰糖各适量，将苦瓜洗净去瓤，切成小块备用。粳米洗净，菊花漂洗，二者同入锅中，倒入适量的清水，置于武火上煮，待水煮沸后，将苦瓜、冰糖放入锅中，改用文火继续煮至米开花时即可。此粥具有清利暑热、止痢解毒之功效，适用于中暑烦渴、痢疾等症。

**粟米山药糊**

粟米和山药各适量，二者研细末，加水煮成糊，白糖适量调味服食。此粥主治小儿消化不良。

**菊花粥**

菊花10～15克，研末，粳米100克，加水适量煮粥，待粥将成时调入菊花末，稍煮至沸即可食用，可作早晚餐食用。此粥清热解暑，经常食用能使人肢体轻松，醒脑提神。

**薄荷粥**

鲜薄荷30克，或干薄荷15克，煎汤另放候冷。以粳米50克，加水煮粥，待粥将成时，加入薄荷汤及冰糖适量，再煮一二沸即成，可在夏季午后凉服。有解热祛暑的效果。

**白扁豆粥**

白扁豆适量（干品60克，鲜品120克），粳米100克，加水同煮为粥，作早晚餐食用。可用于防治中暑烦渴、暑湿泄泻等。

**荷叶粥**

鲜荷叶1张，洗净，煎汤取汁，用粳米50～100克，砂糖或少许盐，共熬成粥。荷叶煮粥，不仅气味清香可口，而且有升清、消暑、清热、宽中的功效。可防中暑。

或再加莲子适量一起煮，而成莲子荷叶粥，不仅消暑，且可健脾养心，改善睡眠与记忆，促进消化。

或加绿豆50克一起煮，而成绿豆荷叶粥，清热消暑作用更强，还可解毒。

**莲藕粥**

莲藕100克，洗净切片，取适量糯米一并放入清水同煮，煮熟后再加入白糖调味即可食用。功能是补益脾胃、养神益气，可以治疗嗜睡、消化不良、精神倦怠、心神烦

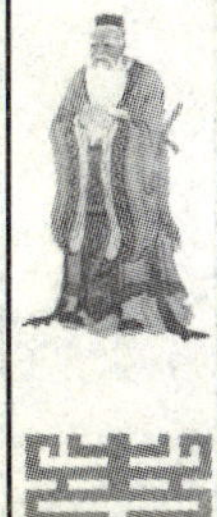

躁、疲倦乏力等病证。

**苦参绿豆粥**

苦参15克另包，绿豆、糯米适量，加水煮粥，先旺火后微火。能清热解毒，消暑止渴，多用于仲夏预防中暑。

**怀山薏苡仁粥**

怀山药30克，打碎，放入锅内用水先煮10分钟，然后加入薏苡仁40克，粳米50克，一同煮烂成粥。此粥健脾补肾、益气祛湿。

**莲子龙眼薄荷粥**

莲子50克，龙眼肉40克，薄荷叶30克，粳米50克。放入锅内，加水煮烂成粥。此粥补肾、清暑热。

## （六）夏季养生汤

**绿豆红枣汤**

绿豆和红枣各适量，加水熬煎浓汤，煎好后加入糖少许，温服。绿豆甘凉，具有清热解毒、解暑止渴的功效；红枣健脾益气，两者合用，适用于发热而微汗者。

**酸梅绿豆汤**

酸梅、绿豆、白糖各适量，先将绿豆加水烧开后再加入酸梅，煮至豆化梅烂，再加入白糖和匀即成。此汤可生津止渴，主治暑热。

**百合汤**

鲜百合50克，鲜冬瓜100克，切成小块，蛋清1只。将百合与冬瓜一同倒入沸水内，待再次煮开后，再把蛋清倒入锅内，加入精盐、味精和猪油少许即可。此汤能清热消暑，适合于大便秘结、小便赤热的老年人食用。

**三豆汤**

绿豆、赤豆和黑大豆各适量，一同置于锅中，加水用文火熬煮成汤，待其冷却，即可食用。此汤具有清热解暑、散血消肿、利湿、除烦等功效。

**老鸭汤**

鸭洗净剁块，放入砂锅中，加水，置大火沸后撇去浮沫，加入藕片、姜片、料酒，改小火炖1小时，调入盐即可食用。此汤可养胃滋阴、利水消肿，适用于体内有热、上火、虚弱、大便干燥等症。

**冬瓜排骨汤**

排骨洗净剁段，再以滚水煮过，去浮沫，与冬瓜、姜同时下锅，加清水炖煮半小时，加盐调味即可。此汤具有清热除湿、利尿消肿之功效。

**荸荠冰糖藕羹**

荸荠、藕、冰糖各适量，先将荸荠、藕同入锅内文火煮炖30分钟时，加入冰糖再炖15分钟后，即可食用。此汤具有清热利湿、健脾开胃、止泻固精之功效。

**荷花冬瓜汤**

鲜荷花2朵，鲜冬瓜适量，一起加水煮成浓汤，拣去荷花，加入少许食盐调味，即可食用。此汤具有清热解毒的功效。

**消暑消食汤**

山楂、甘草、麦芽各50克，加水煮沸10分钟后，放入薄荷叶50克，立即盖上锅盖并离火。5分钟后，去渣取汁，即可饮用。此汤具有消暑解渴、健脾消食的作用。

**清暑养阴汤**

枸杞子、五味子各12克，甘草9克，加水煮沸10分钟后，加入9克薄荷叶，加盖离火。5分钟后，加入白糖搅匀，即可饮用。此汤具有益气养阴之功效，适用于中暑、内热等病症。

**祛暑益气汤**

太子参、沙参、麦冬各15克。用水浸泡1小时后，加水煮沸30分钟后离火，加入白糖搅拌，晾凉后，挤柠檬汁数滴，置冰箱冷藏。此汤具有益气养阴、润胃生津之功效，适用于治疗眩晕、心悸、乏力以及老人和儿童饮用。

**健脾褪斑汤**

薏苡仁50克，莲子30克，龙眼肉8克，芡实30克，加水旺火烧沸后，微火煮1小时，再调入蜂蜜即成。此汤主治体质虚弱、低血压及面斑等。

**西瓜鸡丁汤**

西瓜去瓤，留完整瓜壳，鸡肉切丁放入瓜壳内，加适量清水，隔水炖至鸡肉熟。此汤主治中暑。

**百合蛋黄汤**

百合45克浸一宿，出白沫，去其水，加清水适量，煮约20分钟，去百合，加鸡蛋黄搅匀，再煮，放白糖少许调味即可。此汤主治心肺阴液耗伤之失眠，还可治癔病、惊悸等。

**薄荷绿豆汤**

薏仁30克、绿豆60克，洗净，水泡3小时备用。锅中加入薏仁及绿豆，以中火煮开，改小火熬煮半小时后，加入5克薄荷和适量白糖，继续煮5~10分钟，盛入碗中即可食用。此汤具有清热解毒之功效，对青春痘的治疗有效。

**绿豆银耳汤**

绿豆、银耳、枸杞各适量，一起用中火煮开，改小火熬煮30~40分钟，然后加入白糖，盛入碗中即可食用。此汤具有益气补血、增强免疫力之功效。

**黑豆桑葚芹菜汤**

黑豆、桑葚、芹菜各适量，一起煮至黑豆烂熟即可。此汤具有预防脱发、延缓发白之功效。

**玫瑰白菜丝瓜汤**

玫瑰花3朵、白菊花10克、红枣10枚，白菜、丝瓜、瘦猪肉、调料各适量。白菜、丝瓜、猪肉切细，加水置锅内烧开，然后放入用纱布包好的玫瑰花、白菊花及红枣、调料，煨至肉熟即可。此汤能够清热解毒、悦颜去斑，有预防皮肤生疮疖和面部褐斑的作用。

**南瓜胡萝卜汤**

南瓜、番茄、胡萝卜、瘦猪肉、生姜、调料各适量，一起加水煮汤，瓜熟烂即可。此汤可除黑斑，美肌肤。

**莲藕栗子排骨汤**

莲藕、栗子、猪排骨、调料各适量，一起放入瓦罐内炖至莲藕与排骨酥烂即可。此汤可强筋活络，防治骨质疏松、腰腿乏力。

## （七）夏季养生茶

**菊花龙井茶**

将菊花和龙井茶一起用开水冲泡15分钟即可。此茶具清热祛暑、疏风明目之功效。

**绿豆茶**

将绿豆水煮20分钟，然后加入绿茶、红糖闷10分钟，代茶饮。此茶可清热解毒，适用于流行性感冒。注意，煮此茶时勿用铁锅。

**乌梅茶**

将乌梅与炙甘草一起煎煮，待凉时，徐徐饮用。此茶可清暑开胃、生津止渴，适用于暑天或虚热口渴津少者。

**麦门冬茶**

麦门冬用水洗去浮灰，再用适量开水浸泡30分钟即可。此茶可滋阴润肺、清心除烦，适用于慢性支气管炎、咽喉炎等症。

**槐花茶**

将槐花、菊花、绿茶一起用开水冲泡即可。此茶具有清肝凉血之功效。

**蜂蜜茶**

茶叶用开水冲泡后，加入蜂蜜搅匀即可。此茶具有养血、止渴、润肠、益肺之功效。

**五味枸杞饮**

将五味子和枸杞子用沸水冲泡，加入适量白糖，搅匀即可，代茶饮。此茶具有滋补肝肾、养心敛汗、生津止渴之功效，是养生补益的佳饮。

**乌发茶**

将何首乌和生地用开水冲泡代茶饮。此茶能补肝肾、益气血、黑须发、悦颜色。

**月季花茶**

将月季花和茶叶一起用开水冲泡即可。此茶能消血肿、活血调经，孕妇忌服饮。

**藿香茶**

将藿香和佩兰各少许，用开水冲泡即可。此茶具有解毒去暑之功效。

**枸杞菊花茶**

将枸杞子和菊花一起用沸水冲泡，当茶饮。此茶具有明目、抗衰老、防眼疾之功效。

**三鲜饮**

将鲜荷叶、鲜竹叶、鲜薄荷各少许，加水熬煮成汤，取汤拌蜂蜜，代茶饮。此茶具有生津止渴、清热解暑之功效。

**三花茶**

野菊花、荷花、茉莉花一起用沸水冲泡，加盖稍冷后当茶饮。此茶具有消暑解



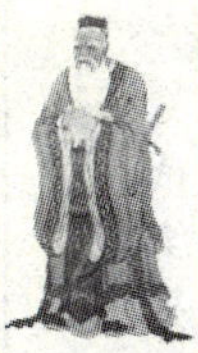

热、芳香开窍、除烦热之功效。

**鸭梨绿茶**

将鸭梨汁倒入沏泡好的绿茶水中，即可饮用。此茶具有防暑、润肺、保肝之功效。

**葡萄红茶**

红茶用热开水沏泡好，加入葡萄汁，即可饮用。此茶凉甜爽口，老少皆宜，具有明目、利尿、益气补血、强筋骨、抗衰老之功效。

**橘皮红枣茶**

橘皮与红枣用锅炒焦，放入保温杯内，以沸水浸泡10分钟，饭前代茶频饮。此茶主治食欲不振、消化不良。

**苹果绿茶**

将苹果汁倒入沏泡好的绿茶水中，调入蜂蜜，即可饮用。此茶蜜香清爽，老少皆宜，具有止泻、通便、清热之功效。

**苦瓜茶**

苦瓜上端切开，挖去瓤，装入绿茶，挂于通风处阴干后，取下洗净，连同茶切碎，混匀。每次取10克放入杯中，以沸水冲泡，即可饮用。此茶具有清热解暑、除烦之功效，适用于中暑发热、口渴烦躁、小便不利等症。

**莲心茶**

莲心，即莲子中间青绿的胚芽，其味极苦。取莲心12克，开水冲泡饮用。此茶除能降血压外，还能清热、安神、强心。

**竹叶茶**

鲜竹叶洗净，加水煮沸10分钟，代茶饮。此茶可清热祛暑。

**双花茶**

金银花20克，加白糖适量，开水冲泡，凉后饮。此茶具有清暑湿、解热毒之功效。

**山楂茶**

山楂洗净，切片，加水煮沸10分钟，加白糖适量，放凉后饮用。此茶可消食健胃。

**桑叶茶**

鲜桑叶10克，洗净后，加水煮沸，凉后饮用。此茶可清热祛暑。

**瓜豆茶**

绿豆和西瓜皮各适量，煎水饮服。此茶主治中暑烦渴。

**胡桃豆浆**

将胡桃仁、黑芝麻研末，与牛乳、豆浆混合均匀，入锅煎煮，煮沸后加入白糖即可。此茶主治肾虚体弱、低血压及面斑等。

# 六、夏季进补与中药调护

## （一）夏季进补

### 1. 夏季老年人进补宜遵循的原则

夏季是一年中人体代谢最旺盛的季节。可是，闷热不堪，大汗淋漓，食欲不振，让许多老年人吃尽“苦头”。

那么，夏季老年人进补，吃点什么好呢？

营养师指出，夏季老年人进补应遵循如下原则：

· 宜清淡可口，避免油腻、难消化的食品。

· 宜重视健脾养胃，促进消化和吸收功能。

· 宜清心消暑解毒，避免暑毒。

· 宜清热利湿、生津止渴，以平衡体液的消耗。

· 出汗过多、气津两虚者，最宜适量服用西洋参，其养气养阴效果最佳。

· 患有阴血气虚者，宜选用滋阴补血之品，如当归、首乌、熟地黄等药物。

· 夏季食补宜选用莲子、蚕豆、荞麦、绿豆、白扁豆、豆腐、猪肚、猪肉、牛肉、鸡肉、鸭肉、牛奶、鹅肉、鹌鹑肉、鲫鱼、甲鱼、龙眼肉、蜂乳、蜂蜜、甘蔗、梨、荔枝、大枣等。

· 夏季药补宜选用西洋参、太子参、黄芪、茯苓、地骨皮、黄精等。

### 2. 夏季宜进补苦味食品

针对夏季高温、多雨的气候特点以及人体在这一季节里易出现的阳热过盛、暑湿困脾、津液损伤等变化，宜适当进补苦味的食品。

在气候炎热的夏季，我国民间有“十苦九补”的说法，多吃苦味食品，有利于调节身体的阴阳平衡。现代营养学研究表明，在苦味食物中含有氨基酸、生物碱、维生素、苦味素、苷类、微量元素等成分，具有解热除湿、抗菌消炎、帮助消化、增进食欲、促进血液循环、舒张血管、清心除烦、醒脑提神及调整人体阴阳平衡的作用，颇合夏季人体所需。

### 3. 夏季老年人宜清补

夏季，老年人进补，稀粥是一种很好的食品。它既可补充体内的水分，又可养胃、护胃。在炎热的夏季里，如果加入一些如牛奶、豆浆、大枣、白扁豆、百合、木耳、黑芝麻、核桃仁、枸杞、薏仁米、鸡鸭肉或者绿豆、玉米粉等煮成大米粥食用，则成为老年人夏令时节的高级补品。

夏季，老年人宜多吃一些水果，既可以补充营养，又可以补充身体因大量出汗而失去的水分。

老年人夏季进食肉类，应以炖汤为主。在炖汤时，还可以适量加入一些花生、黄豆、海带、莲藕、萝卜等同炖，以满足老年人对各种营养的需要。

### 4. 炎夏虚症宜清补

盛夏时节，天气炎热，人体出汗多，睡眠少，体力消耗大，消化功能差。因此，许

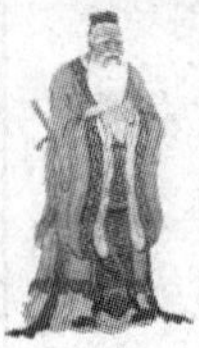

多人一到夏季，体质都有所下降，常常是“无病三分虚”，一些平素阴虚体弱者，更易产生精神疲惫、食欲不振、口苦苔腻、脘腹胀闷、体重减轻等现象。中医强调，炎热的夏季，对体虚者来说，应更加重视饮食调理，进行清补。

中医认为，“脾主长夏”、“暑必加湿”，脾虚者夏季养生，宜坚持益气滋阴、健脾养胃、清暑化湿的清补原则，采取饮食调养的科学方法，选用香甜可口、易于消化、补而不腻的食品。

入夏以后，我国各地应市的蔬菜、水果甚多。如茄子、冬瓜、丝瓜、番茄、黄瓜、西瓜、葡萄等，可以轮换配套食用。

夏季，对于老年人的食补，宜选用莲子汤、荷叶粥、绿豆粥、豆浆粥、玉米糊等，这些食品具有消渴生津、清热解暑的作用。对患有高血压、高脂血症的老年人，还可用海蜇、荸荠等量，洗净后加冰糖适量，煮成“雪羹饮”，每日分 3 次服用。如果伴有消化不良、慢性腹泻，可以用鲜白扁豆 100 克，大米 50 克，加水适量，煮粥食用，同样会收到食疗之效。

夏季清补，阴虚患者在安排膳食方面，可选择瘦猪肉、鸭肉、兔肉、咸鸭蛋、清蒸鲜鱼等富含优质蛋白质的食品，以增加蛋白质的摄取量。

### 5. 夏季去“火”宜食补与药补相结合

夏季，酷热的天气往往会使很多人感觉不适。因此，通常人们把所有的病因都归结为“上火”。其实，中医认为，掌握去火的关键和解决问题的方法在于食补与药补相结合。

从中医的角度看，在临床上所讲的夏季之“火”是一种致病因素，有外感、内生之分。外感“火”、“热”之邪，其实就是热邪，只是程度不同。“火”乃“热”之极也。内生火热多因阳盛有余火，或阴虚火旺，或邪郁化火，或五志过极，气机不畅，阳气不能宣发所致。主要有以下几种：

·低热、盗汗、心烦、口干等症状，属于心火中的虚火，可以经常食用莲子大米粥，或用生地、麦冬等泡茶喝；口腔溃疡、口干、小便短赤、心烦易怒等症状，属于心火中的实火，可服导赤散或牛黄清心丸。

·干咳无痰或痰少而黏、潮热盗汗、手足心热、失眠、舌红，属肺火，可以经常用百合、红枣、大米适量煮粥吃，或用沙冬、麦冬泡茶饮用。

·胃火也分虚实。实火表现为上腹不适、口干口苦、大便干硬，可以经常用栀子、淡竹叶泡茶喝。虚火表现为轻咳嗽、食量小、便秘、腹胀、舌红，可吃些有滋养胃阴作用的梨汁、甘蔗、蜂蜜等。

·肝火常表现为头痛、头晕、耳鸣、眼干、口苦口臭、两胁胀痛，可以经常服用龙胆泻肝丸或龙胆泻肝汤。

·有肾火者常头晕目眩、耳鸣耳聋、牙齿过早松动、五心烦躁、腰腿酸痛，可以经常用枸杞子、地骨皮泡茶饮用，或口服六味地黄丸、知柏地黄丸。

### 6. 夏季女性疲劳宜药补

#### 1. 宜进补加味逍遥丸

功效舒肝清热，健脾养血。适用于夏季头晕、目眩，低热倦怠，食少，月经不调等肝郁血虚、肝脾不和证。日服蜜丸 1 次 1 丸，1 日 2 次；水丸 1 次 6 克，1 日 2 次。

2. 宜进补乌鸡白凤丸

功效补气养血,养阴调阳。夏季服用可以增强免疫功能和抗感染能力。日服1次1丸,1日2次。

3. 宜进补人参益母丸

功效补养气血,化淤调经。适用于夏季气血两亏,体弱倦怠,心力交瘁,兼有经量少,经色暗,经期长,面色无华,毛发干枯者。日服1次1丸,1日2次。

4. 宜进补补中益气丸

功效益气升阳,调补脾胃。适用于夏季纳差,神疲,畏寒,自汗,虚热懒言以及气虚不能提血所致的不规则出血。日服蜜丸1次1丸,1日2次;水丸1次6克,1日2次。

5. 宜进补知柏地黄丸

功效滋补肝肾,养阴泻火。适用于夏季肾阴不足,虚火上炎,腰膝酸软,眩晕,耳鸣,潮热等。日服蜜丸1次1丸,1日2次;水丸1次6克,1日2次。

7. 夏季进补宜吃西洋参

炎热的夏天,人们常常会感到烦躁不安、食欲不振。中医认为,西洋参性凉味甘,具有补气养阴、清火除烦、养胃生津的效果。所以,西洋参是夏季进补的常用之品。

我国药用西洋参已有三百多年历史。《本草从新》中指出,西洋参能“补肺降火,生津液,除烦倦,虚而有火者相宜”。现代科学研究发现,西洋参的主要成分是人参皂苷与精氨酸、谷氨酸、天冬氨酸等18种氨基酸。这些成分对大脑有镇静作用,对中枢神经则有中度的兴奋作用。肺阴不足所致的咳喘、胃躁津伤所致的咽干口渴者,最适宜使用西洋参。

西洋参还适用于虚躁烦火、倦怠乏力以及烟酒过多、食欲不振等病症。在强体健身方面,西洋参确实有独到之处。中医认为,西洋参最适宜气阴两虚发热的病人食用,其特点是不热不躁。

有趣的是,西洋参名为“西洋”,但在世界上最青睐它的却是亚洲人,尤其是在香港。食法也多种多样,最常见的是将西洋参作为进补药物,入馔食用。如在气候炎热的夏季,炖上一煲西洋参鸡汤,细细品尝,美味食疗相得益彰。

下面介绍西洋参的几味夏季小配方:

·将西洋参切片或参须2克,置于水杯中,加适量沸水,闷约5分钟,反复饮至无味,嚼服。

·将西洋参切片或参须3克,菊花0.5克,沸水冲泡,代茶饮用,具有滋阴生津、清热明目的功效。

·将西洋参切片或参须3克,麦冬10克,置砂锅中,加水适量,煮沸后,用文火炖煮1小时,饮汁。麦冬可增强西洋参滋阴、生津、润肺的功效。

8. 夏季养生宜补钾

现代医学认为,夏季养生宜补钾。因为钾是人体不可缺少的微量元素。如成年人体内含钾150克,分别贮存在细胞内外,起着维持细胞内外渗透压和酸碱平衡的作用,维持神经和肌肉的正常功能。



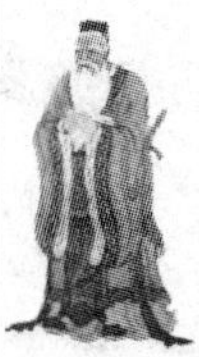

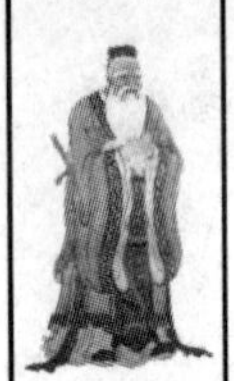

在炎热的夏季，气温高，人体大量出汗，致使体内丢失一部分水分和盐分，随汗液排出的还有一定量的微量元素钾。如果体内缺钾，往往会使人感到倦怠无力，精力、体力下降等症状。同时，耐热平衡失调、代谢紊乱、心律失常和全身肌肉无力等。

夏季补钾后，人们精神振奋。补钾能防止动脉壁受高血压的机械损伤，并能降低高血压患者中风的发病率。最好的补钾方法是，在日常膳食中，宜多吃些含钾丰富的食物。如大豆、红豆、鲜豌豆、毛豆、油菜、芹菜、菠菜、海带、紫菜等。牛奶、鹅肉、鲤鱼、鳝鱼等也有一定的含量。

### 9. 夏季养生宜补镁

夏季养生，宜适当地补镁。对于一般人来说，最好的方法也就是多食富含镁的食物。如蔬菜中的绿叶菜、茄子、萝卜、土豆等。水果中的葡萄、香蕉、柠檬、橘子等；粮食中的糙米、大麦、荞麦、新鲜玉米、小麦胚等；豆类中的豌豆、红蚕豆；水产中的海参、墨鱼、鲑鱼、沙丁鱼、贝类等。因此，多吃粗粮、蔬菜、水果，一般就可以有效地提高镁的摄入量，如果每天摄入的镁超过生理需求量，过剩的镁则会通过肾脏排出体外。若需要药物补镁，则应在医生的指导下合理服用。

### 10. 夏季女性养生宜补铁

在炎热的夏天，有些妇女常常会抱怨自己怕冷，这到底是怎么回事呢？

根据医学界研究人员的结论，其主要原因是缺铁。这个结论科学依据为：美国医学界的研究人员曾对数百名穿着泳装在冷气室与泳池中感到冷得发抖的女子进行体检，发现她们大都有缺铁的现象。

专家们认为，男子同样也有这种情况，不过他们食量较大，可以随时补充铁，而女子还要在月经期中失去不少的铁，凡经常感到冷的妇女，可请医生检验一下血液中的含铁量，这要比测定血红蛋白更为正确。

对此，专家们建议：凡有缺铁现象的妇女，夏季宜补铁，应多吃些含铁量丰富的食物。诸如瘦肉、鱼、鸡、豆制品及其他根类与绿叶植物；与此同时，在医生指导下，经常服用补铁制剂。

### 11. 盛夏幼儿保健宜补钙

现代医学研究认为，钙是人体不可缺少的重要元素，约占体重的 1.5% ~20%，钙是构成骨骼和牙齿的主要成分，钙还参与凝血过程；钙能维持神经肌肉的兴奋性和传递信息，并保持人体渗透压的相对恒定。当人体特别是婴幼儿缺钙，可能会发生佝偻病、手足抽搐症等疾病，严重影响孩子健康。

盛夏，正是孩子补钙最好的季节。因此，望家长们切莫错过这个补钙的好时光。因为夏天气温高，阳光充足，紫外线强，幼儿皮肤经紫外线照射后，很快将皮肤中的 7 - 氧胆固醇转变成维生素 D，使体内维生素 D 倍增，有利于钙的吸收。

另外，在盛夏，家长们宜多让小孩到户外活动，时间长了，其运动量也随之增大，体内血液循环加速，骨髓、牙髓的供血充足，有利于钙的吸收和利用。

骨和牙齿的代谢与各种微量元素（镁、锌、磷、铜等）和维生素尤其是维生素 C 的关系很大。而夏季各种新鲜蔬菜、瓜果很多，摄入量也大，这些又是有利于钙的吸收和利用的良好条件。

幼儿补钙应注意以下两点。一是尽量采取食补。多吃含钙量的食物。如骨、虾皮、骨头汤、鲜鱼、活虾、海带、牛奶和豆制品。幼儿食谱要广，不要偏食，如多吃富含维生素C(蔬菜、瓜果)和D(鲜鱼)的食品。二是重度缺钙者，可酌情补充钙剂。目前，钙剂品种繁多，但临床上多选用“盖天力”或“钙宝”。因为它们是离子型钙，能在肠道中弥漫吸收，无需依赖维生素D；另外，上述两种钙剂含糖量较低，口味良好，适合幼儿服用。

## (二)夏季的中药调养

### 1. 夏季养生用药原则

夏季的中药调养，主要应从以下几方面入手：

**(1)清心解毒消暑**

夏季心火偏旺，暑热为夏季的主邪，故夏季常用某些药物来清心消暑解毒，如菊花、薄荷、金银花、连翘、荷叶等。根据“夏长”、“阳旺”特点，中医学认为夏季用药应偏于浮散，而不宜沉降，即所谓的“夏宜用浮”。在寒性清热药中应选用辛凉发散或甘寒之品，以利于暑邪的外散，而一般少用过于苦寒沉降的中药。

**(2)补气养阴生津**

暑邪有容易伤津耗气的特点，故益气生津之品也为夏季所常用。无病及体质尚可者，可选用一些药性缓和偏凉的补益药，如沙参、玉竹、黄精、山药等；身体较虚弱者，可根据情况选择西洋参、党参、黄芪等作用较强而性质又相对平和的补药。中医有“冬补三九，夏养三伏”的说法，特别重视在三伏天的进补，天气越热，越要注意保护正气，避免其过于消耗。不过，夏季不宜选用过于温热、滋腻的补品。

**(3)祛暑健脾利湿**

因夏季气候潮湿，脾胃功能低下，应经常服用祛湿之品。但祛湿的药物，大多性温燥，会助长暑热，故过于辛香燥烈的药物，如半夏、陈皮、厚朴、苍术等，应慎用。而应选择相对温和或性偏凉的化湿渗湿药，如白术、莲子、茯苓、薏苡仁、藿香、白豆蔻等，既健脾胃，又祛暑湿。

**(4)兼顾养肺和补肾**

夏季心火旺而肺金、肾水虚衰，故还要注意养肺和补肾。如服用枸杞子、地黄、五味子、麦冬等，其中包括收敛肺气的酸味药，以防出汗太过，耗伤津气，甚至也不排除使用附子、肉桂之类的温热性补肾药，以防寒凉太过。

### 2. 夏季常用药物和复方

**(1)解暑清热药**

鲜荷叶　性味苦、平。能清热祛暑，解毒散瘀，健脾升阳，最善于治疗暑热。或用来煎汤，或用于熬粥。夏日炎炎，翠绿的荷叶不仅是一味解暑的良药，而且还能通过烹制给人送来凉爽和清香。酷热难捱时，喝一碗荷叶汤或荷叶粥，最是使人惬意。将荷叶包裹粳米蒸熟的米饭，透着一股特殊的清香，称作“荷包饭”。在我国，唐代就已有“荷包饭”美食；宋代，用荷叶增添菜肴香味已较普遍。现在在珠江三角洲一带还保留着这独具风味的传统佳肴。

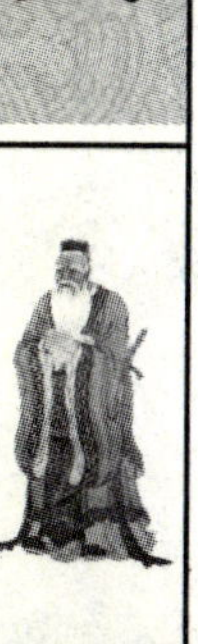

薄荷　性味辛、凉。有疏散风热、清利头目之功效。薄荷的主要成分是薄荷油，它能够促进毛细血管扩张，使汗腺分泌增加，通过发汗使体温发散。薄荷与茶叶同泡，是夏季既方便又有效的防暑饮料。薄荷还可用于夏季感冒。

金银花　性味甘、寒。能宣散风热，清热解毒凉血。常用于夏季风热感冒，也善解暑热，消疖肿；对痢疾、大肠杆菌，葡萄球菌等多种细菌有抑制作用，还可用来治疗细菌性痢疾。夏季将金银花制成金银花露，用于消暑解毒，效果甚好。金银花露是金银花的蒸馏液，常用作解暑饮料的配料。《本草拾遗》一书说金银花露“气芬郁而味甘，能开胃宽中，解毒消火。夏月以之代茶，饲小儿无痘毒，尤能散暑”。制作金银花露需要专门的蒸馏锅，一般家庭多不具备，可去药店购买。或将金银花直接泡茶频饮，消暑和预防感冒的效果也不错。取金银花 60 克，加白糖适量，开水冲泡，凉后当茶饮。也可加乌龙茶适量，一起冲泡。

菊花　性味苦、微寒。能疏风清热，养肝明目，解毒消痈。夏季用白菊花泡茶饮，可清热解暑，对头晕、视力模糊、血压增高等症也有改善作用。是一味抗菌降压的常用中药。

淡竹叶　性味辛、淡、甘寒。能清热解暑，善清心肺之热以除烦。夏季经常用淡竹叶煎水当茶饮，可消暑泻火，特别是天气闷热时，人感到烦躁不安，甚至觉得透不过气时，最宜使用。此药对夏季上火、口舌生疮等，也有较好的疗效。

连翘　紫花地丁　蒲公英　这三味药性味苦、寒，功能类似，均有清热解毒的功能。夏季常与金银花配伍，用于疖毒及其他体表化脓性感染的初中期，表现为局部红肿热痛。新鲜的紫花地丁和蒲公英，还可捣汁外敷，治疗疖肿。现代药理研究发现，三药都有一定的抑菌作用。

青蒿　性味苦、寒。能清热凉血，解暑退热。用于暑热外感，发热无汗，也常用于治疗小儿夏季热。

白茅根　性味甘、寒。能清热利尿，凉血止血。几乎全国均有分布，路旁、山坡、草地、均有生长，采挖十分方便。在民间应用广泛，夏季常用来制成清热解暑饮料，有预防中暑、疮疖、痱子的作用，取鲜茅根切成 1 厘米长的小段，开水浸泡或用水煎煮，待凉后淡饮或酌加白糖均可。此外对热邪引起的鼻血、尿血、吐血、咳喘、黄疸等也有很好的疗效。

乌梅　性平、味酸。具有解热、除烦、止泻、驱虫等功效。现代医学研究发现，乌梅对大肠、痢疾、伤寒、结核、绿脓等杆菌及各种皮肤真菌有抑制作用；能提高肝脏解毒能力、促进胆囊收缩和胆汁分泌。故夏季多喝些乌梅汁或酸梅汤，能起到生津止渴、杀菌消毒、预防胃肠感染、帮助消化的作用。

**(2)解暑除湿药**

藿香　佩兰　能化湿和中，解暑辟浊。两者气味芳香，有较好的化湿作用，药性平和而不燥热，最适合于夏季的暑湿之证。两药常合用于治疗暑湿引起的疲倦乏力，胸闷不舒，脘腹胀满，大便不爽，或吐泻，舌苔薄腻等症。而且它们兼有辛味，能发散在表的暑邪，还可用于夏季感冒见发热、恶寒、头胀头痛等。中药学上称之为“解暑要药”。民间常用新鲜的藿香、佩兰煎水当茶饮，预防中暑。

白豆蔻　草豆蔻　性味辛、温，芳香化湿，行气和胃。对暑湿引起的胸闷腹胀等气滞症状，有较好的改善作用，还善于和胃止呕，增进食欲。

滑石　性味甘、寒。能利水通淋，清解暑热，可治暑湿泄泻，还可治中暑烦躁、口渴、胸闷、小便短赤不利。

薏苡仁　性味甘、淡、微寒。能利水渗湿，健脾止泻，清热排毒。它微寒而不伤胃，益脾而不滋腻，药性缓和，是一味清补利湿的夏令良药。据现代药理研究，薏苡仁所含的薏苡仁酯有抑制艾氏腹水癌生长的作用。

车前草（子）　性味甘、寒。能利水通淋，使暑湿之邪从小便排出，还善于止泻。可治暑湿引起的腹泻及小便不利。

扁豆花　为白扁豆之花。功能解暑化湿，适用于感受暑湿，发热、泄泻等症。

苍耳　性味苦辛、寒。有祛风散热、解毒杀虫的作用。据《千金要方》记载，夏季农历五月采苍耳的茎叶阴干、研末服用，能辟秽恶气，预防时疫（流行性传染病）。苍耳全草含苍耳甙和相当量的碘，对中枢神经系统有抑制作用，因此对一些微生物有杀灭作用，故可预防传染病，但不能多食，以防中毒。

豨莶草　《遵生八笺》引《救民易方》曰"五月五日、六月六日、九月九日采豨莶草"，"服至百日，去周身瘫痪风疾、口眼歪斜、涎痰壅塞、久卧不起，又能明目，白发变黑，筋力强健，效不可言"。豨莶草又称粘糊菜、风湿草、白花菜等，性味苦、寒，有抗炎、降血压的作用，现多用于风湿性关节炎及高血压的治疗。古人常于夏季采收豨莶草，将其蒸晒后研末，制成蜜丸如皂角子大，经常服食（每次5～7丸）。据上文所述，坚持服用至100天，不仅已有的中风瘫痪、久卧不起等病得以去除，而且还有强壮抗衰老的效应。

木瓜　性味酸、温。能和胃化湿，舒筋活络。中医学认为木瓜与梅一样，有酸甘化阴的作用。《遵生八笺》说"夏月宜饮乌梅酱、梅酱、木瓜酱、豆蔻汤以止渴"。这里提到的三种酱，均为甘酸之品，能刺激唾液腺分泌津液，故能止渴，还能解暑，很适合夏季饮服。

**（3）益气养阴，调补肺肾药**

人参　性味甘、微苦、微温。能大补元气，生津止渴。暑邪伤津耗气，人体处于热应激状态，人参不仅是冬令进补之良药，在夏季也是扶助正气、抵御暑邪的佳品。药理研究证实，人参有适应原样调节作用，既可增强机体的御寒功能，又可提高耐暑能力。夏季气虚体弱，动辄多汗气短、眩晕疲乏，睡眠及胃口不好者，可于三伏天，每2天煎服生晒参3克，共服5次，为1个疗程。夏季服人参，强壮体质，还能起到预防和减少冬季慢性病的发作，即所谓的"冬病夏治"。

西洋参　原产北美，现我国也有栽培。性味苦、甘、凉。功能补肺降火，养胃生津，宁心安神。适合于夏季暑热伤阴，出现低热口渴、虚烦失眠、消瘦乏力、舌质光红花剥等症的患者服用。本品与人参一样，有补气作用，但其性偏凉，养阴生津作用较人参强，更适合夏季服用。

党参　性味甘、平，补肺脾之气，为常用的补气药。可用于包括暑热伤气在内的各种气虚证。

太子参　性味甘、平。有益气生津之功，属清补之品。凡夏季体虚乏力，气短、低热口干、汗多、头晕者，均可用太子参煎服或泡茶饮用，每天9～12克。虽补益功力不及人参、党参，但药性平和，适应面更广。

黄芪　性味甘、微温。补肺脾之气，还可升阳、固表、利水、排脓。据现代药理学研究，黄芪可提高机体的免疫功能，能有效地增强体质。治疗暑热伤气，宜用生黄芪，在补气的同时，又可利水而排泄暑热。《遵生八笺》引抱朴子曰："三伏中，用黄芪、茯苓煎膏，入甘草二分，以井凉水调服，治谵狂，大消暑热毒气。"可见，黄芪与其他健脾补气药同用，在暑热三伏天有很好的保健作用。夏季体虚之人，生疖肿破溃后往往流脓不止，疮口难以愈合，此时可服用大剂量黄芪，促进排脓，托毒外出，加速疮口的愈合。

白术　性味苦、甘、温。能补脾益气，燥湿利水，固表止泻，增进食欲。用于脾胃气虚所致的食后腹胀、饮食减少、便溏、四肢无力等症，还可用于脾虚湿停所致的腹泻、呕吐、浮肿、胃脘胀满等。

茯苓　性味甘、平。能利水渗湿，健脾补中，宁心安神。对于心旺脾虚、气候潮湿的夏季，其保健防病作用有很强的针对性。

甘草　性味甘、平。在补气健脾的同时，还能补益心气，清热解毒，可用于心虚所致的心悸、气短、脉结代等症以及暑热所致的口渴、口舌生疮、咽痛等。

山药　性味甘、平。兼补脾肺肾三脏之气阴，无一般补药滋腻助湿的弊端，药性平和，不热不燥，又善于止泻，是夏季较为合适的保健食品和药品。

黄精　性味甘、平。补中益气，可用于夏季脾胃虚弱少食、体倦乏力等症。并可补肺润肺用于肺胃气阴两虚。

沙参　麦冬　石斛　此三药性味甘、微寒。均能滋养肺胃之阴，清热生津，可用于暑热病伤阴耗津引起的口干烦渴者。对于急性胃肠炎恢复期，出现胃肠津伤、恶心厌食、便干等症，也有较好的改善作用。麦冬还能清心除烦。

玉竹　性味甘、平。也是滋阴生津、润肺养胃的佳品。现代药理研究证实，本药有强壮作用，能消除疲劳，增强体质，延缓衰老。但其力缓和，宜久服。且有较好的强心作用，可用于各种心脏病之心力衰竭。由于其属清补之品，故夏季体弱虚证也很适合。

酸枣仁　味甘、酸，性平。有养心益肝、安神敛汗等功效。现代药理研究证实，本药有良好的镇静、催眠作用。对夏季劳伤心神，心血不足，虚烦不眠的患者，可于临睡前，用酸枣仁研粉调服。本品味酸敛汗，能防止夏季过汗引起的心气耗散。

枸杞子　性味甘、平。能滋补肝肾，益精明目。夏季暑热伤阴，肾受损者，以此补之。

生地黄　性味甘、寒。滋阴清热，可用于暑热伤阴。此药善于补肾，故又为夏季补肾的常用药。

五味子　《神农本草经》将它列为上品，认为它可益气强阴，治疗劳伤不足。五味子性味酸、甘，温。能敛肺宁心，滋肾生津，敛汗止泻。一般而言，又甘又酸的药物能化阴生津，故五味子既能补气，又有较好的止渴作用，还有收敛之性，能防止因出汗过多而导致肺气耗散，暑热最易伤津耗气，故该药是一味非常适合夏季服用的补品。大养生家孙思邈说："五月二十七日，宜服五味子汤"，"五月常服五味子，以补五脏气。遇夏月夏季之间，困乏无力，无气以动，与黄芪、人参、麦冬，少加黄柏煎汤服，使人精神顿加，两足筋力涌出。"又说："六月常服五味子，以益肺金之气，在上则滋源，在下则补肾。"可见在阴历五、六月间，也就是夏季最热之时，服用五味子有补益内脏之气，强身提神，增强体力的作用，特别是对肺肾两脏有较好的补益功效。可单取五味子3克，捣碎研末后用开水冲服，或与人参等其他补益药合用，效果更好。

现代药理研究发现，五味子有类似人参的强壮作用，能调节神经系统功能，提高机体对非特异性刺激的防御能力，以及增强消化、心血管、免疫等多个系统的功能。

山楂　这里主要指的是用作药物的山楂干品。性味酸甘，微温。善于消食积，健脾胃，散瘀血。夏季服用能增加食欲，帮助消化。其酸甘化阴生津，民间常用山楂泡茶，作为夏季清凉消暑的饮料，取干品山楂片15～30克，开水泡服，代茶饭后饮用。

**(4)中药消暑饮料与汤剂**

银花、菊花各10克，泡开水代茶饮。

百合30克，金银花20克，白砂糖适量，加水1000毫升，煮沸凉后，频频饮服。

金银花50克，煎水两碗，待凉后去渣留汁，调入蜂蜜适量，分次饮用。

金银花20克，滑石15克，水煎服。

薄荷10克，荷叶15克，金银花20克，煎水服。用于一般消暑以及暑热感冒初起，发热，汗出或无汗，口渴喜冷之症。

绿茶2克，薄荷叶数片，开水冲泡，冷饮热饮皆宜。对风热感冒、头痛、目赤、咽喉肿痛、口舌生疮也有一定疗效。

山楂20克，荷叶15克，加水适量煎后当茶饮。

绿豆200克，乌梅100克，加水煮熟后加少许白糖，凉后饮用。

鲜芦根150克，鲜竹叶50克，浓煎取汁，频频饮服。宣透暑热，除烦利尿，生津止渴。

三鲜饮　鲜竹叶、鲜荷叶、鲜薄荷各30克，加水煎煮约10分钟取汁，再加入适量蜂蜜代茶饮用，有生津止渴、清热解毒的功效。

三花饮　野菊花、荷花各10克，茉莉花3克，洗净后以沸水冲泡，加盖稍冷后当茶饮，有清暑解热、芳香开窍，去心胸烦热的作用。

七鲜茶　鲜藿香、佩兰、荷叶、竹叶、薄荷、芦根、石斛各3克。将上述鲜药洗净，除去杂质，切成碎块，用沸水冲泡，焖泡15分钟，滤出后即可当茶饮用。此茶具有清凉解暑、生津止渴、预防中暑的作用。

清暑益气汤　西洋参5克，石斛、粳米各15克，麦冬9克，荷梗、知母、竹叶各6克，黄连、甘草各3克，西瓜翠衣30克。能清暑益气，养阴生津。适用于暑热伤津耗气，症见身热多汗，心烦口渴，体倦少气，脉虚数等。酷暑盛夏季节服之能预防中暑。

新鲜黄瓜藤150克，水煎5分钟后加适量冰糖，当茶饮，中暑头痛者适用。

梅酱　取熟黄梅5千克，蒸烂去核，将肉用秤称量，每0.5千克梅肉加盐9克，干紫苏丝50克，干姜丝6克，甘草丝9克，搅匀，置太阳下晒，待颜色变黑收起，食用时加白豆蔻、檀香、饴糖少许，调匀，和水一起服。

木瓜酱　取木瓜0.5千克，去皮切细，用热水淋浸，加姜片50克，甘草末100克，紫苏末0.5千克，盐50克，每次取少许，开水浸泡，待凉透后饮用。

**(5)夏令进补汤剂**

补心安神

酸枣仁、玉竹各9克，煎汤调服。对劳伤心神，心血不足，虚烦不眠的患者，临睡

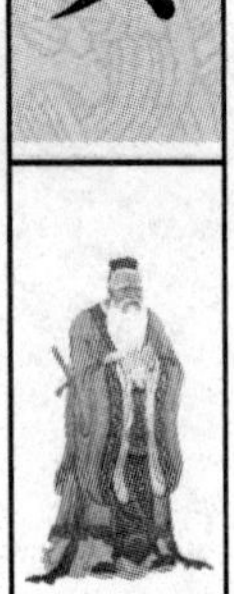

前服。

龙眼肉20克,酸枣仁、茯苓各10克,水煎服,1日1剂,分2次服。可隔日服。此方补心安神,健脾利水,适用于心烦不安,汗出,心悸怔忡之症。

莲子芯、西洋参、白茯苓各10克,水煎服,1日或隔日1剂,分2次服。此方功能清心火而安神,兼健脾。适用于因阴伤而致的心火亢盛,出现烦躁不安,面红目赤,口苦而干,或口舌糜烂,舌红苔黄,小便黄赤灼热等症。

健脾和胃

白术10克,山楂6克,太子参25克,水煎服,1日1剂,分2次服。此方健脾益气,消食积,散瘀滞。可治因气血不足所致倦怠乏力、食少、自汗、心悸、口干等症。

白术10克,怀山药15克,太子参20克,枳壳8克,水煎服。1日1剂,分2次服。此方功能补脾胃,益气利水。适用于脾胃虚弱所致少食体倦或泄泻等症。

人参、白茯苓各10克,荷叶1张。人参单独炖,茯苓与荷叶水煎取汁,与人参混和后服,1日1剂,分2次服。此方补脾胃之气,清暑渗湿,生津宁神。可治脾胃虚弱所致的食欲不振、泄泻或心神不安的怔忡、失眠、自汗等症。

草豆蔻120~150克,加生姜适量同炒至香黄,去姜备用;麦芽300~500克,神曲120~150克,分别炒黄备用;炙甘草120~150克,炮姜30~50克。上述5药同研末,每次取3~5克,不定时当茶服。此方出自《遵生八笺》,名叫豆蔻散,能温中健脾、益气开胃,治疗夏日受寒,胸膈气滞,脾胃不和,饮食减少。

陈皮0.75千克,用热水浸洗数遍,阴干水分;另取鲜生姜150克榨汁,用生姜汁腌拌陈皮,置放一夜,烘干备用。取腌制的陈皮0.5千克,肉豆蔻、甘草各15克,三药加盐150克同炒,待盐和甘草变成红色后起锅,研末随意服用。此方名叫橘红散,用于夏日消食和气。

滋补肺肾

黄精、西洋参各10克,枸杞子15克,大枣10个,水煎服,1日1剂,分2次服。此方滋补肺肾,健脾和胃,益气生津。

麦冬、五味子、石斛适量,炖汤服用,以润肺生津。

生地黄、怀山药各10克,枸杞子15克,泽泻6克,水煎服,1日1剂,分2次服。此方滋补脾肾,利水渗湿。

巴戟天10克,枸杞子15克。水煎服,1日1剂,分2次服。此方能补肾。巴戟天补肾壮阳,温养元阳,与枸杞子合用,既补肾阳,又补肾阴,一阴一阳配伍,可治面色淡白,腰脊酸软,听力减退,头晕耳鸣诸症。

**(6)夏季常用中成药**

仁丹　含薄荷脑、樟脑、桂皮、小茴香、冰片、丁香、砂仁、木香、姜粉、人造麝香等。有清暑醒神,驱风止痛,辟秽开窍,改善胃肠功能,促进血液循环等功能。适用于中暑恶心呕吐、胸闷、烦躁、头昏脑胀;晕车晕船,水土不服等也可应用。每次吞服或含服6~15粒,或按说明服。

十滴水　是一种酒精溶液,含辣椒、樟脑、薄荷油、大黄、姜、桂皮、小茴香等。有解暑驱风,提神醒脑,化浊健胃等功能。适用于中暑引起的头晕恶心、呕吐、泄泻、腹痛等症。每次口服10~30滴,或1次1瓶,用温开水送服。对原因不明的腹痛,不能服用十滴水。孕妇忌服。

藿香正气丸　解表祛暑，化湿和中。用于四时外感，中暑头晕，脘腹胀痛，呕吐泄泻。本品常用于夏季感冒伴有胃肠症状，偏于湿而不属热者，对急性肠胃炎，消化不良，水土不服引起的头晕、恶心、呕吐、泻痢、舌苔白腻者，均有效。口服，成年人1次1瓶，1日2次。

六一散　内含甘草1份，滑石6份。清热利湿，促进排尿，使热从小便出，用于中暑身热烦渴，腹泻，小便不利。1日2次，每次20克，用冷开水调服。

清凉油和风油精　含有樟脑、薄荷脑、薄荷油、桉叶油等，中暑时可外涂人中穴及两侧太阳穴。外涂于太阳、印堂、风池等穴位处，具有提神醒脑的作用，对缓解头痛、头昏等症状特别有效。外涂局部还可防蚊虫叮咬及止痒。伤风感冒时，涂一点在鼻腔内，可使鼻腔通畅。

薄荷锭　含薄荷脑、柠檬油、桂皮油等。具有行气解郁、疏散风热的作用。适用于头脑胀痛等，嗅吸或搽患处。

生脉饮　古时又称参麦散，由人参、麦冬、五味子三药组成。益气生津，敛阴止汗，对气阴两伤形成的心悸气短、脉微虚汗、咽干舌燥等症有较好的疗效。现已制成口服安瓿剂，各大药店都可买到。每次服10毫升，每日3次。适用于三伏时节汗出量多而伤津耗气，出现纳差、口渴、疲乏无力等。此方还可治疗慢性咳嗽，气阴两虚，干咳少痰，自汗，气短以及气阴两虚型的各种心脏病。《遵生八笺》载“三伏时用门冬、五味子、人参泡汤代茶为之参麦散，消渴生津”。

金匮肾气丸　由附子、肉桂、泽泻、丹皮、茯苓、地黄、山茱萸、山药等八味药组成。每日早晚空腹用盐汤各送服15克。可用于夏季补肾，并壮筋骨，益颜容，固精髓。尤其适用于老人肾脏虚弱，腰酸腿痛，小便频数，腑气不顺。服此药时最好忌房事并忌生冷、猪、鱼等食物。方中含辛温燥烈的附子、肉桂，阴虚火旺体质者慎用。

**(7)中药与冬病夏治**

夏季治疗寒冷季节的多发病，中医称为“冬病夏治”，主要采取针灸等外治方法，同时可配合内服中药。详细含义和机理请参看“夏季针灸按摩养生方法”。

老年性慢性支气管炎和支气管哮喘　在三伏天缓解期，内服补益脾肺肾、增强卫气卫外功能的中药丸散煎剂，以扶正固本，达到事半功倍的效果。可根据患者的情况，选用人参、黄芪、刺五加、灵芝、补骨脂、紫河车、玉屏风散、补肺汤、四君子汤、六味地黄丸、金匮肾气丸、河车大造丸、小青龙汤等方药。夏季阳气上升，免疫功能活跃。这些方药大多能提高机体免疫功能，增强机体对不良刺激的适应能力，预防感冒，减少老慢支和哮喘的发作，甚至使之根治。

冻疮　夏季用鲜芝麻花常搓易冻伤处，到冬天即不易患冻疮。或夏季农历五月取大蒜捣烂，用少许涂面部及手足皮肤，也可预防冬月冻疮（《遵生八笺》）。鲜芝麻花、大蒜等外用能刺激皮肤，使血液循环加快，故可预防冻疮。大蒜刺激性较强，不可多擦，否则会引起皮肤起泡。

**3. 中药外用与夏季保健**

**(1)中药香袋**

我国很早就有配戴香袋的民俗，尤其是在端午节时，人们用色彩斑斓的丝线绣制成锦袋，将具有挥发性的芳香中药切成细茸，装于其内，带在孩子们的衣襟上，或挂在室内床边，散发出的阵阵药香，既增添了节日的情趣，又可祛毒防病及驱蚊。香袋中所用的中药多为苍术、白芷、菖蒲、山柰、雄黄、冰片、樟脑、高良姜、佩兰、桂皮等，都具有芳香化浊辟秽的功能。近年来，我国有关部门对香袋的防病功效作了许多研究，发现配戴香袋对流感、白喉、水痘等传染病确实有预防作用。并发现上述药物能提高人体鼻腔粘膜的分泌型免疫球蛋白 A 的分泌量，从而增强上呼吸道的局部抵抗力。

夏季还可配戴防暑香袋，具有芳香化浊、防暑提神等作用。可用藿香、佩兰、川芎、白芷各 9 克，雄黄、冰片、硼砂各 6 克，薄荷 20 克，共研粗末，每袋药末 15 克，配带于胸前或悬挂床头。

**(2) 中药烟薰剂**

艾蒿、菖蒲、白芷、云木香和苍术等中药都有芳香辟秽、燥湿化浊的功用，燃烧时其烟雾能对空气进行消毒，有除邪防病、驱蚊杀虫的作用。其中特别是艾蒿，民间素有端阳插艾的习俗，并有“钗头艾虎辟群邪”说法，把艾蒿比作老虎，足可见其祛毒的雄威。近代药理研究，发现艾蒿对多种细菌都有杀灭或抑制作用，并能增强人体网状内皮细胞的吞噬作用。研究还发现这些中草药的烟薰剂能杀灭空气中许多细菌和病毒，可预防多种呼吸道传染病，此外还有醒脑镇静、解除郁闷的作用，可用来辅助治疗精神抑郁、偏头痛、慢性鼻炎、胃痛、痛经等。

此外，据《遵生八笺》记载，过去古人还将多种药物配在一起，做成药丸焚烧以防病避瘟。除上面提到的艾蒿、菖蒲、白芷、苍术等药物外，降香、乌头、附子、半夏、硫黄、硝石、丹参、桂皮、藿香、大黄、商陆、川芎、黄连、细辛、柴胡、防风、藁本、香附、当归、荆芥、天麻、甘松、干姜、山柰、麻黄、牙皂、羌活、独活、仙茅等药也可用于配制这类药丸。

## 七、夏季防病保健

### (一) 夏季易发病防治与调护

**1. 中暑**

**(1) 病症特征**

俗称“发痧”或“痧症”。在强烈的阳光下照射过久，红外线使体温调节中枢的功能发生故障；外界气温过高、空气湿度大、无风，汗液蒸发困难，体内热量积蓄过多；或在高温高湿下劳动，未注意防暑措施；或出汗过多，体内水和盐大量排出，得不到及时补充，水盐代谢发生障碍等多种原因都可引起中暑。此外，夏季劳累过度，饮食不当，贪凉等可使人体耐热能力下降而诱发中暑。据研究，平均气温高于 30℃，相对湿度大于 72%，持续 3 天以上，就可能出现中暑人群。特别是婴幼儿、老年人，糖尿病和感染性疾病患者，某些疾病引起血管收缩散热困难、体温调节中枢障碍者，以及服用抗组织胺药、抗胆碱药、安眠药者，更易发生中暑。

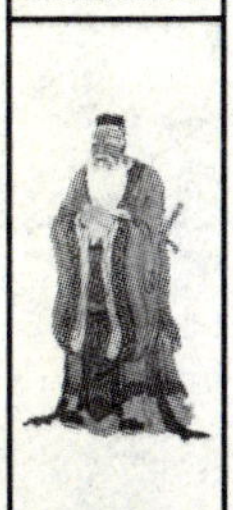

由于病因病理不同，中暑可分为以下几种：

日射病　因日光直射头部而产生的脑部损害，有头痛、头晕、眼花、恶心、呕吐，甚至昏迷、体温升高。

热射病　主要是体温不能发散引起，表现为高热，体温可达42℃，伴有意识模糊、呼吸困难，甚至昏迷、血压下降。

热衰竭和热痉挛　主要是过热、大量出汗而引起循环衰竭，即所谓的休克。可出现头痛、头晕、眼花、恶心、呕吐，体温不高、面色苍白、皮肤多汗、呼吸浅、脉搏弱、血压下降、意识不清。体内过多地丢失氯化钠而引起四肢肌肉痉挛。

不论何种类型，如果病人仅有出汗增多，口干渴，全身疲乏无力，头晕，心悸，胸闷，恶心，而体温、意识、血压尚无异常变化，医学上称为先兆中暑；若伴有体温上升，血压略降，头晕欲仆的则属轻型中暑；若体温高于40℃，有神志不清，或热痉挛、热衰竭的表现，则属重型中暑。

（2）防病措施

保证睡好，尤其是夜晚睡觉，更应重视。在晚12点之前，就该停止活动，排除干扰，专心睡眠。午睡虽短，也应抓紧时间，不能忽略。睡好才能有足够的体力防御暑热的侵侮。

学习、工作、劳动的时间妥善安排，有条件的应避开暑热最高的时间劳作。不要长时间呆在烈日下和闷热的环境里，露天太阳下作业最好工作一段时间后，到树荫或凉棚下适当休息一会。

工作环境及居室应有防暑降温措施，保持适宜的湿度和温度；但室内温度与室外温度不宜相差太大，否则也容易中暑。

在饮食方面，多吃开胃消暑的食物，如绿豆、菠萝、苦瓜、西瓜等，并注意蛋白质的摄入。多喝清凉防暑饮料，酸梅汤、盐开水等，不宜吃厚味油腻食物。随时准备一些人丹、十滴水等预防中暑的药物，稍有中暑征象则立即服用。

每天洗澡，保持汗腺排泄通畅。衣服要宽大通风。

注意收听气象高温预报，以便及早采取预防中暑的措施。

**（3）治疗方法**

发现中暑先兆时，应把病人抬到阴凉、通风的地方，解开衣扣，平卧休息；用冷湿毛巾放在病人的头部或胸部冷敷；或辅以刮痧疗法（具体方法见“针灸按摩养生方法”）。

让病人多喝些凉开水、淡盐水，或葡萄糖盐水（葡萄糖15克，盐5克，冷开水1碗），以及绿豆汁、金银花汁、鲜荷叶汁等。

给予十滴水、人丹、藿香正气丸、六一散等解暑药物。

高热者，可给予物理降温，用冷水或冰袋冷敷、酒精擦澡、风扇吹等；对于昏迷者，可针刺人中、十宣、合谷等穴位急救；呼吸困难者，可人工呼吸。对于重症中暑如不及时抢救，常可危及生命，故应一边作上述处理，一边准备送医院救治。

2. **夏季热**

**（1）病症特征**

在炎热的的夏季，有些婴幼儿（尤以3岁以内为多见）常会出现莫明其妙的发热，体温可高达38～40℃持续不退，而且天气越热体温越高。体检和实验室检查多为正常，医学上称这种现象为夏季热，中医学则称之为暑热症。

夏季热的发生与夏季高温气候有关，内因与小儿的体质密切相关。患夏季热的儿童，一般先天肾气不足，后天脾胃虚弱。早产和未成熟的体弱儿，喂养不当、消化不良、厌食或病后体虚的小儿，往往体温调节中枢功能失调，汗腺分泌功能低下，产热和散热不能维持动态平衡，当夏季感受暑邪后，无法及时排汗散热，使体热积聚而导致体温升高而致病。夏季热的临床症状可概括为"一高二多一少"，即体温增高，口渴多饮、小便增多，少汗，还伴有心烦不宁、身体消瘦、食欲不振、体倦乏力、舌红等。发烧多在午后夜间加重，早上减轻。

抗生素和退热药对夏季热往往无济于事。所以，夏季热的防治主要还得依靠日常调理及中医药治疗。

**（2）防病措施**

饮食调理　应注意给孩子补充水分和盐分，可多喝些淡盐水和含碳酸较少的清凉饮料，饮食宜清淡，富含营养而易于消化。少吃多餐（包括水果在内），以吃粥喝汤为宜。多吃雪梨、西瓜、菠萝、黄瓜、藕、豆腐、丝瓜等食品，绿豆粥、荷叶粥可用于辅助治疗。不宜吃冷饮。

起居睡眠　起居要有规律，早起活动，保证充足的睡眠，室内空气要流通，保持凉爽，切忌电扇朝体弱儿童身上直接吹风，宜穿柔和而透汗性能好的衣服，还要避免受寒。有条件的可到凉爽的地方去避暑。

**（3）治疗方法**

中药食疗　预防以健脾益气、养阴护阳为原则。治疗则宜养阴清热、健脾益肾。

西洋参30克，麦冬20克，甘草、红枣、雪梨汁、菠萝汁各10克，金银花汁15克。先煎西洋参、麦冬、甘草、红枣。用3大碗水煎，煎至2大碗，捞去药渣，将梨汁、菠萝汁、金银花汁放入，搅匀，代茶饮。主要用于预防。

西洋参10克，生黄芪15克，麦冬、鲜荷叶、淡竹叶、青蒿草各8克，鸡内金、怀山药各6克，薏苡仁5克，甘草3克。水煎服。1日1剂，分4次服。煎时，放生姜5片，红枣10个，水2大碗，煎至1大碗，去药渣，分成4次量，上午分2次服，下午分2次服。可用于治疗。

绿豆20克、莲子肉10克、金银花15克、红枣10克，熬粥；用于预防或辅助治疗。

**3. 疰夏**

**（1）病症特征**

疰夏，民间称"苦夏"，是春夏之交所发生的一种季节性疾病，气候闷热、潮湿的江南一带多发。10岁以内的儿童多见。

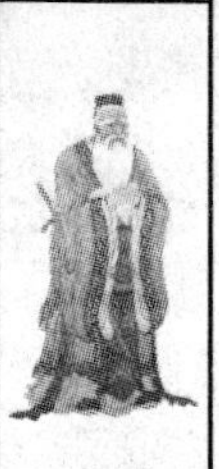

中医学认为疰夏主要是脾胃虚弱，外感暑湿之邪所致。也就是说，体质虚弱的人，对气候变化的适应能力较低，不能很好的适应夏季炎热、潮湿的气候，神经、消化系统及心肺等功能均降低，饮食的消化吸收产生障碍，出现胸闷、饮食减少、四肢无力、精神不振、容易疲劳、大便稀溏等脾虚湿困的症状，到医院检查，却查不出任何器质性病变。与夏季热不同的是，无明显的发热口渴、多饮、多尿等。若时间过长，可造成营养缺乏，使体重减轻、面色萎黄，天气凉爽后，症状便自然消失。

(2)防病措施

疰夏的预防要从锻炼着手,提高身体素质。

对易患疰夏的人在秋冬之季可常服用一些健脾益气的中药,在每年入夏前再服几剂补中益气汤(丸)。

(3)治疗方法

夏季发病期间,可服中成药藿香正气水(丸)、六一散、去暑丸等,也可每天用鲜藿香、佩兰各10克,滑石、焦大麦各30克,甘草3克,煎汤代茶饮,有一定的效果。

疰夏病人的饮食调理很重要,饭菜烹调上要讲究色香味,并经常变换花样,以增加食欲。多吃莲子、苡米、扁豆等健脾化湿,清淡而容易消化,又富于营养的食物,少吃或不吃油腻不易消化的食品;生冷的瓜果蔬菜,一次不能吃太多。

儿童不要在炎热的阳光下嬉戏。

4. 细菌性痢疾

(1)病症特征

在夏季发病最多的是细菌性痢疾,气温高时痢疾杆菌繁殖很快,再加上苍蝇的传播、人体胃的杀菌能力下降等原因,故夏季人们很容易患痢疾。急性痢疾主要表现为脘腹部不适或疼痛,呕吐、腹泻,大便次数增多,每日7~8次,多者甚至20~30次,伴有里急后重,大便有粘液或脓血。严重者还可伴有发热、寒战、全身不适等症状。一般老人和儿童的症状较重。

(2)防病措施

预防菌痢要把好"病从口入"这一关,避免食入腐烂或被细菌污染的不洁食物。饭前便后及接触病人后要洗手,生吃蔬菜瓜果要洗干净,并注意消毒。不喝生水,多食大蒜对肠道传染病的预防和治疗都有一定效果。

得了痢疾及时到医院治疗,遵医嘱服药,切忌乱用收敛止泻药,这样会使病菌滞留胃肠,使病迁延不愈。

患病期间要注意休息,多喝水,最好喝淡盐水或淡菜汤,一方面补充因痢疾而损失的水分、盐分,另一方面,多喝水可稀释血液里的毒素。

进食易消化和刺激性少的食物,如藕粉、面汤、稀粥、豆浆等流质,以减轻胃肠道负担。必要时须禁食12~24小时。

(3)治疗方法

药物可选用止痢片(磺胺脒)、痢特灵、黄连素片、香连丸等。

中医有许多治痢疾的食疗方,可适当选用。民间的很多偏方、验方也有很好的疗效:

鲜马齿苋200~500克,加水煮烂后加捣烂的大蒜、食盐适量,吃菜饮汤。

鲜苦瓜1个,捣烂如泥,加糖适量,和匀,2小时后将水滤去,一次冷服。或苦瓜150克,洗净切丝或碎末与大米50克同煮成粥,对痢疾里急后重、大便不畅有较好的疗效。若加一些马齿苋、黄花菜,可增强疗效。

黄连15克,山楂30~60克,水煎服。

地锦草1把,煎水加糖,当茶喝。

5. 急性肠胃炎

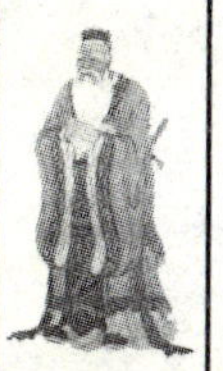

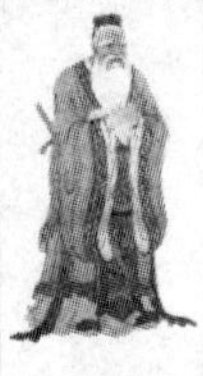

(1)病症特征

急性肠胃炎是夏季常见病之一，俗称“六月泻”。夏季气候炎热、潮湿，细菌繁殖快，许多细菌，如沙门菌、大肠杆菌等，容易污染饮食，都可使人得胃肠炎。

肠胃炎除应及时治疗外，饮食调理尤为重要，合理的食谱能促进该病的好转及康复。

病人应休息，吃易消化的食物，发病初期可暂禁食，以减轻对胃肠的刺激，使胃肠得到休息。多饮水。

症状缓解后，可进食清淡流质，如淡果汁、茶水、稀藕粉、浓米面汤，并少量多餐。豆浆和牛奶因产气易引起腹胀，故不宜食用。

排便次数减少后，可吃些含蛋白质多的食物，如乳类制品等。少吃糖类，因糖类易产气。如肠道产气恶臭时，可吃淀粉类食物，如马铃薯、山药、芋头、米、面食等。少吃肉、蛋、鱼以及豆类等不易消化的食品。禁忌酒类、咖啡、肥肉、冷菜、汽水及多纤维的蔬菜、水果。

多喝含有大量维生素C的饮料，如鲜橘汁、茶水、西红柿汁等。

烹调食物，应以蒸、炖、烩为宜，忌用炸、爆、煎制菜肴，因为后者不易消化，妨碍急性肠胃炎好转。

其他防治还有：

病人可服用藿香正气丸或六合定中丸，也可根据所感染的不同细菌，在医生的指导下服用止痢片(磺胺脒)、复方新诺明等抗生素。

也可用针刺疗法，取中脘、足三里、内关、天枢等穴位，效果显著。

呕吐腹泻严重，伴脱水者，应给喝淡盐水，必要时应去医院及时补液。

(2)防病措施

预防急性肠胃炎，要注意饮食卫生，饭前便后要洗手，不喝生水，不吃腐败变质和苍蝇、蟑螂叮爬过的食物，对于隔餐的饭菜和从市场买回来的熟食，须重新煮沸再吃。

(3)治疗方法

白扁豆15克，薏苡仁10克，绿豆20克，粳米50克，熬清稀粥食用。

黄瓜藤洗净，阴干，成年人每服10～15克，小儿每服2～5克，水煎当茶喝。

苦瓜根15克，新鲜苦瓜50克，水煎当茶喝。

菠萝叶50克，水煎服。

6. 食物中毒

(1)病症特征

盛夏时节极易引起食物中毒。夏季高温潮湿，细菌容易繁殖，如牛奶在刚挤出来时，每毫升含细菌数不到10000个，在35℃的条件下放6小时，细菌数可达1000万个以上。食物中毒多由于食人被沙门菌、肉毒杆菌所污染的动物性食品和葡萄球菌所污染的其他食物而发病。

可根据以下几点判断是否为食物中毒：

发病范围　发病范围仅限于吃过某种有毒食物的人。人与人之间不会直接传染。

发病高峰　食物中毒潜伏期较短，在短时间内迅速出现大批症状相似的病人，形成发病高峰。如停止供应可疑食物，发病人数就迅速减少，并较快平息。

临床表现　起病突然，并多以急性肠胃炎症状为主，如恶心、呕吐、腹痛、腹泻或便秘，体温正常或略升高。

**(2)防病措施**

对于食物中毒要首先做好预防，最关键的是不宜吃腐烂变质的食物。不要过分相信冰箱，肉食不能久藏。化脓性创口要避免接触食物，以防污染，要选购新鲜的蔬菜。吃剩的饭菜要充分加热。另外不要过食冷饮，生吃瓜果蔬菜一定要洗净并消毒。

**(3)治疗方法**

家中一旦有人出现食物中毒，千万不要惊慌失措，应冷静地分析发病的原因，针对引起中毒的食物以及吃下去的时间长短，及时采取如下几点应急措施：

催吐　如果食入变质食物的时间在1~2小时内，可用催吐的方法。立即取食盐20克，加开水200毫升，温水冲服。如果吃下去的是变质的荤食，则可服用十滴水催吐。有的患者还可用筷子、手指或鹅毛等刺激咽喉，引起呕吐。

导泻　如果病人食入的中毒物时间较长，一般已超过2~3小时，而且精神较好，则可服用些泻药，促使中毒物尽快排出体外。一般用大黄30克，一次煎服。老年患者可选用玄明粉20克，用开水冲服，即可缓解。对老年体质较好者，也可采用番泻叶15克，一次煎服，或用开水冲服，也能达到导泻的目的。

解毒　如果是吃了变质的鱼、虾、蟹等引起的食物中毒，可取食醋100毫升，稀释后一次服下。此外，还可用紫苏30克、生甘草10克，一次煎服。若是误食了变质的饮料或防腐剂，最好的急救方法是用鲜牛奶或其他含蛋白质的饮料灌服。

如经上述急救，症状未见好转，或中毒较重者，应尽快送医院治疗，并同时留取可疑致病的食物、病人的呕吐物及粪便送医院作细菌学检查，以便对症下药。

在治疗过程中，要给病人以良好的护理，尽量使其安静，避免精神紧张，注意休息，防止受凉，同时补充足量的淡盐开水。

**7. 脊髓灰质炎**

**(1)病症特征**

脊髓灰质炎是由一种叫脊髓灰质炎病毒引起的急性传染病，多在夏秋季发生，患者多数是1~5岁小儿，年长儿童也可得病。临床特征为发热、肢痛、伴有肠胃道或呼吸道症状，继而发生肢体麻痹和弛缓性瘫痪，所以又叫做小儿麻痹症。主要通过污染的饮食、水源，经口传染，其次由空气、飞沫传播。患病后一般有终生免疫。近几十年来，由于采用了口服脊髓灰质炎减毒活疫苗，发病率已明显下降。

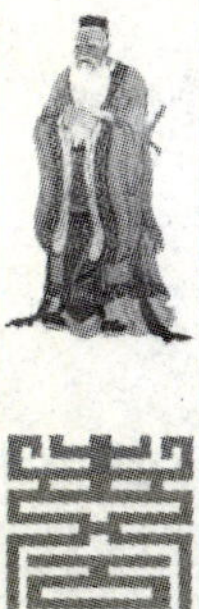

**(2)防病措施**

脊髓灰质炎的预防可从以下几个方面入手：

①在流行期间，儿童应少去人群聚集之处，避免过分疲劳和受凉，推迟进行各种预防注射和不急需的手术，尽量去除各种能使人体抵抗力减弱的因素。

②对密切接触过病人的小儿应严密观察20天，以便及早发现病情。

③脊髓灰质炎减毒活疫苗预防本病免疫力强，且无全身或胃肠局部反应。免疫对象以2个月到7岁的儿童为主。可在专业人员的指导下，按规定口服疫苗。服疫

苗后两星期可产生免疫。

发现脊髓灰质炎病人应立即送医院治疗。家属可从以下几个方面配合医护人员护理病人：

患者应自发病日起至少隔离 40 天，最初一星期尤需注意呼吸道隔离。

患者排泄物用半量的漂白粉搅拌混合一小时，床单、食具可煮沸消毒，便器用 3% 漂白粉澄清液浸泡。不能煮沸的衣物可在日光下曝晒两小时，地面可用肥皂水或碱水洗刷。

患者应注意卧床休息，以减少瘫痪的发生与进展。有肌痛者可局部湿热敷。有瘫痪时应将肢体置于功能位置，防止手足下垂等畸形发生。

对瘫痪后遗症可用针灸、推拿、理疗等治疗。

8. 流行性乙型脑炎

(1) 病症特征

流行性乙型脑炎简称“乙脑”，是由乙型脑炎病毒引起的中枢神经系统的急性传染病。以高热、嗜睡、头痛、惊厥、昏迷及脑膜刺激征为主要临床表现。蚊子是传播的媒介。流行于夏秋季 7～9 月，南方发病较北方早。多发于 10 岁以下的小儿，常危及生命。近年来由于普遍接受预防注射，发病率已明显下降。

(2) 防病措施

乙脑的预防可从以下几个方面入手：

搞好环境卫生，控制蚊子生长和繁殖。如翻盆倒罐，堵塞树洞，填平洼地，疏通沟渠，药物灭蚊可以因地制宜，就地取材。如南方可用药草辣蓼 5000 克，切碎放入 1 立方米水以内，24 小时即可将孑孓杀死。在流行区，可采用烟薰剂灭蚊。

了解乙脑发病的一般常识，发现可疑病人要及早送医院，以便早隔离、早治疗以控制传染源。

开展“乙脑”疫苗预防注射，这是比较安全有效的预防方法。

草药牛筋草（禾本科植物蟋蟀草）30～50 克，或大青叶、板蓝根各 16 克，水煎服，每日 1 剂，连服 7 日，可用于预防。

乙脑病人一定要送医院住院治疗，家属可从以下几个方面配合医护人员护理病人：

经常翻身和拍背，及时清洁口腔。不能闭眼者，可用生理盐水冲洗双眼，并覆盖湿纱布。抽痉者，可用包纱布的压舌板放在上下牙齿间，以防舌咬伤。密切注意病情变化，包括体温、呼吸、精神状态、面色等，有情况立即通知值班医生和护士。

饮食在急性期宜给流质，并供给充足水分，如西瓜水，或西瓜皮、荷叶、茅根等煎汤作饮料。恢复期给半流质。吞咽障碍者可鼻饲。

恢复期出院后，病人房间宜装纱窗、纱门，室内要注意降温。

9. 痱子

(1) 病症特征

痱子由汗水刺激皮肤上的浅汗毛孔而发。炎夏，由于出汗过多不能及时蒸发，皮肤被汗液持续浸渍，或因皮肤不洁，污垢堵塞汗腺毛孔，汗液排泄不畅，导致生痱子。中医学认为是感受暑热。患处火辣发痒，抓破皮肤可感染化脓而成疖子、脓疱疮等其他皮肤病。儿童多生痱子，但有些皮肤娇嫩、肥胖多汗或体质较弱的成年人也会长痱子。除了脚底、手掌等皮肤较厚的部分外，全身各个地方都会长痱子。

**(2)防病措施**

预防痱子，应该从痱子致病因素着手，其方法有：

保持皮肤的清洁、干燥，常洗温水澡，以保持汗腺通畅，浴后要及时擦干，扑些痱子粉，身体出汗后，要及时擦干汗液。生痱子后，不可用热水烫洗及肥皂擦，以防发生皮炎。也不可用手抓。

适当地进行日光浴锻炼，增强皮肤的抵抗力。日光浴锻炼要掌握好时间，可在早上 8 点钟内进行，照射 5～10 分钟。即可增强皮肤的防御能力，还可防止缺钙，促进生长发育，但绝不能在中午时曝晒，以防中暑。

室内要通风，保持空气清新，注意降温，减少出汗。

穿衣宜宽大，选择吸收或发散汗气和汗液性能好的衣料做衣裤。不宜穿紧身衣裤，使汗气不易透散；也不宜穿质地太硬的衣服，否则会使皮肤不断地受摩擦刺激，使痱子不断增加。

要多吃富有维生素 B 和 C 的蔬菜水果，不宜吃辛辣刺激的食品，可喝些绿豆汤、金银花露、菊花露等清凉解暑饮料，保持大便通畅，这对预防痱子有良好的效果。

**(3)治疗方法**

在患了痱子后，只要注意保持皮肤卫生，几天之后，痱子会干枯、脱皮消退，不需治疗。比较重者，可服用一些简便的食疗方或中药验方。

内服方　可选其中一种煎汤内服。每日 1 剂。

金银花 20 克，连翘 6 克，大青叶 9 克，蒲公英 8 克，荷叶 7 克，服时可冲六一散 20 克，小儿酌减。

绿豆、荷叶、白糖适量，消炎止痒。

金银花 10 克，土茯苓 20 克，生蚕豆 30 克，加水煎煮，以蚕豆煮熟为度，饮汁食豆，有消暑解毒的作用。

外用方　可任选一种外洗或外擦患处，每天 2～3 次。

石榴皮 15 克，葎草 30～60 克，煎汤外洗。

金银花 20 克，薄荷叶 15 克，野菊花 15 克，煎汤外洗。

臭梧桐 60 克，马齿苋 120 克，煎汤外洗。

枇杷叶或鲜丝瓜叶若干，煎汤外洗。

绿豆煮熟外擦，有明显的止痒消肿作用。

冬瓜切片外擦，可促进痱子的消退。

鲜萝卜汁外擦，有很好的止痒作用。

鲜苦瓜叶、薄荷各适量，捣烂取汁外擦。

六一散适量，或绿豆粉 60 克，滑石 30 克，和匀外擦。

丝瓜叶 1 把、硼砂适量，同捣成泥状，外擦，用于脓痱子。

**10. 疖子**

**(1)病症特征**

疖是指细菌侵犯人体皮肤单个毛囊及其皮脂腺所引起的急性化脓性炎症。多发生于头面部、颈背部，夏季小儿易发。中医学认为夏季暑热高温、热毒易侵害人体皮肤，郁滞腠理，不得宣发，故生疖毒。

(2)防病措施

主要是要保持皮肤的清洁卫生，勤洗澡换衣，衣服要宽大。

注意室内通风降温，减少出汗等。

经常服用绿豆汤等，也可服一些清热解暑的便方，如：绿豆25克，金银花、野菊花各15克，荆芥、连翘各10克，煎汁饮用。也可用这药汁做粥食用，隔1~2日食用1次。

(3)治疗方法

陈年茶叶(没腐烂)15克，用开水泡，将茶叶捞去，放入少许食盐，洗擦(轻擦)全身。

金银花、野菊花各20克，薄荷15克，煎水洗浴。煎好后，将药渣捞去，放少许食盐，在20℃水温时洗浴。洗后，用温水浸过的毛巾擦身(轻擦)，然后扑上爽身粉。

生疖的病儿具有传染性，一定要隔离治疗，用过的物品要清洗，日晒消毒。疖子的治疗要根据不同阶段和严重程度给予不同的治疗：

疖子初起时，汗毛孔部位出现小的脓疱，要及时热敷，周围皮肤可常用75%酒精消毒，以利于疖子的局限化。

小的脓疱若未能得到控制，会很快发展成黄豆或蚕豆大小的紫红色结节，一个或多个，疼痛明显，此时可选用以下药物外敷：

10%鱼石脂软膏或中药芙蓉膏外敷。

金银花10克，野菊花、紫花地丁各5克，煎浓液，涂搽患处。

乌枣3个，去核，捣成泥，敷在患处，用纱布包好。要留透气孔，不能全封闭。

连翘5克，马齿苋6克，先将连翘捣碎成末，再将马齿苋捣烂，两者混合成泥团，敷患处，时间约15~20分钟。

伴有发热等全身症状，还可服清热解毒中药煎剂：

忍冬藤、生甘草节各30克，连翘15克，加水400毫升煎至100毫升，再加水200毫升，煎成100毫升口服，每日1剂，连服3~5天。

金银花、野菊花、紫花地丁各9克，或单味野菊花120克，煎法服法同上。

3~5天后结节中央化脓变软，用手触之有波动感，此时可到医院切开排脓，然后涂上复方新霉素软膏至痊愈，但在外耳道、鼻子、上嘴唇的疖子不可切开，更不要挤压，以免感染扩散蔓延。疖子化脓后，若未切开，最后会自己破溃而流出粘稠的脓液。

溃脓后，可用中药太乙膏掺九一丹外贴，每日换药2~3次，以促进脓液和腐败组织的排尽，加快愈合。

注意事项：

上唇和鼻子周围在医学上称作"危险三角区"，因为生在这些部位的疖子若被挤压，细菌会经静脉逆行进入头颅内，引起脑内化脓性炎症，从而危及生命，应特别重视。

有时多个疖子同时或反复发生在身体各处，断断续续持续数月或半年之久，医学上称为疖病，往往疼痛显著，并伴有发热、局部淋巴结肿大，治疗应口服或注射抗

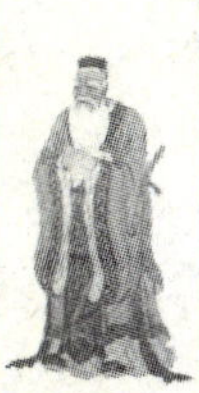

生素，或清热解毒中药煎剂。疖病在小儿可影响生长发育，少数患儿还可并发急性肾炎，偶尔还导致败血症甚至死亡。故对疖病不可轻视。

若体质虚弱，疖子迁延不愈，不红不疼，可服补益气血、清热散结的中药。

11. 日光皮炎

(1)病症特征

日光皮炎又称日晒红斑。由日光过度照射而引起的皮肤炎性反应。多发于春末夏初或盛夏。轻者被晒部位出现猩红色红斑，或有自觉灼热刺痛，一二天内可完全消退；重者会出现肿胀、水泡，需数日，甚至数周后始愈。

(2)防病措施

避免在阳光下长时间曝晒，尽量减少中午前后在阳光下活动的时间。

如需在阳光强烈时外出，要戴草帽或太阳帽，或撑阳伞，以及戴墨镜等，最好穿浅色长衣衫。

平时要经常晒太阳，或进行阳光浴，增强皮肤对日照射的抵抗力，尤其是长期从事室内工作的人。初次少晒，以后逐渐增加。长时间地呆在室内，很久未接触太阳的人，不宜突然在日光下曝晒，否则，很容易患日光性皮炎。

(3)治疗方法

若已出现皮炎，可用痱子粉、滑石粉或炉甘石洗剂涂搽患部；出现水泡破裂时，先擦1%的龙胆紫溶液，然后用硼锌糊或香油调生地榆末外涂。皮炎较重者，需在医生指导下服用抗生菌素及类皮质激素。

12. 夏季皮炎

(1)病症特征

夏季皮炎是发生在炎热天气的一种常见皮肤病，又称为“夏季苔藓”，成人较多见。气温高，湿度大，皮肤出汗以及个人皮肤素质是发病的主要因素。本病在南方较多见。皮疹对称，为不规则之潮红、斑片及少数丘疹，自感剧痒，由于搔抓常常出现抓痕和色素，日久还可增厚，间有苔藓样变。好发于颈部、四肢屈侧以及躯干，尤多见于下肢。病程与气温有明显关系，气温高、湿度大则病情加重，天气凉爽时减轻。待炎夏过后，不治自愈，来年天热时再发。

(2)治疗方法

患者应注意避免用热水、肥皂烫洗，禁止搔抓，衣着要宽大而通风透气，保持皮肤清洁干燥，不可用刺激性止痒剂。治疗可用中药内服和外洗：

内服　青蒿、苦参各15克(后下)，藿香、佩兰各12克，地骨皮、大青叶、蒲公英、薏苡仁各30克，黄柏、六一散各10克，水煎服。清暑化湿。

外用：

银花、荆芥、薄荷、地榆、甘草各15～30克。或枯矾、五倍子各15克，薄荷、菊花、九里明各30克，煎水外洗，每日1次。

绿豆50克，氧化锌5克，滑石粉100克，将绿豆、氧化锌研细后，再加入樟脑、滑石粉，研匀即成。用时将药粉干扑患处，每日3～5次。

13. 虫咬皮炎

(1)病症特征

虫类叮咬引起的皮肤病称“虫咬皮炎”，中医学称“毒虫咬伤”。较为常见的毒虫有跳蚤、虱类、臭虫、蚊子、蜂、蝎、蜈蚣、刺毛虫、蚂蚁等。夏季是诸虫繁殖最旺的时期,故人体皮肤被毒虫叮咬的机会也很多。以面部、四肢等暴露部位为主。

虫咬后,常见的皮肤损害为丘疹、风团、瘀斑点等,有时可出现水疱、红斑和虫咬的痕迹,甚至丘疹性荨麻疹。轻者皮肤感觉痛、痒、灼热;重者出现肢体麻木、头晕、胸闷、恶心呕吐,甚至发生过敏性休克等全身中毒症状,个别还可危及生命。若为刺毛虫毒刺所伤,皮肤先痒后痛,灼热明显,接着刺伤部位出现红块或大片肿胀,越抓刺痛会越加重;蜂、蝎、蜈蚣等含有毒液,会引起局部红肿剧痛、奇痒,严重时还会出现高热、寒战、抽搐、昏迷、休克等全身症状。

**(2)防病措施**

注意环境卫生,清除杂草、杂物和污水,尤其是农村的家禽宜圈、栏养。以铲除毒虫的孳生地。屋内潮湿处可撒些石灰,或用烟草、除虫菊、青蒿、野艾、百部等晒干,烟薰灭虫。据古方记载,焚烧浮萍、羌活、木鳖子、川芎等,或在睡席下铺石菖蒲、辣蓼等也能预防毒虫咬伤,如《运化玄枢》一书上说:"仲夏之月,取浮萍,阴干烧烟,去蚊虫。"《琐碎录》说:"辣蓼晒干,铺席下,除壁虱。"

讲究个人卫生,勤洗澡、洗衣,被褥、床板要勤晒。儿童不宜穿开裆裤。

刺毛虫于夏季大量寄居在树上,故不要在有刺毛虫的树荫下纳凉,晚上尤其要当心。若需在有毛虫的树下劳动,颈部应围上毛巾,穿长袖上衣和长裤,扎紧袖口与裤脚,并站在上风头的地方,以防毒毛被风吹到皮肤上。

发现群蜂,应立即躲避,切勿逗惹,以免蜇伤。

虫咬皮炎的治疗应根据病情而定。轻者,仅有局部症状,只用外治法即可。

**(3)治疗方法**

刺毛虫咬伤　首先采用透明胶纸或胶布在灼热、刺痛的皮肤上反复粘几次,可将附着皮肤表面或刺入皮肤浅层的毒毛粘去,随即涂上碘酒或炉甘石洗剂。切忌用手搔抓,以免毒毛深入皮肤,或被带到身体的其他地方。

蜂蜇伤　应立即在蜇伤部位寻找蜂刺,必要时可用放大镜寻找,并设法把蜂刺挑出。蜜蜂蜇伤,用肥皂水清洗伤口,再涂上10%的氨水或5%小苏打水;黄蜂蜇伤,用醋清洗伤口,再用红糖水调搽,也可用鲜景天叶、青芋或毛芋、芋艿、野甘草叶等外敷。

蝎蜇伤　立即局部冷敷,上方缚以止血带,并用拔火罐或吸乳器吸出毒液,也可用10%氨水或1∶5 000浓度的高锰酸钾溶液清洗,以帮助毒液的排出,如伤口肿胀还得用小刀切开引流。然后再用以下方法之一外治:

10%氨水外涂。

明矾适量研粉,米醋调敷。或雄黄、枯矾等量,研细末用茶水调敷。

鲜栝蒌根或大蒜捣烂外敷。

蜈蚣咬伤　立即用肥皂水、10%氨水或5%小苏打水等碱性溶液清洗伤口,然后再用以下方法之一外治:

雄黄、枯矾等量,研细末用茶水或白酒调敷。或甘草、雄黄末适量,麻油调敷。

鲜桑叶汁或白矾加水研汁外涂。

严重的虫咬皮炎会出现怕冷、发热、恶心呕吐、头晕、胸闷等全身中毒症状,此时必须大量饮水，并内服清热解毒的中药，常用五味消毒饮加减，可用半边莲、紫花地丁、蒲公英、野菊花各15克，金银花30克，连翘12克，黄芩、黄柏、柴胡各9克，黄连、甘草各6克，水煎服。每日1剂，直至症状消失。内服蛇药片或六神丸也可，六神丸用量为每次10粒，每日1~2次。全身症状严重或发生过敏性休克时，必须去医院治疗。若发生丘疹性荨麻疹，可给予抗过敏西药或祛风清热、凉血解毒的中药。

**14. 雀斑、黄褐斑**

**(1)病症特征**

雀斑和黄褐斑均与皮肤黑色素沉着有关。雀斑是一种单纯性褐色或黑色斑点，针尖至豆粒大小，犹如麻雀卵上的斑点，多发于面部，双侧面颊和两眼下方更明显，通常为对称性。男女都有发生，女性较多。其发生原因还不十分清楚，可能与遗传有关。

黄褐斑多见于中年女性，主要发生在面部、口唇周围。颜色呈黄褐色，表面光滑，形状不一，有的形如蝴蝶，所以又叫蝴蝶斑。其发生原因，常与阳光照射、劳累、情绪低落、营养失调、体质虚弱等有关。中医学认为由肝、脾、肾功能失调所致。现代医学发现，某些妇科疾病和一些慢性疾病，如痛经、月经不调、肝病、重症结核等可导致黄褐斑。但也有不少病人的病因不明。

雀斑和黄褐斑不痛不痒，也不影响健康，但对面部美容影响较大，夏季因日晒较多，斑色往往加深，冬季颜色变浅，但不完全消退。

**(2)防病方法**

患雀斑和黄褐斑的人在夏季应尽量防止日光的曝晒，经常外涂硅酮霜等防晒护肤品，以防紫外线的侵害。

**(3)治疗方法**

外治法

两者均可用2%~3%氢醌霜(软膏)外涂，以减少黑色素的合成，使用此软膏最好在医生的指导下进行。其他的祛斑面膜也可酌情选用。

雀斑还可用雀斑霜外涂，有一定的退斑作用。

黄褐斑还可用白附子、白芷、滑石各250克，共研细末，早晚洗面后擦患处。或用青嫩柿树叶晒干研细末30克，与凡士林30克调匀成膏，每天睡前涂患处，晨起洗净，连用半月到一月。

内治法　内服维生素C、维生素E和六味地黄丸、逍遥丸、丹参片等。

食疗法　多食含有维生素C和维生素E的食物，可减少色素的形成。柑橘、山楂、鲜枣、刺梨等新鲜瓜果，含有丰富的维生素C；麻油、花生油、麦胚油等植物油，豆制品以及绿叶蔬菜含有丰富的维生素E。此外，研究发现富含谷光苷肽和微量元素硒的食品，如西红柿、芦笋、蘑菇等，能有助于抑制黑色素的形成，可经常多吃。酒、咖啡、辛辣等刺激性较强的食物，对防治色素斑不利，应尽量少食。

平时保持乐观情绪，消除过分忧虑和操劳，使神经系统处于平衡状态，调整内分泌对色素的正常代谢。并适当进行体育锻炼，增强机体的自身免疫能力，达到健身祛病的目的。

不宜滥用化妆品及冷冻、磨削疗法，更不要随便滥用腐蚀性较强的药物，以免引起不必要的皮肤损伤。

妇女在妊娠期出现黄褐斑,又叫妊娠斑,无需治疗。慢性疾病引起者,应着重治疗原发病。

15. 花斑癣

(1)病症特征

癣是浅部霉菌病的简称,主要侵犯表皮角质层、毛发和指甲。根据不同发病部位,癣症有手足癣、头癣、体癣、股癣、甲癣、花斑癣等。浅部霉菌在温度为22~28℃、中等湿度时生长最佳。因此长江以南在梅雨季节或长夏潮湿高温时期,癣症最易复发,其中足癣、花斑癣更具有夏季加重或复发,冬季减轻或痊愈的倾向。

花斑癣是一种由真菌引起的皮肤浅表角质层慢性的轻度感染,有一定的传染性,而且较难彻底痊愈。本病俗称"汗斑",中医学称"紫白癜风"、"疬疡风"等。因为这种真菌适宜在湿热环境中生长繁殖。多汗和不勤洗澡的人容易患本病,故有人误认为它是出汗后沤出的斑渍。

皮损好发于胸、腹、背及与躯干接近的四肢部位,有时也波及到面、颈及其他部位。初起出现散在褐色斑点,有的可互相融合。消退后成为大小不等、颜色略浅于皮肤的白斑,其上常附有细碎的白屑。可伴有轻度瘙痒。出汗后更明显。

(2)防病措施

预防本病要注意个人卫生,勤洗澡、晒衣服、被毯等。

(3)治疗方法

治疗前可先用硫黄皂洗净全身,然后选下方之一外用。

25%的硫代硫酸钠外涂后,再涂以3%的稀盐酸,使产生新生态的硫以达到杀菌的目的。

1%的克霉唑霜或酊剂。

苦参、白鲜皮各30克,地肤子20克,黄柏、枯矾、雄黄各10克,水煎,纱布湿敷。

硫黄30克与100毫升醋混合,浸泡1星期后外涂患处,每日2~3次。

密陀僧、乌贼骨各30克,硫黄、川椒各15克,共研成极细粉,用时取生姜一块,斜形切断,以断面蘸药粉少许搽患处,擦至汗斑变成淡红色为止,每天早晚各擦一次,擦后勿用水洗。一般治疗1~2星期可愈。

5%~10%硫黄霜、10%土槿皮酊等均可选用。

16. 足癣

(1)病症特征

足癣是癣症中最为常见的一种。足癣一般是通过接触生癣的人或用具如拖鞋、脚布等而感染。感染后的足部由于穿着鞋袜,局部环境闷热,不透汗水,有利于霉菌的生长繁殖。因足丫糜烂、流水而有特殊气味,中医学称之为"脚湿气",民间有的地方称"臭田螺"、"烂脚丫"。本病好发于成年人。常侵犯趾间、足底、足跟及足缘等处的皮肤。它的主要病原菌是红色毛癣菌、石膏样毛癣菌和絮状表皮癣菌等,这些癣菌在自然界中广泛存在。

脚癣发作时使人奇痒难忍,如不及时治疗,还常引起手等其他部位感染霉菌。严重的癣症会引起细菌感染而致淋巴管或淋巴结发炎,并由此招致肾炎,故不能轻视。

(2)防病措施

注意个人卫生,养成每天洗脚的习惯,鞋袜要宽畅透气。

夏季尽可能不穿胶鞋,宜穿布鞋或凉鞋。

足汗多时,外扑痱子粉或脚气粉,以保持足部清洁干燥。

宿舍和工作环境,要保持干燥通风,防止湿度太大。

脚布、脚盆、拖鞋不能互相借用。在公共浴室洗澡最好不用公用拖鞋、浴盆、浴巾。

(3)治疗方法

10%~30%冰醋酸溶液浸泡或洗脚后外搽,我国民间常用。

3%水杨酸、6%苯甲酸搽剂外搽。

糜烂者可用较温和的复方雷锁辛搽剂,或1%益康唑霜、2%米康唑霜、1%~3%克霉唑霜等。

有一种长效防治脚癣的鞋垫,可经常使用。

每天用硫黄香皂洗脚,洗后用干毛巾或卫生纸把水吸干,穿上用硫黄香皂洗过的袜子,2~3天后,脚癣即见好转。其后可停止用硫黄香皂洗脚,但袜子一定要用硫黄香皂洗过晒干再穿。鞋袜要经常洗刷,并在烈日下曝晒。

癣病重在预防,癣病治愈后,应继续治疗10天左右,以巩固疗效。用过的内衣内裤及床上用品、脚布、鞋袜等物要煮沸消毒,或洗净后曝晒,或用30%福尔马林溶液闷薰,或更换新鞋袜,以免复发。

17. 腋臭

(1)病症特征

有些人的腋窝下,经常发出一种刺鼻难闻的怪味,又排出大量的黄色汗液,此即所谓的腋臭。尤其在夏天,气温高,汗腺分泌又旺盛,这时就显得气味更大。

狐臭是腋下腺异常所致,多与家族遗传性有关。多发生于青年,特别是发育成熟的女青年。因为青年人性激素水平提高,从而促进皮肤中大汗腺的分泌,并使汗液中脂肪酸、蛋白质等有机物质含量增多;腋窝阴暗潮湿,适宜于细菌的生长繁殖,剧臭杆菌和生腐杆菌产生的酶类使汗腺与皮脂腺分泌物中的有机物分解加速,发生酸败而产生一种像狐狸的臊气,所以又俗称"狐臭",医学上叫"局限性臭汗症"。狐臭虽不会妨碍健康,没有传染性,但由于气味难闻,不少青年人常常为此烦恼。

(2)防病措施

狐臭很难根治,主要是要针对臭味的产生原因,一是收敛汗液,间接防臭;二是杀菌抑菌,防止汗液的分解,直接防臭。

保持局部清洁、干燥,勤洗澡、擦爽身粉,还可在腋下喷洒一些减少出汗量和去除臭味的化妆品,如去臭可用狐臭香粉、香水等,止汗还可用30%明矾液,局部抑菌可外搽0.1%洗必泰液或0.1%新洁尔灭液。

(3)治疗方法

有一种以中草药为原料的喷雾剂——液体腋下香,能减少腋窝汗腺分泌,抑制细菌繁殖。还有一种名叫"西施兰夏露"的产品,能使脂肪酸迅速消除,并有抑菌和杀菌作用，从而达到消除臭味的目的，其除臭快而完全、持效时间长，对皮肤无刺激性，喷射或涂搽 30 分钟后即可淋浴。成人首次使用能持效 7 ~ 10 天；少年可持效 1 个月左右。

还有一些治疗方法可破坏乃至切除腋下汗腺，如局部低温冷冻、外科手术切除、注射石碳酸药液、X 线放射治疗、电解毛囊等。有人误以为只要去除了大汗腺就可根除腋臭，其实，这些方法的疗效并不十分理想，大多容易复发，并有一定的后遗症，一般不宜轻易采用。

### 18. 夏季感冒

#### (1) 病症特征

感冒在夏季虽不如寒冷季节那样流行，但由于暑天高温，汗出得多，体力消耗大，人易疲劳，人体抗病能力也随之减弱，再加上避暑贪凉，故感冒并不少见。暑天感冒，中医学又称“热伤风”。临床常见有暑热、暑湿和风寒三种证型。常见症状是流涕、鼻塞、打喷嚏，甚至发热，汗多，或伴有恶心、呕吐、腹泻。此外，夏季某些病毒性感冒，还会并发病毒性心肌炎，尤其是儿童，故应特别引起注意。

#### (2) 防病措施

注意劳逸结合，保证睡好、休息好，减少体力的消耗，以增强体质，抗拒外邪的侵入。

不要贪吃生冷而损伤脾胃，西瓜、冷饮等不要吃得太多。

避免贪凉而感受风寒，夏季出汗多，毛孔开放，容易受风寒之邪的侵袭，故在树荫下、过道里、凉台上乘凉的时间不宜太长，更不要露宿。吹电风扇的时间也不宜过长，也不要坐在潮湿的地方。衣着应随天气凉热而增减。沐浴或游泳后要把身上的水擦干。

感冒流行期间应少去公共场所。

夏季感冒常不能迅速痊愈，特别是老人和儿童，应积极治疗，否则易转化为其他疾病。

西瓜是清热解暑的佳果，但感冒初期的患者应慎食。中医学认为，感冒初期，无论是风寒感冒，还是热伤风，都应采取发散的治疗方法使病邪从表而解。如果此时吃西瓜，不但不能表散病邪，反而会因其清热解毒作用而引邪入里，使病情加重或延长治疗时间。所以，感冒初期不应吃西瓜，但在感冒加重，邪气入里，且有高热、咽痛时可吃。

### 19. 冠心病及其他心血管疾病

#### (1) 病症特征

冠心病是中老年人的常见病和多发病，人们（包括冠心病者）往往认为寒冷季节是冠心病的高发季节。其实酷暑盛夏，由冠心病发作所致心绞痛乃至心肌梗死者，临床上并不少见。有人发现，在特别热的地区，如美国的得克萨斯州，心肌梗死较多发生在 7 ~ 8 月份，特别是当日最高气温大于 37℃时。夏季黄梅天气压较低，就好像身处高山顶上，氧气稀薄，使冠心病人容易发生冠状动脉供氧不足，以致心肌缺血缺氧而发生心绞痛。此外，黄梅天湿度大，人体不易通过汗蒸发来散热，即使是正常人也感到闷热不适，冠心病人则更易出现胸闷气短。在这种气候环境下，冠心病人稍稍活动就极易发生心肌需氧量明显超过冠状动脉的供氧量，从而诱发胸闷与心绞痛。

为此，冠心病及其他心血管疾病患者夏季亦不应放松其保健，在黄梅时节及持续高温时要特别注意。

**(2)防病措施**

注意补水　中老年人多有体内脱水，使血液动力学发生改变。而盛夏，由于天气炎热，体内往往发生血液再分配，加之出汗和皮肤失水增多，导致有效血循环总量减少，而且血液浓缩，血流缓慢，容易发生冠脉供血不足，引起冠心病发作，或血栓形成。为防范于此，中老年人盛夏应多喝白开水、或果汁等饮料，即使无口渴亦应补水，尤其汗后应额外补水。若伴有心衰则应在医生的指导下，量出为入，严格控制喝水量及食盐的摄入。

动静适宜　盛夏之际老年人常常在路旁、树荫下或凉亭下对弈或打扑克，但娱乐时间每次不宜过长，因为长时间静坐，血流速减慢，回心血量减少，若在娱乐中，再出现情绪不稳，很容易使冠脉血流量发生骤减而致病情发作。每天早晨做深呼吸或呼吸体操，可增加肺活量，缓解缺氧的不适感。

按时作息　睡眠有利于心脏功能的恢复和血压的下降，对心血管病人尤为重要。盛夏之季，昼长夜短，中老年人往往多有睡眠不足，心肌能量消耗及氧耗量也增加，加之睡眠过少，植物神经兴奋占主导地位，使冠脉痉挛，心肌缺血乏氧，便会引起冠心病发作。因此，中老年人生活应有规律，按时作息，保证充足的休息与睡眠时间，以便减少心脏病发作。

坚持用药　防止冠心病发作，贵在坚持用药，如降血脂药，抗凝或活血化瘀药物，软化血管或扩冠药等，病人在夏季也应坚持用药，即使没有心绞痛，也应在医生指导下坚持用药。尤其对于一些应急措施的药物，如心痛定、消心痛、救心丸等应随身携带，以防心绞痛发作。

慎用冷饮　当遇到寒冷时，冠状动脉会发生收缩。已发生粥样硬化的冠状动脉较正常的冠状动脉更容易发生收缩，故冠心病患者应当慎用冷饮，有心绞痛或心肌梗死病史的患者更应避免用冷饮。否则易使冠状动脉发生收缩，心脏供血进一步减少，甚至造成远端供血停止，而发生急性心肌梗死。

其他如禁烟限酒、稳定情绪、合理膳食等也不可忽视，以保护机体的抵抗力，使其适应气候变化的能力增强。

**20. 霍乱**

**(1)病症特征**

霍乱是起病急聚、猝然发作、上吐下泻、腹痛或不痛为特征的疾病。因病变起于顷刻之间，挥霍缭乱，故名霍乱。该病传染性极强。

该病多发生于夏秋时节，患者多有贪凉饮冷和食腐馊之物等情况。《千金方·霍乱》说："若霍乱之为病，皆因饮食，非关鬼神。"明确指出了该病多由饮食生冷不洁所致。然夏令当季，暑湿蒸腾，若调摄失宜，感受暑湿秽浊疠疫之气，或因贪凉露宿，寒湿入侵，寒邪秽浊，郁遏中焦，均能使脾胃受伤，运化失常，清浊相干，气机逆乱，上吐下泻而成霍乱。因其吐泻交作，津液过量丧失，故在短时间内即可出现形容憔悴，目眶下陷，筋脉挛急，手足厥冷等。

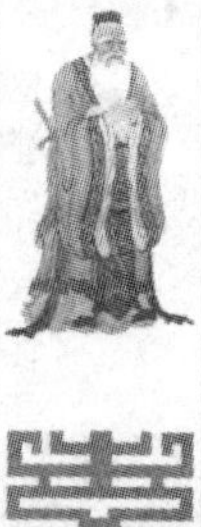

该病视患者素体阴阳偏盛，感受秽浊之邪轻重，可分为寒霍乱、热霍乱、干霍乱（又名“绞肠痧”）。

**(2)预防措施**

霍乱的预防措施主要有如下两条：

夏秋季节，注意环境卫生和饮食卫生，不过食生冷、油荤，切勿吃腐馊之食。

及时发现，及时隔离治疗。

**(3)治疗方法**

针对不同的霍乱种类，应采取不同的治疗方法。

**①寒霍乱(轻症)**

症状：暴起呕吐下痢，初起所下稀粪，继而下痢清稀如米泔，臭秽不堪，腹痛或不痛，胸膈痞闷，四肢不温，苔白腻，脉濡弱。

治法：散寒温中，芳香化浊。

治疗方药：藿香正气散合纯阳正气丸(有成药)。藿香12克、大腹皮9克、紫叶9克、茯苓18克、橘梗9克、陈皮9克、厚朴12克、苍术12克、白芷12克、半夏曲13克、大枣10克，生姜引，水煎服。

**②寒霍乱(重症)**

症状：吐泻不止，吐泻物如米泔汁，面色苍白，眼眶凹陷，手足厥冷，或头面汗出，筋脉挛急，舌淡，苔白。

治法：温补脾肾，回阳救逆。

治疗方药：附子理中汤。附子18克(先熬)、党参30克、白术12克、干姜12克、甘草9克，水煎服。

仓促之间，汤药不及，可急用食盐填满脐中，取大艾柱灸之，并用开水冲服行军散(有成品)。若见大汗淋漓，四肢厥冷，应急服通脉四逆加猪胆汁汤。

**③热霍乱**

症状：吐泻骤作，呕吐如喷，泻下如米泔汁，臭秽难闻，头痛发热，口渴胸闷，心烦，溲短赤，腹中绞痛，甚至转筋，苔黄腻，脉濡数。

治法：清热化湿，避秽泄浊。

治疗方药：燃照汤合蚕矢汤。滑石20克(布包煎)、黄芩15克、栀子6克、豆豉9克、半夏15克、厚朴10克、黄连10克、豆卷12克、薏米15克、蚕沙12克、木瓜10克、吴茱萸4克，水煎服。

该症吐甚，服药艰难，或仓促之间汤药未备，宜先服玉枢丹(有成药)。若手足厥冷，口渴自汗，指甲呈青色，泻处臭恶，六脉皆伏，此为热深厥深，又宜急用竹叶石膏汤(竹叶12克、石膏24克、大枣8克、沙参24克、半夏12克)。切勿误投温燥之品。

**④干霍乱**

症状：猝然腹痛，欲吐不能吐，欲泄不能泄，烦躁闷乱，面色青惨，四肢厥冷。

治法：先刮痧，针刺十宣、委中散血，然后以辟秽解浊，利气宣壅。

治疗方药：口服玉枢丹(有成药)。

### 21. 痧　气

**(1)病症特征**

痧气又名痧、痧胀，是夏交于秋之时，感受风、暑、寒、湿，尤其是感受疫气秽浊而出现的腹痛闷乱。由于感受邪气的差别和病变部位的不同，又有痧筋、痧块、暑痧、瘟痧、班痧、乌痧、绞肠痧、抽筋痧、吊脚痧等。

该病虽与风、暑、寒、湿相关，但根本原因是感受疫气、秽浊，若人体正气素亏或肠胃素有湿浊，偶触粪土痧秽，暑湿季节，污浊泛多、人体受之，气机逆乱，壅阻经络，遏塞肠胃，故腹痛闷乱，毒阻气分，外可串肌肤，内可陷营血，临床则可分别见到痧气诸症。

**(2)预防措施**

痧气的预防措施有如下两条：

夏天当今，应注意饮食卫生和环境卫生。

外出游玩、务工或下地劳作，力求避免接触粪土、秽浊、疫气、痧毒。

**(3)治疗方法**

依据不同的痧气采用不同的应急治疗方法。

**①痧筋**

症状：腹痛闷乱，腿弯及肘弯静脉怒张，呈青紫色。

治法：先以三棱针刺局部，继以芳香化浊，解毒利湿。

治疗方药：四妙阿魏饮。薏苡仁 20 克、黄柏 12 克、牛膝 12 克、苍林 10 克、苏木 12 克、灵脂 9 克、玄胡 12 克、阿魏 5 克、木瓜 15 克，水煎服。

**②暑痧**

症状：恶心呕吐，泻下臭秽，汗出如涌，腹闷痛。

治法：清暑化湿，调和脾胃。

治疗方药：薄荷汤。香薷 10 克、薄荷 13 克、银花 12 克、连翘 12 克、厚朴 10 克、木通 15 克，水煎服。

**③乌痧**

症状：周身胀痛难忍，面色黧黑，身有乌斑。

治法：先以三棱针刺曲池，委中放血，继以清解沙毒，调颐气血。

治疗方药：阿魏丸。阿魏 12 克、玄胡 12 克、苏木 12 克、灵脂 9 克、川楝 15 克、莪术 10 克、陈皮 10 克、三棱 9 克、枳实 15 克、槟榔 10 克、降香 6 克、沉香 4 克(冲)、姜黄 9 克、厚朴 10 克，水煎服。

**④红痧**

症状：肌肤有红豆如麻疹，或腹闷痛呕心。

治法：先刮痧，后泻痧毒。

治疗方药：荆芥汤。荆芥 12 克、防风 10 克、川芎 9 克、陈皮 9 克、连翘 12 克、青皮 9 克，水煎服。

**⑤瘢痧**

症状：身发紫斑，头晕眼花，恶心呕吐。

治法：先刮痧放血，继以活血解毒。

治疗方药：清凉至宝饮。薄荷 12 克、地骨皮 15 克、山栀 9 克，丹皮、玄参、花粉各 12 克，细辛 3 克，水煎服。

**⑥抽筋痧**

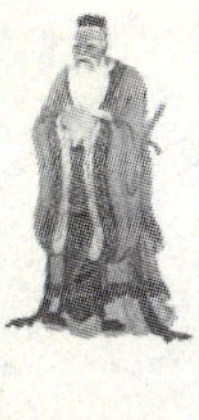

症状：两足抽筋剧痛，时有腹痛恶闷。

治法：先在抽筋处放血，继而清解痧毒，调顺气血。

治疗方药：丁香阿魏丸。灵脂10克、莱菔子12克、山楂、神曲各18克、青皮9克、莪术9克、厚朴、槟榔各12克、砂仁6克，三棱9克，沉香3克（冲），丁香6克、阿魏、木香各10克、姜黄10克，水煎服。

**⑦痧块**

症状：痧气放痧后，胁下或胸腹有包块，有作痛。

治法：疏理气血，清凉解毒。

治疗方药：桃仁香砂饮。桃仁9克、沉香5克、红花10克、砂仁9克，水煎服。

**22. 小儿夏天热**

**（1）病症特征**

夏天热亦称"暑热症"、"婴儿汗闭性暑热症"、"暑热消渴"，是小儿在夏天长期发热、口渴多饮、尿多无汗的病症。

小儿脏腑娇嫩，难耐炎热。夏三月暑气当令，小儿感受暑邪，蕴于肺胃，灼伤肺胃之津，津亏内伤故发热口渴多饮。若肺津大伤，无以敷布，可少汗或汗闭，汗尿同属阴津，异物同源，所以汗闭则尿多，尿多则津伤，津伤必饮水自救，因而形成多尿、多饮、口渴、汗闭。该病初起仅为肺胃气阴两伤，若迁延日久或素体脾肾虚弱，又可现为热淫于上、阳虚于下的上盛下虚症。

**（2）预防措施**

小儿夏天热的预防措施是：

注意营养，增强体质。

居室空气凉爽流通或易地避暑。

早晨煮食银耳粥。

**（3）应急治疗方法**

**①暑伤肺胃**

症状：发热持续不退，天气愈热，发热愈甚，口渴引饮，无汗，尿多清长，烦躁，脉数。

治法：清暑益气。

治疗方药：王氏清暑益气汤。西洋参6克、麦冬9克、知母4克、甘草3克、竹叶6克、黄连3克、石斛9克、荷梗4克、西瓜翠衣9克、糯米12克，水煎服。

**②上盛下虚**

症状：精神委靡或虚烦不安，下肢清冷，食欲不振，身热不退，溲清且多，大便稀溏，口渴多饮。

治法：温下清上。

治疗方药：温下清上汤。附子5克（先熬）、黄连3克、磁石3克、蛤粉2克、花粉8克、补骨脂4克、覆盆子9克、菟丝子9克、桑螵蛸12克、白莲须9克，水煎服。

单验方：蚕茧、红枣、乌梅适量，煎汤饮用。

**23. 天行赤眼**

**（1）病症特征**

天行赤眼又称"天行亦热"、"暴发火眼"，俗称"红眼病"，以患眼红赤涩痒交作，怕热羞明，眼睑红肿，白睛显著红赤胀痛为特征。该病多为猝感时行病毒，暑火毒疫袭击人体眼部及肝经所致，具有传染性且传染迅速，流行广泛。

该病相当于西医的急性卡他性结膜炎、流行性出血性结膜炎。

(2)预防措施

天行赤眼病的预防措施主要有以下方面：

流行季节，常用消炎眼药水点眼，保持眼部卫生；或用菊花、桑叶、夏枯草煎水代茶。

严禁患者在公共场所游泳。

患者的手帕、洗脸用具、枕套均需隔离和消毒。

医护人员的双手及接触过的医疗器械要消毒处理。

(3)治疗方法

①内治

初起用银翘散：银花 24 克、连翘 18 克、竹叶 12 克、荆芥 9 克、大力子 12 克、淡豆豉 6 克、薄荷 6 克、甘草 6 克、芦根 12 克，水煎服。

②外治

用氢化可的松眼药水和氯霉素眼药水交替滴眼，并用生理盐水洗眼。

## (二)夏季针灸按摩养生方法

针灸按摩通过刺激人体体表的经络穴位，来调整气血及内脏功能，从而达到养生保健、防病治病的目的。夏季人体皮肤肌腠疏松，气血趋于体表，穴位开放，经络敏感，得气迅速，加上夏天衣衫单薄，体表穴位暴露，使各种操作都较方便，故夏季是人们接受针灸按摩治疗的大好时机。南方农村常流传这样一句话：冬养三九补品旺，夏治三伏行针忙。

### 1. 常用穴位及其功效

针灸按摩的穴位和操作方法很多，比较适于夏季的有以下几类：

(1)清热解暑

常用的解暑穴位包括：

中冲　位于中指尖端的中央。

曲池　位于肘部，取穴时屈肘成直角，肘横纹外端与肱骨外上髁连线的中点即是本穴。

合谷　位于手背第一、二掌骨之间，约平第二掌骨中点处。简便取穴：一手的拇指指关节横纹放在另一手虎口的边缘上，弯曲拇指，当拇指尖下即是本穴。

委中　位于膝关节屈侧，腘窝横纹中央，于股二头肌与半腱肌腱的中间，俯卧屈膝取穴。

劳宫　位于手掌心横纹中，第三、四掌骨之间。简便取穴：握拳，中指与无名指指尖之间的掌心。

大椎　位于颈部后正中线第七颈椎棘突下。

风池　位于枕部胸锁乳突肌和斜方肌之间，平后发际正中上 1 寸。

这些穴位为夏季防治中暑所常用，刺激方法多采取所谓的“泻法”，如针刺放血疗法、刮痧疗法等，具有很强的向外排泄热毒的作用，简便而速效。

(2)宁心安神

夏季心火偏旺，人容易出现烦躁不安，心情激动，睡眠不好，甚至长时间失眠等，选用能够镇静安神的穴位进行针灸或按摩，可起到安定神志，调节情绪，促进睡眠的作用。常用穴位有：

神门　位于手腕部尺侧腕屈肌腱的桡侧缘横纹上。

心俞　位于背部第五胸椎棘突下旁开1.5寸。

膻中　位于胸部前正中线、平第四肋间隙，两乳头连线的中点。

(3)和中化湿

夏季暑湿偏重，脾胃消化功能低下，易患腹泻等胃肠道疾病，选用能够健脾和胃、促进消化、清热祛湿的穴位进行针灸或按摩，可起到增进食欲、帮助消化，防治胃肠道疾病的作用。常用穴位如下：

天枢　位于腹部脐旁2寸。

足三里　位于小腿前面，外膝眼(犊鼻穴)下3寸，胫骨前嵴外开1横指。

上巨虚　位于足三里穴下3寸。

下巨虚　位于上巨虚穴下3寸。

脾俞　位于背部第十一胸椎棘突下旁开1.5寸。

胃俞　位于背部第十二胸椎棘下旁开1.5寸。

中脘　位于腹部脐上4寸。

(4)扶正助阳，冬病夏治

冬季常发的慢性病，特别是阳虚阴盛的疾患，如慢性支气管炎、支气管哮喘、肺气肿、肺心病，慢性腹泻(包括慢性结肠炎)、虚寒性胃痛(包括慢性胃炎)、腹痛，腰部及四肢肌肉关节的慢性痛症(包括风湿、类风湿关节炎、肩关节周围炎、网球肘、腱鞘炎、膝关节炎、腰肌劳损、神经痛、宿伤)、老年畏寒证等病证，往往在寒冷的刺激下反复发作。在夏季三伏天进行治疗，可减少冬季病情的复发，使疾病趋于好转，甚至痊愈。这即所谓的冬病夏治。因为三伏天自然界阳气最为旺盛，人体阳气也随之呈升旺之趋势，体表气血充盈，经络之气流畅，穴位敏感，得气又快又强。此时予以针灸按摩，能有效地刺激经络，调理气血，使患者阳气充实，抗病能力增强，体内寒凝之气易解，为秋冬储备阳气。不仅对阳虚寒盛，气血阻滞引起的旧疾有较显著的疗效，而且使冬季阳气充足，不易被寒邪所伤。目前，临床上主要用于老年慢性支气管炎、支气管哮喘、喘息性支气管炎等病的防治。主要穴位有：

肺俞　位于背部第三胸椎棘突下旁开1.5寸。能增强肺脏的生理机能，调整机体内环境，并能提高免疫力。

膏肓俞　位于背部第四胸椎棘突下旁开3寸。有理肺气，补虚损等功效。

关元　位于腹部脐下3寸。有壮阳补肾作用。

气海　位于脐下1.5寸。有补气助阳作用。

神阙　位于脐中。有健脾强壮作用。

2. 刮痧疗法

刮痧法是我国民间广为流传的一种保健疗病方法。它用手或刮痧板等刮痧工

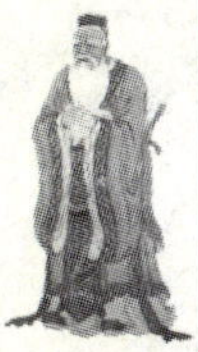

具作用于皮肤及相关经络穴位，尤其是颈部和背部的穴位，可促进血液循环，令皮肤的毛细血管扩张，使郁积于体内的暑气及其他邪毒得到散发。同时还可刺激皮肤的神经末梢，促进新陈代谢，从而增强人体的防御功能。

**(1)用具与润滑剂**

刮痧可用铜钱、光滑的圆形竹片、小木棍、调羹、梳子或特制的水牛角刮痧板进行，也可用手通过推、摩、捏等手法进行。一般用手刮较为安全，但力度往往不够。刮痧时，为了增强刮痧效果，常配合应用某些活血润滑剂，如低度白酒、茶子油、香油、清凉油等。

**(2)一般操作步骤**

病人卧于床上或取坐位，根据刮痧部位，选择仰卧、俯卧或伏于椅背上。用水洗净刮痧部位的皮肤，取一种活血润滑剂均匀涂在刮痧部位。

用手或刮痧板等器具，由上而下、由内而外，摩擦或刮拭约5～10分钟，以皮肤出现红色或紫色斑点(又称痧点)为度。

**(3)不同部位的操作方法**

头面部　用刮痧器具在额头上横向来回刮10～20次。或双手大拇指抵住下腭，用中指弯如钩，用力摩擦额头。或从两侧太阳穴，经过耳后，刮至颈后风池穴处。

也可用拇指与食指，或食指与中指并屈成钳状，捏拿扯提鼻梁上端、眉心、下巴等处比较松弛的皮肤，反复多次，以捏出红色或深红色的痧点为止。这就是所谓的“挤痧”、“扯痧”、“拧痧”。

肩颈部　从两侧耳后发际，自上而下刮至肩部，20～30次。

胸部　自胸骨沿两侧肋骨，从上而下，从内向外摩刮。

腹部　从上腹部沿正中或旁开2寸，由上往下刮拭至小腹部。

上肢　从肩往下，沿手臂外侧或内侧，刮至手腕。

背部　从颈部沿脊柱正中或两侧(旁开1.5寸)，从上到下慢慢地刮至尾骶部。或从脊柱沿背部的肋骨对称地由内向外刮。

下肢　从膝关节下面沿小腿外侧，从上向下刮至踝关节及足背。

此外，其他很多穴位和膝、踝关节等部位都可用来刮痧，可根据具体病情进行选择。

**(4)适应证**

中暑　通过刮痧可刺激经络皮部，使汗腺开泄，排除暑热之邪，调节体温。多应用于中暑无汗者，对有汗者，不宜使用。刮痧治疗中暑一般选头部、胸部、背部进行，此外，还可刮拭肘窝、膝窝和风池穴。

头晕、头重　刮头部及手背合谷穴。暑湿之邪常使人感到头晕头重，刮痧可改善气血的流通，疏散头部的邪气。

失眠　刮头部、肩部和背部及下肢。刮痧可促进血液循环，调节神经系统功能，泻火宁心安神。

疲劳　刮头部、肩颈部、前臂及下肢。夏季天气炎热，心脏等内脏负担增加，人很容易感到疲劳，刮痧可促进新陈代谢，减轻机体压力，使人感到轻松自然，而达到消除疲劳的目的。

食欲不振　常刮拭脊柱、腹部、下肢。可促进胃肠蠕动，增进食欲，促进消化。

其他病证　刮痧还常用于落枕、便秘、肥胖、肩周炎等。

**(5)注意事项**

一般轻症，只选择刮上述1~2个局部位置就可，较重的就需对全身进行刮痧。

刮痧时用力要均匀，不要用力过猛，以防皮肤损伤，而导致感染。用器具刮痧更应特别注意不要刮破皮肤，如手法不熟练，用手代替器具会比较安全。

体虚者，用力要轻些，次数可减半，心俞穴不要推刮，以免虚脱。

刮痧时最好在避风的地方进行，也不宜在空调房内操作。

刮痧结束后，用卫生纸擦去涂在身上的油或酒，并用温热毛巾摩擦全身，然后穿上衣服。在室内缓步活动，约20~30分钟，然后休息。再喝一碗温的稀粥，或1杯温茶。刚刮完痧，不要吹电扇，也不要晒太阳。

**3. 针刺放血疗法**

放血疗法常用的传统针具有三棱针、毫针、梅花针。现在人们也用小手术刀片、注射针头、刮脸刀片等。紧急情况下或特殊环境下，可就地取材，用缝衣针、别针、大头针甚至其他尖锐的物品作刺血工具。但必须注意物品的清洁，尽量作必要的消毒处理。放血疗法适用于急症、热证、实证等，多用于夏季中暑重症以泻热醒神，故又称之为放痧法。

**(1)耳尖放血法**

耳尖放血是最常用的放血治疗方法之一。具体操作方法如下：

按摩耳郭片刻，使其充血，常规消毒。

点刺部位“耳尖”在耳郭的最顶端，将耳郭向前对折，上部尖端处即是。

左手拇、食指夹紧耳尖，右手以三棱针、注射针头等针具快速刺入穴位约0.1~0.2寸深，随即将针退出。手法要稳、准、快。

轻轻挤压针眼，使之出血，一般每次放血3~5滴，视病情也可放血5~10滴。

放血完毕以消毒干棉球擦净血迹，轻压针眼片刻止血。不必包扎，数小时后伤口自愈。

视病情轻重，只刺单侧耳朵或双耳都刺。

耳穴放血操作动作要熟练，进针准确，力度适当，注意勿穿透软骨。掌握穴位深浅很重要，刺浅了，不及脉络，无出血；刺深了，伤及耳软骨或刺穿对面未消毒的皮肤，会造成感染，甚至溃烂，增加患者的痛苦。

**(2)十宣放血法**

十宣穴在十指尖端，距指甲0.1寸处。被放血者手心朝上，十指微屈，放血者依次用左手拇、食指捏住被刺的手指，用三棱针点刺出血，点刺方法基本同上。可根据病情、体质，每次点刺1到数个手指。

**(3)委中泻血法**

常规消毒委中穴，上端用橡皮管结扎大腿。

左手拇指压在委中穴下方，右手以三棱针对准穴位上的静脉，快速刺入脉中约0.05~0.1寸深，随即将针退出，使其流出少量血液。

出血停止后，以消毒干棉球按压针眼止血，不必包扎，数小时后伤口自愈。

视病情轻重，只刺单侧或双侧都刺。

4. 梅花针叩打法

梅花针又称“皮肤针”、“七星针”，通过叩打体表皮肤，刺激经络系统的十二皮部，调整脏腑经络，以及气血阴阳，达到养生保健的目的。十二皮部是十二经脉功能活动反映于体表的部位，与经脉、脏腑息息相通。由于本法刺激皮肤浅层，痛苦小，故患者乐意接受，尤其适合于年老、体弱、妇女、小儿的防病保健。另外，此法不仅可分别叩打某个穴位，而且可沿着相应经脉的循行路线叩击，连续刺激体表多个穴位及整条经脉，其作用更为显著、迅速。夏季气血趋于体表，针刺疗法宜浅刺激，不宜深刺激，《难经·七十难》说：“《经》言春夏刺浅……春夏者，阳气在上，人气亦在上，故当浅刺取之。”梅花针疗法是浅刺法，刺激深度仅限于皮肤，故特别适于夏季使用。其适应证为：

(1) 防病保健

经常用梅花针叩击背部脊柱督脉循行线的皮肤，或脊柱旁开 1.5 寸，足太阳膀胱经第一侧线上五脏六腑的背俞穴，对强身健体，防治慢性内脏疾病有显著效果。

(2) 失眠

于睡前轻叩颈部脊柱皮肤，或脊柱旁开 1.5 寸，沿整段颈椎到第三胸椎水平的心俞穴，上下均匀叩击 10 分钟左右，以局部皮肤泛红为度（下同）。对防治失眠有效。甚至对某些顽固性失眠也能奏效。

(3) 肠胃疾病

经常叩击小腿外侧足三里至上巨虚穴之间的皮肤，每日轻叩 1～2 次，对恢复胃肠功能大有裨益。

(4) 口舌生疮、口臭

叩打手掌心的劳宫穴和足背第二、三趾的内庭穴（第二跖趾关节前的凹陷处）。

(5) 霉菌性阴道炎

叩打小手指指甲旁的少冲穴和足背第一、二趾缝之间的行间穴。

5. 夏季保健灸法

(1) 灸三里关元法

灸足三里穴，是自古以来最常用的针灸强身保健的方法，不仅在中国流传甚广，而且还颇受日本人重视。方法可用艾炷灸，亦可用艾条灸。在夏季最好于立夏这天施灸（《太乙神针》）。当然其他时间也可进行，施灸越频繁，效果越好。足三里穴有强壮作用，为保健要穴；能通降腑气，调整胃肠功能，同时对呼吸、循环、神经、内分泌等全身各系统都有良好的调整作用；能增强人体的免疫力，防御外来致病因素的侵袭。另外，对健康人具有恢复疲劳的作用。夏季经常灸足三里穴，不但能改善消化系统的功能，防治胃肠疾病，而且有增强体质，提高耐暑和抗病能力之功效。

古人还常用艾灸关元穴的方法，以补益人体的元气和肾气，提高抗病能力。常配足三里穴使用，疗效甚好。《扁鹊心书》说：“每夏秋之交即灼关元千壮，久久不畏寒暑。”意思是说，每当夏秋相交的这段日子，用艾绒做成圆锥体形的艾炷，点燃后灸关元穴，共 1000 壮（燃烧 1 个艾炷为 1 壮），可提高人体的耐寒和抗暑能力。此书还提到随着年龄的增长，灸治的频率要不断增加，坚持不懈还能起到延年益寿的作用。

（2）夏至灸脐法

肚脐是人体生命的根源，是先天气血的输注部位。于夏至这一天用点燃的艾炷或艾条在肚脐，即神阙穴行灸，能起到很好的保健强壮作用。

6. 自我按摩保健方法

唐代孙思邈、明代冷谦、清代汪昂等古代著名养生家，总结了一些简便易行的自我按摩保健方法，一共有十多种，现代又有人在此基础上整理编排出了气功按摩十八法。下面介绍几种特别适合夏季保健的方法：

（1）干洗脸（又称擦面、摩面、浴面等）

每日清晨静坐片刻，闭目凝神，两掌心相互搓热，将两手伸平，中指自鼻翼两侧沿鼻梁上抹经眉头至前额，然后四指放平分推至两额角，再用两掌心自上而下摩面颊，中指再回到鼻翼，重复摩擦 24～36 次。自然呼吸，意念放在两手心劳宫穴。

中医学认为面色红润与否，与“心主血脉”的功能密切相关，故有“其华在面”之说。夏季心火较盛，面部气血充盈，汗液、皮脂较多，毛孔容易出现壅滞堵塞，此法可疏通面部经脉，防止气血壅滞。手掌劳宫为心包经穴，意守此穴可更好地调节心脏气血。此外，面颊部有许多胃经和大肠经的穴位，故此法对调节胃肠功能也有一定的帮助。

（2）梳发按摩

所谓“发宜多梳”。从隋代开始流行，有“发多梳，头不白”之说。元代丘处机在《摄生消息论》说：“夏三月，每日梳头一二百下，不得梳着头皮，当在无风处梳之，自然去风明目矣。”

双手十指分开、微曲，从前发际梳到后发际 18～36 次。夏季经常为之，有利阳气的疏发，还可治疗高血压性头昏、头痛，神经衰弱、失眠、健忘等。

（3）运转舌体

又称“赤龙搅海”。口微闭，先将舌尖舔住上腭，静止片刻，然后用舌头在口腔内转动，摩擦唇、颊、腭、齿等，先顺时针，再逆时针，各 18 圈。待口腔内唾液分泌增加时，慢慢吞下。

此法可使口中津液增多，缓解口干舌燥等症状，还可促进消化，坚固牙齿。而且，心开窍于舌，运动舌体有宁心安神、促进心肾水火相交的作用，对夏季心火过旺，心肾不交引起的心烦、失眠、口干口苦、口舌生疮等有治疗作用。

（4）腹部按摩

所谓“腹宜常摩”。腹部按摩均取仰卧位，全身放松，自然呼吸，搓热两手。根据不同部位，采取以下方法：

摩全腹　两掌相叠，直接或隔单衣按于脐部，顺时针方向旋转按摩腹部，上至心窝部剑突下，下至外阴上方的耻骨联合处，先小圈，再中圈、大圈；再以同样方法逆时针按摩，先大圈，再中圈、小圈。顺逆各 18～36 圈，以腹部发热为度。

按中脘　以一手手掌大鱼际按于上腹部中脘穴处，另一手叠放其上，先吸气，然后一边徐徐吐气，一边用手向下按压腹部，力量透入腹内，重复 10～20 次。再用手掌缓缓揉按中脘穴附近，先顺时针方向，再逆时针方向按摩，各 18～36 次。

推中线　呼气时，以两手四指或手掌在腹中线两侧，自剑突向耻骨联合推 36 次。

揉脐　用手掌大鱼际或近掌根部按揉脐部，约3～5分钟。

揉天枢　用左右手掌大鱼际或手掌根处，分别按揉脐旁2寸处的天枢穴，约3分钟。

按摩腹部可健脾和胃，顺气消积，促进腹部内脏器官的血液循环，刺激胃肠，使其蠕动加强，还可促进胆汁和各种消化液的分泌，防治慢性胃肠炎、痢疾、溃疡病等疾病引起的食欲不振、消化不良、腹痛、腹胀、腹泻、呕吐、呃逆等，以及月经不调、痛经、阳痿、脱肛等。

腹部按摩的注意事项如下：

上述摩腹方法可单独使用，也可将几种方法联合应用。

用于保健，每天按摩1～2次，治病每天2～4次。

按摩前要解净大、小便，最好在饭后1小时按摩，饥饿时不宜按摩。

手法不宜快，要与呼吸相配合，轻重要适宜，不能蛮压或暴力推摩。

**(5)干浴皮肤**

以两手掌摩擦全身皮肤，自头顶开始，及面部、颈部、左右两肩，再到胸部、两胁、腹部、两腰，下至两腿。自上而下，依次进行，擦遍全身。干浴能使气血流畅，肌肤光亮。

**(6)揉穴安神**

用大拇指或剑指（即食指与中指伸直并拢而成）揉按印堂（两眉头连线的中点）、上星（前发际正中上1寸）、百会（头顶两侧耳尖连线的中点）、太阳（眉梢与眼外角的中央，向后约1寸的凹陷处）、风池、膻中、中脘、内关、神门、足三里、三阴交穴各1分钟，最后擦脚板心的涌泉穴30～50次。本法具有宁心安神的作用。对心神不宁所致的失眠、烦躁、心悸、头晕、疲乏等具有良好的改善和治疗作用。

**7. 针灸推拿冬病夏治法**

**(1)三伏天灸治法**

适应于老慢支、支气管哮喘和喘息性支气管炎患者。

于三伏天用梅花针在大椎、定喘（大椎穴旁开0.5寸）、风门（背部第二胸椎棘突下旁开1.5寸）、肺俞、厥阴俞（背部第四胸椎棘突下旁开1.5寸）、心俞、膏肓等穴上按常规叩击后，以鲜姜片，约0.2～0.3厘米厚，贴在上述穴位的皮肤上，再放上艾绒，约大枣核一般大，隔姜燃熏，每穴灸3次。每周3次，共灸4周。隔姜灸可使温热渗透组织，促进血液循环，驱散寒湿，加上天热时腠理疏松，气血最畅通，容易达到治疗作用。

**(2)穴位敷贴法**

适应证同上。

白芥子20克、延胡索15克、细辛12克、甘遂10克，共研细末，鲜姜约60克捣汁，加适量面粉调糊，分别摊在6块直径约5厘米的油纸或塑料薄膜上，做成略小于两分硬币大小（直径约3厘米）、厚0.5厘米的若干个药饼，贴于双侧肺俞、心俞、膈俞穴（背部第七胸椎棘突下旁开1.5寸）等6穴，或双侧肺俞、膏肓、大椎、大椎下穴等6穴。每穴1个药饼，用胶布固定，一般贴4～6小时，如贴后局部烧灼疼痛，可提前取下；如局部微痒或有温热舒服感，可多贴几小时。每隔10天贴1次，即每伏1

次，共 3 次。一般连续贴治 3 年。以上穴位有益气强壮，调理肺气的作用。在三伏时期，肺气疏畅，经穴开达，此时用药物敷贴，能更有效地补肺化痰，增加体质。据实验证明，贴药后可增强机体免疫力，降低机体过敏状态，提高下丘脑—垂体—肾上腺皮质系统的功能。据多年观察，该方法防治支气管哮喘的有效率在 80% 左右，显效率在 40% 左右。

**(3) 小儿推拿捏脊法**

在三伏天用简易的推拿疗法以增强患儿的体质，可预防小儿支气管炎在冬天发作。

用拇指沿着患儿无名指的掌面先从指根向指头方向抹，连续 100 次；然后从指头向指根方向推，又连续 100 次。

再分别顺时针方向揉膻中和乳根穴（乳头直下，第五肋间隙中）各 100 次。

最后让患儿俯卧，操作者以两手大拇指和食指端挟住患儿脊部皮肤，稍用力提拿，双手交替移动向前，从尾椎骨端到第七颈椎处由下至上连续捏脊 3 次。

每天 1 ~ 2 次。轻症 1 ~ 2 个伏天即可治愈，较重的经过 3 ~ 4 个伏天的治疗也会明显好转。

## 八、夏季美容与养生

### （一）夏天皮肤护理策略

**1. 清洁皮肤**

夏季，肌肤新陈代谢旺盛，汗液与皮脂的分泌增加，若不能及时清除皮肤表面的污垢，会使皮脂分泌闲难，加速皮肤老化。因此，早晚对皮肤的清洗要认真仔细，使毛孔呼吸通畅。

**2. 保养皮肤**

夏季，皮肤性质会有改变，如干性皮肤可转变为中性皮肤，中性皮肤往往转偏油性，所以对皮肤的护理也应注意随之变化。另外，应多饮水，多食含水分高的瓜果蔬菜。

**3. 宜化淡妆**

化妆宜淡妆，最好选用水质粉底。在擦粉底前应先擦一层润肤乳液或营养霜。过于浓艳使人感到烦闷、不清爽。因此，夏天最好不要化妆，特别是不要浓妆。

**4. 注意防晒**

夏季太阳光强烈，含有大量的紫外线，易导致皮肤变黑，甚至可造成皮肤灼伤。尤其是女性，面部往往出现许多色素斑，雀斑和黄褐斑也变得更加明显，对容貌影响很大。

因此，夏日外出时，一定要做好防护工作，可以打遮阳伞或戴遮阳帽、太阳镜等。以减少紫外线对皮肤和眼睛的损害。另外，裸露的部位别忘了涂抹防晒霜或防晒膏。

夏季护肤，还要保证充足的睡眠，避免蚊虫叮咬。

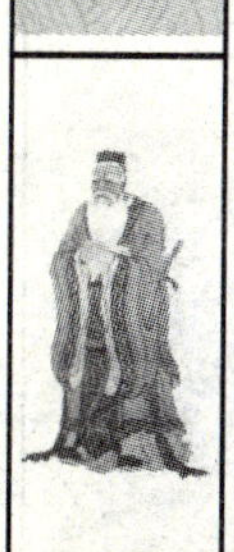

### （二）夏季洗脸忌冷水

热天洗脸最忌用冷水。

因为，夏季皮肤温度相对较高，当突然受到冷水刺激时，会引起皮肤毛孔收缩，导致毛孔中的油污等不能及时被清洗出来，影响洗脸的效果，而且还会留下后患，易发生粉刺。

特别是使用防晒霜或隔离霜的女性，洗脸时最好先卸妆再洗脸。因为卸妆产品具有较好的油溶性，可溶解毛孔的污垢，再选用洁面产品用温水洗净皮肤，即具有深度洁肤的作用。

### （三）夏季护肤的禁忌

1. 皮肤疲劳时忌敷面

皮肤在烈日下曝晒或熬夜、睡眠不足时，忌做敷面。因为敷面具有刺激性，会造成皮肤负担，使脸部肌肉更紧绷。

2. 忌过度擦抹皮肤

化妆时，用力擦抹皮肤，或者用磨砂清洁面庞，只会刺激皮肤，使皮肤更干燥。

3. 润肤霜忌过量

夏季，皮肤需要的是水分，而非油脂。所以，忌抹太多的润肤霜，多拍打化妆水即可。

4. 忌过度按摩皮肤

按摩要顺着肌肉纤维的方向，做柔和有效的动作，特别是眼周的皮肤特别敏感、脆弱，更需要特别小心，不能过度按摩。

5. 忌用手按摩脸庞

用手直接按摩脸庞，会将手上的尘埃、油脂或污垢附上脸部，不利于面部的清洁保养。

### （四）夏季肌肤营养保健

夏季，皮肤保养除做好清洁护理工作外，还应调节饮食，加强营养保健。

β－胡萝卜素又称维生素 A 原，能够加深肤色，增加皮肤抵抗力，防止紫外线对皮肤的伤害；若同维生素 E、维生素 C 一起摄入，可以延缓皮肤衰老和皱纹的出现。

维生素 E 能够保持皮肤的弹性和预防皮肤衰老。当夏季皮肤受到太阳光的侵害时，适当摄入一些维生素 E，可以促进损伤的愈合，并改善皮肤的活力。

维生素 C 可以使皮肤充满活力，并且是抑制黑斑的有效营养素，对由于日晒引起的色斑、雀斑非常有效，能够抑制黑色素的生成，堪称美白之王。

B 族维生素有利于调节糖、脂肪和蛋白质的代谢，促进运动后肌肉的修复；维生素 D 主要是促进钙的吸收，为骨骼提供钙质，保证骨骼的坚固性，并可增加皮肤的弹性。

胡萝卜、甜菜、杏和甜瓜等，是获取维生素 A 原的首选；辣椒、西红柿、猕猴桃、草莓、西瓜等食物，既含有丰富的维生素 C，还含有维生素 B；调味油、杏仁、鲜榛子和麦芽含有大量的维生素 E。

### （五）夏季化妆常识

夏天化妆宜用清爽性化妆品，如冻蜜状或液状清洁制品。化妆前先把易出汗出油的部位涂上收敛化妆水；皮肤干燥者，擦些乳液，以滋润皮肤使之具有弹性；皮肤油腻者，化妆后可用低湿度的毛巾在面部轻轻地压一压。

经常在露天活动的女性，为防日晒，除戴凉帽外，化妆时宜擦些防晒霜、粉底霜等；经常在空调房间工作的女性，唇部易干裂脱皮，化妆时应涂上唇膏；爱游泳的女性，宜选用耐水性强的化妆品；喜欢穿露肩式衣衫的女性，化妆时应关照颈部、肩部，使之与面部色调和谐；外出旅游时，随时补妆也是必要的；出汗脱妆时，先用化妆纸把油分擦去，再补妆。

### （六）假如阳光吻伤了脸

夏季，皮肤被阳光晒伤后，皮肤变得干燥、粗糙，严重时发痒、满脸通红、脱皮，如果不予理睬，黑斑就会爬上白皙的脸颊。所以，对刚刚晒过的皮肤应采取紧急措施，确保将皮肤的损伤程度降到最低．恢复起来也更容易。

方法一，用化妆水将化妆棉浸湿，放进冰箱凉约 10 分钟。取出后，用它轻拍脸部发红、发烫的部位，对于鼻尖、额头与双颊等容易脱皮处多敷几分钟，降温时间越长越好。

方法二，用纱布沾满饱和生理盐水或清水在冰箱冻约 10 分钟，敷于肩、背、胸、手臂处约 20 分钟，让冰凉的清水安抚肌肤，可以迅速补充表皮流失的水分。

方法三，将新鲜黄瓜切成薄片，浸入牛奶后，再放入冰箱冻一会儿，然后贴于脸上，可以给皮肤迅速补充水分，还能嫩白肌肤。

方法四，皮肤晒出干燥的斑，不要试图去擦掉这层死皮。沐浴时，用泡沫式敷面霜进行保湿，过一段时间再冲洗掉。然后，用含保湿成分的润肤乳涂在面部，用手掌轻轻按压面部，以促进皮肤对水分的吸收，这样皮肤即可恢复原有的保湿能力。

### （七）夏季美容饮食

夏天应多补充水分、盐分，多喝白开水或含盐矿泉水，多吃富含维生素 C 及纤维素的水果蔬菜，尤其是下面提到的几种。同时应避免食用辛辣刺激、油腻、过甜的食物及甜饮料。

有不少水果蔬菜，除了吃以外，还可直接外用于皮肤，起润肤祛斑的作用，对夏季的皮肤保健很有好处。

苦瓜苦瓜含有丰富的维生素和多种氨基酸。可润滑皮肤，去除粉刺、斑点。除了平时多吃苦瓜外，还可将苦瓜捣碎，用汁涂抹面部和四肢，涂抹 1 ~ 2 小时后用清水洗净，连续数月。

黄瓜黄瓜含有多种糖类，氨基酸，维生素 C、维生素 A 等，除具有一定的治病作用外，黄瓜的润肤美容效果还十分突出。黄瓜还能吸收紫外线，可防止和治疗日晒引起的皮肤发黑变粗。夏季经常内服或外用黄瓜能使面部皮肤清洁有光泽，并可去除皱纹，清除雀斑。除食用外，还有许多外用方法：

将黄瓜洗净，去瓤、籽，捣碎取汁，用汁涂抹面部，每天1次，可使皮肤清洁光滑而柔嫩。在国外，有人用此法擦皮肤，取得令人惊叹的润肤美容效果。

将黄瓜切成薄片，贴在眼角鱼尾纹处，1小时后取下，常用可祛除皱纹；将黄瓜片贴满面部，可使油性皮肤去除油脂，防止青春期分泌物旺盛而产生的粉刺。

身体如果被晒伤后，可将黄瓜切成片放于晒伤的部位，具有很好的止痛及恢复皮肤的效果。

目前，我国市场上已有黄瓜系列化妆品推出。这些产品气味清香、质地滑爽，能滋润营养皮肤；用以护发，可增光泽，并有柔软感。

西瓜　西瓜也是良好的美容剂，常用新鲜的西瓜汁涂擦面部皮肤，有增强皮肤弹性、减少皱纹、增添光彩的功效。在每晚临睡前，用西瓜皮内面擦皮肤5分钟，次日清晨用清水洗净。夏季坚持使用，可起到护肤美容的作用。

绿豆　绿豆含有丰富的糖、氨基酸、维生素C和维生素A等。取绿豆250克用文火熬汤，等绿豆煮成花样即可，冷却后用汤擦洗面部及身体四肢，半小时后，再用清水清洗。若长期使用，可使皮肤白皙。

丝瓜　丝瓜具有清热解毒、活血化瘀的功能，丝瓜外用还有保护皮肤、防止日晒的作用。将丝瓜捣碎，用汁抹面部，可以去除皱纹、雀斑。此外，如果在丝瓜中加少许甘油擦拭皮肤，更能使皮肤柔嫩有光泽。用丝瓜络洗澡擦身，可起到按摩皮肤的作用。

西红柿　西红柿含有大量维生素A、维生素B、维生素C及各种氨基酸。不仅吃西红柿有利于皮肤营养，外用对皮肤美容也很有功效。将西红柿捣碎，挤出汁，加入少许蜂蜜或甘油，每天早晚涂擦于面部，10～30分钟后洗净，常用可使皮肤增白，还可使黄褐斑、雀斑渐渐变淡，以至完全消失。

百合　经常食用百合能增加皮肤营养，促进皮肤新陈代谢，使皮肤变得细嫩、洁白、红润而富有弹性，并减少皱纹。尤其对于各种发热症治愈后遗留的面容憔悴，神经衰弱，失眠多梦，更年期妇女的面色无华，有较好的恢复作用。对心肺火热引起的防碍美容的皮肤疾病，如面部湿疹、痤疮、皮炎、疮疖等也有一定的疗效。

此外，还有其他很多夏季的时令蔬果具有美容作用，如水蜜桃、杏、冬瓜等，大家可根据情况选择使用。

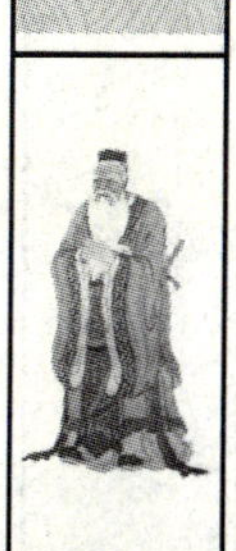

### （八）夏季化妆品的选择与应用

1. 粉底与收缩水

化妆品中的粉底含有防水性的药物，不仅能遮掩脸部的雀斑，还有防止紫外线的照射和吸汗的作用，最适合于夏季使用。粉底有粉饼（固体状粉底）和粉质霜（膏状粉底）两种，其中粉饼使用很方便，只要用湿润的海绵擦用就可。粉质霜对油性皮肤更适合。

收缩水又称弱酸收敛性化妆水，在容易流汗的T形部位（从额、鼻至下巴），以收缩水扑打,可使皮肤汗孔收敛,减少水分蒸发,还能除去脸上分泌的多余油脂。正确得法地使用粉底和收缩水护肤化妆,也是夏季美容的关键一环,既能有效地减少紫外线的侵害,又能预防化妆剥落。

2. 雪花膏、硅酮霜与粉刺霜

雪花膏是油在水中的乳化体,含水较多,即所谓的“水包油”,是非油腻性的润肤品,比较适合于夏季使用。

硅酮霜是80年代的新型美容珍品,它的主要成分是采用最新特种药物硅酮和维生素,配以基质精制而成。它除了能增强皮肤营养,促进皮肤新陈代谢外,最大特点是防裂和抗紫外线对皮肤的辐射作用。夏季经常使用还能预防酒糟鼻和减退雀斑。它的用法是洗脸后,每日涂搽两次。对干性、油性和敏感性皮肤的人都适用。

粉刺霜由丹参等多种中草药及高碳醇类精制而成,它对皮肤无刺激,既能像其他化妆品一样,保护和美化面部皮肤,又能祛除粉刺和花斑癣等夏季常见皮肤病。

3. 眼影

由于夏季使用面部化妆容易剥脱,人们可通过巧化眼妆来提高自己的亮丽程度,而且还能带来简明凉爽的感觉,在心理上起到驱散暑热的作用。皮肤黝黑的人可选用与肤色相同色系的眼影,如棕色、橙色。为增加凉爽感,还可用极淡的浅紫色眼影,在眉心处点上一点,再用眼影刷使之柔和到不留痕迹的程度,下眼线处亦可照此淡涂;皮肤较白者,眼影可用灰色系列,显得凉爽宜人。

4. 爽身粉与痱子粉

爽身粉与痱子粉都有清凉洁身、滑润皮肤的作用,能吸收汗水,夏天扑粉后皮肤不致发粘,还能止痒。爽身粉属于化妆品,主要成分是滑石粉、硼酸、碳酸镁以及香料,爽身粉作用较好,还能香身,对皮肤无任何刺激作用,但去痱作用较差;痱子粉,含有一定数量的药物,除滑石粉、硼酸、香料外,还有升华硫、薄荷脑、氧化锌等,能镇痛止痒,消炎杀菌,抑制痱子的再生。爽身粉因所含硼酸比例不同,痱子粉因所含药物比例不同,均分成人用和儿童用两种。爽身粉与痱子粉都必须在洁净的皮肤上使用,多用于洗澡后。此外,还有痱子水,主要原料是薄荷脑、麝香草酚、苯钾酸、酒精等,比痱子粉更能去痱止痒。

清代的《遵生八笺》载有“傅身香粉方”:粟米粉或葛粉,加青木香、麻黄根、香附、甘松、藿香、零陵香各二两(100克),研末拌匀,浴后扑身。说明我国古代早已有了类似爽身粉的所谓香粉。

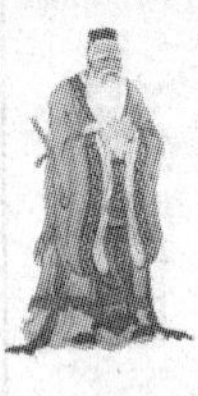

5. 香水与花露水

香水和花露水是化妆品中的芳香佳品,主要由70%左右的酒精和适量的香料及蒸馏水组成,既给人带来美的享受,还能调节情绪,防治疾病。夏季使用花露水和香水,不仅能保护皮肤,避蚊止痒,去汗除臭,又可振奋精神,清凉消暑。

花露水有较好的消痱止痒,去汗除臭,杀菌驱蚊,预防虫咬的作用,无论男女老少都能使用。花露水能起”醇化”作用,存放时间越长,香气越好。花露水应洒在身上或头发上,不宜往脸上涂抹。由于花露水酒精含量较多,刺激性较强,皮肤过敏者不宜使用。花露水还可洒在洗脸水、洗澡水里或卧室、客厅内,作为消毒灭菌剂使用。

香水所含的香精(约15% ~20%)比花露水多(约3%),而且多采用高档香精,故香气更浓，但杀菌作用不及花露水。香水的种类很多，夏天宜涂搽清淡凉爽感的香水。使用香水应注意以下几点：

香水宜擦在膝头以上的部位。即膝窝、手腕、肘窝、喉头，耳后等部位。不要在暴露的皮肤上洒香水，因为香水中的酒精成分经阳光照射会使皮肤失去原有的光泽并变黑。

干性皮肤的人应多抹些香水。因为干性皮肤缺油分、无光泽、多皮屑，保持香水和香味的能力不及油性皮肤。

如果长期使用一种香水，会使你的鼻子失去对它的接受能力，所以要不断地更换香水的香型。

如果出汗较多或有体臭等，最好先搽止汗除臭剂后再使用香水，否则汗味与香水味混合后会更难闻。

不要将香水洒在衣服上，因为它会在衣服上留下不易褪掉的痕迹。此外香水不可洒在鞋里或袜子上，因为脚部出汗多，且多有脚臭气，若混合了香水，反而会发出刺鼻难闻的气味。

香水包装一旦打开，就要立即使用，否则会因热量、光线、空气等因素而挥发掉，尤其是夏季。

### （九）夏季皮肤美容禁忌

有人曾提出过夏季化妆“禁忌”：如一忌浓施白粉；二忌多涂唇膏；三忌把面膜膏涂在眉和睫毛上；四忌热天穿耳孔；五忌用药剂除痣斑；六忌用油质的粉底；七忌粉底抹得太厚；八忌使用膏状眼影；九忌胭脂擦得太红。很值得借鉴。

人的面部约有汗腺 70000 万个，每天能排出汗液几十毫升，在夏季的散热中起着重要作用，而且面部皮肤还有排泄功能，只有洁净的皮肤才能畅通无阻地排除体内的废物。

### （十）夏季头发护理

夏季有许多因素都会伤害头发，影响头发的正常生长，一是夏季阳光中的紫外线辐射，易使头发干燥，失去光泽，紫外线可以说是秀发的大敌；二是汗水的浸蚀，灰尘的污染，使病菌容易繁殖，而造成头皮屑增多，脱发，甚至出现断发和毛发变细的现象，经过一个夏天，入秋后头发干燥脱落等更加明显。

**1. 防晒护发**

防护紫外线最简单的办法是经常涂抹免洗护发剂，空气中的热量会使其中的护发成分渗透到头发内，从而保护头发免受紫外线侵害，使头发保持应有的弹性和亮泽。外出时应戴上遮阳帽或撑遮阳伞。

**2. 洗头护发**

夏季最好隔天洗 1 次头，洗头时，最好用双手指腹摩擦，不要用指甲用力抓搔，以免损伤头皮。清洗时应注意尽量洗干净，不要在头发上残留洗发液。

在夏季还可用啤酒洗头，先把脏发洗净擦干，然后将一瓶啤酒的 1/8 均匀的涂在头发上，并用手按摩。15 分钟后，用水冲洗干净。然后重复一次，并用梳子把头发梳通，以便让啤酒均匀地渗透到头发的根部。啤酒花会像油膏一样留在头上，使头发产生光泽，并促使头发生长，防止头发干枯脱落。

洗头后最好涂抹一些营养性的护发品，如发乳等，在入秋前的一段时间，还可用发蜡、发油等，使毛发表面形成一层薄膜，防止水分散发。

3. 饮食护发

要保持一头秀发，注意饮食也很重要。夏季出汗较多，经常需要补充钠盐，但摄入的食盐不宜太多，因为食盐会夺走身体组织中的水分，头发会因缺水变干，而发生枯萎，甚至脱落。含铁、铜、碘、钙和维生素A丰富的食品，如牛奶、芝麻、核桃、芹菜、西红柿、菠菜、海带、紫菜等，都是对头发健康有益的食品，可以多加摄入。苹果、胡萝卜等可抑制头皮屑及头皮瘙痒，可根据自己头发的情况，加以选择。另外，医学家还发现，如果夏天食用冷饮过多，容易造成脱发，这也应引起人们的重视。

## （十一）黄瓜的美容奇效

初夏时节，碧绿青翠，爽脆甘甜的黄瓜大量上市了。

黄瓜一般是以幼嫩瓜条供食用的。黄瓜的一个显著特点是它的含水量高达96%～98%，是瓜果蔬菜中最高的。炎夏季节，口燥舌干，一根黄瓜就可使人口渴顿解，甘凉满口。它含的纤维素非常丰富、娇嫩，在促进肠蠕动，通利大便和排泄肠内毒素方面有很好的作用。它还可降低血脂。令人瞩目的还是黄瓜可以减肥，这主要是由于鲜黄瓜中含有一种叫丙醇二酸的物质，可抑制人体内糖类转化为脂肪。据研究，丙醇二酸无毒副作用。因此，黄瓜被医药营养学家们称为良好的天然减肥食品。

黄瓜还是十分有效的天然美容品。据专家们研究，鲜黄瓜中所含的黄瓜酶，是一种有很强生物活性的生物酶，能有效地促进机体的新陈代谢，扩张皮肤毛细血管，促进血液循环，增强皮肤的氧化还原作用，有令人惊异的润肤美容效果。当前国内外日用化妆品工业方面的科技人员，在开发黄瓜系列化妆品上，已取得了丰富的成果。如黄瓜护发素、黄瓜香波、黄瓜营养霜等，都具有气味清香，使用滑爽、滋润，及营养皮肤的功能，可以增加头发光泽，增添头发柔软感。国外还有从黄瓜中提炼出黄瓜油，用于化妆品中，更别具特色。当您在长时期应用化学合成化妆品后，如觉不满意时，不妨试试黄瓜这种天然美容品。简单的方法是每日用鲜黄瓜汁涂抹皮肤，就可以收到滋润皮肤、减少皱纹的美容效果。

据分析，每100克黄瓜中含蛋白质0.8克，脂肪0.2克，糖2克，钙25毫克，磷37毫克，铁0.4毫克，另含维生素$B_1$、$B_2$各0.4毫克，维生素C72毫克及少量胡萝卜素。它是很好的家常水果，也可加工成凉拌菜或熟菜肴。如人们常吃的凉拌黄瓜丝、鸡丝黄瓜丝、辣椒黄瓜丝、肉丝黄瓜丝等，这些生熟黄瓜菜肴，清香、淡雅、爽脆、适口，在色香味上别具特色。

黄瓜还是一种良好的药物，其叶、藤、根、种子都可以入药。中医认为，黄瓜的性味甘寒，有清热止渴、通利水道的功效。可治烦渴、咽喉肿痛、赤眼及烫火伤。发热病人口干舌燥，吃些黄瓜，有很好的清热、生津、止渴作用。烫火伤或长痱子，用鲜黄瓜捣烂，涂敷患处。黄瓜加蜂蜜腌渍食，可治疗热痢、腹泻。

黄瓜的藤、叶、根均有利水解毒的功效，可治疗黄水疮、痢疾、腹泻等疾病。据现代药理研究，黄瓜藤有较好的降血压、降血脂功能，它的药理作用是直接扩张血管，降低周围血管阻力，减少心输出量。高血压、高血脂患者，每日服黄瓜藤煎剂30毫升~50毫升，有一定疗效。

黄瓜还含有一种由碳元素组成的“九碳链”化合物，这是一种安全、无毒、高效、持久的驱蟑螂物质，现已制成“强力驱蟑剂”。这种新驱蟑螂药，对食品的色香味无任何不良影响，也不会使蟑螂产生抗药性，放置在厨房、食品柜、食品库、食品袋、冰箱、衣橱等任何蟑螂活动的地方，蟑螂就会逃走。说起这种药物的问世，还有一个有趣的故事，据说一位美国厨师，经多年细心观察，发现厨房内所有食品都遭蟑螂啃咬，惟独黄瓜能幸免，从此他就用黄瓜来驱除蟑螂。这一消息后来被一位科学家知道了，经过进一步研究，从黄瓜皮中提炼出一种“九碳链”化合物，有强力驱蟑螂作用。尔后，这位科学家又成功地合成了这种物质，一种十分理想的新驱蟑螂药就这样制成了，当您家里受到蟑螂危害时，不妨用黄瓜皮试试。

## 九、夏季运动与养生

宋代养生家陈直在他的《寿亲养老新书》中说：“午睡初足，旋汲山泉，拾松枝，煮苦茗啜之，随意读周易、国风……陶、杜诗、韩、苏文数篇。从容步山径、抚松竹，与麋犊共偃息于长林丰草间，坐弄流泉，漱齿濯足……弄笔窗间，随大小作数十字，展所藏法帖、墨迹、画卷纵观之……出步溪边，邂逅园翁友，问桑麻、说粳稻……归而倚杖柴门之下，则夕阳在山，紫绿万状，变幻顷刻，悦可入目。”

这里介绍的汲山泉、拾松枝的夏季小劳，步山径、抚松竹的夏季休闲，弄流泉、漱齿濯足之戏水活动等，皆是夏季健身措施。此外，夏季读书习字、品茶吟诗、益友清谈和观景纳凉等，亦很有益于身体健康。

### （一）夏季不宜过劳

唐代医学家孙思邈说：“养生之道，常欲小劳。”夏季人体消耗较大，运动调摄应动静结合，不可过于疲劳。因此，炎夏不宜远途跋涉，最好是就近寻幽。

清晨，曙光初露，空气清新，到溪流或草木繁茂的园林中散步，或做气功、保健操、跳交谊舞、打太极拳等有氧运动，以便吐故纳新。

傍晚，漫步在江滨湖畔，习习的凉风会使人心静如水，精神清爽，烦闷、暑热顿消；晚上，在人少、清凉之室，听听音乐、看看电视，或邀三朋四友，品茗聊侃，亦惬意舒心。

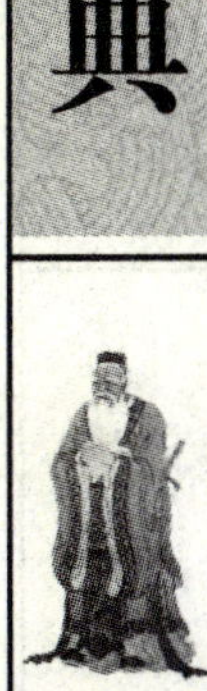

### （二）夏季锻炼讲科学

夏季保健运动，最好选择在清晨或傍晚天气较凉爽时进行。场地宜选择在河湖水边、公园庭院等空气新鲜的地方。有条件者可以到森林、海滨地区去疗养、度假。

运动量不宜过大。因为，春夏宜养阳，而剧烈的运动可致大汗淋漓，不但伤阴，也伤阳气。因此，锻炼的项目以散步、慢跑、太极拳、广播操为好。

不少人误以为运动越激烈越好，甚至在运动期间即使出现不舒服，仍忍着继续下去。这样易导致体力透支，对身体健康不利。因此，当练到较为舒适的时候，不应再增加运动量，应慢慢减少或者停止运动。

每个人的身体素质不同，运动量也应有所差异。一般来说，身体健康的人，在做运动后，适量的出汗后身体会有一种舒服的畅快感，运动量应该以此为度。

如果喜欢早上起来运动，最好能在运动前或运动中，喝一些水。去健身房的时候，要带上一些饮料、白开水、食物等，随时注意补充运动时所需要的能量和水分。

值得注意的是，运动后，不能过量地喝冷饮，最好喝些热茶或绿豆汤等防暑饮品。因为在运动时热量增加，胃肠道表面温度也急剧上升，如果运动后喝冷饮，强冷刺激会使胃肠道血管收缩，减少腺体分泌量，导致食欲减退和消化不良。

停止运动后，不可用冷水给身体降温，以免出现发热、伤风感冒等。做完较剧烈的运动后，不可马上卧床休息，也不能立刻用餐。

## （三）老人伏天健身

俗话说："冬练三九，夏练三伏。"这是古人对运动养生的经验总结。

在严寒天气下锻炼，能增强抗寒能力，预防冬季常见病的发生；在酷热天气下锻炼，能提高耐热能力，更好地适应炎热的自然气候，从而达到防病健体的目的。但对老年人来说，一味强调"夏练三伏"，则就不太适宜了。

三伏天，气温高，气压低，湿度大，风速小。此时进行运动锻炼，出汗量大增，极易引起水盐代谢失调，使得血液循环发生障碍；较高的空气湿度和较小的风速，又不利于汗液蒸发，散热出现困难，热量积蓄在体内，从而引发中暑。

老年人抗热能力不及年轻人，在高温天气下发生中暑的概率较高。此外，老年人的血液浓度本来就比较高，在炎热天气下锻炼后，容易诱发心脑血管疾患。

因此，在伏天，老年人宜因时制宜。当然，也不能躲在家里不出门，可在早晨或傍晚气温较低时，做些适当的运动，如游泳或练太极拳等，使生活过得充实而体质得到提高。

## （四）夏季游泳莫粗心

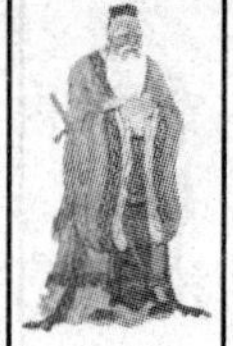

炎炎夏日，酷暑难消，如果在碧水清波的天然水域或游泳池中畅游一番，您会感到暑气顿消，愉快无比。坚持参加游泳锻炼，还能提高大脑功能，增强机体对外界的反应能力，提高耐寒及抗病能力，会使你精力充沛，体格健壮，给工作和学习带来极大的好处。同时，游泳还能防止与矫正身体姿势与脊柱畸形，提高人的基本活动能力，增强协调、耐力等运动素质，使人体型健美。

游泳是夏季人们最喜爱且极为有益的一种运动方式，但是要收到有益的健身效果，请您务必注意以下几个问题：

1. 保障安全　夏季由于气温高，天气热，而水温相对较低，人们往往不管会不会游泳，都喜欢下水泡一泡。但是，初学游泳的人请千万不要盲目地进入深水区域，会游泳的人也不要随便带不会游泳的人进入深水区域。会游泳不一定会救生，万一出现危急情况，往往应付不及而发生危险。对于老年人及体弱有病的人，一般来说游泳是不适宜的。因为老年人常患有高血压、心脏病及其他一些老年性疾病，下水后受到水的刺激，常可诱发旧病，而且由于年老以后，人体对外界的反应比较迟钝，在水中特别是在天然水域中游泳，常会突发意外。所以老年人参加游泳，务必在专人保护下，在水域比较浅的地方游。对于体弱有病的人来说，游泳会带来严重后果。如活动性肺结核、传染性肝炎、痢疾或肠炎、严重的皮肤病、流行性结膜炎等病人，入水游泳，一则污染水域，引起互相传染，二则会加重病情，易生不测。

2. 选择较好的场所　随着工业的迅速发展，人口密度不断增加，人们赖以生存的水源受到了不同程度的污染，而在被污染的水中游泳，会给人体带来一定的损害。因此，入水畅游，须选择水质较好的游泳场所。一般来说，游泳池水质较好，因为其水一般都是经过过滤的，而且往往用漂白粉消毒处理过，适宜于游泳。但由于夏天游泳池中游泳的人多，水的污染也较严重，所以必须经常换水，保持池水的清洁。如在天然水域中游泳，必须选择水质新鲜透明或呈浅蓝色、无特殊臭味（大海边的水可略带海腥味）的游泳场所。有时由于受到潮汛的影响，江水往往泛黄色，说明水中含有少量的泥沙，游泳后可用干净的水充分冲洗。如果水呈棕黄色、黑色、甚至乌黑，伴有异味的，说明水质受到了严重污染，就不宜下水游泳了。严禁在有钉螺活动的河水中游泳，以免罹患血吸虫病。在天然水域中游泳，还要选择安全的地点，不能在有礁石、淤泥、漩涡、水草丛生的地方游泳，要选择沙地比较平坦、沙子细腻而疏松的地段。对一些水域情况不熟悉的人来说，最好到海滨浴场去。那里比较安全。一些水上交通比较频繁的河段也不宜游泳。

3. 下水前要做好准备活动　常可见到有些人急匆匆地跃入水中，不一会儿就出现手脚抽筋的现象，这通常是下水前没有做充分准备活动的缘故。为了避免出现不良的后果，下水前要做好充分准备活动。如可做些转头、伸臂、踢腿、压脚、弯腰、转身等简单动作，对此下文将有专论，这里不多说了。也可以作广播体操或跑步，使全身各关节、肌群、内脏器官及神经系统都进入活跃状态。但切忌过量运动，因剧烈的运动会使全身毛孔开泄，大量出汗，此时入水游泳，反易致病。入水前还要先用水擦面、拍打胸部、四肢等，使身体对水温有个适应过程。特别是晨游时，水温往往较低，务必重视入水前的准备活动。

4. 注意游泳卫生　前已说到，患有肝炎、皮肤病、眼病等疾病的病人，不宜入水游泳，以防污染水质。这里要强调的是，健康人在游泳时也要注意卫生，要注意对五官的保护。游泳池中的水往往经过漂白粉消毒，会对牙齿表面的珐琅质造成不同程度的腐蚀。所以在游完泳后，宜刷牙一次，杀灭细菌，保护牙齿。游泳时，眼睛不可避免地要接触水，常常容易患各种眼病，如流行性结膜炎、游泳池性结膜炎、沙眼、流行性角膜结膜炎等，时间长了还会影响视力。预防眼病，可在游泳后用0.25%的氯霉素眼药水滴眼。在游泳时戴防护眼罩，对预防眼病也有一定的作用。游泳时耳朵常常会进水，人们喜欢用小指去抠，甚至用发夹去挖，这样容易挖破耳道皮肤而引起感染。耳朵进水后，可采用单脚侧跳的方法，把水震晃出来。如右耳朵进水，将头侧向右方，用右脚在原地连续跳几下，使水流出；如左耳朵进水，则动作相反。为了防止耳道进水，可用耳塞将双耳塞住，或用棉球蘸凡士林油膏塞入耳内，这样可以防止水进入耳中。此外，还须注意的是，妇女经、产、孕期不要下水游泳，以防引起感染。

5. 不宜在烈日下长时间游泳　炎夏中午的气温特别高，有些人就喜欢中午去游泳，想以此来清凉消暑，殊不知这样做反而无益。我们知道，适当的阳光照射对人体是有利的，而过多的阳光辐射，对人体反而造成各种损害。夏季的阳光辐射力特别强，如在烈日下入水游泳，头臂背部曝晒在烈日下，受到太阳光的直接照射，容易引起皮肤红肿、痒痛、起泡、脱皮等日光性皮炎。大量的红外线、紫外线照射人体，会使人体皮肤加速老化，甚至产生恶变。所以，参加游泳的人最好能避开中午这段阳光特别强的时候，即使午间入水游泳，也不宜长时间进行，避免产生不良后果。

## (五)泳前锻炼不可少

夏日游泳，如果您在入水之前，先伸展肢体活动一下，不但可以防止游泳时发生抽筋等事故，还有助于您的形体健美。

1. 颈部锻炼法　自然站立，两脚分开，与肩同宽，双手叉腰，先进行深呼吸。吸气时使颈部尽量前屈，下颌接近胸骨柄上缘，呼气时使颈部后伸至最大限度。接着，吸气时头向左偏，呼气时头部还原。然后吸气时头向右偏，呼气时头部还原。再深吸气时头颈尽量伸向左前方，呼气时头颈还原。然后改为深吸气时头颈尽量伸向右前方，呼气时头颈还原。最后，头部左右反复旋转，由慢而快。本法各步骤可连续做，反复进行 10 次，或分开各做 10 次。

2. 腰背部锻炼法　站立，两脚分开，两手叉腰，慢慢蹲下，再慢慢站起，反复练习 10 次。然后做前屈、后伸活动 10 次，活动时尽量使腰肌放松。接着，腰部分别向左右两侧弯屈，至最大限度为止。而后，腰部做大回旋活动，先向左，再向右，速度由慢到快，范围由小到大。承前，双手扶地做前弓后蹬练习，一腿在前，呈屈曲位前弓，另一腿在后，尽量伸直，用足底的趾跖关节的跖侧持力。然后仰卧，两手伸向前方，逐渐坐起，以两手触摸足尖，以手能扳到足趾更好。继续仰卧，屈曲双膝，以足跖蹬地面，使臀部尽量抬起。接着两膝屈曲，两臂环抱双腿，使背部作摇椅式活动。改为俯卧，两下肢伸直，两手放于体侧，头部、两上肢及两下肢同时做背伸动作。

3. 臂部锻炼法　自然站立，两脚分开，两手下垂，肩肘部向前伸直，做前后伸展活动。而后，弯腰 90 度，两上肢交替做划圈活动，先顺时针，后逆时针，各旋 30 次。接着，两上肢及手旋转运手活动，旋转活动范围由小到大，旋转时两膝随着前臂的旋转作左右摇摆和由屈变伸或由伸变屈活动。承上，慢慢蹲下，至半蹲位，双手握拳，肘关节屈曲，前臂旋后，由腋向前伸出，而后外展外旋，又将前臂置旋后位，从背后收回到腋下，再反复数次。在前臂作划圈活动的同时使肱骨和肩关节作内旋和外旋活动，两臂交替进行。

站立，一手叉腰，另一手握拳，作肩关节旋转活动，先向后再向前旋转各 10 次。承上式，或坐或卧，或自然站立，将五指用力张开，再用力抓紧握拳，复作腕背伸、掌屈活动。接着将前臂贴于胸侧，手握拳，使前臂作旋前旋后活动。

4. 腿部锻炼法　仰卧，两腿伸直，然后徐徐将伸直的下肢高举，再慢慢放回原处。然后再将膝伸直，进行屈伸活动。同时反复屈伸踝关节，踝关节可做背伸与跖屈活动，先背伸至最大限度，然后跖屈至最大限度。也可做旋转活动，先顺时针方向旋转，再逆时针方向旋转，并做蹬腿动作。接着，慢慢起来，自然站立，两腿微屈，两手分别放于膝上，做膝关节旋转活动，可由屈曲到伸直，逐渐由伸直再到屈曲。有条件的话，还可做上下台阶活动，可在游泳池台阶上练习，有两三级台阶即可，前进后退，再前进，再后退，反复为之。

上述锻炼，千万不要在强烈的阳光下进行，最好能选择在树荫下或有其他遮阳物底下，以免日光灼伤。

### （六）夏季练习养心法

夏季天暑地热，阳气盛极，是万物生长最旺盛的季节。此时，最适宜于练习养心法。

具体练习方法：面朝南站立，两脚自然分开，与肩同宽，两膝微屈，头正颈直，含胸收腹，直腰拔背。两手臂自然下垂，两腋虚空，肘微屈，两手掌轻靠于大腿外侧。全身放松，两眼微开，平视前方。练本法也可采用坐位。

采用腹式呼吸，呼气时收腹，提肛，缩睾，人体重心略向后移，脚跟着力，足趾轻微点地；吸气时两唇轻合，舌抵上腭，腹部隆起。呼吸要自然均匀，用鼻吸气，口呼气。

站定放松，呼吸调顺后，两手缓缓上提，提至胸胁部时，两手收指虚握拳，在胸前用力向内互击，以两拳不碰撞为原则，击至胸正中线位置时，各左右回缩。然后再互击互缩，反复做6次。

互击后，两手手指自然展开，在胸前部，右手心先转向内，然后向外翻，右手向上托起，如擎重物，同时，左手心先转向内，然后向下翻，左手向下按；随右手缓缓擎起，头慢慢转向右侧，微向右上方仰起，上半身稍微向右侧转。整个过程均为吸气阶段。待右手擎定，头已微仰，两目仰视右手背，口吐浊气同时发“呵”字音。呵气毕，右手下收，左手上提，待至胸前，右手改为向下按，左手翻掌，改为手心向上，左手向上托起，如擎重物。随左手缓缓擎起，头慢慢转向左侧，微向左上方仰起，上半身稍微向左侧转，整个过程配以缓缓吸气。待左手擎定，头已微仰，两目仰视左手背，吐口浊气，同时发“呵”字音。然后再改为右擎左按，反复3遍，共呵6次。

呵毕6次，左手回收，右手上抬，在胃脘部相交，两手呈抱球状，一并略微下移，移至腹部丹田处，意守丹田，静养3分钟。然后，两手十指交叉，缓缓上提，提至胸前，手掌由内向外翻转，慢慢上擎至头顶部。提擎的过程中，配以吸气，擎定后，头部尽量往后仰，仰定，两目注视手背，用力呵气。呵气后，两手慢慢下移，头缓缓恢复正位。两手下移的同时，掌心向内向上翻，旋转360度，恢复手心向上姿势。至胸前后，两手分开，改为手心向腹，两手向下移动，移至丹田，意守3分钟。整个过程配以吸气。待移至丹田，用力呵气。然后重复上述动作，连做3次。

上两套动作完成后，改为平坐（着地而坐），屈左膝缩腿，两手十指交叉，扳住左足掌。扳定，左足尽力前伸，以能忍受、两手不会松开为原则。反复扳动6次，然后换为扳动右足掌，方法次数同扳左足。

接着是调息，改用通常呼吸，但仍应坚持鼻纳口吐，平定情绪，息心静虑；两目微闭，两唇轻合，舌抵上腭，上下齿相互轻轻叩击36次，多则弥佳。叩击过程中，口中津生，尽力下咽，以意送入丹田。呵气后调息的目的，在于补养心气因呵以后的耗损，补养体内正气，促进生长，坚持练习，可“以补呵气之损”。

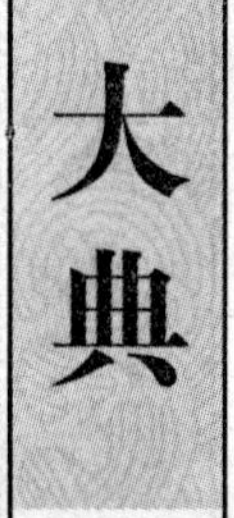

练习养心法，应注意下面几点：

1. 本法宜早晚各做1次。具体时间，遵从《黄帝内经》“夏三月……夜卧早起”的原则，早上宜早些，晚上宜晚些。练习前切忌发怒，胸怀要宽阔，精神须乐观，全身要放松，使体内气机宣畅无滞，做到能进入松静自然，气血和顺的境界，使自己能顺应阳气生长的时节，符合夏天“阳长”的客观要求。

2. 两手上下交替按擎时，动作宜柔软和缓，手动心要静，切勿急躁。上擎时，要做到如擎千斤重物。呵吸时，务使全身放松，在全身松弛、腰部放松中进行呵吸吐纳。

3. 念“呵”字音时，音调宜长，使气呵尽为止。有心脏病者宜大呵、急呵，无心脏病者宜小呵、慢呵。呵字不能念得太重，以练功者自己不能听见为原则，由意念来体会“呵”的字音。呵，音 he，但据马礼堂先生介绍，应念 ke，读如渴，发音时口半张，舌抵下腭。宜参照马先生读音。

4. 呼气吐“呵”时，以意领气由足大趾内侧经大腿内侧，上行入腹，注入心脏。

5. 练习本法，两眼宜微开，但呵后调息时，宜改为闭目凝神，有养心的重要作用。

6. 夏天3个月，本功法中的左右交替擎按，配以呵气，及叩齿调息，必须坚持每天锻炼，不能间断。其他两手一并上擎、扳足掌两套动作，老年体弱者可不做；病者如出现疲软无力、虚汗自出、气喘短促、脉虚数无力等症状，也不宜做。切勿勉强为之，否则反伤身体。

## （七）清心消暑宜静坐

夏天气候炎热，人体消耗较大。当此之时，选择通风遮阳之地，练习静坐法，是有效的夏日养生方法。

静坐法的要点在于调身、调心和调息。

调身即端正身体的姿势。采用坐式，可盘膝坐，也可垂腿端坐。端坐时，膝盖、脚腕要保持90度，两手臂宜宽松。盘膝坐时，左手背安放在右手掌上方。然后两手轻搁在两小腿上，贴近小腹。垂腿端坐时，宜将两手放在两大腿上部，掌心向下，自然放平。

自然安坐，身体务求平直，背部不能倚靠物件，腰背不宜偏向一侧，面朝正前方，两眼微合，两唇轻闭；舌抵上腭，或舌在口中搅动数遍后，微微用口呵出浊气，用鼻微微纳气。然后，舌抵上腭。如口中津生，应慢慢咽下，可用意念深咽至腹部丹田。

调心就是排除杂念。意守丹田，做到进入虚静无思的境界。一般而言，练习之前，人们的注意力大都集中在工作、学习或生活事务上，一时间要从纷繁忙乱中摆脱出来，是一件不容易的事。欲求清静，首先要放松，小到两眼、手指，大到全身，要真正做到毫不紧张，毫无拘束，无一丝强硬感。可分前面、后面、两侧部3个方向，自上而下，用意念逐处放松。同时要摒弃杂念，不回忆往事，勿牵挂眼前事务，把一切念头都暂时放开，全部意念都集中到少腹丹田。如静心的过程中妄念萌生，用意念放下，反复练习。久而久之，一旦静坐，杂念就会自然放开，可望达到无念的意境。此外，练习地点选择环境安静之处，有利于入静。练习者平时即宜保持心意平和，精神愉快，情绪乐观。

初入坐时，往往出现心中散乱，支持不定，或心中昏沉，容易瞌睡。欲克服这一现象，首先要树立能练成的信念，保证有足够的睡眠，避免过饱或过饥练习。练习者还可轻闭两眼微露一线，目观鼻准，这一方法亦称“目若垂帘”，对防止静坐过程中出现昏睡有较好的作用。

调息就是调整呼吸，这是静坐法中最重要的一着。

呼吸要用鼻吸口呼，用鼻徐徐吸进新鲜空气，使肺部舒张，膈肌下降；呼气的时候，用口呼出，下腹部收缩，使膈肌向上升。呼吸的气息出入，要柔要匀，宜轻宜细，以不使自己的耳朵听到为好。气息要逐步加长，使之深达腹部丹田，因腹部血液容易滞流，深长的呼吸能减少腹部血液的滞流，保证全身气血的调畅。

练习者平时应该注意鼻息出入的轻柔细长，不可粗浅，宜从喉胸而渐达腹部。练习调息时，也可用数息法，或数出息，或数入息，从第1息数到第10息，然后再从第1息数起，反复静心默数。若未数至10，心想他事，以至中断，就再从第1息数起，反复练习，久久纯熟，自然息息调匀。数息还有助于摒除杂念，防止杂念再生，有利入静。

调身、调心和调息三者各有所偏，又互有联系，虽有先后，又互相连贯，共同构成了静坐法。整个过程可练30分钟～60分钟，而后徐徐松动手足肢体，张目站起，随意活动。切忌忙乱收功。

“心静人自凉”，炎夏时节练此静坐法，能起到安定心情，收心降火，消除炎热，增加食欲，促进安睡的作用，还能增强人体对高温气候的适应能力，预防中暑，保健强身。

## （八）夏日散步好处多

散步的频率与人体生物钟最合拍，最和谐，是一项较为和缓的运动，不拘形式，不受环境的限制，运动量较小，特别适合于夏季运动养生的需要。

散步时，听任双脚散漫而行，或走或立，或快或慢，无拘无束，自由自在，一派悠闲洒脱之态。有人以“白云流水如闲步”来形容散步，十分贴切地描绘出散步时的独特意境。

散步，通过四肢自然协调的动作，可使全身得到适度的活动。而且对足部起到很好的按摩效果。研究证实，双脚肌肉有节奏的收缩，可以促进血液循环，缓解心血管疾病。

同时，散步还能增强消化功能，促进新陈代谢，可防治中老年常见的消化不良、便秘、肥胖等疾病。散步对肺脏功能的改善也极为有利，还能起到健脑安神的作用。

而且，步行运动能促进肌糖元和血液中葡萄糖的利用，抑制了饭后血糖的升高，减少糖代谢时胰岛素的消耗量，最终达到有效降低血糖浓度的目的。

夏季散步的时间，宜选在早晨。凉爽清新的空气，宁静舒适的环境更有利于散步。散步时要心平气和，可以边走边欣赏景物，或聆听悦耳的鸟鸣，或听音乐，听广播。

## （九）夏季雨练

负离子有助降血压、调节心律。在通风不良的室内，常感到头昏脑涨；在海滨、山泉、瀑布等旷野，则感到空气清新，精神舒畅，因为这些地方的负离子含量多。

负离子对健康有利，但需达一定浓度。据研究，大城市中的房间里，负离子密度最低；乡村田野里，空气中含有的负离子较多；山谷和瀑布附近，空气中负离子密度最高。

许多自然现象都可激发负离子的产生，例如龙卷风、海浪、山林、下雨等。因此，冒着霏霏的细雨，到室外散步、嬉戏，享受着大自然赐予的温馨，对健康尤为有益。

夏季的雨，会带来一丝凉意，更适合雨练。雨练并不一定要淋雨，打着伞或在敞开的室内练也可享受带负离子的空气。当然，如果喜欢雨水淋身带来的快意，也未尝不可。

## （十）夏季度假

夏日外出度假旅游，宜选择海滨和山区。

海滨气候又称海洋气候，与陆地气候有显著的不同，海边的风向在一昼夜里会呈现有规律的变化。夏季，内陆已是烈日炎炎，但海滨却凉风习习，这与海洋固有的特性有关。

白天日出后，有凉风从海上吹向陆地，送来清新的空气，尤其酷热的夏季，清凉的海风使人精神舒畅；傍晚时分，风转而成从陆地吹向水面，送走污浊的空气。

此外，在海滨空气中，碘、氯化钠、氯化镁和臭氧含量通常较高。其中碘含量是大陆空气含碘量的40倍，不仅能补充人体生理需要，还有杀菌作用。

海滨气候所具有的独特魅力，对许多慢性疾患，如神经衰弱、支气管炎、哮喘、风湿病、结核病、心血管系统疾患及各种皮肤病等，都有一定防治作用。

去山地旅游度假也是不错的选择，因为山地气温较低，昼夜温差大。一般来说，海拔高度每上升100米，气温约下降0.5℃～0.6℃，所以山上的气温一般都比山麓低。

山地环境优美，空气格外清新，有利于稳定情绪，改善肺的换气功能。壮阔的自然景观，宁静透明的天际或变幻无穷的云海，令人心旷神怡。

充分利用山地的自然条件作短期疗养，既可避暑，又有益于身心健康。但对于夏季消暑度假来说，去海拔高度在500～2000米左右的山地环境，对健康较为有利。

## （十一）夏季玩健身球

双手之上有许多穴位，是许多经络的起止点。经常练习健身球者，可通过这些穴位和经络的刺激，从而达到疏通经络、调和气血、强壮内脏和健脑益智的目的，对健康有益。

玩健身球运动量小，不受场地、气候的限制，故适宜夏天练习。若能经常坚持练习健身球。对偏瘫后遗症、颈椎病、肩周炎、冠心病、手指功能障碍等病症，均有较好的疗效。

## （十二）夏季光脚走路

足底有许多内脏反射区，光脚在刚割过的草地或者鹅卵石上散步，可以对足底的敏感点进行刺激，不仅感觉舒适，而且对身心健康大有益处。

目前足底代表区学说认为，双脚合起来是一个盘腿而坐的人，脚趾代表头部，趾身为颈部，脚前掌为胸部，脚心为腹部，脚后跟为臀部，而四肢则在双脚的外侧。

若希望通过足底刺激来治病或消除亚健康，就需要足够的刺激量，使代表区感到疼、酸时才有效。因此，要有意识地使所需要的代表区着地，让它承受较大重压而起效。

例如，头部有疾，便可踮起脚尖走，用五趾着地，以加大刺激量；腹部有疾，则找突出的鹅卵石，用脚心踩踏；若盆腔有疾，可跷起脚尖，用脚后跟踏石；四肢有疾，则双脚歪斜，用脚底双侧着地。

也有人认为，赤脚可以放电。人体组织都带有电荷，电荷过多对健康有害。动物通过四足与地面接触便可放电，而人穿着鞋，失去了这一放电的机会。因此，应多光脚亲近大地。

赤足养生，可从春末开始，直到深秋冻脚方止。

### （十三）夏季体育锻炼七忌

**1. 锻炼后忌立即洗冷水澡**

夏季锻炼，全身的新陈代谢十分旺盛，体内的热量也大大增加，皮肤中的毛细血管大量扩张。如果锻炼后，立即冲冷水澡，一方面皮肤受到过冷的刺激，促使毛细血管突然收缩，不利于体热散发，反而使人感到更热；另一方面突然遇到冷刺激，会使体表已张开的汗孔骤然关闭，容易使人生病。

**2. 锻炼后忌大量喝水**

夏季锻炼后，各个器官、系统进行了紧张的工作，出汗较多，使人感到口干舌燥，如果大量喝水，会对身体产生不利影响。因为一方面在锻炼后大量喝水，会给消化系统、血液循环系统，尤其是给心脏增加很多负担；另一方面大量喝水后，出汗也会更多，盐分也会进一步丧失，从而导致抽筋、痉挛等现象。

**3. 锻炼后忌大量吃冷饮**

夏季，经过剧烈的运动，会引起体内血液重新分配，大量的血液流向运动着的肌肉和体表，消化器官处于相对的缺血状态。因冰冻饮料温度过低，对缺血的肠胃形成强烈的刺激，大量吃冷饮，易损伤其生理功能。

**4. 忌在强烈的阳光照射下锻炼**

夏季阳光强烈，长时间受到阳光照射的人体，紫外线将会透过毛发、皮肤、骨缝而辐射到脑膜和脑细胞中去，使大脑发生病变，导致类似中暑的症状。因此，夏季进行体育锻炼，最好安排在清晨和下午4点后，锻炼时间忌太长，运动量也忌过大。

**5. 晨练忌在舞厅内进行**

夏季晨练，不少人喜欢在舞厅里跳交谊舞。其实，这种晨练方法对身体健康不利。

夏季气温较高，门窗紧闭的舞场内，空气本来就不清新。在舞厅内感觉心情压抑的原因：一方面人员密集，含有二氧化碳的污浊空气和人体散发的各种气味，被舞步扬起的地面尘埃大量飘浮在其中，造成空气更加混浊；另一方面舞厅内对人体有利的空气负离子数量极为稀少，一般每立方厘米的空气中只有25～100个。所以，晨练忌在舞厅内进行。

6. 锻炼过程中忌露

夏季，早晨参加室外活动，宜选择避风向阳、温暖清静、空气新鲜的旷野、公园、广场等场所，不要顶风跑，更不要脱衣锻炼。出汗时，可以减小运动量或放慢运动速度，千万不要脱去衣服以求凉快，防止因寒气侵袭而受凉致病。

7. 锻炼时忌烈

老年人体质较弱，适应力也低。因而，夏季参加体育锻炼也要量力而行，注意循序渐进，可根据个人体质的具体情况选择散步、气功、太极拳、广播操等比较舒缓的活动，忌进行剧烈的体育活动。因为剧烈的运动容易诱发心脏等方面的疾病。

## （十四）夏季健身宜水中慢跑

自由自在地水中慢跑在美国十分流行，成千上万的人夏季到大海和游泳池里慢跑，已成为当今美国最新的一项健身运动。

做水中慢跑时，身体应垂直悬浮于水中，鼻孔比水面稍高一些，四肢如水轮般猛烈划动，像在水中扑腾的鸭子。对许多未受过正规训练和年纪较大的人来说，这是一项理想的运动。因为在水中慢跑能平均分配身体负载。水中慢跑比陆地慢跑有明显的优点。在陆地，每跑1.6千米，运动者的双脚就得撞击地面1000次左右，而他的脚部、膝部和臀部都容易受到震荡，所以常常使肌肉扭伤或韧带拉伤，在水中受到的震荡为零，因而不会出现上述事故。水的阻力是空气阻力的12倍，在水中跑45分钟，相当于在陆地上跑两小时。因此，夏季在水中慢跑是一种更有效的健身方法。

水中慢跑对肥胖者尤其适宜。由于水的密度和传热性比空气大，因此水中慢跑消耗的能量比陆地上多。这些能量的供应主要靠消耗体内的糖和脂肪来补充，通过此法可以逐渐去掉体内多余的脂肪。所以，水中慢跑又是一种减肥的有效方法。

专家们指出，夏季进行水中慢跑要循序渐进，不要一开始就做大量运动。一个人在水中慢跑5分钟后，心跳速度不应超过每分钟100～130次，并以休息和运动交替进行为宜。

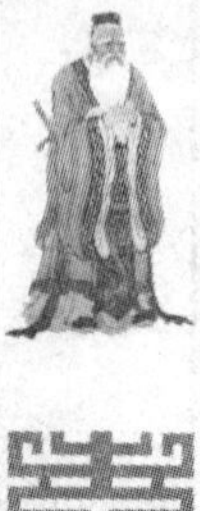

## （十五）夏季锻炼宜水上做操

夏季，赤日炎炎，酷热难熬，因而清凉的游泳池便散发出一种令人难以抗拒的魅力。正因为这种魅力，将另一种健身方式轻松推上健身舞台，这就是水上操。

在欧美一些国家，水上操以其简单易学的特点得到广泛地普及。夏季，很多人喜欢浸泡在水中，感觉清凉舒适且颇具娱乐性。水中的健身操更加重了这种娱乐性和趣味性。敏感的商家也纷纷围绕着“水”大做文章。他们几乎把在地面上的健身设备通通搬入水中。小到各种泡沫材质的器械，大到足以称之为“设备”的举重器、伸拉器，无一“漏网”。如此好玩儿，又有令人喜闻乐见的健身形式，于是这项运动很快冲破国界，开始走入中国百姓的都市生活。



很多女性不会游泳，却对花样越来越多的泳装爱不释手，若有教练带领在水中做操，岂不正合其意？水中天然的阻力给人的四肢天然负重，加大了每一次身体动作变化的运动强度。同样是因为阻力的作用，每次的身体动作都不会有太快的速度和太强的冲撞力，让人根本不用想到“运动损伤”。

## 十、不同节气的养生精要

### (一)立夏节气话养生

1. 节气特点

立夏在阳历5月5日前后，我国习惯将立夏作为夏季的开始。“夏”原意为“大”的意思，自然万物至此皆已长大，故名立夏。常言道：“立了夏，把扇架。”此节气气温明显升高，炎夏降临，雷雨增多。立夏后，我国大部分地区平均气温可达18℃左右，最高可达35℃以上。

如果按气候学的标准，连续5天平均气温高于22℃为夏季的标准，则各地入夏时间实际上并不一致。立夏前后，南方地区刚跨进夏季，而东北和西北部分地区气温为20℃左右，还处在“门外无人问落花，绿阴冉冉遍天涯”的暮春时节。

《礼记·月令》篇，解释立夏曰：“蝼蝈鸣，蚯蚓出，王瓜生，苦菜秀。”说明在这时节，青蛙开始聒噪着夏日的来临，蚯蚓也忙着帮农民们翻松泥土，乡间田埂的野菜也都彼此争相出土日日攀长。清晨当人们迎着初夏的晨光，漫步于乡村田野、海边沙滩时，你会从这温和的阳光中感受到大自然的深情。

2、养生精要

立夏，为夏之初，是夏天的开始，这时气温渐升，万物生发，为顺应这一时节的特点，在养生方面要特别注意对心脏的养护。

《医学源流论》曰：“心为一身之主，脏腑百骸皆听命于心，故为君主心藏神，故为神明之用。”在中医文献中对心解释为“生理之心”和“思维之心”，“生理之心”即指实质性的心脏；“思维之心”是指接受和反映外界事物，进行意识、思维、情志等活动的功能。《医学入门》曰：“血肉之心形如未开莲花，居肺下肝上是也。神明之心……主宰万事万物，虚灵不昧是也。”暑热的夏天，不但促进心脏强力运作，而且温养全身。在我国古代医学理论中，人和自然界是一个统一的整体，自然界的四季阴阳相互消长变化，和人体的五脏功能活动相互关联通应。“人通天，心属夏”，也就说，夏天这个季节心气儿最旺，功能最强大，同时也需要更多的养护。

心的生理功能是通血脉、举神志。心通血脉包括了通血、通脉两方面。血指血液，脉指脉管，又称经脉，是血液运行的通道。心脏和脉管相连，形成一个密闭的系统，成为血液循环的“动力源”，而血液运载的营养物质能供养全身，使五脏六腑、四肢百骸、肌肉皮毛以及全身细胞都得到营养，以维持其正常、稳定的生理功能。

心主神志，神由先天之精气所化生，胚胎形成之即，生命之神也就产生了，在人体生长发育过程中，神依赖于后天水谷精气的充养，正如《灵枢·平人绝谷》中所说：“神者，水谷之精气也。”心主神志的生理功能也包含了两个方面，其一，在正常情况下，神明之心反映着客观外界事物，进行精神、意识、思维活动；其二，神明之心为人



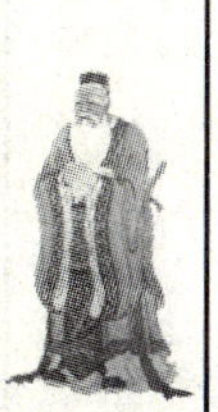

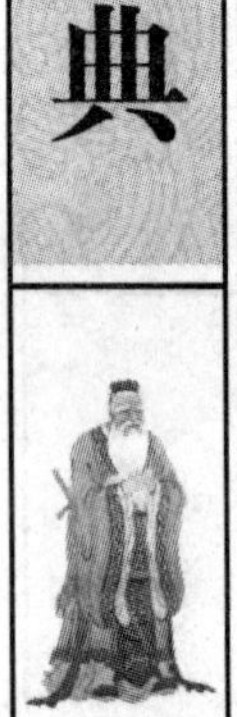

体生命活动的主宰，在脏腑之中居于首要地位，五脏六腑皆在心的统一指挥之下，才能进行统一协调的正常活动。

心交于夏，盛于热，旺于暑，是说心阳在夏季最为旺盛，功能最强。故立夏之养生，应当极其专“心”。

3. **起居常识**

立夏之后，人体的新陈代谢变得活跃起来，室外活动也开始增多，活动量也相对增大，加之夏季昼长夜短，所以要调适好作息时间，适应夏热的气候，顺应昼长的规律。居室应保持良好的通风，如果太阳强的话。可以从上午9点至下午6点把门窗关好，并拉上浅色窗帘，使室内保持清凉的感觉。还有就是居室要加强消毒，防止痢疾、霍乱等病原菌的侵害。同时注意，午睡对保障身体健康，减少某些疾病的发生也起着关键的作用。研究资料表明，午睡可预防冠心病，对预防心肌梗塞也有积极作用。

另外，立夏之后，由于天气渐热、气温高、湿度大，夫妻过性生活时，应注意室内通风透气；平时多食冷饮或绿豆汤之类的解暑食品，防止中暑。

4. **养生食谱**

立夏时节应尽量保证气血畅通，以保护心阳。饮食方面应以低脂、低盐清谈为主。现将立夏时节的养生食谱择要介绍如下：

(1)玫瑰糕

**【组成】** 玫瑰花5克，红枣200克，红薯80克，荸荠50克，核桃仁25克，冬瓜丁20克，鸡蛋2个，白糖、猪板油、猪网油各适量。

**【制法】** 将玫瑰花漂洗干净；红枣去皮、去核，捣成泥；红薯蒸熟去皮，压成泥；荸荠去皮切成丁；核桃仁去皮，炸黄，捣碎；冬瓜片切成丁。猪板油去膜后，放入盆内，加入红枣泥、红薯泥，打入鸡蛋，搅拌均匀。再放入核桃仁、荸荠丁、冬瓜丁、玫瑰花、白糖，拌匀，放在猪网油上摊平，再翻卷成卷儿，用湿棉纸封住口，放入笼内，用旺火蒸熟，取出，揭去棉纸，翻扣装盘，除去猪网油，撒上白糖，即可食用。

**【食养作用】** 健脾和胃，益气补血，润肠通便。

(2)乌米饭

**【组成】** 乌饭树叶1000克，糯米200克。

**【制法】** 将乌饭树叶洗净，榨取汁液，用乌饭树叶汁液将糯米蒸制成饭，即可食用。

**【食养作用】** 益气填精，强筋壮骨，祛风败毒。

(3)荷叶鸡脯

**【组成】** 鲜荷叶2张，鸡脯肉200克，水发蘑菇40克，火腿肉片8片，葱结、姜片、黄酒、精盐、白糖、胡椒粉、玉米粉、鸡油、香油各适量。

**【制法】** 将鲜荷叶用开水略烫一下，去蒂、去梗，切成8块，每块均呈三角形。鸡脯肉切成薄片。水发蘑菇用开水焯一下，捞出，投凉，切成薄片。把鸡脯肉片、蘑菇片一起放入盆内，加入葱结、姜片、黄酒、白糖、精盐、胡椒粉、香油、玉米粉、鸡油搅拌均匀，分成8份，放在8片三角形的荷叶上，每份再加1片火腿肉片。包成长方形的包，均匀地码在盘内，放入高压锅中蒸15分钟，取出，扣在另一个盘内，拆除荷叶，即可食用。

【食养作用】 滋补五脏，清凉解暑，芬芳养心，止血固精。

(4)草莓羹

【组成】 草莓200克，白糖120克，精盐、土豆粉各适量。

【制法】 将草莓去蒂，放入盛有淡盐水的盆中，浸泡1小时左右，捞出，控净水，捣烂成泥。锅内加水适量，加入白糖，烧沸，再用以水调好的土豆粉勾芡，加入草莓泥拌匀，烧沸后出锅，晾凉，即可食用。

【食养作用】 开胃消食，生津解暑，利尿止泻。

(5)参贝黄瓜汤

【组成】 水发海参、干贝、海米各50克，黄瓜100克，葱花、姜末、精盐、香油、香菜、鲜汤各适量。

【制法】 将水发海参切成片；黄瓜切成半圆形的薄片；香菜切成段。锅内加入鲜汤、葱花、姜末、精盐，用旺火烧沸，再下入海参片、干贝、海米烧开，撇去表层浮沫，放入黄瓜片，撒上香菜段，淋上香油，出锅装碗，即可饮用。

【食养作用】 滋阴补肾，开胃消食，生津止渴。

(6)炸五香鲫鱼

【组成】 五香粉、黄米面各25克，小鲫鱼10条，葱花、姜末、料酒、精盐、淀粉、鲜汤、植物油各适量。

【制法】 将小鲫鱼宰杀，去鳞、去鳃、去内脏，放入盆内，用精盐淹渍入味，再撒上五香粉、黄米面，加入葱花、姜末、淀粉、料酒、鲜汤适量，抓匀。炒勺内加入植物油，待烧至七成热时，下入鲫鱼，待表面炸至稍硬时，捞出，磕散。炒勺继续加温，待烧至八成热时，下入鲫鱼再炸，直至炸成老黄色时，捞出，沥净油，装入盘中，即可食用。

【食养作用】 健脾养胃，补中益气，利水消肿。

(7)鱼腥草拌千金菜

【组成】 鱼腥草40克，千金菜200克，葱花、姜末、蒜米、米醋、酱油、精盐、香油各适量。

【制法】 将鱼腥草去根，切成段，放入开水锅中焯一下，捞出，沥干水分，放入盆中，加入精盐少许，腌渍30分钟。千金菜去皮、去叶，切成粗丝，放入盆中，加入精盐少许，腌渍沥水。再把鱼腥草、千金菜放入盘内，加入葱花、姜末、蒜米、米醋、酱油拌匀，淋上香油，即可食用。

【食养作用】 清热解毒，利水消肿，利湿祛痰，通乳。

(8)番茄鸡肉球

【组成】 番茄5个，鸡肉100克，猪肥膘肉30克，水发香菇25克，鸡蛋1个，葱花、姜末、白糖、黄酒、精盐、面粉、面包粉、香菜末、植物油各适量。

【制法】 将番茄一切两半，成为10个半球形。鸡肉剁碎成茸；肥膘肉剁成茸；水发香菇切成碎丁。鸡蛋打入碗内，用鸡蛋清、面粉、精盐，调成鸡蛋糊。把鸡肉茸、猪肉茸、香菇丁放入盆内，加入葱花、姜末、白糖、黄酒、精盐和适量的水，搅打上劲，制成馅料。再把馅料分别装入10个番茄半球内，把平底部分抹上鸡蛋糊，再蘸上面

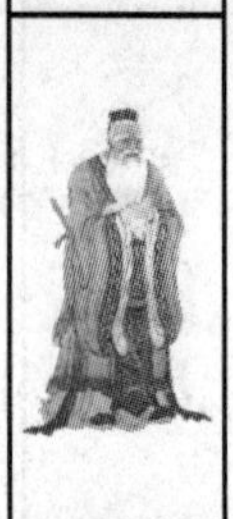

包粉。锅内加入适量的植物油，待烧至八成热时，下入半球番茄，当平底部分炸至呈金黄色时，捞出，沥油，整齐地摆放在盘内，撒上香菜末，即可食用。

**【食养作用】** 滋阴补虚，健胃消食，强筋壮骨。

(9)红烧土豆丸子

**【组成】** 土豆250克，猪瘦肉100克，胡萝卜、青椒各50克，面粉、鲜汤、葱花、姜末、酱油、精盐、白糖、花椒粉、水淀粉、植物油各适量。

**【制法】** 将土豆煮熟，去皮，加入少量的面粉、葱花、姜末、精盐、花椒粉和适量的水，捣碎成泥。猪肉切成肉丁；青椒切成小方丁；胡萝卜切成方丁，放入开水锅中焯一下，捞出，投凉。锅内加入植物油，烧至七成热时，下入用土豆泥挤成的丸子，待炸至呈金黄色时，捞出，沥油。锅留底油少许，用葱花、姜末炝锅，再下入肉丁、青椒丁、胡萝卜丁煸炒至熟，加入酱油、精盐，白糖，加汤适量，投入丸子，并用水淀粉勾芡，淋上明油，即可装盘食用。

**【食养作用】** 滋阴补虚，健脾补气，开胃进食。

(10)海米西红柿

**【组成】** 海米50克，番茄150克，葱花、姜末、蒜片、酱油、精盐、水淀粉、植物油各适量。

**【制法】** 锅内加油烧热，用葱花、姜末、蒜片炝锅，下入番茄片、海米翻炒，用酱油、盐调味，炒熟后勾芡，淋明油，翻匀，即可装盘食用。

**【食养作用】** 补肾壮阳，健胃消食，生津止渴。

(11)荷花青鱼片

**【组成】** 白荷花2朵，青鱼肉200克，葱花、姜末、蒜蓉、精盐、黄酒、白糖、鲜汤、鸡蛋清、胡椒粉、水淀粉、猪油各适量。

**【制法】** 将白荷花漂洗干净，摘下花瓣、花芯，放入盘中，待用。青鱼肉切成片，放入碗内，加入精盐、黄酒、鸡蛋清、水淀粉，抓匀，上浆。锅内加入猪油烧热，下入青鱼片，滑透，捞出，沥净油。锅中留底油烧热，用葱花、姜末、蒜蓉炝锅，下入青鱼片，加入用鲜汤、黄酒、白糖、精盐、胡椒粉、水淀粉兑成的芡汁，放入荷花瓣、荷花芯，颠翻几下，即可装盘食用。

**【食养作用】** 健脾养胃，祛风化湿，利水消肿。

(12)荔枝羹

**【组成】** 荔枝肉150克，藕粉75克，白糖50克。

**【制法】** 将荔枝肉切成细丁。锅内加水适量，下入荔枝丁，用旺火烧沸，加入白糖拌匀，并用藕粉勾浓芡，即可装盘食用。

**【食养作用】** 生津止渴，理气止痛，养颜养血。

(13)豆花粳米粥

**【组成】** 白扁豆豆花25克，粳米100克。

**【制法】** 将锅内加水适量，下入粳米，熬煮成粥，待粥将熟时，放入漂洗干净的白扁豆豆花，改用小火稍煮，即可食用。

**【食养作用】** 健脾养胃，补中益气，化湿消暑。

(14)烧烩羊肥肠

**【组成】** 熟羊肥肠150克，胡萝卜50克，葱花、姜末、酱油、精盐、大料、鲜汤、水淀粉、花椒油、植物油各适量。

【制法】 将熟肥肠剖开，再切成条状，放入开水中焯一下，捞出，沥净水分。胡萝卜切成象眼片。锅内加入植物油，待烧至七成热时，下入熟羊肥肠条，炸2分钟后，捞出沥净油。锅留底油少许，下入大料瓣炸一下，捞出，弃之，再用葱花、姜末炝锅，加入胡萝卜片、羊肥肠条、精盐、酱油，添汤适量，用中火烧透，并用水淀粉勾芡，淋上花椒油，即可装盘食用。

【食养作用】 健脾养胃，补虚益气，促进消化。

(15)草菇鸡肉汤

【组成】 鲜草菇100克，鸡肉160克，姜片、精盐、黄酒、鲜汤、花生油各适量。

【制法】 将鲜草菇放入盆中，加入冷水浸泡两个小时，捞出，沥净水，切成片；鸡肉切成小块。锅内加入鲜汤，先用旺火烧沸，下入姜片、黄酒、草菇片、鸡肉块，再改用中火烧煮入味，加入花生油煮沸，并用精盐调味，即可装碗饮用。

【食养作用】 滋补五脏，清热解暑，降脂降压，防癌抗癌。

(16)赤豆玉米须粥

【组成】 赤小豆25克，玉米须60克，薏苡仁40克。

【制法】 锅内加水适量，用旺火烧开，下入赤小豆、玉米须、薏苡仁烧沸后，改用小火熬煮成粥。

【食养作用】 健脾止泻，利尿消肿，清热利胆，降血糖。

(17)黑木耳拌西瓜皮

【组成】 黑木耳25克，西瓜皮300克，精盐、白糖、香油各适量。

【制法】 将黑木耳用温水泡发后，再用开水烫一下，捞出，沥干水分。削去西瓜硬皮，切成薄片，放入盆内，加入精盐拌匀，腌渍10分钟左右，取出，沥去水。把西瓜皮、黑木耳放入盘内，拌匀，加入精盐、白糖、香油，调拌均匀，即可食用。

【食养作用】 滋养脾胃，补气强身，清热解暑，止渴利尿。

(18)奶油草菇汤

【组成】 鲜牛奶200克，色拉油、鲜草菇各150克，面粉100克，油炸面包丁75克，鲜汤、精盐各适量。

【制法】 将锅内加入牛奶，下入草菇煮熟，切成片，放入盘中。将锅洗净，置于火上，放入色拉油，下入面粉，用温火炒出香味，待呈黄色油面浆时，冲入一半煮沸的牛奶，一边搅拌，一边加热，再倒入另一半牛奶，制成洁白、光亮的稠糊，再加入鲜汤，边倒入边搅拌，使稠糊变成较稀的汤汁，加入精盐，调味，放入色拉油少许，制成奶油原汤，倒入草菇片，撒上面包丁，即可装碗食用。

【食养作用】 理气开胃，生津润肠，降血糖，抗癌。

(19)炸萝卜丸子

【组成】 大萝卜300克，鸡蛋1个，葱花、姜末、花椒粉、花椒盐、水淀粉、酱油、精盐、植物油各适量。

【制法】 将大萝卜去皮，擦成细丝后再切成碎末，放入盆中，加入葱花、姜末、花椒粉、酱油、精盐、水淀粉，磕入鸡蛋，搅拌均匀，制成萝卜泥。锅内加入植物油，烧至六成热时，把萝卜泥挤成鸡蛋黄大小的丸子下入锅内，炸熟后捞出，沥净油，装入盘中，同花椒盐一起端上餐桌，即可食用。

【食养作用】 健胃消食，化痰止咳，清热生津，解酒抗癌。

(20)炸熘海带

【组成】 水发海带250克，面粉50克，葱丝、姜末、蒜片、醋、酱油、精盐、白糖、水淀粉、植物油各适量。

【制法】 将海带切成象眼片，沾上一层面粉。在面粉中加入水淀粉，调成稠糊。锅内加入植物油，烧至六成热时，下入挂稠糊的海带片，待炸至呈金黄色时，捞出，沥净油。锅内留底油烧热，用葱丝、姜末、蒜片炝锅，下入油炸海带片，倒入用精盐、酱油、醋、白糖、水淀粉兑好的混汁熘，淋上明油，即可装盘食用。

【食养作用】 清热软坚，化痰利水，降压降脂，防癌抗癌。

(21)薏苡仁百合粥

【组成】 薏苡仁100克，百合20克，白糖25克。

【制法】 锅内加水适量，先用旺火烧开，下入薏苡仁、百合，开锅后改用微火熬煮1个小时，加入白糖拌匀，即可食用。

【食养作用】 清肺去湿，养颜美容。

(22)干贝烩丝瓜

【组成】 水发干贝30克，丝瓜300克，葱花、姜丝、胡椒粉、香油、黄酒、精盐、水淀粉、植物油各适量。

【制法】 将干贝掰开；丝瓜去皮、去瓤，切成长条。炒勺内加入植物油，用旺火烧至六成热时，下入丝瓜条，过油后倒入漏勺，控净油。炒勺内留底油烧热，用葱花、姜丝炝锅，加入丝瓜条、黄酒、精盐、胡椒粉煸炒，再加入干贝，添水适量，烧沸后撇去浮沫，用水淀粉勾芡，淋上香油，即可装盘食用。

【食养作用】 滋阴补肾，解暑除烦，清热凉血，安胎通乳。

(23)熘猪大肠

【组成】 猪大肠200克，黄瓜100克，葱花、姜末、蒜片、醋、酱油、精盐、淀粉、香油、植物油各适量。

【制法】 将猪大肠顺长切成两半，再斜刀切成段，放入开水锅中焯一下，捞出，控净水。黄瓜切成象眼片。锅内加入植物油，烧至七成热时，下入大肠段爆滑片刻，捞出，沥净油。锅内留底油少许，用葱花、姜末、蒜片炝锅，下入黄瓜片煸炒，加入大肠，倒入用醋、酱油、精盐、淀粉兑好的混汁，翻炒，淋上香油，即可装盘食用。

【食养作用】 润肠治燥，调血痢脏毒，止小便频多。

(24)荔枝荷花蒸鸭

【组成】 鲜荔枝100克，肥鸭1只，猪瘦肉50克，熟火腿肉25克，鲜荷花1朵，葱白、姜片、黄酒、精盐各适量。

【制法】 将荔枝去壳、去核，切成两半；荷花摘成花瓣，放入开水锅中焯一下，捞出；把肥鸭宰杀，从背部切开，去嘴、去瓜、去臊腺，放入开水锅中稍煮片刻，捞出；猪瘦肉切成块；火腿肉切成粒。钵内加入开水适量，放入鸭肉、猪肉、火腿肉，再加入葱白、姜片、黄酒和精盐。将钵放入笼内，用中火蒸两个小时之后，取出葱白、姜片，加入荔枝肉、荷花瓣，再蒸片刻，即可出笼食用。

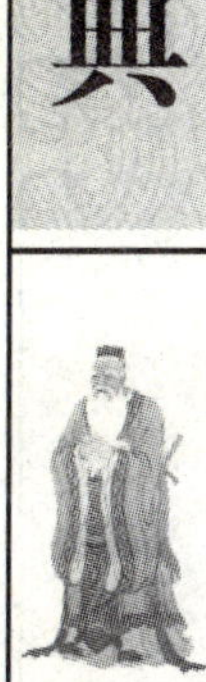

【食养作用】 滋阴养胃，补虚养血，理气止痛，生津止渴。

### 5. 名人养生之道

#### 一、骆玉笙——健身养声两圆满

骆玉笙艺名小彩舞，是我国京韵大鼓艺术专家，曾任全国政协委员、全国曲艺家协会副主席，并兼任中国艺术研究院特邀研究员。她生于1913年。前几年播映电视连续剧《四世同堂》，人们听她“重整河山待后生”的主题歌，还像30来岁时的嗓音。

骆玉笙总结自己的养生之道，把它概括成了“忍、宽、乐”三个字。

所谓“忍”，就是遇到令人气愤的事时要忍耐。骆玉笙四、五岁就开始练唱，从艺80多年。在旧社会里，艺人被人瞧不起，甚至被官僚资本家视同玩物，令人气愤的事比比皆是。在十年动乱期间，她也蒙受冤屈，经常受到“造反派”的训斥和批判。但她坚信“正义会战胜邪恶”，“曙光就在前面”。所以，无论身处何种逆境，她总是忍辱负重，并最终如愿以偿。

所谓“宽”，就是心胸开阔。她关心国家大事，每天读书、看报、看文件，乐于接受新事物。在日常工作和生活中，她严以律己，宽以待人，遇到问题总能正确对待。

所谓“乐”，就是保持乐观的精神状态。在她的日记扉页上写有这么16个字：“自得其乐，苦中求乐，知足常乐，助人为乐”。她说：“我坚持将这作为生活准则，坚持忍、宽、爱待人律己。”她在空闲时候，经常和朋友、同行相聚，一起交流演技，探索艺术的奥妙。她说话也非常幽默风趣，用她的话说，这叫“净找乐子”。

有一年，爱好京韵大鼓的体委副主任荣高棠前去看望骆玉笙，并同她讨论起“忍、宽、乐”养生经验。荣高棠表示：“你的宽、乐两字很好，但‘忍’字不易做到。”骆玉笙说：“‘忍’字确实最难做，但不忍就难免生气。”事实上，她的“忍”并非忍气吞声，而是遇事先静下心，想办法解决矛盾，解脱自己。

不少人认为，骆玉笙之所以青春常驻，除了“忍、宽、乐”，还应增加“练”和“养”两个字。

“练”，指锻炼身体，练嗓子。她认为：“当曲艺演员首先需要把身体练好，身体得强壮。身体不棒就缺乏底气，没有底气怎么唱呢？声音就是从气里拔出来的。”还说：“我每天6点起床，起床后就练‘起霸’功，这一习惯已经坚持了几十年。”所谓“起霸”功，原是京剧演员人人都练的一种功，具有舒筋强骨，滋阴补阳的功效。骆玉笙每天认真练功10分钟，从而确保了腰脚和四肢的灵活；即便中午不睡觉，同样精神抖擞。

骆玉笙还认为：“练唱就是锻炼，它对五脏六腑是很好的运动。”还说：“练唱就像吹奏乐器一样，靠的是气。京韵大鼓有些唱段对身段、步法很讲究，脚底下没根可不行。如《击鼓骂曹》中打鼓那一段，主要是靠腕子劲儿，而这些也都要靠提气才能控制得好。”“心中郁闷，气就提不出来”；而练唱有利于“保持舒畅的心绪”。

至于“养”，是指保养身体和嗓子。为此，骆玉笙每天吃3~5顿饭，但从不吃得太饱，也不吃油腻食物。对葱、姜、蒜、辣椒及烟酒等有刺激性的东西，更是一概不沾。早餐时，她喜欢在牛奶中加点咖啡、蜂蜜；中、晚两餐，多吃些新鲜蔬菜。

过去，女演员一过50岁，往往嗓音沙哑，想唱也唱不出声，照行话叫作“塌中”。骆玉笙直到晚年不“塌中”，还在于她练唱时就注意了保养。她说：“我的经验是，上台是唱不是喊，嗓子的运用要真假结合，不能让声带疲劳。”正由于她多年来一直坚持这项原则，所以唱起来总是情满气足，其行腔、韵味深深地感染着广大戏迷。

正是：

舞台生涯八十春。
老来唱腔仍动人。
名家岂止善表演？
若论养生也超群！

## 二、马三立——七十“幼童”乐艺苑

若干年前，71岁的曲坛泰斗，老笑星马三立先生作了一首《清平乐·随感》：

富贵寿考，
日月催人老，
社会主义制度好，
退休享受劳保。
昔日药王寿高，
今朝却将他超，
百岁焉敢称老，
齐璜亦属寿夭。
落款是：“七十一岁幼童马三立。”

马三立当时已年逾古稀，却还自称“幼童”，并表示要超过高龄101岁的药王孙思邈，还视寿高94岁的齐白石为“早夭”。这说明他给自己定的生命指标起码是102岁。对此，了解马三立情况的人并不感到不可信。

### ○无愧“乐天派”

马三立自称“乐天派”，即使“在遇到挫折和忧愁的时候，仍然抱乐观主义态度”。

他曾向人讲过这么两件事：1957年，他因演出作家何迟写的相声《买猴》，被打成了“右派分子”，到天津军粮城农场“下放劳动”。他虽然感到冤枉，但没有消沉。依旧坚信党，坚信自己，坚信总有一天会“柳暗花明又一村”。所以，在逆境中并不是整天愁眉苦脸，而是坚持天天练功，将200多段相声背得滚瓜烂熟。每逢农场开联欢会，他都登台表演，赢得了台下一阵阵笑声。结果不但保证了身心健康，一点也没有丢掉业务，还很快被摘掉了“右派”帽子。

另一次是在“文革”期间，他又被打成了“牛鬼蛇神”，关进了“牛棚”，几乎天天吃窝头，干农活，挨批斗。但是他“该吃就吃，该睡就睡”；每当看“牛棚”的人一不在，他还“搓搓头，叩叩牙，打打身子”。此外还坚持“每天在平台上活动活动，在屋里来回走20趟背台词”。

马三立还曾对人说：“我不迷信。我没有生气的时候，无论遇到什么情况，不生气，不着急，也不过乐，就是拣到一万块钱，也不会太乐”。还说：“新旧（社会）对比，没有不上算的。不要为私，私字作怪，就会嫉妒。别胡思乱想，多想好事，看看书，精神健康人还须有玩的、有盼头。买一张彩券，明知中不了奖也行，给人一种精神鼓励”。

前些年，马三立的老伴过世了。对此，他说：“我也有难的时候，老伴没了，掉了眼泪,但也不会自己上吊。"

马克思曾说:"一种美好的心情比十副良药更能解除生理上的疲惫和痛楚"。马三立的乐观主义,也自然能转化为获得长寿的物质力量。

〇四字健身经

目前,马三立已是88岁的老人了。可是,一些常见的老年病却不沾他的边。有人问他有什么健身秘诀,他说:"我从小就瘦小枯干,现在还是干巴瘦,但始终没病没灾,从来不咳嗽气喘,什么高血压、冠心病、糖尿病,一概没有。我的养生经只有四个字:动、静、学、乐",并一一作了解释。

所谓"动",便是经常参加运动锻炼和家务劳动。马三立每天天刚朦朦亮就起床,做自编健身操,拍打心肺20下,拍打腹部20下,双手弯腰触地20下,足跟踢臀20下,嗑牙32下,按摩头发32下。此外,每天都做些简单的家务劳动,诸如用吸尘器打扫房间卫生,饭后洗刷碗筷,以及自己动手洗背心、袜子等等。

所谓"静",是指休息安静以调节身心。马三立介绍说:他每天需静坐2个小时。其间,闭门谢客,浑身放松,安心养神,充分休息。"即使门铃响、电话响了,我也不动弹"。

所谓"学",便是学习各种知识。马三立认为学无止境,要活到老,学到老。因此,他说他"每天要看书、读报,增长知识。晚上要看电视,必看新闻联播、球赛等节目。还要练习书法,锻炼精、气、神"。

至于"乐",就是要有乐观、开朗、豁达的心态。马三立曾多次向人表示:"养生之道不少,最重要的是心胸开朗,首先是不找气生,要自己消气"。他还向人讲道:我的老伴10多年前死了,在天津郊外埋葬时,我就手也为自己立了墓碑,上面刻着"马三立之墓"几个字,并叫亲朋老友在墓碑前与我合影留念。他认为:"生与死本来就是自然规律,死有什么可怕的,我越不怕死,死神越离我远远的!"

〇生活有规律

马三立日常生活非常有规律。他每天5点左右起床,7点吃早餐,中午12点和下午6点吃午餐、晚餐。午睡常常是从1点睡到3点半;晚上11点左右睡觉。

每天早上,漱口前先叩牙32下,然后搓耳朵和下关、风池,浑身上下打一遍,再搓脚心、脚背、抬腿、踢臀,转身向两边看脚后跟。

他一向坚持"饮食不过量",达到七八成饱。无论饭菜多好、多爱吃、多眼馋,他也不多吃。

他还向人介绍说:40岁以前我没抽过烟。40多岁别人让烟才接过,点着比划,老这样就买了给人家。也喝酒,打小时就喝,有几十年了,也从没醉过,醉鬼什么心情,不知道。

1994年,马三立同骆玉笙一起被中国艺术研究院聘为特邀研究员。目前,他还担任着天津市文化局表演艺术咨询委员会的委员。前不久,有关方面开始拍摄电视系列片《中华当代名人录》,马三立是天津的代表人物。但人们普遍感到,和他接触,他丝毫没有名人的架子。他朴实、谦虚,总是将他在艺术舞台上的幽默和他在生活中的豁达开朗交融在一起。他给无数人带来欢笑,而他自己却依然是一副不动声色的神态。

正是：

曲坛泰斗老笑星，
养生之道亦新颖。
自定寿高过百岁，
无怪七十称幼童！

### 三、法拉第——欢乐声中健身心

迈克尔·法拉第(1791～1867年)，是英国著名物理学家和化学家。他通过实验研究，发现了电磁感应现象，确定了电磁感应的基本定律；发现了电解定律；论述了能量的转换；还发现了两种新的氯化碳，并创制了若干光学玻璃新品种等等。因此，不但被聘为皇家学院终身教授，还被皇家学术委员会公认为最理想的会长人选。

法拉第出生在一个贫苦的铁匠家里。长到9岁时，一天也只能吃到三两片面包。为了生计，他13岁那年便给人家当学徒、卖报纸，、同时挤时间进行自学。由于先天不足，后天营养不良，又脑体劳动过度，以致于长大后常常头痛、失眠，身体越来越糟糕。这时，有位著名的医生告诉他："请你记住这样一个谚语：'一个丑角进城，赛过一打医生'。"法拉第很受启发，从此经常到马戏团去看丑角表演，往往被逗得捧腹大笑。天长日久，他的病体在笑声中不知不觉地有了明显好转，在科学发明上也创造出了惊人的奇迹。

后来，法拉第一直保持着这一良好的习惯。所不同的是，除了看丑角表演，还采取多种形式寻找乐趣。

法拉第和他的夫人萨拉共同生活了46年，彼此相亲相爱，十分幸福。遗憾的是，尽管法拉第非常喜欢孩子，他们却始终没有自己的亲骨肉。为此，他们把萨拉的外甥女玛格丽特·雷德收做养女，视同亲生。法拉第每感到工作劳累时，就和夫人一起带玛格丽特到外面去散步。他们谈天说地，欣赏大自然的风光，尽情地享受着天伦之乐。

法拉第最爱去动物园。原因是，那儿孩子多。孩子们是单纯的，他也是单纯的。看到孩子们尽情地欢笑，他感到由衷的高兴。在动物园，他最喜欢进猴房。那些调皮的猴子不时地做出各种逗人的怪相，常常令天真的孩子笑得前俯后仰。这时候，玛格丽特在笑，萨拉也在笑，而笑得最开心的还是法拉第。

为使更多的孩子聚集在自己周围，并有助于他们的健康成长，法拉第还发起成立了"圣诞节少年科学讲座"。每年圣诞节休假期间，孩子们都由父母带领着，蜂涌到皇家学院的讲演大厅，看法拉第有趣的现场表演，并听他通俗的讲解。比如，他有一次告诉孩子们：若在一块没有磁性的软铁上绕上线圈，通上电流，那软铁就成了电磁铁，其磁性大得惊人。说罢，他把实验桌上那个笨重的大铁块通上了电流，又弯腰拿起脚下的一个铁桶，连同铁桶里的煤块一起接近电磁铁。只听得"咣"地一声响，铁桶被吸在了电磁铁上。接着，他又像一位魔术师，把捅火棒、火钳、煤铲等，一个个朝磁铁扔去，并被牢牢地粘在磁铁上面。孩子们一见，无不乐得哈哈大笑；他也随之而感到由衷的高兴。

当时，有人觉得法拉第讲的、表演的都是"小玩意儿"，问他："可是，这一切又有什么用呢?"法拉第总是先反问一问，再回答："小孩子有什么用呢？——他会长大成人的!"

法拉第一系列的发明、发现,为他带来了巨额利润。但他40多年来,一直没有自己的房子,而是借住在皇家学院的一座楼上。英国女王维多利亚得知后,才下令将伦敦高等住宅区一栋住宅拨给了他。

那么,他的钱财又是如何处理得呢?一句话:用在了济贫上。

法拉第一生曾两次当选为一座基督教教堂的长老。但是,他不喜欢给人讲道,却偏爱按照"真正的基督精神"行善。他常常把上流社会送给他的各类请柬和戏票之类放在一边,而单独跑到穷苦教友的家里去探望。喝着主人用廉价茶叶煮成的浓茶,倾听主人关于艰难生活的述说,看着面黄肌瘦的孩子畏缩在一旁。这时候,他仿佛回到了童年时代的家。除了给对方读一段《圣经》,做一个简单的祷告,就是掏尽腰包里的钱,让主人暂解燃眉之急。如果主人执意不肯收,他就在告辞后走进附近一家邮电局,给主人汇去一笔钱,但绝不留汇款人的地址和姓名。

他家附近的各种慈善机构,更是他常来常往的地方。每领到薪水,总是先到那儿捐赠一些。

由于法拉第自己当过报童,所以对报童一直有一种特殊的感情。平时,他在街上走,看到那些送报、卖报的孩子,也往往情不自禁地停下来,抚摸着他们那苍白的面孔和瘦削的臂膀,说些亲切的话,再故意多买几张报纸。

他认为:自己每做罢这么一件事,心里便感到分外舒坦。

法拉第总记着别人的长处,忘记别人的短处。他是著名化学家戴维的学生,但当他在科研方面取得重大成果之初,戴维却出于嫉妒之心而对他采取了极不应该的态度。他忍无可忍,终于同戴维的关系破裂。不过,在他内心深处,却一直感激戴维对他的提携和帮助。戴维去世后,他将戴维亲笔写的实验记录视同至宝,精心珍藏了一生;别人向他说戴维的坏话,他不爱听,还奉劝对方不要说戴维的不是。在戴维的故乡建立戴维纪念碑时,他又捐献了巨款。

对诈骗百姓钱财的江湖骗子,法拉第嫉恶如仇。当时,英国盛行招魂之类的鬼把戏。有一次,有一个巫师说桌子上附着了神灵,就会自己转起来;还说两个人即使相距千里之遥,若求助神灵的保佑,也可以进行心灵的交流。为了骗人,那巫师还故弄玄虚,进行表演。法拉第听说后,立即赶赴现场,以其丰富的知识,一眼识破了巫师的花招。随后,他在颇有影响的《泰晤士报》上发表文章,戳穿了灵学者们骗人的花招。

也正因此,法拉第总是心里坦荡荡,吃得香,睡得甜,精神非常充沛。

法拉第享年77岁。在当时的英国,已属长寿者。他死后,有人评价说:"尘世上失去一位哲人,天堂里多了一位圣人!"

正是:

少小求医得妙方,
老大良习以为常。
从善嫉恶乐常在,
生前死后总风光!

### 四、陆游的运动养生诗

南宋爱国诗人陆游(1125～1210),活了85岁,写诗逾万首,素有“寿星诗翁”之美誉。分析其长寿之道,坚持运动是其秘诀之一。有诗为证。

陆游青壮年时投身抗金斗争,“上马击狂胡,下马草战书。”骑马围猎一直是他坚持的体育锻炼项目。他耻笑城里那些寻花问柳的纨绔子弟:“寄语长安众年少,妓围不似猎围豪。”由于坚持锻炼,他越老越坚实,“八十老翁顽似铁,三更风雨彩云归”。

看“足球”比赛和打马球是陆游的特殊爱好。其《晚春感事》诗写道:“少年骑马入咸阳,鹘似身轻蝶似狂;蹴鞠场边万人看,秋千旗下一春忙。”蹴鞠,就是古代踢足球。他追忆往事,咸阳蹴鞠盛况空前,可谓万人空巷。他在汉中为宣抚使王炎的幕僚时,写《山南行》诗:“地近函秦气俗豪,秋千蹴鞠分朋曹。”蹴鞠比赛队伍分成两边,球踢得十分激烈精彩。他在抚州有《三月二十一日作》:“蹴鞠墙东一市哗,秋千楼外两旗斜。”说球赛吸引了不少人,呐喊助威声惊天动地。说陆游是个古代“足球迷”一点也不过分。

“击鞠”是古代的马球运动,人们骑在马上用棍棒打球。这也是陆游的爱好。其《忆山南》诗:“打球骏马千金买”,《喜而有赋》:“日射尘红击鞠场”,《冬夜闻雁有感》:“洮州(今甘肃临潭)骏马金络头,梁州球场日打球。”可见,陆游还是马球运动员。正是青年时代炼出了好体魄,所以他能老当益壮,健康长寿。

对老年陆游来说,适当劳作是很好的运动养生。他有《扫地》诗:“一帚常在傍,有暇即扫地。既省课童奴,亦以平血气。按摩与导引,虽善亦多事。不如扫地去,延年直差易。”还有种植花卉的劳作,既活动筋骨,强身健体,又赏心悦目,陶冶情操,其《种花》诗写道:“荃兰移取偏中林,余地何妨种玉簪。更乞两丛香白合,老翁七十尚童心。”

陆游相信生命在于运动,耄耋之年仍自己动手整理书籍,拂拭桌几,以活动筋骨。他特别喜欢和小朋友们一起做游戏,其《书几戏诗》曰:“整书拂几当闲嬉,时取曾孙竹马骑。区区小劳君会否?户枢流水是吾师。”

## (二)小满节气话养生

### 1. 节气特点

小满时值阳历5月21日前后。它是一个表示物候变化的节气,标志着小麦、大麦等夏收作物籽粒逐渐饱满,但尚未成熟,故称“小满”。

小满时节,南方地区平均气温一般在22℃以上,北方白天温度也可达20℃以上,而且雨水开始增多,正如谚语所说:“小满小满,江满河满。”

此节气雨水充沛,光照充足,预示着夏天闷热、潮湿天气即将来临。不过,需要注意的是,在这一时期,下雨后,气温可急剧下降,因此应及时增减衣服,避免感冒。

小满时节,气温明显增高,我国大部分地区已经进入夏季。自然界的植物开始茂盛、丰腴,春作物也正值生长的旺盛期。南方地区平均气温一般高于22℃,处处呈现的是夏日夏景。正可谓:“梅子金黄杏子肥,榴花似火桃李坠。蜓立荷角作物旺,欣欣向荣见丰收。”

**2. 养生精要**

小满时节高温多雨，在这种高温高湿、湿热交加的环境中，人体感觉湿热难耐，却又无法通过水分蒸发来保持热量的平衡。这种体温调节上的障碍，会导致机体出现胸闷、心悸、精神不振、全身乏力等一系列的不适症状。

中医把对人们的身体健康有负面影响的高温高湿称为“热邪”和“湿邪”，把人体阴阳气血、脏腑功能活动称为正气，热邪和湿邪都能侵害人们的身体。当“邪气”盛于正气时，人就会患病。

皮肤病是小满节气时的高发期，我们应根据其气候特点，在养气上要注意外调内养。

《金匮要略·中风历节篇》中记载：“邪气中经，则身痒而瘾疹。”可见古代医学家对此早已有所认识。此病病因不外乎三点：

①湿郁肌肤，复感风热或风寒，与湿相博，郁于肌肤皮毛腠理之间而发病。

②由于肠胃积热，复感风邪，内不得疏泄，外不得透达，郁于皮毛腠理之间而来。

③与身体素质有关，吃鱼、虾、蟹等食物过敏导致脾胃不和，蕴湿生热，郁于肌肤发为本病。

**3. 起居常识**

小满之后，天气变得昼长夜短，如果睡眠不好，白天身体容易困倦乏力，所以要做到起居有规律，即早睡早起，按时入睡。从养生保健的角度看，在夏季生活中，坐卧宜讲究：一方面不要为贪图凉快，铺席在潮湿及冷石冷地或木头木板上睡卧。这样，湿气透入筋脉后，易导致头重身疼、生痈疔疮，或患各种风湿性关节炎；另一方面，太阳晒热的椅凳及砖石之类不可就坐，恐热毒侵肤，患坐板疮或生毒疖。

小满之后，天气渐热，有许多人有洗冷水澡的习惯。现代医学研究证明，冷水浴不失为一种简便有效的健身方法。冷水浴是利用低于体表温度的冷水对人体的刺激，增强机体的新陈代谢和免疫功能。进行冷水浴锻炼的人，其淋巴细胞数明显高于不进行冷水浴锻炼的人。另外，冷水可以刺激身体产生更多的热量来抵御寒冷，并因此消耗体内的热量，使其不被当作脂肪储存起来，从而使人体态健美。但是，冷水澡虽好，却不是每个人都适合的，如体质弱者或患有高血压、关节炎者就不宜洗冷水澡，以免对身体造成伤害。

**4. 养生食谱**

小满前后，饮食要略偏于清凉，切忌过于温热而损伤阴津；也不宜过于寒凉滋腻，反使暑热内伏，不能透发。小满节气的养生食谱推荐如下：

(1)滚龙丝瓜

**【组成】** 丝瓜600克，精盐、白糖、鲜汤、水淀粉、植物油各适量。

**【制法】** 将丝瓜去皮、去两头，剞兰花刀。锅内加油烧热，下入丝瓜滑油，倒出。锅内加入鲜汤、精盐、白糖烧沸，轻轻推入丝瓜，滚烧片刻，再用水淀粉勾芡，淋上明油，即可装盘食用。

**【食养作用】** 生津止渴，清热解毒，通乳安胎。

(2)毛豆焖蛋

**【组成】** 毛豆仁150克，鸡蛋3个，葱花、精盐、黄酒、植物油各适量。

【制法】 锅内加植物油烧热，下入毛豆仁煸熟，取出。锅留底油烧热，下入毛豆仁和用葱花、精盐、黄酒搅拌好的鸡蛋液，加水适量，焖 1 分钟，翻个儿再焖 1 分钟，即可装盘食用。

【食养作用】 滋阴润燥，补血养血，益脾胃。

(3)香糟酒冬瓜

【组成】 香糟酒 100 克，冬瓜 350 克，葱花、姜丝、桂皮、花椒、茴香、精盐、鲜汤各适量。

【制法】 将冬瓜切成大块，放入沸水锅中煮熟，捞出。锅内加入鲜汤、葱花、姜丝、精盐和装有花椒、桂皮、茴香的香料袋，煮出香味后，停火，下入冬瓜块，倒入香糟酒，浸泡 5 小时，取出，切成小块，即可食用。

【食养作用】 清热解毒，利水消肿，健美减肥。

(4)干贝冬瓜蓉

【组成】 干贝丝 15 克，冬瓜 500 克，精盐、白糖、胡椒粉、鲜汤、水淀粉、植物油各适量。

【制法】 将冬瓜蒸酥，取出后压碎成蓉。锅内加入鲜汤，烧沸，下入干贝丝、冬瓜蓉，加入精盐，白糖、胡椒粉，再烧沸，并用水淀粉勾芡，淋上明油，即可食用。

【食养作用】 滋阴补肾，益气调中，清热化痰，利水消肿。

(5)绿豆海带汤

【组成】 绿豆 50 克，海带 25 克，鱼腥草 20 克，白糖 15 克。

【制法】 锅内加水适量，下入绿豆、海带、鱼腥草，先用旺火烧开，加入白糖，再用微火煎汤，盛入碗内，即可饮用。

【食养作用】 消暑止渴，清热解毒，利尿消肿，降血压，治湿疹。

(6)翡翠鸡米羹

【组成】 鸡脯肉 100 克，青豆 100 克，精盐、黄酒、香油、鲜汤、水淀粉各适量。

【制法】 将鸡脯肉切成米粒大小，放入碗内，加入精盐、黄酒、水淀粉，抓好上浆；青豆放入沸水锅中焯熟，捞出，投凉。锅内加入鲜汤适量，用武火烧沸，汆入鸡米，倒入青豆，搅拌均匀，再加入精盐、黄酒，撇去浮沫，并用水淀粉勾薄芡，淋上香油，即可出锅食用。

【食养作用】 健脾胃，补虚损，清热解毒，利水消肿。

(7)醋烹蛋

【组成】 陈醋 50 克，鸡蛋 4 个，葱花、精盐、香油、香菜末各适量。

【制法】 将陈醋、葱花、香油、香菜末倒入碗内，拌匀，兑成陈醋汁。鸡蛋磕入盆内，用筷子搅成鸡蛋液，再加精盐少许，打匀。将锅置于火上，加入适量清水烧沸，倒入鸡蛋液，待鸡蛋液稍微凝固时，用铲子慢慢翻匀，等鸡蛋全熟时，立即烹入兑好的陈醋汁，即可装盘食用。

【食养作用】 滋阴润燥，活血散淤，化积消食。

(8)腰片汤

【组成】 猪腰子 300 克，熟火腿肉 50 克，嫩豆苗 15 克，水发香菇 10 克，精盐、黄酒、香油、胡椒粉、鲜汤各适量。

【制法】 将猪腰子剥去外层薄膜，去除腰臊，切成薄片，用水漂洗干净；火腿肉也切成薄片；香菇去蒂，切成薄片。锅内加入鲜汤烧热，下入香菇片、火腿片，用旺火烧开，再加入腰片，撇去血沫，放入豆苗、精盐、黄酒烧沸，撒入胡椒粉，淋上香油，即可饮用。

【食养作用】 补肾益精，强腰壮骨，益气养血。

(9)薏米红小豆粥

【组成】 薏米50克，红小豆25克，玉米须15克。

【制法】 将红小豆用温水浸泡6小时左右，捞入锅内，加水适量，下入薏米、玉米须，同煮成粥，即可食用。

【食养作用】 健脾止泻，清热利胆，利水消肿，防治湿疹。

(10)五彩蛇丝

【组成】 去皮蛇肉250克，熟鸡丝25克，熟火腿丝、熟笋丝、冬菇丝、姜丝各20克，柠檬皮丝、陈皮丝、黑木耳丝各15克，葱结、姜块、精盐、黄酒、鲜汤、水淀粉、植物油各适量。

【制法】 锅内加水，下入蛇肉，用旺火煮至九成熟时，捞出，撕成长丝，用水漂洗后放入盆内，加入葱结、拍松的姜块、黄酒，拌匀，上笼蒸1小时左右，取出。锅内加入植物油烧热，下入蛇肉丝、熟鸡丝、熟火腿丝、熟笋丝、冬菇丝、姜丝、柠檬皮丝、陈皮丝、黑木耳丝煸炒，加入精盐，添汤适量，烧沸后，用水淀粉勾芡，淋上明油，即可装盘食用。

【食养作用】 补气养血，祛风通络，强筋壮骨。

(11)香软洋芋片

【组成】 洋芋150克，鸡蛋2个，香菜梗25克，葱花、姜末、蒜末、精盐、黄酒、香油、水淀粉、鲜汤、植物油各适量。

【制法】 将鸡蛋磕入碗内，搅拌成鸡蛋液；把饭盒四周和底面均匀地抹上一层油；再将洋芋上屉蒸熟，去皮，擀压成泥，加入鸡蛋液、水淀粉、精盐少许，搅拌均匀，放入饭盒内。饭盒放入笼屉，蒸十几分钟，取出，切成片，放入盘中。锅内加油烧热，用葱花、姜末、蒜末炝锅，下入香菜梗煸炒，添汤适量，加入精盐、黄酒，烧开后用水淀粉勾芡，淋上香油，浇在盘中的洋芋片上，即可食用。

【食养作用】 健脾养胃，补气养血，滋阴润燥。

(12)鹌鹑烩玉米

【组成】 鹌鹑2只，瓶装玉米100克，松仁30克，鸡蛋1个，葱段、胡椒粉、精盐、黄酒、香油、蚝油、淀粉、鲜汤、植物油各适量。

【制法】 将鹌鹑宰杀，去毛、去内脏、去头、去骨，切成方丁，放入碗内，用精盐、鸡蛋清、淀粉抓好上浆；把玉米捞出，沥干水分；松仁放入沸水锅中，煮熟后捞出，沥干水分。锅内加入植物油，烧至五成热时，下入松仁，用小火将松仁炸至呈金黄色时，捞出。锅内加植物油，待烧至五成热时，下入鹌鹑丁，滑散，在温油中浸泡片刻，倒入漏勺，沥净油。锅留底油烧热，下入葱段爆香，拣出葱段弃之，再倒入鹌鹑丁、玉米炒均匀，加入黄酒，倒入用香油、蚝油、精盐、胡椒粉、鲜汤、淀粉调好的芡汁，淋上明油，撒上松仁炒匀，即可装盘食用。

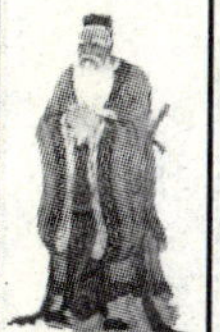

【食养作用】 健脾开胃，益气养血，润肺宁心，防癌抗癌。

(13)软酥鲫鱼

【组成】 活小鲫鱼20条，水发海带30克，胡萝卜50克，葱段、姜片、蒜瓣、花椒、大料、桂皮、料酒、白精、酱油、醋、精盐、鲜汤、香油各适量。

【制法】 将小鲫鱼宰杀，去鳞、去鳃、去内脏，洗净，控干水分；水发海带切成大象眼片；胡萝卜切成小象眼片；桂皮用开水泡好。锅底垫上一层葱段，在葱段上再铺一层海带片、胡萝卜片，把鲫鱼摆在其上，在鱼上再放一层葱段、姜片、蒜瓣，再码上一层鲫鱼，鱼上再加一层花椒、大料、桂皮。倒入醋、料酒、香油，撒上白糖，用旺火把锅烧开，盖上锅盖，改用小火焖10分钟左右，再加入酱油、精盐，添汤没过主料，扣上一只大平盘。扣住扣严，不使鱼浮起来，用旺火烧开后，改用小火焖4小时左右，直至鱼骨烧得酥软为止，停火，晾凉之后，用小铲逐层起锅装盘，即可食用。起锅时如发现上层发干时，可浇上锅内余汁。

【食养作用】 健脾养胃，补中益气，利水消肿。

(14)香辣鸡丁汤

【组成】 熟鸡肉150克，洋葱30克，姜末、蒜泥、辣椒粉、胡椒粉、咖喱粉、面粉、精盐、黄油、鲜汤、植物油各适量。

【制法】 将熟鸡肉切成方丁；洋葱切成粒丁。锅置火上，加入黄油，待溶化后倒入面粉，翻炒，制成油面酱，盛入碗内。锅内加入植物油烧热，下入洋葱丁煸香，加入姜末、蒜泥翻炒，撒上咖喱粉、辣椒粉，加鲜汤适量，待烧沸后，加入油面酱拌匀，下入鸡肉丁，加入精盐，撒上胡椒粉，用旺火烧开后，即可装碗饮用。

【食养作用】 补虚损，健脾胃，降脂降压，降糖抗癌。

(15)香葱焖鸭子

【组成】 香葱250克，嫩光鸭1只，姜片、桂皮、茴香、陈皮、酱油、白糖、黄酒、熟猪油各适量。

【制法】 将香葱切成段；打断嫩光鸭的腿骨，沿背脊从头到尾剖开，并切上几刀，放入锅内，加入冷水，用旺火烧沸，焯去鸭臊味，捞出，洗净。锅内加入熟猪油烧热，下入葱段煸香，倒入砂锅底部；将鸭肚朝下放入砂锅，摆在葱段之上，加入姜片、茴香、陈皮、桂皮、黄酒、白糖、酱油，倒入开水，淹没全鸭，再用旺火将砂锅烧沸，撇去浮沫，盖上砂锅盖，改用中火焖烧煨酥。在焖烧过程中，将鸭子翻一次身，直至汤汁浓稠，拣出姜片、桂皮、陈皮，弃之，即可食用。

【食养作用】 滋阴补虚，健脾养胃，发汗散寒。

(16)麻酱豆腐

【组成】 麻酱50克，豆腐250克，香菜25克，精盐、辣椒油各适量。

【制法】 将豆腐切成方块，用开水焯一下，捞出，控净水，放入盘内；香菜切成碎末。麻酱中加入精盐，用开水调稀，浇在盘中的豆腐上，淋上辣椒油，撒上香菜末，拌匀，即可食用。

【食养作用】 和脾养胃，清热解毒，生津润燥，抗癌。

(17)焦熘鲫鱼

【组成】 鲫鱼1条，葱花、蒜片、姜末、醋、酱油、精盐、料酒、白糖、水淀粉、香油、鲜汤、植物油各适量。

【制法】 将鲫鱼宰杀，理净，在两面剞上花刀，刀口处抹上少许精盐、水淀粉。锅内加植物油，烧至八成热时，提起鱼尾，用手勺向刀口上浇几次热油，再将鱼放入锅内，炸片刻，小火再炸几分钟，待炸至金黄色时，捞出，沥油，装入盘内。锅内留底油烧热，用葱、姜、蒜炝锅，倒入用酱油、醋、精盐、水淀粉、白糖、料酒、鲜汤兑好的混汁，待烧沸后，淋上香油，浇在盘中的鱼身上，即可食用。

【食养作用】 益气健脾，通乳利水。

18. 香酥沙半鸡

【组成】 白条沙半鸡 1 只，葱花、姜末、蒜末、花椒粉、醋、酱油、白糖、精盐、鲜汤、香油、植物油各适量。

【制法】 将沙半鸡剁成块，放入盆内，加入花椒粉、精盐入味 10 分钟。锅内加植物油，烧至八成热时，下入鸡块油炸片刻，捞出，沥油。锅留底油，用葱花、姜末、蒜末炝锅，下入鸡块、烹醋，加汤适量，加白糖、酱油烧开，撇去浮沫，加盐，用小火㸆至汤浓鸡熟，淋上香油，即可装盘食用。

【食养作用】 补中益气，止渴止痢。

(19)金银花粳米粥

【组成】 金银花 25 克，粳米 75 克，白糖 20 克。

【制法】 锅内加水适量，将粳米熬煮成粥，待粥将熟时，加入金银花烧沸，拌入白糖，即可食用。

【食养作用】 健脾和胃，清热解毒，降血压，降血脂，耳聪目明。

(20)荸荠莲藕羹

【组成】 荸荠 200 克，莲藕 120 克，冰糖 50 克。

【制法】 将荸荠去皮；莲藕切成小块。砂锅内加水适量，下入荸荠、莲藕烧沸后，改用小火煮炖 30 分钟，加入冰糖后，再炖 15 分钟，即可食用。

【食养作用】 健脾开胃、清热利湿、固精止泻。

(21)红烧肚块

【组成】 熟猪肚 300 克，葱段、姜块、花椒、大料、醋、酱油、精盐、清汤、白糖、水淀粉、植物油各适量。

【制法】 将猪肚切成块，放入开水锅中焯一下，捞出，控净水。锅内加入清汤，下入肚块，再加入葱段、姜块、花椒、大料、醋、酱油、精盐、白糖，用旺火烧开后撇去浮沫，盖上锅盖，改用小火烧至汤浓肚烂，再拣出葱段、姜块、花椒、大料，弃之，用水淀粉勾芡，淋上明油，即可装盘食用。

【食养作用】 健脾益胃，补中益气，固精止痢。

(22)凤梨牛肉汤

【组成】 菠萝肉 250 克，牛肉糜 150 克，蒜蓉、姜汁、辣油、米醋、白糖、精盐、清汤、辣椒粉、胡椒粉各适量。

【制法】 将菠萝切成碎粒；牛肉糜用凉开水调稀。锅内加入清汤烧开，下入牛肉糜，边下边搅，烧滚后撇去浮沫，下入菠萝粒，加入蒜蓉、姜汁、辣油、米醋、精盐、白糖、胡椒粉、辣椒粉，烧沸后，即可装碗饮用。

【食养作用】 健脾益胃,补气养血,消暑解渴,消食止泻。

## 一、阿登纳—为利身心爱好广

曾被美国《时代》杂志誉为世界"风云人物"的康拉德·阿登纳(1876~1967年),1949年就任联邦德国总理,时年74岁。随后,他又连选连任了14年。退位时,已经88岁了。

在阿登纳执政伊始,由于二战所带来的巨大灾难,整个德国百孔千疮,万事待举。而当他卸任时,德国却一跃而成为西方世界仅次于美国的第二大经济强国,还加入了北大西洋公约,积极推动西欧联合,从而大大提高了国际地位。因此,不少德国人都将他誉为"俾斯麦以后最伟大的总理"。

阿登纳退休后,鉴于自己已功成名就,心安理得,便将许多精力放在了养生之道上。他认为:一个人若想益寿延年,最重要的是生活充实,并保持愉快的心境。

为充实自己的生活,阿登纳决定首先撰写一部回忆录。为此,他找了两个僻静处:一个是自家的花园,另一个是租赁意大利一处别墅。在自家花园里,他让身为建筑师的女婿特意为他设计了一个直径约8米的圆形亭榭,全部装上了玻璃。亭榭中设有书架,陈放着有关参考材料。亭内没有外线电话,只有一条内线,通往工作人员的办公室。每当他写累了,便透过玻璃眺望莱茵河谷和远处的玛利亚拉赫山,借以调节精神。他所租赁的意大利别墅,位于风光秀丽的科摩湖畔,距当年拿破仑寓所很近。他认为,在这儿写作便于开阔视野,集中精力。

阿登纳在退休后的前4年,完成并出版了1945~1959年的回忆录1~3卷;并写了1959~1963年的部分初稿。此外,他每天还看6种主要日报、各种周刊和月刊、政府公开发行的各种新闻报刊等。有时候,还主动向前来拜访的各界、各类国内外人士获取有关情况。他乐此不疲,还津津乐道,一直视之为养生的灵丹妙药。

阿登纳豁达开朗,是一位典型的乐天派。有时候,他会作出一副老态去引女秘书发笑:此时的他,脸上布满皱纹,手拿拐杖,驼着背,歪着头,双膝颤抖,步履蹒跚,笑嘻嘻地自嘲道:"人要是到了如此地步,就笑不起来啰!"

阿登纳还认为:音乐和诗不仅是一种美的精神享受,可以带来乐趣,还可以消愁解闷,并使身心放松。他非常喜欢古典音乐,尤其是贝多芬、莫扎特、舒伯特和海顿等大音乐家的作品。他喜欢他们的歌曲、钢琴协奏曲、弦乐四重奏和其他各种协奏曲,几乎每天都听他们的音乐唱片。他还十分喜欢民歌和儿童歌曲,并不时地唱上几首。在诗歌方面,他最喜欢海涅和艾亨多夫的作品。

对绘画,主要是油画,阿登纳的爱好更是出了名的。早在他访问美国时,美国总统肯尼迪曾专门送给他一套华盛顿国家美术馆的绘画彩色幻灯片。他常常拿出来欣赏。他自己家中也藏有一批名贵的油画,其中一些竟珍藏了50多年。为更好地欣赏这些藏画,他专门在窗子上装有一个可调聚光灯。欣赏时,灯光聚在画面上。为鉴定自己的两幅画是荷兰大画家伦勃朗的真迹,还把它们与作者的其他作品放在一起对比研究,并请专家对可以辨别真迹的署名部分作了透视检查。据说,他赏画时全神贯注,如痴如醉,细细品味人物的脸和衣服的皱折,一次可以看上数十分钟。他对绘画艺术的评价和保管方面的知识,也常常令专家惊叹不如。

阿登纳还爱好看书。他对各种书都感兴趣,尤其是小说、诗歌集、剧本、民间传

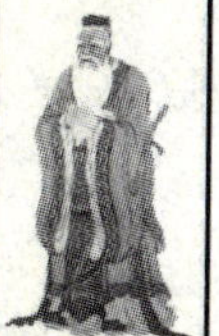

说、历史、医学、科技书等等。他更爱看侦探小说，尤其是英国著名的女侦探推理小说家克里斯蒂的书。他说：看她的书既可以休息身心，又有利于锻炼大脑思维敏捷。

对各种小动物，阿登纳也特别喜爱。在他家的花园里，养有许多兔子和小鸟。他尤其喜欢狗。他曾养过一条牧羊犬，简直把它当成了心肝宝贝，还为之取名为“恺撒”。后来，“恺撒”死了，他还难过了好长时间。为自慰，他又收养了一条幼犬。当时，有人提出要把食钵放在小矮凳上，以免小狗曲身吃食会影响骨架发育，他诙谐地问：“那么，还得让它使用刀叉了？”

阿登纳生活也很有规律性：他运动适量，每天早 7 点起床，晚 8 点后回家。晚餐前玩木球，晚饭后在自家花园的山坡上散步。

阿登纳活了 92 岁。在其同僚中，堪称第一长寿者。

正是：

功成名就退高位，
心安理得养精神。
爱好广泛欣慰多。
名宰又成长寿人！

## 二、刘海粟：一生横跨两世纪

遍历五大洲四海风云
横垮三世纪百年沧桑

这是国画大师刘海粟 1995 年在自己百岁庆典上即席所写的一副对联。

据说，他挥写这 18 个大字时，气不喘，手不抖，龙飞凤舞，字体刚劲，神韵十足，令在场者无不叹服。随后，有人问起他健康长寿的秘密，他竟脱口而出：“我没什么秘密，也不吃补药，简单地说，就是 4 个‘得’字，叫做：放得下，睡得着，吃得下，拉得出。”说罢，哈哈大笑。后来，人们根据他的生平事迹和生活习惯，普遍认为，其养生之道可概括为：意志坚强、度量宽宏、生活有规律。

早在 1958 年和 1963 年，年过花甲的海翁曾两次中风导致瘫痪；1957 年和 1971 年又两次蒙冤而濒于灭顶之灾。当时，他的夫人夏伊乔劝他卧床休息，并按时为他喂饭。他偏让夫人搀扶他下地，并说：“我要走路，将来我还要上黄山！”随后，又要夫人把笔递给他，并说：“喂饭可以让喂，而握笔却不能让代。”为了重操旧业，他手中的笔一次次掉在地上，又一次次捡起来，经过顽强的努力，终于恢复到了原来的水平。

在“文革”中，有一次他家被抄之后，有几张宣纸遗留在地上。他弯腰捡起来，吹吹灰，依旧作画。还笑着对人说：“趁红卫兵到别处抄家去了，放松放松。”说罢，笔走龙蛇，很快画成了一副墨梅。接着，他又题了《七绝》首：

养成德性自天全，
节守冰霜久耐寒。
一点真心似铁石，
老梅香馥仍年年！

海翁康复不久，便开始了第 7 次登上黄山。接着，又连续上山 3 次，从而以“十上黄山”而著称画坛。而他最后一次登上黄山作画时，已是 95 岁高龄的老人了，这在全世界都实属罕见。

海翁特别喜欢明代洪应明所作的一副对联:“宠辱不惊,闲看庭前花开花落;去留无意,漫随天外云卷云舒。”还把“宠辱不惊”4 个字,作为自己的座右铭。

早在“反右”、“文革”之后,都有人对他的遭遇表示慰问,他总是淡然一笑:“都挺过来了,也没啥!”

即使在平时,他也常常遇到一些不顺心的事。例如,他的一些赝品字画时常出现在市场上,卖给外国人,有的一张竟卖十余万元。有人劝他追究一下,甚至庭堂相见,他却表示:“没办法,让他去吧,度尽众生方成佛,我不责备人!”

至于社会上称他为“绘画艺术大师”,他反映平淡;有人对他颇多微词,他也反应平淡。他不认为“同行是冤家”,也从来不讲任何同行名家的坏话。

刘海粟生活很有规律。他曾向人介绍说:“我每天早上 9 时起床,早餐是牛奶、鸡蛋、面包,然后稍做活动,看看书、写写字、挥毫作画。下午 1 时左右午餐,2 时后午睡,5 时半起身,散步、按摩、活动。我散步有个目标:日行千步。我的大小便交关好。”

熟悉刘海粟的人还补充道:他不抽烟,不饮酒,饮食不忌口,从不挑拣。若说喜爱的食物,当属猪蹄、走油肉和茶叶蛋。他当年“十上黄山”时,就 1 天 3 次共食茶叶蛋 10 枚之多。他表示:不吃茶叶蛋,浑身没力气,作画也受影响。到他谢世之前那几年,他又开始了爱吃豆腐,爱饮可乐。

刘海粟爱好的体育活动,除登山、散步和按摩之外,还一度喜欢太极拳,曾每天都坚持打一遍。

正是:

一生横跨两世纪,
双脚遍历五大洲。
司空见惯多少事?
宠辱不惊乐悠悠!

### 三、张大千:健身之术冠画坛

被誉为“东方毕加索”的张大千(1899 ~ 1983 年),原名张正权,后改名爰、季、季爰,字大千,四川内江县人。他自幼受慈母和兄长熏陶,潜心书画诗文,青年时便名扬海内;50 多岁后,开始在亚、欧、美三大洲巡回办画展,并赢得了极高声誉。前中国美协主席吴作人称他为“当今最负盛名之国画大师”,一代画师徐悲鸿还誉之“五百年来第一人”!

张大千享年 85 岁。其养生之道,也颇有特色。

#### ○注重环境

张大千一向认为:一个人的生活环境对其身心健康关系重大,而舒适的庭园则对他更为重要。为此,他无论住在苏州网师园,还是四川郫县太和乡,或者成都西郊金牛坝,总是想方设法在庭院里开疆辟土,栽植花木,并养些惹人喜爱的小动物。

1955 年,张大千偕部分家人侨居巴西圣保罗郊外的摩吉市,又从一位意大利商人手中购得 270 亩土地,盖房修园,并为之起名“八德园”。园内除栽有姿态各异的松、柏、杉、竹和桃、李、樱桃、柑桔、柿子树外,还有中国牡丹、海棠及各种梅花等等。他还耗资 200 万美元开辟了 4 个大小不同的人工湖,湖中种荷养鲤,湖旁建亭造山。

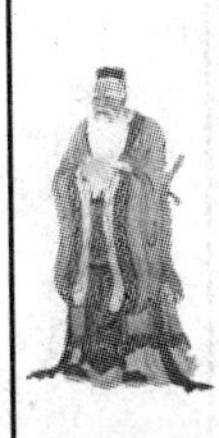

一年四季花果飘香,百鸟争鸣,令人心旷神怡。

1972年,巴西政府因在摩吉附近建水坝,“八德园”遂遭拆除,张大千也从此迁居美国旧金山以南的蒙特利。在那儿,他又建了一个小庭院,取名“环筚庵”。在“环筚庵”,他植梅百株衬以巨石,构成了一幅天然的“梅石图”,蔚为奇观。再加上周围遍栽松、竹,从而成为当地罕见的景致。

1978年,80岁的张大千偕全家迁居台北市郊双溪镇的“摩耶精舍”。在“精舍”后园,他更是大兴土木,建考棚,筑亭子,修长廊,造山辟湖,使黄山奇景浓缩于院中。尤其是他精心设计的“梅丘”,更是百美荟萃,不让古人。若身历其境,则恍若世外桃园。

张大千无论在“八德园”、“环筚庵”还是“摩耶精舍”,都设有画坛。工作之余,散步于百花园中,呼吸着新鲜空气,欣赏着人间盛景,常常有飘然欲仙之感。这对于他的身心健康,显然是十分有益的。

### ○善于食补

张大千是位美食家。他认为:人爱吃的,便是人体所需要的。所以,他几十年来几乎从不忌口,爱吃什么就吃什么。有时候遇到自已最爱吃的东西,还显得很“固执”:必得之而后快。

有一天,他到赖名汤上将家里去做客,第一次吃到了园山饭店吕师傅做的萝卜丝饼,立时大为倾倒。赖将军见他那么爱吃,要他把席中所有的都包回去。他仍感到不满足,索性对赖将军说:“传药不如传方,你还是告诉我上哪儿去买吧!”

张大千早餐常吃的点心是:油条、烧饼、蒸饺、小笼包、红油抄手、葱油饼、红豆松糕和萝卜丝饼等;午餐和晚餐大都是四菜一汤。家常菜以川菜为主,如蒜泥白肉、凉拌茄子、荷叶粉蒸排骨、皮蛋拌豆腐、干煎明虾、油爆虾、鱼香烘蛋、蟹黄白菜、棒棒鸡、宫保鸡丁、豆豉蒸鱼、辣子黄鱼等。若有客来,则增至五菜一汤或六菜一汤。盛菜总是用大盘海碗,所以客人再海量也可吃个痛快。

张大千爱喝茶,尤其爱喝“铁观音”,其次是“乌龙”。他喝茶时,冲茶的第一道水要倒掉;冲第二道时,再依次倒入杯中:第一杯要少,第二杯稍多,第三杯再多……嗣后,再从最后一杯由少渐多倒回来,用以均等每杯的浓淡和份量。他泡茶时爱用扁平的铁砂壶,喝茶时则用陶制的棕色茶托、竹绿色的小茶碗。而喝清茶时,为看得清淡绿的茶色,便改用白色的杯子。

张大千暇时喜欢自己烹饪。他拿手的菜,有“红烧狮子头”、“一品豆腐”、“回锅肉”等等。此外,他也爱烙制“锅盔加黄油”(锅盔即大饼)。

蒹葭先生曾写过一篇文章,名为《大千居士下厨记》。其中写道:“他不但论起吃‘道’,处处皆是学问,就是亲临厨房化理论为实际时,他功夫的细腻和精到之处,也往往令人倾倒。”比如,人们大都认为干鲍鱼皱巴巴的不好,而平整整的为上好材料。他却与此相反,理由是:皱巴巴的,是活的时候抓到的,因为它感到痛,所以皱成一团;而平整的,则是早就死了的。所以,味道反而差。到了张大千做菜时,大都是他自己指点分量,让别人操作,但盐糖则须他亲自动手洒。他认为:作料绝不能像食谱上所说的那样糖一匙、盐一匙的,那样做不出好菜来;他主张用手抓,而且要抓准,随后匀匀地洒在菜上。当客人们个个夸他做的牛肉面“味纯、肉烂”分外好,并向他讨

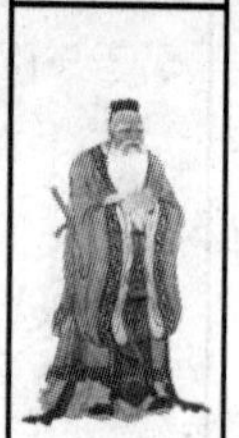

教绝技时，他高兴地介绍道：一、先用素油煎剁碎的辣豆瓣酱；二、放两小片姜、葱；三、牛肉4斤切块落入；四、花雕酒半斤；五、酒酿酌量；六、花椒10～20颗；七、洒盐；八、烧大滚，再以小火炖，前后约4小时。他还指出：若清炖，除了不要豆瓣酱外，其余方法同上，只是自始至终要用中火炖，同时要不断地撇油沫，直到干净为止。

1983年年初，中国食品工业协会在收集整理地方风味菜资料时，有人还特地将张大千的拿手菜叫作“大千风味菜”，建议编入有关书目中。

正由于张大千“好美食”，所以他不但营养充足，还在烹饪中陶冶了情操，享受了乐趣，锻炼了肢体，从而进一步确保了身心健康。

○富有感情

张大千爱猿，他在“八德园”和“摩耶精舍”居住时，都养着几只长臂猿。他曾多次对人说：“猿和猴不一样，猿是君子，猴是小人。猿最有灵性，最有感情。”

张大千本人也是一位“最有感情”的人。

他热爱祖国。早在抗日战争之初，他曾被日本宪兵以“莫须有”的罪名关押了一个时期。其间，鬼子以高官厚禄相利诱，他毫不为之所动，并设法逃出了虎口。到达上海后，又辗转返蜀，积极从事义卖救国运动。直至临终之前，还挥舞着两尺长的“师万物”巨笔，绘出了36尺长、6尺高的巨构《庐山图》，倾注了他对祖国大好河山的赞美和怀念。其间，有人曾带给他一包成都平原的泥土，他看了又看，嗅了又嗅，止不住热泪盈眶。

他孝敬父母。父母在世时，他每次出门或回家，总是先到父母房中请安问好。有一次，为了安慰老母思子之心，竟在战乱中冒险长途跋涉，历时3个多月，四处寻找，终于回到母亲身边。

他尊敬师长。凡有人请求拜他为师，他无不表示：“我的画，是我哥哥教出来的；拜我为师，亦须拜我的哥哥善孖”。凡遇家中重大之事，也皆由兄长们作最后决定。他在国外数十年，客厅里始终悬挂着几位兄长的放大照片。他早年曾拜曾熙和李瑞清二位先生门下学习书法和诗文，并得以欣赏和临摩了不少古今名画，因而对曾、李也终生不忘，常常在言谈话语中流露出对他们的敬重和感激之情。

他待人以诚。不论社会名流、军政要人，还是厨师、司机乃至自己的学生，总是一视同仁，以诚相待。即使对其他人，张大千也是将心比心，尽其所能地帮人排忧解难，成人之美。他见到流浪街头的孤寡老人或乞讨的儿童，总是慷慨解囊。对一些贫困潦倒的书画家，还竟然定期资助。有一次，他的一位朋友的父亲得了重病，每日需服十分名贵的羚羊角。那位朋友力不能胜，不禁忧心重重。他得知后，立即绘了一幅仕女图和一幅山水图相赠，都是单款，以便善价而沽，也正因张大千富有感情，所以赢得了更多的尊重和爱戴，这对他延年益寿更有益处。

## （三）芒种节气话养生

### 1. 节气特点

芒种时值阳历6月6日左右。“芒”，指各种带有“芒”的作物，如小麦、大麦等；“种”，即种子的意思。芒种即意味着小麦、大麦已经成熟，并在近期要予以收割。

芒种后降水量大增，长江中下游地区持续阴雨，气温升高，气候非常潮湿、闷热，各种物品容易发霉，故称为霉雨季节。又正是梅子黄熟之时，所以也称为梅雨天或黄梅雨。

芒种也是一年中最忙的季节，有诗云："梅霖倾泻九河翻，百渎交流海面宽。良苦吴农田下湿，年年披絮播秧寒。"绘出了阴雨连绵，河满沟平，农夫冒着寒冷忙播秧的画面。

虽然，芒种以后天气已经热起来了，但由于北方冷空气的影响，气温仍不稳定，还可出现低温气候。故我国民间有"未食端午粽，破裘不可送"的说法。

2. 养生精要

由于我国领土面积广阔，同一节气的气候特征各异。芒种时节，雨量增多，气温升高，南方进入连绵阴雨的梅雨季节，空气十分潮湿。人体内的汗液难以通畅地发散出来，即热蒸湿动，湿热弥漫空气，人身之所及、呼吸之所受，均不离湿热之气。所以，暑令湿润必多兼感，容易使人感到四肢困倦，萎靡不振。

芒种节气里不但要注意雨期的防晒防潮，更要注意增强体质，预防季节性疾病和传染病的发生。如中暑、水痘等。

3. 起居常识

根据芒种节气的气候特征，在起居方面，要晚睡早起，适当地接受阳光照射（避开太阳直射，注意防暑），以顺应阳气的充盛，便于气血的运行，振奋精神。

芒种过后，午时天热，人易出汗，衣衫要勤洗勤换。为避免中暑，芒种后要常洗澡，这样可使皮肤疏松，"阳热"易于发泄。但须注意的一点，在出汗时不要立即用冷水洗澡，中国有句古语，"汗出不见湿"，若"汗出见湿，乃生痤疮"。在洗浴时如果采用药浴，则会达到更好的健身防病的作用。

此节气中，有些人常光着脊梁，误以为这样凉快，其实并非如此。众所周知，皮肤覆盖在人体表面，具有保护、感觉、调节体温、分泌、排泄、代谢等多种功能。在人体皮肤上有几百万个汗毛孔，每天约排汗1000毫升，每毫升汗液在皮肤表面蒸发可带走246焦耳的热量。当外界气温超过35℃，人体的散热主要依赖皮肤汗液蒸发，加速散热，使体温不至过度升高。

此时如果光着脊梁，外界热量就会进入皮肤，且不能通过蒸发的方式达到散热的目的而感到闷热。若穿件透气好的棉、丝织衣服，使衣服与皮肤之间存在着微薄的空气层，而空气层的温度总是低于外界的温度，防暑降温的效果由此可达到。

另外，空调环境虽给人们带来凉爽，在一定程度上，也会给人带来负面影响。由于门窗紧闭和室内的空气污染。使室内氧气缺乏；再加上恒温环境，自身产热、散热调节功能失调，会使人患上所谓的空调病。

因此，夏季的空调房室温应控制在26℃～28℃之间。最低温度不得低于20℃，室内外温差不宜超过8℃；久待空调房间，应定时通风换气，杜绝在空调房抽烟；长期生活与工作在空调房间的人，每天至少要到户外活动3～4小时，年老体弱者、高血压患者，不宜久留于空调房间。芒种时节蚊子很多，往往是造成人们得病的重要原因之一。驱除蚊子的方法，除了加强生活区域的清洁卫生以外，自身的起居生活也很重要。如吃大蒜可有效驱蚊，因为蚊子不喜欢人体分泌出来的大蒜味；口服维生素B，通过人体生理代谢后从汗液排出体外，这种气味使蚊子不敢接近人体。睡前一个

小时口服维生素 $B_1$ 两片为宜，但不要长期服用。

4. **养生食谱**

在芒种时节，人体新陈代谢旺盛，汗易外泄，耗气伤津，所以宜多吃具有祛暑益气、生津止渴的饮食。老年人因机体功能减退，热天消化液分泌减少，心脑血管有不同程度的硬化，饮食宜以清补为主，辅以清暑解热、护胃益脾和具有降压、降脂作用的食品。女性在月经期或产后，即便天气渐热，也不宜食生冷性凉之品，以防由此引发其他疾病。

下面是几款芒种时节的养生食谱，供以参考。

(1)余猪腰片

**【组成】** 猪腰子 300 克，黄瓜 150 克，葱花、姜来、花椒水、酱油、精盐、清汤、猪油各适量。

**【制法】** 将猪腰子去脂皮、去腰臊，切成小薄片；黄瓜切成象眼片。锅内加入清汤，放入葱花、姜末、花椒水、酱油、精盐，用旺火烧开，下入猪腰片、黄瓜片，烧沸后，捞出猪腰片、黄瓜片，放入碗内。撇去锅中浮沫，淋上猪油，浇在碗中的腰片、黄瓜片上，即可食用。

**【食养作用】** 补肾强腰，清热解暑，生津止渴。

(2)拌鱿鱼丝

**【组成】** 鲜鱿鱼 200 克，黄瓜 100 克，醋、酱油、麻酱、辣椒油各适量。

**【制法】** 将鱿鱼片开，切成丝，黄瓜切成丝。黄瓜丝放在盘子底部；鱿鱼丝用开水烫一下，捞出，投凉，沥净水后，放在黄瓜丝上面。加入醋、酱油、麻酱、辣椒油，拌均匀，即可食用。

**【食养作用】** 补虚暖胃，清热解暑，生津止渴。

(3)糖醋熘翠衣

**【组成】** 白糖 125 克，米醋 65 毫升，西瓜皮 400 克，鸡蛋 4 个，葱花、蒜蓉、精盐、面粉、干淀粉、水淀粉、植物油各适量。

**【制法】** 将鸡蛋打入碗内，去黄留清，加入面粉、干淀粉、植物油搅拌成糊；西瓜皮去外表硬皮，切成长片，放入糊中抓匀。锅内加入植物油，烧至六成热时，下入西瓜皮片，待炸至呈柿黄色时，捞出，沥油。锅内加入用白糖、米醋、葱花、蒜蓉、精盐、水淀粉及清水适量兑成的糖醋汁，用旺火烧沸后，淋上热油，下入西瓜皮片，翻炒几下，即可装盘食用。

**【食养作用】** 清热解暑，除烦止渴，利水消肿。

(4)荷花鹌鹑山药粥

**【组成】** 荷花 50 克，鹌鹑 1 只，山药 80 克，熟火腿肉末 15 克，鸡蛋 2 个，葱花、姜片、胡椒粉、黄酒、白糖、鲜汤、水淀粉、植物油各适量。

**【制法】** 将荷花去蒂、摘瓣；鹌鹑宰杀，去毛、去内脏、去头、去爪，放入盆中，添汤适量，加入葱花、姜片、黄酒，上笼蒸透蒸烂，取出，去骨，切成粒状；山药蒸熟，去皮，压碎成泥，用鲜汤调成糊状；鸡蛋磕入碗内，去黄留清，再用筷子搅打起泡。锅内加入植物油烧热，加入鲜汤、黄酒，下入鹌鹑肉粒、山药泥糊、荷花瓣，添入蒸鹌鹑的原汤，放入白糖、胡椒粉、火腿肉末，用旺火烧开后，再用水淀粉勾薄芡，倒入鸡蛋清，

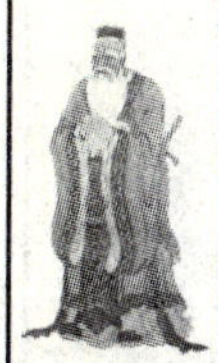

搅散，撒上胡椒粉，即可食用。

**【食养作用】** 养胃益肾，益气养血，除烦养心。

（5）荷花烩兔肉

**【组成】** 鲜荷花5朵，白条兔1只，香菜末50克，葱花、姜末、胡椒粉、精盐、白糖、黄酒、蜂蜜、番茄酱、植物油各适量。

**【制法】** 将3朵荷花瓣剪成小方块，其余的切成细丝，白条兔身上刷上一层蜂蜜。锅内加入植物油，烧至六成热时，下入白条兔，煎至微黄色时，捞出；油烧至八成热时，下入白条兔再炸，待炸至呈金黄色时，倒入漏勺，沥油。锅留底油烧热，用葱花、姜末煸香，放入黄酒、荷花块、油炸兔，加水淹没兔身，再用武火烧开后，改用文火焖至兔肉酥烂，捞出，控干，放入盘中。锅内加油烧热，下入葱花、姜末煸香，加入番茄酱、荷花丝、白糖、原汤，用武火烧开后改用文火煨浓，浇在盘中兔身上，撒上香菜末，即可食用。

**【食养作用】** 补中益气，解暑除烦，活血凉血，健美减肥。

（6）金瓜银丝

**【组成】** 金瓜150克，绿豆芽200克，水发香菇75克，酱油、精盐、白糖、香油、植物油各适量。

**【制法】** 将金瓜一切两半，上笼蒸15分钟，取出，用金属匙将瓜肉刮出；绿豆芽放入沸水锅中烫一下，捞出，投凉，沥干水分，水发香菇去蒂，用酱油、白糖烧一下，取出，切成丝。把金瓜肉、绿豆芽、香菇丝一起放入盘中，加入精盐、白糖拌匀，再淋上香油，即可食用。

**【食养作用】** 清热解毒，消暑止渴，降血脂，抗癌。

（7）豆豉炒苦瓜

**【组成】** 豆豉25克，苦瓜200克，酱油、精盐、白糖、香油、鲜汤、红辣椒、植物油各适量。

**【制法】** 将豆豉洗净，控干水；苦瓜去蒂、去籽、去瓤，切成块，放入盆中，用精盐腌渍十几分钟，再放入开水锅中焯透，捞出，沥净水；红辣椒去蒂、去籽，切碎。锅中加入植物油烧热，下入豆豉、红辣椒炒出香味，再放入苦瓜块煸炒，加入酱油、白糖、鲜汤，待汤将干时，淋上香油，即可装盘食用。

**【食养作用】** 清暑止渴，养血滋肝，益脾补肾。

（8）龙眼肉童子鸡

**【组成】** 桂圆肉15克，童子鸡1只，葱段、姜片、精盐、料酒各适量。

**【制法】** 将桂圆肉洗净；白条童子鸡剁去爪，再把鸡腿和鸡颈别在鸡翅下面，团成一个团，放入开水锅中煮一下，除去血水，捞出。汤锅内加水适量，下入童子鸡，加入桂圆肉，放入葱段、姜片、料酒、精盐，将汤锅上笼，蒸至鸡肉熟烂，取出，拣出葱段、姜片，弃之。即可食用。

**【食养作用】** 益脑养心，补血安神，滋补五脏。

（9）玫瑰藕粉羹

**【组成】** 玫瑰花5克，藕粉50克，冰糖25克。

**【制法】** 将砂锅内加水适量，放入玫瑰花煎取浓汁，再将浓汁烧开，冲调藕粉，加入冰糖拌匀,即可食用。

**【食养作用】** 健脾开胃,益血补心,调经解郁。

(10)甲鱼糯米粥

**【组成】** 甲鱼1只,糯米150克,葱段、姜块、胡椒粉、香油、精盐、黄酒、鲜汤各适量。

**【制法】** 将甲鱼宰杀,去头、去尾、去硬盖、去爪尖、去肠杂,剁成小块,放入沸水锅中稍煮,捞出,刮去黑皮。锅内加入香油烧热,下入甲鱼块,迅速翻炒,待甲鱼块无血水时,再加入葱段、姜块、黄酒,添加鲜汤适量,用武火烧开后,改用文火炖至熟烂,拣出葱段、姜块,弃之,加入糯米、精盐熬煮成粥,放入香油、胡椒粉拌匀,即可食用。

**【食养作用】** 滋肝补肾,凉血养血,防癌抗癌。

(11)玉竹猪心

**【组成】** 玉竹40克,猪心400克,葱段、姜片、花椒粒、精盐、白糖、香油各适量。

**【制法】** 将玉竹切成段,放入温水中浸泡片刻,捞出,放入砂锅内,加水适量,煎取汁液。倒出汁液,加水再煎煮一次。把两次收取的汁液倒入锅内,下入破开的猪心,加入葱段、姜片、花椒粒,用旺火煮至猪心六成熟时,捞出猪心,晾凉。锅内加入卤汁,下入猪心,用小火煮熟,捞出。锅内再加卤汁适量,下入精盐、白糖、香油,用中火烧成浓汁。把浓汁涂抹在猪心里外,即可装盘食用。

**【食养作用】** 养心安神,补虚养血,清热化痰。

(12)卤虾片

**【组成】** 大虾肉200克,菠菜100克,精盐、花椒水各适量。

**【制法】** 将大虾肉切成薄片,放入开水锅中焯一下,捞出,沥净水;菠菜切段,放入沸水锅中焯一下,捞出,投凉,控净水。把虾片放入碗中,加入精盐、花椒水,卤1小时左右,取出,装入盘中,撒上菠菜段,即可食用。

**【食养作用】** 补肾壮阳,润燥通便,降压解酒。

(13)艾窝窝

**【组成】** 糯米400克,白糖200克,大米面、芝麻仁、核桃仁、瓜子仁、京糕、青梅、糖桂花各适量。

**【制法】** 将核桃仁、瓜子仁、芝麻仁分别炒熟,加入青梅、京糕、糖桂花,搅拌均匀,制成馅心。糯米用冷水浸泡5小时左右,捞出,上屉,用旺火蒸1小时,取出,放入盆内,浇上400毫升开水,上屉,再蒸30分钟,取出搅拌成团,放在湿布上晾凉。晾凉之后,揉匀,沾上大米面,揪成小剂,按成圆皮,包上馅心,封口后制成圆球形,蒸熟,即可食用。

**【食养作用】** 补脑益智,益气养血,补肾固精。

(14)粉丝笋虾煲

**【组成】** 水发粉丝、上浆海虾仁各150克,笋丁、水发香菇丁、菜心各50克,精盐、黄酒、香油、鲜汤、水淀粉、植物油各适量。

**【制法】** 将菜心放入开水锅中焯透,捞出,控净水。锅内加入植物油,烧至五成热时,下入虾仁,滑散,捞出,沥去油。锅内留底油少许,下入笋丁煸炒,再加入香菇丁翻炒,添汤适量,烧开后加入虾仁、粉丝、菜心,用水淀粉勾芡,淋上香油,倒入热煲内，置于火上，即可食用。

**【食养作用】** 温肾助阳，清热化痰，利水消肿。

(15)翡翠红螺卷

**【组成】** 红螺肉200克，鸭腕160克，蘑菇片30克，葱段、姜片、胡椒粉、精盐、白糖、料酒、香油、鸡汤、猪油各适量。

**【制法】** 将红螺肉去除杂质，切成片，片中间划开一条缝；鸭腕去除表皮，切成片，片中亦划开一条缝。把红螺片、鸭腕片叠起后再翻转过来，制成螺卷，放入碗中。锅内加入猪油，烧至六成热时，下入螺卷，待熟后捞入碗中。锅内留底油烧热，下入葱段、姜片、蘑菇片煸炒，再放入螺卷、料酒，倒入用鸡汤、胡椒粉、香油、白糖、精盐调成的芡汤，淋上猪油，即可装盘食用。

**【食养作用】** 滋阴养胃，清热解暑，利尿消肿，防癌抗癌。

(16)滑炒松花蛋

**【组成】** 松花蛋5个，黄瓜100克，水发黑木耳30克，面粉25克，葱花、姜末、蒜片、醋、酱油、白糖、水淀粉、香油、鲜汤、植物油各适量。

**【制法】** 将松花蛋剥去外壳，均匀地切成8瓣，沾上干面粉；黄瓜切成象眼片；水发黑木耳撕成小块。锅内加入植物油，烧至六成热时，下入蛋瓣，待炸至呈浅黄色时，捞出，沥净油。锅留底油少许，用葱花、姜末、蒜片炝锅，下入黄瓜片、黑木耳块煸炒，再加入蛋瓣、酱油、白糖、醋翻炒，添汤适量，烧沸，用水淀粉勾芡，淋上香油，即可装盘食用。

**【食养作用】** 滋阴润燥，养血息风，生津止渴。

(17)脆皮豆腐

**【组成】** 内酯豆腐1盒，青豆蓉25克，蘑菇粒20克，开洋蓉15克，红肠粒10克，豆豉蓉5克，鸡蛋1个，玉米粉、面粉、淀粉、牛奶、精盐、白糖、鲜汤、发酵粉、黄油、猪油、植物油各适量。

**【制法】** 将鸡蛋磕入碗内，搅拌成鸡蛋液；玉米粉用水调开，制成玉米粉糊；面粉、淀粉、发酵粉、植物油倒入盆内，用水调成粉浆；内酯豆腐放入碗内，捣烂如泥，加入白糖、精盐拌匀。锅内加入猪油烧热，添入鲜汤，下入豆腐泥，放入黄油、牛奶，再倒入玉米糊，边倒边搅，倒入鸡蛋液，加入青豆蓉、开洋蓉、豆豉蓉、红肠粒、蘑菇粒，搅拌均匀，倒入平盆内，凉后切成长方块。锅内加入植物油，烧至七成热时，下入挂上粉浆的豆腐块，炸酥炸脆，捞出装盘，即可食用。

**【食养作用】** 健脾和胃，益气宽中，清热解毒，抗癌。

(18)香菇冬瓜球

**【组成】** 水发香菇50克，冬瓜400克，姜丝、精盐、香油、水淀粉、鸡汤、植物油各适量。

**【制法】** 将水发香菇去蒂，切成片；冬瓜去皮，用钢球勺子挖成圆球。锅内加入植物油烧热，放入姜丝，煸出香味后，加入香菇片，煸炒3~5分钟，加入鸡汤适量，用旺火烧开，下入冬瓜球、精盐，待冬瓜球烧至熟烂之后，用水淀粉勾芡，再翻炒几下，淋上香油，即可装盘食用。

**【食养作用】** 清热解毒，利水消肿，防癌抗癌。

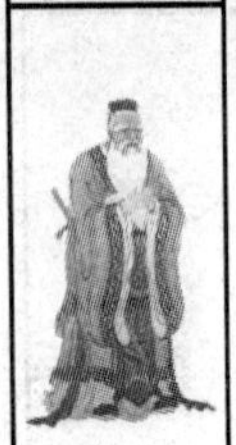

(19)芙蓉豆腐

【组成】 内酯豆腐1盒,鸡蛋4个,香菜末15克,精盐、鲜汤、水淀粉、植物油各适量。

【制法】 将鸡蛋磕入碗内,去黄留清,加入精盐、打碎的豆腐,拌匀,制成芙蓉豆腐。锅内加入植物油,烧至三成热时,下入芙蓉豆腐,滑熟,倒入碗内。锅内添入鲜汤,加入精盐烧沸,下入芙蓉豆腐,再烧沸,用水淀粉勾芡,淋上熟油,撒上香菜末,即可装盘食用。

【食养作用】 生津润燥,益气宽中,清热解毒,抗癌。

(20)枸杞熘里脊

【组成】 枸杞60克,猪里脊肉300克,豌豆、水发黑木耳各50克,水发笋片40克,鸡蛋1个,葱花、姜末、蒜片、香醋、精盐、料酒、清汤、水淀粉、植物油各适量。

【制法】 砂锅内加水适量,下入30克枸杞煎取浓汁30毫升;再把另外30克枸杞上笼蒸熟,取出,待用;鸡蛋磕入碗内,去黄留清;里脊肉去筋,切片,放入碗内,用精盐、鸡蛋清、水淀粉抓好上浆。锅内加入植物油,烧至七成热时,下入上浆的里脊肉片,待滑熘透,捞出,沥净油。锅内留底油烧热,用葱花、姜末、蒜片炝锅,下入黑木耳、笋片、豌豆,加入料酒、香醋、精盐翻炒,再加入肉片、蒸熟的枸杞,倒入清汤、枸杞浓缩汁,再翻炒几分钟,即可装盘食用。

【食养作用】 滋肝明目,补肾益精,养心安神,补血止血。

(21)金银花绿豆羹

【组成】 金银花50克,甘草10克,绿豆150克。

【制法】 砂锅内加水,放入金银花、甘草煎煮,用纱布过滤,去渣留汁,用汁液煮绿豆为羹,即可食用。

【食养作用】 清热解暑,利水消肿,灭菌消炎。

(22)芹菜叶炒豆腐

【组成】 芹菜叶150克,豆腐200克,酱油、精盐、植物油各适量。

【制法】 将芹菜叶放入沸水锅中焯一下,捞出,投凉,沥干水,切碎;豆腐切成方丁,放入开水锅中焯一下,捞出,沥干水分。锅内加入植物油,烧至七成热时,下入豆腐丁不断翻炒,待豆腐呈金黄色时,放入芹菜叶,一起炒,加入酱油、精盐推匀,即可装盘食用。

【食养作用】 平肝明目,清热解暑,降脂降压,防癌抗癌。

(23)三花粳米粥

【组成】 金银花、扁豆花、丝瓜花各8朵,粳米100克,白糖25克。

【制法】 将砂锅内加水适量,下入金银花、扁豆花、丝瓜花,煎煮15分钟,用白纱布过滤取汁。锅内加水烧开,下入粳米、花汁,烧开后,改用小火熬煮成粥,放入白糖拌匀,即可食用。

【食养作用】 杀菌消炎,清热解毒,除烦消渴。

(24)胡桃龙眼鸡

【组成】 胡桃仁75克,龙眼肉15克,嫩鸡肉300克,鸡蛋2个,火腿20克,精盐、胡椒粉、白砂糖、淀粉、葱花、姜末、植物油各适量。

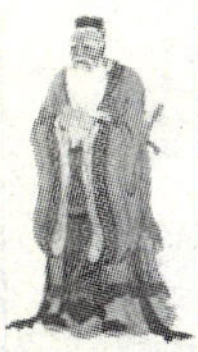

**【制法】** 将胡桃仁用沸水浸泡后去皮，再放入油锅内炸熟；龙眼肉切成细粒；火腿肉切成片；鸡蛋磕入碗内，去黄留清；嫩鸡肉去皮，切成片，放入碗内，加入精盐、白砂糖、胡椒粉，淹渍15分钟，取出，放入另一碗中，加入鸡蛋清、淀粉、适量清水抓好上浆。把12张用淀粉制成的玻璃纸分别摆于案上，再将上浆的鸡片分别摆在玻璃纸上，各放上葱花、姜末、一片火腿肉、龙眼肉粒、炸熟的胡桃仁。把玻璃纸分别折成长方形纸包，放入油锅中炸熟，捞出，整齐地码在盘内，即可食用。

**【食养作用】** 补肾固精，益气养血，温肺止咳，健脑益智。

## 一、陈立夫：忘老好乐春常在

陈立夫(1900～)老先生是浙江吴县人，曾为国民党中统CC派头面人物，被视为蒋、宋、孔、陈“四大家族”代表之一。但1945年国共两党举行重庆谈判时，却深为毛泽东主席的豁达大度、远见卓识和文韬武略所折服，并开始转变其政治态度。1949年到了台湾后，又受到蒋介石的排挤，还于1954年被放逐到美国新泽西州创办养鸡厂。从此，他的思想发生了更大的变化。

目前，陈老先生担任“海峡两岸和平统一促进会”名誉会长、“中华民国孔孟学会”理事长。在1997年香港回归祖国后，他曾书写了一副条幅：“十亿炎黄椽笔重书民族史，百年风雨香江今奏凯旋歌”；1998年长江流域发生水灾时，他又特地捐献了两幅字参加义卖，并得到好价；1999年，他还书写《春之颂》，充分表达了对新中国的感情。他还公开声称：“愿将余生献给祖国统一大业，愿在有生之年看到祖国的统一！”

陈老先生83岁时曾患了恶性肿瘤。后来，不但痊愈，身体比以前还康健。目前，他已度过了101岁生日，但仍思路清晰，反应明快，身板硬朗，精神矍铄。他将他的养生之道归为“48字养生真诀”，即：“养身在动，养心在静；饮食有节，起居有时；物熟始食，水沸始饮；多食果蔬，少食油腻；头部宜冷，足部宜热；夫妻和睦，延年益寿。”若根据他的情况再加以概括，可说成“动静结合”，“食之有方”和“四老养生”。

### ○动静结合

陈老先生认为：“养身在动，养心在静。”举手投足，适度运动，流水不腐，户枢不蠹，所谓生命在于运动者是也；心意需静，勿贪得，勿虞失，恬静寡欲，心平可致气和，心旷使尔神怡，自必延年益寿焉。

基于“养身在动”，他为自己制订了一套健身法：每天早晨起床后，先做起立蹲下运动20次，以达到保健腰腿的目的。此后，便开始了每天必做的“内八段锦”。

“内八段锦”的具体做法是：先双手相搓，搓热后自眼睑向左右按摩，再搓揉太阳穴，接着前后抚摩两耳。随后，用两指弹后脑骨，再揉鼻，叩齿，搓喉头、后颈。继而用两手揉胸，搓腹，按摩腰部及阴部前列腺两侧。最后坐下来，一手揉膝盖，一手搓脚心。以上每式，至少要做100次。做完后，再搓脸20遍，然后收功。

陈老先生高兴地向人介绍说，每做罢“内八段锦”，便会感到头脑分外清晰，浑身上下轻松。

基于“养心在静”，他自己制订了一个作息时间表：每天早晨5点半起床，晚上9点半睡觉，中午休息1小时，保证睡眠达到8个小时。他还自豪地向人介绍说：到晚间，一天该做的事全都做完了，没有任何负担和牵挂，自然也便没什么好想的，所以一躺下就能入睡。

为利于静中养心，陈老先生每日还不辍地勤练书法，并坚持用毛笔回复1～2封来自海内外的信函，其中尤以大陆地区来函索字者最多。对此，陈老先生常说：“既无损于人，又利于己，何乐而不为！”又说：“忘老则老不至，好乐则乐常来”；“天天写字，天天快乐”；“快乐就会长寿”。

○食之有方

陈老先生“48字养生真诀”中的“饮食有节”、“物熟始食，水沸始饮”和“多食果疏，少食油腻”20个字，都是说的饮食。他认为吃熟食、饮开水，可以避免细菌的危害；少吃油腻的东西，多吃瓜果蔬菜，就不会因胆固醇增高而患高血压和心脏病之类。

陈老先生每天都是按时进餐，从不暴饮暴食，不吃零食。特别值得提出的是，他还每天晨起便喝一杯凉白开水，以利清理肠道，确保大便通畅。

对中医关于“以脏补脏”的说法，陈老先生深为信然。他认为，自己之所以思维敏捷，记忆力好，是和他自幼爱吃猪脑、鸡脑、鸭脑分不开的，那些动物脑中都含有脑细胞所需要的磷脂类营养物质。而自己一生从未患眼疾，也不用戴眼镜，又是得益于常吃小银鱼炒鸡蛋的缘故。基于这一理论和实际经验，他对动物的心脏又总是高看一眼，每月一定要吃1～2个猪心。

○四老养生

陈老先生的夫人孙禄卿女士和陈老先生同庚。1989年，在他们共度90双寿庆典会上，陈老先生根据自己的切身体会，提出了“老友”、“老伴”、“老本”和“老健”的“四老养生”说。

他说：人老了，要有朋友，友情能安慰老人的心。尤其是以诚相待的知心朋友，经常在一起聊天解闷，可以远离孤独，有益于身心健康。再就是“老本”，即有点储蓄，经济上能独立，无须求人。不论子女是否孝顺，自己也能够无忧无虑地生活。这对确保身体健康，也十分重要。至于“老健”，就是老了也有健康的身体，一般生活可以自理，这样会省去许多麻烦和忧虑。而“老伴”，则是“四老”中最最重要的，是“友”和其他人代替不了的。

陈孙夫妇尽管是由父母订婚，性格又各不相同，却在长达65年间从未争吵过。按陈老先生的话说，他们是“爱其所同，敬其所异”，彼此互相关心，一直和顺相处。这样，有利于肝气条达，脾胃健运，心情舒畅，自然成了双方皆高寿的重要因素。

正是：

往事如烟一风吹，
余热生辉更欣慰。
忘老好乐春常在，
养生有道过百岁！

## 二、张学良：“长寿密码”多箴言

被江泽民总书记称为“我们的民族英雄”的张学良将军，逝世于2001年10月14日，享年101岁。鉴于他一生历尽坎坷、饱经风霜，许多人都想得知他的“长寿秘诀”。直到2000年6月3日，新华社驻美国的记者才从他口中得到8个字，即：“什么都不放在心上。”许多人认为，这8个字，正是张将军的“长寿密码”。

张将军1901年生于辽宁台安，年仅30多岁便干了两件震惊中外的大事：一是1928年宣布东北易帜，完成了南北统一；二是1936年发动“西安事变”，促使国共合作，一致对外，从而奠定了全民抗日的基础。

然而，正由于他主张国家统一，停止内战，竟被蒋介石扣押了半个多世纪。其间，先后被囚禁于江苏南京、浙江奉化、贵州麒麟洞、安徽黄山、江西萍乡、湖南沅陵凤凰山、重庆歌乐山等地。在1946年抗日战争胜利一周年后，又被国民党原高等军事法庭判处10年徒刑，到此时不特赦也已刑满释放。但蒋介石仍不善罢甘休，又把他秘密从重庆解往台湾，囚于新竹井上温泉这一高山族居住地进行“管束”。具体监管的国民党少将特务队长刘乙光还经常克扣别人送给他的东西，处处给他气受，甚至在台湾“二・二八”起义时还准备枪毙他。但他不悲观，不失望，更不后悔。他坚信自己站得直，行得正，历史会做出最公正的结论。1991年3月10日下午，当他回答记者提问时还表示：那时，如果明天枪毙我，“今晚我照样睡大觉”！

蒋介石死后，继承父业的蒋经国也继承了乃父对张将军的政策。对此，张将军仍是“什么都不放在心上”。为避开“政治旋涡”，他将主要精力用于读书、写字、健身和研究历史上。有时候，他还低吟“无门慧开”禅师所写的那首诗：“春有百花秋有月，夏有凉风冬有雪。若无闲事挂心头，便是人间好季节！”

张将军年过古稀后，由于“什么都不放在心上”，倒显得生活更加有规律。

在饮食方面，他每日主食吃得较少，蔬菜、水果却不断，还坚持顿顿喝碗鱼汤或蛋汤、蔬菜汤。他从不挑食，也不吃零食，进食时总是细嚼慢咽。他最爱吃的是饺子；而对山珍海味，则历来不感兴趣。茶、咖啡他都爱喝；有时候，还要喝些白开水。

在睡眠方面，他每天晚上9点左右上床，次日八九点左右起床，如果没有事，中午还要睡一会儿。他认为：睡眠不仅有益于增强体质和智慧，其本身还是提高身体免疫机能的一个重要过程。

在健体方面，他年轻时喜欢打网球、打高尔夫球、骑马、游泳等等。进入老年后，渐渐热衷于散步、垂钓、弈棋、种菜和养花。

此外，张将军还说过：“我一生有三爱：爱打麻将，爱说笑话，爱唱老戏。”

据说，他近些年来视力极差，打牌时全靠手摸牌。谁要是和他一起玩，每打出一张，一定要报给他听。他对所有打过的牌只能靠脑子记，不仅要记自己的，还要记别人的。所以，他实际上等于一个人要记4家的牌。为省脑筋，他发明了一种新打法：所有的规则都不变，但只打11张。谈及唱戏，有一次他竟把《失空斩》全部唱完后，还要唱《斩黄袍》，结果把琴师都给难住了。至于讲笑话，更是他的“特长”，往往张口就来，逗得四座捧腹，乐不可支。

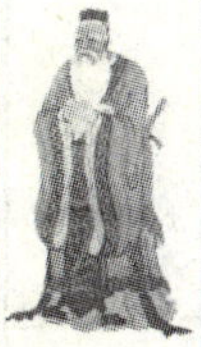

张将军为人慷慨豪爽，年轻时就喜欢结交各方人士；上至公卿，下至马夫，都有他的朋友。为此，柳亚子先生还曾将他和战国时期的平原君、孟尝君相比，赠诗曰：“汉卿好客似原尝。”

张将军78岁那年，曾发起成立了一个“三张一王转转会”。“三张”，除他之外还有著名画家张大千和国民党老将张群；“一王”是指蒋经国当年的“国策顾问”王新衡。他们四人不但均系旧交，还都有着共同的爱好。于是，他们定期聚会，轮流做东请吃饭，并就碑帖字画、花鸟鱼虫等等，海阔天空议论一通。张将军每次聚会归来，都感到分外快活。可惜的是，数年后张大千等人相继去世，“转转会”也随之消失了。

好在张将军又偏爱兰。据说，他种的兰花多达200盆以上。台北的花市、兰圃，从此成了他赏心悦目和结交朋友的最佳场所。每逢“国兰协会”举办兰展，他更是每展必到，并感到受益匪浅。

而最为可贵的，则是张将军终身的情侣赵四小姐和原配夫人于凤至女士。她们都把忠贞的爱毫无保留地献给了他。赵四小姐甚至公开宣称：“只要能帮助他精神快乐，只要能使他高兴，任何事情我都肯为他代做！”这对张将军来说，无疑是最大的安慰、理解、支持和鼓励！

张学良将军去世前，有人同他谈及祖国的统一。他表示：“当年我有权势在手，我就是赞成统一的”；“到今天也是这样，国家要用我，赴汤蹈火，在所不辞，我毫不顾惜我的生命！”

正是：

只因爱国遭囚禁，
逆境挣扎数十春。
自创“秘诀”获高寿，
谁不敬服老将军！

## （四）夏至节气话养生

### 1. 节气特点

每年公历6月21日前后为夏至，太阳到达黄经90度。“夏至”顾名思义是阳极之至的意思。夏至正是盛阳覆盖其上，而阴气始生于下，所谓“阴阳争死生分”的时节，表示喜阴的生物开始滋生，而喜阳的生物将逐渐死去。从夏至这一天起，进入炎热季节，天地万物在此时生长最旺盛。所以古时候又把这一天叫做日北至，意思是太阳运动到最北的一日。过了夏至，太阳逐渐向南移动，北半球白昼一天比一天缩短，黑夜一天比一天加长。从夏至日起，我国气温开始进入最热的阶段。由于夏至后的天气局部地区对流强，降雨范围小，所以有“夏雨隔田坎”的说法。

夏至三候为：“一候鹿角解；二候蝉始鸣；三候半夏生。”麋与鹿虽属同科，但古人认为，二者一属阴一属阳。鹿的角朝前生，所以属阳。夏至日阴气生而阳气始衰，所以阳性的鹿角便开始脱落。而麋因属阴，所以在冬至日角才脱落。第二候的“蝉始鸣”的蝉，在古代写作“蜩”，蝉的种类有很多，有良蝉（五彩蝉）、唐蝉（大蝉）、寒蝉（秋天而鸣）、夏蛾（夏天鸣叫）等很多种。夏蝉也叫知了，雄性的知了在夏至后因感阴气之生便鼓翼而鸣。夏至第三候“半夏生”的半夏是一种喜阴的药草，因在仲夏的沼泽地或水田中出生所以得名，也是一种阴性的植物。由此可见，在炎热的仲夏，一些喜阴的生物开始出现，而阳性的生物却开始衰退了。夏至以后地面受热强烈，空气对流旺盛，午后至傍晚常易形成雷阵雨。这种热雷骤来疾去，降雨范围小，人们称“夏雨隔田坎”。唐代诗人刘禹锡在南方曾巧妙地借喻这种天气写出“东边日出西边雨，道是无晴却有晴”的著名诗句。



### 2. 养生精要

传统中医理论讲，夏至是阳气最旺的时节，养生要顺应夏季阳盛于外的特点，注意保护阳气，着眼于一个“长”字。

夏季炎热，要保持神清气和、快乐欢畅、心胸宽阔、精神饱满，这样有利于气机的通泄。与此相反，举凡懈怠厌倦，恼怒忧郁，则有碍气机通跳，都是不好的生活习性。《养生论》对炎炎夏季有其独到主见，认为夏季炎热，“更宜调息静。息，常如冰雪在。静，炎热不于吾”，“少减，不可以热为热，更生热矣。”即“心静自然凉”，这里所说就是夏季养生法中的精神调养。

运动也是养生中不可缺少的因素之一。夏季运动最好选择在清晨或傍晚天气较凉爽时进行，场地宜选择在河湖小边、公园庭院等空气新鲜的地方。

3. **起居常识**

夏至起居调养，应顺应自然界阳盛阴衰的变化，宜晚睡早起，并利用午睡补充夜里的睡眠不足。而老弱者则应早睡早起，尽量保持每天有 7 小时左右的睡眠时间。

夏季炎热，“暑易伤气”，若汗泄太过，令人头昏胸闷、心悸口渴、恶心甚至昏迷。安排室外工作和体育锻炼时，应避开烈日炽热之时，加强防护。合理安排午休时间，一为避免炎热之势，二可缓解疲劳之感。

每日温水洗澡也是值得提倡的健身措施，不仅可以洗掉汗水、污垢，使皮肤清洁凉爽，利于消暑防病，而且能起到锻炼身体的目的。因为温水冲澡时的水压及机械按摩作用可使神经系统兴奋性降低，体表血管扩张，加快血液循环，改善肌肤和组织的营养，降低肌肉张力，消除疲劳，改善睡眠，增强抵抗力。另外，夏日炎热，腠理开泄，易受风寒湿邪侵袭。睡眠时不宜用扇类送风，有空调的房间室内外温差不宜过大，更不宜夜晚露宿。在运动锻炼过程中，出汗过多时，可适当饮用淡盐开水或绿豆盐水汤，切不可饮用大量凉开水，更不能立即用冷水冲头、淋浴，否则会引起寒湿痹症、黄汗等多种疾病。

4. **养生食谱**

夏至节气的饮食宜清淡，不宜肥甘原味。现将本时节的食谱介绍如下：

（1）豌豆糕

**【组成】** 豌豆 400 克，白糖 200 克，食用碱 10 克。

**【制法】** 将锅内加水适量，下入已泡发的豌豆，加入食用碱，用旺火煮开后，改用小火煮熟煮烂。倒入筛中过滤，去皮去渣，把豆泥倒回锅中加热，放入白糖，并不断用木制饭铲翻铲，炒至豆泥黏稠，倒入方形白瓷盘中，摊平后盖上一张白纸，放在通风处，晾凉，再放入冷藏柜中。用时取出，揭去上面白纸，再切成方块，放入盘中，即可食用。

**【食养作用】** 生津止渴，祛火消暑，利水消肿。

（2）炸虾球

**【组成】** 虾仁 200 克，肥猪肉 60 克，荸荠 10 克，鸡蛋清 2 个，葱花、姜末、胡椒粉、黄酒、精盐、面包粉、植物油各适量。

**【制法】** 将虾仁、肥猪肉分别切成粗粒，放入碗内；荸荠切成细末，加入碗内，再加入葱花、姜末、胡椒粉、黄酒、精盐搅拌上劲，倒入鸡蛋清，搅成胶状虾茸，挤成梅子大小的虾球，沾上面包粉。锅内加入植物油，烧至四成热时，逐个下入虾球，推匀。待炸至呈黄色时，捞出装盘，即可食用。

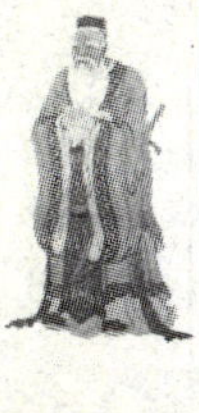

【食养作用】 补肾助阳，清热生津，开胃消食。

(3)酱爆茄子

【组成】 茄子 400 克，甜面酱 20 克，葱段、姜片、胡椒粉、酱油、精盐、白糖、素鲜汤、水淀粉、植物油各适量。

【制法】 将茄子去皮、去柄、去蒂，切成块。锅内加入植物油，烧至七成热时，下入茄块，炸至呈金黄色时，捞出，沥净油。锅留底油烧热，下入葱丝、姜片略煸，迅速下入甜面酱炒一下，倒入素鲜汤，加入茄块、酱油、精盐、白糖、胡椒粉，用旺火烧开，再改用小火烧透入味，用水淀粉勾芡，即可装盘食用。

【食养作用】 清热除烦，宽肠通便，活血消肿。

(4)三鲜豆腐

【组成】 内酯豆腐 1 盒，叉烧肉片 60 克，蘑菇片 40 克，熟笋片 30 克，胡椒粉、精盐、香油、鲜汤、水淀粉、植物油各适量。

【制法】 将豆腐切成片，放入开水锅中焯一下，捞出，控净水。锅内加入植物油，用中火烧至三成热时，下入豆腐片、叉烧肉片、蘑菇片、熟笋片，添汤适量，烧开，再加入精盐、胡椒粉，烧至入味，并用水淀粉勾芡，淋上香油，推匀，即可装盘食用。

【食养作用】 和脾养胃，益气宽中，清热解毒，防癌抗癌。

(5)健脾褪斑汤

【组成】 薏苡仁 50 克，莲子、芡实各 25 克，龙眼肉 6 克，蜂蜜适量。

【制法】 锅内加水适量，下入薏苡仁、莲子、芡实、龙眼肉，用旺火烧沸后改用小火炖煮 1 小时左右，调入蜂蜜，即可食用。

【食养作用】 滋阴补虚，健脾开胃，补血褪斑。

(6)奶油番茄汤

【组成】 奶油、番茄酱各 80 克，油炸面包丁 40 克，精盐、面粉、鲜汤、植物油各适量。

【制法】 锅内加入奶油烧热，下入面粉，用慢火炒成油面酱，出锅，放入碗中。锅内添鲜汤适量烧热，加入番茄酱、精盐，用旺火烧沸，下入油面酱，搅拌均匀，再撒上油炸面包丁，即可食用。

【食养作用】 润肺补虚，健胃消食，生津止渴。

(7)氽鳝鱼片

【组成】 鳝鱼 1 条，水发香菇 30 克，冬笋 25 克，精盐、黄酒、香油、胡椒粉、鲜鸡汤各适量。

【制法】 将鳝鱼宰杀，去鳃、去内脏，收拾干净，把鳝鱼肉斜刀片成片，放入碗中，加入黄酒，淹渍 6 分钟左右；水发香菇去蒂，掰成块，放入开水锅中焯一下，捞出，控净水；冬笋切成象眼片，也放入沸水锅中焯一下，捞出，沥净水。锅内加入鲜鸡汤，用旺火烧开，下入鳝鱼片、香菇块、冬笋片，氽熟后，捞出，装入大汤碗内。锅内原汤烧开后，撇去浮沫，加入精盐，倒入汤碗。碗内撒上胡椒粉，淋上香油，即可食用。

【食养作用】 补虚损，祛风湿，清热化痰，补气养血，防癌抗癌。

(8)椰子鸡块

【组成】 椰子 1 个，鸡肉 400 克，葱段、姜片、精盐、黄酒、酱油、鸡汤各适量。

【制法】 将椰子去掉外皮,从椰高1/4处锯开,倒出椰子汁液。把椰壳、椰盖放入开水锅中略煮片刻,取出。鸡肉切成块,放入椰壳内,加入葱段、姜片、酱油、精盐、黄酒搅匀,添入鸡汤,盖上椰盖,上笼蒸至鸡肉熟烂,取出,即可食用。

【食养作用】 健脾胃,补虚损,止消渴,强筋骨。

(9)菠萝炒鱼片

【组成】 菠萝肉40克,上浆鱼片250克,番茄酱15克,精盐、白糖、黄酒、水淀粉、植物油各适量。

【制法】 将菠萝肉切成与鱼片大小一样的薄片。锅内加入植物油,烧至三成热时,分批逐片下入鱼片,滑散,滑熟,捞出,控净油。锅内留底油烧热,下入番茄酱煸炒,炒出香味后加入黄酒、精盐、白糖、水淀粉,下入鱼片、菠萝片煸炒,淋上明油,即可装盘食用。

【食养作用】 健脾胃,补虚弱,消暑解渴,消食止泻。

(10)生拌牛百叶

【组成】 鲜牛百叶300克,松子仁50克,黑芝麻25克,葱丝、蒜末、陈醋、精盐、白糖、酱油、辣椒粉、胡椒粉、香油各适量。

【制法】 将鲜牛百叶刮去黑皮,切成细丝,放入沸水锅中焯熟,捞出,控净水;松子仁用温水泡片刻,去皮,晾干,炒熟,擀碎,制成松子仁末;黑芝麻炒熟,研成细末。把牛百叶细丝放入盆内,加入酱油、精盐、陈醋、白糖、葱丝、姜蒜、辣椒粉、胡椒粉搅拌均匀,腌煨十几分钟,再加入松子仁末、黑芝麻末拌匀,淋上香油,腌煨二十几分钟,即可食用。

【食养作用】 养胃益气,补虚润肺,养液息风。

(11)青鱼粳米粥

【组成】 青鱼肉150克,粳米75克,韭菜茎80克,葱花、姜末、胡椒粉、精盐、香油各适量。

【制法】 将青鱼切成薄片;韭菜茎切成细段。锅内加水适量,先用旺火烧沸,下入粳米,烧开,待米烂粥熟时,加入葱花、姜末、胡椒粉、精盐、香油、青鱼片、韭菜茎段,略煮片刻,搅均拌匀,即可食用。

【食养作用】 健脾养胃,温肾助阳,祛风化湿。

(12)菊花鲈鱼羹

【组成】 菊花2朵,鲈鱼1条,葱段、姜片、胡椒粉、精盐、黄酒、植物油各适量。

【制法】 将菊花去蒂,摘瓣;鲈鱼宰杀,去鳞、去鳃、去内脏,放入锅中,加水适量,再加入葱段、姜片、精盐、黄酒、植物油,用中火煮至鱼肉熟烂,挑出葱段、姜片,弃之,放入菊花瓣,撒上胡椒粉,略煮片刻,即可食用。

【食养作用】 健脾益肾,安胎补中,养肝明目,疏风清热。

(13)奶油冬瓜球

【组成】 炼乳25克,冬瓜400克,熟火腿15克,精盐、鲜汤、水淀粉、香油各适量。

【制法】 将火腿肉切成碎末;冬瓜去皮,削成小圆球,放入开水锅中略煮片刻,捞出,放入冷水盆中投凉。把投凉后的冬瓜球整齐地摆放在碗内,加入精盐、鲜汤,



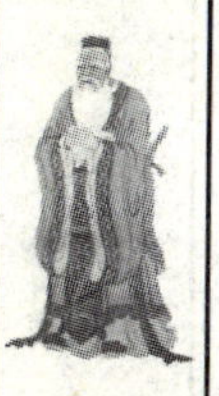

上笼用旺火蒸半个小时，取出，把碗中的蒸汤倒入锅内，下入炼乳，用旺火煮沸后，再用水淀粉勾芡，加入冬瓜球，淋上香油，搅拌均匀，撒上火腿末，即可装盘食用。

【食养作用】 清热解毒，生津除烦，益脾养胃。

(14)七彩银鱼

【组成】 青椒丝、茭白丝、香菇丝、胡萝卜丝各50克，泡椒丝、葱丝、姜丝各25克，银鱼1条，蒜蓉、精盐、黄酒、胡椒粉、水淀粉、鲜汤、植物油各适量。

【制法】 将银鱼收拾干净；锅内加入清水，用旺火烧至八成热时，分别放入青椒丝、茭白丝、香菇丝、胡萝卜丝烫一下，立即捞出，控净水。锅内加入植物油，烧热，下入葱丝、姜丝、泡椒丝和青椒丝、茭白丝、香菇丝、胡萝卜丝略炒片刻，加入精盐，翻炒均匀，出锅装入盘中。锅内留底油烧热，下入蒜蓉煸香，加入银鱼、黄酒、精盐、胡椒粉，添汤适量，推入已炒好的七色丝，翻炒均匀，用水淀粉勾薄芡，淋上明油，即可装盘食用。

【食养作用】 养胃健脾，滋阴补虚，防癌抗癌。

(15)香菜海蟹羹

【组成】 香菜15克，螃蟹2只，鸡蛋2个，精盐、黄酒、胡椒粉、鲜汤、水淀粉各适量。

【制法】 将香菜切碎成末；鸡蛋磕入碗内，去黄留清，搅打均匀；螃蟹揭盖，去鳃、去脐，切成带脚的块。锅内加入鲜汤烧热，下入蟹块煮沸，加入黄酒、精盐、胡椒粉，并用水淀粉勾薄芡，淋入鸡蛋清，推匀，撒上香菜末，即可装盘食用。

【食养作用】 通络散淤，清热发汗，下气消食。

(16)炒豆腐松

【组成】 豆腐1盒，酱瓜末60克，葱花、姜末、酱油、精盐、白糖、香油、植物油各适量。

【制法】 将豆腐放入冰箱冷冻室，冷冻24小时以上，直至豆腐起孔，取出，解冻，控去水分。锅内加入植物油，烧至六成热时，下入豆腐煸炒，待豆腐呈黄色时，加入葱花、姜末、酱瓜末，炒出香味后，再加入酱油、精盐、白糖，炒散炒透，淋上香油，即可装盘食用。

【食养作用】 和脾养胃，益气宽中，生津润燥，清热解毒。

(17)法式吐司

【组成】 方面包厚片12片，鲜牛奶600克，鸡蛋6个，白糖、糖粉、黄油各适量。

【制法】 将方面包厚片一切两半，制成长方形面包片，整齐地摊放在大盘内。鸡蛋磕入碗内，搅打成鸡蛋液，再加入牛奶、白糖拌匀，均匀地浇在盘中面包上，略放片刻，使面包片从里到外均浸透汁液。把平底锅置于火上烧热，下入黄油，待黄油熔化后，下入面包片，待两面煎成黄色时，取出，撒上糖粉，即可食用。

【食养作用】 健脾养胃，益气宽中，增进食欲。

(18)莲子芡实薏米粥

【组成】 莲子肉25克，芡实15克，薏米20克，水发银耳10克。

【制法】 锅内加水适量，先用旺火烧开，下入薏米、莲子肉、芡实、银耳，烧开后，改用小火熬煮成粥，即可食用。

**【食养作用】** 滋补脾胃，补肾固精，清热解暑，除烦祛湿。

(19)酱包墨鱼

**【组成】** 甜面酱30克，墨鱼肉360克，葱花、姜末、白糖、黄酒、香油、植物油各适量。

**【制法】** 将墨鱼肉剞上麦穗花刀，再切成三角块，放入开水锅中，焯成卷，捞出，沥水。锅内加入植物油烧热，下入葱花、姜末、甜面酱煸出香味，加入黄酒、白糖，搅匀酱汁，放入墨鱼卷，待甜面酱包住鱼卷时，再倒入热油翻匀，淋上香油，即可装盘食用。

**【食养作用】** 养血滋阴，明目去热，调经安胎。

(20)八宝香瓜

**【组成】** 青梅、红枣、熟莲子、核桃仁、桂圆肉、金橘饼、桂花酱各10克，香瓜1个，白糖、淀粉、植物油各适量。

**【制法】** 将青梅、红枣、熟莲子、核桃仁、桂圆肉、金橘饼切成米粒大小的丁，用桂花酱拌匀，制成馅。香瓜从柄部切开，挖出子、瓤，用油炸透，沥干。把馅料放入香瓜内，加入50%的白糖，盖上瓜盖，放入碗内，上笼蒸熟，取出，晾凉。锅内加水适量，放入余下的白糖，并用水淀粉勾芡，加入桂花酱，浇在碗中的香瓜上，即可食用。

**【食养作用】** 清热解暑，生津除烦，利水消肿。

(21)兔肉健脾汤

**【组成】** 兔肉150克，淮山药、红枣各25克，枸杞子、党参、黄芪各20克，葱花、姜末、酱油、精盐、鲜汤、水淀粉、植物油各适量。

**【制法】** 将兔肉切成小方块；淮山药去皮，切成块。锅内加入植物油烧热，下入葱花、姜末炝锅，倒入酱油，加入精盐，添汤适量，放入兔肉块、淮山药块、红枣、党参、黄芪、枸杞子，用旺火烧沸后，再改用小火炖煮两小时左右，并用水淀粉勾芡，即可食用。

**【食养作用】** 健脾益气，补肾填精，润肺生津。

(22)胡桃牛乳豆浆

**【组成】** 胡桃仁25克，牛乳160克，豆浆170克，黑芝麻15克，白糖20克。

**【制法】** 将胡桃仁、黑芝麻分别捣碎研末，放入锅中，加入牛乳，倒入豆浆，用旺火煮沸后，加入白糖，拌匀，再煮片刻，即可饮用。

**【食养作用】** 滋阴肝肾，生津润肠，清肺化痰。

(23)香酥冬瓜

**【组成】** 冬瓜400克，精盐、面粉、五香粉、发酵剂、花椒盐、植物油各适量。

**【制法】** 将冬瓜去皮、去籽、去瓤，切成条，放入盆中，加入精盐，腌渍半个小时，挤出冬瓜条的水分。面粉放入碗内，用水调成稠糊，加入发酵剂、五香粉、植物油调均拌匀。锅内加入植物油，用旺火烧至六成热，逐次下入挂糊的冬瓜条，略炸后，立即捞出，沥油。继续加热，待锅内油烧至八成热时，下入冬瓜条再炸，直至呈金黄色时，捞出，控净油，装盘。端上餐桌，配上花椒盐，即可食用。

**【食养作用】** 清热解暑，利水消肿，减肥健美。

(24)烩里脊丝

**【组成】** 猪里脊500克，鸡蛋2个，菠菜梗50克，葱花、姜丝、精盐、水淀粉、鲜

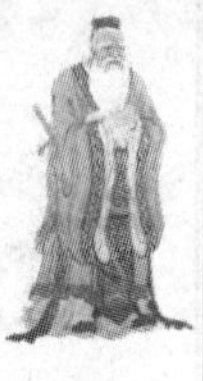

汤、猪油各适量。

【制法】 将鸡蛋磕入碗内，去黄留清；里脊肉切成丝，放入碗内，加入鸡蛋清、水淀粉，抓匀上浆；菠菜梗切成段，放入开水锅中焯一下，捞出，控净水。锅内加入猪油，烧至五成热时，下入里脊丝，滑散，待肉丝变成白色时，倒入漏勺，控净油。锅内留底油少许，用葱花、姜丝炝锅，添汤适量，用旺火烧开，撇去浮沫，加入精盐，下入肉丝、菠菜梗，并用水淀粉勾芡，即可装盘食用。

【食养作用】 滋阴润燥，养血补血，通利肠胃。

(25)美味豆腐

【组成】 内酯豆腐1盒，上浆虾仁80克，青豆75克，精盐、黄酒、香油、鲜汤、水淀粉、猪油各适量。

【制法】 将内酯豆腐切成丁，放入开水锅中焯一下，捞出，控净水；青豆用水煮熟，捞出，沥干。锅内加入猪油，烧至四成热时，下入上浆的虾仁，滑散，加入青豆炒匀，盛入碗中。锅内加入鲜汤，放入精盐，倒入黄酒，用旺火烧开后，下入虾仁、青豆、豆腐丁，再烧沸，用水淀粉勾芡，淋上香油拌匀，即可装盘食用。

【食养作用】 清热解毒，温肾助阳，益气宽中，消暑止渴。

(26)百合煮小豆

【组成】 百合25克，赤小豆20克，青小豆50克。

【制法】 锅内加水适量，下入百合、赤小豆、青小豆，先用旺火烧开，再改用小火熬煮两小时，即可饮汤食豆。

【食养作用】 补中益气，润肺止咳，消暑止渴，利水消肿。

(27)甲鱼猪肚糯米粥

【组成】 甲鱼1条，猪肚200克，糯米75克，姜片、精盐、黄酒、胡椒粉、鲜汤、植物油各适量。

【制法】 将甲鱼宰杀，去头、去尾、去爪尖、去甲壳、去肠杂，放入沸水锅中煮一下，捞出，刮去黑皮，收拾干净，切成小块；猪肚放入盆中，加入精盐，揉搓几次，再刮去黏液，切成薄片。锅内放入植物油烧热，下入甲鱼块，快速翻炒几分钟，倒入黄酒，加入姜片，添汤适量，下入猪肚片、糯米，用旺火烧开，再改用小火熬煮，直至糯米开花、甲鱼熟烂，再加入胡椒粉和精盐调味，即可食用。

【食养作用】 补虚损，健脾胃，滋肝补肾，防癌抗癌。

(28)滑熘鸭片

【组成】 熟鸭肉500克，蒜蓉、醋、酱油、白糖、黄酒、香油、胡椒粉、辣椒粉、干淀粉、水淀粉、鲜汤、植物油各适量。

【制法】 将鸭肉切成片，放入盆中，用黄酒、酱油腌渍片刻，再用干淀粉拌匀。锅内加入植物油，用旺火烧至八成热时，下入鸭片，炸脆炸酥，捞出，装入盘内。把鲜汤少许倒入碗中，加入醋、酱油、黄酒、白糖、香油、水淀粉，搅匀，兑成芡汁。锅内加油，用旺火烧至四成热时，放入蒜蓉、辣椒粉煸炒，再放入兑好的芡汁，烧沸，浇在盘中肉片上，撒上胡椒粉，即可食用。

【食养作用】 温中补虚，扶阳利水，健脾养胃。

(29)莲子羹

【组成】 鲜莲子400克，冰糖60克，桂花酱8克，樱桃15个，淀粉适量。

【制法】 锅内加水适量，下入莲子，用旺火烧沸，待莲子熟后，捞出，去蕊，待用。锅内加水烧热，下入冰糖，待冰糖溶化后，加入莲子，放入用开水调开的淀粉，用旺火烧开后熄火，加入桂花酱、樱桃，拌匀，即可食用。

【食养作用】 益心安神，补肾固精，健脾止泻。

(30)猪肾山药粳米粥

【组成】 猪肾1对，山药100克，粳米150克，薏苡仁25克，精盐适量。

【制法】 将猪肾剔除筋膜、臊腺，放入开水锅中焯去血水，捞出，控净，切碎；山药切成小块。锅内加水适量，先用旺火烧开，下入粳米、薏苡仁、猪肾、山药块，烧沸后改用小火熬煮成粥，加入精盐调味，即可食用。

【食养作用】 益肾强腰，健脾养胃，养肺益气，强身健体。

(31)芫荽爆腰花

【组成】 芫荽梗150克，猪腰子500克，葱花、蒜蓉、醋、精盐、黄酒、香油、鲜汤、水淀粉、植物油各适量。

【制法】 将芫荽梗切成段；猪腰子去掉表层薄膜，去掉臊腺，剞上花刀，切成块，放入开水锅中焯去血水，捞出，沥干。锅内加入植物油，烧热，下入猪腰块，滑油，捞出，控净油。锅内留底油烧热，用葱花、蒜蓉炝锅，加入腰块、芫荽梗段，倒入用醋、黄酒、精盐、鲜汤、水淀粉调成的调味芡汁，迅速翻炒几下，淋上香油，即可装盘食用。

【食养作用】 补肾强腰，消谷化气，芳香健胃。

(32)金银酥

【组成】 鸡蛋4个，面粉50克，青红丝25克，白糖、淀粉、植物油各适量。

【制法】 碗内盛水适量，加入面粉、淀粉，搅拌成糊；鸡蛋磕入盆内，再把蛋清和蛋黄分别盛入两碗内，每碗加入少许淀粉，搅打均匀。蛋清摊成两张白蛋皮；蛋黄摊成两张黄蛋皮。黄白相间，码在一起，切成长条，每条中间抹点面糊粘好。把不抹糊的两边均切成穗丝，再切成块。锅内加入植物油，烧至六成热时，下入鸡蛋饼块，炸酥后捞出，控净油，摆在盘内，撒上白糖、青红丝，即可食用。

【食养作用】 滋阴润燥，养血安胎，延缓衰老。

### 5. 名人养生之道

## 一、真常子养生秘诀

闲暇之际，翻阅古医籍《养生医药浅说》，书中有一则"真常子养生秘诀"曰："酒多血气皆乱，味薄神魂自安，夜漱却胜朝漱，暮食不若晨餐，节食自然脾健，少思必定神安，汗出莫当风立，腹空莫放茶穿。"细细品味，堪称防病保健、益寿延年之妙诀。

真常子，即任源，宋徽宗时宦者，字道源，自号真常子。他所作养生秘诀中"酒多血气皆乱"，大意是说饮酒过多可导致血气运行失常。明代大医学家李时珍曾说："痛饮则伤神耗血，损胃亡精，生痰动火，醉以为常者，轻则致病败行，甚则丧躯殒命，其害可胜言哉。"暴饮而醉，就会出现昏乱，失去常态，不能控制自己的言行，甚则导致脑出血、胃穿孔或肝坏死而丧命损寿。

"味薄神魂自安"指淡，辛、甘、酸、苦、咸五味不可偏嗜。神魂指人的生命活动。历代养生家都认为饮食宜清淡，俗话说："鱼生火，肉生痰，豆腐青菜保平安。"要避免偏嗜大鱼大肉，肥腻厚味，做到素食为主，荤素搭配。另外，辛、甘、酸、苦、咸五味对人体肝脏器官、气血筋骨各有所利，因此，不可偏嗜。做到合理营养，平衡膳食，不但能充养形体，而且还能使各种营养素供应大脑，使脑的发育健全，发挥正常的生理功能。

“夜漱却胜朝漱”指漱齿，也就是现在所说的刷牙和漱口。饭后牙齿间隙常留有食物残渣，特别是老年人牙齿间隙加大，易留食物残渣，如不及时清除，时间一长，就会发酵变质，腐蚀牙齿。白天人们通过说话、吃饭、喝水以及舌头的活动、唾液的分泌等，无时不在净化着口腔，减少细菌的生长繁殖。而到了晚间，人们睡眠后，口腔的活动停止了，唾液的分泌也减少，对食物残渣的冲刷作用和对细菌的抑制作用都减弱了，牙缝之间的残存物就容易繁殖大量的细菌，使牙齿脱钙，破坏牙釉质，进而形成牙齿空洞。所以，临睡前刷牙比晨起后刷牙更重要。

“暮食不若晨餐”。早饭能维持上午工作所需要的能量，所以早餐不吃、少吃、吃得不好，就不能满足工作所需之能量，还易引起低血糖。而晚饭吃得太饱太好，对人体危害很大。古医籍《养生要集》说：“夜食饱讫，即脾眠不转，食不消，令人成百病。”是说夜晚吃饱了，缺少活动机会，很快就睡觉，这时脾脏也进入休息状态，不能正常地运转消靡食物，食物得不到充分的消化，就会使机体产生各种各样的疾病。清马齐《陆地仙经》中写道：“早饮淡而早，午饭厚而饱，晚饭须要少。若能常如此，无病直到老。”这的确是经验之谈，现代医学研究认为，晚饭过饱过好，可诱发肥胖及心脑血管病等；同时，由于晚上血脂猛然升高，加上睡眠时血流速度明显减缓，大量血脂易沉积在血管壁上，造成动脉硬化，可引起高血压、冠心病等疾患。

“节食自然脾健”。中医认为，人之所以能利用食物维持生命，靠的是脾和胃这“后天之本”。胃主受纳（接受食物），腐熟水谷（消化饮食）；脾则专管运化，把食物中的精华向全身输送，并排出渣滓。若饮食过度，超过了人体的消化能力，就会损伤脾胃的功能。《素问·痹论》指出：“饮食自倍，肠胃乃伤。”《诸病源候论》亦曰：“夫饮食过饱，则脾不能磨消，令人气急烦闷，眠卧不安，胃胀心满。”这种论述指出了饮食不节的危害。进食经常保持按时、适量，则脾健胃和，人就会减少生病，这是养生的重要方法之一。

“少思必定神安”。少思可减少杂念烦扰，则不会愁丝缠身，使心情愉悦、气机畅疏、血脉和利、心神安静、灾病不生。反之，“多思则神殆”，常见头目眩晕、心悸气短、夜卧不安、食不甘味、脘腹胀满，甚则面色萎黄、倦怠乏力，久之，则可导致百病丛生，诸如神经衰弱、胃肠神经功能紊乱、高血压，冠心病及月经不调之类的病症。“凡人不能无思”。但是，思要有个限度，不要在微不足道的小事上苦思冥想，更不要为身外之物煞费心思。

“汗出莫当风立”意思是说汗出时皮肤的毛孔呈开放状态，应当避免冷风直接刺激，“虚邪贼风，避之有时。”若风势急猛尖厉，直侵身体，则风邪易由表及里而致病，轻则伤风、感冒，重则为急、慢性支气管炎、肺气肿、心脏病、风湿病患者发病的诱因，或继发感染而加重病情。

“腹空莫放茶穿”。茶性寒味苦，空腹时饮茶，可抑制胃活动而降低食欲，影响进食量，且会冲淡胃液，影响消化吸收功能。有时还可引起恶心呕吐、头晕眼花、心悸冒汗等症。故古人告诫：“莫吃空心茶”、“腹空莫放茶穿。”

## 二、胡伯始:倡导中庸戒忧怒

汉·延喜五年(公元162年),太傅胡广,字伯始,南郡华容(今湖北潜江东南)人。历仕“六帝”,周流太傅、太尉、司徒、司空四公。有诗云:

一生不受利名缚,
赏遍人间好风景。
世情怪异何足悲,
默看空堂白云影。

胡广,致仕故里,隐居民间,助人为乐。他认为:世人不应有“忧愁”二字。因为情志过极,会损伤五脏之气,如《黄帝内经》云:“怒伤肝,喜伤心,思伤脾,忧伤肺,恐伤肾”。喜怒不节,生乃不固,七情内伤,皆损元气。

胡广平生倡中庸之道。所谓中庸,不偏之为中,不变之为庸,中而不变者调和折衷也。论语云:“中庸之为德也,其至矣乎!”可见,中庸是儒家最高的道德标准。广,运用中庸之道摄生和处事,目的在于平情,方法以“疏”字为其要旨。无论自己与家庭,还是邻里之间,只要发生喜怒忧思悲怒惊七种情志的变化,出现逆象,其总是以中庸之道,调理气机,疏情解郁,而畅其血流,颇受时人称颂。如在我国民间,几千年来迄今仍旧流传着一条谚语:“万事不理问伯始,天下中庸有胡广”。宋·陆游《戏作野兴》诗云:

省事贫犹富,
宽怀客胜家。
充虚一箪饭,
遗睡半瓯茶。

何以若此,乃人进入老年期后精神最先衰老,这是由于脑血管硬化,血流量减少,供血不足,慢性缺氧所致,故头昏目眩,记忆力减退。《黄帝内经》云:“头者,精明之府。”神之本也。犹如唐代医家孙思邈说:“多思则神殆,多念则智散,多欲则智昏,多事则劳形。”所以,保护脑力,怡养精神,必须减少精神刺激,注意情志调节。尤其是人与人之间,总是有着广泛的联系,最容易引起情绪的变化。调和人际关系,还是需要一点中庸之道来理顺和协调,以排除各种精神刺激。犹如诗云:

轻风小寒吹浪花,
新柳茸茸啼乳鸦。
平湖一望几千顷,
远水连天飞落霞。

这样和风细雨的处理人际关系,令人感到像春天般的温暖,从而,消去不安、不适、不满的心理状态和抑郁烦躁的情绪,保持“神明”的健康,以免情志影响神明的安宁,此乃中医“精神内守,病安从来”之理。所以,消去抑郁烦燥的情绪,使生活上有“安全感”,精神上有“舒适感”,则心情自然恬静舒畅,形神难老而寿增矣。

## 三、陶渊明,结庐人境人心安

晋·彭泽令陶渊明,字元亮,自号“五柳先生”。浔阳柴桑(今江西省九江市)人。诗词著作颇多,尤以《桃花源记》著名于世。

陶氏仕途受挫,晚年归隐田园,逸居乡间,恬静安闲,气血冲和。有《结庐在人境》诗一首可证：

结庐在人境，
而无车马喧。
问君何能尔，
心远地自偏。
采菊东篱下，
悠然见南山。
山气日夕佳，
飞鸟相与还。
此中有真意，
欲辩已忘言。

老人养生保健在于与外界自然生态环境保持统一性，以适应气候的变化，如《黄帝内经》云：“人与天地相参，天人合一”也。就是要人顺应自然，怡养真性。若此，就必须回归大自然；就是要像五柳先生那样，乐在田园，陶冶情操，丰富生活。在大自然中进行热情的讴歌，得到在官场难以获得的没有车马喧扰的安贫乐道、悠然自得的心境。犹如唐·诗人杜甫《江村》之说：

清江一曲抱村流，
长夏江村事事幽。
自来自去梁上燕，
相亲相近水中鸥。

自然界的生态美，环境幽，令人向往。五柳先生归隐乡里，与思想纯朴、感情诚挚、团结仁爱、没有精神污染的人群结伴，而远离尘嚣，见不到官场那种容貌憔悴、精神颓废、尔虞我诈、勾心斗角的人际关系和令人苦闷和忧惧的政治环境，消去了使人早衰折寿的因素。从而，别开新生面，打开了心灵之窗，让青山绿水与田园生活一起闯进他的书屋，闯进他的胸怀，闯进他的作品之中，有诗云：

卷帘山色透窗棂，
举酒闲酬处土星。
短笛声飞千幢曲，
高楼人倚百花屏。
幽栖岁月忘今古，
理照心情化渭泾。
谁识登临无限意？
春风吹遍草青青。

这种自由恬静的乡村生活，自然会使人“内无忧思之患”，而心情豁达开朗。然而，只有排除干扰，才能思想专一，潜心写诗作词、著书立论、书法绘画、植花钓鱼等，以有所作为，节怒、除虑、去烦恼，保持心理卫生，精神健康。这是渊明结庐在人间的真意所在，即养生延年的真正意义。正如陶渊明《桃花源记》云：“有良田、美池，桑竹之属，阡陌交通，鸡犬相闻。其中往来种作，男女衣著悉如外人。黄发垂髫，并怡然自乐。”真是：

春风飘入怀，
春花揽盈乎。
坐卧小阁中，
青春乃我有。

陶氏在意境中开僻的这一市外桃源，为古今老人养生提供一个幽雅僻静的理想园地。

五柳先生“结庐在人境”为世人提出保持自由恬静的心境，今人仍可借鉴。当然只要自己的心境远离尘嚣，所处环境不偏僻也会自觉偏僻的。

### （五）小暑节气话养生

**1. 节气特点**

小暑时值阳历7月7日前后。此时天气较为酷热，但尚未达到极点，故称之为小暑。此节气已是绿树浓阴，时有热浪袭人之感，部分地区最高气温可达40℃以上。

小暑开始，江淮流域梅雨先后结束，东部淮河、秦岭一线以北的广大地区开始了来自太平洋的东南季风雨季，降水明显增加；华南、西南、青藏高原处于来自印度洋和南海的西南季风雨季中；长江中下游地区则为副热带高压控制下的高温少雨天气，常常出现伏旱。

小暑时节，正是萤火虫开始活跃的季节，芦丛里、草窝中都是萤火虫的出发地，只要有草有水的地方，夜晚便可见到那忽明忽暗的白星点点、萤辉四溢，就像天上星辰、远水中的渔火，闪闪飘移，徐徐风动，伴随着人们度过燥热的夏夜。小暑节气三候为：“一候温风至；二候蟋蟀居宇；三候鹰始鸷。”意思是说，一到小暑节气，大地上便不再有一丝凉风，所有的风中都带着热浪，并且在小暑节气里，由于天气炎热，蟋蟀离开炎热的田野，都到庭院的墙角下去避暑热；天空中也可以看到老鹰，因地面热而在清凉的高空中活动。

**2. 养生精要**

小暑时节，气候炎热，人常感到心烦不安，疲倦乏力。在自我养护和锻炼时，应按五脏主时，夏季为心所主而顾护心阳，心平气和，确保心脏机能的旺盛，以符合“春夏养阳”的原则。

多饮水，是消除疲劳、缓解体内代谢的好办法。水是人体内不可缺少的健身益寿之物。俗话说“宁可日无食，不可日无水”，这话不无道理。水约占人体重量的70%，传统的养生方法十分推崇饮用冷开水。根据民间经验、实验结果，每日清晨饮用一杯新鲜凉开水，几年之后，就会出现神奇的益寿之功。日本医学家曾经对460名65岁以上的老人做过调查统计：5年内坚持每天清晨喝一杯凉开水的人中，有82%的老人面色红润、精神饱满、牙齿不松，每日能步行10公里，在这些人中也从未有得过大病的。由此看来，水对人体之健康是极其重要的。

夏季是消化道疾病多发季节，饮食不洁是引起多种胃肠道疾病的元凶，如痢疾、寄生虫等疾病，若进食腐败变质的有毒食物，还可导致食物中毒，引起腹痛、吐泻，重者出现昏迷或死亡。为此，应特别注意。

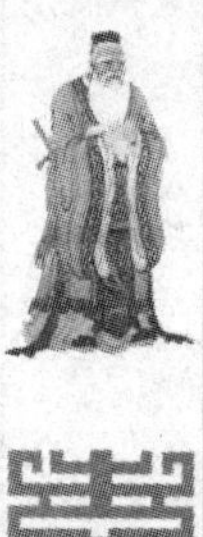

3. **起居常识**

“冬不坐石，夏不坐木。”小暑时节，气温高、湿度大。木头，尤其是久置露天里的木料，如椅凳等，露打雨淋，含水分较多，看上去是干的，可是经太阳一晒，温度升高，就会向外散发潮气，如果在上面坐久了，能诱发痔疮、风湿和关节炎等病。因此，在小暑节气中要注意不能长时间坐在露天放置的木料上。

此外，小暑节气中很多人喜欢在室外露宿。这种习惯是不可取的。因为当人睡着以后，身上的汗腺仍不断向外分泌汗液，整个肌体处于放松状态，抵抗力下降。而夜间气温下降，体温与气温之间慢慢增大，很容易导致头痛、腹痛、关节不适，引起消化不良和腹泻。

总的来说，一年中最热的天气来了，而阴气也在这时候开始生长，所以不能过于贪凉，而应当适当使身体排汗降温，这样还可以排出体内的一些毒素，对身体非常有益。

小暑是消化道疾病多发季节，在饮食上要注重避免不节、不法、偏嗜。有道是：“饮食自倍，肠胃乃伤”、“不渴强饮则胃胀，不饥强食则脾芬，”这都是历代饮食养生的重要经语。

4. **养生食谱**

小暑节气的养生食谱介绍几种如下：

（1）红豆扁豆薏米粥

**【组成】** 赤小豆、薏米各40克，白扁豆20克，山药25克，荷叶1张。

**【制法】** 将锅内加水适量，下入赤小豆、白扁豆，用旺火烧沸，煮至豆子黏软时，下入薏米、山药块、荷叶，烧开后，改用慢火熬煮成粥。

**【食养作用】** 消暑化湿，健脾益气，升发清阻。

（2）荔枝炖鸽子

**【组成】** 鲜荔枝肉60克，白条鸽子2只，西红柿300克，芫荽20克，鸡蛋1个，葱白、姜片、酱油、精盐、黄酒、白糖、鲜汤、干淀粉、植物油各适量。

**【制法】** 将鲜荔枝肉捣烂如泥，用纱布包起，榨取汁液；鸡蛋磕入碗中，去黄留清；西红柿切成圆片，码在盘中，撒上白糖，倒入搅匀的鸡蛋清，上面再撒上一层干淀粉；白条鸽子全身用黄酒、酱油涂均抹匀，腌渍片刻。锅内加入植物油，用中火烧至六成热时，下入鸽子，待炸至呈暗红色时，捞出，控油。锅内留底油烧热，用葱白、姜片爆香，下入鸽子煸炒，烹入黄酒，加汤适量，放入精盐，盖上锅盖，炖熟后，取出。把鸽子一劈两半，每半再切成数块，放入盘中，摆成双鸽原形。锅内加油，用中火烧至五成热时，下入西红柿，待炸至皮脆肉酥，取出，码在双鸽四周，放上芫荽，把荔枝汁液、炖鸽原汁浇在鸽子身上，即可食用。

**【食养作用】** 滋补养血，补肾益精，理气止痛。

（3）素烩面筋

**【组成】** 水面筋400克，葱花、姜丝、精盐、水淀粉、植物油各适量。

**【制法】** 将水面筋切成薄片，锅内加入植物油烧热，下入水面筋，煸炒至焦黄时，再加入葱花、姜丝煸炒几分钟，加水一碗，放入精盐，直至水面筋熟透，再用水淀粉勾芡，即可食用。

**【食养作用】** 和中益气,解热除烦,生津止渴。

(4)核桃仁粳米粥

**【组成】** 核桃仁 30 克,粳米 120 克,干百合 15 克,黑芝麻 25 克,冰糖 20 克。

**【制法】** 锅内加水适量,先用旺火烧开,下入粳米、核桃仁、黑芝麻、干百合烧沸,再改用小火熬煮成粥,加入冰糖稍煮,即可食用。

**【食养作用】** 补肾壮腰,敛肺定喘,润肠通便,益智健脑。

(5)百合莲子煨猪肉

**【组成】** 百合、莲子各 75 克,猪肉 300 克,葱花、姜末、酱油、精盐、胡椒粉各适量。

**【制法】** 将猪肉切成小方块。锅内加水适量,烧热,下入百合、莲子、猪肉块,加入葱花、姜末、酱油、精盐、胡椒粉,用武火烧沸后,再改用文火炖 1 小时左右,即可食用。

**【食养作用】** 清心安神,补肾固精,润肺止咳,健脾止泻。

(6)白肉烩蘑菇

**【组成】** 熟猪白肉 150 克,水发蘑菇 100 克,胡萝卜 50 克,葱花、姜末、精盐、鲜汤、水淀粉、植物油各适量。

**【制法】** 将白肉、蘑菇、胡萝卜分别切成方丁,再分别放入开水锅中烫一下,捞出,沥水。锅内加入植物油烧热,下入葱花、姜末炝锅,加汤适量,放入白肉丁、蘑菇丁、胡萝卜丁,用旺火烧开,撇去浮沫,加入精盐,再用水淀粉勾芡,即可装盘食用。

**【食养作用】** 滋阴补肾,下气消食,降血糖,抗癌。

(7)酸枣仁粟米粥

**【组成】** 酸枣仁面 15 克,粟米 150 克,蜂蜜 50 克。

**【制法】** 锅内加水适量,烧开,下入粟米,开锅后改用小火熬煮成粥,待粥将熟时,下入酸枣仁面,拌匀,再加入蜂蜜,搅拌均匀,即可食用。

**【食养作用】** 敛气安神,荣筋养髓,和胃运脾。

(8)宫保腰块

**【组成】** 猪腰子 2 只,油余花生仁 60 克,熟笋丁、黄瓜丁、豆瓣酱各 30 克,葱花、蒜末、醋、精盐、黄酒、白糖、香油、鲜汤、干淀粉、植物油各适量。

**【制法】** 将猪腰子撕去表层薄膜,除去腰臊,剞上花刀,切成块,放入开水锅中焯去血水,捞出,沥干水分,放入盆中,撒上干淀粉,用手抓匀。锅内加入植物油,烧至六成热时,下入腰块,滑油,再倒入漏勺,沥油。锅内留底油烧热,下入葱花、蒜末煸香,加入豆瓣酱炒出红油,放入黄瓜丁、熟笋丁、腰块、黄酒,煸炒一会儿,添汤适量,下入精盐、白糖、醋、油余花生仁,淋上香油,推匀,即可装盘食用。

**【食养作用】** 补肾强腰,利尿消肿,清热解暑。

(9)猪心炖大枣

**【组成】** 猪心 1 个,大枣 20 枚,葱段、姜片、醋、酱油、精盐、黄酒各适量。

**【制法】** 将猪心切开,洗净,放入碗中,加入大枣,下入葱段、姜片、醋、酱油、黄酒、精盐,添水适量,上笼蒸熟,取出,即可食用。

**【食养作用】** 养心安神,益气补血,健脾和胃。

(10)三丝炒豆芽

【组成】 黄瓜、胡萝卜、水发香菇各30克，绿豆芽250克，姜丝、花椒油、黄酒、精盐、鲜汤、植物油各适量。

【制法】 将黄瓜切成细丝；胡萝卜去皮，切成细丝；水发香菇去蒂，切成细丝；绿豆芽去根。锅内加入植物油，用旺火烧热，下入姜丝，炒出香味后，立即放入黄瓜丝、胡萝卜丝、香菇丝、绿豆芽，迅速翻炒几下，再加入黄酒、精盐、鲜汤，炒至绿豆芽断生时，淋上花椒油，即可装盘食用。

【食养作用】 消暑止渴，清热解毒，益气养血，防癌抗癌。

(11)荔枝炒肉片

【组成】 荔枝肉200克，猪瘦肉300克，洋葱丝、胡椒粉、精盐、番茄酱、醋、黄酒、白糖、鲜汤、水淀粉、植物油各适量。

【制法】 将猪肉切成薄片，放入碗中，加入黄酒、胡椒粉、精盐、水淀粉抓匀上浆。锅内加入植物油，烧至八成热时，下入肉片，待炸至内酥外干时，倒入漏勺，沥净油。锅内留底油烧热，放入洋葱丝爆香，倒入番茄酱略炒，添汤适量，加入精盐、白糖、荔枝肉和黄酒，用水淀粉勾芡，下入肉片，淋上明油，即可装盘食用。

【食养作用】 滋阴润燥，养血补血，理气止痛。

(12)桂花玉米羹

【组成】 鸡蛋1个，甜玉米250克，精盐、香油、鲜汤、胡椒粉、水淀粉各适量。

【制法】 将鸡蛋磕入碗内，搅打成鸡蛋液。锅内加入鲜汤，用旺火烧开，下入甜玉米，煮沸，加入精盐，用水淀粉勾芡，漂入鸡蛋液，形似桂花，淋上香油，撒上胡椒粉，即可食用。

【食养作用】 健脾开胃，宁心益肺，健脑益智，防癌抗癌。

(13)水熘豆腐

【组成】 豆腐250克，猪瘦肉100克，胡萝卜、黄瓜各50克，葱花、姜末、花椒粉、精盐、淀粉、植物油各适量。

【制法】 将猪肉切成薄片；豆腐切成方块；胡萝卜切成象眼片；黄瓜切成半圆片。豆腐、胡萝卜、黄瓜分别放入开水锅中焯一下，捞出，沥水。锅内加入植物油烧热，下入葱花、姜末煸香，再下入肉片煸炒，待肉片变色时，加入豆腐块、胡萝卜片、黄瓜片翻炒几下，倒入用精盐、花椒粉、淀粉和少量清水兑成的混汁，颠翻炒匀，即可装盘食用。

【食养作用】 清热解暑，生津止渴，益气宽中，抗癌。

(14)百合红枣龟肉汤

【组成】 百合40克，红枣20克，龟肉200克，葱花、姜末、精盐、胡椒粉、黄酒各适量。

【制法】 将龟肉切成块，放入盆中，加入精盐、黄酒、胡椒粉、葱花、姜末，淹渍30分钟。百合、红枣分别用温水浸泡30分钟。锅内加水适量，下入百合、红枣、龟肉块，先用旺火煮沸后，再改用小火慢煮，直至龟肉熟烂，即可食用。

【食养作用】 养阴补血，益肾填精，润肺止咳。

(15)荔枝山药莲子粳米粥

【组成】 荔枝肉40克，山药30克，莲子肉25克，粳米75克，白糖20克。

【制法】 将荔枝肉、莲子肉、去皮山药分别捣碎，放入锅里，加水适量，用旺火烧开，下入粳米，开锅后改用小火熬煮成粥，加入白糖拌匀，即可食用。

【食养作用】 健脾养胃，补肾固精，益心安神。

(16)苹果里脊卷

【组成】 苹果400克，猪里脊肉200克，鸡蛋2个，精盐、淀粉、面粉、葡萄酒、红辣椒粉、植物油各适量。

【制法】 将苹果切成指粗小条；猪肉切成长形薄片；鸡蛋磕入碗内，去黄留清，加入葡萄酒、精盐、淀粉，搅拌均匀，先将肉片放入碗中蘸一下，然后取出，卷上一根苹果条。把面粉放入盆内，加入淀粉和适量的水，调成稀糊，再加入精盐、植物油、红辣椒粉、鸡蛋液，调成蛋粉糊。锅内放入植物油，烧至六成热时，下入卷有苹果条并蘸上蛋粉糊的肉片，炸至呈浅黄色时，捞出，待锅内油温烧至七成热时，下入肉片再炸，直至肉片里软外脆呈金黄色时，捞出，沥净油，即可用作料蘸食。

【食养作用】 滋阴养血，润肺益气，健胃消食。

(17)龙眼糖橘饼

【组成】 龙眼肉、橘饼各80克，白糖400克。

【制法】 锅内加水适量，下入白糖，用文火熬稠，加入龙眼肉、橘饼，搅匀，用火熬至成丝状时，倒入涂有熟油的盘中，摊平，晾凉，即可切成小块食用。

【食养作用】 健脑益智，养心安神，开胃益脾。

(18)烩全羊

【组成】 熟羊肠、羊肚、羊腰子、羊心、羊肝、羊肺、羊舌、羊眼、羊脑各适量，水发蘑菇50克，香菜10克，葱花、姜末、胡椒粉、花椒水、醋、酱油、精盐、鲜汤、水淀粉、干红辣椒、香油、植物油各适量。

【制法】 将各种羊杂碎切成小薄片，放入开水锅中汆一下，捞出，控净水；水发蘑菇切成丁；香菜切成末，干红辣椒切成小方片。锅内加入植物油烧热，下入葱花、姜末煸香，加入羊杂碎、蘑菇丁、干红辣椒片，烹入醋，添汤适量，再加入酱油、精盐、花椒水、胡椒粉，用旺火烧开，撇去浮沫，并用水淀粉勾薄芡，淋上香油，撒上香菜末，即可装碗食用。

【食养作用】 滋补五脏，温肾助阳，滋养强壮。

(19)黑木耳猪脑汤

【组成】 水发黑木耳25克，猪脑1个，香葱、黄酒、精盐、植物油各适量。

【制法】 将黑木耳去蒂，掰成块；猪脑去血筋，洗净。锅内加入植物油，用中火烧热，下入黑木耳翻炒片刻，再加入黄酒、精盐、清水适量，盖上锅盖，焖上片刻。加上猪脑，添水适量，用小火慢炖30分钟，放入香葱，即可食用。

【食养作用】 健脑增智，补血止血，补气强身。

(20)蚌肉煨豆腐

【组成】 蚌肉400克，豆腐200克，咸肉50克，葱花、姜末、蒜末、精盐、黄酒、鲜汤、胡椒粉、水淀粉、猪油各适量。

【制法】 将豆腐切成块，放入开水锅中焯一下，捞出，投凉；咸肉切成薄片；蚌肉收拾干净。锅内加入猪油烧热，下入葱花、姜末煸香，加入蚌肉、咸肉片煸炒，倒入黄酒，添汤适量，用武火烧沸，撇去浮沫，再改用文火煨酥，加入豆腐块，放入精盐，再烧开片刻，撒上胡椒粉，勾薄芡，撒上蒜末，即可装盘食用。

【食养作用】 养肝明目，清热解毒，生津润燥，抗癌。

(21)炒葱花豆腐

【组成】 豆腐 250 克，猪里脊肉 100 克，鸡蛋 1 个，葱花、精盐、汤、猪油各适量。

【制法】 将鸡蛋磕入碗内，搅匀；里脊肉切碎，剁成肉泥，放入盛有鸡蛋液的碗中，加入精盐、汤适量，搅拌均匀，制成肉泥。豆腐切成块。锅内加入猪油烧热，下入葱花煸香，加入豆腐块翻炒，倒入肉泥炒熟，淋上明油，即可装盘食用。

【食养作用】 滋阴养血，生津润燥，清热解毒，防癌抗癌。

(22)桃仁吐司

【组成】 核桃仁、面粉、牛奶各 100 克，土豆 300 克，咸面包片 12 片，精盐、白糖、植物油各适量。

【制法】 将核桃仁研碎，制成小米粒大小的粒；土豆蒸熟，去皮，压成土豆泥，放入碗内，用牛奶、白糖、精盐、面粉调成厚糊。把厚糊涂抹在面包片上，再撒上核桃仁粒，用手按牢，制成桃仁吐司生坯。锅内加入植物油，烧至六成热时，逐片下入桃仁吐司生坯，待炸至呈金黄色时，捞出，沥净油，再切成小块，即可食用。

【食养作用】 补脑益智，补肾固精，润肺止咳，增加食欲。

(23)汆蛎黄

【组成】 鲜蛎黄 200 克，黄瓜、水发木耳各 50 克，酱油、精盐、胡椒粉、猪油各适量。

【制法】 将蛎黄洗去泥沙、碎壳；黄瓜切成象眼片；木耳掰成小块。把蛎黄、黄瓜、木耳放入开水锅中汆透，捞出，装入一个碗内。锅内加水适量，放入酱油、精盐、胡椒粉烧开，撇去浮沫，淋上猪油，浇在碗内，即可食用。

【食养作用】 清肺补心，滋阴养血，润肤美容。

(24)西瓜皮鳝丝

【组成】 西瓜皮 180 克，鳝鱼肉 600 克，鸡蛋 1 个，葱白、蒜末、精盐、黄酒、香油、干淀粉、植物油各适量。

【制法】 将西瓜皮削去表层硬皮，捣烂成泥，用白纱布过滤汁液，放入碗中。鸡蛋磕入碗内，去黄留清，搅匀。鳝鱼肉切成丝，漂洗后捞出，沥净水分，放入盆中，倒入鸡蛋清，加入精盐、黄酒、干淀粉，抓匀上浆。锅内加入植物油烧热，下入鳝鱼丝滑油，待鱼丝变白后，捞出，沥净油。锅留底油烧热，下入葱白、蒜末、鳝鱼丝、西瓜皮汁、黄酒、精盐翻炒，并用水淀粉勾芡，淋上香油，即可装盘食用。

【食养作用】 补虚损，祛风湿，生津止渴，消暑除烦。

(25)萝卜炒豆腐皮

【组成】 白萝卜 150 克，豆腐皮 1 张，葱花、精盐、植物油各适量。

【制法】 将白萝卜切成细丝；豆腐皮用清水泡发后，切成细丝。锅内加入植物油烧热，用葱花炝锅，下入白萝卜丝、豆腐皮丝煸炒，加入精盐调味，即可装盘食用。

【食养作用】 健胃消食，清热解毒，防癌抗癌。

(26)芙蓉鱼排

【组成】 青鱼肉 250 克，咸面包 125 克，方腿 40 克，香菜叶 25 克，鸡蛋 4 个，葱

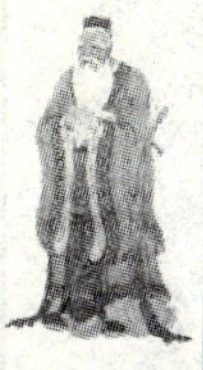

姜汁、胡椒粉、精盐、黄酒、淀粉、植物油各适量。

**【制法】** 将青鱼肉切成长方形片，放入盆中，加入葱姜汁、胡椒粉、黄酒、精盐拌匀，腌渍30分钟左右；咸面包、方腿切成与鱼片大小相同的薄片；鸡蛋磕入碗内，去黄留清，搅打起泡后加入淀粉，调成糊。将鱼片逐片挂上糊，贴在面包片上，上面再放上方腿片、香菜叶，制成鱼排。锅内加入植物油，烧至五成热时，下入鱼排，待炸至呈金黄色时，捞出；当锅内油温升至六成热时，下入鱼排再炸一下，捞出，沥油，蘸作料食用。

**【食养作用】** 健脾养胃，化湿祛风，利水消肿。

**5. 名人养生之道**

### 一、“刘白”唱老心境异

古时，文人往往用赠送诗文作为交友的一种方式，所以出现了许许多多“唱和”之作。唐代著名文学家、哲学家刘禹锡(772～842年，字梦得)，晚年与著名诗人白居易(772～846年，字乐天)友谊甚笃，常有唱和之作，亦称“刘白”。

刘白两人晚年均患眼疾和足疾，给生活带来诸多不便，可谓“同病相怜”。但因为他俩对衰老与疾病的态度、心境不同，因而“唱”出了“不和谐”之音。

白居易因对晚景产生了消极、悲观的情绪，所以他在写给刘禹锡的那首《咏老赠梦得》诗中写道：

与君俱老也，问老何如？眼涩夜先卧，头慵朝未梳。有时扶杖出，尽日闭门居。懒照新磨镜，休看小字书。情于故人重，迹共少年疏。唯是闲谈兴，相逢尚有余。

刘禹锡却有自己乐观的理解，因而在他的那首《酬乐天咏老见示》诗中，如此表达自己的人生态度：

人谁不顾者，老去有谁怜？身瘦带频减，发稀帽自偏。废书缘惜眼，多炙为随年。经事还请事，闻人如阅川。细思皆幸矣，下此使翛然。莫道桑榆晚，为霞尚满天。

作为友人，刘禹锡在头六句中，作为回应，他也同意人怕老，老了有谁来怜惜你？身瘦衣带宽，头发稀疏帽自偏。为了爱惜眼睛连书籍也不读了，经常请医生针灸治疗，为的是延年益寿。读来让人感到很亲切。但后六句却有巨大转折。他认为人老经历也多，世事洞明，能做到看事看人如同看山川河流一样，一目了然。因此他最后劝勉老朋友：莫道桑榆已是晚景，夕阳放出的霞光照样可以映红整个天空。为此，“莫道桑榆晚，为霞尚满天”也成为了表达积极进取的人生态度的千古绝唱！

### 二、李长源：踏遍金鳌访列仙

唐代建中二年(公元781年)，邺侯李泌，字长源，京兆人。天宝间中翰林入阁，为人多智多谋，历仕唐玄、肃、代、德宗四朝，官居相位，封邺侯养老。

长源养生，好谈神仙道术，自号“长源仙人”。有歌曰：

东源草堂千竹开，
三道湖光荡月来。
莫向高秋望远海，
人生乐处即蓬莱。

长源，居京兆之东乡，故邑人俗称“东源老人”。所谓长源说仙，乃好讲神奇莫测的神话故事。以此激发情志，开拓思维，放松思想，令人走出精神低谷。旨在消除忧

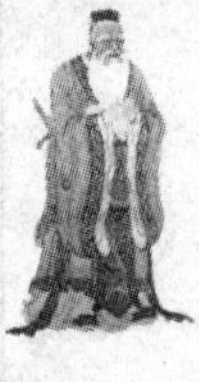

郁，畅其生机，使人难老。正如《淮南子》云：不发于怒者，“内便于性，外合于义，循理而动，不系于物，正气也。”正如邑人所云：“浩浩幽襟尘虚短，萧萧神话寿长源”。歌曰：

冉冉孤烟寒竹屿，
寥寥一鹤响琼田。
他时相约石桥路，
踏遍金鳌访列仙。

“仙”，是超然的精神世界，是人信念中的保护神。俗语说：“平时不烧香，临危抱佛脚。”即要人们平时注意精神修养，尤其是老人，要消除孤独感、失落感和精神上的危机感，创造一个好的精神娱乐场所和美满幸福、安逸舒适的家庭环境，以适应晚年养老生活，则孤而不独，失而复得，从而保持情绪饱满、精力充沛。所以长源老人主张：

策就治安忧盛世，
家无担石报奇文。
只凭一勺新泉美，
平与邻翁细细分。

长源老人认为，人的精神对生命的延续影响很大。若要精神好，必须做到胸怀豁达大度，达到“只凭一勺新泉美，平与邻翁细细分”的思想境界。蔼然和气与人相处，从精神角度上来谈，助人益己。此举犹如老中医采药为民疗疾补虚一样，广交朋友，等于寻找精神之药，可以舒情养神。因为，人总是要生活在人群中，总是要有社会上的交际，与周围沟通思想，以文明健康向上为基石。朋友间串门聊天，畅所欲言，使思想上获得充分自由。长源认为，人际关系健康稳定，会带来老人的心旷神怡，泰然自若。犹如南唐·李煜《渔歌子》：

棹春风一叶舟，
一纶茧缕一轻钩。
花满渚，
酒满瓯，
万顷波中得自由。

老人，本来就是大自然中的“运动员”，在历史的长河中游了几十年，与自然界息息相关，晚年养老更要顺应自然规律，多去室外活动，尤主张精神活动也要随着四时的变化加以调节，如《黄帝内经》云：“夫四时阴阳者，万物之根本也。”风寒暑湿燥火，六淫之邪，四季各有偏胜与主令，所以，长源老人认为，“春夏养阳，秋冬养阴”，便是顺时令怡养之道。若此，则犹如汉乐府《长歌行》：

仙人骑白鹿，
发短耳何长！
寻我上太华，
揽芝获赤幢。
来到主人门，
奉药一玉箱。

主人服此药，
身体日康疆。
白发复更黑，
延年寿命长。

所谓仙人，乃古人所云顺自然养真气，得“上寿”者，百二十为仙家（养生家）。并非专指幻想中的“神仙”，而是指隐居养生得法的老寿星的形象。李泌逸号“长源仙人”，是他通过养生保健，身体壮实，精神难老而树立活120岁的信心，这符合养生学的心理要求，是长寿因素之一。

## 三、韩熙载：心药疗百病

南唐同光四年（公元926），有博学多才的韩熙载，字叔言，潍州北海（今山东潍坊）人。因其父仕途受挫，44岁南下入吴。殿试中进士，官居中书侍郎。后被朝廷以“北方人不得与政为由”，贬为逸民。犹如三国阮籍《咏怀》：

夜中不能寐，
起坐弹鸣琴。
薄帷鉴明月，
清风吹我襟。
孤鸿号外野，
翔鸟鸣北林。
徘徊将何见，
忧思独伤心。

熙载，接二连三的遭受突乎其来的精神打击，由于精神创伤频频而又激烈，一种失落感油然而生，如伤神守，久必心病。然，他能在众友劝导与安慰下，精神振作，犹如诗：

秋向环溪策短节，
门穿深竹碧千重。
高低石磴斜通路，
远近松柯侧碍峰。
行未度桥惊翡翠，
坐偏近水爱芙蓉。
寻诗却喜残阳逼，
踏遍莓苔老鹤踪。

他和历史上所有的诗家、画家、文学家一样，好游览、觅佳音。隐居江南清山绿水间，但是仍旧摆脱不了那种“试看一一龙蛇活，更听萧萧风雨哀”之忧惧与悲伤的心理感受。而逐攘忧烦，神不守舍，夜寐不宁，则形神俱衰矣。然而，熙载通过给时人作、铭记、碑记，以文交友；撰《格言》、《定居》文集，舒情畅志，以守心理平衡，犹如唐·韦庄《喜迁莺》：

街鼓动，
禁城开，
天上探人回，


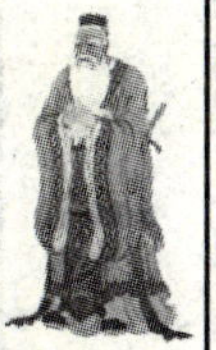

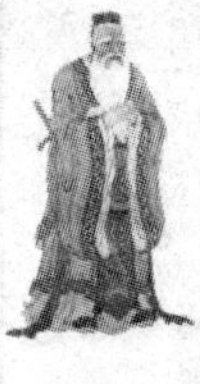

凤衔金榜出云来，
平地一声雷。
莺已迁，
龙已化，
一夜满城车马，
家家楼上簇神仙，
争看鹤冲天。

熙载从意境中摆脱了贬官与朝廷的歧视带来的精神枷锁，这不能不说是一次思想方法的大改变，精神面貌的大改善。五脏之气也大受裨益，夜寐转佳，知饥欲食，形神康复，正如《黄帝内经》云："心者，五脏六腑之大主也，精神之所舍也。"可见，精神与脏腑气血相关，互为影响。他以逸劳助人为乐，也深受时人所推崇，得到普遍的好评与敬佩，熙载为了答谢邑人，蔼诚相待，和睦相处，决定举行"夜宴"。当时，画家顾闳中，将其"夜宴"盛况如实描绘成图，曰《韩熙载夜宴图》，人物形象与神态各异，栩栩如生，颇有神运，成为千古佳作。犹如唐·顾况《画歌》：

山峥嵘，
水泓澄，
漫漫汗汗一笔耕，
一草一木栖神明。
忽如空中有物，
物中有声，
复如远道望乡客，
梦绕山川身不行。

我国邮电部于公元1990年发行1套《韩熙载夜宴图》邮票，一组五枚，为集邮爱好者增添了丰盛的"精神夜宴"。真是：

君有绝艺终身宝，
方寸巧心通万造。
忽然写出涧底松，
笔下看看一枝老。
万千世界通邮路，
卷抒开合度心步。
方寸彩图百科书，
集邮增知延年寿。

每当"夜宴图"映入眼帘，灵感顿起，妙趣横生。这不仅是美的艺术享受，令人抒情解郁，带来良好的心境。而且可以了解古人社交的心理素质和古人利用社会医学治疗心病的情况。正如前贤所云："自家心病自家知，起念还当把念遂，只是心生心作病，心畅哪有病来时，此之谓心药。以心药治疗七情内起之病，此之谓疗心。"熙载夜宴，当可视为"心药"，举行宴会便是疗心病。即受到精神严重创伤的熙载，举行夜宴过程本身就是以社会医学知识治疗心病的过程，广交朋友，以消除孤独感、失落感，从而达到恢复精神健康之目的。可见，不服药、不打针的"自然疗法"之高妙焉！

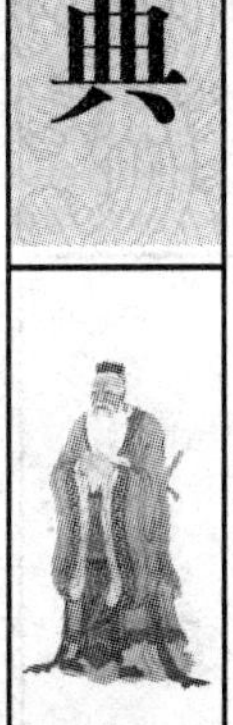

## (六)大暑节气话养生

### 1、节气特点

公历7月22日左右是大暑,此时,太阳到达黄经120度。大暑是一年中最热的节气,比小暑还要热,所以称之为大暑。此时正值中伏前后,长江流域的许多地方经常出现40℃以上的高温天气。在这酷热难耐季节,防暑降温工作不容忽视。这个节气雨水多,谚语说:“小暑、大暑,淹死老鼠。”

大暑三候为:“一候腐草为萤;二候土润溽暑;三候大雨时行。”世上萤火虫约有两千多种,分水生与陆生两种,陆生的萤火虫产卵于枯草上,大暑时,萤火虫卵化而生出,所以古人认为萤火虫是腐草变成的。《红楼梦》中最短的一个谜面便是“花”,答案为“萤”,即取其“草化为萤”之意。第二候是说天气开始变得闷热,土地也很潮湿。第三候是说时常有大的雷雨会出现,这大雨使暑湿减弱,天气开始向立秋过渡。

大暑也是雷阵雨最多的季节,有谚语说:“东闪无半滴,西闪走不及。”意谓在夏天午后,闪电如果出现在东方,雨不会下到这里,若闪电在西方,则雨势很快就会到来,要想躲避都来不及。人们也常把夏季午后的雷阵雨称之为“西北雨”,并形容“西北雨,落过无车路”、“夏雨隔田埂”及“夏雨隔牛背”等,形象地说明了雷阵雨常常是这边下雨那边晴,正如唐代诗人刘禹锡的诗句:“东边日出西边雨,道是无晴却有晴。”

### 2、养生精要

大暑是全年温度最高、阳气最盛的时节,在养生保健中常有“冬病夏治”的说法,故对于那些每逢冬季发作的慢性疾病,如慢性支气管炎、肺气肿、支气管哮喘、腹泻、风湿痹症等阳虚症,是最佳的治疗时机。有上述慢性病的朋友,在夏季养生中尤其应该细心调养,重点防治。

以慢性支气管炎为例,可内服外用并举,具体方法:内服温肾壮阳的金匮肾气丸、左归丸等,每日两次,每次一丸,连服一个月。外敷药可选用白介子20克、元胡15克、甘遂10克,同研细末,用姜汁调糊,分成6份,每次取一份摊在直径约5厘米的油纸或塑料薄膜上,贴在后背的肺俞、心俞、膈俞穴上或贴在双侧的肺俞、百劳、膏肓穴上,用胶布固定。一般贴4~6小时,如有灼痛感可提前取下,局部微痒或有温热舒适感可多贴几小时。须注意的是,每个伏天(夏季3个伏天)贴1次,每年3次,连续贴3年,可增强机体非特异性免疫力,降低机体的过敏状态。这种内、外结合的治疗可以有效地根除或缓解症状。

防暑是大暑节气中养生保健的重要方面。此时气候炎热,暑气逼人,心气易于亏耗,是中暑的高危期。如果出现全身明显乏力、头昏、心悸、胸闷、注意力不集中、大量出汗、四肢麻木、口渴、恶心等症状时,多为中暑先兆。一旦出现上述症状,应立即将患者移至通风处休息,给病人喝些淡盐开水或绿豆汤、西瓜汁、酸梅汤等。

### 3、起居常识

大暑节气,由于干热,往往使人有一种发燥难耐的感觉。此时,“心静”是很可贵的,有道是“心静自然凉”,切忌情绪不定,动怒无常。

不可露宿,室温要适宜,不可过凉或过热,房中也不可有对流的空气,即所谓的

"穿堂风"。早晨醒来，要先醒心，再醒眼，并在床上先做一些保健的气功，如熨眼、叩齿、鸣天鼓等，再下床。

早晨可到室外进行一些健身活动，但运动量不可过大，以身体微汗为度。当然，最好选择散步或静气功为宜。气温高的中午不要外出，而居室温度亦不可太低。要安排好午睡，白天只要微感困乏，即可小睡片刻。一天也不能无所事事，应当有意地进行一些活动。如下棋、练书法、绘画、观看演出等，但嗜好不可太深，应适可而止。

一般来说，身体健康的人，在做一些较大的运动后，大量的出汗会使身体有一种舒服的畅快感，运动量应该以此为度。值得注意的是，停止运动后，不可用冷水给身体降温，也不能过量地喝冷饮，最好喝些热茶或绿豆汤等防暑饮品。另外，大暑时节，清凉的游泳对人有一种难以抗拒的魅力。正因为这种魅力，水中健身运动也被轻松地推上了舞台。

在欧美一些国家，水中运动得到了普及。夏季，很多人喜欢浸泡在水中，感觉清凉舒适且颇具娱乐性。水中健身操更加重了这种娱乐性和趣味性。

水中天然的阻力给人的四肢天然负重，加大了每一次身体动作变化的运动强度。同样是因为阻力的作用，每次的身体动作都不会有太快的速度和太强的冲撞力，让人根本不用担心"运动损伤"。

**4、养生食谱**

盛夏阳热下降，细蕴熏蒸，水气上腾，湿气充斥，故在此季节，感受湿邪者较多。在中医学中，湿为阴邪，其性趋下，重浊黏滞，易阻遏气机，损伤阳气，食物养生当以清热解暑为宜。

下面介绍几种适合大暑节气的佳肴。

(1)天麻猪脑粳米粥

**【组成】** 天麻12克，猪脑1个，粳米100克。

**【制法】** 将天麻切片；猪脑剔除血筋。锅内加水适量，烧开，下入粳米、天麻、猪脑，烧沸后改用小火熬煮至米烂粥稠，即可食用。

**【食养作用】** 息风止晕，健脑益智，补肝益肾。

(2)莲蓉凉糕

**【组成】** 莲子100克，荸荠粉300克，琼脂20克，白糖120克。

**【制法】** 将莲子去芯，莲肉捣碎研末制成蓉；琼脂用开水溶化，制成琼脂液；将荸荠粉、莲蓉、白糖、琼脂液混和拌匀，放入凉糕模具内，上笼蒸熟，取出，晾凉，切块，即可食用。

**【食养作用】** 清热消暑，生津止渴，开胃消食，养心安神。

(3)杞米鱼香茄子

**【组成】** 枸杞子15克，米仁25克，咸鱼30克，茄子300克，葱花、姜末、蒜泥、酱油、白糖、料酒、植物油各适量。

**【制法】** 将咸鱼切成小块；茄子去柄，去皮，切成块。锅内加入植物油，烧至五成热时，下入咸鱼、茄块，炒熟，盛入砂锅中，加入枸杞子、米仁，放入葱花、姜末、蒜泥、酱油、白糖、料酒，加水适量，烧沸后，改用慢火煲熟，即可食用。

**【食养作用】** 清热解暑，滋肝明目，养血活血。

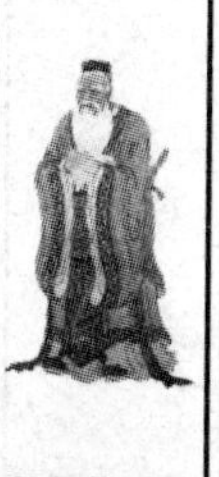

(4)炝拌什锦

【组成】 豆腐150克,嫩豆角、西红柿各75克,水发木耳25克,葱花、花椒、精盐、香油、植物油各适量。

【制法】 将豆腐、豆角、西红柿分别切成丁;水发木耳掰成块;把豆腐、豆角、木耳、西红柿分别放入开水锅中焯透(西红柿略烫即可),捞出,沥干水分,装入盘中。锅内加入植物油烧热,放入花椒,炝出香味,再加入葱花、精盐、西红柿,翻炒均匀,浇在盘中豆腐、豆角、木耳上,再淋上香油,拌匀,即可食用。

【食养作用】 生津止渴,清热消暑,利水化湿。

(5)番茄牛肉片

【组成】 番茄酱25克,熟牛肉250克,鸡蛋1个,葱丝、姜末、蒜片、花椒油、精盐、醋、白糖、鲜汤、水淀粉、植物油各适量。

【制法】 将鸡蛋磕入碗内,搅成鸡蛋液;牛肉切成片,放入鸡蛋液中,加入水淀粉、精盐,抓匀上浆。锅内加入植物油,烧至六成热时,逐次下入牛肉片,炸至表皮发硬时,捞出。锅内加温,烧至七成热时,下入牛肉片再炸,炸透炸脆,捞出,沥净油。锅留底油烧热,下入番茄酱、醋、白糖,再加入葱丝、姜末、蒜片,添汤适量,用中火烧沸,水淀粉勾芡,放入牛肉片翻匀,淋上花椒油,即可装盘食用。

【食养作用】 生津止渴,健胃消食,补气养血。

(6)西瓜皮炒毛豆

【组成】 西瓜皮500克,毛豆200,葱花、姜末、酱油、精盐、白糖、植物油各适量。

【制法】 将西瓜皮削去表层硬皮,放入盆中,撒上一层精盐,腌渍24小时,取出,控去水分,稍晾后,切成细丝。锅内加入植物油烧热,用葱花、姜末炝锅,加入西瓜皮丝、毛豆煸炒,放入精盐、白糖翻匀,即可装盘,佐餐食用。

【食养作用】 清热解暑,止烦渴,利小便,防治中暑。

(7)炖文武鸭

【组成】 熟白鸭、烧鸭各半只,熟火腿肉75克,水发香菇25克,葱结、姜块、精盐、黄酒、鲜汤、鸡油各适量。

【制法】 将熟白鸭、烧鸭用刀背打散脊骨,去鸭臊;水发香菇去蒂,一掰两半。将鸭头、鸭颈放入砂锅底部,把烧鸭、白鸭肚腹朝上放入锅内,添入鲜汤,加入黄酒、葱结、拍松的姜块,上面放上盘子,压紧鸭子,盖上锅盖,先用武火烧沸,再用文火炖烂。掀开锅盖,取出压盘,拣出葱结、姜块,弃之,加入精盐,烧沸,撇去浮沫,将香菇片、熟火腿肉片盖在鸭脯上,淋上鸡油,盖上锅盖,用文火炖熟,即可食用。

【食养作用】 温中补虚,扶阳利水,清肺养阴,补气补血。

(8)米苋鱼羹

【组成】 米苋100克,小黄鱼350克,鸡蛋1个,葱结、姜片、胡椒粉、精盐、汤、水淀粉、植物油各适量。

【制法】 将米苋放入开水锅中焯一下,捞出,沥干,剁成末;小黄鱼去头、去尾、去脊骨,取肉切成丁。锅内加油烧至三成热时,下入鱼丁滑油,倒出。锅留底油,放入葱结、姜片略煸,添汤烧沸,下入米苋、鱼丁、精盐、胡椒粉翻匀,勾芡,漂入鸡蛋液,即可食用。

【食养作用】 健脾开胃，补气填精，清热解毒。

(9)黄焖兔肉

【组成】 山药150克，带骨熟兔肉350克，葱花、姜末、大料瓣、花椒粉、酱油、精盐、白糖、甜面酱、水淀粉、鲜汤、植物油各适量。

【制法】 将山药去皮，切成滚刀块；熟兔肉剁成方块。锅内加入植物油，烧至七成热时，下入山药块，待炸至呈金黄色时，捞出，沥净油。锅内留底油烧热，下入大料瓣，炸出香味后，捞出弃之。加入葱花、姜末煸香，放入甜面酱翻炒，待炒出酱香后，下入兔肉块、山药块，加入酱油、精盐、白糖、花椒粉，添汤适量，用旺火烧开，待胭至肉烂汁浓时，用水淀粉勾芡，淋上明油，即可装盘食用。

【食养作用】 补肺益气，活血凉血，健脾养胃，补肾固精。

(10)荷花炒青椒

【组成】 荷花瓣25个，青椒250克，酱油、精盐、白糖、水淀粉、鲜汤、植物油各适量。

【制法】 将荷花瓣切成片；青椒去籽，掰成块。锅内加入植物油，烧至七成热时，下入青椒块，炸出香味后，倒入用酱油、精盐、鲜汤、白糖、水淀粉兑成的调味汁液，加入荷花片翻炒均匀，即可装盘食用。

【食养作用】 清热解暑，开胃消食，止血固精。

(11)番茄银耳羹

【组成】 番茄300克，银耳60克，白糖50克。

【制法】 将银耳用温水泡发，去蒂，放入锅中，加水适量，熬至浓稠，加入去皮捣烂的番茄，撒入白糖拌匀，略煮片刻，即可食用。

【食养作用】 生津止渴，润肺益气，健胃消食，补脑强心。

(12)酸梅绿豆汤

【组成】 酸梅25克，绿豆75克，白糖50克。

【制法】 锅内加水适量，下入绿豆，先用旺火烧开，加入酸梅，再改用小火煮至豆开梅烂，放入白糖拌匀，即可饮用。

【食养作用】 生津止渴，清热解暑，开胃消食。

(13)烩猪下水

【组成】 熟猪肚、猪肠、猪肺、猪肝各50克，胡萝卜80克，香菜25克，葱丝、姜丝、蒜末、酱油、精盐、清汤、花椒水、水淀粉、香油各适量。

【制法】 将猪肚、猪肠、猪肺、猪肝、胡萝卜分别切成细丝，再分别放入开水锅中焯一下，捞出，控净水；香菜切成末。锅内加入清汤，放入葱丝、姜丝、酱油、精盐、花椒水、猪肚、猪肠、猪肺、猪肝、胡萝卜，烧开后撇去浮沫，加入蒜末，用水淀粉勾芡，淋上香油，撒上香菜段，即可食用。

【食养作用】 补肝明目，润肺止咳，润肠通便，健脾和胃。

(14)鲤鱼冬瓜粳米粥

【组成】 鲤鱼1条，冬瓜100克，粳米75克，葱花、姜末、胡椒粉、精盐、黄酒、香油各适量。

【制法】 将鲤鱼宰杀，去鳞、去鳃、去内脏；冬瓜去皮，切成小块。锅内加水适量，先用旺火烧沸，下入鲤鱼，加入葱花、姜末、黄酒、香油、胡椒粉、煮至鱼肉熟烂，再用汤筛过滤，去刺留肉。把鱼肉、鱼汤倒回锅中、烧沸，下入粳米，开锅后下入冬瓜块，改用小火熬煮成粥，加入精盐调味，即可食用。

**【食养作用】** 清热解毒，利水消肿，滋补脾胃。

(15)糖醋丸子

**【组成】** 肥膘肉100克，瘦猪肉400克，鸡蛋2个，葱花、姜末、蒜片、醋、酱油、白糖、干淀粉、水淀粉、植物油各适量。

**【制法】** 将鸡蛋磕入碗内，搅打成鸡蛋液。分别把肥膘肉、瘦猪肉剁碎成泥，放入盆内，加入干淀粉、鸡蛋液，搅拌均匀，制成馅料。锅内加入植物油，烧至六成热时，逐个下入用馅料挤成的丸子，待炸至呈金黄色时，捞出，控油。油锅继续加热，烧至九成热时，下入丸子，再炸片刻，捞出，沥净油。锅内留底油烧热，下入葱花、姜末、蒜片炝锅，倒入用白糖、醋、酱油、水淀粉和水兑成的糖醋混汁，放入丸子，翻匀，淋上明油，即可装盘食用。

**【食养作用】** 滋阴润燥，补肾固精，益气养血。

(16)珊瑚菜花

**【组成】** 菜花150克，胡萝卜50克，水发黑木耳25克，干红辣椒15克，香菜10克，鸡蛋1个，精盐、水淀粉、清汤、花椒水、香油、猪油各适量。

**【制法】** 将菜花掰成小块，放入沸水锅中焯一下，捞出，控净水；胡萝卜、黑木耳、干红辣椒均切成细丝；香菜切成段；鸡蛋煎成皮，切成丝。锅内加入猪油烧热，下入菜花块、精盐、花椒水翻炒，菜花炒熟后，盛入盘中。锅内加清汤适量，下入胡萝卜丝、黑木耳丝、干红辣椒丝，加入精盐少许，用旺火烧开，撇去浮沫，加入鸡蛋丝，并用水淀粉勾芡，撒上香菜段，淋上明油，浇在盘内的菜花上，即可食用。

**【食养作用】** 补中益气，健脾养胃，利水消肿。

(17)瓜皮炒肉片

**【组成】** 西瓜皮250克，猪瘦肉150克，酱油、精盐、白糖、植物油各适量。

**【制法】** 将西瓜皮削去表层硬皮，切成薄片；猪肉切成薄片。锅内加入植物油烧热，下入肉片，快速翻炒，待肉片变色，立即下入西瓜皮片，加入精盐、酱油、白糖，迅速翻炒片刻，即可装盘食用。

**【食养作用】** 滋阴润燥，消暑解热，生津止渴。

(18)干菜炒蚕豆

**【组成】** 霉干菜25克，鲜蚕豆200克，猪肉糜150克，葱花、姜片、蒜末、精盐、白糖、香油、豆瓣酱、植物油各适量。

**【制法】** 将霉干菜放入温水中浸泡片刻，捞出，切成段。锅内加入植物油烧热，下入鲜蚕豆，翻炒至熟，捞出，控净油。锅内留底油，用姜片、蒜末炝锅，下入猪肉糜，炒熟，再加入豆瓣酱、白糖、精盐，放入蚕豆、干菜段，翻炒几下，撒上葱花，淋上香油，即可装盘食用。

**【食养作用】** 健脾益气，祛湿抗癌，利尿消肿。

(19)海带冬瓜蚕豆汤

**【组成】** 水发海带80克，冬瓜250克，去皮蚕豆50克，精盐、香油各适量。



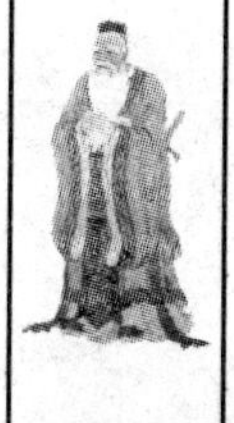

【制法】 将水发海带切成条;冬瓜切成块。锅内加入香油少许,下入海带条、去皮蚕豆煸炒,添入适量清水,盖上锅盖,用旺火烧沸,煮至蚕豆熟烂,再下入冬瓜块,加入精盐,烧至冬瓜熟烂,即可装碗食用。

【食养作用】 清热解暑,化痰利水,祛湿抗癌。

(20)鸳鸯凉糕

【组成】 面粉350克,白糖、红糖各100克,桂花40克,小苏打适量。

【制法】 将白糖与20克桂花放在一起调匀;红糖与20克桂花放在一起调匀。面粉用温水和成面团,加入小苏打,发酵片刻。待面团发起后,将面团分两半,一半与红糖揉在一起,另一半与白糖揉在一起。再把两块面各擀成大小一致的长方形面片,叠在一起,上笼蒸熟,取出,晾凉,切成小块,即可食用。

【食养作用】 补中益气,润肺生津,暖胃止痛。

(21)黄花菜蚌肉粳米粥

【组成】 黄花菜25克,蚌肉40克,粳米75克,丝瓜络15克,精盐适量。

【制法】 砂锅内加入清水,放入黄花菜、丝瓜络,煎取汁液。锅内加水适量,先用旺火烧沸,下入粳米、蚌肉,倒入黄花菜和丝瓜络煎取的汁液,烧开后改用小火熬煮成粥,放入精盐调味,即可食用。

【食养作用】 养肝明目,清热利湿,补气养血。

(22)八珍扒鸭

【组成】 活鸭1只,鱼肚、虾仁、猪肚尖、冬笋各40克,水发香菇、火腿肉各25克,青菜60克,鸡肫1个,葱丝、姜片、大茴香、酱油、精盐、白糖、黄酒、鲜汤、水淀粉、植物油各适量。

【制法】 将活鸭宰杀,去毛、去内脏,收拾干净,外表抹上一层酱油。将鱼肚切成片;猪肚尖去皮、去筋,剞上十字花刀,切成块;冬笋切成象眼片;水发香菇去蒂,掰成块;火腿肉切成片;青菜切成长段;鱼肚片、青菜段、冬笋片分别放入开水锅中焯一下,捞出,控净水;鸡肫去皮、去筋,划十字花刀,改刀成块;锅内加植物油烧热,分别下入鸡肫块、猪肚尖块、蘸有少许淀粉的虾仁,滑油,捞出,沥净油。锅内加入植物油,烧至八成热时,下入鸭子,待油炸至外表呈红色时,捞出,放入盘中,加入葱丝、姜片、大茴香、酱油、精盐、黄酒、白糖、鲜汤,上笼蒸至鸭熟肉烂,取出。锅内留底油烧热,下入葱丝、姜片炝锅,加入香菇、冬笋、青菜煨炒片刻,放入鱼肚片、猪肚尖、虾仁、鸡肫翻炒几下,加入蒸鸭原汤,用旺火烧开,加入火腿肉片,并用水淀粉勾芡,浇在盘中鸭子上,即可食用。

【食养作用】 滋阴养胃,清热利水,补气养血,抗癌。

(23)草菇冬瓜

【组成】 草菇50克,冬瓜500克,精盐、料酒、白糖、水淀粉、鸡汤、鸡油各适量。

【制法】 将草菇用温水泡发,去蒂、去杂,洗净;冬瓜去皮、去瓤,切成长方形块,在块的底部剞上十字花刀,放入开水中氽至五成熟,捞出,放入凉水盆中。锅内加入鸡油烧热,添入鸡汤,加入精盐、料酒、白糖,下入草菇、冬瓜块,用旺火烧沸,4分钟之后,捞出草菇、冬瓜块,放入碗内。锅内原汁用水淀粉勾芡,浇在碗中的草菇和冬瓜块上,即可食用。

【食养作用】 清热解暑,养阴补虚,降脂降压。

(24)鲤鱼黑豆粳米粥

【组成】 鲤鱼1条,黑豆75克,粳米80克,葱花、姜末、胡椒粉、精盐、黄酒、香油各适量。

【制法】 将鲤鱼宰杀,去鳞、去鳃、去内脏,放入锅内,加水适量,再加入葱花、姜末、胡椒粉、黄酒,用旺火烧沸,倒入香油,煮至鱼肉极烂,倒入筛中,滤去鱼刺、鱼骨。把鱼汤、鱼肉与粳米、黑豆一起放入锅内,加水适量,用旺火烧沸后,改用小火熬至米熟豆烂,加入精盐调味,即可食用。

【食养作用】 补脾健胃,利水消肿,润肾燥,止盗汗,解毒。

(25)清拌茄子

【组成】 嫩茄子450克,香菜段20克,蒜末、米醋、酱油、精盐、白糖、花椒粒、香油各适量。

【制法】 将嫩茄子削去外皮,切成小片,放入盘中,加入精盐少许,拌匀,腌渍片刻。取出,放入凉水盆中,泡去茄褐色,捞出,放入盘内,入笼蒸熟烂,取出,晾凉。将锅烧热,加入少许香油,放入花椒粒,炸出香味后,倒入碗内,加入米醋、酱油、精盐、白糖、蒜末,调成味汁,浇在盘中茄子上,撒上香菜段,拌匀,即可食用。

【食养作用】 健脾和胃,清热通窍,利水消肿。

(26)黄瓜酿肉

【组成】 黄瓜400克,猪肉200克,玉兰片40克,鸡蛋1个,葱花、姜末、酱油、精盐、香油、鲜汤、水淀粉、干淀粉、植物油各适量。

【制法】 将黄瓜去皮、去柄部、去头部,切成段。挖去黄瓜瓤,放入盆中,加精盐少许,拌匀,腌渍片刻,再用纱布吸干黄瓜段上的水分;玉兰片切成小丁;猪肉切碎如泥,放入碗中,加入葱花、姜末、酱油、精盐、玉兰片丁、水淀粉,打入鸡蛋,搅拌均匀,制成馅料。在黄瓜段的内壁上抹上一层干淀粉,再将馅料装入黄瓜段内,两头抹平,撒上干淀粉。平底锅内加入植物油适量,烧热后取下,把黄瓜段立着码在锅内,再将平底锅放在火上,用中火把黄瓜段一头煎至呈浅黄色时,调头再煎另一头,煎好后添入鲜汤,盖上锅盖,将汤汁焖尽,淋上香油,即可装盘食用。

【食养作用】 滋阴润燥,清热解暑,生津止渴,利水消肿。

(27)瓜皮花生汤

【组成】 西瓜皮150克,花生仁75克,麦芽、米仁各40克,精盐适量。

【制法】 将西瓜皮削去表层硬皮,切成薄片。锅内加入清水适量,下入西瓜皮片、花生仁、米仁、麦芽,熬煮成汤,加入精盐调味,即可食用。

【食养作用】 清热解暑,补气润肺,健脾开胃,止烦渴,利小便。

(28)茄子粳米粥

【组成】 茄子80克,粳米75克,蜂蜜25克。

【制法】 将茄子去柄、去蒂,切成小块。锅内加水适量,先用旺火烧开,下入粳米、茄块,烧开后转用小火熬煮成粥,加入蜂蜜调匀,即可食用。

【食养作用】 养心护肝,润燥通便,清热解毒。

(29)绿豆煮猪肘

【组成】 绿豆400克,去骨猪肘800克,葱段、姜片、精盐、明矾各适量。

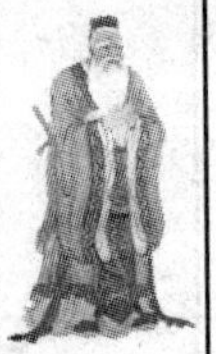

【制法】 锅内加水适量，下入刮洗过的猪肘、浸泡过的绿豆、适量的明矾，先用武火烧沸，再改用文火煮至豆烂肉熟，待猪肘能用筷子扎透时，取出，晾凉。将晾凉煮透的肘子皮朝下放入大碗内，再把葱段、姜片、精盐放在猪肘上，倒入煮豆煮肘的原汤，上笼用武火蒸至熟烂，取出，晾凉，放入冰箱，待凝结成冻时，取出，切片，即可食用。

【食养作用】 消暑止渴，清热解毒，生津益血，滋肾填精。

(30)清烹狗肉段

【组成】 狗肉 500 克，葱丝、蒜末、花椒水、醋、酱油、精盐、水淀粉、植物油各适量。

【制法】 将盆内加入清水，放入狗肉，浸泡 4 小时，捞出，控净水，切成段，放入大碗内，加入水淀粉，抓匀上浆。锅内加入植物油，烧至七成热时，逐条下入狗肉段，滑散，待炸至表面发硬时，捞出。锅内继续加温，烧至八成热时，下入狗肉段再炸，待炸至呈金黄色时，倒入漏勺，沥净油。锅内留底油少许，下入葱丝、蒜末煸香，加入狗肉段，烹入醋，倒入用酱油、精盐、花椒水兑好的清汁，翻匀，即可装盘食用。

【食养作用】 补中益气，温肾助阳，滋养强壮。

(31)扒海参

【组成】 水发海参 300 克，葱丝、姜末、蒜片、酱油、精盐、糖色、料酒、鲜汤、水淀粉、植物油各适量。

【制法】 将水发海参切成大片，放入沸水锅中焯一下，捞出，控净水。锅内加入底油少许烧热，下入葱丝、姜末、蒜片煸香，添汤适量，加入海参片、糖色、酱油、精盐烧 3～5 分钟，倒入料酒少许，并用水淀粉勾芡，淋上明油，即可装盘食用。

【食养作用】 滋阴健阳，补肾益精，养血补血。

(32)牛尾汤

【组成】 净牛尾 1 条，香菜 15 克，葱花、姜末、胡椒粉、精盐、香油各适量。

【制法】 将净牛尾按骨节切成数段，放入盆中，加入清水，浸泡 1 小时左右，捞出，放入开水锅中，煮 5 分钟左右，捞出；香菜切成末。锅内加汤适量，下入牛尾段、葱花、姜末、精盐，用旺火烧开，撇去浮沫，待牛尾煮熟时，淋上香油，撒上香菜末和胡椒粉，即可食用。

【食养作用】 补气养血，温肾助阳，强筋壮骨。

5、名人养生之道

## 袁枚善养生

清代著名诗人、画家袁枚善于养生，年逾八秩，作诗不停，写字不辍，兴来举足登山，旅游玩苏杭。虽已暮年，神明不衰，且“齿若编贝，声若洪钟”，被誉为“一代文星兼寿星”。

袁枚，浙江钱塘（今杭州）人。从《随园全集》所载他一生事迹看，他无世俗之名利及高官厚禄之想，不以物喜，不以己悲，能自如地控制自己的情绪，始终“坦然自运”，保持着稳定的乐观情绪。他 40 岁左右辞官归乡，客居江宁（今南京），筑园林于小仓山，取名“随园”。在 81 岁那年秋天写了一首《遣兴》诗，反映了他在随园养生的活动：

冬常早起夏常眠，生性耽游自在天。身健每嫌儿女弱，心虚常觉友朋贤。鱼贪凉影游荷下，鸟恋残花立树巅。记得当时康节语，凭人谤我作神仙！

袁枚喜欢晨露养生，有诗曰："日饮芭蕉花露鲜，采来常与雀争先。琼浆何必千年计，一滴甘时一刻仙。"可见诗人每日清晨"与雀争先"早起活动健身，使身体获益匪浅！晚年的袁枚很喜欢爬山，领略"万山随我同奔腾"的乐趣。70岁还随客游黄山，77岁时曾两次游天台山，他在《二月二十八日出门重游天台》一诗中写道："一息尚存我，千山不让人。重携买寿杖，直渡大江春。柳絮飞如雪，桃花吹满身。亲朋齐莞尔，此老越精神。"在《老行》一诗中又写道："老行万里全凭胆，吟向午峰屡掉头。总觉名山似名士，不蒙一见不甘休。"这种"不蒙一见不甘休"的浓厚兴趣和"人心不老"的精神，令人敬慕不已。

袁枚晚年精神饱满，在《八十自寿》诗中写道："桑榆晚景休嫌少，日落红霞尚满天。"充溢着晚年的乐观情绪。

袁枚在随园期间勤于著述，酷爱写诗，到老仍是如此。诗文抒发情感，调养精神，这自然有利于健康长寿。

袁枚具有和善的性格，融洽的人际关系，"心虚常觉友朋贤"。天下士子和文学青年纷纷投师于随园门下。据记载，袁枚和当时的名医薛雪和徐大椿交往很深，名医徐大椿的孙子徐垣学诗于随园，名医薛雪的孙子薛寿鱼亦请教于他。凡到家帮佣做活的人，来者不愿离去，"非求富贵得主乐"。时人称他是"千秋第一高人"。如此良好的精神情操和高尚品德及美好性格，也是他健康长寿的重要因素。



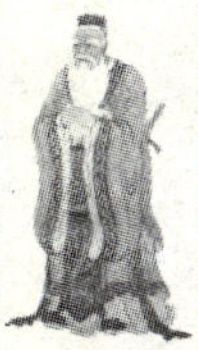

# 第四章

# 秋季养生

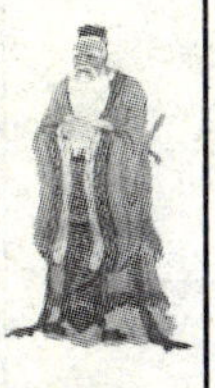

# 一、春季的气候特征

## (一)秋季时间段的划分

俗有“孟秋七月、仲秋八月、季秋九月”之说。秋季3个月，即农历的七、八、九月，相当于公历的8、9、10月。依我国传统的二十四节气，秋三月包括了立秋、处暑、白露、秋分、寒露、霜降此六个节气。“立秋”是一年秋季开始的节气，多在每年公历的8月7日或8日，此时夏季的暑热开始消退，气候逐渐转凉。到了中秋佳节则是秋季气候转化的分界。秋季在每年的公历9月23日或24日“秋分”这一节气之后，逐渐日短夜长，气候凉爽。到立冬的前一天，多在每年公历的11月7日或8日则是秋季的结束。

## (二)从二十四节气看秋季时令特点

从天文学的角度而言，二十四节气是以太阳在黄道上所处的位置(以黄经度来表示)来确定的，即从根本上来说是根据地球环绕太阳公转的运动来决定的。具体而言就是将地球公转一周360°分成四段，每段即相距90°为一季，再以每15°分成六小段，代表每季的6个节气。秋季位于黄经度135°~225°之间。

立秋：位于黄经度135°。为每年公历的8月7或8日。“立”是开始的意思，立秋是秋季开始的标志。此时农作物快成熟了。

处暑：位于黄经度150°。为每年公历的8月23日或24日。“处”有躲藏、终止和次的意思，处暑即表示炎热的夏季即将过去，快要躲藏起来；也含有秋季又见暑热气候，仅次于夏季的含义，俗称“秋老虎”。

白露：位于黄经度165°。为每年公历的9月8日或9日。此时农作物即将成熟，“秋老虎”也将逝去，气候转凉，一天当中早中晚温差变化较大，早晚凉、中午热。因气温降低较快，夜间温度已达白露的条件，因此，露水凝结得较多、较重，呈现白露，故而得名。

秋分：位于黄经度180°。此时，太阳又直射赤道上，即在黄赤道相交点上，昼夜平分，故称秋分。为每年公历的9月23日或24日，是农作物成熟、收获的节气。因北半球天气转凉，候鸟大雁、燕子、杜鹃等都开始成群结队地从逐渐寒冷的北方飞往南方。

寒露：位于黄经度195°。为每年公历的10月9日或10日。此时气温更低，露水更多，气候从仲秋的凉爽逐渐转寒，有成冻露的可能，早晚则更明显，故称寒露。

霜降：位于黄经210°。为每年的10月23日或24日。此时气候已渐寒冷，夜晚下霜，晨起阴冷，开始有白霜出现。一天中温差变化很大，常有冷空气侵袭，而使气温骤降。

## （三）秋季自然界阴阳消长变化

古人认为，一年四季的春、夏、秋、冬是阴阳消长变化的结果，因而称之为“四时阴阳”。自然界中阴阳的相互对立、相互制约产生了春、夏、秋、冬四季的温、热、凉、寒的气候变化。正因为有这种四时阴阳消长的变化，才有“春生、夏长、秋收、冬藏”的生物生长的规律，可见四时阴阳是万物的根本。正如《素问·四气调神大论》中说的：“夫四时阴阳者，万物之根本也……万物之终始也，死生之本也。”对于秋季自然界的变化，《素问·四气调神大论》说：“秋三月，此谓容平，天气以急，地气以明。”这是古人对秋季自然界万物状态的描述。说明秋季三个月，风急天高，天行肃杀之令。天地之阴气从始盛到渐长，阳气也随之开始逐渐衰弱，秋风萧瑟，气候转凉而出现天气清凉劲急、万物日渐萧条、萧杀的自然状态。因此，文中提出了秋冬养生的总原则“秋冬养阴”。即秋冬养收藏之阴气，为养阴。

以上说明，秋为四季阴阳消长中之属阴者，是阴气初生之季，为阴气初升之少阴。而在秋天三个月中，又有其阴阳的消长转化的过程，从初秋到秋分，为阴中之阳，秋分至立冬，为阴中之阴。秋季的阴气也从渐生、渐长到阴气旺盛的秋分时节，而直至冬季。此外，在秋日的一天中也可见其阴阳的消长过程，如同四季一样。正如《灵枢·顺气一日分为四时》：“以一日分为四时，朝为春，日中为夏，日入为秋，夜半为冬。”说明秋日晨起平旦阴气渐衰，至午、旦中，阳气为盛；午后至日暮，阴气渐长，至午夜阴气盛；午夜至平旦则阳气渐生。这种阴阳的消长，维持了昼夜气温的变化。因此，一日之中也可按照四时的规律，顺应自然，适时调摄养生。

## （四）从五行、六气看肺“金”与秋“燥”

五行学说是中医学理论的一个重要组成部分。它源于古代哲学思想。五行是指木、火、土、金、水五种基本要素。五行的“行”有排列、运行之意，即古人以五行各自的特性，把宇宙中的一切通过排列而分成五类，五类事物之间有着周而复始、有规律的变化。秋天万物凋零，一派肃杀之象，属金，位居西方。因金在五行中最重，最易下落，且常用来杀死生命，故秋天属金。《素问·阴阳应象大论》中写道：“西方生燥，燥生金……其在天为燥，在地为金。”《汉律志》中也说：“少阴者，西方也。西者，迁也，阴气迁落，万物捌子由切敛，乃成熟也。”就是说秋主西方，秋季天地阴阳之阴气回落于大地，气候凉爽，阴气为敛，促使草木生机收敛，则万物俱成熟、结果，这就是在地的金气，受在天之燥气影响主收敛的表现。所以，秋日的自然界既有肃杀之象，又有丰收之景。

人体的一切也可依照五行的特性进行分类。五脏之中，肺色白，性肃降，属金，与之密切关系的咽喉、皮肤、鼻子共同组成属金的“肺系统”。因此，中医认为，肺属金，旺于秋。秋季燥邪为患，与肺相应。如果秋天不注意养生，秋燥最容易伤肺。而根据五行相生的理论，属“金”的肺系受损，出现“金不生水”，则见燥咳、口渴、咽干、皮肤干燥、大便秘结等证候。此外，根据中医脏腑相关理论，肺与大肠相表里的关系，秋季肺金受病，到冬季就可能得泄泻之症，而冬天是阳气收藏的季节，泄泻伤气，则违背了冬季闭藏奉养的原则。

中医学大量文献记载说明了，人体中的五行与自然界的五行是相通的，就是说人体中的某一行和自然界中的相应的一行有特殊的亲和力。例如食物中辛味（即辣味）属金，肺属金，吃辛辣味的食物，入人体后首先入肺，进而外达皮毛。明白了这些道理，对秋季养生保健具有重要的意义。

六气是指风、寒、暑、湿、燥、火，是古人对四季常见气候变化现象的概括描述，也是古代气象学的6个基本要素。秋主“六气”中之燥气，此气为“天之常气”之一，是不致病的。但是，如果秋令气候有特殊的变化，太过或“非其时而有其气”，正常的“六气”则成“六淫之邪”，“燥气”则成“燥邪”，则可导致机体患病。由此可见，秋季是燥邪容易为患的季节。燥，即水分太少。秋天主要是空气干燥，因此秋令常使人口干舌燥，嘴唇干裂，咽喉干痛，干咳少痰，易于咯血，有时还引起皮肤皲裂等现象。

### （五）我国不同地区的秋季气候特点

#### 1. 西方生燥

早在《素问·阴阳应象大论》中就有记载：“西方生燥，燥生金……其在天为燥，在地为金。”《礼记》言：“西方曰秋”。《汉律志》中也说：“少阴者，西方也。”指出西方是阴气初生之方，燥是少阴之气，所以阴气生于秋而旺于西，故西方生燥。从地理学上而言，我国地处东北半球，大部分地区属于北温带气候，一年四季气候变化明显，但我国幅员辽阔，不同地区有其特异的地势、山林湖海和物产资源等不同自然环境，造成了各地区的各异的气候特点，进而对人体的健康、疾病的防治以及养生保健产生重要的影响。比如我国西部地区山高气薄，寒冷干燥；北部地区干燥、寒冷、多霜雪；而南部地区则雨水多，常常阴雨霏霏，浓雾弥漫，气候潮湿；东部地区鱼盐之地，依山傍海，风气盛，湿气重。由此可见，我国西北部地区相对比较干燥，秋季就更突出“西方生燥”的气候特点。

#### 2. 其他地域的秋季气候特点

不同的地形其气候的特点也各不相同。对海拔高度在500米以上的高原和山地区，正常情况下，其气温一般要比平原低。因此，秋季之令，气候较早转凉，早晚的温差更较其他地区变化为大。而对于海拔在200米以下的宽广低平的平原，如我国著名的东北、华北及长江中下游平原，因太阳辐射量较高、日照时数较长、气压较高、湿度偏低，使这些地区秋季气候更较其他地区干燥。而临近海洋的我国的华东、华南一些地区和平原，以及被海洋所环绕的海滨海岛，则又易受海洋气候的影响，秋季虽然湿度相对较大，但多风且风速较快。对于四周地势高、中部低平的盆地，如我国著名的四川盆地、塔里木盆地、准葛尔盆地、柴达木盆地等，由于其天然的周围屏障，阻挡了从北方吹来的冷空气，因此，秋季气温相对较稳定，特别是深秋不会太寒冷；由于雨量较多，湿度较大，也减轻了秋燥的现象，且早晚温差变化较小；又因地势低平，气流运动缓慢，因而秋季相对较其他地区风速小，这也降低了秋天燥气的程度。

#### 3. 城乡秋季气候的差别

随着现代化城市建设的不断发展、扩大，城市中绿地、森林的急速减少，加大了城市与乡村之间的环境差别，并直接影响了气候的变化和差异。密集林立、装饰富丽、设备先进的高楼大厦，广布的公用设施，纵横交错的公路街道和拥挤的人口是一座现代化都市的象征。其结果是导致城市气温的不断升高；夏季酷暑、高温在秋季的延续，“秋老虎”持续不退，甚至温度不低于夏日；且湿度降低，秋季更显燥热难耐。与乡村的秋高气爽截然不同。但可喜的是这种状况已逐渐引起人们的重视，特别是城市规划者们，正加速在有限的城市空间建设绿地、植树、开辟公园……使人们有机会享受秋日的凉爽。

## 二、秋季与其他季节的关系

### (一)秋季与其他季节密切相关

自然界中的一切现象都不是孤立存在的，而是相互影响、相互作用的，四季之间也不例外。有了春温春生，就有夏热夏长，继之有秋凉秋收，而有冬寒冬藏。四季的变化是连续的、渐变的过程。因此，秋季也与其他季节一样与其他三季有着密不可分的关系。《四时调摄笺 · 秋卷》中记载“立秋，金相；秋分，金旺；立冬，金休；冬至，金废；立春，金囚；春分，金死；立夏，金殁；夏至，金胎：言金孕与火土之中也。”由此也可见，秋天是金气的萌芽、渐长、旺盛、渐衰和消亡，以及又开始孕育的周而复始的过程。它不仅是二十四节气的一部分，还早在长夏、夏至的火、土气主令之时就已经是秋天金气孕育的开始。秋季与其他季节有着不可分割的关系。

### (二)秋冬同属于阴，秋为阴中之阳

五运六气学说将一年依次分为6个阶段，分别由厥阴风木、少阴君火、少阳相火、太阴湿土、阳明燥金、太阳寒水等六气所主。这6个阶段的划分虽与四季的界限不完全相同，但反映了季节与季节间的过渡和衔接。与秋季相关的是第五阶段，即为每年的秋冬之间，时间从秋分至立冬，称为阳明燥金之气，气候以燥气为主，疾病以肺病为多。中医认为，春夏属阳，秋冬属阴。因而提出“春夏养阳，秋冬养阴”的养生原则。但在同属阴的秋冬之中，因秋为阴气始生，渐盛之令，故为阴中之阳者。所以，秋冬同属于阴，秋为阴中之阳，其所主之燥气，也为“六淫”阳邪之一。

### (三)夏暑湿热遗留于初秋

近年来，随着人类生活的现代化，环境污染日益严重，全球温度逐渐上升。入秋后，尤其在初秋时节，持续的高温、“秋老虎”的肆虐、夏暑湿热遗留于秋日的现象也在逐步加剧，甚至温度高于夏日酷暑。这也使本多见于夏日的疾病又在秋季复现。因此，养生保健中应重视秋季环境、气候与其他季节的关系。特别要注意在秋令预防像流脑、乙脑、疟疾等中医认为多见于夏季湿温为因的疾患，以及其他胃肠道传染病的发生，并要预防秋日“中暑”。

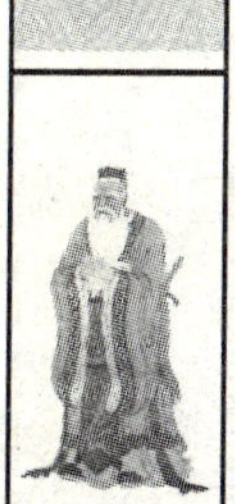

## 三、秋季气象因素与人体健康

### (一)秋季人体的生理变化

1. 阴阳气血运行的变化特点

《素问·宝命全形论》中说:"天地阴阳之化者,不失四时"。《灵枢·四时气》则言:"四时之气,各有所在。"可见,古人早就认识到外界四季气候的变化对人体的阴阳变化、气血运行沉浮有明显的影响。《灵枢·水热穴论》中记载:"秋者金始治……阳气在合,阴气初胜。"《素问·八正神明论》也说道:"天寒日阴,则人血凝泣而卫气沉。"说明了秋季随着自然界气温的下降,气候转凉,出现阴气渐盛,阳气始收的阴阳变化,人体的阴阳之气也适时发生改变,气血运行减慢,阳气逐渐内沉于体内,并于其他时令一样各有其循行的部位。《素问·四时刺逆从论》就明确谈到秋令人体经气运行,文中说道:"秋气在皮肤……秋者,天气始收,腠理闭塞,皮肤引急。"说明秋天之气,盛于皮肤。随着秋季天气开始收敛肃降,人体腠理也随之闭塞,皮肤毛孔收敛紧缩,所以,人应秋而气盛于皮肤。

2. 脉象的变化

古人从"天人相应"与恒动观的观点出发,阐明了人体脉象与人体的其他生理功能一样是与四季节律性的自然变化规律相适应的。因此,脉象实际上是人体气血运动的年节律。《素问·脉要精微论》中就指出:"万物之外,六合之内,天地之变,阴阳之应……四变之动,脉与之上下……秋应中衡。"这里着重说明了宇宙天体的运行,自然的变迁,阴阳的相应。秋季的脉象为"秋衡"的表现。《素问·平人气象论》中更指出了秋季的平脉为:"秋胃微毛"、"人以水谷为本,脉以胃气为本。"《灵枢·终始》又说:"谷气来也徐而和"。张仲景的《金匮要略·脏腑经络先后病脉证第一》中也提到了应于四季之脉,其中指出应于秋季的秋毛平脉。由此可见,秋气自然界劲急肃杀,人体与之相应的脉象为"中衡"、"秋毛",即应秋季阴气始生,气主敛肃,人体气血由盛转入平稳并开始逐渐趋向于里的变化。人体的脉象与秋日相合,如衡之平,轻虚似浮。说明秋季的正常脉象是徐和从容而微浮。

3. 燥热带来的其他生理变化

《素问·阴阳应象大论》说:"燥胜则干"。秋季气候干燥,空气中湿度降低。人的皮肤、口、鼻、肺系与外界接触最为密切,燥伤人体津液。因此,秋令的燥热带来的其他生理变化中以皮肤毛发、清窍、肺系的干燥症状表现最为突出。

(1)皮肤毛发:中医认为,"秋气在皮肤","肺应秋","肺主皮毛"。秋季燥热给人体带来的最明显的生理变化就是皮肤毛发的改变。由于秋季气候的因素,多风尘,燥气重,水分少,空气中湿度低,人会自觉皮肤干涩、毛发脱落。若感受燥热之邪,则更易使人体出现津伤阴亏,肌肤失却濡润,出现皮肤干燥,甚至脱屑,毛发干枯不荣,脱发较其他季节为甚等现象。

(2)口、鼻、眼、咽喉:中医学认为,肺开窍于鼻。秋季的燥气容易耗伤人体的阴津，使人体出现“阴常不足”的现象。人体的五官七窍也因津液濡养缺乏出现口、鼻、眼等干燥不适，口燥咽干、目涩鼻燥，甚至鼻干出血等现象。

(3)内脏功能：中医认为，肺为娇脏，主令于秋。肺主呼吸，主卫气。秋季的燥热之气最易使五脏的肺脏功能受到影响，出现干咳无痰或少痰，或痰粘咯吐不爽，或因燥热伤津灼络，导致肺络受损，而见痰中带血丝，甚至出现胸痛咽燥，干咳咯血等症候。肺主卫气，燥热导致肺的卫外功能降低，人体的免疫力下降，秋季容易出现伤风感冒等呼吸系统病症。肺与大肠相表里，秋季的燥热之气，使肠腑失却津液的濡润，容易出现大便干结，或便秘不通，对于素有便秘者，则证候更加严重，甚至便中带血，或出现痔疮，或痔疮出血。由于津液缺乏，也可出现小便短黄、尿少的现象。

此外，秋季的燥热还带来人体的其他生理变化，如情绪的改变。深秋劲风、落叶纷飞、大地肃杀，又加上燥热少津的气候更容易使人精神忧郁或烦躁，“秋思”不断，倦怠消沉。秋季的燥热、温差的变化、秋风劲急，使人体的外周血管常处于收缩的状态，也容易使血压升高。而燥热导致的阴津亏耗，使周身脏器组织器官相对处于失润的状态，内脏功能相对低下，更加重了疲劳、精神抑郁、懒散等不适感。

(4)舌脉：由于秋季燥热导致人体的津血不足，舌象多见舌质淡红少津、舌体较瘦、舌苔少或无苔，甚至舌苔光剥、有裂纹，或即使有苔，也多见干燥少津。脉象可无特异性变化，也可因阴津不足，或燥热伤津，出现细数，或浮浅而中空之虚象脉。

#### 4. 不同体质的反应特点

不同体质的人对秋季的燥热气候、变化较大的温差、多尘劲急的秋风反应是有所差异的。对于素体阴虚火旺的人，秋季最难捱。秋令的燥邪容易耗伤本已不足的阴津，而使咽干口燥、唇干舌燥的症候加剧；秋季肺主令，肺气虚弱者，因主令之气不足，在秋季就更容易患呼吸系统之病，并易使伤风感冒反复发作。根据中医五行相生相克的理论，肺生金，肝属木，金克木。若肺金不足，而反被“木”克，出现木火刑金，见干咳或呛咳，痰中带血，胸胁闷痛，咽喉干燥疼痛，性情烦躁易怒，或忧愁不断。秋季对于阴血不足或失血的人，如产后、手术后或患有失血疾病，如崩漏(即月经量多或淋漓不断)、痔疮出血等，更会因秋日的燥气使阴血愈显不足，无以上荣脑窍，难以外润肌肤、头面，内养脏腑组织，出现面色无华，眩晕健忘，毛发脱落、枯槁，肌肤起皱、脱屑，体倦嗜睡，言语无力，心悸气短，多汗脉细等现象，严重者因抵抗力下降进而出现呼吸系统症候。

此外，老年人因年老体弱，肝肾精血渐衰；婴幼儿因精血方生，耐受秋燥的能力较低，也较易出现津伤口渴或便结难通的现象。

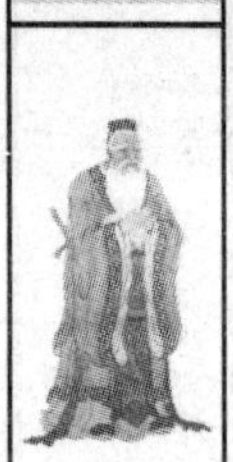

### (二)秋季气象因素对人体健康危害的特点

#### 1. 秋季燥邪致病的特点

秋季是由夏入冬的过渡季节。由初之孟秋，中之仲秋，末之季秋，天气不断敛肃，空气中缺乏水分的濡润，因而出现秋凉而劲急干燥的气候。秋季主气为燥，肺应秋。秋季燥邪感染的途径，多从口鼻而入，侵犯肺卫。秋燥有凉燥、温燥之分。初秋有夏热之余气，秋燥易与温热结合而侵犯人体，多见温燥病证；深秋有近冬之寒气，秋燥易与寒邪结合而侵犯人体，多见凉燥病证。秋季燥邪致病有以下特点：

(1)中医认为燥性干涩，易伤津液：《素问·阴阳应象大论》“燥胜则干”。燥邪为干涩之病邪，容易耗伤人体的津液，造成阴津亏虚、脏腑组织器官失于濡润的病变，出现口、鼻、咽、眼等五官七窍以及皮肤干涩，甚则皲裂，毛发干枯不荣或因津液不足，出现口渴、尿少便干等症候。

(2)燥易伤肺：《素问·阴阳应象大论》：“天气通于肺”。即肺主气司呼吸，与外界大气相通，外合皮毛，开窍于鼻。燥为秋季主气，与肺相应，肺为娇脏，喜润而恶燥，故秋令之燥邪最容易从口鼻侵犯人体，损伤肺脏，导致肺卫失宣，出现清窍不润，发热恶风，无汗少尿；或导致肺津受伤，影响肺的宣发肃降功能，则出现干咳无痰，或痰粘不爽，胶粘难咯，或痰中带血，咽干而痛，甚至出现喘息胸痛咯血。若伤及津血，则出现苔干，无苔，脉细等津血亏损的证候。

**2. 秋季气候异常对健康的危害**

古人把气候上的反常现象称之为“太过”与“不及”。前者是指未到时令而有其气候，后者是指时令已到而气候未至，如秋日不见少雨多风、气候干燥、早晚凉爽。近年来由于城市的扩大，环境的污染，耕地的减少，人口的增加等因素使得秋季这种“不及”的现象增多，如夏日酷暑延长之秋日，“秋老虎”的持续不退；地震、海啸、洪水发生也增加。秋季气候的异常变化导致了呼吸系统疾病、过敏性疾病、心血管疾病、肠道等其他传染病等在秋季发病率升高。此外，秋季一日早中晚、昼夜天气变化加剧，常导致某些慢性宿疾，如心血管疾病、哮喘等的发作或加重。

## 四、秋季养生原则

秋季养生，应顺应秋天的时令特点、保养肌体适应能力，减轻秋季肃杀之气对人体影响，从而增强体质，为冬天阴气旺盛、来年阳气生发打下基础。

### (一)秋季养生保健的总体要求

秋季的主气是“燥”。这时候人们常常会觉得口鼻干燥、渴饮不止、皮肤干燥，甚至大便干结等。中医学认为，初秋之气，由于禀受了夏天炎热气候的余气，刚烈肃杀，称之为温燥；深秋之气，由于接近寒冷的冬天，寒意加深，则称为凉燥。

秋季养生保健的总体要求有如下方面：

**1. 清燥益气生津**

秋天阳气渐衰，阴气渐盛，气候干燥，多风多尘，天气变化较剧烈，而秋燥易伤津耗气，人体的卫气易感不足而受病邪的侵袭，导致疾病的发生。因此，秋天的中医保健调养应重在清燥益气生津。

**2. 滋阴润燥濡肠**

肺为娇脏，与秋令燥气相通，容易感受秋燥之邪。初秋多温燥，深秋多凉燥。许多慢性呼吸系统疾病往往从秋天开始，或复发或逐渐加重，常常是因为感受风燥、燥热或凉燥之邪，触发内伏之痰饮而诱发的。或见燥邪伤津，出现肌肤干裂粗糙、肠燥便秘难通，甚至痔疮出血。因此，秋令宜选用具有滋阴润燥濡肠的中药进行配方调治。

3. 补肺兼顾脾肾

中医认为肺在五行中属金。根据五行相生的理论,脾(土)生金,肺(金)生水(肾)。因此,秋天在调理肺脏功能的同时要兼顾脾肾两脏。

## (二)秋季养生大要

《素问·四气调神大论篇》里说:“秋三月,此谓容平,天气以急,地气以明,早卧早起,与鸡俱兴,使志安宁,以缓秋刑,收敛神气,使秋气平,无外其志,使肺气清,此秋气之应,养收之道也。逆之则伤肺,冬为飧泄,奉藏者少。”

其意思是说:秋天的 3 个月,是所谓的“收容平藏”、万物成熟的季节,天气劲急,地气清明,应该早卧早起,鸡叫起床,使神志保持安定,以舒缓三秋的肃杀,精神要内守,使秋气得以和平,不使意志外驰,而令肺气清肃,这是对秋天“收养”的呼应。如果违背了这个方法,肺会受伤,到了冬天,就会发生顽固不化的飧泄病,供养冬天潜藏之气的能力也就差了。

## (三)秋季宜养阴

秋季,阳气渐收,阴气渐长。人体生理活动也适应自然环境的变化,机体的阳气随之内收。因此,秋季养生必须注意保养阴气,也就是中医所说的“秋冬养阴”。

秋冬养阴就是在秋冬之际,顺应自然界“秋主收、冬主藏”的规律而重视蓄养阴精,以适应收藏的需要,为来年阳气生发打基础。阴精,是精、血、津、液等各种营养物质的通称。

燥为秋季的主气,燥邪伤人,易伤人体津液,呈现一派燥象,如口干、唇干、鼻干、咽干、大便干结、皮肤干甚至皲裂等。因此,秋季必须防止燥邪伤人,以养护体内阴气。

同时,寒凉之秋,脾胃机能多健旺,是营养物质易于蓄积的大好时机,因此宜加强营养,多吃温热之物及血肉有情之物,以达“温阳则阴不穷”。对于素体阴亏者来说,还可进食养阴滋液之品,如阿胶、龟肉等,使阴阳协调平和,生化无穷。

另外,性生活方面,在主收主藏的秋冬季,应审慎安排,适度为宜,以蓄养阴精。切不可一味地恣情纵欲,耗伤阴精,而导致折年损寿。

## (四)秋季宜养肺

秋季,其气清肃,其性干燥。

肺为娇脏,主呼吸,性喜润而恶燥,故当空气中湿度下降时,肺首当其冲。燥邪犯肺,最易伤其阴液,轻则干咳少痰、痰粘难咯,重则肺络受伤而出血,见痰中带血。

另外,秋季的气温逐步降低,如果不能适应外界气温的变化,便会发生感冒、咳嗽,特别是那些素有哮喘病、支气管炎等病史的人,也往往在秋季复发或病情加重。

因此,中医认为,秋季养生重点在肺,通常可以采取以下方法达到养肺的目的。

1. 常笑宣肺

中医认为“忧伤肺”,所以金秋养生应心情开朗,常想常做令人快乐的事。步行于山峦田野之中开怀大笑，或经常听听相声、说说笑笑，自己找乐。

因为，笑能宣发肺气，调节人体气机的升降，清除疲劳，驱除抑郁，解除胸闷，还可使机体的血液循环加快，心肺气血调和，对身心健康极为有益。

**2. 沐浴益肺**

中医理论认为“肺外合皮毛”。金秋季节勤沐浴有利于血液循环，使肺与皮毛气血相通，起到润肤、润肺的作用。浴水温度最好在25℃左右，不宜过分揉搓，以浸浴为主。

**3. 补水养肺**

水为生命之本，秋天干燥的气候，使人体大量丢失水分，所以补水是秋季养肺的重要措施之一。每天至少也需饮水2000毫升，才能保证呼吸道润滑，减少损伤。

**4. 药膏养肺**

对秋燥症状明显的人，可以通过进补中药膏来达到润肺的目的。

①贝梨膏。

川贝母粉10克、雪梨汁1000克、阿胶500克，共蒸熟。每次10克，日服两次，可滋阴润肺，治久咳不愈、痰中带血、鼻中出血。

②八仙膏。

生藕汁、生姜汁、梨汁、萝卜汁、白果汁、竹沥、甘蔗汁、蜂蜜各等份，将各汁和匀，蒸熟后用玻璃瓶贮存，任意食之，有生津养肺、清热化痰之功效。

**5. 通便宣肺**

中医认为“肺与大肠相表里”，若大肠功能失常，大便秘结，则肺气壅闭，气逆不降，致咳嗽、气喘、胸中憋闷等症加重，故防止便秘，保持肺气宣通十分重要。

另外，饮食上，应多吃玉米、黄豆、黑豆、萝卜、芝麻、冬瓜、白木耳、番茄、藕、甘薯、猪皮、贝、海参、梨等，但要按个人体质、肠胃功能酌量选用。

## （五）秋季宜养胃

秋季，气温渐渐转凉，而胃肠道对寒冷的刺激非常敏感，如果防护不当，就会引发胃肠道疾病或使原有的胃病加重。因此，秋季养生宜养护胃、具体说，应当注意以下几个方面。

**1. 保暖**

素有胃部不适者，入秋后要特别注意胃部保暖，适时增添衣服，夜晚睡觉盖好被褥。

**2. 静养**

消化道溃疡的发生、发展与情绪有着密切的关系。因此，要讲究心理卫生，保持精神愉快和情绪稳定，避免紧张、焦虑、恼怒等不良情绪的刺激。

**3. 运动**

胃病患者应进行适度的运动锻炼，提高机体的抗病能力，减少疾病的复发，促进身心健康。同时应注意劳逸结合，防止过度疲劳而影响了胃病的痊愈。

**4. 调养**

饮食宜清淡、较精细、易消化、富有营养，做到定时定量，少食多餐，避免胃酸侵蚀胃黏膜和溃疡面而加重病情；不吃过冷、过烫、过硬、过辣、过黏的食物。

另外，应戒烟禁酒，进食时应细嚼慢咽，以减少粗糙食物对胃黏膜的刺激，并注意饮食卫生，防止病从口入，更忌暴饮暴食。

## 五、秋季生活起居与养生

### （一）起居常识

#### 1. 早睡早起

《素问·四气调神大沦》说："秋三月……早卧早起，与鸡俱兴……此秋气之应，养收之道也。"这就是说，秋季起居作息应与气候相适应，以避免肃杀之气对人体的侵害。

秋季阴气由疏泄转向收敛、闭藏，早睡以敛肺气，顺应阳气之收，符合秋季养收之道。而且，此时天气凉爽，舒心爽身，具有安睡的条件，正好借此以补偿夏日睡眠的不足。

早起使肺气得以舒展，以防收之太过。另外，适当早起做一些晨练，既可以呼吸清新的空气，促进新陈代谢，又有益于肢体功能活动的锻炼，有助于身体的健康。

调查研究显示，脑血栓等缺血性疾病在秋季发病率较高，发病时间多在长时间睡眠的后期。秋季适当早起，可减少或缩短血栓形成的机会，对预防脑血栓发病有一定意义。

#### 2. 正确使用牙膏

使用牙膏时，如果洗漱不彻底而摄入过量的牙膏残液，有可能引起局部性胃肠炎，导致腹痛、腹泻。特别是儿童，残液中过多的化学成分滞留在体内，不但影响其身体健康，甚至对其生长发育也可造成极大的危害。

牙膏储存过久，其内的化学物质会发生一定的化学反应，会降低牙膏的去污保洁作用，甚至有可能引起过敏反应。而且，儿童不宜使用成人牙膏，因为成人牙膏中的氟含量较高，儿童长期使用这种牙膏，难免会摄入氟元素，这种元素不利于儿童的健康成长。

对于健康人而言，最好不要使用药物牙膏。因为口腔中有致病菌和非致病菌，它们互相制约，保持着口腔内的生态平衡。若长期使用药物牙膏，不仅会使口腔中致病菌产生耐药性，也会抑制正常菌群的生长，从而破坏口腔内的菌群平衡，反而可引起口腔疾病。

有些药物牙膏含有生物碱和刺激性强的物质，长期使用，可损伤口腔黏膜，引起口腔炎、牙龈炎和舌炎等；有过敏性哮喘者，可诱发喘咳和胃肠不适。

#### 3. 开窗的最佳时间

不少人习惯于清晨起床后立即开窗，以为这样可以将外界的新鲜空气换进室内。殊不知道这样做会适得其反。

由于地球上每天会有大量的二氧化碳及有害气体排入到大气中。当地面温度

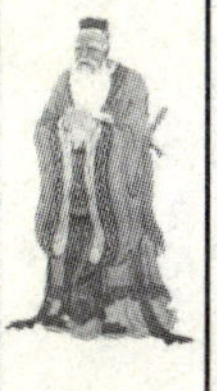

高于高空温度时，地面的空气向上流动，这些污染物就会被带到高空中扩散；当地面温度低于高空温度时，天空中就会形成逆温层，地面的空气难以向上流动，空气中的各种污染物不能扩散。

一般情况下，夜间、早上和傍晚地面温度低于高空温度，容易形成逆温层现象，所以此时的空气最为污浊。尤其是早上 7 点和晚上 7 点左右，为空气污染高峰时期。

太阳出来后，地面温度迅速上升，逆温层很快消失，污染物也随之被上升的空气带走，在高空中扩散。据有关科学检测显示，一天中以上午 9 ~ 11 时和下午 2 ~ 4 时的空气最为新鲜，故此时开窗换气较为适宜。

4. 须防秋燥伤人

夏去秋来，秋风阵阵，带给人们的是肃杀意境，一片“燥”情，鼻干，口干，咽干，皮肤干裂，皱纹增多。一种中医称之为“秋燥”的疾病，就是发生于秋季的急性外感热病。其病因是感受秋令燥热病邪，病症特点是在一般感冒症状的基础上，伴见口、鼻、唇、咽及皮肤干燥，表现为发热，有点怕冷，头痛，少汗，咳嗽少痰，咽干鼻燥，口干唇裂等。这类病症虽不是大病，但如不及时治疗，病邪会深入，病症会加重，少数人还会出现高热、抽风、出血等严重危象。如果及早服药，转归则较好。有首叫桑杏汤的方子，是秋燥初起的首选方。方中桑叶 3 克、豆豉 3 克辛散透邪；杏仁 4.5 克、浙贝母 3 克宣肺止咳；山栀皮 4.5 克清泄郁热；沙参 6 克、梨皮 3 克养阴润燥；各药互相配合，辛凉甘润，轻透肺卫，可使邪去而津不伤，润燥而不留邪，疗效较为理想。

欲防秋燥伤人，首先要加强锻炼。秋天气候宜人，是进行户外活动的大好时光。不同年龄、不同体质的人，可选择不同的锻炼项目，如爬山登高、冷水浴、跑步、散步、做操等。坚持锻炼，养神强身，能提高肺脏的生理功能，及机体的耐受能力，有效地抵御秋燥肃杀之气的侵犯。

其次，要注意精气的收敛护养。自然阴阳，春生、夏长、秋收、冬藏。秋天是由长转向藏的收敛过程，人体的生理活动也要适应自然的变化，体内阴阳也随之发生“收”的改变。因此要特别注意体内精气的收敛护养，注意劳作与休息的科学安排，活动量不宜过大，不要劳累过度，更不能经常搞得大汗淋漓，使阴津伤耗，阳气外泄，削弱机体的抵抗力。

第三，注意起居调摄。要做到早睡早起，起居有时；随天气变化勤增减衣服，适时配戴口罩，防止病邪侵袭。庭院、室内可养些花草，洒点水，以调节空气湿度。双手、面部宜勤擦甘油类护肤品，保护润养皮肤。

第四，注意饮食调摄。元代忽思慧在《饮膳正要》中说；“秋气燥，宜食麻以润其燥。”麻即芝麻，有良好的润燥作用。“润其燥”是秋季养生大法，并不局限于芝麻，还可多喝些开水、淡茶、豆浆、牛奶等饮料，多吃些萝卜、番茄、梨、柿、百合、银耳等润肺生津、养阴清燥的食物、药饵。后面我们将专题向大家推荐适用秋季食用的药粥，这里先介绍几则简便饮料配方。

(1)秋梨汤　大鸭梨 3 个，带皮洗净后，切成碎块，水煎熬汤，食梨饮汤。

(2)木耳芝麻饮　黑木耳 5 克，温水泡发，黑芝麻 10 克，炒香。两药置锅内，加水煎熬，加白糖调味，分次食用。

(3)荸荠豆浆饮　豆浆 1000 毫升，荸荠汁 100 毫升，混匀，加白糖适量，煮沸饮用。

(4)菊花饮　将白菊花10克放入杯内，加白糖适量，倒入沸水，加盖泡3分钟~5分钟，当茶饮用，每天1剂。

5. 秋“冻”要讲究

初秋，夏日暑热未消，秋阳肆虐，气温仍然较高。就节气来说，立秋以后还有个处暑，过了处暑才表示暑热天气的结束。中秋，常有暖空气活动，出现温和天气，谚有“十月小阳春”之称。尤其是东南沿海城市，秋凉来得迟，直至立冬以后才有几分凉意。一般说来，秋天的温度变化不是很大，大致每隔四五天，日平均气温下降1℃，而且一日之内气温变化的幅度也较小。秋风拂面不冻身，虽凉尚暖还当冻。

“秋冻”，这是古今养生都十分强调的秋天养生方法。所谓“秋冻”，通俗地说就是“秋不忙添衣”。秋天气候转凉了，不要一下子穿得太多，捂得太严；晚秋，“月落乌啼霜满天”，穿衣也要有所控制，有意识地让机体“冻一冻”。这一冻，避免了多穿衣服产生的身热汗出，汗液蒸发，阴津伤耗，阳气外泄，顺应了秋天阴精内蓄、阳气内收的养生需要。

“秋冻”既是顺应自然收敛的养生需要，也是预防疾病的自我保健良法。由于秋季气温逐渐降低，不忙添衣，也不至于伤寒受病，而却能使人体的抗御机能得到锻炼、激发，使机体能逐渐适应寒冷的气候环境，御寒耐受力增强，有利于避免伤寒等病症的发生。我们知道，冬天严寒气候常常会诱发支气管哮喘、慢性气管炎、支气管扩张、胃和十二指肠溃疡、风湿病、甲状腺机能亢进及心肌梗塞、中风、高血压等，秋天坚持“秋冻”锻炼，提高机体抗寒能力，无疑对这些病症的发生会起到积极的预防作用。

对于“秋冻”的理解，不应局限于未寒不忙添衣，还应从广义上去理解，诸如运动锻炼，也要讲求耐寒健身，增强机体适应寒冷气候的能力。不同年龄可选择不同的锻炼项目，打球、爬山登高、冷水浴、跑步等，无论何种活动，都应注意一个“冻”字，切勿搞得汗出淋漓；当周身微热，尚未出汗，即当停止，以保证阴精的内敛，不使阳气外耗。所以，爬山登高不求多远多高，跑步宜进行慢跑。尤其是冷水浴，用冷水来对人体产生一种刺激，是符合“秋冻”的养“收”原理的有效方法，应在整个秋天坚持，不要间断。

“秋冻”也有个科学对待的问题。衣服的添加与否，应根据天气变化来决定，只不过不宜添得过多，裹得太紧，以自己感觉不过于寒为准；运动量的大小，应根据个人的具体情况对待，以汗液将出未出为好。既要“秋冻”，又要不使受寒，就应多预备几件夹衣、秋衫、绒衣、薄毛衣等秋装，及时增添。尤其是深秋季节，由于强冷空气的影响，有时气温会骤然下降，深秋的北京，在强冷空气影响下，气温可以从10℃以上陡然降到0℃以下。冷空气还会带来雨雪，给阔叶树的绿叶披上素妆，出现“白雪压青枝”的奇妙景象。这时如再偏执冻，不添衣服，那就有违“秋冻”的原意了。

6. 秋季房事要适度

祖国医学极其重视房事养生，历代医家对其多有论述，形成了独特的房中养生术，并成为中医养生学中不可分割的重要组成部分。秋季房事养生应在“秋养收”的原则下进行调节。

(1)秋季宜养精节欲

中医认为,秋令主收,即秋季天气肃杀,人体的精气也与自然界相应而内收。秋季气候干燥,燥热易伤津耗气。因此,秋季房事首先应注意养精,以精为宝。张景岳在《类经·摄生》中指出:“善养生者,必宝其精,精盈则气盛,气盛则神全,神全则身健。”保精首要节欲。早在西汉·董仲舒《春秋繁露》中就告诫人们要:“谨游于房”。《类经》也提出:“欲不可纵,纵则精竭,竭则真散。”由此可见,纵欲则耗竭人体的精气,秋应节欲养精。但也应注意节欲不等于禁欲,《抱朴子·释滞》指出:“人欲不可都绝,阴阳不交,则坐致壅遏之病,故幽闭怨旷,多病而不寿也。”说明绝对禁欲对养生也不利。因此,秋季应注意房事有度有节。只有这样,才能达到《内经》中秋季养生的原则:“精神内守”、“以恬愉为务”,保持精神安静愉悦。

(2)秋季房事应适度

秋季的房事应保持适度,不可“太过”,也不宜“不及”。晋·张湛《养生要集》中记载:“夏及秋当一月再施精。”南北朝·陶弘景在《养性延命录》中言:“凡养生之要,在于爱精。若能一月再施精,一岁二十四节气施精,皆得寿百二十岁。”提出了应按照“季节”或“节气”的变更进行房事调节的观点。可见古人对房事的季节性选择十分重视。现代研究证明,不同的季节对人体的生理、心理会产生不同的影响。秋季由于自然界的一切外象,使人们容易产生忧郁、沉闷的心情,房事的频率以一月2~3次为宜。但具体多少还应结合夫妻双方的年龄、体质、精神状态、情绪因素、健康状况等而定,以房事后或第2日,夫妻双方不感到不适,如腰酸乏力、头晕心慌、精神委靡为准则。

7. 秋季房事禁忌

(1)七情劳伤忌房事

中医认为,人的情志表现,其物质基础是五脏六腑的精气。情志的剧烈变化,不仅耗伤脏腑的精气,而且还会引起人体的气机紊乱,导致脏腑功能的失调。由于秋季自然界的环境容易使人产生悲、思的情绪改变。因此,在秋季的房事养生中夫妻应注意保持心情舒畅、愉快,在情绪过度忧郁、悲伤时应避免进行房事。此外,金秋是旅游的旺季,气候凉爽,人们的户外活动增加,在远行疲乏或过度劳累、运动后大汗淋漓等劳伤的情况下,也应忌房事,以免在机体虚弱时再行房事,更耗伤精血,进而损伤脏腑,违背“秋冬养阴”、“秋养收”的原则。

(2)气候异常忌房事

中医认为,六淫是机体致病的重要外在因素。现代研究也已证明,气候的异常变化对人体机能有极其明显的影响。气候的异常,会降低妇女的抗病能力。大量的国内外医学资料表明,胎儿的受孕时间与其后的生长、发育、智力的高低有关系。因此,在气候异常时,行房受孕,不仅影响夫妻的身体健康,对妇女受孕或胎儿的发育也是有害无利的。近年来,由于环境的污染等各种因素,导致初秋酷热难耐,“秋老虎”肆虐,气温甚至高于夏季,燥热异常,常有气候突变的时候,此时应避免房事。而从人与自然界相适应的观点出发,在暴雨、雷击、地震、阴晦天气也不宜行房。

(3)患病期、康复期应慎房事

秋季是旧疾好复发的季节,在患病期间或病后康复期应慎房事,重病应忌房事。



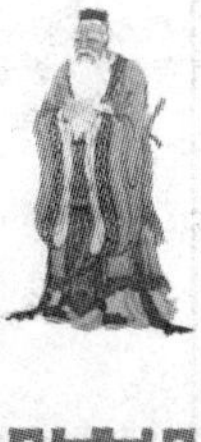

传染性疾病、生殖或泌尿系感染也应避免性生活，以免耗损正气，使身体更加虚弱，疾病加重或影响病后的康复。唐代孙思邈《千金方》中指出："新瘥后当静卧……余劳尚可，女劳则死。"此外，病中若强行交媾受孕，不仅会损害双方的身体，还会导致婴儿先天不足，智力障碍或易患某些先天性疾病或遗传性疾病。如孙氏所言："疾病而媾精，精气薄恶，血脉不充，既出胞脏……胎伤孩病而脆。"

(4)妇女四期慎房事

妇女四期的房事，即经期、孕期、产期、哺乳期，是妇女房中保健的重要内容。秋季燥气重，人体精血多见不足。中医学认为，妇女以血为本。女性经期，精血下入胞宫以行经；孕期精血集中以育养胎儿；产期分娩失血耗气；哺乳期精血化乳汁以乳儿。因此，根据"秋冬养阴"的原则，以及妇女在此四期中精血相对亏损的生理特点，更因为冲任血海的相对不足，使妇女在此四期中呈现体质相对虚弱的状态，病邪容易侵入人体而患病。因此，秋季妇人四期应慎房事。特别是经期、怀孕的前后 3 个月、产后百日应忌房事。

## (二)秋季的精神调养

### 1. 秋季精神调养的意义

《灵枢·本神》指出："智者之养生也，必顺四时而适寒暑，和喜怒而安居处，节阴阳而调刚柔，如是则僻邪不至，长生久视。"可见，秋季的精神调养也必须顺应秋季的气候变化来调和情志，才能使人体阴阳平和、刚柔相济而健康长寿，这是有智慧者的养生法。中医学文献记载，五脏之肺应于秋，在"五志"（神、魂、魄、意、志）中主"魄"。魄，是古人所指的精神活动中依附形体而显现的部分，如本能的感知感觉和动作，以及与形体相关的精神综合表现，如精力、胆识等，是人体"心神"活动的组成部分。在人的精神意志对外界事物的反应的七种情志活动（喜、怒、忧、思、悲、恐、惊）中，肺为"忧"、"悲"。我们可见，秋季外界自然环境的肃杀之象，容易使人产生忧愁、悲秋的情绪，甚至出现精力减退、性情抑郁、情绪紧张、动作迟缓、反应力差等征象。《素问·举痛论》说："悲则心系急，肺布叶举，而上焦不通，营卫不散，热气在中，故气消矣。"即指出意志消沉、情志抑郁会耗伤肺气，影响肺的宣发肃降功能。美国霍普金斯医学院研究报道，性情抑郁者容易得病，甚至夭折，直接影响人的寿命长短。临床观察也发现，秋季抑郁型精神病的发作较其他季节为多。因此，秋季的精神调养对秋令防病保健、延年益寿有着重要的意义。此外，还能为冬季防病保健打下良好的基础。

### 2. 精神调适的原则与方法

中医认为，人的精神调养应包括两个方面，即养意志与调情志。秋季的精神调养也不例外。《素问·四气调神论》中明确提出了顺应四季自然界变化规律的养生、养长、养收、养藏的"四季调神"的原则。因而，秋季的精神调养应在"养收气"的原则下进行意志的摄养和情志的调和。《素问·四气调神大论》说："秋三月……使志安宁，以缓秋刑，收敛神气，使秋气平，无外其志，使肺气清，此秋气之应，养收之道也。"就明确地指出秋季 3 个月中，人体养生的精神方面应保持神气内敛，不让自己的意志外驰，使之与"秋刑"——秋天的万物凋谢、自然肃杀之气取得平调；使肺气清肃，这是适应秋季节气变化，养收气调神的原则和方法。否则，就会出现“逆之则伤肺，冬为飧泄，奉藏者少”，即违反秋季精神调养——养收气的原则，不仅会直接影响秋令机体的养护，还会因为秋季“收气不足”，阳气未收，使奉养冬季闭藏之气的能力减弱，阳虚于下，则见飧泄之症，而进一步影响冬季的养藏。

**(1)秋令意志的摄养**

第一安宁意志，以缓秋刑：《素问·上古天真论》中载道：“夫上古圣人之教下也，皆谓之虚邪贼风，避之有时，恬淡虚无，真气从之，精神内守，病安从来。”这里指出早在上古时代那些对养生之道有高度修养的人就曾教诲我们，导致人体致病的风邪和伤害人体的一切外来致病因素，避免其致病的方法，首先是保持思想的安闲清静，摒弃一切杂念、妄想，使人体的正气和顺畅通，使精神内持于中而不外耗，病情又怎能发生呢？这充分说明了安宁意志的重要性。秋天，落叶纷飞，自然界一片肃杀之象，秋风劲急，阳气渐衰、阴气渐盛，人体的阳气也随之开始收敛。在意志的调摄上，首先要避免志意外露，阳气外泄。只有意志安宁，才能缓和外界之“秋刑”对人体的影响，养内在之阴气而达到养神的功效，神气清则可长生。那么，如何安宁意志呢？正如本篇中所提到的做到“高下不相慕”；“美其食，任其服，乐其俗”；“心安而不惧”，即不去倾慕人们社会地位的高低不同；饮食有味，衣着随便，不刻意追求，并以自己所处的习俗为乐；心境安宁，不为外物所惊扰，这样就能使易于外驰的意志保持在清净、安宁的状态，而使正气内存，如《素问·移精变气论》中所言：“恬淡之世，邪不能深。”以达到缓“秋刑”而养生益寿的目的。

第二收敛神气，以平秋气：秋气为燥，易使人体处于津血不足的状态。中医认为“精血同源”。《素问·上古天真论》提出“积精全神”。全神，即是要神志健全，而其前提就是要积累固护精气，神气收敛才能精神内守，进而达到养生的效果。因此，秋季更应注意内敛易动而难静的神气，才能保养精气，避免耗伤人体的津血，以平秋气之燥。这是符合秋天的“养收”原则，也是主动适应秋令节气变化的调养精神的重要方法。秋令如何做到收敛神气呢？应如清代尤乘《寿世青篇》中所说：“未事不可选迎，遇事不可过忧，既事不可留住。听其自来，应以自然，任其自去。忿愤恐惧，好乐忧患，皆得其正，此养生之法也。”孙思邈在其《千金翼方》中说：“多思则神殆，多念则智散，多欲则智昏，多事则劳形。”可见，秋季收敛神气，应奉行“一切随缘”，淡薄名利，以积精全神，平缓秋气，以养生防病保健。

第三，清心寡欲，以清肺气：中医认为，肺主魄，主气司呼吸，主宣发肃降，位居上焦，形如华盖，其气应于秋。肺以清肃为顺。秋令若私心欲念不止则易扰动肺气，损伤阴精，违反秋季人体阳气内收、阴津常亏的客观规律，进而损伤肺气，使肺失清肃。“魄不守舍”，则上焦之肺气元以宣发与肃降，不仅影响本脏的功能，也累及中焦的脾胃、下焦的肝肾，而导致疾病的发生。因此，秋宜清心寡欲，以养肺气，正如《素问·上古天真论》所说：“是以志闲而少欲，心安而不惧，形劳而不倦，气从以顺，各从其欲，皆得所愿……嗜欲不能劳其目，淫邪不能惑其心，愚智贤不肖，不惧于物，故合于道。所以能年皆度百岁，而动作不衰者，以其德全不危也。”说明只有淡薄欲念，提高德行，才能内养脏腑，使秋季肺气清肃，功能正常，避免疾病的发生。

**(2)秋令情志的调和**

第一以喜克悲：中医认为，情志之间具有相互制约的关系。通过运用这种关系，



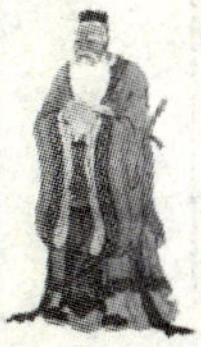

可以克制有害的情志活动。秋季的大自然，虽然秋高气爽，但气候渐凉，秋风劲急，众生收杀，大地一派肃杀之象，人们容易触景生情，产生悲伤忧愁、凄凉之感。秋季是肺脏主令之季节，悲忧最易伤肺。《素问·阴阳应象大论》中写道：“肺……在志为忧。忧伤肺，喜胜忧。”忧为肺金之志，忧太过则肺气消而自伤。喜为心火之志，火克金，喜则神畅而抑制忧，故喜能胜忧。因此，秋季应经常想些喜庆、快乐、愉悦的事情，使自己精神振作以克服“秋思”，或疾病，或生活中的烦恼所造成的“悲秋”的情绪。《素问·举痛论》说：“喜则气和志达，荣卫通利”，说明保持乐观情绪，不仅可以克服忧、悲的思绪，还有益于人体气机升降，调畅机体营卫气血的运行，使人神志健全、益寿延年。可见，“以喜克悲”是秋季情志调和的重要方法。孔子说过“仁者寿”，生活中还体现“乐者康”。现代医学研究已证实：愉快的情绪，具有调整大脑皮层，纠正其紊乱的功能，减轻或消除机体的忧郁状态，增加消化液的分泌和胃肠的蠕动，促进食欲，增加血红蛋白指数，促进人体的新陈代谢等作用，进而达到祛病延年益寿的目的。秋季是旧疾好复发的季节，尤其是在患病之后，更应保持乐观情绪，这也是战胜疾病的重要一环。

第二怡情养性：《素问·上古天真论》中谈到秋季的情志调养提出：“以恬愉为务。”即精神安静、性情愉快是长寿的重要因素。秋季气候凉爽，为克服自然界造成的压抑心态，保持心情舒畅，可通过参加适合自身的运动，或登高远眺，或赏菊观桂、观漫山红叶等远足的各种方式来怡情养性，排解悲忧伤感的情绪。此外，弹琴、听音乐、品茗下棋、练书法，吟诗颂词、赏花绘画等也都是秋季怡情养性的好方法。

此外，一些研究人员发现体育锻炼，不论是力量训练、跑步、散步还是其他形式的有氧运动，都可以帮助减轻轻度到中度的情绪沮丧，而且对包括焦虑和滥用药物引起的功能紊乱在内的其他类型的精神失调症的治疗也可以起到帮助作用。加拿大心理学研究报告：“经常进行体育锻炼是一种可行、有效的治疗轻度到中度情绪沮丧的方法。”并建议每周以跑步、散步或力量训练等形式进行 3 次，每次 20 ~ 60 分钟的运动，5 周后，能使严重的情绪沮丧状况明显减轻。并进一步证明运动不仅可以提高大脑对挫折的承受能力，还可以使机体放松，消除压抑、紧张、焦虑的心情。可见，积极参加体育锻炼是秋季精神调养的重要手段。

### 3. 秋季精神失养与疾病

在正常情况下，情志活动是人体对外界客观事物刺激的能动反映，反映了五脏的生理活动和病理变化。但若外界刺激太强，超过人体机能调节的范围，伤及五脏的精气，引起五脏的病变，就会造成疾病产生。正如《素问·举痛论》中所言：“百病生于气也，怒则气上，喜则气缓，悲则气消，恐则气下，寒则气收，炅则气泄，惊则气乱，劳则气耗，思则气结。”现代研究也证明，人类有相当多的疾病是由于精神因素所造成的。可见，精神失养与疾病有着密切的关系。

秋季是肺气主令的时节，秋令精神失养可直接导致肺脏功能失调而诱发一系列的疾病。《灵枢·本神》指出：“肺气虚则鼻塞不利，少气，实则喘喝，胸盈仰息。”就是说，若秋令养生不当，引起肺气虚，会导致少气不足以息，甚至喘促有声，胸部胀满，仰而呼吸等证候。《素问·举痛论》更明确指出：“悲则心气急，肺布叶举，而上焦不通，荣卫不散，热气在中，故气消矣。”就是因秋季悲伤过度，损伤心气，影响肺叶布大的功能，使同居于上焦的心肺，因心系之脉的拘急，肺叶上举而使上焦之气不得宣通，荣卫之气不得宣散疏通，郁结于内产生内热，热伤气，气消则病发。《素问·痿论》也说道："有所失亡，所求不得，则发肺鸣，鸣则肺热叶焦……发为痿躄。"说明悲伤忧愁，会使心肺郁结，郁久化热，热薰蒸于内，伤阴耗气，在上则可发为干咳无力、气促气短的肺痿之病，在下则可形成肢软无力、肌肉萎缩的痿躄之疾。

中医认为，人体的五脏六腑在生理上相互作用，病理上也相互影响。秋季精神失养不仅会影响肺脏的功能，也会累及其他脏器，而导致疾病的发生。在上篇中就指出："悲哀太甚，则胞络绝，胞络绝则阳气内动，发则心下崩，数溲血也。"秋令主悲、主忧，人若悲哀太过容易损伤心包络，导致心气上下不通，阳气在内妄动，病发则逼血下崩，而出现尿血症状。《医宗必读》中说："悲思忧恚，则脾胃受伤，血液渐耗，郁气生痰，痰则塞而不通，气则上而不下，妨碍道路，饮食难进，噎塞（肿瘤）所由成也。"明确告诉人们，悲伤等不良刺激是导致恶性肿瘤发生的重要因素。现代医学实验证实，悲伤忧郁、过度紧张等不良心理因素可以通过类固醇的作用，使胸腺退化，导致免疫性淋巴细胞成熟障碍，从而抑制了人体的功能，诱发癌症或使其恶化。此外，若秋季忧伤过度，精神失养还会导致一些疾病的加重，甚至死亡。正如《灵枢·本神》中所载："肝，悲哀动中则伤魂，魂伤则狂忘不精，不精则不正，当人阴缩而挛筋，两胁骨不举，毛悴色夭，死于秋。"是说肝藏魂，悲哀太过，则会动摇内脏，伤及肝藏之魂而使精神错乱；哀伤太过，不能自解，还可以伤肝而使阴器收缩、筋脉拘急、两胁疼痛、手臂难以抬举、毛发憔悴、色泽枯暗无生气，每在秋季症候加重。

由此可见，秋季精神失养不仅会导致肺脏疾病的发生，还会诱发心、肝、脾、胃等其他脏器的多种证候，甚至产生恶性疾病，为养生保健之大忌。这也进一步说明了秋季的精神摄养的积极意义。

**4. 秋季精神调养应注意的问题**

**（1）避免"秋思"**

秋季自然界一片肃杀、落叶纷纷、秋风劲急，容易使人产生悲凉的感觉，"中秋佳节倍思亲"，就更会"思绪万千"。因此，秋季应从主观意识上尽量避免"秋思"，并通过积极合理地安排生活，多参加户外活动、远足旅游等来排解因季节给自己带来的忧思愁闷，使身心保持愉快、健康。

**（2）喜乐适度**

依据中医学的理论，"以喜克悲"是应用情志相胜的原理来治疗秋令悲凉心情的一种方法。但应注意，人的情志活动是有一定限度的，喜乐也应适度。《灵枢·本神》中言："肺，喜乐无极则伤魄，魄伤则狂，狂者意不存人，皮革焦，毛悴色夭，死于夏。"若喜乐没有限度则心气太过，乘肺而致魄伤，使人意识失主、旁若无人，皮肤憔悴枯槁，那么各种症候就会于来年夏季发作，或加重乃至死亡。由此可见，"喜乐失度"，不仅会直接损伤肺脏的功能，导致疾病的发生，也会影响其他季节疾病的发生与转归。

**（3）避免过度的精神紧张**

秋季气候转凉，特别是在秋令的早晚和深秋时刻。而秋季气候的因素又容易使人精神紧张，使机体内的血管较其他季节而更常处于收缩状态。有学者研究证实：

人处于情绪激动紧张时容易引起小血管收缩，红细胞容易发生聚集、变形，从而影响血管内血液流动的速度；且情绪激动还容易引起血压波动，血管突然收缩，引起血液流变学的改变，从而使血浆粘度增高。因此，秋季特别要注意保持轻松的精神状态，尽量避免精神的过度紧张。

5. 老年人防秋愁

有些多愁善感的老年人，在风起叶落和绵绵的秋雨的季节，常易在心中引起凄凉、垂暮之感，产生悲秋的情绪，致使其精神不振。

这是因为松果体能分泌褪黑激素，诱人入睡，使人消沉抑郁。褪黑激素的分泌与光照有关，秋凉以后，常常是阴沉沉天气，阳光少且弱，松果体分泌的褪黑激素相对增多。

此外，褪黑激素还能抑制甲状腺素和肾上腺素的分泌，而甲状腺素和肾上腺素又是唤起细胞工作的激素，如果它们的生理量不足，易导致情绪低沉。再加上外界景色萧瑟，只见“枯藤，老树，昏鸦”，难免使人触景生情，悲凉之感油然而生。

要克服悲秋的情绪，精神调养上，应培养乐观豁达的胸襟，保持心情舒畅，因势利导，宣泄积郁之情，以避开肃杀之气。同时，还应收敛神气，以适应秋天容平之气。

饮食上，应多吃些有健脑活血作用的食物，如核桃仁、鱼类、牛奶、鸡蛋、瘦肉、豆制品等。绿茶、咖啡、巧克力等富含苯乙氨和咖啡因，可以兴奋神经系统，改善心境。

晴朗的日子里，应多外出活动，如假日郊游、登高赏景等，饱览秋日美景和硕硕果实。同时，还可接受阳光的沐浴，对神经系统起到调节安抚作用，从而消除秋愁。

防止秋愁，还可进行适当的体育运动，使肌肉的紧张去消除精神的紧张。此外，要少一些怀旧情绪，多想想美好的未来，多参加一些有意义的活动，以丰富自己的业余生活。

6. 秋季养生心宜静

《素问·四气调神大论》里说：“使志安宁，以缓秋刑；收敛神气，使秋气平；无外其志，使肺气清。”意思是说，秋季要保持精神上的安宁，以减缓肃杀之气的影响；注意不断地收敛神气，不使神志外驰，以保肺之清肃之气。因此，秋季要做到清静养神，尽量排除杂念，以达到心境宁静的状态。

俗话说：“常人不可无欲，又复不可无争。”这是人之常理，但不可欲望太高，超越现实。私心、嗜欲出于心，私心太重，嗜欲不止，则会扰动神气，破坏神气的清静。

古人云：“酒色财气四道墙，人人都在里边藏，若能跳出墙外去，不是神仙也寿长。”因此，生活中，应把精力用在事业上，而不要“争名在朝，争利于市”。

7. 驱散秋季的忧郁

中医学认为，秋应于肺，在志为忧，这个时期是抑郁症的高发期。

忧郁症是现代紧张病的代表性疾病，症状包括失眠、疲倦、身体不适、头痛、食欲不振等。轻者，适当放松，舒解压力，不致妨碍工作；重者，还可出现腹痛，甚至晕倒。

年轻人患忧郁症，有些仅仅是轻微的情绪障碍；有些人可出现精力缺乏、自我评价低、精神迟滞等。若不能及时宣泄或加以疏导的话，就可积郁成疾，甚至产生自杀倾向。

心情愉快时，机体的功能和神经细胞的兴奋都调节到最佳状态，有利于身心。

相反，终日郁闷忧伤，会导致内分泌紊乱，内脏功能失调，引发胃痉挛、高血压、冠心病等。

预防忧郁症要做到早点起床，吃顿营养丰富的早餐，装扮整洁出门。不宜整日持续工作，除了中午外，早上10时，下午3时宜放下工作，喝杯茶，休息片刻。

工作上的问题和烦恼，千万不要放在心里，应提出来与上司或同事商量解决；责任心强的人不要过于追求完美主义，免得身心负荷太重；每日不宜过于劳累，以免患上忧郁症。

应积极参与各种社交活动，扩大生活圈子，多交工作以外的朋友，以增长见闻，促进人际关系，培养兴趣、爱好，舒缓工作上的压力，这是松弛神经、预防忧郁症的良方。

另外，日常生活中，处处注意培养自己的乐观情绪，以理智的眼光看待自然界的变化，或外出秋游，登高赏景，或静练气功，收敛心神，保持内心宁静。

## （三）睡眠养生

### 1. 秋天好好睡

俗话说："会吃不如会睡。"睡眠是人体储存能量和恢复精力与体力所必需的。

为了确保秋季良好的睡眠质量，首先应将卧室整理得较为温馨舒适；床头可放些散发着清香味的水果，如香蕉等，这样有利于安然入睡。

睡觉时，最理想的睡姿是侧身屈膝，即卧如弓。当然，只要自己觉得舒适，入睡时被不掩面，手不搭胸，想怎么睡就怎么睡，因为入睡后的睡姿会变换许多次。

睡觉的床铺不是越软越好，因为软床易伤腰；枕不是越高越好，高枕易引起颈椎病和咽喉不适。一般而言，床应宽大，软硬适中，枕高以一拳多为宜。

棉被应较轻，但保暖性强，睡衣以纯棉、宽大、柔软为宜，尤其要注意其保暖性能。睡眠时间以7～8小时为佳，因为少睡夭寿，而久卧易伤气，而且贪睡还易引发肥胖。

中医学认为，阴气盛则寐（入睡），阳气盛则寤（醒来），而夜半子时（21～23点）为一天中阴气最盛的时候，因此应在子时以前上床，以便在子时进入最佳睡眠状态。

睡前应减慢呼吸节奏，比如可适当静坐、散步、看慢节奏的电视、听低缓的音乐等，使身体逐渐入静，静则生阴，阴盛则寐，最好能躺在床上做几分钟静气功，做到精神内守。

睡前可吃些养心阴的食物，如冰糖百合莲子羹、小米红枣粥、藕粉或桂圆肉水等，将有助于健康；睡前用温水泡脚，促进心肾相交，有利于阴阳相合，使睡眠达到最佳境界。

另外，秋季早晚可适度运动如散步、快走，也有利于改善睡眠质量。

### 2. 秋令午休保健康

中医认为，午后小歇半小时至1小时，具有不可忽视的保健作用，尤其对于老年人午睡不仅对健康有利，而且能减少脑溢血的发病机会。因此，中医养生学家多提倡睡"子午觉"，即指，暮"子"时（23～1时）、旦"午"时（11～13时）必须休息，以顺应阳气的升发，有利于身体的健康。中午是一天中阴阳交接之际，午后如秋季，是白昼



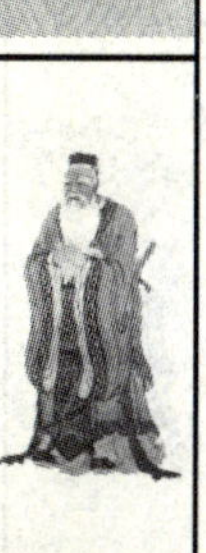

中阳气渐收、阴气渐盛之时。且秋天人们多习惯早起，乘着凉习的秋风锻炼，因此，更应注意午休，以养精气，调节机体适应外界阴阳的消长，这也符合秋季的养收之理。

3. 秋季睡眠有方位

(1)西南而卧：我国古代养生学家对于睡眠方位有一定的论述。《四时调摄论》言："秋七月……生气在午，坐卧宜向正南……仲秋之月……生气在末，坐卧宜向西南方，吉……季秋之月，生气在申，坐卧宜向西南。"又引《书》曰："秋三月卧时，头应向西，作事利益。"都指出秋季坐卧宜朝西南方。而秋季头向西也是应秋气旺于西方之理。因此，应秋时所旺之气而卧，以顺应自然，协调阴阳。

(2)向东而卧：《老老恒言》引《记玉藻》说："寝恒乐首，谓顺生气而卧也。"主张一年四季均向东而卧，因为东方主升发。四季头朝东而卧，可得升发之气之充养。

4. 秋季睡眠的姿势

曾有人向许多长寿老人调查其睡眠姿势，结果表明：他们一般呈侧卧，而以右侧弓形卧位最多。正符合古人所言的："卧如弓。"正确的睡眠姿势为右侧卧，微曲双腿，全身放松，一手曲肘放在枕前一手自然放在大腿上。这样脊柱自然形成弓形，四肢容易自由变动，且全身肌肉可得到充分放松，胸部受压最小，不容易出鼾声。中医认为：侧身屈膝而卧，可使精气不散。孙思邈曾说："夜卧常习闭口。"目的也在于使精气内存，不散。因此，秋季睡眠姿势更应以此为宜，且不宜张口呼吸，以助秋季养收之道。

除此之外，秋季睡眠姿势的选择也须因人而异。如有些疾病患者却不宜采用右侧卧的方式。有报道指出：脑血栓患者，侧卧会加大血流障碍，易导致血栓再发，而宜仰卧。胃溃疡患者，右侧卧，会大大增加胃部流向食管的酸性液体的回流量，引起胃部灼痛，而宜左侧卧。高血压患者，宜加枕平卧，枕头一般高 15 厘米左右。肺气肿患者，宜仰卧，头部略高，双手向上微伸，以保持呼吸通畅。心衰患者，则宜采用半卧位，等等。

5. 秋季晨起、睡前以津漱口

《洞微经》中曰："清早口含元气，不得漱而吐之，当以津漱口，即细细咽津。"另一古代养生家仲贤《余话》曰："早漱口不若将卧而漱。"即指清晨起床口含元气，以舌搅动口腔，产生津液并以此漱口，再慢慢下咽。或者早起和夜晚将睡前均进行此法。秋季气候干燥，尤其是晨起人们容易出现咽干口燥的症候。因此，秋季清早或每晚睡前坚持以舌搅动口腔，细细咽津液，能起到滋阴润燥的作用，有益秋季保健。正如《诸病源候论》中所说："东向坐，仰头不息五通，以舌撩口中漱满二七，咽，愈口干。"邱处机的《摄生消息论》中也提倡道：秋季养生可用叩齿、咽津、按摩的方法，每于清晨及睡前，先闭目叩齿 21 下，然后咽津，再以两手搓热熨眼数次。并提出此法："多于秋三月行此，极能明目。"此外，秋季晨起空腹食些淡粥，也有推陈出新，生津养胃等作用。

6. 金秋睡觉莫贪凉

立秋之后，金风送爽，有些人为了贪图凉快，喜欢开窗而卧。然而，夏秋之交，湿热氤氲，也正是冷空气开始活动之时，稍有不慎，就易导致寒湿之邪侵袭人体。

此时，多有全身酸重、脘腹痞满、便溏、四肢无力、周身关节疼痛等症状。所以，

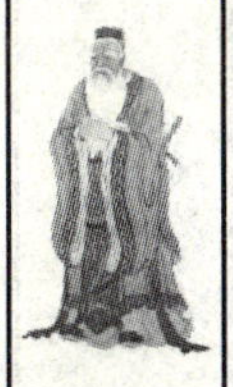

入秋天气转凉时切莫贪凉。入睡之前,一定要关窗闭户,以防寒湿之邪入侵。

7. 秋季睡眠八忌

合理的睡眠可促进体力的恢复,保证健康,增强机体的免疫力。秋季气候凉爽,有利于睡眠。为了保证秋季的睡眠质量,必须注意生活中的一些细节。具体说,应当注意以下几个方面。

**◎忌睡前进食**

睡前进食会增加肠胃负担,尤其是进食大量的高脂肪食物,易导致夜卧不安。因此,晚餐应清淡,可选择低脂而富含蛋白质的食物,如鱼类、瘦肉等,但不宜吃得过饱。

另外,若睡前进食辣椒、大蒜等辛辣食物,易引起胃部灼热感,也可影响睡眠。

**◎忌饮刺激性饮料**

咖啡因能兴奋神经中枢,具有利尿作用,并可减少褪黑激素的分泌,这种激素具有催眠作用。因此,睡前饮咖啡、茶或可乐等含咖啡因的饮料,易导致辗转难眠。

睡前饮酒,会缩短深睡期的时间,从而降低睡眠质量。

**◎忌睡前情绪激动**

睡前情绪起伏会引起气血的紊乱,导致失眠,还会对身体造成损害。

**◎忌睡前过度娱乐**

过度的娱乐活动,尤其是紧张刺激的活动,会使神经持续兴奋,导致难以入睡。

**◎忌多言谈**

卧躺时,过多说话不仅伤肺气,还会引起精神兴奋,影响入睡。

**◎忌掩面**

掩面影响呼吸,导致缺氧,对身体健康极为不利。

**◎忌张口**

睡觉闭口是保养元气的最好方法。张大嘴巴呼吸,吸入的冷空气和灰尘会伤及肺脏,胃也会因之而着凉。

**◎忌吹风**

睡眠状态下对环境变化适应能力降低,应注意保暖,不可让风直吹,以免受风邪侵袭。

## (四)浴身保健

**1. 秋季冷水锻炼**

所谓的冷水浴,就是用5℃ ~20℃之间的冷水洗澡。

从秋季开始进行冷水刺激,可增强身体对外界冷热气温变化的应变能力,使其能更灵活地适应大自然的阴晴凉热,并减少患感冒、支气管炎乃至肺炎等呼吸道疾病的机会。

冷水浴锻炼,必须采取循序渐进的方法,可先用冷水洗脸和脚,再用冷毛巾擦臂、擦前胸,进而擦背、擦下身,再过渡到洗冷水浴。

**(1)冷水洗脸和脚**

这是冷水锻炼的初级阶段,水温应由微温逐渐降低,由25℃ ~35℃降至15℃ ~

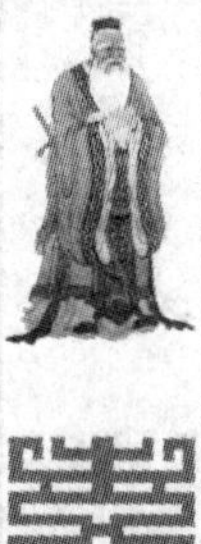

25℃，再降至自来水水温，切忌一步到位。

洗冷水脸前，先揉搓脸、耳、颈，再用冷水洗脸并摩擦面部至发红，最后抹去水分。它可促进头部的血液循环，提高鼻腔粘膜对寒冷的抵抗力，预防感冒，而且对神经性头痛、神经衰弱、失眠等病症也有一定的治疗作用。

冷水洗脚，宜将脚浸泡于冷水 1～2 分钟，同时用两手或双脚互搓擦，再用毛巾擦红，然后用热水泡脚至红热，这种冷热交替，利于防治脚病，并可健身强体。

**(2)冷水擦身**

冷水擦身属于中等强度耐寒锻炼，可分全身擦浴和局部擦浴两种。

局部擦浴时，用备好的毛巾浸透冷水，稍拧一下，由手、臂、脸、颈、肩到胸、腹、腰、背依次摩擦至皮肤发红并伴有热感为止，最后用干毛巾擦干，立即穿衣。

经过上半身擦浴，如感觉良好，即可开始全身擦浴。先擦四肢，后擦躯干。操作须迅速，约二三分钟即可结束。擦洗肢体要顺着向心方向操作，以利于静脉血回流于心脏。擦洗完后，用干柔软毛巾擦皮肤至发红，但用力不可过大，以免损伤皮肤。

**(3)冷水冲淋**

习惯冷水擦浴后，可开始冷水淋浴，这属于较强的耐寒锻炼。

浴前需做暖身活动，浴初可用喷水器给全身喷少量水，先四肢，再躯干，水温可自调，以可容忍的冷度为宜，以后再逐渐降低至自来水水温，喷水量也宜逐渐增多。淋浴时，不可让冷水直接冲淋头部，动作要迅速，冲淋后用干毛巾擦身，擦至皮肤轻度发红为止。

**(4)冷水浸泡**

这是冷水锻炼的高级阶段。全身浸入冷水时，两手作周身擦摩以促进皮下血管扩张和静脉回流，加速血液循环。浸浴时间不宜过长，身体出现寒战之前就结束。

需要提醒的是，冷水浴并非对每个人都适合。有些人的皮肤对冷水敏感，遇到冷水就会产生症状，如起疹子等，这类特异体质的人就不能进行冷水浴。此外，患有严重高血压、冠心病、风湿病、空洞性、坐骨神经痛以及高热病人，都不可进行冷水淋浴。

**2. 冷水浴的益处**

**(1)加强神经系统的兴奋性**

肌肤遇到冷水刺激时，会使中枢神经发放冲动，调节机体的活动，抵抗寒冷的侵袭。所以，洗冷水浴后，会觉得精神焕发，头脑特别清醒。

**(2)增强血管的功能**

受到冷水刺激后，皮肤血管发生收缩，血液流入深部组织和内脏器官；当解除寒冷刺激后，皮肤血管扩张，血液又从内脏血管流向体表。血管的收缩和舒张，能够提高血管的承受能力，使血管弹性增强，有助于预防血管硬化，减少心脑血管疾病的发生。

**(3)增加消化功能**

洗冷水浴有助于增强消化功能，对慢性胃炎、胃下垂、便秘等病症有辅助治疗作用。

**3. 温水浴脚好养生**

民间歌谣有“秋天洗脚，肺润肠蠕……睡前洗脚，睡眠香甜，远行洗脚，解除疲

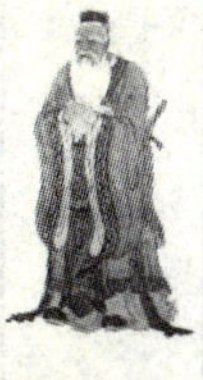

劳”之说。中医认为，足是阴阳经的交接之所在，其中足三阴经（肝、脾、肾经）从足起始，足三阳经（胆、胃、膀胱经）在此终结。人的五脏六腑的功能在脚上都有相应的反射区，仅踝关节以下就有66个穴位分布。因此，自古以来，浴脚一直都作为人们健身防病、养生保健的手段之一。中医称之为“足浴”，并认为温水泡洗脚就如同用艾条温和灸足部的穴位一样，具有增加局部的热量，促进气血的运行的作用。并能通过经常刺激足部的“太冲”、“隐白”、“太溪”、“涌泉”等穴位，而达到滋补气血、润肤养颜、壮腰强筋、提高睡眠、消除疲劳、提高抗病能力、延缓衰老等功效。还有润肺蠕肠，减轻、消除秋令常见的肺燥肠燥的证候等效果。正如《四时调摄论》中载道：“八月望后少寒，即用微火暖足，勿令下冷。”可见，秋季温足是季节养生保健的需要。现代研究也认为：脚掌如同人的“第二心脏”。脚掌上有无数与大脑相连的神经末梢，通过中枢神经的作用，可达到调节内脏器官功能，促进周身的血液循环，加强新陈代谢，提高记忆力的功效。

秋季温水洗脚可在晨、晚进行。清晨起床后，先用双手将双足摩擦搓热，再放入热水中或热的药水中泡洗，此称“晨浴”。清晨洗脚，可以刺激机体，使人从睡眼惺松的朦胧状态恢复到白天工作状态，并通过泡洗摩擦刺激脚掌的末梢神经进而兴奋大脑，增加脑部的供血，提高记忆力，使人们能以充沛的精力和旺盛的活力进入一天的紧张工作。若能在睡前用40～50℃的温水泡脚，不仅可清洁因一天的运动、工作受外界灰尘、污物和微生物污染，加上身体分泌的皮脂、汗液及死亡的上皮细胞构成的脚上的污垢；还可祛除疲劳，松弛脚腿和大脑，增加舒适感，以获得高质量的睡眠。除应用温水浴足外，秋季还可用生姜或辣椒等药物煎水洗脚，能起到既有热水的刺激，又可因药物的作用，通过脚掌的穴位而较快地扩张人体呼吸道粘膜的毛细血管网，加快血液循环，增强呼吸道粘膜内血液中白细胞的吞噬、消灭细菌、病毒的能力，从而提高机体的抵抗力，达到防治秋季疾病的目的。

4. 药物、花草润肌肤

《四时调摄论》提出：“枸杞煎汤具浴，令人不病不老。”楚国大夫屈原《离骚》中写到“纫秋兰以为佩”。可见，我国人民自古就已经知道药物洗浴具有保健养生的作用；鲜花的芬芳，可令人心旷神怡。

初秋，暑热稽留未退，若能用一种清凉的药物或花草等植物浸出液，如浴液中放入金银花枝和白参须（每50克分10余次使用），不仅可消除褥热，并可循着迷人的花气进入冥想境界，有放松全身肌肉和治疗作用，更可焕发身心的活力。秋季还可选择玫瑰、薰衣草、茉莉花等干花或太子参浸出液；也可根据自己的喜好、不同的体质状况或病症的要求来选择浴液所用的药物、花草植物；或用商场里专用于浸浴的香薰精华素，如适合秋季使用的，有玫瑰、茉莉、橙花等明亮纯净的花朵香型的香薰精华素，经过香薰浸浴，或配合按摩，使其更快速渗透肌肤深层，促进人体血液循环及淋巴排毒，加速细胞组织间的氧气交换。在秋季应用能起到镇静舒缓、润泽肌肤、防皱祛斑、保持健美身材和防治秋季常见的皮肤干燥、脱屑、皱纹增多，鼻干咽燥等症候的作用。德国波恩的一家癌症治疗中心临床研究证实：一种名为天芥菜精的芳香物质能帮助病人摆脱绝望的心境。德国法兰克福大学的医学家也报道：运用特制的香粉治疗深受焦虑情绪困扰的病人取得了显著的效果。可见，植物的芬芳对于人的情绪具有不可抗拒的特殊影响作用。因此，秋季应用药物、花草等植物浸出液洗浴，不仅能润养秋日干燥的肌肤，还能通过花草的芬芳怡情养性，改善人们的情绪和精神面貌，防治因季节而致的“秋思”、“秋愁”等悲凉的心境，使心情愉悦、神清气爽、精神振作。

5. 秋“浴”不宜太勤

秋天气候干燥，洗澡不宜过于频繁，也不宜过多的应用肥皂，以避免加重皮肤干燥的证候，特别是老年人或干性皮肤的人。《老老恒言·盥洗》：“春秋非浴之时，如爱洁必具浴，密室中大瓷缸盛水及半，以帐笼罩其上，然后入浴。浴罢急穿衣，衣必加暖，如少觉冷，恐即成感冒。”并指出：“浴后当风，腠理开，风易感……故风来宜避，浴后尤宜避。”因秋季早晚气温较低，而深秋寒冷，尤其是对于有早晚洗澡习惯者或年老体弱者，更应注意保持浴室的温度，浴后应尽快擦干身上的水，穿上暖和的衣服以保暖。《四时调摄论》还指出：“立秋日勿宜沐浴，令人皮肤粗糙，因生白屑。”“饥忌浴，腹虚不可复令耗气耳。”由此可见，自古人们就已经注意到，秋季不宜多浴，人体饥饿时也不宜洗浴，更应注意浴后避风寒，防止诱发或导致秋季呼吸系统疾病的发生。

此外，秋季洗澡温度也不宜过高，以免出汗过多，伤精耗液，违背秋季的“养收之道”。对于敏感性皮肤，还应慎重选择洗浴的药物、花草等植物，禁用刺激性的植物或浴液，如矿粉，以避免皮肤过敏，造成不必要的损伤。对于年老体弱，脾胃虚寒者，则不宜采用冷水浴。

6. 冷空气浴

秋季日出后的早晨，空气中含氧量高，其中含有的负离子也较为丰富，并具有一定的冷度，是一种高营养的空气。常呼吸这种空气，对治疗神经衰弱等病有益。

因此，在秋季晨曦初露之时，最好到附近的空旷处进行冷空气浴。拂面的微风，沁人心脾，会有一种说不出的清新凉爽之感，而且吸入的冷空气也是一种耐寒锻炼。

冷空气浴，可以有意识的少穿衣服，甚至穿短衣短裤到户外锻炼。开始时，户外时间可少些，然后逐渐增加。坚持一段时间后，耐寒力便会有明显的提高。

进行冷空气浴，要因人、因时制宜，循序渐进，持之以恒。体弱者少练，大风大雾天不练，雨、雪天应坚持练，实在不能外出便在晾台或窗旁练。

冷空气浴还可与运动锻炼相结合，寒冷使血管收缩，运动发热又使其舒张，这样可有效地预防动脉粥样硬化、高血压等慢性病，并能延年益寿。

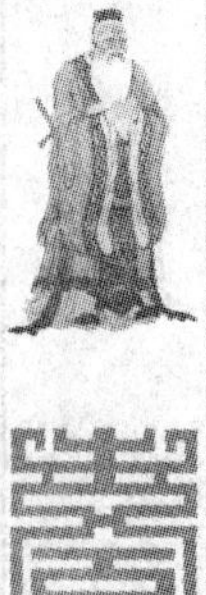

## （五）秋季服饰与养生保健

1. 秋季慎添衣

“白露白茫茫，寒露添衣裳”，处暑以后十五日便是白露节。这时炎热的秋老虎已经过去，天气开始寒冷起来，一般不会再有酷暑天气了。民谚说：“白露秋分夜，一夜冷一夜。”这时不宜再赤膊短裤，宜穿长衣长裤了，所以有“白露身不露”之说。

寒露时节天气比白露节时更加寒冷。《礼记·月令》载：“是月也，寒露风起，草木黄落……在内皆瑾其户。”所以宜穿上鞋袜，不宜赤脚贪凉了，故俗话说：“寒露脚不露。”

2. 秋季科学穿衣

秋季选择服装时，不能只着眼于实用、美观、得体，而应从有利于活动和健康的角度，充分考虑到舒适、保健、防护等方面的因素。否则，不仅会造成不便，甚至会危及健康。

一些合成纤维的面料，吸湿性和透气性差，汗液不易蒸发和吸收，且具有较强的静电作用，若皮肤长期受到汗液以及衣服上的物理化学刺激，很易引起皮炎。

服装款式不当或穿着紧身，尤其是质地粗糙、坚硬的衣服，会影响机体血液循环，很容易引起局部皮肤破损和浸渍发炎，如乳罩过紧会使乳房下皮肤皱壁处发生糜烂。

因此，秋季服装款式以宽松为好，衣料以柔软下垂或棉衣料为好。穿薄而多层套装的，比穿厚而单层的衣服保暖性能更好，而最外层的衣服应选用轻而能容纳大量气体的衣料。

经过抗皱处理、漂白的服装，或颜色过于鲜艳和易褪色的服装，所使用的化学物质较多。特别是带有浓重的刺激性气味时，则说明残留的有毒化学物质较多，对健康有害。

情绪欠佳时，最好穿针织、棉布、羊毛等质地柔软的衣料做的服装，不要穿易皱的麻质衣服，以免看起来一团糟，产生不舒服的感觉，而硬质衣料会让人感到僵硬和不快。

新衣买回来后，不要急于穿上身，最好先放在清水中浸泡几小时，再充分漂洗干净，晾晒干后再穿着；若不能清洗的，最好放在通风处凉几天再穿。

3. 秋装晒晒再穿

进入秋季后，天气逐渐转凉，人们纷纷把压在衣柜里的秋冬服装拿出来使用。但是，这些衣服经过长时间的存放，会带有某些病菌，若不经过消毒或者晾晒，将有损皮肤的健康。

因此，换秋装之前，最好先把衣服晒晒。比如民间有些地方就有“晾箱”的风俗，就是在三伏天把盛衣服的箱子搬出来晒晒。这样做是很有道理的，可通过曝晒给衣服消毒。

4. 秋寒慎穿裙装

秋季是由夏转冬的过渡季节。在这段时间里，气候逐渐变冷，温差较大，在晴天的中午气温较高，而清晨、傍晚和雨天气温较低，特别是秋末，有时寒气袭人。

可是，有一些爱美女士，无视气候的变化，常常是裙裾飘飘。殊不知，这种“想好看，冷得颤”的女士们，常常会为此而付出代价。

因为，冷空气刺激皮肤，引起皮肤血管收缩，致使表皮血流不畅，影响脂肪细胞的功能，大腿等皮下脂肪组织出现杏核大小的单个或多个硬块，表皮呈紫红色，触摸较硬，有时伴有轻度的痛和痒，严重者还会出现皮肤溃破。

一旦发生寒冷性脂肪组织炎，轻者适当地增加衣裤，注意保暖，如用热毛巾和热水袋局部外敷，数周后可自愈；症状较重者应到医院检查诊治。

另外，暴露在裙子下面的下肢，会因寒湿之邪的袭击而发生麻木、酸痛不适。尤其是膝关节处，皮下脂肪较少，更易受冻，引起风湿性关节炎等。

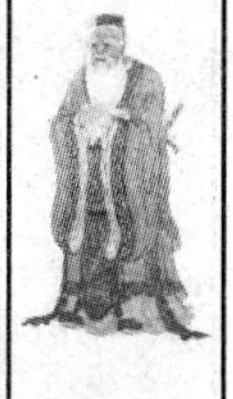

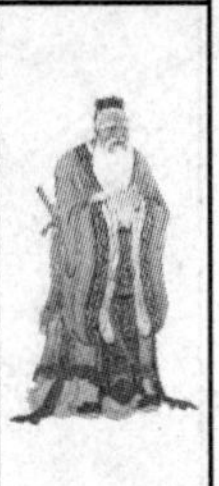

因此，女性在秋季穿裙装，必须遵循气候规律，冷空气来临时，最好穿上厚质羊毛袜和厚料长裙，以御风寒；并注意营养搭配，适当吃些羊肉、狗肉和辛辣食品，以暖身御寒。

#### 5. 干洗的衣服应晾晒

有些人从干洗店取回衣服后，就像对待自己在家中用清水洗的衣服一样放心，或即时穿在身上，或挂在衣橱中，这对自身健康很为不利。

因为，干洗剂中含有某些化学物质，可以损害肝脏及神经系统，甚至具有致癌作用。因此，从干洗店取回衣服后，要放在通风处晾一晾，待残留的干洗剂完全挥发后，再穿上或挂在衣橱中。

#### 6. 正确选用乳罩

乳罩选用不当，会带来诸多不适。当选用乳罩带很窄的乳罩时，虽然看起来很雅，但会导致肩背部酸痛。因此，勒得过紧、吊带过细的乳罩，只适合于夏季穿无袖衣裙时而戴。

长期使用过紧的乳罩，会导致局部受压，导致乳房局部血液循环不畅，易引起表浅血栓性静脉炎，局部缺血还可导致纤维化，可在乳房下部形成横条状肥厚，并有压痛感。

乳罩内若无使乳头放松的空间，乳房和乳头被紧紧地压迫在胸前，可导致乳头内陷，引起乳腺导管炎。而且，乳罩上剥落的微小纤维，有可能从乳头进入乳腺，引起乳腺炎。

因此，要根据乳房的大小选自己合适的乳罩，最好不要选用化学纤维制作的乳罩，并要勤洗勤换。睡觉时，或在家中休闲时，最好不戴乳罩，让乳房和肩背肌肉得到放松。

## 六、秋季合理饮食与养生

秋季是阳消阴长的过渡阶段，人体的生理也随着季节的转换而发生变化。因此，秋季的饮食也要随着季节的变化而变化，以适应秋季养生之需。

### (一)秋季饮食宜忌

#### 1. 秋季饮食分时节

一般说来，秋季养生可以分为初秋、中秋和晚秋3个阶段。

**(1)初秋**

初秋时节，草木零落，气清风寒，应节约生冷，以防疾病；欲食之味宜减辛增酸，以养肝气；宜进补养之物，以生气。

**(2)中秋**

中秋时节，气候干燥，应多吃新鲜少油食品，多吃含维生素和蛋白质较多的食物。特别是胡萝卜、藕、梨、蜂蜜、芝麻、木耳等，可以养血润燥，提高抗秋燥、抗病能力。

(3)晚秋

晚秋时节,容易出现冠状动脉循环障碍,导致心肌梗塞发病率增高。此时应多摄入含蛋白质、镁、钙丰富的食物,预防心脑血管疾病的发生;切忌进食过饱,晚餐以八分饱为宜;晨起喝杯白开水,以冲淡血液;日间,多喝淡茶,对心脏有保健作用。

2. 女性秋季食疗分阶段

(1)青春期

青春期由于丘脑和垂体的调节功能尚未完全成熟,容易引起功能失调性月经紊乱,临床上主要表现为月经周期或经期长短不一,流血量异常等。

此期的饮食原则为:饮食要有规律,避免延误用餐或饥饱不均;保持充足的营养,尤其是蛋白质的摄入;多食富含铁质和维生素的食物。

食疗方:取山萸肉 15 克,煎汁一大碗,再与 3 个柿饼和 10 枚红枣一同煮熟即成。月经期每日 1 剂,连用 3 ~ 5 日。本方具有补肝益肾、养血摄血之功,适用于腰膝酸冷,崩漏带下等症。

(2)哺乳期

哺乳期妇女,各种营养素的需要量增加,特别是蛋白质、钙、铁、锌、维生素类的需要量更大。秋天是各种瓜果蔬菜最丰富的时候,最适宜进行膳食疗法。

此期的饮食,应该多食富含蛋白质的食物,如鸡、鱼、虾、瘦肉、奶、蛋、豆制品等;脂肪摄取不宜过多;多摄取钙、铁、锌等无机盐和微量元素;多食富含维生素的食物。

食疗方:将桂圆去壳,加入温开水,放适量红糖,再打入 1 个鸡蛋,放在锅内蒸至鸡蛋熟即可服用。每日 1 ~2 次,连服 7 ~ 10 天。本方可减轻宫缩及下垂感,具有保胎作用。

(3)更年期

此期妇女多有心烦、多汗、潮热等植物神经功能失调的症状,并可出现骨质疏松、脂质代谢改变、生殖器官和骨盆底组织萎缩等。适当的饮食调节,能缓解更年期的症状。

更年期的女性,饮食宜清淡,多吃蔬菜水果,多饮水,适当摄入富含钙、蛋白质、维生素的食品,控制饱和脂肪的摄入,忌食辛辣刺激的食物。

食疗方:猪蹄刮洗干净,放入锅中煮至半熟;黄豆用温水浸泡 12 小时后,淘洗干净,加水过豆半寸,旺火烧开,撇去浮沫,文火煮至七成熟,加至半熟猪蹄内,放入去壳鸡蛋,加水和作料,旺火烧开转文火,至蹄豆酥烂,分两天连汤食用。

3. 秋季宜食甘润之物

秋季气候偏于干燥,而秋气应于肺,燥气可耗伤肺阴,使人产生口干咽燥、干咳少痰、皮肤干燥、便秘等症状。“燥者濡之”,故秋季应选择甘润养肺之品。

一般而言,补肺润燥可适当服用梨、蜂蜜、甘蔗、百合、沙参、麦冬、荸荠、菠萝、香蕉、萝卜等含水分较多的甘润食物,以补充水分,防止口唇开裂等。

而且,通过这些食物的补养肺阴的作用,可以防止感受燥邪致病。特别是晨饮淡盐水,晚饮蜂蜜水,既是补水分的好方法,又是养生抗衰的重要内容。

《饮膳正要》说:“秋气燥,宜食麻以润其燥,禁寒饮。”即秋季进补宜甘润温养,但不可过热,也不能太凉,要以不伤阳、不耗阴为度。

若过食寒凉之品或生冷不洁的瓜果，会导致温热内蕴，毒滞体内，引起腹泻、痢疾等，老人、儿童及体弱者尤要注意。

4. 秋季饮食应有节

从炎夏转入凉秋，“苦夏”而致的身体消瘦也渐渐地恢复，胃口和精神逐步转好。此时饮食应有节制，无节制则伤人。

为了让胃肠生理机能维持正常的活动，不至于过劳，饮食应定时；为了避免胃肠超负荷活动，饮食应定量。老人和小孩消化力较弱，更应定时定量进食。

另外，秋天人体阳气衰弱，胃气亦弱，饮食应以清淡质软、易于消化为主，少食用多脂、厚味及辛辣上火的食物。尤其是初秋清淡饮食，能清热防暑、敛汗补液，还能增进食欲。

5. 秋季饮食宜少辛多酸

《素问·脏气法时论》说：“肺主秋……肺收敛，急食酸以收之，用酸补之，辛泻之。”

秋时肺金当令，肺主辛味，肝主酸味，肺金太旺则克肝木，即肺气太盛，易损伤肝的功能。所以，秋季要减辛以平肺气，增酸以助肝气，以防肺气太过胜肝，使肝气郁结。

因此，秋季日常饮食的搭配上，应尽量少食蒜、葱、生姜、八角、茴香等辛辣的食物和调味品，以免助燥伤阴，加重内热，而应适当摄入酸味的水果和蔬菜。

6. 秋季饮食需小心

(1)生吃水生植物

我国的南方，秋季是大部分水生植物收获的季节。如荸荠、茭笋、菱角等，它们大都质白鲜脆、清凉爽口，吃起来味道很美，并有清热解毒、开胃消食、化痰止咳等医用功效。

但是，生吃这类水生植物，极容易导致姜片虫的感染。姜片虫通常寄生在小肠内，导致肠黏膜出血、水肿，甚至形成溃疡，常伴有腹泻、食欲不振等。

儿童感染姜片虫后，会出现脸部浮肿、发育迟滞、智力减退等现象；少数情况严重者，可因衰竭或虚脱导致死亡。因此，秋季忌生吃水生植物。

(2)食用半生不熟的秋扁豆

扁豆中含有一种凝集素蛋白，过量摄入这种物质易引起中毒，出现恶心、呕吐、腹痛、头疼等症状。这些毒素不耐高温，因此食用前应将扁豆彻底煮熟，破坏其所含的毒素。

(3)食用鲜黄花菜

鲜黄花菜含有秋水仙碱，这种物质经人体代谢后，具有强烈的毒性，对胃肠及呼吸系统产生强烈的刺激，出现胃部烧灼感、恶心、呕吐、腹泻、腹痛，甚至出现血便、血尿等。

鲜黄花菜晒干后食用，则无毒。若要食用鲜黄花菜，食用前应先焯一下，再用凉水浸泡 2 小时，中间最好再换一次水。因为秋水仙碱溶于水，这样可以避免发生食物中毒。

7. 秋日药粥润肺燥

陆游说：“世上个个学长年，不悟长年在目前，我得宛丘平易法，只将食粥致神仙。”粥能和胃补脾、润养肺燥，在煮粥时加入梨、萝卜、芝麻等食药俱佳的食物，则能收到良好的益肺润燥效用。

(1)梨粥　梨子2只，洗净后连皮带核切碎，加粳米100克，和水煮粥。

秋季气候干燥，人们常会出现口干鼻燥，干咳无痰等燥热病症，而梨具有良好的润燥作用，用以煮粥，可作为秋季常食的保健食品。

(2)胡萝卜粥　胡萝卜250克，洗净切碎，加粳米100克和水煮粥。

胡萝卜含有丰富的胡萝卜素，人体摄入后可转变成维生素A，能维护眼睛和皮肤的健康，患有皮肤粗糙和夜盲症、眼干燥症、小儿软骨病的人，食之很有裨益。特别是秋季天气干燥，人们多出现皮肤粗糙，口唇干裂，两眼干涩，头屑增多，以胡萝卜煮粥食用，有一定的防治作用。

(3)菊花粥　菊花50克，粳米100克，先将菊花煎汤，再将菊花汤与粳米同煮成粥。

秋承夏后，炎热余威仍在，以菊花煮粥，具有清暑热，散风热，清肝火，明眼目的作用，对于秋季风热感冒、心烦咽燥、目红肿痛等，具有一定的治疗作用。傲霜秋菊，对心血管疾病有显著的防治作用，特别适用于患高血压、冠心病的老年人服用，对健康人也可以起预防作用。

(4)芝麻粥　芝麻50克，粳米100克。先将芝麻炒熟，研成细末，待粳米煮熟后，拌入芝麻末同食。

芝麻性滑润，功擅润养，具有润肺养肝，益精生发，润肠通便的作用，以之煮粥，气香味美，适用于肝肾不足，头昏目花，头发早白，脱发，小儿头发色黄稀少，及肺燥咳嗽、习惯性便秘者食用。芝麻粥还有延年益寿的效用，尤可作为老年人常服的保健食品。

(5)栗子粥　栗子50克，粳米100克，加水煮粥。

金秋时节板栗香，栗子不但香甜可口，而且营养丰富，具有较好的养胃健脾、补肾强筋、活血止血的作用。煮粥食之，既能与粳米一起健运脾胃，增进食欲，又能补肾强筋骨。尤其适用于老年人机能退化所致的胃纳不佳，腰膝酸软无力，步履蹒跚者服食。正如俗话所说：“腰酸腿软缺肾气，栗子稀饭赛补剂。”

**8. 秋食月饼要适量**

月饼是高糖、高油脂糕点，营养丰富，产热量高，但有不易消化的缺点，吃多了会引起胃部不适。所以进食要适量，不宜多吃，尤其是老人、儿童以及胃肠功能不好的人，更应当注意。

由于月饼中含有较高的糖分，如过量食用，会使血糖增高，糖尿病人应慎食。甜味月饼食之过多，还会促使胃酸大量分泌，刺激溃疡面，胃溃疡患者亦应慎食。

有些月饼是用咸味配料制作的，这种月饼吃多了，会导致饮水过多，而大量饮水会增加心、肾的负担，不利健康，特别是肾病(如急、慢性肾炎)的人，更不宜多食。

月饼中含脂肪很高，而且有许多是采用猪油制馅的，这类动物性脂肪对心血管病患者，特别是胆固醇高者，非常不利，不可饱食。此外，月饼中含植物油也较多，这对患有胆囊炎、胆结石等胆囊疾病的人是不适宜的。

还应注意的是，存放过久的月饼不宜食用。存放过久，不但会失去香味，而且饼

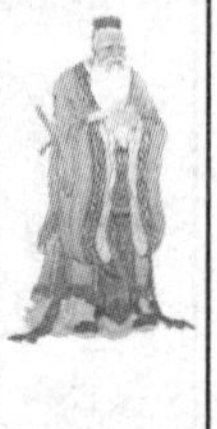

内的油脂氧化,馅会变质,能引起食物中毒。一般说,枣泥、莲仁、豆沙等软馅月饼存放不宜超过1周,火腿、五仁、百果等硬馅月饼,存放时间以15天~20天为宜。

购买月饼时,宜选包装新、内纸洁白而油渍少者,如面质有霉变,嗅之有霉味或哈喇味者,即属已经变质,不宜食用。所买月饼若暂时吃不完,要妥善保存,最好放在竹篮里,盖一层干净纸,置通风阴凉处,以25℃的室温最为适宜;或者用保鲜塑料纸包好,放置冰箱里。

吃月饼时,宜同时喝点茶,这不仅为了口干解渴,还在于茶能去腻排油,助消化,增进食欲。

**9. 秋柿可口勿贪多**

秋日的柿子,香甜可口,但要注意不要饿着肚子吃,以饭后吃为好。

这是为什么呢?这是因为柿子里含有大量的柿胶酚、单宁和胶质,这些物质遇到酸时,就会凝结成不能溶解的硬块,硬块小的,会随大便排出,硬块大的难以排出,会停留在胃内,形成胃结石,医学上称为“胃柿石症”。得了这种病,不但会感到胃脘疼痛,还会出现呕吐,吐出一块块硬渣子来。如果原来就有胃溃疡病,还可能发生胃穿孔或胃出血。

如果这个道理孩子不明白,硬要饭前吃的话,您可随手切块柿子放在杯子里,再在里面倒些醋,不要多长时间,杯子里的柿子就会结成硬块,然后再给孩子讲道理,就会明白过来的。

如果饭后吃柿子,情况就不同了。因为胃里的胃酸,这时已与吃进的食物混合,直接与柿子起作用的胃酸较少,也就不会发生柿石症了。不过,即便是饭后,柿子也不宜多吃。

清代名医王孟英在他所著的《随息居饮食谱》里说:“鲜柿甘寒,养肺胃之阴,宜于火燥津枯之体。”秋天气候干燥,人体阴津常常亏损不足,食用柿子有润肺、清火、止燥咳、通便秘等作用,饭后吃上一两只,对秋日的保健是有益的。

**10. 霉变花生切勿食**

花生,又叫落花生、长生果、番果,是一种重要的农产品。花生的营养成分丰富而全面,远远超过其它粮油类食物。比某些动物类高蛋白食物,如鸡蛋、牛奶和瘦肉等,有过之而无不及。据分析,每100克花生含蛋白质26.2克,几乎超过鸡蛋1倍,牛奶8倍多,瘦猪肉1倍多。而且花生的蛋白质极易被人体消化吸收。农产品中只有大豆才可与之媲美。两物同被称誉为“植物肉”。花生含脂肪39.2%,虽低于瘦猪肉,但大大超过牛奶、鸡蛋。而且花生的脂肪大部分为油酸和亚油酸等不饱和脂肪酸;提取的花生油是良好的食用油和工业特别是医药工业上的重要原料。花生所含的钙,也超过鸡蛋和瘦猪肉;磷超过瘦猪肉、鸡蛋和牛奶;铁略低于鸡蛋,超过瘦猪肉和牛奶。花生所含的维生素A、B、E和尼克酸等也丰富,其中维生素$B_1$含量甚至超过米面和大豆。花生还含有一般粮油作物中较少含的卵磷脂和胆碱等,这两种人体新陈代谢所必需的物质,特别对人的记忆和神经系统的功能,有很重要的作用。因此,花生常被作为益寿保健的佳品,有“长生果”的美称。

现代药理研究证明,花生仁有降压、止血和降低血清胆固醇的作用。花生衣(即花生仁外一层棕红色薄衣)有良好的止血作用。花生的止血功效,与花生衣中某些成分可对抗纤维蛋白的溶解、改善血小板质量、加强毛细血管的收缩机能等有关。据临床资料表明，在数百例内科、儿科、外科和妇产科等各种出血性疾病患者中，使用花生衣制剂止血，有效率达80%以上。尤其是对血友病、原发性或继发性血小板减少性紫癜、肝病出血、术后出血、癌肿出血，以及胃、肠、肺、子宫等内脏出血，效果更为显著。花生油不但是一种优良食用油，而且有降低血清胆固醇作用，十分适宜于动脉硬化、冠心病患者食用。高血压病患者，食醋浸花生仁，每日早晚各1次，每次7粒～10粒，有一定的降压效果。醋浸花生仁的制法，是将花生仁浸入优质食用醋内，一周后即可服用。

食用花生，应注意不能吃霉变花生。花生极易霉变。据研究，花生霉变主要由黄曲霉菌引起。黄曲霉菌大量存在于霉变的花生、玉米、小米、大米等粮食内，而花生是最易受黄曲霉菌污染的食品之一。黄曲霉菌可产生黄曲霉毒素，这是一种强致癌代谢物。国内外医学家研究证实，黄曲霉毒素可引起人或动物肝脏的癌变。据报道，美国曾发生过大批养鸡场的鸡因食用霉变玉米饲料而发生死亡事件，凶手就是黄曲霉菌。

为了防止黄曲霉菌污染花生等粮油食品，科学家们作了大量研究，除了保存这类食品应力求干燥外，还可以用某些药品来预防。科研工作者通过对200多种可能防霉去毒的中草药反复筛选试验，发现山苍子油有消除黄曲霉毒素的功效。他们将含黄曲霉毒素的标准样品，直接浸入山苍子油内，黄曲霉毒素就消失了。他们还发明了粮食中黄曲霉毒素消毒法，即以每50千克粮食配0.5毫升山苍子油，将山苍子油置于开口瓶内，用纱布扎紧瓶口，埋在花生或其它粮食品贮藏缸中，让山苍子油慢慢蒸发，熏蒸食品。这样就可免除食品被黄曲霉毒素污染。

除了霉变花生米绝对不可食用外，有些人也应少食或不食花生米。患有胆囊炎或胆囊已切除者，因花生米富含油脂，不易消化，宜少食；血栓病患者，因花生米某些成分有缩短凝血时间，增加血栓形成的机会，宜不食。同样道理，跌打损伤及有淤血患者，也宜少食，以免影响淤血消散；胃肠有积滞，消化不良，大便溏泄者，也不宜进食。

**11. 生津润燥话秋梨**

在水果这个大家族里，梨称得上是“名门望族”。梨有个别名——“果宗”，就是百果宗主的意思，可见其地位之显赫了。

梨不但醇香宜人、甜酸适口、汁多爽脆，而且营养丰富。它含有蛋白质、脂肪，尤其是糖类含量较高。它还含有钙、磷、铁和维生素B、C、胡萝卜素，以及苹果酸、柠檬酸等有机酸和果酸。这些成分，对人非常有益。特别是梨含有的天门冬素，对人体健康和肾脏保健有特殊功效。

梨是水果中的佳品，也是治病的良药。早在隋唐时期，被后世人尊为“药王”的孙思邈就说梨能“除客热气，止心烦”。几千年来，中医一直把梨作为生津、润燥、清热和化痰的良药。李时珍说，梨能“润肺凉心，消痰降火，解疮毒、酒毒”。对热性病的烦渴，咳嗽，喉痛，失音，眼赤肿痛，大便不通等症，也有良好的疗效。梨可以生食，生榨汁液，也可炖煮或与其他中药一起熬成“雪梨膏”、“药梨膏”等。上海城隍庙特产的“梨膏糖”，就是用梨和其它治疗咳嗽的中药一起制成，对老年及慢性咳嗽患者

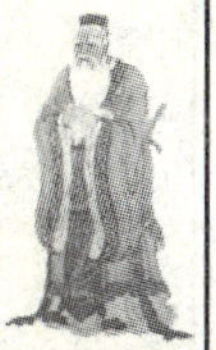

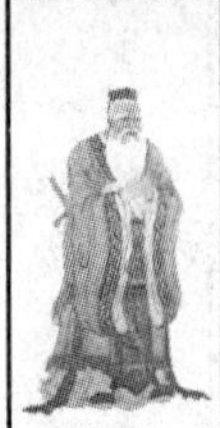

有良好的治疗作用，百余年来，名扬海内外。

据现代医药研究，梨有清热、镇静神经等功效。高血压病人出现心胸烦闷，口渴便秘，头目昏晕等症，心脏病人出现心悸怔忡、失眠多梦等症状，梨都可作为良好的辅助治疗果品。梨含有丰富的糖类，及多种维生素，肝炎、肝硬变患者吃梨大有益处。梨与苹果、胡萝卜、香蕉等制成的果汁，是秋季良好的保健饮料，对肾脏不健康者十分适宜。

这里介绍几首用梨治病的单验方：

（1）治咳嗽喑哑、喉咙干痛　大梨1个，洗净，连皮切碎，加蜂蜜60克或冰糖适量，炖煮，连梨一起服。

（2）治发热病人口渴烦躁　取梨汁、荸荠汁、鲜芦根汁、麦冬汁、藕汁或甘蔗汁，兑匀，随时饮用。

（3）治恶心反胃　梨1个，丁香15枚。梨去核，纳入丁香，用湿纸四五层包裹、煨熟，去丁香食梨。

（4）治咳嗽痰黄而浓　梨1个，川贝粉3克（或象贝粉5克）。梨去核，纳入川贝粉，隔水蒸熟，吃梨饮汤。

梨虽为佳果良药，但中医认为，梨性寒凉，易伤脾胃。咳嗽痰多清稀，消化不良，慢性胃肠炎，慢性腹泻病人，不宜多食。

与其他水果比较，梨不易贮藏。前人介绍一法，将梨与萝卜间杂存放，可久贮不烂。

**12. 柑橘一身皆是宝**

色彩瑰丽的柑橘，酸甜适口，营养丰富，有很高的食用和药用价值，是果品中的佼佼者。它不仅味道鲜美，而且营养价值在水果中亦名列前茅，是老幼皆宜的上等果品。据测定，柑橘果肉内含蛋白质、脂肪、糖、钙、磷、铁以及苹果酸、柠檬酸等有机酸类营养成分。它含的维生素C，是苹果的7倍，梨的10倍。柑橘除了鲜食外，还可以加工成罐头、果汁、果酱、果酒和蜜饯等。柑橘皮是食品工业提炼香料的主要原料。用它提取的果胶和芳香油，广泛地被用于糖果糕点的制作。同时也是轻工业重要的调香原料。

柑橘还是一种很好的药物。早在两千多年前的《神农本草经》里，就已有柑橘药用的记载。柑橘的皮、肉、核、络和叶都是有名的中药。一般都以橘皮入药。橘皮有健胃、祛痰、镇咳、降逆等功效，可治疗胸腹胀满，消化不良，食欲不振，呕吐哕逆和咳嗽痰多等症。还能解鱼蟹毒。被认为是“同补药则补，同泻药则泻，同升同升，同降药则降”的“百搭”，在中医临床中用途很广。据现代药理研究，橘皮内提炼出的挥发性芳香油，有兴奋心肌、抑制胃肠和子宫平滑肌作用。所含的柑皮甙，有改善血液循环，降低毛细血管脆性，防止微血管出血，降低血脂等良好功效。可用于动脉硬化、冠心病、高脂血症的治疗。用橘皮制成的“陈皮酊”和“橙皮酊”，有很好的驱风、健胃、助消化的功能。

橘络，是橘类果皮内层的筋络。有通络、理气、化痰功用，可治疗经络气滞、久咳胸痛、伤酒口渴等症。它含有较丰富的维生素P，对高血压病、动脉硬化症有一定疗效。

橘核，即橘的种子。有理气、散结、止痛功用，对睾丸肿痛、乳腺炎、疝气等症有良好疗效。治乳腺炎，可将橘核研细末，用25%酒精或白酒调湿，铺消毒纱布上敷患处，干后即易，如此反复数次，有消炎退肿作用。近年来研究表明，橘核煎剂还有良好的解热、兴奋肠肌、子宫肌等作用。

橘叶，有疏理肝气、化痰、消肿毒功效，可用于胁肋痛、肺痈、乳痈、咳嗽、胸膈痞满及疝气等病症。说起橘叶治病，还有一则动听的传说：两千多年前西汉汉文帝时，桂阳人苏耽，是一位医术很高的医生，还热衷苦炼修仙，在得道升天前，他对母亲说；"明年天下疾疫，庭中井水，檐边橘树……井水一升，橘叶一枝，可疗一人。"第二年，当地流行瘟疫，他母亲按他所说的方法治疗病人，果然治好了不少。典故"橘井"、"苏井"、"苏耽井"，就是指的这件事。以前中药店铺还挂上"橘井泉香"，作为匾额。

橘未成熟的果皮，叫青皮，也是一味常用中药，有疏理肝胆气滞的作用，可治疗乳痈、疝气、胁痛等病症。

食用柑橘，应注意适量适时，一般成人每天食用150克~200克左右即可。空腹时不宜吃，因其所含有机酸可刺激胃粘膜，出现胃痛，甚至出血的可能。中医认为，柑、橙性酸凉，脾胃虚寒慎服。风寒咳嗽及痰饮病(慢性支气管炎等)不宜多食橘。

短时间内大量食用柑橘，可出现被称为"橘黄病"的病症。这种病全身皮肤发黄，手脚掌部位特别明显，还有恶心、呕吐、食欲下降等症状。但眼白不黄，大小便颜色正常。这是短时间内大量吃橘子后血内、皮肤内胡萝卜素突然增多的缘故。如出现这种病症，轻者应停食柑橘半个月，重者要请医生治疗。

### 13. 多食苹果长智慧

色泽艳丽、香气馥郁的苹果，是秋季佳果，现在随着栽培和贮藏技术的改进，人们一年四季都可以吃到它。苹果味道甘美，营养丰富。据测定，它含果糖6.5% ~ 11.2%，葡萄糖2.5% ~3.5%，蔗糖1.0% ~5.2%。它还含有锌、钙、磷、铁、钾及维生素$B_1$、$B_2$、C和胡萝卜素等，以及少量蛋白质和脂肪。因为它含的营养成分全面，又容易被消化吸收，非常适宜于婴幼儿、老人和病人食用。

苹果有"智慧果"、"记忆果"的美称。人们早就发现，多吃苹果有增进记忆、提高智能的效果。苹果不仅含有丰富的糖、维生素和矿物质等大脑必需的营养物质，主要的是含有较多量的锌。据研究，锌是人体内许多重要酶的组成成分，是促进生长发育的关键元素。锌通过酶，广泛参与体内蛋白质、脂肪和糖的代谢，而且是构成与记忆力息息相关的核酸与蛋白质的必不可少的元素。缺锌可使大脑皮层边缘部海马区发育不良，影响记忆力。实验也证明，食物中缺乏锌，幼童的记忆力和学习能力受到严重障碍，妊娠期孕妇短时期缺锌，就会导致胎儿中枢神经畸形，出生的孩子智力低下。缺锌还可以明显影响人体生长发育。

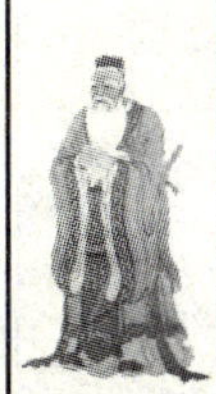

中医认为，苹果性平味甘酸，有补心益气、生津止渴、健脾和胃的作用。对消化不良、气滞壅塞的病人，有消食顺气的效果。

日常生活中常听到有人说：经常便秘。医生会告诉他，可以吃些苹果，试试果然有效。孩子腹泻，医生也会说，可以吃些苹果泥。同是苹果，便秘的人吃了通便，腹泻的人吃了止泻，这是什么道理？这是因为，苹果含有较多的纤维素，不能被胃肠消化吸收，但可以使大便疏松通畅，苹果含有丰富的有机酸，也有刺激肠壁、增加肠蠕动,使大便畅通的作用。至于苹果可止单纯性腹泻,是因为苹果内含有较多的鞣酸、果胶,它们能抑制肠道不正常活动,吸收肠道毒素,而止住腹泻。民间单方,空腹服15克苹果干粉,对单纯性慢性腹泻有一定效果,也是这个道理。

苹果中含有较多的钾盐,能与体内过剩的钠盐相结合,使之排出体外。当人体摄入钠盐过多时,吃些苹果,有利于平衡体内电解质。苹果内含的磷和铁等元素,易为肠壁吸收,有补脑养血、宁神安眠作用。苹果的醇香,能镇静神经,消除人的压抑情绪。有实验证明,失眠患者在入睡前嗅苹果香味,能使人较快安静入睡。美国耶鲁大学和国际香料公司的研究人员发现,苹果香味对人的心理影响很大,能明显消除人的压抑感,解除郁闷。据说这一研究结果已取得美国发明专利权。

14. 大豆誉称"植物肉"

大豆,包括黄豆、黑豆和青豆等,是一种粮油兼用的农特产。大豆以其营养丰富而被营养学家称之为"植物肉"和"绿色乳牛"。它的食用和药用价值,越来越受到人们的重视。

大豆的营养丰富。据测定,干大豆的蛋白质含量高达40%,最优质的大豆甚至可达50%左右,相当于瘦猪肉的2倍多,鸡蛋的3倍,牛奶的12倍。熟大豆蛋白质含量是11%,荷包蛋是13%,乳酪是23%,碎牛肉是22%。如在面粉中掺入5%的大豆粉,可使这种混合面粉的蛋白质含量提高19%。我们知道,人体摄入蛋白质中的必需氨基酸,要有一定比值。大豆蛋白质氨基酸的比值,比较接近人体吸收的需要。它的赖氨酸含量高,蛋氨酸含量低,大豆配米、面食用,可大大提高膳食蛋白质的营养价值。大豆含脂肪18.4%,在粮食作物里是比较高的。大豆脂肪的不饱和脂肪酸含量在85%以上,有很好的降血脂、保护心血管的作用。大豆还含有人体必需的钙、磷、铁等元素,其含量远远超过作为主食的米、面和玉米等。以所含的铁来说,每百克大豆内含铁11毫克,一个成年人每天需要铁约10毫克,所以缺铁性贫血患者,每天在膳食内适当加些大豆,是非常有益的。每100克大豆的含钙量是367毫克,是大米的2.5倍,面粉的8倍多;磷的含量高达571毫克,是大米的2倍,小麦的1倍多。这两种矿物质,是婴幼儿、青少年生长发育十分需要的物质,也是中老年人养生保健的重要元素。大豆内所含的维生素A、维生素B、尼克酸等,也接近或超过大米、面粉等主粮。

传说南北朝时梁昭明太子萧统隐居天目山,分经编书,在抄写《金刚经》时,用神过度,以致双目失明,他除了用天目池水洗双目外,每天早上都食用天目青豆,一段时间后,双目又逐渐复明。天目青豆是大豆的一种,有清凉解毒、益目养神的功效。大豆中的黑大豆,就营养价值而论,是大豆中最好的,药用价值更高。

食用大豆,合理的加工和烹调,与提高大豆消化吸收率有很大关系。据分析,大豆中粗纤维含量为4.8%,多聚树胶糖、多聚半乳糖和半乳糖醛酸结合形成的半纤维素含量约10%左右,它们存在于大豆的细胞膜中,影响人体消化系统对大豆营养的吸收消化。但若对大豆进行加工,如研磨成豆浆或作成豆腐等,则它的粗纤维及半纤维素构成的细胞膜被破坏,人体对其消化吸收率就可以大大提高。实验证明,整粒熟大豆的蛋白质消化率仅为65.5%,而豆腐蛋白质的消化率则高达92%~96%。

此外,生大豆内含有一种抗胰蛋白酶的毒性蛋白质,它也可以影响大豆蛋白质

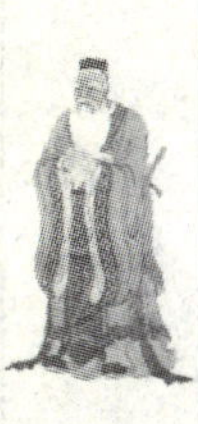

的消化吸收。还有一种能使血细胞起凝集作用的毒性蛋白质。这两种蛋白质会引起人体消化功能失常，出现腹胀、腹痛、腹泻和恶心呕吐等中毒症状，去除这两种蛋白质，最好的方法是加热煮沸。因此，食用大豆和豆浆，必须煮沸、煮熟、煮透，才会食用安全。

琳琅满目的大豆制品里，豆浆和豆腐是人们熟知的价廉物美、营养丰富、老少皆宜的食品。据测定，一般每百克豆制品含钙量为240毫克~277毫克，最高的豆腐干之类甚至高达900毫克，而且这些钙质极易被人体吸收利用。儿童、青少年、孕妇和其他需要补充钙质的人，如在日常饮食内适当配入豆制品，对身体十分有益。

随着人们对大豆营养价值的进一步认识，各式各样的大豆制品越来越多地进入人们的日常生活。就豆腐来说，有内酯豆腐、杏仁豆腐、巧克力豆腐等数十种。豆浆也增添为豆奶、豆炼乳、豆乳粉等许多品种，更值得一提的是，营养学家以大豆为主制成的植物蛋白肉，更是一种营养丰富，具有现代饮食特点的新颖食品，是人们在大豆开发利用方面的新成就。

大豆及其制品，还是很好的药物。在我国古代，认为"服食大豆令人长肌肤，益颜色，填骨髓，加力气，补虚能食"，是适宜于虚弱者食用的补益食品。据说它还有"宽中下气，利大肠，消肿毒"的功效。而大豆中的黑大豆，在药用上作用尤佳。它有清除水肿胀满，风毒脚气，黄疸浮肿，风痹筋挛，产后风痉、口噤、痈肿疮毒，以及解药毒等作用。

民间有许多以大豆及其制品治病的简便有效方法：

(1)患疮疡肿毒，以生大豆捣烂外敷，或煮汁内服，有散淤消肿止痛的效果。

(2)外伤肿痛，用老豆腐切薄片贴患处，也可以豆腐合烧酒外敷，有活血消淤止痛效果。

(3)久痢不止，用上好食醋煮豆腐食用，有止痢作用。

(4)将黑大豆炒熟，趁热投入黄酒中，制成豆淋酒，有滋补肝肾功效。对阴虚阳亢的头眩头痛、虚热、风湿病等，有很好的疗效。

(5)糖尿病口渴、多食、多尿，可将黑大豆炒香，加天花粉等成份，研细，每日2次，每次15克，内服，有清热、生津止渴、降血糖的功效。

(6)下肢水肿，可用黑大豆煎汤，饮汤吃豆，有利尿消肿作用。

(7)巴豆等中草药中毒，用黑大豆30克，生甘草10克，煎汤服，有良好的解毒功效。

(8)营养不良性水肿，用黄豆250克，花生100克，麦芽50克，炒熟研粉，每日2次，每次30克，有补气健脾消肿功效。

(9)单味黄豆30克~60克煎汤服，有健脾除湿功效，可用于湿热痹痛、筋脉拘挛等症状。

(10)黄豆芽对脾胃湿热、困倦少食、水肿病、风湿病肌肉关节拘挛的患者，有很好的辅助疗效。

据现代药理研究，含皂甙的黄豆纤维，能吸收胆酸，减少体内胆固醇的沉积，有很好的降血脂功效。对高血脂、商血压、动脉硬化和冠心病、肝脏病人来说，大豆及其制品都是良好的食疗品。

豆浆，既是很好的营养饮料，也是食疗佳品，胃肠虚弱、少食消瘦、慢性支气管炎咳嗽以及妇女带下病等，以豆浆为汤，加大米煮粥食用，有很好效果。据有的资料介绍，妊娠高血压综合征，用豆浆加适量食糖饮用，有消水肿，降血压功效。

15. **萝卜养生有奇效**

萝卜又名萝白、莱菔。其品种很多，一般分生食种、熟食种和加工种三类。生食种的萝卜，外形美观，色泽鲜艳，表皮光滑，味甘质脆多汁，当冬春水果缺少之时，生萝卜作为果品食用，能润喉清嗓、降气开胃，因而民间素有“萝卜赛梨”的美誉。熟食种的萝卜，适宜于烹制菜肴，在佳肴满桌的宴席上，一碗萝卜烹调的菜，清淡鲜美，更使人胃口大开。加工种的萝卜，适宜于加工成鲜美的酱菜、萝卜干之类佐餐食品，便于运输、贮藏和食用。我国以萝卜为主要原料制成的副食品，运销国外，盛誉不衰。

据测定，每500克萝卜中，含蛋白质3.2克，糖32克，维生素A原96国际单位，维生素C152毫克，尼克酸2.4毫克，以及钙、磷和铁。除维生素C和矿物盐类略高于一般蔬菜外，它的其他营养成分，与日常蔬菜相比，并不算高。不过值得一提的是，萝卜内含有的糖化酵素和芥子油成分，对人体消化功能大有裨益。医学家指出，糖化酵素能分解食物中的淀粉、脂肪等成分。使之为人体充分吸收和利用。芥子油具有辛辣味，能促进胃肠蠕动，增强食欲，帮助消化。我国历来就用萝卜治疗食积胸闷和消化不良。萝卜这种帮助消化、促进吸收的功能使它赢得了“小人参”的美称。明代大医药学家李时珍说，萝卜“可生可熟，可菹可酱，可豉可醋，可饭”，是“蔬中之最有利益者”，这一评价是十分恰当的。

萝卜除了是人们喜欢食用的大众化蔬菜外，它的药用价值更令人刮目相看。中医认为，萝卜味甘辛性凉，有下气定喘，止咳化痰，消食除胀，利大小便和清热解毒的功效。患有急慢性支气管炎或咳嗽痰多气喘者，用白萝卜洗净后切片或丝，加饴糖腌后食用，有降气化痰平喘作用。翻胃吐食，可将萝卜、捣碎，加蜜水煎煮，细细咽嚼，有和胃止吐、消食作用。失音不语，可用生萝卜汁、生姜汁各等份，漱咽。鼻衄用生萝卜汁滴鼻，并同时以生萝卜汁半盏，兑黄酒少许，温服。跌仆损伤、淤血肿痛或烫火伤灼，用生萝卜捣碎敷患处，有消淤散肿、活血止痛的作用。

萝卜子也为常用中药，功用同于萝卜。近年来长春中医学院科研人员发现，萝卜子具有良好的降血压作用。他们研制的萝卜子降压药，其降压效果及改善症状，均高于利血平、复方降压片和罗布麻片等对照组，因此认为是一种疗效高、毒副作用小的很有希望的降压药物。

萝卜缨，即萝卜菜，也是良药，它可消食理气，煎汤含漱可治疗咽喉疼痛。

长在地里的隔年老萝卜，中药名“地枯髅”，利水消肿作用甚佳，对胸膈饱闷、水肿和痢疾等症有很好的疗效。

据现代药理研究，生萝卜汁有缓慢的降压作用。高血压和动脉硬化的病人，用生萝卜汁加蜂蜜可作很好的辅助食疗品。在食物中适当添加萝卜，能刺激肠内合成维生素$B_1$。

近年来医学家还发现，萝卜有较好的抗癌作用。这是因为萝卜内含有纤维木质素，能提高巨噬细胞吞噬细菌、异物和坏死细胞的功能，从而加强了人体抗癌能力的缘故。此外，萝卜含有的糖化酵素，也能分解致癌物亚硝胺，起防癌的作用。因此，

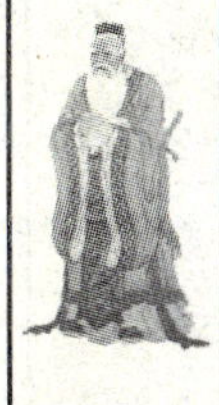

科学家们认为，萝卜是一种良好的保健抗癌蔬菜。

16. 秋季饮食宜防“秋燥”

在天高云淡、秋高气爽的秋天，气候越来越干燥，很多人会感到早晨起床时嗓子发干，皮肤干燥，即使饮用一大杯白开水，仍然难以解渴。这种现象就是“秋燥”。“秋燥”是指在秋季出现的以干燥为特征的病变。发生于初秋的温燥以发热为主，伴有头痛、少汗、口渴、心烦、鼻腔干燥、咽喉疼痛、干咳少痰等症，极易与上呼吸道感染混同，这种具有明显季节性的不适，主要与久晴少雨、秋阳暴烈的气候有关。

秋燥病情并不可怕，一般都比较轻，治疗也比较容易，但家庭护理和调养十分重要，否则病情可缠绵不愈。秋燥原因很多，而饮食不当是一个重要的诱发因素，因此秋季饮食应突出“清润”，即养阴清燥，润肺生津。

有效地防治“秋燥”，可以在饮食上多下功夫。在秋季应少吃或不吃辛辣香燥食品，以清淡甘润为主。鲜藕、生梨、荸荠以及胡萝卜、豆腐、黑木耳、蜂蜜等具有养阴润燥的功效，不妨多吃一些；多喝开水、淡汤、菜汤、豆浆、牛奶等，而生葱、生蒜、胡椒、烈酒等燥烈食品应少食。另外，胃弱者多喝粥，如红枣糯米粥、百合粥、莲子粥、芝麻粳米粥等。同时，注意调节生活节奏和生活环境，防止过度疲劳和无节制的夜生活；改善居室过分干燥的环境，也有助避免“秋燥”的发生。

17. 秋季吃木薯谨防中毒

秋季是木薯的收获季节。木薯香甜爽滑，是南方人喜爱的食品，但是，木薯中含有氰甙剧毒素，处理不好，可引起中毒。

据研究分析，每100克的木薯平均含氰量为59.4毫克，氰甙能溶于水，耐高温，加热达140℃仍不能破坏。所以，吃了未经除毒的木薯，会使人中毒，轻者有恶心、呕吐、头痛、头晕、疲乏无力、精神不振、嗜睡或烦躁等；严重的神志昏迷、呼吸困难、瞳孔大、心律失常、阵发痉挛等，症状变化迅速，如不及时救治，容易死亡。

木薯中含氰多少与以下两个因素有关。如土壤中含硝酸盐氮多，其氢氰酸含量就多；新种植地比老种植地收获的木薯，其氢氰酸的含量要高3倍以上。氰甙随木薯进入体内，主要释放出氢氰酸、氰离子与细胞色素氧化酶的铁结合，使组织呼吸不能正常进行而引起窒息。另外，氢氰酸还可损害大脑的呼吸中枢和血管运动中枢。

因此，食用木薯必须做好除毒工作。预防木薯中毒，一方面要选择毒性较低、产量较高的品种栽培；另一方面要正确掌握食用方法。木薯所含氰耐高温，但易溶于水，经水解可释放出氢氰酸。根据这一特点，在食用前，剥去皮，用水冲洗。蒸煮木薯时，将锅盖打开，使氢氰酸蒸发，煮过的木薯再用水泡，再行蒸熟食用，或将木薯去皮切片，水泡3～6天捞出，晒干，或去皮切片，加水煮熟，再放水中泡48小时，捞出再蒸，也可把去皮晒干的干薯片加5倍的水，泡3天，然后蒸熟，都有去毒作用。

18. 立秋后老年人宜吃的食物

进入立秋以后，气温由热逐渐转凉，人体的消耗也逐渐减少，食欲开始增加。因此，根据秋天季节的特点，老年人可以科学地摄取营养和调整饮食，以补充夏季的消耗，为越冬做好准备。

秋天，气候干燥，夜晚虽凉爽。但是，白天有时气温仍然很高。热能伤津、伤气，燥盛则消耗津液。所以，除了掌握好饮食起居和科学调养以外，还可以根据“燥则润

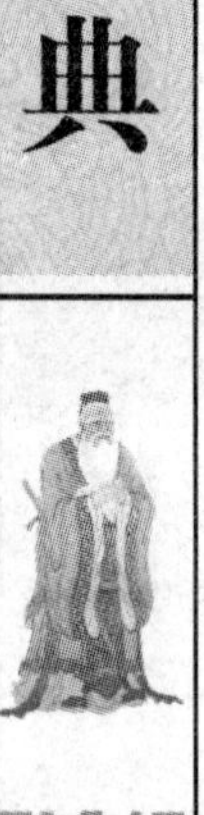

之”的原则,多食用一些养阴清热、润燥止渴、清心安神的食品。在秋季里,具有这类作用的食物有:茭白、南瓜、莲子、桂圆、黑芝麻、红枣、核桃等。患有脾胃虚弱、消化不良的老年人,可以服食健补脾胃的莲子、山药、扁豆等。

此外,秋季还容易出现口干唇焦等“秋燥”症,应选用滋养润燥、益中补气的食品,这类食品有银耳、百合等。

### 19. 秋季保健宜吃甘薯

秋季是甘薯成熟的季节。甘薯,通称红薯或白薯,也有不少地方叫番薯、山车、地瓜等名称。多吃甘薯有延年益寿的功效。有学者研究发现,相当多的长寿老人,在秋季饮食习惯上常食用甘薯,甚至将其作为主食。营养专家还指出,甘薯含有丰富的淀粉、维生素、纤维素等人体必需的营养成分,还含有丰富的镁、磷、钙等微量元素和亚油酸等。这些物质能保持血管弹性,对防治老年习惯性便秘的作用十分明显。

实验还发现,秋季经常食用甘薯还可以达到减肥的效果,因为它的热量只有大米的1/3,而且因其富含纤维素和果胶,故具有阻止糖分转化为脂肪的特殊功能。

美国的科技工作者还从甘薯中提取出一种活性物质去雄酮,这种物质能有效地抑制结肠癌和乳腺癌的发生。日本国家癌症研究中心公布的20种抗癌蔬菜“排行榜”为:甘薯、芦笋、花椰菜、卷心菜、西兰花、芹菜等,其中甘薯更是名列榜首。因此,秋季饮食保健宜多食用甘薯。

### 20. 秋季宜多食润燥养肺食物

由于秋季气候干燥,人们容易得风热感冒、咽炎、气管炎等疾病。因此,秋季饮食原则是滋阴润燥养肺,顺应气候变化,调摄精神,调理饮食,做好保暖。唐代医学家孙思邈在《千金要方》中说:“秋冬间,暖里腹。”秋季在饮食上注意暖食,禁忌生冷,尽量少吃油腻荤腥,不食不洁瓜果菜蔬。《饮食正要》中说:“秋气燥,宜食麻以润其燥。”可多吃些滋阴润燥养肺的食物,如芝麻、雪梨、荸荠、龙眼肉、蜂蜜、银耳、苹果、香蕉、葡萄、菠菜、萝卜、藕、百合、豆制品等。比较经济的方法是,以雪梨2个,连皮洗净,切成小片,加水3碗煎成2碗后,取大米25克,煮粥食之。除了饮食调养外,可用中药麦冬(或沙参)30克,加入大米100克煮粥服食,一天两次,有滋阴润燥、止燥咳、生津液的作用,对秋燥诸症的防治,可收事半功倍之效。

秋季饮食宜选用滋燥的食物来调养身体,少食辛燥之品。例如:①白木耳、黑木耳各10克,冰糖适量炖服。功能:滋阴补肾润肺。②老鸭一只,沙参50克炖服。功能:滋补肺肾。③黑芝麻15克,捣碎,和蜂蜜适量调服。功能:滋阴润燥:④红枣10个,梨1只(洗净切片)炖服。功能:滋阴益气,润肺健脾。⑤鸭蛋1个,打匀,兑入适量冰糖水,蒸熟服用。功能:滋肾润肺。⑥银耳10克,粳米100克,冰糖适量同煮粥食。功能:滋阴润肺,健脾止咳。此外,平时多食些萝卜、莲藕、生梨、海带、芝麻、银耳、甘蔗等柔润之品,亦可起到护津生津的作用。

### 21. 秋季宜多吃的几种抗癌食物

**蔬菜:**某外国医学杂志上曾发表了一篇引人注目的报告,报告中说明饮食和生物体对X光反应之间的关系。研究人员将受试的天竺鼠分成两组,分别用甘蓝和甜菜喂养一段时间,再对它们进行X光照射。结果发现,食用甘蓝的天竺鼠的出血率和死亡率都较低。

科学研究发现，在某些蔬菜中可能含有抗癌物质，对人体有保护作用。因此，每天至少应该吃一种这类蔬菜：芽甘蓝、甘蓝或花椰菜，无论是煮食还是凉拌，都可以让机体吸收有机物质，有助于身体的抵抗能力。

**海藻**：海藻含有丰富的蛋白质、纤维素、维生素和矿物质，能促进细胞膜的流动。而海苔更是含有丰富的可溶性纤维藻糖酸，可以保护人体免受放射线的伤害。

**辣椒**：能加速体内新陈代谢，消耗身体多余的热量，促进血液循环和体内氧的流通。因此，吃辣椒可以使你心情舒畅、体力充沛。

**水果**：最新研究指出，草莓、樱桃、葡萄和苹果中都含有抗癌物质——鞣花酸，这些水果在一定程度上可以预防癌细胞侵入人体，而且十分适合慢性疲倦症患者食用。

**姜**：姜可以刺激人体的免疫系统，能够镇咳、退烧、减轻疼痛，还能有效抑制疾病。姜是一种很好的抗毒物质，能杀菌和抗霉菌，是治疗风寒和流行性感冒的有效食品。

**小麦和大麦**：各种小麦和大麦制品早已为人们所熟悉。这些食品都可以抗癌，并防止放射线对人体的伤害，还可以预防其他疾病。这种说法从纯粹医学的角度来讲可能有些过分，但确实有病人从中获得了好处。

**大蒜和洋葱**：大蒜和洋葱具有治疗的功效，并且能够使人精神畅快。据医学研究发现，大蒜和洋葱确实能促进细胞膜的流动，增进体力和免疫力。大蒜具有降低胆固醇的功能，所以，吃大蒜越多，就越能降低体内的胆固醇。大蒜和洋葱还有抗菌、抗癌、增进身体耐力的作用，而且你要记住，每天吃大蒜和洋葱会确保我们的呼吸顺畅。

### 22. 秋季宜多吃的几种蔬菜

以甘平为主是秋季饮食的原则，即多吃有清肝作用的食物，少食酸性食物。具有甘平清肝作用的食物丰富多彩，诸如豆芽菜、菠菜、胡萝卜、菜花、芹菜等等，吃法也是多种多样的。

**菜花**：中医素来有色白入肺之说。秋天是呼吸道感染疾患多发季节，洁白的菜花无疑是一种适时的保健蔬菜。据研究发现．菜花含有丰富的维生素类物质，其维生素 C 的含量突出，比常见的大白菜、黄豆芽菜含量要高 3～4 倍，比柑橘的含量要多出 2 倍。

**豆芽**：科学研究发现，豆芽中的叶绿素可以防治直肠癌，其中含量丰富的天门冬氨酸能使机体大大减少乳酸的堆积，从而有利于消除疲劳。中医认为，豆芽味甘性凉，有清热解毒、利湿通下等作用。

**菠菜**：菠菜的营养含量大大高于其他蔬菜，抗坏血酸虽低于辣椒却高于西红柿，菠菜所含的具有止血作用的维生素 K 是叶菜中最高的；丰富的核黄素又有防止口角溃疡、唇炎、舌炎、皮炎的作用。

**胡萝卜**：以炖食最好，炒食为良。炖食能保留胡萝卜素 93% 以上，炒食也可保留胡萝卜素 80% 以上，而生食、凉拌，人体仅能吸收 10%。

**小白菜**：中医认为，小白菜味苦微寒，养胃和中，通畅利胃。小白菜富含维生素 C 和钙质，还含磷、铁、胡萝卜素和 B 族维生素等。

**莴笋**：莴笋肉质细嫩，生吃热炒均相宜。秋季常吃莴笋，可增强胃液和消化液的

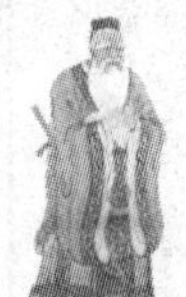

分泌,增进胆汁的分泌。莴笋中含的钾是钠的27倍,有利于促进排尿,维持水平衡,对高血压和心脏病患者有很大的裨益。莴笋中所含的氟元素可参与牙釉质和牙本质的形成,参与骨髓的生长。莴笋中的含碘量高,这对人体的基础代谢和体格发育会产生有利影响。莴笋叶的营养远远高于莴笋茎。

**洋白菜:**为秋季时令佳蔬之一。专家们指出,秋季多吃洋白菜,不但对癌症、心脑血管等慢性疾病有预防功能,而且还具有防衰老的作用。日本医学界的一项实验表明,秋季每周吃4次洋白菜,可以延长老年人的寿命,并改善很多衰老症状。研究人员认为,这些功能得益于洋白菜的香味物质,这种香味物质属于含硫化合物。

夏秋换季的时候,如何增强免疫力是人们普遍关心的。因此,换季时节要注意均衡的营养,尤其是要多吃些上述的富含维生素和高纤维素的蔬菜,对预防疾病、增强机体抵抗力有着重要作用。

### 23. 秋季宜吃野沙棘果

秋风徐徐,金秋送爽,各种野生果次第地成熟了。野果有一种别样的味道,其营养丰富,在很多方面要超过栽培的果蔬,对人的身体健康非常有益。特别是秋季野果中的沙棘果,更是在水果中有"维生素宝库"之美誉。

据营养专家研究发现,沙棘果除了含有丰富的蛋白质、脂肪和碳水化合物外,还含有人体必需的多种维生素和矿物质,其中维生素含量丰富,尤以维生素C的含量为最高,几乎居一切果、蔬之冠。每100克沙棘果中含维生素C高达800~850毫克,最高的可达到1000毫克,大约相当于山楂的20倍、葡萄的200倍、鸭梨的500倍、苹果的1000倍;每100克沙棘果中含维生素E150~220毫克,维生素A的含量则相当于豆油的20~30倍。因此秋季宜多吃些沙棘果,对身体的营养补充以及保健方面都有良好的效果。

### 24. 秋季宜吃菱角

菱角是我国著名特产之一,距今已有3000多年的栽培历史了。菱角有青色、红色和紫色,皮脆肉美,算是佳果,亦可作为粮食食用。菱角的茎果可生食或煮熟食,其嫩茎还可做蔬菜炒食,用菱角加工成的菱粉亦可做辅料食品。菱角所含的营养很丰富。中医认为,菱角性味甘、凉,生食可清暑解热、除烦止渴,熟食可益气健脾等。

### 25. 秋季食补忌无节制

俗话说:"一夏无病三分虚。"初秋气候虽然早晚凉爽,但仍有秋老虎的盘踞,故极易出现倦怠、乏力、秋困等现象。根据中医"春夏养阳,秋冬养阴"的养生原则,这个时候宜适当进补,但进补也应该有章有法,忌无节制地进补。

#### (1)忌常补太过油腻食物

随着人民生活水平的提高,家庭餐桌上天天有荤腥,餐餐大油腻的现象太过普遍,其实这并达不到食补的目的。因为这些油腻食物代谢后产生的酸性有毒物质需及时排出,而生活节奏的加快又使不少人排便无规律甚至便秘。因此,在食补的过程中清淡一些,这样就有利于人体废物的及时排出,减少"肠毒"的滞留与吸收,从而促进机体健康。

#### (2)忌常补单一的食物

有些人在食补的过程中,喜欢遵循自己的喜好和口味,就专吃某一种补品,继而又从多年不变发展成偏食和嗜食，长此以往，不仅达不到食补的效果，反而伤害了身体，对健康是不利的。因为药物和食物既有保健治疗作用，亦有一定的副作用，久服多服会影响体内的营养平衡。尤其是老年人，不但各脏器功能均有不同程度的减退，需要全面地系统地加以调理，而且不同的季节，对保健药物和食物也有不同的需求。因此，根据不同情况予以调整是十分必要的，不能常食用一种食物不变，一补到底。

另外，有些人在秋天食补，无节制地依赖于补药。其实药补不如食补，重药物轻食物是不科学的。殊不知许多食物也是有治疗作用的药物。如多吃芹菜可治疗高血压；多吃萝卜可健胃消食，顺气宽胸，化痰止咳；多吃山药能补脾胃。日常食用的胡桃、花生、红枣、扁豆、藕等也都是进补的佳品。

### 26. 秋季忌多吃生姜

秋燥时节，一方面要多喝盐水和蜜水，另一方面不吃或少吃辛辣烧烤之类的食品，这些食品包括辣椒、花椒、桂皮、生姜、葱及酒等，特别是生姜。

生姜属于热性，又在烹饪中失去不少水分，食后容易上火，加重秋燥对我们人体的危害。当然，将少量的葱、姜、辣椒作为调味品，问题并不大，但不要常吃、多吃。比如生姜，它含挥发油，可加速血液循环；同时含有姜辣素，具有刺激胃液分泌、兴奋肠道、促进消化的功能；生姜还含有姜酚，可减少胆结石的发生。所以它既有利亦有弊，民间也因此留下了“上床萝卜下床姜”一说，说明姜可吃，但不可多吃。特别是秋天，最好别吃，因为秋天气候干燥、燥气伤肺，加上再吃辛辣的生姜，更容易伤害肺部，加剧人体失水、干燥。在古代医书中也有这样的记载：“一年之内，秋不食姜；一日之内，夜不食姜。”看来，秋天不食或少食生姜以及其他辛辣的食物，早已引起古人的重视，这自然也有其道理的。

### 27. 秋季忌空腹吃猕猴桃

猕猴桃有“果中之王”的美誉，它气味芳香独特，营养丰富，一直以来都深受人们的喜爱。两颗猕猴桃就含有1天所需营养的1/3，是各种水果中营养成分最丰富、最全面的。常吃猕猴桃不仅有益健康，而且对美白养颜、减肥瘦身也有意想不到的效果，特别受到女性朋友的青睐。猕猴桃属于膳食纤维丰富的低热量低脂肪食品，每颗猕猴桃中仅有45卡热量，所含纤维有1/3是果胶，能起到润燥通便的作用。可以快速清除体内堆积的有害代谢物，有效地预防和治疗便秘和痔疮，长期食用还可预防肥胖。

维生素C含量极为丰富是猕猴桃的一大特点，比柑橘、苹果等水果高几倍甚至几十倍。猕猴桃之所以能够起到美白、祛斑的作用，原因就是其中的维生素C能有效抑制皮肤内多巴醌的氧化作用，使皮肤中深色氧化型色素转化为还原型浅色素，干扰黑色素的形成，预防色素沉淀，从而保持皮肤白皙。

猕猴桃虽好，但并非人人皆宜。每日吃1～2个既能满足人体需要，其营养成分又能被人体充分吸收；食用时间以饭前饭后1～3个小时较为合适，忌空腹吃。由于猕猴桃性寒，故脾胃虚寒者应慎食，经常性腹泻和尿频者忌食用。

### 28. 秋季忌吃的六类相克的食物

#### (1)忌吃鸡蛋时喝豆浆

生豆浆中含有胰蛋白酶抑制物，它能抑制人体蛋白酶的活性，影响蛋白质在人

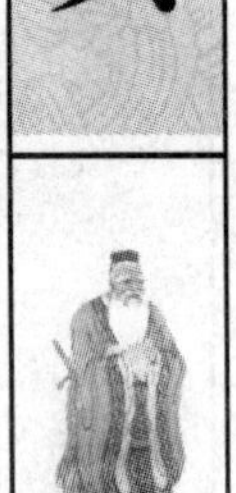

体内的消化和吸收；而鸡蛋清中含有黏性蛋白，可以与豆浆中的胰蛋白酶结合，使蛋白质的分解受到阻碍，从而降低人体对蛋白质的吸收率。

**(2)忌牛奶与巧克力同食**

这是常见的一种错误饮食习惯，牛奶中的钙会与巧克力中的草酸结合成一种不溶于水的草酸钙，食用后不但不吸收，还会发生腹泻、头发干枯等症状。

**(3)忌在补维生素时吃河海虾**

在河虾或海虾等软甲壳类食物中，含有一种浓度很高的“五价砷化合物”，它本身对人体无毒害，但在服用维生素C片剂(特别是剂量较大时)后，由于化学作用，可使原来无毒的“五价砷”转化成“三价砷”，这正是剧毒的砒霜的化学名，所以两者同吃，严重者可危及人的生命。

**(4)忌豆腐与菠菜同食**

豆腐里含有氯化镁、硫酸钙这两种物质，而菠菜中则含有草酸，两种食物遇到一起可生成草酸镁和草酸钙。这两种白色的沉淀物不仅影响人体吸收钙质，而且还易导致结石症。同理，豆腐也不能与竹笋、茭白、栗子等同吃。

**(5)忌吃海鲜时喝啤酒**

海鲜中含有嘌呤和苷酸两种成分，而啤酒中则富含分解这两种成分的重要催化剂——维生素$B_1$。吃海鲜的同时喝啤酒容易导致血尿酸水平急剧升高，诱发痛风，以致出现痛风性肾病、痛风性关节炎等。

**(6)忌吃火腿时喝乳酸饮料**

不少人喜欢用三明治搭配优酪乳当早餐，但是三明治中的火腿、培根等和乳酸饮料一起食用易致癌。为了保存肉制品，食品制造商往往通过添加硝酸盐来防止食物腐坏及肉毒杆菌生长，当硝酸盐碰上有机酸时，会转变为一种致癌物质——亚硝胺。

**29. 秋季水果忌乱吃无讲究**

金秋时节是水果大丰收的季节，秋季水果营养丰富，味美可口，药食兼优，颇受人们的欢迎。但秋季水果并非每个人都适宜多吃，在食用的时候还是有讲究和禁忌的。

苹果空腹用可以治疗便秘，饭后用还可助消化。苹果富含糖类和钾盐，吃多了对心、肾不利，因此，冠心病、肾炎和糖尿病患者应慎用。

梨子可以止咳化痰、清肺润燥，与冰糖煎服可以治疗顽固性咳嗽，捣烂后与蜂蜜调服可以用来治疗声音嘶哑。但梨子性寒，含糖分高，脾胃虚弱者和糖尿病人不宜多食。

栗子能补肾强筋、益脾止泻。多食易导致消化不良。

香蕉可以养阴生津，清肺润燥。但香蕉性寒，含钠盐多，肾炎、高血压患者慎用。又因其含糖分较多，糖尿病患者忌食。

柑橘能健脾和胃、温肺止咳，橘皮加糖煎服可以治疗感冒。但柑橘性温，多食易上火，会导致目赤、牙痛。

柿子中的青柿汁有助于降血压，柿蒂可用来治疗呃逆及妊娠呕吐。因柿内含有大量的单宁和肺胶粉，因此具有较强收敛性，容易导致便秘。此外，柿子还不能空腹吃,易引起柿石症。

### 30. 秋季吃鱼的禁忌

秋季鱼儿正肥,有针对性地食用鱼肉,也是秋季食补之一。但是需要注意的是患有以下疾病者不宜多吃鱼:

肝硬化病人:肝硬化时机体难以产生凝血因子,加之血小板偏低,容易引起出血,如果再食用沙丁鱼、青鱼、金枪鱼等,会使病情急剧恶化,犹如雪上加霜。

结核病患者:这类病人服用异烟肼时如果食用某些鱼类容易发生过敏反应,轻者恶心、头痛、皮肤潮红、眼结膜充血等,重者会出现心悸、口唇及面部麻胀、皮疹、腹泻、腹痛、呼吸困难、血压升高,甚至发生高血压危象和脑出血等。

痛风患者:因为鱼类含有嘌呤类物质,而痛风则是由于人体内的嘌呤代谢发生紊乱而引起的。

出血性疾病患者:如血小板减少、血友病、维生素 K 缺乏等出血性疾病患者要少吃或不吃鱼,因为鱼肉中所含的“20 碳 5 烯酸”,可抑制血小板凝集,从而加重出血性疾病患者的出血症状。

### 31. 金秋食蟹禁忌

秋季,菊香蟹肥,正是人们品尝螃蟹的最好时光。

螃蟹,肉质细嫩,味道鲜美,为上等名贵水产。螃蟹的营养也十分丰富,蛋白质的含量比猪肉、鱼肉都要高出几倍,钙、磷、铁和维生素 A 的含量也较高。据营养专家测定,每 500 克河蟹,含蛋白质 49. 6 克,脂肪 3. 9 克,碳水化合物 27. 2 克,磷 1. 088 毫克,铁 33. 6 毫克以及维生素 A、维生素 B 等。以蟹做膳,可蒸、炒、焖、煮。民间更广泛地流传着以蟹治病的饮食方法,蟹壳含丰富的钙盐,蟹肉味咸性寒,可清热、散血、滋阴;壳咸凉,有清热解毒、破瘀消积、止痛之功效。

秋蟹虽然味美营养高,但是一次食用应该适量,忌没有节制暴饮暴食。如果吃得不当,可能会带来健康的损害。中医学认为,蟹性咸寒,多食易积冷于腹内致病。因此,一次吃蟹不宜过多,吃螃蟹时必须用辛温的姜、葱、醋等佐食。

下列特定人群应忌吃螃蟹。

据测定,每 100 克河蟹肉中含胆固醇 235 毫克,而每 100 克蟹黄中含胆固醇高达 460 毫克。因此,患有冠心病、动脉粥样硬化、高血压、高脂血症的人,应不吃或少吃蟹黄,蟹肉也不宜多吃。

由于胆道疾病如胆囊炎、胆结石的形成与体内胆固醇过多和代谢障碍有一定的关系,这些病人以不吃螃蟹为好。

有过敏体质的人不宜吃螃蟹。这是因为螃蟹中含有丰富的蛋白质,如果有过敏体质的人食用螃蟹后,蛋白质穿过通透性增高的肠壁进入机体而发生过敏反应,引起胃肠等平滑肌痉挛、血管性水肿而出现恶心、呕吐、腹痛、腹泻;有的会引起荨麻疹或哮喘。

凡脾胃虚寒、痰嗽便泻者,应慎食螃蟹。螃蟹性寒,脾胃虚寒者也应尽量少吃,以免引起腹痛、腹泻,吃时可蘸姜末醋汁,以去其寒气。

另外,患有伤风、发热、胃病、腹泻者不宜吃螃蟹,否则会加剧病情;患有高血压、冠心病、动脉硬化者,尽量少吃蟹黄,以免胆固醇增高。

32. 秋季吃枣的禁忌

忌同黄瓜或萝卜一起食用。萝卜含有抗坏血酸酶,黄瓜含有维生素分解酶,两种成分都可破坏其他食物中的维生素。

忌与动物肝脏同食。动物的肝脏富含铜、铁等元素,铜、铁离子极易使其他食物中所含的维生素氧化而失去功效。

忌吃腐烂变质的枣。大枣腐烂后,会使微生物繁殖,枣中的果酸酶继续分解果胶产生果胶酸和甲醇,甲醇可再分解生成甲醛和甲醇。食用腐烂的枣,轻者可引起头晕,使眼睛受害,重则危及生命。

忌与维生素同食。枣中的维生素可使维生素 K 分解破坏,使治疗作用降低。

龋齿患者忌多食红枣。中医认为,甜味的食物容易变酸腐蚀牙齿,红枣为甜味较重的食物,《本草经疏》说:“若无故频食,则损齿。”所以,秋季龋齿患者忌多食红枣。

糖尿病患者忌吃枣。糖尿病患者宜食含糖量少的食品,而枣含糖量较高,如果糖尿病患者食用红枣,则会加重病情。

忌在服退热药时吃枣。服用退热药物同时食用含糖量高的食物,容易形成不溶性的复合体,减少药物的吸收速度。大枣为含糖量高的食物,故禁忌食用。还有就是在服苦味健胃药及驱风健胃药时也不应食用。苦味及驱风健胃药是靠药物的苦味来刺激味觉器官,反射性地提高食物对中枢的兴奋性,以帮助消化、增进食欲。若服用以上药物时食用大枣,则明显地影响药物的疗效。

33. 秋季饮水的好处

水是人类不可缺少的营养素之一,是人体各组织的基本成分,是构成并维护人体健康的一种极为重要的物质。酷暑过后的秋季,气候干燥,体内相对处于缺水状态,特别是口鼻、咽喉、皮肤等部位,使机体的抵抗力下降,外感病邪容易乘此而入。因此,秋季应养成多喝水的习惯,润泽肌肤、器官,排泄体内的毒素,保持身体的健康。入秋后,人们习惯进食营养以补充夏日多饮少食的不足,而摄入的食物中的蛋白质、脂肪、糖、维生素和无机盐等营养物质,都必须经水溶解后,才能被消化、吸收和利用。且营养物质及维持生命所需的酶、激素、抗体等的运送又必需依赖足够的水才能完成。机体的组织器官、功能活动也都需要水。因此,秋日更需要养成良好的饮水习惯,特别是机体功能正在或已经衰退,体内水含量下降,缺水感觉较年轻人迟钝的老年人,更应主动、少量、多次饮水,以保证机体的平衡及各种功能的正常。也由于中老年人患心脑血管疾病较多,秋季早晚气温较低,血管多处于收缩状态,饮水太少,会增加血液粘度,血小板凝聚力亢进,使原来粥样硬化的血管更易发生栓塞,进而导致缺血性中风或心肌梗死。因此,秋令中老年人在夜间或晨起喝一杯水具有积极的保健意义。秋季是旧疾好复发的季节,特别是慢性呼吸系统疾病,如哮喘、慢性疲劳综合征、胃肠功能紊乱等病。研究表明,若机体缺水,体内就会产生一种组胺物质,以防水分的丧失,过度的组胺可导致支气管痉挛。研究还证明,人体疲劳因素之一是机体缺水。大脑的 85% 由水构成,严重缺水会使人不能全神贯注,注意力难于集中,或表现健忘、记忆力下降、精神不振等症状。因而,饮水对秋令保健有积极意义。

科学研究报告，成年人每天约需2000毫升的水。煮沸后自然冷却至20～25℃的凉开水，具有独特的生物活性，与体内细胞中的水十分接近，有很大的“亲和力”，不仅能解渴，而且容易透过细胞膜，有促进人体新陈代谢的作用，利于体内废物的排泄，促进胃肠的消化吸收，增强机体的抗病力。研究还表明，每天早晨活动前饮1杯水，可使人脸色嫣红，皮肤鲜嫩而皱纹减少。因此，秋令应多喝水，以温开水，或淡盐水为宜。

34. 秋季饮料的选择

秋令的饮料，不仅要从个人的嗜好，还要从秋季营养需求、保健养生的角度进行科学的选择。

饮料有无醇饮料与含醇饮料两大类。无醇饮料（即不含或含乙醇<1%）是秋季选择饮用的主要饮料，特别是其中的果蔬汁饮料，含有丰富的维生素和其他营养成分，既可提供足够的营养，又能解渴润燥，是理想的秋令饮料。其他如鲜奶、酸奶、豆奶、花生奶等饮料，含多种营养成分。秋季可根据个人的喜好适量饮用。专家建议秋令以饮用新鲜牛奶，特别是未经低脂处理的牛奶，以提高其营养价值和润泽肌肤的作用。亦可适当饮用酸奶，因各种酸奶，不仅对人体的健康最有益，还能清除人体消化器官内的有害菌群，防止并发症的滋生和蔓延，帮助消化、提高食欲。此外，秋季还可选择其他如矿泉水、凉茶或茶类饮料等，特别是矿泉水，因其富含人体所需要的矿物盐、无机盐及多种具有生物活性的微量元素，成为秋季最适宜的补充无机盐的一种饮料。研究报道，饮用温度在20～25℃的矿泉水，较易被细胞吸收，并指出长期饮用标准矿泉水，能增强机体免疫力，提高机体的抗病能力，促进体内的新陈代谢、内分泌的调节及促进消化，防治多种疾病，也是秋季口渴的最佳解渴饮料之一。由于含醇饮料，特别是含乙醇较多的含醇饮料，秋季不宜多饮。而无醇饮料中的固体饮料，如麦乳精、可可粉、咖啡粉等，因多性温燥，则不适合秋季食用。秋令气候转凉，冷冻饮料，如冰淇淋、雪糕、冰棒等，也不宜多食。

此外，还要注意饮料温度不宜过低，且不宜在餐前饮用，以免影响食欲。

35. 秋食蜂蜜益处多

蜂蜜性味甘平，具有极好的润肺止咳、润肠通便、补益强体、缓急解毒的作用。凡治疗肺燥咳嗽、阴虚久咳、习惯性便秘等病证的中成药，均以适量蜂蜜冲水送服为宜。常人食用也有很好的保健作用。秋季食用还能防治体虚乏力、肌肤干燥、干咳便秘、失眠健忘等。秋食蜂蜜方法很多，可单味开水冲服，也可制成多种食养便方，如蜂蜜萝卜（鲜白萝卜洗净、切丁，放入沸水中煮沸捞出，控干水分，晾晒半日，然后放锅中加蜂蜜150克，用小火煮沸调匀，待冷服食）或蜂蜜胡萝卜汁（榨萝卜汁，与蜂蜜一起调服），可理气除胀，消食化痰，适用于消化不良、反胃、呕吐、干咳痰少、百日咳、痛风、肾脏疾患、小儿秋季腹泻等；蜂蜜鲜藕汁（鲜藕适量，洗净、切片，压汁，按1杯鲜藕汁加蜂蜜1汤匙比例调匀服食。日2～3次），可清热生津，适用于秋热烦渴、口渴等。蜂蜜还可以外用，如皮肤被烫伤而面积不大，可立即涂些蜂蜜，3～5分钟后就能止痛；水泡破了，蜂蜜还能促使结痂而不留疤痕；秋令蜂蜜稀释外涂，还有润肤功效。

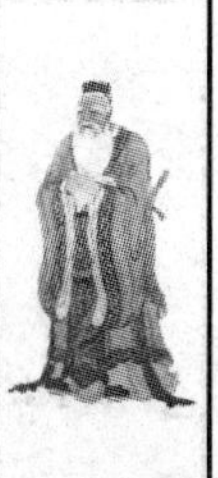

36. 秋季益饮茶

茶叶的品种很多，主要有红茶、绿茶和花茶。红茶性温，绿茶性凉，而花茶性平。

秋季宜选用绿茶或花茶为佳，经常适量的饮服可缓解秋令风邪燥热上犯肺脏以致咽干口燥、烦热口渴等症状。此外，不同的冲泡方法，还能取得许多神奇的疗效，如以茶叶7克，去皮生姜10片，同煮成汁，饭后饮用，可温肺止咳，适宜于深秋气候转凉的受寒咳嗽不止。或以茶叶15克，加水煮沸15分钟后滤汁饮服，隔4小时后再煎汁饮服，可治秋季常见的急、慢性菌痢。或以茶叶3克于开水中加陈醋1毫升，日饮3次，可治痢疾、牙痛、蛔虫腹痛。或以茶叶2克，金银花1克，用沸水冲泡，饭后饮服，可清热解毒，治疗秋季外感发热、肠炎、疖肿等。轻度烫、烧伤，还可用浓茶汁涂抹，有止痛、愈合伤口的作用。

37. 秋饮药酒以养生

秋季虽不宜多饮酒，但却可以在遵循“秋冬养阴”原则的基础上，根据个人的具体情况，适量饮用一些具有滋润作用的药酒。特别是在深秋，饮用适量的药酒，既可养阴防寒，增强人体的免疫力，又可补益五脏，润肺养颜。

(1)酸枣仁酒：载于《太平圣惠方》中，具有润肤补养的作用，适合于秋日的脏腑虚损、肌肤粗糙、心悸失眠者饮用。取酸枣仁30克，干葡萄50克，黄芪30克，天门冬20克，赤茯苓30克，防风20克，独活20克，火麻仁100克，肉桂20克，羚羊角屑6克，五加皮30克，牛膝50克。捣碎，置于净器中，用醇酒1500毫升浸之，封口，经7天后开启，去渣备用。每日早晚各1次，饭前饮服。

(2)阿胶酒：载于《圣济总录》中，有滋阴润肺、补血养血、止咳止血的功效，适合于秋季肺燥阴虚、咳嗽痰少，甚至咳血、吐血或血虚肌肤枯燥者饮用。以阿胶400克，用黄酒1500毫升在文火上煮化至1000毫升，待凉，分4次，空腹细细饮服。

(3)红颜酒：载于《万病回春》中，有良好的补肾养颜、润肺通肠的作用，适合于肺肾两虚，咳嗽气喘或秋日的肌肤粗糙、肠燥便秘者饮用。用好白酒1000毫升，先将100毫升的蜜、70毫升的油溶开后装入瓶内，然后将胡桃肉、红枣各120克，捣碎，杏仁30克，同入酒内浸1周后开启。每日早晚空腹10毫升。

(4)首乌酒：具有补血养血、润肤润发作用，特别适合于秋季阴血不足，皮肤毛发枯槁，或须发早白、筋骨不健及失眠者饮用。取何首乌切成碎片，用酒浸泡3天即可服用。

(5)葡萄酒：入秋后气候反复无常，特别是深秋后气温较低，对于素有心脏病、高血压患者容易诱发心脏病发作、高血压波动或加重其病情。美国有医学研究表明，用红葡萄酒佐餐可以把心脏病的发病率降低75%。红葡萄酒中含有能有效地减少血液中的胆固醇的天然物质。随着人们生活水平的提高，餐桌上的荤食越来越多，喝点红葡萄酒对身体是有益的。秋季可适量饮用红葡萄酒，具有开胃强身作用，但不宜太多，以每天20～30毫升为宜。

## (二)菜蔬与养生

### 马齿苋

马齿苋味酸，性寒，无毒，可做凉拌菜吃，也可煮汤喝，能抑制体内血清胆固醇和甘油三酯的生存，从而起到防止动脉硬化、保护心脏和大脑的作用。



马齿苋含有丰富的钾，所以有利尿降压作用，可以用来防治高血压病。另外，马齿苋还可用于防治痢疾、肠炎，其效果可以与抗菌素相媲美，而且无任何毒副作用。

**野菊**

野菊性凉，味苦，具有清肝明目、祛风解毒的作用。做菜时，先水煮，这样可除去或减少野菊的苦味，煮过的茎叶再凉拌、素炒、炒肉、煮汤均宜。

野菊富含微量元素锌、硒，野菊花含量更高，具有降血脂、降血压、软化血管、提高免疫功能等作用，能有效地防治心脑血管病。而且，野菊还具有很强的抗病毒、抗病菌作用。

**野地瓜**

野地瓜性味苦寒，有清热解毒功效，对咽喉肿痛有很好的疗效。地瓜全草（茎、叶）或根茎（地瓜藤）可治疗以腹泻为主的小儿消化不良。

**绞股蓝**

绞股蓝可降血糖、降血脂和保肝作用，并能提高蛋白质的合成速率；可抗疲劳、缺氧、严寒，增加应激状态下血浆促肾上腺皮质激素（ACTH）的含量，提高人体的适应能力。

绞股蓝能增强巨噬细胞的吞噬能力，增加T淋巴细胞的数量，从而提高免疫功能。绞股蓝皂甙对肝癌、子宫癌、肺癌等癌细胞的增殖有抑制作用，而对人体正常细胞无影响。

绞股蓝能提高过氧化物歧化酶的活力，有抗氧化抗衰老的功效，具有降压、镇静、镇痛、增加心脏冠状动脉和脑动脉的血流量，对防治高血压、冠心病和脑血管疾病都有重要作用。

绞股蓝治疗慢性气管炎的有效率可达79%，特别对痰热型有奇效。所以，中老年人用绞股蓝茎叶泡开水代茶饮，既可提高免疫功能，预防疾病，还可抗衰老，延年益寿。

**苜蓿菜**

紫苜蓿性味微甘、淡，鲜叶可做成各种菜肴，对营养不良性水肿和膀胱结石的治疗有益。

**萝　卜**

俗有“秋冬萝卜小人参”之说。萝卜，古称“莱菔”。其味辛甘，性寒凉。不仅是生熟食用的大众菜，而且巧用也是治病疗效颇佳的良药。李时珍在《本草纲目》中对萝卜治病有独特的见解，说道：“泡煮服食，大下气，消谷和中，去痰癖，肥健人；生捣汁服，止消渴，试有大验。利关节，理颜色，练五脏恶气，制面毒，行风气，去邪热气，利五脏，轻身。”秋季食用萝卜能清火生津、顺气化痰、清热止血、消积食、补虚等功效。现代研究证实，萝卜中富含调节血压和保护神经的钾。其所含的叶酸、维生素C和E比芹菜多一倍，尤其维生素C含量多于一般水果；维生素A和B及钙、磷、铁也较丰富。并含有一种有助于消化的淀粉酶以及多种功能成分和体内抵抗癌细胞的物质芥子油糖苷。因此，秋食萝卜既有营养，又可防止秋令常见的伤风感冒、胸闷咳嗽或内热鼻衄、便血以及消化不良、胃酸胀满等症。

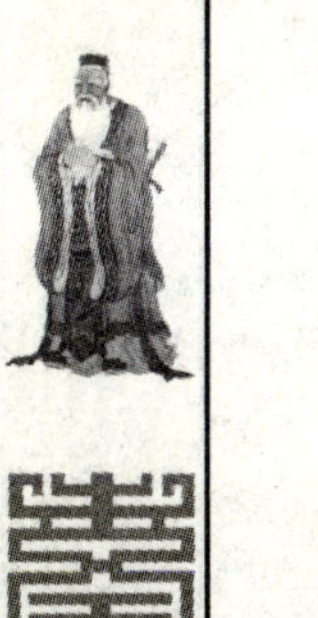

萝卜除可生、熟食，凉拌食用外，还可配制成药膳食用，如萝卜汁（萝卜捣烂取汁1杯，加蜂蜜50克，生姜汁10克，以开水1杯冲服，日3次），治秋季肠胃不佳、痢疾；萝卜

汤(萝卜、姜片、葱白适量熬汤,加盐调味,饮服发汗)、醋萝卜(生萝卜洗净切片,控干水分,用1:4的红糖、醋液浸泡1夜后,当菜吃),治秋季伤风感冒等。

**胡萝卜**

是一种难得的“果、蔬、药”兼用之品。其性味甘平,具有“下气补中、利胸膈、润肠胃、安五脏”的功效。在西方,胡萝卜被称为菜中上品,荷兰人把它列为“国菜”之一。现代研究证实,胡萝卜含有极其丰富的维生素A(可增强视力)和胡萝卜素类(防癌物质)及其他维生素、微量元素。秋令经常食用一定量的胡萝卜具有增强体质,保护肺部,防治呼吸道感染,调节新陈代谢,提高人体的免疫力,润泽肌肤等作用。尤其对中老年人还能起到明目养神的作用。可作为夜盲症、营养不良、小儿软骨病和食欲不振、免疫功能低下患者的辅助治疗食品。

**冬　瓜**

是我国传统的秋令蔬菜之一。中医学认为,冬瓜味甘性寒,有利尿消肿、清热解毒、清胃降火及消痰之功。现代研究表明,冬瓜中含有较多的蛋白质、糖以及维生素、矿物质,其中维生素$B_1$可促使体内的淀粉、糖转化为热能,而不变成脂肪。又因其不含脂肪,热量低于50卡,所以是肥胖者、糖尿病人的食用佳品。秋食冬瓜,对秋燥咳嗽痰粘难咯、咽干口燥等,有较好的润肺化痰作用。此外,冬瓜的种子含有尿酶、腺碱、组氨酸及胡芦巴碱等,瓜瓢含有腺素、组胺等。对于动脉硬化症、冠心病、高血压、水肿腹胀等疾病有良好的治疗作用。还有解鱼毒、酒毒之功能。

**花　菜**

是营养成分较丰富的秋令蔬菜之一。花菜内富含维生素C、A。其维生素C的含量是蔬菜中除辣椒以外,最高的一种。因此,常吃花菜不仅可以补充营养,而且因其富含维生素C而成为秋季美容润肤之品。还能补充大脑需要的磷质,是脑力劳动者理想的蔬菜。并有增强体质,避免秋令易患的呼吸系统疾病的作用。其中丰富的维生素A又对心血管病、夜盲症等有较好的疗效。

**卷心菜**

也是秋令家庭餐桌上常见的一种蔬菜。其营养价值高,内含丰富的维生素C,并以维生素C的结合物的形成存在。因此,不仅不易被烹调所破坏,还能在进食后转化成维生素C,是秋季美容食品。其所含的维生素A和硒能促进幼儿的生长发育、防止弱视、夜盲症、维持正常视力,增强体内抗病能力。而新鲜的卷心菜的液汁能提高胃肠上皮细胞的研磨力,促进溃疡面的愈合,消除炎症,可治疗胃和十二指肠溃疡;并有促进造血机能的恢复,抗血管硬化及阻止糖类转变成脂肪、防止胆固醇的沉积等作用。秋季食用卷心菜可作为这类疾病患者的养生强体之蔬菜。

**藕**

是我国的特产之一。藕不仅是佳蔬美果,也因其较高的食用和药用价值而名扬天下。其鲜品全身均可入药,是秋令食养的上品。《随息居饮食谱》中言:“藕以肥白纯甘为良,生食宜鲜嫩,煮食宜甘老,用砂锅桑柴火煨烂,入炼白密收干食之,最补心脾。”中医认为,鲜藕生寒熟温。生藕味甘凉入骨,可以消瘀凉血、清烦热、止呕渴;熟藕性味甘温,有益胃健脾、养血补虚、止泻之功;藕节味甘涩性平,含丰富的单宁酸,有收缩血管的作用。《纲目拾遗》中还记载藕粉有“调中开胃、补髓养血、通气分、清表热、常食安神生智,解暑生津,消食止渴”的作用。因此,不论常人或热病及病后都可食用。尤其适合于秋初暑热未退、内燥已起诸症,有清热补肺生津、滋阴养血止血等功用。

藕既可生食又可熟食,还可加工成罐头。嫩藕可切成薄片当水果,既甜且脆,也可凉拌当菜吃。老藕熟食,炒、炸、煮均可,味道鲜美。秋令食用以煮食为宜,也可以配制成食养便方,如鲜藕汁(鲜藕榨汁直接饮用或煮食),有凉血、止血、止渴、除烦、解毒、解酒的作用;藕节汤、莲蓬汤(藕节5~6个,切碎放红糖煎服或用莲蓬3~4个煎服),治疗吐血、痔疮出血、妇女崩漏效果显著;莲藕粥(藕片粥、藕节粥)(鲜藕200克,或适量藕片、藕节,大米100克,白糖少许。煮粥服食),能益气养阴、润燥止血、健脾开胃,对秋令口鼻干燥出血尤为适宜,也可治疗老年体虚、食欲不振、热病口渴等;藕丝羹、藕粉羹,不仅是鲜美可口的佳肴,还可滋阴润肺、润燥解渴,为秋令老少体弱者皆宜的调养之品。

但应注意避免进食感染姜片虫的生藕。因藕生长在水中,而繁殖力强的姜片虫也生活在水中,人如吃了感染的生藕,尤其是少年儿童,很容易感染姜片虫病,出现腹泻、食欲不振,严重会导致脸部浮肿、发音迟滞、智力减退,甚至发生虚脱死亡。

**白　菜**

不仅营养十分丰富,且药用价值也很高。它含有的维生素C是苹果的6倍,钙是苹果、梨的4倍。成年人每天吃500克白菜既可满足身体对维生素C的需要,又因白菜含有大量的粗纤维,可促进肠管的蠕动,防止大便干燥。因此也很适合于秋令食用。早在唐代名医孙思邈的《千金食治》中就有记载:“久食通利肠胃、除肠中烦、解消渴。”清代王士雄的《随息居饮食谱》中也写道:“白菜,养胃解渴生津……蔬中美品。”因此,秋食白菜不仅能补充体内缺乏的维生素,还具有通便润肠、宽胸除烦、解酒消食的作用。

**菠　菜**

俗称“红嘴绿鹦哥”。也是人们喜食的蔬菜之一,不仅营养丰富且有一定的医疗作用。据《本草纲目》记载:“菠菜……通血脉、开胸膈、下气调中、止渴润燥。”《陆川本草》也记载:“菠菜……入血分。生血、活血、止血、祛瘀,治衄血、肠出血、坏血症。”现代研究表明,其内含蛋白质、脂肪、碳水化合物、维生素、微量元素等,能促进胰腺分泌,助消化、排便,慢性胰腺炎、便秘、肛裂、痔疮出血者可常食、多食。可见,秋令食用菠菜,既补充营养,又可止烦渴、润肺燥、通肠胃;还能止因鼻燥或肠燥的衄血、便血等症。

但应注意的是,菠菜中含的草酸与钙盐能结合成草酸钙结晶,因此,肾炎、肾结石的患者则不宜食用。

**莴　笋**

性味微寒甘苦。既可生食也可熟食。具有清热化痰、宽胸膈通便等作用,秋令不仅能当蔬菜食用,还可防治肺热咳嗽、胸痛、便秘等症。

**黄　豆**

又称大豆,有“豆中之王”、“植物肉”、“绿色乳牛”之美称,在豆类中营养价值最高,是我国的特产之一。它含有极易被人体吸收的蛋白质和铁,且含量比瘦猪肉高4

倍,比鸡蛋高3倍,比牛奶高12倍。根据秋季气候的特点和人体在秋令的反应,尤其对素食者而言,秋天更应多食黄豆类食物,以补充人体所必需的蛋白质和其他营养素,还能润泽肌肤,减少因阳光的直射和多尘的空气给皮肤带来的损伤以及色素沉着。

现代研究表明:黄豆还防止新陈代谢紊乱、造血机能障碍、肌肉萎缩及过早衰老,是老年人,冠心病、高血压患者的理想食品。据临床报道,食用以黄豆为主的植物性蛋白饮食,3周可降低血清胆固醇20%。黄豆还能抗癌、减轻抗癌药物副作用(与生甘草及化学抗癌药合用),可作为癌症患者或癌症化疗或放疗中的辅助饮食。秋食黄豆,除直接煮食、炒食或炖食外,也可制成简便药膳方,如豆皮粉(黄豆皮炒炭研末,每次服3~9克,日2次),可治秋天腹泻;或以黄豆一把、葱白3根、白萝卜3片,同水煎服,预防秋季伤风感冒等。

但应注意,肾功能衰竭患者应忌食黄豆类制品,以防增加血清非蛋白氮成分,加重肾脏负担。有国外研究报道,大豆中的某些物质能使甲状腺素在经过消化道时受到损伤,导致甲状腺肿,对于有甲状腺疾病者应慎食大豆。

**豆制品**

豆腐、豆浆、豆腐皮、豆腐干等都是用大豆加工制成的副食品,为我国首创,今已遍及全球。中医学认为,豆腐性味甘凉,归脾胃大肠经,具有益气和中、生津润燥、清热解毒之功效。《本草求真》中述:"治胃火冲击,内热郁蒸。症见消渴、胀满。"《随息居饮食谱》中写道:"清热润燥、生津解毒、补虚宽肠、降浊。"现代研究报告:豆腐的营养价值丰富,是植物制品之冠,且吸收率可高达92%~96%。可用来治疗咳嗽、糖尿病、肥胖病和心血管疾病等。秋季食用有滋养肺胃,润燥解渴、美容养颜等作用,不仅能补充人体的营养、滋润皮肤,还能缓解肺燥干咳或肺热痰黄、咽痛口干、胃热口臭、便秘等证候。豆腐的吃法也很多,可生食、凉拌,亦可素炒、做汤,是秋季食养的佳品。

黄豆或黑大豆做成的豆浆,又称豆奶、豆汁。豆浆含有丰富的植物蛋白、维生素等多种营养素,其营养价值可与牛奶媲美。而且脂肪含量低,不腻口,为常人或病人的低脂肪高蛋白易消化的营养品。豆浆不仅营养丰富,还具有清热解毒作用。民间有吃了毒药用生豆汁解的用法。秋季体虚者,可用豆浆1碗、豆腐皮1张、生鸡蛋1个,打碎冲入豆浆内,再加桂圆肉14枚、白糖50克,滚沸,清晨空腹饮服,以补虚损,增强人体的免疫力,提高抗病能力的作用。

**芽　菜**

是一种营养丰富、纯净自然的自制绿色食品,且具食疗作用。芽菜长到10厘米时味道最好,鲜嫩可口。常见的有黄豆芽、绿豆芽和豌豆苗,还有许多谷类、豆类、蔬菜的种子如大芸豆、红豆、花椒、芝麻、芥兰、萝卜、荞麦、小麦等发芽后也都可长成芽菜。芽菜吃法很多,可生食、凉拌,亦可素炒、做汤,味道都极其鲜美。秋季食用对于肺燥咽干、胃热便秘等均有较好的食疗作用。

但应注意芽菜的清洗、烹调,避免损失其中的主要成分维生素B、维生素C等水溶性营养物质,缩短水中浸泡时间和烹炒的加热时间。

**花　生**

别名“长生果”,俗称“干果之王”,是民间养生益寿的常用食物。它不仅味美可口,且营养丰富,内含容易被人体吸收的丰富蛋白质(约占27%左右,并有8种必需氨基酸)、多种维生素及微量元素、油脂(脂肪约45%,其中不饱和脂肪酸占80%以上)。具有良好的滋养脾胃、润肺化痰、滋润皮肤等功效。花生衣中还含有较多的维生素$B_1$、$B_2$等。正是如此,花生成为秋令饮食的最爱。既是一种平和的秋令养生延年之佳品,又是解决秋季皮肤干燥的内在美容之品,还能作为脾胃不和、肺燥干咳、眼口唇发炎等病症的辅助防治的药品。其内含较高的钙质(每100克含124毫克),又是秋季儿童、孕妇补钙的最佳食物。花生平素可蒸、煮、炖服,还可榨油食用,或加入其他药膳中服用。如花生汤(适量花生,文火煎汤),秋日常服可防治秋季燥咳、久咳;花生红枣汤(花生100克温水泡30分钟,去皮,干红枣50克,干红枣洗净温水泡发,与花生米同入锅中,小火煮约30分钟,加糖食用,日3次),有很好的养血补血作用,一切体虚血虚者均可食用。秋日食用可润泽肌肤。

但应注意,受真菌污染的花生易产生致癌性很强的黄曲霉毒素,因此忌食发霉变质的花生。

**黑　豆**

性味甘平,有滋阴养血、补益肝肾、乌发养颜等功效,对于秋季肌肤粗糙、目涩发干具有很好的滋补润泽作用。经常食用可增强体质,延年益寿。

**银　耳**

又名白木耳,内含丰富的胶质、多种维生素和17种氨基酸。具有滋阴润肺、养胃生津之功效,是燥邪为犯的秋季食养之佳品。研究证明,银耳有活血、补脑、强心、滋补强壮的作用,能增强细胞免疫力。因此,秋季食用不仅可补充营养,还能防治肺燥干咳、痰中带血,或胃肠燥热、便秘下血以及血管硬化、高血压等症,是公认的延年益寿的珍品。秋食银耳,一般多炖服,或配制成食养便方食用,如银耳粥(干银耳6克清水泡发洗净,糯米100克淘净加水烧开,入银耳,熬煮成粥,调入冰糖),秋令常食有滋阴生津、润肺养胃、益气和血,可治虚劳咳嗽、痰中带血、阴虚口渴;银耳红枣汤(适量干银耳清水洗净泡发后,入适量水中煮开,再入红枣同煮,调冰糖食用),能滋肺养胃,最适合于秋令的补养。

应注意的是,新鲜银耳含有一种也咻美光感物质,食后会出现日光性皮炎或咽喉水肿等,因此应忌食鲜银耳。

**木　耳**

又名黑木耳,营养丰富,内含对人体有益的天然滋补物质——植物胶质及蛋白质、脂肪和多种矿物质、维生素等营养物质。中医认为,木耳有滋养益胃、活血润燥的功效,可用于秋季胃肠津伤燥盛的痔疮出血、便血、便秘等症以及痢疾、贫血、高血压、腰腿麻木、疼痛等病症的预防和治疗。科学家研究发现,木耳还含有对肿瘤有中解作用并具有免疫活性的“多糖体”,能增强癌症患者体内的抗体,有抗癌作用;并能降低血小板凝聚,可防止冠心病的发作。因此,木耳不仅是一味滋补品,还有极好的医疗价值。

**香　菇**

被誉为蘑菇皇后,是世界上最著名的高蛋白、低脂肪的食用菌之一。自古以来,



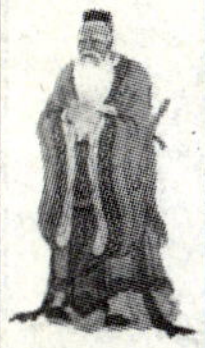

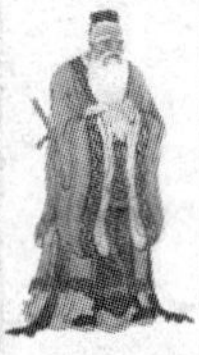

就为延年益寿的上品。香菇色、香、味俱全且营养丰富，内含有7种人体必需的氨基酸，大量的亚麻油酸和钙、铁、锰等造血物质，以及一般蔬菜所缺乏的维生素D原（麦甾醇）、核糖核酸等。香菇还是干扰素的诱发剂，其菌丝体细胞液营养丰富，容易吸收，因此，不仅可作为食用品，也可用于多种疾病的防治。秋季食用香菇可提高人体的抵抗能力、增加抗病毒的抗体，预防秋季因气候异常，体虚或抵抗力弱者常见的伤风感冒，并能帮助儿童的骨骼和牙齿的生长。由于秋季气候干燥，夜间气温较低，容易引起周围血管收缩，脆性增加，血压上升，因此对于有高血压、冠心病、胆固醇过高病史的中老年人，尤其适宜食用香菇，能有效抑制血清和肝脏中胆固醇的上升，防止动脉硬化，降低血管脆性，对心血管疾病有特殊功效。现代研究表明，香菇还有较好的抗癌作用。

应注意的是，香菇烹调前宜在70℃左右的热水中浸泡，才能水解出鲜甜味，而冷水浸泡的效果则适得其反。

**蘑　菇**

味道鲜美，营养价值高。内含有丰富的人体所必需的矿物质、多种维生素和大量的酶，特别是含有助消化的蛋白酶和其他物质。科学家们从蘑菇中提炼的药物，对人体的病毒、细菌和癌细胞有抵抗作用，如蘑菇提取液对治疗白细胞减少症、病毒性肝炎有明显疗效；蘑菇煎汁可抑制癌细胞的生长，其中含有的“PSK”物质，可直接杀死癌细胞，对肺癌、某些消化器官癌、乳腺癌和子宫癌等均有效；蘑菇的培养液对金黄色葡萄球菌、伤寒杆菌及大肠杆菌有抑制作用。此外蘑菇还能降血脂、降血糖。因此，秋食蘑菇，既可补充营养，又可增强身体的免疫力，以预防秋季常见的伤风感冒、便秘泄泻等。

### （三）水果与养生

**甘蔗**

蔗汁性平，味甘，有滋阴润燥、和胃止呕、清热解毒之功，适用于津液不足所致的口干便秘、咳嗽痰少；胃津不足之干呕；热伤津液所致的口渴心烦。

甘蔗含有丰富的营养成分，劳累过度或饥饿头晕的人，吃点甘蔗，就会使精神重新振作起来。不过，空腹时吃甘蔗切勿过量，以免突然渗入过量糖分而发生“高渗性昏迷”。

需要特别注意的是，生虫变坏及霉变的甘蔗食之会中毒，严重者还有生命危险。

**荔枝**

过量食用荔枝会引起“荔枝病”，出现四肢冰凉、头晕眼花、全身无力，恶心出汗、腹痛、腹泻等病症。阴虚火旺、皮肤易生疮疖及胃热口苦者慎食荔枝。

**苹果**

苹果具有生津润肺、除烦开胃等功效，能预防和消除疲劳，可以防癌抗癌。苹果中的钾，能促进体内过剩的钠排出体外，对高血压患者有益。

苹果中酸类物质有收敛作用，果胶、纤维素可吸收肠内毒素，所以能止泻；同时，有机酸也有刺激大肠的作用，纤维素可促进大肠蠕动，故又可治疗便秘，降低胆固醇。

由于苹果含有较多的果糖和果酸，对牙齿有腐蚀作用，食后最好及时漱口、刷牙。

**大枣**

大枣具有益气润肺、养血安神、健脾和胃、缓解药毒等功效，对脾胃虚弱、气血不足、倦怠无力、心情烦躁、失眠、皮肤紫癜等症，具有良好的治疗效果。

大枣中的环磷酸腺苷，能扩张血管、改善心肌营养、增加心肌收缩力，对防治心血管疾病有益。大枣中的山楂酸具有明显的抗癌作用。

腐烂变质的枣不可食用。另外，脘腹胀满、痰热有湿者，不宜食用大枣。

**石榴**

石榴性温，味甘酸，具有清热解毒、润肺止咳、生津止渴、杀虫止痢等功效，适用于小儿疳疾、久泻久痢、口燥咽干、便血、脱肛、带下、胃积腹痛、创伤出血等症。

**葡萄**

葡萄味甘、酸，能生津止渴、开胃消食。《陆川本草》里记载："葡萄滋养强壮、补血、利尿，治腰痛、胃痛、精神疲惫、血虚心跳。"脾胃虚弱者不宜多食，食多令人泻泄。

**芒果**

芒果味甘、酸，性凉，具有益胃、解渴、利尿的功用。《食性本草》记载："主妇人经脉不通，丈夫营卫中血脉不行。"

**阳桃**

阳桃味甘、酸，性平，能生津止渴、清热除烦、利小便，并可除小儿口烂、治蛇咬伤症。但本品多食伤胃，尤其是平素脾胃虚寒者更要少食。

**柚子**

柚子性味酸、寒，具有化痰止咳、健胃消食、消肿止痛等功效，适用于胃病、消化不良、慢性咳嗽、痰多气喘等症。

**柠檬**

檬酸味酸、甜，具有生津、止渴、祛暑、安胎等功用。常食檬酸对高血压、心肌梗塞患者有益。此外，柠檬酸还具有防止和消除皮肤色素沉着的作用。

**山楂**

山楂味酸、甘，性微温，具有散瘀、消积、化痰、解毒、活血、提神、增进食欲等功效，对高血压、冠心病、糖尿病等疾病都有显著疗效。

梨：是秋日食用水果中的上上品。中医认为，梨子性味甘寒，肥嫩汁多，有清热养阴、生津润肺、止咳化痰的作用。现代研究证明，其内含丰富的人体必须的营养物质，如维生素、蛋白质、糖、微量元素等。因而，秋季食用梨子既有利于身体健康，又有利于秋季多种疾病的防治。尤其适宜于秋燥季节或热病患者，如肺热痰多、小儿风热、喉痛音哑、眼赤肿痛、大便秘结者或热毒内蕴、生疮长疖的人食用。也可在服药的同时吃些梨，以帮助病情的缓解。

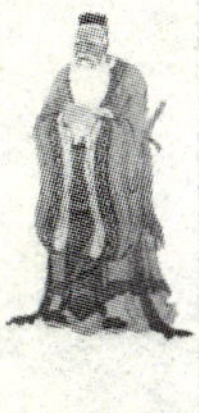

秋日食梨的方法很多，可生食，也可加冰糖炖服，有除烦解渴、润肺生津的作用；或把梨切碎与大米煮粥趁热食用，如梨子粥，有补益润肺的效果；对于秋令肺胃阴虚有热，久咳口干或干咳少痰、咯痰不爽、咽干口渴、盗汗咳血等，可制成雪梨耳贝汤（雪梨 1 个、银耳 6 克、川贝母 3 克，加水 500 毫升，每日 1 剂，煎汤取汁饮服食梨。）、川贝蒸梨（梨 1 个去核，川贝母 3 克，冰糖适量放入梨中，封口，隔水蒸至梨熟，喝汤吃梨，每日 1 次）、蜂蜜梨（大梨 1 个去核，装入蜂蜜 60 克盖严蒸熟，每晚睡前服），有养

阴润肺、止咳化痰的功效；对于秋季常见的咽干口燥，甚至咽喉红肿热痛、吞咽困难等症，可制成醋梨子汁（新鲜沙梨连皮用米醋浸渍，捣烂榨汁）早晚各 1 次慢慢咽服；而对于秋季常见的肠炎、痢疾引起的腹泻腹痛，还可制成秋梨煎（鲜秋梨 60 克，洗净后捣烂，水煎服，每日 3 次）进行食疗，有较好的疗效。

此外，现代研究证实，梨还有降低血压、清热镇静的作用。对高血压、心脏病的病人如有头晕目眩、心悸耳鸣，应多吃梨。梨有保肝和帮助消化的作用，可作为肝炎、肝硬化病人的辅助治疗食品。

柿子：秋冬之际，正是吃柿子的季节。中医认为，柿子味甘性寒，是一种平和的滋养品。有润肺生津、润燥止咳、润肠通便等功能。现代研究表明，柿子含有丰富的维生素、蛋白质、糖、微量元素等多种营养物质，其中维生素 C 和糖分的含量比一般水果高 1 ~ 2 倍。柿子还有降压、缓和痔疮肿痛的作用。对于老年人秋季肺燥虚热口渴、高血压、咽炎、口疮、痔疮便秘者尤为适宜，可在每天饭后吃上 1 个柿子。对于秋季肺虚久咳不愈者，还可以生姜夹柿饼（柿饼 1 个，横切成两层，去皮生姜 3 ~ 6 克切碎夹在其中，以文火焙熟，去姜吃饼）进行食疗。

柿子虽然适合秋季食养，但因其性寒，脾胃虚寒体质或体弱多病者，应慎食，不宜多食。特别应注意的是，柿子里含有较多具有很强收敛作用的柿胶酚、鞣酸和胶质，遇酸则凝集成块，与蛋白质结合产生沉淀，对人体有害。因此，一次不能吃得太多，尤其不宜在空腹时吃。否则，易形成不易消化的植物团，日久形成胃结石，出现腹部膨胀、疼痛呕吐、甚至腑气不通等证候，中医称为“柿石症”，严重的还会引起消化道出血和肠梗塞。此外，由于食白薯后胃内会产生较多的盐酸，再吃柿子会加快胃结合的发生。俗有“饮酒食柿，令人易醉或心痛不已”之说。临床有柿子与蟹同吃发生中毒，引起吐泻，甚者昏迷的报道。而柿子中所含的鞣质又容易与铁质结合妨碍人体对铁质的吸收。因此，柿子不宜与白薯、蟹同吃；吃柿子时不宜饮酒；患有缺铁性贫血的人应少吃柿子。

橘子：不仅是秋令常见的水果，也是很好的药材。据《本草纲目》记载，橘子有理气健脾、燥湿化痰的作用；加工后的橘皮，有“消痰降气、生津开郁、运脾调胃、解毒安神”的功能，是一味治疗多种疾病的良药；橘络能通络化痰、顺气活血，可治疗咳嗽、胸胁闷痛等疾病；橘核能理气、散结、止痛，可以治疗疝气；橘叶、青皮则有疏肝解郁、破气散结的功能。而从橘皮中提炼出来的橙皮苷，又是治疗高血压、血管硬化症的有效成分。柑橘则有止咳、润肺、健胃的作用。据现代研究，橘子内含有多种维生素，以维生素 C 和维生素 A 为最多，还有其他多种元素。秋季多吃橘子，不仅可防治秋季常见的呼吸系统疾病，还能提高肝脏的解毒能力，加速胆固醇转化，降低血胆固醇和血脂的含量，用于冠心病的预防及辅助治疗作用。

香蕉：是一种既营养丰富又清香可口，适合秋季食用的水果。中医学认为，香蕉性味甘寒，具有清热润肺润肠的作用。其内含有较高的蛋白质、脂肪、维生素、果胶质等，有止咳降压、加强新陈代谢等作用。因此，特别适合秋季患有燥邪伤肺的干咳、鼻燥、口渴、便秘等证候者食用。对于既有高血压又有习惯性便秘的中老年患者食之更宜。

秋日的香蕉除直接剥食外，还可炖熟连皮吃，可润肠通便、止肠风下血，治痔疮便血。或加冰糖炖服,每日1~2次,以治疗秋日常见的干咳或久咳不止。对于大便干结难通者,可坚持每日晨起空腹吃1~2个香蕉,有很好的通便作用。

枇杷:也是秋令水果的上品。中医认为,枇杷性味甘酸凉,有润肺止咳、和胃生津的作用。秋季食用可防治秋天燥热干咳或痰少难咯,甚至咳血,口渴虚烦等症状。枇杷叶是治疗呼吸系统疾病的常用药。秋令除直接剥食枇杷外,还可调制成枇杷粥(枇杷6枚,西米30克,白糖60克,加水煮粥)食用。

荸荠:性味甘寒,既可生食亦可熟食,有良好的清热生津、消积化痰的作用。秋季食用,可防治季节性出现的津伤口渴、咽痛咳嗽、食积不化等不适征象。因此,也是适合于秋季经常食用的水果。

杏:性味甘酸温,有很好的生津止渴、润肺平喘的功效,也是特别适合于秋季食用的水果之一。对于秋天口干烦渴、咳嗽气逆等症有良好的食疗效果。其富含的油脂,有良好的润肺润肠润肤等滋润作用。杏仁可生食,也可制成果脯食用,还可配制成食养方,如花生杏仁泥(花生15克,甜杏仁15克,捣烂成泥,每次用10克,加蜜适量,开水冲服)、杏仁润肺汤(南杏仁9克,沙参15克,百合12克,加水适量,煎汤饮服)

### (四)其他食养原料与养生

**1、调料**

(1)大蒜:大蒜有杀菌作用,可增机体免疫力,大蒜还含有较多的具有抗诱变、抗氧化作用的微量元素硒,有益于机体的抗衰老,预防细胞癌变。因此,秋季经常吃些生蒜能防治秋季易发的肠炎和痢疾,或用去皮大蒜切成小条塞在鼻孔里,来治疗秋天常见的伤风感冒、鼻炎。但应注意:大蒜含有挥发油和生物碱,大量食用,会严重刺激胃酸分泌,尤其患有肝、胃、膀胱疾病和心脏病者,会加重病情。因此应忌过量进食。且大蒜性味辛辣温,对于秋燥症候严重者,也不宜多吃。

(2)醋:不仅是上好的调味品,也是很好的消毒杀菌之品。秋季易发流行性感冒,用米醋加热薰蒸或喷雾,每10立方米的空间里用两汤匙即可,可防止其传染。若秋季蚊蝇肆虐,皮肤被蚊、蝇叮咬,擦点米醋,还能起到去痛止痒的作用。

(3)盐:是最重要的调味品。最好的盐是含有足够碘的海盐。秋宜少盐淡食,以免加重口渴的症候。秋天还可用盐疗病,如秋季嗓子疼时,每天用淡盐水漱口(头向后仰)1~2次,能消炎止痛;清晨喝杯淡盐开水,可增强肠蠕动,使大便通畅。秋令气候变化较大,若衣被添加不及时,常易受凉而腹疼,可用250克盐放在锅里炒热,装进布袋,敷在肚脐上,每次5~10分钟,一天2~3次,有祛寒止痛的功效。

(4)糖:也是重要的调味品之一。最好的糖是未经过精加工的糖。秋天食糖最好用蜂蜜、糖渣等作为天然甜味剂调食,不但起到调味的作用,还能润肤润肠。

**2、粮油类**

**(1)粮食**

①秋季新米营养多:秋季正是新米上市之时,如能用当年的新米煮饭熬粥,不仅营养价值最高,且清香扑鼻,口感也好。其中大米性味甘平,内含有蛋白质和比较完全的必需氨基酸。其谷皮和糊粉层中富含磷质、铁、镁、钾、钙等无机盐类,尤其在谷



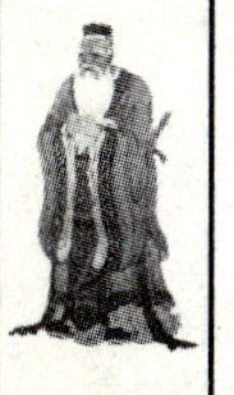

胚及谷膜中含有丰富的B族维生素，以维生素$B_1$最多。小麦性味甘凉，除含有淀粉、蛋白质外，还含有丰富的脂肪油、粗纤维等。秋季煮粥食用，不仅是人体糖类及蛋白质的主要来源，还能宽胃肠、解烦渴。大麦功效与小麦相似但较小麦更平凉滑腻，无燥热，又有止渴除烦的作用。久食令人肌肤滑润白皙、肠胃通畅。因此更适合秋季食用。粟米，又称小米，性味甘、咸、凉。其所含的营养成分与大米相似，但蛋白质、脂肪、维生素B比大米含量高，还含有烟酸与维生素A。因此产妇、小儿食用尤为适宜。《本草纲目》记载以小米“煮粥食，益丹田，补虚损，开肠胃。”并因其丰富的营养成分，而有“健脑主食”之美称，还可防治神经衰弱。

②多吃粗粮：粮食是膳食纤维的重要来源。粗米面中含有丰富的膳食纤维。70年代初期，英国医生贝尔克特等首次提出“文明病”一词，即是由于饮食过精而缺乏膳食纤维所致的在西方发达国家较多见的某些慢性疾病，如糖尿病、心血管疾病、结肠癌等。现在这些疾病也逐渐成为影响我国人民健康的主要疾病。因而，近代营养学证实并提出了对人类健康具有较为重要的保健作用，并不能为其他的食物成分所取代，在体内也不能被消化酶分解，具有良好的通便作用，且对许多慢性疾病有良好预防效用的膳食纤维在人类营养上的重要功能。膳食纤维摄入在某种程度上已作为人类总的健康生活方式的一种标志。根据我国的国情及饮食习惯，以及秋季的气候特点和人体的反应，特别是老年人易患便秘，应提倡多吃一些含膳食纤维较多、富含油脂、营养素含量丰富的粗米粗面。面包和点心也最好是用含麸小麦制成。这样不仅能增加营养及营养物质的吸收，还能润泽皮肤，也有助于清除肠道中的有害物质，保持大便通畅。

③秋宜多食“红薯”：红薯，是一种植物的块根。中医认为，其性味甘平，具有益气生津、宽肠胃、通便等功能。内含极为丰富的营养，其蛋白质的含量超过大米、白面和小米；维生素$B_1$为大米的7倍，维生素$B_2$为大米的4倍，维生素A、C高于胡萝卜及某些水果，对秋季出现皮肤干燥、眼干、头发脆干易落等现象的人，常吃红薯大有好处。我国南方一些地区就以此为主粮。日本学者近年研究指出：红薯能供给人体一种多糖蛋白质的混合物——胶原和粘液多糖类物质，可保持人体动脉血管的弹性；防止心血管脂肪沉积；保持消化道、呼吸道、关节腔里的关节面和浆膜腔的润滑作用；防止肝脏和脾脏中结缔组织萎缩和胶原（病）的发生等作用。秋季食用有良好的润肺生津，保持大便通畅等功效。甘薯可直接煮熟吃，或用甘薯叶250克，加油、盐炒熟，一次吃完，防治秋天常见的肠燥便秘，或用甘薯粉适量加白糖，用开水冲熟或煮熟食用，对秋天的口干咽痛有解渴润燥润咽喉的作用。

但应注意，生红薯中含有一种蛋白酶和氢化酶成分。生吃时，前者会对过敏体质的人起到致病原的作用而产生过敏反应，如恶心呕吐、皮肤瘙痒、腹痛腹泻，甚至昏迷等症状；后者则会使胃肠产生一定的酸，使人出现腹胀、呕酸水等，因此，红薯应煮透熟吃为宜。又因高温不能杀死烂红薯所含的黑斑病毒，因此应绝对禁止食用烂红薯，以免引起中毒反应，甚至死亡。

（2）油

①小麦胚芽油：是从小麦胚芽中提取的特殊油脂，是一种优质食用油，被称为植物油中之珍品。其所含的长链正烷醇，特别是二十八烷醇，具有促进人体能量代谢、

增强体质、增进耐力等作用。它所含的维生素 E 的含量显著地高于其他食用油脂，是天然维生素 E 的重要来源。因而具有广泛的用途，不仅能增强机体的抗病能力、防老抗衰老、预防心脑血管疾病，还能为滋润皮肤提供营养，是秋季食用油的佳品。

②芝麻与芝麻油：芝麻有黑、白两种，前者多为药用，后者常为食用。其性味甘平，富含脂肪油、蛋白质等营养物质。芝麻油自古以来就为人们养生保健、延年益寿之上品。古人认为，常食黑芝麻可去除一切痼疾，返老还童，长生不老，因而被称为“仙家食品”。芝麻油具有其他植物油所难以比拟的浓郁香味和丰富营养。其富含油脂，尤为适合于秋季食用。对秋令肺热燥咳、肠燥便秘、皮肤干燥等有很好的滑润、滋养等作用。特别是有习惯性便秘的老年人，秋季更应多食芝麻，以润肠通便、润泽肌肤、保健养生。可配制成芝麻粥（适量的黑芝麻、粳米，煮粥，加冰糖食用），秋季常食，有极好的补益养生、润肺养颜等功效，或芝麻糊（黑芝麻 60 克、杏仁 15 克、米 60 克，同浸水后捣烂成糊，煮熟后加糖食用），能防治秋日肠燥便秘，或芝麻饮（芝麻 120 克、冰糖 30 克，一起捣烂，每次用开水冲服 15～30 克，日 2 次），对于秋季常见的早轻晚重的干咳无痰或痰少难咯、日久不愈等有较好的润肺止咳作用。但应注意，温度过高会加速芝麻、芝麻油香味的挥发。因此，芝麻油应低温保存，食用时也不宜高温热炒。

### （五）秋季养生粥

**芹菜粥**

芹菜（连根）、粳米、食盐、味精各适量。芹菜洗净，成 2 厘米长的小段，与米一起放入锅内，加水适量，用旺火烧开，改用文火熬成粥，放食盐、味精调味即可。

此粥能清肝热，降血压。

**菊花粥**

菊花 30 克，粳米 100 克。先将菊花煎汤，取汁再煮成粥。此粥适用于秋季风热型感冒、少烦咽燥、目赤肿痛等病症，对心血管疾病也具有较好的防治作用。

**枸杞粥**

枸杞、粳米各适量，加水同煮成粥。此粥具有滋肝补肾、养阴益血、安神明目的功效，适用于腰膝酸软、内热消渴、目晕不明等症，并具有保肝、促进肝细胞再生的功效。

**银耳粥**

将适量银耳加水浸泡后，和粳米、冰糖共煮成粥，粥熟后，加入蜂蜜。此粥具有润肺生津、滋阴养胃、补脑强心的功效，适用于阴虚咳嗽、口鼻干燥等症。

**花生粥**

花生（不去红衣）捣碎，与粳米同煮至粥将成时，放入冰糖再煮片刻即可。此粥具有健脾开胃、润肺止咳的功效，适用于脾虚食少、湿疹、血友病等症。

**雪梨粥**

将雪梨洗净，去核，连皮切碎，与粳米同煮成粥，粥熟后放入冰糖再煮片刻即可。此粥具有清热润燥的功效，适用于久咳痰多、便秘等症。

**黄精粥**

新鲜黄精30~60克，煎取浓汁，去渣，同粳米煮粥，粥成时加入白糖适量即可。此粥具有补脾胃、润心肺之功效，适用于脾胃虚弱、体倦乏力、饮食减少、肺虚燥咳等症。

**土豆粥**

取土豆100克，去皮，清洗干净，切成小块，和大米一起煮成粥。此粥具有健脾和中、益气调中的功效，适用于胃燥、胃痛、便秘等病症。

**枣米粥**

红枣、薏米、山药、干姜、红糖、糯米各适量，共煮成粥服食。此粥具有益心润肺、健脾和胃、益气血、利湿止泻的功效，适用于病后体弱及贫血、营养不良、食欲不振等。

**甘蔗粥**

将甘蔗榨取汁约100~150毫升，兑水适量，同粳米煮粥。此粥具有清热生津、养阴润燥的功效，适用于热病恢复期、津液不足所致的心烦口渴、肺燥咳嗽、大便燥结等。

**沙参粥**

先取沙参15~30克，煎取药汁，去渣，入粳米煮粥，粥熟时加入冰糖同煮片刻即可。此粥具有养胃润肺、祛痰止咳的功效，适用于肺热肺燥、干咳少痰，或肺气不足、肺胃阴虚的久咳无痰、咽干，或热病后津伤口渴等。

**黑芝麻粥**

黑芝麻、粳米、蜂蜜各适量，加水共煮成粥。此粥具有润肠通便、益五脏、壮筋骨的功效，适用于肝肾不足、虚风眩晕、大便燥结、病后虚羸、须发早白、妇女产后乳少等症。

**胡萝卜粥**

胡萝卜适量，去皮，清洗干净，切成碎末，同粳米共煮成粥。此粥具有健脾和胃、下气化滞、降压利尿的功效，适用于高血压、消化不良、夜盲症、小儿软骨病等症。

**芝麻栗子粥**

芝麻、栗子、粳米各适量。先将芝麻炒熟，研成细末，待栗子、粳米煮熟后，拌入芝麻同食。此粥具有健脾和胃、补肾强筋、活血止血、养肺润肠的功效。

**大枣茯苓粥**

大枣6枚，茯苓粉30克，粳米30克，白糖适量。先将大枣洗净去核切碎，放锅中加水浸泡20分钟，然后加入粳米，茯苓粉，一起煮成粥，食用时加适量白糖。此粥具有健脾补中、利湿止泻的功效，适用于脾虚久泻的患儿。

**扁豆苡枣粥**

白扁豆、薏苡仁、红枣各15克，粳米50克，共煮成粥，食用时加白糖少许。此粥具有消暑化湿、健脾止泻的功效，适用于脾虚泄泻等症。

## （六）秋季养生汤

**金橘汤**

金橘2枚，用刀划破果皮，挤去核，放水中加冰糖适量，文火煮熟，吃金橘饮汤。此汤可用于治疗痰多喘咳。

**双白汤**

银耳、白萝卜、鸭汤、盐各适量。将银耳泡发择净，摘小朵，白萝卜洗净切丝，与银耳一起放入鸭汤中小火清炖 15 分钟，放少许盐即成。

此汤具有清热祛痰、补肺气、利水消肿的功效，适用于秋燥咳嗽及口干舌燥等症。

**苋菜汤**

将苋菜叶 60 克用水煎汤服用。此汤可用于治疗腹泻、痢疾等。

**丝瓜汤**

鲜嫩丝瓜（连蒂）数条，切碎，水煎饮。此汤可用于治疗哮喘。

**萝卜茶汤**

将白萝卜清洗干净，切成片，加水适量，煮烂，加入食盐调味，再将茶叶用开水冲泡 5 分钟，倒入萝卜汁内服用。此汤具有清热化痰、理气开胃的功效，适用于秋季咳嗽痰多、食欲不振等症。

**银耳茶汤**

将银耳清洗干净，加水适量，与冰糖炖熟；将茶叶冲泡 5 分钟，取汁和入银耳汤，搅拌均匀服用。此汤具有滋阴降火、润肺止咳的功效，适用于秋季阴虚咳嗽等病症。

**清炖排骨汤**

排骨、莲子、薏苡仁、山药、芡实、红枣、生姜、米酒、盐各适量。排骨洗净切寸段，用沸水焯一下，撇去浮沫，放入生姜和用水浸泡过的莲子、薏苡仁、芡实、山药，用大火煮沸后加入红枣、米酒煮至熟烂，加盐调味即可。

此汤具有健脾胃、促消化、增强免疫力的功效，适用于脾虚腹泻、营养不良性贫血等症。

**兔肉红枣汤**

兔肉、红枣、盐各适量。兔肉洗净，切小块，与红枣一起用大火煮沸，然后改小火煨 20 分钟，放盐调味。此汤具有补中益气、止渴健脾、凉血解毒的功效，适用于糖尿病等。

**灵芝煲乌龟**

将乌龟放入清水锅内煮沸，然后取出宰杀，去内脏，切块，略炒，最后与去核的红枣和灵芝（约 30 克）用砂锅煲汤，调味后饮汤吃肉。此汤具有降血脂、降胆固醇之功效。

**鲫鱼姜桔汤**

鲫鱼 1 条，生姜、橘皮、胡椒各适量。鱼去杂洗净，将生姜、橘皮、胡椒用纱布包扎，放入鱼肚中，加适量水，用文火煨煮，熟时放入少许食盐调味，空腹喝汤食鱼。此汤适用于中寒型腹痛、食欲不振、消化不良、虚弱无力等症的治疗。

## （七）秋季养生茶

**佛手茶**

将鲜佛手果切成片，取数片用开水冲泡，可用于治疗胃病、胸腹胀痛等。

**山楂茶**

取适量鲜山楂果，洗净，切成片，加入绿茶 5 克，用开水冲泡，此茶具有降血压和降血脂的功效，尤其适合肝炎、肾盂肾炎和浮肿的患者饮用。

**姜苏茶**

将适量的生姜丝和洗净的苏叶用开水冲泡10分钟饮用。此茶具有疏风散寒、理气和胃的功效，适用于风寒感冒、咳嗽痰多、胸闷不舒等症。

**橘红茶**

橘红6克，绿茶5克。放入锅内，隔水蒸20分钟后，随时饮用。此茶具有润肺化痰、理气止咳的功效，适用于秋令咳嗽痰多、黏而咳痰不爽之症。

**杞菊饮**

枸杞子、白菊花、绿茶、冰糖各适量，一起加入开水冲泡，闷30分钟即可。此茶具有滋补肝肾、养阴明目的功效，适用于视力衰弱、目眩、夜盲及青少年近视眼等病症。

**杞麦茶**

枸杞子15克，麦门冬15克，一起加水煎煮，代茶饮。此茶具有滋补肝肾、清热除烦的功效，适用于咽干口燥、干咳等症。

## 七、秋季进补与中药调护

### （一）秋季进补

**1. 秋宜引补，冬再进补**

冬令时节，不少人一吃补药，就出现口舌生疮、失眠、胃脘疼痛、腹胀腹泻等症状。中医认为，此症状属“虚不受补”，多因体质虚弱，不能承受补品，进补后，往往会引起消化不良，进而影响吸收机能，导致机体营养不良，气虚血弱；气虚血弱反过来又影响消化吸收机能，这就是吃了补药补品后为什么会引起不良反应的原因。

其实，虚不受补症状是可以改善的。根据秋天季节特点和补品性味，服食平和补品以增强体质，中医称之为“引补或底补”，简单的一句话就是：为冬令进补打好基础。

进补讲科学，专家建议，秋季引补以食补为宜，可食用芡实、山药、大枣、龙眼肉、百合、薏米等，皆有补益气血、健脾补肾和调理脾胃的作用。

另一方面，体质较虚者还可适当多吃一些瘦猪肉、牛肉、鸡肉以及蜂蜜、蜂王浆、牛奶、鸡蛋、豆浆、红枣等，此类食品有扶正祛邪的功效；还可在医师的指导下，适当服用生晒参或西洋参，以补气生津、健脾安神。同时，患风湿病的体弱年老者，在冬季多发病。凡由肝肾亏虚、气血不足、寒湿痹阻所致者，如能在秋季服用独活寄生丸以扶正祛邪，则能在冬季拒邪于体外；慢性支气管炎与支气管哮喘等症，为肺脾两虚之病，冬季寒冷时常使咳嗽、气喘加剧，如能在秋季服用蛤蚧大补丸，并食用核桃肉等，以补肺益肾纳气，则可减轻在冬季的发作症状。

中医强调，秋季引补是秋季中医养生要旨之一。秋季引补不仅补养了身体，而且作为冬季进补的先导，使人体逐渐适应补品的作用，在冬季进补时更加易于接受，这就不至于发生虚不受补的现象了。

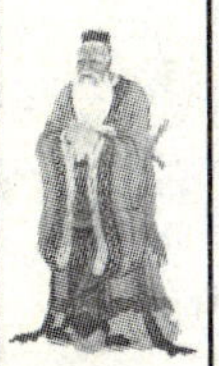

### 2. 秋季养阴宜用哪些食物调补

在“秋风起，三蛇肥”的季节里，人们总觉得这是大量进补的时机，纷纷使用“鸡蛇煲”、“狗肉煲”、“龙虎凤”一类的补品。其实，这是一个进补的误区。

早在2000多年前，在中医经典著作《黄帝内经》中便有“春夏养阳，秋冬养阴，以从其根”的养生理论，千百年来一直成为中医养生学的指导思想。

因为秋季天气干燥阴冷，人体内的水分相对减少，加之人因饮水不足，进食烘烤食物、火锅、饮酒祛寒等，均会加重体内“阴分”的不足。如果不注意人体内“阴分”的调节和补充，便会引起心血管、肠胃消化系统疾病的发生，所以，在秋季宜注意“养阴”，以防止疾病的发生。

秋季养阴宜用以下食物调补：

#### (1)野菊花

野菊花加蜂蜜饮，是一种调节阴阳平衡的调补佳品，具体做法：每天用野菊花5~10克，蜂蜜适量，以个人口味为主，开水泡服，味道变淡再加蜂蜜。

中医认为，野菊花性味辛、苦、凉，具有疏风清热、消肿解毒的功效。常用于风热感冒、肺炎、白喉、胃肠炎、高血压以及疮疔等皮肤病，蜂蜜性味甘、平，有补中益气、润燥止咳、解毒止痛的作用，是历代医家秋冬防燥滋补的首选天然食品，特别是在我国南方，秋季除了干燥外，仍然“火气十足”，加上经常食用辛香炸炒食物，人会出现干咳、咽喉疼痛、唇干舌燥、皮肤作痒等现象。在这种情况下，需要既有清热作用又可滋阴润燥的食物调节。

秋季的时令花卉——野菊花，为菊科植物野菊或香岩菊，在秋天开花时，可以摘取晒干备用。野菊花的栽培较易，可用分枝、扦插等方法栽培。野菊花对生长环境要求不严。蜂蜜可用市面上的普通蜂蜜。

#### (2)梨

金秋时节，正是梨大量上市的时候。梨清甜爽口，深受人们喜爱。

中医认为，梨性味冷、甘、微酸，具有润肺、清痰、止咳、降火、清心等功效。秋天燥气当道，人易出现口干唇焦等“秋燥”的症状。因此，秋天食梨最适宜，对人大有益处。

### 3. 秋季养阴忌滥补

秋季最明显的特点是气候干燥。在没有特殊情况(如患外感、腹泻、湿盛)时，在进补方中，食补应以滋阴润燥为主，如乌骨鸡、猪肺、龟肉、燕窝、银耳、蜂蜜、芝麻、豆浆、藕、核桃、薏米、花生、鸭蛋、梨等，这些食物与其他有益食物或中药搭配则功效更佳。药补则应适当配以养阴生津润肺的中药，这些药物种类较为丰富，如西洋参、太子参、沙参、麦冬、石斛、玉竹、百合、杏仁、天花粉、芦根、白木耳、黑木耳、龟板、鳖甲、地黄等，都适于在秋季使用。当然，在使用这些药物时也要有所选择，千万不要不分青红皂白一股脑儿地使用，切记秋季养阴忌滥补。

### 4. 秋季进补服用人参的同时忌食用萝卜

人参能大补元气，是秋冬季节进补的首选药材。中医常说，人参忌与生萝卜同用。因为，人参是大补元气的，益气而生津。萝卜，尤其是萝卜籽(中医称为“莱菔子”)，具有破气消食耗血的作用，与人参的功效正好相反。若同时服用人参和萝卜，就会抵消人参的补益作用。所以,不管古代医书还是现今教科书都认为,服用人参的同时最好不要食用萝卜,以免造成其在保健价值上和经济上的浪费。

5. 秋季进补忌走偏

经过了漫长的炎夏酷暑,人们消耗了大量的体力和精力。因此,有句俗话说:“人夏无病三分虚。”入秋后,气候干燥,又是慢性病容易复发和病情加重的季节。因此,大多数人认为,为了增强体质,秋季应对自己的身体进行调补。秋季如何补养,以增强体质,抗病益寿,是人们比较关注的话题。

中医认为:“气为血之帅,血为气之母。”秋季补养,既要重视“物补”,又要重视“心补”,两个轮子齐动,切忌一味偏补,应注意兼顾气血阴阳,防止过偏而引发其他疾病。

所谓“物补”,即进行食补、药补,这是有形之补。但对一些体弱者,尤其是老年人来说,因血虚气衰,生理机能减退,突然进补,往往“虚不受补”。因此,入秋后必须作“底补”,使人体逐渐适应补品的作用,为冬补打基础、作准备。

秋补应选用一些防燥护阴、滋肾润肺的平和滋补品。对易出现口舌生疮、口鼻干燥、咽喉肿痛、干咳无痰或少痰、便秘等秋燥伤身症状者,可使用清肺、润肺、止咳的中药,如杏仁、沙参、蛤蚧、核桃仁等,以补肺养肾纳气。老年人及体弱者,还可服用金匮肾气丸等中成药,以增强免疫力。

所谓“心补”,是指进行精神调摄,这是无形之补。宋代大养生家陈直说:“秋时凄风惨雨,多动伤感,若颜色不乐,便须多方诱悦,使役其心、神,则忘其秋思。”因而,秋季补养勿忘心理调适:一是“持乐”,即保持快乐、轻松的心态。面对草枯叶落、万物凋零、繁景将逝的深秋,切不可陷于凄凉、沉重垂暮的伤感之中。二是“作乐”,即积极地参加一些琴棋书画、花卉盆景、写作、垂钓、养鸟养鱼等情趣活动。三是“寻乐”,即加强体育运动,动于乐,在运动中寻求增强体质的喜悦,培养不畏艰险、坚忍不拔、乐观向上的精神。

6. 秋季进补宜平补与润补相结合

从炎夏转入凉秋,人体常常感觉比较舒服,由于“苦夏”而致的身体消瘦也渐渐得到恢复,胃口和精神的转好使秋季成为一个最佳的进补季节。

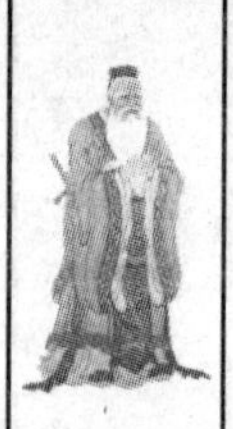

秋季进补宜平补,这是根据秋季气候凉爽、阴阳相对平衡而提出的一种进补法则。所谓平补,就是选用寒温之性不明显的平性滋补品。另外,秋季阴阳虽相对平衡,但燥是秋季的主气,肺易被燥所伤,进补时还应当注意润补,即养阴、生津、润肺。采取平补与润补相结合的方法,以达到养阴润肺的目的。

补肺润燥,要多用芝麻、蜂蜜、水果等柔软、含水分较多的甘润食物。食物或药物补养肺阴。防止因机体在肺阴虚的基础上,再受燥邪影响产生疾病。例如,晨饮淡盐水,晚饮蜂蜜水,既是补水分、防便秘的好方法,又是秋季养生抗衰的重要内容。

总之,秋季进补要甘润温养,既不可过热,又不能太凉,要以不伤阳不耗阴为度。食物进补取材方便,虽有四气味之分,但是,毕竟作用力相对较弱,食用时只要对症选用,不仅效果较为明显,一般也不会出现什么不适。

7. 秋季保护眼睛宜进补柑橘类水果

柑橘是秋季上市量最大,也是人们最喜爱的水果之一,它不仅酸甜可口,营养丰富，更有很高的药用价值。

现代医学研究认为，秋季进补眼睛宜多吃柑橘类水果：叶黄素属于“类胡萝卜素”，它在秋季的时令柑橘类水果和新鲜绿色蔬菜中含量较高。据眼科专家研究，叶黄素对视网膜中的“黄斑”有重要保护作用，如果缺乏叶黄素，则容易引起黄斑退化与视力模糊。有鉴于此，营养学家建议，秋季宜每天多吃柑橘类水果，防止视力退化。

8. **晚秋进补宜食芡实**

在“多事之秋”的晚秋，气候开始转寒。对于冬令需要进补的人来说，晚秋是个调整脾胃，打“底补”的最佳时节；作为晚秋的“底补”，芡实当是最佳的食选。

芡实又称“鸡头米”，是睡莲科植物芡的成熟子仁，深秋采子，去掉外壳，内有白米，状如鱼目。芡实在我国的山东、江苏、湖南、湖北等不少地方都有种植。

芡实作为秋凉进补的佳品，常被中医所推崇：它含有碳水化合物、蛋白质、脂肪、钙、磷、铁、维生素 B 和维生素 C，多种可提供热能的淀粉，营养成分比较全面。

秋凉进食芡实，其重要意义还在于，它可调整被炎夏所消耗的脾胃功能，脾胃充实以后，再吃较多的补品或难消化的补药，人体就能适应了。

中医认为，芡实味甘、涩，能补脾固肾，且能利湿，用来治疗大便溏泻、小便不禁、遗精带下等很有效果。

芡实作为一种价廉物美的进补食品，很多人都将它用作秋季日常食疗的原料，如用于治疗大便溏泻，可取芡实 250 克，莲子肉 250 克，山药 250 克，分别炒黄研细为末，加藕粉 250 克，混合一起搅拌均匀，每次取 30 克，加入适量白糖调匀，煮成羹服用。每日服用 3 次，连续服用 10 天。用于治多尿或小便失禁时，可取芡实 30 克炒黄，红枣 15 克，加水煎，兑入黄酒 15 克，睡前服。

作为食补，芡实可与红枣或花生仁加入红糖炖汤服食，亦可用其炖牛肉等，味道鲜美，一家老小都可享用。

芡实虽为秋季食补的最佳食品，但是感冒初起或便秘腹胀者却不宜食用。

9. **秋季进补宜调理脾胃**

秋季进补的原则是：先调理脾胃，调理到能“干重活”的状态后，再行进补。下面就介绍一套简单的补前调理术，供读者参考。

**(1)清热化湿——萝卜茶**

秋季白萝卜配茶饮用，能清肺热、化痰湿。其方法为：白萝卜 100 克，茶叶 5 克，将白萝卜清洗干净，切成薄片，煮烂，略加食盐调味，再将茶叶冲泡 5 分钟后倒入萝卜汁内服用，每天两次，不拘时限。此茶具有祛除夏季余热、理气开胃的功效。

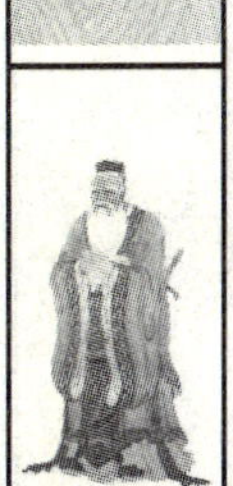

**(2)补脾润燥——芝麻栗子粥**

其方法为：芝麻 50 克，栗子 50 克，粳米 100 克，先将芝麻炒熟，研成细末，待栗子、粳米煮熟后，拌入芝麻同食。芝麻性滋润、味甘淡，既补脾胃，又能养肺润肠，可防治秋燥带来的肺及胃津液不足。栗子味道甘美，而且具有良好的养胃健脾、补肾强筋、活血止血的作用。

**(3)滋养脾肾——芡实羹**

芡实含碳水化合物极为丰富，而含脂肪少，因而极易被人体吸收。其做法为：芡实 60 克，红枣 10 克，花生 30 克，加入适量红糖，制成芡实羹食用。此羹易消化、营养高，具有调补脾胃、益气养血等功效。

10. 秋季孕妇贫血进补

缺铁性贫血是危害孕妇健康的一种常见病、多发病，对孕妇妊娠、分娩、胎儿和新生儿今后的生长有很大的影响和危害，所以必须予以重视。

孕妇严重贫血，不仅会造成心肌缺氧、分娩时乏力、抵抗力降低、易感染其他疾病，而且对胎儿的发育影响很大，可致胎儿发育迟缓、死产、早产、胎盘早期剥离等。

秋季预防孕妇缺铁性贫血，应注意从以下四方面的饮食中补充铁：

（1）黑木耳、红枣、红豆

黑木耳、红枣、红豆含有较丰富的铁质，孕妇常食用，不仅可防治缺铁性贫血，还具有滋补强力的功效。

（2）动物内脏

动物内脏中的铁含量往往高于动物的肉，如猪肝、牛肝、羊肝、鸡肝等，不仅含铁量高，而且维生素的含量也很丰富。

（3）动物血液

动物血液中含有丰富的血红素铁，易被消化吸收。动物血和豆腐做汤，经常食用，具有良好的防治缺铁性贫血的作用。

（4）水果

孕妇每天要有一定量的瓜果摄入量，虽然瓜果本身含铁量并不高，但是瓜果中含有丰富的维生素 C，能促进食物中铁的吸收。

11. 秋冬之交宜对症药补

一般人由于肾气衰弱和气候转冷的影响，体内阴阳不会绝对平衡。所以，在秋冬之交，往往会产生一些病症。不同的疾病、证候，必须采用不同补药进行调补，才有可能奏效。例如：

慢性支气管炎多在秋冬之交复发，具有明显的季节性，所用的补药应以强身健体的“六君子汤”为主。其方为：人参、白术、茯苓、甘草、陈皮、半夏。

风湿性关节炎等风湿病对寒冷很敏感，外界气温下降至 15℃时就会复发，此时服用增强血流的补药“桃红四物汤”比西医药物更有效。其方为：桃仁、红花、熟地、当归、白芍（赤芍）、川芎。

溃疡病多发生于秋冬之交，其补剂应以“理中丸”或“附子理中丸”为主，其方为：人参、白术、干姜、甘草、附子。

糖尿病秋冬之交也是高发期，其补剂应以“六味地黄汤”为主。其方为：生熟地、山药、丹皮、泽泻、茯苓、山萸肉。

12. 乐食百合润肺脾

百合，自古以来就被作为吉祥之物，为人们所称赞。它之所以取名百合，就是取其百年和合、白头偕老之意。

百合属于多年生宿根草本植物，夏季开花，花色淡雅，可供观赏。秋季采挖，除去地上部分，洗净泥土，剥出鳞片，即可供食用或药用。

百合有广泛的药用价值。汉代名著《金匮要略》记载，以百合为主治疗心神不定、饮食和行动失常的“百合病”。这里饶有趣味的恰是用“百合”为这类病症命名。

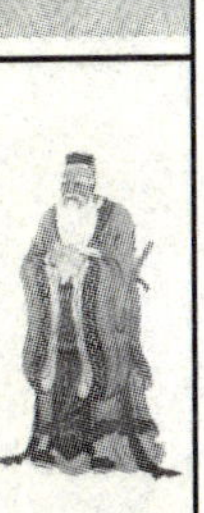

百合知母汤（百合、知母）、滑石代赭汤（百合、滑石、代赭石）、百合鸡子黄汤（百合、鸡子黄）、百合地黄汤（百合、生地黄汁）、百合滑石散（百合、滑石）等都是治疗“百合病”的系列名方，主要是取百合润肺清心的作用，颇受古今医者的推崇。

秋季气候干燥，按中医理论，秋天与人体肺脏相应，秋燥易伤肺，以致出现皮肤干裂、口干咽燥、咳嗽少痰等各种病症。而百合味甘微苦，性平，入心肺经，功擅润肺止咳，清心安神，对肺燥病症有较好的治疗作用。单味百合煎服或与其它药物一并煎服均可。

百合还是良好的食品，其食用方法很多，下面介绍几种常用而又简便易行的制作方法。

**（1）百合粥**

取百合 30 克，粳米 60 克。先将百合与米分别淘洗干净，放入锅内，加水，用小火煨煮。待百合与粳米熟烂时，加糖适量，即可食用。对老年人及久病后身体虚弱而有心烦失眠、低热易怒者尤为适宜。有各种皮肤病的病人可将粳米改成苡仁，煮粥食用，有一定治疗作用。如在百合粥中加入甜杏仁 9 克同煮，即成百合杏仁粥，颇适宜于肺阴亏虚之久咳，干咳无痰，气逆微喘等患者食用。

**（2）百合汤**

将百合除去杂质洗净（最好能除其外衣），在清水中反复漂洗几次，放入锅内，加水，用小火煮至极烂，加入适量白糖，百合带汤一并吃下。此汤有良好的润肺清心作用，可作为肺结核患者食疗之用。食用时虽然略带苦味，但细细品味则苦中带甜，令人回味。如放入冰箱中存放一下，则又是极好的冰镇饮料。百合汤中也可以加入绿豆同煮，不但能除燥润肺，还可用于夏秋季清热解暑。

**（3）炒百合**

取百合 50 克、里脊片 50 克，用盐、蛋清抓渍，湿淀粉拌和，同入油锅中翻炒至熟，加入适量的调味品即成。此菜味醇而不腻，脆甜清香，具有补益五脏、养阴清热的作用。久病胃口不开之人食用此菜，还能增进食欲。

**（4）百合煎剂**

取百合 30 克、麦冬 9 克、桑叶 12 克、杏仁 9 克、蜜炙枇杷叶 10 克，加水同煮。此剂具有养阴解表、润肺止咳的作用，可用来治夏秋季因感冒而见咳嗽频作、干咳无痰、口干咽燥者。久咳不愈，咳嗽较甚，咯痰带血者，也可服用。

此外，还有百合糕、百合蜜、八宝甜饭、桂花百合羹等多种百合制品，均清香味美，甜而不腻，老少咸宜，各人可根据自己不同的嗜好选择食用。

百合不但能食用，还可外敷。如治疗疮疖肿痛初起，可用鲜百合茎适量，洗净，加盐少许，捣烂敷患处，每日更换 1 次，有一定疗效。

百合作为药膳兼美的滋补佳品，广为人们所选用，更宜秋季服食。但需注意的是，百合性偏凉，凡平素胃肠功能衰弱，大便溏泻者不宜过多食用。

### 13. 常食大枣益气养血

在我国的干果品中，大枣、桂圆、荔枝被誉称为三大名果。大枣以其价廉物美，尤得大众喜爱。

我国人民对枣的营养价值很早就有认识，历来就将它视作滋补食品。《清异录》

说："百益一损者枣，故医氏目为百益红。或谓枣为圣花儿。"在许多记载里，枣甚至成了食之能长生不老，延年益寿的食品。如《北梦琐言》里有这样一则故事："河中永乐县出枣，世传得无核枣者食之可度世。里有苏氏女获而食之，不食五谷，年五十嫁，颜如处子。"文献所记载的，虽不无夸大之意，但枣的营养价值和奇妙功用，确应是果品中之佼佼者。我国最早的古农书《齐民要术》里，枣被列为42种果品之首。

枣的营养丰富。据测定，鲜枣含糖量达20%～36%，干枣达55%～80%，比制糖原料的甘蔗、甜菜还高。枣含的维生素C，每百克中高达380毫克～600毫克，比以含维生素C多著称的柑橘高7倍～10倍，比苹果、桃子等高100倍左右，名列果品前茅。鲜枣内含的维生素P，比柠檬高十几倍，也是果品中少有的。它还含有蛋白质、脂肪及钙、磷、铁、镁和钾等。500克干枣能供给人体5675千焦的热量。据英国一位医学家在163名虚弱患者中试验，结果证明连续服用大枣，患者恢复健康的速度比单纯服用多种维生素药物快3倍。因此，大枣被称为"活的维生素丸"。

作为药物，大枣是一味用途广泛的滋补良药。两千多年前的古药书《神农本草经》把它列为上品药物，认为它有养脾气，平胃气，通九窍，助十二经，补气生津液的功效。汉代著名医学家张仲景所著的《伤寒杂病论》中，许多治疗外感疾病和内伤疾病的方剂中都有大枣，有的作主药，有的作辅药。其中有名的"甘麦大枣汤"，即由大枣10枚，浮小麦30克，甘草10克组成，每日水煎1剂服，对妇女更年期有轰热出汗、心神不定、情绪不能控制等症状者，或妇女无缘无故悲伤啼哭的癔病患者，有较好的疗效。这方剂还对贫血、血小板减少性紫癜、神经官能症等病症，也有一定疗效。

中医认为，红枣入药，性味甘平无毒。对脾胃虚弱、腹泻久痢、心悸怔忡、血虚萎黄和肺虚咳嗽等症，是一味益气养血健脾的良药。现代药理研究表明，大枣有保护肝脏，增强肌力，抗变态反应等作用。它可用于急慢性肝炎、肝硬变、过敏性紫癜、高血压等疾病的治疗。还有一种酸枣，其核仁称酸枣仁，有良好的镇静神经、催眠及持续缓慢降低血压的功能。大枣还含有环磷酸腺苷和一组三萜类化合物山楂酸等。经实验证明，山楂酸有较强的抑制癌症作用，其抑瘍效果超过抗癌药物5-氟尿嘧啶。环磷酸腺苷可调节细胞的分裂繁殖，并使癌细胞分裂向正常细胞转化。动物实验表明，大枣有良好的抗胃肠道肿瘤的能力。

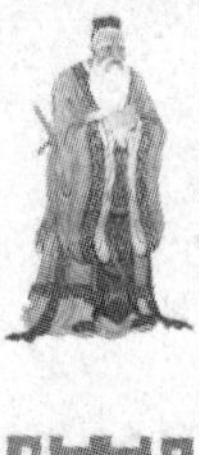

### 14. 食菊花益寿延年

欧阳修有诗云："欲知却老延龄药，百草摧时始见花。"一进入深秋，百花悄然遁去，便是菊花的天下了。

菊花为菊科植物菊的头状花序。在古代，"花"与"华"通，所以《神农本草经》称它为菊华。菊花有因其色取名的，如白菊花、黄菊花；因有其味命名的，如甘菊花、苦菊花；还有根据产地命名的，如安徽亳县的亳菊，安徽滁县的滁菊，安徽歙县的徽菊，浙江建德的德菊，杭州的杭菊，河南的淮菊，河北的祁菊，四川的川菊等。古代医药书上还给它取了日精、周盈、傅延年等许多美丽的名字。菊花的品种很多，据说现今全国至少有三千种之多。一般入药及服食养生，多选用单叶味甜色白的白菊花，清热解毒的常采用味苦色黄的野菊花。

用菊花酿制的菊花酒，清凉甜美，是强身益寿的佳品。早在西汉，宫廷中就有了重阳节饮菊花酒的习俗，后来逐渐在民间流行开来。《西京杂记》介绍了菊花酒的酿造法：在菊花盛开时节，采菊花及其茎叶，加用黍米，一并酿之，待到第二年九月九日酒成，就可饮用了。《荆楚岁时记》载，九月九日，佩茱萸，食蓬耳，饮菊花酒，可令人长寿。诗人们对菊花酒情有所钟，颇多赞誉。陶渊明诗："往燕无遗影，来雁有余声，酒能祛百病，菊解制颓龄。"盛赞菊花酒的却病延龄作用。陆游一次病中饮了菊花酒，病体很快康复，欢喜得他提笔吟颂："菊得霜乃荣，惟与凡草殊。我病得霜健，每却童子扶。岂与菊同性，故能老不枯。今朝唤父老，采菊陈酒壶。举袖舞翩跹，击缶歌呜呜。秋晚遇佳日，一醉讵可无？"

菊花除酿酒外，食用的方法相当多，可凉拌，可炒食，可作馅，可制饼，可做糕，可煮粥，农家菜蔬用到它，宾宴佳肴也常选用它。南方一些地方，常取菊花嫩苗，油炒作蔬，清洌可口，开胃进食。菊花煮粥，清心明目。唐代《天宝单方》说，收白菊苗，阴干捣末，和羹粥食之，治久患头风眩闷。菊花作羹，既是有着浓郁地方特色的食品，又是祛病健身的有效剂型。《食疗本草》介绍，菊花作羹，主治头风、目眩、泪出，去烦热，利五脏。有些地方采用白菊花、鸡片或腰片，投入鸡汤中，烹而食之，既清肝祛病，又鲜美可食，颇受人们的喜爱。也有将菊花拌在米浆里，蒸制成菊花糕，还有用绿豆粉和菊花制成菊花糕的，都是具清凉去火疗效的食品。广东名点"腊肉菊花饼"，用甜菊花瓣晒干后研粉，拌入米粉里，加冷水调成糊状，然后以腊肉粒、虾米、冬菇作配料，制成薄饼，是别有风味的地方小吃。此外，如菊花三蛇羹、菊花鲈鱼、菊花咕噜肉、菊花烩三丝等，都采用了菊花作配料，收到了色、香、味俱佳的良好效果。

菊花泡茶，是一种很好的清凉饮料。唐诗："九月山僧院，东篱菊也黄。俗人多泛酒，谁解助茶香。"宋词："妍暖春风荡物华，初回午梦颇思茶，难寻北苑浮香雪，且就东篱掐嫩芽。"诗中说的就是用菊花来泡茶。

（1）取菊花10克，沸水冲泡，代茶频饮，能疏风清热，平肝明目，对眩晕、头痛、耳鸣有防治作用，如加用茶叶3克，一并冲泡，还可治疗早期高血压。

（2）取菊花10克，加用山楂、银花各10克，煎水代茶，或研末冲茶饮用，能化淤消脂，清凉降压，减肥轻身，适用于肥胖病症、高脂血症、高血压病患者服用。中老年经常饮用，对这些病症还有一定的防治作用。

（3）取菊花10克，桑叶5克，枇杷叶5克，制成粗末，用沸水冲泡，代茶饮用，是秋季有效的时令药饵，适用于因秋令燥气伤犯肺卫，而见发热、微恶风寒、咽干唇燥、咳嗽少痰等病症者服用。同时，本方对流感、流脑、乙脑、腮腺炎、水痘等有较好的预防作用。

菊花还可作枕。早在宋代，人们就有了"收之作枕"的习惯。菊花枕适宜于健康人内热偏盛者枕用，患有火热上攻病症的，尤宜以菊花作枕。具体方法：取菊花500克至1500克，除去杂质和花梗，装入布袋，再套上枕套，铺上枕巾或枕席即可。菊花枕质地柔软轻松，气味芳香，清爽舒适，深受人们喜爱。宜注意的是，菊花易受潮霉变或虫蛀，应经常翻晒。

据现代化学分析，菊花含有挥发油、菊甙、腺嘌呤、胆碱、水苏碱、维生素A、维生素$B_1$等，有抗菌、解热等作用，对心血管疾病也有显著的防治作用。在防治老年病方面有着广阔的前景，现代临床常取其散风清热、平肝明目、调利血脉的功效，用于治疗风热感冒、头痛眩晕、目赤肿痛、眼目昏花以及冠心病、高血压病、动脉硬化症、高脂血症等老年性疾病，收效十分显著。

菊花，“苗可蔬，叶可啜，花可饵，根可药，囊之可枕，酿之可酒”，一身均是宝。秋风萧瑟，菊花怒放。当我们熟识了菊花的食用、药用价值后，在迎着秋风去赏菊时，就会增添无穷的乐趣。

## （二）秋季的中药调养

### 1. 调养原则

秋季的中药调养重在解决秋燥导致的一系列现象或疾病。因此，中药调养的总原则应以清润为主。选择滋润性较强，具有宣肺化痰、滋阴益气等作用的中药进行保健为宜，而应慎用或忌用辛温化燥之品。

#### （1）清燥益气生津

秋天阳气渐衰，阴气渐盛，气候干燥，多风多尘，天气变化较剧烈，而秋燥易伤津耗气，人体的卫气易感不足而受病邪的侵袭，导致疾病的发生。因此，秋季的药物调养应重在清燥益气生津。如选用桑叶、桑白皮、苏叶、太子参、西洋参等药物进行配方调治。

#### （2）滋阴润肺濡肠

肺为娇脏，与秋令燥气相通，容易感受秋燥之邪。初秋多温燥，深秋多凉燥。许多慢性呼吸系统疾病往往从秋季开始，或复发或逐渐加重，常常是因为感受风燥、燥热或凉燥之邪，触发内伏之痰饮而诱发的。或见燥邪伤津，出现肌肤干裂、粗糙，肠燥便秘难通，甚至痔疮出血。因此，秋令宜选用具有滋阴润肺濡肠的药物进行配方调治。如百合、枇杷、蜂蜜、沙参、麦冬、胡麻仁、阿胶、玉竹、生地、玄参、白芍、瓜蒌仁、天花粉、甘草等。肺燥肠秘，肺气不降则咳嗽、气喘，应配合润燥化痰止咳的中药，如杏仁、枇杷叶、紫菀、款冬花、半夏、瓜蒌皮、陈皮、浙贝母、川贝母、白芥子、莱菔子、苏子等。

#### （3）兼顾健脾补肾

中医认为，肺在五行中属金。根据五行相生的理论，脾（土）生金，肺（金）生水（肾）。因此，秋季在调理肺脏功能的同时要兼顾脾肾两脏。脾肾两脏的功能正常是肺脏能卫外固表、主肃降宣发的保证。健脾益肺的有黄芪、党参、人参、白术、莲子、大枣等；补肾纳气、敛肺平喘的有核桃、白果等。

在秋季还可通过有选择性的应用这类中药进行适当配伍做成中药调养便方、药膳食用。

### 2. 秋日话菊

菊花是我国的四大名花之一，开放在秋季。人们喜欢菊花，不仅因其形态万千、赏心悦目，还因其具有能供人食用、饮用、酒用、药用等多种功能。古有：“久服菊能轻身，可延年益寿”、“饮菊花酒，令人长寿”之说。据文献记载，早在唐宋时，人们就已将菊花制成茶饮用。现在，许多人仍有以菊花泡茶饮用的喜好。现代医学研究证实，菊花含有菊苷、氨基酸、胆碱及微量元素，大量服用对大肠杆菌、链球菌有杀伤力。中医认为，菊花辛甘苦微寒，能疏风清热解毒、平肝明目，对于秋季温燥的目涩目赤、头痛头眩、咽干口燥、皮肤干燥无华等有良好的防治作用。采摘鲜菊花捣敷外用，还能治痈疽、疔疮、无名肿毒。入药菊花以杭菊、杜菊、野菊及安徽滁州、亳州白菊为好。

3. 常用的药物

**滋养肺阴**

(1)麦冬：性味甘微苦、微寒，入肺、心、胃经，有养阴生津、润肺止咳、清心除烦之功。可防治初秋暑热未退或秋令燥邪伤阴见口燥咽干、咳嗽咯血、口渴便秘、心烦心慌等症。《本草汇言》："麦门冬，清心润肺之药……肺热肺燥，咳声连发，肺痿叶焦，短气虚喘，火伏肺中，咯血咳血……或脾胃燥润，虚秘便难。"《本草新编》也说："麦门冬，泻肺中之伏火……解烦止渴，美颜色，悦肌肤，退虚热，解肺燥，定咳嗽。"可见，本品是秋季调养的佳品。一般入煎剂，每次 10～15 克，亦可用开水泡代茶饮服，每次 2～3 克。

(2)天冬：性味甘、微寒，入肺、肾经，有养阴清热、润燥止咳、滋补肾阴等作用。可防治秋季温燥伤肺，干咳无痰，或痰少而粘，甚至痰中带血，或虚热盗汗、口渴咽干等症。《本草纲目》中言："天门冬，润燥滋阴，降火清肺之药也。"《日华子本草》中也载："润五脏，益皮肤，悦颜色，补五劳七伤，治肺气病嗽。"因此，本品也为秋令的调养上品。一般入煎剂，每次 6～12 克。也可入丸剂。

(3)石斛：性味甘淡微咸、微寒，入肺、胃、肾经，有滋阴清热、生津明目的功效。秋季使用可防治燥热伤津出现的口干舌燥、咽干目涩、大便秘结等症。《药品化义》中载，石斛"主治肺热久虚，咳嗽不止。"现代研究指出，适量的石斛煎剂能促进胃液的分泌而助消化，至肠道则使其蠕动亢进而通便。秋季应用一般入煎剂，每次 6～12 克，鲜品可用 15～50 克。

(4)玄参：性味苦咸、微寒，入肺、肾两经。有滋阴降火、除烦、解毒之功效。《名医别录》中记载，玄参"久服补虚明目，强阴益精。"对手秋季的燥邪为患，有良好的调养作用。一般入煎剂，每次 9～15 克。

(5)生地：性凉味甘、苦、寒，入心、肝、肾、肺经，有清热养阴、生津凉血等功效。能防治秋季燥热伤阴或肝肾阴虚出现的口干口渴、潮热盗汗、虚烦不眠、须发早白、肠燥便秘等症。《本经逢原》中记载："干地黄，内专凉血滋阴，外润皮肤荣泽，病人虚而有热者宜加用之……通其秘结最佳，以其有润燥之功，而无滋腻之患也。"秋季多用干地黄，入煎剂，每次 10～20 克。

(6)沙参：性味甘、微苦寒，入肺、胃经。具有滋阴生津、清肺祛痰等作用。能防治秋季肺燥或肺热咳嗽，阴虚劳嗽证或津伤的口渴咽干、大便秘结等症。《本草纲目》中言："清肺火，治久咳肺痿。"一般入煎剂，每次 10～15 克，鲜品可 20～30 克。也可入丸散或膏剂服用。

(7)玉竹：性味甘平，入肺、胃经，具有滋阴润肺、生津养胃的功效。对于秋季的燥咳证，阴虚劳嗽或阴虚外感等均有良好的预防和治疗作用。《日华子本草》说："除烦闷，止渴，润心肺，补五劳七伤，补虚损。"一般入煎剂，每次 10～15 克。也可入膏剂或丸散剂。

(8)百合：性味甘淡、微寒，入肺、心经。具有补中益气，润肺止咳等作用。可作为秋令补益肺气、润肺生津的常用品。现代研究证实，本品具有止咳和对抗组胺引起的哮喘等作用。秋季可蒸、煮食,也可入煎剂,每次10~20克。

(9)天花粉:性味苦、微甘寒,有清热生津、润肺燥等作用。能防治秋季肺热燥咳、津伤口渴等症。《本草汇言》记载:“天花粉退五脏郁热……肺火盛而咽肿喉痹……乃治渴之要药也。”秋季应用,一般入煎剂,每次10~15克。

(10)黄精:性味甘平,入肺、脾、肾经。有滋阴润肺、补脾肾、益精强骨、乌须发、抗衰老的作用。对于秋季的阴虚劳嗽、肺燥咳嗽等证有防治作用。现代研究表明,黄精能提高机体免疫力,有促进造血功能、降低血糖;能增强心肌收缩力,增加冠状动脉流量,改善心肌营养,防止动脉粥样硬化及脂肪肝的浸润作用。一般入煎剂,每次10~15克。可入膏剂或入丸散。

(11)阿胶:性味甘平,入肺、肝、肾经。《本草纲目》说:“和血滋阴,除风润燥,化痰清肺。”秋季用阿胶能起到养血滋阴润肺等作用。现代研究也证明,阿胶中含有多种氨基酸及其他矿物质。能加速人体血液中红细胞和血红蛋白的生成,提高机体的免疫功能。一般用开水或黄酒化服,或烊化后汤剂冲服,每次5~10克。也可入丸散剂。

(12)白芍:性味苦酸、微寒,入肝、脾经。秋季应用有养血补阴等作用。现代研究表明,白芍中含芍药甙有较好的解痉作用,能增加犬的冠状动脉血流量;煎剂对志贺痢疾杆菌有较强抑制作用。可制成汤剂、丸剂等,每次用药10~20克。

**润肠通便**

(1)蜂蜜:性味甘平,入肺、脾、大肠经。具有润肺止咳、润肠通便、补中缓急解毒等功效。对于秋季的肺虚燥咳,或津伤口燥、肠燥便秘等症有良好的调治作用。久服有补益强身、延年益寿的作用。是秋季常用的保健品。可冲服,每次15~30克。也可入丸、膏剂。

(2)瓜蒌仁:性味甘、寒,入肺、大肠经。有润肺化痰、润肠通便的作用。能防治秋季燥邪犯肺,肠燥便秘之症。一般入煎剂,每次10~15克。

(3)火麻仁:性味甘、平,入脾、胃、大肠经。有润燥、润肠通便等作用。可防治秋季的肠燥便秘,也可应用于老人、妇女产后或体弱津液不足的便秘症。可打碎入煎剂,或捣汁煮粥食用,每次10~15克。

(4)郁李仁:性味辛、苦、甘、平,入脾、大肠、小肠经。具有润肠通便的作用。对于秋季津枯肠燥便秘,常与火麻仁、杏仁等润肠药同用。现代研究证明,郁李仁具有润滑性缓泻作用。一般打碎入煎剂,每次5~10克。

(5)胖大海:性味甘、寒,入肺、大肠经。具有清宣肺气、润肠通便的作用。是秋季常用之品。能防治秋燥津伤,声音嘶哑,甚或失音,肠燥便秘等症。一般用开水冲泡饮服,或入煎剂,每次3~5枚。也可入散剂,用量减半。

(6)黑芝麻:性味甘平,入肝、肾经。黑芝麻具有补肝益肾、滋润五脏等作用。秋季食用具有养血滋养、润肠通便的作用。对于秋季肠燥便秘或肌肤干燥、须发早白,或老人肝肾亏虚,或妇女产后乳少等症,均可服之。入煎剂每次15克,亦可与面粉做成面饼服食。

(7)当归:性味甘辛苦温,入肝、心、脾经。有补血活血、润肠通便之功效。《本草备要》说:“血虚能补,血枯能润。”对于秋季的阴血不足见肌肤干燥、肠燥便秘者有良好的补养滋润作用。现代研究说明,当归有抗贫血、抗维生素 E 缺乏症及镇静、镇痛、降血脂、增加冠脉流量等作用。

(8)何首乌:性味甘苦涩、微温,入肝、肾两经。生用润肠通便,制用补肝肾,益精血,益寿延年。现代研究已证实,何首乌有增强机体免疫功能的作用,并有轻泻的药理作用,还能促进红细胞生成、降低胆固醇、抗动脉硬化、强心等作用,是重要的抗衰老药物之一。入煎剂每次 15~20 克,亦可与面粉做成饼食用,每次 30 克。

(9)桑椹:性味甘寒,入心、肝、肾经。具有养阴血生津,补肝肾,乌须发,润肠的作用。适合于秋季津伤口渴或肠燥便秘者服用,尤其对于中老年人肝肾阴血不足见头晕眼花、耳鸣、便秘等更益。可水煎或取汁熬成膏服用。入煎剂每次 10~20 克,常和熟地、首乌同用。

**润燥化痰**

(1)百部:性味甘、苦、平,入肺经。具有润肺止咳、杀虫的功效。能防治秋季肺燥干咳,肺痨久咳、痰中带血,或百日咳等症。现代药理研究表明,百部能减低动物呼吸中枢的兴奋性,抑制咳嗽反射,又能对抗组胺致痉作用而具有镇咳作用,且作用缓慢而持久。对多种致病菌均有抑制作用。秋用可蜜炙、可蒸,也可直接入煎剂,每次 5~10 克。

(2)枇杷叶:性味苦、平,入肺、胃经。具有润肺化痰、止咳降逆等作用。秋季应用可蜜炙入煎剂,每次 10~15 克。

(3)马兜铃:性味苦、微辛、寒,入肺、大肠经。具有润肺化痰、止咳平喘、清肠等作用。可用于秋季肺热咳嗽、肺虚久咳或肠热痔疮出血等症。秋季应用多蜜炙,入煎剂,每次 3~10 克。

(4)川贝母:性味甘、凉,入肺经。有润肺化痰止咳的功效。可用于秋季肺燥干咳或肺虚久咳、痰少咽燥,或痰中带血。现代研究表明,川贝有显著的镇咳、祛痰作用。秋季应用,一般入煎剂,每次 3~10 克,也可研细末冲服,每次 1~1.5 克。

(5)罗汉果:性味甘、凉,入肺、大肠经。具有润肺化痰止咳、生津润肠通便等功效。对于秋燥咳嗽、咽干舌燥、肠燥便秘等症有良好的防治作用。秋季服用既可煎汤代茶饮服,也可开水冲泡,作为饮料。或入煎剂,每次 10~30 克,或 1~2 枚。

**补养肺气**

(1)西洋参:性味苦、微甘、寒,入肺、心、肾经。具有清肺火、生津液、补气养血的功能。是秋季燥邪导致气阴两虚出现口渴烦倦、口干舌燥、便秘等症调治的佳品。也常用于热病之后或老年人气阴不足出现上述症候者。该药性凉,故不易助阳化火,是秋季常用补气药。《本草从新》:“补肺降火,生津液,除烦倦。”《增订伪药条便辨》中说:“西参滋阴降火……凡是阴虚火旺、劳嗽之人,每用真西参,则气平火敛,咳嗽渐平。”现代研究也证明,西洋参有显著的抗疲劳、抗缺氧能力以及镇静、解热、解痉、镇痛等作用,是强身保健的重要药物之一。可入煎剂,或另煎兑服,每次 3~6 克。也可入丸、散剂或参片含服。

(2)党参:性味甘平,入脾、肺经。有补中益气、养血生津之功。本品入肺而不燥,善补肺气、止咳平喘又能生津止渴。可防治秋季肺气亏虚或肺气阴两虚出现咳喘气短、声音低微或嘶哑等症。现代医学研究显示,党参能增强机体的免疫功能,对



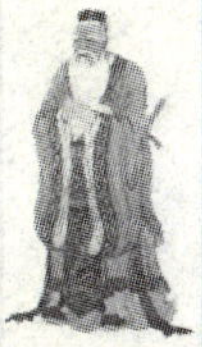

身体具有良好的强壮作用。秋季常可代人参与黄芪、五味子、紫菀、桑白皮等同用,煎汤饮服,每次用10~15克。

(3)太子参:性味甘微苦平,入脾、肺经。专于补气生津润燥。秋令常与沙参、百合、麦冬、贝母等同用,治疗肺因燥邪或热邪所伤,导致气阴两虚,出现咳嗽气短痰少,或见口干舌燥等症。一般入煎剂,每次10~30克。

(4)黄芪:性味甘温,入脾、肺经。具有良好的益卫固表、补益五脏等作用,是秋季气虚者常用的保健之品,可实卫气而固表,抵御外邪的侵袭。现代研究指出,黄芪能增强机体免疫功能,促进机体的代谢,具有很好的预防呼吸道感染,防治喘咳等作用。气虚易感者,秋季一般每天可用10~30克水煎内服。

(5)胡桃仁:性味甘温,入肺、肾、大肠经。有补肺、温肺定喘、润肠通便、补肾助阳、延年益寿之功效。适用于秋季的调养,特别是深秋季节身体的调理。现代研究和临床实践已证实,胡桃仁富含多种营养物质,对人体有很好的补益作用,是防治疾病、延年益寿的保健良药,也是重要的抗衰老药物之一。入煎剂,一般每次10~30克。

(6)冬虫夏草:味甘性温,入肺、肾经。有益肺平喘、补肾固精之功效。且平补阴阳,温而不燥,为秋季补益肺虚的良药。《本草从新》中言"保肺益肾,止血化痰,已劳嗽",《现代实用中药》也指出:"适用于肺结核、老人衰弱之慢性咳嗽、气喘、吐血、盗汗、自汗。"因此为秋季常用的调养药物。一般入煎剂,每次5~10克。也可入丸、散剂。

(7)山药:性味甘、平,入脾、肺、肾经,既能补气,又可养阴,为平补脾肺、固肾益精之药。秋季使用可补肺气,益肺阴,防治肺气阴两虚,出现虚劳乏力,咳喘少气,无痰或痰少而粘等症。此外,山药本属食物,可以替代粮食食用,能强身健体。因此,也是秋令常用的补养保健品。可直接食用,或入煎剂,每次10~30克。也可入丸、膏剂。

#### 4. 秋季滋补方与药膳

**润补肺脏**

(1)生脉散:载于《内外伤辨惑论》中。具有润补肺脏、双补气阴的作用。用于初秋暑热未退,耗气伤津,或肺虚久咳等症。取人参、麦冬各15克,五味子6克,水煎服。亦可为散,每日10克,分3次服。

(2)五汁蜜膏:载于《经验广集》中。具有润肺补气、止咳作用。可用于秋季干咳无痰,或少痰,日久不愈,体倦无力等症的调治。以鸭梨汁500克,白萝卜汁300克,放入锅中,先以大火,后以小火煎熬浓缩如膏汁时加入生姜汁100克,炼乳、蜂蜜各250克,搅匀后,继续加热至沸停火,待冷装瓶备用。每次1汤匙,以沸水冲化顿饮,每日2次。

(3)川贝酿梨:具有润肺化痰、清虚热等作用。用于秋季肺阴不足、虚火内生出现干咳少痰或无痰或痰中带血等症。用川贝母12克,白梨6个,糯米、冬瓜条各100克,冰糖180克,白矾适量。先将糯米淘净,蒸成米饭,冬瓜条切成黄豆大颗粒,川贝母打碎,白矾溶化成水。再将雪梨去皮,由蒂把处下刀切下一块为盖、用小刀挖出梨核,浸没在白矾水内,以防变色。然后将梨在沸水中烫一下,捞出冲凉,放入碗内。

将糯米饭、冬瓜条、冰糖屑拌匀装入梨内。盖好蒂把，装在碗里。然后上笼，蒸至梨烂。将锅内加清水100克，至武火上烧沸后，放入剩余冰糖，溶化收浓汁，待梨出笼时，逐个浇在雪梨上。每次食白梨1个。早、晚各1次。

(4)双耳汤：具有滋阴润肺的作用。用于秋季燥邪为患，津伤阴虚，咳嗽、喘息等症。取白木耳、黑木耳各10克，用温水泡发后放入碗内，加冰糖30克、水适量。置蒸笼中，蒸1小时，待木耳熟透时即成。分次或1次食用，吃木耳喝汤，每日2次。

(5)豆浆饴糖饮：载于《经验广集》中。具有滋补肺脏、润燥的作用。用于秋季肺虚咳喘的调养。以豆浆1碗，煮沸后，加饴糖(麦芽糖)100克煮化。每日早、晚2次。

**润肠通便**

(1)蜜茶：具有润肺益肾、润肠通便等作用。用于秋季胃寒、便秘。取茶叶3克，蜂蜜2毫升。以开水冲服，每顿饭后1杯。

(2)杏仁豆腐：具有滋养肺阴、润肠通便等作用。用于秋季燥热干咳少痰、口干舌燥，或肠燥便秘等症的调治。健康人也可食用防病保健。取甜杏仁90克，洋粉6克，大米15克，菠萝罐头1/4罐，白糖240克。先将杏仁用开水略泡片刻，剥去外皮，用刀剁碎，用开水泡上，加淘净的大米，共磨成细浆，过滤去渣。再用冷水洗净洋粉(琼脂，是医学上作培养基的一种海生植物淀粉，遇热便溶为液体)，加入650克清水，180克糖，烧开后，倒入盆内，晾冷后，放入冰箱。把蒸化的洋粉、杏仁浆倒入干净的锅内，加入60克糖，煮熟后，分别盛入10个碗内，放在凉爽的地方。菠萝切成小片备用。服用时把晾好的杏仁豆腐用小刀切成块。每碗放进3~5块菠萝，灌入冻凉的糖水即成。夏秋日每天早、晚作点心食用。

**滋补肺脾**

(1)甜菊茶：具有滋补肺脾、养阴生津的作用。用于防治秋令肺胃阴伤、口干口渴等症。取甜菊6~9克，用沸水冲泡。代茶频饮，不拘时，每日1剂。

(2)养胃茶：具有滋润肺胃的作用。用于防治秋季燥热损伤肺胃、津伤烦渴等症。以北沙参15克，麦冬15克，生地15克，玉竹5克，共制粗末，加水煎汤。加冰糖适量，代茶饮。

(3)石斛茶：具有滋润肺胃、清热生津的作用。用于防治秋季燥热损伤肺胃见津伤烦渴、口干咽燥、舌红少津等症。以鲜石斛45克。沸水冲泡，代茶频饮。

**滋补肺肾**

(1)蜜饯双仁：载于《杨氏家藏方》中。具有益肺润燥、补肾、止咳平喘的作用。用于秋季肺肾两虚见津亏燥咳或喘、日久不愈者。取炒甜杏仁、核桃仁各250克，蜂蜜500毫升。先将炒甜杏仁放在锅中，加水适量。煎煮1小时，再加核桃仁，收汁将干锅时加蜂蜜，拌匀至沸即可。随量食用，每日2~3次。

(2)黑芝麻膏：具有润补肺肾的作用。对于秋季中老年人体虚、哮喘有较好的调养作用。取黑芝麻250克，生姜汁、蜂蜜、冰糖各100克。先将黑芝麻研成泥糊状，放姜汁、蜂蜜、冰糖拌匀。再隔水炖2小时。每次用1匙含服。一日3次。

(3)虫草炖紫河车：具有补益肺肾、止劳嗽等作用。应用于肺肾两虚、阴虚盗汗、干咳喘促、老年及病后体虚、咳嗽哮喘等症的调治。用冬虫夏草15克，鲜紫河车半个或1个，隔水炖熟即可。每日2次。



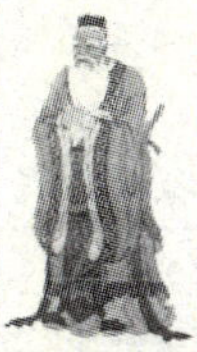

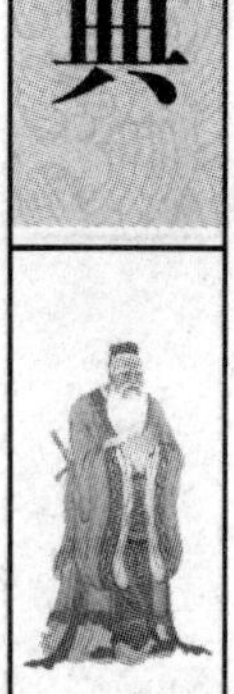

**滋养心肺**

冰糖黄精汤：载于《闽东本草》中。具有滋养心肺的作用。对于秋季体虚，肺虚干咳无痰或少痰或痰中带血，或低热，以及妇女低热白带等病症的调治。取黄精30克用水泡发，加冰糖50克，小火煎煮1小时。吃黄精喝汤，每日2次。

**滋补脾肾**

秋补脾肾方：具有调补脾肾、益养精气血的功效。用于秋季脾肾虚弱者的一般补养。用芡实60克、红枣10枚、花生仁30克，加入适量红糖，煎汤而成。早晚饮服。此四药也是秋季食补佳品。

## 八、秋季防病保健

秋三月常见的温热病有秋燥、伏暑、疟痰、白喉等。其发病特点表现为口鼻干燥、咽涩口渴、干咳少痰等。由于夏去秋来，有人感受夏热暑湿而未直接发病，邪气于内，待秋天来时才发作。现代医学认为的"流感"、"乙脑"、"打谷黄"等病，就属于此类疾病。秋燥与伏暑都是秋天常见的时行温热病，具有温病发病急、传播快、易流行的特点，所以，应重视这类温热性疾病的预防与治疗。

### （一）秋燥

**1. 病症特征**

秋燥是秋天最常见，具有"燥"的表现特征，见鼻干、口干、咽干、皮肤干裂、干咳少痰，甚则大便干结等肺卫阴津不足症候的急性外感热病。与现代医学的上呼吸道感染合并急性支气管炎，或慢性支气管炎等呼吸道疾患感受有关。秋季天高气爽，空气干燥，人体的阴津常亏，又加之秋天气候多变、日夜温差较大。起居不慎或素体不足，或老幼阴虚体弱者，最易导致燥邪乘虚侵入而发病。

秋燥症候较轻者，可不服药。可以多食些瓜果蔬菜，适量饮水，如食乳类，少食辛辣，戒烟酒。或配合食疗，积极调制些食品进行调理，如蜜煎银耳、百合或用新鲜的水果如秋梨、荸荠、甘蔗等取汁饮用（可参见"秋季的饮食调养"），基本可解除秋燥的不适感。秋燥初期多见肺津亏损的症候，若治疗不及时或治疗不当，病邪则传入肠腑，严重者可伤及肝肾之精血，导致虚风内动，出现高热、抽搐、出血等危象。

中医学将秋燥分为温燥、凉燥两类。初秋多见温燥，深秋多见凉燥，但无论凉燥或温燥，都以"燥"为主证。凉燥则兼有外感风寒的症候，温燥则兼有外感风热的症状。

**（1）凉燥**

症见发热恶寒，肢体酸楚，口、咽、鼻干燥，鼻塞流涕，喉痒，干咳少痰或咯痰难出，胸闷不畅，舌苔白少津，脉浮滑。治宜轻宣凉燥，宽胸化痰。

**（2）温燥**

症见发热微恶寒，头痛，干咳痰粘稠，咳痰困难，鼻咽干燥，咽痛，口渴喜冷饮，咳甚胸闷痛或痰中带血，舌红苔白，津少质红，脉浮数。治宜清宣肺气，润燥化痰。

(3)燥邪伤肺

症见头痛身热,干咳,甚至喘促,口鼻咽干燥,心烦口渴,舌干无苔,脉细数。治宜清宣润燥,滋阴生津。

2. 防病措施

首先,应多喝开水、淡茶、果汁、豆浆、牛奶等,以补充水分,保持肺脏与呼吸道的正常湿润度。

其次,要多吃蔬菜和水果,多数蔬菜和水果性寒凉,有生津润燥、清热通便之功,且含大量水分,果蔬还富含维生素C、维生素B及无机盐、纤维素,可以改善燥气对人体造成的不良影响。食用新鲜果蔬一定要适量,过食或暴食都会影响身体健康。再有,新鲜水果含糖量较高,老年人及心脑血管疾病患者尤须慎食。

再次,要注意润肺,可多吃芝麻、核桃、杏仁等富含油脂的干果,尽量少吃辛辣煎炸等热性食物。

最后,由于老年人汗腺功能减退,皮肤容易干燥,因此,秋天老年人应适当减少洗澡次数,洗澡时尽量使用性质温和的洗涤用品,如沐浴露。不宜烫洗,浴后可在四肢涂抹一些润肤油,防止水分散失。

3. 治疗方法

秋燥的治疗方法主要介绍如下:

(1)桑杏汤

桑叶3克、杏仁5克、北沙参6克、浙贝6克、淡豆豉3克、栀子6克、梨皮10克,加水300毫升煎煮取汁150毫升,炖服。

(2)清燥救肺汤

生石膏、冬桑叶各10克、甘草3克、玄参10克、胡麻仁5克、真阿胶6克、麦冬8克、杏仁5克(去皮)、炙枇杷叶10克,加水400毫升煎煮取汁250毫升,分3次温服。

(3)杏苏散

杏仁6克、苏叶8克、橘梗6克、橘红6克、白前8克、法半夏6克、紫菀10克、甘草3克,加水300毫升煎煮,取汁200毫升,分3次温服。

(4)板蓝根、大青叶水饮

板蓝根15~30克、大青叶15~30克、梨50克,水煎服。

(5)玄麦柑橘冲剂、夏桑菊冲剂

玄麦柑橘冲剂、夏桑菊冲剂各1包冲服,每日3次(用于温燥)。

## (二)伏暑

1. 病症特征

伏暑是指发于秋天而具有暑湿见症的一种急性热病。该病的发生,是多日感受暑湿,伏藏体内,未即发病,至秋冬为时令之邪所诱发,具有起病急骤发热、心烦口渴,或寒热往来。该病具有形似疟疾,或胸腹灼热、大便溏而不爽,或夜热尤甚,身发斑疹等症状特点。

根据伏暑的发病季节与临床特点,与现代医学的流行性感冒、流行性乙型脑炎、钩端螺旋体病(打谷黄)、流行性出血热等病相似。病情之轻重,与发病早迟有关,越

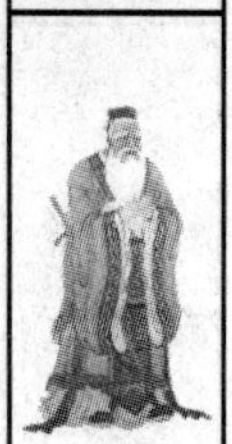

是晚发者，病情越重，是一种严重威胁人类身体健康和生命安全的急性传染病，应认真防治。

2. 防病措施

伏暑的预防主要采取以下两个方面的措施：

一是灭蚊、灭鼠、灭螨：流感、乙脑、流行性出血热均为病毒引起的急性传染病。乙脑以蚊子为传播媒介，钩体、流行性出血热则以老鼠为主要传播媒介。因此，灭蚊、灭鼠为预防乙脑、钩体、流行性出血热的主要措施之一。

二是加强个人防护：稻田劳动或在疫区野外作业的人员可扎紧裤腿，减少皮肤损伤。涂擦樟子油、松节油或1%的石碳酸凡士林可以进行皮肤防护。

3. 治疗方法

流感、乙脑、钩体、流行性出血热均属急性传染病，一旦发生，患者应立即住院隔离治疗。高热、昏迷、抽搐、咯血是其常见危急征候。应急治疗方法如下：

(1)高热

如果体温超过39℃，可采取以下方案处理：

一是先用50%酒精100～300毫升，加入适量薄荷油及柴胡注射液搽身，或用荆芥、薄荷各30克，煎水擦浴。

二是将冰枕放于枕部（头后面），冰袋放于腋窝、腹股沟等大动脉搏动处。

三是用25%安乃近滴鼻。

四是柴胡注射液1～2支，肌肉注射。

(2)昏迷

病人神志不清，对外界事物失去反应时，可采取以下方案处理：

一是针刺人中、涌泉等穴。方法：每次针刺1～2次。强刺激，不留针。

二是乌梅擦牙，或用白矾、青盐等份，研末擦牙。

三是烟熏，用长管状纸捻，外涂清凉油或生油，点燃后吹灭，放近鼻孔处熏之。

(3)抽搐

病人四肢突然不自主地抽动时，可采取以下方案处理：

一是针刺人中、合谷、曲泽、太冲等穴。强刺激，不留针。

二是将全虫8只，蜈蚣3条一起研为细末，分作6包，每服1包，用羚羊角水冲服。

三是将僵蚕9克，研末冲服。

## (三)疟疾

1. 病症特征

疟疾就是民间俗语“打摆子”，又叫“冷热病”，是夏、秋之季常见的传染病。临床特点为间歇而且定时发作寒战、高热，交替出现，然后出汗，发热缓解。

典型发作可分为三个阶段，病人先感到手脚发冷，随后出现寒战发抖，大热天盖上几条被子还嫌冷，面色苍白，口唇与指甲有轻度发紫。经过10分钟或1～2小时，开始发热，体温可高达39℃～41℃，面色由苍白转红，口唇与指甲发紫，呼吸急促，口干，头又痛又昏。大约经过2～3小时，全身出大汗，体温迅速下降，感到疲乏欲睡，不想吃东西。有的隔日发热一次,称“向日疟”;有的3天发热一次,称“三日疟”;也有的无明显规律。

2. 防病措施

预防疟疾的根本措施是灭蚊与防蚊叮咬。

挂蚊帐,安装纱门、纱窗,防止蚊子进入室内。野外露天为防蚊子叮咬,可在身体外露部分涂擦清凉油、花露水,一般可维持2小时左右。平时可口服复方维生素B,每次2~3片,每天3次。由于维生素B类有一种特殊的气味,从汗腺排出,蚊子闻之厌恶,因此可减少蚊子叮咬。

此外还应采取以下措施:大面积治疗疟疾病人。疟疾的传染来源主要是患疟疾的病人和携带疟原虫的人。这种人因为没有症状,所以不容易被发现,往往在普查中才能发现,但是他们在传播疟疾方面却能起很大的作用。因此,疟疾患者不仅要及早治疗,而且一定要彻底治疗,以防复发。

3. 治疗方法

发生疟疾,可采用以下治疗方法。

(1)豉心粥

豆豉心10克、桃仁(去皮尖)30枚、柴胡10克、粳米100克。将前三味捣研末,以豆豉、桃仁与米煮粥。临熟,入柴胡末,搅匀,空腹食。

(2)常山酒

常山(切)30克、独头蒜(去根茎横切)1颗、糯米100粒、乌豆100粒、清酒600毫升。病未发前一日,酒浸药于碗中,以白纸覆。欲发时三份饮一份,如未吐再服一份,得味则瘥,忌食生菜生葱。

(3)常山粥

常山30克、秫米100克。先煎常山,去渣取汁,入秫米煮粥,空腹饮食。

(4)鳖甲酒

鳖甲(醋浸炙金黄色)0.4克、升麻0.4克、附子(炮裂去皮脐)0.4克、常山1.2克、乌贼鱼骨(去甲)0.4克。上药锉如麻豆大,用生绢袋盛,以酒2000毫升渍,渐令近火,一宿药成。初服半盏,至发时,可数服,快吐即瘥。

(5)常山鳖甲

常山120克,鳖甲、炙升麻、附子、乌贼骨各40克。以酒3600毫升渍,小令近火一宿,药成。服30毫升,若发可数饮。

(6)青蒿茶

青蒿50克、薄荷3克。将青蒿拣去杂质,上药同为粗末,开水冲泡,代茶饮用,每日1次。

## (四)白喉

1. 病症特征

白喉是白喉杆菌引起的一种严重的急性传染病。该病主要由飞沫传染,也可通过污染的手、玩具、文具等进行传播。临床以鼻、咽、喉部白色假膜不易擦去,后逐渐加重的毒血症状为特点。易并发循环衰竭,心肌炎,周围神经麻痹,中毒性肾病。

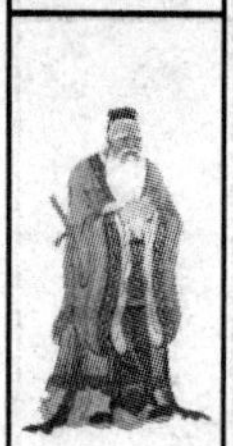

2. 防病措施

一是及时隔离治疗已发现的病人。

二是病人卧室要彻底扫除,空气要流通,衣服在阳光下曝晒半天。用具须煮沸消毒 15 分钟或用 5% 来苏水浸泡 1 小时。病人离开后卧室要用上述消毒液喷雾消毒。

三是集体机构发现病人,与之接触的儿童及保育人员须检疫 7 天。

四是预防注射。

6 个月以上小儿都应进行预防接种。可用:

**(1) 精制白喉类毒素**

皮下注射,每次 0.5 毫升。第一年两次,间隔 4 ~ 8 周。第二年注射一次,以后每隔 3 ~ 5 年加强注射一次,每次 0.5 毫升。

**(2) 白喉、百日咳、破伤风混合菌苗**

皮下注射三次,第一次 0.5 毫升,第二、三次各 1 毫升,每次间隔 4 ~ 6 周。到 2 岁左右和 4 ~ 5 岁时再各注射一次,每次 1 毫升。

3. 治疗方法

发生白喉时,应针对病症采用不同的治疗方法。

**(1) 风热疫毒**

症状:初起恶寒发热,伴见头痛,咽痛,全身不适,有汗或无汗,咽部多见红肿,附有点状假膜,不易拭去,吞咽困难,舌质红、苔薄白,脉浮数。

治法:清热解毒,肃肺利咽。

治疗方药:玄参 10 克、板蓝根 15 克、山豆根 3 克、黄芩 10 克、金银花 10 克、连翘 10 克、牛蒡子 10 克、薄荷(后下)6 克、生甘草 3 克、土牛膝根 6 克。

**(2) 阴虚燥热**

症状:咽部红肿,喉间干燥发热口干,口气臭秽,咳如犬吠,喉部有条状假膜,颜色灰白或灰黄,甚则侵及悬雍垂和上腭部,饮水则呛咳,舌质红绛少津、苔黄或少,脉细数。

治法:养阴清肺,泄热解毒。

治疗方药:玄参 10 克、生地 10 克、麦冬 10 克、川贝 6 克、赤芍 10 克、丹皮 6 克、板蓝根 15 克、土牛膝根 6 克、山豆根 3 克,天花粉 10 克。

**(3) 疫毒攻喉**

症状:身热目赤,咽痛明显,假膜迅速蔓延,可波及咽喉深部,呼吸急促,烦躁不安,甚则吸气困难,喉间痰多如拽锯,脚高胁陷,面唇青紫,舌质深绛或紫暗、苔黄燥或灰而干,脉滑数。

治法:泻火解毒,涤痰通腑。

治疗方药:黄连 3 克、黄芩 10 克、黄柏 10 克、山栀 10 克、生石膏(先下)25 克、青礞石 10 克、鲜竹沥 10 克、土牛膝根 10 克、赤芍 10 克、生大黄 3 克。

## （五）肺痿

### 1. 病症特征

肺痿是指肺叶痿弱，不能发挥正常功用，以慢性咯痰为主症的肺脏的虚损性疾患。常见于肺不张、肺纤维化、矽肺等慢性咯痰咳患。

该病常因慢性肺脏痰患导致肺燥津伤，或久病肺中虚冷致肺叶痿弱。以慢性咳嗽咯痰，或时有咯血，气息短促，形体瘦削，皮毛干枯，面咣神疲为症状特征。

该病缠绵难愈，重点在于预防。

### 2. 防病措施

一是防尘。改革工艺流程，对产生粉尘的破碎、运输、筛分、贮料库、拌料、投料、出料、研磨包装、喷砂等工序密闭化、自动化，采取防尘、吸尘、除尘的措施。

二是加强个人防护。如戴防尘口罩、面具、穿工作服等；戒除烟酒；定期体格检查；常作深呼吸练习。

三是加强对肺结核、肺气肿、支气管扩张、哮喘、慢性支气管等呼吸道疾病的防治。

### 3. 治疗方法

呼吸困难、咯血是肺痿常见急症。若见张口短气，声嘶喉哑，咯血，皮肤干枯，脉沉微，或细急数，目无神者，愈后多不良者，应急送医院抢救，入院前可采用如下措施：

一是半坐位、安静休息。

二是鼓励患者作深呼吸。

三是有咯血的应将血块轻轻咳出。

四是及时吸出积聚于口咽部的分泌物。

## （六）失眠

### 1. 病症特征

失眠，是指经常不能获得正常睡眠为特征的一种病症。不寐的症情轻重不一，轻者有入寐困难，有寐而易醒，有醒后不能再寐，亦有时寐时醒等，严重者则整夜不能入寐。

缺觉和失眠后轻度可表现为疲乏、易激动，注意力不能集中，感知不敏锐，动作不确切和思维贫乏等症，重者头昏、头痛、眩晕。常见失眠原因很多，如精神情感障碍：焦虑、忧郁及情绪不快，易激动；躯体疾病：疼痛、瘙痒、咳嗽、温度过高或过低、饥饿、过饱、呼吸困难、心慌、甲亢、胃肠炎、尿毒症；环境的改变与药物作用：咖啡、茶、酒、烟、苯丙胺、激素应用、药物撤停。另外，脑部其他病变如下丘脑与中脑病损：脑炎、外伤、肿瘤。常见为情绪因素及神经衰弱。

### 2. 防病措施

不寐一症，多为情志所伤。劳逸失度、久病体虚、五志过极、饮食不节等都能引起阴阳失交，阳不入阴而成。除用药物治疗外，还须注意病人的精神因素，劝其解除烦恼，消除思想顾虑，避免情绪激动。睡前不吸烟、不饮酒和浓茶等，每天应参加适当的体力劳动，加强体育锻炼，增强体质，养成良好的生活习惯，也可配合气功治疗。

作息有规律，睡前要放松，晚上不要睡得很迟。如果服中药效果不好，可适当每晚睡前服少量镇静剂。长期失眠者如解除心理因素，药物治疗亦无效，可到医院检查有无体内其他疾病所致。

3. 治疗方法

发生不寐，依具体情况可采用相应的治疗方法。

(1)肝郁化火

症状表现为：不寐，烦躁易怒，口苦，宜用龙肚泻肝汤或丹栀逍遥散加味。

(2)痰湿内扰

症状表现为：不寐头重，痰多胸闷，吞酸恶心，宜用温胆汤加黄连、山栀。痰食阻滞，胃中不和，可用半夏术半汤加山楂、神曲。

(3)阴虚火旺

症状表现为：心烦不寐，头晕，五心烦热，宜用黄连阿胶汤，朱砂安神丸。

(4)心脾两虚

症状表现为：多梦易醒、心惊、头晕、食纳少，宜用归脾汤加味。

(5)心胆气虚

症状表现为：不寐多梦、易惊醒、心惊肌怯，宜用安神定志丸加味或酸枣仁汤加味。

## (七)慢性咽炎

1. 病症特征

慢性咽炎为咽部黏膜、黏膜下及淋巴组织的弥漫性慢性炎症。临床以咽部不适、异物感、阻挡感、咽痒、干燥、微痛为特点。有的可因分泌物刺激引起咳嗽及呕吐。该病病程较长，症状顽固，很难治愈。该病多由急性咽炎治疗不当或反复发作迁延而成，抑或由邻近病灶影响而致，比如某些物理、化学因素，如高温、粉尘、烟雾及刺激性气体等，通过对咽部的长期刺激也可致患该病。秋天气候干燥，燥邪入侵使咽部干燥，燥热化火而成咽炎。

慢性咽炎属中医"喉痹"的范畴。中医学认为该病主要由脏腑亏损，咽喉失养，虚火上灼，或外感风热失治所致。亦可由情志刺激，气郁生痰，阻滞咽喉而成。

2. 预防措施

预防慢性咽炎可采取如下措施：

(1)防治口鼻炎症

慢性咽炎多由急性咽炎迁延而致。因此，要预防慢性咽炎，首先要及时彻底治疗急性咽炎。另外，咽与口鼻相互连接，疾病常相互影响，口腔及鼻腔的炎性分泌物可刺激咽部引起炎症，故防治口鼻疾病，消除炎性病灶，对防治慢性咽炎极为重要。要保持口腔卫生，养成晨起、饭后及睡前漱口、刷牙的习惯，以减少细菌繁殖的机会。

(2)减少咽部刺激

干燥及过冷、过热、过湿等刺激，皆可影响咽部黏膜的防御功能，造成黏膜功能障碍，致使咽部感觉异常，日久转为慢性咽炎。若吸入带有化学物质及粉尘的气体，亦可刺激咽部黏膜，出现炎症、溃疡或坏死。因此，保持居处环境洁净，避免物理和化学物质对咽部的刺激,对于预防慢性咽炎十分重要。平时遇有寒冷天气或不洁空气时,应随时戴口罩,并应纠正张口呼吸的不良习惯,以减少不良因素的直接刺激。

3. 治疗方法

患有慢性咽炎,可采用如下应急治疗方法。

一是岗梅根煲鸭蛋。岗梅根 30~60 克,青壳鸭蛋 1 个。2 味洗净,加水 2 碗同煎,蛋熟去壳再煎 15 分钟,饮汤食蛋。

二是芒果茶。芒果 1 只、切碎块,加水适量,煎沸取汁,代茶饮用。

三是地瓜果茶。地瓜果 10 克,晒干,开水冲泡,代茶饮用。

四是丝瓜番茄豆腐羹。丝瓜 150 克,嫩豆腐 400 克,番茄 100 克,调料适量。将丝瓜去皮,切成斜块,植物油烧熟略降温后,下姜丝爆香,放入丝瓜块煸炒透。加少许水,放入豆腐,用勺划散,加精盐、白糖调味煮沸,下番茄片再煮 2 分钟,勾薄芡,加味精,淋上麻油食用。

## (八)支气管炎与哮喘

1. 病症特征

丘处机《摄生消息论》中指出秋季为故疾发动之际,一定要注意安心调养。秋季早晚天气转凉,若不及时添加衣着被褥,调节冷暖,容易得支气管炎或诱发哮喘的发作,其中以老年人、体弱者特别多见。

秋季气管炎的发病,其症候多见有秋燥的特征,见燥咳、久咳、痰少难咯、咽干口燥、神疲乏力等肺阴亏虚的证候。治疗应以养阴清肺、化痰止咳、益气降逆为原则,可选用养阴清肺汤、沙参麦冬汤、生脉散加减(见“秋季的中药调养”的中药方)。而秋季发作的哮喘多见有哮喘病史者,因秋令气候的异常变化,受凉而发。也可因支气管炎治疗不彻底,反复发作,迁延不愈发展而来,严重者形成肺气肿、肺心病或哮喘持续发作而危及生命。

2. 防病措施

支气管炎、哮喘除积极治疗外,秋季更应注意其预防。应注意生活起居,注意选择清淡、富含营养、少或无刺激性的食物,避免生冷饮食,保证适量的新鲜蔬菜,保持大便的通畅。同时应少吃黄鱼、带鱼、虾、蟹和肥肉,并戒烟酒。注意积极参加体育锻炼,预防感冒。此外,支气管炎或哮喘缓解期患者还可配合简易食养疗法进行调治。

3. 治疗方法

(1)苏子粥,用苏子 10 克,捣为泥与南粳米 50~100 克,红糖适量,同入砂锅内,加水煮至粥稠即可。每日早晚温热食,5 天为 1 疗程。具有降气清痰、止咳平喘、养胃润肠的功效。

(2)沙参麦冬粥,以沙参 10 克,麦门冬 10 克,加水适量先煎 15~20 分钟,去药留汤,再加入洗净的粳米 100 克煮粥,即可。每次 250 毫升,每日早晚温服。可作为慢性支气管炎的辅助治疗。

(3)雪梨炖杏仁,用雪梨一个,洗净,切块,加入杏仁 10 克,冰糖 20 克,放碗中,加水适量,隔水炖 30~60 分钟,即可。每日 1 次,喝汤吃梨,7~10 天为 1 疗程。有润肺化痰平喘的功效,可作为慢支的辅助治疗。

(4)萝卜蜂蜜饮,将大白萝卜挖空一半,装进适量蜂蜜,放置3小时后,取汁用温开水冲服,日服3次,每次1汤匙;或用萝卜切碎绞汁,加入豆腐200克,饴糖适量,煮熟后,分两次食用,连服1周。有润肺化痰的功效。

(5)雪梨煮百合,用雪梨去核,加百合10克,冰糖20克,加水文火煮15~20分钟。秋日每晚睡前服食。

(6)雪梨蒸川贝,用雪梨去皮核,加川贝母粉5克同蒸20~30分钟,每晚睡前食用。

(7)蜂蜜茶,以蜂蜜50克,佛手柑30克,水煎代茶;或蜂蜜、饴糖、洋葱汁各等份煮沸后分次食用。

(8)百合蔗汁,百合30克,加水煮烂,与甘蔗汁100毫升调匀,或冲入川贝粉3克,秋日睡前服。有润肺化痰的作用。

(9)罗汉果润肺汤,罗汉果半个,生地、沙参、百部各10克,麦冬、白前各6克,水煎服。每日2次。甘蔗白藕汁,莲藕500克,腌浸在200毫升的甘蔗汁中6小时,再绞取汁。每日1剂,1日分3次服用。有滋阴润肺、化痰利咽、止血的作用,对于秋季支气管炎见呛咳痰少、痰中带血者有较好的效果。

(10)山药薏米柿子饼,用生山药、生薏米各60克,柿霜饼24克,先将山药、薏米捣成粗渣,煮至烂熟,再将柿霜饼切碎,调入融化,随意服用。

(11)芝麻杏仁汤,用黑芝麻两匙,炒熟后磨细,再与杏仁10克,生姜3片同煎,15~20分钟,即可。加适量蜂蜜饮服,10天为1疗程。有益气平喘的功效。

(12)银杏糯米红枣粥,以银杏8枚、红枣10枚、糯米50克,加水适量煮粥。早、晚服用,15天为1疗程,可连服3个疗程。有温中益气,补肺定喘的作用。

## 九、痢　　疾

### 1. 病症特征

痢疾是秋季常见的肠道传染病。以腹痛、里急后重、便下脓血为特征。多由于饮食不洁或感受外邪而发生。中医治疗本病,以其痢下的特点、赤白脓血的多少及伴随的症候等临床表现进行分型治疗。

### 2. 防病措施

选择富含营养、水分,易于消化和无刺激性食物。忌食甜食、豆类、豆制品、鲜牛奶和汽水,以防肠胀气的发生。注意保持环境、个人、饮食的卫生。

### 3. 治疗方法

#### (1)寒湿痢

治宜温化寒湿、行气散寒,用胃苓汤加味。苍术、白术、厚朴、茯苓、泽泻、猪苓、陈皮各9~12克,肉桂3~5克,当归、木香、枳实、山楂各6~9克,炮姜1~3克。

#### (2)湿热痢

治宜清热化湿解毒、调气行血导滞,用芍药汤加减。黄芩、黄连各6~9克,芍药

9~15克，当归、木香各6~9克，槟榔9~12克，大黄3~9克，甘草3~6克，山楂、神曲6~9克。

**（3）疫毒痢**

治宜清热凉血解毒，用白头翁汤加味。白头翁9~15克，黄连、黄柏、黄芩、银花、赤芍、丹皮、地榆、秦皮各6~12克。若见高热神昏等热毒内攻之象，加水牛角30~60克，另服紫雪丹或至宝丹1~2克。病情严重者，须及时结合中西医进行抢救。

**（4）虚寒痢**

治宜温中散寒、健脾化湿，以理中汤加味。干姜6~9克，白术、人参、苍术、蔻仁、茯苓、砂仁各9~12克，附子、肉桂、甘草各3~6克。

**（5）休息痢**

治宜健脾理中、清热化湿、调气和营，以连理汤加味。人参、白术、当归、赤芍、地榆各9~12克，干姜、木香、黄连各6~9克，甘草3~6克。痢疾休止时，可用香砂六君子丸和香连丸调治。

**（6）食养疗法**

如止痢茶，用鲜马齿苋750克，洗净，干蒸5分钟，捣烂取汁，加适量冷开水，再捣取汁，合并药汁，一日1剂，代茶频饮。具有清热解毒作用。主治细菌性痢疾。蒜头汁，取大蒜头2个，捣烂，兑开水浸泡半日，滤汁加红、白糖少许，饮服。具有健脾开胃、解毒止痢的作用。柿饼粥，以柿饼3枚，切碎，粳米700克，同煮粥，分早、晚温食。有涩肠、润肺、止血、健脾和胃等作用。适合于秋季久痢便血，或血淋，以及干咳带血、老年人吐血等。姜茶乌梅饮，以生姜10克，洗净切丝，乌梅肉30克，剪碎，绿茶5克。用沸水冲泡，温浸半小时，再加入红糖适量，趁热顿服，每日3次。可治疗细菌性痢疾和阿米巴痢疾。大蒜粥，以紫皮大蒜30克，去皮，放沸水中煮1分钟后捞出，然后取粳米100克，放入煮蒜水中煮成稀粥，再将蒜放入粥内，共同煮成粥。供早、晚餐时温热服。有下气、消炎、健胃、止痢的功效。适用于急慢性痢疾，但对有慢性胃炎及胃与十二指肠溃疡的老人忌服。茶叶粥，以茶叶10克，煮取浓汁约1000毫升后，去茶叶，加粳米50克，白糖适量，再加水400毫升左右，同煮为粥。早晚温热食。具有化痰消食、利尿消肿、益气提神等作用。适用急、慢性痢疾，肠炎的配合治疗。乌梅粥，以乌梅15~20克，煎取浓汁去渣，入粳米100克煮粥，熟后加冰糖适量，稍煮即可。早晚温食。具有生津止渴、涩肠止泻、安蛔止痛等作用。适合于久泻、久痢。韭菜粥，取鲜韭菜30~60克，切细，或韭菜籽5~10克，研为细末。粳米100克煮粥，待粥沸后，加入韭菜或韭菜籽细末、精盐适量，同成稀粥。早晚温服。具有补肾壮阳、固精止遗、健脾暖胃等功效。适用于虚寒久痢，或伴有阳痿、早泄的患者调治。对于内有热象者忌用。

痢疾也可配合针灸治疗，可针刺天枢、上巨虚、三阴交等穴位。寒湿痢加针中脘、气海穴，配合艾灸；湿热痢加针曲池、内庭；疫毒痢加针大椎、合谷、太冲；休息痢加针脾俞、肾俞、关元穴，配合艾灸。每日1次，留针30分钟。也可用黄连素注射液进行穴位注射。每穴每次注射0.5~1毫升，每日1次。

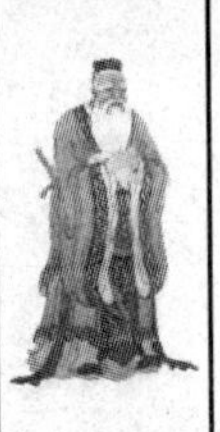

## （十）疮疖

1. 病症特征

酷暑已过，天气逐渐转凉。在这时候，有些人特别是孩子的头、面、手、足部位常常会生出疖子。链球菌是秋疖子的罪魁祸首，这种病菌一旦侵入皮肤毛囊底部并向皮下组织蔓延，就会出现疖子。如果不及时进行抗菌消炎治疗，身体抵抗力又弱，病菌就会进入血液，形成菌血症，甚至导致败血症？严重时还会在肺、肾及其他部位皮下组织发生转移性脓肿，或感染性血管梗塞，皮肤黏膜出血，肝、脾、肾肿大，以致引起心内膜炎、急性骨髓炎、肾盂肾炎等。可见，对这小小的疖子不可等闲视之，必须采取积极的防治措施。

2. 预防措施

预防疖子的根本是要讲究卫生，要勤洗澡，常更衣，保持皮肤清洁。夏秋之交，可取中药银花、连翘、玄参、麦冬、淡竹叶、栀子各10克，土茯苓15克，六一散1包，一起煎汤，代茶频饮，可收到清热解毒、预防秋疖发生的效果。

3. 治疗方法

疖子早期，可采用热敷，或外涂1% ~2%碘酒及拔毒膏。切忌针刺或手挤，因为手挤会使疖肿细菌随血流而扩散，致使感染加重。尤其是鼻根至双侧口角的“危险三角区”的疖子，挤压会使细菌沿静脉扩散到颅内海绵窦，造成海绵窦栓塞和颅内脓肿而危及生命，必须严禁挤压。

对病情严重、发热的患者，在服中药的同时，最好服用一定量的抗生素，以防链球菌蔓延而危害内脏器官。

## （十一）习惯性便秘

1. 病症特征

秋冬之际气候干燥，便秘患者显著增多，尤其是中老年人更好发虚症便秘。引起便秘的原因很多，肿瘤、腹腔感染、甲状腺功能减退、甲状旁腺功能亢进及其他原因引起的高血钙状态、神经系统疾病引起肠功能紊乱等，均可引起便秘。妇女妊娠后，生活规律改变；食物过少、过精、缺乏纤维残渣的刺激；药物的影响；老年性胃肠功能的改变等，亦可引起便秘。中医认为，便秘是临床辨证论治中的一个重要证候。其病变部位主要在大肠。便秘与脾胃的升清降浊以及肺气的肃降功能关系最为密切。其发病机理有虚实之分。实证有燥热内结、气滞不行等，大多由于过食辛、甘、肥腻食物，饮食不当；热病燥结腑实，大便难于排出；或忧思不畅，久坐少动，引起气机郁结，通降不利等。虚症有气虚、血虚和浊阴凝结等，大多由于素体阴虚病后产后以及年老体弱，气血损亏，不能滋润大肠，或下元亏损，温煦无力，寒浊凝结，使肠道传送不畅，大便排出困难。

2. 预防措施

预防便秘的发生，平日注意身体的调护滋养，衣着的增减，要适当地活动，不吃辛辣的食物，多食新鲜蔬菜、水果，保持情绪的稳定，养成按时排便的良好习惯。

3. 治疗方法

治疗慢性习惯性便秘，中医中药有独到之处。

(1) 慢性便秘

症状表现为：大便干结，或如羊粪，手足心热，咽干口燥，苔少或光，舌质嫩红，脉细或细数，可用苁蓉30克、火麻仁10克、桑葚10克、天冬10克、生地12克、女贞子10克、金樱子10克、百合10克、甘草9克煎服。

(2) 产后便秘

症状表现为：大便干结，排便困难，还可见面色苍白，心悸，失眠，舌质淡，脉细。可用生地12克、当归9克、火麻仁10克、生首乌9克、赤芍12克、黄芪12克、桃仁10克、柏子仁10克煎服，成药润肠丸、五仁丸等也可与上药合用。

(3) 阳虚

症状表现为：大便排出困难，腹部隐痛，腰酸或冷痛，四肢不温，小便清长，舌质淡嫩，脉弱或沉迟无力。可用锁阳15克、大麻仁12克、黑芝麻12～15克、炒枳壳10克、怀牛膝10克，水煎服。

慢性便秘的饮食调补也很重要，可选用下列食疗方：

①黑芝麻丸：黑芝麻1000～1500克，去杂质洗净，上锅蒸2～3次，干燥后研细，炼蜜为丸，每丸3克，每次3丸，每日3次，黄酒送下。

②海参猪肠木耳汤：海参50克，水发；猪大肠200克，用盐擦去污洗净切段；木耳20克，水发，共煮汤，加调味晶，饮汤食参、肠、耳。

③胡桃仁饮：嚼服或煎服胡桃仁，也颇有效。胡桃仁有补肾、润肠功效，对老年或体质虚弱的患者很有效。

④蜂蜜水：蜂蜜2～3匙，温水半杯，搅匀服用，每日2～3次。

## （十二）皮肤瘙痒症

秋季来临，一方面因为天气时凉时热，容易伤风感冒，另一方面因为气候干燥，皮肤受冷风刺激而引起自身免疫性过敏反应，导致过敏性疾病如支气管哮喘、皮肤过敏症的发生。中医称之为“痒风”、“血风疮”，并根据发作的时间、症候的不同，治疗也各异。

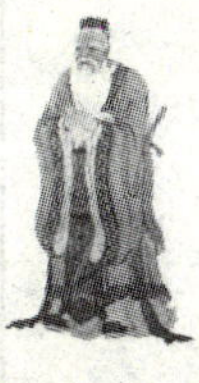

1. 病症及治疗

(1) 风寒型

多于秋末感受寒冷诱发。出现皮肤干燥，瘙痒，稍有脱屑，在气温急剧变化，受冷或吹风后瘙痒更剧，得温则减，苔薄白或白腻，脉浮缓或浮紧等症候。治宜祛风散寒。以麻黄汤加减。如麻黄3～5克，桂枝5克，浮萍6克，白芍9克，白鲜皮10～15克，杏仁5克，五加皮10克，陈皮10克，甘草5克。畏风，易受风寒者，可加黄芪15～30克。

(2) 血虚风燥型

多在秋季燥邪为盛而津伤血虚者更易发作。多见于老年人。出现皮肤干燥，粗糙，瘙痒，脱屑较多，有明显的抓痕、血痂。治宜养血润燥润肤。以四物汤加味。如当归10克，川芎5克，生、熟地各20克，白芍10克，首乌15克，鸡血藤15克，防风6

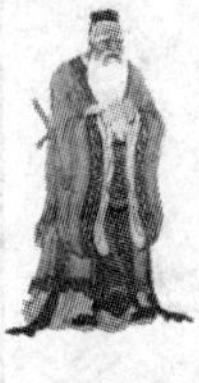

克，白蒺藜10克，苦参10克，地肤子10克。若瘙痒持久可加全蝎粉1.5～5克（吞服），乌梢蛇9克。

（3）风湿型

多在夏末秋初发病。多见于青壮年人。常因经常搔抓，出现皮肤破损，局部有湿疹样变或继发感染，苔白腻或白滑，脉滑数等症候。治宜祛风利湿。以消风散加减。如荆芥10克，薄荷5克（后下），桑叶10克，蝉衣5克，苍术10克，苦参10克，白鲜皮15克，知母10克，木通5克，当归10克，生地10克，甘草5克。若感染明显，皮肤发红，有脓水者，可去生地、当归，加银花10克，黄连3克，丹皮10克，薏米仁30克。

2. 防病措施

除以上中药的调治之外，还可以应用一些简便易行的方法进行预防和治疗，如大枣绿豆羹，取大枣20枚，绿豆100克，猪脂1匙，冰糖适量。加水煮至绿豆开花服用，每天服1剂，分2次服完，服2～3天瘙痒即可减轻，7～10天可愈。也可采用汤方外洗，如对于局部瘙痒的，可取苍耳子、地肤子、蛇床子、皂角刺、苦参各等量（约1～2两）煎水半盆，热洗或热敷患部，每日多次。这半盆药水可反复加热使用1天。或某些局限性的皮肤瘙痒病，如头部、肛门、阴囊、女阴等部位。用苦参80克，蛇床子20克，百部20克，防风20克，野菊花15克，胡黄连10克。煎汤外用薰洗。

秋令皮肤瘙痒症的防治，还应注意保暖，并避开飞絮、花粉等过敏原，在饮食中注意合理烹调，避免过度淘洗米和菜，避免烹调加碱，同时多吃绿叶蔬菜和豆类及其制品，来补充可能因核黄素不足引起的皮肤瘙痒。

## （十三）高血压、冠心病的秋季调护

1. 病症特征

对有高血压病的人，秋凉一起，皮肤血管收缩，外周阻力增高，血压易于上升，加上血液浓缩，粘聚性增高，易发生脑血管意外。冠心病人也容易发作心绞痛和心肌缺血。可从以下几个方面进行调护或作为高血压、冠心病者的辅助治疗，具有较好的疗效。

2. 防病措施

（1）起居宜缓、注意保暖

秋季晨起较凉，高血压、冠心病患者起床宜缓，闭目养神，活动腰肢，从容穿衣，温水洗漱。并空腹饮温水1杯，以清洗胃肠，补充水分，稀释血液，降低血粘度，促进血循环，降低血压。应保证睡眠充足，提倡午后0.5～1小时的休息。生活起居宜缓，切忌用力过猛（如用力排便、竭力举重、咳嗽过猛等）。注意保持大便通畅。注意保暖抗寒，以防秋凉刺激，使全身血管突然收缩，血压升高，加重心脏负担，诱发脑溢血、心绞痛，甚至发生心肌梗死。

（2）调节情志、劳逸结合

情绪对高血压有很大的影响。秋季既要预防易出现的悲愁情绪，也不宜过于激动。大喜暴怒后发生卒中者时有所闻。参加娱乐节目，如打扑克、麻将、下棋等不可过于认真、激动。也不宜看恐惧或太过激动的节目。应保持心情愉乐适当。注意休

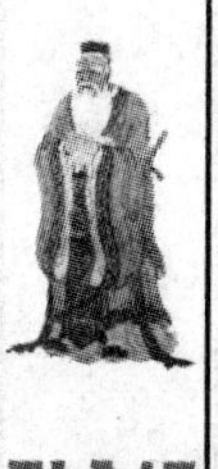

息但也不宜过逸，应在医生指导下，根据秋季气候的特点、自己的病情、体力等情况选择进行一些体育活动，如散步、慢跑、做广播操、打太极拳等，以增强体质。且运动有助于控制体重，因有资料显示，体重与血压呈正相关，肥胖的人高血压、冠心病的发病率是正常体重者的2～6倍。

**(3)服药按时、定期检查**

秋季高血压、冠心病的调护除加强自我保护意识外，还应严格遵医嘱按时服用降压、保护血管和扩张冠状动脉的药。并定期测定血压。不可随意停药或加大药量，否则易使血压过高或过低，而导致脑出血或缺血性脑损害等严重后果的发生。

**3. 治疗方法**

秋季干燥少津，高血压、冠心病患者应注意饮食清淡，避免太咸。进食易消化的食物和纤维含量较多的蔬菜、水果。多食汤类或粥，保证水量充足。晚餐宜节制，不宜过饱。高血压患者应禁酒。长期服用可乐定、复方降压片及速尿、氯噻嗪等降压药物，会使体内钾离子从尿中大量排泄，而引起电解质紊乱，因此需多吃含钾量高的食物，如土豆、山芋、番茄、黄瓜、冬瓜、榨菜和桃子、苹果、桔子、香蕉、杏脯、梅脯、无花果、葡萄干等。此外，在秋季，高血压、冠心病患者也可应用简便食养方进行调理，如三宝降压减肥茶，取菊花、罗汉果、普洱茶各等分(或各6克)，共研成粗末，用纱布袋(最好是滤泡纸袋)分装，每袋20克。每次1袋，以沸水冲泡，频频饮之。有降压消脂作用。山楂二花降脂降压茶，取山楂、银花、菊花各25克。放在茶杯内，冲入开水，加盖，片刻即可，代茶饮，或每日3次。有清热降脂降压作用。菊花粥，取大米200克，菊花15克。将淘净的大米入锅煮至六七成熟，放入洁净的菊花同煮，粥熟后放入冰糖食用。降压茶，取夏枯草、茺蔚子各18克、草决明30克，生石膏60克，黄芩、茶叶、槐角、钩藤各15克。将上药加水适量，煎沸20分钟取汁即可，可先后煎2次汁，合而饮用，每日1剂。有清肝泻火、降压的作用。夏枯草降压茶，取夏枯草10克，车前草12克，洗净放入茶壶中，用沸水冲泡后代茶饮。每日1剂，不拘时饮服。有清热利水、降血压功效。适用于高血压、头晕目眩、头痛等症。杜仲茶，取杜仲叶、优质绿茶各等分，共研制粗末，混匀，用滤泡纸袋分装，每袋6克，封闭贮藏于干燥处。每日1～2次，每次1袋，沸水冲泡10分钟。温服；或杜仲叶10克，绿茶3克，沸水冲泡或水煎10分钟。每日1剂，温服。有调补肝肾、强筋骨功效。适用于高血压合并心脏病及腰痛、腰酸等症。

## (十四)秋季腹泻

**1. 病症特征**

民间有“有钱难买六月泻”之说，因炎夏有轻度腹泻而不属于急性胃肠炎，且无任何不适，有利于暑热湿毒的排泄。但应注意秋天则不适宜腹泻，应及早地预防和治疗。

秋三月，特别是“十月小阳春”的时候，蚊蝇肆虐，是胃肠道疾病的好发季节，其中以肠道感染为最常见，如肠炎、痢疾、疟疾及其他胃肠道过敏性疾病。特别是小儿和体质虚弱者好发。秋季腹泻主要是由轮状病毒所引起的。这种病毒多寄生于常见的食物中，若遇饮食不洁，又加之初秋之际，暑湿未退，秋阳又起，湿热交蒸，人体的抵抗力下降，胃肠道功能失调，极易发生秋季腹泻。临床以起病急，发热高，常伴有呕吐、腹痛、大便次数增多，甚则一天几十次的水样大便、喷射状排便为表现特征。严重者还可出现不同程度的脱水现象及电解质紊乱，甚至并发脑炎、肠出血、心肌炎等而危及生命。由此可见，积极及时地治疗秋季腹泻具有极其重要的意义。

2. **防病措施**

秋季腹泻的防治应以预防为主。在秋季应特别注意饮食卫生，不喝生水，不吃腐败和污染的食物，以防"病从口入"。立之后天气转凉，尤其对于素体脾胃虚者，不可再贪凉饮冷，以免损伤脾胃，有脘腹冷痛、大便溏薄，体质弱者也应少吃生冷水果或未煮的熟食。同时，要注意搞好环境卫生，彻底消灭蚊虫，消除疾病传染源。患者还宜饮适量淡茶水，婴幼儿秋季腹泻则宜饮米汤。可常吃生苹果泥或煮熟的苹果。另外，秋季腹泻患者还应注意少吃或忌吃油腻食物。对牛奶、羊奶和大量蔗糖、生大蒜也应禁止。避免盲目使用止泻药。必要时应求诊专业医生。

3. **治疗方法**

中医认为，"秋季腹泻"属于湿热泻，多由于误食生冷不洁之物，或饮食过量，宿食停滞，损伤脾胃，传化失常而泄泻。治疗上应以清热利湿和中为主，可用葛根芩连汤加减：煨葛根3～9克，姜川连1克，炒黄芩4～5克，生甘草1.5克。若见苔腻湿重者，加苡米仁5克，厚朴2克，苍术3克，车前子6～9克（包煎）；若见腹胀食滞者，加神曲3克，山楂3克，麦芽9克。对于秋季腹泻轻者还可配合饮食调理来达到防治作用，如山楂粥，取大米30克，山楂20克，生姜3片，白糖50克，共同煮成粥，一天内分3次服下，可连服3～5天。可帮助消化，治疗饮食不节引起的腹泻；或用盐糖水补液，民间常用三撮盐（约1.5克）加一把白糖（约50克）兑成盐糖混合水饮用。这既能补充因腹泻而损失的体液，又能保护胃肠粘膜，对单纯性腹泻有一定疗效。但若见暴泻伤阴、阴津不足者，则宜酸甘敛阴、清热生津，用连梅汤加减：黄连1～2克，乌梅1～2粒，麦冬3～5克，白参3～6克，白芍3～5克，石斛3～5克，芦根3～9克。以迅速控制病情为要。必要时应配合西医的治疗——"禁食补液"，即轻度脱水者，可给予适当口服补液盐；对于重度脱水或经口服补液仍不能缓解者，应急送医院就诊，给予静脉补液，及时纠正紊乱的电解质。并在医生的指导下，合理应用抗生素，切不可病急乱投医。

### （十五）时行感冒

1. **病症特征**

俗称重伤风。是秋季的常见病、多发病。秋令的时行感冒，即是在秋燥之令，燥伤肺阴又感受秋季风邪病毒侵袭人体而导致的外感传染病，也即现代医学的秋季流行性感冒。当感冒初期出现打喷嚏、流稀鼻涕、鼻塞时，就应注意休息，尽快服用抗感冒药，如VC银翘片、感冒冲剂等。秋季时行感冒若治疗不及时，或休息不足，就会出现发热恶风、头痛头胀、咳嗽、喉咙痛，或鼻燥咽干、干咳少痰、全身酸懒等。

2. **防病措施**

人们常说："感冒不用瞧，运动一下就会好！"其实并非完全如此。时行感冒没有什么特效药，且来势汹汹，又常因劳累、营养、体质、怀孕、情绪等因素而使感冒累及心脏，导致病毒性心肌炎。若在感冒后1～2周出现心悸、胸闷、胸痛、气促等症状，应立即就医。因此，对时行感冒重在预防。民间有许多具有较好防治作用的简单方药和方法，如生姜、葱白、红糖疗法，取生姜、葱白各50克，切成细丝或薄片，加水1000毫升煮沸，煎至800～900毫升时，去姜和葱，加入100克红糖再熬3～5分钟，趁热服下（儿童减半），立即盖被睡觉，可收到出汗、解表、退热、止咳、止痛的效果。大青叶、板蓝根、贯众茶，取大青叶、板蓝根、贯众各30克，水煎，频服代茶饮。贯众薄荷汤，取贯众30克、薄荷10克，水煎服，早晚各1次，连服数日。柳桑姜汤，取西河柳10克、桑叶10克、生姜5片，水煎服，早晚各1次，连服数日。青葛根汤，用大青叶15克、葛根15克、鲜芦根30克，水煎服，早晚各1次，连服数日。葱姜茶，取葱白5克切碎，老姜5克切片，加茶叶9克，放15杯的水同入锅，煮好沥去残渣，将汤汁倒入杯中，趁热服用。并注意保暖不要受风的吹袭。姜豉汤，取生姜6～7片和淡豆豉20克，煮汤1碗，趁热饮之，饮后覆被小睡。葱蒜粥，取大蒜3个，葱白10根切碎，加入煮熟的粥中，再熬一次，趁热吃完，并多穿衣服或盖上棉被，保持身体的温暖等等诸法对时行感冒均有良效。还可用蒸气疗法，即盛1杯热开水，将蒸气吸入鼻腔，可加强上呼吸道的抵抗力。每次半小时，间隔两小时重复1次。若将感冒冲剂倒入杯中，冲入开水再搅拌，使其溶解，然后让鼻腔吸入溶液蒸气，疗效更佳。或用大蒜滴鼻，即以大蒜捣烂取汁配水（蒜与水的比例为1:9），配成10%的大蒜液，每日滴鼻3～5次。在感冒流行时，可用食醋适量和水一半室内薰蒸，或用苍术、白芷烟薰，以进行空气消毒，能起到预防感冒流行的作用。现代研究还发现一些红色食品如胡萝卜、红辣椒、西红柿、红枣、红心薯等中富含β－胡萝卜素具有促进人体内氧自由基，参与合成维生素A等作用，能起到较强的保护人体上皮组织和呼吸道粘膜的功效，并能增加人体抵抗组织中巨噬细胞的活力。因此，时行感冒流行的秋季应多吃"红色食品"来抵御伤风感冒，提高预防感冒的能力。

此外，时行感冒一般都应注意休息、保暖、多喝水，进食有营养的流质或半流质饮食。保持良好心情。同时应注意在秋季加强身体锻炼，进行冷水洗脸等耐寒训练以增强机体的抗病能力。轻微的感冒时，适当运动不仅可促进血液循环，增强抗病力，也有助于病的康复。但病情较重，或周身无力，在发热的情况下，则不适宜进行剧烈运动，否则不仅不能增强抵抗力，还有可能加重病情，使病人虚脱、休克。

### 3. 治疗方法

中药宜清肺润燥。可用桑杏汤加减：桑叶9克，杏仁9克，薄荷4.5克（后入），沙参12克，川贝母9克，山栀9克，鲜芦根30克。若见干咳无痰，燥邪犯肺甚者，应加款冬花9克，紫菀9克以润肺止咳；若见鼻衄、舌红，燥邪伤阴者，应加生地9克，茅根30克以清热养阴、生津止血。

## （十六）秋季针灸按摩养生

我国古代早就把针灸作为养生保健的主要手段之一。其中以灸法有保健作用尤为突出。秋季的针灸、按摩养生就是根据"秋冬养阴"的原则，针对秋季人体的不同特点，通过针刺、艾灸、按摩等诸方法，来刺激人体的经络腧穴，充实、促进经气的运行通畅，并通过经络来调节与沟通脏腑及其与全身各组织器官的联系，特别是强

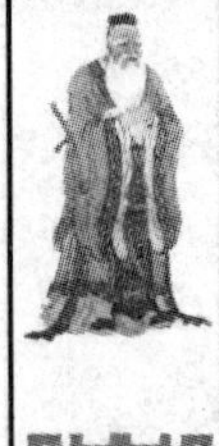

壮肺脏的功能，以预防或改善秋季机体出现的津缺阴亏的证候。使整个机体能适应外界的变化，并能始终处于协调平衡的最佳状态，以达保健益寿的目的。其作用主要有以下几个方面。

**1. 补益肺气**

秋季通过针灸具有补肺、强身、固护卫表的穴位，如肺俞、膏肓、膻中、足三里、气海等或通过按摩，特别是自我按摩，使呼吸运动加深、气体的新陈代谢旺盛、肺的生理功能增强，提高其抵御外邪的能力，减少秋季感冒的次数，减轻、消除秋燥症状。

**2. 润泽皮肤**

针灸、按摩一方面通过补益肺气，使肺气充实，所主之皮毛润泽，而达到濡润肌肤的作用；另一方面通过其直接对表皮的刺激作用，使皮内微小血管扩张充血，皮肤的呼吸和循环加强，汗腺和皮脂腺的分泌增多，保证了皮肤的营养供给，增强了皮肤的光泽度、弹性度和防御机能。因此，能有效地防止皮肤干燥和粗糙的发生。刺激面部皮肤，还能起到消斑除皱的美容效果。

**3. 助肺宣发、肃降**

针灸、按摩有关的经络、腧穴，如肺、脾经，或如中府、肺俞、太渊、列缺、足三里等，不仅能增强肺的宣发功能，更好地使水谷精微物质输布全身，灌溉五脏六腑，各组织、器官得到更好的营养补充，以抵御外邪的侵犯。还能加强肺的肃降功能，使全身气机调达通畅、胸胁宽舒。现代研究报道，针灸、按摩能促进血液和淋巴的流通，提高机体的吸收能力，同时加速体内废物从呼吸、消化和泌尿道排出体外。说明针灸、按摩能增强肺通调水道的功能，促进体内水液调节，缓解、消除大便干燥或秘结等大肠病证。

**4. 润肠通便**

中医认为大肠与肺相表里，大肠的传导功能正常要靠肺气的宣发与肃降；而肺的正常呼吸功能也要靠肠腑的通调。秋季由于气候的因素，人体每多见肠燥津亏便秘的症候，通过针灸、按摩等手段，能促进肠粘膜的蠕动、润滑以及对营养物质及水分的吸收以调整肠道的传导。同时还能抗炎消肿，增进白细胞的吞噬能力，提高机体的免疫功能，以防治秋季常见的急慢性泄泻、菌痢、疟疾等肠道传染病。

**5. 补肾纳气**

古有“肺为呼吸之门、肾为呼吸之根”的说法。肺主气、肾纳气，共同完成呼吸和肃降的功能。秋季是肺之主令的季节，也是呼吸系统疾病好发，哮喘等旧疾好复发的季节。运用针灸、按摩有关经络、腧穴，如肺经、肾经，或如关元、气海、肾俞、肺俞、命门等，以补肾纳气平喘，改善、治疗久咳久喘等呼吸道疾患。

### （十七）常用的穴位、作用和方法

穴位，是针灸、按摩施术的部位。古书有载：“秋取经穴俞穴”，“邪在腑，取合谷”，“秋取经俞……秋者金始治，肺将收杀，金将胜火，阳气在合，阴气初胜，湿气及体，阴气未盛，未能深入，故取俞以泻阴邪，取合以虚阳邪，阳气始衰，故取于合”。可见，秋季针灸、按摩可取病变经脉“五输穴”中的“井穴”、“输穴”和“背俞穴”来进行调整。若见腑病，则可选取手太阴肺经和手阳明大肠经的“合穴”——尺泽、曲池及合谷等配合治疗。由于秋季人体的阳气随自然界的变化内藏于体内，外界气候又见秋风劲急、干燥少雨等气象，机体常可见肺系（包括咽喉、鼻窍、皮肤等）及肠腑的阴虚津亏的症候。因此，在穴位选择上，多选用具有增强人体免疫力，调整肺脏功能，养阴润燥，润肺润肤润肠作用的穴位。

1. 补养肺脏、润肺止咳的穴位

（1）肺俞：位于背部，第3胸椎棘突下旁开1.5寸。

养生作用：本穴是肺脏经气积聚之所。具有强壮、补益、调节肺脏功能、宣畅呼吸、通利鼻腔咽喉、提高机体免疫功能、减少呼吸道感染的发生等作用。是秋季防治肺燥干咳或体虚易感者常用的穴位。

操作方法：可用针刺、艾灸、拔罐、敷贴或梅花针叩打双侧的肺俞。也可用拇指点按、揉擦的方法，用两手拇指或用一手的食、中两指分开，以指端置于两侧肺俞穴上点按或揉转，一般向左、向右各转200次左右，约5分钟。注意针刺应斜刺，不可直刺，以免刺伤内部的肺脏，导致气胸。

（2）膏肓：位于背部，第4胸椎棘突下，旁开3寸。

养生作用：宋代庄绰《灸膏肓腧穴法》中详细记载了膏肓穴的灸法，认为该穴具有补益肺气、增强肺的卫外功能的作用。是人体的强壮穴和常用的保健穴。现代研究证实，灸膏肓穴能提高机体的体液免疫功能，增强机体白细胞、吞噬细胞的功能。可达到抗御病邪、防病保健的目的。

操作方法：可于夏秋之交的月份用麦粒状艾炷直接灸本穴20～50壮，或半枣核大艾炷灸5～10壮，每半月1次，连续2次。或用艾条温和灸，每次每穴30～60分钟，每天1次，连续1周为1疗程，可连续做2疗程。也可用指掐、拔罐、揉按、摩擦本穴，均有一定的调理肺气的作用。

（3）太渊：位于腕横纹上，桡侧动脉搏动处。

养生作用：本穴是肺经的原穴，是肺脏经气转输留注之所，具有调整肺脏经气、振奋宗气的作用。也是秋季肺气虚弱、功能失调的常用穴位，能预防秋季感冒、咳嗽等肺经疾病的发生并有一定的治疗作用。

操作方法：用一手拇指对准穴位掐按，并辅以轻度的揉按，以局部轻度酸胀为宜，每次3～5分钟。或用艾条温灸该穴10～15分钟。也可摩擦此穴。注意此处为桡动脉所在，因此手法不宜过重，针刺时应注意避开桡动脉。

（4）膻中：位于胸部，两乳头之间，平第4肋间隙。

养生作用：本穴是全身“气”的会穴，具有调理心肺功能、宽胸理气、宁心安神、降气平喘等作用。秋季应用能防治秋令常见的肺燥干咳，或气逆哮喘、胸闷气促等证候。

操作方法：可用针刺、艾灸、拔罐、梅花针叩打或揉按、推擦等方法。针刺应斜刺5～8分，留针15～20分钟。艾灸以温和灸局部15～20分钟，以局部温热为度。拔罐以中度火力，留罐10分钟。或以一手大鱼际或掌根部，按于穴位上并旋转揉动20～30次，或加以上下推擦，至局部温热感为止。

2. 调养肠腑的穴位

（1）天枢：位于肚脐旁开2寸。

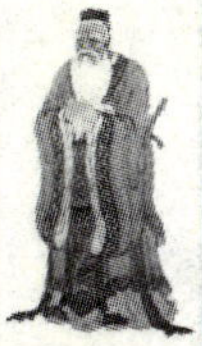

养生作用：本穴为胃经的“募穴”，是胃经经气募集之所，具有良好的调整胃肠功能的作用。能调节肠道的传导，提高肠道的抵抗力。

操作方法：可以针刺、艾灸、拔罐、敷贴或梅花针叩打本穴，也可用按摩手法，如揉按、推摩、指压等方法。若用针刺，宜选用1.5寸的针，直刺1寸左右，有酸胀感即可，留针20～30分钟。若用按摩手法约操作3～5分钟。其他方法可根据实际情况而定。注意针刺不可太深，操作时不可强力捻转针身，以免引起肠痉挛而诱发剧烈腹痛。

(2)大肠俞：位于腰背部，第4腰椎棘突下，旁开1.5寸。

养生作用：本穴是大肠腑的背俞穴，是大肠经气输注的部位，具有双向调整肠腑传导功能的作用，既能通便，又能止泻。对于秋季常见的或因气候干燥而致肠燥便秘，或因饮食不洁而致肠炎腹泻、痢疾，是很好的防治、保健穴位。

操作方法：可用针刺、艾灸、拔罐、温针灸等方法。对于素体肠腑虚弱、易患腹泻的人，可于穴位上进行保健灸，每日1～2次，每次艾灸5～10分钟，7～10次为1疗程，可连续1～2个疗程。也可针刺1寸左右，以患者感觉酸胀为度，留针20～30分钟。

(3)上巨虚：位于小腿前外侧，屈膝膝部髌骨与髌韧带外侧凹陷下6寸。

养生作用：本穴是大肠腑的下合穴。中医有：“合治内腑”之说。本穴有良好的调整大肠腑的功能，有顺气降浊、理调气机等作用，是肠炎、痢疾等肠道疾病防治的常用穴。现代研究报道，本穴能增强肠腑的抗病能力，增进肠道白细胞的吞噬细菌、病毒的能力，有良好的抗炎作用。对于秋季的肠燥便秘或肠炎腹泻等具有双向调节作用。

操作方法：可以针刺、艾灸、梅花针叩打或指掐、揉按、推擦该穴。针刺一般可直刺1.5寸左右，以局部酸胀为度，留针20～30分钟。推拿以局部微红，有热感为度。艾灸每侧穴位可持续10～20分钟，保健灸可每日1次，连续7～10次为1疗程。

(4)足三里：位于小腿前外侧，屈膝膝部髌骨与髌韧带外侧凹陷下3寸。

养生作用：本穴是胃经的“合穴”，能强壮人体的正气，是常用的强壮穴、保健养生抗衰老的要穴。具有调理胃肠、帮助消化、补益气血、润泽肌肤、消斑除皱、强壮元气、增强抗病能力等作用。现代研究证明：足三里具有极好的提高机体免疫（包括细胞免疫和体液免疫）功能，增强胃肠功能，活跃机体的造血系统功能的作用。对于禀赋不足，或久病后体弱易患各种感染性疾病，如感冒、支气管炎，疟疾或体虚病情缠绵不愈者，尤其常用。秋季使用，不仅可以增强体质，预防感冒和旧疾复发，又可防治常见的季节性胃肠道的症候。无论健康者或是体弱多病的成人或小儿均可用此穴来养生保健。

操作方法：最常用保健灸，特别是在深秋时令。三里灸自古就广泛流传于民间，具有健运脾胃、强身健体、延年益寿的功用，对于素体虚弱者尤其要进行保健灸。每次可温和灸20～30分钟。或用摩擦、揉按、指掐等方法，如用两手的拇指掐按穴位3～5次，再用拇指指腹揉按20～30次，然后再在该穴上下来回摩擦约10～20次，以局部酸胀、温热感为度。也可采用穴位敷贴疗法。

**3. 滋阴润喉的穴位**

(1)鱼际：位于手拇指第1掌指关节后，第1掌骨的中点，赤白肉际处。

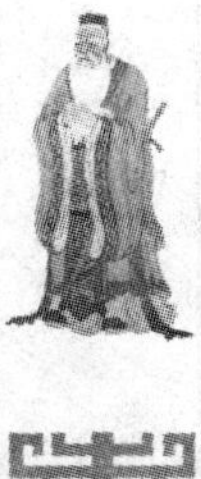

养生作用：本穴为肺经的“荥穴”。中医认为“荥主身热”，即应用鱼际穴可清解肺脏及肺经经脉循行所过部位的“热象”。因此，特别适用于秋季燥邪引起的咽喉肿痛、失音或声音嘶哑甚至咳嗽少痰、咳血等症而见“热象”者。

操作方法：可以针刺、指掐或梅花针叩打此处，也可用按摩手法推、摩、揉、擦该穴。

(2)涌泉：位于足底部，卷足时足前部凹陷处。

养生作用：涌泉穴的保健作用，自古就有记载。古代学者陈书林就记述了“擦涌泉”的养生术。该穴具有滋肾水、降虚火、清利咽喉、保健强身等作用。现代研究认为，刺激涌泉穴能调节机体的自主神经和内分泌系统的功能。秋季应用本穴不仅能滋阴润喉，改善或消除咽干、咽痛、口燥的症候，还能改善人体的末梢血液循环、促进静脉的回流，防治高血压的发生。

操作方法：可采用穴位点按、搓揉或艾灸的方法。先将两手的掌心搓热，以一手的掌心对准对侧脚的涌泉穴，来回揉、搓、摩50～100次，左右相同，以局部发热为度，并加以穴位的点按。

(3)少商：位于拇指指甲角桡侧旁开0.1寸。

养生作用：本穴为肺经的井穴，具有清利咽喉、泻肺清热等作用，适合于秋季咽干口燥、咽喉肿痛等温燥证候的防治。

操作方法：可用针对准穴位迅速刺入，使之出血少许，对咽喉肿痛者有明显的缓解和治疗作用。也可以一手的拇指指尖，对准另一手的穴位，先掐按3～5次，再用拇指指腹揉按20～30次。

(4)太溪：位于足内踝尖与跟腱缘连线的中点。

养生作用：本穴为肾经的原穴，有滋肾阴、润咽喉、强腰腿等作用。能防治秋季津亏咽喉干燥、阴虚盗汗、体虚神疲等证候。

操作方法：用针刺直刺5～8分，捻转至局部产生酸胀感为止，留针15～20分钟。或用艾条温和灸局部10～15分钟，至局部产生温热感为度。也可用指掐、揉按、推擦等方法，以一手的大拇指指尖掐按该穴至产生酸胀、麻感，接着揉按，顺时针、逆时针方向各20～30次，可结合上下推擦，使局部产生潮红、温热感为度。

(5)照海：位于足内踝尖直下约1寸的凹陷中。

养生作用：本穴属于足少阴肾经。其养生作用同“太溪”穴。

操作方法：同“太溪”穴。

(6)廉泉：位于颈部，前正中线上，舌骨体上缘凹陷处。

养生作用：本穴有疏理咽喉气机、生津润喉等作用。可用于秋季的咽干口燥、咽喉肿痛等症。对于中风后遗症见舌强不语、流涎、吞咽困难等有治疗作用。

操作方法：针刺向舌根斜刺5～8分。或用艾条温和灸局部10～15分钟，至温热感为止。或用指掐、揉按的方法，以一手的拇指指腹掐按3～5次，再旋转揉动，按顺时针、逆时针的方向各200次，若有津液产生，宜慢慢吞下，送至少腹。

**4. 补肾纳气的穴位**

(1)命门：位于背部，第2腰椎棘突下。

养生作用：中医认为本穴通人体的元气，有补肾温肾、补益原气、输布津液、温通气血、疏通三焦等作用，是人体的强壮穴、保健要穴。特别适合在深秋季节或慢性气管炎、哮喘属于肺肾两虚、肾不纳气者使用的简便易行的保健方法，有保护阳气、预防感冒、延年益寿的效果。现代实验研究证明，本穴及身体的其他强壮穴能增强机体的免疫机能，使抗体提早产生、效价显著升高、维持时间延长，并能加强机体的白细胞的吞噬能力。

操作方法：多采用艾条温和灸，每次 30～60 分钟，以热力隐隐透达腹内及腰骶部，使全腹部松、暖、舒适为度，可每周 1 次，连续 4 周。也可采用拔罐、敷贴等方法。或用按擦的方法，即以两手的中指指尖同时点按在穴位上，由轻至重的力量点按穴位 20～30 次，然后两手握拳，以手背轮流在穴位上横擦 20～30 次，直至局部发热为止。

(2)气海：位于肚脐直下 1.5 寸。

养生作用：同命门穴。对于中老年人的体虚津亏便秘有促进肠道传导功能的作用。

操作方法：同命门穴。还可用揉、摩等方法，即以中指罗纹面和掌根部揉按或以手指或掌心贴于穴位上揉摩，一般先按顺时针方向，后按逆时针方向各进行 200 次左右，或至局部有温热感为止。有调整胃肠功能、补益气血、促进胃肠蠕动等作用，能防治秋季腹泻。

(3)神阙：位于肚脐正中。

养生作用：同命门穴。

操作方法：应用艾灸同命门穴。常可用隔盐灸法：即在脐中填以细盐，或蚕沙或丁桂散(肉桂、丁香各等份研末拌匀)，以枣核大的艾炷或艾条，直接放在隔物上，每次 5～7 壮或 20～30 分钟，以热力透达腹内及腰骶，至腹部暖和、舒适为度。还可用揉、摩脐的按摩方法(同气海穴)。

(4)关元：位于肚脐直下 3 寸。

养生作用：本穴通于人体的原气，有培肾固本、温补下元的作用，为人体的强壮穴之一，是秋季常用的保健穴位。

操作方法：应用艾灸方法同命门穴。也可用揉、摩的方法(同气海穴)。

(5)肾俞：位于腰背部，第 2 腰椎棘突下，旁开 1.5 寸。

养生作用：本穴是肾经的背俞穴，是肾经的经气输注的部位。具有滋养肾精、强壮肾气、定喘、强腰脊等作用。秋季选用本穴对于慢性呼吸系统疾病的防治有良好的作用，也具有强身健体、增强机体免疫力的作用，是人体的强壮穴、保健穴之一。

操作方法：可采用针刺、艾灸、拔罐、揉擦等方法。针刺宜直刺 1～1.5 寸，以局部产生酸胀感为度，留针 15～20 分钟。艾条温和灸，每穴 15～20 分钟，或半枣核大的艾炷灸 3～5 壮，此法多在深秋时进行，有强壮人体阳气、补益肾气等作用。也可用揉擦的方法，揉法同气海，擦法可在揉法的基础上，以一手手掌的根部推擦一侧肾俞穴，上下来回，以局部感到温热为度。

**5. 通利鼻窍、预防感冒的穴位**

(1)迎香：位于鼻翼外缘中点旁开 0.3 寸。

养生作用：是鼻窍周围的穴位。具有良好的提高鼻腔粘膜的免疫功能，通利鼻道、泪道,醒脑明目等作用。秋季应用可预防感冒,防治慢性或过敏性鼻炎,及泪囊分泌不畅等。是秋季滋润、通利鼻窍的常用穴。秋季经常按揉该穴能增强鼻腔粘膜的免疫屏障作用,润泽鼻腔,抗御风邪,预防感冒。

操作方法:可采用针刺、指掐、揉推等方法。针刺应向内上方斜刺,进针 0.5 寸左右,以局部酸胀为度,留针 20 分钟。可用两手的中指或食指罗纹面分别按于同侧迎香穴上,轻轻按压、揉动 20~30 次,然后两手指沿鼻旁两侧上下来回推摩 20~30 次。按摩一般一侧穴位可持续 3~5 分钟,力度应使局部产生酸胀感为准。

(2)风池:位于枕骨粗隆下缘正中凹陷与翳风穴连线中点。

养生作用:本穴有良好的通利脑窍、鼻窍等作用,是防治感冒鼻塞、流涕、头痛等病症的常用穴。又能疏利颈肩背的肌肉,用于失眠、落枕、肩背痛等的防治。秋季经常按摩该穴能鼓舞人体的阳气,提高卫外的功能及机体抗御风邪的能力。本穴是民间常用的预防感冒的穴位。

操作方法:可用针刺、艾灸、梅花针叩打或指压、揉按、推擦该穴。注意针刺的方向应朝着鼻尖,略向下,进针约 1 寸左右,以局部感觉酸胀为度,留针 20~30 分钟。切不可向上方及对侧针刺,以免损伤内在的延髓。艾灸每穴可 10~15 分钟。或用两手拇指指腹分别按压在风池穴上,其余四指附于头的两侧,由轻渐重地向外旋转揉按 20~30 次,并配以推擦,以局部温热为度。

(3)合谷:位于手背,第 1、2 掌骨间,平第 2 掌骨桡侧的中点处。

养生作用:古有"面口合谷收"之说,即面部的疾患可用合谷穴来治疗。本穴是大肠经的原穴。因此,它不仅有通利、滋润鼻窍,改善鼻腔粘膜的功能状态(与迎香穴合用);还能增强肠道的传导功能(与上巨虚、天枢穴合用),提高机体的防御抗病能力;同时还有润养面颊的作用。可见本穴在秋季应用,具有很好的保健功效。

操作方法:采用针刺、艾灸、指掐、揉按、拿捏等方法。本穴针刺酸胀感较强,一般用直刺,进针 1 寸左右,留针 10~15 分钟。艾灸以温和灸为主,每穴 5~10 分钟,以局部温热、潮红为度。或以两手虎口交叉,以一手的拇指掐另一手的合谷穴,以局部有明显的酸胀感为止,每穴可持续 3~5 分钟;或揉按 20~30 次;或配合以拇、食指拿捏 3~5 次。

(4)印堂:位于两眉之间,头部的前后正中线上。

养生作用:本穴具有醒脑健神宁志、明目利窍等作用。秋季应用不仅能润泽、通利鼻窍,还能改善睡眠,又能润泽面部肌肤、消除皱纹。特别适用于秋季机体出现睡眠不实、头目昏胀、精神疲乏、泪道不利、迎风流泪、鼻腔不通、鼻涕干堵以及额颜少泽、皱纹较多等症候。

操作方法:可采用针刺、艾灸、指掐、揉按、提捏、推擦等方法。针刺时针尖朝下,到达山根(鼻柱上最低处),进针 3~5 分,有轻度酸胀感向鼻腔放射为度,留针 20~30 分钟。或用艾条温和灸,每次 15~20 分钟,每周施术 2 次,连续 5~7 次。用于预防秋季常见的感冒鼻干、鼻塞等症,以每年在秋分后温灸效果尤佳。也可以一手拇指指端置于穴位上作顺、逆时针的揉按,各 20~30 次,配以轻力的推擦该穴。注意推拿按摩手法不宜过重,以免局部瘀肿,影响面容。

(5)百会:位于两耳尖直上与头部前后正中线的交点。

养生作用：本穴有很好的疏通脑部经络、强健精神、振奋阳气、升举中气、通鼻窍等作用。对于秋季失眠、精神委顿、头昏目眩、鼻干或鼻塞不通、眉额绵绵作痛等尤为适宜。

操作方法：多用艾灸，以温和灸15～20分钟。也可采用按揉的方法，以中指或拇指指端置于本穴上，边按边揉50～100次。注意避免灸火烧损头发。

（6）风门：位于背部，第2胸椎棘突下旁开1.5寸。

养生作用：本穴为“风之门户”。有良好的增强机体卫外功能的作用，能提高抗御风邪的能力，预防致病因子的侵袭，也能通利鼻窍。秋季应用可防治感冒、支气管炎、急慢性鼻炎等病症。

操作方法：可用针刺、艾灸、拔罐、梅花针、敷贴、指掐、按揉、摩擦等方法。针刺应斜刺5～8分，以局部酸胀为度，留针20～30分钟。艾灸每穴5～10分钟，以局部温热为度。拔罐应以轻、中度的拔力，每穴约留罐15分钟。梅花针叩打，可至局部潮红。按摩每穴3～5分钟，以局部潮红为度。注意针刺不宜直刺，以免损伤内部肺脏。

（7）身柱：位于背部，第3胸椎棘突下凹陷中。

养生作用：本穴能通行督脉的阳气，有振奋人体阳气、抗御病邪的作用。日本学者的实验证实本穴能提高智商，预防疾病。对于秋季免疫力下降，体质虚弱易患感冒，或反复不愈者，有增强体质、提高免疫力等防病保健作用。还有一定的提高智力的作用。

操作方法：多用灸法，可以麦粒大的艾炷灸20～30壮；或半枣核大的艾炷灸5壮；或艾条温和灸，每次20～30分钟，每周可进行1～2次，5～7次为1疗程。预防秋季的感冒，以秋分后施灸为宜。

**6. 强壮腰脊、疏理腰肌的穴位**

（1）人中：位于鼻下人中沟中上1/3与下2/3的交点处。

养生作用：本穴有醒脑提神和镇静宁志的双向调节作用，且有良好的疏理腰脊的作用，还是晕厥的急救要穴。对于秋季常见的腰脊闪挫扭伤作痛有很好的保健治疗作用。有报道称，掐按人中来预防感冒或治疗外感的初期见喷嚏、流鼻涕等症。

操作方法：可用针刺、指掐、揉按等方法。针刺斜向上，进针3～5分，以局部疼痛至双眼盈泪为度。或用一手拇指或食指尖，掐按人中穴3～5次，然后以指尖按顺时针、逆时针方向，各按揉30～50次，再掐按穴位10次左右。

（2）委中：位于膝后腘窝横纹正中。

养生作用：本穴是足太阳膀胱经的合穴，太阳经循行腰背部，主表。古人言：“腰背委中求。”本穴不仅是治疗腰肌或腰脊疼痛的有效经验穴，还具有预防感冒的良好作用。对于急性胃肠炎的吐泻也有一定的缓解作用。

操作方法：以拇指指掐委中穴3～5次，再揉按20～30次，以局部产生酸胀感为度。可用针直刺1寸左右，捻转使之产生酸、麻、胀等感觉后，留针15～30分钟；或用梅花针叩打至局部潮红、微有出血点，再用拔罐法，留罐5～10分钟。还可拍打该穴至局部潮红发热，用于急性腹痛吐泻。

（3）昆仑：位于足外踝尖及跟腱缘之间连线的中点。

养生作用：本穴具有调理头项腰脊及下肢后侧部的经气，对于秋季常见的腰脊

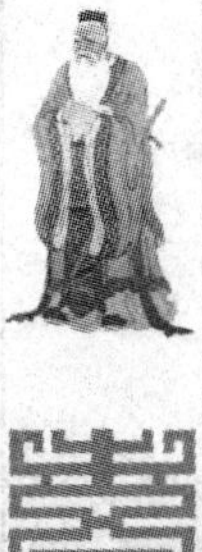

或腰肌疼痛有很好的疏理气机的作用。

操作方法：同太溪穴。

(4)悬钟：位于小腿外侧，足外踝尖上 3 寸。

养生作用：本穴是人体“髓的会穴”。有强壮机体的筋骨、强壮腰脊、助骨生长等作用。对于秋季常见的腰腿酸软疼痛，特别是中老年人更为常用。

操作方法：以针直刺 1 ~ 1.5 寸，产生酸胀感后，留针 15 ~ 20 分钟。或以艾条灸 15 ~ 20 分钟，以局部产生温热感为度。也可用指掐、揉动、推擦等方法，使局部产生温热感为止。

**7. 润肤养颜的穴位**

(1)阳白：位于前额部，眉毛中点直上 1 寸。

养生作用：具有舒展润泽额部肌肤、促进额部的血液循环、消除皱纹等作用，还能明目祛风止痉。对于秋令气候干燥少津引起的面部皮肤干燥、皱纹增加或额、面肌肉松弛等有润肤养颜除皱等疗效。

操作方法：以按摩为主，可将一手的食、中两指并拢，点按于穴位上，轻轻按压并加以向外侧的揉动 20 ~ 30 次，使局部产生温热、舒适的感觉为止。也可采用针刺，斜刺 3 ~ 5 分，以局部产生胀感为度，留针 5 ~ 10 分钟。或用梅花针轻叩。或用小罐拔罐，以局部轻微潮红为度。或采用艾条温和灸，至局部产生温热感为止。

(2)地仓：位于瞳孔直下，口角旁开约 0.4 寸。

养生作用：疏通局部及面部的经络。具有防治局部病变及润泽面部肌肤、消除面部斑纹的作用。是秋季润肤养颜美容的常用配穴，又有生津解渴的作用。

操作方法：以按摩为主。可用一手的中指点按穴位上，中等用力按压 5 ~ 8 次，并与食指并拢，然后轻轻向“下关”穴的方向旋转揉动，来回进行 5 ~ 8 次，直至局部产生温热的感觉。

(3)四白：位于瞳孔直下，当眶下孔的凹陷中。

养生作用：有润泽面部肌肤、提高下眼睑的肌张力、明目等作用。对于秋季两眼干涩、面部干燥或疲劳性下眼睑下垂或中老年人的下睑肿坠等有防治作用。

操作方法：同地仓穴，但向外旋转揉动的方向朝向太阳穴。

(4)承浆：位于面部，下唇外下方，颏唇沟的正中凹陷处。

养生作用：本穴是秋季面部美容保健的常用穴。具有调理面部五官气机、润肤养颜、除皱生津、利咽喉的作用，也是秋季保健的常用穴。

操作方法：同地仓穴。但向外旋转揉动的方向朝向耳后的翳风穴。也可用针斜刺 5 ~ 8 分，以局部产生酸胀感为度，留针 15 ~ 20 分钟。或艾条温和灸至局部产生温热感为止。

(5)颊车：位于下颌角前上方约 1 寸，咬肌隆起处。

养生作用：秋季应用有润泽面部肌肤、舒展面肌、生津解渴等作用。是调理面部口颊机能的主要用穴。

操作方法：以一手的拇指指腹点压穴位 3 ~ 5 次，再揉动 20 ~ 30 次，使局部产生酸胀、麻感为止。也可采用毫针直刺 1 寸左右，捻转至局部产生酸麻胀的感觉，留针 10 ~ 15 分钟。或用艾条温和灸至局部产生温热感为度。注意若口中唾液增加，应慢慢下咽，直送至少腹。

（6）下关：位于颧弓与下颌切迹之间的凹陷中，闭口有孔，张口孔闭。

养生作用：秋季选用有促进面肌的机能活动、润泽面部肌肤、止牙痛和疏利下颌关节的活动等作用。

操作方法：同颊车穴。

（7）足三里：（见2.（4）条）

（8）三阴交：位于小腿内侧，内踝尖上3寸，胫骨内侧面后缘。

养生作用：本穴是人体脾经、肝经、肾经的交会穴，具有良好的调理气血、补益肝脾肾的作用，并能健运脾胃，促进气血的化生，润养肌肤，养颜去斑除皱，适合于秋季肌肤的保健美容。此外，现代研究证明，本穴对心、脑血管及血液系统具有良性的调节作用，能增加心、脑血管的血流量，有助于冠心病、中风的预防及其后遗症的康复。

操作方法：用毫针直刺1～1.5寸，捻转直至产生酸、麻、胀等感觉，留针20～30分钟。或用艾条温和灸15～30分钟。或用梅花针叩打，以局部产生潮红为度。也可用指掐、揉按、推擦等方法，以一手的拇指指尖掐按该穴，至穴位产生酸胀感，再按顺时针、逆时针方向揉动各20～30次，并辅以穴位上下的推擦至局部产生温热的感觉。

（9）印堂：（见5.（4）条）

## （十八）常用的秋季针灸养生方法与作用

### 1. 针刺法

多以毫针刺入或鍉针顶压上述具有养生作用的穴位。毫针以一般的提插、捻转的手法或鍉针以刮针柄的方法对穴位产生温和的刺激。要求毫针提插、捻转的幅度要小，产生的酸胀、麻的针感柔和，然后留针。对于鍉针，可均匀地刮动针柄，一上一下，频率较快、幅度较小、持续时间较长，以达到调整肺、大肠、咽喉等脏腑、组织、器官功能，强壮人体的卫外功能，提高机体的防御外邪的能力为目的。

### 2. 指针法

多以人体的拇指指尖为针具，对上述的穴位进行掐按或以拇指、食指、中指的指腹在穴位上，并顺着经络或一定的方向进行揉动、扪压。前者多用于需要刺激量较强的部位；后者多用于肌肉较丰厚的部位。还可辅助一定的按摩手法，如循、捏、拿、弹拨等手法，以促进经气的运行，润泽肌肤，疏通气血。

### 3. 梅花针

以梅花针反复叩刺浅表的肌肤，以皮肤潮红而不出血为度。有促进局部气血的循行，改善局部血液供养的状态，提高局部细胞的活力和带氧能力，增强机体的抗病能力，并通过经络的作用来调节内在的脏腑、组织、器官的功能。特别是通过叩刺腰背部的足太阳膀胱经和督脉可强壮机体的阳气、调理内脏；叩刺上肢前缘内、外侧手太阴肺经、手阳明大肠经可疏调肺、大肠的气机；叩刺面部的肌肤可润泽皮肤、提高柔韧和弹性、消斑除皱，对于秋季的养生具有重要的意义。

### 4. 灸法

以艾等易燃物质燃烧时的火力，给人体以温热的刺激，经过经络的传导，来补益内脏的阳气，强壮内在的脏腑机能，提高机体适应自然界、抵御外邪的能力，秋季，特别是深秋时令使用具有良好的护卫阳气和保健养生作用。一般多用艾条温和灸足三里、关元、气海、肾俞、命门等身体的强壮穴。也可根据具体情况采用艾炷直接灸。

5. **拔罐法**

以拔罐产生的负压、热力的传导,来刺激局部的肌肤,使之产生充血,而起到振奋人体的机能状态、疏通经气的运行、宣畅肺气、调节胃肠的功能,并有改善血液循环、润泽肌肤、增强肌肤柔韧性和弹性等作用。

6. **敷贴法**

多是针对秋令常见的证候进行的。可应用一些药物,如白芥子、细辛、甘遂等,按一定的剂量,做成糊剂或膏剂,敷贴在肺俞、膏肓等穴位上,来治疗秋季常见的慢性支气管炎、哮喘、过敏性鼻炎等病证;或用桂枝、防风、白芷等有宣畅卫气、疏通经络、增强肺卫防御能力的药物,按一定的比例研末制成膏剂,敷贴在风池、印堂、合谷等穴,或肺俞、膻中等穴来防治感冒;或选用蜂蜜、蛋清敷贴在面部的穴位或经线上,以达到养颜润肤的目的等等。还可应用图钉型的揿针、磁珠、磁片、王不留行或其他药籽按压体穴或耳穴部位,通过按压的压力刺激或磁场的作用来激发经气,调理机体不平衡的状态,以达到保健养生的作用。

## (十九)秋季常见病证的自我按摩

1. **润鼻燥、防感冒**

中医学认为:“肺气通于鼻,肺和则鼻能知臭香。”鼻子是呼吸道的门户,是肺系的一部分。外邪犯肺皆从口鼻而入,鼻窍的变化与肺有直接的关系。秋季气候干燥,人们经常会感到鼻燥干涩、鼻塞不通,甚至会引起鼻出血。通过擦摩、揉按鼻旁穴位,如迎香、山根、鼻交、夹鼻、四白、印堂等,或按摩整个鼻窍,补益肺气、疏通鼻窍、促进鼻部(特别是鼻粘膜)的血液循环,不仅促使粘膜分泌增加,保持鼻腔湿润,使鼻腔通畅,而且由于鼻粘液的分泌正常,使鼻腔湿润,保持温度、湿度以及增加耐寒性,减少冷空气等对肺脏的刺激;还能促进鼻粘膜上皮细胞的增生及纤毛的运动,以使混在鼻粘膜的灰尘及细菌排出体外,使鼻部的抗病能力提高,以防治秋季常见的感冒、鼻炎、气管炎等肺系病症。因此秋季要经常擦揉鼻子或按压鼻旁穴位,特别是在晨起或从室内到室外,空气温度变化的交接地带。对于秋季防病保健养生有很好的意义。

操作方法:①两手轻握拳,拇指微曲,以拇指指背,或食、中指指面置于鼻旁两侧。②沿鼻梁骨两侧,从鼻翼向上擦揉到鼻根部,即两眼下部,上下来回用力各擦揉20~30次。深秋天气寒冷时擦揉的次数可增加。③以拇指指背关节,或食、中指的指腹,快速揉按迎香、上迎香、山根、鼻交、夹鼻等鼻周穴位,每穴10~20次。④再用一手拇指指端掐按人中、素髎、鼻柱(鼻中隔),每穴按至产生酸胀痛感为止。⑤再用一手拇、食指指面捏拿两侧鼻翼,捏时两鼻孔鼓气,并快速放开,反复进行5~10次,捏后再用拇、食指面将两鼻翼捏住微微向上提3~5下。⑥用一手食指或中指指背弹叩山根穴,弹至局部皮肤微红为度。以上方法可随时进行,至少早晚坚持各进行1次,能有效地预防感冒或其他鼻部疾患。也可采用以下方法:①鼻外法。用左手或右手拇指、食指,夹住鼻根两侧,用力向下拉,由上而下连拉12次。用此法拉动鼻部促使鼻粘膜的血液循环,有利于分泌正常的鼻粘液。②点按迎香穴。以左右两手中指或食指点按迎香穴12次。有助于改善局部的血液供应,防治鼻病。③点按印堂穴。用拇指或食指、中指的指腹点按印堂穴12次。也可用两手中指的指腹,一左一右地交替按摩印堂穴。可增强鼻粘膜上皮细胞的增生能力,并能刺激嗅觉细胞,使嗅觉灵敏。

2. 补肺气、宣降平喘

中医认为:肺主气,主宣发、肃降。按摩肺区及肺区的穴位,有增加肺的呼吸运动,有利于肺气的吐故纳新;还能促进血液循环,增强肺气,使肺主宣降的生理功能得到加强,全身气机为之协调通畅,以达到防病养生之目的。

操作方法:①站立,两脚分开同肩宽,意念集中在两肺上。②两手自然分开分别放在两侧胸廓上。若肺部有病灶者,可放在病灶部位。两手同时作上下左右的环行摩动,先向胸中线、后向胸腔两侧各摩擦20~30次。③将两手移动至腋下,同时沿两侧胁肋作上下来回摩擦,一上一下为1次,摩擦20~30次。④两手掌按于两胁肋胸腔上,或放在病灶部位,作三按三呼吸,即呼气时,手掌轻轻按下;吸气时,手掌略微提起。如此呼按、吸松共作3次。⑤以两手搓热浴面。若肺部有病灶者,可适当增加按摩及三按三呼吸次数,以利于病灶的吸收。对于患有哮喘、支气管炎者,可加点按天突穴(胸骨柄上缘凹陷处)。发作期或病情较重者还可在穴位处加贴伤湿止痛膏。

3. 壮肾府、腰宜转

中医认为"腰为肾之府","腰宜常转"才能"户枢不蠹"。"肺主呼气,肾主纳气",呼吸系统疾患与肺、肾关系密切。现代医学证明,按摩转动腰部,有利于病损组织的修复,对腰肌、腰椎等疾病,以及肾虚引起的腰痛,均有一定的防治作用,还能调节一时性的性机能失调。对于秋季这些常见疾病,按摩腰部具有良好的保健养生作用。

操作方法:①先两手叉腰,两腿分开,平行站立,与肩同宽。然后,以腰为轴,上半身做左右转动,或前后俯仰的活动,可将前后左右的活动连贯起来;最后作腰部大幅度的环形运动,再从左至右,从右至左,反复活动3~5次。②以两手轻握拳,用拳眼或拳背按摩或轻叩腰眼、肾俞各20~30次。③以两手掌相对搓热按于肾俞片刻后,再搓热按于腰眼片刻,然后用手掌轮流用力从腰下推擦至腰骶(长强穴附近),再向上擦回到腰眼、肾俞,左右来回为1次,共进行20~30次。若自觉腰酸或腰痛者,可根据自己的体力适当增加推擦次数,直至局部有热感为止。

4. 利咽喉、生津液

咽喉是呼吸气出入的门户,也是发音的主要器官,又是手太阴肺经的必经之地,因此咽喉的通气与发音,直接影响肺气的功能。一旦肺经受邪产生病变,往往会引起声音嘶哑,甚至出现咽喉肿胀、呼吸困难等危重病症。秋季燥气重,最易使人出现咽干口燥的津亏现象,按摩口窍:咽喉周围的穴位能清热润燥、生津利咽。

操作方法:①两手拇、食指同时分开,用大拇指及虎口部托住整个下巴,其余四指自然放于面颊两侧,呈捧头状,再用两手拇指指面,自下颌正中向两旁分推20~30次。②用一手中、食指指端,分别按于两侧人迎穴上,同时揉动20~30次,具有清咽利肺的作用。③再用一手的拇、食指指甲,分别置于外金津、玉液上,两指相对用力,捏拿住此两穴，并往上提拿，至局部有酸痛感为度。若捏后口中生有津液应分次咽下，不可吐出，此法具有很好的生津作用。④以拇、食指对拿住两侧洪音穴（在颈部舌骨体两侧），对拿时不断作有节律的吞咽动作5～10次，具有很好的清热利咽、生津作用。⑤叩齿，然后将舌尖抵上唇内、门牙外，沿着牙齿外侧之牙床，从左到右、从上至下地搅转1圈为1遍，共搅7～9遍，并可逐渐增加至几十遍，再向相反的方向搅转，次数相等；然后作吸腮动作10余次，以促进唾液分泌，并将唾液积于口中鼓漱20～30次，分3次咽下，并以意念想象咽至脐下少腹，此法具有生津利咽、补肾健脾等作用。对于秋季体虚津亏、口渴咽干等常见病症有良好的预防作用，长期坚持能延年益寿、美容养颜。

5. 按摩以润肠通便

便秘是秋季常见的症候之一，尤其对素体阴亏或中老年人，则更为常见。点按支沟穴（手背横纹上3寸）10～15次，以局部产生酸胀、麻感为止。还可以在大便时，用左手中指点压左侧天枢穴至有明显酸胀感即按住不动，坚持1分钟左右即可产生便意。然后屏气，增加腹内压以促进排便。

6. 按摩以助睡眠

秋令“养收”，应“早睡早起”。因此，睡眠的好坏直接影响秋季养生。按摩有良好的帮助睡眠的作用。先取坐位，全身放松，全神贯注。先用双手握拳，用拇指关节沿脊柱旁两横指处，自上而下慢慢推按。再分别用左、右手中间三指摩擦对侧足心涌泉穴，然后脱衣仰卧，双目自然闭合。然后用两手食指第2节内侧缘从两眉内侧推向外侧。再用两手中指端轻轻揉按太阳穴。用两手拇指罗纹面，沿两侧颞部由前向后推摩。用手掌根部轻轻拍击头顶囟门处。用两手拇指端揉按风池穴。最后将两手叠放在腹部，用手掌大鱼际轻轻揉按中脘穴。这套方法持之以恒地进行，将收到良好的促进睡眠的效果。

## （二十）针灸、按摩注意事项

1. 禁止饥饿、饱餐、醉酒及剧烈运动后或疲劳、精神过度紧张时进行针灸、按摩。人体在醉酒后，血液流速加快，以促使胃部平滑肌蠕动，此时进行针灸、按摩容易出现呕吐、胸闷等不适症候。对于气虚体弱者，针刺、按摩手法应轻柔。

2. 皮肤有感染、溃疡、瘢痕或肿瘤的部位，不宜进行针灸、按摩。这些部位多有相应的毛细血管扩张，针灸、按摩使局部血流量增加，导致病变扩散而加重病情。骨折和关节脱位部位早期也不能按摩。骨骼关节受损会造成骨移位，过早进行按摩则使错位加剧。

3. 对患有传染病，尤其在传染期内，淋巴管炎、血友病或有出血倾向的人也不能进行针灸、按摩，对高血压、贫血病人不宜在颈侧动脉处按摩，以免刺激此处颈动脉窦，产生不良后果。

4. 对于胸、胁、腰、背、颈项等内有重要组织器官的部位，应严格掌握针刺的角度、深度和按摩手法，以免损伤脏器而发生意外。

5、孕妇的小腹腰骶部及三阴交、昆仑、合谷等严禁针刺、按摩。


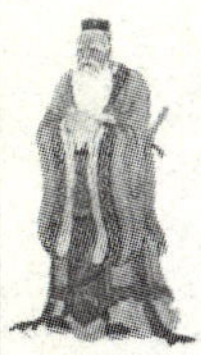

# 十、秋季美容与养生

## (一)秋季护肤

秋季空气干燥,加之气温较低,皮肤毛孔收缩,皮脂腺与汗腺分泌减少,使得皮肤表面很容易丧失水分,变得十分干燥。所以,秋季要细心的呵护肌肤。具体说,应当注意以下几个方面。

### 1. 洁肤

环境温度和湿度不适宜,空气中污染物较多,都易引起毛孔阻塞,引发各种皮肤病。此外,入秋后,皮肤的角质层大量脱落,不及时清洁皮肤,也会造成皮肤干燥、粗糙。

因此,每天早晚最好用酸性洗面奶仔细清除污垢。但不宜蒸面过多,以免造成面部毛细血管过度扩张。一般而言,油性皮肤每周蒸面两次,干性皮肤1~2周蒸面一次即可。

### 2. 护肤

按摩皮肤时,要顺着肌肉纤维方向轻轻的柔按,眼周皮肤特别敏感、脆弱,更需要小心。切记,不可过度用力擦抹皮肤或用磨砂清洁面庞,以免使皮肤变得更加干燥。

当皮肤曝晒过度或睡眠不足时,不要做敷面,以免敷面时的刺激使脸部肌肉绷得更紧。润肤霜不可抹得太多,也不应用手直接按脸部,以免将尘埃和污垢附上脸部。

秋季皮肤较为干燥,洗澡的次数不宜过多,并少用肥皂,洗浴后应在四肢和背部涂上含油脂类的护肤品。白天应使用防晒霜,晚上选用滋润保湿的护肤化妆品。

### 3. 保湿

秋季,肌肤的保湿很重要,应根据实际情况选择适宜的保湿品,如有水溶性保湿,有油溶性保湿;有些需要吸收外界的水分来达到保湿效果,有些是以水结合成为水合性保湿。

不同性质的保湿剂,在不同的环境下,其保湿作用也不相同。在北方不宜使用吸湿性保湿品,因为在相对湿度低和干燥多风的环境中,它不但对皮肤没有好处,反而会从皮肤内层吸取水分,而使皮肤更干燥,影响皮肤的正常功能。

油脂保湿品不溶于水,可长久附着在皮肤上,可在皮肤上形成保湿屏障,使皮肤的水分不易蒸发散失,也保护皮肤不受外物侵入,因此有较好的保湿效果。

它的缺点是过于油腻,只适合极干的皮肤或极干燥的冬天使用。对于偏油性皮肤的年轻人则不适合,会阻塞毛孔而引起粉刺等。

水合保湿品能将游离水结合在它的网内,使自由水变成结合水而不易蒸发散失,达到保湿效果。它不会从空气或周围环境吸取水分,也不会阻塞毛孔,亲水而不油腻,使用起来很清爽,适合各类肤质和各种气候。

4. 增强皮肤自身的功能

使用保湿护肤品,其效果总是短暂的,而提高皮肤本身保湿功能,其效果更为理想。

维生素 E 可聚集在皮肤的角质层,帮助皮肤角质层修复其保水屏障,阻止皮肤内及角质层水分蒸发散失。外擦后 6 至 24 小时内被吸收到皮肤的真皮层,并保护皮肤的细胞膜。

维生素 A 是调节皮肤细胞成长及活动的重要成分,可增加皮肤的弹性。

泛醇可促进纤维母细胞的再生,促进组织的修复。

维生素 C 可促进胶原的合成,使皮肤更加饱满,防止皱纹的形成。

果酸可去除皮肤最外层失去保湿功能的角质层,促进新生的角质细胞发挥保湿功能。

5. 多饮水

水是极好的美容护肤用品,可促进机体内废物及时排出体外。每天应主动饮水,如果等渴了再饮,对肌肤保养极为不利。饮白开水、新鲜果汁、矿泉水、茶等,都可以。

另外,要想拥有光洁靓丽的肌肤,必须保持乐观的情绪,保证充足的睡眠;多吃新鲜水果和蔬菜,少食辛辣油腻食物;加强运动锻炼,促进血液循环。

## (二)秋季呵护双手

秋季气候干燥,要想使双手保持娇嫩光滑,必须精心呵护。

手部皮肤的细致柔润及指甲的整洁,有赖于自我保洁和护理,所以应经常洗手。洗手后,及时抹上护手霜或润肤露,并轻轻按摩搓揉,尤其是指甲周围部分。

遇上顽固污渍,可用一茶匙糖,加少许食油,以双手摩擦,可收到清洁之效,而不宜用肥皂洗手,以免损伤手部皮肤。

接触洗洁精、洗衣粉及漂白水时,要先带上手套;若双手直接接触了这类液体后,应及时洗手,并涂抹食醋,使双手皮肤表面形成一层酸性保护膜,对手的保护十分有益。

另外,指甲是由蛋白质组成的,在化学成分上和头发的质地相似。要想使指甲坚韧光洁,应多摄入果仁类、贝壳类、豆类、鱼肉类藻及牛奶等富含蛋白质的食物。

## (三)秋季护足

秋季气候干燥,汗腺分泌减少,足部皮肤变得较为干燥。同时,由于角质层增厚、长茧,失去弹性,再加上外力牵扯、挤压,足部易形成裂缝。因此,秋季双足的护理较为重要。

早晚宜用热水泡足,若用花椒煎汤泡洗,不仅能温里祛寒,还具有较好的杀菌止痒、止痛消肿的效果。不过,洗足时,特别在天气寒冷的季节,不宜用碱性强的肥皂和药皂。

泡足时,对于易发生裂隙部位的粗糙皮肤,应多加揉按,使血液更流畅,并涂上凡士林、植物油或尿素霜、润肤霜等。尤其是脚后跟,应多涂抹些保湿类的护脚霜。

另外，平常应多吃富含维生素A、E的食物及新鲜蔬菜水果等；鞋、袜的选择上，不易太紧太窄，以免影响足部血液循环。

## （四）秋季美容的注意事项

### 1. 注意饮食的平衡

早在两千多年前古人就提出："多食苦，则皮槁而毛拔……多食甘，则骨疼而发落"。说明饮食不合理会导致皮肤、毛发早衰。现代研究也证实，对某些食物偏食，以致暴饮暴食，或偏食厚味，会引起皮肤变色。例如摄取动物性脂肪和蛋白质过多，可使皮肤颜色变得潮红，此时若同时吃一些含大量叶绿素的蔬菜能减轻这种反应。秋季过多吃胡萝卜、番茄、黄花菜、柑桔类水果等含叶红素多的食物，使血中叶红素含量猛增，并大量存积于皮肤内，可使皮肤变为橙黄色。三餐菜肴过咸，盐分侵蚀皮肤易引起痤疮、毛囊炎等皮肤疾患。进食铜、铁、锌、铬等矿物质过多，如豆类、核桃、黑芝麻、牛奶、葡萄干等，由于这些物质是体内黑素合成的重要成分，可大量合成黑素而积淀于皮肤中，使肤色变黑。可见，饮食平衡、合理是秋季皮肤、毛发健美的关键因素。

### 2. 注意工作环境对皮肤、头发的影响

秋日天高气爽，中午日照较强。在室外工作的人应注意避免阳光的直接照射。人体经常暴露在日光下的皮肤，如面部、颈项及手容易出现皱纹、色斑，皮肤老化现象尤为明显。此外也应避免头发长期暴晒在阳光中，或多尘的环境中，或让雨淋湿头发。因此，在秋日，特别是初秋暑热稽留之时，外出或在野外工作，应戴帽子或打遮阳伞，戴上太阳镜，起到保护皮肤，防止老化，保护头发的作用。还应注意头发不耐闷热，帽子或室外工作要戴的头盔应有通风小孔，以保持通风换气。

对于室内工作的人也应注意保持室内空气流通，避免过于干燥或秋寒取暖温度太高对于皮肤、头发的损伤。随着新世纪的来临，信息高速公路的迅速发展，人们工作时与电脑接触时间正在不断延长，有专家指出，电脑在工作状态下，空气中有益于人体的阴离子会因静电而吸附在屏幕表面，使得电脑操作人员所处环境中阴阳离子不平衡，除引起身体不适如头痛、疲劳、呼吸器官疾病外，也会引起皮肤毛发的损害。因此，应避免在电脑前工作时间过长。并注重工作环境的改善，空气的流通、温度和湿度的控制以及工作压力的消除，对于皮肤和头发的健康都是必要的。

### 3. 避免不良的生活习惯

秋宜早睡早起，起居有节。不良的生活习惯不仅引发生理功能紊乱，也是美容的大敌。吸烟、酗酒对身体、皮肤是有百弊而无一利的。秋季还应注意情志的调节，避免心情受自然界肃杀之象的影响。保持心情轻松、愉快、舒畅是秋季皮肤毛发健康的秘诀。此外，劳逸结合，保证充足睡眠和适当的运动，以应秋令外界自然之气，促进气血流通，这也是秋季美容养颜的重要因素和必要措施。秋季气候干燥，洗发和洗脸水不宜温度太高，因为过热的水洗脸会使皮肤变得松弛而加重皮肤皱纹的产生。洗发后应让头发自然干，避免使用吹风机，或调低吹风机的温度，并与头发保持20厘米的距离，缩短吹发时间，以免对头发或头发组织造成不可逆的损伤，或使头发更加干燥，加重了秋季头发的断裂和脱落等现象。

## （五）秋燥季节防唇裂

秋燥季节，空气湿度低，风沙大，人们的皮肤皱纹增多，口唇易干裂出血。不仅痛苦，还有损容颜。

我们知道，嘴唇的色泽与湿润程度，反映了人体的健康状况。从医学观点看，口唇周围一圈发红的区域叫“唇红缘”，其构造与口腔粘膜大致相同，含有丰富的毛细血管，故显红色。这里没有汗腺和唾液腺，它的湿润全靠局部丰富的毛细血管和少量发育不全的皮脂腺来维持。健康人的口唇，应该不干不燥，红润而有光泽。如患有某种疾病，就会改变口唇的色泽和湿润程度。贫血病人口唇色淡甚至苍白；肺心病人口唇常是暗紫色；煤气中毒的人口唇鲜红似樱桃色；高热病人口唇干燥无光泽。

至于健康人，每到秋冬季节常发生口唇干裂，口角裂口、出血、疼痛，连说笑和吃饭都会受到影响。这主要是由于秋冬季气温低，气候干燥，风沙大，人体皮肤粘膜血液循环差，口唇粘膜干燥的缘故。嘴唇粘膜表层既薄，柔韧性又差，在秋天口唇粘膜干燥的情况下，如果新鲜蔬菜吃得少，人体维生素 $B_2$、维生素 A 摄入量不足，使口唇粘膜表皮细胞抵抗力降低，就会干燥开裂。

发生口唇干裂后，不要涂紫药水，也不要用舌头舔。口唇着水后，虽然一时湿润，但因水分极易蒸发，水分蒸发时带走热量，局部温度降低，会加重干裂疼痛。正确处理方法应是：涂些凡士林膏或其他油脂，同时注意常喝水，多吃蔬菜、水果。必要时可内服维生素 $B_2$，每次 2 片，每日 3 次；维生素 C，每次 300 毫克，每日 3 次；鱼肝油丸，每次 2 丸，每日 3 次。

为了防止口唇干裂，平时不要用舌头舔口唇。洗脸后，口唇上可涂些油脂，如润唇膏。秋天风沙大时，外出戴口罩，可保持口唇湿润。平时尤其是风沙天更要多饮水，补足体内水分。

## （六）面部按摩

历代养生家都强调“面宜多擦”。现代研究表明，按摩能使局部皮肤血液通畅、温度升高、代谢旺盛、皮脂腺和汗腺的功能增强，使皮肤滋润、光泽，对防治秋季皮肤干燥，推迟和防止皱纹的出现有良好的作用。可见，面部按摩是秋季面部保健的重要方法。

秋季面部按摩的时间可选在每天早晨起床后或每晚睡前进行。具体做法是：洁面后在面部涂上一些杏仁甘油合剂或其他润肤霜，特别是在额部、眼角等易出现皱纹处，应仔细涂抹。然后将两手的中指、无名指自然并拢，放在鼻翼两旁的迎香穴，点按 8 ~ 10，并沿鼻梁逐渐上推揉至前额，两手分开，横推揉至面部两侧的太阳穴，点按 8 ~ 10 下；再以此两指点按迎香，沿口角轻抹至下唇下正中的承浆穴，点按 8 ~ 10 下，并沿下颌推揉至耳前，再顺面颊上至太阳穴，点按 8 ~ 10 下。以此反复约 50 次，以自觉面部微红发热为度。也可采用以下的按摩方法：将食指、中指和无名指的指尖并放在太阳穴上，稍稍用力下压，同时缓慢地把指尖移向额头中央，连做 10 ~ 15 次。再将指尖放在两眉中间，用指尖划着小圈向上移动，直至移到发际为止，反复做 10 ~ 15 次。再把手指从鼻梁处开始划向鼻尖，再从鼻尖划向鼻梁。重复做 10 ~ 15

次。最后从下巴中央开始，把手指向外摩擦到下颊部位，再从颊部向耳朵方向将指尖从内眼角向外眼角的方向轻擦一次下眼窝。重复做10～15次。

### （七）秋季美容的饮食调理

秋季是进行食疗美容的好时光。有专家指出，饮食营养可从颜面皮肤上反应出来。由于秋季的干燥气候会消耗皮肤的水分，使皮肤的柔韧性和光泽度下降，并进一步破坏皮肤的致密性。因此，秋季美容的饮食调理在注意饮食平衡的同时，重在加强营养，补充水分，滋润肌肤，防晒祛斑，美容养颜。多进食含大量水分、维生素、微量元素的各种蔬菜和水果，如冬瓜、豆芽、胡萝卜、西红柿、梨子、苹果等，以及各种果类如桂圆、大枣、核桃等。民间有：常食葵花子可悦色美容；喝人奶、牛奶或羊乳、马奶均可润肌肤、泽毛发、悦颜色；常食芝麻可驻颜乌发之说。此外，还可配制适合秋季美容的粥、食养膳和药酒。如具有驻颜乌发作用，特别适合于防治秋季肌肤干燥、发白脱落的芝麻粥（取黑芝麻适量，淘洗、晒干、炒熟、研末，每次取15～30克与粳米同煮粥，早晚服食）；补血养颜的樱桃膏（用鲜樱桃1000克，加水煮烂，去果核，再加白糖500克，拌匀，装瓶。每次1匙，每日2次）；有补养、润肤、驻颜作用，对防治秋日皮肤干燥、粗糙，面色憔悴，未老先衰等卓有功效的滋润红颜酒（将蜂蜜、酥油各30克，溶化，倒入白酒1500毫升中和匀，将核桃仁、小红枣各60克，杏仁30克（去皮尖），同研碎放入酒内，密封浸泡3周后，每日早晚饮服，每次15毫升）等等不胜枚举。

### （八）适合秋季美容的方药

保养容颜，首先要以保养脏腑气血为基础。只有气血充盛，运行畅达，面部才能得到充分的滋养和濡润；也只有脏腑充盛协调，才能保证神气旺盛，精气上达，从而保持容颜不衰，青春长驻。秋季易见肺虚失润毛发枯槁、皮肤粗糙少光泽、弹性差等现象。所谓秋季美容方药就是指具有润养肺脏、悦泽人面、防皱去斑，使皮肤细腻洁白、健康润泽、富有弹性，并能防治面部皮肤病的方剂和药物，如白芷、白附子、枸杞子、杏仁、核桃仁、黑芝麻、防风等。随着现代研究的不断深入，具有润肤悦颜祛斑作用的中草药正不断被发现、运用。通过配制一些具有润肤养颜作用的药膳进行调治，将取得事半功倍的效果。

1. 秋季美容常用的中药与应用

（1）玉竹：《神农本草经》称之为“女萎”，有“去面黑，好颜色，润泽，轻身不老”之功效，可治少女颜色枯萎病。现代研究证明，玉竹含有的粘液质及维生素A类物质，具有抗衰老、滋润肌肤、使皮肤细腻嫩滑的作用。秋季服用可入煎、丸、散、膏剂。每次6～9克。

（2）芝麻：晋代名医葛洪说：吃芝麻能使人“一年身面光泽不饥，二年白发转黑，三年齿落更生。”现代研究证明，芝麻中含有丰富的油脂，大量的不饱和脂肪酸，特别是含具有“万能脂肪酸”美誉的亚油酸，并含有丰富的自由基净化剂维生素E。因此，具有润肤养颜驻容、抗衰老等作用，是秋季很好的美容保健药品和食品。秋日可常食。

(3)芦荟:对润滑肌肤、消除皱纹有特效。具有良好的防治秋季皮肤粗糙、干燥、皱纹增多等作用。现代研究证明,芦荟对多种皮肤表面真菌有不同程度的抑制作用。是常用的美容保健品。秋季使用多绞汁稀释外用。

(4)杏仁:可润泽肌肤、通利血络。《本草纲目》中载:“去头面诸风气皻疱。”其内含丰富的油脂和有抗衰老作用的维生素 $B_{12}$,对于秋季的皮肤有滋养润滑、美容驻颜的作用。

(5)珍珠:据药典介绍,服食珍珠能令人长生不老;涂面,令人润泽好颜色;涂手足,可除皮肤粗糙、倒刺,使之细腻白嫩。秋季服用珍珠粉有润泽肌肤、消除皱纹的作用。

(6)胡桃:据药典介绍,能通经脉,润血脉,黑须发,常服骨肉细腻光润。现代研究表明,其内含丰富的油脂,有润养肌肤的作用,是秋季美容方剂中的常用品。

(7)土瓜根:是清热活血的药。在古代的美容方中使用较多。具有益气生津、润泽肌肤的作用。是一味适合秋季应用的美容药品。

(8)蜂蜜:具有补益、滋养、润肤、驻颜的美容作用。久服可延年益寿、延缓衰老。能治疗面部皮肤干涩和皱纹。

(9)褚实子:又名褚桃,古有“补阴妙品,益髓神音”之称,是古代常用的美容食品和药品。《日华子本草》载:“补虚劳,健腰膝,益颜色。”古人将之当水果鲜食,并常与其他药物配制服食。可润泽面色、减肥轻身、延缓衰老。

(10)龙眼肉:是滋补的良药,也是美容的佳品。内含具有滋润肌肤,使肌肤细嫩的维生素 A。秋季,特别是仲秋、季秋时应用更能补养气血、润肤驻颜,又不恐其性温之弊。但阴虚有热者慎用或忌用。

(11)生地:具有滋阴、润养肌肤的功效。《本经逢原》载道:“内专凉血滋阴,外润皮肤荣泽。”《医学启源》中说,鲜生地,具有“凉血,润肤去糙”的作用。因此,也是秋季美容的常用品。

(12)山药:是补肺补肾兼补脾胃的良药。《本草纲目》说:“生精血,补虚损,壮颜色,润皮毛。”《神农本草经》中也载:山药有“润皮毛”、“益颜色”的美容作用,“凡患人体虚羸者,宜加而用之”。现代研究表明,其内含丰富的蛋白质。因此,是秋日补虚美容驻颜的常用品。

(13)白芷:《神农本草经》载,白芷具有长肌肤、润泽颜色的功用,经常作为面脂药使用。对于秋季的皮肤具有滋润温养的作用。

(14)冬瓜子:具有润肤驻颜增白的功效。久服能悦泽颜色。其内含丰富的油脂,可作为面脂药使用。对秋令皮肤干燥、脱屑、色素沉着等有很好的美容悦颜作用。

(15)桃花:有红颜泽面的功效。久服可预防肌肤产生皱纹,改善面部细胞,充分滋养面部、延缓衰老、悦泽驻颜。

(16)核桃仁:营养丰富,其中主要成分有重要美容和生理作用,如含量丰富的油脂,特别是人体本身不能合成、必须经食品摄取的必需脂肪酸亚油酸,以及多种矿物质中,有美悦容颜的镁和铁,和能滋润肌肤、抗衰老、葆青春的维生素 E、A 等。因此,本品自古以来就是保健、美容、养颜的常用食品和药品。

### 2. 秋季美容内服方

(1)麦门冬煎:载于《本草图经》中。用鲜麦门冬捣汁,加白蜜,水浴蒸并搅匀,待成膏即止。每日服1次,每次5~10克,温酒化服。有补益心肺、悦泽面色、润燥生津、益寿延年的功效。

(2)悦泽面容方:载于《肘后备急方》中。用冬瓜仁150克,桃仁100克,白杨皮60克,研末混匀。饭后温开水冲服10克,每日3次,连服50天。

(3)冬瓜净面方:载于《食疗本草》中。用冬瓜子3000克,去皮研末和蜜制成如弹子大的丸剂。空腹服用,每日30丸。食后使人“白净如玉”。

(4)去风润面美容方:载于《慈禧医方选》中。用绿豆粉1.2克,山柰1.2克,白附子1.2克,白僵蚕1.2克,冰片0.6克,麝香0.3克,研细过筛,加猪胰120克,搅拌后服用。

(5)核桃仁驻颜方:用核桃仁、小红枣各60克,杏仁(去皮)、酥油各30克,白酒1500毫升。先将酥油、白蜜入酒中和匀,然后将其他3种药物研碎放入酒内,密封3周后即可饮服。每次10毫升,每天2次。

(6)驻春丹:有美颜美容的功效。用白茯苓120克研成细末,人参30克、川椒27克、青盐10克同研为粗末,加水500毫升,煎至250毫升,与茯苓、500克白面和匀,文武火烧熟。每3日服1料,每月服10料;半年后每月只服7料;再半年后每月只服4料,此后不再经常服用。

(7)山药丸:有补益悦颜、润养肌肤、促进食欲等功效。用100克的菟丝子酒浸1夜后焙干,研细;山药30克、仙灵脾30克、车前子90克共研细末,两者和匀,炼蜜为丸,如梧桐子大。每服15丸,饭前温酒送下。

(8)阿胶丸:有养血美颜、润养肌肤等作用。对于秋季津伤血虚见面色无华、缺少滋补者尤为适宜。用阿胶、熟地黄、牛膝各60克,黄芪、人参、当归、白茯苓、牡丹皮、川芎、五味子各30克,白芍药15克,肉桂6克共研细末,炼蜜为丸,如梧桐子大。每服30丸,每日2服,早晨空腹温开水或枣汤送服。

(9)滋补丸:有补虚调养气血、润泽充美肌肤的作用。对于体虚气血不足见面色萎黄、肌肤枯槁、粗糙者尤为适宜。用生地黄、熟地黄、刘寄奴、泽兰叶、川芎、艾叶、当归、丹皮、五味子、巴戟天、白芍药、人参、赤芍药、白术、附子、香白芷、石斛、五加皮、炒茴香各等量。共研细末,酒煮后面糊为丸,如梧桐子大。每服50丸,早晨空腹及临睡前温酒或盐汤送服。

(10)玉真丸:有美容乌发、补养心肾等作用。用龙骨、菟丝子各240克,鹿茸120克,韭菜籽135克。共研细末,炼白蜜为丸,如小红枣大。每服7丸,温开水送下,每日2次。

(11)大黄芪散:有补益气血、益养容颜等作用。用生黄芪、款冬花、牛膝、柴胡、秦艽、青皮、茴香、木香各15克,贝母7个,杜仲、肉桂、巴戟天、炙甘草、萆薢、石斛各7.5克,附子21克。同焙干,矿为细末,每服6克。或加水150毫升,加生姜3片,大枣1枚,同煎至100毫升,去渣空腹温服,每日3次。

(12)地黄煎:有驻颜生血、补肾乌发等作用。用生地黄、生麦冬各等份。如水煎取浓汁,滤过,加蜜适量,文火再熬2小时收膏,每服1匙,黄酒或白开水调开送服,每日2~3次。

(13)瓜仁美容散:有润养容颜、肌肤的作用。适宜于秋季体虚津亏面色萎黄,皮

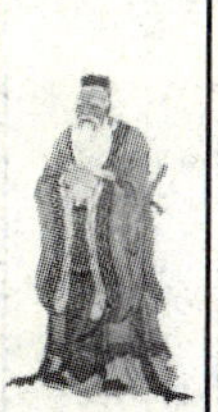

肤粗糙者。《集验良方》中谓，此方久服“令人肥泽如玉，延年不老”。用冬瓜仁 500 克，盛入双层纱布袋中，扎紧袋口，浸泡于沸水中 5～10 分钟，然后取出晒干，再浸沸水中，再晒干。如此反复 3 次。逐将浸晒处理过的冬瓜仁浸于白酒 1000 毫升中 48 小时、捞起晒干后研成粉末。每天早晚各服 6 克、温开水冲服。

(14) 柏实悦面驻颜方：能悦泽面容、延缓衰老。于秋季采柏实，经曝晒干后，去壳取仁，将仁烘干研末；再加等量菊花，炼蜜为丸。每次 6 克，每日 3 次。有慢性腹泻者忌用。

(15) 桑枝白面方：久服具有增白肌肤、润泽容颜的作用。于秋季采嫩桑枝 20 克，阴干，研为细末，炼蜜为梧桐子大。每次温酒送服 20 丸，每日 3 次。

(16) 褚桃悦容驻颜方：有润肤养颜、延缓衰老等作用。于秋季桃红熟时采摘，量不拘，阴干后研末。早晚服用，每次 2 克。

(17) 润肤豆芽散：有润泽肌肤、除皱等作用。取 500 克干豆芽，炒香，研末，每日 3 次用温酒送服，每次服用 1.5～3 克。

(18) 秋莲丸：载于《奇效良方》中，具有补益养颜、乌发固齿之功效。用莲肉、苍术各 500 克，木香、五味子、枸杞子、熟地、牛膝、肉苁蓉、鹿茸各 60 克。共研为细末，酒糊为梧桐子大。每服 50 丸，空心温酒或盐汤送下。

(19) 玉颜膏：能滋阴生津、润肤养颜。取玉竹 1000 克，磨成粗末，加水熬煮 3 次，然后弃渣，浓缩，加白蜜 250 克调成膏，装瓶。每日 2 次，每次 15 克，早晚空腹白开水送服。

(20) 珍珠驻颜粉：载于《御香飘渺录》中，是慈禧太后美容驻颜的方法。久服能润肤养颜、延缓衰老。以晶莹圆润的珍珠，研磨成粉。每 10 日用温茶送服一次，每次一小茶匙。

(21) 菟丝天冬汤：对于深秋皮肤干燥、粗糙有良好的滋润美容作用。取菟丝子 30 克，天冬 15 克，狗脊 15 克，冬瓜皮、威灵仙、陈皮各 10 克。水煎服，日 1 剂。

3. 秋季美容外用方

(1) 杏仁润面方：用杏仁捣碎和蛋清，夜间涂面，清晨用白酒洗去。或用杏仁若干，研极细末，与鸡蛋清调匀，夜涂面部，次晨以淘米水洗去。可使面色光润。

(2) 杏仁霜涂面方：用杏仁、滑石、轻粉等量调匀即成，涂面可令面红色润。

(3) 樱花洗面剂：载于《本草纲目》中。用樱花研末同紫萍、牙皂、白梅肉，研细为末。涂面可去黑斑，使面红润光泽。

(4) 芦荟洗面方：取芦荟适量绞汁。将芦荟汁与水以 1:3 的比例调匀，再加入肥皂泡沫数滴，调匀后洗脸，或用蒸热的柔软的毛巾，蘸稀芦荟汁少许，热敷面部数分钟，即可。具有滋润面部的作用。

(5) 芦荟按摩方：用纯芦荟汁 1 汤匙，加入一枚鸡蛋的蛋清，调匀后，于每晚净脸后涂脸，再加以面部按摩，然后洗净。有良好的滋润美容、消除皱纹的作用。

(6) 美容润肤增白方：载于《千金要方》中。取牡蛎 100 克，土瓜根 30 克，共捣研成细末，再以白蜜调和即可。于秋季每晚洗脸后涂面，第 2 日晨起洗去。用药期间避免日晒。

(7) 秋季润燥方：将一枚鸡蛋的蛋白充分搅拌，加入 1 大匙奶粉混合均匀后，慢慢再加鸡蛋的蛋黄,1 小匙蜂蜜,调匀后涂在脸上,保留约 5 分钟后洗净,即可。对于秋季的干燥皮肤有良好的滋润营养作用。也可用 1 大匙奶粉与黄瓜汁混匀后涂脸,保留约 15 分钟后洗净。

## (九)润肤祛斑的茶饮

秋季气候干燥,要坚持每天摄入适量的水(标准是每千克体重 ×14 毫升),以保持皮肤有足够的水分,使其润泽而富于弹性。秋季以饮用对皮肤较有利的矿泉水、低钠苏打水、热柠檬水、蔬菜汁、果汁等饮料为宜,既可补充水分,又有清除皮肤斑点、保持皮肤健美的作用。还可配制些具有润肤祛斑作用的含茶的饮料,以润养肌肤,防治秋季常见的皮肤症候。如珍珠白蜜茶(珍珠 2 克研成极细末,与 30 克白蜜一起用沸水冲泡,待凉饮服,并将珍珠粉一同饮下。每日 1 剂,15 剂 1 疗程。停 6 日可进入第 2 疗程);慈禧珍珠茶(绿茶适量,用沸水冲泡,取珍珠粉 1 克以茶水冲泡。每日 1 次);蜂蜜柠檬茶(取半个鲜柠檬,榨汁,再加入两匙蜂蜜,调以温开水饮用。每日 1 小杯)等,均是秋季干燥肌肤的滋养美容茶饮。

## (十)秋季化妆品的选择与应用

秋季的化妆品应根据秋季气候因素对人体皮肤的影响进行选择。

### 1. 粉底与润肤水

秋天的气候比较干燥,应选择含有滋润成分的粉底或湿粉底为宜,再薄施透明色泽的干粉定妆。注意在使用前先以含有营养素的润肤水拍打面部,以免粉底加重秋季皮肤的干燥。

### 2. 润肤霜的选用

秋季肌肤的保养不一定要一味追求使用高级化妆品。重要的是应选择较滋润、营养型的润肤露、润肤霜或直接用最普通的大众化油脂——甘油涂擦。因甘油中含有一定的水分,容易被皮肤吸收,且能保护皮肤,而不会损害皮肤毛孔,是非常适合秋季护肤润肤的油脂。

### 3、胭脂与唇膏

秋天是大地丰收的季节,到处一片金黄色的秋收景象。人们的化妆也应随之而改变。除应注意选择滋润的胭脂和富含油脂的唇膏外,颜色上也有特色,如面颊可选用秋令流行的橙铜色胭脂。唇部则应用柔和自然的色调,如棕红色、紫红色和深玫瑰等颜色的唇膏。此外,还要根据个人的兴趣、喜好、衣饰及出现的场合等因素选择胭脂和唇膏的颜色和涂抹的浓淡程度。

### 4. 眼部的化妆

俗话说:“眼睛是心灵的窗户。”要想在凉爽的秋风里,显示出与众不同的动人魅力。眼部的化妆不可忽视。应用心在体现自身特质,或清丽典雅,或端庄贤淑,或纯情浪漫,或充满活力与热情。再结合秋季流行的服饰,如要想使棕色、古铜、土黄等时装演绎得更为出色,应在眼睑部涂上浅绿色眼影,再用金棕色眼影抹在眼角位置,使眼睛看起来深邃有神。此外,通过使用眼线液或眼线笔,然后抹上睫毛膏,使眼部线条清晰明显,一双明眸更加流光溢彩。

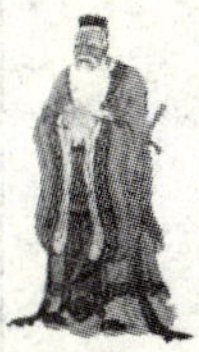

5. 香水

有位歌星曾经唱道："想念你的笑，想念你的外套，想念你的白色袜子和你身上的味道……想念你的吻和手指淡淡烟草味道……"可见，体味能让人留下深刻的记忆。秋季大地一片金黄，人们应选择一些具有花香清甜明朗或水果型的香水，如苔柑型、冬青型、柑桔型香水，或洒用较淡的东方调香水，让身上的淡淡清香，洒满金秋时光，散发出个性的魅力，也驱散"秋思"带来的忧郁心情。

## （十一）秋季头发的护养

我国古代养生家把头发的护养方法，看做是健康长寿的重要措施之一。《素问·五藏生成篇》指出："肺之合皮也，其荣毛也"，"肾之合骨也，其华发也"。中医认为，"发为血之余"，毛发的润养依靠血液的供应。可见，头发的乌黑、润泽、柔韧、生长与肺、肾等脏腑组织的功能状态有密切的关系。秋季万物肃杀，秋风扫落叶，人的头发也和外周的自然界一样，容易枯槁、脱落。肺气旺于秋，秋季头发的护养，首先要注意强壮肺肾两脏，其次应选择应用适合秋季的头发保养的方法。

1. 营养洗发

保持头发清洁是头发健康的基本条件。中国健康教育协会建议人们遵循正确的洗发护发方法，并根据个人发质的不同，养成每周洗头 4～7 次的健康卫生习惯。由于秋令季节的特殊性，头发更易受到污浊的空气、尘埃等侵袭，堆积的污垢会增加头发之间的摩擦，造成头发受损。而气候的干燥，使头发变得暗淡、干燥、开叉，失去原有的光泽和柔顺，甚至断裂脱落。因此，秋日既要保持头发的卫生，又不宜过勤洗发，一般坚持每周 2 次的洗发。并注意选择具有营养头发的洗发方法，如用蜂蜜养护头发，即在洗发时，将 1 匙蜂蜜及两匙洗发液混合使用；或用自制的橘皮洗头方，即用橘皮 30 克，加水 2000 毫升，煎煮 15 分钟，取汁去渣，洗头发，每周 2 次。对秋季的干燥、易脱落的头发能起到很好的滋润作用。可使秋季干燥、失去光泽的头发柔润。

2. 滋润护发

秋季气候干燥，人体常现阴津不足、毛发干枯等现象。因此，洗发后一定要进行护发保养，或每周 1 次的护发，如将 1 茶匙橄榄油涂在干发末端，再将头发包在 1 条潮湿的热毛巾里，待 20 分钟后，用洗发精将头发洗净；或把 1 个蛋黄、半茶匙橄榄油、两滴柠檬汁和 1 滴醋混合均匀，将此混合液涂满头发（注意要离开发根 3 厘米远），涂好后把头发用一块塑料布包好，20 分钟之后再用洗发精洗净；或用 1 个鸡蛋、一匙蜂蜜及两匙橄榄油混合，涂于湿发上然后用浴帽罩好，30 分钟后用洗发液洗净。也可用酸奶养护头发，即用洗发液洗发后，将酸奶搓进头发中，20 分钟后用温水洗净。对于受损发质还可用香蕉养护，即将一只熟透的香蕉捣碎，混合几滴杏仁油，涂于头发中，滞留 15 分钟以后以清水洗净。也可用一润发简便方，即将椰子浆静置，取中浆备用，以适量搽头。通过滋润护发，才能在秋季拥有健康漂亮、光亮照人的头发。

3. 梳头生发

秋季因万物凋零，人体的毛发也易见干燥、断发、脱离等现象。古代养生家主张"发宜多梳"。梳头，具有修饰头发、养发生发、美化容颜，乃至养生保健等作用。中医学认为"头为诸阳之会"，"与百脉相通"。人的头顶上分布有众多的穴位以及丰富的血管、神经。通过梳头刺激这些穴位，促进血液循环，增加发根的血量分布，改善营养代谢，促进头发的生长，预防头发的干燥、脱落。并能有效地改善大脑皮层的兴奋与抑制过程，调解整个头部的神经功能，帮助睡眠，解除疲劳。梳头生发的具体方法是：每日晨起或午休、晚睡前，用木梳等圆钝器具从前发际开始向枕后梳理、轻轻敲打，再由后发际向前；从左发际向右，再由右发际向左，如此循环往复至数十次乃至数百次。也可每天晨起或午休起床后或晚上临睡前，坐在床上或椅子上或站在室外空地上，全身放松，排除一切杂念，用双手十指从额头开始轻轻向后梳理、轻轻叩打，遍及整个头皮，特别是脱发区更要重点加强梳理，每次5分钟。梳理结束后，再将双手搓热，用掌面从上到下擦面，每次约5分钟，以面部微发热为度。

4. 按摩健发

秋季头发的护养还可结合用手指按摩的方法，即用十指缓慢柔和地自前发际向头顶作环状揉动，再由头顶揉向脑后至后发际，然后再由两鬓向头顶按摩，用力均匀一致，如此反复数十次，以头皮产生发热和紧缩感为宜。长期坚持对预防或减轻头发干枯、断裂、脱发有较好的疗效。现代医学研究证实，按摩头皮能疏通血脉，改善头部的血液循环；滋养、润泽头发，使发根牢固，防止脱发、白发的产生；有明目、缓解头痛、预防感冒等作用；并有助于降低血压，预防脑溢血等疾病的发生；还有较好的健脑提神、解除疲劳等作用。可见，秋季应常进行头皮的按摩以健发、护发、养发。

5. 食疗养发

中医学主张："食药调治，令发黑润。"饮食调养对头发的保养有重要的意义。如黑芝麻、黑桑椹、核桃仁等都有养发、乌发的作用，可以促进头发的生长和保持头发的光泽。现代研究发现，缺乏维生素A、碘和钙时，头发易变干、无光泽、易折断；缺乏维生素B、E等，易出现脱发现象。因此，秋日人们更应保持饮食的多样化，多吃一些杂粮、豆类、鲜奶、瓜果、绿色蔬菜等含维生素B、A、E较多的食物，特别是菠菜、玉米、黄豆等含铁、铜、钴元素高的蔬菜。少吃糖和动物脂肪。现代研究已证实，食用黑豆、玉米、黄豆等含植物蛋白质和赖氨酸、精氨酸的食物及黑芝麻、鲜莴苣等维生素E含量高的食物可预防脱发；食用海带、紫菜、鲜奶、花生等含碘、钙、蛋白质较丰富的食物可润泽头发，延缓头发的衰老。可见，应用天然保健食物养发，是秋季头发护养的重要方法。

6. 方药健发

秋季头发易出现干燥、焦枯、脱发，可通过选择服用适当的中药以获得健发、护养的防治效果。一些药用的植物果实或茎叶等部分有养发、乌发作用，不仅可以作为药物服用，也可以制成药膳食用。如何首乌、侧柏叶、地榆、菟丝子等都可以单用水煎，经常饮服。自古以来，这类方药的记载甚多。李时珍《本草纲目》中就提到首乌"气温味苦涩，苦补肾，温补肝，涩能收敛精气，所以能养血益肝，固精益肾，健筋骨，乌须发。"现代实验研究证明，何首乌确有延寿乌发的功效。用单味生首乌粉常服，效果很好。此外，陆九芝在《世补斋医书》中记载的延寿丹，既可健体延寿，又能营养头发。还有如首乌延寿丹、七宝美髯丹、桑麻丸等，秋季经常服用有润养头发、防止脱发等良好的作用。

此外，正确调理生活也是秋季头发护养的重要方面。如保持生活有规律，睡眠充足；劳逸结合，经常参加体育活动；保持大便通畅；及时防治疾病等都与头发的健康有密切的关系。同时还要注意情志的调节。俗话说：“笑一笑十年少，愁一愁白了头。”说明情志变化与头发的状况有一定的关系。秋季是人们易发“秋思”的季节，因此，应特别注意保持精神舒畅，使气血畅达以养发护发。中医学认为：“肾华于发，精气上升则发润而黑。”秋季养“收气”，更应适当节欲以保精、健肾、固本，这也是保持头发的滋润而有光泽的重要因素。

### （十二）秋季手足的护养

1. 手的护养

秋季除了面部肌肤应注意护养外，手也要特别加以细心呵护。在人的感觉器官中，最经常直接接触外界的要算是我们的双手。因此，手也更易受到气候干燥的影响。秋季手的护养可在每次清洁双手后用含有保湿、滋润、防寒成分的护手霜均匀涂搽双手，使皮肤润泽而不油腻，可防止干燥、皲裂和冻疮，而其含有的各种营养成分，更能令手部肌肤柔嫩光泽，呈现纤纤玉手透明质感。深秋还要注意手的保暖，以免受冷空气的侵袭，导致经络气血运行不畅而产生关节的病变。《黄帝内经》说：“掌受血则能握，指受血则能摄。”可见，手的功能健全与否与内在脏腑气血的功能状态有密切的关系。秋季人体精血常亏，因此，应适当增加营养，这也是秋季手的护养的重要措施之一。

2. 脚的护养

脚对人体的保健作用，早已引起人们的重视和研究。自古以来，人们就把“睡前一盆汤”看作是养生保健的有效措施。民间有：“秋天洗脚，肺润肠濡”的说法。《琐碎录・杂说》：“足是人之底，一夜一次洗。”洗足可以促进血液循环，使足部血脉通畅，有助于改善足部营养，消除疲劳，改善睡眠，甚至有调养脏腑，防治疾病的作用。具体做法是：每晚临睡前用40℃左右的温水，连洗带泡边洗边用手不断的摩擦双脚，每次大约20～30分钟左右。也可用中药配方煎汁浸泡。

## 十一、秋季运动与养生

### （一）运动养生的意义

在气候多变的秋天，要预防疾病，最积极的办法是进行体育锻炼，特别是耐寒锻炼，以增强机体适应多变气候的能力。适量的体育锻炼，呼吸新鲜空气，可使肺气充足，增强肺的“吐故纳新”能力，提高肺活量、兴奋交感神经、松弛支气管平滑肌、减少呼吸道阻力，使呼吸肌活动增强，增加肺通气量和摄氧量，从而增强呼吸系统防病抗病的能力，减少秋季呼吸道疾病的发生。这不仅对秋季养生保健有重要意义，也为即将来临的冬季保健打下基础。

据国外研究报道，经常进行体育锻炼的益处之一，是改善人体的心理健康状况，减轻轻度乃至中度的情绪沮丧。研究还进一步证实，心情压抑者，通过体育锻炼，不

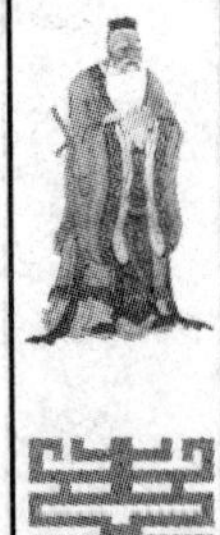

仅可以提高大脑对挫折的承受能力，而且能放松肌体，消除紧张、焦虑的心情，增强自信心。可见，秋季进行体育锻炼具有强身健体的积极意义，有助于消除或减轻“秋思”的忧郁证候。

## （二）适宜的锻炼项目

1. **晨炼**

秋日晨曦初露，迎着习习的秋风，选择适合自己身体的适度的体育锻炼，如散步、慢跑、长跑、疾走、倒走、打太极拳、舞剑或体操、练功等，使人充分吸进晨间清新、氧气充足的空气，排泄一夜的浊气，增强肺的呼吸功能，加快血液流动速度，提高红细胞的带氧能力，降低红细胞的聚集性和变形性。研究报告，运动的兴奋状态还可增强脑神经细胞的活力，提高思维能力，起到醒脑、健脑等作用，使一天的工作、生活精力充沛，充满激情。

（1）晨醒健身床操：秋天的清晨，天气较凉。人初醒，机体仍处于惺松、疲软的状态。这时宜选做轻负荷的床上健身运动，有助于活血通络、清志提神，提高呼吸功能，锻炼肌肉、关节。

具体方法是：闭目静卧20～30秒。仰卧，伸臂举腿，左右翻滚身体1～2分钟。然后身体俯卧，双前臂、肘撑在床上，臀部慢慢高起，屈起双腿、膝，呈“猫耸”状，再伸直，配合呼吸（屈吸、伸呼），重复8～10次。有锻炼腰背肌伸展力和柔韧性，提高脊椎和肩、髋关节灵活性的作用。再俯撑在床上，胸、腹部向上拱起，脚趾踮着床面，用力蹬起，状似“拱桥”，深吸气。再伸直，呼气，重复8～10次。以锻炼骨间肌腱和拇收肌肌力，提高呼吸系统机能。双前臂、肩乃至上身抬起，足、小腿乃至下肢向后抬起，腹部紧贴床上，呈“飞燕”状，深吸气。再放松，呼气，重复8～10次。以锻炼腹直肌、背肌、脊柱和呼吸功能。然后，体右侧卧，左上、下肢前伸、外展、后伸，重复8～10次，再左侧卧，右侧肢体重复左侧肢体的动作。可配合甩手、踢腿等动作。以活动肩、髋关节及肢体的活动力。平卧，双足掌贴紧床面，摩擦收起双腿、屈膝，再伸膝，抬腿的同时，抬起头部，双眼平视双足，吸气，放松，呼气，重复8～10次。以锻炼背阔肌、脊柱、颈肌和腹肌。最后，向左右慢慢转动颈部，重复8～10次。以活动颈部肌肉、关节。然后用双手对掌搓热，搓面，静心，气沉下腹。

（2）倒行健身：倒行健身术是德国医学专家最早倡导的，是秋季强身健体、防病祛疾、延年益寿的最佳健身方式之一。因倒行是一种反序运动，能刺激前行时不常活动的肌肉，促进血液循环，提高机体平衡能力。又因倒行是人体的一种不自然活动方式，迫使人们在锻炼时精神集中，以训练神经的自律性。对防治秋季常见的冠心病、高血压、胃病以及焦虑、忧郁等不良情绪等有良好的效果。

对于高龄多病和初学者可用双手分按腰部两侧，拇指向后，四指在前（或相反），身体平衡，向后倒走。对于较熟练的人，向后倒走，配合摆臂甩手，保持整体的协调、平衡。而对于训练有素者，还可以曲肘握拳，进行快速倒行或倒跑，或倒行、倒跑交替进行。

（3）太极拳：是我国传统的体育保健疗法之一。其动作轻松柔和、圆活自然、连贯协调，配合呼吸、运气，“以意领气，以气运身”，具有健身和医疗的双重价值。练习太极拳要求神意内守，气沉丹田，以静御动，形神兼备，内外合一，阴阳相贯。明代著名医家张景岳云："上气海在膻中，下气海在丹田，而肺、肾两脏所以为阴阳生息之根本。"肺主气，司呼吸；肾主纳气，为元气之根。练习太极拳还要求呼吸细、匀、长缓的腹式呼吸，通过肺、肾的协同作用，能增强或改善肺功能、补肾益元气，进而使气血周流全身，营养脏腑、组织、皮毛、肌肉。因而秋季练习太极拳，能达到"秋养收气"、"秋养阴"、"养肺气"等养生目的，也是秋季常见病防治、康复的一种有效手段。

(4)八段锦：是我国民间流传的一种形体活动与呼吸运动相结合的保健操，至今已800多年。它是由"两手托天理三焦"、"左右开弓似射雕"、"调理脾胃单举手"、"五劳七伤往后瞧"、"摇头摆尾去心火"、"两手攀足固肾腰"、"攒拳怒目增气力"、"背后七颠百病消"等八节优美、舒展的动作组合而成，易学易练，具有明显的防病健身效果。因其动作舒缓，运动量不是很大，是老少咸宜的秋季锻炼方法。对体质较弱的中老年人及一些慢性病患者更为适合。

中医认为：秋为肺主令。肺属金，位居上焦，与中焦脾土和下焦的肾水有密切的关系，三者协调作用，维持身体气机的正常运转。由于秋季的气候特点，使呼吸系统、心血管疾病的发生及旧疾的复发机会增多。因此，秋季应选择其中的第一、二、三节进行锻炼，通过呼吸运动配合形体活动不仅有助于三焦气机运化，也加强了肺、脾、肾等脏腑的功能，使周身气血流通，对秋季养生保健具有良好的作用。

第一节：两手托天理三焦：①预备式：头正身直，两眼平视前方，舌尖轻抵上颚，用鼻呼吸，周身关节放松，两臂自然松垂身体两侧，十指伸展，两脚平行站立，距离与肩同宽，足趾用力扒地，足跟、足心微有上提意，如此站立片刻，以求精神贯注，力量集中。②双臂自左右侧方徐徐抬举，在头顶上方，两手掌心向下，十指交握，同时身体保持挺直，两足跟提起，离地约1寸许。③两手翻掌成掌心向上，两肘用力挺直，两掌用力上托，两足跟亦尽量上提，使身体有如被悬吊起来的感觉。维持此势片刻(约30～60秒)。④两手十指松开，两臂自左右两侧徐徐放下，两足跟仍提起。⑤两足跟轻轻落地，还原成预备式。以上练习次数不限，一般做8～16次，也可根据个人情况适当增加或减少练习次数(以下各节动作的练习次数均与此同)。

说明：此节动作主要是以四肢和躯干伸展运动为主。通过理三焦，不仅对全身各系统都能起到一定的调整作用，对腰背、臂部肌肉和关节也有一定的锻炼作用。

第二节：左右开弓似射雕：①预备式：立正，两脚尖并拢。余同第一节①。②左脚向左横跨一步，两腿弯屈成骑马势，大腿尽可能与地面平行，身体正直，两臂在胸前十字交叉，右臂在外，左臂在内，掌心向内，十指张开，眼看右手。③左手握拳时，食指翘起向上，拇指伸直与食指成"八"字撑开，左拳缓缓向左推出，左臂伸直，同时右手握拳，屈臂用力向右平拉，成拉弓状，肘尖向右挺，两眼注视左手食指。④左拳五指张开，从左侧收回到胸前，同时，右拳五指也张开，从右侧收回到胸前，两臂十字交叉，左臂在外，右臂在内，掌心向内，眼看左手。⑤继则以右手握拳，动作同③④。

说明：本节动作重点是扩胸运动，通过扩胸伸臂重点调理人体的上焦，增强心肺呼吸和血液循环的功能，还可进一步纠正因不准确姿势造成的病态体型。

第三节：调理脾胃单举手：①预备式：立正，两臂自然下垂，余同第一节①。②左手翻掌从左侧上举，五指并紧，左臂用力挺直呈掌心向上，指尖向右。同时，右手掌



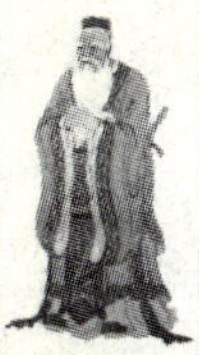

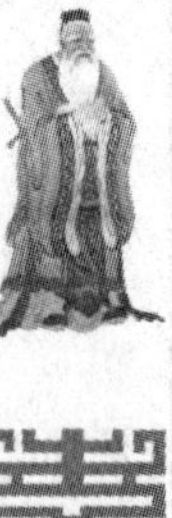

心向下,用力下按,指尖向前。③左手从身侧落下,掌心下按,指尖朝前,同时右手翻掌从右侧上举,五指并紧,右臂用力挺直,掌心向上,指尖向左。

说明:锻炼时一手上举,一手下按,上下用力对拉的动作,能增强内在脏腑的功能,特别是能加强脾胃的消化功能,促进胃肠道的蠕动。尤其适宜于消化功能减退,秋季肠燥便秘或患有习惯性便秘者锻炼。

(5)五禽戏:由东汉末年名医华佗创立,以模仿虎、鹿、熊、猿、鸟的动作和姿态来锻炼身体的一种体育锻炼方法。它通过模仿虎的凶猛扑动、鹿的伸展头颈、熊的沉稳走爬、猿的机灵纵跳、鸟的展翅飞翔等一系列动作,达到增强心肺功能、强壮腰肾、滑利关节、提高身体素质、延年益寿的目的。因本套动作形象生动,简便易学,适合于不同年龄、职业、性别的人选择锻炼。《庄子·刻意》中说:"熊经鸟伸,为寿而已矣。"

锻炼时要求轻松自然、精神集中、气沉丹田、动作形象生动。对于患有高血压、青光眼、脑动脉硬化者不宜练"猿戏"中的倒悬式。急性疾病及严重器质性疾病忌练本法。

虎戏:①预备式:人体立正,两臂自然下垂,掌心向内。周身放松,头颈正直,两眼平视前方。口微闭,舌尖轻抵上腭,行 3~5 次腹式深呼吸。②两腿慢慢弯屈,成半蹲姿势,身体重心移至右腿,左脚跟稍离地抬起,靠在右脚内踝部位,左脚尖点地。同时两手握拳,缓慢提至腰部两侧,拳心向上,两眼平视左前方。③左脚向左前方斜进一步,右脚也随之跟进半步,两脚跟相距约 33 厘米,重心在右腿,成左虚步。同时两拳拳心向后,沿胸前缓缓向上提,提至口前两拳相对翻转变掌向前推出,掌心向前,高与胸平,眼直左手。④左脚向前垫半步,右脚随之跟至左脚内踝处,余同。②但方向相反。⑤与③同但方向相反。⑥与④同但方向相反。⑦与③同。如此左右虎扑,反复进行,次数不限。

鹿戏:①预备式:身体自然直立,两臂自然下垂,两腿平视前方。②右腿屈膝,上体后坐,左侧的腿前伸、膝稍弯、脚踏虚步、手前伸、臂微屈、手掌心向右,右手置于左肘内侧,右手掌心向左,两掌心前后遥遥相对。③两臂在身前同时逆时针方向旋转,左手绕环比右手大些,同时腰胯、尾闾部也沿逆时针方向旋转,逐步过渡到以腰胯、尾闾部的旋转带动两臂的旋转。如上所述运转若干次。④⑤同②③但左右相反。两臂在身前旋转及腰胯、尾闾部的旋转均按顺时针方向进行,运转若干次。如此左右互换,次数不限。

熊戏:①预备式:身体自然直立,两脚平行分开,与肩同宽,两臂自然下垂,两眼平视前方,做 3~5 次腹式深吸呼。②右腿屈膝,身体微向左转,同时右肩向前下晃动,右臂亦随之下沉,左肩则稍向后舒展,右臂微屈上提。③左腿屈膝,身体稍向右转,同时左侧的肩向前下晃动、臂亦随之下沉,右肩则稍向后外舒展,右臂微屈上提。如此反复晃动,次数不限。

猿戏:①预备式:同虎戏预备式。②两腿缓慢向下弯屈,左脚向前轻灵迈出,同时左手沿胸前提至与口相平处时向前如取物样探出,将达终点时手指撮拢成钩手,手腕随之自然下垂。③右脚向前轻灵迈出,左脚随之跟进至右脚内踝处,左脚掌虚步点地。同时右手沿胸前提至与口相平处时向前如取物样探出,将达终点时手指撮拢成钩手,手碗自然下垂;同时左手回收至左肋下,手指微屈,掌心向后下方。④左脚向后稍退踏实,身体后坐,右腿随之退至左脚内踝处,脚尖虚步点地,同时左手沿胸前提至与口相平之时向前如取物样探出,将达终点时手指撮拢成钩手,手腕自然下垂;同时右手回收至右肋下,手指微屈,掌心向手下方。⑤同②但左右方向相反。⑥同③但左右方向相反。⑦同④但左右方向相反。如此左右交替,次数不限。

鸟戏:①预备式:两脚相并站立,两臂自然下垂,掌心向内,两眼平视前方。②左脚向前迈一步,右脚随之跟进半步,右脚尖点地;同时两臂缓慢从身前抬起,掌心向上,至与肩平时两臂向左右侧方举起,随之作深吸气。③右脚前进与左脚相并,两臂自侧方下落,掌心向下,同时下蹲,两臂在膝下相交,掌心向上,同时深吸气。然后缓缓起立,两臂自然下垂,掌心向内。④同②但左右相反。⑤同③但左右相反。如此左右交替,次数不限。

(6)易筋经:是我国民间广为流传的一种运动健身方法。它通过仿效古代劳动人民舂米、载运、进仓、收囤和珍惜谷物等多种姿势演化而成十二式运动动作,具有刚柔相济、动静结合、意力统一(即以意念指挥肌肉的紧张用力)的特点。能起到灵活四肢关节,流畅周身血脉,调节和加强全身的营养、吸收,改善内脏功能,增强肌肉力量等作用。秋季锻炼不仅有助于慢性疾病的恢复,对秋季养生保健也有益处。

锻炼时要求身体端正,全身松紧自然,意念宁静集中,气沉守丹田,呼吸自然,意力统一,循序渐进,量力而行,动作协调,并配合腹式呼吸。对于患有高血压、脑动脉硬化的病人应选择锻炼,严重者不宜。

第一式:捣杵舂粮:①预备势:两腿开立,与肩同宽,脚尖向前,两手自然下垂,腰背正直;两眼向前平视,舌抵上腭,唇齿微合,呼吸自然,意守丹田。②两臂缓缓抬起至前平举位,立掌,掌心向前,手臂伸直。③两肘内屈,两臂缓缓收至胸前一拳处,掌心相对(相距7~10厘米),指尖向上,屈腕合掌,两手如拱形;然后呼吸8~20次,每吸气时,用掌根暗劲内挤,指向外翘,每呼气时,前臂放松,两手如拱形。

第二式:扁担挑粮:两手经胸前徐徐外展至侧平举姿势,立掌,掌心向外。呼吸8~20次。每吸气时,胸部扩张,臂向后挺,以足趾抓地,每呼气时,指尖内翘,掌向外撑,脚跟微微提起离地。注意意念集中在掌心和足趾。

第三式:扬风净粮:两手从左右方缓缓上举,臂肘挺直,两手托天,舌抵上颚,牙关紧咬,全身伸展,两脚跟稍提起离地。以此姿势呼吸8~20次,吸气时用鼻或口鼻徐徐吸入,两掌用暗劲竭力上托。呼气时,气由口或口鼻缓缓呼出,两掌向前下翻,手臂肌肉慢慢放松。再吸气时,掌再用暗劲向上托,如此反复进行。注意呼吸细长,意念集中在两手。

以上三式锻炼时应连贯进行,各式只做1遍。

第四式:换肩扛粮:①两臂从左右方缓缓下落至两臂侧平举,掌心向下,两腿开立,与肩同宽。②右手缓缓上举伸直,掌心向下,五指并拢,指尖向内,头往右斜,两眼凝视右手心。左臂同时缓缓放下,屈肘于背后以手背贴于腰部。以此姿势呼吸5~10次;每吸气时,头往上顶,双肩后挺。呼气时,身体放松。③两手交换,即左手高举,右手后屈,动作要领同②,再呼吸5~10次。注意两眼望上举的手时,意念集中在另一手。手背放在腰部,吸气时以手背轻压腰部,呼气时放松,呼吸均匀细缓。②、

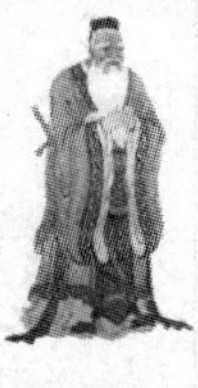

③动作可重复练习3～5遍。

第五式：推袋垛粮：①右脚向左脚并拢，脚尖向前，两手缓缓收回，两臂屈肘于胸旁。立掌，掌心向前。②两脚并立，两掌缓缓向前推出，两臂前平伸，掌心向前，全身挺直，凝视前方。以此姿势呼吸9～20次。每吸气时，两掌用力前推，指向后扳，呼气时，臂掌放松。注意推掌向前时，用力由轻渐重。此式动作可反复做3～5遍。

第六式：牵牛拉粮：①右脚向前跨一步，屈膝，左腿蹬直，成右弓步，右臂屈肘，右手握拳前举，高出肩，左手握拳，斜垂于身后。以此姿势呼吸4～10次，每吸气时，两拳紧握内收，右拳贴返右肩，左拳斜垂背后，呼气时，两拳放松，右拳恢复前举。②身体向后转，成左弓步，左手握拳前举，右拳斜垂背后，再呼吸5～10次，动作要领同①。注意意念集中的手部，两臂用力，呼吸时小腹自然放松。可反复练习3～5遍。

第七式：背牵运粮：①右脚向前跨进一大步，两脚开立，与肩同宽。左手由腋下向后屈，手背紧贴胸椎，指尖尽量向上；右手由右肩后伸，如拉牵绳一样去拉左手手指；足趾扒地，身体前倾。以此姿势呼吸5～10次，每当吸气时两手紧拉，呼气时放松。②左手在上，右手在下，动作要领同①，再呼吸5～10次。共做3～5遍。

第八式：盘箩卸粮：①左脚向左迈一大步，两脚开立，比肩宽，同时两手收回，两臂侧平举，掌心向上。②屈膝下蹲成马步，上体挺直，两肘屈曲，两前臂向前外方水平伸出，掌心向上，如捧重物。以此姿势稍停片刻，两手翻掌向下，虎口向前，如搬放重物，然后两腿慢慢伸直，左脚再收回并拢。做时配合呼吸，捧物时尽量吸气，放物时呼气。注意动作缓慢，沉稳有力，整个过程舌应抵住上颚，微闭口，睁大眼。可做3～5遍。

第九式：围茓囤粮：①左脚收回成立正姿势，左手收回握拳于腰间，右手向左前方伸出，五指捏成钩手，上体左转；然后身体前弯，同时右手在腰带动下向右划平圆，似做围粮茓的动作，连做5～10次。手划近胸部时上体伸直，同时吸气，划到前方时上体前弯，同时呼气。②右手收回握拳于腰间，左手向右前方伸出，五指捏成钩手，上体右转，然后身体前弯，同时左手在腰带动下向右划平圆，连做5～10次。动作要领同①。注意左右手收回伸出同时进行，协调一致。

第十式：扑地护粮：①两手收回，自然下垂，成立正姿势。②右脚前跨一大步，屈膝，左腿蹬直成右弓步，上体前倾，两手五指按地，成俯撑姿势，头稍抬起，眼看前下方，呼吸9～20次。每吸气时，两臂伸直，上体高抬；呼气时，两肘弯屈，胸部下落，一吸一呼，两臂一伸一屈，上体一起一伏。如此左右两侧交替进行，似在寻捉侵蚀粮食的害虫。注意腰部放松，脊柱应保持凹平，最好能以五指指尖点地。如指力不够，也可改用掌心贴地。对于体力较弱者，按地动作也可改为按膝。本式动作不作重复。

第十一式：屈体拣粮：①立正，两臂自然下垂。②左脚向左跨出一步，两腿分立同肩宽，两手用力抱头后部，手指贴枕后，以两肘用力张开，手指敲小脑后部片刻，然后配合呼吸做屈体动作。吸气时，身体挺起，呼气时，俯身弯腰，头垂至膝间作躬身状，两膝维持挺直，如此反复进行9～20次。③缓缓伸腰站起，两手自然下垂。注意弯腰垂头的幅度应因人而异，不可勉强。对患有高血压和脑动脉硬化者不宜。本式动作，初练者做1～2遍，逐步增加到3～5遍。

第十二式：弓身收粮：①两腿开立，保持挺直，上体前屈，两臂伸直，用力向上推去，手心向上，手背触地面，昂头注目，意为捧起落在地上的粮食。下弯时脚跟提起，起立时脚跟又着地。如此屈体起伏20多次。②伸腰起立，两手同时上提，两臂左右侧展，屈伸7次，掌心斜向上。③两手缓缓收回，两臂自然下垂，全套练习结束。

2. 小劳功不小

秋季气候转凉，外界的肃杀之象容易使人愁思不断、悲凉心起，懒动懒言。此时，除常见的体育锻炼外，也可通过小劳达到养生保健的目的。唐代名医孙思邈说："养生之道，常欲小劳"，"身体常小劳，则百达和畅，气血常养，精神内生，经络运动，外邪难袭"。《素问·上古天真论》也提倡常动，可"尽终天年，度百岁乃去"。因人虽为万物之灵，但仍脱离不了动物的规律，"动"是动物的特色。东汉名医华佗认为"人体欲得劳动，但不当使极尔。动摇则谷气得消，血脉流通，病不得生。譬犹户枢终不朽也。"说明适当的劳作能增强人体的消化功能，促进血液的循环，而起到预防疾病的作用，如同门窗常开关，而不易腐朽废用一样。秋冬进补，小劳又能促进营养物质的消化吸收。古代"寿星"陆游也说："吾身本无患，卫养在得宜"。切莫把"养"理解为少干活、多歇息、吃香的、喝辣的，或随心所欲无所顾忌。真正的"养"在于"小劳"。"小劳"不仅在于小动，更在于常动，长年不缀，持之以恒。秋冬宜动，以锻炼自身，固护卫气，提高肺卫功能，也排解思愁，收到健身防病、健神养生、延年益寿的效果。

3. 抬腿健胃健身法

秋季是胃肠疾病或其他旧疾好发的季节。对于素体胃肠功能较弱的人士，可进行抬腿健胃的运动。方法是：右腿屈膝上提，小腿下垂，大腿抬平，与躯干成90°角，然后缓缓将腿放下，不着地，再抬腿，如此反复15~30次，换左腿。每日可进行2~3次。持之以恒，可改善和促进脾胃功能。不仅有健体强胃的功效，也能预防秋季常见的腹泻。因动作较简单、轻微，特别适合于年老体弱、病中或康复中的患者，无法进行室外运动者。

## （三）注意事项

1. 秋季健身应有选择

秋季时节天气凉爽、气候宜人，为户外劳动和体育锻炼提供良好的外部环境。秋季进行体育锻炼，可比夏季适当增加运动量。但应根据自身年龄、体质、兴趣、环境、经济等条件选择适宜的，能持之以恒的锻炼项目和运动量。青年人可采用打球、跑步、爬山、冷水浴、游泳、骑自行车、滑旱冰和跳绳或力量训练等形式；年老体弱者，可选择打拳、慢跑、散步、做早操等，也可选路平车少的地方快步行走、倒行。随深秋天气渐冷，逐渐增加运动量。平均每周3~4次，每次30~60分钟的温和有氧运动。到严冬来临之时，体质会有明显提高。但应注意运动适量，不可过劳，违背健身的目的。

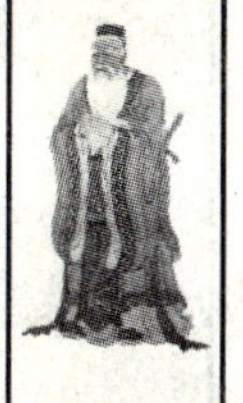

秋季早晚气温较低，中午阳光较强，尘土飞扬。秋宜早睡早起。因此，秋季体育锻炼宜选择在清晨空气清新、环境安静优美的场所进行，尤其以晨间林阴道旁锻炼最为适宜。

2. 掌握要领、避免损伤

秋季随着气候转凉，运动人士、运动量的增加，运动项目的增多，运动造成的损

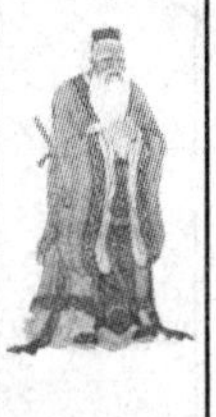

伤机会也逐渐上升，如常见的扭伤、足跟脂肪垫损伤，甚至骨折、脱臼等。因此，掌握体育锻炼的要领极其关键，既避免损伤又能真正起到强身健体、延年益寿的作用。此外，选择适合的体育锻炼工具，如适合不同运动的专用鞋、护腕、护膝等，也起到增强运动的效果，减少足踝扭伤、跟腱炎、肌炎、肌劳损、跟筋膜炎、小腿骨膜炎以及疲劳性骨折等一系列运动性损伤。

3. 运动后饮食的注意点

秋季体育锻炼一方面能提高心肺的功能，加速血液循环，增强消化功能；另一方面也增加了机体能量的消耗。因此，在进行体育锻炼期间，特别是运动后应适当补充营养。但应注意并非盲目的增加进食量，而是适当增加蛋白质、糖分、维生素的供给。注意纠正靠运动后喝浓糖水或吃甜食等解乏的习惯，而应在补充糖分后，再进食如花生、大豆及大豆类制品、胡萝卜等富含维生素 $B_1$ 以及蛋白质较多的食品。因糖转变为能量时需消耗大量的维生素 $B_1$，运动后单纯的食用过多的甜食，反而会出现倦怠、食欲不良等现象，从而影响体力的恢复。即便补充营养也应以清淡滋润为宜。

4. 注意保暖防寒

秋季早晚寒凉，运动时应注意保暖，特别是运动出汗后应注意防寒，以免引起外感，甚至其他呼吸道疾病的发生。同时还应注意，秋季燥气较重，运动前后均应适当补充水分，晨起运动前应喝温开水或温粥暖身为宜，出门锻炼前还可在室内先做热身运动，舒展身心，这也是防寒的一项措施。

## （四）中老年人的秋练

1. 选择合适的运动项目

中老年人反应较为迟钝，运作协调性差；肌肉逐渐萎缩，收缩力减小；心肌收缩力下降，血管壁弹性减弱，血压升高；肺活量减小；骨骼的脆性增加，易发生骨折。

因此，中老年人应避免进行紧张激烈、活动幅度大的运动项目，而以散步、慢跑、太极拳、八段锦、保健操等运动项目较为适宜。

2. 运动量要适当

运动健身要适可而止，以锻炼后感到轻松舒适最好。

运动量一般用脉搏来衡量。中老年人，可用170减去自己的年龄所得的数值作为最大脉搏率来控制运动量。例如一位60岁的人，运动后的脉搏率不应超过170－60＝110次/分。这一脉搏率的持续时间，以5～15分钟较为合适。

如果在运动中达到或还未达到这一脉搏指标，就感到胸口痛、眩晕、呼吸困难，或出现类似感冒样症状，此时应该考虑一下身体的健康状况，最好去医院去检查一下。

若没有毛病，但平时完全缺乏运动或过度肥胖，或抽烟过多、酗酒，或高血压患者、有心血管病家族史者，应该适当降低运动脉搏指标，待身体慢慢适应后再作调整。

3. 循序渐进

秋季锻炼和其他季节锻炼一样，要不急不躁、按部就班，不要急于求成。运动由简到繁，由易到难；运动量由小到大，循序渐进。

运动健身前，必须做好准备活动。因为肌体在适应运动负荷前，有一个逐步适应的变化过程。关节及肌肉等，如果没有活动开，就进行高强度运动，极易受到损害。

锻炼后的整理运动也不可忽略，肌体运动后处于较高的工作状态，如果立即停止运动，坐下或躺下休息，易导致眩晕、恶心、出冷汗等植物神经反射症状。

### 4. 运动卫生

秋末冬初，心肌梗死的发病率会明显升高。因此，中老年人最好是晨起时喝杯白开水，以冲淡血液，以免在锻炼中发生意外。

秋日清晨气温低，不可穿着单衣去户外活动；锻炼时不宜一下脱得太多，应待身体发热后，方可脱下过多的衣服；锻炼后切忌穿着汗湿的衣服在冷风中逗留，以防身体着凉。

饭前饭后要避免剧烈运动，运动后半小时再吃饭。运动期间应及时补水，但需遵循少量多次的原则。运动后不应立即洗冷水浴或游泳，以免感冒。此外，还应戒烟限酒。

### 5. 运动后的饮食调养

秋季，气候干燥，加上运动丧失的水分较多，易导致机体的缺水。所以，运动后，一定要多喝开水，多吃些滋阴润肺、补液生津的食物，如水果、芝麻、新鲜蔬菜等。

运动时，体内产生大量的酸性物质，刺激人体组织器官，产生肌肉、关节酸胀和精神疲乏之感。所以，运动后应多吃些碱性食物，如水果、蔬菜等，以消除疲劳，促进恢复。

## （五）秋日登高最相宜

登高，也即爬山，这是古今中外所广为推崇的一项健身体育活动，现在已发展为登山运动。在我国古代，登高乃是文人墨客一种娱情和健身并顾兼益的高雅之举，在民间则更衍成为阴历九月初九重阳节（古人以“九”为阳，故名）相约登高这一极富我国民族传统特色的风俗习惯。

我国历史上许多诗人、文学家和养生家无不对登高怀有极大的兴趣。李白一生遍游祖国名山大川，而且留下无数动人的诗章。苏东坡对登高更是情有独钟，还给我们留下了“不识庐山真面目，只缘身在此山中”这样极富人生哲理的佳句。明代高濂也提倡登山，他主张“秋则凭高舒啸，临水赋诗”，“停车枫树林中，醉卧白云堆里”。而同一时期的大旅行家徐霞客，更是一生放情山水，游踪遍及大江南北，并写下了闻名中外的《徐霞客游记》。

我国是一个多山的国家，东南西北中，到处可见高山峻岭和奇峰，而且气势各异，神奇纷呈。假如您常作登山游，不但可以拥有一个豁达平和的心境，而且能调节生活，陶冶情操，精神为之振奋。

从运动健身的角度看，经常进行登山活动，无疑能帮助我们达到预防疾病、强身健体、益寿延年的目的。一定高度的高山（约海拔 1000 米左右）的大气中氢离子（包括对人体健康大有益处的负离子）含量极多，大气压（包括氧分压）低，能促进人的生理功能发生一系列变化，对哮喘等疾病可以起到辅助治疗作用，并可降低血糖，增高贫血患者的血红蛋白和红细胞数。即使在一些普通的并不很高的山中进行攀登锻炼，也能使肺通气量、肺活量增加；血液循环增强，脑血流量增加，小便酸度上升，血糖轻度下降。这些无疑都有利于人体健康。

秋日登高，能够大大增强机体适应多变气候的能力，增强体质，促进健康。不过，秋天气候变化无常，如果无视秋季气候多变的特点而盲目活动，则只能事倍功半，甚至利少弊多。秋日登高前，宜喝些温开水之类的饮料，少穿衣服，以免出大汗。汗后不应遽去衣服，防止冷风侵入肌肤致感风邪。应及时补充水分和水溶性维生素，以润秋燥。若遇气候反复，则应采取相应措施，及时增减衣服。高血压、冠心病患者等更应注意量力而行，免生不测。如此，方无违登高健身之初衷。

### （六）秋季宜练健美操

健美操，四时可练。但是，专家们指出，在瑟瑟秋风中坚持练健美操，更有助于提高因秋凉而衰退的人体机能活动，加速血液循环，在秋风秋雨中不会失去平衡，保持精神状态的轻松愉快。下面向您推荐一套宜于秋季练的健美操。

1. 向前弯腰转体

两脚分开站立，与肩同宽，脚掌平行，向前 90 度弯腰，双臂自然下垂（头和背部在同一条线上），上身向右、向左转，同时两臂随身体转动用力摆动，肌肉完全放松；头随双臂所摆动的方向转动，双腿不要弯曲；转体时，脚跟不离面。向左、右两侧转体 6 次。还原，均匀呼吸。

2. 侧卧弯腰

左侧卧倒，左臂弯曲，撑地，右手在身前，臂部支撑地面，右腿放在左腿上，两腿伸直；慢慢数数。数“1”时，两脚并拢绷直，并尽量向上抬起。为了使两腿能抬得高些，两手可用力支撑地面，特别是右手。数“2”时，将双腿慢慢放下。这个动作做 4 ~6 次，然后转向另一侧，即右侧，也同样做 4 ~6 次，抬起双腿时吸气，放下双腿时呼气。

3. 拉弓

两脚站立，自然分开，与肩同宽，慢慢数数。数“1”时，两臂向前平举，同肩高，两手握拳。数“2”、“3”、“4”时，做模仿拉弓弦的动作，右臂不动，左臂慢慢弯曲（两臂始终同胸部在一条水平线上），左手指顺右臂向后滑动，经过胸廓，再从左肩尽量向后用力伸直，上身也急速向左转动。数“5”时，向右弯腰，这时左臂伸直向上，右臂向下，眼睛始终注视左手。数“6”时，直体。数“7”时，左臂回到前方，身体完全站直。数“8”时，两臂放下，然后换另一侧重复上述动作。两脚站立不动，两腿伸直。拉弓时吸气，手臂伸到后方时呼气。

4. 转体

背对桌子站立，两脚分开，与肩同宽，两臂自然下垂，慢慢数数。数“1”时，上身猛向右转，使脸朝桌子，并用两手抓住桌沿。数“2”时还原。数“3”时向左转。数“4”时还原。均匀呼吸。两侧各重复 4 ~6 次。

5. 跪地转体

左膝跪地，两手扶在右膝盖上（右手在上），慢慢数数。数“1”时，上身向右转，右臂向后摆，尽量使右手手指触到左脚跟；头随右手转动，看着左脚跟，左手推一下膝盖以加大上身后转的幅度。数“2”时，上身挺直，右手放到左手上。重复转体 4 ~6

次，然后换腿，向另一侧，即左侧转体，要求与上述动作相同。

6. **两脚分开**

自然站立，与肩同宽，脚掌平行，慢慢数数。数“1”时，两臂左右平举。数“2”时，身体重心移至左脚，左腿用力弯曲（右腿伸直），向右后方弯腰，用右手去摸左脚跟，双臂姿势不变。数“3”时，身体站直。数“4”时，两臂放下，两臂、两腿的肌肉放松，然后换左侧做同样动作。弯腰时吸气，直体时呼气。两侧各重复 4～6 次。

7. **两腿交叉**

仰卧，两臂弯曲，手掌撑地，慢慢数数。数“1”时，略抬起左腿，横过右腿，沿水平方向向右伸直；左腿高高抬起，右腿用力伸直，原地不动。数“2”时，左腿按原路返回。数“3”时，挪动右腿。数“4”时，右腿放到左腿旁边。每条腿重复 6～8 次。摆动腿时吸气，腿还原时呼气。

## （七）秋季宜练养肺功

中医根据季节的变化对人体影响的规律，总结出了秋季易损肺气的理论，提示人们，在秋季应注意适应天气的变化，好好保护肺气，避免发生感冒、咳嗽等疾病。为此，宜练养肺功。

1. **摩鼻、浴鼻**

不少人鼻腔黏膜对冷空气过敏，秋季一到，便伤风、流涕。除去必要的治疗外，在夏秋交季之时，经常按摩鼻部很有好处。将两手拇指外侧相互摩擦，有热感后，用双手拇指外侧滑鼻梁。鼻翼两侧上下按摩 30 次左右，然后按摩鼻翼两侧的迎香穴 15～20 次（迎香穴位于鼻唇沟与鼻翼交界处）。每天摩鼻 1～2 遍，可增强鼻的耐寒能力，亦可治伤风、鼻塞不通，如果每日清晨或傍晚用冷水浴鼻则效果更好。方法是将鼻浸在冷水中，闭气不息，少顷，抬头换气后，再浸入水中。如此反复 3～5 遍。亦可用毛巾浸冷水后敷于鼻上。

2. **冷水浴**

冷水浴对提高身体耐寒能力，促进周身血液循环是十分有益的，它可以预防感冒、支气管炎，也可以改善心血管及神经系统的功能。进行这种锻炼可在夏末开始，先用温水，逐渐改用冷水，同时用毛巾擦身。长期进行这种锻炼，精神清爽，皮肤润泽，不易感冒。

3. **躬身撑体**

端坐，全身放松，调匀呼吸，然后两腿自然交叉，躬身弯腰，两手用力支撑，使身体上抬 3～5 次为 1 组。可根据个人体力，反复做 3～5 组。注意：两臂支撑要用力，用力时，宜闭息、不呼吸。身体上抬时，要尽量躬身；双腿自然交叉，是为了避免借下肢的力量支撑身体。所以，要用臂力，腿不要用力。这种方法可以通达肺气，疏通肺的经脉，具有调养肺气的作用，对风邪伤肺及肺气虚损均有调养的功效。

4. **捶背**

端坐，腰背自然直立，双目微闭，放松，两手握成空拳，反捶脊背中央及两侧，各捶 3～5 遍。捶背时，要闭气不息。同时，叩齿 5～10 次，并缓缓吞咽津液数次。注意：捶背时，要从下向上，再从上到下，沿背捶打，如此算 1 遍，先捶脊背中央，再捶左


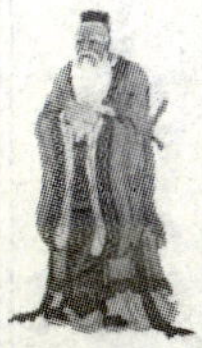

右两侧。这种方法可以畅胸中之侧，通脊背经脉，预防感冒着凉，同时具有健胃养肺的功效。

5. 摩喉

上身端直，坐立均可，仰头，颈部伸直，用手沿咽喉部向下按搓，直至胸部。双手交替按搓20次为1遍，可连续做2～3遍。注意：按搓时，拇指与其他四指张开，虎口对准咽喉部，自颏下向下按搓，可适当用力。这种方法可以利咽喉，具有止咳化痰的功效。

6. 按天突

用拇指按压天突穴10～15次。具有止咳平喘的功效。

## 十二、秋季不同节气的养生精要

### （一）立秋节气话养生

1. 节气特点

立秋，时值阳历的8月7日前后。

“秋”字由禾与火组成，表示禾谷成熟的意思，立秋也就意味着禾谷开始成熟。因此，历书中说：“斗指西南维为立秋，阴意出地始杀万物，按秋训示，谷熟也。”

如果按气候学上以每5天的日平均气温稳定下降到22℃以下的始日作为秋季开始，我国除了那些纬度偏北和海拔较高的地方以外，立秋时大部分地区仍处于炎夏之中，即使是东北的大部分地区，也难见到秋天的脚步，而华南却要到9月中下旬方才先后进入秋季。

立秋后，虽然一时暑气难消，还有“秋老虎”的余威，但总的趋势是天气逐渐凉爽。即使有高温天气，但也不同于使人烦闷的暑热。

立秋三候为：“一候凉风至；二候白露生；三候寒蝉鸣。”这是说立秋过后，刮风时人们会感觉到凉爽，此时的风已不同于暑天中的热风。接着，大地上早晨会有雾气产生，并且秋天感阴而鸣的寒蝉也开始鸣叫。此时八卦为天地否卦，卦象中下面三个阴爻，上面三个阳爻。由此可见此时阳气已不再很强盛，阴气已开始增强。

2. 养生精要

立秋是进入秋季的初始，《管子》中记载：“秋者阴气始下，故万物收。”在秋季养生中，《素问·四气调神大论》指出：“夫四时阴阳者，万物之根本也，所以圣人春夏养阳，秋冬养阴，以从其根，故与万物沉浮于生长之门，逆其根则伐其本，坏其真矣。”此乃古人对四时调摄之宗旨，告诫人们，顺应四时养生要知道春生夏长秋收冬藏的自然规律。

立秋时，天气仍然很热，但是已没有夏天的湿度。因为秋天的气候特点为干燥。按照中医理论，立秋后肺功能开始处于旺盛时期。肺在金木水火土五行中属金，其性为燥。肺在志为悲（忧），悲忧易伤肺，肺气虚则机体对不良刺激的耐受性下降，易生悲忧之情绪，所以在进行自我调养时切不可背离自然规律，循其古人之纲要“使志安宁，以缓秋刑，收敛神气，使秋气平；无外其志，使肺气清，此秋气之应，养收之道也。”

此节气也是细菌性痢疾最容易引发的季节。由于此节气气温仍然很高，各种食品极易腐败变质，又由于此时生食的瓜果蔬菜极多，所以不合理的饮食习惯极容易导致肠胃疾病的发生。对此尤须注意。

3. **起居常识**

在立秋之节气，起居方面应做到“早卧早起，与鸡具兴”，早睡可调养人体中的阳气，早起则可使肺气得以舒展，且防收敛之太过。立秋之耐，暑热未尽，虽有凉风时至，但天气变化无常，早晚温差大，白天仍然炎热异常。此节气中多增加些夜里的睡眠时间很有道理，正好借此以补偿夏日的睡眠不足，秋季早睡，完全符合“养收之道”的养生原则。立秋后的早晨是锻炼身体的最佳时间，此时不冷不热，气温宜人，天高气爽，使人精神爽快。凌晨5点起床，选择清幽之处，或河畔江边，或林荫大道，进行锻炼，很有益身体健康。

本节气在精神调养上要注意内心应平和宁静，保持心情舒畅，切忌悲忧伤感，即使遇到伤感的事，也应主动予以排解，以避肃杀之气，同时还应收敛神气，以适应秋天容平之气。

4. **养生食谱**

立秋过后，燥气当令，易伤津液，故饮食应以滋阴润肺为宜。《饮膳正要》说：“秋气燥，宜食麻以润其燥，禁寒饮。”更有主张立秋食生地粥，以滋阴润燥者。总之，立秋时节，可适当食用芝麻、糯米、蜂蜜、枇杷、菠萝、乳品等柔润食物，以益胃生津。立秋节气之养生食谱介绍如下：

(1)芝麻茄条

**【组成】** 芝麻50克，茄子400克，葱花、姜丝、蒜末、酱油、面酱、白糖、料酒、水淀粉、鲜汤、香油、植物油各适量。

**【制法】** 将茄子去皮，切成条。锅内加入植物油，烧至六成热时，下入茄条，炸至呈金黄色时，捞出，沥油。锅内留底油烧热，用葱花、姜丝、蒜片炝锅，加入酱油、面酱、白糖、料酒，添汤适量，倒入茄条，用旺火烧开后，改用小火煨焖15分钟，用水淀粉勾芡，撒入芝麻，淋上香油，即可装盘食用。

**【食养作用】** 补肝益肾，润肠通便，清热退烧。

(2)金银牛肉丝

**【组成】** 牛里脊肉250克，干粉条100克，鸡蛋1个，葱花、姜末、酱油、精盐、水淀粉、鲜汤、花椒油、植物油各适量。

**【制法】** 将牛里脊肉切成粉条粗的丝；干粉条切成两倍于肉丝长的段。鸡蛋磕入碗内，去黄留清。肉丝放入碗内，加入精盐、鸡蛋清、水淀粉，抓匀上浆。锅内加入植物油，烧至六成热时，下入肉丝，滑开滑透，捞出，沥净油。锅内加油，烧至七成热时，下入干粉条，炸酥炸脆，捞出，控净油，放入盘中。锅内留底油烧热，下入葱花、姜末爆香，放入肉丝、精盐、酱油，添汤适量，煸炒片刻，用水淀粉勾芡，淋上花椒油，浇在盘内粉条上，即可食用。

**【食养作用】** 健脾益胃，补气养血，清热解暑。

(3)肉炒腰片

**【组成】** 猪肉100克，猪腰子1个，黄瓜50克，葱花、姜末、蒜片、花椒粉、酱油、鲜汤、精盐、水淀粉、植物油各适量。

**【制法】** 将猪肉切成薄片；猪腰子片成两半，去脂皮、去腰臊，切成片，放入开水锅中氽一下，捞出，控净水；黄瓜切成象眼片。锅内加入植物油烧热，下入葱花、姜来、蒜片爆香，放入肉片、花椒粉翻炒，加入腰片、黄瓜片、酱油、精盐，添汤适量，翻炒片刻，用水淀粉勾芡，淋上明油，即可装盘食用。

**【食养作用】** 补肾固精，宽中益气，生津止渴。

(4)桂花蒸猪肉

**【组成】** 桂花4克，猪肉650克，熟米粉150克，红糖120克，葱花、姜末、胡椒粉、酱油、精盐、黄酒各适量。

**【制法】** 将猪肉切成长方形块，放入盆中，加入葱花、姜末、胡椒粉、酱油、精盐、黄酒、熟米粉，放入桂花，搅拌均匀，腌渍6小时。把红糖放入碗内，用清水少许调成红糖水。再把肉块整齐地码在蒸碗中，放入蒸笼，用旺火蒸1小时左右，用筷子拨动肉块，淋上已调好的红糖水，再用旺火蒸至肉块熟透，取出，倒入盘中，即可食用。

**【食养作用】** 滋阴补肾，健脾养胃，生津化痰。

(5)鲫鱼生姜汤

**【组成】** 鲫鱼1条，生姜25克，橘皮8克，胡椒2克，精盐适量。

**【制法】** 将鲫鱼宰杀，去鳞、去鳃、去内脏。把生姜、橘皮、胡椒放入白纱布袋中，扎住口，置于鱼肚中。锅内加水适量，下入鲫鱼，烧开后，改用文火煨煮，待鱼熟肉烂时，加入精盐调味，即可饮用。

**【食养作用】** 散寒止痛，温胃健脾，益气养血。

(6)熘三样

**【组成】** 猪里脊、猪腰子、猪肝各100克，鸡蛋2个，葱丝、姜末、蒜片、醋、酱油、精盐、水淀粉、鲜汤、香油、植物油各适量。

**【制法】** 将猪里脊、猪肝切成薄片；猪腰子片成两半，去脂皮、去腰臊，剞上十字花刀，再切成小块。鸡蛋磕入碗中，去黄留清。把里脊片、猪腰块、肝片放入碗内，加入鸡蛋清、水淀粉，抓匀上浆。锅内加入植物油，烧至八成热时，下入里脊片、腰块、肝片，滑散滑透，倒入漏勺，沥净油。锅内留底油烧热，下入葱丝、姜末、蒜片爆香，加入里脊片、腰块、肝片，倒入用酱油、醋、精盐、水淀粉、鲜汤兑成的混汁，翻匀，淋上香油，即可装盘食用。

**【食养作用】** 滋阴养血，补肝明目，补肾强腰。

(7)锅包大萝卜

**【组成】** 大萝卜200克，香菜25克，葱花、姜丝、蒜片、醋、酱油、白糖、香油、水淀粉、黄豆芽汤、植物油各适量。

**【制法】** 将大萝卜去皮，切成片；香菜切成段。锅内加入植物油，烧至七成热时，逐片下入蘸有水淀粉的萝卜片，全部下完后，捞出，颠打几下，以免粘边。继续加热，烧至八成热时，倒入萝卜片再炸，待炸至表皮焦脆时，捞出，沥净油。锅内留底油烧热，下入葱花、姜丝、蒜片爆香，倒入萝卜片，撒上香菜段，泼入用醋、酱油、白糖、少量黄豆芽汤兑成的混汁，迅速颠翻煸炒，淋上香油，即可食用。

**【食养作用】** 清热生津，健胃消食，止咳化痰。

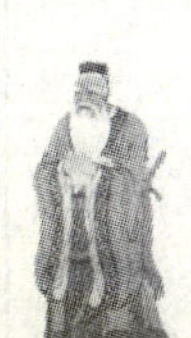

(8)菱角烧冬菇

【组成】 菱角600克,水发冬菇75克,酱油、精盐、白糖、香油、鲜汤、水淀粉、植物油各适量。

【制法】 将菱角去壳、去皮,切成块;水发冬菇去蒂,掰成块。锅内加入植物油烧热,下入菱角,炸透炸熟,捞出,控净油。锅内留底油烧热,下入冬菇煸炒,再加入菱角稍炒,放入酱油、精盐,添汤适量,盖上锅盖,焖上几分钟后,再加入白糖,并用水淀粉勾芡,淋上香油,即可装盘食用。

【食养作用】 补脏健脾,润肺益气,防癌抗癌。

(9)生炒菠菜

【组成】 菠菜400克,葱花、姜末、精盐、植物油各适量。

【制法】 将菠菜去根、切成段。锅内加入植物油烧热,下入葱花、姜末爆香,加入菠菜段,用武火煸炒几下,放入精盐,再炒几下,淋上明油,即可装盘食用。

【食养作用】 通肠胃,润肠燥,降血压,解酒毒。

(10)猴头菇蛋汤

【组成】 鲜猴头菇200克,豌豆苗20克,鸡蛋4个,精盐、黄酒、鲜汤、水淀粉各适量。

【制法】 将猴头菇去蒂,放入沸水锅中焯一下,捞出,挤干水分,撕成片,放入碗内,加入黄酒、鲜汤,上笼蒸至熟烂,取出,擦干猴头菇片上的汁。将两个鸡蛋磕入碗内,去黄留清,加入水淀粉,搅打均匀,制成鸡蛋糊。再将猴头菇片逐一挂糊,放入开水锅中焯熟,捞出。碗中磕入另外两个鸡蛋,去黄留清,搅打起泡后添入鲜汤,上笼蒸熟,取出。锅内倒入鲜汤,用武火烧沸,下入猴头菇片、蒸猴头菇的原汁、豌豆苗,加入精盐,倒入蒸熟的鸡蛋,盛入汤碗,即可食用。

【食养作用】 滋阴补虚,生津止渴,防癌抗癌,益气养胃。

(11)五彩蜜珠果

【组成】 鸭梨、苹果、菠萝各1个,杨梅、荸荠各8粒,柠蒙汁50毫升,白糖25克。

【制法】 锅内加水适量,放入白糖烧热,待白糖溶化后,倒入盆中,晾凉,加入柠檬汁,制成柠檬糖汁,待用。荸荠去皮后,放入一个碟中。杨梅放入另一个碟中。分别将鸭梨、苹果、菠萝去皮,再分别用圆珠勺挖成鸭梨珠、苹果珠、菠萝珠各8粒,分放在各个碟中,摆成所喜欢的图案。食用时,将柠檬糖汁倒在水果珠上,即可食用。

【食养作用】 生津止渴,开胃消食,润肺益气。

5. 名人养生之道

## 一、郭沫若的保健之道

大文豪郭沫若享年85岁。其长寿与讲究饮食的多样化有着十分密切的关系。郭老不讲求大滋大补,力求日常饮食多样化。主食以大米为主,兼吃杂粮。他的食谱时常替换,如面条、馄饨、炒面、发糕、烧饼、豆包、麦粥等。他尤其喜欢在发糕里掺和一定数量的玉米面,夏令则食用绿豆稀饭。营养学家认为,每种粮食的营养成分不完全相同,如能把几种粮食混合着吃,就可能取长补短,营养互补,有益健康。

郭老竭力主张菜肴要少而精。所谓的精,不是指山珍海味,而是指搭配恰当、五味调和的家庭小菜。适合他的菜肴有:清炒油菜、海米炒芹菜、清蒸鱼、醋椒鱼等。郭老特别喜爱采摘一些野菜和植物的茎、叶、花来做膳食。比如,摘些枸杞嫩叶加水煮,拌以蒜苗食之;用木槿花煮汤饮用。他还常把二月兰和红薯秧当作别具风格的小菜食用。他认为,野菜清香味浓,能调剂口味。

医学研究证实,饮食无度,尤其长期大量荤食,容易造成营养过剩而诱发心血管病、糖尿病、癌症等现代"文明病"。野菜营养丰富,味道鲜美,少受污染,而且医食同源,既可当菜食用,又可疗疾保健。

## 二、随园老人养生之道

清·乾隆年间,进士袁枚,字才,号随园老人。袁氏是我国清代著名的长寿诗人,被世人誉为"一代文星兼寿星"。浙江钱塘(今杭州市)人,著《随园诗论》等名篇,其中有不少脍炙人口的养生诗文。如:

老迟因性慢,
无病为心宽。
红杏难禁雨,
青松耐岁寒。

随园老人不仅认为"慢性子"的人可以长寿,而且包括慢交。他认为,性欲,是人的精神支柱之一,是维持人生命活动之源头,它也要像红杏、青松那样顺应自然规律生长、依存。如袁枚《小仓山诗文集》云:"商人汪令闻,十年不御内,忽气喘头汗,彻夜不眠,先生曰:此阳亢也,服参过多之故,命与妇一交而愈。"此乃依顺自然之法,无须以针、药施治,犹如《汉书·艺文志》云:"调节情欲而求寿考,……乐而有节则和平寿考。"袁枚有诗曰:

人生行乐耳,
所乐亦分类。
但须及时行,
各人自领会。

夫妻间的性生活,是夫妻感情与家庭和睦的要素之一。过好夫妻间性生活,对个人、对家庭、对社会安定均有利,随园老人房养之道可以借鉴。

## 三、乐山房术养生

清·乾隆年间,衡山处士聂继模,字乐山,号"衡山老人",晚年善医,擅长房事养生。

相传,乐山而立之年,性功能明显衰退,而产生交合丧命的恐惧性心理,故与内人分室而居,成为当时远近有名的"性道人",以致梦与鬼交。真是:

卧病当秋夕,
恍忱枕上情。
不堪抛月色,
无计避虫声。

其长子聂焘,以进士出任县令,而延名医为之疗疾。名医对乐山曰:"《诗经·郑风》有'饮食男女,人之大欲存焉'"的话,说明圣人不绝和合之道。夫妻生活在一起,相亲相爱,激发情感,就是不交合也可促进新陈代谢,使性激素增生,这是老人健康长寿的重要因素之一。

衡山老人认为，医家之言颇合养生保健哲理，而对名医虔诚地点头。从此，乐山便开始攻读岐黄学，研究养生之道，尤擅长房事保健。他感慨地说：人生于世不懂点医学知识，不知房中术，生活上利害不分，茫然从事，何以不损人折寿？犹如宋·辛弃疾《丑奴儿》：

少年不识愁滋味，
爱上层楼。
爱上层楼，
为赋新词强愁。
…………
而今识尽愁滋味，
欲说还休。
欲说还休，
却道天凉好个秋。

聂处士后以医知名于世，又以房中术养生得法而为时人所推崇。花甲之年，一月一泄，尤以“视交”使体未合而神先交，阳施阴受，血开精生；“慢交”，适时彻气，令先天之精固封少泄。夫妻性生活要有放有收，有动有静，顺其自然。犹如唐·百岁医家孙真人《千金要方》云：“年至四十，须积房中术……施行此术，意在补益以遗疾矣。”以免导致梦遗、与鬼交、狐交等病疾表现，反而损阳耗精伤神，有碍身心健康。

## （二）处暑节气话养生

### 1. 节气特点

处暑，时值阳历8月23日前后，“处”含有躲藏、终止之意，“处暑”表示炎热暑天结束了。《月令七十二候集解》中说：“处，去也，暑气至此而止矣。”即炎夏即将过去了。

处暑时，华南仍受夏季风控制，特别是长江沿岸低海拔地区，更会感到“秋老虎”的余威；西北高原此时秋意正浓，海拔3500米以上已呈初冬景象，牧草渐萎，霜雪日增。

处暑是华南雨量分布由西多东少向东多西少转换的前期，这时华南中部的雨量常是一年里的次高点，比大暑或白露时为多；高原地区处暑至秋分会出现连续阴雨水天气。

虽然，处暑前后我国大部分地区日平均气温仍处在22℃以上，但是这时冷空气南下次数增多，气温下降逐渐明显。

著有《清嘉录》的颐铁卿在形容处暑时讲：“土俗以处暑后，天气犹暄，约再历十八日而始凉；谚云处暑十八盆，谓沐浴十八日也。”意思是说，处暑后还要经历大约十八天的流汗日。处暑三候为：“一候鹰乃祭鸟；二候天地始肃；三候禾乃登。”此节气中老鹰开始大量捕猎鸟类，并且先陈列如祭而后食。接着天地间万物开始凋零，充满了肃杀之气。古时有“秋决”的说法，即是为了顺应天地的肃杀之气而行刑。《吕氏春秋》上说：“天地始肃不可以赢。”即是告诫人们秋天是不骄盈要收敛的季节。第三候“禾乃登”的“禾”指的是黍、樱、稻、粱类农作物的总称，“登”即成熟的意思。

2. 养生精要

处暑节气时，显著气候特征为干燥，天气少雨，空气中湿度小。此时人们往往有这种感觉，皮肤变得紧绷绷的，甚至起皮脱屑，毛发枯而无光泽，头皮屑增多，口唇干燥或裂口，鼻咽燥得冒火，

这种种表现都是由于气候干燥造成的，就是人们所说的秋燥。此节的秋燥属温燥，发展为病征为咳嗽少痰，咽干不适，鼻燥口干，手脚心热等。某些疾病在秋燥的作用下，也易复发或加重，如支气管扩张、肺结核等。因此，在此节气中，自我保健防秋燥就显得十分重要。秋燥与人的体质有关，所以预防秋燥的最好方法便是增强身体素质，要注重饮食调摄和运动锻炼。

3. 起居常识

处暑节气正是处在由热转凉的交替时期，自然界的阳气由疏泄趋向收敛，人体内阴阳之气的盛衰也随之转换，此时起居作息也要相应地调整。其中，睡眠就是调整的重要方面所在。

首先要确保充足的睡眠及睡眠质量。现代医学研究将睡眠分为入睡期、浅睡期、中等深度睡眠期和深度睡眠期。当你进入前两期时是处于朦胧状态，容易被唤醒，后两期则处于熟睡状态，一般来说，熟睡时不易被叫醒。如果能正常地进入睡眠四期，则人的大脑将能得到很好的休息，第二天能够保持最佳的精神状态。睡眠可使人消除疲劳，大脑及肢体得到充分的休息。睡眠中还能产生更多的抗原抗体，增强机体抵抗力。因此，现代医学常把睡眠作为一种治疗手段，用来治疗顽固性疼痛及精神疾病。

在这里要特别提醒老年朋友，随着年龄的增加，老年人的气血阴阳俱亏，会出现昼不精、夜不瞑的少寐现象。古代养生家说：“少寐乃老人之大患”，《古今嘉言》认为老年人宜“遇有睡意则就枕”，这是符合养生学的观点的。另外。古人在睡眠养生法中还强调了子午觉的重要性（即每天于子时、午时入睡），认为子午之时，阴阳交接，极盛及衰，体内气血阴阳失衡，必欲静卧，以候气复。现代研究发现，夜间 0 ~ 4 点，体内器官的功能都降至最低点；中午 12 ~ 13 点，是人体交感神经最疲劳的时间。有统计表明，老年人睡子午觉可降低心、脑血管病的发病率。因此，子午觉既有防病保健的意义，又符合养生道理。

如果能正常地进入睡眠四期，你的大脑将能得到很好的休息，第二天则能处于最佳精神状态，这就是我们所希望的，也是秋季养生的重要方法之一。

其次是要加强晨练。针对此节气的气候干燥，晨练应从早晨刚醒来便开始。早晨醒来后，在床上应进行吐纳、叩齿、咽津及调息等功法，然后再下床到室外进行体育锻炼。

4. 养生食谱

处暑时节宜食清热安神之品，如银耳、百合、莲子、蜂蜜、黄鱼、芝麻、豆类及奶类。

处暑节气的养生食谱介绍如下：

（1）清蒸鳗鱼

【组成】 鳗鱼 1 条，姜片、精盐、黄酒各适量。

**【制法】** 将鳗鱼宰杀，去鳞、去鳃、去内脏，切成大块，放入蒸碗内，淋上黄酒、撒上精盐，放上姜片，上笼用旺火蒸1小时左右，取出，即可食用。

**【食养作用】** 补虚养血，抗痨治痨，暖腰膝。

（2）烩鸭子四宝

**【组成】** 鸭肫、鸭掌各150克，鸭脯肉75克，鸭舌15条，鸡蛋1个，白菜心30克，葱段、姜片、精盐、黄酒、蚝油、鸡油、鸡汤、水淀粉各适量。

**【制法】** 将鸭肫去皮，切成薄片，放入开水锅中焯一下，捞出，控净水；鸭掌、鸭舌剥去老皮，放入碗中，加入黄酒、葱段、姜片，上笼蒸至八九分熟，取出，剔除鸭骨；鸡蛋磕入碗中，去黄留清；鸭脯肉去筋，切成薄片，放入碗中，加入精盐、鸡蛋清、水淀粉，抓匀上浆；白菜心放入沸水锅中焯透，捞出。锅用旺火烧热，加入鸡汤、鸭舌、鸭掌、鸭肫片、鸭脯肉片，放入精盐、黄酒、蚝油、白菜心，烩透烩熟，再用水淀粉勾芡，淋上鸡油，即可装盘食用。

**【食养作用】** 滋阴养血，温中补虚，扶阳利水。

（3）桂花羊肉

**【组成】** 羊里脊肉300克，鸡蛋1个，葱花、姜末、精盐、植物油各适量。

**【制法】** 将里脊肉顺着肉纹切成2毫米粗的肉丝。鸡蛋磕入碗内，加入葱花、姜末、羊肉丝，搅拌均匀。锅内加入植物油烧热，下入用鸡蛋液拌好的羊肉丝煸炒，炒至羊肉丝形色如桂花时，放入精盐，翻炒至熟，即可装盘食用。

**【食养作用】** 补养气血，增强体质，抵御风寒。

（4）滑熘羊里脊

**【组成】** 羊里脊肉300克，黄瓜100克，鸡蛋1个，葱丝、姜末、蒜片、精盐、清汤、水淀粉、植物油各适量。

**【制法】** 将羊里脊肉去筋，切成薄片；黄瓜切成象眼片；鸡蛋磕入碗内，去黄留清。将肉片放入碗内，加入精盐、鸡蛋清、水淀粉抓匀上浆。锅内加入植物油，用旺火烧至六成热时，下入羊肉片，滑开滑透，倒入漏勺，沥净油。锅内留底油烧热，下入葱丝、姜末、蒜片爆香，放入黄瓜片翻炒，加入羊肉片，倒入用精盐、水淀粉、清汤兑成的混汁，翻匀，淋上明油，即可装盘食用。

**【食养作用】** 补养气血，抵御风寒，清热生津。

（5）豆腐枸杞汤

**【组成】** 豆腐300克，枸杞叶50克，鲜汤800毫升，葱花、姜丝、精盐、植物油各适量。

**【制法】** 将豆腐切成方块，用开水焯一下，捞出，控净水；枸杞叶用沸水焯一下，捞出，沥净水。锅内加入植物油烧热，用葱花、姜丝炝锅，下入豆腐块略炒，加入鲜汤，烧开后加入枸杞叶，用精盐调味，即可饮用。

**【食养作用】** 滋阴补虚，生津润燥，强筋壮骨。

（6）丁香烧猪肉

**【组成】** 丁香4克，猪带皮五花肉400克，葱花、姜丝、蒜片、花椒水、醋、鲜汤、酱油、精盐、糖色、白糖、水淀粉、植物油各适量。

**【制法】** 将五花肉切成方块，放入沸水锅中氽煮3分钟左右，捞出，控净水，放

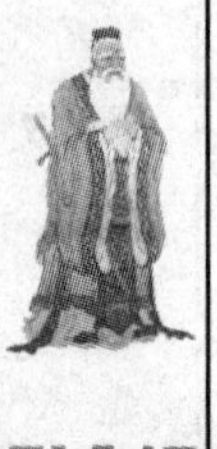

入盆中,加入糖色、酱油,抓匀,腌渍15分钟。锅内加入适量植物油,烧至七成热时,下入肉块,待炸至呈金红色时,捞出,沥净油。锅内留底油烧热,下入葱花、姜丝、蒜片爆出香味,放入肉块,加入丁香,放入精盐、醋、酱油、白糖、花椒水,添汤适量,用武火烧开后,改用文火烧至汤浓肉烂,拣出丁香,弃之,用水淀粉勾薄芡,淋上明油,即可装盘食用。

**【食养作用】** 滋阴润燥,温胃散寒,芳香开胃,增进食欲。

(7)番茄煨羊肉

**【组成】** 番茄酱50克,羊腰窝肉300克,葱段、姜块、蒜瓣、醋、精盐、白糖、香油、植物油各适量。

**【制法】** 将羊肉切成方块,锅内加入植物油,用旺火烧至八成热时,下入羊肉块,炸至呈金黄色时,捞出,沥净油。锅内加水适量,放入葱段、姜块、蒜瓣、羊肉块、精盐、白糖,用旺火烧开后,改用微火将羊肉煨烂,拣出葱段、姜块、蒜片,弃之。锅内加油烧热,下入番茄酱、醋、白糖,炒匀炒透,倒入羊肉块,用微火将汤汁煨浓,淋上香油,即可装盘食用。

**【食养作用】** 补养气血,健胃消食,生津止渴。

(8)芝麻拌菠菜

**【组成】** 芝麻25克,鲜菠菜600克,精盐、香油各适量。

**【制法】** 将芝麻去杂,炒熟;菠菜去根,放入开水锅中烫一下,放入凉水中投凉,捞出,沥干水分,切成段,放入盘内,加入精盐、香油,搅拌均匀,撒上芝麻,即可食用。

**【食养作用】** 益肾补肝,润肠通乳,润燥生津。

(9)花生木耳猪肺汤

**【组成】** 花生米80克,黑木耳25克,猪肺1个,精盐、黄酒各适量。

**【制法】** 将黑木耳放入温水中浸泡3小时左右,捞出,去蒂,掰成块。猪肺先用清水清洗一次,去除污血,再向气管中灌水,迫使肺翼扩张,并用力揉搓,洗出血水,再灌再洗,反复冲洗多次,直至肺翼发白时,沥干水分,切成块状,放入砂锅内,加入花生米,添水淹没猪肺和花生米,用旺火烧开,撇去浮沫,放入黄酒,改用微火慢炖1小时之后,下入黑木耳块、精盐,继续慢炖1小时,倒入汤盆,即可食用。

**【食养作用】** 补肺滋肾,润燥化痰,止血化淤。

(10)葱椒盐鳜鱼

**【组成】** 葱椒盐10克,鳜鱼1条,生菜叶30克,鸡蛋2个,白醋、白糖、黄酒、花椒盐、番茄酱、干淀粉、植物油各适量。

**【制法】** 将鳜鱼宰杀,去鳞、去鳃、去内脏,切去脊骨,剪去鳍,在鱼身两面剞上深度至脊骨的十字花刀,放入盘内,用葱椒盐、黄酒在鱼身里里外外抹擦均匀,腌渍片刻,入味;生菜叶切成细丝,放入盘中,加入白糖、白醋、植物油拌匀;鸡蛋磕入碗内,去清留黄。把鸡蛋黄调开,抹在鱼身两面,并蘸上干淀粉。锅内加入植物油,用中火烧至八成热时,下入鳜鱼,炸至两面呈淡黄色时,将锅离火1分钟左右,再把锅置于火上,略炸,待鳜鱼浮在油面上能用筷子戳通鱼身时,表明鳜鱼已熟,出锅,装入盘中,两边摆上生菜丝,端上餐桌,带上一碟花椒盐、一碟番茄酱,即可食用。

**【食养作用】** 补气养血,健胃消食,生津润燥。

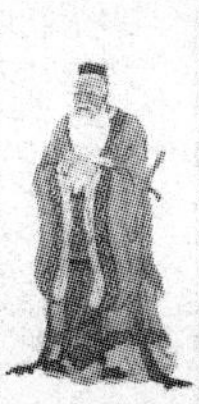

(11)烧五丁

**【组成】** 冬菇25克,冬笋、黄瓜、胡萝卜各50克,豆腐干100克,葱花、姜末、酱油、料酒、清汤、水淀粉、香油、植物油各适量。

**【制法】** 将冬菇用温水泡发后,切成丁;冬笋、黄瓜、胡萝卜、豆腐干分别切成丁,放入开水锅中氽烫一下,捞出,控净水。锅内加入少许植物油烧热,下入葱花、姜末炝锅,加入酱油、料酒,倒入冬菇丁、冬笋丁、黄瓜丁、胡萝卜丁、豆腐干丁煸炒,添清汤适量,烧开,用水淀粉勾芡,淋上香油,即可装盘食用。

**【食养作用】** 生津润燥,补气养血,清热化痰。

(12)黑豆芝麻泥鳅

**【组成】** 黑豆40克,芝麻30克,泥鳅10条,陈皮半个,精盐、淀粉、植物油各适量。

**【制法】** 将活泥鳅放入盛有清水的盆中,加入少量精盐,喂养30分钟,使泥鳅吐净腹内泥土、杂物,捞出,放入开水盆中烫死,捞出,切成两段,放入碗内,加入精盐,腌渍片刻,蘸上淀粉。锅内加入植物油,烧至六成热时,下入泥鳅,待炸至两面微黄时,取出。煲内加水适量,用旺火烧开,下入泥鳅、黑豆、芝麻、陈皮,烧开后,改用小火再煲3小时左右,加入精盐调味,即可食用。

**【食养作用】** 健脾养胃,补肝益肾,秀发除皱。

(13)豆腐玉米汤

**【组成】** 鲜豆腐200克,嫩玉米80克,海米8克,精盐、黄酒、香油、鲜汤各适量。

**【制法】** 将豆腐切成菱形小片;玉米放入沸水锅中焯一下,除去皮膜;海米用温水泡发。锅内加入鲜汤,下入豆腐片、嫩玉米、海米,加入黄酒、精盐,用旺火烧沸后,撇去浮沫,倒入汤碗,淋上香油,即可饮用。

**【食养作用】** 健脾开胃,益肺宁心,生津润燥,防癌抗癌。

### 5. 名人养生之道

## 一、张大千的养生之道

被誉为“东方毕加索”的著名国画家张大千善于颐养天年。他曾手书对联多幅,概括自己的养生之道:“踵羲皇而齐秦,体虚静以储神。”“身健在,且加餐,把酒再三嘱;人已老,欢犹昨,为寿百千春。”

张大千认为园林是最佳的生活环境,有延年益寿的作用。晚年侨居海外,先后在巴西圣保罗郊外、美国海滨卵石乡、台北双溪交汇处营建了园林式住宅八德园、环荜庵、摩耶精舍。他素有“梅痴”之称,分别在环荜庵和摩耶精舍植梅数百株,营造“梅丘”,又在八德园开辟“梅林”。他爱松的郁郁苍苍。莲是大千情有独钟的花,为购买一缸大莲子育出的荷花,耗资几千美元也在所不惜。张大千喜欢饲养动物,使居室富于生气,人也为之感染。大千还凿制许多金鱼缸,养各种金鱼。屋梁下挂有好些麦秸编的、竹子制的、木头雕的鸟笼,里面画眉、黄鹂、鹦鹉尽情鸣唱,水池边则有瑞士天鹅在戏水。大千在这鸟语花香的园林里挥毫作画,有如“闲云野鹤”,“世外散仙”。他赋诗志趣:

废圃宽闲五百弓,千年廉价付衷翁。
疏泉种石通松鸣,筑室开轩面竹丛。

岁计全家收芋栗，生涯半世转萍蓬。

藤枝倚壁生芝菌，且闭柴门养蛰虫。

张大千认为养身贵在养心，而养心要有健康的生活情趣。他属联、吟诗、治印，丰富自己业余生活。大千还精心蓄须，以增强老年的自豪感。夏初，他提前把项下太浓的长须剪去一些，以免胡子堆胸太厚，穿衣不便而且太热。夜里，他将胡子蓄入须囊，加以保护。由于大千银髯垂胸，飘飘欲仙，被称为“美髯公”、“东方画仙”。

张大千还重视锻炼身体。徐悲鸿赞誉他有三健，其中之一是“健步”。他游泰山，上峨眉，攀衡山，登华山，三到黄山绝顶，足迹遍及青域山三十六峰。此外还涉足过莫干、天目、罗浮、二郎诸山乃至朝鲜金刚山、印度大吉岭，又曾泛舟长江、富春江，览游黄河之胜，两游莱茵河，三赴敦煌千佛洞……晚年则频繁来往于香港、台湾、美国之间。大千还几十年如一日，坚持打太极拳健身，练得身强力壮，直至84岁高龄还能挥舞两尺“师万物”巨笔，绘出12米长、2米高的巨构《庐山图》。这是大千长期锻炼、颐养身体的成果。

## （三）白露节气养生

### 1. 节气特点

白露，时值阳历9月8日前后。历书记载：“阴气渐重，凝而为露，故名白露。”白露是个典型的秋天节气，由于夜间气温低，水蒸气常凝结成白色的露珠，故称白露。

白露时节，凉爽的秋风自北向南已吹遍淮北大地，此时炎夏已逝，暑气渐消，我国大部分地区出现天高气爽，云淡风轻的天气，已逐步开始了金色的秋季。

俗话说：“白露秋分夜，一夜冷一夜。”这时夏季风逐渐为冬季风所代替，冷空气南下逐渐频繁，加上日照时间短、强度弱，夜间地面辐射散热快，故温度下降速度也逐渐加快。

同为白露节气，在我国的不同地区，其景致也有所不同；北方已是水汽凝结，而南方有些地区仍是花香四溢，曾有“白露时分桂飘香”的说法。

白露后，我国东北、华北地区降水量显著下降，黄淮海流域地区有一半以上的年份会出现夏秋连旱；而华南和西南地区却常常秋雨绵绵。

白露是天气转凉的象征，候鸟将在这个节气南飞避寒。谚语云：“白露勿露身，早晚要叮咛。”就是提醒人们此时白天虽然温和，但早晚气候已转凉，大赤膊容易着凉。

### 2. 养生精要

白露节气已是真正的凉爽季节的开始，在白露节气中注重避免鼻腔疾病、哮喘病和支气管病的发生。特别是对于那些因体质过敏而引发的上述疾病，在饮食调节上更要慎重。凡是因过敏引发的支气管、哮喘的病人，平时应少吃或不吃鱼虾海腥、生冷炙烩腌菜、辛辣酸咸甘肥的食物，最常见的有带鱼、螃蟹、虾类、韭菜花、黄花、胡椒等，宜以清淡、易消化且富含维生素的食物。现代医学研究表明，高钠盐饮食能增加支气管的反应性；在很多地区内，哮喘的发病率是与食盐的销售量成正比，这说明哮喘病人不宜吃得过咸。在食物的属性中，不同的饮食有其不同的“性”、“味”、“归经”、“升降沉浮”及“补泻”作用，不同的属性，其作用不同，适应的人群也不同。因此，人们要注重自身状况随着节气的变化而随时调节饮食结构。

另外，预防秋燥也是白露节气中的重要保健内容。预防秋燥的方法很多，可适当地多服一些富含维生素的食品，也可选用一些宜肺化痰、滋阴益气的中药，如人参、沙参、西洋参、百合、杏仁、川贝等，对缓解秋燥多有良效。

**3. 起居常识**

古语说："白露勿露身，早晚要叮咛。"意在提醒人们在这一节气中白天虽然温和，但早晚已凉，打赤膊容易着凉。

此时秋高气爽，也正是人们外出旅游的大好时光。然而，常有不少游客在旅游期间出现类似感冒的症状。发生鼻痒、连续打喷嚏、流清鼻涕、有时眼睛流泪、咽喉发痒，还有人耳朵发痒等。这些表现很容易让人联想到，深秋季节早晚温差很大，特别是当活动量增加后脱过外衣，就更容易被误认为受了寒凉，而当做"感冒"治疗。其实这不一定是"感冒"，而可能是"花粉热"。

"花粉热"的发病有两个基本因素：一个是个体体质的过敏；另一个是不止一次地接触和吸入外界的过敏原。由于各种植物的开花季节具有明显的季节性，因此，对某种或某几种抗原过敏的人的发病也就具有明显的季节性了。秋季是藜科、肠草、蓖麻和向日葵等植物开花的时候，也正是这些花粉诱发了有过敏体质者而出现了"秋季花粉症"。

**4. 养生食谱**

白露节气，气候干燥，人们易产生咽干舌燥、口渴便秘之症。因此，在饮食方面，应以清燥润肺、养阴生津为主。可多喝些开水，多吃些萝卜、梨、番茄、百合、银耳等润肺生津、养阴清燥的食物。

白露节气的养生食谱介绍如下：

(1)香酥山药

**【组成】** 山药400克，白糖100克，醋、水淀粉、香油、植物油各适量。

**【制法】** 将山药放入锅中蒸熟，取出，去皮，切成段。锅内加入植物油，烧至七成热时，下入山药段，炸至山药段发黄时，捞出，沥净油。锅内加清水适量，放入白糖，加入炸好的山药段，用小火烧6分钟左右，再转用旺火，加入醋，并用水淀粉勾芡，淋上香油，即可装盘食用。

**【食养作用】** 健脾胃，补肺气，益肾精，滋养强壮。

(2)绿宝粥

**【组成】** 葡萄干、松子仁各15克，莲子、青丝各25克，红枣15枚，樱桃3个，粳米100克，冰糖30克。

**【制法】** 红枣、莲子用温水泡发。锅内加水适量，下入粳米、松子仁、红枣、莲子，先用旺火烧沸，再改用小火熬煮至粥稠，加入樱桃、冰糖，放入葡萄干、青丝，稍煮片刻，即可食用。

**【食养作用】** 健脾开胃，润肺滑肠，益心安神。

(3)杏仁鸡

**【组成】** 甜杏仁50克，母鸡1只，葱段、姜片、白糖、料酒、精盐、胡椒粉、鸡清汤各适量。

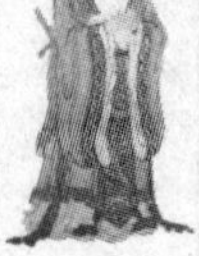

【制法】 将甜杏仁放入碗中，倒入开水，浸泡片刻，捞出，剥去红衣；把母鸡宰杀，放入开水锅中煺毛，切去头颈，背脊开膛，除去内脏，收拾干净，放入大汤碗内，加入杏仁、葱段、姜片，倒入鸡清汤，放入精盐、料酒、白糖、胡椒粉，上笼，隔水蒸熟蒸烂，取出汤碗，拣出葱段、姜片，弃之，撇去碗中浮油，即可食用。

【食养作用】 健脾养胃，润肺平喘，润肠通便，防治气管炎。

(4)韭菜炒核桃

【组成】 韭菜200克，核桃仁40克，精盐、香油各适量。

【制法】 将韭菜摘洗干净，切成段。锅内加入香油烧热，下入核桃仁，炸至核桃仁呈黄色时，加入韭菜、精盐，翻炒至熟，即可装盘食用。

【食养作用】 补肾固精，温肺止咳，补脑益智，益气养血。

(5)清蒸长茄子

【组成】 长茄子400克，香菇25克，葱段、姜块、精盐、料酒、黄豆芽汤、香油、植物油各适量。

【制法】 将长茄子去皮，切成滚刀块；香菇用温水泡发，去蒂，掰成大块，放入碗中，码在碗底，上面放上茄块，加入精盐、料酒、黄豆芽汤，放入葱段、姜块、熟植物油，上笼蒸30分钟，取出，拣出葱段、姜块，弃之，淋上香油，即可食用。

【食养作用】 清热活血，宽肠通便，补气降脂，防癌抗癌。

(6)炸青椒盒

【组成】 青椒6个，水发冬菇、冬笋各150克，鸡蛋4个，淀粉、面粉各50克，葱花、姜末、花椒盐、精盐、料酒、植物油各适量。

【制法】 将青椒去蒂、去籽，切成3厘米长、2厘米宽的条；水发冬菇去蒂，把冬菇、冬笋分别切成末，放入碗中，加入葱花、姜末、料酒、精盐、1个鸡蛋的鸡蛋液，搅拌均匀，制成馅料。把余下的3个鸡蛋磕入碗中，加入淀粉、面粉和适量的水调拌均匀，再加入植物油适量，制成酥糊。在青椒条内侧沾上面粉，抹满馅料。锅内加入植物油，用中火烧至五成热时，下入蘸有酥糊的青椒条，待青椒条炸至呈金黄色时，捞出，沥油，码在盘中，端上餐桌，蘸上花椒盐，即可食用。

【食养作用】 开胃进食，清热化痰，润肺益气，防癌抗癌。

(7)橘子山楂羹

【组成】 橘子200克，山楂糕130克，白糖120克，水淀粉适量。

【制法】 将橘子去皮、去筋、去核，切成丁；山楂糕切成丁。锅内加水适量，下入白糖，烧开后撇去浮沫，再用水淀粉勾芡，下入橘子丁，搅匀，加入山楂糕丁，即可食用。

【食养作用】 润肺理气，开胃消食，活血化淤，降脂降压。

(8)炝芸豆角

【组成】 芸豆角400克，姜丝、精盐、花椒油各适量。

【制法】 将芸豆角切成抹刀段，放入沸水锅中焯透，捞入凉水盆中投凉，捞出，控干水分，放入盘中，加入精盐适量，腌渍20分钟，滗净盘中水分，撒上姜丝，淋入花椒油，调拌均匀，即可食用。

【食养作用】 健脾益气，消暑化湿，利水消肿。

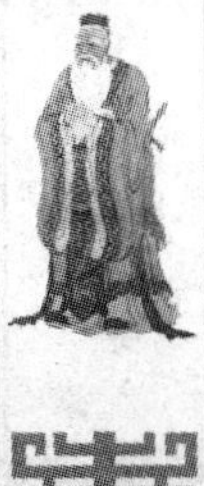

### 5、名人养生之道

#### 叶圣陶的养生之道

著名文学家、教育家叶圣陶先生寿享94岁。他的长寿经验是：

1. 劳逸结合

文人读书、写作常常是夜以继日，而叶老则不开夜车，十分注意劳逸结合。他每日都早睡早起，以充足的睡眠保证了充沛的精力。工作之余，他很会安排娱乐活动，如听广播、看戏、看电影、听音乐、看书画展览等。

2. 心胸开阔

叶老一生结识的同仁、友人又多又杂，但不论对谁，他都能坦诚相待，不伤和气，可谓“有君子之风度”。叶老经历的事很多很杂，但不论何事，不论是与非，他当场办好，当场说明，心中不留任何芥蒂，心胸开阔，肚量极大。

3. 淡泊名利

叶老淡泊名利，从来不喜欢虚张声势。他远离名利场，踏踏实实地作学问，不作表面文章。他的淡泊名利竟使个别人产生误会，认为他对政治冷淡，对这些闲言碎语他也从不计较，一笑了之。

4. 适当饮酒

自古以来，我国文人、诗人都与酒结缘，叶老也不例外。他89岁那年对我国著名出版家姜德明说：“我从10岁不到就开始喝酒，至今不曾间断。”酒为百药之长，适当喝点酒有益于养生，但必须适量。叶老嗜酒，但从不因贪杯而忘健康。晚年，他每餐喝一杯黄酒（或葡萄酒），以软化血管，舒筋活血。

叶老一生很少刻意去进行体育活动，但他喜欢散步，也喜欢去郊游，这也是他能获得高寿的一个原因吧。

## （四）秋分节气话养生

### 1. 节气特点

秋分，时值阳历9月23日前后。此时，阳光几乎直射赤道，昼夜时间的长短再次相等。从这一天起，阳光直射的位置继续由赤道向南半球推移，北半球开始昼短夜长。

秋分是夏季风转为冬季风的过渡季节，随着北方冷空气势力的逐渐增强，与逐渐衰减的暖湿空气相遇，会产生一次次降雨，常常是阴雨连绵。秋季降温也总在雨后最为明显，因而有“一场秋雨一场凉”之说。

秋分三候为：“一候雷始收声；二候蛰虫坯户；三候水始涸。”古人认为雷是因为阳气盛而发声，秋分后阴气开始旺盛，所以不再打雷了。第二候中的“坯”字是细土的意思，就是说由于天气变冷，蛰居的小虫开始藏入穴中，并且用细土将洞口封起来以防寒气侵入。“水始涸”是说此时降雨量开始减少，由于天气干燥，水气蒸发快，所以湖泊与河流中的水量变少，一些沼泽及水洼处便处于干涸之中。

### 2. 养生精要

秋分节气意味着真正秋季的到来，为昼夜时间相等的节气，人们在养生中也应本着阴阳平衡的规律，使机体保持“阴平阳秘”的原则，按照《素问·至真要大论》所说:“谨察阴阳之所在,以平为期”,阴阳所在不可出现偏颇。

精神调养最主要的是培养乐观情绪,保持神志安宁,避肃杀之气,收敛神气,适应秋天平容之气。

从秋分节气开始,人们的秋燥症状一般属于凉燥。秋分以前有暑热的余气,故多见于温燥;中秋之后,秋风渐紧,寒凉渐重,所以多出现凉燥。当然,秋燥温与凉的变化,还与人的体质和机体反应有一定关系。

秋分以后,气候渐凉,是胃病的多发与复发季节。祖国医学认为,胃肠道对寒冷的刺激非常敏感,如果防护不当,不注意饮食和生活规律,就会引发胃肠道疾病而出现反酸、腹胀、腹泻、腹痛等症,或使原来的胃病加重。所以患有慢性胃炎的人,此时要特别注意胃部的保暖。

**3. 起居常识**

秋分之时,要注重天气早晚的冷热变化,适时地增添衣物,夜晚睡觉要盖好被褥。尤其胃病患者,要注意“秋冻”适度。

饮食应以温、软、淡、素、鲜为宜,做到定时定量,少食多餐,使胃中经常有食物和胃酸进行中和,从而防止侵蚀胃黏膜和溃疡面而加重病情。

还要注意忌嘴,不吃过冷、过烫、过硬、过辣、过黏的食物,更忌暴饮暴食。总之,为了做好秋季的养生保健,要讲究心理卫生,保持精神愉快和情绪稳定,避免紧张、焦虑、恼怒等不良情绪的刺激。同时,应注意劳逸结合,防止过度疲劳,加强适度的运动锻炼,提高机体抗病能力,从而减少疾病的复发,促进身心健康。

**4. 养生食谱**

秋分时节仍多燥症,但此时的“燥”已经是“凉燥”了,和白露时节的“温燥”不同。因此,饮食方面要多吃一些清润、温润为主的食物,如芝麻、核桃、糯米、蜂蜜、乳品、雪梨、甘蔗等,以滋阴、润肺、养血。辛辣之食尽量少食。

秋分节气养生食谱介绍如下:

(1)烧鲜蘑

**【组成】** 鲜蘑350克,姜末、酱油、精盐、白糖、水淀粉、黄豆芽汤、香油、植物油各适量。

**【制法】** 将鲜蘑去杂,洗净。锅内加入植物油烧热,下入姜末炝锅,加入酱油、白糖、精盐,放入鲜蘑,倒入黄豆芽汤,用旺火烧开,水淀粉勾芡,淋上香油,即可装盘食用。

**【食养作用】** 健脾开胃,润肺理气,防癌抗癌,降血糖。

(2)甘蔗秫米粥

**【组成】** 甘蔗汁500毫升,秫米100克。

**【制法】** 将甘蔗汁倒入锅中,加水适量,烧开,下入秫米,先用旺火烧沸,再改用小火熬煮成粥,即可食用。

**【食养作用】** 健脾养胃,开胃消食,清热生津。

(3)香菇玉兰蒸鲥鱼

**【组成】** 香菇15克,玉兰片20克,鲥鱼1条,油菜心、西红柿各40克,葱段、姜片、精盐、料酒、鸡油、植物油各适量。

【制法】 将香菇放入温水中浸泡1小时，捞出，去蒂，掰成块；玉兰片切成薄片；油菜心放入开水锅中烫一下，捞出；西红柿放入开水盆中烫一下，捞出，撕去皮，切成斜块，洗去籽；鲥鱼宰杀，留鳞、去鳃、去内脏，洗净。锅内加入植物油，烧至七成热时，下入鲥鱼，迅速炸一下，捞出，放入鱼盘内，加入香菇块、玉兰片，倒入用精盐、料酒、鸡油调成的汁液，加入葱段、姜片，将鱼盘上笼，用旺火蒸熟，但不得超过15分钟。取出鱼盘，拣出葱段、姜片，弃之，把蒸鱼的汁液滗入锅内，加入料酒、鸡油，放入西红柿、油菜心，用旺火烧开，浇在盘中鱼身上，把鱼鳞用筷子拨向两头，即可食用。

【食养作用】 滋阴补虚，益脾润肺，强身健体。

(4)山楂排骨汤

【组成】 山楂50克，猪排骨250克，精盐适量。

【制法】 将猪排骨剁成段，下入锅中，加水适量，放入山楂，烧沸后，改用慢火同煮成汤，加入精盐调味，即可饮用。

【食养作用】 开胃消食，去滞消积，补虚生乳。

(5)冬菇炒板栗

【组成】 水发冬菇100克，板栗150克，葱丝、姜末、酱油、白糖、鲜汤、水淀粉、香油、植物油各适量。

【制法】 将水发冬菇去蒂，切成片；板栗用刀砍一下，不要砍断，皮壳要相连，放入锅中，加入凉水，用旺火烧开，待栗壳裂开时，捞出，立即剥去外壳和内皮，再把栗肉切成厚片。锅内加入植物油烧热，下入冬菇片、栗片煸炒，加入葱丝、姜末、白糖、酱油、鲜汤，烧开后，改用小火焖上3分钟，再改用旺火，翻炒几下，用水淀粉勾芡，淋上香油，即可装盘食用。

【食养作用】 健脾养胃，补肾强腰，益气养血。

(6)兔肝粳米粥

【组成】 兔肝1具，粳米100克，姜末、精盐各适量。

【制法】 将兔肝切成碎末。锅内加水适量，下入粳米，烧开后改用小火熬煮成粥，加入兔肝碎末、姜末，再煮沸3~5次，用精盐调味，即可食用。

【食养作用】 养肝明目，补中益气，活血凉血。

(7)豆豉肉末鳊鱼

【组成】 鳊鱼1条，猪肉80克，豆豉40克，葱花、姜末、蒜蓉、精盐、黄酒、胡椒粉、豆瓣酱、植物油各适量。

【制法】 将豆豉放入碗中，上笼蒸熟蒸烂，取出，压成泥；猪肉切成肉末；把鳊鱼宰杀，去鳞、去鳃、去内脏，放入盆内，加入精盐、黄酒、胡椒粉，腌渍入味。锅内加入植物油烧热，下入葱花、姜末、蒜蓉煸香，加入肉末煸炒，待肉末变色时，加入豆瓣酱、黄酒、精盐调味，盛入碗中，晾凉。把鳊鱼放入长盘中，将肉末、豆豉泥均匀地放在鱼身上，入笼蒸至鱼熟肉烂，取出，即可食用。

【食养作用】 益脾开胃，润肺益气，补虚养血。

(8)桂花糖炖鸭

【组成】 白条鸭1只，桂花糖60克，料酒、精盐各适量。

【制法】 将白条鸭周身内外均用精盐擦抹均匀，待用。把桂花糖放入大碗内，加入料酒，调拌均匀，放入锅内，锅中加水超过碗高一半，碗上放一“井”字形竹架，鸭子破腹盖在井口上，盖上盖，用武火蒸煮1小时，再改用文火炖30分钟，直至香味扑鼻。掀开锅盖，首先取出鸭子，拿出大碗，而后把鸭子放回锅中，将碗中的余汁浇在鸭子身上，即可食用。

**【食养作用】** 滋补阴气，温中散寒，生津润燥。

### 5. 名人养生之道

#### 宋美龄的养生之道

宋美龄于2003年10月24日在美国逝世，享年106岁，她生前的养生之道也再次引起人们关注。

宋美龄非常重视身材和容貌的保养。早年，宋美龄的皮肤很容易过敏，病情最严重的时候，甚至是吃了一点海鲜或是沾上一些花粉，就会全身皮肤红肿，非常难受，后来，她经过一阵子的治疗，才慢慢痊愈。她十分讨厌白头发，只要自己化妆时，发现头上有白头发，便非要将其除去而后快。

宋美龄平日特别喜欢吃水果、生菜，而且什么水果都吃，对油腻的食品完全忌口。过去喜欢吃的甜食到后来也尽量少吃。她几乎每天都会用磅秤称体重，只要稍微重了些，立刻改吃青菜沙拉，不吃任何荤的食物，如果体重恢复到标准以内，她有时会吃一块牛排。早年，她为了维持身材，还经常吸烟。这个为身材而吸烟的习惯大概只维系了几年，后来她也许也觉得这个方法有些舍本逐末，就戒掉了这个减肥方法，再也没抽过烟。

她每天醒来后，不立刻起床，总是在床上躺一阵子，让她的女副官为她做腿部按摩，然后才慢条斯理地起床。在书房的盥洗室盥洗，然后再自己化妆。暮年时对容貌和外表的修饰仍然从不假他人之手。

宋美龄很少看电视，阅读书刊是她长年保持的习惯。她每天必翻阅纽约各大英文报纸。空闲时就画国画，写毛笔字。从上个世纪五六十年代起，宋美龄开始学习画画，而且逐渐成为她最喜欢、也是她最下工夫的晚年业余消遣。她在台北时，特地聘请了当时两位中国画名家作国画教师。在她的客厅、卧室里，没有古董和名画，挂的都是她的旧作，有的画上还有蒋介石的题词。

宋美龄之所以长寿，还有一条秘诀就是：一有不适，立即上医院。

## （五）寒露节气话养生

### 1. 节气特点

寒露，时值阳历10月8日前后。历书记载：“斯时露寒而冷，将欲凝结，故名寒露。”寒露的意思是气温比白露时更低，地面的露水更冷，快要凝结成霜了。寒露时节，气温更低，万物随寒气增长，逐渐萧落。在自然界中，阴阳之气开始转变，阳气渐退，阴气渐生。

此时，南方的广大地区均已进入秋季，华南日平均气温多不到20℃，即使在长江沿岸地区，气温也很难升到30℃以上，而最低气温却可降至10℃以下；东北地区已进入或即将进入冬季；西北高原大部分地区的平均气温普遍低于10℃。

寒露以后，北方冷空气已有一定势力，我国大部分地区在冷高压控制之下，雨季结束。天气常是昼暖夜凉，晴空万里，素有秋高气爽之称。但华南仍然是绵雨的气候，湿度大，日照少，阴天多，雾日亦自此显著增加。在高原地区，寒露前后是雪害最严重的季节之一。

2. **养生精要**

传统医学在四时养生中强调“春夏养阳，秋冬养阴”。因此，在寒露这一节气必须注意保养体内之阳气。当气候变冷时，正是人体阳气收敛、阴精潜藏于内之时，故应以保养阴精为主。也就是说，秋季养生不能离开“养收”这一原则。

自古秋为金秋也，肺在五行中属金，故肺气与金秋之气相应，“金秋之时，燥气当令”，此时燥邪之气易侵犯人体而耗伤肺之阴精，如果调养不当，人体会出现咽干、鼻燥、皮肤干燥等一系列的秋燥症状。寒露以后，随着气温不断下降，感冒是此时最易流行的疾病，研究认为，在气温下降和空气干燥时，感冒病毒的致病力增加。当环境气温低于15℃时，上呼吸道抗病力则下降。因此，着凉是伤风感冒的重要病因，应注重防范。

精神调养也不容忽视，由于气候渐冷，日照减少，风起叶落，时常在一些人心中引起凄凉之感，出现情绪不稳、易于伤感的忧郁心情。因此，保持良好的心态，因势利导，宣泄积郁之情，培养乐观豁达之心是养生保健不可缺少的内容之一。

3. **起居常识**

寒露节气，天气已凉。据临床观察，每到节气变冷时，患脑血栓的病人明显增多，经分析认为，这与天气变冷，人们的睡眠时间增多有关。

因为人在睡眠时，血流速度减慢，易于形成血栓。《素问四气调神大论》明确指出：“秋三月，卑卧早起，与鸡俱兴。”早卧以顺应阴精的收藏；早起以顺应阳气的舒达。为避免血栓的形成，要顺应节气，分时调养，确保健康。

4. **养生食谱**

寒露时节的饮食调养应该以滋阴润燥为宜。应多食用芝麻、糯米、粳米、蜂蜜、乳制品等柔润食物，同时增加鸡、鸭、牛肉、猪肝等以增强体质；少食辛辣食品。

寒露节气养生食谱介绍如下：

(1)冬菇煨蹄筋

**【组成】** 水发冬菇、水发猪蹄筋各200克，熟火腿肉片40克，青菜心80克，葱段、姜片、白糖、香油、黄酒、鲜汤、水淀粉各适量。

**【制法】** 将水发冬菇去蒂，挤干水分，切成片；水发猪蹄筋切成段，放入锅中，加入鲜汤、葱段、姜片、黄酒，煮30分钟，捞出。砂锅内加入鲜汤，下入猪蹄筋、冬菇片，放入葱段、姜片、黄酒，用小火炖30分钟左右，拣出葱段、姜片，弃之，再加入熟火腿肉片、青菜心、白糖，炖熟炖烂，用水淀粉勾芡，淋上香油，即可装盘食用。

**【食养作用】** 益气补血，通乳润肤，降脂抗癌。

(2)炒牛肚丝

**【组成】** 熟牛肚200克，黄瓜80克，胡萝卜50克，葱花、姜丝、蒜末、醋、酱油、精盐、白糖、面粉、鲜汤、水淀粉、花椒粉、香油、植物油各适量。

**【制法】** 将熟牛肚、黄瓜、胡萝卜分别切成丝。锅内加入植物油，烧至六成热时，下入沾匀面粉的肚丝，滑一下，捞出，沥净油。锅内留底油少许，烧热，下入葱花、姜丝、蒜末爆出香味，加入肚丝、黄瓜丝、胡萝卜丝煸炒，再加入酱油、醋、精盐、白糖、花椒粉，添汤适量，翻炒几下，用水淀粉勾芡，淋上香油，即可装盘食用。

【食养作用】 补中益气，健脾养胃，清热生津。

(3)佛手猴头菇

【组成】 水发猴头菇150克，水发冬菇30克，冬笋25克，鸡蛋3个，豆腐1块，葱花、姜片、精盐、水淀粉、干淀粉、黄豆芽汤、香油、植物油各适量。

【制法】 将猴头菇去根，放入开水锅中煮烂，捞出，放入盆里，加入姜片、精盐、黄豆芽汤，上笼蒸两小时左右，取出，放入盘里。冬菇去蒂，切片；冬笋去皮，切片；鸡蛋煮熟，去皮，一切两半，去黄，将蛋白切成佛手形状。豆腐压成泥，放入碗中，加入精盐、干淀粉，调拌均匀，制成馅，放在佛手里，上笼蒸熟，取出，码在盘子里。锅内加入植物油，烧热，倒入黄豆芽汤，加入精盐，并用水淀粉勾芡，出锅浇在佛手上。另一锅中加油烧热，下入葱花、姜片爆香，加入黄豆芽汤，用旺火烧开后，下入猴头菇、冬菇片、冬笋片，稍煨片刻，用水淀粉勾芡，淋上香油，出锅堆放在佛手盘内，即可食用。

【食养作用】 滋阴补虚，益气养血，健脾开胃，防癌抗癌。

(4)柿饼粳米粥

【组成】 柿饼3个，粳米75克，白糖25克。

【制法】 将柿饼去蒂，切成碎粒。锅内加水适量，烧沸，下入粳米、柿饼碎粒，先用旺火烧沸，再改用小火熬煮成粥，加入白糖拌匀，即可食用。

【食养作用】 补脾养胃，润肺益气，涩肠止血。

(5)炸鳜鱼蟹肉卷

【组成】 鳜鱼肉150克，蟹肉、猪网油各200克，熟火腿肉末10克，鸡蛋4个，葱花、姜末、精盐、白糖、花椒盐、白胡椒粉、米酒、面粉、秫米粉、熟猪油各适量。

【制法】 将3个鸡蛋磕入碗内，加入面粉、白糖，搅拌成鸡蛋糊；把鳜鱼肉剁碎，放入碗内，加入蟹肉、葱花、姜末、精盐、米酒、白胡椒粉、熟火腿肉末，打入1个鸡蛋，搅拌均匀，制成鳜鱼蟹肉馅料。把猪网油铺在案板上，撒上秫米粉涂抹均匀，放上鳜鱼蟹肉馅料，整理成条，卷成手指粗的卷，卷的两端用鸡蛋糊封住口。锅内加入熟猪油，用旺火烧至六成热时，下入挂有鸡蛋糊的鳜鱼蟹肉卷，待炸至呈金黄色时，捞出，切成象眼块，放入盘中，撒上花椒盐，即可食用。

【食养作用】 补气养血，健脾养胃，散淤通络，养筋活血。

(6)黑芝麻牛排

【组成】 黑芝麻、面粉各50克，牛里脊肉200克，鸡蛋1个，精盐、辣椒油、植物油各适量。

【制法】 将牛里脊肉切成约12厘米长、8厘米宽、0.6厘米厚的片，每片相距0.6厘米剞一刀，放入碗中，加入精盐，腌渍入味。把鸡蛋磕入碗中，搅打成鸡蛋糊。牛肉片两面沾匀干面粉，放入碗中，挂上鸡蛋糊，再沾匀黑芝麻，并将两面所沾的黑芝麻压实。锅内加入植物油，烧至六成热时，逐片下入牛肉片，2分钟后，把牛肉片逐片翻个儿，再炸片刻，待牛排呈金黄色时，捞出，沥净油。每块牛排切成8小块，整齐地码在盘中，端上餐桌，带辣椒油一碟，即可食用。

【食养作用】 补肝益肾，补气养血，润肠秀发，强筋壮骨。

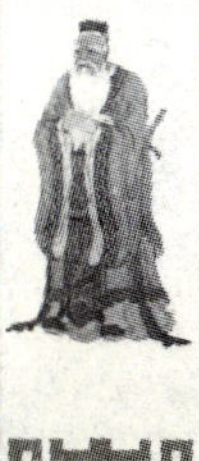

5. **名人养生之道**

马寅初最重视睡前洗浴

马寅初是著名经济学家、人口学家，享年逾百岁，其健康长寿奥秘在于一生重视体育锻炼及睡前洗浴。

马寅初睡前洗浴是他坚持时间最长、收效最大的一个锻炼项目。

热、冷水浴的锻炼方法是马寅初在美国留学时，从耶鲁大学一位90多岁的美国医生那里学来的，其具体方法是：每天晚上就寝前洗浴一次，先在热水盆里洗，泡15分钟后出浴；过3~4分钟后再进冷水盆里洗一下，没有大盆则用冷水淋浴或用冷水浇也行。这个方法，马寅初坚持锻炼了70多年。

他曾向别人介绍说："这种洗法的好处有三：一是先用热水洗，毛孔张开，身体内的脏东西可以排出来，二是促进血液流通，新陈代谢作用旺盛，精神爽快，三是全身血管先因洗热水而张开，后又因洗冷水而收缩，一张一缩，使血管更有弹性，减缓血管硬化。"

## （六）霜降节气话养生

1. **节气特点**

每年公历10月23日左右为霜降，此时太阳处于黄经210度。时值霜降节气，气候已渐寒冷，夜晚下霜，晨起阴冷，开始有白霜出现。一天中温差变化很大，常有冷空气侵袭，而使气温骤降。

此时天气变得寒冷，露凝结为霜而降，所以称之为霜降。霜降是秋季的最后一个节气，是秋季到冬季的过渡节气，最低气温可达到0℃左右。霜是近地面空气中的水汽在地面或植物上直接凝华而成的冰晶，色白且结构松疏，霜遍布在草木土石上，俗称打霜，而经过霜覆盖的蔬菜，吃起来味道特别鲜美。在我国的文化中，对于霜，是不太有好感的。《淮南子》中说："秋三月，青女乃出降以雪霜，霜者丧也，阴气所凝，其气惨毒，物皆丧也。"所以古人亦将死去男人的妇女称为遗孀。

霜降三候为："一候豺巧祭兽；二候草木黄落；三候蜇虫成俯。"这是说此节气中豺狼将捕获的猎物先陈列后再食用，大地上的树叶枯黄掉落，蜇虫也全在洞中不动不食，垂下头来进入冬眠状态。

2. **养生知要**

千百年来，人们在长期的劳动实践中总结了气候对生活的影响以及人们在不同的季节应如何使自身这一有机的整体适应自然界的变化，从而使人与自然界之间保持着一种动态平衡。

这种动态平衡从中医养生学的角度看，不外乎有两点。一方面，指机体自身各部分间的正常生理功能的平衡；另一方面，指机体功能与自然界物质交换过程中的相对平衡。而协调平衡是中医养生学的重要理论之一。我国古代的五行学认为，世界上的一切物质都由木、火、土、金、水这五种基本物质之间的运动变化而生成。在这五种物质之间存在着相生相克的"生克制化"关系，由此维持着自然界的生态平衡和人体生理的协调平衡。

霜降之时已经是深秋之季，在五行中属金，五时中（春、夏、长夏、秋、冬）为秋，在人体五脏中(肝、心、脾、肺、肾)属肺,根据中医养生学的观点,在四季五补(春要升补、夏要清补、长夏要淡补、秋要平补、冬要温补)的相互关系上,则应以平补为原则,在饮食进补中当以食物的性味、归经加以区别。

秋季是易犯咳嗽的季节,也是慢性支气管炎容易复发或加重的时期。

故而,在秋季应多吃一些具有生津润燥、消食止渴、清热化痰、固肾润肺功效的食物,如梨、苹果、橄榄、洋葱、白果、萝卜等。

3. **起居常识**

霜降节气,是秋天的最后一个节气,按传统中医理论,此节气为脾脏功能处于旺盛时期,由于脾胃功能过于旺盛,易导致胃病的发生。所以此节气是慢性胃炎和胃、十二指肠溃疡病复发的高峰期。

由于寒冷的刺激,人体的植物神经功能发生紊乱,胃肠蠕动的正常规律被扰乱;人体新陈代谢增强,耗热量增多,胃液及各种消化液分泌增多,食欲改善,食量增加,必然会加重胃肠功能负担,影响已有溃疡的修复;深秋及冬天外出,气温较低,且难免吞入一些冷空气,可以引起胃肠黏膜血管收缩,致使胃肠黏膜缺血缺氧,营养供应减少,破坏了胃肠黏膜的防御屏障,对溃疡的修复不利,还可导致新溃疡的出现。因此,要特别注意日常起居中的保养。保持情绪稳定,防止情绪消极低落;注意劳逸结合,避免过度劳累;适当进行体育锻炼,改善胃肠血液供应;尤其注意防寒保暖。另外要切忌暴食和醉酒。

4. **养生食谱**

民间有种说法,叫“补冬不如补霜降”。霜降时节,正值秋冬交接之时,饮食上宜滋润而忌耗散,防止秋燥对肺气的损伤,从而为冬季健康打下基础。

霜降节气的养生食谱介绍如下:

(1)滑炒狗肉丝

**【组成】** 狗肉250克,香菜25克,葱花、姜丝、蒜末、酱油、精盐、白酒、鲜汤、花椒粉、猪油各适量。

**【制法】** 将狗肉放入盆内,加入清水,浸泡4小时左右,捞出,控净水,切成薄片,再改刀切成细丝,放入碗内,加入白酒、花椒粉,抓匀,腌渍入味;香菜切成段。锅内加入底油烧热,下入狗肉丝翻炒,炒至狗肉丝中的水分将干时,再加入葱花、姜丝、蒜末、酱油、精盐翻炒,待炒出香味时,添少许汤,炒至汤将干时,撒上香菜段,颠翻几下,即可装盘食用。

**【食养作用】** 补中益气,温肾助阳,滋养强壮。

(2)什锦果羹

**【组成】** 香蕉、苹果、鸭梨、橘子各60克,白糖、水淀粉各适量。

**【制法】** 将香蕉去皮,切成小丁;苹果、鸭梨去皮,去核,切成小粒;橘子去皮,去核,切成碎末。锅内加水适量,下入香蕉丁、苹果粒、鸭梨粒、橘子碎末,用中火烧沸后,加入白糖拌匀,并用水淀粉勾芡,出锅装碗,即可食用。

**【食养作用】** 润肺理气,止咳化痰,降压抗癌。

(3)冬菇豆苗萝卜汤

**【组成】** 水发冬菇30克,豌豆苗20克,白萝卜250克,精盐、料酒、鲜汤、香油各适量。

【制法】 将水发冬菇去蒂、去杂，切成细丝；豌豆苗下入沸水锅中焯透，捞出；白萝卜去皮，切成丝，放入开水锅中焯至八成熟，捞出，放入碗内。锅内加入鲜汤、精盐、料酒，用旺火烧沸，撇去浮沫，下入白萝卜丝，略烫一下，捞出，放入汤碗中；把冬菇丝下入锅内，稍烫一下，捞入汤碗中。锅内继续烧开，下入豌豆苗略煮，淋上香油，起锅浇在汤碗内萝卜丝、冬菇丝上，即可食用。

【食养作用】 开胃益气，清肺化痰，防癌抗癌。

(4)参归炖猪腰

【组成】 党参、当归各8克，猪腰子400克，姜丝、蒜末、醋、酱油、香油各适量。

【制法】 将党参、当归装入白纱布袋内，封口，待用。把猪腰子切开，去筋膜、去臊腺，收拾干净，放入锅内，加水适量，放入纱布袋，用文火清炖至猪腰子熟透，捞出，晾凉，切成薄片，放入盘内，加入姜丝、蒜末、醋、酱油、香油，拌匀，即可食用。

【食养作用】 滋阴补虚，益气补血，补肾强腰。

(5)酿香菇盒

【组成】 水发香菇250克，豆腐100克，春笋50克，豌豆25克，葱花、姜末、精盐、料酒、鲜汤、水淀粉、香油、植物油各适量。

【制法】 将香菇去蒂，挤去水分，放入碗中，加入精盐、香油，腌渍片刻；把豆腐压碎成泥；春笋切成末；豌豆去皮，压碎成泥。把豆腐泥放入碗中，加入豌豆泥、春笋末、葱花、姜末、精盐、料酒，搅拌均匀，制成馅，酿在香菇上，放入盘中，上笼蒸30分钟，取出。锅内加入植物油烧热，下入葱花、姜末，爆出香味，添入鲜汤，加入料酒、精盐，用旺火烧开后，撇去浮沫，用水淀粉勾芡，淋上香油，出锅浇在盘中香菇盒上，即可食用。

【食养作用】 生津润燥，清热解毒，防癌抗癌，降血脂。

(6)菱角糯米粥

【组成】 菱角250克，糯米75克，红糖25克。

【制法】 将菱角放入锅中，加入清水煮熟，去壳，切成碎粒。锅内加水适量，下入糯米，熬煮成粥，加入菱角碎粒，稍煮，放入红糖，拌匀，即可食用。

【食养作用】 安神补心，养神强志，益精抗衰。

(7)白梨烧鸡块

【组成】 白梨400克，白条鸡1只，葱段、姜片、酱油、精盐、白糖、料酒、水淀粉、植物油各适量。

【制法】 将白梨去皮、去核，切成三角块；把白条鸡剁成块，放入开水锅中焯透，捞出，控净水。锅内加入植物油烧热，下入白糖，炒至枣红色时，放入葱段、姜片略炒，加入鸡块翻炒几下，待鸡块上色时，烹入料酒，放入酱油，倒入煮鸡原汤，加入白糖、精盐，用旺火烧开，撇去浮沫，下入梨块，改用小火烧两小时左右，再用水淀粉勾芡，即可出锅装盘食用。

【食养作用】 生津润燥，止咳化痰，健脾养胃，强筋壮骨。

(8)花生银耳猪肺汤

【组成】 花生米50克，水发银耳25克，猪肺1只，精盐、料酒各适量。

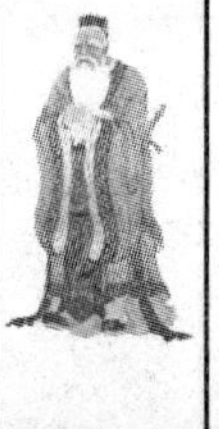

【制法】 将猪肺冲洗干净，切成块，下入锅内，添水淹没猪肺，加入花生米，先用旺火烧沸，撇去浮沫，加入料酒，改用慢火炖1小时左右，下入银耳，加入精盐，再炖1小时左右，即可食用。

【食养作用】 滋肾补肺，润燥化痰，散淤止血。

(9)荔枝肉猪腿

【组成】 鲜荔枝肉80克，猪腿肉250克，鸡蛋2个，精盐、料酒、白糖、白醋、红色素、水淀粉、植物油各适量。

【制法】 将鲜荔枝肉一切两半，放入碗内；把鸡蛋磕入碗内，去黄留清；将猪腿肉切成小方块，放入碗中，加入精盐、红色素、鸡蛋清、水淀粉，拌均抓匀。锅内加入植物油，烧至七成热时，逐块下入猪腿肉块，待炸至内熟外脆呈黄色时，捞出。锅内留底油，加入白糖、料酒、白醋、精盐、水适量，烧沸，用水淀粉勾芡，下入肉块、荔枝肉翻炒，淋上明油，即可装盘食用。

【食养作用】 滋阴补肾，补血养血，理气止痛。

(10)鲜蘑萝卜条

【组成】 鲜蘑100克，白萝卜400克，姜末、精盐、白糖、料酒、鲜汤、水淀粉、植物油各适量。

【制法】 将鲜蘑片成片；白萝卜切成条，放入开水锅中煮熟，捞出，控净水。锅内加入植物油，用中火烧至五成热时，下入萝卜条，煎炒几分钟之后，再下入鲜蘑片炒几下，立即加入鲜汤、姜末、精盐、白糖、料酒，用中火煮沸几次之后，转为小火慢胭3~5分钟，再改为中火烧入味，把水淀粉调稀勾成薄芡，推匀，淋上明油，即可装盘食用。

【食养作用】 健胃消食，化痰止咳，降糖抗癌。

(11)豆腐烧扁豆

【组成】 豆腐150克，扁豆200克，葱花、姜末、精盐、鲜汤、水淀粉、香油、植物油各适量。

【制法】 将豆腐切成长方形块；扁豆摘去筋，切成斜片，放入沸水锅中氽熟氽透，捞出，放入凉水盆里投凉，捞出，控净水。锅内加入植物油烧热，下入豆腐块，待煎至两面呈金黄色时，倒入漏勺，沥净油。锅内留底油少许，烧热后，下入葱花、姜末，爆出香味后，加入精盐，倒入鲜汤，用中火烧开，再下入豆腐块、扁豆片，烧4~6分钟，用水淀粉勾芡，淋上香油，即可装盘食用。

【食养作用】 生津润燥，益气宽中，清热化湿。

(12)鲶鱼鸡蛋羹

【组成】 鲶鱼1条，鸡蛋2个，姜末、精盐、水淀粉、植物油各适量。

【制法】 将鲶鱼宰杀，去内脏，切成块，放入油锅内，用姜末爆炒，加水适量，烧沸之后，再改用文火煮1小时左右，把鱼汤过滤取汁。把汁液倒入另一锅中烧开，打入鸡蛋搅匀，加入精盐，用水淀粉勾芡，盛入碗中，即可食用。

【食养作用】 补中益气，滋阴养血，催乳通乳。

5. 名人养生之道

### 活得轻松惬意些——季羡林先生的养生之道

今年89岁的季羡林教授是著名的语言学教育家，国际知名的印度学专家。1983年他辞去了北京大学副校长的职务，但至今还担任着国务院学位委员会、中国社会科学院等单位的重要职务。

大概是因为忙，季先生顾不上锻炼身体，因而有人说："季先生是反对锻炼。"对此，季老说："我没有时间去探索养生、长寿之道，也从不刻意去追求锻炼。我并不是反对体育锻炼，而是反对那种'锻炼主义'。我以为我的做法是讲究哲学的：不锻炼、不挑食、不嘀咕。如果非让我讲出一个养生秘诀不可的话，那么我的秘诀是：千万不要让脑筋懒惰，脑筋要永远不停地思考问题。"

在饮食上，季老从不挑肥拣瘦，有什么吃什么，绿豆小米粥是先生几十年"一贯制的佳肴"。

生活中的季老，没有一丝一毫的虚伪和做作。他活得轻松，既不为金钱所动，也不为名利所牵，只是为了工作而生活着。每天，季先生总要在未名湖畔走上几圈。

季老是惜时如金的人，为了节省时间，早两年他是骑车代步的。但近来，由于家人"严厉禁止"，他便也"少数服从多数"地安步当车啦。

季老最反对患点小感冒就恐惧得好像自己快要死了一样的嘀嘀咕咕。他认为："人老了，难免要添点小毛病，没有什么可怕的！我从来不把这些放在心上，爱怎样就怎样，心里没负担，身体自然也就好了。做到这步就要乐观，要豁达，万事要想开一些，我一生中也有坎坷，有时甚至是非人的待遇，如果不是想得开，很难想象会到今天。"

季老很欣赏陶渊明的一首诗：

纵浪大化中，不喜亦不惧。
应尽便须尽，无复独多虑。

季老强调"人的一切都要合乎自然大化，顺其自然，不大喜大悲，不多虑，最重要的是多做点有益的事。"他在《老年谈老》一文中这样写道：

人们有了忧愁痛苦，如果不渐渐地淡化，则一定会活不下去的。人们遇到极大的喜事，如果不渐渐地恢复平静，则必然会忘乎所以，高兴得发狂。人们进入老境，也是逐渐感觉到的。能够感觉到老，其妙无穷。人们渐渐地觉得老了，从积极方面讲，它能够提醒你：一个人的岁月不是取之不尽用之不竭的，应该抓紧时间，把想做的事情做完、做好，免得时辰一到，后悔莫及……

# 第五章

# 冬季养生

# 一、冬季的气候特征

## (一)冬季时间段的划分

季节的划分有不同的标准,按照我国古代天文学上划分季节的方法是把四立作为四季的开始,即自立春到立夏为春;立夏到立秋为夏;立秋到立冬为秋;立冬到立春为冬。每年农历的10、11、12月,公历11、12、1月为冬季。

节气是表示一年四季的天气气候变化与农业生产的关系。古人认为5天为一候,3候是15天为一节气,冬季的6个节气是立冬、小雪、大雪、冬至、小寒、大寒。按二十四节气算,冬季从公历11月7日开始,到次年2月4日结束。

我国属东北半球,地域广阔,同是冬季的3个月,北方比南方冷,盆地平原比山区冷,南北相差可达34℃,以每年1月为例,长春等北方地区的平均气温在零下17℃左右,而南方沿海城市的平均气温则在13℃左右。

现代气候学划分四季的方法,是以平均气温为标准,平均气温6~8℃可以作为入冬的温度界限。按这种划分方法,我国各地的冬季长短不一,北方冬天长,东北的哈尔滨等地冬天长达7个月以上,长江流域各地冬天也有4个月左右;而南方的冬季则短,如昆明,暖冬只有2个半月。有的地区整年气温都在10℃以上,如广东沿海地区,最冷的1月份气温也在13℃左右,可以说没有冬天。

## (二)从二十四节气看冬季时令特点

冬季占二十四节气中的六个节气,即立冬、小雪、大雪、冬至、小寒、大寒,从这六个节气可以看出冬季气候特点。

立冬　每年11月7日或8日,表示冬季的开始。

小雪　每年11月22日或23日,表示入冬以后,天气冷了,开始下雪,但还不多不大。

大雪　每年12月7日或8日,表示入冬以后,天气很冷,雪下得很大,地面可出现积雪。

冬至　每年12月22日或23日,表示冬季的寒冷将要到来,此时太阳到达黄经270℃,太阳直射南回归线,太阳的辐射量和日照时数到达最低点,北半球白昼最短,夜晚最长,故又称它为日短至。冬至是一个非常重要的节气,与夏至一样是阴阳转折时期,阴极而生阳,《素问·脉要精微论》说:“冬至四十五日,阳气微上,阴气微下。”意思是说,从这一天以后到立春的45天,阳气渐升,阴气渐降,白昼渐渐变长,夜晚渐渐变短。

小寒　每年1月6日或5日,寒是寒冷的意思,表示冬季的寒冷已经开始,但还没有到最冷的时候,因此称小寒。

大寒　每年1月20日或21日,是一年中最寒冷的时候。有的地方最低气温可达零下20℃以下。

## (三)冬季自然界阴阳消长变化

《素问·四气调神大论》指出“冬三月,天地闭藏,水冰地坼,无扰乎阳”。这是古人对冬季自然界万物状态的描述,古人认为一年四季的更换是阴阳变化的结果。《素问·厥论》说“春夏则阳气多阴气少,秋冬则阴气盛而阳气衰。”从秋到冬,阳气不断减弱,阴气则越来越盛。一年12个月中,冬季的3个月是自然界阴气最盛,阳气最弱的时期,阴长阳消达到顶点,此时阳光最弱,日照时间短,昼短夜长,天气寒冷,阳气潜伏阴气盛极。此时草木凋零、虫蛰冬伏、万物闭藏、大地冰封、雪压风寒。

整个冬季,又可以分为3个阶段,古人称之为孟冬、仲冬和季冬。孟冬是冬季的第一个月,即农历10月,公历11月。此时秋季刚过,阳气渐收,阴气渐长,万物成熟,果实累累,呈繁忙的收藏趋势。

冬季的第2个月称为仲冬,即农历11月,公历12月。此时自然界阴气盛极,万物收藏。仲冬包括冬至节气,冬至是一个非常重要的节气,与夏至一样是自然界阴阳转折时期,阴气上升至顶点,阴极而生阳,有“冬至一阳生”的说法。

季冬是冬季的最后一个月,即农历12月,公历来年的1月。此时阳气渐长,自然界万物逐渐苏醒向外生发,季冬之时,虽然阳气呈上升趋势,但阴气只是从它的顶点开始下降,仍然占着绝对的优势,天气依然寒冷。

## (四)从五行、六气看冬季时令特点

五行是指木、火、土、金、水五种基本要素。六气是指风、寒、暑、湿、燥、火,是古人对四季气候变化的概括描述,也是古代气象学的六个基本要素,五行与六气用于探讨不同季节的气象气候活动规律,就构成了著名的五运六气学说。冬季与五行中的“水”和六气中的“寒”相配。古人还用生、长、化、收、藏来形容四季自然界万物生长变化的特点,冬季主“藏”,“藏”字为“闭藏”、“收藏”的意思,冬季万物生机闭藏,阳气潜伏,阴气盛极,草木凋零,昆虫蛰伏,一切生物均处于冬眠状态。

冬季气候特点是寒与风。所谓寒,就是指气温降低,天气寒冷,气温是大气温度的简称,单位用摄氏(℃),气象学上的气温是以安置在1.5米高的百叶箱里的空气温度为标准,所以有时气象台预报的气温会与我们实际所处环境的气温有所差别。冬季由于气候寒冷,常致云中的水汽直接在冰晶上凝化增大而下雪。因此,雪为冬季的象征。

冬季气候除了寒冷外,还有一个特点就是“风”,所谓“风”是指大气的环流。冬季风的发展和撤退,可以分为几个阶段,从10月初冬季风开始爆发,到12月初达到全盛时期。冬季风是由极地大陆冷高压吹出的偏北气流,产生和维持冬季风的活动中心是蒙古冷高压和阿留申低压。冬季风的强弱和进退,主要决定于这两个气压系统的相对位置、发展强度和高空的环流形势。

总之,冬季的气候特点是寒冷、高压和风大。

## (五)我国不同地区的冬季气候特点

### 1. 北方生寒

所谓寒就是指气温下降,天气寒冷。一般来讲,在同一时期,北方比南方冷,从四季长度来讲,北方冬季长,黑龙江北部的漠河地区,9 月初就入寒冬,冬季长达 9 个月,长城、天山以北也都在半年以上。而我国之南端则是“四季如春”,属无冬区域。从全年温度来讲,处于冬季的温度最低,最低者可达零下 30℃。同时,由于冬季蒙古冷高压发展强大,北太平洋阿留申低压发达,我国盛行偏北风。

### 2. 高原山地的冬季气候特点

高原山地的冬季气候基本特点是气温较低,气候严寒,昼夜温差极大,风速大,风雪等自然灾害频繁。

气温的高低与海拔高度呈反比,当海拔高度每增加 1000 米,气温平均下降 6.2℃。因此,山区的气温一般都要比平原低,并且山上和山下两地相对高度差愈大,气温差异愈明显。然而,日照的强度又随海拔高度增加而增加,高原高山上稀薄干燥的空气使太阳光的辐射强度增加,日照时间较长,接受太阳辐射热能较多,故白天地面气温上升很快;相反,在夜间由于高原高山风速较快,大气澄清,地面向大气的热辐射也大大增加,散失的热往往超过白天的强烈日照所吸收的热,气温又急剧下降,形成白天炎热,夜晚酷冷,昼夜温差较大的气温特点。在这种气温急剧变化的情况下,预防略有疏忽,就易受凉感冒,发生上呼吸道感染,冻伤,或日照性皮炎,雪盲等高原疾患。

高原高山因其特殊的地理气候特点,狂风、大雪及沙暴等自然灾害较多。常因大雪封山、狂风暴雪影响牧民生产生活。

### 3、平原盆地的冬季气候特点

地理学把海拔在 200 米以下的宽广低平地区称为平原。中国著名的平原有东北平原、华北平原及长江中下游平原。四周地势高(高原或山地)、中部低平(平原或丘陵)的地形结构谓之盆地。中国较有名的盆地如四川盆地、塔里木盆地、准格尔盆地、柴达木盆地。

三大平原及四川盆地皆属温带气候,冬冷夏热,四季分明。然而东北平原位于大小兴安岭与长白山之间,四川盆地又为巫山、大巴山、大凉山等山脉所环绕,华北及长江中下游平原地势低平,造成气流运动缓慢、风速小,加之雨量充沛,故湿度较大,易出现浓雾和逆温层,盆地周围的山脉形成天然屏障,阻挡从北方吹来的冷空气,故冬季气候不甚寒冷。

中国北部平原冬季漫长,冬季气候较寒冷,极端气温可降至 -20 ~ -30℃。

### 4. 海滨海岛的冬季气候特点

海滨临近海洋,海岛被海洋所环绕,由于海洋的调节作用,气候与内陆有着明显的不同。阳光对海水的穿透深度要比陆地土壤大得多。太阳不仅能使海水表面回热变暖,而且也可以使较深层的海水回热变暖。加之水是流体,又可以把热量从一个地方带到另一个地方。因此,海水受太阳照射得到的热能能在水中很快地传播开来。另外,与土壤相比,海水的热容量也特别大。因此,在冬季,海水的冷却速度比陆地土壤慢。也就是说，通过海洋这个巨大水体的调节作用，海滨海岛地区的气候变化要比内陆缓和得多。不仅昼夜、冬季夜间的温差比内陆小，而且冬季气温相对较高，夏季气温相对较低，形成冬暖夏凉的特点。夏季内陆酷暑难耐，海滨海岛却凉风习习；秋去冬来，内陆早已寒风凛冽，海滨似暖意未尽。

总之，海滨是海洋性气候，其特点是气流活动剧烈，风大；太阳辐射强烈，海滨湿度大，且多雾，温差小。

### （六）冬季"九九"、"数九寒天"与"腊月"的含义

#### 1. "九九"与"数九寒天"

"九九"与"数九寒天"是指一年中较冷到最冷又回暖的时间。把这些时间按九天一个时段，分为九段，顺次称为一九、二九、三九……到八九、九九，共计八十一天，即所谓"数九寒天"。它是从冬至这天作为一九的开始，即从12月22日或23日开始，依次每隔9天算一九、二九、三九……直到惊蛰前2或3天而为九九。冬至日期基本固定，因此九九日期除闰年最后的九九开始日期提前一天外，其余各九开始与终止日期都是不变的。关于"数九寒天"的寒冷程度，在黄河中下游地区流行的九九歌谣中描述得很清楚："一九、二九不出手；三九、四九河上走；五九、六九沿河看柳；七九河开，八九雁来；九九耕牛遍地走。"歌谣中"不出手"、"河上走"、"沿河看柳"、"河开"、"雁来"等，是天气冷暖变化引起人们对自然现象的反映，也是整个寒冬的全过程的变化。

#### 2. 古风民俗话腊月

腊，在我国远古时代是一种祭礼名称，"腊"是从"猎"字演变而来。年岁之终，农闲的人们去野外打回猎物，以祭祖敬神，祈福求寿，避灾迎祥，称为"腊祭"，一直沿袭下来。公元前221年，秦始皇统一中国，下令将每年十二月称为"腊月"。南北朝时有"腊鼓鸣、春草生"的民谚，反映了农民击鼓起舞迎腊月的欢乐情景。

腊月最重大的节日是在农历十二月初八的"腊八节"。从先秦起就当作"年节"来过，东汉初年佛教传入我国，相传十二月八日是佛教创始人释迦牟尼的成道日。因此，"腊八"自汉以来也是佛教徒的"佛成道节"。据传，释迦牟尼本是王子，他曾游遍印度的名山大川，寻长老，访异人，苦修行。一天，他来到一片茫茫无际的荒漠，又饥又渴，终于不支倒地。这时，一位善良的牧羊姑娘路过，忙将随身所带的杂饭与泉水煮成粥，喂给他吃，释迦牟尼醒来后，很快恢复元气，谢过牧女，继续前进。以坚韧的毅力苦行6年，终于在十二月初八得道成佛，从此以后，凡逢腊月初八，各佛寺都取清新谷物，熬成热粥效法牧女，供奉佛祖，并颂经演法，喝"腊八粥"以示纪念，后来官府、民间争相效法，广为流传。到了清朝更为盛行，届时合家聚食，而且腊八粥花样争奇竞巧，品种繁多。

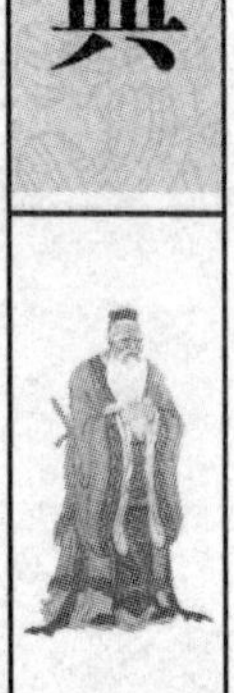

我国幅员辽阔，各地腊八粥的风味也各不相同，总的特点是北甜南咸。北方人喜欢用红米、赤小豆、枣、薏米仁、莲子、桂圆、核桃仁、黄豆、松子等原料煮成甜味腊八粥；而南方人则喜欢用大米、花生、黄豆、蚕豆、芋艿、荸荠、栗子、白果，加蔬菜、肉丁和麻油煮咸味腊八粥。有的还在粥内加上桂皮、茴香同煮，以增加其风味。西北地区在粥内还要加入羊肉。腊八粥不仅是一种美味节令佳品，而且有很高的食疗价

值，有益气调中，养脾益胃，消渴除烦之功用。在隆冬腊月，吃上两碗营养丰富的腊八粥，对人体大有补益。

古时的腊月初八还是群众驱瘟除病的日子。据南朝《荆楚岁时记》载，腊八这天民间有“击腊鼓”驱瘟疫的习俗，村民们头戴头盔、面具，化装成金刚力士，腰间佩带细鼓，边击边舞，场面极为热闹。击鼓驱瘟古称“腊鼓”。人们通过这些活动期望能把危害人们健康的瘟神驱跑，以求岁岁平安无灾无病，这一天，城乡的医生还要准备一些常用药送给百姓预防春瘟，谓之“腊药”。

## 二、冬季气候对人体的影响

### （一）冬季人体的生理变化

#### 1. 机体阴阳变化的特点

冬季人体阴气渐生而旺，阳气潜伏在内。特别是冬季的最后一个月，阴寒外盛，阳气内伏的矛盾达到高峰，这时的养生最难，但又最重要，因为人体阴气盛于体表肌肤，体内阴气偏虚，阳气潜藏于内，而外界气候寒冷，往往使人们喜欢温暖的环境和食物，如稍不注意，过于温燥则很容易使体内原本不足的阴气更加虚损，而导致疾病。正如《中华养生秘笈》所说“若大寒，不得频于火上烘炙，尤甚损人”、“冬月若食热物，至春夏交必为瘵疠矣”。

#### 2. 人体的产热机制

正常人体在寒冷刺激下，通过增加产热或减少散热来维持体温。当神经感受器感知气温下降时，即能使耳、鼻、足、手等处的皮肤血管收缩，静脉压上升，毛细血管动脉及静脉的吻合处开放，以使四肢感到温暖。但皮肤血管收缩形成的隔热层并不能达到减少散热的要求，当皮肤温度降低，血液的温度亦降低，降低了温度的血液流经下丘脑时，调节装置即能反射使肌肉增加张力来产热，这就是我们在寒冷时出现颤抖的道理。由于肌肉的总重量占体重最大，因此，肌肉活动产热占人体产热量的比重最大。此外，还能通过增加肝脏代谢，如寒冷可增加肝中糖原转化、肝脏中酶的生成增加、肝细胞呼吸增加等，并使甲状腺及肾上腺功能加强来增加产热。

#### 3. 气血运行及脉象变化

《内经》认为外界气候对气血影响是显著的。“寒凝经脉”，经脉是气血运行的通路，所以《素问·八正神明论》说“天寒日阴，则人血凝泣而卫气沉”，说明了天气寒冷则气血凝滞沉涩而运行缓慢。寒冷对气血运行的变化进一步引起脉象的变化，冬季气温低、气压高，由于气温低，人体经常处于紧束状态，脉亦呈现紧象，气压高则血液流向体表时，受到外界的阻力增大，则脉因而沉，从而形成了深沉有力微石的冬脉。

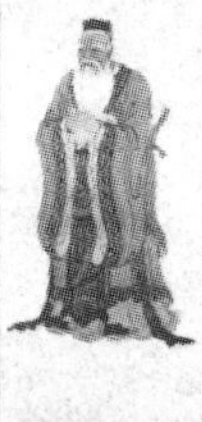

冬季脉象脉位最深，须用力按之始得，有沉紧感，脉动左右上下变动不显，较固定。

现代研究发现，冬季人体血液循环及脉象变化，主要与冬季气温低、气压高的气候特点有关，当外界环境气温降低、气压偏高时，人体体表血管因外界阻力增高，温

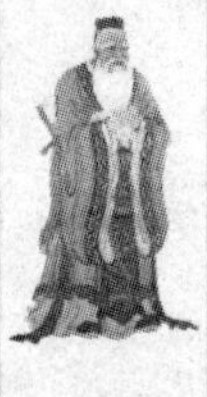

度降低而收缩，血流减少，血流速减慢，再加上此时皮肤肌肉紧张，脉象就呈现沉紧。

4. 冬季寒冷带来的其他生理变化

人体某些生理活动受到天气、季节直接或间接的影响，因此，在寒冷的天气及冬季时，人体的某些生理亦会发生一些变化。

寒冷袭来时，人体会战栗，浑身起鸡皮疙瘩。这是皮肤为防止人体热量散失而收紧毛孔、减少血流量的一种方式。其次肌肉组织的防寒本领也很高，特别在“三九”严寒天气时，肌肉为了产热和贮热，不断加紧工作，通过增加张力来制造出更多的热能，贮藏在体内。

冬天，人体很多腺体分泌增加，促进体内糖、脂肪、蛋白质加速分解，保障机体尽快产生热能，以适应防寒需要。

甲状腺分泌的甲状腺激素具有生热效应，它能加速体内大多数组织细胞的氧化过程，增加产热，使基础代谢率增高，皮肤血液循环加强。医学科研工作者通过实验，认为1毫克的甲状腺激素可使产热增加1千卡左右，相当于110克脂肪产生的热量。甲状腺激素分泌不足的人，由于产热少，故对寒冷环境不能很好的适应，常需借助热饮和添加衣服来御寒。正常人的甲状腺，每天分泌甲状腺激素80～100微克左右。碘和酪氨酸是制造甲状腺激素的主要原料。如果饮食长期缺碘，便会影响甲状腺激素的合成，机体的御寒能力也因此大大降低。另外，冬天寒冷刺激甲状腺，会反应性地使机体增加对甲状腺激素分泌的需要，以致出现碘的相对不足。因此，冬天多吃些海带等含碘的食物，无论是对于增加甲状腺激素的合成，还是增强机体御寒力，都是有好处的。

肾上腺的功能受垂体促肾上腺激素的控制。寒冷刺激脑垂体、下丘脑影响肾上腺，以促进肾上腺的功能，使肾上腺素分泌增加，产生热量；同时造成血液粘性变大，血沉和凝血时间缩短等，使血流变缓，减少散热。

寒冷能使人头脑清醒，使高级神经活动的某些机能如注意力、精确性增加，但运动协调和反应性减低，因此，气温过低，当气温接近0℃时，人体热量散发大于产生，会引起生理上、心理上的功能紊乱，出现神经紧张、寒颤、发抖等，而于工作不利，甚至操作失误。气温还可使内脏功能活动发生变化，气温过低可影响身体的各个系统，如消化、心血管、呼吸系统等。冬季体表皮肤血管收缩，血流减少，此时内脏血管则相对扩张，血流相对增加，功能相对增强。胃肠粘膜遇气温降低，血液循环加快，腺体分泌增加，胰腺分泌也增加，其中寒冷对胃腺分泌的兴奋作用较明显，故冬季胃酸分泌增加，消化功能和胃肠免疫功能均增强，人们往往食欲颇佳。但寒冷使毛细血管的抵抗力减退；膜的通透性增加，胃酸对胃粘膜的作用增强而诱发溃疡病。在寒冷的情况下，由于外周血管阻力增大，容易发生高血压、冠心病等疾病，此外，寒冷还会影响呼吸功能引起慢性支气管炎、支气管哮喘等疾病。

冬季寒冷可增加肝糖原转化，肝脏中酶的生成增加，肝细胞呼吸增加，有利于糖、脂肪、蛋白质的分解。并影响交感神经系统，从而可促使红细胞、白细胞、血小板自脾脏进入血液，使之增高。

5. 不同体质的反应特点

中医学认为：人体体质的特殊性往往对某种气候刺激特别敏感，即传统医学所讲的“同气相求”，也就是某种体质容易感受相应气候所致的外邪，如寒性体质的人，遇寒冷而易感受寒邪，同气相求，内外皆伤，因此气机不能肃降而上逆为咳喘，损伤肺脏。人的体质不同，对寒冷的耐受力是有所不同的。

一般而言，健康强壮，较少偏向的中性体质，以及稍微偏热的体质，具有较好的耐寒能力，可相对舒服顺利地度过冬天，而具有以下体质特点的人，则不容易适应冬天的气候，而产生不适症状，甚至发生疾病。

[阳虚之人]有一些人或因先天不足，或因后天阳气受到损伤，其体质偏于阳虚，新陈代谢往往低下，表现为形寒怕冷，面色苍白，形体白胖，大便稀溏，夜尿清长，毛发易落，喜温热，中医脉诊与舌诊会发现他们的脉象沉而无力，舌淡胖嫩有齿痕。有人把这种体质称作迟冷质，具有这种体质的人，不耐冬寒，容易患寒病。由于体质阳气虚，即使感受热邪亦容易寒化，常喜欢吃辛燥温补之品，而怕寒冷的东西。

[气血亏虚]有些人或因先天不足，或因劳累过度，或重病之后，或久病后气血两虚，表现为面色晄白，气短，不愿说话，乏力眩晕，常感心悸健忘，稍动则汗出，或有内脏下坠感，妇女月经淡少，舌淡，脉细弱无力。有人把这种体质称作倦怠质，具有这种体质的人，对天气的适应力较差，既不耐寒冷，亦不耐暑热。由于冬季气象要素波动较大，而易感受外邪的侵袭，经常感冒。

[久病入络]还有一些人因机体外伤或久病入络，表现为面色偏黑，肤色晦暗，肌肤粗糙，眼眶暗黑，腹部胀满，舌质青紫或偏暗，脉象沉涩或沉缓。有人把这种体质称作晦涩质，这种体质的人血行迟缓，冬季太阳辐射量减少，日照时数缩短，阴寒之气偏盛，病情常加重，或引动旧病复发。

另外，不同地区的人，其耐寒能力也不同，如我国北方的居民耐寒程度高一些，南方的居民耐寒性要低一些。

## (二)日照对人体的作用

日照，又称太阳辐射，是气象因素的一个重要方面，寒热的形成主要由太阳辐射因子所致。冬季太阳辐射和气温呈下降趋势。

太阳辐射的阳光中主要包括红外线(不可见)、可见光、紫外线(不可见)三部分。

辐射能照射于人体，一部分被反射，一部分穿入人体，人体吸收后便发挥生物作用。

可见光具有较多的生理作用，当可见光被视神经接受后，传入皮层视中枢，再经丘脑、下丘脑，并影响促性腺激素分泌。可见光还可影响人体某些生理的节奏现象。例如在盲人血清中的氢氧皮质酮含量低(平均6微克/毫升)，而且没有昼夜的节律波动；而健康人早晨6~8时血清中皮质酮含量可高达15微克/毫升，夜间最低为6微克/毫升。健康人血小板中午11~12时最低，夜间8时最高，嗜酸细胞值早晨高，午后逐渐减少；盲人血小板及嗜酸细胞数都没有时间节律。冬季抑郁症与冬季太阳辐射减少有关。

紫外线照射皮肤可发生红斑及色素沉着，并使麦角固醇转化为维生素D。维生素D的主要作用是促进人体对钙、磷的吸收、代谢及骨化作用，保证儿童骨骼及牙齿的正常生长，具有抗佝偻病和软骨病的作用，并可避免老年人患骨质疏松症。紫外

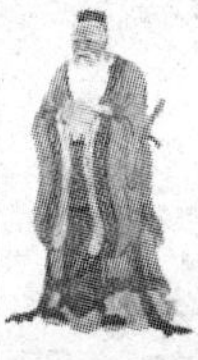

线照射后可发生一系列全身反应。胃肠道适量照射后可使胃酸分泌增加，过量可发生胃炎。紫外线照射后促使人体内组织胺释放及合成，以致组织胺增加，从而皮肤毛细血管扩张，对青年健康人可使血压下降6～8毫米汞柱。血液成分并可见到变化，可使红细胞、血色素、白细胞、钙、钾、钠、磷轻度增加。紫外线照射后还可观察到呼吸量减少，但基础代谢并不变，反复照射亦可使基础代谢降低，由于尿氮排泄的增多，蛋白代谢增加。

紫外线照射后，对内分泌腺都有影响，通过对动物的研究，可以看到照射后的各种内分泌腺的功能及组织学上的改变。

冬季昼短夜长，日照减少，特别是北方冬季时间长，所以经常走出室外晒太阳是有好处的。

### （三）冬季气象因素对人体健康的影响

#### 1. 寒邪的致病特点

由于太阳辐射量的减少，气温过度降低，自然界表现为寒冷、冰冻、凝结等现象，故寒邪在冬季对人体的影响主要表现在以下几个方面：

**（1）寒邪束表**

由于寒流冲击，气温骤降，容易损伤人体皮肤汗腺的开合，以致表层闭塞，腠理失于开泄，而引起恶寒、无汗、发热等现象。

**（2）寒邪易伤人体的阳气**

太阳辐射（尤其红光、红外线）可增强人体的新陈代谢，通过辐射传导对人体起到温煦、生化的作用。当太阳辐射和气温降低时，人体的温煦、生化作用减弱。因此，从证候表现来看，由于寒邪侵袭而见水液澄澈清冷的现象，如鼻流清涕，呕吐清水，小便清长，大便稀水等。由于温煦、生化作用减弱，人体脏腑功能相应减退，即阳气不足，在表则四肢不温，怕冷喜热，在里则见脘腹冷痛，恶寒蜷卧，手足厥逆，下利清谷，脉象细微等一派寒胜的症状。

**（3）寒性凝滞**

由于寒冷，阳气的温煦作用减退，全身的气血津液不能正常运行，因而使经脉气血为寒邪所凝结阻滞。《素问·举痛论》曰：“寒气入经而稽迟，泣而不行，客于脉外则血少，客于脉中则气不通，故卒然而痛。”所以称寒胜则痛。

**（4）寒主收引**

寒邪侵袭机体，可使气机收敛，腠理闭阻，经络筋脉收缩而挛急。有资料证实，当气温低于15℃时，皮肤血管以收缩为主。

对于寒邪为病，古人还有很多论述，如《素问·痹论》说：“痛者，寒气多也，有寒故痛也”；《素问·至真要大论》还说：“寒气大来，水之胜也，火热受邪，心病生焉。”说明了寒邪致病的又一特点，即寒邪过胜，则心受病。

#### 2. 雪花飘飘话功过

雪，洁白，晶莹，自古以来就被人们视为纯洁无瑕的象征，更给北国风光增添了无限秀色。

腊月雪对农作物大有好处，我国有“瑞雪兆丰年”的说法。下雪不仅有利于农业生产,也有利于人的健康。隆冬时节,大雪“飞起玉龙三百万,搅得周天寒彻”。把细菌、病毒统统埋在雪下冻死,来春许多传染病自然就会减少了。

雪是天然的空气净化器。工业对环境中空气的污染众所周知。而雪花在飘扬的过程中,由于跟大气中悬浮着的尘埃、杂质接触,雪花越变越大。所以,下一场大雪,犹如把天空冲洗一遍,从而使空气变得格外新鲜,人也会感到心旷神怡了。

噪音对人体健康的损害是多方面的,雪则是天然的消声器。飘舞的雪花落到地面之后,由于它的密度小,重量轻,空隙大,所以地面积雪对声波的反射率极低,能吸收大量音波,这对防止噪音污染,保持身心健康有着极好的作用。

当然,也必须防范雪对人体的损害。首先是紫外线眼炎,也就是人们常说的雪盲。由于雪地反射日光中的紫外线,引起了眼的损害而感到两眼烧灼、剧痛、流泪、羞明,此时,可冷敷眼部,以减轻充血,缓解症状。重症雪盲应立即送医院治疗。预防雪盲的主要措施是:雪地工作时要戴防护镜,小孩不要长时间在雪地里玩耍。

雪天最易发生骨折。下雪后,道路受压结冰变滑,会使交通事故上升,走路也容易滑倒。老年人由于骨质疏松,极易发生骨折,所以老年人在雪天尽量不外出。雪天骑自行车的车速一定要慢,不能急转弯、快刹车。

通常,在0℃以下才能发生冻伤,而在雪天,由于环境潮湿,即使气温在0℃以上也会使手、脚、耳、面部易发生冻伤,故应注意预防。

### 3. 气候因素与冬季发病

#### (1)冬季发病

现代医疗气象学对于气象致病的原因,提出了种种理论。认为:人体受到过度寒冷的刺激后,可使热平衡系统机能发生障碍。皮肤中的感受器将冷刺激传给下丘脑,下丘脑又支配脑垂体,导致内分泌系统失调。寒冷对于适应能力低的儿童和老年人及危重病人的作用更加明显。首先,由于自主神经系统失调,引起毛细血管的舒缩反射。冬季随着气温的下降和气压的升高,毛细血管阻力开始增加。这对高血压、心脏病、脑血管病和其他循环系统疾病患者十分不利。其次,寒冷使血液的理化性质发生改变,如血液粘性变大,血沉和血凝时间缩短等等。在这种情况下,心肌梗死和冠状动脉血栓形成的死亡率很高。第三,由于内分泌失调引起的肾上腺素增加也能造成血液粘性增加和血凝时间缩短。第四,冬季寒冷作用使毛细血管硬化,这与脑溢血和中风的发作关系很大。第五,寒冷气候也可以引起人们生活方式和生活习惯的变化,体重增加,因而静脉血栓形成的危险增加。此外,溃疡病在冬季气温骤降时,人体自主神经系统和内分泌系统的功能衰退,胃肠道易于发生变态反应性改变,从而引起复发;由于寒冷,鼻粘膜受到刺激,血管收缩,使抵抗力降低,易发生呼吸道传染病等,如流感、肺炎、气管炎等。

#### (2)死亡率

根据近年的研究,发现死亡率的高低与季节有一定的关系。在北半球,死亡率以寒冷的冬季为高。通过对上海市每日死亡人数与气温关系的研究,我们看到死亡人数在一年中不是平均分布的。深秋以后,死亡人数急剧增加;到了冬季,出现死亡的高峰;最冷的2月份,死亡人数比5、6月份多2倍;而在寒冷季节中,死亡人数又以日最低气温低于零下的寒潮天气为最多。这些统计说明寒冷天气对死亡有着较大

的影响。

在研究中，人们发现气温与不同疾病的死因有不同的关系：冠心病与脑血管意外的人数，随着气温的下降而逐渐增多；呼吸系统疾病、心脏病，随着日平均气温的下降，当达到某一点时（一般10℃左右），死亡人数随着气温进一步下降而急剧上升；死于恶性肿瘤者，在气温大于28℃或低于0℃以下时，死亡人数急剧增加。如果将死亡者分成不同的年龄组，可以看到各个年龄组的月死亡率均以1～2月份为最高，而70岁以上的年龄组这一高峰更为明显，与其他年龄组比较差别显著，其他年龄组之间没有差别。这一统计提示人们，老年人对天气变化十分敏感，适应能力明显减退，因此很容易受天气的影响而危及健康和生命。

### 4. 冬季气象因素与环境污染

#### (1)雾和逆温

本世纪以来，震惊世界的大气污染事件已发生了8次，总计病倒和死亡数十万人。人们都清楚祸手是大气中的各种污染物，但却忽视了隐藏极深的杀人帮凶——雾和逆温。这8次重大事件都发生在冬季，而且都有雾和逆温层存在。

首先是雾。大气污染物在大雾存在时，发生的物理化学反应形成的新物质，毒性比原污染物大得多，如二氧化硫在大气中被氧化与雾滴结合成硫酸气溶胶，毒性提高10倍以上，若再与光化学烟雾（氮氧化合物与碳氢化合物共存的大气中经受紫外线照射就发生光化学烟雾）相遇，毒性更大更剧烈。二氧化碳和二氧化硫具有吸水性，容易形成大雾。这样大雾会经久不散，有利于病毒、细菌的生存和蔓延。所以，大雾自然就加剧了大气污染的危害，充当了杀人帮凶。

再就是逆温。一般情况下，气温是随着高度的增加而降低的，平均每上升100米温度降低0.6℃。这样，低层温度高、空气密度小，高层温度低、空气密度大，造成了“头重脚轻”的现象，气层很不稳定，容易上下翻滚而形成对流，使低层空气中的污染物和粉层向高空移散。可是，在冬季冷高压影响下，却又会出现空气随高度增加温度亦增高的现象，导致空气“脚重头轻”，四平八稳，像个“不倒翁”，这种现象叫“逆温”，发生逆温的空气层称为“逆温层”，也叫“阻塞层”。当出现逆温层时，逆温层下的烟雾、杂质不易穿过逆温层向上扩散，这时污染物就会“无路可走”，只好在其下蔓延。同时，有逆温层存在时，一般风速都很小，而风速又直接关系到大气污染程度，因为风速越小，污染物越不易扩散。因此，逆温层强度越大，层次越厚，维持时间越长，污染也越严重。

因此，冬季人们早晨不宜外出太早，可在云开雾散，太阳出来以后走出户外活动。

#### (2)易发生煤气中毒的气象条件

冬季取暖季节，尽管有关煤气中毒的知识已十分普及，但各地每年都有煤气中毒死亡的事件发生。究其原因，一般并不是冬季炉火管理不当造成的，而是大多数人不清楚易发生煤气中毒的气象条件。

煤气中毒期间的气象条件都具有显著特征。通过对多次煤气中毒事件的气象资料分析，发现最易发生煤气中毒的气象条件是：气温低、气温日差较小、无风或微风、雾天或阴雨天、湿度大、有逆温层存在。在这些气象条件下，室内烟囱中的一氧化碳扩散不出去或外逸缓慢，有时甚至发生往室内倒灌烟的现象，此时很容易发生煤气中毒。

另外,风向的影响也不可忽视。风向不同,室内外的气压差也不同。例如吹南风时,室外南面的气压高于室内,北面的气压低于室内;刮北风时,正好相反。所以,如果煤炉的烟囱是向南伸出的,则刮南风时由于室内外的气压差,就会形成倒烟;若烟囱是向北伸出的,刮北风时就会倒烟。因此,刮南风时应打开南面的窗户,刮北风时反之。这样就可以使烟通过烟囱时畅通无阻,免遭煤气中毒。

需注意的是,有一些居室的烟囱是由房顶伸出的,这样就应安装上风斗,以防刮风时,空气顺着烟囱倒流进室内,形成倒烟而发生煤气中毒。

由此可见,冬季取暖期间,不要以为只要炉火安上烟囱就万无一失了,必须注意观察气象条件的变化和收听气象预报,一旦出现上述易发生煤气中毒的气象条件,应加倍小心度夜,万万不可掉以轻心。

**(3)地球气候变暖与人体健康**

现代工业的迅猛崛起,化工石油燃料的急剧增加,使大气层里的二氧化碳和甲烷等微量废气越积越多,形成了一层类似“温室玻璃”的气体层,影响地球散热,导致地球气温明显升高。世界卫生组织最近发出警告:地球气候变暖将导致全球疾病大流行。

气候变暖会改变生态系统。气候变暖后,热带的边界会扩大到亚热带,温带的部分地区会变成亚热带。致使冬季气候变暖,一些热带地区的疾病将蔓延开来,死亡率也将大大提高,细菌性、病毒性和寄生虫类疾病将迅速增加。

在海洋,由于温度上升和农业肥料等废水渗漏进沿海水域,有毒的“赤潮”会更加频繁;海平面上升也会传播多种传染病,例如增加腹泻病例,并引起霍乱、痢疾等。此外,海平面上升会破坏海洋生态环境和水生食物链,这将影响亿万人的食物供应。

气候变暖还会带来一系列环境问题。如气温升高后害虫会大量繁殖,驱虫农药将广泛应用,从而导致更加严重的农药污染;气温升高会使复杂的光化学反应加剧,造成更严重的大气污染,导致臭氧层的破坏,使有害的紫外线增加。

**(4)当心寒潮**

美国的辛克里博士研究指出,寒潮的袭击如传染病一样,给人们带来了不良影响。不少研究指出,寒潮还是诱发流行性感冒的重要因素。

寒潮为什么能诱发感冒?现代医疗气象研究认为,一是寒潮对上呼吸道的局部影响,二是对全身整体的影响。

首先,这种暴冷气候使空气中温度显著降低,鼻咽部粘膜因此而变得干燥起来,以致发生细小的皱裂,感冒病毒便可乘虚而入。与此同时,由于气温的下降,鼻咽部的局部温度可降至32℃左右,这样的温度正适合粘膜裂口内的病毒生长繁殖。再加上呼吸道受强冷空气刺激,可引起局部血管收缩,使粘膜分泌的免疫球蛋白相应减少,这就更为感冒病毒的入侵和繁殖提供了有利条件。

二是从全身整体状况来看,由于寒潮袭击前后的2~3天内,平均气温和最低气温骤然下降,人体的体温调节功能对这突如其来的寒冷刺激难以适应,如果不及时添衣保暖,就特别容易受凉,引起机体抵抗力下降,给各种不同类型的感冒病毒入侵造成可乘之机。

5. 冬季剧烈天气变化对健康的危害

1969年1月9日深夜,前苏联列宁格勒的气温骤然从零下40℃升到零上19℃,冰消雪融,使30多万人卧病在床,不思饮食。1980年1月间某一天晚上,这里又有4万多人突然患病。人们莫名其妙,当时既没有瘟疫流行,也不是集体中毒,怎么会有这么多人同时病倒呢?查来查去,原来是那天气温在几小时内突然从零下44℃骤升达零上6℃。正是这种气候的剧烈变化,使得这么多人同时得病。

那么,天气变化是如何影响人体而诱发疾病的呢?现代医疗气象学揭开了一些气象致病的机理。归纳起来,大致有这样一些看法:①在天气变化时,人体内的胶质就会出现不稳定状态,导致身体出现异常。②人体通过微量物质的调节来适应天气的变化,其中对天气过敏的人,这些微量物质都起着自我中毒的作用从而发生气象病。③从应力学的角度来说,天气变化作为一种力作用于人体,使保持正常状态下的身体产生一种“应急警告”反应。④从巴甫洛夫的条件反射学说来解释,气象病是人体对气象条件变化的本能反射。这种条件反射,与各种条件有关,如在寒冷环境中会打颤,这是身体不致受过度寒冷的一种本能反应。⑤人和天气环境是两个紧密联系的系统。人体的情况与气候因子的变化规律紧密相关,一旦天气变化,原来按照恒定变化与气候保持平衡的身体就会失去平衡,即人体的内环境稳定受到外环境变化的影响,而发生了不适应现象。⑥当天气变化时,人体已发生着微妙的物理变化和化学变化,以调节身体机能适应外界环境的变化的能力。而对于天气过敏的人,在天气变化时,体内的物理变化或化学变化却不能正常进行,便使身体发生异常现象等。

法国医学家阿塔利从事气象对人体继续影响的研究工作已30多年,他的研究指出:单是细菌还不足以致病,就是得了病也不致于有生命危险,一定要考虑气象因素。气象条件是引起和加剧某些疾病的决定因素。

## 三、冬季养生原则

### (一)冬季养生保健的总体要求

冬季保健的总体要求是:

1. 辨证进补

进入冬天,天气渐寒,人体热量散发较多,为了抵御严寒,人体需要产生较多热量,才能维持人的体温。为此,需要摄入较多的食物,人的消化功能逐渐增强,食欲增加,消化吸收活动旺盛。这是进食滋补的一个大好时机,十分有利于精微物质的吸收和在体内的贮藏。

然而,中医讲究阴阳平衡,虚则补之,实则泻之,中药并非随意可用,须根据各人的具体情况来定。所以,辨证用药是一个最基本的原则。身强力壮,阴阳平衡,精力充沛者,就不必考虑用药。如有气滞、血淤、火旺、湿阻等实证的人,则更不能补,否则会恋邪,闭门留寇,后患无穷。对于年高体弱、气血亏虚、阴阳不调、精力不济,处

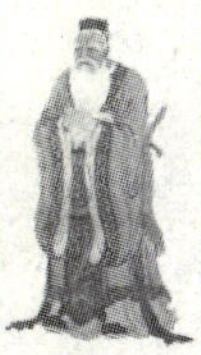

于虚弱或健康边沿状态，有疲劳综合征者，则应该考虑在饮食、运动和精神调养的基础上，在冬令季节增加药物调补。

体虚之人情况各有差异，有气虚、血虚、气血两虚、阴虚、阳虚、阴阳两虚的不同，不可笼统用药，必须进行辨证，才能做到有的放矢。

2. 平调中和，补勿过偏

人的气、血、阴、阳是相互协调平衡的，用药不可过偏，过偏易生弊端。如补阴药甘寒滋腻，多服易损伤阳气；补阳药性多温燥，有助火劫阴的弊端；补血药性黏腻，过量服用常有损脾胃；补气药多壅滞，应用不当，常致腹胀纳呆、胸闷不适。如久服银耳、大补阴丸等滋阴药，可出现呕吐清涎、脘闷食少；过量服用鹿茸、全鹿丸等壮阳剂，可致身热、鼻衄、胃脘灼痛、四肢颤抖；久服人参可出现腹胀纳少、烦躁失眠等。老人阴虚之体，滥用壮阳之剂，反而更伤其阴。阳虚阴盛的人，强用滋阴之品，更加重遏其阳，危害非浅。因此，各类补药的应用都宜适度，讲究配合。一般可通过组方，使药方总的性质趋于平和；其次，宜选药性缓和、补而不滞、滋而不腻之品。总的应该用平和之剂，缓缓流通气血，协调阴阳，达到防病抗衰的目的。

3. 用药适度

用药应谨慎，适可而止。补药虽以滋补强壮作用为主，但药有偏性，是药三分毒，药物是为补虚纠偏而用，所以不管是用中成药还是膏方调补，都必须在医生的指导下进行，不能盲目乱补。用药到一定程度，已见成效，可转用食疗，或配合其他方法，不必长期用药。

## （二）冬季养生大要

《素问·四气调神大论篇》里说："冬三月，此谓闭藏，水冰地坼，无扰乎阳，早卧晚起，必待日光，使志若伏若匿，若有私意，若已有得，去寒就温，无泄皮肤，使气亟夺，此冬气之应，养藏之道也。逆之则伤肾，春为痿厥，奉生者少。"

其意思是说：冬天的 3 个月，是所谓的"紧闭坚藏"、生机潜伏的季节，水结冰，地冻裂，人们不要扰动阳气，应该早卧晚起，一定要等到日出后起床，使意志伏藏，像有私意似的，又像已有所得。还必须避寒就温，不要让皮肤开泄出汗，这是适应冬天藏伏的方法。如果违反了这个道理，肾会受伤，到了春天，就要患痿厥病，供给春季生养的能力也就差了。

## （三）冬季宜养藏

《黄帝内经》中说："冬三月，此谓闭藏，水冰地坼，无扰乎阳，早卧晚起，必待日光……去寒就温，无泄皮肤，使气亟夺，此冬气之应，养藏之道也。"

其意思是说，冬季气候寒冷，是万物生机潜伏闭藏的季节，此时应注意保护阳气，做到早睡晚起，以待日光……注意避寒就温，不要让皮肤开泄出汗，以免闭藏的阳气频频耗伤，这就是冬季闭藏养生的方法。

《素问·水热穴论》说："冬者阳气衰少，阴气坚盛，巨阳伏沉……"即是说，严寒的冬季，自然界呈现出阴盛阳衰的气象，而且阳气潜藏于内。

因此，冬季养生的基本原则是要顺应阳气的潜藏，以敛阴护阳为根本，中医学称之为养藏。所以，生活上应当"去寒就温"，勿使阳气外泄；精神上，要如有所得，含而不放。

## （四）冬季养肾

肾含真阴真阳，五脏之阴非肾阴不能滋，五脏之阳非肾阳不能养；肾阴为生长发育的基本物质，肾阳则是活动的基本动力；肾阴是肾阳的物质基础，肾阳是肾阴的功能表现。

冬至之日，是地球北半部夜最长、昼最短的一天。冬至以后，太阳北移，白天渐长，黑夜渐短。自然阴阳的消长逆转也是从此日开始变化，即冬至后"阴极之至，阳气始生"。

人生于天地之间，禀受阴阳之气，体内阴阳变化与自然界阴阳变化紧密相随。冬在五脏应肾，而体之阴阳根之于肾，因此冬季摄生的重点是调摄肾之阴阳。

"肾者主蛰，封藏之本"，因而，冬季养肾，必须慎房事、保精血，切忌房事过度，以免伤害肾气，影响来年的健康状况。正如《内经》所说："冬不藏精，春必病瘟。"

肾之先天真阴靠后天水谷供养，平衡的膳食结构，能够提供充分的营养，而偏嗜太过会伤及人之正气。适当增加温肾壮阳、滋阴补肾的食品，也是冬季摄生的重要措施。

气功健身可以达到强肾保精、延年益寿的目的。因为气功强调意念，意念之根在丹田，即命门真火。丹田发热，即培植元阳，舌下津液下咽丹田，即培滋肾阴，但以练静功为主。

## （五）冬季防寒

寒为冬季之主气。寒邪属阴邪，易伤阳气，可导致机体新陈代谢减弱，出现手足不温、畏寒喜暖等阳气虚的表现，还易引发许多疾病，或使旧病复发加重。

寒冷能引起周围血管收缩，循环阻力增高，并可使血液黏稠度和毛细血管脆性增加，从而诱发心脑血管疾病。尤其是老年人，体温调节功能降低，对寒冷刺激尤为敏感。

寒冷尤其是对呼吸系统影响最为明显，它能降低呼吸道的防御能力，引发哮喘、慢性支气管炎、肺气肿等呼吸系统疾病。因此，冬季养生要防止严寒气候的侵袭。

因此，寒冬时节，在穿衣和居家等方面，一定要采取防寒保暖的措施。但"暖"不等于"热"，冬季室温保持在20℃～23℃最为适宜，温度太高，反而不利于健康。

防寒保健，应进行适当的体育锻炼，以增强机体的抗寒能力和抗病力；工作和运动时，不宜过于剧烈，以免出汗过多，导致体内阴精亏损、阳气耗散。

饮食上，宜选用羊肉、狗肉等温肾壮阳之物，有助于抵抗寒邪的入侵；饮食不可过咸，因咸味入肾，致肾水更寒，不利于振奋心阳；切忌寒凉食品，以免耗伤元阳。

睡前宜用热水泡脚，并按揉脚心，有助阳散寒之效；常进行日光浴，以助阳气升发；膀胱经脉行于背部，寒邪入侵，首当其冲，故应注意背部保暖，以防寒邪入侵。

## （六）冬季老年人保健的基本要求

**1. 谨防“老人居室综合征”**

冬天在室内无抽排烟装置的情况下起火做饭的老人易患此综合征。这主要是由于城市居室内空气受到严重污染，光线不足所致。居室内的蜂窝煤炉、液化气炉及吸烟时所产生的大量废气与烟雾，会造成室内空气异常混浊。有的居室由于狭窄、拥挤，使空气流通不畅，人体散发出的排泄物与飘浮在空气中的尘埃呈悬浮状态，不易沉降飘散，从而危害人体健康。因而，城市老人易患“老年居室综合征”。

预防的方法是保持室内空气新鲜，经常用湿抹布或湿拖把清洁室内，定时开窗通风换气。

**2. 老年人过冬宜用的食物**

一是牛奶和豆浆是首选佳品，每天清晨能喝上一杯牛奶或一碗豆浆，对老年人过冬是十分有益的。

二是蛋白质是生命的基础，是建造和修补人体各种组织器官的重要材料，老年人分解代谢加速，合成代谢减慢，在严寒的冬天里更需要量多质优的蛋白质。因此，在冬天，可以比夏天多吃一些瘦肉、鱼、禽蛋和大豆制品。肉类以牛肉、羊肉、兔肉、鸡肉、狗肉为佳，这些动物性食品含蛋白质高，胆固醇低，老年人可交替食用。

三是入冬后，由于阳光照射减少，老年人容易缺钙，引起骨质疏松，因此应该常吃些富含钙的食物，如豆制品、虾皮、海米、海带、芝麻酱以及核桃等。

四是维生素C在冬天更为重要，能增强身体抵抗力，对防治感冒、高血压、动脉硬化及心脑血管疾病具有辅助作用，老年人尤不可缺少。冬天里应尽量多食用一些含维生素C丰富的绿叶蔬菜与水果，如白菜、油菜、菠菜、柑橘、猕猴桃等。

五是各种骨头汤（猪、羊、牛、鸡等）、火锅菜也是冬天老年人的有益食品，它们不仅富于营养、容易消化吸收，而且还具有祛寒保暖的作用。

六是冬天是进补的好时机，老年人可适当选用有滋补作用的食品。如生姜当归羊肉红枣炖服；或莲子桂圆银耳红糖汤等，可经常调剂食用。

七是喜欢饮酒的老年人，应在医生指导下适量饮用些低度酒、葡萄酒等，以促进血液循环，舒通经络，帮助消化，增进食欲，起驱散寒邪和强身健体的作用。

八是俗话说：老人吃粥，多福多寿。在日常三餐中，如能合理地选吃一些滋补强壮的粥糜，对增强老年人体质，提高抗病能力，以至延年益寿，是很有帮助的。

## （七）冬季老年疾病的预防

**1. 要谨防哮喘**

慢性哮喘病习惯上叫老年慢性气管炎。多由有痰饮和老年肾精亏损而导致肺、脾。肾运化功能失调，痰阻气道而形成。慢性哮喘引起咳嗽，会使肺泡组织增生，气管、支气管狭窄变形，故而很难根治。一旦发作，须到医院根据不同症型加以治疗。而患者主要应重视平时的调养，减少发作。个人保健方法有四种：

一是注意保暖，特别是背部。背脊由督脉所生，总督全身诸阳。背部受寒，就会引起阳气虚衰而诱发老年气管疾病。

二是在缓解期加强锻炼，加强营养和给予适当的补剂。多做呼吸吐纳健身操，常服核桃、狗肾、宁杞之类的营养补益剂。

三是忌食易诱发气管炎的食物。如肥腻、蟹、虾、辛辣之品，同时还要避免灰尘的刺激，改掉抽烟的坏习惯。

四是自备一些控制发作的药物。如氨茶碱、麻黄素片、定喘止咳糖浆、哮喘冲剂等。在发作初期及时运用，使呼吸通畅，以免病情加重，便于及时治疗。

2. 谨防冠心病发作

胸痹病现代医学称为冠心病。该病最危险的是突然出现心肌梗塞，会夺人性命。因此，患有冠心病的老年人，应该知道心肌梗塞将临的信号，以便防御在先。这一信号是：

一是不明原因的突然心慌、胸闷、胸骨疼痛，出冷汗等。

二是无原因的烦躁不安、面色苍白、皮肤湿冷、反应迟钝、脉搏细弱、血压下降、昏厥等。

三是无原因的恶心、呕吐、持续性腹部胀痛，服药后症状不见好转。

四是突然呼吸困难、口唇发绀、咳嗽时见粉红色泡沫状痰。

五是24小时内反复发生心绞痛，每次时间长达15分钟以上，用硝酸甘油不能缓解者。

3. 悉心呵护前列腺

冬天是前列腺肥大症的好发季节，冷空气对前列腺肥大者是一种刺激。寒冷时人的血管和肌肉都会产生收缩，使前列腺和尿道的压力随之增加。因此，寒冷的刺激可使本来已经发生不同程度增生的前列腺出现症状，或使原有症状进一步恶化，严重的可使前列腺体及膀胱颈部充血水肿，造成突然不能排尿，发生急性尿潴留。

天冷，老人们在家坐着的时间增多，不少老年人还喜欢打麻将消遣，长时间坐着不动，会压迫前列腺；如果再加上长时间憋尿，前列腺肥大症必然加剧。而下身穿得单薄，则会成为前列腺肥大症状加重的诱因。

对前列腺肥大症重在防护。日常生活中，要避免疲劳、久坐和房事过度；注意保暖，以防下肢、腹部和会阴受凉，不坐在潮湿或冰冷的地上，这在天气乍冷时特别重要。避免长途骑自行车。

## （八）经期防寒保暖

医圣张仲景曾指出，“虚、积冷、结气”是导致妇人杂病的三大主要因素。

其中“积冷”是造成多种妇科疾病的重要原因。中医认为，妇女行经期间，胞门开而胞脉空虚，寒邪极易乘虚而入。所以，冬天行经期间尤其要注意防寒保暖，不待在寒冷的地方，不吃冷食冷饮。若此时调摄不当，感受风寒，可导致寒邪内侵胞宫，寒凝气滞，血寒积结，导致痛经、月经过少，甚者闭经、宫寒不孕。

冬天阳气潜藏，阴气盛极，容易使人产生抑郁情绪，这在某种程度上会加重女性月经前后的情绪波动。因此，妇女平时应注意保持情志疏畅、心情愉快、寒暖适宜、饮食得当。行经前后尤应注意保持心情愉快，防止突然的过度的情志刺激，致气血逆乱，引起倒经妄行或崩中漏下等病症发生。

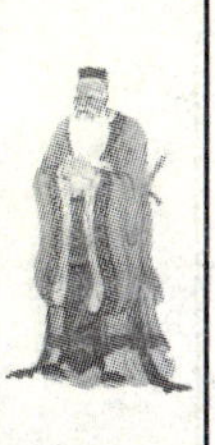

女性经期还应注意卫生用具的清洁消毒，以预防各种月经病及妇科病的发生。

冬三月，天气寒冷，妇女易患痛经病。在妇女月经期间，出现小腹疼痛，痛引腰骶，甚则伴有恶心、呕吐、眩晕等症状。痛经病多数是由于宫寒兼血淤引起。外界天气寒冷，气血运行受滞，或因再食生冷，或衣着调摄不及，便会产生痛经。治疗痛经，大多以温经祛淤为治。药物宜用当归、川芎、白芍、吴茱萸、半夏、阿胶、丹皮、桂枝、麦冬、人参、甘草等。

闭经也是女子常有的疾病，四季皆有，以冬天稍偏多见。可用当归、熟地、山药、茯苓、杜仲、枸杞、菟丝子、鸡血藤等药治疗。如月经本已正常来潮，中途突然停经三月以上，应到医院查明闭经原因，辨证施治。或先投简易单验方：当归、红花、桃仁、香附等药，若月经仍不来，再到医院就诊。

### （九）妇女冬季受孕宜慎重

冬天结婚的夫妇，不宜新婚伊始急于受孕。因为冬天室内空气污染严重，造成缺陷儿的相对危险性明显高于其他季节。许多年轻人喜欢选择春节前后举行婚礼，须知，此时婚后即孕，对后代不利，究其原因：

其一，新婚前后，新娘新郎为婚礼已奔波数日，身心相当劳累。科学研究证实，疲劳状态下受孕怀胎，易导致后代身体柔弱，智力低下。

其二，婚庆喜宴免不了宾朋满座，觥筹交错。现代研究已证实，父亲酒后育子，或母亲酒后受孕最易导致后代智力低下。

其三，不同的季节对优生优育有一定的影响。中医认为春生、夏长、秋收、冬藏的自然规律也与人类繁衍生息有着密切关系。冬天属肾，是精气闭藏的季节，冬天藏精为万物春天生机勃发与复苏提供了物质基础。因此，最佳的孕育季节应该是在春天，在人身心俱佳的时候。

### （十）冬季冷感症的预防和治疗

有些女性，尤其是更年期的妇女每逢冬天就特别怕冷。这往往是由于经期、孕期和产褥期或久病体虚等，肌体的抵抗力降低，抗寒能力差所致。另一方面，如果营养缺乏、低血压或甲状腺功能减退，也会引起局部或全身的血液循环不良，特别是肢体末梢血管血液障碍，导致手脚发冷。有这类情况的女性应积极参加适宜的体育锻炼，尤其是从事久坐或久立工作的妇女，应重视工间活动，多做手、脚和腰部的运动。同时可多吃羊肉、牛肉、狗肉、鹌鹑、大蒜、辣椒、生姜、香菜、洋葱、淮山药、桂圆、栗子等性属温热的食物。

冬天，脾肾阳虚，素体虚弱之孕妇，由于抗御严寒，母体自身消耗增大，对胎儿营养供应不足，会出现胞脉失养，胎萎不长的现象。当妊娠5个月后，其腹形明显小于正常妊娠月份，胎儿活动也很迟缓，即可认为是“胎萎不长”。胎萎不长的治疗主要在于健脾温肾，补血养胎。宜用巴戟、覆盆子、白术、人参、山药、当归、熟地、茯苓、黄芪、甘草等药物煎汤服用。

怀孕妇女，冬天脾肾阳虚的人，会出现水湿运化不力，膀胱不利，水泛肌肤的水肿现象，中医称为“子肿”。子肿多发生在妊娠中、后期，一般为8个月左右。子肿可

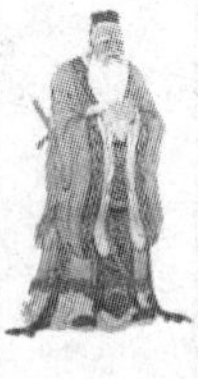

分轻、中、重三种情况。轻度子肿，仅在脚部显现水肿，大多数孕妇都易出现，一般不需服药治疗，宜在蔬菜中适当多食一些萝卜，冬瓜，水肿便可好转。中度子肿，可见大腿及外阴部发生水肿现象；重度子肿可波及全身，伴有腹水。如中、重度子肿，必须到医院就诊。同时在饮食方面，可用鲤鱼、生姜熬汤服用。

冬天产妇易于感受寒邪，使血受寒凝，经脉阻滞，因而出现产后恶露不止的病症。表现为血色紫黯，小腹疼痛，淋漓不爽，产后十余日不尽。预防该病的方法是，妇女在妊娠期间就应当重视营养，不要感受寒凉，不要恣食生冷。临产时注意调节产室温度，以免产妇感受寒邪侵袭。发生产后恶露不尽，宜给妇人以红糖姜汤温服。若无效，再用生化汤：当归、桃仁、炮姜、川芎、赤芍、妙蒲黄、益母草前汤服用。

### （十一）冬季儿童的一般性保健

冬季儿童保健应注意如下方面：

**1. 衣着不可过暖**

儿童形体柔弱，脏腑功能尚未健全，饥饱难以自控，冷热不知自调。冬天大人一般多以自己对寒冷的感受和耐受程度来增减儿童的穿着。殊不知儿童为稚阳之体，喜动恶静，加之自身的植物神经功能尚未发育健全，动则极易周身出汗，汗后若不及时换掉湿衣服，可诱发多种疾病，如感冒、皮肤病等。所以，冬天儿童的衣服不可穿着过暖、过厚，贴身衣服应轻薄、柔软、透气，而应以保暖性能好的棉制品为首选，外面的罩衣应选耐脏、耐磨、耐洗且又合身的衣物为佳。

俗话说："若要小儿安，宁可三分饥与寒。"此话确有一定的科学内涵。儿童冬天着衣绝非越多越好、越厚越好。让孩子适当受点冻，不仅能使皮肤毛细血管反复地收缩扩张，增加体表血液循环，提高人体的耐寒力，而且在与寒冷作斗争的过程中，还能锻炼儿童的意志力，日后在激烈的生存竞争中将受益无穷。

**2. 冬令不可滥补**

冬令进补一般是针对"人年四十，阴气自半"的中年人以及产后、病后、体质虚弱之人而言的。现在一些家长爱子心切，轻信广告宣传，盲目地购买一些补品和保健品给儿童服用，导致近年来儿童因滥用补品而出现的一些不良现象时有发生，如性早熟、肥胖等。如果孩子身体健康，发育正常，脾胃消化吸收功能又比较好的话，就没有必要给他们服用补品或保健品。因为儿童的生长发育需要均衡、全面的营养，过多地服用某一种补品或保健品反而会扰乱营养素的均衡，日子久了，反而会导致气血阴阳的失衡，进而影响身体健康和正常发育。家长们应该清楚地认识到，五谷养人胜过一切补品。只要您的孩子不挑食、不偏食、不厌食，一日三餐，五谷杂粮，加上适当的蔬菜水果，营养成分就足够了。

但是，冬天可适当给儿童补充一些维生素 A。据有关资料表明，冬春两季儿童体内缺乏维生素 A 是患呼吸道疾病的一大诱因。所以，这时补充维生素 A 是很有必要的。尤其是患有慢性消化系统疾病的小儿，可以有意识地给孩子吃富含维生素 A 的食物，如动物的肝、肾以及肉类、乳类、龟类、蛋类以及植物性食物，如胡萝卜、番茄、红薯、菠菜、卷心菜、南瓜、紫菜等。

3. 调整儿童体质

时下儿童往往营养过剩，所以胖墩儿常见。冬天是减肥的大好时机。冬天气温低，散失的热量多，同样的减肥方式（如运动），再配合饮食控制，比其他季节的效果更好。具体可以采取拓宽食谱，调整饮食结构，补充维生素等，实现营养均衡；合理饮水，以助脂肪代谢；保证睡眠、促进身体生长；积极运动等措施。

对于瘦弱的儿童，冬天同样是良机。首先是调理好孩子的脾胃功能，增强营养的消化与吸收；其次，驱除体内的寄生虫如蛔虫等，调治所患疾病，再次适度参加运动，以增强体质。

## （十二）冬季儿童疾病的预防

1. 谨防流行感冒

冬天，儿童应注意预防流行性感冒。特别是在初冬“十月小阳春”的孟冬时节，由于气温会在逐步变寒的过程中偶有回复，利于细菌繁殖生长，这时容易发生流行性感冒。为了预防流行性感冒，介绍几个常用的中草药预防处方，以供家庭备用。

（1）生姜红糖汤

生姜3片，葱白3根，红糖适量，在流感发生季节或见有流感病人或初步感染流感疾病，都可用来煎汤服用。

（2）野菊桑叶饮

野菊花15克、桑叶10克，泡开水代茶饮用，预防流感疾病。

（3）贯众甘草汤

贯众10克、甘草6克。水煎服，用于预防和治疗流行性感冒。

（4）大青叶茶

用大青叶泡开水，在流感病流行期间常饮用。冬三月，儿童常见的疾病大多与寒凉、阴盛、阴虚有关。如小儿肺炎咳嗽、小儿遗尿、小儿麻痹症、小儿五迟五软等疾病。

2. 注意防治肺炎

肺炎是婴幼儿时期常见病、多发病，3个月至2岁的幼儿多见，一年四季皆可发病，但以寒冷、气候多变的秋冬天气发病率最高。该病起病可急可缓，主要症状为发热、咳嗽、憋喘，发热高低不等，肺部听诊可有啰音以及杂音，检验可见白细胞增高，X光胸部透视可见肺门阴影模糊增大，肺下部可有大小不等的斑片状阴影。严重者或抢救不及时，会引起死亡。

预防儿童肺炎，关键是增强体质，提高抗病能力。儿童平时应常到户外活动，接受阳光照射，并进行呼吸道冷空气刺激的耐寒锻炼。冬天穿衣要适量，勿过厚过重。因儿童好动，过度保暖易出汗，反而易患感冒。多吃肉类及豆制品，哺乳母亲应加强食物调配，增加乳汁的营养成分，防止婴幼儿营养不良及缺钙。儿童身体健康，不受感冒侵袭，就不容易患肺炎。

## （十三）别忽略足与背的保暖

时届寒冬，人们需要采取防寒保温措施，增添衣服，但您或许还不知道，在人体体表的各个部位中,足部和背部是最需注意保暖的。

俗语说:“寒从脚下起”,一旦足部着了凉,很容易引起感冒、腹痛、腰腿痛、妇女痛经和泄泻等病症。现代医学认为,脚掌远离心脏,血液供应较少,表面脂肪很薄,保温能力甚差,足部保暖显得尤为重要。还认为,足部着凉受寒,是人体呼吸道、胃肠道以及其他内脏器官发生疾病的重要原因之一。就拿感冒来说,人们一般只知道病毒是通过呼吸道传染而得病,却对足部受寒也会引起感冒的道理,则知之甚少。科学研究证明,足部受寒,会反射性地引起呼吸道粘膜内的毛细血管收缩,纤毛活动减慢,抵抗力减弱,因而极容易罹患感冒等呼吸系统疾病。又由于脚掌密布许多血管,近年来国外一些学者把脚掌看成是人体的“第二心脏”,足以说明脚与全身健康的密切关系了。

足部的保暖方法很多,除了下面将要专题介绍的洗脚擦足心外,平时要注意多活动脚部,如参加跑步、竞走和其他各种体育运动。当然,穿着保暖性能好的衣裤、鞋袜,也是十分重要的。

至于背部,亦需特别注意保暖。中医学认为,背部是人体经脉中足太阳膀胱经循行的主要部位,而足太阳膀胱经主一身之表,好像“篱笆”一样,起着防御外邪侵入的作用。当风寒外邪侵入人体时,足太阳经往往首当其冲。因此在寒冬季节,注意背部保暖,以免风寒之邪侵入,是预防疾病特别是防止“风寒感冒”的重要措施之一。这对老人、儿童及体质虚弱的人来说,尤为必要。《抱朴子》中说:“背宜常暖”,这是有科学道理的。背部保暖的方法很简单,穿着一件贴身的棉或皮毛背心就行了,睡觉时也要注意不要让背部着凉。

## 四、冬季生活起居与养生

### (一)起居常识

#### 1. 早睡晚起

《素问·四气调神大论》说:“冬三月,此为闭藏。水冰地坼,无扰乎阳;早卧晚起,必待日光。”即在寒冷的冬季,应适当增加睡眠,要早睡晚起,日出而作。

冬季,阳气潜藏,阴气盛极,草木凋零,蛰虫伏藏,万物活动趋向休止,以养精蓄锐。因此,不要扰动阳气,破坏人体阴阳转换的生理机能。

早睡可养人体阳气,迟起能养人体阴气,但晚起并非懒床不起,而以太阳升起的时间为度。因此,早睡晚起有利于阳气潜藏、阴精蓄积,为来春生机勃发做好准备。

而且,冬季气候十分寒冷,在养生上要注意保暖避寒,这也要求人们尽量做到早睡晚起。正如《寿亲养老新书》中所说:“唯早眠晚起,以避霜威。”

另外,在冷高压影响下,冬天的早晨往往有气温逆增现象,即上层气温高,地表气温低,大气对流活动停止,地面上有害污染物停留在呼吸带。如过早起床外出,就会身受其害。

2. 冬季室内要清洁

冬季,室内有害微生物中最重要的是尘螨和霉菌。

尘螨主要以人和动物身上脱落的皮屑为食,它尤其喜好被褥、睡椅和地毯。当尘螨生长时,会脱掉自己的外壳,这些脱落的外壳和它们排出的粪便会引起人们的过敏反应。

要想清除尘螨,需要经常清洗晾晒窗帘、床单、被罩和枕套;经常吸去吊扇顶部和天花板上的灰尘;内衣经常换洗,并用烘干机烘干。

霉菌在潮湿的环境中会大量繁殖。漏水的浴缸、洗涤槽和洗衣机内桶等,都是霉菌生长的适宜场所。因此,应保持卫生间的干燥,及时修理漏洞,室内最好使用除湿器。

此外,有资料显示,心理压力会使过敏和哮喘变得更加严重。如果长久地待在室内,可能令人烦躁易怒,加重过敏症状。因此,冬季应多到室外走走,使心情有所放松。

3. 控制好室内湿度

室内的湿度和温度应适度,当室内温度和湿度过高时,会令人憋闷难耐;室内温度低而湿度高,会使人体散热过快,增加寒冷感,而且时间长了,还会引起关节炎等。

一般来说,冬季降水量少,风多风大,气温较为干燥,室内湿度也较低。特别是取暖器的使用,会使室内空气更是干燥,易导致皮肤粗糙起皱,甚至开裂。

而且,空气湿度过低还易导致呼吸道黏膜脱水,黏液分泌减少,纤毛运动减弱,以致呼吸道的清除能力减弱,不能及时的排出呼吸道的尘埃和细菌,易诱发和加重呼吸系统疾病。

因此,使用取暖器的家庭应注意居室的湿度,最好有一只湿度计。一般而言,生活在相对湿度40% ~60%的环境中最感舒适,如相对湿度低了,应做相应的调节。比如,向地上洒些水,或用湿拖把拖地板,或在取暖器附近放盆水,以增加湿度。若在室内养盆水仙,不但能调节室内相对湿度,还会使居室显得生机勃勃。

4. 冬季宜常开门窗

室外空气容量大,流动快,又受到阳光中紫外线的消毒和花卉树木的净化,所以清新宜人;而室内空气却因人的吐故纳新、汗液蒸发以及油烟等,搅得极为混浊。

寒冷的冬季,为保持室温,常常门窗紧闭,其实这并非良策。因为,在通风不良的环境中呆久了,易出现头晕、乏力、胸闷、烦躁等现象,甚至引起呼吸系统疾病。

有报告显示,成年人每小时大约要呼出20毫升的二氧化碳,如两人在密闭的6平方米房间从事轻度劳动,8小时后,室内二氧化碳的浓度就会达到足以致命的地步。

玻璃能吸收日光中的紫外线,打开窗户,日光直接照到室内,紫外线就能充分起到消毒、杀菌的作用。因此,开窗通风即可保持室内空气的清新,又能减少病菌的滋生。

据相关资料显示,室外气温在8℃ ~10℃时,打开相当于房间面积1/50的窗户通风30分钟,可使室内空气中的细菌污染率降低40%;外界温度在零下3℃ ~9℃时,打开同样大的通风窗通风10分钟,室内细菌污染率能降低65%。

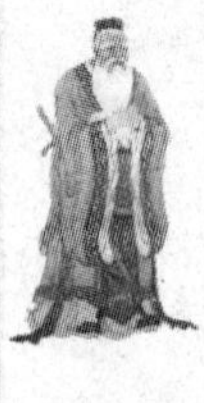

由于热空气比冷空气轻，开窗时通风时应使进风口位于低处，出风口在高处，便于室内外空气的交换。对那些自然通风条件差的房间，可用电风扇机械通风。

5. 冬季宜勤晒被褥

人体能够不断地分泌汗液和油脂，即使晚上睡觉时也不例外。这样被褥会因吸附汗液和油脂而变得潮湿。再加上冬季常紧闭门窗，会给致病菌提供良好的生存条件。尤其是吸附汗液和油脂后被褥，极易导致各种病菌的孳生，不利于人体健康。

被褥经日光曝晒后，会立即恢复干爽，而且阳光中的紫外线具有强烈的杀菌消毒作用，可杀死各种细菌和微生物。因此，冬季应勤晒被褥，这样既舒适暖和，又有利于健康。

6. 冬季室温应适度

冬季，气候较为寒冷，室内外温差较大。从健康需要而言，室内一般保持16℃～20℃较为适合，以18℃最为理想。无论是室温太高，或过低，都不利于健康。

室温过高，可导致闷热、心烦，令人头昏脑涨，精神萎靡不振。时间长了，还会引起口干舌燥，眼睛干涩，久而久之会打破人体的生理平衡，引起相应的生理变化，造成疾病。

特别是突然走出室外，受到冷空气的刺激，血管、汗腺会迅速收缩，机体散热减少，产热增加，打破了产热与散热的相对平衡，引起体温上升，容易导致伤风感冒。

若室内温度过低，会使人体散热过快，常常令人感到寒冷，缩手缩脚，身体虚弱者会引起寒战，胃肠虚弱者会引起腹胀、腹痛，甚至可引起关节炎等。

另外，长期处于温室之中，会减弱适应气温变化的能力。因此，从养生健体的观点出发，不可久居温室，而应加强锻炼，增强体质，提高机体的耐寒能力。

7. 冬季莫在居室养鸟

冬季室外寒冷，养鸟者喜欢将鸟笼挂在房间里。如果长时间人鸟同室，会引起打喷嚏、流鼻涕、鼻痒等过敏反应，严重者还会出现皮肤瘙痒、胸闷或憋气等。

这是因为，从鸟身上脱落下来的羽毛是一种强烈的致敏原，易引起过敏反应。而且，鸟类排泄的粪便内含有真菌，如毛霉菌、黄曲霉菌等，若侵入人体，还会引起感染。

由于鸟在笼内喜欢飞来飞去，更加速了致敏原和细菌的传播，对人体有害无益。特别是家中有过敏性鼻炎、慢性支气管炎、哮喘病等患者，就更忌养鸟了。

8. 冬季性生活要有节制

性生活的频度，应顺应四季的自然规律。如春季性生活次数可稍多；夏、秋季则适当节制；冬季则要节欲。特别是中老年人，冬季节欲能保养阳气，具有养精蓄锐的效果。

《黄帝内经》说："夫精者，身之本也，故藏于精者，春不病温。"即是说冬季应节制房事，养藏保精。因为，精血乃肝肾所藏，五谷精微所化，是精、气、神的物质基础。冬季顺应阳气的潜藏，节制性生活，可为来春生机勃发作准备。

明代养生家高濂在《遵生八笺》中也指出："冬三月六气十八候，皆正养脏之令，人当闭精塞神，以厚敛藏。"并引《五经通义》说："冬至后阳气始萌，阴阳交精，万物气微，在下不可动泄。"可见冬季节房事，保护阴精，对养生具有重要意义。

### 9. 室内取暖方法及注意事项

**(1)烤火取暖**

冬季有许多人有烤火的习惯,尤其是北方山区的农家。在寒冷的冬季,烤火虽然给人们提供了温暖的室内环境,但用于烤火的木炭里,常夹杂着未完全碳化的炭头,对人危害极大。

现代分析化学研究认为,炭头含有一定数量的木焦油,它是一种黑褐色的油状物,有特殊的臭味,系由多种酚类、有机酸和烃类组成,并含有苯并芘。国外科学家还发现,木炭不充分燃烧所产生的一氧化碳气体比内燃机还要多,而且包括数种致癌物质,其中包括那些已经在烟叶中确定的许多致肺癌物。酚类物质还会抑制血管舒缩中枢,损害心肌及微血管,导致呼吸中枢麻痹。此外,烤火时产生二氧化碳、氮氧化合物等有害气体,会引起头昏、流泪、咳嗽、精神委靡等。一些地区的农民在冬季易患支气管炎,哮喘等呼吸道疾病,无不与烤火有关。

烤火还可能引起网状热激红斑皮炎,如果人的双手、双脚或大腿内侧长时间受到盆火、炉火的烘烤,暴露部位的皮肤或大腿内侧易产生一种持久性红斑或粗线条的网状红斑。这是因为局部淤血开始发生彩斑状损害,而变为网状斑留下色素沉着。皮损颜色由淡红到暗玫瑰色或淡紫色、深褐色,严重的色素沉着可为永久性。

特别需要指出的是,冷天进屋不能立即烤火。这是因为屋外气温很低,人体的血管处于紧缩状态,血液流动缓慢,而室内温度较高,内外温差一般常在20℃左右,尤其在火炉边,温差更大。如果进屋就立即烤火,血管会因突然受热而局部"爆胀",在血液流动不畅通的情况下,容易出现头晕、眼花、心脏搏动过快、体倦乏力等症状。如果手脚冻得较厉害,经过炉火一烤,会马上痛痒难忍,甚至变红肿而发冻疮。因此,冷天从外面进屋后,最好先在离火炉较远的地方活动一下肢体,让身体有个适应过程,这样就可避免那些"不适"的反应。

**(2)电热取暖器取暖**

电热取暖器是冬季人们用于室内取暖的必备品,它是将电能转换为热能,具有升温快、无泄漏、无污染、无噪音、耗电少、使用方便、价格便宜等优点,倍受工薪阶层的青睐。

**(3)空调取暖**

在寒冷的冬天,空调给人们提供了温暖的室内环境,但空调室温并不是越高越好。若过于追求室内高温,可能会发生"空调病",又称"空调综合征"。所谓空调病,是指人们久处暖气设备的环境下工作和生活所患的一种现代文明病,如出现头痛、咽喉疼痛、容易感冒、头晕、眼花、心跳加快、体倦乏力等症。

德国科学家通过对使用空调的人进行体检和观察证明,长期在空调的室内工作,70%以上的人在2~3小时后,会出现疲劳感觉;60%的人很容易感冒;50%以上的人有血液循环障碍等症状。调查还表明,患慢性疾病的人长期呆在空调房间中,不仅易患空调病,而且能加重原有的疾病;妇女的自主神经系统功能不稳定,因而更易患空调综合征。

因此,使用空调取暖时,应选择适宜的温度,冬季空调温度一般以19~24℃为最好;空调房间应经常通风;患有冠心病、高血压、动脉硬化等慢性疾病的人,不宜长期呆在空调环境里。

**(4)室内结露对人体有害**

冬季为了保暖,有些人把门窗紧闭,结果使墙壁结“露”,玻璃淌“汗”,这对人体健康是极为有害的。

房间里为啥会结露呢?因内外的空气不能对流,室内湿度较大,加之夜里封炉熄火,温度急剧下降,使室内空气的含湿量过分饱和,以造成结露。根据有关部门测定,一般卧室的相对湿度,以空气含湿量与气温最大含湿量的百分比来衡量,最好是40%~50%。如果湿度超过这个百分比,室内必然潮湿。人若生活在这样的环境中,不仅不舒适,而且将有害于人体。中医说:“居处潮湿,易致身体感受湿邪,久之,会伤人肌表,或流注关节,使肢体关节酸痛浮肿,甚至麻木。”严重的还会“内侵脏腑,损及脾胃,造成脘腹胀闷,不思饮食”。室内潮湿可引起消化功能受阻,而且四肢虚浮等许多疾病,同时,还可使衣服被褥发潮,金属物品锈蚀,家具脱漆变形。

怎样才能防止室内结露呢?首先是控制室内的水蒸汽。如果相对的湿度超过50%,就应尽快断绝或减少水蒸汽的来源,如移走正在沸腾的开水,或一些潮湿的东西,同时要打开窗户或门通风换气,以散发潮湿的空气,使室内的湿度保持一定的平衡,这些办法均可防止室内结露。

**10. 低温也会灼伤人**

众所周知,高温能灼伤人体。然而您知道低温也能灼伤人体吗?

所谓低温,是指比人体体温略高的温度,一般在40~50℃左右。也许有人会问,这样低的温度也会灼伤人体?回答是肯定的。在这种低温范围内,短时间接触就会带来一定程度的伤害。有许多器具可产生低温,并有可能造成低温灼伤,如温热器具,内装酒精棉条或木炭的怀炉、手炉、脚炉、被炉以及现代取暖用的暖风机、电热毯、电热器,甚至热水袋都可直接造成低温灼伤。此外,热水洗澡时间过长或者在强日光下曝晒,也会造成低温灼伤。

造成低温灼伤的原因主要是使用者忽视安全,误以为是低温,作用时间长一点无妨所致。例如,在晚间睡觉时使用的暖水袋、被炉或电热毯等,长时间作用于局部皮肤,使局部皮肤出现感觉麻痹,失去痛觉,防御反应减弱,因而发展成深度灼伤。这种情况多见于一个人极度疲劳或酒后。一些婴儿、老年人、手术后的患者,以及感觉障碍的残疾人,也易造成这类低温灼伤。

低温灼伤初期,皮肤上看不出异常变化。低温灼伤程度较浅的话,皮肤仅有辣痛感,并且表面发红,几天即痊愈。有时皮肤虽无痛感,但却形成水肿。一旦出现这种情况,仅从表面是难以判断灼伤的程度的。轻者经过2周的治疗,瘢痕在几个月内渐渐消失,但严重者组织可能因此坏死,最后结成厚厚的黑痂,脱痂后留下瘢痕,致使皮肤粗糙不平。

在生活中,人们不可视低温灼伤为小事,应该及时到医院就诊。有炎症者用抗生素类药物或软膏来治疗。一般经过治疗,灼伤的局部皮肤会脱落再生。如果治疗不及时,伤部感染化脓,将给治疗带来困难。

## (二)冬季的精神调护

许多疾病的转化与心理状态息息相关。冬季,自然界阴盛阳衰,是万物闭藏的

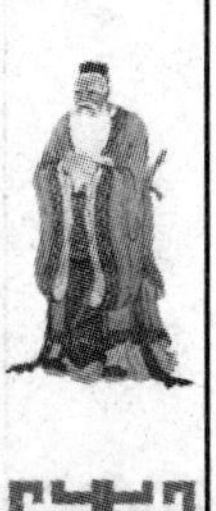

季节。保持心情愉快有利于阳气潜藏，以敛阴护阳、养精蓄锐，从而达到预防疾病的目的。

1. **冬季养神宜藏**

《黄帝内经》说："冬三月，此为闭藏……使志若伏若匿，若有私意，若已有得。"即冬季精神调摄要做到含而不露，像保守隐私那样秘而不宣，又如得到渴望之珍品那样满足。

冬季寒气日盛而至极，阳气微极而复萌。冬季养生要顺应自然的变化，使神气内收，尽量做到"无扰乎阳"，以养精蓄锐，有利于来春的阳气萌生。

现实中，经过重大精神挫折，而未能作出适当的调整，其患病率较高；经常保持思想清静，注意精神调摄者，则其抗病力较强。正如《黄帝内经》中所说："精神内守，病安从来。"

要使神藏，必须加强道德修养。良好的道德修养，有利于神志安定，气血调和，生理功能正常而有序的进行，即养德可以养气、养神。正如儒家创始人孔子所提倡的"仁者寿"。

神藏于内，还必须少私寡欲。若私心太重，嗜欲不止，而又达不到目的时，就会产生忧郁、苦闷等不良情绪，从而扰乱心神，导致百病丛生。

适当的节制欲望，可减轻不必要的思想负担，使自己心地坦然，精神舒畅，有益于身心健康。正如《太上老君养生诀》中所说："且夫善摄生者，要先除六害，然后可以保性命延驻百年。何者是也：一者薄名利，二者禁声色，三者廉货财，四者损滋味，五者除佞妄，六者去妒嫉。"此六害不除，万物扰心，岂能清静？

2. **预防季节性情感失调症**

冬季，有部分人表现出情绪抑郁，显得无精打采，甚至精神沮丧，意志消沉，并且年复一年地出现。这就是所谓的季节性情感失调症，多见于青年，尤其是女性。

现代医学气象学的研究表明，人的心理、生理与外界自然环境的变化是息息相关的。季节性情感失调症，是由于冬季特有的气候作用于人体所致。

一方面，寒冷使机体的新陈代谢和生理功能处于抑制和降低状态，使得血液循环变慢，脑部供血不足，植物性神经功能发生紊乱，从而引发了季节性情感失调症。

另一方面，松果体能分泌褪黑激素，转而调节其他激素的含量，从而影响人的情绪。强光能抑制褪黑激素的分泌，冬季光照不足可导致其含量增高，导致本症的发生。

改变这种不良情绪，要多晒太阳，多吃富含维生素 C 和维生素 B 的新鲜蔬菜和水果等，以调节大脑的功能和情绪；多参加各种娱乐活动，以激起对生活的热情和向往。

平时可听听音乐，让美妙的旋律为生活增添乐趣；积极参加体育锻炼，调整植物神经功能，缓解因植物神经功能失调所致的紧张、焦虑、抑郁等症状。

祖国医学对季节性情感失调亦有所认识，并强调在枯木衰草、万物凋零的冬季，仍要保持心情愉快和乐观的情绪。当然，具体的精神调养方法还应因人而异。

3. **幽默是生活的润滑剂**

生活质量与生命长短，与平日的情绪有很大关系。情绪稳定、心胸豁达、轻松愉快的人,不但事业成功、家庭和睦、人际关系协调,而且健康方面很少出问题。

刻意的批评和无意的中伤,有时会给他人造成伤害;幽默的指点和温和的批评,却能激发出他人心中宽容与温情的火花,即能使对方领悟,又不伤和气。

面对困难时,幽默的语言能点燃人们的信心之火,创造融洽的气氛,激发出智慧之光,能把紧张的气氛冲淡,把难以解开的心结松开,把一触即发的战火熄灭。

以幽默风趣的态度对待生活,能从生活中捕捉到光明和欢乐,发掘出更多的勇气和智慧来领悟生活、面对挫折,能够感染和鼓舞他人。

幽默感就像一个杠杆,利用一个合适的支点,就可以把沉重的生活变得轻松有趣。特别是在万物萧条的冬季,人们的心情较为抑郁,生活中更需要善用幽默感来加以调节。

**4. 冬季要心怀希望**

希望就像一棵正处在生长阶段的树,它不停地生出新的树丫,生出新的绿叶。希望承载着人们的理想和追求,引导着人们前行,让人们能够精神勃发的生活着。

把握希望就是要修炼心性,随时保持清醒的理智。即使身处逆境,也要坚定信念,咬紧牙关,勇敢地面对挫折和挑战,以求实现心中的理想。

希望能给心灵插上翩翩双翅,让人在有限的生命中领略无限的精神领域的风光。尤其是在冬季这个让人消沉的季节里,更应适时调整心态,让每一天都充满着希望。

**5. 冬养宜静**

冬季里,在精神方面,要使志意内藏不外露,以使情志与“冬藏”之气相应。“静则神藏,躁则消亡。”静的思想渊源于老子、庄子。老、庄处于社会迅速变化的春秋战国时期,他们观之社会,提出了“清静无为”的思想主张。老子指出:“静为躁君。”其意为静是躁动之君主。他极力主张“致虚极,守静笃”,尽量排除杂念,使心灵空虚不杂;坚守清静,使神气静而不躁。庄子亦指出:“水静优明,而况精神。”《黄帝内经》更是提出:“恬淡虚无,真气从之;精神内守,病安从来。”像这样的论述很多,不可能一一列出。下面介绍几种“静”的方法。

**(1)抑目静耳**

眼耳为人体五官的组成部分,是神接受外界刺激的主要器官,其功能受着神的控制与指挥。目清耳静则神气内守而心不劳;若目驰耳躁,则神气烦劳而心忧不宁。老子说:“五色令人目盲,五音令人耳聋。”意思是说乱视杂听会耗伤神气,要避免“目视玄黄,耳务淫哇”,减少外界对神气的干扰。

抑目与静耳,对神的影响而言,抑目更为重要。因此静神先抑目。

**(2)凝神敛思**

养心则神凝,神凝则气聚,气聚则形全;若日逐攘扰烦,神不守舍,则易于老矣。凝神敛思不是说不要思想、无知无欲,不是饱食终日、无所用心,而是说神贵凝而恶乱,思贵敛而恶散,凝神敛思是保持精神安静的良方。

**(3)多练静功**

静功是气功的一种,包括练意和练气两方面的内容。如静坐、吐纳、调息、服气等方法。《黄帝内经》中说:“呼吸精气,独立守神。”《养生四要》也说:“人之学养生,

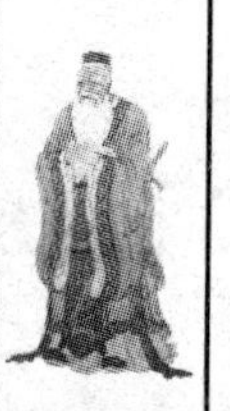

曰打坐，曰调息，正是主静功夫。但要打坐调息时，便思要不使其心妄动，妄动则打坐调息都只要搬异，如何成得事。”可见，静功是气功锻炼的前提和基础。因此，常练静功有清静神气之作用。

**（4）独处静养**

首先，独处时能够冷静下来。此时此刻，没有人和事的打扰，精神和情绪能得到最为彻底的放松，紧张和压力感得以消除，这非常有利于身体上及心理上的和谐自如，有益于健康。

其次，独处时会选择一个安静的地方，这样就没有噪音、强光、振动、吵闹、喧哗……等。外界物理性刺激对人们的听觉、视觉、感官、情绪、专注力等发生干扰，在足够强时可以对感觉器官产生损害，例如“噪音性耳聋”等。独处时远离这些外界刺激既可使感官得到休息，也令中枢神经系统得以安静下来。

**6. 精神内守**

精神内守是冬季调养精神的一条重要原则。主要是指人们在冬季对自己的意识思维活动及心理状态进行自我锻炼、自我控制、自我调节，使之与机体、环境保持平衡协调而不紊乱的能力。精神内守强调安定精神对人体健康的重要作用。

**（1）善于控制自己的精神**

《黄帝内经》指出：“不时御神，务快其心，逆于生乐，起居无节，故半百而衰也。”意思是说，不善于控制自己的精神，为贪求一时之快而违背生活规律，将会有害于身心健康，使人体过早衰老。

“神者，血气也。”气血是神的物质基础，大量、过分地耗散精神，可以使气血损耗，从而产生衰老。如，一个经常大哭大笑、喜怒过度的人是不会长寿的。有德者会时时做到控制自己的情绪，冷静、客观地处理各种事情，有道是“大丈夫泰山崩于前而色不变，梅鹿兴于左而目不瞬。”又如《寿世青编·养心说》所言：“未事不可先迎，遇事不可过忧，既事不可留住，听其自来，应以自然，任其自去，忿懥恐惧，好乐忧患，皆得其正。此养心之法也。”其意为人们对外界之环境要采取安和的态度，对外界的刺激要顺乎其然，顺之其去，不要为琐碎之事而大费周折，机关算尽。

**（2）进退自如**

“人比人，气死人。”在任何社会之中，由于各人的出身、环境、教育、机遇、偏好、能力的千差万异，各人在社会中的地位有高有低、有强有弱。不要因地位低或相对低而嫉妒、愤懑，这对身心健康害处极大。惟有做到进退自如。“高下不相慕”，方为养生之要点。现代研究表明，妒火中烧之时，体内会发生一系列的变化，如交感神经兴奋增强，血压升高，血清素的活性水平降低，因而引起机体免疫功能紊乱，大脑机能失调，抗病能力下降。

一般说来，嫉妒往往产生于原先水平相近的人之间。这反映了嫉妒具有强烈的排他性，而且总是发生在两个关系密切、社会地位相近的人之间。消除嫉妒的根本方法是树立正确的世界观，加强思想修养，把嫉妒之心态转化为赶超的实际行动，对感情进行良性控制。

**（3）少私寡欲**

老子在其《道德经》中指出：“见素抱朴，少私寡欲。”《红炉点雪》则说：“若能清心寡欲，久久行之，百病不生。”其意思是奉劝人们少私寡欲，宁静精神，这样坚持下去，会使百病不生，身体健康。

7. **冬养要善于调节情绪**

情绪是人对外界刺激作出的情感反应。人具有各种各样的情绪，难免会因为各种事情和变故而产生不正常情绪。加之，冬季寒冷使机体新陈代谢和生理功能处于抑制状态，使人无精打采，情绪低落，即所谓季节性情绪失调症；不良情绪对人的身心健康有不利影响，因此，必须注意调节情绪。

**（1）以情制情**

悲可以制约愤怒，用催人泪下的言语感动怒者；用调皮捣蛋的玩笑取乐悲伤者可以制止悲伤；用污辱寻衅的事情去触怒忧思者可以制止其忧伤；用忧思之言令惊吓者怪异可以制止其惊吓。《内经》中说：“怒伤肝，悲胜怒”；“喜伤心，恐胜喜”；“思伤脾，怒胜思”；“忧伤肺，喜胜忧”；“恐伤肾，思胜恐”。可见，情志之间具有相互制约、相互克制的关系，对它们加以正确的利用，将会减轻情志对人体的损伤，此即以情制情之法。

**（2）移情法**

即通过一定的方法和措施改变人的情绪，以解脱不良情绪。当病人患有某种疾病时，不要整天沉溺于此而不能自拔，陷入苦闷、烦恼和忧愁之中，以致使病情加重。而应该分散病人的注意力，从疾病的忧虑中解脱出来，这样有利于病情好转。《续名医类案》中说：“失志不遂之病，非排遣性情不可”，“虑投其所好以移之，则病自愈。”

移情易性之法很多，但应注意因人而异，主要方法有：

琴棋书画移情法。《北史·崔光传》中说：“取乐琴书，颐养神性。”吴师机又说：“七情之病者，看书解闷，听曲消愁，有胜于服药者矣。”

运动移情法。旅游、锻炼可驱除烦恼，解除忧愁，在大自然或在劳动锻炼中可消除紧张，是移情易性最有效的方法。

**（3）升华超脱法**

以顽强的意志战胜不良情绪，在思想上把事情看得淡一些，也有助于摆脱不良情绪。

**（4）疏泄法**

“不如意事常八九，如人之意一二分”。人生在世，活得艰难，忧愁和烦恼常伴随着人们，人人都有活得累的感叹。因为情绪受到压抑客观上会给健康带来危害。医学证明：结肠炎、消化性溃疡病、过敏性结肠炎、忧郁症、神经衰弱、失眠及一般胃疼均与情绪受到压抑有关。那么，如何缓解这种情绪呢？“男儿有泪不轻弹”，从表面上看，这是男子汉刚强、克制的风度，但事实上却对他们的身体造成危害。

韩国有个民间故事，叫做“皇帝长了驴耳朵”。长了驴耳朵的皇帝只让理发师知道他的秘密，并命理发师发誓不把秘密泄露。日子久了，理发师觉得把这秘密压在心中好难受，几乎要发狂。然而，他又不敢对外人说出这个秘密。如果说了，既违背自己的诺言，又将招来杀身之祸。后来，他终于想出一个发泄的两全之计：在地上挖一个大洞，每天对着大洞狂吼几句：“皇帝长了一对驴耳朵！”于是，他发泄，心理平衡了。

一提起“发泄”，人们便认为它是贬义词。不错，在文学上，“发泄”属贬义词；但在医学上，“发泄”却系中性词，甚至是褒义词。由于我们每天都会遇到一些不愉快的事情。这就给人造成很大的心理压力。心理压力是导致人们患病的一个重要因素；压力过大，就会失去心理平衡。所以，我们要善于及时释放心理压力，即“发泄”。

正当发泄大致有两种方法，一是嘴巴发泄，二是手头发泄。

嘴巴发泄又分两种，一是自言自语。比如，有人受到了上司的气，不敢对上司发作，只好买一瓶酒，一边自饮自斟，一边骂骂咧咧。别看他形象不佳，但他的大方向是正确的，骂完了，气也消了，再蒙头睡一觉，什么事也没有了。不过，喝酒别太多，否则，气是出了，又闹出个酒精中毒可不合算。二是对人倾诉。当你有“一肚子气”时，不妨找一个亲近的人，理解你的人，把肚子里的怨气全部倒出来，这样可以得到解脱。但这必须选准对象，因为不理解你的人不可能静听你的“投诉”，听别人发牢骚毕竟不是一件愉快的事情。而且，不理解你的人往往和你唱反调，说一句“嘿，你真不应该那样……”之类的话。那简直是火上浇油，把你气个半死。

手头发泄亦可分两种。一是用文字发泄。在你受了某人某事的气之后，利用你的手上笔，一“写”为快，把它记下来，或者写一封措辞激烈的信，将对方骂一通。但请记住，这种信，只可以写，不可以发。二是以创作为发泄，这是发泄的最高境界。司马迁遭腐刑写《史记》，曹雪芹穷困潦倒著《红楼梦》，蒲松龄落第创作《聊斋》，李时珍3次考场失利，愤而从医，足迹遍及三山五岳，终于写成流传千古的医学巨著《本草纲目》……

从心理健康角度而言，发泄是消除心中怒火的极为有效的手段。发泄可减轻精神疲劳，使你变得轻松愉快，有利于精力充沛地投入今后的工作之中去。但是，千万别让“发泄”走入误区。如果在外头受了气，回到家对着家里人吹胡瞪眼摔盆砸碗，将心理压力转嫁到亲人身上，这样做就大错特错了。

**(5)阳光与养神**

冬季昼短夜长，日照时间少，人们更应有规律地去接受太阳的照耀，因为太阳光对精神具有很好的调节作用。古书《聪训斋语》就明确地提到，阳光能使精神爽快：“冬夏皆宜以日出而起……天气清旭之气，最为爽神，失堪为可惜。”这里的“天气清旭之气”，指的就是太阳光，现代科学研究发现，阳光有利于调节人的情绪，太阳的可见光通过视觉感受器刺激大脑内的松果体，使之受到抑制，而促进甲状腺素、肾上腺素的分泌，这两种激素可以激发细胞工作，能使人精神振作，神经反应加速。人若长期生活在阴、雾、雨、雪等阳光暗淡的环境里，容易患精神抑郁症。常常抑郁寡欢，情志不舒，还易使血脉阻滞不畅，而引起疾病。所以，《素问·四气调神大论》提到的冬季应“必待日光”是很有科学道理的。

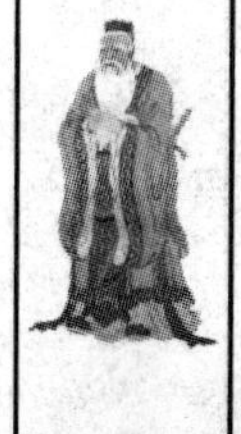

**8. 精神宜乐**

精神保持乐观是冬季养生的又一条重要原则。人们应时时尽量保持乐观、通达的人生态度，这对养生极有好处。

精神乐观是健身的要素，长寿的重要原则。《黄帝内经》中说：“内无思想之患，以恬愉为务，以自得为功，形体不敝，精神不散，亦可以百岁。”其意思是说，人们只要保持健康、乐观、愉快、达观的人生态度和精神风貌，就可以远离疾病，达到长寿的目的。清代有首《祛病歌》可作佐证:“人或生来血气弱,不会快乐疾病作,病一作,心要乐,心一乐,病都祛。心病还须心药医,心不快乐空服药,且来唱我快活歌,便是长生不老药。”

因此,人们有必要学会心乐之法。心乐之法极多,主要包括:

**(1)笑口常开**

在我国古书上记载有以笑驱病、以乐健身的例子很多。如相传北宋时期,有一京官,未及花甲之年即体虚力衰,遂告老还乡。一日,他偶尔听到一艺人讲说趣话,被逗得笑声不断,回家路上,顿觉气血平和、精神焕发,走起路来脚步轻快不少。从此后,他经常携老伴听艺人说书,感到受益不少。于是,夫妻两人立下一条规矩,谁说了烦心话或做了烦心事,即罚说笑话一个;如说不笑者,加罚绕庭院疾走三圈。自此,夫妇俩身体日渐强壮,均寿高90多岁。由此看来,笑口常开是最优美、最自然、最廉价的自我保健运动。

**(2)乐于交往**

孤独、孤僻是不良的性格特点,它会带来精神上的空虚和不安,使人心理失去平衡,免疫机能下降,因此容易生病。此外,孤独导致的寂寞和颓废往往成为行动上的怪异和自我摧残。

因此,必须避免孤独。其解决的方法是交往。交往对个体的身心健康及其生命延续起着至关重要的作用。交往可以使彼此得到情感及心理上的满足,排除孤独和空寂感,使人产生积极乐观的心态,从而保持良好的身心平衡,保持强健的身体。

**(3)学会幽默**

“幽默是一种优美的、健康的品质。”幽默是保持快乐身心、解脱忧郁困难和矛盾的表现,也是处理社会关系、人际交往中的一种优良方法。幽默对人的健康的作用就不言而喻了。

**(4)优化性格**

医学研究证明,人的性格与疾病的关系极为密切。美国心理学家索伦森说:“改变性格,这在成年人决不是轻而易举、一蹴而就的。不过,一旦他们认真开始改正,很快会尝到甜头。他们不再终日紧张、忙乱、疲于奔命;他们学着有张有弛、有劳有逸,开始关心周围事物,培养新的兴趣,增多了和妻子儿女接触交往的时间。他们对这种从来没有尝过的天伦之乐和生活乐趣备感新鲜和欣赏。同时,眼界开阔了,人和人之间的关系和工作安排也有了明显的改进。许多经过这种适应性改变的老心脏病病人,不仅症状越来越轻,工作和社会关系也越来越好。这都有助于他们自觉地在改变性格上继续努力。

**9. 欣赏轻松音乐**

当我们在紧张的工作之余,欣赏几首轻松愉快的歌曲或乐曲时,悦耳动听的旋律,通过耳朵传入大脑,起到调整功能,加速消除疲劳,促进人体有益于健康的激素、酶的分泌。还可以使血压平稳、心律稳定。近代科学证明,音乐的节奏、旋律、响度不同对人体可产生不同程度的兴奋、镇静、降压甚至止痛效果。因此,有些国家已把音乐列为某些疾病常规疗法之一。

声音作为一种信息传递方式,在人们需要并乐于接受的响度范围内,不仅有益于身心健康，而且是丰富多彩生活的造福者。

但是欣赏音乐也要讲科学。冬季音乐欣赏应以轻松愉快，积极向上的歌曲或乐曲为主，以调整低沉的情绪。有些人觉得听音量特别大的或“贝斯”（低音）特别浓重的音乐才过瘾。可是这种音乐对于健康是不利的。因为一般人耳听音乐的最适宜的音域为40～60分贝。而且对中、高频音较敏感，一般只需5～10分贝即能感受。当音量大到一定程度，将使优美、悦耳、逼真的音乐变成刺耳、烦人、失真的噪声。之所以广谱或“宽带”噪声对耳部最有害，就是因为它同时含有各种不同频率的声音。人们也许不知道人身对于低频音的感受能力差，频率越低，需要的声压就越大。当你把声压放足时，实际上增加了声压，如果经常听这种音乐，将会产生头胀、耳鸣、易激动、听力下降和记忆力减退等症状，时间长了，听力将会明显下降。因此在欣赏音乐时，要注意“悦耳”两字。尤其是对于大功率的组合式立体声音响设备来说，一定要适当控制音量。

此外，具有养生作用的音乐，只能是文明健康、美妙动听而感人的音乐。消极颓废的音乐则起不到养生保健作用。选择音乐时，还要根据自己的爱好、身体情况及环境的不同等选择适合自己的乐曲。

### 10. 赏花观木有益于健康

花卉自古以来，就与人类文明和生活结下不解之缘，许多花卉是人类长期以来根据美的要求选育和培植出来的，是人类文化艺术遗产的一部分。人们在紧张工作之暇，踱步于园林，流连于花展，尽情观赏花卉之色、香、韵、姿，不仅可以陶冶性情，增添生活情趣，而且大大有益于身心健康。花卉，各有其独特的形态，其情趣和艺术风格也各异，如尖塔及圆锥状花形者，多有严肃端庄的效果；圆钝钟形者多有雄伟深厚的感觉；垂枝类型，往往形成优雅和平的气氛；而丛生者，常给人以朴实潇洒之感。

花卉植物的花朵，有各式各样的形状和大小，单花又常排聚成大小不同，式样各异的花序，形成了许多欣赏上的奇趣。如：锦葵科的拱手花篮，朵朵红花垂于枝叶间，好似古典的宫灯；马蹄莲其白色苞片形状别致似马蹄；金莲花的黄色蝶形花，组成了下垂的总体花序；而菊花的花瓣，位于花序四周，形大而多变化。此外，花朵由于花瓣中的花青素，胡萝卜素和叶中的叶绿素，随植物细胞组织液中的酸碱浓度不同，而显现出千变万化的色彩，它能影响人的情绪。艳红的石榴花如火如荼，会形成热情兴奋的气氛；白色的水仙花似乎赋有悠闲淡雅的气质；六月雪雪青色的繁密小花，会形成一幅恬静自然的图画。至于花卉枝叶的绿色，是保护眼睛，调节精神的最好底色和基调，它能给人以幻想感，对一个患病的人，绿色能使他沉静、镇定，使之进入安静的环境。

大部分花卉都有其特有的香气，这是由于植物通过光合作用，产生一种气化芳香油的结果。花卉的芬芳气味，能使人们身心舒畅，是一切人造香气无法比拟的。现代医学家发现，花香不但可以杀灭某些细菌，保护环境清洁，而且不同的花香对人会引起不同的反应。如天竺葵的花香对人体有镇静，消除疲劳和促进安眠之功；丁香花的香味可使牙痛病人镇痛安静；薰衣草对神经性心跳有一定疗效，而更多的花香能唤起人们的美好记忆和联想，经常处在优美芬芳的花木丛中，对人体健康有着非常良好的作用。

此外,花卉栽培与人的健康也有密切关系。

栽培花卉不仅可以创造一个优美的生活环境,增添生活乐趣,而且还有利于人身心健康。据长寿调查研究结果表明:长寿者在生活方面的特点是绝大多数人长期参加一定的体力劳动,性格开朗,饮食清淡,生活环境幽静,空气新鲜。而从事栽花养草是一种劳动强度不大又十分有益于人们身心健康的体力活动。在花卉的栽培管理过程中,需要浇水、除草、翻盆、修枝、施肥、遮阴、防寒,寒冬还要搬进搬出,这些活动既能调剂生活、消除疲劳、活络筋骨,又能使四肢的肌肉、关节得到锻炼,内脏器官的功能得到调整,使新陈代谢旺盛,抵抗力增强,有效地预防疾病,延缓衰老过程。

心情愉快在保健过程中占有重要的位置,花卉栽培不仅能给人以美的享受,且爱种花的人几乎对花草都有一种特殊的感情,当看到自己亲手培育出来的一片绿叶、一根枝干、一个苞都会产生出巨大的喜悦之情,因而种花能舒人眼目、怡人心神,从而使心情舒畅,性格开朗。

现代人的生活,无不受噪音灰尘所染,如能培养养花的爱好,根据自己的条件在庭院或阳台种植树木、养植草坪、盆栽花草,则既可调剂生活,美化环境,又能提高艺术文化素养,增添生活的乐趣。

**11. 寄情书画**

随着人们生活水平和文化素养的提高,很多家庭都喜欢挂上一两幅字画,点缀室内。这样不仅给生活增加了情趣,也有益于心身的健康。古今中外的画家和书法家,正是以书画来陶冶情操,抒发情怀,从而获得了长寿。

书画与健康的关系还要从人的心理谈起。人的心理活动是非常复杂的,在外可表现出喜、怒、忧、思、悲、恐、惊七种情绪。七情虽属生理现象,但如果节制不当,则可造成疾病。从本世纪 30 年代起,出现了一门心理学与医学交叉的学科,叫做“心身医学”。它认为人的情绪因素对一些疾病会产生重要影响:如对原发性高血压、心律失常、冠心病、消化性溃疡、糖尿病、月经不调等。

有一种“心理疗法”的目的就是用不同的方式把人的心理调节到最佳状态。目前多数人认为,“愉快”是心理的最佳状态。它既不过于兴奋,也抑制和冲淡了其他不良情绪。前苏联杰出的生理学家巴甫洛夫曾指出:“愉快可以使你对生命的每一跳动,对于生活的每一印象易于感受,不管躯体和精神上的愉快都是如此,可以使身体发展,身体健康。”欣赏字画。无疑可使人精神愉快,因此它可以属于心理疗法的一种。

要想使字画充分发挥医疗保健作用,首先要学会欣赏和选择字画。欣赏字画不能走马观花,要掌握一些美术知识。在欣赏字画时,要排除其他杂念,把意念全部倾注于字画之中,就像自己亲手在写字或亲自在那美丽的风景中游览一样,这样才能体会到作者的构思和运笔手法,以及字画的诗情画意,从而达到陶冶性情的效果。

另外,选择字画也有讲究。隶书和楷书,庄重而稳健,秀润而挺拔;幽静的山,如镜的水,夕阳的光辉,白茫茫的雪,晶莹剔透的冰……这样的字画能使人感觉恬静、凉爽、轻松、愉快,因而能稳定人的情绪,调节心理状态,使气血平和。这对于高血压、神经衰弱、偏头痛、冠心病、心律失常等疾病可起到调节作用。行书和草书,活跃而刚柔并举;苍劲的古松,奔腾的河流,雄伟的山峰,搏击长空的雄鹰……能使人情绪激昂，感情奔放，给人以勇气和力量，这对慢性消耗性疾病，精神抑郁症，消化性溃疡等，能起到积极的治疗作用。

书画除欣赏之外，包括习书作画，也是养生的重要手段，其养生的机理，一是可以调畅气血，通行经脉。因为写字作画时，必须集中精力，心正气和，灵活地运用手、腕、肘、臂的动作，以调动全身的气和力，这样，可以使全身气血畅达，五脏和谐，血脉疏通，使体内各脏器功能得到调整，促进血液循环和新陈代谢的进行。第二，习书作画还可以起到宁神静心的作用。因为习书作画是用意念控制手中之笔，需要凝神绝虑，排除杂念，以“静”制“动”，因此，具有宁神静心，调节心理平衡的作用。总之，习书作画不仅意在心中，还须力在笔端，这又锻炼了筋骨，调畅了血脉。

12. **下棋打牌，身心兼娱**

棋牌之风，盛行中华，老少皆行。棋牌也是冬季养生的重要手段。若能合理地运用这种养生方法，将起到增加情趣，身心兼娱，延年益寿的作用。

棋、牌养生，在于它可以养性益智，锻炼思维。棋牌活动能使人的思维活动进入一种高度活跃状态，注意力集中，有利于开发自己的智力潜能，特别是可以促进数理逻辑思维能力的提高。儿童和青少年适度开展此项活动，有利于智力的发展。成人亦能起到健脑养生、延缓脑力衰退的作用。下棋、玩牌是一种外静内动，动静结合的活动，弈棋、牌者需要凝神静气、全神贯注。神凝则心气平静，专注则杂念全消。在这种心态支配下从事活动，可以磨炼自己的意志品质，有利于养成坚韧、冷静的性格。若能有效地控制自己，可以养成临危不惧、遇乱不惊的优良个性。此外，棋、牌还可使人身心舒畅。因为与棋、牌友共同切磋棋艺、牌艺，能增进朋友之间的友情，可使人精神愉快，有所寄托，身心舒畅。

弈棋、玩牌固然是一项有益的活动，但一定要注意适度，冬季寒冷，经气不易畅行，不可一次时间过长，否则反损于健康。再则，弈棋、牌要以娱乐和探讨技艺为出发点，不要计较胜负，克服在弈棋、牌时争强好胜的毛病。如果把胜负看得过重，弈棋、牌时过分紧张和激动，是十分有害的，特别是老年人，因为这往往成为心脑血管疾病发作的重要诱发因素。

13. **吟诗诵文开阔视野**

冬季闲暇时间可以读书作为业余爱好，若能在活动中注意适当的方式，不仅能获得知识，开阔视野，引以为乐，且可以通过读书达到养生益寿的目的。读书养生，是要求人们采用朗读法，低咏慢唱，节奏分明，这和唱歌一样，对心身健康大有裨益。古人读诗词歌赋，强调“吟诵”二字。吟诗诵文，与音乐相似，同样对心身状态是一种良性刺激。吟诵过程中人能保持心气平和，形神相好。此外，由于声音是由自己发出的，吟诵就成为一种特殊的心身运动——心神与口腔协调的运动，反映了人的心身机能。经常注意这种形式的锻炼，反过来也可促进心身功能的自我调节。

朗读吟唱还是一种气功锻炼的过程。朗读吟唱时必然有呼吸运动的配合，动中有静，静中有动，呼吸绵绵，节奏分明。无形中使人气沉丹田，精神内守，稳定了人们的情绪，调节了自己的精神状态。

新近的研究表明，朗读吟诵，以其自身声调的变化和节奏，可使大脑皮层的兴奋和抑制过程达到相对平衡，血液循环加快，体内的生物代谢更加旺盛，增加一些有益的激素、酶以及乙酰胆碱等活性物质的分泌，使产热增加，这些物质还可以把血流量、神经细胞的兴奋调节到最佳状态，是一种积极的休息，可松弛缓解工作、劳动后的疲劳。由于朗读吟诵，是由心神自主支配的运动形式，就有利于人的注意力高度集中到阅读对象上去。这样阅读内容可最大限度地调动人的思维和想象，沉浸到某种意境之中，这时，个体从阅读内容上所领悟的积极意念，不仅有益于养神，且可以起到防治疾病的作用。

经常地吟诵诗文，不仅增加知识，也有助于言语表达能力的提高，同时又是一种社会活动能力的锻炼。在内容选择上，旧体的诗、词、歌、赋较为适宜，以其平仄对仗，错落有致，音调和节奏的变化有一定的规律，具有赏心悦耳的特点，古人说“清吟可愈疾”，吟诵诗文，是一种积极的消遣养神法，会给人带来康乐和长寿。

## （三）睡眠养生

### 1. 注意被窝内的小气候

研究表明，最适宜人睡的被窝温度为32℃～34℃左右。冬季，睡前的被窝温度低于体温，人体接触被窝后，皮肤受到寒冷的刺激，会引起大脑兴奋，不利于入睡。为了确保卧床后能迅速入睡，可先用电热毯或热水袋使被窝温度提高到32℃以上，但不能超过35℃。

被子一般以3公斤重为宜，被子过轻，达不到隔热、保暖的效果；被子过重，既压迫胸部，导致肺活量减少，易做噩梦，又易使被窝温度超过35℃。使人体新陈代谢过旺，能量消耗增大，汗液增多，醒后反感疲劳、困倦。

被窝内的湿度也会影响睡眠。试验表明，50%～60%的相对湿度对人体最为舒适。但人在睡眠中因汗液蒸发，被窝湿度常常高于60%，使皮肤受到刺激，影响睡眠深度。

为了使被窝湿度趋于最佳状态，天晴时应及时开窗通风、采光，使室内湿度迅速降低；若长时间阴雨或降雪，可通过室内增温达到降湿的目的。

被子、床单要勤洗晒，以保持棉絮和被面的干燥；内衣厚薄要适中，质料要合适，一般以对皮肤无刺激、吸湿性强的棉织品为佳。此外，睡眠时把两臂伸出被外，对降低被窝湿度也是有利的，但要防止肩臂部受凉，身体虚弱的老年人或有肩关节炎患者则要慎重。

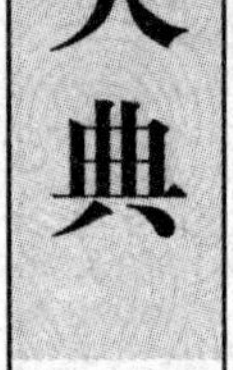

另外，冬天睡觉不应把被子捂得严严的，更不可蒙头而睡。因为蒙头而睡，除了因氧气不足而造成呼吸困难、头昏脑涨外，还会使被窝内的湿度急剧提高，破坏被窝内的小气候。

有研究证实，被窝有每秒0.2米的微气流有利于睡眠。这样的风速对人体几乎没有吹风感，调节起来比较困难。但只要被子没有裹成筒状，被子与身体间有一定的空间，并且在肩以下垫被与盖被间留1～2处小小的缝隙，基本上就达到了令人体舒适的“微气流”标准。

### 2. 冬夜睡眠有讲究

#### (1)环境

睡眠时外部环境极为重要，强光或噪音等都会影响睡眠。其中，噪音对睡眠质量的影响最大。当外界噪音超过 40 分贝时，睡眠就会受到影响。

(2)卧室

室温以 20 摄氏度左右为宜；卧室的亮度不要太强，以能看清周围物体的大致轮廓为宜；室内的气流应在每秒 0.25 米之内，床铺最好安放在距窗 50 厘米之外的地方。

(3)被窝

被子应该以干燥、保暖、轻软为宜。被窝内的温度以接近体温为宜，若温度过低，身体受到冷刺激易引起大脑皮层的兴奋，将会推迟入睡时间或是造成睡眠不深，影响休息。

### 3. 冬季穿睡衣入睡

由于皮肤能分泌和散发出一些化学物质，若和衣而眠，无疑会妨碍皮肤的正常呼吸和汗液的蒸发，而且衣服对肌肉的压迫还会影响血液循环。因此，冬天不宜穿厚衣服睡觉。

睡觉时，穿着贴身的内衣内裤，这也不利于健康，因为这样会将细菌和体味带到被窝里；如果穿着紧身内衣，这将不利于肌肉的放松和血液循环，极大地影响了休息的效果。

另外，冬季的气温较低，温差增大，睡眠期间因肌体抵抗力和对冷环境的适应能力降低，如果穿很少的衣服，甚至一丝不挂地入睡，很容易受凉感冒。

穿睡衣则不同，由于睡衣宽松肥大，有利于肌肉的放松和心脏排血，使人在睡眠时可达到充分休息的目的，有助于消除疲劳，提高睡眠质量，并能预防疾病，保护身体健康。

### 4. 冬季睡眠宜“早卧晚起”

冬季日出时间晚，日落时间早，白昼时间短，天黑时间长，大约有 13 小时，人们应随着太阳升落规律，早睡晚起，使意志埋伏藏匿般的宁静，让自身潜伏的阳气不受干扰。《内经》说：“早卧晚起，必待日光。”意思就是冬季宜早睡晚起，因为早睡迟起可以养阳气，保持人体阳热。即使在日常活动中也要避免皮肤腠理过多地暴露在寒冷之中，以免损伤阳气，保持一定的体温，以维持阳气的正常运行。

### 5. 使用电热毯要谨慎

冬季可以用电热毯调节被窝温度。以医学角度看，电热毯具有较好的保健功能，是冬季取暖保健的理想用品。然而，电热毯使用不当，也可对人体造成多种不同程度的危害，尤其是对婴幼儿、孕妇和出血性病人危害更大。

婴幼儿正处于生长发育期，肾功能发育不完全，若使用电热毯，其非显性失水量增大，从而出现声音嘶哑，咽喉干燥，面部潮红，哭闹不休，严重者还会出现发热等症状。婴幼儿还可能因为燥热、出汗蹬开被子，引起感冒或腹泻。另外，婴幼儿经常尿床，有可能造成电热毯短路，发生意外。

孕妇使用电热毯会引起胎儿发育不良。电磁场对母亲腹部的胎儿细胞的正常分裂影响较大，并且温度越高，对胎儿的影响也就越大。如果孕妇经常使用电热毯，胚胎细胞分裂时受到电热毯产生的电磁场的干扰，细胞分裂发生异常改变，致使神经、内分泌功能失常，胚胎血液供应减少，从而出现发育不良，甚至畸形，不仅危害自己，也危害下一代。

出血性病人使用电热毯须慎之又慎。当电热毯温度超过37℃或时间过长时，其热量能加快人体血液循环，促进出血性病人如溃疡病、肺结核、脑溢血、痔疮等患者的病情加重，出现危险。患有严重高血压病的人也不宜使用电热毯。体质过敏者，患有肝、肾疾病的患者，糖尿病患者及心脏功能较弱的人，千万要注意慎用或不用。

除上述几种不能使用电热毯外，老弱病残者也不宜使用。如果有人在冬季改变不了使用电热毯的习惯，应在使用电热毯时铺上毛毯或较厚的床单，以避免人体直接接触。也可在上床睡觉前先通电预热10～15分钟，在被褥稍热时即关闭电源。

**6. 冬季睡眠四要素**

著名戏剧家莎士比亚曾用诗一般的语言，称颂睡眠是“受伤心灵的药膏，大自然最丰盛的菜肴”。睡眠有四要素，对睡眠的质量影响很大。

**（1）睡眠的用具**

无论是南方的床，还是北方的炕，在安放和修造时，都应南北顺向，人睡时头北脚南，使机体不受地磁的干扰。铺的硬度宜适中，过硬的铺会使人因受其刺激而不得不时常翻身，难以安睡，睡后周身酸痛；过软的铺，尤其是已出现凹凸的“席梦思”床垫，使人睡时脊柱处于弯曲状态，易造成脏器挤压或拉张，也难以安睡。枕高一般以睡者的一肩高（约10厘米）为宜，而现时市售羽绒枕每个在着枕时仅3.8厘米，即使用两个叠起来亦达不到要求，若用过久，高度还会下降，这易造成颈椎生理骨刺。无论何种枕芯，都会因吸附人体汗气而受潮，每年夏季若不翻晒，则易霉变，让病菌进入口鼻，肺系疾病增多。有脚癣的人，应穿着干净袜子睡觉，或固定被子的上下方位，以避免脚上病菌通过被子传染到五官及胸颈部位。传统的被单洗涤法，是最后用米汤或面浆加清水“浆”一次，可使被单整洁无皱。但此法会因被单吸潮而成为病菌繁殖的优质“培养基”，应予淘汰。

**（2）睡眠的姿势**

有心脏疾患的人，最好多右侧卧，以免造成心脏受压而增加发病率；脑部因血压高而疼痛者，应适当垫高枕位；肺系病人除垫高枕外，还要经常改换睡侧，以利痰涎排出，胃脘胀满和肝胆系疾病者，以右侧位睡眠为宜；四肢有疼痛处者，应力避压迫痛处而卧。总之，选择舒适、有利于病情的睡位，有助于安睡。

**（3）睡眠的时间**

冬季睡眠应“早卧晚起”，待日出后起床，这时人体阳气迅速上升，据现代研究，血中肾上腺皮质激素的含量此时逐渐上升。此时起床，则头脑清醒，机智灵敏。到户外活动又可吸收大量新鲜空气，此时空气中负离子浓度高，对人体有益。松弛的筋骨、肌肉也得到恰当自如的运动。这就是“一天之神在于晨”了。过于晚起，睡眠过多，不仅不能振奋精神和增强体力，反而会影响一天的精力。因为过多的睡眠会使脑细胞长时间处于抑制状态，使肌肉过度松弛，起床后又难以立即清醒。

定时午睡也很必要。人的脑细胞完全兴奋只能维持4～5小时，中午有一次睡眠节律，此时身体需要短时间的修整，可使迷走神经的兴奋性达到有效的高度，有利于将午饭中的营养转化为人体的有效成分，即中医所讲的气血。人体气血充足，午后的工作就有了坚实的物质基础。冬季午睡时间不长，半个小时左右，但要注意不要和衣而睡，以免着凉。

傍晚后，人体激素浓度下降，体温降低，呼吸减慢，身体多数功能降至低水平，故应休息。按照中医的观点“著而收拒，勿扰筋骨，勿见雾露”。定时早卧入眠，严格遵循生物钟运转规律，有助于形成巩固的条件反射。

睡眠时间长短要适当，在日常生活中我们都有这样的感觉：睡不足觉就体倦乏力，茶饭不香，日久还会导致消瘦或疾病，这是人体未得到充分休息所造成的恶果。睡得过久，起床后也不清醒，机体的灵活度差。这是大脑皮层抑制时间太长所导致的反应迟钝。这两种情况，都有碍于正常工作，当然对健康不利，故中医养生学认为“眠如服食，弗贪过饱”，主张“卧不及被，不欲起晚，不欲多睡”。生物钟学说研究发现，睡眠过程中，有有梦和无梦两种睡眠形式交替进行（称睡眠周期），大约 90 分钟为一周期，即在 90 分钟内有梦阶段、无梦阶段完成一次交替。国外睡眠学专家研究得出结论：人的平均睡眠时间为 7.5 小时，7.5 小时恰巧是 5 个 90 分钟，即 5 个睡眠周期。经过大量调查发现：少睡和多睡，均影响寿命，而每天睡 7～8 小时的人寿命最长。

**（4）睡眠的环境**

睡眠的好坏，与睡眠环境关系密切。在 15～24℃ 的温度中，可获得安睡，而过冷和过热均会使人辗转反侧。当然，冬季关门闭窗后吸烟留下的烟雾，以及逸漏的燃烧不全的煤气，也会使人不能安睡。在发射高频电离电磁辐射源附近居住、长期睡眠不好而非自身疾病所致者，最好迁徙远处居住。在隆隆机器声、家电音响声和吵闹的人语声中失去深睡，则应设法力除噪声。灯光太强所致的睡眠不稳，除消除光源外，也可避光而卧。

## （四）冬季浴身与养生

### 1. 冬季常做日光浴

冬季太阳位置偏南，而我国位于地球的北回归线，阳光通过大气层斜照下来，被大气中的灰尘、水分和杂质反射到空间，所以接受太阳光的强度比赤道附近地区低得多。

而且，冬季白昼变短，夜间变长，日照时间相对减少。据测算，冬天到达地面的紫外线数量仅为夏季的 1/6。因此，冬日的阳光更加宝贵，应经常到室外活动活动，晒晒太阳。

冬季户外晒太阳的益处多，它能给人温暖，促进血液循环和新陈代谢，提高造血功能和消化功能；呼吸新鲜空气，观赏室外景物，使人心情愉快，精神饱满；促进钙和磷的吸收，预防老年骨质疏松症；增强对疾病的抵抗力，对类风湿性关节炎患者恢复健康有益。

晒晒太阳，尤其对儿童健康成长大有裨益。儿童正处在生长发育期，需要各种营养，其中维生素 D 可促进人体对钙、磷的吸收和利用，保障儿童骨骼及牙齿的正常生长发育。

紫外线能将人体皮肤中的 7－去氢胆固醇变成维生素 D，从而预防婴幼儿维生素 D 缺乏性佝偻病的发生。孕妇及哺乳期的妇女也应多晒太阳，以预防骨软化症的

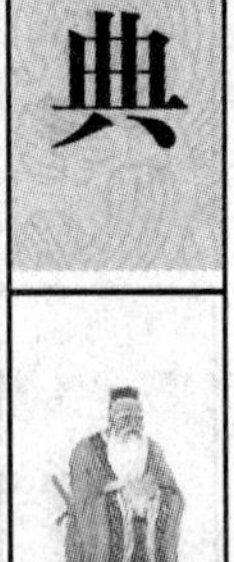

发生。

不过,冬季晒太阳也不是越多越好,应特别注意不可过度曝晒。一般应选择上午 10 点前或下午 3 点后的“黄金时段”,每天坚持晒 30 ~ 60 分钟为宜。

进行日光浴时,还须注意保护头和眼睛,以免由于过度曝晒引起头晕目眩,倦怠乏力;也不宜在空腹、饱腹和疲劳时进行日光浴,以免引起头晕等不良反应。

2. 足浴有益健康

足是人体的第二心脏,分布有丰富的神经末梢。中医经络学说认为,人体五脏六腑在脚上都有相应的穴位,脚底是各经络起止的汇聚处,双足汇集了很多穴位。

俗话说:“寒从脚起。”足部受寒能反射性引起上呼吸道感染、胃痛、冻疮、静脉炎等,尤其是冬天更是如此。如果用热水烫脚,则会感到全身舒服,这就是所谓的“足浴”。

《千金要方》说:“冬月洗足而卧,则无冷病。”冬季睡前用温水洗足,能舒筋活络,促进血液循环。并可刺激足部神经末梢,使人全身放松,心情舒畅,具有解乏安眠的作用,并还可防止冻疮、足癣等。

足浴时,水温在 40℃ ~50℃ 左右较为合适。待双脚浸泡 5 分钟后,按摩双足涌泉穴等穴位,并适当揉按脚趾间隙。足浴过程中,为保持水温,可分次加入适量热水。

3. 冬季冷水浴

适度的冷水刺激能加强肾上腺的活动,使其分泌大量的激素来抵御寒冷。因此,对皮肤加以长期的冷刺激,可增强机体的抗寒能力,但要按照循序渐进的原则,系统地进行锻炼。

进行冷水浴时,先将身体擦热,然后浸泡在 15℃ 左右的冷水中,并不断地摩擦肌肤,一般浸泡一两分钟为宜。出水后,随即用干毛巾将身体拭干,穿好衣服,并作适当休息。

冷刺激适当,能使身体产生温暖舒适感。刺激不当会感觉到冷或精神委靡,此时应注意保暖和休息。特别是对高血压或心脏病患者来说,冷水刺激健身绝对不要轻易尝试。

过强的冷刺激能使肾上腺的活力减弱,降低对寒冷的抵抗力。为了避免刺激过强,对于初练者来说,应先从冷水洗脸开始练起,逐步过度到冷水浴。

4. 冬季热水浴

◎水温不宜过高

热水能使体表血管扩张,加快血液循环,促进代谢产物的排出,去脂作用也比冷水强。但冬季洗热水澡,水温宜控制在 35℃ ~40℃。

水温过高可引起交感神经兴奋,血压升高,然后周身皮肤血管扩张,血压又开始下降。老人血压调节机制减弱。血压下降过低会引起脑梗死。

尤其是在高温浴池中呆的时间过长,而浴室窗户紧闭,空气稀薄,再加上出汗多,血液黏稠度增高,使心脏负担加重,从而引起心律失常,甚至导致更严重后果。

◎时间不宜过长

入浴时间不宜过长,不超过半小时。因为,热水浴能使血液大量集中于体表,时间过长易使人疲劳,还会影响内脏的血液供应,大脑功能也易受到抑制。

◎次数不宜过多

冬季是阳气潜藏的季节，不宜过多出汗，以免发泄阳气。因此，冬季洗热水浴的频度不宜过高，以每周一次为好。否则，会因汗出过多而扰动阳气，不利于冬季养生。

◎选好时机

饭后不要立即进行热水浴，以免消化道血流量减少，影响食物的消化吸收，时间长了，还可引起胃肠道疾病；空腹时不宜进行热水浴，以免引起低血糖，使人感到疲劳、头晕、心慌，甚至引起虚脱；过度疲劳时也不宜进行热水浴，以免加重体力消耗，引起不适。

◎忌打肥皂过多

冬季洗澡时，打肥皂不宜过多，以免刺激皮肤，产生瘙痒。

另外，为安全起见，尤其是高龄者入浴，池水不宜太满，以半身浴为宜，水深没胸部以上时，会加重心肺负担；浴后应及时擦干穿衣，以防着凉，并静卧休息，补充水分。

### 5. 冬季洗澡与健康

洗澡与健康的关系很密切，通过洗澡可以去掉汗垢，清洁皮肤，打开气孔，调节体温，从而使人精神爽快，身体舒适。可见，日常的洗澡沐浴亦大有养生之效。

但洗澡必须讲究科学方法。有人在浴池一泡就是半个小时，这对身体健康有害，会引起冬浴综合征。因为人体浸泡在33℃以上的水里，水温使大量的血液郁积在体表，循环回心血量减少，心输出血量不足，造成血压下降，引起脑组织一时缺血缺氧，出现头晕、目眩、心悸、胸闷、出汗、口渴、恶心欲吐、四肢无力、呼吸急促、心跳加快、眼前发黑等症状。严重者会晕倒在地，高血压、冠心病和心脏功能不全的病人，还会引起病情恶化。因此，每次在浴池里的时间，一般以不超过10分钟为宜，澡前不宜饮酒，不宜过饱或过饥，不宜过度疲劳或精神紧张。洗澡时应控制水温，循序渐进，若自觉有头晕、眼花、恶心时，应马上到池外躺下休息，喝杯热茶或糖水，可很快恢复正常。冬季洗澡应选择合适的肥皂。打肥皂不宜过多。每洗一次澡搓一遍肥皂即可，过多反而刺激皮肤，产生瘙痒。

冬季洗澡以每周一次较为合适，肥胖者可适当增加次数，而老年人间隔的时间可稍长些。

### 6. 冬季洗澡的水温

热水浴会使全身变暖，这是因为血液给全身输送了热量，随着浸泡时间的延长，流入各部的血液的温度也在上升，人们会很快感到周身发热。一般人都喜欢在42～43℃的热水中淋浴。然而，在冬季，人的皮肤温度低，猝然接触如此高温的热水，血管会条件反射般收缩，短时间内血液受阻。要想通过热水澡使全身受暖，还是在38～39℃的温水里浸泡为宜。

热水刺激人的交感神经，使身心处于紧张、兴奋状态。因此，清晨工作之前或夜里仍要继续工作时，洗个热水澡是最科学的。

清晨，人的体温降低，即使是41℃温水，也会觉得很热，浴后浑身舒畅。当然，高血压，心脏衰弱的人是不可贸然一试的。

反之，39℃以下的温水，却刺激副交感神经，起着安神宁心的作用。因此，要想安眠，缓解精神压力，在这种温水中泡上10分钟效果最佳。

人们常说，用刚烧好的水洗澡不好，实践证明是有些道理的。因为很多住房将澡间设计在日照不好的北面，刚烧好的热水，不能形成弥漫的水蒸汽，室温仍较低，人们会觉得浑身发冷。这时，当你赤脚进入热水中时，血管会一下子收缩，血压升高，因此，血压高的老年人对此尤应慎重。

### 7. 冬天要防“浴罩病”

浴罩，是用塑料薄膜粘合制成的一种供洗澡的用品，随着人们广泛地使用浴罩，近些年来，经常发生因使用不当引起“浴罩病”，影响人体健康。这种现象多见于年老体弱的人、小孩及妇女，在浴罩内洗澡时，发现头晕、心慌、气急、恶心，甚至虚脱昏倒症状。这是啥原因呢？原来，浴罩里空间小，又密封很严，与外界隔绝，罩内蒸汽弥漫。人在这个小环境里洗澡，大都需要20多分钟，时间长了，氧气就不足，加上呼出的二氧化碳气体排不出去，积聚在浴罩里，从而引起人体缺氧，出现“低氧血症”。

数九寒天，在家庭中使用浴罩洗澡，如不注意卫生保健，还容易感冒。此外，患有高血压、动脉硬化、冠心病的中老年人，会引起心绞痛发作、心肌梗死、中风等病。因此，科学使用浴罩洗澡一定要防患于未然。家庭用浴罩，在购买时选大而有帐门的为好，洗澡时稍留点缝隙，不可过严，透点空气有利于防止缺氧；室内应生炉火，使温度保持在20～25℃；洗完澡后应立即擦干身体，再用干毛巾摩擦皮肤发热，穿好衣服，以免受凉感冒。老人、小孩、孕妇以及患有慢性心血管疾病的人使用浴罩洗澡，要有专人照看，防止发生意外。

### 8. 空气浴与健康

人体体内的温度是36.2～37.1℃，体表的皮肤温度略低，胸腹部为35℃，上下肢及手是33℃左右。外界气温变化较大，虽然人们可以通过衣服、建筑或一些人工办法来改变室内的生活环境，可是气温对人体还能产生一定的影响。

空气浴是让体表裸露或部分裸露在特定的空气环境中，利用大气中的物理和化学成分对人体的作用以防治疾病的一种方法。这种方法主要让人体反复地接受低于体表温度的凉冷空气刺激，以增强机体的体温调节功能和对外界气温急剧变化的应激能力。

空气浴最好在天气晴朗，微风徐徐的情况下进行。最理想的气候条件是气温在20℃左右，相对湿度50%～70%，风速为每秒1米。时间最好在上午9至11点钟或者下午2至4点钟，因为此时空气中灰尘杂质与有害成分较少，空气凉爽，对机体的兴奋刺激明显。

进行空气浴的最佳环境是空气洁净新鲜的处所，如山村、田野、树林、河边或湖边。这些地方空气含氧量丰富，负离子数较多，而且日光散射的紫外线亦多，除了气温刺激效应外，这些化学物质也能使人精神振奋，心旷神怡。若在室内做空气浴，一定要打开门窗，使空气流通。

经常进行空气浴，对防治鼻炎、气管炎、支气管哮喘、冠心病、神经衰弱等都有治疗作用。另外，新鲜空气中的氧气丰富，负离子浓度高，能改善血液循环，提高新陈代谢，增强机体的抗病能力，预防各种呼吸系统与心血管系统的疾病。

空气浴主要是利用外界环境中低于人体皮肤温度的气温刺激机体的各种生理功能和优越环境中的高含量氧气：负离子以及日光散射的紫外线等化学因子作用而

实现的。反复的冷刺激能使血管的舒缩功能更趋完善，缩短收缩时间，加快扩张过程，促进皮肤、粘膜的血液循环。由于交感神经兴奋，内脏器官的血液循环加快，肾上腺素、甲状腺素、皮质激素、胰岛素等分泌增强，致糖原分解加速，血糖浓度升高，人体的整个新陈代谢加快。此外，处于兴奋状态的机体，造血器官与免疫机能均受刺激，得到加强，表现为红细胞、白细胞含量增加，网状内皮细胞吞噬作用加强。上述生理反应，不但提高了机体的耐寒能力，而且强化了机体的应变能力和抗病能力。

9. 温泉浴与冬季养生

泉水是地表涌出的地下水。人们根据泉水中矿化度多寡而分矿泉和非矿泉；根据水温的高低又可分为热泉、温泉、冷泉。习惯上，人们把口服的泉水叫矿泉水，而进行浴疗的泉水称温泉。温泉的水温界线，各国所定的标准不同，德、英、法和前苏联规定为20℃，日本为25℃，美国则为27℃，我国学者定为34℃。

泉水所以有疗效，主要是温泉对人体的物理作用和化学作用。物理作用是水和水温对人体的作用。泉水的温热可使毛细血管扩张，促进血液循环，而水的机械浮力与静水压力作用，可起到按摩、收敛、消肿、止痛的效能。化学作用是指温泉中所含有的特殊化学成分以及各种元素，如气体硫化氢、二氧化碳、氢等，元素铁、锂、硼以及大量阴、阳离子等对人体都会起作用。现在知道，氢能刺激造血系统、降低血脂、刺激卵细胞发育成熟；钾、钙能增强心血管功能，调节神经细胞和内分泌腺活动；镁对神经系统具有镇静功效，钠能加强肌肉收缩作用；碘、镁还有轻度降压作用。近年研究，温泉浴还能促进机体的免疫功能，调整自主神经系统功能，还有保健和延年益寿作用，正如民间歌谣中所说："日落荷锄务农归，温泉清水洗汗灰，如浴神仙甘露水，百病不沾长命岁。"

温泉一般位于山谷，除了景色优美外，气候变化小，冬季很暖和，风小，适宜于温泉浴疗养。温泉的医疗应用很广泛，可治疗皮肤、肌肉、关节疾病，神经系统、消化系统、心血管系统、呼吸系统等疾病。温泉浴的水温根据不同疾病和不同病人的要求不同，如肌肉关节病水温可在39～41℃，神经官能症水温在35～36℃。浴疗一般每次10～20分钟，15～30次为1疗程，隔3～7天再开始第2疗程。温泉浴时应注意如有头晕、心悸应立即出浴，温泉浴后常有疲劳的感觉，老人和身体虚弱者偶然亦有发生虚脱晕倒的现象；有些疾病如溃疡病出血期、重症糖尿病、晚期高血压，不能施行温泉浴。

8. 热冷水浴与血管运动

热水浴后紧接着进行冷水浴是一种好的健身法，它锻炼和提高血管弹性，预防高血压和动脉硬化，对中、老年人尤其有益。

初练者，可用热水——冷水洗脚，适应后再过渡到热冷水浴。冷水浴时，由腿到胸腹部，再到全身，可先以凉水(20～23℃)适应，然后渐渐降低水温，可降低到13～14℃，冷水浴以不出现寒感为宜，冬季初练热冷水浴者，冷水浴时间不超过1分钟。热冷水浴的次数每周1～3次均可，但要持之以恒。

# 五、冬季合理饮食与养生

## （一）冬季饮食宜忌

由于冬季气候的影响，人体生理活动有所收敛，并不断地将能量储存于体内，为来年的“春生夏长”做好准备。同时，又需要足够的能量来维持冬季热能的支出。

因此，冬季应合理地调整饮食，以保证供给机体必需和充足的营养，这对于提高机体的耐寒能力和免疫功能，安全、顺利地越冬，是十分必要的。

### 1. 冬季饮食忌过咸

《寿亲养老新书》说：“冬肾气旺，肾属水，味属咸；水克火，火属心，心主苦。当冬之时，其饮食之味，宜减咸而增苦，以养心气。”

其意思是，冬季为肾经旺盛之时，肾主咸，心主苦，当咸味吃多了，就会使偏亢的肾水更亢，使心阳的力量减弱。所以，应多食些苦味的食物，以助心阳，抗御过亢的肾水。

饮食过咸，使血浆渗透压增大，导致血容量增多，心脏与肾脏的负担加重。冬季阳气衰微，腠理闭塞，很少出汗，此时应减少食盐的摄入量，以减轻心脏与肾脏的负担。

### 2. 保证热能供给

冬季寒冷的气候，可影响人体内分泌系统的功能，导致甲状腺素和肾上腺素分泌增加，促进蛋白质、脂肪和碳水化合物的分解，以产生更多的能量，适应机体的需要。

因此，冬天的营养应以增加热能为主，可适当多摄入含糖类及脂肪丰富的食物。但对于老年人来说，这类高热能食物还是不能摄入太多，以免诱发其他疾病。

由于蛋白质也参与分解供能，因此应补充适量的优质蛋白质。优质蛋白质不仅营养价值高，而且还能增强耐寒和抗病能力，如瘦肉、鸡蛋、鱼类、乳类、豆类及其制品等。

### 3. 多食蔬菜和水果

冬季是蔬菜的淡季，饮食较为单一，易造成某些维生素的摄入不足，导致维生素缺乏症，引起齿龈炎、口腔溃疡、牙龈出血、皮肤干燥等病症。

为此，冬季应利用有限的蔬菜品种，如油菜、马铃薯、菠菜、芹菜、白菜、黄豆芽、绿豆芽，进行合理搭配，经常调换口味，有利于避免维生素的缺乏。

水果也含有丰富的维生素，而且不用烹调就可直接食用，维生素被破坏较少，是冬季补充维生素的理想食品，也应适当的摄取。

### 4. 寒冬不可缺水

冬季气温低，虽然出汗少，但由于取暖的原因，造成空气湿度小，加之冬季气候干燥，导致从皮肤和呼吸道蒸发的水分增多，使人感觉皮肤紧绷绷的，即为缺水的表现。

缺水易导致皮肤萎缩、起皱、干燥。而且，缺水还易引起呼吸道疾病、心脑血管疾病等。尤其是早晨缺水，血液黏稠度升高，易引起中风，对人的危害更大。

由于日常饮食中获得的水分不足以弥补缺失的水分，因此必须通过饮水来补充。而且，冬季补充足量的水分，能使皮肤显得柔嫩、滋润而富有光泽。还具有美容的作用。

5. 食用辛温之品要适当

冬季气候寒冷，饮食调配上，应适当摄入羊肉、狗肉以及辣椒、胡椒、葱、姜、蒜等温热之品，以助人阳气，防御风寒。但辛燥之物不宜多食，只宜温热而不可燥热。

《养生四要》中说："冬月宜食热，殊不知太热则伤胃。"意思是说，冬季可适当摄入温热之品，但需要注意的是，辛燥太熟之物易伤胃。

6. 冬季宜吃黑色食品

黑色食品具有补肝益肾、促进新陈代谢、抗御寒冷等多种功效，主要包括黑米、黑豆、黑芝麻、黑枣、黑木耳、黑菇、黑桑葚、海带、紫菜、乌鸡、乌贼鱼、甲鱼、乌龟等。

黑米可健脾和胃、益中补虚；黑豆、黑芝麻能降低胆固醇，维护血液循环；黑木耳可改善贫血和怕冷症状，降低血液粘稠度，预防脑血栓和心肌梗死；海带、紫菜含有丰富的褐藻胶、碘、钙等成分，有助于软化血管，促进甲状腺素的合成与分泌，提高机体抗寒能力。

因此，冬季常吃这些具有补肝益肾功效的黑色食品，对于那些阳气不足的体弱者、老年人、妇女、儿童十分有益，可增强他们的抗寒能力。

7. 冬季黄酒是个宝

黄酒是世界上最古老的酒类之一，以大米、黍米为原料，酒曲为糖化发酵剂，经酿造而成。一般酒精含量为14% ~20%，属于低度酿造、高营养、保健型的酒种。

黄酒含有21种氨基酸，包括必须从食物中摄取的8种必需氨基酸。此外，黄酒还含有糖分、有机酸、脂类、高级醇和丰富的维生素等。

黄酒具有通经活血、温脾祛湿、除风下气等功效。冬天将黄酒烫热饮用。可抵御寒冷刺激，预防感冒。虽然黄酒酒精度低，但饮用时也要适量，以每日100毫升为宜。

8. 冬食荞麦益健康

荞麦含有丰富的维生素P，可增强血管壁的弹性、韧度和致密性；含有大量的黄酮类复合物，尤其富含芦丁，对心脑血管疾病有预防和辅助疗效。

冬季是心脑血管病的高发期，多吃荞麦可有效地预防心脑血管疾病的发生。而且，荞麦含热量高，可提高机体抵御寒冷的能力，又不会引起发胖。

荞麦还含有铬元素，能增强胰岛素的活性，加速糖代谢，促进脂肪和蛋白质的合成，故多食荞麦对糖尿病患者有益。另外，荞麦还有一定的抗癌效果。

9. 冬季宜食羊肉

羊肉营养丰富，性味甘热，具有益胃气、助元阳、补精血、疗肺虚、益劳损等功效，是一种良好的滋补强壮食物，非常适合于冬季食用。

羊肉所含的热量高，冬天吃羊肉可促进血液循环，改善因阳气不足而导致的手足不温、畏寒怕冷等症状。而且，羊肉中铁、磷等物质的含量较高，适合于各类贫血



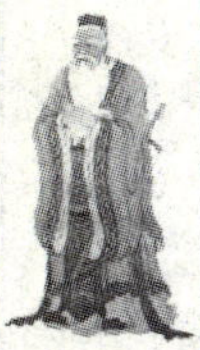

者食用。

因羊肉具有温补作用,常吃易上火。因此,吃羊肉时最好搭配凉性蔬菜,如油菜、菠菜、白菜、金针菇、蘑菇、莲藕、茭白、笋、菜心等,以便清凉去火。

10. 寒冬宜食狗肉

狗肉性温,能安五脏、暖腰膝、益肾壮阳、补胃益气。若老年体弱、腰痛足冷,可于腊月取狗肉煮食。冬日常吃狗肉,可感周身温暖,能够有效地抗御外来寒邪的侵袭。

11. 隆冬宜食腊鸭

冬天除吃一些能补阳的食物外,还要注意养阴。鸭肉营养丰富,是滋补妙品。《日用本草》说鸭能“滋五脏之阴”,尤适用于体内有热、上火之人食用,而中脘虚寒者不宜食用。

12. 冬食鹅肉益处多

谚语云:“喝鹅汤,吃鹅肉,一年四季不咳嗽。”

中医学认为,咳嗽不仅是肺的病变,而且与五脏六腑皆有关。《本草纲目》中说:“鹅肉利五脏,解五脏热,止消渴。”鹅肉能补益五脏,所以常食鹅汤、鹅肉,可以防治咳嗽。

鹅肉性味甘平,鲜嫩松软,清香不腻。冬季用鹅肉炖萝卜食用,可大利肺气、止咳化痰,而深冬感冒较多,经常吃点鹅肉炖萝卜,对防治感冒和急慢性气管炎有良效。

13. 吃火锅的宜与忌

冬天气候寒冷,人们喜欢吃热乎乎的火锅。吃火锅可以御寒暖身,但要吃出健康。具体来说,应注意以下几点。

**宜低脂**

少吃油脂及胆固醇含量高的食品,避免摄取过多的热量。

**多食蔬菜**

蔬菜含大量维生素和植物纤维,不仅能消除油腻、补充维生素,还有清凉祛火的作用,并可降低血脂、预防便秘,维持胃肠道的正常功能。但蔬菜不要久煮。

**时间不宜太长**

吃火锅持续的时间太久,会加重消化器官的负担,导致胃肠功能紊乱,甚至引起胰腺炎等疾病。

**忌太烫**

太烫的食物易伤害消化道黏膜,引起口腔溃疡和创伤性炎症等,也是诱发急慢性咽喉炎的重要原因。若经常吃太烫的食物,导致炎症反复发作,还会引发咽癌、食道癌。

**忌吃生**

有些食物常寄生有许多致病微生物,如果食用不当即可引起感染。因此,吃火锅时最好把食物烫熟后再食用,不要吃半生不熟的食物。

火锅汤中含有大量的嘌呤,经代谢后转变成尿酸,故过食火锅汤易诱发痛风。

**忌喝啤酒**

吃火锅时喝啤酒,易导致痛风。

**忌太辣**

太辣、太麻的食物会刺激消化道黏膜，使其充血和水肿，从而诱发消化道病变。

**14. 服用人参要得法**

煎汤服用

将人参洗净，切成薄片后放入容器中，先加清水浸泡约20分钟左右，再加入适量清水，以稍高于参片为度，然后盖上盖子，用火煎熬1小时左右即可，倒出参汁，待温饮服。

由于药汁中有效成分的浓度高，因而这种服用方法的补益作用较强，起效较快，适用于大病后邪气已去，虚症较为明显者。但比较浪费药材，因此质量较的人参不宜采用此法。

**隔水蒸服**

将人参切片或段，放入瓷碗中，加入大半碗清水，再放入加好冷水的锅内，盖上盖子，用文火隔水蒸煮1小时左右即可，待温饮服。这种方法与煎汤服用的特点相似。

**切片泡茶**

将人参切成薄片，每次取5～10片，放入保温杯中，冲入沸水，加盖闷泡半小时，代茶饮服。可以反复冲泡，直到参茶变淡无味，最后将参片嚼服。这种服法比较方便，且不会浪费药材，最适于一般人长期用。

**切片含服**

将人参切成薄片，每次取1～2片，放入口中含服，直到味淡或无味，再把参片嚼服咽下。这种方法最为方便，主要适用于那些需要进补强身的人。

**研粉吞服**

将人参研粉后用开水冲服，每次3克，每日3次。这种方法可以充分地利用人参，而不使其有一点浪费，主要适于服用比较名贵的人参品种，如野山人参。

**冬季进补**

谚语云："三九补一冬，来年无病痛。"冬季进补能强身健体、防病治病，就像种庄稼冬天要施足基肥，开春后农作物才能茁壮成长的道理一样。

冬季是匿藏精气的时节，此时由于气候寒冷，机体对能量与营养的要求较高，而且消化吸收功能相对较强，适当进补可提高机体的抗病能力，并为来年的健康打下基础。

尤其是冬至日后进补最好，此时阴气开始消退，阳气逐渐回升，在养藏中还有活泼的生机，适当进补更易于发挥效能。进补时应谨察阴阳盛衰，以免造成虚者更虚实者更实。

**阴虚**

阴虚体质者，体形多瘦，常伴头昏目眩、咽干舌燥、耳鸣、腰酸腿软、低热和午后发热、盗汗、舌红少苔，其中以舌红少苔为主要体征。

阴虚者，宜食用兔肉、甲鱼、鸭肉、芝麻、银耳、桑葚、梨、甘蔗、蜂蜜、百合、天冬、麦冬、沙参、枸杞子、百合等，而辛辣食物则勿轻尝，以免火上加油，使阴虚症状加剧。

**阳虚**

阳虚体质者，形体偏胖，常伴畏寒肢冷、面色白、小便清长或夜尿多、大便稀薄、阳痿遗精、白带清稀、舌淡苔白等，以舌淡苔白为主要体征。

阳虚者，宜食用狗肉、羊肉、鸡肉、核桃、韭菜、人参、白术、干姜、鹿茸、虫草等，而寒凉多液的瓜果不宜品尝。

**气虚**

气虚者多肥胖，常伴面色苍白或萎黄、精神不振、少气懒言、语言低微、疲乏无力、自汗、心悸气短、食欲差、小便频数、舌质淡胖、舌边有齿印等。

气虚者，宜食用大枣、饴糖、山药、人参、党参、黄芪、黄精、白术、茯苓、灵芝等，而寒凉食物宜少食。

**血虚**

血虚者，面色苍白、唇淡、爪甲色淡无光泽、头发枯黄、头晕目眩、心悸、舌质淡且质瘦，以舌质淡、质瘦为主要体征。血虚者，宜食用阿胶、桂圆、龙眼、莲子、动物肝脏、熟地黄、制首乌、当归等。

若无明显的阴阳盛衰，冬季进补应遵循“秋冬养阴”的原则，以顺应大自然闭藏的特点，切忌助阳耗精的助阳兴阳之品，以免造成阴精的虚损。

另外，进补期间不要食生冷、油腻之物，以免妨碍消化，影响营养物质的吸收；腹胀时，可喝红茶以健胃除胀；若遇感冒、发热、腹泻等，应暂时停服各类补品，待病好后再服。

**15. 食补养生**

冬季人体的消化机能比春夏秋季均为活跃，食欲旺盛，对于不同年龄、不同体质的人来说，可根据自身的身体状况和所要达到的目的，进行适当的食补。

**预防衰老**

可食莲子粥、甜豆浆粥、猪肾粥、冰糖炖海参、枸杞炒肉丝等。

**延年益寿**

可食鹌鹑赤豆粥、栗子粥、枸杞粥、红枣炖兔肉、红枣桂圆蜂蜜汤等。

**益智健脑**

可食核桃仁粥、核桃仁黑芝麻粥、芹菜炒豆腐、炒双菇（水发香菇和鲜蘑菇）等。

**美容养颜**

可食银耳羹、核桃仁粥、大枣粥、苹果汁、红枣鸡骨汤、红烧带鱼等。

**16. 冬季饮食宜温热养阴**

冬季是进补强身的大好季节，因为冬季气候寒冷，因此冬季的饮食一定要有丰富、足够的营养，热量要充足。再就是食物应该是温热性的，有助于保护人体的阳气。在饮食方面应讲究科学调配，多增加一些膏粱厚味，如炖肉、烧鱼、火锅等。

温热的肉食有狗肉、牛肉、鸡肉、龟肉、羊肉、雀肉、虾肉、蛇肉等；蔬菜有黄豆、蚕豆、胡萝卜、葱、蒜、辣椒、韭菜、芥菜、油菜、香菜、胡椒等；水果有栗子、大枣、杏脯、荔枝、橘子、柚子等，还有红糖、糯米、羊乳、松子等。

冬天宜食的饮膳菜肴有双鞭壮阳汤、杞鞭汤、十全大补汤、鹿鞭壮阳汤、乌鸡白凤汤、当归生姜羊肉汤、乾坤蒸狗、参杞羊头、芝麻兔、核桃仁炒韭菜等。冬季进补最好先做引补，选用芡实炖牛肉，或芡实、红枣、花生仁加红糖炖服，以调理调整脾胃功能，然后再进补，可增加滋补效果，也不会发生“虚不受补”的情况。

在进补时，最好不要吃生冷或过油腻的食物，以免妨碍脾胃消化功能，影响进补的效果。在进补期间，如遇感冒、发热、腹泻时，应暂时停服各类补品，以防补药恋邪，待恢复健康后再进补。

### 17. 冬季宜多吃御寒的食物

在寒冷的冬天，对于有些畏寒怕冷的人，除了多穿衣服和加强体育锻炼以外，其实在冬季的日常饮食中，如能多吃些御寒食物，可以提高机体的抗寒能力。

生活中常见的御寒食物有：

#### 1. 含碘食物

海带、紫菜、海盐、发菜、海蜇、蛤蜊、大白菜、菠菜、玉米等含碘食物可以促进人体甲状腺激素分泌。甲状腺激素具有生热效应，它能加速体内（除脑、腺、子宫外）绝大多数组织细胞的氧化过程，增加产热量，使基础代谢率增高，皮肤血液循环加强，抗冷御寒。

#### 2. 根茎类

医学研究人员发现，人怕冷与机体无机盐缺乏有关。藕、胡萝卜、百合、山芋、青菜、大白菜等含有丰富的无机盐，不妨将这类食物与其他食品掺杂食用，从而增强御寒能力。

#### 3. 辛辣食物

辣椒含有辣椒素，生姜含有芳香性挥发油，胡椒含胡椒碱。吃这些辛辣食物可以驱风散寒，促进血液循环，增加体温。

#### 4. 含铁高的食物

美国宾夕法尼亚州立大学的研究人员发现，人体血液中缺铁也怕冷。贫血的妇女体温较血色素正常的妇女低。

妇女体温低 0.7℃，产热量少 13%，当增加铁质摄入后，其耐寒能力明显增强。因此，怕冷的妇女可有意识地增加含铁量高的食物摄入，如动物肝脏、瘦肉、菠菜、蛋黄等。

#### 5. 肉类

以狗肉、羊肉、牛肉、鹿肉的御寒效果较好。它们含蛋白质、碳水化合物及高脂肪，有益肾壮阳、温中暖下、补气活血之效。吃这些肉可使阳虚之体代谢加快，内分泌功能增强，从而达到御寒作用。

### 18. 冬季宜多吃富含维生素的食物

冬天是蔬菜的淡季，蔬菜的数量既少，品种也较单调，尤其是在我国北方，这一现象更为突出。

因此，往往一个冬季过后，人体出现维生素不足，如缺乏维生素 C，并因此导致不少老人发生口腔溃疡、牙根肿痛、出血、大便秘结等症状。其防治方法首先应扩大食物来源，冬天绿叶菜相对减少，可适当吃些薯类，如甘薯、马铃薯等。它们均富含维生素 C，维生素 B，特别是人体缺乏的维生素 A，红心甘薯还含较多的胡萝卜素。多吃薯类，不仅可补充维生素，还有清内热、去瘟毒作用。

冬季宜多吃些富含维生素 $B_2$、维生素 A、维生素 C 的食物，以防口角炎、唇炎、舌

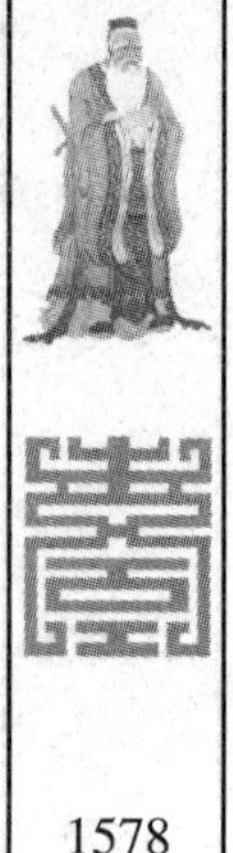

炎等疾病的发生。寒冷气候使人体氧化功能加强，机体维生素代谢也发生了明显变化，容易出现诸如皮肤干燥、皲裂和口角炎、唇炎等症。所以在饮食中要及时补充维生素 $B_2$，其主要存在于动物肝脏、鸡蛋、牛奶、豆类等食物中；富含维生素 A 的食物则包括动物肝脏、胡萝卜、南瓜、红薯等食物；维生素 C 主要存在于新鲜蔬菜和水果中。

此外，在冬季上市的大路菜中，除大白菜外，还应选择圆白菜、心里美萝卜、白萝卜、胡萝卜、黄豆芽、绿豆芽、油菜等，这些蔬菜中维生素含量均较丰富。只要经常调换品种，合理搭配，还是可以补充人体维生素需要的。

冬季寒冷，还可影响人体的营养代谢，使各种营养素的消耗量均有不同程度的增加。老年人由于消化吸收和体内代谢因素的影响，往往缺乏钾、钙、钠、铁等元素，再加上冬季人体尿量增多，使上述无机盐随尿液排出的量也增多，因此应及时予以补充。可多吃些含钙、铁、钠、钾等丰富的食物，如虾米、虾皮、芝麻酱、猪肝、香蕉等。如有钠低者，做菜时，口味稍偏咸，即可补充。

### 19. 冬季三餐宜营养均衡

冬季饮食要注意营养均衡，只有机体吸收均衡的营养，才能增强抵抗力，才能抵御严寒与细菌的侵袭。

首先早餐要均衡，应该包括谷类、鸡蛋、奶类食品和水果。最好的搭配是一碗热热的麦片粥，一个煮鸡蛋，250 毫升牛奶和一个水果或一杯鲜榨果汁。这其中包括了助消化的燕麦、防止伤风感冒的维生素 C 和一定量的钙。午餐要包括纤维和蛋白质，可以多吃一些鱼。鱼肉所含蛋白质不仅是优质蛋白，而且大部分鱼肉脂肪含量低于其他肉类。晚饭除了适量摄入一些蛋白质外，可以稀饭粥、菜汤、菜粥为主，这样不仅能暖胃，还能提供矿物质、纤维和维生素。虽然吃了之后很饱，但所提供的热量并没有超过全天总热量的 30%，有利健康。

根据中国居民膳食指南，中国营养学会建议每人每天应摄入的各类食物重量分别为谷类 300～500 克，蔬菜 400～500 克，水果 100～200 克，鱼、禽、肉、蛋等动物性食物 125～200 克，奶类及奶制品 100 克，豆类及豆制品 50 克．油脂类不超过 25 克。

### 20. 冬季宜吃佳品腊八粥

农历十二月初八，古代称腊八，为汉民族具有宗教色彩的民俗化的传统节日。

传说腊月八日为佛祖释迦牟尼成道升天之日，寺院每于此日举行祭祀活动，并享佛祖以腊八粥。传至民间后，变为节令吃食。自北宋以来，食腊八粥之风大为盛行，遂相沿成为源于宗教的民间节令食俗之一。

在腊八这一天，我国许多地方都有吃腊八粥的风俗。北宋孟元老《东京梦华录》载："初八日……诸地寺作浴佛会，并送七宝五味粥与门徒，谓之'腊八粥'。都人是日各家以果子杂料煮粥而食也。"

据《燕京岁时》记载，腊八粥配制：以米、糯、小米、豆（如蚕、黄、江、赤）及桃、杏、松子、枣仁及果蔬凑成 8 样以水煎熬。我国土地辽阔，因地区不同，生活习惯各异，在食时可调成甜、咸、辣，添加莲子、芡实、荠粉、葡萄、红绿丝点缀，成为味美香甜的什锦粥。

八宝粥是一种美味节令佳品。它的制作方法很简单，其配料为：芡实、薏米仁、白扁豆、莲子、山药、红枣、桂圆、百合各 6 克，大米 150 克。先将上述主料（大米除

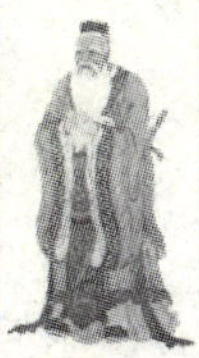

外）一同煎煮 40 分钟，再加入米继续煮烂，即成八宝粥。

八宝粥具有很高的食疗价值。现代医学研究认为，八宝粥具有助消化、健脾胃、补气益肾、养血安神的作用。在日常生活中，最适宜少食多餐的老人食用，也是一种益寿强身的“佳品”。

从某个角度上看，在我国传统膳食宝库中，以“八宝”命名的食谱是很多的。

所谓的“八宝”，顾名思义，是指由 8 种左右的主要食物所组成，这些食物不仅具有很高的营养价值，而且还有极高的食疗价值。例如：具有健胃，补肾的功效，适用于治疗体弱少食、肌肉消瘦、消渴、便溏、肢体浮肿等症的八宝粥，配料有薏米、莲米、扁豆、核桃、桂圆各 50 克，红枣 20 枚、青梅 25 克，糯米 500 克，白糖 100 克。制作时将薏米、扁豆、莲米、红枣泡软，核桃炒熟，将糯米清洗干净，入锅蒸熟。在一大碗内涂上猪油，将青梅、桂圆、红枣、核桃、莲米、扁豆、薏米等配料摆在碗底，放上糯米饭，放入白糖，上笼蒸熟即可食之。

**21. 冬季宜多吃连根带皮的蔬菜**

冬季多吃蔬菜的根和皮可御寒。据日本医学研究人员发现，多食蔬菜的根和皮可使人身体强壮，从而增强身体的抗寒能力。研究人员解释说，蔬菜的根和皮富含各种矿物质和营养素，而人体吸收矿物质的多少与其健康和御寒能力密切相关。例如，当人体缺锌时，体温会有所下降并有冷的感觉，尤其是妇女对此更为敏感。日本医学专家建议人们在寒冷的冬季应适当地多吃一些连根带皮的蔬菜，如胡萝卜、藕、山芋及薯类等。

**22. 冬季宜常吃松子**

松树是长寿树种之一，常与柏树一起被人们作为长寿的象征。松子是松树的种子，它也是冬季人们养生保健最佳食品。

祖国医学认为，松子性温甘，具有补虚养阴、润肺生津、滑肠通便的功能，是一种滋补强壮良药。据古代医书记载，常食松子的老弱者能鹤发童颜，润肤美容，延年益寿。

松子营养丰富，食用价值高。现代科学研究表明，每 100 克的松子富含蛋白质 1.67 克，碳水化合物 9.8 克，脂肪 63.5 克，还含有铁、磷、钙等矿物质及丰富的挥发油。其中所含脂肪中以饱和脂肪酸为主，能促进胆固醇代谢，消除动脉血管壁上的沉积物，可消除皮肤上的老年斑。

**23. 冬季宜常吃柑橘**

冬季饮食保健宜常吃柑橘。冬季气候寒冷阳虚阴盛，人的抵抗力很差，因此冬季食疗宜常吃柑橘。

**（1）治咳嗽多痰**

橘皮、生姜、苏叶各 6 克，水煎后加红糖适量饮服，每日 2 次。咳嗽为呼吸系统疾患的主要症状，根据其发病原因，概分为外感咳嗽和内伤咳嗽两大类。外感咳嗽是由外邪侵袭而引起；内伤咳嗽则为脏腑功能失调所致。咳嗽常见于上呼吸道感染，急、慢性气管炎、支气管炎，支气管扩张，肺结核等疾病。

**（2）治慢性胃炎**

干橘皮 30 克，炒后研末，每次取 6 克，加白糖适量，空腹温开水冲服。慢性胃炎是中老年的常见病，其症状是上腹疼痛、食欲减退和餐后饱胀，进食不多但觉过饱。症状常因冷食、硬食、辛辣或其他刺激性食物而引发或加重。故生活调理对慢性胃炎患者是很重要的治疗方法。

**(3)治乳腺炎**

橘核30克，黄酒适量，入锅略炒，然后加水3碗，浓煎至1碗半，分2次饮服，每日1剂。

**(4)治肺气肿**

连皮鲜橘1个，红枣5枚，隔水炖1小时后连橘皮服用。

**(5)治胃痛**

橘络(果皮内层的筋络)3克，生姜6克，水煎加红糖服用，对受寒胃痛者有一定疗效。

### 24. 冬季宜食香菇

香菇又名香草，是冬令的滋补食品。香菇性平味甘，中医书中多有记载。《本草求真》中说："香草味甘性平，大能益胃助食，及理小便不禁。"《日用本草》中说："益气，不饥，治风破血。"香菇具有益气补虚，健脾胃，脱痘疹的功效，适用于久病体虚、食欲不振、小便频数、高血压、糖尿病、贫血、肿瘤、动脉硬化等病症。

香菇每100克干品中含有蛋白质20克，膳食纤维31.6克，糖类30.9克，胡萝卜素20微克和亚油酸、海藻糖、腺嘌呤、各种维生素及微量元素。

近年证实，香菇中含有干扰素诱生物，可以诱导体内产生干扰素，具有预防感冒的作用。香菇中含有的麦角固醇，可以在人体内转化成维生素D，预防小儿佝偻病。香菇中的多糖物质具有抗癌作用。在癌症手术后可用槐蕈10克，水煎服，每日1次，为辅助治疗方法。此外，香菇中还含有一种核酸类物质，能抑制血清及肝脏中的胆固醇升高，阻止血管硬化及降低血压，是高血压、动脉硬化及糖尿病患者的食疗佳品。

### 25. 冬季食用狗肉五忌

**(1)忌多吃狗肉**

狗肉为冬令食品。但狗肉中含有一种很强的物质氨基酸，如果过多食用狗肉，会吸收许多的氨基酸，使人易患风湿病。所以，忌多吃狗肉。

**(2)忌盲目吃狗肉**

寒冷的冬天，人们非常爱吃狗肉火锅。狗肉确实味道鲜美、营养丰富。但是，狂犬病还是很可怕的，目前，狂犬肉和正常狗肉尚无法区别。如果食用了狂犬肉，很容易患狂犬病。

因为狂犬病的病原体仅约125毫微米大小，只有用显微镜进行病理学分析才能鉴定。为安全起见，即使对认为是正常的狗，也要戴上胶皮手套宰杀及洗切，然后放置开水锅中煮30分钟(健康狗的肉也可能携带狂犬病毒，如有病毒也可在100℃水中杀死)，再行剁切。狗肉剁好后，手还要以醋或肥皂水浸泡洗净，以免感染。因此，为确保安全，在没有弄清狗是否患有狂犬病以前，忌盲目地吃狗肉。

**(3)忌吃未煮熟的狗肉**

狗虽多为家养，但因常食被污染的杂食和小动物，很容易患旋毛虫病。我国有的地方，狗的旋毛虫感染率高达50%。如果吃了未充分煮熟带有旋毛幼虫的狗肉，就容易感染旋毛虫病。一旦得病，部分幼虫在十二指肠发育为成虫，成虫又繁殖产生大量新幼虫，随血流寄生于人的肌肉组织，引起肌肉疼痛、萎缩，甚至丧失工作能力。所以，忌吃未充分煮熟的狗肉。

**(4) 忌与鲤鱼同食**

狗肉味道鲜美，是冬季家庭上的美味佳肴。它富含蛋白质，属于热性。中医认为，鲤鱼性味甘平，具有利水下气的作用。鲤鱼除了含有蛋白质、脂肪、铁、钙、磷等成分外，还有十几种游离氨基酸及组织蛋白酶。在冬季生活中，如果鲤鱼与狗肉同食，两者生化反应极为复杂，不但两者营养功能不同，而且可能产生不利于人的物质。忌同烹饪，更忌同食。

**(5) 冬季吃狗肉后忌喝茶**

狗肉不但肉嫩味香、营养丰富，而且产热量大，增温御寒能力较强。因此，一些体质虚弱和患有关节炎等病的人，在严冬季节，多吃些狗肉是有好处的。但是，值得提醒的是，吃狗肉后不要喝茶，以免给身体造成不利的影响。

这是因为在狗肉中含有丰富的蛋白质，而茶叶中含有比较多的鞣酸，如果吃完狗肉后马上喝茶，会使茶叶中的鞣酸与狗肉中的蛋白质结合，生成一种叫鞣酸蛋白质的物质。这种物质具有一定的收敛作用，可使肠蠕动减弱，大便里的水分减少。因此，大便中的有毒物质和致癌物质就会在肠内停留时间过长，极易被人体吸收。所以，吃完狗肉后忌立即喝茶。

**26. 冬季食用羊肉二忌**

**(1) 忌与豆酱同食**

冬季，吃羊肉是很好的食补。但是，值得提醒的是，羊肉忌与豆酱同食。

因为豆酱是豆类熟后经过发酵加盐水制成。在豆酱中，含有蛋白质、脂肪、碳水化合物、维生素、氨基酸和钙、磷、铁等元素。中医认为，豆酱性味咸寒，具有清热解毒的作用；而羊肉大热动火，二者功能相反。所以，冬季羊肉忌与豆酱同食。

**(2) 忌与醋同食**

冬季，在家里自己动手，用羊肉制作菜肴，别有一番风趣。但是，值得注意的是，羊肉忌与醋同食。

在醋中，含有蛋白、维生素、醋酸及多种有机酸。醋中的曲酶分泌蛋白酶，将原料中的蛋白质分解为各种氨基酸。中医认为，醋性味酸温，具有消肿活血、杀菌解毒的作用，其性与酒相近。古代医家陶弘景说："醋酒为用，无所不入。"醋可以去鱼腥，宜与寒性食物蟹配食。羊肉有大热，且助火性。所以，冬季羊肉忌与醋同食。

**27. 冬季食用果蔬二忌**

**(1) 忌白萝卜与红萝卜合煮**

冬季，白萝卜和红萝卜共为时令美食佳品，备受人们的喜爱。但是，值得注意的是，白萝卜忌与红萝卜合煮。

中医学认为，白萝卜甘辛微凉，性质偏利；红萝卜甘辛微温，性质偏补。其性味功能不合，两者皆含多种酶类，特别在生食或凉拌时，极易发生酶类的分解与变化。现代医学研究认为，白萝卜与红萝卜合煮，白萝卜中的维生素 C，往往就会被红萝卜中的抗血酸酵酶破坏。这样一来，大大地降低了营养价值。所以，冬季白萝卜忌与红萝卜合煮。

(2)忌萝卜与芥菜等果蔬长时间同食

萝卜、芥菜同属十字花科蔬菜。冬季,如果长期同食这类蔬菜,会大大抑制人体甲状腺机能,甚至引起甲状腺肿。

因为萝卜、芥菜等十字花科蔬菜被人们食用后,可以产生硫氰酸盐。硫氰酸盐在人体内很快转变为硫氰酸。硫氰酸是一种抗甲状腺物质,具有抑制甲状腺机能的作用,时间长了,可引起甲状腺肿大。苹果、橘子、葡萄、梨等水果都含有类黄酮,在人的肠道内能转变为二羟苯甲酸和阿魏酸。这两类物质抑制甲状腺功能的作用很强。因此,萝卜、芥菜和上述水果长时间同时食用,对甲状腺的危害特别大。已经患有甲状腺肿的病人更应当注意忌长期或同时服用。

### 28. 冬季晚餐忌过甜

冬季食补常食甜类食物以增加热量,从而更有御寒力。但是,冬季晚餐和晚餐后都不宜经常吃甜食。国外科学家曾以白糖摄入进行研究发现,虽然摄取白糖的量相同,但若摄取的时间不同,会产生不同的结果。科学家将动物分成两组,一组早上喂含白糖的饲料,晚上再喂普通的饲料,另一组则正好相反。前一组由于是早上喂含白糖的饲料,因此,吃完后有很长的一段时间可以做运动;而后一组则是一吃完就休息,它们虽然全天的白糖摄取量相同,但一段时间后,晚上喂含白糖饲料的一组,其血中中性脂肪浓度比另一组高得多。

这是因为肝脏、脂肪组织与肌肉等的白糖代谢活性,在一天 24 小时不同的阶段中会有不同的改变。原则上,物质代谢的活性,随着阳光强弱的变化而改变,身体方面则受休息或活动状态的强烈影响。白糖经消化分解为果糖与葡萄糖,被人体吸收后分别转换成能量与脂肪,由于运动能抑制胰岛素分泌,对白糖转换成脂肪也有抑制作用,所以摄取白糖后立即运动,就可抑制血液中中性脂肪浓度升高。而摄取白糖后立刻休息,结果则相反,久而久之会令人发胖。

### 29. 冬季忌喝酒抗寒

冬季气候寒冷,人喝酒后可以使体内血流量增加,周身发热,正是所谓“饮酒能抗寒”。然而,这种看法是人们生活中的“常识”误区。

人喝了酒后会全身出现温暖,有发热的感觉,但是,这仅仅是暂时的。从长时间看,喝酒后由于血管扩张,体内的热量散发得更多更快,等酒劲一过,反而会使身体更加感到寒冷,并使抗寒能力减弱或者发生意外,如引起头痛、感冒或冻伤。

另外,如果喝酒过多,中枢神经大脑皮层的机能就要受到抑制,从而影响体内热量的产生,使体温降低。至于酒精产生的热量,据研究测定,每克酒精在体内氧化时仅能产生 7.1 千卡的热量,这点热量对人体的温度是微不足道的。美国南加州大学的科学家的研究结果更加证明了这一点。酒精进入血液循环到达大脑之后,会直接干扰调节体温的中枢神经系统,造成体温调节功能的紊乱。同时,饮酒麻痹了人对冷的感觉。因此,冬季饮酒抗寒只能起短暂的作用,而有害于身体健康。所以忌喝酒抗寒。

### 30. 根据五味选择冬季饮食

五味指酸、苦、甘、辛、咸五种味道,分别与肝(春天)、心(夏天)、脾(长夏)、肺

(秋天)、肾(冬天)配合。中医认为,味道不同,作用不同。如酸味有收敛作用,能收缩小便,敛汗、止泻、涩精。冬季尿多,适当食酸味能收缩小便,如橘子、乌梅、山楂等。苦味有清热泻火、燥湿、解毒等作用,苦味与心相配,冬季为肾(水)所主。易克心火,即冬季心脏多虚,因此冬季应多食苦味以补心脏。另外,苦味食品所含生物碱类物质具有消炎退热,促进血液循环,舒张血管等药理作用,而冬季由于寒冷,刺激交感神经兴奋,导致交感和副交感神经失调,反馈性地引起毛细血管的舒缩反射,使细小动脉收缩,外周血管阻力增大;寒冷还会使血液的理化性质发生改变,血液粘稠度增加,血凝时间缩短,而诱发心脑血管疾病,因此,冬季适当多吃一些苦味食品如橘皮、苦杏仁、咖啡、茶叶、苦瓜等,可避免或减少心脑血管疾病的发作。甘味即甜味,有补益和缓、解痉挛作用。甜味食品经肝脏代谢后可产生较多的热量,冬季寒冷,可多吃些甜味食品,提供热能,抵御寒冷。如各种糖、蜂蜜、蜜饯、甜饮料等。但甜味食品不宜多吃,不仅易使人发胖,还会妨碍脾胃的消化,减少食欲,甚至影响心肾功能。所以《素问・生气通天论》说:"味过于甘,心气喘满,色黑,肾气不衡。"因此,懂得养生的人,都强调节制甜食。辛入肺,辛味的食品可补养肺气。根据五行五味与五脏的关系,冬季饮食调养,应该多食辛味,以补肾脏,因为辛(肺)生咸(肾),肺气宣达,肾气就固实,另一方面,辛味食品有发散、行气、活血等作用,辛味食品多偏热性,如葱、姜、蒜、辣椒等,寒冷时食用,可驱散寒冷,增加体热。中医学认为,咸味有补益阴血,泻下软坚散结等作用,与肾相配合,咸味食物多为血肉有情之品,根据秋冬养阴,冬季养肾的原则。冬季宜多食咸味,以补养肾脏,如海带、紫菜、海蜇等。当然,也不能毫无节制地滥食咸味食品,否则反而会损伤心脏,同时对脾脏也不利。咸入肾,冬季适当进食咸味食品,可调节肾脏功能,使之阴阳平衡,不虚不实,但若食咸太多,则反而会使肾之阴阳失调,肾阳不足,不能温煦脾阳,而使脾胃功能失调。

总之,根据五味选择冬季饮食,要浓淡适宜,味道相宜,如果五味太过或偏亢易伤及五脏,产生多种疾病,长此下去,甚至会影响寿命。

### 31. 冬宜滋补,食宜清淡

冬季是饮食补养的最好季节。因为冬季万物潜藏,人体的阴精、阳气也趋于潜藏,此时补益阴精、阳气,就易于吸收而藏于体内,从而使体质得到增强,起到扶正固本的作用。所以民间有"冬季进补,开春打虎"的谚语。进补尤其是在冬至日后最好。《饮膳正要》称"冬气寒,宜食黍,以热性治其寒,禁寒饮食"。后世医家据此创立出"冬宜滋补"的应用方法。

冬宜滋补,亦应以清淡为主,切忌膏粱厚味。食宜清淡是我国历代养生家遵循的原则之一,它对保健长寿具有不容忽视的重要意义。《素问・生气通天论》中指出:"高粱之变,足生大丁",就是指嗜食肥美厚味容易引起痈疮一类疾病。《吕氏春秋》中也有"肥肉美酒,务以自强,命曰烂肠之食"的记载。《千金翼方》亦说:"食之不已,为人作患,是以食淡鲜肴,务之简少,饮食当令节俭,若贪味伤多,老人肠胃皮薄,多则不消,彭亨短气,必致霍乱。"朱丹溪在《格致余论》中主张少吃肉食,多食"谷菽菜果,自然冲和之味。"

现代医学也认为,人体摄入的肥甘油腻之物过多,会使血中脂质(脂蛋白、胆固醇)增加,在血管中堆积,而从动脉的内膜渗透到动脉管壁,特别是低密度的脂蛋白


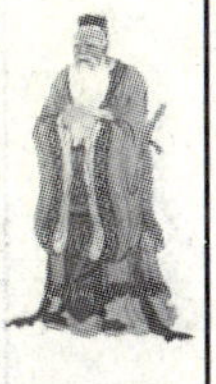

沉积在血管壁上，可使管腔变窄，管壁变厚、变硬，形成动脉粥样硬化。动脉硬化就会导致高血压、冠心病。这两种病往往是老年人死亡的重要原因。现代研究还发现，高压血、动脉硬化、心肌梗死、肝硬化、中风、肾脏疾病及食道癌的发病，与过量食盐有密切关系。可见古人主张食宜清淡确是至理名言。

**32. 因人而异，辨证施食**

人的体质各异，其阴阳盛衰、寒热虚实偏差相当大，因此，冬季饮食亦应因人而异，辨证施食。阴虚之人应多食补阴食品，如芝麻、糯米、蜂蜜、乳品、蔬菜、水果、鱼类等清淡食物；阳虚之人应多食温阳食品，如韭菜、狗肉等；气虚者应食人参、莲肉、山药、大枣等补气之物；血虚者应食荔枝、黑木耳、甲鱼、羊肝等；阳盛者宜食水果、蔬菜、苦瓜，忌牛羊狗肉、酒等辛热之物；血瘀者宜多食桃仁、油菜、黑大豆等；痰湿者多食白萝卜、紫菜、海蜇、洋葱、扁豆、白果等；气郁者少饮酒，多食佛手、橙子、柑皮、荞麦、茴香菜等。

饮食还应随职业不同而进行调整。脑力劳动者平常应适当吃些健脑补脑的食品，如核桃、芝麻、金针菜、蜂蜜、豆制品、松子、栗子等。不宜多吃糖和脂肪，否则易造成体脂过多、身体肥胖。

**33. 常食药粥温补肾元**

冬至节前后，人们纷纷进补，蓄积营养，强身健体。进补的方法是多样的，熬汤、吞丸、饮酒，各随人喜。现向大家推荐几则方法简便、效果又佳的药粥食谱。

**(1)羊肉粥**

取羊肉250克，粳米100克，先将羊肉洗净烹煮，切碎备用，粳米淘洗后，加适量水煮粥，煮至半熟时倒入羊肉，同煮至熟，吃肉喝粥。

羊肉是冬季人们普遍比较喜爱的食品之一。用羊肉与粳米煮粥，具有益气补虚、温中暖下的作用，适用于中老年人阳气不足，久病体质虚弱，气血亏虚，虚寒胃痛，腰膝酸软，足弱无力，以及男子遗精、阳痿、早泄，女子月经不调、血虚痛经、宫寒不孕等症。健康人食之，能增进食欲，增强体质，提高机体的抗寒能力。所以食用羊肉粥，不失是冬令进补的一个良法。

**(2)核桃粥**

取核桃肉50克，粳米100克，加水同煮作粥。

核桃肉具有益肾补脑、止咳定喘的功效，与粳米同煮成粥，是冬季常见病哮喘病的食疗方，经常食用，可防止喘咳旧病复发。也适用于神经衰弱的失眠健忘，及腰酸膝冷，须发早白，小便频数、余沥不净等病症。常食此粥，还有健脑益智，延年益寿的作用。

**(3)桂圆粥**

取桂圆肉30克，粳米100克，同煮作粥。

桂圆肉，具有大补气血、养心安神的作用，人们常将其作为冬令进补佳品，用以补虚疗损。但桂圆有滋腻碍胃之虑，特别对于久病及产后之人，会使本已虚弱的脾胃更虚，消化机能下降，往往造成不良后果。取其与粳米煮粥食用，可因粳米的健脾助运作用，使之补而不腻，机体易于消化吸收。“若是心虚气不足，煮粥添加桂圆肉。”这是人们对桂圆粥的赞美，桂圆乃滋补强壮的佳品。

(4)枸杞粥

取枸杞子50克,粳米100克,同煮成粥。

枸杞子具有滋补肝肾、润肺止咳、明目的作用,以之煮粥,适用于肝肾阴亏、头昏目眩、多眵多泪,以及遗精、久咳者食用。枸杞粥还能改善老年人因机能退化所引起的各种目疾,所以尤其适用于老年人服食。枸杞粥还具有较明显的护肝作用,民间谚语曰:“要使肝脏功能好,枸杞煮粥见成效。”所以,对于有肝虚而功能不良的患者,可在服药的同时,辅以枸杞粥,能收到较好的疗效。

(5)腊八粥

取粳米100克,花生仁20克,黄豆20克,莲子肉20克,红枣20克,同煮作粥。

腊八粥,顾名思义就是在农历腊月初八吃的粥,这是由佛教节日演变而来的一个民间习俗,常用来表示庆贺丰收。现在随着人民生活水平的不断提高,冬日常用此粥以保健强身。此粥具有健脾益肾、滋补虚损的功效,对于久病体虚,脾肾不足之人具有一定效果。而且性味平淡不腻,脾胃虚损的病人服用此粥也能达到补而不滞的效果,尤其适用于老年人服食。

### 34. 常饮药酒,祛病延年

爆竹声中一岁除,春风送暖入屠苏;

千门万户曈曈日,总把新桃换旧符。

——王安石《元日》

诗人所说的屠苏,即屠苏酒。屠苏酒是古人春节必饮的药酒。每逢除夕、春节,家中所有成员,先幼后长,都得喝上几口,屋里屋外、房前房后泼洒一些。饮用屠苏酒的目的是为了防病祛疾,保一年之康泰。宋代高承《事物纪原》就有“徐日驱傩,除夜守岁,饮屠苏酒”之句,驱傩就是驱除瘟疫。

据《寿世保元》一书介绍,屠苏酒的配制方法,系采用大黄、桔梗、白术、肉桂、乌头、菝葜、蜀椒等中药,轧为粗末,用布袋盛贮,于头一天早上悬沉井底,至次日早晨出药,置酒中煮沸即成。所用药物有祛风、利气、健脾、导滞、解郁结、驱邪毒等多种作用,“一人饮一家无病,一家饮一里无恙”。冬末春初,正是传染病多发季节,开展包括喝屠苏酒在内的各种形式的驱瘟防病活动,无疑是十分有益的。据说目前日本仍然保留着新年饮屠苏酒的习俗。

在我国,现在元日饮屠苏酒的习俗已很少见到,而药酒已被人们作为一种有效的防病祛病、养生健身饮料。人参酒,鹿茸酒,五加皮酒,三蛇酒,羊羔补酒,猴头补酒,木瓜酒,十全大补酒……品种琳琅满目,有防病除疾的,有补虚健身的,有延年益寿的,作用多种多样,效果颇为显著,人们竞相购买。药酒香溢寻常百姓家。

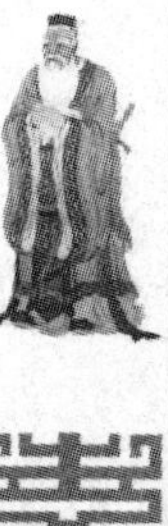

而今,许多家庭喜欢自己动手配制药酒,保持着每年配制饮用的习惯。自行配制的优点,除较为经济实惠外,还可根据个人体质情况、病症特点选用药物,更有针对性,收效更加显著。家庭泡制的方法非常简单,即选择干净、干燥、无霉烂杂质药物,按150克生药配1000克白酒的比例,密封于非金属性容器中,每天摇荡1次,1个月左右,药性析出,酒色浓郁,即可压榨去渣取酒,贮入瓶中,慢慢饮用。其渣可加酒再浸泡1次。可采用饮1杯,加入1杯,直至药味清淡为止。

饮用药酒,可根据个人对酒的耐受能力,每天饮用15毫升~50毫升,不宜过多。

治病的,病除后一般不宜再服,不宜以药酒“过瘾”,以至酒后药性大作,反损身体;补虚的,则需较长时间饮服,才能奏效,不能痛饮以求速效。

现介绍几则药酒的配方,供读者配制药酒时参考:

(1)灵芝酒

取灵芝25克,杞子35克,制黄精35克,甜叶菊5克,诸药轧碎,用白酒1000克共置瓶内,密封浸渍20日即可饮用。每日2次,每次温饮30毫升。本配方系民间验方,可用于治疗红、白细胞减少,冠心病或心律不齐,慢性支气管炎,神经官能症,虚弱性消化不良等。

(2)精神药酒

取人参、干地黄、杞子各15克,淫羊藿、沙苑蒺藜、母丁香各9克,远志3克,荔枝核7枚,除去杂质灰尘,用60度白酒1000克浸泡45日即可饮用。每日1次,每次10毫升,徐徐呷服。本方出自《中医免疫》一书,中老年肝肾不足,气血虚弱,不能坚持较长时间工作者,长期少量饮用,能使精神倍增,效率提高。但本方性偏温补,青壮年及阴虚肝旺者不宜服用。

(3)慈禧酒

取鲜石菖蒲18克,鲜木瓜18克,桑寄生30克,小茴香6克,菊根18克。诸药轧碎,用袋盛贮,加好酒1500克,共置坛内,密封浸渍7日后取饮,每晨饮用1杯。本方出自《慈禧光绪医方选议》一书,功能清心柔肝补肾,可用于治疗眩晕,耳鸣,消化不良,行走无力。

(4)十全大补酒

取当归12克,炙黄芪8克,熟地黄12克,炒白术8克,炒白芍8克,川芎4克,党参8克,茯苓8克,炙甘草4克,肉桂2克,用上好烧酒2000克作溶剂,置坛内浸渍20天以上,再按每分钟1毫升~3毫升的速度渗漉。然后合并渗漉液,加入白糖172克,搅拌溶解后,密封静置,滤过即得。每天2次,每次1盅。本方出自《中国药酒》一书,功能补气血两亏,治腰膝无力。

(5)春寿酒

取天门冬(去心)、麦门冬(去心)、生熟地黄、山药、莲子(去心)、红枣(去皮核)各等份,按每两生药煮酒5碗的比例,旋煮旋饮,其渣于石臼中杵极烂为丸,每服6克,酒送下。本方出自《养生四要》,所用方名系取“为此春酒,以介眉寿”之义而立名。常服之,能益阴精,壮元阳,黑须发,养心神,延年益寿。

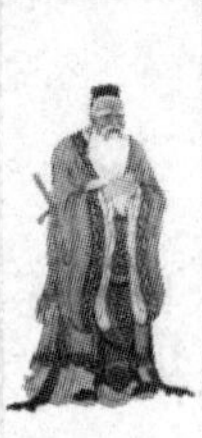

(6)助阳酒

取楮实子(微炒)50克,鹿茸(涂酥,炙去毛)5克,制附子、川牛膝、巴戟天、石斛、大枣各30克,炮姜、肉桂各15克,诸药共捣碎,盛入布袋,置干净容器中,加1500克醇酒浸泡,密封8天,弃渣饮酒。每天早晚各1次,每次空腹温服10毫升。本方系民间验方,有温肾阳,壮筋骨,暖脾胃的功效,适用于肾阳虚损的阳痿滑泄,面色无华,手足怕冷等症。

(7)还童酒

取熟地、秦艽、麦冬各90克,生地、当归、五加皮各120克,川萆薢、怀牛膝、苍术、陈皮、川断、枸杞、丹皮、木瓜各60克,羌活、独活、小茴香、乌药各30克,桂皮15克,诸药用绢袋盛贮，加陈酒10000克，汤煮1小时，埋土中7日，早晚各饮1小杯。本方出自《回生集》一书，功能添精补髓，强壮筋骨，驱风活络，大补气血，适宜于中老年肝肾虚弱，兼有风湿阻络，腰膝酸痛，肢体麻木，两腿痿弱无力者服用。

**(8)神仙枸杞子酒**

取枸杞子300克，生地黄200克，火麻仁300克。诸药轧碎，先蒸火麻仁至熟，摊去热气，入地黄、杞子相和，盛生丝袋中，加黄酒3300克，共置坛内，密封浸渍，春夏7日，秋冬14日。不拘时候，随量饮用。本方出自《太平圣惠方》一书，主治虚羸黄瘦不能食，饮不过2剂，必得健壮。

**(9)人参酒**

取人参30克，切为薄片，用好酒1000克，共置瓶内，密封浸渍7日。每日早晚空腹饮1杯，酒尽再加酒酿浸，直至参味淡取参服之。饮此酒期间，勿食萝卜、茶。本方出自《本草纲目》一书，适宜于久病气虚，面色无华，脾虚泄泻，倦怠无力，食欲不振，肺虚气喘，行动乏力。

### 35. 益智佳品——桂圆

有岭南佳果之称的桂圆，是我国特有的果品。之所以取名“桂圆”，是以它成熟在金桂飘香的季节而得此名。桂圆味甘美如蜜，故又有蜜脾之名。

据考证，在我国至少有两千余年栽培历史。它最早栽种于岭南，也就是现在广东、广西大部分地区。《后汉书》就有“旧南海献龙眼(即桂圆)、荔枝”的记载。可知汉代时，桂圆已被作为皇家贡品了。作为珍贵食品，桂圆和荔枝同样深受人们的喜爱，古人咏桂圆诗云：“外裹黄金饰，中怀白玉肤；劈破皆走盘，颗颗夜光珠。”十分生动地描绘了桂圆的姿貌。其肉如弹丸大小，玲珑晶莹，汁醇甘甜，是水果中的珍稀品。

营养十分丰富。据测定，桂圆的干果肉含葡萄糖24.91%，蔗糖0.22%，有机酸1.26%，蛋白质5.6%，脂肪0.5%，还含钙、磷、铁等元素和维生素B、维生素C等。桂圆肉内还含有6.309%的腺嘌呤和胆碱，这两种物质能加强神经系统功能，有增强思维能力、注意力和记忆力的良好功能。我国古代早就认识到桂圆的这种作用，汉代古籍《尔雅》就称桂圆为“益智”。

桂圆还是一味良药。历代医学家对它推崇备至，认为它有“益心脾，补气血，安神”等功效，可治疗虚劳体弱，失眠健忘，心悸怔忡不安等病症。与荔枝相比，桂圆性平和而不热，补益适应范围更大。桂圆入药方法较多，可熬成膏，浸酒，也可与其它药配合制成丸剂等。

(1)《随息居饮食谱》介绍的玉灵膏(又名代参膏)，是以桂圆肉30克，白糖3克，置饭锅上蒸制而成，对中老年虚弱，气血虚亏，脑力不足及产后体虚的人，有很好的疗效。

(2)桂圆酒是以桂圆肉(不拘多少)浸入上好白酒内，经百日制成，有温补脾胃、助精神、益智安神的功效。

(3)桂圆莲子粥，是以桂圆肉10个，莲子15克，糯米30克熬粥，经常食用，可治疗贫血体弱、心悸失眠等症。

(4)神经衰弱，思虑过度、失眠多梦等患者，可用桂圆肉、酸枣仁各10克，芡实15克，加水煎煮，睡前服，有很好的疗效。取桂圆肉10克、鸡蛋1只、红枣10枚，加水煮


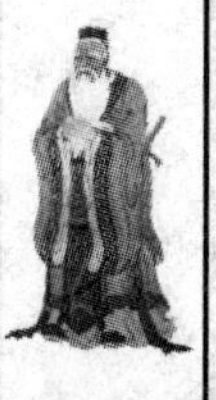

服，则是家庭日常进补品。

桂圆虽是滋补佳品，但中医认为“甘甜助火”，如肺胃火盛，咳嗽咯血、腹胀呕吐、气滞郁结的人，都不宜进食。

### 36. 冬季宜多食白菜

隆冬时节，正是其他蔬菜较少的时候，白菜便成了一般家庭餐桌上主要蔬菜之一。尤其是在我国北方，家家户户都要在深秋初冬之时，贮藏一些大白菜，以备来年开春蔬菜淡季食用。冬白菜丰腴洁白，汁味甘美，非常适宜配制各种菜肴和面食馅心。大白菜熬猪肉，几乎与“土豆烧牛肉”一样闻名。

我国是白菜的故乡。从西安新石器时代半坡遗址中出土的白菜籽，据说已有6000多年历史。我国古时，白菜又名“菘”，因此国际植物学界把白菜称为“中国菘”。它的拉丁名是Chinensis。

就蛋白质、脂肪、糖类等含量而言，白菜的营养价值不算高，它的维生素、矿物质含量也属一般。但是它含有丰富的纤维素，使人们对它特别垂青。据测定，白菜含有90%以上的纤维素。纤维素被现代营养学家称之为“第七营养素”，有刺激肠蠕动，促进大便排泄，帮助消化的功能，对预防结肠癌有良好的作用。近年来。法国一国际癌症研究机构在调查结肠癌发病率过程中发现，以食肉为主的地区，结肠癌发病率显著高于食纤维素较高的地区，认为多吃蔬菜、水果等含高纤维食物，可预防结肠癌。其作用可能是纤维素能缩短食物残渣在肠内停留时间，增加粪便排泄量，对肠中毒素起稀释作用的结果。纤维素的另一重要作用，就是能促进人体对动物蛋白质的吸收。研究发现，单纯进食肉类等动物蛋白质，机体肠内对蛋白质的吸收率为70%，而加吃蔬菜等多纤维素食物后，则吸收率可增加到80%以上。纤维素还在维持人体血糖正常平衡方面起良好作用。

白菜的含热量低，是肥胖病、糖尿病患者很好的辅助食品。

白菜清淡爽口，滋味鲜美，能增进食欲，尤其在进食鱼肉等肥甘佳肴时，适当间吃些白菜，会使人胃口大开。宋代大文豪苏东坡，这位一生喜食肥甘，尤以喜食肉闻名的人，也以“白菜类羔豚”的诗句来赞美它。清代著名医家王士雄，则称吃白菜是“养生妙法”。

烹制白菜，应注意减少维生素的损失。鲜白菜不宜久放，洗涤时不要在水中浸泡过久，不宜吹风过度，应先洗后切，尽快下锅。炒菜时放水不宜过多，时间不要太长，并要紧盖锅盖。据研究，经5分钟～10分钟合理烹调，白菜维生素C的保存率为64%左右，维生素$B_2$为80%，胡萝卜素为88%左右。如切碎后以沸水焯过，再挤去菜汁，则维生素C损失率几乎高达90%～100%。所以白菜烹调时，不宜用煮焯、浸烫后挤汁等方法。

白菜还有一定的药用价值。古代医书《名医别录》里说：白菜“能通利胃肠，除胸中烦，解酒毒”。清代《本草纲目拾遗》记载说：白菜汁“甘温无毒，利胃肠，除胸烦，解酒渴，利大小便，和中止嗽”，并说“冬汁尤佳”。

民间常取其简便而价廉，作家庭保健药物。如配葱白、生姜、萝卜等煎汤饮，可治感冒；同捣烂，炒热后外敷脘部，可治胃痛。白菜根配银花、紫背浮萍，煎服或捣烂涂患处，可治疗皮肤过敏症，尤其对漆过敏症有较好疗效。生白菜汁、生萝卜汁内服能解煤火毒。

白菜是人们生活中十分重要的大众蔬菜，但目前因在生产上还存在着季节性强等原因，贮藏保存尤应重视。如贮藏方法不当，可使维生素及其他营养成分丧失，细菌繁殖，或产生其它有害物质，食后影响身体健康。据研究，渍菜（酸菜）其胡萝卜素、维生素C等几乎全部损失；晒干白菜的维生素几乎全部丧失。但如果将白菜以开水浸泡1分钟～2分钟后，在通风处阴干，则可保存部分维生素。腌菜含有较多的有机酸、醇类、酯类等物质，具有特殊的醇香味，能增进食欲。但若腌制时盐量不足，或腌时过短，菜内会含有较多的硝酸盐，儿童或胃肠功能不健者，如在短时间内大量进食，则肠道内细菌可将硝酸盐还原为亚硝酸盐，易发生“肠源性青紫病”。这种病的症状是唇、指甲、面部呈现青紫，头晕，嗜睡，呕吐，腹痛，腹泻等。严重的会出现心率减慢，心律不齐，休克，昏迷，惊厥，呼吸衰竭等。若不及时抢救，可危及生命。亚硝酸盐还可转化为亚硝酸胺，医学实验证实，亚硝酸胺有强烈的致癌作用。腌菜还极易受白地霉菌和地丝菌污染，危害身体健康。因此，腌制白菜时，应挑新鲜白菜，腐烂部分一定要去除干净。腌制盐量要足，腌制时间不少于15天～20天。腌菜启封后，尽快吃完，不宜长时间存放，且不宜食用过多。

### 37. 土豆营养胜苹果

土豆，学名马铃薯。在我国，不同地区叫法也不同。北方叫土豆、洋芋、山药蛋，江浙一带则叫洋番薯。它和玉米、小麦、水稻、燕麦被称为世界五大粮食作物，有“植物之王”的美誉。

被营养家们称为“十全十美的上等食品”的土豆，是粮菜两用的佳品。据测定，每百克土豆含蛋白质2.3克，碳水化合物16.6克，粗纤维0.3克，脂肪0.1克，以及矿物质钙、磷、铁和维生素A、维生素B、维生素C、尼克酸等。它含热能很低，每百克只有368千焦，而米、面每百克是1465千焦，因此食用土豆不会引起发胖。而且它所含的碳水化合物很容易消化，吃了耐饥，不伤胃肠，其所含的氨基酸也易被吸收。新鲜土豆每百克维生素C的含量达40毫克，比苹果高1倍；含脂肪是苹果的7倍；含维生素$B_2$和铁是苹果的3倍；含磷量是苹果的2倍；糖和钙的含量则与苹果相当。从营养学角度看，1千克土豆的营养价值，与3.5千克苹果相当。所以在欧洲，土豆又有“地下苹果”的美称。营养学家认为，土豆是比大米和面粉具有更多优点的食品，其营养价值大大超过谷类和豆类，它能比较全面地供给人体营养。因此，美国农业科学家认为：“每餐只吃全脂牛奶和马铃薯，即可得到人体所需的全部食物元素。”

土豆在我国尤其是南方地区，大多作蔬菜食品。其实土豆是优良的主食，可以制作馒头和面包，还可直接烤吃。据说它可加工成400多种主副食品。目前我国市场上已有油炸土豆片、香酥土豆片和土豆果脯等，也有土豆与大米、面粉、肉类等制成的各种美味食品。在国外，土豆制成的食品更多，如牛油烤土豆、油炸土豆泥饼、奶油土豆、咖喱土豆和土豆色拉等。为人们熟悉的土豆烧牛肉，就是将牛肉、洋葱、小辣椒和土豆放入锅内，慢慢煮烂，是欧洲人喜爱的佳肴。据说最爱吃土豆的英国人，平均每人每年吃掉土豆100多千克。他们从盛大宴会到家常便饭，都少不了土豆。英国农民托马斯·塞德尔，在1795年种出了重8.27千克的1个大土豆，据说是到目前为止最重的土豆。1982年，美国北达科他州大福克，人们居然吃掉了用混凝土搅拌机制成的8.28吨土豆酱,创造了世界纪录。

土豆也是一味简便有效的药物。在土豆的祖籍秘鲁,印第安人很早就用土豆片敷疗骨折损伤,治疗头痛,预防风湿和消化不良等病症。现代医学认为,土豆纤维细嫩,对胃肠道粘膜没有刺激。它还含有丰富的钾盐,可治疗消化不良。土豆汁对胃酸过多症、胃十二指肠溃疡有一定治疗效果。生土豆泥可敷治皮肤烧伤、外伤肿痛、风湿性关节炎等。蒸煮土豆时的热气,对呼吸道疾病有治疗作用。肌肉注射药物,有时因吸收不良,会出现硬结块,可用新鲜土豆切片外敷患处,有消结散肿功效。按中医说法,土豆性味甘平,有补中、益气、和胃、健脾、消肿之功,适宜于脾胃虚弱,消化不良等疾病。

食用土豆,应注意选择完好,平滑,无变色、霉烂的土豆。土豆皮发绿及发芽的土豆绝对不能食用。这是因为土豆内含有一种叫"龙葵素"的有毒物质,土豆完好时,含量极少,不致造成危害。而当土豆霉烂或发芽时,这种毒素就大大增加。尤其在土豆的芽里,毒素最多。人吃了这种霉烂、发芽的土豆就会中毒。中毒的症状是,轻者口干发麻、恶心呕吐、腹泻,重者出现麻痹、抽筋、发热,甚至昏迷等症状,孕妇还可引起流产。预防龙葵素中毒,就是食用土豆一定要选择新鲜,个头完整,不损伤、不霉烂的土豆。如土豆皮发绿、出芽或有霉烂,应该细心削除上述部位,并在水中浸泡半小时以上,方可煮食。据研究,土豆最好削去全部外皮后再煮食,连皮煮食的方法不可取,因皮内所含的龙葵素可溶解在煮熟的土豆内,对健康不利。

## (二)菜蔬与养生

**冬笋**

被誉为山珍的冬笋,是笋中的皇后,相对于春笋而言,其肉质更为细嫩、鲜美,营养更加丰富。而且,冬笋性味甘寒,有利九窍、通血脉、化痰利水、清热解酒等功效。

但是,冬笋内含难溶性草酸钙较多,对于草酸钙结晶尿或尿路结石的患者来说,就不应多吃了,以免增强尿中草酸钙的结晶,使病情加重。

**野藿香**

野藿香性味辛温,有疏风散寒的功效。将野藿香煎水,趁热饮,汗出感冒即愈。夏秋冬均可采其嫩叶做菜,可素炒、凉拌、煮汤。其味清香,食之爽口。

**小巢菜**

小巢菜为豆科植物硬毛果野豌豆的嫩茎叶,冬春可采嫩茎叶作菜,吃法与旱芹相同。其味苦、辛,性寒,具有清热解毒、活血化瘀、止痛止痒等功效。

**西洋菜**

西洋菜又名水田芥、水介菜、水萍菜,冬春采嫩茎叶做菜,可煮汤、素炒、炒肉、凉拌、炖肉吃,具有祛风活血、消肿止痛等功效。

**石枣子**

石枣子为兰科植物石枣子的茎叶,四季可采茎叶做菜,可煮汤或炖肉吃。其性味甘凉,具有滋阴泻火的功效,可用于治疗肺燥咳嗽、肺痨咯血及咽喉干痛、小儿惊风等。

**天荞麦**

天荞麦性味酸苦寒，有清热解毒的功效。冬季将鲜根洗净切片，煮食当菜，或用根炖肉，对疮毒、咽喉炎、颈淋巴结核等有较好的防治效果，并具有抗癌作用。

**冬寒菜**

冬寒菜为锦葵科植物，冬季可采冬葵嫩茎叶煮汤或煮稀粥吃。冬寒菜性味甘寒，具有清内热、利肝胆、明目等功效。老人便秘，用冬寒菜叶与猪血同煮食，可促进排便。

**观音苋**

观音苋，又名木耳菜、红苋菜、当归菜等，冬春采嫩茎叶作菜，可煮食或素炒吃。其味甘辛，性子，具有活血止血、解毒消肿等功效，可用于痛经、咳血、溃疡久不收口等症。

**旱芹**

旱芹，又名香芹，冬春采嫩茎叶做菜，可素炒、炒肉或凉拌吃。旱芹香味浓于家种芹菜，更能刺激食欲。其性味甘凉，具有清热平肝、降血压、降血脂、清热利湿等功效。

**山蒜**

山蒜又名野蒜，冬春采茎叶做菜，亦可采全株，可做成凉拌菜、煮汤或炒肉吃，也可沾酱生吃。其性味辛温，具有健脾开胃等功效，可用于防治子宫和盆腔肿瘤以及胃癌等。

**山韭**

山韭又名藿，秋冬采全株做菜，可煮汤、作饺子馅、炒蛋、炒肉均宜。《本草纲目》中说："藿，肾之菜也，肾病宜食之。"山韭具有补肾之功效，可治老人夜尿多。

**金银花藤**

金银花藤又名忍冬藤，冬春采嫩茎叶做菜，素炒、炒肉、煮肉汤、凉拌均宜。其叶性味甘寒，可作药用，有疏风清热、解毒等功效。

**茼蒿**

茼蒿具有养血，滋阴、泻火等功效，可用于治疗高血压、慢性肝炎、慢性胃炎等。易上火及易长疖疮之人，常吃此菜有益健康。

冬春可采嫩茎叶做菜，富含各种氨基酸，味特鲜美。可将茼蒿、油菜及菠菜，分别入沸水烫一下后，捞出盛入盘中，加上酱油、醋、调味油等调料拌和即可食用。

**酢浆草**

酢浆草又名酸酸草，四季均可采，以秋冬季茎叶最富有营养，凉拌吃或煮汤吃有很好的补脑作用，尤其是学龄儿童可常吃酢浆草煮鱼。

酢浆草性味酸寒无毒，有清热凉血、消肿解毒等功效，可以治疗各种出血、腹泻、痢疾、疮毒等疾患，对失眠和肝炎也有较好的疗效。

**胡萝卜**

又叫红萝卜，味辛甘，性温，有养肝明目、补中下气、解毒之功，用治夜盲症、脾虚食滞不化，且可解麻疹毒、汞中毒。

胡萝卜中含有丰富的特有的胡萝卜素，在人体中很快转化成维生素 A。1 千克

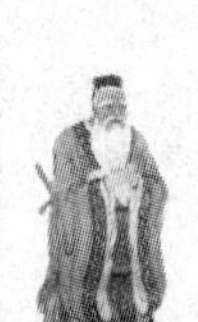

新鲜胡萝卜含胡萝卜素40毫克以上，若其中50%被吸收利用，就抵得上一粒维生素AD胶囊的含量。红色的胡萝卜每百克含胡萝卜素约2.8毫克，黄色的胡萝卜含4毫克，可见黄色的胡萝卜含量更丰富。

胡萝卜中还含有较多的纤维素，能刺激胃肠蠕动，帮助食物消化，并有一定的抗食道癌作用。常吃胡萝卜不仅能防治维生素A缺乏症和癞皮病，还能收到一定的降压、强心、消炎、抗过敏等疗效。尤其是对老年人具有明目养神、防治呼吸道感染、糖尿病、慢性肾小球肾炎、增强抗病能力等作用，有着养生保健意义。

胡萝卜中所含的胡萝卜素比任何蔬菜都丰富，但胡萝卜素只是维生素A的半成品，很难被人体直接吸收，这就必须食用得法。胡萝卜是脂溶性食物，只有溶解在油脂中，食用后，在人体肝脏肠中所含的胡萝卜素酶的作用下，才能变成维生素A，为人体所吸收。可见，吃胡萝卜最好用油炒，或与肉一起炖煮。生吃或凉拌胡萝卜，约有90%的胡萝卜素不能被人的肠胃吸收而排泄掉。另外，胡萝卜素还容易被酸性物质破坏，所以吃胡萝卜不宜放醋。

**菠菜**

菠菜的养生保健作用很好。孟诜说菠菜的叶、茎、根能“利五脏、通畅胃热、解酒毒”，李时珍则说它能“通血脉，开胸膈下气调中，止渴润燥”，并指出“根尤良”。由于菠菜性冷味甘，从中药的性味学说，甘能补中，冷能清热解毒，故菠菜能清理肠胃的热毒，“以通为补”，使胃肠安和，脾胃这个“后天之本”安和，身体健康自然有了根本保证。

菠菜营养丰富，含有较多的蛋白质、多种维生素和矿物质。1千克菠菜里约含蛋白质25克，就数量而言，相当于两个鸡蛋的含量，而比大白菜高出1倍多。菠菜里的胡萝卜素含量较丰富，且菠菜里的胡萝卜素在人体中的利用率比较高。另外，1千克菠菜还含维生素C348毫克。医学家和营养学家们认为：菠菜特别适合儿童、老人及体弱的人食用。菠菜所含的酶可对胃和胰腺的分泌功能起良好作用，高血压、糖尿病患者吃菠菜益处很多。患贫血、胃肠失调、呼吸道及肺部疾病的人，可以饮服菠菜的水浸剂。菠菜中还含有多种微量、宏量元素及其他化学物质，这些物质对人体的长寿和健美都有良好作用。

食用菠菜时应注意，因其性寒凉，素有腹痛、泄泻者慎用；肾炎及肾结石患者也不宜多食，因其成分中有大量草酸，易与钙结合成不溶的草酸钙。

**韭菜**

味甘、辛，性温。有健胃暖脾、下气调营、补肾壮阳之功。故寒冷的冬天常吃韭菜有很多好处。因其性温，故对胃肠寒冷功能紊乱、溃疡性出血有特效；对由于胃肠功能减弱的便秘患者也有效；韭菜有促进血液循环、排除血中废物的功效，故对腰痛有效；韭菜及籽有强精补身作用，适用于阳痿、遗精、多尿等病，有固精、助阳、补肾、治带、暖腰膝的作用。

韭菜富含维生素A、B、C，糖类，蛋白质等营养物质，并含有抗生素类物质，钙、磷、铁等成分，具有调味、杀菌等功效。可用于治疗肠炎、痢疾。多吃韭菜补肾气，暖腰膝，对增强抗病力大有好处。

**萝卜**

萝卜是一种生熟皆宜,价廉物美的蔬菜。生萝卜味辛甘性凉,熟萝卜味甘性温。具有润肺化痰、下气和中、补脾运食、生津液、御风寒、去除带浊、使人肥健、泽胎养血之功效。百病皆宜,因此认为萝卜是个宝。

中国有“十月萝卜小人参,补气又养生”的谚语。第一,白萝卜含有很多糖化酶,能分解食物淀粉,易于人体吸收;第二,白萝卜含芥子油,有点辛辣味,可促进胃肠蠕动,增进食欲,帮助消化。因此,多吃萝卜,既可消食又除胸闷,特别是对肠胃功能不佳、消化不良的瘦子有奇效;第三,白萝卜行气、止咳、化痰生津、清凉润燥又解毒,兼利大小便(既通利小便又治便秘)。冬季用萝卜除燥解热,夏天也需要萝卜清热解毒。特别是青皮红心,清脆甜酥的“心里美”萝卜,无论生吃、煮熟或凉拌三丝加上蒜姜葱辣,都叫人垂涎欲滴。京津之间有“萝卜赛梨”之说。萝卜的维生素 C 含量比梨高 8～10 倍,是养血补血的好材料;第四,白萝卜还有抗癌作用,因其木质素能提高人体巨噬细胞的活力,从而吞噬癌细胞。萝卜所含的酶还能分解致癌物亚硝胺。

近年来随着生活水平提高,饮食结构的改变,高蛋白、高糖、高脂肪的摄入,脂肪肝、糖尿病、高血脂、高血压等病症发病率日趋增高,对于这些患者来讲,除了有效的药物治疗,适当的体育运动,最为重要的就是每天的饮食控制。食谱中坚持清淡、荤素搭配、多吃萝卜是最为有效的方法。

**大白菜**

冬白菜丰腴洁白,汁味甘美,非常适宜配制各种菜肴和面食馅心,还可渍成酸菜、泡菜等。

白菜含纤维素比较多,不但可以促进肠壁蠕动,帮助消化,防止便秘和痔疮,消除瘀血,保持大便通畅,而且还可用来防治结肠癌。另外,大白菜中的维生素 C 含量也不低,对防止坏血病和增强身体抗病能力非常有益。

其实,大白菜本身又是一味中药。其药用的最早记载,见于陶弘景的《本草经集注》和《名医别录》,书中指出它有“通利胃肠,除胸中烦,解酒渴”的作用,清代《本草纲目拾遗》说大白菜“甘温无毒,利肠胃,除胸烦,解酒渴,利大小便,和中止嗽,冬服尤佳”。

大白菜要注意保管,千万不要吃烂白菜,否则会引起中毒,因为大白菜腐烂后,细菌会在其中“作怪”,使白菜中的硝酸盐变成有毒的亚硝酸盐,致使血液里的低铁血红蛋白变成高铁血红蛋白,而丧失载氧能力,使人缺氧而发生中毒。

**藕**

味甘,性平。生用清热生津,凉血止血,散瘀血。藕节中含有单宁,有很强的止血作用,可用于吐血、咯血、血尿、便血、子宫出血等,藕根对贫血病、胃及十二指肠溃疡有效。熟用其性由凉变温,能健脾开胃,生肌止泻,补益五脏。藕粉是将老藕捣浸加工制成的淀粉,营养丰富,能调中开胃,补血益髓,是老人、小孩、病人的滋补妙品。冬季食用多取熟藕或用藕粉。

**土豆**

又叫马铃薯,味甘,性平。有和胃、调中、健脾、益气的功效。因为新鲜的土豆汁液中含有镇痛作用的阿托品,所以对胃及十二指肠溃疡等止痛有显著效果,对烧伤也有疗效。此外,早晨空腹饮土豆汁,对慢性便秘者有疗效。国外有营养学家认为

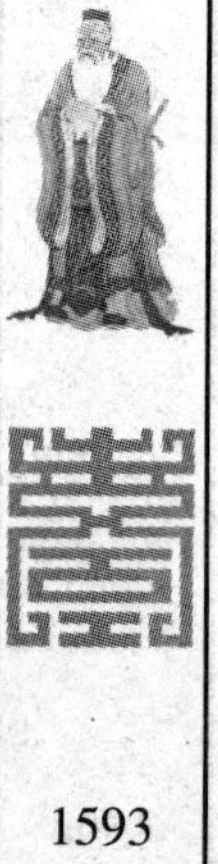

土豆是“十全十美的食物”，也并不过誉。

**山药**

味甘，性平。是廉价的滋补上品，亦为冬季滋补佳蔬。其作用有：①补益强壮，久服强身壮体，益寿延年，具有诱生干扰素，增强机体免疫功能的作用。②补益脾胃，助消化，益气力，长肌肉，止泻，用于脾胃气虚或脾胃气阴不足所致的食欲不振、消化不良、泄泻、乏力、消瘦等症。③补肺止咳，可用于慢性支气管炎的治疗。④补肾益精，治疗小便频数、遗精、带下等症。⑤治疗消渴病。⑥补气通脉，治疗冠心病、心绞痛。因此，凡年老体弱之人，冬季常吃些山药，对于身体是大有益处的。

**黄瓜**

味甘性凉，具有清热、止渴、利水、解毒等功效，适用于身热烦渴，唇舌干燥，咽喉肿痛等症。冬季虽冷但又多燥，加上由于寒冷，人们穿得厚，住得暖，活动少，反而造成体内积热不能适时散发，饮食又多含热量，故冬天也常见“上火”的现象，所以多吃黄瓜很有好处。

## （三）水果与养生

**栗子**

栗性味甘温无毒，具有健脾养胃、补肾强骨、活血止血等功效，含有不饱和脂肪酸和多种维生素，能抗高血压、冠心病、动脉硬化等病症，是抗衰老、延年益寿的滋补佳品。

栗子可蒸、可煮、可炒食，还能制成栗干、栗粉、栗浆、罐头等。需要提醒的是，栗子生吃不容易消化，熟食又会滞气，故不可一次食用过多，脾虚及湿热重者皆不宜食用。

**苹果**

味甘，性凉。有生津、止渴、润肺、除烦、开胃、醒酒等功效，以“补脑助血、润肺健胃、安眠养神、补中焦、益心气、防积食、消口毒”为其特长，并有中和胃酸、促进肾脏分泌功能。苹果中含钾，能治疗高血压。此外，苹果对轻度腹泻有良好的止泻作用，同时又有通便作用，可以治疗便秘。苹果虽为四季常用水果，但由于其益心补肾的作用，冬季尤为适宜。

**葡萄**

味甘，涩，性平。它有酸甜适口、生津止渴，开胃消食的特点，能滋补强壮、增强体质、延年益寿、充实正气；还可用于贫血、头晕、心悸、乏力等病症的补养、补气养血；还可通淋利尿，治浮肿和淋证。《神农本草经》说本品有“益气倍力、强志、令人肥健耐肌、忍风寒”的功效。故为冬季经常食用的水果。葡萄亦可制成葡萄干、葡萄汁、葡萄酒等，营养丰富，能强壮身体。

**梨**

味甘，微酸，性寒。有滋阴润肺、养胃清热、清热化痰等功效。冬季服用可以润冬之燥。用于肺阴不足的干咳，痰少或无痰，咽干口燥、声音嘶哑等症的治疗。《本草经疏》中，关于梨的记载较为详尽，说“膏粱之家，厚味酽酒，纵姿无节，必多痰火，卒中痈疽之病，数食梨可转危为安”。《本草通玄》一书认为梨“生者清六腑之热，熟

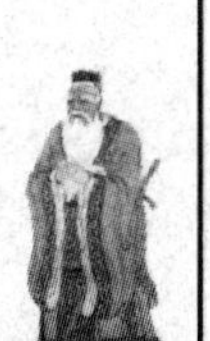

者滋五脏之阴”。梨还有生津止渴的作用，更是很好的解酒水果，据李时珍记载，梨可“解疮毒酒”。但因梨性属寒，所以产后、脾虚泄泻、胃冷呕吐等忌食用。

**红枣**

红枣味甘性平，能滋补养血、健脾益气、抗疲劳，还有保肝脏、抗肿瘤、增强机体免疫力的功能，特别是对于贫血、胃肠疾患的防治十分有益，长期服用可使人延年益寿。

红枣富含多种维生素，尤其是含有生物类黄酮，能保护维生素C不受破坏。因此，人们把红枣誉为“天然的维生素丸”，是抗衰老的佳品。

**松子**

松子性味甘温，具有补虚养阴、润肺生津、滑肠通便等功效；含有大量的不饱和脂肪酸，能促进胆固醇代谢，预防动脉硬化，消除老年斑，故常食松子能润肤美容、延年益寿。

**核桃**

核桃又称胡桃，素有长寿果之美称。其性味甘平，具有补气益血、润燥化痰、温补肾肺、定喘等功效。常吃核桃能滋养血脉、增进食欲、乌黑须发，对性功能减退、神经衰弱、记忆衰退等病症也有益处。但痰火喘咳、泻痢、腹胀及风寒感冒者忌食。

**萝卜**

俗话说：“冬吃萝卜夏吃姜，不劳医生开药方。”

萝卜味甘辛，性凉，具有下气宽中、消积导滞、止咳化痰、除燥生津、利大便等功效，适用于胃气上逆、食积胀满、咳嗽痰阻等症。

萝卜含有多种酶，可以增进食欲、帮助消化；含有芥子油和大量粗纤维。可以促进肠蠕动，防止便秘；含有丰富的维生素C及糖化酵素，有利于致癌物质亚硝胺的分解；含有木质素，可抑制肿瘤生长，并能提高巨噬细胞的活力，吞噬癌变细胞。

萝卜皮含钙丰富，入膳时最好不要削皮。另外，萝卜能下气宽肠，故气虚及泄泻者不宜多吃，也不宜与人参、地黄、首乌等同食。

**红薯**

红薯含热量较低，且含纤维素、果胶，可有效地阻止糖类转化为脂肪，并可促进胃肠蠕动，是减肥的佳品，对防治老年习惯性便秘有良效，并可防癌抗癌。

红薯可为人体提供黏液蛋白，对心血管系统有保护作用，可防止动脉粥样硬化，预防高血压、心脑血管病，而且还能保持关节腔内的润滑。

经常食用红薯，可补充大量维生素C，防止体内产生有害的过氧化物，减少老年斑、延缓衰老。但红薯易在胃肠内产生气体，导致胃胀、烧心、吐酸水，因此一次不可食用过多。

## （四）其他饮食原料与养生

### 1. 谷类食物与养生

冬季气候寒冷，宜热食，常见的谷类食物有：

**糙米**

餐餐精白米，近时已成了城市大多数家庭最普遍的饮食结构。人们以为只有吃

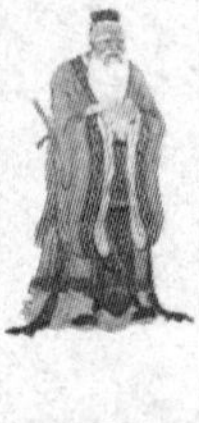

精米才能获得最佳营养。其实，这是一种误解。

明代李时珍在《本草纲目》中称糙米具有“和五脏、好颜色”的妙用，意思是说常食糙米，不仅可以安和五脏，去病延年，而且还能润泽容颜，使青春常驻。可见糙米不仅具有食用价值，而且还有神奇的医疗保健、养生延年的效用。

长期吃精白米会出现“身软”、“筋缓”、“乏力”现象，此即“精米症”。原来精米是把稻壳去掉以后，对糙米再加舂杵磨研，把糙米外层的米糠全弄掉了，把糙米中的胚芽也研磨掉了，只留下又白又细的胚乳。胚乳提供给人的主要是淀粉与热量，含有大量宝贵营养成分的米糠和胚芽被白白地抛弃了。糙米之所以大大有益于人，关键在于糙米保存了稻米的米糠和胚芽，所以糙米是一种全营养型食物和保健品。冬季食糙米有利于补肾益气坚筋骨。

人人都希望有一个健壮的身体。如果您真想拥有健康，那么我建议您改变一下现在的食谱，多吃些糙米吧。

**玉米**

玉米营养丰富，含有人体所需的各种营养成分，所含蛋白质、脂肪都比精米、精面高，特别是所含脂肪——玉米油中50%以上为亚油酸，还含有卵磷脂和维生素A、E等，亚油酸能使血液中的胆固醇保持正常，防止胆固醇向血管壁沉淀，对防止高血压、冠心病有积极作用。有人做过实验，我们日常食用的大米，蛋白质利用率仅有58%，如果以2/3大米，加入1/3玉米，其利用率可增加至71%，这种现象被称为“蛋白质互补作用”。同时在玉米的胚芽中，含有大量的维生素E和不饱和脂肪酸，具有增强机体新陈代谢，调整神经系统功能作用，但值得注意的是成熟的玉米所含淀粉较多，蛋白质较少，营养价值不如六七成熟的嫩玉米，因此有专家把嫩玉米称“玉米黄金”，“玉米胎盘”。冬季食用玉米有利于预防心血管疾病。

**芝麻**

性平，味甘。富有脂肪、蛋白质、糖类、芝麻素、维生素、卵磷脂、叶酸、烟酸、醇、钙、铜等营养成分，有滋补肝肾、强身壮体的功效。是传统冬季滋养强壮品。用于眩晕、健忘、须发早白、腰膝酸软的治疗和补养。芝麻还有润养脾肺、益气之功，对干咳、皮肤干燥、便秘、产后乳少等均有疗效。因此，传统中医认为，芝麻能除痼疾、返老还童、长生不老。

**荞麦**

含有其他粮食中没有的芦丁成分，能降低人体血脂和胆固醇，可预防冠心病和动脉硬化等病。荞麦中钙、磷含量较多，对高血压和急性贫血性心脏病有疗效。中医认为，荞麦有消食、化积、消炎的功用，是良好的冬季防病健体食品。

**花生**

味甘，性平。能补脾胃，熟食补益脾胃，治反胃、白带少；花生皮能补血止血，可用于再生障碍性贫血、血友病、血小板减少等症的治疗；花生还可润肺化痰、补血增乳。此外，由于含有氨基酸及维生素E等成分，花生还具抗衰老作用。

**糯米**

味甘，性温。能补中益气，能治脾胃虚弱，体倦乏力，少食腹泻，气虚自汗，消渴口干等。由于其性温，含糖量高，吃后有暖感，尤适宜冬季食用，故民间有“大寒”时节吃糯米饭的习惯。糯米饭不易消化，故一次不要吃得太多。

2. 调味品与养生

**蒜**

大蒜，性温，味辛，有小毒。能下气，助消化，健脾胃，除风湿，杀毒气，疗疮癣。现代研究，每日吃生大蒜数枚，长期坚持，可以防癌治癌，降血脂，降血压。研究结果表明，生大蒜含有乙烷硫代磺酸乙脂和二烯丙三硫等生物碱和大蒜素，它们能抑制和杀死胃癌细胞，故有治癌的作用。大蒜含微量元素硒，硒是种抗氧化剂，能加速体内过氧化物的分解，由此使恶性肿瘤细胞得不到分子氧的供给，从而发挥抑癌功能。硒还能使人体产生大量的谷胱甘肽，人体内谷胱甘肽含量高，癌症的发病率就相对降低。据知，谷胱甘肽对付癌症时有一种奇特的功能，即用它自身的化学“手铐”铐住致癌物质，并使其失去毒性，而后再从消化道把它们驱出体外，使癌症被消灭在发生之前。大蒜中的硒还有预防高血压、心脏病，提高免疫能力，抗衰老，解除镉、汞、砷的毒性等作用。是冬季驱寒保健佳品。

大蒜虽具有众多功效，但同时也有弊病。大蒜具有很强的刺激性，并有小毒，特别能刺激肺、肝、胃、眼等器官。患有肝炎或肝热的人食后，会使病情火上加油；患有气管炎、肺炎或支气管哮喘的人食后，会使痰量增多，咳嗽加剧，哮喘更难平息；患有胃病的人食后，会使病灶受到刺激，胃部疼痛或不适加剧；患有眼病的人食后，会使眼睛发痒、红肿，视物昏花；健康人若偏食过度，也容易伤肝、肺、胃、眼。这些说法可提供我们参考。

**姜**

生姜性温，味辛，能发汗温胃止呕，可治疗外感风寒，胃寒呕吐、刺激胃粘膜，使胃液分泌增多，促进消化功能。干姜能温中散寒，炮姜可温经止血，姜皮可散水消肿。现代研究表明，生姜还有抗衰老作用。姜辣素进入人体内吸收消化时可产生一种有益于肌体抗衰老物质，这种物质能抑制体内过氧化脂质的产生，防止脂褐质色素——老年斑的形成。

但是过多地吃姜，会使神经、视力等受到伤害，梁代著名医药学家、养生家陶弘景就指出姜不能常吃，否则会伤元气。唐代著名养生学家孙思邈也认为常吃姜会患眼病、损寿减筋力。明代李时珍经过反复试验也指出“食姜久”会“积热患目”。可见姜的治疗和养生价值是体现在一定“剂量”上的。由于生姜与大蒜一样具有很强的刺激性，故热性病人也不宜食用。

冬季寒潮频繁，易发流感，若及时喝点生姜汤可疏散风寒，治疗和预防流感。

**盐**

盐是一种非常必需的调味品，它对人体的健康有着十分明显的影响。食盐的主要成分是氯化钠，人们吃盐是为了吸取钠离子，钠能维持正常人体内渗透压和酸碱平衡，缺钠会使体内的电解质平衡失调。钠离子可以带着许多水分子分布在人体各个部位，特别是在细胞外液中居多。

有些人喜欢吃味偏咸的食品，食盐摄入过多，钠离子就会积蓄、潴留在身体内，进入血管壁，使血管壁肿大，失去弹性而发生高血压。高血压患者的肾脏本身排出钠离子和水分的功能减弱，这样就会导致更多的钠离子潴留在体内，形成恶性循环。

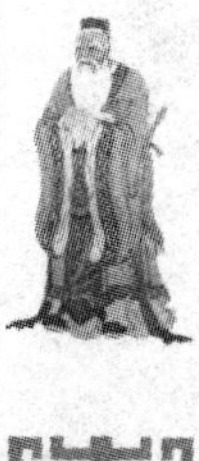

钠离子增多后水分也随之增多，从而使血浆容量相对增多，小动脉就容易产生痉挛，使心脏负担增加，这也是造成高血压、心脏病、肾功能衰退等疾病的一个原理。

现在国内外已经在试制一种低钠盐（又叫健康盐或长寿盐），就是把食盐中氯化钠的含量进行调整，减少钠盐比例，适当增加钾、镁的比例，这种盐对降低血压和胆固醇有较好作用。科学家们大多提倡限制食盐量的摄入，提倡人们吃偏淡的食物。美国长寿学会前会长浦兰提金建议每人每天食盐量应在 2 ~4 克以内。日本东北部的居民每天平均吃食盐 26 克，高血压的发生率达 40%，爱斯基摩人每天平均吃盐仅 4 克左右，患高血压的就极为罕见。冬季机体代谢减缓，消耗减少，盐的摄入尤其应该减少。

**酱油**

酱油是一日三餐都离不开的调味品，它不但有增强食欲，促进消化的作用，而且具有较高的营养价值。

酱油含有多种营养成分。经分析，酱油中所含氨基酸达 18 种之多，其中包括人体必需而又不能在体内合成的赖氨酸等 8 ~10 种。日本一位教授发现，酱油中的赖氨酸可提高幼儿的智力。

酱油最好煮熟达到高温消毒后再食用，以避免患肠道传染病的危险。

**醋**

醋是酸性调味品，性温，有开胃，消食，消炎，杀菌等功能。其用途很广，冬季炒菜时滴入几滴醋，可使维生素 C 免受损失；烧鱼肉时加醋，可解除鱼腥；能溶解食物中的钙质，供人们更好吸收。醋不但能活血化瘀、消食化积、消肿软坚、解毒杀虫，还是美容食品。

**咖喱粉**

咖喱粉是近年来许多人喜欢用的调味品。尤适宜于冬季食物的调味，其主要成分是胡椒粉和姜黄粉。胡椒性温味辛，能温中除湿，化冷积，止痛，去寒痰，止泻杀食毒。姜黄性温味苦、辛，主要作用是破血行气，通痹止痛。根据美国史里尼瓦桑教授的研究发现，姜黄里的姜黄色素能够杀死多种细菌，特别是对常见的链球菌和大肠杆菌有较强的作用，他还发现姜黄色素可通过消除氧的自由基发挥抗癌作用，姜黄色素消除氧自由基的能力强于常用的抗氧化剂、维生素 C 和维生素 E，因而在食品中适当用些含姜黄的咖喱粉，是有好处的。

**3. 豆类及其制品**

每人每天宜食豆类及其制品 100 ~150 克。豆类的品种较多，主要包括大豆、蚕豆、豌豆、绿豆和赤豆等。豆类制品主要包括豆腐、豆浆和豆芽等。豆类中含有的氨基酸，其组织接近人体的需要，且富含粮食中较为缺乏的赖氨酸。此外，还含有较丰富的钙、磷、铁，以及维生素 $B_1$、$B_2$ 等。

**大豆**

大豆是我国的特产，不仅营养丰富，而且药用价值也较高，是人们喜欢吃的大众食物。大豆素有植物肉之称，蛋白质高达 36.3%，含脂肪 18.4%，无机盐含量也丰富，每 100 克中含钙 367 毫克，铁 11 毫克。此外，还含相当多的维生素 $B_1$、$B_2$ 和尼克酸。与其他食物混合使用如黄豆烧排骨，通过蛋白质的互补作用，其蛋白质的生理效价是瘦肉的 2～3 倍，鸡蛋的 2.5 倍，牛奶的 12 倍。大豆蛋白质的必需氨基酸组成齐全，含量平衡，质量好。蛋白质是人体重要营养物质，能促进生长发育，可防止新陈代谢紊乱、造血机能障碍、肌肉萎缩、月经不调及过早衰老等。

大豆的药用价值，早为人们所知。明代李时珍说过“服食大豆令人长肌肤，益颜色，填骨髓，加力气，补虚能食。”在以玉米为主食的地区，大豆是用于防治癞皮病的最好食物。大豆中的尼克酸易为人体吸收利用，同时大豆中含有较多的色氨酸，在人体内能转变成尼克酸，补充了人体内尼克酸的不足。

大豆中含有丰富的铁，易吸收，可防止缺铁性贫血，对婴儿、儿童和孕妇尤为重要。大豆中的锌具有促进生产发育。防止不育症的作用。大豆中的维生素 $B_1$，可促进婴儿脑的发育，防止肌痉挛。大豆脂肪中含有 80% 以上的不饱和脂肪酸和一定数量的磷脂，具有降低人体血液中胆固醇的作用。因此，大豆及其制品是冬季老年人和高血压、冠心病患者非常理想的营养健康食品。

不同种类的大豆，药用价值有所区别。黑豆药用价值较高，所以入药多用黑豆。黑豆味甘性平，既是滋养强壮药，又有祛风除热、调下气，活血、利尿、解毒等功效。病后虚弱、自汗的病人，可将黑豆、淮小麦各 30 克，大枣 5 个，用水煎服。月经不调者，可将黑豆炒后研成细末，取 30 克，加苏木 12 克同煎，加红糖适量服用。孕妇胎动不安，可用黑豆加黄酒煎服。

**豆芽**

也是一种冬季常食豆制品，传统上认为豆芽味甘性平，能补中化湿解毒。而且美国的医学和食品营养专家也认为豆芽有“意想不到的营养和治病价值”，因为豆芽中含有丰富的综合性矿物质和氨基酸，含有大量的维生素，含有若干最强而有力的抗癌物质，据实验结果表明，豆芽包含的叶绿素可以预防直肠癌和其他一些癌症。

黄豆芽其营养高于黄豆。黄豆芽在生发过程中，不但营养消耗很少，而且还会产生许多对人体有益的营养物质。黄豆芽白嫩清淡，含有人体生长发育所必须的完全蛋白质，和能保护皮肤和微细血管、降低血浆胆固醇的不饱和脂肪酸，还含有多种维生素和钙、磷、铁等矿物质。经常食用可预防高血压、冠心病及动脉硬化等疾病。

黄豆芽的蛋白质的消化吸收率为 65% 左右，这是因为生黄豆中含有一种能抑制胰蛋白酶的色素能抑制胰蛋白酶对蛋白质的分解作用，使大豆蛋白质不能完全分解为人体可以吸收的各种氨基酸。但黄豆芽中色素就少多了，故人体对其中蛋白质的消化吸收率较高。在冬季缺乏蔬菜时，是维生素 C 的良好来源。

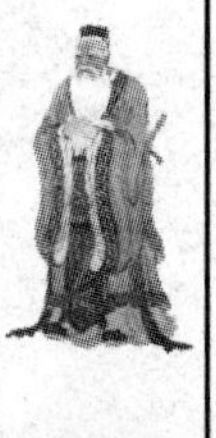

**豆腐**

味甘性凉，能清热润燥生津，补中宽肠，降浊解毒。豆腐富含植物蛋白质，营养高，易使人吸收，含钙高，且不含胆固醇，这些独特的营养价值和作用，是动物性蛋白质所不及的。常食豆腐可使人长肌肤、益颜色、增骨髓、加气力、补虚损。

豆腐乳的营养价值鲜为人知。《随息居饮食谱》说：“腐乳，陈久愈佳，最宜病人。”豆腐乳不仅有药用价值，而且味道鲜美，营养丰富。把豆腐乳跟鸡蛋相比，以含蛋白质、脂肪、碳水化合物、钙、磷、铁等来计算，除了磷稍低于鸡蛋外，其余营养素的含量都超过鸡蛋，更超过过鸭蛋、鸽蛋、松花蛋、带鱼、鲤鱼等动物性食品。特别是豆腐乳中不含胆固醇，更适合中老年人和高血压、冠心病、动脉硬化等患者食用。另

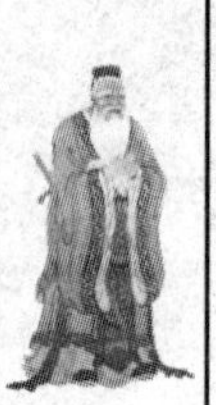

外，豆腐乳经过数次微生物发酵，部分蛋白质已被分解成了氨基酸，更容易被肠道消化吸收，这又是其优越之处。

**豆浆**

豆浆有丰富的蛋白质，其蛋白质的质量也较好；豆浆的营养价值并不亚于鲜牛奶，而且其铁的含量还优于鲜牛奶。但是，必须把豆浆充分烧熟煮透后才可食用。否则就会中毒发病。因为生大豆常含有一种配糖体——皂素，它对粘膜有强烈的刺激作用，可使局部肿胀、充血、出血。另外，生大豆还可能含有一种能破坏红细胞的毒素。烧煮豆浆开始出现泡沫沸腾时，水温只达 80 ~ 90℃，此时皂素等毒素均未被破坏。因此，豆浆初步沸腾后，应改用小火继续烧透，煮到 100℃并继续保持数分钟，毒素就能被破坏了。

### 4. 蛋奶鱼肉与冬季养生

**鸡蛋**

所含蛋白质是所有食物中最好的一种。鸡蛋中的矿物质，除钙以外，含铁量较高，超过牛奶。鸡蛋还有药用价值。蛋清性寒，有清热解毒消炎和保护粘膜作用，常用于食物、药物中毒，咽喉肿痛、声哑失音等症。蛋黄性平，有滋阴养血、温胃、镇静、解毒消火等功效，可用治血虚乳少、眩晕、病后体虚、营养不良、失眠烦躁等。蛋壳有制酸、止疼功效，研末内服，可治胃溃疡、胃炎、胃疼、小儿软骨症。

**鸭蛋**

味甘、咸，性凉。滋阴润肺养胃，用于肺胃阴虚的咳嗽痰少、咽干、便秘等的补养和治疗。但本品性凉，脾胃虚寒的腹冷痛、泄泻忌用。

**牛奶**

味甘、性平。“功同人乳，而无饮食之毒、七情之火，善治血枯便燥、反胃噎膈，老年火盛者宜之”。牛奶为蛋白质食品，含 8 种人体必需氨基酸，尤以植物蛋白质所缺乏的蛋氨酸和赖氨酸更为丰富，胆固醇含量比肉、蛋类都低，并有降低机体内胆固醇含量的作用。能补虚损、益五脏，对病后体弱，虚劳羸瘦、食少、噎膈反胃均有滋补食疗作用。冬季服用有较好的滋补作用。

牛奶还具有镇静催眠作用。据试验结果表明，睡前喝牛奶的人，在睡眠中很少翻来覆去，睡得安静而深沉，特别是下半夜睡得很香。

**酸牛奶**

与新鲜牛奶相比，突出差别在于含有大量乳酸。其优点是：使乳蛋白形成微细的凝乳，变得更易消化；能刺激胃壁蠕动，促进胃液分泌，增强消化机能；可提高钙、磷、铁的利用率。此外，还可维持肠道细菌群的平衡。研究表明，常食酸奶可延缓衰老、预防癌症，是不可多得的冬季保健食品。

**带鱼**

味甘、咸、性微温。含丰富的蛋白质及其他矿物质。具有补益气血、滋养肝脏的作用，用于产后乳少、气血虚的补养以及肝炎的调养。此外，带鱼还有止血的功能。对于过敏体质和患有过敏性疾病者应慎食。冬季食用有利于滋补肝肾。

**鲫鱼**

味甘，性温。有补虚损强身体、滋补脾胃、去湿利尿之功效。可用于劳倦引起的身体瘦弱、倦怠无力、抵抗力低下的补养；还可用于食欲不振、消化不良、呕吐、乳少、子宫脱垂、四肢无力等病症的调养。此外，对慢性肾小球肾炎水肿和营养不良性水肿的疗效很好。为冬季滋补佳品。

**甲鱼**

俗称王八。味甘，性平。含丰富的蛋白质，钙、磷、铁及维生素 A。自古为滋补佳品。能补益阴液，可治疗肝肾阴虚的潮热、腰痛、崩漏等病症；还能治疗气虚所致的脱肛；此外，甲鱼可提高机体免疫能力，抑制肿瘤细胞的生长。冬季食用吸收较好。

**虾**

味甘，性温。含有脂肪、蛋白质、碳水化合物、多种维生素和多种微量元素、酸类等，有补肾壮阳，益精增乳托毒功效。可治疗肾阳虚的阳痿、体倦、腰膝酸软及产后乳少、丹毒、痈疽等病。此外，虾含有微量元素的硒，故有防癌作用。虾有温阳助热作用，故阳盛有热或阴虚有热者忌用。

**羊肉**

冬季为食羊肉的好季节。经常吃羊肉，可以使虚弱消瘦的身体强壮起来。所以对那些身体虚的、畏寒、腰膝冷痛、大便易溏、妇女痛经、腹中冷痛者，常服羊肉，最好常喝羊肉汤，有良好的效果。但应注意，每次不能多，约一小碗，连续一周后，便生效应，有效后可继续服用。若觉厌腻，可停 3～4 天继服。

若欲加强补气血的功效，可在羊肉中加入补气的黄芪，补血的当归，补肝明目的枸杞子，每次各加 10～15 克。如此则既可补气，又能滋阴补血，温经御寒的作用更为显著。

除食羊肉外，羊内脏的肝、肾更有其特殊的补益功效。如羊肝，其补肝明目的作用特好。此外，对夜盲症患者也有显效。羊肾（含睾丸）配枸杞子等，治疗肾阳虚引起的阳痿有良好的效果。

羊肉虽是冬令中很好的补养食物，但毕竟其性偏温热，并非人人皆宜。凡阴虚火旺，或痰多消化不良者，或患有糖尿病、身有湿疹瘙痒、关节疼痛热肿，或各种病在发热期内，均当忌食。

**狗肉**

味甘，咸，性温。具有温补脾胃，补肾助阳之功效。为冬季滋补佳品。可用于脾胃虚寒，胀满食少；肾气不足，腰膝软弱，肢体欠温，夜尿多，脾虚水肿等症。本品加红辣椒、生姜、橘皮、花椒、食盐炖食，可治疗脾肾阳虚，体倦少食，胃脘有冷感，四肢欠温，夜尿多等。

**牛肉**

味甘，性平。食牛肉比猪肉好，营养丰富，蛋白质含量比猪肉高一倍，对血管硬化、冠心病、糖尿病的人，有补脾胃，益气血，强筋骨和消水肿的作用。用于虚损羸瘦，脾虚食少，水肿，筋骨不健，腰膝酸软等。与山药、莲子、茯苓、小茴香、大枣等同用，可治脾胃虚弱，气血不足，虚损羸瘦，体倦乏力等。

**鸡肉**

味甘，性温。蛋白质丰富，脂肪中多含不饱和脂肪酸，是老年人很好的冬季滋补食品。具有补益脾胃，调补气血，补肾填精的功效。用于脾胃气虚、阳虚的纳少、乏力、胃脘隐痛、浮肿，产后乳少、虚弱头晕的调补，肾精气不足的小便频数、耳聋、精少精冷等症。鸡肉对劳伤所致诸症皆有补益的功效，故体弱的人皆可用。

**海参**

海参因其补益作用好，类似人参，故亦以“参”名。海参的性味功能，在祖国医学中，有人说其性温，也有人说其性寒，也有说其微寒。但从其所具补益作用中的补肾、滋阴、壮阳益精、养血润燥等来看，应属微寒，是一种冬季平补的佳品。

据研究，海参营养价值极高，每 100 克的干海参中，含蛋白质 7.6%、脂肪 0.9%、碳水化合物 10.7%、矿物质 3.4%，还含有多种维生素，及大量的精蛋白。海参还含有一种硫酸软骨素的组织成分，具有延缓衰老的作用。海参中胆固醇的含量几乎为零，因此，对老年人尤为适宜。近年来，研究人员还发现海参有抗癌和抗菌作用。据有关研究资料表明：从海参中提取的粘多糖，经动物实验，它能制止癌细胞的生长和转移。

海参的补益作用很高，除作为增加营养外，对于肾虚所致的阳痿、早泄、小便频数，各种出血后的贫血，产后乳少，或神经衰弱等，常服亦有较好的辅助治疗作用。

海参可烹制成多种菜肴，可与猪蹄同煮，亦可与鸡肉同煮，若阳痿、早泄者亦可与狗肉同煮。若作为辅助治疗常服，可用海参 100 克，泡发洗净加适量水煮烂后，加适量冰糖再煮，待冰糖全部溶化，搅匀如胶，用洁净器皿收贮，早晚各服一次，每次 10 克左右，空腹食用。每次不能多制，防海参变质。食完可再制。

## (五)冬季养生粥

**核桃粥**

将核桃仁与大米一起煮成粥食用，此粥具有补益身体的作用，适用于老年人及体弱者。

**腊八粥**

腊八粥清香甜美，营养丰富，是一种极好的冬令食疗佳品，具有补脾和胃、养心清肺、补益肝肾、明目安神、利水通便等功效。

由于各地的风俗习惯不尽相同，制作腊八粥的原料也不尽相同，主要原料有粳米、糯米、薏米、花生米、莲子、黄豆、红小豆、绿豆、红枣、栗子、核桃仁等。

**冬笋粥**

将冬笋洗净、切片，与淘洗干净的粳米一同入锅，加适量水，先用旺火烧开，再用小火熬煮成粥。此粥能宣散透疹、减肥美容。

**山药粥**

山药去皮蒸熟，芡实煮熟去壳，然后与粳米同煮成粥。此粥可滋养强身、补虚防衰、健脾止泻，适用于脾虚食少、肺虚喘咳、久泻不止等症。

**羊肉粥**

鲜瘦羊肉 250 克，洗净后切成小块与 1 个萝卜同炖，去膻味，然后取出萝卜，放入大米 150 克煮粥食之。能温暖脾胃，补益气血，适于老年人及气血亏虚、体弱、畏寒怕冷者食用。

**牛肉粥**

鲜牛肉100克，洗净后切成薄片，与大米150克煮成粥同食。或将切成薄片的牛肉调味后投入沸粥中稍煮即食，味道鲜美。可养胃益脾、补气生血。对于气血不足的体弱畏寒、筋骨酸软或气虚自汗者，有很好的疗效。

**虾米粥**

取虾米半两与大米同煮为粥食之，能补肾壮阳，最适宜于冬季肾阳虚所致的阳痿、早泄、畏寒体乏者食用。

**鲢鱼肉粥**

去骨的鲢鱼肉150克切片，拌盐加少许姜丝，投入熬熟的米粥中煮沸片刻，趁热食之，可温补脾胃，通络散寒，适宜于脾胃阳虚或气虚者食用。

**海参粥**

取发透的海参两只，切片加10枚大枣与米煮粥，加盐调味食用，有养胃健脾、补肾益血、暖背祛寒作用。

**韭菜粥**

将韭菜切碎与大米煮成粥食之，可助阳暖下，补中通经。阳气虚和腰膝酸冷者食用效果较佳。

**栗子粥**

取板栗15枚，剥壳与米煮粥而食。适宜于肾寒肾虚、腰膝无力者食用，可增加机体所需热量，增强御寒能力。

**人参粥**

取人参末3克，加冰糖适量、粳米60克。同入砂锅煮粥。在冬季早餐食用，可益元气，补五脏，抗衰老。吃此粥期间不宜吃萝卜、喝茶。

**黑芝麻粥**

黑芝麻炒出香味，研末后与粳米入锅同煮，旺火煮沸后，改用文火熬成粥。此粥可补肝肾、养血乌发、滋养五脏，适用于身体虚弱、头发早白、贫血等症。

**枸杞子粥**

将枸杞子、红枣、粳米和白糖一起加水煮粥，常食此粥，能明目、滋补肾肝。

**桂圆小米粥**

桂圆肉与小米共煮成粥，常食此粥可增强记忆。

**萝卜山楂粥**

萝卜切碎后，与山楂、粳米同煮成粥，常食此粥，可补脾健胃，防痴呆。

**苁蓉羊肉粥**

肉苁蓉30克，羊肉与大米适量，食盐、味精各少许。羊肉洗净切片，放锅中加水煮熟，加大米、苁蓉共同煮粥，以食盐、味精调味服食。此粥具有温里壮阳、补肾益精等功效，适用于腰膝冷痛、阳痿遗精等症。

**冬虫夏草肉丝粥**

冬虫夏草10克，瘦猪肉丝与小米适量，一起加水煮成粥服用。此粥可防治肾亏，改善和增强男性性功能。

## （六）冬季养生汤

**鸡汤**

鸡汤中含有的特殊营养成分，可以改善咽部血液循环，促进呼吸道黏膜的分泌，以保持呼吸道通畅，及时清除呼吸道黏膜上的细菌和病毒，可预防感冒、哮喘等病症。

**泥鳅汤**

盆中滴入几滴植物油，放入活泥鳅，令其吐出泥沙，至水清后捞出沥干水分。砂锅中放入植物油，待油冒烟，倒入泥鳅，迅速盖上锅盖，然后加入米酒、盐，文火熬成色如牛奶状，趁热连泥鳅带汤一同服下。此汤可防治肾亏、改善和增强男性性功能。

**羊肉汤**

将当归10克与生姜和羊肉一同煮汤服用，此汤具有温阳补血、活血祛寒的功效，对防治气血虚弱、营养不良、四肢厥冷、腰膝酸软、产后腹痛、老年体弱等，均有良效。

**骨头汤**

冬季，常喝骨头汤，可以补充机体所需的骨胶原、钙、磷脂等，增强骨髓的造血能力，加强抵抗力，还能促进骨折的愈合、延缓衰老。

**海带汤**

海带富含碘，有助于甲状腺激素的合成，增强产热效应。所以，冬季常食海带汤，可增强抗寒能力。

**姜枣汤**

将大枣与生姜一起加水煎浓汤服用。可增加抗寒能力，预防感冒。

**三色汤**

黑豆洗净，用清水浸泡；芝麻淘净，炒出香味，与黑豆、枸杞子一起加水熬煮，然后加入白糖调味，连汤带料一同服用。此汤可补肾益精、活血养发。

**乌白汤**

白萝卜切成薄片，与乌梅一起用小火熬煮即可。此汤可补肾润肺、化痰平喘。

**莲子银耳汤**

莲子先煮，待烂后加水发银耳再煮一会儿，加入白糖调味。此粥可强心补虚，防治老年抑郁症。特别是莲子芯，含有生物碱，具有显著的强心作用。

**萝卜紫菜汤**

白萝卜200克，紫菜20克，陈皮20克，盐适量。白萝卜洗净切丝，紫菜撕碎，陈皮洗净切小块，同放入锅中加适量水煎煮20分钟，入盐调味即成。此汤可清热、利尿、化痰、降压。

**蕹菜葱白汤**

将蕹菜洗净，与葱白一起煮汤，然后用食盐调味即可。常服此汤可治口角炎、舌炎、唇炎等维生素 $B_2$ 缺乏症。

## （七）冬季养生茶

**红茶**

红茶性味甘温，可以补益身体、养蓄阳气，增强机体的抗寒能力。此外，冬季进食油腻食品增多，常喝红茶可去腻开胃，使人体更好地顺应自然环境的变化。

**姜苏茶**

生姜切丝，苏叶洗净，一起用开水泡服。此茶具有疏风散寒、理气和胃之功效。

**姜糖茶**

砂锅内放入生姜、葱白和水，大火煮开后改小火煮15分钟，然后加入红糖煮开即可。此茶具有温中止呕、祛风散寒之功效，适用于风寒感冒、发热头痛等症。

**橘红茶**

橘红即橘类果皮的外层红色部分，每次用3～6克，先用开水冲泡，再放锅内隔水蒸20分钟后服用。此茶具有化痰止咳、宽中理气之功，适用于寒痰咳嗽、腹痛胀闷等症。

**冬花茶**

款冬花3克，紫菀3克，茶叶适量，洗净后放入茶壶内，加入开水和冰糖，闷泡15分钟即可，代茶频饮。此茶可化痰、止咳、平喘，适用于咳嗽多痰、喘息气急等症。

**双桂茶**

桂枝、肉桂、炙甘草各15克，一起放入砂锅，加水煎煮10分钟，每日1剂，代茶饮。此茶可助阳升压，适用于血压偏低、畏寒肢冷、头晕乏力者。

**侧柏大枣茶**

侧柏叶、陈皮各10克，大枣3枚，冰糖适量。侧柏叶揉碎，陈皮切丝，与红枣一起入茶碗中，沸水冲泡，代茶饮。此茶可祛痰镇咳，主治慢性支气管炎。

**人参固本茶**

人参6克，天门冬12克，麦门冬12克，生熟地黄各12克。将人参打碎，放入保温杯中，用开水闷泡30分钟；其余四味药亦打碎，放入另一保温瓶中，加开水冲泡30分钟。

每日1剂，分两次代茶饮，饮时将药汁混匀服用，人参渣亦需频频嚼食。此茶可益气养阴、扶正固本，适用于气阴两亏、津血不足引起的体瘦乏力、咳喘、咽燥等症。

**五味冰糖茶**

将五味子洗净，用开水略烫，立刻捞出，放在茶杯内，加入冰糖，冲入开水闷泡即可，当茶饮用。此茶可养心安神、补肾涩精，适用于失眠、盗汗等症。

**益寿红参茶**

将红参洗净，用水使之变软，切成碎块，沸水闷泡，代茶饮用。泡后的参片可嚼服。此茶可大补元气、生津安神、延年益寿。内热较盛、口舌生疮者改用西洋参。

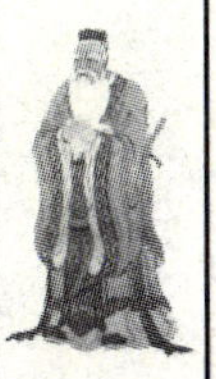

# 六、冬季进补与中药调护

## （一）冬季进补

### 1. 冬季进补宜遵循的基本原则

冬令进补，在时间上主要指立冬后至立春前这段期间，而民间习惯认为，冬至前后最为适宜。

经过一个漫长的炎热夏季后，便是金秋时节。而人体经过暑热的消耗后，渐渐趋于生理平衡，秋季进补，其目的是为冬季打个底，准备入冬的营养贮存。冬季进补，是为了改变病人的虚弱状态，增强人体健康。所以，现代医学称为“健康投资”。中医认为，秋季进补宜“容平”，冬季进补利“封藏”，这是冬季进补的基本原则。

### 2. 不要盲目进补

“虚则补之”是冬季药膳进补的基本原则。但是，虚有阴虚、阳虚和气虚、血虚之别，不能凡虚必补。如果不辨寒热妄投药膳，容易导致“火上加油”。再者，根据中医的先后缓急的治疗原则，冬季用药膳者若有外邪存在，则宜先祛邪解表，不宜盲目进补，其中有急性病和慢性病发作者，原来吃补品的应暂停进补。还有，在消化道疾病发作期，一般不宜进补，如果直接进补则适得其反。

冬令进补，一方面要防止无虚滥补。滥补不但徒耗药品，而且会扰乱人体脏腑的正常生理功能，引起疾病；另一方面还要防止虚不受补。这是指体弱者进补之后，病痛不减，反而还引起一系列不良反应。其主要原因是阴虚火旺或气阳两虚，进补助火。

**小贴士**

在冬季进补的过程中，有些人喜欢按自己的口味，专门服用某一种补品或只食用一种食物。殊不知，这种做法对身体健康不利。

因为冬季进补所用的药物和食物，既有保健作用，也有一定的副作用，如果久服、多服某一种补品或只食用一种食物，会影响体内的营养平衡。所以，冬季进补忌恒补不变。

### 3. 冬季体虚进补四忌

所谓体虚进补，中医称为调理。一般是因为体质比较虚弱，或者病后未完全康复，或者慢性病患者身体十分虚弱，常常进行调理。这类患者在调理时应注意如下四个方面。

#### （1）服用滋补药时，忌食萝卜、绿豆等一类食品

特别是服用人参时，常习惯称萝卜、绿豆（包括豆制品、粉丝等）是“介药”，意思是会破坏人参中的有效成分。传统的中医药理论讲这两味药是“介药”，主要是指萝卜的消食导滞作用和绿豆的寒凉解毒功能会使人参的作用不能发挥，人参的甘味补气生津的疗效将大大减弱。应该说，两者忌同时服用。从药理上讲，莱菔子含有的大量脂肪油，加快了人参有效成分的排泄，在其作用尚未得到充分发挥时，已离开了

体内，达不到进补的目的。

**（2）服用滋补药，忌食用滋腻的膳食**

由于滋补药多为补益壅滞之品，对于消化不良患者来说，先服用一些理气和开胃之品以开路，让胃气的功能恢复正常，以利于补益药食的消化吸收。所以，日常用膳时消化功能不佳者忌用补腻之品，否则容易造成积聚难散，有碍消化、吸收。

**（3）服用补益身体的食品，忌食用狗肉、羊肉、核桃、桂圆一类偏温性食物**

体虚有阴虚、阳虚、气虚、血虚四种。而补益食品多分偏寒性和偏温性两类。如对于阴虚、血虚者，特别是有虚热时应忌用狗肉、羊肉、核桃、桂圆等一类偏温性的食品。在冬天，对于阴虚火旺的患者来说，吃羊肉火锅则更容易助火生热，火气也就更大，严重者会发口疮、口干咽燥、夜寐不安。有的患者入冬怕冷，但同时会在傍晚时上火，口舌干燥、心烦等。此时，如急于进补，不仅不会产生疗效，相反还会产生弊端。

（4）服用补益身体的食品，忌食用甲鱼、海参、蛤蜊、百合、木耳一类偏寒滑肠食物

对于阳虚、气虚者，特别是有虚寒时，忌用甲鱼、海参、蛤蜊、百合、木耳一类偏寒滑肠的食品。阳虚有寒，脾胃薄弱，入冬食用芝麻、胡桃肉会导致大便泄泻不止。另外牛乳、羊乳、兔肉等也忌用。

**4. 冬季阴虚调补三忌**

中医认为，阴虚临床症状为：头晕眼花、心烦、易于激动、失眠心悸、舌红少苔、脉细数等。在服用补益身体的食品和饮食调补方面，应注意如下三忌。

**（1）忌吃辛热、甜味食品**

如狗肉、牛肉等，在烹调中，忌多放葱、姜、蒜等一类辛热调味品。至于甜味食品，如巧克力及其制品更应忌吃，否则，轻者容易引起口干咽燥，情况严重者大便燥结，甚至出现出血症状。

**（2）忌吃海鲜等物**

如：黄鱼、带鱼等。尤以在甲状腺机能亢进患者中，大部分表现为阴虚火旺的症状。

**（3）忌滥服鹿茸**

鹿茸是雄性梅花鹿或马鹿等尚未骨化的幼角，性湿，味甘咸，具有补精髓、助肾阴、强筋骨等功能，属温补类药物，鹿茸精注射液则是从鹿茸中提取有效成分所制成的灭菌溶液。因鹿茸中含有激素样物质及骨质、胶质、蛋白质、钙、磷、镁等成分，可促进细胞新陈代谢，增强机体活力，消除心肌疲劳。在临床上，常用于治疗肾阴不足所致的头晕目眩、肢冷腰酸、神经衰弱、食欲不振、崩漏带下以及遗精阳痿、不孕等多种机能病变。如对症下药，确有良效。

但是，不少人却把鹿茸视之为万应灵药，也不分析自己的体质及是否对症，就到市场上买来鹿茸膏、鹿茸精，擅自服用或注射。结果，花钱买来一场大病。鹿茸是补阴之物，只能用于肾阳不足的患者，如果是阴虚或阳气偏胜而出现两颧发红、盗汗、五心发热等症状的患者，切不可滥服，如必须用时，应有医师指导。所以，冬季进补忌滥服鹿茸。

**5. 冬季进补忌乱进补壮阳药**

寒冬腊月，是进补壮阳的极好时机。所以，一些体弱多病者和某些妇女，总想服

用一些壮阳药治病或御寒。特别是新婚夫妇，由于过度劳累，加上性生活缺乏节制，身体变得虚弱。其中，有些人进补后效果好，有些人进补后，反而加重病情，其理何在？

壮阳药多具有类似性激素的作用，它的功效可概括为：壮肾阳、益精髓、强筋骨、兴奋性机能。主要适用于阳痿、早泄、性欲减退、小便清长、形寒肢冷、白带清稀如水或宫寒不孕等肾阳虚患者。入冬进补鹿茸、冬虫夏草、红参、狗肉、羊肉、参鹿补膏、金匮肾气丸、右归丸、十全大补膏等，都能起到补阳御寒的作用。如鹿茸能提高机体的工作效能，减轻疲劳，改善睡眠，促进食欲，改善阳虚症状时能量代谢低的病理变化，增进年老体弱者病后的身体康复。

在冬季的日常生活中，对于新婚夫妇来说，适当地加强营养，好好休息，身体是可以很快恢复的。但是，如果随便服用一些所谓的“壮阳药”，以寻求刺激，往往会使身体造成损伤，以至后患无穷。只要生理上没病，多吃些高蛋白的食物，如肉、蛋、牛奶、鱼、豆类等食物，就可以满足人体的需要了。

任何药物对疾病的治疗作用都是有选择的，壮阳药也不例外。所以，冬季忌乱进补壮阳药。

### 6. 冬季忌补阿胶的女性

冬季虽为进补阿胶之季，但不是每位女性皆宜，必须按体质进行，忌盲目性和不分青红皂白地“蛮补”，否则不仅没有补养作用，而且有可能出现不良的反应。

阿胶具有补血、止血、润肺止咳、润肠通便、强壮体质的作用。因此，体质虚弱、怕冷、容易感冒的妇女，适当服用阿胶，可以起到改善体质，增强抵抗力的作用。对于有便血、月经量过多，引起贫血的女性，阿胶有增进机体凝血、止血、改善贫血的作用，对于月经周期紊乱，超前错后的虚弱患者，阿胶有较好的调经作用。对于肺虚阴亏、干咳嗽无痰以及阴虚阳枯的习惯性便秘者，阿胶有助于止咳、通便的作用。

但是，阿胶同其他补药一样。患有内热较重、口干咽燥、盗汗烘热等症状的妇女，忌用阿胶进补。

### 7. 冬季动脉硬化患者忌进补人参

人参作为冬季一种高级营养补品，越来越被人们重视。但是，值得注意的是，动脉硬化患者忌食之。

患有动脉硬化、高血压的病人是忌服用人参的。因为，人参中含有抗脂肪分解的物质。这种物质是一种具有蛋白特性的肽类物质，其中天门冬氨酸、精氨酸等氨基酸都有抗脂肪分解的特性，这种抗脂肪分解的物质，能抑制体内脂肪的分解，促进组织器官的脂肪增加。脂肪的增加，对患有高血压、动脉硬化的病人来说，对身体健康是极为不利的。所以，动脉硬化，高血压患者忌食用人参。

### 8. 冬季慢性肾病患者忌用补药

慢性肾衰属本虚标实之证，虽有脾肾气虚甚或阳虚之证，但根据湿热之邪贯穿始终的特点，对慢性肾炎的治疗，应正确辨证施治，在治疗补虚时，应审慎使用温补之法，特别是冬季忌用附子、肉桂一类温燥之补药。

慢性肾衰在湿热蕴阻、耗气伤阴的阶段，治疗应当补脾益肾，化湿清热，用生黄芪、党参、白术、生地、丹参、知母、黄柏、川断、寄生等，在正气亏损、湿热内盛的阶段，治疗应益气营养，化湿清热，和胃泄浊，黄连温胆汤加碱，常用生沙参、黄连、半夏、竹茹、土茯苓、生白术、黑大豆、晚蚕砂等。由于本病的病机主要是湿热久羁、致气阴及营血耗竭，气损虽可及阳，但阳虚处于从属地位，气阴复则阳虚自复。附子等刚燥药物更伤阴血，误助湿热浊邪。可待湿热之证基本消失之后，酌情调整健脾补肾、益气养血的药物，温补以温润为主。所以，切忌温燥之类的补药。

9. 冬令进补要科学

春生，夏长，秋收，冬藏。冬季是匿藏精气的时节，此时由于气候寒冷，人体对能量与营养的要求较高，而且人体的消化吸收功能相对较强，适当进补不但能提高机体的抗病能力，还可把滋补品中的有效成分储存在体内，为明年开春乃至全年的健康打下基础，所以民间流传有“今年进补，明年打虎”、“三九补一冬，来年无病痛”的俗语。

冬令进补在时间上主要指立冬后至立春前这段时间，而习惯认为冬至前后最为适宜。

进补的方法主要有两种，一是食补，二是药补。俗话说：“药补不如食补”，食补在冬季调养中尤为重要。冬季气温过低，人体为了保持一定的热量，就必须增加体内糖、脂肪和蛋白质的分解，以产生更多的能量，适应机体的需要，所以必须多吃富含糖、脂肪、蛋白质和维生素的食物。同时，寒冷也影响人体的泌尿系统，排尿增加，随尿排出的钠、钾、钙等无机盐也较多，因此应多吃含钾、钠、钙等无机盐的食物。可多吃蔬菜，适当增加动物内脏、瘦肉类、鱼类、蛋类等食品，有条件的还可多吃鸡、甲鱼、龟、羊肉、桂圆、荔枝、胡桃肉、木耳等食品，这些食品不但味道鲜美，而且富含蛋白质、脂肪、碳水化合物及钙、磷、铁等多种营养成分，不仅能补充因冬季寒冷而消耗的热量，还能益气养血补虚，对身体虚弱的人尤为适宜。其他还有药酒、药粥等，均可根据各自的体质情况选用。

至于药补，常用的补益中药有：属补气类的，如人参、黄芪、党参、白术等，适用于气虚不足，面色觥白，气短乏力，脾虚泄泻之人；属养阴补血类的，如生地、阿胶、当归、枸杞等，适用于面白无华，头晕心悸，口唇苍白，血红蛋白偏低，妇女月经量少等症状之人。鹿茸也是冬令的常用补品，适用于平素怕冷，四肢不温，腰酸多尿，或男子阳痿等症。值得指出的是，补药也不是随便可用的，当视气虚、血虚、阳虚、阴虚而分别选用针对性的补益药，才能收到良好的效果。如人参具有大补元气、强心、生津止渴、安神等功效，气虚病人而见体力衰弱，四肢无力，精神疲软，心慌气短，或年老体弱，或工作过度劳累后觉周身无力，或慢性病引起的头晕无力等症，均可服用。能够补益元气，增加食欲，促使体力恢复。又如阿胶具有滋阴养血的作用，对血虚的人尤为适宜。虚啥补啥，各人都应根据自己的体质情况选用，也可去医院请中医师确诊属于那一类虚证，再选择相应的补药，使补得其所，补而受益。随着中药制剂的不断改进，各种服用方便的滋补药品纷纷面市，如蜂皇浆、花粉等，多不胜数。药补已成为人们所乐用的进补方法。

冬令进补是根据季节特点而创立的一种调养方法，但也不是说每个人到了冬天都一定要进补。年轻体壮无病之人，对寒冷有良好的适应能力，就不必进补。随着人民生活水平的不断提高，人们对健康长寿的要求日益增强，有的认为既然是补品，那就有益无害，因而随意服用，“无虚滥补”；还有的人求补心切，服用补品“多多益善”，结果不但无益，反而产生一系列副作用。已经发现有人因服用过多的人参而出现了欢快、烦躁、激动、失眠、腹胀等“人参滥用综合征”，所以一定要注意正确进补。

对于平素胃肠虚弱之人，在进补时应特别注意，不能一味蛮补，因为药物入胃全靠胃肠的消化吸收，只有胃肠功能正常，才能发挥补药的应有效应。对于这类病人，可先服用些党参、白术、茯苓、苡仁、扁豆、陈皮之类的调理胃肠的药物，使胃肠功能正常，再由少至多地进服补药，这样机体才能较好地消化吸收。还需注意的是，有些体质虚弱的人，在感冒或其他急性病期间，应停服补品，待急性病治愈后再继续进补，否则会使病症迁延难愈。

冬季在服用滋补佳品的同时，还应坚持参加适当的体育运动。运动的方法可视各人的兴趣爱好不同而定，如太极拳、医疗保健操、散步、打球等，这样可促进新陈代谢，加快全身血液循环，增强胃肠道对滋补品的消化吸收，使补药中的有效成分能够被机体很好利用，真正达到补而受益的目的。

### 10. 补肾壮阳的鹿茸

鹿茸，即鹿科动物梅花鹿和马鹿尚未角化的幼角。鹿的角很奇特，每年脱换一次。初生的鹿角柔软，富有血管，呈现紫褐色，有光泽，表面密生红黄色或棕黄色茸毛，这时被称为“茸期”。后期才脱掉茸毛，完全骨化，变成十分坚硬的鹿角。鹿茸就是将茸期的鹿角锯下或砍下，经过加工而成。

鹿茸功能补肾壮阳，益精生血，强筋壮骨，是有效的补肾良药。中医认为，在人体五脏中，肾为先天之本，主藏精，肾精主宰人体的生长发育，肾精的盛衰关系到人的生老病死。由于鹿茸擅长补肾益精，所以能发挥强壮身体，防止早衰，延年益寿的作用。隆冬季节，万物封藏，人体阳气收敛，阴精固密。在自然界阴寒之气的作用下，人体处于阴气偏胜，阳气偏衰的状态，生长发育也比较缓慢，趁此时机进服鹿茸，既能振奋阳气，祛除阴寒，鼓舞生机，同时又因此时体内阴寒偏盛，可使鹿茸的温热之性得到制约，避免了服用温热药物通常容易产生的某些副作用。进服鹿茸通常选择在冬天，就是这个道理。

宋代的《济生方》中有一首医方，将鹿茸与当归等份，研为细末，再用乌梅肉捣和制丸，命名为黑丸，用于治疗精血耗竭，面色黧黑，耳聋目昏，口中干渴，腰痛脚弱，小便白浊。这是用于治病祛疾。事实上本方也适用于一般服食养生。方中除鹿茸温肾益精外，还配用了养血和血的当归，酸收生津的乌梅，既加强了鹿茸的补益力量，又制约了它的温热药性，适宜常服久服，是老人精气亏损的调补良方。

随着制剂技术的改进，鹿茸已被加工成鹿茸粉、鹿茸精、鹿茸片等多种剂型，便于人们选用。

鹿茸配用人参等制成的参茸片，对身体虚弱，头晕耳鸣，腰脊酸软，精神萎靡，消化不良者，有较好的效果。在参茸的基础上，再加锁阳、淫羊藿等制成的参鹿补膏，壮阳补虚之功尤著，既是养生服食佳品，又是阳痿、早泄、遗精、不育病症的有效治疗膏方。

还有一种叫“十补丸”的丸药，含鹿茸、五味子、干地黄、山药、山茱萸、泽泻、茯苓、丹皮、桂枝、附子等，每日服2次，每次服1丸，适用于肾阳偏虚，肢寒足冷，腰膝酸软，耳鸣头晕，夜尿频多者。

鹿茸补肾壮阳，如配以酒制，其效果更加显著，所以采用鹿茸浸制的药酒配方甚多。用鹿茸6克，山药60克，分别切成薄片，浸泡在500克白酒中，封固半个月，药汁析出，开瓶饮用，此即著名补酒鹿茸酒，有生精益髓，补肾壮阳的功效，每天喝上几口，既可御寒，又能补虚强身。尤其是肾阳偏虚，阳痿不举，面色无华，小便频数者，饮用此酒，有较好的治疗作用。其他如龟苓酒、龟鹿酒、龟龄集酒、鹿筋补酒、老神童酒、参茸药酒、全鹿酒、参茸多鞭酒、东北三宝酒等，都是以鹿茸为主，配用多种中药酿制而成，有良好的壮阳补虚作用，深受人们的青睐。

鹿茸还常被制成药膳食用。如鹿茸香菇菜心，色呈柿黄，脆嫩利口，是上好的食疗佳品。制法是：取鹿茸2克，切成薄片，用白酒20毫升，分两次浸泡，然后捞出备用。当油锅烧热时，先取姜末下锅炸一下，随即将香菇、青菜心下锅煸炒，加入味精、料酒、盐、清汤及鹿茸所浸白酒，搅拌收汁，汁浓时勾入小流水芡，起锅盛盘，取鹿茸片点缀菜上即成。它是年老体弱者的佳肴美食。

现代研究发现，鹿茸主要含鹿茸精、硫酸软骨素A、雌酮、骨胶原、蛋白质，以及钙、磷、镁等。药理实验证明，它是良好的全身强壮剂，能促进蛋白质合成，升高白细胞，提高人体的工作效率，改善睡眠和食欲，增强肾脏利尿功能，能提高子宫的张力和增强其节律性收缩；能改善阳虚病人的能量代谢。同时，它还能促进造血功能，使红细胞、血红蛋白、网状红细胞数量增加，能增强心脏的收缩，使心脏收缩幅度增大，心率加速，对伴有低血压的慢性循环障碍，可使脉搏充盈，血压上升，心音增强。此外，它还能促进生长发育，促使创伤骨折和溃疡的愈合。临床实践证明，鹿茸对早衰有确切的防治作用，是很有开发研究前途的抗衰老药物。

### 11. 滋补珍品——人参

在诸多补益药物中，恐怕要首推人参了。人参对于人类来说，确是一种防病治病，增进健康，延年益寿的珍品。

（1）人参有确切的抗疲劳作用。古代药物学专著《图经本草》曾记录了一个有趣的实验，说有两个人进行竞走比赛，其中一个人口含人参，另一个人不含人参，奔走五里路后，未含人参者已是气喘吁吁，而含人参者则气息自如，毫无改变。国外学者采用游泳试验，记录从把小鼠放入水中至其完全沉没水中再无力升浮水面的时间（称游泳时间），实验结果证明，人参确有较强的抗疲劳效果。我国科学工作者采用人参茎叶根的20%乙醇浸剂，喂饲小鼠或腹腔注射，也发现有明显延长小鼠游泳时间的作用。实验还发现，人参不但能抑制体力疲劳的发生，还有助于中枢神经系统疲劳的消除，可在短时间内加强大脑皮层的兴奋和抑制两种神经活动过程，能增强兴奋过程的灵活性，降低兴奋过程的疲惫性，从而使机体工作持久，不易疲劳。

（2）人参有显著的抗衰老作用。《神农本草经》谓人参“主补五脏，安精神，定魂魄，止惊悸，除邪气，明目，开心益智，久服轻身延年”。可见早在两千多年前，我们的祖先就已认识到人参能广泛地调整人体生命活动的机能障碍，具有延年益寿的作用。现代药理实验证明，人参能提高细胞寿命，维持衰老后细胞的生存能力，可促进人血液淋巴细胞体外的有丝分裂，延长人羊膜细胞生存期。人参中含有的麦芽醇有抗氧化活性，可与机体内的自由基相结合，从而减少脂褐素在体内的沉积，起到良好

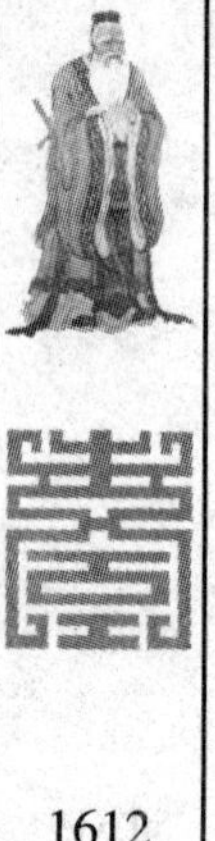

的抗衰老延年效应，乾隆、慈禧晚年，都长期小剂量服用人参，据说这是他们能长寿的主要原因之一。我国传统的抗衰老延年益寿方中，大都配用人参。

(3)人参能促进机体生长发育。实验研究表明，人参所含有的主要成分——人参皂甙，对各种动物的生长发育有良好的促进作用。人参皂甙在适宜的剂量下，无论口服或注射给药，对各种动物均有促进核酸和蛋白质合成的作用。人们在采用人参治疗肿瘤病人时，发现它在抑制病情发展的同时，还能使食欲改善，体重增加。

(4)人参能增强机体的免疫功能。人参能明显地刺激网状内皮系统的吞噬功能，能增加豚鼠血清中补体的浓度，对豚鼠淋巴细胞和家兔红细胞形成E—玫瑰花环的效应有明显的促进作用。科学家曾从人参中提取出一种叫做“蛋白合成促进因子”的有效成分，发现它可改善患肝癌动物的蛋白质、核酸等代谢，而对癌细胞生长所必须的蛋白质、核酸及脂肪的合成丝毫不增加。可见人参既能限制肿瘤组织的发展，发挥抗癌效用，又能增强癌症患者的免疫功能。

(5)人参能有效地提高老年人的适应能力。有实验提示，当动物在大量失血或窒息而处于垂危状态时，立即注入人参制剂，可使已降至很低水平的血压稳步上升，延长存活时间，乃至促进康复。科学家们由此推论，人参可以增强机体(特别是老年机体)对各种有害刺激的非特异性防御能力，调节病理过程，使之趋于正常。医学临床通常采用人参来提高老年人对环境的适应能力，效果颇为显著。

人参的品种很多，由于产地和加工方法不同，各种人参的性能各有差异。野生者称野山参，补力较大，拯危救脱多用之；人工种植的称园参，补力稍差。产于日本的称东洋参，产于朝鲜的称高丽参，产于吉林的称吉林参。收取人参后，洗净晒干，不作任何加工的称生晒参；蒸熟后晒干的称红参；煮后再入糖汁中浸，然后晒干的称白参。人参须根及加工过程中较细的碎段，称参须。还有一种主要产于美国及加拿大的人参，称西洋参，性凉，擅长补养阴津，最适合于夏季服用。

人参的服法很多。作为养生保健的，可研末服，每次0.5克~1克，每日2次，温开水送下；也可切成薄片含化咽下，每次2片~4片；或将参片放小壶中，用开水浸泡，代茶饮用，饮至没有人参味时，再取参渣嚼服。用于治疗疾病的，一般1日量为3克~5克，以冷水浸泡半小时，文火煎40分钟，将药汁倒出，然后再煎第2煎、第3煎，各煎20分钟，3次煎液分服或兑入其它药汁内服用。参渣也可嚼服。如危重病人，人参用量还可加大至30克。上述为一般情况用量，具体应用应据个人情况在医生指导下服用。此外，还有人参片剂、人参精、人参糖浆、人参注射液、人参果冲剂、人参露、人参流浸膏、人参皂甙片，以及人参蜂皇浆、参枣精、参菊晶、人参鹿尾精、参茸皇浆、人参蛤蚧精、人参鹿茸大补酒、人参茶等，种类甚多，各人可根据体质、病症特点选用。

人参的补益作用是肯定的，但如果使用不当也会发生中毒。美国一学者调查发现，在连续服用人参超过1个月的133例中，大多数出现兴奋状态，失眠、欢快感、咽喉刺痒、高血压等，有的还出现皮疹、水肿、清晨腹泻。其中14例，每日服人参3克，最多时服15克，经24个月后检查，发现10例表现欣快、烦躁、激动、失眠；4例因用量较大，导致人格解体和混乱感。苏联曾有报道，服3%人参酊200毫升后，出现全身玫瑰疹、瘙痒、眩晕、头痛、体温上升及出血；1人因内服500毫升而导致死亡。因

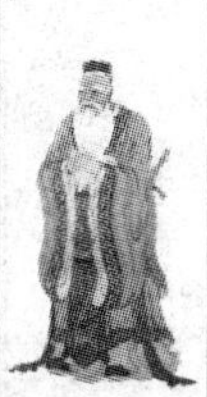

此，服用人参一定要讲求科学，切勿大剂量、长时间服用。

诚然，全面了解人参，正确服用人参固然重要，而如何选购真正的人参同样紧要。市场上经常出现假冒人参，在购买时能掌握一些识别知识，会大有好处。

如何识别真假人参？可从形、色、味上辨识。

从外形看，真的生晒参主根呈圆形或纺锤形，中部分成两条到五条皱纹；主根或整支参都有横向皱纹，支根有少数横长皮孔；主根顶端有头颈似的“芦头”，上面有几个半圆形凹窝。红参的根，形同生晒参，但没有细根。真人参的质地坚硬，断面光滑。

从色泽看，真人参从白到米黄色都有，红参呈半透明的棕红色，断面中心颜色较浅。

就味而言，人参气味清香，咀嚼参须，初觉微苦而后转甜，并有清凉之感。假人参则不然。

最后，再介绍一下如何贮藏人参。由于有些人经常要服用人参，又由于人参常被作为礼品馈赠，所以常常会碰到一时不吃的人参如何贮藏的问题。正确的方法应是，先用吸水性和透气性好的纸包好，装入塑料袋，扎紧袋口，放置阴凉干燥处。如较长时间不服用，收藏前先将人参放在无阳光直射的地方晾晒，待干燥后凉透，如法包装，放置石灰箱里，盖紧，置阴凉干燥处。如无生石灰，可用爆米花代替，或箱内放几包干燥剂。此外，还可将人参装入塑料袋，扎紧袋口，放置冰箱中。切勿将人参放在抽屉、衣橱或木箱内，以免受潮发霉或虫蛀。

## （二）冬季的中药调养

传统中医，很注重药物养生。因药物不仅有治疗疾病的功效，还有保健、抗衰防老作用。中医认为虚是导致衰老的因素，因此，历代医家都把补虚作为延年益寿的手段与方法。自古道，是药三分毒。每到冬季，不少人在立冬至立春之间，吃点补药，这完全符合祖国医学冬季养藏之道，但应在医生指导下进行。随便吃补药，往往由于补之不当，反弄巧成拙，导致阴阳气血混乱，脏腑功能失调而发病。古人曾说“误用致害，虽甘草、人参亦毒药之类也”，就是这个道理。

### 1. 冬季养生用药原则

#### （1）虚则补之，不虚不补

这是运用补药的最根本原则。无病体健之人一般无需进补，否则适得其反。若单纯的实证如气滞、血瘀、火旺、湿阻等症，则更不能进补，否则会恋邪，闭门留寇，后患无穷。例如患有单纯血瘀型冠心病的人，就不宜单独用人参之类补气药，因为临床研究发现补气药能促使血液溶解纤维蛋白能力下降，容易引起血液凝固，这对冠心病人是很不利的。

#### （2）辨虚进补，虚啥补啥

由于衰老、疾病的发生是由阳明脉衰、肾气虚衰、五脏虚损以及由虚所致的阴阳失调造成的，因此，虚证是人体患病时正气受损不足的表现。虚证大致上分为气虚证、血虚证、阴虚证、阳虚证。气是构成人体的基本物质，运行于全身，关系着人体的健康与长寿。气虚主要表现为脏腑功能减退，经常出现气短、懒言、疲倦无力、自汗畏寒等症。因此气虚时必须补气。血的主要功能是营养全身各组织器官。血虚时可出现皮肤麻木不仁、手足不温、痿弱不用、心慌、心悸、失眠、记忆力减退、毛发枯萎等症，因此，血虚时必须及时补血。阴，指阴精，包含津液、血液在内。精是生命的基础，人体中如果阴精、津液缺乏，就会出现关节屈伸不利、头昏耳鸣、目视干涩、肠燥便秘、口干舌燥、皮肤干燥、身体衰老、没有生殖能力、面容憔悴等诸多症状。因此，阴亏必须补阴。阳，指阳气。人如果没有阳气，就丧失了新陈代谢的活力，不能供给能量和热量，生命就会枯竭。阳气虚弱，可见畏寒喜暖、手足不温、口淡不渴、喜热饮食、腰膝冷痛、小便清长、便溏等，因此，如果阳气虚弱，应当补阳。在运用补药时，一定要辨证进补，分清气血阴阳、寒热虚实，根据不同体质，适当予以滋补药物。

运用补药应适可而止，应随病情增减取舍，讲究法度，忌滥服无度。因为药物的药性，都有一定的偏性，如补血补阴，药多粘腻，过服会损伤脾胃；补气补阳药多温燥，常用则可劫阴。因此，使用补药不能过偏，应合理配伍，做到有补有泻、有升有降、有塞有通、有开有合，使之补而不滞，滋而不腻，守而不呆，才能既进补，又无偏用之害。

**(3)适时进补，冬宜护阳**

进补用药时，应根据四季气候特点及气候与人体脏腑组织的内在联系来合理选择补药。因为人与自然联系密切，四时不同，机体新陈代谢也不同，因此药物养生宜根据四季阴阳盛衰消长的不同而采取不同的方法。冬季三月，气候由凉转为寒冷。《黄帝内经》说："冬三月，此为闭藏，水冰地坼，无扰乎阳。"这时万物闭藏，人体新陈代谢缓慢，生理功能处于抑制状态。此时以保护阳气为大要，宜选用温补的药物，以促进人体功能活动，增进脏腑功能活力。俗话说："三九补一冬，来年无病痛。"冬季常用补药有：鹿茸、肉桂、龙眼肉、何首乌等。但冬季进补亦不可过服温热之品，以免太过伤阴。有的医家认为"秋冬之时，阴盛外而虚于内"，不可一味温补助阳，还须结合滋补阴精，使阴阳互助互辅。南方由于冬季较干燥，宜进补温润之品，如桑寄生、菟丝子、熟地等。

人体的阳气来源于肾脏，肾是生命活动的原动力。其中藏有元阴、元阳，为人身生殖发育的根本，故有"先天之本"之称。凡有关生长发育、生殖机能、水液代谢、脑、髓、骨以及某些呼吸、听觉、二便等，均与肾有关。所以，冬季理应滋养肾脏——补肾气、益肾阴、壮肾阳、固肾精，这样不仅可以防止疾病，还可增进健康。

**(4)因人补益**

因人补益是根据人的体质不同而施以不同的补益方法。《内经》所谓"阴阳二十五人"是应用这一原则的理论依据。后世医家对体质进行了不同的归纳与分类，如燥红质、迟冷质、倦胱质、腻滞质、晦涩质、正常质。临床应用补益法时，须结合体质辨证施补，对燥红质当用滋阴清热补益法；对迟冷质当用壮阳祛寒补益法；对倦胱质当用益气生血补益法；对腻滞质须用化滞除湿健脾补益法；对晦涩质当用行血消瘀补益法，正常质者须用气血阴阳并补的平补法。

此外，一些常见病症，如感冒、风湿疼痛、腹胀、腹泻、便秘、失眠、遗精、早泄等，也需辨清再补，不可一味滥补，因为不少病症并不完全表现为虚，有的还表现为实证，还有的表现为虚实夹杂证。

**2. 冬季常用调养药物**

(1)补气药

人参

[性味归经]甘、微苦,温。入肺、脾经。

[功效]补气固脱,补脾止泻,补肺定喘,生津止渴,养心安神,延年益寿。

[应用]在诸多的补品中,人参,以其神奇的功效,当为进补的首选佳品。那么,人参究竟能补什么?

①人参能大补元气:元气是人生最根本之气。当失血、过饥、过劳、呕血、咯血时,如服食人参,使人体的元气得到补益。可以防止虚证的发生或发展。

②人参能扶正祛邪:“扶正”,是指扶助正气;“祛邪”,是指消除病人身上的致病因素。通俗地说,扶正气就是提高机体的新陈代谢、增强机体的生命力和再生能力、提高人体的免疫力。

③人参神奇的双向调节作用:在服用人参得当的情况下,白天会感到精力充沛;到晚上休息时则睡眠酣熟。此外,人参对人的血糖调节也有明显的双向作用。

④人参能益智:适时而合理地服食人参,能够使人思维活动灵敏、记忆力增强,脑力活动时间延长。故《本经》曰:人参能“补五脏、安精神、定魂魄……开心益智”。

⑤人参能抗衰老:这是由于人参所含的黄酮,可增强冠状动脉的血流量,而又不致于增加心肌耗氧量,可以维护心肌的正常功能。同时,人参还具有降血脂、防止血管硬化、提高免疫力以及控制或调节内分泌系统的作用。

⑥人参能使癌细胞“改邪归正”:科学家们发现人参含有“人参皂甙”等物质,这种特殊的皂甙类物质,能够使癌细胞“改邪归正”地复原归顺为正常细胞,这对人类无疑是一种福音。

⑦人参能补脾气、益肺气:对脾胃虚弱、肺气不足的腹胀、气短喘促、可配用中药服用。

通常炖服 1 次 6 ~ 10 克量的人参,其补益作用可以维持 4 ~ 6 周,冬至食参,可使人体抵抗冬天最冷的时节。而对付一个冬天一般只需炖参 1 ~ 2 次即可,因此,冬至食参是最为经济有效的。当然,服食人参的日期也不必拘泥冬至这一天,在冬季的任何一天均可。

就补虚功力而言,以野山参,特别是年代久远者为佳,补力较大,园参补力较差。因加工方法不同,作用也稍有差异,以生晒参、红参质量为好,白参较差,参须最次,人参经过加工后,药性也发生了变化。

[用法用量]每服 5 ~ 10 克,切片,入汤、散、丸、膏、酒、粥剂。

把人参切成片,看起来很简单,其实不然,切参片的操作还是很有讲究的。

切参之前,必须先使它软化。软参的最好方法是低热干蒸。做法是,把待切的参条放在干净的碗碟上,置入水锅或饭锅内干蒸片刻,软透取出。趁热用锋利的薄刀去切,切参时为了防止人参中的粘性物质粘于刀刃上,可预先在刀口上拭少许食用植物油,这样切出来的饮片就会光滑明亮。下刀时不宜采用横断式或纵剖式的切法,而应采用切迹与参条呈 45 度的斜向下刀,这样才能使参片切薄而大,饮片内残留的纤维短,有效成分容易溶出。

炖参汤并不难,炖好参汤则不易。炖参汤最好要选用有两重盖子的专有盅。当然,如实在没有,亦可用家中喝茶的瓷器茶杯。先浸一撮大米(或小米)备用。炖参用的水,以冷开水为好,因水在煮沸过程中已排掉水中的气体和溶于水的矿物质,因而比较纯净,但应等冷却后才能用,以防参片突然受热而使其表面的某些物质凝固,影响它内部有效成分的溶出。装入参盅的用水量,因用途不同而异,一般作为强身益智的补品来用的,就应以服用者能一次饮完为度。参盅里放好水后,将参片投入,盖上内盖,内盖上再覆盖双重的餐巾纸,并用水把纸巾洒湿,在纸面上放一小撮预先浸过的米和少许水,盖上外盖,就算装好了参盅;如无参盅,将茶杯里放好水,参片投入后,用小的瓷器碟子盖上,同上述过程,在碟子里放好纸巾、米等,再在碟子上面盖上茶杯盖。

入蒸时,可用普通的饭锅或电饭煲。先在锅内放上适量的冷水,水面上摆上支架,架上再放一个装有适量米和水的大碗,然后把参盅安置在大碗上,盖上锅盖,便可蒸炖了。上述操作有两个优点,一是由于内盖上贴了湿纸和放了湿米,故检查参汤是否已炖成时,只要观察大碗和内盖上的米是否已蒸成饭,“饭熟即汤成”;二是参盅置入大碗的米上,米被蒸成饭时,它会裹着参盅,无论盅外温度如何突升突降,盅内温度都可以保持平稳,参汤也可以保证质量了。

[禁忌]阴虚阳亢,痰热内壅及一切火郁内实证患者均忌服;忌与藜芦、五灵脂同用。不可同时吃萝卜或喝茶,以免影响补力。

党参

[性味归经]甘,平。归脾、肺经。

[功效]益气,生津,养血。

[应用]①用于中气不足的体虚倦怠,食少便溏等。能补中益气。常配黄芪、白术等同用。

②用于肺气亏虚的咳嗽气促,语声低弱等。能补益肺气。可配黄芪、五味子等同用。

③用于气津两伤的气短口渴,及气血双亏的面色萎黄,头晕心悸等。有益气生津和益气生血之效。可分别与麦冬、五味子等生津药,或熟地、当归等补血药同用。

④有益寿作用。现代研究发现,党参对神经系统有兴奋作用,能增强机体抵抗力;能使红细胞、血红蛋白增加;能降低血压,抑制肾上腺素的升压作用;具有调节胃肠运动,抗溃疡,抑制胃酸分泌,降低胃蛋白酶活性等作用。为冬季常用补气药。

[用法用量]每服10~15克,可入汤、丸、散、膏、酒剂。

黄芪

[性味归经]甘,微温。归脾、肺经。

[功效]补气升阳,固表止汗,利水消肿,托疮生肌,延年益寿。

[应用]①用于脾胃气虚及中气下陷诸证。用治脾胃气虚证。黄芪擅长补中益气。凡脾虚气短,食少便溏,倦怠乏力等,常配白术,以补气健脾;若气虚较甚,则配人参,以增强补气作用;若中焦虚寒,腹痛拘急,常配桂枝、白芍、甘草等,以补气温中;若气虚阳弱,体倦汗多,常配附子,以益气温阳固表。用治中气下陷症。凡脾阳不升,中气下陷,而见久泻脱肛,内脏下垂者,黄芪能补中益气,升举清阳,常配人参、柴胡、升麻等,以培中举陷。

②黄芪能补肺气,益正气,以固表止汗,常用治肺气虚弱,咳喘气短,表虚自汗而

且容易感冒者。冬季体虚易感冒者服之有效。

③黄芪能补气利尿、消肿，常用治慢性肾炎浮肿，尿蛋白长期不消者。

④黄芪还具有增强机体免疫功能，利尿、抗衰老、保肝、降压作用。并能增强心肌收缩力，还有促雌激素样作用和较广泛的抗菌作用。因此，为延年益寿，抗衰老常用药。为冬季常用滋补药。

⑤此外，对气虚血亏的面色萎黄，神倦脉虚等，能补气以生血；对气虚不能摄血的便血崩漏等，能补气以摄血；对气虚血滞不行的痹痛、麻木或半身不遂等，能补气以行滞；对气虚津亏的消渴（糖尿病），能补气生津以止渴。

［用法用量］每服 10～20 克，必要时可服 30～60 克，入汤、丸、散、膏、酒剂。益气补中宜炙用，其他方面多生用。

［使用注意］本品性温，用之不当，易生火助热，凡表实邪盛，饮食积滞，阴虚阳亢，疮疡阳、实证等，均不宜用。

五味子

［性味归经］酸、甘，温。入肺、心、肾经。

［功效］补益五脏、强壮身体，补气益肺、补肾益精、养心安神。

［应用］①五味子能兴奋中枢神经，提高智力，促进新陈代谢，提高机体防御能力，用于体质虚弱的补养和抗衰老。

②五味子能补益心气，具有强心、调整血压、养神、敛神的作用，用于治疗心虚所致的失眠、健忘等证。

③补气益肺，治疗肺气虚咳喘。

④补肾益精，用于肾虚精少，遗精、尿频，久泻不止等。

⑤五味子能利胆、降低血清转氨酶，对肝细胞有保护作用。常用于慢性肝炎属肝虚者。冬季服用既可补肾，又可养心益肺。

［用法用量］每服 3～6 克，入汤、丸、散、膏、酒剂。

［使用注意］本品收敛，故外感发热，内热较盛，麻疹初起者均不宜用。

白术

［性味归经］苦、甘，温。入脾、胃经。

［功效］健脾益气，燥湿利水，止汗安胎，延寿。

［应用］现代研究表明，白术有降低血糖，抑制某些癌细胞增长，强化和提高机体免疫功能，抗菌消炎的作用。白术为脾胃气虚，体弱自汗及妊娠胎动不安等的常用药。为冬季调理脾胃的常用药。

［用法用量］每服 5～15 克，入汤、丸、散、膏、酒剂。

［使用注意］阴虚燥渴、气滞胀闷者忌服。

山药

［性味归经］甘，平。入脾、肺、肾经。

［功效］益气养阴，补脾肺肾，固精止带，延年益寿。

［应用］山药平补气阴，并性兼涩，故凡脾虚食少，体倦便溏，及妇女带下，小儿泄泻，咳喘，遗精，尿频等，皆可应用。现代研究表明，本品具有滋补、助消化、止咳、祛痰、脱敏和降血糖等作用。



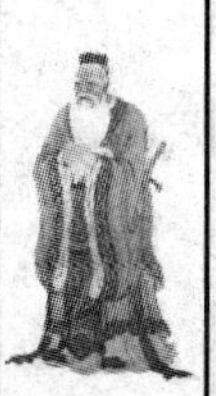

[用法用量]每服10～20克，入汤、丸、散、膏剂。补阴生津宜生用，健脾止泻宜炒用。

[使用注意]有湿热、实邪者不宜服用。

绞股蓝

绞股蓝是遍野生长茂盛的一种野草，经近20年研究，发现绞股蓝含有多种与人参相同或相似的药效成分。

很早以前，绞股蓝就为人们作出过不小的贡献。早在明代的《救荒本草》就把它作为饥民充饥的“救命野草”。随着科学的进步发展，目前已发现绞股蓝含82种皂甙，其中有4种与人参皂甙的结构完全相同。此外，绞股蓝还含有黄酮、脂肪、蛋白质、糖类、胡萝卜素、维生素$B_1$、维生素$B_2$、维生素E以及微量元素钾、钠、钙、铁、磷等。

根据发现绞股蓝含有上述成分，认定它能够像人参一样增进人体的免疫功能，对肝癌、胃癌、皮肤癌均具有不同程度的抑制作用，临床可用于治疗20多种癌症，并具有显著的镇静、催眠、降血脂和治疗偏头痛等作用。据报道，学者在实验中证实绞股蓝无毒副作用，有降血脂、降血压、增加冠状动脉血流量的作用，对防治动脉硬化、高血压、冠心病、中风、糖尿病、肥胖症等均有明显疗效。绞股蓝还有抗DNA变异，促进正常细胞发挥自我治愈的能力，使癌细胞恢复正常，提高机体免疫功能，增强机体的抗疲劳、抗缺氧和抗寒能力。

当前，我国研制的纯天然制品“绞股蓝口服液”或“绞股蓝冲剂”，临床不仅用于治疗肺癌、肝癌、胃癌、乳腺癌等20多种癌症，还可用于主治急慢性肝炎、胃溃疡、胆石症等消化系统疾病和动脉硬化、高血压、冠心病等心血管疾病。

绞股蓝很多方面具有人参样的作用，而无人参过量的毒副作用。可见绞股蓝既是冬季益寿强身保健佳品，又是冬季防病治病的有效良药。

甘草

[性味归经]甘，平。入心、肺、脾、胃经。

[功效]补益脾气，益胃消痞，缓急止痛，和药调剂，轻身延年。

[应用]炙甘草微温，用于中气不足，气短乏力，脾虚泄泻，食少纳呆，痰多咳嗽等；生甘草可清火，缓急止痛，有解毒，治痈肿疮毒，腹胀，或四肢挛急疼痛等作用。冬季多用炙甘草，补益中气。

[用法用量]每服2～10克，入丸、散、膏剂，并可煎水外洗。

[使用注意]甘味使人中满，凡脾胃有湿而腹部胀满呕恶者忌用。

(2)补血药

当归

[性味归经]甘、辛，温。入肝、心、脾经。

[功效]补血活血，调经止痛，润肠，抗衰老。

[应用]当归甘温质润，为补血要药，妇科要药，用于心肝血虚，面色萎黄，眩晕心悸，月经不调，痛经，闭经，风湿痹阻疼痛等症。现代研究表明，当归有抗血小板凝集和抗血栓作用，并能促进血红蛋白及红细胞的生成；有抗心肌缺血和扩张血管作用，能改善外周循环，降低血脂作用。对非特异性和特异性免疫功能都有增强作用。可以保护肝脏，促进肝细胞再生。还有镇静、镇痛、抗炎、抗缺氧、抑制肿瘤株生长作用

等。因此，为常用抗衰老药。冬季服用可促进血液循环，降低血液粘稠度，预防心脑血管疾病的发生。

[用法用量]每服5~15克，入汤、丸、散、膏、酒剂。通常补血用当归身，活血用当归尾，和血（补血活血）用全当归。

[使用注意]对脾虚及大便滑泄者不宜食用，阴虚火旺者慎用。

熟地黄

[性味归经]甘，微温。入肝、肾经。

[功效]补血滋阴，益精填髓，益寿延年。为冬季养阴，滋补肝肾常用药。

[应用]熟地黄为补血要药，为滋阴主药。用于血虚所致的心悸、失眠、头晕、月经量少色淡的治疗，以及肾阴不足的潮热骨蒸、盗汗、遗精、腰膝酸软、耳鸣的治疗。现代研究表明，熟地黄有强心、利尿、降血糖和升高外周白细胞、增强免疫功能等作用，为冬季滋补佳品。

[用法用量]10~30克，煎服，宜与健脾胃药如陈皮、砂仁等同用。

[使用注意]本品补阴血而滋腻，痰湿所致的食欲不振、胀满、苔厚腻者忌用。

何首乌

[性味归经]苦、甘、涩，微温。入肝、肾经。

[功效]补益精血，固肾乌须。

[应用]制首乌能补血养肝，益精固肾，乌须发，强筋骨，正如《开宝本草》所说："益血气，黑髭鬓，悦颜色，久服长筋骨，益精髓，延年不老。"用于治疗头昏目眩，心悸失眠，萎黄乏力，耳鸣，腰膝酸软，遗精崩带，须发早白等症。现代研究表明，何首乌有抑制血清胆固醇增高作用，缓解动脉粥样硬化的形成，并有减慢心率及增加冠脉流量的作用，能增强免疫功能，还有强化神经、健脑益智作用，促进红细胞的生成等，故现代常用于高脂血症、高血压、冠心病而有肝肾精血不足者。为抗衰老良药。

[用法用量]煎服，10~30克。

[使用注意]大便溏泻及湿痰重而纳少、胀满、苔腻者忌用。

龙眼肉

[性味归经]甘，温。入心、脾经。

[功效]补益心脾，养血安神。

[应用]用于心脾虚损，气血不足的心悸、失眠、健忘等。为性质平和的冬季滋补良药，单用即有效，亦常配黄芪、人参、当归、酸枣仁等同用。其他如老弱体衰、产后、大病后见气血不足者，用以和白糖蒸熟，开水冲服，可补益气血。

[用法用量]煎汤10~15克，大量30~60克。

[使用注意]阴虚火旺、湿痰重者不宜多服。

3. 补阴药

北沙参

[性味归经]甘、微苦，微寒。入肺、胃经。

[功效]养阴清肺，益胃生津。

[应用]本品能增强正气，对阴虚正气不足者有作用，具有滋阴润肺，养胃阴的作用，对于初冬燥咳、口渴、食欲减退者，可选用。

［用法用量］煎服，10～15 克。

［使用注意］对于寒性咳嗽者忌用。

麦冬

［性味归经］甘、微苦，微寒。入肺、心、胃经。

［功效］养阴润肺，益胃生津，清心除烦。

［应用］本品能清心生津解烦渴，并能清除肺热，是养阴清热润燥药。治虚热烦渴，咳嗽吐血，热喘便秘等证。现代研究表明，麦冬能增强网状内皮系统吞噬能力，升高外周白细胞，提高免疫功能；能提高机体适应性，抗心律失常和扩张外周血管，降血糖。常用于初冬润燥及冬季滋补，抗衰老。

［用法用量］煎服，10～15 克。

［使用注意］本品滋腻，痰湿盛者忌用。又麦冬性偏寒，故寒性病者不宜用。

女贞子

［性味归经］甘、苦，凉。入肝、肾经。

［功效］补肝肾阴，乌须明目。

［应用］本品滋补强化，常服可健身益寿，增强正气，少生疾病，并可滋补肝肾，用于肝肾阴虚所致的发白，腰膝酸软，目花，精少，头晕等症。正如《本草备要》中说："益肝肾，安五藏，强腰膝，明耳目，乌须发，补风虚，除百病。"现代研究表明，女贞子有增强免疫功能，升高外周白细胞，增强网状内皮系统吞噬能力，增强细胞免疫和体液免疫的作用；有强心、利尿、保肝、抗癌作用。可于冬季服用，以滋补强壮，减少春季发病。

［用法用量］煎服，10～15 克。

［使用注意］本品虽补而不腻，但性质偏凉，如脾胃虚寒泄泻及阳虚者忌服。

枸杞子

［性味归经］甘，平。入肝、肾经。

［功效］补肝肾，明目。

［应用］枸杞有补肝肾，益精血，明目，止渴之效。常用于肝肾阴虚所致的腰酸遗精，头晕目眩，视力减退，内障目昏，消渴等。现代研究表明，枸杞具有升高外周白细胞，增强网状内皮系统吞噬能力，有增强细胞免疫与体液免疫作用；对造血功能有促进作用；还能抗衰老，抗肿瘤，保肝及降血糖等。故冬季服用，抗早衰，健脑，强化身体，延年益寿。

［用法用量］煎服，10～15 克。

［使用注意］本品滋腻，便溏、腹泻者少用。

百合

［性味归经］甘，微寒。入肺、心经。

［功效］养阴润肺止咳，清心安神。

［应用］本品甘寒养阴，润燥止咳，养心安神，滋养脾胃。治疗燥热咳嗽，劳嗽久咳，痰中带血，虚热之失眠、心烦，精神不安，惊悸以及胃痛，干呕等症。常于深秋初冬时用。

［用法用量］煎服，10～30 克。清心宜生用，润肺蜜炙用。

［使用注意］风寒外感者忌用。

4. 补阳药

肉苁蓉

［性味归经］甘、酸、咸，温。入肾、大肠经。

［功效］补肾壮阳，润肠通便，延年益寿。

［应用］本品温而不燥，补而不峻，常用强身益寿，增强正气。还用治肾虚所致的阳痿、遗精、早泄、尿多、遗尿、不孕、筋骨无力、腰膝酸软、肠燥便秘等。现代研究表明，肉苁蓉有降低血压抗动脉粥样硬化作用，有提高细胞免疫和体液免疫作用，可增强抗病能力，有一定程度的抗衰老作用。冬季服用可补肾壮阳祛寒。

［用法用量］煎服，10～15克，单用大剂量煎服，可用至30克。

［使用注意］因本品性温，故火旺及阳强易举者忌用。

菟丝子

［性味归经］甘，温。入肝、肾、脾经。

［功效］补肾助阳，养肝明目，乌发悦颜，延年益寿。

［应用］本品既能补肾阳肾阴，又有固精，缩尿，止带，安胎，养肝之效。用于治疗肾虚腰痛，阳痿遗精，尿频，带下，胎动不安，目昏目暗，视力减退之证。现代研究表明，本品能增强人体机能，调整和提高人体的代谢功能，提高健康人的淋巴细胞转化率。为冬季滋补佳品。

［用法用量］每服6～15克，入汤、丸、散、酒、粥剂。

［使用注意］阴虚火旺者及实热证者忌服。

杜仲

［性味归经］甘，温。入肝、肾经。

［功效］补肝肾，强筋骨，安胎，耐老益寿。

［应用］本品能补肝肾，强筋骨，暖下元，用治腰膝酸痛，下肢痿软，阳痿，尿频，胎动不安等证，其补益作用，老年人尤宜，有强身耐老益寿的功效。现代研究表明，杜仲有较好的降压作用，并能减少胆固醇的吸收；有强心，镇痛，利尿作用；还有增强肾上腺皮质功能，增强机体免疫功能及镇静作用。为冬季常用滋补强身药。

［用法用量］每服9～15克，入汤、丸、散、酒等剂。炒杜仲疗效较生用为佳。

［使用注意］杜仲性温，火热内盛之证忌用。

紫河车

［性味归经］甘、咸，温。入心、肺、肾经。

［功效］补肾益寿，益气养血。

［应用］本品为人的胎盘干燥品，用于治疗肾气不足、精血衰少所致的男子不育，女子不孕，或腰酸耳鸣，阳痿遗精，头晕，耳聋，须发早白，萎黄消瘦等证。现代研究表明，紫河车具有增强免疫作用，能增强机体抵抗力；能促进乳腺、子宫、阴道、卵巢、睾丸的发育，有抗过敏作用；具有抗衰老作用，有助于提高人的各种生理机能，改善早衰病人的血压，耗氧量，补肾益气血，使人延年益寿。冬季服用有利于温阳散寒，补益气血。

［用法用量］每服1.5～3克，可入丸、散、片剂。

[使用注意]外感表邪及实热者忌服。

淫羊藿

[性味归经]辛、甘,温。入肝、肾经。

[功效]补肾壮阳,强筋骨,祛风湿。

[应用]用于治疗肾阳不足的阳痿不举,小便淋沥,不孕,筋骨痿软,四肢麻木不仁,下肢瘫痪,风湿痹痛等证。现代研究表明,淫羊藿具有雄性激素样作用,能提高机体免疫功能,特别是对肾虚病人免疫功能低下有改善作用;能扩张外周血管,改善微循环,增加血流量,降低外周阻力,增加冠状动脉流量。为冬季助阳之药,对防治冠心病、高血压有较好效果。

[用法用量]煎服,5~10 克。亦可浸酒,熬膏或入丸、散剂。

[使用注意]本品性温热,故火热证,阳强易举者忌用。

仙茅

[性味归经]辛,热,有毒。入肾、肝、脾经。

[功效]温补肾阳,强壮筋骨,延年益寿。

[应用]用于肾阳不足,命门火衰的阳痿滑精,精液稀少清冷,遗尿尿频,腰膝酸软,筋骨冷痛,泄泻等证。现代研究表明,仙茅具有抗高温,耐缺氧等适应原样作用,以及雄性激素样作用,能增强免疫功能。为老年性遗尿、尿频、耳鸣耳聋患者常用,为冬季温补佳品。

[用法用量]每服 3~9 克,入汤、丸、散、酒剂。

[使用注意]阴虚火旺者忌服。忌与牛肉、牛奶同用,否则会降低药效。

冬虫夏草

[性味归经]甘,平。入肺、肾经。

[功效]益肾壮阳,补肺平喘。

[应用]对于劳损所致的虚证及病后精气不足,皆可补之,并可用于补肾填精,补益心肾,补肺平喘。治疗阳痿、遗精,腰膝酸痛,失眠,咳喘等。现代研究表明,冬虫夏草有平喘作用,能增强肾上腺素的作用;可明显改善肾衰患者的肾功能状态和提高细胞免疫功能;有减慢心率,降血压,抗心律失常,抗心肌缺血,抑制血栓形成,降低胆固醇,降低甘油三酯等作用;还有抗癌,抗病毒,抗菌,抗炎等作用。是补益良药。冬季服用效果更佳。

[用法用量]煎汤或炖服 5~10 克。

[使用注意]本品为补品,外感表证初起时忌用。

### 3. 冬季常用药方

谢氏长生不老丹(《中国医学大辞典》)

[药物]制首乌 2500 克,青盐 90 克,人参 120 克,麦门冬、女贞子、菟丝子、天门冬、薏苡仁、牛膝、知母、枸杞子、全当归、芡实、黑芝麻、莲子肉、赤茯苓、白扁豆、白茯苓、覆盆子、巴戟天各 250 克。

[用法]共研细末,炼蜜为丸。每服 12~15 克,热汤送下。

[功效]滋阴,健脾,养血,补气,顺气,培三焦、五脏,久服乌须发,固齿,延年。

[附注]曾任清朝太医院御医的上海松江名中医郑公硕先生,盛赞此丹滋而不

腻,温而不燥,秉性中和,生化无穷,故称长生不老,他生前自配本丹常服,年逾70而须发黑,齿不落,终年89岁。

附子丸(《圣惠方》)

[药物]制附子(为末)250克,生地黄5000克(捣绞汁,拌附子末,并煎令干),肉苁蓉120克,牛膝90克,五味子、炮姜、桂心、炒鹿角胶、天麻各60克,干漆(炒令烟出)30克。

[用法]上药同为粉末,炼蜜和丸如梧桐子大,冬季三个月每日空腹,用温酒下30丸,渐加至40丸。

[功效]补益驻颜,祛风理气,暖腰膝,充肌肤,强志力,久服变白发为黑,齿落更生,延年不老。

延生护宝丹(《妇人大全良方》)

[药物]菟丝子、肉苁蓉、晚蚕娥、韭子各120克,胡卢巴、芡实、桑螵蛸、蛇床子、龙骨各30克,干莲花蕊、乳香、鹿茸、丁香、木香各15克,麝香6克,荞麦面30克。

[用法]上药除乳香、麝香、菟丝子、荞麦面外,其余12味药研末。把菟丝子研末用酒浸,将酒2000克与菟丝子末用文、武火熬至一半,入荞麦面调匀,次下乳香、麝香,并不断搅匀,轻沸熬至稠糊放冷,与前药末和成剂,杵千余下,丸如梧桐子大。冬三月每日服30丸,早晨空腹用温酒送下。

[功效]补元气,壮筋骨,固精健阳,通和血脉,润泽肌肤,延年益寿,对老年体衰、遗精阳痿、腰膝酸软者有效。

彭真人还寿丹(《万病回春》)

[药物]朱砂、牛膝、天门冬、麦门冬、石菖蒲、巴戟天、当归、白茯苓、川芎、茯神、青盐、小茴香、川椒、乳香、人参各30克,补骨脂、杜仲、生地黄、熟地黄、黄柏、知母各60克,胡桃仁、制黄柏、制首乌各120克。

[用法]上药为末,炼蜜为丸,如梧桐子大。冬季每服70丸,空腹盐汤或酒送下。

[功效]补心生血,滋肾壮阳,黑须发,润肌肤,返老还童,延年益寿,种子。

[附注]一方加山茱萸、枸杞子、菟丝子、山药、柏子仁各30克,尤效。

何首乌丸

[药物]何首乌1500克,怀牛膝500克。

[用法]用黑豆适量,洗净晒干,用瓶一只,先将豆薄铺在瓶底,然后铺何首乌,又铺豆,又薄铺牛膝,如此重复铺,直至豆药俱尽。放在锅内蒸之,豆热为度。去黑豆,取药晒干,再换豆蒸之,如此三遍。去豆取药,晒干为末,蒸枣肉和丸,如梧桐子大。冬季每服30丸,饭前温酒送下。

[功效]补暖脏腑,祛逐风冷,利腰膝,强筋骨,黑髭发,驻颜容;久服轻身,延年不老。

#### 4. 中药香袋与冬季保健

冬季由于气候寒冷,人们户外活动减少,易使人体抵抗力下降,血液循环亦受到影响,故冬季易患呼吸道传染病、呼吸道疾病及心血管疾病。人们可根据自己的具体情况选择下列中药香袋以养生保健:

预防呼吸道传染病香袋:石菖蒲、贯众、白芷、茵陈、金银花各50克。上药共研细

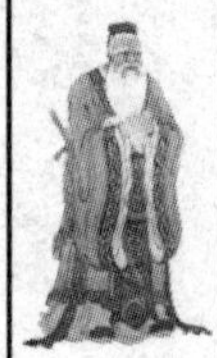

末，每取15克药粉制成一个香袋，佩戴在身上，能预防各种呼吸道传染病。

益寿香枕：金银花150克，山药50克、山楂100克（研末）、丹参100克（研末）、五味子花50克，上药合一处，制成药物香枕，睡觉时枕之。有预防高血压，冠心病发作的效果。

补肺止咳香袋：款冬花30克、干姜15克、紫苏叶10克、柴胡15克、大青叶20克、桂花12克。上药共研细末，装进布袋，制成一个香袋，挂在室内，具有补肺止咳、平喘之功，预防支气管炎及肺虚咳嗽。

御寒强身香袋：干姜15克、白芷10克、茴香8克、丁香6克、贯众20克、金银花20克，上药共研细末，制成一个香袋挂于室中，辛香温暖之气味溢于室内，既可优化室内空气，消除清冷感；又能杀灭空气中的病毒，预防疾病，并能温肺止咳，增强机体御寒能力。

**5. 冬季服药注意事项**

**(1) 冬令进补先作引补**

引补即底补。所谓“底”，就是打基础，可先选用芡实炖牛肉，或芡实、红枣、花生仁加红糖炖服，以调整脾肾功能，也可炖些羊肉，加生姜、大枣或羊肉大枣汤等，也有同样功效。在此基础上，再服补药可增加滋补效力，又不会发生“虚不受补”情况。

**(2) 冬季服用补药的学问**

有人认为，补药煎好后，每天2次随时都可服用，只要把药喝下去就能起作用，这种想法是不对的。其实服用补药很有讲究。

适时服用：一般来说，服补药以每日1包，分2次为宜，早晚各1次早上1次应空腹服用，半小时至1小时后再用早餐。早餐前，由于胃内的食物已排空，因而药物易于吸收。晚上的1次，应在晚餐后2～3小时或睡前半小时至1小时服用。如果出现空腹服用药物引起胃纳减退，食欲不振的现象，除应及时向医生报告，调整用药外，还可以把服药时间安排在饭后1小时左右。有些补益药物较为滋腻，易于碍胃，如龟版、鳖甲、阿胶等，也可放在饭后服用。

宜温服：补药不宜冷服，冬季更当热一些。因为过冷易于对胃部造成不良刺激，影响消化功能；另外，过冷的滋补药不易被吸收，在消化道内滞留过久，会影响正常的消化功能，药物也不能充分发挥。对于有些脾胃虚弱，不耐服药的病人，可采取小量频饮、温服的方法，把1次药分几次进服，这样既可减少胃部的负担，又达到补益脾胃的目的。

服用剂量：有的人以为，服用补药多多益善，其实，这种想法不对。凡药皆有毒，补药也不例外，严格掌握补药的服用剂量是相当重要的。总之，各种补药的服用剂量，因药因人因病而异，具体应请教中医师确定，千万不可自以为是，随便乱用。

**(3) 煎制补药的窍门**

补药，特别是天然补药，通常制成汤服用，然而补药能否完全发挥药性和疗效，往往与煎制方法是否得当有着密切关系，因此，了解补药煎制方法，对于发挥药性和疗效很有意义。一般来说，煎制补药应注意以下几点。

宜用砂锅：补益药物一般宜用砂锅煎煮，而不宜使用金属器皿。这是因为一般补药均需久煎，以使其有效成分充分煎出。在久煎条件下，铁或其他金属（如铝锅等）易与药物中复杂的成分发生反应，改变药液的性质和成分，影响疗效。相比之下，砂锅除无上述缺点外，且价廉易得。

滋润浸泡：补药大都为条、丝、块状，有时切制得较大，因而煎煮前应充分浸透。一般先加药物，后加冷水，浸泡 1 小时左右，使药物中心也能浸透滋润，便于将有效成分煎出。加水应根据药物的多少和治疗的需要来确定，一般以煎好后剩 1 小碗（200 毫升）左右为宜。

文火慢煎：煎补药应使用文火，使药物慢慢受热，有效成分才易于煎出。药液煮沸后，一般再煮 30 分钟左右，停火后焖 5～10 分钟，再倾出药汁。

先后有别：补药中的骨类或贝壳类，应先煎 30～40 分钟，才能投入其他药共煮；若有胶类补剂，须放入去渣热药汁中溶化。有的补药如人参、西洋参较贵重，还须另行煎服或炖服。

煎制次数：滋补药一般应煎 2～3 次，这样才可以把药中有效成分全部煎出来，最好把第 1 次、第 2 次或第 3 次的药汁混合，然后分次服用。

**（4）进补需要适当"忌口"**

许多人在进补时总要问医生，吃补药时要不要忌口，什么可以吃，什么不可以吃等等。其实我们平时生活中对饮食方面的一些宜忌要求，基本上也就是进补时应该注意的问题。如暴饮暴食，饮酒过度、偏食挑食、过食生冷等问题，既是日常饮食中需要注意的，也是进补时应当避免的。

有的人在进补后，尤其是服用健脾胃的补药后，食欲明显好转，饮食也有所增加。在这种情况下，可以适当地增加膳食，以改善身体素质，增强防病抗病能力。但是必须注意保护这好转的趋势，不能饮食太过。这样做，一方面避免进食过多，身体发胖，增加心脏和全身的负担，另一方面防止胃纳过多，使脾胃负担过重，造成消化不良，达不到进补的目的。

当然，传统的一些忌口还是要注意的。例如，服用人参时一般不吃萝卜和茶叶。进补时尽量避免食用未吃过或平时不常吃的食物。

## 七、冬季防病保健

冬季，由于以寒邪为主，温热病相应减少。该季度的温病主要是冬温、大头瘟、痄腮、烂喉痧等病。冬天温病的产生，一般都是由于遭遇乖戾之邪，冬应寒而反暖，常说"冬月小阳春"。此时某些温病邪毒趁机活跃起来，侵犯人体，发为温病。冬天温热病亦表现出春、夏温热病的同类特征，如病邪从口鼻而入，症见发热、咽喉疼痛、咳嗽、口渴等。在预防和治疗方面，应以温热病的原则进行处理。

### （一）冬季易发病的预防与治疗

**1. 冬温**

**（1）病症特征**

冬温属医书中风温范围，因发生于冬天故曰冬温。该病是感受风热病邪所引起的急性外感热病，初起以发热、微恶风寒、咳嗽、口微渴等为主要临床表现。

冬令季节，气候严寒，若时行乖疠，本寒反温，人体正气不足，不能抵御非时之气的袭击，冬令之风热病邪从口鼻而入，先犯肺卫，继而壅肺，热灼津为痰，又痰热结胸，热入血络则易外发红疹。温热之邪由表入里，又可出现阳明气分的病变，若正不胜邪，尚可陷犯心胞。

该病主要见流行性感冒、急性支气管炎、大叶性肺炎等症。

**(2)预防措施**

预防冬温的措施有以下两个方面：

一是平时加强锻炼，增强体质，提高抗病能力。

二是抓紧对重病、慢性病的治疗和保护，防止非时之气的袭击。

**(3)治疗方法**

冬温病有许多种类，依据不同的病种，应采用不同的治疗方法。

**①邪袭肺卫**

症状：发热、微恶风寒、无汗或少汗、口渴、头痛、咳嗽、脉浮数。

治法：辛凉解表，宣肺泄热。

治疗方药：银翘散。银花 15 克、连翘 12 克、竹叶 12 克、荆芥 10 克、大力子 12 克、淡豆豉 9 克、薄荷 12 克、甘草 6 克、桔梗 9 克、芦根 15 克，水煎服。

**②邪热壅肺**

症状：身热、汗出、烦渴、咳喘、舌红、苔黄、脉数。

治法：清热宣肺平喘。

治疗方药：麻杏石甘汤。麻黄 9 克、杏仁 12 克、甘草 6 克、石膏 28 克，水煎服。

**③痰热结胸**

症状：身热面赤、渴喜凉饮、得水则呕、按之胸痛、苔黄滑、脉洪数。

治法：清热化痰开结。

治疗方药：小陷胸加枳实汤。黄连 10 克、栝蒌仁 15 克、枳实 10 克、半夏 20 克，水煎服。

**④痰热阻肺，腑有热结**

症状：潮热便秘、痰多、喘促不宁、苔黄滑。

治法：宣肺化痰，泄热攻下。

治疗方药：宣白承气汤。石膏 25 克、大黄 15 克、杏仁 10 克、瓜壳 9 克，水煎服。

**⑤肺热移肠**

症状：身热咳嗽、下利色黄热臭、苔黄、脉滑数。

治法：清热宣肺止利。

治疗方药：葛根黄芩黄连汤。葛根 18 克、黄连 9 克、黄芩 12 克、甘草 6 克，水煎服。

**⑥热结阳明**

症状：大便秘结、日晡潮热、时有谵语、腹部胀满痛、苔黄燥、脉沉有力。

治法：泻热攻下。

治疗方药：调胃承气汤。炙甘草 10 克、芒硝 25 克、大黄 20 克，水煎服。

**⑦热入心包**

症状：身灼热、肢厥、神昏谵语、舌红降、脉细数。

治法：清宫汤送服安宫牛黄丸。（有成药）

治疗方药：玄参 18 克、莲子心 3 克、竹叶 12 克、连翘 12 克、犀角 6 克（可用水牛角 60 克）、麦冬 18 克，水煎服。

**⑧余热未净，肺胃阴伤**

症状：身热不甚或不发热、干咳或少痰、口舌干燥、舌红少苔、脉细数。

治法：益气生津，清余热。

治疗方药：沙参麦冬汤。沙参 24 克、麦冬 18 克、扁豆 6 克、桑叶 12 克、玉竹参 18 克、甘草 9 克、花粉 12 克，水煎服。

### 2. 大头瘟

**(1) 病症特征**

大头瘟是感受冬令风热时毒而引起的一种以头面赤肿大为特征的外感热病。该病除具有全身憎寒发热外，并有头面红肿疼痛的表现。多发于冬春两季。

风热时毒是该病的致病因素，在应寒反暖的冬天，容易传播流行。当人体正气不足时，邪毒内袭，卫气同病。卫受邪郁故先有短暂的憎寒发热，肺胃热毒蒸迫而相继出现壮热烦躁，口渴引饮，咽喉疼痛，若邪毒攻头串面，搏击脉络，而致头面红肿疼痛甚则溃烂。

该病主要见于西医的颜面丹毒。

**(2) 预防措施**

大头瘟的预防可采用如下措施：

一是不要带儿童去流行病区域。

二是注意防止抓破而引起感染。

三是发病期间，饮食宜清淡，忌吃煎炸、辛辣、油腻的食物。

**(3) 治疗方法**

治疗大头瘟的方法较多，下面仅介绍常用的一种。

症状：起病较急，身体寒冷、发热，面部赤红肿痛。

治法：透卫清热，解毒消肿。

治疗方药：普济消毒饮。黄芩 12 克、黄连 5 克、玄参 18 克、连翘 18 克、板蓝根 18 克、马勃 9 克、牛蒡子 18 克、薄荷 6 克、僵虫 12 克、桔梗 6 克、升麻 5 克、柴胡 6 克、陈皮 9 克、甘草 6 克，水煎服。

### 3. 痄腮

**(1) 病症特征**

痄腮，西医称为流行性腮腺炎，是由温热邪毒引发的急性传染病，以发热、耳下腮部漫肿疼痛为特征；多发于冬春两季，学龄前儿童发病最多。

风温病邪从口鼻而入，壅阻少阳经脉，郁而不散，结于腮部。足少阳之脉起于目外眦，上行至头角，下耳后、绕耳而行，邪入少阳，经脉壅滞，故耳下颌部漫肿而有痛感。

(2)预防措施

预防痄腮的措施:

一是发现病人应及时隔离治疗,至腮肿消退5天左右为止。流行期间,应经常检查儿童腮部,有可疑者及时隔离观察。

二是有接触史的易感儿童应连续服3~5天的板蓝根冲剂。

三是患儿发热期间应卧床休息,饮食以流质、半流质为主。禁食辛辣、肥腻。

(3)治疗方法

痄腮的症状有以下两种,依据不同的症状,应采用不同的治疗方法。

①温毒在表

症状:轻微发热恶寒,耳下腮部漫肿疼痛,咽红,苔薄白,脉浮数。

治法:疏风清热,散结消肿。

治疗方药:银翘散。银花15克、连翘15克、竹叶10克、大力子10克、淡豆豉5克、薄荷10克、甘草5克、桔梗5克、芦根15克,水煎服。

②热毒蕴结

症壮:热烦躁,口渴饮水、腮部漫肿疼痛、坚硬拒扪、咀嚼困难、咽红肿痛、舌红、苔黄、脉滑数。

治法:清热解毒,软坚散结。

治疗方药:普济消毒饮。黄芩18克、黄连9克、连翘18克、板蓝根18克、牛蒡子和薄荷各12克、僵虫9克、玄参18克、马勃9克、甘草6克,升麻、柴胡各9克,水煎服。

4. 烂喉痧

(1)病症特征

烂喉痧是感受温热时毒而引起的一种急性温毒疾患。具有发热,咽喉肿痛糜烂,肌肤痧疹密布等临床证候。多发于冬春两季,因其该病能相互传染,引起流行,故又名"疫喉痧"。

温热时毒自口鼻而入,肺胃首先受病。咽喉为肺胃之门户,皮毛与肌肉为肺胃所主。热毒充斥肺胃,肺气不宜、卫受邪郁、则见发热恶寒;肺胃热毒上攻咽喉,故红肿疼痛,甚则糜烂。肺胃热毒串挠血络,则肌肤痧疹密布。

该病常见于西医腥红热。

(2)预防措施

烂喉痧的预防措施有以下三个方面:

一是保护易感人群,不到公共场所。

二是对已接触该病者,应检疫观察7天。

三是保护皮肤及口腔卫生。

(3)治疗方法

烂喉痧的病因是毒侵肺胃。

症状:初起憎寒发热,继则壮热烦渴,咽喉红肿疼痛,甚或溃烂,肌肤痧痧隐隐,苔白或珠状突起,舌红。

治法:透表泄热,清咽解毒。

治疗方药：清咽栀豉汤。栀子 12 克、豆豉 9 克、银花、牛蒡子各 18 克、薄荷、甘草各 6 克、虫退 5 克、犀角 4 克（可用 40 克水牛角代）、僵虫 10 克、连翘 18 克、马勃、桔梗各 9 克、芦根 30 克，水煎服。

5. 雪盲病

(1) 病症特征

所谓雪盲，是指“雪光性眼炎”，或“雪照性眼炎”。其形成的原因是：雪光明亮；当晴日阳光普照到茫茫白雪上，其折射或反射出的光亮度则更强烈。据测定：当阳光中 280～320 毫微米的中波度紫外线照射到白雪上，由其反射的光波照射到人的肉眼后，眼睛的局膜、结合膜极易招致损伤，诱发奇痒、刺疼、羞明（怕光）、流泪、眼睛充血、水肿，以致短暂视物模糊不清，这一系列症状及体征表现称为“雪盲症”。

(2) 防病措施

预防的办法是：当你雪后去滑雪、拍照、狩猎、远足时，宜佩戴太阳镜或有色防护眼镜，以减少雪光及阳光中紫外线对眼睛的强烈刺激。此外，雪后外出前后应服用维生素 A 胶丸或鱼肝油、维生素 E、复合维牛素 B 族药片；在食品的选择上可多食些动物肝脏、猪眼、胡萝卜、番茄、洋葱、莲子心、木耳等。

(3) 治疗方法

若已患有“雪盲症”，可用 2% 的普鲁卡因滴眼，以镇解眼疼；用考地松眼药水点眼可消除羞明、奇痒；用 0.1% 肾上腺索滴眼能减轻眼部充血及水肿。

6. 冻疮

(1) 病症特征

入冬以后，天气寒冷，不少人往往生冻疮。冻疮常常发生在手、脚、耳等部位，一般只有红、肿、痛的症状，个别严重的可能起水泡，甚至坏死。

(2) 防病措施

预防的办法是：在室外锻炼或劳动，要注意对身体的裸露部分（如手、耳）的保暖，可在皮肤上涂些油脂，以减少皮肤的散热。若是站岗值勤或野外作业，应适当增加手脚的活动，以促进血液的循环。穿鞋子不要过紧，因为过紧会影响局部血液循环，从而发生冻疮。若能平素做到用冷水洗手、洗脚和洗脸，就能增强身体的抗寒能力，不易得冻疮。

(3) 治疗方法

一是用按摩法：因为按摩能促进手脚的血液循环，特别是微细血管的血液循环，使血不淤滞，从而加速痊愈。具体做法是：①手按摩：两手合掌、反复搓摩，使其发热，然后左手紧握右手手背用力摩擦一下，接着右手紧握左手手背摩擦一下，这样反复相互共摩擦 15 至 20 次（一左一右为一次）。②脚心按摩：坐床上，屈膝，脚心相对，左手按右脚心，右手按左脚心，两手同时用力，反复按摩 15 至 20 次。③腿按摩：坐床上，腿伸直，两手紧抱左大腿根，用力向下擦到足踝，然后擦回大腿根，一下一上为一次，共擦 15 至 20 次，然后右腿同样做 15 至 20 次。

二是用食物外敷法：

生姜 15 克，辣椒 15 克，白萝卜 30 克，水煎洗患处；鲜山药捣烂，涂擦于患处，干即更换；或加蓖麻子仁数粒，一同捣烂外敷更好；用醋煮热，趁热湿敷患处，每日三


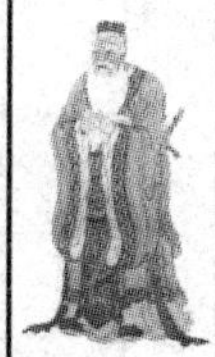

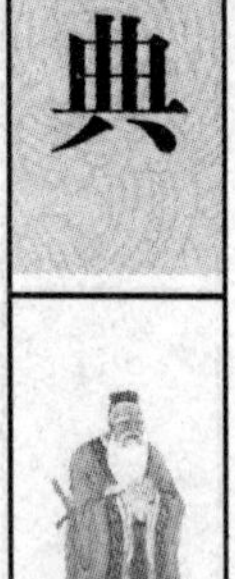

次；以上办法是用于冻疮初起时。

若是冻疮溃烂：可用鸡蛋黄油外涂，每日二至三次；蜂蜜 60 克，加入猪油 15 克，调匀成膏，涂敷患处，每日二至三次。

三是热洗患处：

把一钱黑胡椒研成粉末后，加水适量煎煮，然后趁热洗患处。

7. 嘴唇干裂

(1)病症特征

冬季常在室外工作的人，口周围及嘴唇会出现干裂，或者少量出血，医学上称之为口角炎。发生的原因是由嘴唇组织的特殊性引起的。因嘴唇小半部是皮肤，大半都是粘膜组织，而粘膜的柔韧性不如皮肤，加上又很薄，所以一干就容易裂开；此外，每天嘴唇与水打交道很多，个别人还有爱舔嘴唇的习惯。水分蒸发，局部湿度就会降低，加上冬季气候干燥，故嘴唇就很容易干裂。此外，是由于缺乏维生素，冬季新鲜蔬菜少，很容易造成维生素缺乏，而嘴唇粘膜细胞的健康与维生素关系密切。预防嘴唇干裂的办法是：

(2)防病措施

要多吃新鲜蔬菜，如油菜、小白菜、黄豆芽、白萝卜等；有嘴唇干裂病史者，应尽可能戴上口罩，以保持嘴唇的温度和湿度。

(3)治疗方法

治疗上，口服核黄素 5 毫克，每日三次，连续二周，一般即可治愈；局部可用 1% 龙胆紫涂擦，每日二次；亦可涂少许花生油或菜油。

8. 皮肤瘙痒症

(1)病症特征

冬天气候寒冷，机体为防止体温的散发，皮肤及皮下的毛细血管收缩，皮脂腺与汗腺的分泌与排泄也随之减少，加上气候干燥，寒气侵袭，因而使皮肤更加干燥粗糙，而常引起皮肤发痒，这是原因之一；原因之二是：人们在冬天里洗澡换衣的次数减少了，皮肤和内衣上的污垢增多了。增多的污垢不仅刺激皮肤，还影响皮脂腺和汗腺的分泌与排泄功能，从而引起皮肤的瘙痒感。原因之三是：冬天如穿过紧的毛织品和尼龙之类的内衣，接触皮肤后，也会导致皮肤痒感。

(2)防病措施

一是内衣裤要清洁、柔软、宽松、舒适，最好是纯棉织品。冬季使用电热毯取暖时，温度不可太高，使用时间不要过长。

二是多吃些富含维生素 A 的食物，如瘦肉、动物肝脏、胡萝卜、菠菜和豆制品。饮食宜清淡，勿食辛辣食物，不饮浓茶、咖啡，戒除烟酒。

三是洗澡的水温不要过高，浸泡的时间也不宜过长，不要用碱性强的肥皂，洗后最好擦些润肤霜。

(3)治疗方法

皮肤干燥者睡前半小时口服一片扑尔敏或赛庚啶，日服三次鱼肝油丸，每次一粒。男性者可口服甲基睾丸素，每次 5 毫克，每天 2 次；女性者可口服乙酰雌酚，每次 0.5 毫克，每天 2 次。

局部用药：氟氢松软膏、去炎松软膏、鱼肝油软膏、尿素软膏等皆可选用。

9. 体温过低症

(1)病症特征

所谓体温过低症，是指一种身体内脏器官严重失温症。今天，世界上有成千上万的人因低估寒冷气候的威力而致残，甚至丧命。事实证明，人体内脏器官并非只有在零下温度时才失去热量。儿童最易受到这种伤害，营养不良的老人，正在接受药物治疗的患者，慢性甲状腺炎病人，节食者和酗酒者都容易患有“体温过低症”。

(2)防病措施

一是要每餐吃饱，因为节食者和身体异常消瘦者比其他人更易患有体温过低症，冬天应随身携带一些含热量高的食物。

二是要穿着适中，许多夏季露营者都患有不同程度的体温过低症，这是由于他们露营时衣着太少。另外头、手、腹、脚要特别注意保温。

三是要保持干燥，当水分蒸发加快时，体温下降加速，因此，冬天应尽量减少出汗和避免衣服潮湿。

四是不喝酒：冷天饮酒能产生温暖的感觉，这是因为酒精使血管扩张从而将身体内部血液带到皮肤表面。但是与此同时，身体内脏器官由于缺血而造成体温下降。

五是防止脱水：这一点在冬天进行体育锻炼时尤为重要。大量出汗和呼吸干燥空气会使身体失去大量水分，从而导致血液总量减少，因此在进行室外活动前先应喝足够的水。

六是注意用药：这是由于一些药物，如降压药和治疗心脏病药，对身体应付处界气温的功能有一定的影响，因此，在冬天服用这些药物时，应在医生指导下使用。

10. 流脑

(1)病症特征

流脑，为流行性脑脊髓膜炎的简称。它是由脑膜炎双球菌引起的急性呼吸道传染病，可发生于任何年龄，但对15岁以下的儿童威胁更大，且起病急、传染性强、传播快、能严重影响人们的健康。

脑膜炎双球菌存在于病人或健康带菌者咽喉处，由咳嗽或打喷嚏的飞沫经呼吸道吸入而传播，因为被感染者很像感冒，故常常不被注意，以至出现高烧、剧烈头痛、呕吐、面色苍白、皮肤粘膜可见出血点或淤斑，若不及时抓紧治疗，病原菌可随血液流入脑膜，则头痛加剧，出现喷射状呕吐、颈部强直、昏迷、抽搐，而危及生命或留下后遗症。

(2)防病措施

在冬季做好宣传，积极进行预防注射，增强抗病免疫力；家庭应开窗通风，并多做日光浴，因为此病菌对日光和新鲜空气较为敏感；在流行季节，不要带孩子去公共场所，更不到病人家串门；个人可以用淡盐水或食醋液冲、漱鼻咽部，亦可用稀蒜汁点鼻，就餐时可吃点生蒜；在托儿所、中小学里，可用3%的黄连素喷喉点鼻，或含服洗必泰喉片。

11. 哮喘

(1)病症特征

此病多在冬春季发作，并易复发。发作时，呼吸急促费力，不能平卧，同时呼吸气时发出声调较高的哮鸣音。引起哮喘发作的原因很多,除了遗传因素外,对某些物质的过敏以及由病毒、细菌等引起的感染,都可以诱发哮喘,尤其是严寒的冬天,容易发生感冒、上呼吸道感染、更容易诱发哮喘。

(2)防病措施

首先要预防过敏:即要避免接触过敏原,并要严禁吃刺激性强和过冷过热的食物,如烟、酒、茶、葱、蒜、辣椒以及过甜或过咸的食物。

其次应防寒保暖:这是因为冬季天气多变,温差大,最容易引起感冒、上呼吸道感染而诱发哮喘。美国科学家不久前进行过一项试验表明,人体在寒冷中自身调节体温的能力有赖于每日从饮食中所摄取的铁的多少。因此,要加强人体抗寒能力,可多吃一些含铁丰富的食物和蔬菜,如瘦肉、鱼、家禽肉、豆类、叶类蔬菜、吃肉时最好同时饮用桔汁,以增强人体对铁的吸收。

还要注意锻炼:要用冷水洗脸或擦身以增强抗寒力,长期练气功,对预防哮喘发作和减轻发作后症状有肯定效果。

最后要做到在哮喘症缓解期,用扶正固本法治疗,有防止复发的作用。一般以补肾纳气、健脾化痰为主,如用蛤蚧定喘丸等。

12. 脑血栓

(1)病症特征

对于老年人来说,在冷空气侵袭的日子里,由于气温骤变,应当特别注意预防脑血栓形成的发生。原因是,在气温突降时,老年人的活动大多会有所减少,使体内血流速度迅速减慢,再加上原有的脑血管粥样硬化,血液粘稠度高等原因,易促进血栓形成而使脑血管部分阻塞,从而引起口眼歪斜,语言障碍及肢体功能不全等症状。

另外,老年人的抵抗力大多较一般人为弱,气温突变常易引起感冒、腹泻等病症,而使机体疲劳、心脏功能减低,全身血容量减少还会直接影响血流速度及血液粘稠度。

(2)防病措施

在寒潮来临之时,老年人除了应注意保暖之外,尚须维持正常而有规律的生活,切不可因寒冷而贪眠,并最好在室内做些体育活动。若患点小病,也要积极治疗,以免因此而酿成大病。

13. 电热毯病

(1)病症特征

电热毯,又名电热褥,是冬季家庭理想的保暖用品。但若使用不当,会引起过敏性皮炎,特别是婴幼儿。用电热毯时间长了还易引起脱水。

过敏性皮炎的发生,一方面是使用时电热毯持续性散热,使人体皮肤水分被蒸发干燥;另一方面是由于热原体本身对皮肤的刺激,使某些人的皮肤过敏、瘙痒,或身上出现大小不等的小丘疹,抓破后可出血、结痂、脱屑。这种症状大多先从人体背部开始,然后逐渐遍及全身。它往往使人瘙痒难忍,彻夜难眠,影响休息和工作。

婴幼儿脱水,是由于幼儿处在生长发育时期,水的摄入量按体重比例应高于成人,而电热毯使用过热,时间过长,会使幼儿失水过多而导致喉粘膜干燥,出现声嘶、烦躁不安等脱水症状。

(2)防病措施

一是电热毯不要与人体接触,在其上面应辅一层毛毯或被单。

二是通电时间不宜过长,一般是睡前通电加热,上床入睡时要关掉电源。无论如何也不要通宵使用,尤其是婴幼儿。

三是有过敏反应的人尽量不要用电热毯。孩子出现脱水时,只要不发烧,不咳嗽,可先给孩子饮一杯水,若孩子仍感烦躁不安者,应送医院治疗。出现皮炎时,要停用电热毯,应口服扑尔敏、赛庚啶等药物。

四是经常使用电热毯者,应增加适量的饮水。

14. 面神经麻痹

(1)病症特征

在北风怒吼、寒风刺骨的冬季,若不注意头部的保暖,或让头部长时间受到冷风的侵袭,皆易发生面神经麻痹症。所以有人大声呼吁:当心寒气吹歪了嘴!

面神经麻痹症的主要表现是:口角向右侧歪斜,眼睛也闭不完全,左半边脸也比往日拉长,口水不断流出,医疗气象学家经调查研究后认为:这是患者靠窗口睡觉忘关窗户,被冷风长吹所致的“面神经麻痹症”。

人脸部的肌肉能作出喜怒惊恐等种种复杂表情,它受面神经管支配,神经管十分细长,极易受到周围恶劣环境因素的影响而发生麻痹。于是表情肌出现瘫痪状态,于是出现了上述症状。

(2)防病措施

本病经过短暂治疗后,可以恢复如初,预防的方法很简单,只需要避免头部被风长时间吹到。

15. 急性心肌梗塞

(1)病症特征

急性心肌梗塞是冠心病的危重情况,近年来,我国气象科学研究人员和心脏病专家合作研究的结果表明:0℃以下的低温气候,尤其是寒潮,强冷空气活动的日子里,急性心肌梗塞的发病和死亡人数明显增多,所以有人称0℃是心肌梗塞的气象警报。

医学研究证明:寒冷刺激一方面可使全身血管包括冠状动脉收缩、痉挛、心肌缺血缺氧;另一方面,机体受体温刺激,体内儿茶酚胺类物质分泌增加,血粘稠度增高,容易促使血小板聚集和血栓形成。

(2)防病措施

首先要注意御寒保暖,在气温骤降时少到室外活动;其次应避免过度劳累和精神紧张,在医生指导下坚持服用药物;还有忌暴饮暴食,不吸烟、少饮酒、保证充足的睡眠,注意节制性生活;最后不要忘了加强体质锻炼,提高机体对寒冷的适应能力。

16. 急性气管、支气管炎

(1)病症特征

中医学认为,急性气管、支气管炎属于外感咳嗽范畴。发病原因为外邪侵袭,肺卫受感,肺气不得宣发而引起。中医辨证可分风寒和风热两种类型。风寒症可见咳嗽,痰白而稀,可伴有头痛、身痛、鼻塞、流清涕、无汗、舌苔薄白、脉浮数。风热症可见咳嗽不爽、痰黄而稠、口渴、咽痛、发热、恶风、舌苔薄黄、脉浮数。外感咳嗽失治或治疗不当，日久不愈，以致耗伤肺气，肺失清肃而发展为内伤咳嗽。内伤咳嗽患者，因脏腑虚弱，营卫不固，常在寒冷季节或气候变化之时，复感外邪而有外感咳嗽的表现。

**（2）预防措施**

急性气管、支气管炎的预防措施主要有以下七个方面：

一是加强体育锻炼，增强体质，预防感冒。

二是老年人、儿童、体弱者应避免淋雨受凉、过度劳累。

三是已患感冒者，应及时治疗，防止上呼吸道感染向下蔓延。

四是少吃油腻、过甜、过咸的食物。

五是避免大量进食“发物”，如海鱼、虾、蟹、酒酿、香椿等。

六是戒烟，尽量避免吸入冷空气、粉尘、油烟等有害气体。

七是平时多饮水。

**（3）治疗方法**

急性气管、支气管炎的应急治疗方法有以下几种。

①苏叶、胡颓子叶各 9 克，鹅不食草 6 克，生姜 3 片，水煎，每日 1 剂分 2 次服。

②生姜 10 克、白萝卜子 30 克，水煎，每日 1 剂，分 2 次服。

③炙麻黄 6 克、杏仁 10 克、甘草 3 克，水煎，每日 1 剂，分 2 次服。

④炙麻黄 6 克、细辛 3 克、射干、五味子、桂枝、半夏各 9 克，水煎，每日 1 剂，分 2 次服。

⑤杏仁 12 克、枇杷叶、紫苏叶各 9 克、大蒜（去皮）3 克。先将杏仁和大蒜头共捣烂如泥备用，再将枇杷叶和紫苏叶放砂锅中，放入 1 碗半水，煎至水剩 1 碗，用药汁冲入杏仁泥，搅拌均匀后加盖，稍沉淀过滤。每日 1 剂，早晚分 2 次服完。

⑥葱白 10 克、萝卜 1 个、生姜片 15 克。将萝卜洗净、切片，放入锅中，加水 3 碗，煮熟，再放入葱白、生姜片，共煮至水剩 1 碗时，连渣 1 次服下。

⑦紫苏 9 克、桔梗、甘草各 3 克、陈皮 6 克，水煎服，每日 1 剂。

**17. 慢性支气管炎**

**（1）病症特征**

慢性支气管炎简称慢支，是指由于感染或非感染因素导致的气管、支气管黏膜及其周围组织的慢性非特异性炎症。慢性反复发作的咳嗽、咳痰、伴有或不伴有喘息是其临床特征。慢性支气管炎易并发慢性阻塞性肺气肿、慢性肺源性心脏病。慢性支气管炎是我国的常见病、多发病，多见于老年人。50 岁以上者慢性支气管炎发病率高达 15%。凡一年中有 3 个月咳嗽，连续两年以上，排除心、肺等其他疾病，即可诊断为慢性支气管炎。

慢性支气管炎的发病原因复杂。外因主要与感染、冷空气刺激、吸烟、大气污染、过敏等因素有关。感染，特别是病毒感染，与慢性支气管炎的发病关系密切。大气污染也是慢性支气管炎的诱发病因之一。二氧化硫、二氧化氮、氯气、烟雾、粉尘等对呼吸道均有损害。吸烟也是慢性支气管炎发作的重要根源。

**（2）预防措施**

预防慢性支气管炎，应注意起居生活，注意选择清淡、富含营养的食物。注意积极参加锻炼，预防感冒，并力求戒烟。

(3)**治疗方法**

慢性支气管炎的应急治疗方法主要有以下方面。

①干向日葵盘300克、金钱草100克。将向日葵盘洗净、切碎，与金钱草一同放入砂锅，加水煎煮1小时，取汤液饮用。每日1剂，分2次服。

②棉花根1000克，加水煎煮。每日1剂，分3次服。

③干丝瓜藤150克，加水煎煮30分钟。每日1剂，分3次服。

④鲜樱桃叶30~50克，加水煎汤，加适量白糖饮用；每月1剂，分2次服。

⑤核桃5个、生姜3片。核桃去壳取仁，每晚睡前与生姜共嚼食。

⑥花生米60克，用开水略泡，剥去外衣。分2次吃完，连吃数日。

⑦丝瓜子50克，烤干，研为细末备用。每次3~5克，开水冲服，每日3次。

⑧苦菜200克、红枣肉30克，加水煎成浓汤，再加适量蜂蜜收膏。每次20克，开水冲服。

⑨橘子皮或柚子皮15~25克，放入杯中，泡水代茶饮用。

⑩鹌鹑蛋3个，打破搅匀，冲入沸水饮用，每日1次。

18. **肺心病**

(1)**病症特征**

每当寒冬来临，肺原性心脏病(简称肺心病)病人又将遭受严重威胁。肺心病是由慢性支气管炎、肺气肿以及其他胸肺疾患所引起的继发性心脏病。我国的肺心病约80%~90%是由慢性支气管炎、肺气肿所致。慢性支气管炎迁延不愈，反复发作，排痰不畅，黏稠的痰液阻塞小支气管，使气体不能顺利排出，这样气体残留在肺内，使肺泡扩张，弹性减退，久而久之便形成阻塞性肺气肿。病人在劳动或登楼时渐感气急，慢慢地就连穿衣、讲话等轻度活动也觉胸闷气短，如果病情继续发展，则可影响心脏，使右心室扩大而引起肺心病。这时病人感到心慌气短，口唇发紫，有时出现下肢水肿。因此，慢性支气管炎—肺气肿—肺源性心脏病，往往成了肺心病的三部曲。

多数肺心病经过积极地治疗，咳嗽、咯痰、喘息等症状均明显好转或基本消失进入缓解期，但极易反复，尤其在冬天，肺心病人容易发生肺部感染，这样更加重了心肺负担。所以冬天对肺心病人来说是一个关键时期，病人要安然度过冬天，重要环节是预防呼吸道感染，防止肺心病急性发作。

(2)**预防措施**

慢性肺心病的预防也就是慢性支气管炎、肺气肿的预防，可参照前文感冒的防治方法。冬天到来时，要采取积极的预防措施。老年人应根据气候变化适当增加衣服，避免受凉感冒。生活要有规律性，避免过度劳累。天气好时，早晨要到户外活动，呼吸新鲜空气；提高呼吸道黏膜的抵抗力。一旦发生上呼吸道感染要尽早治疗，千万不能听之任之。此外，肺心病人一般多痰；有痰就要想法咳出，以免阻塞呼吸道引起继发感染，痰液黏稠时可用化痰药，注意不要滥用镇咳药。肺心病人的肌体反应性较差，所以发生肺部感染时，不一定有明显发热，有时甚至体温不升。因此，如出现咳嗽、气喘加重、痰液黏稠发黄、口唇指甲发紫、头晕、头痛、食欲不振、嗜睡或烦躁时,应立即送医院治疗,因为这往往是肺心病并发肺性脑病的先兆,如不及时处理,可出现说胡话、抽搐、昏迷,甚至造成死亡,因此必须高度重视,以免延误病情。

(3)治疗方法

肺心病缓解期还可服用下列药膳以防复发。

①肺肾气虚症配方

杏仁、胡桃肉、黑豆各60克。将上药共研为细末,加上蜂蜜少许调匀。每日服3次,每次用药末3克。

②脾虚痰湿症配方

薏仁、赤豆、白扁豆各60克。共煮粥。每日服3次。

③心肺气虚痰湿症配方

慈菇200克、猪肺100克、大枣60克。煮至猪肺烂。每日服1~2剂。

19. 中风

(1)病症特征

脑血管意外亦称"中风",是指由脑部本身血管或全身血液循环紊乱引起的脑组织血管疾病。通常根据病因、病机和临床表现分为缺血性中风及出血性中风,缺血性中风包括脑血栓形成和脑栓塞;出血性中风包括脑出血和蛛网膜下腔出血。临床上以脑血栓形成最为常见,脑出血次之。

中医认为,中风多由忧郁恼怒、情志不畅、嗜食甘肥醇酒、年老精气亏虚等所致,其肝肾阴虚为致病之本,风、火、痰、淤为发病之标。主要病机则是阴阳失调、气血逆乱、风火痰淤蒙蔽清窍、横窜经络。临床有中脏腑与中经络之别,中脏腑者病情较重,多有昏厥、不省人事;中经络者病情较轻,可见偏瘫、失语、口眼歪斜。

(2)预防措施

①注意生活起居

据临床观察,该病多在剧烈活动或夜间睡眠中发生。因此,在日常生活中应处理好起居动静的关系。一般认为,凡患有高血压及动脉硬化者,每天应坚持一定的活动量,但不可过度劳累,应注意劳逸结合。要经常测量血压,根据血压情况来确定休息或活动量的大小。

②严格控制情绪波动

情绪激动是脑血管意外的主要诱发因素。据文献报道,高血压病患者发展成中风者比正常人高7倍,发展成脑梗塞者较正常人高4倍,因情绪激动而中风者则更多。所以保持情绪稳定,不论遇到何种情志刺激,都要保持心平气和,是防止该病发生的重要措施,特别是患有高血压、动脉硬化的人,更应注意情志调节,不可过于急躁。

③进行先兆预防

中风发病前往往有先兆症状出现,古人在这方面总结了不少经验,李用粹《证治汇补·预防中风》指出:"平人手指麻木,不时眩晕,乃中风先兆,须预防之。"因此,中老年人若出现一过性的头晕头昏、视物不清、语言障碍、站立不稳、肢体麻木等症状时,应予高度重视,及时到医院诊治,以防病情加重,发生中风。

④注意饮食调节

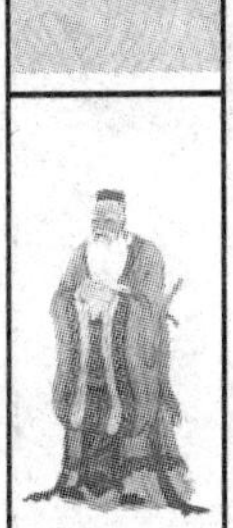

凡高血压、动脉硬化患者，饮食要以清淡素食为主，每餐不宜过饱，尤其晚餐更宜少食。平时应注意戒烟戒酒，少食辛辣刺激之品，如咖啡、浓茶、辣椒等。

**（3）治疗方法**

①患病后应立即送医院及时抢救

在中风发病的急性期，患者多有意识障碍，应绝对卧床休息，尽量避免不必要的搬动，要使患者头部略抬高，稍后仰，颈部不可向前倾斜，以防局部血管受压而导致脑水肿。同时注意保持室内安静，空气清新，避免对流风和噪声对患者的刺激。中风病人呼吸道很容易感染，而受凉往往是呼吸道感染的诱因。故应注意保暖，不要使病人受凉。要保持口腔清洁，经常用淡盐水清漱口腔，以防病菌滋生。对不能翻身的病人，要每隔2～3小时为病人翻一次身，以防发生褥疮和肺部感染。若发现患者因长期卧床而致受压部位皮肤发红时，可外敷滑石粉用手揉搓，或外涂白酒用手按揉，以改善局部血液循环。若褥疮已经发生，应保持疮面清洁干燥，防止感染。

②精神调养

中风发病后，多数患者由于瘫痪在床或活动不利、语言障碍等，常悲观沮丧，心中烦躁，此时应尽量转移患者注意力，使其精神从病痛中解脱出来，可与之聊天、下棋、读书等，以使患者情绪稳定，重新树立生活的信心，积极致力于疾病的康复。

③防止复发

中风为复发率较高的一种疾病。据有关资料报道，约有25%～75%的中风病人在2～5年内复发。中风复发多导致病情加重，甚至死亡，故中风病人应注意休息起居，调养精神及饮食，以防复发。清·沈金鳌《杂病源流犀烛·中风源流》中指出："若风病即愈，而根株未能悬拔，隔一二年或数年必再发，发则必加重，或至丧命，故平时宜预防之，第一防暴怒郁结，调气血，养精神，又常服药以维持之，庶乎可安。"

④饮食调养

中风病人多系中老年人，其唾液、胃液分泌减少，胃肠蠕动及消化吸收能力减弱。因此，中风病人饮食不但要求富于营养，易于消化，而且更宜新鲜清淡。宜多食蔬菜及水果，如白菜、芹菜、萝卜、苹果、山楂、西红柿等。上述食品含有大量维生素C，能改善脂类代谢，不仅对动脉粥样硬化有一定辅助治疗作用，而且能降低血浆中的胆固醇和甘油三酯，并能增加血管的致密性而防止出血。圆白菜、芹菜等富含纤维素，能增强胃肠蠕动，防止大便干结，对活动能力差的中风病人尤为有益。另外，应适量摄入蛋类及瘦肉等营养成分较高的食物，以增强体质，促进病人康复。还应采取低盐饮食，戒烟戒酒，并忌食动物脂肪，如动物油、奶油、肥肉等。

⑤功能锻炼

中风病人在恢复期进行功能锻炼，是促使瘫痪肢体恢复自主功能、改善语言障碍、降低病残率、防止肌肉挛缩的重要措施。

## （二）冬季养生保健

### 1. 月份养生法

**十月修养法**

冬季的第一个月，天地处于闭藏状态，水冻地裂，人们应该早睡晚起，不要大汗淋漓和遭受冻伤，应温和地调养神气，避免风寒等邪侵犯人体；坐卧休息时，宜朝向西方。

《摄生论》中说："十月心和肺都很弱，肾气强盛，适宜减食辛味和苦味，以养肾气；不要损伤筋骨和暴露皮肤，不可随便用针灸，以免造成血涩，使津液不能正常分泌。"

**十一月修养法**

冬季的第二个月，寒气强盛，阳气开始发生。此时，应当静养以顺应阳气的萌发，不要防于水冻，不要发掘冬眠蛰伏的生物，要顺应自然法则行事；坐卧休息，宜朝向西北。

《摄生论》中说："这个月肾脏正旺，心肺衰微，适宜增食苦味，不吃咸味，以调补肺胃；应关闭静摄，迎合初阳的升起，使它更好地发扬，以便更好的保全生机。"

**十二月修养法**

冬季最后一个月，天地闭塞，阳气处于潜息状态，此时不要犯风邪，不要伤筋骨，应减少冷冻而取温暖，但不可过热而致大汗淋漓；适小补，不宜大补；坐卧宜向西北方。

《摄生论》中说："这个月土旺，水汽被克而不行，适宜减食甜味，增加苦味，以补心助肺，调理肾脏；不要去顶冒霜雪，不要泄津液和汗。"

### 2. 冬季保健要领

**冬季热敷**

敷　头

将毛巾浸于热水中，捞出拧干后，先敷前额和头顶，再敷后脑。敷毕，用手指做梳头动作，并揉摁百会、印堂、风池等穴位。此法可健脑醒神，改善血液循环，防止眩晕。

敷　眼

将热毛巾放在双眼上，双眼要睁开，让热气直接作用于眼球。敷毕，按摩眼角、眼眶和太阳穴。此法可改善眼部血液循环，对近视和眼疲劳有益。

敷　背

将热水袋贴于背部，可防止风寒之邪通过背部侵入人体，损伤阳气而致病，或使旧病复发，如过敏性鼻炎、慢性支气管炎、哮喘、胃溃疡等，对心血管疾病的患者尤为有益。

如果出现咳嗽等症状，热敷法还有一定治疗作用。不过，一般来说，热水袋内装入60～70℃（体弱或婴幼儿不超过50℃）的热水为宜，并置放于背部靠上部位。

敷　肚

热毛巾敷于腹部，可促进胃肠蠕动，对腹胀、消化不良等有一定防治功效。

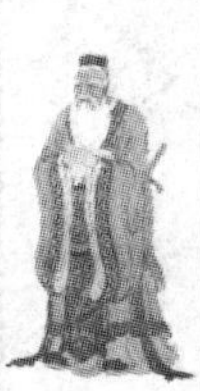

敷　足

晚上睡觉前，用热水袋暖足，或用热水泡脚，有助于预防感冒与支气管炎等疾病。

**虚冷症的防治**

据调查，每3位女性中就有一位怕冷，她们夏天怕空调，春秋怕风，冬天更是怕寒。中医称怕冷为寒症，又叫虚冷症，与阳气虚衰、温煦气化功能减退有关。

中医学认为，脾为后天之本，为气血生化之源，脾阳可达四肢；肾阳为阳气之根，能温暖全身脏腑组织。所以，脾肾阳虚最易表现出虚冷症。

现代医学认为，怕冷是植物神经功能紊乱，末梢血液循环不良而引起的。尤其是女性，由于经期或患有贫血及久病体虚等，机体抵抗力降低，抗寒能力差，故冬季特别怕冷。

另外，如果营养缺乏、低血压或甲状腺功能减退，导致机体产热能力低下，再加上局部或全身的血液循环不良，特别是肢体末梢血管血液循环障碍，也易导致手脚冰冷。

为了预防和减轻冷感，应积极参加适宜的体育锻炼；平时多晒太阳，既可暖身，又可促进血液循环，还可舒缓情绪；睡前用热水泡脚，并揉按脚心。

精神压力是自律神经失调的原因之一，也会破坏激素平衡而导致虚冷，所以应保持心情愉快，以利于克服虚冷；穿衣应力求宽松，以免影响血液循环。

揉搓手脚，可刺激自律神经，使血管扩张，生热暖身。同时，应多吃羊肉、牛肉、狗肉、鹌鹑、大蒜、辣椒、生姜、香菜、山药、桂圆、栗子等性属温热的食物，有助于御寒。

**冬季防口干**

随着年龄的增长，口腔组织与其他器官组织一样，不断地发生变化，口腔黏膜变薄，表面粗糙；唾液腺萎缩，唾液量分泌减少，使口腔黏膜失去润滑，从而出现口干症状。

冬季气候干燥，更应防口干。首先应注意口腔卫生，餐后应适当饮水，并充分摄入富含蛋白质及B族维生素的食物，以改善唾液分泌，缓减口干症状。

另外，口干症状较为突出者，可服用玄参、北沙参、麦冬、生地、玉竹、石斛等养阴生津的中药，或每晚睡前嚼服枸杞子，皆有一定的疗效。

**冬季莫缺氧**

冬季气温低，人们户外活动减少，长期呆在室内，再加上不注意通风换气，室内空气质量下降，导致机体缺氧，引起一系列不适，甚至可危及生命，即所谓的缺氧综合征。

一般情况下，通气良好的地方其空气中含氧可达21%左右。若紧闭门窗入睡，经过整夜不停的呼吸换气作用，室内空气中的氧气浓度可降到17%～19%，甚至更低。

预防冬季缺氧综合征最简便易行的方法就是开窗通风。不过需要注意的是，如果室外气温过低，整夜开窗通风不适于睡眠，可在睡前通风一段时间后，再关好窗户入睡。

**冬季防口角炎**

口唇大部分是很薄的黏膜组织，其柔韧性不如皮肤，干燥后容易裂开。特别是

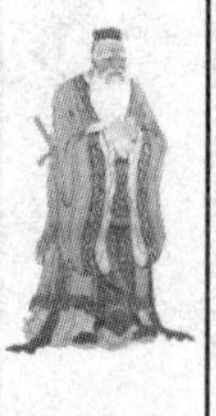

冬季气候干燥，口唇易干裂，口腔中的细菌可趁机侵入口角，引发炎症，形成口角炎。

长期用舌头舔唇，唾液蒸发后，易致口唇干裂。另外，口唇黏膜细胞的健康与维生素的关系密切，冬季进食新鲜蔬菜减少，很容易造成维生素 $B_2$ 缺乏，也可诱发口角炎。

预防口角炎，首先要养成良好的卫生习惯，洗脸时最好不要用刺激性的肥皂；洗完脸后，在口角和唇部涂抹一些护肤油脂；不要用舌头去舔唇部，进食后要擦干净口角。

其次，要多吃水果和新鲜绿叶蔬菜等，特别是要多吃富含维生素 $B_2$ 的菠菜、胡萝卜和动物肝脏、蛋黄、牛奶、豆制品等食物；戴口罩，可保持口唇的温度和湿度。

发生口角炎后，应及时治疗，可口服维生素 $B_2$；口角溃烂者，可用龙胆紫或冰硼散涂抹；无渗出物时，可涂肤轻松软膏；白色念珠菌感染者，需用克霉唑软膏涂抹患处。

**冬季防治手足皲裂**

手足皲裂，即手脚裂口，伴有疼痛和出血，是冬季常见的一种皮肤病。

皮肤分布有皮脂腺，皮脂腺能分泌油脂，保持皮肤柔嫩和弹性。手掌与脚掌处没有皮脂腺，皮肤缺乏油脂的滋润，而且该处的角质层厚，缺乏弹性，故易干燥、裂口。

手足皲裂还同外界环境因素有关，如冬季气候干燥，或经常接触碱性较强的皂类、洗涤剂等，或长期受到机械摩擦、外伤等，也易发生裂伤，这称为职业性皮肤症。

老年人肌肤老化，角质层明显增厚，极易出现手足皲裂。另外，手足皲裂也可能是某些皮肤病的症状，如鱼鳞病、皲裂性湿疹等，都可出现手足皲裂，称为症状性掌跖角化症。

预防手足皲裂，首先要注意保护皮肤。冬季外出或在室外工作时，应穿戴厚暖的鞋袜和手套；因工作需要必须接触潮湿或有刺激性的物品时，应事先涂擦上护肤膏。

其次，要尽可能减少洗手次数，洗手后要及时擦干，并涂擦无刺激性的液性油脂或护肤膏，如凡士林、羊毛脂、鱼肝油膏、硅霜、植物油类或市售护肤油膏等。

另外，应坚持户外锻炼，注意手足部位的保暖，并经常摩擦手足，以改善血液循环；饮食上，要多吃含维生素 A 的蔬菜，如胡萝卜、猪肝等，以增强皮肤抵抗力。

若手足发生皲裂后，每晚睡前先用热水浸泡患处，待角质层软化后，用刀片削去过厚的角质，然后取 2 ~ 3 粒鱼肝油丸，挤出药液均匀涂擦患处，可促进裂口的愈合。

**冬季防冻疮**

冻疮是冬季常见的皮肤病，由于皮肤受冻后，小动脉收缩，久之血管麻痹而扩张，静脉淤血，局部血液循环不良，使组织缺血缺氧，组织细胞受损，出现水泡、坏死甚至溃疡。

冻疮好发于暴露及末梢循环较差的部位，如手足、耳廓等处。由于其发生与天气变冷有关，因此预防冻疮的关键就是要注意保暖，尤其是往年发生过冻疮的部位。

坚持体育锻炼，加强局部按摩，以改善血液循环；坚持用冷水洗浴，提高抗寒能力；鞋要宽大舒适、渗汗能力强，以保持干燥，避免局部受压，皆有利于冻疮的预防。

另外，预防冻疮，日常饮食上应加强营养，可适当吃些牛肉、羊肉、狗肉等温性食品，以增强身体的耐寒能力，并注意减肥。

冻疮初起时，可用生姜、辣椒、白萝卜各适量，水煎洗患处；或将鲜山药和蓖麻子仁数粒，一同捣烂，涂擦于患处，干即更换；或将醋煮热，趁热湿搽患处，每日3次。

若冻疮发生溃烂，可用鸡蛋黄油外涂，每日2～3次；或蜂蜜60克。加入15克猪油，调匀成膏，涂敷患处，每日2～3次；或将黑胡椒研成粉末，加水煎煮，趁热洗患处。

冻疮严重者，要在医生指导下进行治疗，以免发生感染，使病情恶化。

**冬季当心低热烫伤**

所谓低热烫伤，是指50℃左右的温度在局部作用时间过长，热力慢慢渗透进软组织而引起的烫伤。它和开水烫伤以及烧伤不同，表面看来烫伤面积不大，表皮也没有开水烫伤看起来那么严重，但创面比较深，往往造成组织坏死，有时可深达骨质。

低热烫伤多发生于小孩和末梢神经感觉不好的病人，青壮年中也有发生，主要发生于过度疲劳而感知灵敏度较低时。冬季使用热水袋取暖，较易发生低热烫伤。

因此，在使用热水袋取暖时，水温不要过高，使用时间不要太长，最好是睡觉前放在被子里，睡觉时取出来。若想睡觉时放在脚下取暖，最好用毛巾把热水袋包上几层。糖尿病或患有末梢感觉神经迟钝者和婴儿最好不要使用热水袋取暖。

**冷辐射的预防**

严寒的冬季，墙壁温度可比室内气温低3℃至8℃。当墙壁温度比室内气温低5℃时，人在距离墙壁30厘米处就会产生寒冷的感觉，这是因为冷辐射或称为负辐射所导致的。

人体组织受到负辐射的作用之后，可引起血液循环障碍，神经肌肉活动缓慢且不灵活。并可出现血压升高、心跳加快、尿量增加。如果原先患有心脑血管疾病、胃肠道疾病和关节炎等病变，还可诱发心肌梗塞、脑出血、胃出血、关节肿疼等负辐射综合症。

因此，在严寒的季节，应远离过冷的墙壁和其他物体，睡觉时要离开墙壁50厘米以上。若墙壁常出现潮湿或有小水珠形成，说明墙壁与室内的温差较大，此时可在墙壁前置放木板或泡沫塑料，以阻断和减轻负辐射。

**当心煤气中毒**

一氧化碳中毒，俗称煤气中毒。如果冬天在门窗紧闭的室内使用煤炉取暖，而又未安装通风排烟管，或虽有通风管，但年久失修阻塞，煤气不能排出，均可引起中毒。

一氧化碳进入人体血液后，它与血红蛋白的亲和力比氧气大300倍，这样，氧气就无法同血红蛋白结合，引起组织缺氧，严重者可很快导致死亡。

因此，使用煤炉或煤气时，要注意安全。炉子放在室内取暖、洗澡，一定要有排气管道，且必须通风；煤气淋浴器应按规定安装使用，一定要符合要求，防止漏气。

由于一氧化碳本身无色、无味，很容易使人麻痹大意，因此要注意煤气中毒的早期症状，如出现头晕、头痛、恶心、呕吐、四肢无力等症状，应引起警觉。

如果发现有煤气中毒时，应立即打开门窗，并把煤气中毒者移至空气流通处，保持其呼吸通畅。重者，须立即送医院抢救。

**冬季夜里忌憋尿**

天寒地冻，有些人冬夜怕冷，不愿意起床排尿，刻意的憋着，形成人为的尿潴留。

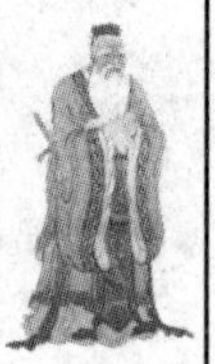

经常憋尿,使膀胱内压力升高,破坏膀胱内括约肌和逼尿肌的协调作用,引起排尿困难或漏尿、尿失禁等;尿液中的毒素还可引起泌尿系感染、前列腺炎,甚至诱发癌变。

另外,冬季夜里憋尿,还可以影响夜间睡眠,导致第二天头昏脑胀、精神不振。因此,为了健康起见,千万不要因为怕冷而憋尿。

**冻僵的手忌立即烤火**

冬季,进屋后不要立即将冻僵的手脚放到取暖器旁边烤,或插入热水里烫。否则,会导致血管急剧扩张、充血,皮肤发紫,这样对手脚的保健非常不利,很易导致冻疮。

最简单的方法是,在距取暖器较远的地方,将裸露的手脚互相搓擦,加强血液循环,使手脚的温度自然回升,待皮肤表面变红时,再移到取暖器旁或放入热水中取暖。

其实,冬季搓手对身体很有益处,它可以预防冻疮,使手指更加灵活自如,同时对大脑也有一定的保健作用。而且,经常搓手,还可以促进血液循环和新陈代谢,预防感冒。

**冬季洗头应注意**

冬季洗头,要注意消除某些不利的因素,否则会对身体健康造成很大威胁。

晚上洗头,又不充分擦干的话,湿气会滞留于头皮,长期如此,会导致气滞血淤,经络阻闭。特别是冬天,寒湿交加,更是身体的一大隐患。

早晨出门前洗头,尤其是在寒冷的冬季,因为头发没有擦干,头部的毛孔开放着,很容易遭受风寒,轻者感冒头痛,重者可导致大小关节的疼痛,甚至肌肉的麻痹。

因此,晚上或早晨洗头,一定要注意擦干再睡或者擦干再出门。

**使用电热毯要得法**

电热毯是冬季家庭常用的保暖用品,但若使用不当,易引起某些不适。

电热毯持续性散热,使皮肤水分蒸发干燥,同时热原体本身对皮肤的刺激,会引起过敏性皮炎,出现瘙痒,或丘疹,抓破后可出血、结痂、脱屑,严重影响工作和休息。

幼儿处在生长发育时期,水的需求量按体重比例高于成人,长时间使用电热毯,会使幼儿失水过多,导致喉粘膜干燥,出现声嘶、烦躁不安等脱水症状。

因此,使用电热毯时,应铺上毛毯或被单,避免电热毯直接与人体接触;通电时间不宜过长,可睡前通电加热,入睡时关掉电源;经常使用电热毯者,应适量增加饮水。

另外,过敏反应者,尽量不要用电热毯。孩子出现脱水时,若无明显不适,可给孩子喂些水,若出现烦躁不安,应送医院治疗。出现皮炎时,要停用电热毯,并口服抗过敏药物。

**冬季刷牙用温水**

牙齿进行新陈代谢的最佳温度为35℃~36.5℃。冬季气温低,如果刷牙时不注意用水的温度,使牙齿受到骤冷或骤热的刺激,会引起牙髓出血和痉挛,影响牙齿的正常代谢,从而诱发或加重牙齿、龋齿等的口腔疾病,甚至缩短牙齿的寿命。

有研究证实,温水是一种良好的保护剂,对口腔、牙齿、咽喉具有一定的保护作用。因此,冬日刷牙适宜用温水。

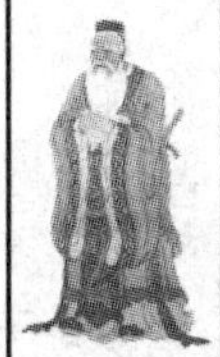

**冬季暖背**

背部为督脉和太阳膀胱经循行之处，督脉总督一身之阳径，太阳经主一身之表。风寒之邪侵袭人体，太阳膀胱经首当其冲，邪气透过背部侵入人体，损伤阳气而致病。

老人阳气衰弱、正气不足，对寒冷刺激的适应能力差，尤其是患过敏性鼻炎、风湿性关节炎、慢性支气管炎、胃和十二指肠溃疡以及患有心脑血管疾病的老人，暖背更有必要。

冬季暖背，老年人最好穿件棉背心或皮背心，尤其是在大风天气里外出时，不要以背挡风，以免寒气入背。冬日晒太阳时，应多晒晒背部。

**冬季要保护好双足**

双足与内脏有经络联系，它除了支持人体的重量外，还像水泵一样，能把远端的血液推向心脏，使全身血液流畅，促进机体健康，所以脚又被称作是第二心脏。

俗话说："寒从脚下起。"脚离心脏最远，血液循环较差，皮下脂肪层较薄，保暖性差，一旦受寒，易反射性引起呼吸道粘膜毛细血管收缩，使抗病力下降，导致上呼吸道感染。

加强脚部的保健，是拥有良好体魄的重要一环，尤其是在冬季，对脚部的呵护尤为重要。首先，要加强脚部的运动，多活动活动双脚，以促进下肢血液循环。

其次，可进行足浴。《千金要方》中说："冬月洗足而卧，则无冷病。"睡前用热水洗脚，可刺激神经，调节内分泌，消除疲劳，改善睡眠，对高血压、心脑血管病等有防治作用。

若在足浴水中加入适量的生姜或辣椒水，更能扩张血管，促进血液循环，祛病强体。足浴时，最好进行揉搓，以刺激足部穴位，可滋补元气、壮腰强筋、延缓衰老。

另外，造型合脚，保温性能好，透气性强，富有弹性的鞋，有利于健康保健。若湿气长期留在鞋内，会导致热量的不断损失，容易引起伤风感冒和冻伤。

## （三）冬季针灸按摩养生方法

**针灸养生保健**

**1. 针灸防病保健作用机理**

人体疾病的原因，按祖国医学理论，无非是正气不足、气血失调、经络失畅、偏盛偏衰所致。而针灸治病的作用，正是针对这些病理机制。

阴阳失调是人体疾病产生的根本原因。如果因各种原因使阴阳平衡遭到破坏，就会使机体发生各种病理变化，而出现畏寒怯冷、四肢不温、心悸、失眠、脾胃不健等症状。

针灸的防治作用在于调和阴阳。这就是说针灸治病的关键在于调整阴阳的偏盛偏衰，使机体阴阳和调、平衡。

经络气血失调是人体疾病产生的重要病理变化。一旦经络气血功能失调，就会引起种种病变。老年人随着年龄的增长，存在着一种气衰血少、经络涩滞的病理变化，主要表现为经络阻滞和络脉空虚，两者常夹杂出现，而导致头风、痹痛、麻木、震颤等病症。

针灸防治作用在于疏通经络、调和气血。如足阳明胃经浊气上逆，引起呕吐，足

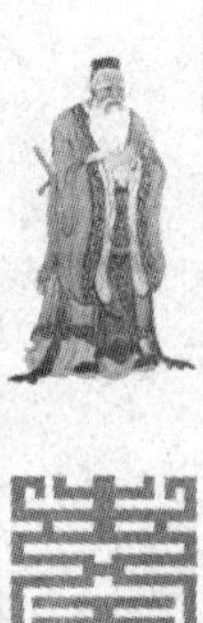

阳明胃经清气不升引起的腹泻、腹胀等症，均可取足阳明胃经经穴足三里治之。

针灸防治作用在于扶正祛邪。其主要通过针灸手法和腧穴配伍两个方面实现的。在刺灸法方面，大凡针刺补法和艾灸多属补的范畴，有扶正作用；针刺泻法和放血多属泻法范畴，有祛邪作用。如虚脱症，治宜回阳固脱，急取神阙、关元，大艾炷灸之，并取足三里，针刺补法。

针灸是我国古代众多养生保健措施中的一种方法，也是重要的抗衰老手段，历代对此有不少记载，如《扁鹊心书》说：“人之衰，由阳气衰竭，故宜常灸关元、气海、命门、中脘，虽未求得长生，亦可保命百余年矣。”近年研究证实，针灸确有延缓衰老的作用，这种作用是通过整体调节而实现的，有着广阔的发展天地。

针灸对机体免疫系统有调整作用，对维持人体自稳态有着明显效果。实验发现，针灸足三里、关元、气海和膏肓等对人体免疫功能有影响的腧穴，可加强老年人机体的免疫功能，对脑血流、心电、脉图、穴电、穴温等也呈双向性调整作用，因此，在抗衰老方面具有极其重要意义。

针灸对机体肠道微量元素的吸收也有调节作用，微量元素对细胞免疫、体液免疫、肿瘤、抗感染、代谢等都有重要影响，如锌锰缺乏时导致肾虚而表现出食欲减退、免疫机制低下、性功能减退、睾丸萎缩等一系列变化。近年研究表明，锌对人体具有多方面作用，锌可以提高淋巴细胞转化率，提高 DNA 的复制能力，加速 DNA 和 RNA 的合成过程。而针灸提高老年人头发锌含量，使虚衰的肾气得以充实，肾气充实，人则生机勃勃而无病。

针灸可以提高性激素水平。实验和临床研究表明，随着年龄增加，下丘脑—垂体之间神经递质代谢明显改变，对性腺类固醇和其他物质负反馈阈值升高，反应性下降。因此，对老年性腺分泌水平较低，睾酮下降，减弱的下丘脑—垂体的反馈机能不能较好地调节，因而出现性欲减退、阳痿、精子减少等男性机能减退，加快衰老。同时，由于体内性激素水平的变化，影响着脂质代谢，关系到动脉硬化、冠心病、高血压、糖尿病等一系列疾病的发生。而针灸恰能提高睾酮和人绒毛膜促性腺激素的含量，调整下丘脑—垂体—性腺轴的功能，从而达到防治疾病、延续衰老的目的。

### 2. 针灸养生保健的原则

关于针灸养生防病保健的原则，《灵枢·九针十二原》中就指出了凡是邪气盛满时，当用泻法，以泻其实邪；正气不足，身体虚弱时，应用补法，以补其不足，使正气充实。若属热邪，应用浅刺少留针或放血的方法，以疏泻其邪热。若寒邪过盛，脏腑经络之气凝滞时，当用深刺久留针法，以激发经气，使阳气来复而祛散寒邪，或用灸法以助阳散寒。若气血瘀滞，闭阻经络时，用出血法，以祛除其瘀。若阳气不足而脉陷下时，则宜用灸法，以升阳举陷，若非他经所犯而本经脉有病者，则取本经腧穴，以调其气血，因此，在运用针灸养生保健时，必须根据中医基本理论，运用望、闻、问、切四诊配合其他方法，确立八纲，才能决定针灸治疗原则。

冬季气血趋向深层，针刺治疗也应用深刺激。

### 3. 艾灸御寒保健康

艾灸疗法用于防病保健已有数千年历史，可广泛地用于多种疾病的预防和治疗。灸火温热，尤以对寒性病其效更佳，故在冬季有特殊的保健意义，值得倡导。

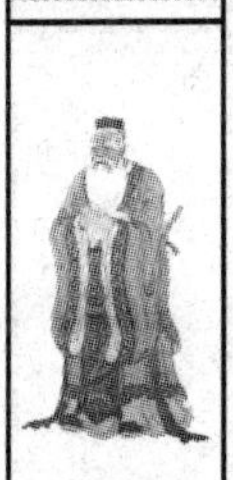



中医认为，寒为冬季主气，若在北方其冷更甚，致病亦多。其性质和致病特点是：寒为阴邪，易伤阳气，阳气受损，失去了正常的温煦气化作用，则可出现机能减退的各种各样寒证，如常见的风寒感冒、寒湿痹证；如寒伤脾胃，还可见脘腹疼痛、呕恶食少、肠鸣腹泻等。

施灸的原料多以艾绒为主，故称艾灸。艾灸是借助灸火的温热作用，给人体以温性刺激，通过经络和腧穴等作用，以达到防病治病目的的一种方法。

实践证明，久居寒冷之地的人们无病施灸，可以激发人体正气，增加人体的抗病御寒能力以抵御寒邪的侵袭。《扁鹊心书》云："人于无病时常灸，虽未得生长，亦可保百余年寿矣。"由于灸能益气温阳，而人身的阳气有"卫外而为固"的作用，若能使阳气保持常盛，正气充足，则病邪不易侵犯，身体就会健康，现代医学研究也表明，艾灸对机体不仅是一种温热刺激，而且还可以通过经络调整人体生理功能，如促进新陈代谢，增强血液循环，调整内分泌，提高机体免疫和防病能力。艾灸对于冬季因寒而诱发的许多疾病如感冒、冻疮、关节炎、心血管疾病、胃病等，都有良好的防治作用，而且该法简便易行，费用低，无副作用，较之冬令进食贵重补品，更值得推广。

**(1)保健灸的作用机理**

中医认为，保健灸主要作用是调和阴阳、扶正祛邪、疏通经络、补益气血、协调脏腑，从而达到预防早衰，防治疾病的目的。老年人多阳气衰退，宜施艾灸，起到补火助阳，振奋精神的作用。正如《扁鹊心书》云："年四十阴气衰而起居乏，五十体重耳目不聪明矣，六十阳气大衰，阴痿，九窍不利，上实下虚，涕泣皆出矣。夫人之真元，乃一身之主宰，真气壮则人强，真气虚则人病，真气脱则人死，保命之法，艾灼第一。"灸法可直接调理脾胃，进而促进营养物质的吸收，增强体质，预防疾病。常灸足阳明胃经经穴足三里对全身各系统都有强壮作用。著名医家王焘在《外台秘要》中说："凡人年三十以上，若不灸三里，令人气上眼暗，所以三里下气也。"是说30岁以上的人，阳气逐渐衰弱，灸三里可补气壮阳，不然会出现气短、两眼昏花等衰老现象。《江间式心身锻炼法》中记载："无病长寿法，每月必有十日灸足三里穴，寿至二百余岁。"

临床及实验研究资料表明，调整和增强各脏器的功能、提高免疫力是灸法实现保健抗衰老作用的重要方面。现代医学研究表明，衰老的本质与人体细胞功能低下有关，人至中老年期，一些器官及系统会逐渐出现不同程度的功能减弱及退行性变化，而中枢神经系统功能的衰退和内分泌的萎缩为衰老的重要原因。而艾灸可增强皮层活动能力，促进细胞内各种酶的代谢恢复平衡，逐步稳定细胞内环境，还可提高垂体—肾上腺皮质系统的功能，以纠正内分泌系统功能的紊乱而延缓内分泌腺功能的衰退。衰老时特异性抗体、补体均降低，而针灸可使IgG、IgA提高，补体上长，并可提高凝集素、溶血素、沉淀素的效价。提高和增强T细胞的免疫反应，从而使下降的免疫功能得到改善。通过艾灸可消除疾病的不利因素，以阻断衰老与疾病的恶性循环，这也是艾灸延缓衰老的一个重要方面。国内外研究表明，人体内的多种微量元素有随年龄的增高而呈下降趋势，但对长寿老人的调查则发现，长寿老人的血液中对人体有益的微量元素的含量在治疗后大幅度升高，而铜含量则呈一定程度的下降。研究表明，血铜含量增高可增加发生动脉硬化和冠心病的机会，又会增加体内的自由基而加速人体衰老。由此可见，艾灸确为延缓衰老、防病保健的好方法。

(2)常用保健灸法

保健灸种类繁多,发展到明清时,仅灸用的原料就有20种,直接灸和隔物灸的灸治方法达40余种。但保健灸一般采用艾灸法。艾灸可分艾炷灸、艾条灸、温针灸三种,但最常用是艾炷灸和艾条灸,其操作简便,并能坚持应用。

(3)常用保健灸要穴

①神阙

神阙位于脐中,为先天之蒂,后天之气舍,具有温肾壮阳、健脾和胃、回阳固脱之功,多用于防治年老元气虚衰、中气不足及阳气虚脱之证。临床多用隔盐灸、隔附子饼灸。

②关元

又名下丹田,为一身元气之所在。穴在脐下胞宫之上,为生化之源,男子藏精、女子藏血之处。因背为阳、腹为阴,关元位于阴面,故号称本穴为"阴中有阳"的穴位。本穴培肾固本,调气回阳;主生殖,主原气。主治诸虚百损及泌尿生殖系统各种病证。

③足三里

足三里为足阳明胃经之合穴。合穴是五输穴中脉气最旺之处,称为脉气所汇之地,所以足三里在临床上具有广泛的防治作用,是全身强壮保健的要穴。现代足三里保健灸主要有两种方法:一是艾条温和灸,二是艾炷直接灸。

④气海

本穴属任脉经穴,因为生气之海,故名气海。具有调气机、益元气、补肾虚、固精血的作用,故为养生长寿之保健要穴。古代多用化脓灸,现在多用艾条灸和直接灸(非化脓灸)。

⑤肾俞

肾俞穴是足太阳膀胱经穴,肾之背俞穴。是养生保健主穴之一。肾为先天之本,元气之根。本穴具有补肾气、强腰膝、健脑明目、强壮身体的功效。现代多用肾俞隔饼灸。

⑥大椎

督脉经穴,为手足六阳经与督脉交会之处,俗称"诸阳之会",具有振奋人体阳气,强壮保健,清脑宁神,退热镇静作用。主要用于五劳七伤,诸虚百损,热性病;咳嗽气喘、癫狂痫证,形寒肢冷等症。大椎具有明显的壮阳作用,用艾炷灸或艾条灸,都可以振奋阳气,故常灸此穴以振奋阳气,增强体质,延缓衰老,预防疾病。

冬季按摩养生方法

按摩就是用轻柔的手法,循经络、按穴位,通过经络的传导调节全身,借此来调和营卫气血,增强机体健康。现代医学研究表明,推拿的机械刺激通过将机械能转化为热能的综合作用,提高机体局部组织的温度,促使毛细血管扩张,改善血液和淋巴循环,降低血液的粘稠度,减少周围血管的阻力。此外,按摩通过刺激末梢神经,促进血液、淋巴循环及组织间的代谢过程,以协调各组织、器官间的功能,使机体的新陈代谢水平有所提高,所以按摩虽然四季可用,但尤以冬季更佳。

1. 按摩功法

(1)梳头按摩

梳头按摩,从隋朝开始流行,有"发多梳,头不白"之说。做法是:十指微曲,以指尖接触头发，以指代梳，从前额到枕后，从耳前到头顶进行梳头，每梳百余下。动作要轻柔，以晨起梳头为好。此法有清醒头目、降压及补益脾脏，防止头发脱落和早白的作用。

**(2)运目转睛法**

明代冷谦的《修龄要旨》就提出了“目宜常运”、“运睛除眼翳”。认为伤热伤气，肝虚肾虚，则眼昏生翳。所以，应该每天睡起时，双目从左转到右14次，再从右转到左14次。转目时要慢，然后紧闭一下，再骤然圆睁双目。运目转睛，能去除内障外翳，补益肝肾，纠治屈光不正等。

**(3)叩齿咽津法**

叩齿咽津是传统养生学中的一个特殊锻炼方法，古代导引中有很多配合这一运动的功法。叩齿咽津可同时练，亦可单练。

叩齿：每天清晨，心静神定，口轻闭，先叩臼齿36下，再叩门齿36下，再叩犬齿各36下。然后用舌舔牙周3~5圈。

咽津：即咽下唾液。先用舌舔上腭或牙齿周围及唇内，同时两腮作漱口动作，待唾液满口时再咽下，并以意念送入丹田，即想象的唾液直接进入小腹的丹田之中。

叩齿可使牙齿坚固，预防牙病。《修龄要旨》中说，小便时闭口咬牙，解毕再开，“永无齿疾”。有人坚持叩齿，至老仍是满口牙齿完好无缺，还有人运用叩齿治好了牙周炎、龋齿等病。可见正如民间谚语所说，“清晨叩齿三十六，到老牙齿不会落”。

舔舌鼓漱，刺激唾液分泌。古代养生家称唾液为玉泉、甘露、金津玉液等，说明津液充盈才能健康长寿；而津液不足多为肾虚，常引起口干、舌燥、无汗、面部无华、大便秘结、舌上无苔及耳鸣等症。科学研究发现，唾液内含淀粉酶、溶菌酶和分泌性抗体，能助消化，中和胃酸，修补胃粘膜以及杀菌、抗病毒。唾液腺还能合成一些生物活性物质，对自主神经的生长、骨骼的形成、血钠和血糖的调节，都有一定作用。所以说，唾液中含有大量的钙质游离子的酵素荷尔蒙，还具有抗衰老作用。

**(4)腰部保健按摩法**

腰部按摩主要是搓腰眼，擦肾俞。中医称“腰为肾之府”，所以按摩腰部有疏通经络、壮腰强肾的作用。

做法是：两手对搓发热后，紧按腰眼处(约与肚脐相对的脊椎凹陷处称命门，旁开一寸半处叫肾俞，再开一寸半略下方凹陷处是腰眼)，用力向下搓到尾闾部分，然后再搓回到两臀后曲尽处，共用力搓三十几次。也可握拳轻叩腰眼、肾俞等部位，并配合腰部旋转。

此法可补肾强腰，防治性功能减退，治疗阳痿、早泄、对椎间盘突出、骨质增生所致的腰腿痛，也有一定作用。

**(5)腹部保健按摩法**

腹部按摩，即揉腹，擦丹田。按摩腹部可促进腹部脏器的血液循环，刺激胃肠，促使蠕动加强，还可促进胆汁和各种消化液的分泌，消耗腹部堆积的脂肪。故对慢性胃肠炎、慢性胆囊炎、胆石症、肥胖和习惯性便秘，都有一定的防治作用。但腹部有肿瘤和急性炎症者，忌在腹部按摩。

揉腹：坐位或卧位，用手掌从心窝左下方按摩起，经过脐下小腹向右按摩，绕脐

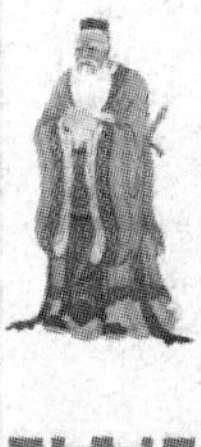

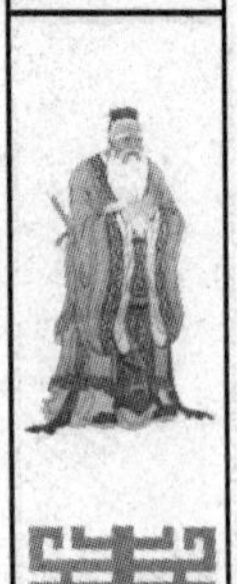

至原起点处为 1 次,共按摩 36 次。

擦丹田:丹田位于脐下一寸五分处,是人身真气集结处,是人生命之根本。实验证明,刺激丹田、关元等下腹部穴位,能增强机体免疫力,提高抵抗力。此功可强体壮肾,对性功能减退也有一定治疗作用。具体做法是:用右手三指在丹田擦摩百余次,关元穴也可同时按摩。

**(6)腿膝保健按摩法**

俗话说:"人老先老腿",所以按摩腿膝有抗老延寿作用。擦腿有助于下肢血液循环,静脉血和淋巴回流。因此,可以预防下肢静脉曲张和站立性下肢水肿;并可防止肌肉萎缩,增强步行能力。按摩膝部可使膝部温度升高,促使关节灵活,还可防治关节炎。

具体做法如下:两手抱大腿根近胯处,用力向下擦到足踝,然后擦回到大腿根部。如此上下来回按摩 20 余次,直到腿脚皮肤发热;两手掌心紧按膝盖,先齐向内旋转 10 余次,后齐向外旋转 10 余次,再以手掌摩擦膝部皮肤发热、发红。

**(7)撮提谷道法**

谷道即肛门。吸气时稍用意用力,提起并缩紧肛门连同会阴上升,稍停顿一下,再放松呼气。反复做 5~7 次,有升提阳气、防止脱肛、疗痔等作用。

**(8)足部脚心按摩法**

足被誉为第二心脏。因为人体的大脑和其他脏器在足部都有各自的投射区,刺激它便可使末梢神经兴奋,进而促使与这相连的有关神经充分运作。头的反射区在趾,胃在脚掌内侧第一跖骨,肝脾在脚掌外侧,生殖器在足跟部,脚掌前部中心、涌泉穴稍下相当于太阳神经节,再向下依次为胰腺、甲状腺及肾上腺。国外学者根据我国中医经络学说发现,大脚趾是肝脾两经通道,按摩它可舒肝健脾,增进食欲,治疗预防便秘、肋痛;小趾属膀胱经,按摩它能治小儿遗尿症,矫正妇女子宫前倾或后倾;按摩小趾中央部对治疗失眠、脱发效果显著;按摩第四趾远端则可治青年面部痤疮;按摩小趾近端足肤及足跟内侧,可使面部色素沉着减退;按摩第二趾和中趾远端,能增强内分泌功能,协助皮脂腺分泌,减少面部皱纹,同部皮肤柔软细嫩。

脚心有一个重要的穴位,叫涌泉穴。涌泉是肾经的一个穴位,正在足心。《修龄要旨》上说,擦摩涌泉穴,能"除湿气,固真元"。现代医学实验证明,擦涌泉可降血压,治头目昏花和失眠,还可治鼻塞不通。对老年人上重下轻,足冷麻木、浮肿,也有一定作用。因此,民间流传"睡前洗脚,胜吃补药"是有科学道理的。

**2. 常用自我推拿法**

**(1)简易健脑操**

①吐纳。双足开立,闭目养神,摒除杂念,两臂向上高举,扩胸用鼻吸气,然后双臂放下,稍用力由口呼气,反复 8 次。

②梳发。即搓揉头皮,两手插入发中,由前向后梳头 8 次。

③揉太阳穴。用两手大拇指同时揉两侧太阳穴,旋转揉动,先顺时针、后逆时针。如此反复各转 12 次。

④拿肩井。先用右手拇指与其余四指对称相合用力于左肩井穴处,着力向上拿提 12 次;然后,用左手同上法拿提右肩井穴 12 次。

⑤干洗脸。两手摩擦生热后，在面部皮肤上由上而下，摩擦12次。

⑥鸣天鼓。两手掌按住左右耳朵，两手食指架在中指上，放在头后部，轻轻叩打12次。然后，手掌按耳朵，再骤然放开，连续开闭放响8次。

在做上述动作时，要闭目养神，排除杂念干扰，手法由轻渐重，次数由少逐渐增多。通过此操可改善脑部血液循环，增强记忆，益智提神。同时，对头晕脑胀、健忘、注意力不集中、耳鸣耳聋、脑血管疾患以及失眠等均有防治作用。

**(2)脑部保健功**

①抹前额部。两手食指屈成弓状，第二指内侧面紧贴印堂，先揉按印堂及睛明穴1分钟，然后由眉间向前额两侧抹约50次左右。

②抹颞部。以两手拇指罗纹面，紧按两侧太阳穴处，先揉按1分钟后，再在颞部由前向后往返用力抹20次左右，以酸胀为宜。

③按揉脑后。用两手拇指罗纹面，紧贴风池穴用力做旋转按揉50次左右，以酸胀为宜。

④梳拍头皮。将双手手指弯曲成钩状，用五指指尖部从前往后梳，先梳头顶，再依次梳头部两侧及后头部，共梳30次。而后用手掌心在囟门处有规律地做拍打动作30次左右。最后用双手掌心抚摩头皮20次左右。

作用：促进脑部血液循环，清醒头脑，防治头晕、头痛、神经衰弱、失眠等。

**(3)胸部按摩功**

①按揉胸部。以一手中指，沿锁骨下、肋骨间隙，由内向外、由上而下，适当用力依顺序按揉，以酸胀为宜。②拿胸肌。一手拇指紧贴胸前，食、中指紧贴腋下，相对用力提拿，每侧10次左右。③拍胸。以一手虚掌，五指分开，用掌拍击胸部，拍击时不要屏气，左右各约10次。④擦胸。一手鱼际紧贴胸部体表，往返用力摩擦，擦至发热为止。⑤深呼吸运动。胸廓上提深吸气，而后慢慢呼出，反复20次。

作用：以上功法能宽胸理气，岔气、胸疼、胸闷、气机不畅、咳嗽气喘等症都可选用。

**(4)颈部按摩功**

①捏拿颈项部。双手捏拿颈部，范围从风池穴到大椎穴，并捏拿双侧斜方肌。②屈仰头颈。用双手交叉抱住头部，头部先屈后仰动作10次左右。③左右转颈。转动颈项，先往左看，再往右看，反复20次。④侧屈头颈。头部向两侧作屈曲运动，先向左侧，再向右侧，屈曲时，使颈侧肌肉有发胀感为宜，每侧屈10次左右。

作用：颈部按摩保健功，可放松和锻炼颈部肌肉、预防颈部肌肉劳损和颈椎病，并可作为颈椎病、颈部损伤的辅助治疗和功能锻炼。

**(5)头发美容按摩功**

①按揉头发。以两手大鱼际按揉头发，从前往后按揉，有热感为宜。②拨拉头发。用五指插入头发内，夹住头发，或用手抓住头发，做左右旋转动作，并不断交换位置，使全部头发都运动到。③叩击头部。用手指或带有胶皮弹性的钢梳子叩击头部，前、后、两侧都叩到，用力以自己能忍受为度。不要用力过猛，以免损伤头皮。

作用：促进头皮血液循环，增强毛囊部位的营养，保持头发乌黑、光亮并防止头发脱落。



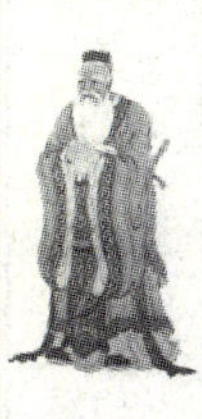

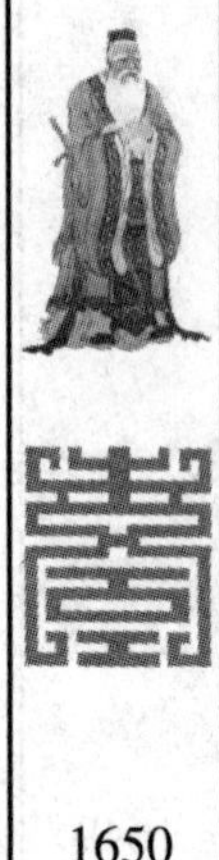

(6)颜面按摩术

①干洗脸法。先用双手掌互搓生热,然后用两手由前额顺着脸的两侧往下擦,擦至下巴时两手再向上擦至前额,如此一上一下擦面20次。②面肌活动法。尽量张口,用左或右手之拇指和食指成钳状,用力夹住左右口角之地仓穴,如此放松按压20次。再用上法,尽量闭口,将两指旋转摆动口唇20次。

作用:本功能充分运动面部肌肉,促使面部血液畅行,增强面部皮肤、肌肉的弹力和面神经的活动,有明目、固齿、减少皱纹和美容作用。冬季可预防和治疗面部衰老、面部神经麻痹、牙龈炎及其他口腔患疾。

(7)鼻部按摩法

①擦鼻翼。用中指或拇指轻轻地擦鼻翼及周围20次。②点迎香穴。鼻翼旁开5分是迎香穴,本穴宜用食指或中指指尖左右各揉20次。③挤按鼻柱及人中穴。用左或右手拇指、食指做成如夹状、放在鼻根两侧,用力向下挤按,至鼻翼时,稍增加力量提挤人中穴片刻。由上而下挤按20次。④鼻内挤拉法。继上法将拇、食指伸入鼻腔夹住鼻中隔软骨,轻轻向下挤拉20次。

作用:冬季使用本法能增强上呼吸道抵抗力,向下挤按预防感冒和治疗慢性鼻病及过敏性鼻炎。并能增强和恢复嗅觉,促使鼻息通畅。

(8)肩部按摩功

①按揉肩内俞。以拇指罗纹面,紧贴三角肌前侧缘,持续按揉,以酸胀为宜。②按肩髃。以一手中指罗纹面,紧贴肩端前面的凹陷处,用力持续按揉,以酸胀为宜。③按肩井。以一手中指罗纹面,持续用力按揉肩井穴,同时活动肩关节,以酸胀为度。④擦肩。以一手掌心紧贴肩部体表、上下来回摩擦,以发热为宜。⑤双手上举法。站立,两足横跨同肩宽,双手置于身侧,肩部放松,两上肢上举,一举一落,反复20次左右。⑥上肢轮旋法。站式同上,双手伸直做上肢轮旋运动,顺时针和逆时针旋各10次。⑦双肩旋后法。站式同上,双上臂前提外展,慢慢向后,向内侧旋转,使肘关节屈曲,从两腋下向前方伸去,至原来位置,反复10次左右。

作用:冬季使用本法可促进肩部血液循环,增强肩关节功能,预防肩周炎,并可作为肩部疾病的辅助治疗。

(9)手部按摩术

①按揉肘关节周围。以一手拇指罗纹面在曲池、手三里、尺泽、少海等穴分别交替轻揉,以酸胀为宜。②擦肘。一手掌心贴肘关节,上下周围擦热为宜。③抖肘臂。前臂肘关节弯曲,肘部主动向前后左右方向运动,同时带动腕关节活动。④捻指。以一手拇、食指,捏另一手手指,捻动指节。自上而下,轮换交替进行。⑤擦手。两手手掌和手背互相交替用力摩擦,由慢到快,擦热为止。⑥捉空。两臂交替或同时前伸,手指做使劲抓物动作。

作用:可防治肘、腕关节冷痛和手指麻木、疼痛。

(10)下肢保健功

①按揉大小腿。两手掌紧握大腿,做前后上下的按揉动作,然后再按揉小腿部。②按拿膝部。以一手五指捏拿按揉膝关节周围及髌骨。③搁腿弯腰法。取正立位,一脚搁物上,双手按膝,做弯腰伸腿动作。双下肢交替进行。④摇踝关节。正坐搁

腿，一手抓踝上方，一手抓脚，做旋转摇踝动作。⑤擦涌泉。以一手小鱼际紧贴足心涌泉穴，快速用力摩擦，发热为度。

作用：可舒筋活络，凡下肢酸胀冷痛、膝关节痛、腓肠肌痉挛、劳动后疲劳，均可选用。

**（11）提耳、鸣天鼓功**

提耳功：方法很简单，每天早晨起床后，以右手从头上引左耳 14 下，（即用右手绕过头顶，向上拉左耳 14 次），再以左手从头上引右耳 14 下（即以左手绕过头顶，向上拉右耳 14 次），晚上睡前再做一次。

作用：可治肾亏。

鸣天鼓功：用掌心紧贴两耳，十指按抱后脑，将食指贴在中指上，然后有节奏地用食指尖弹向枕骨凹陷处。每次左右手各弹 50 下，早晚各一次。此谓“鸣天鼓”，对肾亏引起的眩晕、耳鸣、健忘、思维能力减退等症有一定的疗效。

## （四）冬季妇儿保健

**1. 新婚伉俪不宜在冬季受孕**

每年新年伊始至春节前后是青年男女结为伉俪的高峰期。当声声爆竹把新婚夫妇送入洞房之后，你可想要孩子吗？且慢，择孕期切莫在冬季。

不同的季节对优生有一定的影响。在怀孕头三月，正是胎儿心、脑、肝、肾等重要器官分化和形成的关键时期，如果怀孕早期在冬季，由于室内空气污染严重，胎儿是缺陷儿的相对危险性明显高于其他季节。

那么，什么季节怀孕较理想呢？最好是选择春末至初秋怀孕较理想。从具体时间上说，以六七月份为最佳受孕时间，因为这个时期之后正值瓜果蔬菜丰实的季节，能充分满足孕妇和胎儿营养需要。十月怀胎之后，又是翌年春暖花开季节，世间万物生机勃勃，此时分娩最有助于新生儿健康成长。

**2. 发生在冬天的中暑**

在冬天，婴儿也会发生“中暑”的现象，医学上称之为“闷热综合征”，其发病急，变化快，病死率高，每到冬季寒冷天气，医院都会遇到几例这种患儿。

“闷热综合征”是由于家长给婴儿穿得太多，盖被太严实，形成一种高热、缺氧的小环境，时间稍长便出现“中暑”现象。如发现早，一般症状较轻，经治疗可完全恢复健康；发现晚者直接危及生命，或经抢救成活，也常留有各种神经系统后遗症，如癫痫、智力低下、失明等。

“闷热综合征”是完全可以预防的，关键是家长要了解婴儿的代谢特点。婴儿保暖要适当，婴儿盖的被不要太重、太多。如需保温可将热水袋用毛巾包好，放在包被外，置于婴儿的足底和身体两侧，室内温度保持在 20～24℃为宜，母婴应分被睡，夜间应注意察看婴儿面色。如发现孩子面色发红、出汗，说明盖被太多，不要在婴儿脸上、头上盖毛巾以避免窒息。如发现孩子出现面色青紫，口吐白沫，呼之不应时要立即送医院救治。

**3. 儿童秋冬驱虫最相宜**

一年四季都可驱虫，但专家强调秋冬季节更佳，其奥妙与蛔虫卵感染的高峰季节和蛔虫卵的发育史有关。

众所周知,夏天人们喜吃凉拌菜、生瓜果,这便给蛔虫卵以可乘之机,加上孩子好动,常用手乱抓东西,或吮手指、咬指甲,食前不洗手,因而蛔虫感染率大大高于其他季节。

当蛔虫卵侵入孩子体内后,变为成虫,定居于小肠,大约需要 3 ~4 个月时间,时令便进入了秋末冬初。此时服用驱虫药,可将其一网打尽。另外,此时气候也较温和,小儿较易耐受驱虫药的不适感,故为驱虫的最佳时机,切莫错过。

生活中不少父母根据孩子脸上是否有虫斑或夜间磨牙,或有无腹痛等来判断是否有虫,都不科学。

以“虫斑”为例,其实是缺乏 B 族维生素所引起的面部皮肤病,医学上称为单纯糠疹,与蛔虫感染无关。

再说夜间磨牙,固然蛔虫分泌的毒素可引起这一现象,但精神紧张、缺钙、牙病等也可诱发,不可靠。

至于腹痛,病因更多,诸如肠痉挛、腹部受凉、肠炎以及腹型癫痫等,蛔虫感染仅是因素之一。

那么,如何科学地判定孩子是否需服驱虫药呢?办法只有一个,那就是到医院化验粪便,若看到蛔虫卵,服驱虫药就是“有的放矢”。

不少孩子服驱虫药后食欲下降,精神变差,睡眠不安,究其原因乃是强调忌口而忽视了必要的营养调配所致。

临床医生建议:服驱虫药期间,宜增加禽蛋、豆类、鱼、新鲜蔬菜及水果等适合孩子口味的食物,增强脾胃功能,上述不良反应即可减轻或消失。

**4. 幼儿防寒足当先**

人的双脚离心脏较远,血液供应少,兼之脚表面的脂肪层较薄,保温功能差,尤其是小儿,皮肤细嫩,保暖能力更差,从而素有“身冷脚先凉”之说。小儿足部的保暖御寒,是防病保健的重要措施之一。

搞好幼儿足部的保健,一要是讲究鞋袜的穿着。鞋的大小、肥瘦要合适。冬季幼儿宜穿柔软而暖和的棉袜和绒布里的棉鞋;羊毛毡垫具有良好的吸潮、散热功能,是理想的足部保暖用品;二是每晚睡前要用热水给孩子洗脚,并给予适当的按摩;睡时要注意仔细盖好双脚,独睡一床的孩子脚部最好放一热水袋或预先温热,并适当压紧或捆扎好被子。三是要多领孩子下地活动,练习走路或跑跑跳跳,以促进足部乃至全身的血液循环,增强御寒能力,预防冻疮和提高机体抵抗力。

**5. 冬季是调整儿童体重的最佳季节**

正常体重有利于儿童生长发育(包括智力发育)和健康。但生活中不少孩子不是“胖墩儿”,就是“豆芽菜”。为此,本文提醒你:抓住冬季进行调整,很可能如愿。

**(1)“胖墩儿”的调整**

冬季是减肥的大好时机,成人如此,儿童亦然。

冬季气温低,体表血流减少,胃肠血流增多,消化功能增强,儿童食欲大开,容易过食而增重。换言之,如果冬天能控制饮食量,不增体重,则孩子发胖的机率就减少了。另外一个原因是冬季气温低,散失的热量多,同样减肥方式(如运动)比其他季

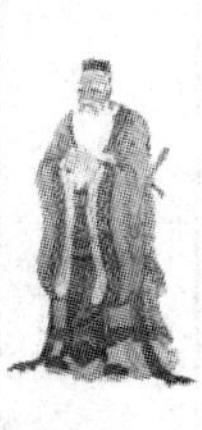

节的效果更好。

那么,如何减肥呢?具体不妨从以下几方面着手:

①补充维生素。最新研究表明,部分“胖墩儿”乃是营养不良所致,即缺乏某些维生素,如维生素 $B_6$、维生素 $B_{12}$、尼克酸、维生素 A 等,奥妙在于这些维生素在脂肪分解代谢中起重要作用。当这些维生素因偏食、挑食等不良习惯造成摄入不足时,就会影响到机体能量的正常代谢使之过剩,进而转化为脂肪在体内积存而造成肥胖。因此,胖孩子的食谱要尽量拓宽,粗粮、野菜、绿色蔬菜及水果均应涉猎,不可偏废,必要时在医生指导下服用维生素的药物制剂,从而恢复正常的能量代谢,削减过多的脂肪而减轻体重。

②睡足睡好。成人睡得过多可能胖上加胖,孩子则不然。因为孩子在睡眠中内分泌系统趋于活跃,会分泌出更多的生长激素,促进身体生长,生长便可消耗掉部分能量。故睡眠充足的孩子不仅体重正常,个头也长得较高。

③合理饮水。充足的水分不仅为小儿本来就旺盛的新陈代谢所需要,也是维持正常体重的一个条件。因为体内过多的脂肪需在水的参与下,才能化解为热量而散失。

④调整食物结构。调查资料表明:肥胖小儿大多与吃肉类等动物性食品过多,进食速度过快,辅食添加过早,零食选择不当等因素有关。故提倡平衡膳食,以植物蛋白、蔬菜、水果、禽肉、鱼类等为主餐食品,是防治孩子肥胖的“灵丹”。

④积极运动。肥胖儿的运动强度为达到最大氧耗量的50%,时间控制在每天1小时,每星期5天。以长跑为主,辅以球类、跳绳等儿童乐于接受的方式。只要持之以恒,就能收到减肥消胖之效。

**(2)瘦弱儿的调整**

瘦弱儿童要增加体重,冬天同样是良机。以下几项措施值得你参考:

首先是调理好孩子的脾胃功能,增强营养的消化与吸收。如注意食物保温,清淡少油腻,细软易消化,多用以水为传热介质的烹饪方式,如汤、羹等,少用煎烤等以油为介质的烹饪方式。必要时在医生指导下服用调理脾胃功能的药物,如B族维生素、酵母片、消化酶片以及健脾糕等中成药。

其二,为防止孩子肺部及消化道感染,为冬季保健提供一个良好的体内环境,宜补足胡萝卜素,如胡萝卜、菠菜、柑橘等,也可直接服用胡萝卜素口服液,以保护脾胃功能。

其三,及时驱虫。蛔虫等肠道寄生虫,掠夺营养,招致疾病,是导致孩子体质虚弱的“原凶”之一。有蛔虫感染的儿童在医生指导下服用驱虫药,可望收到理想效果。

其四,按摩穴位也是一招。主要穴位有足三里(位于膝盖下三寸处,胫骨外大筋内,为全身性强壮要穴,常按摩可促使消化系统功能旺盛,增进营养素的消化与吸收)和中脘(位于脐上四寸,属任脉穴位,按摩此穴能行气和血、清热化痰、健脾和胃,最有利于疳积、腹痛胀满等症状的防治)。

最后一点是注意饮食要有节制,不可过量进食,以免损伤脾胃功能。

**6. 冬季给儿童吃荤油好还是素油好**

我们常食用的植物油包括芝麻油、豆油、花生油、棉籽油等,其中大部分为不饱

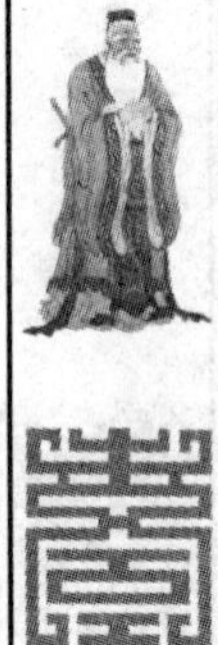

和脂肪酸，也称为必需脂肪酸。必需脂肪酸是维持身体生长与健康的必需物质，在人体内不能合成，只能从食物中摄取。必需脂肪酸不仅可以降低胆固醇，防止动脉硬化，而且与神经系统发育、皮肤的健康也有密切关系。缺乏时，皮肤粗糙，脱屑，头发干、脆，容易脱落，婴儿则容易患湿疹。植物油易消化，且含有脂溶性维生素 A、D、E。

动物油虽含饱和脂肪酸较多。但也并非一无是处，况且目前极力推崇饱和脂肪酸与多不饱和脂肪酸及单不饱和脂肪酸的比例 1∶1∶1。动物油脂在胃内停留时间相对较长，故吸收较充分，产热较多，同时它也可以促进脂溶性维生素的吸收和神经系统的发育，是体内各组织、细胞新陈代谢必不可少的物质。

因此，对于生长发育期的儿童来说，热能消耗量大，对各种营养素需要量高，加上冬季寒冷，需要的热量多，食用一定量的荤油是比较适宜的。

儿童每日膳食脂肪占总热量的 30% ~50%，其中 5% ~10% 为不饱和脂肪。荤油的另一个优点是可以增加食物的感官性，引起食欲。

所以，只要膳食营养平衡，荤素油、荤素食物搭配适宜，就能保证儿童的健康成长。

7. 小儿冬季衣着勿太厚

冬天，一般人常穿得过厚，特别是孩子，天气稍冷，大人就将其严捂厚裹，生怕冻坏了他们。却不知穿得过厚至少有 3 点害处：其一，不很冷的天气衣服穿得过厚，容易使衣内空气层形成高温、高湿的微小气候，身体散热、散湿阻力增大，影响热平衡的调节；衣内空气层的厚度超过 15 毫米时，空气对流增大，热量散失过多，保暖性反而下降。其二，过早地穿厚衣服会抑制体温调节机能，减弱抗寒能力，容易感冒。据调查：幼儿园小孩衣服穿得少，活动量增加，可增强体质，减少疾病。凡经常患感冒或气管炎的孩子，绝大多数是因为穿得太厚，妨碍了身体活动造成的。其三，寒冬腊月，衣服穿得过多显得臃肿，行动不便，且多耗体力；小孩则因衣重压身，活动受限，影响身体发育。

因此，冬季衣着一定要适当，决非越厚越好。适当少穿衣，经常受点冻，能使皮肤血管反复地收缩扩张，增强皮肤血液循环功能，从而提高皮肤的耐寒力和人体的抗寒机能。青少年和孩子更需要这种锻炼。所以，冬天要尽量鼓励孩子多到户外活动，养成用冷水洗脸乃至进行冷水浴的习惯，这样会使他们受益无穷。

8. 用丝巾蒙宝宝的脸有害无益

进入冬季，风沙较大，气温下降，常看到一些年轻的父母喜欢把丝（纱）巾蒙在宝宝脸上，认为这样做既美观，又可以防风保暖。其实，这样做是有害无益的。

因为在整个人体中，脑组织对氧反应特别敏感，一般成年人的脑组织的耗氧量约占全身耗氧量的 20% 左右，而小孩却占 50% 以上，婴幼儿更多。丝（纱）巾虽然很薄，但由于丝（纱）巾的织造很细密，透气性很差，如果长时间把丝（纱）巾蒙在宝宝脸上，孩子的头部就会形成一个供氧不足和二氧化碳滞留的小天地。时间长了，将会对小孩脑组织的新陈代谢和身体健康发育带来不利影响。再则，由于丝（纱）巾不同程度含化纤，时间久了，必然给宝宝脸部细嫩皮肤带来刺激，引起脸部红肿、瘙痒，发生过敏反应。年轻的父母们，请千万莫用丝巾蒙宝宝的脸。

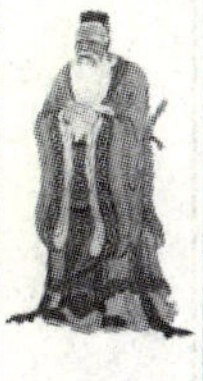

9. 冬季小儿不可滥服补药

某些滋补药品，如人参蜂皇浆、花粉制剂等，有滋血养气，壮阳补肾等作用，一些爱子心切的家长，盲目地让子女服用，以为这样可以增加营养，使孩子更健壮，更聪明。但实际上，这种做法是不可取的，因为：

(1)长期服用人参蜂皇浆及花粉蜜可造成性早熟。这是因为这些制品中含有类似性激素的物质。

(2)有些家长把一些营养药物也当作“补药”给孩子服用，其实，过多的营养并不能都吸收。

(3)招致疾病。有的家长以为维生素是补药，有病没病吃一点，没有坏处，但近年来维生素中毒的报道说明大剂量或长期服用均可引起颅内高压症状，甚至出现急性脑积水。擅自给儿童服用维生素 D 预防佝偻病而造成维生素 D 中毒，也屡有出现。

综上所述，如果您的孩子体格健壮，发育正常，就不必再服“补药”，以免画蛇添足，自找麻烦。如果您的孩子确有疾病，需进补调理或加服营养药物，那么也应在医生指导下用药，万万不可擅自滥用。

## (五)中老年人的冬季养生

中老年人冬季生活保健及临床治疗的重要方面是补益肝肾，填精益髓，调理脾胃，疏通经脉。但中老年人脏腑虚衰，应缓图以功，不宜峻补。

1. 中老年人冬季养生原则

“立冬”之后，天气转寒，气候干燥，老年人稍不注意，便会旧病复发或诱发新病。因此，老年人要重视冬令保健和养生。

(1)加强防寒保暖。由于主要脏器老化，功能降低，适应性差，故当寒潮袭来时，高血压、中风的发病率增高，心血管病人也容易发生心绞痛、心肌梗死及心力衰竭等。严寒还是伤风感冒、支气管炎、肺心病、肺气肿、哮喘病的重要诱因。此外，受寒冷刺激后还容易发生手足冻疮、皲裂和皮肤瘙痒症等。因此，冬令老年人的衣着要松软、轻便、贴身、保暖，衣料宜用棉、毛、丝织品。

(2)重视饮食调理。中医素有“虚则补之”、“寒则温之”、“药补不如食补”之说。因此，老年人的日常膳食要注意温补肾阳，多吃些瘦肉、禽蛋、鱼类、豆类等含优质蛋白质食品；多食用牛、羊、狗肉等温热食物；多食用含多种维生素的食物，如新鲜蔬菜、水果等，以防皮肤干粗、皲裂。还要注意多喝热汤，以滋润脏腑，增进食欲，祛寒保暖。

(3)讲究心理卫生。冬季是闭藏的季节，许多疾病的发生、发展和恶化与人的心理状态息息相关。因此，老年人应避免忧伤、焦虑、紧张等不良因素刺激，保持情绪乐观，精神愉快，注意劳逸结合，防止过度疲劳，保证充足的睡眠。

(4)改善居室环境。冬季门窗紧闭，室内空气干燥、污浊，容易引起呼吸道疾病。因此，在控制室内温度的同时，应注意室内空气流通和湿度调节。晴朗天气要打开门窗通风，保持空气新鲜，阳光充足。

(5)适当进行体育锻炼。冬季不可整天躲在室内，在力所能及的范围内，应坚持

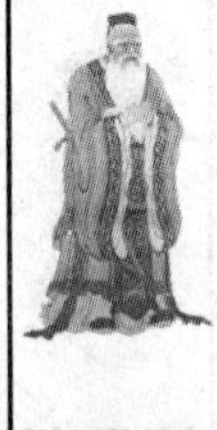

每天锻炼，这对增强体质、防病保健大有裨益。锻炼的项目、强度可因人而异，合理选择，循序渐进，尽量多进行一些全身性的运动，如打太极拳、练气功、慢跑、做操等。

2. 中老年人冬季养生方法

(1)冬季谨防“老人居室综合征”

资料显示，长期居住在简陋、阴暗、潮湿环境，或冬季在室内无抽排烟装置的情况下起火做饭居室的老人易患此综合征。这主要是由于城市居室内空气受到严重污染，光线不足所致。居室内的蜂窝煤炉、液化气炉及吸烟时所产生的大量废气与烟雾，会造成室内空气异常混浊。有的居室由于狭窄、拥挤，致空气流通不畅、人体散发出的排泄物与飘浮在空气中的尘埃呈悬浮状态，不易沉降飘散，从而危害人体健康。因而城市老人易患“老年居室综合征”。

预防的方法是保持室内空气新鲜，经常用湿抹布或湿拖把清洁室内卫生，定期开窗通风换气。

(2)冬季抗衰老中药知多少

近年来，一些医药学家研究发现，中药中具有延年益寿功效的药物甚多，大致可归纳为以下几类。

①提高性功能，改善生理代谢的药物有人参、何首乌、枸杞子、地黄、鹿茸、胎盘、蜂王浆、刺五加等。

②含有抗老保健作用微量元素的药物有人参、白术、黄芪、怀山药、鹿茸、当归、泽泻、蜂蜜等。

③增进智能的中药有何首乌、菟丝子、五加皮、杜仲、枸杞子等。

④养血补脑的中药有何首乌、人参、怀山药、灵芝、淫羊藿、大枣、龙眼肉、远志、菖蒲等，此外核桃肉、天冬、益智仁、枣仁、五加皮、肉桂既能健脑，又能补肾抗衰。

⑤增强细胞免疫功能的中药有当归、川芎、杜仲、肉桂、三七、蒲黄、怀山药、云苓、人参、黄精、玉竹、海参、青蒿、大黄等。

⑥具有清除体内致衰老物质“自由基”的药物有女贞子、旱莲草、灵芝、党参、人参等。

老年人可根据自身情况，并结合医生意见，适当选用上述药物中一种或几种，或煎水服用，或配以瘦肉煮食，或以药炖鸡、炖鸭食用，也可浸成酒液饮用，或者研末为丸吞服。

此外，中成药如六味地黄丸、益龄精、古汉养生精、刺五加片、杞菊地黄丸、人参归脾丸、八味丸、八仙长寿丹、首乌延寿丹等都有一定抗老防衰作用，可试服用之。

(3)老年人过冬的饮食安排

①牛奶和豆浆是首选佳品，每天清晨能喝上一杯牛奶或一碗豆浆，对老年人过冬是十分有益的。②蛋白质是生命的基础，是建造和修补人体各种组织器官的重要材料，老年人分解代谢加速，合成代谢减慢，在严寒的冬季里更需要量多质优的蛋白质。因此，在冬季，老年人可以比夏季多吃一些瘦肉、鱼、禽蛋和大豆制品。肉类以牛肉、羊肉、兔肉、鸡肉、狗肉为佳，这些动物性食品含蛋白质高，胆固醇低，老年人可交替食用。③入冬后，由于阳光照射减少，老年人容易缺钙，引起骨质疏松。因此老年人应该常吃些富含钙的食物，如豆制品、虾皮、海米、海带、芝麻酱以及核桃等。④

维生素C在冬季更为重要，能增强身体抵抗力，对防治感冒、高血压、动脉硬化及心脑血管疾病具有辅助作用，老年人尤不可缺少。因此，冬季里老年人应尽量多食用一些含维生素C丰富的绿叶蔬菜与水果，如白菜、油菜、菠菜、柑橘、猕猴桃等。⑤各种骨头汤（猪、羊、牛、鸡等）、火锅菜也是冬季老年人的有益食品，它们不仅富于营养、容易消化吸收，而且还具有祛寒保暖的作用。⑥冬季是进补的好时机，老年人可适当选用有滋补作用的食品。如生姜当归羊肉红枣炖服；或莲子桂圆银耳红糖汤等，可经常调剂食用。⑦喜欢饮酒的老年人，应在医生指导下适量饮用些低度酒、葡萄酒等，以促进血液循环，舒通经络，帮助消化，增进食欲，起驱散寒邪和强身健体的作用。⑧俗话说：老人吃粥，多寿多福。话听起来，似乎很平淡，实际上有一定的科学道理。在日常三餐中，如能合理地选吃一些滋补强壮的粥糜，对增强中老年人体质，提高抗病能力，以致延年益寿，是很有帮助的。

**（4）冬季老人应补钙**

随着年龄的增加，老年人对钙的吸收和贮存的能力都有明显的下降，但体内钙代谢过程中排出的钙仍在不断增加，容易发生钙代谢的负钙平衡，引发腰酸背痛，骨质疏松等病症。

常发于老年人群中的腰酸背痛等症状，总是被我们认为是人体老化所发生的正常生理现象。其实，这是骨质疏松的早期症状。如不能及时补钙，骨骼牢固性将不断降低，轻微外伤就可造成骨折。引发腰酸背痛的原因很复杂，但人体缺钙是一个最主要的因素。老年人仅靠多吃含钙高的食物是不行的，因为补充的钙只有被人体吸收才能发挥作用。钙的吸收是一个复杂的生理过程，体内吸收的钙，首先进入血液，然而通过血钙和骨钙之间的交换，沉积到骨骼中，完成钙代谢，而不是直接沉积到人体中的，所以“以形补形”是一个错误的观念。老年人对钙的吸收能力下降，因此选用补钙品时，吸收率和吸收效果就显得十分重要。只有高吸收率的钙产品才能满足老年人对钙的需求，有效改善腰酸背痛、腿抽筋等症状。

**（5）老年人冬季进补原则**

冬季是人体进补的黄金季节。不少老年人入冬后食欲有所增加。营养物质不仅容易被消化吸收，且不易通过尿液和汗液排泄散失，因此，进补后易于蕴藏而使其发挥功效。

老人冬令进补的品种很多，选购进补品和进补时，应注意掌握三点：

①针对冬令食欲旺盛，吸收功能较好的特点，要加强高热、高营养、味浓色重、补益力强的食物进补，如羊肉、狗肉、牛肉、鸡肉等。

②要根据自身情况，确诊虚证所在，辨证论治，有针对性地加以滋补，并坚持整个冬天都进补。

③若本身原已有病，选用进补之物要适当，最好遵照医嘱，不可盲目进补。比如糖尿病人，可用生晒参、人参等作为进补品，但忌用甘草及含糖较多的药物。凡血脂过高，动脉硬化，有冠心病、胆囊炎、痛风等疾病者，绝不可应用高蛋白、高脂肪、多糖分的药物和食品，如甲鱼、阿胶、桂圆、别直参、牛鞭、鹿蹄筋等。因为进食这类食品和药物，反而会助长病情发展，使血脂增高，血粘度增加，血中尿酸增多，血压升高，结果越补越糟。

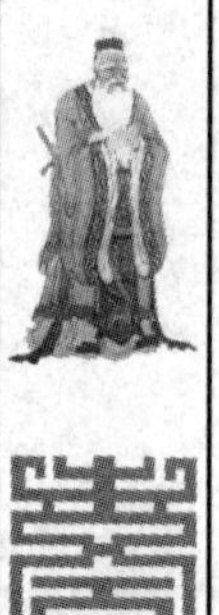

**(6)老年人冬季养生在平时**

一般人到了老年,生理功能相对减弱,不少人还患有高血压,胃肠功能不佳等疾病,因此平时应注重养生,以下一些简要做法,不妨在日常生活中试试。

食点醋。人到老年,胃肠蠕动功能减弱,各种消化酶和消化液的分泌相对减少,如果再减少活动,就容易产生消化不良,平日食点醋,可生津开胃,增进食欲,醋具有消痈肿止心腹疼痛、杀鱼肉菜及诸虫毒气、散瘀解毒之功能,所以烧鱼、虾一类食物时少许加点醋不但味道鲜美,还可抑制肠毒素对人体的影响。

少伤感。不论男女老少,都要少伤感,人到老年更要保持乐观向上的精神,因为当人情绪消沉时,消化液分泌减少,人在情绪紧张悲伤时又会影响血压。

慢回头。老年人多有不同程度的颈椎骨质增生、高血压及脑动脉硬化,大脑供血也存在不足,因此在回头时要慢,以防转头太快引起的颈部交感神经受刺激,使颈动脉突然受压,而造成脑部供血减少,使人出现眩晕、耳鸣,恶心等现象。更严重的是颈椎轻微错位还可导致不明原因的头晕、手发麻等症状。

**(7)老年人冬季起床保健九件事**

①叩齿、揉腹。叩齿 40~56 下,健齿健脑。用手掌自胸至脐部下顺时针再逆时针各揉 54 下,对胃病、便秘均有好处,舒适即可。

②击鼓、揉鼻。双掌反复按压耳孔 54 至 72 下,可清脑降压。双手指指背贴鼻侧揉 72~100 下,可预防感冒。

③按压印堂、太阳穴。可减缓衰老,清脑、减肥、防感冒。

④按压内关、合谷、足三里三个穴位,各 72~100 下,可清除五脏六腑废气,纳新鲜空气入腑,延年益寿。

⑤按压头部百会穴。防治脑萎缩、头昏、脑麻痹等。

⑥饮一杯淡盐水润肠通便,保证身体对水分的需要。

⑦深呼吸 1~3 分钟增大肺活量,清脑提神。吸入氧气,促进血液循环。

⑧眺望四方。分别向左再向右各看 1 分钟,反复多次,增强视力。

⑨排好大便,吃好早餐,保一天舒畅。

经常坚持做好这九点,百脉畅通,气血流动,舒适愉快,增强体质,延年益寿。

**(8)冬天老人防骨折**

冬天,由于天寒地冻,路面光滑,老年人外出如不小心,跌倒后极易发生骨折。

老年人最易发生的是股骨颈囊内骨折,这种骨折是跌跤后臀部先着地所致。猛烈的冲击,使股骨颈发生断裂;骨折断端移位,在髋胯部会产生剧烈疼痛,不能站立行走。平卧在床上,发生骨折的伤腿比另一侧健肢缩短 3~6 厘米。有时骨折断端向上嵌入,病人仍然走路、跛行,但很疼痛。

老人跌倒后还可见股骨粗隆间骨折、科雷骨折、腕部骨折、肋骨或脊柱骨折等。老年人不管发生哪一种骨折,都会造成痛苦,甚至遗留残疾。因此,冬天必须注意预防骨折的发生。

谨防跌倒。在风雪天气,尤其是路面有冰雪时,不要出门,如需外出,应有人陪伴照顾,防止滑倒摔伤。老年人应穿布底、平底防滑棉靴,不要穿高跟或塑料底鞋,以免摔倒。住楼房的老年人,上下楼时要小心,最好有人搀扶。家中走廊过道、楼梯转弯处，要有灯光照明，使老人走路时能看清路面。许多老年人患有慢性病，活动不便，家属更应细心照看，外出、上下床、洗澡时，都应注意防止跌倒。

注意锻炼。有些老年人因害怕跌倒而不敢活动，这样反而不好，时间久了关节会僵化，肌肉萎缩，使腿脚更加不灵活。所以，老年人每天应参加力所能及的体育锻炼，做广播体操、打太极拳、练气功、散步等，这样能增强老年人的体力，促进骨骼的新陈代谢。

防治骨质疏松症。老年人骨折的内因可以说是骨质疏松，因此在饮食上应注意补充钙质，每天吃些牛奶、豆制品、芝麻酱、新鲜蔬菜及海产品等，以预防骨质疏松，在为老年烹制菜和汤时，可适当添加些酸性调味品，如烧鱼、排骨时加些醋和糖，这样既能增加食欲，又有促使食物中钙的溶解，易被人体吸收和利用，同时可补充含维生素 D 多的食物如蛋白质、鱼肝油、动物肝脏等，还要经常晒太阳，可使体内维生素 D 数量增加。

## 八、冬季美容与养生

### （一）冬季皮肤保健

1. 皮肤洗浴

冬季皮肤忌洗浴太勤，洗浴时不宜用碱性肥皂，水温不宜过烫，揉搓不宜过重，以免破坏皮肤表层的皮脂，使皮肤变得更为干燥，导致皮肤发痒、皲裂。洗澡以每周 1～2 次为宜，浴后可擦些甘草油、润肤膏等，以保持皮肤湿润。

2. 保温防寒

冬季裸露部位易冻伤，应注意这些部位的防寒保暖，可围围巾、戴手套或穿棉鞋等。

3. 穿着柔和

摩擦可产生静电，刺激皮肤，引起瘙痒。冬季气候干燥，穿衣较多，更宜产生静电。因此，冬季宜选用纯棉、真丝之类的衣物，同时还要注意搭配，穿了涤纶衬衫就不要再穿腈纶毛衣，里面穿了合成纤维的衣服，外面就不宜再穿绝缘性的涤纶外衣，以防产生静电。

4. 加强锻炼

冷水洗脸或擦身、空气浴、日光浴等，可增强皮肤适应能力，以适应气候的变化。

5. 饮食调理

缺乏维生素 A 时，皮肤易干燥，出现鳞屑，甚至出现棘状丘疹，因而冬季宜多吃些富含维生素 A 的食物，如猪肝、禽蛋、鱼肝油等。

若人体缺乏亚油酸，皮肤会变得干燥，鳞屑增厚。因此，冬季宜多吃些富含不饱和酸的食物，如芝麻（麻油）、黄豆、花生等，它们含有丰富的亚油酸等。

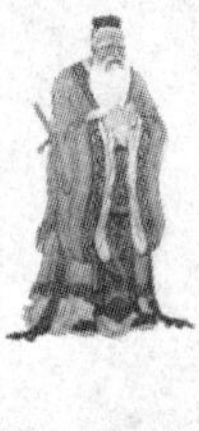

## （二）冬季的皮肤保养便方

皮肤是人体的“外表”，皮肤的健美当然非常重要了，怎么才能保护皮肤或使皮肤健美呢？在日常生活中也有一些学问：

1. 皮肤80%的成分是水，水喝得越少，皱纹就会出现得愈早。一个正常成年人，每天能喝水2.5升（包括其他饮食物中所含的水分），就能满足皮肤的需要。

2. 如果维生素A缺乏，皮肤就会干燥皲裂，因此必须防治维生素A缺乏症。

3. 适当的日光浴对人体健美有好处，但千万别盲目追求日光浴，尤其是在冬日坏天气里，皮肤的保护素有所减少，若在太阳下过度曝晒，就会使皮肤加速衰老，且易致癌。雪光能反射和增强阳光中的紫外线，有烧灼的危险，亦是皮肤癌的促成因素，所以在满地的白雪中要特别小心日光的曝晒。

4. 为预防寒风吹裂皮肤，适量地涂抹一些润肤香脂，对皮肤有一定的保护作用。但为追求“美”而在脸或手上涂搽大量膏脂香粉、口红胭脂，则不但不能保护皮肤，反而会使肌体器官的协同代谢作用紊乱。

5. 把少许橘皮放入脸盆或浴盆中，倒入热水浸泡，不但可发出阵阵清香，用这种橘皮水洗脸、浴身，还能润肤，治疗皮肤粗糙。

6. 冬季，皮肤干燥容易皲裂，特别在干燥的北方，这种现象更容易发生。治疗的方法有：

（1）煮熟两个鸡蛋，取出蛋黄，放入铁锅中用小火熬成油状，冷却后将其涂在皲裂皮肤表面，每日2次，3～4天可以痊愈。

（2）取香蕉1只，捏熟后，开一个小孔，将香蕉肉挤出，放在手心抹擦皲裂处，干后，手心手背均有光滑感。每晚洗净手、足后使用，一般连用几次即愈。

（3）每晚睡前，先用热水浸泡皲裂处几分钟，使其软化。然后用鱼肝油丸2～3粒，挤出其液体涂在裂口部位，每晚1次，1周左右可愈。

（4）将醋与甘油以5∶1的比例调匀，每日2次涂抹在皲裂的部位，皮肤就会变得光滑而细嫩。

7. 将1小杯醋或小匙蜂蜜，倒入浴水中，用以沐浴，可使人皮肤十分光滑、清爽、精神振作。

8. 冬天的西北风强烈而干燥，皮肤裸露部分的水分蒸发就快，易引起剧烈收缩，拉紧而爆裂，所以要注意保暖，减少风吹。

9. 多次用碱性强的肥皂洗脸、洗手，会加速皮肤的损伤。合理方法是用热水、冷水交替洗脸，洗后涂上护肤用品。

10. 如常做面部按摩，能增强皮肤血液循环，加强防寒抗病能力，恢复由于冷空气刺激而变弱的皮肤弹性。

11. 经常给皮肤补充油脂和水分，以维持外表的油水平衡。不论哪类皮肤，冬天使用带油质的护肤用品比较好。

## （三）老人冬季护肤

老年人皮脂腺分泌减少，皮肤缺水易干裂，再加上冬季气候干燥、寒冷，尤应注意皮肤的保养,不宜久晒太阳,以免加速皮肤的脱水、老化,使皱纹增多。

冬季,老人不宜洗澡过勤,以免破坏皮脂,使皮肤变得粗糙,乃至皲裂。一般以每周洗一次澡为宜,水温要适度,以免使皮肤血管扩张,易引起脑部供血减少,造成晕厥。

平时,要注意保持皮肤的湿度,面部和手部应擦些油质护肤品,对皮肤娇嫩的眼角周围应加以轻轻的按摩,以延缓鱼尾纹的出现。

喜欢晨练的老人,外出前应对身体暴露部位的皮肤先作一番按摩,以促使血液循环,避免冻伤;晨练之后,宜用低温水或冷水洗脸,以使皮肤逐步适应,避免损伤皮肤。

## (四)冬季护肤的禁忌

### 1. 忌用含酒精的化妆品

冬季护肤忌用爽肤水、收敛剂等含酒精的化妆品,以免酒精挥发,使皮肤水分流失。

### 2. 忌用去油力强的洁肤品

冬季护肤,宜用温和的洁肤乳或含油脂的香皂,以免破坏皮肤的油脂。

### 3. 忌用热水洗脸

热水去油力强,能冲走皮肤油分,导致水分流失,使皮肤更加干燥和瘙痒。

### 4. 忌室温过高

室内温度过高,湿度就会相对下降,易致皮肤水分流失。

### 5. 忌浴后立即干身

洗澡后,为防止皮肤干燥和瘙痒,应在身体半干之际涂上适当的润肤品,以留住水分。

### 6. 忌用纯甘油护肤

甘油具有很强的吸水性,冬季日常使用的是含20%水分的甘油,因其吸水性不强,可使皮肤湿润,不至于干裂。而纯甘油吸水性过强,大量吸收水分,反而使皮肤干燥、灼痛。

## (五)冬季防止嘴唇干燥

冬季,风大或是寒冷时,皮肤表层水分易蒸发,再加上维生素的缺乏,使嘴唇变得干燥。因此,冬季应多吃水果、蔬菜,以补充维生素,并应多饮水,涂抹护唇膏或护唇油。

此外,还应经常按摩嘴唇,每天早上洗脸后或晚上临睡前,在嘴唇上搽点润肤霜,然后用指腹轻轻按摩,以促进血液循环,使润肤品迅速达到嘴唇皮下。按摩后再用面巾纸抹去,然后搽上润唇膏,使嘴唇变得更加滋润。

## (六)头面部的健美

头面部是人体的“对外窗口”,所谓美容,就是对以头面部为主的容貌施以健美措施。在家庭日常生活中,也有不少经济、方便、实用而有效的美容方法:



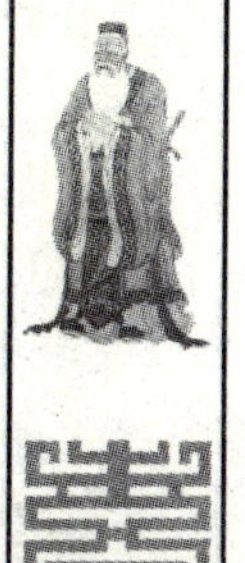

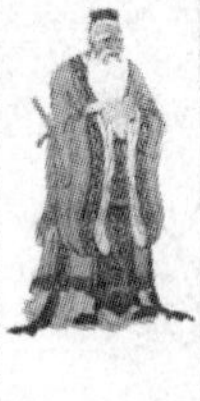

1. 每天起床后,活动身体,让周身暖和后,深吸一口新鲜空气,再将脸部浸入冷水中,如此 3 次,天天坚持。冷水浸脸,可以保持面部皮肤的青春光泽,延缓面部皱纹的出现。

2. 牛奶美容新法

现代医学研究证明,牛奶的美容效果确实胜过某些化妆品。被誉为营养界泰斗的台湾省林庆文博士认为,牛奶中的酵素,可使皮肤产生美容效果,同时也可促进皮肤表层的分解,使皮肤光洁细腻,他还说:“牛奶中极细微的脂肪球如果附在皮肤表面,就如同面霜布满全身一样,皮肤会受到滋润而逐渐显出光彩来。”下面介绍几种外用牛奶美容的方法:

(1)用纱布或脱脂棉蘸着牛奶涂满整个面部和颈部,等牛奶结成薄膜、干成粉状后,用清水将其洗净。

(2)晚上临睡前,取半盆热水加入几勺牛奶,用水蒸气薰蒸面部,15~20 分钟后,趁毛孔张开时,用此水洗脸,并轻轻按摩面部,帮助皮肤吸收。

(3)在蜂蜜中加入少量脱脂奶粉,再加入少量温开水,调成糊状,均匀涂在面部,1 小时后用温水洗掉。

(4)使用以牛奶为主要原料的化妆品,如鲜奶防晒霜、鲜奶抗皱增白粉蜜等。

3. 面部按摩美容法

首先清洗面部和双手,取坐位,双手指蘸上按摩膏或其他护肤霜,在面部作轻柔滑动按摩和螺旋式按摩,按摩方向应尽量与面部肌肉起止方向一致,由下向上、由里向外进行。按摩顺序为①下颏→两侧面颊→颞部。②人中→两侧口角周围。③下唇中部下方→两侧口角周围。④鼻翼旁→双颊。⑤双眼内眦→经上眼睑→眼外眦→经下眼睑→眼内眦。⑥鼻翼两侧→鼻根→眉间→左右颞部。⑦眉弓→发际。

按上述顺序每个动作按摩 10 次左右,整套动作约需 10 分钟,每天早晨和晚上睡前进行按摩最为适宜。面部患急性炎症及其他皮肤病时暂停按摩。

4. 冬天萝卜上市,将白萝卜皮捣烂取汁,再加入等量开水用以洗脸,可使皮肤清爽滑润。

5. 用洗面奶洗净面部皮肤,再以蛋清涂敷面部并保持 15~20 分钟,然后用清水洗净,抹上面霜,面部会变得收紧、柔滑而有光泽。

6. 面部雀斑可用白茄子切片搽涂斑点,坚持下去,直至雀斑褪除,一般数日可见效。

7. 长“酒糟鼻”的人,可常用精盐涂搽鼻部位,一日多次,日久渐可好转。

8. 牙齿黄黑的人,可用墨鱼骨研细末拌在牙膏中,刷几次牙,牙齿会变得洁白如玉。如牙齿因烟垢变黄,可将食醋滴在牙膏上刷牙,坚持数日,可收良效。

9. 由于嘴唇没有汗腺,故在干燥多风的秋冬季节最易受到“侵袭”,嘴唇养护的重点在于防止其干裂,保持其红润为主。可选用富有油脂、蜡和维生素等原料的润唇膏,涂上一层厚厚的油脂保护层,3 分钟后,用软毛刷轻轻摩擦嘴唇,把硬皮、皱皮除去,然后再涂一次滋润唇膏。

如果不喜欢用唇膏,也可用蜂蜜,方法是:在嘴唇上涂上一层蜂蜜,保持 5~15 分钟。

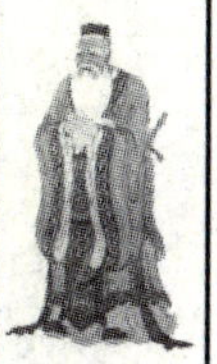

10. 颈部健美操

美容专家的研究表明：人们经常坐着工作，或低着头看书、写字、走路，颈部的肌肉很少用，脂肪堆积较多。有的人脖子上的脂肪很厚，甚至拖拉下来，看上去是“双下巴”，深深的皮褶，使人显得很“富态”。究竟怎样才能消除颈部的皮褶呢？美容师根据多年的实践经验，编了一套练习方法，各位朋友可以试一试。

①抬头到极限，后脑壳紧贴背部，下嘴唇压住上嘴唇，静止两秒，然后，用力低头，下巴贴住胸部。重复做4～6次。②头颈慢慢向左扭转到极限，然后再慢慢向右扭转。重复4～6次之后，快速完成同样动作8～10次。③慢慢地右转头，同时做抬头动作，然后向左做同样动作。重复4～6次。④头颈向侧面旋转，尽力用下巴接触肩部（不能耸肩），左右各做4～6次。⑤颈部侧屈，同时倒头尽力用耳朵去接触肩部，左右各做4～6次。⑥头颈绕环运动。头颈由直立位开始向下、向右、向后、向左、向下。然后向相反方向做。重复6～10次。⑦伸长脖子，头向前探，下巴用力向上抬起，静止两秒，复原后低头，下巴贴紧胸部。重复4～6次。⑧双手头后相交，后脑壳用力贴紧双手，头颈用力向后快速振动，与此同时，双手用力向前给予一定阻力。重复4～6次。⑨双肘撑在桌子上，双手相叠，托住下巴。开始颈部放松，用手顶起下巴，然后下巴用力下压，双手适当给予阻力。重复4～6次。⑩经过10～12天练习之后，每节练习的重复次数应增加2倍，直到每节完成20～25次。

为了达到良好的锻炼效果，应当同时进行全面身体锻炼，注意合理的营养，少吃脂肪与糖分高的饮食，不要躺着看书，睡觉时枕头不要太高。

11. 自然美容三字经

（1）多仰卧。科学家认为，足够的睡眠和正确的睡眠体位是减少皱纹的最佳方法。皮肤细胞分裂最活跃的时间是晚上十点至凌晨二点，仰卧睡姿，不用枕头，面部肌肉处于最佳松弛状态，血液循环不受任何干扰，面部皮肤能享受到足够的氧气与养分。婴儿正处于容貌定型阶段，仰卧有助于五官端正、脸庞美丽。

（2）能大便。大便中含有许多食物分解物，如长期地存放于人体肠道内，一些不良分解物和色素会被肠道重新吸收，不仅影响身体健康，也不利于皮肤美容，因此，要养成每日1次大便的习惯。

（3）勤咀嚼。经常像吃东西那样咀嚼，嚼后将唾液咽下去，也可咀嚼口香糖，使面部的肌肉得到锻炼。咀嚼口香糖，能锻炼面部和颈部肌肉，使其逐渐发达，面部显得健美，咀嚼口香糖，还能使面部下垂的肌肉收紧，皮肤皱纹消失，显得年轻漂亮。面部美容除了嚼口香糖之外，平时吃东西时还要注意两侧轮流咀嚼，不要单用一侧嚼，以免一侧咀嚼肌肉发达，另一侧咀嚼肌萎缩，形成偏脸。

## （七）手的冬季保养

有人把手比喻为人的第二面孔，可见双手在仪表的整体效果中占有不容忽视的地位。手的保养和美化，对整体美有很大的影响。在生活中我们可通过清洁、护肤、按摩及修剪等几方面进行手部的保养。

洗手是常用的清洁方法。回家、临睡前，要用洗手液或香皂洗手，必要时还可用手刷轻轻刷去指甲下及皮肤中的污垢，擦干后薄薄地涂上一层保湿性较强的护肤霜或乳液。

每天按摩双手是重要的保养手段。按摩可促使皮肤温度升高，血管扩张，血液循环加快，促进手背皮脂腺分泌，增强胶原纤维、弹力纤维的活性，使皮肤表面柔润细腻，富有弹性，方法是先洗净双手，取适量花生油或橄榄油，加进一小勺蜂蜜，混匀后涂满双手，然后左右手相互轻轻按摩，按摩完毕，最后用温水洗净双手。

定期修剪指甲是保养双手的必须程序。修剪前应将双手浸泡在温热水中，使指甲及周边皮肤软化，以便于修剪。修剪时以手指外型为基准，并作适度必要的矫正，长指甲已逐渐退出流行行列。修剪完毕后若要涂指甲油，应从两边开始，一边一下往中间刷，指甲沟处应留少许空隙不涂。注意指甲油在挥发成膜时会带走水分，长期下去会使指甲变干变脆。因此，应尽量少涂，且一次不可涂得过厚，如果涂过的指甲油开始剥脱，应用洗甲水开始洗净，休息一段时间后再涂。

杜绝咬手、啃指甲等陋习。还要尽可能少接触强酸强碱、油污和有机溶剂。

## （八）冬季乌发药粥

**1. 黑豆芝麻粥**

原料：黑豆30克、芝麻20克、粳米100克。

制法：粳米、黑豆洗净煮粥，芝麻炒香研末，粥熟加入芝麻拌匀，可咸可甜，早晚服用。

功效：健脾补肾乌须发，滋润肌肤。适宜于头发早白、头发干燥灰黄。

**2. 首乌红枣粥**

原料：首乌30克，红枣10枚，粳米100克。

制法：首乌切片水煎30分钟，去渣取汁，红枣、粳米洗净熬粥，粥成加入首乌药汁，红糖适量拌匀，早晚服用。

功效：有益肝肾，黑须发及延年益寿之功。

**3. 黄芪黑米粥**

原料：黄芪30克、黑米100克。

制法：黄芪切片水煎30分钟，去渣取汁，黑米洗净煮粥，粥成加黄芪汁、蜂蜜适量拌匀，早晚服用。

功效：补气血、乌发，适宜于头发枯黄、分叉等患者服用。

**4. 黄精山药粥**

原料：黄精30克，山药50克，粳米100克。

制法：黄精洗净切碎、山药去皮切小块，与粳米共煮粥，蜂蜜适量拌匀，早晚服用。

功效：滋肾益精，乌发，滋润皮肤，用于须发早白，头发枯黄的患者。

**5. 萝卜黑芝麻粥**

原料：红、白萝卜各50克，黑芝麻20克，粳米100克，糖适量。

制法：萝卜洗净切丁、黑芝麻洗净炒香研末，粳米、萝卜煮粥。粥成放黑芝麻末、糖或蜜适量拌匀，早晚服用。

功效：健脾胃、宽胸顺、养发乌发，适宜于头发灰白、干燥无光泽的患者，并有增白皮肤之功效。

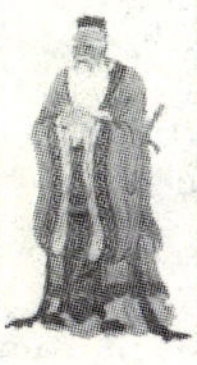

# 九、冬季运动与养生

## (一)冬季健身的最佳时机

人体的生理活动受生物钟所控制,按生物钟规律来安排运动时间,对人体更有利。就冬季而言,最好将健身运动的时间安排在下午的14点至19点之间比较理想。

因为,此时的室外温度和人体自身温度都比较合适,而且人体的各种生理功能都处于最佳状态,体力比较充沛,肌肉承受能力也较其他时间高出50%,比较容易进入运动状态。

## (二)冬季健身的注意事项

坚持冬练,可减少感冒等疾病的发生率。俗话说:“冬天动一动,少闹一场病;冬天懒一懒,多喝药一碗。”也说明了冬季锻炼的重要意义。但是,冬季锻炼宜讲究科学性。具体来说,应注意以下几点:

### 1. 运动不宜过于剧烈

《养生延命录》中说:“冬月天地闭,阳气藏,人不欲劳作出汗,发泄阳气,损人。”适当活动,微微出汗,可增强体质,提高耐寒能力。若大汗淋漓,则有悖于冬季养藏之道。

### 2. 做好准备活动

冬季气温低,体表血管遇冷收缩,血流缓慢,肌肉的黏滞性增高,韧带的弹性和关节的灵活性降低,如果没有充分的准备活动,突然进行剧烈运动,极易发生损伤。

因此,锻炼前要做好充分的准备活动,比如甩手、伸臂、踢腿、转体、扩胸等,以提高肌肉与韧带的伸展性和关节的灵活性,尽量避免运动损伤。

### 3. 注意呼吸

鼻腔能对空气起加温作用,并可挡住空气里的灰尘和细菌,对呼吸道起保护作用。在运动过程中,由于耗氧量不断增加,鼻呼吸难以满足需要,此时可用口鼻混合呼吸,口宜半张,舌头卷起抵住上腭,让空气从牙缝中出入,以减轻冷空气对呼吸道的不良刺激。

### 4. 心境应平和

冬季,阴精阳气均处于藏伏之中,机体功能呈现出“内动外静”的状态。锻炼时要保持心境平和,注意精神内守,做到心静与身动的有机结合,以保养元气。

### 5. 冰雪天宜防滑

坚持冬跑者,遇冰雪天气,要特别注意防止滑跌,以避免意外。

### 6. 健身宜在日出后

冬季空气的洁净度差,尤其是在上午8时以前和下午5时以后最为严重。因为这个季节清晨的地面温度低于空气温度,空气中有一个逆温层,接近地面的污浊空气不易稀释扩散,再加上冬季绿色植物减少,空气洁净度会更差。若此时锻炼身体,不但无益反而会有损健康。所以，冬季锻炼不宜起得过早，最好等待日出之后再进行。

7. 注意保暖

晨起室外气温低，宜多穿衣，待做些准备活动，身体温和后，再脱掉厚重的衣裤进行锻炼；锻炼后要及时加穿衣服，尤其是冬泳后，宜迅速擦干全身，擦红皮肤，穿衣保暖。

8. 适当摄食饮水

晨起后最好饮杯温开水，以稀释血黏度，洗涤体内聚积的毒素；进行健身锻炼之前，可适当吃几片面包，或喝点牛奶等，以避免发生低血糖。

9. 择好场地

冬季室外锻炼，应选择向阳、避风、安全而无污染的场地。大风、大雾的天气不宜在室外锻炼；室内锻炼时要保持空气流通。

## （三）中老年人冬季锻炼

1. 谨防超负荷锻炼

锻炼后感到精力充沛、心情愉快、睡眠及食欲好，或虽有疲劳感，但经休息后即可恢复正常，说明运动量比较合适。否则，就要注意调整运动量和健身方式。

为控制运动量，可采用心率测定法，即健康老人锻炼中的心率数 = 180 - 年龄；孱弱老人心率数 = 170 - 年龄。比如 60 岁的老人，运动中他的心率不能超过 120 次/分钟。

若在锻炼过程中，脉搏太快，并出现心胸闷郁、头昏眼花、心律紊乱等，应立即停止运动，并请医生检查，以及早发现某些潜在的病变。

2、健身运动应循序渐进

中老年健身锻炼，要根据身体状况和运动能力制定健身计划，切忌盲目提高运动强度和运动时间，负荷量的递增要因人而异，也不可一曝十寒。

3、选择合适的运动项目

根据自身状况选择适合自己的运动项目，如步行、慢跑、打太极拳等。

4、不宜做的动作

不宜头朝下倒立；不宜做较长时间的低头、后仰动作；不宜骤然前倾身体、弯腰；不宜做翻跟头、劈叉等大动作；不宜屏气；不宜做快速反复下蹲起立动作；不宜快跑等。

## （四）冬季长跑

1. 热身运动

足尖点地，交替活动双侧踝关节；屈膝半蹲，活动双侧膝关节；交替抬高和外展双下肢，以活动髋关节；前后、左右弓箭步压腿，牵拉腿部肌肉和韧带。

2. 长跑的姿势

上身稍微前倾，两眼平视，两臂自然摆动，脚尖要朝向正前方，不要形成八字，后蹬要有力，落地要轻柔，动作要放松。

当脚前掌着地时，跑的速度快，但比较费力；若是全脚掌落地过渡到前掌蹬地，则腿后面的肌肉比较放松，跑起来省力，但速度较慢。

**3. 长跑时的呼吸**

长跑属于有氧代谢运动，一般情况下，以四步一呼吸为宜。刚开始时，氧气供应落后于肌肉活动的需要，会出现腿沉、胸闷、气喘等现象，这属正常的生理反应。如果感觉比较难受，可停下来步行几百米；若感到特别不适，则应停止长跑。

**4. 跑后要慢步**

长跑后不要马上停下休息，应慢步几百米，再做一些腰、腹、腿、臂的放松活动。

需要提醒的是，患有心脑血管疾病、高血压和糖尿病者，皆不适宜进行长跑锻炼。

### （五）冬季跳绳

跳绳是冬季的一项时尚运动，对女性尤为适宜。它能增强心血管、呼吸和神经系统的功能，预防关节炎、肥胖症、骨质疏松等多种疾病，还可放松心情，有利于心理健康。

跳绳时全身的肌肉和关节应放松，脚尖和脚跟用力应协调；跳绳者应穿质软、轻便的高帮鞋，以避免脚踝受伤。对于初学者来说，最好选用硬绳，熟练后再改为软绳。

场地以木质地板和泥土地为好，切莫在很硬的水泥地上跳绳，以免损伤关节，且易引起头昏；胖人和中年妇女宜采用双脚同时起落，上跃不要太高，以免关节过于负重而受伤。

跳绳是耗能大的需氧运动，活动前应做好准备活动，适度活动活动足部、腿部、腕部和踝部等，跳绳后也应作些放松活动。

### （六）冬季步行

步行健身锻炼有其独到之处，它不需要任何体育设施，在公园或庭院都可进行，还可与思维活动结合起来，使灵感频频来临，而且又是人人皆宜的健身运动。

步行能加快体内新陈代谢过程，消耗多余的脂肪；能降血脂、血压和血糖，降低血液黏稠度，提高心肌功能；刺激足部穴位，增强和激发内脏的功能。

轻松而愉快的步行，给人以悠然自得、无拘无束的感觉，是一种精神享受，有助于缓和神经系统和情绪的紧张，对安神定志起到良好的调适作用。

冬季步行健身，可根据体质、年龄和爱好加以选择，比如散步或走健身步等，但中老年人最好走健身步。走健身步时，步子要大些，速度宜慢些，每分钟走60～70步为好。

### （七）冬泳

冬泳不仅是对身体机能的锻炼，也是对人的意志的锻炼。冬泳一分钟的运动散热量，大约相当于在陆上跑步半个小时的散热量。冬泳时因为不出汗，因此体内矿物质没有失散，从这个角度看，冬泳的锻炼效果比较好。冬泳的另一个良好效果是提高人的耐寒能力。冬泳的人比一般人更能耐寒，身体对外界的适应性比一般人



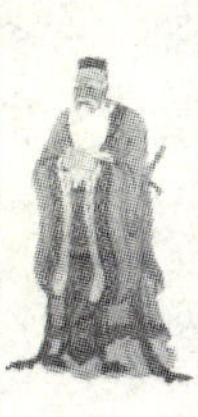

强，因此生病的机会比不冬泳的人少。

冬泳必须逐步适应，不能急于求成。但到底游多少要因人而异，就是同一个人，也要因身体自我感觉如何随时调整运动量。身体和精神状态都很好时，也不要超过500米或20分钟，一般人以游200米左右为最佳。如果水温在10℃以下，身体很健壮，情绪又佳的人可以游200米或5分钟，一般的人游100米或2~3分钟就可以了。

冬泳不仅要科学规划运动量和时间，还要讲究持之以恒。感冒较重、疲劳过度、睡眠不足时不要冬泳。冬泳是一种高散热运动，冬泳者必须吃得饱，吃得好。除了要吃一定数量的肉、蛋、鱼、虾之外，还要多吃蔬菜，特别是绿叶蔬菜。

冬泳应选择水质清洁，没有污染的水域进行。

### （八）慢跑

慢跑又叫健身跑，是指以健身为目的、平稳、放松的慢跑，是冬季较为适宜的体育运动项目。从运动医学的角度看，健身跑能够达到增强体质、恢复健康的目的。经常进行跑步锻炼的人，心肺功能比不跑步者要强。经常跑步者平时心率慢而有力，心脏每次跳动输血量多，呼吸深、肺活量大；在剧烈运动的时候，能够承担增加较多的心跳次数和呼吸次数，促进血液和氧气的循环，从而使人能担负比较繁重的脑力劳动和体力劳动。

健身跑的时候，跑的动作要轻松自如，身体稍微前倾，后蹬力比较小，全脚掌着地，落地的时候应该柔和而有弹性，两臂摆动要自然，幅度不要过大，呼吸应该深长而有节奏。开始练习健身跑的时候，速度要慢，距离要短，逐渐增加距离和速度，先跑5~10分钟，以后渐增加到20~30分钟，跑时以轻松稳健，不感胸闷气逼为度。

健身跑适合于老年、中年、青少年男女锻炼，绝大多数慢性病患者，只要注意循序渐进，都可以获得满意的效果。

跑步以前要做准备活动，以免肌肉拉伤和关节韧带扭伤。

### （九）散步

散步是一种安全有效的冬季锻炼方式，它能够使上肢、下肢及腰腹部的肌肉保持一定的紧张度。使新陈代谢加快，使心肌收缩加强，肺通气量增加，改善肺等器官的功能。由于散步过程中血液循环加快，有助于各器官代谢废物的清除，增加其氧和营养物质的供应，因而能加速疲劳的消除，不失为一种积极的休息方式。

散步有慢速和速度稍快两种。前者适于年纪较大，体弱和刚开始进行锻炼的人，步速平和，每分钟20步左右；后者要求一定的速度，既可消除疲劳，又有效地增强了体质，活动量较前者大，步速约每分钟100步。散步这种健身运动宜坚持进行，每天时间不少于半小时。散步最好的时间宜选在傍晚树木较多的地方，一则树木较多会遮挡粉尘；二则经过一个白天，树木多的地方氧气的浓度达到最高，选择这样的时间地点均有益于人们的身体健康。

### （十）太极拳



太极拳具有补肾强身、防病祛疾及延年益寿的功效。有中老年人健身长寿“黄金项目”之美誉。常年打太极拳的人，不论在体态上，还是在心血管、呼吸、骨骼等系统及代谢功能方面都有一定程度的改善。据现代研究，人在缺氧的状态下免疫力比较低，容易感染疾病，所以在选择运动方式时，尽量选择那些不使身体缺氧的运动方式，太极拳就是最好的运动方式，它不仅不使机体缺氧，而且它那柔和的运动可以使机体细胞的供氧充分，从而提高免疫力，这对于身体抵抗能力较弱，体质较差的中老年人来说，的确大有好处。

打太极拳时应注意动作要柔缓均匀，连贯圆活。练拳时“用意不用力”，全身肌肉放松，动作以意识作导引，使中枢神经的兴奋和抑制得到调整。练拳时呼吸要匀细、深沉、稳定和有节奏，拳术变换要“以腰为轴”。俗语说，太极拳就是画圈，无论什么动作都做到圆润而不僵，这些都能有效地活跃胸、腹部的血液循环，促进胃肠功能。

打太极拳的运动量，可以通过拳术动作的快和慢，架子的高低进行调节，动作慢，架子低，运动量就大；动作快，架子高，量就小，练一套简化太极拳以 4 ~ 8 分钟为宜，练传统的太极式大架拳以 9 ~ 20 分钟为宜。

### （十一）迪斯科

迪斯科节奏强烈，具有热烈、奔放、粗犷的风格。跳迪斯科时，躯体各部分的扭曲、旋转、倾斜、撞击、挺伸等动作，运动量比较大。迪斯科的节奏频率几乎跟人体心脏的频率相等，因此，大运动量的迪斯科操对增强心血管系统功能非常明显。迪斯科音乐节奏感强，能大限度地把人体大脑皮层的兴奋点迅速转移开来，从而缓解了神经系统的紧张状态。因此说迪斯科在运动和音乐两方面，都给人以保健作用。

据观察发现，每天跳半小时迪斯科，相当于跑 7 公里路，如能每天坚持，对增强体质十分有益。半小时的迪斯科操，可在早晨全部做完，也可分早晨和晚上两次做完。早晨必须注意缓慢活动颈部及肩部，放松一下，以免突然剧烈活动造成类似落枕的现象。晚饭后不要立即做操，临睡前 15 分钟内也不要剧烈活动。除此以外，要注意开启窗户，让尽量多的新鲜空气进入室内。一般可采用欧美反胯式迪斯科作为保健操，这种迪斯科简单易学，也很有自由发挥的余地。所以，迪斯科是冬季有效的健身项目。

练习迪斯科应循序渐进，否则会欲速不达。

### （十二）滑冰

滑冰是冬季最为适宜的体育锻炼项目，既能增进体质，提高多系统的功能，又能增加机体的代谢，产生热量，抵御寒冷，有益于调节情绪，恢复疲劳。

滑冰时，由于气温低，速度快，故极易发生冻伤。因此，滑冰时应注意以下几点：①要做好准备活动，使身体发热，各关节活动开。握住脚趾前后左右摇动，用手搓热耳、鼻、手背等裸露部位，然后再上冰。②鞋袜要合适，衣帽要保暖。鞋袜过于紧小影响血液循环，使末梢血液受阻，易发生冻伤。③上冰时间不宜过长。时间过长易使一些部位冻麻，失去知觉，以致发生严重冻伤而未觉察。④一旦发生冻伤，要妥善处理。不要用火烘烤或热敷冻伤部位。若脚与鞋袜冻在一起，不要用力拉拽，以免伤了皮肤。冻伤严重时应请医生治疗。

### （十三）臂跑

最近，国外运动医学专家们提出，臂跑可以代替跑步，收到与跑步同样的效果，而且不受场地限制，也没有受伤的危险。

下面介绍几种臂跑运动的方法（最好是多种方法综合进行，渐渐增加到每种方法5～10分钟）：①臂跑的准备活动：早晨起来第一件事就是活动手指和手腕，好像玩健身球或做甩手动作，以促进血液循环。②单车手：平躺仰卧，手臂向上伸直，然后做转动单车脚踏的动作。③飞翔：站立，两臂伸向两旁，好像鸟扑翼似地慢慢挥动手臂。④打沙袋：想象面前有个沙袋，用拳头击过去，或是与一个假想的对手在打拳。⑤抛球：拿一个球抛向空中，落下时接住，或者让球弹在地上、墙上再接回。如果没有球，也可做抛球的手势，每臂做10次，稍稍休息，再做10次。

### （十四）简易运动

中医素有“食补不如气补”之说。“冬天动一动，少闹一场病；冬天懒一懒，多喝药一碗。”“气补”或“动一动”就是运动。简便易行的方法是：晨起或睡前叩齿50下左右，舌在口内左右转动各5圈，鼓漱40次左右，分二三次咽津液入丹田。调息入静后，再练“吹”字功40次左右。吸气时两手经腰后上提至胸前、耸肩，呼气时念“吹”字（不出声），提肛收腹、脚趾抓地，两手由胸前落至膝，屈膝半蹲。然后，双手攀足，站立或直腿，双手下按足背或抓脚趾，稍停，反复慢做10次左右。再搓腰50～100次。最后，倒退走半小时左右。

冬季昼短夜长，阳光微弱，应多在室外锻炼，以补阳光照射不足。在冷空气中活动可增强神经调节机能，提高造血功能和抵抗力，但不宜出大汗，以防感冒。

## （四）冬季体育运动注意要点

冬季气候严寒，宇宙万物都处于收藏状态，人们的健身应注意防寒保暖，使阴精潜藏于内，阳气不致妄泄，与冬季的自然气候相适应，才能“阴平阳秘”、祛病延年。冬日虽寒，仍要持之以恒进行锻炼，这是强壮身体的重要方法。但要避免在大风、大寒、大雪、雾露中锻炼。

另外，在冬天冷高压影响下的早晨，往往会有气温逆增的现象，即上层气温高而地表气温低，大气停止上下对流活动，因而工厂烟囱、家庭炉灶等排出的化学性大气污染物不能向大气上层扩散，淤积和停留在下层呼吸带。这时，在户外做早锻炼的人们正好身受其害。因此，从大气污染的角度来看，早晨室外锻炼是不适宜的，尤其对一些老年人更不适宜。

还有，冬季户外锻炼，应根据自己体质加以变换和调节。对心血管病患者，应禁止作急剧运动，运动量要循序渐进，可做徒手体操、散步、试打太极拳。患有呼吸系统疾病的中、老年人，如老慢支、肺气肿、哮喘、肺心病、低血压等，应避免静止的肌肉用力。在冬季寒冷季节，要严格坚持用鼻呼吸，避免冷气直入肺部。对消化系统疾患的中老年人，要加强腹肌锻炼，使腹肌强度增加，提高腹内压，促进胃蠕动，使消化道器官功能好转。患有风湿性或类风湿关节炎的中老年人，更应该进行户外活动，以改进关节内及其周围器官内的血液循环，减轻疼痛。活动时，对关节部位要适当增加保暖，可进行适当散步或打太极拳，并可做关节部位的按摩。

### （十五）冬日耐寒暖身操

冬日养生最棘手的就是御寒暖身问题。练养肾法、洗脚擦足心无疑是有效的方法，这里再推荐卧式和骑马蹲裆式两种耐寒暖身操，以供选用。

**1. 卧式冬日耐寒暖身操**

取卧式，仰卧床上，上盖棉被。棉被最好是质地软、重量轻、御寒好的丝棉或鸭绒被。平卧，两脚分开，与肩同宽，双手放在身体两侧，离身一拳，五指自然伸直，手心向下。枕头宜高10厘米左右。

双目微闭，两唇轻合，舌尖轻抵上腭。排除杂念，意守丹田，意念腹部丹田有一炯炯红日向人体上下四周放射，温煦全身。

采用腹式呼吸，鼻吸气，口呼气，呼吸宜匀细深长，在静心息虑中呼吸吐纳。同时，由头到足趾自上而下逐一放松，反复放松3遍~5遍。

放松后，意守丹田30分钟，然后慢慢收操，起床活动或安然入睡。

练习本操，其要点全在放松入静，意守腹部丹田，意念丹田暖流温煦全身。练习过程中，口中津生，当猛力咽下，意念这津液深达腹部丹田，水火相济，生化无穷。

据有关文献记载及临床报道，凡练习较有成就者，三五分钟内即有明显的手、足、腹部热烘烘的感觉。有实验报道，15例练习者，练后有14例手心皮温增高近2℃，可见锻炼本操是耐寒暖身的有效途径。

采用本操锻炼，如无高血压、心血管疾病者，还可配合屏息法，耐寒暖身效果更佳。具体方法为：在完全放松后，采用深呼吸数息。即吸气时腹部尽量鼓起，至吸至不能再吸时用力屏息，默数数字，一直数至不能再坚持为止，略停数秒，将气缓缓呼出，同时放松全身。然后，略停数秒，再缓缓吸气，同时鼓腹、屏息、默数至不能屏气为止，略停数秒，再呼气、放松。如此反复做3次~5次。

应该指出，屏息法对血液循环系统造成的影响较大，耐寒暖身作用较好，但高血压、心血管疾病患者不宜采用。

**2. 骑马蹲裆耐寒暖身操**

采用站立姿势，两脚自然分开，与肩同宽，上身保持平直，头正颈直，含胸收腹，直腰拔背。

自然呼吸，呼吸宜均匀细长，不粗不喘，两目微闭，口唇微合，舌抵上腭。祛除杂念，息心静虑，全身放松，意守丹田。

放松入静后，重心下移，两腿着力，两手慢慢自两边提起，同时两膝微屈，上身下沉。待两手提至与肩平齐，身体下蹲至骑马蹲裆姿势后，两肘下沉，手掌前臂向外向胸划圆弧，连做36次。

然后，慢慢恢复站立姿势，叩齿100次，口中津生，用力咽下，用意念送至腹部丹田。

应当强调，练习本操时，两手划动及叩齿，动作宜轻柔和缓，忌急躁，忌僵硬。

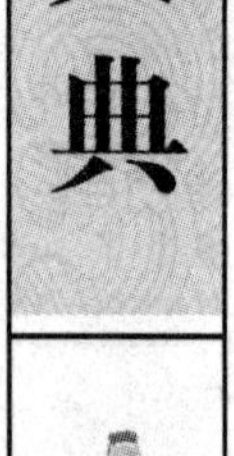

本操采用骑马蹲裆姿势，配合两手划弧，可使全身经脉得到疏利，叩齿咽津，能强身健体，只要依法坚持锻炼，可望在严寒的冬天，只穿衬衫、毛衣而全无寒意，精神健旺，步履轻盈。

## 十、冬季不同节气的养生精要

### （一）立冬节气与养生

#### 1. 节气特点

立冬，时值阳历 11 月 8 日前后。古人对立冬的解释为："立，建始也；冬，终也，万物收藏也。"立冬即万物开始潜藏。习惯上，我国民间常把这一天当作冬季的开始。

立冬时节，南方地区绵雨业已结束，平均气温一般为 12℃15℃，所以一般还不太冷。晴朗无风之时，常有温暖舒适的"小阳春"天气。但是，这时北方冷空气常频频南侵，可形成伴有雨雪的寒潮天气。高原地区这时已进入干季，湿度迅减，风速渐增。

中医学认为，立冬的到来是阳气潜藏、阴气盛极之时，此时，草木凋零，蛰虫伏藏，万物活动趋向休止，以冬眠状态养精蓄锐，为来春生机勃发作准备。

#### 2. 养生精要

立冬是一个天气渐近寒冷的节气，又是人们进补的最佳时期。中医学认为，这一节气到来以后，阳气潜藏，阴气盛极，草木凋零，蛰虫伏藏，万物活动趋向休止，以冬眠状态养精蓄锐，为来春生机勃发作准备。人类虽没有冬眠之说，但民间却有立冬补冬之习俗。每逢这天，南北方人们都以不同的方式进补山珍野味，认为只有这样，到了寒冷的冬天，才能抵御严寒的侵袭。那么在实际生活中，立冬节气里我们到底该注意些什么呢？

我国最早的医学经典著作《素问·四气调神大论》中指出：冬天是天寒地冻、万木凋零、生机潜伏闭藏的季节，人体的阳气也随着自然界的转化而潜藏于内。因此，冬季养生应顺应自然界闭藏之规律，以敛阴护阳为根本。

正如"冬时天地气闭，血气伏藏，人不可劳作汗出，发泄阳气"。因此，早睡晚起，日出而作，保证充足的睡眠，有利于阳气潜藏，阴精蓄积。而衣着的过少过薄、室温过低，既易感冒又耗阳气。反之，衣着过多过厚，室温过高则腠理开泄，阳气不得潜藏，寒邪易于侵入。中医认为："寒为阴邪，常伤阳气。"人体阳气好比天上的太阳，赐予自然界光明与温暖，失去它万物无法生存。同样，人体如果没有阳气，将失去新陈代谢的活力。

由于天气变得一天比一天寒冷，老年人要十分注重"老寒腿"的预防。

人的膝关节是个活动范围很大的负重关节，几乎承受着全身的重量，由于长年的磨损，是最容易老化的。老化后的膝关节往往容易发生骨性关节炎，造成行动不便。膝关节骨性关节炎主要是关节软骨发生退行性病变引起的，随之而发生关节及周围韧带松弛失稳，关节滑膜萎缩或增生，分泌的滑液减少或增加，引起关节肿胀，疼痛等。

膝关节骨性关节炎的发生与气候发生关系密切。因此,老人到了冬季应特别当心,注意膝关节的保健。首先应注意膝关节的保暖防寒;其次要进行合理的体育锻炼,如打太极拳、慢跑、做各种体操等。活动量以身体舒服、微有汗出为度,贵在持之以恒。

有些老年人认为,做膝关节前后左右摇晃动作可以锻炼膝部关节,因此经常以半蹲姿势,进行锻炼。事实上,这种锻炼方式是不可取的,因为半蹲时髌骨压力最大,摇晃则更会加重关节磨损,致使膝关节骨性关节炎发生。

3. **起居常识**

立冬后时序进入冬令,起居调养方面要切记“养藏”。立冬后,我国北方室内开始安置炉火或供应暖气了。漫长的冬季,长时间生活在使用取暖器的环境中,往往会出现干燥上火和易患呼吸系统疾病等现象。科学研究证明,人生活在相对湿度40% ~60% 、湿度指数为50 ~60 的环境中最为舒适。冬天,气候本来就十分干燥,使用取暖器使环境中相对湿度大大下降,空气更为干燥,会使鼻咽、气管、支气管粘膜脱水,使其弹性降低,黏液分泌减少,纤毛运动减弱,当吸入空气中的尘埃和细菌时,不能像正常时那样很快清除出去,容易诱发和加重呼吸系统疾病。此外,干燥的空气使表皮细胞脱水、皮脂腺分泌减少,导致皮肤粗糙起皱甚至开裂。因此,使用取暖器的家庭应注意居室的湿度,最好有一只湿度计,如相对湿度低了,可向地上洒些水,或用湿拖把拖地板,或者在取暖器周围放盆水,以增加湿度。如在居室内养上两盆水仙,不但能调节室内相对湿度,还会使居室显得生机勃勃和春意融融。

另外,居室中要勤开窗通风。通风可使室外的新鲜空气更换室内污浊空气,减少病菌的滋生。不通风的情况下,室内二氧化碳含量超过人的正常需要量,可引起头痛、脉搏缓慢、血压增高,还有可能出现意识丧失。因此,开窗很重要。不过应当只开朝南面的窗子,不能使居室中有穿堂风。

4. **养生食谱**

立冬是进补的好时期,此时进补,可为抵御冬天的严寒补充元气。立冬节气养生食谱介绍如下:

(1)卤煮火烧

**【组成】** 火烧5个,熟猪肠子125克,猪肺60克,豆腐泡50克,葱段、姜块、蒜片、花椒、大料、醋、酱油、精盐、豆豉、豆腐乳、香菜末各适量。

**【制法】** 将锅中加入清水,放入熟猪肠子、猪肺,加入葱段、姜块、蒜片、花椒、大料、豆豉、豆腐乳、酱油、精盐,用旺火烧开后,再煮15分钟,下入火烧、豆腐泡,再煮5 ~8分钟。捞出火烧、豆腐泡、猪肠子、猪肺。把豆腐泡切碎成丁,猪肠子、猪肺切成块。火烧切成块,放入碗中,再把猪肠子块、猪肺块、豆腐泡丁码在上面,撒上香菜末,倒入醋蒜汁,浇上锅中汤,即可食用。

**【食养作用】** 滑肠润燥,补肺益气,化痰止咳。

(2)薯饼扒素鸭

**【组成】** 豆腐皮2张,冬笋50克,烤麸50克,水发冬菇50克,山药450克,红薯300克,姜末、姜汁、姜片、酱油、精盐、料酒、鲜汤、面粉、白糖、水淀粉、香油、植物油各适量。

【制法】 将红薯上笼蒸熟，取出，捣成细泥，加入面粉、淀粉，揉均揉匀，做成10个圆饼。锅内加入植物油烧热，放入红薯圆饼，待煎至两面呈金黄色时，取出，放入盘内，待用。将山药上笼蒸熟，取出，去皮，挤压成泥；烤麸切成细末；水发冬菇掰成两瓣；冬笋切成4条，制成鸭腿、鸭翅膀、鸭脖子、鸭身的骨架。把剩余的冬笋，切成细末，放入碗内，加入山药泥、烤麸末、姜末、精盐、香油，调均拌匀，制成鸭肉馅料。锅内加入植物油，烧至六成热时，下入豆腐皮，炸至呈金黄色时，捞出，放入盆里用温开水浸泡，回软后，捞出，控净水。用1张豆腐皮和一半鸭肉馅料包制成鸭胸脯。把另1张豆腐皮切成5块，分别包上鸭肉馅料，再分别制成鸭腿、鸭翅膀、鸭脖子，在腿和翅膀的尖端插上笋条，再用冬菇剪成鸭嘴、鸭眼睛，分别安在鸭头上。把鸭腿安在鸭身上，放入大碗内，再安上鸭翅膀、鸭脖子，做成整只素鸭。锅内加油烧热，下入白糖、料酒、姜片、酱油、鲜汤，用中火烧沸几次，直至汤汁将干时，起锅浇在盛鸭的大碗内，再上笼蒸20分钟，取出，扣在盘内。锅内加入鲜汤，放入酱油、白糖、姜汁烧开，用水淀粉勾芡，淋上香油，起锅浇在盘中鸭身上，再将煎好的红薯圆饼围着鸭子摆一圈，即可食用。

【食养作用】 调中补虚，健脾养胃，清热解毒，防癌抗癌。

(3)橘饼糯米粥

【组成】 橘饼75克，糯米75克，白糖25克。

【制法】 将橘饼切成碎末。锅内加水适量，下入糯米，烧开，再改用小火熬煮成粥，加入橘饼末、白糖，稍煮，即可食用。

【食养作用】 健脾养胃，润肺理气，化痰止咳。

(4)爆鱿鱼卷

【组成】 鱿鱼250克，胡萝卜50克，葱花、姜丝、蒜片、花椒水、醋、酱油、鲜汤、精盐、料酒、淀粉、植物油各适量。

【制法】 将鱿鱼用温水泡发，捞出，剞上十字交叉花刀后，再切成条；胡萝卜切成象眼片。锅内加入植物油，烧至六成热时，下入鱿鱼条，再下入胡萝卜片，爆炒片刻，待鱿鱼条打卷，立即倒入漏勺，沥净油。锅内留底油烧热，下入葱花、姜丝、蒜片爆出香味，放入鱿鱼卷、胡萝卜片，倒入用酱油、精盐、醋、料酒、淀粉、花椒水、适量鲜汤兑成的混汁熘炒，淋上明油，即可装盘食用。

【食养作用】 滋阴养血，补肺清心，养肝明目。

(5)冰糖山药

【组成】 冰糖渣75克，山药400克，白糖100克，植物油适量。

【制法】 将山药去皮，切成滚刀块。锅内加入植物油，烧至六成热时，下入山药块，炸至呈金黄色时，倒入漏勺，控净油。锅内留底油烧热，加入适量水，放入白糖，熬一下，待熬到发黏时，下入山药块，迅速颠翻几下，立即出锅，放入铺有白糖的盘子里，撒上冰糖渣，形如冰雪，即可食用。

【食养作用】 补中益气，和胃润肺，滋肾固精。

(6)开洋海马童子鸡

【组成】 子公鸡1只，虾仁25克，海马15克，葱段、姜块、精盐、料酒、清汤、水淀粉各适量。

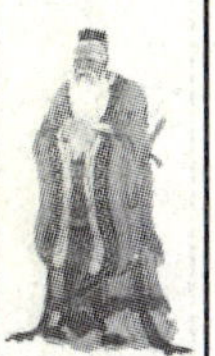

【制法】 将子公鸡宰杀，放入开水锅中烫一下，去毛、去杂，放入大碗内；虾仁、海马分别用温水浸发，捞出后分别放在鸡肉上，加入葱段、姜块、料酒、适量的清汤，上笼蒸至鸡熟肉烂，取出，拣出葱段、姜块，弃之。把蒸鸡的汤滗入锅内，加精盐少许，用水淀粉勾芡，浇在碗中鸡上，即可食用。

【食养作用】 温肾壮阳，活血理气，益气填精。

(7)蜜汁山药墩

【组成】 山药400克，白糖160克，青红丝15克，香精、水淀粉各适量。

【制法】 将山药去皮，切成墩形，立着码在盘内，上笼蒸至山药墩熟烂，取出，再码在另一个盘内。锅内加水适量，用中火烧开，下入白糖，熬一会儿，再用水淀粉勾芡，淋入香精，起锅浇在盘中山药墩上，撒上青红丝，即可食用。

【食养作用】 健脾补虚，补肺益气，滋肾固精。

(8)炸板鱼

【组成】 新鲜鱼肉300，鸡蛋1个，面粉50克，面包渣50克，精盐、料酒、胡椒粉、花椒盐、猪油各适量。

【制法】 将鱼肉切成大厚片，两面剞上深而不透的十字花刀，放入碗中，加入精盐、料酒、胡椒粉，腌渍片刻；鸡蛋磕入碗内，搅打均匀。锅内加入猪油，烧至六成热时，将鱼片先沾一层面粉，再挂鸡蛋液，最后沾一层面包渣，下入锅中，炸至鱼片呈金黄色时，捞出，沥净油，切成条，码在盘内，蘸上花椒盐，即可食用。

【食养作用】 滋阴补虚，健脾养胃，强筋壮骨。

(9)豆沙山药球

【组成】 豆沙200克，山药350克，白糖150克，面粉75克，桂花8克。

【制法】 将山药蒸熟，去皮，捣烂成泥；把面粉放入碗内，加水适量，搅拌成浆糊，放入山药泥，调拌均匀，搓成长条，揪成小剂，压平成片，包入豆沙和桂花，团成山药球，放入盘内，上屉蒸15分钟，取出。锅内加水适量，下入白糖，用旺火烧开，撇去浮沫，盛入汤碗内，倒入山药球，即可食用。

【食养作用】 滋肾填精，补肺益气，健脾养胃，滋养强壮。

(10)五彩素虾仁

【组成】 山药500克，水发冬菇、冬笋、青豆各40克，胡萝卜60克，精盐、料酒、白糖、鲜汤、干淀粉、水淀粉、胡椒粉、香油、植物油各适量。

【制法】 将山药上笼蒸熟，去皮，用刀压碎成泥，放入汤碗内，加入精盐、干淀粉，搅拌均匀，搓成小手指粗细的长条，然后再切成小段，成“虾仁”状，放入撒有干淀粉的盘内，滚上干淀粉，一边做一边滚，以免粘连。水发冬菇、冬笋、胡萝卜，分别切成比虾仁略小的丁。锅内加入植物油，用中火烧至五成热时，下入素虾仁，炸1分钟左右，捞出，沥净油。锅内留底油少许烧热，下入冬菇丁、冬笋丁、胡萝卜丁、青豆，快速煸炒，倒入鲜汤，加入精盐、白糖、料酒，用旺火烧开后，再用水淀粉勾芡，下入炸好的素虾仁，略炒几下，淋上香油，撒上胡椒粉，即可装盘食用。

【食养作用】 滋肾固精，健脾补虚，补肺益气，防癌抗癌。

(11)鹿尾香菜汤

【组成】 鲜鹿尾2条，香菜末8克，精盐、料酒、香油、鲜汤各适量。

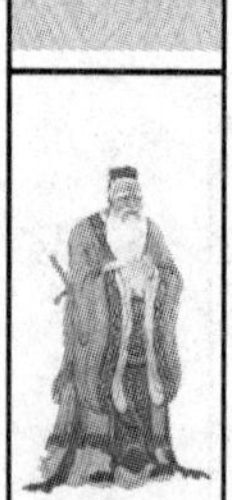

【制法】 在鲜鹿尾的刀口处插入锥刀，向深处插进，使鹿尾血流进碗里，加水适量，将血调匀，倒入鲜汤锅中，再用微火煮成血汤。把鹿尾放入开水锅中烫透，捞出，去毛、去骨，切成薄片。在血汤锅中加入精盐、料酒、鹿尾片，用中火烧沸后，撇去浮沫，倒入汤碗中，淋上香油，撒上香菜末，即可食用。

【食养作用】 补肾益精，暖腰膝，御风寒。

5. 名人养生之道

爱因斯坦的养生之道

一般人总认为科学家都是整天坐实验室，足不出户，不运动，不锻炼，生活单调，性格孤僻。其实，不少科学家把生活安排得非常丰富多彩，充满生气。爱因斯坦就是一个非常喜欢运动、情趣盎然的人。

旅游划船。还在上大学期间，爱因斯坦就喜欢上了旅游与划船。他的这种爱好不单是从兴趣出发，而是为了提高学习效率。他常对人说，学习时间是个常数，它的效率却是个变数，单独追求学习时间是不明智的，最重要的是提高学习效率。他认为必须通过文体活动，才能获得充沛的精力，保持清醒的头脑。

散步走路。爱因斯坦还喜欢散步走路。一次，他到比利时访问，国王和王后特地成立了一个接待委员会。那一天，火车站上张灯结彩、鼓乐齐鸣，许多官员身穿笔挺的礼服，准备隆重地欢迎这位杰出的科学家。火车到站以后，旅客纷纷走下车来，却不见爱因斯坦的影子。原来他避开了那些欢迎的人，由小车站步行走向王宫。王后问他："为什么不乘我派去的车子，偏偏徒步而行呢?"他笑着回答说："王后，请您不要见怪，我平生喜欢步行，运动带给了我无穷的乐趣。"

爬山。爱因斯坦还经常邀请朋友去爬山，有意识地磨炼意志，锻炼身体。有一次他和居里夫人及其两个女儿兴致勃勃地攀登瑞士东部的安加丁冰川。他们按照登山运动员的要求，身背干粮袋，手持木拐杖，顺着山径往上爬。在旅途中，爱因斯坦谈笑风生，十分活跃，好像年轻人一样。从此，人们赠给他一个光荣的称号——"老年运动家"。

## (二)小雪节气与养生

1. 节气特点

每年公历的11月22日左右为小雪，此时太阳到达黄经240度。

小雪表示降雪的起始时间和程度。民间有"十月立冬小雪涨，斗指已，斯时大已积阴，寒未深而雪未大，故名小雪"的说法。古籍《群芳谱》中说："小雪气寒而将雪矣，地寒未甚而雪未大也。"《月令七十二候集解》中也说：十月中，雨下面为寒气所薄，故凝而为雪。小者未盛之辞。"不过，雪并非"雨下而为寒气所薄"凝结而成，而是当云内温度低于0℃时，水气凝华在云中的微小冰晶上，结为雪晶降落下来。如果云下气温高于0℃，雪花在降落过程中就会融化成为雨滴。

小雪前后，黄河流域开始降雪(南方降雪还要晚两个节气)；而北方，已进入封冻季节。"荷尽已无擎雨盖，菊残犹有傲霜枝。"这时已呈初冬景象。

小雪三候为："一候虹藏不见；二候天气上升地气下降；三候闭塞而成冬。"这是说，此时由于不再有雨，彩虹便不会出现了。由于天空中的阳气上升，地中的阴气下降，导致大地不通，阴阳不交，所以万物失去生机，天地闭塞而转入严寒的冬天。

2. **养生精要**

小雪节气的前后，天气时常是阴冷晦暗的，此时人们的心情也会受其影响，特别是抑郁症容易加重。

用中医病因学的观点“千般灾难，不越三条”，也就是说，致疾病发生的原因不外乎三种：即内因（七情过激所伤）、外因（六欲侵袭所伤）、非内外因（房事、金刀、跌扑损伤、中毒）。抑郁症的发生多由内因即七情过激所致，七情包括了喜、怒、忧、思、悲、恐、惊七种情志的变化。人们在日常生活中时常会出现七情变化，这种变化是对客观外界事物的不同反映，属正常的精神活动，也是人体正常的生理现象，一般情况下并不会致病。只有在突然、强烈或长期持久的情绪刺激下，才会影响到人体的正常生理，使脏腑气血功能发生紊乱，导致疾病的发生。“怒伤肝、喜伤心、思伤脾、忧伤肺、恐伤肾”，说明人的精神状态反映和体现了人的心理活动，而精神心理活动的健康与否直接影响着精神疾病的发生发展，也可以说是产生精神疾病的关键。因此，中医认为精神活动与抑郁症的关系十分密切，把抑郁症的病因归结为七情所致不无道理。如果在小雪时节，抑郁症加重，则应调节自己的心态，保持乐观，节喜制怒，经常参加一些户外活动以增强体质，多晒太阳，多听音乐。

清代医学家吴尚说过：“七情之病，看花解闷。听曲消愁，有胜于服药者也。”除此之外，饮食调养也是不容忽视的一个重要方面。医学家孙思邈在《千金要方·食治篇》中说：“食能祛邪而安脏腑，悦神，爽志，以贤气血。”适宜的水果膳食有香蕉、荸荠、芹菜炒香菇、玫瑰烤羊心、芝麻兔等，有补心解郁、清肺止咳的功效。

3. **起居常识**

小雪时节，万物生机潜伏闭藏。这时不要扰动阳气，在起居上应该遵循早卧晚起，最好等到太阳出来，日光显露时起床，而且还应该避寒就温，尽量不要让皮肤开泄出汗。但凡事有度，也不要过分受热，使阳气藏而不泄。

正因为冬季养生需要“藏而不泄”，所以古人有“冬季禁欲”之说，通俗地讲，冬季气候寒冷，人体需要许多能量来御寒，而性生活会消耗人较多的能量。在过性生活时，如果不掌握分寸，确实容易影响身体健康。

冬季养生，静者寿，躁者夭。《素问·上古天真论》中说：“虚邪贼风，避之有时；恬淡虚无，真气从之，精神内守，病安从来？”《素问·生气通天论》也指出：“清静则肉腠闭拒，虽有大风苛毒，弗之能害。”也就是说，对外，要顺应自然界变化，避免邪气的侵袭；对内，要谨守虚无，心神宁静。只有思想清净，畅达情志，使精气神内守而不失散，才能保持人体形神合一的生理状态，达到养生的目的。

我国传统的医学理论十分重视阳光对人体健康的作用，认为常晒太阳能助发人体的阳气，特别是在冬季，由于大自然处于“阴盛阳衰”状态，而人应乎自然，也不例外，故冬天常晒太阳，更能起到壮人阳气、温通经脉的作用。

4. **养生食谱**

小雪时节气温下降开始下雪，这个节气的养生食谱介绍如下：

（1）黑芝麻兔肉

**【组成】** 黑芝麻50克，兔肉500，葱花、姜丝、花椒、精盐、香油各适量。

【制法】 将黑芝麻去杂，水洗，晾干，炒香；把兔肉放入开水锅中煮沸5分钟左右，捞出，控净水。锅内加入净水，用旺火烧开，下入葱花、姜丝、花椒、精盐，放入兔肉煮至六成熟时，捞出，倒出锅内汤汁。锅内重新加入葱花、姜丝、花椒、精盐，添入清水，烧沸后，下入兔肉，煮至熟烂时，捞出，切成块，放入盘中，淋上香油，撒上黑芝麻，即可食用。

【食养作用】 补中益气，润肠通便，滋肝益肾。

(2)苹果葡萄粳米粥

【组成】 苹果180克，葡萄130克，胡萝卜150克，包心菜170克，粳米120克，蜂蜜50克。

【制法】 将苹果、葡萄、胡萝卜、包心菜分别剁碎成糊，放入盆中，加入清水，搅拌均匀，用白纱布过滤，去渣留汁。把汁液倒入锅中，烧沸，下入粳米，熬煮成粥，调入蜂蜜，即可食用。

【食养作用】 补气养血，健脾开胃，强筋壮骨。

(3)猪蹄猪肚汤

【组成】 猪蹄150克，熟猪肚50克，冬笋50克，黑木耳25克，葱段、姜片、精盐、料酒各适量。

【制法】 将猪蹄刮皮，放入开水锅中焯一下，捞出，切成块；把熟猪肚刮去油腻，切成片；冬笋去皮，切成片；黑木耳用温水泡发后，撕成片。锅内加入清水烧热，下入葱段、姜片、猪蹄肉块，用旺火烧至蹄肉八成熟时，再下入猪肚片、冬笋片、黑木耳片，加入料酒，烧至熟烂，拣出葱段、姜片，弃之，加入精盐调味，即可饮食。

【食养作用】 补中益气，健脾养胃，润肤通乳。

(4)何首乌花生衣粥

【组成】 制何首乌25克，花生衣5克，水发银耳30克，粳米100克。

【制法】 将砂锅内加水适量，下入制何首乌，煎取汁液；将银耳去蒂，撕成片，锅内加入适量水，烧沸，下入粳米、花生衣、银耳，先用旺火烧开，再改用小火熬煮成粥，加入制何首乌汁液，拌匀，即可食用。

【食养作用】 滋肝补肾，润肺益气，止血凉血，乌发美容。

(5)浇汁鲤鱼

【组成】 鲤鱼1条，胡萝卜100克，黄瓜80克，葱花、姜末、蒜片、米醋、酱油、精盐、白糖、料酒、鲜汤、水淀粉、植物油各适量。

【制法】 将鲤鱼宰杀，去鳞、去鳃、去内脏。在距鱼鳃3厘米处直切一横刀至鱼脊骨，再贴着鱼脊骨片切至鱼鳃。在鱼的另一侧，也用此法片至鱼鳃，把鱼的两侧肉剞成均匀的瓦块形。在刀口处抹上精盐少许，腌渍片刻。胡萝卜切成方丁，放入开水锅中焯一下，捞出，投凉，控净水；黄瓜去皮、去籽，切成方丁。锅内加入植物油，烧至九成热时，提着鱼尾，使刀口张开，抹上水淀粉，鱼头朝下放入油锅，先炸一面，再炸另一面，两面全炸好后，再把鱼全部放入油内炸，待炸至呈金黄色时，捞出。锅内继续加温，当烧至近十成热时，下入鲤鱼，再炸两分钟左右，捞出，放入盘内。同时，另一锅内加入底油烧热，下入葱花、姜末、蒜片爆出香味，迅速放入胡萝卜丁、黄瓜片煸炒，倒入用酱油、米醋、精盐、白糖、料酒、水淀粉、适量鲜汤兑成的混汁，炒匀炒熟，倒入碗中，迅速端上餐桌，浇在盘中的鱼上，即可食用。

【食养作用】 健胃补脾，利水消肿，催乳通乳。

(6)淋香豆腐

【组成】 豆腐300克，水发冬菇、冬笋各25克，香菜10克，鸡蛋1个，葱花、姜丝、精盐、鲜汤、面粉、干淀粉、水淀粉、香油、植物油各适量。

【制法】 将豆腐切成大方条，锅内加入植物油，烧至七成热时，下入豆腐条，炸至呈金黄色时，捞出，切去豆腐条一头，掏出里面的豆腐。将面粉放入碗中，加水制成面粉糊。把一半冬菇、冬笋、香菜剁成末，放入碗中，加入精盐、香油拌匀，逐个装入掏空的豆腐条内，再将开口用面粉糊粘合上。把鸡蛋打入碗内，去黄留清，抽打起泡，加入面粉、干淀粉拌成鸡蛋糊。锅内加油，烧至三成热时，逐个下入沾有鸡蛋糊的豆腐条，炸好后捞出，堆在盘中。把剩余的冬菇、冬笋切成丝，香菜切段。锅内留底油烧热，下入葱花、姜丝、冬菇、冬笋丝煸炒几下，添汤适量，加入精盐，用水淀粉勾芡，撒上香菜段，淋入香油，把烧好的汁芡浇淋在盘中豆腐条上，即可食用。

【食养作用】 清肺解毒，益气宽中，防癌抗癌。

(7)羊奶粳米粥

【组成】 羊奶300克，粳米75克，白糖25克。

【制法】 锅内加水适量，下入粳米，先用旺火烧开，再用小火熬至米粒开花，倒入羊奶，煮至粥熟，加入白糖拌匀，即可食用。

【食养作用】 益气补虚，润肺止咳，养血润燥。

(8)木樨虾片

【组成】 鸡蛋3个，大虾150克，葱花、姜丝、花椒水、精盐、料酒、水淀粉、植物油各适量。

【制法】 将鸡蛋磕入碗内，搅拌均匀，制成鸡蛋液；将大虾去皮、去黑线、去头上沙袋，片成片，放入碗中，加水淀粉少许，抓匀上浆。锅内加入植物油，烧至六成热时，下入虾片滑撒，待虾片浮起时，倒入漏勺，沥净油。锅内留底油烧热，下入鸡蛋液，炒成麦穗状，再加入葱花、姜丝、花椒水、虾片、精盐、料酒，翻炒几下，淋上明油，即可装盘食用。

【食养作用】 滋阴润燥，补肾壮阳，益气养血。

(9)鸡肉蹄筋汤

【组成】 熟鸡脯肉80克，干猪蹄筋40克，水发香菇、冬笋、熟火腿肉各30克，虾仁60克，白菜心50克，鸡蛋1个，精盐、料酒、鲜汤、干淀粉各适量。

【制法】 将熟鸡脯肉切成薄片；干猪蹄筋用温水泡发，捞出，切成段；熟火腿肉切成片；冬笋去皮，切成片；水发香菇去蒂，切成片；鸡蛋磕入碗内，去黄留清，搅拌起泡；把虾仁放入碗中，加入精盐、鸡蛋清、干淀粉，抓匀上浆。锅内加入清水，用旺火烧开，下入猪蹄筋段，再烧开，捞出，沥去水分，放入虾仁焯一下，捞出，倒入鲜汤，加入熟鸡脯肉片、猪蹄筋段、香菇片、冬笋片、熟火腿肉片，放入精盐、料酒，用旺火烧开后，下入白菜心、虾仁，烧开后，即可装碗食用。

【食养作用】 补气益血，滋肾增髓，强筋壮骨。

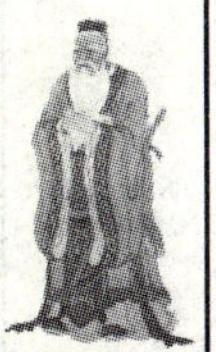

(10)银杞鸡肝粥

【组成】 鸡肝75克，水发银耳25克，枸杞15克，粳米100克，姜末、精盐各

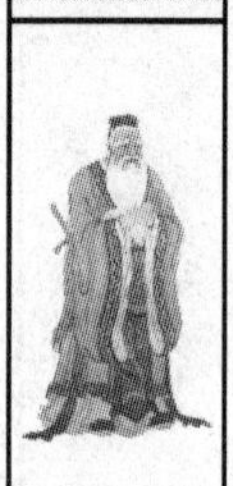

适量。

【制法】 将水发银耳去蒂，撕成片；鸡肝切成薄片。锅内加水适量，下入粳米，熬煮成粥，待粥将熟时，加入银耳、枸杞、鸡肝，煮熟成粥，放入姜末、精盐，稍煮片刻，即可食用。

【食养作用】 补肝明目，滋阴润肺，益肾补精，润肤美容。

(11)裹烧熟羊肉

【组成】 熟羊肉250克，鸡蛋4个，葱姜汁、精盐、料酒、干淀粉、植物油各适量。

【制法】 将熟羊肉切成片，放入盆中，加入精盐、料酒、葱姜汁拌匀，腌渍10分钟左右；把鸡蛋打入碗内，去黄留清，把鸡蛋清抽打成发蛋，加入干淀粉搅拌均匀。在盘子内抹上一层植物油，盘中倒入一半发蛋抹平。上面整齐地摆上熟羊肉片，再倒入剩余的发蛋抹平。锅内加入植物油，烧至五成热时，轻轻推入抹好发蛋的熟羊肉片，并用手勺不停地将热油浇在发蛋的表面上，当发蛋表面稍起硬壳时，翻过发蛋，再炸另一面，炸至两面均呈金黄色时，取出，放入盘中，即可食用。

【食养作用】 益气养血，补肾壮阳，抵御风寒，滋养强壮。

### ·名人养生之道

## 罗素晚年养生三原则

罗素系英国著名的哲学家、数学家和逻辑学家。由于他在学术上有突出成就，又一贯反对侵略战争，主张和平主义，因而在国际上影响很大。罗素享年98岁，精通养生之道，特别是他晚年所遵循的养生三原则，尤能予人启迪。

罗素认为，一个人首先必须对生活充满兴趣，即使到了晚年，也不能放弃对生活和事业的追求。

其次，罗素提出老年人应注意做到两个“避免”，即避免过多的回忆和插手年轻人的事情。不要去回忆那些悲伤的往事，那样极其有损于身心健康。不管以往吉凶祸福如何，凡过去了的事就让它过去。应当瞄准未来，设想今后应当干些什么事，如何圆满地去完成它。老年人亦不可这样想：“我过去多么有活力，而现在……”这种前后对比是消极的，只能使人精神老化，故应尽量避免。有的老年人总爱唠叨不休地干预儿子、媳妇乃至孙子的事，许多家庭矛盾便由此而产生，其结果是子女不高兴，老年人自己也不愉快。罗素指出：“孩子一旦成人，即希望按照自己的意愿生活，如果你仍像他们幼时那样对他们感兴趣，插手他们的每一件事，就会成为他们的负担……”因此，老年人应当超然一些，儿孙的事，让儿孙自己去干，即使他们处事不当，也只提醒一两句，让他们自己去总结经验教训。这样既有利于儿孙的成长，又有利于老人自身的健康。

三是老人应当豁达大度地看待生与死的问题，必须克服“怕死”的思想。罗素指出：“一个人的一生应似河流——源头细流涓涓，在崖壁紧紧地挟持下，活活泼泼地越过岩石，跌下瀑布，渐渐崖壁退去，河面变宽，水流静缓，最终，几乎在无形无迹中，河流溶入大海，毫无痛苦地结束人的一生。”因此，老年人应当培养自己的爱好，将自己投身到社会活动中去，豁达大度地看待人的生死问题，这样也就不会为害怕死亡而感到悲哀了。

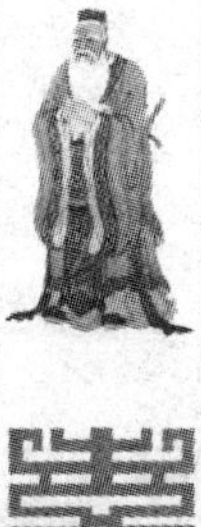

## (三)大雪节气与养生

### 1. 节气特点

每年公历12月7日左右为大雪,此时太阳处于黄经255度。“大雪”从字面上理解,就是表示降雪开始大起来。古人的解释说:“大者,盛也。至此而雪盛矣。”当地面有积雪,就是雪大的一种象征。北方有“千里冰封,万里雪飘”的自然景观,南方也有“雪花飞舞,漫天银色”的迷人图画。我国北方常有昼夜大雪,压断树枝,封锁道路的情况出现。在农业上,有“瑞雪兆丰年”的说法,厚而疏松的积雪,犹如给小麦盖了层御寒的棉被,不仅能冻死地表越冬的害虫,而且雪水比雨水营养丰富,更容易被农作物吸收作用。

大雪三候为:“一候鹖鴠不鸣;二候虎始交;三候荔挺出。”这是说,此时因天气寒冬,寒号鸟也不再鸣叫了。由于此时是阴气最盛时期,正所谓盛极而衰,阳气已有所萌动,所以老虎开始有求偶行为。三候的“荔挺出”的“荔挺”为兰草的一种,也可简称为“荔”,也是由于感到阳气的萌动而抽出新芽。

### 2. 养生精要

《灵枢·本神》曰:“智者之养神也,必须四时而适寒暑,和喜怒而安居处,节阴阳而词刚柔,如是辟邪不至、长生久视。”《吕氏春秋·尽数》提到:“天生阴阳寒暑燥湿,四时之化,万物之变。莫不为利,莫不为害。圣人察阴阳之宜。辩万物之利,以便生,故精神安乎形,而寿长焉。”就是说,顺应自然规律并非被动地适应,而是采取积极主动的态度,首先要掌握自然界变化的规律,以防御外邪的侵袭。古有“大寒大寒,防风御寒,早喝人参、黄芪酒,晚服杞菊地黄丸”之说。这是劳动人民在生活中的总结,也说明了人们对身体调养的重视。

另外,大雪养生需由内养外。中医认为,人体的外在表现是其内在功能的具体体现。也就是说,人的五官、皮肤、毛发的好坏,直接反映了人体内五脏六腑、阴阳气血的健康状况。因此,保健养生只做外在养护是不够的,需要由内养外。

养血养心面色好。人面色的好坏与中医所说的心有密切关系。人心气旺盛,气血和津液充盈,则面色红润有光泽;反之,则会出现面色苍白、青紫等病态反映。因此,要想面色好就必须养血养心,在饮食上应多吃养血养心的食物。

“养眼”需养肝。中医认为,目为肝之窍,眼睛的好坏,取决于肝脏藏血功能的正常与否。肝脏功能正常,人双眼就有神;反之,则眼睛干涩,视力减退。由于生理特点的关系,妇女易出现血虚,所以,女性更应该保护眼睛,在经期孕期时不要使眼睛劳累过度。可多吃富含维生素和胡萝卜素的食品,同时还要注意补充钙和锌等矿物质。

丰润红唇要健脾。冬季,有些人口角周围及嘴唇会出现脱皮、干裂,甚至少量出血的现象。中医理论认为“脾开窍于口,其华在唇”。脾气健运,功能正常,则口唇红润;反之,则唇色浅淡甚至萎黄无华,所以健脾是防止嘴唇干裂的关键。可多吃蔬菜水果。如山药、黄豆芽、油菜、小白菜、白萝卜、莲子、大枣和桂圆等。

### 3. 起居常识

俗话说:“风后暖,雪后寒。”伴随着大雪而来的是温度下降,摔伤、冻伤、感冒、交通事故等成为雪天影响健康的主要因素。

雪天，老年人摔伤以手腕、股骨等处骨折的居多，年轻人则多是软组织挫伤。从预防的角度看，老年人应减少户外活动，出行时宜适当放慢骑车或步行的速度，避免滑倒。雪后的大风使气温骤降，咳嗽、感冒的人比平时多了好几倍。医学专家研究发现，有些疾病的发生与不注意保暖有很大关系。中医认为，人体的头、胸、脚这三个部位最容易受寒邪侵袭，在睡觉时不宜穿厚衣服。

大雪节气后，由于天气变冷，有些女子容易患有冷感症。现代医学研究认为，女子由于经期、孕期和产褥期或患有贫血、肠胃症及久病体虚等，机体的抵抗力降低，抗寒能力差，故在冬季就特别怕冷；另一方面，妇女如果营养缺乏、低血压或甲状腺功能减退，会引起局部或全身的血液循环不良，特别是肢体末梢血管血液循环障碍导致手脚冰冷。

由于冬季气候寒冷干燥，鼻黏膜容易结痂，人们常用手挖鼻孔导致出血；冬季又是感冒和鼻炎发病高峰期，这两种疾病都容易引起鼻出血。因此，冬季应注意预防感冒和鼻炎，并克服挖鼻孔的坏习惯。耳冻疮的主要原因是耳部肌肤对寒冷（气温在5℃以下）的异常反应，还与肢端血液循环障碍、气血运行不畅等因素有关。耳朵的血液供应比其他部位少，除耳垂有脂肪组织可保温外，其余部分只有较薄皮肤包着软骨，里面的血管很细微，保温能力较差，因而很容易冻伤。耳冻疮的复发率很高，往往"一年生冻疮，年年都复发"。所以，冬季一定要注意耳部保暖。

大雪时节，虽须静养，但也不应足不出户，更不宜久坐、贪睡，过分静养只逸不劳则会出现动静失调。应适时走出户外进行体育锻炼，呼吸新鲜空气，以使身体强健，神清气爽。

**4. 养生食谱**

大雪节气的养生食谱介绍如下：

(1)枣豆猪尾汤

**【组成】** 大枣8枚，黑豆160克，猪尾1条，陈皮1块，精盐、鲜汤各适量。

**【制法】** 将大枣去核；黑豆炒裂；猪尾去毛，切段，放入开水锅中煮上十几分钟，捞出。锅内加入鲜汤，用旺火烧沸，下入大枣、黑豆、猪尾段、陈皮，改用中火熬煮3小时左右，加入精盐调味，即可食用。

**【食养作用】** 益气补血，健脾和胃，增精填髓。

(2)香酥山药羹

**【组成】** 油条25克，山药300克，姜末、精盐、鲜汤、水淀粉、香油、植物油各适量。

**【制法】** 将油条切成细丝；把山药去皮，切成丁，放入开水锅中煮烂，捞出，投凉，控净水。锅内加入植物油烧热，下入姜末爆出香味，加入精盐，倒入鲜汤，用旺火烧开，下入山药丁，用水淀粉勾成米汤芡，淋上香油，盛入碗中。锅内加入植物油，烧热，下入油条丝，炸酥炸脆，撒在碗中，即可食用。

**【食养作用】** 健脾补胃，滋肾固精，润肺益气。

(3)冬瓜玉米汤

**【组成】** 冬瓜200克，嫩玉米150克，牛奶50克，精盐、胡椒粉、黄油各适量。

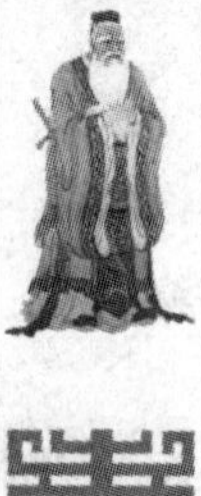

【制法】 将冬瓜去皮，切成片，放入开水锅中烫软，捞出，控净水。锅内加水烧沸，倒入牛奶，加入冬瓜片、玉米粒，放入精盐、胡椒粉，用旺火烧沸后，加入黄油调味，即可食用。

【食养作用】 益肺宁心，健脾开胃，清热解毒，防癌抗癌。

(4)杞笋炒肉丝

【组成】 瘦猪肉150克，枸杞子25克，冬笋50克，酱油、精盐、白糖、料酒、香油、干淀粉、植物油各适量。

【制法】 将冬笋去皮，切成细丝；瘦猪肉切成丝，放入碗中，拌入少量干淀粉。锅内加入植物油烧热，下入笋丝、肉丝翻炒，烹入料酒，加入酱油、精盐、白糖，放入枸杞子翻炒至熟，淋上香油，即可装盘食用。

【食养作用】 滋阴补血，滋肝补肾，明目抗衰。

(5)萝卜冬笋丁

【组成】 红萝卜300克，胡萝卜25克，冬笋25克，洋葱15克，鸡蛋1个，醋、精盐、白糖、鲜汤、面粉、水淀粉、番茄酱、植物油各适量。

【制法】 将红萝卜去皮，切成丁，放入开水锅中氽烫透，捞出，投凉，控净水，放入盘中，加入鸡蛋液、水淀粉、面粉少许，搅拌均匀，挂上糊；胡萝卜刮去皮，切成相应的丁；冬笋去皮，切成丁；洋葱切成丁。锅内加入植物油，烧至五成热时，下入红萝卜丁，炸至呈金黄色时，捞出，控净油。锅内留底油烧热，下入胡萝卜丁、冬笋丁、洋葱丁、番茄酱煸炒，加入醋、精盐、白糖，倒入鲜汤，用水淀粉勾芡，下入红萝卜丁，翻炒均匀，淋上明油，即可装盘食用。

【食养作用】 化痰止咳，下气消食，利水消肿。

(6)香草牛肉粳米粥

【组成】 水发香蕈80克，牛肉120克，粳米75克，葱花、姜末、精盐各适量。

【制法】 将水发香蕈去蒂，切成片；把牛肉煮熟，切成薄片。锅内加水适量，下入粳米、香蕈片、牛肉片，先用旺火烧开，再改用小火熬煮，待煮至半熟时，加入葱花、姜末、精盐，煮至粥浓稠，即可食用。

【食养作用】 补气养血，健脾养胃，防癌抗癌。

(7)海参银耳汤

【组成】 水发海参175克，水发银耳15克，精盐、料酒、鲜汤各适量。

【制法】 将水发海参、水发银耳分别放入开水锅中稍煮片刻，捞出，控净水。锅内加入鲜汤烧热，加入料酒、精盐，放入银耳、海参，用武火烧开后，改用文火慢煨1小时左右，盛入碗中。锅内加入鲜汤，加入精盐、料酒，用武火烧沸后，撇去浮沫，起锅倒入装有海参银耳的碗中，即可食用。

【食养作用】 滋阴补血，补肾益精，润肺益气，补脑强心。

(8)雪菜煨肺肝

【组成】 雪菜200克，鸭肺肝300克，葱段、姜片、生抽王、白糖、料酒、香油、鲜汤、植物油各适量。

【制法】 将雪菜放入盆中，加入清水，浸泡30分钟，捞出，挤干水分，切成碎粒；把鸭肺肝放入锅中，加入冷水，用旺火烧开后，捞出，控净水。锅内加入植物油烧热，下入雪菜粒，略炒一下，再加入白糖、生抽王，炒出香味，盛入盘中。锅内加入鲜汤，放入葱段、姜片、料酒、生抽王，下入鸭肺，用旺火烧开后，改用小火煨酥，再下入鸭肝，煨十几分钟后，改用旺火收浓汤汁，捞出肺肝，切成薄片，放在盘中雪菜上。拣出锅内卤汁中的葱段、姜片，弃之，淋上香油，起锅浇在盘中肺肝上，即可食用。

【食养作用】 温中利气，宣肺化痰，补肝明目。

(9)柑子糯米粥

【组成】 柑子150克，糯米75克，白糖50克。

【制法】 将柑子去皮，掰成瓣。锅内加水适量，下入糯米、柑子瓣，先用旺火烧开，再改用小火熬煮成粥，加入白糖拌匀，即可食用。

【食养作用】 生津止渴，除烦醒酒，秀发美容。

(10)蘑菇焖鹿筋

【组成】 蘑菇60克，水发鹿筋500克，冬笋40克，火腿肉40克，葱段、姜片、酱油、精盐、料酒、白糖、鲜汤、水淀粉、植物油各适量。

【制法】 将蘑菇用温水泡发，捞出，去蒂，切成片；冬笋去皮，切成片；火腿肉切成片；水发鹿筋先切成两半，再切成长段，放入盆中，加入葱段、姜片、料酒，倒入鲜汤，上笼蒸20分钟，取出，滗净盆内原汤，拣出葱段、姜片，弃之。锅内加入植物油烧热，下入葱花、姜末爆出香味，加入酱油、料酒、蘑菇片、鹿筋段、火腿肉片、冬笋片、鲜汤适量，用旺火烧开，加入精盐、白糖，待汤汁浓稠时，用水淀粉勾芡，即可装盘食用。

【食养作用】 补肾壮阳，理气开胃，防癌抗癌。

(11)蒜梗土豆汤

【组成】 大蒜梗150克，土豆150克，精盐、胡椒粉、黄油、香叶、牛肉汤各适量。

【制法】 将大蒜梗顺长剖开，切成段；土豆去皮，切成片。锅内加入黄油烧热，下入蒜梗段、土豆片，炒至呈牙黄色时，添入牛肉汤，加入香叶，用武火烧沸后，改用文火把土豆片、蒜梗段烧熟，加入精盐，胡椒粉烧沸，即可装碗食用。

【食养作用】 健脾开胃，杀菌散寒。

(12)五香扒鹌鹑

【组成】 鹌鹑5只，丁香、大料、桂皮、甘草、茴香各5克，葱花、姜末、鲜汤、酱油、精盐、白酒、水淀粉、香油、猪油各适量。

【制法】 将鹌鹑宰杀，放入盆中，倒入开水烫一下，煺去毛，去内脏，去头、去爪，放入开水锅中煮至八成熟，捞出，控净水，每只剁成4块。把丁香、大料、桂皮、甘草、茴香放入纱布袋中，封口，制成五香料袋。锅内加入底油烧热，下入葱花、姜末，爆出香味，加入酱油，倒入鲜汤，下入鹌鹑块，烹入白酒，下入精盐，放入五香料袋，用武火烧开后，撇去浮沫，改用文火扒至鹌鹑酥烂，拣出五香料袋弃之，用水淀粉勾薄芡，淋上香油，即可装盘食用。

【食养作用】 益气养血，健脾开胃，滋补五脏。

(13)红豆莲藕炖排骨

【组成】 红豆75克，莲藕150克，排骨200克，葱结、姜片、精盐、料酒、胡椒粉各适量。

【制法】 将红豆用冷水浸泡30分钟；莲藕去皮，一切两半，再切成薄片；把排骨

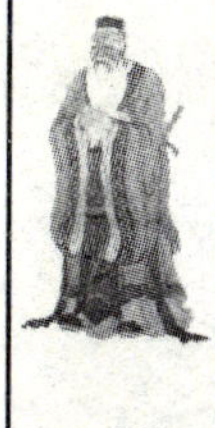

剁成段,放入沸水锅中焯去血水,捞出。煲中加水适量,下入红豆、藕片、排骨块,加入葱结、姜片、料酒,焖烧1小时左右,放入精盐、胡椒粉,即可食用。

**【食养作用】** 养心生血,开胃舒郁,健脾止泻。

(14)雪菜白玉青鱼汤

**【组成】** 雪菜25克,内酯豆腐100克,青鱼肉200克,葱花、姜末、胡椒粉、精盐、料酒、鲜汤、植物油各适量。

**【制法】** 将雪菜切段,用清水泡一下;豆腐切丁,用水焯一下;青鱼切片,煎一下。锅内加入植物油烧热,下入葱花、姜末爆香,下入鱼片,加入料酒、鲜汤,放入豆腐丁、雪菜段,加入精盐、胡椒粉,用旺火烧沸后,改用小火焖熟,即可食用。

**【食养作用】** 健脾养胃,祛风化湿,补肺益气。

(15)菇笋火腿糯米粥

**【组成】** 水发冬菇、冬笋各30克,熟火腿肉60克,糯米90克,葱花、姜片、胡椒粉、香油、料酒、鲜汤各适量。

**【制法】** 将冬菇去蒂,切成丁;冬笋、熟火腿肉切成丁。锅内加入鲜汤,下入糯米,用旺火烧开后,放入冬菇丁、冬笋丁、熟火腿肉丁,加入葱花、姜片、料酒,改用小火熬煮成粥,调入胡椒粉,淋上香油,拌匀,即可食用。

**【食养作用】** 补气养血,健脾养胃,降脂抗癌。

(16)腰片豆苗汤

**【组成】** 猪腰子200克,嫩豆苗25克,水发冬菇15克,熟火腿肉40克,精盐、料酒、香油、胡椒粉、鲜汤各适量。

**【制法】** 将猪腰子去薄脂,一剖为二,去臊腺,切成薄片,放入水中漂洗一下,捞出,控净水;把水发冬菇去蒂,切成薄片;熟火腿肉切成薄片。锅内加入鲜汤,下入冬菇片、火腿肉片,用武火烧开,放入猪腰片,再烧开,撇去血沫,加入精盐、料酒、嫩豆苗,烧沸后,撒入胡椒粉,淋上香油,即可装碗食用。

**【食养作用】** 补肾强腰,调中益气,防癌抗癌。

(17)竹荪双菇汤

**【组成】** 水发竹荪60克,水发冬菇、水发蘑菇各50克,番茄、菠菜各40克,姜末、精盐、香油、鲜汤、植物油各适量。

**【制法】** 将水发竹荪去两头,切成斜形块;水发冬菇、水发蘑菇去蒂,分别切成片;番茄去皮,切成片;菠菜切成段。锅内加入植物油,烧至五成热时,倒入鲜汤,加入竹荪块、冬菇片、蘑菇片、番茄片,用中火烧沸后,加入精盐、姜末、菠菜段,烧沸,淋上香油,即可装碗食用。

**【食养作用】** 理气开胃,生肌润肤,降脂降糖,防癌抗癌。

(18)参肾防风粳米粥

**【组成】** 白人参2只,猪腰子1对,防风8克,粳米75克,葱白适量。

**【制法】** 将白人参、防风放入砂锅内,加入清水,煎取汁液;将猪腰子去筋膜、去臊腺,切碎成丁。锅内加水适量,倒入煎取的汁液,下入粳米、猪腰子丁、葱白,先用旺火烧开,再改用小火熬煮成粥,即可食用。

**【食养作用】** 补肾强腰,补气生血,强心提神,预防感冒。

(19)玉葱汤

【组成】 玉葱丝300克,精盐、黄油、胡椒粉、面粉、碎奶酪粉、牛肉汤各适量。

【制法】 锅内加入黄油烧热,熔化后,下入玉葱丝,用文火不停地煸炒,炒至玉葱丝呈深褐色时,加入面粉、胡椒粉、精盐少许,再炒片刻,盛入碗内。锅内倒入牛肉汤,下入炒好的玉葱丝,搅均拌匀,放入胡椒粉、精盐,用武火烧沸,倒入汤煲内,撒上碎奶酪粉,即可食用。

【食养作用】 降血脂,降血压,降血糖,防癌抗癌。

5. 名人养生之道

陈嘉庚的养生术

陈嘉庚先生(1874～1961)是我国著名的爱国华侨。他晚年回国定居,为祖国教育事业和各项建设奔波操劳,呕心沥血,以87岁高龄而终。陈嘉庚先生一生善于养生,因而得享高寿。1944年,他自编八条养生经验,传于后世。兹录之如下:

1. 吃的东西要清淡,不宜油荤及辛辣刺激之物。每餐多吃水果及小菜。

2. 吃东西要固定而按时,使之易于消化,那么排泄也按时而轻松。

3. 各人应有一种嗜好,可借此促进人生兴趣,使身心有所寄托,而最优嗜好,莫过于户外轻微运动。

4. 多晒太阳,多呼吸新鲜空气。无论刮风下雨都养成走路的习惯。

5. 每日读报,明了世情,国情。

6. 勿忧闷,事事乐观,以及游览,看合意书籍。

7. 打消复古思想及追怀往昔诸不适情绪,即“既往不咎”。

8. 养成乐观习惯,凡事认定,一息尚存,都是可以办到的。即使不幸物化,精神亦可长存不息。

## (四)冬至节气与养生

1. 节气特点

冬至,时值阳历12月22日前后。历代对冬至日都极其重视,古人曾将冬至日立为一年的开始,民间仍有“冬至大如年”的说法。

冬至这天太阳几乎直射南回归线,北半球白天最短,夜间最长。冬至以后,阳光直射位置逐渐向北移动,北半球白天渐长,故谚语云:“立大冬,长一葱。”

冬至前后,虽然北半球日照时间最短,接收的太阳辐射量最少,但这时地面在夏季所积蓄的热量还可提供一定的补充,故这时气温还不是最低。

过了冬至,虽然昼渐长,夜渐短,但短期内仍是昼短夜长,地面每天吸收的热量还是比散失的热量少,短期内气温仍会继续下降,故民间有“冬至不过不冷”之说。我国民间习惯从冬至起“数九”,每九天为一个小节。到“三九”前后,地面积蓄的热量最少,天气也最冷,所以说“冷在三九”。

冬至期间,东北大地是千里冰封,琼装玉琢;黄淮地区也常常是银装素裹;大江南北这时平均气温一般在5℃以上,冬作物仍继续生长,正是“水国过冬至,风光春已生”;华南沿海平均气温则在10℃以上,更是花香鸟语,满目春光。

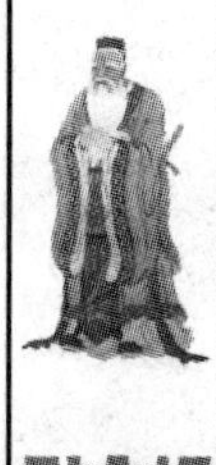

2. 养生精要

冬至在养生学上是一个最重要的节气，主要是因为“冬至一阳生”。按八卦学说，此时为地雷复卦。卦象中上面五个阴爻，下面一个阳爻，象征阳气的初生。我国古时曾以冬至定为子月，即一年的开始。在一天12时辰中，子时也是人体一阳初生的时间。古代养生修炼非常重视阳气初生这一时期。认为阳气初生时，要像农民育苗、妇人怀孕一样，需小心保护，精心调养，使其逐渐壮大。因为只有人体内的阳气充足，才会达到祛病延年的目的。所以子时、子月便在养生学中有着重要的地位。

冬至到小寒、大寒，是最冷的季节，患心脏病和高血压病的人往往会病情加重，患“中风”者增多，天冷也易冻伤。心脑血管病是严重威胁中老年生命的疾病，其中冠心病连同中风、肿瘤，成为当今世界上的三大死因。中医学认为，人体内的血液得温则易于流动，得寒就容易停滞，所谓“血遇寒则凝”，说的就是这个道理。

因此，在寒冬季节、对高血压，动脉硬化、冠心病患者来说，要特别提高警惕，谨防发作。严冬时节还要注意老人的低体温。低体温以35℃为界限，低于35℃者为体温过低。由于老人出现低体温后，可能无任何不适与痛苦，所以往往容易被忽视。体温过低的老年患者，发病多缓慢，甚至危及生命时也无明显症状。这类病人一般不出现寒战，但得不到及时治疗就会出现意识模糊，语言不清，继而昏迷，体温随即降至30℃以下。此时，患者脉搏及呼吸甚微、血压骤降、面部肿胀、肌肉发硬，皮肤出现凉感。因此，在寒冷的冬季，老人的居室应采取防寒保暖措施，及时加柔软暖和的衣服和被褥，外出时应特别注意保护头和脚；同时多吃些羊肉、鸡肉、猪肝、猪肚、带鱼等御寒食品，使体内多产生一些热量。

3. 起居常识

冬至时分，生命运动开始由盛转衰、由动转静。此时更应当科学地运用养生之道，适当调理，保证旺盛的精力而防早衰，达到延年益寿的目的。冬至养生应注意如下：

静神少虑，精神畅达乐观，不为琐事劳神，不要强求名利、患得患失；注意合理用脑，有意识地发展心智，培养良好的性格；时刻保持快乐的心态，心态平和，精神振奋，增添生活乐趣。

避免过度劳累，积劳成疾；根据自身隋况，调整生活节律，建立合理的生活秩序；利用各种机会进行适当运动，有句谚语——“冬天动一动，少闹一场病；冬天懒一懒，多喝药一碗”，说明了冬季锻炼的重要性。

节欲保精，欲不可纵。要根据自身实际情况节制房事，不可因房事不节，劳倦内伤，损伤肾气。严格而有规律地节制性生活，是健康长寿的必要保证。

4. 养生食谱

冬至养生食谱介绍如下：

(1) 地肤蒸海鱼

【组成】 地肤子15克，海鱼400克，橘子皮丝25克，海带丝50克，葱段、姜片、酱油、精盐、水淀粉各适量。

【制法】 将地肤子放入砂锅中，加水适量，用微火煎煮30分钟，倒入纱布内滤取汁液。砂锅中加水适量，用微火再煎煮20分钟，再用纱布滤取汁液。把前后两次

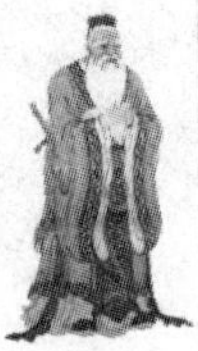

滤取的汁液倒入锅中，加入酱油、精盐、海带丝、橘子皮丝，用武火烧沸，水淀粉勾芡，煮至汤汁黏稠。把海鱼两侧斜划数刀，用少许精盐抹匀，腌渍片刻，放入蒸碗中，加入葱段、姜片，倒入黏稠汤汁，上笼蒸至鱼肉熟烂，取出，即可食用。

**【食养作用】** 滋肾固精，健脾养胃，抗衰延年。

(2)核桃仁爆鸡丁

**【组成】** 核桃仁80克，鸡脯肉250克，葱花、姜末、胡椒粉、精盐、料酒、水淀粉、植物油各适量。

**【制法】** 锅内加入植物油，烧至四成热时，下入核桃仁，汆熟后，捞出，沥净油；把鸡脯肉切成丁，放入碗中，加入精盐、料酒、水淀粉，抓匀浆好。锅内加入植物油，烧至六成热时，下入鸡丁，滑熟滑透，捞出，沥净油。锅内留底油烧热，下入葱花、姜末，爆出香味，放入鸡丁、核桃仁，倒入用料酒、精盐、胡椒粉、水淀粉兑成的芡汁，颠翻几下，淋上明油，即可装盘食用。

**【食养作用】** 益气养血，补肾固精，温肺止咳，补脑益智。

(3)奶汤芋艿羹

**【组成】** 奶白肉汤250克，芋艿200克，上浆虾仁25克，鱿鱼丁25克，葱花、精盐、料酒、胡椒粉、水淀粉各适量。

**【制法】** 将芋艿去皮，切成片，放入碗中，加入奶白肉汤，上笼蒸熟，取出，切成丁；把上浆虾仁放入开水锅中汆熟，捞出，沥去水分。锅内倒入奶白肉汤，用武火烧热，放入芋艿丁、虾仁，加入精盐、料酒，开锅后下入鱿鱼丁，用武火烧沸，撇去浮沫，用水淀粉勾芡，撒上胡椒粉、葱花，即可食用。

**【食养作用】** 健胃益脾，调中益气，化痰散结。

(4)鸽枣发菜粳米粥

**【组成】** 鸽子1只，大枣10枚，发菜8克，粳米75克，精盐适量。

**【制法】** 将鸽子宰杀，去毛、去头、去爪、去内脏，切成小块。锅内加水适量，下入粳米、大枣、发菜、鸽肉块，同煮成粥，加入精盐调味，即可食用。

**【食养作用】** 益气养血，健脾和胃，清热化痰。

(5)炸鹌鹑

**【组成】** 白条鹌鹑1只，鸡蛋1个，葱丝、姜片、花椒粉、酱油、精盐、白糖、水淀粉、香油、植物油各适量。

**【制法】** 将鹌鹑剁去头、爪，切成4块，放入盆内，加入酱油、精盐、白糖、葱丝、姜片，腌渍30分钟。把鸡蛋打入碗内，加入水淀粉搅拌均匀，放入鹌鹑块。锅内加入植物油，烧至七成热时，逐块下入鹌鹑块，炸至表皮稍硬时，捞出，磕散后再放入锅中，炸至呈金黄色时，捞出，沥净油。锅内加入香油少许，放入花椒粉、鹌鹑块，颠翻几下，即可装盘食用。

**【食养作用】** 益气养血，健脾养胃，滋养健壮。

### 5. 名人养生之道

#### 革命老人徐特立的长寿之道

徐特立(1877～1968)是我国德高望重的革命家、教育家。他幼年身体很弱，以后又参加了艰难困苦的二万五千里长征，竟能享寿91岁，这除了他对革命事业的坚强信念、心无私虑等因素外，和他善于养生也有很大关系。

1. 把锻炼放在首位

徐老在前半生的教书生涯中，有相当长的时间每天要走五六十里路。在长征路上，他得了痢疾，仍坚持自己走，不让别人抬，爬过了雪山，走过了草地。解放战争时，从延安往平山县西柏坡转移，他硬是不骑马，每天走50多里，终于到达目的地。解放后，他每天早上5点左右起床，从位于北京西单的家出发，经北海、南池子、正阳门走一大圈再回来。此外，徐老从青少年时就养成了冷水洗脸擦身的习惯。延安时期，每天晚上打一盆冷水放在窑洞里，以备翌日清晨擦洗，一生如此，很少感冒。他还特别喜欢晒太阳，每至阳光明媚之日，便在院里晒上一会儿。徐老生前曾说："我能活到现在这个年纪，每天坚持散步、行冷水擦浴，可以说是一个很重要的原因。"

2. 勤用脑，笔不停

在体力锻炼的同时，徐老始终抓紧智力锻炼。由于家贫，徐老幼时仅上过几年私塾，以后一直刻苦自学，在马列主义哲学、政治经济学、历史、地理和自然科学等方面均有较深的造诣，并撰写了大量的文章。他几十年如一日，就是在病魔缠身、卧床不起的日子，也仍不放松读书和写作，他把学习视为与病魔作斗争的一种手段，越到晚年，这种学习劲头越大。他在给傅连暲同志60岁寿辰的祝寿词中写道："世有老少年，也有少年老。不落时代后，年老就可宝。"充分显示了这位高龄革命老人的乐观和豁达向上的人格。可以毫不夸张地说，乐观的性格、积极的进取心、勤奋的笔耕、是他健康长寿、永葆大脑青春的秘诀。

## （五）小寒节气与养生

**1. 节气特点**

小寒，时值阳历1月5日前后。"寒"即冷的意思，表明已经进入一年中的寒冷季节，此时冷气积久而寒，但还没有达到最冷的程度，因而称为小寒。

其实，从气象记录中可以看出，小寒却比大寒冷，是全年中最冷的节气。常有"冷在三九"的说法，而这"三九天"又恰在小寒节气内。

由于节气起源于黄河流域，《月令七十二候集解》说："月初寒尚小……月半则大矣。"即当时黄河流域大寒比小寒冷，并且冬天的小寒与夏天的小暑相对应，故称为小寒。

小寒期间，南方地区最低气温在零下10℃左右，华南北部最低气温很少低于零下5℃，华南南部0℃以下的低温更不多见；东北北部地区，平均气温在零下30℃左右；内蒙古和新疆以北的地区及藏北高原，平均气温在零下20℃上下。

**2. 养生精要**

唐代名医孙思邈指出："安生之本，必资于食。不知食宜者，不足以生存也……故食能排邪而安脏腑。"说明饮食对人体的作用。小寒节气已数九寒天，人们大补特补无可非议，但进补不可无章无法，应本着"因人施膳"的原则，了解饮食宜忌的含义，元代《饮食须知》强调："饮食，以养生，而不知物性有相宜相忌，纵然杂进，轻则五内不和，重则立兴祸患。"所以在进补时不要被"五味之所伤"。

说到进补，自古就有"三九补一冬，来年无病痛"的说法。人们在经过了春、夏、秋、冬近一年的消耗，脏腑的阴阳气血会有所偏衰，合理进补可及时补充气血，抵御严寒侵袭，又能使来年少生疾病，从而达到事半功倍之养生目的。在冬令进补时应食补、药补相结合，以温补为宜。

常用补药有人参、黄芪、阿胶、冬虫夏草、首乌、枸杞、当归等；食补要根据阴阳气血的偏盛偏衰，结合食物之性来选择羊肉、狗肉、猪肉、鸡肉、鸭肉、鳝鱼、甲鱼、鱿鱼和海贝等，其他食物有核桃仁、大枣、龙眼肉、芝麻、山药、莲子、百合、栗子等。适宜的膳食有山药羊肉汤、强肾狗肉汤、素炒三丝、丝瓜西红柿粥等，有补脾胃、温肾阳、健脾化滞、化痰止咳的功效。

3. 起居常识

小寒节气，在起居方面，应注意养精蓄锐，为来春生机勃发做准备。

俗话说："寒从足下生。"小寒时节，更应注意足部保暖。中医认为，人是一个整体，足部可以反应内脏的病症。反过来，保护好足部又能增加内脏的功能。所以不要认为足部保暖是局部保暖，实际上，足部保暖是人整体抗寒防病的一种保护。

对付脚凉，最好的法子就是睡觉前用温水泡脚，然后用力揉搓足心。老话说得好："要长寿，头凉脚热八分饱。"所以晚上吃完饭，弄上一盆热水，边泡脚边看电视。这样既能御寒保暖，又能补肾强身，解除疲劳，促进睡眠，延缓衰老，预防疾病。

俗语讲："冬练三九。"此时正是人们加强身体锻炼，提高身体素质的大好时机。但要根据个人的身体情况，切不可盲目，即使身体强健的人，也要讲究一下锻炼的方式和方法。

小寒时节，正处于"三九"寒天，是一年中气候寒冷的时段。此时室外气温过低，体表血管遇冷容易收缩，血流速度减慢，肌肉的黏滞性增加，韧带的弹性和关节的柔韧性降低，走出温室马上进行大运动量活动，极易造成运动损伤。因此，运动前要做一些准备活动，如慢跑、擦面、拍打全身肌肉等。有时间的话，可以双手抱拳，虎口相接，左右来回转动。这样可以增加手指的灵活性，预防冻伤，还可以预防感冒。

(1)鹿肉鹿肾粳米粥

**【组成】** 鹿肉6克，鹿肾1对，粳米75克，精盐适量。

**【制法】** 将鹿肉切成丁；鹿肾去脂膜、去臊腺，切成碎末。锅内加水适量，下入粳米、鹿肉丁、鹿肾末，先用旺火烧开，再改用小火熬煮成粥，加入精盐调味，即可装盘食用。

**【食养作用】** 滋肾固精，补虚壮腰，强筋健骨。

(2)肉爆胡萝卜

**【组成】** 猪瘦肉200克，胡萝卜300克，酱油、精盐、白糖、料酒、香油、甜面酱、水淀粉、植物油各适量。

**【制法】** 将猪瘦肉切成丁，放入碗中，加入精盐、水淀粉，抓匀浆好。锅内加入植物油，烧热，下入猪肉丁，用温油滑开，捞出；把胡萝卜切成方丁，锅内加植物油烧热，下入胡萝卜丁，用热油炸熟，捞出。锅内加入香油加热，倒入用酱油、精盐、白糖、料酒、甜面酱、水淀粉、水适量兑成的调料汁，不停地搅炒，待炒至调料汁变浓时，立即下入猪肉丁、胡萝卜丁，翻炒均匀，即可装盘食用。

**【食养作用】** 滋阴润燥，开胃消食，补血养血。

(3)狗肉壮阳汤

【组成】 狗肉200克,菟丝子5克,附子3克,葱段、姜块、精盐、料酒、植物油各适量。

【制法】 将菟丝子、附子放入白纱布袋内,封口,做成药袋。把狗肉放入沸水锅中氽熟,捞出,切成方块。锅内加油烧热,下入姜块、狗肉块煸炒,烹入料酒,起锅把狗肉块、姜块一起倒入砂锅内,加入菟丝子、附子药袋,放入葱段、精盐,添汤适量,用武火烧热后,再改用文火炖至狗肉熟烂,拣出葱段、姜片,弃之,取出菟丝子、附子药袋,扔掉,即可装碗,食肉饮汤。

【食养作用】 补肾壮阳,暖腰膝,益气力,温养强壮。

(4)番茄丝瓜粳米粥

【组成】 番茄150克,丝瓜250克,粳米75克,葱花、姜末、精盐各适量。

【制法】 将番茄切成小块;丝瓜去皮、去瓢、切成薄片。锅内加水适量,下入粳米,先用武火烧沸,再改用文火煮至八成熟,加入丝瓜片、葱花、姜末、精盐,煮至粥熟,放入番茄稍煮,即可食用。

【食养作用】 生津止渴,清热解毒,健胃消食。

(5)干炸鸽块

【组成】 鸽子3只,香菜段25克,葱花、姜末、酱油、精盐、花椒粉、辣椒粉、鲜汤、水淀粉、香油、植物油各适量。

【制法】 将鸽子宰杀,放入七成热的水盆中烫一下,去毛、去内脏,拍碎鸽骨,剁成方块,放入盆内,加入葱花、姜末、水淀粉,拌匀浆好。锅内加入植物油,烧至七成热时,下入浆好的鸽块,炸至呈金黄色时,捞出。锅内继续加温,烧至八成热时,下入鸽块再炸,炸至鸽骨酥脆时,捞出,沥净油。锅内加入香油少许,烧热后,下入葱花、姜末爆出香味,加入酱油、精盐、辣椒粉,添汤适量,用中火烧开,加入鸽块,翻匀,撒上香菜段,即可装盘食用。

【食养作用】 益气养血,补肾强腰,健脾和胃。

(6)丝瓜冬菇猪蹄汤

【组成】 丝瓜200克,冬菇25克,猪蹄1只,姜丝、精盐、香油各适量。

【制法】 将丝瓜去皮、去瓢,切成片;冬菇用水泡发后,去蒂,切成片;猪蹄剁成块。锅内加水适量,下入猪蹄块,用武火烧沸,再加入冬菇片、姜丝、精盐,改用文火炖30分钟,再放入丝瓜片,炖至猪蹄熟烂,淋上香油,即可装盘食用。

【食养作用】 补气益血,清热解毒,通络下乳,润肤美容。

(7)鸽肉猪肉粳米粥

【组成】 鸽肉100克,猪肉80克,粳米75克,葱花、姜末、胡椒粉、精盐、料酒、香油各适量。

【制法】 将鸽肉剔骨,切成丁;猪肉切成碎末。把鸽肉丁、猪肉末放入碗中,加入葱花、姜末、精盐、料酒,上笼蒸至鸽肉熟烂。锅内加水适量,下入粳米,用旺火烧开,加入鸽肉丁、猪肉末,再改用小火熬煮成粥,放入胡椒粉,淋上香油,即可食用。

【食养作用】 滋阴润燥,益气养血,温肾助阳。

5. 名人养生之道

夏衍的养生之道

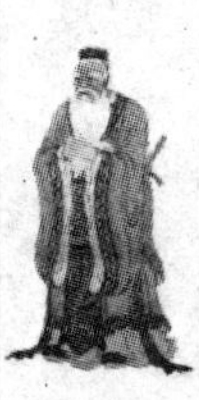

夏衍(1900～1995)是我国著名的剧作家、电影艺术家、翻译家,文坛寿星。

数十年以来,夏衍用挥洒自如的笔,翻译了高尔基的名著《母亲》,创作了数十部话剧和电影剧本及无以数计的文章。他写的《野草》、《包身工》、《上海屋檐下》、《法西斯细菌》以及根据名家名著改编的电影剧本《春蚕》、《祝福》、《林家铺子》、《故园春梦》等,享誉文坛,在海内外有着巨大影响。

夏衍对祖国对人民对事业充满了热情。长达33万字《懒寻旧梦录》就是他年近九旬时完成的又一部重要著作,他热情地接待来自四面八方的读者和朋友,对亲朋乃至普通后生都不乏似水柔情;他将自己毕生收藏、难以估价的珍贵藏画全部捐献给了浙江博物馆,把稀世珍宝《纳兰成德长卷》捐献给了上海博物馆,他又将自己珍藏了半个多世纪,包括有清朝的大龙、小龙票,红印花粟等一批邮票珍品捐献给了上海博物馆。捐献条件皆为:不要奖金,不要奖状。

晚年的夏老仍头脑清晰,文思敏捷,精神矍铄,谈笑风生,依然辛勤笔耕不辍。一位年逾九旬的老人,晚年竟有如此旺盛的精力和创造力,除了不懈的追求和勤奋努力外,还得益于他的身体。

夏衍爱好广泛,多才多艺,他既是一位杰出的剧作家、电影艺术家,又是出色的翻译家和收藏家。广泛的兴趣爱好磨砺了他的意志,铸就了他的性格,丰富了他的业余生活,开阔了他的胸襟,陶冶了他的情操。从医学角度来讲,又改善了大脑的功能和调节了体内的植物神经系统,使新陈代谢保持在旺盛的状态,大大延缓了组织器官的衰老,对他的健康长寿起了积极作用。

乐观开朗是健康长寿的良方,而忧愁悲伤则是人体衰老的催化剂。在漫长的岁月中,夏衍不论在什么情况下,都始终保持着乐观开朗的心境。今天是这样,当年身处逆境时更是这样。他对生活对朋友充满了热情,与人相处,总是热情融洽,谈笑风生,充满欢乐。正是他的乐观性格和坚定信念,使他的心理长期处于平稳状态,能经得起巨大的精神压力,提高了机体抗病能力,使他度过了艰辛的岁月,成为长寿的作家。

## (六)大寒节气与养生

### 1. 节气特点

大寒,时值阳历1月20日前后,是二十四节气中的最后一个节气。

大寒正处于四九和五九中,长江流域平均气温为零下2～4℃,东北黑龙江流域,气温可降至零下40℃。此节气降水稀少,常有寒潮、大风天气,气候较为干燥。尽管大寒一般情况下不如小寒气温低,但仍处于寒冷时期,而且是冰层最厚、冻土最深的一个节气。

随着大寒的到来,冬季农闲即将接近尾声,可逐步感受到大地回春的景致。

### 2. 养生精要

《灵枢·本神》中说:“智者之养神也,必顺四时而适寒暑,和喜怒而安处,节阴阳而调刚柔,如是辟邪不至,长生久视。”顺应自然规律并非被动适应,而是要采取积极主动的养生态度,掌握自然界变化的规律,以防御外邪的侵袭。

古有“大寒大寒,防风御寒”的说法。大寒时节气温较低,五脏六腑既要吸收充

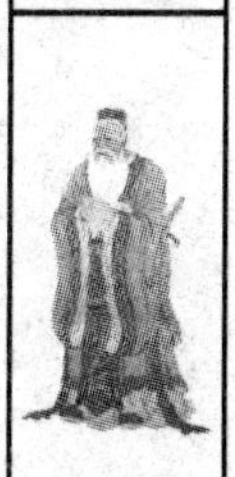

足的养分抵御风寒，又要迎接立春的生发之气。因此，此时补气血，濡养脏腑是养生的关键。同时，由于大寒是冬季的最后一个节气，为脾所主。所以，大寒的养生除了要遵从冬季养藏、养阴、养肾的大原则外，还要特别注意养脾。

3. **起居常识**

大寒时节天气寒冷，由于北方冷空气势力强大，空气干燥，雨雪较少，我国大部分地区呈现出一种持续“晴冷”的态势。有心脑血管病史的人在此节气中尤其要注意保暖，早晚要少出门，避免感冒。早上应尽可能晚起，中午或下午可到户外活动一个小时左右，外出时一定要加穿外套，最好戴上口罩、帽子、围巾。

此节气一般以晴为主。所以，要注意利用阳光来保养身体。

冬季寒冷易使人患感冒、咳嗽等呼吸道疾病。而此节气的天气特点除了寒冷外，空气也比较干燥，白天的平均相对湿度一般低于50%，加之室内采暖，居室内的湿度常常只有30%左右，这种干燥的气候会加重呼吸道疾病的症状。

所以，注意保暖的同时，也要关注身边的湿度，早晚要多开窗通气（因早晚室外湿度相对较高），室内取暖时也要注意在地板上洒点水，或是晾一些湿毛巾之类的东西，以增加空气湿度。

另外，在此节气中，要防止冷辐射对身体的伤害。

据环境医学研究，在我国北方严寒季节，室内气温和墙壁温度有较大的差别，墙壁温度比室内气温低3℃~8℃。当墙壁温度比室内气温低5℃时，人在距离墙壁30厘米处就会产生寒冷的感觉。如果墙壁温度再下降1℃，即墙壁温度比室温低6℃，人在距离墙壁50厘米处就会产生寒冷的感觉，这是因为冷辐射或称为负辐射所导致。

人体组织受到负辐射的作用之后，局部组织出现血液循环障碍，神经肌肉活动缓慢且不灵活，全身反应可表现为血压升高，心跳加快，感觉寒冷。如果原先患有心脑血管疾病、胃肠道疾病、关节炎疾病，可能诱发心肌梗塞、脑出血、胃出血、关节肿痛等负辐射综合症。故应重视防范。

4. **养生食谱**

大寒节气的养生食谱介绍如下：

（1）排骨滋阴汤

**【组成】** 猪排骨300克，熟猪油60克，葱白、姜片、精盐、料酒各适量。

**【制法】** 将猪排骨剁成块，锅内加入熟猪油，用武火烧热，下入排骨块，干炸10分钟左右，待排骨水分炸干、呈灰白色时，加入姜片、精盐，略烧片刻，起锅倒入汤煲中，加足清水，用武火煨两小时左右，再加入葱白、料酒，改用中火再煨30分钟，即可装碗食用。

**【食养作用】** 滋阴强体，补虚养血，生乳增髓。

（2）鲟鱼糯米粥

**【组成】** 鲟鱼肉150克，糯米75克，猪五花肉50克，姜丝、蒜片、精盐、料酒、植物油、胡椒粉各适量。

**【制法】** 将鲟鱼肉切成细丝；把糯米放入盆中，加入温水，浸泡8小时左右；把猪五花肉切成细丝。锅内加入植物油，烧至六成热时，下入五花肉丝煸炒，加入料酒，添水适量，下入糯米、鲟鱼肉丝，先用武火烧开，再改用文火熬煮成粥，加入姜丝、蒜片、精盐，稍煮片刻，入味后，再撒上胡椒粉，即可食用。

**【食养作用】** 补气养血，益脾养胃，益气止泻。

(3)虾仁饼

**【组成】** 虾仁200克，干淀粉250克，荸荠80克，猪肥膘肉80克，香菜10克，鸡蛋3个，葱花、姜末、白胡椒粉、精盐、香油各适量。

**【制法】** 将鸡蛋磕入碗内，去黄留清，搅打起沫；把虾仁剁成茸；荸荠去皮，切成绿豆大小的粒；猪肥膘肉切成青豆大小的丁。把虾仁茸、荸荠粒、猪肉丁一起放入盆中，加入葱花、姜末、鸡蛋清、干淀粉、清水适量，搅拌均匀，做成4个虾仁饼。锅内加入香油，用文火烧至六成热时，逐个下入虾仁饼，待虾仁饼浸透油后，捞出。锅内继续加热，烧至八成热时，下入虾仁饼再炸，炸至两面均呈金黄色时，捞出，沥净油。把每个虾仁饼切成4块，放入盘中，摆成圆形，用香菜围在四周，再撒上葱花、白胡椒粉，即可食用。

**【食养作用】** 益气养血，补肾壮阳，开胃消食。

(4)菠菜双耳汤

**【组成】** 菠菜150克，水发银耳25克，水发黑木耳15克，精盐、鲜汤各适量。

**【制法】** 将菠菜择洗干净，切成碎段；水发银耳、水发黑木耳分别去蒂，撕成块。锅内倒入鲜汤，下入银耳、黑木耳，用旺火烧开，撇去浮沫，加入精盐，下入菠菜，略煮片刻，即可装碗食用。

**【食养作用】** 润肺益气，补脑强心，润燥活血。

(5)血肉豆腐汤

**【组成】** 熟鸡血75克，熟瘦肉50克，豆腐25克，熟胡萝卜20克，水发黑木耳10克，鸡蛋1个，葱花、酱油、精盐、料酒、香油、鲜汤、水淀粉各适量。

**【制法】** 将熟鸡血切成较粗的丝；熟猪瘦肉切成较细的丝；豆腐切成较粗的条；胡萝卜也切成较细的丝；水发黑木耳去蒂，切成细丝。锅内倒入鲜汤烧热，下入熟鸡血丝、熟猪肉丝、豆腐条、熟胡萝卜丝、黑木耳丝，用武火烧沸，撇去浮沫，加入酱油、精盐、料酒，用水淀粉勾芡，淋入鸡蛋液，撒上葱花，滴入香油，即可装碗食用。

**【食养作用】** 益气补血，清热解毒，和脾养胃，滋阴润燥。

(6)清炖阔口鱼

**【组成】** 阔口鱼肉400克，水发冬菇40克，冬笋40克，熟火腿肉30克，葱段、姜片、白胡椒粉、精盐、料酒、鸡汤、鸡油、猪油各适量。

**【制法】** 将水发冬菇去蒂，切成丝；冬笋去皮，切成片；熟火腿肉切成片；阔口鱼肉切成块。锅内加入清水，用武火烧沸，下入阔口鱼块，略煮片刻，除去血腥之味，捞出，晾干。锅内倒入鸡汤，烧热，下入阔口鱼块、冬菇丝、火腿片，加入葱段、姜片、料酒，盖上锅盖，用文火煨炖两小时左右。改用武火，下入冬笋片，加入猪油，倒入鸡汤，烧沸，淋上鸡油，撒上白胡椒粉，即可装盘食用。

**【食养作用】** 补中益气，开胃进食，降脂抗癌。

(7)奶油蘑菇汤

**【组成】** 牛奶500克，黄油100克，面粉75克，鲜蘑菇80克，油炸面包丁40克，鲜汤、精盐各适量。

【制法】 将锅置于火上，加入黄油，熔化后，立即下入面粉，用中火炒出香味，待油面呈微黄色时，冲入一半煮沸的牛奶，另一半牛奶一边倒一边搅，制成洁白光亮的油面稠糊，再分几次倒入鲜汤，边倒边搅，使油面稠糊先变成芡汁状，继而则变成较稀的汤汁，加入精盐，放入黄油少许，即制成奶油原汤。把鲜蘑菇用鲜牛奶煮熟，切成片，倒入奶油原汤中，撒上油炸面包丁，即可装碗食用。

【食养作用】 补虚益肺，生津润肠，理气开胃，降糖抗癌。

(8)栗子烧青菜

【组成】 栗子100克，青菜300克，酱油、精盐、白糖、水淀粉、鲜汤、植物油各适量。

【制法】 将栗子一切两半，放入开水锅中略煮片刻，捞出，扒去外皮；把青菜切去菜头，削去老根，一切两半，每半再改成相连的顺条。锅内加入植物油烧热，下入青菜，炸至呈金黄色时，捞出，控净油，码在盘内。锅内留底油烧热，下入栗子，加入酱油、精盐，添汤适量，加入青菜，盖上锅盖，用武火烧沸后，改用文火慢慢烧胭十几分钟，再改用武火收汤，水淀粉勾芡，颠翻几下，淋上明油，即可装盘食用。

【食养作用】 补肾强腰，健脾养胃，下气消食。

(9)姜归羊肉汤

【组成】 生姜、当归各25克，羊肉250克，精盐适量。

【制法】 将生姜、当归分别切成片；羊肉去筋膜，切成块，放入沸水锅中焯去血水，捞出，控净水。锅内加入清水，下入羊肉块、姜片、当归片，用武火烧沸，撇去浮沫，再改用文火炖至羊肉熟烂，拣去姜片、当归片，加入精盐调味，即可装碗食用。

【食养作用】 补气养血，温肾助阳，滋养强壮。

(10)豆苗笋蓉羹

【组成】 豌豆苗150克，冬笋150克，鲜汤450克，鲜牛奶80克，姜汁、精盐、白糖、香油、胡椒粉、水淀粉各适量。

【制法】 将豌豆苗放入开水锅中稍烫一下，捞出，放入冷水盆中过凉，捞出，控净水，剁成末，放入碗中；把冬笋去皮，切成片，放入开水锅中汆烫至熟，捞出，控净水，剁成蓉，放入豌豆苗末碗中，加入姜汁、精盐、白糖、胡椒粉搅拌均匀。锅内倒入鲜汤，加入牛奶，用旺火烧沸，下入拌好的豆苗末、笋蓉，煮至熟烂，再用水淀粉勾芡，淋上香油，即可装碗食用。

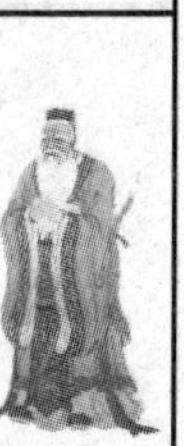

【食养作用】 去湿解毒，清热化痰，利水消肿。

(11)油爆兔肉

【组成】 兔肉300克，花生仁50克，鸡蛋1个，葱花、姜末、蒜片、醋、鲜汤、精盐、水淀粉、香油、植物油各适量。

【制法】 将鸡蛋磕入碗内，去黄留清，搅打起泡；把兔肉切成丁，放入碗内，加入鸡蛋清、精盐、水淀粉，抓匀浆好；花生仁用温水泡好，去净红衣。锅内加入植物油，烧至五成热时，下入花生仁，炸熟，捞出，沥净油。锅内继续加温，烧至六成热时，下入兔肉丁，滑开滑透，捞出，沥净油。锅内留底油烧热，下入葱花、姜末、蒜片，爆出香味，加入兔肉丁、花生仁，倒入用醋、精盐、水淀粉、适量鲜汤兑成的混汁，颠翻几下，淋上香油，即可装盘食用。

【食养作用】 润肺益气，健脾开胃，活血凉血。

5. 名人养生之道

### 朱伯康的养生之道

著名经济史学家朱伯康教授（1907—2005），曾任复旦大学经济系第一任系主任，几十岁高龄仍辛勤笔耕。他主编的《中国经济通史》长达200万字，于10多年前出版。

看书散步，学会动静平衡。朱老认为，心要静，身要动，做到动静平衡，头脑冷静，考虑问题理智周到。身要动，通过活动，能增强身体各个系统的功能。

朱老喜看文史，尤其是诗词、游记和传记等书。他认为，看书能使人增加智慧，扩大自我世界，不会去计较鸡毛蒜皮的小事，能增进快乐与通达，让人不感孤寂。

散步是朱老的一项经常性的活动，散步不定时，或早晨或傍晚，长短也不定，长可达一小时，短则一刻钟。

栽树种花，有益于身心。朱老喜欢栽花种树，楼下院子里的树全是他种的。40年前，搬到这里来的时候，种下去的是一棵棵树苗，如今已经长得很高了，屋前屋后已是绿树成荫。阳台上百花争艳，有山茶、茉莉、月季、兰花、朱顶红等。前几年身体好的时候，朱老每天都要拎一桶水，从底层到三楼阳台浇花，既体会到了乐趣，又锻炼了体力。

营养平衡，把大蒜当成抗生素。谈起饮食，朱老认为营养也要注意平衡，尊重辩证法，饮食定时定量，不过饱、过饥、过精，荤素搭配，适可而止。他说可以把大蒜当成抗生素。大蒜能防病治病，宜常吃。朱老家人常把大蒜的皮剥去，浸在醋里，吃中饭和晚饭时，各吃二三瓣。他还常把蒜泥放入植物油中煎后炒菜吃，味道好，又能防病。

精神健康与身体健康一样重要。朱老说："健康表现为精神健康和身体健康，两者互相交融，但以精神健康为第一位。如果整天忧心忡忡，时间长了会伤脾胃，使身体机能紊乱，内分泌失调，再好的营养也无济于事。所以只有心情安宁，乐观开朗，淡泊名利，心头无负担，自然吃得香，睡得好。这即是古代学者提出的'仁者寿'。"

# 历代养生保健长寿秘典

# 第一章

# 揭开长寿的奥秘

# 一、人类长寿解秘

## ○人类永恒之梦——长生不老

据科研资料显示，世界上也有永生不死的动物，那就是草履虫类。草履虫类的单细胞动物生活到相当时期，就对分为二，成为两个草履虫个体，在形态与结构上与第一个一般无二，难道我们能说当初的那个草履虫死了吗？不能。它不但没有死，并且享受着更丰富的生命。这第二代的草履虫个体后来当然也如此分裂，于是由二而四，由四而八，以至无穷。由于它们采用这种分殖的方法延续生命，所以，如果环境允许，它们真可称之为长生不老的动物。

对人类而言，长生不老之说似乎已成了神话。因为生生灭灭，是天地间的必然，谁也无法逃脱。人类，是万物之灵，他们面对衰老和死亡，一直以各种形式进行破译。

对于长生不老这个人类之梦，人类一刻也没有终止过探索。科学愈发达，借助于科学实现这个梦想的愿望就愈强烈，于是就有了多层次、多角度的探索。

1956 年，罗马尼亚的老年学家阿斯兰首次将一种普鲁卡因制剂作为抗衰老药物加以推广，定名为“Gerovital$H_3$”，简称 $GH_3$。

$GH_3$ 问世仅 25 年，便有几十万人尝试使用。用 $GH_3$ 治疗过的著名人士包括肯尼迪和戴高乐。

美国亿万富翁、石油大王格蒂因癌症临近死亡时，曾注射 $GH_3$，以图恢复身体的活力。

$GH_3$ 的研究者认为，该药可以减轻抑郁，提高记忆力，增加体力，增强思维能力、听力、视觉和嗅觉，并能改善皮肤，头发和指甲的营养及衰老性角化症状。

也有的学者持相反意见。他们认为阿斯兰用 $GH_3$ 治疗老年病人的大量资料中，缺乏足够的统计学分析资料，并没有进行科学家赖以评价的双盲对照研究，故其不论设计还是判断都缺乏科学性。

美国老年研究所所长巴特勒等持一种比较公允的看法。认为，年过 45 岁的人，体内有一种单胺氧化酶急剧增加，造成过剩。该物质的积蓄导致老人抑郁和其他疾病的产生。临床表明，采用 $GH_3$ 治疗的老人，较之对照组，体内单胺氧化酶含量明显偏低，说明 $GH_3$ 确能控制单胺氧化酶聚集，推迟衰老。由于人体衰老是一个复杂过程，单胺氧化酶的积蓄只是多种因素之一，$GH_3$ 的作用自然也是有限的。近年来的另一项抗衰老研究成果，同脱氢表雄酮有关。

全世界各大新闻社都报道了关于“青春永驻丸”的消息。该药在自愿者身上取得了令人震惊的结果：几乎 80% 的受试者明显年轻了。

“青春永驻丸”的研制者是法国国家健康和医学研究所博洛教授。他是激素药物研究专家、生理学界的权威，曾获美国拉斯卡奖。

所谓“青春永驻丸”，实际上是一种叫作脱氢表雄酮的激素 DHEA。博洛历经三十年之久的研究，发现人的衰老同这种激素有直接关系，它在血液中的含量是其他类固醇激素含量的 10 ~ 100 倍，并以硫酸盐的形式循环。人在 7 岁时，体内首次出现

DHEA，此后其含量不断增长；到25岁时达到峰颠，然后开始减少；75岁时，机体中DHEA含量只剩下10%。这表明，DHEA的减少标志着人体的衰老程度。这一发现引发了博洛教授的勃勃雄心，他希望借此破解永恒的衰老之谜，以期实现人类的长生不老之梦。

**〇怎样使生命接近和达到极限**

1997年6月17日，殷海昌先生在《长江日报》“展望21世纪”专版中撰写了《长寿不再是神话》的文章。他认为：长生不老是人类的千古梦想，但长寿绝不是幻想。科学家们经过不断追求和大胆探索，已初有成效。在实验室里，科学家们已能把动物的最长寿命延长30%，也就是说，人类长寿有希望在不久的将来得以实现。

生命的过程，是一个源于生终于止的过程，随着社会的进步、科学技术的发展，以及生活质量的不断提高，人类的寿命也逐渐得到了延长。然而，根据科学研究预测，人类的自然寿命极限应在120～150岁，实际上大多数人的寿命在90岁以下。怎样才能使寿命接近和达到极限呢？科学家们进行了潜心研究和不断探索。

（1）移植长寿基因。生物学家认为，生物的生存期决定于遗传基因。换言之，长寿者体内当有一种特殊基因并产生特殊物质，使机体具有非凡的抵抗疾病和延缓衰老的能力，科学家们称这种基因和物质为“长寿基因”或“长寿物质”。科学家们设想，如果能从老寿星体内分离出“长寿基因”，经复制后移植给他人，则接受者即可能取得长寿的“入场券”，那他就有可能接近和达到人类自然寿命的极限。

（2）控制染色体端粒。人体自然死亡及衰老与机体组织细胞死亡及衰老密切相关，而控制细胞生死的重要物质是染色体两端的染色粒——端粒，科学家们将其比之为起保护作用的鞋带两端的塑料头。端粒在每次细胞分裂及染色体中的DNA复制时便变短一些，当短到某一长度时，细胞就会停止分裂，从而开始进入衰老及死亡阶段。科学家推断，假如改变端粒的长度，就有可能使一个开始衰老和丧失机能的细胞恢复青春并延长其寿命，从而也就使人的寿命得以延长。

（3）消灭死亡激素。科学家们发现章鱼眼窝后的一对腺体能分泌一种叫“死亡激素”的物质，切除这对腺体，可使章鱼的寿命延长。科学家们研究指出，人的脑垂体在青春期以后，能定期释放一种类似死亡激素的化学物质，这种物质能阻止或干扰人体正常细胞的功能，造成细胞代谢能力下降，并逐渐衰老和死亡。现在科学家们正致力于研究如何消灭这种死亡激素，如果研究成功，那么人类的寿命就会大大延长。

（4）遏制自由基产生。生物体生命活力的维持，有赖于吸入氧气并在体内产生氧化反应，在氧化反应的同时，会代谢生成一种有害的趋氧阴离子自由基，它参与代谢而发生自由基反应产生各种自由基。自由基可以损伤组织细胞膜，使染色体畸变及核糖核酸链断裂，从而造成细胞衰老死亡和机体病变损伤，许多老年性疾病的发生及早衰现象，都与自由基密切相关。科学家们认为，可以经过研究找到一种方法，既能维护机体正常的氧化代谢活动，又能有效地遏制自由基的产生和抑制自由基反应，使机体组织细胞免受或少受伤害，组织细胞的寿命得以延长，这样可以有效地减少疾病特别是老年性疾病的发生和延缓衰老，那么，人类寿命的延长就不再是神话了。

## ○长寿基因研究进展迅速

美国国家衰老问题研究机构提出了一项由十多个实验室参与的寻找长寿基因的研究计划。坚信这些诱人的基因将有助于预防老年疾病，延长寿命。西雅图新组建的寿命生物技术公司创始人兼总经理约瑟夫·P. 布朗认为，衰老问题的研究正在从理论为主向事实确凿的方向发展。

衰老问题研究的一个重要障碍在于，人和许多实验用动物衰老所经历的时间过于漫长。因此，研究人员便求助于酵母、蠕虫及果蝇，它们与人类有着许多相应的基因，但寿命只有短短的几个星期或几个月。

初级生物为我们提供了一种非常“简明的衰老形式”，这样，科学家们就可以仔细地审视各个细胞，了解影响衰老的因素。例如，在酵母中，研究人员发现了大约六种直接影响寿命的基因。在消除了名曰 LAG—1 的基因之后，酵母菌存活的时间可延长 100%。

与酵母一样，极微小的蠕虫，特别是线虫，原来也是长寿基因的丰富来源。线虫幼体可以“暂停”发育，即在过度拥挤或缺乏食物的情况下处于所谓的休眠状态。这一状态最长可持续 60 天，幼体在此期间不进食、不老化。在这类幼体基因中，有一些可能会通过产生很强的耐热性和抗化学性来延长生命，因为热量和化学品会破坏 DNA 并缩短寿命。

果蝇同样为我们提供了衰老的线索。15 年前，科学家们曾培养出比普通果蝇寿命长一倍的果蝇品种。

虽然在初级生物的研究方面取得了丰硕成果，但要将这些发现与人联系起来，还需要寻找遗传方面的差异。加州门洛帕克的杰龙公司把注意力集中在已到达有效寿命尽头的人体老化细胞。“老化细胞并没有死亡，仍有活动能力但却表现异常”。杰龙公司的一个研究重点是寻找能够消除老化细胞中表现异常的基因的药物，心脏病和皮肤老化是其首选的攻克目标。

目前世界上已有许多的科学家在冲击传统的寿命限值。对于人类寿命的研究，虽然现在还没办法使之成倍地延长，但是迄今的研究线索还是令人振奋的。一是研究染色体顶端区域，据说这个顶端部分就像是导火索，人活着时它就燃烧，越来越短，直至生命结束，因而防止衰老的关键是扑灭这一“火焰”；二是研究细胞体内产生的污染物，寻找必要手段清除这些杂物；三是熟悉并掌握导致老化的基因，并学会编织 DNA 密码，解决衰老问题。

对衰老问题的研究始于 1961 年，此后科学家在寻找使细胞死亡的基因方面实际上没有多大进展，但是由此发现了存在于染色体顶端的端粒。在新细胞中，细胞每分裂一次，染色体顶头的端粒也缩短一次，当端粒不能再缩短时，细胞也就无法继续分裂了，这时候细胞也就到了普遍认为的分裂 100 次的极限并开始死亡。不过在动物体内还有一些细胞比如精子和癌细胞却是例外，它们通常能分裂几千次。

科学家由此又开始研究精子及癌细胞中的染色体端粒是如何长时间不被缩短的原因。1984 年科学家发现了一种酶，它能使端粒长期存在，这种酶被科学家称作 telomerase。可以想象，如果人体内细胞里都存在这种酶，那么细胞寿命也就大大增加，人也就会成倍地延长寿命。现在科学家已在人体卵子和血细胞的母体细胞以及

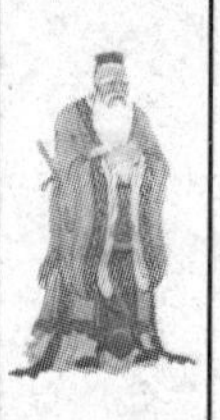

95%的癌细胞中发现了 telomerase。

事实上,telomerase 在具体应用中目前还存在大量问题,剂量和安全性问题尤为突出,完善这一技术还需要很多时日,不过局部利用了 telomerase 技术治疗早衰症及抑制癌细胞生长,却有着广阔前景。科学家乐观地估计,虽然这不足以让人类增加一两倍的寿命,但延长寿命是必然的。如果再加上在糖基化领域上的成就,让人活上 120 岁还是不难的。

### ○捕捉衰老基因　抑制生命老化

自从发现了脱氧核糖核酸的结构后,科学家们几十年来一直在探究人的细胞是否包含了可以测量老化情形的"时钟"。1994 年三位分别在加拿大及美国从事研究工作的生物学家哈里、葛雷德和富契尔,发现了一种可以度量人类老化速度的遗传基因机制。这种机制可能就是决定人体老化速度的关键。他们研究一束束在染色体的末端摆动、不断复制着相同遗传信息的"端粒"时发现,当一个细胞分裂时,会丧失 5 ~ 20 小节的端粒,随时能根据现有的端粒数目,预测一个细胞分裂的速率。因此,端粒就像一个线状的时钟,记载着细胞的年纪,并预告着它的死亡。

科学家还指出,在细胞分裂的过程中,端粒以稳定的速度消失,可以造成动脉硬化、骨关节炎、骨质疏松、糖尿病等病变。如果人类能操纵端粒的话,不但可以延迟衰老,而且可以延缓这些疾病的发生。美国加州的一位科学家,已成功地辨识了造成皮肤老化的基因,目前正在研究能逆转其过程的物质,希望能为人类找到不长皱纹的秘方。此外,达拉斯的一批研究人员,已找到一种可使人类细胞多活一倍时间的方法。科学家下一步的设想是找出一种使细胞长生不老(可以无限复制)的方法,他们相信借此可使人类的寿命延长。

科学家也在研究荷尔蒙的功效。他们以一种强效的荷尔蒙对一群上了年纪的人进行治疗,在半年内竟可以暂时使他们的老化表征倒退许多年。另外,还有好几批研究人员分别鉴定出可延长或缩短简单有机体的寿命的基因。现在生物学家甚至已有办法将昆虫的寿命延长 1 ~ 2 倍。

### ○科学家已发现延长生物寿命的方法

世界上许多国家都在致力于延年益寿的研究,并取得了不少的可喜成绩。

有些研究人员从单细胞生物那里寻找"永葆青春"的良方。因为单细胞具有人类想得到的特性:长生不死。这些微生物"成年"之后便开始分裂,单细胞一分为二,从而又获得新生。而我们人类,总的来说,也是由单个细胞组成的"集群"。人的身体大约由几万亿个细胞组成,这些细胞的基本结构与单细胞生物并无区别。如果把人类的单个细胞置于营养液里,让其自由地生活,它便开始发育,如同普通的单细胞一样,分裂成新的细胞,新细胞又成长和分裂,但在分裂几十次以后,却突然终止分裂,细胞便死亡了。人体内的细胞也是这样更新换代,不知不觉地死亡。人到 80 岁时,死亡的细胞已达 10 公斤,最后是整个细胞群体——人的死亡。

人体的细胞为什么会死亡,而单细胞为什么不死呢?研究人员正在竭力了解其中的奥秘。有些物质给细胞造成损害,比如破坏油脂的游离基,化学家已经知道如何消除游离基的办法。现在工业上用的保存剂,已在老鼠身上做了试验,结果令人感到满意。受试老鼠的寿命延长了 44%。如果这也适用于我们人类,人类的寿命可由70岁延长到100岁！

人类体内有相互关联的内分泌系统和免疫系统。随着年龄的增长，各器官会发生明显的老化现象。探索衰老过程的老年学家认为，最好不要一个个地去对付这些老化现象，否则只能使某一个人的寿命延长一些。应靠扩大机体的自然保护系统，来战胜人的老化现象。对老鼠进行试验时发现，下丘脑激素含量随着衰老而降低，当给老鼠大量增加这种物质时，它们的生存时间便会延长一些。有些生物在繁衍了后代之后，其生命也随之结束了。澳大利亚有一种老鼠，雄鼠由于分泌大量促肾上腺皮质激素，结果在交配之后便立即死去；太平洋中的鲑鱼，在抵达产卵地产卵之后，从充满活力的青春期到衰老死亡，前后只有两周的时间，鲑鱼之死也是垂体分泌过量造成的。

美国学者登克尔认为，类似的机制对人体也起作用，只是不那么明显罢了。他认为，人类性成熟之后垂体便开始分泌特殊的“衰老激素”控制甲状腺，可能成为“死亡机制”。老年人甲状腺分泌的激素与青年人一样多，但这些激素完不成应该做的工作，垂体分泌的“死亡激素”使甲状腺激素的敏感性下降了。如果把衰老的老鼠垂体切除，它们的一些属于青年期特有的生理功能便得以恢复。用免疫系统的吞噬细胞做实验时，可以观察到这一过程，老年老鼠的吞噬细胞只有原来的1/5。把老年老鼠的垂体切除，给它们注射甲状腺素，则可增加受试老鼠吞噬细胞的数量，而且可能停止生产“衰老激素”。

科学家们现在每年都有新的发现，看来把人体的寿命延长到100岁以上已经不是毫无根据的空想了。

### ○人类寿命有条件再延长

人究竟能活多久？带着这一问题，来自世界各国的四十多位生命科学家1998年聚会德国柏林，出席了衰老的分子观研讨会。

会上，专家们的最新答案颇令人鼓舞。从理论上讲，地球上的人都可活到100～175岁之间。按动物的性成熟期推算，其寿命应是性成熟期的8～10倍，人在14～15岁有性能力，其寿命应达110～150岁；按动物的生长期推算，其寿命应是生长期的5～7倍，人的生长期是20～25岁，这样人类寿命应是100～175岁；按细胞学的研究成果推算，太平洋的一种海龟，其个体细胞一生分裂72～114次，寿命可达250岁，鸡细胞一生分裂15～35次，寿命可达30年；人类细胞一生可分裂50次左右，寿命至少可达120岁。

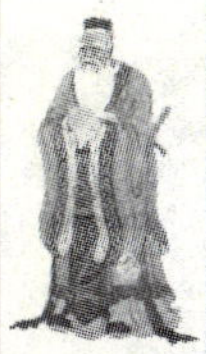

无论在生物工程实验室、遗传工程研究所或是老龄研究中心，世界各地一大批科学家正致力于揭示人体有机组织逐渐老化的过程。老化是人类不可避免的现象，控制老化的时钟，即控制人类寿命的时钟，取决于两因素：遗传和环境。

美国费城的研究员勒纳尔·哈费基克早在1961年就提供了一项研究成果：他在培植人体细胞时发现，细胞的分裂次数是50次左右，一旦超过了这个次数，细胞就会老化或死亡。人体细胞的再生周期是由DNA严格规定的。然而，近年来，人的平均寿命在逐渐增加，年平均约递增3个月。1950年，法国有二百余位百岁老人，如今百岁老人已过五千。延长寿命的主要因素归结为生物工程学、现代医学、均衡营养学的发展和进步。

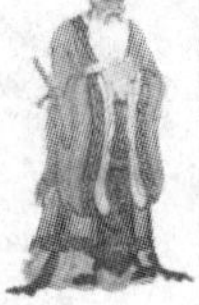

美国威斯康星大学医学院达尼尔·罗德曼教授运用垂体分泌的生长激素(又称“青春激素”)进行人体注射试验,取得了可喜的成果。他为21位61~81岁的自愿受试者注射了这种“青春激素”,6个月后,他惊讶地发现:这些受试者的肌肉组织增加了8.8%,皮肤厚度增加了1.6%,脂肪组织减少了14.4%,免疫系统的功能得到了加强。21位受试者介绍自己的感受时认为:似乎觉得找到了失去的青春。通过生理上测试,他们已年轻了十岁。

美国科罗拉多州托马斯·约翰逊的研究成果更令人兴奋。其研究对象是一种透明的线虫,当这种线虫受基因转换的辐射后,即变成了一种新的线虫。而新线虫的寿命却是原线虫的2倍。研究人员利用克隆技术得到了产生上述结果的基因。

抗衰老研究涉及的领域很广。研究方向多样,就其本质学者们已取得的共识是:什么是百岁老人的长寿秘密?他们是否具有抵抗疾病的特别基因?

为解开这个谜并揭示其本质,法国著名基因研究实验室,联合了一些世界知名学者,进行了宏大的抗衰老研究工程。领导这项实验的是诺贝尔奖金获得者让·德塞博士。这里拥有欧洲最大的老年“血液库”,它集中了400位百岁老人的血样和40位90岁以上老人的兄弟姐妹的血样。

时至今日,研究者已发现了两种长寿基因:一种是传输胆固醇的蛋白质系统的基因;另一种是能使血管扩张的酶。

**〇现代医学可促进人类长寿**

1. 2005年

癌症诊断:癌症早期诊断方面已取得重大进展,美国遗传学专家正在进行这方面的攻坚。他们能通过遗传信息及早从婴儿身上发现膀胱癌、子宫癌的基因,并且能及时治疗。

抗衰老丸:巴黎大学教授博利厄将用他研制的DHEA药来阻止人的衰老进程。目前的试验已取得了预期效果。

香气疗法:病人可免去在牙科大夫的治疗椅上、在透视室以及手术室内的惊恐。闻着从喷管中喷出的香气,疾病便被逐渐治愈了。

白血病患者有了希望:新研制的生物活性药物阿糖胞甙(抗癌药物),可以治愈白血病。这样,许多情况下的骨髓移植就成为多余的治疗了。

在病人家中进行“秘密诊断”:将采取新的药物和手段检查是否有艾滋病等疾病,用电话通知检查结果。

2. 2006年

胰岛素丸:糖尿病人每天可以服胰岛素丸或胰岛素浆,再也不用打针。

高技术测试:厕所传感器可以自动化验尿的成分。电脑测量出人的体温,血糖水平、血压等有关健康状况的重要数据,然后通过数据传输系统直接传给大夫。

3. 2007年

治疗吸烟者的疾病:哈佛大学的医学工作者正在试验用移植生长基因来治疗烟民腿部血管坏死的疾病。

超级芯片:有巨大存储及运算功能的电脑将把人类全部遗传基因破译,就能早期发现老年性痴呆症和心肌梗塞等疾病。

功能恢复:运用有针对性的电疗,刺激昏迷状态病人的脑神经,使其恢复功能。

百日咳病人的福音:可用医用吸入器把生物活性物质氨基胍直接上到咽部,有效治愈百日咳。

阳痿病有治:美国加州有一家实验室正在研制一种激素(睾丸酮),用它可治疗绝育后的阳痿症。

动脉血管钻:用它来防止中风。把一种软管放进动脉血管,清除血管中的沉积物。

4. 2008 年

从海中获取免疫药物:用从鲨鱼肝脏中提炼出来的油来增强艾滋病人和癌症患者的抗病能力。

5. 2009 年

新技术 X 线装置将进一步现代化:这种 X 线装置不用造影剂就能看到心脏的详细情况,帮助确诊及治疗。

骨骼早期诊断技术:运用这种新技术,通过简单验血就可以早期诊断骨质疏松症。

### ◯限制饮食延缓衰老

现代科学技术的腾飞、医疗保健事业的发展,促进了现代老年医学的飞速进步,现代抗衰老研究已经形成一个庞大而复杂的新兴学科体系。尤其是现代细胞生物学、分子生物学与遗传工程学等学科的迅速发展,促进了人类衰老机理的研究,也推动了抗衰老研究的新探索,有关专家把现代抗衰老研究的近况主要归纳为限制饮食等六个方面。

自本世纪 30 年代以来,许多学者开始了"限食长寿"的研究。早在 1935 年,麦卡最早发现,大鼠的寿命可通过在其生长期开始时限制热量的摄入而得到显著的延长,这一发现被称为麦卡效应。半个多世纪以来,许多学者仍用大鼠进行更为精密的限食研究。

专家们认为,限制热量对实验动物寿命的影响与下述因素有关。

(1)增强免疫功能。正常寿命的小鼠衰老速率,可经适当限制热量摄入、以促进维持免疫和有关功能的活力而得到减慢。

(2)减少疾病发病率。对短命小鼠适当限食后,能延缓某些影响生命疾病的发展,减少重要器官疾病的发病率。

(3)限食最佳时期。限食延缓衰老的作用,最好开始于生长期,并且长期持续限食。当然老年期开始限食也可以取得一定效果。

(4)改善代谢功能。新近研究成果表明,限食大鼠能较好地适应低浓度葡萄糖与胰岛素环境,并在此情况下有效地利用葡萄糖,并具有更大的合成、储存、代谢肝糖原能力,以补偿其短缺的热量供应。葡萄糖和胰岛素浓度的降低可能是限食动物延长寿命的主要因素之一。

(5)影响内分泌系统。新近研究成果还表明,限食对大鼠某些激素有明显影响,这种影响有利于动脉粥样硬化、肿瘤性疾病的预防,也有利于免疫功能的调节,而这些疾病与功能的减退与紊乱都是衰老的重要表现。

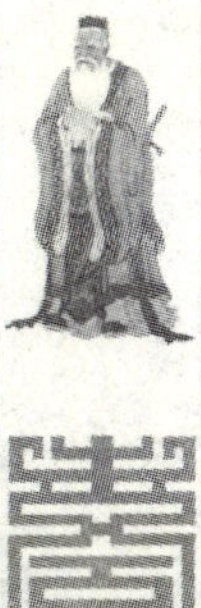

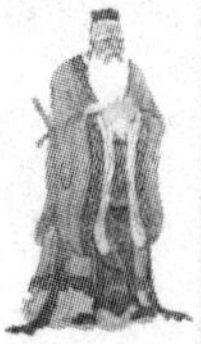

除动物实验证实限食可延缓衰老外，近二三十年来世界各地大量老年医学综合考察同样证明，长寿老人往往都是限食者，因此限食对人类也具有延长寿命的积极作用，只是限食效应的机理尚未完全弄清楚，这也成为老年医学研究中的一个热门话题。

**〇饮用发酵乳品求长寿**

早在本世纪初期，俄国学者梅契尼柯夫提出“自体中毒”学说，他认为，衰老是由自体中毒引起的。其理由是人体肠道中有大量的细菌，尤其是大肠菌群，在代谢过程中会产生大量的毒素，这些毒素会导致机体慢性中毒，从而促使人的衰老。为此他提倡饮用发酵奶品，以引入大量的乳酸杆菌，取代人体肠道中原有的细菌，减缓自体中毒，延缓衰老。饮用发酵的乳品，包括酸牛奶、酸羊奶等。但是，由于这类引入的乳酸杆菌难以在肠道内定居，因而难以推广应用，只是在某些长寿地区，此方法很受青睐。

**〇应用免疫工程延缓衰老**

免疫工程就是运用科学的方法，控制免疫系统并维持其正常功能活动。80 年代初，学者们对限食小鼠的胸腺进行了组织学定量分析，认为胸腺衰老的延缓，可能对整个免疫系统起决定性的作用。实验表明，胸腺素为一种能提高机体免疫功能的有效物质，使用胸腺素后，免疫细胞可增加数倍。研究还表明，免疫抑制剂（如硫唑嘌呤和环磷酰胺）、具有提高非特异性免疫功能作用的免疫化学佐剂（如对老年人有免疫促进作用的多核苷酸、多阴离子和维生素 E 等等）对延缓衰老都有积极的意义。

在免疫工程的应用中，十分引人注目的是给衰老机体注入健康年轻人的免疫细胞，这种给衰老机体补充功能正常的免疫细胞的方法，被认为是预防和推迟正常免疫功能衰退的一项重要途径。移植免疫组织是其中有效的方法之一，实验的做法是：给老年鼠输入青年鼠的干细胞的同时，植入胸腺组织或胸腺上皮细胞。结果老年鼠的免疫功能、抗感染和抗肿瘤的能力都有明显的提高，甚至可起到促进老年鼠“返老还童”的作用。

机体的免疫功能与衰老有着极为密切的关系，如何提高老年人的免疫功能，在现代抗衰老措施中具有重要意义。免疫工程还有许多未知数，有待于专家们进行更深入的研究。

**〇抗衰老微量元素的运用**

近几年来，微量元素与人体健康长寿关系的研究发展很快，目前已知人体内含有 41 种微量元素，其中必需的微量元素为 14 种。所谓微量元素，是指仅占人体体重 1‰以下的元素，因其量甚微，故名。奇妙的是人体内这类元素过多或不足或多种微量元素在体内的比例不平衡，都会对机体产生不利的影响，对老年人的危害尤为严重。

什么叫做抗衰老微量元素呢？一般来讲，凡是体内具有抗氧化作用的微量元素都有抗衰老效应，统称为抗衰老微量元素，如硒、锰、锌、铜等。此外，凡具有预防某些老年性疾病的微量元素，也相应地具有抗衰老作用，也属抗衰老微量元素之列。

早在 70 年代初期就有研究证实，三价铬、钇、钯等微量元素有延长小鼠寿命的作用。近年来，国内外长寿调查研究发现，长寿地区的外环境和各种粮食中都富含锰、硒、锶、锌、钼、氟、钙、镁等元素，其中有的属微量元素，尤其以黄豆中的含量最为丰富，因此，有的长寿地区的黄豆被称为“微量元素库”。锰、锌等是超氧化物歧化酶的组成部分，硒是谷胱甘肽过氧化物酶的活性元素，这些酶都是体内重要的抗氧化酶，所以这些元素也就是重要的抗衰老元素。

现代老年医学研究还发现，铬、钼、硒、锶、钴、锰、锌、硅、矾等元素具有预防动脉硬化、高血压、冠心病、糖尿病和肿瘤等老年性疾病的作用。因此，这些元素对老人就显得更为重要。研究指出，人类必需的微量元素主要存在于鱼、瘦肉、蛋、海产品、黄豆和粮食的麸皮、胚芽之中。老年人应注意合理的饮食营养，保证能通过饮食，获取必要的微量元素。

### ○多种抗衰老制剂的探索

1. 抗氧化剂

(1)维生素 E。维生素 E 原为妇产科的常用药物，引入老年医学后，主要是应用其抗氧化作用达到抗衰老的目的。学者们认为，维生素 E 为溶于脂肪组织的一种抗衰老物质。其理论依据是针对“自由基学说”的，这一学说认为，在机体代谢过程中必然产生一些自由基，这些自由基的反应可以引起细胞膜损伤和交联链的形成，其结果势必降低酶的活性，使细胞功能受到损伤，细胞内衰老素大量堆积，导致衰老。维生素 E 作为一种强抗氧化剂，若其缺乏时，体内的不饱和脂肪酸就很容易与自由基作用，生成过氧化脂质，为体内活性氧之一，是一种“增龄物质”和细胞毒。若体内有一定数量的维生素 E 时，就可实现清除细胞内损伤的自由基，抑制细胞膜的氧化，从而达到稳定细胞膜的目的，由此发挥保护细胞膜的作用，因此，目前有许多老年人服用维生素 E 来抗衰老。

(2)超氧化物歧化酶。超氧化物歧化酶被称为抗衰老奇酶，常用三个英语缩写字母 SOD 表示，SOD 抗衰老作用的理论基础也是“自由基学说”。在人体处于生长发育阶段，体内的物质代谢、能量代谢处于相对稳定状态，自由基始终保持在生命活动所需的低浓度水平，对人体不致造成损害；当人体生长发育成熟之后，或在患有某种疾病的情况下，人体的内环境处于相对的不稳定状态，清除自由基的能力减弱，于是人体就可能因氧化作用加强而受到损害，导致加速衰老。这时如果服用适量的 SOD，使之参与到人体的生化反应之中，就能促使自由基失去强氧化剂作用，对人体健康长寿起到良好的作用。目前，含 SOD 的口香糖、食品、饮料及含 SOD 的牙膏、眼膏、软膏等等，已广泛的应用于人们日常生活之中，受到老年人青睐。

2. 脂褐素清除剂

脂褐素存在于老年动物，包括老年人细胞内，因此又称老年色素或消耗色素，为一种带有棕色并具有自发荧光的不溶性颗粒物质。一般地讲，脂褐素随年龄的增长而在体内逐渐沉积增多，从而对机体产生不利影响，导致衰老。现代研究表明，氯脂酸与维生素 E 具有抑制脂褐素的作用，能使实验鼠类的神经细胞内脂褐素减少，记忆得到改善，平均寿命延长。此外，氯丙嗪、乳清酸镁、醉椒素等也具有类似的作用。

3. 膜稳定剂

有关学者认为，衰老是细胞膜、或广义的生物膜受损所致，因而提出“生物膜损伤学说”。针对这一学说提出的抗衰老对策是应用膜稳定剂，诸如氢化可的松、阿司

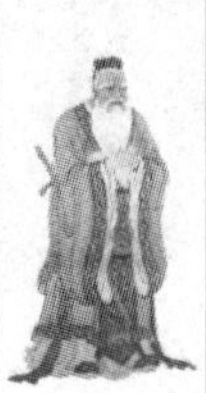

匹林、乙酰水杨酸、泼尼松等作为膜稳定剂，都具有不同程度的延寿之效果。

4. 免疫调节剂

在前面“应用免疫工程延缓衰老”一条中已经提及胸腺素，这是很令人注目的一个课题，欧美许多研究所都在致力于胸腺素的研究。多核苷酸也是一种免疫调节剂，它不仅可提高细胞免疫，还具有干扰素诱导的作用，能恢复老年动物的免疫力，代替胸腺素的功能，刺激淋巴细胞的生长和分化。此外，维生素 E、左旋咪唑等也都有提高免疫功能的作用。

5. 核酸制剂

用于抗衰老的核酸包括核糖核酸（RNA）和脱氧核糖核酸（DNA）两大类。实验表明，给大鼠注射 RNA 和 DNA 制剂，可使大鼠寿命大为延长，使其显得年轻、活跃，体重也有所增加。用脑组织 RNA 的提纯物给有记忆障碍的老年患者注射，也有良好的效果。这都说明核酸制剂对损伤细胞具有修复功能。

**○抗衰老中药的研究**

古往今来，研究和应用中药延缓衰老，一直是人们所向往的。长期以来，学者们作了大量的探索，从实践中逐步完善了抗衰老中药的筛选方法，初步建立了以药性较温和的补益药为主的抗衰老中药体系。现代研究发现，著名的抗衰老名贵中药人参，具有明显的延缓衰老的作用，人参皂甙有抑制肾上腺、胸腺、脾脏和甲状腺重量变化的作用，有性激素样功能，人参还有镇静中枢神经系统的作用，有助于提高动物与人的体力及智力的活动能力，增强机体的免疫功能和对各种有害刺激的抵抗力等等。现代通常将防衰抗老中药分成五类：

（1）补肾阴药物：玉竹、黄精等。

（2）补肾阳药物：补骨脂、肉苁蓉、菟丝子等。

（3）阴阳兼补药物：黄精加补骨脂、肉苁蓉加地黄等。

（4）补气药物：人参、党参等。

（5）补血药物：当归、阿胶、鸡血藤等。

随着社会的进步和中西医结合的发展，目前已有大量抗衰老中成药、制剂、饮料、天然药物与方剂、提取物等问世，深受广大老年人的喜爱。

**○抗衰老的新概念——补充美拉托宁**

松果体位于人的丘脑下部，亦称松果腺，是一种内分泌腺，其分泌的激素即美拉托宁。关于松果体的生理功能，一直存有争议，一般认为是退化器官，在生理上无关紧要。但近二十年来的研究发现，松果体的内分泌作用与人体衰老过程关系密切。美拉托宁的各种生理作用以及对中老年人的防病保健作用愈来愈多地得到医药界的广泛关注。

松果体在人体青春期后，功能开始减弱，分泌的美拉托宁开始下降，使人体开始衰老，如脸部出现皱纹，皮肤开始松弛等。人到 50 岁时，美拉托宁分泌量陡降，人体衰老加速，各类器官功能减退。60 岁时，美拉托宁分泌量只有青年时期的一半，70 ~ 80 岁时分泌量几乎为零，人体逐渐发生各种老年病，如动脉硬化、高血压、心脏病、糖尿病、老年性痴呆症、睡眠不良等。人体衰老时钟的调控者就是松果体。松果体通过分泌美拉托宁调节人体的内分泌系统的平衡，维持人体内环境的稳定，保持人体正常的健康状态，调控人体的老化时钟。

中老年人若能及时补充美拉托宁，使体内美拉托宁维持正常水平，等于延缓了松果体功能的衰退，等于把衰老时钟倒拨了，这一切应抢在衰老或危害严重的老年病发生之前，做到防患于未然。如此，不仅可以延年益寿，而且可以维持中老年人的健康水平，这对提高生命的质量无疑具有重要意义。

目前已经有纯天然来源的美拉托宁产品，作为人体营养成分补充剂，可以满足大家防病保健的需要。

**○生育与长寿**

国内外有关资料显示，优生与寿命有着密切关系，凡是提倡和实行优生的地区和国家，人的平均寿命都比较长。有专家认为：西方国家大多数夫妇只生育一个孩子，可能是他们人口平均寿命远远高于第三世界人口平均寿命的一个重要因素。我国有关专家在完成对100名90岁以上的长寿老人的调查后，发现63%的长寿老人属于第一、二胎生，其中又有14名晚婚少育者的健康状况较其他长寿者好。统计资料表明：我国提倡晚婚、优生、少生，对提高我国人口素质及人们延年益寿是有极大好处的。

**○情绪与长寿**

有关专家统计，在人类疾病中，因为身心失调所引起的疾病占50%～80%，长寿学者胡夫德认为，一切对人不利的影响中，最能使人短命夭亡的就是不好的情绪和恶劣的心情，如忧虑、颓丧、惧怕、怯懦、忌妒和憎恨等。美国某医院发现500名肠胃病人中，因情绪不佳而致病的占74%。大量临床资料证实，一个人过于激动和受到多次反复不良刺激就会使神经系统功能发生调节紊乱，从而使血压升高，给身体许多器官带来不良影响，尤其是在精神过度紧张的情况下，会使心率加快，如果是心脏病患者，可能会发生意外，甚至死亡。同样，一个人精神如果长期处于苦闷之中，或情感受到压抑不能解脱，这种人患病的可能性就大于其他人。我国有关专家调查了近百位85岁以上的老年人，发现其中80%以上的老人性格开朗、乐观，心情舒畅，遇事冷静，不发怒，豁达心宽，乐于助人，热爱生活。而90岁以上的老年人没有一个愁容满面或脾气暴烈的。

**○生活节律与长寿**

现代医学认为，人的生长、发育与衰老受生物钟控制。生物钟可以使人体的生命活动按一定的周期变化。因此生活规律十分重要。从生理学角度讲，人类大脑在体内已成为各种生理活动的最高调节器官，而大脑的基本活动方式是条件反射，这种条件反射是个体在生活过程中获得的，并且需要一个逐步建成的过程，这一过程的建成与生活规律有关。有规律的作息制度可以在大脑神经中枢建立良好的条件反射。当人们得到适当的食物，并且劳逸结合较好的时候，这种有规律的生活促进了条件反射的形成，一系列条件反射又促使人体生理活动有张有弛，功能稳定，富有节律性，使生物钟能够保持正常的周期，人体就会感觉到精力旺盛。否则就可能产生种种疾病。所以，养成有规律的生活习惯是保证健康长寿的因素之一。大量调查资料表明，凡是生活规律、勤劳而又能劳逸结合的人，不仅工作效率高，而且健康长寿。



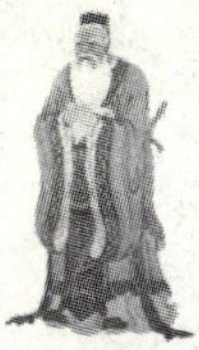

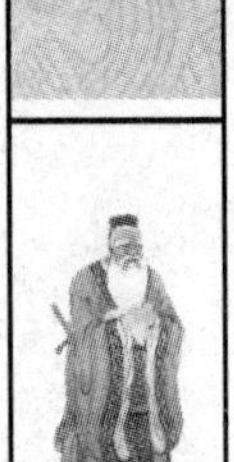

### ○饮食与长寿

日本是当今世界的长寿之国，其中一个重要因素是日本国民注意膳食营养平衡。他们每日的食物中，蛋白质占20%，脂肪占30%，碳水化合物占50%。食物以大豆、鱼类和蔬菜为主。美国生物学家麦凯的一项实验证实：节食可使人长寿。美国两名医学家考察了世界长寿之乡——俄国高加索和南美安第斯地区，发现那里的百岁老人饮食都比较节制。有关实验资料表明，节食对于免疫系统可产生良好的影响，还可减少免疫缺损症的发生。更为重要是能够影响动物的生物年龄，即脱氧核糖核酸、染色体、骨胶原、蛋白质和脂质的新陈代谢作用的减慢，并可促进内分泌腺的活动。

目前，国际上推荐以20～39岁年龄段者的热能需要量作为基数，40～49岁年龄段者减少供能5%，50～59岁年龄段者减少10%，60～69岁年龄段者减少20%，70以上年龄段者减少30%。此法行之有效，可以延缓衰老过程。

### ○睡眠与长寿

美国癌症协会的一份调查结果表明，人的睡眠时间与寿命长短有着密切的关系。每天平均睡眠7～8小时的人寿命最长，每天平均睡眠不到4小时的人，死亡率是前者的两倍，而每天睡眠10小时以上者，其中有80%的人可能短命。一些资料还表明，有良好午睡习惯的中老年人，比没有午睡习惯的中老年人免疫机能要强，且不容易诱发老年性疾病。日本的长崎宏明研究了睡眠与寿命的关系，指出：人的睡眠周期中，有慢波睡眠和快波睡眠两个阶段。慢波睡眠阶段为深睡期，快波睡眠阶段有做梦现象，而寿命与快波睡眠有关，增加快波睡眠时间，能延长寿命。

### ○环境与长寿

大量调查资料表明，城市里的长寿老人比山区和农村的长寿老人要少。发达的工业国家城市人口的寿命一般比农村人口寿命少5年。专家们认为，这与城市环境污染、生活紧张等因素有关。厄瓜多尔的维尔卡巴姆的山村，百岁老人的比例达到每10万人口中有1100人。这可能与山区的气温、气压、温度、幽静的环境、茂密的树林、常年的山涧泉水、清洁的空气有关。这些因素能够增进人体新陈代谢，调节机体机能，促进健康长寿。山区阳光照射时间相对比平原少，受太阳辐射的影响小，使人体细胞突变引起早衰的机会也少。山区农村居住分散，传染病相对要少些，加之空气中阴离子多，造成了特殊的益寿环境。一些专家还认为，土地的化学成分对长寿也有影响，因为人的食物及水中的化学成分含量主要取决于土地的化学成分。食物与水中的各种化学元素对激素、维生素、酶和其他生物活性物质以及对人的身体机能都有一定影响，与人的寿命有关。总之，良好的环境益于健康长寿。

### ○科学家长寿的秘密

听起来似乎不可置信，但是一项历时长达70年的最新研究成果表明，科学家的平均寿命比常人要长。

许多科学家看上去往往不合时代潮流，行为举止不同常人。他们的秉性使他们常常能笑到最后，笑得最好。

加利福尼亚大学心理学家弗莱德曼认为："这项发现可望吸引最聪明的学者投身到科学研究中去。""这项研究可能表明科学家比一般人承受的心理压力要小，也许正是因为他们找到了投合自己兴趣和个性的事业。”

根据弗莱德曼的研究，从1912年左右挑选出来的600个男人中，只有67%的常人活到70岁，而活到70岁的科学家们占72%。

不善交际、生性孤僻却长寿的科学家比比皆是。

爱迪生84岁去世，一生中有上千项发明。但这个寿星可勾不起他的孩子们对他任何甜蜜的回忆。他成天泡在实验室里，没有时间和儿孙们在一起，甚至对他的妻子和想成为他朋友的人们也很少给予关心。在他的自传里，爱迪生认为他耳聋是好事，这样使他能够更好地集中注意力。

爱因斯坦相对来说随和些，特别在二战期间，他在政治上还相当活跃。他喜爱古典音乐、拉小提琴和他的表妹。在他的第一个妻子死后，他还娶了他的表妹。但即使这样，爱因斯坦也宁可同公式和定理打交道，而不愿和其他人在一起谈天说地。爱因斯坦享年76岁。

今日的爱因斯坦们有的操纵着宇宙飞船，有的透过显微镜观察着神秘的微生物世界，但他们的个性仍然有些孤傲。

**〇女性为何多长寿**

在世界范围内，长寿老人中女性寿命长于男性已是众所周知的事实，其中的奥秘除了两性之间的染色体、生理机能、激素分泌、性格、生活习惯以及某些社会因素方面存在差异外，新近的资料对女性比男性长寿的“秘密”又有进一步的揭示。

(1)女性的修补基因多于男性。美国一位病理学教授发现了一种参与修补脱氧核糖核酸的基因，它是与X染色体有关的基因。女子经遗传获得两个X染色体，而男子只有一个X染色体，因而女子的修补基因比男子多一倍。

(2)女性的脑血流量比男性大。美国研究人员利用X射线断层摄像技术进行的一项研究证实，女子的大脑血流量其平均值比男子大。

(3)男子的脑萎缩比女子快。专家曾用高科技技术对99名男女的脑电图进行分析研究，证实男子的脑衰老比女子快，特别是负责语言及鉴别的脑细胞更是如此。随着年龄的增长，女性比男性更容易保持思维的敏捷性和灵活性；而男性则比女性更容易烦躁。研究表明，从总的方面来说，随着年龄的增大，男女的脑细胞都会减少，但男子的“脑衰老”要比女子快3～4倍。

(4)女性比男性更能适应环境。日本渡边淳一郎医生曾做了两个“性别试验”。他将一对兔子的爪子剪去，打上石膏。雄兔不适应绷带的束缚，拼命挣脱，结果精疲力竭而死。而雌兔对爪子上的石膏和绷带却安之若素，显得很平静。

他又为一对猿猴分别戴上枷锁。雄猴竭力想摆脱，而雌猴没事一般。几小时后，意外发现雄猿猴胃中有好几处出血点，它在短时间内就患了胃溃疡。而雌猿猴却安然无恙。试验说明：雄性动物一遇环境变化，就力图恢复原状，不达目的，便以死抗争。而雌性动物则能适应环境变化，不作任何反抗。

人类也如此，女性比男性更能适应环境。在任何情况下，她们都能顽强地活下去。

**〇长寿奥秘的新发现——降低体温**

来自美国、日本、俄罗斯等国的医学情报均指出，在长寿学的研究中，降低人的体温确有延年益寿的作用。

生活在寒带的人平均寿命比生活在热带的人长10～30岁，前者每10万人口百岁老寿星的数目是后者的十几倍甚至几十倍。在格鲁吉亚，总人口约500万人，然而百岁以上者竟有2000人之多；我国的百岁老寿星也大多在比较寒冷的西北地区，他们都得益于寒冷的环境而长寿。

低温对生命有利。某些植物种子在1℃下贮存十余年甚至百年后仍可发芽生长；人的血液在常温下贮存很快腐败，在4℃的血库中可保存2～3周；断肢再植病例中，断肢必须冷藏才不致坏死；冬眠动物经过数九严寒之后，第二年开春后就重新活跃起来。本世纪40年代，苏联有关人员在北极某地施工时，发现一只5000年前被冻成冰石样的蜥蜴，把它放在阳光下，它竟奇迹般地复苏并存活了两天。1987年7月英国登山队在阿尔卑斯山的冰川上发现一个被冰雪半掩埋的人。从他身着的法国军服以及口袋里的《士兵手册》得知，他是70年前意法战争中失踪的法国步兵下士普里斯。他在冰天雪地中沉睡了70年，发现时还年轻如初，还有极微弱的心脏跳动。

体温低为什么会长寿呢？研究指出，体温与基础代谢率有密切关系。体温下降，代谢率也相应下降，当体温降至30℃时，人体代谢率可降低一半，机体的氧消耗量仅为正常的50%。在长寿学的研究中，有一种“生活能”消耗学说，即每个人都有其特定的生存能，此能一旦释放完毕，生命即告结束。所以，为了长寿，必须让生命能缓缓释放。寒带低温环境中的人之所以长寿，就是因为环境温度低，生命能释放较慢。专家指出，若能将人的体温降低2℃～3.5℃，人的寿命可由目前的70岁延长到150岁。美国更有学者正在设计一种“速冻冷床”，希望借此将体温降低至22℃左右。如获成功，人可以活到200岁。

日本三菱化学公司生命科学研究所的近藤宣昭先生认为，在人类的遗传基因中，可能存在冬眠的因素，目前该公司已投资10亿日元作进一步的研究，以揭示冬眠的奥秘。一旦冬眠技术成功之后，就能安全地使人冬眠，冬眠数十年甚至数百年。比如某人患了绝症，目前医学尚不能治愈，那么可将他冷冻起来，进行冬眠，一旦特效药问世，再进行复苏给予治疗，就可在将来治愈绝症，也延长了寿命。

至于延长人们的寿命，可以仅仅用降低体温的方法，而不一定进行冬眠。美国生物化学家时特鲁博士试制了一种冰柜，或者叫特制冷房，可使人的体温降至15℃左右，每晚在冰柜睡觉，次晨冰柜会自动升温，升至37℃，人可以照常生活、工作。目前国外已有不少志愿者开始睡冰柜。尽管这一新技术的效果还待实践证实，但人们对睡冰柜可长寿已经充满了信心。

### ○中年早衰探因

我国专家90年代曾作过一项调查，发现我国知识分子平均寿命只有58岁，较全国人口平均寿命的70.8岁，少了12.8岁。研究分析认为，这主要是我国知识分子不重视自我保健，长期缺乏体育活动所致。

中年知识分子如果运动量不足，其他体力活动又少，就易造成身体的各个系统功能以及免疫功能普遍下降，对身体健康构成威胁，其中受害最大的是循环系统，主要表现为心脏变得脆弱，甚至无力，心跳加快；活动量稍大一些，便会心跳气短。运动量不足，还会引起血脂增高，并使胆固醇沉积于血管壁上，加速动脉硬化的形成，

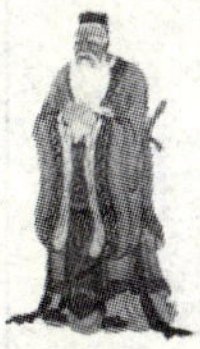

成为冠心病的易发因素之一；运动量不足，还可能使消化功能降低，食欲减退，影响中枢神经系统的正常调节，引起失眠及患神经官能症；运动量不足，又是引起中年肥胖的重要原因，而肥胖则是多种严重疾病的温床。

目前坚持锻炼身体或进行肢体运动的以老年人和青年人居多，中年人所占比例较少，尤其是最迫切需要增加运动量的中年知识分子，常年坚持锻炼的更少。为此，专家们呼吁，为了防病健身，中年人尤其是中年知识分子，必须适当地增大自己的运动量，即使工作再忙，每天也得抽出至少半小时时间来进行体育锻炼，哪怕仅仅是散步！

**○改善微循环　实现健康长寿**

微循环是血液循环系统中最基层的单位。人体血液流经动脉的末梢端（细动脉），再流到微血管（毛细血管），然后汇合流入静脉的起始端（细静脉）。这种在细动脉和细静脉之间的微血管里的血液循环，称为微循环。在医学上，淋巴液和组织液的微循环也叫微循环，但通常所说的微循环是指血液微循环。微血管很细，大约为一根头发丝的1/20，肉眼看不到，要借助显微镜才能观察到它及其变化。微血管只有一层内皮细胞，管壁极薄，约为一张普通纸的1/100，血液中的小分子物质从血管壁渗出渗入。微血管很长，总长度有96558公里，交织成网，分布全身，由它在体内进行物质交换。微循环正常与否，直接关系到细胞新陈代谢，因而对生命活动起着重要作用。

微循环的基本功能是给细胞供血、供氧、供给能量和营养物质，带走对人体有害的肌酸、乳酸和二氧化碳等代谢废物，保持良好的内环境和保证正常生命活力。微循环还起着"第二心脏"的作用。因为仅靠心脏的收缩力是不可能将心脏内的血液输送到组织细胞内的，必须有微血管再次调节供血，才能将血液灌注进入细胞，而且微血管供血的节律运动与心跳并不同步，所以，微血管事实上成了"第二心脏"。

微循环同人体健康息息相关。微循环障碍如果发生在神经系统，就会使脑细胞供血、供氧不足，引起头痛头晕、失眠多梦、记忆不好甚至中风；微循环障碍如果发生在心血管系统，使心脏细胞营养不足，就会发生胸闷、心慌、心律不齐、心绞痛甚至心肌梗塞；微循环障碍如果发生在呼吸系统，就会气短、憋闷、咳嗽、哮喘、重者呼吸骤停；微循环障碍如果发生在消化系统，会使胃肠功能减弱、紊乱，引起胃肠道疾病。其他脏器、肌肉和骨骼、关节等，都可能出现微循环障碍而发生病症。

微循环障碍直接影响着延年益寿。在长寿的诸多因素中，良好的微循环功能是最基本的生理条件，微循环功能良好的人，身体一定是健康的，也必定会长寿。但是，随着年龄的增长，微循环功能会逐渐下降，据测定，50～59岁时最为突出，70岁以后下降速度相对减缓。生理上的退行性变化，造成一定程度上的病理改变，使血管的灌流不足，促使其功能障碍加重，最终导致人体衰老的急剧来临。因此，人到老年，要特别注意加强自我保健，改善微循环，以利健康益寿。

如何改善人体微循环，活化组织细胞功能，防止各种老年性疾病的发生，从而达到健康长寿的目的呢？

我国著名中医教授颜德馨等关于"人类衰老之迷——气虚血瘀"的科研成果及其所研制的活血化瘀方剂，发展和印证了中医"老年多瘀"学说，活血化瘀疗法实质上是活跃微循环，以促进中老年人健康长寿。

近年来的高新科技产品——微元生化纤维及其制品，提供了促进微循环的新途径。从实验研究到临床观察，这种纤维所制作的纺织品，能扩张小动脉，加速血流速度，能显著改善机体的微循环。其机理是此种纤维制品在常温下可产生 3 ~ 8 微米的远红外线，此种波长的远红外线对人体细胞有活化作用，使人体细胞处在生气活泼的内环境中。另外，它能把含有多种微量元素及活性物质，融入在纺织品中，当穿戴在身上能自动吸收人体散发的热量及周围环境的辐射而转换成人体所需的生物能并作用于人体，从而激活细胞活力，改善人体微循环以达到保健和治疗作用。

### ○自身免疫力与长寿

免疫力即人体对疾病的抵抗力。人们若想健康长寿，必须保护和增强自身免疫力。因为，诸多老年病，如高血压、动脉硬化、冠心病、糖尿病、肿瘤、各种感染等莫不与身体免疫功能降低密切相关。老年人提高自身免疫力应从以下方面入手。

（1）合理营养是基础。人体免疫力与合理营养相辅相承。其中蛋白质不仅是生命的基础，而且也是免疫系统主要组成部分。老年人补充蛋白质应适量，其中应有一定量的优质蛋白质（如酪蛋白），每日补充蛋白质大约为 70 ~ 80 克，优质蛋白质应占一半为宜。

（2）充足睡眠是“天然补药”。高质量的足够的睡眠，可减少脑细胞消耗。延缓各种器官衰退和老化，使人体免疫力增强。老年人每天应按时休息，早睡早起，每天睡眠时间以 7 ~ 8 小时为宜。除此以外，应养成午睡习惯，以补充夜间睡眠不足。

（3）适度运动抗衰老。生命在于运动。适度运动对老年人更有重要价值。它可使身体免疫细胞增殖，增强机体抵抗病原体能力，减少受感染机会。老年人应选择力所能及的体育锻炼项目，如散步、慢跑、体操、打太极拳等。坚持下去，必有益处。

（4）情绪乐观大有裨益。医学研究证明，乐而忘忧的老年人，体内抗体——免疫球蛋白 A 明显高于多愁善感的老年人。乐观情绪能充分调节机体神经、内分泌、心血管系统功能，对身心健康大有裨益。除此以外，心胸豁达还有助于战胜疾病，提高疾病治愈率。与其相反，情绪悲观、不善于对待生活挫折者，会严重损伤机体免疫功能，容易染上神经衰弱、消化性溃疡、脑血管意外、癌症等多种疾病。

### ○素食并非长寿之道

随着“富贵病”的逐渐增多，人们对素食越来越感兴趣了。狂热信奉素食能健康长寿者，常常举例说和尚长寿的人多，其原因是他们血液中胆固醇和血脂含量低，因而患心血管疾病的少。有人认为，一切疾病都是由于过食动物性食品造成的。在非洲和东南亚的一些国家里，就有不少热衷于素食的人。比如：南亚有的人，即使在快要饿死的时候也不喝牛奶、不吃鱼、蛋，更不用说吃肉了。素食制也一度风靡欧洲，19 世纪后半叶，欧洲还出现了许多素食者协会。俄国大文豪列夫·托尔斯泰和大画家伊里亚·列宾都是忠实的素食者。他们分别活到了 82 岁和 84 岁，可谓长寿者。这一事实似乎更有力地说明了素食论是正确的。

不可否认，吃素可以降低摄入的胆固醇和饱和脂肪酸的量，防止胆固醇进入血液，减少肥胖病、高胆固醇血症和冠心病等疾病的发生。吃素可以保持人体酸碱平衡，一般情况下，人体的血液是呈弱碱性的，但是当饮食中蛋白质、脂肪等一些动物

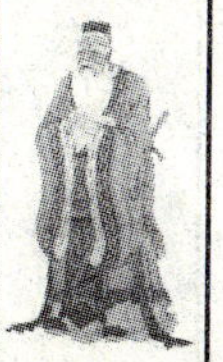

性食物过多时，会分解产生大量的乳酸、丙酮酸等代谢产物，使机体内环境偏酸性，而妨害各组织器官的正常功能。植物性食物如蔬菜、水果为碱性食物，可以中和酸性，维持组织器官功能，保护机体健康。另外，素食中含有丰富的维生素，可以调节代谢功能，加强皮肤的营养。

最新研究表明，素食虽能养生，却不利于强身健体。由于食物单调，素食者机体中掌管食物消化的酶系统的功能，会逐渐遭到破坏，最后导致物质交换失调，病疾丛生。专家们的见解是：只有在特殊情况下，素食制才可作为临时性饮食制。众所周知，植物食品中含有丰富的维生素、盐类和有机盐，而缺少造血的微量元素钴、锰、铁和铜等。此外，植物食品除油料外，脂肪含量极少，但人的机体每昼夜至少需要 60～70 克脂肪。要想满足这种需要，就要吃 5 公斤的植物性食品。而且，植物蛋白是永远代替不了动物蛋白的。现代营养学认为，把植物食品和动物食品按合理比例结合起来才能满足机体生长发育和生活的需要。长期素食，蛋白质得不到充分供给，其后果是记忆力下降、精神萎靡、反应迟钝。临床医学家发现，蛋白质不足是引起消化道肿瘤和胃癌的一个重要原因。人脑的形成、发育所必需的大部分营养成分必须从动物性食物中摄取。如构成脑组织 60% 的脂肪是一种长碳链的聚不饱和脂肪酸，它在体内不能合成，只能从动物性食物中摄取，若缺乏，可导致人脑退化，使人未老而脑先衰，或导致痴呆症的发生。有“记忆素”之称的“加压素”，由 7 种氨基酸组成，这些氨基酸只有从含优质蛋白质的动物性食物中得到。故营养学家们一致认为，从人类进化和抗衰益寿的角度看，单纯素食、绝对素食不可取。

长期素食可导致缺锌。锌不仅是生命的“火花”，而且对保证人体免疫功能健全具有重要作用。老年人视力减退、耳聋眼花、性欲低下都是缺锌的表现。缺锌的人会增加含不饱和脂肪酸，从而会增加肿瘤的发病率。人体缺锌还会使食欲减退，容易患皮肤病。尤其是女性，如果只吃素食，由于锌和热量不足，容易给下一代带来先天性疾病。长期素食还可能患维生素 $B_2$ 缺乏症。素食所含的维生素 $B_2$ 要比动物性食物少得多，而维生素 $B_2$ 缺乏，会引发口角炎、唇炎、舌炎等病症。美国医学家经过长期研究后向素食者提出了警告，单纯素食可使精神健康受到损害。因为素食无法得到只能从荤食中才能获得的维生素 $B_{12}$，而机体缺乏维生素 $B_{12}$，可导致精神和生理上的缺陷，如反应迟钝、表情呆滞、记忆力下降、舌头肿痛、吞咽困难、人易疲劳等，这在老年人中表现尤为明显。

长期以来，在人们头脑中形成这样的印象：素食者长寿。并寻找许多长寿的例子来加以证实。其实，长寿区的形成，不能单以素食为凭，有些长寿区和长寿老人也是吃荤的。美国著名的家庭经济学家海伦·科特雷克认为，在饮食过程中，不吃动物性食物，只依靠植物性食物如依靠水果蔬菜和五谷而生存的人，是生活中的素食主义者。其中的绝对素食者对蛋和奶制品都禁绝，其危害性极大。因而，对这些人应以心理治疗为主，改变其毫无意义的、致病折寿的绝对食素行为。因此，人们应当放弃素食养生的传统观念，只有荤素搭配，平衡膳食，才能使营养全面、均衡，才是通往健康长寿的最好途径。绝对素食是不科学的，是不能令人长寿的。

### ○运动是生命存在的基本形式

从哲学的角度来讲，一切事物都是一种过程，世界则是过程的集合体。过程首先是一个存在、时间、空间、结构、层次的概念。生命也是一个过程，而过程就是新陈代谢，就是运动。人体从一个受精卵细胞发育成复杂的机体，达到50万亿($510^{18}$)个细胞，组成人体的十大系统，担负起呼吸、消化、运动、感觉、思维等各种复杂的功能。每个系统又由不同的器官组成，每个器官则承担各自的运动，如心脏的跳动、关节的活动等。每个器官又是由不同的组织所组成，每种组织又是由一定的细胞所组成，每个细胞则又是由不同的细胞器组成，细胞器则又是由大分子基因组成，分子又是由原子组成，原子又是由质子组成……由此可见，无论从哪个层次上来说，生命的运动是绝对的、永恒的、不变的。这种运动才是生命的真实含义，而机体无论工作或处于熟睡状态，心跳不能中断，呼吸不能停止，细胞代谢不能停止，所以我们所谓的生命在于运动，不是光指跑步、游泳、打球等运动形式，还应指哲学、生物学新陈代谢概念中的运动形式。

**○延长寿命的途径在于减慢新陈代谢**

人类都有一定的寿命，即使创造优越的生存环境，也只能稍微将寿命延长一点，并无多大的改观，这就不得不引起人们将研究关键集中在老化的原因和机制上，关于老化，目前主要有三种学说：一是神经内分泌免疫内环境稳定失调学说；二是细胞外成分基质改变学说；三是遗传学说。此三种学说各有一定的道理，但又不能解释全貌。

根据大量的尸体解剖和活体组织、细胞的观察，可以发现：

(1)人的生存年龄与组织细胞的“年龄”不相一致，即有的人已活了80年，但他(她)的细胞看上去才只有50岁或60岁；反之，有的人才活了50岁，组织细胞的表现已“老”达80岁。

(2)皮肤的“年龄”直接与职业有关，即体力劳动者皮肤显“老”，表现为粗糙、弹性差、干裂、无光泽；反之，脑力劳动者皮肤显“年轻”，即使已到80岁，甚至90岁，皮肤仍富有弹性和光泽。

(3)胃粘膜的“年龄”直接与胃的炎症刺激有关，即无慢性胃炎刺激的人，尽管年龄已老，而胃仍“年轻”；反之，有慢性胃炎的人，虽岁数不大，胃却“衰老”了。

(4)人体组织细胞的“潜力”很大，即在一些高龄老人的解剖中，心肌细胞、肝细胞等主要器官的细胞看上去与年轻人无差别；甚至有人90岁时睾丸内还有大量形态正常的精子。还有，在一些高龄老人的各器官中，都能不同程度地发现一些新生的细胞处于活跃阶段。由此可见，90岁、100岁甚至更长寿的生存，不仅是可能的，而且是可以在减慢新陈代谢的前提下实现的。因为人老化时细胞并没有真正老化，只是部分细胞功能减退或低下。又由于不同器官的组织细胞新陈代谢是有一定限度的，如果过早地走到了代谢的尽头，细胞功能必然减退或低下，反之，如果尽可能延缓代谢过程，减慢运动过程，使更多的细胞，还保持巨大的潜力，那么达到真正含义上的抗衰老便是有希望的了。因此，有学者认为，进入老年期以后，日常生活中不但要注意进行体育锻炼，还应多保持机体安宁，相对减慢新陈代谢过程，使生命之树常青，生活之水常流。

**○养生长寿解惑**

1. 养生之惑

世界是这样的美好，生活是如此的幸福，谁不想多活几年？谁不想健康地活着？俗话说“富而思健”、“富而思寿”，现在人们健康长寿的愿望就更加强烈了。

要健康长寿就必须养生，而且要科学地养生。这道理懂的人愈来愈多了，他们都在寻找科学养生的根据，以便指导自己的养生实践，养生保健书籍的畅销与此不无关系。但愈是这样“照看书本”养生，养生的误区就愈多。原来，养生的误区源于养生理论的不统一，存在着争论。没有统一的理论当然就会导致养生行动的五花八门。有关学者系统地收集了当代的养生理论，发现相互争论的问题竟达二十个之多。

(1)动静之争：“养生在动”，“生命在于运动”。“养生在静”，“生命在于静止”。

(2)荤素之争：“多吃荤食有益，体质好，利于健康；光吃素食不行，体质差，营养不良。”“吃素有益，已有实验证明，素食可延年，荤食易生心脑血管病。”

(3)节食之争：“饿肚子养生难受”。“吃饭减三口，是个好习惯，习惯了就不难受。”

(4)生熟之争：“生食是回归自然，可有效地保护免疫系统。”“熟食利于大脑的发育，人才有进化，生食是倒退。”

(5)餐数之争：“日食三餐，历来如此。”“三餐会导致短时间的营养过剩，造成身体的动荡；人应一天四餐、五餐、六餐甚至‘羊吃草’式的进餐。”

(6)人寿之争：“‘人生七十古来稀’，生活提高，疑难症（癌症、心脑血管病）即使都治愈，人的寿命也难越八十大关”。“人的‘天年’应为百岁以上，这不但有科学的证据，也有少数的‘百岁老人’的实例，‘寿逾百岁观’是每个人都应树立的养生基本观点。”

(7)计龄之争：现已有 11 种计龄方法，不仅仅只有一种“户口簿年龄”（日历年龄），即活一年长一岁。其方法包括生理年龄（实际老化程度，又称生物钟年龄）、心理年龄（个体的心理状态和精神面貌）、社会年龄（参加社会实践活动的能力）、外貌年龄（遗传因素和后天保养）、真正年龄（上述各种年龄的综合）、身体年龄（运动、饮食、心境、体型的综合）、医学年龄（生物—心理—社会医学模式的综合）、公岁（日历年龄两岁算一公岁，对心理年龄有重要影响）、倒记岁（从 100 岁开始倒计时）、减百岁（百岁老人过百岁后又从 1 岁计龄）。

(8)心身之争：“养生先养心”。“养生先养身”。

(9)忍泻之争：怨气、怒气是发泄出来还是忍着，这对心身健康都有密切关系。

(10)脑体之争：“养生主要在于身体健康”。“养生的实质在于健脑”。

(11)胖瘦之争：“胖些好，可耐得住消耗”。“瘦一些好（包括瘦些美），有钱难买老来瘦。”

(12)胆固醇之争：含脂食物究竟如何对待？“有必要吃些”。“应尽量少吃。”

(13)食糖之争：“糖是营养物，吃了对身体有益”。“糖是毒物，是砒霜，比盐更有害。”

(14)咸淡之争：“盐多食有害，导致高血压”。“盐少吃造成矿物元素失衡。”

(15)饮酒之争：“‘不吸烟，少喝酒，多喝茶’为中国养生之道，少饮酒有益”。“酒和烟一样百害而无一利，应滴酒不沾。”

(16)饮水之争：“渴了才喝水（称为被动饮水）”。“最好每天定时饮水（白开

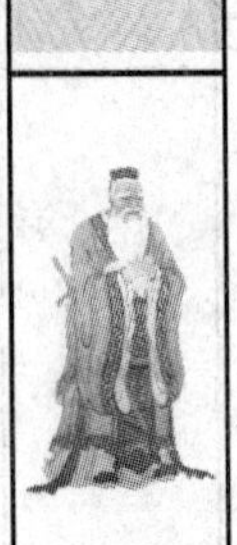

水),可起到'内洗涤作用',可抗病防衰。"

(17)睡眠之争:"睡眠有节律性,睡眠养生要讲究这种节律性"。"睡眠周期,睡多睡少因人而异"。"青年人多睡、老人应少睡,多睡短寿。"

(18)性养之争:"性生活不可多,也不可无,老人也应有性生活"。"节欲多寿,老人可不必有性生活。"

(19)进补之争:"人到中年之后都应进补"。"不必人人进补,只有虚弱体质才需进补(虚则补之),滥补有害。"

(20)生活方式之争:"应追求最新生活方式(现代派)"。"千年形成的自然合拍的方式最利养生(自然派)。""应有规律地生活"。"不需讲究规律生活,听其自然。"

以上20种争论各方都有一定的道理,也有一定的事实根据,但都不全面。而养生者往往只看到其中的一家之说便照着实践,且往往又有自己的理解而脱离原意。

2. 中和养生

世人皆知,周恩来精力过人。有人以为他常吃什么山珍海味。60年代末,他已届七十高龄,来华的国际友人问他有什么长寿的"养生秘诀",他答:"我是一个中国人,只是按我们东方人的习惯生活。"目前,东方养生保健模式已为世人所目瞩,它与西方养生保健模式相比有许多特点和优势。其中最精华的部分便是中和养生。中和养生讲究不及不过,凡事不及固然不好,过了也不好,过犹不及。量变可引起质变,质与量的统一即"度",故中和养生的关键是一个"度"字。让我们举个例子加以说明:

关于动静之争,"动派"可罗列出许多动的好处,"生命在运动"是最大的立论。但这句话究竟是什么意思,若说生命离不开运动,那么生命也离不开静止,如吃饭、睡眠……能否提出"生命在于吃饭"?"在于睡眠呢"?果然,确有人提出"生命在于静止"与之抗衡。"静派"也列出许多静的好处,认为人生关键在于元气,元气与生俱来,要"节约"使用,这只有静才可达到。两派各有论据,各有专著,也都发表了大量科普文章。养生者偶而看到一二篇,例如看到动派观点,便认为其言之凿凿,切实可信,于是便身体力行地实践起来。并加上自己的体会——误以为动得愈多愈好。然而,许多疾病都来自这种"运动过度"症。过度运动非养生之法,只是为了竞技才使然。此时,"静"派的言论出来了,许多人又误认为愈静愈好,瑜伽、气功不都讲究一个静字么?知足常乐,恬淡虚无也更是静的高境界,于是便一点不动了。静多了又导致"运动不足"症。世界卫生组织(WHO)指出:运动不足是"现代文明病"(癌、心脑血管病、糖尿糖、老年痴呆症等)的一大根源。许多人都因为认识的偏颇,导致一面过度,另一面不足,及至发生了偏差,又会走向它的反面。这种"折腾"养生法在当前是屡见不鲜的。

那么究竟是动,还是静呢?鱼耶抑或熊掌耶?似乎二者不可兼得,不是"舍鱼而取熊掌"就是"舍熊掌而取鱼"。其实,撇开这些理论不问,从生活常识出发,生命既不可不动,也不可以不静;一切事物都既动又静,动极必静,静极必动。生活中的养生既要动又要静。

由上可见,动、静并不是绝对排斥的,动派实质上并不排斥静,静派实质上也不排斥动。养生者尽可置争论于不顾,只掌握中和理论,找出自己的"动静结合"点。

这是因为每个人都有自己的动静度，跑一百米对一个运动员来说简直是小菜一碟，无异于静的；但对一个久病虚弱者，一个耄耋老人则无异大动，吃不消了。但久病虚弱者康复后跑一百米，开头时可能觉得累，天长日久又变成轻而易举了，他的动静度也随时间而改变。那么究竟动到什么程度适合呢？其实这并不难把握，即运动到你感到心身舒服，此时的“运动量”对你可能是最合适的，但照此动下去，可能又感到动得不够了，便可加大一点运动量。

用中和观点对照20个争论问题大部分可以把握，只有“计龄养生”是例外，这需要大家更新观念，不要做“日历年龄”的奴隶，因为在日历年龄面前人人平等，过一年增一岁，是无可奈何的事，不要因此放弃自己的养生努力，因为你的实际年龄也许远比你的日历年龄为轻，人人都有自己的生物钟，它旋转的速度在各人身上并不一样。大家可以考虑一下自己用什么计龄方法更好，可以更激发自己的意志和生命活力。

## 二、古今养生典论

### ○岐黄论长寿之理

轩辕黄帝，本姓公孙，生于寿丘，长于姬水，遂改姓姬。后居于轩辕之丘，因以为名。因为有土德之瑞，土色黄，故曰黄帝。相传，他是中医文化及学说理论的创始人。传说中的岐伯，上古时代医家，医学精湛，才识卓越，为洞晓天下事物之通人。我国现存最早的一部古典医学巨著——《内经》，相传就是黄帝与岐伯、伯高等讨论医学的问对之作，故有《黄帝内经》之称，后世以“岐黄学”称谓中医。

《黄帝内经》，汇集了古代劳动人民与疾病长期斗争的临床经验和理论知识，奠定了祖国医学养生学的理论基础。可谓养生、防老、祛病之佳作，如今读来，亦如见其人，如闻其声，受益匪浅。

黄帝问：我听说古时候的人都能活百岁，而动作不衰。现在的人活到五十来岁，就衰老了，这是怎么一回事呢？岐伯回答说：古时候的人注意遵循自然规律活动，讲究阴、阳、度、数。做到食欲有节，起居有常，不忘劳作，故能身心健康，活到一百多岁。今时之人就不是这样了，他们以酒为乐，以妄为常，醉以入房，以欲竭其精，以耗散其真。这些人纵欲如火，劳心伤神，不知道谨慎地保持阴精与阳气的饱满，不善于调养自己的精神，只知道贪图一时的快乐，却违背了养生之道，也违反了人生真正的乐趣，所以活到五十来岁就衰老了。他接着说，上古时代对养生之道有高度修养的人，对影响人体健康的气候，都及时避开，提倡以正避邪。要求人们恬淡、虚无，不要患得患失。这样，就能真气从生，精神内守，忧患不能入，邪气不能袭，病安从来？古时候的人，还特别相信“德全不危”以“嗜欲不能劳其目，淫邪不能惑其心”来规范自己。他们的欲望少，要求容易得到满足，愿望也大都可以实现。在饮食方面，不论是粗糙的还是精制的都觉美味可口；在衣着方面，不论是华丽的还是简朴的，都觉得很满意；每个人都安于本分，而没有地位高下的尊贵与卑贱感。这样做就能志闲而少欲，心安而不惧，形劳而不倦，因而符合养生之道的要求，所以能活百岁。

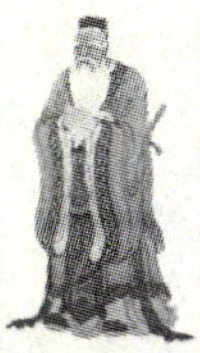



黄帝又问岐伯：人年老为什么不能生孩子？岐伯从人体生长发育的过程，回答

了这个问题。

岐伯回答黄帝说，按一般生理过程来讲，女子以七年为一个发育阶段，到了七岁，肾气盛，齿更发长；十四岁，天癸至，任脉通，冲脉气血旺盛，来月经，这时能生孩子；二十一岁，肾气充满，长出智齿，全牙生成；二十八岁，筋骨坚，身体盛壮；三十五岁，面始焦，发开始落；四十二岁，三阴脉衰，面皆焦，头发开始白；四十九岁，任脉虚，天癸竭，地道不通，闭经后就没有生育能力了。

男子八岁，肾气实，发长齿更；十六岁，肾气盛，天癸至，精气溢泄，这时能生孩子了；二十四岁，肾气平均，筋骨劲强，真牙生而长极；三十二岁，筋骨隆盛，肌肉壮满；四十八岁，肾气衰，发落齿槁；四十岁，阳气衰竭，面焦发白；五十六岁，肝气衰，筋不能动；六十四岁，天癸竭，精少肾气衰，齿发落，五脏皆衰，身体觉重，行步不正，这时就不能生孩子了。

黄帝又问：我听说有的人年纪很大还能生孩子，这是怎么回事？岐伯答：有这样特殊的人，这是因为他们从生下来体质就比别人强，调养的又合理，平时注意修身养性，形体不敝，精神不散，气脉常通，肾气有余。但一般说来女子四十九岁，男子六十四岁就不能生儿育女了。

黄帝又问：人活到百岁，能不能生孩子？岐伯对曰：那些善于养生的人，他们能却志全形，固精守神，百岁亦可得子。

黄帝和岐伯促膝长谈，述阴阳气运之理，明养生治疾之道，寻治世救人之法。黄帝还同岐伯谈了世上有四种人，即“真人”、“至人”、“圣人”、“贤人”，并道出了他们之间的区别。实为识人养生之高论。

黄帝说：我听说在远古时代，有一种精通养生保健规律和方法的人，他们始终能够保持真气和精气的充盈，被称之为“真人”。这种人能“提挈天地”，“把握阴阳”，掌握自然界变化无穷的奥妙，来进行养生保健。他们呼吸精气，独立守神，肌肤若冰雪，绰约如处子，性合于道，精神及于至真，故他们的寿命可以与天地同在，无有终时。

在中古时代，有一种稍逊于“真人”的人称为“至人”。他们品德纯朴，全面掌握了养生之道，能使自己的身体“和于阴阳，调于四时，去世离俗，积精全神”，心神可以任意到达天地间最美好的地方，悠然自得。他们的视觉与听觉特别灵敏，可远际八荒之外，近在眉睫之内。如果能达到这一步，就可以延长寿命，而使身体健康，不衰。

还有一种仅逊于“至人”的人称为“圣人”。他们养生的特点是，能巧妙地适应自然界的变化，而安然自在地生活，“处天地之和，从八风之理”。他们随时调整自己的生活规律，尽量适应社会一般生活方式和习惯。他们的举止和行动，在外表上和常人一样，但是思想和处理事情的方法，却不与世俗同流。“外不劳形于事，内无思想之患”，“形体不敝，精神不散”，可以长命百岁。

还有一种善于养生而才德兼备的人，称为“贤人”。他们的养生之道，是仿效天地变化的法则，按照日月运行，昼夜盈亏的规律，分别四时，顺从阴阳，来调养身体，以求符合远古时代的养生之道。这样的人，他们的寿命也可以延长，但却有一定限度。

黄帝所谈世间四种人，代代所见，朝朝皆有。人生天地之间，六合之内，究竟做一个什么样的人，那就看自己的造化了。

**○彭祖论摄生养神**

彭祖，尧臣，姓籛，名铿，就是人们传说中的寿星老儿。封于彭城，经虞夏到商朝末年，他已经活了七百六十七岁，尚未显出老态。据说，他“治性清静，不欲于情”，“动用以太和为马，通宣以玄寂为车”，故得长寿。

彭祖得以高寿，足见他养生有法。“神强者长生，气强者易灭”。彭祖强调保神养生，而且告戒人们千万不要伤神、散神、烦神、败神。他说：“积忧不已则魂神伤矣，愤怒不已魂神散也。喜怒过多，神不归室；憎爱无定，神不守形。汲汲而欲，神则烦；切切所思，神则败”。

彭祖认为，摄生养神如冰冻三尺，非一日之寒，要靠平时修身养性。“人生一世久远之期，寿不过三万日。不能一日无损伤，不能一日无修补”。那么，怎样养神呢？最好的办法就是“闭目养神”。有些气功师，闭目静坐，修性养神，一日只睡三四个小时而精旺神强，道理就在于此。平日要注意“耳不极听，目不久视，坐不至疲，卧不至极”。只要平时乐于淡泊，不亲狂荡，顺之和平则可神安体健。

彭祖还认为，神伤甚于体伤。“神之不守，体之不康”。有的人得了病，身体尚可，但精神垮了，这是最危险的，即使有仙丹妙药也无济于事。有的人虽患绝症，但心胸豁达，意志坚强，以顽强的毅力和病魔作斗争，生命不息，奋斗不止。结果反而战胜疾病，成为强者。以上两个方面均有许多事实可以证明。

**○老子论遵循自然法规修身养性**

老子是春秋末期的思想家，道家学派的创始人，姓李，名耳，字伯阳，又称老聃，相传是楚国苦县（今河南鹿邑）人。曾任东周“守藏史”，后遁世隐居，著作有《道德经》等。他的养生观点，主要是“清静无为”，“归真返朴”，顺乎自然。特别是他关于修身养性要遵循自然规律的论述，备受当今中西方学者的崇尚。

老子在《道德经》一书中写道：“人法地，地法天，天法道，道法自然”。法，指的是自然规律。自然法规是最公正、最无情的，如江河行地，日月经天，不以人的意志为转移。我们无论办什么事情，都要遵循自然法规。否则，必然受到应有的惩罚。养生之道亦是如此。

人有五脏六腑，七情六欲，性命精神。所谓身心健康，乃气血、阴阳平衡也。因此，要想体魄康健，必然法则天地，随从阴阳，分别四时。我国早有“春捂秋冻，老来没病”之说，说的就是这个道理。如果不按客观规律养身，就会伤神损体，百病丛生。

根据历代医家的观察，随着自然条件的变化，一般说来，春天易伤肝，夏天易伤心，秋天易伤肺，冬天易伤肾。因而，一年四季，什么季节易得哪种病有一定规律，要牢记之；什么节气进什么食、服哪些药，要慎行之。就一日生活也要养成规律，力求做到起居有常，食欲有节，行事有度，活动有序。只有这样做，才可以防患于未然，即使身体欠安，亦可以通过修身养性，实现健康、长寿之宿愿。

老子还认为，人之生难保而易灭，气难清而易浊。只有节嗜欲，才能保性命。会养生的人，一定要首先除六害，尔后才可保性命，延年益寿。何以除六害呢？一曰薄名利，二曰禁声色，三曰廉货财，四曰损滋味，五曰除佞妄，六曰去妒忌。六害之灾，人人皆晓，时时遇之。然而除六害却非一般凡夫俗子所能做到。君不闻《红楼梦》中《好了歌》吗？世人都知道修身养性，健康长寿好，但唯有功名利禄、金钱美女、荣华富贵忘不了。这样，六害就会乘虚而入，日夜伤身。

李耳说，体欲常劳，食欲丰饱，劳勿过极，饱勿过半。早起勿在鸡鸣之前，晚起不在日出之后。心内澄则真神守其位，气而定则邪物去其身。李耳特别讲究养气。他认为，口吐浊气，鼻引清气，四肢脏腑皆受其润。如山之纳云，地之受泽。若练得气之十通则百病不生。他说，知神气可以长生，固守虚无以养神气，神行则气行，神往则气往。若欲长生，神气相注。

李耳本是炼丹大家，但他认定再好的丹药也不如自己的唾液有益于自身。唾液，乃人身之精华，故有“金津玉液”、“玉池之津”、“华池之水”之美称。先人有“白玉齿边有玉泉，涓涓育我度长年”之说，津液咽下，在心化血，在肝明目，在脾养生，在肺助气，在肾生精，自然而百骸调畅，诸病不生。

### ○孔子论以德助寿

孔子，名丘，字仲尼，鲁国陬邑（今山东曲阜东南）人。春秋末期思想家、政治家、教育家，儒家创始人。据史料记载，当时鲁国人的平均寿命只有三十五岁左右，而孔子却享有七十二岁高龄，足见他对修身养性不但有研究，而且身体力行。

孔子主张“德润身”。他认为只有讲道德的人才能心宽体胖，得以高寿。据传，鲁哀公曾问孔子：“知（智）者寿乎？仁者寿乎？”子曰：“然，知（智）者乐，仁者寿。”接着孔子讲了人有三死：“夫寝处不适，食欲不节，逸劳过度者，疾共杀之；居下位而上干其君，嗜欲无厌而求不止者，刑共杀之；以少犯众，以弱侮强，忿怒不类，动不量力，兵共杀之。”孔子说的疾病死、服刑死、争战死的人都与道德有着密切的关系。一个讲礼义的人，绝不会贪得无厌，举止不端；一个讲理性的人，绝不会纵欲行凶，图财害命；一个讲道德的人，绝不会以弱侮强，操戈斗殴，乱杀无辜。可见，加强道德修养，可“内无思想之患，以恬愉为务，以自得为功，形体不敝，精神不散”，使人健康长寿。试想，社会上那些不讲文明，不讲道德之辈，他们财迷心窍，为非作歹，惶惶不可终日，他们会神安意定，健康长寿吗？更不用说那些亡命之徒，不知何时就绳之以法，一命呜呼！

“缺德”之人，不但易患病，有了病医生都不愿为其诊治。春秋末年名医扁鹊，有妙手回春之术，就是立志不为“缺德”之人治病。今有他“有病六不治”之论为证。

由此可见，要想消灾灭病，健康长寿，必先修其德性。性善德高，百病不出，祸灾不作，此乃养生之大经也。君不见，那些德高望重之人，都是老寿星！

### ○孟子论养“浩然之气”

孟子名轲，鲁国邹邑（今山东邹县）人，战国时期思想家、政治家、教育家，是儒家学派的代表人物之一，有“亚圣”之称。

孟子对养生学有独到见解，可谓高人一等。在《孟子·公孙丑上》一章中，有一段精彩的对话：孟子曰：“告子曰：不得于言，勿求于心；不得于心，勿求于气。不得于心，勿求于气，可；不得于言，勿求于心，不可。夫志，气之帅也；气，体之充也。……既曰，志至焉。气次焉。又曰：持其志，无暴其气者，何也？曰：志壹则气动，气壹则动志也。今夫厥者趋者，是气也，而反动其心。敢问夫子恶乎长？曰：我知言，我善养吾浩然之气。敢问何为浩然之气？曰：难言也。其为气也，至大至刚，以直养而无害，则塞于天地之间，其为气也，配义与道；无是，馁也。是集义所生者，非义袭而取之也。行有不慊于心，则馁也。”孟子倡导“养吾浩然之气”，是一种了不起的提法。至今尚未发现有哪一位名家有过如此高论，也不曾见过有哪一个高人对何谓“浩然之气”有过精当的说明。浩然之气指的是元气、真气、正气、血气？似乎都不是，但又似乎都在其中。

人之性命，乃天地之灵。父精母血造就而成。气为血之帅，血为气之母。孟子这里所讲的“浩然之气”不仅是维持生命之气，而更重要的是与道和义相结合的靠养而形成的升华了的一种气，它塞乎于宙宇之间，至大至刚，无处不到，无处不透。人有了浩然之气，就能做到大智大勇、刚直不阿、视死如归、胸怀若谷、豁达、乐观、有洞见，成为一个堂堂立于宙宇之间无所畏惧的英雄；有了浩然之气，就能做到富贵不能淫，贫贱不能移，威武不能屈，成为一个扬善除恶，为人师表的好汉；有了浩然之气，身体就有了顽强的免疫力和抗病能力，病邪不敢侵。

浩然之气怎么得来？孟子认为“必先苦其心志，劳其筋骨，饿其体肤，空乏其身”，经过一番艰苦的磨炼，才能得来。这就是养的工夫，即所谓“志，气之帅也；气，体之充也”。修身养性，不是要我们去做那种没良心、没正气的行尸走肉，为保一气之息，损人利己，苟且偷安，而是要我们学习像岳飞、文天祥、黄继光、赵一曼、雷锋等英雄人物，为了正义事业一身正气、肝脑涂地的英雄本色，做一个身强体壮，有益于人民的人。

### ○庄子论养生须少私寡欲

庄子，名周，宋国蒙（今河南商丘）人，战国时杰出的哲学家。他在很多方面继承和发展了老子的道家思想，主张人类应该摒弃外加的仁义礼智，依照人的自然属性，自然而然地生存和发展。庄周对养生颇有研究，主张少私寡欲、清静无为的养生之道。

私，是万恶之源，百病之根。一个人如果私心缠身，生活、工作中必定斤斤计较，患得患失，疑神疑鬼，精神高度紧张，日夜不得其安，久而久之，必然导致形劳精亏，积累成疾。只有那些胸怀大志、克己奉公的人，才不计较个人的名利得失，心地坦荡，知足长乐，必得长寿。故庄子在《达生篇》中有“弃事则不劳，遗生则精不亏。夫形全精复，与天为一”的名言。

人欲不可绝，亦不可纵。纵欲则必然闯祸染病，故古人有“少私寡欲，清静为天下正”之教诲。“无欲志自刚”这应成为我们的座右铭。一个人如果少性欲，就不会抢男霸女；节物欲就不会图财害命；寡官欲就不会投机钻营，卖身投靠。只有知其荣、守其辱、安其分、图其志的人，方能做到不“争名在朝”，不“争利于市”，节制嗜欲，竭力追求精神上的完美，以达到体魄的健壮。

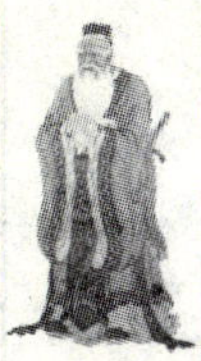

庄子还认为，平易恬淡则忧患不能入，邪气不能袭，故其德全而神不亏，静则制怒，静则除烦，静则祛热，静则意定，静则养生。如果一个人终日心不得安宁，思不得止息，定会百病丛生。因而，历代有志之士都十分重视在清静寂寞中去磨炼自己自稳、自控的能力，以养成健康的体魄，图谋大志。特别是在现代化的都市里，紧张的工作，快节奏的生活，竞争意识、噪音、污染，终日使人心神不定，烦躁不安，容易患高血压、冠心病等心身疾患。故有人依据“静中养生”的原理，创建了“超觉静坐术”，近年在国内外蓬勃兴起。它确实可以驱除疲劳，消减疾病，恢复体力，净化心灵，沐浴

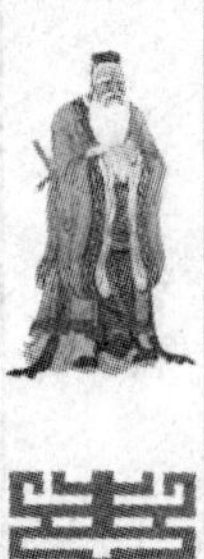

精神，开发智慧。

**○列子论心理诊治**

列子，即列御寇，战国时人。他善以神话、故事、寓言形式，寄托自己的思想。在修身治病方面，他提倡“化其心，变其虑”，可谓见解独到，别树一帜。

古人云：养生当议食补，治疗当考药攻。这是千真万确的经验之谈。但是有些病，食补不愈，药攻不克，而采取“心病还需心来医”的办法，给患者以心理上的医治，结果大为奏效。列御寇在《列子·周穆王》一文中就讲述过这样一个故事：

有一个名叫华子的中年人，得了健忘症，朝取而夕忘，夕与而朝忘，在途忘行，在室忘坐，今不识先，后不识今……有一个儒生说能治此病，华妻愿出家产一半求其方。儒生说：“此固非卦兆之所占，非祈请之所祷，非药石之所攻，吾试化其心，变其虑，庶几其瘳乎！”于是他让华子受冻而求衣，挨饿而求食，置于暗处而求明。儒生高兴地说：华子的病好了。尔后，儒生让别人都离开独与华子居住。七日后，华子如梦方醒，大病痊愈。

儒生与华子七日居室，做了些什么呢？儒生说：“吾之方秘，传世不以告人”。如今看来，并非秘密，而是儒生同华子促膝长谈，诱导以欲望，消除其积郁，振作其精神，通过入情入理的论道，驱散了华子心头迷雾，打开了患者心灵之锁。故而积久之病一朝而除。目前，正在兴起的心理诊所，以其思想工作的特有之力，动之以情，晓之以理，治愈了不少因生路坎坷，七情失司，气血积郁的患者。那些心气不顺之人进所咨询，愁眉苦脸而来，欢天喜地而去。心理治疗对健身实为有益，不以食补药攻，能治好病吗？答：然。

**○孙子养生处实论**

孙子，名武，字长卿，春秋齐国人，我国古代著名军事家。所著《孙子兵法》，是中国最早、最杰出的兵书，为古今中外兵家所崇尚。

《孙子兵法》讲的是兵家韬略运筹，战略战术原则，克敌制胜法宝。而其中朴素的唯物辩证思想，为诸子百家所运用。譬如，孙武通过对敌我、众寡、强弱、虚实、攻守、进退等矛盾的具体分析，掌握战争规律，克敌制胜。这一思维逻辑，早已广泛应用于我国的养生学和临床医学。“治病犹治国”、“治病如克敌”，讲的就是军事学和医学的关系。

《孙子兵法》讲“国之大事”，可谓字字千金。而其中专有养生处实之论，实为可贵至极。

孙子在《孙子·行军篇》一文中写道：“凡军好高而恶下，贵阳而贱阴，养生而处实。军无百疾，是谓必胜。”孙子讲的是，行军打仗一定要注意地形的利害。安营扎寨要居高处，向阳而避阴，依山而傍水，交通方便，给养丰富，要特别注意驻地周围的自然环境和卫生条件，要保证百病不生，兵强马壮，这样才能打胜仗。自古至今，兵家征战，无不以孙武之论为借鉴。运用灵活则胜，断之失误则败。古代有名的“赤壁之战”就是这样。当时曹操拥有雄师百万，屯兵夏口，虎视江南，不可一世。但由于北兵不习水性，水土不服，造成疾病大流行，丧失战斗力，加之战略上的错误，使曹军大败，几乎是全军覆没。

现代战争与古代金戈铁马的厮杀虽然发生了千变万化，但其养生处实，兵强而制胜的道理，至今依然光辉永存。一个有作为的军事家，应该把这一至理刻骨铭心。

### ○刘安“五至”养生说

汉朝的养生著作，当推西汉淮南王刘安编纂的《淮南子》一书，其中阐述了不少养生健身之道。刘安，汉高祖刘邦之孙，袭父封为淮南王，西汉沛（今江苏沛县）人。思想家，文学家。刘安喜读诗书，善为文辞，对养生学颇有研究。他召集宾客数千人，集体编写了《淮南子》一书。在养生方面，提出了“五至”理论。《淮南子·原道训》指出：养生大要，在于“德、静、虚、平、粹”的“五至”。何谓五至？“心不忧乐，德之至也；通而不变，静之至也；嗜欲不载，虚之至也；无所好憎，平之至也；不与物散，粹之至也。”刘安强调“五至”的目的，就是提倡用内在的理性来控制外来的诱惑。

刘安在《淮南子》一书中，还强调了养生要保持良好的心理状态，生活要有规律。他说：“君子行正气，小人行邪气。内便于性，外合于义，循礼而动，不系于物者，正气也。”（《淮南子·诠言训》）他认为邪与正相伤，二者不可两立，必有一显一废。以正压邪的人，必然是目不极视，耳不极听，口不嗜味，无私无畏，胸襟广阔，能保持良好的心理状态，这种人才会邪气不能侵犯，百病不易沾身。而以邪压正的人，必然是目好色，耳好声，口好味。声色滋味，好像是一把利斧，自伤其身，必然是百病缠身，又怎么能健康长寿呢？所以，刘安指出：只有“虚静恬愉而省嗜欲”，才能“将养其神，以修得生”。

### ○扬雄养生大论

扬雄，字子云。西汉蜀郡成都（今属四川）人。文学家、哲学家。据说扬雄口吃，不善谈吐，但其笔墨惊人，以文章名世，故而又称为语言学家。

扬雄养生之道，实为修身养性之大论。他讲的不是一般健身之法、养性之术，而是专论修身养性、矫思练心与实现奋斗目标之关系。他说：“修身以为弓，矫思以为矢，主义以为的，奠而后发，发必中矣”。听！三者的关系讲得多么形象、多么妙啊！

“修身以为弓”，明确讲了修身不是目的，只是为“主义”奋斗的必要基础，只有体魄康健，才能谋图大业。

“矫思以为矢”，这句话把思想修养的重要性讲得再透彻不过了。有了健康的身体，但没有正确的思想，就如同有弓无箭，亦不能射中目标。所以扬雄特别强调人品。他说作为一个人要“取四重”、“去四轻”。他认为：“言重则有法，行重则有德，貌重则有威，好重则有观。”四轻曰：“言轻则招忧，行轻则招辜，貌轻则招辱，好轻则招淫。”

“主义以为的”，这句话道出了杨雄修身、矫思的真正目的。备修身之“弓”，奠矫思之“矢”，为的是射“主义”之“的”。

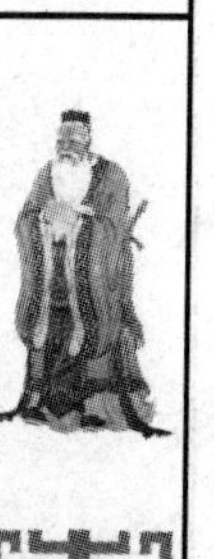

### ○桓谭论形神持养

桓谭，字君山。沛国相（今安徽濉溪县）人。东汉哲学家、经学家。在养生方面他坚决反对谶纬神学，几次险遭光武帝处斩。

桓谭提出了以烛火喻形神的有名论点。他断定人的精神离不开人的形体而独立存在，正如烛光不能离开烛体而存在一样。在封建迷信盛行之时，公然提出这种无神论的观点是难能可贵的。所以王充称道桓谭的著作“论世间之事，辨照然否，虚妄之言，伪饰之辞，莫不征定”。

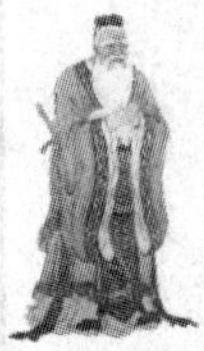

桓谭在《新论》一书中写道："精神居形体，犹火之燃烛矣。"他认为，人之形神，如同烛火。火离烛则不能燃，烛离火则不能明。形神亦不能分离。神离形则灭，形离神亡。烛要燃方有其用，光要发才显其能。如何使烛持光适呢？在于善扶持。人之形神康健长寿亦在于保养。人之形如油，神似火。火太旺则油易干，神太用则形易衰。

桓谭认为，灺（烛灰）犹人之耆志，齿堕发白，肌肉枯腊，而精神弗为之能润泽。意思是说，人到了衰老之时才想起养生，好比燃烛灰一样难以维持了。只有平时注意修身养性，养惧善持，才能做到齿固发青，形壮神强。这犹如促脂转烛、灯中加油，可以延年益寿。

长生不老之人是无知而可笑的。桓谭主张，人生在世，要有益于时人和后代。要像蜡烛那样燃其自身，散发光热。

**〇王充论养气健身**

王充，字仲任。会稽上虞（今浙江上虞）人。东汉唯物主义哲学家。在人类把"上苍"奉若神明的封建时代，他在《论衡》一书中，破天荒地提出了"人寿禀命"说。他不相信人是上帝造的，大胆地反对"天人感应"论。他认为，气的运动产生万物。"天地合气，万物自生，犹夫妇合气，子自生矣"。自然界的"灾异"是"气"变化的结果，与人事无关。

王充的朴素的唯物主义观点，也表现在他修身养性方面。他认为人的生命和精神也以"精气"作为物质基础，"死而精气灭"，根本没有脱离形体而独立存在的灵魂，这对当时流行的"天人感应"论是当头一棒。所以，他对养生独重气、精，并提出了人的寿命长短取决于气之强弱的观点。"气渥则其体强，体强则命长；气薄则体弱，体弱则命短"。养生之道，气之为先，保气则得道，得道则长存。

气是人生之根蒂，练功之人常说："外练筋骨皮，内练一口气"，可见气只一口，作用何其大！那么，怎样才能养气健身呢？首先要少言语以养气。讲话太多伤内气，君不闻"口张神气散，舌动是非生"的箴言吗！其次，要注意调养脾胃以补气。元气生于脾胃，脾胃不健，元气空亏。健脾胃要特别注意饮食，过饱则生疾，过饥则败气。怪不得饥饿过度易患肺痨。再者，要坚持锻炼以纳气。人之呼吸，称之吐故纳新。鼻纳四气，出之六式，清新之气润之身心，体之康泰。另外，还要特别强调一点是要持志集义以顺气。志不固而气乱，气不顺则伤身，志定而气从，集义而顺心。从这一点上来讲，坚定志向、重义薄利同养生健身本来就是一回事。

**〇潜夫论治病犹治国**

潜夫，即王符，字节信。安定临泾（今甘肃镇原）人。东汉后期思想家。为人"耿介不同于俗"，因不愿彰显其名故号"潜夫"。他以治病养身喻养世治国，极力主张善于养身者"先病服药"，善于治国者"先乱任贤"，这样才能身常健，国常安。

潜夫"治病犹治国"之论，建树脱俗，入木三分，实为修身、治国之良言。现白话陈述其要，与读者共赏。

潜夫说，你怎么知道一个人有病？是因为他不想进食；你怎么知道一个国家将乱？是因为国家不能任贤。病人不想进食，是因为患者家里没有好吃的饭菜吗？不是。是病人不想吃，所以就要死了；国家不能任贤，是因为没有贤人吗？不是，是国家不善于任贤，所以将亡。礼贤纳仕，信忠纳谏，国家才安全。而昏君则恶之，先病服药；养世之君，先乱任贤。这就叫作防患于未然。

潜夫认为，疾者人之病，乱者国之病。身之病待医而愈，国之病待贤而治。如果出现了病治不愈、国乱不治的问题，不是药石、方法上的失误，而是“经典”之言遭到诬陷，从根本上失去了原则、法度。如同规不圆、矩不方、绳不直、准不平一样，无规矩不成方圆。无论办什么事，如果没了规矩，将一事无成。

潜夫把治病与治国的道理讲得深入浅出，入情入理。特别是他提出了“先于病而服药，先于乱而纳贤”的主张，令古人洗耳，今人恭听。读了此文，人们会从不同的角度、侧面，去领悟其中的道理。有意养生者，不仅要懂先于病而服药，更要注意先于药而养身；立志治国者，不仅要做到先于乱而任贤，更要注意，先于用而育贤。

### ○荀悦“秉性中和”养生论

荀悦，字仲豫。颍川颍阴（今河南许昌）人。东汉末政治家，史学家。汉献帝封黄门侍郎。名著有《申鉴》等书。

荀悦养生论的核心是“秉性中和”，“守之以生，得其和而已”。他认为，人的生命活动是靠气血阴阳之平衡来维持的。平衡者，筋骨和同，气血皆从，内外调和，邪不能害；失调者，或阳气不固，或阴气虚弱，就会发生疾病，逐渐出现衰老。

仲豫认为，人之精、气、神相依、相存。精生气，气化神。人生精气如油，神如火，火旺油易干，神太用则精气易竭。这就是说，人之三宝精、气、神要按照一定的度数规律运化，否则就会出毛病。故“君子节宣其气，勿使有所壅、闭、滞、底，昏乱百度则生疾”。人之七情，即喜、怒、忧、思、悲、恐、惊，也不能失调。须知：喜过则伤心，怒过则伤肝，忧过则伤肺，思过则伤脾，恐过则伤肾。“故喜怒、哀乐、思虑必得其中，可以养神也”！

荀悦还以气功治病为例，讲述了治气的辩证关系。他说，练气功的人，好比大禹治水，导引蓄气，使其气聚，尔后，疏通其患病，可以治病。这样看起来失去平衡，但通过调整得到新的平衡。正如治水，屈是为了伸，蓄是为了疏一样。荀悦认为，人的气血平衡，秉性中和，是受各种条件和因素影响和制约的，从这个意义上来讲，养性无常术，正如兵无常形，水无常态那样，没什么一成不变的养生之法，只要明确“得其和平”这一原则，不管用什么方式修身养性，都能达到延年益寿之目的。

### ○张仲景论官吏养生

张仲景，名机。南郡涅阳（今河南南阳）人。东汉著名医学家。曾任长沙太守。据考证，南阳医圣祠所立晋咸和五年的碑碣，其文有“汉长沙太守医圣张仲景墓”的记载。

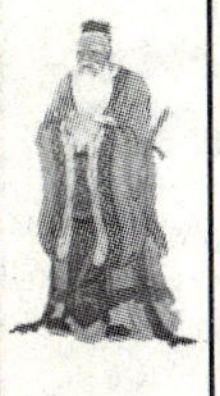

张仲景为官清正，十分关心人民疾苦。他认为居官者不但要善理政务，而且要有医学方面的知识，这样才能当好百姓的衣食父母官。他说：“怪当今居世之士，曾不留神医药，精究方术，上以疗君亲之疾，下以救贫贱之厄，中以保身长全，以养其生。”他严肃地批评了那些地位显要的“居世之士”，不顾百姓死活，终日“竞逐荣势，企踵权豪，孜孜汲汲，惟名利是务”。这些官吏只知道勾心斗角，追名逐利，崇尚权势，但不惜自己的身心健康。这些庸碌之辈，即使外表华丽，而身心憔悴。如果性命都保不住，要那名利何用？可惜，这样一个简单的道理，不少人却执迷不悟。仲景疾呼:"痛夫!举世昏迷,莫能觉悟,不惜其命,若是轻生,彼何荣势之云哉?"那些只知升官发财,图荣好利之徒,既不知爱身知己,更不会爱惜他人。这些人愚蠢得像失去灵魂的人,危险得像站在悬岩和薄冰上一样。这些"不固根本,忘躯殉物"之士,鬼迷心窍,九泉之下,亦难醒悟。

张仲景深晓养生之理,暂行救民之道。东汉末年,董卓乱朝,争乱纷起,疫病流行,死亡枕藉。曹植曾在《说疫气》一文中说:"家家有僵尸之痛,室室有号泣之哀。"真是"白骨遍于野,千里无鸡鸣"。仲景家族二百余口,不到十年就有三分之二病死,死于伤寒者"十居其七"。于是,仲景悉心攻研医学,他"勤求古训,博采众方",结合自己的经验,呕心沥血写成了《伤寒杂病论》这部不朽名著。因当时兵荒马乱,抄本藏于书府。晋代王叔和将伤寒部分整理成《伤寒论》、宋代王洙、林忆又将杂病部分整理为《金匮要略》。张仲景的《伤寒杂病论》,概括了中医的四诊八纲和八法等内容,确立了辩证施治的原则,奠定了理、法、方、药的理论基础,为祖国的医学发展作出了重大贡献。

**○郭玉养治论**

郭玉,东汉广汉雒(今四川广汉县)人。医学家。著有《经方颂说》,已失。他是著名针灸学家涪翁的再传弟子。

郭玉少时家境贫赛,衣食无着,靠乞讨度日。他同情劳动人民的疾苦,立志学医,为百姓造福。他乞食人间,见有疾者,时下针石,辄应时而效。他对医术从不满足,四处拜师访友,学方诊六微之技,阴阳隐恻之术。他仁爱不矜,贫贱不厌,对穷苦之人求医尤为尽其力,而不收金钱。由于他医德高尚,医术高明,渐而名声大振。和帝时,召入宫庭,封为太医丞。凡就医者,多有效应。

郭玉为穷苦人治病,得以奇效,而为富贵人诊治时有不愈。皇帝问其故。郭玉讲了其中的道理。皇帝乃试之。皇帝唤一个让郭玉看过病的贵人,换上贫贱人的衣服去求医。郭玉一针下去,病即愈。皇帝召郭玉究其原因。郭玉说,治病是非常细致的事,腠理至微,随气用巧,针石之间,毫芒即乖。差之毫厘,性命攸关。医病之际,神存于心手,富贵者官高位显,医臣怀着恐惧的心情为其治病,怎么能治好病呢?郭玉进一步说了为富贵人治病有四难:"自用意而不任臣,一难也;将身不谨,二难也;骨节不强,不能使药,三难也;好逸恶劳,四难也。"为富贵人治病一则医生担惊受怕,二则富贵之人不予配合,收效很难。皇帝觉得郭玉之言,甚是有理。

郭玉讲的是治病之理,其实讲的也是养生之道。人要健康长寿,必须注意养身固守真元,不要好逸恶劳,要注意劳动锻炼,增强抗病能力。患病之后,不要随心所欲,要尊重医生,遵照医嘱,且不可我行我素,更不该摆出"我是某某人物"、"我为某某夫人"的架子。须知,在医生面前无论什么人都是病人。

**○应劭论惊恐自伤**

应劭,字仲远。东汉末年史学家。他博学多识,著述甚多。其作《风俗通义》,对当时的社会风俗和迷信思想进行了批判,讥讽了那些疑神疑鬼,惊怖致疾、自我伤身的人,揭示了"鬼由心生","神为人造"的道理。教育世人勿疑虑,镇惊恐,安神魂,善养生。

应劭在《风俗通义》中,记述了一件发生在自己家的故事:应劭的祖父应郴曾在

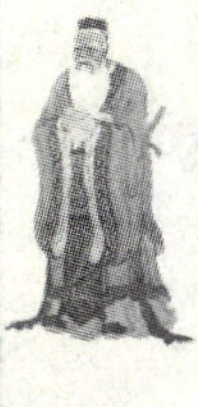

河南汲县当过县令。有一天，应郴请县衙主管文书办理事务的主簿杜宣喝酒。此时，北墙壁上，悬挂着一张赤色的弓，弓影照于杯，形如蛇。杜宣畏惧厌恶，然而由于是上司赐酒给他又不得不饮。饮酒的当天，杜宣就觉得胸腹甚痛，损伤饮食，气力衰败，大病不起。遍请诸医，攻治百端，不能治愈。后来，县令应郴去杜家看望主簿。问他为什么意外地得了此病。杜宣便把县令赐酒，杯中有蛇，饮而入腹的事说了一遍。最后说，吾畏此蛇，蛇在腹中。应郴听了之后，急忙回到自己的厅堂，细而察之，思维良久。回头一看，见北墙壁上悬挂一张赤弓，他一下子明白了，断定是这张弓的缘故。于是，他派内侍官员带领随从护卫，慢慢地扶着车子把杜宣载回厅堂，还在原来饮酒的地方设酒。果然杯中出现了蛇影。应郴告诉杜宣说，杯中之蛇，“此壁上弩影耳，非有他怪”。杜宣这才明白是怎么一回事，遂解其疑虑，非常喜悦，大病即愈。

应劭认为，七情六欲，过则伤身，疑虑，惊恐伤人更甚。古人云，忧伤肺，思伤脾，恐伤肾。而有些多疑之人，往往自心生鬼，魂恐魄惧，以伤其身。为向世人讲明这个道理，应劭在《风俗通义》中还记载了春秋时的一则故事：

一次，齐桓公从野泽中走出来，看见一条车轴粗细，车辕长短的紫色大蛇。他疑是妖怪，惊恐万状，归而卧病，数日不出。皇子告敖来见桓公，桓公把见怪之事告诉了他。皇子告敖说，那物怎么能伤害您呢？是你疑惊过甚，自己伤害自己。你说的怪物是野泽中的委蛇，只有霸主才能见到。于是，桓公欣然而笑。不到一天，病就好了。

### ○曹操论养怡之道

曹操，字孟德。沛国谯县（今安徽亳州市）人。是三国时期杰出的政治家，军事家和诗人。即魏武帝。

曹操其人在中国妇幼皆知。褒者颂之为“治世之能臣”，贬者骂之为“乱世之奸雄”。孟德之千秋功罪，本文不予评说。但就他的养生观来看，实为稀世之论，气度非凡。他的乐府诗，慷慨激昂，充分体现了积极进取的养生精神。在《气出唱》道：“开玉心正兴，其气百道至。传告无穷闭其口，但当爱气寿万年。”曹操戎马一生，操戈征战，历尽艰辛，但仍手不释卷，“受要秘道爱精神”，热爱大自然，他“食芝英，饮醴泉，拄杖枝，佩秋兰。绝人事，游浑元。若疾风游，欻飘飘”。真是意气风发，“挥斥方遒”。最能反映他的养生观的还是他平定三郡乌桓回军时作的《步出夏门行》：

神龟虽寿，犹有竟时，腾蛇乘雾，终为土灰。老骥伏枥，志在千里。烈士暮年，壮心不已。盈缩之期，不但在天。养怡之福，可得永年。幸甚至哉，歌以咏志。

曹操用神龟也有终时，腾蛇亦有死时这一铁的事实，批驳了当时求神仙的方士们。他认为有生则有死，有始则有终。方士们说人可以修仙长生不老，完全是妄谈。

在这首诗里，曹操抒发了自己宏大抱负。他认为，有志进取的人虽知道年寿有限，而雄心壮志不能为之减少。有力地回击了当时社会上流行的消极颓废和及时行乐的悲观厌世者。

最后，曹操阐明了自己养生的基本观点。他认为，人的寿命长短，不完全由天来支配，人的主观努力能起很大作用。只要自己注意保养身体，就可以延年益寿。在这里曹操大胆地向“天命论”者提出了挑战，表达了一种不从天命自强不息，老当益壮，努力进取的精神。

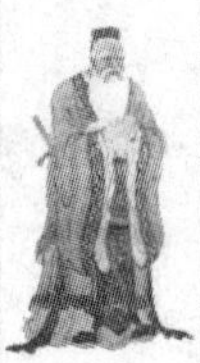

**○诸葛亮论以静养性**

诸葛亮,字孔明,号“卧龙”。三国琅琊阳都(今山东沂水县南)人。蜀汉的政治家、军事家。先帝刘备拜为丞相,后主刘禅封为“武乡侯”。

诸葛亮以足智多谋,静气超人而闻名于世。戏剧《借东风》、《草船借箭》、《卧龙吊孝》、《空城计》都是表现孔明临危不惧、智谋盖世,每逢大事有静气这一鲜明性格的。特别是《空城计》一戏,把孔明静气逼人、以静制胜的性格表现的淋漓尽致。在司马懿兵临城下,而西城内无粮草外无救兵,只是空城一座的危急关头,诸葛亮心不慌意不乱,还有闲心站在城楼“观山景”,还有雅兴饮酒抚琴,去觅寻“知音的人”。孔明静气凌人,吓退了疑心过重的司马懿。

诸葛亮为什么在危急关头能够静而处之呢?这与他自幼注意以静养性是分不开的。他认为:夫君子之行,静以养身俭以养德,非淡泊无以明志,非宁静无以致远。孔明自幼家境贫寒,过着勤俭淡泊的生活,这很利于他养德明志;他本是山东人,但一直隐居湖北襄阳隆中,以静心养性,勤学好问使他成为知天文、晓地理、博古通今之奇才。

诸葛亮以静养性取得了成功。但他受先帝之托,辅佐后主刘禅,因急于破敌,事必亲躬,鞍马劳顿,病死于五丈塬军中。孔明壮志未酬五十三岁而卒,实在令人惋惜怀念。故杜甫有“三顾频烦天下计,两朝开济老臣心。出师未捷身先死,常使英雄泪满襟”之诗。

**○华佗的动形养生法**

华佗,字元化。沛国谯县(今安徽亳州市)人。东汉名医。他精通儒家几种经典,明养生之术,精通内、外、妇、儿各科,对外科尤为擅长。汉献帝初,黄琬为太尉时,征聘华佗为幕僚;陈珪为沛相时,举华佗为孝廉,他都推辞不就,甘愿做一个民间医生,为老百姓解除疾苦。他的治疗方法,汤剂丸散,针刺艾灸,冷水热水,心理疗法兼用,最突出的是,华佗的开腹手术和现代外科开腹手术相似,使用麻醉药也最早。华佗不仅是造诣极深的外科专家,而且还创建了体育锻炼养生术——一种模仿虎、鹿、熊、猿、鸟动作的健身方法“五禽戏”,并亲自实践。《三国志》说他用此法锻炼“年且百岁,而犹有壮容”(《三国志·华佗传》)。华佗曾对他的弟子吴普说:“人体欲得劳动,但不当使极耳。动摇则谷气得消,血脉流通,病不得生。譬如户枢终不朽也。是以古之仙者为导引之事,熊经鸱顾,引挽腰体,动诸关节,以求难老”(《后汉书·方术列传》)。华佗曾介绍“五禽戏”强身的优点说:五禽之戏亦以除疾,兼利蹄足,以当导引。体有不快,起而作一禽之戏,怡而汗出,因以着粉,身体轻便”(《后汉书·方术列传》)。华佗将“五禽戏”传授给吴普,吴普坚持锻炼,在九十多岁时还“耳目聪明,牙齿完整”(《三国志》)。

**○嵇康倡弹五弦养生**

嵇康,字叔夜。沛国铚(今安徽宿县)人。三国魏文学家、音乐家,是竹林七贤之一,也是有名的养生学家。所著《嵇中散集》中有《养生论》,阐述了一些养生保健内容和服食之道,为历代名家称道。

嵇康主张防微杜渐,调摄精神,养生保健。他说:“措身失理,亡之于微,积微成损,积损成衰。”怎样防微杜渐呢?他主张“修性以保神,安心以全身”。怎样才能保神全身呢?他认为病从口入,要注意服食养生。吃药固然可以救命,但要保持身心健康,还须靠五谷为养,五禽为益,五果为助,五菜为充,使身体得到营养,才能益寿延年。但是,“饮食也不可不节,饮食不节以生百病,好色不倦以致乏绝”,不要只图好酒美色而亏精损体。

嵇康平生好老庄导引养性之术,他在《养生论》中说:神仙“禀之自然,非积学所能致也。至于导养得理,以尽性命,上获千余岁,下可数百年,可有之耳”。至于养生的途径,他主张:“爱憎不栖于情,忧喜不留于意”,只有如此,方可“淡然无感,而体气和平”。嵇康自己是一位音乐家,他还积极提倡“绥以五弦”的音乐养生法。“绥”是安适,“五弦”是泛指古代用来弹拨的弦乐器。弹五弦是一种通过弹琴以愉心神利手指的音乐活动,弹琴时人在音乐的优美曲调的气氛里,心旷神怡,万虑俱消,无论对精神和身体,都有明显的颐养功效。

**〇向秀养生适中论**

向秀,字子期。魏晋之际哲学家、文学家、竹林七贤之一。官封至黄门侍郎、散骑常侍。他提倡“顺其人生、人性、人情、人欲”的养生之道,批驳了以往养生中要求过分的偏颇之见,令人耳目一新。

一提养生,人们自然而然地会想起要节哀乐、和喜怒、适饮食、调寒暑、禁情欲……这些都是古人修身养性的基本要求。子期认为这是合乎情理、有益人之心身健康的。但有些人,为了养生要求过了头,提出“绝五谷,去滋味,室情欲,抑富贵,则未敢许也”。对这种观点和做法,向秀表示不赞许。他认为,人受形于造化,与万物并存,有生之最灵者也。异于草木,不胜避风雨,辞斧斤;殊与鸟兽,不能远网罗,而逃寒暑。人和草木、鸟兽最大的不同就是人能够通过有意识的活动,去适应、改造环境,能够用自己的智慧而自辅。向秀认为,人之所以能够做到这一点是“有心之益,有智之功也”。人既然有“心”有“智”,就应该用其心,谋其智,如果有智不用,闭而默之,则与无智同,何贵于有智哉?有生则有情,称情则自然得,若绝而外之,与无生同,何贵于有生哉?向秀说得非常明白,人是有心有智之精灵,如果有心不用,有智不施,岂不等于无智无生,而人不同于草木鸟兽之处,又有什么用!

人有七情六欲,才能繁衍生息。但若情无节,欲过高,则必然脱离实际,招来损人害己与国不利之后患。故,欲不可绝,亦不可纵,关键在于“适中”。

**〇葛洪论“除六害”**

葛洪,字稚川,别号“抱朴子”。东晋丹阳郡句容(今江苏句容县)人。道教理论家、医学家。著有《抱朴子内外篇》。在养生方面,他强调“养生以不伤为本”,主张“爱之于微,必成之于著”。

葛洪认为,“除六害”是养生的基本法则。他说:“夫善养生者,先除六害,然后可以延驻于百年。一曰薄名利,二曰禁声色,三曰廉货财,四曰损滋味,五曰除佞妄,六曰去沮嫉。六者不除,修养之道徒设耳。”葛洪还指出,生活起居有规律则有利于健康。他说:“善养生者,卧起有四时之早晚,兴居有至和之常制;调利筋骨,有偃仰之方;杜疾闲邪,有吞吐之术”,葛洪这里所倡导的,是起居调摄和气功静坐等养生之法。

《抱朴子》书中内篇涉及的养生长生之法,多从服食金丹等方面着眼。服食金丹是道家的重要修炼方法,葛洪信奉道教,他的养生思想,主体上还是体现道家之言。剔开那些伤身的服食金丹之类的荒诞糟粕,《抱朴子》书中一些其他养生方法,还是得到养生家一致认可的。例如,在男女房事上,他既不主张禁欲,又反对纵欲,而主张应从“节”、“宣”两字着眼。他说:任情肆意又损年命,唯有得其宣节之和,可以不



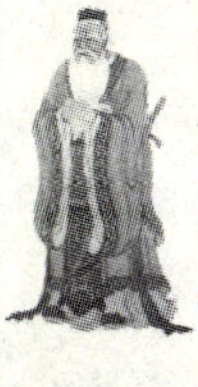

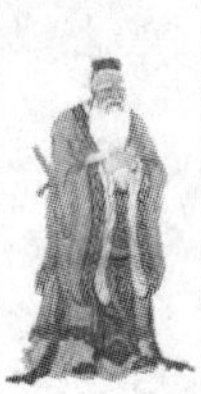

损。这些主张,都是正确的。

### 〇褚澄论除疾康生

褚澄,字彦道。南齐时曾做过吴郡太守,左户尚书等官,善医术。其作有《褚氏遗书》。该书内容丰富,见解独到,是继《内经》、《难经》之后,又一重要医学基础理论之作,对后世影响颇大。

褚澄认为,人乃父精母血,天地造化而成,欲健康长寿,就要不懈地和疾病作斗争。只有除疾,方可康生。病家欲求去疾之效,须请良医诊治。医家治病的原则应该是,透彻地了解患者的病症表现,详尽地询问病人之嗜好,准确地弄清病因,还要了解当前社会上流行什么疾病,完全掌握疾病的来龙去脉。而后,辩证施治。可"外病疗内,上病救下"。只有弄清病脏之虚实,掌握病脏之间的生克关系,视其年龄体质状况和病情轻重,而对症下药,从制其剂。这样,才称得上是一个技术完善的上等医生。

古人对医生有过严格地考核制度。十全为上,十失一次之,十失二次之,十失三次之,十失四为下。褚澄告诉人们,平时要掌握自己的健康情况,防止流行病的传染,做到防患于未然。有病之后,要请十全上工治疗,并把得病的经过和原因如实地向医生说明,这样方可除疾。

褚澄还认为,除疾则需服药,制剂至关紧要。他说:"制剂独味为上,二味次之,多品为下。"药味之纯正,乃药性之聚合。自巫彭制药丸,伊尹创煎药以来,药不外煮炼,皆考其味。"酸通骨,甘解毒,苦去热,咸导下,辛发滞",医家病家都应知晓。当验之药,必先验后服,未验切戒急投。另外,饮药当视其身体状况。高大而肥胖者,剂量可大些;瘦小而衰弱者,则剂量酌减。这些,都是服药除疾之关键所在。

褚澄说:"用药如用兵,用医如用将"。会用兵的人,步兵可以当乘战车的军队使用;善用药的人,干姜可以起到桂枝的效用。把军队交给会用兵的人带领,乃用将之道;把生命托付给医术高明的医生,乃用医之道。褚澄告诉世人:"世无难治之病,有不善治之医;药无难代之品,有不善代之人。民中绝命,断可识也。"听!褚澄之言,从认识论的角度来领悟,其思想是何等光辉啊!早在一千五百多年之前,他就断言世上一切事物都是可以认识的,人间没有不治之症。今人听此言,医家应立志,病家该振起。那些患所谓不治之症之人,须放下思想包袱,静候除疾佳音。

### 〇颜之推养生哲言

颜之推,字介。北齐文学家。他撰写的《颜氏家训》成为传世之作,对社会、家庭教育产生过重要影响。据记载,颜氏活到古稀之年,仍目看细字,须发犹黑,足见他养生造诣之深。

颜之推所处的时代,正是求仙炼丹成风之时,但他反对"遁迹山林,超然沉滓"的错误养生作法,大胆地提出了"爱养神明,调护气息,慎节起卧,均适寒暄,禁忌食欲,将饵药物,遂其所禀"的养生途径。这在当时是难能可贵的。

颜氏在养生方面有一至理名言:"生不可不惜,但也不可苟惜。"这一思想,至今还闪烁着光辉,放射着异彩。他认为"涉险畏之途,干祸难之事,贪欲以伤生,谗慝而致死,此君子之所惜哉。行诚孝而见贼,履仁义而得罪丧身,以全家泯躯而济国,君子不咎也"。颜氏在这里鲜明地讲出了两种人生观。做为一个人,切不可贪欲而伤生,苟且而偷生,谗慝而致死。贪欲谗慝的小人死了也是轻如鸿毛;为他人、为民族、为国家而献身的人,才是真正的英雄好汉。这些有益于民族,有益于人民的人即使死了也重于泰山，万古流芳。颜之推“生不可不惜，但也不可苟惜”的思想对后人影响极大。近代广为流传的“生命诚可贵，爱情价更高，若为自由故，二者皆可抛”的诗句，说的也是这一人生哲理。

### ○嵇康论自然养生

三国名士，养生家嵇康，字叔夜，仕魏中散大夫，谯郡至(今安徽宿县)人。康，本姓奚，后居嵇山，隐姓埋名，而以山名为姓，自名康。

嵇康《养生论》有人“上寿百二十”之说，初见于春秋时《左传》，但这不是春秋以前传说中的神话，而是现实能够达到的事。他提出的理论根据和方法论是：“越名教而任自然。”这也是他隐居嵇山养生保健实践中的体会，犹如嵇康自勉《幽愤诗》：

志在守朴，
养素全真。

人是大自然中的一员，养老岂能离开自然而延年益寿。“越名教而任自然”，既事不可留住，未事不可强求，顺应自然，任其而去。此乃为老人在精神情志上顺自然养真性，开了先河。犹如嵇康云：“神躁于中，形丧于外，犹君昏于上，国乱于下也。……故修性以保神，安心以全身，爱憎不栖于情，忧喜不留于意，泊然无感，而体气和平。”尤在人际关系上，嵇康竭力主张以友谊为本，以和睦相处为善，怡情则可养神，如嵇康《答二郭诗》：

岂若翔区外，
餐琼漱朝霞。
遗物弃鄙累，
逍遥游太和。
结友集灵岳，
弹琴登清歌。

他还指出：“清肃静泰，少私寡欲，非强禁也。……旷然无忧患，寂然无思虑，又守之以一，养之以和，和理日济，同乎大顺。”他认为，老人守财不若延寿，延寿必究寿道，尤以精神为重，以使心理卫生，保持精神健康，方可言其长寿之正道矣。犹如嵇康《六言诗》：

金玉满堂莫守，
古人安此尘丑。
独以道德为友，
故能延期不朽。

俗语说：“金钱是身外之物，生不来，死不带走。”自然应当“金玉满堂莫守”了。嵇康说，任自然，重在养神。所以，他还进一步强调：“喜怒悖其正气，思想销其精神，哀乐殃其平粹，矢以蕞尔之躯，攻之者非一涂。易渴之身而外内受敌，身非木石，其能久乎！”他要中、老年人养生做到不卑不亢，以礼相待，尤对困难或危急情况要镇定沉着，不慌不忙，要随和些，做到对不愉快、不方便的事情毫不在乎，处之泰然，而致于“喜悖其正气销其精神”，犹如嵇康《六言诗》：

惟上古尧与舜，
二人功德齐均。
不以天下私亲，
高尚简朴慈顺，


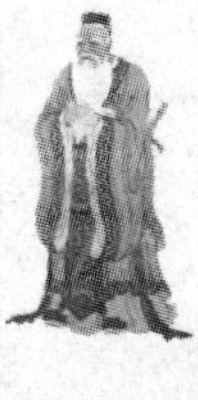

宁济四海蒸民。

嵇氏所颂扬的正是他所主张的"越名教而任自然"的思想,为老人养生的基本原则。它还包括饮食与色欲,不可强求,不可太过。他说:"饮食不节以生百病,好色不倦以致乏绝。"主张老人自己去摸索适合自己养生保健的规律性,这是回归自然的必由之路。若此并付诸实践,持之以恒,才能享受自然寿命——"上寿百二十"。

自然界,是生命的摇篮,是健康的基石,是长寿的灵丹妙药。只有热爱自然,向往大自然,才能达到"任自然"的意境。嵇康,虽在历史的长河中仅仅走过短暂的三十九个年头,可他的《养生论》迄今仍为世人所推崇,他真不愧为"三国魏文学家、思想家、音乐家和养生家。"其"任自然"的养生哲学内涵极为丰富,有待世人作进一步的阐发。

**○陶弦景论"佛道合一"**

南朝齐永明年间,诸王侍读陶弘景,字通明,丹阳秣陵(今南京市)人。

弘景,受邑人葛洪《神仙论》、《养生论》的影响颇深,于而立之年便辞官,归隐句容茅山,开始依循葛洪养生之辙,攻读岐黄,习医疗疾,采药著书,养生保健,真是:

三壬罗腹贮三仓,
天心月胁穿肺肠。
九宗五玉森杝璋,
伫候上帝开总章。

他隐居茅山后,"符图经法,遍历名山,寻访仙药",又"性好著述。"著《名医别录》、《本草经集注》、《养生延命录》等,传于后世。犹如唐朝刘长卿《寻南溪常山道人隐居》:

一路径行处,
莓苔见展痕。
白云依静渚,
春草闭闲门。
过雨看檀色,
随山到水源。
溪花与禅意,
相对亦忘言。

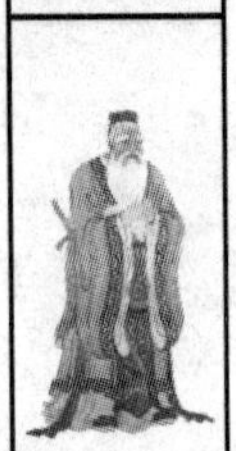

陶弘景虽然不是僧人,但他曾"自誓五大戒"。主张"佛道合一",此乃是对葛洪《神仙论》的发挥,将佛教与道教各自养生之长和经验合二为一,使养生保健知识更趋完善,颇有创见。

佛教,以"众善奉行",行善而求其德,平和七情,为安身养神之本;以坐禅守静,蓄精养五脏之气,为延续生命提供能源。精有所储,则神有所养,而形神健生矣,真是:

老僧睡起绝无事,
不受波涛四面生。
…………
烟霞华岳逃名客,
风雪茅山入定僧。



道教,养生虽然亦有趋然的主观意境,所谓"得道成仙",即有长生不老的幻想。

但则以《易经》为宗旨，倾向于大自然，认为人与万事万物本源于自然，生长于自然，而老人养生保健当回归自然界，如《道德经》：“人法地，地法天，天法道，道法自然。”华阳隐居，主张把佛、道两家养生道德观合二为一，调节老人心理素质，创造一个新的精神世界。这种热爱大自然、置身大自然、回归大自然的思想，值得称道。

人进入老年期，犹入“秋分”时令，全身充满消杀之气，齿槁发脱，犹如“秋声败叶狂飘”，老态至也。但是中医认为“虚风贼邪避之有时。”养生保健，可得常年。虽然世上没有真正的“神仙”，也没有不死之人，但长年坚持像陶氏那样踏遍千山万水的锻炼，客观上可以起到丰富知识，激发思维，练形怡情，护脑养生的作用，而使其延年益寿。陶弘景活了八十五岁，是他掌握延年益寿基本方法的结果。真是“此中便作小游仙，一鹤呼俦下蓬峤。”

### 〇孟诜论步行养生

唐朝神龙年间，进士孟诜，仕光禄大夫，汝州（今河南汝州市）人。早年仕途受挫，辞官归里，专攻岐黄学，后为一方名医。晚年逸兴以旅游、行医练形怡情，直到古稀之年，仍坚持以每天“行数里路，采一篓药，治九个病”为其所乐，为其所为。由于性好行走，停不住也闲不下，故时人称其为“孟千步”。犹如诗：

曲野隐回溪，
萦纤似欲迷。
淹歌山鸟悦，
平瞩水花齐。
柳暗添烟色，
泉分人数畦。
忽耽林壑越，
偏厌市城栖。

此诗，正是对孟千步“秋村医”的写照。他每到一处，为人疗疾，总是不厌其烦的“问其所苦，自无不到之处。系之病者，数问其情，以从其意。诚以得其欢心，则问者不觉烦，病者不觉厌，庶可详求本末，而治无误也。”孟千步总是视病人之疾苦犹己，以太上好生之德为之恒情，即为患者疗疾的同时，也是为自己疗心。此谓老中医所贯有的“以心治神”法也，犹如古人云：“自家心病（精神不畅，忧郁成疾）自家知，起念还当把念送，只是心生心作病，心安哪有病来时，此谓心药”。以心药治七情内起之病，此谓疗心。

其内人念千步远游山村，跋涉行医之苦，曾劝其归里，而孟氏吟哦道：

野望不胜秋，
疏林到处幽。
云低黄叶路，
霜冷白苹洲。
向晚蝉声噪，
随波雁影留。
板桥明月外，
砧杵动高秋。

千步有位学生也劝曰：“公，受俸禄丰厚而自奉若此（清白俭约，生活刻苦），但外人讥之谓其贪财苦行。公已年高不宜杜入山村远道行医。”千步引春秋时鲁大夫御孙语云:“俭,德之共也。”有德者皆由俭来,行医山村,送医送药上门,此亦乃俭、德之共也。

孟氏博学多才,医术精湛,医德高尚,他平易近人,性好和乡人亲近。旅游、行医长达数十年,直到八十余岁,仍坚持坐堂候诊,而于堂室、书斋之间,日行千步,足不出户,以静养为主,依然坚持以动静结合,练形怡情,修性养生。孟千步享年九十又五岁,著《食疗本草》,传于后世。犹如孟氏所云:“逸劳有长寿道,日行千步人难老。”真是:

老去光阴如小春,
如何比得少年人。
君着桃李春风后,
纵有花开不是真。
苍颜素发八老人,
花前置酒粗倾倒。
笑说邻翁学语时,
追谈邑子知名早。
从衰得白自天机,
未怪长青与愿违。
看取春条随日长,
会须秋叶向人稀。

### 〇孙真人的保健钟

唐朝上元元年(公元674年),华原名医孙思邈,自号“孙真人”。京兆华原(今陕西省耀县)人。据《旧唐书》记载:思邈,七岁就学,日讲千余言。弱冠善谈老庄及百家之说,兼好释典。太宗帝召诣京师,授其爵位,拜谏议大夫,固辞不受。真是:

青天一拄迥,
落日数帆轻。
为问长安事,
君王在集英。

孙氏终身不仕,长年隐居太白山区采药、行医、著述、养生,著《备急千金要方》30卷,论述医药、食养、针灸、导引、按摩、医德,以及临床各科知识,为我国最早的“临床百科全书”。他通明佛经、老庄多家学说。是一位古代著名的医学家,更是一个深受世人所推崇的养生家。犹如古人云:

问舍白鹭边,
开轩青林曲。
三月转一隅,
所至询耕牧。

他还是一个《易》学家,曾提出:“不知易者,不能成为太医。”《易》之核心是阴阳学说,即由阴阳组成八卦。世界万事万物,均在阴阳交感作用下产生。孙真人以此学说,常年坚持对人之生老病死规律进行深入的研究、探索,总结出了人的生理保健钟:

1. 四十气始衰,保健跟上来

孙氏云:“四十岁以上,顿觉气力一时衰退,衰退既至,众病蜂起。”提醒人们在不

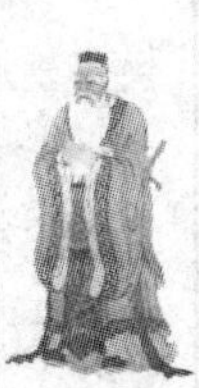

惑之年，要把五脏六腑管好。保持脏藏腑通，做到食之所宜，戒烟，忌过量饮酒，节房事；适当的室外活动，散步观景，练形健身，节情养神，以使形神健康。以此养生保健，可防患于未然也。

2. 花甲精神老，保健警钟敲

孙氏提出："老年之有藉在，率有骄恣，不循轨度，忽有所好，即须称情。"此是说人进入老年期，精神开始出现衰老之征象，如丢三忘四，急躁易怒。必须创造一个良好的生活环境，和睦的家庭，尤其要搞好邻里关系。还要有所作为，注意节情养神。

人际关系（特别是与子女和亲属的关系）对老人的情志影响很大，而情志对精神健康的影响也是很大的。精神是生命活动的表现，有精则有神，精神源于五脏之气，又能反转过来影响五脏之气的滋生。

保养精神的方法很多，如书法绘画，著书立说；串门聊天，散步观景，信息交流；种花、养鸟、放筝、垂钓，逸劳舒情；坐禅守静，甚则淡茶温饮，均可引起老人的雅兴，促进心理卫生，保持良好的精神状态。

3. 古稀形神衰，顺其自然来

孙氏云："多退少进，日月不等，万事零落，心无聊赖，健忘易怒，性情变异。"就是说，古稀（七十岁）之年，形神俱衰，已经是力不从心。必须居于清静幽雅之处，思想专一，潜心养生保健，以延缓衰老进程。

孙思邈《备急千金要方》云："安身之奉，必资于食，不知食宜，不足以生存也。"古稀之年，脾胃之气（功能）虚弱，完谷不化，健运不足，难以维持生命活动的需要。要做到"食勿言"，促进体内消化液的分泌；饭后适当休息，勿饮茶水，然后百步走，动则消谷；叩齿吞津，有助于化学消化；按摩旋腹，刺激肠胃蠕动，以增加物理消化功能。以此健胃温脾，促进营养消化、吸收和输布功能。

孙真人根据人生不惑、花甲、古稀三个阶段所出现的不同衰老征象，制定出"生理保健钟"，又提出相对的方法进行养生保健。强调"身无妄动，心无妄念"，"思虑最伤神，喜怒伤和息。"倡导"身体常使小劳，则百达和畅，气血长养，精神内生，经络运动，外邪难袭，譬如水流不腐，户枢不朽，皆因运动是也"，"恣其情欲，则命同朝露也"，"精少则病，精尽则死"。所有这些，都是孙真人度百岁的实践经验，颇具养生义理和科学根据，对指导中老年人养生很有价值。

**○杜甫论怡心养生**

杜甫，字子美。河南巩县人。自称少陵野老，世称杜工部。唐朝大诗人，同诗仙李白齐名，有"诗圣"之称。

杜甫生于唐代由开元盛世，转向分裂衰微的时代，并亲身经历了安史之乱。他的诗多反映当时政治上的腐败和人民的疾苦，也有不少论养生之道的佳作。《江村》就是其中一首：

"清江一曲抱村流，长夏江村事事幽。自来自去堂上燕，相亲相近水中鸥。老妻画纸为棋局，稚子敲针作钓钩。多病所须惟药物，微躯此外更何求？"此诗告诉人们，有了病之后，不要精神不振，更不要失去生活的信心，自寻烦恼，自找苦闷。要多去环境幽静的地方散心解闷。看一看自由自在的飞燕，相亲相爱的鸥鸟，寻找生活中的乐趣，这样便可心悦而去疾。要治病，就得吃药。除了吃药治病外，还可以下棋以怡心，钓鱼而舒怀。这些有益的活动，都能使人身心健康，一个人只要身康体健，就不必去追求其他身外之物了。

杜甫晚年环境恶劣,生活凄苦,并身羁江汉,如片云孤月,飘落他乡。其内心之痛苦可想而知。但他人老心不老,就在他逝世的前一年挥笔写下了《江汉》一诗。诗曰:

"江汉思归客,乾坤一腐儒。片云天共远,永夜月同孤。落日心犹壮,秋风病欲苏。古来存老马,不必取长途。"此诗道出了杜甫思乡之苦,表现出他内心"落日心犹壮"的壮志和甘作老马愿献其智的心愿,更反映出他"烈士暮年,壮心不已"的积极进取精神。

杜甫只活了五十八岁而早逝,并非因他身心不健而卒。据郭沫若考证,杜甫并非落水致死,也非遇害而亡,而是食物中毒而卒。事情是这样的:公元770年,杜甫去山东莱阳,聂知县热情款待,赠送两大盆美味牛肉,供他佐酒作诗。第一天没吃完,次日有些变质。但杜甫舍不得丢掉,在舟中仍作酒肴,吃后吐泻不止,食物中毒而丧生。此教训实应记取。

### ○白居易乐天养生

白居易,字乐天。其先太原(今属山西)人,后迁居下邽(今陕西渭南东北)。晚年号香山居士。唐代大诗人。乐天年逾古稀身心犹健。他比诗仙李白、诗圣杜甫活得岁数都大,这与他的乐观精神是分不开的,他自幼就是乐天派,故父母为他起字乐天。

白居易青年时代,家境贫寒,自幼俭朴度日,过着"粗茶淡饭饱即休,补破遮寒暖即可"的清贫生活。但他乐观处世,不失其志,写了不少同情人民疾苦的好诗。身居显位后,他富贵而不淫,坚持正义,不畏强暴,终因得罪权贵而遭贬。受贬谪之后,尽管意志有些消沉,但他精神不垮,情绪一直保持乐观,长期的磨练,造就了他"知足者长乐"的性格。

白居易一生养生有道,大度乐观。他在诗中写道"生事纵贫犹可过,风情虽老未全销。"他胸怀宽广,性格开朗,这与他喜爱游览观光有着密切关系。白居易一生游览了不少名山大川,风景圣地。山川之巍峨,园林之秀美,陶冶了他的性格和情操。因而,他写了不少怡情悦性、流连光景之作。那手抱琵琶半遮面,浔阳江上的琵琶女,至今还呼之欲出。

白居易以游览修身养性,受益匪浅。故年过古稀,老而不衰。他写的一首旅游诗就真实地道出了他登山观水时的雅兴和心旷神怡之情。诗曰:"湛湛玉泉色,悠悠浮云身。闲心对定水,清静两无尘。手把青筇杖,头戴白纶巾。兴尽下山去,知我是何人。"白居易曾任杭州刺史。此诗说的是他看着西湖孤山玉泉之水湛湛澄清,观游其景,自身犹如悠悠飘荡的浮云。以安闲之心,观平定之水,我的心如同泉水那样洁白、恬静,一尘不染。手拄着青竹拐杖,头戴着白纶巾。一直游览到兴尽才下山,我被大自然的美景陶醉了。不用说别人认不出我是谁,就连我自己也忘却自己了。

白居易是世人皆知的乐天派,他心胸豁达,通晓世理,以乐观的态度对待人生。大腹能容,容天下难容之事;开颜一笑,笑天下可笑之人。在生活上,他笑那些贪吃好饮的酒囊饭袋;在政治上,他笑那些投机钻营的衣冠禽兽;在养生方面,他笑那些求仙拜佛的昏庸之辈。白居易认为,长寿之道在于养生,养生之本在于饮食,世上绝没有长生不老之药,更没有白日升天的神仙。他对秦皇、汉武贪生怕死、欲求仙不死的作法进行过尖锐的批判和讽刺。为此,他还专门写过一首诗《海漫漫》。其诗曰:

"海漫漫,直下无底旁无边;云涛烟海最深处,人传中有三神山:山上多生不死药，服之羽化为天仙。秦皇汉武信此语，方士年年采药去；蓬莱今古但闻名，烟水茫茫无觅处。海漫漫，风浩浩，眼穿不见蓬莱岛。不见蓬莱不敢归，童男悔眮女舟中老。徐福文成多诳诞，上元太一虚祈祷。君看骊山顶上茂陵头，毕竟悲风吹蔓草！何况玄元圣祖五千言：不言药，不言仙，不言白日升青天。”白居易此诗写了秦皇汉武相信徐福文成诳诞之言，相信海中有神山，长有不死之药，命童男童女采之，结果金童、玉女一去不返，他们的坟墓上却长满了野草。白居易认为：人绝不能羽化成仙，不要相信求仙拜佛之类的迷信活动。人欲长寿，要靠自己修身养性，加强锻炼。

白居易主张养生当以食补，治疾考以药攻。搞迷信活动，只能害人性命。他的这些观点，在当时可谓荒诞可笑，大逆不道。汉唐时期佛道两家盛行，拜佛求仙者众。秦皇、汉武，以及唐代的唐太宗、宪宗、穆宗等，都是由于热衷于服仙丹妙药而丧命。白居易认为，方士所炼丹药，大都有毒，少服则可攻疾，奢吞则易中毒而亡。不仅有毒之剂要慎服，就是补药亦不可滥用。就人参而论，乃“补五脏之君药”，但如肺受火邪切忌之，若服参剂，则病日增，服之过多，死不可治。

### ○刘禹锡论生由养致

刘禹锡，字梦得。洛阳（今属河南）人。唐代著名诗人、文学家、政治家。他与柳宗元交谊很深，人称“刘柳”；后与白居易唱和甚多，并称“刘白”。晚年任太子宾客，故世称“刘宾客”。他的著作均收入《刘宾客文集》。刘禹锡通晓医药，主张“生由养致”，有《传信方》传于世。

刘禹锡少年多病，经常针灸，服药。长大成人后，见到村里和自己年龄接近的人健康可爱，羞愧不如他人，乃决心学医养生。他拜世医者为师，攻读方书，阅《药对》，知本草之所自出；考《素问》，识营卫经络百骸九窍之相成。虽切脉学得不太精深，而药石不算无知。经过三十来年的学习，其医术足以自卫，为家人治疗其效甚佳。刘禹锡曾任监察御史，他身居显位，但十分爱好医道。在与亲友交谈、通信中，经常研讨医药问题。他在写给道州刺史薛景晦的信中，就对当时社会上一些不重视医药的现象进行了批评，公开指出那种认为“生不由养致”的观点是荒谬的。刘禹锡认为，人们平时不读一点医药书，有病之后，把千金之躯交给庸医，使病情加重，这真是不幸。有的人却讥笑学医者。他们说，我食欲旺盛，药对我有什么用？这样的人，真是太可笑了。

刘禹锡认为，“生由养致”。患病后，三分治，七分养。调养方法不同，治疗效果也不一样。为讲明“谨于摄卫”之理，他在《述病》一文中讲了自己亲身经历过的一件事：夏天过后，刘禹锡要出远门。可是热攻于膝，患了小病。仆人也患了同样的病，疾重不能起床。过了十天，医生告诉刘禹锡，病情好转，不过热邪未平，还有余毒留于体内，“宜谨于摄卫”，好好保养。可刘禹锡未遵医嘱起居错乱，衣食不调，违背了养生的方法，则病复发。他后悔没听医生劝说，“倦眠于衾而兴焉，倦隐于几而步焉；面不能罢颓，发不能捐栉，口不能忘味，心不能无思”，由于忽视了这些，故病复发。他吃了三剂发汗药，才能睁开眼。当他看见仆人拿着杯盘在床前伺候他时，惊奇地说：过去我与你患一样的病，你重我轻，我吃得药多，你服得药少，为什么你好得快我倒好得慢呢？仆人憨厚地说：我只是按照医生的话做了。我怎样得的病，又是怎样治好的，我茫然不知。刘禹锡叹了一口气说：当初这个仆人，让他种菜，蔬荒；做饭，味乱；喂马，驹瘦，常说他太笨，干不了什么事，今日从养病这一点来看，他胜过我甚远。这时刘禹锡才明白，自己微病转重是由于不“谨于摄养”；而仆人重病速愈，在于

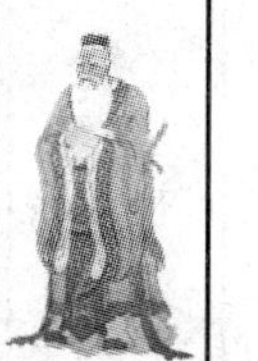

遵医所嘱，无欲无求，长乐而能驱病。

○吕洞宾论人身“三宝”

吕洞宾，名嵒(yán)，号纯阳。俗传八仙之一。通称吕祖。吕洞宾，本姓李，单字名琼，字伯玉。唐代蒲州永济县人。曾任浔阳县令。“安史之乱”后，弃官，携妻金氏，到庐山仙人洞，九峰山等地隐居。因他是别子带妻隐居，老两口在山洞中，相敬如宾。后来，归纳为三个字：“吕洞宾”，遂以为名，天长日久，人们把他的真名忘了，反把别名“吕洞宾”流传下来。

吕洞宾成仙纯系俗传，但他养生有道确是事实。现有他的不少养生之作为证。据传吕纯阳学识渊博，但两举进士不第，便浪迹江湖。六十四岁时，得遇钟离权授以养生之法，丹诀之教，隐终南山苦修，养生造诣极深。著有《钟吕传道集》一书。

吕纯阳认为，人生分先天和后天。先天为人之根源。他在《未生诗》中写道：“父母未生前，与母共相连。十月胎在腹，能动不能言。昼夜母呼吸，往来通我玄。无情生有情，虚灵彻洞天。剪断脐带子，一点落根源。”人之性命寿夭，显然与先天有关，但更重要的是要靠后天修身养性。吕洞宾认为，人生落地，性命归真，要特别注意调养精、气、神。他说，寡言语以养气，寡思虑以养神，寡嗜欲以养精。精生气，气生神，神自灵也。是故精绝则气绝，气绝则命绝也。吕洞宾把调养精、气、神，喻为服不老药。他在《三字诀》中写道：气要坚，神莫耗。若不行，空老耄。认得真，老还少。不知音，莫语告。些儿法，合大道。精气神，不老药。他认为，人欲长寿，要做到三点：一为保精。他说，不破戒，不犯淫。破戒真如性即沉，犯淫碎却长生宝。二为补气。他在《百字碑》中写道：养气忘言守，降心为不为。真常须应物，应物要不迷。不迷性自住，性住气自回。气回丹自结，壶中配坎离。阴阳生返复，普化一声雷。三为啬神。他说，性须空，意要专，莫遣猿猴取次攀。他告戒人们做事要专心，不要三心二意，分心走神。要时时防意马，刻刻锁心猿。不要迷恋财色，不要争夺名利。他在《敲爻歌》中写道：愚徒死恋色和财，所以神仙不肯照。争名夺利如鼎沸，失道迷真业所根。吕洞宾认为：只要人们重视修身养性，“坚志苦心二三载，百千万劫寿无疆”。

○马自然德善养生说

马自然，养生名家。著有《金石诰》。主张修身德为本，养性善为先。

古人云：“人之有生孰要哉，要莫过于全此生也。全此生孰要哉，要莫过于修此身也”。自古以来，世人皆把矧其间，慎寒暑，节口腹，养性情，寡嗜欲作为修身之要，而马自然特别强调积德行善，既是养生目的，又是养生方法。他在《金石诰》中写到：“大海东头红日轮，青山几度碾为尘。百年三万六千日，一日死生多少人。九转灵丹非五金，若无神授恐难寻。欲知子母真仙诀，炼药先须学练心。何必烧丹学驻颜，闹非朝市静非山。时人欲觅长生药，对境无心是大还。速养丹田速养身，好将阴德济斯民。欲得长生调伏心，莫观往古与来今。但向静中神气合，何愁不到大仙林。”马自然认为，红日有升有落，青山有变有迁，人则有生有死，这是自然规律，不必寻求长生不老之药。欲想长寿，最好的办法就是排除杂念，积德行善，多为百姓做好事。这样可调伏心，静中气合，正大光明，何愁不长寿呢！

马自然主张，人生在天地之间，要行得正直，要做对人民有益的圣贤之人。这种精神才是万世不泯灭的。所以，人要心地善良，少做恶事，这要靠平日应教静养。修养要戒妄想，妄想生邪，丧其真元。真元既丧，病必来侵。君子坦荡荡，小人常戚戚。如果一个人终日被杂念所缠，尘嚣所累，犹如风前灯，瓦上霜，瞬息难保。故而，无论干什么事，都要讲道德，存仁义，不要被酒色、金钱、名利所诱惑，要安份守己，知足长乐，这样才能长寿。人生是短暂的，要在有生之年多为百姓做点好事，并造福于后世，这才是真正的"神仙"。

### ○陈抟论睡功

陈抟，字图南，自号扶摇子，亳州真源（今河南鹿邑）人。宋太宗赐号希夷先生。道教徒尊他为陈抟老祖。有睡仙之称。

陈抟天质聪敏，爱好广泛。早年想入仕途。但他生于唐末危乱之年，考取功名无望，于是隐居武当山，专心研究睡功健身之术。后晋天福年间，他听说有个叫何昌一的道人会锁鼻术，一睡月余，乃拜师求教，终于学会了"锁鼻息飞精"。宋文同《丹渊集》记载了这一故事：陈抟"闻是州天师观都威仪何昌一有道术，会'锁鼻息飞精'，漠然就枕辄越月始寤，遂留此学，卒能行之。后归关中，所修益高，蜕老而婴，动如神人。"此时，陈抟就以"善睡"闻名，一睡百余天不起。周世宗曾怀疑陈抟睡功有讹，把他关进房中考察。一个月后，陈抟仍在熟睡。陈抟为了解除周世宗对他的怀疑，曾进《对御歌》一首，歌曰：

"臣爱睡，臣爱睡，不卧毡，不盖被；片石枕头，蓑衣铺地。震雷掣电鬼神惊，臣当其时正鼾睡。闲思张良，闷想范蠡，说甚孟德，休言刘备，三四君子，只是争些闲气。怎如臣，向青山顶上，白云堆里，展开眉头，解放肚皮，且一觉睡，管甚玉兔东升，红轮西坠"。陈抟说的"睡"是一种高深的气功，道家称"蛰龙法"、又叫"胎息功"。没有真功，难以悟会。陈抟讲睡功奥妙时说：世俗之人，迷失宦海情场，声色名利毁其精神，美酒厚味伤其人志，即使在睡中，也无片刻安宁。相反，道德高尚之人，不贪私欲，虚心守静，虽在梦中，神息相依，故而长寿。陈抟善于总结前人的经验，也亲身体验"鹿眠"、"鹤眠"、"龟息"、"龙眠"等睡功，深解其玄妙，功夫奇精。一睡数月，不动、不食、不饮，脉搏无息，面色红润。陈抟怎么能睡这样长呢？

他在诗中告诉人们："至人本无梦，其梦乃游仙。真人亦无睡，睡则浮云烟。炉中常存药，壶中别有天，欲知睡梦里，人间第一玄。"他的弟子张伯端在《悟真篇》里说的似乎更明确一点。他说："梦谒西华到九天，真人授我《指玄篇》。其中简易无多语，只是教人炼汞铅。"

### ○孟昶论赏对联益年寿

孟昶，名仁赞，字保元。五代时后蜀国君。孟昶自幼喜爱楹联，他善于从门联、对联中学习知识，寻求乐趣，以赏心悦目，有益健康。

孟昶在位三十余年，大力提倡制作高雅、有情趣的桃符，国人喜对成风，妙对层出不穷。作联赏对成了人们展示才华、寄托希望、除恶扬善的重要活动。据史载，有一年春节，孟昶下令让手下文臣作词写于桃符，文臣写罢，他都不中意，便提笔亲书"新年纳余庆，嘉节号长春"，这便是春联的开始，由于春联为民众所欣赏，加之纸张推广，桃符便由大红纸所代替。楹联这株雅俗共赏的奇葩，千余年来，风行全国，经久不衰。

楹联的欣赏、制作是一种高雅的文化活动，在我国浩瀚的文学著作中，有不少关于对联的趣话和传说。苏小妹三难新郎之绝，纪晓岚对乾隆之妙，暂且不说，今析一养生秘对，与之共赏。其对为：

"軆胭焕祫闷䄄䟭；靖秵缪贳虢傿馗。"这些深奥的古体字，很少有人认识，《康熙字典》上大都能查到，实际上这是一句道家的养生秘诀。应译为："玉炉烧炼延年药；



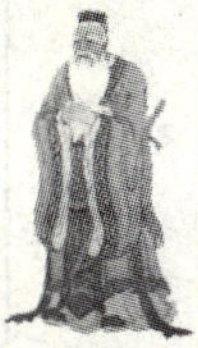

正道行修益寿丹。”

十四个繁体字，每字由几个字组成，字字有讲究，其中奥妙无穷。

“軉”音义同玉。由“身”、“宝”二字组成。劝人守身如玉，珍惜精气神三宝；

“䐢”音义同炉。由“身”、“丹”二字组成。意为以身为炉，内炼丹田真功；

“焥”音义同烧。由“一”、“内”、“火”三字组成。意为用身内之火，烧炼肾水，获真元之气；

“袪”音义同炼。由“木”、“石”、“土”三字组成。意为用心提炼体内水火，取精去糟，运行正气；

“闷”音义同延。由“命”、“心”二字组成。意为心平气和，乃性命之本；

“祯”音义同年。由“千”、“万”二字组成。意为养生之道，贵在坚持；

“眩”音义同药。由“自”、“家”、“水”三字组成。意为体内之精是防疾、治病之良药；

“靖”音真义正。由“正”、“青”二字组成。意为有正气，青春长在；

“稻”音义同道。由“人”、“道”、“寸”三字组成。意为人体养生要有成效，必须寸心不离正道；

“缗”读释为行。由“人”、“法”、“心”三字组成。意为人要循道而行，效法心的自然清静；

“羢”音义同修。由“至”、“成”二字组成。意为诚心修炼，方能事至成功；

“妖”音义同益。由“水”、“天”、“井”三字组成。意为练功入静，津液泉涌，滋调百骸；

“㑽”音义同寿。由“人”、“在”、“内”三字组成。意为久炼精气结晶成丹，助成大寿；

“䞍”音义同丹。由“九”、“真”二字组成。意为九转成丹，真功寿高；

欣赏了此对，您对玉炉（腹为玉炉）养生，会悟出一些真谛来吧？

### ○欧阳修的“五友”养生

欧阳修，字永叔，号醉翁。晚年又号六一居士，庐陵（今江西吉安）人。北宋文学家、史学家。唐宋八大家之一。

欧阳修爱好广泛，博学多才，对琴、棋、书、诗、画这文人“五友”无所不通。他提倡爱“五友”以怡养生。这是他的切身感受和经验之谈。欧阳修由于不得志，心情郁闷不畅，久而久之患了“幽忧之疾”，“退而闲居”，多方求医，不见好转，痛苦之极，别无良方。为解除烦恼跟友人孙道滋学琴。他勤学苦练，专心致志，终日醉心于幽雅动听的琴声之中，怡然自得，不知不觉中病已痊愈。后来，他在《送扬真序》一文中写道：“予常有幽忧之疾，退而闲居，不能治也。既而学琴……久而乐之，不知其疾在体也。”他劝导人们以“五友”为伴，防病养生。

欧阳修在《秋声赋》中写道：“百忧感其心，万事劳其形。有动于中，必摇其精。人常有多忧多思之患，方壮遽老，方老遽衰。反之以长生之法。”他说：欲平其心，养其疾于琴亦将有得焉。事实症明他的话是非常正确的。有些文人，“内有忧思感愤郁积”，一时感情冲动，心血来潮，可能写出好的诗文，但于身体极为不利。性烈之士多招疾患；情抑之人甚少高龄。能以“五友”为伴者，则长寿者多。

### ○邵雍与睡眠养生

邵雍，字尧夫，谥康节，世人称百源先生。河北范阳人。北宋哲学家，中国古代

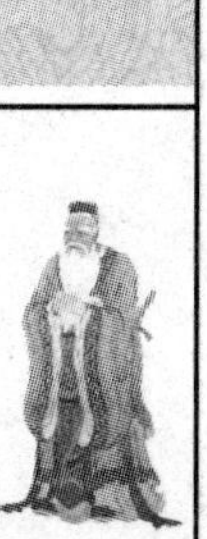

著名理学象数学派创立者。邵雍对睡眠养生很有研究,有《能寐吟》等专著。

睡眠是人生所必须的。人若数周不进食尚可生存,但一周不睡眠则有生命危险。睡眠不好,乃养生之大患。故邵雍在《能寐吟》中写道:“大惊不寐,大忧不寐,大伤不寐,大病不寐,大喜不寐,大安能寐。何故不寐,湛于有累;何故能寐,行于无事。”他认为,能寐的关键在于“大安”和“行于无事”,即襟怀坦荡,心地平和,随遇而安;不能寐的根源在于思虑太过、患得患失、耿耿于怀。那么,如何才能做到睡眠良好呢?

首先,睡前不要喝酒、饮浓茶,以免大脑过于兴奋。不要吃得太饱,胃不和则卧不安。睡前最好洗洗脚,因为温水泡脚,血下行,可抑制大脑兴奋,脚暖亦感全身舒适,易于入睡。睡前,不可恼怒,不可忧虑。古人云:“先睡心,后睡身。”怒则气上,忧则气滞。过度怒忧则身虽卧而心不静,难以入睡。睡前少言,不可对火,不可张口,不可掩面,不可当风。用脑多的人,每周要保证有一次熟睡。

睡枕高低要适当,有人说“高枕无忧”,其实不然。过高则易憋气、打呼噜、甚至“落枕”;过低则不舒服,且对高血压病人不利。枕头的高度,以一拳头到一拳头半为宜。睡觉的姿势,应取右侧卧。因心脏位置偏左,胃的位置亦在上腹部偏左,故右侧卧,不至影响心、胃功能。对睡眠大有益处。睡眠要“身如弓”,这样全身易放松,睡得踏实。故古人云:“睡侧而屈,觉正而伸。”睡眠不要将手搭在胸口,这样影响呼吸,易作恶梦,醒后要伸伸腰,以解一夜之疲劳。按时作息,早晚以时,养成有节律的生活习惯,是保证睡眠良好的重要条件。古人云:“善摄生者,卧起有四时之早晚,兴居有至和之常制。”一般来说,早睡早起,对身心健康有益,故有民谚曰:每天起得早,八十不觉老。另外,安静的环境,暗淡的光线,适宜的室温,舒适的卧铺,亲友的抚慰,都是睡眠良好的重要因素。

### ○沈括论治病“五难”

沈括,字存中。北宋杰出的政治家,是我国历史上罕见的多才多艺的科学家。他精通医道,把目睹其验之良方著于篇曰《良方》。他在书序中谈及治病有辨疾、治疾、饮药、处方、别药五难。医家之难,乃病家之急。他讲的是治病之理,亦讲明了养生之道。

辨疾难。医生看病,先要断定何症?诊病决生死,确诊非易事。经望、闻、问、切四诊,方知其半,况且病发于五脏,则五色为之应,五声为之变,五味为之偏,十二脉为之动。就是医生很认真还怕出差错,此一难。这就告诉人们,日常要注意自己的行为,调养自己的脏腑免受五色之害,五声之损,五味之伤。有了病要如实地向医生反映情况,这样才便于确诊,以得到正确的治疗。

治疾难。医生治病,要根据季节气候变化、病人体质情绪、性情好恶来决定采用何种治疗方法,或药、或水、或刺、或砭、或汤、或液而治之。同时还要注意调其衣服,理其饮食,异其居处,因其情变,或治以天,或治以人。即使如此,很难十全,此二难。这就告诉人们,有病采取哪种方法治疗,要遵医嘱并积极配合,并注意调理自己的饮食、起居,这样疗效就会好一些。

服药难。服中草药要求煮炼有节,饮啜有宜。有的可久煮,有的不可久煎,有的要炽焰,有的需温火,有的须用凉水泡,有的则要去其皮。有的顺其饮食好恶而饮,有的则逆其喜怒而喝。况且水有好坏,薪有优劣,人有勤惰。这些都是很难掌握的,此三难。这就告诉病家,煎药一定要熟悉药性,掌握火候,因人而服,这样才能奏效。

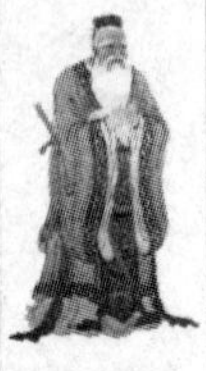

处方难。药之单用为易知，药之复用为难知。多味草药，煎于一锅，殊不知其中有相使者，相反者，相合而性易者。这佐使畏恶之性很难掌握。比如，醋是酸的；橙也是酸的，二者相济则变甘。蟹与柿，单食无害，同食作呕。乳石则忌参术，触者多死。况且服药之人亦禀赋不同。比如有的人饮酒不醉，有的则沾唇即昏。药物的变化和人之生性不同，方开病除很难做到，此四难。这就告诉人们，服药切记所忌，饮食千万不要二者相恶，此养生一大要也。

辨药难。中草药，产于各地，虽名同，性各异，加上收获有早晚，藏之有晾焙，遇有风雨燥湿，难免变质。比如，有的药恶火，不能暴晒，更不能焙炼，然而又怎么知道采藏之家不曾烘煜过呢？此五难。这里告诉人们，要善于辨别药物，如若不然，买了变质之药，冒牌之药，有毒之药，服而饮之，那就性命难保了。

**〇王令论用医之道**

王令，字钟美（后改字逢原）。北宋诗人。后人把他的诗作五百多篇编成《王令集》，传于世。

王令五岁父母双亡，由叔公抚养成人。16岁即自谋生路，在天长、高邮、江阴等地教书糊口。他天资聪明，才德出众。其诗语言粗犷，风格劲健，多表现对时政不满或抒发自己的政治抱负。由于王令不愿仕进，又不愿和那些热中仕宦之辈来往，因而不为乡里所重。直到至和二年（公元1054年），王安石由舒州通判被召入京，路过高邮，始闻其名。王安石对王令的诗文和为人，甚为推重，二人结为莫逆之交。

王令喜好医道，善以医理喻世。他的《医喻》一文，就深刻地指出了良医和庸医的不同点在于“任医”，还是“任人”。尖锐地批评了现实生活中“不能者常为用，能者常不用”的时弊。今日读来，亦觉喻意深刻，发人深省，实乃救世济人之奇文。现将其大意简述于后，与大家共赏。

一小镇推荐出十个医生。一个确实有真本领，而九人徒有虚名，无真才实学。良医凭借自己的医术治病救人；庸医，只听凭病家怎么说，就怎么应和。良医坚持原则，按病施治。良医说某种病一定要针刺治疗，某种病一定要吃药治疗。病家说，针刺太痛，吃药太苦，怎么办？良医说，有病必须针刺吃药才能治好，如果怕苦怕痛，那么死就不可避开。庸医丧失原则，迎合人情。庸医说，某种病应该针刺，某种病应该吃药。病家说，针刺太痛，吃药吧！庸医就改了药方，并说，这种病吃药也可治，哪能一定要用针刺呢？病家说，药太苦，该怎么办？庸医说，有甜药，何必一定要用苦药呢？因此，“不能者常为用，能者常不用”。

王令边叙边议，感慨万千。告之世人，持何理，用何医，事关性命，切莫掉以轻心。

**〇逸仙师太论参禅养生**

北宋明道年间，浙江萧山，山清水秀，鸟语花香，生机盎然。在望无边际、郁郁葱葱的翠竹林中，隐隐约约可见一座寺院，志曰“竹林寺”。寺内有位师太，法名“逸仙”。她身着天蓝色的和服，身材瘦长，面目清秀，性存文雅。其精于岐黄，擅长女科。对好发、常见的疑难妇科病得心应手，多取捷效。时人称之为“竹林逸仙”。

逸仙师太弟子很多，个个医方明，精于女科。医佛相通，治疾行善，弘扬佛法，使寺威大震，影响广远。每日来寺院延医求治者，络绎不绝。有人认为，萧山“竹林寺”是浙江历史上“竹林女科”的发源地。

逸仙其人，生于杭州天竹山，从小随父至萧山习文学医。正当三十岁，青春开始和她一步一步的离开，衰老向她一步一步的走来，因夫君夭折这一恶性精神刺激，使她陷入极度而又长期的忧郁，成天纳谷不香，夜寐不宁，真是：

自君之去矣，
红颜转憔悴。
思君如明烛，
煎心且衔泪。

她认为，若继续生活在这一令人伤心的环境中，不仅没有活力，而且缺乏生机。因此，守贞入寺为尼，参禅定坐，扫空欲念，放松心情，消去烦恼。“不学蒲柳凋，贞心常自保。”

青春之魅力不仅仅表现在年龄上，而且在于生命的活力，而生命的活力又在于个人的生机与长寿的欲望，即心理上的因素。逸仙入寺为尼后，不仅诵经，舒情畅气，调节情绪，促进心理卫生、精神健康；坐禅，守静蓄精养神，而且逸劳，于寺院内外植竹成林，以净化寺院空气，美化与改善寺院生态环境，犹如唐朝韦应物《新篁》：

新绿苞初解，
嫩气笋犹香。
含霜渐舒叶，
抽丛稍自长。

逸仙师太认为，三十岁是女性心理与生理上的重要阶段，尤其要注意调节情志，保持胸怀豁达。要排除思想杂念和精神上的干扰，稳定情绪，保持精神健康。犹如《黄帝内经》所云：“精神内守，病安从来。是以志闲而少欲，安心而不惧，形劳而不倦，气从以顺，各从其欲，皆得所愿。”一个人只要能保持精神健康，延缓衰老进程完全是可能的。

### ○丹溪翁论心理疗法

元朝至正年间，医学家朱震亨，字彦修。号“丹溪”，时人俗称“丹溪翁”。婺义乌（今浙江金华义乌市）人，著《局方发挥》，创“丹溪心法”等传世。享年七十八岁。

丹溪，三十六岁从朱熹四传弟子许谦习“道德性命”之说。其父病时，陡生一念，意欲要丹溪学医。加上丹溪母又常年患慢性脾胃病，延医多家，难以奏效。在此事启迪下，丹溪发奋学习，不仅成为有造诣的一代名医，还总结古人经验，写出了《局方发挥》一书。丹溪云：“抄古方以治今病，其势不以尽合也。”他多方拜师，吸取诸家之长，日夜攻读岐黄，贯通古今学说，重视临床实践。不固守死方治活病，又多有创见。

丹溪医德高尚，强调“医生，必先正己，谓能明理以尽术也；然后正物，谓能用药以对病也，则事必济而功必著矣。”犹如宋·陈亮《水调歌头》：

事业随人品，
今古几麾旌。
向来谋国，
万事尽出汝书生。
安识鲲鹏变化，
九万里风在下。
如许上南溟，
斥䴏旁边笑，
河汉一头倾。

朱氏认为：“人受天地之气以生，天之阳气为气，地之阴气为血。”“老人，阴常不



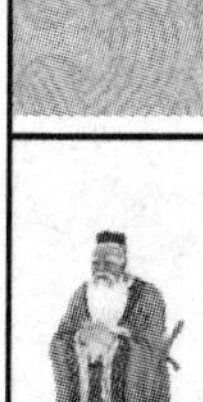

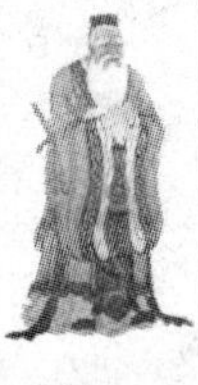

足，阳常有余。”尤其是“阴常不足”，是老人衰老的主要原因，“阴虚阳亢”，是阴不足而导致阳有余（虚火内炽）的根源。因而，老人养生保健的关键在于“滋阴降火”，即“清热养阴”。他认为，食疗优于药疗，食补好于药补，指出：“纵口固快一时，积久必为灾害。……五味之过，疾病蜂起。”他还说：“气阳血阴（气为阳，血为阴），人身之神，阴平阳秘（阴阳保持相对动态的平衡），我体长春。”

“丹溪心法”，实质上强调的是心理疗法。在他的医案中，也确实有很多医治心病的病案。如“一女人许婚后，夫经商三年不归，因不食，困卧如痴。她无所病，但向里床卧。此思气结也，药难独治，得喜则解。”患者“向里床卧”（面朝床里边），示神凝气结也，而“喜”能使人舒情解郁，故能疗此疾。

丹溪翁以“心法”治七情内起之病，主张心病要用“心药”治，不可乱投药物。就是需要药治病，亦不能妄施。这一观点也是非常正确的，所以中医提倡：“药之所治，治则一半，其一半则全不系药方，唯在心药也。”“心药”，可以是话是语，是戏是歌，也可以是诗是画，是燕是蝶，凡是能够使患者赏心悦目、舒情畅志的方法，都可以视为“心药”。所谓“心宽出少年”，其机理就在于此矣。

**○濒湖山人论逸劳养生**

明朝万历年间，《本草纲目》作者、医学家李时珍，字东璧，晚号“濒湖山人”，湖北蕲州人。李时珍，14 岁中秀才，后来三次乡试均未中，当时他颇有感慨而毅然决定“弃举从医”了。

李时珍逸兴投入大自然的怀抱，长年坚持采药、治病、著书养生之道。撰写《本草纲目》，是他一生的目标，是他的生命线。著书立说的过程也就是他养生保健、延续性命的过程。真是：

碧林深扩屋三间，
门掩高天爱独闲。
幽梦做成真个稳，
野云来惯不须攀。

时珍生活于环境幽雅的山村，从事医药这一崇高职业，从而提高了生活的质量，创造了人生的价值，尤其在学术思想上颇有精辟的见解。时珍老人，逸劳于采集中草药活动，长年坚持临床实践，毕生从事编著《本草纲目》，而养生之道贯穿其内。他上山采药草，生活于自然界，游山观水，吐故纳新，活动关节，舒筋壮骨。尤其是每当他找到或发现一种新的草药，那高兴之情就难于言表了，真是：

得老加年诚可喜，
当春对酒亦宜观。
…………
乘兴忽来仙洞里，
采药又觅八节滩。

逸劳，就是把物质与精神相结合的一种有价值的运动，也就是把有目的的体力劳动与舒情畅志的脑力劳动结合起来，“有劳有逸”而使形神健生。

时珍，不仅为当时人解除疾病带来的痛苦，而且还为后世留下《本草纲目》。为这本书，他辛勤耕耘，历时三十余年，参阅古书八百多种，远涉深山旷野无人区，收集药物标本。他一生没有孤独感、失落感，他的精神生活和他的事业一样，丰富多彩，这样的老人形神是难以衰老的。真是：

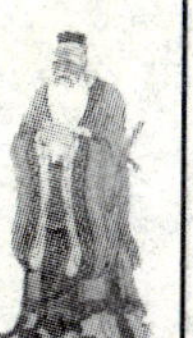

茶声到耳贫尤是，
书味淹心老未悭。
本草纲目常在乎，
鬒髩哪管鬓毛斑。

**○医林状元论辨证施养**

明朝万历二十一年（公元1693年），名医李时珍仙逝的噩耗传遍大明帝国上下，震撼人们的心弦，无不为之哀鸣，有诗曰：

叹息骑箕入杳冥，
江天云雾失晨星。
紫阳绝学今谁继？
泣把遗篇认典型。

值此，鲁王妃患了重病，延医多施补剂，反致病情加重。无助之时，王爷看到一本由大臣献给王府的医书《万病回春》，知其书作者龚廷贤，字子才，号云林，是原太医龚信之子。王爷万分焦急的心情顿时轻松了许多，并立即派大臣赴江西金溪，召贤进宫为鲁王妃疗疾。

廷贤明白，给王爷与王妃治病，无风会生三尺浪，总要冒几分风险的。但是王命难违，他硬着头皮进宫为病危中的鲁王妃诊治。前赴后拥的监司，确实令他有些紧张了。

在王爷的配合下，他很快摸清了鲁王妃的病因、病情、病机，原来鲁王妃因食补太过，喜静恶动，完谷不化所致。其间又遭医者误补，故食滞一证难愈也。王爷听了廷贤对王妃病情分析，顿生敬意。子才，以腑通为用，拟投增液承气汤法，泻其有余，补其不足，解除了鲁王妃脾胃之气雍滞证。鲁王妃清泻之后，自我感觉良好，好似雨后天晴，十分清新爽快，知饥欲食。

龚氏认为，老人养生保健，当辨证施养，不可妄施补法；运动也不可太过、不及，应以适时、适当、适宜者，则可持之以恒。散步观景，使练形与舒情自然地揉和在一起，"散步对园林"，"流水静鸣琴"，动中有静，幽雅宜人，恒以令人形神健生。犹如《楚辞·卜居》：

尺有所短，
寸有所长，
物有所不足，
智有所不明。

鲁王妃经廷贤诊治，不仅很快愈疾康复，而且还得到了不少有关养生保健义理与方法。龚廷贤也得到了王爷的赏识，认为："贤，医术非凡，医理精通，为医之国手矣。"并钦赐扁额，曰"医林状元"。

**○苏轼论养生"三戒"**

苏轼，字子瞻，号东坡。眉山（今属四川）人。北宋文学家、书法家，唐宋八大家之一。

苏东坡喜文、善画、通医。他同大科学家沈括一起写了《苏沈良方》一书，可谓文医一家之典范。

苏轼对养生学很有研究，著有《养生论》、《问养生》等书。他认为养生有三戒：

一戒急躁。急躁是修身养性之大敌，急躁则心烦，心烦则意乱，意乱则神散。躁则多怒，怒则伤肝。急躁者，坐不宁，立不安，难以养性。所以，欲养生者，且忌躁急。须知，静则得之，躁则失之。

二戒阴险。阳奉阴违，口蜜腹剑，心狠手毒之人，难以养性修身，修身应以德为先，养性要以善为本。阴险之人，权欲过盛，世事烦扰，心不能静，神不得安，安能静心养生？

三戒贪欲。人有七情六欲，无可非议。欲要有节而不可纵也，纵欲乃为养生之大戒。人之欲，无尽无休，如不节制则百病丛生。古人曾云："膏粱之变，足生大疔。"意思是说，如果嗜食肥美厚味则容易引起大的疾病。故东坡先生在黄州住所墙壁上亲笔题诗一首，以作警钟：

出舆入辇，蹶痿之机。
洞房清宫，寒热之媒。
皓齿娥眉，伐性之斧。
甘脆肥脓，腐肠之药。

苏轼一生坎坷，屡遭打击。因此特别注重饮食养生，在和弟弟苏辙的通信中还讨论胡麻和茯苓的食用健身问题。苏轼反对滥食药。他认为，人之生，气为主，食为辅。如果终日药不离口，则必然臭味乱于外，百毒战于内。劳其主，隔其辅。没病找病，苏轼认为，养生最好的办法是注意饮食，加强锻炼。他认为："蔬食过于八珍"，"已饥未食，未饱先止，散步逍遥，勿令腹空"。苏轼健身喜爱清静，他经常垂钓于江汉之滨，有诗为证："人事无涯，生有涯，近将归钓于汉江搓。"苏东坡还亲自创造了保健操——香泉功。一代文豪，养生造诣如此之深，实为罕见。

### ○苏辙论茯苓养生

苏辙，字子由，号颍滨遗老。北宋著名散文家。与其父苏洵、兄苏轼并称"三苏"。父子三人均被列入"唐宋八大家"。苏辙在文学上的成就不如其兄，但有意养生，对修身养性造诣颇深。

苏辙少时多病，夏则脾不胜食，秋则肺不胜寒。治肺则病脾，治脾则病肺，服药而不愈。32岁那年，学习气功，食茯苓，一年疾愈。从此，他便研究药物养生。他认为，茯苓是补肾脾的养生珍品，可"解急难于俄顷，破奇邪于邂逅"。为此，特作《服茯苓赋并引》。他写道：松脂流入地下为茯苓，茯苓千岁，举则为琥珀。服茯苓"可以固形养气，延年而却老者"。如久服则能"安魂魄而定心志"，"颜如处子，绿发方目；神止气定，浮游自得。然后乘天地之正，御六气之辨，以游乎无穷"。

茯苓是寄生于松树根下的腐生真菌。茯苓有利水消肿，健脾补中，宁心安神之功能。魏晋时茯苓就成为了养生佳品。陶弘景辞官隐退时，梁武帝即令"每月赐给茯苓五斤，白蜜二升，以供服饵"。慈禧太后为祛病延年，命御膳房做茯苓饼进食，并赐宠臣。

茯苓以云南"云苓"为贵，既可入药，又可粥食。《直指方》中记载："白茯苓粥，治心虚、梦泄、白浊。"《本草纲目》载曰："茯苓粥清上实下。"古代医家多认为，茯苓药性缓和，善利水湿，若与粳米煮粥疗效尤好。

### ○王怀隐论枸杞延龄

王怀隐，北宋著名医官。他在《太平圣惠方》一书中，记述了一个耐人寻味的故事：

有一使者去西河办事，路上遇到一个看起来年方十五六岁的少女，打一个八九十岁的老头，使者感到很奇怪，便向前问那一女子说："这老头是你什么人?"女子说："他是我曾孙。"使者问："你为什么打他?"女子说："我家有良药他不肯服，以至老成这个样子，走路都很困难了。所以我要打他"。使者又问女子："你今年多大岁数了?"女子说："我今年372岁。"使者又问："你家的药有多少种？能不能告诉我?"女子说："就一种药，然而有五个名字，四季有不同的叫法。春名天精，夏名枸杞，秋名地骨，冬名仙杖。又名西王母杖。以四时采之服用，会与天地同寿。"

王怀隐讲的这个故事，虽然过分夸张，但说明养生有法，滋补得当，确能祛病延年，永葆青春。的确，中药有许多佳品，如人参、黄芪、茯苓、山药、薏苡仁、熟地、何首乌、龙眼肉、阿胶、紫河车、枸杞子、玉竹、黄精、桑椹、女贞子、菟丝子、鹿茸、肉苁蓉、杜仲等为历代名家秘传受用，可抗老、健脑、强身、益智。王怀隐保健药方的单味枸杞是最常用的一种。枸杞性平味甘，补肾益精，养肝明目，主治目眩昏暗，肾虚腰痛等症。肾为先天之本。肾生精髓，肾主二阴，肾司二便，肾气通于耳。现代医学证明，人之生长、发育、衰老与肾关系甚大，而枸杞子确为补肾之良药。既可泡水而服，又可浸酒而饮，常年服枸杞，寿可同天齐。历代医学家视枸杞子为宝药，文学家颂枸杞子为神药。

唐朝大诗人刘禹锡颂枸杞曰：

僧房药树依寒井，井有清泉树有灵。
翠黛叶生笼石甃，殷红子熟照铜瓶。
枝繁本是仙人杖，根老新成瑞犬形。
上品功能甘露味，还知一勺可延龄。

宋代大文豪苏东坡也有专咏枸杞之诗：

神药不自闭，罗生满山泽。
日有牛羊牻，岁有野火厄。
越俗不好事，过眼等茨棘。
青荑春自长，绛珠烂莫摘。
短篱护新植，紫笋生卧节。
根茎与花实，收拾无弃物。
大将玄吾鬓，小则饷我客。
似闻朱明洞，中有千秋质。
灵庞或夜吠，可见不可索。
仙人倘许我，借杖扶衰疾。

## ○温革养生语花

温革，北宋名人。是研究养生学的有心人。他喜欢收集一些关于养生的故事、警句、谚语，视如珍宝。这些锦言妙语，犹如带露山花，至今芳香迷人，现摘录几段献给读者。

麻录参军年九十余，太宗访以养生之术。对曰："臣无他术，清心寡欲，节声音，薄滋味，故得至此。"

王哲龙图食不尽一皿，食包不过一二枚耳。年八十。常谓人曰：食取补气，不饥而已，饱生众疾。

颜蠋曰：晚食当肉，缓步当车。无罪当富，无灾当福。避风如避箭，避色如避贼。莫饮空心茶，少食申后饭。

古人云：酒多血气皆乱，味薄神魂自安。夜漱却胜朝漱，暮餐不若晨餐。耳鸣直须补肾，目暗必须治肝。节饮自然健脾，少思必定神安。汗出莫当风立，腹空莫让茶穿。

温革还记录了避暑之法，有诗云：避暑有要法，不在泉石间，宁心无一事，自到清凉山。

温革主张人们要从日常生活中学会养生，这很有意义。他的一些养生方法，已被现代科学证明是非常科学的，比如，温革提出"夜漱却胜朝漱"，就很有道理。现在大多数人习惯早晨刷牙漱口，而科学证明睡觉前刷牙漱口对人之健康更为有益。另外，温革说："发是血之余，一日一次梳。实践证明，常梳头对健脑明目，舒筋活络都有好处，梳头最好用木梳，尽量不要用塑料梳。再如，温革主张"足是人之底，一夜一次洗"，很有科学道理。古人就有树老先老根，人老先老腿之说，濯足是健身之法。

### ○陈直论老年养生

陈直，宋代医学家。他所著的《养老奉亲书》，是我国现存的最早的一部老年医学专著。该书对老年人的生理、病理、心理的特征，和高年老人的戒忌、保护、四季调养，都有详细的论述。

陈直提出了善服药不如善保养，他认为防治疾病应以预防为主的养生保健原则，是颇为高明、倍受后人推崇的。他说："安乐之道，惟善保养者得之"，"善服药者，不如善保养"。为什么呢？他认为服用药物，往往招来真气之药少，攻伐和气之药多，老年人更要慎重。怎样保养呢？他提出"七养全神法"："一者少言语养内气，二者戒色欲养精神，三者薄滋味养胃气，四者咽津液养脏气，五者莫嗔怒养肝气，六者美饮食养胃气，七者少思虑养心气。"做到这些，就能益寿延年。

陈直在老年养生保健方面，非常重视食养的作用。他说："食者，民生之天，活人之本也，"他将"饮食调治"列为书的首篇，并反复强调饮食调理对老年养生的重要："高年之人，真气耗竭，五脏衰弱，全仰饮食以资气血。若生冷无节，饥饱失宜，调亭无度，动成疾患。"并指出老年人"如无疾患，亦不须服药，但只调停饮食，自然无恙"的饮食养生原则。

此书中还对老年人的生活起居，四季调摄都有详细的论述，既有理论，又有方法，所以对后世影响很大。

### ○陈自明论妇人养生和胎儿教育

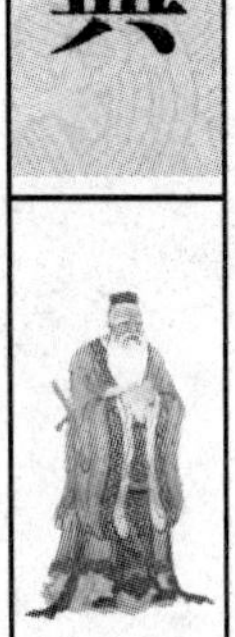

陈自明，字良甫。南宋著名医学家，以妇科尤长。他在总结自己的医疗经验时，深有体会地说："盖医之术难，医妇人尤难，医产中数证，则又险又难。"陈自明深知治妇科病不只是难，而且险。但他为了解除妇人的疾苦，知难而进，不怕自己担风险，千方百计地探索治疗妇女病的路子。他广泛收集宋以前有关妇产科文献三十多种，并结合自己的医疗实践，呕心沥血撰写成了《妇人大全良方》，此书对宋以前的妇产科学作了系统总结，做到了"补其偏而会于全，聚于散而敛于约"，是一部妇产科方面的珍贵文献。

陈自明在医疗实践中发现，由于生理上的原因，妇人患病比男人多，加之重男轻女封建思想作怪，妇人得病后就更加凄惨。家人不敢言，医家不愿看。就是求医，有的束手无策，有的医生"无方可据"，全凭"揣摩臆度"，有的"贪利"，乱开药方，所以妇人患病死者不鲜。陈自明认为，"世无难治之病"，只有"不善治之医"。于是，他专心致志，钻研妇产科学。他不辞艰辛投师访友，博取多采，"所至必尽索方书以观"，他“采摭诸家之善，附以家传经验方”，尽心尽力为妇人看病，以解除姊妹之病痛而自慰。

陈自明在医疗实践中，总结出了一套妇人养生法。他认为，妇女经期切不可忧愁、郁怒、哭泣，以免造成阴阳不和，气血失调；月经时，千万不可涉冷水、过冰河，以免外邪内侵，导致大疾；已婚妇人，月经不净，勿行房事，否则造成腹中积聚，难以生育；要特别注意醉后莫入房，否则生恶疮；妊娠后，不要乱吃药，尤其是怀孕未满三个月，不要误服破血药，更不得血未止，行房事，违者则邪气结聚，子宫有腐烂之血肉下，十分危险；怀孕期大小便切勿当风，以免中邪至病；生子是妇人一道生死关口，切要精心调整养护，莫着风受凉造成产后风；产妇不要力举重物，否则易造成子宫脱垂或倾斜，下寒腹痛。

陈自明系统研究了唐代昝殷的妇产科专著《经效产宝》、孙思邈的《千金要方》以及巢元方的《论病源候论·妇人妊娠病诸侯》等妇科医著，采诸家之善，专立一门。在他的《妇人大全良方》中，深入论述了妇女怀孕期的养生，以及养胎、护胎等问题，名之谓《胎教论》，为我国胎教学的发展作出了贡献。

陈自明认为，人之一生，分为先天和后天，孕育于母体之中，未落地之前为先天；落地出世后为后天。先天，是造化之初，生命之源。这一阶段的发育情况如何，对人的一生至关重要。因此，人之养生，应从母亲怀孕时开始。为使子女健康成长，妇女怀孕后要注意谨避寒暑，节制情欲，劳逸适度，慎施药治。具体一点来说，妊娠一月，应寝必安静，无令恐畏，饮食精熟；妊娠二月，应节制性欲，慎行房事；妊娠三月，应端庄静坐，清虚和一，坐无邪席，立无偏倚，行无邪径，目无邪视，耳无邪听，口无邪言，心无邪念，无忘喜怒，莫多思虑；妊娠四月，应静形体，和心志，节饮食，避寒暑，少洗浴；妊娠五月，应卧必晏起，洗浣衣服，深其居处，其厚衣裳，朝吸天光，以避寒殃，无大饥，无甚饱，无劳倦；妊娠六月，应身欲微劳，无得静处，出游于野，调五味，食甘美无大饱；妊娠七月，应劳身摇肢，无使定止，无大言，无号哭，无薄衣，无洗浴，无寒食，居处必燥；妊娠八月，应心和静思，无使气极，无食燥物，无辄失食，无忍大起；妊娠九月，应饮醴食甘，缓带自持，候而待之；妊娠十月，胎儿五脏具备，六腑齐通，关节人神皆备，俟时而生。

妇女孕期的言行举止，思想情绪，对胎儿的生长发育影响极大。早在西汉刘向所著《列女传》胎教论中就有明确的阐述：“古者妇人妊子，寝不侧，坐不边，立不跸，不食邪味，割不正不食，席不正不坐，目不视邪色，耳不听淫声，……如此则生子形容端正，人过人矣。”陈自明等认为，所谓胎教，实质上是“外感而内应”，为使胎儿健康发育，妇人在怀孕期间要做到以下几点：

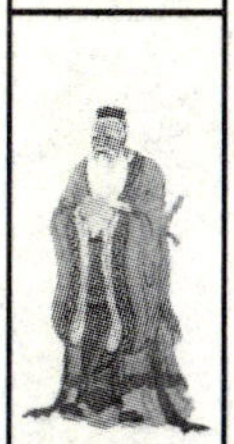

一是务使精神宁静。气调则胎安，气逆则胎病。恼怒气塞，脾肺受伤，则易血崩带下，滑胎小产。欲生子好者，必先养其气，气得其调，则生子性情和顺，无乖戾之习；二是培养高尚情操。妇人之性格情操，对胎儿影响很大。为母者，必须品德端庄，道德高尚，处事无嫉怨之心，待人应忠诚敦厚，这样所生之子，由于受生母影响，往往品行兼优；三是多想美好事物。孕妇遇到美好事物，心情愉快，能促进胎儿良好发育；如遇到一些淫邪、凶杀、恶秽、丑陋等事，由于恶性刺激，影响胎儿正常发育，因此，孕妇要多想一些美好的事物和光明的未来，把美好内视于胎儿，把光明凝思于身孕，以期“外感内应”，使胎儿健康发育。这样，孕妇必然会生下一个天真、可爱、聪明、伶俐的小宝宝。

**〇陆游养生《座右铭》**

陆游，字务观，号放翁。越州山阴(今浙江绍兴)人。南宋大诗人。陆游不但是大文豪，而且是养生专家。他活了85岁，写诗文九千三百余篇。这在古代文坛上堪称高寿、高产。陆游文武全才，曾学剑十载，打死过猛虎。

陆游年轻时体质并不好，由于受秦桧奸党迫害，不得志，“四十已遽衰”，为救国他立志养生健身。66岁时，被罢官闲居，于是，他潜心养生，以图恢复中原之大志。由于他“三十余年学养生”，八十多岁时，身康体寿，萧萧白发中又生出了黑丝。故陆游有“八十身犹健，生涯学灌园”的自我写照之句。陆游写了不少养生诗文，均为经验之谈。现将他的一首座右铭录之于后，若读者同之受益，吾人亦感苦而乐之。铭曰：

天下本无事，庸人自扰之。吾身本无患，卫养在得宜。一毫不加谨，百病所由兹。一生快意事，噬脐莫能追。汝顾不少忍，杀身常在斯。深居勿妄动，一动当百思。每食视《本草》，此意未可嗤。赋诗置座右，终身作元龟。

陆游的座右铭，从五个方面谈了养生之道。一是要注意那些不利身体的小事。“秋毫失固守，金丹亦奚为?”一有不慎，百疾从生。二是要保持精神愉快。要知足常乐，不要斤斤计较，自寻烦恼。三是要宽宏大量。“宰相肚里能行船”。四是不要轻举妄动。凡事要三思而后行。古有“是非出自多开口，灾难来自强出头”之训，切要牢记。五是要注意饮食调节。陆游主张每食视《本草》，固然要求过严，但按照医学道理调节饮食确是应该的。所以陆游说，我八十多岁，身体健康，没什么病，是因为我注意对身体的卫护和调养。如果人们精通养生之道，定能健康长寿。

**〇文天祥倡导图志养生**

文天祥，字宋瑞，一字履善，号文山。南宋文学家。他20岁中头名状元，有“奇杰”之称。文山胸怀大志，一身正气，他为图志而修身养性，已为世人熟知。

德祐二年，文天祥被任命为右丞相，代表南宋朝廷与元军谈判。由于他不屈于敌人淫威而被拘押。在押解北上至镇江时，他乘隙逃脱，沿海而下。当船行至长江口时，他奋笔写下了“几日随风北海游，回从扬子大江头。臣心一片磁针石，不指南方不肯休”的诗句。他以永远指南的磁针石，比喻自心，表现了他虽身处万险之中，仍存爱国之志。后来文天祥把德祐后所作诗篇结集，取名《指南录》和《指南后录》，其意亦在明志。

文天祥爱国思想强烈，坚持抗元。他转战福建、江西、广东，收复失地多处，不幸在五坡岭被俘。在狱中他受尽磨难，坚贞不屈。他住的囚室恶气杂出，臭气袭人，令人窒息。在这样的环境中度过了两年，他一直坚持修身养性，锻炼身体。不但没有生病，还写出了《正气歌》。他在《正气歌》之命题时写道：“叠是数气，……而予以孱弱俯仰其间，于兹二年矣，无恙。是殆有养致然，然尔亦安知所养何哉？孟子曰：‘我善养吾浩然之气。’彼气有七，吾气有一，以一敌七，吾何患焉！况浩然者，乃天地之正气也。”元将让他写信招张世杰降元，他宁死不从，写下了“人生自古谁无死，留取丹心照汉青”之绝句，以明大志。敌人百般威胁利诱，他忠贞不屈，从容就义。

文天祥，大义凛然，视死如归。而对百姓的疾苦却非常关心，他倡导世人为图志而养生。他的同乡王哀叔，看到百姓死于疾病者甚多，乃立志学医，并把一生的经验写成秘方歌诀《金匮歌》秘藏。其子季诰、其孙庭举，皆由读此书成为名医。文天祥得知此事后，便劝导庭举，献出秘方，造福世人。他说，如今世道不好，社会风俗也

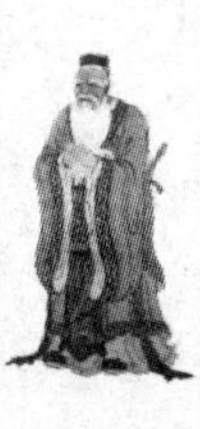

坏。人都偏爱自己的形体气质，生病是难免的。而世上又无好医生，只有一些以药试病的庸医。老百姓是无罪的，但同坐大牢、等死的人一样，这种人怎么能数尽。庭举听文言后，深受教诲，决定把《金匮歌》献出。“以广之于人”，“百世可以及人”。这样《金匮歌》便由传家之宝，变为救人济世，造福于子孙后代的国宝了。文天祥欣然为《金匮歌》作序刊出。但可惜的是，时至今日，序存歌佚。

**〇刘完素论保养真气**

刘完素，字守真。河北河间人，世称刘河间。金医学家，金元四大家之一。他在离乱年代，通过临床实践，创建了降心火、益肾水、清热解毒的治疗方法，为人民治疗常见病，成为治疗上的新法，后世称为寒凉派。

刘河间对人的三宝——精、气、神作过深入的研究。他认为人的精、气、神和形体是统一的：“精中生气，气中生神，神能御其形”（《素问玄机原病式》）。精是生命之源，气是人生根本，神是精神意志的表现他特别强调对精、气、神、形的保养，其中关键是保养真气，使人阴阳平衡。他说，一个人“形体之充固，则众邪难伤、衰则诸病易染，何止言元气虚而为寒尔”，老年人气衰，所以多患头目昏眩，耳鸣或聋，口苦舌干，筋脉拘挛之症，因为他真气亏虚，慎不可用热药养其真气，或者用温药平补，积温成热，易变生热病。他认为，养生要以保养真气为主。保养真气的方法是“饮食有节，起居有常，不妄作劳，无令损害，阴阳和平，自有益也”（《素问玄机原病式》）。刘完素的保养真气养生保健理论和方法，对后世养生学理论，有很大影响。

**〇张从正祛邪养生论**

张从正，字子和，号戴人。金著名医学家，金元四大家之一。子和为“攻下派”的代表人物，有《儒门事亲》等著作传于世。

张从正说：“夫病之一物，非人身素有之也，或自外而人，或由内而生，皆邪气也。”他认为，人身不过表里，气血不过虚实。表实者，里必虚，里实者，表必虚；经实者，络必虚，络实者，经必虚，病之常也。人的一切病因都是邪气所致。因此，他强调治病应以祛邪为主，“先论攻其邪，邪去而元气自复”。在医疗上他贯穿素难之学，法刘河间之宗，善用寒凉之药，妙施攻下之法，起疾救死多奇效。当时，医务界专以温补为宗，常常药不对症，使许多患者罹难。即使是这样，医家和病家醒悟者少，仍是“补者人所喜，攻者人所恶”。于是，张从正决心补偏救弊，力挽狂澜，潜心著《儒门事亲》。希望儒者明其理，事亲知其医，以便后人学医有所依据。

张从正认为，邪气加于身，当速攻之，去之，“邪去正自安”。他的这些主张遭到了一些无知医生的反对。那些庸医们认为，无论什么病，“当先固其元气，元气实，则邪自去”。世人大多数也是“闻攻则不悦，闻补则乐之”。在这样的情况下，张从正只有用事实作出回答。他用祛邪扶正之法，治好了许多患者，取得了人们的信任。

一次，一个六十多岁的老人患腰胯痛，请了许多医生诊治，多年不愈，只好拜鬼求神，但病势日重一日，病人只求早死。万般无奈，才请从正诊之。张从正通过诊断，知其大便坚燥，邪实异常，便用泻热通便的“大承气汤”攻之。大承气汤，乃由大黄、芒硝、枳实，厚朴等药组成。因患者喜补恶攻，故服药时“不敢言是泄剂”，只道是补药。服后，下燥粪淤血许多，秽不可近。须臾痛减九分，经调理四十余日，患者恢复了健康。后来，此人问他服了什么仙丹妙药，从正乃实告。并说：“痛随利减，不利则痛何由去！”就是这一个患者，日后注意了用寒凉之剂调养，寿八十而终。

**〇李东垣论养生真趣**

李东垣，名杲，字明之，号东垣老人。金元四大名医之一。东垣十分重视脾胃。

认为饮食不节，劳役所伤和情绪失常，易致脾胃受伤，正气衰弱，而引起多种病变。他还提出发热的疾病亦应分辨“外感”或“内伤”，治法上侧重调理脾胃和培补元气以及扶正祛邪，丰富了内伤脾胃方面的理论和经验。著有《脾胃论》、《至宝秘藏》等书。

李东垣认为，肾为先天之本，脾为后天之本。人乃气之所聚，是由先天的精气和后天的水谷之气相互结合而成。脾有运化水谷，输布精微，统摄血液的作用。血气来源于食物的精华，生化、受纳之源在于脾胃。人受谷气于胃，胃为水谷之海。李东垣说，人生元气，皆生于脾胃，胃气又为精神之根蒂。积气可以成精，积精可以全神。他指明了脾胃的功能在疾病转变中的作用，尤其是慢性疾病，脾胃功能的好坏，通常是康复与恶化的重要标志。所以说，脾胃元气是生命之根基。养生的关键是调节脾胃。

李东垣提倡安于淡薄，少思寡欲，少言语以养气；不妄作为以养形。他说，虚心以维神，寿夭得失，安之于数，得丧既经，血气自然谐和。邪无所容，病安增剧。苟能持此，亦庶于道，可谓得其真趣矣。李东垣认为，精生气，气化神，必清必静，御之以道，可以为天人。

李东垣认为，形不足者应温之以气；精不足者，应补之以味。但如果脾胃不好，不能运化、受纳，则无法温补。所以，调理脾胃是养生之大要。胃乃水谷之海，日夜不闲，故得胃病者甚多。他在《医学发明》中开出了调补虚损，调理脾胃的方子，名曰水芝丸：莲子肉不限多少，黄酒浸一宿，入猪肝内，水煮熟，焙干、细末、酒糊为丸，芡实大，饭前服50～60丸。另有专治胃肠之疾一偏方，献给读者，以作留念。当年小米，烤焦、磨碎。每日晨空腹食三汤匙，温水送下。此健胃之良方。

**○丘处机四时摄生论**

丘处机，字通密，号长春子。元道教全真道北七真之一。

元代道教理论家丘处机因养生有术，成吉思汗曾召见他于雪山，元世祖忽必烈褒赠他“长春演道主教真人”封号。他撰著的《摄生消息论》中倡导的“四时摄生法”很有特色。丘处机主张养生之道，要适合四时阴阳的变化而养生。他对四时养生，都有精辟的论述和实用方法。

春季：春阳初升，万物发萌，正二月间，乍寒乍热。高年之人，多有宿疾，春气所攻，则精神昏倦，宿病发动。若旧疾发，不可便行疏利之药，恐伤脏腑，惟用消风和气凉膈化疾之剂，或选食治方中性稍凉，利饮食之剂，调停以治，自然通畅。若无疾状，不可吃药。当春日融和，柳丝轻垂，春风拂面之际，当出门春游，眺园林之春光，以畅生气，不可居家兀坐，以生郁疾……

夏季：心旺肾衰，虽大热，不宜吃冷食生菜。因腹中方受阴气，食此凝滞之物，多结癥块。夏季饮食，不令大饱、当戒肥腻……

秋季：立秋后，热寒交换之际，多有疾病发生。切须安养。此时当清晨睡觉，闭目扣齿二十一下，咽津，以两手搓热，熨眼数次，极能明目……

冬季：宜寒极方加棉衣。不得频用大火烘炙，尤其损人。宜居处密室，温暖衣衾，调其饮食，适其寒温，不可冒触寒风，恐寒邪感冒。高年骨肉疏薄，易生外疾，不可早出，以避霜威……

丘处机根据四时养生要旨，结合老年人的生理特征，加以论述，全面而实用。

**○朱丹溪养老论**

朱丹溪，字彦修，名震亨。因家住义乌丹溪，世称朱丹溪。元著名医学家。在养

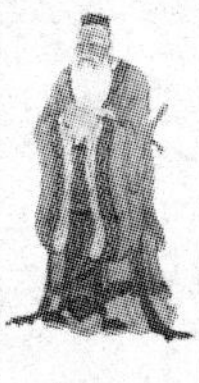

生学中他提出了“阳有余，阴不足”的独特见解，治病多主张“滋阴降火”，成为“滋阴派”的鼻祖。在养生防病方面，也提出了以护阴为主，著有《格致余论》、《养老论》等书。

彦修对老年人的养生研究颇深。他在《养老论》里写道：人生至六十、七十以后，精血俱耗，平居天非，已有热症。何者？目昏目眵，肌痒溺数，鼻涕牙落，涎多寝少，足弱耳聩，健忘眩运，肠燥面垢，发落眼花，久坐兀睡，未风先寒，食则易饥，笑则有泪，但是老境，无不有此。看！朱丹溪对老年人观察的多么细致入微。那么，如何延缓人的衰老呢？朱丹溪说，饮食，男女，人之大欲存焉。每思之，男女之欲，所关甚大。饮食之欲，于身尤切。世之论胥陷溺于其中者，盖不少矣。苟志于道，必先于此究心焉。男女房事不控对身心之影响暂且不论，饮食不节对人身的损害要特别注意。朱丹溪说：“以口伤身，滔滔皆是，”“因纵口味，五味之过，百病蜂起”。山野贫贱，淡薄是谙，动作不衰，此身亦安。

人以水谷为本。谷不入半日气衰，一日气少。但食有四气：寒、热、温、凉；五味：甘、酸、苦、辛、咸。谷肉果菜，食养尽之。但须牢记，饮食过之，伤其正也！老年人多为血管硬化，要少食咸。须知“盐者胜血”，“咸使血凝”。如食盐过量则易患高血压、脑血栓等症。老年人要少食肥肉浓酒，否则易生大病。故老年人多食淡薄食物，可得长寿。

**〇李鹏飞男女房事论**

李鹏飞，元朝人。他在所著《三元参赞延寿书》中主张，欲不可绝、欲不可早、欲不可纵、欲不可强。此论点合于情理，利于房事保健。

李鹏飞认为，男大当婚，女大当嫁，男女居室，人之大伦。一夫一妻同天地，一男一女合乾坤。孤阴不生，独阳不长。人类只有男女婚配，才能繁衍生息，传种接代。此乃造化之源，性命之根。故人之大欲莫切于此。

人欲不可绝，亦不可纵。古人云：人之可畏者，衽席之间不知戒者过也。李鹏飞认为，元气有限人欲无涯。如贪欲酒色，嗜而不禁，则侵克年寿，蚕食精魂。精竭而气亏，气虚而神衰，这就是以情欲伐生命。生长之要，其中房中，聪明之人，知其节欲，则延年祛病；愚蠢之人，纵欲无度，则损寿早亡。故要“行房有间”，恒有节度。一般说来，二十以后三日复，三十以后十日复，四十以后月复，五十以后季复，六十而应闭户。现代医学研究证实，正常适度、规律协调的性生活，可以调节体内的各种生理机能，促进激素的正常分泌，有益于身心健康；如若纵欲无度，精失过多，可引起早衰，出现牙齿松动、耳鸣眼花、腰膝酸软、健忘乏力、面色晦暗、小便频数、男子阳痿、女子月经失调，腹痛带多。因此，知节欲者，则保真元，精血之气可调，形气不衰，寿命可得不知七损八益者，虽勤于吐纳、引导，服饵之术，而根本不固，则早衰易夭。故善养生者，特别是已患病之人，要注意戒房事，远房帏、忌房劳，节制情欲。各自珍重，保全天合。

李鹏飞说，男女房事，切要知忌。忌其时者有十：醉酒、饱食、远行疲劳、喜怒未定、女人月潮冲冒、寒暑疾患未平、大小便讫、新沐浴后、犯毕出行、无情强为，皆能使人神气昏聩，心力不足，四肢无力，肾脏怯虚，六情不均，万病乃作。特宜慎之！如不知其忌，大醉入房则气竭伤肝，易患阳痿。女子则月事衰微，易生恶疮；忿怒中尽力房事，则精虚气节发为痈疽；恐惧中入房，则阴阳易虚发厥，自汗盗汗，积而成劳；远行疲乏入房，则为五劳虚损，真元不固，百病从起。故曰：诸苦所因，贪欲为本。鉴于此，请君节其欲，晓其忌，虽享花烛之喜，夫妻之欢，天伦之乐，而可得天元之寿。

### ○宋濂论积劳成疾，精护祛病

宋濂，字景濂，号潜溪，又号白牛生。浦江(今属浙江)人。明初著名文学家。官至学士承旨，知制诰，深得太祖宠信，曾给太子讲经。奉命主修《元史》，著有《宋学士文集》。

宋濂不但文才出众，而且尤善养生，喜交医家。他比朱丹溪小三十岁，但二人友谊至深，结为忘年之交。宋濂写了不少文章，颂扬朱丹溪精湛的医术和济世救人的高尚医德，劝导世人养生健身，富国强民。宋濂在《赠贾思诚序》一文中，就高度赞扬了同乡张君，从政勤民的高贵品质和医生贾君术精德厚的感人事迹。从而告之世人，积劳则致疾，精护可祛病的养生之理。

一天，宋濂接到同乡张君的一封来信。信中告诉宋濂，公元1352年秋，一位叫伯嘉纳的官员，来到浙东谨慎选择各种人才，委以官职。张君被选中，让他代理录事判官之职，负责一城的治安管理，繁殖人口，聚集财力。张君为报伯嘉纳的知遇之恩，不怕劳苦，夜以继日地办理公事。结果，日积月累，积劳成疾。刚发病时，周身大热，继而昏迷跌倒，苏醒过来之后，双目昏花，耳中蝉鸣，神思恍惚，如驾狂飙游于太空，似乘不系之舟荡于峡湾海流，自己一点也控制不住自己。于是，急忙请朱丹溪诊治。丹溪诊后曰：张君劳累过度，“内摇其真，外劳其形，以亏其阴，以耗其生”。此病不可只凭借吃药而除，应该到清静的环境中去休养，方可除疾安生。于是张君便留下得意弟子贾思诚，护理自己，安心调养。

贾思诚对张君亲如手足，尽心尽意地关心、护理张君。而且还从精神上对张君进行调理。“怒之过也，则治之以悲；悲之过也，则治之以喜；喜之过也，则治之以恐；恐之过也，则治之以思；思之过也，则治之以怒，”帮助照料得无微不至。不仅如此，当张君昏倒不省人事时，贾君就针灸涌泉穴，使其苏醒；当张君心惊、忧郁时，贾君就按摩心俞穴，让其心安。贾君如此数年，精心护理张君，终于使张君大病痊愈。张君十分感动地说，宁肯在饮食上没有美好食品，在穿戴上没有完美衣服，不可一日无贾君。

宋濂读完张君的信，感受很深。他想，世之为官者，有多少像张君那样为民尽力，积劳成疾；世之为医者，有谁像贾君那样护理病人数年而无厌意，文学家不写这些还写什么呢？宋濂告之世人，劳逸结合，乃养生大道，精心护理可去百疾。只要人们听其言，顺其劝，则可少得病，即使身染重病，亦不必忧愁，只要加强调养护理，则可除其顽疾，壮如少年。

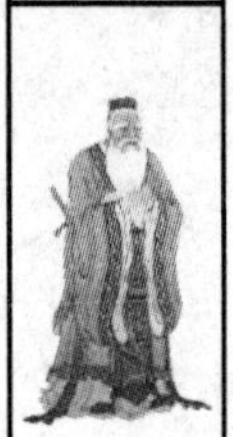

### ○刘基论养生安邦

刘基，字伯温。青田(今浙江文成)人。明初大臣。曾辅佐朱元璋统一天下，创立帝业，为明太祖所重用，官至御史中丞，封为诚意伯。著有《诚意伯文集》。

刘基才华出众，喜爱医道。他从医家治病救人的事实中，悟出了不少治国济世的道理。这为他成为一位开国重臣，打下了坚实的思想基础。刘伯温认为，良医用药，如同良将用兵。人之死生倚于医，国之存亡倚于将。不得其良而用之，是以人与国弃也。良将用兵攻敌，敌人就会失去抵御能力；良医用药治病，疾病就会失去存在之所。兵可杀敌，药可治病，人皆知之。如果用错了人，则治病之药不能治病反而伤害人；杀敌之兵，不去克敌，反而危害国家，故而用医用将不可不慎。人之将死而得良医，国之将亡而得良将，乃大幸也。

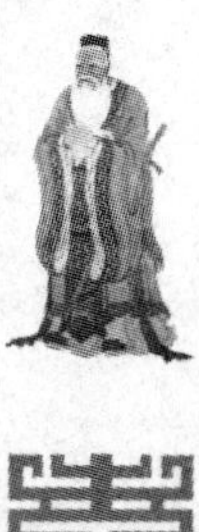

刘基认为，养生、安邦都要注意防微杜渐，这样才能身泰国安。他说：“人身将病，气色先征。病之将至，其几乃萌。防微遏几，百病不生。”他指出，治病与治国一样道理，“忽于微而至大”。一个指头寒而不暖，会发展到手足，手足寒而不暖，会遍及全身。受疾病侵害的人，开始因是小疾而觉察不出来，或知道有小病而不以为然，结果发展到不可救而至死，这不是很悲哀吗！治天下也是一样，一城镇之病不救，会发展到一州，一州之病不治，会发展到全国。这时，即使倾天下之力去挽救，也无济于世了。

○方孝孺论损生来自昧治身

方孝孺，字希直，一字希古，人称正学先生。浙江宁海人。明初著名散文家和理论家，著有《逊志斋集》。惠帝时任侍讲学士。燕王（即成祖）兵入京师，夺取政权，命方孝孺起草登极诏书，他掷笔于地，拒不受命，因此被杀，宗族亲友受连累而死的达八百七十余人。孝孺才华横溢，精文通医，对养生治疾，造诣颇深。他写的《指喻》、《鼻对》、《医原》等，皆为论述养生之道、济世之理的杰作。

方孝孺认为，人贵于生，而损生多来自本人“昧于治身”，对养生无知。为劝导世人治身防病，他特意写了一篇寓言故事名曰《鼻对》，今日品来，寓意深刻，饶有情趣。一次，方孝孺鼻寒不通，他靠近火炉取暖。火烧着裤子，燎红皮肤。于是他大骂鼻子：衣燃可嗅，鼻之不察，要鼻何用！鼻子对曰：我受命为鼻，今有二十二年，各种气味我闻知，都能辨别。如今，你对养生无知，不懂治身防病，应该暖反而寒，脱了夹衣换上单衣，被风侵袭，结果内郁外烧，堵塞了鼻孔，以至燃衣燎肤，而不嗅其味，不知其燃，这都是你的过错，我鼻子何罪之有！如果你服食有节，起居有常，顺阴就阳，无所处伤，鼻子难道能嗅不出气味来吗？古之志士，八九十岁了，尚且居不求适，维道是奋，大雪冻裂皮肤，也不接近火炉，担心思想一舒适而导致危害。你才二十来岁，有毒害之祸，应当过艰苦的生活，思想上不要追求安乐。然而你放任不思，无所顾忌，颓废消沉。有大寒时急忙无节制地烧火，从养生方面来考虑你早就错了，不责问自己，反而责备鼻子，这是为什么？孝孺听了鼻之言，仰面感叹，低头惭愧。于是除弃了火炉，聚精会神地修养正气。不久，鼻疾果愈。

方孝孺提倡民众养生，劝导世人要懂阴阳气运之理，辨形体荣卫之原，明养身治疾之道。他认为，养身治病一定要根据自己的实际情况选择适当方法，才能有效，不能为成法所囿。因为天下之疾，万变不穷。而风气之殊，资禀之异，服食之品，劳逸之差，静躁之度，奉养、嗜好、居处、习业、所遇之时、所逢之变，人人悬殊甚大。虽养身治疾有现成方书，然精微至要岂能言尽，故决不可拘泥其说，要精读典籍，周知其故，“得其所不言之意”，这样学才能领悟出玄妙真谛；这样做，才对养身治疾真正有益。

方孝孺虽为文豪，但他精通养身之道，善用治疾之理。他认为，素日善养生者，患疾者少，但由于人受情志、体质、嗜好、环境等各种因素影响，一生不得病者鲜。“病发于至微”，如及时治疗可化险为夷；如掉以轻心，“而终为大患”。方孝孺在《逊志斋集》里记载了这样一件事。

浙江义乌有个叫郑仲辨的人，容貌丰满，脸色红润，精力充沛，没有生过病。有一天，左手拇指，起了一个米粒大疙瘩，他疑为病，让人看，见者大笑，以为不足患。过了三天，疙瘩大如铜钱，又以示人，笑者如初。又过了三日，疙瘩长了四寸多长，余指皆累，全身疼痛，急忙请人诊治。医视之惊曰：此病很奇怪，虽病在指，其实是一身之病，不速治，会伤性命。并说：始发之时，一天可愈；三日，越旬可愈；今疾且成，非三个月不能愈。当初，用艾灸一天就可治好；过了三日，用药十天也可治好；现在大病已成，影响了内脏，已经不是一支胳膊的祸患了。如果没有办法控制脏腑的病变，病势就不会停止发展，没有办法治其外，此病就治不好。郑君从其言，内服汤剂，外敷良药，果然二个月痊愈，三个月神色如初。方孝孺告之世人，千万不要像郑君那样，有小病时，不去治疗，吝惜时间和精力，勿而不顾，等病严重了，治疗需要许多年月，疲思、劳神，也得克服。有病并不可怕，最可畏的是“萌于不必忧之地，而寓于不可见之初”。

**○徐春甫论庸医害生**

徐春甫，字汝元。明代医学家。春甫遍阅方书，刻苦钻研，医道博达，对李东垣学说研究尤深。著有《古今医统》、《内经要旨》等医作。徐春甫心慈技精，为解除民众疾苦奋斗了一生。在他的生平中，最痛恨那些欺世盗名、不学无术、拿民众生命当儿戏的庸医。

徐春甫认为，医学乃性命学。医家“动关性命”。他经常教导自己的弟子们说：“医惟大道之奥，性命存焉。凡业者必要精心研究，以抵于极，毋谓易以欺人，惟图侥幸。道艺自精，必有知者，总不谋利于人，自有正谊在己。”他认为，医学贵精，不精则害人不浅。但世间确有不少庸医，胸无点墨，妄自衿夸，靠欺骗、谄媚、投机过日子。有的庸医，窃世医之名，抄几个成方，背几句脉诀，便自谓“杏林”高手，为人诊治，装模作样；有的庸医，只讲究外表打扮，他们轻衾策肥，油头粉面，岂不知满腹糟糠，驴粪蛋儿外面光；有的庸医，花言巧语，谄媚权门，题一串“妙手回春”之幅，以欺世人。这些庸医，为人治病，率而狂诞，妄投药剂，偶尔侥效，需索百端。凡误伤者，皆曰命尽。如误人致死，病家诉告，庸医皆云，吾所施补益之剂，人死与医无关。司法部门亦无法治罪。徐春甫对这些庸医，恨之入骨。他说，世之庸医，误人性命，希图微利，可耻可忌。

徐春甫教导弟子们说，医学关系着人之生命。学医一定要至诚至精，专心致志，决不能朝秦暮楚，三心二意。须知医之不精，害生民之命。学而不至，将一事无成。他经常为门徒们讲沈常学医的故事：北宋进士沈常，仕途失意，弃儒习医。由于他心迷功名利禄，对业医心猿意马，三心二意，医术不进。但他自视清高，认为自己满腹经纶，学医何难？只要投拜一位名师指点，便可声噪一时，出人头地。于是，他慕名去拜访太医赵从古。赵与沈交谈后，发现他学医动机不纯，乃一针见血地指出：“深恐郁滞之性，未能精研”，“动关性命，非谓等闲，学者若非性好专志，难臻其妙”。并进一步劝导他说：吾闻儒识礼义，医知损益；礼义之不修，昧孔孟之教；损益不分，害生民之命。沈常愠怒，讲了许多鄙薄医术的谬论丧气而归。徐春甫对庸医害人，深恶痛绝，他大声疾呼：“不肖谁知假，贤良莫识真。庸医不蚤死，误尽世间人。”

**○张景岳论养形**

张景岳，名介宾，字会卿。明代著名医学家。他喜习岐黄之学，钻研《内经》三十多年，著成《类经》一书，在医学理论上颇有见地。他以“明阴阳，辨六变”为纲，分析人体生理活动和病机变化，提出“阳非有余，而阴常不足”和“医之为道，身心之易”的著名论断，建立重于补益“元阳”、“真阴”的治则，为后世医家所重视。

张景岳年轻时，逢值二竖横行，“赤子涂地，无以济生”，乃立志学医，“垂不朽之仁慈，开生民之寿域”。他拜师金英，苦钻《内经》，觉得《内经》言言金玉，字字珠玑，确有“生全民命”之功。他认为，人之大事莫若死生，堂堂八尺之躯，如果不知医事养生就等于没有头脑。提倡修身养性，延年益寿，“此非逆天之强求，亦不过复吾之固有。”他批评当时那些不学无术的医家，置《灵》、《素》于罔闻，昧性命之玄要，盛盛虚虚，而遗人夭殃，致邪失正，而绝人长命。

张景岳认为，养生不外乎保养形神。他辩证地阐述了形与神、形与生命的关系，认为形是神和生命的物质基础。因此，明确提出“善养生者，何不先养此形以为神明之宅？善治病者，何不先治此形以为复兴之基乎？”他说，人之生，脏气为本，五内洞然，三垣治矣。但是，人们对养形往往重视不够，不是以情志伤其腑舍之形，则以劳役伤其筋骨之形。内形伤，则神气为之消靡；外形伤，则肢体为之偏废，甚则肌肉尽消，其形而知。其形既败，其命可知。景岳的养形主要是养精血，他认为“精血即形也”。养精血之法主要是用药饵，其次是可口纯正而宜于胃气的饮食。

张景岳认为，人之有生，脏气为本。肾为五脏之本，命门为肾之本，阴精为命门之本。他说，肾藏精之所叫命门，命门居两肾之间，而兼具水火，为性命之本。命门之火，谓之元气；命门之水，谓之元精。他认为，看病施治，贵乎精一，一拨其本，诸症尽除。养生首先要养好精、气、神。他认为，肾为先天之本，脾为后天之本。二者乃精血造化之源。然则，精血即形，形乃精血也。天生一水，水即形之祖也。故凡治病者，必须以形体为主，欲治形体无方者，必以精血为先，此实医家之大门路也。养气完形，寡欲啬神，保命之大节也。

### ○蒲松龄论除妖护生

蒲松龄，字留仙，一字剑臣，别号柳泉居士，世称聊斋先生。山东淄川(今属淄博市)人。清代著名文学家。蒲松龄以《聊斋志异》闻名于世。聊斋是他书房的名，志异是说记载的都是奇闻异事。

蒲松龄写鬼不信鬼，一生善养生。他不但写了大量短篇小说，而且还写了不少关于医药、护生方面的通俗读物。就是那些谈狐说鬼的故事中，也有不少是宣扬降妖护生之理的。故事《妖术》，就告诉人们，心正体健则压邪，不信鬼怪则无邪，敢于斗争则除邪。故事是这样的：

从前，有个姓于的人，年轻时仗义行侠，力气很大。崇祯年间，殿试入京。仆人病倒，刚巧市里一个算命先生，能决人生死。于公想替仆人问一问吉凶，找到那先生还没有讲话，卜者就说：你是不是问仆人的病情？仆人无害，君三日当死！于公惊诧良久。卜者从容说：我有小术，你给我点报酬，我替你向神祷告求福消祸。于公心想，生死已定，术岂能解，说着就要走。卜者说：舍不得花这点钱，千万别后悔。亲友们也为于公担心害怕，劝他破财消灾。于公不听。很快到了第三天，于公端坐静察，一日无事。到了夜里，闭门挑灯倚剑而坐，一更过去，没有一点死的兆头。刚要睡觉，忽听窗外有声，一看有一小人扛着长缨枪，从窗缝里进来。于公纵剑击去，那小人忽然飘起来，未击中。小人想从窗缝中逃跑，于公一剑将他砍倒，用灯照视，乃一纸人。又过一个时辰，一怪物穿窗而入，刚一落地，于公一剑将其砍为两段，细细看来，乃一泥人。于公干脆坐在窗下，警惕地注视窗缝，忽听窗外有牛喘之声，有物推窗，房子欲倒。于公怕压于房中，奔出屋外，见一巨鬼，高齐房檐，面黑如煤，眼射黄光，光臂赤脚，手里拿着弓，腰袋里插着箭，于公大惊。那鬼刚要射箭，于公用剑将矢打落在地。刚要砍鬼，忽又一箭，于公闪过，箭穿墙壁，鬼大怒，舞刀如风，朝于公砍来，于公跳身躲开，刀劈石断。于公从鬼大腿中窜过，砍中鬼的脚踝。鬼更怒，吼如



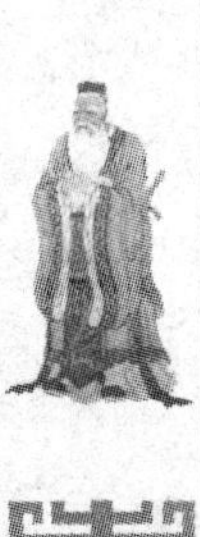

雷。转身一刀，砍断于公长袍，这时于公一剑朝鬼的肋下砍去，铿锵一声，鬼怪应声而倒，于公一阵乱砍，音如梆声，提灯一看，乃一高大如人、刻画狰狞之木偶。

蒲松龄这一除妖故事，告之世人，身健则妖邪不敢近；胆大则鬼怪不能惊；勇斗则邪恶除。即使是被病魔缠身之人，只要坚定信心，振作精神，勇于同疾病作斗争，就一定能战胜病魔，健康长寿。

### ○玄烨倡导国民健身

爱新觉罗·玄烨，即清圣祖，康熙皇帝。玄烨八岁即位，六十九岁“驾崩”。虽不算高寿，但他当了六十一年皇帝，这在中国历代封建帝王中是在位最久的一个皇帝。他在位期间，除了不懂事的孩提时期外，一直精力充沛地统治群臣，号令国民，行使至高无上的皇权。他除了治内患，御外侵，兴文化，重农桑之外，还大力倡导健身，而且自己身体力行，这在封建帝王中是罕见的。

提倡骑射。康熙不仅将骑射定为祖宗家法教诲皇族子弟自幼不忘祖宗，练习骑射，而且带头骑射。他经常带领人马到南苑、霸州、保定一带狩猎。特别是“木兰围场”，搞得更隆重。窦尔敦盗御马，就发生在康熙到口外射猎准备之际。由于皇帝善骑喜射，全国骑射蔚然成风。这样既强健了身体，又练习了武艺，也巩固了边防。玄烨一生以骑射为乐，死前一个月还在南苑行围。

重视稼穑。康熙自幼喜欢稼穑，所得各方五谷蔬菜之种，必种之，以观其收获。无论是北京中南海还是热河都有他的躬耕之地。玄烨这样做一是表示朝廷重视农桑；二是自己亲自培养优良品种，向全国推广；三是坚持农家生活，以利健身。故有“锄把不离手，活到九十九”之农谚。

倡导“千叟宴”。为鼓励全民健身，康熙决定在他六十大寿时，亲召全国六十五岁以上的老人进京欢宴，名曰“千叟宴”，赴宴者均可收到恩赐，并著入史册。宴罢回籍耕种。对七十岁以上的妇女，召至皇太后宫赐宴。不能赴京者，令各州县备车马护送。从此，每逢“千叟宴”，皇帝亲自赋诗，以示祝贺。康熙这一决定，对促进民众养生健身产生了巨大的影响。

号召全国旌表人瑞。就是为百岁以上的老人建坊和给予一定奖励。康熙四十四年(公元 1703 年)规定凡百岁老民都要建坊，给建坊银三十两，并赐“升平人瑞”之扁额。此事渐成政俗，对强民富国大有益处，深得民心。

由于康熙皇帝重视养生健身，他身边之人亦多仿效，故高寿者不鲜。康熙的壳惠皇贵妃佟佳氏享年七十六年，惇怡皇贵妃瓜尔佳氏享年八十六岁，康熙皇帝的定妃万流哈氏，由于受康熙影响，不忘耕耘劳作，她活了九十七岁，这在清代宫廷中，可谓仁胜嫔妃，寿过群芳。

### ○曹雪芹论放风筝养生

曹雪芹，名霑，字梦阮，号雪芹、芹圃、芹溪。清代著名小说家。曹氏具有深厚的文化修养和卓越的艺术才能。他披阅十年，著“看来字字都是血”的传世之作《红楼梦》。开卷不读《红楼梦》，再读诗书也枉然。但《红楼梦》之味，谁人能解？百品不一，各有所悟。

从《红楼梦》中，我们不仅看出曹雪芹是一位杰出的文学家，而且还发现他精通医道，喜爱养生。《红楼梦》中所记病症之繁，药方之多，丹药之奇，真是无以伦比，从中还可得知曹雪芹是一位风筝专家。他在书中写了放风筝的故事，在第五回，暗示金陵十二钗命运时，探春的画是两个人放风筝，为探春渡海远嫁“千里东风一梦遥”

的结局埋下了伏笔。据考证曹雪芹还亲手做过风筝，托朋友到市上出售。曹雪芹还专门写过一本《南鹞北鸢考工志》。此书，详察起放之理，细究扎糊之法，胪列分类之旨，缕陈彩绘之要，把风筝的扎、糊、绘、放四艺之经，传于后人，以艺济民。放风筝确实是一种有益于身心健康的户外活动，其好处起码有以下几点：

开发智力。放风筝先要做风筝。要精心设计，用心选材，细心扎糊，专心描绘。所制风筝千姿百态，巧夺天工。“金蝶飞天”、“鹰击长空”、“二龙戏珠”、“双燕争雄”等几千种风筝不仅制作难度大，而要腾空谈何容易？这要开动脑筋，锻炼思维，这对延缓大脑老化大有益处。

活动筋骨。外出放风筝要手提肩扛，放飞前要摆架，升空时要奔跑，定位时要紧松，这些动作皆活动全身筋骨，对身心健康极为有益。

开阔胸怀。放风筝要选择风和日丽之日，阳气上升之时，宽阔幽静之地。涉足野外，清气似蜜，碧空如洗，令人心旷神怡，放起风筝线牵天上之物，情系九霄之灵，万事皆忘，使您悠然忘返，怡然心醉。

唤起童心。放风筝犹如骑马，一会儿紧拉快跑，一会儿心静如睡，一会儿险情突至，忽左右、忽上下、忽前后，心随风筝动，神志乘长风，放风筝会使您感受到一种奇异的活力，产生一种跃跃欲试的兴致，会使您忆起童年时的美景，唤起童心，大有“返老还童”之感。

放风筝是一种综合性的健身活动，它可以消除疲劳，解除忧郁，活动肢体，除病祛疾，对健身大有裨益。

**〇郑板桥论仁慈养生**

郑板桥，名燮，字克柔，号板桥。江苏兴化人。清书画家、文学家。扬州八怪之一。

郑燮一生坎坷，几遭不幸，幼年丧母，中年丧妻，晚年丧子。曾因请赈灾民而被罢官。他虽身处逆境，但总是以仁慈之心对待百姓，深受人民爱戴。因而，他心地坦然，怡然自得，竟活了七十三岁。

郑燮仁慈之心，庶民皆知。他为官前后，经常作画写诗，把卖字画的钱用来救贫扶危。他说：凡吾画兰、画竹、画石，用以慰天下劳苦之人，非以供天下安享之人也。他用手中之笔宣扬仁慈、忠厚、善良；鞭打狠毒、阴险、丑恶，他对人民鞠躬尽瘁，对恶势力从不低头。他以画竹石闻名于世。一笔一划，都显露出了他的高风亮节，他在一幅兰竹画上题诗道：“石畔青青竹数竿，傍添瑞草是幽兰。老夫卅载琼林客，只画春风不画寒。”听，郑燮的仁慈之心，比那春风还暖。

郑板桥认为，只有多关心别人，不为自己，才能长生。他任潍县县官时，正值旱情严重，民不聊生。于是他作画一幅送给山东巡抚，并在画上特意题了一首诗：“衙斋卧听萧萧竹，疑是民间疾苦声。些小吾曹州县吏，一枝一叶总关情。”他借诗画为民请愿。为了救活灾民，他不怕担风险，开仓救灾，无数百姓得救，他自己却被罢官。堂堂县令，只好流落街头以卖画为生。但他光明磊落，从不计较个人得失，他认为自己做了一件对人民有益的事，心里反而更踏实了。

郑板桥为官清正，为政廉洁，为人忠厚仁慈。他五十二岁，始得一子，岂有不爱之理，但他对自己的孩子同对仆人的孩子一样看待。他说：“家人儿女，总是天地间一般人，当一样爱惜，不可使吾儿凌虐他，凡鱼食果饼，宜均分散给，使大家都欢喜跳跃。”有这种仁慈之心，忠厚之情的人，安能不健康长寿！

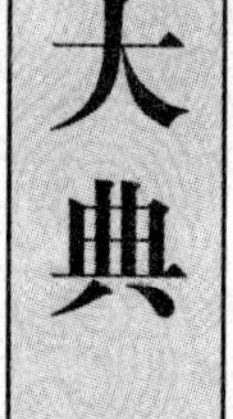

郑燮有一句名言："难得糊涂"。他大事清楚，小事糊涂。从不计较个人得失，立志不做那些碌碌而争功，孜孜而求利的事。他一身之力集毫端，烦恼往事化云烟，心底无私天地宽，写诗作画，悠然自得，度过了古稀之年。他的仁慈之心，世人永记，万古流传。

**○徐大椿论人参药用**

徐大椿，一名大业，字灵胎，晚号洄溪老人。江苏吴江人。清医学家。大椿聪敏过人，凡星经地志，九宫音律，舞刀弄剑无所不通，而尤长于医。他著有《神农本草百种录》、《伤寒类方》等医作。《医学源流论》是他的一部力作。其内容包括脏腑、经络、脉象、病症、方药、治法、书论和古今等类，其中有不少独到之处。就是在这部医学论文集里，大椿专门写了《人参论》。

大椿认为，人参是一种名贵药材，确有补五脏、助精神、益元气、抗衰老的作用。如"用之而当，实能补养元气，拯救危险"，有"扶危定倾之功"。现代医学研究证明，人参确有许多特有的功能，如"适应原"样作用，增强人体的非特异性防御能力；兴奋大脑皮层，提高分析能力；增强性机能作用；强心作用；抗利尿作用；促进蛋白合成；健胃；抑制及降低胆固醇作用等，独参汤对休克样的危重病人有时可使之转危为安。但他亦认为，"天下之害人者，杀其身未必破其家，破其家未必杀其身。先破人之家而后杀其身者，人参也"。他说，一般人只知道人参有滋补之功，而不知道人参有"杀身破家"之害。因此，人参虽是滋补之药，亦不可滥用。人参对于阳气虚的病人确有良效，但对于阴虚火旺或有外邪的病人，一般不宜服用。如用则如"抱薪救火"，殊不知"人参一用，凡病之有邪者，即死，其不死者，亦终身不得愈"。况且人参昂贵，即使"小康之家，服二三两而家已荡然矣"；贫穷之家，服之弄得"终身冻馁"，甚至"卖妻鬻子，全家覆败"。因此，大椿告诫医生们，慎用人参，如果滥用就是"害人破家，其恶甚于盗贼"。

大椿还尖锐批评了病家对人参的两种错误观点。一种是有些人认为"价贵为良药，价贱为劣药"。他认为，医生用药以治病为本，应对症下药，治好病则为良药，无效则为劣药。正所谓"药对方，一口汤；不对方，一水缸"。那种认为，价高则为良药是不全面的。因此，他劝导人们，不要去争服那些高贵药品。药虽高贵，食之有害，何苦而为？另一种是有些人以吃名贵药为冠冕，总觉得自己能吃上人参等高贵药，体面，有派头，家人也以此为荣耀，孰不知这是无知的表现。吃药是为了治病，体面应来自品德。如果以能吃上那些不对症的好药来炫耀自己如何高人一头，贵人一成，岂不等于自己作弄自己？药之贵贱，同人品之高低，没有什么内在的关联。服好药者，不见得都是圣贤之辈；食劣药者，确有志士仁人。

**○袁枚论文人养生**

袁枚，字子才，号简斋。浙江钱塘（今杭州）人。清代诗人。他活了八十二岁，是高寿作家之一，被誉为"一代文星兼寿星"。

袁枚，一代文豪，终生写诗作文，劳心伤神，何以高寿？他在诗文中谈了不少养生体会。其要有四：

第一，写作勿久坐。文人一生坐多、行少。但久坐伤肉，久视伤血。袁枚精通医道，写诗从不久坐，而是与打扫房室，追打蝇蚊一类的小活动结合起来。这样既可锻炼身体，又可创造一个清洁的写作环境。他在《偶成》诗中写道："闲扫萧斋静扫蝇，修行何必定如僧。"南宋大诗人陆游亦有扫地健身法留于后世。陆诗中写道："一帚常在傍，有暇即扫地。既省课童奴，亦以平血气。按摩与导引，虽善亦多事。不如扫地法，延年直差易。”

第二，登山勤锻炼。文人室外活动较少，因而体质一般说来较差。因此，文人更须加强体力锻炼，方可延年。袁枚正是这样做的。他写作之余，经常登山。六十四岁，身体强健。“上山不嫌高，坐夜不厌长。有时逸兴发，跳跃如生獐”。他把远行和登山作为一种乐趣，兴致很浓。他说：“老行万里全凭胆，吟向千峰屡掉头。总觉名山似名士，不蒙一见不甘休”。

第三，观花更种花。文人善思，思多伤神。因此，文人要多观花赏景，怡心悦目，以补神伤之亏。袁枚非常喜欢观花，而且感受很深。他说：“幽兰花里熏三日，只觉身轻欲上升”。袁枚不只观花，而且自己亲自种花。他“八十不知老”，“或栽雨后花，或铲风中草。”

第四，吟诗多乐观。袁枚写诗不是为出名，而多以舒怀寄志而吟。尤其是晚年之作，一反古人“夕阳无限好，只是近黄昏”的悲观情调，代之以“桑榆晚景休嫌少，日落红霞尚满天”之乐观精神。袁枚八十多岁还坚持写诗，既作为消遣，又趁有生之年为后人多留下一些诗篇。因而，也就乐在其中了。他在《遣怀》杂诗中写道：“一笑老如此，作何消遣之？思量别无法，惟有多吟诗。譬如将眠蚕，尚有未尽丝。何不快倾吐，一使千秋知。”

### ○陆懋修论安逸生疾

陆懋修，字九芝，又字勉旃。江苏元和（今吴县）人。清代著名医学家。陆九芝对《伤寒论》及运气理论颇有研究。著有《世补斋医书》。

陆懋修根据《黄帝内经》和刘河间、张子和、陈无择等名医有关逸病的学说，进一步阐明了逸病的症状、病因，并提出了治疗原则。陆九芝的逸病解，鼓励那些不忘劳作、艰苦朴素、运动健身之士，批评那些贪图安乐、好逸恶劳、迷恋酒色之徒。此论，对中华民族发扬勤劳俭朴的光荣传统，起到了不可轻估的作用。

陆懋修说，自古以来，人们很少讲安逸会给人造成疾病，世人只知道劳累过度会生病，不知道还有逸病。其实，由于安逸所引起的疾病不但有，而且还不少。金元四大名医之一刘河间，研究了张仲景的《伤寒论》之后指出，外有风寒暑湿，内有饥饱劳逸，此八邪皆可致疾。逸，就是安乐。安逸所产生的疾病与劳累所产生的疾病正好相反，在这里刘河间明确指出了安乐则生疾。《内经》中也说，患劳病的人要温补；患逸病的人要运动，使气得到运行。《内经》中不但有逸病，而且有治疗逸病的办法。而后人引用刘河间的话，把内外八邪：风、寒、暑、湿、饥、饱、劳、逸，误解为“劳役”。这样八邪则变为七邪了，显然是错了。经云：“劳者温之，逸者行之，谓使气运行也。”《内经》早就把劳逸截然分为两种病了。金元四大名医之一张子和也说过：“饥、饱、劳、逸，人之四气。”宋代名医陈无择，对病因研究颇深。他也认为，安逸是患病的一个重要因素，陆懋修引经据典证实确有逸病，而且他还提出了治逸病的原则和办法。他认为，如果确诊为由于安乐而造成的逸病，则须用“行湿健脾，导滞理气之法”。他指出：“凡人闲暇则病，小劳转健，有事则病反却，即病亦若可忘者。”华佗早就讲过，人体欲得劳动，但不当使极耳，动摇则谷气易消，血脉流利，病不能生。陆懋修认为，流水不腐，户枢不蠹。一个人只有勤劳、俭朴，不贪安乐，加强锻炼，劳逸结合，才能健康长寿。

### ○曹慈山论粥食养生

曹慈山，清乾隆年间著名养生家。其作《养生随笔》，为养生专著，故又名《老老恒言》。曹氏的养生之法，强调从日常生活中的衣食住行做起，非常切合实际，故而备受后人重视。

曹慈山对粥食养生，研究颇深，他认为，“粥乃世间第一补人之物”。粥易于消化，调剂口味，摄生养体，尤其是老年人竟日食粥，必能体强身健，享尽大寿。

食粥，在我国已有几千年历史。粥，古称“糜”。粥有多种，不可胜数。从原料上分，有谷、禽、果、菜等粥；从浓稀上分，厚粥为“飦”，薄粥为“麦”；从食用上分有素粥、荤粥、药粥。食粥，历来为养生家所重视。汉代刘熙在《释名》一书中就有“煮米使糜烂也”之记载；唐代白居易有“粥美尝新米”之诗；宋代陆游中年患胃病，得张文潜粥疗之法，除病受益，他特意写《食粥》诗一首：“世人个个学长年，不悟长年在目前。我得宛痺平易法，只将食粥致神仙。”明代李时珍在《本草纲目》中写道：“每日起食粥一大碗，空腹胃虚，谷气便作，所补不细，又极柔腻，与肠胃相得，最为饮食之妙诀也。”故善养生者，多以粥食为珍。古之僧人亦有“粥鱼”之喻。

煮粥，有人认为是一件非常简单的事，其实不然。清代诗人袁枚在《随园食单》中说：“见水不见米，非粥也；见米不见水，非粥也。必使水米融合，柔腻如一，而后谓之粥。”煮粥要用新米、优质水，火候要先灼后温，一直熬到水米柔腻如一方为粥食。他说，煮粥用水，一次添足，中途勿以水少而添，“方得正味”。

我国医书记载食疗药粥有五百多种，只要因人而食，顺时而用，必获长生。今录《粥食歌》一首，供您选用。

若要不失眠，煮粥加白莲；要得皮肤好，米粥煮红枣；
气短体虚弱，煮粥加山药；治理血小板，花生衣煮粥；
心虚气不足，桂圆煨米粥；要治口臭症，荔枝能除根；
清退高热症，煮粥加芦根；血压高头晕，胡萝卜粥灵；
要保肝功好，枸杞煮粥妙；口渴心烦躁，粥加猕猴桃；
防治脚气病，米糖煮粥饮；肠胃缓泻症，胡桃米粥炖；
头昏多汗症，煮粥加薏仁；便秘补中气，藕粥很相宜；
夏令防中暑，荷叶同粥煮；若要双目明，粥中加旱芹。

### ○高桐轩论老人“十乐”

高桐轩，清代著名画家。他不仅情系丹青，画笔传神。而且喜爱医道，尤善养生。高桐轩根据自己多年的养生经验，总结归纳出老人养生“十乐”。细细读来，趣味甚浓；仿而乐之，必得长寿。

一是耕耘之乐：伏案一日，把锄半天，既享田家之乐，又能健壮人身，又有秋收丰食之望，何乐不为？

二是把帚之乐：把帚扫地，洗桌净几，躬身举手之劳，则尘垢尽去，地净窗明，精神一快，乐趣则寓其中。

三是教子之乐：教子以诗文书画，能以艺立身，自食其力，无忧于后，岂不快乐！

四是知足之乐：公卿不足为贵，而安贫乐道，吾爱吾业，岂不一乐？

五是安居之乐：吾所居，里人力作以食，庄稼汉和睦为习，居此仁厚乡里，不闻酷吏之呵斥厉声，亦一大乐。

六是畅谈之乐：与野老田夫纵谈天下世外事，或测天气阴雨，或卜年景丰歉，坦胸畅谈，其乐陶陶。

七是漫步之乐：起身步于中庭，或漫游于柳岸花畦，心神焕然爽朗，襟怀为之

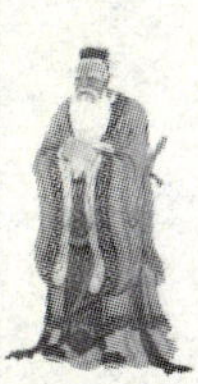

一畅。

八是沐浴之乐：冬日严寒不宜频浴，余三季该当常浴，活动筋脉，有健身心，真乃一乐事也！

九是高卧之乐：每至炎暑伏天，白昼不易作课（画），竹枕蒲席，北窗高卧，熏风吹来，五内生凉，合目养神，养精蓄锐正此时，亦劳者之一乐也。

十是曝背之乐：冬日天气晴和，每至日中，或坐场上，或倚北墙，取日晒之如披狐裘，通身温暖，畏寒缩冷之感顿消，既活人筋血，又强人皮骨，其乐不可不知。

高桐轩之老人十乐，简便易行，但持之以恒，并非容易。人们常说："哈哈一笑，胜吃补药"，"每天乐一回，不怕促命鬼"。总之，只要坚持乐道养生，勤行十乐，必然是：

白发无忧，桃李园内寿不老；

丹心永乐，蓓蕾花间岁总青。

## 三、名家养生心得

### ○彭祖保神养生八百岁

在我国古代传说中，彭祖是一位最长寿的老人。据说他活了八百岁！是否真的活了八百岁，今天难以考证。不过，根据《国语》和《史记》的记载以及后人的考证，我们相信彭祖是有其人的，而且以长寿著称。晋代学者葛洪在其撰写的《神仙传》中特别为彭祖立传，介绍他的养生之道。书中说彭祖在殷末时已七百余岁而不衰老，引起殷王的极大兴趣。特派人去请教他的长寿之道，于是彭祖就谈了他对养生的看法。

彭祖的养生法，大致有四个方面：其一是注意锻炼身体；其二是注意思想修养；其三是养成良好的生活习惯；其四是夫妻生活和谐有节。

彭祖重视锻炼身体。坚持每天凌晨练功。他首先正襟端坐，拭揉双目，按摩肢体，舐唇咽液，意守丹田，闭气纳息，服气数十遍；然后起身，熊经鸟伸，导引行步。偶尔身体疲倦，或有疾欠安，彭祖便导引运气，引气攻其患处；真气运行体中，贯通九窍、五脏、四肢以至于毛发。疲乏、疾病即一扫而去，只觉浑身舒适，和谐安康。

彭祖的这套健身良法，被后人继承总结，写成《彭祖经》、《彭祖导引法》等著作。仅《彭祖导引法》就收有十多种功法，各种功法皆对症运动，辨证施治，切实致用。如："仰卧，两手牵膝，置心上，五息（一呼一吸为一息），止。愈腰痛。"这些托名彭祖的导引术，至今仍被人们广泛地运用于强身却病。从文献中看，导引、气功运动至少已有三千年的历史，彭祖是最早的创始人。彭祖之所以能健康长寿，和他精通气功是分不开的。

除了气功外，他还很注意精神的保养。在思想上保持达观态度，不计较名利得失，不追求物质享受，唯注重养生保健。传说中还说殷王前后赠给他数万金，他都受纳了，但却用来救济贫贱，自己无所留。从这些记述可以看出，彭祖绝不是那种四处钻营、终日忙于机谋巧算、患得患失的人。他心地善良，心胸豁达，思想开朗，不受"慎喜毁誉"所累，经常保持良好的精神状态，这些正是身体健康的首要保证，也是享尽天年必不可少的条件。

关于生活习惯，彭祖坚持顺乎自然。他认为长寿的关键在于不伤害身体。冬天

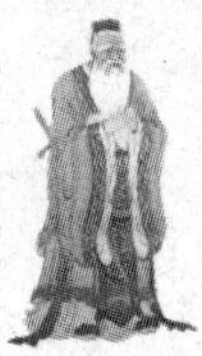

要注意保暖，夏季要时常纳凉，顺应四季节气的变化，使身体舒适安康。要劳逸结合，使心情舒畅，用脑不要过度。至于所坐的车子，所穿的衣服，不要去追求华丽、时髦，以保持心地的纯洁。车马衣物、音乐舞蹈、男女饮食本来都是有益于人们的生活、健康的。但如果放纵求乐，不知节制，就会反过来伤害身体。“凡此之类，譬犹之水，用之过当，反为害也”，要人们好好节制。这些和《内经》的理论是一致的。《内经》的《上古天真篇第一》这样写道：“上古之人，其知道者，法于阴阳，和于术数，饮食有节，起居有常，不妄作劳，故能形与神俱，而尽终其天年，度百岁乃去。今时之人不然也，以酒为浆，以妄为常，醉以入房，以欲竭其精，以耗散其真，不知持满，不时御神，务快其心，逆于生乐，起居无节，故半百而衰也。”彭祖非常重视生活的节制，认为这才是“治身之要”。这种说法也非常切合实际，诚值得我们深思。

彭祖主张夫妻生活和谐有节，并不赞成夫妻生活会损身减寿的禁欲的片面观点。他认为，情欲不可禁绝。男女相需好比是天地相合，一阴一阳谓之道，偏阴偏阳谓之疾。禁欲是违反自然规律和人性的，有损健康长寿。和谐规律的夫妻生活能够增加人的精神活力，“所以神气导养，使人不失其和”。当然情欲也不可放纵，性生活应该有节制。此外，情欲也有所避，还要懂得有关的卫生常识。彭祖指出，自然界的变化给人以很大的影响，当大寒、大热、大风、大雨、日蚀、月蚀、地震、雷电之时为天地交感，阴阳错乱，人们不宜同房。当人们酒醉、饭饱、忧悲恐惧、喜怒过常的时候，也不该同房。酒醉之后同房，不仅有伤其身，所生之子必定疾狂；疲劳过度或远程归来同房，就会筋酸腰背疼痛，所生之子必体弱多病；正在服药的虚羸之人、身患疾痛之人，如果纵欲同房，都要损伤减寿。只要懂得了这些道理，就能“避众伤之事”。夫妻双方都能身心健康，延年益寿。

**〇子牙垂钓养生近天年**

姜子牙，名尚。史称吕尚，即姜太公。

姜子牙大器晚成。年逾古稀，才华还未得以施展。他听说周文王礼贤下士，尊重老人，便有意到渭水之滨漱石枕流，垂钓养志，期待文王寻访。姜尚钓鱼，与众不同，他不用诱饵，直钩垂钓，即所谓“姜太公钓鱼，如意者上钩”。日复一日、年复一年。终于，在他 80 岁那年，周文王访到了他，拜为丞相。姜尚辅佐周室安邦治国，励精图治，发展生产，兴兵伐纣，建立西周。

姜子牙任职时已是暮年，他为何活到 97 岁还身体健康，精力充沛，能大展宏图呢？这与他几十年的垂钓生涯有很大关系。垂钓，作为一种修身养性的方法，在我国早有记载。姜尚就是以垂钓闻名于世的。现代医学证明，垂钓对修身养性益处甚多，起码有三：一为健身。江河之滨，草木葱绿，碧波荡漾，清气芳香，令人心旷神怡。垂钓之际，往返奔波，坐立不定，活动筋骨，按摩脏腑，沐浴身躯，体添活力；二为养性。姜氏钓鱼不用饵，不弯钩，名为钓鱼，实则养性。观标聚精，细察涟漪，专心致志，眺远处之涛奔，闻近林之鸟鸣，心平气静，修养真性；三为固志。姜尚八十而不得志，但他并未心灰意冷，而以垂钓磨其性、固其志、温韬略、习战法。由于他心诚志坚，终被文王拜相，周室大振。从此，“姜太公钓鱼，如意者上钩”，成流芳千古，为后人赞叹。难怪杜甫有“老妻画纸为棋局，稚子敲针作钓钩”之佳句。

**〇老聃节嗜欲长生二百载**

老子是先秦哲学家，又称老聃，道家学派的创始人。他生活的时代和孔子相差不远，因他做过周朝守藏史，所以孔子向他问礼。古代关于他的神话很多，有的说他

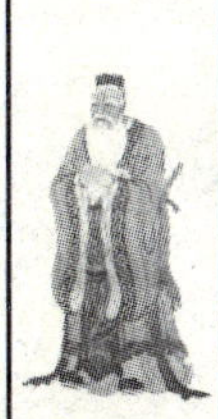

活了二百多岁；有的说他登仙而去。老聃对养生学造诣颇深，他认为人之生难保易灭，气难清而易浊。只有节嗜欲，才能保性命。会养生的人，一定要薄名利，禁声色，廉货财，损滋味，除佞妄，去妒忌。

老子还特别讲究养气。他认为，口吐浊气，鼻引清气，四肢脏腑皆受其润。如山之纳云，地之受泽。若练得气之十通，则百病不生。他说：知神气可以长生，固守虚无以养神气，神行则气行，神往则气往。若欲长生，神气相注。

老子本是著名的炼丹家，但他却认为，再好的灵丹妙药，也不如自己的津液（唾液）有益于自身。因此他主张咽津以养生。后世道教徒把“叩齿鼓漱”的咽津法列为每日必做之功。唐代医学家孙思邈在《千金方》中，把咽津总结为“服玉泉法”，认为叩齿服玉泉的作用在于坚齿发，除百病。

**○庄子少私而祛疾**

战国时期杰出的哲学家庄子，主张养生要少私、寡欲、清静。由于他善于养生，活了八十多岁。

（1）少私。庄子说：“平易恬淡则忧患不能人，邪气不能袭，故其德全而神不亏。”（《庄子·刻意》）他认为，“私”是万恶之源，百病之根。如果私欲缠身，必然导致形劳精亏，积累成疾。只有心地坦荡，知足长乐、才能得长寿。所以庄周在《达生篇》中有这样一句名言：“弃事则不劳，遗生则精不亏。夫形全精复，与天为一。”

（2）寡欲。庄子认为失性者有五：“一曰五色乱目，使目不明；二曰五声乱耳，使耳不聪；三曰五臭熏鼻，困忧中颡；四曰五味浊口，使口厉爽；五曰趣舍滑心，使性飞扬。此五者皆生之害也。”（《庄子·天地》）他认为人欲不可绝，亦不可纵。纵欲必然致祸染病。只有节制嗜欲，方能健体强身。

（3）清静。庄子还认为，如果一个人内心终日不得安宁，思绪不能止息，定会百病丛生。因而他主张“忘我，无欲”，清静养神，以保形体。

**○张仲景的养生秘籍**

张仲景曾在长沙任太守的职位，虽然身在官场，但他仍然心系百姓，希望靠自己的医术为百姓解除病痛。想要为百姓治病，医生都是背着药箱到病人的家里进行诊治。但在封建年代，碍于官场礼俗，政府官员是不能随便进出民宅接近百姓的。但不接触百姓，就不能为人们医病，也不能提高自己的医术。于是张仲景就想了一个办法，决定每月的初一和十五两天，不理政事，大开衙门，让有病的百姓到大堂上来，他则端坐在堂上，为百姓诊治。他的举动在当地产生了强烈的震动，老百姓无不拍手称快，对张仲景更加拥戴。时间久了便形成了惯例。每逢农历初一和十五的日子，他的衙门前便聚集了来自各方求医看病的群众，甚至有些人带着行李远道而来。后来人们就把坐在药铺里给人看病的医生，通称为“坐堂医生”，用来纪念张仲景。而“坐堂行医”的治疗模式，也是今日医院的雏形。

张仲景在坐堂行医的时候，接触了不同的患者，也见识了各种疑难杂症。在为病人医治的过程中，张仲景不但医术更为精湛，也结合以往的经验，总结了更为科学、系统的养生经验。为当时身在恶劣环境下的人们生活能够相对轻松健康，提出了宝贵的借鉴。

1. 因人而养，因人而治

张仲景在医治过程中，总能通过很小的病例总结出深奥的道理。有一次，他在坐堂行医的过程中，两个病人同时来找张仲景看病，原来二人都淋了一场大雨。张

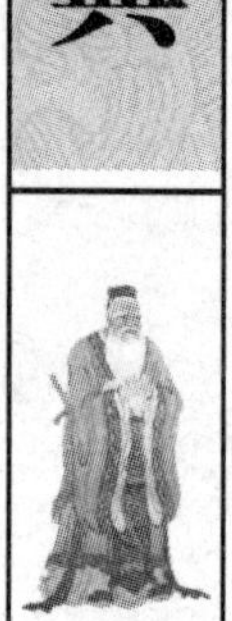

仲景给他们切了脉，确诊为感冒，并给他们各开了剂量相同的麻黄汤，用发汗解热的办法来治病。

第二天，一个病人的家属早早就跑来找张仲景，说病人服了药以后，出了一身大汗，但头痛得比昨天更厉害了。张仲景以为自己诊断出了差错，赶紧跑到另一个病人家里去探望。而另一个病人说服了药后出了一身汗，病已经痊愈了。同样的病，服相同的药，而疗效却不一样，这令张仲景非常疑惑。于是他仔细回忆昨天诊治时的情景，猛然想起在给第一个病人切脉时，病人手腕上有汗，脉也较弱，而第二个病人手腕上却无汗，他在诊断时忽略了这些差异。

病人本来就有汗，再服下发汗的药，就会使身体更为虚弱，这样不但治不好病，反而会使病情加重。于是他立即改变治疗方法，给病人重新开方抓药，结果病人的病情很快便好转了。

这件事给他留下了深刻的教训。同样是感冒，表症不同，治疗方法也不应相同。各种治疗方法，需要医生根据实际情况运用，不能一成不变。而这就是中医中所说的"辨证施治"。通过这个病例，张仲景也将辩证思想运用在养生方面。在个人的养生中，首先要理解养生的要义与自身的情况。也就是说，每一个追求养生健康的人，不仅要客观辩证地看待生命，更要客观辩证地对待自己。否则，在养生追求上便不会有深层次的把握，容易停留在表面上，看别人如何做或书上怎么说，自己就盲目地效仿。甚至教条、机械地做一些于身体无补的事，这样不仅对健康无益，有时还会起反作用。如运动可以健身，但身体过于虚弱还要做剧烈的体育运动，就会严重损伤身体。每一个人有每一个人的不同情况，先天条件，后天条件，身体现有条件，以至于性格特征等等都不尽相同。在这个时候，能否辩证地看待生命和辩证地对待自己显然是十分重要的。用辩证的观点来看待养生，也是追求养生的人必不可少的一个常识课题。否则，即使再灵验的养生妙法，不因人而用，也不会有很好的效果。

说到具体，人们还应该注意吃饭不宜过饱或过饥，坚持"早饭淡而早，午饭厚而饱，晚饭须要少"和"吃饭八分饱，无病活到老"的饮食格言；运动健身合理，牢记"有动有静，无痛无病"的运动箴言，尽量做到劳逸结合；在情感上既不能过于忧郁，也不能过于兴奋，奉行"娱乐有制，快乐有度"的人生哲学；睡眠上既要保障精力的恢复，又不能过于贪睡，"早睡早起，没病惹你"，才是人们应该时刻遵守的睡眠准则。

2."食淡"换得健康身

张仲景坐堂行医，诊治的病人以劳苦大众为主。在战乱不断的年代，再赶上大荒之年，别说是普通百姓，即使是官吏，也往往是"面有饥色"。相传有一次，一位百姓模样的老者带着一个孩童前来找张仲景诊治，说孩子得了病，需要治疗。张仲景检查后，发现孩童只是得了小病，稍加调理即可。而当张仲景转眼看这位老者的时候，却令他惊讶不已。只见这位老者精神饱满，容光焕发。这在平时几乎是见不到的。于是张仲景就向老者请教其中的养生奥秘。老者也不隐瞒，直言相告。原来这位老者已经"食淡五十年矣"。这位老者的话，也让张仲景了解到"食淡"的重要性，而这也是与现代医学非常相似的养生之道，即控制盐地摄入量，有益身体健康。

盐是人体不可缺少的物质，一旦身体中缺盐，身体就会头疼、乏力、恶心以及血压下降，感觉迟钝甚至抽搐、昏迷。然而，长期摄入大量食盐，就会引起血压持续升高，并对心、脑、肾等重要器官造成损害。而过分地摄入食盐，还会增加胃癌、食道癌等恶性肿瘤的发病几率。此外，中老年人的健康杀手——高血压病也有很大程度与食盐过多有关。因此，人们应该养成食淡的习惯，而“口重”的人则真的应该为自己的健康而改变饮食习惯了。

3. “内养正气，外慎邪气”

在总结了前人的养生经验后，张仲景认为，自然界分布着金、木、水、火、土等五行常气，人体秉承着五行的正常规律，因此才有五脏生理功能。即使是在动荡不安的年代，人也是可以长寿的，疾病也是可以预防的。只要五脏元真充实，人的周身内外气血流畅，抗病力强，则正气存内，邪不可侵，人也就健康。所以张仲景提出了“内养正气，外慎邪气”的养生思想。

①内养正气

在张仲景看来，所谓内养正气，就是养生的根本目的，任何一种养生保健方法的最终目的就是保养正气。而保养正气就是保养人体的精、气、神。人体中的正气得以保存，精神自然振奋，人体脏腑气血的功能也得到保障，也就能达到张仲景《伤寒论》中“五脏元真通畅，人即安和”的效果了。

张仲景内养正气的方法主要是通过调养精神，采用修身养性与立志修德相结合，使自己的精神安静、平和、乐观、愉快，又能对自己的生活充满信心、希望和乐趣，促使真气存内，防病益寿。如每日早晨起来之后，以及夜晚睡眠之前，都要做“导引吐纳”。所谓“导引”，是以肢体运动、自摩自捏、伸缩手足为特点的一种运动方法。而“吐纳”，《庄子 · 刻意篇》说是“吐故纳新”的意思，实际上是调整呼吸的一种养生祛病方法，类似现行的气功。“导引吐纳”就是防病抗老的运动，它简便易行，可以使脏腑经络气血流畅，有养生祛病的作用。

此外，每次用餐之后，应该漱口与按摩腹部。用餐之后将手搓热放于胃部，按顺时针方向，环转按摩，自下而上，连做二三十次，可以促进腹腔血液循环，加强消化功能，有利于健康；而用餐之后必漱口，可以使口气清新，保护牙齿。这种方法对于防止口臭、龋齿有一定的作用，并符合现代医学中的口腔卫生保健。

②外慎邪气

邪气，在这里泛指外界一切可以致病的因子，并不是怪力乱神的说法。外慎邪气意思就是通过有病要早治、生活要节制等方面来进行养生。

张仲景认为，邪气刚侵入到人体的外表层，还没有进一步扩散，应当即时治疗，不可让病源随着人体的器官而进入内脏，这样就可以保证病邪不会由表入里，病势也就不会由轻变重而损害正气，正是由于他在日常生活中能够坚持这种做法，因此在他的一生中没有得过什么危急重症，更没有因病重而卧床不起。

生活有节制，也是张仲景奉行的养生之术。张仲景非常重视自己的生活节制，忌“贪”，是张仲景长久的信条。而起居有常，起卧有时，从不贪睡，每天坚持锻炼身体，并做一些力所能及的体力劳动；衣着打扮以舒适为宜，根据气候的变化而适当增减着装，但不因天冷喜温而贪衣着过暖，或天热贪凉而过少穿衣。饮食讲究五味适中，五谷相配，饮食随四时变化而调节，忌贪饮暴食偏食等，则是张医圣简单而有效的养生经验。

此外，张仲景认为做人处世要诚实规矩，不贪图小利而做犯法乱纪的事，因为心术不正，做了坏事，终究逃脱不了惩罚，惶惶不可终日，心理失去平衡，无法坦然地生活，这样就难免引起肌体的疾患，“邪气”自然会侵入人体。

4. 养生应顺应自然



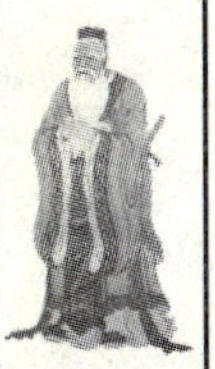

张仲景不断地探索医疗与养生之术，年复一年，日复一日。逐渐发现，四季变换，日月更替，以及整个大自然都与人的健康是有关系的。人与自然是一个有机的整体，互相影响，长期共存。自然和人的关系，好比“水能载舟，亦能覆舟”，既有有利的方面，也可能有不利的方面，也就是自然界在养育人类的同时，也可能对人类产生着危害。而疾病的产生，一方面是由于体内气血的失调，另一方面就是由于季节的变换而受到的影响。

①时令反常易受寒

张仲景在其《伤寒论》中说，一年有四季，正常的四季表现是，春天温暖，夏天炎热，秋天凉爽，冬天寒冷。而四季里又分为二十四个节气，一般来说，气候应该与节气相适应，但有时候自然界变化多端，节气到了，相应的气候却很反常，不是还没有到，就是表现的太过。这些可能都是导致邪气进入人体的病因。时令反常，或季节更替的时候，人就容易发生流行性疾病。如在早春乍暖还寒，初夏昼热夜寒，秋季突然由热转寒，以及偶尔发生的该热不热、该冷不冷的气象，或是时风时雨、忽冷忽热，都会使寒气侵入人体，对身体健康造成损害。身体一旦不能适应，就容易患伤风、感冒和气管炎。因此，在看似正常的时节，一定要有所准备，切莫让寒邪有机可乘。

②季节交替需防病

季节交替的时候也是病菌最为活跃的时候。如春季万物复苏，是各类致病微生物繁殖、传播的季节，同时也是呼吸道传染疾病的多发季节。初春季节气候变化无常，过多的与人接触，就更容易增加呼吸道传染病发病的机会；其次，气候多变使呼吸道黏膜抵抗力降低，尤其在室内通风换气差的环境，一些有害病原体存活的时间相对较长，更容易刺激呼吸道黏膜，使其抵抗能力降低。当病人谈话、打喷嚏时，病原体会随着唾液飞沫跑到空气里，健康人吸入空气中的病原体就会得病。因此在春季，人们应该避免长时间在人群拥挤的地方逗留，减少空气传播疾病的机会。而冬春交替的时节，人们往往为了御寒，紧关门窗，室内空气不流通，这样疾病就容易传播。夏秋季节气温高，蚊蝇滋生，病菌极易繁殖。如果饮食不卫生，病菌进入人体就易得肠道传染疾病。

③春夏养阳，秋冬养阴

张仲景认为，在二十四节气中，冬至时，阴气最盛，渐渐阴气下降，阳气上升；而夏至的时候阳气最盛，渐渐阳气下降而阴气开始上升。因此，冬至和夏至，是阴阳二气相合的时候，而春分、秋分则是阴阳二气相离的时候。季节更替，往往也是很多季节性疾病发作的时候。如慢性支气管炎、支气管哮喘、风湿病、类风湿性关节炎、冠心病、高血压以及部分皮肤疾病等患者，对季节变化或异常气候特别敏感，症状往往出现在季节或气象变化之前。而在预防方面，应该按照“春夏养阳，秋冬养阴，以从期根”的养生原则。阳虚的病人，病性多在春夏减轻，秋冬加剧，治疗时如果能在盛夏阳旺之际培补阳气，那么到秋冬就可以减轻症状或减少复发，这就叫做“春夏养阳”。而对于阴虚的人们，则应该多在冬去春来的时候出现各种病症，而如果在秋冬时服用滋补肝肾的药物或食物，可减轻症状复发的程度，这就叫“秋冬养阴”。适当地进行户外运动来增强体质，则能够提高对气候变化的适应能力，是对季节病最好的预防措施。

## ○孔子重仁德润身

春秋末期思想家、政治家、教育家、儒家学派创始人孔子，享年72岁，据史料记载当时鲁国人平均寿命却只有35岁左右,可见他对养生不但有研究,而且躬身力行。

孔子主张"仁德润身"。他认为只有道德高尚的人,才会心理安定,意志不乱,得以高寿。鲁哀公曾问孔子:"知者寿乎?仁者寿乎?"孔子回答道:"然,知者乐,仁者寿。"接着孔子讲了人有三死:疾病死,服刑死,争战死,这些死的人都与道德有密切关系:"寝处不适,食欲不节,逸劳过度者,疾共杀之;居下位而上干甘其君、嗜欲无厌而求不止者,刑共杀之;以少犯众,以弱侮强,忿怒不类,动不量力,兵共杀之。"

孔子又指出:"大德……必得其寿",强调道德高尚的人才会健康长寿。孔子不仅要求别人这样做,自己也是个道德高尚的人。《论语》一书,是孔子的言行记录。《论语》里记载的孔子,道德高尚,学识渊博,思想深沉,举止端正,勤恳好学,诲人不倦,是一个伟大教育家。孔子自己,则是"仁者寿"、"大德者必寿"的典范。他重视道德修养,心理安定,胸襟广阔。正如西汉理学家董仲舒说的仁人:"外无贪而内清净,心和平而不失中正,取天地之美以养其身",其身自然气血调和,不易发生疾病。

此外,孔子情趣高雅,精通诗书礼乐,喜欢运动,爱好骑射狩猎、驾驭马车、登山,善于调摄起居,讲究饮食卫生等。这些都是他健康长寿的原因

### ○荀况主运动强体

战国后期著名的思想家、教育家荀子,因养生有法,享年百岁。荀子认为"养备而动时,则天不能病。养略而动罕,则天不能使之全"。意思是说,一个人平时注意保养身体,经常运动,即使老天也不能使他病。荀子平时常用导引行气的方法锻炼身体,一生中,他以大半生的时间周游列国,深入到百姓中。不论乘车或步行,都是一项消耗热量较大的运动,用现代医学的原理来说,这对于促进心血管系统的活动能力,提高呼吸肌的功能,降低血液中胆固醇的含量,都有良好的作用。荀老夫子能获百岁高龄,大半生时间周游列国,恐怕是得以长寿的主要原因之一。

### ○墨翟倡五行养性

春秋战国时期思想家、墨家学派的创始人墨翟,养生有道,活了92岁。传说墨子28岁时,看破红尘,认定"官无常贵,民无终贱",于是入周狄山精思道法,修身养性。遇神人传给他一些讲道灵、教戒、五行变化的书。墨子照书而行,遂得其验,于是撰集其要为《五行记》。

五行,即金、木、水、火、土。古人用"五行"来区分脏腑的属性和互相关系。根据阴、阳、气、血的运化,确认心属火,肝属木、脾属土,肺属金、肾属水,并遵循五行相依、相扶、相乘、相克的关系,修身养性,非常灵验。墨子的五行学说在养生学中的应用,具体地说就是利用五行的相生相克的关系,通过五行的调摄与控制,以调摄情志来促进人体机能的正常功能,从而达到健康长寿的目的。

### ○神医华佗养生术

华佗博学多才,医道如神,养生有术,几经鸿博而不就,一生矢志医学,一心济世活人,行医传道于江淮鄂豫皖等地,深受人民敬仰和爱戴,但终因拒为曹操所用,而被杀于建安十三年,时岁98岁。据《后汉书》记载,华佗年近百岁,犹有壮容,时人以为仙。华佗有两个弟子,一个叫樊阿,一个叫吴普,他们二人都曾向华佗请教过养生方法,华佗传给樊阿一张服食秘方,名叫"漆叶青粘散",属于药物养生,樊阿以此养生,百岁时头发胡子还乌黑发亮,精力非常充沛;传给吴普的养生术名叫"五禽戏",是一种体育养生法,吴普年高九十还耳聪目明,牙齿坚固。华佗的弟子以不同的养生方法都得以高寿,可见其养生术的效果是十分显著的。



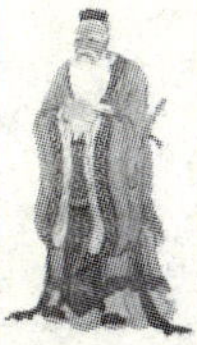

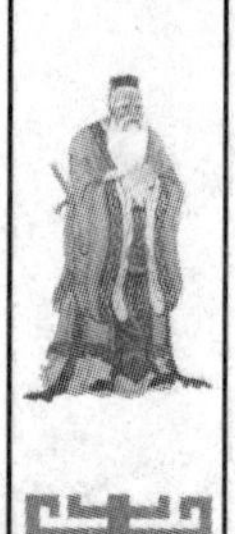

华佗自幼聪明好学，素爱方术和养生修道，收集了很多秘方验方。成年后遍游名山大川，拜师求道，这样访寻了好多年。在游览途中看到山中飞禽走兽，如虎、鹿、熊、猿、鹤等奔跳戏耍的各种动作，留下了深刻印象。后来他又得到一部医书，载有疗疾和养生健身方法，其中之一就是“五禽戏”，在前人的基础上，他加上自己游历山川所见，重新编排其动作，并坚持演练，仿佛又置身于大自然之中，有心旷神怡之感。这样，经日复一日，年复一年的锻炼，达到了出神入化的境界，也收到了意想不到的健身效果。

“五禽戏”就是模仿五种野生动物虎、鹿、熊、猿、鹤的动作的一种健身运动。有两个显著特点：第一，五禽戏是一种适度的人人皆宜的活动。其动作特点是刚柔相济，且与五脏相应。正如华佗对其弟子吴普所言：“人体欲得劳动，但不得使极耳。动摇则各气得消，血脉流通，病不得生。譬如户枢，终不朽也，是以古之仙者为导引之事，熊鸱顾，引挽腰体，动诸关节，以求难老。”第二，强调寓情于动。锻炼时把自己的意念融合到所做的动作中去，体验各种动物的神态。这样神情贯注，使自己有重返大自然之感，达到神怡忘我的境界，身心皆得到锻炼，才能收到强身健体、防病治病的效果。华佗的医术高明，有神医之称，以至于掩盖了他在养生术方面的成就。华佗被害之前，拿出一部医书交给狱卒，说：“这部书可以救人治病。”但因狱卒害怕受牵连，不敢接受，把医书烧掉了，致使其高明的医术和养生术没有全部传下来。假若华佗不被害，他的寿命肯定会更长，他的奇方妙术也会流传下来，造福于人民。

### ○陶渊明田园养生

陶渊明，名潜，字元亮。浔阳柴桑(今江西九江)人。东晋大诗人，以《桃花源记》，驰名中外。

提起陶渊明，人们就会自然地想起那种日出而作、日落而归，悠闲自得的田园生活，而且会很快联想起“世外桃源”这一成语。

陶渊明在《归去来辞》中写道，“富贵非我愿，帝乡不可期”。他认为，人要健康长寿，就要“不慕荣利”，“忘怀得失”，以此自终，不戚戚于贫贱，不汲汲于富贵。陶渊明这种不追名逐利、不计较个人得失的品德，实在可贵，堪为后世之师表。

陶渊明过着隐居生活，自然身泰神安。有人说陶氏胸无大志，回避现实。此论尚有进一步研究之必要。陶渊明在《五柳先生传》中写道：“好读书，不求甚解。常著文章自娱，颇示己志。”这说明陶潜虽闲居田园，还存满腹之志，只是当时的环境所至。所以他才发出“采菊东篱下，悠然见南山”，“此中有真意，欲辩已忘言”的心声。后来扬州八怪郑板桥有一句名言：“人贵在糊涂，聪明难，糊涂亦难，由聪明转糊涂更难。”从陶渊明到郑板桥时隔一千多年，他们的思想有着惊人的相似之处。如从修身养性的角度来求索，人们可能会悟出一点人生真谛。

### ○萧衍为帝养生四法

萧衍，字叔达，即南朝梁武帝。他曾任齐雍州刺史，镇守襄阳，后乘齐内乱，起兵夺取了帝位，是南朝梁的创建者。梁武帝信奉佛教，残酷剥削人民、大修寺院，自己三次舍身国泰寺。由于他轻信东魏大将侯景的归降，候景引兵渡江，攻破都城，萧衍内外交困，病饥而死。

梁武帝之历史功罪，本文暂不评说，但他活了 85 岁，这是自秦始皇以来，中国历代帝王中，寿命仅次于清代乾隆皇帝的一个君王。从养生这一角度来考察，他能活到如此高龄，可见，梁武帝在养生方面是有独到之处的。从历史记载来看，萧衍起码从以下几个方面注意了修身养性。

一是爱学习。萧衍自幼天资聪敏，勤于动脑，酷爱文学，乐于读书。他当了皇帝后，不管事务多么繁忙，仍手不释卷，经常读书到深夜。他藏书甚多，在承圣三年，西魏军攻破江凌时，萧衍的第七子萧绎就焚毁藏书十四万卷。萧衍还醉心著书立说，撰有《毛诗答问》、《尚书大义》等二百余卷，《通史》、诗文等六七百卷。读书则神安，神安则寿延。勤攻读，多写作，是萧衍长寿的一个重要原因。

二是好六艺。萧衍喜玩好乐，琴、棋、书、画无所不通。他“草隶尺牍，骑射弓马”、“莫不奇妙”。他精通乐律，亲手创制了准音器四具。名“通”，用来校音。帝王天子，亲制“通”器，堪称一大奇闻。他还亲自制作了长短不同的十二支笛子，以应十二律。古人云，笑一笑，十年少。喜能解愁，欢则去忧，萧衍喜六艺，长乐观，所以能益寿延年。

三是勤政务。据史书记载，梁武帝处理政务从不马虎、拖延，总是“孜孜不怠”。他身为帝王，本可以享受豪华的生活，但他的衣食住行，都比较俭朴，膳食不讲究，不食美味甘浓，只吃一些豆汤粗食，有时每天只吃一顿饭。

四是远酒色。梁武帝身为一国之君王，有条件尽选美女，迎嫔纳妃，过花天酒地的生活。但他对皓齿娥眉、嫔嘻姬戏并不热心，一过五十岁，他就断了房事，他还不喝酒。仅这两点，在历代帝王中就实属罕见。正是由于萧衍做到了这些，所以他才能成为封建帝王中的长寿皇帝。

**○孙思邈医德添寿**

唐代伟大医药学家孙思邈，不但在养生理论上，有自己的创见，既主张静养，又倡导运动；既强调食补，也重视药治；而且他自己在实践中，做到了修身、养性、淡食、运动，所以获得102岁的高寿。

(1)修身。儒家强调养生以养德为第一要旨。孙思邈正是以德养身，医德高尚的典范。他以医药济世为怀，不慕功名利禄。隋文帝、唐太宗先后召见他，给他高官厚禄，他都固辞不受，隐居著述，完成了《千金要方》、《千金翼方》两部医药学著作。《旧唐书》记载他隐居在太白山；《王瓛碑文》记述他的隐庐在五台山绝顶处（今名药王山）。他在隐居的同时，常常出游各地，访求方药，并为百姓防治疾病。他把毕生的精力，都献给了济世救人的事业。老百姓感谢他，在他去世后尊称他为“药王”；唐代为表彰他的功迹，赠封他为“妙应真人”。

(2)养性。孙思邈主张养生要养性，性既为善，内外百病皆不生。他认为，人要健康长寿，就要修养身性，心地善良；如果心性不善，即使吃灵丹妙药，也不得长寿。他自己就是一个心地善良的人，他为人治病，不论贫富贵贱，都待如亲人；病人求医，不论昼夜寒暑，必亲往救治。

(3)淡食。他主张饮食清淡，他说：“安身之本，必资于食”，“厨膳勿使脯肉丰盈，常令俭约为佳”。他在著作中，详细介绍了六十多种素食，除了常见的蔬菜外，还有大量的野菜，如荠菜、莼菜等。他对黄花菜、荠菜、芹菜、竹笋、莴苣等蔬菜的评价很高。他将葡萄、大枣、胡桃视为果中佳品，认为“久食轻身耐老”。对于肉食，主张适量。

(4)运动。他几十年如一日，坚持运动锻炼。他每天要做三件事，一是打两遍自编的健身拳法；二是做一次自我按摩；三是做一遍气功。除此以外，“食毕当漱口，令牙齿不败”、“扣齿三十六，津令满口”、“食饱行百步”以令食消，等等，都是他常做的

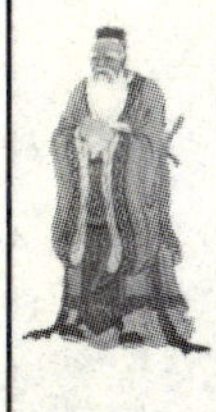

"功课"。

孙思邈是一个性情开朗、思想乐观、待人和气、思想境界很高尚的良医，因此他得享耄期之寿。

**〇医家孟诜重食疗**

孟诜，唐代医学家。汝州梁（今河南汝南一带）人，生于公元621年，卒于公元713年，享年93岁。曾为官，专门从事药物研究，对食疗和养生颇有研究，曾撰《补养方》一书，专门论述食疗和食养，对后世很有影响。

孟诜的长寿之道与善用饮食防治疾病有着密切关系。他的饮食养生理论主要有以下两种观点。

（1）"以膳为补"。古有"药补不如食补"之说，饮食不仅可以补充营养，保证人身体的正常生理功能，而且还可以补养虚损，调节阴阳平衡，以防疾病的发生，保证健康长寿。根据这些原理，孟诜主张"以膳为补"，注重以饮食来滋补强身。例如，气虚乏力者，可食用鲂鱼或绿头鸭以调养脾胃；阳虚怕冷者，可选用狗肉补血脉，壮阳气；体虚瘦弱者，可选用鹿肉补五脏、壮身体等。此外，他根据取象比类的理论，善于用"以脏补脏"的方法，调养身体。例如，丹雄鸡肝，补肝气；鲫鱼子，调中补肝气；兔肝补肝明目；羊皮去毛煮羹，补虚劳；羊髓配酒补血；羊奶补肺肾之气，猪舌和五味，煮取汁饮，健脾益气；狗血益阳事，增强性功能等等。

（2）"药食同源"。中医学认为"药食同源"，即药物和食物并无截然界限。孟诜提倡以饮食防病治病。饮食得当，确实可起到防治疾病，益寿防老的作用。他指出：生姜，去痰下气，多食止逆，散烦闷。绿豆，补益，和五脏，安精神，行十二经脉。藕，补中焦（即补脾胃），养神气，益气力，除百疾，久服延年。马齿苋，治湿癣，治痢，敷杖疮，延年益寿。桃仁杀虫，止心痛。鲤鱼，白煮食之，疗水肿、脚气，下气血，主小儿丹毒。羊奶，治卒心痛。蚌蛤，解酒毒。大蒜，治蛇咬疤，除风杀虫，但久服则损眼伤肝。

上述仅是举例说明孟诜的饮食养生的特点。在日常生活中，只要做到因人、因时、因地而调配饮食，用之合理，就能起到强身防病，抗衰益寿的作用。

**〇女皇寿星武则天**

武则天她是中国历史上唯一的女皇帝。享年82岁。纵观其一生，她以不屈不挠的奋发努力，由才人至昭仪，由昭仪至宸妃而至皇后，由皇后而至皇帝，接续了李唐王朝的盛世之治，临朝称制达22年。以历史唯物主义观之，武则天实乃中国封建帝王中杰出的政治家。此姑且置而不论，仅就其度过的82个春秋，也颇值研究养生长寿者重视。究其长寿原因，可归纳如下几方面。

（1）习文练武，情趣广泛。武则天之父是军人出身，母亲通晓文墨，所以她自幼就有一个习文练武的良好环境。骑射、歌舞、音律、乐理、诗书，无一不学。后武氏入宫封为才人，负责后宫的歌舞宴会，皇后车驾外出等事宜，使她的这些才能又得到全面训练。武则天还非常爱花，且爱之入迷。宫中苑中，常设鲜花，四时争妍不绝。武氏不仅爱花，还爱草，在宫中还搞斗草比赛。赏花斗草，怡乐情趣，是有助健康的。赏花调情、音乐和神、歌舞美仪、书法调气、骑射强身，这些都是高雅的摄生之道。

（2）信念坚定，处事果断。信念是健康的精神保证，是生活的主宰和战胜疾病的动力。武氏被高宗召进宫中后，她的对手势力是很强大的，但她坚定自己的信念，看清了目标，相信自己的力量，利用自己的优势，击败了对手，巩固了自己的皇后地位。加之她能笼络人心，辨识忠奸，又革除弊政，奖励贤才，逐渐加强了她的统治地位。

嗣圣元年，其子李显即位，是为中宗，因其昏庸无能，她立即废中宗立睿宗李旦，当她发现李旦亦不胜其位时，又果断废之。不到一年连废二帝，她决意临朝称制，号则天皇帝。执政期间她还一举粉碎了徐敬业的扬州叛乱，还空前绝后地设立女进士科场。她以坚定的信念和果断的措施，取得了显著政绩，并从这些胜利的鼓舞和慰藉中，使之身心都得到了颐养。

(3)心胸开阔，雍容大度。武则天是一位胸怀开阔的政治家。她广招人才，举贤任能，不计卑微，唯才是举。她的做法受到当时一些人的诽谤，一次，朝内左肃政台御史纪先识逮捕了诽谤朝政的人，奏明女皇，建议严惩，武则天听后笑了笑说："只要你们为官清正，尽职效力，还怕人家说三道四吗？放了他吧！"后来李敬业（即徐敬业）在扬州举兵三十万谋反，武则天将其平息后，并未杀死他，而只是削去其父祖官爵，夺去所赐李姓，复其本姓徐氏。可见她对尚可感化的敌手并非置之于死地，而是雍容大度，宽大为怀。开阔的胸怀是有益于心理健康的。

(4)坐禅修道，游览风光。武则天的母亲是个虔诚的佛教徒，且高寿92岁，这种遗传因素和后天的修养方式对武氏也是有一定影响的。太宗驾崩后，她被发落到皇家寺院感业寺修佛三年，学到了佛家气功"结跏趺坐"功法。在她执政期间，亦常与僧释道士来往，研究修养之道。她重视修身之道，在她万机之暇，经常坐禅修道，调养身心，以消除疲劳，清神明智。另外，武氏喜欢旅游，嵩山少林寺、泰山玉皇顶、龙门石窟、平乐涧石淙、晋祠等地她都游览过。游览山水，观赏风光，亦是武则天的健身之道。

**○白居易乐观养生**

白居易，字乐天，晚年号香山居士，唐代大诗人。他秉性刚直不阿，屡次上疏革除弊政而遭贬谪，一生坎坷。但他乐观添寿，年逾古稀身犹健康，享75岁高龄乃去，这在唐代诗人中，是不多见的。

(1)乐观处世。白居易诞生在河南新郑县一个小官僚家庭里，十二三岁时避乱越中（今浙江），他是在兵荒马乱、民不聊生的岁月里长大的。他年轻时家境贫寒，过着粗茶淡饭的生活。但他贫而好学，勤奋攻读，写了不少同情人民疾苦的好诗。身居显位后，坚持正义，因得罪权贵而遭贬，但情绪一直保持乐观。元和十一年，他被贬为江州司马，借一个弹琵琶女子的凄凉遭遇，对照自己的被贬生涯，作《琵琶行》，吟出了"江州司马青衫湿"的消沉情绪，但也未从此一蹶不振。长时期艰苦生活的磨练，使他具有"知足者长乐"的达观性格，一直在逆境中乐观处世。

(2)胸怀宽广。白居易一生大度乐观，胸怀宽广，关心民间疾苦。他的《新乐府》诗，全部凡九千二百五十二言，他在《与元九书》中说："文章合为时而著，歌诗合为事而作。"他作诗最重要目的，是"非求宫律高，不务文字奇；惟歌生民病，愿得天子知"（《寄唐生》）。他在《新乐府》诗自序中，把他写诗的主旨讲得明明白白："为君，为臣，为民，为物，为事而作，不为文而作也。"像他这样彻底的为国为民的文学艺术观，在唐以前文学史上也是极为罕见的。可以说，白居易一生大度胸怀，集中地表现在他忧国忧民关心人民疾苦上。这是古代知识分子高尚道德的体现。白居易道德高尚，"大德者必寿"。

(3)热爱山川。白居易一生，游览了不少名山大川，这对他修养身性，陶冶性情，很有好处。他写了不少描写山川景物的名诗。如《游悟真寺一百三十韵》，把所见的山容水貌，生动地描绘出来了；《钱塘湖春行》，则用白描的手法，刻画早春的景象。

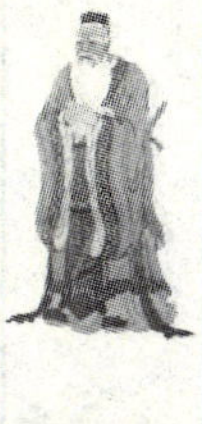

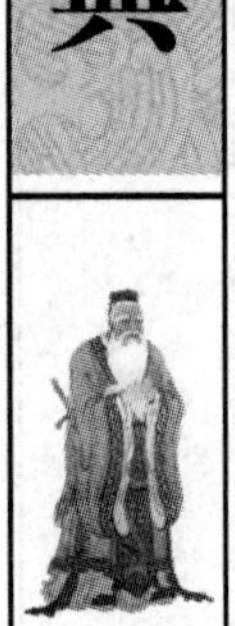

从他的诗中,我们可以看到他被大自然的景色陶醉了。

(4)闲居为乐。白居易晚年闲居洛阳履道里,以醉吟为乐。他修香山寺,自号香山居士。在《晚秋闲居》一诗中,写出了以闲居为乐的心境:"地僻门深少送迎,披衣闲坐养幽情。秋庭不扫携藤杖,闲踏梧桐黄叶行。"从诗中我们可以看出,白居易晚年回归洛阳以后,更纵情于田园闲放。他在《序洛诗》中这样述说他晚年闲居时的心境:"闲适有余,酣乐不暇,苦词无一句,忧叹无一声,本之于省分知足,济之以家给身闲,文之以觞咏弦歌,饰之以山水风月。"此时他乐天豪放的情怀,与早年"浔阳江头夜送客,枫叶荻花秋瑟瑟"的心绪相对照,真是判若两人了。

**○陈直录养老奉亲歌**

陈直,宋代医家。元丰中任泰州兴化县令,生平无考。所著《养老奉亲书》,为我国现存较早的老年医学专著。陈直的养生之道,颇有高明之处。他提出了"善服药不如善保养,防病治病应以预防为主"的养生原则,深受后人崇敬。

陈直说:安乐之道惟善保养者得之。他倡导养气全神之真道。主张养七气,全精神。何为七气?一者少言语养内气;二者戒色欲养精气;三者薄滋味养血气;四者咽津液养脏气;五者莫嗔怒养肝气;六者美饮食养胃气;七者少思虑养心气。人由气生,气由神往,养气全神,人之大要。春秋冬夏,四时阴阳,生病起于伤气,老年之人尤要注意养气。病后服药,不如病前预防。至于药饵,往往招来真气之药少,攻伐和气之药多。故善服药者,不如善保养。

气乃人之根。人有营卫二气。营气,有化生血液、营养周身的作用;卫气,有调节体温均衡、发挥卫外的功能。食资气,气化神,故有味薄神气自安之说。就以胃气而言,人有胃气则生,无胃气则死。因此,欲要长生,必先养气。

如何养气全神呢?陈直说:入静室朗读诗书,洗雪心源,息其烦虑。良久事了即出,徐步庭院散气。家事付于儿孙,不宜过多操心,平居不得嗔斗用力,饮酒大醉并为大害。若少年之人,真元气壮,或失于饥饱,食于生冷,以根本强盛未易为患。其高年之人,真气耗散,五脏衰弱,全仰饮食以养血气。老年人的饮食宜温热熟软,忌其黏硬生冷。现代医学证明,牛乳最宜老人,有养气、强骨、补血、益心、润肤之功能。

君欲长寿,请记陈直诗歌一首:

爽口物多终作疾,快心事过必为殃。
知君病后能服药,不若病前能自防。

陈直养气全神之道,后人习之,受益匪浅。为推广此道,诲人修身养性,陈直拜访过不少长寿之人,记录并作了很多养老奉亲诗歌教人铭记。现摘选几首于后,以赐读者:

富郑公年八十岁,身康体健,谨遵少言语养内气之法,书座右铭:守口如瓶,防意如城。

唐仲俊年八十有余极康宁。素日注意薄滋味养血气,节饮食养胃气,曾作诗云:

粗茶淡饭饱即休,三平两满过即休。
不贪不妒老即休,补破遮寒暖即休。

山谷老人为做到莫嗔怒以养肝气,亲刻养生四印:"百战百胜不如一忍";"万言万当不如一默";"无可简择眼界平";"不藏秋毫心地直"。

河南子九十高龄,皓发朱颜。平生注意少思虑以养心气,故得长寿。留诗曰:

老迟因性慢,无病为心宽。

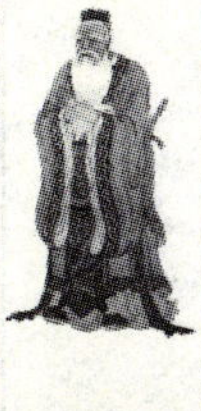

红杏难禁雨，青松耐岁寒。

为劝导世人养气全神，陈直还录记应璩《三叟歌》一首，为后人广为流传。歌云：

昔有行道人，陌上见三叟。
年各百余岁，相与锄禾莠。
住车问三叟，何以得此寿？
上叟前置辞，量腹节以受。
中叟前置辞，室内妪粗丑。
下叟前置辞，暮卧不复首。
妙哉三叟言，所以能长久。

**〇陆放翁五爱摄生**

陆游字务观，号放翁，越州山阴（今浙江绍兴）人，是南宋伟大的爱国主义诗人，中国文学史上少有的长寿诗人，享年 85 岁。他生活在民族矛盾异常尖锐的南宋时代，陆游以他慷慨激昂的诗篇，写出了爱国御侮的时代心声。陆放翁八十多岁身体犹健，原因何在？这和他善于摄生有关。陆游生平有五爱：

（1）爱国家。陆游辛勤地写作一生，是我国古代文学史上作品最丰富的一位诗人。他一生写了九千多首诗，在他大量诗歌作品中，始终贯穿着爱国主义精神。他临终前夕，还不忘国家的统一，写出了至为感人的《示儿》诗：“死去原知万事空，但悲不见九州同。王师北定中原日，家祭毋忘告乃翁。”

（2）爱清贫。陆游出生后第二年，金兵攻破北宋首都汴京，他随父亲逃亡到寿春，经过一番流离，才回故乡山阴。他幼时家境清寒，自幼便勤俭度日。为官后也不贪图富贵，仍省吃俭用。他说：“省事贫犹富，宽怀客胜家。充虚一箪饭，遗睡半瓯茶。”他认为，通情达理才是真正的富贵。他 53 岁那年，在江西做地方官，因开仓赈济灾民被罢官还乡，在家闲居六年，以简朴生活为乐。再被起用后，又因一直坚持抗金复国主张，在 66 岁那年被罢官还乡闲居。他为“晨烹山蔬美，午漱石泉洁”而欣慰；他“身杂老农间”，与农民往来亲密，“耿耿一寸心，思与穷友论”，以清贫为乐。

（3）爱读书。陆游才华出众，他的诗文雄浑奔放，明朗流畅。清人赵翼评价陆游的诗“清空一气，明白如话”。他自幼敏而好学，认为“饮水读书贫亦乐”，自述“我生学语即耽书，万卷纵横眼欲枯”。罢官归田后，生活十分清苦，他不为困苦所羁，仍刻苦攻读。他说：“蠹简幸存随意读，蜗庐虽小著身宽。”陆游八十高龄时仍读书不倦。爱读书，使他身心健康。

（4）爱运动。陆游年轻时，十分喜爱体育运动。曾经“学剑白猿公”。在南郑军中时“梁州球场日打球”；“叉鱼浪藉漾水浊，猎虎蹋鞠南山空”。晚年回到故乡绍兴镜湖边，除了经常做些“微劳学鸟伸”、“时取曾孙竹马骑”之类轻微体力运动外，还常“轻舟八尺，低蓬三扇”，泛舟镜湖垂钓。有时小舟夜宿湖中，怡然自乐。他在《乙丑夏秋之交小舟早夜往来湖中戏成绝句》诗中记述了此事：“横林渺渺夜生烟，野水茫茫夜拍天。菱唱一声惊梦断，始知身在钓鱼船。”

（5）爱劳动。陆放翁幼年时居住乡村，从小养成了爱劳动的习惯。晚年长期住在农村，甘当“扶犁叟”，还学会了种菜。他把从事力所能及的体力劳动看作是乐趣，到了耄耋之年，还扶犁耕种。他在《野兴》诗中说：“藉血来长生，耄期直易尔”，他在诗中明白地指出，老年时借助臼米这类劳动来促进健康，活到百岁也很容易。常年劳动，使他得以高寿。

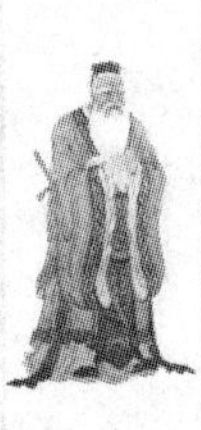

### ○皇甫谧的养生秘诀

皇甫谧养生的特点，不在于新而异，而在于众而精。这与他博学多识，广纳各家之长有关。他虽然身染疾病，但并不是只关注于自己的问题，也不是对病症做出轻率的判断，而是大量研究《黄帝内经》、《难经》、《金匮要略》等医学名著的医疗与养生要诀，运用在自身的医疗和调养上。而《黄帝内经》中的理论体系和辨证论治思想，更为他研究中医针灸学奠定了牢固的基础。

1. 治病养生应因人而异

在长期的生病与实践中，皇甫谧认为，无论是治病还是保健，都要根据自身的实际情况来看，千万不可迷信某一种治疗或养生的方法。即使是名家名方，也不适合所有的体质与疾病，世间并无一种药物是可治百病的。他服用张仲景的“五石散”，不但没有治疗好自己的病，反而因为体质与药性相抵，更加重了自身的痛苦，就说明治病养生因人而异的重要性，而在完全吸收别人的经验并加以总结后，他仅以“百日”就将自己的病症完全医治好了。

皇甫谧继承了先秦以来一元论的哲学观点，认为气是构成万物生命的根源，人的形体需要依赖于气的供养而生存。如果气虚不足，则精神不振，身体就不会充实健康。所以，形与气的虚衰在每个形体中都是相异的，因此对待起来就要因人而异。人体形与气的外在反映，主要显示出人体的兴衰强弱。他强调人的养生和防病应该根据这些外在的反映来判断，并灵活地根据这些外在的条件用药祛除或预防疾病。他在《三部九侯第九》中记载，“必先度其肥瘦，以调气其虚实。”也就是说要根据身体外在的情况，来进行内在的补益。

养生保健的原则，如精神养生提倡的心情愉快；起居养生提倡的起居有常；饮食养生提倡的饮食有节；运动养生提倡的适量运动；药物养生提倡的辨证施补等，基本上得到了养生保健专家的一致认可，很少有异议。在谈到具体的养生办法的时候，则必须根据自己的情况而定，别人的养生方法未必就适合于自身。人的体质相当复杂，中医养生学将我国的人群分为正常质、阴虚质、阳虚质、痰湿质、湿热质、气虚质、淤血质、气郁质、特异质等九种不同的体质，“因人而异、因人制宜”也是中医学、养生学所一贯推崇的。除了因人而异，还要注意因地而异、因时而异。如老年人体质再好，也不适于参与青年人所热衷的强烈体育运动，一般的有氧运动，如快走、慢跑与没有身体接触的球类运动都适宜于这类人群。而体质较弱的人则更适合于散步、太极拳等强度较小的运动。总之，无论是养生抑或是养病，都必须根据自己的体质情况来选择具体的养生保健方法，切不可拿别人介绍的药方来治疗自己的病。

2. 养生应以时而论

皇甫谧曾经说过：“天之在我者德也，地之在我者气也，德流气薄而生也。”这段话的意思就是说，天之德、地之气，阴阳交合，才生成万物。也就是说天所赋予世间的是生机，而气所赋予世间的是物质。只有两者结合，万物才能从死寂转而拥有生气。皇甫谧认为世间有春、夏、秋、冬四时，同时也是四气，而人作为自然界的一部分，也是由气而成。人的养生、防病，都必须顺应自然界的规律，认为“五行有序，四时有分，相顺而治，相逆则乱”，在治疗疾病上则强调“顺天之时，而病可以期，顺者为工，逆者为粗也”。总之，养生防病就要以四时变化为基准，调节喜怒等精神活动，保持相对平衡、有规律的生活方式，这样就能调节阴阳，使病邪无法侵入人体，健康长寿也就不请自来了。

①春季不宜思绪过多

皇甫谧认为，心气虚，人就容易忧郁悲伤，心情不易舒畅；心气实，人的心情就会好起来，很多的忧愁也忘到了脑后。心与肺、脾在人的情绪上都会产生相互影响，有相辅相成的作用。虽然通常人们认为欣喜的心情来自于心中，而实则来自于肺；思想虽发于脾，却是在心中形成。一旦过度，就会损伤内脏。如忧愁太过，无法摆脱，就会伤及脾，进而就会使心中更为烦乱，同时身体也会觉得乏累，四肢无力。而在春天，按照五行的关系，肝属木，脾属土，肝木克脾土，如果心中思绪过多，就会产生心病，而本身就已经抑郁成疾的人，病情就会加重，人往往面色憔悴，甚至死亡。

②夏季不宜“火气”过盛

皇甫谧引《素问》中的观点说，当人患有肺病的时候，外在表现就是感情波动较大，容易哭泣、咳嗽，心情郁闷。过度的悲伤又更加伤及肺脏，形成恶性循环。闷闷不乐的心情还经常导致人容易发怒，而肾主志，发怒不止就会伤志，志伤则容易健忘，使记忆力减退。在土气旺盛的夏季，脾土克肾水，容易伤肾。而夏季正是一个容易使人“上火”的季节，在夏季过分的生气、发怒都是对身心不利的，因此一定要对自己多有节制。

③秋季不宜悲哀过重

皇甫谧认为，五脏一旦发生了疾病，必须根据其“气”的虚实来判断所出现的病症，并谨慎妥当地加以治疗。一般来说，肝主魂，悲哀太过则容易伤魂，而所引起的病症往往表现为言行失常，狂妄不羁，思想混沌不清，以及两肋肋骨不能舒张等情况。而在燥气旺盛的秋天，肺金克肝木，悲伤过度，病情就会加重，甚至有生命危险。

由此也可以看出，四季阴阳的交替，是万物生长的根源，同时又千变万化，容易影响人体。能顺应这个变化的就是生，而违背自然变化与规律就会产生疾病。就单以忧伤过度来说，在不同的季节里，就会损伤不同的内脏，最终的结果都是导致健康下降，甚至危及生命。因此，善于养生的人，就应懂得在春夏季节保养阳气，在秋冬季节保养阴气，以顺应四时的变化，此外，还应该注意不能有了病才想到治疗，而是要在没有得病的时候就应先搞好预防工作，最主要的就是心态上的平稳。否则，根据五脏生克关系，一处内脏的疾病，就会对其所克的其他内脏产生连带的影响，波及其他内脏器官，以至产生连锁反应，恶性循环。

3. 疾病“昼轻夜重”的奥秘

很多人都有这样的生病经历：清晨的时候精神爽朗，病情明显稳定，而到了晚上则又病情加重，至深夜的时候就更加严重了。不仅是生病，很多人生病辞世往往也都是在夜间，这应如何解释呢？在古代，科学落后，人们无法解释的问题，往往就被迷信的外衣所笼罩。但即使在那样的时代，皇甫谧仍然用医学的观点解释了这一现象。

皇甫谧认为在一年之中，阴阳之气的此消彼长有着一定的规律，春天阳气始生；夏天阳气最盛；秋天则阳气消散，阴气渐起；冬天则阳气全无，阴气最盛。这是自然的规律。而一天也可以分为一年中的四时，早晨则为春，中午为夏，傍晚为秋，深夜则为冬。“一天之际在于晨”，所以早上人们的感觉往往清爽异常。而中午阳气如夏天般旺盛，人体的阳气也随之旺盛；阳气繁盛，病邪就不易侵入人体，对于有病的人来说，病情也就比较稳定。到了傍晚，阳气渐渐散去，病邪也就有了可乘之机，而本身潜伏在体内的病症，也开始随着阳气下降而开始活跃。到了半夜时分，阳气完全



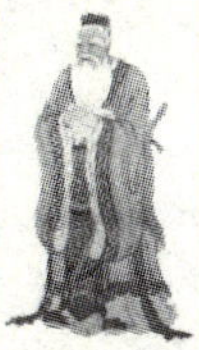

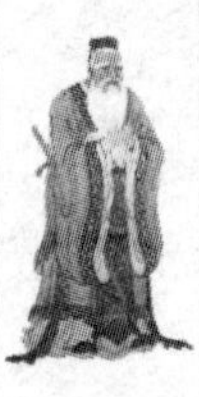

闭藏，阴气最盛，失去了阳气的控制，半夜自然会是疾病和死亡的高发时间。

所以，当身患疾病的人在上午或中午感觉身体舒适的时候，切勿因此而过分欣喜，甚至忘了自己的病症，不加重视。而在夜晚疾病再次加重的时候也不必过于沮丧，心情郁闷。对于那些因为工作或嗜好而熬夜的人来说则更应注意，因为在夜间是最容易受到病邪侵袭的时候，而过度的疲劳，会导致体内免疫系统的下降，则更给了病邪可乘之机。同时，夜间睡眠时不宜贪凉，早上应利用初始的阳气多做运动，则更可以保证轻松无病。总之，人体随阴阳而变是客观规律。只要顺应规律、放松心情，就可以享有健康的生活。

4. 人体脉象——健康的晴雨表

①一呼一吸见分晓

所谓脉象，就是指手指感到的脉动征象，是中医学中从古传承下来的诊断疾病的方法。脉象分浮、沉、迟、数等多种。人有疾病，脉象常发生相应的变化和反映，是中医辨证论治的依据之一。在皇甫谧看来，人一次呼气，脉搏跳动两次，一吸气脉搏又跳动两次。一呼一吸则为一息，因此一息之间脉搏跳动四五次为正常人的脉象。医生在给病人诊脉的时候，通常都是根据自己正常的脉象来测知病人的脉搏次数。通常来说，如果一呼一吸脉搏各跳动三次，而且脉象很急，尺部皮肤发热，则是阳热亢盛的温病；如果尺部皮肤不热，而脉象现出滑象的，则往往是因为受到风邪而感染疾病。一呼一吸次数各只有一次的，即是阳气衰退的表现；如果一息脉搏跳动达八次之多甚至更多，就是精气衰败的表现，称为“死脉”。出现“死脉”，多为正虚邪实已经到了极点，人基本也就到了病入膏肓的地步。

②脉跳间歇的“预兆”

在诊脉的时候，不仅要计算病人一呼一吸时的脉搏跳动次数，还要注意脉搏跳动时的间歇，也是判断健康与否的关键。皇甫谧经过多年研究发现，如果脉搏跳动五十次而没有间断出现，则说明身体正常，五脏无恙；如果脉搏跳动四十次而出现一次间断的话，是身体中一处内脏出现了精气衰败的现象；如跳动三十次而有一次间断的，是两处脏器官精气衰败的表现；脉搏跳动二十次而出现一次间断的，则是四处内脏精气衰败的体现；最严重的是脉搏跳动十次而有一次间断的，则是五脏精气都已经衰败的表现。因此根据以上的说法，则可判断出一个人健康甚至生死。当然，如果脉搏跳动五十次都没有间断的现象，就是健康的表现；而当脉象忽快忽慢，或忽跳忽止，就是说阴阳混乱，命在旦夕了。皇甫谧关于诊脉的方法，简便易行，我们现代的人也可以通过这个办法进行自我测试，对可能发生的疾病及早预防。

5. 五味入五脏

所谓“五味入五脏”的说法，最早见于《黄帝内经》的《素问》篇中，说的是我们日常所食用的五谷、肉类以及蔬菜等，一般来讲，都不出五种味道。分别是甘、酸、咸、苦、辛，简称“五味”。在五谷之中，粳米味甘，小豆味酸，大豆味咸，小麦味苦，黄黍味辛；在我们经常食用的水果中，枣味甘，李子味酸，栗子味咸，杏味苦，桃味辛；经常食用的肉类的味性分别是，牛肉味甘，狗肉味酸，猪肉味咸，羊肉味苦，鸡肉味辛；一般的蔬菜中，葵菜味甘，韭菜味酸，藿菜味咸，薤菜味苦，葱味辛。这里所说的“味”，并不单指食物的味道，而是指“性味”，即食物的药物性质及味道。总之，不同的食物同药物一样，都有其不同的“味”。

在皇甫谧的《针灸甲乙经·五味所宜脏生病大论》中说，在人吃的各种食物中，所含有的不同的味道，进入胃里之后，都会随其自身的“喜好”而深入相对应的内脏，即“酸入肝”、“辛入肺”、“苦入心”、“咸入肾”、“甘入脾”，简称“五入”。而对患有不同疾病的人所产生的影响也是各有不同的。

①治疗疾病应从“五味”开始

根据“五味入五脏”的医学观点，患有不同五脏疾病的病人，就应先以合理的饮食做起。由于食物不同的性味，会分别进入不同的内脏，所以在饮食上加以注意，就能大大有利于身体的康复。皇甫谧在其《五味所宜脏生病大论》中说，因为甘味入脾，所以患有脾病的人，适宜吃味甘的粳米、牛肉、枣类、葵菜等。

患有心病的人，应本着“苦入心”的原则，多食用性味发苦的食物，如小麦、羊肉、杏、薤菜等，有利于这类病人的健康恢复。

患有肾脏疾病的人，应多食用味“咸”的食物，如大豆、猪肉、栗子、藿莱等，对肾病康复具有很好的辅助作用。

对于患有肺病的病人，适宜吃辛味的黄黍、鸡肉、桃、葱类的食物，辛味入肺，对肺病有辅助治疗作用。

最后，“酸味入肝”，患有肝病的病人，应多食性味酸的小豆、狗肉、李子、韭菜等，有利于肝病患者的康复。

②病中饮食的“五味”禁忌

合理进食，以食物的“五味”对人体进行调节，对处在疾病中的人来说是非常有益的。而如果不懂得“五味”的特性，随意进食，不仅对身体无益，反而因为食物性味与五脏相抵，产生危害。因此，在生病的时候一定要注意“五味”与“五脏”的关系，了解病中饮食的禁忌。

人体内部生病，对五味的禁忌非常严格。其中包含着五行生克的道理。食物有性味，而五脏则对应传统中的五行，分别是：

肝属木，心属火，脾属土，肺属金，肾属水。

而“五味”与五行的关系则是：

咸属水，苦属火，酸属木，辛属金，甘属土。

五行生克是中国医学中的传统理论，即木克土，土克水，水克火，火克金，金克木。所以，如肝属木，辛属金，金能克木，所以身患肝病的人就应该忌讳吃辛味食物，如黄黍、鸡肉、桃、葱类等。同样，咸属水，心属火，水能克火，所以心脏不好的人就应该忌食性味咸的食物。以此类推，有脾病的人就应少吃或不吃酸味食物；有肺病的人就要忌讳吃苦味食物；而肾脏不好的人则应该忌讳吃甘味的食品。

**○葛洪养生要诀**

葛洪精通医术和药物知识，主张道士同时修习医术，不仅使自己益寿延年，还能济世救人，广积善德。否则一旦“病痛及己”，便“无以攻疗”，不仅不能“成仙”，甚至连自己的性命也难保住。他从不追求名利，一心以延年益寿为目标。“得道成仙”，在古时是道家修行的最高境界。葛洪虽然也深信道教理论，但更重视养生，并将养生视为“修仙”的一部分。因为修炼成仙，长生不老，始终是一个不老的神话，是不存在的幻想。但益寿延年却是可以通过合理的养生方法而实现的。葛洪认为虽然历来养生的方法很多，但有一点是可以肯定的，就是人的寿命的长短，与鬼神之说没有任何关系，而生活习性对寿命的延长或缩短，却有着不可忽视的作用。对于这一观点，他大胆地提出了就当时来说非常先进的思想论断：我命在我不在天。

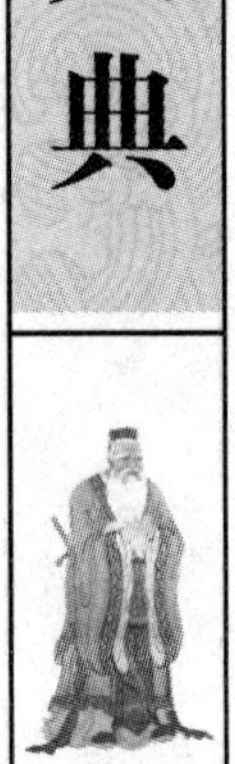

1. 养生以不伤为本

葛洪说“我命在我不在天”，也就是说寿命不取决于天命、富贵，而取决于自身，正确的养生原则，在于建立良好的生活习惯。而现代医学经过研究也证明，只要建立起良好的生活习惯，就能杜绝各种病体侵入到人体中，对健康造成不利。因此，在葛洪看来，诠释“我命在我”最好的论断就是“养生以不伤为本”，也就是不伤身体的意思。人的所有日常生活都应以此为准则，“身体不伤，方可延年”的养生理念的科学性已经被当今研究养生学与医药学的专家们多次验证。

①致人早亡的“十三伤”

葛洪善于从预防的角度来调节日常生活方式。在提出“养生以不伤为本”的同时，他也提出了具体伤身的13个方面。称为“十三伤”。所谓“十三伤”，用葛洪的话来说，就是“才所不逮，而困思之，伤也；力所不胜，而强举之，伤也；悲哀憔悴，伤也；喜乐过差，伤也；汲汲所欲，伤也；久谈言笑，伤也；寝息失时，伤也；挽弓引弩，伤也；沉醉呕吐，伤也；饱食即卧，伤也；跳走喘乏，伤也：欢呼哭泣，伤也；阴阳不交，伤也”。用我们现代人的观点来看，也就是用脑过度、体力消耗过度、情绪调节不当、起居没有规律、过喜过悲、房事无节制、酗酒呕吐、饮食不当等都会伤及身体。以上这十三伤所列举的，都是我们平时生活中的细节问题。他也进一步指出，这些看似细小的问题往往不被人察觉，而一旦时间长久形成规律，就会恶性循环，严重影响健康，甚至“积伤至尽则早亡”。

②“不伤身”的养生法

针对这不知不觉而容易产生的“十三伤”，葛洪经过钻研制定了“不伤身”的养生法，用以改正人们的不良生活规律。内容主要包括保存津液，不要过分用眼、耳等器官；坐卧时间不宜过长，否则也容易疲劳；在冬天没到的时候先穿上厚衣，而在夏天到来之前先穿薄衣；不要等到饥饿或饥渴难耐的时候才开始饮食，且吃喝都不宜过度，认为吃得过多就会在胃中积聚，而喝得过多就会得痰癖（痰邪癖聚于胸肋之间所引起的病症）；既不可过度劳动，也不能过度安逸；流汗不宜过多；睡眠不宜过多；远行不宜过多；不宜多吃生冷，也不宜迎风饮酒；冬天不宜过于温暖，夏天也不宜过于贪凉；不可露天睡觉，更不宜裸露肩膀而眠；凡是不正常的天气，如大寒、大热、大风、大雾都不宜出门等。

这些措施看似细微，却同样至关重要，而执行起来也非常简便，都是日常生活中的小问题。只要稍加注意，养成良好的习惯，就会习以为常，寓养生于日常生活之中。但这些生活琐事，和前面提到的“十三伤”一样，往往又为人们所忽视。所以，葛洪也强调不可以因为对身体的伤害较小而忽视，更不可以对身体的益处相对较小而不为。用他的话说“若能爱之于微”就必然会“成之于著”，达到延年益寿之目的。

说到底，无论采用什么样的方法，其目的就是要提高自身的免疫力。只要免疫力提高了，任何病邪都难以侵袭人体，即使有病邪进入体内，强大的免疫力也会使其对身体的伤害降低到最小甚至没有。增强自身免疫力，是每一个追求养生长寿的人必须做到的。因此葛洪提出了“正气存内，邪不可干”的思想。对于健康，药物只能起到辅助、治愈的作用。想要达到养生的目的，是离不开合理、科学的生活方式的，因此，人们更应该从平时做起，一点一滴地培养自身的抗病能力，而这也正是葛洪养生理念的精髓所在。

2. 无忧者寿

葛洪非常重视精神的调节与控制。他说:“无忧者寿,啬宝不夭,多惨用老,自然之理。”认为无忧无虑的人寿命长,爱惜精、气、神的人就不会疾病缠身;而经常在悲伤、郁闷与恐慌的心态中度过的人衰老得就快,身体也绝没有心情舒畅的人好。这是自然规律。俗话说:“鸟兽无杂病,穷汉无怪症。”也就是说,忧虑越少,心就越安静,身体就越能健康,寿命才能延长。也许人的生活中总会有不如意的事情发生,但任何忧愁与欲望都会成为健康的绊脚石。因此,葛洪告诫人们应淡泊名利,不要处处与他人计较,更不要陷入因其所致的烦恼之中。而对于社会与工作中的各种矛盾,也应该采取超越世俗的态度。

从现代心理学的角度讲,人的情绪确实对身体健康有着很大的影响。所以养生学特别注意人的心理健康,始终要求人们保持坦荡乐观的情绪。而想要做到无忧,就应以宣泄、化解和忘却的心态来对待给自己造成烦闷情绪的事物。在心情不畅快的时候,不如将烦恼向朋友和家人倾诉,听取别人的意见,或坐下来欣赏一下桌上的盆花,墙上的壁画,窗外的蓝天和白云。把自己的心情放飞在大自然的和谐之中,享受新鲜与甜美,保持心态上的平衡。就像古人所说:“一切病在于心,心神安宁,病从何生?”

3. 多行“导引”可健身

说导引是一种气功也不为过,因为它是将导气和引体相结合的一种运动方式。上古之人用歌舞来舒展身体,强身去病,其实就是最初的导引。既然是一种内含气功原理的运动方式,就要以肢体运动为主。

对于导引,葛洪说:“知龟鹤之遐寿,故效其导引以增年。”可以看出古代道士模仿龟、鹤等长寿动物的动作,就是希望把导引用做延年长生的神仙方术,换句话说,也是一种养生长寿的方法。

前文介绍的华佗五禽戏,就是一种导引养生术,也是我国气功史中不可多得的宝贵遗产。葛洪非常重视五禽戏的作用,并认为华佗的弟子吴普,就是从华佗那里继承了五禽戏的精妙,以导引养生,因而活到上百岁。而经医学证明,五禽戏中虎、鹰、熊、猿、鹿的姿势与中医五行、五脏的生克关系相一致,对于治病健身、延年益寿都有奇效。

在道教养生学者看来,人体衰老的标志从齿、耳、目开始。人上了岁数,就会出现耳聋、眼花和牙齿脱落等现象。因此,葛洪认为用导引术配合药物预防眼睛、牙齿与耳朵的衰老,就能延缓整个人体的衰老过程。

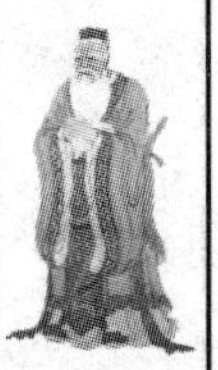

①健齿的方法

对于坚固牙齿的方法,葛洪在其《抱朴子内篇·杂应》中给出解释:“牙齿在口中就可以得到滋养,但要用唾液来进行滋润;每天清晨醒来,要叩齿三百次,这样牙齿就不容易动摇。”其实这也是一种通过运动来增进牙齿健康的方式。这种方法也被现代的很多人运用,并证明效果极佳。此外,葛洪认为口含蛇脂丸、矾石丸、九棘散等药物可以使已经活动的牙齿重新恢复坚固,并有治疗龋齿的功效。

②聪耳的方法

对于聪耳的方法,葛洪认为用龙导、虎引、熊经、龟咽、燕飞、蛇屈、鸟伸,天俛、地仰的方法,达一千二百多次,就可以成功。而这种模仿龙、虎、熊、龟、燕、蛇、鸟等动物的导引术和华佗的五禽戏一脉相通。葛洪认为通过导引炼形,使精血充盈,肾气旺盛,自然听力变好。

③明目的方法

对于明目的方法，葛洪在其《抱朴子内篇·杂应》中认为想要达到明目的目的，只要能引三焦之气到丹田之上，再用明石来洗眼，再用阳光来熨烤，还要焚烧“丙丁洞视符”，并用酒来混合洗眼就可以达到目的。还说曾经有人用这种方法在夜间写字。所谓“三焦”是中医藏象学说中一个特有的名词，是上焦、中焦和下焦的合称。上焦为膈以上的部位，包括心、肺；中焦为膈以下、脐以上的部位，包括脾、胃；下焦为脐以下部位，包括肾、膀胱、大小肠、女子胞等。这是以导引除三焦之热，并服以含维生素和有清热解毒明目之功的药剂，可以健眼和治疗目疾。但其中的一些说法并不完全可信，甚至含有迷信的成分，体现出古人的认识相对落后的事实。葛洪还提到一种明目的方法，就是用醋将芜菁子煮熟晒干后，捣成粉末服食，用一寸见方的勺子当做容器来食用，每日三次，据说在服完一斗后就能在夜晚看清东西。

此外，导引术还有远行法、龙跃、虎跃、鹿跃等多种方式。这些有固定套路的导引术，主要是修习气功的人所运用。至于一般大众，则没必要拘泥于形式，只要方便锻炼就可以。导引是气功中的炼形之术，通过导引炼形使精气旺盛，心神舒畅，达到健身益寿的目的。《抱朴子别旨》认为“夫导引不在于立名象”，也就是修习导引并不在于模仿得是否形象，而在于是否真正达到了健身的目的。就算一般的肢体运动，如伸屈、俯仰、行卧、站立、散步甚至呼吸，都可以算做是导引。葛洪把导引术作为一种可以普及的养生良法加以推广，有力促进了道教养生学的发展。

4.“还精补脑”的房中术

房中术，是指保持夫妇冲气循环，阴阳调和，以葆其青春，祛病延年的养生长寿方法。房中术为古代长生术之一。古人历来重视房中术，在医家看来，房中不仅不是养生的障碍，而且是养生长寿的重要修炼方法之一。秦汉时期，房中术是养生家养生的主要手段，但历来秘而不宣，师传口授。葛洪得之于师授，并通晓十余家房中之术，并总结其共同要诀，即“还精补脑”。他对房事的看法是应当避免两个极端，既不能禁欲，又不能纵欲，应保持有节制的和谐美满的性生活，这无疑对健康是有益的。

所谓“还精补脑”，就是在行房过程中，在将要射精时忍精不泄，认为这样可以起到益髓补脑的作用。在古代房中术中，忍精不泄被看成是男性是否能从房事中获养生之益的关键因素。并认为男子在性生活中“多交少泄”甚至不泄，不仅可以强身祛病，更能益寿延年。葛洪既反对禁欲主义，又针对人的年龄、身体状况、情绪、日月运行及气候变化的主客观条件，提倡适合不同人群的合理的性生活方式。

房中术中关于调节性生活的性卫生知识以及治疗性机能障碍的性医学知识，含有一定的科学价值。然而，这种多交少泄、保精延年的说法，显然与现代社会的伦理道德及医学知识相违的。而且过分追求忍精不射，反而可能引起男性性交后尿道和膀胱充血，引发性交后尿频，还容易造成男性精神负担，影响其正常的性欲。因此，人们在行房的过程中，只要做到“乐而有节”，即男女性爱符合天地阴阳变化规律，并限制频率，讲究卫生，就可以健康长寿。

5. 传统中的“服食”养生

在中国古典神话小说《西游记》中，孙悟空大闹天宫，被玉帝擒获问斩，然而，不管用刀割枪刺，还是火烧水淹，都不能损伤他的一根毫毛。据说这是因为悟空偷吃了太上老君的九转金丹的缘故。自古以来，很多人都相信世界上存在着能使人返老还童、长生不老的仙丹妙药，秦皇汉武都曾经痴迷于此道，并且一直在寻求炼制。到了魏晋时期，炼丹的风俗更甚。葛洪对炼丹成仙也非常向往，他曾说："呼吸导引及服草木之药，可得延年，仍不免于死也，服神丹令人寿无穷已，与天地相毕。"于是葛洪晚年隐居罗浮山中，专门修行炼丹。当然葛洪炼丹求仙的思想是不足取的，他在罗浮山隐居炼丹多年，也终未能成仙。

虽然炼丹成仙是荒谬的，但"服食"仍然是延寿的重要方法。如葛洪提到的草木之品，的确有延年益寿的效果。例如松柏脂、茯苓、地黄、黄精、麦门冬、天门冬、巨胜子、枸杞子、地骨皮、菖蒲、远志、菾术等。这些药物多为医家常用，有益气、养阴、安神、定志等作用。此外葛洪还列举了服食菖蒲、远志、天门冬、麦门冬、五味子、枸杞子、巨胜子、黄精等药物，认为在适当的时候服用，都对养生长寿有好处。

葛洪认为在服药的时候也是有讲究的，他认为服治病的药的时候，应该在进食之前服用，而服具有滋补功效的药物，则应该在进食之后吃。说到其原因，葛洪引其师郑隐的话来解释，就是说既然要用药物治疗疾病，在没有进食的时候，腹内空虚，药力就更容易发生作用；如果在进食之后再服药，药力就会对食物发挥作用而减小对病体的治愈作用；如果在饭前吃滋补类的药物，那么药物就会在没有发挥作用的时候被食物压下去而无法停留，难以发挥效应。

此外，在饮食的问题上，葛洪提倡吃饭不要偏食，五味都要摄取。而哪样过多都会对人体产生不良后果。如酸味吃得过多容易伤脾、苦味吃得过多容易伤肺、辛辣吃得过多容易伤肝、咸味吃得过多则容易伤心、甜味吃得过多则容易伤肾。这也是五行的自然规律。在短时间内可能没有太大影响，但时间久了就会影响寿命。

6."辟谷"——不同寻常的"饥饿养生术"

俗话说"人是铁，饭是钢"，不吃饭不饮水就无法生存。但葛洪却提倡"辟谷"的"饥饿养生法"。辟谷又称"却谷"、"断谷"、"绝谷"、"休粮"、"绝粒"，也就是采用不食五谷杂粮的方式来达到养生的目的。葛洪认为，人食五谷杂粮，就会在肠中积结成粪，产生秽气，这就阻碍了养生之道。正常人依靠进食饮水来维持生命，有半天不吃饭就会感觉饥饿，一周左右不进食就会导致肠胃涸绝而死。但葛洪却认为修炼"辟谷"的人却能长达数月、数年不吃五谷杂粮，而精神气力胜于常人。

葛洪推测，断谷能令人耐毒，既能耐毒，就能抗病。断谷的方法是古人修行长生之术所必行的方法。因为古人修炼长生之道，往往入于深山人迹罕至之处，要维持长时期的五谷饮食是不可能的。而古人从实践中体会到，断谷有益于健康。道书上说"要得长生，肠中当清，要得不死，肠中无屎"，都是指断谷而言。据葛洪记载，他曾经访问了不少断谷数年之久的人，这些断谷的人看上去虽不肥胖，但身轻体健，气色也很好，能抵御风寒暑湿的侵袭。据他们亲身体验，在断谷初期也都感到气力不足，而后日渐强壮，月胜一月，岁胜一岁，身体状况越来越好，精神气力颜色都胜于吃五谷杂粮的时候。

然而，人们主要是依赖正常饮食来获取生命活动必需的能量。在断绝正常饮食的情况下，人体是怎样获取能量的呢？这似乎是一个不解之谜。但即使在现代，也有断谷之人常年不食五谷饮食，只进食水和少量的诸如干枣之类的自然果实，仍旧保持健壮的身体和旺盛的精力的事例，也客观地说明了自古相传的断谷一说并非妄传。

一些学者研究也发现，人通过呼吸每昼夜可吸收100多克氮，这些氮在适宜的条件下通过人的肠壁内的某种固氮微生物的作用，就可以合成人体生存所需要的蛋白



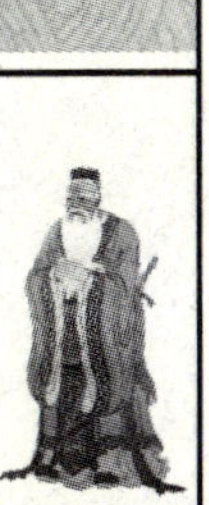

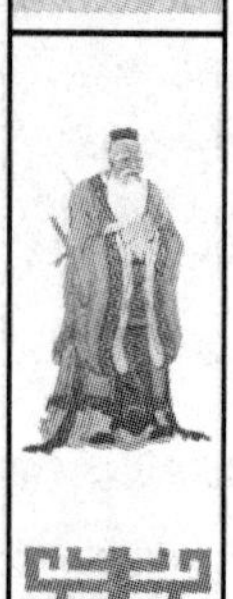

质，因而可以部分取代人依赖食物所摄取的热量。但是，生活在人的肠壁上的这种固氮微生物生存能力较弱，因而平时绝大多数都失去了从空气中摄取氮转化为蛋白质的能力。而经常食用未经热加工的新鲜蔬菜、水果、野果，有利于肠壁内固氮微生物繁殖，从而使空气中的氮能成分为人所用。也许这项研究的结果可能就是古代辟谷养生家能够辟谷数年而身体更加健壮的奥秘所在。

**〇冷谦编导引　修龄一百五**

元末明初著名的长寿老人、养生家冷谦，善于做气功导引养生，年逾百岁身犹健，活了一百五十多岁。他结合自己的实践经验，撰写了一本养生专著《修龄要旨》，介绍了不少易学实用的养生方法，后人学者多受益。冷谦的养生法，主要有以下两项：

(1)十六段锦。冷谦认为，导气令和，引体令柔，是自古以来对人有益寿延年作用的强身方法。他说：以往“各家所谈无虑数百种，今取其切当者十六条，大概都可以包括了，定其总名为十六段锦”。冷谦创编了这套功法，经常练习，有益强身。对此功的练习时间，冷谦“常以夜半及平旦将起之时为之”，因为此时“气清腹虚，行之益人”。冷谦创编的这套功法，还有一个显著的特点，即开始练习时，先从闭目握固(两手握紧，并拄两肋，摆撼两肩，以去腰间风邪)冥目叩齿做起，最后结束时仍以闭目握固冥目叩齿收功。

(2)祛病八则。冷谦还创编了一套以自我按摩为主的“祛病八则”，整套功法的难度不大，但效果很好，适合老年人日常练习，有益祛病。这套自我按摩法包括握脚趾、搓脚心、按摩肾俞穴、熨目、端坐伸腰、叩齿、咽津、作谷谷声咽之。冷谦这里所说的“谷谷声咽之”，是以布谷鸟鸣的声音比喻咽津时发出的声音。欧阳修《啼鸟》诗曰：“陂田绕谷白水满，戴胜谷谷催春耕。”

冷谦在“祛病八则”中，还介绍了遇惊吓时鼓漱咽津捏鼻按摩以祛病的方法，十分有趣。他说：凡经过危险的道路，或走到庙宇神像处，心里疑忌，而感到惊吓胆寒时，可舌舐上腭，使津液满口，鼓漱咽下，做十二次。再用右手拇指和中指，按捏两鼻孔之间的隔肉，叩齿七次。能止百邪而不因受惊吓致病。

**〇李时珍仁智长寿**

明代伟大药学家李时珍，字东璧，号濒湖山人，明蕲州(今湖北蕲春县)人。他以仁智长寿，享年76岁。

李时珍的父亲李言闻，是太医院吏目。李时珍幼读儒书，尤好医学。在弱冠时曾患肺痨(肺结核)，经他父亲治愈后，激发了他学医的愿望。决心弃举学医，以继父业。从此他博览医学典藉，医术逐渐精湛，加上乐于为劳动人民服务，所以名重一时。嘉靖年间，应聘在太医院任职数年而归，此后便把全部精力用在药学研究上，他呕心沥血，经过三十多年的研究和实践，完成了巨著《本草纲目》。这部伟大著作，不仅造福于中华民族，而且造福于全人类。我国著名的历史学家郭沫若在李时珍墓碑上题词说：“医中之圣，集中国药学之大成，《本草纲目》乃一八九二种药物说明，广罗博采，曾费三十年之殚精，造福生民，使多少人延年活命，伟哉夫子，将随民族生命永生！”李时珍是一位“既智且仁”，受人民爱戴的伟大医药学家，他是儒家养生学中所称道的“仁者寿，智者寿”的典范。

李时珍认为，药物学关系人民的生命与健康，因此他以严肃的科学态度、严密的科学方法相对待。他对于所记载的1892种药物，他都必亲往产地，访问采集，准确辨认，详细描写，最后确实记载。三十多年中，他为了鉴别和纠正一些重要药物用途，亲自攀山越岭，采集标本，驳正流行于古今的臆说，辨明药物的确实效用。为了济世救人的大业，他长期到荒山野岭采药，在清新的自然环境中，沐浴阳光，呼吸新鲜空气，活动筋骨，也使身体得到锻炼，这是他高寿的主要原因。

**〇郑板桥积善延年**

清代著名书画家郑燮，字克柔，号板桥，江苏兴化人。扬州八怪之一，一生坎坷，身处逆境，但他心地善良，以同情之心仁慈地对待劳动人民，他襟怀坦荡，获 73 岁高寿。主要体现在以下几个方面：

(1)尊民爱民。郑板桥一生尊民、爱民。他在《家书》中说，“农夫是天地间第一等人”，“使天下无农夫，举世皆饿死矣”。封建时代的知识分子，能有这种看法，是难能可贵的。正因为他有这种思想，因而在其诗作《逃荒行》、《还家行》中，以同情的笔触，描写了当时农民的痛苦生活；又在《悍吏》、《私刑恶》等诗中，暴露和鞭挞了当时贪官污吏残酷虐待农民的凶恶行径。

(2)舍己为民。郑板桥认为，做官只有爱黎民百姓，才问心无愧。他在任曹州潍县县令时，正值山东旱灾，民不聊生。他作画一幅，画上题诗一首，送山东巡抚，为民请命：“衙斋卧听萧萧竹，疑是民间疾苦声。些小吾曹州县吏，一枝一叶总关情。”为了拯救灾民于水深火热之中，他甘当风险，开仓济荒，使无数灾民得救，他自己却丢掉了乌纱帽，被罢了官，后流落街头，卖书画度日。

(3)扶危济贫。郑板桥被罢官回家后闲居，以卖字画为生，将卖字画所得的微薄钱财，大部分用于扶危济贫。他说：“凡吾画兰、画竹、画石，用以慰天下劳苦之人，非以供天下安享之人也。”他自己身处逆境，却丝毫不计个人得失，一心思念天下劳苦之人，其精神境界是多么高尚啊！

一个人做一两件好事并不难，一生只做好事，不做坏事，是最难的。郑板桥一生，只为黎民百姓做好事，襟怀坦荡，胸襟宽广，身处逆境，知足长乐，自然健康长寿。

**〇叶天士抗老秘诀**

叶天士，名桂，字香岩。清代医学家，出身医门世家。他常常向人们宣传养生之道，防老之理，乐此不疲。为造福于子孙后代，他还把自己呕心沥血积累了几十年的“抗老秘诀”传授给弟子及病人。其“秘诀”为：

(1)守病机，重脾肾。肾为先天之本，脾为后天之本。叶天士通过大量的病例分析，认为老年病主要是因为脾胃虚弱和下元肾虚。因此，他主张治老年病重在健脾、补肾。老年人，“尤宜急护真阳为主”。他说，老年衰惫，无攻病成法，大意血气有情之属，栽培生气而已。

(2)顾胃气，忌燥腻。叶天士告诫人们，人有胃气则生，无胃气则死，老年人脾胃虚弱，切忌“滋腻碍脾，刚燥损胃”。他劝导人们，“莫嗜膏粱厚味，淡食为最”。嗜食肥甘，易生大病。

(3)护正气，慎攻下。叶天士根据老年人正气虚弱的特点，经常告诉弟子及乡亲，“圣人以真气不可泄，老年当遵守”，“高年不敢过清过消，保真为要”。要护正气，保真元，以扶正固本，此为治疗老年病之大法，不可轻易攻伐。他还吟诗育众：“养生熟为本，元气不可亏，秋毫失固守，金丹亦奚为？所以达古人，一意坚自持。魔鬼虽百万，敢犯堂堂师。”

(4)参气象，审体质。老年人适应能力弱，身体状况易受天气变化影响。防病治

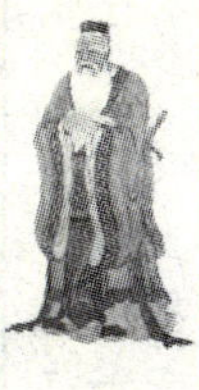

病必须考虑到季节与气候的变化。叶天士说:“冬春天冷主藏,总以摄补足三阳藏”;若“当春开夏令,……热则伤气,是以益气为主”。当时令之发泄,忌投风药。叶天士诊病开方,特别注意病人的体质,“瘦人之病,虑虚其阴”,“肥人之病,虑虚其阳”;“泄气锋芒之药,施于阴阳两损之体,最宜斟酌”,开创了“血肉有情”药的应用方法。

叶天士医德高尚,医术高明,医风可恭。他临终前诫其子曰:“医可为而不可为?必天资敏悟,读万卷书,而后可以济世。不然,鲜有不杀者,是以药饵为刀刃也。吾死,子孙慎勿轻言医!”

### ○乾隆帝“四诀”养生

爱新觉罗·弘历,清高宗乾隆皇帝,在位60年,退位后又当了三年太上皇,享年89岁,是中国自秦以来历代帝王中最长寿的一人。乾隆皇帝享松鹤遐龄,除了优裕的生活条件外,养生有道,是主要原因。他根据自己的切身经验,总结了“养生四诀”曰:“吐纳肺腑,活动筋骨。十常四勿,适时进补。”

(1)吐纳肺腑。乾隆皇帝几十年坚持黎明即起,做深呼吸运动,做体操、打太极拳。每天早晚还各做30~40次叩齿活动,以固齿祛病。

(2)活动筋骨。乾隆皇帝自幼爱骑马射箭,更精马术。当了皇帝后,常以骑射为乐,曾亲手一次射杀一熊二虎。八十岁高龄时,还骑马围射。

(3)十常四勿。“十常”是:齿常叩、津常咽、耳常弹、鼻常揉、睛常运、面常搓、足常摩、腹常旋、肢常伸、肛常提;“四勿”是:食勿言、卧勿语、饮勿醉、色勿迷。乾隆皇帝坚持经常做到“十常四勿”,说明他通晓养生之道,并常习之,这是高寿的一个重要原因。

乾隆皇帝总结的养生四诀中的“十常”,都是我国古代导引术中的导引动作,根据有关文献注释如下:

①叩齿:先叩大牙,再叩前牙,次数不限。然后以舌头抵上腭,再满口搅动,待唾液增多时,鼓漱十余下,有固齿功效。

②咽津:即古代称服玉泉法。用舌抵上腭,待唾液增多时咽下。

③弹耳:以两手掩耳,手指贴住脑后,然后以食指压在中指上,再用食指弹后脑部24次,能去除项后风池穴的邪气。

④揉鼻:以两只手指按捏鼻梁左右35次。可祛鼻疾。

⑤运睛:将双眼向左右运转各14次,紧闭片刻,忽然大瞪。经常行之,能使内障外翳自散。

⑥搓面:静坐闭目,以两手搓热拂面7次,以漱津涂面,行之半月,可使皮肤光润。

⑦摩足:两手左右交互,擦脚底涌泉穴24次,可以明双目。

⑧旋腹:宽开裤带,用两手摩腰眼24次,可以固精。

⑨伸肢:也就是做些强度不大的健身体操,包括两臂左右如挽弓,或两手双拓如拓石;或高坐伸腿。各24次,以祛四肢风邪。

⑩提肛:临睡前,在床边平坐,然后闭气,以舌抵上腭,以目视顶门,同时收缩肛门,用两手擦摩两肾穴各120次。常做此功,可以通气血,大有益处。

(4)适时进补:根据身体需要,按照季节、气候的变化,有针对性地吃一些保养身体的滋补品。

此外,乾隆皇帝还喜欢游览、书法、垂钓等有益健康的活动。他六次下江南,三次上五台山,游历南北方各地名山大川、文物古迹、园林殿宇、水榭楼台,从而达到开阔眼界、增广知识、激励志气、陶冶性情的目的。乾隆皇帝晚年，还在故宫西侧为自己退位后颐养天年，修建了一所御花园，全园面积不足六千平方米，但是亭阁楼台，曲径画廊，古树奇花，假山怪石，尽收江南林园之美。他爱书法，书宗赵松雪，用笔有神，圆润遒俊，常在游历之处留御笔诗文。乾隆皇帝还喜欢垂钓，他在巡游江南时，常在扬州小金山西侧的瘦西湖垂钓，至今瘦西湖犹存乾隆皇帝钓鱼台遗址。

### ○毛泽东的健身方法

毛泽东自幼喜爱各项运动，学生时代他就以进击的态度锻炼身体，为以后的革命生涯打下了坚实的身体基础。一直到晚年，他都认为锻炼是健身的最积极、最重要的方法，并长时期身体力行，享年 83 岁。

为了适应工作、生活的需要，他自己创编了一套室内健身运动操，每晚睡前做此操锻炼两臂、两腿、腰、胸和颈部，从不间断。

毛泽东的另一锻炼项目就是快步行走。他常常把社会调查和锻炼身体结合起来进行。在外地视察之余，还常常爬山锻炼身体。

毛泽东喜欢在水中锻炼持久力，他在游泳方面的高超技艺人所共知，他尤其喜欢在风浪中下水游泳，能连续漂流一两个小时。长江、黄浦江、钱塘江、珠江他都畅游过。他把横渡黄河当作一个夙愿，但几次均因值逢黄河枯水期而未能如愿以偿。

日常生活中偶有闲暇，毛泽东从不放过练身。打乒乓球、下围棋，都是他恢复体力和脑力的手段。他还掌握了一套腹式深呼吸锻炼法，或坐或卧，均可进行，他认为这也是气功的一种。

毛泽东养生健身的辩证思想和方法很独特。他认为饮食重于服药。他幽默地建议医生“要先下厨房后下药房”。他建议不要把饭菜做得烂熟，否则不利于咀嚼和消化机能的锻炼。他还喜好吃红烧肉，用来健脑。他认为药补不如食补。延年益寿最好的方法是接近大自然，加强锻炼；应设法增强体质，增强抵抗力，而不能把长生不老的希望寄托在药物上。他还认为新鲜的空气和日光是人们最好的朋友。春夏秋冬，他经常进行日光浴。遮盖好头部，进行短则一小时，长则二三小时的日光浴。他的房间一年四季都要开窗换气，以保持室内空气新鲜。他主张进行耐寒锻炼，认为这样的锻炼才能使人健康。年轻时代，他经常用冰凉的井水进行冷水浴，锻炼毅力与耐力。他多年睡木板床，只盖一条毛巾被。冬季把室温调节到 20℃以下，从不贪求温热。

另外，毛泽东认为乐观的精神状态也是很重要的一条健身之道。有了小病可以用个人的抵抗力战胜；有了大病，也要对症治疗，乐观地看待，积极配合治疗，卸下精神负担，病才会好得快。他在逝世前一两年间，身患重病，饮食、行动都有很多困难；但他向疾病进行着顽强的斗争，不愿整日卧床，每天总要尽力在室内走动一二次。为了配合治疗，他改变了伴随一生的吸烟习惯。

毛泽东曾把他的长寿之道概括为：“动如纲，抑喜怒，少量酒，多吃素。”他在谈徐特立先生的养生法时，还曾概括为：“基本吃素，坚持走路，心情舒畅，劳逸适度。”

### ○朱德的长寿之道

朱德是伟大的革命家、军事家。他为共产主义事业奋斗了半个多世纪，享年 90 岁。他一生重视身体健康，其长寿之道可以归纳如下：

（1）胸怀宽广，度量过人。在长期革命的实践中，每逢遇到逆境朱德都能做到稳如泰山，岿然不动。总是心平气和、信心百倍地向前闯去，从不沮丧、懊恼。毛泽东



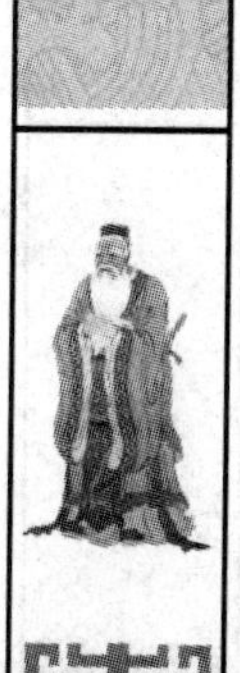

曾赞扬他“意志坚如铁,度量大似海”。

(2)意志坚强,长期锻炼,风雨无阻。朱德他早年当过体育教师,后来长期过部队生活,直到建国后做国家领导工作,一直都非常重视体育锻炼。他生活非常有规律,每天早晨一定散步,然后做自编的体操,晚上睡前还要散步。另外,他还喜欢爬山和游泳。有一段时间他几乎每个星期天都去爬香山,89 岁高龄时还爬过山。

(3)一生勤奋俭朴。朱德从少年时代就喜欢劳动;在延安时,曾是个种菜能手。建国后身居中南海,仍是凡事喜欢亲自做。比如,不论刮风下雨他都自己步行到饭堂吃饭,从不用服务人员端送。

(4)爱好广泛,兴趣高雅。朱德热爱大自然,喜欢树木、花卉,尤其喜欢兰花,有时还亲自上山挖野生的兰花。他喜欢书法,晚年天天午饭后练书法。他爱下中国象棋,每逢下棋,会表现出一片童心。他能写诗,经常与毛泽东、董必武、谢觉哉相互唱和。他的诗作用词朴素、气势磅礴,诗如其人。

**〇邓小平长寿秘诀**

邓小平年轻时南征北战,建国后肩负重任,“文革”中遭受挫折,在晚年却仍能以清醒的头脑和充沛的精力,指导中国的改革事业。在他 80 岁那年,德国总理科尔来华访问时,曾经当面问过他:“你看来完全没有变,你的长寿秘诀是什么?”

邓小平回答说:“没有秘诀。我一向乐观。”邓小平的确很乐观也很幽默。他曾对人说:“天塌下来我也不怕,因为有高个子首先顶着。”

邓小平在半个世纪的革命生涯中,对待个人的命运十分乐观,能做到不以物喜,不以己悲。

邓小平工作之余非常喜欢游泳和打桥牌。他对友人说:“我能游泳,特别喜欢在大海中游泳,证明我身体还行;我打桥牌,证明我脑筋还清楚。”也许,他就是靠这两种体力和智力交替磨练的运动,保持了健康的体魄和旺盛的精力。

邓小平作为新中国党和国家第二代领导集体的核心,虽然日理万机,但仍活到了 93 岁高龄。

**〇谢觉哉长寿十诀**

谢觉哉是老一辈革命家,享年 87 岁。他一生历尽艰难,但始终精力旺盛,顽强地工作着。他年轻时常常患病,屡药不愈,后来按“长寿十诀”去做,持之以恒,身体才渐渐强壮起来。其“长寿十诀”具体是:

(1)关于食事。暴饮暴食固宜慎之,强进小食亦非所宜;从十分咀嚼而后下咽;宜有定时,切忌暴食;宜取富于养分者;脂肪有增殖白血球之效,而白血球有扑杀病菌之力,宜适度食之;每日不可食同一副食物,食后勿即就寝;不可饮生水;饮食物当应季节而变之。

(2)关于运动。每日于空气清新处行适度活动,决不可剧烈;食前食后需游之;无运动之暇者,出外以步行代之。居室用力于业务或家事。

(3)关于清洁。身体、衣服、居室均宜清洁;适时沐浴及冷水摩擦,但沐浴之初,须与体温相等;空腹及满腹之时,不可入浴;行冷水摩擦宜于夏季,使渐成习惯;家庭之整洁,沟渠之疏通。

(4)关于新陈代谢机能。每朝入厕一次,务养成习惯;胃腑务使健全;运动之后,须去汗液或入浴或以布浸冷水而拂拭全身,但俟汗干后行之。

(5)关于睡眠。起卧须有定时,睡宜充足;就寝后宜速眠,使成习惯;早眠早起;

不可密闭寝室；寝室不可留猫及其他禽兽。

(6)关于衣服。衣服狭隘，带缠紧密，有妨生理作用；衬衣宜常洗涤；卧具须时曝日光之中，以除病菌。

(7)关于呼吸。晨起出外呼吸新鲜空气；每日宜行深呼吸数次；呼吸均须用鼻不用口；室内空气宜调和之。

(8)关于皮肤。皮肤务使强壮，冷水摩擦，泅水击剑等；出外当注意寒暑之剧变；去厚衣领之习惯；睡眠时虽盛夏不可裸腹。

(9)关于神经系统。食后不即用脑；业务须适度变换之；如午前读书、午后做事；凡烦闷、忧愁、悲哀、忿怒、喜悦、激烈感动，均宜慎之。

(10)关于精神之修养。当勤厌惰，宜成习惯；任何事宜具趣味；色欲方面切勿予以发生之机会；不急于成功，又不喧噪；心中须常满足，勿生不平之念；力所为之，须顺次为之，势所不能者，切勿妄耗心力。

谢老这“十诀”是他健身的经验之谈，对研究健身之道有重要意义。

### ○孙思邈“常欲小劳”养生术

孙思邈在提倡行为与精神养生的同时，也采用了很多方法。和上文提到的呼吸气法相似，这些方法都体现了孙思邈“常欲小劳”而不为过的思想，非常适合老年人进行效仿。

1. 发常梳

将手掌互搓36下令掌心发热，然后由前额开始扫上去，经后脑扫回颈部。早晚各做10次。头部有很多重要的穴位，经常“梳发”，可以防止头痛、耳鸣、白发和脱发。

2. 目常运

合眼，然后用力睁开眼，眼珠打圈，望向左、上、右、下四方。重复3次。有助于眼睛保健，纠正近视。

3. 齿常叩

口微微合上，上下排牙齿互叩，无须太用力，但牙齿互叩时需发出声响，做36下。可以通上下颚经络，保持头脑清醒，加强肠胃吸收，防止蛀牙和牙骨退化。

4. 漱玉津

口微微合上，将舌头伸出牙齿外，由上面开始，向左慢慢转动，一共12圈，然后将口水吞下去。之后再由上面开始，反方向做12圈。从现代科学的角度分析，唾液含有大量酵素，能调节荷尔蒙分泌，因此可以强健肠胃。

5. 手常鼓

手掌掩双耳，用力向内压，放手，应该有“噗”的一声。重复做10下；双手掩耳，将耳朵反折，双手食指扣住中指，以食指用力弹后脑风池穴10下。每天临睡前做，可以增强记忆和听觉。

6. 腰常摆

身体和双手有韵律地摆动。当身体扭向左时，右手在前，左手在后，在前的右手轻轻拍打小腹，在后的左手轻轻拍打“命门”穴位，反方向重复。最少做50下，做够100下更好。可以强化肠胃、固肾气，防止消化不良、胃痛、腰痛。

7. 腹常揉

搓手36下，手暖后两手交叉，围绕肚脐顺时针方向揉。揉的范围由小到大，做

36下。可以帮助消化、吸收、消除腹部鼓胀。

8. 摄谷道(即提肛)

吸气时,将肛门的肌肉收紧。闭气,维持数秒,直至不能忍受,然后呼气放松。无论何时都可以练习。最好是每天早晚各做20~30次。相传这动作是十全老人乾隆最得意的养生功法。

9. 膝常扭

双脚并排,膝部紧贴,人微微下蹲,双手按膝,向左右扭动,各做20下。可以强化膝关节,所谓“人老腿先老、肾亏膝先软”,要延年益寿,应由双腿做起。

10. 脚常搓

右手搓左脚,左手搓右脚。由脚跟向上至脚趾,再向下搓回脚跟为1下,共做36下;两手大拇指轮流搓脚心涌泉穴,共做100下。脚底集中了全身器官的反射区,经常搓脚可以强化全身的各器官,治失眠,降血压,消除头痛。

### ○张介宾善保阳刚的养生之术

如果一个人身体强健,人们常说这个人很有阳刚之气。而提到“阳刚”二字,通常也很快使人联想到威武高大的形象,凹凸健美的肌肉,以及充满活力的精、气、神。因此,“阳刚”往往又是健康的代名词。一代名医张介宾在他几十年的研究中,深刻发现了阳刚之气对人体的影响,甚至提出“得阳刚生,失阳刚死”的论断,并用他系统的理论,为我们揭开养生长寿的秘密。

1. 欲养生,先养阳

张介宾在他的《景岳全书》中说,“天之大宝,只此一丸红日;人之大宝,只此一息真阳。”从中可以看出张介宾强调人体中“阳气”的重要性。张介宾认为,阳气在人体阴阳矛盾中起主导作用,阳气是生命的根本,万物都生于阳,而死于阴。人的身体健康都是由阳气来决定的,而身体内的各种健康要素,都是从阳气中来。他认为阳气的旺盛或是衰弱,直接关系着人的寿命与生死。现代生理学认为,机体无时无刻地进行着同化、异化的新陈代谢活动,并且一切过程的关键都在于“动”和“化”。事物的性质,是由取得支配地位的矛盾的主要方面所规定的。生和死的区别在于阳气为主导的运动形式向其他运动形式转化,以阳气为主导,是养生和临床必须遵循而又往往被忽略的问题。张介宾在这方面的详尽论述,是对医学理论的推进与深化。因此,想要使自己能够健康长寿,首先就应该做到“善养阳气”。而对于阴阳二气的关系,张介宾有着更为透彻的见解。

2. 阳气并非“有余”

早年,张介宾曾经一度非常推崇朱震亨的“滋阴”学说。前文提到,朱震亨主张“滋阴益寿”,认为“阳有余而阴不足”,因此多以“补阴”、“养阴”的方法对人体进行调节。但到了明代,当时的医学界对于朱震亨的“滋阴降火”之说,不但不吸取其精华,反而偏执一方,滥用寒凉的药物,以至伤及脾胃。而张介宾经过研究发现,朱震亨的学说虽然确实体现了医术与养生思想的精妙,但并不是尽善尽美,甚至也有不合常理的地方。自然之间,天为阳,天比地大,确实是阳有余;地为阴,地球比天小,也是阴不足的表现。而将自然现象类比于人体生理状况后,仍然处处可见阳有余阴不足的状况。但是,由于这种学说的盛行,“阳气”在很多医家的观念中却变成了必须抑制甚至必须禁绝的东西。

朱震亨所提倡养阴,是为了抑制相火,所谓“相火”,是指寄居于肝肾二脏的阳火，是人体生命活动的动力。而所谓“相火妄动”，指肝肾阴虚，不能涵养寄居肝肾的阳火，导致其冲逆上炎而产生各种疾病。朱震亨认为阴气难成易亏，并难以长期保存。指肝肾之中所存在的相火容易妄动，相火妄动就会使肾精流泄，就会导致“阴不足”。因此，朱震亨认为想要不发生这种情况，就必须保持肾气，使相火不得妄动，并用节食欲，慎色欲，清心静养等方式来“养阴”，使相火不妄动。

针对朱震亨“阳有余阴不足”论，张介宾提出了不同的意见。提出了“阳非有余”的论断，并在他的《类经附翼·大宝论》中着重阐述了阳气的重要性。然而，即使张介宾对于朱震亨的学说持反对态度，但也不是否定“养阴”的重要性。他在强调阳气重要性的同时，并不忽视“阴气”的作用，并提出“阴以阳为主，阳以阴为根”的说法，认为阴阳二气是相辅相成、辩证统一的关系。比如人在生长发育的过程中，人的生命在于阳气，而人的生长则在于阴气，它们互相依存，不可独存。因此，在张介宾的养生思想中，也可以看到“阴阳调和”、“阴阳平衡”的中医理论。

3. 春季养阳重在情志

张介宾说过，“春应肝而养生，夏应心而养长，长夏应脾而养化，秋应肺而养收，冬应肾而养藏”。在中医五行中，肝属木，与春天相对应。在春天，万物复苏，生机勃发，人也应心情舒畅而尽量控制抑郁的情绪。所以春夏养阳重在养肝，而养肝的关键在于对心态的调理。张介宾非常重视心态的调控与心神不宁给人带来的危害。他在《景岳全书》中说，气是世间一切的根本，气在天地之外，则包罗天地；而气在天地之内，则世上的万物得以运行，日月星辰才会发光，空中才会有雷雨风云，世间万物才能够生长。而人也是如此，很多人知道节制性欲可以养生，但却不知道心神不宁、忧心忡忡，同样也是可以使气随心乱而散去。而气的散失，则导致精血的丧失。“断阴不如断心”，如果心中想的都是如何获得功名利禄，或者其他让自己不得安宁之事，即使禁欲，又有什么益处呢？因此说，断了人的性欲还不如断去人心中的欲望，如此才能真正做到养阳与养生。

现代医学研究也表明，不良的情绪容易导致肝气郁滞不畅，使神经内分泌系统功能紊乱、免疫功能下降，容易引发多种疾病。因此，春天更应注重情志养生，保持乐观开朗豁达的情绪，以使肝木坚实，肝气顺达，从而起到养生防病、延年益寿的作用。

4. 春季养阳应减酸宜肝

春季养阳，在饮食的品种中，应由冬季的膏梁厚味转变为清温平淡。春季饮食宜“省酸增甘，以养脾气”。中医学认为，脾胃是后天之本，是人体内气血的根源，脾气的旺盛，直接关系到人的健康及寿命。而春天是肝旺的时候，多食酸性食物会使肝火偏亢，损伤脾胃。而应多吃一些性味甘平、富含蛋白质、糖类、维生素和矿物质的食物，如瘦肉、禽蛋、牛奶、蜂蜜、豆制品、新鲜果蔬等，有利于发寒散邪，扶助阳气。其他一些能助阳的食品，如葱、荽、豉等，也是很好的养阳食品。

春季养阳，应注意保肝。而饮酒过多则容易伤肝。因此春季饮酒一定要适度。张景岳认为在此时不仅应少饮酒，甚至应不饮酒。并认为“凡饮食之类，则人之脏气各有所宜，似不必过为均执，唯酒多者为不宜”。酒是大辛大热之物，如果过量饮酒，特别是烈性白酒，最容易生热助火，生湿生痰。现代中医学也认为，春季阳气生发，经常饮酒更容易导致人上火、血压升高。如果不加以注意，还会诱发高血压、鼻出血、头疼、青光眼等症状，所以春天最好少饮酒或不饮酒，如果饮酒可适量饮用啤酒



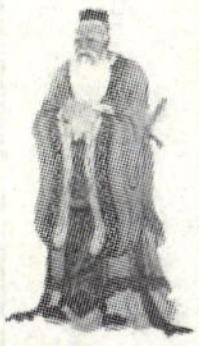

和葡萄酒。

5. 养阳应顺应气候

养阳还应随时注意气候变化，春季尤为如此。我们常说的"春捂秋冻"，就是一个很好的顺应气候的例子。"春捂秋冻"是我国传统医学总结出来的养生之道，春季里，由于冬天的"惯性"所致，人体血管还处在收缩状态，温度调节系统功能较低，适当多穿些衣服，才能适应忽冷忽热的天气变化。否则，就会因为天气变化而受病，而不利于阳气的保养。患有高血压、心脏病的中老年人，更应注意防寒保暖，以预防中风、心肌梗塞等病的发生。同时，在一定程度上，"春捂"也是一种抗热锻炼，使得人体能自然适应即将到来的炎热夏季。

6. 夏季养阳先"养心"

一年四季中，因夏季属火，又因火气通于心、火性为阳，所以，夏季的炎热最易干扰心神，使心神烦乱，总觉得不得安宁。而心烦就会使心跳加快，心跳加快就会加重心的负担，诱发疾病。因此，夏季养生重养心。张介宾认为，五脏都有其"管辖控制"的部分，而其中以心脏的"管辖范围"最大。因此，心脏是五脏之神。而如果因为劳累过度，或郁闷气恼而使心脏受损，并造成阳气、营卫之气的日渐消散，从而导致肺部受损。

养心应先做到心静，想要心静，首先应该懂得清心寡欲。因为心中少一分欲望，就会少一分心烦。此外还要适当调节心情，尤其不能过喜过悲，过喜或过悲都会伤及心脏。其次，闭目养神也是养心的好方法。经常闭目养神，可帮助人排除心烦杂念。第三，静则神安，安静地坐一会儿，对于在炎炎夏日养心养阳是很有好处的。而听音乐、看书、钓鱼、打太极拳等活动也都是很好的养心方法。

现代医学证明，夏季是自然界万物繁茂生发的时节。此时天气下降，地气上蒸，天地之气相交，养阳养心，人应当晚睡早起，并不要厌烦夏季天亮得早、黑得晚。夏天本身阳气旺盛，因此想要养阳，在注意防暑的前提下，还应适当使人体处于热的状态下。阳气主泄，所以该出汗时不能"闭汗"，更不能经常处于有空调的环境中，否则既影响空气的流通，又阻碍汗液的外排。出汗过多时，则可喝一点淡盐水以缓解。

7. 养精可"治形"

张介宾很提倡"治形"，所谓治形，就是治疗应以人的身体为重，也是保养人的形体的意思。张介宾之前的历代医家和养生家，大多更加重视养神而忽视养形，即重视精神因素在生命活动中的作用，而忽视形体这个物质基础。对此，他在《治形论》中说："吾所以有大乐者，为吾有形，使吾无形，吾有何乐？"又说"吾之所赖者唯形耳，无形则无吾矣"。从而指出生命之所依赖者，是为形体。如果形体没有了，这个人也就不存在了。张景岳在《治形论》中首先批判了老子"使吾无身，吾有何患"的消极人生观，阐述了形与神、形体与生命的内在联系，提出形是神和生命现象的物质基础，认为形是神之宅，无形则无神。所以养生首先要重视养形体。

张介宾认为，想要养生应先治形，而想要治形，先要懂得"养精"。他认为："精血即形色，形即精血也。故凡治病者，必以形体为主，欲治形者，必以精血为先，此实医家之大门路也。"所以养精血就可养形体。

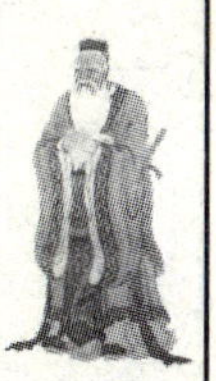

8. 养精可补肾

张介宾认为，精有先天、后天之分。先天之精禀受于父母，后天之精来源于饮食。精主要由肾来管理，常常有“肾精”之称。所以精与肾的关系又是非常紧密而微妙的。在张介宾看来，肾是“人身之太极”，人的正常活动主要依赖于肾。张介宾无论在治病疗疾，还是益寿保健上，都十分重视补肾。他认为，五脏是人身的根本，肾是五脏的根本，命门为肾的根本，而阴精则是命门的根本。肾能够正常的工作，其他的内脏才能生机勃发。张景岳在他的《真阴论》中说，“肾有精室，是曰命门，为天一所居，即真阴之腑。精藏于此”，意思就是人的阴精都藏于命门之中。如果人一旦生病，其原因多是由于精血不足而引起。因此，注重补肾，也要以养精为先。

前文说过，张介宾虽然主张补阳以养生，但并不否定滋阴的重要性。如张介宾对于补肾的原则，就提出“善补阳者，必于阴中求阳，则阳得阴助而生化无穷；善补阴者，必于阳中求阴，则阴得阳升而泉源不竭”的观点。而重视阴精而养肾的说法正体现出这种学说。张介宾所创制的右归丸，就是根据“阴中求阳”、“精中生气”的理论，除用益火壮阳药之外，又辅以熟地大补真阴，使阳得阴助而生化无穷。张介宾的这种理论对于以补肾延缓衰老的方法，也产生了深远的影响。

此外，在《景岳全书》中还有这样的记载：“凡欲小解时，必先咬定牙根而后解，则肾气亦赖以摄，非但固精，亦能坚齿。”意思是说当人在小便之前，应先咬紧牙齿。认为这样就可以保养肾气，不仅可以巩固阴精，更能坚固牙齿。中医的经络学认为，正常人体有十二经脉，其中之一就是肾经，它概括了西医所说的泌尿系统和生殖系统，并且与大脑、头发、牙齿等相连。古代医家也早有论述：“肾者，封藏之囊，精之处也，其华在发，其充在骨，”“肾主骨，齿为骨之余。”由于肾经的精气来自全身五脏六腑，所以肾经精气的虚衰也就反映了整体不足，这在医生的临床实践中也有着重要意义。

9. 精血应如何培养

既然阴精如此重要，那么怎样才可以培养精血呢？必须做到以下几点：

①不可纵情纵欲

首先要爱惜精血，不使有伤。他认为要培养精血，不可以放纵情欲，纵欲则会导致精血衰竭。而精血枯竭就会使人体内的真气尽散。因此精在生命活动中非常重要，所以必须节欲以保证精血的充足。

②药物滋补

以药物滋补，是补充精血的方法之一。张介宾非常善用温补的药方，尤其是在熟地的使用上更是胜人一筹，素有“张熟地”之称。在这方面，张介宾根据六味地黄丸的原理，发明创制了左归丸，使精血充盈。其中包括熟地、山药、枸杞、山茱萸、川牛膝、鹿角胶、龟板胶、菟丝子等滋养精血、培固本元的药物。这些药物对于精血都有很好的补益作用，对于年老体虚的人则更加适宜。

③饮食滋补

从食物中摄取营养以养精固本也是非常重要的。现代医学证明，富含蛋白质与精氨酸的食品是养精的关键。如含高蛋白质的有瘦肉、猪脊髓、狗肉、牛羊肉、鸡鸭、蛋类、鱼虾、豆制品等，以及含精氨酸的鳝鱼、黑鱼、海参、蹄筋等都是很好的养精食

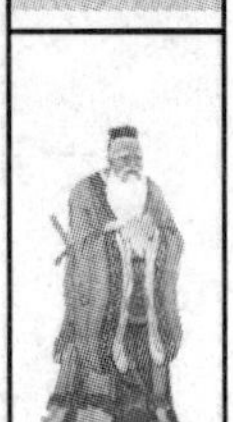

物。此外，适当增加一些富含性激素的食物，如羊肾、猪肾、狗睾丸、牛鞭、鸡肝的摄入，能促进精原细胞分裂和成熟，对生精也很有益处。

除了适当调节食物之外，诸如起居、生活工作及待人接物等方面都要进行调节，要顺乎自然规律，掌握好人与事物间的情和理。饮食要有节制，不可偏食、过食，更不能饮酒过度以至成癖；生活应有规律，工作劳逸适度，不可过于紧张疲倦；在为人方面，要做到不急不躁，有涵养，有度量，能忍让，能宽容，遇事冷静，处事有方，不追逐名利，不贪图高官厚禄，只图工作安心。因此，无论在日常生活中，还是工作环境中都应该注意，并适时地调节个人的情绪和心理，再结合身体的锻炼，促进气血的运行，使精得以培养、充盈，并进一步使神、气得以保全、旺盛。如此这样才能健康长寿，颐养天年。

**〇孙墨佛长寿要诀**

孙墨佛原名孙巍，字天尧，祖籍山东莱阳县。他生于1881年11月5日，享年109岁，是我国著名的书法家和文史专家。他的长寿要诀是：

（1）酷爱书法。孙墨佛在青少年时代，唯一的爱好就是学习和研究书法。他说："写字也是一种运动，练字就是练身，是一种很好的健身运动。"他进入老年后，不论严冬酷暑，每天黎明即起，研好一池浓黑，奋笔书写。他常说："写字全身都用劲；悬腕提笔时手、腕、臂都用劲；脚踩地，脚掌心也用劲。这和气功一样对身体健康有好处。"

（2）心情坦然，情操高尚。孙墨佛早年追随孙中山先生参加辛亥革命，曾任总统府参军；帮助孙先生脱险。他认为："做事为人，要上对得起天，下对得起地，中对得起师长、同胞，心地坦然，身体才会好。"

（3）饮食有节，起居有常。孙墨佛年逾古稀后，每天晚上八点休息，次日黎明即起，挥毫写字再进餐，中午休息一两个小时。他从来不偏食，不挑食，总是把精米、精面与小米、玉米面、标准粉搭配起来吃。他90岁后，早餐吃鸡蛋、煎饼、半磅牛奶；午餐吃以菜馅为主的饺子或馒头、米饭；晚餐吃面条、面疙瘩；午夜准时吃一块桃酥，喝几口白开水。他从不喜欢吃肥肉和过咸的东西，喜欢吃鸡、鸡蛋，尤其喜欢吃香蕉、西瓜等香甜味道的食品。另外，他一日三餐必吃大葱或大蒜，否则再好的饭菜也食之无味。

（4）不抽烟，少喝酒。孙墨佛80岁前能喝一斤白酒，晚年每天中午只喝一小杯白兰地，帮助活络血脉。

（5）不饮茶，只喝白开水。孙墨佛从103岁起才开始喝一点花茶，主要还是喝白开水。

**〇茅以升健身之法**

茅以升是世界知名的桥梁专家，曾任全国人民代表大会常委会委员，享年93岁。

茅以升少年时代就积极参加体育锻炼，尤其喜欢踢足球，同学们还给他起了个"射门猛将"的绰号。他说："我喜爱体育运动，因为它给予我丰富的智慧和充沛的精力，而科学的成功，则是需要人们为它付出巨大的脑力和体力的代价的。"茅以升为了有一个健康的体魄，慢慢摸索出了一套适合自己特点的健身方法。

(1)他从中年开始坚持冷水浴。每天三次用冷水洗脸,午后用冷水擦身。

(2)生活有规律。他晚年每天早晨七点起床,晚上十点休息,中午睡二三个小时。平时读书写作、会客,一切都安排得井井有条。

(3)他将居室、书房等周围环境,布置得优雅清静。

(4)喜爱书法、养花种草,收集古今字帖、碑石等,有意发展自己的业余爱好。

(5)饮食简朴。多年来他养成每天吃玉米面粥的习惯,粥里要加点牛奶、蜂蜜和鸡蛋。

**○马寅初长寿之法**

马寅初先生,浙江山嵊浦口人,是我国著名的人口学家、教育学家和经济学家,享年101岁。

马老在50年代曾为提出"控制人口"的主张,遭到了一场错误批判,接着又受到一些很不公正的待遇。他在几十年的逆境中,为何能保持健康并达到高龄呢?

(1)心胸豁达,遇事冷静客观。马老对同志、学生和家人从不呵责、发脾气,而以一种亲切的态度关心爱护、耐心教育。他说:"愈是在个人遇到挫折和不幸时,愈应该冷静和乐观,体谅和关心别人。"他一生做到了"猝然临之而不惊,无故加之而不怒"。

(2)生命不息,锻炼不止。马老对体育锻炼十分重视,从十几岁开始,从未间断。他喜欢的运动有太极拳、太极剑、骑马、游泳、爬山、跑步等,但他坚持的时间最长、收效最大的项目是热、冷水浴。他每天晚上就寝前洗浴一次,先进热水盆里洗,泡15分钟后出浴,过三四分钟后再进冷水盆里洗,用冷水淋浴或用冷水浇也行,热冷浴交替,增强血液循环。

(3)生活有规律,有良好的饮食习惯。马老每天按时工作、锻炼和休息。一日三餐按时进食,从不吃零食,也不吃补品。在吃食上不挑拣、不讲究,只是吃牛奶这一点很提倡。他不抽烟,不喝酒,不喝茶,不吃热汤热饭。每顿吃到八九分饱就停筷。

(4)生病时要有与疾病作顽强斗争的毅力和信心。马老91岁高龄时做了直肠癌切除手术,创造了医学史上的奇迹。

**○郭沫若长寿之道**

郭沫若是我国著名作家、诗人、戏剧家、历史学家、古文学家、书法家、翻译家、革命活动家,享年86岁。

郭沫若一生重视锻炼。他每日晨起和睡前各行三十分钟静坐活动,具体做法是:身体端坐,两膝分离约八九寸,双手交叉放在大腿上;双目平视、眼微闭,嘴微合、牙关不全、上下牙齿不相交,取自然轻松态度;后背微圆,上身正直,肌肉自然放松,不必挺胸,臀部尽量后突,腹部略凹收腹;集中精神,意念守于丹田。若思想集中不起来,可顺其自然,切勿紧张、焦躁。作好这些准备后,行平静而有规律的呼吸,呼吸时吸气宜长且缓,呼气时宜短而促。必须取自然呼吸,使行呼吸于不经意间。郭沫若爱好广泛,博览群书,他在许多方面都成绩卓著,成为世人罕见的专家(如书法、考古等)。

另外,他一生喜欢游历,几乎游遍了祖国的名山大川和世界五大洲。旅游对他



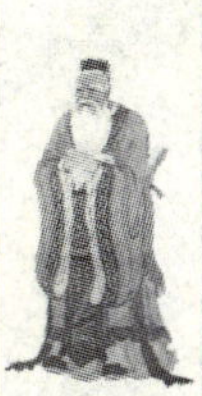

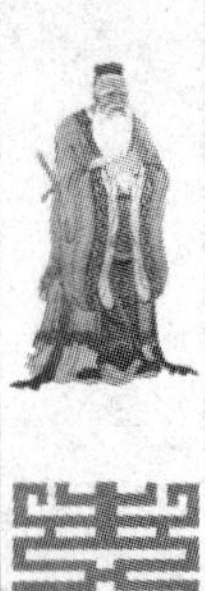

保持健康的身体有很大的好处。

**〇叶圣陶养生诀窍**

叶圣陶是我国著名的作家、教育家。他享年94岁，是现代作家中寿命最长者。他的养生诀窍是：

(1)坚持到户外散步，既增加活力，又呼吸新鲜空气。

(2)心胸开朗，乐于助人，从不发大的脾气。

(3)每天晚餐饮少量度数不高的米酒，以小酌小饮为乐而已。

**〇李藏山长寿秘诀**

李藏山是位老中医，家住长春市凯旋路。他105岁时，面容还丰满红润，看起来比实际年龄小三四十岁。他从未吃药打针过，也未住过院，他用气功点穴按摩疗法救死扶伤，治好了许许多多的疑难病。

李老先生1880年生于山东青岛崂山脚下一个气功点穴按摩疗法世家。他从小身体较弱，父亲怕他学功不成反坏了功法，不想传医给他。可他偷偷地学，终于感动了父亲。他9岁开始学习，12岁就能给人治病。

他一生致力于气功点穴按摩。每天坚持练功两次，共四个小时。先练闭目盘坐鹤发童颜功、老年还童功、延年益寿功，然后再练一气动功，接着再用气功点穴方法自我按摩一遍。

李老先生在给人治疗之余，编了一本《气功点穴自我按摩》，以期其祖传医术能在民间得以推广。

**〇齐白石长寿之道**

齐白石是中国伟大的国画家，也是世界闻名的大画家。他1863年生于湖南湘潭县，1957年在北京逝世，享年97岁。

齐白石从小务农，还当过15年木匠，27岁才开始学画，45岁成名。他热爱生活，热爱工作，对人生、事业有强烈情趣和努力进取的精神。他一生手不停笔，除了不得已的原因从不间断自己的绘画。由于他刻苦学习，努力创新，勤奋用脑，一生始终充满着青春的活力。

齐白石特别重视从生活中获取素材，以“大自然为师”。他40岁以后，曾五次游历祖国南北各地，五岳名山、洞庭湖、珠江及黄河流域都留下他的足迹。进入古稀之年后，还入蜀游历，面对三峡和巴山烟云认真写生。这不仅丰富了他的创作内容，同时也大大有益于身心健康。

齐白石始终保持天真的童心，有效地防止了精神老化，因而生命力旺盛不衰。

**〇苏局仙养生秘诀**

苏局仙家住上海郊区南汇县牛桥村，生于1882年，只到1996年才逝世，享年115岁。他在年近百岁的时候，以书写的《王羲之兰亭集序》在全国群众书法比赛中，获一等奖，被人称为书坛活神仙。许多人向他寻求长寿不老的秘诀，他挥笔写下一首诗：

谁人不愿体健强，
百计追求长寿宁。

那料自身具条件，
只需随在去思量。
起居有节凭生理，
心地光明务善良。
岁月无情一任逝，
三杯白酒梦羲黄。

苏老小时家贫，靠舅父资助上学念书，从 9 岁开始练字，24 岁中秀才，后来任中学教师。日军入侵后，他为拒绝当日伪校长，吃斋念佛，专门从事书法研究，临摹了历代名家的字帖。一年四季，每天坚持写 2500 字。他说：“书法也是一种运动。写字时，人要坐直，头要端正，心平气和，注意力全在笔端，那一点、一横、一竖都要用全身之力，这就贯通了周身的气血，可以调整体内各部分的机能。写大字动作大，写得顺心应手时，伸展自如，就同打太极拳一样，能达到一种超然忘世的境地。”

另外，苏老一生居住乡间，常在村前村后散步，绿竹思晚节，清溪照丹心，生活很有规律。他每天天明即起，打打太极拳，舞舞棍棒，既锻炼了身体，也吸取了一些可供书法艺术借鉴的造型。他 105 岁时，一条腿受伤，每天还在室内绕大书案走两千步。

苏老以素食为主，每天喝一次酒，酒量二两，从不吃什么补品。

### ○冉大姑健身之道

冉大姑，广西宜山县人，曾任全国五届人大代表，被评为自治区劳动模范，享年 115 岁。她的健身之道如下：

（1）劳动不辍。冉大姑把劳动当作一种很好的运动方式，她认为劳动就是“补”，天天“动”，血脉通，脸色红，腰腿硬。所以她从不轻易减少运动量。她到了晚年仍能使唤牛耙地，挑重担。在冬季也不烤火，而是想方设法到户外去干活御寒。

（2）饮食有度。冉大姑长期坚持饮食适量、定时，不暴饮暴食，极少饮酒。平时饮食以清淡为主，吃瘦肉而不吃肥肉；她从小就少吃生冷、酸辣的东西，即使是大暑天，也不吃冷饭菜；她经常吃蜂蜜蒸鸡蛋，每次用一个鸡蛋，每月一次、两次或不定时；她经常吃粗粮，玉米是她的主粮，每年她至少要吃三十多斤黄豆和几百斤玉米，大都舂磨成粉，而豆粉大都拌煮瓜菜。

（3）情绪乐观。冉大姑乐观豪爽，很少过度忧伤、悲戚。她认为：“宽心的人活得久，忧愁的人死得快。”

（4）注意养护。冉大姑平时很爱惜身体，针对自己畏寒的毛病，采取预防为主的措施。常戴“老人帽”，一年四季头上都戴用布做成的“老人帽”，防止吹风；常备“护身衣”，不论春夏秋冬，她都随身带一件小棉衣，只要天气变化，可以立即穿上，防止感冒；常穿“暖心鞋”，俗话说：“脚底无鞋冷到心。”脚下暖和了，可以祛寒去病。

### ○冰心养生之道

冰心是我国著名女作家，是一位与世纪同行的老人。1900 年 10 月 5 日生于福州，1999 年 2 月 28 日在北京逝世。她早年的作品《繁星》、《春水》及留学异国时写的《寄小读者》，吸引了一代又一代的少年读者。更加令人惊叹的是，她在进入 85 岁高龄以后，创作上又出现了新的高潮。仍然耳聪目明，思维敏捷，不断有新作问世。她的养生之道是：

（1）看轻功名利禄。冰心奉行“宁静而致远，淡泊以明志”的名言。许多年来，她虽然身兼许多职务，社会地位很高，但一直谢绝不必要的社会活动。

（2）有惊人的心理保健能力。冰心认为“善养生者养内，不善养生者养外”。她的情绪经常处于一种恬静、舒畅和谐的状态中。即使身处逆境，也能处之泰然，保持着“天地有正气、江山不夕阳”的坚定信念。

（3）努力在生活中寻求动力，寻求乐趣。冰心一生生活朴素，从不追求享受，一心致力于写作。她业余喜欢养猫和种花，努力保持心情舒畅。

（4）坚持每晚用热水泡脚，一边泡脚一边唱幼时的儿歌，到逝世前不久仍然坚持。

### ○巴金养生之道

巴金是我国著名的小说家，历任全国人大代表、全国政协委员、中国作协名誉主席、五届全国人大常委、中国文联副主席等职。他一生勤奋写作，著作颇丰，即使进入耄耋之年仍能写出《随想录》这样的惊人之作。

巴金年轻时只顾写作，身体并不太好，1927 年他在法国曾患肺病，后来天天到田畔河边散步，一年后就好了。回到祖国后，每年都要出去爬山锻炼，杭州的南高峰、北高峰都有他的足迹。进入老年后，他为了锻炼腿，每天早晨六点半起来，七点下楼在院子里先慢跑一圈回来喝杯牛奶，再出去散步。另外，他每天上楼写作，下楼活动，上楼睡觉，下楼吃饭，有意地多上下几次楼梯，以达到锻炼腿脚的目的。

他 1982 年摔断左腿，后又患“帕金森氏病”住院治疗，但由于他有坚强的意志，积极锻炼，配合医生治疗，身体恢复较一般老人快。

### ○伏尔泰强身法

伏尔泰（1694—1778）是法国启蒙思想家、作家、哲学家。主要的作品有长诗《奥尔良少女》，悲剧《查伊尔》、《穆罕默德》、《哀狄普斯》，哲学著作《哲学通信》、《哲学辞典》、《牛顿哲学原理》、《形而上学论》等，终年 84 岁。

伏尔泰的格言：“我们的健康全靠我们自己。”青年时的伏尔泰“瘦高而无臀部”，后来因病痛影响写作，他才创造了自己独特的养生方法，并持之以恒。

伏尔泰说，干净整洁是一个人有道德修养的表现。他经常洗澡，换衣服，衣服烫得整整齐齐，一尘不染。他的书房、卧室干净整洁，书籍摆得井井有条，床铺得舒适清洁。早晨起床后，他首先打开窗户，通风进光。他重视眼睛的保健，洗脸之前先用洁净的水洗眼睛。因此，他没患过眼疾，视力很好。

他喜欢户外活动。工作疲劳时，就到自己的花园里散步，活动躯体，呼吸新鲜空气，消除疲劳。

“生命在于运动”，这句不朽的名言就是伏尔泰创作的。他经常跑步、爬山、游泳、进行日光浴，他善于骑马，击剑等活动。凡是当时有的体育活动，他都想试试。他还参加体力劳动，会耕田播种，有时开垦荒地。

他不抽烟，不喝酒，不偏食，喜欢吃青菜，食物以清淡为主。他饮食有节制，从不暴饮暴食，吃适当的流质食物，控制体重。

他胸怀宽阔，待人诚恳热情，处世豁达，为人宽厚、幽默、慈祥，珍惜友谊，乐善好施。他善交往，生活中有很多友人，周围的居民信任他，有事愿意同他商量。他的住所每周开放一次，供人们开舞会或娱乐，他也与居民同乐。

### ○康德的保养学问

康德（1724—1804），德国人，哲学家，德国古典唯心主义的创始人。在近代西方哲学史上起过划时代的作用。主要著作有《宇宙发展史概论》、《纯粹理性批判》、《判断力批判》。终年 80 岁。

康德有自己的一套保养理论：坚持有规律地生活，终生坚持不渝。

康德有严格的卫生习惯，注意头、脚、胸等部位的养护。常用冷水洗脸、洗头、洗脚，他认为这能增强毛细血管的功能。他早睡早起，没有无休止的夜生活，中午也不午睡。无论睡眠或散步，他都紧闭双唇，用鼻呼吸、减少冷空气直接进入口腔。

他不吃流质食物，认为吃流食会减弱胃的消化能力。吃饭时不思考问题，也不饮酒。晚年，他一天只吃一顿饭，午餐十分丰盛，最喜欢的菜是新鲜的鳕鱼。

康德十分注意适当的户外活动，每天下午三点外出散步，几十年如一日，从不间断，散步时，不思索问题，以便脑得到充分休息。

他喜爱工作，认为工作与身体健康有密切的关系。他认为工作会使人忘掉任何忧愁。他讲究生活节奏，兴趣爱好广泛，工作之余喜欢打球、玩牌。

他注意心理健康，年轻时他曾患有一种多疑症，后来，他读了伏尔泰等文豪的作品及一些民间笑话，学会了幽默、风趣、俏皮，使生活充满了乐观情趣和朝气。

他是一个独身主义者，终身不娶。不追逐功名利禄，也不攫取权力，他把全身心都奉献给了哲学研究。

### ○雨果的强身之道

雨果（1802—1885）是法国 19 世纪最伟大的作家，代表作有《悲惨世界》、《海上劳工》、《巴黎圣母院》、《笑面人》等。终年 83 岁。

雨果由于过度劳累等原因，患心脏病。在身患重病后，他进行适合自己身体的体育锻炼。先是每天清晨起来到室外散步，做体操，呼吸新鲜空气，慢慢增强了体质。身体好转之后便增加活动量，开始慢跑、打拳、登山等锻炼项目。他坚持不断，终于治好了疾病。雨果科学的锻炼方法，一直没有停下来，再加上适当的营养、适当的休息，他的身体后来一直很健康。充沛的精力，使他为人类留下了大量优秀的文学作品。

### ○托尔斯泰养生法

列夫·托尔斯泰（1828—1910）是俄国伟大的现实主义作家，《战争与和平》、《安娜·卡列尼娜》、《复活》等是其代表作品。终年 82 岁。

托尔斯泰热爱体育运动，是多方面的体育爱好者，骑马、打猎、登山、滑雪、游泳、划船、摔跤、体操无所不能。他特别喜欢散步，一生都不曾间断过。

他坚持参加一定的体力劳动，认为生命在于运动。托尔斯泰虽然出生贵族，但他喜欢自己打扫房间。生火煮饭，锯木劈柴，也不让仆人侍候。他和农民有亲密关系，经常与农民在一起，边劳动，边谈心，学会了耕地、打柴、赶车、种庄稼等多种农活。


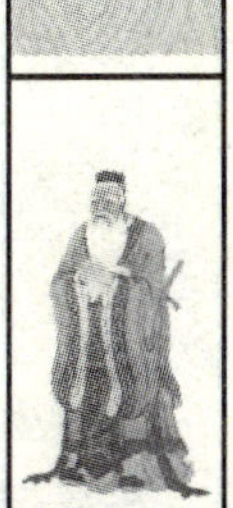

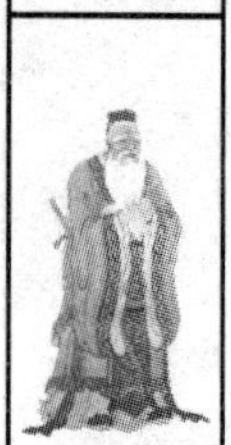

他生活俭朴，有良好的生活习惯，不吸烟不喝酒，饮食清淡，不偏食。他性情温和，虚怀若谷，待人和善。这一切是他长寿的基础。

**〇达尔文长寿之道**

达尔文（1809—1882）英国人，著名的博物学家，进化论的奠基人。著作《物种起源》震动当时世界学术界。著作还有《动物和植物在家养下的变异》、《人类起源及性的选择》等。终年73岁。

达尔文是体育爱好者，读小学时总是跑步上学，从不间断，中学时期喜爱棍球，是学校棍球队的优秀队员。他酷爱大自然，喜欢到野外活动，他觉得这样不仅可以呼吸新鲜空气，还能领略大自然的美景，探讨大自然的奥秘。他喜欢骑马打猎，他经常与儿子在旷野上骑马狩猎，他的枪法百发百中。

中年以后，达尔文喜欢钓鱼。他认为钓鱼需要毅力和耐心，可以锻炼身体，使人精神高度集中。一直到晚年，他都坚持钓鱼活动。达尔文锻炼身体的另一方法是散步。每天必走，常年不断。

达尔文为人坚韧不拔，虚心好学，十分诙谐。他保持童心，终生如一个“大孩子”。达尔文的生活很有规律，工作、进餐、起床、睡觉、体育锻炼等，都按规定的时间进行，绝不轻易更动。这一切是他健康长寿的保证。

**〇恩格斯的健身之道**

恩格斯（1820—1895），德国人，生于普鲁士，逝于伦敦。马克思主义创始人之一，全世界无产阶级的导师和领袖，马克思的亲密朋友。终年75岁。

恩格斯的养生之道是坚持体育锻炼。他幼年起就喜欢形式多样的体育运动。他喜爱骑马，每到星期天，他就和朋友骑马驰骋到郊外农村，尽情享受大自然的风光，呼吸新鲜空气。他认为骑马和狩猎不仅能健身治病，还可以提高智力、锻炼毅力。他十分喜欢击剑，常常到击剑场进行刻苦的训练。他一直坚持游泳，经常到大河、大海去锻炼，还把去海滨畅游作为一种休息方式。1857年，恩格斯患牙病和恶性腺肿。马克思连续写信劝恩格斯除了药物治疗外，还应到海滨去，把“海本身”当作“主要药物”，恩格斯在海滨一边药物治病，一边锻炼，终于战胜了疾病，恢复了健康。

散步是恩格斯健康长寿的另一种方法。散步几乎是他每日的必修课。每天吃完早饭，阅读报章杂志，处理来往信件；午饭后，到附近的丘陵地带或公园去散步，接着工作直到吃晚饭，晚上可以工作到十二点以后。1870年9月，他从曼彻斯特搬到伦敦居住，在马克思住处附近，常常下午一点左右和马克思一起外出散步，有时还去很远的郊外。

恩格斯还常常把短距离散步变成长距离郊游，因工作需要，他到过许多国家许多城市。每到一个新的城市，他总要抽出一定的时间去游览当地的名胜古迹，了解当地的民俗风情。郊游和散步使他消除疲劳，保持旺盛的精力。直到晚年，他仍将散步作为健身的方法。

**〇歌德长寿要诀**

歌德（1749—1832）是德国伟大的诗人和剧作家，代表作有诗剧《浮士德》，小说《少年维特之烦恼》，剧本《哀格蒙特》等。终年83岁。

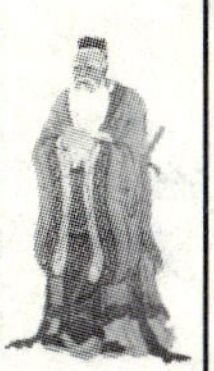

歌德喜欢体育运动，他的活动项目很多，如散步、游泳、击剑、骑马、登山等。散步是他锻炼身体的重要方法之一，他饭后常到公园或郊外散步，接触大自然，呼吸新鲜空气。他经常外出旅游，喜欢登山，1783 年登伊尔美瑞的吉息尔汗山，1813 年和 1831 年又两次登上这座山。

歌德性格宽容和蔼，人们说他“猝然临之而不惊，无故加之而不怒”。情绪不受外界干扰，平静自若。

**〇爱迪生的健康原因**

爱迪生（1847—1931）是美国伟大发明家，一生发明有留声机、电话机、电气仪表、电影机、电灯等千余项。终年 84 岁。

爱迪生一生好学，刻苦钻研，爱动脑筋，勤于思考。

爱迪生喜欢体操、跑步、游泳。他外出办事坚持两条腿步行，因此步行是他有效的锻炼方法。

他性格开朗、幽默、风趣，遇到任何困难都不气馁，不绝望，不忧伤，能冷静地思索问题。心胸开阔是他事业成功和健康的根本原因。

**〇巴甫洛夫的长寿之道**

彼·巴甫洛夫（1849—1936），俄国伟大的生理学家，1904 年获诺贝尔医学奖。终年 87 岁。

巴甫洛夫的健身法主要有二点：一是体育锻炼。他从小喜欢体育运动，游泳、短跑、长跑、体操、骑自行车、滑雪等他都乐意参加。60 岁以后，还能练习青年人的运动项目，如吊环和鞍马等；80 岁以后，还进行负重锻炼。他量力而行，选择适合自己身体实际情况的锻炼方式，比如散步。二是坚持体力劳动。他自己料理自己的生活，经常清扫庭院、路径，还亲自挖土，种植花卉和农作物，为之施肥、浇水、锄草。

**〇萧伯纳的健康诀窍**

萧伯纳（1856—1950）爱尔兰著名现实主义剧作家，一生共写剧本 52 部，小说 7 部，还有其他许多种作品。1925 年获诺贝尔文学奖。终年 94 岁。

人们认为，乐观的性格，俭朴的生活，坚持锻炼和勤奋创作是萧伯纳长寿的原因。

萧伯纳性情平和、乐观，胸襟豁达，被称为生活中的乐天派，“英国文学史上最善谈谐的作家”。他的乐观性格常以幽默的形式表现出来。萧伯纳家庭生活和睦，同妻子相敬如宾，几十年如一日。在和谐、愉快的家庭生活中，他 45 年创作了 46 个剧本。他对任何复杂的问题能保持镇静，对于朋友的误解、论敌的攻击，他从不发火，能镇定自若，冷静处之，或者解释清楚，或者予以有力回击。

他生活简朴，素食布衣，有合理的饮食结构和饮食习惯。萧伯纳喜欢素食，不吃肉。他的早饭和晚饭多是可可茶，黑面包、通心粉、小扁豆、鸡蛋和生菜。午餐在街上的素食馆里吃，讲究营养和质量。他这种饮食结构既保证了身体需要，又避免了身体肥胖。他不喝酒、不抽烟。有人问他为什么素食，他回答说：“是身体健康的需要。”在衣着上，他不慕华丽，不追时髦，喜欢棉毛织物，讲究舒服、方便、整洁。

萧伯纳十分注意锻炼身体，每天早晨起床后，一定洗冷水浴。他平时的锻炼项目有：游泳、跑步、打拳、骑自行车、骑马、打网球等等。他还常骑摩托车风驰电掣，借以锻炼神经。

勤奋的创作和对事业的热烈追求,使萧伯纳精神充实。晚年的萧伯纳创作更加勤奋,他的作品有好多都是晚年创作的,最后四年,他每年创作一个剧本,其中包括获诺贝尔奖的那一篇《千岁人》。多动脑、勤思考也是萧伯纳长寿的重要原因。

**○泰戈尔养生要诀**

泰戈尔(1861—1941),印度著名作家,社会活动家。一生创作丰富,作品有诗集《吉檀迦利》、《新月集》、《园丁集》、《飞鸟集》,小说《小沙子》、《沉船》、《卡拉》,剧本《摩吉多塔拉》、《邮局》、《红夹竹桃》等。1913 年获诺贝尔文学奖。终年 80 岁。

泰戈尔热爱大自然,喜欢登山,习惯在大自然美景和新鲜空气中构思作品。他苦练过摔跤,身体特别强壮。青年时候喜欢打猎,他曾和哥哥一起在山野里打死一只猛虎,当地群众称他们是"打虎英雄",他长期坚持冷水浴和游泳,很少感冒。

他性格文静,遇事处之泰然,从不过悲过喜。20 世纪初期,在不到五年的时间里,他先后连续失去父亲、妻子、爱子、高徒,在遭到这样重大不幸时,他善于从悲痛中解脱自己,不沉湎于消沉和悲哀中。1913 年他的诗集《吉檀迦利》获诺贝尔文学奖,全世界为之震惊,印度人民为之高兴沸腾,但他十分平静,把奖金全部献给了一座学校。然后又开始了他平静的文学创作生活。

他对世俗的超然风度和幽默感,是一般人所没有的,因此他能够健康长寿。

**○罗素强身法**

罗素(1872—1970),英国人,数学家,逻辑学家,唯心主义哲学家。从事过数理逻辑和数学基础的研究;以他命名的"罗素悖论",曾对 20 世纪的数学基础发生过重大影响。终年 98 岁。

罗素生活有规律。早晨起床后到空气新鲜的庭院中散步,做柔软体操;早饭后休息片刻便开始写作;下午是看书,写信的时间;黄昏时外出散步,休息一下大脑,调节调节精神;晚上和朋友们在一起聊天,争论问题。这样的生活习惯,罗素一直保持不变。

罗素非常乐观。他不沉缅于往事的回忆,喜欢展望未来,对生活充满信心。因此心情开朗,经常保持愉快的精神状态。

罗素的生活顺其自然。他反对生活中过于拘谨,过多地限制自己;他想吃什么就吃什么,想喝什么就喝什么,头脑不清醒时随时休息或睡觉,随时调整,保持身体处于最佳状态。

**○丘吉尔长寿诀窍**

丘吉尔(1874—1965),出身英国贵族家庭,保守党领袖。1940 年至 1945 年、1951 年至 1955 年,两届当选英国首相。终年 91 岁。

他热爱生活,有广泛的爱好。绘画、狩猎、种植花卉、体操、射击样样精通,这些爱好既是他休息的好办法,也是他有效的健身活动。

他保证睡眠质量。只要走进卧室,就脱得一丝不挂,躺在床上,绝不胡思乱想,很快就进入梦乡;每天中午还睡约一个小时的午觉。

他既会工作,又会休息。常常忙里偷闲,利用紧张的工作间隙抓紧时间休息,以

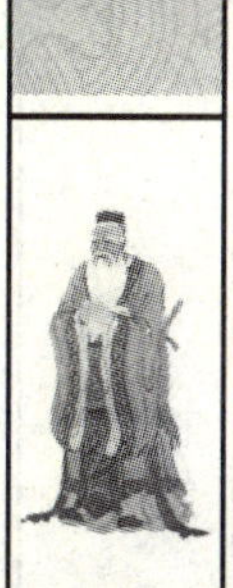

调剂精神。

他性格豪爽、活泼、幽默，人称他是一个不知忧伤的“快乐首相”。

### 〇爱因斯坦养生诀窍

爱因斯坦（1879—1955），生于德国，后迁居美国，著名物理学家，因理论物理等方面的贡献，特别是发现光电效应定律，于1921年获诺贝尔物理学奖。终年76岁。

爱因斯坦喜欢文体活动。6岁开始学习小提琴，小提琴成为他终生的伴侣。无论工作多么繁重，他总要抽时间拉上几首曲子，调节调节，消除疲劳。他还热爱登山、散步、骑自行车等活动。

爱因斯坦注重家庭生活。他有一个好妻子艾丽莎，艾丽莎很会操持家务，她把家治理得井井有条。把房间收拾得清洁舒适，把饭菜做得可口又富于营养，还常陪丈夫到湖边划船。由于她的影响，爱因斯坦也经常参加家务劳动，种植了许多花草树木，并给它们浇水、施肥、剪修。家庭生活充满了乐趣。

以上两点可算是爱因斯坦的养生诀窍。

### 〇毕加索的长寿经

毕加索（1881—1973），西班牙人，著名现代派画家，法国现代画派主要代表。终年92岁。

毕加索一生喜欢体育活动。青少年时期就参加各种体育锻炼。他热爱大自然，常常一个人背着画板，带着绘画工具到农村、山野去写生，欣赏大自然的美景，搜集绘画创作素材。夏天，他常去海滨游泳场游泳，他的游泳技术特别好。随着年龄的增长和身体条件的变化，他适当地改变锻炼的方式，逐步放弃剧烈的运动而改做体操和日光浴，饭后坚持去公园散步，呼吸新鲜空气。

毕加索性格开朗、乐观。作为西班牙人，他熟悉斗牛的情景，他根据生活经验创作了一套别开生面的斗牛舞作品，工作之余他还和妻子儿女表演斗牛舞。他甚至把家中养的几只小狗当作斗牛加以训练，进行“斗牛”表演。既给生活增添了乐趣，又活动了筋骨，起到了休息脑筋、锻炼身体的作用。

注重锻炼可以说是毕加索的长寿经。

### 〇卓别林健身法

卓别林（1889—1977），英国电影艺术家，世界著名喜剧大师。出生于伦敦，著名作品有《淘金记》、《城市之光》、《摩登时代》、《大独裁者》等。终年88岁。卓别林的健身法有以下三点。

（1）注重体育锻炼。卓别林爱好拳击，每天早晨都同剧团里一个表演空中飞人的演员对练，休息日喜爱观看拳击比赛。他坚持冷水浴，治好了哮喘病，使冷水淋浴成了他自己十分重要的保健项目。他还是一个航海迷，不惜花重金买了一艘十六七米长的游艇，每到周末就同妻子驾船出海，接受风浪的洗礼。他喜欢散步，也经常打网球。这些活动不仅仅对他的健康有利，对他的事业也有很大帮助。因此在舞台上或拍电影时，他能够迅速奔咆、急速爬上屋顶或登上电车、随意翻筋斗、纵身投海等，所有动作几乎随心所欲。

（2）注重调节精神状态。卓别林生性开朗乐观。每天演出结束后，十分疲惫，也有表演不成功的时候，每当这时，他能够拉着同伴到网球场上去打球，球拍一挥，任何疲劳、烦恼都统统忘掉了。

(3)注重生活习惯。电影演员生活没有规律，但是，卓别林总是尽量坚持好的生活习惯，做到起居饮食有序。避免放纵，不酗酒。

### 〇铁托益寿方法

铁托(1892—1980)，1953年当选第一任总统。“不结盟”运动创始人之一。1973年到1980年任南斯拉夫共产主义联盟总书记。终年88岁。

铁托出身贫寒，幼年学锁匠，后来当金属制造工，第一次世界大战时入伍当兵，为了适应环境的需要，他开始了有规律的体育锻炼，经常到体育馆练习剑术。从军后，刻苦学习军事技术，滑雪、游泳、射击、击剑等各项军事训练和体育活动都积极参加。劳动和军旅生活使他身体健康。

他爱好广泛，摄影、打猎、钓鱼、弹钢琴等文体活动都涉猎。进入中老年，他的生活很有规律，工作繁忙，但生活井井有条。每天黎明即起，先做半小时体操，再到花园散步，早餐后开始工作。午饭后和朋友对弈，十分认真。喜欢在郁郁葱葱的山间骑马驰骋，有时候打网球。下午集中精力处理国家大事。晚饭后适当休息，又集中精力工作，一直到深夜。在休假的日子里，他常到郊野狩猎，“醉翁之意不在酒”，他打猎是为了享受大自然的乐趣，所以每次打猎成绩都不佳，但总是高兴而往，尽兴而归。广泛的兴趣使他精神愉快，以上两点可算是铁托的益寿方法。

### 〇里根健康诀窍

美国前总统罗纳德·里根，年逾八旬时，仍精神抖擞、身体健康，显得特别年轻。他没有特别的化妆修饰，也没有服用什么特殊的滋补品。他只不过有一套简便易行而又适合自己的健身方法而已。

(1)里根有良好的生活习惯。一日三餐定时定量，绝不贪食暴饮。他吃的东西都是一般的食物，大致可分为三类：蔬果类有蔬菜、芒果、柑桔、菠萝、西瓜等；稻米类有麦片、面包、玉米面、大米、小米、荞麦、燕麦等；蛋白类有花生、黄豆、鱼、肉、蛋等。这些食物不是山珍海味，但营养却十分丰富。里根早餐经常吃薄饼、喝麦片粥，不管爱吃与否，他都吃饱；午饭吃面包加鸡肉或鱼，蔬菜不可缺少，晚饭少吃，通常是吃一些点心，喝脱脂饮料。进入老年期后，经常有意识地多吃含有纤维的食品，目的在于增强食道吞咽功能和肠胃消化功能，预防肠癌。

(2)注意体育锻炼。里根从小喜欢体育运动，学生时代就是橄榄球运动员。篮球、排球、摔跤他都在行。里根的体育爱好广泛，不受时间、地点的限制。室外锻炼如散步、慢跑、骑马、登山、滑雪、划船、骑脚踏车等；室内活动如体操、举重、拳击、游泳等，无所不能。即使坐飞机旅行，也要做体操，不轻易间断。

(3)戒烟和少食盐。里根原是个嗜烟者，后来医生劝他戒烟，里根听从医生的意见，戒了烟，而且已经养成少吃盐或基本上不吃盐的习惯。

(4)里根性格开朗，有幽默感，他的精神生活丰富多彩，他爱看戏、看电影、看电视；他博览群书，社会上流行的热门书，他都要找来读，他每天浏览七八种报纸，借以掌握最新信息、拓展思维。

邓永标　林　飞　主编

# 長壽大典

第四卷

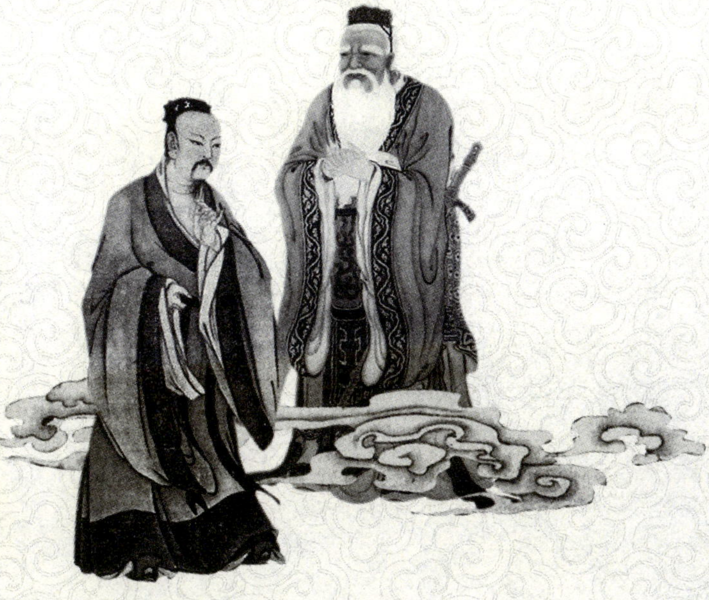

中医古籍出版社

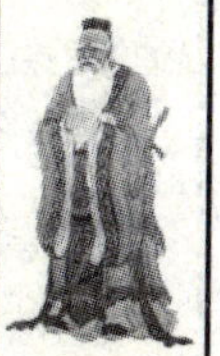

# 四、百岁寿星奥秘

## ○张天师七试赵升

——东汉五斗米道创立者、123岁的张道陵

张道陵是东汉五斗米道的创立者。他生于公元34年，殁于公元156年，享年123岁，是个充满传奇色彩的人物。他曾任巴郡江州（今四川重庆）令。顺帝（125—144年）时入鹄鸣山修道。永和六年（141年）作道书24篇，自称“太清玄元”，创立道派。因有凡入道者都须交纳五斗米的规定，故称“五斗米道”。

张道陵创立道派后，建二十四治，立祭酒以领道民，道教徒遂尊称他为“张天师”。有关他的传说，民间流传不少。如他能用符水替人治病，能降服妖魔鬼怪，能呼唤天兵天将等。但他的长生之道却常常被人忽视。说起来，他的长寿确实与他的“修炼”有关。

张道陵虽然通晓五经，但并不拘泥于书籍典册，他常常有感而发：“这种学问对延长寿命并没有什么帮助。”从此，他开始研究长生之道。在研究合成“长生”之药时，他选用的药材非常讲究。据说，当他提炼成“龙虎大丹”时，年已60多岁了。但服下此药后，他的容颜像个30多岁的年轻人，体盈腿健，行动如奔马一样刚劲有力。

他在葛隗山隐居时，专心调养气息，服用灵芝等草药，练成了轻身之法。对于“行气”，他不反传统，主张摈弃“俗念”。用他的话说，也就是“许多人因为没有根除俗念”，又“不能摈弃世俗”，所以很难达到练身的至真境界，练不成功法自然也就是情理之中的事了。

他隐居的地方，溪深岭秀，树木葱茏，空气清新，这对他的“长寿”恐怕也是一个很重要的因素。对于“修道”，张道陵十分专心，心口如一。这于他的“修身养性”似也不无裨益。

他与弟子赵升尚未谋面前，从侧面了解到赵升也是个至诚之人，决定试试他。当赵升上门求见，他不但避而不见，而且还让人当众羞辱了赵升一番。赵升不灰心，在他门前露宿了40多天，他这才答应收赵为弟子。但赵升成了他的弟子后，他并不向赵传授道术，而是命他去昼夜守稻田。有天深夜，一个青年女子因迷了路，向赵升求宿。赵升见她满脸愁云，答应了。他的茅屋里仅有一张床，他让她睡到床上，自己却席地而睡。第二天，那女子推说脚痛走不了，甚至还百般挑逗他，他毫不理会。一连几天，赵升不为所动，那女子只得离开。这时，又来了一个满身尘垢、衣衫破烂的叫花子，他的身上长着疮，流着脓，恶臭阵阵。赵升见了，怆然动容，将自己的衣服脱下给他穿，又将自己的口粮省下来送给他。后来，赵升奉张道陵之命，去山中砍柴，半路上发现有许多别人遗落的金块，他只顾往前走，连腰都不弯一下。在山上砍柴时，忽然怪风袭来，三只猛虎出现在他面前，其中一只猛虎咬住了他的衣服，他吓了一跳，很快又镇静下来，对猛虎说：“我从来不做亏心事，千里迢迢来投师，你等要干什么？”三只猛虎好像知人意似时，竟退走了。赵升背着柴回来，张道陵又叫他去集市上买些布，他付了钱，店主却说根本没付。这时，他的身上一文钱也没有了，只得将衣服脱下典当，将布买了回来。当他匆匆赶到云台，张道陵引着他和其他弟子登上绝岩，指着下面说：“下面是深渊，有棵桃树长在岩壁上，树上长满了桃，谁能下去将桃摘上来？”众弟子你推我，我推你，谁也没有勇气下去，只有赵升一人挺身而出。

这就是有名的张道陵七试赵升的故事。故事虽然有些离奇和荒诞，从中却可发现，张道陵此人对于“修道”是如何的心诚意笃。这对于办事心猿意马，或者是对于锻炼、养身三心二意的人来说，恐怕也是多少有点借鉴意义的吧。

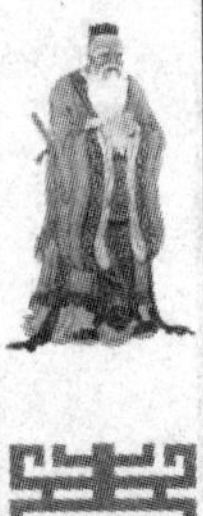

后来，张道陵果然将道书传给了赵升。当然，这已是另外的一回事了。

### 〇佛门奇僧

——西晋117岁的高僧佛图澄

佛门出奇才，僧侣多寿星。奇才而又高寿，西晋、后赵时的僧人佛图澄是典型的一位。

佛图澄(232—348年)，本姓帛，西域龟兹(今新疆库车一带)人。年轻时出家，潜心佛学，深有体会。佛教自东汉明帝时传入中国，直到佛图澄那个时候，影响并不太大，主要只是在一些民间信徒中流传。西晋末年，连年战乱，民不聊生，佛图澄看准这一历史机遇，于永嘉六年(312年)，以80岁高龄，从西域来到中原洛阳，投奔后赵开国皇帝石勒。石勒见他年虽耄耋，但形如云松，飘然有神仙之貌，而且谈吐不凡，见地高人一等，便留在身边。

佛图澄深知石勒这等人，乃是乱世枭雄，不达深理，但要使佛法弘扬，又不得不利用依靠其政治势力。他早已看出，列强纷起，诸雄争霸，唯有石勒是较能成气候的一个。石勒有意学汉高祖，因此政治措施等方面也效法西汉，比起西晋和东晋的腐朽，显出了一些新气象。

不久，石勒率兵自葛坡返河北，路过枋头宿营，刚安顿完毕，手下大将郭黑略来说："佛图澄先生命臣报将军，今晚必有贼人劫营，将军可早作准备。"

石勒便作了些安排。半夜时分，果然有枋头人聚众来袭。因为事先已作准备，才未受损失。

但石勒并非等闲之辈，否则怎能一时叱咤风云，他心中思忖，这老道的确有些本事，但自己这一生，杀人无数，那些神神鬼鬼的事儿，也见得多了，虽然不可不信，但也未必就可全信。这等非常之人，弄得好，能为我所用；弄得不好，坏起事来，亦非同小可，还是再试他一试为好。

是夜，石勒穿戴齐整，冠胄衣甲，执剑在手，在中军帐里坐定。命身边的人去通告佛图澄，就说夜来不知大将军上哪去了，问问他知不知道。心想，若这老头来这里找我，便是无神验，一剑砍了。

使者到佛图澄住处，刚要开口，只见佛图澄眼睛一瞪，喝道："荡荡清夜，平安无事，大将军却全身披挂，准备杀人，又要你来告我，到底何故？"

使者大吃一惊，吓得魂飞魄散，说不出话，转身就飞也似奔回去报告："大将军，圣人早知道一切了！"

"唔？"石勒不动声色，起身慢慢解下衣甲，心道，这老头或许真的神通非凡，或许早有耳目通报，但无论如何，机警如此，的确是不可小觑，留着或许是个后患。本来想试探一下，这一来，倒真动了杀机。

但再派人到佛图澄住处去抓他时，却发现老头早已不见了。手下人急忙回报石勒，石勒大惊，命仔细寻找。然而不管派出多少人四处寻找，始终杳无踪迹。

石勒心中开始不安，心想，莫非此人真是神通无边么，莫非这真是个圣人么？知道我心生恶意，圣人就离我而去了……难道天意要怪罪我么？越想，就越觉不安。通夜不寐，命人再找，只想再见佛图澄一面，竟如饥似渴一般，焦躁已极。

黎明，蔚蓝清新。太阳从苍苍山巅之后露出，几道金色，随即将消逝的黑夜交融，汇成贯通天地的曙光。石勒忽听身后响动，一转身，见佛图澄披一身晨露，已站在那里。石勒急忙上前，执住他双手问道："圣人，昨夜到何处去了哇？"

佛图澄微笑道："昨夜，公不知为何生了怒气，故在下权避一时。如今知道公已有悔意，故特来相见。"

石勒大笑，自我解嘲："哪里哪里，圣人知道一切，如此神通，孤如何还敢心怀异想，哈哈——"

石勒却不知，郭黑略早已从佛图澄受五戒，正式做了他的弟子。昨夜，佛图澄就是得了密报之后，躲在郭黑略处。石勒派出缉捕之人，上穷碧落下黄泉，即便知道"圣人"行踪，又有哪个吃了老虎心、豹子胆，敢到郭大将处搜人？

以后，石勒又试过几次，都因佛图澄门徒众多，消息灵敏，以及自己谨慎小心，遇事机警而安然无恙。石勒也终于深信不疑，以至每遇军政大事，必要问过佛图澄之后，方才放心去做。这样没过几年，在佛图澄的决策下，石勒灭了刘曜的前赵政权，北方基本平定。石勒乃称赵天王，行皇帝事。随即，又正式登极称帝，首都襄国，史称"后赵"。从此，石氏对佛图澄更是恭笃有加。

佛图澄虽然荣禄加身，但他从不放纵自己，而是一如既往，严守戒律要求，每日中午之后，不再进食，也从不饮食，诵经念佛，日日坚持，修心养性，丝毫不忘。因此虽年过百岁，依然老当益壮，风姿翩翩。

有一次，石勒心爱的孙子石斌得了重病，几天人事不省，石勒守在一旁，悲痛不已。忽然想起昔日虢国太子死时，神人扁鹊能将其救活，今日朕有圣人，怎么忘了？乃急召佛图澄入宫。佛图澄仔细看了躺在床上已经奄奄一息的石斌，便有了主意。他取来杨树枝，洒过净水，定神入静，口中念念有词，使出浑身解数，运气发功……不一会，但见石斌慢慢坐了起来，呆呆地睁开眼睛，不知道发生了什么事。一会又掀开身上盖的被子，想迈下床来……

石勒见佛图澄如此神通广大，更加心悦诚服，正式尊称他为"大和尚"。一边继续支持他建寺收徒，一边将几个幼小的儿子都寄养到佛图澄所住的寺中，每年四月八日，都要亲自到寺，拜佛发愿。佛图澄则为他祈福。

这天，佛图澄发愿祈福仪式完后，迎石勒入方丈室，清茶一杯，对坐交谈。佛图澄忽道："陛下，今年有点事要当心，葱中生了虫，吃了会害人，可诏命天下，令百姓勿食葱为好。"

石勒不解地问："大和尚，这又是为何？怎么好好的葱中会生虫？"

佛图澄只道："陛下日后自知。"不肯多言。石勒觉出他话中有话，见他这样，又不便多问，于是告辞。回宫之后，果然颁告天下，命境内百姓，今年慎勿食葱。

这年八月，大将石葱兴兵叛乱。由于石勒那道诏命，追随者中许多人以为石勒察觉，人心不齐，就无法周密准备，结果被石勒迅即平定。之后，石勒想起佛图澄之言，方才明白他言中之意，敢情佛图澄的情报工作做得极为细致，早已察觉石葱动向，但因为证据不足，不便明言，故以隐语方式告之。

就这样，佛图澄依仗自己的聪明才智，使后赵政权称雄一时，深得石勒父子信任，参议军政大事，被尊为"国之大宝"，上朝之时，大小官员要为他推车而行，下车之时，太子诸公要两旁搀扶，因此，从其受业弟子甚多，前后达万人，为推动佛教在中国的传播和发展起了重要作用。

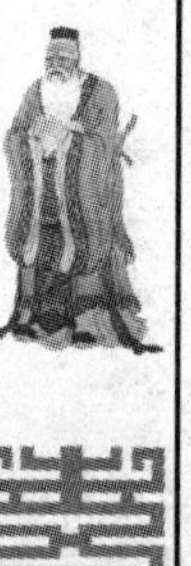

### ○"顺其自然"的大将军

——北魏120岁的罗结

南北朝时，北魏有位大将军，名叫罗结，他享年120岁。《魏书》、《北史》都有"罗结传"。他是中国军事史上罕见的长寿将帅。

罗结出生在晋及十六国时的代国（约公元338年）。当时代国辖境在今山西省北部、内蒙古中部一带。公元385年，贵族刘显发动叛乱，预谋刺杀代王拓跋珪。当时，身为将军的罗结，已近"知命之年"，凭其忠厚诚实和机智，率部击败了叛乱者，以轻骑护卫拓跋珪安全转移。第二年，拓跋珪做了代王，改国号为魏，史称北魏。拓跋珪成为北魏的道武帝，罗结因功升为屈蛇侯，护卫道武帝23年。道武帝拓跋珪死后，罗结继续统兵，护卫太宗明元帝拓跋嗣14年，升任宁南将军、河内镇将。明元帝在位15年，死后，罗结又统兵辅佐世祖太武帝拓跋焘29年，升任侍中、外都大官。罗结

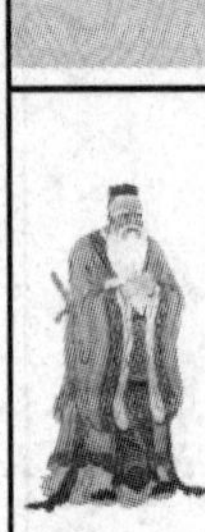

107 岁那年,太武帝命他为三十六曹兵马元帅。

此时,罗结尽管已过“期颐”之年龄,但仍然身强力壮,耳聪目明,思路敏锐,精爽不衰。

太武帝见罗结身体如此之好,颇为惊奇,很想知道内中的奥妙。

有一天,太武帝早朝结束后,特地请罗结留下,两人对酌畅谈。太武帝问:“大将军年岁几何?”

罗结答道:“末将今年 107 岁。”

“现任长安镇都大将的罗斤,是卿何人?年岁几何?”

“回皇帝,罗斤是末将长子,年岁尚小,刚过 80 岁生日。”

“现任安东将军的罗伊利,少壮有为,是大将军的第几个儿子?”

“皇帝,罗伊利是末将的孙子,现已到‘花甲之年’了。”

太武帝听后,大为惊讶。他感慨地说:“大将军之家,乃是将门之家,又是高寿之家。可庆可贺!朕想知道,大将军的长寿秘诀。”

罗结笑笑说:“末将从来不讲究长寿之道,可却成了长寿者。此乃有意栽花花不发,无意插柳柳成荫。”

太武帝欣喜地说:“大将军所言极是。世上许多美事,人们顺其自然,即不欲而得;相反,如果人们过分去追求它,反而得不到手。”

罗结双手合掌叫好。说道:“陛下英明!您用‘顺其自然’四个字,概括了一个大道理。末将多年来,饮食有节,起居有常,作息有时,清心寡欲,少说多做,无忧无虑……这大概就是陛下所说的‘顺其自然’之意吧!”

下面,罗结讲了他如何“顺其自然”成为长寿者的若干事例:

在讲到饮食时,罗结说:“末将饮食,从不挑剔,五谷杂粮,瓜果梨桃,粗茶淡饭,无所不吃,更喜猎物、野菜和野果。末将还常常以醋代酒。当然,爱吃的食物,从不多吃,更不曾过量。”

说到起居,罗结说:“末将起居,总是未雨绸缪,先寒而衣,先热而解,也从不睡懒觉。”

又说:“末将从少年起就喜锻炼体魄,百年来,总是持之以恒,操练不辍。”说到这里,罗结微微一笑,说:“还有一件,难于启齿。”

太武帝爽快地说:“大将军有话尽讲,朕定会替卿保密。”

罗结说:“末将从来不曾迷恋女色。许多好心朋友,给我介绍美女小妾,都被末将一一拒绝。我与夫人亲密无间,但房事从不放纵。”

太武帝哈哈大笑,说道:“朕不如卿,朕不如卿也。”

罗结 110 岁时辞官归乡,朝廷为他建了罗侯城。重臣常到罗侯城去向罗结请教。所以,多年间,罗侯城驿马询访不断,直到罗结 120 岁去世为止。

### ○悟道胜于养生

——北魏、北齐著名禅僧、107 岁的慧可

禅法东来,达摩在北魏嵩山石室面壁而坐,整天默默无语,历时长达 9 年,人称壁观婆罗门,是谓禅宗初祖。后来达摩传法,把个人独到的禅法和 4 卷《楞伽经》传给慧可,完成了我国历史上禅宗的第一次传灯。

慧可(487—593 年)这人,非但在我国禅宗史上起到了初次传灯的重要作用,就是在我国养生长寿史上,亦是不可多得的百岁老人之一。

慧可,俗姓姬,早先叫神光,又叫惠可、僧可,洛阳武牢(今河南省洛阳东)人,北魏、北齐著名禅僧。还在年纪轻轻时,慧可就在洛阳龙门归依宝静,削发出家,不久又在永穆寺受具足戒。受戒后,慧可周游天下,遍访大德,听受大乘小乘佛法的妙义;后来在嵩山师从达摩大师,一学就是 16 年。此后慧可秉受达摩衣钵,世称东土禅

宗第二代祖师,要是连印度佛教传法也算在一起,那就排名第二十九祖了。

慧可继承达摩禅法后,曾经在邺(今河北省临漳)地弘道34年,当中虽然受到其他僧徒的多次迫害,可道心更加坚定。北齐天保三年(552年),他把衣钵传给僧璨,完成了我国禅宗历史上的第二次传授。

关于慧可禅法和传授的一些情况,《祖堂集》第二卷曾有记载,有位先生,不讲年纪多大,他在向慧可致礼时,也不报自己姓名,只讲:“弟子身患风病,请和尚为弟子忏悔罪过。”慧可凿他一句:“你把罪过拿来,让我为你忏悔。”那先生讲:“寻觅罪过没法找到。”慧可接续话头:“我现在已经为你忏悔好了,你如今应当归依佛、法、僧三宝。”那先生问:“只看到和尚,才知道什么是僧,不知世界上什么是佛?什么是法?”慧可启发:“心就是佛,心就是法,法和佛没有什么两样,你懂得这道理吗?”那先生也真有悟性:“今天方才懂得,罪性不在内不在外不在当中,如同心就是佛,心就是法那样,法和佛原本没有什么两样。”听完这话,慧可知他是个佛学人才,就为他剃发出家,并说:“你是僧宝,应当取名僧璨。”

回想当年慧可请求达摩为他安心,达摩却说:“你把心拿来,我给你安。”慧可闻言回答:“觅心全不可得。”达摩讲:“能够寻觅到的岂是你心?现在我给你把心安好了,你现在看到了吗?”慧可当场大彻大悟。

眼下,慧可继承衣钵,用同样的方法为僧璨忏罪灭罪,然后收为弟子,并且教诲:“心就是佛,心就是法,法和佛没有什么两样。”由此为我国禅宗心佛一体论,奏出了早期的妙音。

慧可一心向佛,但又不执著死的佛,精神上的通灵圆融,导致了肉体上的安静平和,纵使禅家修炼,意在悟道而不在养生,可却深获养生的个中三昧。从慧可的无意养生而获享天年事例来看,我们是否多少也可从中获到一点启发呢?毕竟在北魏、北齐时期,社会动荡,在人们普遍短寿的情况下,慧可能够活到107岁的高寿,算是创历史的奇迹了。

### ○“大通禅师”

——唐代高僧、百岁寿星神秀

我国古代百岁老人,既有懂医的道人,更多参禅的僧侣,这大概和禅宗僧人超然物外,与世无争的平常、宁静心态有关。

屈指数来,我国禅僧自二祖慧可以来,获享百岁大寿的,另有神秀其人。

神秀(606?—706年)这人,俗姓李,汴州尉氏(今属河南省)人。神秀从小饱览经史,20岁在洛阳出家,50岁上蕲州黄梅双峰山拜弘忍为师,干了6年打柴汲水等杂活。弘忍见他精勤,很器重他,认为“东山之法,尽在秀矣”,由此先后安排他担任上座和教授师等职。

时日推移,光阴转换。此后不久,神秀辞别黄梅,来到江陵当阳山(今湖北省当阳县东南),另辟弘法基地,大弘佛法。当阳山原是佛教名山,有隋朝智者大师,在山的东麓原有寺庙的基础上,创建玉泉古寺,传播天台宗教义。当时,寺的规模宏大,和灵岩、天台、栖霞等寺,一起被称为天下丛林“四绝”。直到现在,寺里还留有隋炀帝大业十二年铸造的那口1.5吨重的特大铁锅。

当阳山古木森森,清泉叮咚,是个学佛修禅的好去处。神秀来到这里,先去寺里瞻仰,但见庄严佛土,殿阁参差,又见寺周景色,美不胜收,不觉嗟叹。

几天以后,神秀在玉泉寺东面约七里路的山腰,筑茅而居,初开禅法。这里山环林绕,林泉幽深,风景极其美丽,最适宜于参禅修行。

神秀自从来到这里,大弘禅法,一住就是20多年,遂使四海缁徒,向风而靡,道誉馨香,普蒙熏酌。这时,密受弘忍衣法的慧能,也已经在南方公开身份,广阐顿悟法门,和北方神秀的渐悟法门,形成南北对峙、各有信徒的局面,后人称为“南顿北渐”。

当时，当阳山神秀门下弟子学禅，总是住心看净，常坐不卧。平时，神秀教诲弟子，继承道信、弘忍以来以心为宗的禅法，把四卷《楞伽经》奉为心要。一次，他写了一首《示众偈》教诲大众，偈语说道：

一切佛法，自心本有；
将心外求，舍父逃走。

读完偈语，神秀解释："弟子们，你们听着，一切佛法，自心中原来就已具有，假如你们不从自心中去体悟佛法，偏要向心外去寻觅，那就好比舍弃父母逃走那样，是永远也成不了佛的。

后来，中书令张说《大通禅师碑》总结神秀禅法，把它概括为："开法大略，则忘念以息想，极力以摄心。其入也，品均凡圣；其到也，行无先后。趣定之前，万缘皆闭；发慧之后，一切皆如。"

神秀非但禅法高明，并且为人谦谨，有着很高的道德修养。虽说当时神秀在北，慧能在南，两人禅法不同，各有信徒，可是神秀心胸宽广，对于师弟慧能，却依然非常推崇，半丝不生嫉贤妒能之心。

当年，武则天在朝听说当阳山神秀道德学问，心向往之。武则天是个信佛的女皇，久视元年(700 年)，她让使者专程带着进朝廷的邀请信，前去当阳山，恭请神秀大师入朝。

神秀被邀，虽然已经 95 岁高龄，可是感到身体尚还不错，于是便欣然随同使者，前往朝廷。第二年，神秀行行复行行，终于来到东京洛阳。当时，武则天照顾神秀年老，特赐乘着轿子上殿，并且亲自对神秀行跪拜礼，把他迎到内道场好生供养，随时问道。不久，武则天下诏，在神秀弘传禅法的当阳山原址，建造度门寺，又在他的家乡尉氏，设报恩寺，表彰他的功德。

由于武则天对神秀特别崇敬，所以朝廷上下，纷纷仿效，从王公以下，至于京邑士庶，无不竞至礼谒，望尘拜伏，把神秀看成为肉身菩萨。每天对他朝拜的人，总是纷至沓来，多得成千上万。

几年以后，唐中宗登基做了皇帝，他对神秀大师，更加尊敬推崇。其时，中书令张说曾经执弟子礼，向神秀请教佛法。后来，张说佩服得五体投地地对别人说："神秀禅师身长八尺，庞眉秀目，威德巍巍，真是佛门弟子中的王霸之器。"

中宗神龙二年(706 年)，在东京洛阳住了 6 年，倍受荣宠的神秀大师，终于功德圆满，在天宫寺与世长辞，这时，他已活了 101 岁。当时朝中达官贵人，京城士庶，纷纷前来送葬，朝廷下诏赐谥号为"大通禅师"。

神秀一生，弟子很多，最杰出的有 19 个人，其中嵩山普寂，西京义福，继承神秀遗志，继续带领众弟子们，弘阐禅法，受到在朝在野的一致推许，遂使当时"两京之间，皆宗神秀"。

通过神秀淡泊宽怀、禅德双修的一生，我们又从中悟出了多少长寿之道的秘诀来呢？

**○赵州一颗平常心**

——唐代 120 岁的高僧从谂禅师

在扰扰红尘、嚷嚷人世中，要保持一份超然自在、不受污染的精神，最要紧的就是人们常说的做人要有一颗"平常心"。这"平常心"的倡导者，就是禅门中赫赫有名的唐朝时赵州从谂和他的老师南泉。一次，从谂请教南泉："什么是道？"南泉回答："平常心是道。"从谂又问："道可以趋向吗？"南泉答道："一考虑到趋向，就和道背离了。"从谂不解："不考虑怎么知道是道呢？"南泉说道："道讲不上知与不知。知是虚妄幻觉，不知就无可判定。要是真的达到不疑之道，就像虚空那样，空旷开阔，怎么能够强加评说呢？"从谂当即领悟个中的意趣，此后并把南泉老师"平常心是道"的教理，贯彻到日常生活中去，对弟子们多所开导。

从谂禅师(778—897年)，俗姓郝，曹州(今山东省曹县)人。小小年纪，从谂就出家当了一名小沙弥，当时还没来得及受戒，就来到池阳(今河南省南阳)参拜南泉普愿禅师，不久证悟心法，大开禅智。受具足戒后，从谂飘然如闲云野鹤，云游四海，遍访天下高僧大德。后来因为定居并入主赵州(今河北省赵县)观音院，人称“赵州禅师”。当时，赵州从谂禅师的法语传遍天下，听到的人无不心悦诚服，称为“赵州门风”。

那么，到底什么才是道呢？南泉禅师一语中的：“平常心是道。”道存在于一切当中，生活中到处都是道。肚子饿了扒碗饭，嘴巴干了喝口水，身体冷了添件衣，眼睛倦了打个盹，那就合了道了。否则苦苦追求，违背生活规律，那就非但离道逾远，并且还少不了落得个弄垮身体，受到惩罚的下场。

“平常心是道”，不必追求，无所趋向，一切应顺自然，道就时刻在你身边了。正是秉顺了这一原则，所以后来赵州弘法，就时时不忘用一颗平常的心，教诲他的学生。一次有新来学僧请教赵州：“学生初进丛林，请老师开示。”赵州禅师问：“吃粥了吗？”学僧回答：“吃过了。”禅师说：“洗钵盂去。”那僧端的聪明，当场就领悟了：禅，原来就是这样的平平淡淡，在于日常生活当中，在于日常的吃粥洗钵当中。学会生活，不好高骛远，不舍此求彼，要是你果真能够在平淡的日常生活当中品出禅味，那你就将惊奇地发现，原来平常被视为是最最普通的生活，竟蕴含着如此无穷的美妙。

在赵州禅中，最最有名的还有“吃茶去”的禅法。赵州和尚问新到学僧：“从前到过这里吗？”答曰：“到过。”赵州便说：“吃茶去。”又问另外一个学僧，学僧回答：“没到过。”赵州也说：“吃茶去。”事后院主请教：“为什么到过也说吃茶去，不曾到过也说吃茶去？”赵州一声喊叫：“院主！”院主答道：“我在这里。”赵州吩咐：“吃茶去。”

“平常心是道”。正是这杯平平常常的赵州茶，体现了平平常常的赵州禅。禅是什么？禅就是生活，禅就是吃茶吃粥洗杯洗钵盂。我们且看这样一副旧联：“小住为佳，且吃了赵州茶去；曰归可缓，试闲吟陌上花来。”竟是何等的自在，何等的悠闲，何等的潇洒，何等的韵致！

再如“庭前柏树子”，也是赵州禅当中的一个有名公案。有僧人问：“什么是达摩祖师西来的旨意？”赵州禅师回答：“庭院前的那棵柏树子。”僧人说：“请你不要把虚境指给我看。”赵州答道：“我不把虚境指给你看。”僧人又问：“什么是达摩祖师西来的旨意？”禅师依旧答道：“庭院前的那棵大柏树。”

僧人和赵州的问答，说明问题的本身，往往就是最最圆满的答案。试想青青柏树，充满生机，活泼泼地，何处非禅？僧人不懂这个道理，非要打破砂锅，一纹(问)到底，结果依旧什么也没得到，坠进执迷不悟的泥潭，岂非可惜？

还有一个有意思的问答，有官人问：“和尚您还下地狱吗？”赵州回答：“我老僧最早下。”官人又问：“得道大和尚为什么还下地狱？”赵州妙答：“要是我不下，谁来教化你？”这段回答的精义在于：“要是我不下地狱，谁来教化你”的回答既体现了佛门慈悲普渡的思想，又挑出了官人在担忧赵州禅师的同时，自己却被担忧给束缚住了。人，就是这样可怜的动物，往往在为别人担忧时，自己却于不知不觉中又反过来成了一个值得让别人担忧的可怜虫。

由于赵州从谂禅师的超脱、潇洒、平常，一生当中无牵无挂，所以竟获享了120岁的高寿。这在当时医疗条件远不如今的情况下，实在是个惊人的奇迹。

### ○知错就改　改了心安

——北宋百岁寿星张伯端

张伯端是北宋时期的道士，为人正直，胸襟坦荡，办事认认真真的。或许真应了“心底无私天地宽”这句话，张伯端在人世间的寿命很长，前后算起来，他正好活了

100岁。

他年轻时就喜欢读书，举凡天文地理、医学算术、儒道佛三教，无一不学，可说是个博学多才之士。后来，他中了举人，当上了府吏。官虽不大，他办事却从不马虎，在任上一直干了将近40年，经他办的案子许许多多，不计其数，但桩桩件件都办得很仔细。

虽说他心细，却也免不了犯错。平时，他非常喜欢吃鱼，几乎每餐都离不了鱼。是不是他的长寿与常吃鱼有关，这恐怕有待考证。有一天，手下人将饭菜准备好了，送到他那儿，他一看，感到奇怪：怎么没有鱼？

是呀，手下人也很奇怪，明明准备好鱼的，怎么一下子不见了？

张伯端想来想去，怀疑上了他家的一个女佣，一定是她嘴馋，偷偷地将鱼吃了。他找来女佣，再三盘问。女佣矢口否认，说什么也不承认。张伯端生了气：知错改正就好，为什么如此冥顽不化！他越想越气，痛恨女佣为人不诚实。一怒之下，吩咐人重重鞭打，女佣受气不过，竟在当天自尽身亡。

这事过去了许多日子，张伯端有一天正在家中看书，忽然听说大厅的墙上有蛆虫爬动，急忙过去一看，果然如此。遍查未果，他突然抬头看到了屋梁，急命人上梁查看。谁知，不看尚可，一看之下，着实使他吃了一惊。原来，那梁上有盆鱼，早已腐烂发臭，盆里的蛆虫已经爬到了盆外，难怪爬得满墙都是。这盆鱼，正是那天少了的那盆！

好好的一盆鱼，怎么会到梁上去的呢？他思前想后，猛地省悟，就在那个女佣自尽后的第二天，有个厨子突然不辞而别。哦，一定是他开的玩笑，将鱼偷偷地藏到了梁上，后来自知酿成大祸，这才逃之夭夭了。

张伯端跺脚不已，深深地陷入了自责，他长叹了一声："我身为府吏，办了不少案子，想不到还是发生了一件错案！"他愤而写了一首诗，一把火将所有的卷宗全部烧了。

这事对于张伯端教训不小，从此被迫离任，流落到了岭南。在岭南，张伯端也像其他道士一样，开始了炼丹生涯。但他的炼丹与别人不同，他主张炼内丹，排斥外丹，他认为"人人本有长生药"，既然如此，那又何必苦苦去"寻草学烧茅"呢？因此，他告诫世人："休炼三黄及四神，若寻众草更非真"。

他力主修炼的内丹，就是要将"坎中之阳气"去点化"离中之阴精"，要能这样，人就能运行交会而复还"乾健纯阳之体"了。

张伯端对于"修道"有自己独到的见解，他撰写了一部《悟真篇》，这是宋朝以来道教南宗的一部重要著述，他用诗词的形式，在《悟真篇》中阐说了道教炼丹的方法，个中闪烁着他的理念之光。

人有短寿和长寿之别，造成短寿和长寿的原因很多，胸襟坦荡、为人正直是不是促成长寿的一个因素呢？张伯端丢鱼的事至少说明了一点：知错即改，改了心安。

### ○讲究食忌的老寿星

——元代106岁的贾铭

俗话说：戏法人人会变，各有巧妙不同。养生之道，各有妙术。元代著名养生家贾铭讲究"食忌"，甚有心得，并身体力行，因此享年106岁。

贾铭，字文鼎，自号"华山老人"，海宁（今属浙江）人。生于南宋末年，经元代至明朝初年已百岁。曾受明太祖朱元璋召见，问他有何养生术？他回答说："无它，只是注意饮食而已。"同时将他所著《饮食须知》一书呈献给这位开国皇帝。明太祖知道这是老寿星的养生体会，乃令左右详加研究，在皇家膳食中照此办理。因此这位开国皇帝虽然戎马一生，日理万机，也得以高寿。

贾铭的《饮食须知》是一部专论饮食禁忌的专著，阐述了食物间相配的禁忌以及

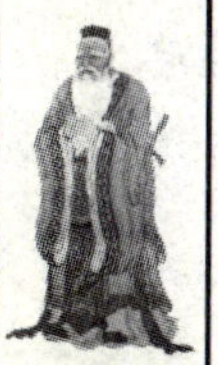

多食某种食物所产生的副作用和解救方法。全书分八卷，计水类、谷类、菜类、果类、味类、鱼类、禽类和兽类，共401种。这是本全面论述饮食的书，对于人们饮食养生有重要的参考价值。如此书介绍：萝卜，“服何首乌诸补药忌食”就有科学道理。身体虚弱者才服食滋补药，一般滋补药含糖分高，萝卜含有大量糖化酵素、芥子油，可刺激肠蠕动，而使补药中的滋补成分排出体外，抵消了人参的补益作用，所以服人参忌食萝卜此说流传至今。

贾铭还指出，大蒜，“消肉积”。一般中医都知道生山楂消肉积，却很少知道大蒜也能消肉积。现在国外研究证明，大蒜含有蒜氨酸，有降血脂和抗动脉粥样硬化的作用，能防治冠心病、心肌梗塞，也有降胆固醇和甘油三酯的作用，其降血脂的效果甚至优于西药安妥明。

贾铭还提出忌多食盐。日本学者研究发现，尿中含盐量多少与人的平均寿命有关。他们采集从青森至冲绳共七个县各100名男女的尿液，经科学分析认为，吃盐量每日增加一克，该地区人的平均寿命便缩短半年。与食盐摄取密切相关的是胃癌，吃盐过多，会增加胃癌的发生率。他们还发现，盐能增加肠道淋巴的含量，从而促使胆固醇的吸收，氧化胆固醇增多，则导致动脉硬化，从而缩短人的寿命。瑞典学者研究发现，人体随食盐摄取量的增加，胃癌、食管癌、膀胱癌的发病率也相应增加。减少食盐增加钾，多吃富含钾的水果、蔬菜，上述癌症的发病率就会大大降低。盐更是高血压的罪魁祸首。所以讲究饮食禁忌也是养生的一个方面。

贾铭对饮用水也颇有研究，他根据当时的实际情况提出能饮用之水有十数种之多，如天雨水、腊雪水、冰水、井水、山泉水、乳穴水等等。其中以井水为好，尤其是远从地脉来的井水为上。他对净水剂也颇多心得，除发现植物净水剂之外，还发现了矿物净水剂。早在六七百年前，我们的祖先就发现了净水剂的作用，这是多么难能可贵呀。

### ○节欲澄心澹神虑

——元明时百岁寿星张三丰

皇帝寻求问金丹，祖师留下长生诀，
长生之诀诀何如，道充德胜即良图，
节欲澄心澹神虑，神仙哪有异功夫！

这首诗是我国元明时代道教圣地武当山隐士张三丰答明永乐年间朱棣皇帝的长寿之道诗。从这首诗中可以看出，要想延年益寿，决无捷径可走，只有坚持“修行”、锻炼，方可得道“成仙”。历代皇帝耗费人力、物力，寻仙访道，以求长生不老的秘诀，但都失败了。在另一首答皇帝诗中，张三丰写道：“衣破用布补，树衰以土培，人损将何如？阴阳造化机。”说得更为直接，所谓“阴阳造化机”，就是指“练性”、“修心”。“寡欲澄心，澹神汰滤”，以气补身，天长日久，必然气壮身强，乃有“身中化作四时春”之感，这是健身长寿的基础。他还明确指出，“人能服此药，寿与天地齐”，并且发誓：“如若不延年，吾言皆事非”。可见，这是健身长寿的真本事了。

据史书记载，张三丰生于元代，卒于明代，活了100多岁，后不知所终。由于他健身有方，常常是“飘然而来，忽然而去”，“九州往来，浩乎无岸”，人称“三半仙”。明太祖朱元璋封他为“德高寿尊之士”；明成祖朱棣又封为“飞龙先生”，“可为百世之师”；明英宗朱祁镇封其为“通微显化真人”。

张三丰健身之道以“内功”传世。清朝王渔洋曾说：“拳勇之技，少林为外家，武当三丰为内家。”这是我国拳技、气功的两大派别。张三丰所倡导和追求的“内功”即“气”。以气养性，以气养心，以气养身，“虚心与静气相依，使人气养其心，心养其气，气盛理充，心安神全”，是他的养生之道，故有“气贯全身自延年”之名句。他将山石土木的雄姿、茂叶比作人的气质。“夫形者质也”，“质因气宏之”。气若“石蕴玉而山辉,沙怀金而川媚,此至精之宝”。在他所著的《无根树》词中,劝世人早练气、修心。他指出:“凡树有根,方能生发,树若无根,必不长久。人生在世,生老病死,忽在忽亡,亦如树之无根,无根树以人身气而言。人身百脉皆生于气,气生于虚无之境,故曰无根。”他还说:“花者树之精神焕发;人之身如树,全凭一点真灵气运动。真灵气则人之树根。”他希望世人“于虚无境内养出根”,便是长寿之人,可见养气之重要。

何为养气,张三丰的体会是:

第一,潜心。“潜心于渊,神不外游”。这就是“养气忘言守”,即忘言守一。忘言则气不散,守一则神不出,故有“澄心宜寡欲,养气戒多言”之说。

第二,静心。凡人心动荡,心事重重不能养气,心欲静贵在制伏两眼。练功者要“眼神鼻视脐,上下相顾,心息相依,这样便可降伏思虑”。“心静息自调,静久心自定”,就是这个道理。

第三,清心。清心则要寡欲凝神。“凝神者收已清之心而入其内,心未清时眼勿乱闭,要自劝自勉,使心理清凉恬淡,故收入气穴”。凝起神来,如坐高山,清静无我,“方得真清之药物”。

第四,调息。气功于脐下曰调息。调息即调匀呼吸,调息不难,心神一静,随息自然,“我只守其自然,加以神光下明”。“调息要调度阴之息与你心中之气相会于气穴中,调息要心平气和,气和则调息。心不起波谓之平,此乃玄关一窍。”可谓“绵绵调呼吸,一阴一阳鼎内煎”。

第五,真心。他认为“人心有二,一真一妄”;“世有学道数月而不见其寸进”,便无真心;“学不精,功不勤,心不清,神不真,以此之道,万无一成”。

以上是养气的必备条件,也是养气修心者首先要做到的。这几条做到了,就要凝神聚气。张三丰指出:“凡人养神养气,神即为收气主宰”,“收得一分气,便得一分宝,收得十分气,便得十分宝。”他奉劝世人不要“争功名”、“羡人富”而产生妒嫉心情,以损精气。在日常生活中,要注意饮食起居。如:“夏日宜早起用功,日出后觅微凉处收心静坐,切勿向日中大热处去睡,昏睡者精液化汗而出可惜。还有彻夜谈笑,引丹田之气尽纵于口角之间,致使精失其半,遂有泄精症。善保身者,谈笑宜少。”总之,要寻内快活,勿寻外快活。“收留义气,聚而不散,火候到此,则英雄之光气,亘万年而不灭也”。为了使人们都懂得养气健身之法,他在一首诗中写道:“堪叹世人不学仙,四时常怕病来缠;岂知一气原无故,气满身中命可延。”这就是养气延年的重要哲理。

### ○无瑕和尚与九华山百岁宫

——明代126岁的无瑕和尚

在安徽九华山东崖峰顶上,有一座五层走马通楼式的寺庙,这就是“百岁宫”,又名“护国万年禅寺”。百岁宫中供奉着享年126岁的无瑕和尚的真身佛像,虽事隔300多年,至今仍栩栩如生。每天有无数游客到此瞻仰,有许多善男信女到此膜拜。

无瑕和尚祖籍河北宛平县人,约生于明正德年间(1506—1521年)。因家境贫寒,24岁时出家到五台山,跟着师父苦读经书,虔诚修行。后云游四方,曾上峨嵋山求拜名师。

无瑕和尚26岁时,到了九华山。他走遍山山岭岭,最后选定了东崖峰顶的一个天然岩洞,穴居修行。山上无粮食吃,就长年采集黄精、党参、野果等,每日蒸晒三次,清晨吃一餐,以饱终日。为了表示自己虔诚之心,他决心以全部心血来抄写佛经。于是,他就以石板当桌,石块当凳,划破自己的舌头,用毛笔蘸血和金粉,开始抄写《华严经》。不管是寒冬酷暑,还是风雨交加,他总是起早歇晚,不停地抄写。当抄到十年又九个月时,全身的心血几乎写干了,便昏倒在石洞里。幸亏洞中的泉水滴在他脸上嘴边,滋润了他的心田,方使他慢慢苏醒过来。

后来，无瑕经过总结经验，他每天坚持吃一顿黄精、野果，写十张经文。有一次，地火烧到洞门口，他沾湿全身，用身体堵住烟火入洞，保住了经书。最后，总共耗费28年又20天，终于写完了九九八十一本。到了126岁的农历九月十四日上午，他写好了自传，放在自己左腿的旁边，又将血写的经书整整齐齐地放在身体的右侧，然后堵上洞门坐化了！

无瑕和尚在如此艰苦的条件下，为什么还能寿逾百岁呢？后人分析，除了九华山环境幽静、空气清新和他每日握笔运气以外，主要原因是他常年服食黄精。

相传古时黄帝问天老："人生在世，有没有一种食品吃后可以长生？"天老答道："有！太阳之草，名曰黄精，人吃了后可以长生。"黄精，别名鸡头黄精、鸡头根、黄鸡菜。为多年生草本，生于山地丛林之中，全国各地山区均有出产。可食部分是地下横生的肉质根状。临床用于补中益气，润心肺，强筋骨，并有久服轻身、延年益寿之效。

约过了三年，明朝末代皇帝崇祯做了个梦，便命兵部尚书到九华山敬香。兵部尚书带着人马，来到九华山，一个寺庙一个寺庙地拜佛敬香，碰巧在东崖峰顶上发现了那个石洞。他们打开洞门一看，只见洞中静坐着一位长老，仪表端庄，面容坦然，身体完好。翻看了他身边的经书和自传，才知他已活了126岁。兵部尚书急忙回京如实禀报皇帝，崇祯听后大喜，即命令修建庙宇，并亲笔题写了两块匾额，钦赐了两颗金印。寺庙建成后，又钦封为"百岁宫护国万年禅寺"，并封无瑕长老为应身菩萨，将他的真身涂金供奉在庙内。

九华山历代的僧侣们将无瑕真身和他抄写的血经《华严经》视为国宝，精心保存至今，完好无恙。百岁宫的和尚，无不崇拜无瑕的坚毅刻苦的精神，称颂他的完美功德，有人乃作诗赞曰：

丹心碧血身无瑕，
渡尽终身成菩萨。
血写经书传百代，
谁来九华不拜他！

**○慈俭和静**

——清朝257岁的李庆远

在我国历史上，留有文字著述的年寿最高者，当数李庆远。

李庆远，生于清康熙十八年（1679年），卒于民国24年（1935年），终年257岁。因为他对中医中药、尤其对养生术的研究和实践，都有不凡的造诣和成就，言行举止如同壮年，所以被人们誉为"神仙"。他原籍云南省，90多岁到四川开县定居，一生娶过24任妻子，膝下子孙满堂。在他250岁那年，他的同乡刘成勋先生专程对他进行了专题采访。李庆远兴致勃勃，引经据典，对养生术作了长篇宏论，既谈个人的养生实践，又论古今养生有道与无道的经验与教训，被刘成勋先生详细记录下来，整理成为《自述》一文，留存后世，至今仍为养生家必读的文章。

李庆远说的第一句话："我今年250岁，没有一点衰老的样子，人们把我当作神仙看待，那我就不客气地谈谈养生术吧！"

他接着说，人的寿命有长、有短，这是由元气所主宰的。元气，又称原气，禀受于先天而赖后天荣养而滋生。它发源于肾，藏于丹田，借三焦之道，通达全身，推动五脏六腑等一切器官组织的活动，为生化动力的泉源。

他形象地把爱护与不爱护元气，比作蜡烛存放的位置。若是把点燃的蜡烛置于罩笼内，则时间延长；若是置于风雨中，则时间必短。养生之道，亦是如此。

李庆远讲到善养生与不善养生的两种人情形时说，善养生者，法于阴阳，调于术数，饮食有节，起居有常，作息有时，无名利之系其心，无机械之乱其神，不妄作劳，故

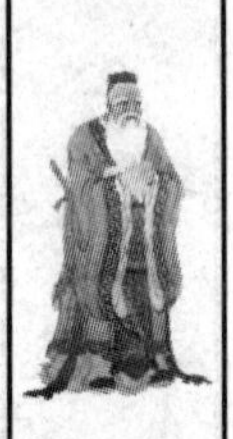

能形神相俱，泰然百岁以上。而那种不善养生之人，以酒水为浆，以妄为常，醉以入房，以欲竭其精，逆于生乐，务快其心，饮食无节，起居无时，而狗马声色之事乱其神，富贵荣辱之念系其心；心无片刻宁，神无片刻安，胶扰不休，必然不到半百就会龙钟衰老了。

他十分欣赏清代学者陆陇其的一段话："足柴足米，无忧无虑，早完官粮，不惊不辱，不欠人债而起利，不入典当之门庭，只消清茶淡饭，便可益寿延年。"李庆远称："此真养生之妙诀，益寿之良箴也。得此可以长生，不必采灵药、炼金丹也。"

他十分欣赏老子下列之言："毋劳汝形，毋摇汝精，毋使汝思虑萦萦。寡思路以养神，寡嗜欲以养精，寡言语以养气。"李庆远说，此中妙旨，往往被不善养生之庸人所忽视。

他根据古人的养生理论，特别强调善养生者必以慈、俭、和、静四字为根本。

所谓慈，即人心慈善，不害物，不损人，慈祥之气，养其天年也。

所谓俭，即俭于饮食则养脾胃，俭于嗜欲则聚其精神，俭于言语则养其气息，俭于交游则洁身寡过，俭于酒色则清心寡欲，俭于思虑则免除烦恼。凡事省得一分，则受一分之益。

所谓和，即君臣和则国家兴盛，父子和则家宅安乐，兄弟和则手足提携，夫妻和则闺房静好，朋友和则互相维护。此为致祥之道也。

所谓静，即身不过劳，心不轻动。

李庆远在讲到自己的起居饮食时说："食不得过饱，过饱则肠胃必伤；眠不得过久，过久则精气耗散。余生二百多年，从未食过量之食，亦不作过久之酣眠。"

他还讲到生活细节的注意事项。提出，凡细小之事，人们往往容易急躁，如此必然伤身。他告诫人们：寒暖不慎，步行过疾，酒色淫乐，皆伤身，损伤之极，即可亡身。所以，按照先人的养生术，行不疾行，目不极视，耳不极听，坐不过久，卧不及疲；要先寒而衣，先热而解；要不待饥极而食，不待渴极而饮；要无喜怒哀乐之系其心，无福贵荣辱之动其念。此乃长寿之道也。

李庆远最后告诫说，饥寒痛痒，父母不能代，衰老病死，妻子不能替。只有自爱自全之道，才是养生的准则和关键。

### ○勤劳　开朗　明理　长寿

——109 岁老太王张氏

王张氏生于清光绪十七年(1891 年)，现居住在江苏盐城市城区南洋镇东滩村。王张氏出生在一个富裕的家庭，后来为躲避战乱，嫁到了当年还是盐碱遍地、蒿草丛生的南洋镇东滩村，生活很清苦，但她跟随丈夫辛勤劳作，养家糊口。

在王老太太 50 多岁时，丈夫不幸患病去世，使她受到了沉重的打击，但要强的她很快摆脱了失去丈夫的伤痛，顽强地撑起了主持家务、养活儿女的担子。她本人艰苦朴素，勤俭节约，把大部分精力花在教育子女上，使子女们健康成长。

勤劳、开朗、明理——这是王张氏的个性。早年她坚持参加集体劳动，从联产至承包到户，几十年来从未间断；她虽已年过 80，但仍然帮着小辈忙这忙那；就是百岁以后，她还是经常帮着剥葱拆蒜，拣拣棉花，做些力所能及的小事。王张氏老太历来开朗、明理，她经常对人说，笑一笑，十年少；愁一愁，白了头。要会驱除烦恼，要懂得解脱自己。她还打比方说，在农村有人往往愁责任田里的庄稼长得不如人家；愁人家住上了大楼房，自己还住在简陋的小房里……其实，不必犯愁，应随遇而安。有道是"怒则伤肝，喜则伤心"嘛！

有规律的饮食起居。王张氏老太一生中饮食起居很有规律，每天按时起床按时睡觉，一日三餐基本定量，不挑食、不贪杯。年轻时正值旧社会，家境生活贫困，自然以素食为主。新中国成立后直至现在生活条件不断改善，生活质量不断提高，饭桌上的荤菜自然增加了，但王张氏已经养成了爱吃素食的习惯，有时吃少量荤食，权作调调口味。王张氏也爱好吃海鲜之类的食品，这也许是为了满足身体对钙、碘等营养的需求。

俗话说："一分耕耘，一分收获"。王张氏艰苦持家，对子女教育很严，为他们播下了希望的种子，小辈们回报她的是无尽的孝心。现在她和孙子一起生活，她的孙子虽然是抱养的，却胜似亲生。王张氏的孙子和曾孙子对她无微不至地照料，使她晚年生活过得非常幸福。在她年过百岁以后，各级领导、亲朋好友和一些素不相识慕名前来探望慰问她的人络绎不绝。王张氏老太在感激之余，总是兴高采烈地告诉来访者，小辈们对她是非常尊敬和孝顺的……。

坚持劳动锻炼。王张氏已是老寿星了，但她仍然坚持劳动锻炼，坚持甩甩手、踢踢腿以活络筋骨，至今身体健康。她一生中爱与"勤"字结缘，忌与"药"字接触。她爱与人交谈，了解国家大事，爱听社会趣闻。在日常生活中，王张氏与人聊天时谈笑自如，极为乐观，也许这就是她健康长寿的缘由所在吧。

令人惊奇的是，王张氏 102 岁那年，额前竟慢慢地长出了一个长约 2.5 厘米、宽约 0.5 厘米的肉质小角，被人称为"寿星角"，有人认为这预示王张氏老太会更加长寿。凡了解王张氏老太的人，自然更加仰慕不已，可惜的是王老太太在 105 岁那年，有一次不慎跌倒，"寿星角"不知怎的被碰掉了。

王张氏老太是我国不多的老寿星之一，她是健康长寿的。可以说，王张氏出生于一个长寿之家，因为她的兄弟姐妹包括父母亲都活到了八九十岁高龄。

### ○平静质朴老寿星

——108 岁老太李阿大

江苏省苏州市郊区横塘乡敬老院（又称老年公寓）里共有 19 位老太，其中年龄最大的竟高达 108 岁，这位跨越三个世纪的老寿星名叫李阿大。

李阿大老太生于 1892 年 4 月 11 日（根据农历推算）的江苏省江阴市农村。那时，她家住在离江阴 15 公里处一个小村庄，以农耕为生，生活过得很清贫。她 10 岁那年，江阴突然发生了一场水灾，淹没了家中农田，她父亲便携着一家老小逃荒到苏州乡下横塘一带帮人种田，当地俗称"种客田"。李阿大从那时起定居横塘。此后竟再无缘回过江阴老家。

李阿大父母共生了 10 个子女。因为她是头生，故取名"阿大"。李阿大的父亲其实姓蔡。李阿大 18 岁那年与一位李姓庄稼汉结婚，被称为"李蔡氏"。李蔡氏和她的父母都没读过书，也不识字，人们对她的称谓，她父母也不在乎。李阿大共生育了 5 个子女，丈夫和子女们都不识字，久而久之，人们都习惯称她"李阿大"，这种称呼一直延续到现在。

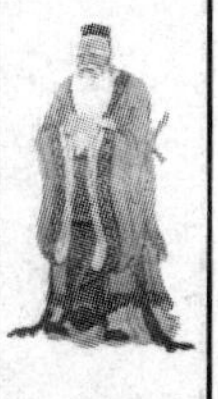

艰辛的童年——李阿大的童年、少年时代的生活条件都是很艰苦的。她的父亲一年到头帮人种田，却没有米吃，为了养家度日，李阿大的父亲只好去借"黄米"（一种高利贷性质的米），如果借 50 公斤，就要还 65 公斤，甚至 75 公斤。李阿大有弟妹九个，因为穷，好几个弟妹还没长大就去世了。因为没有钱治病，一个妹妹是出痧子死的，一个妹妹不知患了什么病，腹部痛得厉害，结果也去世了。因为吃不饱，有个弟弟还是饿死的。李阿大父亲为了这个家，拼命地干活、挣钱，积劳成疾，也过早地离开了人间。

接受不幸的现实——在这漫长的一个多世纪中，李阿大先后葬别了父母和八个弟妹，在她 59 岁时，丈夫也不幸去世，接着三个子女以及儿媳、孙子离她而去。李阿大十个同胞兄弟姐妹中，现仅幸存李阿大和最小的弟弟蔡月林，弟弟蔡月林也已 80 多岁了，1989 年与她共同生活的儿子也已是 70 多岁了，还需要别人照顾。于是那年李阿大自愿住进横塘敬老院。

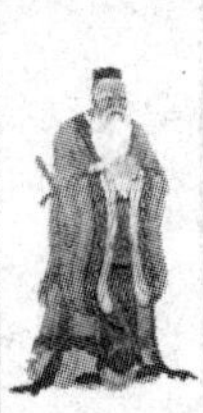

早年生活贫穷——李阿大早年生活贫穷。为了抚养子女，撑起这个家，她无奈地到上海做帮佣，佣钱寄回家，在上海一干干了10年。她的生活虽十分艰苦，却没生过大病，这在她家族中还是个例外。对于这样的生命奇迹，许多人觉得不解，但也有更多的人认为，正是苦难本身磨练了她的意志，强健了她的体魄，使她的生命经受了考验，赢得了长久。

坚持锻炼，少吃荤菜——李阿大被横塘乡敬老院接纳以后，一直健康地生活着，她心胸开朗，不为小事烦恼，并经常走动，坚持锻炼，不沾烟酒，少吃荤菜，最主要的还是如她自己所言："喜欢太平，不喜欢多啰嗦"。

与世无争，平和待人——李阿大老太所在的敬老院，硬件条件不错，但类似"女大学生宿舍"的集体生活，难免也有"个人习惯"与"集体行为"相撞的时候。同宿舍的老太中，有一个特别爱清洁，还不喜欢别人碰她的东西，而李老太的床正挨近她的床，两人共有一条"床间通道"。为了尽量不碰到那位爱清洁老太的床，李老太总是专走另一边靠墙的一条小通道，有时还要侧身走动。她虽然是敬老院里的老大姐，但从不以"最老"自居。有人来探望慰问李阿大时，她总是关照来访者尽量不要坐那老太的床。为此，她和被公认为"疙瘩"的老太能平安相处，彼此太平。

敬老院里有近20名老太，平时闲聊时，难免说东家长，道西家短，絮絮叨叨，而李老太从不参与，别人说什么，她听过就算，也不会去"传话"。因此，她与许多人皆能相安无事。在上海帮佣时，她在同一家连续做了10年，就是一个例证。

规律的生活——敬老院的集体生活是很规律的，集体吃饭、吃菜是分食制。炊事员分到每位老人碗里的食物有时或多或少，这是正常事，有些挑剔的老人就很在乎，李老太却从不计较，总认为能吃饱就行。为此她每顿饭都吃得很"太平"。李老太对吃什么也不讲究，除了吃刺多的鱼感到麻烦、费神外，几乎什么菜都喜欢吃。别看她年事极高，她的饭量却不小：午餐125克米饭、两块薄片猪肉、四个百叶结、一小碗白菜，还有一小碗粉皮汤，她会吃个精光。她还特别喜欢喝汤，如猪血汤、雪里蕻汤、粉丝汤等。一日三餐有规律、有定量。一天能吃350克米饭呢！一般情况下是，早餐100克稀饭，中午125克米饭，晚上125克面食。饭后或与同伴聊聊天，或是散散步，多半是支着拐杖在敬老院大门口看看外面的风景，不知不觉一天就过去了。

淡泊名利——养老、敬老、爱老、助老，已成为当今社会的共识。老寿星现象自然引起全社会的关注，来看108岁高龄李阿大的人络绎不绝，电视上出现过李老太身着家常衣衫的"寿星镜头"；报纸和一些摄影展览中也登出过她那张嘴微笑、露出几颗稀疏牙齿的寿星照片。对此，她内心很平静，别人来看她就让别人看，要拍照就让别人拍。有一次还让重外孙陪着，辗转乘车到城里一家电视台，让人拍电视。她并不喜欢看电视，被摄入电视，她也不当回事，依旧每晚很早就睡了，有时甚至先睡一觉，等同屋的老太从娱乐室看电视回来后，再起来洗脚，然后再继续睡觉。她常说："我喜欢多困困（睡觉）"。由此可见，李阿大习惯于闭目养神，平心养生。

### ○"天降神仙原不老"

——访百岁伉俪袁敦梓毛惠琴

他们是现在上海唯一的一对百岁夫妻，他们的名字已收入"上海之最"：袁敦梓，1889年11月生，年104岁；毛惠琴，1889年8月生，也是104岁。他们结婚已85个年头，早已超过什么银婚、金婚、钻石婚，真可谓相亲相爱，白头偕老。

在胶州路一间宽敞的客厅里，笔者拜访了这一对老人。取暖器吱吱作响，客厅里暖洋洋的，使人一点也感觉不到室外是滴水成冰的气温。墙上挂了许多字轴画卷，一幅字轴上"福寿"两个大字苍劲有力，十分醒目，这是北京大学在袁敦梓、毛惠琴夫妇百岁高寿大庆时送的；苏局仙老人曾托人送来了墨宝，上书"白头偕老人间少，百岁超龄世更无，天降神仙原不老，双星河汉庶几符。敦梓惠琴双星寿考无疆己巳夏南汇百八岁苏局仙”。

袁老见来了客人要采访他，便从沙发中站了起来，连声说：“我的养生之道是8个字：‘心情舒畅，生活愉快’。”是的，老人的家境是不错的。袁老和毛老太太生育了3男3女，现在已有了第五代，全家六十多人，有一半在国外，每年总有四五批小辈从国外回来探望老人，一家人和和睦睦，生活美满。家里人对两老照料得很周全，冬有取暖设备，夏用空调，“自然灾害”对老人没有什么威胁。袁老的最大爱好是看报，他伸出5个手指对笔者说：“我每天要看5张报纸——人民日报、解放日报、文汇报、新民晚报、参考消息，每个月的报费要花去几十元钱。”

老人的生活很有规律，可谓是起居有常，饮食有节。每天早上6点多钟起床（冬天7点多钟起床），洗漱以后吃早饭，通常吃一杯咖啡牛奶、面包或蛋糕，喜欢吃炖蛋，炖蛋的方法比较别致：蛋不打散，浇上猪油，撒点盐，再放点福建肉松蒸熟。接下来是看报时间，袁老还经常为毛老太太读报。中午两老吃饭不吃粥，有时吃点面食，袁老喜欢吃荤菜，鸡鸭鱼肉都吃，不忌嘴，毛老太太喜欢吃蔬菜、豆制品，也不忌嘴。袁老饭后要睡2小时午觉，毛老太太只需在沙发上打个盹就行了。午休后两位老人要吃点点心。晚饭后，看过上海台和中央台的两档新闻节目后，两老便上床休息了。

现在两老的身体都不错，只是袁老耳朵有点背，毛老太太有点贫血并有眼疾。1990年，已102岁的两老都住院开过刀，毛老太太开白内障，似是“小刀”，而袁老因在家里走路不慎跌了一跤，摔碎了股骨颈，手术做了2个小时多，取出碎骨，换上钛合金骨。这样的高龄，这样的大手术，袁老在手术后的第五天拆线，一星期后就下地走路，令医生也感到惊讶。

### ○亦闲亦趣养天年

——访106岁老人陈惠贞

星期日上午11时。21英寸彩色电视机屏幕上正播放着《封神榜》，只有画面没有声音。106岁的陈惠贞老人端坐在八仙桌旁，两眼注视荧屏。由于耳背，老人已习惯看“无声电视”，而且看得津津有味。已过花甲之年的陈老太的孙女胡曼丽告诉笔者，老人最喜欢看电视，只要有节目，电视机基本是“一日开到夜”，每晚总要看到九十点钟才上床睡觉，兴致高时常常要看到4个频道的节目全部结束，不见“祝您晚安”的字样不关机。这样长时间看电视似乎有悖于养生之道，可陈老太看上去依然是腰板挺直，精神矍铄。原来陈老太自有补偿睡眠的方法，她有睡午觉的习惯，一般要从下午一时睡到三四点钟，“以昼补夜”，也能养精蓄锐。

说起饮食，老人有她多年养成的习惯。她一天吃五顿，但量不多，早晚各吃一小碗粥，中午吃大半碗米饭，午睡起床和晚上八九点钟的两顿点心均为半瓶牛奶加少量糕点。老人不挑食，虾、鱼、鸡、鸭都吃，略带肥肉的五花肉也喜欢吃，但长期坚持“早上吃素”的习惯，不到中午12时不开荤。因为是绍兴人，特别爱吃霉干菜、霉千张等家乡菜，也爱吃咸货。说到此，保姆打开桌上的菜罩，指着一盆咸梭子蟹说：“今天中午就吃这个菜。”胡曼丽接着说：“说起来吃霉的咸的东西对人体会有不良影响，可几十年下来似乎对老太太影响不大。还有呢，老太太喜欢抽烟，一天要抽一包左右，虽说吸烟有害健康，可对老太太来说也是‘相安无事’。”

陈老太最大的特点是乐观、开朗，对生活充满信心。她从不认为自己老，从来不讲死的事情，常常打趣说“阎罗王已经忘记了我”，还说“打算活到200岁”。早上起床后要花上半小时梳妆打扮，脸上要抹点化妆粉，手指甲上还要涂上儿孙们从国外带来的指甲油，全然没有“廉颇老矣”的暮气。老人特爱清洁，大热天每天要洗澡换衣自不在话下，即使在大冷天，一星期也要在火炉和红外线取暖器旁揩两三次身，每揩一次身都要换一次衣服。老人心地善良，为人热心，喜欢小辈。她住朝北的房间，朝南的房间让给从国外回来探亲的儿孙们住，尽管利用率不是很高。平时老人经常



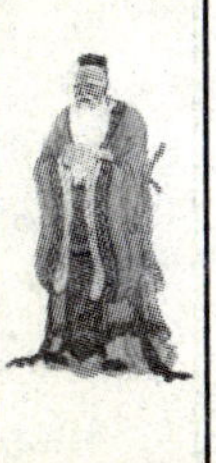

帮保姆拣拣菜，剪剪虾，剥剥豆，以此来调剂精神。

老人的家庭是个美满的家庭。她有两个儿子，一个在香港，一个在加拿大，9 个孙子孙女中 7 个在国外。除老人的丈夫在 55 岁时故世外，儿媳孙辈中一人不缺都健在。从大年夜到现在，国内国外的家人接连不断来看望她，使陈老太喜笑颜开。老人头脑清晰，儿孙们的生日她都记得清清楚楚，到时一定要叫保姆做面条吃。至今她仍是当家人，保姆买菜回来都要与她结帐。老人平时不大生病，最近华东医院替老人作了体检，主要指标都是正常。102 岁时老人的左眼做了白内障手术，医生说老人身体好，眼底条件好，一开刀视力就改善，右眼就用不着再开刀了。

### ○爱心滋润老人心

——访 105 岁老人王阿荣

武夷路 337 弄某号。星期日上午 9 时半。王阿荣老太在后房睡得正熟，我同她的家人在交谈。不一会，传来一阵中气十足的宁波话：“这么多人来看我，我真高兴……”不知是谁叫醒了她，老人不用人搀扶，边说边走，执意要到前房来看看我这个“领导”，尽管她的视力很差。

看上去，老人身体尚健，虽然脸上有较多寿斑，但皮肤还嫩白，气色很好，不见龙钟老态。穿着也挺入时，本白色纺绸短袖衬衫、深色纺绸长裤、黑色镶金丝的拖鞋，显出富贵相。老人的女儿说，母亲除了有点气管炎外，内脏都很好，血压也正常，医生说她的内脏功能与年青人差不多。原先视力很好，去年脚上发流火，可能是用药重了点，视力渐退。总之，可以用“吃得下，睡得好，拉得出”这三句话来概括她的健康状况。

王阿荣生于 1891 年 10 月 19 日，浙江镇海五里牌人。在乡下成婚后，丈夫种田，她做家务，生育七八个孩子，现在只剩下头尾两个女儿，大女儿 80 多岁，在青岛，小女儿 62 岁，与她一起生活。老人性格开朗，常与小辈讲笑话，从不见她发愁，她的两个女婿去世后，“白发哭黑发”照例是很悲痛的，但她哭过之后并不往心里去。平时喜欢唱唱歌，笔者采访时她唱了一曲《东方红》，有节奏感，基本不走调，赢得满堂喝彩，老人自己也乐了。

现代医学研究指出，低钠饮食有益健康。王阿荣老人多年养成的饮食习惯却与之“背道而驰”。她喜吃咸食，餐桌上有咸蟹、蟹酱、黄泥螺等下饭菜，她会胃口大开，一顿可吃两碗饭。为了适合老人的口味，炒菜时先盛出部分家里人吃，余下部分再加些盐给老人吃。

老人能舒心地生活，与外孙女蔡丽娟“从头管到脚”的精心照料分不开。老人头发长了，外孙女替她剪；指甲长了，外孙女帮她修；夏天每天一次澡，由外孙女帮她洗。老人的衣服、鞋子，连头颈里挂的一块“寿”字挂件和充满童趣的装饰手表，都是外孙女特意给外婆买的。蔡丽娟得知今年天大热，怕老人受不了，赶在天热之前特意买了一台进口冷暖空调，使老人喜不自禁。小辈的爱心滋润着老人的心田，老人也特别疼爱外孙女，外孙女晚上晚点回家，她会“丽娟、丽娟”地唤个不停。当笔者赞扬蔡丽娟时，她很平静地说：“尊敬和赡养老人是我们的传统美德，是小辈应该做的。在这方面，妈妈就是我们的榜样，她对外婆很孝顺。还有哥哥待外婆也很好，帮外婆洗脚，背外婆去看病，都毫无怨言。”“其实，长宁区政府、老龄委都很关心外婆，近几年里为她做过几次寿，街道干部郝秀英也经常来探望，我们非常感谢。”蔡丽娟又补充道。

### ○勤耕常作显精神

——访 105 岁的庄稼汉金友梅

从吴淞煤气厂骑车向西，不消十分钟，便到了宝山淞南乡塘桥村。走进一幢坐北朝南的两上两下新式楼房，只见水泥庭院收拾得干干净净，西边客堂间那幅大红门联平添一份喜庆。这里居住着一位105岁的庄稼汉——金友梅老人。

环顾间,老人的小媳妇金宝珍从东边厨房迎出,将笔者请进客堂。已近七旬的金宝珍快人快语,她告诉笔者,金友梅老人如今已是五代同堂,膝下130余人,遍布工、农、商、军、学各行业。三年前,失却四十年音讯的已年逾古稀的四女儿金金英从台湾高雄归来,着实使老人高兴了一阵。

谈笑间,已是中午11时半了,笔者欲去接金友梅老人过来吃午饭。老人的小儿子金志文说:"勿忙,吃饭辰光,老人自会过来的!"顺着金宝珍的指点,笔者见老人正坐在庭院对面朝南的窗台下悠闲地剥着桔子,一身墨绿色中式棉袄裤,气色俱佳,很见精神。原来老人现在同孙子金惠良、金培良两兄弟住后面一幢楼房。到吃饭时,老人会独自走过来,雨天也是如此。如谁上前相帮,会遭他的白眼:"勿要你们搀扶!"

金志文接茬道,老人除皮肤有过湿疹外,身体一直很健康,在他百岁那年,还被评为"全国健康老人"。眼下这天气,老人晚上睡觉,不要什么电热毯、汤婆子。白天,穿件棉袄加条毛衣,足矣。老人头脑清醒,逢年过节,面对小辈们你来我往的探望,还从未发生过"张冠李戴"的事呢!

身高1.75米的金友梅老人朴实憨厚,脾气温和。年轻时,种田,开河,挑粪,什么活都干,是典型的庄稼汉。虽说没什么文化,却十分喜欢戏曲,哪里播放京剧、越剧,他准会竖起耳朵,陶醉一番。

金友梅老人并无特别的"养生之道"。据了解,老人每天八点半起床,漱洗独立完成,且半脸盆水能一手提起。早餐为二两稀粥,冬至起添碗白木耳,中、晚饭皆吃米饭,并与晚辈围桌而吃,有啥吃啥,尤爱吃肉,且不论瘦肥。老人日常还吃点苹果、蜜枣、桂圆、饼干之类点心,但烟酒及人参则一概"拒之口外"。总之,用金宝珍的话说,"伊交关好弄!"作为一个地道的庄稼汉,老人至今还保持着劳动习惯,不时在屋前理理柴、搓搓玉米;夏天,则在葡萄棚松松土、整整枝。

### ○习动去奢添鹤龄

——访105岁老人项银莲

南市区中华路一幢临街的老式房子,房门半掩着。我推开门扉,见得楼梯间内,一位苍苍白发的老太太正坐在床上,她就是笔者的采访对象——105岁的项银莲老人。老人执拗地凭藉着扶手攀登陡窄的楼梯,把我领到二楼她儿媳的房里。

聊起老人刚才自己上楼的事,她儿媳毫不惊讶地说:"老太太好动。前几年经常外出散步。有一次走得太远差一点走迷了路。这两年精力略差些了,但仍是一天里要上上下下跑几趟楼梯,还想自己提便桶下楼涮洗。小辈怕老人跌跤,不允许她涮洗,她才作罢。"今年过年,老人喝上大半杯啤酒,头有点儿晕花,没坐稳,一跤跌坐在地板上,家人大惊失色,孰知老人安然无恙。倒是老太太不时地惦记着病弱的儿媳。老人平素特爱清爽,衣裳总是自己动手,搓洗得干干净净,连被套也三天两头地翻洗。虽说耳朵有些背,可是眼神却不差,戴了老花镜,还能自己引线穿针缝缝补补,生活起居从不多依赖别人。每天早晨起床,洗脸、梳头、盘髻,一一自己整理。提壶冲水,更是常事。

言及老人的饮食,说是现在一顿能吃上一大碗面条或馄饨,平时少沾荤腥,早餐吃一小碗泡饭,大头菜、豆腐之类佐食。就是过年多吃了点油腻重的荤菜,消化不良,吃上几粒黄连素便告无事。老人身子健朗,一直无大病小恙相扰,在我们谈话的半小时里,老人陪坐一旁,少有萎顿疲惫之色。

老人现在思路清晰,偶而自己跑到马路对街的水果摊上买点香蕉,还嫌价钱贵哩。过年过节总忘不了给小孙女压岁钱。老人与儿孙辈相处和睦,就是有一点"缺憾"令她耿耿于怀,儿子家住房小,她也只好"蜗居"仅容一张钢丝床的楼梯间。年前


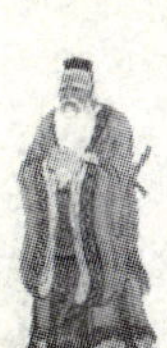

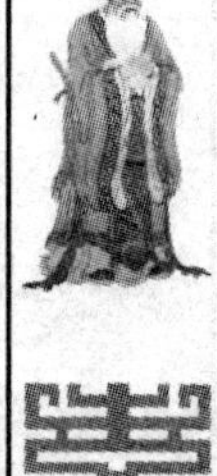

区长探访时,她还向媳妇絮叨“房子改善”之事呢。

**〇关爱滋润老人心**

——107 岁老太冯迪生

据悉,静安区现有 25 位百岁以上跨世纪健康老人,2001 年可望达到 35 位,要算本市之最了。静安区所属的 5 个街道社区中,仅石门二路街道社区就有 10 位百岁老人,年龄最高的理当数冯迪生老太,她今年已 107 岁了。

冯迪生,出生于 1893 年 11 月 27 日。她年轻时曾目睹了孙中山、宋庆龄的婚礼。孙中山平易近人,特别是他提出的解放妇女的号召,给冯老太留下了深刻的印象。受此影响的冯老太,在以后的生活中养成了热爱祖国、关心时事、乐于助人的良好品格。

冯老太把“施恩莫望报,望报莫施恩”作为做人的准则。例如,早年曾有位年轻女子在经济生活发生困难,对生活感到迷惘时,冯老太便不计回报地给予她帮助和耐心引导,最终使那位女子摆脱了困境。以后在冯老太的关心下,此人生活得很好。

冯迪生老太言传身教薰陶着她的晚辈们。中学退休教师年龄已近六旬的黄梅君,深有感触地告诉笔者:“奶奶历来很爱护我们晚辈,早年对我们要求很严,现在她年事已高,我们自然是很尊敬她孝顺她的。为了能使她晚年过得舒服些、幸福些,我不仅要安排她一日三餐的饮食和日常护理,而且还学会了预防意外的急救方法。奶奶以往身体一直很好,自今年 2 月初起,思维能力有所减退,还出现过小便失禁。”当笔者询问她长期侍候老人家累不累时?黄梅君女士很坦率地说:“很累,但我没有怨言,心里只想着让奶奶在有生之年活得开心些,长寿再长寿些。”

老寿星喜欢天伦之乐。冯迪生老太最大的烦恼是“没有人陪我玩”。她一直记得两个重孙女小时候,她送她们上学,和她们一起玩投飞镖游戏,听她们兴致勃勃地谈学校见闻……可现在孩子们长大了,没有人再和她一起玩了。

冯老太的生活很有规律,每天早晨 6 时起床,晚上 9 时睡觉。她闲着时,常倚在窗口数街上的行人。因为冯老太所在的同济大学专家楼平时很少有人经过,所以一天下来也看不到几个人影,她颇感失望。有时实在闷得发慌,老人就抱着玩具小狗自言自语,聊以自慰。

冯老太平生最大的爱好是旅游。自从她 17 岁结婚后,就跟随丈夫走南闯北。1987 年,在冯老 95 岁高龄时,她还和儿孙们一起到广州游玩。

前几年,冯老太也小小地过了几把“旅游瘾”。南浦大桥、杨浦大桥和内环线高架工程完工以后,冯老太缠着儿孙们要去看一看。经不起她的软磨硬缠,孙女黄梅君只好陪她坐出租车去兜了一圈,冯老太总说看了还不过瘾,结果一而再再而三地去了七八趟,才算过足了瘾。以后,冯老太又提出还想去东方明珠和城隍庙看看新变化,可惜儿孙们没空带她去。1999 年,孙女黄梅君陪伴冯老太游豫园城隍庙和南京东路步行街时,冯老太嘴里不停地称好,感慨南京路变化这么快,与她十年前见到的情景完全变了样;当走进城隍庙“绿波浪”餐厅时,冯老太吃着点心连声说好吃。那天,冯老太高兴得像小孩似的。

她爱“冯式太极拳”。毕竟冯老太年事已高,外出“旅游”总有些不便,她就在家里尽情施展“拳脚”。她经常到家门口的小花园里打拳,操练的套路是她自己编的,她取名为“冯式太极拳”。她最爱看的电视是排球、足球和乒乓球,看到精彩时她还会谈上几句自己的看法。人们都说她是一名“场外业余指导”,但她乐此不疲。

黄梅君女士告诉笔者,今年元宵节前夕,她全家四代人同到酒店庆团圆吃汤圆,未曾料到,她奶奶在吃汤圆时不慎噎在喉咙口了,顿时两眼发愣,令在场的人惊得不知所措,有人提醒打救护电话,这才使众人回过神来,她急忙用手指伸进奶奶嘴里,小心翼翼掏着噎在她喉口的汤圆,家人又用手掌轻轻地拍着奶奶背部,一会儿,奶奶

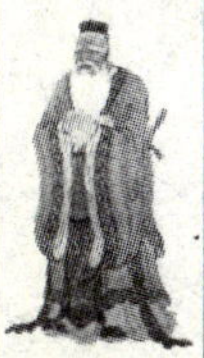

“哼”的一声，一只汤圆总算被挖了出来。黄女士再仔细看奶奶喉口，见还有半只汤圆仍在喉根处，手指又无法伸进，怎么办？在场的人七嘴八舌，机灵的小重孙女快捷冲到老奶奶面前，她与老奶奶背对背，然后她伸开两臂反手勾住老奶奶两臂，背对背贴着，让老奶奶时而双脚腾起时而双脚落地交替，前后摇晃到40多下，奶奶又是“哼”的一声，半个汤圆跃出喉口，回到奶奶的口中，稍许，奶奶渐渐地恢复了原状，在场的人才松了一口气。笔者为此感触，老年人在饮食时要小心在意，以防不测。

冯老太看到客人来拜访，她显然很高兴，当笔者举起相机对准她时，她便露出了孩童般得意的笑脸。笔者与黄梅君女士进行了长达3个小时的交谈，深深感到，冯老太的长寿，与她本身的乐观和晚辈们孝顺呵护是分不开的。

### ○百岁寿星乐说书

——106岁老太李长美

“贤惠媳妇郭三娘孝顺公婆……”一阵清晰洪亮的说书声回荡在一间不大的屋子内，说书者是106岁老太李长美。

说起李长美老太，附近居民几乎无人不知。她善长讲故事，能用抑扬顿挫的声音，将故事情节讲得细致生动，还能把握时间，将故事作分段处理，令听者今天听了明天还想接着听。此刻她又讲起了《包公巧断武燕春》的故事，绘声绘色，在场的人听得津津有味，拍手称绝，老太笑得合不拢嘴。

爱讲故事的李长美老太是江苏如皋袁桥镇人，今年106岁，她的家住在袁桥镇野林村一组24号。老太身板结实，精神矍铄，讲话有力，干净利落。冬日里喜欢穿一双漂亮的绣花棉鞋，行走稳健。人们真难以相信这是一位百岁以上的老人。

为什么一个年过百岁的老人还要开书场，尽力说书呢？

第一，李长美说书不是为了赚钱。她有一个五世同堂的大家庭，儿孙们对她非常孝顺，家中吃、穿、用全不用她操心，老人日子过得悠闲自在；政府领导也对她极其关心，问寒问暖，定期送来生活补贴，老人感到平安幸福。

第二，为人们创造休闲环境。老人开书场的主要目的是让村民们有个休闲、娱乐的场所。

众所周知，近年来社会经济不断发展，许多村民走上了致富道路，物质生活提高了，口袋中的钱增加了，精神生活却并不如意，赌博之风趁机刮起，有些人经不起诱惑，染上了恶习，整日沉迷于赌博，有些人甚至开始嫖娼，闹得夫妻不和，家无宁日，各种矛盾不断出现。李老太看在眼里，急在心里，她左思右想，想到了自己的特长，自己从小爱讲故事，年轻时已是远近闻名的“故事大王”，那么，何不利用开书场讲故事的形式来吸引人呢？

说干就干，李老太找到了村党支部，向他们谈了自己的想法，她的建议得到了党支部的大力支持。1995年初，李老太重操旧业，开了个简易家庭说书场，免费为村民讲故事。57岁的孙子章梓茂为说书场添置了15张板凳、数十只茶杯，让来听书的人有一个舒适的环境。

百岁老人开书场，乐说书，实在稀罕。村里人来了，村外的百姓也来了。据不完全统计，李老太到目前为止已说书讲故事近400场，听众达5800余人次。

李老太思维敏捷，面对络绎不绝前来听书的人，她还因人而异，对中老年听众，她以说古书为主，而对坐不住的学生和青年人，她则以讲短小精悍的小故事为主。每讲到精彩之处，她还会卖个关子：“欲知后事如何，请听下回分解”，勾着你下回再来听。

当村民们问及老太家人，老太说书，你们全家忙前忙后累不累时，晚辈们一致说，只要老人高兴，让她能尽情享受“天伦之乐”，就是小辈的愿望。为此，李老太太一家多次被当地市里评为“尊老育幼好家庭”、“百姓尊老育幼好家庭”。

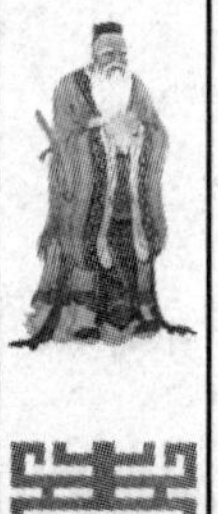

○“上海第一人瑞”悠然度酷暑

——110岁的孙瑞庆老太

2000年7月21日，是申城入夏以来最热的一天，气温超过了38.2℃。烈日下，绿树耷拉着脑袋，柏油路面显得有些松软。如此高温，沪上继苏局仙、曹建新、嵇如江之后的“第一人瑞”、年已110岁高龄的孙瑞庆却悠然自得地度酷暑。

孙瑞庆老太住在普陀区武宁小城，这里环境幽静、花草飘香，门前赫然挂着“敬老楼”的醒目标志。老寿星与她长孙王楚夫妇住在一起。孙老太长得慈眉善目，面色红润，两只耳朵特别大，好似一尊活菩萨。

老寿星有着自己的天地。住在朝南一间房屋，室内有大橱、五斗橱、三人沙发，也有空调、台扇、座钟等等，临窗的墙边还有一部便于大小便的移动便椅。室外赤日炎炎，室内居然凉风习习。老寿星的长孙媳张国英说，因为住在新村最高层6楼，采光好，又有自然风，天热，老人家一般开台扇；她不太习惯开空调。老人家说开空调耗电，还是节约点好。

有人问老寿星膝下有几个子女？她扳着手指，一五一十地：“一生共育有五个儿子、两个女儿；现在健在的有两子两女。两个儿子在台湾，两个女儿在上海……”她一一道来，丝毫不错。

“儿子从台湾打电话回来，她还能亲自接听呢！”老寿星的小女儿王宗莹接着说。王宗莹还说，老寿星1891年生于江苏盐城，祖上是殷实人家，她是大家闺秀，上过私塾，从小熟读唐诗宋词，至今她还会背诵唐诗……

大家惊奇地脱口而出：“真的吗？能否请她老人家背诵一首？”老寿星果然不负众望，当即背诵了唐代大诗人李白的《静夜思》：“床前明月光，疑是地上霜……”

在医学院当教师的王宗莹还告诉大家：老寿星身体一直很好，心脏、血压、血糖，样样正常；要不是去年生了一场大病，她的生活还能自理呢。老人家的生活起居很有规律：一般清晨7点起床，早餐吃一杯牛奶，几块饼干或一些点心。午、晚餐随家人吃一两饭，荤素不论，但要有鸡汤或蹄髈汤。她特别喜欢吃肥肉，什么红烧肉、油氽蹄髈，照吃不误。下午要睡一二个小时，晚餐后要看电视，尤其喜看越剧，晚上八九点钟就寝。她平时讲究卫生，每天要洗澡，洗浴时要用四条毛巾：脸、上身、下身和脚，各有专用毛巾。像这样大热天，她也喜欢吃冷饮，什么绿豆汤、西瓜、冷冻雪碧，样样照吃……有人拿过身边的冷冻雪碧，递给老寿星，果然她仰脖喝了几口……临别时，大家祝她健康长寿，老寿星笑着说：“托社会主义的福，我晚年生活很好。……每月居委会干部给我送津贴，逢年过节，市、区里还派人来看望我……谢谢大家了！”

○世纪之恋　叶落归根

——106岁“洋博士”张振华老太

“我离不开脚下这片土地，离不开我深爱着的祖国”。这是现龄106岁的“洋博士”张振华老太的肺腑之言。她是这样说，也是这样做的。

提起这位经历坎坷又有成就的健康长寿老人，凡了解她痴心热爱祖国经历的人无不为她的言行所折服，并有这样的同感：张振华的一生是本厚厚的书，书的所有章节都在诉说着同一个主题：热爱祖国。

张振华老太于清光绪二十年（1894年）出生在四川省隆昌县一个开明绅士的家庭，张振华从小就受到了家庭的熏陶，她的名字“振华”，也寄托了父亲的厚望。其父曾是赵尔玮的卫士，又曾是吴玉章同事。父亲“有书不读子孙愚”的信条，让张振华和几兄妹获益匪浅，小小年纪的张振华就跟着哥哥姐姐在自家的私塾里读书习字。10多岁时，父亲又把张振华送到成都的四川女子蚕桑学校学习，张振华的学习成绩一直是名列前茅的。

也许是父亲的“自力更生就是自己要有真本事”的观点对张振华影响至深的缘

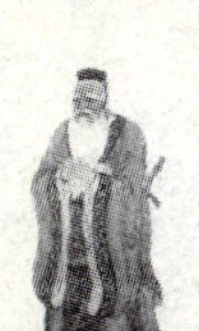

故,1921年,当中国驻法国大使馆招收留法勤工俭学的学生时,当时27岁的张振华背着家人悄悄报了名,并很快被录取。由于张振华在国内读的蚕桑专业已打下扎实基础,在法国一年后,她又轻松地考上了法国高级蚕丝学校。张振华聪明好学,除了打工外,把其余时间全部扑在学业上。两年后,她又考上里昂大学。在法国的日子里,张振华生活得紧张又充实,在她孜孜不倦地勤奋努力下,又获得里昂大学蚕桑学博士学位。

接着,张振华将在书本上学到的知识,运用到产蚕技术更新的实践中去。经过她精心研究,一种通过蚕种改良,越冬即可产蚕的新技术诞生了。她万般兴奋,还撰写论文。这篇文稿发表后受到了当地科学界的高度重视。里昂大学校长还专程找到她,准备带她去意大利参加学术交流会。但也正是这位校长的一句话,最终促成富有个性、热爱祖国的张振华急切地回到了祖国的怀抱。当时,这位校长看完论文后,高兴地问:"你一定是日本人?"张振华理直气壮地回答,"不,我是中国人。""哦,是吗?"这一嘲弄式的声音深深地刺痛了这个异乡女孩的自尊心。尽管事后,素来欣赏她的里昂大学一位领导一再许诺以高薪聘请她当自己的助教,张振华却婉言谢绝,毅然决定回国。

1932年,38岁的张振华踏上了归国之路。回国后,这位已经精通英、法、意、德语的女秀才,先后担任意大利援华专家翻译、苏州蚕桑研究所研究员。后来,先到浙江大学、复旦大学任教,又担任四川女子职业学校校长。

解放前夕,曾任日本垦殖场场长的丈夫决定跟随国民党逃往台湾,曾多次请求张振华与他一起走,而且当时任民社党妇女处处长的张振华也已手持该党为她准备好的机票。她流着泪却态度坚决地劝说她丈夫:"你看看,蒋介石把整个国家弄得民不聊生,你却还要跟一个没有任何前途的逃亡党逃跑。共产党说要重新建立一个新中国,我充满信心"。张振华毅然拒绝了丈夫的请求。信仰的巨大差异,迫使这对曾经相亲相爱的夫妻分道扬镳了。丈夫一气之下,只身带着姨太太去了台湾。

解放后,由于张振华曾任民社党妇女处处长职务,被关进监狱劳改了3年。从监狱走出来的张振华仍然坚定着对祖国的热爱,她还自信地说,我相信祖国会接纳我这个痴心的女儿。1956年,蔡畅前往成都。回归祖国至今居住在成都市水碾河路北的张振华,在蔡大姐的亲切关怀下,被委任为成都市政府的终身制参事。张振华当年已年过花甲,但她非常珍惜政府给予她为新中国发挥余热的机会,于是她不顾已进入老龄行列力不从心的实际情况,为了成都市的发展,她奔前跑后,献计献策。

1983年,弃她而去30多年的丈夫,托人转告打算回到张振华身边的想法时,豁达开朗的张振华不计较丈夫的过去,展开宽阔的胸怀,欢迎远游30多年的爱人回家。说起与丈夫重逢后的日子,张振华老太满脸荡漾着幸福。"尽管他回到祖国、回到我身边时已满身是病,但我们仍度过了一段幸福的时光"。也许,正是张振华老太对祖国那份炽热的爱才让她拥有了常人没有的宽阔胸怀。90年代初,当张老收养的唯一的儿子回国探视她时,提出请她去美国定居,还代表在国外众多亲朋好友力邀张振华老人随他一起赴美,张振华老太再次婉言谢绝了,出于对祖国的眷恋,她放弃这一血浓于水的亲情。

现在,张振华老太生活得宁静而幸福,健康而快乐。她的饮食有规律,一日三餐一切正常。她衣着端庄、头发梳得纹丝不乱。历经了百年沧桑的张振华老太至今依然眼明手快,思维清晰,只是耳朵有些"背"。在她诉说自己几十年来与祖国难舍难分的情结时,脸上始终流露着对留华追忆的迷人微笑。

**○平平淡淡寿百年**

——老寿星丁祥发

居住在上海展览中心附近一条繁杂弄堂石库门二楼正房内的丁祥发先生,1892

年出生。他一头黑白相间的鬓发梳理得清洁整齐，脸上的寿斑疏密不均，两个铜铃般的耳朵，摇晃起来，给人一种富有情趣的感觉。

丁老出生在一个普通的农民家庭，父母早亡，他在家中排行最小。由于家境清贫，他只能早年就开始谋生，16岁起拜师学徒，拉锯推刨干起了木匠活，练就了一身好筋骨。青壮年时身高达1.75米，体重70千克，而今虽然年迈，可身板结实，难得患伤风咳嗽、头痛脑热。70岁时，还为长孙打制家具，且做工精湛，深得邻里赞扬。

性格内向，从不追求功名。老人平日里少言寡语，与世无争，只求平安度日。自从成家以后，有着极强的家庭责任感，为了让妻子、孩子过得开心，他竭尽全力地赚钱，对家里的琐事，他一概不问，由妻子安排。有时家里乱作一团，他也稳如泰山，不慌不忙。他相信妻子能处理好家中的任何事情。有时，妻子唠叨，孩子们吵闹，他实在厌烦，便会独自出门，蹓跶一圈，避开风头放松自己，再笃悠悠回家。

持之以恒的晨练。春去冬来，年复一年，老人每天坚持清晨4时起床，慢跑1000米，尔后去街心花园挥拳踢腿，扭身弯腰，动作虽不入套路，只求身感舒服。回到家后，在报纸上或孙儿用完的作业本上用笔墨涂涂写写，一坐便是两三个小时，午后一觉醒来，再去花园散步，回家小憩后便用晚餐，稍后自行上床。

规律的饮食起居。近年来，随着年龄的增大，老人身体状况渐渐不佳，很少下楼，但精神甚好。他的生活较有规律，饮食亦如此。每日早晨一瓶牛奶、一碗稀饭，中晚各吃米饭一碗，香蕉一只，以通利大便。他从不吸烟，仅饮少量酒，平生只醉过一次，即知酒过量会伤身体的道理，以后便不敢多饮。晚年一度喝木瓜酒。对饭菜也不求精细，偏爱甜食、糯米食，消化功能极佳，每日三餐，从不失调。

二度中风，恢复良好。有序的合理的生活起居并不代表身体永远健康，偶尔生病，亦属正常。当丁老80岁高龄时，曾两度中风，卧床不起，经过医生治疗及小辈们的悉心照顾，老人很快恢复健康。

有时，老人行动不慎也影响了身体健康。他曾两次从楼梯上摔下，弄得鼻青眼肿，其中一次竟摔断了脊椎骨，到医院动手术，才治愈。

令丁老难忘的是。三年前他独自上厨房煮稀饭，锅子搁在煤气灶上，自己竟在藤椅上打瞌睡，结果稀饭沸腾将火熄灭，煤气外溢，此时，幸巧小女婿忘带书籍，匆匆回家，见此情况，速将老人送往医院，经过几个小时输氧补液，老人苏醒过来。家人悬着的心才放下。

老人93岁那年，去花园散步，不料被石块绊倒，顿时鼻子出血，被送往市级一家医院治疗，一位主任医生一看是90开外的老人，便亲自为其作检查，从心电图上发现丁老先生的心脏功能与年轻人不分上下，便惊喜地告诉家人：预测老人的生命可延续到120岁。

### ○热爱生活　欢度晚年

——访103岁老人冯翠林

有人说，出生沿海的人寿长，此话不假。现年103岁的冯翠林，便是笔者采访的百岁老人中的第三位浙江镇海人氏。

她出生于1891年(光绪17年)10月，比丈夫小7岁。16岁成婚后来到上海，以帮人家打杂活维持生计。由于家境贫困，她先后生育的13个子女中，一大半未成年就夭折了，现留下三女一子，个个子孙满堂。冯老太自然德高望重，受众人爱戴。

笔者在水电路812弄的临时过渡房内，见到了这位老人。小女包玉凤说老太精神尚可，身板硬朗，爱好阳光，喜欢整洁，虽说现在有些耳聋眼花，但平时还能操些琐碎家务。

冯翠林老太的大半辈子是在旧社会度过的，尝尽了人间的苦楚和磨难，也练就了一手拿手活——做针线。不说年轻时她飞针走线颇为得心应手，就在她90岁时，

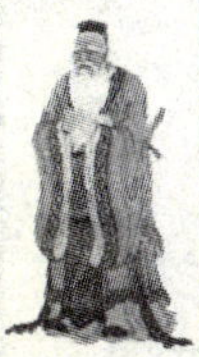

还一屁股坐在门口水斗上，为重外甥缝制了一套小衣裤，令众邻居拍手叫绝。早年，她是一个精明好强的女人，家里事里里外外，上上下下，都要经她手，过她目，以至现在“犟”起来脾气不小，有时干脆将饭碗一推，说“气饭不可吃，吃了伤肾胃”，弄得家人左右不是。好在与她同住一室的外甥媳妇理解她，顺着她，她才有无忧无虑的心境。

其实，冯老太对生活也没太高要求，只是讲究生活规律。早晨7时起床，午后和衣依床小睡片刻。饮食方面，早餐以馒头、面包加牛奶为主。喜欢喝酒，床头2只莲花白酒瓶里终年酒香扑鼻，每日中晚各一盅。特别爱好吃肉，蔬菜不感兴趣，只要家人将肉碗端上饭桌，她会显出一副“猴急相”。逢年过节，小女儿为其烧了桂圆鸡蛋参汤，喝了使她胃口大开，一顿竟津津有味地吃掉一只多蹄胖，过后也相安无事。她的另一嗜好是习惯吃零食，床头常备糕点、饼干、糖果，有老龄委、街道里弄送的，有小辈孝敬的，有邻居暗底里塞给她的，对于这些，冯老太来者不拒。

问及冯老太何以长寿？家人也说不上所以然，只能归功于她出生的那方水土。但有一点却是共识，那就是老人热爱生活，即使有过几次骨折，她也不悲观失望，而是直面人生，配合治疗，刻苦锻炼。里弄干部开玩笑说：“冯老太过去吃苦太多，现在想活个够，要喝酒，吃肉，吃零食，还要在那即将搬入的新工房内享受享受……”

### ○淡泊名利　知足常乐

——访102岁的“洋博士”钟道赞

在华亭路一幢洋房的二楼，笔者见到了102岁的钟道赞老人。他午睡醒后，在保姆的帮助下穿好外衣，坐在藤椅上静听我们交谈。钟老的老伴曾老太太告诉笔者：“他耳朵很灵，眼睛虽然开过白内障，但也可以，就是说话能力差一点。以前客人来了，他还能说说，今年退步了很多。去年夏天发高烧，在医院里住了5天，用CT检查过，内脏没什么毛病，就是脑有点萎缩，有时很清楚，有时不清楚。当然，对这么大年纪的人来说，情况还是比较好的。”曾老太太显然对钟老先生的健康状况还是满意的。

“他的消化系统很好，一日三餐加一顿点心，定时定量，吃得津津有味。吃菜不讲究，荤的素的都吃，特别爱吃新鲜蔬菜、豆制品、水果。平时很少伤风咳嗽，血压一直正常。新乐路地段医院经常上门服务，还是忙我的事情多一点呐。”曾老太太意犹未尽，又补充道。“你认为，钟老先生长寿的原因是什么？”曾老太太不假思索地说：“年青时爱劳动；生活非常有规律，几点起床，几点吃饭，一日三餐，安排得井井有条；没有不良嗜好，从不抽烟，偶尔喝些葡萄酒；还有，脾气好，涵养好，不发怒；一生清贫，淡泊名利，知足常乐……”

确实，养生先养心。钟道赞这位中国最高寿的“洋博士”一辈子教书，钟情于职业教育事业。1913年夏天，钟老先生踏进北京师范大学校门，他学的是英语，真正热衷的则是民众的生存之计。大学一毕业，便在北师大任手工图画专修科英语教师，一直到担任职教专修科、手工图画科、工艺科和职工科四个部门的主任。1923年，已过而立之年的钟道赞考取官费留学生，远赴美国哥伦比亚大学攻读职业教育及职业指导博士学位。取得博士学位后，又赴英、法、德考察各类职业学校，提出发展中国职业教育的思想。他的观点和学识得到国内著名教育家黄炎培的赞誉，力邀他回国参加中华职业教育社任研究部主任。他担任过10多所大学的教授，讲授的是职业教育。一直到99岁，钟老先生才离开中华职教社理事的岗位，担任顾问。老人的生命之火一直在为职业教育燃烧着！

### ○窗前闲读养性情

——访102岁老人陶伯勤

上海西区。安静的永嘉路。

在一幢洋房的三楼，笔者见到102岁的老人陶伯勤。

此刻，老人正半躺在躺椅上，戴着一副深度近视眼镜看书。她双眼与书贴得很近，看上去挺费力的。在旁的老人的女儿许世玚告诉笔者，老人年轻时眼睛就近视，现在看书看报依然要戴近视眼镜。她极喜欢看书，前几年看书的速度很快，几天就看完一本，而且内容都能记住，现在记性差了点，依然喜欢看书消闲，主要看一些文艺书籍和侦探小说。

问起家里情况，许世玚的介绍使笔者愣了一愣：陶伯勤老太太的丈夫就是在1948年惨遭国民党反动派杀害的鲁迅先生的同乡知交许寿裳。陶老太还是个知名人士的夫人呢！不仅如此，陶老太自己也是个有文化的人，她与胡若安是苏州景海女校的同学。几十年来，陶老太的身世很少与人说起，以至邻居和居委都不知道她就是许寿裳的夫人。前几年许世玚哥哥许世瑮从台湾来探望老人，才“真相大白于天下”。

陶老太现在与许世玚一起生活，两人相依为命。说起老人有何养生之道，许世玚思索了一下说，也谈不出什么特别的“道道”。老人最大的特点是静，她从来不喜欢串门子，平时与女儿也不多说话，白天不是读报、看书就是听广播。

至于饮食，陶老太有点与众不同。早上通常喝两瓶牛奶再吃点饼干，中午吃四片面包，以鸡、肉、鱼等荤菜为主，不大喜欢吃蔬菜，偶尔烧汤时才在汤里放少许白菜、青菜。冬天以汤为主，基本不吃炒菜，只是在夏天吃粥时才起油锅炒菜。晚饭一向不吃饭，只吃点心。喜欢将“太阳神”、“生命口服液”倒在汤里一起吃，已吃了一年多了。

陶老太习惯早睡，一般五六点钟就上床睡觉，夏天六时起床，冬天七八点钟起床。老人现在身体尚好。平时在家里走路不用扶东西，一手就能提起热水瓶倒开水，洗澡也是自己洗，不需人帮忙，即使在冬天，她一星期至十天要在家里洗一次澡，而且不用取暖器和浴罩。

### ○粗粮素食亦延寿

——访102岁老人孙秀卿

按照上海市老龄委员会提供的地址，笔者找到了石门一路134号，一探问，102岁的孙秀卿老太太已于去年九月搬到高层住宅了。电梯升到了19楼，在装饰一新的两室一厅居室里笔者见到了孙老太太。

“从2楼搬到19楼，孙老太太有什么不适应吗？”笔者发问。老太太的孙子接过话茬说：“她只感觉到换了个地方，生活习惯还是同以前一样，只是很想吃原来住房对面的吴苑饼家的生煎馒头，说是这里买的生煎馒头没‘吴苑’的好。最有意思的是老太太看到新房子布置得比较漂亮，便教育小辈要艰苦，说钱用得太多了，要‘败落’的。”

孙老太太要小辈注意节俭，她自己倒是真正的没有“忘本”。老太的老家是山东烟台，她在上海生活了几十年，依然不改喜欢吃粗粮的习惯。平时家里山芋是不能断的，她喜欢吃蒸山芋，有时也到外面去买烘山芋。老太的孙子指着一大袋山芋对笔者说：“这么冷的天，要买山芋可真不容易，今天我在农贸市场看到有卖，给了个价，全包了。你看，大小跟马铃薯差不多。”孙老太还喜欢吃高粱粉和窝窝头。高粱粉要粗磨的，现在山东人也不吃这东西了，孙老太的女儿就自己动手磨，一次三四斤，从山东寄到上海。窝窝头是用玉米和大豆碾碎后的粉做的，这种粉上海没有卖，也是孙老太的女儿从山东寄来的。窝窝头又硬又粗糙，难以下咽，没有牙齿的孙老太却吃得津津有味，而且喜欢吃冷的。孙老太的小辈说：“我们家里的经济条件也不算好，老太太平时不吃什么营养品，牛奶也不喝，菜也吃得比较简单，她的长寿恐怕同吃粗粮有很大的关系。”

孙老太的心情非常开朗，有什么想不开的事最多难过两个小时，过后就开心了。重孙女经常同她开玩笑，她会咯咯地笑一通，从不生气。她喜欢活动，饭后习惯到阳台上走走，家里人的衣服洗净晾干后都由她整理，她自己穿的衣服更不喜欢别人帮助整理。孙老太的孙子介绍说："老太太现在身体还挺好，去年医生替她作了一次体检，除心脏略有扩大外，其他内脏都正常，连血压也正常。她不大生病，至今病历卡上只有两三张纸。现在我申请了两个'家庭病床'，一个是我父亲的，他的病历卡已是厚厚一大本，一个是我母亲的。老太太现在还用不着申请'家庭病床'，这真是不可思议的事。"

**〇寿高身健令人羡**

——访102岁老人程身兴

在健康老人的材料中有这样一段文字："程身兴，女，生于1893年11月29日，江苏宜兴人。长寿原因，喜欢每天活动，天气好时能自己去襄阳公园……"百岁老人能够单独外出活动，真不简单！

星期日上午11时许，笔者在淮海中路一幢楼房的三楼拜访了程老太，老人果然健康得很。见客人进房，老人从桌旁的椅子上起身，向前走了两步，皱纹如刀刻的脸上堆笑，作迎接状。坐定之后，老人将原先玩的骨牌推到一边，装进铁罐里。"这是玩什么？"笔者发问。老人的大女儿回答说："通五关。她没事做就玩玩骨牌。"老人则在一旁搭茬："解解厌气，解解厌气。"

老人与大女儿大女婿一起生活。家人介绍说，老人最大的特点是喜欢活动。吃过早饭，如果天好，她必定去马路对面的襄阳公园，有时要人陪着去，有时自己去，在公园里跟着别人做做关节操，活动活动身子。从公园回家，家里人多数不去接她，今天就是她自己回来的，原先一直不肯用拐杖，去年试用了一次，觉得还有点用，外出就用了起来，在家里仍不用。下午3点是倒垃圾的时间，老人都抢着下楼去倒垃圾。现在还做针线活，袜子破了自己补。袜子天天换洗，内衣裤也自己洗，梳头、铺床、洗脚、剪指甲都是自己动手，不要人帮忙。

说起饮食，最明显的特点是不挑食。早餐1瓶牛奶1只鸡蛋，再加点蛋糕、馒头或油条之类干点，不吃泡饭。中午吃1碗干饭，红烧肉可吃2块，吃肥的。油炸排骨也能吃2块，没牙咬不动，用手撕着吃。现在特别喜欢吃豆腐，有时烧虾仁豆腐，有时用油汤烧豆腐，都吃得津津有味。

老人没有文化，但很能干，个性很强。她右眼患白内障，还有倒毛，去医院求治，医生要她开刀，她不肯，此事也就"搁浅"了。60岁时家里人要替她装假牙，听人说痛，一直没去装。前不久想吃油余花生，又反悔想去装假牙，无奈牙根已经磨平，无法再装，只能徒叹无奈了。她耳聋，家里特意为她买了助听器，用了没几次，说是太吵了，不习惯，就弃之不用了。看来要改变老年人的生活习惯也不是件容易事。

**〇动静相兼延年寿**

——访102岁老人马昌玉

上海虹口区西宝兴路353弄是棚户住宅区，百岁老人马昌玉在这里生活了将近40年。

屋陋情浓。马昌玉生于1894年，浙江鄞县白岳乡人。16岁到上海，在百货店当伙计，公私合营后在上海制笔电化厂当门卫，1961年退休。老人有9个子女，4男5女，现在四代同堂，共62人。除三女儿一家在杭州，其余人都在上海。逢年过节，老人这里是会聚点，几十人欢聚一屋，单是每餐三四桌饭菜，就把与老人一起生活的二女儿忙得够呛，而这子孙满堂时，也是老人最高兴的时候。

清癯而不熟，身板挺直，思路清晰，这是马昌玉老人给笔者的印象。他的家人介绍说，现在老人起居饮食均能自理。问其长寿之道，老人归纳为"一静两动"，即心静和动脑、动脚。

老人生性和善，人缘很好，颇得左邻右舍尊重，里弄里从留着长须的老年人到蹦蹦跳跳的孩童，见了他都会叫一声“阿爷”。他自己一生本分，也教育小辈要老老实实做人，安分守己。老人的三儿子马振挺说：“受父亲影响，我们家里做人都是清清白白的，没有一个犯错误。”在小辈的记忆里，老人从未发过脾气，讲话总是和和气气的。前两年，在他弟弟的鼓励下，老人开始练习书法，练写得最多的是“松柏静而寿，芝兰清更香”这副对联，可见其求静求清之心。

练书法不但健身，也健脑。除此之外，年过百岁的老人经常提笔给在外地的三女儿及亲戚写信，还有每天读报的习惯。由于多用脑，勤思维，老人现在思路依然清晰，令人惊奇的是，他不仅认识几十个小辈，还能“对号入座”唤出每人的名字。墙上挂的那张硬纸板“通讯录”是老人亲手做的，姓名、地址、电话写得有条有理，让人一目了然。

俗话说，人老先老脚。老人喜欢步行，前几年每天保持 1 小时到马路上“兜圈子”，现在有时还独自一人到弄堂口走走聊聊。如果小辈中有谁抽不出空来探望他，他会到公用电话处打电话询问，离家近的，干脆就跑到厂里见个面。老人相信“饭后百步”，吃好饭总要走上刻把钟再入座。

老人无不良嗜好，一生中烟酒不沾，饮食定时定量，从不挑食，比较喜爱吃甜食、糯米食，连面条和蛋花汤都吃甜的。

“我们家里尽管人多，但从未发生过不愉快的事。”平淡的话语蕴含着真情。我不怀疑，和睦的家庭氛围是马昌玉老人健康长寿的极重要的“外因”。

### ○乐善好施有余庆

——访 102 岁老人张玉卿

小年夜，寒风凛冽。笔者专程前往乌鲁木齐南路某弄，看望 102 岁的张玉卿老人。

房内没有暖气，但并不显得冷。老人正和衣侧躺在床，睡得很熟。张玉卿的老伴余桂庭见有来访者，面露悦色道：昨天街道刚来人探望，还带来了生命口服液等，今天又有人来采访，春节前真是好事一桩接一桩呀。

说话间，老人醒来，直嚷嚷要吃糯米块。家里人介绍说，老人的胃口很好，早上刚吃过 3 只肉包子，现在又要吃早点心，糯米块至少要吃 3 块。午饭和晚饭各吃一小碗干饭，喜欢吃素，特别爱吃豆制品，不爱吃鱼肉鸡鸭荤腥。老人吃东西的速度较快，而且想吃马上就要吃，为此家里事先都备好交头，下面条、烧年糕，随吃随用。最让人惊奇的是，老人每天夜里要吃一小罐饼干之类的干点心。也许是胃口好，消化吸收好，老人的身体特别健康，除了耳朵有点聋，眼睛不太好，内脏均正常。要不是去年 10 月跌了一跤，左脚伤了筋，他走路连拐杖都不用。

张玉卿老人生于 1892 年，早年在家乡宁波北乡经营染坊，勤俭持家，艰苦创业，后来发展成为棉布、百货商店，生意越做越广。老人生性正直诚恳，乐善好施。灾荒之年，店门前常有讨饭者，他都来者不拒，个个布施。那时尚没电灯，他每晚都要到门前桥上去点路灯，免得夜黑走路人失足河溪。他做好事，常常不与人知，因为他信奉的是“行善布施不为人知才是真善”。老人 60 寿辰那年定居上海，在寿庆之后将亲友所送礼金加上自己历年积蓄全部捐助德本善堂，从此恬淡虚无，栽花莳草，洒扫庭除，活络筋骨，数十年来从不间断。1986 年，老人的家庭被评为上海市五好家庭，上海科学电影制片厂还邀请他们到绿波廊祝贺老人 95 寿辰，并拍摄了 4 代同堂的纪录片。借用一句老人的话，可谓积善之家必有余庆。

现在，老人一家 4 代 60 人幸福美满。国内的小辈常来常往，国外的儿孙每月都有人来探望老人。每每见到小辈，老人都要叮嘱他们要以善为本，不断锻炼身体和多吃素食，并阐明人生最大的幸福是健康的道理。

### ○大家庭中有福星

——访102岁老人陈妹庆

在中华新路959弄的尽头，那幢装饰一新的二层楼房里总会传出老人们的朗朗笑声。

这里便是闸北区中兴街道敬老院。在院长邹萍的陪同下，笔者见到了一位“特殊保护对象”——102岁的陈妹庆。

外面寒风乍起，里面暖意融融。陈老太端坐在藤椅上，双手相拱，一副自若自如的神态。旁人告诉我，她知道这天是新年元旦，一清早便来到电视室。

陈妹庆出生在浙江绍兴一个地道的农民家庭，在家排行老大，下有三弟二妹，说得上是在苦水中泡大的女子。婚嫁后，生有8个子女，但惨败的家境先后夺去她7个子女的生命，为了保全最后一条命根子，她“狠心”将小女儿卖掉。

解放后，陈老太又嫁给了本市一个姓谢的烧饭师傅，经常往来于绍兴、上海之间。丈夫病亡时，她已80高龄，一个人扛着50多斤重的行李来到上海，先是借住在北宝兴路的农户家里，1985年中兴街道敬老院成立，她作为第一个落户者，结束了无家的生活，成为大“家”中的一员。

陈老太的床头柜上放着甲级黄酒、饼干和六神花露水。邹院长介绍说，老太善于生活，每顿饭前要喝一盅黄酒，饼干常年必备。前年，被她“卖”的女儿来探望过几次老人，还送来了香蕉、苹果。一次，老太执意要院长收下几个，说“如果不要，就扔到窗外去”。说罢，真的打开窗户，欲往外扔，弄得院长哭笑不得。

她食欲甚佳，一餐不拉，饥饱掌握得体，对菜肴没有过分要求，除酒之外，别无嗜好。有人说她有点“自私”，她坐的椅子不让别人碰，天冷时汤婆子非得自己看着冲水才放心。她身板硬朗，素有“龙骨”（属龙）之称，最高纪录一天跌三次跤也不碍事。或许是她极少用药的缘故，常规药在她身上特别灵，有次脚板跌肿不能动弹，结果敷上一张伤筋膏便安然无恙。就是那次被门槛绊倒，头上开了个大口子，涂上些红药水就完事了。

1991年元月12日，敬老院为她做百岁寿庆。那天各方领导都来了，有送压岁钱的，有送寿糕寿团的，还有送鲜花糖果的，好不热闹。陈妹庆欣喜极了，连喝几盅酒后，对着红烛磕起响头来，还神秘地告诉别人，说自己结婚也没有这么热闹过。

“陈老太真是活到了好时光，她那福相福态除了爹妈给的外，全是社会主义这个大‘家’带给她的。”邹院长如是说。

### ○历经沧桑晚年乐

——102岁老人任袁氏

任袁氏，典型的湖南人氏，单单瘦瘦，平平和和，素素朗朗，坐在床沿上若是若非，好似一尊令人敬仰的蜡像。她时常眼望窗外，最欢喜大修房屋的工人们从眼前走过，家人告诉我，她讨厌清静，爱好热闹。

在那兵荒马乱的年代，任袁氏有过一段痛苦的经历。原先，任袁氏的祖父在长沙开了一家玉器店，在那一带不算阔绰，也够安康。父亲承继祖业从事古画买卖，任袁氏出生在这号人家，自然也练就了一手绣花织衣的好手艺。日本人火烧长沙时，她含泪逃到湖南乡下。她恨日本鬼子使她家倾家荡产。不久，她的弟弟喝了日本人放过毒药的河水而身亡，任袁氏又痛失骨肉亲人。

1951年，她来到上海爱女任寿梅家，以后因一时过不惯城市生活，返回故乡，三年自然灾害时期，她又来到上海，可是人为的灾害再次降临到她头上，“文革”开始，她被定性为“地主”，随时有被揪出来游街示众的危险，在一个风雨交加的夜晚，她又“溜”回湖南老家。


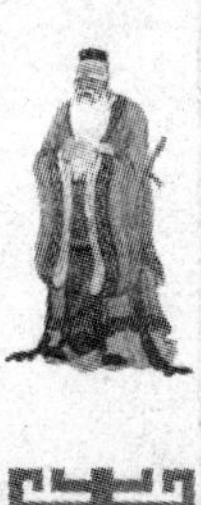

也许是动荡和无奈，任袁氏与烟酒结了缘。家人回忆道，最厉害时她每天要抽一包烟，而且尽抽一毛钱的经济烟；喝酒尽喝60度以上的烈性酒。现在老人年过百岁，依然“劣性”不改，只是量稍有减少。她推辞说，过去吃了不少苦，如今有吃便是福。时下，她早餐不是吃甜心包子就是鲜肉汤团，中餐以鱼肉为主，对糯米、河鲜、甜食、面类食品尤为嗜好。说怪不怪，她不吃剩菜冷饭。虽说年迈，要求清洁、漂亮依然不减当年，每天在床头放一桶清水，洗起手来十遍百遍不厌多。

任老太有一个“专利”，每天刷牙时，用口水抚摸洗涤眼眶，据说，这一招使她眼明目秀。耳聋后，她心静如水，还读“四书五经”。问及是否进过私塾，回答“没有”。

到了这般年纪，除了政府给予的照顾之外，家人对她基本上是百依百顺，按她女儿的说法，“要吃就让吃，要动就让动，要闹猛就让闹猛，年岁这么大了，我们还有什么理由苛刻她呢。”

对这一切，任袁氏自然满足了。应该说，这不仅是她个人人生的跨越，而且也是时代的跨越。

### ○夕照青松挺且直

——访102岁革命老人张志群

最近，笔者在瑞金二路张志群的住所访问了这位102岁的革命老人。

老人是山东济南市人。19岁结婚，20岁丈夫去世，一直守寡，靠做馒头、饺子买卖，苦苦地把独生儿子拉扯大。儿子当了新四军，做娘的牵肠挂肚。1942年老人43岁时，儿子去了延安。她千里寻子，部队留下了她。在那里，她当炊事员、保管员，一直在部队的后方机关。张爱萍、张震、陈其五等首长家生了孩子，她去帮过忙。大军南下，她来到上海，当家属。

老人现在百岁高龄，热爱劳动，一直不肯闲着，买菜、烧饭、洗衣服、收拾房间，都做。她没多少文化，有时看看电视，近来视力减退，耳朵重听，电视就不大看了。脑子很清楚，爱关心别人，比如到时间该去接孩子了，该做饭了，她都会提醒。记忆也好，谁走了，谁来了，在家住了几天，她都记得住。

老人热爱生活，对健康很有信心。腿部骨折后，她坚持做功能锻炼。酷暑严寒，家里人怕老人过不去，悄悄为她置办寿衣，不料被她看到，她说：“我还死不了呢！我心里有数。你们不要挂心。”有人劝她回老家去，叶落归根，她说：“哪里黄土不埋人”，仍要留在上海。

老人性格爽朗，不生闲气。平时爱说爱笑，声音洪亮，常跟孙子们说说山东作战的老故事，亲友来了也爱聊天。家里人有时口角，她总是劝解。偶然也发脾气，狠狠把小辈责怪一通之后，就跟没事一样，一点也不上火。

饮食方面，她粗茶淡饭，只求吃饱，胃口较大，家人都说她“能吃”。爱吃野菜，不吃大鱼大肉。特意给她留的好菜、水果，她舍不得吃，都省给了孙子。喜欢吃包点肥肉的饺子，最爱吃莴苣叶、芹菜叶。芹菜叶洗净，切碎，拌上面粉，揉匀，上锅蒸熟，就着辣椒吃，一次可吃一大碗。初一、十五，吃猪血、鸭血烧菜叶，她把这道菜叫“清肠草”，意思是清洁肠胃。每两三天喝一点白酒，自斟自饮。早晨6点多起床，晚7点上床，中午有时小睡一会儿。每星期洗一次澡。

老人四世同堂，最亲的是媳妇。媳妇是位“三八式”干部，对老人关怀备至。孙子、孙媳妇常到老人这里嘘寒问暖，送这送那。和美的家庭，给寿星平添了温暖。

### ○百岁清爽女

——记102岁老人袁益定

袁益定老人要清爽是出了名的。那双终年穿着的布鞋鞋底，线眼都磨平了，但依然是雪白雪白的；那根她专用的竹竿不许任何人用，每逢阳光照进窗来，她就一天不拉将被褥拿出去晒了又晒，说：“这样清洁卫生，可以杀掉细菌。”

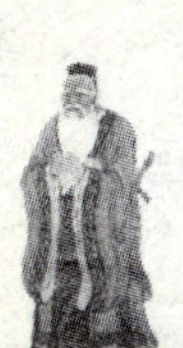

袁老太出生在四川云阳县赤红村一个农民家庭，从小吃苦耐劳，一生以劳动为业，种田养猪样样都干。自嫁了男人，家事无所不包，还经常随丈夫上山采桐油籽，熬成油后拿到集镇上去卖。当时婆家对她有句评语，叫做“益定进门，家事独揽”。的确，年轻时，她勤快朴实，为了改变家中无才子的状况，硬着头皮背债，先后将三个儿子送进私塾读书，以致土改时，被错划成“富农”、“地主”。她有一副菩萨心肠，哪家儿女头痛脑热，她会用“土方”帮助治疗，哪家揭不开锅，她会送米上门救济。就这样，她在山村里生活劳动了整整六十年。

1960年，因小儿子家需人照料，她才来到上海。当时儿子媳妇决定将全部收入交她掌管，但她执意不肯，说只要吃饱穿暖，照看好孩子，管好家务就行。袁老太从不将钱看得很重，只求活得轻松愉快。

她操一口四川话，说话声音干脆响亮，但待人却随和好客，难怪左邻右舍路过窗口，都愿与她攀谈几句。一天，她看见一个卖“纸钱”的人路过，便主动邀其进门，媳妇回家，见是陌生人，为防不测，将那人赶出家门，结果引起老太几天不快。

当然，老人长寿离不开和睦的家庭以及小辈的悉心照料。她喜欢甜食，吃起糖来不计其数。她对食物不苛求，早餐是一瓶牛奶、蛋糕加鸡蛋，中晚餐时，儿子总是将最好的菜送到她碗里，直到她拼命将碗藏到桌底下才罢休。至于烟酒，她一点不沾。儿媳对她倍加关心，一年中她有七个月用热水袋，天天必须备5个热水瓶保证供应。春夏秋冬衣服紧跟季节增减，加上她洁身自爱，所以难得伤风咳嗽。

正当笔者怀着一腔热情，将本文送去审阅时，惊悉袁老太因急病突发而谢世。家人告诉我，跟在世时一样，她走时干净利落不麻烦人家。

### ○心宽体健　从容生活

——105岁老汉侍景华

在一个不引人注目的小镇上，有个村庄，村庄里有一座普通的农家小院，住着一位百岁老人，他的名字叫侍景华。

侍景华今年105岁，他皮肤黝黑，头发稀疏，讲话有力，行动灵活。虽然身材较为瘦小，却非常结实。在他慈眉善目的脸上，透露着庄稼人特有的敦厚、朴实，一看就是个典型的庄稼汉。自从步入百岁以后，仍步履稳健，性格开朗，喜欢与人沟通，谈古论今。他感到沟通是一门生存艺术，沟通能融洽感情，免受孤独；沟通须推心置腹，方能得到真诚回报；沟通还能扩大视野，享受友情、亲情。为此，遇到年迈者，大家坐下吸口烟，聊聊家常；遇到年轻人打声招呼、问声好；遇到匠人，他也会搭话、闲聊；遇到儿童，开个玩笑，逗得孩子们拍起小手。左右邻居无不为他的亲善友好所感染，大家互相关心、互相尊重，其乐融融，小村中洋溢着浓浓的亲情和友情。侍景华也由此被村人称为欢乐之星，幸福寿星。因为村里出现了一颗特别闪光的“星”，全镇乃至全县都知道了江苏省东海县浦南镇官庄村有一位受人爱戴的百岁寿星——侍景华。

“宽宏大量”是他的人生格言。常言道：“人活七十古来稀。”但是，侍景华健康地活到百岁的长寿，秘决显然与其宽容的性格是分不开的。在他漫长的人生道路上，宽宏大量是他做人的一条基本准则，他知道宽容有时需要作出让步，只有懂得：“处人处事别张狂”，“和平处事长”，“吃亏是福”……才能真正做到先人后己，为他人造福。

前些时候，农村实行了大包干，土地承包到户，侍老汉提醒家人，做人不能太自私，待人须友善。为方便别人走路，他家把地头留得特别宽，这样田就少了，收获自然也少了，但路却宽了，村民们纷纷学他家的样，留宽了地头，路人行走自然不用提心吊胆。

言传身教对子女。侍老汉对子女的教育也相当严格，常用身教言传的方式教育

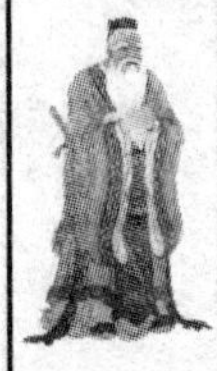

小辈，他说“无德冤活一生”，“从小偷针，长大偷牛”，“从小看八十”……由于老汉注重教育，在他那四世同堂、六十几口人的家庭中，晚辈孝敬长辈、尊重长辈，而长辈爱护小辈、关心小辈，同辈之中亦赤诚相待，和睦共处，侍老深感到满足、欣慰，尽享着人间天伦之乐。

忧伤和烦恼没有压垮他。老伴却没那么幸运，61 岁那年就扔下七个子女，辞谢人世。侍老汉忍着悲痛，几天没有开口说话。亲人们至今还清楚地记得当老汉得知 73 岁大女儿去世时，他沉默许久，半晌才痛苦地从喉咙口迸出了低低的一句话：“死就死吧！”

然而，侍景华老汉并不会被忧伤和烦恼所压倒，再穷、再累、再苦总是乐呵呵。他信奉着这样一句话：“笑一笑，十年少；愁一愁，白了头。”乐观的情绪成了生命中的一帖良药。在青壮年时，他不知患病是怎样的，从未体验过打针、吃药的滋味，健康始终伴随着他。只是近十年来，几乎每年患一次痢疾，不过一吃药即可痊愈。

不忌烟酒。侍老汉的长寿，按照现代医学的观点来审视可能有点偏差，他有许多“不良的生活习惯”，从年轻时开始，肩上就耷拉着一杆旱烟袋，白天抽，夜里醒来也抽，从未断过。困难时期，买不起烟叶，就以烟梗、山芋叶替代。直到现在，一个月少不了要用两斤烟叶。抽了几十年的旱烟，从未发现他咳过喘过。

老汉的年龄与酒龄几乎一般长。一日三餐离酒不吃饭。过去，每顿要喝上 200 克左右。自上了年纪，一瓶酒也只够打发三天光景。对于酒的优劣倒不在乎，过穷日子时就打些散装山芋干酒凑合，现在日子好了，子孙们常买些瓶装的粮食酒让老人过把瘾。而这些年来，侍老汉给自己立下了一条不成文的“酒规”：饮酒不过量，适可而止。的确，他对狂饮、滥饮是很厌恶的。

嗜好吃肥肉。过去，每逢吃肉，老汉总是把瘦肉夹给孩子，自己吃肥腻的，子女们以为老人家此举是疼爱后生，眼下子女皆成家立业了，日子好过了，想让老人吃些瘦肉补补身体，可是老人家依旧对瘦肉不感兴趣，吃起肥肉来却是津津有味。

喜面食和饮白开水。虽说庄稼人一年四季以五谷杂粮作主食，但是侍老汉更喜面食。家人为照顾他的饮食习惯，隔三差五做上可口的刀切面和锅贴饼。可能是农家早、晚餐喝稀粥的缘故，老人不喜饮茶；即使渴了，也喜欢喝白开水。

侍老汉的牙齿已全部脱落，柔嫩的牙龈几经咀嚼，已磨炼得坚硬，吃起煎饼来毫不费力。

仅有爱清洁的卫生习惯有些符合现代医学观点，他穿着总是很干净，换洗衣服常常叠得整整齐齐，放在床头。他从来不穿脏衣服，并按时洗澡、更衣、理发，很精神。

侍老汉的长寿，也许与他行善积德，开朗乐观，心境良好几方面有关吧！

### ○日行千余步　百岁尚矍铄

——106 岁的李亚七老太

李亚七（1885—1990 年），广东顺德人。虽说生于清朝末年，但幼时却未缠“三寸金莲”，因此被旧社会认为不是千金小姐，所以终身未作婚嫁。青年时生活颠沛流离，从广东到上海后，在上海复兴西路跳水池附近一所公寓里，在一个外国商人家中料理家务，照料小孩。她曾随主人到过伦敦、纽约、菲律宾、新加坡等国，因此年迈还能说上一些英语。

李亚七晚年，每天还能步行 1500 步左右。在一次重阳节敬老会上，她在会场上即兴表演，绕着会场疾步行走，步速平稳，行走十分钟后毫无喘息之态，使与会者惊叹不已。

李老太何以如此长寿且身体健康呢？劳动和良好的人际关系是重要因素之一。老人直至去世前一二年还常上街买菜，自己生炉子烧菜、煮饭。她的住所窗明几净，就连两只电灯泡她也每隔几天端上椅子站着擦净。解放时，她已 60 多岁，由人民政府给予固定补贴。她常为大家干些事，坚持为里弄打扫街道，还经常看看大门，收发邻居信件、报纸，绝无一点差错。邻居对她也很关心，常送些菜肴、水果，逢年过节更是丰富。

其二是饮食讲卫生，膳食营养合理。李老太是广东人，喜吃叉烧和红烧肉，买来的熟食她一定要隔水蒸一下，她认为这样做才不会闹病。有次登门访问，见老人桌上放着煎得黄澄澄的小鲳鱼，还配上绿油油的炒青菜。她说："吃菜要荤素兼吃才有营养"。她还高兴地说，如果家里来了客人，我还能做几道法式菜呢。

其三是自寻乐趣，减少烦恼。老人独自生活，既不外出看电影，又不看电视，白天邻居上班后更显寂寞。她常常端了个小椅子，坐在大门口，看看来往行人，碰上小孩，她要逗小孩叫她几声"阿婆"。室内桌子经常点上卫生香，老人常自娱地唱些广东小调来解闷。邻居讲，前几年老人还能看《红楼梦》、《三国演义》，并给小孩们讲讲故事。我们请她读读远在一二米外的对联，她立即朗出"仙鹤翩翩舞春意，蟠桃个个献寿翁"。她对我们说："年轻时我还能教外国主人的小孩识汉字，写大楷，还能教她弹钢琴。你们不要看我现在年迈了，我还可以唱外文生日歌呢。"

1985 年李亚七老太足龄百岁后，徐汇区老龄委、永嘉街道居委都非常关心这位单独生活的老人，希望她进入敬老院。1988 年，经过街道反复动员，她才住到永嘉敬老院，这样李老太生活安定了，再不要自己忙碌一天的饮食、起居，体重逐渐增加，脸色红润了，上肢因劳累形成网球肘亦消失了。1990 年 8 月上旬，她略感饮食不佳、胸闷、稍有气喘，8 月 19 日故世。

### ○乐生　乐业　乐善　乐天

——百岁寿星陈椿

1987 年，一位年逾百岁的老人毅然从台湾返回故乡福州定居。只见他精神矍铄，面色红润，耳聪目明，步履稳健，思路清晰，谈笑风生，看上去比实际年龄要年轻 30 岁。他，就是陈椿先生。现在老人已步入 110 多岁高龄，正在为福建人民出版社撰写《人生一百二十岁》等书稿。

陈椿，又名陈仰青，1886 年出生于福州，1919 年毕业于北京师范大学博物系，曾先后在厦门、闽侯、南平等地任教。1949 年只身去台湾研究博物，并担任几个中学的教师和校长。1954 年退休后以书为伴，潜心学术研究和科普写作，先后出版了《四部精萃》、《知识与趣味》、《科学的卫生经济》、《仰青杂记》、《人生百岁》等书。他返回大陆后，仍笔耕不辍，已有《唐诗六百首》、《宋词五百首》等几部书稿问世。

陈椿先生性情豁达，遇事心境平和，想得开，放得下，能超脱人间的大喜大悲，摆脱世态人间的羁绊。他说："我已活了百岁出头，也有人未活到高龄，便忧心忡忡，十分怕死，一味保命求生。我恰恰相反，不怕死，到老而未死，既然活着，就要活好。"他又说："我是可喜不大喜，可忧不大忧。活着就要认真做人，不做损人利己的事。因此，我是乐生、乐业、乐善、乐天。"由于他以"四乐"为本，淡泊名利，知足常乐，不论遇到什么大事、急事，总是从容不迫，冷静应对。老人喜欢听戏、唱戏，这是他的平生一大嗜好。往往说到兴奋处，他会随口唱起京剧来，比如《借东风》、《空城计》、《将相和》等，一板一眼，字正腔圆，声音洪亮，京味很浓！

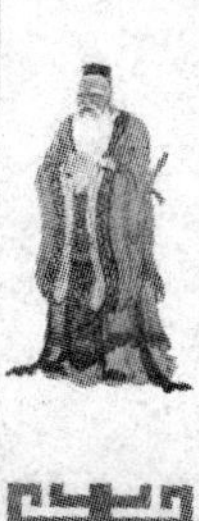

陈椿先生平时喜吃蔬菜、豆腐等清淡食物，每隔数天吃些鱼、肉、虾等美味食物，这样可以调节饮食，保持营养平衡。他说："如果餐餐吃美味，不仅不易消化吸收，也极易倒胃口；如果顿顿吃素食，营养补充不足，也不利于健康。因为人体需要多种维生素，要保持平衡膳食，才有利于长寿。"

陈椿先生主食以面食为主，如面包、面条、水饺等。每天坚持吃点水果。他一生不沾咽酒，每日三餐定时，从不吃零食和点心。

陈椿先生的衣着简朴，整洁轻柔、合身，他说："天冷时穿衣不宜过多，以略带三

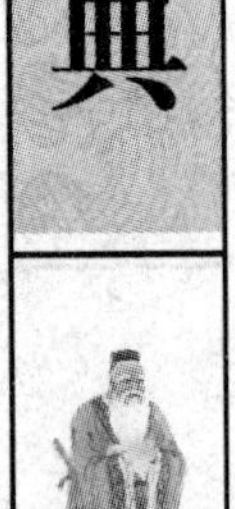

分寒为宜,这样可锻炼御寒能力。衣、褥、被应常洗常晒,达到消毒灭菌的目的。”

随心所欲、顺其自然是陈椿先生的生活习惯。他几乎每晚10时以后才休息,有时还挑灯夜读,直至深夜。他生活很随便,平时想睡就睡,觉得不想睡时,则不睡午觉。每天早晨6时左右起床,待太阳初升时,就去福州市美丽的西湖畔散步,呼吸新鲜空气,他曾经用一首诗概括了自己的养生之道:

穿衣三分冷,吃饭留点饥;
食前汤一碗,饭后果半斤;
住房宜整洁,光气常畅通;
长行毋急走,安步可当车;
夜里睡既迟,晨间起又早;
俗嗜虽尽除,一心存善良;
不论得与失,一日三呵呵;
灵神得慰安,长生乃足美。

### ○大家庭中有福星

——104岁老太李张氏

在江苏省射阳县海通镇团塘村一户普通农家,有位清光绪二十二年(1896年)出生的老太太,她的名字叫李张氏,今年已104岁了。她生活在五代同堂的大家庭中,小辈们对她很尊重,很孝敬,李老太活得自在又欢愉。

别看李张氏在儿女们的照料下安稳地幸福地活到百岁以上。当谈起她的家世和她的经历时,无不让人为她闯过了几十年的艰难困苦感到欣慰和折服。她两岁时失去母亲,10岁时失去父亲,是一位叔叔带着她逃荒要饭,把她拉扯成人的。成年后与一位叫李单珍的渔民成婚,才结束了漂泊四方的艰苦生活。

李张氏从小养成了吃苦耐劳的习惯。成家后,她便跟随丈夫在海滩边烧盐、拾草、捉小蟹来维持生活。她中年时期,学会了编织竹篮子、打蒲鞋、纺纱捻线等,靠手艺挣钱来补贴家里,养活全家。李张氏一共生育了9个孩子,其中有2个不幸夭折。1960年,64岁的李张氏没想到丈夫不幸去世,这突发的恶噩,使她精神上受到了沉重的打击。她爱丈夫,她思念丈夫,心力交瘁导致了她的身体素质日益下降。为了减轻她的精神与生活操劳的压力,从那时起,子女们就商定了不再让她操劳家务,还商定了她的生活来源由三个儿子轮流负责。从此,李老太过上了较安稳的生活。

1978年,82岁的李张氏老太的二儿子李德平夫妇俩先后去世。1997年,三儿子李德科唯一的儿子李恒法因患肝炎也不幸病逝。使李张氏老太肉体上造成不幸的是,她在98岁那年秋天,在附近公路边散步时,不幸被一位素不相识的骑自行车的姑娘撞了一下,造成盆骨骨裂,在床上躺了好几个月。儿女们为了让她生活方便,就请木匠为她打了一个高脚板凳。李老太却是个闲不住的人,当可以下地活动了,她便耐不住天天呆在家里,遂借助板凳挪动着走东家到西家串门闲谈。

李张氏居住在三儿子李德科家里,李德科夫妇及全家对她十分孝敬,无微不至地照料着她。儿孙们对她十分孝顺,二儿子李德平去世后,孙子李恒财主动接替父亲承担着赡养李张氏的义务。

李张氏老太一生俭朴,不抽烟不喝酒。现在虽已瘫痪在床,但每顿还能吃一小碗干饭或两小碗稀饭。小辈们知道她爱吃煮鸡蛋和油炸饼之类的食品,便尽量满足她的要求,还经常变着花样烧给她吃。由于她年龄大了,小辈们还注意控制她不要多吃荤腥食品。对她的食品营养进行合理安排,给予每星期一顿肉类、两顿鱼类食品。经过多年来合理的饮食调养,李张氏至今精神与身体状况一直良好。射阳县卫生局曾特地组织医生对李老太进行体检,结果表明,李张氏老太呼吸、脉搏血压均正常,神志清醒,眼不花,耳不聋。

李张氏老太有9个孙子、15个孙女、6个曾孙、5个曾孙女,加上外孙、外孙女生的孩子,四代共有44人。最大的曾孙李良兵今年26岁。可谓是四代同堂的大家庭了。

值得一提的是,李张氏老太没读过什么书,识字不多,但她明辨是非,精神矍铄,思维清晰,还经常教育小辈们,要热爱劳动,遵纪守法,勤俭持家,勤劳致富。

1995年,李张氏老太的小辈们还特地为她举行了简单而隆重的百岁寿辰庆贺活动,镇村干部和左邻右舍也纷纷前来祝贺,乐得李张氏老太美滋滋的。

### ○勤哉乐哉养天年

——104岁老太王小妹

奉贤县四团镇秦树村有位老寿星,名叫王小妹,今年104岁了。2000年盛夏的一天,笔者叩开了王老太的家门,她热情地引我们入座。王小妹老太满头银发,面容慈祥,精神矍铄,嗓音清脆,思维清晰。从外表看,一点也看不出她是已经历过两个世纪,年过百岁的老人。

王小妹,出生于1897年7月14日,两岁时就先后失去了父母,靠亲戚把她拉扯长大。成家后,除了种自家的一小块农田外,还经常外出帮人干农活谋生。她甘愿与丈夫黄锡生相依为命,吃的多半是麦糠饭伴咸菜,住的是破草房,一年四季风里来,雨里去,艰苦度日,每当提及辛酸的往事,她不禁流露出伤感。

王小妹53岁那年正值新中国成立,她的家庭生活也开始好转起来。王老太从53岁到84岁期间,一直在村里辛勤劳作,勤俭度日,85岁开始才中止了农田劳动。在她88岁那年,她的5岁重孙女黄丽英不慎掉落河里,生命垂危。王老太见状,不顾自己年老力衰,迅速赶到河边,登上了一条河岸边的木船,把重孙女黄丽英拉上岸后又迅速采取抢救措施,直至孩子转危为安。于是,88岁高龄王小妹临危不惧救人脱险的事例被周边地区人们传为佳话。

90岁以后的王老太,仍然在家闲不住。她早睡早起,喜欢参加些轻微的劳动,她不顾小辈们的劝阻,常常主动干些切菜、翻晒柴草、清扫场地、拔除杂草的劳动。她的饮食也较随意,粥饭均能食,荤素不挑食,喜喝白开水。如今已104岁了,她还能在小辈们的陪伴下,走半里路到女儿家。在她102岁之前,她一直坚持要自己烧饭、炒菜,还说不要小辈操心,她使用的灶头直到2年前才被拆除不用。现在,饭菜、开水由儿女们送到餐桌。平时,王老太的生活起居,包括大小便都能自理。小辈们还介绍,王老太五十年来从未生过大毛病,也从未住过医院。笔者采访前的7月中旬,王老太不慎在家里跌了一跤,额头上撞有一伤口,让小辈们吓出一身冷汗,经迅速止血、包扎后不久,伤口处即慢慢结口,居然安恙无事。

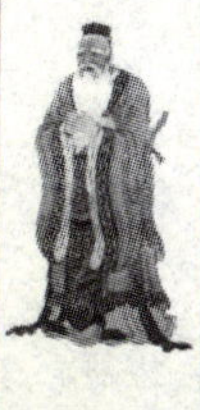

王小妹老太是个五世同堂共有73名成员的大家庭,小辈们个个对她都很孝顺、尊敬。第五代重孙张超楠,年龄才4岁,整天围着她"老太太"地叫个不停,还举起小手给老太太捶背,乐得王小妹逢人就夸"楠楠好"。王老太的众多小辈,不是今天这个买来礼品探望她,就是明天那个给她零用钱,乐得王小妹胃口大开,暑天里还能每天吃一只小西瓜呢。

世纪老人王小妹,生活在幸福、温馨的大家庭里,她感到很知足。多年来,她还得到市、县、镇、村各级领导无微不至的关怀和照顾。县、镇以及有关局领导每年都远道赶到秦树村探望慰问王小妹老人。当地医院的医生每年为王老太免费体检。民政局、老龄委和有关群众团体负责同志也常到王老太家问寒问暖。中国人寿保险公司奉贤支公司还特地向她赠送了一块"世纪老人"的金匾。1999年重阳节,市领导专程来到王老太家中祝她长寿,并送上了慰问品和慰问金。

### ○百岁老人　爱心常在

——104岁老太赵谢宝

说起百岁赵谢宝老太，她所在地——浦东新区洋泾街道凌三居委会的干部们连连称赞："她可是我们居委的宝贝，她身体好、良心好、还爱美。前年，赵老太从小区广播里听到长江发大水，她便成为第一个向灾区捐款的人，一次就捐了200元。"

赵谢宝是一位土生土长的浦东人，从小到老，从来没有离开过浦东这块热土。也许是浦东的土地、气候、饮食结构、饮用水源，帮助了赵老太长寿的身体，赵老太虽已104岁高龄，但精神特好，行动自如。每次街道和居委会干部去看望她，她都要亲自在家门口迎接，居委会干部不禁劝她：您老歇着吧，我们进来就是了。她却用一口地道的浦东本地话说："做人要有礼貌，领导干部来看我，我哪能坐着呢！"她是这样说，也是这样做的。

有一次，她听到媳妇与家人在议论邻里们纠纷的事，赵老太马上加以阻止，并劝说他们不要多嘴、瞎说话，以免引起更多的纠纷。当年赵老太居住在老房屋时，周围居民生活条件都较差，赵老太生活条件相对好些，她就经常将好吃的东西分给左邻右舍们吃，"想想人家日子不好过，我心里也不好受。把东西送给邻里孩子们吃，好比我多了一个小囡，这样，大家都开心了。"从这朴实的话语中，可看出赵老太的善良和可亲。每年居委会举办敬老节活动，她都来积极参加，当大家争着要与她拍照时，她总是整整衣衫，梳梳头发，笑嘻嘻地与他人合影留念；当居委会请她讲几句话时，她却不断地推脱："我讲勿来格，讲话勿上勿落（即讲不好的意思），全靠党的领导，祝小阿弟、小阿妹长寿，长命百岁！"

赵老太生活简朴、勤劳，吃东西很随便，不讲究，穿衣服还是农村的老太太打扮，喜爱以前自己亲手织出来的布料，如布衫、布裤、布鞋。平常吃东西没有什么嗜好，鱼、肉、蔬菜样样都吃，只要烧烂一点就可以了。

1998年前，家中大大小小的事都由她主管，虽年迈，但不以长辈自居，常常分担家务。最让子女和邻居们称道的是赵老太不顾自己已是90多岁高龄，连续几年照顾瘫痪在床上的大嫂，直到其大嫂去世为止。这不仅减轻了大嫂子女们的负担，而且为后辈们树立了无私奉献、爱心长存的崇高榜样。

**〇静心养性勤读书**

——104岁老翁何志恒

今年104岁的何志恒，是一位跨越三个世纪的老人，但他仍喜欢静心养性的生活方式。他思维敏捷，"活到老，学到老"，每天都要花上七八个小时孜孜不倦地攻读自己喜爱的书，这种执著的精神委实让人钦佩。

何老伯读书所涉范围甚广，除了自己的专长英语翻译方面的书籍外，他还读些生活知识、保健养性、古今小说类的书，如今他放在敬老院的藏书已不下一百册。特别是他的案头上还放着《人人都能成功》、《改变你的未来》和拿破仑·希尔的《成功学全书》等流行书籍。他的攻读范围广，实在令人赞叹不已。问及为何对此有兴趣，何老伯的回答是："身在养生保健的敬老院，要知更多的事，只有读书才能增长知识。"

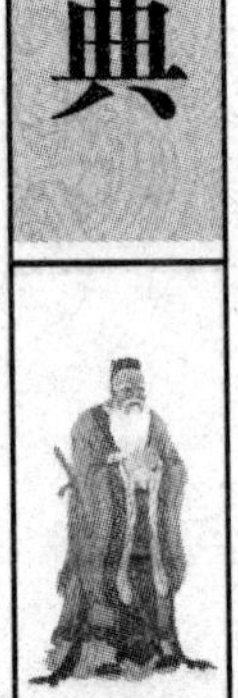

何老伯早年毕业于上海明珠大学，专业为英语，曾先后在上海《时事新报》、广州《现代青年》杂志供职，任英文翻译达20年之久，他自信地说，对英语的"听说读写"样样在行。他说，他现在正在研究速记英语，这门技术很有用，在欧美、香港都很流行，但国内没有很好地推广。说着，他翻开案头的速记英语辞典，口齿清晰地念了几个单词。笔者看到这些速记英语单词一曲一拐实在不容易认，难得老人能经常记着它们。

老人喜爱静心养性，十分注重养生保健。他的衣食住行很有规律，也很简单，生活一般都能自理。他每天早晨7时许起庆，晚上8时左右睡觉，中午不午睡，书看累了就到室外走走。每天饮食都由护理人员精心安排，何老伯从不挑食，吃得也比较多。据上钢新村街道敬老院单秀芳院长介绍，老人有洁癖，即每餐后一定要刷牙，大便后一定要擦身。好在护理人员已经熟悉了他的生活习性，也就习以为常了。

何老伯住在装着空调、电话，配备书橱、书桌的单人房间，感到非常满意，他自信地对笔者说："像这样的生活条件，再活十年也没有问题！"

### ○鹤发童颜女寿星

——107 岁的曹建新女士

20 世纪 90 年代初，当晚清秀才、110 岁的著名书法家苏局仙去世以后，在上海的百岁老人之中，曹建新老太太是最年长的老寿星，她活了 107 个春秋。

曹建新 1887 年诞生于江苏金坛。自小务农，是典型村姑农妇。她先后生有四子，除大儿子死于侵华日军的枪弹下，其余三个儿子在解放后，先后到上海谋生。1957 年时年 70 岁的她，告别故土，来到上海小儿子家。可能是来自农村，从小热爱劳动的缘故，当时，曹建新身板硬朗，手脚麻利，耳聪目明，完全看不出已是年逾古稀之人。她洗衣、烧饭、带孙子，手脚从不肯闲着。他 30 岁内没有患过毛病，偶尔伤风感冒，她也不喜欢躺在床上，她说："人不能老睡在床上，睡要睡坏的。"话说得直白，可这确是曹建新的一条长寿之道。90 多岁时，她还带小孩、拣菜、洗衣服，样样都干，甚至还替孙辈和自己缝补棉鞋。100 岁那年，一天晚上上厕所时，不慎被自己的鞋带绊住，跌了一跤，摔成股骨骨折，此后才不敢随便走动。但即使是靠在沙发上看电视，她也改不了好动的天性，总喜欢踢踢脚，伸伸臂，不停地活络四肢。以后，她又被二儿子接去同住，因住房较宽敞，她又开始从这间房走到那间房，儿孙们劝她不要走了，她却说要"锻炼锻炼"。

曹建新的生活极有规律。早起早睡，坚持午睡两三个小时，雷打不动，每天总要睡十四五个小时。晚上睡觉时，她有个习惯，总要把脱下的衣裤袜子之类用裤带扎成一捆，放在固定的位置，第二天起床，便有条不紊地穿戴起来，从不搞错。她早餐习惯吃一个鸡蛋、一碗稀饭和一个馒头。有时也喝点豆浆，外加几只小笼包子。午饭和晚饭各半碗饭加上半盅黄酒。她喜欢吃略带辣味的蔬菜和烧烂的肉类，饭后三调羹汤。她从不挑食，不管家里烧啥，她都吃得有滋有味。以前荤腥吃得很少，晚年也喜欢吃肉了。

曹建新的儿孙都很孝顺，家中几代人没有一个遗弃老人，讨厌老人，都将她视作"宝"。她到上海后，三个儿子家里先后都住过老寿星，生活得都是和和美美。夏天，儿孙每天让老太太吃四五片冰冻西瓜；冬天，儿孙们少不了替她冲四五次热水袋。点心、补品，老寿星的床边更是常年不断。所以人们夸她好福气，曹建新笑道："是啊，儿子好，媳妇好，孙子也好，都很孝顺，要不我也不会这么长寿。"当然，末了，她还会补充一句："还有党和政府好，对我们老年人十分关心，这不，前两天区政府干部还来慰问过我，其中还有一位区长呢……"言词中透着一股欣喜之情。

曹建新性格开朗和气，整天乐哈哈的，从不气恼，也不发火，清静淡泊，洁身自好。她喜欢与儿孙闲聊，《上海老年报》曾经发表过一张"106 岁与 6 岁"的照片，画面上 106 岁老寿星曹建新与活泼天真、满脸稚气的 6 岁曾外孙女坐在一起，一副怡然自得、尽享天伦的神情。她与儿孙谈家常，总要讲点她早年在乡下的趣闻轶事。她记性极好，谈起她的儿孙辈来如数家珍。"我有 9 个孙子，7 个重孙，4 个重重孙，儿子媳妇加起来共有 80 多个"。这么多子孙，她居然记得孙辈中谁已成家，谁还未结婚；谁家生了个"金童"，谁家添了个"玉女"，而且还能报出几十个儿孙的出生年月和属相。

有人问她牙齿是什么时候开始掉落的，老寿星回答得一清二楚，毫不含糊："93 岁时还有 7 颗牙齿，到 100 岁时只剩下 1 颗，前两年就全部没有了。"

那么，为何不去配一副假牙呢？老寿星回答得更干脆："身外之物我不要，会不

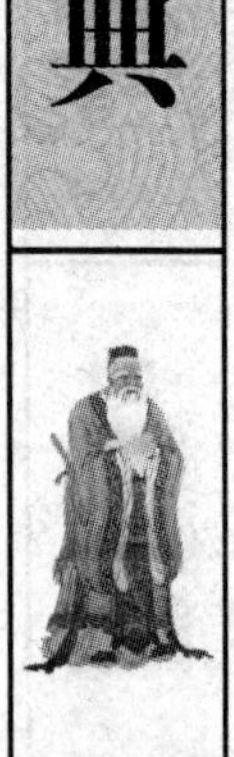

舒服的。”

曹建新爱清洁,居住的房间不大,但收拾得干干净净,床上的盖被叠得整整齐齐。她头发虽然灰白,但仍有不少,那后脑上的发髻梳得光滑饱满。她平时喜欢看看报纸,看电视最爱看戏曲片,每当见到电视中古代女子的装束,就会赞叹道:“真好看,体面来!”

### ○百年树根发新枝

——访浦东新区百岁老人周如根

沪语中,“如”、“树”同音,难以分辨,以至在我未看到户口簿前一直误以为我的采访对象是周树根。“将错就错”吧。于是就写下了“百年树根发新枝”这个标题,也算是取其谐音,一则意思还贴切,另则也真有人称他为勃发生机的“老树根”的。

周如根生于1895年9月13日,江苏淮安县人。16岁时从乡下到上海学理发,1958年公私合营后进川沙县花木乡供销社依然干他的老行当,1964年退休后还串村走乡为人理发,一直到80岁左右才辍业。综观其一生,百年之中有60余载从事理发,可谓是“一门心思”了。也正因为一生劳动,老人腿脚至今还十分灵便,90岁时他一个人去江浙两省游玩了半个月,现在只要天气好,他总要独自一人在家附近的公路旁走走看看一两个小时。现在老人生活如意。

年前的一天午后,记者在浦东新区花木街道龙王庙镇北街周如根老人的住处拜访老人。这里是“本地房子”,比较简陋,光线较暗,白天也点着灯,进门就可以看到浦东新区经贸总公司工会退管会赠送的书写“寿”字的匾。老人正在外屋睡觉,见有客人来,老人的儿子周兆发、媳妇周桂英从里屋出来,敬烟倒茶,十分热情。转眼间,老人要起床,媳妇周桂英在旁帮着穿衣穿鞋。“老人有午睡习惯?打搅了。”记者有点歉意。家人忙着解释说:今天是阴天,没地方走,他才睡。有太阳的天他不睡午觉,喜欢到外面兜兜圈子。问起老人的生活习惯,周桂英介绍说:“父亲不吸烟,不饮酒,不喝茶,习惯于粗茶淡饭,生活谈不上讲究。原先不挑食,去年开始因为假牙装不上,才以易咀嚼的汤菜为主,还特别喜爱吃皮蛋,每天早晚餐各吃一只。许多年来一直坚持大热天3个月里不吃荤,年三十和年初一也不吃荤,他认为这些日子胃肠应清爽,不能负担过重。”周兆发补充道:“老人家也不吃补品,一次孙女买来滋补口服液,他连吃两瓶后说‘这东西吃勿饱’,就不吃了。喜欢喝淡盐开水,年青时就有这个习惯。”

谈话间隙,记者仔细打量了老人:1.50左右的个头,银发大耳,面容和善,衣着清洁。陪同采访的浦东新区花木商业公司工会主席小尹说,老人家生活得舒舒齐齐,这都与媳妇的悉心照料分不开。别的不说,就说那一次老人不小心坐翻了马桶,弄得一地粪便,也弄脏了老人的衣裤,媳妇见状忙不迭地清洗,毫无怨言。言及此,周桂英则说:“花木商业公司的领导对老人很关心,经常派人来看望,前不久还把我们请到单位,热热闹闹地为老人做百岁生日呢!”

### ○鹤发喜动有童趣

——访百岁老人朱媚卿

“五一”国际劳动节,日丽风和。上海西区的安亭路同往日一样宁静。上午10时半,笔者在一幢临街楼房的门上轻叩两下,应声开门的是百岁老人朱媚卿的儿子赵增祥。

登梯上二楼,见朱媚卿老太正在后房睡觉,笔者顿生疑窦:材料上介绍老人每天要上楼下楼十几次,莫非今日病了?赵增祥笑着说,母亲身体仍很健康,只是昨晚没有睡好,我让她休息休息。

入座倒茶,朱老太的家人热情好客,他们说,这都是受了母亲的影响,只要有客人来,老人总忙不迭地关照倒茶迎客。朱媚卿老人生于1894年10月21日,江苏苏州人。20岁不到在家乡结婚,几年后随夫到上海。丈夫在银行工作,收入颇丰,家有保姆,生活优裕。生育5女3男8个孩子,第8个儿子七八岁时夭亡,其余的都健在,最大的女儿78岁,小儿子赵增祥57岁。目前老人眼有白内障,耳重听,牙已掉,但内脏没啥毛病,基本不看病。

一日三餐正常,基本不吃零食。早餐吃两只鸡蛋一瓶牛奶,10多年来一直如此。午餐一小碗米饭,有时还添一点,菜随意,家里人吃什么她吃什么,从来不提什么特殊要求。比较喜欢吃鸡蛋,因为没有牙,现在也吃些肥肉,肠胃特好,估计一顿吃五六块小肥肉没问题,但家里人还是控制着给她吃。晚饭的量与午饭差不多。

喜欢活动是老人的最大特点。她自已的衣服从这个抽屉整理到那个抽屉,尽管是"无用功",还是乐此不疲。一天里上上下下楼梯十几次,家里人看着她也觉得累,她说这样活动身子对健康有利。吃饭时碗筷自已拿,床上的被子自已铺,现在生活还基本自理。除去年外,年年国庆节前后自已去南京、镇江、盐城等地看望女儿、儿子,住上几个月,但春节一定要回上海过。

老人喜欢热闹,不甘寂寞,希望家里经常有客人来。今年元宵节市里组织她去千鹤宾馆活动,她如小孩子一般,特别兴奋,一早就等在门口。出门前嚷着要戴上戒指,家人怕她弄丢,给她买了2只假的戴上。坐上特意来接她的轿车,一路上说"不好意思",执意要家人付车钱。从宾馆门口到电梯口的一段路比较长,她不肯坐手推车,要自已走过去。领导送来的一碗元宵,她全都吃光,还吃了一只香蕉。席间几次对她说"如果吃不消可以早点回家",她都说"吃得消",一直到活动结束才依依不舍地回家。她说,这一天"蛮开心的"。

中午11时45分,老人小憩醒来。她整理好被子,自已走到前房的藤椅上坐下。"身体好哦?""蛮好、蛮好。"一头银丝的老人用糯甜的苏州话回答。笔者告辞时,老人起身欲送。在旁的赵增祥解释说,凡有客人来,母亲一定要亲自送到门口,这是规矩。但是,笔者还是婉谢了。

**○热心公益乐陶陶**

——访百岁老人翁锦华

"我是《解放日报》的忠实读者,每周六的《养生之道》专版吸引了我,我特别喜欢其中的'寿星访谈录',盼望有一天介绍我父亲的文章也能登报。这一天终于'争取'到了,今年我父亲已跨入百岁之门。今寄上我父亲的近照,作为你们采访的资料……"这段充满热情的文字,是百岁老人翁锦华的小女儿翁佩青写给本报编辑部的。在细雨霏霏的春日,笔者循址作了采访。

老人现在与二儿子、小女儿一起生活,同住虹口区唐山路一幢二楼的石库门房子。笔者登门,只见老人气色尚佳,正坐在床上兴致勃勃地看电视。家里人说,老人家知道记者今天来采访,不时地看钟催问:"怎么还不来?"笔者递上名片,老人用放大镜照着,顺口读出单位和姓名,准确而又清晰。谈及爱好,翁老先生的女儿指了指正在播放京剧的电视说,老人家最喜欢看京剧,电视里有京剧他每次必看,我们还帮他录下来,让他平时看。他是个京剧迷,90多岁那年,还自己买票去中国大戏院看宋长荣演《红娘》呢。

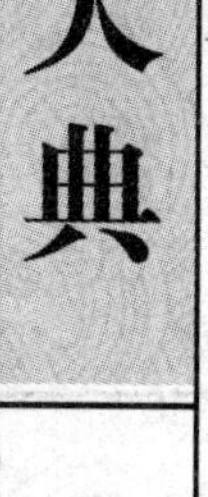

翁锦华生于1894年12月28日,浙江慈溪人。14岁到上海,先后在上海、杭州等地的珠宝行干活。1940年在沙逊大楼(现和平饭店)开电梯,一直到1963年67岁退休。老人身体健手脚灵,退休后热心公益活动,在街道老年活动室无报酬地做管理工作,颇得人尊重。他心情开朗,乐于助人,以致邻居家需修自来水龙头或抽水马桶什么的,都来借工具,请他帮忙。那一年安徽闹水灾,老人闻讯后捐款100元,被作为上海捐款四最之一(年龄最大)在《解放日报》上介绍。老人常对子女说,做人良心要好,不能做作弄人的事。翁老先生人缘好,与邻居客客气气,里弄里的人都亲热地

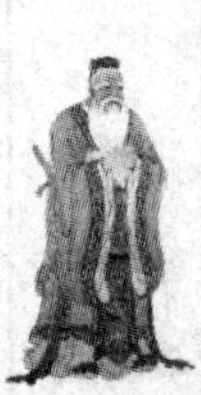

叫他“翁伯伯”。从90岁开始,每年老人生日,他的子女都要向邻居送“长寿面”。去年老人百岁寿辰,前来祝寿的人络绎不断,印有“翁锦华先生百岁寿辰”的金边碗一下就送掉300只。

老人崇尚顺其自然,知足常乐,不刻意追求什么养生之道。他平时不抽烟,不喝酒,不暴饮暴食,只吃八分饱。年轻时自己戏称是“老泡饭”,每天早上吃泡饭一碗,现在早餐丰富了,常吃八宝粥、八宝饭、酒酿年糕等甜食。喜欢吃荤,常以脚爪汤、排骨汤、骨头汤佐餐。一日三顿饭,特别爱吃粽子糖,不吃其他零食。老人态度和蔼,不怎么发脾气,很少生病,目前生活还能自理。

现在老人五代同堂,家庭和睦。三儿子一家在香港,平时经常寄钱到家给父亲享用,老人要什么药或生活用品,也都有求必应。去年12月三儿子特地回上海为父亲做寿,在新雅饭店办了9桌酒席,并拍了录像,留作永久纪念。每每谈起现在的美满生活,翁老先生会说:“我们是苦出身,全靠共产党领导得好。”

**○大家庭里享清福**

——访百岁老人姚琴韵

听说百岁老人姚琴韵在闸北区社会福利院里无忧无虑地生活着,我们冒着酷暑专程前往拜访。

绿树掩映之中的福利院幽雅宜人。院长诸朝江十分热情地把我们引进会议室。诸院长说,他到福利院担任领导才1年半时间,每天早上7时15分左右走过老人的房间,她都已起床,从不见她睡懒觉。其间老人只生过一次病,但那一天她也按时起床。现在,老太太听力尚好,3米之内能看清东西,生活基本自理,思维清晰,诸院长拿出一叠照片说,前几天他拿着相机为老人照像,洗衣的、吃饭的、提水的,都是生活记实,没有任何摆布。

“姚琴韵老太是孤老?”笔者理所当然地认为只有孤老才能住进福利院的。诸院长摇摇头说:“老太太有2个儿子、3个女儿。大女儿80岁,已病故。二女儿78岁,戴着助听器,母女俩在一起反差很大。小儿子也已60岁。小儿子与二女儿经常来看老人。老人喜欢孙子,两年前孙子结婚,家中房子小,老人让房,自觉自愿搬进了福利院。去年春节,小儿子接老太太回家过年,因房间仅六七平方米无法睡觉,媳妇只能睡到别人家去。”

保健医生马春芳介绍说,老太太内脏没什么毛病,昨天为她检查时,血压120/78毫米汞柱,心跳60次,都正常。有点头晕病,可能是脑动脉硬化的缘故。马医生又说:“有人反映老太太脾气不太好。但我感觉她很善良。每次到她房里,她都会主动打招呼,很有礼貌。过年时查房,一定要送几粒糖给我尝尝,还说平时不肯收,这次不能不收。”

我们想见见老人,于是走进了三楼一间整洁的房里。靠墙排列着四张床,姚琴韵老太太的床靠着阳台。和风阵阵,尽管是35摄氏度的高温,屋内却不觉得热。老人腰板挺直,黑丝绒布鞋、浅色尼龙袜、黑纺绸长裤、直条夫绸衬衫,白中带黑的头发梳理得整整齐齐,给人一种清清爽爽的感觉。见有人来,正坐在床边折叠衣服的老人马上起身,动作十分灵活。老人常州口音,讲话急又快,她说,她生于1895年5月20日,江苏常州人。5岁时父亲故世,是爷爷带大的。丈夫比她大1岁,丈夫故世后一年,她64岁时随儿子到上海,生活一直平平稳稳。问起住在这里好不好?老人连声说:“好,好!这里的院长、医生、护理员都好。小辈待我也好,经常来看我。我在这里享清福。”已是吃午饭时分,同室的老人替她带来了二两米饭、两只油面筋塞肉、一大杯冬瓜汤,并招呼她趁热吃,让人感受到一种大家庭的温暖。

**○树遇暖春绽新芽**

——访百岁老人苏晓化

院子里，两棵粗壮高大的夹竹桃郁郁葱葱。从东窗向外望去，满眼青绿，一派生机。这是一间21平方米的房间，用木板一分为二，百岁老人苏晓化在外间颐养天年，里间住着老人的女儿和女婿，他们对老人体贴入微。

苏老太生于1894年5月20日，江苏宿迁人。她父亲是前清秀才，教了一辈子书。苏老太从小生活在家境不十分富裕的书香门第，自然勤勉好学，读到高小。她看过《三国演义》、《红楼梦》、《水浒》等巨著，到了晚年，每天用放大镜看报，有时还会读出声音来。苏老太知书达理，因而思想开朗，待人谦和。她不重男轻女，认为儿子、女儿都一样，并鼓励女儿读书。苏老太的女儿沙美玲说："母亲经常引用外公的话'我们家里的人都要读书，不读书不行'来教育我们，我们都是在她的支持下读书的。"从小由苏老太带大的两个外孙女在国外，同外婆感情很好，老人也很想念她们，经常拿出她们寄来的生日贺卡看了又看，还说"我要好好保养身体等阿毛她们回来"。

老人的床边挂了一只用线钩成的小包，里面装着洗得干干净净的袜子和手帕。沙美玲取下包递给笔者，说："她最大的特点是好活动，这种包呀，沙发垫子、扶手呀，不知钩了多少，都送给了亲戚朋友。现在尽管已经百岁，但从眼睛睁开到闭眼睡觉，她没有一分钟是停着的，不是整理衣服、铺床，就是洗脸、洗脚、揩身，天天用香皂擦洗，天天换内衣，生活基本自理。"笔者这才发现，刚洗好脚的苏老太正坐在床沿上，弯着腰，专心致志地在穿袜子，那双袜洗得雪白雪白。

苏老太的饮食以面食为主，喜欢喝汤，不挑食。早上一小碗泡饭，一瓶牛奶，已是长期的习惯菜谱。因为没有牙齿，菜嚼不烂，中午经常吃些馄饨、包子。如吃饭，烧菜时特地多一点汤，用各种汤拌饭，营养不单一。每天至少吃两只香蕉，起通大便的作用。家里有补品时也吃些补品，但不依赖补品。消化力特强，饭量与家人差不多。除有老慢支外，无其他疾病。做医生的女儿是老人的保健医生，定时为老人量血压，老人偶有感冒，买点药给她服下就解决问题，基本不上医院。

跨越两个世纪的苏老太常说"共产党的朝代最好，生活安定"。老人在1957年从乡下到上海，在紧傍南京路的吴江路这幢洋房里住了近40年。近年来，石门二路上的卡德浴室的徐经理逢年过节都要接老人去，专门安排两个服务员替老人洗澡。老人乐观，想得开，脸上总带笑。荀子曰："乐易者，常寿长。"现在，苏老太额头上的寿斑退去许多，一头银丝中新长出了些许青色的头发。真可谓是，人逢喜事精神爽，树遇暖春绽新芽。

○乐趣恰在自理中

——访百岁老人陈德意

午后3时，北京西路某号（近胶州路）。一位衣衫整洁、腰板挺直的老人端坐在用彩色地砖铺就的门坎上，神情专注于人来车往。笔者走近欲打听，老人反应颇为灵敏："找啥人？"我说"找陈德意，百岁老人。"她打量了我一下，笑了笑说："找我呀！侬是啥地方的？"真有点出乎意料——笔者采访百岁老人不下几十位，在户外直接与寿星照面还是第一回哩！

老人依然自顾自坐在那里"欣赏"街景，接待任务交给了曾外孙女崔陈洁。小崔说，阿太现在生活基本自理。早上6时左右起床，漱洗之后在煤气灶旁边烧边吃，几乎天天吃菜粥，青菜、卷心菜、蕃茄、肉片等放在米里一起煮，吃得津津有味，食量也不算小。如果不下雨，饭后就去胶州路市场买菜。在胶州路尚无集市之前，每天要步行两站路的路程去买菜。没有一日三餐的概念，想吃就吃，一天要吃四五顿，都是菜粥，有时半夜感到肚子饿了，就下楼烧粥吃。她有自己的饮食原则：忌热性的食品。不吃砂糖吃冰糖，不吃鸡蛋吃鸭蛋，连会生火的水果也不碰。老人说她有胃病，不能饿，由此养成常年一日多餐的习惯。基本不起油锅炒菜，从不吃隔夜食，当天烧

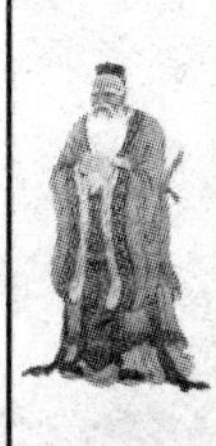

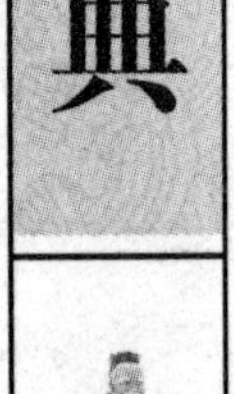

当天吃完。中午上楼小憩片刻，只要天气好，3点钟以后老人总要在家门口坐上两三个小时，既是消遣，也是调节。晚上不看电视，6点多钟就上床睡觉，可算是早睡早起。自己的生活安排得井井有条，不用家人操什么心。好整洁，现在还自己洗衣服，头发总是剪得短短的，过一两个月就上理发店修剪一次。

陈老太生于1894年11月1日，浙江奉化人，家境不错。她嫁人后离异又嫁，没有生育。1938年从虹口唐山路元吉里迁入北京西路现在的住所，一住就是50多年。现同侄外孙女陈菊敏一起生活，小辈每月按时给她生活费，也很孝顺，因而她生活得无忧无虑。

“阿太的脑子很清爽。”曾外孙女的评价一点不错。采访中，家里人问陈老太户口簿放在哪里，她说在床底下的盒子里，果然准确无误。笔者告辞时，还坐在门口的陈老太解释说：“我耳朵不太好，所以让她（指曾外孙女）同你谈。”似乎是礼貌，又像致歉。

### ○浓浓亲情暖寿星

——访百岁老人钱安梅

暑气逼人。在前往金陵东路300弄某号采访的路上，笔者在想：百岁老人钱安梅是怎么度过这大热天的？

这是一幢“72家房客”式的石库门住房，钱安梅老人与儿子潘秉礼及媳妇同住在15平方米左右的后厢房，虽然比较拥挤，却很有条理。房间里没有朝外的窗，阳光照不进，两台电扇转个不停，给人以阴凉的感觉。老人气色不错，正坐在床沿上用汤勺舀西瓜吃，动作相当协调。这一切给人的印象是：小辈把老人服侍得很好。潘秉礼凑近母亲的耳朵大声地说：“解放日报派人来采访你，你说说身体为啥这样好？”原先坐着的老人起身走到桌旁，高兴地说：“这么多人来关心我，我真开心。现在我啤酒吃得下，媳妇也好。前天走出去脚软跌倒了，手上有乌青块，现在已好了……”潘秉礼在旁补充道，老人身体还不错，脑子反应也快，就是忘记性大一点。有深度近视，看东西、走路要戴眼镜。前几年耳朵还好，现在右耳已聋，左耳还有听力。

钱安梅生于1895年4月11日，浙江绍兴人。19岁结婚，21岁到上海，生育一男一女。她36岁时丈夫去世，靠开洗染店维持生计，生活并不富裕。公私合营后继续在洗染店工作，1962年退休后在家领8个孙儿，买菜烧饭，十分忙碌。老人生性好动，每天早上坚持甩手500次，只是近日腿力不够，不常甩手，但晴好天气总要到弄堂里坐坐，与邻居闲聊。“昨天，她从早饭后一直聊到中午11时才进屋的。”在旁的媳妇插话道。

饮食方面与众不同的是，不管冬夏，老人午餐和晚餐都要喝一杯啤酒，冷天喝用热水温过的啤酒。家人解释说，老人吃饭时菜吃得少，喝啤酒是为了让她多吃些菜。她不挑食，荤素皆吃，比较喜欢吃干菜烧肉、干菜烧鸡翅膀、咸鲞鱼炖肉饼等。

俗话说“家和人寿”。儿子孝顺、媳妇贤惠，小辈敬重长辈，一家人和睦相处，心情舒畅。从老人80岁开始，家里人每年都给老人做寿。去年在北京东路实验饭店办了9桌，还特地邀请了乡下的亲戚和邻居。今年在广西北路的新世界大酒店办了6桌，为老人庆贺百岁寿辰，钱老太孙子的单位还特地送来一只180元的大蛋糕和一尊老寿星。

现在老人每月退休工资270元左右，而每月报销的医药费则在400左右。今年大热天，里弄送来20元钱给老人买冷饮。前几年暑天，老人的单位都派人送来雪碧、西瓜，今年不知何故没有送来，老人还时常叨念呢。为此，钱老太嘴边常挂一句话：“政府好，有劳保。”

### ○宽容善和晚年福

——记百岁老人沈惠英

在上海老城厢文庙的前街，住着一位生于1895年（光绪21年）7月的老人，她叫沈惠英，别名沈爱娥。

沈老太系江苏海门人氏，属羊，在家排行第三，上有哥姐，下有一弟。21岁时嫁给同镇开竹器店的竹匠为妻，婚后育有三女一男。由于家境贫困，三个女儿未成年便先后夭折，现仅存一子相依为命。1982年沈老太的丈夫88岁逝世，独居的沈老太在政府的关怀下，户口从海门迁往大都市上海，从此过上了四代同堂的晚年生活。

笔者在沈老太的寓所采访她时，只见她独自一人爬上狭小的阁楼，动作可谓利索干练。当孙女黄丽娟贴着耳朵告诉她，有人来为她写文章时，老太眼睛一亮，谦和地说："劳动人家，不值得写，不值得写。"

沈老太从小在家务农，婚后又是丈夫干竹器活的帮手，一生勤劳。如今，她依然能拣菜剥豆，洗碗晒衣。有人说："她父亲也活到94岁，长寿有遗传因素。"她则称："劳动能活络筋骨，益康益寿。"儿子黄家骏告诉我，老人生活极其俭朴，饮食有节制，荤素不偏，作息也有规律。晚上7时准时上床，睡足12小时方才舒服。早上吃完粥加牛奶，便上街逛几圈，回家后帮着做家务，中晚餐各米饭一碗。

沈老太的老家海门长兴镇的人都夸耀她心平性静，宽容善和。沈老太的家邻近公交车站，见有人候车时间长了，她就会从家里搬出凳子让素不相识的人坐。碰上雨天，还会拿出雨伞，给路人挡风遮雨。1975年夏天，她丈夫在门口乘凉，被一醉汉骑车冲撞造成手臂骨折，电报打到上海，儿子欲火速赶往海门医院，岂料沈老太一把拉住儿子的手说："不要太责备人家，喝醉酒也是没办法。"结果医疗费、护理费等一概自理。肇事者十分内疚，磕了几个响头，连连说："我撞上了好人，真是无眼。"

时下，沈老太在沪的住房与文庙仅一墙之隔，那里每天人来人往，给她的生活增添了几分乐趣。清晨或傍晚，她总要依在窗台上眺望市景，还要去寺庙广场上找伴闲聊。尽管老太晚年生活安定，但思乡之情依然不减。家人准备在今年7月为她做百岁大寿，她却说："简单点好了，等吃了长寿面，我要回海门老家看看。"儿孙们了解她的心思，自然爽口答应了。

### ○热爱生活不老松

——102岁老太张志群

环境容易改变人。102岁的革命老人张志群，自从投身到革命队伍以后，眼光放远了，心胸开阔了，她懂得了许多人生哲理，明白了追求幸福之路的真正意义。

张志群老人出生在山东济南，是典型的农家女，守着祖传规矩，辛苦地耕耘土地。19岁那年结婚，20岁丈夫去世。由于受封建礼教的束缚，她一直守寡。悠悠十几载，她在人海中浮荡，维系着她一线希望的是对生命的执著、对儿子寄予的希望。每天，她做馒头、做饺子卖给人家，靠微薄的钱养家糊口。儿子在清贫中度过了少年时代，目睹母亲在生活道路上艰难地跋涉。儿子长大之后，毅然地参加了新四军，跟着革命队伍打天下，儿子离开了母亲，母亲对儿子牵肠挂肚。1942年老人43岁时，儿子去了延安，老人越过万水千山，寻到了儿子，部队留下了她。在那里，她学着做炊事员、保管员，做部队后勤工作。别人家生了孩子，她常去帮忙，大军南下时，她随部队来到上海。

上海以大都市的宽广胸怀容纳了老人，老人也以自己微薄之力回报着这片热土。张志群老太非常关心国家大事，每天看新闻，听广播，积极参加有益社会的各种活动，如捐款、捐物支援贫困地区等，她都毫不吝啬，还经常讲革命故事教育小辈。

有时，张老太也会忆起家乡的情景，秀丽的山庄，小河环绕，草木葱茏。可是日本侵略者对中国发动了惨无人性的侵略，宁静的青山绿水，顷刻间随之消失，田野里弥漫着浓烈的硝烟味，老人渴望和平，坚决支持儿子去抗日，自己也愿作后勤战线上的勤务兵。

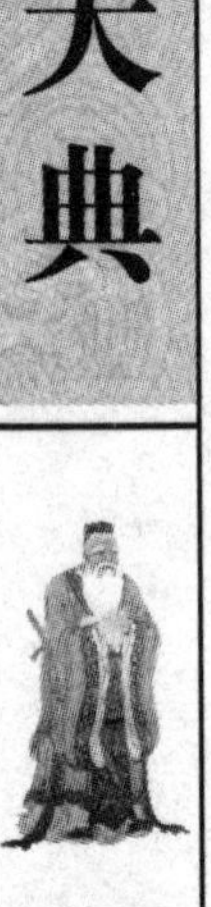

时间一晃过去了几十年，解放后，张老太过着温馨、平静的生活。进入百岁之后，仍过着平静的生活。她对健康长寿充满信心，一次腿部不慎骨折，她坚持做功锻炼。有一年的酷暑严寒，正值张老太身体欠佳，家里人怕她过不了，悄悄为她办了寿衣，不料被她看到，求生欲很强的她当即说："现在生活这么好，我还不想死呢，你们不要费心！"有人劝她回老家去，尊重家乡人叶落归根的老传统，她却说："哪里黄土不埋人"，仍要留在上海。

平日里她不清闲着，淘米（洗米）、收拾房间，力所能及地做着各种家务活。在饮食方面不论粗茶淡饭，她只求吃饱，胃口较大，爱吃素食，不吃大鱼大肉，仅喜欢吃点肥肉的饺子，最爱吃莴苣叶、芹菜叶。每两三天喝一点白酒，自斟自饮。早晨6时多起床，晚上7时上床睡觉，中午有时小睡一会儿，每星期洗一次澡。

老人四世同堂，有一个和美的家。

**〇平平淡淡才是真**

——102岁老太周月莲

第一眼见到百岁老人周月莲，就感到她眉清目秀，年轻时肯定是个文静而秀气的女子，再看她包粽子时那股利索劲，根本看不出她已是102岁高龄了。

2000年初夏的一天，笔者来到南汇县惠南镇英雄新村周月莲老人的家里。出生于1898年6月的周月莲，年轻时从彭镇镇的农村嫁到三墩镇的镇上，婆家以开酱油店为生。虽说从乡下到了小镇，但对周月莲来说，只不过是从干农活转到了干家务，纺纱、织布、挑水、烧饭……这烧饭就一直烧到100岁，儿媳妇退休后才接过了班。干惯农活的周月莲总也歇不住，到镇上还爱弄块自留地种种蔬菜，1997年11月随儿子搬到现在的住所住，就在自家天井里种点葱。

虽说已是102岁的高龄了，但周月莲凡事总爱自己干，自己整理房间，洗衣服。夏天7时起床，冬天稍晚点。漱洗整理完毕，吃早饭，再帮媳妇拣拣菜，天好就到外面兜一圈。每年新芦叶上市时，媳妇买来糯米、肉和芦叶，这包粽子的活就由周月莲承包了，几斤糯米很快就包完了，到端午节总要包好几次。

从年轻时起，周月莲就言语不多，不爱与人计较，温柔贤淑，是个典型的贤妻良母。她生有两个儿子，大儿子不幸英年早逝，1969年老伴去世后，她一直随小儿子一起生活，一家人始终和和睦睦。如今，小儿子64岁，儿媳妇也60岁了，都退休在家。1997年搬家时，儿子特意买了新村底楼的房子，儿媳妇则坚持让老人住朝南的大房间，自己住北面的小房间，客厅里放上沙发、29英寸的彩电，孙女还买来空调装在客厅里，一家人可以舒舒服服看电视。每天下午，看看有线台的戏剧频道，沪剧、越剧是老人最爱看的，有时也看京剧，儿子、媳妇就常常在旁边当解说员。冬季的晚上，老人一般7时就寝，夏季则到8时再睡。

老人吃饭跟小辈一样，每顿一荤一素一汤，早晚各一小碗粥，中午一小碗饭，有时吃馄饨、面条就一大碗。每天吃点水果，一年四季从不吃营养保健品。近几年冬至时，儿子、媳妇专程买来阿胶，配上红枣、核桃仁、冰糖蒸成阿胶膏，让老人每天早上吃一点。

1998年，周月莲到邻居家串门时不慎跌了一跤，造成骨裂，在床上躺了半年后，百岁高龄的周月莲老人硬是在儿子、媳妇的搀扶下坚持每天锻炼，现已基本行走自如。

如今，周月莲与80多岁的亲家母住一个房间。自三年前亲家公去世后，只有一个女儿的亲家母就从新场镇搬来与女儿同住，与周月莲同进同出同睡一个房间，就像一对老姐妹似的。儿子、媳妇喊声"妈"，两老都会回头，于是，就干脆照孙子的叫法，称祖母为"奶奶"、"阿奶"了。

告别周月莲老人时，笔者深切地感到平平淡淡、与世无争的性格，和和睦睦的家

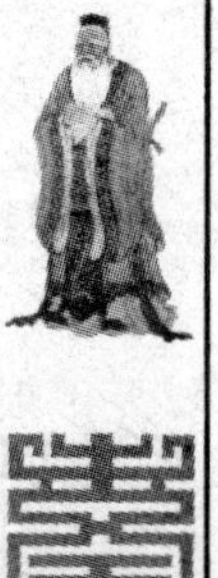

庭生活，是这位老寿星长寿的根本所在。

**〇坚持锻炼　心境愉快**

——102 岁老人马逸亭

马逸亭是一位年届 102 岁的老人。他面色红润，身板结实，不但生活能够自理，而且喜欢外出旅游，只要力所能及，他就不会放弃任何旅游机会。他游览了上海附近的旅游景点，观赏了日新月异的景物变化，前不久还兴致勃勃地去了浦东，连声说浦东变化太大了。他常说，旅游不但能开阔人的视野，增加人的知识，还能锻炼身体，是一剂有助健康的良好秘方。

马逸亭老汉年轻时就坚持运动，健身、练脑是他每天的必修课。诸如打羽毛球、骑马等健身活动他格外偏爱。现在，他仍然坚持每天早晨在阳台上甩甩手、弯弯腰。还要走两遍三层楼的楼梯。晚上临睡前搓脚底，搓到发热为止，目的是活血通脉，有利于睡眠。由于年轻时不懈的锻炼，打下了扎实基础，练就了老汉壮实的身材。如今，老汉背不驼、眼不花，是一位令人羡慕的健康寿星。

马逸亭老人不仅注意锻炼身体，也很注重精神营养。他关心国家大事，关心人民生活和自身素质的培养，自费订阅了解放日报、文汇报等报纸，每天读报并把重要的文章剪下来，分类贴在练习本上，收集了“时事新闻”、“法律常识”、“医学知识”等各方面材料。他几十年如一日，不断积累，家里大大小小的橱内放满了整整齐齐的剪贴本。如果有人问他一些问题，他很快便会用报上的内容作回答，像个“博士”。他常说，剪贴使我获益匪浅，也使我像钟一样每天得按时上发条。

要说剪贴是马逸亭老人的一大乐趣，那么看电视也是老人每天生活中不可缺少的调味品。老人爱看足球赛，往往球赛还未开场，老人已等在电视机旁，估计哪个队会赢，哪个队会输，做起了评球猜测。足球赛开始后，他又像一个裁判员，谁踢好球、谁踢臭球。但他也知道自己的年纪，总是努力克制自己不要过分激动。对于一些电视惊险片，他也很欣赏，不肯轻易放弃。有时，遇到了不顺心的事，他连电视也不看了，便外出散心，找人聊聊，兜了一圈后，气自然消了。

马逸亭老人每天的饮食也很有规律，早餐牛奶加饼干，午餐不求美食，注重细嚼，晚餐面条加麻油，有利消化、通便，每餐都吃到七分饱，从不多吃。

另外，老人还重视休息。中午累了在沙发上闭目养神，晚上觉得倦了就上床，早晨醒了便起床，从不赖床。

马逸亭老人的长寿秘诀是：坚持锻炼、心境愉快、生活有规律。

**〇敬老助老　寿比南山**

——102 岁老太马金英

家住浦东新区洋泾街道阳三小区的马金英老太，今年已 102 岁了。马老太模样较为清瘦，精神很好。日常生活爱清洁，待人热情、礼貌周到，办事有条理，让人感觉是个有知识、有素养的老人。其实，马老太没有读过书。

马老太出生于 1898 年。年轻时靠种田过日子。后来丈夫外出，在港口码头谋生。由于马老太婚后跟随丈夫接触了一些官方上流人物，在与人的交往中领悟到了一些做人的真谛。自然，也使马老太在潜移默化的感化中得到做人的启迪。所以使她养成了说话流利、亲切，声音宏亮，思维敏捷的习惯，有时说出来的话还真有点干部模样和风度呢！

马金英的女儿彭菊仙是从医的，说起马老太的长寿之道，她如此解释道：“大概与母亲自小食用大量真菌食品有关，如野生香菇、蘑菇等。因为我母亲小时候，外祖父就以补锅好手艺经常跑到东北、内蒙古等很远的地方，有时以货换货，有时以货代币，这样外祖父每年都要带回好多野生香菇蘑菇，母亲一直吃到 20 岁出嫁。而现在我们吃到的香菇蘑菇不如从前，以人工培养的多，与野生的不一样。”这条长寿原因比较独特，但我们更多地觉得，马老太长寿离不开女儿的一片孝心，是女儿的孝心，增强了马老太对生活的信心；是女儿的医学知识，解除了马老太晚年的病痛之苦。女儿为了照顾母亲，特地搬过来与母亲同住，一个星期才回家一次与丈夫团聚，足见其对母亲的一片孝心了。

马老太的日常饮食全靠懂医女儿的精心调理。现在，马老太的牙齿都脱落了，吃食物很不方便。但马老太已经养成了一日少吃多餐，最多时隔两小时要吃点豆奶、百合或炖蛋之类食品。她吃的稀饭必须焖烂，爱吃乳腐、咸蛋。冬天，马老太爱喝鸡汤，女儿便每隔两个星期要烧一只鸡给她吃；夏天，马老太一般以吃豆奶和饼干为主。女儿彭菊仙与母亲同住后，一切生活习惯都按马金英老太的爱好去做，尽量做到让老人满意。如马金英枕头的棉布旧了，女儿要帮着调换新的，马老太却坚决不让换，说是旧布软，用惯了舒服，其实，马老太还是为家庭节约花费着想。

马老太虽然没有读过书，但她记忆力很强，人也很聪明，一看就懂，一学就会。她小时候，离家不远处有一所私塾学校，出于好奇，也为了长些知识，马老太当年便经常隔着窗户专心听老师讲课，听学生们背书，不知不觉中，她也学到了不少。什么"人之初，性本善"，"三人行，必有我师"等名句，她都能背诵。甚至，她对语文老师教的古文知识也知道了不少。后来，她同别人聊天时，也经常出口成章。例如，有一次她劝小辈不要与人家争吵时竟用古文："你上无粮兵，下无救兵，有什么本事与人家争吵？"马老太说此话时是随意地脱口而出，但对当事人触动很大。

马老太的聪明，还表现在她的判断能力上。有一次，女儿接到通知，说上海市副市长周禹鹏要来看望马金英老人，由于担心母亲知道后高兴过度出意外，便没把这消息事先告诉马金英。聪明的马老太，看到女儿一清早就打扫卫生，整理房间，还洗刷了好多杯子，便追问女儿，有什么事，什么人要来？当时女儿说没什么事，只是几位老同学要来串门聚聚。但马老太说什么也不信，自信地说："不对吧，洗这么多杯子，肯定有领导要来。"说得女儿只好默认了。

### ○五代同堂乐陶陶

——101 岁老太吴杜氏

今年 101 岁的吴杜氏老太，家在江苏省仪征市人民路。她的家可谓是五代同堂的大家庭。晚辈们亲切地称呼她为"老祖"。

"老祖"的一生很不平坦，年轻时经历了不少风风雨雨，坎坷之路锻炼了她吃苦耐劳、勤俭简朴的秉性，也培养了她热情、大度的性格，是一位受人尊敬的老太。

"老祖"出生在仪征市的农村，是地地道道的农民。小时候家里生活极其艰苦，有姐妹九人，她排行最小。嫁到吴家后，改名为吴杜氏。20 岁时生下一个儿子，儿子出生不久，丈夫就离她逝去。"老祖"年纪轻轻便与儿子相依为命，为了生计，"老祖"给别人当过保姆，拾过麦穗、稻穗，挖过萝卜，更为艰苦的是"老祖"还干一些繁重体力之活，在风里雨里拆过城墙，只要能养活母子，脏活、累活都干。空闲时分，"老祖"曾时常面对青天，苦苦冥思：自己的命运为何如此苦涩，丈夫早早地撒手西去，家里一贫如洗。但是，儿子是使她活下去的精神支柱。她曾去请算命先生来预测命运，结果算命人告诉她需长年吃斋才可免灾。于是，"老祖"遵循了算命人的话，几十年来坚持吃斋，至今仍不改口。

功夫不负有心人，儿子在"老祖"的呵护下长大成人，并成立了家庭。按理，此时"老祖"可以享享清福了，可是事与愿违，儿媳在生养孩子时，落下了精神分裂病症，头脑不太灵活，精神有些错乱，吃喝拉撒都在床上。"老祖"心疼难忍，像对待自己的女儿一样，任劳任怨地精心照料，儿媳终于康复了，"老祖"身上却掉了几斤肉。

"老祖"待人和善的品德，影响着下一代，小辈们看着年事已高的"老祖"，抢着服侍她，可"老祖"改不了勤劳的习惯，仍然早晨 7 时准时起床，做些家务活，同时进行适当活动,96 岁那年,还挎着篮子去农贸市场买菜,还能算账。

规律的饮食起居使"老祖"面色红润,精神焕发。当别人问及"老祖"长寿心法时,"老祖"常会风趣地说:这与遗传有关,她家居医疗条件不发达的农村,母亲 80 岁左右谢世,姐姐 96 岁归天,其他姐妹都 80 岁左右才去世,我怎能会命短呢?

"老祖"的讲话常富有幽默感,说真的,听她谈笑风声也是一种享受。在她那五代同堂的大家庭里,其乐融融,令人羡慕。

### ○淡泊名利　物我两忘

——101 岁老人沈麓元

莫道桑榆晚,人间总有春意暖。遐龄 101 周岁的沈麓元老人,早年是上海人民美术出版社第一代美术编辑,当让他谈谈长寿心法时,他便自信地说:"心境永远平和、宁静,生活充实,情绪乐观,心胸豁达;身体必须注意保健和锻炼;优美的环境可使人益寿延年、生活舒心。"

年轻时沈麓元总嫌"光阴似箭,日月如梭"这句话太夸张。到了暮年,才憬悟其警策,世界上无论多么惊天动地,震古铄金的大事,在时间老人的调控下,弹指间,也就成为明日的黄花。

沈麓元老人在其百年的生涯中,献身绘画业已越过五十个春秋,事业上可谓一帆风顺,16 岁时从浙江嵊县(现为嵊州市)来到上海,拜师学画,他年轻好学,刻苦勤奋,才气横溢,绘画技术很快上了一个台阶。18 岁那年到商务印书馆做美术编辑,凭着一股倔劲,工作做得得心应手,非常出色。他意识到生命之所以可贵,在于道德无量,只有具备"德"字,艺术才能有高尚的品味,才能如日长辉,似月长明。

他在艺术的海洋中自由遨游,绘出的图画惟妙惟肖、栩栩如生,《三国演义》、《水浒传》等连环画深受读者喜爱。事业上的成功也为日常生活平添了一道风景。36 岁时的沈麓元与 24 岁的章启英结为伉俪。章启英是位有文化、有教养的女子,婚后他们的日子过得非常甜蜜,俩人互敬互爱。随着时间的流逝,三个儿女陆续出生,每天回到家,看见活泼可爱的孩子就会感到无比欣慰,他们唯一的愿望是培养优秀的孩子,让他们长大后成为国家有用之才。

孩子们在父母言传身教的熏陶下努力读书,以优异成绩回报父母。可是天有不测风云,1952 年,一场灾难突然降临这个幸福家庭,有关方面将章启英"请"进了监狱,理由是她的工作是一位解放前去台湾的国民党人介绍的,为此她就是台湾"特务"。章启英不知道自己错在哪里?"罪"在何方?

步入天命之年的沈麓元面对灭顶之灾,痛苦、忿恨,真想对天疾呼:"上苍为何不讲理!"他的心在颤抖,但是多年形成的良好心理素质告诫他不要鲁莽,他控制了自己的情绪,没有大发雷霆,保持了无声的愤怒。因为他了解老伴,相信她决不是这样的人。天总有重见光明之日。正所谓人生贵相知,相知在急难,患难识真情。

有了希望就会坚强地生活,沈麓元一人挑起了家庭重担,并鼓励狱中的妻子不要沮丧。1955 年,他家迎来了灿烂的一天,章启英在狱中表现积极被提前释放回家,沈麓元看着老伴,要说的话竟让止不住的热泪倾诉。

淡泊名利,与世无争:这宗冤案、莫须有的打击,并没有将沈麓元的精神击垮,他在单位中表现积极,始终保持着做事先做人的品行,从不介入各种是非,把名、利看得淡淡泊泊,与世无争。他本着心地坦荡、言行如一的做人原则,与同事们融洽相处。因此,在老伴蒙难的日子里,同事们没有歧视他,而是尊重他、安慰他,他感到工作环境无比温暖。

60 多岁那年,沈麓元告别同仁退休回家,清闲的日子并不能闲着,除了绘画外,他仍然保持了年轻时爱运动的习惯,骑马、打乒乓、旅游……从不间断,他说:"强壮的身体靠运动,不行万里路,怎能绘出万张画"。

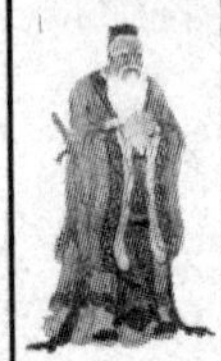

他的家住在虹口区山阴路，离虹口公园很近，他每天去公园锻炼身体，从而结识了7位中老年朋友，以后他们在公园里喝茶聊天，大家诉说世事，遇到喜事大家共同分享，痛苦之事互相劝慰，逢上好气候，他们就结伴去外地旅游，使祖国的奇山、秀水、异石、名花，在沈麓元的笔下再显神韵，意境深远，那一张张画自是豪迈中显示淳朴，苍劲中见出逼真，绚烂中含蕴宁静，融汇了沈麓元老人的人格和技艺。

沈老汉除了对绘画和运动的爱好外，平日里还爱喝酒，年轻时一日能喝两斤黄酒，下酒的菜以白斩鸡、豆腐干为主，家人劝他少喝酒，他点头应允，实际上依然我行我素。如果家中有客人来，恰是喝酒的好机会，陪客人多喝几盅浑身舒服得似"神仙"。随着年龄的增长，他减少了酒量，有道是："口嘴馋酒，胃不饶酒。"前几年胃出血时，他听从了医生劝告"千万不要再喝酒了"，可是他只要闻到酒香味，便又垂涎欲滴。有一次他闻到酒香好诱惑，馋得他实在熬不住了，便瞒着家人偷偷到朋友家去喝酒，几盅下肚，回到家后立即见分晓，"虚弱"的胃竟毫不客气地提出了强烈抗议，再一次出血了。从此，沈老汉不得不与酒"诀别"了，再也不敢馋酒了。

现在，沈老人由妻子、小女儿照顾，一家老小，四世同堂，融洽温馨，如沐春风。在平静的岁月里，生活幸福，尽享天伦之乐。

### ○蜚声东瀛的百岁诗翁

——百岁寿星葛祖兰

上海吴兴路上有座两层楼西式住房，这是百岁诗翁葛祖兰寓所。葛先生1887年出生于浙江宁波。

19岁时远涉重洋，东渡留学，1909年毕业于日本早稻田大学，虽然攻读理工科，但对日本传统文学——俳句很有造诣。

俳句由17字组成，其实是17个音，用字非常精简，所以内容深刻含蓄。俳句若是写得不当则要削弱余韵，因此要翻译好俳句也是不容易的事情。一些日本俳句学者认为葛祖兰是当代中国一位非常有造诣的俳句诗人。葛祖兰先生自1979年以来撰写了九百多句俳句，在日本出版过三本葛祖兰俳句诗集，特别是《祖兰俳存、补遗》，该书由日本日光印刷所印行，很受日本读者欢迎。因此西日本新闻社曾于1984年4月特地来上海，到葛祖兰住所向他颁发了奖状、奖杯，而且称赞葛先生是中日友好俳句创始者。同年9月15日日本兵库县西山小鼓子氏邸三三庵院中还树立了一块葛祖兰撰写的俳句诗碑，希望能世代友好，世代称颂下去。近年来，日本东京、大阪、福冈市等许多女士特地多次来沪探望葛先生，庆祝他期颐之年。有一次，十几位日本朋友在葛家作客，讨论作诗赋词，会后兴致勃勃地吃了中国式菜肴和葛老夫人亲自下的长寿面条。

环顾葛老先生卧室，四壁墙上布满了镜框、条幅。有福冈市长进藤一马祝贺葛先生百岁寿诞时送来的镜框，上书"百岁诗翁葛祖兰"；也有日本朋友拍摄的葛先生伴同夫人身穿大红色背心、头戴大红色帽子的大幅照片，据说这是日本给予葛老先生一种非常崇高和光荣的仪式。葛老先生藏书丰富，书橱相连，密无间隙，他指着这些书刊说，我的长寿之道与写诗作词分不开的，多读诗词能陶冶性情，胸襟豁达，祛病延年。日本俳句界人士对葛祖兰老先生百岁高龄还能够作诗赋词，写出含意深刻的俳句深为感慨。有位日本友人誉他是一位世界上罕见俳句专家。当时他还能给日本《杜鹃》杂志撰写稿件，因此该杂志聘请葛老先生为编委，他是《杜鹃》编委会中唯一的中国编辑人员。

葛老先生的生活非常有规律，每晚9时就寝，清晨7时许起身，8时到10时静心阅读报刊，写诗词，练书法。葛老先生饮食合理，绝不暴饮暴食，特别喜吃卷心菜，他知道卷心菜中富有维生素A，它对老年人肠胃道功能有一定帮助，而且还能够预防溃疡病发生。他平日有非常良好的卫生习惯，每晚必须用温水洗脚促进下肢循环，每半月理发一次，保持容颜的整洁，室内墙壁上挂了一系列毛巾，写明主人揩手用巾、揩面用巾、客人用面巾等，这样既清洁卫生，又能防止传染病传播。葛老先生患有心脏疾病，每次服药必弄清药物的剂量和作用，而且定时按时服药。

葛老先生的老伴李淑兰，早年毕业于北京艺术学院，曾是五十四中学的美术、语文教师，她和女儿葛韵娥女士一起照顾葛老先生的生活，凡是操心之事一概不告知他，欢乐之事一一详告，这样使葛老心情舒畅、精神愉快，安心地多作些诗词，为中日两国传统的文化交流作出一些贡献。

葛先生于病危时，精神不振，发音困难，濒于半昏迷状态，但当有人取出俳句，他会睁大双眼用日语朗读俳句，真可谓至爱俳句，临终不忘。

葛祖兰先生于1989年去世。

### ○中国第一代建筑工程师

——百岁老人庄俊先生

庄俊老先生出生于1888年6月，是我国第一代建筑工程师，曾被建筑设计界誉为建筑泰斗。1910年赴美深造，与我国著名科学家竺可桢为同学。20余岁的庄俊毅然剪去辫子换上西服，到美国伊利诺伊建筑学院攻读建筑学科，他是近代建筑史上第一位赴国外学建筑的学生。回国后曾在北京清华大学任教，同时负责设计了该校水塔、小礼堂、体育馆、化学楼、科学馆、图书馆。在庄俊先生家中的照相集锦内，还保存着这些当年由他设计的雄伟、端庄建筑物的珍贵照片。庄俊完成的建筑设计项目遍及北京、上海、天津、哈尔滨、大连、南京等许多城市。

庄俊先生曾在上海创办建筑事务所，解放后应邀去北京参加设计十大建筑群。当时他积极响应号召，放弃了事务所的丰厚收入。他原享受一级教授待遇，50年代每月收入达300元左右，为了支援国家经济建设，1958年退休时自动减薪至124元，维持自己晚年有限生活。庄俊先生热爱建筑事业，晚年限于体力，但仍费了多年时间，收集大量资料，编辑了中国第一本建筑词典。

庄俊先生儿辈庄涛声继承父亲事业，年轻时同样也赴其父学习的母校美国伊利诺伊建筑学院，攻读研究生学位，学成后就业于国外建筑行业，每月薪金待遇很高，生活条件优越。解放初期，庄俊先生在1950年即发函嘱儿子对祖国要尽赤子之情，劝儿子早日回家参加祖国建设。在往后日子中，庄先生父子建筑设计成果遍及全国，为建筑事业作出很大贡献。

1988年伊利诺伊建筑学院在近万名校友中，得悉到有位已届百岁的中国留学生——庄俊，该校麦肯教授偕夫人特地赴上海为这位德高望重的老先生祝贺百年大庆。同时带来了庄俊28岁时的照片和同班集体照片各一帧，以及颁发给庄俊老先生的荣誉证书。

庄老先生能寿届期颐，确实有一套长寿健身之道。青年时代，他求学南洋中学，曾患肺结核，康复后，他积极参加体育运动，曾获田径、球类等体育项目的金牌、银牌和铜牌。60岁以后以散步和慢跑为日常锻炼内容。90岁时尚能洗凉水澡。年近百岁，体力减弱，但是每日雇请一位60岁老人踏了三轮车去淮海西路、复兴西路游览市容及在林荫道路上进行深呼吸。晚上睡眠前也要在床上做些力所能及的活动。他认为“动则不衰”。他的日常生活非常有规律，每日进食时间、睡眠时间，像手表走时那样精确。

### ○最年长的老红军

——112岁的老红军向多本

一簇簇盛开的鲜花，一块块吉祥的寿匾，环绕在这位“世纪寿星”周围。1999年3月11日，我国在世老红军中年龄最大的一位老人——湖南籍老红军向多本迎来了他的112岁寿辰。

1888年农历正月二十四，向多本出生于湖南省石门县河口乡郭家坪村的一户赤贫人家。他打16岁起，就给当地的大财主当挑夫。1935年8月，贺龙、关向应领导的红二军团与任弼时、肖克、王震率领的红六军团进驻石门西北山区休整扩军。47岁的向多本听说红军开过来了，扔掉挑夫的扁担，投奔了红军。

尽管岁月流逝，向多本对当年自己曾经亲身经历过的长征往事仍然记忆犹新："长征开始后，王胡子（指王震）看我年纪大了点，就把我编到后勤部队给红军筹粮做饭。别看我47岁了，可行起军来一点也不比小伙子差，每天还挑着百多斤重的石磨跟着红军跑，红军打到哪儿，我就挑到哪儿，红军一停下来，我就忙着磨谷子、麦子，给红军做吃的。"

1936年6月，红二、红六军团到达四川的甘孜，组成红二方面军，与红四方面军一道向哈达铺前进，贺龙率二方面军为后卫。向多本和他的战友们一样，经历了长征途中最艰苦的岁月。

谈到他自己在草地上的经历，他说："我长得牛高马大，一米八六的个子，每天挑着一副石磨，体力消耗大呀！饭量也大，恨不得一口吞掉一座山！可是没有吃的呀！一天到晚，肚子里像有几千只手在乱抓。结果，石磨挑不动了，也没有什么东西好磨了，就把它扔到沼泽里了。有一天，我突然饿昏死过去了，倒在草地上，最后被负责收容的部队发现，他们见我还没有断气，就用马肉汤灌醒了我。后来才知道，这马是贺老总的，是他将马交给后勤部，叫杀掉后分给伤病员的……"向老讲到这里，沉默了好大一会。

1937年4月，向多本在西安加入中国共产党。1938年，在山西汾阳麻家寨的一次对日作战中，他左臂被子弹射穿，伤残达5年之久，至今左手手指仍不能伸直。40年代，向多本一直在三五九旅家属队和子弟学校担任管理员。1951年，63岁的他在贺龙元帅的外甥廖汉生的关怀下，与新疆军区八一子弟学校缝纫员陈玉华结婚，夫妻俩婚后恩恩爱爱，并于1953年和1956年生下一女一子。如今，女儿向红在天津体育学院北医院工作，儿子向计青在石门县体委工作。1966年，向多本在新疆军区离休，1973年回故乡石门安度晚年。回故乡定居以来，他一直关心着家乡的两个文明建设，特别是青少年一代的成长，20多年来，他先后为全县的中小学生讲革命传统课300多场次。虽然年纪大了，他也经常为家乡的经济建设尽自己的绵薄之力。1998年，家乡石门遭遇了历史上罕见的洪涝灾害，他又从自己微薄的工资中挤出1000元，委托自己的儿媳捐给了县救灾办，一时传为美谈。

向多本经常身穿绿色军服，头戴绿色军帽，皓首白眉，红光满面。他至今耳聪目明，精神矍铄，仍能看书读报，全然不像112岁的老人。31年的挑夫生涯和31年的军旅生活，炼就了他一身钢筋铁骨。而长达半个多世纪的有规律的生活以及由此形成的养生习惯则构成了他长寿的主要原因。长期以来，他信奉"饮食有节，少生疾病"、"诸肉不如猪肉，百菜不如白菜"、"早晨吃点姜，百病都消光"、"大蒜是个宝，常吃身体好"的养生格言。从解放初期开始，他就养成了一天只吃两餐的饮食习惯，早餐吃一大碗面条外加两个煮鸡蛋，中餐少肉食而多素菜。除了猪肉、鸡肉和鱼肉，其他动物的肉一概不吃。他喜欢吃糖姜，认为姜片可以化痰止咳，还喜欢生吃大蒜头。他每天要喝三四大杯白开水，还喜欢吃各种水果。1993年，他戒了烟酒。

向多本非常爱清洁。他一生特别讲究洗脸，他的洗脸和一般人不同，除了洗脸，还要洗牙龈、鼻孔、眼睛、耳朵、舌头，一边洗一边按摩，早上洗一次脸，少说也要个把钟头。

向多本每天早上6点起床，晚上8点睡觉。睡前和起床后，总是要做一些自编的体操与打拳，儿媳、孙子上班后，他一人在家里自得其乐，看书看报看电视。他平时特别喜欢读《毛泽东选集》，独自一人在家时，读到兴致处，有时还要大声朗诵几段。

向多本开朗乐观。他常说，说说笑笑，通通七窍。人在世上，没有翻不了的山，没有过不了的河。失意时，往开处想；得意时，作平常观。他从不与人争吵，别人开他的玩笑，他也不恼。每每与别人谈及过去的往事，谈到兴致处，总是开怀大笑。

### ○“人生七十方开始”

——国民党元老、103 岁的张群

每个高龄老人都有自己的养生之道。台湾国民党元老、百岁寿星张群先生将自己的长寿之道，创作了一首《不老歌》，念来朗朗上口，倒也别具一格：

起得早，睡得好，
七分饱，常跑跑，
多笑笑，莫烦恼，
勤用脑，永不老。

张群(1888—1990 年)，四川华阳人。字岳军。早年留学日本，与蒋介石同学。后加入同盟会。辛亥革命时，参加陈其美的光复军。讨袁失败后再赴日本，继续入陆军士官学校。1917 年 8 月，孙中山南下广州组织护法军政府，他和蒋介石同为大元帅府参军。北伐时任国民革命军总司令部总参议。1927 年后，历任军政部政务次长兼兵工署长、同济大学校长、上海特别市市长、国民党中委、湖北省政府主席、外交部长、中政会秘书长兼外交专门委员会主任委员等。

抗日战争胜利后，张群、王世杰、邵力子 3 人作为国民党的代表与中国共产党代表周恩来、王若飞等进行谈判。1946 年 1 月，张群又与马歇尔、周恩来组成军事调停 3 人小组，正式签署国共双方停战命令。

1947 年 4 月，张群任行政院院长。到台湾后，任“总统府”资政。1950 年 7 月，蒋介石决定进行国民党改造，张群名列“中央评议委员”，从此退居虚职。

古人云：人生七十古来稀。张群根据现代社会的生活情况和自己的长寿体验，将此古语推陈出新，改为“人生七十方开始”，在岛内颇为风行。这与大陆的老年学学者提出的“六十而立”、“人生七十第二春”，颇具异曲同工之妙，这也印证了海峡两岸心心相印、同祖同宗。

张群依据“人生七十方开始”，从六七十岁后便退出政坛，80 岁后辞去一切职务，转而潜心研究养生术。经以时日，甚有心得。1954 年，他曾作过一次《谈修养》的演说，受到听者好评。以后他在演讲稿的基础上，加以调整充实，编成《谈修养》一书出版。此书分《养身》、《养心》、《养慧》、《养量》、《养望》等五篇，用顺口溜、对仗句、快板书等民众喜闻乐见的形式，畅谈了自己和古今众贤的养生经，一时成为畅销书，轰动了台湾岛。

张群在《养身》篇中，提出了人生康泰和延年益寿的基本原则：起居有时，饮食有节，心情愉快，勤劳爱动。他强调，修身养心是一辈子的事，因此，一要诚——真心去做；二要恒——持久去做。他提醒人们，对情绪的关注，切不可掉以轻心，并提出：大笑一次，年轻一天；大怒一次，短寿一年。

在《养量》篇中，他劝诫人们，要长寿，就须谦抑、宽恕、忍耐、协和、容人，度量要宽宏，他说：“不与人争气，不争就是量大。”

张群 90 岁以前，身体一直很健康，曾作《自勉歌》云：“日行三千步，夜眠七小时，饮食不逾量，作息要均衡，心中常喜乐，口头无怨声，爱人如爱己，报国尽忠忱！”

张群在日常生活中，注意动静相间，劳逸结合，荤素搭配，反对整日吃大鱼大肉。他自 90 多岁患上退化性关节炎后，步履日益维艰，经过长期住院治疗，仍须靠人扶持，但他每天不忘步行健身。百岁以后，每日早晨、中午、傍晚仍各做步行运动一次，每次千步左右。全日共走三千步，由特别护士扶持，从未间断。

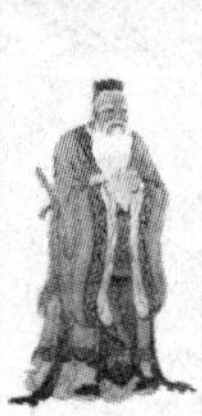

### ○武林泰斗

——107岁的武术寿星吴图南

20世纪八九十年代，每天清晨，在北京天文馆旁的绿树丛中，有位身材颀长、头发灰黑、美髯拂胸的老人，领着一群年龄不等的男女在打太极拳。只见那老人动作稳健，翩然潇洒，一招一式都显示出不凡的武术功底，令人赞叹不已。他就是北京市武术协会副主席、全国武术运动委员会委员，人称“太极拳泰斗”的吴图南先生。1983年，吴图南100华诞，中共中央统战部、国家体委、国务院民族事务委员会特地派人上门给他祝寿，北京市体委还授予他一面“武术之光”的锦旗。

吴图南(1883—1989年)，蒙古族人。原名乌拉汗·乌拉布(蒙古语“乌拉”即长寿之意)。毕业于京师大学堂。小时体弱多病，患有先天性黄疸型肝炎、肺结核、癫痫症和脾肿大，尤其是肝炎病重，浑身绿黄。后经人指点，拜著名拳师吴鉴泉为师，开始学太极拳，不久又师从杨少侯继续学艺，后又学刀、枪、剑、棒。几年后，一身病除，体格强健，一直到年逾期颐，身体很好，从未患过大病。他深有体会地说：“锻炼能增加人的机敏，增强记忆力。身体健康了，心情乐观了，就想工作和学习。长寿人，应有健康的身体，充足的精神，百折不挠的毅力，万夫不挡的勇气。”

吴图南认为要健康长寿，就要锲而不舍，持之以恒地锻炼。他说：“锻炼必须长期坚持，决不能三天打鱼两天晒网。”因此，他每天早晚都要练上20多分钟的太极拳，做到风雨无阻，寒暑不断。同时，他还在工作之余，经常到郊外散步。春天，他漫步在绿水微澜的昆明湖畔；秋天，则登攀于香山的红叶丛中。这样既可饱赏春光秋景，开阔胸怀，又能借此活动筋骨，强身健体。他打太极拳，娴熟自如，可以掌握自己内脏各器官，哪儿不舒服，可以用锻炼来调节，消除不适。他说过：练太极拳，要做到无形无象，全身透空，应物自然，尽胜在命，最后一切外物都不要。如果有其他外物，就会扰乱身心，就不能推迟衰态。抗日战争时期，他从上海逃难去西安，尽管一路上颠沛流离，空肠饥腹，但他每天清晨也要练上一套太极拳。“文革”中，他横遭迫害，家中被抄，第二天仍然准时去练太极拳。正是这种坚持不懈的精神，才使他登上了百岁寿星的宝殿。

吴图南生活非常有规律，每天早晚锻炼两次。吃完早餐，外出散步，回来看书看报阅材料，考虑工作。中餐后午睡，下午会客，晚上看看电视，就寝前练上一会功。他非常喜欢喝茶，茶水日夜不断，这也许是他长寿的另一个原因吧。因为茶能醒神、健脑、助消化，还利尿。吴图南还爱吃棒子面。由于解放前他的生活漂泊不定，南北奔波，因此吃不上好饭，时常以吃棒子面为生。棒子面含丰富的蛋白质，能调中开胃，通便，对防止动脉硬化、高血压、浮肿病都有效。长期吃棒子面，恐怕也是吴图南长寿的一个不可忽略的因素。

吴图南一生工作勤奋，博学多才。他不仅长于考古学、武术，懂英、法、俄三门外语，而且对文学、医学、养身长寿术也有很深的造诣。他曾颇有体会地说过：“我研究长寿，不是为长寿而长寿，而是为了‘四化’建设，为了‘适应环境’。这四个字看来简单，做起来很难。人的身体是由小而壮，由壮而衰，由衰而老，由老而死的，这种自然规律是不能改变的。但是，人们可以顺应自然程序，把中间的过程拉长，推迟人的衰老。”为了让更多的人健康长寿，他在繁忙的工作之余，积极从事武术研究。23岁那年，他便写出了《科学化的太极拳》一书。这是我国第一部介绍太极拳的专著，由商务印书馆出版，发行20多万册，深受武术爱好者的好评。抗日战争期间，他写了《国术概论》等武术理论书。解放后，尽管已是年过古稀，他又伏案写出《长寿学》、《生物电》、《太极拳之研究》等著作。1984年，他又应邀参加“国际太极拳表演观摩会”，并获奖牌。他还经常被邀去作《老年健康与太极拳》的学术报告，多次与来访的国际友人交流太极拳方面的经验，传播中华民族传统的长寿之道，是名副其实的武术大师。

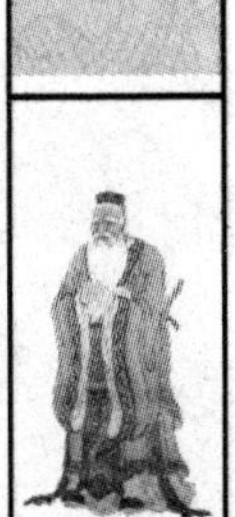

### ○"心安理得地做人"

——朱屺瞻笑谈养生术

窗外,暑气逼人。室内,则是春风依旧。窗台上,随便摆放着的八九盆小草,一派盎然生机。盆草前,画桌旁,那把随时可以调节角度的软座椅上,倚靠着现年102岁的著名老艺术家朱屺瞻先生。

谈话在聊家常的气氛中进行。时近正午,老人先讲吃。他说,他对吃历来就无所谓,从不愿多费心,只不过以前大多是吃荤,最近开始吃起点素来了。讲起生活爱好,老人说他年青时迷恋大自然的野趣真景,常去写生,画些野花野草这类不起眼的东西。后来年纪上去了,就在家中养些生命力特强的绿色小草,相看两不厌,怜之永不弃。远的去处不能多去,就和老伴一起天天散步,荡马路,从巨鹿路转到常熟路,圈子有大有小,收获不少。"可惜现在荡马路也少了,左脚关节不方便,敷了一个时期膏药,走起路来还是有点沉,只好不再坚持了。"老人流露出一分无奈,一丝遗憾。

"爷爷!"随着一声稚嫩的喊声,奔进一个戴眼镜的小男孩。老人转过了话头:"这是人和的孩子,我的小孙子,刚8岁,从美国回来过暑假;那是澳大利亚回来的外孙,14岁了。我为他们请了一位语文教师,教他们学中文,学普通话。"看着天真烂漫的孩子,老人乐得合不拢嘴。老人平静地谈起了人生,他说:"我从未研究过老庄思想,但我相信清心寡欲,随遇而安。我从来不想出人头地,只想淡泊一生,过无拘无束的日子。做事要顺其自然,不要计较,也不要硬来;遇事要心平气和,处之泰然,才能安然无恙,身心舒泰。"言为心声。老人这番话,使我想起他坎坷的人生经历。他的画一次次毁于动乱战火,他的生活贫穷到靠典当救济来维持,但他不为所动,不改初衷,依然故我地迷恋于艺术。即使声名远播以后,他对名利也看得很淡。他告诉记者,现在年事已高,画得慢了,也画得少了,但他还在努力创作,为105岁画展准备的百幅作品完成了几近一半,他将用新作向厚爱自己的人们汇报。

鹤发童颜的老人风趣地说:"生命在于运动,画画就是练气功,添福寿。"他告诉记者,岳阳医院的保健医生隔天来为他按摩,已经坚持了5年,效果不错,"它帮助我活血脉、通经络,这也是运动啊!"

记者表示要把老人的养生术介绍给读者,屺老笑了,他连连摆动双手说:"我没有什么养生术,更没有什么养生之道。我只知道心安理得地做人,过日脚。"老人的谦词不就是他的经验之谈吗?

### ○鹤发童颜缘何由

——访103岁老人吴湘霞

这是一间20多平方米的居室,在一幢大楼的三楼,窗口正对着如今已是地铁工地的淮海中路。见有人来采访,正在看电视的103岁老人吴湘霞便关掉座位旁的取暖器,扶着行走架走到笔者近旁坐下,看得出来,老人的思路是十分清晰的。笔者递上名片,老人用放大镜边看边读着名片上的字,一口糯甜的上海话竟让笔者误以为老人是苏州人呢。与老太太共同生活的保姆在一旁介绍说,老人身体很好,精神也不错。最近华东医院替老人检查身体,没发现什么毛病。她来这里帮佣2年左右,没见老人生过病,有时肚子不好,吃几粒药就没事了。原先老人在房内能自己行走,4年前跌了一跤骨折后,要依靠行走架才能行走。老人只读过3年书,儿女从国外来信,她都戴上老花眼镜自己动手复信,写好后再用放大镜验看一遍,态度十分认真,一般半小时左右就可写一张信纸,速度也是很快的。一个月里通常要复三四封信,老人也不觉得是个很重的负担。

老太太的生活很有规律,周而复始,极少变化。早上6时起床,扶着行走架在房内活动活动,甩甩手。胃口不大,食谱却是很广。早餐吃一杯牛奶、一小碗泡饭,佐以乳腐、肉松等。午饭和晚饭都吃一小碗软饭,一荤一素,鱼肉鸡虾蛋、蔬菜豆制品都吃，清蒸红烧都尝。下午要吃一顿点心，或赤豆汤、白木耳羹一小碗，或饼干3块。每天吃一粒小辈从美国带来的补药，保温杯里西洋参终年不断。老人很喜欢看电视，特别爱看京剧、越剧等戏曲片。

老人有个和睦的家庭。她的2个儿子和4个女儿中，除二儿子在上海，其余都在国外。二儿子住在武夷路，每逢星期二、五，是他来看母亲的“法定时间”，用他自己的话说是“即使下雪下铁都要来的”。小辈每月给老人600元生活费，逢年过节还要多给些，今年春节给了老人1500元，要她多用点钱，过得舒心些。每年阴历九月廿三，小辈都要从海外回沪替老人过生日。去年在大同酒家摆了3桌寿宴，每桌12人，都坐得满满的。

笔者发问：“你认为老太太长寿是何原因?”保姆不假思索地回答了4个字：“人好心善。”老太太从来不说小辈不好，也从来不讲保姆不好。她与保姆同吃同住，保姆的胃口要比她大得多，但是每天保姆买菜回来向她报帐，她从不嫌好坏贵廉。去年1月，曾在老太太身边帮佣3年的一个浙江诸暨姑娘来看望老人，老人得知她2月份要结婚，这次来上海是来购置嫁妆的，便送给姑娘200元，还关照她经常到上海来玩。老人心平如水，与世无争，将一切怨恨烦恼置之脑后，能不长寿么?！孔子曰：“智者乐，仁者寿。”你看，老太太的脸上都还看不出什么皱纹呢！

### ○鹤发依旧“闲不住”

——访103岁老人钱小英

采访持续了三刻钟，钱小英老太太滔滔不绝地说了将近三刻钟；当知道记者要替她拍照时，她反应极快，马上露出了丰富的表情。她的中气那么足，思路那么清晰，精力那么充沛，很难使人相信她已是103岁的“跨世纪老人”。

钱老太太祖籍江苏南通。她一生中有90年是在南通度过的，农作家务样样干，用老人的话说，“年青时在田里做，年老时编编竹筐。”90岁时老人被家人接到上海，现与住在肇嘉浜路的小女儿一起生活。到了上海，老人依然不改勤劳之美德，是个“闲不住”的人。直到现在为止，白天家里人上班以后，早上和中午的简便饭菜都由她自己动手热了吃；家人买回的蔬菜，拣菜的任务基本由老人“承包”；平时老人喜欢坐在阳台上穿针引线纳布，家里的抹布、踏脚布纳得多得用不完；老人特爱干净，夏天每天要洗澡，冬天也10天左右要擦一次身，自己换下的布衫都是自己洗，自己晾，而且洗得很干净。说到这里，老人走到床边，从枕头底下拿出两件布衣衫向笔者展示：“你看看，靠10年了，洗得干干净净，没有一点斑点的。”

说起饮食，老人说她现在一日三顿都吃粥，偶尔吃点面条，不吃饭，因为吃了饭要噎，喜欢吃豆制品、蔬菜、精肉和鱼汤，不吃虾。有70年的喝酒历史，过去在乡下喝老白酒，现在喝黄酒和葡萄酒，中午每餐要喝一小杯，晚上有时喝有时不喝。不喜欢喝茶叶茶和白开水，但每天要喝四五次麦乳精，每次大半杯。

钱老太生性开朗，喜欢热闹。平时她习惯睡午觉，但若碰上星期天或家里有客人，她就不睡午觉，陪人说东道西，不觉吃力。看上去，老人身板挺直，身体还挺硬朗，虽是一双小脚，在房里走路做事还不用扶东西，也能单独下楼，只是在前几年跌了一跤睡了半年床之后不敢再“乱说乱动”了。当笔者夸奖老人身体好时，老人接口道：“年纪太大了，就像一棵树一样，已经枯了，不行了。现在耳朵有点聋了，牙齿也缺了，上半身手还好使，下半身有点僵了，走路也不活络了。”在一旁当“翻译”的钱老太的外孙女觉得老太太对自己的“要求”太高了，边笑边对笔者说：“老太太常说她从五十多岁到现在没吃过药，是因为在那年一口气吃下了用4只蛋和8只癞蛤蟆熬成的土药的缘故，还不知有没有道理呢。”



### ○小屋静静有逸情

——访103岁老人夏允懿

笔者合上采访本，向103岁的夏允懿老太太提出一个要求：替老人拍一张生活照，准备在报纸上刊用。谁知这件为一般人所“求之不得”的好事，老人竟一口拒绝。什么原因？她也不说。我想，原因总是有的，也就不勉强老人了。其实，与有些百岁老人相比，夏老太太还是很“上照”的：她精神矍铄，脸上很少皱纹，一头银丝梳理得整整齐齐，看上去要比实际年龄年轻许多。

老人的这次“固执”有点出乎意料。她的媳妇在一旁说，老太太很和善，从来不发脾气，这与她有点文化有关。老人小时候在松江清华女学读过七八年书，长期来养成喜看书报的习惯。家里订了一份日报和一份晚报，老人用放大镜前前后后要看个仔细。报纸提价以后，家里人想紧缩开支只订一份报纸，老人不允，说：“看惯了，不看就不领市面了。”老人毕竟是跨世纪的人了，对现代的东西似乎有点不适应，听评弹要听文书，不听武书，看电视只看越剧、京剧，不看外国电影。家里请了一个小保姆服侍老人，开始时老人还不习惯让保姆洗脚呢。老人喜爱养花，现在年老体弱，无力搬弄，还经常指点儿子浇水施肥，房内花架上的一盆杜鹃枝繁叶茂，盛开着上百朵花朵。

说起饮食，老人也有自己的习惯。早起一小碗泡饭，喜用咸蛋或茶叶蛋佐餐。中午、晚上常是一小碗饭，荤素搭配，不偏食。爱吃醋，什么菜嫌味淡，都要蘸蘸醋，吃馄饨和面条，不加醋觉得没味道。喜吃马兰头、枸杞头之类的清凉菜，从来不吃洋葱、大蒜、韭菜这类有辛辣味的东西，连烧罗宋汤也不放洋葱。老人这个“喜凉怕热”的菜谱，或许对她的长寿是不无益处的。

老人家庭和睦，儿媳孝顺，生活安定，可说是美满如意，唯有住房尚嫌欠缺。老人的房间原是汽车间，低矮且只一面有窗，冬天冷，夏天热，黄梅天潮湿，用老人的话说是“这间房子住得苦透”。老人期盼着住房条件的改善。

### ○有动有静　颐养天年

——访103岁的孙慰萱老人

在安福路275弄一幢洋房的三楼，笔者见到了103岁的孙慰萱老人。

老人生于1891年10月16日（农历九月廿一），江苏江阴人。上有哥哥，家里排行老二。早年家境尚好，有50亩土地，母亲生下她不久便亡故，从小由婶婶带大，养成自立好强性格。25岁结婚，丈夫是小学堂教师，耳濡目染，也识得些许字。四五十岁时还赶着上夜校，常读经书，修身养性。生育四男二女，最大的男孩4岁时早夭。人很能干，弹花、纺线、织布、裁缝样样会，从一朵棉花开始可以做成一件衣服，孩子小时候穿的衣服、鞋子都由她亲手缝制，从不请裁缝和皮匠。

老人对儿女一往情深，儿女对母亲十分孝顺。老人69岁到上海，与二女儿同住，家务事都由她包干，烧饭一直烧到90岁，待二女儿退休回家才停止。95岁以前，每隔两三个月，老人还自己执笔给在江阴的大女儿写信，嘘寒问暖。大儿子周光霁是台湾的土木工程师，自1984年以来已3次回家看望老人，不但按时寄来足够老人开销的生活费，还给老母亲带来各种补品。1990年，老人百岁大寿，周光霁特意赶来在丁香花园为母亲做寿。尊老之美德延及第三代，北京的侄媳给老人寄来了鸭绒被，孙子买来了电热毯，外甥还特意在老人的床上装上了小电灯……

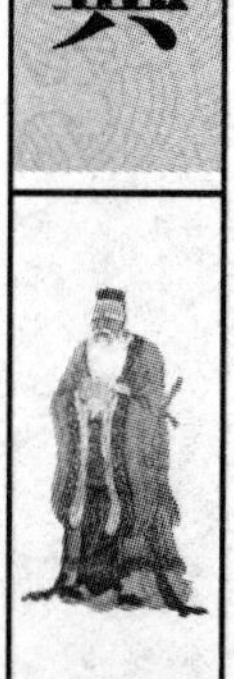

100岁以前，老人的生活基本自理，连衣服都自己洗。去年10月上厕所不慎跌了一跤，肱骨骨折，经治疗虽已痊愈，但肌肉已萎缩，手指有点僵硬。目前，除大小便还坚持下床以外，老人基本不下床。一日三餐外加一顿补品一顿点心。早上小半碗泡饭，皮蛋、肉松佐餐。10时左右吃点人参、蜂皇浆之类补品。中午和晚上，或馄饨三五只，或小半碗米饭加鸡汤、肉汤。下午三四点钟吃一点杏仁酥之类的干点心。晚上睡觉前吃一颗舒尔康，补充微量元素。

孙老太似乎与医院无缘，年轻时从不看什么病，所以现在药物吃下去比较灵。

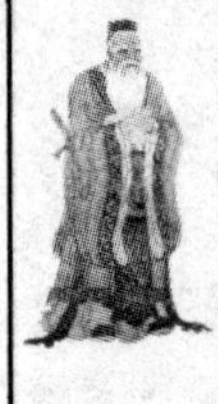

1984 年老人吃粽子吃坏了肚子，上吐下泻，很多人认为她不行了，但吃了几粒药很快就好了，令医生大感惊奇。一月前，大华医院上门为老人检查身体，除了心脏有轻度房颤，血压和血检报告均在正常范围。一般认为，眼、耳、牙的衰退是人衰老的标志，而孙老太衰退较晚。她 80 多岁时还能吃花生等硬物。现在耳朵有点背，但不肯用助听器，说是不习惯。躺在床上还能看见四五米外的东西。肠胃很好，到现在为止大便比较干结，不拉稀。思维清楚，当二女儿对她说“报馆的人来访问侬（你）”时，她露出了笑容；当笔者告辞时，老人还挥挥手，说声“谢谢”。

○久病长寿亦不奇

——访 103 岁老人周延定

上海影城对面，两排红砖的老式洋房。笔者专程到此拜访 103 岁的老人周延定。

下午三时，此刻老人午睡得正香。老人的二女儿十分热情而又善解人意，她告诉笔者，她母亲最近又犯心脏病，有点房颤，再加上昨夜看电视看得晚了点，所以今天睡得特别熟。心脏病，是周延定老太太的老毛病了。1966 年，老太太因心肌缺氧和冠状动脉硬化住医院治疗了一个月，回家后又在床上睡了一年多。1981 年，老人又因心脏病住院一个月。“患这么严重的心脏病还能活到 100 多岁，真不是件容易的事！”笔者不禁感慨道。老人的二女儿说，这得力于平日的保养。20 多年来，老人非常认真地遵照医嘱服药，即使自我感觉比较好的时候，也坚持每天服一次包括潘生丁、消心痛、维生素 C、复合维生素 B 等的“维持量”。此外，老人的性子慢，从不发脾气，这也是一种很好的保养。

周延定老太太是浙江南浔人，小时候读过私塾，有点文化。她喜静不喜动，最大的爱好是看报，一张报纸拿在手里翻来覆去要看好长时间，常常是早上看了下午再看，虽则是 1 千度近视，可看报却是很用心的。老人很爱清洁，这么大岁数了，每天早上起床后都自己梳头，大冷天里一星期也总要擦一次身，换一次内衣。

老人的饮食很有特点。一是稀，中午和晚上都吃粥，早上吃牛奶鸡蛋，蛋要用筷捣烂，几十年如一日。这是因为在五十多年前老人就掉了全部牙齿，她害怕磨牙床，一直没装假牙。二是少，一瓶牛奶要分两顿吃，蛋粥、麦片粥每顿吃半碗。老人最喜欢吃熏鱼和炖蛋，常吃蜜糖、水果和补品，小辈从国外带来的西洋参多得吃不完。

去年重阳节，长宁区委书记来探望周延定老人，问起家里有什么困难。家人说，老人晚上看病很麻烦。区委书记很快就与空军医院联系，替老人解决了后顾之忧。老人的二女儿怀着感激的心情说：空军医院离我家很近，拐个弯就到了，尽管联系上以后我们还没派过用场，但是备而不用，我们心里踏实多了。

○家和老人寿

——访 103 岁老人吕如

沿着毗邻复旦校园的国定路走去，在一栋新工房的底楼，笔者拜访了 103 岁的老人吕如。此时，吕老太正躺在临窗的卧床上闭目小憩。

聊起吕老太，老人年已 76 岁的儿子吴天民和儿媳张惠琳深有感触地介绍说：老太太一生艰辛，27 岁就丧夫守寡，靠替人洗衣、做针线活，才把三个子女拉扯大，含辛茹苦了一辈子。如今，远在台北的大女儿已 80 高龄，幼时曾由老太带大的外孙女都已年届 6 旬，一别 40 多载，去年专程从美国赶到上海看望老人。留在身边的次子吴天民夫妇俩，膝下也有 12 个子女、儿媳、女婿；家里曾孙绕身，四代同堂，过着欢乐生活。

问起老人有何养生秘诀，吴天民笑笑说：“家和万事兴嘛！为使老人安享天年，我们全家整天都围着老人奉养尽力。”老太太一日三餐，饮食起居很有规律。早上 5 点多起床，早饭通常是 1 碗稀饭加 1 只馒头，中午 2 两米饭，晚饭是 1 碗粥再添 1 只馒头，菜肴荤素搭配。老人偏爱甜食，家里则是水果、饼干、糕点不断。盛夏酷暑，老人有时一天能吃9支雪糕。即使在遭受三年自然灾害最困难的日子里，做儿孙的省吃俭用，把家里九口人的糖票、糕饼票全省下来，供奉给老太太食用，也算尽到儿孙们的一份孝心。

由于常年过着清贫的生活，老太太年轻时就养成了爱清洁的习惯，现在依然保持这一良好习惯。老人至今天天坚持刷牙，洗漱、吃饭、揩身，样样都要自己动手，身上的衣服、自己用的痰盂，都亲手用开水烫过，特别讲卫生。

谈话间，吕老太小睡醒来，已起身下床。笔者见她脸色红润，两眼有神，气色安祥，思维清晰。据其儿媳称，老人如今还能自己穿针引线呢。

当听到笔者祝福她高寿时，老人眯起眼，笑着夸奖道："都是儿子、媳妇孝顺，照顾得好啊！"

老人告诉笔者：今年春节，遇零下8℃寒流，她患重感冒卧床不起，大小便失禁。儿子、媳妇日夜守候，替老人揩身、换衣，缝制了十几条棉尿布，服侍了一个多月。老人康复后，儿子、媳妇却累倒了。

一旁的吴天民说："这件事老人家一直记挂在心，念念不忘。其实，这是做儿辈应尽的责任。"

### ○中国艺龄最长的老寿星

——127岁的著名戏曲家王维林

1968年，享年127岁的中国戏曲舞台上从艺108年的王维林无疾而终。他是中国有史以来艺龄最长的老寿星。

王维林原籍河北省霸县，出生于清道光二十二年（1842年），7岁起学演河北梆子，11岁登台表演，有"十一红"之美称。19岁时因变声期败嗓，在天津改学打锣，此后百年一直以打锣为业。他不仅精通梆子、评戏、京剧的锣鼓谱，能熟练地运用锣音的高低、急缓等技巧，烘托舞台上的不同情绪。非凡的演奏技能，使他赢得了"大锣王"的雅号。早年间，一提起"大锣王"，关内外谁都敬佩非凡。

"大锣王"出身贫寒，前半生经历了道光、咸丰、同治、光绪、宣统等5个朝代，后来又经中华民国。他在"处处无家处处家"的演戏生涯中饱经沧桑，备尝忧患。新中国成立后，他才过上安定的日子。虽然当时他已百岁有余，但是身体非常健康。由于精通锣艺，名声大，沈阳升平剧院特聘请他担任乐队的锣师。优越的社会制度，焕发了老人的青春。不管排练、演出如何繁忙，他从不接受领导和梨园界后生们的特殊照顾。他仍像年轻时一样，不仅完成任务很出色，而且主动地把长期积累下来的演奏经验和技巧，传授给剧团里的后生们。王维林的不服老精神，感染着剧团里的男女老少。每逢过年过节，这家接他去喝酒、聚餐，那家带上干鲜果品来寒暄、慰问，使这位独处多年的鳏夫，像儿女绕膝人家一样从不感到孤独。

1952年王维林110岁生日那天，辽宁省和沈阳市领导同志到他家里祝寿。"大锣王"百感交织，想起旧社会幕幕辛酸往事，再看看眼前首长们那亲切的音容笑貌，再也抑制不住感情上的闸门，热泪顺着脸颊淌落下来。他说："人们常说新旧社会两重天，一点也不假，我就是明证。"首长们问他有什么困难和要求，王维林像孩子似地腼腆起来，羞答答地说出藏在心底的一桩夙愿——希望见到毛主席。他说，如果真有那么一天的话，死而无憾了。

王维林做梦也没有想到，他的这桩心愿真的变成了现实。有一天，中共中央办公厅给他写来一封信，转达了毛泽东主席对他的关怀，1954年又把他接到首都北京。在一个晴朗的早晨，毛主席在中南海接见了这位平凡的戏曲艺人。毛主席搀扶着他坐到沙发上，亲切地同他交谈起来。毛主席和颜悦色地对他说："你那么大岁数了，不要再打锣了。送你进养老院怎么样？"王维林答："我身体健康，工作和生活都没有问题。给国家节省点钱用在修铁路上吧。"毛主席听完笑了，顺手从抽屉里拿出一张

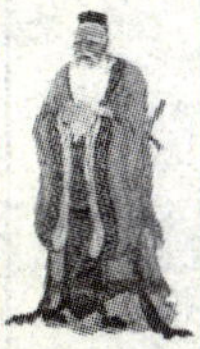

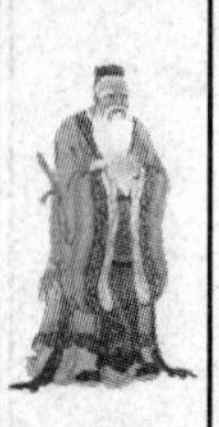

照片，在上面签上毛泽东三个字，送给“大锣王”留作纪念。

○“上海第一老人”

——110岁的著名书法家苏局仙

人长寿，并不难。
要早起，慎寒暑。
戒香烟，忌暴食。
勿过饱，勿过饥。
饥即食，倦即息。
休烦恼，抱乐观。
勤操作，多运动。
透空气，避污浊。
戒忧虑，毋怒躁。
常洗浴，勤换衣。
讲卫生，病早医。
种花草，养鱼虫。
明乎此，保长寿。

这是中国历史上末代秀才、苏东坡28世孙、有“上海第一老人”之称的著名书法家苏局仙先生的《长寿三字经》。

苏局仙(1882—1991年)，上海南汇人。年少时勤奋好学，24岁时曾中秀才，以教书为生。善写诗，存稿二万余首，有《蓼莪居诗存》、《东湖山庄诗稿》等诗集问世。尤擅书法，1979年5月，上海《书法》杂志举办全国群众书法评比，他以行书《兰亭序》参评。由于笔力稳健，点画扎实，气势连贯，以臻人书俱老，他一举夺魁，时年九十有八，被书坛引为美谈。著名书画家谢稚柳称赞说：“百岁不简单，能写一手好字作诗更不简单。”1981年，中国书法家协会成立，他被邀为会员。是年底，又在上海书法家协会成立大会上被推举为名誉理事。1982年元旦，是苏局仙百岁寿辰。上海市文史馆和市政府参事室联袂举办了《苏局仙百岁大庆书法展》。原上海市市长汪道涵，著名书画家王个簃、朱屺瞻等纷纷前往祝寿，上海市书法家协会主席宋日昌还即兴赋诗赞之：“年过百岁今世稀，精神矍铄尤为奇；勤奋挥毫传书法，豪情壮志共学习。”苏局仙的书艺传至五湖四海，计有海内外30多个学术机构聘其为顾问，众多墨迹被纪念馆、博物馆珍藏，有的还刻石留史。《中国当代书法家辞典》、《当代书画篆刻家辞典》等都将其事迹收录入典。时任解放军总参谋长迟浩田挥毫题词：寿星墨宝，誉满华夏。江泽民同志在接赠苏先生的条幅后，致函答谢云：“苏老字迹秀丽，至为欣赏。”并附名片一张，嘱：如遇急事，可拨我的专线电话，在书法界，登上了“北孙(墨佛)南苏(局仙)”的高峰。

细细品味苏局仙的《长寿三字经》，并观照他自己的长寿实践，有三点至为重要：

一为“勤操作，多运动”。苏先生曾经这样说过：“人是动物，要天天活动，天天学习和做事，动物就要动，不动便成废物。”他年轻时就喜欢体育活动，打球练拳，无不在行。在公路上练长跑，他一直坚持到60余岁。从70岁起，他开始步行锻炼，开始每天几百步，以后日行五千步。80岁后，每天沿河堤缓行两千步，直到微微冒汗止步。百岁以后，仍不忘“多运动”，户外锻炼力不从心了，便代之以甩手活动和在家散步。年届百十岁时，他依然坚持在堂屋内围绕八仙桌进行走步运动，一圈又一圈，始终坚持不懈。

苏先生说：“书法能长寿”。书法也同文体活动一样，适度进行，有利健康。苏先生从8岁临池习字，百余年乐此不疲。少年时，他临摹颜真卿的《家庙碑》、柳公权的《玄秘塔》。年长后，他习练王右军的《兰亭集序》。百岁后，又学起王献之的行书来。

他书写时，指、腕、臂、膀和全身协调配合，将全身之力运于笔端，全神贯注，静心养性，如同打太极拳一样，既能舒筋活血，促进新陈代谢，又可娱乐身心，寄托精神。

二为“休烦恼，抱乐观”，“戒忧虑，毋怒躁”。苏先生一生中遭到不少苦难和艰辛，但他从不悲观，而是以苦为乐，笑口常开。每当碰到不快之事，他采取的方法或是置之脑后，不去管它；或是找小孩玩，寻找童趣；或是照照镜子，反省反省。苏老先生临终前对人讲过这样一段话，从中可看到他的乐观精神：“我至今已度过 10 个马年，历经两个世纪。晚年有幸饱尝了党的琼浆玉液，衣住也十分满意，因之得以保持健康长寿。我今年 110 岁，算是上海市年龄最大的老人了。新近又得到两位女画家吴青霞、汪德祖笔下送了我几个大蟠桃，不亚于王母园中三千年开花三千年结果的仙物，食之寿若无疆。以后身体觉得有些异样起来，白发几根转黑，牙龈觉得痒痒，好似要长新牙，面皮也好像变为福桔那样红润起来了，带些返老还童的样子。如果得到实现，再入托儿所、幼儿园、中小学读书，必定要勤奋学习，成为一个有用的少年，为社会增加一份前进的力量，真正快活极了……”

三为“要早起，慎寒暑”。苏老先生良好的生活习惯，是他健康长寿的基础。苏老先生每天早晨六点起床，饭后，练字、会客、散步。午后，闭目养神一个时辰，接着看报、练字、写诗。晚上，八九点钟就寝。他饮食适量，就是爱吃的食物也很节制。他平时不抽烟，不饮浓茶，粗菜淡饭，从不偏食。他一天三顿大米稀饭，早晚喝稀，中午稍稠，每顿定量为一浅碗。清晨吃淡盐汤一碗，晚上黄酒一小盅。夏天改为一杯啤酒，冬天往往啜一盅白酒，以舒筋暖体活血。日常饮食喜爱新鲜蔬菜，也略为品尝禽蛋和河鲜。对于用药进补，他也有讲究：“有病则用，用则细心；无病则去，勿信滋补。”

苏局仙于 1991 年 12 月 30 日去世。按照他生前的遗愿，他的遗体捐献给二军大病理解剖室。早在 1983 年，他就积极报名，成为上海首批遗体捐献志愿者，当他接受遗体捐献荣誉证书时，曾即兴赋诗道：“皮囊原似春蚕脱，亘古谁能永保存；气尽即交医士手，千刀万割便超生。”如此洒脱的襟怀，不愧是“上海第一老人”！

### ○百岁棋王

——101 岁的象棋大师谢侠逊

中国象棋协会副主席、名闻中外的象棋大师谢侠逊，生于 1888 年，卒于 1988 年，享年 101 岁，是名副其实的“百岁棋王”。

谢侠逊，浙江温州人。原名谢宣。爱国志士，象棋国手。6 岁学棋，12 岁时即被誉为“棋中神童”，也精通国际象棋。1918 年获上海象棋大赛冠军，1935 年荣获中、英、美、德、奥五国“银龙杯”国际象棋冠军。1915 年，日本帝国主义迫使袁世凯政府签订了丧权辱国的《二十一条》，谢侠逊以“莫忘国耻”为残局题名作抗议。抗日战争爆发后，他以半百之年，只身周游六国，以弈棋募捐宣传抗日。寓居重庆时，曾与周恩来对弈，所弈棋局，称之曰“共抒国难”。抗战胜利后，他勉力呼吁和平，布“救民于水”、“制止内战”、“暴政必败”等残局，抨击当局。新中国成立后，历任中国象棋协会副主席、上海市棋类协会副主席、上海市文史馆馆员，获“体育运动荣誉奖章”。著有《象棋指要》、《象棋大全》等象棋艺术的经典作品。他与象棋结缘终生，直到百岁高龄时，仍不惮疲劳，欣然开局。他驰骋棋场 90 余年，毕生致力发展中国象棋事业，同时，象棋艺术又玉成了他的高寿。

谢侠逊晚年与其小女儿谢秉川住在一起，女儿将他的长寿秘诀概括为 16 个字：“吟诗下棋，心境恬淡，饮食正常，作息有度。”棋王良好的心态，开朗的性格，刚健的体魄都得益于下棋。他一生的守则是“五不五健”，即“不谋官、不图名、不贪利、不好色、不怕死”；“健饭、健步、健弈（棋）、健诗、健笔”。他的长寿之道是养廉明耻能增寿，人定原来能胜天。养廉就是清心寡欲，做到有酒不饮尽，有肴不食尽，有财不用

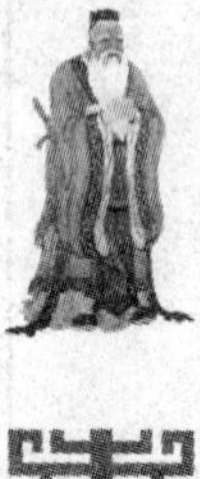

尽,有权不使尽;就是不礼貌不做,不道德不做,不正义不做,不明智不做。

谢侠逊的棋艺十分精湛,行家评他的棋风是"幽柔缜密,富于韧性,不乱不挠,不怒不张"。他更讲究棋德,以交流棋艺、增进友谊为宗旨,不计较胜负。

下棋需要聚精会神,一丝不苟,由此谢侠逊的记忆力获得了很好的锻炼。他的盲棋功夫尤为人佩服,除一般好棋手都擅长的以手帕蒙眼表演及不用棋具而口弈之外,他更有高人一筹的记忆力。

弈棋为何能长寿呢?从表面上看,下棋时身体不动,似乎处于静止状态,实际上,由于弈棋时紧张的用脑,人的中枢神经系统,呼吸系统及内分泌系统等都在紧张地工作着,大脑运动对身体各部分都有积极的影响。据生理学家估算,棋类运动中,脑的能量消耗比肌肉大20倍,其心理方面的能量消耗相当于拳击运动员在拼搏时所付出的代价。因此古今棋手长寿者不乏其人,明末高兰泉、清末秋航等都享年90有余,近代棋手林弈仙活到93岁。棋王谢侠逊既在下棋中锻炼心理、生理承受能力,又在日常生活中配合其他体育锻炼,比如他喜欢早起到公园散步,直到百岁时每天早上起床后,还要拄着拐杖在室内来回走动十几分钟。他的一生都习惯以步代车,因而精力过人。

"一着好棋,满盘皆活"。长期的弈棋生涯,锻炼了棋王谢侠逊的体魄。谢侠逊到他庆百岁华诞时,身体依然很好。他皮肤光滑,腰背挺直,眼睛不花,脸上几乎没有老人斑,而且记忆清晰,思维活跃,看上去就像只有60多岁。由此可见,下棋不仅能松弛神经,消除疲劳,陶冶情操,而且能锻炼思维,增强记忆,保持智力,对人的健康长寿有着积极作用。

### ○"中国长寿王后"

——124岁的老寿星孔英

在粤西北山区怀集县怀城镇苍龙区红旗村,人们时常看到一位老太太独自挑着一小担(约30公斤重)岗松扫把,到距家三公里多的县城去卖。她就是"中国长寿王后金手杖"美称的获得者——孔英。

孔英(1871—1994年),乳名迎禧。她共有九姐妹,她为长姐,不识字。老人曾生育过3男3女,存活3男1女,现1子1女仍健在。孔英一家23口人,其中4个孙子,11个重孙,四世同堂。

老人长期生活在山清水秀的怀集山区,村中四周岭翠林绿,流水潺潺,空气清新,环境幽静。

孔英晚年虽然满头银发,有点驼背,耳有些聋,但脸色红润,精神矍铄,身板硬朗,手脚灵活,步履稳健。她嘴里还长有两个牙齿,口齿伶俐,谈吐自然,眼力尚好,还能穿针引线。她的长寿并没有什么特别秘诀,与当地农民的生活习惯相差不多。

据了解,老人从小喜爱劳动。年轻时因家里贫穷,杂粮充饥,还吃野菜,曾到本地学冲村帮人打工、耕田,常上山砍柴、采竹笋、捡粪,总是日出而作,日落而息。虽年事已高,却时常瞒着家人到一两公里远的屋后山采摘岗松枝,待扎成扫把后,隔三五天就挑去县城卖。不论是上山劳作或是逛县城,从不拄拐杖,也不乘车,长期坚持步行。她向来好动,手脚总是闲不住,有时还帮操持家务,如喂鸡、喂猪、扫地、带小孩,自己洗衣服、缝补衣服等。

老人从不择食,饭、粥、杂粮都吃,青菜、肉类都喜欢,尤其喜食猪肉和糯米酿造的甜酒,胃口甚好。她日食三餐,每餐能吃3两饭,喜欢拌汤吃,口味偏向清淡。她晚年嗜爱吃糖,时常在饭或粥里掺一两匙白糖拌吃,口渴时也喜欢冲一杯白糖水饮。她从不抽烟,也不喜欢喝酒、喝茶,但喜欢喝米汤。

老人的生活较有规律,一般晚上八九点钟睡觉,早上六七点钟起床,极少午休,晚上还喜欢看一会儿电视。她性情开朗、乐观、喜静、平易近人,极少与人争吵,不喜欢喧闹场合,爱独思,对那些求神问卜的事素无兴趣。老人家从小爱清洁卫生,衣物收拾得很整洁。一生极少生病,到晚年只买些“万金油”备用。

### ○“三怪”寿星

——江苏的百岁老人潘蒋氏

江苏省百岁老人潘蒋氏,有许多怪癖和嗜好。1998 年,我怀着浓厚的兴趣,对这位“世纪寿星”进行了专访。

我们是在村子西头潘宪胜家见到她的,这是她的侄重孙家。村支书老王告诉我:“潘老太无儿无女,孤身一人,享受‘五保’待遇,住在村敬老院,因为院里有位精神病患者发病时会打人,侄重孙就将老太接回家住了。”原来我曾猜想:一位久经风霜、一生坎坷的孤寡老人,定会枯憔得很,然而见面之后使人惊喜。老人个头不高,头发稀而黄,剪成“二刀毛”,梳理得滑滑的;脸上虽有老人斑和皱纹,但精神很好;耳朵有点背,靠近说话或声音大点才能听清;眼睛患白内障,1 米开外看不清东西;80 岁后牙齿开始脱落,91 岁全部掉光,嘴巴有点瘪,说话词语还算清楚;小脚,背微驼。给人总的印象是:精神很好,身体不错。她对自己的出生日记不准,只记得属“猪”。还记得丈夫属“猴”,比她大 3 岁。前年 4 月,老人生了一场病,侄子侄女为了替她“冲喜”,提前为她做了“百岁生日,”,镇政府和村委会也送来了寿礼和镜匾,对此老人非常感动,一直铭记在心。她高兴地拉住我的手,动情地说:“感谢政府把我这个孤老婆子放在心上。你们发财,活过 120 岁。”村支书大声告诉她:“这位是镇老年体协的,想了解您长寿之道。有什么讲什么,不要保守。”老人反应敏捷,笑着诙谐地说:“‘哪有什么长寿之道,全村都晓得我是‘怪人’,阎王爷不敢请我。”一句话把满屋的人说笑了。寒暄之后,我们的话题很快转到议“怪”上来。

一怪:生病不求医

在场的几位年长的邻居讲:他们没有发现潘老太生过什么病。潘老太说:“我是铁骨头,毛病不沾身。实不瞒,从未尝过药片是啥滋味,不知医院门朝哪儿。”忽然觉得这话有点过头,随即又说:“当然,头疼脑热、小灾小病还是有的,哪个人吃了五谷不生灾?只是我把病不当病,拖拖就好了。”69 岁的侄孙女说:“去年春节后,老太患了病,来头重,我们要送她到诊所,好说歹说她不肯去。买来好多药片,端着茶碗央求她吃药,结果茶喝了,药片未进嘴。又将药片研成粉,拌在粥里,谁知粥碗刚靠嘴就闻出药味,顺手将粥倒了。眼看老人神色一天不如一天,我们觉得不能再依她了,一方面做后事准备,一方面强行给她用药。趁她高烧迷糊当儿,请来诊所医生吊了‘盐水’,又喂了中药。想不到老太的病很快好了。事后她知道挂了‘盐水’、吃了药,把我们狠狠地臭骂一顿。”

从庄邻和亲属反映的情况看,潘老太以往的确没有患过大病。我问老人有什么诀窍,她摇摇头说:“啥诀窍也没有。人的毛病是‘着’出来的,只要平素讲卫生、别瞎吃,就能少得病。”她回忆说,11 岁那年,不小心吃下苍蝇,恶心呕吐,把肚里的饭菜全吐出来,十几天愣愣怔怔。从此对苍蝇恨之入骨,见苍蝇就打。对腐败变质的食物她从来不吃,蔬菜下锅之前洗了又洗,碗筷使用前用开水烫。公婆对她这些举动不好明阻,只是说:“咱们庄户人家讲究不起,眼不见为净。”三个嫂子也讥讽她得了“干净病”。

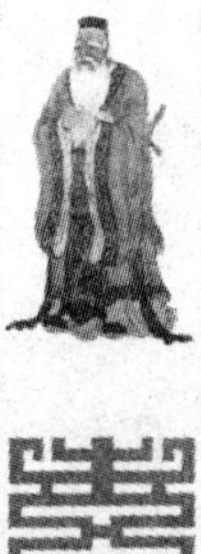

手脚勤快的侄孙女为我们每人端上一杯茶,也给老太一杯。老人喝了几口,润润喉,继续说道:“我这人没口福,好东好西没得吃,青菜萝卜当饭吃。大蒜气味薰死人,辣椒辣死人,我就喜爱吃,掉进蒜缸不想出来。庄上人说我像‘山东老侉’,身上有狐臊味,不愿靠近我。老侉就老侉吧,人的嗜好改也难。直到现在,我还是无葱无蒜不下饭。”

二怪:悲伤不落泪

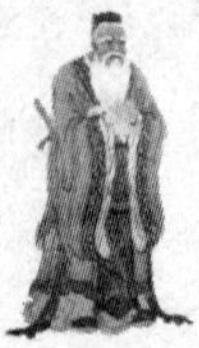

悲伤掉泪，这是人的感情流露。87 岁的老庄邻于二爹告诉我们：潘老太为人心肠软，可是眼泪硬。6 岁的儿子伤寒病死，水灵灵的孩子丢在草上，连邻居都伤心垂泪，她却没哭一声。后来，她和丈夫划小船外出卖青菜，刚满周岁的女儿留给公婆带。粗心的婆婆将孙女放在桌上自己去干活儿，当听到“哇”的一声惨叫时，奔回堂屋，发现小孙女已经跌落在地，头颅破裂死亡。她俩在外面听到噩耗时，丈夫吓瘫在船上，差点休克，而她打起精神把船划回来，没说半句抱怨话，还安慰悲痛欲绝的公婆。我听到这里，忍不住问老太：“您老人家面对这些突然打击，能够控制住自己，当时是怎么想的?”也许这话勾起了老人对往事的痛苦回忆，她脸色立即阴沉下来，露出哀伤的神情，昏花的老眼竟流出泪水！这时，我意识到不该提出这样的问题，后悔没有注意老人情绪的变化。幸好于二爹及时解围：“潘老太，大伙都说你眼泪硬，一世没哭过，今天怎么啦?”老人听了连忙用衣袖揩眼，不好意思地说：“伢子是娘身上肉，当时我也悲伤透了，不是没眼泪，有泪往肚里流啊！三年自然灾害期间老头子（丈夫）病故时，我白天强忍着，晚上在被窝里闷哭，常常把枕头湿透。”说到伤心处，老人的两眼又湿润了。侄孙女连忙递上手帕，她没接，依然用袖口擦泪。停了一会儿又说：“回头想想怎么伤心也没用，人死不能复生，死的撒手走了，活的还要打起精神过日子。这样一想，心情就慢慢平静了。”

于二爹又说：“潘老太思想开朗，整天笑呵呵，从未见她愁眉苦脸过。”潘老太接过话茬：“愁有什么用？越愁头脑越糊涂，越闷心里越乱套。”村支书老王也在一旁说：“潘老太常以自己的体会劝解别人，庄上哪家有个发愁的事，只要老太到场，就能化解。她能把正在拌嘴赌气的小俩口说得笑起来。”

三怪：吃热不怕冷

据潘老太自己介绍：她小时就喜欢吃热和煮熟的食物，即使暑伏天，也要喝热汤，吃热粥。而冬天温度再低，身上衣服多单薄都不怕冷。我们请她谈谈为何这样，她说过去家贫，人口多，没有多少衣裳穿，冬天棉袄棉裤从未上过身，从小就养成一种耐冷抗寒的能力。平时洗脸、洗脚、洗澡都用凉水，冬天经常用冰块擦手、洗脸。有一次“四九”天走亲戚，过桥时不小心掉下冰窟窿，被人救上岸时衣服已经结成冰，她跑回半公里开外的家里换了衣裳，人们都以为她这回要冻出病来，可她连个喷嚏都没打。

潘老太并不是任何时候都不怕冷，她向我们谈到一种“久睡畏寒”的怪现象。她说，自己虽是小脚，可田务生活从不退后，推车、打耙、割稻样样上。大家庭时，20 多口人，杂事多，她总是主动多做家务，晚上大伙睡觉了，她还要检查收拾一番才上床，天不亮就起身做饭洗衣裳，每天睡觉不超过 6 小时。她口口声声说自己是天生的“忙骨”，做惯了，闲下来骨头疼，睡觉时间长了，浑身凉溜溜，而起身干活反觉舒服。所以躺着不如动着，闲着不如干着，70 岁之前很少睡过“懒觉”。我问她现在是否还有这种“久睡畏寒”的感觉，她摇摇头：“早没了，皮老骨头硬，做不动了。不过，还是不喜欢长时间睡着，情愿下床活动活动。”

采访整整进行了一上午。临别，她又一次拉住我手，深情地说：“你们发财，活过120 岁！”

### ○像普通健康人一样生活

——罗江县百岁寿星李瑞卿

这位百岁老人名叫李瑞卿，住罗江县南街建设巷 17 号附 5 号。我们在一个星期天的上午驱车前往采访。那天天气分外晴朗，是四川深秋少见的好天气。我们的汽车离开成都市向北行驶，经新都、广汉、德阳，11 时许，便进入了罗江县。这个县城不大，但颇有点名气，因为《三国演义》中所说的白马寺、落凤坡和庞统墓都在这里。

进了城，经过几条小街，到了一个偏僻的小巷，便是百岁老人李瑞卿的家了。这

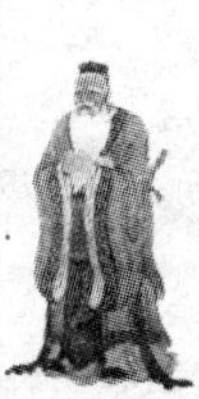

是一座老式房子，住房不算很宽敞，她和小儿子住在一起。我们去时，这位老人正好看完电视回到房里准备休息。她见客人来了，便从昏暗的房间里走出来陪我们聊天。

外表上看起来，这位老人只有80多岁的样子，背不驼，腿不弯，头发花白，走路也不用拄拐杖。按四川人个子不高的标准，她不算太矮，大概1.5米左右，很瘦。她的衣服十分整洁，显得干净利落。看来，她年轻的时候是一个十分精明强干的人。更令我吃惊的是，她的面部皮肤很细嫩，无明显的皱纹，也没有什么老年斑，甚至还有点白里透红。

我们见她耳朵上戴了金耳环，便问她是谁送的，她说，是孙女买的，去年就给她戴上了。在吃饭桌上，她挨着我的表妹坐，她看见我表妹夹鸭翅膀上的肉夹不起来，便对她说："你整块拈去吧！"她看见她的外孙只吃了一块饼时，就关心地问他："你只吃了一块饼，饱了吗？"可见这位老人对周围的事物很关心，而且观察得很仔细。

饭后我们随便闲聊。她说，她读过私塾，后来读罗江学校（相当初级师范），十七八岁应该读女子师范学院，但那时要到成都去上学，她的父亲不让她去，说是女孩子大了不能到外面去，因此没有读成。在和她的交谈中更令我感兴趣的是，她居然对今天的电视节目发表了评论。她说："现在的电视节目不如过去好，尽是东扯一点西扯一点，杂七杂八。电视上的广告也太多了。"她的儿子不时插话说，她对电视台的新闻节目和天气预报都很感兴趣，每天看中央一台的新闻节目，然后看天气预报，看完天气预报，再拨到四川台，看四川新闻，根据天气预报的温度来增减衣服。

她的儿子还告诉了我们一些有关她的奇事。这位老人94岁时曾在罗江县医院做白内障摘除手术，术前检查身体，内脏一切正常，也无高血压等病症，术后6天即恢复出院，比她年纪轻的人都没有她恢复得快。做完白内障手术后，她两眼的视力已达到0.5和0.6，经过一段时间的按摩，竟提高到0.8和1.0。

96岁时，有一天，她的孙子听完收录机后忘了关掉，她不知道如何使用开关，便站到一个高凳上去拔收录机上的电源插头，但无意中触到了电，被弹到桌旁的一个凳子边，刚好被凳子的腿卡住了腰部。当时旁边的人都吓呆了，赶快将她扶起来，她只是叫腰疼，其他地方没有受伤，也没有骨折，住院一个月后一切又恢复了正常。

李瑞卿老人生于1894年，生下10个儿女，养活了7个，2女5男，最大的女儿80岁，最小的儿子59岁。

我很想了解老人长寿的原因，便仔细询问了老人的家庭以及她的生活饮食起居状况。据她的家人介绍，老人的母亲和妹妹都长寿，活到90多岁。除了有长寿的家庭史以外，她长寿的原因大致可以归纳为以下几个方面：

心胸开朗，保持乐观。她的性格很开朗，遇到任何困难都能处之泰然。在碰到不如意事的时候，她总是自我化解，让自己的心态始终保持平衡。例如在"文革"期间，这位70多岁的老太婆曾经被批斗和罚扫马路。尽管挨批斗和扫马路，她仍然吃得香，睡得甜。在3年困难时期，她家的人口虽多，但她还是很乐观，自己种菜和红薯，渡过了难关。

兴趣广泛，勤于动脑。她喜欢看报纸、小说和电视，尤其爱读历史小说和看川戏。她读过《三国演义》、《水浒传》、《红楼梦》、《封神榜》和《济公传》等书。中央电视台播放的《三国演义》电视连续剧，她一集也不落地全都看了。她白天读《三国演义》书，晚上看电视剧。剧中的主要人物和情节，她差不多都能讲出来。如果有剧团来县里演出，无论是日场还是晚场，她几乎场场都看。有时她也打打麻将，但更多的时候是在旁边看别人打，当她看到别人出错了牌，还会告诉他。她有时也同儿孙们玩扑克、下跳棋。

喜好活动，手勤腿勤。她的家境并不富裕，7个儿女全由她一手带大，后又带孙女和外孙。繁重的家务使她一年到头每天都要忙到深夜，几十年如一日。就是现在

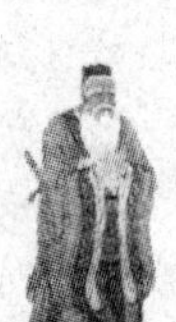

她也干些零星的家务活；同时她也爱在室内来回走动，以为这样有助于增强体力。在她92岁那年，她的儿子和外孙陪她去成都动物园玩。上午9点进大门到下午3点出大门整整6个钟头，她一次也未坐下来休息过，而且兴致勃勃地看了每种动物和有关它们的说明。在动物园外午餐时，她还有兴趣地提出去逛春熙路，她的儿子和外孙都已经很累了，但又怕扫她的兴，只好说改日再去吧。

生活规律，又很灵活。她一般天亮后才起床，起床后便吃早饭，饭后活动半小时，就看小说，有时看电视，午饭和家人同用。午睡1～2小时，下午三四点钟加食一次糕点。晚上睡得比较早，但是有好的电视节目，也并不因为打破了她的生活规律不看，而是继续看完，即使播放到深夜，也要坚持看完。她的原则是顺乎自然，只要自己感到愉快就行。

粗茶淡饭，适当进补。她的饮食极其平常，有时也和家人吃同样的饭菜。近几年来，她的早餐是一小碗稀饭，加些自制的炒芝麻花生粉和白糖。午餐喝小半杯酒，什么菜都吃，不论荤素，也不论肥瘦，但总以清淡为主，软烂为宜。她从不乱吃补品，也不乱吃药，因为她家早年曾开过中药铺，知道进补必须根据自己的身体情况才行。她说她自己是火体质，吃了参、茸之类补品容易上火，因此她常用当归、黄芪、大枣等中药。每到冬季，就用这些药物炖鸡或炖肉。她还服用一些维生素、蜂蜜和自己泡的枸杞红枣酒。

坚持按摩，经常锻炼。近年来，她的儿子替她编了一套适合她的保健操，同时她还坚持自我保健按摩，平时按摩合谷、内关、足三里等穴位，当身体哪里有点不舒服的时候，除了按摩固定的穴位以外，再按摩不舒服的地方。

### ○喝冷水养生的女寿星

——106岁的冷星春

山东省东明县菜园集乡乔口村，住着一位106岁的女寿星冷星春，她长寿的经验只有一条，就是60多年来如一日，坚持喝冷水。

事情的由来是这样的。大约在20世纪40年代初，那时全村霍乱大流行，每天都要死10多个人。冷星春也感染上了病，父亲到处求医访药，终于打听到一个"偏方"，用冷水掺上一些石膏饮用。开始几天并未见效，十几天以后，高烧渐退，病体奇迹般地康复了。她大病余生，一家人万分庆幸。

按中药的药理讲，石膏，性味辛甘大寒，入肺胃经，是清热泻火良药，常用来治疗壮热烦渴、高热不退、神昏谵语、身发斑疹诸症，有清热解毒功效。中医传统方剂，如"白虎汤"、"化斑汤"、"清瘟败毒饮"等，都用石膏为主药。用冷水冲饮，对清热、解毒有积极作用。病愈之后，冷星春坚持喝冷水成了生活习惯，胃肠也适应了。当然，这一条经验，并非是人人都可以效法的，脾胃虚弱者，喝冷水往往会引起腹泻。而冷星春，一年四季，无不如此，很少患什么病。

冷星春年轻时，家境寒苦，19岁时结了婚，生有3男2女。后来，丈夫被抓往外地做劳工，一家人的生计就全靠她来维持了。长年的家务辛勤劳作，磨炼了她的意志，也强健了她的身体。

解放后，她满怀感激之情，投入了新的生活，20世纪50年代初，她是全村第一个送子参军的人；不久，她当了村妇女队长；在抢修黄河大堤中，她日夜奋战，出色完成任务，屡受表彰。后来，她又学会了接生技术，先后为180名产妇，平安地分娩，不收分文报酬，从而使她成了远近驰名的先进人物。

冷星春的文化水平并不高，但是思想进步，性格开朗，关心国家大事，办事认真负责，为人谦逊和善，而且乐于扶危助困，颇受人称道，充分体现了中国农村劳动妇女的真纯质朴的优良品德。

冷星春今已年迈，登上寿星宝座，四世同堂，全家老少60多口人都很尊崇孝敬这位德高望重的老祖宗，她也尽享天伦之乐，生活怡然自得。中央电视台还特地为她拍摄了专访报道，称她为“最佳电视明星”。

○宽容豁达益年寿

——访 102 岁老人汪惠珍

汪惠珍老太太正躺在临窗的床上午睡，脸上似有病色。长子李培德先生告知，老太太于 2 年前不慎跌断股骨，卧床至今。这般年寿的老人卧病不起，罕有能逃过褥疮、尿路感染和肺炎这三关的，而汪老太在家属的悉心护理下，不仅闯过肺炎、尿路感染两关，褥疮也只是轻度。老人现在每日饮食正常，一顿一碗粥佐以肉松、鱼等菜肴，每日平均一斤香蕉，很少减量的。据华东医院老年研究所的专家检查，老人除白血球偏高外，其余均属正常，内脏器官也很健康，想来这主要得力于原先健朗的体质。

以前，老人的身体是挺硬朗的。这是老人的第三次骨折，前两次均无大碍。90 多岁时还是满头乌发，一口好牙齿。平时还帮助料理点家务，在饮食上偏好甜食，什么水果蛋糕、汤团、糯米八宝饭、糖粥之类的，都吃，也少不了豆制品，偶而也沾荤腥。及至今日，老人仍旧一床薄被盖身，十分耐寒。

老人平时从不吃补药养身。如果要寻找老人身利而寿长的秘诀，达观宽容的精神状态似乎能作出相应的“诠释”。在汪老太太 78 岁那年，时值文革，家中被抄家。在解放以前供职于《新闻报》馆的丈夫因珍藏多年的文物字画被席卷而致忧患成疾，老太太精心服侍在侧，即便丈夫累疾辞世，她也能节哀自珍、安时处顺。老人长年与长子及孙辈同住，一直是和睦相处，相互关心，儿孙们待老人很是孝顺，远在美国的孙子每月都寄来钱款赡养老人。每逢寿辰，家里人总要忙上一阵子，为老人祝寿，拍一大叠照片。99 岁那年的寿辰，老人还兴致盎然地着上了年轻时的嫁装，其乐融融。

○勤哉乐哉养天年

——访 101 岁老人虞亚仙

“海燕待归思暖日，红梅怒放笑寒冬。”乙亥年正月十一，记者来到杨浦区辽源新村拜访 101 岁老人虞亚仙，一眼瞧见门上这副鲜红的对联，顿时感觉到浓浓的新春气息。坐定细聊之后，才知道老人的丈夫原先在宁波轮船上做工，1949 年随船到了台湾，与侄子一起生活，于 1980 年 90 岁时故世。对联相当贴切地表达了老人的思亲、思归之情。

大凡长寿老人都有一个和睦的家庭。老人现在与 71 岁的大儿子一起生活，虽说儿子、儿媳已经退休，一个孙子有疾在身，经济收入不高，但四口人照样过得和和美美。老人说：“媳妇跟女儿一样，待我好，端饭、擦面都在身边服侍。”媳妇黄文娟是上海绒布厂的退休工人，既要照顾儿子，又要照顾百岁老母，够辛苦的，单说大冷天一天换好几只热水袋给老人取暖，也是一桩麻烦事。虞老太的小儿子家在川沙，每 2 个月总要来一次上海，带上大米和农副产品孝敬老人。孙子、孙女每次来探望没有空手的，都要捎点老人爱吃的零食。那台老人特别喜欢的半导体收音机，还是孙女婿买给她的。小辈敬重长辈，环境宽松，给老人以慰藉。

虞老太的精神很好，思路清晰，说话滔滔不绝，记性也特好。老人回忆说，她出生于 1895 年 8 月 28 日，浙江宁波人。22 岁到上海泥和纱厂当织布工，每天早上 3 点 3 刻上班，晚上 8 点下工，非常辛苦。25 岁在上海结婚，30 岁生儿子后才辍工在家。42 岁时逃难到乡下，48 岁又到上海，在北火车站搭棚户住下，以后就没有离开过上海。记者用笔计算，老人 42 岁是 1938 年前后，逃难之事与史实相符，不禁暗暗佩服老人准确的记忆。

“现在老人是怎样生活的呢？”黄文娟介绍说，早上起床后洗脸、漱口、刷“牙”，尽管口里已无一只牙，还是习惯用软牙刷刷牙床。然后喝一点补膏、蜂皇浆之类的补品，冬天以喝参汤为主。胃口较好，早饭和午饭都要吃一小碗多的泡饭，不挑食，特

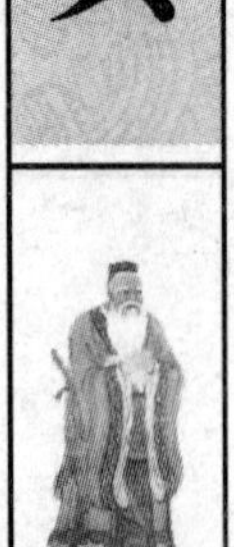

别喜欢吃咸鱼咸蟹，大饼油条可吃一副。每天早上都要听电台的“滑稽王小毛”节目，听到有趣处常咯咯地笑，还喜欢听越剧。说到这里，虞老太插话报出“滑稽王小毛”节目播出的时间：“早上10点敲过，晚上6点敲过。”12时至2时30分睡个午觉，起床后照例要用热水洗个脚。晚饭后看一会电视，8点多钟睡觉。说来你可能不信，用虞老太儿子的话说“老人家烟、酒、麻将全套都会”。那时，她抽质次的劳动牌烟，80岁时还能喝三两白酒，90岁时才不抽烟，老人清晰地记得她的戒烟日是1985年5月2日。

“您怎么会这么长寿?”老人摇了摇头笑着说：“勿晓得，要晓得的话早就去装假牙了，可以想吃什么就吃什么。”黄文娟说：“可能与老人长期劳动有关，年青时在纱厂工作辛苦，我们工作以后一家六七个人的饭都是她烧的，每天早上4点钟就要上菜场买菜。直到现在，洗脸、刷牙她都下楼自己做。”

### ○直唤“开心”度晚年

——访101岁老人卜雪宝

上海浦东，昔日是农田一片的杨高路巨野路口已经竖起一排排整齐的新工房。今年4月25日刚搬进新居的百一岁老人卜雪宝同儿子、媳妇住的是两室套房，孙子们也都搬进了近旁的新工房，他们是本地人，原来的房宅与新工房相隔不到百米，现已夷为平地，昔日朝夕相处的“大家庭”，现在依然是“鸡犬之声相闻”。

老人生于1895年2月26日，属羊。年青时的她很能干，从11岁开始就在地处陆家嘴的日本人开的日华纱厂做工，还介绍村里不少人进厂。解放后工厂改名为国棉九厂，她一直做到1955年退休。退休后在家种自留地，自种自卖，将收入贴补家用。三五年前，90多岁的老人还把自留地上的菜拿到集市上去卖呢，看秤算帐一点也不含糊。现在老人年已逾百，依然身轻脚健，走路不用拐杖。听力、视力都不错(有点沙眼)，每天下午要看两小时电视。见媳妇忙不过来，还会抢着帮忙洗衣服呢。

做工种田的辛劳人中不乏舍不得吃舍不得用的节俭人。卜雪宝老人虽然也是个“巴结人”，但她认为“身体最重要”。几十年来，每年冬至，她总要买一只老母鸡，加上红枣、糯米、鸡蛋、桂圆肉、胡桃肉、冰糖等，放在大灶上炖烂，与丈夫一起分2顿吃完这只“八宝鸡”，直到1991年96岁的丈夫故去才作罢。

家人说，现在老人的起居作息时间准确得像钟一般，早上7时起床，漱洗之后吃早饭，11时30分吃午饭，16时30分吃晚饭，晚饭后就进自己的房间闭门不出，17时准时上床睡觉。

生性热心开朗的卜雪宝老人喜欢做媒人，经她介绍成婚的有近10对，直到现在还有一对夫妻经常上门来道谢，老人没有生育，领外甥为儿子，又领养了2个女儿。自媳妇进门后，婆媳俩从未红过脸，吵过嘴，为此老人常对人夸奖说“讨了个好媳妇”。66岁的媳妇张荣珍也是棉纺厂的退休工人，前两年被评为洋泾乡民生大队唯一的“好媳妇”。她关心、尊重老人，用张荣珍的话说是“什么都依她”。老人现在每月有305元退休金，交给媳妇200元作饭钱，余下的105元就放在身边，时常拿出来数数，她常乐滋滋地对媳妇说：“数数钞票开心来，这些钞票等我走后都给你们。”

去年2月26日家里人为老人做百岁寿辰。事先孙子与上棉九厂作了联系，厂里派了一辆面包车把老人接上杨浦大桥观光。看到浦东日新月异的变化，老人直说：“开心来，开心来。”

### ○笑口常开情逸逸

——访101岁老人苏大姐

上海西南吴泾地区住着一位101岁老人。她的姓名叫苏大姐(户口簿上就是这个名字)，现今脑子反应仍然灵敏，走路有力，时时哈哈地笑。最近她的后脑处竟长出了黑发，令儿孙惊讶不已。

苏老太一生勤劳、乐观，在漫长而艰辛的人生道路上，从来不知道什么叫悲伤。她的三个儿子都说："从未见过母亲愁眉苦脸，从未见过母亲掉过一滴眼泪。"

苏老太40岁时不幸丧夫，靠帮他人做针线等杂活将三个儿子抚养成人。她与小儿子全家住在一起，其乐融融。小儿子汪铁军也有65岁了，但外貌看上去仅50岁左右，他说是母亲的乐观性格遗传给了他。

苏老太喜欢种花养花，她家的院子里种满了花草，管理得井井有条。她非常爱清洁，每天洗澡。到了100岁时，她自己的衣服、被子仍硬要自己洗。

苏老太能画能绣，画出的花草娇媚百态，栩栩如生，她90岁时，忽然想到要赠送给孙子孙囡一些纪念品，便绣了9只绣花枕套一一分送。小辈爱不释手，都珍藏了起来。老人十分疼爱小辈，才4个月的重孙婷婷由苏老太抱着总是特别开心。

苏老太有她多年养成的良好生活习惯：早上6点半起床，晚上8点半睡觉，不睡午觉。她非常喜欢吃鱼，尤其爱吃鱼头。她还喜欢吃新鲜蔬菜和糯米团子、馄饨。饭量尚可，早饭喜吃稀饭，中午一碗干饭，晚上要吃一碗干饭加一碗稀饭。在小辈的记忆中，老人从未生过病。她不沾烟酒，也从未吃过补品。

**○"一是活动，二是开朗"**

——访101岁老人陈冠秀

在市中心凤阳路一幢老式房子里，笔者拜访了101岁的陈冠秀老太。

再过几天就是陈老太101岁生日了。和陈老太一起生活的她的70岁的儿子高兴地拿出去年区政府为陈老太做百岁生日的照片。照片上，陈老太神采奕奕地坐着，桌上摆着一只花篮、一只瓷器老寿星、一对大红蜡烛和一只裱着"百岁寿辰"的大蛋糕，陈老太身后的墙上挂着一块书写着一百个"寿"字的方巾。陈老太的儿子说："去年陈老太还是很精神的，在室内帮忙做点家务，每顿饭吃好后碗都由她洗。今年开始，她的活动能力差了一点，在房内走路要扶着东西，坐的时间也比以前多了，但胃口尚好，今天中午吃了10多只馄饨还想吃，小辈怕她吃坏，没让她再吃。"

陈老太在这里居住了几十年。住房条件是比较差的，没有卫生设备，最近才装上液化气，朝北房间的窗户关不严，冷风直往屋里钻。条件不算好，老太何以能长寿？当笔者提出这个问题时，陈老太的小辈不假思索地回答说："一是活动，二是开朗。"

陈老太的老家在浙江嘉兴，家境很差，她十几岁就做童养媳，20岁不到成婚。抗战后逃难到上海，一家的家务都由她承担，还要做六七个小孩的鞋子、衣服。长期节俭辛劳的生活倒也使陈老太练就了一副强健的筋骨。到八九十岁时，陈老太依然喜欢活动，每天都要到人民广场旁的三角花园去走走。再后来，远路不能走了，还是坚持要下楼到门口坐坐。

陈老太的心情很开朗，什么事都很想得开。她生的4个男孩中有3个中途夭折，对她打击很大，但事情过后一点也不往心里去。1955年她老伴故去，小辈很伤心，陈老太反而安慰小辈。

谈话间，陈老太午觉已睡醒，笔者见她自己穿鞋子还挺有劲的，便说"老太太身体还挺好的"。陈老太笑笑答道："眼睛也不好了，耳朵也不好了，岁数大得勿像样。"陈老太的儿子在一旁边说边拿出一叠化验单："华东医院最近替老太太作了检查，化验结果都是正常的。目前老太太春秋天还可以过，最怕的是大热天和大冷天。目前上海百岁以上的老人也不算多，有关部门能否考虑在大热天和大冷天让这些百岁老人住到医院里去，使老人免受'自然灾害'之苦，让他们更加长寿。"

**○书香馨人君寿长**

——访百岁老人周子美教授

得知记者要来采访，素来不求闻达的百岁老人周子美显得特别高兴，连连摆手



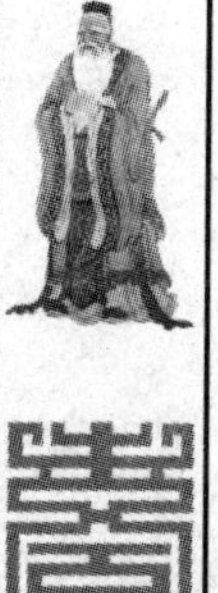

说:“我没做什么,不值得采访,不值得采访。”说是这么说,周老先生还是在他家那张柳安木八仙桌上放了一小碟糖果,以示欢迎之意。

周老先生,浙江吴兴县南浔镇(户口簿上这样写)人,又是柳亚子任社长的在中国文学史上颇有影响的文学团体南社的成员,早在解放前就出版考定性专著计有四五万字,现在南浔嘉业堂藏书馆里还收藏着周老先生写的《明史命案考证》一书的手稿。周老先生出生于书香门第,毕业于圣约翰大学。他的第二个前妻是浙江有名的文史学家罗振常的女儿,文学修养很高,夫妇俩经常写诗唱和,情趣盎然。周老先生早年在华东师大中文系任教,后因耳朵失聪,改在图书馆从事古籍善本的研究和处理,后任华东师大古籍研究所教授、研究生导师,专门研究古代文献的版本学、目录学,出版过很多书。

周老先生具有中国知识分子的传统美德。他嗜书如命,恬淡豁达,不追名逐利,心思都用在做学问上。不卷入人事纠纷,也能自我调节排解各种烦恼,左邻右舍相处融洽。周老先生的邻居、原古籍研究所党支部书记吴怀德介绍说,在校点二十五史时,老先生把自己的许多线装书都送了人,大家觉得很可惜。可周老先生认为,这些书对自己没多大用处,对别人却有用,送人可以发挥更大的作用,是值得的。周老先生德高望重,直到现在他家里慕名登门求教者还川流不息,老人则是乐此不疲。

如果你见到周老先生,很难把他与百岁寿星联系起来,因为他没有老年人常有的老态。他走路轻捷,思维依然敏捷,精神饱满,说话声音宏亮。现在他的日常起居由保姆照料,生活很有规律,小辈也经常来探望他。早上 6 点多起床,晚上 8 点左右睡觉,没有午睡习惯。年轻时不挑食,现在牙齿缺损,咀嚼功能差,常吃些肉炖蛋、肉蛋饺、烧烂的红烧精肉和蔬菜汤,偶尔吃点骨头汤,但不能太油。看书是他的一大乐趣,大多看古代散文、随笔之类,还经常请同事到学校图书馆借书。闲来无事,便整理整理书橱里的书,也算是过过“书瘾”。唯一的遗憾是跟他讲话的人太少,为此午饭后总要下楼找老吴聊天,以解其闷。脑子里还经常考虑学术上的问题,并发表议论。前不久他对助手说,图书馆里有一些韩国的资料,可确定选题研究。周老先生的这一建议已被采纳。

说起“养生之道”,周老先生扬了扬我的那张名片说:“任先生搞《养生之道》,很需要。就我来说,晚上不摸黑,因为这是伤身体的。我也不抽烟,不喝酒,不打牌,身体的事要自己留心点。”

现在,周老先生生活安稳。今年 3 月,华东师大为老人举办百岁祝寿会,学校党委、工会、人事处的同志来了,老人在上海的、内蒙的、长沙的孩子,能来的都来了,他的弟子也都赶来,向周老先生祝寿。老人自己吹灭蜡烛,又自己动手切蛋糕分送来宾,欣喜之情溢于言表。

### ○悠然处世坦荡荡

——访百岁老人吴绩成

资料记载:1953 年,上海市文史研究馆成立,同时聘请第一批文史馆馆员。光阴荏苒,如今,1953 年入馆的馆员,健在的只有吴绩成一人了。

百岁老人吴绩成生于 1894 年 2 月 4 日(农历正月初一),家乡是安徽省怀远县。他父亲没有固定工作,全靠小生意维持一家生计,母亲从事家务。兄弟四人,三人从戎,他的童年是在困苦和清冷中度过的。8 岁进教会学校读书,16 岁时留校教书,从此开始了他的教书生涯。因为与教会和外国人接触甚多,吴老先生也同英语结下了不解之缘,1923 年便有两部译作。吴老先生在他的自传中写道:“我一生经历了晚清、民国、中华人民共和国三种社会制度,看见过两次哈雷彗星。……有人曾问我长寿的秘诀,我觉得,除了安定幸福的晚年生活和晚辈们的孝敬以外,最主要的是社会主义制度的优越。”

确实，吴老的晚年生活是幸福安定的。现在吴老先生同外孙女一起生活，住在武康路一幢花园洋房的底楼。外孙女的工作单位比较远，每天早出晚归，为了照顾好老人，特地请了一个保姆，服侍老人的起居饮食。日前笔者前往拜望，只见老人童颜鹤发，衣冠整洁，晚年生活顺心舒畅由此可见一斑。

老人耳聋，交谈不便，保姆便成了采访对象。或许是教师的职业习惯，老人的生活很有规律。早上六时起床，漱洗之后吃三只小肉包、一碗豆浆。然后在床边坐坐，想睡即睡，晴好天气由保姆帮助坐到藤椅上晒晒太阳。中午 11 时吃午饭，喜喝鸡汤，不喜欢吃蔬菜，每餐二两饭。饭后总要同保姆拉家常，说“一天不拉家常，人要闷死的”。再后午睡一小时左右，醒来吃些水果。6 时多吃晚饭，常以豆腐汤、肉圆汤等汤类佐餐。晚上 9 点上床睡觉是“铁定时间”，哪怕坐着等也要等到这个时候。

老人不抽烟，偶尔喝少许黄酒，最大的嗜好是看书读报，即使现在左眼已失明，右眼只有微弱视力，也要用放大镜看中外文书刊。四年前在家里跌断了右股骨，因不肯上石膏落下残疾不能行走，而在这之前走路都不用拐杖。老人思路清晰，特别是与小辈唠他年青时的事情，细细节节都讲得一清二楚，以至小辈都嫌他啰嗦。前不久，文史馆来人看他，说是建馆 40 周年要开个会，到时派小车接他去。为此，他老记着这件事，不时让家里人打电话催问。笔者坐定，他靠感觉辨出有外人来访，便吩咐保姆“给客人泡一杯茶”。过了片刻，他用放大镜看了看表说：“4 点钟对不对？天黑了，快开灯。”声音宏亮，中气很足。老人喜欢花，桌上的花瓶里康乃馨、菊花、腊梅常开不断。难能可贵的是，老人能以坦荡之心对待死，请看他与保姆的有趣对话：“我会死吗？”“不会死。”“你开了保险公司了？”“是的，你还能活一百岁。”“哈哈……”

### ○书画怡人长寿征

——访上海文史馆馆员、百岁老人汤静逸

在上海文史馆建馆 40 周年特刊上，百岁老人汤静逸神采奕奕，引人注目。日前，笔者前往浦东招远路，探望上海文史馆馆员、曾是黄埔二期教官的汤老先生。

这是两间套房，在工房的低层。上午 9 时 30 分左右，汤老正坐在临窗的写字台前看书。笔者递上名片，说明来意后，汤老健步将我引入外室，他在右边的沙发上坐下，示意我坐左边的沙发。我有点惊讶，他看书不戴老花镜，耳不背，腰不驼，思路之清晰，动作之连贯，行动之自如，与中年人相比竟毫不逊色。

汤老侃侃而谈。他伸出 4 个手指说：“我这一生有过 4 次生命。”“第一次是光绪 20 年 2 月，母亲生下了我，使我来到了人世间。第二次是在我 1 岁时，我生了大病，家里人以为我死了，把我丢弃在乱葬岗。几天之后，邻居发现我还活着，家里的佣人就把我抱了回来，灌了点稀饭，才慢慢好了起来。第三次生命说来话长。我曾任国民党中将总指挥，全国解放时参加起义。1952 年因反革命罪被捕入狱。在狱中，我先后患肺病、骨痨和脓胸，均因及时抢救才得以生存。特别是 1965 年患脓胸以后，人不能躺，只能靠在墙上，胸肺科专家从我胸腔里抽出大半桶黑绿色脓血后庆幸地说，在这之前他治过 433 个脓胸病人，只有一个活下来。你是第 434 个，能活下来不容易。第四次是政治生命。最初要判死刑，后来改死缓、无期徒刑，到 1975 年释放。”

历经磨难而依然长寿，个中有何奥秘？汤老介绍说，出狱以后，经过一年左右的恢复，他开始每天长跑。当时家住妇女用品商店附近，西到兆丰公园（中山公园），南到现在的万体馆，北至老北站，东绕旧城，每天跑一个地方，在这个圈内的任何一条马路、稍微有名的弄堂都到过。1978 年汤老已 80 多岁，迁家到浦东以后，不管夏天冬天，早上三四点钟外出长跑，近的到严桥、张家楼、洋泾，远的到东沟、耀华玻璃厂，每天一个来回。“下雪天，我只穿一件汗衫，头发又那么白，有人还以为我是疯子呢！”汤老说着，自己也笑了起来。

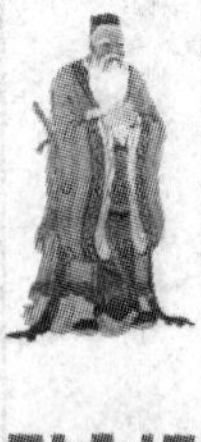

汤老的饮食也有特点，早上起床漱洗后吃一瓶牛奶、2只不放盐的嫩油煎蛋。早餐和晚餐吃两大碗山芋胡萝卜稀饭，并加半个醋大蒜头，不吃荤。中午吃馒头、面、饺子之类面食，必定要吃肉，并要吃肥一点的五花肉，年轻时一顿可吃3斤肉，现在想吃不敢吃，每餐一两左右。下午3时再喝一碗豆浆或牛奶。除此之外，不吃任何零食。饮食讲究少盐少糖，除红烧肉外，白煮肉、蹄胖汤都不放盐，糖基本不吃，只有吃粽子时才蘸点糖。多年来，血压一直正常，胆固醇也正常。

汤老喜欢作诗填词练书法。他说，他脑子里有几千首诗，平时经常低吟默诵，沉浸在诗词的意境之中，以此来摆脱烦恼。他从里屋拿出一本厚厚的诗稿，都是他近年创作并由儿子誊写的，估计有一两千首，可见思锋仍健。最近汤老在《浦东新区崂山老龄书画展抒怀》中云："书画怡人长寿征，兴来笔底百神凝。一书一画妙生色，欲快欲仙浩气升。"表现了他对幸福安定的晚年生活的赞美。

**○静以养性福而寿**

——访百岁老人王福寿

老人坐在长沙发的一端，慈祥可亲。摄影记者在专心地调节照相机的焦距，面对镜头的老人下意地整了整衣服，看看坐在身旁的媳妇，似问非问地自语道："衣服就这样，行吗？"一连串自然、连贯而又准确的反应，让人很难相信是一个百岁老人在几秒钟内做出的。俗话说，千金难买老来健。这位耳不聋、眼不花、思维清晰的健康老人王福寿，真可谓"名"如其人——又福又寿。

说起婆婆的健康，大媳妇孙华如数家珍："那天我穿针线穿不进，老人说'给我穿穿呐'，结果她很快就将线穿进了针眼。你们看，现在她的睛睛还挺有神的。"王老太在1985年装的假牙现在还完好无损，吃对她来说不构成什么障碍，因此摄入的营养比较均衡。早餐有点特别，每天喝上用1瓶牛奶和2只蛋黄加乐口福、葡萄糖、蜂蜜冲成的饮料。中午和晚上通常吃一小碗米饭，荤素都吃，因为不用担心老人是否嚼得动，家里人也不另外为她做菜。老人饮食很节制，不吃零食，喜欢吃的鸡翅膀只吃两小段就搁筷了。

王老太出生在江西南昌，23岁时丈夫失业后随夫到江苏武进遥观乡，由此从一个城市小姐转变成农村劳动妇女，原先不会做农活的她从头开始学起了农活。因丈夫不常在家，她一人包揽了所有家务。老人生育8个孩子，其中2个在小时候夭折，4男2女现都健在。1985年老人到上海，与82岁的大儿子吴以常一家共同生活。吴以常和孙华都是解放日报的离休干部。老吴说，他和大妹妹很小的时候就离家参加新四军，对母亲照顾不多，所以在10年前把母亲接到上海，让她安度晚年，以报答养育之恩。现在住在上海的二儿子和大女儿经常来看望老人，老人也特别想念在外地的儿女，这是一个和睦幸福的家庭。

前不久医生给老人检查了身体，说除了心脏有点衰弱，没有其他病。老人生活能自理，吃饭、睡觉、大小便都不用人服侍。早上6时起床，中午睡2小时午觉，晚上8时睡觉，根据床边的闹钟老人有规律地安排自己的起居作息。除了睡觉，不懒在床上，喜欢在房内走来走去，基本不用拐杖。家人买菜回来，会抢着帮忙拣菜。1991年10月老人把拣出的米粒放在阳台上喂麻雀，不慎跌了一跤，造成右股骨颈骨折，没有什么治疗，在床上睡了4个月后竟能站起来走路了。这期间，二儿子搬来住了4个月，服侍老人。家里人轮着烧鸡汤、鸽子汤、鲫鱼汤、骨头汤给老人吃。大媳妇每日3次替老人擦身、推拿，使老人没有生一点褥疮。有时老人大便排不出，媳妇就用手把粪便挖出来。媳妇说，我不把她当婆婆，而把她当亲娘对待。

问起老人为何这么长寿，家人似乎没细想过这个问题，顿了顿说："没什么特别的养生之道，只是她很有耐心，从不激动，不打骂孩子，也不与邻居吵架。父亲在1960年75岁时去世，他脾气不太好，母亲也从不与他争吵。"静以养性，这或许是王老太的长寿秘诀。

### ○“中国长寿之王”

——仡佬族148岁的龚来发

贵州省务川自治县茅天镇仡佬族老寿星龚来发，被全国老龄委93中国爱老行动组委会组织的“中国百岁寿星排座”活动，评为“中国长寿之王”。他是从全国100位健康百岁老人中评出的唯一的一位“颐春荣杯”获得者，坐上了现代中国长寿金座椅。

龚来发（1848—1995年），原籍离务川县城不远的都儒镇杨村，世代务农。其父龚细狗嗜食鸦片，致使家境更加贫困。在龚来发不到2岁时，其母被迫离家，他随父亲生活。有次他被父亲无意从高铺上踢下地来，因无钱医治致使右脚致残。其父准备抛弃他，正当龚细狗走向悬崖时，巧遇龚来发姑妈，姑妈当即阻止。后由姑妈送给茅天镇大岭帮村向老二家当儿子。然而好景不长，向老二夫妇先后亡故，龚来发成为孤儿。他只得栖身山洞，过着野人般的生活，全身竟然长满寸把长的黑毛，成为“黑毛野人”。后经好心人介绍，由向礼全收为干儿子。也是他时来运转，自从他做了向礼全的干儿子之后，缺少劳力的向家接连生了三个男孩，家境越来越旺，向礼全为此十分喜悦，故给他取名“来发”。向礼全病逝时，留下遗言：“不管龚来发活到什么时候，都要很好地赡养他，定要一代代地传下去！”他的子孙牢记祖训，对龚来发敬重尽孝，代代相传，到龚来发148岁去世时，向家已有第六代人。前后六代人，历时一百多年，供奉一位没有血缘关系的老人，在当地传为佳话。

龚来发为何能如此高寿？首先是得益于他居住的生活环境。大岭帮村四周环山，竹林幽幽，泉水潺潺，山花争艳，鸟雀欢鸣，风景秀丽，空气清新，用时髦的话来说，是一个没有被污染的绿色环境。这里的人大多能活到七八十岁。龚来发年少时，吃尽苦难，但也换来了他不怕风吹雨打的强壮体质。成人后，生活一直比较安定，晚年当地政府照顾，每月有400元固定的养老费，还有一笔福利费，相当于高级技术人员退休工资的水平。他住的是木架瓦房，建造在一米多高的基石上，宽敞明亮，冬暖夏凉，非常适宜老人欢度晚年。

龚来发长得个子矮小，仅1.4米左右，体重30多公斤。但腰板硬朗，精神矍铄，发须皓白，双目有神。他终生未娶，性情温和，为人大度，还乐于助人。他与人交往时，总是笑眯眯的，语调温和，态度诚恳，该村寨的上上下下，男男女女，不论是白发苍苍的耄耋老人，还是牙牙学语的黄毛稚童，都是一口一声：“老祖祖”——即是曾祖父以上的最高称呼。

长寿王一生没有脱离过劳动。据他回忆，他这一辈子没有生过大病，没有吃过药，平时喝山泉，吃玉米。晚年据医生测试，他的收缩压为130，舒张压为75，脉搏为70/分，皮肤有弹性，面部及全身没有老年斑。1977年时，他竟返老还童，满口长出了新牙。但过了十来年，又渐渐掉光了。与众不同的是，长寿王的眉毛特别长，长得特别快，半年左右，他的眉毛就会像帘子那样披靡下垂，好似佛殿上的长眉菩萨。

长寿王平时生活非常有规律。每日天黑安寝，黎明即起，大致每晚睡8个小时左右。白天在家，不喜爱串门，喜欢闭目养神。龚来发饮食没有忌口，与家人一样，有啥吃啥，荤素不论，从不挑拣。过去一直以吃玉米为生，晚年因生活条件改善，改吃“混合饭”。所谓“混合饭”即是三分之一为碎玉米，三分之二为糙米。一天两餐，每餐四五两。他过去不喝酒，晚年当地酒厂经常馈赠他几瓶“乌龙御风酒”，于是他每天喝上一二盅，活络筋骨，暖和身子。过去，他吸过土烟，晚年戒掉了。

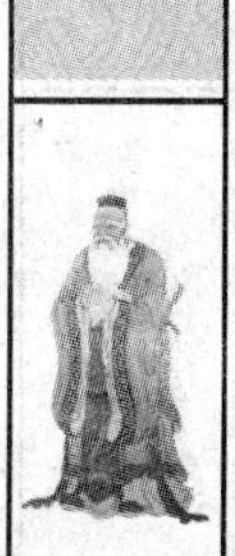

龚来发一生从不穿鞋子，不论是严冬，还是酷暑，他总是打着赤脚。他在雪地里践踏，在滚烫的岩石上行走，毫不疼痛，就是坚硬的板栗刺也扎不进他的脚掌。每天临睡前洗脚，用的是当地的泉水。也许是年轻时曾经“劳其筋骨”，度过几年的野人

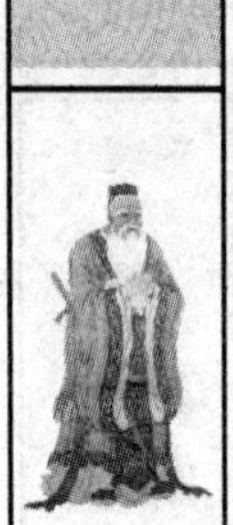

生活的缘故,龚来发老人在冰天雪地的大寒季节,穿得也很单薄,一套薄衣薄裤,便可安然过冬,而且不喜欢烤火取暖。

1995 年 3 月 12 日,龚来发因患急性黄疸性肝炎,经抢救无效,在其故乡茅天镇去世,享年 148 岁。新华社以《“中国长寿之王”龚来发逝世》为题,向全世界播发了消息。

### ○草原女寿星

*——116 岁蒙古族老寿星白银针*

在内蒙古四子王旗草原上,有一位蒙古族百岁老寿星,她是内蒙古老人中年龄最高的一位,已经 116 岁。然而身体保养得却十分好,腰不弯、身不斜、精神矍铄、谈笑幽默。她名叫白银针,居住在查干补力格苏木(乡)公忽都嘎查(村)。

白银针老人出生在现在的辽宁省阜新蒙古族自治县。在她 47 岁的时候,丈夫突然去世、孤儿寡母生活无着落,就领着儿子一路讨吃要饭,徒步到五台山出家当尼姑。后来,儿子迁居到内蒙古四子王旗安家落户。不料,在文革中儿子和儿媳妇相继遭难,白银针老人也从五台山被赶出来,之后来到四子王旗草原。

老人身边有一孙女关照,党和政府对老人生活非常关心,每年定期发给生活补贴,苏木(乡)还专门给老人拨了 24 只羊、一头牛,从而使老人愉快地欢度晚年。

白银针老人长寿的秘诀是除了几十年寺庙生活的根底外,仍然是每天早晨四点钟开始坐禅捻佛珠,一坐四五个钟头。白天无事,还喜欢翻阅画报,一翻三四个小时。夏天还经常漫步在草原上拾牛粪,进行一些力所能及的劳动。老人从来不挑食;每顿吃 150 克饭,还喜欢喝一点酒。当我采访时惊喜地看到,老人的满头银发开始变黑。

### ○撒丁岛上的长寿老人

*——意大利 112 岁的安东尼奥*

“凡是有人问我长寿的秘诀是什么,我会马上告诉他:每餐喝上两杯葡萄酒,然后就去看你喜欢的电视节目。”112 岁高龄的安东尼奥 · 托德老人说:“我曾经对电视里的农业节目很感兴趣,而现在我最喜欢的是电视新闻和卡拉女士、科斯坦佐先生主持的文艺节目。星期日是我最快活的一天:和一群小肥猪共进午餐,再喝上两杯红葡萄酒,然后就往沙发上一靠,坐在电视机前看《周日你好》的专题文艺节目。节目主持人真是可亲可爱,尤其是他身旁的小姐太漂亮了。”

难道这就是长寿的秘诀吗?也许营养学家和社会学家都会对之嗤之以鼻,但这的的确确是居住在意大利撒丁岛诺洛省的安东尼奥 · 托德老人的养生之道。“我可以理直气壮地说我已跨越了三个世纪:19 世纪是我出生的世纪;20 世纪是我组成家庭和人生阅历最丰富的世纪;现在又来到新千年,我又健康愉快地度过了好几个星期了。”安东尼奥老人虽然已经 112 岁了,但仍然很漂亮,头发浓密,面色红润,脸上没有刀刻般的深深皱纹。

“20 世纪是我最美好的世纪,因为我出生于 1889 年 1 月 22 日,我在 19 世纪只生活了 11 年,那时我还是个孩子,所以没有很多值得叙述的故事,但是我清清楚楚地记得我父亲弗兰西斯科 · 马利亚是在 93 岁高龄时离开人世的,临终前他把我叫到床前说:你是 1889 年出生的,就是法国建造埃菲尔铁塔的那一年。后来我把父亲的这段话讲给了我的朋友们,尽管我们那时并不知道埃菲尔铁塔为何物、在什么地方,但是我隐隐约约地感到了它的重要性。

安东尼奥老人告别 19 世纪,走进了 20 世纪,又经历了整个 20 世纪,坐在心爱的电视机前迎来了新千年的曙光,那么 100 年前的 12 月 31 日晚他又是怎么度过的呢?

“那当然肯定不是在电视机前了。”有人故意调侃道。于是老人就会认真地说:“什么?你们不要以为我不知道电视机是 1954 年问世的,我还清楚地记得那时每周六的晚上，我们迪阿诺镇的人都到40公里外的诺洛去看圣雷莫联欢节的表演或到酒吧去看最早的电视机，半夜再骑着自行车或乘第二天早晨的第一趟长途车回家。19世纪最后一天的晚上，我们年轻人聚在一起玩抽彩游戏直到后半夜。我记得第二天，也就是20世纪的第一天，父亲把我托付给了一位牧民。我跟着他在山上当了5年的牧童，那是我人生中最重要的一段经历：呼吸大自然的清新空气，品尝最新鲜的奶酪，喝最醇香的葡萄酒。”

安东尼奥老人虽然身高只有1.5米多，但是年轻时也服过兵役，这可是他人生中一段非常有意思的插曲。

“那时就已存在义务兵役制了，我特别想利用当兵的机会离开撒丁岛，去看看外面精彩的世界和大陆上漂亮的小姐。可是我的身高有问题，到征兵处去了三次都遭到拒绝，对我来说简直是个耻辱。我的伙伴们都比我高，他们全走了，只把我留在了迪亚纳的家里。那个时候，谁走不成，谁就连老婆都娶不上，因为女人们会说：连武器都拿不起来，肯定不是好男人。这在当时对生活充满憧憬、身体健壮的我实在是个沉重的打击。但是奇迹出现了。没过多久，再征兵时，要求应征人员的体形必须与同样是当兵出身的、但身高只有1.54米的维托里奥·埃马努埃尔皇帝的体形相符，于是我如愿以偿地当上了兵，欢天喜地地奔赴战场。开始的几个月，我在战斗中表现得如同一头雄狮。1917年的夏天，有一次我和我的小组居然成功地冲出了敌人的包围圈，受到了上级的嘉奖，真是兴奋极了，喝了一整夜的红葡萄酒，跟漂亮小姐聊了一个晚上。但不幸的是，在格拉山战斗中，一枚手榴弹击中了我的背部，我躺在地上，流了很多的血，战地医生把我救起，从此我就离开了部队，又回到了撒丁岛的家乡，拿起了牧羊鞭。直到80岁时，我还在牧羊，从事农业劳动。后来由于旧伤复发，只好退休在家养老。最近30年，我的身体一直不错。我已经创下了111岁的高龄纪录，但是我并不满足，我要更加热爱我的第三个世纪的生活，能活到130岁，该有多好啊！”

目前，老人和三个儿子生活在一起。其他儿孙们也经常来看望他，给他读书念报，讲家乡发生的趣闻。天伦之乐使老人总是好心情，越活越有滋味。“你们大城市里的人应该过过我头80年的日子，在农村没有花天酒地的生活，我们爱的是大自然，是牲畜，吃的是普通的农家饭菜再加上两杯红葡萄酒，早餐我只喝一杯热咖啡奶，吃几片烤面包或饼干加果酱，中午吃块猪排或一块烤羊肉，有时吃自己做的香肠和一些橄榄，或是吃些女儿做的面条，晚餐只吃些汤食，然后，如果有兴趣就看看撒丁岛的电视新闻，没事了就上床睡觉。我的生活就是这么简单，身体很好，自我感觉很硬朗。像埃菲尔铁塔一样，现在我也成了‘古迹’，人们都知道撒丁岛上有一个老寿星，很多人都从四面八方跑过来看我，有的是出于好奇，都问我长寿的秘诀是什么？我答说：热爱未来，饮两杯醇香的红葡萄酒！”

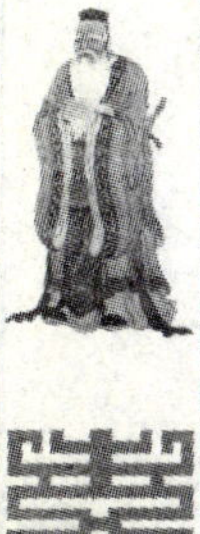

### ○华沙美人鱼雕像作者

*——波兰百岁寿星、著名艺术家尼茨霍娃*

美人鱼雕像坐落于波兰首都华沙市中心的维斯瓦河西岸。它高达4米，上身是裸体的妙龄女郎，下半身大腿外沿覆盖着密密的鱼鳞，两腿在终端合成一条鱼尾向上翘起。她右手握剑，高举过头；左手持盾，护在胸旁。她的面庞在眉清目秀中透出端庄和威严。波兰人视她为国家的灵魂，民族的尊严，用她体现人民热爱和平，抵御外侮的不屈意志。

创作出如此不朽之作的是波兰著名女艺术家鲁德维卡·克拉斯科夫斯卡·尼茨霍娃。

尼茨霍娃（1889—1989年），出生于波兰拉德乌夫，1926年毕业于华沙美术学院，后在该院任教授多年，并从事雕塑工作，进入耄耋之年仍创作不息，一如既往地精雕细塑那些为人类作出重大贡献的波兰人的形象。

这位艺术家的处女作是1935年完成的波兰著名女科学家、诺贝尔物理学奖获得者玛丽亚·居里的雕像。华沙科学文化宫大门前波兰著名天文学家、日心说创立者哥白尼的巨大石雕像，是尼茨霍娃1955年的作品。

尼茨霍娃作品目录中三分之一以上是享誉世界的音乐家肖邦的雕像，包括为英国、美国和墨西哥等国制作的。作品目录上的最后4件是1981年以后，也是她年过九旬创作的。

关于美人鱼雕像的创作经过，尼茨霍娃说：那是在1936年，第二次世界大战爆发前夕，战争乌云密布欧洲，希特勒入侵波兰的阴谋已昭然若揭。“当时我的祖国又面临再次灭亡的危险，我决心塑造一个奋起保卫祖国的英雄形象。为此选择了克雷斯蒂娜·克拉赫尔斯卡作美人鱼雕像的模特儿。因为这位年轻诗人和民俗学家正具有这种坚强气质和高尚情操。”

克拉赫尔斯卡1914年3月24日生于波兰比亚维斯托克省，1934年毕业于华沙大学民俗学系。她1928年14岁时就发表了处女诗作。以后曾在广播电台从事民歌演唱工作。1939年希特勒德国侵占了波兰，克拉赫尔斯卡立即参加了反法西斯地下组织“武装斗争联盟——国家军”，担任联络员和救护员，在华沙等地直接同入侵者作战。她还利用文艺武器鼓舞同胞战斗。她创作了一些明快和富于诗意的战士歌曲，例如，她写词并谱曲的《激荡的河流》、《端起刺刀去冲锋》等等。1944年8月1日华沙人民举行了反击希特勒侵略者的全民大起义。克拉赫尔斯卡英勇地投入战斗，次日就为国捐躯了，年仅30岁。

美人鱼雕像全部创作过程用了一年的时间，于1937年完成，在法西斯铁蹄踏上波兰国土的前一年，美人鱼雕像在国家的首都华沙昂然矗立起来。

华沙美人鱼雕像受到波兰人民的珍爱。在她的面前娇艳的鲜花终年不断，每逢节假日就更多了。这座雕像使敌人胆战心惊，二次大战后期，德国法西斯占领者曾在雕像的四周埋设了炸药，可是还没来得及引爆，德国就被赶出华沙了。

晚年，这位成就卓著的雕塑家身边没有亲人，也没有服务人员。只有华沙医学院一位女大学生有时来帮她料理些自己力所不及的事情，平时生活起居的家务劳动均由自己一个人操持。她说：“我的饮食是比较随便的，都是自己准备，做起来很简单。”

她住的是居民楼底层的三室一套的房子，很老旧。最大的一间是客厅，约有18平方米，另外两间各约14平方米，分别是她的工作室和卧室。所有家具——沙发和书柜等，至少都有三四十年的历史了。房间内靠墙一排排的柜子摆满了书籍和资料，没有华丽的装饰和陈设。

尼茨霍娃下半生一直寡居。她的丈夫在第二次世界大战中早逝，身后未留下一儿半女，唯一与她相伴的姐姐也在战争中被炸死。但是，尼茨霍娃始终是乐观的，对生活充满了爱。在她的家里，朴素氛围中呈现着勃勃生机。窗台上她亲手栽培的几盆藤蔓植物，枝繁叶茂低垂到地，茶几上一株小苍兰红似火的花朵正开得旺盛，不时有缕缕幽香泛起。卧室的一角放着一架老式钢琴。她说：“我十分喜爱肖邦，在上美术学院之前就爱弹钢琴，特别喜爱肖邦创作的钢琴曲。”晚年这位老艺术家还常要忙里偷闲地弹上几首，来陶冶情操，自娱自乐。

### ○世界上最长寿的双胞胎

——记日本108岁的孪生姐妹成田均和蟹江阎

2000年1月24日新华社电讯：《最长寿双胞胎分隔阴阳间》：被称为“金婆”和“银婆”的日本成田均和蟹江阎姐妹俩是目前世界上寿命最长的双胞胎，姐姐成田均23日在日本名古屋的家中去世，享年108岁。

据《吉尼斯世界之最大全》称，平均5000万对双胞胎中，仅有一对能双双活到100岁，而日本名古屋市的成田均和蟹江阎是目前世界上寿命最长的孪生姐妹。成田均人称“成田金”，简称“金婆”，蟹江阎人称“蟹江银”，简称“银婆”。“金婆”和“银婆”一直身体很好，她们的长寿秘诀在于保持简朴的生活，并长年坚持走路。这对双胞胎以其微笑、活力和长寿蜚声海内外。

“金婆”和“银婆”于1892年8月1日出生于名古屋附近的一个农民家庭。金婆19岁时与成田良吉结婚，银婆22岁时和蟹江园次郎结婚。在她俩99岁高龄时，恰逢日本9月15日的敬老日，当地的政府在拜访、慰问老人时，发现了她们，从此她俩成了新闻人物。1991年，日本政府将她们定为“国宝”。

这对双胞胎同住在名古屋。成田有11个孩子、7个孙子和5个曾孙；蟹江有5个孩子、4个孙子和9个曾孙。两家时有来往。而且，这对双胞胎人老心不老，晚年常常出现在商业、娱乐和新闻节目中，甚至还上了《人民》杂志。因此，这对孪生姐妹是日本普通百姓的“偶像”，她们的一举一动，往往成为大家饭后茶余的谈资。1991年，姐妹俩百岁华诞时，被日本两家公司聘为电视广播节目的角色，由此获得530万日元的演出费。姐妹俩还灌制了激光唱片《金婆与银婆》，参加了有关电视剧的演出，一时轰动了日本。她俩还录制了一盘名为“奶奶说唱”的专辑，荣登日本流行音乐排名榜，使得那些年轻的歌星也黯然失色。日本报刊赞誉这对老姐妹俩是“当代最惹人注目的明星”。

1999年夏天，“金婆”成田均因患胃溃疡被送进了医院。但不久，病情好转出院，使关心她俩命运的日本民众松了口气。这年8月1日，是“金婆”和“银婆”的107岁生日，有关方面盛情邀请她俩赴日本北部城市札幌参加一个植树节，可能是旅途劳累，金婆的病情复发，被再次送进医院。2000年元旦，人们满怀深情，祝贺她成功跨越了三个世纪，迎来新千年的曙光。谁知不久，她就开始出现身体不适，并有发低烧、食欲不振等症状。1月23日清晨醒来后，她告诉家人还是没有食欲，家人便让金婆继续睡下。上午10点左右，家人发现她的体温已经开始下降，不久便离开了人世，走完了她108年的人生旅程。

妹妹“银婆”在得知姐姐去世的消息后很是吃惊，她悲伤地流下了眼泪，回到自己房间后好久没有出来。

### ○上了邮票的百岁老人

——阿塞拜疆148岁的埃伊瓦佐夫

邮票，被誉为国家名片。方寸世界，气象万千。1956年，苏联曾为阿塞拜疆共和国集体农庄庄员穆罕默德·埃伊瓦佐夫148岁诞辰发行纪念邮票1枚。为领袖人物、著名文化科技人物发行纪念邮票，在世界各国邮票发行史上屡见不鲜，而为一名普通的长寿老人的诞辰而发行纪念邮票，这在世界邮政史上是罕见的。

穆罕默德·埃伊瓦佐夫，1808年出生于阿塞拜疆皮拉苏拉，这个村庄位于海拔2000多米的高山上，林木参天，白雪映日，空气格外新鲜，住在这里的人寿命都很长，活到八九十岁是很普通的事，因此有“长寿村”之称。

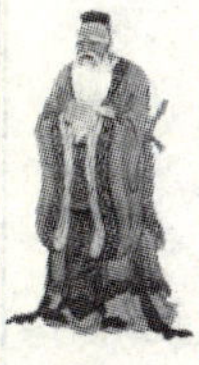

埃伊瓦佐夫虽已百余高龄，但无龙钟之态。他脸膛红润，双目有神，银须拂胸，透着一种老当益壮、活力永驻的神韵，活像童话中的圣诞老人。当时，苏联人民，尤其是阿塞拜疆人，都以埃伊瓦佐夫为荣。他热爱劳动，热爱新社会，在平凡的工作岗位上，作出了不平凡的成绩，因此，当时苏联政府曾授予他“劳动红旗勋章”。由于他是苏联人民的偶像，因此，1956年他的形象印上了国家名片。

埃伊瓦佐夫之所以长寿，深山老林固然有利于延年益寿，但热爱劳动才使他永葆青春，充满活力。

当年，在发行这枚老寿星邮票时，还发生了这么一件趣事：当这枚纪念邮票传到埃伊瓦佐夫的家乡时，全苏联都没有发现有什么异样，可埃伊瓦佐夫的乡亲们到底对自己的英雄熟悉，他们马上发现邮票上穆罕默德·埃伊瓦佐夫的名字印错了：把穆罕默德第二个字母“A”错印成“Y”，变成了穆哈麦德。邮电部门获悉消息，立即通知全国停止此票的发行，但已有少量邮票流入了民间。此枚邮票经改正后，重新印发。改正的邮票主图相同，除改正名字外，还在邮票下端“148”数字之后，抹去俄文“岁”字，以资识别。而原来的错票，因此也身价百倍，谁拥有一枚，便成了百万富翁。有人戏言，这是老寿星为他带来了财运。

### ○爱穿鲜艳服装的法国老人

——法国寿星卡尔芒

在日常生活中，常常有这样的现象：年轻人爱时髦，穿着花俏，认为是天经地义的；而老年人不修边幅，衣冠不整，则也是正常的。然而，现代科学证明，“老来俏”符合延年益寿的积极心理。这也正是法国长寿纪录创造者——122岁的让·卡尔芒的长寿奥秘。

让·卡尔芒1875年出生在一个富裕的家庭之中。她的一生似乎始终没有被钱财和物质生活所困扰过，长期以来过着虽不豪华奢侈但清闲自在的家庭妇女式的生活。她曾经历25位法国总统，从巴特里斯·麦克马洪到当代的密特朗。她还亲历了两次世界大战和工业革命。她晚年生活在敬老院，这并非因为她生活不能自理，而是出于孤单寂寞。她的丈夫50年前就去世了，她的独生女活到36岁也归天了。但她热爱生活，心情开朗，从不向任何困难低头，始终笑着面对生活，从而使她成为世界上最长寿的老人之一。

卡尔芒过121岁生日时，一群记者曾采访过她，问她：“您怎么能活这么大的岁数？”卡尔芒爽朗地回答：“上帝把我忘了。”一句话把大家都逗乐了。

记者又问她健康长寿有什么秘方？卡尔芒笑着回答说：“我要有什么秘方早就卖给你们了。不过，我最喜欢钓鱼，我认为钓鱼有益于身心健康。”

卡尔芒还向记者们介绍了她的一些饮食习惯。她长期食用橄榄油、鱼虾和大蒜，餐后还喜欢喝一杯红葡萄酒。到了近几年，她还染上了爱吃巧克力的习惯。

卡尔芒还喜爱体育运动，经常散步、游泳，她经常骑着自行车东奔西跑。她还酷爱打猎，并有画画和弹钢琴的爱好。1995年，她121岁，还不甘寂寞，特意录了一个CD激光唱碟。

卡尔芒老太太身高150厘米，身材矮小且较消瘦，这也正好验证了民间流传的“有钱难买老来瘦”的说法。

让·卡尔芒还有一个非常显著的特点，就是爱穿鲜艳服装，讲究穿戴。无论是外出还是在家中，她脖子上总是挂一串珍珠项链，衣着俏丽。她总是保持着清洁、卫生的好习惯，几十年如一日地坚持饭前洗手、饭后漱口的卫生习惯。最近，她的视力已近乎失明，耳朵也快聋了，但她热爱生活、“老来俏”的习惯仍不减当年。

### ○性事和谐春永驻

——巴西长寿之星史拉华

巴西这位名叫史拉华的老寿星，已经快120岁了。当地居民称他为“圣人”，他经常在镇上参与一些公益活动，为村民读书讲故事，还指点群众如何防病健身，如何当家理财，提高生活质量。

史拉华身体非常健壮，精力非常旺盛。他曾多次结婚，现任妻子才30多岁，并在几年前还为他生了一个小儿子。这位妻子名叫伊雅娜，她对于自己委身下嫁高龄逾百的史拉华，反而很是自豪，她说：

“他是我遇到过的男人中，最懂爱护人的一个。”

史拉华自制一种营养液，其主要成分包括鸡蛋、蜜糖、蒜粉、伏特加酒等，具体配

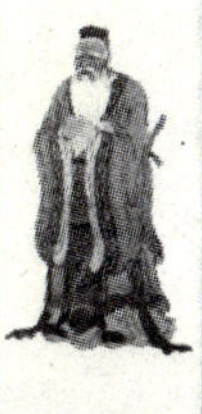

方他一直没有公开。这种长寿营养液，在当地销路很好。

当人们询问史拉华健康长寿秘诀时，除了宣传推销他自制的长寿营养液以外，便是津津乐道于性事和谐。他长期以来，没有间断过性生活。许多妻子先后为他生下332个儿女，他甚至表示，如果上帝愿意，也可能还会制造更多的小生命。他还打趣地说：

“没有人知道伊雅娜何时又会再怀孕的啊！”

国外的科研人员经过科学实验发现，在性交时，血液中有一种化学物质叫β－内啡呔的分泌量增加。β－内啡呔能使神经免疫功能增强，并使自然杀伤细胞和巨噬细胞活力增加。因此，它可提高机体的免疫功能和抗病能力，有利于增强人体的抵抗力，减少各种疾病。

据国外的媒体报道，鳏夫、寡妇的死亡率要比有配偶的死亡率高，结婚男女的平均寿命比终生独身的男女寿命要长6～12年。无配偶的男女易患失眠、神经衰弱和精神不畅，且病情一般比有配偶的男女重。

性欲是人类正常的生理现象，正常的性事活动可以起到重要的保健作用，令人精神爽朗，更利于解除人们的性烦恼和性困惑。适宜的性活动能提高人们的生活质量，促进健康，延年益寿。

巴西120岁的老寿星史拉华深有体会地说：“两日没有性事便觉得浑身不自然。”这也许正是史拉华健康长寿的真正秘诀。

### ○美国百岁女寿星

——美国100岁的贝宁

据知，美国现今起码有25000名百岁寿星，其中80%为女性。尽管每位百岁寿星各有自己的长寿秘诀，但也可归纳出共同具有的特点，那就是积极的生活态度、坚强的意志以及坚持锻炼身体诸要素，而这一些要素恰恰是如下女性所具备的。

贝宁整整100岁，她在教堂唱诗班担任主管之职达50年之久，颇喜爱赛马和篮球。在61岁那年，贝宁学会了开汽车，从此就一直开到了94岁。

这位百岁女寿星没有一点老年骨质疏松症的迹象，如今她居然还能每天作轻量级举重来锻炼身体。美国有句“喝奶能使骨骼坚”的民间俗谚，所以贝宁特好喝牛奶，她每天喝两大杯，有时还要更多。老人也认为正是喝牛奶加上体育锻炼使得她骨骼强壮，如此高寿。

哈根今年也是100岁了。她的丈夫早在二次世界大战中去世了，而她本人工作到68岁才退休。

她平素的爱好，就是喜欢弹钢琴。89岁时，这位高龄老人又开始学画风景画。哈根还爱每天散步，在大约3公里的路上能走上一个来回。不少人都喜欢乘车外出，而哈根却更乐意步行，此项运动使她真正获得良好的自我感觉。其实，哈根最喜爱的是绘画，并且还从中焕发出巨大的成就感。迄今这位百岁老人每天都闲不住，仍过着丰富多彩且充实的生活。

布鲁斯又是一位百岁老人，她一直居住在乡村。现今这位女寿星还能以稳健的步伐上、下楼梯。

她很爱用水果为朋友们做馅饼。值得一提的是，布鲁斯具有合理的饮食习惯。譬如她爱经常吃新鲜蔬菜，像胡萝卜、绿花椰菜和南瓜等。至于肉类，布鲁斯吃得很有节制，每星期仅吃两次肉。她认为过多地吃肉不利于健康长寿。她虽喜欢做甜食，也爱吃甜食，但却从不过量食用。

百岁女寿星多普克现还住在公寓里，是一位桥牌爱好者，每周都要玩三四次。

在丈夫于1970年去世后，70多岁高龄的多普克竟然周游了世界。多普克往昔在唱诗班里唱了几十年的女高音，时至百岁依然嗓音嘹亮。

多普克有非常好的日常饮食习惯，每天早餐时必喝荷兰芹茶。这种独特的茶是用荷兰芹的干叶加开水冲泡，再配以少许柠檬汁调制成的。

她的早餐有全麦面包、脱脂酸奶、两枚杏干和两枚梅干，这是她多年来一直坚持的早餐食谱。多普克老人颇爱做巧克力薄饼和其他美味佳肴。由于她自己不会开车，出行时都要坐朋友的汽车，她顺便把美味可口的食品送给要好的朋友，以示谢意。

### ○法国的三朝寿星

——120 岁的桑恩·卡尔门

每当桑恩·卡尔门谈起她长寿的原因时总是会说："老天爷准是把我忘记了。"她出生在法国南部的阿尔勒市，当时法国总统是麦克马洪元帅。从麦克马洪元帅到今天的总统希拉克，桑恩共经历了 21 任总统，以及 3 个共和国。摩西寿高 120 岁！

医生和研究人员对桑恩如此感兴趣，原因就在于此。她是否预示未来的人类会这么长寿？抑或她只是个例外？不过有一点是肯定的：很多年纪比她小的人早已衰老不堪，桑恩的头脑却仍然非常灵活，而且常常机智得令人大感意外。

1994 年，当时桑恩 119 岁，有个朋友从阿尔勒来探望她。那个朋友临走的时候回过头对她说："也许我们明年还会再见！"

"为什么不会，你看来还很健康！"她回答说。

当一些研究人类长寿的著名医生问她能否把她的情况写一本书时，她兴奋地说："你们不写就太可惜了。不过我实在感到荣幸！我等待成为名人已经等了 110 年。我会抓住这个机会，在我有生之年充分利用的！"

桑恩到 110 岁生日前不久才住进敬老院，现在安逸地坐在湖畔敬老院的扶手椅上，一面习惯地把手帕放在手上翻来翻去，一面回忆往事。她头发花白，满脸皱纹，身高只有 1.43 米，体重 40 公斤。她小时候曾看着艾菲尔铁塔建成，也曾在 20 岁时欣赏到刚由里米埃兄弟发明的电影。她 23 岁生下女儿的时候，电话刚问世不久。第一次世界大战结束时她 43 岁；法国在 1936 年开始推行带薪假期时她 61 岁；第二次世界大战结束时她 70 岁。

由于医药卫生进步，长命百岁的人已大有人在：1953 年，法国的百岁老人只有大约 2 百人，如今却有将近数千人。据估计，到 2050 年，人数会超过 15 万！1989 年，法国科学家做过一次全国性的研究，调查了 5 千位老人，桑恩·卡尔门当然在内。1994 年，调查发现 119 岁的桑恩是仍在和自然法则做斗争的老人。她的寿命之长真是无与伦比。

在研究桑恩之前，新闻记者曾在安第斯山脉、高加索山脉和喜玛拉雅山脉找到过百岁以上的人，但是那些人都没有正式的年龄证明。因此，于 1986 年去世的泉重千代是否真的曾在世上活了 120 岁零 237 天，难免惹人怀疑。

幸运的是，由于阿尔勒市当局把当地的纪录保存得很好，研究人员找到了桑恩的出生和洗礼证书，以及她祖上 7 代的出生证明。

研究发现，桑恩的 30 个直系祖先中，有 18 个活到 70 岁以上，18 和 19 世纪的时候婴儿夭折率极高，凡是能够长大的人都是物竞天择中的胜利者，生命力特别强，因此能活到高龄。桑恩的父亲活到 93 岁，母亲 86 岁去世，桑恩在遗传上肯定占有优势。

找到的许多资料，证实了桑恩所说的一切。她父亲尼科拉·卡尔门从事造船业，母亲玛格丽特·吉尔的父亲和兄弟都是木匠。桑恩的哥哥弗朗西瓦长她 10 岁，活到 97 岁。桑恩和远房亲戚费尔南·卡尔门结婚。费尔南是阿尔勒市最大绸缎庄的继承人，铺子开在市中心的甘必塔街。

像她那样高龄的人最珍重哪些往事呢？她对久远的许多往事都记得清清楚楚。她记起 1885 年 6 月的一个星期日："我们到了洛凯特区，只见人山人海，市长、副省长都来了。牧师和两位助理牧师身穿长袍，为新船主持命名仪式。有个人说：‘我们开始吧！’于是我父亲说：‘打掉墩木！’两名工人立刻上前，挥舞大锤把墩木敲去。船慢慢滑下下水滑道，乐队奏起《马赛曲》。”

桑恩还记得船厂经理名叫蒙天诺先生，也记得她自己当时穿的衣服：一套英国刺绣的裙子，配蓝色的缎腰带，在背后打成一个大蝴蝶结。

她的回忆不禁使人目瞪口呆，回忆久远往事，谁都难免完全想不起某个人的名字或某段经历。今天有谁还知道那种特别的19世纪平底船的名称叫什么？还有，谁会记得那些用来顶住未下水新船的墩木也有个特别的名称？桑恩把这些牢记了110年！尤其不可思议的是，她轻易就想起了这一切！

她有着惊人的记忆力。她记得13岁时，她的远房亲戚，即她后来的丈夫费尔南·卡尔门把画家梵高介绍给她认识。不过她和梵高没有成为朋友。那时梵高刚迁到阿尔勒不久，常到这里来买画布。他第一次和桑恩见面时“就没有好脸色”。桑恩清楚地看到梵高向她拉长了脸，表示他看不起这个小姑娘。桑恩心想，这太过分了。她一辈子都忘不了那次“侮辱”。

一般人通常不会记着事情的细枝末节，桑恩却什么都记得，她女儿伊凤出生于1898年，接生婆的名字叫莱利埃太太。贝内太太管理教会的寄宿学校，伊凤领受圣餐的仪式就是在这所学校举行的。她小时候教她弹钢琴的是一位马赛来的男教师，叫塞萨利·加士东。

由于医院保密，研究人员不能把桑恩的健康情况详细写出来，但是她的胃口很好，而且几乎什么食物都能消化，包括她特别喜欢的巧克力。她的肠胃没有病，睡眠安稳。

此外，桑恩能迅速适应寒暑的变化，证明她体内的调温机能良好。她以前住在甘必塔街时，在隆冬仍经常袒臂露腿，来访者看了都大为惊异。她也从不开动家里的供暖设备。夏天的时候，没有人听她说过炎热难耐。

桑恩90岁时，仍常常骑着脚踏车在阿尔勒到处走。有些人记得见过她在近百岁时还步伐轻快地走下圣特罗米纳教堂的台阶，在街上大步地前行。令人更难置信的是，她110岁时还每天到健身院运动，以保持身体健康。

桑恩现在已差不多全聋，特别是她不想听的时候。跟她说话必须大声叫喊；不过，很多比她年轻的人如果不用助听器，听觉并不比她好。

桑恩的视力也很差，但她自己要负大部分责任。她113岁那年，医生叫她做摘除白内障手术，她断然拒绝了。尽管她的眼睛和耳朵都不好，但她常说：“总的说来，我去世的时候，身体会仍然健康。”

为什么她的体格会这么强健？很明显，她幸运地承袭了长寿的基因。

这至少有两个原因。首先是她祖先的婚姻都不是随便安排的。他们都是工匠或商人，所选的配偶都门当户对，社会背景相同。在法国，人的预期寿命和他们的社会地位有密切关系，出身于工匠或商人家庭的人因为生活比较优越，通常寿命较长，以桑恩来说，她的祖父和她丈夫的祖父是远房兄弟，而二人又分别娶了两姐妹，从而强化了他们后来遗传给后代的基因。

从桑恩的家族史上，可以发现她的祖先都是在同一地区结婚的。在以前某个时期，阿尔勒的人大部分有长寿基因。

桑恩可有些什么长寿秘诀？她生活在法国南部，这里的饮食很独特，这里人的平均寿命是世界上最长的。她喜欢打猎、散步和打网球。她喜爱歌剧，好奇心很强，因此脑子经常在活动。

她与丈夫感情十分融洽。一天，有个记者问桑恩，她年轻时可曾有别的男人向她求婚？她回答说：“你有了心上人，就该设法抓紧他！”

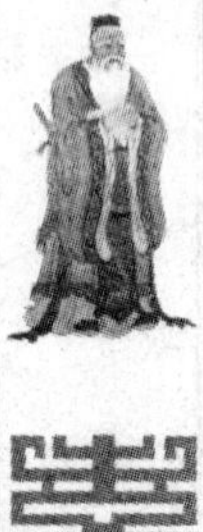

桑恩天生乐观,这可能是她长寿的真正诀窍。

她的父亲疼爱她,但管教甚严,帮助她形成了健康的性格,培养出自信。她自小便很倔强,而且不会轻易让人占她的便宜。她和朋友玩的时候,会告诉他们:“等一等,轮到我了!”如今想起这个情景,她还是觉得很有趣。

从桑恩婚后不久所发生的一件事,也可以看出她乐天倔强的性格。她丈夫问她想过什么样的生活,她不假思索地答道:“跟你过的一样!”费尔南·卡尔门明白她话中之意,于是向他自己所属的狩猎会为她申请会籍。那个年代狩猎会只收男会员,她是以尚·卡尔门这个男人名字登记入会的。

桑恩对老人院里的其他住客和护士都很感兴趣,有时我们甚至必须看住她,免得她过分热情。

桑恩一辈子生活舒坦,但也会无可避免遇到苦难,有过丧亲之痛和损失。1934年,她的女儿伊凤突然患急病,36岁便离开了人世。然后她又先后失去了丈夫、女婿、兄弟和唯一的孙儿弗雷德里克。不过每一次她都熬得住。她总是说,“人生总有快乐和悲伤的时刻,不要抱怨。有什么剩下来的,就将就着用。人活着就只想一生中的每一个美好时刻,所以就不会感到苦闷。”

### ○世界上最年长的新郎

——俄罗斯135岁的亚加诺夫

俄罗斯的高加索地区是世界上著名的长寿地区之一。这里的百岁老人比例很高。据前苏联长寿研究所统计,当地1000万人口中,百岁以上老人就有6000多人,占人口总数的万分之六,而全世界百岁以上老人占世界人口总数为万分之零二四,平均高出24倍。居住在高加索地区阿迪格山村农民哈吉基迈德·库费莫维奇·亚加诺夫,135岁时再婚,妻子才25岁,这是他的第九房妻室。据考证这是世界近代史上最年长的新郎。

苏维埃政权的缔造者列宁出生于1870年,亚加诺夫只记得比列宁还大20多岁。他生活在阿迪格山村,保持着简朴的生活方式,每天黎明即起,日落而歇,一辈子没有脱离劳动,因此身体健壮,性格豪爽。他热爱生活,热爱劳动。苏联卫国战争期间,他已经年龄近百,却是当时“一公顷运动”的倡导者:每人承担一公顷农田的耕作任务,进行精耕细作,务必高产优质。

亚加诺夫晚年时,长得又高又瘦,但腰板硬朗,动作麻利,看不出他已是位百岁老人了。他的头发花白,胡须呈橘黄色,脸上的肌肉饱满,在风吹日晒下,变得黑乎乎的。村里要是发生了纠纷,亚加诺夫便是最好的调解人。有一次,收割季节恰恰同伊斯兰教的开斋节碰到了一起,按照伊斯兰教民族的习惯,大家在开斋节中是不能工作的。然而,丰收时节,时间不等人。于是,区委书记就请亚加诺夫帮忙,亚加诺夫二话没说,就答应下来。只听他对大伙说:“我们把节日改一改吧,上帝是不会责怪我们的。现在我们下地干活去吧!”大伙见老寿星出来说话,都纷纷走出家门,忙收割去了。这一年,他们取得了特大丰收。那天,有上百人集聚在亚加诺夫的家里,大家对他表示敬仰。

亚加诺夫平时几乎不喝酒,基本食品是羊奶干酪、牛奶,外加清泉水。一生很少发脾气,当然也有感情激动的时候,比如狼咬死了羊呀,恶狼冲散了羊群呀……在亚加诺夫的山村里,百岁老人是平常事,有位学者曾经这样描绘如此情景:我们正同亚加诺夫在街上走,迎面走来了一位百岁老人,他叫艾哈迈德,亚加诺夫对他说:“我忘了告诉家里人做些饼。艾哈迈德,你跑回去告诉一声吧……”

有人曾经请教亚加诺夫有何养生体会?他嘿嘿地笑着,慢慢地说道:“是的,我有许多体会。我一直在劳动,直到现在,我不能闲坐着,总得干点活。不过,我几乎总是很愉快的。我接触的是大自然、高山、晚霞、朝日……总是处在大自然当中。高山上的空气特别新鲜,周围都很平静,因此,总是陶醉于大自然中,心平气和……”

## 五、长寿养生歌诀

### ○三惑

北宋·邵雍

老而不歇是一惑,
安而不乐是二惑,
闲而不清是三惑,
三者之惑是戕贼[1]。

[注释]

1. 戕贼:伤害身体。

### ○四养

戒暴怒以养性,
少思虑以养神,
省言语以养气,
绝杂念以养心。

### ○四要

清·程仲龄

一曰节饮食;
二曰慎风寒;
三曰惜精神;
四曰戒嗔怒。

### ○四少诀

清·佚名

口中要言少,心头要事少。
肚里要食少,晚间要睡少。

### ○四受用

明·吕坤

第一受用,胸中干净。
第二受用,外来不动[1]。
第三受用,合家没病。
第四受用,与物无竞[2]。

[注释]

1. 外来不动:不受外物、外事、外境所触动。
2. 竞:争。

### ○四少

口中言少,心头事少。
肚中食少,自然睡少。
依此四少,神仙可了。

### ○四大忌

清·佚名

一年之忌,不可过劳、大怒;
一月之忌,不可大醉;

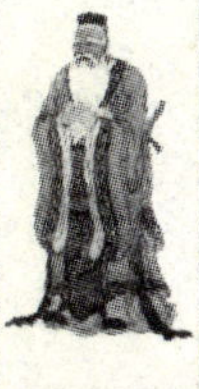

一日之忌，不可过饱；

终身之忌，不可清晨时常受气。

### ○五伤

怒伤肝，喜伤心，

思伤脾，忧伤肺，

恐伤肾。

### ○五劳伤身

久视伤血，久卧伤气，

久坐伤肉，久立伤骨，

久行伤筋，是谓五劳所伤。

### ○晨起五要

一要伸展——起床前先揉眼、摩胸、伸肢、动腰。

二要饮水——空腹饮温开水，可清胃肠，降低血液浓度，并可补充一夜失去的水分。

三要开窗——以便换气。

四要锻炼——因人量力活动。

五要洗脸——用冷水或温水，洗后用双手擦面部，以防感冒。

### ○五味勿过量

甜、酸、苦、辣、咸总称五味，是人们日常饮食离不开的，但如服用过量，则对身体有害。《内经》上说："辣伤气，咸伤血，苦伤骨，甜伤肉，酸伤筋。"

甜味由糖产生，糖是人体热量的主要来源，也是人体生长发育的必需物质，它有防止酸中毒和解毒的作用。然而，食糖过多则会引起血糖及血中甘油三脂升高，导致动脉硬化。

酸味可增进食欲，有健脾开胃之功，且可增强肝脏功能，提高钙、磷的吸收率。但如过量则易引起消化功能紊乱、导致胃液过量分泌，使消化道受损，患有消化道疾病者更应注意。

苦味是保证人体不受有害物质危害的信号。它由有机碱产生，有燥湿和利尿作用。但是，过苦则易导致消化不良等症，尤其有骨病者不宜多吃苦味。

辣味能刺激胃肠蠕动，增加消化液的分泌，有促进食欲和消化的作用，同时还能促进血液循环和机体代谢。还能祛风湿、活筋血。但辣味有较强的刺激性。过食会使肺气过盛，肛门灼热。痔疮、肛裂、胃溃疡等患者不宜吃辣。

咸味能调节细胞和血液之间渗透平衡及正常的水盐代谢，并可增强体力和食欲，还能防止痉挛，消除头晕恶心。但过量食盐会加重肾脏的负担，对心脏病和高血压患者不利。

### ○饮食六宜

食宜早些，不宜迟晚。

食宜缓些，不宜粗速。

食宜八九分，不宜过饱。

食宜和淡，不可厚味。

食宜温暖，不可寒凉。

食宜软烂，不可坚硬。

### ○养心六常存

清·石天基

常存安静心：要清心寡欲，

深山幽谷中多长寿的原因在于嗜欲少而心常安静。

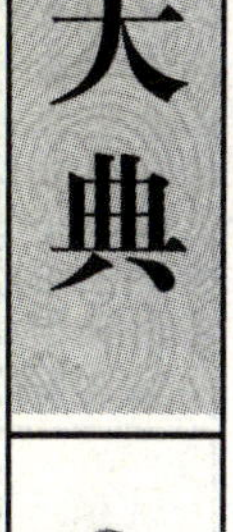

常存正觉心:要心地纯正,以正胜邪。
常存欢喜心:要保持乐观心境。
常存良善心:要心地善良,助人为乐。
常存和悦心:要态度谦和,息事宁人。
常存安乐心:要苦中求乐,知足常乐。
做到"每遇不如意事,即将更甚者比之,心即坦然大乐矣。"

## 〇保全元气法

宋·陈直

一者少言语,养内气;
二者戒色欲,养精气;
三者薄滋味,养血气;
四者咽津液,养脏气;
五者莫嗔怒,养肝气;
六者美饮食,养胃气;
七者少思虑,养心气。

## 〇养生七要素

勤运动,
畅情志,
慎起居,
节饮食,
适环境,
练气功,
辅药物。

## 〇太乙真人七禁文

清·沈金鳌

一者少言语,养内气;二者戒色欲,养精气;
三者薄滋味,养血气;四者咽津液,养脏气;
五者莫嗔怒,养肝气;六者美饮食,养胃气;
七者少思虑,养心气。人由气生,气由神旺。
养气全神,可得真道。
凡在万形之中,所保者莫先于元。

## 〇养老八戒

戒暴饮暴食,戒狂喜狂怒,戒无所事事,戒斤斤计较,
戒心情急躁,戒悲观失望,戒固执己见,戒自不量力。

## 〇养生八字诀

童心、蚁食、龟欲、猴行。
童心:像儿童那样无忧无虑。
蚁食:饮食要像蚂蚁那样杂而不偏食。
龟欲:像乌龟那样无欲无求以自守。
猴行:像猴子那样多跳多动。

## 〇空腹八忌

一忌吃糖。
二忌牛奶豆浆。
三忌喝酒。

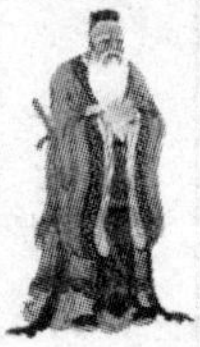

四忌饮茶。
五忌吃蒜。
六忌吃香蕉。
七忌吃柿子。
八忌洗澡。

### 〇许真君垂世八宝

**明·罗洪先**

忠孝廉谨
忠则不欺，孝则不悖[1]。
廉则罔贪[2]，谨乃无失。
修身如此，可以成德。
宽裕容忍
宽则得众，裕然有余。
容而翕受[3]，忍则安舒[4]。
接人以此，怨咎涤除。

［注释］
1. 悖：违反，此句指违背人伦之孝道。
2. 罔：不。
3. 翕：合，和顺之意。
4. 安舒：平安舒心。

### 〇十不思

**南朝·陶弘景**

道不在烦，但能——
不思衣，不思食，
不思声，不思色，
不思胜，不思负，
不思失，不思得，
不思荣，不思辱，
心不劳，形不极，
常导引、纳气、胎息尔。

### 〇行功十忌

**明·张三丰**

忌早起科头，忌阴室纳凉。
忌湿地久坐，忌冷着汗衣。
忌热着晒衣，忌汗出扇风。
忌灯烛照睡，忌子时房事。
忌凉水着肌，忌热火灼肤。

### 〇十清长寿歌

清白的一生德性好，
清爽的一身勤洗澡，
清醒的头脑睡觉早，
清新的空气常晨跑，
清淡的饮食求温饱，
清洁的房间多打扫，
清宁的环境无烦恼，

清心的生活情欲少，
清亮的眼睛人未老。

### 〇十乐

清·高桐轩

耕耘之乐，把帚之乐，
教子之乐，知足之乐，
安居之乐，畅谈之乐，
漫步之乐，沐浴之乐，
高卧之乐，曝背之乐。

### 〇十多十少

少肉多菜少怒多笑。
少盐多醋少欲多施。
少糖多果少车多步。
少食多嚼少停多动。
少酒多茶少药多炼。

### 〇养生大要

东晋·张湛

一曰啬[1]神，二曰爱[2]气，
三曰养形，四曰导引，
五曰言语，六曰饮食，
七曰房室，八曰反俗，
九曰医药，十曰禁忌。

［注释］
1. 啬：珍惜。
2. 爱：珍惜。

### 〇睡眠十忌

一忌忧虑，二忌恼怒，
三忌进食，四忌仰卧，
五忌言语，六忌对光，
七忌张口，八忌蒙面，
九忌当风，十忌向火。

### 〇十寿歌

清·褚人获

一要寿，横逆之来欢喜受；
二要寿，灵台密闭无情窦[1]；
三要寿，艳舞娇歌屏左右；
四要寿，远离恩爱如仇寇；
五要寿，俭以保贫常守旧；
六要寿，平生莫遣双眉皱[2]；
七要寿，浮名不与人相斗；
八要寿，对客忘言娱清昼；
九要寿，谨防坐卧风穿牖[3]；
十要寿，断酒莫教滋味厚。

［注释］
1. 灵台：指心灵。



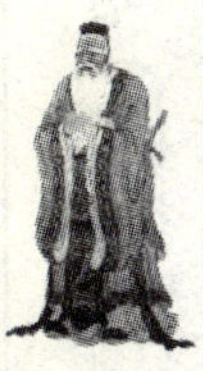

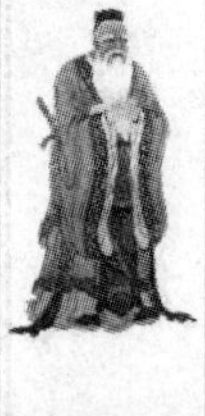

2. 遣：使。
3. 牖：窗户。

### ○十叟长寿歌

昔有行路人，海滨逢十叟[1]，
年皆百余岁，精神加倍有。
诚心前拜求，何以得高寿？
一叟捻须曰：我勿嗜烟酒。
二叟笑莞尔：清泊甘蔬粮。
三叟整衣袖：服劳自动手。
四叟拄木杖：安步当车久。
五叟摩巨鼻：清气通窗牖[2]。
六叟抚示颊：沐日令颜黝。
七叟稳回旋：太极朝朝走。
八叟理短鬓：早起亦早休。
九叟颌首频：未作私利求。
十叟轩双眉：坦坦无忧愁。
善哉十叟词，妙诀一一剖。
若能遵以行，定卜登上寿。

［注释］

1. 叟：老头。
2. 牖：窗户。

### ○色欲知戒延年有十

宋·高濂

阴阳好合，接御有度，可以延年。
入房有术，对景能忘[1]，可以延年。
毋弱少艾[2]，毋困青童[3]，可以延年。
妖艳莫贪，市妆[4]莫近，可以延年。
惜精如金，惜身[5]如宝，可以延年。
勤服药物，补益下元[6]，可以延年。
外色莫贪，自心莫乱，可以延年。
勿作妄想，勿败梦交，可以延年。
少不贪欢，老能知戒，可以延年。
避色如仇，对欲知禁，可以延年。

［注释］

1. 对景能忘：面对女色而不起欲念。
2. 少艾：年轻而娇美的女性。句意谓不要沉溺在女色之中。
3. 青童：仙童。这里指童女。
4. 市妆：粉妆。即指卖淫的妓女。
5. 身：男子身中之物，实亦谓精液。
6. 下元：谓肾气，肾精。

### ○养生十忌

徐文弼

忌早起科头[1]：早多风露之气，科头则寒邪入脑，故忌之。
忌阴室贪凉：无阳照之室，阴气重伤人，故忌之。
忌湿地久坐：潮湿气主生疮毒，故忌之。

忌冷着汗衣：汗衣湿后必冷，着之则侵背伤肺，故忌之。

忌热着晒衣：久晒之衣有热毒，未经退热即着在身，必受毒，故忌之。

忌出汗扇风：汗出时毛孔俱开，扇则风邪侵入，故忌之。

忌灯烛照睡：神不安故忌之。

忌子时行房事：阳初生而顿灭，一度胜十度，故忌之。

忌夏月凉水抹簟[2]，冬月热火烘衣：冷水受湿，热火受毒，取快一时，久必生病，故忌之。

忌久观场演剧：久视久听，则神与精俱伤，故忌之。

［注释］

1. 科：结发，不戴冠。

2. 簟：竹席。

### ○食疗歌

生梨饭后能化痰，苹果消食营养高；
木耳抗癌散血瘀，黄瓜减肥有成效；
紫茄祛风通脉络，莲藕除烦解酒妙；
海带含碘散淤结，香菇存酶肿瘤消；
胡椒驱寒又除湿，葱辣姜汤治感冒；
大蒜抑制肠胃炎，菜花常吃癌症少；
鱼虾猪蹄补乳汁，猪牛羊肝明目好；
盐醋防毒能消炎，韭菜补肾暖膝腰；
花生降醇亦健胃，瓜豆消肿又利尿；
柑桔消食化痰液，抑制癌菌猕猴桃；
香蕉含钾解胃火，禽蛋益智营养高；
萝卜化痰消胀气，芹菜能降血压高；
生津安神数乌梅，润肺乌发食核桃；
番茄补血驻容颜，健胃补脾吃红枣；
白菜利尿排毒素，蘑菇抑制癌细胞；
蜂蜜润燥又益寿，葡萄悦色令年少。

### ○养生十二少

东晋·张湛

少思少念少欲少事。
少语少笑少愁少乐。
少喜少怒少好少恶。

### ○防癌十二不

1. 不偏食；
2. 不反复吃一种食物；
3. 不过量饮食；
4. 不饮烈性酒；
5. 不吸烟；
6. 不吃太咸的食物；
7. 不吃过烫的食品；
8. 不吃烧糊的食品；
9. 不吃发霉的食品；
10. 不过度疲劳；
11. 不过度晒太阳；



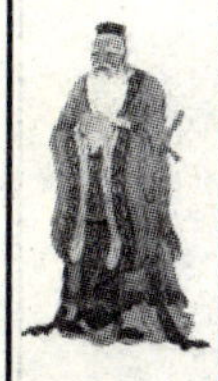

12. 不生闷气。

## ○养生十六宜

明·冷谦

发宜常梳，
面宜多搓，
目宜常运，
耳宜常凝，
齿宜常扣，
口宜常闭，
津宜常咽，
心宜常静，
气宜常提，
神宜常存，
背宜常暖，
腹宜常摩，
胸宜常护，
囊宜常裹，
言语宜常简默，
皮肤宜常干浴，
浊宜常呵[1]，
谷道宜常提[2]，
肢节宜常摇，
足心宜常揉，
便宜禁口[3]。

［注释］

1. 浊宜常呵：体内的浊气应该经常呼出。
2. 谷道宜常提：肛门应经常向上提，也就是大家通常说的提肛运动。
3. 便宜禁口：大小便时应闭口不讲话。

## ○行功十八伤

明·张三丰

久视伤精，久听伤神。
久卧伤气，久坐伤脉。
久立伤骨，久行伤筋。
暴怒伤肝，思虑伤脾。
极忧伤心，过悲伤肺。
至饱伤胃，多恐伤肾。
多笑伤腰，多言伤液。
多睡伤津，多汗伤阳。
多泪伤血，多交伤髓。

## ○养生十八伤

清·徐文弼

久视伤精：目得血能视，精由血化，故伤精。
久听伤神：神滋于肾，肾通窍于耳，故伤神。
久卧伤气：卧时张口散气，合口壅气，故伤气。
久坐伤脉：脉宜运动，坐则不舒展，故伤脉。

久立伤骨：立以骨干为用，故伤骨。

久行伤盘：行以筋力为用，故伤筋。

暴怒伤肝：肝属木，怒如暴风动摇，故伤肝。又肝主血，肝伤则血不荣，心筋痿。

思虑伤脾：思虑时，脾必运动，太过则脾倦，故伤脾。

极忧伤心：心属火，于味主苦，忧则苦甚，故伤心。

过悲伤肺：肺属金，主声音，悲苦久则声哑，故伤肺。

过饱伤胃：饱食运化难消故伤胃。

多恐伤肾：肾属水，主北方黑色，人受惊恐则面黑，故伤肾。

多笑伤腰：笑时必肾转牵腰动，故伤腰。

多言伤液：言多则口焦舌苦，故伤液。

多唾伤津：津生于华池，散为润泽，灌溉百脉，唾则损失，故伤津。又《训典》曰：津不吐，有则含以咽之，使人精气留而自光。

多汗伤阳：汗多亡阳，阳随汗出，故伤阳。

多泪伤血：血藏于肝，哭泣多则肝损目枯，故伤血。

多交伤髓：人之阳物，百脉贯通，及欲火动而行事，撮一身血髓至于命门，化精以泄，不知节欲，致骨髓枯竭，真阳无寄，如鱼之失水以死。

[按语]

作者徐文弼，清代丰城（今属江西）人。自幼业儒，曾为河南伊阳知县。生平喜好辑录格言及方药等，很重视健身养生。著作有《寿世传真》、《攒花易简良方》、《新编救急良方》等。

**〇健身歌**

起得早，睡得早。
多走走，少跑跑。
素食多，荤食少。
吃水果，饮茶好。
少量酒，戒烟草。
重防病，少吃药。
心脑广，除烦恼。

**〇精神调养法**

喜伤心，恐胜喜；
怒伤肝，悲胜怒；
思伤脾，恐胜思；
忧伤肺，喜胜忧；
恐伤肾，思胜恐。

**〇百忍歌**

百忍歌，歌百忍。
忍是大人之气量，忍是君子之根本。
能忍夏不热，能忍冬不冷。
能忍贫亦乐，能忍寿亦永。
贵不忍则倾，富不忍则损。
不忍小事变大事，不忍善事终成恨。
父子不忍失慈孝，兄弟不忍失爱敬。
朋友不忍失义气，夫妇不忍多争竞。
刘伶败了名，只为酒不忍。

陈灵灭了国，只为色不忍。
石崇破了家，只为财不忍。
项羽送了命，只为气不忍。
如今犯罪人，都是不知忍。
古来创业人，谁个不是忍？
百忍歌，歌百忍。
仁者忍人所难忍，智者忍人所不忍。
思前想后忍之方，装聋做哑忍之准。
忍字可以走天下，忍字可以结邻近。
忍得淡泊可养神，忍得饥寒可立品。
忍得勤奋有余积，忍得荒淫无疾病。
忍得骨肉存人伦，忍得口腹全物命。
忍得语言免是非，忍得争斗消仇恨。
忍得人骂不回口，他的恶口自安靖。
忍得人打不还手，他的毒手自没劲。
须知忍让真君子，莫说忍让是愚蠢。
忍时人只笑痴呆，忍过人自知修省。
就是人笑也是忍，莫听人言便不忍。
世间愚人笑的忍，上天神明重的忍。
我若不是固要忍，人家不是更要忍。
事来之时最要忍，事过之后又要忍。
人生不怕百个忍，人生只怕一不忍。
不忍百福皆雪消，一忍万祸皆灰烬。

### ○饮食配伍禁忌

清·尤乘

食猪肉，忌姜、羊肝。
猪肝，忌鱼酢。
猪心肺，忌饴。
羊肉，忌梅子、酢。
羊心肝，忌椒、笋。
犬肉，忌蒜、鱼。
牛肉，忌姜、栗子。
牛肝、牛乳，忌鱼。
鸡肉、鸡子，忌蒜、葱、芥、李。
鸭子，忌李。
鹌鹑，忌菌、木耳。
雀肉，忌李、酱。
鲤鱼，忌鸡、猪肝、葵菜。
鲫鱼，忌猪肝、蒜、鸡、糖。
鱼酢，忌绿豆、酱。
黄鱼，忌荞麦。
鲈鱼，忌乳酪。
鲟鱼，忌干笋。
蟹，忌柿、桔、枣。
虾子，忌鸡、豕。

李子，忌蜜。
枣，忌葱、鱼。
韭，忌牛肉、蜜。
梅子，忌豕肉。
胡荽、妙豆，忌豕肉。
苋菜，忌鳖。
杨梅，忌葱。
荞麦，忌豕、羊、雉肉、黄鱼。
黍米，忌牛肉、葵菜、蜜。
绿豆，忌榧子（能杀人）、鱼鲊。

### ○起居要诀

春夏宜早起，秋冬任晏眠。
晏忌日出后，早忌鸡鸣前。
避色如避仇，避风如避箭。
莫吃空心菜，少食中夜饭。

### ○养生之道

**岐伯**

"其知道者，法于阴阳[1]，
和于术数，食饮有节，
起居有常，不妄作劳。"

［注释］

1. 法于阴阳：遵守事物的客观规律。

### ○吕洞宾警世诗

**唐·吕洞宾**

二八佳人体似酥[1]，腰间仗剑斩凡夫。
虽然不见人头落，暗里教君骨髓枯！

［注释］

1. 酥：此处指身体的柔软香馥。

### ○安养篇

众人大言而我小语，
众人多烦而我小记，
众人悖暴而我不怒。
不以俗事累意，
不临时俗之仪。
淡然无为，神气自满。
以此为不死之道，天下莫我知也。

### ○洗脚

春天洗脚，升阳固脱；
夏天洗脚，湿邪乃除；
秋天洗脚，肺腑润育；
冬天洗脚，丹田暖和。

### ○养身歌（一）

自身有病自心知，身病还将心自医。
心境静时身亦静，心生还是病生时。

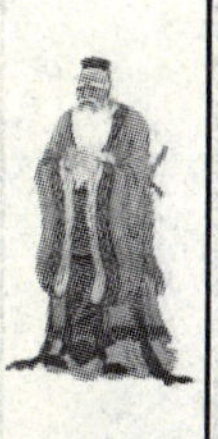

○养身歌(二)

勤守忠,莫放逸。外不入,内不出。
还本源,万事毕。内有真,田不朽,
若人得之命长久。上补泥丸下补元,
三田之中为佳寿。

○养身歌(三)

养生之法有四:
一曰寡欲,二曰慎动,三曰守时,四曰却疾。

○养身歌(四)

绝思虑,可以保心。化瞋怒,可以保肝。
断淫欲,可以保肾。慎言语,可以保肺。
节饮食,可以保脾。

○养身歌(五)

酒多血气皆乱,味薄神魂自安。
夜漱却胜朝漱,暮餐不若晨餐。
耳鸣直须补肾,目暗必须治肝。
节饮自然脾健,少思必定神安。
汗出莫当风立,腹空莫放茶穿。

○养身歌(六)

明·郑瑄

常默元气不伤,少思慧烛闪光;
不怒百神和畅,不恼心地清凉。
不求无谄无媚,不执可圆可方,
不贪便是富贵,不苟何惧公堂。

○养身歌(七)

南宋·陆游

养生有妙理,省事与寡言。于此能力守,众说皆其藩。
扰扰折汝本,浇浇伤汝魂。要当局制止,息深踵[1]自温。

注释:①踵(zhǒng):指脚后跟,此处泛指脚。

○养身歌(八)

金·马丹阳

识破四假身,修炼得真身。欲要成灵物,须当固本根。
清闲无一事,疏散决千尘。已做逍遥客,兼为自在人。

○防病歌

爽口物多终作疾,快心事过必为殃。
知君病时能服药,不若病前能自防。

○祛病歌

人或生来气血弱,不会快活疾病作。
病一作,心要乐,病都却。
心病还将心药医,心不快活空服药。
且来唱我快活歌,便是长生不老药。

○无病歌

百病起于情,情轻病亦轻。可能无系累,却是在依凭。
秋月千山静,春华万木荣。若论真事业,人力莫经营。

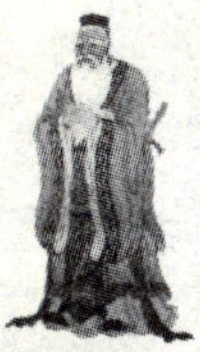

**○无病歌**

天下本无事，庸人自扰之；吾身本无患，卫养在得宜；
一毫不加谨，百疾所由兹；一生快意事，噬脐莫能追；
汝顾不少忍，杀身常在斯；深居勿妄动，一动当百思。
每食视《本草》，此意未可嗤；赋诗置座右，终身作元龟。

**○医家十要歌**

存仁心，乃是良箴，博施济众，惠泽斯深。
通儒道，儒医世宝，道理贵明，群书当考。
精脉理，宜分表里，指下即明，沉疴可起。
识病原，生死敢言，医家至此，始称专门。
知运气，以明岁序，补泄温良，按时处治。
明经络，认病不错，脏腑洞然，今之扁鹊。
识药性，立方应病，不辨温凉，恐伤性命。
会炮制，火候详细，太过不及，安危所系。
莫嫉妒，因人好恶，天理昭然，速当悔悟。
勿重利，当存仁义，贫富虽殊，药施无二。

**○病家十要歌**

一择名医，于病有裨，不可不慎，生死相随。
二肯服药，诸病可却，有等愚人，自家耽搁。
三宜早治，始则容易，履霜不谨，坚冰即至。
四绝空房，自然无疾，倘若犯之，神医无术。
五戒恼怒，必须省悟，怒则火起，难以救护。
六息妄想，须当静养，念虑一除，精神自娱。
七节饮食，调理有则，过则伤神，过饱难克。
八慎起居，交际当法，稍若劳役，久气愈虚。
九莫信邪，信之则差，异端诳语，惑乱人家。
十勿惜费，惜之何谓，请问君家，命财孰贵？

**○医病歌**

节饮医醉，独宿医淫。输粮医累，偿逋医羞。
慎言医祸，敏事医慵。安分医贪，卑己医骄。
静坐医烦，清淡医寂。弹琴医躁，索句医愁。
去非医过，矫性医偏。布衣医艳，茹蔬医腥。
训子医老，息论医仇。反求医侮，无辩医谤。
省费医贫，勤学医贱。种花医俗，啜茗医睡。
研理医愚，达观医滞。

**○祛病歌(一)**

人或生来气血弱，不会快活疾病作。
病一作，心要乐，病都祛。
心病还得心药医，心不快活空服药。
且来以我快活歌，便是长生不老药。

**○祛病歌(二)**

静坐观空，觉四大原从假合，一也；
烦恼现前，以死譬之，二也；
常将不如吾前，强自宽解，三也；
造物劳我以形，遇病稍闲，反生庆幸，四也；

宿业现逢，不可逃避；观喜领受，五也；
家室和睦，无交谪之音，六也；
众生各有病根，常自观察克治，七也；
风露谨防，嗜欲淡泊，八也；
饮食宁节毋多，起居务适毋强，九也；
觅高朋亲友，讲开怀出世之谈，十也。

**〇摄生歌**

慎风寒，节饮食，是从吾身上却病法。
寡嗜欲，戒烦恼，是从吾心上却病法。
少思虑以养心气，寡色欲以养肾气，
勿妄动以养骨气，戒嗔怒以养肝气，
薄滋味以养胃气；省言语以养神气，
多读书以养胆气，顺时令以养元气。

**〇摄养歌**

薄滋味，省思虑，节嗜欲，戒喜怒，
惜元气，苟言语，轻得失，破忧阻，
除妄想，远好恶，收视听，勤内顾。

——《医说》

**〇不气歌（一）**

人叫我气我不气，气急败坏惹人议。
为了小事发脾气，回头想想又何必。
暗生闷气有谁知，气出病来无人替。
怒发冲冠更可惧，唯恐因气命归西。
气为寿之绊脚石，心平气和病不欺。
事事不可皆如意，难得糊涂要铭记。
若遇苦闷烦心事，最好自我来调理。
大事原则要坚持，小事适宜和稀泥。
有了矛盾冷处理，生活琐事由他去。
知足常乐别攀比，不贪荣华薄名利。
心宽忍让脾气好，常含乐意莫生气。

**〇不气歌（二）**

人生就像一场戏，今世有缘才相聚。
相处一场不容易，人人应该去珍惜。
世上万物般般有，哪能件件如我意。
为了小事发脾气，回想起来又何必。
他人气我我不气，气出病来无人替。
生气分泌有害物，促人衰老又生疾。
看病花钱又受罪，再说气病治非易。
小人量小不让人，常常气人气自己。
君子量大同天地，好事坏事包心里。
他人骂我我装聋，声高上天低入地。
我若错了真该骂，诚心改正受教育。
要是根本没那事，全当他是骂自己。
左亲右邻团结好，家庭和睦乐无比。
夫妻互助又亲爱，朝夕相伴笑嘻嘻。

政通人和享天伦，晚年幸福甜如蜜。
邻里亲友不要比，儿孙琐事随他去。
淡泊名利促健康，文明礼貌争第一。
三国名将周公瑾，因气丧命中人计。
清朝有个阎敬铭，领悟危害不生气。
弥勒就是布袋僧，袒胸大肚能忍气。
笑口常开无忧虑，一切疾病皆消去。
不气不气真不气，不气歌儿记心里。
只要你能做得到，活到百岁不足奇。

## 〇不气歌(三)

世上到处都是气，无气万物无生机。
人活凭的就是气，无气活着啥意义。
浑身正气身健壮，邪气缠身伤躯体。
你不生气气找你，气是自己争来的。
人活一牛都是气，若是气人己先气。
惹人生气为不义，人要生气为中计。
生气百害无一利，气坏别人伤自己。
气出病来自己医，花钱受罪人讽讥。
气量狭小没出息，只让别人窃窃喜。
生气常常伤理智，办坏事情悔莫及。
争气损尽己气力，看你争气不争气。
世人都应晓利弊，欢欢喜喜消消气。
大度能忍天下气，不气别人己不气。
你尊我敬多谦虚，但愿大家都和气。

## 〇冷静歌

静坐常思己之过，闲谈莫论他人非。
话到舌尖品三品，忍人让人为最妙。
良友知于患难日，甘泉知于口渴时。
忍字头上一把刀，遇事不忍祸先招。
若能忍得心头怒，事后方知忍字高。

## 〇制怒歌

制怒二字古今谈，它是人间一大难。
人人都想心情好，气愤恼怒常出现。
摆脱怒字这个害，要靠理智心胸宽。
先要找出怒本源，再查危害和心酸。
弄清利害关系后，自我觉醒是关键。
想方设法去努力，寻找制怒好经验。
恼怒要用气来顺，正确对待重客观。
防治结合最有利，通顺心理要当先。
怒气来自多方面，因人而异各有源。
有的纯属是个性，脾气急躁心中烦。
有的来源于傲气，自觉资本高人前。
老年易怒是病态，头脑发张气血满。
无论属于哪方面，全靠自我去消散。
再论怒气诸表现，有明有暗两方面。

明怒当面来发泄，暗怒往往凝心间。
明怒伤人又伤己，醒后消怒即和缓。
暗怒伤己人难晓，饮食无味寝不安。
大是大非自当论，小过小节顺自然。
是非分明虽必要，合情合法理当先。
矛盾本属自然有，处理得当自求全。
冷静对待先制怒，化解矛盾方全面。
请君多用座右铭，制怒二字贴眼前。
常看常念能制怒，时时提醒冲动难。
还要注重主动性，自我总结找经验。
善用沉默两个字，制怒目的会自然。
年老也要多学习，大体大局照顾全。
健身修心靠养性，心底无私天地宽。
洞察之力作基础，运用实力作靠山。
克制一怒慢慢议，理解万岁人人欢。
与人为善自得善，助人为乐喜心间。

### ○莫恼歌

莫烦恼，莫烦恼，烦恼之人容易老。
世上万物真难全，可叹痴人愁不少。
任何显贵与王侯，年年处处埋荒草。
放着快活不会享，何苦自己寻苦恼。
莫烦恼，莫烦恼，明日阴阳尚难保。
双亲膝下俱成欢，一家大小都和好。
粗布衣，菜饭饱，这个快活哪里讨。
富贵荣华眼前花，何苦自己讨烦恼。
高职不如高薪水，薪高不如寿命高。

### ○开心歌

树老怕经风，人老怕生气，古今多少人，因气丧身躯，为了春常在，常哼开心曲。一要讲淡泊，小视名利权，得失相联结，祸兮福所倚，含笑谈人生，胸中荡春意。二要会超脱，闲事少参与，离位少谋政，勿再争高低，甘当局外人，鲜花铺满地。三要多宽容，胸怀若天地，得忍且忍让，能过便过去，记恩不记怨，惊雷化春雨。四要心知足，莫要多攀比，机遇不相同，自然有差异，常念众先烈，怨怒自平息。五要勤活动，且忌孤闷寂，花鸟琴棋画，尽情寻乐趣，少忆伤感事，多听鹊报喜。儿孙常嬉戏，乐在心窝里，极目万山青，放眼千水绿，风调乌云散，夕阳更艳丽。

### ○长笑歌

人要笑，人要笑，笑笑就能开怀抱。
笑笑疾病渐除消，笑笑老人成年少。
听我歌，即开窍，极好光阴莫丢掉。
堪笑痴人梦未醒，劳苦枉作千年调。
从今快活似神仙，哈哈嘻嘻只是笑。

**〇四笑歌**

笑烦恼跑,笑怒气消,
笑憾事了,笑病魔逃,
笑永不老,笑乐逍遥,
时常开口笑,寿比彭祖高。

**〇六笑歌**

一笑烦恼跑;二笑怨憎消;三笑憾事了;四笑病魔逃;
五笑永不老;六笑乐逍遥。时常开口笑,寿比南山高。

**〇七乐歌**

第一乐:知足之乐
粗茶淡饭饱三餐,晨练气功晚舞剑。
知足赛过长生药,不是神仙似神仙。
第二乐:天伦之乐
家庭和睦邻里相亲,少有所教老有所尊。
夫唱妇随儿孙乖巧,怡享天伦其乐融融。
第三乐:动中取乐
三山五岳任我行,青山绿水融我情。
春风为我送情歌,神州大地留我影。
第四乐:助人为乐
浩浩正气贯长虹,铮铮铁骨似英雄。
助人为乐行善事,峥嵘晚节夕照明。
第五乐:忘年之交乐
男女老幼均平等,忘年之交成亲朋。
高谈阔论互交流,不断进取老返童。
第六乐:自得其乐
琴棋书画展才华,栽花养鸟亦潇洒。
门球垂钓皆有趣,吹拉弹唱乐哈哈。
第七乐:静中求乐
闭目养神血气生,脉血舒通意念中。
心平气和精神爽,休心养性一老翁。

**〇十乐歌**

淡泊自娱怡然自乐;随遇而安知足常乐;
不畏艰苦苦中求乐;与人为善忍让得乐;
赤诚待人助人为乐;平易近人广交快乐;
家庭和睦天伦之乐;夫妻恩爱相依谐乐;
坚持锻炼健康长乐;余热生辉奉献最乐。

**〇宽心歌**

日出东海落西山,愁也一天,喜也一天;
遇事不钻牛角尖,人也舒坦,心也舒坦;
每月领取退休金,多也喜欢,少也喜欢;
少荤多素日三餐,粗也香甜,细也香甜;
新旧衣服不挑选,好也御寒,坏也御寒;
常与知己聊聊天,古也谈谈,今也谈谈;
全家老少互慰勉,贫也相安,富也相安;
内孙外孙同看待,儿也喜欢,女也喜欢;

遇事不烦持常态，忙也乐观，闲也乐观；
心宽体健养天年，不似神仙，胜似神仙。

### ○养生悟歌

心胸阔，人快活，心胸窄，忧愁多。
人快活，永康乐，人苦闷，生病魔。
乐陶陶，精神好，烦躁躁，病要到。
不悲观，不消沉，心开朗，精神振。
脾气躁，促人老，善制怒，变年少。
愁一愁，白了头，恼一恼，老一老。
杂草多，碍禾根，火气大，伤自身。
心思重，染疾病，泪水多，伤眼睛。
闲生非，闷生病，自找病，自受痛。
情绪低，损身体，忧愁多，伤元气。
心绪好，大有益，生闷气，气成疾。
万端事，心头起，心思病，无药医。
哭啼啼，伤心脾，笑眯眯，健身体。

### ○年龄心情歌

少年富于纯真，青年富于活力，
壮年富于稳重，老年富于练达。
贻我含笑花，报以忘忧草。
莫忧儿女事，含笑偕吾老。
痴聋能当家，不傻家难保。

### ○自在歌

自在自在真自在，自在二字谁不爱。

### ○摄生咏

唐·孙思邈

怒甚偏伤气，思多太损神。
神虚心易役，气弱病相因。
勿使悲欢极，当令饮食均。
再三防夜醉，第一戒晨嗔。
夜寝鸣雷鼓，晨兴漱玉津。
妖神难犯己，精气自全身。
若要无百病，常当节五辛。
安神宜悦乐，惜气保和纯。
寿夭休言命，修行本在人。
时时遵此理，平地可朝真。

### ○枕上记

侵晨[1]一碗粥，晚饮莫教足。
撞动景阳钟[2]，叩齿三十六。
大寒与大热，且莫贪色欲。
醉饱莫行房，五脏皆翻复。
火艾漫烧身[3]，争如独自宿。
坐卧莫当风，频于暖处浴。
食后行百步，常以手摩腹。
莫食无鳞鱼，诸般禽兽肉。

自死禽与兽，食之多命促。

［注释］

1. 侵晨：早晨。
2. 撞动景阳钟：早早起床。
3. 火艾漫烧身：色欲如火烧。

## 〇摄养诗

明·龚廷贤

惜气存精更养神，少思寡欲勿劳心。
食惟半饱无兼味，酒至三分莫过频。
每把戏言多取笑，常含乐意莫生嗔。
炎凉变诈都休问，任我逍遥过百春。

## 〇延年箴

四时顺摄，晨昏护持，可以延年。
勿为无益，当慎有损，可以延年。
坐卧顺时，勿令身怠，可以延年。
行住量力，勿为形劳，可以延年。
悲哀喜乐，勿令过情，可以延年。
寒暖适体，勿侈华艳，可以延年。
动止有常，言谈有节，可以延年。
呼吸清和，安神闺房，可以延年。
诗书悦心，山林逸兴，可以延年。
心身安逸，四大闲散，可以延年。
救苦度厄，济困扶危，可以延年。

## 〇德高寿长

清心寡欲，知足常乐；
不贪名利，行芳志洁；
谦和待人，广交益友；
泰然处事，常乐无忧；
晚晴多丽，壮心不已；
修身养性，德高寿长。

## 〇食物相反

元·李杲

黍米不可与葵菜同食。
豆不可与葵菜同食。
小豆不可与鲤鱼同食。
李子不可与鸡子并蜜同食。
菱角与枣子俱不可与蜜同食。
杨梅不可与葱同食。
柿子、水梨不可与蜜同食。
苦苣不可与酪同食。
蓼不可与鱼鲙同食。
苋菜不可与鳖同食。
竹笋不可与糖同食。
薤不可与牛肉同食。
苦苣、生葱不可与蜜同食。

芥菜不可与兔肉同食。
川椒不可与鳗、鲡、鳅、鳝同食。
牛肉不可与栗子同食。
牛肝不可与鲇鱼同食。
马肉不可与姜及苍耳同食。
羊肉不可与鱼脍及乳酪同食。
羊肚不可与小豆、梅子同食。
羊肠不可与犬肉同食。
羊肝不可与猪肉及椒同食。
猪肉不可与牛肉、芫荽三味同食，食之烂肠。
兔肉不可与姜同食，食人霍乱。
麋鹿肉不可与鮠鱼及虾同食。
鹿脂不可与梅、李同食。
鸡肉不可与鱼汁及兔肉同食。
鸡子不可与鳖及葱、蒜同食，主损气。
野鸡不可与胡桃、蘑菇、鲫鱼、荞麦、葱、面、鲇鱼同食，食之生虫发癞。
鹌鹑不可与菌子同食，令人生痔。
雀肉不可与李子同食。
鸭肉不可与鳖同食。
鲤鱼不可与犬肉同食。
鲫鱼不可与糖饼、猪肉同食。
黄鱼不可与荞面同食。
虾不可与糖同食，令人损精。

凡饮食不宜错杂。物性之相反甚多，一或犯之，轻则致病，重则殒身，不可不慎。知者避之。

**○从容养生**

**明·吕坤**

心要常操："心要常操，身要常劳，心愈操愈精旺，身愈劳愈强健，但自不可过耳。"

从容有余年："天地万物之理，皆始于从容，而卒于急促。急促者，尽气也。从容者，初气也。事从容则有余味，人从容则有余年。"

**○饮食禁忌**

**汉·张机**

凡饮食滋味以养于生，食之有妨，反能为害。自非服药炼液，焉能不饮食乎！切见时人不闲[1]调摄，疾疢[2]竞起。若不因食而生，苟全其生，须知切忌者矣。所食之味，有与病相宜[3]，有与身为害者，若得宜则益体，害则成疾，以此致危，例皆难疗。凡煮药饮汁以解毒者，虽云救急，不可热饮，诸毒病得热更甚，宜冷服之。

肝病禁辛，心病禁咸，脾病禁酸，肺病禁苦，肾病禁甘。春不食肝，夏不食心，秋不食肺，冬不食肾，四季不食脾。春不食肝者，为肝气旺脾气败，若食肝则又补肝，脾气败尤甚，不救。又肝旺之时不可以死气入肝，恐扰魂也。若非旺时即虚，以肝补之佳。余脏准此。

[注释]

1. 闲：熟悉。
2. 疢：热病。引申为病。

3. 宜:适宜,有益处。

## ○孙真人卫生歌[1]

明·周履靖

天地之间人为贵,头像天兮足像地。
父母遗体宜宝之[2],《洪范》五福寿为最[3]。
卫生切要知三戒,大怒大欲并大醉。
三者若还有一焉[4],须防损失真元气。
欲求长生须戒性[5],火不出兮心自定。
木还去火不成灰,人能戒性还延命。
贪欲无穷忘却精,用心不已失元神。
劳形散尽中和气,更仗何因保此身?
心若太费费则劳,形若太劳劳则怯。
神若太伤伤则虚,气若太损损则绝。
世人欲识卫生道,喜乐有常嗔怒少。
心诚意正思虑除,顺理修身去烦恼。
春嘘明目夏呵心,秋呬冬吹肺肾宁。
四季常呼脾化食,三焦嘻出热难停[6]。
发宜多梳气宜炼,齿宜数叩津宜咽。
子欲不死修昆仑[7],双手揩摩常在面。
春月少酸宜食甘,冬月宜苦不宜咸。
夏月增辛聊减苦,秋来辛减少加酸。
冬月大寒甘略戒,自然五脏保平安。
若能全减身康健,滋味能调少病缠。
春寒莫使绵衣薄,夏月汗多须换著。
秋令觉冷渐加添,莫待疾生才入药。
唯有夏月难调理,伏阴在内忌冰水。
瓜桃生冷宜少餐,免至秋来生疟痢。
心旺肾衰色宜避,养精固肾当节制。
常令肾实不空虚,日食须知忌油腻。
太饱伤神饥伤胃,太渴伤血多伤气。
饥餐渴饮莫太过,免至膨脝损心肺[8]。
醉后强饮饱强食,去此二者不生疾。
人资饮食以养生,去其甚者自安逸。
食后徐行百步多,手摩脘腹食消磨。
夜半灵根灌清水,丹田浊气切须呵。
饮酒可以陶情性,剧饮过多百病生。
肺为华盖倘受伤[9],咳嗽劳神能伤命。
慎勿将盐去点茶,分明引贼入人家。
下焦虚冷令人瘦,伤肾伤脾防风加。
坐卧防风吹脑后,脑后受风人不寿。
更兼醉饱卧风中,风入五内成灾咎。
雁有序兮犬有义,黑鱼朝北知臣礼。
人无礼义反食之,天地鬼神俱不喜。
养体须当节五辛[10],五辛不节反伤身。
莫教引动虚阳发,精竭容枯百病侵。



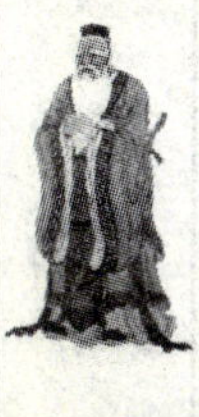

不问在家并在外，若遇迅雷风雨大。
急宜端肃畏天威，静坐澄心须谨戒。
恩爱牵缠不自由，利名萦绊几时休？
放宽些子留余福，免致中年早白头！
顶天立地非容易，饱食暖衣宁不愧？
思量难报罔极恩，朝夕焚香拜天地。
身要寿永事如何？胸次平夷积善多。
惜命惜身更惜气[11]，请君熟玩卫生歌。

［注释］

1. 卫生：防病、养生。

2. 遗：给予。

3.《洪范》五福寿为最：在《尚书·洪范》提出的人生五大幸福中，长寿是第一位的。

4. 三者：大怒则气乱神浮，大欲则气耗神驰，大醉则气散神迷，故养生者亟宜忌之。

5. 性：指食、色、睡三大本性。也指由此延伸的各种欲望。

6. 嘘、呵、呬、吹、呼、嘻：乃养生法门，可参佛教天台宗《摩诃止观》。

7. 昆仑：人的头部。修昆仑，其法有九，即：发宜多梳，面宜多摩，齿宜常叩，津宜常咽，气宜朝元，精宜通顶，三关宜透，任督宜通，灵珠宜固。

8. 膨脝：腹膨大的样子。

9. 华盖：人体遮盖物。本指帝王或贵官所用的伞盖遮蔽物。

10. 五辛：也叫“五荤”。五种辛味的菜。五辛者，一葱、二薤、三韭、四蒜、五兴蕖。

11. 惜命惜身惜气：惜命毋耗神，惜身毋劳形，惜气毋摇精。能持三惜，自然长命。

［按语］这首据载为唐代伟大的医药学家、养生学家孙思邈（541，一说581—682）所作的《卫生歌》，以极其平易的语言概括了人们在一年四季之中的行住坐卧，饮食起居，形体的运动，脏腑的养护，以至精神的调摄等各个方面的调养。由此我们可窥见：何者为宜，何者当忌以及有何养护、锻炼的方法。本歌没有丝毫的神秘色彩和玄虚之论，一切皆从平实处道来，朗朗上口，既切实适用，又便记忆。孙思邈本人能够活到141岁（一说101岁），无疑和他精通养生理论并付诸实践有极大的关系。

### ○陶真人养生丹决

世言服灵丹，饵仙药，白日而轻举者，但闻而未见也。至于运气之术甚远，养生之道，人禀血气而生，故《摄生论》云：“摄生之要，在去其害生者”，此名言也。予所编去病歌，盖采诸家养生之要而为言，能依而行之，则获安乐，若尽其妙，亦长生之可觊。今著其歌于后：

万物惟人为最贵，百岁光阴如旅寄。
自非留意修养中，未免病苦为心累。
何不餐霞饵大药，妄意延龄守龟鹤。
但于饮食嗜欲间，去其甚者将安乐。
食后徐徐行百步，两手摩胁并腹肚。
须臾两手摩肾堂，谓之运动水与土。
仰面仍呵三四呵，自然食毒气消磨。
醉眠饱卧俱无益，渴饮饥餐犹戒多。
食不欲粗并欲速，只可少餐相后续。

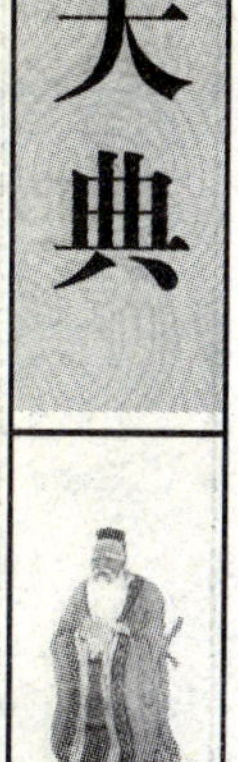

若教一饱顿充肠，损气伤脾非汝福。
生冷粘腻筋韧物，自死牲牢皆勿食。
馒头闭气宜少餐，生脍偏招脾胃疾。
酢酱胎卵兼油腻，陈臭腌薤尽阴类。
老衰暮欲更食之，是借寇兵无以异。
炙烤之物须冷吃，不然损齿伤血脉。
晚食常宜申酉前，向夜徒劳滞胸膈。
饮酒莫教令大醉，大醉伤神损心志。
渴来饮水并啜茶，腰脚自然成肿腿。
尝闻避风如避箭，坐卧须避预防患。
况因食后毛孔开，风才一入成瘫痪。
视听行坐不可久，五劳七伤从此有。
人体亦欲得小劳，譬如户枢终不朽。
卧不厌侧觉贵舒，饱则入浴饥则梳。
梳多浴少益心目，默寝暗眠神晏如。
四时惟夏难将摄，伐阴在内腹冷滑。
精肾汤药不可无，食物稍冷休哺啜。
心旺肾衰何所忌，特忌疏通泄精气。
寝处尤宜绵密间，宴居静虑和心气。
沐浴盥漱皆暖水，卧冷枕凉俱勿喜。
瓜茄生菜不宜食，不独秋来多疟痢。
伏阳在内三冬日，切忌汗多阳气泄。
不问四时俱热酒，大药不须难入口。
五味偏多不益人，恐随脏腑成殃咎。
阴雾之中勿远行，暴雨震雷宜速避。
道家更有颐生旨，第一令人少嗔怒。
秋冬日出始术衣，春夏鸡鸣宜早起。
子后寅前寝觉来，瞑目叩齿二七回。
吸新吐故无人悟，咽嗽玉泉还养胎。
罡摩手心熨两眼，频频揩擦额与面。
两手时将摩鼻茎，左右耳根筌数遍。
更能干浴遍身间，按馄时须纽两肩。
纵有风劳诸冷禁，何忧腰膝腹拘挛。
嘘呵呼嘻吹及呬，行行之人分六字。
果能利用口诀中，新旧有疾皆可治。
女色虽产属少年，稍知撙节乃无愆。
关精息气宜闻早，莫使膹苞火中燃。
有能采履存方正，功名无贪利无兢。
纵向坎中未能行，百行周身亦无病。

《陶真人养生丹诀》，是有参考价值的关于养生的文字。文中除论述平素养生之事外，还提倡节制性欲，读来是十分有益的。

### 〇卫生必读歌

**清·石成金**

孙真人，陶真人并卫生歌，脍炙人口者已久。予不揣愚昧，并合二家，其中不备者增之，虚诞者删改之，句意未尽者略评注以明之。约增大半，分

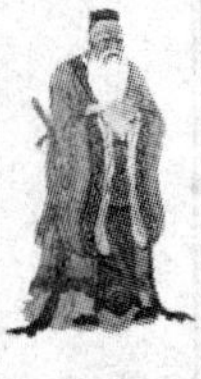

为七则，叶韵便读，贤愚共晓。今而后世，皆病却天除，齐跻寿域，吾之愿也。虽然，寿之切要，惟以德善为主，调养为佐。若专事调摄，是不知其本源，鬼神必暗加魔灭矣。信乎！歌中二句曰：“长生不老事如何，胸内宽平积善多。”乃卫生之的旨也。

（一）心思

天地之间人为贵，头象天兮足象地。
父母遗体宜保之，箕畴五福寿为最。
欲求长生先戒性，火不出兮神自定。
木不去火不成炭，人能戒性还延命。
世人要识卫生道，喜笑常多烦恼少。
对景不乐无事忧，此种地狱自寻讨。
恩爱牵缠不自由，利名索绊几时休。
放宽些事自家福，免致中年早白头。
思虑之害甚酒色，究思极虑精神失。
肾水渐枯心火灾，百病侵身寿难得。
他骑骏马我骑驴，仔细思量我不如。
回头看见推车汉，上不足兮下有余。
会享快活乐目下，会享快活除牵挂。
会享快活气象和，会享快活度量大。
莫言婚嫁宜该早，婚嫁之后事不少。
莫言僧道出家好，出家心思转不了。
惟有世间知足人，上床呼呼直到晓。
惟有世间偷闲人，终日憨憨直到老。
已去未来事短长，心中不必过思量。
但要不会留烦恼，便是延年不老方。

（二）色欲

年少精强力壮时，岂可孤阳独自宿？
但要节制惜精神，不宜肆纵无断续。
惟有年高气血衰，秘精固肾才为福。
犹如老树倚虚崖，最怕风雨相摇触。
色中禁戒又须知，醉饱行房脏反覆。
大寒大暑大风雨，雷电入房俱寿促。
恼怒忧愁疾病中，切勿交欢犯色欲。
春方暖药火烧焚，不服之时免涂毒。

（三）饮食

何必餐霞饵大药，妄意延龄等龟鹤。
但于饮食嗜欲间，去其甚者即安乐。
脾胃之气要冲和，胃司纳受脾司磨。
饥饱寒温一失节，损伤元气病难瘥。
太饱伤脾饥伤胃，太渴伤血多伤气。
饥餐渴饮莫太过，免致膨脝损心肺[1]。
醉后强饮饱强食，岂有此身不生疾？
暮餐不若晨餐好，空腹茶茗休要吃。
食不欲粗并欲速，宁可少餐相接续。

若教一饱顿充肠，损气损脾非是福。
食宜细嚼复细咽，精味散脾华色献。
若是粗块成糟粕，徒填肠胃为大便。
食后徐行百步多，手摩脐腹食消磨。
醉眠饱卧俱伤损，智者能调五脏和。
饮酒可以陶性情，太饮过多百病生。
肺为华盖倘受伤，咳嗽劳神能损命。
饮酒切莫饮大醉，大醉伤神损心肺。
酒渴饮水并吃茶，腰脚自此成重坠。
生冷粘腻筋韧物，自死禽兽俱勿食。
牛为世间最苦畜，劳力养人极大功。
无思报答反食之，天地鬼神俱不容。
炙烤之物须冷吃，不然损齿伤血脉。
晚食常宜申酉前，向夜须防滞胸膈。
养体须当节五辛，五辛不节善伤身。
莫教引动虚阳发，精竭荣枯疾病侵。

（四）调时

春寒莫教绵衣薄，夏月汗多须换着。
秋冬身冷渐加添，莫待病生徒服药。
惟有夏月难调理，内有伏阴忌冰水。
瓜桃生冷宜少贪，免到秋来成疟疾。
此时心旺肾家衰，养肾固精当节制。
当令肾实不空虚，日食须当去油腻。
卧下尤宜绵密间，宴居静虑和心意。
沐浴盥漱宜暖汤，卧凉眠冷俱莫喜。
暑天腹中多冷滑，饮食清凉莫哺啜。
身体有汗莫当风，远走来家衣勿脱。
伏阳在内三冬月，大汗大暖阳气泄。
阴雾空心莫远行，冬冷色欲尤宜绝。

（五）起居

卫生切要知三戒，大怒大饱并大醉。
三者若还有一焉，须防疾病损元气。
贪欲无穷忘却精，用心不已走元神。
多言散尽中和气，更复何能保此身。
视听行藏若是久，五劳七伤从此有。
四肢亦欲常小劳，譬如户枢终无朽。
卧不厌缩觉贵舒，饱时沐浴晚时梳。
梳多浴少益心目，默寝暗眠神晏如。
坐卧防风入脑后，脑内入风人不寿。
更兼醉饱卧风中，风留五内成灾咎。
不问在家与在外，若遇迅雷风雨大。
急须端肃敬天威，静坐焚香宜少避。

（六）修摄

神宜凝慧气宜练，齿宜频叩津宜咽。

子欲不死修昆仑，两手揩摩常在面。
摆颈摇肩并挽弓，托上反拳各数遍。
早晚闲暇着意行，延年却病除拘倦。

（七）醒悟

昨日今朝事不同，光阴过隙若秋风。
何须奸谋何须恶，命里无时总是空。
顶天立地非容易，饱时暖衣宁不愧？
思量无以报洪恩，积善行仁敬天地。
汝欲言生须放生，这是循环真道理。
宁知生灵痛刀砧，畏怖情形难譬比。
他若死时你救他，你若死时天救你。
延年生子别无方，戒杀放生而已矣。
长生不老事如何？胸内宽平和善多。
惜命惜身兼惜气，请君熟体卫生歌。

［注释］

1. 膨脝：腹膨大的样子。

【按语】此歌是根据《孙真人卫生歌》与《陶真人卫生歌》的内容，加以并合、增删、分类而成的。

## 〇养病庸言

**清·沈嘉澍**

凡夫妇久别重逢，要格外谨慎。凡人所以与妻妾相狎昵者，为其互相爱也。然我爱妻妾，必欲弄得精髓枯竭，缠绵床褥，使妻妾劳于服事，瘁于担忧；卒之不免于奄然物化[1]，又俾妻妾做孤鸾单凤，一生一世，酸苦伶仃，是非特不爱之，而适以害之矣。妻妾爱我，必欲陷我于死，亦不爱我实甚，而害我实甚。以上两层念头，常摆在心上，作镇心之宝，又时常讲解于妻妾听，则己之欲固不戢[2]而自消，而妻妾之心亦恍然醒悟。

凡夫妻同寝，彼此都一毫不动欲念，互相抱持而睡，则阴阳之正气互相感受，互相调剂，极有益处。欲念一动则败矣。

凡人享艳福者，身体必不健，享年或不久[3]，以其情好太笃，精气受戕太盛，抑亦造物者斩其福也。慧心人觑破此旨，偏与造物争权，老寿之福从此而半，不亦休与！

老子云：不见可欲，使心不乱。玉体横陈，肉薄相切，除是圣贤仙佛，方能不动心，下此则当之而靡矣。故养病必服独宿丸，且必独宿，则导引之功可施也。妻妾虽正色，然亦要格外节制，格外矜严。妻妾相对如待师，与妻妾同卧，如防寇盗，则情欲之感无介乎容仪，燕私之意不形于动静矣。病若利害，妻妾只可在室外料理药饵，预备服食，不可见面。

盖病人相火必动，不可更见女色也。相火旺时，即不接女色，心亦要动，此时惟有想女旁边都是夜叉鬼物，刀枪利刃，森罗布列，等我到彼，就要动手。若婴其锋[4]，顷刻殒命，则心可惧而思返。

［注释］

1. 奄然：很快的样子。物化：指人死。
2. 戢：阻止。
3. 不久：不持久。
4. 婴其锋：遭遇上锋刃。

## ○长寿总诀

清·李庆远

长生之术，其道有十，曰：打坐，降心，炼性，超界，敬信，断缘，收心，简事，真观，泰定。能解此十道，始足以延龄；得此十道之精微，始足与言长生，却病延年之法，返老还童之机，皆系于是。

打坐之道，形体端庄，合眼瞑目，此假打坐也；真打坐之道者，二六时中[1]行住坐卧，心似泰山，不动不摇，六根[2]不出，七情不入，素富贵行乎富贵，素贫贱行乎贫贱，无遇不安，无入不得。能如此，不必参禅入定，便是肉身仙佛。

降心之法，湛然不动，昏昏默默，不见万物，杳杳冥冥，不分内外，丝毫欲念不生，此是真定，不必降也；若心逐境驰，有所感念，寻头觅尾，或静有所见闻，现出无数幻象，则心性败坏，道德有损，不可不降。

至于炼性，如理瑶琴，促则弦断，慢则不应，紧慢得中，则琴调美。又如铸剑，钢多易折，铁多易卷，钢铁得中，则剑利矣。真旨如此，炼真性者，宜深体而曲解之也。

界有三界，为欲界、色界、无色界。私欲浑忘，即超色界；不着空相，即超无色界。超此三界，则烦恼不生，邪魔远避。

敬者，道之根，主一无适之谓；信者，决然无疑，真实不虚之谓也。能守敬信，即是圣贤仙佛。孔子曰："敬而信，以亲信。"可见圣人亦从此下手。

断缘者，断尘缘也。尘缘不断，最足蔽心，万般聪明，皆为所蒙。凡人不能无荣辱得丧[3]之心，则机械之念[4]生。机械之念生，则万种千般求利事作。于是乎而纭纭扰扰，尘缘绕人，心无片刻安，神无片刻定，以致促其寿命，此大忌也。古人曰：弃事则形不劳，无为则心自安，勿显德而露能，勿彰己而抑人。一切荣辱得丧之情，不系于念，一切生死老病之事不蒙于心，则心缘自断矣。古人修长生之道者，莫不如此。

至于收心，则又进一层矣。心乃一身之主，全神之舍，静则生慧，动则昧[5]矣。人情迷于幻境[6]，以为真实，甘受污染，不加洗濯，蒙蔽日深，离道愈远。若能日新又新，绝尘离境，虚灵空洞，不着一物，心与道合，名曰归根，归根不离，名曰定静。归根定静之后，其心泰然，内无所着，外亦无为，不垢不净，毁誉不生，非智非愚，利害不侵，恪守其中，恪行其常，与时常息，此为上智。夫心犹眼也，纤尘入眼，眼常不安；小事蒙心，心常不定。不安不定，其病最深。宜随起随制，务令不动，调和纯熟，自得安闲。无昼无夜，行住坐卧，应事接物，着意安之。心若得定，即须安养，勿令烦恼，少得安逸，渐渐驯狎，惟益清远，此收心之道也。

简事者，即凡事不宜求过之谓也。如食中珍馐，衣中绫罗，身中名位，财中金玉，此皆分外玩好，足以乱我心神者，宜远避之。简事之旨，如是而已。

一寐一餐，损益寄之；一言一动，祸福随之。能先见者，始克防微杜渐，而消之于无形。然事有不可废者，物有不可弃者，亦虚情受之，勿以妨心生烦燥，自病其心。最难除者，莫过于色欲。当知色由想生，想若不生，终无色事。色即是空，想即是幻。心一冰冷，何事不除？有真见者，早已看破，不受其害。故曰：真观者，达人之先觉也。

夫定者，出俗之极地，致道之初基。习静之成功，持安之事毕。形如槁木，心如死灰，无心于定，而心无不定，故称之曰泰定。心乃载道之器，静极则道居而慧自生。慧生于本性之固有，故曰无光。因心乱而昏，心静而明。

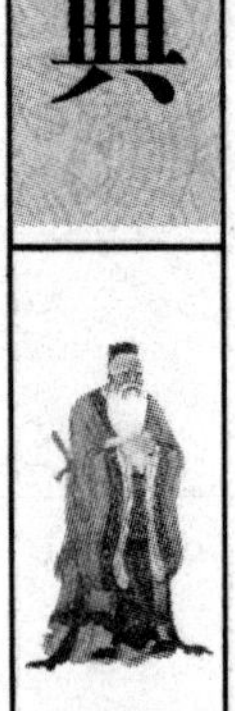

慧既明矣，勿以多智而伤定。生慧非慧，生慧而不用者难。自古忘形者多，忘名者寡。慧而不用，是忘名也。庄子曰：以恬养知。知生而无以知为也，谓之以知养恬。知与恬交养，而和理出其性。恬知则定慧也，和理则道德也。知不用而安其恬，而道成德备矣。

知此十道，则长生之诀尽其秘，而陆地神仙不难致也。

［注释］

1. 二六时中：一天十二个时辰之中，古人分一日为子、丑、寅、卯、辰、巳、午、未、申、酉、戌、亥十二个时辰，每一时辰等于现今的两个小时。

2. 六根：佛教名词。佛教以人身之眼、耳、鼻、舌、身、意为六根。根是“能生”的意思，因眼、耳等对于色、声等能生起感觉，故称为根。

3. 得丧：得失。

4. 机械之念：巧诈的念头。机械：犹言巧诈。

5. 昧：愚昧。

6. 幻境：此处指人事间的一切，包括物质世界。

［按语］

本文作者李庆远，中国近代著名老寿星。原四川綦江县人，自幼聪颖过人，乾隆时在四川提督岳钟琪的部下当过兵，参加过清史上著名的平定金川之役（时在乾隆十四年，公元 1749 年）。. 其后老人即周游四方，访道求真，攀山采药，治病为责，足迹遍布陕西、甘肃、青海、新疆、西藏、东北、越南以及湘、鄂、苏、皖、鲁、豫等地。据说他生于清朝康熙十八年（公元 1679 年），经历康熙、雍正、乾隆、嘉庆、道光、咸丰、同治、光绪、宣统九朝，直到民国二十四年（1935 年）才去世，享年 257 岁，几乎与整个清王朝相始终。

1928 年，国民党军阀第二十军军长杨森曾派人把他从七十里外的开县陈家场接到万县，一时各界轰动，出现了万人空巷、观者如墙的景象。当时寿星已经整整 250 岁，依然十分强健。他身材高大，约有 2 米 3 左右，体格魁伟，腰挺背直，胸部特别发达，望之俨然伟丈夫。二目炯炯有光，闪闪如电；说话声如洪钟，发自丹田。他不喝酒，不吸烟，一顿还能吃上三大碗。

在本文中，庆远老人提出了十条“长生之术”。这十术集中了两千余年中国道佛二教清心寡欲、澹泊无为、定静生慧的养生学说精髓，值得喜欢养生的人士借鉴。

## ○持身上品

**明·徐春甫**

知名利之败身，故割情而去欲；知酒色之伤命，故量事而撙节[1]；知喜怒之损性，故豁情以宽心；知思虑之销神，故损情而自守；知语烦之侵气，故闭口而忘言；知哀乐之损寿，故抑之而不有；知情欲之窃命[2]，故忍之而不为。若加之寒温适时，起居有节，滋味无爽[3]，调息有方，精气补于泥丸[4]，魂魄守于脏腑，和神保气，吐故纳新，嗜欲无以干其心[5]，邪淫不能惑其性，此则持身之上品，安有不延年者哉！

［注释］

1. 撙节：节制，克制。

2. 窃：损伤，损耗。

3. 爽：伤败。该句指病从口入应注意饮食。

4. 泥丸：道家称脑神为精根，字泥丸。

5. 干：干扰。

## ○淫欲为诸业首

**明·龙遵叙**

上阳子[1]曰：惟淫欲为诸业[2]之首。修行之士，先当屏绝。长春真人对君[3]，以欲为第一戒。《太微灵书》以欲为十败之首。修行无他，但能真实绝欲，余皆易事[4]耳。世人绝欲为甚难者，皆愚痴之见。初学之士，试之无人之境，独行独卧，仍戒饮酒，日则以丹经常玩[5]，夜则以清净存心，眼前既无境乱，一切妄念悉除。稍有魔障，愈坚其心。外则不令饥渴，内则常加滋补。如此半年一载，待其精气内固，自不思欲。若俗念未除，是精尚不全，更当固之。丹经云："精全者，不思欲。"真名言也。

[注释]

1. 上阳子：即陈致虚。元代人，字观吾，号"上阳子"。庐陵（今江西吉安县）人。年四十从赵友钦学道，研究炼养之术。撰有《上阳子金丹大要》、《上阳子金丹大要图》等。

2. 业：佛教名词，指身、口、意三方面的活动，称为"三业"。身业、口业各有两种性质：一是由言论、行动所表现出来的显然易见的，叫做"表业"；一是只有潜在思想，未在言行方面表现出来，不能用感官观察和理解的，叫做"无表业"。这些业又分为善、不善、非善不善三种。佛教认为业发生后不会消除，它将引起善恶等报应。

3. 长春真人：即丘处机（1148—1227），全真道北七真之一。字通密，自号长春子。元登州栖霞人（今属山东）。元太祖尚长生久视之道，对曰：以清心寡欲为要。

4. 余皆易事：其余都是容易的事情。

5. 以丹经常玩：丹经本指内丹术之书，这里泛指养身之书。玩：欣赏，品味，研读。

### ○怒不交

人有所怒，气血未定，因以交合，令人发痈疽。

### ○保生铭

**孙思邈**

人若劳于形，百病不能成。饮酒忌大醉，诸疾自不生。食了行百步，数将手摩肚。睡不苦高枕，唾涕不远顾。寅丑日剪甲，理发须百度。饱则立小便，饥乃坐旋溺。行坐莫当风，居住无小隙。向北大小便，一生昏幂幂。日月固当忌，水火仍畏避。每夜洗脚卧，饱食终无益。忍辱为上乘，谗言断亲戚。思虑最伤神，喜怒伤气息。毋去鼻中毛，常习不唾地。平明欲起时，下床先左脚。一日免灾咎，去邪兼避恶。但能七星步，令人常寿乐。酸味伤于筋，辛味损正气。苦则损于心，甘则伤其志。咸多促人寿，不得偏耽思。春夏任宣通，秋冬固阳事。独卧是守真，慎静最为贵，财帛生有分，知足将为利。强知是大患，小欲终无累。神气自然存，学道须终始。书于璧户间，将用传君子。

[按语]

《保生铭》是一首通俗的养生歌谣。文中虽有从封建伦理道德去劝诫怎样做人，有的还带有封建迷信色彩，但毕竟更多的内容是符合养生之道的，具有科学成分。

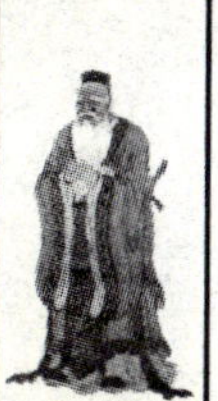

### ○居处法

凡人居止之室，必须周密，勿令有细隙，致有风气得入。少觉有风勿强忍久坐，必须急急避之。久居不觉，使人中风。古来忽得偏风，四肢不随，或如角弓反张，或失音不语者，皆由忽此耳。身既中风，诸病总集，邪气得便，遭此致卒者十中有九。是以大须周密，无得轻之。慎焉，慎焉！所居之室勿塞井及水渎[1]，令人聋盲。凡在家及外行，卒逢大飘风、暴雨、震电昏暗、大雾，此皆是诸龙鬼神行动经过所致，宜入室闭户，烧香静坐，安心以避之，待过后乃出。不尔损人，或当时虽未苦，于后不佳矣。又阴雾中亦不可远行。

凡家中有经像，行来先拜之，然后拜尊长，每行至则峻坐[2]焉。

凡居家不欲数沐浴，若沐浴必须密室，不得大热，亦不得大冷，皆生百病。冬浴不必汗出霡霂[3]，沐浴后不得触风冷，新沐发讫勿当风，勿湿萦髻[4]，勿湿头卧，使人头风眩闷，发秃、面黑、齿痛、耳聋，头生白屑。饥忌浴，饱忌沐。沐讫须进少许食饮乃出。夜沐发，不食即卧，令人心虚，饶汗[5]多梦。又夫妻不用同日沐浴，常以晦日浴，朔日沐，吉。凡炊汤经宿用洗体成癣，洗面无光，洗脚即疼痛，作甑畦疮。热泔洗头，冷水濯之，作头风。饮水沐头，亦作头风。时行病新汗解，勿冷水洗浴，损心包不能复。

凡居家常戒约内外长幼，有不快，即须早道，勿使隐忍，以为无苦，过时不知，便为重病遂成不救。小有不好即按摩挪捺，令百节通利，泄其邪气。凡人无问有事无事，常须日别蹋脊背，四脚一度，头项苦令熟蹋[6]，即风气时行不能侵人，此大要妙，不可具论。

凡人居家及远行，随身常有熟艾一升，备急丸、辟鬼丸、生肌药、甘湿药、丁肿药、水银、大黄、芒硝、甘草、干姜、桂心、蜀椒，不能更畜余药，此等常不可缺少，及一两卷百一备急药方，并带辟毒蛇、蜂蝎等药随身也。

凡人自觉十日已上康健，即须灸三数穴以泄风气。每日必须调气补泻、按摩导引为佳。勿以康健便为常然。常须安不忘危，预防诸病也。灸法当须避人神。

凡畜手力细累春秋，皆须与转泻药一度，则不中天行时气也。

[注释]

1. 水渎：小水沟。
2. 峻坐：严肃、端正的坐。
3. 霡霂：小雨，即出小汗。
4. 髻：挽束在头顶的头发。
5. 饶汗：多汗。
6. 熟蹋：多用脚踩。

## 〇黄帝杂忌法

旦起勿开目洗面，令人目涩、失明、饶泪[1]。清旦常言善事，勿恶言。闻恶事即向所来方三唾之，吉。又勿嗔怒，勿叱咤咄呼，勿嗟叹，勿唱奈何，名曰请祸。勿立膝坐而交臂膝上；勿令发覆面，皆不祥。勿举足向火，勿对灶骂詈[2]。凡行立坐勿背日，吉。勿面北坐，久思不祥，起。凡欲行来，常存魁罡[3]在头上，所向皆吉。若欲征战，存斗柄在前以指敌，吉。勿面北冠带，凶。勿向西北唾，犯魁罡神，凶。勿咳唾，唾不用远，成肺病，令人手足重及背痛。咳嗽亦勿向西北，大小便勿杀龟蛇，勿怒目视日月，善令人失明。行及乘马，不用回顾，则神去，人不用鬼行蜡粟。凡过神庙，慎勿辄入，入必恭敬，不得举目恣意顾瞻，当如对严君焉，乃享其福耳。不尔速获其祸，亦不得返首顾视神庙。勿见龙蛇，勿兴心惊怪，亦勿注意瞻视。忽见鬼怪变异之物，即强抑之，勿怪。咒曰："见怪不怪，其怪自坏。"又路行及众中见殊妙美女，慎勿熟视而爱之，此当魑魅之物，使人深爱，无问深山旷野，稠人广众之中皆亦如之。凡山水有沙虱[4]处，勿在中浴，害人。欲渡者，随驴马后急渡，不伤人。有水弩处射人影即死，欲渡水者，以物打水，其弩即散，急渡不伤。凡诸山有孔穴，入采宝者，惟三月九月，余月山闭气交，犯死。凡人空腹不宜见尸，臭气入鼻，舌上白起，口常臭。欲见尸者，皆须饮酒见之，能辟毒凶。行触热途中，逢河勿洗，面生乌皯。

［注释］
1. 饶泪：多泪。
2. 骂詈：咒骂。
3. 魁罡：一种神灵。
4. 沙虱：即“恙螨”。恙虫病的传染媒介。

**〇远欲论**

名与身孰亲，身与货孰多？以隋侯之珠，弹千仞之雀[1]，世必笑之，何取之轻而弃之重耶？残躯六十有五耳，目半失于视听，百脉沸腾而烦心，身如众派[2]漂流，瞑目则魂如浪去，神气衰于前日，饮食减于曩时[3]，但应人事，病皆弥甚，以己之所有，岂止隋侯之珠哉！安于淡薄，少思寡欲，省语以养气，不妄作劳以养形，虚心以维神。寿夭得失，安之于数。得丧既轻，血气自然谐和，邪无所容，病安增剧！苟能持此，亦庶几于道。可谓得其真趣矣。

［注释］
1. 以隋侯之珠，弹千仞之雀：比喻做事不知衡量轻重，因而得不偿失。
2. 派：支流。此指各种欲望伤身，人之真元如水之泄去。
3. 曩时：往昔，从前。

**〇省言箴**

气乃神之祖，精乃气之子，气者精神之根蒂也，大矣哉！积气以成精，积精以全神，必清必静，御之以道，可以为天人。有道者能之，予何人哉！切宜省言而已。

**〇饮食箴**

人身之贵，父母遗体；为口伤身，滔滔皆是。
人有此身，饥渴随兴；乃作饮食，以遂其生。
眷[1]彼昧者，因纵口味；五味之过，疾病蜂起。
病之生也，其机甚微；馋涎所牵，忽而不思。
病之成也，饮食俱废；忧贻父母，医祷百计。
山野贫贱，淡薄是谙[2]；动作不衰，此身亦安。
均气同体，我独多病；悔悟一萌，尘开镜净。
曰节饮食，《易》之象辞；养小失大，《孟子》所讥。
口能致病，亦败尔德；守口如瓶，服之无斁[3]。

［注释］
1. 眷：依恋、贪恋。
2. 谙：熟记、熟悉。
3. 斁：厌，厌弃。

**〇色欲箴**

惟人之生与天地参。坤道成女，乾道成男，配为夫妇，生育攸[1]寄。血气方刚，惟其时矣，成之以礼，接之以时，父子之亲，其要在兹。眷彼昧者，徇纵情欲，惟恐不及，济以燥毒。气阳血阴，人身之神，阴平阳秘，我体长春。血气几何而不自惜！我之所生，翻[2]为我贼。女之耽[3]兮，其欲实多，闺房之肃，门庭之和。士之耽兮，其家自废，既丧厥德，此身亦瘁[4]。远彼帷幕，放心乃收，饮食甘美，身安病瘳[5]。

［注释］
1. 攸：所、地方。
2. 翻：反而。
3. 耽：沈醉。



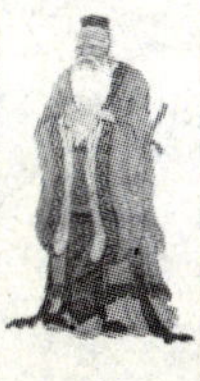

4. 瘁：过度劳累。
5. 病瘳：病愈。

### ○谨节五味

问：味过于酸，肝气以津，脾气乃绝。此何解也？曰：此人身消息之所在，王《注》牵强，不合乎道。夫人天真之气全在于胃，津液之多寡，即关真气之盛衰，而胃复赖脾以运其津液，一脏一腑，相得益彰。所以胃不至于过湿，脾不至于过燥也。观下文味过于苦，脾气不濡，胃气乃厚，其为脾过燥、胃过湿可知。然终是相连脏腑，嘿[1]相灌渗。所以脾气但言不濡，病反在胃，且未甚也。至以过酸之故，助其曲直，将胃中津液日渐吸引，注之于肝，转觉肝气津润有余矣。肝木有余，势必克土，其脾气坐[2]困，不至于绝不已尔。若胃中津液尚充，纵脾气不濡，有濡之者在也，亦安得坐毙哉！

问：味过于苦，胃气乃厚；味过于辛，精神乃央。《注》谓厚为强厚，央为久长。岂五味中酸咸甘多所损，苦辛多所益乎？曰：二义原不作此解，王《注》与《经》文全相背谬。观于胃气乃厚，由于脾气不濡，明系脾困不为胃行津液，胃气积而至厚也。胃气一厚，容纳遂少，反以有余成其不足，更难施治。今人守东垣一家之学，遇胃病者咸用补法，其有愈补愈胀者。正坐此弊。如西北之人喜食生硬面酪，迨至受病，投以牵牛、巴豆，乃始畅适。即香砂橘半用且不应，况用参术之补乎！《内经》有言，胃气实则胀，虚则泄，盖可知矣。至精神乃央，上文既云筋脉沮弛，明是筋脉得辛而缓散不收也。况人之精神全贵收藏，不当耗散，宁有辛散既久，而不为殃害者耶！曰央，则其为病且有卒暴之虞矣，相传多食辛令人夭，岂不然哉！

问：味过于咸，大骨气劳。从前无解，请一明之。曰：身中消息，有谓心未有不正，肾未有不邪者，以肾为作强之官也。有谓肾未有不正，心未有不邪者，以心为情欲之腑也。大骨气劳心肾，两有所涉，而实有不尽然者。尝见高僧高道栖真习定，忽焉气动精倾，乃知味过于咸，大骨气劳之说不尽关于情欲尔。盖食咸过多，峻补其肾，腰骨高大之所，其气忽积，喜于作劳，气既勃勃内动，则精关勃勃欲开，虽不见可欲而不觉关开莫制矣。《经》谓强力入房，肾气乃伤，高骨乃坏。此因嗜欲无节者之本病，奈何清修卓炼之士每于蔬菜间多食咸藏厚味，以亏道体，无有以《内经》之理一陈其前者，及病已成而食淡斋，长年累月自苦，亦足补偏救敝，然不如当日味无过咸之超矣。因并及之。

[注释]

1. 嘿：同“默”。不出声。
2. 坐：因为什么东西受到连累。

### ○和畅性情

饮食入胃而精气先输脾归肺，上行春夏之令，以兹养周身，乃清气为天者也；升已而输膀胱，行秋冬之令，为传化糟粕，转味而出，乃浊阴为地者也。若夫顺四时之气，起居有时，以避寒暑，饮食有节，及不暴[1]喜怒，以颐[2]神志，常欲四时均平，而无偏胜则安。不然损伤脾胃，真气下溜或下泄而久不能升，是有秋冬而无春夏，乃生长之用，陷于陨[3]杀之气而百病皆起，或久升不降，亦病焉。

《本神篇》曰：心怵惕[4]、思虑则伤神，神伤则恐惧自失，邪气脏腑。《病形篇》曰：忧愁恐惧则伤心。《口问篇》曰：悲哀忧愁则心动，心动则五脏六腑皆摇。可见心为五脏六腑之大主而总统魂魄，兼该[5]志意。故忧动于心则肺应，思动于心则脾应，怒动于心则肝应，恐动于心则肾应，此所以五志

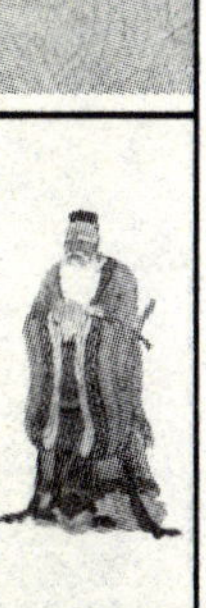

惟心所使也。设能善养此心而居处安静，无为惧惧，无为欣欣，婉然从物而不争，与时变化而无我。则志意和，精神定，悔怒不起，魂魄不散，五脏俱宁。邪亦安从？奈我何哉！

［注释］

1. 暴：突然而猛烈。
2. 颐：养。
3. 陨：陨落。
4. 怵惕：害怕。
5. 该：总管、总束。

## 〇治形论

明·张景岳

老子曰："吾所以有大患者，为吾有身；使吾无身，吾有何患？"余则曰：吾所以有大乐者，为吾有形；使吾无形，吾有何乐？是可见人之所有者惟吾，吾之所赖者惟形尔，无形则无吾矣。谓非人生之首务哉！但形之为义，其义甚微，如言动视听非此形乎？俊丑美恶非此形乎？勇怯愚智非此形乎？死生安否非此形乎？人事之交，以形交也；功业之建，以形建也。此形之为义，从可知也。奈人昧[1] 养形之道，不以情志伤其府舍之形，则以劳役伤其筋骨之形，内形伤则神气为之消靡，外形伤则肢体为之偏废，甚至肌肉尽削，其形可知。其形既败，其命可知。然则善养生者可不先养此形，以为神明之宅；善治病者可不先治此形，以为兴复之基乎！虽治形之法非止一端，而形以阴言，实惟精血二字足以尽之。所以欲祛外邪，非从[2] 精血不能利而达；欲固中气，非从精血不能畜而强。水中有真气，火中有真液，不从精血，何以使之降升？脾为五脏之根本，肾为五脏之化源，不从精血何以使之灌溉？然则精血即形也，形即精血也，天一生水，水即形之祖也。故凡欲治病者必以形体为主，欲治形者必以精血为先，此实医家之大门路也。使能知此，则变化可以无方，神用自有莫测。然用此之法，无逾药饵，而药饵之最切于此者不过数味之间，其他如性有偏用者，唯堪佐使而已。亦犹饮食于人，凡可口者，孰无资益？求其纯正无损而最宜于胃气者，则惟谷食类可见矣。或问余以所宜者果属何物？余则难以显言之。盖善吾言者必如醴[3] 如饴，而不善吾言者必反借此为射的，以资口吻之基矣。余故不能显言之，姑发明此义以俟[4] 有心者之自悟。

［注释］

1. 昧：不懂得。
2. 从：拿——做起点。
3. 醴：甜美的泉水。饴：用麦芽制成的糖浆、糖稀。
4. 俟：等待。

## 〇保养说

医家既知修德，又当爱惜自己精神。医之难者，难于此也。倘精神昏耗，察识必不能精，方药必不能当，虽有济人之心而势不能及也。若夫病有服药、针灸不效者，以其不知保养之方。古云：与其病后善服药，莫若病前善自防。

按丹溪《茹淡》、《阴火》二篇，病者当时目之，或者议其茹淡[1] 之偏，殊不知其本意为痰火阴虚之人作也。人至中年，肾气日衰，加之佚欲，便成虚损。兴阳补剂服之则潮热不胜，专服滋降之药，虽暂得清爽，久则中气愈虚，血无生化，所以只得于饮食上调节。戒一切煎、炒、炙、炖、酒、酢、糟酱、燥热之物，恐燥血也；戒一切生冷时果、时菜，恐伤脾也。能甘淡薄，则五味之本自足以补五脏，养老慈幼[2]皆然。其酒肉补阳助火，内伤劳倦元气虚者，虽病所禁忌之物，亦可暂食养胃。东垣有是言也。但节饮食极难，非惟酒肉必以礼义樽节[3]而不可过，虽饭粥亦不可饱，恒言吃得三碗，只吃两碗。

《论语》云："肉虽多，不使胜食气"。小注云：肉气胜，滞谷气；谷气胜，滞元气。元气流行者寿，元气滞者夭。惟酒无量不及乱，在圣人则可，常人当不自有其量而后可不乱也。节色非惟眼招口挑，纵欲宣淫，乱匹配之常经，反交感之正理，得罪天地鬼神，虽自己妻妾，亦不可以妄合。大风、大雨、大热、大寒、朔望本生[4]之期，切宜禁忌。惟静中养见端倪，自然变易其心，一切秽亵之事且厌之矣。况肯贪恋以丧家珍哉！

或问保养、修养何以异？曰："无大异也，但修养涉于方外元远，而非恒言恒道。保养不外日用食息，而为人所易知易行。"然则修养非欤？曰："据方书，神农起医药之方，黄帝创导引之术，后世传之失其真尔。《素问》曰：'饮食有节，起居有常，不妄作劳，精神内守，病安从来！'故能尽其天年、度百岁乃去，此保养之正宗也。盖有节有常而不劳，则气从轨而无俟于搬运之烦，如今之动功也。"

内动运任督者，久则生痈；运脾土者，久则腹胀；运丹田者，久则尿血；运顶门者久则脑泄。内动固不宜矣。至于六字诀虽能发散外邪，而中虚有汗者忌。八段锦[5]虽能流动气血，而中虚有火者忌。惟《医林集要》所载古导引法，间有一二明显可行者，附录于后。究而言之，亦不过吾儒舞蹈意也。

精神内守，则身心凝定，而无俟于制伏之强。如今之静功也。

丹书、朱砂、铅汞、龙虎之说，俱是借喻身心，惟心息相依之说，最为直截明显。心主乎息，息依乎心，心息相住，则精气神满而病却矣。

尽天年，度百岁乃去，则自古有生必有死，惟不自速其死尔。乌有如今之所谓飞升超脱住世之说耶！或曰：保养既若是之易且显，何今之夭者多而寿者少耶？曰：饮食起居动作之间，安能一一由心所主而无所诖误哉！香醪美味陈于前，虽病所忌也而弗顾；情况意兴动于中，虽病且危也而难遏；贪名竞利之心急，过于劳伤而不觉。此古今之寿相远者，非气禀之异也，实今人之不如古人重其身尔。曰：吾知精神内守而后饮食起居得其宜，则今之内动、外动皆不足取，而静功收敛精神不亦得其正乎？曰：若不识尽天年度百岁乃去机括[7]，虽终日闭目，只是一团私意，静亦动也。若识透天年百岁之有分限节度，则事事循理自然，不贪、不躁、不妄，斯可以却未病而尽天年矣。盖主于气则死生念动，而昏昧错杂，愈求静而不静；主于理则人欲消亡，而心清神悦，不求静而自静。此俗之所谓静，恐亦异乎古之所谓静也。曰：若然，则吾儒一敬尽之矣。曰：圣学至大，非某能知。但黄帝亦古圣人也，今不信古圣人名言，而信盲人诡异邪说，甚则丧家殒身，见亦谬哉！此吾所以只言保养也。曰：保养可勿药乎？曰：避风寒以保其皮肤六腑，则麻黄、桂枝理中四逆之剂不必服矣。节劳逸以保其筋骨五脏，则补中益气，劫劳健步之剂不必服矣。戒色欲以养精，正思虑以养神，则滋阴降火养荣凝神等汤又何用哉？薄滋味以养血，寡言语以养气，则四物、四君、十全、三和等汤又何用哉？要之血由气生，气由神全，神乎，心乎！养心莫善于寡欲，吾闻是语矣，窃有志而未能，敢述之以告疲癃残疾而不知学者，相与共守乎禁戒以重此身，为万物之本。

[注释]

1. 茹淡：饮食清淡。

2. 慈幼：爱护儿童。
3. 樽节：节制、约束。
4. 朔望：朔日和望日。朔日，农历每月初一；望日，农历每月十五。本生：出嗣之子称亲生父母。
5. 八段锦：我国具有悠久历史的一种健身体操。
6. 醪：本指汁滓混合的酒，即酒酿。引申为浊酒。
7. 机括：指治事的权柄。

## 〇导引

《千金方》曰：天竺国按摩法：两手摄捉纽捩[1]，如洗手法。两手浅相叉，翻覆向胸。两手相捉，共按髀[2]，左右同。以手如挽五石力弓[3]，左右同。两手相重按髀，徐徐捩身[4]，左右同。作拳向前筑[5]，左右同。作拳却顿[6]，此是开胸，左右同。如拓[7]石法，左右同。以拳反捶背上，左右同[8]。两手据地缩身，曲脊向上三举。两手抱头，宛转髀上，此是抽胁。大坐斜身偏攲[9]如排山，左右同。大坐伸两脚，即以一脚向前虚掣[10]，左右同。两手拒地回顾，此虎视法，左右同。立地反拗身三举。两手急相叉，以脚踏手中，左右同。起立以脚前后虚踏，左右同。大坐伸两脚当两手相勾，所伸脚著膝中，以手按之，左右同。上十八势，但是老人日能依此行三遍者，一月后除百病，行及奔马，补益延年，能食，眼明轻健，不复疲乏。

［注释］

1. 纽捩：交错扭转。
2. 髀：股，大腿。
3. 五石力弓：大弓，力很大的人才能拉开的弓。
4. 捩：扭转。
5. 筑：触、击。有缓慢向前冲的意味。
6. 却顿：却，突然。顿，上下抖动。
7. 拓：举也。
8. 左右同：左手右手相同或左脚右脚同。上下文同此。
9. 攲：倾斜。
10. 虚掣：虚拉。

《医学入门》曰：导引者，保养中一事也。盖人之精神极欲静，气欲极动。但后世方士亦以此惑人为仙术。所以王褒颂曰：何必偃仰屈伸若彭祖[1]，吹嘘呼吸如乔松，渺然绝俗离世哉！认真只是舞蹈以养血脉，意其法虽粗，有益闭关守病之士。盖终日屹屹[2]端坐，最是生病，人徒知久行久立之伤人，而不知久卧久坐之尤伤人也。故录一二最要者，以备养生者择焉。

大法导引，为虚损气血不周而设也。有火者开目，无火者闭目，无汗者闭气至极，有汗者不必闭气。欲气上行以治耳目口齿之病，则屈身为之；欲气下行以通大小二便及健足胫，则偃身为之；欲气达于四肢，侧身为之；欲引头病者仰头；欲引腰脚病者仰足十指；欲引胸中病者，挽足十指；欲引臂病者掩臂；欲去腹中寒热积聚诸痛及中寒身热皆闭气满腹。偃卧亦可为之。但病在头中、胸中者，枕高七寸。病在心下者高四寸，病在脐下者去枕。

开关法。先以左手髀骨并肩向前圆转九数次，以右手髀骨并肩向前圆转九次，复以左右髀骨并左右肩向前圆转九次，加至一九三九亦好。但要从容和缓为之，或先缓后急，亦可为之，此法疏通膏肓，泽心包络火，与张紫丘治瘵[3]开关药方意同，善治少劳背痛胸紧。

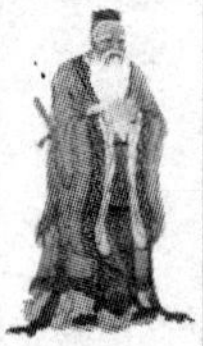

起髀法。先静坐存中气，后挺身以两手相叉，极力扒左、扒右各七次。扒左则头向右，扒右则头向左。如此者三五次，静坐良久，善和脾胃，进饮食，兼治臂腰拘挛，与开关法相续行之亦可。

开郁法。其法以两手旋舞，向前向后，两足作白鹭行步状，不拘数。良久复以左手搭右肩，右足搭左膝腕，委中而行；右手搭左肩，左足搭右膝腕，委中而行。良久复以左手向前泊[4]腹，右足搭左膝盖而行；右手向后泊腰，左足搭右膝盖而行。良久以两手极力托天，两足极力踏地，复以两手向后向下，两足十指挽起，仰面偃[5]腹，使气下行。良久蹲倒，以两手极力攀起足后跟，足十指点起，极力低头至膝下。良久立起，以两手相交掩两臂于胸前胛上，极力摇动数次。善治名利不遂，郁气为病，心腹胀满，夜睡不宁等征。无病者亦可行之。如外感风寒，须行至汗出为度。此法比之华氏五禽戏法，更易简正大可行。

［注释］

1. 彭祖：传说中故事人物。旧时以彭祖为长寿的象征。
2. 屹屹：象山峰一样的耸立。
3. 瘵：指病。亦专指肺结核病。
4. 泊：停留。
5. 偃：仰。

《古今医统》曰：摄生之要莫大乎存想，存谓存我之神，想谓想我之心；闭目见自己之目，收心见自己之心。不离我身，不伤我神，则存想之渐也。

天地虚空中皆气，人身虚空中亦皆气。故呼出浊气，身中之气也；吸入清气，天地之气也。人在气中如鱼游水中，鱼腹中不得水出入则死；人腹中不得气出入亦死，同其理也。善摄生者必明于气之故矣。欲修调气之术者，常得蚤食闭户，安床暖席，枕高二寸许，正身偃卧，瞑目握固，两足间相去五寸，两臂与体相去亦各五寸。先须闭气以鼻吸入，渐渐腹满乃闭之，及不可忍，乃从口细细吐出，不可一吐即尽，气定复如前闭之。始而十息或二十息不可忍，渐熟渐多，但能闭至八十息以上，则脏腑胸膈之间皆清气之布濩[1]矣。至于纯熟，当其气闭之时，鼻中唯有短息一寸余，所闭之气四布，如火蒸润肺宫一绕，则身如委蛇神在外，其快其美有不可言之状。盖一气流通，表里上下彻泽故也。其所闭之气渐消，则恍然复旧。此道以多为功，但能于日夜间得行此两度，久久耳目聪明，精神完固，体健身轻，则百疾消减。凡调气之初，务要体安气和，无与意争，若不安和且止，候和乃为之，久而弗倦则善矣。闭气如降龙伏虎，须达其神理。胸膈常宜虚空，不可饱满。若气有结滞，不得宣流，觉之，便当用吐法以除之，如吹、嘘、呵、嘻、呬、噫、呼之类是也，不然泉源壅遏[2]，必至逆流，疮疡中满之患作矣。

庄子曰："吹嘘呼吸，吐故纳新，熊经鸟申[3]，为寿而已矣。此导引之士，养形之人，彭祖寿考者之所好也。"是知导引之术传自上世，其来久矣，故曰彭祖之所好。其来自修养家、医家所谈不下数百，今取其要约切当者十六条参之，诸论大概备矣。凡行导引法常以夜半及平旦[4]将起之时为之，此时气清腹虚，行之益人。先闭目握固[5]，冥心危坐，叩齿三十六通[6]，即以两手抱项，左右宛转二十四，此可以除肾胁积聚风邪；复以两手相叉，虚空托天，抑手按项二十四，此可以除胸膈间邪气；复以两手心掩两耳，却以第二指压第三指弹击脑后二十四，此可除风池邪气；复以两手相促[7]，按左膝左捩身，按右膝右捩身二十四，此可以去肝家风邪；复以左手一向前，一向后，如挽五石弓状二十四，此可以去臂腋积邪；复大坐展两手纽项，左右反顾肩膊二十

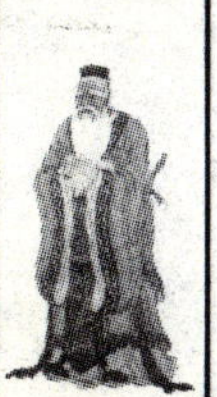

四，此可以去脾家积邪；复两手握固，并拄两肋，摆撼两肩二十四此可以去腰肋间风邪；复以两手反捶臂及膊连腰股，各二十四，此可以去四肢胸臆之邪；复大坐斜身偏倚，两手齐向上如托天状二十四，此可以去肺间积聚之邪；复大坐伸脚，以两手向前，低头攀脚二十次，却钩所伸脚屈在膝上，按摩之二十四，此可以去心胞络邪气；复以两手据地缩身曲脊，向上十三举，此可以去心肝积邪；复起立据床，拔身向背后视左右二十四，此可以去肾间风热邪；复起立徐行，两手握固，左右前蹈，左手摆向前，右手摆向后，右足前蹈，右手摆向前，左手摆向后二十四，此可以去两肩俞之邪；复以手向背上相捉，低身徐徐宛转二十四，此可以去两胁间之邪；复以足相纽而行，前进十数步，后退十数步，复高坐伸腿，将两足纽向内，各二十四，以上二条，可以去两膝及两足间风邪。行此十六节讫；复端坐闭目，握固冥心，以舌拄上腭，搅取津液满口，漱三十六次作汩汩声咽之，复闭气想丹田，火自下而上，遍烧身体内外，蒸热乃止。按老子导引二十四势，婆罗门导引十二势，赤松子导引法十八势，钟离导引法十八势，胡见素五脏导引法十二势，在诸法中颇为妙解，然撮其切要不过于此，学者能日行一二遍，久久体健身轻，百邪皆除，走及奔马，不复疲乏矣。

［注释］

1. 布濩：散布。

2. 壅遏：阻塞遏制。

3. 熊经鸟申：古代的一种体育运动，可以养生延寿。熊经，若熊之攀枝自悬也；鸟申，类鸟类飞空而伸脚。

4. 平旦：清晨。

5. 握固：道教用语。养生家修炼中导引按摩的一种方法。握固之法，一说屈大拇指于四小指掐中指节，四指齐收于手心。

6. 通：遍。

7. 促：一前一后，紧接着。

太上《玉轴》六字气诀，《道藏》有《玉轴经》言，五脏六腑之气因五味熏灼不和，六欲七情积久生疾，内伤脏腑，外攻九窍[1]，以至百骸受病，轻则痼癖，甚则盲废，又重则丧亡。故太上悯之，以六字气诀治五脏六腑之病。其法以呼而自泻出脏腑之毒气，以吸而自采天地之清气，当日小验，旬日大验，年后万病不生，延年益寿，卫生之宝，非人勿传。呼有六，曰呵、呼、呬、嘘、嘻、吹也；吸则一而已。呼有六者，以呵字治心气，以呼字治脾气，以呬字治肺气，以嘘字治肝气，以嘻字治胆气，以吹字治肾气。此六字气诀分主五脏六腑也。凡天地之气，自子至巳为六阳时，自午至亥为六阴时。如阳时则封东方，勿尽闭窗户，然忌风入，乃解带正坐，叩齿三十六以定神，先搅口浊津漱，炼二三百下，候口中成清水，即低头向左而咽之，以意送下，候汩汩至腹间，即低头开口先念呵字，以吐心中毒气，念时耳不得闻呵字声，闻即气粗，反损心气也。念毕仰头闭口，以鼻徐徐吸天地之清气，以补心气。吸时耳亦不得闻吸声，闻即气粗，亦损心气也。但呵时令短，吸时令长，即吐少纳多也。吸讫[2]即又低头念呵字，耳复不得闻呵字声，呵讫又仰头以鼻徐徐吸清气以补心，亦不可闻吸声。如此吸者六次，心之毒气渐散，又以天地之清气补之，心之元气亦渐复矣。又依此式念呼字，耳亦不闻呼声，又吸以补脾，耳亦不可闻吸声。如此者六，所以散脾毒而补脾元也。次又念呬字以泻肺毒，以吸而补肺元，亦须六次。念嘘字以泻肝毒，以吸而补肝元。嘻以泻胆毒，吸以补胆元。吹以泻肾毒，吸以补肾元，如此并各六次，是谓小周。小周者六六三十六也，三十六而六气遍，脏腑之毒气渐消，病根渐除，胆气渐完矣。又看是何脏腑受病，如眼病即又念嘻、嘘二字各十八遍，仍每次以吸补之，总之为三十六讫，是为中周。中周者第三次三十六通，为七十二也。次又再依前呵、呼、呬、嘘、嘻、吹六字法，各为六次，并须呼以泻之，吸以补之，愈当精虔[3]不可怠废。此第三次三十六也，是为大周，即总之为一百单八次，是谓百八诀也。午时属阴时，有病即对南方为之，南方属火，所以却阴毒也。然又不若子后巳前，面东之为阳时也，如早起床上面东，将六字各为六次，是为小周，亦可治眼病也。凡眼中诸征，惟此诀能去之，他病亦然。神乎，神乎！此太上之慈旨也。略见《玉轴真经》，而详则得之师授也。如病重者每字作五十次，凡三百而六脏周矣。乃漱炼咽液，叩齿讫，复为之，又三百次讫，复漱炼咽液叩齿如初。如此者三，即通为九百次，无不愈。秘之，秘之！非人勿传。

《石室秘录》曰先春养阳法。每日闭目冥心而坐，心注定肾中，咽津七口，送下丹田，起立双手自抱两胁，微摇者三，如打恭状，起立俟气定，再坐如前法，咽津七口送下丹田。永无风证之侵，一月行六次可也，多多更妙。

先夏养阴法。每日闭目冥心而坐，心注定心中，咽津十四口送下，心中永无暑气之侵。

先秋养阴法，每日闭目冥心而坐，心注肺中，咽津送下丹田者十二口，以双手攀足心者三次，俟气定再如前咽津，送下丹田者七口而后止，永无燥热之病。

先冬养阳法。每日五更坐起，心注定两肾，口中候有津水，送下丹田者三口，不必漱津，以手擦足心大热而后已，再送津三口至丹田再睡。永无伤寒之征，而长生之法亦在其中矣。长夏不必更有方法。

[注释]

1. 九窍：中医学名词。指耳、目、口、鼻七窍合前阴、后阴（肛门），总称九窍。
2. 讫：完毕。
3. 精虔：专一、诚信。

**○养性论言**

扁鹊云：黄帝说"昼夜漏下水百刻[1]。凡一刻，人百三十五息[2]；十刻，一千三百五十息；百刻，一万三千五百息。人之居世，数息之间。"信哉！呜呼！昔人叹逝，何可不为善以自补邪！吾尝思一日一夜有十二时；十日十夜，百二十时；百日百夜，一千二百时；千日千夜，一万二千时；万日万夜，一十二万时。此为三十年，若长寿者九十年，只得三十六万时。百年之内，须臾之间，数时之活，朝菌、蟪蛄不足为喻。焉可不自摄养！而驰骋六情，孜孜汲汲[3]，追名逐利，千诈万巧，以求虚誉。没齿而无厌。故养性者知其如此，于名于利，若存若亡；于非名非利，亦若存若亡，所以没身不殆也。余慨时俗之多僻，皆放逸以殒。无聊。因暇日，粗述《养性篇》，用奖人伦之道，好事君子与我同志焉。

夫养性者欲所习以成性，性自为善，不习无不利也。性既自善，内外百病自然不生，祸乱灾害亦无由作，此养性之大经也。善养性者，则治未病之病，是其义也。故养性者不待饵药餐霞，其在兼于百行，百行周备，虽绝药饵，足以遐年[4]；德行不充，纵服玉液金丹，未能延寿。故老子曰："善摄生者陆行不遇虎兕[5]"。此则道德之指也，岂假服饵而祈遐年哉！圣人所以制药饵者，以救过行之人也。故愚者抱病历年而不修一行，缠疴[6]没齿，终无悔心。此其所以岐和长逝[7]，彭跗永归[8]，良有以也。嵇康曰："养生有五难。名

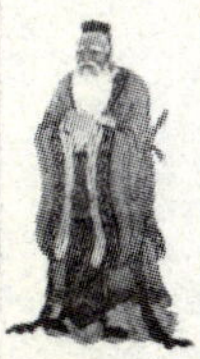

利不去为一难；喜怒不除为二难；声色不去为三难；滋味不绝为四难；神虑精散为五难。五者必存，虽心希难老。口诵至言，咀嚼英华，呼吸太阳，不能不回其操，不夭其年也。五者无于胸中，则信顺日跻[9]，道德日全，不祈善而有福，不求寿而自延，此养生之大旨也。”然或有服膺仁义，无甚泰之累者，抑或其亚欤！

［注释］

1. 刻：时间单位。古代用漏壶计时，一昼夜共一百刻，今用钟表计时，一小时分四刻。

2. 息：一呼一吸为一息。

3. 孜孜汲汲：孜孜，努力不怠。汲汲，心情急切。

4. 遐年：长寿、高龄。

5. 兕：古代犀牛一类的兽名。皮厚，可以制甲。

6. 疴：疾病。

7. 岐和长逝：歧伯和光同尘与世无争而死去。

8. 彭跗永归：彭祖跏趺坐而死去。

仲长统曰：王侯之宫，美女兼于卿士之家，侍妾数百，昼则以醇酒淋[1]其骨髓，夜则于房室输其血气。耳听淫声，目乐邪色，宴内不出，游外不返。王公得之于上，豪杰驰之于下，及至生产不时，字育[2]太早，或童孺而擅气，或疾病而构精，精气薄恶，血脉不充。既出胞脏，养护无法，又蒸之以绵纩，烁之以五味。胎伤孩病而脆，未得坚刚。复纵情欲，重重相生，病病相孕，国无良医，医无审术。奸佐其间，过谬常有。会有一疾，莫能自免。当今少百岁之人者，岂非所习不纯正也。抱朴子曰：“或问所谓伤之者，岂色欲之间乎！”答曰：亦何独斯哉，然长生之要，其在房中。上士知之，可以延年除病，其次不以自伐，若年当少壮而知，还阴丹以补脑，采七益于长俗（一作谷）者，不服药物，不失一二百岁也，但不得仙耳。不得其术者，古人方之于蓤杯以盛酒，羽苞之畜火，又且才所不逮，而强思之伤也；力所不胜，而强举之伤也。深忧重恚[3]伤也，悲哀憔悴伤也，喜乐过度伤也，汲汲所欲伤也，戚戚所患伤也，久谈言笑伤也，寝息失时伤也，挽弓引弩伤也，沉醉呕吐伤也，饱食即卧伤也，走跳喘乏伤也，欢呼哭泣伤也，积伤至尽，尽则早亡，尽则非道也。是以养性之士，唾不至远，行不疾步，耳不极听，目不极视，坐不久处，立不至疲，卧不至懻[4]。先寒而衣，先热而解；不欲极饥而食，食不可过饱；不欲极渴而饮，饮不欲过多。饱食过多则结积聚，渴饮过多则成痰澼[5]。不欲甚劳，不欲甚佚，不欲流汗，不欲多唾，不欲奔走车马，不欲极目远望，不欲多啖生冷，不欲饮酒当风，不欲数数沐浴，不欲广志远愿，不欲规造异巧。冬不欲极温，夏不欲穷凉，不欲露卧星月，不欲眠中用扇。大寒大热，大风大雾皆不欲冒之。五味不欲偏多，故酸多则伤脾，苦多则伤肺，辛多则伤肝，咸多则伤心，甘多则伤肾。此五味克五脏，五行自然之理也。凡言伤者，亦不即觉也，谓久即损寿耳。是以善摄生者卧起有四时之早晚；兴居有至和之常制；调利筋骨，有偃仰之方；祛疾闲邪，有吐纳之术；流行荣卫，有补泻之法；节宣劳佚，有与夺之要。忍怒以全阴，抑喜以养阳，然后先服草木以救亏缺，后服金丹以定无穷，养性之理，尽于此矣。夫欲快意任怀，自谓达识知命，不泥异端，极性肆力，不劳持久者，闻此言也，虽风之过耳，电之惊目，不足喻也。虽身枯于留连之中，气绝于绮纨[6]之际而甘心焉，亦安可告之以养性之事哉！匪惟不纳，乃谓妖讹也，而望彼信之，所谓以明鉴给蒙瞽[7]，以丝竹娱聋夫者也。魏武与皇甫隆令曰：“闻卿年出百岁而体力不

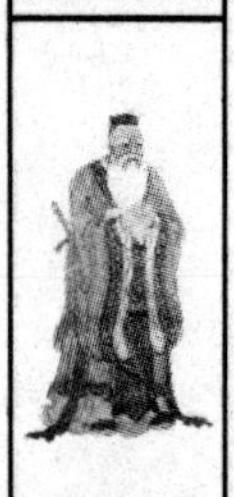

衰，耳目聪明，颜色和悦，此盛事也。所服食施行导引，可得闻乎？若有可传想，可密封示内。”隆上疏对曰：“臣闻天地之性，惟人为贵。人知所贵，莫贵于生。荒唐无始，劫运无穷。人生其间，忽如电过。每一思此，惘然心热。生不再来，逝不可追。何不抑情养性以自保！惜今四海垂定，太平之际又当须展才布德，当由万年，万年无穷，当由修道，道甚易知，但莫能行。臣常闻道人蒯京已年一百七十八而甚丁壮，言人当朝朝服食玉泉，琢齿，使人丁壮有颜色，去三虫而坚齿。玉泉者，口中唾也，朝旦未起早漱，津令满口乃吞之，琢齿二七遍。如此者乃名曰炼精。”

抱朴子曰：一人之身，一国之象[8]也。胸腹之位，犹宫室也；四肢之列，犹郊境也；骨节之分，犹百官也；神犹君也；血犹臣也；气犹民也。知治身则能治国也。夫爱其民所以安其国，惜其气所以全其身，民散则国亡，气竭则身死，死者不可生也，亡者不可存也。是以至人消未起之患，治未病之疾，医之于无事之前，不追于即逝之后。夫人难养而易危也，气难清而易浊也。故能审威德所以保社稷，割嗜欲所以固血气。然后真一存焉，精神守焉，百病却焉，年寿延焉。

[注释]

1. 淋：浇。此处有伤意。
2. 字育：字，许配。字育，婚嫁生育。
3. 恚：愤怒、怨怒，怨恨。
4. 憤：强、直。
5. 瘀澼：瘀漂，即有瘀如漂。
6. 绮纨：古代有花纹的丝织品。借指女子。
7. 蒙瞽：蒙着眼的人或瞎子。
8. 象：表象、象征。

**〇道林养性**

虽尝服饵而不知养性之术，亦难以长生也。养性之道常欲小劳，但莫大疲，及强所不能堪耳。且流水不腐，户枢不蠹，以其运动故也。养性之道，莫久行、久立、久坐、久卧、久视、久听。盖以久视伤血，久卧伤气，久立伤骨，久坐伤肉，久行伤筋也。仍莫强食，莫强酒，莫强举重，莫忧思，莫大怒，莫悲愁，莫大惧，莫跳踉[1]，莫多言，莫大笑。勿汲汲于所欲，勿悁悁[2]怀忿恨，皆损寿命。若能不犯者，则得长生也。故善摄生者常少思、少念、少欲、少事、少语、少笑、少愁、少乐、少喜、少怒、少好、少恶。行此十二少者，养性之都契[3]也。多思则神殆，多念则志散，多欲则志昏，多事则形劳，多语则气乏，多笑则脏伤，多愁则心慑[4]，多乐则意溢，多喜则忘错昏乱，多怒则百脉不定，多好则专迷不理，多恶则憔悴无欢。此十二多不除，则荣卫失度，血气妄行，丧生之本也，惟无多无少者几于道矣。是知勿外缘者，真人初学道之法也。若能如此者，可居瘟疫之中，无忧疑矣。既屏外缘，会须守五神（肝、心、脾、肺、肾）从四正（言、行、坐、立）。言最不得浮思妄念，心想欲事恶邪大起。故孔子曰：“思无邪也”。常当习黄帝内视法，存想思念，令见五脏如悬磬，五色了了分明，勿辍也。仍于每旦初起，面向午展两手于膝上，心眼观气，上入顶，下达涌泉。旦旦如此，名曰迎气。常以鼻引气，口吐气，小微吐之，不得开口。复欲得出气少，入气多，每欲食，进气入腹，每欲食，气为主人也。凡心有所爱不用深爱，有所憎不用深憎，并皆损性伤神。亦不用深赞，亦不用深毁，常思运心于物平等，如觉偏颇，寻改正之。居贫勿谓常贫，居富勿谓常富，居贫富之中，常须守道。勿以贫富易志改性，识达道理似不能言，有大功德勿自矜伐。美药勿离手，善言勿离口，乱想勿经心，常以深心至诚，恭敬于物，慎勿诈善以悦于人，终身为善，为人所嫌，勿得起恨。事君尽礼，人以为谄，当以道自平其心。道之所在，其德不孤。勿言行善不得善报，以自怨仇。居处勿令心有不足，若有不足则自抑之，勿令得起，人知止足，天遗其禄。所至之处，勿得多求，多求则心自疲，而志益苦。夫人之所以多病，当由不能养性。平康之日谓言常然，纵情恣欲，心所欲得则便为之，不拘禁忌，欺罔幽明，无所不作，自言适性，不知过后一一皆为病本。及两手摸空，白汗流出，口唱皇天，无所逮及。皆以生平粗心，不能自察，一至于此。但能少时内省身心，则自知见行[5]之中皆畏诸疴，将知四百四病，身手自造，本非由天。及一朝病发，和缓不救，方更诽谤医药无效，神仙无灵。故有智之人爱惜性命者，当自思念，深生耻愧，诫勒身心，常修善事也。至于居处，不得绮靡华丽。令人贪婪无厌，乃患害之源。但令雅素净洁，无风雨寒湿为佳。衣服器械，勿用珍玉金宝，增长过失，使人烦恼根深。厨膳勿脯肉[6]丰盈，常令俭约为佳。然后行作鹅王步，语作含钟声，眠作狮子卧（右脚胁著地坐）。每日自咏歌云："美食须熟嚼，生食不粗吞，问我居止处，大宅总林村，胎息守五脏，气至骨成仙。"又歌曰："日食三个毒[7]，不嚼而自消。锦绣为五脏，身著粪扫袍。"修心既平，又须慎言语。凡言语诵读，常想声在气海中（脐下也）。每日初入[8]后，勿言语读诵，宁待平旦也。旦起，欲专言善事，不欲先计较钱财。又食上不得语，语而食者常患胸背痛。亦不用寝卧多言笑，寝不得语言者，言五脏如钟磬，不悬则不可发声。行不得语，若欲语须住脚乃语，行语则令人失气。冬至日，止可语，不可言。自言曰言，答人曰语。言，有人来问，不可不答，自不可发言也，仍勿触冷开口大语为佳。言语既慎，却节饮食。是以善养性者先饥而食，先渴而饮，食欲数而少，不欲顿而多，则难消也，常欲令如饱中饥，饥中饱耳。盖饱则伤肺，饥则伤气，咸则伤筋，酸则伤骨，故每学淡食。食当熟嚼，使米脂入腹，勿使酒脂入肠。人之当食，须去烦恼，如食五味，必不得，暴嗔多，令人神惊，夜梦飞扬。每食不用重肉，喜生百病。常须少食肉，多食饭，及少菹菜[9]。并勿食生菜、生米、小豆、陈臭物。勿饮浊酒食面，使塞气孔。勿食生肉，伤胃。一切肉惟须煮烂，停冷食之，食毕当嗽口数过，令人牙齿不败，口香。热食讫以冷酢浆漱口者，令人口气常臭，作䘌齿病。又诸热食咸物后，不得饮冷酢浆水，喜失声成尸咽。凡热食汗出，勿当风，发痉头痛，令人目涩多睡。每食讫以手摩面及腹，令津液通流。食毕当行步踌躇，计人行数里来，行毕使人以粉摩腹上数百遍，则食易消，大益人，令人能饮食无百病，然后有所修为为快也。饱食即卧，乃生百病，不消成积聚。饱食仰卧成气痞[10]，作头风，触寒来者寒未解，食热食成刺风。人不得夜食。又云夜勿过醉，饱食勿精思，为劳苦事有损余虚损人。常须日在巳时食讫，则不须饮酒，终身无干呕。勿食父母本命所属肉，令人命不长。勿食自己本命所属肉，令人魂魄飞扬。勿食一切脑，大损人。茅屋漏水堕诸脯肉上，食之成瘕癖[11]，暴肉作脯不肯干者害人。祭神肉无故自动，食之害人。饮食上蜂行住，食之有毒害人。腹内有宿病，勿食鲮鲤鱼肉害人。湿食及酒浆临上看视，不见人物影者，勿食之成卒注，若已食腹胀者，急以药下之。每十日一食葵，葵滑，所以通五脏壅气，又是菜之主，不用合心食之。又饮酒不欲使多，多则速吐之为佳，勿令至醉，即终身百病不除。久饮酒者腐烂肠胃，渍髓蒸筋，伤神损寿。醉不可当风向阳，令人发狂，又不可当风卧，不可令人扇凉，皆即得病也。醉不可露卧及卧黍穰中，发癞疮。醉不可强食，或发痈

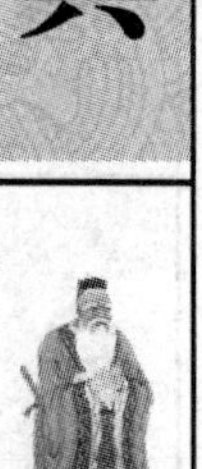

疽[12]，或发喑、或生疮。醉饱不可以走车马及跳踯，醉不可以接房，醉饱交接，小者面鼾[13]咳嗽，大者伤绝脏脉损命。凡人饥，欲坐小便，若饱，则立小便，慎之！无病。又忍尿不便，膝冷成痹，忍大便不出，成气痔，小便勿努，令两足及膝冷。大便不用呼气及强努，令人腰疼目涩，宜任之佳。凡遇山水鲟[14]中出泉者，不可久居，常食作瘿病。又深阴地冷水不可饮，必作咳疟。饮食以调时，慎脱著，凡人旦起著衣，反者便著之吉。衣光者当户三振之，曰殃去，吉。湿衣及汗衣皆不可久著，令人发疮及风瘙。大汗能易衣佳，不易者急洗之，不尔令人小便不利。凡大汗勿偏脱衣，喜得偏风半身不遂。春天不可薄衣，令人伤寒霍乱。食不消头痛。脱著既时，须调寝处。凡人卧，春夏向东，秋冬向西，头勿北卧，及墙北亦勿安床。凡欲睡，勿歌咏，不祥。起上床坐，先脱左足，卧勿当舍脊下。卧讫勿留灯烛，令魂魄及六神不安，多愁怨人。头边勿安火炉，日久引火气，头重目赤，睛及鼻干。夜卧，当耳勿有孔，吹人即耳聋。夏不用露面卧，令人面皮厚，喜成癣，或作面风。冬夜勿覆头，得长寿。凡人眠勿以脚悬踏高处，久成肾水及损房。足冷人每见十步直墙，勿顺墙卧，风利吹人。发癫及体重人卧，勿跋[15]床悬脚，久成血痹，两足重，腰疼。又不得昼眠，令人失气。卧勿大语，损人气力。暮卧常习闭口，口开即失气，且邪恶从口入，久而成消渴及失血色。屈膝侧卧益人气力，胜正偃卧。按孔子不尸卧，故曰"睡不厌踧[16]，觉不厌舒"。凡人舒睡则有鬼怪邪魔。凡眠，先卧心，后卧眼。人卧，一夜当作五度反覆，常逐更转。凡人夜魇[17]，忽然灯唤之，定死无疑；间唤之吉；亦不得近前急唤。夜梦恶不须说，旦以水面东方噀[18]之，咒曰："恶梦著草水，好梦成宝玉"，即无咎矣。又梦之善恶，并勿说为吉。衣食寝处皆适，能顺时气者始尽养生之道。故善摄生者无犯日月之忌，无失岁时之和。须一日之忌，暮无饱食；一月之忌，晦无大醉；一岁之忌，暮无远行；终身之忌，暮无燃烛行房。暮常护气也。凡气，冬至起于涌泉，十一月至膝，十二月至股，五月至腰，名三阳成。二月至膊，三月至项，四月至顶，纯阳用事。阴亦仿此。故四月十月不得入房避阴阳，纯用事之月也。每冬至日，于北壁下厚铺草而卧，云受元气。每八月一日已后，即微火暖足，勿令下冷无生意，常欲使气在下不欲泄于上。春冻未泮[19]，衣欲下厚上薄。养阳收阴，继世长生；养阴收阳，祸则灭门。故云冬时天地气闭，血气伏藏，人不可作劳出汗，发泄阳气有损于人也。又云："冬日冻脑，春秋脑足俱冻"。此圣人之常法也。春欲晏[20]卧早起；夏及秋欲侵夜乃卧，早起；冬欲早卧而晏起。皆益人。虽云早起，莫在鸡鸣前。虽言晏起，莫在日出后。凡冬月忽有大热之时，夏月忽有大凉之时，皆勿受之。人有患天行时气者，皆由犯此也。即须调气息，使寒热平和，即免患也。每当腊日勿歌舞，犯者必凶。常于正月寅日烧白发，吉。凡寅日剪手甲，午日剪足甲，又烧白发，吉。

［注释］

1. 跳踉：跳跃。这里指行动轻浮。
2. 悁悁：忿怒的样子。
3. 都契：关键所在。
4. 慑：害怕。
5. 见行：心识行为。
6. 脯：干肉。
7. 日食三个毒：日去贪、嗔、痴三毒是也。
8. 日初入：晚上。

9. 菹菜:酸菜。
10. 痞:气郁结而成块状物。
11. 瘕癖:病,病名。古指女病;现代中医学指腹内结块。癖,饮水不消之病。
12. 痈疽:毒疮。
13. 皯:面色枯焦黝黑。
14. 鯚:周围高而中央低的地方。
15. 跛床悬脚:垂足而卧,脚跟不着地。
16. 踧:惊惧不安的样子。
17. 夜魔:梦游。
18. 噀:喷。
19. 泮:融解。
20. 晏:晚

# 第二章

# 中医养生秘法

# 一、穴位帖敷养生法

## (一)穴位贴敷养生的概念与特点

### ○穴位贴敷疗法的概念

穴位贴敷疗法是指以中草药制品，如膏药、药粉、药糊等贴敷于特定的穴位，通过药物对穴位的刺激及穴位对药物的吸收和传导作用起到调整机体，祛病养生目的的一种治疗方法，其中有些带有刺激性的药物贴敷腧穴可引起局部皮肤的起泡，甚至化脓，故又称发泡疗法，它属于祖国医学中的一种外治法，与针灸一样，是在中医基本理论，特别是经络学说的指导下，对人体穴位给以外用药物刺激的一种治疗方法，千百年来，在我国医疗保健上起到了举足轻重的作用，它在应用范围、穴位选择、药物组方、操作方法等方面具有独特的优势，是中国传统的外治法中一支夺目的奇葩。

穴位贴敷疗法，是整个贴敷外治法中的一部分，它是在药熨、涂敷等方法基础上发展起来的。

有关穴位贴敷疗法的源渊，我们从文献记载、出土文物及社会发展规律等方面探索，可以追溯到远古时代，古代，人兽杂处，碰撞格斗在所难免，而部落间的械斗亦在所难免。再加生产工具的原始，劳动中的意外伤害必然较多。因此，外伤是常见的，并且也是当时重要的致死原因。据古人类学者对“北京猿人”遗址中挖掘出的四十多个个体骨骼化石的研究，其平均寿命很短，14～15 岁死亡的占 1/3；能活到 50～60 岁的只占 2.6%，即使到了山顶洞人时期，死于童年的仍高达 43%，活到 50～60 岁的仅有 14%，在他们的遗体上大多可见到伤痕。劳动人民在生产斗争中常常会出现跌打损伤或被虫蚁禽兽咬伤或身体某处发生疼痛不适时，用树叶、泥土、草茎之类涂敷伤口，后逐渐用某些药物外敷而均能减轻疼痛和止血，甚至加快伤口愈合，这就是中医贴敷疗法的萌芽，可以说这些中医外治方法是最早的医事活动，它早于内治法。

先秦以前，早在公元前 1300 年的甲骨文中，已出现了有关大量中药外治的经验方，也自此开始了文字上的记载。《殷墟卜辞》中就有 22 种疾病使用了外治疗法，其中灸法和药物外治各 5 条。《周礼·天官》提出了医的类别有疾医、疡医之分及一些外治的方法，“疡医掌肿痛、溃疡、折疡、金疡之祝药，刮杀之齐”。疡医就是外科医，执掌肿疡、溃疡、折疡、金疡的方技。其中祝药就是现代的外敷药，刮杀就是对肠疡的外科处理方法，并对祝药的炼制及运用作了记载，“凡以疗疡以五毒攻之，以五气养之，以五药疗之，以五味节之”。郑玄注五毒：“今医人有五毒之药，合黄矛，置石胆，丹砂，雄黄，矾石，磁石其中，烧三腋，其烟上着，以鸡羽扫取以治疡”。根据郑注，碗全是外用“升药”的炼制操作过程，所用五药，也同现代“升药”的原料。黄矛，集韵注：“与瓦器同是一种粗制的陶器”。考陶器的发明，早在新石器时代，至于五药，也早已记载于当时的《神农本草经》中(矾石、丹砂，列入上品，雄黄、磁石、石胆，列入中品)；至于鸡羽，殷人早已开始由狩猎发展到驯养家禽家畜了，可见升药的制造在当时具有基础条件。

马王堆汉墓出土的《五十二病方》中记载了中医外治法近 20 种，包括敷贴熏洗、药浴、坐、握、吊、摩、砭、灸、刮、割、角、掺接等，其中又以熏浴、酒、敷、涂、熨等应用最多。全书现存 283 方中，有 147 方涉及到外治法，其中敷方 70 余首，52 个病种中有

36 种病采用外治疗法的治疗。此外,该书还详细介绍了外治法的应用方法,适应症,并提出了外治的注意事项。如《五十二痛方·巢塞肠者方》中,记述了对直肠瘘管施行巧妙的割治疗法的过程,“巢塞肠者,杀狗,取其浮,以穿篇,入肠中吹之,引出徐以刀割去其巢,治黄芩而傅之。人州出不可以入者,以膏之出者,而倒悬其人,以寒水溅其心腹,入矣。血痔,以溺煮一牡鼠,以气熨”。文中描述了 3 种病的外治法,直肠漏(巢塞肠)施以割法,脱肛(人州出不可入)施以涂膏法,血痔施以熨法。

我国最早的中医经典著作《黄帝内经》的问世,不仅为中医理论及临床奠定了基础,除使针灸形成了完整的理论体系外,对其他外治法也有详细的记载。如《素问·至真要大论》说:“上之下之,摩之浴之,薄之动之,开之发之,适事为故”。《素问·阴阳应象大论》:“其有邪者,渍形以为汗”。《灵枢·九针论》说:“形苦志乐,病生于筋,治之以熨引……形数凉恐,筋脉不通,病生于不仁,治之以按摩,醪药”。《内经》还有“阳气怫郁在表,当解之熏之”。同时,《内经》还有外治方剂的记载,如《痈疽篇》记载,治疗米疽“疏砭之,涂以豕膏”。豕膏,是我们日常用的猪油。《礼记》说:“夏宜居肃膳膏臊。”《周礼·天官》庖人注:“膏臊,豕膏也”。这便是现代膏药的嚆矢。涂猪油的方法,直到汉代时还沿用着,如《后汉书·东夷传》“冬以豕膏涂身,厚数分,以御风寒”可能是作为保护皮肤的润肤剂。《灵枢·寿夭刚柔》记载“刺大人者,以药熨之。”在《经脉篇》又提出“卒中口噼……治之以马膏,膏其急者;以白酒和桂以涂其缓者”。以及《痈疽篇》“发于腋下赤坚者,名曰米疽,……疏砭之,涂以豕膏,六日已,勿裹之”。故后世医家指出:早在《内经》就明确记载了“用桂心渍酒以慰寒痹”“用白酒和桂心涂风中血脉”。一般认为这是贴敷疗法的原始记载。

汉代名医华佗,除擅长外科,针灸外,他也用过贴敷方法,如《后汉书·华佗传》记载他在手术治疗“肠痈”,开腹缝合后“敷以神膏”以及治疗内科伤寒“当药摩火灸之即愈”。张仲景《伤寒杂病论》在继承《内经》《难经》学术基础上,创立了外感六经辨证和内伤杂病脏腑辨证论治体系。该书不仅记载了许多行之有效的内服方,而且介绍了不少外治法。其中药络法、摩顶法、吹喉法,舌下含药法、灌耳法、坐药法(纳阴道法)、导法(蜜煎导法)、扑粉法等,并且列举诸法,有证有方,方法齐备。其书中曾提到“四肢才觉重滞,即导引吐纳针灸膏摩,勿令九窍闭塞”。《金匮要略》中治疗中暍,用“屈草带绕暍人脐,使三两人溺其中令温”之法是较早的脐疗(脐部,俗名脐眼,脐窝;穴名神阙,又名环谷气舍,维气等)方法,说明汉代以前外敷各种药膏,治疗内外诸疾已相当广泛。

晋代的《玉函方》,后经陶弘景,杨用道增补,成为现流传的《肘后备急方》,除治疗多种病证附有涂敷方外,已经专门列出“治百病丸散膏诸药方”等,并有贴穴治内病的记载,如“以盐纳脐中,灸百壮,治霍乱卒死”,治疾寒多热少,或但寒不热,临发时,以醋和附子末涂背上,虽然文中没有明确指出贴何穴,一般认为就是大椎穴,这也是贴敷法与针灸穴位相结合,进行穴位贴敷的最早记载。西晋的《崔氏方》还记载了黑膏药的熬制方法。

唐宋时期医学有了很大的发展,这个时期的主要著作《千金方》、《孙真人海上方》、《外台秘要》、《太平圣惠方》、《针灸资生经》、《外科正宗》等,都收集了大量有效的贴敷方药,如《千金方》中用雄黄散(雄黄,石原砂,菖蒲鬼臼研末调之),涂五心、额上、鼻人中,耳门等处以预防温疫,及“神明白膏治百病,中风恶气及头面诸病……皆以膏敷”。《孙真人海上方》中介绍治疗小儿夜哭时写道:“小儿夜哭最堪怜,彻夜无眠苦通煎,朱甲末儿脐上贴消消清清自然安”,可见,穴位用药在唐代内容已较丰富,并提出了“无病之时”用膏摩囟上及足心,以避“害心”等未病先防的思想,《外台秘要》中指出“表始受病在皮肤之间,故可摩膏,火灸发汗而愈”,王怀隐的《太平圣惠方》中说:“治卒中,不知人,四肢厥逆,附子研末置脐上,再灸之可活人”。另如“麝香

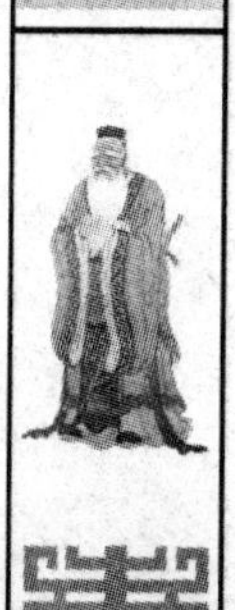

膏”、“紫金膏”、“太乙膏”、“阿魏化痞膏”等迄今仍在应用。

唐宋之后已出现了中药外治法和其他学科相互渗透与结合的运用研究，把敷药法和经络腧穴的特殊功能结合起来，创立了系统的穴位贴敷疗法。自此以后，金、元、明、清时代的许多著作，都把穴位贴敷疗法作为一种治疗方法，予以专门记述，应用穴位贴敷的记载颇多，如明代《普济方》中载有“鼻渊脑泻，生附子末，葱涎如泥，罨涌泉”，及用白姜末水调贴足心治暴赤眼等，这个时期伟大的著作李时珍的《本草纲目》也记载“以赤根捣烂，入元寸，贴于脐心，以帛束定，得小便利则肿消”。如吴茱萸贴足心，治疗复发性口腔炎至今沿用，特别值得介绍的是清代同治九年，钱唐人吴师机著《理瀹骈文》，这是以膏药贴敷治疗诸病证的专书。不仅记载了大量的穴位用药方，而且奠定了其理论基础，特别强调了膏药可以治内证，认为“外治之理，即内治之理”，并提出辨证论治的思想：“用膏之法有五：一审阴阳，二察四时五行，三求病机，四度病情，五辨病形，精于五者”方可“辨证分明，以膏统治百病”，吴氏专以贴敷法治病，认为外治法有三：即上用（如用皂角未闻鼻），中填法（如填脐散、敷脐膏），下用坐（如坐药、坐浴），指出这三种方法与内服药汗、吐、下三方的应用是一致的。《理瀹骈文》还结合脏腑经络学说，循经取穴，如太阳经病取大杼、风门。或按脏腑病变部位，分别取膻中、上脘、心俞；神阙、命门；关元，气海，涌泉等穴。另外，他在膏药的组方，制作以及贴药穴位的选择等方面，既整理了历代有效方法，也总结了个人经验，是一部穴位贴敷疗法的重要参考文献。在清代《清内廷法制丸散膏丹各药配本方》中，也记载了很多治内证的膏药，如“二龙膏”贴神阙穴治腹胀，消化不良等，“毓麟固本膏”贴肾腧穴能补肾固精，散寒止痛等等。

建国以后，由于社会的发展，科技的进步，穴位贴敷疗法得到了进一步的完善，有关著述层出不穷。据统计，近10年来在全国医药期刊杂志发表的外治理论与临床报道论文有3000余篇，外治专著有30余种，如《内病外治》、《内病外治精要》、《中医外治经验选》、《当代中药外治临床大全》等。对传统外治方法及新方法进行了较全面的整理和阐述，其内容有对传统方法的继承与方展，有相当一部分著作是对古代外治经验进行整理和分类、总结；也有对古人经验加以验证，如参照《张氏医通》中有关记载，以白芥子、延胡索、甘遂、细辛为末，姜汁调敷背部腧穴，治疗哮喘，气管炎的报道有30余篇，有效率达80%左右。在膏药的剂型上有了较大改进，如伤湿止痛膏、咳喘膏、鸡眼膏等，应用药物提取后制成橡皮膏的形状，因此，在使用上更为方便。当前对穴位贴敷疗法的继承和发扬工作，尚需大力提倡和加强。

**○穴位贴敷养生的特点**

作为外治法之一的穴位贴敷疗法，是将药物作用于人体特定穴位，达到从外治内，通调气血，祛邪扶正、治愈疾病的目的。同内治法相比，具有许多独特的优点，其使用范围广泛，治法简便，经济实用，疗效卓著，副作用少，尤其是在某些内科病证不能服药如口噤不能服及久病体虚，攻补均难施治之时，医生如果使用此法，定能广开方药，提高疗效，使无数疑难杂症及生命垂危的病人沉疴再起，化险无夷。归纳起来，穴位贴敷疗法有以下几个优点：

1. 适应症广泛

由于外治疗法来源于长期的医学实践，方式方法多种多样，施治部位广泛，而且随着不断总结和创新，内容日益丰富，对各种单纯性疾病或病情较轻的疾病初步阶段，穴位贴敷疗法完全可以起到主治作用。如用五倍子贴敷肚脐治自汗、盗汗，“二龙膏”贴神阙治腹胀、消化不良；吴茱萸贴足心治疗复发性口腔炎；白姜末水调贴足心治暴赤眼，朱甲末贴肚脐治小儿夜哭等能发生奇效，这些行之有效的方法早已被民间广泛应用。对某些急性病证外治法能迅速控制症状，如对高热头痛如裂者，用生石膏、山栀、薄荷、银花研末茶调外敷额部能止痛降热；对某些慢性疾病也能收到明显的疗效，如夏季三伏天用药物穴贴治疗哮喘，一般能明显减少发作次数和减轻发作程度。可见，穴位贴敷疗法能广泛运用于内科的多种急慢性疾病的防治。

2. 取穴多变、各具特色

穴位贴敷疗法养生祛病，是通过具体穴位或穴区的吸收与传递，借助经络的连属关系，作用于病变部位而产生疗效。体表穴位星罗棋布，皆与经络相连，根据其所主病证，可像针刺、灸治诸法那样，灵活取穴和配穴。既可单一用穴，也可用取多穴，或多组穴位交替使用。另外，也可根据病情，或局部取穴；或左病取右，右病取左；或上病取下，或下病取上。在取穴方面，自可守中医治病之理，适当加以变通，其效当如桴鼓。

3. 治疗方法简便易行

穴位贴敷疗法不需要高、精、尖的医疗器械，手法简单，易学易会，通过文字或口授，很快就能掌握要领，无论医者或者患者病人及其家属，多兼学并用，随学随施。而且穴位均循经分布，易于辨认，且用时取材容易，所需器械、药物一般均比较容易得到。

4. 直达病所，取效迅捷可靠

穴位贴敷疗法，是将药物直接接触与患部相通的腧穴上，通过腧穴的吸收和传导，使药物的有效成分在较短的时间内抵达患病部位，产生即时效应。另外，皮肤给药利于短时间内在病变部位形成治疗所需要的血液浓度；一定程度上避免消化液和肝脏对药物有效成分的破坏，进而促使治疗作用很好的发挥出来。临床实验已经证明，对高热、头痛、婴幼儿腹泄、癌痛等多种病证采用中药皮肤给药，可在短时期内取效。

5. 经济价廉

穴位贴敷疗法所用的药物比较简单，多数是常用的中草药，剂量较小，所采用的器械也可自己制作，药费低廉既能减轻患者的经济负担，又能把病治好。

6. 安全可靠，老少皆宜

由于穴位贴敷疗法施术于体表穴位，不需内服，从而避免了药物对胃肠道的刺激，减轻肝脏的负担；变"良药苦口利于病"为"口外给药除病痛"；免除了注射给药疼痛之苦，且能随时可观察到局部反应，如有不适可立即将药物撤除，不会像内服药那样，如果药不对证，发生副作用时难以及时处理。只要辨证准确，施治得当、操作细致，很少出现毒副作用和不良反应。其安全可靠程度远比口服等其他给药途径为高。

也正因为其法疗效确切安全可靠，故而这一疗法广泛应用于老幼男女各类患者。不论邪盛正虚，产后胎前、素体强弱，均可采用穴位贴敷疗法。

鉴于穴位贴敷疗法养生祛病的上述特点，可以预见，随着人们对医疗保健认识和要求的不断提高，这种疗法将会得到普遍认可，并从医院进入家庭，成为一种人们喜爱的家庭自我保健养生的方法。

## （二）穴位贴敷与养生的理论依据和作用原理

### ○理论依据

穴位贴敷与养生是中医基本理论指导下进行的，其理论依据可从藏象学说，气血津液学说，及经络学说三个方面来认识。下面分别详述：

1. 藏象学说

藏象学说是通过对人体生理、病理现象的观察，研究人体各个脏腑的生理功能、病理变化及其相互关系的学说。此学说是以脏腑为基础，脏腑是内脏的总称。按照脏腑的生理功能特点，可分为脏、腑、奇恒之腑三类。脏，即心、肝、脾、肺、肾，合称为

"五脏";腑即胆、胃、小肠、大肠、膀胱、三焦,合称为"六腑"。奇恒之腑,即脑、髓、骨、脉、胆、女子胞。

五脏的共同生理特点,是化生和贮藏精气;六腑的共同生理特点,受盛和传化水谷;奇恒之腑,即是指这一类腑的形态及其生理功能均有异于"六腑",不与水谷直接接触,是一个相对密闭的组织器官,而且还有类似于脏的贮藏精气的作用,因而称为奇恒之腑。所以,在《素问·五脏别论》中说:"所谓五脏者,藏精气而不泻也,故满而不能实。六腑者,传化物而不藏,故实而不能满也,所以然者,水谷入口,则胃实而肠虚;食下,则肠实而胃虚。故曰实而不满,满而不实也"。这里指出的"满"和"实",主要是针对精气和水谷的各自特点而言,如王冰说:"精气为满,水谷为实。五脏但藏精气,故满而不实;六腑则不藏精气,但受水谷,故实而不能满也。"脏与腑的这些区别,并不仅仅是说明其生理上的功能特点,而且也具有指导临床实践的意义。如脏病多虚,腑病多实;脏实者可泻其腑,腑虚者可补其脏等。

藏象学说的主要特点,是以五脏为中心的整体观。这一个整体观,主要体现在:

(1)以脏腑分阴阳,一阴一阳为表里,脏与腑是整体

如心与小肠、肺与大肠、脾与胃、肝与胆、肾与膀胱及心包与三焦相互为表里。一腑一脏相为表里的主要依据是:经络循行路线的阴阳相对相互络属;某一脏与某一腑之间在生理功能上的紧密联系。

(2)五脏与形体诸窍联结成一个整体

五脏各有外候,与形体诸窍各有特定的联系,这是藏象学说整体观的又一具体体现。按照藏象学说的理论,心,其华在面,其充在血脉,开窍于舌;肺,其华在毛,其充在皮,开窍于鼻;脾,其华在唇,其充在肌,开窍于口;肝,其华在爪,其充在筋,开窍于目;肾,其华在发,其充在骨,开窍于耳和二阴。

(3)五脏的生理活动与精神情志密切相关

人的精神情志与意识思维活动是大脑的功能,这在《内经》等文献中已有所记载。但是,在藏象学说中,则认为人的精神情志与意识思维活动,与五脏的生理具有密切的联系。由于五脏的生理活动能够统率全身整体的生理功能,所以认为大脑的生理功能正常,有赖于五脏生理功能的平衡协调。五脏的功能活动异常,则大脑的精神情志和意识思维活动也必受其影响;反之精神情志和意识思维活动的失常,也势必反作用于五脏,从而影响五脏的生理功能。因此,《素问·宣明五气篇》中所说的"心藏神、肺藏魄、肝藏魂、脾藏意、肾藏志",并不是不认识大脑的生理功能,而是进一步把人意识和思维活动加以科学的分类,探讨其与各脏生理活动的关系。

五脏生理功能之间的平衡协调,是维持机体内在环境相对恒定的重要环节;同时,通过五脏与形体诸窍的联系;五脏与精神情志活动的关系,来沟通体内外环境之间的联系,维系着体内外环境之间的相对平衡协调。其中五脏,即心、肺、脾、肝、肾的合称。五脏的生理功能,虽然各有所主,但是,心脏的功能是起着主宰的作用。五脏之间各种生理功能活动的相互依存、相互制约和相互协调平衡,主要是以阴阳五行学说的理论为基础来进行阐释的。

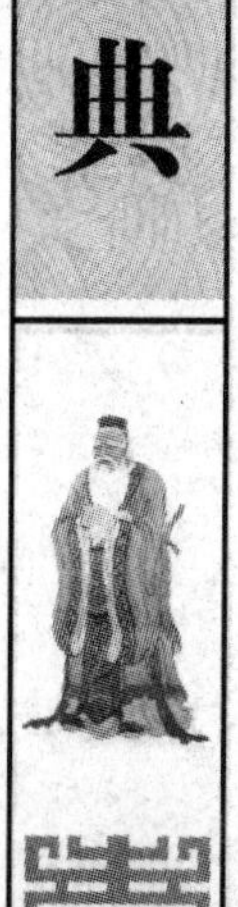

①心

心居于胸腔,膈膜之上,圆而尖长,形似倒垂的未开莲蕊,有心包护卫于外。心为神之居、血之主、脉之宗,在五行属火,起着主宰生命活动的作用,故《素问·灵兰秘典论》称之为"君主之官"。心的生理功能主要有两方面,一是主血脉,二是主神志。心开窍于舌,其华在面,在志为喜,在液为汗。手少阴心经与手太阳小肠经在心与小肠之间相互络属,故心与小肠相为表里。

心的主要生理功能

主血脉:心主血脉,包括主血和主脉两个方面:全身的血,都在脉中运行,依赖于

心脏的搏动而输送到全身，发挥其濡养的作用，故《素问·五脏生成篇》说：“诸血者，皆属于心”。脉，即血脉，又可称经脉，为血之府。脉是血液循行的通道，脉道的通利与否，营气和血液的功能健全与否，直接影响着血液的正常循行，故《灵枢·诀气》“壅遏营气，令无所避，是谓脉”。由此可见，《素问·痿论》所说，“心主心之血脉”是针对心脏、脉、血液所构成的一个相对独立系统而言。这个系统的生理功能，都属于心所主，全赖于心脏的搏动。因此，心脏的搏动是否正常，起着十分关键的作用。

心脏的正常搏动，在中医理论上认为主要依赖于心气。心气充沛，才能维持正常的心力、心率和心律，血液才能在脉中正常地运行，周流不息，营养全身，而见面色红润光泽，脉象和缓有力等外在表现。

血液的正常运行，也有赖于血液本身的充盈。如果血衰少，血脉空虚，同样也能直接影响心脏的正常搏动和血液的正常运行。所以血液的正常运行，必须以心气充沛，血液充盈和脉道通利为其最基本的前提条件。如果心气不足、血液空虚、脉道不利，势必形成血流不畅，或血脉空虚，而见面色无华，脉象细弱无力等外在表现，甚则发生气血瘀滞，血脉受阻，而见面色灰暗，唇舌青紫，心前区憋闷和刺痛，以及脉象结、代、促、涩等外在表现。

主神志：心主神志，即是心主神明或称心藏神。神有广义和狭义之分。广义的神，是指整个人体生命活动的外在表现，《素问·移精变气论》说的“得神者昌，失神者亡”就是这种广义的神。狭义的神，即是心所主之神志，是指人的精神意识、思维活动。由于人的精神、意识、思维活动不仅仅是人体生理功能的重要组成部分，而且在一定条件下，又能影响整个人体各方面生理功能的协调平衡，所以《素问·灵兰秘典论》说：“心者，君主之官也，神明出焉”。《灵枢·邪客》“心者，五脏六腑之大主也，精神之所舍也”。

人的精神意识和思维活动，是大脑的生理功能，即大脑对外界事物的反映。这早在《内经》已有明确的论述。但在中医学藏象中则将人的精神、意识、思维活动不仅归属于五脏，而且主要归属于心的生理功能。《灵枢·本神》说：“所以任物者谓之心”。古人之所以把心称做“五脏六腑之大主”，是与心主神明的功能分不开的。所以张介宾在《类经》中指出：“心为脏腑为主，而总统魂魄，并该意志，故忧动于心则肺应，思动于心则脾应，怒动心则肝应，恐动心则肾应，此所以五志惟心所使也”。又说：“情志之伤，虽五脏各有所属，然求其所由，则无不从心而发”。人的精神意志思维活动，虽可分属于五脏，但主要归属于心主神明的生理功能。因此，心主神明的生理功能正常，则精神振奋，神志清晰，思维敏捷，对外界信息的反应灵敏正常。如果心主神明的生理功能异常，即可出现精神意识思维的异常，而出现失眠、多梦、神志不清，甚至谵狂；或可出现迟钝、健忘、精神萎顿，甚则昏迷，不省人事等临床表现。

心主神志的生理功能与心主血脉的生理功能密切相关。血液是神志活动的物质基础。正因为心具有主血脉的生理功能，所以才有主神志的功能。《灵枢·本神》曰：“心藏神，脉舍神”；《灵枢·营卫生会》又说：“血者，神气也”。因此，心主血脉的功能异常，亦必然出现神志的改变。

心在志、在液、在体和在窍

在志为喜：心在志为喜，是指心的生理功能和精神情志的“喜”有关。藏象学说认为，人对外界刺激引起情志变化，是由五脏的生理功能所化生，故把喜、怒、忧、思、恐称作五志，分属于五脏。《灵问·天元纪大论》说：“人有五脏化五气，以生喜、怒、思、忧、恐”。《素问·阴阳应象大论》说：“在脏为心……在志为喜”，这是说五志之中，喜为心之志。喜，一般说来，对外界信息的反应是属于良性的刺激，有利于心主血脉等生理功能，所以《素问·举痛论》说：“喜则气和志达，营卫通利”。但是，喜乐过度，则又可使心神受伤。《灵枢·本神》说：“喜乐者，神惮散而不藏”。从心主神志的生理功能状况来分析，又有太过和不及的变化，一般来说，心主神志的功能过亢，则使人喜笑不止；心主神志的功能不及，则使人易悲。如《素问·调经论》所说：“神有余则笑不休，神不足则悲”。但由于心为神明之主，不仅喜能伤心，而且五志过极，均能损伤心神。所以《灵枢·邪气脏腑病篇》又说：“愁忧恐瞑则伤心，”《素问·本病论》亦说：“忧愁思虑则伤心。”

在液为汗：汗液，是津液通过阳气的蒸腾气化以后，从玄府（汗孔）排出之液体。所以《素问·阴阳别论》说：“阳加于阴谓之汗。”吴瑭《温病条辨》也说：“汗也者，合阳气阴精蒸化而出者也。”汗液的排泄，还有赖于卫气对腠理的开阖作用；腠理开，则汗液排泄；腠理闭，则无汗。由于汗为津液所化生，血与津液又同出一源，因此，有“汗血同源”之说。而且又为心所主，故有“汗为心之液”之称。

在体合脉、其华在面：脉是指血脉。心合脉，即是指全身的血脉都属于心。华，是光彩之义。其华在面，即是心的生理功能是否正常，可以显露于面部的色泽变化。由于头面部的血脉极为丰富，如《灵枢·邪气脏腑病形》说：“十二经脉，三百六十五络，其气皆上于面而走空窍”，所以心气旺盛，血脉充盈，面部红润有泽；心气不足，则可见面色皖白，晦滞；血虚，则面色无华；血瘀则面色青紫等。故《素问·五脏生成篇》也说：“心之合脉也，其荣色也。”

在窍为舌：在窍，即是开窍（下同）。心开窍于舌，是指舌为心之外候，又称舌为“心之苗”。舌的功能是主司味觉和表达语言，所以《灵枢·忧患无言》说：“舌者，音声之机也。”舌的味觉功能和正确的表达语言，有赖于心主血脉和心主神志的生理功能，如果心的生理功能异常，可导致味觉的改变和舌强语謇等病理现象。所以，《灵枢·脉度》说：“心气通于舌，心和则舌能知五味矣。”由于舌面无表皮覆盖，血管又极其丰富，因此，从舌质的色泽可以直接察知气的运行和判断心主血脉的生理功能。心开窍于舌，是古代医家通过长期对生理、病理现象的观察而得出的结论，而且《灵枢·经脉》说：“手少阴之别……循经入心中，系舌本。”故《素问·阴阳应象大论》说：“心主舌”，心“在窍为舌”。心的功能正常，则舌体红活荣润，柔软灵活，味觉灵敏，语言流利。若心有病变，可以从舌上反应出来。如心的阳气不足，则舌质淡白胖嫩；心的阴血不足，则舌质红绛瘦；心火上炎则舌红，甚至生疮；若心血瘀阻，则舌质暗紫或有瘀斑；心主神志的功能异常，则舌卷、舌强、语謇或失语等。

总之，在藏象学说中，心的生理功能，不仅包括心、血、脉在内的完整的循环系统，而且还包括主宰精神、意识和思维活动。《素问·六节藏象论》说：“心者，生之本，神之变也，其华在面，其充在血脉。”即是对心的主要生理功能的简要概括。

②肺

肺位于胸腔，左右各一。由于肺位最高，故称“华盖”。因肺叶娇嫩，不耐寒热，易被邪侵，故又称“娇藏”，为魄之处，气之主，在五行属金，肺的主要生理功能是：主气，司呼吸。主宣发肃降，通调水道，朝百脉而主治节，以辅佐心脏调节气血的运行，肺上通喉咙，外合皮毛，开窍于鼻，在志为忧，在液为涕。

③脾

脾居中焦，为营之居，仓廪之本，在五行属土，脾的主要生理功能是主运化和主升清，主统血，脾胃主运化水谷精微，为“气血生化之源”，“后天之本”，脾开窍于口，主肌肉，其华在唇，在志为思，在液为涎。

④肝

肝位于腹部，横隔之下，右胁之内，肝为魂之处，血之藏，筋之宗，肝在五行属木，主动主升，主要生理功能是主疏泄和主藏血。肝开窍于目，主筋，其华在爪，在志为怒，在液为泪。

⑤肾

肾位于腰部，脊柱两旁，左右各一，由于肾藏有“先天之精”，为脏腑阴阳之本，生命之源，故称肾为“先天之本”，肾在五行属水，它的主要生理功能为藏精，主生长、发育、生殖和水液代谢；肾主骨生髓，外荣于发，开窍于耳和前后二阴，在志为恐为惊，在液为唾。

2. 气血津液学说

气、血、津液，是构成人体的基本物质，是脏腑、经络等组织器官进行生理活动的物质基础，气，是不断运动着的具有很强活力的精微物质；血，基本上是指血液；津液，是机体一切正常水液的总称，从气血津液的相对属性来分阴阳，则气具有推动温煦等作用，属于阳，血和津液，都为液态物质，具有滋养，滋润等作用，属于阴。

在病理情况下，如失血过多，津液不足，不可用逐血、破血之外治方法，因此，应严格注意穴位贴敷疗法的适应证。

3. 经络学说

经络学说是研究和论述经络系统的分布、循行、生理功能，病理变化，以及与脏腑相关的理论学说，经络是经脉和络脉的总称。经，有路径之意，是深在、较大、直行的主干，联络机体的内外、上下，周而复始循环无端。络，有网络之意，是表浅，较小，别出的分支，它们纵横交错布满全身。

(1)经络系统

经络系统由经脉和络脉组成。经脉有十二经脉和奇经八脉，以及附属于十二经脉的十二经别、十二经筋和十二皮部。脉有十五脉，孙络、浮络等。

①十二经脉

十二经脉是经脉的主体，为正经。它内属于脏腑，外联于肢节。十二经脉分别是手太阴肺经、手阳明大肠经，足阳明胃经、足太阴脾经、手太阳小肠经、手少阳心经、足太阳膀胱经、足少阴肾经，手厥阴心包经、手少阳三焦经、足少阳胆经、足厥阴肝经。

十二经脉是按其所属的脏腑，所联的肢体手足、手足的内外阴阳和阴阳的衍变依前、中、后排列而命名。内属于某脏腑，就叫某经。如属肺，叫肺经；属大肠，叫大肠经，余以此类推。循行于上肢，叫手经；循行于下肢，叫足经。上下肢经脉阴阳命名法，人立正姿势，双手拇指向前，上下肢均是位于内侧者叫阴经，外侧者叫阳经。阴阳又分前、中、后三部分：阴经的前、中、后排列为太阴、厥阴、少阴。太阴者大阴也，少阴者次阴也，厥阴者两阴交尽也。阳经的前、中、后排列为阳明、少阳、太阳。阴中之阳为巨阳称阳明，次为太阳，再次为少阳。十二经脉全称法，如属于肺，在手内侧之前循行者，称手太阴肺经。余以此类推。

十二经脉的分布：肺、心包、心三经在上肢的内侧依次分布于前、中、后；大肠、三焦、小肠三经在上肢的外侧依次分布于前、中、后；脾、肝、肾三经在下肢内侧依次分布于前、中、后；胃、胆、膀胱三经在下肢外侧依次分布于前、中、后。

十二经脉的循行：其规律是手三阴经，从胸走手；手三阳经从手走头；足三阳经，从头走足；足三阴经，从足走胸(腹)。

十二经脉交接流注：十二经脉从肺经到肝经，逐一相传，周而复始，如环无端。其顺序为肺交大肠，胃交脾，心交小肠膀胱肾宜，心包三焦传肝，肝复传肺环流不息。其交接规律是以部位而论，阴经即表里经交接在肢端；阴经与阳经即同名经交接在面部；阴经与阳经即手、足经交接在心胸部。

②奇经八脉

奇经八脉是经脉别道奇行的部分，是奇异奇恒的八条经脉的总称。它们无属络脏腑，无表里经配合，故称为奇。奇经脉的组成内容是任脉、督脉、冲脉、带脉、阴维脉、阳维脉、阴跷脉、阳跷脉。

奇经八脉在经络中的功能:分类、组合、调节和沟通十二经脉。任脉总任诸阴,会诸阴于中极、关元,主妊育,维系一身之阴,为阴经之海。督脉总督诸阳,会诸阳经于大椎,统肝脑肾之气,维系一身之阳,为阳经之海。冲脉连阳明少阴,而少阴属肾,上脉、通心、主血起于胞中,是原气之所发,营卫所出脏腑之本,属带、络督、会任,与八脉并束于肝肾,故又称为十二经之海,又名血海。带脉束躯干诸经,位于腰部。维脉组合阴阳经,主一身之表里;阴维脉合诸阴经,主一身之里;阳维脉合诸阳经,主一身之表。跷脉组合内外,主一身之动静;阴跷脉合内,主一身之静;阳跷脉合外,主一身之动。

③十四正经

十四经是任脉、督脉与十二经脉的合称。奇经八脉之中,仅任、督两脉各有其所属的腧穴。其余六脉的腧穴均寄附于十四经脉中。

④十二经别、十二经筋、十二皮部

十二经别是正经之别入出合,内属脏腑,沟通表里脏腑的十二条分支的总称。它们别于肘膝,入于体腔,出于头顶,合于头面。其功能是深入体腔,加强正经"内属脏腑",沟通表里脏腑的功能。具有内联脏腑而不外络肢节,走内而不走外的特点,所以临床取阴经的腧穴,能治疗头面病,正是因为有经别的沟通,而使阴阳经气合于头面的缘故。

十二经筋是加强正经外络肢节的部分,是十二经脉聚结于筋肉关节经气的总称。其体表分布与十二经脉基本一致。循行起于肢端,上走头、胸、腹、背。其特点是行于体表,结于骨骼关节,联络肢节,不入体腔,走外不走内。其功能是《灵枢·经筋》:"宗筋主束骨而利机关也"。十二经筋,与运动系统软组织关系甚为密切,功能是约束骨骼、主关节的活动。

十二皮部是正经外络体表的部分,是十二经脉散布于皮肤经气的总称。其分布循十二经脉分布于皮肤。功能是抵抗外邪,是机体的外屏障。

⑤十五络脉和胃之大络

十五络脉是十四经各一条分支加脾之大络,共十五条分支的总称。其命名,是以分出处腧穴为名。功能是联络相表里的经脉,十五络脉的组成内容是列缺、内关、通里、偏历、外关、支正、丰隆、光明、飞扬、公孙、蠡沟、大钟、鸠尾、长强、大包。

孙络和浮络是络脉的分支,小而表浅,它们纵横交错,布满全身,无处不有,难以数计。

胃之大络,名曰虚里,贯膈络肺,出于左乳下,其动应衣,脉宗气也。

⑥根结与标本

根结:即四根三结。以十二经的部位而言,根,即四肢末端井穴。四肢末端为十二经之根,简称四根。结,即头、胸、腹有关的部位,头胸腹为十二经之所结,故称三结。根结之根溜注入,其含义同五输穴。

标本:以十二经的上下部位而言,标即头面、躯干,本即四肢。

根结与标本异同:二者含义相同,部位相近。根与本其位在下,是经气发生之处,为地。结与标其位在上,是经气归结之处,为天。不同之处,标和本的范围较大,根上有本,结外有标。

⑦气街与四海

气街是十二经之气所聚集通行的共道。十二经之气密布周身,而头、胸、腹、胫则是则是共道,头、胸、腹、胫,称为气街,简称四街。《灵枢·动腧》"四街者,气之经络也"。《灵枢·卫气》说:"气在头者,止之于脑"。"气在胸者,止之于膺与背腧"。"气之在腹者,止之于背俞,与冲脉于脐左右之动脉者"。"气在胫者,止之于气街,与承山踝上以下"。气街即气冲穴。

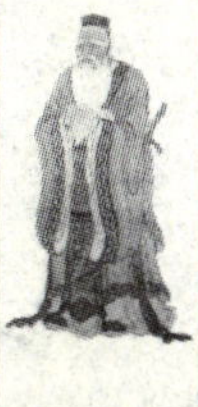

四海是十二经之气所生发化源的部位。《灵枢·海论》“人有髓海，有血海，有气海，有水谷之海，凡此四者，以应四海也”。脑为髓海，位于头部，主补脑髓而濡穴窍，为神气本源主脏腑经络功能，其腧为风府、百会。膻中为气海，位于胸部，为宗气所发，推动心血管和呼吸运行，其腧为哑门、大椎、人迎。胃为水谷之海，即五脏六腑之海，其腧为气冲足三里，冲为血海，位于下腹部，脐下为原气所发，为十二经之根本，以三焦为通道分布全身，为生命活动的原动力，其喻为大杼、上巨虚和下巨虚。

(2)腧穴

腧穴是脏腑经络之气输注于体表的部位。腧通输，有孔穴之意。腧穴又名砭灸处，有节、会、骨空、气穴、穴道、刺激点之称。腧穴既是机体气血输注的部位，又是病证传变和反应的部位，又是穴位贴敷疗法的施药部位。腧穴分十四经穴、奇穴、阿是穴三大类。

①十四经穴

十四经穴，属十四经，有定位、定名和主治证。

②奇穴

奇穴即经外奇穴，有定位、定名和主治证，不属十四经，其数目各书记载不一。这些奇穴，有单一穴名、双穴、三穴、四穴和多穴。少数在经脉上。

③阿是穴

阿是穴最早见于《千金要方》，又名不定穴，天应穴和痛点穴。即是以痛为腧。痛处，有病变部位或近或远部。有自感疼痛或压痛或压之痛减处。

腧穴是穴位贴敷疗法的施术部位。每一个腧穴，都可以治疗本穴所在部位或临近脏器组织的病证。由此可见，凡病均可选用局部腧穴治疗。如列缺治桡骨茎突狭窄性腱鞘炎，至阳治下背痛，攒竹治前额痛，天枢治腹痛。

腧穴不仅有近治作用，而且也有远治作用。根据根本理论，凡根和本部腧穴，可治疗标和结部的病证，十二经脉肘膝以下的腧穴，可治本经循行所过的脏腑、器官、组织病证或全身病证。如十二井穴治中暑和昏迷，内庭治胃脘痛，合谷治面瘫，后溪治腰背伤痛。凡标结、气街、四海部的腧穴，可治根和本部的病证。如头针治中风肢瘫；百会、关元治遗溺；身柱、大杼治青少年软骨炎症。某些腧穴具有双向调节作用或特异治疗作用。从外部刺激某些腧穴，可使低下或亢进功能恢复正常。如天枢可治泄泻和便秘，合谷治面瘫和面肌痉挛，内关即心动过速或心动过缓，中极可治尿潴留和尿失禁，还有一些腧穴有独特的适应症。如大椎、曲池治高热，水沟、素髎抗休克，至阴、窍阴转胞胎，阴陵泉、水分利尿消水肿，关元、气海大补正气。

经络学说是中医基础理论的一部分，更是穴位贴敷疗法的理论基础。机体的组织、器官和系统之间，之所以协调统一，构成一有机整体，全赖于经络的联络与沟通而实现。《灵枢·海论》“夫十二经脉者，内属于府藏，外络于肢节”。十二正经将内脏、肢体、五官、百骸等全身机体协调统一。奇经八脉，分类组合沟通和协调正经。十二经别和十五络脉，分别加强联络相表里的脏腑和经脉。十二经筋，主束全身筋骨，协调肢体运动。经络是气血运行的通路；腧穴是气血流注于体表的部位。气血是经气，包括营气、卫气、宗气、原气，以及血、液、津、精。经气运行于经络，又称脉气。气血是生命活动的物质基础，全赖经络的传注而输布全身，周流不息。机体全赖于卫气抵抗外邪，保卫机体。《灵枢·本藏》说：“卫气和则分肉解利，皮肤调柔，腠理致密矣。”相反，腠理疏泄，邪气趁虚而入，留而不去，入舍于络脉经脉和脏腑而致病。十二皮部是机体的卫外屏障。

经络可传注病邪，是病的传变途径。其规律是病变通过经络可由浅入深，表里相传，或相关的脏腑、组织、器官之间相传。如临床常见有：心热生舌疮，肝热胁胀目不瞑，流行性腮腺炎可并发阴肿等。《素问·缪刺》“夫邪之额于形也，先必舍于皮毛，留而不去，入舒孙络，……入舍于经脉，……入舍于经脉，内联五脏，散于胃肠”。如：肾虚者骨折，往往久不愈合，过度劳累者多有脾阳虚弱、肝阳受损等等。掌握病变传变规律，方能防患于未然。经络可反应病证，是一个“信息系统”，其规律是经络和腧穴可反应相应的脏腑病、经络病和全身病。由此，临床可将错综复杂的病证，分析归纳于所属的经脉。如心率异常、失眠、头痛、便秘、泄泻、神经衰弱、过度疲劳等，用经络诊察方法，就有证可辨，帮助诊断出某脏腑或某经脉的病证。腧穴是接受治疗的部位。经络是传导刺激的途径，穴位贴敷疗法选穴，无不以经络为依据，在穴位贴敷疗法中，重要脏腑和器官，如心脏和眼球疾病，不能直接作用于心脏、眼球，而是采用循经取穴的方法，取有关穴位进行治疗。即“经脉所过，主治所及”。此外，还有上下、左右和同名经取穴法和配穴法，这主要是运用根结、标本、气街、四海等理论。在临床上，经络学说可以掌握病变的传变规律，协助辨证诊断，选穴配方，接受刺激、传导刺激。而穴位贴敷疗法运用经络的传导作用，进行内病外治，上病下治，下病上治等等，从而达到治愈疾病的目的。

○作用机制

穴位贴敷疗法用药常选用一些具有一定刺激作用的芳香温热药，用于某些穴位发挥治疗作用。其作用原理比较复杂，尚不完全清楚，可能是通过以下作用，直接或间接地产生疗效。

1. 局部刺激作用

具有一定刺激作用的药物，刺激穴位后，使局部血管扩张，加速血液循环而改善周围组织的营养，可起到消炎退肿的作用；某些刺激性较强的药物，强烈的刺激作用可通过神经反射激发机体的调节作用，从而使机体的某些抗体形成，提高机体的免疫力，达到对某些过敏性疾病的防治作用。

2. 皮肤透入

皮肤由表皮、真皮、皮下组织3层组成，一般药物若能透过表皮，都容易从真皮吸收体内，因为真皮有90%是血管丰富的结缔组织，活跃的血液循环运转药物很快。药物经皮肤吸收主要有以下途径：1. 通过动脉通道角质层转运和表皮真层转运而被吸收，药物可通过一种或几种途径进入血液循环。2. 水合作用，角质层的含水量为环境相对湿度的函数，中药外敷局部形成一种汗水难以蒸发扩散的密闭状态，可膨胀成多孔状态，易于药物穿透。3. 药物的促进作用，芳香性药物敷于局部，可使皮质类固醇透皮能力提高8～10倍，表面活性剂能促进被动扩散的吸收，增加表皮脂膜对药物的穿透率。

3. 药物自身作用

药物在穴位上通过皮下渗透达皮下组织，在局部产生药物浓度的相对优势，从而发挥较强的药理作用。同时药物刺激局部穴位，可激发全身经气，通过微小血管的暖收输送，发挥最大的全身药理效应。

4. 经络的调衡作用

将药物施于穴位，对局部产生一定的刺激作用，可通过经络传导将这一信息传入内脏及病所，发挥调节和治疗效应，起到纠正脏腑阴阳气血的俯盛偏衰、补虚泻实、扶正祛邪等作用以治疗疾病及保健强体的作用，如耳压对耳穴的机械性刺激可通过末梢神经传入大脑皮层相应的区域，从而抑制或减弱了原有的病理兴奋灶，使大脑皮层的兴奋与抑制趋于平衡以获得疾病的痊愈或好转。

### （三）穴位贴敷疗法的功用及适应症

穴位贴敷疗法的适用范围很广泛，不但可以治疗体表的病证，也可以治疗脏腑的病证；既治疗某些慢性病，又治疗一些急性病；能治疗多种虚寒证，也治疗少数实热证。不管那种病证，其功用不外乎以下几种：

### ○穴位贴敷疗法的功效

(1)温经活血，行气止痛

(2)调和营卫，肃肺除痰

(3)调和胃肠，止泻降逆

(4)通阳利尿，行气消肿

(5)激发经气，调和阴阳

### ○穴位贴敷疗法的适应症

其适应症也甚为广泛，根据历代文献及经验记载，归纳起来包括下述几个方面。

(1)外感风寒

(2)上焦火盛

(3)咳嗽痰喘

(4)脾肾虚证

(5)气滞积聚

(6)风寒痹证

(7)跌打损伤

(8)疮疡肿毒

### ○穴位贴敷疗法的临证配用

1. 通经止痛

穴位贴药后，通过药物刺激穴位，能够疏通经络，调和气血以达到“通则不痛”的治疗目的。适应于头痛、腰痛、风湿痹痛、风寒痹痛等诸痛证。

2. 止泻止痢

穴位贴药后，刺激穴位，激发经络功能，从而祛除寒湿积滞，使胃肠运动功能增强，促进泄痢痊愈。适用于痢疾和各种原因引起的腹泻。

3. 利尿消肿

穴位贴药后，刺激穴位，发挥疗效，运畅气机，疏通经络，可以排除郁滞的水气，达到到消肿的目的。临床常用于肝病腹水，心肾功能衰竭所致的腹水及黄疸等证。

4. 解表退热

穴位贴药后，刺激穴位，可以宣通肺气，调和营卫，增强功能，扩张汗腺，使入侵人体的风寒郁热由汗腺排出，以达到解肌退热的目的。适用于感冒和风火眼疾等证。

5. 行气和血

穴位贴药后，刺激穴位，能调和气机。气为血之帅，气行则血行，血行则瘀散，临床使用于一切扭伤挫伤，跌打损伤，手足麻木，妇女病等证。

6. 和胃降逆

贴药刺激穴位，使胃肠功能旺盛，功能协调，增强新陈代谢。临床常用于呕吐、反胃、胃痛、痞满、呃逆等证。

7. 祛痰止咳

穴位贴药后，通过刺激，以温通阳气，调和脾胃，宣肺化痰，使脾、肺、肾三脏功能协调，以达利气止咳、祛湿化痰的目的。临床常用于一切痰饮和咳嗽证。

8. 收敛固脱

穴位贴药后，通过刺激，使阴阳调和，营卫通利，摄气和血，以达敛汗固表，收敛固脱的目的。临床常适用于自汗、盗汗、梦遗、滑精、阳痿及妇女带下等证。

## (四)穴位贴敷养生的用药原则与精要选穴

**○用药原则**

1. 知标本,明缓急

标本缓急,是指疾病的主次本末和病情轻重的情况。标本是一个相对的概念,常用来概括说明事物的本质与现象,因果关系,以及病变过程中的矛盾主次关系。标本的相对性主要体现为标本相移,即在一定条件下可以变化,在矛盾中的地位不是固定不变的。就其在治则中的运用而言,它常随疾病过程中的具体情形而划分:以邪正关系而言,则正气为本,邪气为本;就其病因与症状而言,则病因为本,症状为标;以先后病而言,则先病为本,后病为标;原发病为本,继发病为标;就其表里病位而言,则脏腑病为本,肌表经络病为标等等,一般认为标是指证候,本是发生的病机即本质。

标本的区分和标本治法的运用,有利于从复杂的疾病矛盾中找出和处理其主要矛盾或矛盾的主要方面。从治病而言,总以治本为要务。但是,在疾病过程中的不同阶段,病证有先后,矛盾有主次,病情有缓急,因而,有时当先治其标,有时宜先治其本,有的又以标本兼治为宜。这是处理疾病过程中不同矛盾的灵活方法,同样也是针对疾病的本质而治的。一般应按"急则治其标,缓则治其本"和"间者并行,甚者独行"的原则。就是说病情急重时,谁急先治谁。

(1)标急则先治其标

例如,以原发病和继发病而言,在肝病基础上形成膨胀,则肝病为本,腹水为标,宜先化瘀利水,待腹水减退、病情稳定后,再疗其肝病。以先后病而言,则宜先治其"卒病",后及治其"痼疾"。从并发症而言,如"阴水患者复感外邪而病感冒,则先治疗其感冒,以免加重其本病,为治本创造条件。以表里同病言,若体表经络病变急重,则应先治其表病,后治脏腑里证,以免邪复从五体、经络内传脏腑,加重脏腑病证。如果在病程阶段中出现若干危重的症状,如高热、剧烈呕吐、剧痛、大出血、尿闭、抽搐、喘促、昏迷、虚脱等,这些症状虽然属标,但是,若不及时解救就会危及性命,故应先治急治"。

(2)本急先治本

《金匮要略》说:"病,医下之,续得下利清谷水止,身体疼痛者,急当救里"。其身体疼痛及经络受邪,不利清谷不止系脾阳衰微,两者相比,里证为急,故急当救里。说明以表里同病而言,本急者当急治其本。

(3)标本俱急则宜标本兼治

例如,以邪正关系而言,热性病过程中,大便燥结不通,邪热里结为本,阴液受伤为标。前人多主张泻热攻下与滋阴通便同用,即属于标本兼治。在急性病的恢复期,或一起病就表现为慢性经过者,病证较缓和亦宜区别情况灵活运用标本治法。①先治其本:如风热表证出现头痛,可以发散风热而解表,表解则头痛自除。②先治其标:如脾虚失运,易致食滞,可先理气消导,后补益脾气。③标本兼治如:素体气虚,抗病能力低下,反复感冒,治宜益气解表。④又如:表证未除,里证又现,可表里双解,均属于标本兼治。当然,在标本同治时,对当根据标病与本病的主次,在治疗用药时应有所侧重。

2. 谨守病机,正治反治

就是指要明确其病因、病位、证候、脏腑气血虚实的变化,因为疾病的病理变化不同,在临床上表现的证候甚为复杂,所以在治疗上有正治、反治的区别。

(1)正治

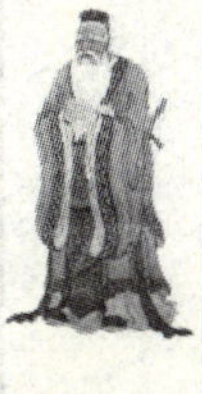

又称逆治，是指逆疾病的临床表现性质而治的一种最常用的治疗法则，它适用疾病的征象（主要指症状和体征）与疾病的本质相一致的病证。

常用的正治法主要有四种，即：

①寒者热之

寒性病证表现寒象，用温热性质的方药来治疗它，称为“寒者热之”。亦即以热药疗寒证。如：表寒证用辛温解表的方药，里寒证运用辛热温里的方药等。

②热者寒之

热性病证表现为热象，用寒凉性质的方药来治疗它，称为“热者寒之”。亦即以寒药疗热证。如表热证运用辛凉解表的方药，里热证采用苦寒攻里的方药等。

③虚则补之

虚损病证表现虚候，用补益功用的方药为治疗它，称为“虚则补之”。亦即以补药疗虚证。如阳气虚衰运用扶阳益气的方药，阴血不足采用滋阴养血的方药等。

④实则泻之

邪实病证表现实症的征象，采用攻邪泻实的方药治疗它，称为“实则泻之”。亦即以祛邪泻实药疗实症。如食滞采用消食导滞的方药，瘀血证采用活血化瘀的方药，痰湿病证采用祛痰祛湿的方药，里实证采用泻下攻里的方药，火热毒盛采用清热解毒的方药。

（2）反治

亦称顺治，是指顺从疾病外在表现的假象性质而治的一种治疗法则。它所采用的方药性质与疾病证候中的假象的性质相同，故称从治。它适用于疾病的征象与其本质不完全一致的病证。由于某些严重的、复杂的疾患，其临床表现与疾病本质相比，常有寒热或虚实的真象、假象并存的情形，因而常用的反治法，主要有以下四种，即：

①寒因寒用

系指用寒凉性质的药物来治疗具有假寒征象的病证，又称为以寒治寒。它适用于真热假寒证。如：热厥证中，阳热内盛。热邪深伏于里，常表现出壮热，恶热，烦渴饮饮，小便短赤，舌质绛，苔干黄或灰黄而干等里热征象；同时，由于里热盛极，阻遏阳气不能外达，因而可同时并现若干外假寒之象，如：手足厥冷（胸腹部扪之灼热不除，不欲近衣被）、脉沉等。此证又概括为阳盛格阴所致的真热假寒证。以寒治寒，亦即是针对其热盛的本质而治。

②热因热用

系指用温热性质的药物治疗具有假热征象的病证，又简称为以热治热。它适用于真寒假热证。例如：格阳证中，既存在一系列阴寒内盛的临床表现，如：下利清谷，四肢厥逆，脉微欲厥，舌淡苔白等表现；又由于阴寒壅盛于内，逼迫阳气浮越于外，故又可有若干假热之象，如身反不恶寒，其人面赤如妆等。此又称为阴盛格阳所致的真寒假热证。以热治热，即是针对其阳虚，阴寒盛的本质而治。

③塞因塞用

系指使用补益的药物治疗具有闭塞不通症状的虚证，又简称为以补开塞。脏腑气血不足，功能低下，亦可产生闭塞不通的病证，当补之使通。例如：脾气虚，出现纳差，体倦乏力，舌淡脉虚的同时，出现明显的脘腹胀满且大便不畅，但腹胀时重时减，少倾复如故，此及脾虚，气推动无力所致，当采用健脾益气的方药治疗。因而塞因塞用，主要是针对其虚损不足的本质而治。

④通因通用

系指使用具有通利作用的药物治疗具有通泻症状的实症，又简称为以通治通。例如：宿食内停，阻滞胃肠，致腹痛肠鸣泄泻，泻下物臭如败卵，苔腻垢浊而脉滑，当消食导滞攻下，推荡积滞，使邪有去路。再如崩漏，子宫出血淋漓不断，或突然量多，夹有瘀块，腹痛拒按等，临床上多侧重于使用活血化瘀的方药治疗等，都是针对邪盛致实的本质而治的。

3. 脏腑补泻

人体是一个有机的整体，脏腑之间相互联系、相互影响。因此，一脏的病变往往会影响到其他脏，他脏的改变也会反过来影响原发病的脏。有“母病及子”即指疾病的传变，从母脏传及子脏，如肾属水，肝属木，水能生木，故肾为母脏，肝为子脏。肾病及肝，即是母病及子。临床常见的“水不涵木”，即属于母病及子。因肾水不足，不能涵养肝木，从而形成肝肾阴虚，肝阳上亢的“水不涵木”证。有“子病及母”即指疾病的传变，从子脏传及母脏。如肝属木，心属火，木能生火，故肝为母脏，心为子脏。心病及肝，即是子病及母。临床上常见的心肝血虚和心肝火旺，皆属于子病及母。这是由于先有心血不足，累及肝血亏虚，而致心肝血虚；或先有心火旺盛，累及至肝，引动肝火，从而形成心肝火旺之证。有“相乘”。即是相克太过而为病。引起五脏相乘的原因有两种：一是一脏过盛，而致被克之脏受到过分克伐；另一种是一脏过弱，不能耐受“克我”之脏的克制，从而出现克伐太过。如以肝木和脾土之间的关系而言，相乘传变就有“木旺乘土”（即肝气乘脾）和“土虚木乘”（即脾虚肝乘）两种情况。一般认为，由于肝旺，影响脾胃的运化功能，而出现胸胁苦满，脘腹胀泛酸泄泻等表现时，称为“木旺乘土”。反之，先由肝胃虚弱，不能耐受肝的相乘，而出现头晕乏力，纳呆暖气、胸胁胀满、腹痛泄泻等表现时，称为“土虚木乘”。有“相侮”即反向克制而为病。形成五脏相侮亦有两种情况，即太过相侮和不及相侮。例如：肺金本能克制肝木，由于暴怒而致肝火亢盛，肺金不仅无力制约肝木，反遭肝火之反向克制，而出现急躁易怒，面红目赤，甚至咳逆上气、咯血等木侮金的症状，称为“木火刑金”。不及相侮，是指由于一脏虚损，导致“我克”之脏的反克现象。如脾土虚衰不能制约肾水，出现全身水肿，称为“土虚水侮”。

总之，五脏病变时的相互影响，可用五行的乘侮和母子相及规律来阐释，因此，在治疗上也就采用虚则补其母，实则泄其子；壮水制阳、益火消阴；泻表安里，开里通表和清里润表。

4. 选择适当溶剂和赋形剂

选择适当的溶剂，有利于充分发挥药效。油类的优点在于柔软、滑润、保持湿润时间长、易于被皮肤吸收；醋可起解毒、化瘀、收敛和缓解烈药之药性的作用；酒起行气、通络、消肿、止痛及激起缓药的药性之功等等。临床上应根据病情，用药情况适当选用溶剂和赋形剂，以便更好地发挥药效。

**○精选要穴**

穴位贴敷的取穴和配穴，虽然与针灸的辨证取穴和循经取穴等原则基本一致，但多以局部或邻近取穴为主，特别是胸腹部和腰背部的穴位最常用，而远端取穴较少。一般常用穴位约40个。

1. 三焦辨证取穴

病在上焦多取膻中、心俞、肺俞、劳宫穴等；病在中焦多取神阙、中脘、期门、章门穴等；病在下焦多取关元、命门、肾俞、涌泉穴等。

2. 脏腑辨证取穴

五脏六腑的病证多取与相应脏腑有关的背俞穴，或用俞募配穴法取穴。

3. 循经辨证取穴

以本经和表里经为主；或左病右取，右病左取；上病下取（如咯血，衄血取涌泉），下病上取（如脱肛、子宫脱垂取百会）等。

4. 按病因、病机，穴性取穴



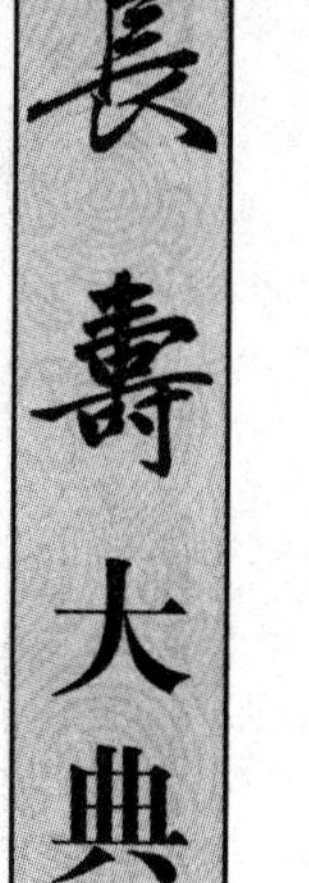

如外感风寒，多取太阳、风池、风门、大椎等穴。脏、腑、气、血、筋、骨、髓诸病，多取八会穴。

5. 阿是穴与局部取穴

多用于止痛、局部炎症、扭挫伤、风湿痹证、痞块、积聚等。

总之，穴位贴敷法其穴位的选择灵活性强，可以根据疾病的性质、部位等单用一穴，也可以组合选穴；可贴近病变部位取穴，也可远离病变部位取穴。一般说来，远端取穴多在病变所属的经络上选择。虽然穴位的选择因病而异，比较灵活，但也有一定的规律性，内关、涌泉、太阳、足三里、中脘、膻中、关元、大椎、神阙、命门、背部俞穴和夹脊诸穴等，属于常用穴位，敷药穴位的选择还有特点，即多选在局部皮肤平坦或形成陷窝的部位。在位于这些部位的腧穴上贴敷药物，可增大药物与皮肤接触面积；便于药物的固定和封闭，不使药气外泄，进而有利于药物的透皮吸收。

## （五）穴位贴敷与养生的注意事项

穴位贴敷疗法，一般无危险性和副作用。但是，如果工作不仔细，方法掌握不当，穴位选择不准，药物用量过大，也会发生问题。因此，必须注意以下几点：

①贴药前，必须定准穴位，用温水或酒精将贴药局部擦净，然后敷药，以便药物容易吸收。

②贴药时，必须很好掌握病人姿势。根据穴位所在部位，分别采取平卧（仰卧、俯卧、侧卧）、正坐、俯首、平肩等姿势，使药物能够贴敷稳妥，以防药物流失或炙熨烧灼。

③刺激性强毒性大的药物，贴治穴位不宜过多，每穴的贴敷面积不可过大，贴敷时间不可过长，以免发泡面积过大或药物中毒，更要避免药物入眼入口。用过的药物，特别是含有砒霜等剧毒药者，不要随地乱扔，要妥善处理，以免发生意外。

④注意患者是否对所用药物有过敏反应，若发现过敏现象，应立即停止贴敷，必要时进行脱敏治疗。

⑤穴位贴敷用药要固定牢，以防药物脱落。一般可用医用胶布或不含药物的清膏。药物易落眼中的部位，要特别注意固定牢，以防发生意外。

⑥用黑膏药贴敷湿化膏药时或贴饼剂，加炙加熨，要掌握温度适当，及时贴敷，过热容易烫伤皮肤，过凉不易粘附，疗效也差。更需按时更换膏药，以免降低疗效。

⑦用刺激性药物进行发泡时，不宜用在某些重要部位，如头面部、关节、心脏及大血管附近，以免发泡后遗留色素沉着，不利于美容及活动功能。

⑧使用膏剂贴敷穴位，应注意膏的软硬度，并需及时更换，以防药膏干燥，裂伤皮肤，引起疼痛或溃烂。

⑨对于久病体弱消瘦以及有严重心脏病、肝脏病等的病员，使用药量不宜过大（特别是利水药物和一些有毒药物），贴敷时间不宜过久，以免患者发生呕吐、眩晕等。

⑩孕妇的腹部、腰骶部以及某些敏感部位，如合谷、三阴交等处不宜采用药物发泡疗法。有些芳香走窜的药物，如麝香等，禁用于孕妇，以免引起流产。

⑪小儿使用穴位贴敷疗法，要注意做好护理，勿令抓破和擦拭。由于小儿皮肤嫩薄，贴药时间不能过长，一般只能1～2小时或1小时以内，以免引起副作用。

⑫在冷天和严寒情况下，用1药贴敷穴位时，要注意保暖，防止受寒。在夏季用药贴敷穴位时，胶布固定后，防止因汗液浸润而致滑脱，宜用绷带固定。

⑬穴位用药不宜连续应用过久，每组或每个穴位要交替使用，以免药物刺激时间过长，造成皮肤溃破，影响继续治疗和治疗效果。

⑭制好的贴敷药粉，要保持干燥，防止受潮，应放置在能密闭的玻璃瓶或瓷罐内，减少挥发。不可暴晒或受热，防止药物变质。

⑮所用药物不可存放过久，以免失效。要调敷的药物，每次不可调制过多，用多少调多少，现调现用。

⑯穴位贴敷用药固定后，一般不宜参加重体力劳动。

## 二、足疗养生法

### （一）足心疗法的概念与特点

**○足心疗法的概念**

脚与足古今含义不同，脚在古文里指膝关节以下，踝关节以上的部位，故《说文》云："脚，胫也。"古文中的足现代称为脚，指踝关节以下的部位，主要由跗、跖、趾等骨构成。足心疗法，是通过对人体足心亦即涌泉穴进行按摩、针灸、磁疗、药敷、熏洗，而对全身各系统疾病起到治疗、康复以及养生保健作用的一种中医治疗方法，属中医内病外治法范畴。

足是人体运动和行走的器官，它与脏腑、经络、气血有着密切联系，《素问·厥论篇》云："阳气起于足五指（趾）之表，阴脉者集于足下而聚于足心……阴气起于五指（趾）之里。"阐明了足与全身阴阳之气的关系。人体足三阴经与足三阳经均起止于足，足心涌泉穴是足少阴肾经上的第一个穴位且为"井、荥、输、经、合"五输穴中之井穴，为井木，同时，也是人的"第二心脏"，而足心又是这一"心脏"中的重要部分。故对足心涌泉穴进行医疗，能够达到运行气血，防病治病，保健医疗的目的。

足心疗法有着悠久的历史。远在4000年前的唐尧时代，就提倡用赤足舞蹈的方法治疗疾病。成书于春秋战国时期的中医经典著作《黄帝内经》，对足心方面的论述颇多，其中有足心与十二经脉和五脏六腑的联系，以及足心的生理病理、诊断、治疗和预防保健等。如明确指出：在生理上"肾出于涌泉，涌泉者，足心也"，"少阴根于涌泉"，在病理上"清湿地气之伤人也，必从足治"；在诊断上"阳气盛则足下热"，"阴并于下则足寒，足寒则月长也"；在养生保健上"惟贤人上配天以养头，下像地以养足，中傍人事以养五脏"；在治疗上"病在上者，下取之；……病在头者，取之足"，当然，足病可治足，运用足心涌泉穴能够治疗全身多种病证，如"邪在肾，则病骨痛，阴痹。阴痹者，按之而不得，腹胀，腰痛，大便难，肩、背、颈、项痛，时眩；取之涌泉昆仑"，"热病挟脐急痛，胸胁满，取之涌泉及阴陵泉"，"男子如蛊，女子如阻，身体腰背如解，不欲饮食，先取涌泉见血"。且明确指出了针灸足心的体位是"取足心者使之跪"。

据《史记》载西汉名医仓公淳于意，曾刺涌泉穴治疗济北王阿母之热厥足热证，立愈。据民间传说和后世医籍记载，三国时间的名医华佗，就经常应用足心贴药法治疗内、外、妇、儿、五官等各科病证，其中一些方法一直流传至今。

我国第一部针灸学专著《针灸甲乙经》（晋·皇甫谧）记载了用足心涌泉穴治疗《内经》所载病证外，还详细记载了涌泉穴的别名，定位和针灸方法，曰"涌泉者，水也，一名地冲；在足心陷者中。屈足卷指宛宛中，足少阴脉之所出也，为井；刺入三分，留三呼，灸三壮"。并将足心涌泉穴的主治扩大至足厥，喘逆，足下清至膝，风入腹中，侠脐急，胸胁苦满，衄不止，五指端尽痛，足不得践地，咽痛不可内食，妇人无子等病证。晋代医家葛洪在《肘后备急方》中，多用足心治疗急证。并有摩足心疗法的记载。南北朝医家陈延之著有《小品方》（今已轶），从《千金方》《外台秘要》等后世方书引用此书的内容看，陈氏已用附子敷足心涌泉穴引产。

隋唐时期，孙思邈《千金要方》、《千金翼方》，王焘《外台秘要》广泛地记载了足心疗法。其中，贴敷足心法在治疗小儿疾病中尤为常用。如《千金要方》“治疗小儿口疮不得吮乳方……又方：矾石，如鸡子大，置醋中，涂儿足下二七遍，愈”，“治小儿冷痢方……又方：捣蒜，薄两足下；又方：赤小豆末，涂足下，日三，油和亦得”。还创用“五味甘草生摩膏方”涂摩手足心和心口预防小儿感冒等。值得一提的是，孙思邈已经充分认识到涌泉穴绝非一般腧穴可比，故而他在《千金要方》第三十卷中，专列“杂病第七”一节，专门论述了足心涌泉穴、膏肓俞、足三里，这三个特殊重要穴位的主治功能，将足心涌泉穴的主治病证扩大到30余种。高僧知仕在其《摩河止观》中亦有关节“意守足”的养生法，认为“常止心于足挺能治一切病”。

宋金元时期，足心疗法达到了前所未有的巅峰。如《太平圣惠方》用酒炒吴茱萸熨足下治疗阴毒伤寒；《丹溪心法》治虚火用附子末涂足心以引火归元；《世医得效方》用吴茱萸、地龙研末敷足心治疗口疮等。危亦林还对足心疗法多用于口疮等上焦火热之证有佳效进行了解释，如“（小儿口疮）贴药吴茱萸末，醋调贴两足心，移时即愈，药性虽热，能引热至下，甚良”。

明代，足心疗法应用更加普遍。我国历史上最大的方书《普济方》，收载了许多足心疗法的方剂，如记述用生附子研末，和葱涎为泥，敷涌泉穴，来治疗鼻渊。龚信《古今医鉴》，龚延贤《寿世保元》、《万病回春》，李时珍《本草纲目》等，均视足心疗法为常用之法。如《寿世保元》：“治自缢气已脱，极重者，只灸涌泉穴，男左女右，灸脚三壮即活。”《本草纲目》所载足心疗法的处方则已达数百首之多，其中有一些可刊称足心疗法名方，如大蒜贴足心治鼻衄，黄连贴足心治目赤，黄柏贴足心治囟肿，南星贴足心治流涎，蓖麻子贴足心治难产等，皆具简、便、廉、验等特点，至今仍用之。高武《针灸聚英》，杨继洲《针灸大成》等针灸专著，已将足心涌泉穴的主治病证扩大至40余种。

清代，胡其重《急救危证简便验方》，陶东亭《惠直堂经验方》，赵学敏《串雅内外编》等方书，记载了不少足心疗法的简便验方。此外，程鹏程《急救广生集》一书中不仅记载了近百首足心疗法的验方，还介绍了按摩足心以防病保健的方法。在《清太医院配方》一书中，载有“延年涌泉膏”一方，可强身健体，防治疾病。此外，历代著名中医养生学著作之中也记载了许多有关足疗的内容。例如《琐碎录·杂说》指出“足是人之底，一夜一次洗”，书中提倡濯足养生法，认为春季濯足可升阳固脱；夏日濯足暑湿可祛；秋天濯足可使肺润肠濡；冬季濯足令丹田温灼。《修龄要旨·祛病八法》中则强调足部按摩，书中记载了足部按摩的方法：“平坐，以一手握脚趾，以一手擦足心赤肉，不计数目，以热为度……此名涌泉穴，能除湿气，固真气”。

在当代，足心疗法更有了较大发展和运用，特别是20世纪90年代以来，各种传统外治疗法，得到了重视和推广，如当代外治名家，全国中医外治专业委员会主任委员，南通市中医院吴震西主任医师研制的“宁嗽贴膏”，贴于足心涌泉穴治疗喘咳疗效较佳，一些按摩足心的医疗器械，以及防治疾病的足心外用成药如“降压膏”等也已问世。

不仅如此，我国古代还出现过许多有关足疗的专著，如陈延之《小品方》及华佗秘笺《足心道》等，但是由于年代湮远，目前这些书籍均已失传。古代医家很早就提出了“足心宜常擦”的主张。足心就是指的足少阴肾经的涌泉穴，相当于足反射疗法所说的腹腔神经丛（或称为太阳神经丛）。在方法上，更进一步地提出了“每日五更起坐，两足相向，热摩涌泉无数，以汗出为度。”每日按摩足心能滋补肾阴、镇静安神，可治头晕目眩、耳鸣、失眠、小便不利，腰腿酸软等证。如能长期坚持按摩足心可收到“面红润，足轻快”永葆青春的效益。

从以上论述中，我们不难发现，在我国历史上，足心疗法作为一种养生保健与疾病治疗于一体的优秀治疗手段，已经得到了相当程度的认可与发展。

### ○足心疗法的特点

足心疗法这一具有传统医学特色的集防病治病于一体的医疗方法之所以能够有如此的发展，具有它的优势所在。

1. 简单性

此法非常简单，一看便知，一听便懂，一学便会，省去了煎药，服药和注射药物的麻烦，不仅医者可用，患者也可随时自我治疗。

2. 安全性

此法属外治疗法，安全可靠，一般无副作用，且见效快，在用药方面一般没有禁忌，有毒的药物如斑蝥，生草乌、吴茱萸等皆可应用，中药配伍的十八反，也不必顾忌，临床上可放心使用，即使在应用时出现不适感或意外反应，也能及时处理。

3. 施治面广，疗效好

除极少特殊情况，大凡临床上的常见病和多发病皆能施治。其适应症之广泛，其他疗法无与伦比，如可通治内、外、妇、儿、五官、传染等科100多种病证，并且疗效好，不仅能治标，而且也能治本。在治好一种疾病的同时，还能附带治好其他疾病，起到了多病兼治的连锁医治效应。尤其对产生抗药性及不能打针和服药的患者，对多方医治无效和由于某种原因不能进行手术的患者，此法更可以成为很好的替代疗法。此法完全可以同其他疗法结合起来运用，如化学疗法，放射疗法等结合进行，在一定程度上可以减弱化疗及放疗的副作用。

4. 经济实惠

此法所用的药物大都是常用中草药和家庭常备的食物（如蒜、葱、生姜、胡椒、花椒等），药源广泛，取材方便。且此法每次所用药物的剂量也很少（每次约10g左右），费用不多，节约药材。针灸所用针具价格便宜，且能多次使用，更能节省开支。按摩更简单有效，不仅医者而且患者在任何空闲时均能进行，其方便性为他法所不能比拟。

5. 双向调节作用

对中枢神经系统的兴奋和抑制，有明显的调节作用，如针刺足心涌泉穴，观察休克或呼吸停止的兔和猫，使休克动物的血压有不同程度的回升，使小肠与肾血量增加，心搏出量与心输出量增加，使外周阻力降低，组织的血液灌流虽得到改善，使动物死亡率降低，死亡时间延长。针刺不仅在血压过低，休克时可使之回升，而且在血压升高时，针刺足心涌泉穴也可使之降低，证明针刺足心的涌泉穴有使血压水平从异常状态恢复到正常的双向调节作用。

6. 治疗与预防作用共存

“上工不治已病治未病”，足心疗法不仅可以治疗疾病，而且可以无病先防，强身健体，故正常人可达到养生保健之目的。

7. 上下兼治

足心疗法不仅有近治作用，即治涌泉穴所在部位及邻近组织局部病证，而且有远治作用，由于经脉的关系，足部的穴位能治疗上部的病变如《肘后歌》说：“头面之疾针至阴，……顶心头痛眼不开，涌泉下针定安泰”。

8. 提高机体免疫防御能力

提高机体免疫防御能力，从而起到增强抗病能力，强健体质，防老的作用。

## （二）足心疗法养生的理论依据及作用原理

### ○足心疗法养生的理论依据

1. 中医脏象理论

整体观念是中医学最基本的特点之一。其整体观念，有两方面的含义：一是指人与外界环境之间的统一性，指人与外界环境的不可分割和相互协调关系；二是指人体是一个统一的整体，在功能上相互协调，在病理上相互影响。中医理论的核心就是五脏为中心的整体观。中医学认为，人体是一个以五脏为中心，通过经络系统把六腑奇恒之腑，五官九窍四肢形体联系起来的有机整体。其各个部分之间，在结构上是不可分割的，在生理上是相互为用的，在病理上是相互影响的，这也就是说在“人”这个有机的整体中，五脏是核心，五脏是至关重要的。

五脏即心、肝、脾、肺、肾。足与五脏中的肾关系最为密切，《儒门事亲》云：“肾主两足”。认为两足是肾所主。《万病验方》指出：“脚（足）为肾之外候，司于下体者也。”而涌泉穴就是内联于肾脏的足少阴肾经上的第一个穴位。因此，要想真正了解涌泉穴，就必须先对五脏之一的“肾”有所了解。

中医学认为，肾为先天之本，元气之极，主藏精，主生长发育与生殖。精气是人体各种功能活动的物质基础，先天之精只有不断靠后天的精微物质来濡养，才能更好的发挥其作用，促进生长发育。且肾为水火之宝，内藏肾阴，肾阳，肾阳为元阳，肾阴为元阴；肾阳为功能活动，肾阴为物质基础，阴阳互根，相互为用；阳生阴长，阳杀阴藏；肾阳蒸动肾阴产生肾气，人体五脏六腑，四肢百骸均需肾气来温煦。即肾阳，肾阳是脏腑阴阳的根本，“五脏之阳气，非此不能滋；五脏之阴气，非此不能发”。如肺得到了肾气的温煦才能发挥呼吸，吐故纳新的作用。心得到肾气的温养才能发挥主血脉，主神明的作用。脾得到温煦才能升清，运化水谷精微。胃得到肾气的温煦才能腐熟水谷。膀胱得到温煦才能气化津液等等。肾气旺盛，则精力充沛，轻健多力，思维敏捷，生机勃勃，肾气衰少，则体弱多病，身体早衰。故人生三大宝“精、气、神”，而把精放在首位，可见“精气”在人体的重要地位。

《难经·三十六难》云：“脏各有一耳，肾独有两者，何也？然肾两者，非皆肾也，其左者为肾，右者为命门；命门者，诸精神之所舍，原气之所系也，男子以藏精，女子以系胞，故知肾有一也。”元·滑寿注释曰：“男子于此而藏精，受五脏六腑之精而藏之也，女子于此而系胞，是得精而化，胞则受胎之所也，原气谓脐肾间动气，人之生命，十二经之根本也，……肾之属，虽有左右命门之分，其气相通，实皆肾而已”。说明虽有左右之分，其实质还是肾的功能，肾间动气为命门之火，借三焦道路而发挥作用。故：“三焦为元气之别”。《景岳全书》指出了命门的重要性说，“命门为元气之根，为水火之宅，五脏之阴非此不能滋，六腑之阳非此不能发。”命门虽重要但归根在肾。

肾与大脑关系密切，肾藏精，精生髓，脑为髓之海，精是髓之源，《灵枢·经脉》篇曰：“人始生，先成精，精成而脑髓生。”《素问·五脏生成》篇指出：“诸髓者，皆属于脑”。脑的物质基础是精和髓。有了精髓的滋养，大脑才可发挥作用，人体的一切精神意识思维，以及神气的出入升降，均由大脑所主。所以《素问·本病》篇曰：“神失守位，即神游上丹田在帝太乙君泥丸宫下。”此上丹田就是人之脑。说明脑是人体总统诸神之帅，为神所居之处。脑为髓之海，统帅诸经络。人体十二经脉，督脉，任脉直接或间接的与脑相联系。手三阳经从手走头，足三阳经从头走足，足厥阳肝经系目系交会于巅顶。督脉在头部入络脑，任脉在头面部相会。故《灵枢·邪气脏腑病形》篇曰：“十二经脉，三百六十络，其血气皆上注于面，而走空窍。”《灵枢·大惑论》

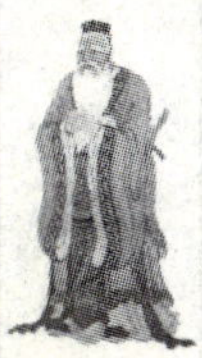

中说:“五脏六腑之精气,皆上注于目,而为之精,精之窠为眼,骨之精为瞳子,筋之精为黑眼,血之精为络,其窠气之精为白眼,肌肉之精为约束,裹撷筋、骨、血、气之精而与脉并为系,上属于脑,后出于项中”。

《灵枢·本神》篇曰:“生之本谓之精,两精相搏谓之神”。精与神是人体存在的最基本条件,神是生命活动的表现与主宰,亦是大脑对客观事物的反映。心藏神心气通于脑。精化气,气生精,精生神,形与神具,形神统一,无形则神无所依,无神则形无所动,相辅相成,《千金要方》曰:“头者,人之元首,人神所注”。《本草纲目》曰:“脑为元神之府”。精、气、血是神的物质基础,在神的统一下,调节心、肝、脾、肺、肾。协调机体内外环境得到统一,达到生生不息,身体健康。肾气充足,精气旺盛,则神更好的发挥作用,得神者昌,失神者亡,而这些均依靠肾的功能正常,若肾阴,肾阳虚损日久,必然导致其他脏腑的阴阳失调。故《灵枢·本神》曰:“肾气虚则厥,实则胀,五脏不安”。反之,其他脏腑有病也可以病及肾。因此,若要防病延年,首当肾精持满,五脏六腑久病,亦必当调肾之元阴元阳。

对被称之“先天之本”、“封藏之本”、“呼吸之本”、“脏腑之本”的肾,上自中医的经典著作《内经》,下迄历代医家,无不重视之,如明·李中梓《医宗必读》曰:“肾为脏腑之本,十二经之根,呼吸之本,三焦之源”。也正因为肾有如此之多而又如此重要的生理功能,足少阴肾经又斜走足心,所以足心疗法就可以通过调理肾经,肾脏而起到调整全身,进而起到防病治病,养生保健的作用。

2. 中医经络理论

早在2500年前《内经》对经络就有明确的阐述,经现代科学研究证实,是客观存在的一个系统。经络学说是中医学的基础理论之一,是研究人体经络系统的构成与分布,生理功能与病理变化及临床应用的一门学说。经络学说阐述了人体的脏腑、器官组织,依靠经络联系,依赖经气灌注,从而形成了一个统一整体的原理。

经络是经脉和络脉的总称,经指经脉,是经络系统中纵行的干线,分布在人体的深层,络指络脉,是经脉的分支部分,纵横交错,如罗网维系,分布在人体的浅表部位。经络是人体运行气血的通道,是沟通人体内外,上下的一个独特系统,它内属脏腑,外络肢节,无处不到,遍布全身,人体之所以是一个有机统一的整体,就是因为有经络系统的联属。

经络的生理功能主要有两个方面:一是沟通表里上下,联系脏腑器官,使人体形成一个完整的统一体。二是通行气血,濡养灌溉人体的组织器官,使之维持正常的生理功能,正如《灵枢·海论》曰:“夫十二经脉者,内属于腑脏,外络于肢节”。《灵枢·本藏》曰:“经脉者,所以行血气而营阴阳,濡筋骨,利关节者也”。血和则经脉流行,营覆阴阳,筋骨劲强,关节清利点。经络正常功能的实现,主要依靠经气的推动。经气的强弱则取决于脏器的盛衰。其中脾、肾之气与经气的关系最密切。

经络的病理变化主要表现为经气不足及经脉郁滞等两个方面。而经气不足尤因为脾肾两脏功能的生理衰退及病理性衰退所致,脏腑功能的衰退引起脏气不足,从而影响到经气不足,造成经络生理功能障碍。经脉郁滞则多由寒湿之邪侵袭以及痰湿等病理产物的蓄积所致,不仅如此,经络与疾病的发生与经变亦有着密切的关系,外邪侵犯人体,多由经脉开始,如果经气失常,经络卫外不固,则邪气可以通过经脉络脉,逐渐转入脏腑。正如《素问·皮部论》所说:“凡十二经络脉者,皮之部也。是故百病之始生也,必先于皮毛。邪中之,则腠理开,开则入客于络脉。留而不去,传入于经,留而不去,传于腑,廪于肠胃。”这就是说,经络可以成为外邪传变的通道,当然,经络也可以成为医生施治,内病外治驱邪外出的途径。由此可见,经络对人体生理病理以及中医的诊断与治疗均有重要的意义。所以《灵枢·经脉》曰:“经脉者,所以决死生,处百病,调虚实,不可不通”。

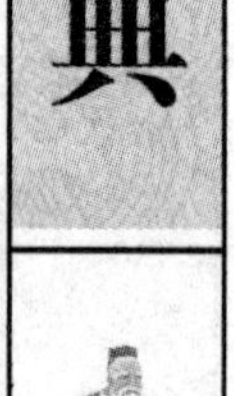

十二经脉包括手三阴经(手太阳肺经,手厥阴心包经,手少阴心经);手三阳经(手阳明大肠经,手少阳三焦经,手太阳小肠经);足三阳经(足阴明胃经,足少阳胆经,足太阳膀胱经);足三阴经(足太阴脾经,足厥阴肝经,足少阴肾经)。

足心涌泉穴就是足少阴肾经上的第一个穴位,又名地衢,地冲蹶心为“井、荥、输、经、合”五输穴中的井穴,为井木。

从经络的角度看,为什么足心涌泉穴的主治如此广泛呢?现分析如下:

(1)从经脉循行看足心疗法

据《内经》记载,足少阴肾经的循行路线如下:《灵枢·经脉》“肾足少阴之脉,起于小指之下,邪(斜)走足心出于然谷之下,循内踝之后,别入跟中,以上踹内,出国内廉,上股内后廉,贯脊属肾,络膀胱,其直者,从肾上贯于肝、膈,入肺中,循喉咙,挟舌本;其支者,从肺出,络心注胸中,是动则病;饥不欲食,面如漆柴,咳唾则有血,喝喝而喘,坐而欲起,目䀮䀮如无所见,心如悬若饥状,气不足则善恐,心惕惕如人将捕之,是为骨厥。是主肾所生病者,口热、舌干、咽肿、上气,嗌干及痛,烦心、心痛、黄疸、肠辟、脊骨内后廉痛、痿、厥、嗜卧、足下热而痛”。

《灵枢·经筋》:“足少阳之筋,起于小指之下,入足心,并太阳之经,邪(斜)走内踝之下,与足太阳之筋合,入而上结于内辅骨之下,并太阳之经而上,循股阴,结于阴器,循膂内,挟脊,上至项,结于枕骨,与足太阳筋合。”

总之,足心内与五脏六腑,外与四肢百骸,无不相通,其具体通路如下:

①足心与五脏六腑相通

足心与肾相通:《灵枢·经脉》“肾足少阴之脉……斜走足心……属肾”。《灵枢·本输》“肾出于涌泉,涌泉者,足心也”。

足心与心相通:《灵枢·经脉》“肾足少阴之脉……斜走足心……其支者,从肺出,络心”。

足心与肝相通:《灵枢·经脉》“肾足少阴之脉……斜走足心……其直者,上贯于肝、膈”。

足心与肺相通:《灵枢·经脉》“肾足少阴之脉……斜走足心……其直者……入肺中……其支者,从肺出”。

足心与脾相通:在《灵枢·经脉》中未言足心与脾直接相通。但《素问·厥论》曰:“阴脉者集于足下而聚于足心。”阴脉,即指足三阴经,包括足太阴脾经在内,说明是太阴脾经亦过足心,而足太阴脾经“属脾”。《灵枢·经筋》亦曰:“足少阴之筋……入于足心,并太阴之经上行。”太阴,即是太阴脾经。另据《灵枢·营气》营气“从脾注心中……循足心。”《灵枢·卫气行》:卫气“其入于足也,入足心,出内踝下,行阴分,复合于目。”行阴分”就包括脾脏。由此可见,足心亦与脾相通。

足心与膀胱相通:足心属足少阴肾经,《灵枢·经脉》“肾足少阴之脉……络膀胱”。

此外,《灵枢·经脉》等篇虽皆未直接说明足心与胃、胆、大肠、小肠、三焦诸腑相通,但脏腑之间的表里络属关系,则决定了足心既然与五脏相通,就必然与六腑相能。又因为营气、卫气皆行于足心,八脉隶属于肝肾,故足心皆可通过营卫气血的运行和奇经八脉而通达六腑。

②足心与器官肢体相通

根据《灵枢·经脉》,足心可通过足少阴肾经直接与以下器官和肢体相通:

足心与膈相通:《灵枢·经脉》“肾足少阴之脉……斜走足心……上贯肝,膈。”

足心与喉咙相通:《灵枢·经脉》“肾足少阴之脉……斜走足心……循喉咙。”也正因为肾经与咽喉相通,故其“是主肾所生病者……咽肿,上气,嗌干及痛”。《灵枢·杂病》亦曰:“嗌干,口中热如胶,取足少阴。”

足心与舌相通:《灵枢·经脓》"肾足少阴之脉,……斜走足心……挟舌本。"《灵枢·根结》"少阴根于涌泉,结于廉泉。"廉泉即在舌下。

也正因为足心直接与咽喉、舌头相通,故临床上足心疗法对咽喉肿痛、口舌生疮等疾病疗效甚佳。

足心与下肢相通:足少阴肾经起于足小指,斜走足心,行于下肢内侧的后缘。

足心与脊柱相通:《灵枢·经脉》"肾足少阴之脉……斜走足心……贯脊。"

足心与胸腹相通:足少阴肾经在腹部离前正中线0.5寸挟脐上行至胸部。《灵枢·经脉》:"肾足少阴之脉……斜走足下……注胸中。"

此外,足心还可以通过经别、经筋、络脉等与下列器官、肢体相通。

足心与腰相通:足心届肾经,而腰为肾之府。另据《灵枢·经别》"足少阴之正……复出于项,合于太阳。"《灵枢·经筋》"足太阳之筋……入足心……循膂内挟脊,上至项,结于枕骨,与足太阳之筋合。"

足心与头脑相通:脊柱属督脉,内藏脊髓,直通于脑而足少阴肾经,"斜走足心……贯脊内"。故足心可诵讨督脉与脑相通。另肾主骨,生髓,而脑为髓海。《灵枢·经别》"足少阴之正……直者系舌本,复出于项,合于太阳。"太阳,即指足太阳膀胱经,而《灵枢·经脉》"膀胱足太阳之脉,起于目内眦上额,交巅;其支者,从巅至耳上角;其直者,从巅入络脑,还出别下项。"故足心可通过足少阴经别的离、入、出、合,合于足太阳而通于头脑。

足心与耳相通:足心属肾经,而肾开窍于耳。另据《素问·缪刺论》"邪客于手足少阴、太阳、足阳明之络,此五络皆会于耳中,上络于耳角"。

足心与阴器相通:阴器,即外生殖器。《灵枢·经筋》"足少阴之筋,起于小指之下,入足心……结于阴器。"

"经脉所通,主治所及",至少足少阴肾经所循行或相通部位的疾病,足心涌泉穴皆可疗之。

(2)从八脉隶属肝肾看足心疗法

八脉即奇经八脉,包括任脉,督脉,冲脉,带脉,阴跷脉,阳跷脉,阴维脉,阳维脉八条经脉。奇经八脉在经络系统中占有极为重要的地位,它对十二经脉、经别、络脉起着广泛的沟通、联络、统率、主导、渗灌和调节作用。若把十二经脉比作自然界的沟渠的话,奇经八脉就是湖海。其中,督脉为"阳脉之海",任脉为"阴脉之海",冲脉为"十二经之海"、"血海"、"五脏六腑之海"。此外,带脉能约束诸经;阴阳跷脉主肢体两侧之阴阳,阳跷主阳气,阴跷主阴气;阴阳维脉能维系、维络阴经和阳经,阳维脉主宰一身之表,阴维脉主宰一身之里。

"八脉隶于肝肾"是清代温病四大家之首叶天士在《临证指南医案》一书中指出的著名论点,意在强调奇经八脉与肝肾的联系。肝主藏血,肾主藏精;因精血互生,且温病学家认为肝肾同属于下焦,故有精血同源、肝肾同源之说。但从经络的角度看,八脉隶于肝肾应以肾为主体。

在奇经八脉这八条经脉中,有六条直接与足少阴肾经相通:

一是督脉:《素问·滑空论》:"督脉者……绕篡后别绕臀至少阴,与巨阳中络者合少阴上股内后廉,贯脊属肾。"李时珍《奇经八脉考》:"其脉起于肾下胞中……别绕臀,至少阴与太阳中得合少阴上股内廉……在骶骨端与少阴会,并脊里上行"。

二是任脉:任脉行于前正中线,而足少阴肾经在腹部离前正中线0.5寸上行,基本上与任脉融合于一起。《灵枢·五音五味》:"冲脉、任脉皆起于胞中,上循脊里"。而足少阴肾经"贯脊"。另据《奇经八脉考》:任脉同"足厥阴、太阴、少阴并行腹里"。

三是冲脉:《灵枢·逆顺肥瘦》论冲脉:其下者,注少阴之大络……其下者,并于少阴之经,渗三阴。"《灵枢·动输》:"冲脉者,十二经脉之海也,与少阴之大络起于肾

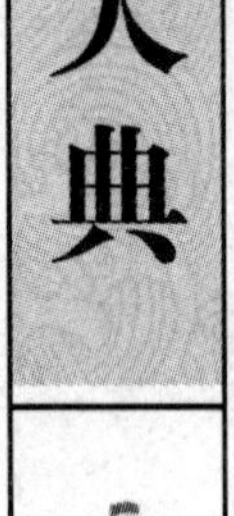

下……下入内踝之后，入足下。”《素问·骨空论》：“冲脉者，起于气街，并少阴之经，挟脐上行，至胸中而散”。

四是带脉：《灵枢·经别》：“足少阴之正……出属带脉。”

五是阴跷脉：《灵枢·脉度》：“（阴）跷脉者，少阴之别……”《奇经八脉考》：“阴跷者，足少阴之别脉，其脉起于跟中足少阴然谷穴之后，同足少阴循内中踝下照海穴”。

六是阴维脉：《素问·刺腰痛篇》：“刺飞阳之脉，在内踝上五寸，少阴之前，与阴维之会。”《奇经八脉考》：“阴维起于诸阴之交，其脉发于足少阴筑宾穴，为阴维之郄”。

此外，阳维脉，阳跷脉虽不直接与足少阴肾经相通，但由于阴阳维脉相互维系，阴阳跷脉相互连通；且阳维与足太阳膀胱经相合，阳跷乃足太阳之别脉，足太阳膀胱经又与足少阴肾经相表里，故阳维、阳跷也与肾经密切相关。

八脉隶于肝肾，既有经脉理论为依据，又有临床实践作证明，有重要的临床指导意义。如清温病四大家之一吴瑭亦曰：“盖八脉隶于肝肾，如树木之有本也。”也正因为奇经八脉皆通于肾经，足心又为肾经之根，故足心就可以通过奇经八脉来贯通并调整周身。

(3)从营卫(气血)运行看足心疗法

气是人体生命功能活动的精微物质，维持着人体的生命，也是人体脏腑组织的生理功能。营气卫气皆是中焦脾胃所化生的水谷精微物质，如《灵枢·营卫生会》：“人受气于谷，谷入于胃，以传与肺，五脏六腑，皆以受气，其清者为营，浊者为卫，营在脉中，卫在脉外，营周不休，五大而复大会。”“中焦……泌糟粕，蒸津液，化其精微，上注于肺脉，乃化而为血，以奉生身，莫贵于此，命曰营气。”“营卫者，精气也”。营卫之气在生命活动中起着非常重要的作用。

营者，荣也；营气行于肺中，主要起营养作用。如《素问·痹论》曰：“营者，水谷之精气也，和调于五脏，洒陈于六腑，乃能入于脉也，故循脉上下，贯五脏，络六腑也。”《灵枢·邪客》曰：“营气者，泌其津液，注之于脉，化以为血，以荣四末，内注五脏六腑。”可见内而五脏六腑，外而形体四末，无不需要营气的滋养。《灵枢·营气》专门对营气在体内具体运行和通过的部位进行了描述，即从肺经开始→大肠经→胃经→脾经→心经→小肠经→膀胱经→肾经→心包经→三焦经→胆经→肝经→肺经的顺序环周不休。其中特别提到了营气循行于足心。

卫者，卫也；卫气行于脉外，主要起护卫作用。如《灵问·痹论》曰：“卫者，水谷之悍气也，其气疾滑利，不能入于脉也；故循皮肤之中，分肉之间，熏于肓膜，散于胸腹”。《灵枢·本赃》曰：“卫气者，所以温分肉，充皮肤，肥腠理，司开合者也”。《灵枢·邪客》亦曰：“卫气者，出其悍气慓疾，而先行于四末、分肉、皮肤之间，而不休者也。昼日行于阳，夜行于阴，常从足少阴之分间、行于五脏六腑。”常从足少阴之分间，即指卫气从足少阴经为起点行于阴分（五脏六腑）。那么，是从足少阴经的哪个地方为起点呢？《灵枢·卫气行》对此作出了进一步解释：卫气“其至于足也，入足心出内踝下，行阴分，复合于目，故为一周”。可见卫气就是从足心处行于阴分，《素问·厥论》亦曰：“阴脉者集于足下而聚于足心。”卫气在阳分的具体循行路线是：“其始入阴，常从足少阴注入于肾，肾注入心，心注于肺，肺注于肝，肝注于脾，脾复注于肾为周。”

营者，阴也；卫者，阳也；营卫者，精气也；是知营卫即气血。医圣张仲景，著《伤寒杂病论》，调和营卫之桂枝汤为其开卷之第一方，原为治太阳中风而设，但后世医家经过临床实践证明：此方“外证得之，可解肌和营卫；内证得之，能化气调阴阳”。被誉为群方之冠。可知调营卫即和阴阳，其功大矣。今营卫皆行足心，故涌泉一穴，

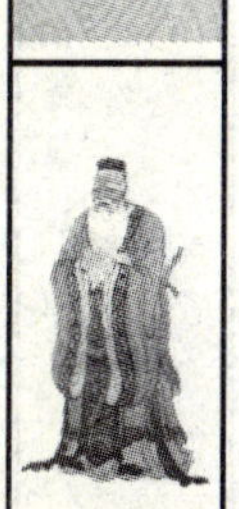

则恰似桂枝一汤也。

(4)从标本根结看足心疗法

标本根结是针灸经络理论的重要内容。那么,何为标本、根结呢?标、本、根、结这几个字的本意是指树木而言。木之末曰标,标即指一棵大树上面的分枝和末梢;森之根日本,本即指一根大树下面的主干和树根;根即指树根;结即指根冠上所结的果实。可见标本根结理论是将人体以一棵根深叶茂、果实累累的大树为比喻,在论述经络的分布、卫气营血运行的基础上,来阐述“经气”在体内贯通、集中和扩散的情况,进一步说明人体的四肢末端、头面、胸腹等这几个特殊部位的重要性,以及人体脏腑、上下、内外的密切联系和对应关系。

根结理论始见于《灵枢·根结》篇,该篇论述了足三阴三阳经的根部部位,以及手足三阳经的根、溜、注、入部位。可见,“根”有二:一是根结之“根”,二是根、溜、注、入之“根”。其中,根结之根即足部的井穴;“结”在头、胸、腹的一定部位。人之下肢和双足,恰如大树之树根,在十二经脉中,唯足六经起行于下肢足部,所以在《内经》中,根结之“根”,仅指足三阴、三阳经。又因“四肢者,诸阳之本也”,故根、溜、注、入之“根”,则仅有手足三阳,而无手足三阴。

据《灵枢·根结》篇,足六经的根结部位如下:“太阳根于至阴,结于命门;命门者,目也。阳明根于厉兑,结于颡大;颡大者,钳耳也。少阳根于窍阴,结于窗笼;窗笼者,耳中也。太阳为开,阳明为阖,少阳为枢……太阴根于隐白,结于太仓。少阴根于涌泉,结于廉泉。厥阴根于大敦,结于玉英,络于膻中。太阴为开,厥阴为阖,少阴为枢。”在开、阖、枢中、枢指、枢纽,是最重要的。在三阳中,少阳主枢,故《素问·六节脏象论》有“凡十一脏取决于胆也”之论,仲景《伤寒论》创少阳病主方小柴胡汤,后世用之,却也能治证最广。在三阴中,少阴主枢,其根足心涌泉穴位于人体最下部。《素问·厥论》曰:“阴脉者集于足下而聚于足心”,则知少阴之根正如大树最深之根,而涌泉一穴又如柴胡一汤也。

根深则果繁叶茂,根绝则果落枝枯。标本根结理论为“上病下取,下病上取”奠定了理论基础,尤其是为四肢末端的腧穴具有的远治作用提供了理论依据。

综上所述,我们不难得出一个具有重要意义的论点——“足心通十二经脉和五脏六腑论”,即足心可通过经络系统内连于五脏六腑,外络于四肢百骸。这一理论的提出,为足心疗法可以防治全身的各种疾病提供了坚实的经络学依据。

3. 神经生物学

现代神经生物学研究证明,足心部有丰富的血管和神经组织,有躯体感受器,亦有内脏感受器。足心疗法养生的各种方法,如针刺、灸疗、按摩、药物刺激等,都可以通过对足心血管和躯体,内脏感受器的刺激,通过神经反射引起一系列的神经体液调节,从而起到防治疾病强身健体的目的。

对足心部躯体感受器的刺激可通过脊髓节段反射分别调整内脏器官和躯体,肌肉的功能活动,其基本反射通路为:足心躯体感受器→坐骨神经→脊髓后角→脊髓固有束→脊髓前角的运动神经元或侧角的交感神经元、副交感神经元→脊神经或交感、副交感神经→肌肉或内脏。此外,对躯体感受器的刺激产生的冲动还可以上传至大脑,激活脑干网状结构、下丘脑、下丘脑—内分泌调节链、大脑边缘系统,对全身的功能进行一系列的神经体液调节。

在对足心部躯体感受器刺激时,也会同时刺激分布于足心部血管壁和腺体上的内脏感受器,由内脏感受器产生的冲动沿神经反射传于脊髓和大脑后(其通路为:内脏感受器→下肢周围交感神经→腰交感干→脊髓后角→脊髓前外侧索内脏感觉传导束→脑),可与躯体冲动汇合,并可能在调节内脏、心血管和内分泌方面起更重要的作用。

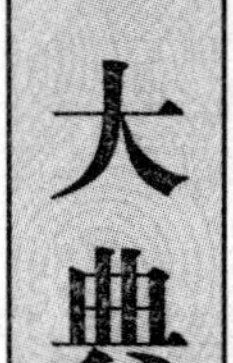

4. 系统论

系统论是20世纪四大科学成就的主要内容之一，运用系统论来研究祖国医学，是80年代以来开辟的一个新的研究领域，山东中医药大学祝世纳教授在这方面进行了开创性的研究工作，一门新兴的分支学科——系统中医学，正在形成和完善。对其重要意义，著名科学家钱学森教授说："把中医固有理论和现代医学研究用系统论结合起来，那么，在马克思主义哲学的指导下，（中医）一定能实现一次扬弃，搞一次科学革命。"

系统论认为，人是有机的自然系统，是在"自己运动"中自我完成的，人这一系统的有序稳定的建立、维持和破坏，是系统在内外涨落的推动下"自己运动"的结果和表现。所以，"中医治疗的一个首要特点，是重视和依靠机体的自组织过程的主体性加工，才能反应出病、不病、何病；同样，一切外来的治病手段，也要通过机体自组织过程的主体性加工，才反应出效、不效、何效。故治疗的中心环节，应是如何调动，增强机体的自组织能力，通过其主体性和有目的地恢复有序稳定的活动达到病愈的目的。"（祝世讷《中医系统学导论》）

足心疗法实际上就是一种外加的人工涨落，主要是通过触发、推动机体的自主性自组织活动而实现的，其本质是推动和促进机体进行自我调节。由于足心通于全身经脉和五脏六腑，是足部的黄金点，与整个机体有非常密切的联系，并对外来的各种刺激非常敏感，因而足心疗法所用药物和刺激等这些"外加的人工涨落"，就可以通过经络和神经反射对其"放大"和"增益"，触发和推动机体的自我调节能力，从而起到治疗全身各种病证和强身健体的目的。

综上所述，足心疗法有着很充实的理论基础，但现在这方面的研究还很不够，还没达到运用足心疗法理论去指导足心疗法临床实践和高度，尤其是在运用中国传统文化思想和现代科学研究成果的结合方面，需要对足心疗法进行更深入地研究。

### ○足心疗法养生的作用机制

足心疗法与养生的作用机制是复杂的，目前看来可能有如下四个方面：一是药物和其他治疗手段作用于足心而产生的刺激和调整作用（以下简称穴位刺激和调整作用）；二是药物经足心穴位吸收后产生的药物本身的治疗作用（以下简称药物治疗作用）；三是以上两种作用的综合作用（以下简称综合作用）；四是心理调节作用。

1. 穴位刺激和调整作用

药物和其他方法，如针刺、灸疗、按摩、意守等，作用于足心涌泉穴而产生的刺激和调整作用主要通过以下两个途径来实现：

（1）经络的传导和调整作用

中医认为，经络是联系脏腑、体窍和肌肤的信息网，有运行气血、传导感应调整虚实，协调阴阳的功能。近年来运用生物物理学与生物化学的手段研究证明，经络是客观存在的。它是由生物学相似程度较大的连续性细胞团构成的。经络又是毛细血管、神经末梢、肥大细胞密集的通道。人体每个器官都与经络联属，同时，又和与它有关的器官相连络。如肝与眼有联系，同时又和鼻、耳、手、膝和足等连络。

这样就形成了一个相对密切的联络网。郝万山教授曾把这个网称作"经络树"。把全身十二正经看做有十二棵如此的经络树，它们之间又有效能枝相连。而足心涌泉穴通于十二经脉、奇经八脉、五脏六腑、肢体百骸，全身的经脉直接或间接的到达足心部。因此，作用于足心部的各种刺激，就可以通过经络系统而起到畅通经络气血，传导刺激感应、调整脏腑虚实，平衡阴阳的作用，从而从根本上对各种疾病起到治疗、预防及强身健体的作用。

（2）神经的反射和调整作用

人体是一个复杂的各部位和各种器官都有着密切联系的统一体。身体的表面和内部都有丰富而敏感的神经末梢感受器。当身体内外环境发生变化时，感受器受到刺激引起神经冲动沿传入神经纤维将信号传递上中枢神经细胞，通过中枢神经的处理（分析、综合）再将信号沿传出神经纤维传递至相应器官、腺体或肌肉，引起生理意义的生理功能活动。通过刺激足心部的躯体感受器和内脏感受器，可通过神经反射进入脊髓和大脑引起一系列的神经体液调节。例如，对脑干网状结构的激活可提高机体的警觉水平，调节肌肉、内脏和心血管的功能活动；对下丘脑的激活可调节人体的精神、睡眠、进食、体温和性功能；对正丘脑——内分泌链的激活可通过内分泌腺对机体进行一系列的体液调节、增强和调动机体的免疫力；对大脑边缘系统的激活，可调节内脏和心理活动。

从系统论的角度看，这种对穴位的刺激而产生的高速作用，其本质是触动和推动机体进行整体性的自我调节，从而达到防治疾病强身健体的目的。

2. 药物治疗作用

药物贴敷足心法是足心疗法的最常用方法，是用中药加工成不同的制剂，如药粉、药丸、药泥、药膏、药饼、药水等，把配制好的药物剂型，贴敷在足心，达到治疗疾病的目的。现代研究证明，药物完全可以通过皮肤而被吸收。皮肤分表皮和真皮，皮下有脂肪组织，表皮又可分为五层，最外层为角质层。药物经皮肤吸收包括两个时相：①穿透相：药物通过皮肤表面结构角质层和表皮，进入细胞外间质。②吸收相：药物分子通过皮肤微循环，从细胞外液迅速地弥漫散入血循环。穿透相比较复杂。角质层是皮肤主要屏障功能，它能防止化学物质的穿透；角化细胞含有结构脂质及水溶性物质，能缓慢的吸收水分，细胞间隙充满着板层结构样脂质，控制水溶性溶质的扩散。由此可见，水溶性和脂溶性药物皆可经被动弥漫，穿透角质而被渐渐吸收。此外，皮肤附属器汗腺、毛囊皮脂腺也是药物吸收的通道，尤其是一些高分子物质。

人体各处的体表结构不同，决定了不同部位的体表皮肤吸收药物的能力也不同。据 Chien 报道，人体皮肤的通透性依耳后、阴囊、腹股沟、头皮、脚背、前臂、脚底的顺序降低。国外有人测定，若以前臂皮肤吸收量为 1 的话，足心的吸收量仅为 0.14。这说明足心并不像肚脐一样是一个特别有利于药物渗透和吸收的部位，也提示我们经足心疗法吸收后的药物作用并不占主要地位。但由于足心可以忍受较强的药物刺激，所以通过在足心运用刺激性较强的药物可以弥补其在吸收药物方面的不足，但不管怎样，足心贴药疗法必定会有药物的作用，这一点是完全可以肯定的，对此，古人也已经有所体验和记载，如《世医得效方》曰：“衄血方……大蒜煨香，取三瓣研敷脚底，鼻中有蒜气即去之”。

3. 综合作用

一般情况下，内服某药能治某病，用某药作用于足心也能治某病，如用杏仁、半夏内服可治疗咳嗽，用杏仁、半夏贴敷于足心，也能治疗咳嗽；但时常也有例外，即将某药贴敷于足心可治疗某病，但将药物内服却没有疗效。如用吴茱萸、附子等温热药物贴敷足心，可治疗口疮、咽痛等实热证，但吴茱萸、附子等温里药物内服不仅不能治疗因实热引起的口疮、咽痛等证，而且只能是火上加油，加重病情。我们还发现，治疗同一种疾病，在足心所贴敷的药物不同，疗效也常常不同。同时，不用任何药物的针刺，按摩足心等方法同样对许多疾病有效。这些事实告诉我们，运用足心疗法防治疾病，其疗效的取得，既有药物对足心涌泉穴的刺激作用，亦有药物经穴位皮肤后药物本身的治疗作用，而且在一般情况下，往往是两种作用的综合。这种综合作用在触发、调动和增强机体的自组织能力的前提下会同时出现，其实质是一种综合的调整作用。

4. 心理调节作用

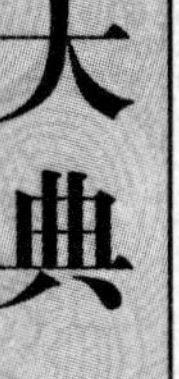

随着医学模式的转变，人们更加注重心理因素的治疗作用了。人是感情动物，常受到“喜、怒、忧、思、悲、恐、惊”等“七情”的制约。中医有“怒伤肝、喜伤心、思伤脾、忧伤肺、恐伤肾”之说。我们每天在按摩足心前后仔细观察一下自己的脚。一方面有协助诊断病情的意义，另一方面随着病情的好转会使我们的心境更加平和舒畅，在自如地使用自己的手、脚及按摩棒和足底滚摩器按摩自己的脚时，会有一种发自内心的舒适感，再联想一下病情好转和避免乘车到医院排队看病，排队交费和拿药，难道不是一种良好的治疗作用吗？

## （三）足心疗法养生的功用及适应证

足心疗法的功用颇多，适应证也较广，据古今中外文献的记载和临床实践，足心疗法对泌尿、生殖、神经、内分泌、循环、呼吸、免疫、消化等系统均有一定的调理作用，可广泛应用于内、外、妇、儿、五官等科 100 多种疾病的预防和治疗。概括地说，足心疗法的功能及适应证如下 11 种之多。

**〇补肾益精，滋阴壮阳**

肾为先天之本，主藏精，发育与生殖，内藏肾阴肾阳，为水火之宅，精是构成人体的基本物质，也是人体各种功能活动的物质基础。它有先天和后天之别。先天之精禀受于父母，指肾脏本身所藏之精，是人生殖发育的根本。后天之精来自脾胃的水谷之精，是维持人体生命活动的基础。而足心涌泉穴为足少阴肾经之根，足心疗法可增强肾之功能，使肾精与肾阴肾阳充足，故可用于各种肾精亏虚或肾阴、肾阳不足之证或久病及肾之证。

**〇降火纳气，引热下行**

肾为封藏之本，主纳气，为气火之根。人体的呼吸功能，虽为肺所主，但吸入之气，必须依赖于肾的纳气功能，所以有“肺主呼吸，肾主纳气”的说法，肾的纳气功能，实际上就是肾的封藏作用在呼吸运动中的具体体现。因此只有肾气充沛，摄纳正常才能使肺的气道通畅，呼吸均匀。若肾的纳气功能减退，摄纳无权，呼吸就表浅，可出现动辄气急，呼多吸少等病理现象。而足心涌泉穴位于人体最下部，故足心疗法（尤其是足心贴敷吴茱萸等降逆的药物）可以引上部的逆气和火热下行，对气不潜降，虚火上炎及上焦头面咽喉火热之证如咳嗽、气喘、口舌生疮、咽喉肿痛等效果最佳。

**〇清上实下，交通心肾**

心属火在上，肾属水在下，正常情况下，心火能下及肾宅以温肾水，肾水能上达心宫以济心火，故人体上虽属火而不热，下虽水而不寒，此为心肾相交，坎离既济。足心为少阴经，肾经属肾通心，故足心疗法可上清心火，下温肾水，可用于心肾不交引起的失眠及上热下寒诸证。

**〇滋水涵木，平肝潜阳**

肾藏精属水，肝藏血属木，因精与血，是互为资生的，故肝肾同源。据《素问·厥论》：“阴脉者集于足下而聚于足心”，故足心疗法可同时调节肝肾两脏，滋补肝肾之阴，对肝肾阴虚，肝阳上亢所致的高血压、头痛、眩晕等有较好的疗效。

**〇扶火生土，散寒除湿**

寒从足下起，“伤于湿者，下先受之”，足心其位最下，易感受寒湿之邪。寒邪入内易伤肾，湿邪入内易伤脾。脾肾两经皆起于足心，故足心疗法可温补脾肾，散寒除湿，可用于脾肾阳虚，寒湿内侵所致的四肢畏寒，脘腹冷痛大便溏泄及下肢疼痛麻木，痿痹等证。

**〇疏通经络，行气活血**

经脉是运行气血的通路，而足心通于十二经脉，足心疗法可使全身经脉通畅，

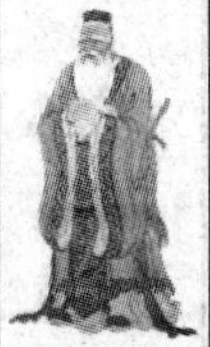

“通则不痛”，“气血调和则无病”，故脚痹证，腰痛等诸痛证，以及气血失调所致病证皆可用之。

**〇通阳苏厥，醒脑开窍**

肾阳以肾为宅，以阳为妃，人有阳气则生，无阳气则厥。肾主骨、生髓，“其华在发”，肾藏精，精生髓，而脑为髓之海，且髓又居骨干中，骨髓充养，肾精充足，骨、髓、脑三者充实健壮，则精神充足，发育正常。如肾精不足，则发育缓慢，动作迟钝，骨软无力。故足心为肾精之根，故针刺足心，对阳气不通，脑窍闭阻所致的昏厥、中风、失语等每有苏厥救急之功。

**〇调理奇经，温补下元**

奇经八脉隶属于肝肾，肝肾同属下焦，阳脉聚于足心，故足心疗法可温补肝肾下元，调理奇经八脉，对于肝肾和奇经八脉有密切联系的泌尿、生殖系统疾病和妇产科病证有较好疗效。

**〇调和营卫，平衡阴阳**

营卫之气皆行于足心，营气属阳，内荣五脏六腑；卫气属阳，外固皮毛肌腠。故足心疗法外可用于营卫失调之表证，内可用于营卫失荣之里证。起到“外证得之，可解肌和营卫；内证得之，能化气调阴阳”的作用。

**〇调整脏腑，去病延年**

足心内通五脏六腑，对脏腑功能有双向调节作用，使脏腑功能活动恢复到或维持在正常状态。此外，人之衰老缘于肾精亏虚，涌泉能固精补肾，故足心疗法可用于预防疾病，养生保健和延年益寿。

**〇由表及里，活血化瘀**

按摩足心涌泉穴，虽然按摩的只是皮肤，但治疗的却是胸腹腔脏腑和与脏腑相关的器官疾病，体现了由表治里的特点，通过对足心的按摩，可增加血流速度，增加回心血量，具有活其血，化其瘀，使瘀者通，堵者开，血得畅，毒邪废物得排，起活血化瘀排毒之作用。

**〇足心疗法养生的常用剂型**

足心疗法的方法众多，名称也很多，至今无统一的分类方法。我们认为，足心疗法大体上可分为足心药疗法（又可分为贴药法、药熨法、药熏法、药浴法），足心针刺法、足心灸疗法、足心按摩法、足心意守法五种方法，其中足心药疗法是足心疗法中最主要和最常用的方法，在具体应用时，所用药物的常用剂型有以下数种：

1. 软膏剂

此处的软膏剂是指将药物研末后，用醋、水、酒、蜂蜜、鸡蛋清等液体调成的膏状物或将鲜药直接捣烂而成的膏状物，与药剂学上的软膏剂含义不尽相同，这是从古至今足心疗法最常用的剂型。

2. 药粉

把所需要处方中的约物粉碎成粉末状，混合均匀，用罐或瓶盛装后放置阴凉处备用，用时取适量贴敷足心涌泉穴处。

3. 涂膜剂

将药物调成稠糊状，或按现代制剂工艺制成涂膜剂，用时涂抹于足心涌泉穴处。

4. 丸剂

将处方中的药物全部粉碎成粉末，加入酒、醋或蛋清、蜂蜜等，揉成丸，贴在足心涌泉穴处，用医用胶布固定。

5. 橡皮剂

将处方中的药物全部粉碎成粉末，用现代工艺制成类似伤湿止痛膏状的橡皮膏剂，用时直接贴敷足心部。

6. 熨剂

将处方中的药物炒热装入布袋内乘热贴于足心部，或用现代工艺制成类似“坎离砂”“热敷灵”样的熨剂，或将约物浸泡半小时，然后改用大火煮开，当药液煮到水减到原来药液的一半时，改用小火煮，同时将干净软布或纱布浸入药液中，使用时将软布或纱布轮换敷于足心部。熨剂具有药物的作用，同时还有热效应，能活血通络、舒筋、润肤等功效。使用本法时注意防止烫伤。

7. 灸剂

将艾叶或再加入其他药物制成的艾条或艾炷，用时灸足心部，使用本法时，注意防止烧伤。

8. 黑膏剂

即传统的黑膏药，用时取一贴加温熔化，柔热贴于足心部。

9. 饼剂

将处方中的药物粉碎，调和均匀后，放入少量面粉，加水和成糊，压成饼状，用锅蒸热，趁热贴于足心部，此方可增强疗效，加强药物的渗透。

相信，随着外用制剂的不断问世，足心疗法的用药剂型，将会有所更新和增多。

### （四）足心疗法养生的注意事项

在进行足心疗法时为防止不适反应的发生，需注意以下几点：

（1）在足心贴敷药物或行按摩针灸等时，宜先用温水洗净足部，以方便治疗，利于气血运行和药物渗诱。

（2）足心贴药法一般多在晚上临睡前用药，且宜包扎固定好，以免影响白天行走，或因行走将贴敷药物移魂位置，影响疗效。且皮肤过敏者，不能应用本法。

（3）足心按摩前要先开门窗通风，使室内充满新鲜空气，按摩时将门窗关上避免过堂风，热天不要直吹电扇和冷风器。

（4）足心熏蒸时，足部与药液间要保持适当距离，并根据药液的温度不断调整，以温热舒适，不烫伤皮肤为度，洗浴温度以40℃左右为宜，防止烫伤。治疗时要注意保暖免受风寒，熏浴后要将足部擦干。

（5）针刺足心时，要注意到足部肌肉浅薄，血管丰富，应避开血管防止出血。《索问·刺禁论》指出：“刺足下布络中脉，血不出为肿。”故在取针后需要用消毒棉球压迫之，防止皮下血肿；患者饥饿，疲劳，精神高度紧张者不宜针刺，且不宜大幅度提插，捻转，高血压及心脏病患者，待病情稳定后再行针刺。

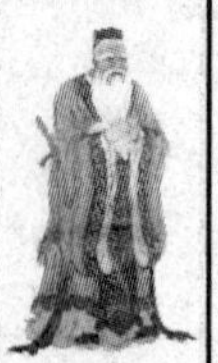

（6）使用足心灸法时应根据病情和体质选用适宜的灸法，做好医患合作，施灸过程中防止艾火掉下，误伤其他部位，且应注意灸条与足心保持一定距离，防止烫伤皮肤，且在施术艾灸时，其足心不宜化脓灸。

（7）足心一般不宜发泡，以免影响行走。在运用有较强刺激性的药物如大蒜、斑蝥、白芥子等时，贴敷时间不宜过长，并宜先在足心涂一层凡士林或猪脂或其他油膏，可防止起泡。在给小儿用药时，尤应注意这一点。若已起泡，用消毒针头刺破水泡，流出水液，大的水泡可用注射器抽液，再涂龙胆紫或紫草油，然后用消毒纱布包扎固定。

（8）足心疗法的各种方法，可以单独使用，也可以配合或交替应用。在运用其他方法时，若再配合局部热熨或灸疗，可提高疗效。

（9）孕妇若不是治疗妊娠诸病，宜慎用足心疗法。有堕胎或毒副作用的药物更应当慎用或禁用。

## 三、足浴养生

临睡洗脚，是许多人日常生活中的重要习惯，但是这种习惯并没有被主动用来提高自身的免疫力和防治疾病。阅读了本书之后，你就可以运用下列简单的方法达成自己的这一良好愿望。

中医学认为，人体五脏六腑在脚上都有相应的穴位。脚部是足三阴经的起始点，又是足三阳经的终止点，踝关节以下就有60多个穴位。如果经常用温水洗脚，能刺激足部穴位，增强血液运行，调整脏腑，疏通经络，从而达到强身健体、祛病除邪的目的。

足浴治疗的适应证范围很广泛，它既可以用于某些骨伤科疾病的治疗，又可用于某些外科疾病及内科、妇科、五官科等方面的多种疾病。而且，随着临床实践的不断深入，治疗的病种在逐渐增多，适应证范围也不断扩大。

常见的适应证有，骨伤科的颈椎病、肩关节周围炎、腰肌劳损、坐骨神经痛等；内科的感冒、肺炎、冠心病、面神经麻痹、贫血、消化性溃疡、胃下垂、慢性肾炎、糖尿病、神经衰弱、头痛、眩晕等；外科的肠梗阻、胆石症、前列腺炎、慢性阑尾炎、痔疮等；妇科的月经不调、痛经、闭经、子宫脱垂、盆腔炎、更年期综合征等；五官科的近视、慢性鼻炎、咽炎、牙痛、口疮等。

洗脚时水的温度一般保持在40 ~50℃左右，水量以淹没脚踝部为好。双脚放入温水中浸泡5 ~10分钟，然后用手按摩脚心，按摩时动作要缓慢、连贯、轻重合适。刚开始速度要慢，时间要短，等适应后再逐渐加速。洗脚时还要注意，尽量避免用碱性强的肥皂洗手脚，以免去脂过多，使皮肤干裂。平时洗完脚要用毛巾揩干，然后搽些无刺激性的油脂或护肤膏。

### ○足浴疗法功效

1. 促进血液循环

一般来说，体温与血液循环有密切的关系，体温低血液循环也较慢，体温升高血液循环也随之旺盛。热水足浴可以改善足部血液循环。水的温热作用，可扩张足部血管，增高皮肤温度，从而促进足部和全身血液循环；同时热水足浴也使足部的血液流速和流量增加，从而改善了心脏功能，降低了心脏负荷。有人做过测试，一个健康的人用40 ~ 50℃的水浸泡双足30 ~ 40分钟，女性全身血液的流量可增加10 ~ 13倍，男性增加13 ~ 18倍。可见，热水足浴可促进血液循环的顺畅。

2. 促进新陈代谢

热水足浴促进了足部和全身的血液循环，由于血液循环量的增加，从而调节各内分泌腺体分泌各种激素，如甲状腺分泌的甲状腺激素，肾上腺分泌的肾上腺激素等，这些激素均能促进新陈代谢。

3. 消除疲劳

当人身体疲劳时，首先出现足部血液循环不良，代谢终产物如钙盐、乳酸微晶体等物质沉积。当人体某个器官功能不正常或患病时，由于病理反射的影响，使足部的血液循环更为不良，更容易产生沉积物。运动员在经过一天剧烈运动后，每公斤血液中平均含有30毫克的乳酸，用43℃的水浸泡双足30分钟后，进行采血检查，乳酸约下降5毫克，经过一段足浴时间，血液中的乳酸降低20毫克左右，恢复到几乎不感觉疲劳时的血乳酸水平。可见，热水足浴是消除肌肉疲劳的最简单有效的办法。

4. 改善睡眠

足部有丰富的神经末梢和毛细血管，用热水泡脚对神经和毛细血管有温和良好

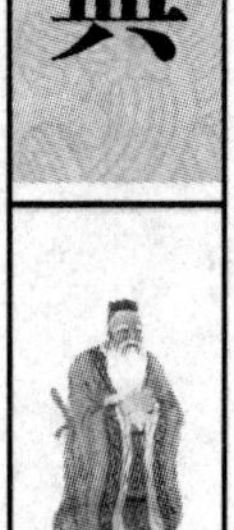

的刺激作用。这种温热刺激反射到大脑皮层，对大脑皮层起到抑制作用，使交感神经受抑，而副交感神经兴奋。副交感神经兴奋后，此时人处于安静休息状态，从而改善睡眠，消除失眠症。

5. 养生美容，养脑护脑

通过热水足浴，可以调节经络和气血运行。同时，足部血管扩张，血容量增加，从而使头部血流加快，及时足量补充大脑所需氧气和营养物质，以保证大脑正常工作之所需。

特别在冬季，每日坚持足浴，不但可以保持脚部清洁，增强其新陈代谢，提高对外来病原微生物的抵抗力，还可以防治皲裂、冻疮、足癣等脚病。

**○足浴疗法特点与优势**

纵观古今足浴保健法的发展，我们可以看出它是一种十分适合民间个体或家庭成员自用的养生保健方法。它的主要特点与优势在于：

1. 操作简便

足浴按摩，其操作方法简便，很容易理解和掌握，无需过强的专业知识。一般具有一定文化水平的人，只要学习一点生理常识，了解一下人体各器官的解剖位置和功能，并熟悉手足部各个反射区、反应点的部位和作用，掌握一些常用的按摩手法，就可以进行操作，给他人治病或自我保健均可。而且，不受时间地点的限制，随时随地都可进行，非常方便。如果病情需要，还可借助棉签、火柴、钢笔杆等代替手指按压穴位。

2. 适应证广

由于足浴操作立足于局部，调整于全身，具有预防、治疗、保健的多种作用，所以在临床上其适应范围相当广泛。可以用于内科、外科、妇科、五官科、骨科等不同类型的疾患。3. 效果显著

足浴按摩是通过刺激足部的特定部位来发挥功效的。既可消除患部的病症，又可使全身状况得到改善，增强人体的自然抗病能力，从而收到良好的治疗效果。对某些病症如头痛、牙痛、腹泻等，往往只需按摩一二次，就可立即奏效。对某些目前尚无特效疗法的慢性病，只要持之以恒地坚持足浴按摩，也会收到较好的效果。

4. 经济安全

进行足浴按摩，没有涉及到重要器官，操作安全，有病治病，无病强身。可避免由于药物服用不当、剂量过大、疗程过长等原因引起的药源性疾病，避免了药物的毒副作用，也可消除由于手术、针刺等带来的痛苦；同时节省了大笔的医疗费用。只要辨证准确，手法适当，掌握相关适应证与注意事项，就不会发生任何不良反应和医疗事故，此法既经济又安全。

**○足浴疗法的现代科学依据**

研究证明，足浴保健，能增强人体抗病能力，具有扶正祛邪的作用。例如浴擦足三里等穴后能增强人体细胞免疫功能。用力按压洗浴时，使血管扩张，血流加快；血流量的改善使得携带氧和养料的血红蛋白数量增加，单位时间内白细胞总数增加，白细胞噬菌能力提高，机体抗病能力也大大增强。

洗浴还可促进慢性胆囊炎患者胆囊的排空能力，抑制胆道平滑肌痉挛，有效缓解胆绞痛。

足浴可调节膀胱张力和括约肌功能，增强膀胱储尿、排尿能力。

足浴对损伤性刺激引起的定位明确的体表疼痛和定位不明确的某些内脏疾患引起的疼痛有一定疗效。

洗浴加速血液流速，改善血液循环，使某些酶活性增强。

足浴降低致炎物质浓度，改善病理过程，因而消散炎症的作用。

洗浴对植物神经系统有一定影响，能促使动脉血压下降，呼吸频率显著减少。

足浴还具有止泻、平喘、止咳之功效。

除此之外，洗浴时通过敲打足部穴位可兴奋肌肉、舒展筋骨、松解粘连、解痉止痛、消除疲乏等作用。

现代研究还证明，足浴保健法可以通过下列途径调整人体的功能状态，提高免疫功能。

1. 增加血管数量，特别是侧支微血管的增加，能促进血液更有效地循环。

2. 软化血管，增加血管的弹性，从而减少因受压力而遭致破坏的危险性。

3. 使身体内的很多肌肉，尤其是大腿肌能够做连续的收缩和放松，促使肌肉中的大量血管也跟着连续收缩和舒张，进而增进肌肉与血液循环的运动效率，加强氧的吸收、运送和有效使用。

4. 增强心脏的做功，使心脏跳动的频率减低而泵送更多的血液，以便能应付机体紧急之需。

5. 可以增加体力与耐力，舒缓压力，放松精神，增强抵抗力。

6. 可以减少血液凝结，保持心脏和血流的顺畅，有利于预防心脑血管、四肢血管梗塞。

7. 可以调节荷尔蒙的分泌，调节全身各系统的功能。

8. 可以控制体重与降低血压。

9. 可以加强新陈代谢，促使全身各个系统的生理机能强盛起来，达到身心整体性的健康。

由于足浴时以上诸多因素的协同作用，因而在养生保健及临床治疗中被广泛应用。

**〇足浴的诊病方法**

众所周知，足部穴位压痛点是一种病理反应。由于它容易受到物理压迫，牵引及曲折等作用的影响，引起生理性障碍而成为压痛点。所以常在足浴之前通过足部压痛来确诊人体及全身的疾病。

1. 从脚的色泽变化诊断疾病

足部皮肤的色泽变化往往反映了不同的疾病。

根据中医望诊理论，我们可以从下列色泽诊断健康状况：正常的脚掌为白里透红，皮肤润泽。

如脚掌色青，多为气滞、血瘀或外伤、静脉曲张、中风先兆或手足拘挛病。

如脚掌色赤，多见于实热证、炎症。

如脚掌色黄，湿证多见，脾病居多。

如脚掌苍白，多见于肺虚的病人，为虚寒证。

如脚掌色黑，多见于脉管炎、疼痛、瘀血及肿瘤。脚掌色黑，起初多为足趾发黑，即足趾之皮肤或深及肌肉发黑的症状。轻则为深红色，重则紫黑色，破后成溃疡，干者无渗水，湿者渗出污血水，疼痛剧烈，奇臭难闻。

除此之外，望诊能了解到皮肤的异常状态有：皱裂、足趾疣、皲裂、足癣、外伤、鸡眼、水疱、烫伤、静脉瘤、色素沉着、皮肤发红，出汗，皮肤剥离、脓疮、小囊肿、溃疡、角质化、凹陷、浮肿、瘢痕等，其他还有趾甲变形、变色和皮肤结构的变化等。2. 从各种脚姿、脚的形态诊断疾病

(1)健康脚姿。健康人俯卧时，两脚尖向内侧倾，两脚大小差别不大。走路时，两足持重一致，跨度相等，方向向正前方，起足时先提足跟，落地时足跟先着地，两脚平正，不歪不斜。仰卧时，两脚尖向外，呈60°角分开；脚尖直立时，能从垂直向上位进一步向躯干方向接近10余度。

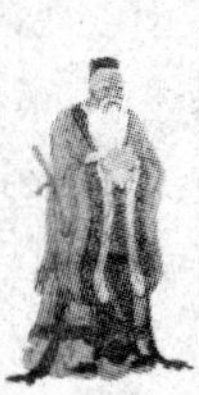

(2)脚尖向左俯卧时，双足尖向左倾斜者，是心脏有病的表现，且为左心有病，有时为左腿有病(左腿有病的人面色红)。

(3)脚尖向右俯卧时，双足尖向右侧倾斜者，说明右侧肾脏有病或心脏功能不好，颈部也易患淋巴结核。这种人面部色泽常显灰暗。

(4)双足长度差别过大。双足长度不一，一长一短悬殊过大者，易反复感冒，或患有胃病，女性则易发生痛经。

(5)脚腕运转困难。脚腕的粗细不一，甚至脚腕向内、向外转动时不灵活者，易患肾病。如左脚腕粗转动不灵活，有可能左侧肾脏不好；若右脚转动不灵活，有可能右侧肾脏不好。

(6)单脚外转型仰卧时，只有一只脚向外侧倾，这种人同侧的腋下淋巴腺易患肿胀。

(7)合掌法仰卧时，将两足心对称合到一起，足尖对足尖，足跟对足跟，掌心合拢。国外学者认为，不能合拢的妇女，易患子宫肌瘤、子宫癌、痛经、子宫转位、难产、不孕、性功能减退及其他子宫、卵巢、输卵管的疾病。

(8)屈膝直立平放足：有的人喜欢采取仰卧、屈膝，并将脚掌平放在床上的姿势睡觉，这时床的平面与大小腿成三角形的睡姿，这种人可能患有消化道疾病。

(9)足底形态异常：足底塌陷为扁平足，瘦弱者常为耳病表现，拇趾关节趾骨突起多为颈椎病变，内侧缘的骨突畸形、拇趾外侧突起为五官科杂症。左右拇趾底端并列、高低不平提示可能有头部肿瘤。扁平足对上肢及循环系统有影响，如果将两足左右足分开来看，右扁平足对肝脏和胆囊有影响；左扁平足对心脏有影响。另外，扁平足也常常对脊椎有影响。

(10)足趾形态异常：足趾外翻症对颈椎和甲状腺的反射区有影响。拇指和其他足趾变形则头部与牙齿的反射区可能有异常。

足拇趾偏斜提示脏腑功能失调；肿胀可能为糖尿病；尖端出现青紫点多为脑血管意外或失眠、神经衰弱。

第2、3趾足底浮肿为眼底病变；右足第2、3趾尖有鸡眼为右眼视力障碍。

第4趾侧苍白、水肿多为高血压、动脉硬化的表现。

肩部损伤时第5趾的跖骨关节可出现鸡眼。

3. 从脚的趾甲颜色、形态诊断疾病

趾甲的生长受到内外因素的影响。一般来说，新生儿的趾甲比青壮年时期长得快，以后随着年龄增长变慢。老年男性比老年女性的趾甲长得慢。妇女在月经期前几天和孕期，趾甲生长也会加速。一般来说，身体强壮、营养充足的人，趾甲长得比体弱多病者快。人在夏秋季节比冬春季节趾甲长得快些。健康人的趾甲呈粉红色，表面平滑，有光泽，半透明，甲根有半月形的甲弧，在阳光照耀下，能闪耀光辉。正常的指甲厚0.3毫米，宽10~17毫米，趾甲则要比指甲厚些宽些。

(1)趾甲苍白可能有贫血，趾甲灰白可能有甲癣，半红半白可能有肾病。

(2)青甲提示可能患有心血管病。

(3)黄甲可见于肾病综合征、甲状腺机能减退、黄疸型肝炎等。

(4)紫甲往往是心肺有病的征象。

(5)蓝甲与黑甲可能是甲沟炎或服用了某些药物造成的。

(6)趾甲有白斑或红白相间斑点为小儿虫积。

(7)趾甲青紫透裂，直贯甲顶为中风先兆。

(8)趾甲横贯白色线条，要警惕砷、铅中毒，糙皮病或慢性肾病。

(9)趾甲呈汤匙形，这种人易患结核病，也见于钩虫病、甲状腺机能亢进、甲癣等。

（10）趾甲增厚，可能患肺心病、银屑病、麻风、梅毒、外因性瘀血等症。

（11）趾甲残脱为静脉炎的表现。

（12）趾甲动摇松脱为肝病的表现。

（13）趾甲扣嵌入肉多为肝气郁滞。

（14）趾甲凹凸不平、薄软、剥脱为营养不良等慢性肝肾疾病的表现。

趾甲能够诊断疾病，趾甲也能产生疾病。因此在平时必须经常清洗趾甲，修剪趾甲。修剪时趾甲应留出1～2毫米，这样即可避免甲缝里藏垢，又可保护甲前皮肤。

4. 从各种疼痛诊断疾病

（1）皮肤痛

被按摩者主诉有疼痛症状，并能指出最明显的部位。一般说来其疼痛范围较大，常因肌肉纤维组织炎，关节炎或外伤性疾病引起。

（2）动痛点

被按摩者常主诉其疼痛是在做某动作或姿势时最明显。这种“动痛点”，常见于软组织损伤引起。

（3）穴位压痛

被按摩者没有疼痛的主诉，在检查穴位时才能发现足部存在着客观压痛反应。这种穴位压痛反应就是内脏病变引起的体表“穴位病理信息”反应，也是穴位诊断的主要依据。

气血不通的表现——压痛，是最重要的异常所见。疼痛在足部主要表现为两种：一是被按摩者主诉某部位处的疼痛；二是通过穴位检查发现的穴位压痛信息。

另外，在观察疼痛时还要注意一些穴位无痛信号：

首先是视察穴位处皮肤变异，如：肤色异常、皮肤粗糙和脱屑等。对无痛信息反应的检查要求很高，它全凭检查者“手感”发现穴位信息，肌张力是增强还是降低，是否出现凹陷，穴位阳性反应物的形态如何，有无结节或条索等。

在健康情况下，对足部进行触诊不会引起疼痛。当人体内脏患病时，足部反射区除出现压痛外，还出现小丘疹、小硬块等病理产物，这种小硬块称之为积滞物，这些积滞物的产生有多种原因，大大小小的这类堆积物在血液循环不佳的情况下，会在其相关联的器官或组织出现不同程度的功能障碍，即器官、组织与其相应的反射区，是相互联系的一个统一整体，按摩反射区后，就会促进与反射区相对应的器官、组织的血液循环，帮助消除积滞物。

足浴按摩过程，就是促进机体排泄代谢产物的过程，它使毒素和累积的废物释放，并引流到血液循环中去，由泌尿系统、呼吸系统和汗腺排泄出去。

点压足部诊断疾病的常见穴位有：

①消炎穴

位置：足底后缘中点直上1寸。

压痛表示可能患的疾病：感冒、头痛、额窦炎、鼻炎。

点按此穴的疗效：消炎、镇痛、抗感染。

②升压穴

位置：足底部内踝与外踝连线之中点。

压痛表示可能患的疾病：失眠、头痛、头晕、癔病、低血压、休克、昏迷。

点按此穴的疗效：镇静安神、益气升压、抗休克。

③解痉穴

位置：涌泉穴内旁开1寸。

压痛表示可能患的疾病：胃肠炎、胃痉挛等。

点按此穴的疗效：消炎、解痉。

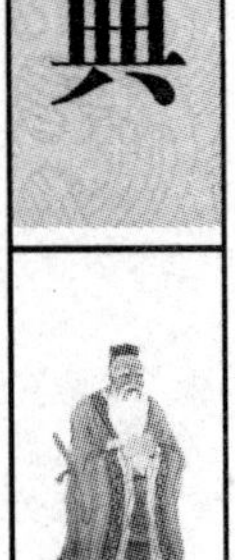

④过敏穴

位置:涌泉穴外旁开2寸。

压痛表示可能患的疾病:肩周炎、荨麻疹。

点按此穴的疗效:消炎镇痛、抗过敏。

⑤降压穴

位置:双足底拇趾近侧趾骨处。

压痛表示可能患的疾病:高血压、低血压、颈椎病。

点按此穴的疗效:调节血压、扩张血管、抗骨质增生。

⑥风湿穴

位置:双足底外缘,呈带状区。

压痛表示可能患的疾病:股部外伤、风湿病、坐骨神经痛。

点按此穴的疗效:活血镇痛,抗炎消肿,祛风除湿。

⑦镇痛穴

位置:双足内、外踝下方。

压痛表示可能患的疾病:关节炎、外伤、坐骨神经痛。

点按此穴的疗效:活血镇痛,抗炎消肿,祛风除湿。

⑧股部反射区

位置:双足底外缘。

压痛表示可能患的疾病:股部外伤、风湿痛、坐骨神经痛。

点按此穴的疗效:活血镇痛、抗炎消肿、祛风除湿。

⑨生殖区

位置:双足跟骨内侧,踝骨下方。

压痛表示可能患的疾病:前列腺肥大、炎症,子宫颈炎、脱垂,痛经,肌瘤。

点按此穴的疗效:抗炎、消肿、镇痛、利尿、调经、治肌瘤。

⑩壮阳穴

位置:双足底跟骨中央。

压痛表示可能患的疾病:性功能低下、痛经、经闭、月经不调,男、女不育不孕。

点按此穴的疗效:补肾、滋阴、壮阳、调经、促生育助受孕。

⑪理肠穴

位置:双足底中央。

压痛表示可能患的疾病:结肠炎、腹痛、腹泻、便秘。

点按此穴的疗效:抗炎镇痛、调整肠道功能。

总之,在点压足部诊疗区时,如被按摩者说痛或有痛的表情,或将足缩回,或手掌及全身出汗等,都说明病变较重,指力应减轻一些。如果被按摩者觉得局部有瘙痒感,说明用力过弱,需适当增强指力。

(4)压痛伴梭状形、粗条索阳性反应物:提示可能为急性病。

(5)压痛伴扁圆形、细条索阳性反应物:提示可能为慢性病。

(6)压痛伴穴位处肌张力增强,如在关元穴表示“元气足”,体质好;肌张力低,表示“元气不足”,体质弱。

(7)在同个穴位上出现不同形状的反应物时,表示着不同的疾病。在足部不同的反射区,用力点压其疼痛明显者,说明相应的脏器具有炎症。

(8)在诊断疾病过程中,由于患者对疼痛的敏感度不同,而需要留意如下情况:

①小刺激大反应:这种人对疼痛很敏感,其表现是很多穴位出现压痛反应。在这种情况下,只要认真比较其压痛程度,判断出最明显的部位诊断出主病。

②大刺激小反应:这种受检者对疼痛不敏感,其表现是出现反应的数量少,程度

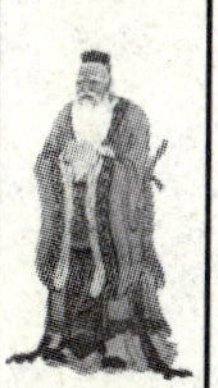

轻，这种情况以全身而言，可适当降低反应程度，也是以最明显的穴位诊断主病，因此，不影响诊断。

(9)在诊压疾病的过程中，还应注意：

①用食指指腹轻轻触压，观察被按摩者肌张力高、中、低。

②用指腹沿经络循行线轻轻滑动，便于发现表层的“阳性反应物”。

③用力较滑动法稍重，便于发现皮下组织的“阳性反应物”。

④用拇指侧腹沿经络滑动，适用于胸、背部、腰部反射区的检查。

(10)足部诊压时还可以结合局部温度进行判断

例如头部的皮肤温度为33℃，躯干为32℃，手为30℃，足为27℃。四肢末梢的皮肤温最低。越近躯干，皮温越高。当足部温度低时表示有寒证；而足部温度高时，则表示有热证。

另外，穴位温度的温差是由穴位病理状态决定的，根据“病邪”侵人机体的程度，温差又有所区别。穴位温度与皮肤温度是不一样的，因为经络是内脏的反映带，而穴位则是“疾病的反映点”。穴位是沟通机体内外的门户，穴位温差信号才是反映内脏病变的信号。这是由其生物特性决定的。5. 从脚的温度诊断疾病

正常脚的温度应略低于体温（足趾尖的皮肤温度只有25℃）。在人体众多的疾病中，脚的温度也会发生变化。因此，医家常利用触摸足温的办法测知疾病。

如触之发烫，多为外感引起，说明病人可能正在发高烧。双脚心烦热甚至双足如焚，多为阴虚内热或阴虚火旺（如肺结核等）。

若双足冷如水，多见于严冬而足部受冷所致，也可见于心脏功能差而血循环不良者；垂危病人也可见到。若久病卧床，双足冷如水，而足背动脉（中医称为趺阳脉）突然摸不到，此为垂死征象，应积极抢救。

6. 从鞋底的变化特征诊断疾病

(1)足尖部（内侧）鞋底磨损明显的多有肝脾疾病（消化道疾病），消化功能较弱差，如慢性胃肠炎、溃疡、肝病、痔疮、便血等，这种人自信心差，心情抑郁，性格多属内向。

(2)足尖部（外侧）鞋底磨损明显者，多有心脏功能不良的毛病。一般来说，左小趾侧鞋底明显磨损者，说明左心室有病；右小趾侧鞋底磨损明显者，说明右心室有病。

(3)脚后跟（内侧）鞋底明显磨损者，多为输尿管和膀胱有病。

(4)脚后跟（外侧）鞋底有明显磨损者，有的肾脏有病。

7. 从按摩后的效果诊断疾病

(1)脚踝部出现肿胀，特别是有淋巴回流障碍的病人，这是一种正常反应。

(2)曲张的静脉突然间肿得更明显，这是好苗头，是因为静脉内血流畅通所致。

(3)脚部有创口，因为腿部的血液循环较差，经常有找个出口的趋向。这种反应是完全正常的，表示有毒物质不能在体内被破坏和消除，便采用此种方式排出体外。

(4)排尿量增多，小便变黄且臭，有时可出现絮状物质。肾脏病严重的患者，在短时间可能出现黑色或红色尿，这说明机体代谢增强，将有毒物质排出体外。

(5)有些背痛的人，会感到背部更痛，但过1天后，疼痛会大减，这是由于按摩后血液流畅、经络得到疏通的一种表现。8. 感觉自查诊病

另外，在进行足部诊病时不可忽视通过自己足部的异常感觉进行诊病。足部自觉异常包括自查症状的异常，以及对足部进行触摸时所发现的压痛点、条索状物、皮下结节或小硬块等病理产物。常见的足部异常自觉情况：

(1)发凉

多为阳气虚，或寒邪内侵。轻者引起皮肤、筋膜、肌肉、神经的寒冷疼痛；重者气血运行障碍、肌肉萎缩、骨质变形。

(2)麻木

多为气血虚,营养障碍,轻者为肌腱、筋膜炎,脉管炎,重者为中风先兆信号。

(3)沉重

为气滞血瘀表现,轻者多为肿块,重者可能为癌性病变。

(4)肿胀

轻者为气郁,重者为水肿。

(5)跳动

乃肌肉痉挛引起,轻者多为神经炎、哮喘,重者提示可能患脑瘤或癫痫等。

(6)疼痛

轻者为神经、肌肉、脉管炎性病变,重者为神经传导阻滞、血瘀、血管硬化、坏死等。

**○足浴常用方法**

足浴治疗疾病有两个基本要素:

①浴液的温度、药物配伍;②足浴时手对足部的按摩方法。它们是决定足浴效果优劣的重要因素。

按摩的手法有其自身的特点,其治疗疾病,主要是运用拇指、食指或中指刺激足部的反射区或反应点,以取得疗效。这样操作的优点:拇、食或中指屈伸灵活,刚柔自如,触觉敏感,可以察觉各个反射区或反应点的不同反应和灵活调节力度,被按摩者本身也有安全感,乐于接受治疗。

1. 足部沐浴法

足浴虽然作用于足部,但其治疗方法却依赖手法得以实现。

常见的足浴指法有补泻之法,其中男左女右,顺时针为补,逆时针为泻。向心方向为补,离心方向为泻。轻重不同,补泻程度不同,轻为轻补轻泻,重为重补重泻,此指法轻重依自己对疼痛的忍受度不同而变化。一般来说,足浴刺激疼痛以自己能够忍受为度,而尤以带有酸、麻、胀、放射感为佳。

按中医理论认识,足浴以麻、酸、痛、胀、放射感为经络得气的表现,它说明足浴已经产生了相应的疗效,在机体内引起了传导感应及气血的流通反应。这种情况下病灶易于在正气的作用下得到缩小,甚至消除,病痛也得以减轻。

(1)普通足浴法

普通水浴方法:睡前用热水足浴,水温宜保持在35~50℃左右,水量通常以淹过脚踝部为度。双脚放入热水中浸泡5~10分钟,洗脚的同时,要多动动脚趾,用力按摩、揉搓脚趾、脚心2~3分钟。

普通足浴法功效:调节气血运行,促进血液循环,调理脏腑机能,具有重要的医疗保健效能。

(2)足部凉浴法

将凉水倒入盆中淹及踝骨,做原地踏步状,洗后用力揉搓双脚,直至脚的皮肤发红呈现暖感。注意:水深要渐渐提高,水温要逐渐降低,时间要逐渐延长。

凉水足浴功效:可以扩张四肢的血管,不仅能预防感冒等疾病,而且能通过对血管的刺激预防或延缓下肢关节的退行性病变,如骨质增生等。

(3)足部暖浴法

临睡前用30~39℃的温水边泡、边洗、边摩擦双脚,每次大约20分钟。

足部暖浴法功效:不仅可以疏肝健脾,增进食欲,还能防治便秘、胁痛及某些妇科疾病。

“寒从脚下起”,说明足部宜保暖,足部温暖在机体功能的正常发挥中起着重要作用。在冬春季更要特别注意足部的保暖,这对预防感冒、鼻炎、哮喘、小腿抽筋、心腹痛都有益处。

(4)低位足浴法

将药液浸至踝关节附近的足浴方法为低位足浴法。

低位足浴用洗脚盆即可,将煎煮好的药液倒入脚盆,待温度合适时,把双足或单足浸泡在药液中。在浸洗时,双足可互相揉搓擦洗,或用毛巾按擦某些穴位;每次浸泡 20 ~ 30 分钟,每日一次。

低位足浴适用于足部的疾病,如足癣、足汗、足部的扭挫伤,足部的冻疮、跟骨骨刺等。除了足部的局部疾病外,足浴还治疗头面部和其他组织器官的疾病,如:头面部充血,头痛,眼病,急性鼻炎,急性喉炎以及感冒,高血压,慢性结肠炎等。

低位足浴的代表方(适宜于风寒湿内侵、血瘀内阻证)如:麻黄、制川乌、制草乌、制没药、地龙、赤芍、白芍、延胡各 10 克,桂枝、紫丹参各 15 克,红藤 30 克。

上药加水 3000 毫升,浓煎至约 1500 毫升,先把一半药液倒入足浴盆内;待药液温度稍降后,即将患足放入盆中,同时用药渣擦洗患部。浸数分钟后,再把另一半药液分次倒入盆中继续浸泡、擦洗。

注意:整个浸泡过程必须使药液保持一定温度,在药液略有余温时结束浸泡。用毛巾擦干患足后,立即穿上鞋袜。每天浸洗 2 次,每剂药可用 2 天(夏季每天 1 剂)。疗程长短因患者而异,一般 10 天为 1 个疗程。

(5)高位足浴法

将药液浸至膝关节以下的足浴法即高位足浴法。

高位足浴要选用高至膝盖的水桶,将药液倒入桶内,加水至膝关节以下浸泡或同时擦洗下肢小腿等处。

高位足浴适用于双下肢的疾病,如双下肢的风湿痛、麻木、末梢神经炎、小腿腓肠肌的拉伤、痉挛,血管闭塞性脉管炎,下肢溃疡,下肢的皮肤病等。

(6)足底沐浴法

①热水后足底按摩

每晚先用热水浸洗双足,擦干,坐于床边。将腿屈膝抬起,放在另一条腿上,脚心偏向内侧,按摩左足用右手,按摩右足用左手。先按摩全脚掌,同时做趾头屈伸动作,直到足底发热。再以食、中指转圈按摩涌泉穴(足底,足趾跖屈时呈凹陷处)2 分钟。

按摩时动作宜缓和、连贯、轻重合适。开始时速度宜慢,适应后速度可加快。

②干浴足底按摩

擦足心,古人称为擦涌泉。涌泉是前足心的穴位,这样能固肾暖足、交通心肾、调节睡眠。赤足或穿薄袜,用左手抓住左足趾,突出前脚心,以右手掌心缓缓旋转摩擦涌泉 50 ~ 100 次,然后换擦右脚涌泉。

(7)药物熏浴法

①准备:

材料:铁皮罐头盒、腐木、木锉、艾叶、木炭。

制作简易温筒(一种熏浴器具),铁皮罐头盒 1 个(或其他类似的金属圆筒亦可)在四周钻孔数十个,以利通风,去掉顶盖,上置一木板,留孔如足跟大;腐木晒干,用木锉锉成木屑;艾叶,搓碎,木屑与艾叶以 3∶1 比例混合均匀,防潮备用;木炭数块。

②操作方法:

点燃木炭,放于温筒中,将混合的腐木屑与艾叶撒于木炭上,待冒出浓烟时,将患病的足跟放于木板孔中熏灸,足跟离木炭火需 5 厘米以上,以防烧伤,应以足跟耐受为度,待屑艾燃尽,再及时添加屑艾,持续熏灸。

③治疗时间与疗程:

每次持续熏灸30分钟,1日1次,10天为1疗程,连续治疗至少3个疗程观察疗效。

④主治:

足跟痛,风湿性关节炎等各种寒邪阻络、经脉不通产生的疼痛病症。

(8)盆洗足浴法

①准备

家用面盆一个,温热水两壶。

②操作方法

脱去鞋袜,像日常洗脚一样,只是泡的时间稍长。若水温稍降,即以热水续之,直至两壶热水用完为止。

③治疗时间与疗程

不拘时间,睡觉前、起床后均可以。

④主治

防治各种外感病证,尤其是冬天,由于地面温度低,脚掌离心脏远,血流缓慢,双脚容易受寒,脚下受寒能反射性引起上呼吸道和腹腔的温度下降,使人体抵抗力减弱,造成呼吸道感染、腹部寒性疼痛、腹泻等疾病发生。若能坚持每天足浴,达到双脚温暖,则可起到防病保健的作用。

(9)干搓足浴法

①准备:小木凳两个,干毛巾一条。

②操作方法:脱去鞋袜,两个小木凳坐一个,脚蹬一个,以两手各执干毛巾两头,置于足底来回搓动,以足心发热为度。

③治疗时间和疗程:不拘时间,每次洗脚后均可练之。

④主治:强壮五脏六腑,有补虚扶正、强身的效果。

(10)辨经络足浴法

人体的五脏和六腑在脚上都有相应的穴位,足浴按摩能促进各相关脏腑气血运行,增强脏腑器官组织的功能。现代医学认为,热水可刺激足部丰富的神经末梢,反射信号传入到大脑皮层,最后达到促进全身血液循环、调节器官组织功能、加强新陈代谢,从而起到强身健体的作用。

2. 点按法

(1)揉髌骨法

操作方法:患者仰卧,卷起裤褪,露出膝部。按摩者以掌心在髌骨部旋转按揉30次。

主治:膝关节粘连及各种风湿痹证。

功效:祛风利湿,通络止痛。

注意事项:按摩时应平揉髌骨,顺时针进行按摩,以局部发热为度。

(2)臂滚法

操作方法:患者俯卧,按摩时一手固定足部,另一手则沉肩、屈肘,用前臂着力做内外旋转滚动于臂根部,这种臂滚法应反复滚动30~45次。

主治:坐骨神经痛,腰椎劳损。

功效:祛风胜湿,止痛。

注意事项:滚动时应向下加重用力。

(3)点委中法

操作方法:患者俯卧,按摩者在患侧下肢点委中穴10~20次。

主治:腰部疼痛病证。

功效:祛风通络,止痛。

注意事项：注意双侧穴位同时进行刺激时疗效最好，双侧穴位的按摩力度应基本相同。

(4)切委中法

操作方法：患者俯卧，按摩者立于其旁，以两手拇指切入患者腘窝部的委中穴，切30次。

主治：各种原因的下肢偏瘫病证。

功效：行气活血，止痛。

注意事项：力量宜适中，以局部有麻胀感放射至远端为度。

(5)滚腿法

操作方法：先滚大腿前侧，再经膝关节、沿小腿前外侧滚向足背，上下往返3～5遍，约5分钟，一侧操作完毕，用同样的方法操作另一侧。

主治：各种腿部风湿病证。

功效：通经活络，祛风胜湿。此为祛三阴经之邪的按摩法，可运用于一切下肢病证的防治。

注意事项：注意按摩方向及线路，由轻渐重进行。

(6)揉膝眼法

操作方法：患者仰卧，按摩点以拇指或其余4指面紧贴患者膝部膝眼穴位，做不间断的反复回旋揉动30次。

主治：膝关节炎，膝部劳损。

功效：健腰壮膝，祛风胜湿。

注意事项：按摩时宜由轻渐重。

(7)按神经点法

操作方法：患者坐位或卧位时，医者一手以拇指及其余4指固定足背，另一手以拇指切按双腿拇指末节外侧上中段三叉神经点60次。

主治：三叉神经痛、偏头痛。

功效：活血止痛。

注意事项：掐切操作时以局部酸胀感向上部放射为度。

(8)掐足三里法

操作方法：患者仰卧，两脚平伸，按摩者以两手拇指点按双侧足三里穴60次。

主治：男子疝气，女子子宫脱垂。

功效：补气和血，止痛。

(9)运拉法

操作方法：被按摩者肢体放松。按摩者一手握关节近端肢体，另一手握关节远端肢体，根据关节活动的范围作屈、伸、内收、伸展、内旋、外旋和绕环活动。

主治：腰椎关节病症。此方法能够加强关节的灵活性及肌肉、韧带的弹性和柔韧性，也常用于四肢以及各个关节按摩结合时。

功效：祛风除湿，通利关节。

注意事项：

①按摩者的指甲应修短，以免损伤被按摩者的皮肤。

②按摩一般应顺着淋巴流动的方向进行，淋巴结所在的部位不宜进行按摩。

③发烧和皮肤病变部位，伤口出血处、急性损伤血肿处、骨折未愈合处，均不宜做按摩。

(10)抖动法

操作方法：被按摩者肌肉要放松。按摩者用掌、指轻轻抓住肌肉，进行短时而快速的振动，或双手拉住被按摩者肢体末端，进行上下快速抖动数十次。

主治:关节酸痛、关节炎。多用于肌肉肥厚的部位和四肢关节。

功效:通利关节,舒经活络。

注意事项:速度由慢而快,再由快而慢,用力不要过大。

(11)摇动法

操作方法:被按摩者屈曲髋、膝关节,两手抱住膝关节。按摩者一手托住其背部,另一手扶住膝关节,嘱其来回摇动30次。

主治:腰肌劳损。

功效:健腰止痛,活血通络。

注意事项:不宜摇动幅度过大,以被按摩者能忍受为度。

(12)根擦法

操作方法:被按摩者俯卧,按摩者一手托被按摩者下肢,另一手腕关节稍背伸,将手掌掌根放于按摩的小腿上进行往返重复的擦摩60次。

主治:腓肠肌痉挛。小儿咳喘病。

功效:运脾胃,泻虚火。

注意事项:不可着力过度,以免搓伤皮肤。

(13)推淋巴法

操作方法:被按摩者平卧;按摩者四指并拢,拇指分开,拿握下肢,操作时手接触皮肤,沿着淋巴流动的方向轻轻向前推动。

主治:各种神经衰弱引起的失眠、烦躁病症。多用于按摩开始和结束时。

功效:镇静安神。

注意事项:由轻渐重沿淋巴流动方向由下向上按摩。

(14)推血脉法

操作方法:被按摩者平卧,按摩者拿握下肢方法与前法推摩基本相同,但用力较重。要求掌根用力,虎口稍抬起,以免引起疼痛。本方能加速静脉血及淋巴液的回流。常用于按摩中间,多与揉捏、按压等手法交替使用。

主治:各种水肿,下肢疼痛症。

功效:利水消肿,止痛。

注意事项:注意按摩方法由下向上按摩。

(15)揉肌法

操作方法:被按摩者仰卧,按摩者擦摩膝关节时,可以先用两手将膝部或腘窝托住,然后再用拇指指腹和大鱼际揉60次。

主治:四肢肌肉萎缩,行走无力。

功效:健脾肾,益气血。

注意事项:不宜擦摩过快,过于用力,以免擦伤皮肤。

(16)钳形法

操作方法:被按摩者俯卧,按摩者以一手固定被按摩者一腿,以另一手拇指和4指相对成钳形,钳住下肢相应部位,以拇指为支点,其他4指进行擦摩;或以4指为支点,用拇指进行擦摩。

主治:下肢疼痛、活动受限。

功效:祛风止痛,消肿。

注意事项:按摩力量不宜过猛、过重。

(17)对搓法

操作方法:两掌相对置于被搓的下肢两侧,相对用力,方向相反,来回搓动肌肉。动作要轻快协调,双手力量要均匀、连续,频率一般较快,但搓的速度要由慢而快,又由快而慢地结束。

主治：下肢痿弱无力。此法使皮肤、肌肉、筋膜松弛，血流畅通，有促进组织代谢，消除肌肉酸胀、疲劳，提高肌群工作能力等作用。可用于四肢的肌肉及肩膝关节无力，也用于按摩的后阶段。

功效：益气通络。

注意事项：操作手法轻重视情况而宜，可达皮下组织、肌肉，甚至深达骨面。

(18)揉捏法

操作方法：被按摩者俯卧，按摩者4指并拢，拇指分开，手成钳形，将掌心及各指紧贴于皮肤上，拇指与4指相对用力将肌肉略往上提，沿向心方向做旋转式移动。在前进过程中，掌指不应该离开被按摩的皮肤，手指不要弯曲，用力要均匀，避免仅指尖用力。

主治：肌肉紧缩，下肢关节炎症。此法能促进肌肉的血液循环和新陈代谢，增强肌肉功能，解除肌肉痉挛、粘连，是消除肌肉疲劳、酸痛、瘀血肿胀，放松肌肉，防止肌肉萎缩的主要手法。常用于四肢肌肉及肩胛部等处。

功效：祛风止痛。

注意事项：操作有捏、有揉，同时进行，作用力达肌肉组织。根据需要，可以单手或双手进行，用双手楺捏时，两手并排，向同一方向进行。

(19)环转法

操作方法：被按摩者仰卧，按摩者立其身边，一手托住足跟；一手握住足跖部拔伸，同时将踝关节尽量背伸，做跖屈环转运动。

主治：踝关节扭伤病证。

功效：通利关节，通经止痛。

注意事项：按摩时宜注意按要求进行缓慢旋转，不可过快过猛。

(20)下肢切髂法

操作方法：被按摩者仰卧，按摩者以两手指按切于双侧髂窝中央的冲门穴各30次。

主治：各种原因导致的腰腿病症。

功效：行气活血，止痛。

注意事项：力量宜适中，以局部有麻胀感放射至远端为度。

3. 足浴按摩的基本方法

清洁手脚、剪短指甲。治疗时，为了使手指润滑和保护皮肤，预先轻擦一些无刺激性的乳液，天然植物油、凡士林、椰子油、橄榄油和润肤乳液等较为适当。

(1)一般方法

按压时，依脚的部位使用指腹、指甲、握拳等方式按压。脚的柔软部分以指腹按压，脚跟用握拳按压，中间坚硬部分使用一根指甲按压为宜。每次按压力量增加的标准为3~6公斤左右(开始时以体重计确认为宜)，柔软处力度减弱，脚跟处力度稍强，这些力度的掌握甚为关键。

(2)转法

转法即指足浴时手指不停地揉动回转。当然，这并不是说随意任何一处皆可回转。一般向右回转，则能量易进入，为补法；向左回转，则能量易减少，为泻法。因此，体力充沛时向左回转，易消除过剩的能量；相反的，体力衰弱时则向右回转，可补能量之不足。

(3)敲、扎法

脚底和脚胫外侧多使用此方法。

敲的效用，尤其是对消化系统器官，轻轻地敲就可以获得和扎相同的效果。详细地说，快而弱的敲则形成接近摇的刺激。轻而短的敲可使肌肉收缩，也有使神经



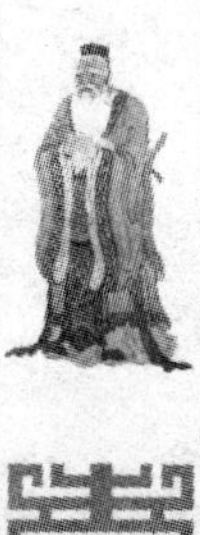

兴奋的功能。若短时间的敲则能促进神经机能，对于神经麻痹有益；相反的，强而长时间敲会使肌肉弛缓、神经镇静化，对于痉挛性疾病，则以强而长时间的敲较有效。

(4)摇法

握着脚踝和脚的两侧，使其振动、摇动的治疗。振动对消化系统亦佳。另外摇动可提高关节的活动性，具有使肌腱和韧带灵活易动的作用。

(5)拉法

此法适用于各脚趾部。拉是于脚趾呈水平时施行；向上方向拉回，主要是脚趾头向上时实施。对提高关节的可动性，缓和收缩有显著的作用。可消除神经紧绷，促进血液循环。

(6)掐法(图7—1)

该法能镇定神经和筋的兴奋；也可促使静脉和淋巴液的正常流动，对于易浮肿、畏寒的女性有较好疗效。

(7)推法(图7—2)

用指、掌等着力于体表穴位，做单方向推动，称为推法。推时速度要缓慢均匀，用力要稳。推法能加强局部血液循环，起舒筋活络作用。操作时要注意，操作者一手拇、食二指用力向后下部推压踝关节，另手将患足用力背伸。此法适合于软组织外伤及关节病。

(8)提法(图7－3)

足部跖屈同时，左手拇、食二指在用力捏压下，向前上侧提拉足部，背伸踝关节，此法适合于气虚、血虚、慢性寒病、热病。

(9)分法(图7—4)

踝关节跖屈，以扩大关节间隙。此法适合于痰饮，肥胖，热证。

(10)按法(图7—5)

左手拇指放踝关节前侧，相当于胫前肌与趾总伸肌之间，其他四指放于内踝后侧，用力按压踝关节前侧间隙，被按摩者感觉拇趾麻木，此法适合于急性痛，闭症。

(11)切法(图7—6)

用手指甲(一般用拇指甲)切压穴位，称为切法。切法的特点是接触面小，刺激量大。

(12)擦法(图7—7)

用手掌或鱼际着力于施术部位，进行直线来回摩擦，称为擦法。擦法着力部位要紧贴皮肤，动作要均匀连续，一般速度为每分钟100次左右。擦法刺激柔和、温热。

(13)转圈法(图7—8)

转圈法又称环绕法，是对足趾进行洗浴刺激的方法。

首先以手指抓住第一趾指甲附近，轻轻转动第一趾。开始时小幅度转动，再逐渐转大圈。不要慌张，要慢慢地毫不勉强地进行。照同样的要领转其他的脚趾。关节放松之后，单脚脚趾并拢，脚趾往上弯曲，暂时伸直脚底。

(14)点揉法(图7—9)

拇、食二指分别捏压在两个对应的穴位和反射区上压揉，或者拇指在一个反射区和穴位上点压，而食指在另一面起固定作用。手法强度可轻可重。

(15)揉捏法(图7—10)

揉捏法用于刺激足心部。脚底心是与大肠关系密切的地方，对这里的刺激少时容易引起慢性便秘。洗浴时，用浴巾包着手的拇指揉捏足底心，或踩盆中横架的青竹等。脚跟下方是与肛门有关的部位，刺激此处能产生便意。刺激方法是用脚跟走路；足腰较弱时就无法用脚跟走路，洗浴时可用足跟敲击盆底以增加刺激强度。

# 四、脐疗养生法

## (一)脐疗养生的概念、特点

养生,又称"摄生",即"养心性,顺自然。"养生学实际上是祖国医学的预防保健学说,它是建立在人与自然的内在联系,医疗与预防辨证统一的整体观念基础上的。这种积极预防保健思想,在中医学术中占有很重要的地位,是中医学的重要组成部分。它有一整套从长期实践中总结出来的,适合我国人民生活习惯的理论和方法。脐疗养生就是中医养生学一个重要组成部分,是我国劳动人民长期同疾病做斗争的经验总结,对保护中华民族的生育繁衍昌盛做出卓越贡献。

**○脐疗与脐疗养生**

脐疗即脐中疗法的简称,属中医外治法的一种。脐疗是指将药物做成适当剂型(如糊、散、丸、膏等)敷于脐部,或在脐部给以某些物理刺激(如艾灸、热熨、针刺、拔罐等),以治疗疾病的方法。换言之,脐疗是以脐(神阙穴)处为用药或刺激部位,以激发经气、疏通经络,促进气血运行,调节人体阴阳与脏腑功能,从而防治疾病的一种方法。脐疗养生即是应用脐疗法来预防和治疗疾病达到祛病保健、扶正祛邪、益寿延年一种方法。

脐疗法养生历史悠久,源远流长,据民间传说及世医籍的记载推测,脐疗养生始于商殷时期,巫医太乙真人及巫医彭祖分创太乙真人熏脐法和彭祖蒸脐法以防治疾病,养生延年。此后的历代医家在长期实践中积累了丰富的脐疗养生经验,不但能防病强身、延年益寿,而且对于预防传染病,康复内、外、妇、儿、五官等各科疾病有明显效果,故深为广大民众所习用,并得以在民间广泛流传。脐疗养生体现了中医养生学的两个基本理论的特点。一是"天人相应"的整体观,即人与自然的关系,也就是说机体环境是具有统一性的,脐疗养生法就是建立在这一理论基础上的,如《针灸大成》中所载蒸脐治病一法,就选在立春巳时,春分未时,立夏辰时,夏至酉时,立秋戌时,秋分午时,立冬亥时,冬至寅时,因为此时蒸脐可"合四时之正气,全天地之造化",并可"取天地阴阳正气,纳入五脏,诸邪不侵,百病不入"。如此可知人禀天地阴阳之气而生,要适应四时生长收藏的运动变化规律,才得以保持机体内外的协调,才能达到防病保健的目的。二是"内因起决定因素"的病理观,加强机体正气的培养,来抵御外界致病因素的侵犯,是养生的重要指导思想,因为疾病的发生,必须有内外两个因素,两者结合才会发生疾病,而内因——人体的内在因素(正气),是疾病发生的决定因素。因此由于脐疗养生在培养机体正气方面的优势,脐疗养生得以发展及昌盛。因为脐为五脏六腑之根,神元归藏之本,脐又通于十二经脉,为经络的总枢,经气的汇海,所以脐疗养生可达到使"百脉和畅、毛窍通、上至泥丸,下至涌泉,并能固玉池,实精不泄……通二十四道血脉,锁三十六道骨节、气血流畅,精髓充满、保固下元、固本全形",从而使得"正气存内,邪不可干。"

**○脐疗养生的特点**

1. 操作简单,易于推广

脐疗方法操作非常简便,易于掌握,凡经言传身教或通过文字介绍很快即可掌握要领,医者可用,患者也可自疗;脐疗养生一般 3 ~7 天换药 1 次,省去了煎药、服药等的麻烦,非常有利于推广普及。

2. 适应症广,奏效迅捷

脐疗适应症极为广泛,在用于防病强身、养生益寿的同时,亦可用于预防传染病,康复内、外、妇、儿、五官等临床各科常见病,并且具有奏效快、疗效高的特点。

3. 给药途径特殊,禁忌症少

脐疗养生不同于内服药物,但保留了药物的治疗作用,并扩大了药物治疗的范围,且患者无任何痛苦,避免了口服及药物的缺点,对于打针怕痛、针灸惧针、吃药畏苦、服药易吐的患者以及不肯服药的儿童、不能服药或鼻饲困难的病种,久病体虚或脾胃运化障碍难受攻补之人尤为适宜,丰富了临床治疗的手段。

4. 药源广泛、经济方便

脐疗所用药物一般所需剂量较小,且多为普通中草药和家庭常备的食物(如葱、姜、花椒等),取材比较方便,可减少开支,节省药材。

5. 安全可靠,副作用少

脐疗养生所用药物剂量远小于内服药量,药物通过人体直接吸收发挥作用,避免了药物对肝脏及其他器官的毒害,一般无毒副作用,较安全稳妥。并且脐疗过程中可随时观察其适应和耐受情况决定撤除或延续治疗,随时去掉或更换药物,不会造成重大医疗事故。

## (二)脐疗养生的理论基础

几千年的历史和临床实践证明,脐疗可以治疗人身几百种疾病,并有预防和养生保健的作用,其理论基础也是充实的。

**○经络学说**

经络学说认为,经络是特有的人体结构和组成部分之一,是沟通内外表里上下,调节机体生理功能的一个独特系统,是运行人体气血的通道。经络内属五脏六腑,外络四肢百骸,无处不到遍布全身,将人体脏腑器官组织联系成为一个以五脏六腑为中心的有机的整体。正如《灵枢·海论》"夫十二经脉者,内属于脏腑,外络于肢节"。又《灵枢·本脏》云:"经脉者,所以行血气而营阴阳,濡筋骨,利关节者也"。经络系统包括十二经脉、奇经八脉、十二经别、十五络脉,及其外围所连系的十二经筋和十二皮部。其中,十二经脉是人体气血运行的主要通路,是经络系统的中心,奇经八脉具有沟通联络和统率十二经脉的作用,可以主导调节全身经脉、脏腑气血的盛衰。

脐,即神阙穴,是奇经八脉之一"任脉"上的一个重要穴位,又名脐中、气舍、维会、命蒂、前命门等。脐既与十二经脉相联,也与十二脏腑和全身相通。其通路如下:1. 脐通过奇经八脉通于十二经脉

奇经八脉是指督、任、冲、带、阴维、阳维、阴跷、阳跷八条经脉。其中有4条经脉直接到脐部。一是任脉,《素问·骨空论》:"任脉者,起于中极之下,以上毛际,循腹里,上关元,至咽喉……"《奇经八脉考》"起于中极之下,少腹之内,会阴之分,上行而外出……循神阙……"任脉主要起于会阴部,沿腹正中线上行,经过脐(神阙);二是督脉,《素问·骨空论》:"其少腹直上者,贯脉中央,上贯心,入喉……"三是带脉,《灵枢·经别》:"当十四椎,出属带脉。"《经络学》:带脉"横绕腰腹周围,前平脐,后平十四椎"。四是冲脉,《素问·骨空论》:"冲脉者,起于气街,并少阴之经,挟脐上行,至胸中而散"。

任脉循于腹部正中,为"阴脉之海",对全身阴经脉气有总揽、总任的作用,其脉气与手足各阴经相交会,故"总任诸阴"。足三阴与任脉交会于中极、关元,阴维与任脉交会于天突、廉泉;冲脉与任脉交会于阴交。足三阳经脉上交于手三阴经脉,故任脉联系了所有阴经。也就是说,脐通过任脉与全身的阳经相联通。

此外，据《奇经八脉考》载，任脉与足少阳、冲脉交会于阴交，与手太阳、少阳、足阳明交会于中脘，循承浆与手足阳明，督脉交会。即表明脐可以通过任脉与胆经、小肠经、三焦经、大肠经、胃经、督脉相联通。

督脉循身之背，为“阳脉之海”，对全身阳经经脉有统率、督促的作用，其脉气多与手足三阳经相会（大椎是其集中点），故能“总督诸阳”。另外，带脉出于第二腰椎、阳维脉与督脉交会于风府、哑门，所以脐可以通过督脉与诸阳经相联系。带脉横行于腰腹之间，约束全身直行的经脉，能“约束诸经”，足部的阴阳经脉都受带脉的约束。又由于带脉出自督脉，行于腰腹，腰腹部是冲、任、督三脉脉气所发之处（冲、任、督皆起于胞中），所以脐可通过带脉与足三阴经、足三阳经以及冲、任、督脉相联系。

冲脉上至于头，下至于足，贯穿全身，为总领诸经气血的要冲，为“十二经之海”、“五脏六腑之海”，冲脉能调节十二经气血，其脉气在头部灌注诸阳，在下肢渗入三阴，与足阳明交于气冲，与足少阴臂经相并而行。故脐可通过冲脉与十二经脉相通。

任、督、冲三脉“一源而三岐”，任、督、冲、带四脉脉气相通，共同纵横贯穿于十二经之间，具有调节正经气血的作用，故脐（神阙穴）可通过奇经八脉通周身之经气。

2. 脐与五脏及其经脉相通

（1）脐与心相通

《灵枢·经筋》：“手少阴之筋……循贲下系于脐。”《素问·骨空论》：督脉“其少腹直上者，贯脐中央，上贯心”。《会元针灸学》：“神阙（脐）者，神之舍也，心藏神，脐为神之舍。”《经穴名考察》：“神阙：神是心灵、生命力，阙是君主居城之门，为生命力居住的地方。”（心为君主之官），由上可见脐与心脏、心经相通。

（2）脐与肝相通

《灵枢·营气》：“合足厥阴，上行至肝……其支别者，上额循巅下项中，循脊入骶，是督脉也，络阴器，上过毛中，入脐中”。又据解剖学，脐下腹膜有丰富的静脉网，联结于门静脉（肝脏）。在胎儿时期，脐静脉直达肝脏。可见脐通于肝。

（3）脐与脾相通

《灵枢·经筋》：“足太阴之筋……其直者……上循腹骨结于髀，聚于阴器，上腹，结于脐。”又冲脉挟脐上行，足太阴脾经之公孙穴（八脉交会之一）通于冲脉。且脾为后天之本，化生气血，而脐为后天之气舍。故脐与脾及脾经相通。

（4）脐与肺相通

《灵枢·营气》“故气从太阴出……入脐中，上循腹里，入缺盆，下注肺中，复出太阴。”又手太阴肺经属肺，下络大肠，而《灵枢·肠胃》曰：“迴肠当脐。另据经脉循行，足少阴肾经挟脐上行，进入肺中。此外，脐（神阙穴）属任脉，而手太阴肺经之络穴通于任脉。因此，脐与肺脏，肺经相通。

（5）脐与肾相通

《灵枢·经别》：“足少阴之正，至腘中，别走太阳而合，上至肾，当十四椎出属带脉。”而带脉出于第二腰椎，前平脐部，故肾与肾经可通过带脉通于脐。经脉循行上，足少阴肾经挟脐上行；肾为先天之本，脐也为先天之本。《道藏》载：“神阙（脐）为心肾交通之门户。”

3. 脐通于六腑及其经脉

表里脏腑经脉之间的络属关系，决定了脐与五脏相通，也通过经脉联系其表里的六腑。

（1）脐与胃相通

脐当胃之下口。《灵枢·经脉》：“胃足阳明之脉……其直者，从缺盆下乳内廉，下挟脐。”《难经·二十七难》：“冲脉者，起于气冲，并足阳明之经，夹脐上行，至胸中而散也。”脐属任脉，《奇经八脉考》：“起于中极之下……会手太阳、少阳、足阳明于

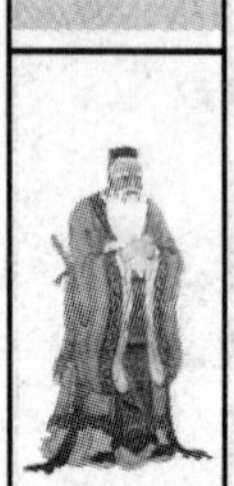

中脘。”

(2)脐与胆相通

脐属任脉,“会足少阳、冲脉于阴交”;督脉贯脐中央,督脉会足少阳于大椎;带脉横行腰腹之间,前过脐,与足少阳经交会于带脉,五枢、维道穴,且足少阳胆经的足临泣穴通于带脉,因此脐可以通过任脉、督脉、带脉与胆腑及胆经相联。

(3)脐与大肠相通

脐之深部直接与大肠相连接。《灵枢·肠胃》:“回肠当脐。”《幼科大全·论脐》:“脐之窍属大肠。”

(4)脐与小肠相通

《灵枢·肠胃》:“小肠后附脊,左环回周迭积,其注于回肠者,外附于脐上。”脐属任脉,“会手太阳、少阳、足阳明于中脘。”督脉“贯脐中央”,会手太阳于大椎,且手太阳小肠经的后溪穴通于督脉,故脐与小肠腑,小肠经相通。

(5)脐与三焦相通

《难经·六十六难》:“脐下肾间动气者,人之生命也,十二经之根本,散名曰原。三焦者,原气之别使也,五通行三气,经历于五脏六腑。原者,三焦之尊号也,故所止辄为原。”《难经·三十一难》:“中焦者……其治在脐旁;下焦者……其治在脐下一寸,故名曰三焦。”脐属任脉,《奇经八脉考》载:任脉“会手太阳、少阳、足阳,日月于中脘。”

(6)脐与膀胱相通

《灵枢·经别》足少阴经别:“别走太阳而合,上至肾,当十四椎出属带脉。”带脉过脐,故足太阳膀胱经可通过带脉与脐相通。督脉“贯脐中央”,《奇经八脉考》载:督脉:“至少阴与太阳中络者合少阴上股内廉。”故脐可通过督脉与膀胱腑,膀胱经相通。故脐可通于三焦腑与三焦经。

4. 经络感传证明脐直接与全身经脉相通

有人在经络敏感人上针刺其神阙穴时发现,针刺神阙穴能引出不少感传路线,其大体可分为三类:一是纵行的主干,呈双向贯注循行任脉通督脉;二是横行双向贯注的环形路线,为沟通神阙穴与命门的一条捷径;三是由神阙穴向胸腹壁斜行双向贯注的放射状路线。这些感传路线分布严正,排列规则,分布联系范围广泛。这说明脐与全身经脉相通。

综上所述,脐乃经络的总枢,经气的汇海。由于经络系统内外、上下贯穿,脐联络了全身内外上下各个部位,所以脐疗能够防治全身各种疾病,脐通十二经脉和五脏六腑、奇经八脉为脐疗能够通治全身各种病症提供了坚实的经络学依据。

**〇现代医学理论**

解剖学表明:脐与胎儿时期,表面包有羊膜,内有一对脐动脉、一条脐静脉以及结缔组织。胎儿出生切断脐带包扎后,脐动脉与脐静脉逐渐封闭。脐静脉在脐到肝的一段成为肝圆韧带,肝后缘到下腔静脉间的一段成为静脉韧带。脐动脉封闭后所残存的遗迹居于脐外侧壁之中,成为脐外侧韧带。脐的结构从外至内依次为皮肤、致密瘢痕组织、脐筋膜和腹膜壁层,内部是小肠。脐部腹壁下有动脉、静脉分支。脐区是受第十肋间神经的前皮支的内侧支支配着。

从解剖部位来看,脐部靠近腹腔和盆腔,此处腹腔丛、肠系膜间丛、腹下丛及盆腔丛等植物神经的主要神经丛存在,还有最主要的神经节,如腹腔节、肠系膜节、主动脉肾节、肠系膜下节等。它们支配腹腔内和盆腔内所有的脏腑器官和血管。

随着皮肤生理、生化和理化研究的进展,人们发现肚脐具有皮肤薄、敏感度高、含有大量微血管、渗透性强、吸收力快等特点。脐在胚胎发育过程中为腹壁最后闭合处,表皮角质层最薄、屏障功能较差,并且脐下无脂肪组织,皮肤筋膜和腹膜直接相连,故渗透力强。药物分子较易透过脐部皮肤的角质层,进入细胞间质,迅速弥散入血而通达全身。

由上可见,脐部既是人体最重要的部位,也是最敏感、最有利于药物吸收的部位。

### ○气功理论

古今中外的医家或气功家都认为“丹田”的部位在“脐下”,而对“脐下”两字却有不同的理解。一部分认为仰卧位的“脐下”,即脐的深部,如道家气功多以脐为丹田,现在的“脐密功”等也是以脐为丹田。另一部分则认为是站立位的脐下,此又存有分歧:或曰脐下1.5寸之气海穴为丹田,或曰脐下2寸之石门穴为丹田,或曰脐下3寸之关元穴为丹田。我们认为以脐的深部为丹田是正确的,经络感传现象便雄辩的证明了这一点。如有人为了探索丹田的部位,在针灸实践中发现多次接受针刺的经络敏感人,其经络感传速度快,感传部位远,且有针一穴能同时贯通诸经的现象。于是选择了3例经络敏感人作观察对象分别对气海、石门、关元和神阙等穴位,进行了反复的针刺(深度为1寸)探测。结果发现针刺前三穴时,除激发循任脉的感传线外,未发现有其他感传路线。而在针刺神阙穴时,却可引出许多感传路线(详见前论述)。从而提示“脐下”即是神阙穴的深部,这样,练功导气就能通过神阙穴的感传路线而通达全身,对整个机体起着调节作用。

《道藏》曰:“脐为后天之气舍。”古人又曰:“真阳在,人命在,真阳散,人即死,故脐为命之蒂。”此之真阳,即是婴儿出生断脐后从母体带来的一点先天之气(元气),此气在人出生后即归入脐内,所以练习气功者就是要意守脐部练这点先天之气。

意守丹田(脐部),可诱导大脑入静,再者,由于脐部解剖部位的重要性,意守丹田能改善腹部血液循环,促进腹式呼吸甚至胎息的形成,以调整植物神经和内脏的活动,从而强壮身体防治疾病。在脐部外敷药物或给予某些物理刺激(如艾灸、激光照射、按摩等),实际上也是间接地起到了意守丹田的作用。

### ○《周易》太极及中医气化理论

《周易·系辞上》曰“易有两极”,是生两极,“两仪生四象,四象生八卦。”此之太极,就是天地未形成前的浑沌状态,气、形、质浑为一体,清浊未分。后来由于太极运动产生阴阳二气,气之轻清者浮为天,气之重浊者下降为地。这一过程可用太极图来表示:

一般所言的太极图,多以图(3)为准。太极图高度概括了宇宙间一切事物的变化规律,是一个具有高深哲理和分析探索事物规律的模型。太极图是一个圆圈,中间以一个“S”形的曲线分开,左白(阳),右黑(阴),恰似黑白两条鱼,故俗称为阴阳鱼,白鱼在左,头向上,属阳;黑鱼在右,头向下,属阴。阴阳鱼回互环抱,象征阳升阴降,阴阳互根,进退消长。太极图最外层的圆圈,为太虚或无极,表示宇宙万物是由无气化生的,同时又在运动和循环。

又有学者认为:太极图包括天地人三部。它的阳方代表天部,阴方代表地部,中间的曲张代表人部。太极图是一个研究天地万物共同规律的法象图。此即孟康所言:“太极之气,含三为一。”亦即老子《道德经》:“道生一,一生二,二生三,三生万物,万物负阴而抱阳,冲气以为和。”

宋朝朱熹云:“太极者,可以指夫天地万物之根也,合而言之。万物统一太极也;分而言之,一物各具一太极也。”(《周子全书·太极图说上》朱注)。又说:“人人有一太极,物物有一太极。”(《朱子语类》)那么,人的太极在哪里呢?

肚脐部位便恰是人体太极之所在。对此,历代医家均有沦述。如《难经·八难》曰:“诸十二经脉者,皆系于生气之原。所谓生气之原者,谓十二经之根本也,谓肾间动气也。此五脏六腑之本,十二经脉之根,呼吸之门,三焦之原。”《难经·六十六难》亦曰:“脐下肾间动气者,人之生命也,十二经之根本也。”《类经附翼·大宝论》曰:

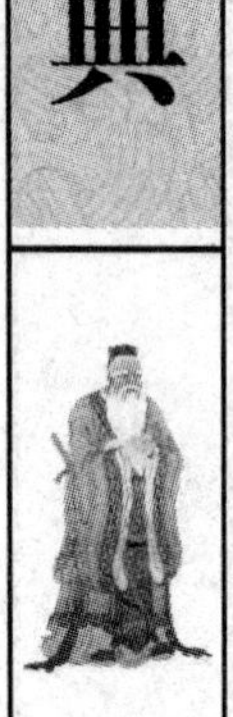

“人之初生，生由脐带，脐接丹田，是为气海，即命门也。所谓命门者，先天之生我者由此而受，后天之我生者由此而栽也。天生之门即死之户，所以人之盛衰安危皆系于此者。以其为生气之源，而气强则强，气衰则病，此虽至阴之地，而实元阳之宅。”《医学秘旨》曰：“脐带与母之真气相连，如果生枝也，乃一身之根本也。”《医学原始》曰：“人之始生先脐与命门，故为十二经脉之主。”《会元针灸学》曰：“神阙也，神之所舍其中也。上则天部，下则地部，中为人部，两旁有气穴，肓俞，上有水分，下脘，下有胞门、横户，脐居正中，如门之阙，神通气天。父母相交而成胎时，先生脐带形如荷茎，系于母之命门。天一生水而生肾，状如未敷荷花，顺神注地于脐中而成人，故名神阙。”又“名气舍者，后天胃气谷气舍入，先天之精气舍出”。此外，印度医学也曾一度把脐看成是一切血管和神经的发端。由此上论证可见，脐即人身太极所在部位。

太极是宇宙阴阳气化的缩影，而肚脐“居中立极”，是人体阴阳气化的总枢。如《素问·至真要大论》曰：“气之上下何谓也？岐伯曰：身半以上，其气三矣，天之分也，天气主之；身半以下，其气三矣，地之分也，地气主之。以名命气，以气命处，而言其病。半，所谓天枢也。”王冰注曰：“当伸臂指天，舒足指地，以绳量之，正中当脐也，故又曰半，所谓天枢也。天枢，正当脐两旁同身寸之二寸也。”张志聪注曰：“夫所谓枢者，上下交互而旋转也。故在天地乃上下气交之中名天枢。在人身以身半之中名天枢也。”《素问·六微旨大论》亦曰：“天枢之上，天气主之；天枢之下，地气主之；气交之分，人气从之，万物由之。”由此可见肚脐部是人体气机升降出入的总枢，故《理瀹骈文》亦曰：“（在肚脐）炒熨，煎抹与缚之法。可以升降变化，分清浊而理阴阳。”“炒熨、煎抹与缚之法枢也，在中兼表里者也，可以转运阴阳之气也。”

“易有太极，是生两仪，两仪生四象，四象生八卦”，八卦为太极所化生，八卦可配属脏腑。

正如《类经图翼·真阴论》所述：“命门居两肾之中，即人身之太极，由太极以生两仪，而水火具焉，消长系焉，故为受生之初，为性命之本。……命门之火，谓之元气，命门之水，谓之元精。五液充，则形体赖而强壮；五气治，则营卫赖以和调。此命门之水火，即十二脏之化源。故心赖之，则君主以明；肺赖之，则治节以行；脾胃赖之，济仓廪之富；肝胆赖之，资谋虑之本；膀胱赖之，则三焦气化；大小肠赖之，则传导自分。”由此可看出脐部作为水火气机转换的枢纽，调和五脏六腑的功能运动。

运用太极、气化理论研究脐疗，是一个古老而又新生的课题，很值得进一步深入探索，相信会有新的发现。

**○数学理论（黄金分割定律）**

现代数学理论证明，0.618 是一个非常奇妙的数字，它无处不在，远至古埃及的金字塔、古希腊的他侬神庙、印度的泰姬陵、巴黎的埃菲尔铁塔，近到我们身边的每一片树叶，我们身体的每个部位……竟然处处都蕴含着 0.618 这个位置，因此有着不可思议的特殊重要性，故被誉为“黄金点”。

至今，我们大都知道著名数学家华罗庚的后半生曾致力于“优选法”的研究和推广应用为工农业生产和科学实验的发展做出了贡献。实际上，“优选法”就是黄金分割定律，在工农业生产和科学实验中的具体运用。

以穴位为治疗点的中国针灸疗法，其基本的治病道理就是“经脉所通，主治所及”，然而，令人迷惑不解的是，同样是在同一条经络上的穴位，为什么有几个穴位如神阙、印堂、涌泉等竟然会治疗百病？实际上其道理很简单——任何一个独立或相对独立的部分，在其纵行线上，都有两个 0.618 的位置点。这几个穴位恰巧就在人体的“黄金点”上。据《气功与科学》1990 年第 3 期报道，医学界有人用“黄金律”来测量人体，结果有了惊奇的发现，从肚脐到脚的长度，与肚脐到头顶的长度比值，恰好等于 0.618，也就说，肚脐正位于人体的“黄金点”上。

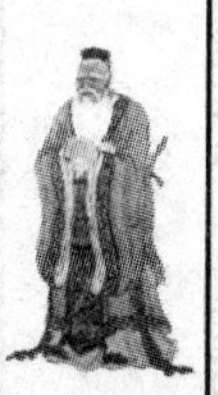

按照数学理论，在人体处于“黄金点”的穴位或部位，是调整人体整体功能和状态的最佳作用点（处）。其数学证明（略），可参考有关书籍。

因此，位于人体的“黄金点”的脐（神阙）是调整人体的最佳作用点。黄金分割定律与医学的结合，是一个崭新的课题，相信会有许多新的发现。

**〇系统论**

系统论是20世纪四大科学成就的主要内容之一，运用系统论来研究祖国医学，是80年代以来开辟的一个新的研究领域，山东中医药大学祝世讷教授在这方面进行了开创性的研究工作，一门新的分枝学科——系统中医学，正在形成和完善。著名科学家钱学森教授说：“把中医固有理论和现代医学研究用系统论结合起来，那么，在马克思主义哲学指导下，（中医）一定能实现一次扬弃，搞一次科学革命。”

系统论认为，人是有机的自然系统，是在“自己运动”中自我完成的，人这一系统的有序稳定的建立，维持和破坏，是系统（人）在内外涨落的推动下“自己运动”的结果和表现。所以，“中医治疗的一个首要特点，是重视和依靠机体的自组织过程的主体性加工，才反应出病、不病、何病；同样，一切外来的治疗手段，也通过机体自组织过程的主体性加工，才反应出效、不效、何效。故治疗的中心环节，应是如何调动、增强机体的自组织能力，通过其主体性和有目的地恢复有序稳定的活动，达到病愈的目的。”（祝世讷《中医系统学导论》）

脐疗实质上便是一种外加的人工涨落，主要通过触发、推动机体的自主性自组织而实现的，其本质是推动机体进行自我调节。由手脐部是经络的总枢，通五脏六腑及十二经，是人体的太极，是人体的黄金点，于整个机体具有非常密切的联系，是调节机体功能和气机升降的最佳作用点，并且对外来的各种刺激（外加的人工涨落）较为敏感，因而脐疗药物等这些外加的“人工涨落”，就可以通过机体对其“放大”和“增益”的过程，触发和推动机体的自我调节能力，从而起到治疗全身疾病的目的，所以从系统论的角度看，脐疗可以治疗全身的疾病，并有较好的预防养生保健的疗效，而几千年的临床实践则恰好证明了这一论点的正确性。

**〇全息生物学**

全息生物学是山东大学张颖清教授于20世纪70年代创立的一门新学科，全息生物学的核心是全息胚学说。

“全息”一词来源于激光照像。利用激光感光后的底片有这样一个特点：将其打碎后，任何一个小的碎片仍能显示物体原来的完整影像，但随着碎片的减小，影与像的清晰度也逐渐下降。这说明局部包含有整体的全部信息，是整体成比例的缩小。张颖清发现，这一特性也普便存在于生物体中。

所谓“全息”，是指生物体部分与整体，部分与部分信息全等的一种自然属性。而包含有整体全部信息的“相对独立的部分”，张颖清称之为“全息元”或“全息胚”。全息胚学说认为：生物体由处于不同发育阶段的，具有不同特化程度的全息胚组成。其中，发育程度较高的全息胚由发育程度较低的全息胚组成。在多细胞生物体，细胞是发育程度最低的全息胚。全息胚在不同程度上是整体的缩影。我们身体上的眼、耳、鼻、口、唇、舌、手、足等部分都是全息胚，都在不同程度上是整体的缩影，故运用耳针、眼针、手针、足针等这些微针系统可以诊治全身的疾病。

“脐”是初生儿脐带脱落后遗留的一个瘢痕样组织，但它是不是一个一般的瘢痕组织呢？我们认为，“脐”的存在并不是孤立的，而是与整个机体和脏腑器官从功能上一直保持着某种形式上的特殊联系的。在胎儿期，脐带是胎儿生活营养的唯一途径，也是母子之间信息相通的最重要途径，即脐部在胎儿期与胎儿整个机体是信息全等的。当胎儿发育成熟后自然分娩，故有“瓜熟蒂落”的说法，因此古人又称“脐”为“命蒂”。胎儿出生后，脐带脱落，原来的形式已不存在，但实际上它不过是换了另一种形式继续存在着与整体的联系。正如古井氏所说:“已经发育成熟的成人经络,就包含着自从发生到完成个体之间的各种分化、退化、变化的一切历史过程。所以像韧带,因其已经退化而被看做没有价值了,这是个错误。不过换了目的而生活着的。”脐部是一个具有独特的解剖结构和独特作用的整体的一个相对独立的部分,它与整体有广泛性联系,因而“脐”就是一个全息胚。

实质上,早在《难经·十六难》,就已经对五脏在脐部全息对称部位有了明确记载。我们在临床实践中已发现,在脐部确实存在有这么一个微针(诊)系统,可以诊治全身各部的疾病。

综上所述,脐疗有着非常充实的理论基础,但现在这方面的研究还很不够,还没有达到用脐疗理论去指导脐疗的临床实践的高度,尤其是还用中国传统文化思想(如经络学说、太极气化学说、气功理论)和现代科学研究成果(如现代医学、现代系统论、控制论、信息论、现代数学、全息生物学等)的有机结合方面,还很少有人涉及。

## (三)脐疗养生的作用机制

脐疗养生的作用机制是复杂的,目前看来可能如下三个方面:一是药物和其他治疗手段作用于脐部而产生的刺激和调节作用(以下简称刺激和调节作用);二是药物经脐部皮肤吸收后产生的药物本身的治疗作用(以下简称药物治疗作用);三是以上两种作用的综合作用(以下简称综合作用)。实际上在有关脐疗养生的理论基础里,我们就已经涉及到了脐疗的作用机制这一问题。

**〇刺激和调节作用**

药物和其他治疗手段(如针刺、艾灸、热熨、拔罐等)作用于脐部而产生的刺激和调节作用可通过以下途径来实现。

1. 穴位作用

脐名神阙,为经络之总枢,经气之汇海,通过任、督、冲、带四脉而统属全身经络,联系五脏六腑。经系统内属于脏腑,外络于肢节,在人的生理、病理和防治疾病方面有非常重要的作用,如《灵枢·经脉》曰:“经脉者,所以决死生,处百病,调虚实,不可不通。”后世医家也有“不明脏腑经络,开口动手便错”的告诫。概括的说,经脉具有运行气血、传导感应、调整虚实、协调阴阳的作用。所以在正常情况下,任督冲带经气相通,阴阳相济,调书各脏腑、经脉的正常生理活动。若各部气血阴阳发生病理改变,通过刺激神阙穴调整任督冲带的功能就可以起到畅通经络气血、传导刺激感应、调整脏腑虚实、平衡阴阳失调的作用,从而从根本上对各种疾病起治疗和预防作用,达到“阴平阳秘,精神乃治”的目的。

从历代针灸文献看,神阙穴的主治病证非常广泛,如《医宗金鉴》言神阙穴能“主治百病”,彭祖小续命蒸脐法盛赞灸脐能“功能百脉和畅,毛窍皆通,上至泥丸,下至涌泉……”根据“经脉所通,主治所及”的原则,神阙穴能通全身,故刺激神阙穴就能对全身起调节作用,从而治疗全身的疾病。

2. 神经体液的刺激和调节作用

脐的解剖和生理特点决定了脐对外界刺激比较敏感,脐受第十肋间神经的前皮支的内侧支支配,靠近腹腔和盆腔,有腹腔丛、肠系膜间丛、腹下丛及盆腔丛等植物神经的主要神经丛存在,还有最主要的神经节,如腹腔节、肠系膜节、主动脉肾节、肠系膜下节等,所以当药物或其他的刺激作用于脐部时,支配或临近于脐的神经就会作出反应,从而通过神经体液而调节神经、内分泌和免疫系统,因而改善各组织器官的功能活动,促其恢复正常。如有报道认为,神阙穴有抗炎、灭菌、增强机体免疫功能的作用。有的实验结果表明:隔盐壮灸神阙穴,确能增强机体的免疫监视功能,提高小鼠NK细胞(自然杀伤细胞),活性水平,并认为灸神阙穴之所以能够起到抗病及强身保健作用,其机制之一可能是提高NK细胞活性实现的。(《针灸学报》1990年第4期)。又如,灸脐可治晕厥、昏迷、休克,说明刺激神阙有兴奋大脑、强心和改善微循环的作用;药物敷脐可治各种虚汗、神经性呕吐等症,说明刺激神阙有调整植物神经功能失调的作用;还可治阳痿、不孕等病,说明刺激神阙可调节内分泌紊乱;拔火罐可治荨麻疹和过敏性哮喘,提示刺激神阙可作用于免疫系统,抑制过敏反应。

3. 全息对应和泛控作用

脐部是一个发育程度较高的全息胚,故在脐部给予的各种刺激将会作用于相当于整体水平上的多个部位,所以这种刺激就会对所对应的整体水平上多个脏腑器官组织起到广泛性的调控作用。需要指出的是,这种由于全息对应而产生的泛控作用,很可能既有经络系统的参与,也有神经系统的参与。

总之,从系统论的角度来看,这种刺激和调整作用的本质是触发和推动机体进行整体性的自我调节。

**○药物治疗作用**

药物脐疗法是将药物敷于脐窝以防治疾病的方法,也是脐疗养生主要和常用的方法,属于皮肤给药途径的范畴。清代徐大椿认为:“汤药不足尽病”。因而“用膏贴之,闭塞其气,使药性从毛孔而入其腠理,通经贯络,或提而出之,或故而散之,较服药尤为有力”。《理瀹骈文》则认为:“外治之理,即内治之理;外治之药,亦即内治之药;所异者,法耳!”“昔人治黄疸,用百部根放脐上,酒和糯米饭盖之,以口中有酒气为度。又有用干姜、白芥子敷脐者,以口辣去之,则知由脐而入,无异于入口中。”脐联系于全身经脉,药物经脐部皮肤吸收后,可循经络贯穿全身,直达病所而起治疗作用。

现代医学认为,药物完全可以从皮肤吸收,皮肤分表皮、真皮,皮下有脂肪组织;表皮又可分为五层,最外层为角质层。近代对皮肤的生理变化研究表明,药物经皮肤吸收包括两个时相:其一,穿透相,药物通过皮肤表面结构角质层和表皮,进入细胞外间质;其二,吸收相,药物分子通过皮肤微循环,从细胞外液迅速地弥散入血液循环。穿透相比较复杂,角质层是皮肤主要屏障功能,能防止化学物质传递;角化细胞含有结构脂质及水溶性物质,能缓慢地吸收水分;细胞间隙充满着板层结构样脂质,控制着水溶性溶质的扩散。由此可见,水溶性和脂溶性药物可被动弥散穿透角质层渐渐被吸收。此外,皮肤附属汗腺管口,毛囊毛孔、毛囊皮脂腺管口也是药物吸收的重要途径,尤其是一些高分子物质。

不同体表部位的皮肤结构有一定差异,以致药物吸收程度也不一样。脐部皮肤结构的特点最有利于药物吸收。脐在胚胎发育过程中为腹壁最后闭合之处,表皮角质层最薄,屏障功能最弱,药物最易穿透弥散而被吸收,并且脐下无脂肪组织,皮肤和筋膜腹膜直接相连,故渗透力强。由于药物经皮肤吸收和皮肤厚度成反比,和皮肤扩散成正比,故脐部皮肤和其他部位皮肤比较,最有利于药物吸收。

脐皮肤除一般皮肤所具有的微循环外,脐下腹膜还布有丰富的静脉网,浅部和腹壁浅静脉,腹胸壁静脉相吻合,深部和腹壁上下静脉相连。腹下动脉分支也通过脐部,可见,药物在脐皮肤经过穿透相后,直接扩散到静脉网或腹下动脉分支而入体循环。所以药物经脐皮肤吸收比较迅速。脐动脉结构也有特殊之处,如Horsh等在动脉粥样硬化病人的动脉内膜,用此亚油酸和14C-胆固醇为底物测定胆固醇酯化发现,该酯只分布在动脉壁细胞内外胆固醇堆积处,脐动脉壁细胞没有这种酶进行的胆固醇酯化作用,可见动脉粥样硬化病人的脐动脉壁没有胆固醇堆积,以为脐动脉结构特殊,这种特殊结构可能为药物迅速吸收的有利条件。

上述脐静脉网向后向上,由附脐静脉联结于门静脉,药物吸收经脐静脉网,有可

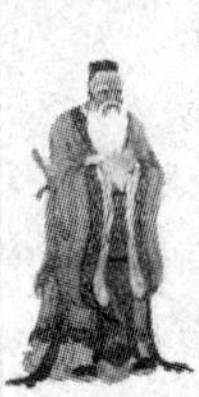

能通过附脐静脉经门静脉到达肝脏，药物经脐皮肤吸收进入肝被代谢分解可以认为是很少的，所以药效也不致降低。

此外，药物调敷脐部后，外加膏药或胶布固定，形成自然的闭合条件，使正常汗腺分泌的湿气不致消失于大气，而湿润药物促进药和皮肤的水合作用而有利于吸收。加之脐部给药，一般要贴用数日，由于皮脂的溶解和皮肤角质层的软化，部分药物可以逐渐渗透到皮下组织，直达病所，能有效的阻断致病因子的恶性刺激，保护神经系统，同时，还产生温和的良性刺激，恢复组织的营养功能，以增强抵抗能力。脐疗用药多以“气味俱厚”者炒干研末，“炒香则气易透”，可促使吸收。（以上可参“药物脐方法机制初探”一文，李忠，《河南中医》1983.6，42）

○综合作用

一般情况下，内服某药能治某病，用某药敷脐同样治某病。如内服芒硝可治便秘，用芒硝敷脐也可治便秘。但时常也有例外，即将某外用药敷脐能治某病，一旦内服药却不能治某病，如葱白敷脐可治便秘，但葱白内服不能治便秘，又如用苍术、白芷、川芎三味药等量研末内服治疟疾效果欠佳，但外用敷脐 3 次后疟虫消失率可达 100%。这的确是一个值得思考的问题。此外，我们还发现，治疗同一种疾病，在脐部同药不同疗效也有差异，只艾灸脐部和敷药后再艾灸脐部，病人的反应也常有不同。这说明，运用药物脐疗防治疾病，其效果的取得既有药物对穴位的刺激作用，又有药物本身的作用，而有在一般情况下，往往是两种作用的综合作用，这种综合作用是在触发、调动和增强机体的自身组织能力的前提下或同时而实现的，其实质是一种综合的调节作用。

## （四）脐疗养生的功用适应症

脐疗的临床功用及适应症非常广泛，根据古今文献和我们临床应用的体会，脐疗对消化呼吸、泌尿生殖、神经、心血管系统等均有作用，并能增强机体的免疫力，可广泛用于内、外、心、皮肤、五官等科 100 多中疾病的康复治疗及对传染病的预防，及用于养生保健，概括说来，其功用如下：

1. 回阳苏厥、息风固脱

张介宾《类经图翼》曰脐：“夫生之门即死之户，所以人之盛衰安危，皆系于此者，以其为生命之源……此虽至阴之地，而实元阳之宅。”人有阳气则生，无阳气则死，故灸脐部可用于虚脱、昏厥、中风昏迷等急证，有回阳救急，使阳复苏之功，一般多用隔盐灸脐法。

2. 健脾和胃、升清降浊

脐居中焦，位于大腹中央，脐疗可增强脾胃功能，使清阳得升，浊阴下降，故临床上对胃痛、痞满、呕吐、泄泻、痢疾、呃逆、纳呆等证有较好疗效。

3. 调理冲任、温补下元

脐通任、督、冲、带四脉，冲为血海，任主胞胎，任督冲带与生殖及妇女经、带、胎、产息息相关，故药物温脐可调理冲任、固经安胎、在临床上可用于遗精、阳痿、早泄及妇女月经不调、痛经、崩漏、带下、滑胎、不孕等疾患。

4. 通经活络、理气和血

脐通全身经脉，脐疗可使全身经络通畅、气血调和，达到“通则不痛”。临床可用于治疗痹证、手足麻木以及诸痛证。

5. 敛汗安神、固精止带

脐疗能收敛人体的精、气、神、津，调整脏腑阴阳平衡，使气血调畅，营卫通利。故临床上常用于治疗自汗、盗汗、遗精、滑精、久泄、带下、惊悸、失眠等。

6. 通调三焦、利水消肿

三焦为水火气机必通之道，脐居中主枢，可转运阴阳之气，激发三焦的气化功能，使气机通畅，经络隧道流通。临床上可用于治疗小便不利、腹水、水肿、黄疸等病证。

7. 扶正祛邪、养生延年

脐为先天之命蒂，又为后天之气舍，具补脾肾，益精气之功，为强壮保健之要穴。脐疗可增强人体抗病能力，有却病保健、益寿延年之功。临床上可用于虚劳诸疾和预防保健。

## (五)脐疗的用药特点及剂型

**○脐疗的用药特点**

脐疗是常用的外治疗法。吴师机在《理瀹骈文》中对外治用药的特点有精辟论述，堪为脐疗用药之准则，因其与内服药物有异，故概述如下：

①必须配伍善于通经、开窍透骨、拔毒祛邪之药品为引。如常用的有姜、葱、韭、蒜、花椒、白芥子、槐、柳、桑、桃、蓖麻子、凤仙草、轻粉、穿山甲、冰片、麝香、酒、醋、丁香、皂角、薄荷等等，可根据不同情况选1～3味即可。因此类药物穿透和消散作用较强，可借上述药物(当然选1～2味即可)穿透消散之功用，使药性按其所治而透达表里上下。所谓穿透性，溯本源流仍系药物四气五味、开降浮沉之理。

②脐疗用药一般应是气味俱厚或力猛有毒之药为宜，且多生用，如生半夏、附子、苍术、吴茱萸、乌头、甘遂、牵牛、巴豆、南星、木鳖等。因其药力从外而入，气味轻淡之品则不易收效。

③多用温通、有芳香气味的药物，如丁香、乳香、樟脑等，或药物切粗末炒香，“炒香则气易透”，可有利于药物吸收和促进气血流通。

④脐部给药应用闭式或敷料比较合宜。因为凡溶于水和脂肪的药物成分，皆易穿透皮肤而吸收，皮肤的水和作用也能促进其吸收作用。另则脐窝中填满药物，外加胶布或膏药固定，自然形成闭式，可使正常汗腺分泌湿气不致消失于大气而湿润药物，促进吸收。

⑤脐部给药，热药较凉药效果好，攻药较补药见效快。故临床常用艾灸、热敷、按摩等手段提高脐部温度以增加疗效。

⑥若有膏药贴脐，选用补药时多用血肉有情之品，如羊肉，猪肾、鸡、动物内脏、鳖甲等，若紫河车断不可用，可用牛胞代之，否则与人无益。

**○脐疗的用药剂型**

1. 散剂

将药物碾成极细的粉末。使用时取适量填脐内，外用胶布、砂布固定。

2. 糊剂

将药物研成极细末，再用适当的溶剂(如水、醋、酒、唾液、鸡蛋清、凡士林、鲜草药汁、蜂蜜等)调匀成厚糊状，外敷于脐部，上盖纱布，用胶布固定。

3. 饼剂

将药物碾成细末后，加少许溶剂(多用水)调成饼状(比糊剂硬)；或将药物研末后，加用一些鲜药(如葱白或其他新鲜植物药的茎叶、根茎等)捣在一起，制成药饼，然后敷贴于脐部。

4. 膏剂

是将药物碾成细末配合香油、黄丹、蜂蜡等基质炼制而成。膏药熬成后侵入水缸中浸泡数日，再藏于地窖阴暗处以去火毒，可减少对皮肤的刺激，防止发生接触性皮炎。外用时可烘热烊化贴于脐部。

5. 丸剂

把药物研细末后，用粘合剂（水、蜜、蜡）炼成圆球形大小不一的药丸，用时取药丸填于脐中。

**○敷脐疗法常用中药简介**

1. 日常生活中常用的药用食物

（1）葱白

为百合科植物葱的鳞茎。全国各地均有分布。四季可采挖。味辛，性温。有散寒解表，通阳，解毒之功效。生葱白捣烂外敷可引起皮肤发泡。主治风寒感冒，小便不通，腹胀腹痛，呕吐，便秘，皮肤癣疹等。

（2）大蒜

为百合科多年生草本植物大蒜的鳞茎。全国各地均产。5月叶枯时采挖。味辛，性温。归脾、胃、肺经。有解表散寒，健脾开胃，消谷化食，解毒消炎等功效。捣碎贴敷对皮肤有较强的刺激作用，引发赤泡。大蒜无毒副作用且药源广，因此是理想的发泡药。穴位贴敷治疗风寒感冒，牙痛，面痛，咽喉肿痛，风湿痹痛，疟疾，痈疽，瘰疬，白癜风，顽癣等。

（3）生姜

为姜科多年生草本植物姜的新鲜根茎。全国南北各地均产，以四川、贵州等地的产量最大，质量较好。秋冬二季采挖，洗净切片后入药。鲜用或晒干、炮制后用。味辛，性微温。归肺、脾经。有发汗解表、温中散寒、和胃止呕、温肺化痰止咳的功效。生姜捣碎，外敷主治风寒感冒，风湿痹痛，疟疾，胃寒呕吐，腹痛，腹泻，阳痿，痛经，斑秃，白癜风等。生姜捣汁为生姜汁，常用于调和药末成糊或膏状，既有利于贴敷，又能发挥其药效。

（4）花椒

为芸香科灌木或小乔木植物花椒或青椒的干燥成熟果皮。我国大部分地区都有分布，但以四川所产者为佳。秋季果实开裂时用剪刀沿总柄顶端部分剪下，去果柄、杂质及种子，晒干，生用。味辛，性热，有小毒。归脾、胃、肾经。有麻醉，止痛，止痒，温中，驱蛔等功效。外敷治疗风寒湿痹，心腹冷痛，泄泻，皮肤瘙痒等症。

（5）胡椒

为胡椒科常绿攀缘藤本植物胡椒的未成熟果实（黑胡椒）或除去外果皮的成熟果实（白胡椒）。主产于广东、广西、云南等地。10月至次年4月采收，晒干，生用。味辛，性热。归胃、大肠经。有温中散寒止痛的功效。外敷对皮肤刺激较强，有引赤、发泡作用。主治疟疾，胃痛，呕吐，心腹冷痛，腹泻，牙痛等症。

（6）肉桂

为樟科常绿乔木植物肉桂的干皮或粗枝皮。主产于广东、广西、云南、福建等地。8～10月间采摘。味辛、甘，性热。归肾、脾、肝、心经。有补火助阳，散寒止痛，温通经脉的功效。穴位贴敷主治心腹冷痛，腹泻，寒疝，阳痿，尿频，畏寒肢冷，风寒痹痛，痛经，经闭等症。

（7）鸡内金

为雉科动物家鸡的砂囊的角质内壁。全国各地均有饲养。杀鸡后，取出鸡肫，立即剥下内壁，洗净晒干。味甘，性平。归脾、胃、小肠、膀胱经。有健脾消食，固精止遗的功效。穴位贴敷主治小儿厌食，疳积，遗尿，遗精等症。

2. 常用的清热解毒药

（1）栀子

为茜草科常绿灌木植物栀子的成熟果实。主产于长江以南各省。秋季果实成熟呈红黄色时分批采摘，晒干或烘干。味苦，性寒。归心、肺、胃、三焦经。有泻火除烦，清热利湿，凉血散瘀的功效。穴位贴敷主治目赤肿痛，心烦失眠，湿热黄疸，热淋，血淋，关节红肿疼痛等症。

(2)黄芩

为唇形科多年生草本植物黄芩的根。主产于河北、山西、内蒙古、河南、陕西等地。以山西产量最多，河北承德产的质量最好。春秋两季采挖，晒干。生用，酒炒或炒炭用。味苦，性寒。归肺、胆、肝、胃、大肠经。有清热燥湿，泻火解毒，凉血止血的功效。穴位贴敷主治外感暑湿，湿热泄泻，痢疾，黄疸，热淋，血淋，咽喉肿痛，鼻出血等症。

(3)黄连

为毛茛科多年生草本植物黄连、三角叶黄连或云连的根茎、根须及叶。多系栽培。主产于我国中部及南部各省。四川、云南产量较大。秋季采挖5~7年的植株，除去苗叶，须根，干燥。生用或姜炒。味苦，性寒。归心、肝、胃、大肠经。有清热燥湿，泻火解毒的功效。本品大苦大寒，其清热燥湿作用胜于黄芩，凡湿火郁结之症皆可用。外敷主治湿热泄泻，痢疾，痈疖，湿疮，目赤肿痛，胃火牙痛，口臭，口疮等症。

(4)苦参

为豆科多年生落叶灌木植物苦参的根。我国各地均产。春秋两季采挖，除去芦头、须根，切片，晒干。味苦，性寒。归心、肝、胃、大肠、膀胱经。有清热燥湿，祛风杀虫，利尿等功效。外敷主治湿热黄疸，痢疾，热淋，赤白带下，皮肤瘙痒，疮癣等症。

(5)鸦胆子

为苦木科常绿灌木或小乔木鸦胆子的成熟果实。主产于广东、广西，福建、台湾等地亦产。秋季果实成熟时采收，除去杂质，晒干，除去果壳，取仁生用，也可取油制成乳剂或去油制霜用。味苦，性寒，有小毒。归大肠、肝经。有清热解毒蚀赘疣，抗肿瘤，截疟治痢的功效。外敷主要治疗鸡眼和寻常疣。本品有强烈的腐蚀赘疣作用，单用仁捣烂敷患处，或用其油局部涂敷，均可使之脱落，且不留疤痕。本品对胃肠道及肝肾均有损害，不宜多用久敷及大面积外敷。胃肠出血及肝肾损害患者忌用或慎用。皮肤过敏者亦不宜外敷。

3. 常用的祛风除湿药

(1)川乌

为毛茛科多年生草本植物乌头的块根。主产于四川。通常在6月下旬至8月上旬采挖，除去子根、须根，洗净，晒干。味辛、苦，性热，有大毒。归心、肝、脾经。有祛风除湿，散寒止痛，通行十二经的功效。有制川乌和生川乌之分。生川乌外用对皮肤有较强的刺激性，故取发泡作用时多用生品。主治风寒湿痹，跌打损伤，阴疽，肿毒，瘰疬，鹤膝风等。阳盛火热诸症及孕妇禁用。

(2)草乌

草乌为毛茛科多年生草本植物北乌头的块根。炮制方法、性味、功用与川乌同，唯毒性更强。一般不用于内服，生用捣烂外敷有发泡作用。

(3)细辛

又名小辛、细草、独叶草、金盆草。为马兜铃科多年生草本植物北细辛或华细辛的全草。夏季果熟期采挖，除去泥沙，阴干。味辛，性温，有毒。归心、肾经。有麻醉止痛，祛风散寒，温肺化饮之功效。捣烂外敷有发泡作用，治疗风湿性关节炎，类风湿关节炎，坐骨神经痛，头痛，牙痛，鼻渊，咳嗽，哮喘，口舌生疮等证。本品毒性较大，皮肤过敏者及孕妇忌用。

(4)马钱子

为马钱科常绿乔木植物马钱及同科木质大藤本皮氏马钱的成熟种子。马钱的

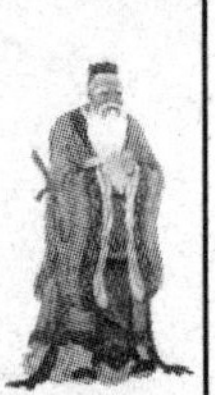

种子又称番木鳖。马钱土产于印度、越南、泰国，皮氏马钱产于云南、广东、海南岛等地。味苦，性寒，有大毒。归肝、脾经。有止痛，通络，解毒，消肿的功效。经炮制后入药，主要炮制方法：①取沙子放锅内炒热后，再放入马钱子，待马钱子炒至外面呈棕黄色并膨胀时取出。②将马钱子加水煮沸，取出后切片晾干。③以麻油置锅内烧热，入马钱子炸至膨胀焦黄，取出滤净油。研末外敷治疗风寒湿痹，跌打损伤，带状疱疹，面瘫等。本品毒性较强，服用过量可导致肢体痉挛，角弓反张，呼吸困难，甚至昏迷等中毒症状，故应妥善保管，防止误入口中。

4. 常用的行气止痛药

(1)延胡索

为罂粟科多年生草本植物延胡索的块茎。主产于浙江。在立夏后采挖，除去苗叶和须根，洗净，分开大小，入沸水中烫煮约3分钟，见内外变黄时捞起晒干贮存。味辛、苦，性温。归心、肝、脾经。有止痛，活血，行气等功效。捣碎生用或醋制外敷治疗风寒湿痹，跌打损伤，胸痹，咳嗽，哮喘，脘腹疼痛，小儿疝气等。

(2)川芎

为伞形科植物川芎的干燥根茎。主产于四川。夏季当茎上节盘显著突出，略带紫色时采挖，除去泥沙，烘干，再去根须，用时略泡，洗净，润透切薄片，干燥。生用、酒炒或麸炒用。味辛，性温。归肝、胆、心包经。有活血行气，祛风止痛的功效。研末外敷主治头痛，风寒湿痹，胸痹，高血压；月经不调，痛经，经闭等症。

(3)木香

为菊科多年生草本植物云木香、川木香的根。云木香主产于云南丽江，川木香主产于四川安县、阿坝藏族自治州、凉山彝族自治州。秋冬季节采挖。以香气浓郁者为佳。生用或煨用。味辛、苦，性温。归脾、胃、大肠、胆经。有行气，调中，止痛的功效。穴位贴敷主治脘腹胀痛，呕吐，厌食，腹泻，黄疸等症。

(4)香附

为莎草科多年生草本植物莎草的根茎。我国分布极广，产量甚高。秋季采挖。以粒大肥厚、色紫光润、质坚实、香气浓者佳。生用或醋炒用。味辛、微苦、微甘，性平。归肝、三焦经。有疏肝理气，调经止痛的功效。穴位贴敷主治胁痛，脘腹胀满，寒疝，痛经，乳房胀痛，乳痞等症。

(5)乌药

为樟科灌木或小乔木植物乌药的块根。主产于浙江、安徽、江西、陕西等地。以浙江天台产者为佳。全年均可采挖，除去细根，洗净，趁鲜切片，晒干。味辛，性温。归肺、脾、肾、膀胱经。有行气止痛，温肾散寒的功效。穴位贴敷治疗胸胁胀痛，脘腹冷痛，寒疝，痛经，小便频数，遗尿等症。

(6)沉香

为瑞香科常绿乔木植物沉香及白木香含有树脂的木材。沉香主产于东南亚、印度等地；白木香主产于广东、广西、台湾。全年可采收，割取含树脂的木材，阴干。以质坚沉重、香浓油足、色紫黑者佳。味辛、苦，性温。归脾、胃、肾经。有行气止痛，降逆调中，温肾纳气的功效。穴位贴敷治疗胸胁胀痛，脘腹冷痛，胃寒呕吐、呃逆，肾虚气喘等症。

(7)砂仁

为姜科多年生草本植物阳春砂、海南砂或缩砂的干燥成熟果实。阳春砂主产于广东阳春、信宜、高州等县，海南砂主产于广东海南岛及湛江地区，缩砂产于越南、泰国、缅甸、印度尼西亚等地。以阳春砂质量为优。均于秋季果实成熟时采收，晒干或低温干燥。性辛，味温。归脾、胃经。有化湿，行气，温中，安胎的功效。外敷主治脘腹胀满、疼痛，呕吐，泄泻，厌食，疳积，妊娠恶阻等。

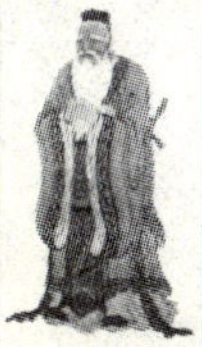

5. 常用的活血药

(1)乳香

为橄榄科小乔木卡氏乳香树及其同属植物皮部渗出的树脂。主产于非洲索马里、埃塞俄比亚等地。春夏季节均可采收。入药多炒用。味辛、苦,性温。归心、肝、脾经。有活血止痛,消肿生肌的功效。研末外敷主治心腹疼痛,癥瘕积聚,风寒湿痹,乳房肿块等症。

(2)没药

为橄榄科植物没药树树皮渗出的油胶树脂。主产于非洲索马里、埃塞俄比亚等地。11 月至翌年 2 月采收。多打碎炒用。味苦,性平。归心、肝、脾经。本品功用与乳香相近,二药常相须为用,可增强活血止痛,消肿生肌的功效。

(3)三棱

为黑三棱科植物黑三棱的干燥块茎。产于江苏、河南、山东等地。秋、冬季节采收,洗净,削去外皮,晒干,润透切片,生用或醋炒。味苦,性平。归肝、脾经。本品与莪术功效相同,然破气之力莪术为优,活血之功三棱为胜。二者常配伍使用。

(4)莪术

为姜科植物莪术或广西莪术的干燥根茎。主产于广西、四川。冬季茎叶枯萎后采挖,洗净,蒸或煮至透心,干燥后除去须根及杂质。切片生用或醋制。味辛、苦,性温。归肝、脾经。有破血行气,消积止痛的功效。研末外敷主治气滞血瘀之痛经、经闭,癥瘕积聚,食积腹胀等。

(5)桃仁

为蔷薇科植物桃或山桃的干燥种子。味苦,性平。归心、肝、肺、大肠经。有活血化瘀,润肠通便的功效。捣碎外敷主治血瘀痛经、经闭,癥瘕积聚,大便秘结等。

(6)红花

为菊科 2 年生草本植物红花的干燥花。主产于河南、浙江、四川等地。夏季当花瓣由黄变红时采集,阴干,生用。味辛,性温。归心、肝经。有活血通经的功效。穴位贴敷主治关节肿痛,血滞经闭,痛经,产后瘀血腹痛等。

(7)丹参

为唇形科多年生草本植物丹参的干燥根茎。主产于安徽、山西、河北、四川、江苏等地。春秋二季采挖,洗净,润透切片,干燥。味苦,性微寒。归心、心包、肝经。有活血化瘀,凉血消痈,清心安神等功效。研末外敷主治月经不调,痛经,经闭,胸痹,脘腹疼痛,关节肿痛,乳痈等。

(8)虎杖

为蓼科植物虎杖的干燥根茎和根。分布于我国中部和南部。春秋二季采挖,除去须根,洗净,切短段或厚片,晒干。味苦,性寒。归肝、胆、肺经。有活血止痛,清热利湿,解毒,化痰止咳等功效。穴位贴敷主治风湿痹痛,跌打损伤,湿热黄疸,淋浊,带下等症。

(9)五灵脂

为鼯鼠科动物复齿鼯鼠的干燥粪便。主产于江北、山西、青海、甘肃等地。全年均可采收,除去杂质,晒干。味苦、甘,性温。归肝经。有活血止痛,化瘀止血的功效。外敷主治因瘀血所致的痛经、经闭、心腹疼痛及血瘀崩漏。

(10)穿山甲

为鲮鲤科动物穿山甲的鳞甲。主产于广东、广西、云南、贵州等地。将其鳞甲与沙同炒至臌起,呈金黄色;或再醋淬,干燥,同时捣碎。味咸,性微寒。归肝、胃经。有活血通经,消肿排脓,下乳等功效。穴位贴敷主治风寒湿痹,血滞经闭,癥瘕积聚,乳房肿块,乳汁不通等。

(11)三七

为五加科植物三七的干燥根。主要栽培于云南、广西,四川、湖北等地,有野生。选栽培3年以上者于秋季结籽前采挖称“春三七”,品质较好;冬季种子成熟后采挖者称“冬三七”,品质较次。味甘、微苦,性温。归肝、胃经。有化瘀止血,活血止痛的功效。外敷主治各种内外出血症,跌打损伤,血瘀所致的痛经、经闭等。

(12)茜草

为茜草科植物茜草的干燥根及根茎。我国大部分地区均有分布。春秋二季采挖,洗净晒干,切片用或炒用。味苦,性寒。归肝经。有凉血止血,活血化瘀的功效。穴位贴敷主治血滞经闭、痛经,关节红肿疼痛等症。

(13)斑蝥

为芫青科昆虫南方大斑蝥或黑色小斑蝥的干燥全虫。夏秋季节捕捉,闷死或用热水烫死,晒干。除去杂质,与米拌炒,至米呈棕黄色时取出,除去头、翅、足,研末用。味辛,性寒,有大毒。归肝、脾、肾经。有攻毒蚀疮,破瘀散结的功效。本品含斑蝥素,对皮肤、黏膜有强烈刺激作用,是常用的发泡药物。穴位贴敷治疗面瘫,头痛,咽喉肿痛,疟疾,黄疸,风寒湿痹,顽癣,斑秃等症。本品有剧毒,内服宜慎,体弱、孕妇、肾脏病患者忌内服,外用亦须谨慎。因其对皮肤刺激强烈,皮肤过敏者忌外敷,严防误入口、鼻腔和眼内。制备时宜戴口罩及手套,并避免药末飞扬,以防从皮肤及口、鼻黏膜吸收而引起中毒。亦不宜用量过大或大面积涂敷。一般穴位贴敷量为10~12毫克。

6. 常用的泻下药

(1)大黄

为蓼科多年生草本掌叶大黄、唐古特大黄或药用大黄的干燥根及根茎。掌叶大黄和唐古特大黄药材称为“北大黄”,主产于青海、甘肃等地;药用大黄药材为“南大黄”,主产于四川。秋末茎叶枯萎时或次春发芽前采挖。刮去外皮,切块干燥。生用、酒炒或炒炭用。味苦,性寒。归脾、胃、大肠、肝、心经。有泻下攻积、清热泻火的功效。本品力猛善行,有“将军”之称,外用贴敷善治热结便秘,并善活血祛瘀,为治疗血瘀闭经、产后瘀阻腹痛的佳品。

(2)芒硝

为硫酸盐类矿物芒硝族芒硝经加工精制而成的结晶体。主要成分为含水硫酸钠。主产于海边碱土地区,矿泉,盐场附近及潮湿的山洞中。味咸、苦,性寒。归胃、大肠经。有泻下,软坚,清热功效。而外用有良好的清热消肿作用,可治咽喉肿痛、口舌生疮、目赤肿痛及疮痈肿痛等。

(3)甘遂

为大戟科多年生草本植物甘遂的块根。主产于陕西、山西、河南等地。春季开花前或秋末茎叶枯萎后采挖。醋制过用。味苦、甘,性寒,有毒。归肺、肾、大肠经。有泻水逐饮,消肿散结的功效。外敷主治水肿,腹水,疟疾,咳嗽痰多等。

(4)巴豆

为大戟科乔木植物巴豆的成熟种子。产于四川、广西、云南、贵州等地。秋季种子成熟,果皮尚未开裂时采摘,晒干,破开果壳,取出种子。用仁或制霜。味辛,性热,有大毒。归胃、大肠、肺经。有泻下冷积,逐水退肿,涌吐等功效。本品有较强的刺激作用,能刺激皮肤发泡,外敷治疗面瘫,风湿痛,疟疾,腹中冷痛,二便不通,喉痹,寒积便秘等。巴豆有大毒,其刺激发泡作用较剧烈,故孕妇、体弱者慎用。内服多用霜剂,以减低毒性。

(5)商陆

为商陆科多年生草本植物商陆的根。我国大部分地区有产。秋季至次春采挖,

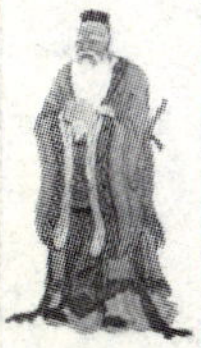

切成块或片，晒干或阴干。味苦，性寒，有毒。归肺、肾、大肠经。有泻下利水，消肿散结的功效。外敷主治水肿，腹水，小便不通等症。

7. 常用的化痰药

(1)半夏

为天南星科植物半夏的干燥块茎。我国南北各地均有分布，以长江流域最多。夏秋二季采挖，除去外皮及根须，晒干，为生半夏。生半夏经白矾水浸渍者为清半夏，经生姜、白矾水浸渍者为姜半夏，经甘草、石灰液浸渍者为法半夏。法半夏研细加面粉，制成饼状并发酵者，为半夏曲。味辛，性温，有毒。归脾、胃、肺经。有燥湿化痰，降逆止呕，消痞散结的功效。生半夏力强而擅消肿散结，其有毒成分对局部有强烈刺激性，故一般不内服。法半夏偏于燥湿，清半夏长于化痰，姜半夏宜于止呕，半夏曲化痰兼能消食。外敷生半夏主治痰多咳嗽，胸膈满闷，恶心呕吐，梅核气，咽喉肿痛等症。

(2)天南星

为天南星科多年生草本植物天南星、异叶天南星或东北天南星的干燥块茎。主产于四川、河南、河北、福建、贵州、云南、广西等地。秋冬季采挖，除去茎叶、须根和外皮，洗净，干燥，即为生南星。经白矾水浸泡、换水，至口尝无麻辣感为度，再与生姜共煮至内无白心，切片晒干，为制南星。味苦、辛，性温，有毒。有燥湿化痰，祛风止痉，消肿散结的功效。生南星外敷有发泡作用，主治咳嗽，哮喘，癫痫，瘰疬，痈肿，疥癣等。

(3)皂角

又名皂荚。为豆科植物皂荚树的干燥果实。扁形长者称大皂荚，小而呈圆柱形略扁曲者称猪牙皂，同等入药。产于东北、华北、华东等地。秋季果实成熟时采摘，晒干。味辛、咸，性温，有小毒。有祛痰，通窍，杀虫的功效。捣烂外敷皮肤可引赤、发泡，主治口眼歪斜，痰多咳喘，疮疥，癣癞等。

(4)白芥子

为十字花科1年或2年生草本植物白芥或芥的干燥成熟种子。前者习称白芥子，后者习称黄芥子。主产于安徽、河南等地。夏末秋初果实成熟时割取全草，晒干打下种子，生用或炒至深黄色用。味辛，性温。归肺经。有温肺祛痰，利气散结，通络止痛，散寒暖中的功效。本品外敷对皮肤刺激较强，是常用的发泡药物之一。治疗咳嗽，哮喘，肺痨，胃痛，面瘫，肢体疼痛等症。本品有较强的刺激性，皮肤过敏者禁用，孕妇慎用。

(5)莱菔子

为十字花科1年生或2年生草本植物莱菔的成熟种子。我国各地均产。夏季果实成熟时采割植株，晒干，搓出种子，除去杂质，再晒干。味辛、甘，性平。归脾、胃、肺经。有消食除胀，降气化痰的功效。穴位贴敷主治食积腹胀，厌食，疳积，痰多咳喘等症。

(6)瓜蒂(涌吐药)

又名甜瓜蒂、苦丁香、瓜丁。为葫芦科1年生草质藤本植物甜瓜的果蒂。全国各地均有栽培。在甜瓜盛产期，将尚未老熟的果实摘下，切取青绿色果蒂，阴干。生用。味苦，性寒，有毒。归胃经。有涌吐热痰、宿食(内服)，清利湿热(吹鼻取嚏)的功效。穴位贴敷治疗食积腹胀，湿热黄疸，水肿等症。

8. 常用的温里药

(1)附子

为毛茛科多年生草本植物乌头的子根的加工品。主产于四川、湖北、湖南等省。6月下旬至8月上旬采挖，除去须根，加工成盐附子、黑附片、白附片等。味辛，性热，有大毒。有回阳救逆,补火助阳,散寒止痛的功效。生品外敷可刺激皮肤发泡,治阴疽,瘰疬,骨结核,鹤膝风,风湿痹痛,腰腿痛,阳虚自汗,脘腹冷痛,水肿等症。本品毒性较大,发泡作用较峻烈,体质虚弱及孕妇慎用。

(2)吴茱萸

为芸香科落叶灌木或小乔木植物吴茱萸或疏毛吴茱萸的将近成熟果实。主产于贵州、广西、湖南、云南等地。8~11月果实尚未开裂时,剪下果实,晒干或低温干燥。味辛、苦,性热,有小毒。归肝、脾、胃经。有温中止痛,降逆止呕之功效。本品外敷可刺激皮肤发泡,是临床常用的穴位贴敷药物之一。除治疗各种寒性腹痛、腹胀、腹泻、呕吐、水肿、疝气、痛经等症外,还可用于齿痛,口疮,咽喉肿痛,头风头痛等。

(3)丁香

为桃金娘科常绿乔木植物丁香的花蕾,又称公丁香。其干燥的成熟果实为母丁香,或鸡舌香。主产于坦桑尼亚、马来西亚、印度尼西亚等地。味辛,性温。归胃、脾、肾经。有温中降逆,温肾助阳的功效。穴位贴敷主治胃寒所致的呕吐、呃逆、腹痛、泄泻,及肾阳虚所致的阳痿、尿频等症。

(4)炮姜

为姜科植物姜的干燥根茎。主产于四川、湖北、广东、广西等地。冬季采挖,除去须根,洗净晒干或低温干燥,再用沙炒烫至鼓起,表面呈棕褐色。味苦、涩,性温。归脾、肝经。有温经止血,温中止痛的功效。研末贴敷主治风寒湿痹,胃寒腹痛、腹泻,月经不调,痛经等。

(5)干姜

为姜科多年生草本植物姜的干燥根茎。主产于四川、贵州、湖北等地。冬季采收,切片,晒干,生用。味辛,性热。归脾、胃、肺经。有温中散寒,回阳通脉,温肺化饮的功效。穴位贴敷主治脘腹冷痛,呕吐,腹泻,咳嗽痰多而稀等症。

9. 常用的敛肺涩肠药

(1)罂粟壳

为罂粟科1年或2年生草本植物罂粟的成熟果的外壳。原产于国外,我国部分地区的药物种植场有少量栽培,以供药用。夏季采收,去蒂及种子,晒干、醋炒或蜜炙。味酸、涩,性平,有毒。归大肠、肾经。有止痛,止泄,止咳的功效。外敷治疗各种疼痛,慢性腹泻,咳嗽等。

(2)五味子

为木兰科多年生落叶木质藤本植物五味子和华中五味子的成熟果实。前者习称北五味子,为传统使用的正品,主产于东北、华北等地。后者习称南五味子,西南及长江流域各地区均有出产。秋季果实成熟时采摘,除去果枝,晒干。味酸,性温。归肺、肾、心经。有敛肺滋肾,生津敛汗,涩精止泻,宁心安神的功效。穴位贴敷治疗久咳虚喘,自汗,盗汗,遗精,泄泻,心悸,失眠等症。

(3)五倍子

为漆树科落叶灌木或小乔木植物盐肤木、红麸杨或青麸杨的叶上虫瘿,由五倍子蚜寄生而成。主产于四川、贵州、云南、陕西、湖北、广西等地。秋季采摘,置沸水中略煮或蒸至表面呈灰色,使蚜虫死亡,取出,晒干,敲开,除去杂质,生用。味酸、涩,性寒。归肺、大肠、肾经。有敛肺降火,涩肠,固精,敛汗,止血的功效。穴位贴敷治疗肺虚久咳,久泻久痢,遗精,遗尿,自汗,盗汗,脱肛,子宫脱垂等症。

10. 常用的补肾强腰药

(1)杜仲

为杜仲科落叶乔木植物杜仲的树皮。主产于四川、云南、贵州、湖北等地。在清明至夏至间,选取生长15~20年的植株,剥下局部树皮,刮去粗皮,堆置“发汗”至内皮呈紫褐色，晒干。味甘，性温。归肝、肾经。有补肝肾，强筋骨，安胎的功效。外敷治疗肾虚腰痛，风寒湿痹，阳痿，遗精，尿频，遗尿，胎动不安，子宫脱垂等症。

(2)补骨脂

为豆科1年生草本植物补骨脂的成熟果实。主产于四川、河南、安徽等省。秋季果实成熟时采收果实，晒干。味苦、辛，性大温。归肾、脾经。有补肾壮阳，固精缩尿，温脾止泻的功效。穴位贴敷治疗肾虚腰痛，阳痿，遗精，尿频，遗尿，阳虚泄泻，肚腹冷痛，带下清稀，肾虚气喘等症。

(3)旱莲草

又名墨旱莲、黑墨草、墨汁草。为菊科植物鳢肠(金陵草)的全草。我国各地均有出产。夏秋季收采，生用或晒干用。本品有红、白之分，梗红者称红旱莲；梗白者称白旱莲。味甘、酸，性寒。归肝、肾经。有滋阴益肾，凉血止血的功效。捣烂外敷可刺激皮肤发泡，治疗各种疟疾：一日疟、间日疟、三日疟皆可治。《千金要方》用以外敷发泡治疟疾，称之为“天灸”。

(4)杞子

为茄科落叶灌木植物宁夏枸杞的干燥成熟果实。主产于宁夏、内蒙古等地。以宁夏产者最佳。夏秋二季果实成熟时采收，晾至皮皱后，勿暴晒至外皮干硬、果肉柔软，除去果梗。味甘，性温。归肝、肾、肺经。有滋补肝肾，明目润肺的功效。穴位贴敷治疗头晕，失眠，肾虚腰痛，遗精，盗汗，消渴等症。

11. 常用的安神、熄风止痉、开窍药

(1)朱砂

为六方晶系辰砂的矿石。产于湖南、四川、贵州、云南等地。全年均可采集。将辰砂矿石研碎后，除去杂石，水飞极细，晒干入药。味甘，性味寒，有毒。归心经。有镇心安神，清热解毒的功效。穴位贴敷治疗失眠，心烦，小儿夜啼，咽喉肿痛，口舌生疮等。

(2)酸枣仁

为鼠李科落叶灌木或小乔木酸枣的成熟种子。产于河北、陕西、辽宁等地。秋后果实成熟时采摘，除去枣肉，碾破核，取出种子，晒干。味甘、酸，性平。归心、肝经。有养心安神，收敛止汗的功效。穴位贴敷治疗失眠，惊悸多梦，自汗，盗汗等症。

(3)全蝎

为钳蝎科动物东亚钳蝎的干燥体。我国各地均产，长江以北为多。春末至秋初捕捉。春季捕捉者，称春蝎，品质较佳；夏季捕捉者，称伏蝎，产量较多，但品质较次。捕捉后，先将其浸入清水中，令吐出泥土后再投入沸水中烫死，晒干者称淡全蝎；加盐煮后再晒干者成咸全蝎。味辛，性平，有毒。归肝经。有息风止痉，解毒散结，通络止痛的功效。穴位贴敷治疗头风头痛，面瘫，面肌痉挛，风湿痹痛等症。

(4)蜈蚣

为蜈蚣科动物少棘巨蜈蚣的干燥体。全国各地均产。春夏二季捕捉。用竹片插入头尾，绷直，干燥；或先用沸水烫过，再干燥。味辛，性温，有毒。归肝经。有息风止痉，解毒散结，通络止痛的功效。穴位贴敷治疗头风头痛，面瘫，面痛，面肌痉挛，癫痫，风湿顽痹等症。

(5)麝香

为鹿科动物麝成熟雄体脐下香囊(腺囊)中的分泌物。产于四川、西藏、云南、陕西、内蒙古等地。野生者，多在冬季至次年春季猎取，将香囊割下，阴干，称毛壳麝香；剖开香囊，除去囊壳，称麝香仁。家麝一般都用手术取香法，从香囊中取出麝香仁，阴干。呈颗粒状的优质麝香，习称当门子。贮于密闭、遮光的容器保存。味辛，性温。归心、脾经。有开窍醒神，活血散结，止痛，催产的功效。穴位贴敷治疗胸痹

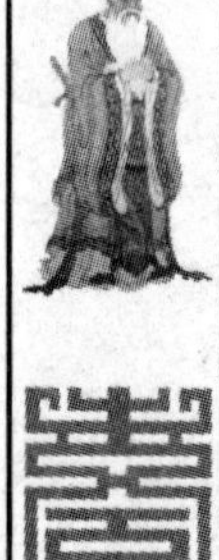

心痛，癫痫，头痛，经闭，痛经，症瘕积聚，风湿痹痛等症。本品辛香走窜之力强，有麝香通十二经之说，是穴位贴敷的良药。可用于多种病症的治疗。

(6)冰片

为龙脑香科常绿乔木龙脑香的树干经蒸馏冷却而得的结晶，称龙脑冰片，或梅片。现主要以松节油、樟脑等为原料，经化学方法合成，称机制冰片，或由菊科多年生草本植物艾钠香的鲜叶，经蒸馏冷却和进一步加工所得的结晶。主产于广东、广西、云南等地。成品贮于阴凉处，密闭保存。味辛、苦，性微寒。归心、脾、肺经。有开窍醒神，清热解毒的功效。外敷主治头痛，咽喉肿痛，口舌生疮，目赤肿痛等症。

12. 常用的杀虫止痒、拔毒生肌药

(1)雄黄

为硫化物类矿物雄黄族雄黄。主产于湖南、贵州、云南、四川等地。质佳者名雄精，其次为腰黄。采挖后除去杂质，研极细末或水飞用。味辛、苦，性温，有毒。归心、肝、胃经。有解毒，杀虫，截疟的功效。外敷治疗痈疽，疥癣，带状疱疹，疟疾，哮喘等症。为治疗皮肤病的常用外用药。本品有毒，内服不能过量，亦不能长期持续使用，孕妇及体弱者忌服。外用涂敷于皮肤、黏膜也能吸收而致中毒，故局部外用也不能持续或大面积涂搽。

(2)砒石

为氧化类矿物砷化的矿石。目前多为毒砂、雄黄等含砷矿石的加工制成品。主产于湖南、江西、广东、四川等地。商品分红砒、白砒两种。白砒为较纯的氧化砷，红砒含少量硫化砷，药用以红砒为主。除去杂质，研细水飞或绿豆水煮后用。味辛，性大热，有大毒。归肺、肝经。有攻毒蚀疮，截疟，祛痰平喘的功效。本品有剧毒，外用有强烈的攻毒蚀疮的作用，无论单用或入复方，均可使局部组织坏死，故可治疗疮疡腐肉不脱，瘰疬，瘘管，牙疳，痔疮，顽癣及癌肿等症。此外，对疟疾和寒痰哮喘也有可靠疗效。本品有剧毒，用时宜慎。妊妇忌用。内服不能过量或持续服用，不能作酒剂或与酒同服。外用也不宜过量或持续使用，创面大者也不宜使用，以防止吸收中毒；直接撒于疮面能引起剧痛，故宜制成复方散、棍、条或油剂使用。疮疡见血者忌用。

(3)轻粉

为以水银、明矾(或胆矾)、食盐等用升华法制成的氯化亚汞结晶。主产于湖北、山西、陕西、湖南、贵州、云南等地。避光保存，研细用。味辛，性寒，有毒。归肝、肾经。有攻毒杀虫，利水通便的功效。外敷治疗疮疡，梅毒，水肿，二便不利等症。本品毒性强烈，内服宜慎，不能过量或持续服用，体弱者及孕妇忌服。外用有引起接触性皮炎的报道，对药物过敏者，应避免使用。

[注]所列药物的性味及主治主要参考黄兆胜主编《21 世纪课程教材中药学》，人民卫生出版社。

## (五)常用脐疗养生方法

### ○脐疗养生常用方法

脐疗的方法很多，古今的名称也很多，分类也很不一致，大体常用的方法如下：

1. 贴敷脐部法

即指将药物制成一定的剂型(如散、膏等)外敷于脐部的方法，是脐疗的最主要的最常用的方法，又可简称贴脐法。贴脐法又可分为以下几种办法：

(1)填法

将药物填于脐内。多用散剂或丸、丹剂，用药部位一般局限于神阙穴(脐孔)内。

如附子填脐法。

(2)敷法

将鲜药(一般用植物药或虫类药)捣烂敷于脐部;或用十的药末用水(或用蜂蜜、酒、唾液、油类等)调和成膏状敷于脐部。用药部位可不局限于脐孔内,较填法范围大。

(3)覆法

将用量较多的药物捣烂或研末或调糊膏,覆盖在脐部及脐周围,用药范围较大,已不局限于神阙穴。

(4)涂法

将药汁、药膏、药稀糊等涂擦于脐部。如软膏涂脐法。

(5)滴法

将药汁(或煎汁或捣烂取汁,或用水等),根据病情需要温热或凉后,一滴滴徐徐滴入脐内,以达到治疗目的,称为滴(脐)法。如冷水滴脐法。

(6)熨法

用药物切粗末炒热布包,乘热外熨脐部。如平胃散熨脐法。

(7)罨法

罨通"掩",遮盖之义。罨法是将药物罨盖于脐部并加以固定的方法。可分为干罨和湿罨二种。

(8)贴法

将药物制成膏药贴于脐部,如暖脐膏贴脐法。从广义上讲,凡用药物外敷于脐部的各种方法统称为贴脐法。

(9)掺法

将药物少许研细末掺于膏药上,处贴于脐部的办法。

2. 灸疗脐部法

灸,是灼烧的意思。灸疗是利用燃烧某些材料产生的温热,或利用某些材料直接与皮肤接触来刺激身体的一定部位(穴位)而防治疾病的一种方法。因灸用材料多用艾,故可分为艾灸法和非艾灸法。在脐部运用灸疗的方法,称为灸疗脐部法,简称灸脐法。灸脐法又分为以下几种方法:

(1)悬起灸

点燃艾条后,以手持之,在脐部上方悬而灸之,距离以脐部觉温热但又能耐受为度。根据手法不同,又可分为温和灸、回施灸和雀啄灸。

(2)隔物灸

先在脐部或脐内放置药物,再放艾炷或艾条(一般多作艾炷灸之),即艾炷与脐部皮肤之间有药物间隔。脐疗常采用隔物灸,如隔盐灸脐法、隔姜灸脐法等。

①隔盐灸脐法

用炒过的食盐填平脐眼,上置大艾炷施灸,或用食盐填满脐中,上面铺盖薄姜片,用艾或艾条施灸,亦称神阙灸。

②隔姜灸脐法

取厚 3mm 左右的生姜片,以细针穿刺数孔,上置艾柱放脐上施灸,待病人觉痛,将姜片稍稍提起,稍停放下再灸,直至皮肤泛红潮润为止。

③隔蒜灸

取厚 3mm 左右的鲜大蒜片用细针穿刺数孔,上置艾炷放脐上施灸,或用小蒜捣烂敷脐上再灸。

④隔附子饼灸脐法

取生附子 3 份、肉桂 2 份、丁香 1 份,共碾成细末,用蜜调成 6mm 厚的药饼,用细

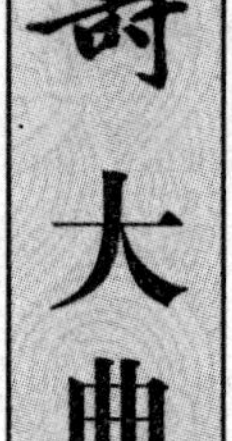

针穿刺数孔，上置艾炷放于脐上施灸。

⑤隔巴豆灸脐法

a. 用巴豆 10 粒，研烂，放入白面 3 克，共捣成药膏状，捏作药饼，实按于脐孔，用豆大的艾炷灸数壮，觉腹中肠鸣止。b. 取适量黄连末，用巴豆 7 个去壳不去油，二药混合在一起放入乳钵内研细成药膏。将调成的药膏放于脐中，上置艾炷灸之，觉腹中肠鸣时，接着用隔葱灸及熨脐灸法，灸至全身有温热感。

⑥隔葱灸：将葱平敷于肚脐周围，上面用几个大艾炷同时施灸。

(3)蒸脐法

又称为熏脐法、炼脐法、温脐法。是将药物(多为复方)研细末填满脐部，上置艾炷灸的一种方法(古人用时多在艾炷与药物之间放置槐皮)。多用于虚证、泌尿生殖系统疾病和用于养生保健。如太乙真人熏脐法、彭祖小接命蒸脐法、温脐种子法等。确切的说，蒸脐法也属隔物灸法。

(4)熨灸

将艾绒平铺于脐部，再盖上几层布，用熨斗在上面熨之，可发挥热熨及艾的双重作用。常用于虚寒、痿、痹等证。

(5)日光灸

将艾绒平铺于脐腹部，在日光下暴晒的方法，既有日光浴，又有艾的作用。常用于虚寒腹痛、慢性虚弱疾病、小儿缺钙、皮肤色素变性等。据记载：此法有效。如《续名医类案》："赵从先治保义郎顿公，苦冷疾，时方盛暑，俾就屋开三天窗，于日光下射外使顿公仰卧，操艾遍铺腹上，约数斤，移时日光透脐腹，不可忍。饿而腹中雷鸣下泻，口鼻皆浓艾气乃止。明天复为之。如是一月，疾良已。乃令满百二十，气宿疴如洗，壮健如少年时。赵曰：此乃真人秘决也……日者，太阳真火，艾即遍腥，徐徐照射，入腹之功极大。"

(6)温灸器灸

用专制作的灸疗器械在脐部施灸。温灸器械的种类很多，可根据不同的情况选择使用。

以上 6 种方法都是用艾作灸用材料的，均属艾灸法。

(7)天灸

又称自灸，近代称为发泡疗法。最早见于宋·王执中《针灸资生经》。天灸脐部法是用对皮肤有刺激性的药物敷贴脐部，使局部充血，起泡有如灸疮，以其能发泡如火燎故名曰灸。常用的药物有：白芥子、吴茱萸、甘遂、蓖麻子、蒜泥等。如用白芥子末敷脐治腹痛，甘遂末敷脐治疟疾等。

在运用隔物灸或天灸时，我们从临床中发现，若先在脐部上涂上一层凡士林，则可以避免灸后起泡。

3. 拔罐脐部法

是在脐部拔火罐的方法，因拔罐古称角法，故拔罐脐部法又称角脐法。角脐法是通过罐内负压，使被拔的脐部皮肤充血、瘀血，以达到防治疾病的目的。

角脐法的方法很多，常用的有：

(1)闪火法

用镊子夹酒精棉球一个，点燃后放罐内绕 1～3 圈(勿将罐口烧热)，然后将火退出，并迅速将罐压在脐部。

(2)架火法

用不易燃烧和传热的物体，如瓶盖、小酒盅等，置于脐部，然后滴入 95% 的酒精数滴，或放入一酒精棉球，用火点燃后，迅速将罐压于脐部。如无小酒盅等，也可用一角钱大硬币一个，用一张 64K 大小的软纸一张包绕，上面捻成长条状，在其尖端蘸

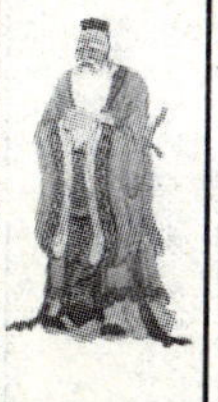

少许95%酒精(不可醮太多),后放罩于脐部,用火点燃后再将罐压下。

以上是临床上最常用的方法,此外还有滴酒法、贴棉法、投火法等。

角脐法可有于治疗荨麻疹、哮喘、胃痛、腹痛、腹泻等病证。但在脐部拔罐时间不宜过长,脐部皮肤松弛者慎用此法。

4. 按摩脐部法

是运用推拿手法刺激脐部,以防治疾病的方法。常用手法有:

(1)揉脐法

用拇指端罗纹面或用食指或中指罗纹面或手掌在鱼际部或掌根吸定按附于脐部,腕部放松,以肘部为支点,前臂做主动摆动,带动腕(或和掌指)做轻柔缓和的摆动。

(2)摩脐法

用于手掌掌面或食、中、无名指指面附着于脐部或脐周围,以腕关节连同前臂作环形和有节律的抚摩,摩动时要和缓协调,每分钟30~120次左右。关于旋转方向,古有左补右泻之说。

(3)按脐法

用拇指或食指或中指的指腹部向下垂直按压脐部或脐周围(以有酸胀痛为度),一按一放,有节奏的按压100~300次。

按摩脐部法具疏通经络,促进气血运行,调整脏腑功功,增强机体抗病能力等作用,并且本法简便易行,可嘱病人自己进行按摩。

5. 意守脐部法

意守脐部法是一种气功锻炼方法,又称为养脐法或练脐法。意守时,可采取坐式或立式,也可采取卧式,全身放松,二目微闭,或状如垂帘,鼻端对准脐中,舌抵上腭,意守脐部。可同时默念或小声念口诀(奄!南无脐!和神气,复无极!)。每次20分钟,并可逐渐增长至1小时左右,每天1~3次。可强身健体,益寿延年。

6. 针刺脐部法

是在脐部或脐周进行针刺的方法。据《素问·气穴论》载:“脐一穴……凡三百六十五穴,针之所由行也。”说明了三百六十五穴者是可以行针的,而没有挑出了“脐一穴”是禁针穴。但是自《针灸甲乙经》以来,历代医家一直把脐之神阙穴列为禁针穴,并一直延续到现在的教科书中,认为“刺之令人恶疡溃,矢出者,死不治”。但据周柏如、钱志云等介绍,自1969年以来,针刺神阙治疗浮肿、泄泻等各类疾病患者500人次,未见一例医疗事故,皆取得了满意的效果。《现代针灸资料选·第一集》载日本神道在“经外奇穴的介绍”一文中说:“一针,治诸病无效时针神阙”。可见,神阙已成为针刺治疗疾病的有效穴,神阙穴是可以针刺的,但针刺前,必须严格消毒,进针稳准、快而不捻转行针,稍留针即可,宜慎重用之。

现在临床上多采用以脐旁穴位(如气海、天枢等)透刺神阙穴的针法,既便于消毒、进针,又可增强疗效,扩大治疗病种,易被患者接受。

此外,脐疗的方法还有激光照射脐法、神灯照射脐法、药物注射脐法等。

**○脐疗养生的注意事项**

(1)一般宜采取仰卧位,充分暴露脐部,以方便取穴,用药和治疗。

(2)脐孔内常有污垢,应用脐疗时,一般应先用75%酒精棉球对脐部进行常规消毒,以免发生感染。

(3)脐部用药虽有自己的特点,但一般情况下仍应辨证用药,方能取得较好疗效。正如吴师机所言:“外治之法,间有不效者,乃看证未明,非药物不效也。”所以外治之法,亦须“明阴阳、识脏腑”,重视辨证论治。

(4)脐部皮肤比较娇嫩,在用有较强刺激性的药物时,或使用隔药灸脐法壮数较

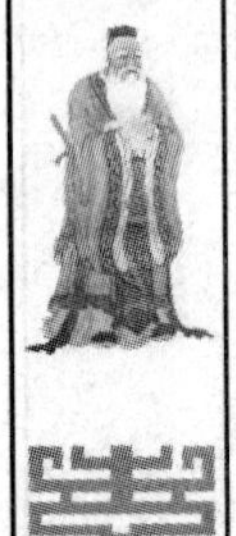

多时,应先在脐部涂一层凡士林后再用药或治疗,可避免脐部皮肤起泡。在给小儿用药时尤应注意这一点。

(5)脐疗给药时一般用胶布或伤湿止痛膏等固封,个别患者会对胶布等发生过敏等现象,可暂停用药,外涂肤轻松软膏,待脱敏后继续用,或者为了减轻药物对皮肤的刺激和换药前容易取下,可在肚脐上贴一张极薄的棉纸,然后再敷药,也可改用肤疾宁贴膏或纱布包扎固定。

(6)由于脐部吸收药物较快,故用药开始几天内,个别患者(尤其用走窜或寒凉药物时)会出现腹部不适或隐痛感,一般过几天会自行消失。

(7)慢性病和预防保健应用脐疗药物时,宜采取间断用药的方法,如两次换药之间宜间隔数小时或1天,每个疗程间可休息3~5天。一般不应长期连续使用,以免引起脐部过敏反应。

(8)使用膏药时,必须注意其软硬度,并及时更换,以防膏药干燥难取,裂伤皮肤,引起疼痛或溃疡破烂。干燥不易取下时,可用植物油擦洗脱落。

(9)孕妇若非治疗妊娠诸病,宜慎用脐疗,有堕胎或毒副作用的药物更当慎用或禁用。

### ○脐疗养生的临床应用

1. 彭祖接命丹

药物:大附子1个(重69g,或48g亦可)甘草60g 甘遂60g 麝香0.9g 烧酒2斤

功用:温暖丹田,扶阳温肾,添精补髓,却病久固,返老还童,保颜养容,延年益寿。

制法:先将大附子切成薄片,用5层纱布包裹束紧,再将甘草与甘遂捣碎为粗末。然后将上3味药放入烧酒中共浸半日,将烧酒及泡药倒入锅中,以文武火煎至酒干为止,旋即取起大附子待用,并把甘草、甘遂去掉不用。最后把大附子片和麝香共捣千下至极融烂程度,做成2个药丸,阴干,备用。

用法:临用时嘱患者取药丸1个填入脐内,以手按压使之紧贴,外加橡皮膏或用胶布封盖,使之固定。7天换药1次。

出处:《串雅外编》。

备注:据报道:本法有提高免疫系统功能,具抗衰老、抗肿瘤,美容等作用。

2. 长生延寿丹

药物:人参　附子　胡椒各21g　夜明砂　没药　虎骨　蛇骨　龙骨　五灵脂　白附子　朱砂　麝香各9g　麦面粉适量(另用)

功用:强身健体,益寿延年,主治诸虚百疾,妇人宫寒腹冷无子者尤宜此灸。

制法:将以上诸药称足,混合在一起研碎为极细末、甩筛筛过,装入瓶中密封备用。

用法:先取面粉调温开水做成条,用此面条绕脐周围一环形,再将上药1样分为3份,取1份药末填入面条围圈内脐中,以手按紧,上扎数孔,外铺槐树皮在药末面上,继以艾炷置槐皮点燃灸之(灸之如黄豆大小),以艾火灸之无时,损则易壮,其热气透身,患者必倦沉如醉,灸至50~60遍,遍身大汗,苟不汗则病未除。再于3~5天后又灸至汗出为度。慎风寒,戒生冷、油腻,保养1月,百病皆除,益寿延年。妇人腹冷无子尤宜此灸,去麝香加小脑3g。

出处:《医学入门》、《东医宝鉴》。

备注:梧州医道白照伟老人,享年96岁,擅长此灸。其平生常以此丹灸脐,从35岁始至96岁近60年间,从未间歇,竟臻高寿之龄。可见此丹灸脐,为长生延寿之妨术也。

3. 太乙真人熏脐法

药物:麝香(另研备用)龙骨虎骨蛇骨附子木香丁香乳香没药雄黄朱砂五灵脂夜

明砂胡椒小茴香两头尖青盐各等份

功用：补诸虚百损，益寿延年。通治劳伤、失血及阴虚遗精、白浊、阳痿、精神倦怠、痰火、妇女赤白带、子宫冷等。

制法：以上药物除麝香另研外，其余药物混食研成细末，筛过后，瓶贮密封备用。

用法：临用时先取麝香末纳入患者脐窝中央，然后用荞麦面圈脐周围，并将上药末填入脐中麝香之上，外以槐树皮覆盖，取艾炷放于槐树皮之上，点燃灸之，汗出病已。施灸时，宜慎风寒，戒油腻、生冷、酒色等。如畏灸者，可加艾和药装袋铺于腹上，以熨斗熨之，逼药气入肚，但令温暖即止，亦效。

备注：原评曰"麝香引透诸药；丁香坚守其胃，启饮食之进；青盐入肾，以实其子，使肺天漏泄；夜明砂以补其血，散内伤之有余；乳香、没药、木香、小茴，开降其气，不致咳嗽；龙骨、虎骨、蛇骨、朱砂、雄黄，以削病根；两头尖巡视经络，有推前拽后之功；附子、胡椒补元气，使血行血室，气归气宅，痰散为金波；灵脂连操其肺，削有余补不足；槐皮之浆，闭押诸药之性，使无走窜之患；艾灸有拔毒起死回生之功"。凡诸药不效，可用本法。

出处：《理瀹骈文》。

4. 彭祖小接命熏脐秘方

药物：乳香　没药　雄鼠粪（一头有尖者）青盐　两头尖　川续断各3g　麝香0.6g

功用：壮固根蒂，保护形躯，熏蒸本原，除却百病，蠲五脏之疾患，保一身之康宁。其中药品禀性忠良，采阴阳之正气，配君臣之辅佐，其效如神，其应如响，复有回生济世之功，保益延年之妙。每年中秋日熏蒸一次，却疾延年，撤上部之火邪，去心肠之宿疾。妇人月经不调、赤带下，男子下元亏损、遗精白浊、阳事不举，并皆熏之。

制法：上药除麝香另研外，其余药物共研为细末，过筛后装入瓶，密封备用。

用法：熏蒸之时，令人饱食，舒身仰卧，用散麦面水和捏一圈，经过寸余如脐大者三二寸，内入药末，用槐皮一块，去粗皮，只用半分厚，覆圈药之上，如豆大艾炷灸之，百脉和畅，毛窍皆通，上至泥丸，下至涌泉，冷汗如雨，久之觉饥，再食再灸，不可令痛，则反泄真气，灸之行年岁数为止，无病日连日灸之，有病者3日1次，灸至腹内作声作痛，大便有涎沫等物出为止，只服米汤，兼食白肉酒以助药力。若患风气有郁热在腠理者，加女子红铅拌匀，则易汗出，而疾随愈。槐皮如觉色焦就换新的。凡灸后容颜不同，效应可验。

出处：《万病回春》。

5. 济众熏脐法

药物：川乌　乳香　没药　川续断各6g　雄鼠粪各6g　麝香0.3g

功用：强身健体，延年益寿。并治虚痨，骨蒸潮热，咳嗽吐血，两颧发红，自汗或盗汗，梦遗，早泄。

制法：先取麝香单独研为细末备用，继之将其余药物混合研为细末。过筛后瓶贮，密封勿令泄气，备用。

用法：临蒸脐前，嘱患者食饱后，取麝香末填脐中，用荞面圈于脐外，再取上药末填于脐中，外盖槐树皮，上置如黄豆般大小艾炷灸之，勿令痛，反泄真气，每年中秋行1次，隔2天灸，灸至脐内作声，大便下涎物为止，只服米汤、食白粥、黄酒助力。

出处：《理瀹骈文》。

6. 雄鼠粪填脐灸法

药物：雄鼠粪（两头尖者）适量　麝香0.1g

功用：提高免疫功能，治虚劳百疾，有抗衰老、抗肿瘤和美容作用。

制法：将鼠粪、麝香各研为细末，分开装入瓶中密封备用。

用法：临用时嘱患者仰卧位，先将麝香纳入脐孔中央，次将雄鼠粪末填满脐窝（以略高出肚脐表面为度），再以生姜切成薄片（中插数个针孔）铺在鼠粪之上，用黄豆大小艾炷放姜片点燃灸之，按年龄计数，每岁灸1壮，连续灸至患者腹中温暖，微微汗出为佳。

出处：《中医外治法类编》。

备注：此法在古代多用，如《针灸资生经》载："有人年老，面颜如童子者，盖每岁以鼠粪灸脐中一壮故也。"又如《针灸集成》载："本朝韩雍侍郎，讨大藤峡擒一贼，年逾百岁而甚健壮，问其由，曰：少时多疾，遇一异人教令每岁以鼠粪灸脐中，自后健康，益寿至今。"近来也有人对此法进行了研究，如《医学文摘》报道："鼠粪灸脐，经科学实验证明，可以提高机体免疫系统的效能，有美容、抗衰老作用，因为免疫功能低下是衰老的主要原因。"由此可见，此法确有延年益寿之功。

7. 蒸脐却病延年法

药物：大附子（去蒂）30g　鹿茸（酥灸）1.8g　茯苓（人乳拌蒸）1.8g　川椒1.8g　莲肉1.8g

功用：保健强壮，却病延年。

制法：将附子放童便内浸24小时，灸干，再与余经共研细末，用人乳调作饼状，如银元次小。

用法：将药饼针刺30孔，放脐内。

出处：《实验特效灸法》。

8. 封脐暖肚膏

药物：附子　干姜　粟花　土木鳖各60g　生姜　老葱各240g　丁香9g　肉桂60g　麝香3g

功用：温补脾阳，暖丹田，壮元阳，止泻痢。治风寒入肚，腹内冷痛，预防寒邪，虚劳百疾，虚人贴之无不神效。

制法：将前6味药用香油2斤熬黏去渣，至滴水成珠时，徐徐加入黄丹1斤不断搅拌均匀，离火冷却收膏。再将后3味药研为细末，掺入已制备的膏药内搅匀即成厚膏备用。

用法：用时取适量药膏摊于腊纸或白布之上，贴于患者脐孔之上，外加胶布固定，3天换药1次，30d为1疗程。

出处：《清太医院选方》、《中医外治法类编》。

备注：贴药封脐间宜节房事、忌食生冷、陈腐之物。

9. 蒸脐治病法

药物：五灵脂（生用）15g　斗子青盐（生用）15g　乳香3g　没药3g　天鼠粪（即夜明砂微炒）6g　地鼠粪（微炒）9g　葱头（干者）6g　木通9g　麝香少许

功用：强壮脾胃，温补下元，预防百疾，长生耐老。

制法：上药除麝香另研外，将上诸药混合研成细末，过筛后装入瓶中，密封备用。

用法：临蒸脐前嘱患者仰卧于床，水和药面作圆圈，置于脐上，将前药末6g放于脐内，将槐皮剪钱，放于药上，以艾灸之，每岁1壮，药与钱不时添换。依后开日时，取天地阴阳正气，纳入五脏，诸邪不侵，百病不入，长生耐老，脾胃强壮。

立春巳时，春分未时，立夏辰时，夏至酉时，立秋戌时，秋分午时，立冬亥时，冬至寅时。此乃合四时之正气，全天地之造化，灸无不验。

出处：《针灸大成》。

10. 千金封脐膏

药物：肉桂　熟地　川附子　金樱子　当归　甘草　巴戟天　杜仲　干姜　胡椒　淫羊藿　独活萆薢　海马　鹿茸各6g

功用:此膏能镇玉池,存精固漏,通二十四道血脉,锁三十六道骨节,贴之气血流畅,阳事不衰,精髓充盈,神气完足。专补虚损,通三关,壮五脏,有返老还童,益寿延年之妙。患人贴之,夜不旋溺。又治男子下淋滑精、肾虚盗汁,兼治小肠疝气,单腹胀满,并一切腰腿骨节疼痛,妇人子宫虚冷、久不受孕、赤白带下、产后肠风,贴之无不神验。

制法:用香油740g,将上药熬枯去渣,至点水成珠时离火,徐徐加入黄丹360g,收成膏;再入麝香、冰片各1.2g,儿茶、硫磺各6g,研为细末后混匀掺入膏药中,充分搅匀,冷却后可应用。

用法:用时取适量膏药摊于1块厚布,或5层纱布中间,膏药约厚1.5cm,以膏贴于患者脐孔,贴后外加胶布固定,3d换药1次,连贴30d为1疗程。

出处:《清太医院选方》。

11. 毓麟固本膏

药物:杜仲　熟地　附子　肉苁蓉　牛膝　故纸　续断　官桂　甘草各120g　生地　大茴香　小茴香　菟丝子　蛇床子　天麻子　紫梢花　鹿角各45g　羊腰子1对　赤石脂30g　龙骨30g

功用:此方异传秘授,能固玉池,真精不泄,灵龟不死,通二十四道血脉,锁三十六道骨节,气血流畅,精髓纪满,保固下元,固本全形,如海水之常盈,通三关,壮五脏,下元虚冷,诸虚百损,五劳七伤,阳痿不举,举不坚固,久无子嗣,下淋白浊,小肠疝气,遗精盗汗,手足顽麻,半身不遂,单腹胀满,腰腿疼痛,强阴健力,种子之功,百胜百效。并治妇人,脾胃虚弱,经水不调,赤白带下,气血方虚,久不孕育,干血痨瘵,或屡经小产。此膏充实血海,能暖子宫,易得孕育,兼崩漏不止,癥瘕血块等证。

男妇如能常贴此膏者,气血充足,容颜光彩,诸疾不生,乌须黑发,固精种子,此膏终身永贴者,体健身轻,返老还童,虽八十老人,阴阳强健,目能远视,行不困乏……如欲种子,其精不走者,可将此膏揭去;如系衰老之人贴至百日之后,其效可验,功效无比,不能尽述。

制法:将上药用香油8斤(4000g),熬枯去渣,加入黄丹3斤(1500g)收膏;再入雄黄、丁香、沉香、木香、乳香、没药各30g,麝香0.9g,阴起石1.5g研末拌匀,备用。

用法:将制备的药膏取适量摊于牛皮纸上,药膏厚约1.5mm,女子贴于脐上,男子贴左右肾命穴各一张,丹田穴1张,用汗巾傅住,勿令走动,半日一换。

出处:《清太医院选方》。

12. 益寿比天膏

药物:蛇床子　鹿茸　附子(去皮脐)　牛膝(去芦)　虎胫骨　(酥炙)　菟丝子　川续断　远志肉　肉苁蓉　天门冬　(去心)　麦门冬　(去心)杏仁　(去皮)　生地　新地　官桂　川楝子　(去核)　山茱萸　(去核)巴戟天　(去心)　破故纸　杜仲　(去心)　木鳖子　(去壳)　肉豆蔻　紫梢花　谷精草　穿山甲　大麻子　(去壳)　各30g　甘草60g,桑槐柳枝各7枚

功用:此药最能添精补髓,保固真精不泄,善助元阳,滋润皮肤,壮筋骨,理腰脉,下元虚冷,五劳七伤,半身不遂,或下部虚冷,膀胱病证,腰膝酸麻,阳事不举,男子贴之,行步康健,气力倍添,奔走如飞,女人贴之,能除赤白带下,砂淋,血崩,兼下生疮。能通二十四道血脉,坚固身体,返老还童,专治喘咳。

制法:上药研为细末,用香油625g浸24小时,慢火熬至黑色,用飞过好黄丹250g,黄香125g入内,用柳棍搅,不住手,再下雄黄,倭硫、龙骨、赤石脂各60g,用铜匙挑药滴水成珠不散为度,又下母丁香、沉香、木香、乳香、没药、阳起石、煅蟾酥、晒苁蓉各6g,麝香3g为末,共搅入内,又下黄蜡15g。将膏贮磁罐内封口严密入水中,浸5天去火毒,一个重21g,红绢摊开。



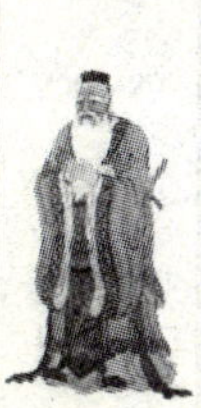

用法:贴脐上或两腰眼上,每一个贴60d方换,其功不可尽述。

出处:《万病回春》。

13. 蒸脐补气散

药物:五灵脂　夜明砂　枯矾各30g　麝香0.15g

功用:强身健体、益气补虚、治气虚体倦,肚腹畏寒,下元虚冷证极效。

制法:上药除麝香外,余共为细末,分包存贮,备用。

用法:每逢春分、秋分、夏至、冬至先一日,用温水避风先将脐眼洗净,纳麝香于脐内,将荞面为圈烘微温安脐上,用药一包铺圈内,以蕲艾绒作团,每团重0.18~0.3g,放药末上,用香火点燃,若干岁即烧若干团,烧完用荞麦面作饼盖圈上,俟药冷缓缓取下,忌茶7天。面圈深寸许,横径一寸六七分,面饼如圈大。如无荞面,麦面亦可。久久行之,不可间断,受益无穷。

出处:《增广验方新编》。

14. 十香暖脐膏

药物:附子　大麻仁　小茴香　菟丝子　川芎各30g　广木香　川乌　草乌　干姜　白芷各15g

功用:本法具温暖腰肾,通筋活络,流畅气血,调和五脏,流通关窍,调节阴阳,并能发散寒邪之效;无病贴之,能精神充沛,快膈宽胸,增进食欲,保健强身,防御疾病。能治男妇虚劳百损、阴寒腹痛、呕吐泛酸水、吐血、衄血、便血、水泻、痢疾、脱肛、胃气疼痛、肝气不舒、两胁胀闷、男子五淋、白浊、睾丸偏坠、小肠疝气、妇人癥瘕、经水不调、崩漏、带下、小儿痞块、疳积,并治风寒感冒。

制法:上药共研细末,放入香油1250g中浸泡半天后,熬枯去渣,待至点水成珠时离火,加入黄丹500g,不断搅拌,待油微温时,再入丁香、乳香、没药、肉桂各6g,麝香1.5g研为细末,掺入药油中,充分拌匀,冷却收膏。

用法:临用时取备药膏适量摊于硬纸或纱布垫上,贴于患者脐上,外用胶布固定,每隔2~3天换药1次。

出处:《理瀹骈文》。

15. 清宫益寿膏

药物:法半夏　陈皮　吴茱萸　川椒　白附子　小茴香　艾绒　巴戟天　胡桃仁　酒芍川楝子　桂枝葫芦巴　川乌　菟丝子　川萆薢　干姜　茵陈　公丁香　五味子　缩砂仁　甘草各30g　苍术　破故纸　续断　云苓　枸杞子各60g　生香附川芎　黄芪　党参　香附　五加皮　蒺藜　肉豆蔻各45g　附子　肉桂　白术　当归　天生黄　(飞好的)　生姜　大葱头各90g　杜仲120g　鹿角240g　虎骨240g　羊腰3对　干虎尾3条

功用:培补肾元,强身益寿,兼治虚劳腰痛,虚寒腹痛,月经不调,白带。

制法:将上药用香油7500g浸泡,加文武火煎熬至药枯,去渣,熬至滴水成珠,入飞净黄丹3000g,冷却收膏。

用法:将本药摊贴脐上及贴腰间。

出处:《慈禧光绪医方选议》。

## 五、刮痧养生法

### (一)刮痧养生的概论

刮痧养生是祖国医学宝贵遗产之一,它是从针灸,推拿,拔罐,放血等疗法变化而来，是我国古代劳动人民在与疾病做斗争中发明的一种非药物养生疗法。数千年来，它广泛流传于我国民间，深受广大群众的欢迎。

**○刮痧养生的含义**

1. 痧的含义

痧的含义包括痧病和痧现象两方面。

古人认为痧病主要由于风暑湿热等淫邪侵袭人体而发病。痧病的发生有明显的季节性，以夏秋季最多见，春季次之，冬季极少见，夏日暑气炎蒸，燥热炽灼，更甚淫雨连绵，病气由生，流于天地之间，人处其中，触其毒者，无论男女老幼，皆可能染病。痧病的主要特点一是痧点，二是酸胀感。根据其临床表现可分为一般表现和急重表现：

(1)一般表现

多表现为头昏脑胀，胸烦郁闷，全身酸胀，倦怠无力，四肢麻木，其则四肢厥逆，冷若寒冰，人气分则作肿作胀；入血分则为蓄为瘀；遇食积痰火，结聚而不散，则脘腹痞满，甚则恶心呕吐。

(2)急重表现

起即心胸憋闷烦躁，胸腹大痛，或吐或泻，或欲吐不吐，欲泻不泻，甚则卒然晕眩昏倒，面唇青白，口噤不语，昏厥如尸，手足厥冷，或头额冷汗如珠，或全身无汗，青筋外露，针放无血，痧点时隐时现，唇舌青黑，均为病情危重的表现。

痧现象主要指用刮痧工具在需刮拭的皮肤上刮痧所出现的红斑、紫斑或黑斑，甚至出现紫黑疱的一种现象，亦叫出痧。出痧的性质，多少可根据刮拭的手法力度，频率和患者的体质，病情的不同而不同。另外痧现象还包括痧病发展变化过程中，反映于皮肤上的点红如粟，指循碍手的疹点这一现象。

2. 刮痧疗法与刮痧养生

刮痧疗法是指应用刮痧工具如刮痧板，光滑的汤匙，硬币，瓷酒杯、棉线等在人体表面的特定部位进行刮拭，造成皮肤表现红斑、紫斑、黑斑，甚至出现紫黑疱，以防治疾病的一种治疗方法。应用刮痧疗法来预防和治疗疾病，达到防病保健，祛病延年的目的，称为刮痧养生。

3. 刮痧养生的分类

根据防治疾病适应症的不同，可以将刮痧养生分为传统的刮痧养生和现代的刮痧养生两大类。

传统的刮痧养生主要指应用铜钱、瓷酒杯、棉纱线、蓖麻，刮舌子脚芝蘸水、香油、盐水在颈项、脊背、胸腹、肘窝、胛窝等部位的表面皮肤刮拭至出现紫黑色瘀点为度的一种养生法，主要适应于痧病。

现代的刮痧养生则从中医的脏腑经络腧穴理论为指导，博采针灸、推拿、拔罐、点穴等中医非药物疗法之长，用水牛角为材料制作的刮痧板在人体特定部位皮肤进行刮拭，以出现紫黑色瘀血点为度，具有调整人体阴阳，疏通经络，活血化瘀等作用，是融保健与治疗为一体的一种自然疗法。

## （二）刮痧养生的意义

刮痧是借助刮痧工具对体表皮肤的特定部位进行刮拭的一种良性刺激，它具有活血祛瘀，舒筋通络，调整脏腑、抗御外邪、醒神益智等作用，对许多疾病都有防治作用，并能起到强身保健，美容之效，因而是一种养生良方。

**○活血祛瘀**

通过刮拭人体皮肤，可以增加局部皮肤的血液流量，也可以促进局部深层肌肉



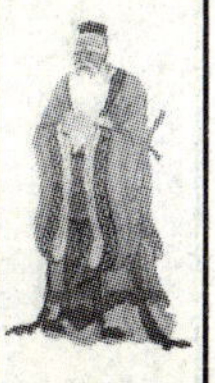

组织血管平滑肌的舒缩运动，间接促进刮拭组织周围的血液和组织液的循环速度，从而起到“活血化瘀”、“祛瘀生新”之效。

○疏通经络

经络腧穴理论是刮痧养生的基本理论之一，当局部筋肉组织出现痉挛，代谢产物过多堆积，致痛物质增多，导致经络的“不通则痛”。对于此种病证刮痧非常有效，其机制在于：①刮痧可以增加局部的血液循环，有利于多种致痛物质等代谢产物的清除，增加血氧及养料的运输，有助于改善局部组织的营养供给；②在刮痧板的直接刺激作用下，可以明显提高局部组织的痛阈；③紧张或痉挛的肌肉通过刮痧板的作用得以舒展，从而解除紧张痉挛，消除疼痛。例如治疗坐骨神经痛时常在腰骶及下肢坐骨神经起始及循环分布处的腧穴进行刮痧治疗，常能取得较好的效果。

○调整脏腑

刮痧对脏腑功能有明显的调整作用。人体脏腑生理功能活动要受到神经、体液、激素等生物信息调控。当这些生物信息在数量、作用及传递方式上发生异常时，常可导致脏腑功能的异常，甚至影响全身功能的平衡，经络系统遍布全身，通过刮痧作用于体表腧穴，调节生物信息的调控作用，调整脏腑的功能活动，从而起到防治疾病、保健养生的效果。例如刮拭内关穴、输入调整信息，可以改善冠状动脉循环，延长左室输血时间，增强心绞痛患者的心肌收缩力，增加心输出量，改善冠心病心电图的S—T段及T波形态，增加冠脉流量及血氧供给等。如刮拭足三里穴，输入调整信息，可对垂体—肾上腺髓质有良性调节作用，并能提高机体免疫力和调整胃肠运动，这些都说明刮痧可以调节脏腑功能。

○抗御外邪

刮痧可以使局部组织血液循环加快，新陈代谢旺盛，营养状况改善，血管的紧张与黏膜的渗透性改变，淋巴循环加速，细胞吞噬作用增强，由于刮痧导致局部出现皮下瘀血，导致自身溶血现象。自身溶血是一种延缓良性弱刺激过程，可以直接刺激免疫功能，使之得到调整。还可以通过向心性神经作用于大脑皮质，继续起到调节大脑的兴奋与抑制过程及内分泌系统的平衡，发挥机体的免疫功能，使病理过程好转，甚或完全抑制病理过程。例如在颈背部的风池、风府、大椎、风门、肺俞施刮痧术可以治疗上呼吸道感染，具有明显的抗御外邪的作用。

○排毒泻热

刮痧导致皮下瘀血，使毒热从血而泻，因而具有明显的解毒泻热之效。结合腧穴的特异性，可以使解毒泻热之效更著，例如：夏日感受暑温邪毒而致壮热、烦渴、汗出、头痛、身痛、甚则呕吐频作，昏迷抽搐等症，取风池、风府、大椎，曲池、尺泽，委中施以刮痧，可以排毒泻热，疗效显著。

○醒神益智

以头部为主进行刮痧可以改善头部血液循环，疏通全身阳气，能够预防和治疗脑栓塞，脑血管意外后遗症，神经衰弱，眩晕，老年痴呆等病证，具有醒神益智的功效。

## （三）刮痧养生的基本手法

○刮痧板持法

拇指与其余四指分开，分别置刮痧板两侧，用力握紧，治疗时刮板较厚的一面对手掌，保健时刮板薄的一面对手掌。刮拭骨骼关节部时，应采用刮痧板棱角刮拭。

○刮拭方向

刮痧一般遵循自上而下，由内而外的顺序刮拭。头、背、四肢一般自上而下刮拭，面部、胸部一般自内而外刮拭。刮痧时要沿一个方向刮拭，切忌来回刮。

○刮拭角度

刮痧时一般以刮痧板与皮肤之间呈45°角为宜，切不可成推削之势。

○刮拭力度

一般右手持刮痧板，灵活运用腕力臂力，上下、内外均匀用力，以患者耐受为度，由轻渐重，切忌生蛮用力忽轻忽重。刮拭部位尽量要拉长。

○刮痧的补泻手法

“虚则补之，实则泻之”，这是中医治病的一项基本法则。刮痧也分补泻，补泻方法的区别在于操作力量的轻重、速度的快慢、时间的长短，刮拭方向及作用部位等诸多因素。一般来说作用时间短，力量轻，速度慢，对皮肤、肌肉、细胞起兴奋作用的手法称补法；作用时间长，力量重，速度快，对皮肤、肌肉、细胞起抑制作用的手法称为“泻法”，时间、力量、速度、综合量介于补法与泻法之间的称为“平补平泻”。

○头部刮法

1. 头部分部刮痧法

(1)刮拭头部两侧

从头两侧太阳穴始至风池穴，所涉及的经络及腧穴有：足阳明胃经之头维穴；足少阳胆经之颔厌、悬颅、悬厘、曲鬓、天冲、率谷、浮白、头窍阴、完骨、脑空、风池等穴。

(2)刮拭前头部

从百会始至前发际。涉及的经络及腧穴有：督脉之前顶、囟会、上星、神庭；足太阳膀胱经之眉冲、曲差、五处、承光、通天；足少阳胆经之头窍阴等穴。

(3)刮拭后头部

从百会开始到后头发际，涉及的经络腧穴有：督脉之后顶、强间、脑户、风府、哑门；足太阳膀胱经的络却、玉枕、天柱等穴。

(4)刮拭全头部

以百会为中心呈放射状的方式，向全头部刮拭。作用于除以上所列举的经络腧穴外，还刺激了头针的穴点、线、区，如“运动区、感觉区、语言区、晕听区、视区、胃区、胸腔区、生殖区等”。

2. 头部刮痧的主治病证

头为诸阳之会，且有督脉，是足太阳膀胱经，足少阳胆经等经脉循行之处。督脉与足太阳膀胱经都入通于脑，因而刮拭头部具有疏通经络、振奋阳气、活血化瘀、醒神益智的作用，可以预防和治疗脑栓塞、脑血管意外后遗症，神经衰弱、高血压、老年痴呆、头痛、眩晕、头发早白、脱发等多种疾病。

3. 头部刮痧的注意事项

(1)在头部刮痧时要双手配合，一手扶持被刮者头部，使之保持稳定，以便于操作。

(2)头部刮拭不需涂抹介质油。

(3)头部刮痧应采用平补平泻或刮补手法，不宜刺激过重。

(4)若刮拭局部有瘦痛麻胀等感觉属正常现象，坚持刮拭即可消失。

○面部刮法

1. 面部分布刮痧法

(1)刮拭前额部

前额包括前发际与两眉之间的皮肤。刮拭时由前正中线向外侧刮拭，经过的腧穴有印堂，攒竹、鱼腰、阳白、丝竹空等。

(2)刮拭两颧部

两颧指双侧鼻与耳、眼与颧弓下缘之间的部分。刮拭时从鼻旁由内向外刮拭，经过的腧穴有承泣、四白、颧髎、巨髎、下关、听会、听宫、耳门等穴。



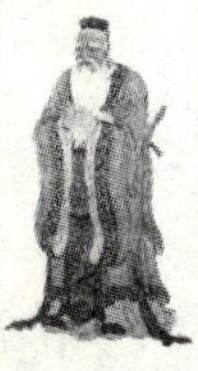

(3)刮拭下颌部

刮拭时以承浆为中心,由内向外上分别向两侧刮拭,经过的腧穴有承浆、地仓、大迎、颊车等。

2. 面部刮痧主治病证

面部刮痧主要治疗头面五官的疾病,例如刮拭额部可以清利头目、治疗头痛、目痛等病证;刮拭颧部可以治疗鼻病、眼病、耳病等病证,并有养颜去斑美容之功效;刮拭下颌部可以治疗口腔疾病,面瘫等疾病。

3. 面部刮痧的注意事项

(1)面部刮痧宜用补法轻刮,禁用泻法重刮。

(2)面部刮痧以疏通经络为目的,不必出痧。

(3)面部刮痧不需加活血介质,若皮肤干涩,可用温热清水或水蒸气湿润面部皮肤。

(4)面部刮痧宜采取时间短,力量轻,次数多的刮痧方式。

(5)为了掌握刮拭部位而不损伤面部皮肤,宜用刮板的棱角刮拭。

**○项部刮法**

1. 项部分部刮痧法

(1)刮拭项部正中线(督脉颈部循行部分)从哑门穴至大椎穴,亦刮及颈旁夹脊穴。

(2)刮拭颈部两侧至肩上从风池至肩井,巨骨等穴。经过的腧穴有风池、中俞、肩外俞、曲垣、天髎、秉风等穴。

2. 颈部刮痧的主治病证

项部有手足太阳,少阳及督脉经过,刮痧治疗具有疏经活络、清热解表的作用,可以治疗头脑、颈、项、咽、喉、眼睛的疾病。例如感冒发热可刮拭大椎、风池、颈痛颈强可刮拭颈夹脊。

3. 颈部刮痧注意事项

(1)颈部皮薄肉浅处如颈后正中线刮拭时用力要轻柔,(用补法)以免刮伤皮肤。如果瘦人棘突明显,可在两棘突间用刮板的棱角刮拭。

(2)颈部两侧至肩上肌肉丰厚,刮拭时用力可以稍大,用泻法或平补平泻手法,一般要尽量拉长刮拭,可以从风池穴一直刮到肩井穴,中途不做停顿。

**○膝关节的刮法**

1. 膝关节分部刮痧法

(1)刮拭膝眼　用刮板棱角点按内外膝眼,然后按由里向外的方向刮出。

(2)刮拭膝关节内侧部　膝关节内侧为足三阴经所过之处,分布有血海、阴陵泉、曲泉、膝关、阴谷等穴。刮拭方向为从上向下。

(3)刮拭膝关节前外侧　膝关节前外侧为足阴明胃经、足少阳胆经所过,所刮拭的穴位有伏兔、风市、阴市、梁丘、足三里、膝阳关、阳陵泉等穴。

(4)刮拭膝关节后面　膝关节后面为足太阳膀胱经所过之处,刮拭的穴位有殷门、浮郄、委阳、委中、合阳穴。

2. 膝关节刮痧主治病证

膝关节刮痧的主要作用是疏筋活络,袪风散寒除湿,主治膝关节的风寒湿痹及腰背疾病。

3. 膝关节刮痧的注意事项

(1)膝关节部骨骼较多,结构复杂且皮薄肉浅,故刮痧时手法宜轻柔,宜用刮板棱角刮拭,以便于掌握分寸。

(2)关节内有积水者,不宜局部刮拭,可循经远刮。

(3)年老体弱,肌肉萎缩关节畸形者宜用刮补手法。

(4)关节后方及下端刮拭时易起痧疱,疱起时宜轻刮。

## (四)扯痧、挤痧、揪痧、放痧养生

### ○扯痧养生

1. 含义

扯痧疗法指在患者一定部位或腧穴上,用手指扯起皮肤,以达到治疗疾病的方法,扯痧疗法在我国民间流传久远,每当感受暑湿,暑热之邪引起痧症或不适时,医生常用手指在患者皮肤反复捏扯,直至局部出现瘀血为止,以解暑祛湿,防病保健。

2. 操作方法

(1)选择好部位(如腹部、颈部、肩部、背部、腰部),令患者取坐位或卧位,充分暴露局部皮肤。

(2)术者用拇指第二节指腹和食指第二节桡侧蘸取少量冷水后,扯起一部分皮肤及皮下组织,并向一侧牵拉拧扯,然后突然松开手。也可以以第一、二、三指末节指腹夹扯皮肤,依上述手法连续向一定方向拧扯,重复往返,以所扯皮肤发红为度。

(3)对于病情重的患者,拉扯的力量可以加大,直到皮肤出现红斑,甚至紫黑斑。

(4)扯痧时,患者局部可有疼痛感,扯后则全身轻松舒适。

3. 扯痧的适应症

扯痧可致部分毛细血管破裂,使血液渗透于组织间隙,引起皮下瘀血。扯痧能疏通经络,祛逐外邪,通调脏腑气机。现代医学认为扯痧可以兴奋神经系统,加快血液及淋巴回液,促进血液循环,从而加强对疾病的抵抗力。适于治疗风寒暑湿之邪侵袭人体所致感冒头痛的咽喉肿痛以及胃肠功能紊乱性疾病等。

4. 扯痧的禁忌症

(1)有出血倾向的病人如血友病,出血性紫癜疾病。

(2)身体瘦弱,皮肤失去弹性的病人。

(3)患者出现严重心脏病者如急性心肌梗死,心绞痛等。

(4)各类水肿病人,皮肤按之凹陷者。

5. 扯痧的注意事项

(1)患者体会要舒适,以便于持久操作。

(2)室内温度要适宜,避免过分寒热刺激。

(3)扯痧过程中要边操作边询问病人的感觉,以便及时调节刺激量、施术手法要力量均匀,避免暴力伤皮。

(4)操作手法宜先轻后重,力量均衡。操作时可单手,亦可双手,或两手交替操作。

### ○挤痧疗法

1. 挤痧疗法的含义

挤痧疗法指对因痧引起的疾患,用两手大拇指的指甲互相挤压皮肤的治疗方法。

2. 挤痧的操作方法

(1)患者取坐位或卧位,充分暴露待挤的皮肤。

(2)术者用两手大拇指的指甲背在施治部位,做有规律的互相挤压运动,直至皮肤出现"红点"、"紫点"为止。"红点"、"紫点"可大可小,一般要求大如黄豆,小如"米粒"。

3. 挤痧的适应症

此法能够疏通经络止痛,适用于因感受风寒湿之气或感受秽浊之邪引起的头

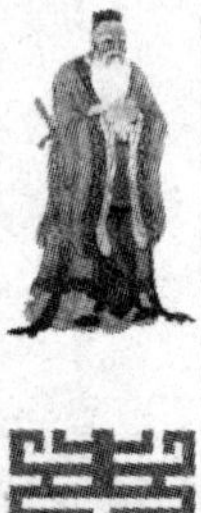

痛，亦可应用于除痧之外的一切头痛。

4. 挤痧的禁忌症

(1)有出血倾向的疾病和血小板减少性紫癜、血友病等。

(2)严重贫血及水肿病人。

(3)年老体弱及年幼者。

(4)某些急性重病，如流行性脑膜炎、结核性脑膜炎等引起的头痛，不宜采用本法，以免延误病机。

5. 挤痧的注意事项

(1)患者要采用适宜体位，充分暴露所需挤痧部位。

(2)挤痧时要边操作边询问病情，病甚者，可以减轻手法。用力者先轻后重，紧挤快松。

(3)术者指甲要剪短，以防刺破患者皮肤。

(4)面部挤痧要注意美观。

**○揪痧疗法**

1. 揪痧疗法的含义

揪痧疗法亦叫拧痧疗法，民间称“揪疙瘩”，是指将中指和食指弯曲如钩状，蘸水夹揪皮肤造成局部瘀血，以防治疾病的一种治疗方法。揪痧不需要任何工具，只需用手指即可，也可以自己为自己揪痧，所以揪痧也是一种较好的自我疗法。

2. 揪痧的操作方法

(1)患者取适当体位，如伏案而坐或仰卧，充分暴露施治皮肤。

(2)术者确定好施揪部位，以右手食中二指蘸水夹揪皮肤，此时常发出“嗒”的响声，“揪疙瘩”之名由此而来。夹揪时要随夹随压随拧，可将皮下毛细血管夹破，使血液渗到组织间，造成局部瘀血。

(3)夹揪以皮肤出现瘀血为度，一般 20 次左右即可。体壮病实者，可加重夹揪力度，形弱病虚者，夹揪力度可稍缓。

3. 揪痧疗法的适应症

由于夹揪作用对皮肤造成较大的牵拉力，易导致皮下瘀血，故可引起局部和全身性反应，施揪处皮肤潮红，甚至紫红、疼痛，施揪之后，则感到周身舒适。此法适用于皮肤张力不大的头面、颈项、肩背等处。例如上呼吸道感染、咽部疼痛、声音嘶哑等可在颈前两侧皮肤揪痧；头痛时可在太阳穴，印堂，颈项部的皮肤揪痧；胃肠功能紊乱性疾病可在腹部，足三里穴等处皮肤揪痧。

4. 揪痧疗法的禁忌症

(1)有出血倾向的患者不可采用揪痧疗法。

(2)有严重心脏病的患者如急性心肌梗死、心绞痛，不可采用揪痧疗法。

(3)皮单肉薄，瘦骨嶙峋处，不宜采用揪痧疗法。

(4)局部痛肿、疮疡、溃烂或肿瘤者，不可采用揪痧疗法。

5. 揪痧疗法的注意事项

(1)术者食中二指禁带戒指，以防划破患者皮肤。

(2)操作手法要均匀，以患者能够耐受为度。揪疗过程中可先轻后重，逐步加大夹压拧的力量，紧揪急松。

(3)揪痧过程中要不断蘸取清水或介质油，小儿及皮肤干燥的患者尤其要注意。并要不断询问病人是否能够忍受，以便随时调节手法。

(4)施揪可单手进行，也可单双手交替进行。

**○放痧疗法**

1. 放痧疗法的含义

放痧疗法是指以针刺静脉或点刺穴位出血而防治疾病的一种方法，多用于因痧而导致的疾病。

2. 放痧的操作方法

(1)病人取适当体位(舒适且便于放痧的操作)，充分暴露其施治部位。

(2)放痧分静脉放痧和穴位放痧两种。静脉放痧时，常采用肘静脉、腘静脉放血。先将肘静脉、腘静脉近心端用布带或止血带扎紧，嘱患者握紧拳头，然后以碘酒棉球消毒，再以75%酒精脱碘，待干后，用消毒的三棱针或注射器针头缓缓刺入静脉半分至一分，随即缓缓拔出。针刺后，令病人松开手，然后挤压放血，边挤压边用消毒干棉球擦血。3～5次后，松开布带或止血带，并以干棉球压迫止血。

穴位放痧指根据病情需要，用三棱针在消毒后的穴位点刺放血，以治疗疾病。

3. 放痧疗法的适应症

放痧疗法主要适于各种痧病重症及痧毒瘀积阻滞经脉的病症。例如中暑，轻则头晕、头痛，恶心、身热口渴，乏力，重则头痛、呕吐、大汗、烦躁、高热甚则昏迷抽风，可采用腘、肘静脉放血，亦可点刺人中、十宣放血，使病人迅速脱离现场，并给予清凉饮料饮用，中暑症状可迅速缓解或消除。

4. 放痧疗法的禁忌症

(1)有出血倾向的患者如血小板减少症，血友病等禁用放痧疗法。

(2)身体极度虚弱及严重失血脱水的患者禁用放痧疗法。

(3)妇女产前产后禁用放痧疗法。

5. 放痧疗法的注意事项

(1)放痧前，器具和皮肤要严格消毒以防感染。

(2)静脉放痧时不可针刺过深，以免误伤动脉。

## 六、针灸养生法

### (一)针灸养生概述

针灸养生是用中医理论为指导，运用针刺和艾灸的方法通过作用于经络腧穴系统而产生防治疾病、养生保健效应的一种养生保健疗法。

针刺和艾灸，都属于外治范围。针刺，是采用不同的针具刺激人体的一定部位，运用各种方法激发经气，以调整人体功能，治疗疾病；艾灸，是采用艾绒等各种药物以烧灼、熏熨体表的一定部位，也是通过经络的作用而取得治疗效果。长期以来，针和灸在临床上常结合应用，故合称“针灸”。

### (二)针灸养生疗法的发展

针刺的起源可追溯到石器时代。古人用经过磨制而成的锥形或楔形的小石器叩击体表一定的部位，或浅刺出血，或割治排脓，或于身体某处有了痛楚时揉按捶击，可以明显减轻或解除痛苦，由此发现并创造了针刺疗法的前身——砭刺疗法。

原始人类知道用火以后，在烤火取暖的同时，可能偶尔因为被火烧灼某处而减轻或治愈了某种病痛，这种经验的逐渐积累，就发明了灸法。并在实践中找到了易于点燃、火力温和具有温通血脉之功的艾叶作为施灸原料，故也称“艾灸”。

随着社会的发展，冶金技术与加工工艺的逐步提高，针具及其材质也不断得到改进，由石针、骨针、竹针逐步改进，利用铜、铁、金、银等金属材料制成各种形态与用

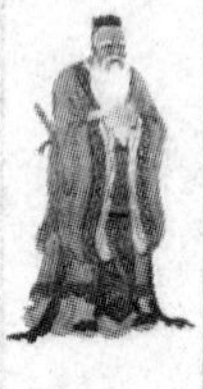

途的针具。

从砭石发展到九针，并经历了临床上反复的探索，才逐渐形成了针刺疗法。《灵枢》阐述了九针的应用及针刺艾灸主治疾病的理论，后世医家又在实践的基础上对九针不断加以改进，并有所发展。

《内经》是这我最早的一部较完整的医学经典著作，其中《灵枢》对经络、腧穴、刺法灸法、治疗机理、适应证、禁忌证作了详细的论述，故又称"针经"。《难经》继承《内经》理论，对针刺补泻法有所发挥。后世针灸医家发《内经》、《难经》的理论指导，结合各自的经验，又创造了许多新的针灸方法。如晋代皇甫谧的《针灸甲乙经》是我国第一部针灸学专著；元明时期的针灸著作，如窦默的《针经指南》、徐凤的《针灸大全·金针赋》、高武的《针灸聚英》、杨继洲的《针灸大成》、汪机的《针灸问对》等都是针灸理论与实践发展的主要文献。

近代以来，针灸与各种疗法相结合，创造了许多新的针法。如针刺与电刺激相结合，发展为电针疗法；与注射针剂相结合，发展为水针疗法；利用红外线、紫外线、激光等作穴位照射，称为穴位照射法；与外科技术相结合，形成了割治疗法、穴位穿线埋线或结扎疗法等。

针灸不仅为中国人民的保健事业作出了重要贡献，而且很早就流传到国外。从唐朝开始东渡朝鲜、日本，西传印度等国。20 世纪 70 年代以来，随着科学技术的迅猛发展，国际上也出现了"针灸热"，并一直持续到今天。

### （三）针灸养生疗法的范围

针灸不但能治疗局部病，还能防治某些与经络循行部位相关的病痛和脏腑病症，其适应证包括内、外、妇、儿、五官、伤科等各科病症，对 300 多种临床疾病有不同程度的治疗效果；联合国世界卫生组织（WTO）确认，针灸对 80 余种疾病有较好或很好的疗效，如针灸急性腰扭伤、落枕等。近年研究发现，腧穴具有良好的双向调节作用，对机体能产生"补其不足，泻其有余"的特殊效应，是针灸养生保健的一大特色。随着与现代医学、现代科学技术的结合，这种古老的医疗技术方法又注入了新的活力，防治范围进一步扩大，涉及美容、减肥、戒烟等养生保健范畴。

### （四）针灸养生疗法的内容

针灸疗法的方法众多，包括毫针疗法、艾灸疗法、拔罐疗法、皮肤针、三棱针、火针、割治等各种疗法；并在毫针留针的基础上又发展了皮内针疗法、穴位埋线疗法、小剂量药物穴位注射疗法。此外，近代针灸学家结合全息理论，创立了头针、耳针、面针、眼针、手足针、腕踝针等疗法。随着科技的发展，电子医疗仪器不断应用于临床，创造了电针、激光针、微波针、电药离子导入疗法及经络导平疗法等。

○体针疗法

体针疗法是以毫针为针刺工具，运用不同的操作手法刺激人体的经络腧穴，以达到疏通经络，调和气血，调整脏腑功能而治疗疾病的一种方法。

体针疗法是以经络腧穴为基础，经络是中医学重要组成部分之一。《灵枢·经脉》说："经脉者，所以能决死生，处百病，调虚实，不可不通。"又说："经络所过，主治所及。"腧穴是人体脏腑经络之气输注于体表的特殊部位。通过针刺经络腧穴，能调整并激发人体内在的抗病能力，调整脏腑气血功能，促进机体代谢，从而产生防病治病的效应，在养生保健方面更有其重要的意义。

经络在体表的刺激点称为腧穴，它既是针灸治病的治疗点，又是内部病症在体表的反应点。腧穴可分经穴、奇穴、阿是穴三大类。掌握了经络腧穴的基本知识，再配以针刺手法，就能治病祛邪，养生益寿。

○毫针刺法

1. 毫针的构造与规格

毫针以不锈钢制成，分为针尖、针身、针根、针柄、针尾五个部分。

毫针的规格，按针身长度分有0.5、1、1.5、2、2.5、3、3.5、4、5寸；按针身粗细分有26、28、30、32号，号数越小越粗。

2. 毫针的消毒

(1)煮沸消毒法

煮沸30分钟左右，可达到消毒的目的，是家用消毒的方法。

(2)乙醇浸泡法

将毫针浸泡于75%的乙醇溶液中，不得少于30分钟，使用时应用乙醇棉球擦干针体。

(3)高压消毒法

将针包好后放在高压蒸汽锅内灭菌，温度为115～123℃，持续30分钟。

(4)操作

医生双手及患者受刺穴位用75%乙醇棉球擦拭。

3. 进针法

进针时要快、稳、准，常用进针法如下。

(1)单手进针法

用刺手(右手)的拇指、示指(食指)持针，中指端紧靠穴位，指腹抵住针身下段，当拇指、示指向下用力按压时，中指随之屈曲，将针刺入到要求的深度。适用于短针及较熟练的操作者。

(2)双手进针法

左右双手协同进针。左手称押手，右手称持针手或叫刺手。根据押手的动作不同，可分为指切进针法(适用于一般部位)、夹持进针法(适用于长针)、提捏进针法(适用于皮肉浅薄的部位，特别是头面部穴位)、舒张进针法(适用于腹部和肌肉松弛处)。

4. 针刺的角度、方向和深度

常根据施术部位及患者的体质强弱、胖瘦等灵活掌握，常用的角度有以下三种。

(1)直刺

针身与皮肤表面成90°角垂直刺入。适用于大多数腧穴，尤其是肌肉丰厚的穴位。

(2)斜刺

针身与皮肤表面成45°角刺入。适用于胸背重要脏器附近的穴位。

(3)横刺

毫针与皮肤表面成15°～25°角沿皮刺入。适用于皮肉浅薄处，在施行透穴刺法时也用此法。

5. 行针手法

基本手法有提插、捻转两种。进针到一定深度后反复提插及捻转，使患者产生酸、胀、重、麻等感觉，医生手下有沉紧的感觉，称为得气。如不易得气时，可采用循、弹、刮、摇、飞、震颤等手法加以辅助，促使针感加强。

(1)针刺补泻

是根据“虚则补之”，“实则泻之”，“不实不虚以经取之”。补泻作用主要通过以下三个方面实施。

①穴位双向性



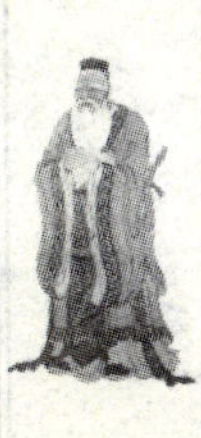

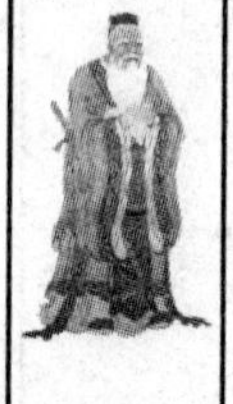

针刺同一穴位而采用不同的手法，可起到不同的作用。如当机体功能低下呈现虚证时，采用补法，可起补虚作用，反之则起泻实之功。

②穴位的特异性

穴位除具有普遍性作用外，还有特异性的特点，如足三里、气海、关元为强壮补虚之穴，十宣、十二井穴、舌中有通泄邪实之功。

(2)补泻手法

现简单介绍如下。

| 名称 | 补法操作 | 泻法操作 |
|---|---|---|
| 徐疾法 | 慢进针(分部进针)，快进针(1次进针)， | 快进针(1次退出)慢出针(分部出针) |
| 捻转法 | 左转拇指向前，示指向后 | 右转拇指向后，示指向前 |
| 提插法 | 插针重(紧按)，提针轻(慢提) | 插针轻(慢按)，提针重(紧提) |
| 迎随法 | 针尖顺经行方向称随 | 针尖逆经行方向称迎 |
| 呼吸法 | 呼气时进针、转针；吸气时退针 | 吸气时进针、转针，呼气时退针 |
| 开阖法 | 出针后速按针孔 | 出针时摇大其孔，不按压 |

6. 针刺异常现象的处理及预防

针刺治病比较安全，但如果盲目操作或手法不当，也会出现一些异常情况，常见的有以下几种。

(1)晕针

在针刺过程中，患者突然出现面色苍白，头晕目眩，心慌气短，出冷汗，胸闷泛恶，脉沉细，严重者会产生四肢厥冷，神志昏迷，二便失禁。可因患者体质虚弱，精神过度紧张，或劳累、大出汗、大出血、饥饿后，或体位不适，以及手法过重引起。

发生晕针，医生必须镇静，应停止针刺，并将刺入的针起出。患者平卧，处头低脚高位，松解衣带，注意保暖，给以温开水或糖水。一般休息片刻便能恢复，重者可刺人中、涌泉，灸百会、足三里等穴，必要时配合抢救。

为预防晕针，对初诊患者做好解释工作，以消除紧张，体虚、过度疲劳、饥饿或大病后患者不宜马上扎针。初诊者最好取卧位，手法要轻，留针过程中应观察患者表情及面色。发生晕针先兆要及时处理。

(2)滞针

针在穴内捻转、提插，或出针时感到十分涩滞困难，可因行针时用力过猛，捻转、提插时指力不均匀，或单向捻转致肌肉纤维缠绕针体，或因患者精神紧张及因疼痛而致肌肉痉挛。

如因体位移动而致滞针必须纠正体位，因紧张引起者可延长留针时间，或用手指在邻近部位按揉，或就近加刺一针，以宣散气血，缓解痉挛；因单方向捻转而致者，须向相反方向退转。

对初诊及精神紧张的患者，先做好解释工作。针刺时须避开肌腱，行针时捻转角度不宜过大过快，更不能单向连续捻转。

(3)弯针与折针

因进针时用力过猛，提插捻转用力不均匀，或患者突然改变体位，或外物碰压造成弯曲。针体损伤剥蚀或已弯曲，起针时过快也可造成断针。

为防止弯针、折针，进针时须指力均匀，进针前应检查针具，留针时体外应留1/4

针身，便于意外时取出。患者取舒适体位。

(4)血肿

出针后，局部呈青紫色或肿胀疼痛。因针刺时损伤小血管，尤其是针尖弯曲带钩。如微量的渗血或针孔局部小块青紫，可自行消退；如严重者，先冷敷止血后，再热敷，以利于瘀血消散。

为预防形成血肿，进针前需检查针具，并尽量避开血管，出针后按压针孔，手法要轻巧，眼区穴位针刺时更须注意。

(5)刺伤重要脏器

如刺伤胸壁和肺脏会出现气胸，刺伤肝、脾、肾脏会造成相应脏器出血，刺伤胆、胃、肠、膀胱等可造成腹膜炎，刺伤脑脊髓可危及生命，应立即抢救。

为防止上述情况产生，首先应熟悉解剖位置，在针刺时要掌握一定的深度。

养生应用：

感冒

主穴　大椎、风池、合谷、外关。

配穴　头痛配太阳；鼻塞配迎香、印堂。

针法　以针为主，如发热，咽喉肿痛加少商、尺泽。

中风偏瘫

主穴　上肢取肩髃、曲池、手三里、外关、合谷；下肢取环跳、阳陵泉、足三里、解溪、昆仑。

配穴　上肢痉挛性瘫痪加曲泽、尺泽、大陵；口㖞流涎加地仓、颊车、大迎；言语不利加通里、廉泉、言语Ⅰ、Ⅱ区；二便失禁加关元、中极。

针法　以手足阳明经上的穴位为主。疾病初期可刺患侧肢体，病久先刺健侧用补法，再刺患侧用泻法，可配合电针疗法。长久瘫痪引起肌肉萎缩，用七星针叩击患侧肢体的井穴。

头痛

主穴　风池、百会、印堂、太阳、外关、合谷。

配穴　巅顶痛加太冲、行间；偏头痛加太阳、中渚；前额痛加攒竹；后头痛加天柱、昆仑。

针法　按头痛部位分经取穴，每次主穴1～2穴，用泻法留针。

失眠

主穴　神门、内关、三阴交、太溪。

配穴　心脾两虚加心俞、脾俞；心肾不交加心俞、肾俞、复溜；肝阳上亢加肝俞、行间；心胆气虚加心俞、胆俞；脾胃不和加胃俞、足三里。

针法　以针为主，用补法或平补平泻，也可配合皮肤针叩击背部。

咳嗽

主穴　天突、列缺、合谷。

配穴　外感加外关、风门；肺虚加太渊、肺俞；痰多加丰隆；咽喉燥痛干咳加尺泽、照海。

针法　天突穴向胸骨后横刺，不宜深刺，以防刺伤肺脏。

哮喘

主穴　膻中、定喘、肺俞、风门、列缺。

配穴　虚喘加足三里、太渊、膏肓；实喘加尺泽、合谷；痰多加丰隆。

针法　在季节变化时可用梅花针叩击鱼际120次，可减少发病。

胃痛

主穴　中脘、内关、足三里、梁丘。

配穴　虚证加脾俞、胃俞；嗳气则舒加太冲、期门；胃脘胀满加公孙。

胁痛

主穴　患侧支沟、阳陵泉。

配穴　胸闷加膻中、中渚；恶心呕吐加内关、足三里。

针法　针用泻法，强刺激，留针 10 ~ 15 分钟。

胆绞痛

主穴　胆囊点、阳陵泉、日月。

配穴　胆俞、支沟、中渚。

针法　针后强刺激，留针 30 分钟，隔 10 分钟加强刺激 1 次。

胆道蛔虫症

主穴　阳陵泉、支沟、迎香。

配穴　水沟、胆囊穴。

针法　沿迎香向四白方向透刺，强刺激，留针期间加强刺激直至绞痛缓解。

腹痛

主穴　中脘、天枢、气海、足三里。

配穴　寒痛加神阙、公孙；肝气上逆加太冲；食积加内庭、上巨虚；脾胃虚寒加脾俞、胃俞。

针法　神阙熏灸不针，虚寒痛加温针。

呃逆

主穴　中脘、内关、足三里、太白、膈俞。

配穴　实证加支沟、行间；虚证加足三里、脾俞、膈俞。

针法　留针 45 分钟，每隔 5 分钟行针 1 次。

泄泻

主穴　中脘、天枢、足三里、上巨虚。

配穴　脾虚加脾俞；肾虚加命门、关元；腹痛加梁丘。

针法　实症针用泻法，虚证多用灸法。

便秘

主穴　大横、大肠俞、支沟、下巨虚。

配穴　热结加合谷、曲池；气秘加中脘、行间；寒秘加神阙、气海。

针法　留针 30 分钟，热结用泻法，寒秘加温灸。

三叉神经痛

主穴　翳风、颧髎、合谷、太冲。

配穴　第一支神经疼痛时患侧加攒竹、阳白，第二支疼痛时加四白，第三支疼痛加颊车、下关。

针法　用泻法，续捻针 30 分钟以上。

面神经瘫痪

主穴　外关、合谷、足三里、风池、颊车、迎香、阳白、地仓。

配穴　目不闭加攒竹；人中沟歪斜刺人中；面肌痉挛加太冲。

针法　疾病初起浅刺，1 ~ 2 星期后用透刺，每日配合患侧自行按摩、热敷 1 次。

肩周炎

主穴　肩髃、肩髎、肩内陵、曲池。

配穴　臂痛加臂臑；抬举困难加条口透承山；肩胛痛加天宗、肩贞。

针法　风湿痛加温针灸。

急慢性腰痛

主穴　肾俞、大肠俞、委中、后溪、阿是穴。

配穴　肾虚加太溪、复溜；寒湿加命门、阴陵泉；劳损加腰阳关、次髎；急性腰痛刺腰痛点、水沟、昆仑。

针法　急性发作先针腰腿点，强刺激，配合腰部活动。

坐骨神经痛

主穴　大肠俞、次髎、环跳、秩边、风市、委中。

配穴　腰骶痛加次髎；太阳经痛加殷门、承山、昆仑；少阳经痛加阳陵泉、绝骨。

针法　按疼痛部位循经取2～4穴，臀部穴针感要向下放射，但不必过分强求。

更年期综合征

主穴　内关、三阴交、太冲。

配穴　心脾两虚加心俞、脾俞、神门、章门；肝火上逆加太冲、行间、丰隆；肝气郁结加支沟、阳陵泉。

针法　视病情虚实，应用不同的补泻手法。

脱肛

主穴　百会、长强、命门、气海俞、承山。

配穴　久泻致脾气虚弱加章门、气海、足三里；肾气亏虚加肾俞、志室、太溪。

针法　用补法，酌加灸法。

慢性阑尾炎

主穴　合谷、上巨虚、曲池、阑尾点。

配穴　发热加大椎；恶心加内关、中脘。

针法　用泻法，留针可达数小时，每隔10分钟强刺激1次，治疗时要随时观察白细胞指标。如急性发作，必要时须手术治疗。

乳腺炎

主穴　肩井、膻中、乳根、内关、复溜、天宗。

配穴　肝郁加期门；胃热加内庭、梁丘；发热加曲池；乳痛加少泽、梁丘。

针法　可配合艾条熏乳根20分钟。

斑秃

主穴　百会、头维、生发穴（风池与风府中点）、足三里、三阴交、膈俞。

配穴　上星、风池、神门、太冲、太溪。

针法　除针刺外，可在斑秃局部围刺，隔5分钟1次。

带状疱疹

主穴　局部围刺，患侧华佗夹脊、外关、曲池。

配穴　胸胁部加支沟、阳陵泉；肝胆火旺加侠溪；肝胃湿热加阴陵泉、内庭。

针法　每日1次。

牛皮癣

主穴　曲池、血海、委中。

配穴　风池、大椎、合谷、足三里。

针法　每次2～3穴，用中等强刺激，泻法。

荨麻疹

主穴　曲池、合谷、血海、膈俞。

配穴　外感加风池、外关；肠胃积热加足三里、内庭；腹痛加天枢、公孙。

针法　留针15～20分钟。

肥胖症

主穴　天穴、曲池、三阴交、足三里。

配穴　阴陵泉、公孙、伏兔、归来。

针法　每日1次，用透穴法强刺激，留针30分钟。

扭伤

主穴　扭伤局部取穴,某一部位扭伤在某部相应位置取1～2穴。

针法　扭伤2～3日用针刺,加温针,结合火罐,疗效更佳。

落枕

主穴　落枕穴、后溪、阿是穴。

配穴　颈部太阳经加天柱;少阳经加风池、外关。

针法　先针落枕穴,令患者转动颈部,再针局部配用火罐。

痛经

主穴　气海、关元、次髎、三阴交。

配穴　痛剧不止加地机;肝肾不足加肝俞、肾俞;寒湿加水道、归来;肝郁加太冲。

针法　泻法为主,寒甚加灸法。

子宫脱垂

主穴　百会、气海、关元、三阴交。

配穴　腰酸加肾俞、次髎。

针法　补法加灸。

遗尿

主穴　关元、三阴交、中极。

配穴　肾气不足加肾俞、气海。

针法　速刺法。

阳痿

主穴　肾俞、命门、关元、三阴交、八髎。

配穴　湿热下注加阳陵泉、阴陵泉。

针法　补法或针灸并用。

近视眼

主穴　睛明、承泣、风池、合谷。

配穴　肝肾不足加肝俞、肾俞、光明。

针法　每次2～3穴,眼部穴位宜轻捻缓进,出针时需用棉球按压1分钟,以防止出血。

耳聋、耳鸣

主穴　翳风、听会、侠溪、中渚。

配穴　外感风邪加外关、合谷;肝胆火盛加太冲、丰隆;肾虚加肾俞、关元、太溪。

针法　用针法,补泻视病情而定。

鼻炎

主穴　迎香、合谷、印堂、风池。

配穴　急性期宜宣肺加列缺;慢性期加足三里。

经验方

潮热:取大椎、曲池;盗汗:取阴郄、复溜;咯血:取尺泽、鱼际、足三里、内关、孔最;噎膈反胃:取膻中、膈俞、中脘、关元、足三里、内关、公孙;疝气疼痛:取大敦、太冲、合谷、承山;心动过速:取内关、足三里、神门。

注意事项:

①患者过饥过饱、过于疲劳及精神紧张时不宜针刺,体质虚弱者手法宜轻。

②小儿囟门未合,头顶部腧穴不宜针刺。

③孕妇不宜针刺小腹部,尤其是腰骶部禁针刺。必要时,三阴交、合谷、昆仑、至阴等穴应在医生指导下施用。

④有自发性出血或损伤后出血不止,或皮肤感染、瘢痕痛者及肿瘤部位不宜

针刺。

体针疗法是针灸疗法的主体，以毫针为主要用具。对机体无损伤，无毒副作用。对人体功能有双向性调整作用，而且适应证广泛，内、外、妇、儿、伤、泌尿、五官、皮肤、神经等科的常见疾病都可采用。治疗时需掌握辨证论治，选穴精确，熟练手法技巧，方能取得满意的养生保健疗效。

○温针疗法

温针疗法又称“温针灸”、“针柄灸”，是在毫针针刺得气后于针柄上捻捏艾绒或套置一段1~2厘米的艾条，燃点加温以治病的一种方法。

“温针”的名称，最早见于《伤寒论》，它使针刺与艾灸相结合，起到温通经脉，宣畅气血的作用，加强了针刺的作用，对于寒凝气滞、经脉痹阻的各类病症较为适宜。

选取穴位，针刺得气后将毫针留在适当深度，在针柄上装如小枣大小的艾绒或套置一段1~2厘米的艾条，点燃，直到艾绒燃尽为止。每次1~3壮，每日或隔日1次，10次为1个疗程。

养生应用：

本法适应症较多，以偏于寒湿痹痛为主，如关节酸痛、肢体冷痛，以及形体虚寒、便溏等。

1. 肩周炎，膝、踝关节炎

取关节周围的局部穴位，针刺后施灸，1~3壮。肩部取肩髃、肩髎、肩贞、臂臑、肩内陵，膝部取内膝眼、外膝眼、鹤顶、阳陵泉、足三里，踝部取丘墟、昆仑、商丘、解溪等。此外，可循经加取曲池、外关、天宗、阴陵泉、阴市、太溪、三阴交等穴。

2. 肱骨外上髁炎、腱鞘炎

取肘、腕等不同部位的阿是穴，齐刺3针，在三针针柄上各加艾，灸3壮。可局部加穴针刺。

3. 腰肌劳损

针刺肾俞、气海俞、大肠俞、腰眼、腰阳关，取2~4穴交替加艾温针灸，可加刺委中、昆仑。

4. 痛经

中极、气海、归来、血海、次髎，温针灸，可加刺三阴交。

5. 子宫下垂

百会、子宫、关元、足三里、次髎，温针灸3壮，加刺三阴交。

6. 慢性泄泻

天枢、上巨虚、气海、足三里，温针灸3壮。

注意事项：

①针柄上装置艾炷要固牢，并嘱患者不要变动体位，以防燃着的艾炷脱落，烧伤皮肤或衣服。

②如患者自觉过烫，应随时调整针刺深度，也可在相应穴位处垫以软质纸片。

③凡不能留针的病症，如抽搐、痉挛、震颤，或多数热性病不宜用温针。

温针疗法是通过针刺穴位和艾灸相结合激发经气，达到调节机体的阴阳平衡，起到养生保健的目的。适用于既需要留针，又需施灸的疾病。

○灸治疗法

灸法是应用艾叶制成的艾绒或其他药物放置在体表穴位上烧灼温熨，利用烤灸的热力透入肌肤，起到温和气血，扶正祛邪，调整内脏的生理功能，从而达到养生保健的作用。

《灵枢·官能》说：“针所不为，灸之所宜。”可补针药之不足。清代吴亦鼎《神灸经论》载：“夫灸取于人，以火性热而至速，体柔而用刚，能消阴翳，走而不守，善入脏

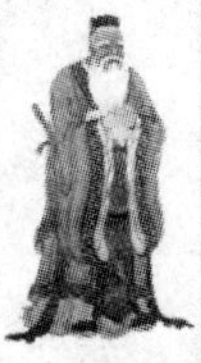

腑，取艾之辛香作炷，能通十二经，入三阴，理气血，以治百病，效如反掌。”说明用艾叶作灸料，具有温通经络，行气活血，祛湿逐寒，回阳救逆及防病养生保健的功效。

现代医学研究表明，艾灸有温养细胞，促进细胞新陈代谢，旺盛循环，增加抗体，改变血液成分，调整组织器官的平衡功能。由于该疗法具有特殊的疗效，故近代应用极其广泛。

1. 艾炷灸

用艾绒捏成上尖底平的圆锥形小体，安放在穴位上，点燃其尖端以施灸，每燃烧1枚艾炷即为1壮。施灸的壮数多少，可根据疾病的性质、病情的轻重、体质的强弱而定。艾炷灸又分直接灸和间接灸两种。

(1)直接灸

又叫着肤灸、明灸。是将灸炷直接放置在皮肤穴位上施灸，按其对皮肤刺激程度的不同，又分为瘢痕灸和无瘢痕灸两种。

①瘢痕灸

又称化脓灸。是将艾绒制成麦粒大的艾炷直接置于穴位上施灸，使局部皮肤灼伤后起泡化脓，成为灸疮，愈合留有瘢痕。

体位的选择和点穴　因灸治要安放艾炷且时间较长，故要求体位舒适、平正，并正确点穴。

艾炷的按放和点火　按要求备置艾炷，艾绒中可加芳香性药末，如丁香、肉桂等，以利于热力的渗透。然后在施灸的穴位上涂敷少量的大蒜汁或凡士林，以增加对皮肤的粘附和刺激作用。艾炷安置后用线香点燃其尖端，当艾炷烧至皮肤有灼痛感，医生可在穴位周围用手拍打，以缓解疼痛。灸完一壮后，用棉球蘸水抹净艾灰，再依法续灸，一般灸7~9壮。

敷贴药膏　灸毕，于灸穴处敷贴药膏，加以封护。封护灸疮以免衣物摩擦，并促使溃烂化脓。每日1次，1~2星期，脓水多时每日2次。脓水渐少，最后灸疮结痂脱落，局部留有瘢痕。

此法适用于哮喘、瘰疬、慢性胃肠病和体质虚弱等病症，对高血压患者有预防中风的作用。常人施以灸法，还有较好的防病健身作用。

②无瘢痕灸

又称非化脓灸。是用艾绒制成麦粒大小的艾炷，置于穴位或病变部位上施灸，以患者稍感灼痛为度，施灸后皮肤不起泡或起泡后不致诱发成灸疮，灸后不遗留瘢痕。

将艾绒制成麦粒大小艾炷。在施灸穴位上涂少量凡士林，使艾炷固定粘附于穴位上，点燃艾炷。当艾炷燃烧2/3时，患者稍觉有灼痛时，将艾炷取下，更换艾炷续灸。以局部皮肤出现红晕为度，可连续灸3~7壮，灸后不用膏药敷贴。

此法适用于虚寒轻症、网球肘、阳痿、痛经和小儿发育不良等。

(2)间接灸　施灸时在艾炷与穴位之间垫一隔物，将艾炷点燃施灸。施灸时既发挥艾灸的作用，又发挥药物的功能，因而具有特殊的疗效。可分多种灸法，兹介绍如下。

①隔盐灸

是用食盐作隔垫物而施灸的一种灸法，用于脐窝部。将纯净干燥的食盐填平脐孔，上置大艾炷施灸。当患者感到温烫时，将大艾炷剩余部分去掉，换炷不换盐，以感到温热舒适为度，可灸3~9壮。

此法有回阳救逆，固脱的作用。适用于急性腹痛、吐泻、痢疾、四肢厥冷、中风脱症等。

②隔姜灸

是用姜片做隔垫物而施灸的一种灸法。将鲜生姜切成厚约 0.5 厘米的薄片，在中心处用针穿刺数孔，以便热力传导。将姜片置于穴位上，再将艾炷置于姜片上，点燃施灸。当患者感觉温热，局部皮肤汗湿红晕时，可换艾炷再灸，不换姜片，灸 3～7 壮。如初灸 1～2 壮时，自觉灼痛，可将姜片略向上提起，然后放下，此种灼痛非真热，是药性刺激所致，故必须以小艾炷灸之，如灼痛不可忍耐，可移动姜片，然后再灸之。

此法适用于一切虚寒病证、肠胃证候和虚弱证证，尤其对呕吐、泄泻、腹痛、遗精、早泄、痛经等有较好的疗效。能起到解表散坚，温中止呕，补肾治泄作用。

③隔蒜灸

是用蒜作隔垫物而施灸的一种灸法。将新鲜的独头紫皮大蒜切成 0.1～0.3 厘米厚的薄片，或将大蒜捣成泥状制成薄饼，置于穴位或患处的顶端，艾炷置蒜上灸。对痈、疽疮、疖等施灸的程度，不知痛者灸至知痛为止，知痛者灸至不知痛为度。每穴一次须灸足 5～7 壮，以灸处泛红即可，每日或隔日 1 次。

此法多用于治疗慢性肿疡、疮、痈、肺痨、腹中积块、类风湿性关节炎等。能增强机体的抗病能力，起到清热解毒，消肿发散，活血化瘀，促进伤口愈合的功效。

④隔葱灸

是用葱作隔垫物而施灸的一种灸法。将葱白切成厚 0.3～0.5 厘米数片，或将葱白捣烂如泥，平敷于脐中及四周，或敷于患处，上置大艾炷数个施灸。灸 5～10 壮，以患者自觉温热不灼痛为度。

此法适用于虚脱、腹痛、尿闭、疝气及乳痛等。

⑤隔芹菜根灸

是用芹菜根作隔垫物而施灸的一种灸法。取鲜芹菜根 1 枚，去须根，洗净，切成贰分硬币大小，厚约 0.2 厘米的薄片，上置中、小艾炷交替施灸，每穴每次灸 3～5 壮。

此法适用于阴虚引起的手足烦热，肺痨引起的骨蒸劳热，心肾不交引起的失眠、眩晕、高血压及高脂血症等。

⑥隔药饼灸

是用药饼作隔垫物施灸的一种灸法。分有附子饼灸、豆豉饼灸、葶苈饼灸、巴豆饼灸、香附饼灸等，其中最常用的是附子饼灸和豆豉饼灸。附子辛温大热，有温肾壮阳，祛腐生肌作用，故适宜治疗各种阳虚病症，如阳痿、早泄、遗精、痈疽初起、疮疡久溃不愈等。

豆豉饼灸对痈疽发热、顽疮、恶疮肿硬不溃或溃后久不收敛、疮色暗者最为有效，有散泄毒邪的作用。

2. 艾卷灸

是用质地柔软、疏松而又坚韧的桑皮纸把艾绒裹起来，卷成直径约 1.5 厘米的圆柱形，越紧越好，卷紧后用胶水或浆糊封口而成，称为艾条灸。将艾条点燃一端后住施灸部位（穴位）重灸即可。

（1）艾条灸　可分为温和灸、回旋灸和雀啄灸三种。

①温和灸　将艾条燃着的一端靠近穴位熏灼，距皮肤 2～3 厘米，以患者有温热舒适为度，可固定不移，每处灸 5～10 分钟，至皮肤稍有红晕。

此法有温通经脉，散寒祛邪作用。适用于慢性病、风寒湿痹等病症。

②回旋灸　又称熨热灸。将点燃的艾条悬于施灸的部位平行往复回旋移动，使皮肤有温热感，距皮肤 2～3 厘米，灸 20～30 分钟。

适用于病变面积较大的风湿痛、神经性麻痹及皮肤病等。

③雀啄灸　将点燃的艾条于施灸部位上约 3 厘米高处，对着穴位，像小鸟雀啄米样，一起一落，忽近忽远地灸，每处灸 5 分钟。

此法有温阳起陷作用。适用于灸治急性病、儿童疾患、胎位不正、无乳等病症。

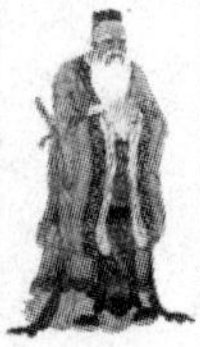

(2)雷火针灸　又称“雷火神针”。是用药物加上艾绒制成的艾条点燃后按压熨于穴位。雷火针首见于《本草纲目》卷六、神针火灸。

制法　艾绒60克,沉香、木香、乳香、茵陈、羌活、干姜、穿山甲各9克,麝香少许,共研细末,和匀。取桑皮纸1张,宽约30厘米,摊平。先取艾绒24克平铺在纸上,取药末6克均匀掺在艾绒里,卷紧,用鸡蛋清涂抹,再糊上桑皮纸一层,两头余空约3厘米,捻紧即成,阴干勿令泄气。最好置备2支以便交替使用。

用法　点燃药条一端,在施灸的穴位上覆盖10层棉纸或5~7层棉布,将艾火隔着纸或布紧按在穴位上,使温热之药气,透入穴位深部。如患者感觉过烫,可将艾条稍提起,待热减再灸,如此反复,每穴按灸10次,每日灸1次,10次为1个疗程。

此法以芳香走窜的药物作药引,有祛风散寒,利湿通络的作用。多用于风寒湿痹、痿证、腹痛、泄泻等病症。

(3)太乙针灸　又称“太乙神针”。是应用药物艾条施灸。在雷火针的基础上改变药物处方而成。

制法　艾绒90克,硫黄6克,麝香、乳香、没药、松香、桂枝、杜仲、枳壳、皂角刺、细辛、川芎、独活、穿山甲、雄黄、白芷、全蝎各3克。

用法　施灸方法与“雷火针灸”同。

此法可消散瘀血,再生新血,祛除寒邪。缓解病痛。适应症广泛,尤其对风寒湿痹、顽麻、痿症及半身不遂等病症疗效较好。

养生应用:

感冒

灸法对风寒感冒,有疏风散寒,调和营卫,解表宣肺之功效。取督脉、足太阳、阳明经腧穴,如风池、风门、大椎、肺俞、列缺、孔最、合谷等,用艾条温和灸,每穴再次灸10~15分钟,每日1~2次;或艾炷隔姜灸,每次2~4穴,每穴灸5~7壮,每日1次。在本病流行季节,每日灸风门或足三里,有预防作用。

咳嗽

灸法可健脾燥湿,理气化痰。取背俞穴及任脉、督脉、太阳经腧穴,如肺俞、膏肓、天突、风门、云门、膻中、太渊、丰隆等。用温和灸、艾炷灸或隔姜灸均可,每日1次,5~7次为1个疗程,每疗程间隔7日。

哮喘

灸法可健脾益气,培土生金,平喘降逆。取背俞和任脉、督脉、阳明经腧穴,如肺俞、定喘、天突、风门、气海、脾俞、肾俞、太渊、太溪、足三里等。每日1次,5~7次为1个疗程。

中风

灸法可益气固脱,回阳救逆;或开窍熄风,调畅气血;或散风祛邪,通经活络。取督脉、任脉、阳明经及少阴经腧穴,如百会、太冲、神阙、关元、气海、人中、风池、足三里、丰隆等。可用艾灸,各3壮。

预防中风,用艾炷瘢痕灸,取足三里或绝骨;或用艾条温和灸,取足三里、关元、气海、百会、涌泉。每次15~20分钟,每日1次,10次为1个疗程。

胃痛

灸法可调中和胃,理气消食。取任脉、足阳明经、背俞穴,如中脘、足三里、内关、公孙、梁门、胃俞、脾俞、商丘等。每日用温针法,或轻刺激,针后再配合药艾条灸。

腹痛

灸法可温中健脾,消食化滞。取背俞穴、任脉、足阳明经穴,如中脘、神阙、天枢、关元、脾俞、胃俞等。

泄泻

灸治可温中散寒，清热利湿，疏肝健脾，消食导滞及温补脾胃。取俞募穴、任脉、阳明经、太阳经腧穴，如天枢、中脘、足三里、阴陵泉、三阴交、脾俞、章门、肾俞、大横、神阙等。

癃闭

灸治可清湿热，利水道，补肾温阳通窍。取俞募穴、任脉、太阴经和太阳经腧穴，如肾俞、三焦俞、中极、膀胱俞、三阴交、神阙、委阳、关元等。

腰痛

灸治可祛寒通经活络。取足太阳、督脉经穴，如肾俞、腰阳关、委中、昆仑、人中、命门、志室、太溪等。

阳痿

灸治可温补肾阳。取任脉、督脉和太阳经穴，如肾俞、命门、关元、中极、三阴交、气海、然谷等。

痹症

灸治可祛风利湿散寒，泄热通经，调和气血。取病变相应经脉腧穴。如曲池、阳陵泉、腰阳关、环跳、大椎、风市、昆仑、肩髃、阳池、外关、悬钟、犊鼻、足三里、解溪等。

肩凝症

灸治可祛风散寒利湿，活血通络止痛。取阳明、少阳、太阳经腧穴，如阿是穴、肩髃、肩髎、秉风、尺泽、风池、曲池、养老等。

颈椎综合征

灸治可祛风散寒，活血祛瘀。多取督脉及病变局部腧穴，如阿是穴、大椎、风池、肩髃、尺泽、大杼、后溪等。

坐骨神经痛

灸治可温经通络，祛风散寒利湿。取足三阴经和腰骶腧穴，如阿是穴（病变压痛点）、八髎、秩边、风市、阳陵泉、足三里、昆仑等。

痔疮

灸治以清肠通络，活血化瘀为主。取督脉、足太阳和手阳明经腧穴，如长强、命门、脊中、次髎、奇穴（十四椎下旁开 1 寸宜多灸）、承山等。

瘰疬

灸治可疏肝解郁，化痰散结。取病变局部和少阳、阳明经腧穴，如阿是穴、肘尖、天井、足临泣、手三里、天牖、百劳等。以上各穴轮流施灸，每穴 5 ~ 7 壮，用小艾炷直接灸。瘰疬局部可用隔蒜灸。

湿疹

灸治可清热利湿，养血祛风。取病变局部及阳明、太阴经腧穴，如阿是穴、曲池、风市、膈俞、血海、百虫窝等。可用艾卷温和灸。

痛经

灸治可温经散寒，调补冲任。选任脉、督脉、足太阴、足少阴经穴，如内庭、中极、归来、气海、血海、次髎、水道、三阴交、地机等。艾条灸，每穴 10 ~ 20 分钟。

胎位不正

灸治本病以舒气导滞为主。取足太阳经和手足太阴经腧穴，如至阴、三阴交、合谷。用艾卷温和灸双侧至阴，艾火距穴位约半寸，以不产生灼痛为度，每次 10 ~ 15 分钟，每日 1 次，连续 4 次为 1 个疗程。

小儿遗尿症

灸治可温肾固摄，补中益气。取任脉、足太阳经、足三阴经穴，如大敦、阴陵泉、横骨、三阴交、膀胱俞、气海、肾俞、命门、关元、中极等。

小儿营养不良

灸治可消食导滞，健脾和胃或益气养血。取足阳明经、足太阴经、任脉及俞穴、募穴，如章门、囟会、中脘、脾俞、胃俞、足三里、商丘、长强等。

牙痛

灸治可疏风清热，益阴降火。取阳明经、足少阴经腧穴，如合谷、承浆、颊车、内庭、列缺、鱼际、太溪、阴谷、曲池等。用艾炷隔蒜灸，治疗牙痛效较显。

注意事项：

①施灸前根据病情选好穴位或施灸部位，并采取固定舒适，且能坚持较长时间的体位。

②施灸时要注意避免燃烧后的残灰掉落在皮肤上而导致烫伤，用过的艾条应放在小口瓶内闷熄。

③在灸疮化脓时应保持局部清洁，并用敷料保护灸疮，以防感染。

④颜面五官、阴部和有大血管的部位，以及孕妇的腹部、腰部不宜用本疗法。

⑤实症、热证及阴虚发热者，不用本疗法。

⑥对于局部感觉迟钝的患者，应谨慎，防止施灸热力过强而致皮肤烫伤。

艾灸养生保健疗法能增强身体的抗病能力和抗衰老的能力，从而达到祛病延年的目的。此法简便有效，尤其有温阳散寒，扶正培元，祛邪防病之功效。可作为中老年保健灸及虚寒症患者首选的自我养生方法。

**○拔罐疗法**

拔罐疗法是一种以杯罐为工具，利用热力或抽气、排气等法排去罐内的空气，形成负压，使之吸附于皮肤，使局部皮肤充血、瘀血，以治疗疾病的一种方法。

拔罐法又名“火罐气”、“吸筒疗法”，古称“角法”。在《五十二病方》中早有记载，晋代葛洪《肘后备急方》、唐代王焘《外台秘要》中也提到角法。古代医家在治疗疮疡脓肿时用它来吸血排脓，后又应用于肺痨、内湿等内科病证。如清代赵学敏《本草纲目拾遗》中提到火罐气“罐得火气合于内……罐中有气水出，风寒尽出”。现在妇科、伤科也常运用，且与针刺配合应用，是自我保健养生的重要方法之一。

1. 罐的种类

(1)竹罐

竹筒长6～9厘米，一端留节为底，一端为罐口，口径有30、45、60厘米不等，厚2～3厘米。其特点是轻巧，价廉，不易摔碎。缺点是易爆裂漏气，不能看清罐内的瘀血程度。现仍被广泛应用。

(2)陶罐

由陶土烧制而成，罐的两端较小，中间略向外展，形同腰鼓，口径大小不一。优点是吸附力大，但笨重，且落地易碎。适用于范围较大的部位，如腰部、臀部。现较少应用。

(3)玻璃罐

用玻璃制成，形如球状，罐口平滑，分大、中、小三种，家庭可用广口瓶代替。优点是质地透明，使用时可清楚地观察罐内皮肤充血、瘀血的程度，便于掌握起罐时间。缺点是容易破碎。是目前最常用的拔罐用具。

(4)塑料罐

用塑料制成，分大、中、小三型。具有透明的优点，质轻不宜碎。

(5)抽气罐

用青、链霉素瓶或类似小药瓶，将瓶底切去磨平(切口须光滑)，保留瓶口橡皮塞，以便在抽气时应用。目前，国外已有特制的橡皮来排气罐(穴位吸引器)和电动抽气罐(经穴电动拔罐治疗仪)。

(6)可调式抽气罐

多用塑料制成，内部装有螺旋支柱，下连活塞，旋动螺旋支柱可调节活塞在罐内上下活动，借以调节罐内负压，产生吸拔力量。也可在活塞底部中央装置一磁铁，称"磁压罐"，成为拔罐与磁穴疗法相结合的一种疗法。

2. 吸拔方法

(1)火罐法

利用燃烧时火焰的热力，排出空气，使罐内形成负压，将罐吸附在皮肤上，其吸拔方法有五种。

①投火法

用小纸条或棉火点燃后投入罐内，不等其烧完，迅速将罐罩在应拔部位，即可吸附于皮肤。

②闪火法

用长纸条或用镊子夹酒精棉球，点燃后在罐内绕 1～3 圈，抽出迅速将罐罩在应拔部位，即可吸附。此法因罐内无火，较安全，是最常用的拔罐方法。

③贴棉法

用 1 厘米见方的棉花一块，不要过厚，略浸酒精，贴在罐内中上壁，用火点着后，将罐罩于应拔部位即可。

④架火法

用一不易燃烧和传热的块状物，直径 2～3 厘米，放在被拔部位，上置一块酒精棉球，点燃后将罐罩上，内产生负压，将罐吸住。

⑤滴酒法

用95%乙醇或白酒，滴入罐内 1～3 滴（切勿过量，以免拔罐时流出烫伤皮肤），沿内壁摇匀，用火点燃后，迅速将罐扣住即可。

(2)水罐法

先将竹罐放在锅内加水煮沸，使用时用镊子将罐口朝下夹出，迅速用折叠的毛巾紧扪罐口，乘热按拔在皮肤上，即能吸附。

(3)抽气、排气法

先将青、链霉素瓶磨制成的抽气罐紧扣在施术部位上，用注射器从橡皮塞中抽出瓶内的空气。或用抽气筒套在塑料罐活塞上，将空气抽出，以产生负压，就能吸附。

3. 拔罐法的运用

(1)单罐

用于病变范围较小或明显压痛点，可按病变或压痛范围大小，选用适当口径的火罐。如胃病，在中脘穴拔罐；肱二头肌长头肌腱炎，在肩内陵处拔罐等。

(2)多罐

用于病变范围较广泛的疾病，可按病变部位的解剖形态等，酌量吸拔数个乃至数十个罐。如某一肌束劳损时可按肌束的位置成行排列吸拔多个火罐，称为"排罐法"。治疗某些内脏或器官的瘀血时，可按脏器的解剖部位的范围在相应的体表部位纵横并列吸拔数个罐。

(3)闪罐

罐吸拔后，立刻取下，反复吸拔多次，直至皮肤潮红为度，多用于局部皮肤麻木或功能减退的虚症疾病。

(4)留罐

吸拔后，罐留置 5～15 分钟。罐入吸拔力强的应适当减少留罐时间；夏季及肌肤浅薄处，留罐时间不宜过长，以免损伤皮肤。

(5)推罐

又称走罐、游罐、行罐。用于面积较大、肌肉丰厚的部位，如腰背、大腿等部位，须选口径较大的罐。罐口要平滑，最好用玻璃罐，用前先在罐口涂一些润滑油脂，将罐吸拔后，用力握住罐底，稍倾斜，使后半边部着力，前半边部略提起，慢慢向前推动，这样在皮肤表面上下或左右来回推拉移动数次，至皮肤潮红为止。

4. 综合拔罐法

(1)煮药罐

将配制成的药物装入布袋，扎紧袋口，放入清水煮至适当浓度，再将竹罐放入药汁内煮15分钟，使用时按水罐法吸拔在需要的部位上。多用于风湿痛等病。常用药物为麻黄、蕲蛇、羌活、独活、防风、秦艽、木瓜、川椒、牛乌头、曼陀罗花、刘寄奴、乳香、没药各6克。

(2)贮药罐

在抽气罐或玻璃罐内事先盛贮一定量的药液（为罐子的1/3～1/2），排出空气，使之吸拔在皮肤上。常用药液为辣椒水、生姜汁、风湿酒等。适用于风湿痛、咳嗽、哮喘、感冒、溃疡病、慢性胃炎、消化不良、牛皮癣等。

(3)针后拔罐

先在一定部位施以针刺，针刺之后，再给以拔罐。

(4)针罐

在留针的过程中加以拔罐，即先在一定部位针刺，得气后留针原处，再以针刺点为中心拔罐。用在肌肉丰富的部位，如臀部、大腿，胸背部肌肉浅薄部位一般不用。

(5)针药罐

留针过程中，加拔药罐。

(6)刺络拔罐

即刺血拔罐。用三棱针、皮肤针、粗毫针、滚刺筒等叩刺息处局部或小血管，使之潮红、渗血或出血，再拔罐。适用于各种急慢性软组织损伤、神经性皮炎、皮肤瘙痒、丹毒、神经衰弱等。

养生应用：

拔罐疗法适用于风湿痹痛、腹痛、胃病、消化不良、头痛、高血压、感冒、哮喘、月经病、小儿百日咳、网球肘、腰背痛、软组织损伤，目赤肿痛、痿证、丹毒、乳痈等，尤其适用于小儿患者及畏针者。

风湿痹痛

肩关节痛者取肩髃、肩髎、肩内陵、肩贞、臑俞等，肩背痛者取大杼、风门、肩井、曲垣、天宗等，腰痛者取肾俞、大肠俞、志室、腰阳关等，坐骨神经痛者取环跳、秩边、居髎、风市、阳陵泉、承扶、殷门、承山等。

胃病

中脘、梁门、足三里。

腹痛

天枢、关元、大横、气海、足三里。

消化不良

下脘、大横、气海、足三里。

头痛

如太阳头痛，取风门、大椎。

高血压

曲池、足三里等穴，委中放血；太阳放血，加拔火罐。

感冒

大椎、风门、肺俞，也可取膀胱经第一侧线，用走罐法，至皮肤潮红为度。

哮喘

定喘、肺俞、天突、膏肓。

妇科病

关元、气海、水道、归来、三阴交。

网球肘

在局部阿是穴处刺络、拔罐。

软组织损伤

用皮肤针在患部重叩,使之微微出血,再加拔火罐。适用于新伤局部血肿明显者及陈伤压痛明显者。

目赤肿痛

麦粒肿取大椎,三棱针点刺出血,再加拔火罐。

痿症

肺俞、脾俞、肝俞、肾俞。上肢痿者加肩髃、曲池;下肢痿者加髀关、足三里,可针罐同治。

丹毒

在红肿部位用三棱针散刺或用皮肤针成行叩刺,放出少量血液,针后加拔火罐。

乳痈

在溃破处吸拔脓液,适用于痈脓形成阶段。

皮肤病

如牛皮癣、神经性皮炎,可用刺络拔罐法。

注意事项:

①体位须适当,局部皮肉如有皱纹、松弛、瘢痕凹凸不平及体位移动等,火罐易脱落。皮肤过敏或溃疡破损处、肌肉瘦削或骨骼凹凸不平,以及毛发多的部位不宜应用本法。

②高热、抽搐、痉挛者及孕妇的腰骶部、腹部须慎用。

③根据不同部位,选用大小合适的罐。应用投火法时,火焰须旺,动作要快,使罐口向上斜倾,避免火焰掉下烫伤皮肤。应用闪火法时,棉花棒蘸酒精不要过多,以防酒精滴下烧伤皮肤。用贴棉法时,须防燃着的棉花脱下。用架火法时,扣罩要正确,不要把燃着的火架撞翻。用煮水罐时,应甩去罐中的热水,以免烫伤。

④应用针罐时,须防止肌肉收缩,发生弯针,并避免将针撞压入深处,造成损伤。慎用胸背部腧穴。

⑤用刺血拔罐时,针刺皮肤出血的面积要等于或略大于火罐口径,出血量须适当,每次总量成人不超过10毫升为宜。

⑥使用多罐时,火罐排列的距离不宜过近,以免因皮肤被火罐牵拉而产生疼痛,同时因罐互相排挤,也不宜拔牢。

⑦应用走罐时,不能在骨突出处推拉,以免损伤皮肤,或火罐漏气脱落。

⑧起罐时手法要轻缓,一手抵住罐边皮肤,按压一下,使气漏入,罐即能脱下,不可硬拉或旋动。

⑨拔罐后针刺如有出血,用干棉球拭去。局部呈现红晕或紫绀色瘀血,为正常现象,5~9日可自行消失。如局部瘀血严重者不宜在原部位再拔。如留罐时间过长,皮肤会起水泡,小泡不需处理,防止擦破引起感染;大的可用针刺破,流出泡内液体,涂龙胆紫药水,覆盖消毒敷料,防止感染。

以下是常见病的拔罐治疗:

第一,内科疾病的拔罐治疗

感冒

感冒分为普通感冒和流行性感冒。普通感冒是由于感受风寒或风热之邪引起

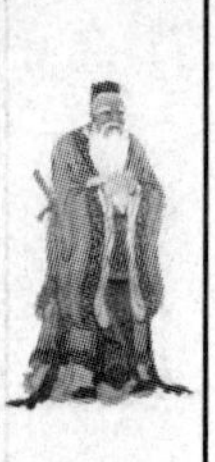

的一种外感表症,无传染性,一般上呼吸道症状较重,全身症状较轻。主要临床表现是鼻塞、流涕、喷嚏、声重、咽喉疼痛、咳嗽、头痛、食欲减退、疲倦无力。此病并非重症,有的不需治疗即可自愈;但有些人平素肺气虚弱,如不及时治疗,可能缠绵难愈或继发其他病症。流行性感冒是由于流感病毒引起的一种急性传染性疾病,一般全身中毒症状较重,上呼吸道症状较轻。主要特点是起病急骤,高热畏寒,伴有剧烈的头痛,周身酸痛等,本病如治疗不及时很容易继发其他病症。普通感冒和流行性感冒的拔罐治疗方法基本相同,故一并论述。

【方法1】

取穴:背部膀胱经和督脉。

操作:采用走罐法在沿脊柱和脊柱两侧的膀胱经和督脉的穴位,来回走罐多次,直到脊柱及其两侧的皮肤出现明显的瘀血为止,接着将罐留在大椎穴5分钟。隔日治疗1次,3次为1个疗程。

【方法2】

取穴:大椎、肺俞、风门、定喘、太阳、天突、耳尖、丰隆、印堂、少商。

操作:在以上穴位直接拔罐,至皮肤出现红色瘀血为止,大椎、定喘可拔于一个罐内,风门、肺俞可拔于一个罐内,耳尖用三能针刺后,挤出1~2滴血即可。每周治疗2~3次。

【注意】

拔罐法治疗感冒,临床效果较好,如感冒初起进行拔罐,一般一次可获痊愈。如感冒症状较重者,拔罐1~3次也会明显好转或痊愈。流行性感冒的患者最好采用血罐法,拔出体内的热毒之邪或配合耳尖、少商、太阳等穴放血疗法治疗。头痛重者可加太阳、印堂;咽痛重者可加天突;咳嗽重者可加天突、肺俞、定喘;痰多者可拔丰隆穴等。个别效果不显者应及时配合其他疗法治疗,以免耽误病情;走罐时,注意负压不宜过大,以防因疼痛太剧使患者无法接受治疗。高热的患者应以血罐或走罐为主;项背强痛较重者应以膀胱经走罐为主;咽痛较剧的患者可配合少商、商阳点刺放血;头痛较剧的患者可配合太阳、印堂刺血拔罐;咳嗽、咳痰较重者可配合天突、丰隆刺血拔罐。血罐法出血量的多少应根据患者的体质强弱和病情的轻重而灵活掌握;经常参加体育锻炼,增强体质,可减少本病的发生。经常拔罐足三里穴,可增强身体的抵抗力,每周1~2次,连续4周,对于易患感冒者有预防效果。

咳嗽

咳嗽包括急、慢性支气管炎等疾病,其病因虽多,但无论外感咳嗽或内伤咳嗽,肺脏功能失调是其发病关键。所以急、慢性支气管炎、肺炎的治疗方法基本相同。拔罐治疗咳嗽具有较好的效果,尤其是急性支气管炎,一般1~2次即可见效。对于慢性支气管炎,应采取多种方法综合治疗,可选择几组穴位交替进行拔罐治疗,也可采用血罐法、针罐法、药罐法、走罐法等综合或交替进行拔罐治疗。

【方法1】

取穴:胸背部膀胱经和任、督二脉经脉。

操作:采用背部膀胱经和督脉走罐的方法治疗,将背部涂适量润滑油,选择适当大小的负压罐,将罐轻轻地吸拔于背部,然后沿着背部两侧膀胱经和正中线督脉来回推拉罐,至皮肤出现瘀血为止。同法任脉走罐,起罐后擦净皮肤上的油迹。一般每周治疗1~2次,10次为1个疗程。

【方法2】

取穴:肺俞、脾俞、肾俞、定喘、风门、天突。

操作:采用留罐法在以上穴位拔罐,每周1~2次,10次为1个疗程。慢性支气管炎可采用冬治“三九”、夏治“三伏”的方法,即每年拔罐治疗2次,在冬天的三九天和夏天的三伏天进行，将肺俞、脾俞、肾俞、定喘、风门等穴拔出水泡或血泡，然后用注射器抽出泡内毒血，直到水泡自行愈合为止。本法对于慢性气管炎可起到预防和巩固疗效的作用。

【注意】

咳嗽是临床常见的症状，多见于急、慢性支气管炎。拔罐治疗本病具有较好的效果，对于急性支气管炎，应及时采取拔罐治疗，彻底治愈，以防转成慢性支气管炎；对于慢性支气管炎，应多种方法综合治疗效果较好，可选择几组穴位交替进行血罐法、针罐法、药罐法或走罐法等方法治疗，本病容易复发，必须坚持较长时间的治疗，才能够根治；慢性气管炎容易复发，应该经常参加体育锻炼，增强体质，避免过劳，注意保暖，防止感冒，戒除烟酒可防止本病的复发。

肺炎

肺炎是一种急性感染性疾病，一般起病急骤，突然高热，全身中毒症状明显，头痛、周身酸痛、胸痛，继则出现咳嗽等症。本病属肺经的热症、实症、急症。所以在治疗上应该以宣肺泻热为主，以采用血罐为佳，出血量应多一些，一般成年人出血量可大至十几毫升。本病属急重症，在临床上应根据病情，配合药物治疗，以免延误治疗。

【方法1】

取穴：大椎、定喘、肺俞、风门、尺泽、孔最、曲池、太阳、丰隆、天突。

操作：以上穴位每次选择3～5个或分成前后两组穴交替进行拔罐治疗，采用留罐法、血罐法或针罐法。一般每周治疗1～2次，10次为1个疗程。

【方法2】

取穴：胸背部膀胱经和任、督二脉经脉。

操作：将背部涂适量润滑油，选择适当大小的罐，将罐吸拔于背部，然后沿着背部两侧膀胱经和正中线督脉来回推拉罐至皮肤出现瘀血为止。用同样的方法在胸部任脉的穴位来回走罐，至皮肤出现瘀血为止。每周治疗1～2次，10次为1个疗程。

【注意】

对于高热不退的患者应以大椎拔血罐为主，也可配合耳尖或十宣穴放血治疗，拔出毒血利于退热；对于咳嗽、胸痛较重的患者，应以膀胱经、督脉和肺经走罐效果较好；头痛较重的患者，太阳、印堂拔罐；痰多的患者配合丰隆拔罐。

拔罐法治疗肺炎临床观察有效，尤其是对于高热不退的患者可收到较好的退热效果；但对于病情危重的患者，如中毒性肺炎、休克型肺炎等，应在严密观察下进行拔罐，并配合其他方法协同治疗，积极抢救。

哮喘

哮喘是一种反复发作性的过敏性疾病，患者多有过敏史或家族史，可能与个体免疫功能状态有关。哮与喘在临床表现上有所区别，哮是指喉中鸣响，喘是指呼吸困难，但两者一般同时发病，所以共称哮喘。临床表现为呼吸急促、喉间哮鸣、喘憋胸闷甚至张口抬肩困难、不能平卧。严重者可出现唇、指紫绀等缺氧现象，肺部听诊有明显的哮鸣音。

哮喘的发病与肺、脾、肾三脏有关，其标在肺，其本在脾和肾。肺失宣降、脾失健运、肾失摄纳为本病发病的根本原因，所以在治疗上应以宣肺理气、健脾化痰、补肾固本为主。取肺、脾、肾三经的穴位和任、督二脉的穴位拔罐治疗。

【方法1】

取穴：大椎、定喘、天突、肺俞、脾俞、肾俞、尺泽、孔最、足三里、丰隆、三阴交、俞府等。

操作：将以上穴位分成2～3组交替进行拔罐治疗，每日或隔日拔罐1次，每次留



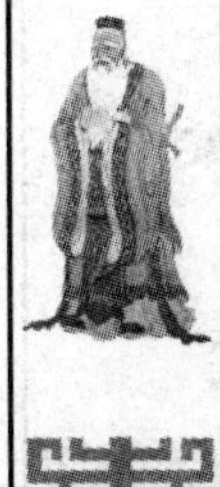

罐10～20分钟，以皮肤出现紫红色罐斑为度。或在以上穴位拔血罐，出血量不易过多，一般每次1～2毫升为宜。

【方法2】

取穴：背部膀胱经和胸部任、督二脉。

操作：采用膀胱经和任、督二脉胸背段走罐的方法治疗。将背部涂适量润滑油，选择适当大小的罐，将罐吸拔于背部，然后沿着背部两侧膀胱经和正中线督脉来回推拉罐至皮肤出现瘀血为止。用同样的方法在任脉胸段的穴位来回走罐，至皮肤出现瘀血为止。每周治疗1～2次，10次为1个疗程。

【注意】

①本病为发作性疾病，发作时往往痛苦不堪，而在缓解期常无任何症状，所以在治疗上患者往往不能坚持，因而影响了治疗效果，如能在缓解期坚持治疗，才能取得较好的效果。在哮喘的缓解期或在冬天的三九天及夏天的三伏天进行拔泡法治疗，对于哮喘的发作有一定的预防作用。即选用肺俞、脾俞、肾俞和定喘穴，拔罐20～30分钟或更长时间，使皮肤出现水泡，起罐后刺破皮肤的水泡，挤出泡内的毒水，嘱患者勤换内衣，一周内不能洗澡，以防感染，待水泡自行愈合即可。

②对于长期服用糖皮质激素或强力解痉止喘药物的患者，往往拔罐治疗效果不明显，但如坚持长时间的治疗，慢慢减掉激素，可望治愈。

③在治疗期间应忌烟酒及生冷辛辣肥甘之品，积极锻炼身体，增加身体抵抗力，防止感冒，避免接触容易引起哮喘发作的一切因素，可预防和减少本病的发生。

④如遇哮喘持续状态，拔罐治疗效果不理想时，应速采用其他有效措施。

⑤对于年老体弱及病程较久之哮喘，往往肺脾肾三脏功能失调，其标在肺，其本在脾和肾。所以治疗时必须辨证取穴，标本兼顾，才能取得满意的效果。

腹痛

腹痛是一个临床常见的症状，主要是由于饮食失调、寒邪犯胃、情志不舒、肝气犯胃、气滞血瘀、胃中积热、脾胃虚弱等原因引起。其中病邪阻滞者多为急性腹痛，属实症；脾胃虚弱者多为慢性腹痛，属虚症。在临床上常见的急、慢性胃炎、胃及十二指肠溃疡病、胃肠神经官能症、胃肠痉挛、胃下垂等疾病均可引起腹部疼痛。拔罐治疗腹痛效果较好，一般宜选择脾经、胃经、任脉之穴，膀胱经的背俞穴及一些特定穴和经验穴等治疗。

【方法1】

取穴：神阙。

操作：选择大号真空罐，拔于神阙穴，留罐3～10分钟，局部皮肤出现轻度瘀血即起罐。每周治疗2～3次，6次为1个疗程。本法适用于治疗寒邪犯胃所致的胃脘疼痛。

【方法2】

取穴：足三里、中脘、天枢、脾俞、胃俞、肝俞、神阙。

操作：将以上穴位分成前后两组，交替进行拔罐治疗，留罐5～15分钟，待皮肤出现罐斑后起罐。隔日治疗1次，6次为1个疗程。

【注意】

①拔罐治疗腹痛效果较好，但在治疗过程中要注意辨证施治，才能取得理想的效果。对于一些慢性腹痛的患者，病程较长，体质多虚弱，应采用综合治疗的方法，坚持治疗，巩固疗效。

②腹痛病症较复杂，临床应注意与肝胆疾患、心脏疾患等加以鉴别。对于急性胃脘痛更应注意。对于溃疡病出血、穿孔等重症，应及时采取措施或进行外科治疗。

③治疗期间忌烟酒、辛辣刺激性食物及生冷不易消化的食物，切忌暴饮暴食。

腹泻

腹泻在临床上可分为急性和慢性两种。引起腹泻的原因很多，感受外邪，寒湿困脾；饮食所伤，过食肥甘、生冷、不洁之物伤及脾胃；情志失调，肝气郁结，横逆犯脾；劳倦内伤，脾胃虚弱；肾阳虚衰，脾失温煦等原因均可造成腹泻。感受外邪、饮食所伤、情志失调属实症腹泻，一般多为急性腹泻。脾胃虚弱、肾阳虚衰属虚证腹泻，一般多为慢性腹泻。无论实症还是虚症之腹泻，关键在于脾胃功能障碍，大小肠功能失调。所以本病在治疗上，主要以调整脾胃及大小肠的功能为主。

**【方法1】**

取穴：天枢、中脘、气海、神阙、足三里、上巨虚。

操作：将以上穴位拔罐至皮肤出现瘀血为止，也可在用针罐法。但神阙穴一般不宜采用针罐法，拔罐时间不宜过长，以穴区皮肤出现淡红色罐斑为度。每日治疗1次，6～8次为1个疗程。

**【方法2】**

取穴：脾俞、胃俞、肾俞、大肠俞。

操作：将背部皮肤涂适量润滑油，将负压罐或火罐轻轻地拔于背部，然后沿着以上穴位上下推拉火罐，或在以上穴位直接拔罐，留罐5～15分钟，至皮肤拔出红色瘀血为止。每日拔罐1次，6～8次为1个疗程。

**【注意】**

泄泻病因比较复杂，在治疗时应注意辨证取穴治疗，才能取得较好的效果；对于一些急性胃肠道传染病，应注意隔离，避免交叉感染，防止脱水，必要时补液或给予抗生素治疗；在治疗本病的过程中，患者应注意不能过食肥甘、生冷及辛辣刺激性食物；神阙穴治疗腹泻效果较好，但要注意此穴禁针。

便秘

便秘是临床上常见的症状，引起便秘的原因很多，主要是由于大肠热盛，津液亏耗；血虚津枯，大便失润；年老体弱，久病气虚，排便无力等造成便秘。所以治疗便秘应该以清热滋阴，补气通便为其大法。

**【方法1】**

取穴：天枢、大肠俞、气海俞、上巨虚、支沟、神阙、足三里。

操作：将以上穴位分成前后两组，交替进行拔罐治疗，每次留罐5～15分钟，将皮肤拔出紫红色瘀血为止。隔日治疗1次，6次为1个疗程。

**【方法2】**

取穴：腰骶部膀胱经、督脉穴位。

操作：腰骶部涂适量润滑油，将真空罐吸拔于腰骶部，然后沿着膀胱经和督脉上下走罐，至皮肤出现红色瘀斑为止，起罐后，用消毒棉球擦拭干净腰背部的油迹。每周治疗1次，8次为1个疗程。

**【注意】**

拔罐治疗便秘有较好的疗效，可单纯使用，也可配合针刺、放血或耳穴同时治疗；应向患者宣传排便的生理常识，养成定时排便的习惯，多吃粗纤维食物及蔬菜和水果，纠正患者经常服用泻药或使用开塞露的习惯。

呃逆、呕吐、嗳气

呃逆是以气逆上冲，喉间呃呃连声，声短而频，令人不能自制为主症，相当于膈肌痉挛，是由于胃气上逆动膈所致；呕吐是以饮食、痰涎或清水从胃中上涌，自口而出为主症，是由于胃气上逆所致；嗳气也叫噫气，是以有气从胃中上逆，冒出有声，其气沉长为主症，即所说的打嗝儿，也是由于胃气上逆所致。以上三种病症病因病机基本相同，都是由于脾胃失调、胃失和降、胃气上逆所致。所以治疗方法基本相同，即以调理脾胃、和胃降逆为主。

【方法1】

取穴：足三里、内关、中脘、天枢、气海、膈俞、胃俞、脾俞、三阴交、膻中。

操作：将以上穴位分成前后两组，采用留罐法、血罐法或针罐法。留罐法和血罐法以穴区皮肤出现紫红色罐斑或拔出少量瘀血为度，针罐法应待进针得气后再行拔罐治疗。如是由于食积所致可加巨阙、内庭穴；如是由于气滞所致可加膻中、太冲穴；如是由于胃寒所致可加神阙、上脘穴；如是属于病重体虚者可加气海、关元穴。

【方法2】

取穴：背部膀胱经和督脉。

操作：先将背部涂适量润滑油，再将真空罐吸拔于背部，然后沿着膀胱经和督脉上下推拉罐，至皮肤出现红色瘀斑为止，起罐后擦净皮肤的油迹。本法可疏通五脏六腑的气机，气机调和，清气得升，浊气得降，则胃气自然下降。每周治疗1～2次，6～8次为1个疗程。

【注意】

①拔罐治疗呃逆、呕吐、嗳气之症效果都较明显，对于急性病症，偶然发作者，一般1～2次即可缓解；对于慢性病症，反复发作者，需坚持治疗1～2个疗程。

②呃逆之症，轻重差别极为明显，如偶然发作，大都轻浅，常可自行消失，或指按内关、足三里穴即可消失；如持续不断，则需采用拔罐疗法治疗，往往收到较好的效果；若在其他急、慢性疾病当中出现，或久病重病的患者突然出现呃逆现象，可能是病情危象，往往为病势转向严重的一种表现，应采用积极的治疗措施，使病情早日转归。

③在治疗期间应注意不要暴饮暴食，过食生冷及辛辣刺激性食物。作好患者的思想工作，使患者保持心情舒畅和乐观的情绪，以利于病情的恢复。

头痛

头痛是临床上常见的自觉症状，可以出现于多种急慢性疾病当中。头为诸阳之会，是手、足三阳经经脉汇聚之处，五脏六腑之气血皆上走于头。无论外感或内伤，皆可引起头部气血不和，经脉阻滞不通而导致头痛。外感头痛，多因起居不慎，坐卧当风，感受风、寒、湿、热等外邪，上犯巅顶，清阳之气受阻，气血瘀滞不通而致头痛。内伤头痛，多因肝阳上亢，上扰清窍；脾虚生痰，痰浊上扰；瘀血阻络，脑脉不通；气血亏虚，脑髓失养等均可导致头痛。无论外感头痛还是内伤头痛，均可分为实症和虚症两大类，实症主要是由于外邪、肝火或痰浊上扰清窍所致，虚症主要是由于气血虚弱、髓海失养所致，而头部经脉不通，不通则痛，则为本病发病的根本。所以，治疗本病应以祛除邪气、补益气血、通经止痛为其大法。

【方法1】

取穴：太阳、印堂、风池、委中、大椎、肝俞。

操作：将真空罐拔于以上穴位，留罐5～10分钟，待皮肤出现红色瘀斑后起罐。或将以上穴位用三棱针快速点刺1～2下，然后拔罐，每穴拔出数滴瘀血即可。隔日治疗1次，5～8次为1个疗程。

【方法2】

取穴：背部膀胱经和督脉的穴位。

操作：将背部涂适量润滑油，然后罐拔于背部，沿着背部的膀胱经和督脉来回走罐，至皮肤出现紫红色瘀血为止。隔日治疗1次，6～8次为1个疗程。

【注意】

头痛的病因非常复杂，在临床上必须根据中医理论、经络气血学说详加辨证，分清外感和内伤，虚症和实症等。根据病情，灵活施治，才能取得较好的效果，必要时还应进行中西医结合治疗。一般实症者采用血罐法或针罐法,虚症者采用针罐法或留罐法。如肝阳上亢引起的头痛可加太冲、肝俞拔罐;如肝肾阴虚或气血虚弱,髓海失养引起的头痛,可加肝俞、肾俞、足三里、三阴交、关元穴拔罐;如痰浊上扰引起的头痛可加脾俞、足三里、丰隆、内庭穴拔罐。

失眠

失眠是以经常不能获得正常的睡眠为特征的一种病症,又称"不寐"。失眠的证情不一,轻者入睡困难,时寐时醒,醒后不能再寐,或者睡眠不安,质量不佳,反复醒来。严重者整夜不能入睡。失眠症常兼见头晕、头痛、心烦、焦虑、健忘、心神不安及工作效率降低等症。导致睡眠障碍的原因很多,主要是由于机体内在的气血、脏腑功能失调所致。如气郁化火、扰动心神;胃气不和,痰热内扰;阴虚火旺,心肾不交;思虑劳倦,内伤心脾;心胆气虚,神摇善惊等均可影响心神而致不寐。气郁化火,扰动心神和胃气不和,痰热内扰属实症;而心肾不交、劳伤心脾和心胆气虚属虚症。失眠症虽与五脏有关,但临床观察主要影响心、肾、肝、脾,所以在临床上多取手少阴心经、手厥阴心包经、足厥阴肝经和足太阴脾经的穴位。

【方法1】

取穴:内关、三阴交、足三里、关元、气海、大椎、脾俞、心俞、肾俞、肝俞。

操作:将以上穴位分成前后两组,交替进行拔罐治疗,每次留罐5~15分钟,将皮肤拔出紫红色瘀血为止。隔日治疗1次,6次为1个疗程。

【方法2】

取穴:足太阳膀胱经的大杼至膀胱俞,督脉的大椎至命门。

操作:在背部涂抹适量的润滑油,将罐吸拔于背部,负压不宜过大,然后轻轻地沿着膀胱经的大杼穴至膀胱俞穴以及督脉的大椎穴至命门穴来回推拉火罐,至皮肤出现红色瘀血为止。每周治疗2次,6次为1个疗程。

【注意】

失眠症是临床常见病,许多患者长期依赖安眠药物,虽有一定的疗效,长期服用易产生耐药性,而且安眠药的毒性及负作用较大,对一部分患者安眠药的效果欠佳。所以在拔罐治疗期间,患者应尽量不用安眠药或逐渐减低剂量。失眠的病因很多,在治疗过程中,应注意患者的精神因素,帮助患者解除思想压力,消除顾虑,避免情绪紧张。患者还应忌用烟酒、浓茶、咖啡等刺激之品,每日应有适当的体力劳动,加强体育锻炼,增强体质。养成良好的作息习惯,是防治本病的有效方法。

第二,外科疾病的拔罐治疗。

落枕

落枕是指急性单纯性颈项强痛、活动受限的一种病症,又称颈部伤筋。本病多因颈部扭伤,或睡眠姿势不当、枕头高低不适,或局部感受风寒,导致局部经脉不调,气血闭阻不通,筋脉拘急,肌肉痉挛。临床上以颈项部强直疼痛、转动不灵、活动受限为特点。如果经常落枕,治疗不当或不及时,容易继发颈椎病。拔罐法治疗落枕效果较好,对于急性期的患者,一般1~2次即可治愈。对于慢性反复发作的患者,一般多治疗几次效果也很好。

【方法】

取穴:阿是穴、邻近穴位、落枕穴、后溪穴、大椎穴。

操作:本病的治疗在取穴上应强调"以痛为腧"的原则,主要采用阿是穴拔罐法,即在患侧选取痛点(阿是穴)或者疼痛局部的穴位进行拔罐或走罐治疗,留罐10~15分钟,将局部皮肤拔出红色瘀血为止。每周拔罐1~2次,3~5次为1个疗程。

【注意】

预防本病主要是指导患者正确用枕,睡眠时枕头高低要适度,枕头应能够支撑



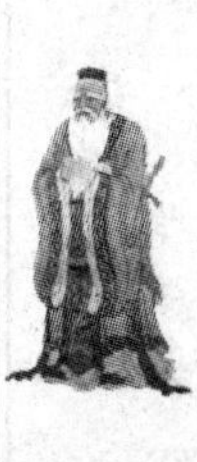

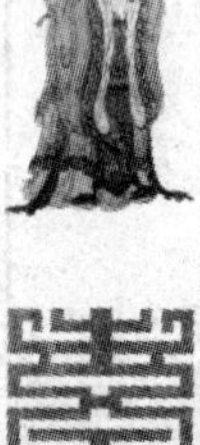

颈部,使颈椎保持正常的生理弯曲;长期伏案工作的患者,应定时抬头活动颈部,以减少颈部的疲劳状态;同时应注意局部保暖,尤其睡眠时避免颈部受寒。

颈椎病

颈椎病又称颈椎综合征,引起颈椎病的原因很多,由于长期用枕不当,睡眠时颈部得不到支撑,头部呈强迫性低头姿势,使颈部肌肉长期处于紧张痉挛状态,颈椎曲度变直;长期伏案工作,造成颈部肌肉劳损,颈椎曲度消失;颈部外伤,造成颈椎间盘突出或颈椎错位;颈椎间盘和骨关节发生退行性改变。总之无论什么原因,均可影响到邻近的肌肉、神经、脊髓、椎动脉等,导致颈项和肩背酸痛、活动受限等为主要症状的综合征。在临床上颈椎病可分为几个类型。①颈型:以颈、肩、背部疼痛为主要症状;②椎动脉型:以头晕、头痛、失眠为主要症状;③神经根型:以上肢麻木不适为主要症状;④交感型:以头晕、耳鸣、心动过速及心前区不适为主要症状;⑤脊髓型:以四肢无力等脊髓受压症状为主要临床表现。本病相当于中医的痹症范畴,主要是由于风寒外袭或劳倦损伤导致颈部的经脉不通,气血凝滞,筋骨不利。

拔罐治疗颈椎病,主要是通过疏通经络,行气活血,消除瘀滞,缓解颈部肌肉的紧张痉挛,解除神经、血管的压迫症状,改善局部组织的营养代谢,从而缓解或消除颈椎病的临床症状。所以在临床上应以局部取穴为主,配合循经取穴。

【方法1】

取穴:颈背部督脉、膀胱经的夹脊穴、阿是穴。

操作:在颈背部涂适量的润滑油,将罐吸拔于颈部,然后轻轻地沿着颈部两侧和肩背部的穴位及疼痛部位上下来回推拉火罐,至颈肩部出现红色瘀血为止。每周治疗1~2次,6~8次为1个疗程。

【方法2】

取穴:大椎、风池、大杼、风门、肩井、天宗、阿是穴。

操作:用适当大小的磁疗型拔罐器或普通的拔火罐在以上穴位拔罐5~15分钟,至皮肤出现瘀斑为止。每周治疗1~2次,6~8次为1个疗程。如上肢麻木重可加肩髃、臂臑、曲池等穴。

【注意】

颈椎病属于一种慢性病变,有的病程长达几十年,所以首先应该做好患者的思想工作,取得患者的积极配合,坚持一定的疗程,才能取得较好的效果。同时必须消除导致颈椎病的诱因,指导患者合理使用枕头,防止颈部过度疲劳和感受寒邪,长期伏案工作者应经常起身活动颈项部,锻炼颈部肌肉的支持能力。

肩周炎

肩周炎又称老年肩、冻结肩、五十肩,是指肩关节周围的肌肉、肌腱及周围组织的一种退行性无菌性炎症。临床主要症状是患侧肩关节疼痛,夜间尤甚,活动受限,日久患侧肩关节结缔组织互相粘连,甚至上肢肌肉可出现废用性萎缩。本病主要是由于肩关节扭挫伤、过度劳损或感受风寒等,引起局部经脉闭阻不通、气血运行不畅所致。

【方法1】

取穴:阿是穴、肩髃、臂臑、肩髎、肩井、天宗、条口、中渚。

操作:将磁疗型拔罐器吸拔于以上穴位,留罐5~15分钟,至皮肤出现瘀斑为止。每周治疗1~2次,6~8次为1个疗程。

【方法2】

取穴:阿是穴。

操作:将小号罐拔于肩部,沿着背部疼痛部位来回推拉负压罐,至局部皮肤出现紫红色瘀血为止。每周治疗1~2次,6~8次为1个疗程。

【注意】

肩周炎慢性期的患者拔罐后一般都会感觉疼痛有所减轻,但要彻底治愈,还需要坚持治疗。有些病情顽固的患者应配合电针、水针、小针刀、按摩或局部封闭等方法治疗。在治疗期间,患者应注意患侧肩部的保暖及适当的功能锻炼,尤其对于慢性患者,关节活动受限,配合患肢适当的功能锻炼非常重要,有利于早期康复。

背痛

背痛是以背部疼痛为主要症状的一种临床常见病,属于中医的“痹症”范畴,主要是由于寒邪侵袭、跌打损伤、慢性劳损等原因导致背部经脉闭阻不通,气血流通不畅。本病多发于产妇或长期伏案工作的人。背部主要循行的经脉是督脉和足太阳膀胱经,所以在治疗上应以调理这两条经脉为主。

【方法1】

取穴:督脉的背部穴位和膀胱经脉的背俞穴、背部夹脊穴、阿是穴。

操作:在背部涂适量润滑油,将罐轻轻吸拔于背部,然后沿着背部正中、两侧和疼痛部位上下来回推拉火罐,直至整个背部疼痛部位出现红色瘀斑为止。每周治疗1~2次,8~10次为1个疗程。

【方法2】

取穴:背部的督脉和膀胱经脉的背俞穴、华佗夹脊穴、委中、阿是穴。

操作:用多个负压罐在背部膀胱经和督脉以及疼痛部位逐个拔罐,使罐沿着膀胱经和督脉在背部排列三排,至皮肤出现红色罐斑为止。隔日拔罐1次,6~8次为1个疗程。如疼痛剧烈、固定不移者,可能是由于瘀血造成,可采用阿是穴刺血拔罐法,拔出瘀血,通经活血。

【注意】

根据“经脉所过,主治所及”的理论,也可配合循经取穴,如委中穴刺血拔罐法。在治疗期间,患者应注意背部肌肉的锻炼,尤其长期伏案工作及腰背部负重工作的患者应注意腰背部肌肉适当的活动和休息,避免腰背部扭挫伤及受寒。

腰痛

腰痛主要是由于腰部用力不当而引起的腰部肌肉、韧带、肌腱等的扭伤,或由于腰部肌肉及其软组织长期慢性劳损、感受风寒之邪,或肾气虚弱所引起的经脉闭阻不通、气血运行不畅,致使腰部疼痛,活动受限。

【方法1】

取穴:取委中、阿是、肾俞、志室、大肠俞、气海俞、腰俞等穴。

操作:患者俯卧位,充分暴露腰骶部,将多个罐逐个吸拔于以上穴位,留罐10~15分钟,待皮肤出现红色瘀血后起罐。每周治疗2~3次,8次为1个疗程。

【方法2】

取穴:委中、阿是、肾俞、志室、大肠俞、气海俞、腰俞。

操作:采用血罐法或针罐法,血罐法的出血量一般在5~10毫升;针罐法应采用强刺激泻法,或平补平泻法,针刺得气后再进行拔罐治疗。每日治疗1次,3~5次为1个疗程。如疼痛部位在腰部正中,可配合针刺印堂或后溪穴,如疼痛部位在腰部两侧,可配合针刺昆仑、风池穴,令患者带针活动腰部,有的患者当时即可缓解疼痛。

【注意】

治疗本病应以局部取穴为主,配合循经远端取穴。治疗期间,患者应注意休息,卧硬板床,防止腰部受凉,避免腰部持重不平衡。有些患者腰椎间盘严重突出,压迫神经较重。拔罐治疗虽有一定的效果,但很难彻底治愈,应采取相应的中西医结合治疗方法,以免延误病情。在治疗过程中,患者应适当卧床休息,椎间盘突出者须注意腰腿部的保暖。治疗本病应循经远端取穴为主,配合局部取穴。

坐骨神经痛

坐骨神经痛是指在下肢坐骨神经分布区内发生疼痛，属“痹症”范畴，多由于感受风寒湿之邪，导致下肢经脉不通，气血瘀滞，不通则痛。表现为一侧臀部疼痛，并向大腿后外侧放射。坐骨神经痛有单纯性的坐骨神经痛和由于腰椎间盘突出压迫神经根所致的坐骨神经痛。

取穴：阳陵泉、腰阳关、大肠俞、秩边、环跳、承扶、殷门、委中、承山、阿是穴。

操作：选择数个大小不同的罐，从腰部的穴位依次拔至小腿的穴位，留罐 10 ~ 15 分钟，至皮肤出现紫红色罐斑为度。每周治疗 1 ~ 2 次，6 ~ 8 次为 1 个疗程。

【方法 2】

取穴：夹脊、秩边、环跳、承扶、委中、阿是穴。

操作：治疗坐骨神经痛最好采用针罐法，针刺时一般采用强刺激泻法，或平补平泻的手法，使针感放射至足，然后再进行拔罐治疗，一般留罐 10 ~ 15 分钟，以皮肤出现紫红色罐斑为度。每周治疗 1 ~ 2 次，6 ~ 8 次为 1 个疗程。

【注意】

对于一些根性坐骨神经痛，应针对病因综合治疗，方可提高疗效。在治疗过程中，患者应当注意腰腿部的保暖，劳作时应采取正确的姿势，使腰部受力平衡。

膝关节疼痛

膝关节疼痛属祖国医学的“痹症”范畴，痹有闭阻不通之意，是由于风寒湿之邪侵袭经络，气血闭阻不通，不通则痛。在临床上可分为三种类型：①行痹（风痹），即风寒湿邪致病，以风邪为主。主要症状是关节疼痛，游走不定。②痛痹（寒痹），即风寒湿邪致病，以寒邪为主。主要症状是关节剧痛，固定不移，得热则舒，遇寒加重，或关节拘急屈伸不利。③着痹（湿痹），即风寒湿邪致病，以湿邪为主。主要症状是关节酸痛重着，固定不移，屈伸不利，或肌肤麻木不仁。在临床上膝关节疼痛一般是风寒湿邪挟杂而为病，所以在治疗上都是以拔除体内病邪，疏通局部经络，调理气血运行为原则。

【方法 1】

取穴：膝眼、鹤顶、阳陵泉、阴陵泉、阿是穴。

操作：患者最好仰卧，下肢屈曲 90 ~ 120 度，将负压罐吸拔于以上穴位，留罐 5 ~ 15 分钟，至皮肤出现瘀斑为止，3 ~ 5 日治疗 1 次，6 ~ 8 次为 1 个疗程。本法适用于偏胖的患者，因为皮肤比较平坦，便于留罐。

【方法 2】

取穴：膝眼、鹤顶、阳陵泉、阴陵泉、阿是穴。

操作：患者最好取仰卧位，下肢屈曲 90 ~ 120 度。先用碘酒、酒精在疼痛部位消毒，用三棱针快速点刺 1 ~ 2 下，然后将负压罐拔于点刺的部位，留罐 5 ~ 10 分钟，拔出瘀血数滴。每周治疗 1 ~ 2 次，6 ~ 8 次为 1 个疗程。也可采用针罐法，药罐法。偏瘦的患者皮肤欠平坦，可采用血罐法、闪罐法、熨罐法或垫面垫法。

【注意】

①膝眼穴是治疗本病的重要穴位，最好屈膝取穴，所以治疗时最好令患者平躺屈膝，将患肢膝关节垫高，使患肢膝关节屈曲。

②治疗期间患者应注意下肢保暖，避免冒雨涉水，使风寒湿邪再次侵袭，避免下肢过度负重。

③拔罐治疗膝关节疼痛效果较好，但类风湿性关节炎等病症常常缠绵反复，只能缓解症状，在临床上还应结合其他疗法综合治疗。

第三，妇科疾病的拔罐治疗。

痛经

痛经是指妇女在月经前后或经期,周期性出现下腹及腰骶部剧烈疼痛,严重时伴有恶心、呕吐,甚至昏厥等症状。本病多见于青年女性。主要是由于经期忧思恼怒,气滞血瘀;感受寒邪,寒湿凝滞;脾肾虚寒,胞脉失煦;气血虚弱,胞脉失养所致。所以治疗本病应以疏通经络、活血化瘀、暖宫散寒、补气养血为原则。

【方法1】

取穴:肾俞、脾俞、肝俞、气海俞、关元俞、命门。

操作:以上穴位分成2~3组交替使用,采用留罐法、针罐法、闪罐法、熨罐法或血罐法治疗。一般偏于血瘀者采用血罐法为宜,偏于气滞者采用针罐法为宜,偏于气血虚弱者采用闪罐法、熨罐法或留罐法为宜。在经前1周开始治疗或经期治疗效果较好,每周期治疗3~5次。

【方法2】

取穴:关元、归来、三阴交、太冲、足三里等。

操作:以上穴位分成2~3组交替使用,采用留罐法、针罐法、闪罐法、熨罐法或血罐法治疗。一般偏于血瘀者采用血罐法为宜,偏于气滞者采用针罐法为宜,偏于气血虚弱者采用闪罐法、熨罐法或留罐法为宜。在经前1周开始治疗或经期治疗效果较好,每周期治疗3~5次。

【注意】

引起痛经的原因很多,拔罐疗法对于原发性痛经效果较好。对于子宫内膜异位症、子宫肿瘤等继发性痛经只能起到一定的改善症状的作用。患者应注意经期卫生,避免精神刺激,防止受凉和过食生冷。

月经不调

月经不调是指月经周期、经量、经色、经质等发生异常,并伴有其他症状而言。常见的有月经先期、月经后期、月经紊乱、月经过多、月经过少等症。本病主要是由于经期忧思郁怒,导致气滞血瘀,冲任失调;或因感受寒湿之邪,气血凝滞,胞脉失调;或因素气血虚弱,胞脉失养所致。

引起本病的主要原因是肝、脾、肾三脏功能失调,肝藏血、脾统血、肾藏精,精血同源。所以,治疗本病应以调理肝脾肾三经的经气,驱除寒气,补气养血为主。

【方法1】

取穴:肝俞、脾俞、肾俞、气海俞、关元俞、腰俞、命门、气海、关元、血海、足三里、三阴交。

操作:将以上穴位分成前后两组,交替进行拔罐治疗,每次留罐5~15分钟,至皮肤出现紫红色瘀斑为止。每日治疗1次,5~7次为1个疗程。

【方法2】

取穴:肝俞、脾俞、肾俞、气海俞、关元俞、腰俞、命门。

操作:以上穴位消毒后,每穴用三棱针快速点刺1~2下,然后将罐吸拔于以上穴位,留罐5~10分钟,拔出瘀血数滴。每日或隔日治疗1次,5~7次为1个疗程。

【注意】

①本病一般经前5~7天开始拔罐,至月经来潮为止,下次经前再进行第二个疗程。

②患者在治疗期间应注意经期忌食生冷,避免精神刺激,避免过度劳累及感受寒冷。

经前后期紧张综合征

经前后期紧张综合征是指月经前后及经期出现一些全身症状,如头痛头晕、恶心呕吐、烦躁失眠、胸胁乳房胀痛等症。一般以经前经期较多见。本病主要是由于肝郁气滞、经脉失调、气血逆乱所致。所以,拔罐治疗枯病应以舒肝理气、调理气血

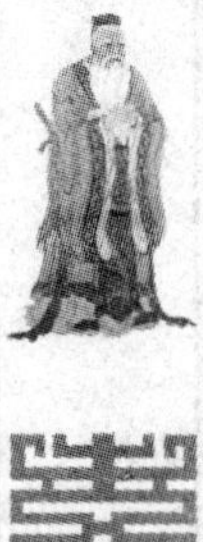

为主要原则。

【方法1】

取穴：足太阳膀胱经和督脉的背部穴位。

操作：背部涂少量的润滑油，将罐轻轻地吸拔于背部，然后沿着膀胱经和督脉来回推拉罐，至皮肤出现瘀血为止。隔日1次，3～5次为1个疗程。

【方法2】

取穴：肝俞、脾俞、肾俞、太阳、关元、足三里、三阴交、太冲。

操作：以上穴位消毒后，每穴用三棱针快速点刺1～2下，然后拔罐，留罐5～10分钟，拔出瘀血数滴。或用留罐法直接拔罐于以上穴位，留罐5～15分钟，将皮肤拔出红色瘀血为度。也可采用针罐法，待针刺得气后再进行拔罐治疗。隔日1次，3～5次为1个疗程。

【注意】

①治疗本病一般应在经前1周开始，每个月经周期治疗1个疗程。

②患者在经期应注意避免忧思恼怒，忌食生冷，避免过劳及感受风寒。

妊娠呕吐

妊娠呕吐是指妊娠后2～3个月出现恶心、呕吐、头晕、厌食，甚至食入即吐，吐出胆汁及咖啡色黏液，并出现水、电解质平衡失调。如在妊娠早期出现轻微的恶心、厌食、择食，或晨间偶有呕吐痰涎等症属正常反应。本病主要是由于妊娠期脾胃功能失调，气机升降失常所致。所以，治疗本病应以调理脾胃为其大法。

【方法1】

取穴：膈俞、肝俞、脾俞、胃俞、足三里、中脘、天枢、内关。

操作：将以上穴位分成前后两组，采用留罐法治疗，交替在两组穴位拔罐，留罐5～15分钟，至穴区皮肤出现红色瘀血为度。每周治疗1～2次，10次为1个疗程。

【方法2】

取穴：膀胱经背部穴位。

操作：在背部涂适量润滑油，将罐轻轻吸拔于背部，然后沿着以上穴位上下来回推拉火罐，直至背部两侧的皮肤出现红色瘀斑为止。每周治疗1～2次，8～10次为1个疗程。

【注意】

孕妇腹部应慎重拔罐，妊娠呕吐是孕妇早期的常见症状，由于营养不良，影响胎儿的发育。拔罐治疗本病效果较好，一般患者均有不同程度的好转或治愈。而且拔罐疗法无任何副作用，根据大量病例的临床观察，本法对胎儿无任何不良影响。对于呕吐严重的患者，容易出现水电解质紊乱及脱水现象，除进行拔罐治疗外，应配合输液治疗。本病应与其他消化系统疾病相鉴别，如胃炎、消化性溃疡、病毒性肝炎等。

急性乳腺炎

急性乳腺炎是妇女产后的常见病，是乳房的急性化脓性炎症。多发生于产后哺乳期及回乳期。主要临床表现寒战、高热，乳房红、肿、热、痛，重者乳房内形成脓肿。本病主要是由于忧思恼怒，肝气郁结；或过食肥甘厚味，胃经积热；或乳头皮肤破损，外邪侵入，导致脉络阻塞，排乳不畅，火毒与积乳互凝，而结肿成痈。所以，本病的治疗应以疏通肝经和胃经的经气、活血化瘀、消除壅滞为主，循经取穴配合局部取穴。

【方法1】

取穴：膻中、巨阙、期门、乳根、大椎、膈俞、肝俞、胃俞。

操作：首选采用刺血拔罐法，拔除体内恶血，出血量可达数毫升。如乳痈早期尚未成脓者，可采用以上方法治疗，也可配合三棱针点刺乳痈硬结处，然后拔火罐，吸出少量毒血；如已成脓尚未破溃者，可用三棱针刺破皮肤至脓腔，然后拔罐将脓液吸出；如乳痈已经破溃成脓，则可直接在破溃局部拔罐，以拔净脓血为度。每日治疗1次，7次为1个疗程。

【方法2】

取穴：膀胱经背俞穴和督脉背部穴位。

操作：在背部涂适量润滑油，将罐轻轻吸拔于背部，然后沿着膀胱经的背俞穴和督脉背部的穴位上下来回推拉火罐，直至背部皮肤出现红色瘀斑为止。每周治疗1～2次，8～10次为1个疗程。

【注意】

拔罐疗法治疗本病效果较好，尤其对于乳腺炎早期尚未成脓者，采用刺血拔罐法或走罐法一般1～3次即可治愈，最好配合热敷及按摩乳房局部，以加强疗效。若乳腺炎已经化脓较重，且全身中毒症状严重不能控制者，应及时采用抗生素及外科综合治疗。患者在哺乳期应保持乳头清洁，乳汁排泄通畅。炎症严重者应暂停婴儿哺乳，经常用吸乳器吸乳。

产后身痛

产后身痛是指妇女在产褥期气血虚弱，卫外不固，复感风寒之邪，致使身体的某一部分经脉阻滞、气血不通，不通则痛。所以，治疗本病当以补气养血、疏通经络、行气活血、驱除邪气为主，一般是以局部取穴和循经取穴相配合治疗。

【方法1】

取穴：血海、气海、足三里、膈俞、脾俞、肾俞、阿是等穴。

操作：将负压罐吸拔于以上穴位，留罐5～15分钟，至皮肤出现紫红色瘀斑为止。也可采用闪罐法、熨罐法或针罐法。如背部疼痛为主者，可在背部膀胱经和督脉走罐。如肩关节疼痛为主者，可在肩关节周围的穴位拔走罐或肩关节疼痛局部拔罐；如上肢疼痛为主者，可循大肠经穴拔走罐或疼痛局部拔罐；如下肢疼痛为主者，可循胃经穴拔走罐或下肢疼痛局部拔罐；如头痛为主者，可在太阳、印堂、风池穴拔罐。每周治疗2～3次，10次为1个疗程。

【方法2】

取穴：足太阳膀胱经和督脉的背部穴、阿是穴。

操作：将背部涂适量润滑油，将罐吸拔于背部，然后沿着膀胱经、督脉和疼痛部位，轻轻地来回推拉火罐，至皮肤出现明显的瘀血为止。每周治疗2～3次，10次为1个疗程。

【注意】

本病多由产后气血虚弱，保养失调，复感风寒，闭阻经络，不通则痛引起。拔罐治疗本病越早，效果越好，具有通经活络、行气活血、祛除邪气、健脾补肾等作用。治疗期间，患者应注意休息，避免过劳及感受风寒。

产后缺乳

产后缺乳即产后乳汁分泌量不足，不能满足婴儿的需要，有的甚至全无乳汁。引起本病的原因主要是气血虚弱，乳汁生化之源不足；或肝郁气滞，经脉不通，乳汁运行不畅。所以，治疗本病应以补益气血、舒肝理气为主。

【方法1】

取穴：肝俞、脾俞、肾俞、膻中、乳根、气海、足三里、三阴交、太冲。

操作：将以上穴位分成前后2组，交替进行拔罐治疗，每次留罐5～15分钟，至皮肤出现紫红色瘀斑为止。如果是气血虚弱所致缺乳，可加气海、脾俞、足三里等穴，采用拔罐法、闪罐法、熨罐法或针罐法。隔日拔罐1次，10次为1个疗程。

【方法2】

取穴：足太阳膀胱经和督脉的背部穴位。

操作:背部涂润滑油,将罐吸拔于背部,然后沿着膀胱经和督脉,轻轻地来回推拉火罐,至皮肤出现明显的瘀血为止。每周治疗2~3次,10次为1个疗程。

【注意】

在治疗过程中,患者应尽量保持心情舒畅,多食营养丰富的食品,多饮汤类。纠正不正确的哺乳方法,按时哺乳,每次哺乳尽量让婴儿吸空乳液。

更年期综合征

更年期综合征是指绝经期前后出现不同程度的以自主神经功能失调为主的症状群,多见于50岁左右的妇女。临床表现主要以一过性颜面潮红,热潮涌向头部,伴汗出、心慌、头晕耳鸣、胸闷;或情绪不稳定,易急躁激动;或肥胖、水肿等为主要特征。在临床上,如果妇女在50岁左右身体出现了异常情况,排除其他器质性病变者,一般均可诊断为更年期综合征。本病属祖国医学的"郁症"、"不寐"、"心悸"等病症范畴,其病因病机主要是肾气衰退、冲任亏损、阴阳失调。所以,本病的治疗原则主要是调补肝肾、清心健脾、调理阴阳。

【方法1】

取穴:肾俞、肝俞、三阴交、气海、太冲、心俞、脾俞、足三里。

操作:将以上穴位分成前后2组,交替进行拔罐治疗,每次留罐5~15分钟,至皮肤出现紫红色瘀斑为止。也可应用针罐法或血罐法,针罐法应以补法或平补平泻的针刺手法为主,气海穴一般应使针感传至外阴部,得气后拔罐;背部膀胱经和督脉走罐的方法,具有疏通五脏六腑的经气的作用,应以十二背俞穴和督脉的循行线出现红色条状瘀血为佳。每周治疗1~2次,10次为1个疗程。

【方法2】

取穴:足太阳膀胱经和督脉的背部穴位。

操作:背部涂润滑油,将罐吸拔于背部,然后沿着膀胱经和督脉,轻轻地来回推拉火罐,至皮肤出现明显的瘀血为止。每周治疗2~3次,10次为1个疗程。

【注意】

更年期综合征除积极治疗外,患者应注意适当的锻炼身体,有规律的饮食和起居,保持乐观的心态,有利于疾病的康复。另外,妇女在更年期的确是患各种疾病的高发期,所以应首先排除器质性病变,再行拔罐治疗。

第四,儿科疾病的拔罐治疗。

小儿疳疾

小儿疳疾,是以形体羸瘦、头发稀疏、腹部胀大、精神疲惫为特征的一种儿科疾病。主要是由于饮食不节、喂养失宜、久病体弱,病后失调,或因虫积等原因导致脾胃功能受损,津液耗伤,不能消磨水谷,久之积滞内生,迁延成为疳疾。小儿疳疾的主要原因是脾胃功能失调,所以治疗本病应以调理脾胃为基本原则。

【方法1】

取穴:脾俞、胃俞、大肠俞、足三里、天枢、中脘、神阙。

操作:用真空枪直接将负压罐吸拔于以上穴位,小儿皮肤娇嫩,负压不宜过大,尤其是神阙穴负压不宜太大。四缝穴皮肤面积狭窄而又不平整,所以用三棱针点刺后,挤出少量黄色液体即可。留罐3~10分钟,将皮肤拔出红色瘀血为止。每周治疗1次,8~10次为1个疗程。

【方法2】

取穴:膀胱经和督脉的背部穴位。

操作:在背部涂适量润滑油,将罐吸拔于背部,然后沿着膀胱经和督脉,轻轻地来回推拉火罐,至皮肤出现瘀血为止。注意小儿皮肤娇嫩,拔罐时手法要轻,负压不宜太大。或在背部两侧的膀胱经和督脉由上至下依次拔三排罐,留罐5~10分钟,至

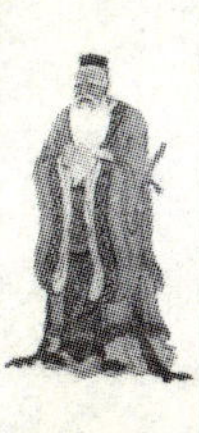

皮肤出现红色瘀血为度。每周治疗 1 次,8 ~ 10 次为 1 个疗程。这种方法可疏通五脏六腑的经气,相当于捏脊疗法。

**【注意】**

①小儿疳疾患者一般病程较长,所以应鼓励患儿坚持治疗 1 ~ 2 个疗程,方可起到很好的效果。

②在治疗期间患者还应注意饮食的调理,纠正不正常的饮食习惯,少吃零食,饮食须定时定量,不宜过饥过饱或过食不易消化之物。小儿脾胃娇嫩,所以应尽量给予营养丰富、易于消化的食物。

③因肠道寄生虫病或结核病引起的小儿疳积,须及时治疗原发病。

小儿腹泻

小儿腹泻,是指小儿排便次数增多,1 天 3 ~ 5 次,甚至 10 余次,粪便稀薄或如水样。小儿脾胃薄弱,无论外感邪气、内伤乳食等原因均可引起脾胃功能失调,运化功能失职,不能腐熟水谷,水谷不分,并走大肠,则成腹泻。所以,拔罐治疗本病当以调理脾胃为其主要原则。

**【方法 1】**

取穴:脾俞、胃俞、大肠俞、足三里、天枢、中脘、神阙等穴。

操作:采用留罐法或闪罐法治疗,四缝穴皮肤面积狭窄而又不平整,所以用三棱针点刺后,挤出少量黄色液体即可,神阙穴拔罐负压不易太大,轻度瘀血即可。如伤食腹泻,可加建里、内庭穴;如湿热腹泻,可加曲池、合谷穴;如脾胃虚弱腹泻,可加脾俞、气海穴。每日或隔日治疗 1 次,3 ~ 5 次为 1 个疗程。

**【方法 2】**

取穴:膀胱经的背俞穴。

操作:在背部涂适量润滑油,将罐吸拔于背部,然后沿着膀胱经的背俞穴,轻轻地来回推拉火罐,至皮肤出现瘀血为止。或在背部两侧膀胱经的背俞穴由上至下依次拔两排罐,留罐 5 ~ 10 分钟,至皮肤出现红色瘀血为度。每周治疗 1 次,8 ~ 10 次为 1 个疗程。

**【注意】**

①拔罐疗法对于单纯性的小儿腹泻效果较好。但对于胃肠道感染或腹泻严重,甚至脱水的患儿,应及时抗炎治疗,补充液体,采取相应的综合治疗措施,以免延误病情。

②治疗期间应纠正不合理的饮食习惯,掌握哺乳和喂养饮食的时间,给予患儿营养丰富、容易消化的食物,不宜过饥或过饱。

小儿厌食症

小儿厌食症在儿科临床极为多见。多由于脾胃功能失调或脾胃虚弱,导致脾失运化,胃不纳食,消化不良。日久则容易导致气血耗损,后天亏虚,易患其他病症。所以本病在治疗上应以调理脾胃为原则。

**【方法 1】**

取穴:足三里、阴陵泉、神阙、中脘、天枢、脾俞、胃俞、大肠俞。

操作:采用留罐法、闪罐法或熨罐法,每周治疗 1 ~ 2 次,6 ~ 8 次为 1 个疗程。小儿皮肤娇嫩,拔罐时间宜短,手法宜轻,负压不宜过大。

**【方法 2】**

取穴:膀胱经背部俞穴。

操作:将背部涂适量润滑油,选择小号负压罐,用真空枪将罐吸拔于背部,然后沿着膀胱经背部的俞穴,轻轻地来回推拉罐,至皮肤出现红色瘀斑为度。每周治疗 1 次,6 ~ 8 次为 1 个疗程。这种方法可疏通五脏六腑的经气,相当于捏脊疗法而又胜

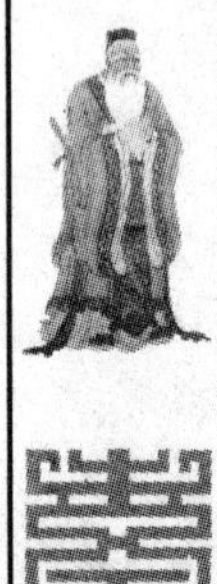

于捏脊疗法。

【注意】

拔罐法治疗小儿厌食症效果较好,往往拔罐治疗1次即可见效。

引起小儿厌食症的原因很多,在治疗前应明确诊断,排除胃肠道器质性病变及肠道寄生虫病。在治疗期间,患儿应纠正不合理的饮食习惯,少吃零食,饮食应定时定量,尽量食用营养丰富、易于消化的食物。

小儿遗尿症

小儿遗尿症又称夜尿症,俗称“尿床”。是指满3周岁的儿童,发育和智力正常,排尿功能正常的情况下,在夜间睡梦中不能自行控制而排尿于床上的病症。偶因疲劳或临睡饮水过多而遗尿不属病态。小儿遗尿的原因多与肾气不足、心肾不交、脾虚气陷、肺失宣降而致膀胱失于约束有关。所以,本病在治疗上主要是调理肺、脾、肾三脏及膀胱的功能为原则。

【方法1】

取穴:中极、水道、阴陵泉、三阴交、肾俞、膀胱俞、次髎、腰阳关。

操作:将以上穴位分成前后两组,交替进行拔罐治疗,选择数个适当大小的负压罐,采用留罐法,将罐吸拔于以上穴位,留罐5~10分钟,至皮肤出现红色瘀斑为度。每周治疗1~2次,8~10次为1个疗程。

【方法2】

取穴:膀胱经和督脉在腰骶部的穴位。

操作:选择数个大小适中的负压罐,在腰骶部膀胱经和督脉的穴位上,从上向下依次拔数个负压罐,使罐在腰骶部排列满,至皮肤拔出红色瘀斑为止。每周治疗1~2次,8~10次为1个疗程。

【注意】

①治疗期间应嘱家属密切配合,遗尿后不应打骂儿童,避免精神刺激。更应纠正贪玩、过度疲劳、睡眠不足、傍晚饮水过多等诱因。

②对于某些器质性病变引起的遗尿症,应及时治疗原发病症。

小儿惊风

小儿惊风又称小儿惊厥、抽风,是以四肢频繁抽搐、口噤、角弓反张和意识不清等为主症。本病相当于现代医学的小儿高热抽搐、流行性脑脊髓膜炎、流行性脑炎、血钙过低症、脑发育不全等疾病所致的抽搐。

引起本病的原因主要是小儿形气未充,属纯阳之体,如外感时邪,极易入里化热,实热内郁,热极生风;暴受惊恐,气血逆乱,引动肝风;肝肾阴虚,筋脉失养,而发惊风。外感时邪和暴受惊恐所致惊风多为急惊风,肝肾阴虚所致惊风多为慢惊风。本病为儿科急重症,如不及时止抽,可能导致许多后遗症。所以,治疗本病应以宣泻热邪、益阴养血、熄风止痉为主。

【方法1】

取穴:大椎、人中、十宣、印堂、太阳、合谷、太冲穴。

操作:将以上穴位常规消毒后,用三棱针快速点刺每穴1~3下,然后将负压罐吸拔于以上穴位,留罐3~10分钟,拔出毒血数滴即可。小儿惊风多属实热症,所以治疗应采用血罐法为宜,出血量应视病情而定,一般急惊风出血量宜多,可拔出5~10ml血液,患儿抽搐大多可以立即缓解;慢惊风出血量宜少,也可在患儿抽搐的间歇期进行拔罐治疗。如经过拔罐治疗,抽搐仍不能控制,可加十宣穴放血治疗。

【方法2】

取穴:大椎、人中、涌泉、印堂、太阳、合谷、太冲穴。

操作:用真空枪直接将负压罐吸拔于以上穴位,留罐5~10分钟,至皮肤拔出红色瘀斑为止。

【注意】

拔罐法治疗本病效果较好，尤其是刺血拔罐法具有明显的退热止惊作用，对于因上呼吸道感染、肺炎、麻疹、急性扁桃体炎等各种原因引起的高热惊厥效果较好，往往可以起到立竿见影之效。但是拔罐治疗的同时，应及时到正规医院采取综合的治疗抢救措施，尤其是惊厥缓解后，应针对病因综合治疗。

流行性腮腺炎

流行性腮腺炎是由腮腺炎病毒引起的一种急性呼吸道传染病，多发生于学龄前儿童。其主要症状是发病急剧，耳下一侧或两侧腮腺肿大，疼痛，咀嚼受限，伴有恶寒发热，或头痛、恶心、咽痛、全身不适、食欲不振等症。主要是由于感受风温之邪，壅阻少阳经脉，导致少阳经经气不利、气血壅滞而发为本病。本病相当于祖国医学的痄腮。

【方法1】

取穴：翳风、颊车、大椎、阿是穴。

操作：皮肤常规消毒后，用三棱针快速点刺每穴2～3下，然后将负压罐吸拔于所点刺穴位，留罐3～10分钟，拔出毒血数滴。每日治疗1次，3～5次为1个疗程。本病属急症热症，采用血罐法治疗效果更好。出血量应视患儿的体质和病情而定，体质强、病情重则出血多；体质弱、病情轻则出血少。

【方法2】

取穴：翳风、颊车、大椎、阿是穴、背部膀胱经和督脉。

操作：直接将负压罐吸拔于以上穴位，留罐3～10分钟，将皮肤拔出红色瘀斑为止。每日治疗1次，3～5次为1个疗程。也可采用背部膀胱经和督脉走罐的方法治疗。

【注意】

拔罐刺血疗法治疗流行性腮腺炎效果较好，如果早期治疗，一般1次即可治愈。注意本病属急性传染病，患儿应隔离治疗，以防传染流行。

幼儿急疹、麻疹、猩红热、风疹

幼儿急疹、风疹、麻疹、猩红热其病因相类似，都是由于腠理空虚，营卫不固，风寒或风热之邪乘虚侵袭，蕴于肌肤所致的急性传染性儿科疾病，都是以皮肤出现疹子为主要特征。幼儿急疹是由病毒感染引起的一种急性出疹性传染病，临床以先有发热，一般在体温降后皮肤出现玫瑰红色小丘疹为特点，形状与麻疹相似，因此又称"假麻"；麻疹是由麻疹病毒引起的急性发疹性传染病，临床以发热3～4天，体温达最高峰时，皮肤出现红色如麻粒大小的疹子为特征；猩红热是由溶血性链球菌引起的急性呼吸道传染病，以发热、咽喉肿痛、全身弥漫性猩红色皮疹为特征；风疹是一种较轻的发疹性传染病，初起类似感冒，轻微发热，1～2天后皮肤出现淡红色斑丘疹，耳后及枕部淋巴结肿大，因皮疹细小如沙，故又称"风痧"。所以，以上几种疾病的治疗原则基本相同，即以驱除邪气、调和营卫为主。

【方法1】

取穴：风门、肺俞、膈俞、大椎、命门、委中、太阳。

操作：本病属急症热症，所以最好采用血罐法，拔出毒血1～5毫升。也可采用留罐法，用负压罐将以上穴位各拔5～10分钟，至皮肤出现红色瘀斑为止。隔日治疗1次，3～5次为1个疗程。

【方法2】

取穴：膀胱经和督脉背部的穴位。

操作：将背部皮肤涂适量润滑油，选择小号负压罐，用真空枪将罐吸拔于背部，然后沿着膀胱经背部的俞穴，轻轻地来回推拉罐，至皮肤出现红色瘀斑为度。小儿皮肤娇嫩，不易推拉，也可在膀胱经和督脉背部的穴位由上至下依次拔罐数个，使罐在背部排列三排。隔日治疗1次，3~5次为1个疗程。

**【注意】**

本病属于急性传染病，患儿应及时隔离，多饮开水，避免风寒侵袭。

小儿支气管肺炎

小儿支气管肺炎是由病毒或细菌感染引起的肺部急性炎症，主要表现为高热不退、咳嗽、呼吸困难、口渴、痰黄稠、舌红苔黄、脉洪数等症，在胸背部听诊常可闻及湿啰音。中医称之为“咳喘”，主要是由于风寒束肺，郁而化热，或热邪犯肺，导致肺失肃降、肺气上逆，而发为本病。所以，治疗本病应以清泻肺热、肃肺止咳为其大法。

**【方法1】**

取穴：大椎、风门、肺俞、定喘、天突、尺泽、孔最。

操作：采用血罐法、留罐法或走罐法。血罐法先用三棱针快速点刺或梅花针快速叩刺，见皮肤有出血点时立即拔罐，留罐5~10分钟，拔出毒血1~5毫升；留罐法在将皮肤拔出红色瘀斑为度。

**【方法2】**

取穴：膀胱经和任、督二脉的胸背部穴位。

操作：患者俯卧位，将背部皮肤涂适量润滑油，选择小号负压罐，用真空枪将罐吸拔于背部，负压不能太大，然后沿着膀胱经和督脉背部的穴位，轻轻地来回推拉罐，至皮肤出现红色瘀斑为度。然后患者仰卧位，在任脉胸部的穴位拔罐，至皮肤出现红色瘀斑为止。隔日治疗1次，3~5次为1个疗程。

**【注意】**

拔罐疗法治疗小儿支气管炎有一定的效果，对于一些使用抗生素效果不明显的慢性迁延性肺炎更有其优越性，可能是由于改善了局部组织的血液循环，促进炎症吸收，增强了机体的神经调节功能的缘故。但对于急性、伴有发热的重症支气管肺炎，应采取综合的治疗方法治疗。

第五，皮肤科疾病的拔罐治疗。

荨麻疹

荨麻疹是临床常见的一种皮肤科疾患，中医称为“风疹”、“瘾疹”，因其遇风易发，疹块时隐时现而得名。本病以患者皮肤瘙痒异常、皮肤出现成块成片的风团为主症。发病颇为迅速，皮肤奇痒，搔之疹块凸起，越搔疹块越大，有如蚊虫叮咬之疙瘩连成片状，疏密不一，消失后不留任何痕迹。本病多由于素体腠理空虚，风邪乘虚侵袭于肌肤之间而发为风疹；或体内素有积热，复感风邪，内不得疏泄，外不得透达，郁于皮毛之间而发为风疹；也有因脾胃不和、蕴湿生热、郁于肌肤而发本病者。所以治疗本病应以补气固表、清热驱风、调理脾胃为其主要原则。

**【方法1】**

取穴：血海、曲池、大椎、合谷、委中。

操作：将皮肤常规消毒，用三棱针快速点刺每穴2~3下，然后将罐吸拔于所点刺的穴位，留罐5~15分钟，拔出瘀血数滴。或直接将罐吸拔于以上穴位，留罐5~15分钟。每周治疗1~2次，10次为1个疗程。如为荨麻疹急性发作期，可在最先起疹且瘙痒最严重的部位用三棱针点刺数下或用梅花针叩打数下，至皮肤出现散在的出血点，然后在局部拔罐，拔出皮下瘀血，大部分患者即刻可以消疹止痒。

**【方法2】**

取穴：风门、肺俞、胃俞、三阴交、足三里、太冲、阿是穴。

操作：将皮肤常规消毒后，用三棱针快速点刺背部穴位2~3下，将罐吸拔于所点刺的穴位，留罐5～15分钟，拔出瘀血数滴。然后在三阴交、足三里、太冲、阿是穴直接拔罐，留罐5～10分钟，至皮肤出现紫红色瘀斑为止。每周治疗1～2次，10次为1个疗程。也可配合背部膀胱经和督脉走罐的方法治疗。

**【注意】**

在治疗期间患者应忌食辛辣刺激性食物及鱼腥等发物，便秘者应保持大便通畅。对于用过大量糖皮质激素和较顽固的慢性荨麻疹患者，应查明病因，针对病因治疗，并应坚持长期的治疗方能见效。也可配合其他疗法综合治疗。

带状疱疹

带状疱疹是由带状疱疹病毒感染所引起的皮肤病。起病突然，皮肤出现群簇性绿豆大小的水疱，内容透明澄清，疱壁紧张发亮，周围有红晕。疱疹常沿着某一神经分布排列，一般以肋间神经、臂丛神经、三叉神经、坐骨神经分布区较多见。严重的神经痛是本病的一个特点，常在皮损出现之前即开始疼痛，随着皮损的出现，疼痛逐渐加重，严重者皮损完全愈合，仍后遗有神经痛，历经数年难愈。本病属中医的“蛇丹”，主要是由于素体肝胆热盛、湿热内蕴、外感毒邪而诱发。毒邪与肝火和湿热相搏结，阻遏经络气血不通，不通则痛，故症见灼热疼痛。毒邪蕴于血分则发红斑，温热凝聚不得疏泄则起水疱。因此，肝胆热盛、湿热内蕴、外感毒邪是本病的实质。皮肤发生水疱，剧烈疼痛为本病的重要特征。所以，治疗本病当以疏肝利胆、清热利湿、解毒化瘀、通经活络为其原则。

**【方法】**

取穴：疱疹局部穴位、配合相对应的背部夹脊穴或相对的神经根。

操作：在疱疹局部进行消毒，用梅花针沿着皮损的走行重手法叩刺，至疱疹全部破溃，流出黄水及血液，然后在局部拔火罐，将疱疹下面的毒液及毒血全部拔出。一般根据病灶的大小，病情的轻重，决定拔出的血量，尽量吸拔干净，可拔出毒血10～50毫升，甚至更多，起罐后擦净皮肤上的血迹，局部再次消毒，用大剂量的维生素$B_{12}$和利巴韦林注射液注射至疱疹皮下，用无菌纱布覆盖。然后在疱疹相对应的华佗夹脊穴或神经根区域进行拔罐治疗，拔罐后同样注射维生素$B_{12}$和利巴韦林注射液。维生素$B_{12}$与利巴韦林配比为1:1，总剂量一般10～20ml，每日治疗1次，一般患者拔罐后即刻感觉疼痛减轻，治疗1～3次即可痊愈。

**【注意】**

拔罐刺血法治疗带状疱疹急性期确有较好的效果，方法简便，无副作用，一般患者如果治疗及时，1～3次即可好转或痊愈，但对于后遗症期的疼痛治疗效果不好。治疗本病越早，效果越好，皮损下面的毒血一定要吸拔干净。

神经性皮炎

神经性皮炎是常见的顽固性皮肤病症，病因不明，但与神经精神因素有明显的关系。以皮肤苔藓样变及剧烈的瘙痒为临床特征。本病属中医的“摄领疮”、“顽癣”范畴。多因脾胃湿热，肺经风毒，客于肌肤腠理之间，兼感风湿热邪所致。所以，治疗本病当以清利湿热、调理脾肺、驱除邪毒为其主要原则，局部取穴与循经、辨证取穴相结合。

**【方法】**

取穴：大椎、委中、曲池、血海、风市、皮损局部。

操作：皮损局部用三棱针散刺数下或梅花针叩刺至皮肤散在出血点，然后在局部拔罐，拔出皮下毒血后起罐，出血量可视病情轻重和病变部位大小而定。其余穴位直接拔罐，采用留罐法或针罐法。每周治疗1～2次，10次为1个疗程。

**【注意】**

本病容易反复发作，迁延难愈，拔罐疗法往往止痒效果显著，但要使皮损消失至



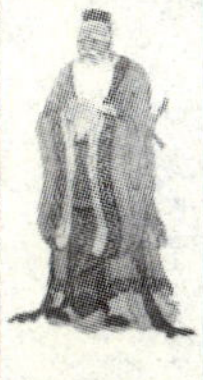

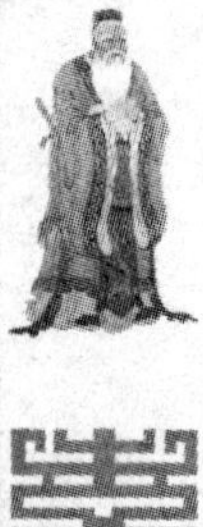

痊愈，必须坚持治疗1～2个疗程，才能收到巩固的疗效；精神因素及疲劳对本病影响很大，因此患者应保持心情舒畅，注意休息；皮损处尽量避免日晒、搔抓、摩擦、肥皂等酸碱物的刺激；忌烟酒、鱼腥及辛辣刺激性食物。

湿疹

湿疹是一种常见的变态反应性、炎症性皮肤病，其特点为皮肤呈多样性，红斑、丘疹、水疱、糜烂、渗出、结痂等，呈对称性分布。好发于面部、肘窝、四肢屈侧及躯干等处，容易反复发作，呈慢性病程。本病属中医的“浸淫疮”范畴。多因脾胃湿热，肺经风毒，客于肌肤腠理之间，兼感风湿热邪所致。所以，治疗本病应以健脾利湿、疏风清热、解毒通络为其原则。

【方法】

取穴：局部取穴与循经、辨证取穴相结合，大椎、曲池、血海、委中、环跳、风市、足三里、太冲、病变局部。

操作：皮损局部用三棱针散刺或梅花针叩刺至皮肤出现散在出血点，然后在叩刺的部位拔罐，拔出皮下毒血后起罐，出血量可因病变部位大小不同而定。其余穴位直接拔罐，采用留罐法或针罐法。每周治疗1～2次，10次为1个疗程。

【注意】

拔罐刺血疗法治疗湿疹效果满意，尤其是对湿疹奇痒难忍者，止痒作用显著。治疗期间，患者应忌烟酒、鱼腥及辛辣刺激性食物。

第六，五官科疾病的拔罐治疗。

目赤肿痛

目赤肿痛为多种眼疾中的一个急性症状，俗称“红眼病”。主要是由于外感风热时邪，侵袭目窍；或因肝胆火盛，循经上扰目窍所致。临床可见目赤肿痛、畏光、流泪、眵多等症。如伴头痛、发热、脉浮数等为风热为患；如伴口苦、烦热、便秘、脉弦等为肝胆火盛。所以，治疗本病应当以驱除邪热、平肝潜阳为其主要治疗原则。

本病相当于现代医学的急性结膜炎、假膜性结膜炎、流行性角结膜炎、结膜变态反应性疾病等。

【方法1】

取穴：大椎、太阳、太冲、耳尖等穴。

操作：治疗本病应首选刺血拔罐法，放血量最多可达5ml。也可直接在以上穴位拔罐，留罐5～10分钟，至皮肤出现瘀斑为度。耳尖穴无法拔罐，只能针刺放血治疗。每周治疗1～2次，5～8次为1个疗程。

【方法2】

取穴：背部膀胱经和督脉。

操作：背部涂适量润滑油，将负压罐轻轻地吸拔于背部穴位，然后来回推拉罐体，至皮肤出现红色瘀斑为度。隔日治疗1次，5～8次为1个疗程。

【注意】

拔罐疗法治疗目赤肿痛效果显著，尤其是刺血拔罐法，往往有罐到病除之功，一次即可消除红肿。患者应注意在治疗期间忌食辛辣刺激性食物及鱼、虾等发物。对于一些传染性结膜炎应加强预防措施，毛巾、脸盆等物品应专人专用，用后严格消毒。

电光性眼炎

电光性眼炎是由于电弧光发出的紫外线照射眼部后所引起的眼结膜和角膜的炎症反应。常见于电焊弧光、紫外线灯、太阳强光等照射眼部所致。一般在接触紫外线后4～8小时突然发生双眼烧灼感，剧烈疼痛，伴有眼睑痉挛、畏光、流泪、异物感、结膜充血、轻度水肿等症。

【方法1】

取穴：肝俞、大椎、太阳、印堂、太冲、合谷、委中。

操作：治疗本病最好采用刺血拔罐法，放血量可达 1～5ml。也可采用留罐法直接将罐吸拔于所选穴位，留罐 5～15 分钟，至皮肤出现红色瘀血为止。隔日治疗 1 次，3～5 次为 1 个疗程。

【方法 2】

取穴：膀胱经和督脉背部穴位。

操作：背部涂适量润滑油，将负压罐轻轻地吸拔于背部穴位，然后沿着膀胱经和督脉背部的穴位来回推拉罐体，至皮肤出现红色瘀斑为止。隔日治疗 1 次，3～5 次为 1 个疗程。

【注意】

拔罐刺血疗法治疗电光性眼炎效果显著，尤其是解除眼睑痉挛和眼痛、流泪、羞明等症状往往有立竿见影之效。在治疗期间患者应注意忌食辛辣刺激性食物及鱼、虾等发物，注意保护眼睛，可戴眼罩，避免接触强光。

麦粒肿

麦粒肿是眼睑缘毛囊细菌感染所引起的一种急性化脓性炎症，也称之为“针眼”等。主要是由于脾胃蕴热，肝火上炎，气血瘀阻，火热结聚，以致眼睑红肿化脓。所以，治疗本病应以清热泻火、活血化瘀为主。

【方法 1】

取穴：大椎、太阳、印堂、太冲、合谷、肝俞、委中。

操作：治疗本病最好采用刺血拔罐法，放血量可达 1～5ml。也可采用留罐法直接将罐吸拔于所选穴位，一般留罐 5～15 分钟，至皮肤拔出红色瘀斑为止。隔日治疗 1 次，3～5 次为 1 个疗程。

【方法 2】

取穴：膀胱经和督脉背部穴位。

操作：背部涂适量润滑油，将负压罐轻轻地吸拔于背部穴位，然后沿着膀胱经和督脉背部的穴位来回推拉罐体，至皮肤出现红色瘀斑为止。隔日治疗 1 次，3～5 次为 1 个疗程。严重者可配合耳尖穴刺血的方法治疗。

【注意】

拔罐疗法治疗麦粒肿早期局部红肿硬结尚未成脓者效果显著，往往 1～2 次即可痊愈；对于已成脓者，拔罐刺血治疗也有一定的效果；对于脓肿严重者，应配合眼科综合治疗。患者切忌自行挤压，以免细菌挤入血液，造成感染。

流泪症

流泪症即一些患者稍遇风寒即不自主流泪，怕风、怕光，不敢外出。冲洗泪道时，泪道通畅或狭窄、不通。因为肝开窍于目，所以治疗此症当以调肝为主。

【方法】

取穴：太阳、肝俞、大椎、太冲、合谷。

操作：选择小号负压罐，用负压枪将罐直接吸拔于以上穴位，留罐 5～10 分钟，至皮肤出现红色瘀血为度。也可采用血罐法或针罐法治疗。每周治疗 1～2 次，10 次为 1 个疗程。

【注意】

拔罐疗法对于泪道通畅的流泪症效果较好，一般治疗 1～3 次即可见效。而对于泪道阻塞所致的流泪症效果较差，应与眼科相结合，综合治疗。

牙痛

牙痛为口腔疾患中常见的症状，见于各种牙病，如龋齿、牙周炎、冠周炎等。中医学认为牙痛的主要原因是胃经郁火或风邪侵袭经络，郁于阳明经而化火，火邪循

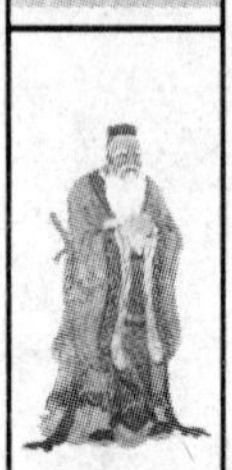

经上炎而发为牙痛;或肾阴不足,虚火上升引起牙痛。所以,治疗牙痛的主要原则是清泻胃火、疏风通络。

【方法】

取穴:局部取穴与循经取穴相结合,合谷、内庭、颊车、下关、阿是穴为主,配合胃俞、大肠俞、大椎等穴。

操作:采用血罐法、针罐法或留罐法,血罐法可拔出毒血 3~5ml,针罐法应待进针得气后拔罐治疗,留罐大约 15 分钟,以皮肤出现红色瘀斑为度。每日或隔日治疗 1 次,6~8 次为 1 个疗程。

【注意】

拔罐法对于一些风火牙痛效果较好,有时可立时止痛,而对于一些由于龋齿或牙根尖炎引起的牙痛效果则不理想。患者平时应注意口腔卫生,养成饭后漱口,早、晚刷牙的好习惯。

咽喉肿痛

咽喉肿痛是五官科常见的疾病,相当于现代医学的急、慢性扁桃体炎、急、慢性咽峡炎、单纯性喉炎、扁桃体周围脓肿等疾病。主要是由于外感风热邪毒,熏灼肺系,或肺胃二经郁热上扰,而致咽喉肿痛,属实热症,多为急性。也有因肾阴亏耗,阴液不能上润咽喉,虚火上炎而引起的咽喉肿痛,属虚热症,多为慢性。治疗本病当以滋阴清热、调理肺系为主。

【方法 1】

取穴:天突、大椎、肺俞、风门。

操作:用真空枪将负压罐吸拔于以上穴位,留罐 5~15 分钟,至皮肤拔出紫红色瘀斑为止。急性咽喉肿痛最好采用血罐法或留罐法,慢性咽喉肿痛最好采用留罐法或针罐法。每日或隔日治疗 1 次,6~8 次为 1 个疗程。

【方法 2】

取穴:膀胱经和督脉的背部穴位。

操作:将背部涂适量润滑油,将罐吸拔于背部,然后沿着膀胱经和督脉,轻轻地来回推拉火罐,至背部皮肤出现红色的瘀斑为止。每日或隔日治疗 1 次,6~8 次为 1 个疗程。

【注意】

拔罐法治疗本病效果较好,尤其对于急性咽喉炎尚未化脓者效果显著,往往可以立即缓解疼痛。拔罐法治疗慢性咽喉肿痛也有一定效果,但须坚持治疗 1~2 个疗程。在治疗期间,患者应忌食辛辣刺激性食物及烟酒等。

耳鸣、耳聋

耳鸣和耳聋都是听觉异常的症状。耳鸣以自觉耳内鸣响为主症;耳聋以听力减退或听觉丧失为主症。因二者在临床上常同时并见,而且病因及治疗方面大致相同,故合并论述。本病多由暴怒惊恐,肝胆风火上逆,以致少阳经气闭阻不通所致;或因外感风邪侵袭,壅遏清窍所致;或因肾气虚弱,精气不能上达于耳而成。一般由于肝胆风火上逆和外邪壅遏清窍所致的耳鸣和耳聋发病较急,属实症;而由于肾气虚弱精气不能上达所致之耳聋发病较慢,属虚症。所以,本病的治疗当以疏通经络、清肝泻火、祛除邪气、调补肝肾为治疗原则,局部取穴配合循经取穴。

【方法 1】

取穴:翳风、外关、大椎、肝俞、肾俞、三阴交。

操作:选择适当大小的负压罐,将罐直接吸拔于以上穴位,留罐 5~15 分钟,至背部皮肤出现红色的瘀斑为止。或者采用血罐法,将皮肤常规消毒后,每穴用三棱针快速点刺 2~3 下,然后在所点刺的部位拔罐,拔出瘀血数滴,起罐后擦净皮肤上的血迹。每周治疗 1 ~2 次,6 ~8 次为 1 个疗程。

【方法 2】

取穴:膀胱经和督脉的背部穴位。

操作:将背部涂适量润滑油,将罐吸拔于背部,然后沿着膀胱经和督脉,轻轻地来回推拉火罐,至背部皮肤出现红色的瘀斑为止,起罐后擦净皮肤上的油迹。每周治疗 1 ~2 次,6 ~8 次为 1 个疗程。

【注意】

耳鸣、耳聋是临床较为顽固的一种病症,拔罐疗法对于急性发作的、病程短、属实症的治疗效果较好。而对于慢性发作的、病程长、属虚症的也有一定的治疗效果,但需要坚持治疗 1 ~2 个疗程方可奏效。在临床上应尽可能查清本病的原因,进行病因治疗,对于较顽固的耳鸣、耳聋,应采用中西医结合的方法综合治疗。患者应注意休息,避免过劳和精神刺激。

鼻出血

鼻出血是一种常见症状,中医称为“鼻衄”。主要是由于外感风热燥邪,损伤血络,迫血离经妄行;或平素肝肺郁热,伏火上扰,迫血妄行;或饮酒过多,过食辛燥之品,以致燥热蕴结于胃,化火扰动血络,迫血外溢;或肝肾阴虚,虚火上扰,迫血上逆而致衄血。所以,治疗本病应首先考虑清热泻火,调理肝、肺、胃经的经气。

【方法 1】

取穴:肝俞、肺俞、胃俞、太冲、内庭、合谷、涌泉、大椎、委中、足三里、迎香、印堂等穴。

操作:将以上穴位分成前后 2 组,交替进行拔罐治疗,血罐法或针罐法,也可采用留罐法,血罐法应拔出瘀血 3 ~5 毫升,针罐法应采用泻法,留罐法应拔出瘀血,隔日 1 次,3 次为 1 疗程。

【方法 2】

取穴:膀胱经和督脉的背部穴位。

操作:用背部膀胱经和督脉走罐的方法治疗,将背部涂适量润滑油,将罐吸拔于背部,然后沿着膀胱经和督脉,轻轻地来回推拉火罐,至背部皮肤出现红色的瘀斑为止,起罐后擦净皮肤上的油迹。每周治疗 1 ~2 次,6 ~8 次为 1 个疗程。

【注意】

单纯性鼻出血拔罐治疗效果较好,有的患者往往 1 次治疗后立即止住出血,对于反复发作的患者在止住出血后,应坚持治疗 1 ~2 个疗程,彻底治愈。如鼻出血的患者是由于血液病或肿瘤等引起,禁用拔罐和刺血法治疗,可配合灸法或药物穴位贴敷法等。

**○耳穴疗法**

第一,耳穴疗法的历史。

1. 耳穴疗法的起源

利用耳穴诊断和治疗疾病,在我国有着悠久的历史,是中医学的重要组成部分。

耳穴诊疗法源于中国,有关耳穴诊治疾病的最早记载可以追溯到二千多年前的春秋战国时期。在当时成书的《黄帝内经》中已有记载,如“两耳无闻取耳中”,另外还详细记载了耳与全身各部分的密切联系及其生理、病理学基础,以及望耳诊病、用耳防治疾病的经验。

至唐代已注意了耳的重要性,并出现了耳针疗法。孙思邈在《千金方》中指出:“神者,心之脏,舌者,心之官,故心气通于舌,舌和则能审五味矣。心在窍为耳。……心气通于舌,非窍也,其通于窍者,寄见于耳,荣华于耳。”《备急千金要方》载:“耳中穴,耳中孔上横梁是,针灸之,治马黄黄疸,寒暑疫毒。”

到明代对耳的认识更加深入，耳穴的临床经验得到积累和丰富。《证治准绳》中说："心在窍为舌，以舌非孔窍，故窍寄于耳，则肾为耳窍之主，心为耳窍之客。"龚云林认为："青色横目及入耳，此症应知死，耳内生疮黑斑出，医人体用术。"《证治准绳》中还指出："凡耳轮红润者生，或黄或黑或青而枯燥者死，薄而白、薄而黑者皆为肾败。"杨继洲在《针灸大成》中指出："耳尖穴，在耳尖上，卷耳取，尖上是穴，治眼生翳膜。""针耳门治龋齿"，并且出现了耳穴图谱。

至清代，耳诊已成为中医诊断体系中的重要组成部分。汪宏著《望诊遵经》一书，专辟有"望耳诊法提纲"一节。张振鋆著《厘正按摩要术》一书，最早提出了耳背分属五脏的理论，并记载了用以治疗肺经受寒的"双凤展翅"法，即以两手食中二指，捻两耳尖，向上三提毕，次掐承浆、两颊及听会等穴。

2. 耳穴疗法的发展

新中国成立以后，中国的传统医学取得了迅速的发展，耳穴诊治法已发展成为耳穴诊治学体系，并成为针灸学中别具特色的学科，现代耳穴诊治法已成为一门新的学科。

1958 年 12 月，叶肖麟在《上海中医药学杂志》上摘译介绍了法国医学博士诺吉尔(P. Nogier)的发现："外耳并非单一弯曲软骨，它与内脏器官存在密切关系，内脏疾患时在耳廓上有相应点出现。"诺吉尔首次提出耳廓形如"胚胎倒影"的耳穴图。

胚胎倒影耳穴图的提出，对耳穴工作者有很大启发，广大医务人员参考国内外有关资料和动态，进一步发掘古代经验，广泛开展了耳穴诊治实践，对已发展的耳穴从临床应用和作用原理等各方面作了验证、筛选和补充。在此期间，在验证法国耳穴的同时，国内已有新的耳穴名称和刺激点的提出。1960 年，北京《科技小报》发表了北京平安医院许作霜大夫总结临床应用耳针疗法治疗 255 例病人的学术论文。更重要的是，在耳廓上发现了 15 个刺激点，临床试验效果很好。特别是精、气、神三穴，展现了中医精华。

根据人体解剖部位和中医理论命名的耳穴，对当时和以后都产生了较大的影响，直接被耳穴工作者所用，至今这些穴位在治疗中仍发挥很大作用。由于耳穴新刺激点不断出现，到了 20 世纪 60 年代，中国耳穴发展到近 100 个穴位。

3. 耳穴疗法的普及

20 世纪 60 年代至 70 年代，中国提出了"为工农兵服务"，"一根针，一把草治疗百病"的口号，推动了针灸和耳针的发展。这个群众性的运动使耳针迅速且深入发展，总结了数以百万计的病例和经验，发表耳针论文一千余篇。这个时期河南洛阳的李家琪发表了耳穴压豆疗法，这就是耳穴贴压疗法的雏形。

70 年代至 80 年代，耳穴疗法在中国得到了广泛的普及，同时对耳穴的认识也不断深化。

1970 年，广州部队后勤部绘制的《耳针穴位挂图》中，收载耳穴 107 个；1971 年，中国科学院动物研究所编著《耳针疗法》一书，收载耳穴已达 112 个；1972 年，王忠等著《耳针》一书中记载耳穴 131 个；1974 年，上海中医学院编著《针灸学》中收集耳穴 154 个；1979 年，郝金凯编著《针灸经外奇穴图谱》中收录耳穴 199 个。与此同时，耳背穴位数量也迅速增加。1972 年，江苏新医学院及该学院第二附属医院编著的《耳穴的来源发展、临床应用及作用原理的初步探讨》一书记载："仅据 65 份文献及不完全统计，耳穴至少已有 284 个名称并有记载。若按只要在定位上有差异就算一点，则已有 700 个点。"

随着耳穴数量的发展、耳穴分布规律的形成、在耳穴研究上的不断加深，大量耳穴的研究不再局限于初期的一般疗效观察和病案分析，在揭示耳穴与整体的关系，耳穴定位及分布规律，耳穴特异性功能等方面，作了大量工作。中国耳穴工作者在实践中不仅验证了法国诺吉尔的“胚胎倒影”学说，而且在国内集中力量研究中医脏腑经络学说与耳穴的关系及作用原理，并在耳穴基础研究水平上，对耳廓大体形态、耳廓解剖结构、耳廓胚胎学、耳穴组织结构等取得一定成果。

同时，耳针麻醉应用于临床，对耳穴作用原理的研究有很大推动作用。中国中医研究院、上海生理研究所、中国科学院动物研究所、哈尔滨医科大学等国家重要科研医疗单位，通过耳廓痛点的形成和刺激耳廓特定点镇痛机制的研究，都进一步从现代科学的角度探讨了耳与内脏、躯体的相关性及规律。

4. 耳穴疗法的振兴

20 世纪 80 年至 90 年代，耳穴理论研究更加深入，耳穴研究队伍也不断壮大，耳穴诊治法广泛应用于临床实践中。在耳穴诊断方面，除望耳法、压痛法外，还出现耳穴电测法、耳穴触摸法、耳穴压痕法等，在此基础上提出了耳穴综合诊断法，即一视、二触、三测听、四辨证。在耳穴治疗方面，用耳穴治疗的疾病达 200 余种，这些疾病涉及内、外、妇、儿、五官、骨伤科，不仅能够治疗功能性疾病，而且可以治疗器质性疾病，以及一些病毒、细菌、寄生虫等所致的疾病，并用于防病、美容、保健、抗衰老、戒烟、戒酒、戒毒等。用于防治疾病的耳穴刺激方法，有耳穴毫针法、耳穴埋针法、耳穴电针法、耳穴放血疗法、耳穴梅花针疗法、耳穴按摩疗法、耳穴割治法、耳穴药物注射法、耳穴灸法、耳穴贴压法、耳穴综合疗法等 20 余种，到目前最盛行的是耳穴贴压法、耳尖放血法、耳穴按摩法。

1982 年 12 月世界卫生组织委托中国拟订“耳穴国际标准化方案”（草案）。1982 年 12 月在哈尔滨成立了“中国针灸学会全国耳针协作小组”；1984 年又在云南召开了第一届全国耳针、头针学术会议。5 年期间，中国耳穴工作者曾 4 次召开专题会议，确定“方案”选穴原则，制定并反复修订“方案草案”，编绘耳穴图谱。通过广征意见，使方案趋于成熟，于 1987 年 6 月在韩国汉城（即首尔），举行的“国际穴名标准化”工作会议上，通过了耳穴标准化方案，耳穴开始走入正规化阶段，为耳穴医疗事业的发展奠定了坚实的基础，也标志着中国耳穴研究居世界领先地位。

这个时期名家辈出，各种专业著作大量涌现，同时，耳针协会和耳针函授学校都先后出现，学术水平和技术水平都大大提高了，耳穴疗法已成为大众所欢迎的一种保健和治病的方法。

1993 年，我国又发布了“国家标准耳穴名称与部位”，标志耳针已经进入成熟阶段，这是耳针学发展的一个重要里程碑。如今耳针、耳穴疗法已发展成为一个独立的学科，对它的研究和深入探讨，已经为广大病人朋友带来巨大益处。

1999 ~ 2002 年在美国拉斯维加斯召开的世界医学大会上，以公开声称不再用“耳针”一词，而称“耳医学”。

目前，耳医学的研究已得到迅速发展，耳医学在世界上得到了普遍的应用，随着耳医学的进一步发展与深入研究，耳穴疗法将不断地科学化、现代化，将在防病、治病及人体保健方面发挥更大的作用。

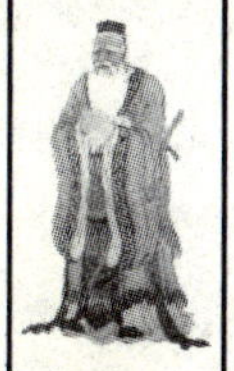

操作方法：

(1)耳廓的结构

耳廓外被皮肤，内由形状复杂的弹性软骨作为支架，并附以韧带、脂肪、结缔组织及退化了的耳肌等。耳廓皮下分布着丰富的神经、血管和淋巴管。耳廓上 3/4 ~ 4/5 部是弹性软骨，下 1/4 ~ 1/5 部是含有脂肪与结缔组织的耳垂。

(2)耳廓的体表分布

耳廓分前面和背面。凹面为耳廓前面，凸面为耳廓背面。其体表分布如下。

①耳廓前面

由耳轮、对耳轮、三角窝、耳甲、耳屏、对耳屏、耳垂组成。

②耳廓背面

由耳轮背面、耳轮尾背面、耳垂背面、耳舟隆起、三角窝降起、耳甲艇隆起、耳甲腔隆起、对耳轮上脚沟、对耳轮下脚沟、对耳轮沟、耳轮脚沟、对耳屏沟组成。

(3)耳穴的分布

耳穴在耳廓的分布犹如一个倒置的胎儿,头部朝下,臀部朝上。其分布规律是:与头面相应的穴位在耳垂,与上肢相应的穴位在耳舟,与躯干相应的穴位在耳轮体部,与下肢相应的穴位在对耳轮上、下脚,与腹腔相应的穴位在耳甲艇,与胸腔相应的穴位在耳甲腔,与消化道相应的穴位在耳轮脚周围等(图 11－1)。

操作方法:

随着耳穴应用范围的不断扩大,耳穴的刺激方法也愈来愈多,现介绍几种常用的有效方法。

压子法

又称压丸法、压豆法。应用最广的是王不留行子、磁珠,其他可选用油菜子、小米、绿豆,也可用灵丹、六神丸等。将子对准所选耳穴,用预先备好的小方块胶布固定,嘱患者每日自行按压 3～5 次,每次 1～3 分钟。一般单侧耳廓贴压,双侧交替进行。对于急性疾病或症状,也可双侧耳廓同时按压,以收速效或加强效果。每隔 2～5 日或每周换药 1 次,10 次为 1 个疗程。

贴膏法

是用刺激性膏药贴在耳穴上治疗疾病的一种方法。常用的膏药有香桂活血膏、活血镇痛膏、伤湿止痛膏、降压膏等。将膏药剪成 0.6 厘米 0.6 厘米的小块,贴敷在耳穴上。

毫针法

是用毫针刺激耳穴治疗疾病的一种常用方法。一般采用针长为 0.5 寸,1 寸的 28、30 号毫针。用 75% 乙醇棉球由内到外、由上到下,对耳廓全部消毒,然后快速刺入耳穴。大多数耳穴垂直进针以刺入软骨为度。个别穴位以水平位进针,如交感、耳迷根等穴,刺入 2～3 分,留针 20～60 分钟。慢性患者及疼痛性疾病留针时间可延长。对不合作的儿童不宜留针,起针时用消毒干棉球压迫针眼,以防出血,再用碘酒涂擦消毒,以免感染。

电针法

是将毫针法和脉冲电流刺激相结合的一种方法。先将毫针刺入耳穴,然后将一对输出导线上正负极分别连接于毫针柄上,在全部旋钮都置于“零”位时,启动电源开关,选好频率与波形,逐渐调整输出电流至所需的刺激量。通电时间以 10～20 分钟为宜。治毕将电位器拨回零位,再关闭电源,撤去电线,然后起针。凡用耳针治疗的病症可用本法。常用于神经系统疾病、痛症、内脏痉挛、哮喘及耳针麻醉等。

水针法

又称耳穴药物注射法、耳穴封闭法。是用微量药物注入耳穴的方法。

(1)注射药物种类　可根据药物的药理作用,按需要选用。①维生素:维生素 $B_1$ 适用于所有常见病,维生素 $B_{12}$ 适用于慢性病或年老体弱患者,维生素 $K_3$ 适用于胆道蛔虫症。②止痛药:普鲁卡因用于头痛,哌替啶(杜冷丁)可用于痛症。③抗生素:链霉素可治疗百日咳、肺结核;青霉素可用于抗感染(需作皮试)。④止喘药:氨茶碱、肾上腺素可治疗支气管哮喘。⑤止血药:安特诺新(安络血)、维生素 K 可用于止血。⑥生物制剂:胎盘组织液适用于慢性肝炎、慢性胃炎、溃疡病、过敏性疾病等。⑦激素类:普通胰岛素可用于糖尿病,丙酸睾丸酮适用于阳痿。⑧中药制剂:当归注射液、川芎注射液、防风注射液,可用于治疗头痛、腰腿痛。⑨其他:如生理盐水可治疗所有常见病,安乃近注射液治疗高热,利血平治疗高血压。

(2)操作方法　耳廓常规消毒,用1毫升注射器配以26号针头,吸取药液,分别注入耳穴的皮内或皮下,回抽针芯,如无回血,则缓缓推注药液,每次0.1～0.3毫升。注入后,局部可稍有隆起,此时可产生胀痛、热、红等反应。隔日1次,10次为1个疗程。

梅花针法

是用梅花针叩刺耳穴治病的方法。先自行按摩双耳数分钟,呈轻度充血状态,左手托住耳廓,右手持消毒的梅花针在选定的耳穴区作快速雀啄样叩刺,刺激强度由轻至重。叩打后,耳廓充血发热,或有少量渗血。每日1～2次,10次为1个疗程。

放血法

是用三棱针在耳穴上点刺出血的治疗方法。先按摩耳穴,使其充血,常规消毒穴位皮肤,左手固定耳廓,右手持针,对准耳穴,迅速刺2～4毫米深,并立即出针,轻捏挤压针孔周围皮肤,使出血2～5滴即可。也可轻微点刺2毫米,以不出血为度,隔日1次,急性病可1日2次。

埋针法

是用特制的不锈钢环形揿针式针,或钉式针埋于耳穴内,以治疗疾病的一种方法。用左手固定耳廓,右手用血管钳夹住消毒的皮内针针柄,快速刺入所选定的穴位内。可刺入针体的2/3深度,然后用胶布固定。或直接将已消毒的揿针式皮内针的针柄,贴在预先剪好的小块胶布中央,再按揿于耳穴内。一般埋患侧耳穴即可。每日自行按压2～3次。留针3～5日,10日为1个疗程。

耳灸法

是用温热刺激耳廓的一种治疗方法,可供选用的材料很多,共有下列几种。

(1)线香灸　用点燃的卫生线香对准所选的耳穴灸治。一般取2～3穴,以患者感到局部温热疼痛为度。每穴2～3分钟,每次10～15分钟,隔日1次,双耳皆灸,10次为1个疗程。

(2)艾条灸　使用艾条温灸全耳。可分艾条温和灸、雀啄灸和熨热灸三种。待耳朵充血、灼热即可,急性病每日1次,慢性病隔日1次。

(3)灯草灸　将一段约1厘米长的灯心草,浸蘸麻油后点燃,对准耳穴迅速点灸,听到“叭”一声响,为1壮,每日或隔日1次。

(4)火柴灸　可用划燃的火柴头对准所选耳穴,迅速按灸1下,1～2秒,每次1～2穴,双耳交替灸之。

(5)小艾炷直接灸　用大蒜汁涂在耳穴皮肤上,然后将预先制备好的麦粒大小的艾炷放在蒜汁上粘住,用线香点燃施灸,皮肤感到灼热即换第二炷。1炷为1壮,每次1～3穴,每穴灸3～9壮。

光针法

是以小功率的气体激光器刺激耳穴,以获取治疗作用的一种方法。目前国内运用的主要是氦－氖激光仪。激光器接通电源后,调节电压,待红色激光束稳定输出,即可直接顺序照射耳穴。如电压不稳定,激光有闪烁现象应随时调整,以免影响疗效。每日或隔日照射1次,每次每穴照射3～5分钟,10日为1个疗程,疗程间隔7～10日。

养生应用:

感冒

肺、内鼻、肾上腺。

中暑

心、枕、脑。

咳嗽



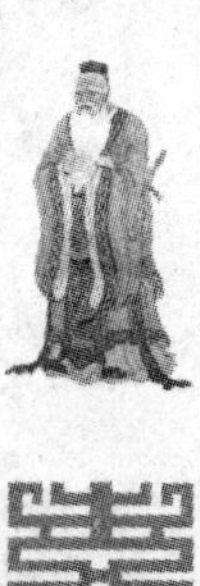

支气管、肺、神门。

哮喘

肺、气管、平喘、肾腺、屏尖。

眩晕

肾、神门、内耳、肝。

胃痛

胃、神门、腹穴。

呃逆

膈、神门、交感、皮质下。

高血压

降压沟、心、神门、交感、皮质下。

心动过速

心、肝、肾、皮质下、交感、神门。

胃下垂

胃、脾、三焦、膈。

遗尿

肾、膀胱、皮质下、尿道。

尿频

膀胱、肾、尿道、脑点、神门。

儿童多动症

肾、皮质下、心、神门。

神经衰弱

神门、心、皮质下、脑点。

头痛

额、枕、颞、肝、皮质下、耳尖、脑点。

偏头痛

额、太阳、枕、神门、内分泌。

面肌抽搐

肝、心、眼、皮质下、神门。

面神经炎

眼、颊、肝、口。

落枕

颈、颈椎。

肩周炎

肩、神门、肩关节、肾上腺。

腰肌劳损

腰、腰椎、神门、肾、皮质下。

急性阑尾炎

阑尾、大肠、交感、神门。

胆结石

肝、胆、神门、皮质下。

便秘

大肠、直肠。

腹泻

胃、火肠、直肠、脾。

失眠

心、神门、肾、脑点。

输液反应

对屏尖、肾上腺、神门。

癌肿疼痛

皮质下、心、耳尖穴及病变部位。

扭挫伤

神门、皮质下及相应部位。

术后切口痛

皮质下、神门及手术切口相应部位。

月经不调

子宫、卵巢、屏尖。

痛经

子宫、肾、屏尖、内分泌。

缺乳

内分泌、胸、乳腺。

荨麻疹

肺、荨麻疹点、肾上腺、心。

带状疱疹

肺、皮质下、内分泌穴及相应部位。

麦粒肿、结膜炎

耳尖。

近视

眼、肝、肾。

鼻衄

内鼻、肺、神门。

急性扁桃体炎

耳尖、轮$_3$、轮$_4$、轮$_5$，并放血。

颞颌关节功能紊乱

口、颊、上颌、下颌。

注意事项：

①严格消毒，杜绝感染。出针后如针孔发红、耳廓胀痛、有轻度感染者，应及时涂擦 2.5% 碘酒，或用消炎药治疗，防止引起耳廓化脓性软骨膜炎。

②外耳有湿疹、炎症、冻疮破溃者，以及严重器质性疾病和伴严重贫血者，不宜采用本法。

③妊娠妇女，有习惯流产者应慎用。

④耳廓部针刺比较疼痛，要预防晕针，一旦发生，须及时对症处理。

**○头针疗法**

头针疗法又称头皮针疗法，是在头皮上的一些特定穴区运用针刺防治疾病的一种方法，属“限区疗法”。它根据传统的脏腑经络理论和大脑皮质的功能定位，在头皮上划分出相应的刺激区针刺。

《素问·脉要精微论》指出：“头者精明之府。”明代张介宾注说：“五脏六腑之精气，皆上升于头。”说明头部与人体内各脏腑器官的功能有密切联系。20 世纪 70 年代，山西、陕西等地应用了头针疗法，并有重要发展。20 世纪 80 年代，中国针灸学会拟定了“标准化方案”，使头针疗法成为近年来进行预防和保健的常用方法。



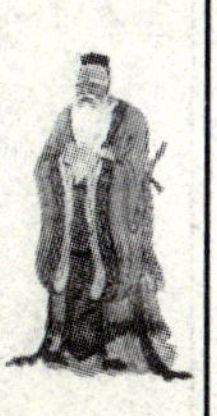

1. 定位法

(1)按病症相应部位取穴,如痛经取生殖区。

(2)对瘫痪、感光异常等患者,多选用患肢对侧的刺激区,双侧患病则取双侧;内脏疾病及全身性疾病者,选用双侧。

(3)如有兼证,可配用其他有关刺激区。

2. 操作方法

(1)取坐位或卧位,用75%乙醇棉球严格消毒刺激区的头发、头皮。

(2)用28~30号长1.5~2寸毫针,与头皮呈15°~30°夹角快速刺入皮下,当感到到进针阻力减小时,使针与头皮平行,并继续捻转到一定深度,可刺入0.5~1.5寸。

(3)为加强针感提高疗效,可采用运针手法。头针的运针只捻转不提插。用拇指、示指(食指)夹持针柄左右捻转,速度为每分钟200次左右,持续捻转2~3分钟,留针5~10分钟,作2~3次可起针,有时可在运针期间活动患肢。

(4)进针后也可用电针代替捻转手法,可用低频脉冲电30分钟,电流强度以患者可耐受为限。

(5)起针时须用干棉球压迫针孔1~2分钟,以防止出血。

(6)每日或隔日治疗1次,每次15~30分钟,10次为1个疗程,休息5~7日后,再作第二疗程。

(7)用木梳梳患者相应刺激区,每日1次,每次200~300下,或用磁电锤叩击相应刺激区来回数百次。

养生应用:

本疗法主要适用于脑源性疾病引起的功能障碍、麻木酸痛、感觉障碍等,也可治疗如下疾病。

中风,偏瘫,疼痛,麻木,失语

运动区、感觉区、足运感区、血管舒缩区、言语二区、言语三区、颞前线。

震颤,麻痹,舞蹈病,帕金森综合征

舞蹈震颤控制区。

高血压

血管舒缩区。

小儿夜尿、子宫脱垂、急性腰扭伤

足运感区、顶中线。

眩晕、耳鸣、听力障碍、偏头痛

晕听区、颞后线。

皮质性视力障碍、白内障、眼疾

视区、枕上正中线、枕上旁线。

小脑疾病、平衡障碍、后脑痛

平衡区、枕下旁线。

胃痛、呕吐、肝胆病

胃区、额旁2线。

癫痫、精神失常、鼻病

额中线。

中枢性面瘫、面部感觉障碍、失语

运动区下2/5、感觉区下2/5、顶颞前斜线、顶颞后斜线。

肩周炎、肘臂痛

对侧运动区中2/5、感觉区中2/5,顶旁2线。

哮喘、心绞痛、呃逆、失眠

胸腔区、额旁1线。

盆腔炎、功能性子宫出血、子宫脱垂

生殖区、额旁3线。

注意事项：

①因头部毛发长，要严格消毒以防感染。

②头针刺激较强，宜坐、卧位，以防晕针。

③在中风急性期，有脑溢血、血压不稳定、心衰等情况时，不宜用头针。

④视具体情况掌握针刺强度，因头皮血管丰富，起针时应严密观察有无出血或血肿，如有出血应紧按针孔直到血止。

头针刺激具有疏通经气，增加脑血液循环，促进神经系统传导和调节兴奋作用，对中枢神经系统疼痛疗效显著，对老年脑源性病变的患者尤为适用。

**○面针疗法**

面针疗法是通过针刺面部的特定穴位，以达到治疗多种疾病及针刺麻醉的一种方法。此法是根据中医学的"面诊"、脏腑经络理论，总结了长期临床实践而形成的一种独特针刺疗法，是中医理论与现代生物全息微针理论的有机结合。

早在《灵枢·五色》中就有记载："五色各见其部，察其浮沉，以知浅深；察其泽夭，以观成败；察其散抟，以知远近；视色上下，以知病处。"《灵枢·邪气脏腑病形》说："十二经络，三百六十五络，其血气皆上于面而走空窍……其气之津液皆上熏于面……"说明面部色泽的异常变化可作为诊断疾病的依据。近人又结合现代生物全息理论，确定了面部24个分区，在临床实践中取得了满意的疗效。

1. 穴位定位(图11－4)

面针疗法中的穴位刺激点，据《灵枢·五色》记载，面部可分为若干区域，分别反映相应脏腑、肢节的病症。如"庭者，首面也；阙上者，咽喉也；阙中者，肺也；下极者，心也；直下者，肝也；肝左者，胆也；下者，脾也；方上者，胃也；中央者，大肠也；旁大肠者，肾也；当肾者，脐也；面王以上者，小肠也；面王以下者，膀胱、子处也；颧者，肩也；颧后者，臂也；臂下者，手也；目内眦上者，膺乳也；挟绳而上者，背也；循牙车以下者，股也；中央者，膝也；膝以下者，胫也；当胫以下者，足也；巨分者，股里也；巨屈者，膝髌也"。面针在此基础上经临床实践总结而成，共24个。额、鼻及上唇正中7个单穴，其他鼻、眼、口旁、颧部及颊部有17对双穴，其中肺穴，即印堂穴；脾穴，即素髎穴。

2. 选穴原则

(1)寻找敏感点

在病变相应区域或邻近部位触压选取阳性反应点。

(2)对应选穴

如手部病取手穴，咽喉部疾病取咽喉穴等。

(3)按脏象学说取穴

如肺主皮毛，故皮肤病可配肺穴。

(4)按五行生克关系取穴

如心属火，肾属水，心病配肾穴，取"水火既济"之意；肝属木，肾属水，肝病取肾穴，取"滋水涵木"之意等。

3. 操作方法

(1)穴位处皮肤常规消毒，用30～32号1～1.5厘米长的毫针，刺入穴位，视穴位处皮肤、肌肉的厚薄，分为横刺、斜刺和直刺，并根据需要采取透穴法。

(2)进针后可施行一定的手法，穴位多有酸、胀、痛麻等针感，位于颜面正中的穴位主要以痛酸为主。得气后可留针10～30分钟，隔5～10分钟行针1次。病重者可埋针 1 ~5 日。

(3)每日或隔日 1 次,10 次为 1 个疗程。

养生应用:

面针应用广泛,凡体针能治的病症,面针多可运用,常用于胃肠疾患、缺乳、痛症等。

胃下垂　脾、胃。

胃痛　胃。

腹痛　大肠、小肠、脐。

缺乳症　膺乳。

胁肋痛　肝、胆。

心绞痛　心

慢性阑尾炎　大肠、肺。

痛经　膀胱、子宫。

眩晕　肝、肾。

腰背痛　背、肾。

肩痛　肩、臂。

膝痛　膝、膝髌。

小儿遗尿　膀胱、肾。

小儿消化不良　肝、胃、大肠。

咽喉肿痛　咽喉。

头痛　首面。

注意事项:

①施针前须严格消毒,防止面部感染,特别是危险三角区内的穴位,如子宫等。

②应用按压法探测患者的疼痛性敏感反应点,同时应注意患者是否有牙痛、鼻窦炎等病症,避免因上述疾病疼痛而致探测失误。

③面部血管极为丰富,行针时不作大幅度提插或捻转,以免伤及血管。起针时,应注意按压针孔,以防出血。

④针刺时,应避开面部有瘢痕、痤疮或其他感染部位。

**○腕踝针疗法**

腕踝针疗法是用毫针在腕部或踝部的特定穴点上作皮下浅刺,以治疗疾病的一种方法。

20 世纪 70 年代,在经络学说的基础上,结合现代神经学理论的创立,发展了腕踝针疗法。此疗法以十二皮部为基础,将人体分为 6 个区,12 个进针点。12 个进针点位于腕踝关节附近,接近十二正经络穴。浅刺腕踝部的特定穴区,具有调节脏腑阴阳的功能,调经气,从而达到扶正祛邪,治疗疾病目的。

1. 分区定位

以前后正中线为标线,将身体两侧由前而后划为 6 个纵行区(图 11 –5)。

1 区

右躯体前正中两侧,包括额、眼、鼻、舌、咽喉、气管、食管、心脏、腹部和会阴部。

2 区

躯体前 1 区两侧,包括颞前部、面颊、后牙、颌下部、甲状腺、乳部、肝、胆、肺和侧腹部。

3 区

躯体前面 2 区外缘,范围较窄,包括耳廓前缘的头面部,胸腹沿腋窝前缘而下的垂直线。

4 区

躯体前后商交界处，包括头项、耳及腋窝垂直下的区域。

5 区

躯体后面两侧（与 2 区相对），包括头、颈后外侧、肩胛区、躯干两侧、下肢外侧。

6 区

躯体后正中线两侧（与 1 区相对），包括后头部、枕项、脊柱、骶尾及肛门。

四肢分区

人体处于标准体位时，四肢内侧面相当于躯干的前面，外侧面相当手躯干的后面，前面靠拢的缝相当于前正中线；后面靠拢的缝相当于后正中线，其划区按躯干的分区类推。

从胸骨末端和肋弓交界处为中心，划一条环绕身体的水平线称横膈线。将身体 6 个区分成上下两半，横线以上为上区，横线以下为下区。

2. 进针点（图 11－6）

腕部和踝部各 6 个进针点，两侧对称。腕部进针点位于腕横纹上 2 寸，从掌间内侧尺侧至桡侧，再由腕背桡侧至尺侧，依次为上$_1$、上$_2$、上$_3$、上$_4$、上$_5$、上$_6$。

踝部 6 个进针点，在内外踝隆起部最高点上 3 寸，从跟腱内侧而前转到外侧跟腱，依次为下$_1$、下$_2$、下$_3$、下$_4$、下$_5$、下$_6$。

3. 方法

常规消毒后，医生左手固定进针点，右手拇指在下，示指（食指）、环指（无名指）在上夹持针柄。针与皮肤呈 30°角，快速进入皮下，针体贴近皮肤表面，沿皮下浅表层刺入一定深度，针下有松软感为宜，不要求有酸、麻、胀、重等感应。如患者有酸、胀、重、麻感，是针体进入过深，宜将针调到皮下浅层。针刺方法：病变在上，针尖朝上；病变在四肢末端，针尖朝下。留针 30 分钟，隔日 1 次，10 次为 1 个疗程。急性病可每日 1 次。

养生应用

头痛　前额痛，取双侧上$_1$、上$_2$；偏头痛，取同侧上$_5$；后头痛、取双侧上$_5$、上 6；巅顶痛，取双侧上$_4$、上$_6$。

支气管炎、哮喘　双侧上$_1$、上$_2$。

眩晕　双侧上。

失眠、心悸　双侧上$_1$。

高血压　双侧上$_1$、上$_3$。

胃脘痛　双侧上$_1$、下$_1$。

腹痛、泄泻　双侧下$_1$、下$_2$。

两胁肋疼痛　双侧上$_2$、下$_2$。

眼部疾病（近视、白内障、青光眼）双侧上$_1$。

耳鸣耳聋　双侧上$_4$。

鼻炎鼻塞　双侧上$_1$。

面瘫、三叉神经痛、面肌痉挛　同侧上$_1$、上$_2$。

颞颌关节炎　同侧上$_4$。

颈椎病　双侧上$_5$、上$_6$。

肩周炎　同侧上$_5$、上$_6$。

网球肘　同侧上$_3$、上$_4$。

腰痛、坐骨神经痛　同侧下$_5$、下$_6$。

膝关节疼痛　双侧下$_3$、下$_4$。

痛经、带下　双侧下$_1$。

各种扭伤　同侧区域进针，上肢取上，下肢取下。

注意事项：

①此法进针，以浅刺皮下，至无痛为度。

②治疗时，如患者出现心悸、眩晕应及时将针取出，以防晕针。

腕踝针是以十二皮部、标本根结理论为基础，具有取穴少，无疼痛感，治疗范围广等特点。对各种痛症，疗效显著。平时每日腕踝部选取几个进针点按摩10分钟，可起到养生、防病和保健的作用。

### ○手针疗法

手针疗法是以经络理论为基础，在手部的特定穴位上针刺，以治疗疾病的一种方法。它具有疏通经络，调和气血，协调阴阳的功效，对于各种疼痛性疾病、急性扭伤等有较好的疗效。

手部经脉与全身经脉密切相连，早在《内经》中就有记载，《灵枢·动输》说："夫四末阴阳之会者，此气之大络也。"手为上肢末端，为手三阴、三阳经络气血交会、联络的部位。《灵枢·逆顺肥瘦》说："手之三阴，从脏走手；手之三阳，从手走头……"详细地阐述了经脉的循行与衔接，按照十二经的标本、根结学说，手足是十二经脉之气散布之处。因此手针疗法，通过针刺手部的特定穴位，具有疏通经络，调节脏腑功能，从而能对全身各部的病痛进行治疗。

1. 手针穴位（图11-7）

2. 选穴方法

（1）各种疾病，选用具有主治作用的穴位1~3对。

（2）主治性能相同的穴位可配合应用。如扁桃体炎，可以同时取后头点、咽喉点和扁桃体点。

（3）将主治作用和对症治疗的穴位配合应用。如发热兼有头痛，可取退热点和头痛点同用。

3. 针刺方法

手指自然弯曲位，用28~30号长1~1.5寸毫针紧贴骨膜外面垂直于掌面或手背直刺（胸痛穴除外），以不刺伤骨膜为准，深0.3~0.5寸。用捻转、提插的强刺激手法，针刺感应越强越有效，留针3~5分钟。针刺疼痛性疾病时，嘱患者尽量活动患病区域或对患部作局部按摩。针刺腰腿点时，针身与皮肤表面呈15°~30°角，针尖向掌侧面，从伸指肌腱和掌骨之间刺入。深度达0.5~0.8寸。

针刺疼痛性疾病，痛止后仍应持续运针1~3分钟，必要时可延长留针时间，或皮下埋针，也可加用电针，或取双手穴位以增加疗效。

针刺每日或隔日1次，5~10次为1个疗程。

养生应用：

踝关节扭伤、劳损　踝点。

急性腰扭伤　脊柱点、命门点、腰腿点。

椎间盘突出症　脊柱点，坐骨点、命门点、腰腿点。

肩周炎、肩部急性扭伤　肩点、脊柱点。

落枕　颈项点、脊柱点。

足跟痛、跟骨骨刺　足跟痛点、命门点。

三叉神经痛　咽喉点。

偏头痛　前头点、偏头点、后头点、咳嗽点。

肋间神经痛　偏头点、脊柱点。

失眠　心点、肝点、命门点。

哮喘、咳嗽　三焦点、肺点、哮喘点、哮喘新穴。

咽喉炎、扁桃体炎　咽喉点、扁桃体点、后头点。

高热　退热点、定惊点。

昏迷　中暑、急救点。

呃逆　肺点、呃逆点、三焦点、脾点。

腹泻　腹泻点、小肠点、大肠点、三焦点、脾点、胃肠点。

痛经　肝点、会阴点。

眼肌痉挛　眼点、脾点、肝点。

皮肤瘙痒　止痒点、肝点、肺点。

注意事项：

①本疗法针感较一般体针要强，因此事先应向患者充分解释说明，以防晕针。对于年老体弱、心脏病、高血压病患者，尤当谨慎。

②针刺时不可伤及骨膜，当入肌腱和掌骨之间。

③手部血管丰富，行手法时切勿粗暴及大幅度提插，以免刺伤手掌部动脉，导致掌部血肿。

④针刺前，严格消毒，防止感染。

**○皮肤针疗法**

皮肤针疗法是运用多支短针叩刺人体体表一定部位或穴位的一种方法。它是我国古代"半刺"、"浮刺"、"毛刺"等针法的发展。根据针的形状和刺及皮肤针数的多少，又有不同名称。如 5 枚针为"梅花针"，7 枚针为"七星针"，18 枚钍为"罗汉针"，多枚针为"丛针"。目前常用的皮肤针为七星针和梅花针。

皮肤针疗法为浅刺、速刺，不伤皮肉，不留针，使用方便，不良反应少，疗效较为显著。通过疏通经络，调和气血，促使机体恢复正常，达到防治疾病的目的。

1. 针具

常用的皮肤针针柄长 15～20 厘米，有金属棒、牛角棒、塑料棒，家庭中也可用圆竹筷代替。针柄端附小锤，一头呈圆锤形，上有合并在一起的数枚针，另一头有呈莲蓬状的针盘，上面有数枚不锈钢针，针尖要平齐，现统称为"七星针"。金属棒针柄坚固但缺少弹性，牛角及塑料柄的弹性较好，使用时常选用后者。针尖的检查，可用脱脂棉轻沾针尖，如针尖有钩或缺损时则棉絮易被带动。

2. 操作方法

用右手拇指、中指、环指（无名指）将针柄末端固定于小鱼际处，示指（食指）按压在针柄上面，使针尖对正叩刺部位。用右手的手腕弹性力量使针尖在皮肤表面垂直地起落叩刺，速度要均匀，每分钟叩刺 100 次左右。根据病情需要分轻叩、中叩、重叩三种刺法。

（1）轻叩

用力较小，针尖接触皮肤的时间越短越好，着皮后立即弹起，仅使皮肤潮红不致出血，此种称"弹刺法"。属补法。适用于虚症，年老体弱及头面部疾病。

（2）重叩

用力稍大，针尖接触皮肤的时间可稍长，并稍加压力，要求达到微出血，此种称"压刺法"。属泻法。适用于实征，体质强壮者，局部有明显压痛点或肌肉丰满处。

（3）中叩

腕部用力介于轻重之间，使皮肤潮红而不出血。适用于一般病症。

3. 叩刺部位

（1）局部叩刺

在病变局部叩刺，或在其局部由外围向中心叩刺。

（2）循经叩刺

在病变所按经络循行路线自上而下叩刺，或选用肘膝以下特定穴位（井、荥、输、原、经、合）叩刺。

（3）整体叩刺

又称背部常规叩刺。一般病症都可在背部脊柱两侧循足太阳膀胱经第一侧线、第二侧线自上而下叩击23～25次，再按督脉经每脊柱横叩5次，然后沿肋间斜叩7次。对条索状物、结节等予以重点叩刺。

4. 疗程

皮肤针可每日或隔日1次，急性病1～3次即可，慢性病10次为1个疗程，间隔1～2周，再行第二疗程。

养生应用：

本法对头痛、高血压、更年期综合征、腰肌劳损、胁肋痛、痹症、痿症、胃脘痛、痛经、神经衰弱、斑秃、神经性皮炎、哮喘、失眠等病症有较好疗效。

头痛

自印堂向风府叩刺3遍，自阳白沿头部足少阳经至风池叩刺3遍，自太阳沿耳后至翳风叩刺3遍，再在头维之间横叩3遍，两翳风间经风池、风府横叩3遍。

高血压

采用整体叩刺法后，自风池至大椎两侧后项叩刺，隔俞、肝俞各叩刺30次。

更年期综合征

采用整体叩刺法后，肝俞、肾俞各叩刺30次。

腰肌劳损

采用整体叩刺后，在压痛点背俞穴加强叩刺30次，结合拔罐更佳。

胁肋痛

华佗夹脊自上而下叩刺3遍，然后沿肋间隙斜叩刺3遍，膈俞、肝俞加强叩刺各30次。

痹症

针刺重点部位，上肢痛：胸椎两侧及肩关节、肘关节；下肢痛：腰椎两侧及疼痛部位。热痹有红肿，局部重刺出血；如痹症局部肿胀积液，点刺出血，配合拔罐法。

痿症

针刺重点部位，上肢：第一至第七胸椎两侧；下肢：腰椎、骶椎两侧。如上肢麻痹，可配合手三阴经和手三阳经；下肢麻痹，可按足三阴经和足三阳经的循行叩刺；关节变形部位，重点叩刺。

胃肠病

采用整体叩刺后，脾俞、胃俞、肝俞、大肠俞穴各叩刺30次。

痛经

腰骶两侧和任脉、肾经循行部位。重点叩刺气海、关元，配用肝俞、三阴交。

神经衰弱

采用整体叩刺后，心俞、脾俞、肾俞处各叩刺30次。

斑秃

在脱发局部散刺叩刺，叩后用姜擦局部以加强刺激。

神经性皮炎

在皮炎局部由外向内进行围刺叩刺，叩至皮肤发红、微渗血。

哮喘

采用整体叩刺后，大椎、定喘穴、肺俞、鱼际各叩刺30次。

失眠

叩刺脊柱两侧、心俞、肝俞及手少阴心经、手厥阴心包经。失眠、多梦、心悸加风池、三阴交及其附近的敏感部位；嗜睡加督脉、任脉之敏感部位。

网球肘

肘部压痛点局部叩刺，适量叩刺以微渗血为度。结合火罐效更佳。

注意事项：

①注意检查针具，针尖要平齐，无钩毛、缺损，针锋不能参差不齐。

②针具应严格消毒，浸泡在75%乙醇中备用，以防交叉感染。

③叩刺穴位及局部皮肤应消毒，以防感染。

④局部皮肤有创伤、溃疡，或传染病、急腹痛者及孕妇腹部不宜使用本法。

本疗法方便简单，掌握好操作方法及应叩刺部位，依靠手腕力量浅刺不留针即可。也是预防治疗疾病的自我养生保健的良法。

**○皮内针疗法**

皮内针疗法又称"埋针疗法"，是以特制的短小针具固定于腧穴部的皮内或皮下，进行较长时间刺激的一种方法。

皮内针疗法在《内经》中有"静以久留"的记载。对慢性疾病及顽固性痛症有较好的疗效，在自我保健中值得推广应用。

1. 针具

用不锈钢丝特制的小针，分颗粒型（麦粒型）和揿钉型（图钉型）两种。

（1）颗粒型

针长约1厘米，针柄形似麦粒或呈环形，针身与针柄呈一直线。

（2）揿钉型

针长0.2～0.3厘米，针柄呈环形，针身与针柄呈垂直状。

2. 操作方法

埋针针具和埋针部位严格消毒。

（1）颗粒型皮内针操作

先用左手示指（食指）固定穴位两旁皮肤，右手用消毒镊子夹住针柄，沿皮下将针横刺入真皮内，针身可沿皮下平行埋入0.5～1厘米，针尖可向病所或循经埋刺，然后用胶布将针柄固定。适用于胸背、四肢，横刺及斜刺。

（2）揿钉式皮内针操作

左手拇指、示指将埋针处穴位撑开，右手持消毒镊子夹住针柄，针尖对准穴位，迅速捻转刺入，然后用胶布黏贴固定。多用于面部及耳部等须垂直浅刺的部位。

（3）留针时间

根据病情、季节、体质不同而定。埋3～5日，夏天埋针不宜超过2日，以防感染。埋针期间每隔3～4小时按压2～3分钟，以提高疗效。

养生应用：

常用于某些需要久留针的慢性病和顽固性疼痛疾病，如头痛、胃痛、牙痛等多种痛症。另外，对神经衰弱、高血压、月经不调、支气管炎、哮喘等病症有一定疗效。

头痛

体穴：完骨、风池、外关。耳穴：后头痛取膀胱；偏头痛取肝、胆；前头痛埋额。

胃痛

体穴：胃俞、脾俞、鸠尾、足三里。耳穴：胃、脾、交感、神门、皮质下。

高血压

体穴：肝俞、心俞、风池、足三里、曲池。耳穴：肝阳、耳尖、肝、心。

神经衰弱

体穴：心俞、神门、三阴交、内关、安眠穴。耳穴：垂前、肾、心、神门。

心绞痛

体穴：心俞、膻中、内关、神门、郄门。耳穴：心、小肠、神门、交感。

三叉神经痛

体穴：翳风、面部痛点、下关。耳穴：肝、面颊、神门。

月经不调

体穴：三阴交、子宫、关元。耳穴：屏尖、内分泌、内生殖器、脾。

哮喘

体穴：定喘、肺俞、肾俞、膻中、天突、丰隆。耳穴：肺、神门、平喘点、烟喉、气管。

麦粒肿

耳穴：眼、目$_1$、目$_2$、肝、皮质下、神门。

牙痛

体针：合谷、内庭、痛点。耳穴：牙痛点$_1$、牙痛点$_2$、上颌、下颌、上屏间、神门。

注意事项：

①埋针部位及埋针针具应严格消毒，防止感染。埋针前，应对针体详细检查，以免发生折针。

②埋针要选择易于固定和不妨碍肢体活动的穴位，防止移动脱落。

③埋针后感觉疼痛或妨碍肢体活动时应取出，重埋或改用其他穴位。

④埋针部位不宜着水，夏天汗多埋针时间不宜超过 2 日，以防感染。

本疗法治疗无痛苦，操作方便安全。对慢性病持续刺激可提高疗效。对因工作紧张而不能到医院的患者尤为适宜，是一种理想的自我养生保健方法。

**○三棱针疗法**

三棱针疗法也称为“刺血疗法”或“刺络疗法”。是用点刺放血的针具点刺穴位、病灶处、病理反应点或浅表血络，放出适量血液，以达到治疗疾病目的的方法。

三棱针源于古代九针中的“锋针”。《灵枢·九针论》认为锋针主要用于“泻热出血”。古人对刺络放血十分重视，《素问·血气形志》认为：“凡治病必先去其血。”《灵枢·九针十二原》、《素问·阴阳应象大论》还提出了刺络放血的治疗原则“宛陈则除之”。“血实宜决之”。《录枢·官针》中更有“络刺”、“赞刺”、“豹文刺”等刺络放血法。《灵枢·血络论》中还进一步阐明了刺络放血疗法的应用范围，如“血脉盛竖横以赤”、“小者如针”、“大者如箸”等，并指出有明显瘀血现象的才能“泻之万全”。本法具有开窍泻热，活血消肿作用。

1. 针具

三棱针多由不锈钢制成，针柄较粗呈圆柱形，针身呈三棱形，尖端三面有刃，针尖锋利。有大、中、小三号，以中、小两号为常用。

针具使用前应先行高压消毒，或放入 70% ~75% 乙醇内浸泡 20 ~30 分钟。

2. 针刺方法

施针前，局部皮肤用含 2% 碘酒的棉球消毒，再用酒精棉球脱碘。三棱针正确的持针方法为，用拇指、示指（食指）捏住针柄，掌握针刺方向，中指端紧靠针身下端，控制针刺深度。针刺方法有以下四种。

（1）点刺法

针刺前，在预定的针刺部位上下用左手拇指、示指向针刺处推按挤压，使血液积聚于针刺部位，消毒后用左手拇指、示指、中指夹紧或捏起被刺穴位，右手持针，针尖露出 1 ~2 分，对准穴位刺入 1 ~2 分深，随即将针迅速退出，左手轻轻挤压针孔周围，右手用消毒棉球擦去血滴，使出血数滴至数十滴，最后用消毒棉球按压针孔。本法常用于十宣、十二井、印堂、攒竹等穴。

（2）散刺法

是对病变局部周围点刺的一种方法。根据病变部位大小不同，可刺 10 ~20 针以

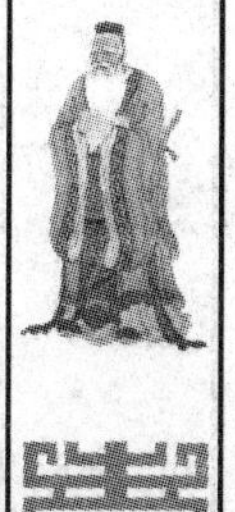

上，由病变外缘环形向中心点刺，以促使瘀血或水肿得以排除，达到“宛陈则除之”，去瘀生新，通经活络的目的。本法较之点刺法，面积大且针刺多，多用于局部瘀血、血肿或水肿、顽癣等。

(3)泻血法

先用橡皮带结扎在针刺部位上端(近心端)，局部消毒后，左手拇指按压在被刺部位下端，右手持三棱针对准被刺部位的静脉刺入，立即退针，让血液自然滴出，松开橡皮带，待出血达到所需量后，用消毒棉球按压针孔。针刺深浅须根据静脉深浅、出血量的多少而定。本法适用于四肢部位的穴位，如委中、尺泽等。隔2～3日1次，出血量较多的可间隔1～2星期1次。多用于治疗急性吐泻、中暑发热等病症。

(4)挑刺法

用左手按压施术部位两侧，或挟起皮肤，使皮肤固定，右手持针迅速刺入皮肤1～2毫米，即将针身倾斜挑破皮肤，使之出少量血或少量黏液。也有再刺入5毫米左右深，将针身倾斜并使针尖轻轻提起，挑断皮下部分纤维组织，然后出针，覆盖敷料。此法常用于血管神经性头痛、肩周炎、失眠、胃脘痛、颈椎综合征、支气管哮喘等病症。

3. 作用

(1)开窍醒神

对于热陷心包、痰火扰心、痰迷心窍，以及暴怒伤肝、肝阳上亢等所致的口噤握固，神昏谵语，不省人事，便闭不通等实症者，用刺络放血可收到开窍启闭、醒神回苏的作用。临床常用于治疗昏迷、惊厥、癫狂及中暑等重危症者。

(2)泄热祛邪

刺络放血法具有良好的清热泄火，宣畅气机的作用，尤其适用于外感发热和各种阳盛发热。临床上常用于治疗某些急性传染病及感染性疾病。

(3)化瘀通络

刺络放血法具有疏通经络，宣畅气血，祛除瘀滞的作用。适用于气血郁结经络或血瘀局部诸症。临床用于治疗血瘀所致的血管神经性疼痛、中风后遗症，以及各种因损伤引起的肿胀、疼痛等病症。

(4)调气和营

刺络放血能调和营卫，适用于因气血悖行、营卫逆乱而致的眩晕、头痛、胸闷胁痛、腹痛泄泻、失眠多梦等病症。

(5)解毒急救

对于一氧化碳急性中毒、酒精中毒、感染性中毒，以及虫蛇咬伤、疮疖痈疽等有较好的解毒功效，使毒邪随血出而得泄。

4. 穴位选取

(1)特定穴

因特定穴与脏腑经脉紧密相应，具有特殊功效，故为点刺放血所常用。如急救时常点刺十宣或十二井穴。

(2)奇穴

经外奇穴对某些病症具有显著作用，故为点刺所常用。如点刺金津、玉液用于治舌卒肿，点刺太阳治眼红肿痛。

(3)其他部位

病理反应点如胃脘痛、吐泻、瘰疬、眼疾等，可在胸、腹、背部寻找到细小的暗红点，此为脏腑在体表一定部位所呈现的反应点，可点刺出血；如血管显露处，多取头面、舌下、腘窝、肘窝、耳背、耳尖等处显露的静脉点刺放血；又如在瘀血、疮毒疖肿、皮肤病等病灶处，局部点刺放血。

5. 出血量

三棱针刺络放血疗效的好坏，与出血量的多少有密切关系，而出血量的多少与患者体质、放血部位、病情有关。

(1)微量

出血量在20滴以下，包括局部充血、渗血，主要用于较大面积浅表疾患，如神经性皮炎、顽癣、下肢慢性溃疡等。

(2)少量

出血量在20滴以上，主要用于头面及四肢(趾)部穴位和急性热病，如急性结膜炎、急性扁桃体炎等。

(3)中等量

出血量在15毫升以下，主要用于外科感染性疾病及部分急症，如疔、疖、痈疽、急性软组织损伤等。

(4)大量

出血量在15毫升以上，达几十甚至上百毫升，可用于部分急症，如中风、癫狂等。

治疗时，如放血量较多，可间隔1星期、1月，甚至半年1次；放血量较少，可间隔1～2日1次。

养生应用：

高血压

太阳、印堂，点刺出血各1～2毫升：曲泽、委中，点刺放血各1～2毫升；大椎、肝俞，点刺出血约2毫升，加拔火罐。

头痛

①在患侧太阳穴刺破静脉放血2毫升。②前额头痛，点刺双侧太阳、印堂；偏头痛，点刺双侧太阳、率谷；后头痛，点刺大椎、百会。多在所选穴位周围显露静脉处刺破血管放血。

发热

十宣、鱼际，点刺出血10～20滴；大椎、委中，点刺出血2毫升。

感冒

点刺风门、肺俞、少商，各出血3～5滴；如伴发热者，可在耳尖点刺放血3～5滴。点刺双侧中冲、少商，可预防流感。

中风

闭症：腘静脉、耳背静脉或颞静脉放血50～100毫升。后遗症：百会、十宣、委中点刺，每穴出血数滴。预防：足三里、曲池、大椎点刺出血数滴。

咳嗽

点刺尺泽、丰隆，出血数滴；或点刺肺俞，加拔火罐。久咳者，鱼际可见静脉呈青紫色，点刺放血如珠；痰滞不出者，公孙、然谷可见青紫色脉，点刺出血如珠，加刺丰隆，拔火罐。

胃痛

足三里点刺出血3～5滴，中脘、梁丘点刺加拔火罐；内关、公孙，点刺出血各0.5～1毫升。

癫痫

风府至长强，每一脊椎棘突之间点刺出血2～3滴；中脘、巨阙、鸠尾、神庭点刺出血2～3滴。

肩周炎

肩三针、阿是穴，点刺出血3毫升左右，加拔火罐。

腰痛

委中局部显露静脉处，点刺放血3毫升左右。肾俞、阿是穴点刺出血1毫升左右，加拔火罐。

落枕

患侧天柱、大杼点刺各出血0.5毫升；风池、肩井、阿是穴点刺加拔火罐，各出血0.5毫升。

丹毒

血海、地机、隐白、少商点刺出血数滴；在病灶处及周围怒张的小静脉，点刺加拔火罐，出血数毫升；沿“红线”分段点刺出血数毫升。

痔疮

龈交穴或唇系带上小结节，点刺出血1~2滴；委中、长强、大肠俞，点刺出血5~10滴。

疖痈

在疖肿周围健康皮肤轻轻点刺出血数滴；大椎、尺泽，疖肿所属经脉远端或邻近取穴，点刺出血数滴。

乳痈

膻中点刺后拔罐，商阳点刺出血3~5滴；肩井点刺，刺破患侧乳腺周围显露的静脉，出血2~4毫升。

软组织扭挫伤

局部瘀肿疼痛处点刺出血，酌情加拔火罐。

麦粒肿

曲池、太阳、肝俞，点刺出血5滴；耳尖点刺出血10滴左右；在背部肩胛区寻找反应点（若无反应点，则取膏肓俞），点刺出血数滴。

烟癖

列缺、中冲、神门、足三里各点刺出血5~10滴；甜美穴（阳溪与列缺连线中点）点刺出血5~10滴；耳穴取肺、气管、神门、屏间、脑，点刺出血，双耳交替使用。

注意事项：

①做好解释工作，防止患者因恐惧、疼痛而晕针。

②严格遵守无菌操作，防止感染，耳区穴位尤要注意。

③点刺、散刺时，手法宜轻、宜浅、宜快，泻血时要对准静脉一刺而中。

④动脉血管和较大的静脉血管禁用刺血法。

⑤皮肤感染、溃疡、瘢痕及不明原因的肿块，不宜直接针刺，宜在周围取穴针刺。

⑥虚症、妇女经期、围产期、外伤大出血者及有出血倾向者，禁用刺血法。

⑦针刺前要根据病情考虑放血量，切不可盲目放血。

**○水针疗法**

水针疗法又称“穴位注射疗法”，选用一定的药物注入相应的穴位或部位，以防治疾病的一种方法。

药物注入穴位后，除有针刺感应外，还有药物在局部吸收后能循经络直达病所，调整和改善人体的功能。因此水针疗法充分发挥了针刺和药物的综合治疗作用，提高了药物的效价，减少了药物的毒副作用与不良反应。

1. 注射用具

根据使用药物的剂量多少及针刺的深度，选用不同的注射器和针头。常用的注射器为1（多用于耳穴、眼穴）、2、5、10、20毫升，常用注射针头为4~6号普通注射针头、牙科用5号长针头、封闭用长针头。注射器和针头消毒后备用。

2. 常用药物

（1）中药类

| 品　名 | 作　用 | 剂量 |
|---|---|---|

| | | （毫升/支） |
|---|---|---|
| 丹参注射液 | 活血祛瘀，凉血止痛，养血安神 | 2 |
| 当归注射液 | 补血活血，散寒止痛，润肠通便 | 2 |
| 黄芪注射液 | 补中益气，托毒生肌 | 2 |
| 川芎注射液 | 活血行气，祛风止痛 | 2 |
| 柴胡注射液 | 解热镇痛 | 2 |
| 威灵仙注射 | 液祛风通络，活血止痛 | 2 |
| 徐长卿注射 | 液祛风止痛，清热解毒 | 2 |
| 野木瓜注射液 | 祛风通络止痛 | 2 |
| 银黄注射液 | 清热解毒消炎 | 2 |
| 板蓝根注射 | 液清热解毒，凉血利咽 | 2 |
| 鲜姜注射液 | 温经通络，祛风利湿止痛 | 2 |
| 丁公藤注射液 | 祛风湿，活血，止痛 | 2 |

| 品　名 | 作　用 | 剂量（毫升/支） |
|---|---|---|
| 地龙注射液 | 清热熄风，平喘通络，利尿 | 2 |
| 鱼腥草注射液 | 清热解毒，消炎 | 2 |
| 蒲公英注射液 | 清热解毒，利湿 | 2 |

(2)西药类

| 品　名 | 作　用 | 剂量（毫升/支） |
|---|---|---|
| 维生素 $B_1$ 注射液 | 维生素 $B_1$ 缺乏症 神经炎、食欲不振等 | 50、100 |
| 新 $B_1$ 注射液 | 各种神经痛、偏头痛、神经炎等 | 20 |
| 维生素 $B_6$ 注射液 | 神经炎、妊娠、呕吐等 | 25、50 |
| 维生素 $B_1$2 注射液 | 贫血、神经炎、营养不良等 | 0.1、0.5 |
| 维生素 C 注射液 | 参加机体氧化还原过程，增加毛细血管致密性，刺激造血功能 | 100、500 |
| 生理盐水 | 刺激作用小，多与其他药配用 | 10 毫升 20 毫升 |
| 注射用水 | 疼痛反应较重，多与其他药配用 | 5、10 毫升 |
| 普鲁卡因注射液 | 神经阻滞（须作过敏试验） | 0.5%、1%、2% |
| 硫酸阿托品注射液 | 解除平滑肌痉挛 | 0.5 |
| 利血平注射液 | 用于高血压及躁狂型精神病 | 1 |

3. 穴位选择

(1)可根据体针、耳针疗法的处方原则辨证取穴。

(2)选取阳性反应点治疗，用拇指或示指（食指）指腹在体表按压、触摸、滑动，以检查其有无压痛、条索状或结节等阳性反应物，以及皮肤的凹陷、隆起、色泽的变化等，如病变局部、背腰部的背俞穴、胸腹部的募穴、四肢部等部位。

4. 药物剂量

水针的用药剂量取决于注射部位及药物的性质和浓度。头面部穴位和耳穴每穴每次注入 0.1 ~0.5 毫升，四肢及腰背部肌肉每穴每次注入 2 ~15 毫升。刺激性较小的药物，如生理盐水、葡萄糖等用量较大，可达 10 ~20 毫升以上；刺激性较大的药物如注射用水及特异性药物如阿托品、抗生素等，用量较小，每次用量为常规剂量的 1/10 ~1/3；中药制剂的注射液常用剂量为每穴 1 ~2 毫升。

5. 注射操作

(1)体位

可根据所选取的穴位，采用小同的体位，对于老年、小儿、体弱、初次针灸及易晕针者以卧位为宜。

(2)注射方法

局部皮肤常规消毒，然后持针快速刺入皮下组织，缓慢推进或上下提插，待有酸胀等感应后，且回抽无回血，即可注入药液。

一般以中等速度将药液推入穴位；慢性病、体弱者宜用轻刺激，将药液缓慢推入；急性病、体强壮者，可采用强刺激，较快推入药液。

(3)注射角度与深度

应根据穴位所在部位与病情需要决定针刺角度及深度，如三叉神经痛于面部有触痛点，可在局部浅刺，在皮内注射成一皮丘；腰肌劳损多在深部，注射时宜适当深刺；如病灶范围较大，用药量多且需深刺时，当针尖到达一定深度后，将注射针边退边换角度，将药液向多方向推入。

6. 疗程

每日或隔日注射 1 次，反应强烈者也可隔 2 ~3 日 1 次，穴位可左右交替使用，10 次为 1 个疗程程；如未愈，休息 5 日行下一疗程。

养生应用：

(1)颈椎病

| 分型 | 症状 | 取穴 | 用药 |
|---|---|---|---|
| 颈性 | 以颈部及肩背酸痛为主要表现，易经常落枕 | 颈夹脊 $C_5$ ~ $C_7$ | 维生素 $B_1$1 毫升；<br>维生素 $B6_1$1 毫升 |
| 神经根性 | 伴一侧或两侧上肢酸痛、麻木及沿神经走向的放射痛 | 颈夹脊 $C_5$ ~ $C_7$ | 威仙灵注射液 2 毫升 |
| 脊髓性 | 伴一侧或两侧上下肢体酸胀麻木及上肢肌张力升高，肌束震颤及大鱼际萎缩 | 颈夹脊 $C_5$ ~ $C_7$ | 威灵仙注射液 2 毫升 |

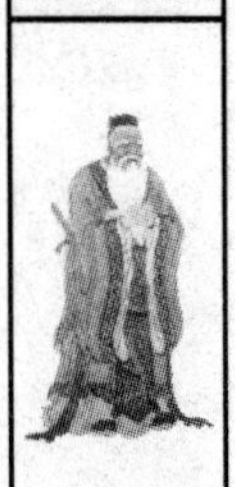

| 分型 | 症状 | 取穴 | 用药 |
|---|---|---|---|
| 交感性 | 伴有交感必奋症状如多汗等 | 颈夹脊 $C_5 \sim C_7$；大椎；耳穴：神门、颈 | 丹参注射液 2 毫升（耳穴每穴注入 0.1 毫升），余药注入体穴 |
| 椎动脉性 | 伴有头晕、耳鸣、记忆力下降等症状 | 颈夹脊 $C_5 \sim C_7$、大椎 | 当归注射液或川芎注射液 2 毫升 |

(2)类风湿性关节炎

曲池、外关、阳陵泉、足三里、昆仑、绝骨。药物：野木瓜注射液 2 毫升，或鲜姜注射液 2 毫升。方法：每次 3 穴，交替使用，每穴注 0.5 毫升。初起可用鲜姜注射液，日久关节变形者可用野木瓜注射液。

(3)肩关节周围炎

外关、手三里、肩髃、肩髎、肩内陵、肩贞、局部阿是穴。药物：维生素 $B_1$2 毫升，维生素 $B_6$2 毫升；或 2% 普鲁卡因注射液 2 毫升；或氢化可的松 1 毫升。方法：如肩关节酸痛可选用维生素 $B_1$2 毫升、维生素 $B_6$2 毫升，每次 3 穴，交替使用，每穴注药 0.5 毫升。如兼肩关节粘连，可选用 2% 普鲁卡因注射液注射，局部阿是穴，每穴 0.5 ~ 1 毫升。如活动受限严重者，用氢化可的松作局部封闭。

(4)坐骨神经痛

| 分型 | 病因 | 取穴 | 治疗方法 |
|---|---|---|---|
| 根性 | 多由腰椎间盘变性及骨质增生所致 | 腰夹脊 $L_3 \sim L_5$ 或肾俞、大肠俞 | 丹参注射液 2 毫升 |
| 干性 | 多由梨状肌压迫坐骨神经而致 | 秩边、环跳、承扶 | 丹参注射液 2 毫升 |

(5)中风后遗症

| 分型 | 取穴 | 药物 |
|---|---|---|
| 缺血性中风 | 手三里、足三里、阳陵泉 | 丹参注射液 2 毫升 |
| 出血性中风 | 手三里、足兰里、养老、绝骨 | 黄芪注射液 2 毫升 |

(6)支气管哮喘　肺俞、定喘、肾俞、膏肓。药物：胎盘组织液 2 毫升或地龙注射液 1 毫升。

(7)面神经麻痹　地仓、颊车、阳白、太阳、合谷、足三里。药物：复方牵正散注射液 0.6 毫升。

(8)高血压　血压点、曲池、太冲。药物：胎盘组织液 4 毫升，利血平 1 毫克/毫升。方法：用胎盘组织液于左右血压点各注入 2 毫升。临时降压用利血平，于曲池、太冲每穴注入 0.2 毫升。

(9)阳痿　甲组：肾俞、中极、三阴交；乙组：上髎、次髎、肾俞。药物：维生素 $B_2$ 2 毫升，维生素 $B_6$ 2 毫升，两组穴位交替注射。

(10)慢性肝炎　甲组：期门、三阴交、足三里；乙组：肝俞、胆俞。耳穴：耳尖、肝阳。药物：板蓝根注射液 2 毫升，5% ~10% 葡萄糖注射液 10 毫升。方法：将板蓝根注射液注入甲组穴位，每穴 0.5 毫升；将 5% ~10% 葡萄糖注射液注入乙组穴位，每穴 2.5 毫升。每日 1 次，甲乙两组穴位交替使用。将 5% ~10% 葡萄糖注射液注入耳穴，每穴 0.1 毫升，隔日 1 次，30 日为 1 个疗程。

(11)三叉神经痛　甲组：下关、合谷；乙组：翳风、颊车。耳穴：面颊穴。药物：0.5% ~1% 普鲁卡因溶液 10 毫升，加维生素 $B_1$ 500 毫克/毫升、维生素 $B_1$ 100 毫克/2 毫升。方法：甲、乙两组穴位交替使用，体穴每穴注射 2 ~3 毫升，耳穴注药 0.1 毫升。每日 1 次，10 日为 1 个疗程。

注意事项：

①穴位必须严格消毒，先用碘酒，再用 75% 乙醇揩净，然后注射，以免发生感染。

②使用前应注意药物的有效期，不要使用过期药物，并检查药液有无沉淀变质等情况，如已变质应禁用。

③注射前必须回抽，如无回血方可注入，以免药液直接注入血管，发生意外。

④应对患者说明治疗特点和注射后的正常反应，如注射后局部可能有酸胀感，或轻度不适，个别感应强烈者可能持续时间更长。

⑤药液不应注入关节腔，脊髓和血管内，以免引起关节肿痛、脊髓损伤等意外；应胸背部不宜注射过深，以防刺中内脏；行下腹部注射应先排尿，以免刺伤膀胱。

⑥注意药物的性能、药理作用、剂量、配伍禁忌、副作用和过敏反应。凡能引起过敏反应的药物，如青霉素、普鲁卡因等须先作皮内过敏试验，阳性者方可应用。对有配伍禁忌的药物，按常规方法处理。对副作用较严重的药物，应谨慎使用。

**○电针疗法**

电针疗法是指用电针仪输出接近人体生物电的微量电流，通过毫针作用于人体经络穴位以治疗疾病的一种方法。该法采用针刺与电刺激于一体，可根据患者的不同情况而随意调节刺激量，并能代替手法运针，使针感得以保留，对某些疾病能提高疗效，是目前针灸常用的治疗方法。

1. 常用电针仪的种类

(1)规律脉冲式电针仪　有 DZ－Ⅲ型、BT－701 型、G－6805 型。

(2)调整脉冲式电针仪　有 G－6805 型、DZ－12 型、GHW70－1 型。

(3)声电波类电针仪　有 ZM－1 型、KZ－1332 型。

(4)多功能电针仪　有四用电针仪、SAM－1 型多功能电针仪。

2. 常用电针波形的选择

(1)疏密波

是疏波和密波交替出现的组合波。常用于疼痛、扭挫伤、关节周围炎、坐骨神经痛、面瘫、肌无力、局部冻伤等。

(2)连续波

是电针仪输出为某单一固定重复频率构成的脉冲波。分疏波和密波。疏波频率在 30 赫以内，常用于治疗痿症，各种肌肉、关节、韧带、肌腱损伤等。密波频率高于 30 赫，常用于止痛、镇静、缓解肌肉和血管痉挛、针刺麻醉等。

(3)起伏波

脉冲频率或幅值受另一个脉冲或电信号的调控，两者复合后，其脉冲波形由低向高，再由高向低作周期性改变。作用较为温和，对年老体弱或儿童更为适宜。

(4)断续波

为时断时续的组合波。常用于治疗痿症、瘫痪，也可用作电肌体操训练。

3. 临床操作

(1)行针与体针针刺方法相同。行针得气后，才能接通电针仪。使用前，先将旋钮调至零位，强度由小逐渐加大，以患者能承受为度。

(2)负极接主穴，正极接配穴。两个穴位配对才能使电针仪一对电极的输出电流形成回路，产生效应。一般穴位以同侧肢体为宜，如果单穴电针时，一般选取主穴，得气后接在电针器的电极上，另一电极放在用水浸湿的纱布上，作为无关电极。

(3)通电时间为 10 ~ 20 分钟，体质较弱或过敏者不宜超过 15 分钟。对某些顽疾可适当延长通电时间。

(4)治疗后，先将电位器退回至零位，关闭电源，再将针取出。

(5)电针刺激强度，根据疾病性质、部位、体质和敏感程度决定。一般分强、中、弱三种。强刺激：肌肉明显收缩，患者有较强的针感，甚至出现痛觉；中刺激：肌肉略收缩，痛感不明显；弱刺激：不引起肌肉收缩，毫无痛觉。

(6)10 次为 1 个疗程，每日或隔日 1 次，2 个疗程间休息 1 周。

养生应用：

1. 神经系统疾病

(1)头痛

前额痛：头维、合谷；偏头痛：悬颅、外关；后头痛：风池、昆仑；巅顶痛：百会、太冲。用频率为 1 ~2 赫的疏波，通以脉冲电流。

(2)三叉神经痛

太阳、阳白、上关、翳风、颊车、颧髎、合谷、内庭。用连续波脉冲，通电 30 分钟。

(3)面神经麻痹

下关、阳白、颊车、翳风、合谷、足三里。用疏密波脉冲，中等刺激。

(4)肋间神经痛

肝俞、胆俞、太冲、阳陵泉。用连续波脉冲。

(5)坐骨神经痛

肾俞、大肠俞、秩边、环跳、阳陵泉、委中。用高频调制脉冲，刺激强度以患者耐受为度。

(6)臂丛神经痛

大椎夹脊、风池、外关、合谷。用连续波逐渐加大电流量，以患者耐受为度。

(7)脊髓灰质炎

上肢：肩髃、曲池、手三里、外关、合谷；下肢：命门、阳关、次髎、环跳、绝骨、太冲、足三里。用断续波脉冲。

(8)多发性神经炎

上肢：肩髃、臂臑、手三里、曲池、支沟；下肢：环跳、风市、血海、足三里、三阴交。用疏密波脉冲，中等刺激量，强度以瘫痪肢体收缩为度。

(9)中风后遗症

头针：运动区、感觉区、言语区；体针：肩髃、臂臑、曲池、合谷、环跳、伏兔、丰隆、昆仑。言语不利加廉泉、风府。用断续波脉冲，频率为 30 赫，每次 5 ~6 穴。

(10)外伤性截瘫

华佗夹脊、气海、关元、承山、阳陵泉。用断续波脉冲，频率 60 赫，强度以患者耐受为度。

(11)神经衰弱

内关、神门、合谷、三阴交、太溪。用起伏波，轻度刺激。

(12)震颤麻痹

上肢：肩髃、大陵、三阳络；下肢：环跳、阳陵泉、绝骨、太冲。头针：舞蹈震颤区、运动区。用断续波脉冲，频率 30 赫，弱刺激。

2. 运动系统疾病

(1) 颈椎病

华佗夹脊、天柱、肩井、天宗、曲垣。用疏密波，中等刺激。

(2) 肩周炎

肩髃、肩内俞、臑俞、肩井、曲垣。用连续波脉冲。

(3) 肱骨外上髁炎

天应穴、曲池、合谷。用连续波脉冲。

(4) 骨折

上肢：肩髃、曲池、外关、手三里；下肢：居髎、环跳、阳陵泉、绝骨。用疏密波脉冲，强度以局部肌肉收缩为度。

(5) 腰痛

肾俞、大肠俞、次髎、委中、承山。

3. 外科疾病

(1) 胆石症

阳陵泉、胆囊穴、太冲、合谷。用疏密波脉冲，中等刺激量，时间 30 分钟以上。

(2) 阑尾炎

足三里、阑尾穴、曲池、丰隆。用连续波脉冲。

(3) 前列腺炎

关元、中极、膀胱俞、太冲。用连续波脉冲。

(4) 尿失禁

关元、中极、膀胱俞、次髎、委阳、承山。用断续波脉冲。

(5) 雷诺综合征

八邪、合谷、外关、八风、三阴交、血海。用断续波脉冲。

(6) 血栓闭塞性脉管炎

足三里、三阴交、绝骨、解溪。用连续波脉冲，中等刺激量。

4. 内科疾病

(1) 支气管炎

天突、风门、肺俞、尺泽、丰隆。用断续波脉冲。

(2) 感冒

大椎、风府、鱼际、合谷。用起伏波脉冲。

(3) 高血压

风池、内关、合谷、行间。用疏密波脉冲。

(4) 心律失常

心俞、膻中、内关、足三里。用起伏波脉冲，弱刺激。

(5) 胃炎

中脘、内关、公孙、足三里。用疏密波脉冲。

(6) 神经性呕吐

上脘、建里、合谷、太冲。用起伏波脉冲，弱刺激。

(7) 高脂血症

足三里、脾俞、肝俞、丰隆、阴陵泉。用连续波脉冲。

4. 妇产科疾病

(1) 痛经

中极、气海、血海、三阴交。经前 1 星期用断续波脉冲，强刺激，每日 1 次。

(2)闭经

中极、合谷、太冲、太溪。用断续波脉冲,中等刺激。

6. 五官科疾病

(1)白内障

睛明、承泣、脾俞、肝俞、光明、阴陵泉。起伏波脉冲。

(2)视网膜色素变性

攒竹、球后、足三里、三阴交、太冲、太溪。用起伏波脉冲。

(3)鼻窦炎

迎香、鼻通、列缺、合谷。用疏密波脉冲。

(4)耳聋

耳门、听宫;头针:晕听区、中渚。用起伏波脉冲。

注意事项:

①电针治疗的刺激量大于一般的针刺,应防止晕针。过度疲劳、饥饿、恐惧者,不宜电针。

②严重心脏病患者,应注意避免电流回路经过心脏。

③如患者面色苍白,出冷汗,应立即将针取出,平卧后症状会消失。

④体质虚弱、孕妇及有晕针反应者慎用。

⑤对某些顽固性疾病,应多次治疗,勤换电极,并根据患者感觉而随时调节电流强度,避免发生耐受现象。

⑥刺激强度要逐渐增大,调节幅度和刺激量过大,患者难以忍受,甚至造成肌肉强烈收缩引起弯针或断针。

对一些顽固性疾病,电针治疗有较好的效果。电针刺激强度,能随时调节,并能适应不同病症或患者的要求,获得比手运针更强的刺激量,具有针刺与电刺激双重治疗作用。

**○磁疗法**

磁疗法是将磁场作用于人体,以治疗疾病的一种物理疗法。

在《史记》中,就有服玉石(磁石)的记载。《神农本草经》中也有磁石治疗风湿及肢节肿痛等记载。李时珍《本草纲目》全面阐述了磁石内服、吸治、敷贴的功效。20 世纪 50 年代,国外有磁疗表带、磁帽、磁床等的研制及超导磁体杀死体内肿瘤的报道。1962 年,我国医务人员将磁场效应与经络理论结合起来,用铁氧体和稀土永磁合金磁块外敷经穴治疗疾病,取得明显疗效。近年来又出现了磁针、磁珠、旋转磁场治疗仪、磁按摩器磁疗仪器。

1. 磁疗器具

有磁片、磁珠、磁性用具、磁疗仪、旋转磁场仪穴位治疗、变动或脉动磁场治疗仪、磁灯和摩磁等。

2. 治疗方法

(1)静磁场法

治疗时磁场的方向和强度恒定不变。主要有直接敷贴和间接敷贴法两种。

①直接敷贴

将磁片敷贴在穴位或病变周围。敷贴前,局部皮肤消毒,除去手表、助听器及其他铁器,两磁片可敷贴在人体两侧相应穴位上,极性相反。单极放置时,用 N 极或 S 极。

磁珠一般用于耳穴,敷贴在敏感点或穴位上,每次一侧耳穴,3 ~ 5 日后,换另一侧耳穴。

②间接磁疗法

对胶布过敏者或磁片不宜敷贴的部位,将磁片做成各种磁疗带,系在穴位上,方便佩戴。

(2)动磁法

①旋转磁场仪

将磁片安装在机头上,机头按放在病变部位或穴位上。每次20～30分钟,每日1次。

②磁按摩仪

按放在病变部位或穴位上。每次20分钟,10次为1个疗程,温度存60℃以下,但头面部不宜用。

③磁灯

对病变位上接照射,温度不宜过高,以免灼伤皮肤,距离在40～50厘米或按病情调节高度。每次15～20分钟,5次为1个疗程。

④交变感应磁场疗法

磁头按压在病变部位或穴位上。每八5～10分钟,每日1次,10次为1个疗程。

⑤摩磁　用法同④。

3. 磁片的剂量

(1)按磁片的表面磁场强度分级

小剂量:每块磁片表面磁场强度为0.02～0.1特。

中剂量:每块磁片表面磁场强度为0.14～0.2特。

大剂量:每块磁片表面磁场强度为0.2特。

(2)按人体对磁场强度的总接受量(贴敷人体的各个磁片的磁场强度的总和)分级

小剂量:磁片总磁场强度为0.4特。

中剂量:磁片总磁场强度为0.4～0.6特。大剂量:磁片总磁场强度为0.6特以上。

注意事项:

磁疗能降低末梢神经的兴奋性,提高痛阈,对创伤性、神经性、炎症性疼痛有一定的镇痛作用。在全身性磁疗时,改善睡眠状态,延长睡眠时间,调整血压作用尤其明显。促进血液循环,改善微循环,加速炎症渗出物吸收消散,对皮肤或皮下血肿的消肿作用效果较好。对括约肌、平滑肌、骨骼肌有解痉作用,尤其对慢性支气管炎引起的支气管痉挛有较好的缓解作用。

(1)支气管炎、哮喘

天突、膻中、肺俞、尺泽、丰降;定喘、肾俞、关元、孔最、太渊。耳穴:肺、支气管炎、肾,内分泌、皮质下。每次3～4穴敷贴,连续1星期后换另一组穴位。胸背部穴位用南北极对置,3个月为1个疗程。

(2)胁肋痛

肝俞、胆俞、外关、阳陵泉、太冲。耳穴:交感、皮质下、肝、胆、脾、胃。敷贴4～5日休息2日后,5次为1个疗程。

(3)胃脘痛

上脘、下脘、脾俞、胃俞、内关、公孙。耳穴:交感、胃、脾、腹、神门。每次2～3穴,敷贴1星期后,换另一组穴位。

(4)腹泻

天枢、神阙、足三里、阴陵泉。耳穴:大肠、交感、内分泌、脾。敷贴2～3日,间隔1日。

(5)高血压

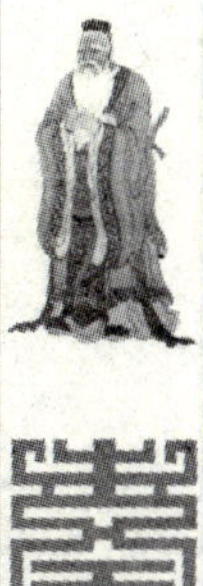

行间、合谷、足三里、曲池、绝骨、肝俞，肾俞。耳穴：肝、脑干、降压沟、肾。敷贴磁性较低的磁片，每次2～3穴。4～5日后换另一组穴位。5次为1个疗程，间隔1星期继续第二疗程。

(6)心悸

郄门、神门、心俞、厥阴俞。耳穴：神门、皮质下、心、肝、肾。敷贴用磁性较低的磁片，适应后磁性逐渐加大。

(7)失眠

合谷、三阴交、足三里、神门、太溪。耳穴：心、肾、脑干、交感、枕。敷贴1星期间隔2日，10次为1个疗程。

(8)痛经

中极、膀胱俞、三阴交、合谷。耳穴：子宫、交感、肾上腺、脑干。于经期前1日敷贴，用中等量磁性。

(9)前列腺炎

中极、曲骨、膀胱俞、次髎。耳穴：前列腺、膀胱、尿道、肾、神门。每次2～3穴。前后相对，敷贴中等量磁块，南北极相对。敷贴1星期间隔2日，10次为1个疗程。

(10)肾结石、尿结石

肾俞、大横、中极、太溪、阴陵泉。耳穴：尿道、膀胱、肾、神门。敷贴5日后停2日，10次为1个疗程，间隔1星期行第二疗程。此外，可饮有磁化水。

(11)尿路感染

关元、中极、行间、阴陵泉、膀胱俞，耳穴：尿道、肾、膀胱、神门。敷贴5日后间隔2日，5日为1个疗程。

(12)腰痛

肾俞、大肠俞、次髎、秩边、委中。耳穴：神门、腰椎、肾、皮质下。敷贴1星期间隔2日，3个月为1个疗程。

(13)坐骨神经痛

大肠俞、次髎、秩边、环跳、殷门、风市、阳陵泉、委中、承山。耳穴：坐骨神经、腰腿点、神门、腰椎。每次3～4穴，1星期后换另一组穴位，3个月为1个疗程，选用磁性较强的磁片。

(14)肩周炎

肩髃、肩内俞、肩贞、曲池、手三里。耳穴：肩、敏感点、交感。用磁性强的磁片，南北极相对。

(15)网球肘

天应穴、曲池、外关、小海。耳穴：肘、交感、敏感点。用磁性强的磁片。

(16)膝关节炎

犊鼻、阴陵泉、阳陵泉、行间。耳穴：膝、神门。

(17)踝关节扭伤

昆仑、丘墟、解溪、太冲。耳穴：踝、神门。

(18)颈椎病

华佗夹脊、天柱、天宗、曲垣、后溪。耳穴：颈、颈椎、脑干、神门。

(16)(17)(18)三者选用磁性较强的磁片，敷贴1星期后间隔2日，3个月为1个疗程。

注意事项：

①对组织挫伤、各种痛症，可局部取穴与循经取穴相结合。

②磁疗敷贴2日内，如出现头晕、恶心、力等不良反应，轻者可继续敷贴，严重应立即停止。

③白细胞总数在 $410^9$ 升以下者慎用本法。

④急性心肌梗死、急腹症、体质极度虚弱、外感发热者及孕妇禁用。

⑤贴于头部及四肢部的磁片宜小，躯干及臀部可用大块磁片。

⑥风湿性关节痛、软组织损伤者，可用较强的磁片。高血压、心悸、失眠者，用磁性低的磁片。每次取穴不超过 4 穴。

磁疗法是在适量磁场的作用下，通过对穴位的刺激，有镇静止痛，消炎消肿，降压等作用。

### ○音频电流疗法

音频电流疗法是指应用频率为 1000 ~ 5000 赫的等幅正弦电流治疗疾病的一种方法。它是在 20 世纪 70 年代初开始应用于临床，目前已有多种型号机种。

音频电流疗法广泛应用于神经、心血管系统的疾病，如对周围性神经炎有直接治疗作用。音频电流对神经血管的舒缩作用是双向的，所以有较明显的镇痛，抗炎消肿功效，其镇痛时间有时可维持 2 ~ 3 小时。由于音频电流可开放机体局部的微循环，因而对局部组织细胞的新陈代谢有良好的调节作用，可解除组织粘连，缩小、软化瘢痕，尤其对难治性肠粘连而引起的肠梗阻有确切疗效。对烧伤后的瘢痕软化治疗，需要较长时间。

音频电流疗法是把病灶置于整个电场中心，选用的电极为 0.08 毫米厚的铜片或 0.2 ~ 0.5 毫米厚的锌片。治疗时，可选用不同规格和形状的铜片或锌片，以适应不同的治疗部位。铜片或锌片用不同的导布包裹，导布浸以生理盐水。导布较厚的一层贴在皮肤上，电极并置或对置在患部。然后，从小到大调节旋钮，以患者能耐受电流引起的震颤为度。

养生应用：音频电流疗法适用于周围神经炎、面神经瘫痪、各种神经痛、喉反神经麻痹，血栓性静脉炎、淋巴管炎引起的肢端水肿，肠粘连引起的肠梗阻；对病程较短的瘢痕疙瘩及瘢痕增生有一定的软化作用。近来还应用于某些急危重症，如对前列腺增生引起的尿潴留等取得良好的功效。

注意事项：

①治疗时，旋钮调节幅度要小，以减轻患者对电流的恐惧心理。

②治疗时，由于电磁效应，患者要与仪器保持一定距离，不能触摸音频电疗仪，以免影响疗效。

③急性化脓性炎症及装有心脏起搏器者不宜应用本法。

④心前区、眼部、脑部，电极不宜对置安放。

⑤治疗时，患部应除去所有金属物品。

⑥孕妇的腹部、腰骶部不宜应用本法。

### ○经络导平疗法

经络导平疗法又称“生物电子激导平衡疗法”。是将针灸、推拿、理疗三重功能有机地结合在一起，应用现代电子仪器——经络导平仪作用于机体平衡。

经络导平是以中医阴阳理论为指导，将经络学说和现代生物电子运动平衡学说相结合。利用低频率的高压电能代替针刺的机械能，补其不足，泻其有余，调整阴阳，激导机体内的“生物电子”由不平衡转化成平衡的一种有效医疗方法。它创造于 20 世纪 70 年代，在 90 年代广泛应用于临床。

1. 首先检查全部旋钮是否调至“0”位。

2. 将电极用湿棉垫固定在穴位上，负极放在主穴上，正极放在配穴上，电极必须压紧，防止移位。

3. 将导线插头按“极性”需要，分别插入输出孔，注意极性不要插错。准备完毕再自动开关，幅度和宽度由小逐渐增大。

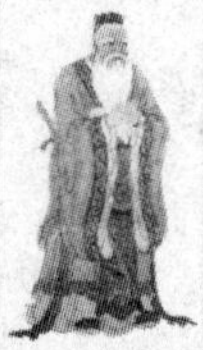

4. 在正负极插线数目相等的情况下，如患者感到正极强，负极弱，一是减少负极的插头，二是增加正极的插头，使正与负形成 2∶1 或 3∶1。负极强度会增强，突出主穴，达到新的优势平衡。

5. 在治疗肩周炎、颈椎病和坐骨神经痛时，治疗 15～30 分钟后，可将正负极插线互相交换，变换极性，提高疗效。

6. 在治疗四肢末梢神经炎、神经痛、雷诺征、指关节疼痛时，可用水浴法。准备半盆（勿用金属制品）温水，将负极线插头浸入盆中，正极放在穴位上或病变部。患者的手放在盆底，让水浸没，插头切勿触及皮肤。启动开关，调节幅度、强度至患者能耐受的最大刺激量。

7. 治疗结束后，先关闭电源，再取掉电极接头。每日 1 次，每次 30～60 分钟，2 星期为 1 个疗程，间隔 1 星期后，再继续第二个疗程。

养生应用：

感冒

风府$_{(+)(-)}$、大椎$_{(+)(-)}$、迎香$_{-}$、合谷$_{+}$。前额头痛加头维$_{+}$，两侧头痛加太阳$_{-}$。

咳嗽

肺俞$_{-}$、天突$_{+}$、膻中$_{-}$、列缺$_{+}$、尺泽$_{-}$、丰隆$_{+}$。

哮喘

关元$_{-}$、气海$_{+}$、肺俞$_{-}$、太渊$_{+}$、鱼际$_{-}$、丰隆$_{+}$。

头痛

前额痛：头维$_{+}$、合谷$_{-}$；偏头痛：大阳$_{+}$、外关$_{-}$；后头痛：风池$_{-}$、后溪$_{+}$；巅顶痛：百会$_{+}$、风府$_{+}$、太冲$_{-}$。

高血压

合谷$_{-}$、太冲$_{+}$、足三里$_{-}$、曲池$_{+}$。

晕眩

头针：晕听区$_{+}$、内关$_{-}$、足三里$_{-}$、三阴交$_{+}$。

失眠

神门$_{-}$、合谷$_{+}$、太溪$_{-}$、三阴交$_{+}$。

胃痛

内关$_{+}$、公孙$_{-}$、足三里$_{+}$、梁丘$_{-}$。

胁肋痛

外关$_{+}$、阳陵泉$_{-}$、肝俞$_{-}$、胆俞$_{+}$。

腹泻

天枢$_{-}$、大肠俞$_{+}$、足三里$_{-}$、上巨墟$_{+}$。

尿路感染

中极$_{-}$、气海$_{+}$、太冲$_{+}$、阴陵泉$_{-}$。

前列腺炎

中极$_{-}$、曲骨$_{+}$、合谷$_{-}$、次髎$_{-}$、膀胱俞$_{+}$。

面瘫

翳风$_{-}$、下关$_{+}$、阳白$_{-}$、颊车$_{+}$、合谷$_{-}$、风池$_{+}$。

三叉神经痛

攒竹$_{+}$、翳风$_{-}$、下关$_{+}$、颊车$_{-}$、行间$_{+}$、合谷$_{-}$。

颞颌关节炎

下关$_{+}$、翳风$_{-}$、合谷$_{+}$、内庭$_{-}$。

腰痛

大肠俞$_{-}$、次髎$_{+}$、委中$_{-}$、承山$_{+}$。

坐骨神经痛

大肠俞$_{-}$、秩边$_{+}$、环跳$_{-}$、委中$_{+}$、肾俞$_{-}$、次髎$_{+}$、环跳$_{-}$、阳陵泉$_{+}$、昆仑$_{-}$。

肩周炎

肩髃$_{-}$、臂臑$_{+}$、肩髎$_{-}$、肩内俞$_{+}$、曲池$_{-}$。

网球肘

天应穴$_{-}$、手三里$_{+}$、外关$_{-}$、合谷$_{+}$。

膝关节病变

犊鼻$_{-}$、阳陵泉$_{+}$、阴陵泉$_{-}$、太冲$_{+}$。

踝关节扭伤

昆仑$_{-}$、丘墟$_{+}$、解溪$_{-}$、天应穴$_{+}$。

颈椎病

天柱$_{-}$、大椎$_{+}$、风池$_{+}$、外关$_{-}$、后溪$_{+}$。

中风后遗症

上肢:肩髃$_{-}$、曲池$_{+}$、外关$_{-}$、合谷$_{+}$;下肢:环跳$_{-}$、阳陵泉$_{+}$、悬钟$_{-}$、太冲$_{+}$。

脉管炎

上肢:曲池$_{-}$、三阳络$_{+}$、八邪$_{(-)(+)}$;下肢:阳陵泉$_{-}$、绝骨$_{+}$、八风$_{-+}$。

慢性鼻炎

迎香$_{+}$、合谷$_{-}$。

神经性耳聋

听宫$_{+}$、翳风$_{-}$、中渚$_{-}$、外关$_{+}$。

戒烟

列缺$_{-}$、合谷$_{+}$、脾俞$_{-}$、肺俞$_{+}$。

减肥

天枢$_{-}$、大横$_{+}$、关元$_{-}$、气海$_{+}$、阴陵泉$_{-}$、丰隆$_{+}$。

注意事项:

①治疗时,避免刺激造成疼痛。尤其是虚弱者,宜采用补法,功率不宜过强。

②治疗时,如出现晕针现象,应立刻停止治疗,静卧片刻,喝些热开水即可恢复。

③严重高血压和心脏病及局部皮肤溃破者,不宜用本法。

④两侧肢体接线不能左右交叉,避免电流通过心脏。防止接线棉垫滑脱,金属片直接接触皮肤,而致皮肤疼痛、灼伤。

⑤对肿瘤、出血性疾病,病变局部禁止配穴。

**○近红外线疗法**

近红外线疗法又称“红外线灸”。是利用红外线辐射器在人体穴位上照射,使经穴产生温热效应,从而达到疏通经络,宣导气血,扶正祛邪的一种治疗方法。

红外线在电磁波谱中介于无线电波与可见光之间,范围为0.4~760微米。在医疗应用中,将波长小于1.5毫微米者为短波红外线,即近红外线。红外线能量为人体吸收后转变为热能,可引起血管扩张,循环血量增加,新陈代谢旺盛,免疫功能增强,因此可促进渗出吸收,水肿消除,炎症消散;也可降低感觉神经的兴奋性,缓解疼痛,缓解肌肉痉挛,并能促进肉芽组织和上皮组织生长,加速伤口愈合,松解粘连,减轻瘢痕挛缩。对于年老体弱、儿童或不宜针灸者尤为适宜。

1. 灸疗器材

近红外治疗采用红外线灯或白炽灯。红外线灯为不发光辐射器,白炽灯为发光辐射器。台式灯为150~200瓦,落地灯为300~500瓦。光浴箱用于躯干或两下肢,由6~12个60~100瓦白炽灯泡组成。

2. 照射剂量



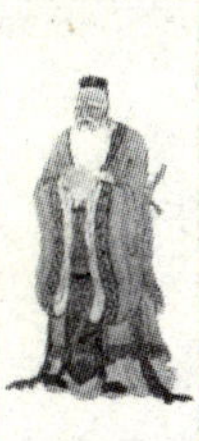

照射剂量主要根据病变特点、部位、患者年龄及机体功能状态而定。如慢性感染性炎症、寒湿痹痛者,可选用中、大剂量;头面、四肢关节部及年老体弱者,宜小剂量照射。300瓦以下者为小剂量;300～500瓦为中等剂量;500瓦以上为大剂量。

3. 治疗技术

(1)选择适当的体位,然后将辐射头移至穴位上方。大剂量者距离为50～60厘米;中等剂量者30～40厘米;小剂量则为20厘米。照射距离以患者有舒适的温热感为度。

(2)照射时间每次为15～30分钟不等,每日1～2次,10～20次为1个疗程。

(3)治疗结束时需将照射区皮肤汗液擦干,患者也需在室内休息20分钟。

养生应用:

面瘫

翳风、颧髎、颊车、下关、阳白。中等剂量,每日1次,每次15～20分钟。

肩周炎

肩髃、肩髎、臂臑、曲池、合谷。肩部穴位大剂量照射15～20分钟,曲池、合谷小剂量照射15～20分钟,每日1次。

网球肘

局部压痛点,曲池、手三里、合谷。以中剂量照射20分钟,每日1次。

腰痛

肾俞、大肠俞、阿是穴、委中。腰部大剂量照射15分钟,委中小剂量照射15分钟,每日1次。

痛经

关元、气海、三阴交、太溪。腹部穴位中剂量照射15分钟,三阴交、太溪小剂量照射15分钟,每日1次。

感冒

大椎、肺俞、风门、合谷、列缺。颈部穴位中剂量照射20分钟,合谷、列缺小剂量照射20分钟。

泄泻

天枢、足三里。小剂量照射20分钟,每日1次。

鼻炎

迎香、肺俞、足三里。迎香小剂量照射10分钟,肺俞、足三里中剂量照射20分钟。

落枕

颈夹脊、阿是穴、身柱、曲垣。中剂量照射15分钟,每日2次。

慢性支气管炎

肺俞、中府、膻中、足三里。中府、膻中小剂量照射20分钟,肺俞、足三里中剂量照射20分钟。

注意事项:

①治疗中,医生和患者要戴墨镜或用蘸水棉花覆贴患者眼睛,以免损伤角膜、晶状体和视网膜。

②治疗时,如患者感到灼痛难受,应调整剂量、距离,以免造成伤害。

③肿瘤、高热、有出血倾向、急性扭挫伤24小时以内者及温热感觉障碍者慎用本疗法。

④治疗器材连续使用时间不应超过2小时。

近红外疗法作用明显,热量恒定,易于调节,适应证广,尤其是对风寒湿痹具有显著疗效,如与其他疗法综合应用,有较强的协同作用。

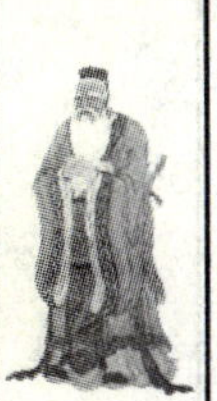

○超声波疗法

频率在20千赫以上者，不能引起人耳声音感觉，称为超声波。应用800～1000千赫的超声波以各种方式作用于人体，以治疗疾病的方法称“超声波疗法”，简称“超声疗法”。

我国超声波生物学作用与临床应用，始于20世纪70年代初期。目前，临床治疗除用一般超声波疗法外，还有超声波药物透入疗法、超声波与其他理疗因子同时应用的超声波综合疗法，如超声波间动电综合疗法、超声波雾化吸入疗法，以及用大功率超声波作为外科、耳科手术或破坏肿瘤组织的超声波疗法。现在超声波已应用到心脏病、颅内病变、肿瘤治疗，以及在男性节育和体内碎石等方面。

超声波的机械作用能使坚硬的结缔组织延长、变软。其温热作用于机体组织，使其温度增高，血管扩张，从而有利于增加血管的吸收能力。

超声波能缓解肌痉挛、软化瘢痕及结缔组织，加强组织代谢，提高细胞的再生能力，有良好的镇痛作用，促进骨痂生长及消炎作用。

1. 治疗方法

(1)直接治疗法

声头与体表直接接触进行治疗。是最常用的方法。

①固定法　将声头固定在患部不动，接触面涂接触剂。

②移动法　声头涂接触剂，在患部作缓慢往复移动或作圆圈式移动，移动速度以0.5～3厘米/秒为宜。

(2)间接治疗法

①水下辐射法　治疗时将声头与肢体浸入温开水中，声头距患部2～30厘米，作缓慢往复移动，应注意声头与患部距离保持恒定，否则剂量不准。

②辅助器治疗法　借助反射器、水枕、漏头及接管等辅助器进行治疗，或应用体腔内超声辐射器进行体腔内治疗。

(3)穴位治疗　用特制小声头，刺激穴位进行治疗。

2. 治疗剂量

大多数超声波发生器的频率为800～1000千赫，作用于脊柱与肢体时，这种频率是最合适的。在臀部治疗时，频率为800千赫。如果作用于深部，频率为45～500千赫，或更低的超声波。

(1)剂量

超声波治疗强度连续式输出：弱者800千赫以下，中者1000千赫，强者2000千赫以下。

固定法剂量：弱者200千赫以下，中者400千赫以下，强者600千赫以下。

超声脉冲式输出的剂量，比连续式大一点，水下法、水枕法治疗时剂量稍大些，但不能超过3000千赫，否则人体会有不同程度的损害。

(2)治疗时间

一般固定法1～5分钟，移动法5～10分钟。如患部面积大，移动治疗时，其脉冲输出可适当延长至15分钟。

(3)疗程

10次为1个疗程，每日或隔日1次，疗程间隔1～2星期。

养生应用：

超声波疗法在临床上有良好的镇痛消炎作用，其适应症如下。

各种软组织损伤　上肢：曲池、外关、合谷、天应穴；下肢：足三单、阳陵泉、昆仑、天应穴。

三叉神经痛　下关、翳风、阳白、合谷。

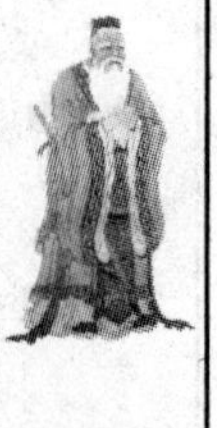

下颌关节紊乱　下关、颊车。

肋间神经痛　肝俞、期门、阳陵泉。

坐骨神经痛　大肠俞、秩边、环跳、委中。

臂丛神经痛　大椎、外关、合谷。

多发性神经炎　上肢:肩髃、臂臑、曲池;下肢:环跳、血海、足三里。

肩周炎　肩髃、臂臑、曲池。

肱骨外上髁炎　曲池、手三里、天应穴。

强直性脊柱炎　大椎、脾俞、肝俞、肾俞。

颈椎病　天柱、天宗、曲垣。

腰痛　肾俞、次髎、委中。

腱鞘炎　外关、阳池、天应穴。

痛经　中极、子宫穴、三阴交、合谷。

慢性盆腔炎　关元、归来、太冲。

慢性结肠炎　天枢、上巨虚。

注意事项:

①声头切忌碰撞。

②治疗时先将声头接触患部或浸入水中,方能调节输出。切忌声头放空,否则晶体易因热而致损坏。

③治疗中如患者感觉疼痛或烧灼感时,应停止治疗,找出原因,予以纠正。

④移动治疗时,声头勿停止不动,因移动法剂量较大,否则易引起疼痛反应。

⑤头部、眼、生殖器、恶性肿瘤、活动性肺结核、多发性血管硬化、心力衰竭、血栓性静脉炎、脊髓空洞症、孕妇的下腹部、出血倾向者要慎用本法。

超声与某些电疗机合并应用,可取得更好疗效。超声与牵引配合治疗颈椎病,与按摩、医疗体育配合治疗肩周炎有良好效果。

**○中药离子导入疗法**

中药离子导入疗法是应用药物离子透入仪输出的直流电,施加于中草药液的电极板上,使药物离子透入人体穴位或患部,从而获得药物与穴位的双重治疗效应的一种方法。此疗法于1959年为我国针灸界首创。1976年后,本疗法在全国推广,出现了半导体化的药物离子透入仪。近年来又出现了用专病命名的中草药离子透入仪,如骨质增生治疗仪等,更丰富了对某些疾病直治疗手段。

1. 用蒸馏水配制成含50%乙醇溶液或50°白酒浸泡中草药,使中草药水溶性的生物碱、盐、苦味质、有机酸、蛋白质、鞣质、色素、酶等物质提取出来,也能使醇溶性脂油、脂肪油、挥发油、生物碱等不溶于水或难溶于水的物质析出,并能使药液稳定、防腐。

2. 浸润中草药液的极板衬垫须洗净、消毒,除去寄生离子,将中草药液均匀地洒在衬垫上。衬垫面积必须大于电极板。

3. 患者取舒适体位,暴露患部,并检查患部有无破损。如有破损,可用橡皮胶贴盖后再治疗。

4. 衬垫可取对置法或平置法安置在有关穴位。

5. 检查仪器输出调节旋钮是否在“0”位,正确安置正、负电极。

6. 开启后,缓慢调节电量,以患者能耐受为度,不可有烧灼、疼痛感。

7. 治疗后如皮肤瘙痒,可涂止痒水或甘油,不宜搔抓及用水或肥皂洗。

养生应用:

骨质增生症

①炙马钱子0.5克,参三七25克,白芍50克,延胡索15克,木香25克,藏红花

25 克，郁金 50 克，秦艽 100 克，乳香 25 克，没药 25 克，血竭 5 克，川桂枝 25 克。上药浸入 50% 乙醇或 50°白酒 1000 毫升中，7 日后滤去药渣备用。

②羌活、当归、赤芍、天南星、桂枝、川芎、乳香、没药、干姜各 100 克。上药研成细粉，加水 3000 毫升，煎煮浓缩至 1000 毫升，滤去药渣，装入安瓿，每支 50 毫升，100℃灭菌 30 分钟后备用。

药离子导入部位：取患部或穴位为主。

电极板面积：具有 40～300 平方厘米极板多块备用。

极性：中草药液置于正、负两极板，也可置于正极。隔日置于负极交替应用。

治疗时间：20～30 分钟，隔日 1 次，15 次为 1 个疗程。

关节风湿痛

①桂枝 20 克，秦艽 25 克，威灵仙 25 克，制川乌 20 克，豨莶草 25 克。风胜者加羌活 25 克，海风藤 25 克；寒胜者加草乌 20 克，细辛 10 克；湿胜者加苍术 30 克，生薏苡仁 30 克。

②炙马钱子 15 克，白芍 50 克，延胡索 15 克，参三七 25 克，木香 25 克，红花 25 克，郁金 50 克，秦艽 100 克，乳香 25 克，没药 25 克，血竭 15 克，牛膝 25 克，桂枝 25 克。

③附子 15 克，干姜 15 克，吴茱萸 15 克，川芎 15 克，威灵仙 15 克，红花 15 克，川椒 15 克，乳香 15 克，没药 15 克，细辛 10 克，白芷 20 克，桂枝 20 克，防风 15 克，香附 15 阴陵泉$_{(-)(+)}$、太冲$_{(-)(+)}$。

踝关节扭伤

昆仑$_{-}$、丘墟$_{+}$、解溪$_{-}$、天应穴$_{+}$。

颈椎病

天柱$_{-}$、大椎$_{+}$、风池$_{+}$、外关$_{-}$、后溪$_{+}$。

中风后遗症

上肢：肩髃$_{-}$、曲池$_{+}$、外关$_{-}$、合谷$_{+}$；下肢：环跳$_{-}$、阳陵泉$_{+}$、悬钟$_{-}$、太冲$_{+}$。

脉管炎

上肢：曲池$_{-}$、三阳络$_{+}$、八邪$_{(-)(+)}$；下肢：阳陵泉$_{-}$、绝骨$_{+}$、八风$_{-+}$。

慢性鼻炎

迎香$_{+}$、合谷$_{-}$。

神经性耳聋

听宫$_{+}$、翳风$_{-}$、中渚$_{-}$、外关$_{+}$。

戒烟

列缺$_{-}$、合谷$_{+}$、脾俞$_{-}$、肺俞$_{+}$。

减肥

天枢$_{-}$、大横$_{+}$、关元$_{-}$、气海$_{+}$、阴陵泉$_{-}$、丰隆$_{+}$。

注意事项：

①治疗时，避免刺激适成疼痛。尤其是虚弱者，宜采用补法，功率不宜过强。

②治疗时，如出现晕针现象，应立刻停止治疗，静卧片刻，喝些热开水即可恢复。

③严重高血压和心脏病及局部皮肤溃破者，不宜用本法。

④两侧肢体接线不能左右交叉，避免电流通过心脏。防止接线棉垫滑脱，金属片直接接触皮肤，而致皮肤疼痛、灼伤。

⑤对肿瘤、出血性疾病，病变局部禁止配穴。

**○近红外线疗法**

近红外线疗法又称“红外线灸”。是利用红外线辐射器在人体穴位上照射，使经穴产生温热效应，从而达到疏通经络，宣导气血，扶正祛邪的一种治疗方法。

红外线在电磁波谱中介于无线电波与可见光之间,范围为0.4~760微米。在医疗应用中,将波长小于1.5毫微米者为短波红外线,即近红外线。红外线能量为人体吸收后转变为热能,可引起血管扩张,循环血量增加,新陈代谢旺盛,免疫功能增强,因此可促进渗出吸收,水肿消除,炎症消散;也可降低感觉神经的兴奋性,缓解疼痛,缓解肌肉痉挛,并能促进肉芽组织和上皮组织生长,加速伤口愈合,松解粘连,减轻瘢痕挛缩。对于年老体弱、儿童或不宜针灸者尤为适宜。

1. 灸疗器材

近红外治疗采用红外线灯或白炽灯。红外线灯为不发光辐射器,白炽灯为发光辐射器。台式灯为150~200瓦,落地灯为300~500瓦。光浴箱用于躯干或两下肢,由6~12个60~100瓦白炽灯泡组成。

2. 照射剂量

照射剂量主要根据病变特点、部位、患者年龄及机体功能状态而定。如慢性感染性炎症、寒湿痹痛者,可选用中、大剂量;头面、四肢关节部及年老体弱者,宜小剂量照射。300瓦以下者为小剂量;300~500瓦为中等剂量;500瓦以上为大剂量。

3. 治疗技术

(1)选择适当的体位,然后将辐射头移至穴位上方。大剂量者距离为50~60厘米;中等剂量者30~40厘米;小剂量则为20厘米。照射距离以患者有舒适的温热感为度。

(2)照射时间每次为15~30分钟不等,每日1~2次,10~20次为1个疗程。

(3)治疗结束时需将照射区皮肤汗液擦干,患者也需在室内休息20分钟。

养生应用:

面瘫　翳风、颧髎、颊车、下关、阳白。中等剂量,每日1次,每次15~20分钟。

肩周炎　肩髃、肩髎、臂臑、曲池、合谷。肩部穴位大剂量照射15~20分钟,曲池、合谷小剂量照射15~20分钟,每日1次。

网球肘　局部压痛点,曲池、手三里、合谷。以中剂量照射20分钟,每日1次。

腰痛　肾俞、大肠俞、阿是穴、委中。腰部大剂量照射15分钟,委中小剂量照射15分钟,每日1次。

痛经　关元、气海、三阴交、太溪。腹部穴位中剂量照射15分钟,三阴交、太溪小剂量照射15分钟,每日1次。

感冒　大椎、肺俞、风门、合谷、列缺。颈部穴位中剂量照射20分钟,合谷、列缺小剂量照射20分钟。

泄泻　天枢、足三里。小剂量照射20分钟,每日1次。

鼻炎　迎香、肺俞、足三里。迎香小剂量照射10分钟,肺俞、足三里中剂量照射20分钟。

落枕　颈夹脊、阿是穴、身柱、曲垣。中剂量照射15分钟,每日2次。

慢性支气管炎　肺俞、中府、膻中、足三里。中府、膻中小剂量照射20分钟,肺俞、足三里中剂量照射20分钟。

注意事项:

①治疗中,医生和患者要戴墨镜或用蘸水棉花覆贴患者眼睛,以免损伤角膜、晶状体和视网膜。

②治疗时,如患者感到灼痛难受,应调整剂量、距离,以免造成伤害。

③肿瘤、高热、有出血倾向、急性扭挫伤24小时以内者及温热感觉障碍者慎用本疗法。

④治疗器材连续使用时间不应超过2小时。

近红外疗法热作用明显,热量恒定,易于调节,适应症广,尤其是对风寒湿痹具有显著疗效,如与其他疗法综合应用,有较强的协同作用。

○超声波疗法

频率在20千赫以上者,不能引起人耳声音感觉,称为超声波。应用800~1000千赫的超声波以各种方式作用于人体,以治疗疾病的方法称"超声波疗法",简称"超声疗法"。

我国超声波生物学作用与临床应用,始于20世纪70年代初期。目前,临床治疗除用一般超声波疗法外,还有超声波药物透入疗法、超声波与其他理疗因子同时应用的超声波综合疗法,如超声波间动电综合疗法、超声波雾化吸入疗法,以及用大功率超声波作为外科、耳科手术或破坏肿瘤组织的超声波疗法。现在超声波已应用到心脏病、颅内病变、肿瘤治疗,以及在男性节育和体内碎石等方面。

超声波的机械作用能使坚硬的结缔组织延长、变软。其温热作用于机体组织后,使其温度增高,血管扩张,从而有利于增加血管的吸收能力。

超声波能缓解肌痉挛、软化瘢痕及结缔组织,加强组织代谢,提高细胞的再生能力,有良好的镇痛作用,促进骨痂生长及消炎作用。

1. 治疗方法

(1)直接治疗法

声头与体表直接接触进行治疗。是最常用的方法。

①固定法　将声头固定在患部不动,接触面涂接触剂。

②移动法　声头涂接触剂,在患部作缓慢往复移动或作圆圈式移动,移动速度以0.5~3厘米/秒为宜。

(2)间接治疗法

①水下辐射法　治疗时将声头与肢体浸入温开水中,声头距患部2~30厘米,作缓慢往复移动,应注意声头与患部距离保持恒定,否则剂量不准。

②辅助器治疗法借助反射器、水枕、漏头及接管等辅助器进行治疗,或应用体腔内超声辐射器进行体腔内治疗。

(3)穴位治疗　用特制小声头,刺激穴位进行治疗。

2. 治疗剂量

大多数超声波发生器的频率为800~1000千赫,作用于脊柱与肢体时,这种频率是最合适的。在臀部治疗时,频率为800千赫。如果作用于深部,频率为45~500千赫,或更低的超声波。

(1)剂量

超声波治疗强度连续式输出:弱者800千赫以下,中者1000千赫,强者2000千赫以下。

固定法剂量:弱者200千赫以下,中者400千赫以下,强者600千赫以下。

超声脉冲式输出的剂量,比连续式大一点,水下法、水枕法治疗时剂量稍大些,但不能超过.3000千赫,否则人体会有不同程度的损害。

(2)治疗时间

一般固定法1~5分钟,移动法5~10分钟。如患部面积大,移动治疗时,其脉冲输出可适当延长至15分钟。

(3)疗程10次为1个疗程,每日或隔日1次,疗程间隔1~2星期。

养生应用:

超声波疗法在临床上有良好的镇痛消炎作用,其适应症如下。

各种软组织损伤　上肢:曲池、外关、合谷、天应穴;下肢:足三里、阳陵泉、昆仑、天应穴。

三叉神经痛　下关、翳风、阳白、合谷。

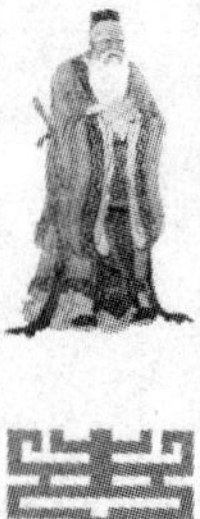

下颌关节紊乱　下关、颊车。

肋间神经痛　肝俞、期门、阳陵泉。

坐骨神经痛　大肠俞、秩边、环跳、委中。

臂丛神经痛　大椎、外关、合谷。

多发性神经炎　上肢：肩髃、臂臑、曲池；下肢：环跳、血海、足三里。

肩周炎　肩髃、臂臑、曲池。

肱骨外上髁炎　曲池、手三里、天应穴。

强直性脊柱炎　大椎、脾俞、肝俞、肾俞。

颈椎病　天柱、天宗、曲垣。

腰痛　肾俞、次髎、委中。

腱鞘炎　外关、阳池、天应穴。

痛经　中极、子宫穴、三阴交、合谷。

慢性盆腔炎　关元、归来、太冲。

慢性结肠炎　天枢、上巨虚。

注意事项：

①声头切忌碰撞。

②治疗时先将声头接触患部或浸入水中，方能调节输出。切忌声头放空，否则晶体易因热而致损坏。

③治疗中如患者感觉疼痛或烧灼感时，应停止治疗，找出原因，予以纠正。

④移动治疗时，声头勿停止不动，因移动法剂量较大，否则易引起疼痛反应。

⑤头部、眼、生殖器、恶性肿瘤、活动性肺结核、多发性血管硬化、心力衰竭、血栓性静脉炎、脊髓空洞症、孕妇的下腹部、出血倾向者要慎用本法。

超声与某些电疗机合并应用，可取得更好疗效。超声与牵引配合治疗颈椎病，与按摩、医疗体育配合治疗肩周炎有良好效果。

**○中药离子导入疗法**

中药离子导入疗法是应用药物离子透入仪输出的直流电，施加于中草药液的电极板上，使药物离子透入人体穴位或患部，从而获得药物与穴位的双重治疗效应的一种方法。此疗法于1959年为我国针灸界首创。1976年后，本疗法在全国推广，出现了半导体化的药物离子透入仪，近年来又出现了用专病命名的中草药离子透入仪，如骨质增生治疗仪等，更丰富了对某些疾病的治疗手段。

1. 用蒸馏水配制成含50%乙醇溶液或50°白酒浸泡中草药，使中草药水溶性的生物碱、盐、苦味质、有机酸、蛋白质、鞣质、色素、酶等物质提取出来，也能使醇溶性脂油、脂肪油、挥发油、生物碱等不溶于水或难溶于水的物质析出，并能使药液稳定、防腐。

2. 浸润中草药液的极板衬垫须洗净、消毒，除去寄生离子，将中草药液均匀地洒在衬垫上。衬垫面积必须大于电极板。

3. 患者取舒适体位，暴露患部，并检查患部有无破损。如有破损，可用橡皮胶贴盖后再治疗。

4. 衬垫可取对置法或平置法安置在有关穴位。

5. 检查仪器输出调节旋钮是否在“0”位，正确安置正、负电极。

6. 开启后，缓慢调节电量，以患者能耐受为度，不可有烧灼、疼痛感。

7. 治疗后如皮肤瘙痒，可涂止痒水或甘油，不宜搔抓及用水或肥皂洗。

养生应用：

骨质增生症

①炙马钱子0.5克，参三七25克，白芍50克，延胡索15克，木香25克，藏红花

25 克，郁金 50 克，秦艽 100 克，乳香 25 克，没药 25 克，血竭 5 克，川桂枝 25 克。上药浸入 50% 乙醇或 50°白酒 1000 毫升中，7 日后滤去药渣备用。

②羌活、当归、赤芍、天南星、桂枝、川芎、乳香、没药、干姜各 100 克。上药研成细粉，加水 3000 毫升，煎煮浓缩至 1000 毫升，滤去药渣，装入安瓿，每支 50 毫升，100℃灭菌 30 分钟后备用。

药离子导入部位：取患部或穴位为主。

电极板面积：具有 40～300 平方厘米极板多块备用。

极性：中草药液置于正、负两极板，也可置于正极。隔日置于负极交替应用。

治疗时间：20～30 分钟，隔日 1 次，15 次为 1 个疗程。

关节风湿痛

①桂枝 20 克，秦艽 25 克，威灵仙 25 克，制川乌 20 克，豨莶草 25 克。风胜者加羌活 25 克，海风藤 25 克；寒胜者加草乌 20 克，细辛 10 克；湿胜者加苍术 30 克，生薏苡仁 30 克。

②炙马钱子 15 克，白芍 50 克，延胡索 15 克，参三七 25 克，木香 25 克，红花 25 克，郁金 50 克，秦艽 100 克，乳香 25 克，没药 25 克，血竭 15 克，牛膝 25 克，桂枝 25 克。

③附子 15 克，干姜 15 克，吴茱萸 15 克，川芎 15 克，威灵仙 15 克，红花 15 克，川椒 15 克，乳香 15 克，没药 15 克，细辛 10 克，白芷 20 克，桂枝 20 克，防风 15 克，香附 15 克，皂角刺 15 克，薄荷 15 克，苍术 20 克，羌活 15 克，独活 15 克。

④五加皮 50 克，荆芥 50 克，海桐皮 50 克，鸡血藤 50 克，防风 50 克，草乌 100 克，羌活 50 克，豨莶草 50 克。

⑤马钱子散 50 克，用 1000 毫升 50°白酒浸 7 日后，去渣备用。

⑥卤碱粉 1 克，溶解于 100 毫升蒸馏水中，过滤后备用。

药物离子透入方法同上。

神经衰弱

钩藤、远志、酸枣仁各 35 克，共为细末，浸入 1000 毫升 50°白酒中，1 星期后过滤取渣应用。

药物离子导入部位：大椎周围，前额部穴位。

极板面积：10 厘米 10 厘米置于背部，3 厘米 10 厘米置于额部。

极性：与上面同。

治疗时间：30 分钟，隔日 1 次。

疗程：15 次为 1 个疗程，每疗程间休息 1 周。

咽喉炎

①慢性咽喉炎　大青叶 30 克，生地 15 范，玄参 15 克，麦冬 12 克，马勃 5 克，甘草 3 克。内热重者加黄芩 9 克；声高嘶哑者加胖大海 9 克，木蝴蝶 5 克。

②急性咽喉炎　蒲公英 30 克，板蓝根 15 克，挂金灯 9 克，制川军 9 克，甘草 3 克。

③一见喜 100 克，玄参 100 克，连翘 100 克，麦冬 100 克，赤芍 100 克，海藻 50 克，昆布 50 克，牛蒡子 50 克。浸入 75% 乙醇 1 日以上。

药物离子导入部位：风门、大杼、大椎、廉泉等。

极板面积：后颈背部 10 厘米 10 厘米，廉泉 4 厘米 10 厘米。

极性：与上面相同。

治疗时间：30 分钟，慢性患背隔日 1 次，急性者每日 1 次。

疗程：慢性患者 15 次为 1 个疗程，每疗程间休息 1 周。

慢性盆腔炎

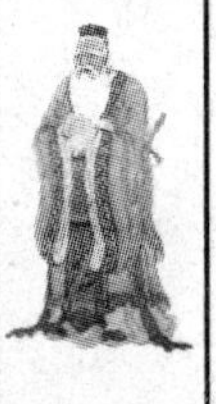

①丹参1000克，水煎去渣，过滤浓缩成2000毫升，装瓶消毒置阴凉处备用。

②白花蛇舌草500克，乳香100克，没药100克，血竭25克，红花、桂枝各50克，香附100克，当归尾500克，赤芍75克，川椒125克，水煎去渣，备用。

③当归、川芎各50克，白芍25克，延胡索25克，丹参50克，甘草100克，木香25克，肉桂25克，干姜50克，乌药25克，鸡血藤50克，水煎去渣，备用。

药物离子导入部位：腹部取关元、中极、子宫、归来，腰骶部取八髎。

电极板面积：腹部10厘米15厘米，骶部15厘米15厘米

治疗时间：30分钟，隔日1次。

疗程：15次为1个疗程，每疗程间休息1周。

(6)脉管炎　毛冬青100范，水浓煎后去渣备用。

将毛冬青药液置于塑料容器内，将负极放入药液内，然后患肢浸入药液中，正极置于大腿部，通电30分钟，电量调至患部有微麻无刺痛感（10～30毫安）。隔日1次，15次为1个疗程。

(7)白内障　鸡胆汁稀液配制方法：将雄鸡苦胆取出，用95%乙醇消毒苦胆表面，用注射器注入少许生理盐水，使胆膨隆鼓起，回抽针筒，再注入20毫升生理盐水，使其呈淡绿色透明液体，pH值为2.5～6.8，药液现用现配。

操作方法：枕上置正极板，将配制的药液滴入眼内，将浸透药液的棉球覆盖在患者的眼睑上，加上负电极棉垫。每日1次，每次30分钟，10次为1个疗程。

注意事项：

①患有皮肤病、各种急性传染病、危重病、严重心脏病者及妊娠妇女，禁用本疗法。

②治疗时注意电极板的金属部分不能接触皮肤，以免灼伤皮肤。

③通电量大小以患者能耐受的麻电感为宜，不可有刺痛感。

④在治疗中，不得改变电极板上的极性。如必须变换时，先将输出强度旋钮退回至“0”位，然后变换极性，再重新调节治疗量。

## 七、浴身养生

### ○浴身养生的概念与特点

浴身，俗指洗澡，雅称沐浴。古时，“沐”指洗头发，“浴”指身体，现合为一词，包括洗头身在内。利用浴身来防治疾病，养肤美发，强身保健是经过千百年实践证明行之有效的方法。

浴身养生系指利用水、日光、空气、泥沙等有形的或无形的天然物理因素来沐浴锻炼以防病健身的方法。

浴身养生是历代劳动人民和医家长期与疾病作斗争的经验积累。该养生方法具有简便易学，作用迅速，使用安全，毒副作用少的特点，乐为大众所接受，所以浴身养生能千载不衰，它不仅在内、外、妇、儿、骨伤、皮肤、肛肠、五官等科疾病的治疗方面显示了祖国医学的特色，而且在预防疾病，强身保健方面具有较好的疗效，同时又是美肤、美容、美发的最佳途径，它已形成了自己独创的特色，为保障人民的身体健康做出了积极的贡献。其优势与作用特点归纳起来，集中体现在以下几个方面：

1. 独特养生途径

浴身养生的有效刺激主要通过皮肤、黏膜、经脉以及络脉进入体内发挥作用，一些挥发性药物分子还可以从口、鼻、呼吸道进入机体，这样就避免了药物等对口腔黏膜，消化道，胃的刺激，减轻了肝脏的负担，从而提高了疗效，所以说浴身是一种独特

的养生途径。

2. 安全可靠副作用少

随着各种药物的毒副作用的发现，使得养生而不伤身体尤为重要。而这方面正是浴身养生的特点和优势。浴身养生，有病则治病，无病则健身。

3. 适应范围广

浴身养生是历代医家在长期的医疗实践以及在与大自然做斗争的过程中，不断探索总结出的，其适应范围广显示了浴身养生的一大特色，它不仅在骨伤科，皮肤科、外科、五官科、肛肠科疾病的治疗方面颇具优势，而且对内科、妇科病证也有显著疗效，尤其是对老幼虚弱之体，攻补难施之时或不肯服药之人，浴身与服药有殊途同归，异曲同工之妙。浴身还可以使皮肤汗毛通畅，皮肤的代谢能力及抗病能力增大，促进机体血液循环，降低肌肉的张力，有利于消除疲劳，促进睡眠，对正常人的养生保健和患病机体的康复都有良好的作用。

4. 简便易于推广

浴液（物）的准备，以及使用均比较简便，容易推广应用，若与日常生活结合起来，则使用更为方便，作用更为持久。

### ○浴身养生的原理

浴身的保健作用，主要取决于所取材料的特异性与非特性作用。前者是所取材料的特异作用。例如矿泉浴，因各类矿泉作用而不同，后者则包括所取材料的温度、压力、浮力等对人体的作用。两者的作用不仅对病变局部有治疗作用，而且还通过皮肤黏膜，经脉进入体内，发挥调理气血，疏通经络，治病防病，美肤美容，强身健体的作用。

1. 整体作用机制

通过皮肤粘膜对有效成分的吸收，进入血液循环，输布全身而发挥其效应。近年来，人们对浴身养生机制的研究还在不断深入，认为浴身除有效成分直接进入血液循环发挥其药理作用外，还有调整各系统组织器官功能和机体免疫的功能，目前，一般认为其一，浴身液（物）中的有效成分通过粘膜吸收，角质层和表皮深层转运，另外角质层经水合作用，使有效成分易于吸收，直接进入血液；其二，浴液（物）对皮肤局部的刺激，通过经络系统的调节而起到纠正脏腑功能紊乱，而达防病保健的目的。

2. 局部作用机制

浴液的局部作用是指中药对身体局部发挥的治疗和保健作用，例如药浴。其将药物作用于局部组织，使局部组织内的药物浓度显著高于其他部位，故局部疗效明显，而且取效迅捷。近来的药理研究表明：中药局部汽浴对局部有良好的抗感染作用（主要指抗菌，抗病毒化学成分的黄柏、金银花、连翘、黄芩等清热燥湿、清热解毒药物），有促进细胞的增生分化与肉芽组织的增长速度，在一定程度有加快伤口愈合的作用等。

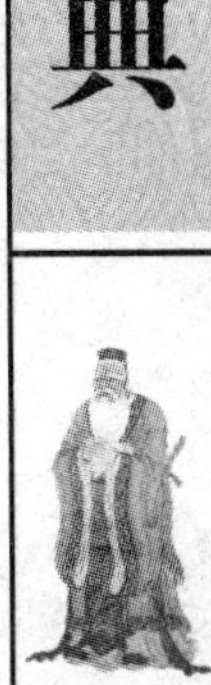

### ○浴身养生的意义

养生就是根据生命发展的规律，采取能够保养身体，减少疾病，增进健康，延年益寿的手段所进行的保健活动。当代医学模式已由生物医学模式演变为“生物、心理、社会医学模式”，主要任务是控制和降低慢性病的发病率，其特征是以治疗扩大到预防，从生理扩大到心理，从个体扩大到群体，从医院扩大到社会。当前首先要处理好医疗和预防的关系，把整个卫生事业纳入预防的轨道，推行“三级预防”。在“三级预防”中一级预防是最积极的预防，是社会预防的主干，是预防的前沿，其基本思想是防患于未然，采取主要手段是增进健康和采取特殊的预防保健措施。浴身养生则是诸多养生手段和措施中的一种简便、安全、效验、范围广的代表。浴身根据方式方法不同，通过沐浴，可分别起到发汗解表、祛风除湿、行气活血、舒筋活络、调和阴

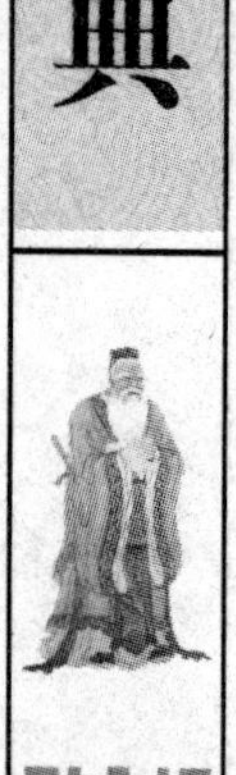

阳、振奋精神等作用，现代医学认为沐浴可促进机体体温调节，改善血液循环和神经系统的功能状态，加速各组织器官的代谢。

浴身保健既提高了人们的生活质量，同时为老龄化严重的社会减轻了负担。

**○浴身养生的分类**

浴身养生的分类方法有多种，如以介质的形态论，可分为有形、无形两类，前者如各种水浴、泥沙浴，其中水浴据其内含成分的不同又可分为淡水浴、海水浴、矿泉浴、药浴等；据水温差异还能分为冷水浴、热水浴、蒸汽浴等。后者则指日光浴、空气浴、森林浴和花香浴等有质而无形的沐浴，如以作用于身体不同部位论，可分为全身浴、半身浴和局部浴，如按浴身的作用方式，可分为擦浴、浸浴、淋浴、湿敷等。

**○常用浴身养生方法**

第一，矿泉浴。

矿泉是一种由地下深处自然或人工钻空的方法而取得的含有一定量矿物质的地下水，由于历来用于保健作用的泉水绝大部分都有一定的温度，故目前欧美及日本等许多国家通称温泉，温泉是大自然所提供的能健身祛病的宝贵资源。我国温泉资源十分丰富，现已发现的就有3000多处，分布在全国各个省分。我国人民运用温泉摄生保健的历史是很久远的，二千多年前的《山海经》中就有温泉的记载。汉代张衡的《温泉赋》，北魏元苌的《温泉颂》，唐太宗的《温泉铭》等，都记述了温泉谷健身和治病的效能。

与普通地下水相比，矿泉有三个显著的特点：

水温多数较高

世界各国规定的温度界限不尽一致，美国规定温泉为27℃以上，日本规定为25℃以上，前苏联、英国、法国、德国、意大利规定为20℃以上，1964年中国卫生部召开的全国理疗专业会议确定水温达34℃以上的泉水为温泉，这种差别可能与各国矿泉资源的特点与人民生活习惯不同有关，也有少数温度不高的泉水——冷泉，含有一定量的化学成分，具有良好的保健作用，亦统称为矿泉。

含有较高浓度的化学成分

一般要求矿泉水中各种可溶性固体化学物质的总量，即矿化度达1g/L以上，某些微量元素或放射性物质达到规定限度。

含较多有保健医疗价值的气体

如氡气，二氧化碳，硫化氢等。

1. 矿泉的分类

我国古代关于矿泉浴健身防病的文献记载很多，对矿泉的分类也做过很多探索。例如《食物本草》对此就有论述，李时珍在《本草纲目》中对我国600多处矿泉做了记载和分类，他将当时的矿泉水分为硫黄泉、朱砂泉、雄黄泉、矾石泉、砒石泉等。

现代的矿泉分类，一般而言是以矿泉水中的六种主要离子（$HCO_3^-$，$SO_4^{2-}$，$CL^-$，$V_a^{2+}$，$Mg^{2+}$），三种气体（$CO_2$，$H_2S$，Rn）及某些活性元素（如Fe，I，Br等）作为矿泉分类的基础，但由于矿泉的性质多样，类型也较复杂，其分类目前尚不完全一致，主要有以下几种：

（1）按温度不同分类

温度是矿泉水的重要物理性状之一，除淡温泉外，据矿泉水温度的不同，将矿泉水可分为五类：

①冷泉：25℃以下。

②微温泉：25～33℃。

③温泉：34～37℃。

④热泉：38～42℃。

⑤高热泉:43℃以上。

(2)按渗透压不同分类

①低渗泉:可溶性固体在1~8g/L。

②等渗泉:可溶性固体在8~10g/L。

③高渗泉:可溶性固体在10g/L以上。

(3)按酸碱度不同分类在泉源处测定pH时,可根据它的反应分为七类:

①强酸性泉:pH<2;(2)酸性泉:pH2~4;(3)弱酸性泉pH4~6;

②中性泉pH3~7.5;(5)弱碱性泉:pH7.5~8.5;

③碱性泉:pH8.5~10;(7)碱性泉:pH7~10;

(4)按矿化度不同分类

所谓矿化度,是指水中所含的离子,分子和各种化合物(不包括气体)的总量,它说明矿泉水中溶解矿物盐的多少。但是,一般淡水也含有矿物盐,为了便于将矿泉水与淡水区别,通常以每升水中所含的总矿物量是否超过1g为两者的分界线,即:

①淡水:总矿物量<1g/L;②矿泉水:总矿物量>1g/L。

2. 作用机制

矿泉浴之所以能够健身治病,取决于矿泉对人体的特异性作用和非特异性作用。所谓非特性作用是指水和水温对人体的作用,又称矿泉的物理作用。矿泉水的温度,可促使毛细血管扩张,加快血液循环,沐浴时,由于水的机械浮力与静压力作用,可起到按摩,收敛,消肿,止痛之效能。

特异性作用,是指矿泉中特殊的化学成分对人体的作用,又称矿泉的化学作用或药物学作用。各种矿泉内部含成分不同,对人体的作用也各异。如硫化氢矿泉有兴奋作用;碳酸氢钠泉和硫酸钠泉,主要适用于消化系统疾病;矿泉中的氧能刺激造血系统和卵细胞的发育成熟,还可降低血脂;矿泉水中的钾、钙能增强心血管功能,调节神经细胞和内分泌腺的活动;矿泉中的镁,对神经系统有镇静作用;钠对肌肉收缩有着重要功效。近年研究证实,矿泉浴可促进机体的免疫功能,有一定的延年益寿作用。

3. 矿泉浴的浴身方法

矿泉浴方法很多,较常用和方法有浸浴,直喷浴,运动浴三种。

(1)浸浴

浸浴是应用最广泛的一种方法,可用盆浴或池浴进行。根据浸浴的部位又分为半身浸浴和全身浸浴。

①全身浸浴:全身浸浴是矿泉浴最常用的方法,使人体充分接触矿泉水,从而产生显著的生物效应。浸浴时多采用半卧位,浴者要静卧浸泡在浴盆或浴池中,头颈部和前胸部露出水面,水面不超过乳头水平,以免影响呼吸和心脏功能。部分浴者亦可采用坐位浸浴,除头颈部外,全身浸于水中,坐式浸浴多适合体质较好的浴者,全身浸浴据水温又可分为:

凉水浸浴:水温在33~36℃左右,8~10min,这种浸浴有解热及强壮作用,常用于健康疗养锻炼。

温水浸浴:水温在37~38℃左右,15~20min或30min,这种浸浴具有镇静、催眠、缓解血管痉挛作用,对冠心痫、高血压、关节炎等有良好保健作用。

热水浸浴:水温在39~42℃,5~30min,这种浴法对神经有兴奋作用,能促进全身新陈代谢,但对心脏血管负担较大。这种热矿泉对皮肤病和关节炎等有较好效果,老年人和心血管功能不全者应慎重,浴后适当休息补充饮料。

②局部浸浴:据患者的部位和患者体质情况,在不能或不宜做全身浸浴时,可采用不同的局部浸浴。

坐浴:坐浴时仅下腰部、臀部、大腿根部、会阴部浸于矿泉水中,除具有清洁会阴作用外,能改善盆腔及会阴部的血液循环,对直肠、肛门、膀胱生殖器炎症和痔疮等都有良好的治疗作用。

手臂浴:此方法能反射性调节循环呼吸功能,对缓解慢性支气管炎,心绞痛,支气管哮喘有一定帮助。

足浴:双足浸入矿泉水中,水温 41 ~43℃,每次 10 ~15min,有促进血液循环和清热泻火作用,又能调节植物神经功能,适宜于早期高血压、头痛、目赤。如睡前做足浴还有良好的镇静作用。

③半身浸浴:浴者坐在浴池或浴盆里,仅下半身浸入水中,水温 38 ~40℃,每次15 ~20min。半身浸浴时主要作用于下半身,全身性反应较小,此时机体上下不同的刺激有调整植物神经的作用。

(2)淋浴

设有专门设备,淋浴干净卫生,由于淋浴过程中矿泉中含有的气体大量逸散,矿泉水与皮肤接触时间短暂,又无浸浴的浮力、压力作用,其医疗保健作用不如浸浴明显,但对于一些传染性疾病,妇女经期等不宜浸浴者亦可应用。

(3)运动浴

浴者在类似游泳池的大浴池内,做各种医疗锻炼,其特点是:有浸浴和医疗体育的综合作用。本法多作康复功能锻炼用。

(4)加压水浴

用机械加压的方法使矿泉水发生各种流动,以增加矿泉水对人体的机械刺激的治疗方法。通常有:气泡浴,波浪浴,旋涡浴,加压喷射浴,矿泉水穴位冲击疗法。

矿泉浴还可配合气功、针灸、推拿、蜡疗等方法进行。

4. 应用原则及宜忌

欧洲及亚洲许多应用矿泉比较发达的国家,按本国矿泉的分类情况及长期实践中所取得的经验,制定了各国的矿泉适应症,现综合论述如下:

(1)矿泉的选择

矿泉所含化学成分很大,应在医生指导下有所选择,不能盲目使用。如硫黄泉对皮肤病有效,但神经衰弱者浴后会加重失眠。

(2)矿泉温度的选择

适宜温度因泉质和使用目的不同而不同,一般为 38 ~40℃,但像碳酸泉,碱泉,硫化泉温度一般在 37 ~38℃,或更低一点,否则易使有效气体挥发而失效。

(3)矿泉浴的时间规定

一般以浴后感觉舒适为度,若浴中感到疲倦,应停止休息,每个疗程 20 ~30 次,每日 1 次,亦可连续沐浴 2 ~3 次休息 1 日。

(4)注意事项

有的浴者可出现矿泉浴反应,矿泉浴初始数日,往往出现全身不适或病情加重现象,称矿泉浴反应,分全身和局部二种情况。全身症状可表现为疲劳、失眠、心慌、眩晕、吐泻、癫痫,全身皮疹,上呼吸道感染等;局部反应为患处疼痛,肿胀,活动受限。出现矿泉浴反应应立即采取适当措施或停止沐浴。

禁忌症:凡属一切急性传染病,急性发热性疾病,活动性结核病,恶性肿瘤,出血性疾病,严重心肾疾患,高血压,动脉硬化者,以及妇女在经期,孕产期,均不宜施行温泉浴。

总之,矿泉浴要有一定的时间,一定的水温,一定的疗程和浴次、通常需在医生指导下进行。

第二,蒸汽浴。

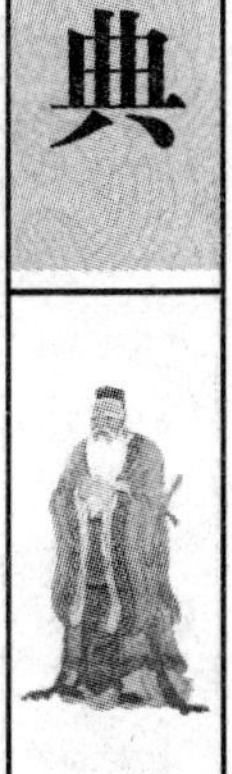

蒸汽浴是利用热蒸汽熏蒸体表，以达到健身祛病的养生保健法。也包括药液的热蒸汽对人体的沐浴。

现代蒸汽浴是由恒温控制电加热器将石头加热，标准蒸汽浴设施应包括以下几部分：候浴室、更衣室、淋浴室、木质结构的蒸气浴室，含有冷水池的降温室，休息室，舆洗室，有的还设有按摩室，人工日光浴室等。

国外有不少国家把它俗称为“桑拿浴（sanna）”，据浴室空气温度和相对湿度的差异可概括为干热蒸气浴和湿热蒸气浴两种。

1. 作用机制

祖国医学认为，人处于湿热空气之中，腠理，口鼻同时感受，外至肌肤，内及脏腑，都得濡养，既可升发阳气，振奋气机，又能滋阴润燥，利水消肿。经常淋浴有调和营卫，镇静安神之功效。

现代医学认为，人体处于高温及高温度的浴室中，相对的缺氧，能使体温、脉搏、呼吸、心输出量、肺通气量增加，血流速度加快皮肤血管扩张，血压短期内升高而后降低，一般在停止治疗后 30～60min 恢复正常，蒸汽浴可加强物质代谢过程，使糖、脂肪、蛋白质代谢加强，使血糖下降，由于大量汗出，及其他代谢产物也随之排出增多，有利组织间液的回流吸收。还可以活跃肾上腺皮质功能，并刺激垂体分泌促激素，使性腺活动加强，因而对类风湿性关节炎、功能性闭经有治疗作用。此外有人认为蒸汽浴后白细胞吞噬功能显著提高，可加强机体的防御作用。

2. 浴身方法

（1）准备

浴前饮用适量糖水或盐水，脱衣后进入沐浴室，淋洗全身并擦干。

（2）入浴

进入蒸气浴室后，据个人体质及耐受程度，在浴室四壁不同高度的木栅板上平卧或就坐，可不断变换体位以均匀受热，还可用树枝烫软后拍打身体，以产生机械刺激和周围空气流通，历时 7～15min 最多不过 19min。

（3）待全身发热后，走出蒸汽浴室，进入降温室，用 14～20℃ 的水冲淋或浸泡 2～3min，降温亦可据体质或治疗的需要选择温水洗浴，不进行降温或进行自然空气降温，也可在江河湖水中游泳。

（3）反复出浴后经过一定时间降温，在还未出现寒冷感觉时即擦干身体，休息 10min 后，再进入蒸汽浴室，停留一段时间后，又离开蒸汽室降温，如此升、降温 2～5 次，亦可据身体情况，不进行反复。

3. 注意事项

①初次入浴时间不应过长，宜逐渐适应。

③降温时所用冷水温度及持续时间因人而异，亦可依个体情况，不做降温或反复，只在蒸汽浴后进行温水洗浴即可。

③因该浴法消耗较大，可在浴后进行适当补充。一般 1～2 次/周为宜。

④浴后休息 10～20min，防止受凉感冒。

禁忌症：急性炎症，传染病，高血压，重症动脉硬化，糖尿病并发酮症酸中毒，甲亢，慢性酒精中毒，癫痫，肾功能衰竭，恶性肿瘤，有出血倾向者。

第三，药汤浴。

药汤浴是将药物的煎剂、浸剂或制成剂（浴液、粉剂）加入浴盆中进行全身浸浴，或直接用药物煎剂及其他制剂进行局部浸浴或熏洗的一种防病健身方法。

1. 药物浴的历史源流

在我国药浴源远流长，我国现存最早的古医学《五十二病方》中就有汽浴法，熏浴法的记载。《山海经》虽然以古代文化或传说为主，但具有参考意义的医药内容亦不少，因该书记载有黄藿“浴之已疥”。春秋战国时期，在中医经典著作《黄帝内经》中，不仅全面系统地阐述了人体解剖、生理、病理、诊断、治疗，而且较详细地论述了中药外治的方法和内容。如《素问·阴阳应象大论》篇说：“其邪者，渍形以为汗”，这是利用热汤沐浴发汗的先例。东汉名医张仲景《金匮要略》方以“苦参一升，以水一半，煎取七升，去滓，熏洗”治狐惑病，狐惑病以目赤、口咽及前阴溃疡等为特征，被认为和现代医学所渭的口眼生殖器综合征相符合，用苦参汤熏洗，取其有杀虫除湿的效果。

晋代葛洪《肘后备急方》对不同原因引起的创伤及脓肿分别采取酒洗，醋洗，“煮黄柏洗之”等不同清洗疮口的方法，体现了辨证施治的思想。该书同时记载了治疗脱发的方法，用麻子仁，秦椒置泔汁水中浸一宿，煎水去滓而沐发，具有祛风润燥生长的作用。晋末出现了我国现存最早外科专著《刘涓子遗方》全书收方 151 首，其中外治方剂近一半，在继承前人成果的基础上，唐代时期药浴配方数目、用药水平以及应用的广泛性都达到了空前的水平。在美肤美容美发方面，《千金要方》记载有千金洗面，除皯，黯悦白，用猪胰一具，大猪蹄一具，豆面四升，冬瓜仁半升，细辛，白术、土瓜根各一两，防风，白药，白芷各二两，商陆三两，皂荚五挺。捣末箩过。洗浴手面治疗面黑、雀斑、粉刺等，为现代美容术提供了有益的启示。《千金要方》还记载桃仁、澡豆主悦泽、去黑干黯。用桃仁、芜菁子各一两，白术六合，五瓜根七合，毕豆面二升，捣来过筛，以醋浆水调洗手面。此方的配制应用，充分说明古代护肤化妆药浴液制剂已达到较高水平。孙思邈在《千金要方》记载用麻子、白桐叶煮汤去渣，以洗沐头发，则发不落而长。本方原出于《肘后备急方》，孙思邈经过验证，认为确实有效，才收入自已的著作之中。此外孙思邈还用洗浴疗法治疗全身性疾病，妇科病和皮肤病。

唐代王焘的《外台秘要》存药浴疗法方面也运用较为广泛，如头风白屑方沐头治疗白屑风，此方用蔓荆子一升，防风三两，桑寄生三两，秦椒一两，大麻仁一升，白芷四两，上三味切，以水一斗，煮取一升，去渣，制成药浴液沐头，具有祛风止痒除屑的功效，其中蔓荆子，白芷，防风等专主上焦，善祛头面之风，用于本病较为适宜。另外，《外台》记载的手足疡汤治疗皲裂疮等，方用蜀椒、川芎、白芷、防风、生姜、食盐共煎浓液，浸泡手足具有活血化瘀，祛风止痒作作用。唐·蔺道人的《仙授理伤续断方》是现存最早的一部中医骨伤科专著，该书既重视手法整复，又重视卧汽浴法，内服等疗法。

宋代《太平圣惠方》是集宋代医方之大成的医学巨著，该书既继承了前代的医学成果，又反映了当时医学发展水平，该书在药浴美肤美容美发方面收集了许多良好的药浴方剂，如斑点方，用桃花、杏花各 1L，以东流水浸 7 日，洗面 3 ~7 遍，治疗色素斑效果颇佳。如《太平圣惠方》中记载的治发黄令黑方具有营养毛发变黑的作用，方用生柏叶 1L，猪脂 1L，捣柏叶为末，以猪膏和为 20 丸，用布裹一丸纳汁中，化破，沐发，对黑润鬓发确有效果。《圣济总录》由宋徽宗时朝廷组织人员编撰，在药浴方剂的论述方面也有不少记载。如杏仁洗方治疗蛇皮癣，方用杏仁捣烂，煎汤外洗患处具有滋润肌肤的作用。

金元时期在疾病诊治上有了进一步的发展。元御医院太医齐德之在《外科精要》一书中，首创以整体观念来指导治疗外病，既重视局部治疗，同时又从全身进行调整。洗毒汤治疗疮疡病肿瘤，该方由苦参、防风、白芷、蜂房、甘草组成，煎煮为液，熏该患处，具有除湿消肿，祛风解毒的作用。元代许国桢编纂的《御药院方》是我国现存最早而且比较完整的宫廷处方集，对中医美容学也有丰富经验和发展，如《御药院方》记载了皇后洗面药治疗，皯黯方由川芎、细辛、藁本、白附子、藿香、一冬瓜子、沉香、土瓜根，广茯苓、白檀、甘松、白及、白芷、白茯苓、白薇、白术、栗子肉、核桃、炒阿胶，皂角末、冰片、糯米粉、丝瓜组成，这是元代皇后洗面用的宫廷秘方，具有通经络，行血脉，祛黑斑，润肌肤的作用。

明清时期继承了各家的理论和经验，加以提高出现了不少内容比较系统而详尽的各科专书。明太祖第五子朱棣等人编撰的《晋济方》收录了明代以前的美容药浴方剂，如普济洗面的6个方剂，以不同的药物组成6个美容浴方，起到润泽皮肤，令面光润的作用。明代医家李时珍《本草纲目》收载了淋浴、热浴、坐浴等中药外浴法，如“猪胆汁”入汤沐发，去腻发泽，说明用猪胆汁洗发，可使头发漆黑光亮，为美发之佳品。

清代可以说是我国医学发展的鼎盛时期，随着《急救广生集》、《理论骈与》等中药外治专著的问世，中药药浴疗法可以说在这一时期为较成熟和完善的阶段。清代吴谦等编撰的《医宗金鉴》是清政府编纂的一部综合性医书，该书不仅在中药外用方法上论述了“借湿以通窍，干则药气不入”的理论，而且在药浴法具体运用方面记载了不少方剂。如海艾汤（海艾、菊花、藻木、蔓荆子、防风、薄荷、荆芥、藿香、甘松）治疗头发脱落成片。清代宫浴方在清宫方药中占了很大比例，仅《慈禧光绪医方医议》就收集了慈禧光绪所常用浴方65个，其中沐浴方20个，浴头方16个，洗目方5个，洗四肢方7个，坐浴方4个，洗面方3个。研究这些浴方，对于开发新的浴方，满足人们日益增长的医疗保健要求具有重要的意义。

随着社会的发展，物质生活日益丰富，科学技术日新月异，70年代末期，在世界范围掀起了一股回归大自然的热潮，传统的天然药物治疗法尤其倍受重视，在当今风靡世界的药浴热中，中医药浴可谓一枝独秀，与其他自然康复疗法相比，中药药浴更具有优势。

2. 使用方法

药汤浴形式多种多样，常用的有全身浸浴，局部浸浴和熏浴，烫敷四种。养生保健常以全身浸浴为多见。

（1）全身浸浴

基本上与矿泉浴的方法相同，是将药物的煎剂或其他制剂加入浴盆中进行全身浸浴的一种疗法。

将药物用纱布包好，加清水约10倍，浸泡20min煎煮约30min，将药液倒入浴水中，即可浸浴，每剂药可用2～3次，每次浸浴20min，每日一次。15次为1疗程。

（2）局部浸浴和熏浴

是直接用药物的煎剂或其他制成剂进行局部浸浴或熏洗的一种疗法。

局部浸浴和熏洗的特点是：病变部位局限，药物治疗相对较好，每剂药液可以使用3～5次。

通常趁药液温度较高时，先熏后洗，当温度下降到合适温度时（37～42℃）再浸浴，浸浴时间可因疾病不同而不同，一般以10～15min为宜，疗程据病情而定。

3. 常用药浴方药介绍

（1）人工矿泉水浴

该方法是在淡水中加入无机盐类，芳香药类等药物，形成人工矿泉水，以增强沐浴疗效的浴法，这一类方法多用温水全身浸浴。

①盐水浴：浴盆中加入普通盐2～5kg，使含盐量达到1%～2.5%浓度，水温37～40℃，方法同矿泉水浴，盐水浴可作为健身强壮和提高新陈代谢的一种手段。

②人工海水浴：浴盆中加入8～10kg海盐，使浓度达到4%～5%，形成人工海水浴，方法及应用同盐水浴。

③碳酸氢钠浴：浴盆中加入碳酸氧钠75～100g，搅匀，水温36～38℃，每次

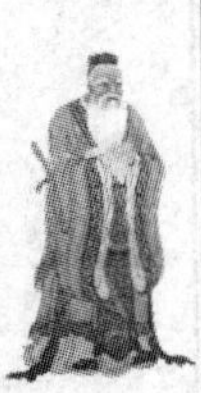

15min,每日1次,15次为1疗程,其作用为脱脂,软化角质,消除疲劳等。亦可用于多种皮肤疾病。

④硫磺浴:浴盆中加入预先备制的硫磺溶液100ml,与盆中淡水搅匀,使水呈暗淡黄色,并放出硫化氢气体,浴法同矿泉浴,适应于慢性皮肤病,慢性风湿和类风湿关节炎,风湿性肌痛,神经痛等。

硫磺溶液制备处方:

硫磺18g,5096氢氧化钠溶液120ml,0.3%氢氧化钙溶液300ml。

将上药混合装入瓶中,密封瓶口,高压加热至硫磺熔化后备用。

(2)中草药方剂

①润肤悦颜类药浴方

三花除皱液(《百病丹方大全》):桃花、荷花、芙蓉花。春取桃花,夏取荷花,秋取芙蓉花,冬取雪花为汤,频洗面部,具有活血化瘀,润肤祛皱作用,适用于各型皮肤的日常保健。

玉容西施散(《中医宝鉴》)绿豆粉60g,白芷30g,白及30g,白蔹30g,白僵蚕30g,白附子30g,天花粉30g,甘松5g,三奈15g,茅香15g,零陵香6g,防风6g,藁本6g,肥毛芙2支,上药共为末,每次取30g,加适量温水洗面,具有祛风润肤,通络香肌。令面色如玉,适用于保健皮肤,尤其对予性皮肤及皮肤黑者较为适宜。

御前洗面药(《御药院方》):糯米30g,黄明胶30g,大皂角火炮去皮,藁本、川芎、细辛去叶,甘松去土,上药除糯米外,共为细末,再加入糯米粉,调匀密贮,用时取30g,加清水1000ml,洗面。有增白、悦颜、润肤之效,对皮肤有润泽,保护及增白作用。

护肤美容方(经验方):绿豆、百合、冰片各10g,滑石,白附子,白芷、白檀香、松香各30g,煎成药液,全身浸浴,适用于健美皮肤滋养容颜。

②香身除臭类药浴方

香药澡豆方(《太平圣惠方》):大豆200g,赤小豆120g,苜蓿150g,零陵香150g,冬瓜仁1.8g,丁香60g,麝香15g(细研),芦香90g,猪胰5具(细切)上药九味,捣细为末,与猪胰相合,捣匀备用,每用时取30g,加水适量洗面部及全身,做全身沐浴时,可增加药粉用量,适用于预防和治疗皮肤干燥,缺乏柔软,面色黑皮肤干等。

茅香汤(《本草衍义》):茅香30g,藁本30g,上药加水2000ml煎煮去渣,待温后洗头洗身。用于皮肤保健。

③消除狐臭汗臭方

干葛洗方(《赵炳南临床经验集》):干葛120g,明矾15g,上药加水1500ml,煮沸15min,待温后浸泡手足,清洗腋部,适用于手足多汗症及腋部多汗症,腋臭等。

狐臭洗方(《中医外浴方药手册》):菖蒲15g,公丁香3g,母丁香3g,上药加水1000ml,煮沸待温,每晚睡前洗息部,每日1次,7天为1疗程,芳香除狐臭。

④生发美发类药浴方

透骨茸洗方(《赵炳南临床经验集》):透骨草120g,侧柏叶120g,皂角60g,白矾9g,上药加水200ml,煮沸10min,保温后洗头,每次15min,每周洗2次,有燥湿,除脂,止痒功效,治脂溢性脱发及脂溢性皮炎。

⑤消痤祛斑药浴方

野菊朴硝洗方(《实用皮肤科学》)野菊花240g,朴硝980g,花椒120g,枯矾120g,上药分作7份,每次1份,加适量水煮沸后倾入容器内,一般可用搪瓷面盆,趁热汽熏蒸患部(严重感染者忌用),待温后浸洗患处,每日1~2次,每次20min,7日为1疗程,有清热解毒,消炎除痤。

治黑暗斑点方(《玉平圣惠方》):桃花30g,杏花30g,以清水适量,浸泡7日即成溶液，早晚洗面，连用3周，有通血脉润肤燥，治黑暗，除斑点功效，对黄褐斑、雀斑、炎症、黑色素沉着等具有预防和治疗作用。

⑥消瘢类药浴方

落得打五倍子汤（《实用中医外科学》）：落得打30g，五倍子15g，上方加水2000ml，煎汤后趁热外洗，每日洗2～3次。每次30min，活血化瘀，收敛疤痕，适用于瘢痕疙瘩，症见皮肤外伤后，在疮口处出现粉红色肉样突起，可伴有轻度瘙痒，逐渐扩展。

⑦洁阴止痒类药浴方

丝瓜叶洗剂（《内病外治》）：丝瓜叶30g，鲜菊花30g，紫花地丁30g，半枝莲3.0g，将上药适量同蒸，熏洗阴部，每日1次，7天为1疗程，清热解毒，消肿止痛，可用于子宫颈炎。

外阴瘙痒熏洗药（《房芝宣外科经验》）：蛇床子30g，鹤虱18g，木瓜15g，五倍子18g，苦参18g，龙胆草15g，生白矾12g，川椒18g，白芷g，甘草6g，将上药加水1500ml，煎煮15min，去渣，先熏后洗，用于外阴瘙痒或溃烂结疤者。

阴痒外洗方（《古今良方》）：蛇床子30g，野菊花15g，苦参片12g，将上药加水适量，煎药洗浴阴部，有清热燥湿，杀虫止痒功效，用于滴虫性阴道炎，霉菌性阴道炎。

⑧防治性病类药浴方

甘草洗麓（《外辩证治》）：甘草60g，加水500ml，煎熬开，外洗患处，有清热解毒功效，适用于梅毒下疳。

梅毒关节炎外洗方（《冉雪峰医案》）：鲜橘刺60g，土牛膝60g，红花10g，桃仁10g，乳香10g，没药10g，酸枣皮12g，木瓜12g，木鳖6g，甘松6g，上药以罐煮沸，去盖熏蒸，熏蒸时关节处覆以旧被，以防烫伤皮肤，待药液温后，反复洗浴，每日2次，有活血通络功效，适用于梅毒性关节炎及梅毒患者因汞剂致汞引起的关节病变，症见关节肿大，行走不便，肌肉萎缩。

三草一花汤（经验方）：鱼腥草30g，马鞭草30g，地丁草30g，野菊花20g，上药加水2000ml，煮沸后待温洗患处，每日7次，每次30min，有清热解毒功效，用于淋病患者，症见尿频，尿急，尿痛，尿道口有黄色脓液流出。

⑨其他类药浴方

减肥轻身方（《中国民间疗法》）：冬瓜皮500g，茯苓300g，木瓜100g，将上药水煮，热水沐浴每日1次，20天为1疗程，用于单纯性肥胖症。

五椿洗剂（《陕西中医》1984年1期）：白胡椒20g，五味子100g，椿根白皮100g，附片20g，白芍20g，肉桂20g，党参20g，上药加水煮汤药液温后洗浴阴部，用于子宫脱垂。

# 现代社会长寿时尚理念

# 第一章

# 养生保健新理念

# 一、健康标准

## (一)世界卫生组织(WHO)对人体健康制定的有关标准

○WHO 曾经制定的著名的人体健康 10 条标准

①有充沛的精力,能从容不迫地担负日常生活和繁重的工作,而且不感到过分紧张疲劳。

②处世乐观,态度积极,乐于承担责任,事无大小,不挑剔。

③善于休息,睡眠好。

④应变能力强,能适应外界环境各种变化。

⑤能够抵抗一般性感冒和传染病。

⑥体质适当,身体匀称,站立时,头、肩、臂的位置协调。

⑦眼睛明亮,反应敏捷,眼睑不易发炎。

⑧牙齿清洁,无龋齿,不疼痛,牙龈颜色正常,无出血现象。

⑨头发有光泽,无头屑。

⑩肌肉丰满,有弹性。

(1)WHO1999 年制定的健康标准

躯体健康

①吃得快:进食时有良好的胃口,不挑剔食物,能快速吃完一餐饭。说明内脏功能正常。

②走得快:行走自如,活动灵敏。说明精力充沛,身体状态良好。

③说得快:语言表达正确,说话流利。表明头脑敏捷,心肺功能正常。

④睡得快:上床后能很快入睡,且睡得好;醒后精神饱满,头脑清醒。说明中枢神经系统兴奋、抑制功能协调。

⑤便得快:一旦有便意,能很快排泄完大小便,且感觉轻松。说明胃肠、肾功能良好。

心理健康

①良好的个性:情绪稳定,性格温和,意志坚强,感情丰富,胸怀胆荡,豁达乐观。

②良好的处世能力:观察问题客观现实,具有良好的自控能力,能适应复杂的环境变化。

③良好的人际关系:助人为乐,与人为善,有好人缘,保持心情愉快。

## (二)我国完全健康的十大标志

(1)眼睛明亮,炯炯有神——精力旺盛,精气神足;

(2)声音清晰,呼吸从容——心肺功能良好,体力充沛;

(3)二便规律,排泄通畅——泌尿与消化系统功能正常;

(4)身体灵活,行动敏捷——肌肉、筋骨、关节强健;

(5)不胖不瘦,形体适中——慢性病危险因素降低;

(6)牙齿坚固,咀嚼力强——骨骼坚实,肾气充足;

(7)脉搏清晰,和缓有力——血脉通畅,气血两调;

(8)张弛有度,睡眠沉稳——神经系统调节良好;

(9)充满信心,悦纳自己——自我欣赏,发展更好;

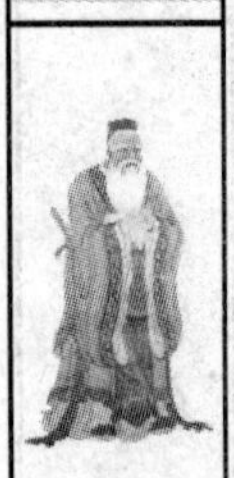

(10)适应环境,公允待人——客观看人,和谐处世。

## 二、生理健康指标

体质是人生存和发展的物质基础,在完整的健康概念中,生理健康是人体健康的重要前提和基础,是健康的物质载体。生理健康表明了一个人的生理功能状态:即在正常的情况下,有机体功能的完好运行与最佳状态,体现出一个人的体力充沛、精神饱满、能适应现代社会节奏,并具有进行日常生活和社会活动的精力及能力。如果生理健康埋藏疾患,就如同身体里有一枚不定期的炸弹,随时可能将你瓦解,你必须为健康付出心血,以积极的手段保养和管理它。为了使你对生理健康有一个详细的了解,我们把生理、生化的常规指标提供给你,你可在运动养生过程中根据自己体质情况选择运动内容,并有重点地安排练习。

### (一)生理、生化常规指标

〇血压

血压是指血液在血管内流动时对动脉血管壁产生的侧压力,也称动脉血压。心室收缩时血液大量射入血管,主动脉压力急剧升高,这时的压力称为收缩压;心室舒张时压力降低,称为舒张压;收缩压与舒张压之差称脉压差。血压在一定程度上反映心肌收缩力量的大小和血管弹性。

标准收缩压为110~120mmHg,舒张压为70~80mmHg(即115/75mmHg)。世界卫生组织和国际高血压疾病学会(WHO/ISH)1993年作出规定:凡收缩压大于18.5kPa、舒张压超过11.9kPa(即139mmHg/89mmHg),视为高血压,如两次非同一时间测定的血压均较高,则可能患有高血压症。

〇心率

心率是指每分钟心脏搏动的次数。安静时一般成人心率为60~80次/分钟。临床上安静时的心率超过90次以上/分钟为心动过速,60次以下/分钟为心动过缓。经过长期而系统的体育锻炼的人由于心肌力量好,安静时心率明显慢一些,比如长跑、游泳、足球等运动员安静时的心率可达到50次左右/分钟。

〇呼吸

机体在新陈代谢过程中,需要不断地从外界环境中摄取氧气并呼出二氧化碳,这种机体与环境之间的气体交换过程称为呼吸。正常成人呼吸次数是16~18次/分钟,但可随活动、情绪、疾病等因素有所改变。

〇肺活量

肺活量是指一个人全力吸气后所呼出的最大气量。肺活量是一种常用的反映呼吸机能的指标,它和身高、体重、胸围成正相关。一般情况下,体重和胸围大的人,肺活量也大。肺活量反映的是静态气量,与呼吸的深度有关。正常成年人肺活量,男性为4000~4500ml,女性为2600~3200ml。

〇最大吸氧量

最大吸氧量是指运动中每分钟由人体呼吸系统吸入并由循环系统运输到肌肉而被肌肉所利用的最大吸氧量(用$VO_{2max}$表示),是评定人体运动时有氧工作能力的重要指标。长跑运动员最大吸氧量,男子可达6升/分钟,最高值可达7.4升/分钟;女子可达4升/分钟,最高值可达4.3升/分钟。

〇血液一般检查化验指标

血液检查是常规检查,检查内容包括红细胞、白细胞及分类、血红蛋白和血小板、血脂、血糖等，正常指标分别如下。

(1)红细胞(RBC)

正常：男性$(4.0\sim5.0)\times10^{12}$/L

女性$(3.5\sim4.5)\times10^{12}$/L

红细胞增高可能是真性红细胞增多症、严重脱水、先天性心脏病、高山地区的居民、严重烧伤、休克等。

红细胞降低可能是贫血、出血。

(2)白细胞(WBC)

正常：$(4\sim10)\times10^{9}$/L(男女相同)

白细胞增高可能是细菌感染、严重烧伤、类白血病反应或白血病。

白细胞降低可能是白细胞减少症、脾功能亢进、造血功能障碍、放射线照射、药物原因、化学毒素等引起的骨髓抑制、疟疾、伤寒、病毒感染、副伤寒等。

(3)血红蛋白(Hb)

正常：男性 120～150g/L

女性 105～135g/L

血红蛋白增高与降低：大致与红细胞相同。

(4)血小板(BPC)

正常：$(100\sim300)\times10^{9}$/L

增高：原发性血小板增多症、真性红细胞增多症、慢性白血病、骨髓纤维化、症状性血小板增多症、感染、炎症、恶性肿瘤、缺铁性贫血、外伤手术、出血、脾切除后的脾静脉血栓形成和运动后。

降低：原发性血小板减少性紫癜、播散性红斑狼疮、药物过敏性血小板减少症、弥漫性血管内凝血、血小板破坏增多、再生障碍性贫血、骨髓造血机能障碍、药物引起的骨髓抑制、脾功能亢进。

(5)血沉(ESR)

正常：男性 0～15mm/h

女性 0～20mm/h

血沉增快：急性炎症、结缔组织病、严重贫血、恶性肿瘤、结核病。

血沉减慢：红细胞增多症、脱水。

生理性改变：女性月经期、妊娠后 3 个月及老人可稍增快。

(6)血脂：见表 1－1

**表 1－1　血脂检测指标**

| 血脂分类 | 满意 | 可以 |
|---|---|---|
| 甘油三酯 | <1.50mmol/L(135mg/dl) | <2.25mmol/L(200mg/dl) |
| 胆固醇 | <4.50mmol/L(180mg/dl) | <5.64mmol/L(220mg/dl) |
| 低密度脂蛋白 | <3.08mmol/L(120mg/dl) | <3.59mmol/L(140mg/dl) |
| 高密度脂蛋白 | >1.10mmol/L(44mg/dl) | >0.09mmol/L(36mg/dl) |

注：李洪滋. 运动与健康. 北京：化学工业出版社，2004.

血脂增高：动脉粥样硬化、糖尿病、肥胖症等。

血脂减少：重症肝实质病变、甲亢、阿狄森病等。

(7)血糖测定：见表 1－2

**表 1-2　血糖检测指标**

| 测查种类 | 理想 | 糖尿病前期 | 糖尿病 |
|---|---|---|---|
| 空腹血糖（FBG） | 3.3 ~6.1mmol/L（6.0 ~110mg/dl） | 6.1 ~7mmol/L（110 ~126mg/dl） | >7.8mmol/L（140mg/dl） |
| 餐后两小时血糖（2PBG） | <7.8mmol/L（140mg/dl） | 7.8 ~10mmol/L（140 ~180mg/dl） | >10mmol/L（180mg/dl） |
| 糖化血红蛋白（HBA/C） | <6.5% | 6.5% ~7.5% | >7.5% |

血糖增高：糖尿病、垂体前叶及肾上腺皮质功能亢进、甲状腺功能亢进及颅内疾病，如脑溢血等。

血糖减少：胰岛素过多，如胰岛细胞瘤、肾上腺皮质功能减退或长期营养不良、严重肝炎等。

（8）血型的鉴定

用于亲子关系鉴定的一种有效措施，也是输血时重要的参考指标（表 1-3）。

**表 1-3　亲子关系鉴定**

| 配偶双方血型 | 孩子的可能血型 | 孩子的不可能血型 |
|---|---|---|
| O×O | O | A、B、AB |
| O×A | O 或 A | B、AB |
| O×B | O 或 B | A、AB |
| O×AB | A 或 B | O、AB |
| A×A | O 或 B | AB |
| A×B | O、A、B 或 AB | 没有 |
| A×AB | A、B 或 AB | O |
| B×B | O 或 B | A、AB |
| B×AB | A、B 或 AB | O |
| AB×AB | A、B 或 AB | O |

注：陈振东，胡世杰．使用家庭医学全书．合肥：安徽科技出版社，2000.

## （二）身体形态指标

**○身高**

身高是指人站立时头顶正中线上最高点到地面的最大垂直距离。它是反映人体骨骼的发育状况和人体纵向发育水平的重要指标。人的身高在重力作用下，一天内的变动在 ±1.5 厘米，清晨起床时最高，夜晚最低。因此，测量身高的时间最好在上午 10 时。28 岁时是人一生中身高最高的年龄；40 岁后，身高降低 0.5 厘米；60 岁时身高降低 2 厘米；70 岁时身高降低 3 ~3.5 厘米。

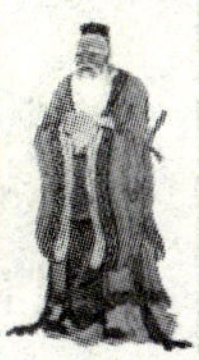

○**体重**

体重是人体横向发育指标。它反映人体骨骼、肌肉、脂肪及内脏器官综合情况的发育程度。体重大小受年龄、性别、身高、季节、生活条件、体育锻炼、疾病等因素的影响。

(1)成年人标准体重

全球常用体重指数标准＝体重(公斤)/身高(米)$^2$,所得结果在18.5～23.9是标准体重;低于18.5为体重不足,易出现低血压、低血糖、头疼、体力不足、免疫力低下等症。

大于24为超重,易患高血压、高血脂、脂肪肝等。

大于28为肥胖,易患高血压、高血脂、心脑血管疾病、肥胖症、糖尿病、脂肪肝等。

(2)儿童的标准体重

1～6个月婴儿(克)＝出生时体重(克)＋月龄×700(克)

7～12个月婴儿(克)＝6000克＋月龄×250(克)

1～12岁儿童(千克)＝实足年龄×2＋8

○**体型**

(1)倒梯型(健康体型):这是指肩宽腰窄的情况,是最标准的健康体型。一般肩与腰的比例是3:2(肩3,腰2)。

(2)苹果型(不健康体型):所谓苹果型又称“将军肚”型。肚子大而胳膊、腿短粗,这种人脂肪沉积在上腹部、皮下及腹腔内,较肥胖,男性中青年较多,女性老年较多。

(3)梨型(不健康体型):所谓梨型肥胖者,是指肚子大而上下肢细长。脂肪主要沉积在下腹部及臀部,缺乏运动锻炼的人表现最突出。

很多人不注意饮食的科学性,年纪轻轻,体型已经成为苹果型或梨型的肥胖者了。两种肥胖体型都不好,苹果型肥胖的危害比梨型肥胖更甚。因为脂肪包围在心脏、肝脏、胰脏周围,更易患冠心病、脂肪肝、糖尿病等。人体中脂肪越多,胰岛素抵抗就越重,肥胖者患糖尿病高于普通人3.7倍,而苹果型肥胖者患糖尿病则是普通人的10.3倍。

○**体脂率**

体脂率是指人体内脂肪重量在人体总体重中所占的比例,又称为体脂百分数,它可反映人体内脂肪含量的多少。正常成年人的体脂率,男性为15%～18%,女性为25%～28%。

体脂率应保持在正常范围之内,体脂率过高、体重超过正常值20%以上就可视为肥胖。肥胖则表明运动不足、营养过剩或有某种内分泌系统的疾病,而且常会并发高血压、高血脂症、动脉硬化、冠心病、糖尿病、胆囊炎等病症,若体脂率过低,男性低于5%～10%,女性低于13%～15%,则可能引起功能失调。体脂率是怎样计算的呢?

(1)首先是求出身体的密度

皮褶厚度测量法:利用皮褶厚度计,对身体两个点进行皮褶厚度测量,一个点是背部,在右肩胛骨下角的下方;另一个点是在右上臂肩峰点至桡骨点连线的中点,即肱三头肌的肌腹处。测量时用拇指和食指将该部位皮褶提起,另一手把皮褶厚度测量计置于紧靠拇指和食指的皮褶上测定,在皮褶厚度计上读得该两点的皮褶厚度(以毫米为单位),将两点的皮褶厚度相加为x,然后将被测者的年龄、性别分别代入下列公式,求出身体密度(表1－4)。

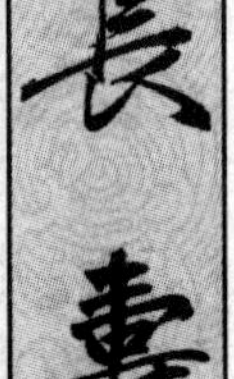

表 1－4　推算身体密度的回归方

| 年龄 | 男子 | 女子 |
| --- | --- | --- |
| 9～11 岁 | D＝1.0879－0.00151x | D＝1.0794－0.00142x |
| 12～14 岁 | D＝1.0868－0.00133x | D＝1.0888－0.00153x |
| 15～18 岁 | D＝1.0977－0.00146x | D＝1.0931－0.00160x |
| 成人 | D＝1.0913－0.00116x | D＝1.0897－0.00133x |

注:“D”为身体密度;“x”为肩胛骨下角与肱三头肌肌腹处皮褶厚度之和。引自高言诚,王琳.实用运动保健问答.北京:人民体育出版社,1998.

(2)将求得的身体密度代入下列公式即可求得体脂百分数

体脂百分数＝(4.570÷身体密度－4.142)×100

然后根据计算出的体脂百分数推算出身体脂肪量:

脂肪量＝体重×体脂百分数

人体要保持良好的机能状况,适宜的脂肪是必不可少的,表 1－5 是各种身体状态下体脂百分率参考标准。

表 1－5　各种身体状态下体脂百分率

| 身体状况 | 男性 | 女性 |
| --- | --- | --- |
| 必须脂肪 | 0～5 | 0～8 |
| 最少脂肪量 | 5 | 15 |
| 最佳健康状况 | 10～25 | 18～30 |
| 最佳体力状态 | 12～18 | 16～25 |
| 运动员 | 5～13 | 12～22 |

注:引自体育测量评价.北京:人民体育出版社.2000.

○腰、臀围

严格地说,人在 30 岁至 60 岁,体形变化不应该很大,衣服的尺寸大小应该相差不太多。可是现实生活中,有许多人的体形发生了很大变化,有些人的腰围超过了臀围,这是肥胖发展的危险信号。正常的腰、臀围比指数公式:

指数:腰围(厘米)/臀围身高(厘米)

评价:男性小于 1、女性小于 0.85 为正常;男性大于 1、女性大于 0.85 为肥胖。

## 三、影响健康的主要因素

### (一)不良的遗传基因

遗传是指子代和亲代之间在形态结构以及生理功能上的相似,是一切生物共有的基本特征。有的草本植物只有一年的寿命,有的树木却可以存活几百年,说明生物的寿命随物种不同有很大差异;对人类来说,遗传除了影响人的自然寿命,在人的生长发育过程中,身高、体重、皮下脂肪、血压等多项形态、生理指标都有不同程度的家族性倾向,尤以身高最为明显。一般而言,疾病、寿命与遗传有密切关系。比如高血压、糖尿病、肿瘤等患者,往往有家族史,这是因为遗传导致了体内缺乏某些元素,或遗传了对肿瘤易感的某些因素。一个家庭个体之间的寿命差异,则是个体遗传变异和环境影响的结果。高血压的发病具有明显的家族集聚性,有统计表明,父母患高血压,其子女患高血压的概率明显高于父母血压正常者。双亲中如一人或两人患高血压,子女患高血压的概率比正常人分别高1.5和2~3倍。科学家也分析出高血压的遗传基因,并在动物中成功地进行了高血压的遗传实验。

当然,这并不意味着遗传决定了一切,高血压的发生还和很多后天因素有关,只要努力控制高血压的危险因素,如控制体重、戒烟戒酒、积极运动等,高血压还是可以预防的。运动养生也可对家族史病进行有效的预防,只要有防范的意识,再加上科学养生的手段,就能起到防患于未然的作用。

## (二)落后的健康观念

我国有许多人健康观念还停留在"有病找医生,医生是健康的保护神",他们把大把的钱去买药,买保健品也毫不犹豫,而花钱买运动健身却舍不得。也有一些人有钱了大吃大喝,讲排场、讲消费,但是一提到运动健身总是说"我很忙,没时间",甚至吃成了大胖子、血压170、血糖三个" + "号……还在为自己找借口,找理由;有的人当工作狂,连续很多天都放不下自己手中的事业,有的人得了病硬挺着不去治疗;有的人默默地承受着沉重的精神压力,心理的紧张、郁闷长时间积累不去释放,体力长期透支,不采用积极手段补偿;夫妻俩有了矛盾不去化解,反而进行着"冷战"折磨等等。人们不是在用无知剥蚀着自己的健康吗?种种现象表明,很多人没有把自己拥有的健康生命当成最值得珍惜的无价之宝,去经营、去养护。当然,每个人都很忙,其实关键是观念。中国人几千年来重文轻武倾向严重,直到现在还是这样,孩子的考"分"超过一切,而花钱运动的人很少。不同的健康观念,可以铸造人们不同的习惯、价值取向,从而也影响到对体育运动的态度。

提高健康观念,就要充分认识健康与疾病、人类与健康的多种因果关系,既要考虑人的生理自然属性,又要重视人的社会属性;既要重视健康对人的价值,又要强调人对健康的作用,并将这些有机结合起来,学习健康的养护知识,提高健康的养护意识。千万不要走到"身后有余忘缩手,眼前无路想回头"的地步。

## (三)紧张烦躁的心态

情绪是生命的指挥棒。愉快、良好的情绪使人健康;烦恼、生气等不良情绪,使人的免疫力下降。古人云:万事劳其行,百忧撼其心。高度激烈的竞争,错综复杂的各种关系,使人思虑过度,素不宁心,不仅会引起睡眠不良,甚至会影响人体的神经系统的调节和内分泌调节,进而影响到身体各系统的正常生理功能。

据世界卫生组织最近公布的数据,由于社会的各种因素,造成现代人每五个人当中就有一个心理有问题的。同时,世界卫生组织的一份报告中称:"工作紧张是威胁许多在职人员健康的因素。"这一结论明确指出了过度紧张、焦虑正在成为现代人的"隐形杀手",由此造成的心理应激,可引发多种身心疾患。造成不良情绪的现象,按照影响人体健康的因素,从大到小的顺序依次为:

①配偶的死亡、离婚;

②配偶分居、患重病、工作被解雇、所在单位破产、生活困难;

③亲密朋友死亡、与上司产生矛盾、与配偶争论次数增加、人际关系紧张;

④住房困难、交通拥挤、择偶困难、赡养老人困难、就业竞争激烈……

情绪烦恼是一种难以释放的负性能量,有节律的运动可以把这样的能量通过汗

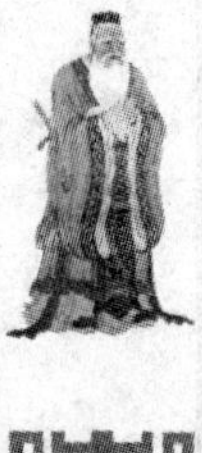

水释放出去。同样,当心理压力疲惫不堪时,运动转移了对压力的关注,让我们可怜的心智获得喘息。

世界卫生组织有关专家调查证实,世界上每时每刻约有三分之一左右的人产生这样或那样心理问题,并预测 21 世纪将出现精神障碍大流行。调节心理平衡就是增强心理免疫力。大量事实证明,人在面对疾病时,心理防线一旦崩溃,则会成为疾病的牺牲品。英国皇家学院的研究人员对 475 例癌症手术后的患者进行观察,发现其中注意精神调节、相信自己能战胜病魔的人,其生存期远远超过那些精神颓废甚至绝望的人。我们在此提醒读者,在关心自身健康时,要重视自身心理平衡,了解预警心理亚健康的信号。

## (四)运动素质的欠缺

运动素质是人体运动的一种能力,一般指人体运动中表现出来的力量、速度、耐力、灵敏、柔韧等机能能力。能力的大小决定于肌肉的解剖生理特点、肌肉工作的供能情况、内脏器官的机能及神经系统的调节。运动素质与人体完成各项活动、适应外界环境有着密切关系。运动素质好,反映出生活能力、适应能力、抗挫折能力、处理突发事件等能力强。运动素质太差,生活、工作适应能力低下,还容易罹患感冒、肺炎、肝炎、结核病和其他传染性疾病等。

运动素质是靠日常运动积累的一种结果。成就卓越的伟人、科学家、政治家等,在他们的身上都能发现这样的共性,那就是良好的运动习惯。正是这一运动习惯,帮助他们开发出更多的与生俱来的运动素质潜能。研究表明:30 岁以后,每过 10 年心脏排血能力下降 6% ~8%;血压上升 5% ~6%;肌肉组织减少 3% ~4%;每天脑细胞递减数千甚至上万。而经常锻炼身体的人,肌肉萎缩和力量的减退可推迟 10 ~ 20 年,血压可保持稳定的正常水平,运动还能推迟神经细胞的衰老,促进代谢产物的排出。有人作过对比研究,经常运动的人与不运动的同龄人相比,死亡率要小得多。见表 1 – 6。

**表 1 – 6　按年龄组别、运动程度死亡率表**

| 年龄组(岁) | 完全不运动组(%) | 少量运动组(%) | 中等运动组(%) | 经常运动组(%) |
|---|---|---|---|---|
| 45 ~ 49 | 1.06 | 0.56 | 0.38 | 0.23 |
| 50 ~ 54 | 2.08 | 0.80 | 0.55 | 0.33 |
| 55 ~ 59 | 3.60 | 1.58 | 0.58 | 0.59 |
| 60 ~ 64 | 4.90 | 2.31 | 1.19 | 0.92 |
| 65 ~ 69 | 10.33 | 3.86 | 1.74 | 1.38 |
| 70 ~ 74 | 11.02 | 4.92 | 2.60 | 1.56 |
| 75 ~ 79 | 16.46 | 8.49 | 3.96 | 2.49 |
| 80 岁以上 | 22.13 | 12.08 | 5.67 | 2.78 |

注:钱建龙. 体育运动与身心健康,武汉:武汉大学出版社,2006.

## (五)科学饮食知识的匮乏

民以食为天,吃饭是人生第一要事。所以“吃了吗”这句见面问候用语,近几年才逐渐用礼貌用语所代替。但是,一些刚刚富裕起来的人们,容颜亮了起来,肚子腆了起来,脂肪沉积起来,富贵病也多了起来。之所以被称为“富贵病”,是因为这些病多是在大鱼大肉、高脂、高糖的饮食中吃出来的。

2004 年 10 月 12 日,中华人民共和国卫生部、中华人民共和国科学技术部、中华人民共和国国家统计局对《中国居民营养与健康现状》调查结果显示,慢性非传染性疾病患病率上升迅速。

(1)高血压患病率有较大幅度升高

我国 18 岁及以上居民高血压患病率为 18.8%,估计全国患病人数为 1.6 亿多。与 1991 年相比,患病率上升 31%。

(2)糖尿病患病率增加

我国居民与 1996 年糖尿病抽样调查资料相比,大城市 20 岁以上糖尿病患病率由 4.6% 上升到 6.4%,中小城市由 3.4% 上升到 3.9%。

(3)超重和肥胖患病率呈明显上升趋势

我国成人超重率为 22.8%,肥胖率为 7.1%,儿童肥胖率已达 8.1%。与 1992 年全国营养调查资料相比,成人超重率上升 39%,肥胖率上升 97%,预计今后肥胖患病率将会有较大幅度增长。

(4)血脂异常值得关注

我国成人血脂异常患病率为 18.6%,估计全国血脂异常患病人数为 1.6 亿。不同类型的血脂异常分别为:高胆固醇血症 2.9%,高甘油三酯血症 11.9%,低高密度脂蛋白血症 7.4%。

中国饮食文化历史悠久,是我们引以为自豪的,然而,许多人缺乏科学饮食知识,不是吃出健康,而是吃出了疾病,非常需要进行科学饮食的研究。

## (六)不良的生活环境

从流行病学调查的结果看,优美而舒适的生活环境有利于人体健康、长寿,而受到毒气、废气、废渣、废水等污染的环境是导致疾病发生的重要因素,也是导致早衰的重要因素。

①居室内的污染不容忽视。中央空调及计算机和复印机的使用,室内建筑材料、装饰材料、家具材料、办公室设备等,都会发出有毒的气味,人员进出带入的灰尘和各种微生物,空调管道中因长期不清洗而滋生的霉菌等,都可能因难以及时排出室外而造成细菌繁殖。在 SARS 流行期间,有因使用中央空调而使病毒得以迅速传播的例子。2007 年 5 月,国家体育总局的运动员集体患感冒,使我们仍留有深刻印象。还有相对恒定的室温和湿度,为工作需要而设计的照明等。虽然这些作用都是较微小的,但长此以往,会对人体健康造成一定影响。此外,家用电器、日用生活用品,以及电磁波等有害物质,可损伤呼吸道黏膜,降低机体免疫力,甚至导致癌症的发生。

②室外环境的污染是致病的重要因素。二氧化硫、粉尘、沙尘暴、垃圾、噪音、电磁波、噪光等,或直接对人体心肺、血液及免疫系统造成损害,或造成饮用水、食品污染而间接损害人体健康。食品添加剂的滥用、伪劣商品的泛滥、各类毒素在自然界中形成的食物链,均严重地威胁着人类健康与生存。

③因大气污染,臭氧层出现的大面积空洞还在以惊人的速度扩展着。缺乏臭氧



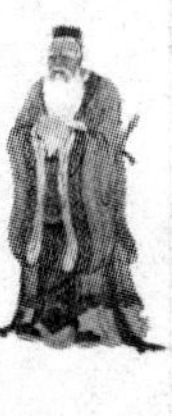

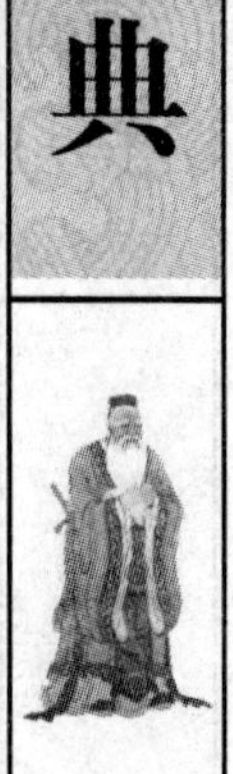

层的保护,达到地面的紫外线辐射可以使整个地球系统遭到毁灭。当前人类遭遇的灾难是皮肤癌,白内障患者增多,农作物、水产资源受到破坏。而破坏臭氧层的元凶,就是人类合成的氯氟烃(广泛用于制冷剂以及护发用品中)。大气污染(工业废气、燃烧取暖废气、机动车尾气、农药污染、垃圾焚烧产生的毒气等等)使全球面临着威胁,对于人类的直接结果就是导致癌症、呼吸系统疾病、心血管疾病、生殖系统疾病和精神疾病。

④核泄露、核废料产生的核辐射,能杀死细胞,引起遗传信息的突变,对土壤、大气、水有重度污染,并且使全球每年增加几十万名癌症患者和大量的畸形儿。核武器更是人类制造的一把人类和一切生物头顶上的悬剑,一旦落下来,地球将面临灭顶之灾。即使核能用于建设,所产生的核废料也是当代人留给地球一切生命的"死亡遗产"(核废料即使贮存 100 万年,所发出的辐射仍然高于允许剂量的 3000 万倍)。

## (七)造成职业病的工作

健康和寿命与从事的职业有着密切关系。我国是一个职业病危害严重的国家,职业病已经成为影响我国劳动者健康的主要卫生问题。

1. 化学因素

各种毒物引起的职业中毒、职业性皮肤病、职业肿瘤;一些不溶或难溶的生产性粉尘引起的尘肺。

2. 物理因素

高温、低温引起中暑或冻伤;高湿使两手等处发生皮肤糜烂,促使皮肤病的发生;噪声引起的耳聋,并对心血管及中枢神经系统也有不良影响;电离辐射如 X 线、γ 射线等引起的放射病;非电离辐射中的微波与高频电磁场,场强过高可引起神经系统功能紊乱等;光线、紫外线引起电光性眼炎等。

## (八)不良的生活方式

科学家认为,不良的生活方式导致疾病,是当代世界上人类死亡的重要原因。在发达国家的病死人群中,70% ~80% 的人死于心脏病、脑猝死、高血压、肿瘤,而这些疾病被称为"不良生活方式"疾病,主要表现为:疲劳过度造成的脑体力透支。现代社会竞争日趋激烈,人们用心、用脑过度,五脏功能长期处于入不敷出的超负荷状态,会出现疲劳,精力不足,注意力不集中,记忆力减退,睡眠质量差,颈、肩、腰、背酸痛等亚健康状态。

医学专家调查显示,影响健康的不良生活习俗,按程度不同依次为:吸烟(72.80%)、作息不规律(70.09%)、饮食不节(60.81%)、嗜酒(58.59%)、缺乏运动(55.00%)。

如果人们希望自己掌握健康的钥匙,就应该注意到不科学的生活方式每一天都在微笑着悄悄地剥夺自己的健康。世界卫生组织认为,慢性非传染性疾病的生成因素中,外因占 85%,内因占 15%。而外因中,因生活方式不科学而致病的又占到 60%。可见那么多种病,大部分是生活方式造成的。

吸烟是人类头号慢性杀手。据统计:全世界每 13 分钟就有一个人死于和烟草有关的疾病。吸烟对人类如此有害,还不仅仅表现在对吸烟者本人的伤害,它对周围的被动吸烟者也具有同样的伤害,尤其是对胎儿、婴幼儿、孕期妇女的伤害更大。据统计,全世界每年因被动吸烟而导致死亡的人数为 5.3 万,因吸烟和被动吸烟而导致处于亚健康状态、疾病状态的人就更是无可计数了。

过度饮酒、嗜食肥甘、饮食过量，早期会造成机体的营养失衡或营养不良，若进一步发展，酒精会缓慢损害机体，血脂在身体里沉积，则可以引起脂肪肝、肝硬化、高脂血症、动脉硬化、高血压、冠心病等疾病。

睡眠不足不仅造成身体疲劳、体力不支，也可影响人的心理平衡，降低劳动者的工作积极性及效率，使人们对自己所从事的工作失去兴趣，情感压抑，消极被动。

在我国传统养生学中，古人对生活方式总结出三不要：早不喝酒、晚不饮茶、黎明不房事。生活方式无小事，每一个习惯，每一种选择，都会在日积月累中显示其作用——或维护健康，或摧残生命。

### （九）意外的伤害

现代化的生活方式也使意外伤害急剧增加，如车祸、空难、辐射、职业安全隐患、药物、自然灾害等。据 2001 年某省的数据，意外伤害导致的死亡已经上升到十大死亡的第四位，这些疾病和伤害，对人类的健康和生命构成了很大的威胁。在我国大陆地区，自杀导致死亡也已经进入死亡排列的第十名。

### （十）多种疾病

疾病分为先天性疾病和后天性疾病；传染性疾病和非传染性疾病；原发性疾病和继发性疾病等。对这些疾病，均应做到预防为主，一级预防是未病先防；二级预防是有病早治；三级预防是重病时防止继发性疾病的产生。

## 四、了解自己的健康状况

### （一）健康状况综合自测

**○皮肤健康自测**

①经常睡眠不足。

②工作或假日期间常呆在室外。

③一天中要在空调房间停留 4 小时以上。

④饮食生活不规律。

⑤喜欢油腻食物。

⑥喜欢饮酒。

⑦吸烟。

⑧几乎不化妆。

⑨怕化妆脱落而不洗脸。

⑩斑点和雀斑增加。

⑪眼睛周围全是皱纹。

⑫皮肤松弛。

⑬毛孔明显。

⑭起床后脸上的皱纹不能立即消失。

⑮压力过多。

⑯月经不调。

⑰运动不足。

符合的项目越多，皮肤老化程度就越高。第① ~ ⑦、第⑮ ~ ⑰项为过早老化的危险因素。第⑧～⑭项表明已出现肉眼可见的皮肤衰老现象。

**○牙齿健康自测**

①上下牙总共在 23 颗以下(智齿除外)。

②拔牙后不做处理。

③牙齿排列不齐。

④有 2 成以上的牙齿不能咬合。

⑤没做过洁牙治疗。

⑥牙龈出血。

⑦牙咬合时出血。

⑧牙龈疼痛。

⑨即使喝热水也感到刺痛。

⑩感到牙齿长度不对。

⑪牙齿摇摇晃晃。

⑫胃肠健康却有口臭。

⑬牙齿变色。

符合第①～④项时,容易患虫牙和牙周病。第⑤项以后是牙周炎和牙周病的症状,符合其中 1 项就表明已开始发生了牙周炎。

**○骨质疏松症危险程度自测**

①过度节食。

②很少吃乳制品。

③跟吃鱼相比,更喜欢吃肉类。

④很少吃大豆制品。

⑤经常喝咖啡、红茶。

⑥经常喝酒。

⑦运动不足。

⑧吸烟。

⑨不晒太阳。

⑩消瘦。

⑪曾经一不小心发生过骨折。

⑫家族有人患骨质疏松症。

⑬做过胃切除手术。

符合的项目越多,患骨质疏松症的危险越大。

**○免疫力强弱自测**

①经常发怒。

②经常过度疲劳。

③睡眠不足。

④压力过大。

⑤居住在大气污染的地区。

⑥很少吃蔬菜。

⑦不常食用抗氧化食品。

⑧经常买药吃。

⑨经常服用抗生素。

⑩患有慢性病。

⑪不注意对有害物质的防范。

⑫运动不足。

⑬经常穿衣过多。

⑭经常悲观。

符合①~⑭项数目越多,免疫力下降的可能性越大,反之,免疫力越强。

**○血管老化自测**

①肥胖。

②喜欢肉食,几乎每天都吃。

③不常吃蔬菜。

④喜欢吃味道浓的食物。

⑤喜欢甜食。

⑥喜欢喝酒。

⑦经常吃得过饱。

⑧稍一跑动就气短。

⑨运动不足。

⑩吸烟。

⑪睡眠不足。

⑫压力大。

⑬口服避孕药。

⑭脚脖子粗,或跟腱厚9毫米以上。

⑮膝盖和肘,或手指甲和眼睑出现黄色的小疙瘩。

⑯跌伤后淤斑不易消退。

符合的项目越多,发生动脉硬化的可能性就越大。符合第⑭~⑯项,则已经发生了动脉硬化。第⑭项为胆固醇贮留在跟腱的证据。第⑮项为胆固醇引起的黄斑。

已经被诊断为高血压、糖尿病、高脂血症、痛风的人要特别注意。

**○大脑健康自测**

①刚发生的事情就记不得了。

②忘记的人名和物名越来越多。

③经常寻找失物。

④对人的事情不感兴趣。

⑤简单的心算也要花费很多时间。

⑥接受新事物十分困难。

⑦家电等说明书也看不懂。

⑧讨厌出行。

⑨对周围漠不关心。

⑩讨厌与人交谈。

⑪对人不关心。

⑫缺点越来越多。

⑬不易控制感情。

⑭安排事务困难。

⑮讲话啰嗦。

⑯注意力不集中。

符合项目在4个以下,不要担心。符合项目在5~8个,要注意以积极的心态采取措施,如采用记笔记的方法等来对付遗忘。符合项目在9个以上,要请专业医生诊治。

**○肝脏健康自测**

①几乎每天喝酒。

②喝酒时不大吃菜。
③每次饮酒都过度，甚至宿醉。
④喜欢吃油腻食物。
⑤每次吃饭都过量。
⑥特别喜欢吃甜的食品。
⑦长期服药。
⑧过度劳累。
⑨睡眠不足。
⑩腹胀。
⑪手掌和鼻头变红。
⑫脸、巩膜变黄。
⑬皮肤瘙痒。
⑭即使躺下休息亦感到疲倦。
⑮检查发现肝功能异常。

符合第①~⑨项者，若不进行纠正，则一定会发生肝病。第⑩~⑭项为肝病的一部分症状，若符合则有患肝病的可能。

**○胃健康自测**

①空腹时也吸烟。
②每天喝咖啡5杯以上。
③经常参加交际酒会。
④饮食时间不规律。
⑤经常喝碳酸饮料。
⑥吃菜的口味重。
⑦经常吃得过量。
⑧郁闷的性格。
⑨压力过多。
⑩空腹痛。
⑪烧心。
⑫经常嗳气。
⑬刷牙时恶心。
⑭曾有过黑便。

符合第①~⑨项越多者，得胃病的可能性就越大。空腹食用咖啡、酒、辛辣味的食物，可引起胃黏膜的损伤。此外，香烟中的尼古丁、焦油也会刺激胃黏膜。

符合第⑩~⑭项者，可能患有胃炎。特别是符合第⑩项时，要考虑到是否有胃出血，要去做检查。

**○肠健康自测**

①放屁不臭。
②大便呈香蕉状，不太臭。
③大便软硬适度。
④大便通畅、有规律。
⑤皮肤有弹性、光泽。
⑥皮肤湿润。

符合第①~⑥项，表明肠内有益菌多，是健康年轻的肠道。

⑦屁很臭。
⑧屁圆。

⑨大便黑。

⑩大便恶臭。

⑪大便干硬或呈泥状。

⑫连续便秘几天。

⑬腹胀。

⑭容易产生粉刺、脓疱。

⑮皮肤粗糙,不容易化妆。

符合第⑦~⑮项,表明肠内有害菌多,是肠内腐败的证据。要摄入有益菌来加以改善。

○**查尿知健康**

查尿如何知健康,见下表。

**尿液检查**

| 项目 | 检 查 结 果 |
| --- | --- |
| 颜色 | 淡黄色——健康<br>红色、红褐色——急性膀胱炎、尿路结石、急性肾炎等<br>白色、混浊——肾盂肾炎、肾结核等<br>深黄褐色、有气泡——肝炎、肝硬化、酒精性肝损害、阻塞性黄疸等 |
| 气味 | 淡淡的氨臭味——健康<br>甜酸味——糖尿病 |
| 次数 | 白天4~5次,夜间0~1次——健康<br>异常多(尿频)——膀胱炎、肾盂肾炎、尿道炎等<br>异常少——急性肾炎、前列腺增生等 |
| 数量 | 每日1500毫升左右——健康<br>每日2500毫升左右——糖尿病、肾动脉硬化症、尿崩症等 |

○**更年期常出现的症状**

①高胆固醇。

②动脉硬化。

③高血压。

④皮肤瘙痒、麻木。

⑤肩膀僵硬、腰痛、关节痛、肌肉痛、脊柱痛。

⑥口渴、唾液减少。

⑦不安、焦虑、烦躁、恐惧、忧郁、注意力和判断能力下降、失眠、耳鸣、容易兴奋。

⑧性器官萎缩,尿频、漏尿、排尿不尽、腹泻、便秘。

○**给自己的体质打分**

按以下方法给自己的体质打分,如果能得到45分以上,你的体质很不错;能得到40~44分,你的体质较好;如果得分高于35分,低于40分,你的体质一般;如果得分低于34分,你的体质属于较差;如果得分不足20分的话,你的身体体质问题就大了。

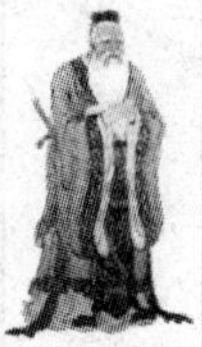

(1)闭眼单脚站立

1 分钟以上得 10 分;40 秒以上得 8 分;30 秒以上得 5 分;15 秒以上得 3 分;5 秒以上得 1 分。

(2)爬楼

选爬 8 层以上的楼房,以 1 秒 1 级楼梯的速度向上攀。没任何累的感觉得 10 分;略微腿酸、呼吸变化不大得 8 分;明显心跳加快、呼吸变化得 5 分;途中有明显走不动的感觉得 3 分;途中有明显的间断休息得 1 分。

(3)最慢的速度跑

持续半小时得 10 分;20 ~ 25 分钟得 8 分;15 ~ 20 分钟得 5 分;10 ~ 15 分钟得 3 分;10 分钟以下得 1 分。

(4)每周锻炼的次数

有 2 次 1 小时的活动得 10 分;有 1 次 1 小时的活动得 8 分;累计 1 小时的活动得 5 分;有不到 1 小时的活动得 3 分;只简单动一动的得 1 分。

(5)近期的精力

“自我感觉不错”得 10 分;“还可以”得 8 分;“一般”得 5 分;“不太好”得 3 分;“不行了”得 1 分。

**○身体素质的测试项目**

**身体素质的测试项目(部分)**

| 年龄 | 18 ~ 40 岁 | 41 ~ 60 岁 | 61 ~ 70 岁 |
|---|---|---|---|
| 测定项目 | 身高 | 身高 | 身高 |
| | 标准体重 | 标准体重 | 呼吸差 |
| | 肺活量 | 肺活量 | 心率 |
| | 台阶试验 | 台阶试验 | 血压 |
| | 握力 | 握力 | 坐位体前屈 |
| | 纵跳 | 闭目单足直立 | 闭目单足直立 |
| | 40 米往返跑 | | 马步半蹲 |
| | 俯卧撑(男) | | 抓棍 |
| | 1 分钟仰卧起坐(女) | | 摸背 |

需要提醒的是,单项素质好不等于体质好。

**○身体体质的测试项目**

**身体体质的测试项目**

| 项目 | 动　作 | 测试要求 | 评　估 |
|---|---|---|---|
| 平　衡 | 闭双眼,抬一只脚高于地面 20 厘米 | 单足站立的时间 | 30 秒为及格,时间越长表明小脑功能越好 |

| 项目 | 动 作 | 测试要求 | 评 估 |
| --- | --- | --- | --- |
| 敏 捷 | 画边长为30厘米的正6方形,两足并拢,前后左右跳跃 | 2分钟内跳的次数 | 150次为中等,200次以上为优秀 |
| 柔 韧 | 屈体直腿向前弯腰触地 | 手部触着地 | 手指触地为及格,手掌触地为优秀 |
| 耐 力 | 深吸一口气,然后屏气 | 屏住气的时间 | 30秒为及格,时间越长肺活量越好 |
| 腹肌量 | 仰卧,靠腹部收缩坐起 | 仰卧起坐 | 坐起为及格,双手抱头后坐起为优秀 |
| 爆发力 | 下蹲后动用下腰弹跳向上跃起,然后下蹲,此过程为1次 | 20秒内做的次数 | 15次为及格,25次为优秀 |

注:①4项指标均在中等以上者,说明体质年龄比实际年龄年轻10岁。

②4项指标均不及格者,说明体质年龄比实际年龄衰老10岁。

③6项指标均优秀者,说明体质年龄比实际年龄年轻20岁以上。

通过体质测定,可以了解自己的身体现状和体内薄弱环节,从而采用针对性的素质训练以产生对应性的变化。例如,耐力可以通过中、长跑来提高。

**○生活习惯自测**

用“是”或“否”回答下列问题:

①经常从事体育运动。

②冬天常冻伤手脚。

③从不为琐碎小事而心绪不佳,哪怕只有一点点时间也能用来休息。

④一年感冒不少于4次。

⑤有点毛病就得吃药。

⑥食谱里包括大量的蔬菜和水果。

⑦善于交际,有许多朋友。

⑧爱情很满意,家庭生活很幸福。

⑨喜欢新鲜空气,经常散步。

⑩吸烟。

⑪时不时喝一杯好酒。

⑫生活在城市里。

⑬很注意自己的体形。

⑭经常使用公共交通工具。

⑮在一个大集体里工作。

⑯每天喝足够多的水。

⑰工作很紧张,家务活也很繁重。

⑱多数时间是在温暖的房间里度过的。

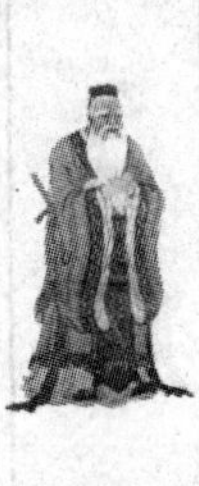

计算方法:如果①、③、⑥、⑦、⑧、⑨、⑩、⑪、⑫题的回答是"是",得1分;如果②、④、⑤、⑩、⑫、⑭、⑮、⑰、⑱题的回答是"否",也得1分。

1～6分:生活习惯不良,需要健康教育专家的帮助,否则会导致多种疾病发生。

7～12分:生活习惯有些问题,应尽快改变生活方式和饮食习惯,多呼吸新鲜空气,多吃富含维生素的食物,并补充多种维生素。

13～18分:生活习惯良好,即使有点不舒服,也容易恢复。

## (二)常见疾病自测与评估

○高血压病

(1)高血压病检测

最近1个月,您是否经常有下列感觉和表现:

①经常头晕、头痛、耳鸣、心慌、晕车的感觉加重;②测量血压:收缩压大于或等于140mmHg;舒张压大于或等于90mmHg。若经常出现上述症状,可能会出现高血压病。

(2)高血压病评估、转归

| 高血压病分型 | | 轻度(Ⅰ级) | 中度(Ⅱ级) | 重度(Ⅲ级) |
|---|---|---|---|---|
| 主要临床表现 | | 头疼、头晕、耳鸣、心悸,每周3～5次,休息或用后可缓解或消失。 | Ⅰ级症状加重,每天1～3次。有时胸闷、气短、视物模糊。 | Ⅰ级加重。出现心绞痛、剧烈头痛、尿频、尿少、失明,甚至昏迷、偏瘫、失语等。 |
| 实验室检查<br>血压<br><br>X线<br>心电图<br>其他 | | 收缩压146～159mmHg<br>舒张压90～99mmHg<br>一般无明显变化 | 收缩压160～179mmHg舒张压100～109mmHg"靴型心"主动脉迂曲延长<br>左室肥厚劳损<br>血脂/血糖异常 | 收缩压>或=180mmHg<br>舒张压>或=110mmHg<br>"烧瓶心"<br>心功能改变<br>血脂/血糖/肾功能、眼底动脉、脑动脉异常 |
| 措施及转归 | 处理及时/正确 | 可逆,可恢复并保持持续健康。 | 可减轻或使症状消失,血压恢复正常。 | 症状得到控制甚至消失,血压稳定。 |
| | 日久失治/误治 | 向Ⅱ级或Ⅲ级发展 | 心脏病变,肾功能衰竭、脑水肿、眼底动脉硬化等。 | 不可逆。肾衰、心衰、肺水肿、脑水肿、昏迷,甚至死亡。 |

(3)高血压病调控建议——到专业养生保健和医疗机构咨询、就诊。

| 高血压病分型 | 轻度(Ⅰ级) | 中度(Ⅱ级) | 重度(Ⅲ级) |
|---|---|---|---|
| 调控和康复建议 | 1. 健康的生活方式:减肥、戒烟、限酒、低盐、少脂、少胆固醇饮食,适当有氧运动;<br>2. 心理调控,减少紧张;<br>3. 积极治疗相关疾病(糖尿病、高血脂等),预防并发症的发生;<br>4. "四平一顺"调整和恢复脏腑经络的功能;<br>5. 适当用药控制血压。 | 1. 用降压药控制血压;<br>2. 用脏腑顺安工程"四平一顺"的方法,调整和恢复脏腑经络的功能;<br>3. 护心、育肾、健脑,预防并发症的发生。 | 1. 中西医结合治疗,逐渐减轻对降压药的依赖,防止症状加重;<br>2. 用"四平一顺"的方法,调整和恢复脏腑经络的功能;<br>3. 积极治疗并发症,逐步恢复脏腑和经络的功能。保持机体的健康状态。 |

注:调控的具体方法,可参考本书第五章第四节——心脑血管疾病的养生保健理论及指导。

**○冠心病**

(1)冠心病检测

最近1个月是否经常有下列感觉:

①过度劳累,做稍微重一点的体力劳动后,情绪过于激动后或气候突然变得寒冷后,常常感到胸骨后中1/3向左肩、腹、颈、后背、下颌放射性地疼痛,而且呈压迫性、窒息性地绞痛;②每次疼痛持续3~5分钟,不超过15分钟,经过休息、吸氧或含服硝酸甘油后,可以缓解。如果经常出现上述症状,可能提示冠心病的出现。

(2)冠心病评估、转归

| 冠心病分型 | 轻度(心绞痛) | 中度(心梗) | 重度(心衰) |
|---|---|---|---|
| 主要临床表现 | 症状①+②,每月2~3次。 | 无明显诱因即出现严重的心绞痛症状,发作频繁、持久、剧烈,大于15分钟不缓解;心悸、发热、呕吐、大汗、烦躁、休克等。 | 突然呼吸困难、端坐呼吸,劳力/夜间加重,咳吐粉红色泡沫痰;颈静脉怒张、肝痛、尿少、浮肿,唇绀,甚至休克/晕厥。 |
| 实验室检查<br>血压<br>X线<br>心电图<br>冠脉造影<br>其他 | 收缩压140~159mmHg 舒张压90~99mmHg<br>一般无明显变化。<br>S~T下移,T波倒置,心律失常。<br>管腔直径缩小。 | 收缩压小于80mmHg<br>"靴型心"S~T抬高,T波高耸。<br>冠状T波,心律失常。<br>管腔直径缩小。<br>心激酶增高。 | "靴型心"或"烧瓶心"。<br>心室肥厚劳损。<br>心功能改变。<br>心脏听诊:瓣膜杂音。 |

| | | | | |
|---|---|---|---|---|
| 措施及转归 | 处理及时/正确 | 可逆，可恢复并保持持续健康的。 | 可减轻或使症状消失血功能恢复正常。 | 症状得到控制甚至消失，血压稳定。 |
| | 日久失治/误治 | 向心梗或心衰发展。 | 心脏乳头肌断裂/心脏破裂/脑肾脾四肢动脉栓塞/免疫力下降，甚至死亡。 | 心衰、肾衰、呼吸衰竭、脑水肿、腹水、昏迷，心脏骤停，甚至死亡。 |

（3）冠心病调控建议——到专业养生保健和医疗机构咨询、就诊。

| 冠心病分型 | 轻度（心纹痛） | 中度（心梗） | 重度（心衰） |
|---|---|---|---|
| 调控和康复建议 | 1. 发作时：安静/平躺休息、吸氧、服药—硝酸甘油类；打 120 或 999 急救；<br>2. 健康的生活方式：减肥、戒烟、限酒、低盐、少脂、少胆固醇饮食，适当有氧运动；<br>3. 心理调控，减少紧张；<br>4. 积极治疗相关疾病（糖尿病、高血脂等），预防并发症发生；<br>5. “四平一顺”调整和恢复脏腑经络的功能；<br>6. 适当用药控制血脂。 | 1. 发作时：打 120 或 999 现场抢救/减少梗死面积/防止猝死/保护心肌；<br>2. 绝对休息、安静卧床至少 4 周，纠正心律失常，控制休克，防止心衰；<br>3. 用脏腑顺安工程“四平一顺”的方法，调整和恢复脏腑经络的功能；<br>4. 护心、育肾、健脑，预防并发症的发生。 | 1. 中西医结合治疗，防止症状加重；<br>2. 休息、低盐饮食<br>3. 利尿、扩容、强心；<br>4. 用“四平一顺”的方法，调整和恢复脏腑经络的功能；<br>5. 积极治疗并发症，逐步恢复相关脏腑和经络的功能。保持机体处于持续的健康状态。 |

注：调控的具体方法，可参考本书第五章第四节“心脑血管疾病的养生保健理论及指导”。

**○胃溃疡**

（1）胃溃疡病检测

最近 1 个月是否经常有下列感觉：

①在过度劳累、做稍微重一点的体力劳动后、情绪过于激动后或气候突然变得寒冷后或饮食不节后，常常在餐后 0.5 ~ 2 小时感到胸骨下面正中或偏左或偏右疼痛；②疼痛呈烧灼样，常常在夜间或空腹时加重，并有进食—疼痛缓解—饥饿—疼痛加重的规律；③经常恶心、吐酸水等。如果经常出现上述症状，可能提示有胃溃疡病的出现。

（2）胃溃疡病评估、转归

| 胃溃疡病分型 | 轻度(Ⅰ级) | 中度(Ⅱ级) | 重度(Ⅲ级) |
|---|---|---|---|
| 主要临床表现 | 症状①+②+③,每周2~3次。持续1~3个月。 | Ⅰ级症状加重,每周5~7次,持续1年左右。有时大便像柏油。 | Ⅱ级症状加重,每天1~3次,持续1年以上。便血、贫血等。 |
| 实验室检查<br>幽门螺旋杆菌<br>胃液分析<br>大便潜血试验<br>X线<br>胃镜<br>其他 | +<br>胃酸分泌正常稍低<br>+<br>龛影浅,直径<0.5cm<br>充血\水肿\轻度糜烂 | ++<br>胃酸分泌稍低<br>++<br>龛影较深,<br>直径>1~3cm<br>充血、糜烂较严重<br>轻度贫血 | ++++<br>胃酸分泌缺如<br>+++<br>龛影深,<br>直径>3cm<br>周围瘢痕<br>糜烂严重<br>病理:胃黏膜肠化 |
| 措施及转归 处理及时/正确 | 可逆,可恢复并保持持续健康的。 | 可减轻或使症状消失,胃功能恢复正常。 | 症状得到控制甚至消失,功能恢复正常。 |
| 措施及转归 日久失治/误治 | 胃出血,贫血。 | 出血、穿孔、梗阻、腹膜炎等,可危及生命。 | 出血、穿孔、梗阻、腹膜炎、癌变等,可危及生命。 |

(3)胃溃疡病调控建议——到专业养生保健和医疗机构咨询、就诊。

| 胃溃疡病分型 | 轻度(Ⅰ级) | 中度(Ⅱ级) | 重度(Ⅲ级) |
|---|---|---|---|
| 调控和康复建议 | 1.发作时:安静/平躺休息、服药——解痉剂;<br>2.调节饮食:少食多餐/面食为主/定时定餐/忌辛辣刺激/忌烟酒;<br>3.心理调控,减少紧张;<br>4.抗菌、抑酸,保护胃黏膜,增加胃动力,预防并发症发生;<br>5."四平一顺"调整和恢复脾胃的功能;<br>6.适当用增加胃黏膜修复能力的药物。 | 1.出血时:休息、禁食、止血,抢救和预防休克;<br>2.梗阻:禁食、胃肠减压、维持水电平衡、去炎、消肿;<br>3.用脏腑顺安工程"四平一顺"的方法,调整和恢复胃肠的功能;<br>4.急性、大量、严重出血、穿孔、梗阻及早手术,预防并发症的发生。 | 1.中西医结合治疗防止症状加重;<br>2.休息、规律饮食;<br>3.抗菌、抑酸,保护胃黏膜,增加胃动力,预防并发症发生;<br>4.用"四平一顺"的方法,调整和恢复胃肠黏膜的功能;<br>5.积极治疗并发症,逐步恢复相关脏腑和经络的功能。保持机体处于持续健康状态.防止癌变。 |

注:调控的具体方法,可参考医院及养生专家的建议。

○病毒性肝炎

(1)病毒性肝炎检测

最近1个月是否经常有下列感觉：

①总感到非常疲劳、全身无力，做稍微重一点的体力劳动后就浑身出虚汗；②吃饭不香、没有食欲、腹胀，一闻到油味或吃少许油腻的食品就感觉恶心想吐；③发现皮肤、眼睛巩膜（眼白）、小便颜色发黄；④用手摸自己右侧肋弓下方觉得疼痛而且比平常胀大。如果经常出现上述2～3种症状，可能提示有病毒性肝炎的出现。

(2)病毒性肝炎评估、转归

| 病毒性肝炎分型 | | 轻度（Ⅰ级） | 中度（Ⅱ级） | 重度（Ⅲ级） |
|---|---|---|---|---|
| 主要临床表现 | | 症状①＋②＋③＋④，每周2～3次，持续1～3个月。 | Ⅰ级症状加重，每周5～7次，持续1年左右。皮肤黏膜表面有肝掌、蜘蛛痣。 | Ⅱ级症状加重，每天1～3次，持续1年以上。黄疸迅速上升，极度乏力，腹胀明显。 |
| 实验室检查<br>血清谷丙转氨酶<br><br>胆红素<br>白蛋白<br>白蛋白/球蛋白<br>丙球蛋白<br>凝血酶原活动度<br>其他 | | 持续或反复升高<br>小于或等于正常的3倍<br>17.1～34.2<br>大于或等于35<br>1.5～1.3<br>小于或等于21<br>71%～79% | 3～10倍<br>34.2～85.5<br>34～33<br>1.2～1.1<br>22～25<br>61%～71% | 大于10倍<br>大于85.5<br>小于或等于32<br>小于或等于0.9<br>大于或等于26<br>40%～60% |
| 措施 | 处理及时/正确 | 可逆，可恢复并保持持续健康的。 | 可减轻或使症状消失，肝功能恢复正常。 | 症状得到控制甚至消失，功能恢复正常。 |
| | 日久失治/误治 | 中度慢性肝炎。 | 重度慢性肝炎、肝硬化。 | 肝硬化、出血、脑水肿、肝肾综合症等，可危及生命。 |

(3)病毒性肝炎建议——到专业养生保健和医疗机构咨询、就诊

①如果经常出现上述症状，应及时到医院做肝功、免疫学、B超，甚至肝细胞活体检查，确诊是否患了肝炎，是哪一型的肝炎，以便对症治疗并估计愈后。

②如果检查肝区肿大疼痛，谷丙转氨酶阳性、“大三阳”阳性，则表示病毒在体内处于复制期，有传染性，应适当进行床边隔离，与家人分餐；高蛋白、维生素，低脂饮食。

③如果“小三阳”呈阳性，则表示病情稳定，传染性降低，病情好转。

④如果肝的体积缩小，表面有大小不等的节结，皮肤、眼睛巩膜（眼白）、小便颜色发黄严重，并腹水、脾大，说明可能出现了肝硬化或病情加重的趋向，应特别注意

观察和治疗,否则,会发生出血、昏迷甚至危及生命。

⑤运用中西医结合的方法控制病情,用脏腑顺安工程"四平一顺"的养生方法进行综合的运动、饮食、经络、心理养生调控,恢复肝脏及相关脏腑经络的正常功能。

○甲亢

(1)甲亢的检测

最近1个月是否经常有下列感觉:

①别人总感觉自己有点儿神经过敏、多言善虑、情绪激动,自己总感觉有无名火,经常与人争吵;②喜冷怕热,不分冬夏;③经常心动过速,每分钟90~120次,休息或睡眠时也快,用药难缓解;测量血压时,血压增高、脉压差(收缩压与舒张压的差值,正常40左右)大于或等于60mmhg以上;④多食善饥,体重下降,大便次数、量均增加,呈稀糊状;⑤生殖功能下降;⑥甲状腺肿大,触及震颤,双眼突出。如果经常出现3~5种以上情况,则可能提示有甲状腺机能亢进病的发生。

(2)甲亢的评估、转归

| 甲亢的分型 | 轻度(Ⅰ级) | 中度(Ⅱ级) | 重度(Ⅲ级) |
|---|---|---|---|
| 主要临床表现 | 症状①~⑥中3~5种每周2~3次;脉搏90~120次/分钟;脉压差50~70mmHg;持续1~3个月。 | Ⅰ级症状加重,每周5~7次,持续半年左右;脉压差80~90脉搏120~140次/分钟,水冲脉、房颤。 | Ⅱ级症状加重,每天1~3次,持续1年以上;脉搏大于160次/分钟;体温大于39度;烦躁、吐泻、嗜睡、昏迷。 |
| 实验室检查<br>血清总甲状腺素<br>血清总三碘甲状腺<br>原氨酸<br>甲状腺摄131I率<br>心电图<br>其他 | 增高25% ~45% | 增高45% ~60%<br>心动过速、房颤、脉压差大80mgHg;心脏听诊:杂音。 | 增高60%上<br>心律:140~240次/分房颤、心脏增大/心衰白细胞增加。 |
| 措施及转归 处理及时/正确 | 可逆,可恢复并保持持续健康的。 | 可减轻或使症状消失甲状腺功能恢复正常。 | 症状得到控制甚至消失,功能恢复正常。 |
| 措施及转归 日久失治/误治 | 肝大、肝功异常;阳痿;甲亢性心脏病等。 | 冠心病、心梗、心衰甲状腺危象等,可危及生命。 | 冠心病、心梗、心衰肾上腺功能低下、癌变等,可危及生命。 |

(3)甲亢的调控建议——到专业养生保健和医疗机构咨询、就诊

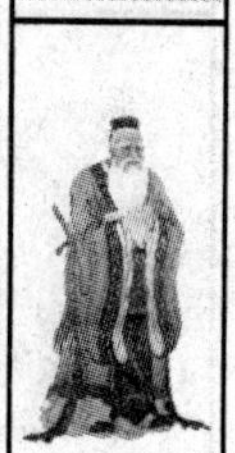

| 甲亢分型 | 轻度(Ⅰ级) | 中度(Ⅱ级) | 重度(Ⅲ级) |
|---|---|---|---|
| 调控和康复建议 | 1. 心理调整:静心、制怒;<br>2. 高热、高蛋白、高维生素饮食;<br>3. 镇静、安神,休息;<br>4. 抗甲状腺药物,控制症状,预防并发症发生;<br>5. “四平一顺”调整和恢复甲状腺的正常功能;<br>6. 定时复查肝功。 | 1. 中西医结合治疗控制症状,预防甲状腺危象出现;<br>2. 强心、护心,防治甲亢性心脏病发生;<br>3. 用脏腑顺安工程“四平一顺”的方法,调整和恢复胃肠的功能;<br>4. 长期服药无效,可考虑及早手术,预防并发症的发生。 | 1. 中西医结合治疗,防止症状加重;<br>2. 物理降温、吸氧;<br>3. 预防控制感染、纠正水电失衡;<br>4. 用“四平一顺”的方法,调整和恢复甲状腺的功能;<br>5. 积极治疗并发症,逐步恢复相关脏腑和经络的功能。保持机体处于持续健康状态,防止癌变。 |

注:调控的具体方法,可参考医院及养生专家的建议。

### ○前列腺疾病

(1)前列腺疾病检测

最近1个月是否经常有下列感觉:

①发热、寒战;②排尿异常:如尿频、尿急、尿不尽、尿道灼热、尿痛;有时出现血尿,偶在晨起时发现尿道外口被分泌物所粘合;③疼痛:常发生在腰骶部、下腹部、会阴部、耻骨上、腹股沟等处,有时会向腹部放射,一般为间歇性的轻微疼痛,可以忍受;④神经衰弱症状:如头晕、头痛、失眠、多梦、精神抑郁等;⑤男人的性功能明显减退,经常伴有射精痛;⑥严重时甚至出现尿液无法排出,表现为“尿潴留”。如果经常出现上述3~5种以上的症状,可能提示会有前列腺疾病的发生。

(2)前列腺疾病的评估、转归

| 前列腺的分型 | 轻度(Ⅰ级) | 中度(Ⅱ级) | 重度(Ⅲ级) |
|---|---|---|---|
| 主要临床表现 | 1. 症状①~④中每周出现2~3次;<br>2. 尿频、尿不尽,每晚3~4次;<br>3. 有时血尿。 | 1. Ⅰ级症状加重,每周5~7次;<br>2. 尿频、尿不尽每晚4~6次;<br>3. 有时血尿、乳糜尿;<br>4. 睾丸、精索、会阴、腰骶部隐痛。 | 1. Ⅱ级症状加重,每天出现;<br>2. 尿频、尿不尽每晚6次以上或尿不出;<br>3. 血尿、乳糜尿;<br>4. 睾丸、精索、会阴、腰骶部痛明显;<br>5. 阳痿、早泄严重。 |

| | | | | |
|---|---|---|---|---|
| 检查<br>直肠指诊<br>前列腺液<br>尿液<br>CT<br>其他 | | 前列腺轻微肿胀;<br>白细胞增多<br>PH＞10<br>镜检有脓细胞。 | 前列腺肿胀,中央沟变浅或消失,有残余尿液。 | 前列腺肿大严重,质硬,表面有节结;中央沟消失;血尿、蛋白尿。 |
| 措施及转归 | 处理及时/正确 | 可逆,可恢复并保持持续健康的。 | 可减轻或使症状消失,前列腺功能恢复正常。 | 症状得到控制甚至消失,功能恢复正常。 |
| | 日久失治/误治 | 尿道感染、膀胱炎、早泄等。 | 肾炎、阳痿、急性尿潴留、膀胱炎等。 | 肾功能低下、不育症前列腺癌变等,可危及生命。 |

**建议:**

①尽快到医院去做肛门指诊、B超、血液检查,尽快查明原因并确诊,争取早期发现,早期治疗。

②尽快确诊是急性/慢性前列腺炎症,还是前列腺增生/肥大,是良性增生还是恶性增生,以便确定有效的治疗和养生康复方案。

**○抑郁症**

**检测:**

您最近1个月是否经常有下列感觉:

①心情不好,没有兴趣,有无能为力的感觉;②沮丧、内疚、自责;③思考问题缓慢,声音低微;④记忆力下降;⑤睡眠障碍;⑥饮食障碍;⑦体质下降;⑧行为抑制,活动减少;⑨性欲减退。

当您最近的感觉经常同时具备4条以上时,可能出现了抑郁症的倾向。

**建议:**

如果出现较严重抑郁症倾向,应积极向心理医生咨询并进行相应心理、药物、运动、饮食等综合治疗。

## 五、从头到脚说健康

### (一)面部

红色——多为热证,常见于冠心病、高血压、结核病等患者。

黄色——常见于黄疸型肝炎、胆囊炎、胆石症、胰腺癌等患者。

橙色——常见于胆囊炎、胆石症患者。

青绿色——常见于贫血、伤寒、痢疾、白血病等患者。

青色——常见于感冒、肺炎、肺结核、痔疮、静脉瘤等患者。

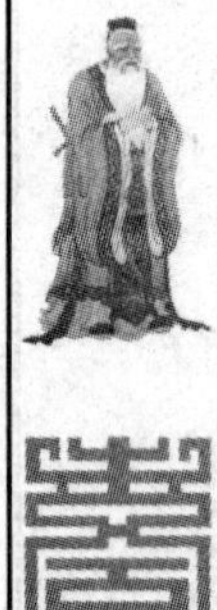

青紫色——常见于先天性心脏病、肺源性心脏病、心力衰竭、慢性支气管炎、肺气肿与重症肺炎等患者。

黑色——常见于慢性肾功能不全、慢性心肺功能不全、肝硬化、肝癌等患者。

白色——常见于肝病、肺病、甲状腺功能减退症、慢性肾炎等患者。此外，出血性疾病、痔疮出血、妇女月经过多，也会造成面色苍白。

## （二）眼睛

两眼有神——健康人的眼睛明亮，炯炯有神，白眼球没有云翳，瞳孔黑亮而不混浊，眼球转动灵活。

两眼无神——久病体弱者往往两眼无神，白眼球暗浊，目光呆钝。

赤色——可能是患了全身炎症，如百日咳、结核病、病毒性肺炎、脑膜炎、病毒性腮腺炎等。

黄色——眼睑有黄斑与黄疣，提示可能患了黄色瘤胆汁性肝硬化。如果在上眼睑内侧有黄色瘤或黄疣，多为糖尿病的征兆。

白色——贫血或慢性失血性疾病患者可见眼睑结膜色淡。

绿色——瞳孔在光照下有青绿色的反射，提示患了青光眼。巩膜出现绿色，则可能是肠梗阻。

蓝色——有肠道寄生虫者，巩膜上可出现云片状蓝灰色虫斑。

黑色——常因睡眠不足，月经不调或房事过劳所致。

眼睑浮肿——常见于肾病、脚气病、面神经痛。老年人下眼睑浮肿（俗称眼袋），是属于老年期生理性眼形改变。

眼眶凹陷——常见于呕吐、腹泻患者。重度慢性消耗性疾病（如结核病、肝病、糖尿病、晚期肿瘤等）患者也可见眼眶凹陷。

眼球突出——如伴有脖子两侧对称性肿大，则是甲状腺功能亢进症的表现。

白眼球呈蓝白色——是贫血的表现。

白眼球上出现绿色——大多提示患有肠梗阻。

白眼球变黄——是由肝病、胆病、妊娠中毒及溶血性疾病等引起。

白眼球常有出血片——是动脉硬化、特别是脑动脉硬化的信号。

白眼球常有小红点——是毛细血管末端扩张的结果，最常见于糖尿病患者。

白眼球充血发红——提示严重失眠、心功能不全，也是高血压患者发生脑出血及癫痫发作的前兆。

## （三）耳朵

耳郭有一结节状隆起或出现点状凹陷、圆圈形凹陷、索条状隆起及纵横交错的线条等形状——常见于冠心病、肝炎、胆石症、肺结核或肿瘤等疾病。

耳郭相间部位出现高于周围皮肤的点状隆起——常见于支气管炎、肠炎、阑尾炎、肾炎或膀胱炎等疾病。

耳垂上有一条自前上至后下的明显皱褶的斜线——常见于冠心病患者。

耳面皮肤血管充盈易见——常见于冠心病、心肌梗死、高血压、气管扩张等疾病。

耳垂肉厚而宽——见于肥胖者则易患脑出血。

耳垂肉薄而呈咖啡色——常见于糖尿病与肾病。

全耳色白——常见于外感风寒，也见于贫血。

全耳色青而黑——常见于剧烈疼痛者。

耳轮焦黑、干枯——为肾亏的征象。

耳部红肿——或为肝胆湿热，火毒上蒸，或为中耳炎、疖肿或冻疮所致。

耳背上见到红色脉络，并伴有耳根发凉——多为麻疹先兆。

耳垂由于受寒而变为紫红色——由肿胀而发展为溃疡，多为糖尿病患者。

耳郭上产生白色的糠皮样皮屑——常见于各种皮肤病。

### （四）鼻子

鼻子苍白——常见于贫血。

鼻子呈黑色——常见于胃病。

鼻子出现硬块——可能有胰脏、肾脏疾病。

鼻梁皮肤出现黑褐色斑点或斑块——很可能是日晒后所致或肝脏疾病等引起的色素沉着。

鼻梁皮肤出现红色斑块，高出皮肤表面并向两侧面颊部扩展——常见于系统性红斑狼疮。

鼻翼与鼻尖发红并有小丘疹或小脓疮——常见于日常性痤疮。

鼻子呈棕色、蓝色或黑色——可能是肝脏与脾脏有病。

鼻孔内缘发红，鼻中隔溃疡——常见于梅毒。

鼻孔外缘发红——可能肠内有病。

鼻子发硬——可能是动脉硬化，胆固醇值太高。

鼻子肿胀——表示心脏有病。

鼻子奇痒——常是脑肿瘤的特有表现。

鼻子突然发红——可能是心脏与血液循环系统发生疾病。

### （五）嘴唇

唇色发白——双唇苍白，常见于贫血与失血症。上唇苍白发青，多见于胃胀、腹泻、畏寒、冷热交加等症状；下唇变苍白，会出现胃部发冷、上吐下泻等症状。

唇色淡红——多属血虚或气血两虚。

唇色深红——常见于发热。肺心病伴心力衰竭者，当缺氧时呈绛紫红色，临床上称为“发绀”。唇色如樱桃红者，常见于煤气中毒。

唇色泛青——多属气滞血瘀，易患血管性疾病，如血管栓塞、卒中等。

唇色发黑——唇色黯黑而浊者，多为消化系统有病，常有食欲不振、便秘、腹泻、失眠、头痛等症状。若唇上出现黑色斑块，口唇边缘有色素沉着，常见于慢性肾上腺皮质功能减退症。若在下唇及口黏膜上有黑色斑点，则可能提示胃肠道内有多发性息肉。

### （六）舌头

舌苔白厚而滑——常见于慢性支气管炎、哮喘及支气管扩张患者。

黄苔——多半患了浅表性胃炎或胃溃疡。

白苔——可能患了肠炎。

灰色苔——提示体弱或患消化不良症。

褐色苔——常见于肠梗阻。

黑苔——常见于尿毒症、恶性肿瘤者。

舌色过淡——可能患贫血、慢性肾炎等病。

舌色青紫——提示身体缺氧，多见于肺心病、肝病及癌症患者。

舌色鲜红而平、发干、皲裂——提示可能患了糖尿病。

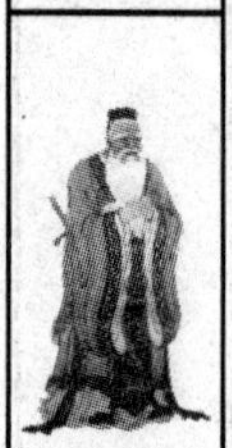

舌边发红——常见于高血压、甲状腺功能亢进症或发热。

舌头红肿，舌上出现芒刺——提示可能患了严重肺炎、猩红热或其他高热性炎症。

舌头运动不灵活——常见于脑血管意外、舌下神经损伤、面神经麻痹等症。

舌头伸出时震颤——可能患有神经衰弱、肺炎、甲状腺功能亢进症等。

## (七)颈部

颌下有轻度压痛或无痛的肿块——常患有慢性淋巴结炎。

淋巴结渐渐破溃而形成瘢痕——表明患有淋巴结核。

颈前下方气管两侧有肿块——表明患有甲状腺瘤。

颈下一侧甲状腺增大、变硬，表面高低不平——要警惕甲状腺癌的可能性。

颈部正中，喉结上方出现圆形、光滑的肿块——常为甲状舌骨囊肿。

颏下出现圆形、光滑而柔软的肿块——多为颏下皮样囊肿。

颈部出现无痛性淋巴结——要警惕淋巴瘤的可能性。

颈部有无痛性的淋巴结肿大——提示可能患了白血病。

## (八)肩部

前屈——容易患感冒、肺病或淋巴结核。

后屈——常见于胃肠、肝脏、胰腺、脾脏等消化系统疾病患者。

左前屈——容易出现左肺与左心脏的血液不足。

右前屈——表示右肺与右心脏血液循环不良，易患静脉瘤或皮肤病。

左后屈——这类人下半身(从腰部以下)经常盗汗。

右后屈——这类人上半身容易盗汗。

## (九)胸部

桶状胸——常见于肺气肿与哮喘病患者。

扁平胸——常见于肺结核等慢性消耗性疾病。

鸡胸——先天性可能与胎心发育不良有关，后天性常见于维生素 D 缺乏的佝偻病，严重时可导致肺气肿。

漏斗胸——是小儿佝偻病的后遗症之一，常见于慢性肺部疾病患者。

## (十)腹部

腹部胀大，皮色黄——可能患了腹水，多见于门静脉性肝硬化、门静脉梗阻、腹膜癌或肝癌。

腹部有包块——大多是皮下脂肪瘤。包块在右上腹胁下者多为肝肿大，在左上腹者则为脾肿大，而从腹部到剑突下的肿大则与胃病有关。

舟状腹——多见于因慢性消耗性疾病而致极度消瘦或严重营养不良者。如见到上腹部凹陷而下腹部有袋状凸出者，常为胃下垂的症状。

腹壁条纹——腹部青筋暴露，乃腹壁静脉曲张所致。

腹壁红疹——是伤寒的皮疹特点。

## (十一)肚脐

圆形——肚脐浑圆结实，下半部丰厚而朝上，这是男性最好的肚脐。

满月形——结实、丰盈，脐眼略深，这是女性最好的肚脐。

向上三角形——提示易患消化系统与泌尿系统疾病，如胃炎、胆囊炎、胰腺炎或肾炎等。

向下三角形——提示易患消化道疾病，如胃炎、胃下垂、便秘等；女性则应注意妇科疾病的发生。

左偏形——多为血虚体质，常见于胃肠功能紊乱、高血压及左侧肢体偏瘫患者。

右偏形——多为气虚体质，常见于高血压、肝炎、消化道溃疡及右侧肢体偏瘫患者。

浅小形——提示生殖功能低下，体内激素水平偏低。

海蛇形——是肝硬化等肝病常见的征兆。

凸出形——提示腹内有大量积液或卵巢囊肿。

凹陷形——大多由于腹内炎症组织粘连而引起，常见于粘连性、结核性腹膜炎。

### （十二）腰背

脊柱侧凸——脊柱向左或向右弯曲，主要是由于小儿姿势不正或小儿佝偻病引起，或者由于双腿不等长而在走路时跛行、骨盆倾斜引起。此外，脊柱侧凸还会由于先天性脊椎发育不全、先天性半椎体畸形，以及继发性脊柱外伤畸形愈合、脊柱结核、小儿麻痹症等而引起。

脊柱后凸——俗称“驼背”，指肩背隆起，弯腰含胸状，可因青少年长期处于不良姿势而造成，也有由于非脊柱本身的病变。小儿先天畸形或佝偻病引起骨骼发育严重障碍者，可见脊柱后凸，病变多在胸椎，又称“龟背”。

如果腰椎后凸明显，呈弓腰状，则多见于老年人，为生理性衰老现象，是腰椎退行性变化所致。病理性弓腰可见于脊椎结核患者或骨质疏松的老年人，腰部损伤后弯曲，多伴有疼痛。

### （十三）手掌

**○手掌颜色**

肤色变深——系患色素失调症。手掌中间层变为黑褐色，系患肠胃病。手掌呈黑色，系患肾病。

颜色苍白或者萎黄无华——大小鱼际较薄，指甲无血色，多见于贫血患者或潜在出血症患者。手掌呈白色，提示肺脏疾病或体内有炎症。

蓝色——多系肠道功能障碍。手掌呈青绿色，多系血液循环障碍。手掌呈绿色，提示贫血或脾胃疾病。

金黄色——常见于肝脏病。手掌呈土黄色，提示可能患癌症。整个掌面呈暗红色或有紫色斑点，多系肝病。大小鱼际与指端皮肤充血性发红，常见于肝硬化与肝癌。

呈红色后又变为暗紫色——提示患心脏病，并预示病情加重。手掌甚红者，预示中风。高血压患者，整个手掌呈茶红色，可能是中风的前兆。如果大小鱼际与第1指节的表面皮肤呈花瓣样红色，则多见于慢性肝炎、肝硬化及肝癌。

皮肤柔软红润——多见于风湿热或痛风。手掌皮下组织淤血发疳，呈青紫色，多见于严重感染性疾病或休克等。

**○手指颜色**

拇指——发硬、呈紫色，或柔软塌陷，干燥粗裂，或用指压“少商穴”有疼痛感时，表明呼吸功能衰退或发生障碍。

示指(食指)——呈苍白而细弱时,提示肝胆功能差。示指松弛软塌,且呈紫色淤血状,则是肠胃衰弱的征兆。

中指——呈苍白而细小无力时,提示心血管功能不足或贫血。

环指(无名指)——苍白细小,提示肾脏功能、生殖功能降低。环指动作不灵活而且纤细,则系肝胆、血液循环不良,易患肝胆病。

小指——苍白纤弱,提示消化不良、便秘或腹泻。小指呈淤血,提示排尿不畅。第1节呈淤血状的浊紫色,则提示小肠功能失调。

双手指尖——呈苍白且冰冷时,提示可能患慢性肠胃病。

**○指纹异常**

指端的弓形纹(嵴纹)发育不全提示先天性发育不全。

嵴纹萎缩——是高寿老人及腹泻患者因手指皮肤变薄所致。

嵴纹离解——嵴纹的离解频率,是按拇指、示指、中指、环指与小指的顺序递减。如果全部手指嵴纹离解,则具有重要的诊断意义。

嵴纹纵行——嵴纹没有横行到达对侧,而是向指尖方向纵行,甚至超出了指尖的末端,则是人的常染色体显性遗传的状况。

白线较多——指端嵴纹中常有为数不等,长度、宽度与方向均不相同的线沟,叫做"指头白线",它可以部分或全部消失,也会再度新生。白线较多出现时,提示身体虚弱、神经衰弱、甲状腺功能减退症等。

指纹异常——多发生在聋哑、家族性黑矇、白痴、智力低下者,尖头畸形、肢体畸形或脊椎断裂的患者身上。

**○指甲颜色**

白色——表明体内血液不足,有贫血征兆。指甲呈蜡白色,提示溃疡病、钩虫病等慢性失血症。指甲粉红色减淡,是肝硬化的征兆。指甲远端呈红褐色,提示慢性肾功能不全。指甲出现横贯白线,多见于金属中毒、糙皮病等。指甲出现两条横贯白线,多见于慢性肾病患者的低蛋白血症。甲板表面出现点状或丝状白斑,为慢性肝病、肝硬化或肾炎的征兆。

黄色——多见于黄疸性肝炎、甲状腺功能减退症、肾病综合征或甲癣。指甲发黄变厚,生长缓慢,是黄甲综合征的表现。指甲呈黄铜色,提示会发生部分或全部脱发。

红色——指甲全部绯红,为早期肺结核及肠结核征象。指甲下有红斑点,说明毛细血管出血,可能患了冠心病、高血压或皮肤病。指甲周围有红斑,可能是皮炎或全身性红斑狼疮。指甲前端横向有红色带,提示肠胃道有炎症。

紫色——是冠心病、血液病的一个特点,提示血液中缺氧或异常。

青色——指甲有青色瘀斑,提示中毒或早期癌症。指甲呈青紫色,提示先天性心脏病、慢性心力衰竭、肺炎或严重肺气肿等。

绿色——多与长期接触肥皂水、洗涤剂等有关。

蓝色——提示患了白喉、肺炎、急性肠道传染病或食管异物阻塞。半月甲呈蓝色,可能与冠心病、风湿性关节炎或自身免疫性疾病有关。

灰色——多见于全身性疾病、类风湿关节炎、偏瘫或营养不良者。当拇指指甲下端呈灰色波浪状时,常见于青光眼患者。

黑色——提示慢性肾功能衰竭或维生素 $B_1$ 缺乏。

## (十四)足部

足部浮肿——是肾病的先兆。

足底纹路明显——可能患有抑郁症。

足趾肿胀，然后逐渐向膝部延伸——大多为冠心病的征兆。

趾甲有纵行条纹——表示人体免疫力降低，容易患病。

足趾腹侧出现凹凸现象——多系药物使用过多所致。

足趾腹侧皮肤出现网状粗纹——可能患内分泌失调，如月经不调等。

第2、3趾关节突出——可能患胃肠病。

踝部粗大——右脚踝粗者，提示右肾有病，左脚踝粗者，提示左肾有病。

膝、踝关节肿胀，肢体消瘦——可能患有类风湿关节炎或大骨节病等。

双足向内弯曲时，足掌不能相合——提示女性患子宫肌瘤、痛经、难产、不孕症等。

仰卧时，足尖向前伸长——提示肺脏弹性不好，易患肺气肿。

俯卧时，双足尖转到内侧感到不适——提示左足有病，或患有冠心病。

俯卧时，双足尖长短不一致——可能患了感冒、胃病或女性痛经。

## （十五）头发

头发早白——可见于结核病、胃肠病、贫血、动脉粥样硬化等疾病。

灰白发——常见于甲状腺功能减退症、早衰、白癜风等。

灰发——常见于糖尿病、贫血、斑疹伤寒、精神创伤。

红发——多为铅、砷中毒症。

黄赤发——由于气血两亏，营养不良所致。

橘黄发——由于肾气不足、精血亏损所致，多见于肝胆系统疾病。

先天性秃发——由于染色体显性遗传所致。

早秃——多见于脑力劳动者，有遗传倾向。

斑秃——俗称“鬼剃头”，大多由于自身免疫性疾病所致，也与精神情绪密切有关。

束状发——多见于脂溢性皮炎、银屑病等。

## （十六）眉毛

眉毛稀淡——由于肾气虚弱、体弱多病所致。

眉毛稀疏或脱落——常见于黏液性水肿、腺垂体功能或甲状腺功能减退症等患者。

眉毛梢直而干燥——男性多由于神经系统疾病所致，女性则可能是由于月经不调所致。

女性眉毛特别浓黑——可能与肾上腺皮质功能亢进有关。

眉部皮肤肥厚，眉毛特别稀疏或脱落——可能有麻风，应及早就医。

两眉颜色发青——是一种无病的正常光泽，若见红色，多是烦热证候。

老人眉毛脱落而稀少——由于气血不足引起，大多不是疾病。

## （十七）皮肤

皮肤发白——大多是贫血引起，由于血液中血红蛋白减少，所以皮肤颜色变得苍白。如果是先天性的，则是一种遗传性疾病，俗称“羊白病”。

皮肤发黄——全身皮肤发黄，尤其眼白发黄，是一种黄疸症状。如果皮肤呈浅柠檬黄色，多见于溶血性黄疸。如果皮肤呈金黄色或橘黄色，多为黄疸型病毒性肝炎。暗黄色或黄绿色皮肤，多为肝癌、胰头癌、胆总管癌、胆总管结石等阻塞性黄疸。

皮肤发红——可见于发热性疾病，如肺炎、肺结核、猩红热等。如果遍体红染，则为“利福平”中毒的信号，应立即送医院抢救。

皮肤发紫——大多因缺氧所致，如出现发绀，伴有呼吸困难，多为患了严重的心肺疾病。

皮肤发黑——可能是患了肝硬化、肝癌等疾病。

棕褐色斑块——老年人皮肤上出现的一些棕褐色斑块，叫做“寿斑”，是人体衰老的一个信号。如在短期内出现大量寿斑，提示体内某处可能隐藏着恶性肿瘤，应及早诊断与治疗。

## （十八）鼻涕

清水样鼻涕——常见于风寒感冒、急性鼻炎或过敏性鼻炎等患者。

黄脓鼻涕——常见于风热感冒、慢性鼻炎或副鼻窦炎等患者。

黄绿色鼻涕或鼻痂——这是萎缩性鼻炎的特征，患者常伴有头痛与鼻出血症状。

白色黏液性鼻涕——常见于慢性鼻炎，鼻塞严重时，可伴有较重鼻音、嗅觉减退、头昏脑涨、咽喉干痛等症状。

白色豆渣样鼻涕——可见于严重性鼻炎，并常伴有一种奇臭气味。

白色鼻涕——常见于鼻外伤、手术、炎症感染、异物入鼻或全身性疾病（如动脉硬化、高血压、血液病等）。

## （十九）痰液

白色——这常是由白假丝酵母所引起，可见于支气管炎或肺炎患者。

黄色或黄绿色——提示内脏器官有感染。

绿色——常见于黄疸型肝炎或肺炎。

红色或棕红色——常见于急性肺水肿。

铁锈色——常见于肺炎。

棕色——可能是冠心病患者的肺部有慢性充血或肺部出血后含有变性血液。

巧克力色——提示可能患了阿米巴痢疾。

黑色或灰色——提示气管中粉尘较多，痰液内含有灰尘、煤尘或烟尘，常见于煤矿、锅炉工人或生活在多煤烟区的居民及大量吸烟者。

## （二十）汗液

无汗——多见于某些皮肤病（如鱼鳞病、银屑病、硬皮病等），极少数患者是由于先天性异常所致。

盗汗——如果伴有乏力、发热、咳嗽、咯血、胸痛、食欲减退、月经不调等，多为肺结核。

自汗——重病患者常在安静状态下出现自汗，自汗还见于佝偻病儿童及甲状腺功能亢进症患者。

大汗——重症患者大汗不止，中医称之为“绝汗”，应密切观察，以防意外。

冷汗——常见于急性心力衰竭、心肌梗死及重危病患者发生休克等情况。

热汗——多因外感风热或内热蒸迫所引起。

头汗——如系老人，多属阳气虚弱；患尿潴留者多为湿热所致。

额汗——如果重症患者突然额汗不止，多预示病情恶化，应提高警惕。

胸汗——可见于心肺功能异常者。

手汗——是脾胃虚弱、体质亏损所致，或是精神过度紧张的缘故。

偏汗——又叫“左右半身汗”或“上下半身汗”，指突然间出汗，常是卒中的先兆。

黄汗——如汗液呈黄色，并带有一种特殊腥味，则常见于肝硬化。

香汗——常见于糖尿病患者出现酮症酸中毒时。

臭汗——如汗有狐臭气味，并呈乳白色、黏稠状，就是“狐臭症”。汗中如带尿臭，而且皮肤上还形成结晶，就是“尿毒症”的症状。

寝汗——即就寝后出汗，可见于全身虚弱、甲状腺功能亢进症、精神紧张、自主神经功能异常患者。

## （二十一）体味

烤面包味——可见于伤寒患者。

鸡毛味——可见于麻疹患者。

陈啤酒味——可见于淋巴结核患者。

生肉店味——可见于黄热病患者。

苦杏仁味——提示可能是氰化物中毒。

花生味——提示可能误服了某些毒鼠药。

大蒜味——可能是有机磷或无机磷农药中毒，或误服灭鼠药磷化锌。

金属味——可能是重金属中毒。

烂苹果味——提示糖尿病患者病情恶化，发生酮症酸中毒。

酒窖发霉味——可见于伤口被细菌感染者。

酸味（指汗液有酸味者）——可见于风湿病。

酸臭味——可见于消化不良者。

氨气味（即小便味）——可见于肾炎患者。

霉臭味——口中常有此味者，提示肝脏有病。

脓臭味——常见于化脓性鼻炎、鼻鼻窦炎、鼻内异物或肺脓肿等患者。

粪臭味（指患者呕吐物中有粪臭味）——可见于急性腹膜炎或肠梗阻，应立刻送医院抢救。

狐臊臭味——可见于臭汗症（即狐臭）患者，虽无传染性，但多与家族遗传史有关。

## （二十二）放屁

无屁——如有腹胀、腹痛、呕吐、便秘、肠鸣音亢进或消失，或闻及金属音等，可能为肠梗阻。

多屁——可见于各种原因引起的肝炎、胃炎、消化性溃疡、胰腺炎等。

臭屁——往往是消化不良或食肉过多的结果。

## （二十三）大便

白色或灰白色——提示胆道梗阻，有患胆结石、胆道肿瘤或胰头癌的可能。

白色淘米水样——常见于霍乱患者。

白色黄脂状——量多，并有恶臭。常见于胰源性腹泻或消化不良综合征等患者。

白色黏液状——可能患慢性肠炎、肠息肉或肿瘤。

深黄色——可能由红细胞先天性缺陷、溶血性细菌感染、恶性疟疾、某些化学药品或毒素的中毒、各种免疫反应等引起。

绿色——呈水样或糊状，有酸臭味，多泡沫，多见于消化不良、肠道功能失调等疾病。若绿便中混有脓液，则是急性肠炎或菌痢的表现。

淡红色——像洗肉水样大便，最多见于夏季食用了某些被嗜盐菌污染的腌制品引起，常见于沙门菌感染引起的腹泻。

鲜红色——常见于下消化道出血、肛裂、内痔出血。若血色鲜红，并与粪便混在一起，则可能是肠息肉或直肠癌、结肠癌引起。

暗红色——常见于阿米巴痢疾、结肠息肉或结肠肿瘤。

黑色——又称“柏油样便”，常见于胃溃疡、十二指肠溃疡、胃窦炎、黏膜脱垂、肝硬化引起食管胃底静脉曲张破裂出血等。但大便出血，也不能忽视大肠癌的可能性。

## （二十四）小便

无色尿——常见于精神性多饮多尿症、尿崩症或糖尿病等。

红色尿——常见于急性肾炎、肾结石、膀胱结石、尿道结石与泌尿器官结石、肿瘤等。女性患子宫、卵巢、输尿管疾病时也会出现红色尿。有时阑尾、结肠、直肠等发炎时也会出现红色尿。

乳白尿——浑浊如米汤，常见于丝虫病、泌尿系统化脓性感染或淋病等。

黄色尿——常见于肝胆系统疾病（如急性肝炎、胆囊炎与胆石症）、总胆管结石，胰头癌引起的阻塞性黄疸也会出现黄色尿。

蓝色尿——可见于霍乱、斑疹伤寒等。

黑色尿——尿液呈黑色如酱油状，或呈棕色如葡萄酒，常见于血型不合的输血或蚕豆病等。

气泡尿——提示可能患糖尿病、结肠炎、直肠癌、膀胱癌等。

## （二十五）月经

月经先期——一般月经提前1～2周，可见于排卵型功能失调性子宫出血与盆腔炎引起的子宫出血等。

月经后期——月经延后7天以上，甚至3～5月一行，大多是由于无排卵或内分泌功能障碍，或全身健康状况不佳所致。

月经先后无定期——指月经周期或前或后1～2周者，可见于排卵型功能失调性子宫出血。

月经过多——可见于排卵型功能失调性子宫出血、子宫肌瘤、盆腔炎、子宫内膜异位症等。

月经过少——可见于性腺功能降低、血液检查性激素降低、子宫内膜炎、子宫内膜结核引起的宫腔粘连或甲状腺功能亢进症等。

## （二十六）步态

慌张步态——身体前倾，起步慢，然后越走越快，难以“急刹车”，步态慌慌张张，见于帕金森病。

醉汉步态——抬脚缓慢，落地如跺脚，上肢前后摇晃，步态欠稳，不能直线行走，如喝醉酒状，见于小脑肿瘤、炎症等。

鸭行步态——行走时挺腰凸肚，臀部左右摇摆如鸭行状，是进行性肌营养不良的表现，也可见于佝偻病或先天性髋关节脱位。

跨越步态——行走时髋关节、膝关节提得过高，以避免脚趾碰到地面，可见于坐骨神经麻痹、多发性神经麻痹或多发性神经炎患者。

公鸡步态——站立时双腿大腿靠近，小腿略分开，几乎用脚尖站立，行走时像跳芭蕾舞似地呈脚尖步行，多见于脊椎炎症、截瘫等。

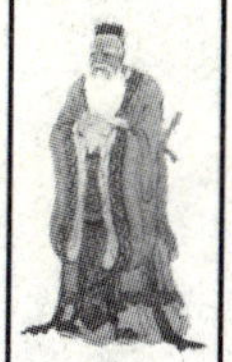

偏瘫步态——步行时病侧上肢屈曲，摆动消失，大腿与小腿伸直，脚向外撇，呈画圆弧状，又称为“画圈步态”，多见于中风后遗症。

### （二十七）睡梦

梦见有人或怪物敲你的头部——提示可能患了大脑肿瘤或神经系统疾病。

梦见耳旁喇叭高鸣，或子弹从头部穿过——提示头部可能存在病变。

梦见有人卡住你的喉咙——提示咽喉部可能有病变。

梦见后面有人追逐，想叫而叫不出声——提示可能是心脏冠状动脉供血不足。

梦见身体被扭曲，并伴有窒息感，然后突然惊醒——是心绞痛的征兆。

梦见从高处跌下，还没落到地上便惊醒——提示可能患了隐匿性心脏病。

梦见自己被关在暗室中，感到呼吸困难，或梦见身负千斤重物而远行——提示肺部或呼吸器官可能存在病变。

梦见自己与火打交道——提示可能患了高血压。

梦见自己与水打交道——提示肝胆系统可能有病。

经常做腾云驾雾、面目狰狞的噩梦——提示循环系统与消化系统可能存在病变。

经常梦见有人从背后踢你一脚或刺你一刀而惊醒——提示腰部与肾脏可能存在潜伏性病变。

梦见自己吃腐烂食物，或在梦中感觉非常饥饿——提示可能患了胃肠疾病。

梦见想小便又难寻厕所——提示可能患了内分泌系统疾病。

梦见自己的双腿或一条腿沉重如石，无法走动一步——提示腿部可能存在病变。

清晨醒后对梦境记忆犹新——提示神经衰弱或体质虚弱。

## 六、健康小常识

**○人的自然寿命是120岁**

据科学家推算，人的自然寿命是120岁。按自然界的生物学原理，哺乳动物的寿命是其生长期的5～6倍。人的生长期是以最后一颗牙齿长出时的年龄为标志，也即是20～25岁，因此，人的寿命就在20×5=100岁或25×5=125岁的之间。多数科学家反复测算得出结论：人的自然寿命为120岁。

人的生命可分为两个春天。第一个春天是0～60岁，是播种耕耘的春天、生长发育的春天、辛勤劳作的春天。第二个春天是60～120岁，是金色收获的春天、温馨幸福的春天。正如西方一句绝妙的谚语：人生六十才开始。

**○人体10年一变**

日复一日，人体时刻都在发生变化，但难以察觉。如果每10年一看，变化就明显了。

（1）30岁

人在这时高度已长足，身体最健康。不过，这时细细的皱纹开始在额头初露，听力有所下降，衰老的迹象也将出现。

（2）40岁

比10年前略矮，每个毛囊细了2微米。精力不如以前，身体渐失“苗条”。

（3）50岁

视力开始衰退，看近处的物体更是如此。声调度低，指甲生长缓慢，腰围达到最粗的水平。

(4)60 岁

身高矮了 2 厘米,辨色能力下降,尝味不全,肺活量比 30 年前减少一半。

(5)70 岁

心脏每次泵出的血液比以前减少,听力更差,视力更弱。

**○长寿公式**

健康长寿 =(情绪稳定 + 经常运动 + 合理饮食)/(懒惰 + 烟 + 酒)

长寿和健康的机会对每个人都是均等的,问题的关键在于当事者如何行事。

无论是健康还是长寿都主要靠自己的主观能动性。

健康长寿 =60% 主观因素 +40% 客观因素

(客观因素中遗传因素 15%,社会因素 10%,医疗条件 8%,气候条件 7%)

**○亚健康的自我评定**

亚健康的自我评定总分为 100 分。

①起床后常发现有头发掉落。(5 分)

②常会对着窗外发呆。(3 分)

③近来常忘事,丢三落四。(10 分)

④害怕走进办公室,觉得工作令人厌倦。(5 分)

⑤工作效率下降,不想面对同事和上司,有自闭症的趋势。(10 分)

⑥工作 1 小时后就感到身体倦怠、胸闷气短。(10 分)

⑦工作情绪始终无法高涨,无名火很大,又无法发作。(5 分)

⑧食之无味。(5 分)

⑨工作时总想早点回家躺在床上休息,最好是在清幽、宁静的山水间修身养性。(7 分)

⑩对城市的污染和噪声很敏感。(3 分)

⑪不像以前那样热衷于朋友联欢聚会,有强打精神、勉强应酬的感觉。(2 分)

⑫晚上常失眠,即使睡着了,也老是在做梦状态,睡眠质量差。(10 分)

⑬体重有明显下降的趋势。(10 分)

⑭免疫力在下降,易被流感病毒感染。(5 分)

⑮性能力下降,性欲平平。(10 分)

如果累计总分超过 30 分,健康已敲响警钟;如果超过 50 分,就需要坐下来好好反思你的生活状态,加强锻炼,改善营养搭配;如果达到 80 分,请赶紧看医生,好好调整自己的心理状态,或是申请休假,休息一段时间。

**○防癌对策**

(1)睡好觉

澳大利亚专家指出,人体细胞分裂的高潮是在夜间入睡以后,如果睡眠不好,人体就很难控制住细胞在分裂过程中不发生突变而成为癌细胞,故保证睡眠质量乃防癌首要因素。

(2)常欢笑

日本专家做过实验发现,癌症病人笑过之后,体内天然杀伤癌细胞的活性物质大大提高。

(3)少吃点

少吃,但也不要过分。原则是吃饱但不过量、不饱食。

(4)不偏食

偏食会造成人体营养不良,由于缺乏一些微量元素和维生素,降低了人体免疫力和细胞稳定性,从而易诱发癌症。

(5)慢慢嚼

口腔内唾液是人体杀死饮食中致癌物质的第一道防线。唾液只要与食物接触30秒钟后就能发挥充分的作用。

(6)多饮茶

茶能抑制亚硝胺致癌,还可阻断致癌物亚硝胺在体内的运动。

(7)少饮酒

过多饮酒可对身体产生害。

(8)不吸烟

吸烟者患肺癌的几率明显增高。

(9)避暴晒

过多的日光会诱发皮肤癌。

(10)常运动

运动亦能防癌。其主要原因在于锻炼提高了人体免疫功能。

(11)少吃盐

世界卫生组织建议每人每天钠盐摄入6克左右。

(12)多果蔬

坚持每天吃各种蔬菜、水果可使癌症的危险性降低,尤其是口腔癌、肺癌、胃癌等。

(13)种疫苗

做好乙肝疫苗的接种可预防病毒性肝炎。

**○3个半分钟和3个半小时**

“设防3个半分钟”是预防心脑血管和猝死事件的有力举措之一。即夜间醒来,先睁开眼睛继续平卧半分钟,然后在床上坐半分钟,再坐在床沿双腿下垂半分钟,方可下床进行活动。

“充电3个半小时”即早上步行半小时,中餐后午睡半小时,晚饭后散步半小时。

除此之外,平时应注意膳食调配,不要经常食用过分油腻的食物。

**○体重计算标准**

测量体重可以评价人体的营养状况。目前公认的体重计算方法有两种:

(1)国际计算标准

身体体重指数(BMI)=体重(千克)/身高$^2$(米$^2$)

亚太地区人的体重正常指数范围:18.5~22.9。

BMI23~24.9为超重,25~29.9属一度肥胖,≥30属二度肥胖。

(2)简易计算标准

男性标准体重(千克)=[身高(厘米)-105]×0.9

女性标准体重(千克)=[身高(厘米)-107]×0.9

男、女体重正常范围:体重±10%。

大于标准体重20%~30%为轻度肥胖,大于标准体重30%~50%为中度肥胖,大于标准体重50%以上为高度肥胖。

**○腰围计算标准**

亚洲男性腰围正常范围:≤90厘米。

亚洲女性腰围正常范围:≤80厘米。

**○女性最美的体型**

(1)上、下身比例

以肚脐为界,上下身比例应为5:8,符合“黄金分割”定律。

(2)胸围

由腋下沿胸的上方最丰满处测量胸围,应为身高的一半。

(3)腰围

在正常情况下,量腰的最细部位。腰围较胸围小20厘米。

(4)髋围

在体前耻骨平行于臀部最大部位。髋围较胸围大4厘米。

(5)大腿围

在大腿的最上部,臀折线下。大腿围较腰围小10厘米。

(6)小腿围

在小腿最丰满处。小腿围较大腿围小20厘米。

(7)足颈围

在足颈的最细部位。足颈围较小腿围小10厘米。

(8)上臂围

在肩关节与肘关节之间的中部。上臂围等于大腿围的一半。

(9)颈围

在颈的中部最细处。颈围与小腿围相等。

**○血型**

人类的血型因种族的不同而各不相同,而且分型非常复杂。目前发现的人类血型已有300种左右,分别属于ABO、MN、P、Rh、HLA等20多个血型系统。中国人的血型绝大多数属于ABO血型系统,另有为数不多的中国人的血型属于Rh阴性血型系统。

**ABO血型的遗传表**

| 父母的血型 | 子女可能有的血型 | 子女不可能有的血型 |
|---|---|---|
| O×O | O | A、B、AB |
| A×A | A、O | B、AB |
| B×B | B、O | A、AB |
| AB×AB | A、B、AB | O |
| O×A | A、O | B、AB |
| O×B | B、O | A、AB |
| O×AB | A、B | AB、O |
| A×B | A、B、AB、O | — |
| A×AB | A、B、AB | O |
| B×AB | A、B、AB | O |

**○掌握人体生物钟**

由于人体生物钟的作用,人到一定时间就要进餐、入眠,同时每时每刻的生理、心理状况也不尽相同,产生一定的节律。

最佳睡眠时间为午夜至凌晨4时之间。大部分婴儿是在零时至4时降临人间的。

3~4时,夜班工人最容易出差错。

4时前后,是开车造成交通事故的多发时间。

4~5时,人体血压达到最低点。

4～7时，病人的死亡率最高。

8时，人体性激素分泌最旺盛。

9时，皮肤对针刺痛的感觉最差。

10～12时，大脑活动最为活跃。

13时，胃酸分泌最多，即使你什么也不吃。

15～16时，手指活动最为灵敏，适宜做手工劳作。

16～18时，肺部呼吸最为强烈，头发及指甲生长最快。

17～19时，味觉、听觉、嗅觉的反应最为敏感。

18～20时，美容化妆品最易为人的皮肤所吸收，也是肝脏分解酒精的最佳时间。

20～22时，人们最难忍受寂寞。

22时，人体免疫能力最强。

**○时间之最**

（1）最聪明的时间

按照智商测验，人在18～25岁最为聪明，但随着年龄的增长，经验更为丰富，知识更为渊博，20多岁的人反应最为灵敏。30岁左右的人，记忆力开始下降，特别是数学运算能力开始减弱，但智商测验的其他项目得分上升。人在60岁左右，脑中所储存的信息量差不多是21岁时的4倍。

（2）最健康的时间

男性：15～25岁；女性：15～30岁。男人在25岁前10年身体各部分处于最佳状态，肌肉最为结实，抵抗感冒和传染病的能力最强，身体对营养的吸收状况也最好。

（3）最愉快的时间

15～24岁的人对自己身体的感觉最为良好；30～39岁的人最为乐观；40～49岁的人对自己在工作中的表现最为满意。

（4）最危险的时间

德国的研究人员发现，心脏病患者星期一发病的可能性比其他时间要高出50%以上。美国人寿保险委员会的报告称星期六为美国人的"危险日"，这一天发生的凶案比一周中任何一天都多，死于车祸的人数也最多。

**○中年人体检不可疏漏的项目**

（1）血压测量

血压值较高者常与原发性高血压、脑卒中、动脉硬化有关。

（2）血脂检测

血脂过高对动脉粥样硬化的发生、发展起着很大的作用。

（3）防癌检查

年龄越大，发生癌症的可能性也就越大。如果一个人在青少年时受致癌环境的影响较大，步入中年后即有形成癌肿的可能。另外，中年人免疫系统功能衰退，防御能力降低，这就为细胞癌变创造了条件。

（4）眼底检查

不少疾病可通过眼底检查而得以及时发现，如观察视网膜动脉是否硬化，可知全身动脉硬化及脑动脉硬化的程度。

（5）甲胎蛋白检测

检查甲胎蛋白对诊断早发性肝癌的准确率很高。原发性肝癌多见于中年人，故40岁之后应每年检测甲胎蛋白一次。现患乙型肝炎或曾患乙型肝炎者，则应半年检测一次。

（6）前列腺检查

人到中年，由于前列腺开始衰退，结缔组织增生，会出现不同程度退化，甚至产

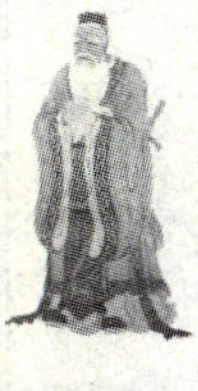

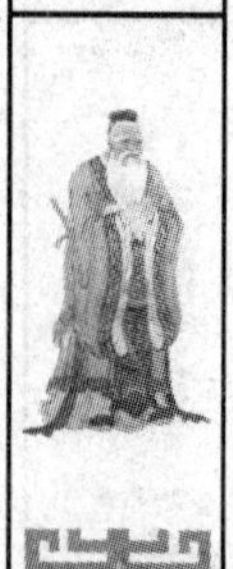

生恶性病变，中年人尤其要注意这个器官。

○睡眠常识

睡眠是人生存的一种必需状态，约占人生 1/3 的时间。人的睡眠具有节律性。

**最佳睡眠时间**

| 项目 | 最佳时段 | 时间 | 备注 |
|---|---|---|---|
| 晨起 | 5～6 时 | | 成人每天 6～8 小时，婴幼儿、老年人除外 |
| 午休 | 13 时 | 每天≤1 小时 | |
| 打盹 | 随时 | ≤30 分 | |
| 夜眠 | 22～23 时 | 6～7 小时 | |

**各年龄段睡眠适宜时间**

| 年龄（岁） | 睡眠时间（小时） | 年龄（岁） | 睡眠时间（小时） |
|---|---|---|---|
| 2～3 个月 | 20～18 | 12～15 | 10～9（含午睡） |
| 4～6 个月 | 18～16 | 16～30 | 9～8（含午睡） |
| 7～12 个月 | 16～15 | 31～60 | 8～7（含午睡） |
| 1～4 | 15～13 | 61～70 | 9（含午睡） |
| 4～7 | 12（含午睡） | 71～90 | 10（含午睡、小睡、打盹） |
| 7～12 | 11～10（含午睡） | 90 以上 | 10～12（含午睡、小睡、打盹） |

○容易早亡的 10 种人

①嗜烟如命的人。

②心胸极度狭窄，嫉妒成性，动不动就大发脾气的人。

③经常酗酒的人。

④个人生活规律无常，根本不讲究养生之道的人。

⑤生一点小毛病就吃药，一年里吃药打针不计其数的人。

⑥有了病却硬熬，不去诊治，听之任之的人。

⑦性生活过度的人。

⑧成天心神忧郁不振、闷闷不乐或悲喜过度，以及对任何事情都不感兴趣的人。

⑨一个朋友都没有的人。

⑩从来不参加任何体力活动的人。

○世界健康日

**世界健康日**

| | | | |
|---|---|---|---|
| 3 月 3 日 | 爱耳日（中国） | 4 月 7 日 | 世界卫生组织日 |
| 3 月 21 日 | 世界睡眠日 | 4 月 15～22 日 | 防治癌症宣传周（中国） |
| 3 月 24 日 | 防治肺结核日 | 4 月 25 日 | 计划免疫宣传日（中国） |
| 5 月 3 日 | 世界哮喘日 | 10 月 1 日 | 国际老人日 |
| 5 月 8 日 | 世界红十字日 | 10 月 8 日 | 防治高血压日 |

| | | | |
|---|---|---|---|
| 5月第二个星期日 | 母亲节 | 10月10日 | 世界精神卫生日 |
| 5月12日 | 国际护士节 | 10月10日 | 世界居室卫生日 |
| 5月18日 | 防治碘缺乏症日 | 10月12日 | 世界关节炎日 |
| 5月第三个星期二 | 国际牛奶日 | 10月18日 | 世界传统医药日 |
| 5月20日 | 学生营养日(中国) | 10月20日 | 世界骨质疏松日 |
| 5月31日 | 世界戒烟日 | 10月20日 | 国际口吃日 |
| 6月第三个星期日 | 父亲节 | 10月28日 | 男性健康日(中国) |
| 7月11日 | 世界人口日 | 11月14日 | 世界糖尿病日 |
| 9月20日 | 世界清洁日 | 11月16日 | 国际宽容日 |
| 9月20日 | 爱牙日(中国) | 11月20日 | 世界慢性阻塞性肺疾病日 |
| 9月21日 | 世界老年性痴呆日 | 12月1日 | 世界艾滋病日 |
| 9月最后一个星期日 | 世界心脏日 | 12月3日 | 国际残疾人日 |

**○运动心率**

运动量和强度的掌握,主要看运动时心跳是否控制在极限心跳次数的60%～80%之内。其公式为:

极限心跳=220－年龄

运动心跳=极限心跳×(60%～80%),即运动心跳=(220－年龄)×(60%～80%)

**各年龄段运动时适宜心率**

| 年龄(岁) | 心率(次/分) | 年龄(岁) | 心率(次/分) |
|---|---|---|---|
| 20 | 120～140 | 50 | 100～120 |
| 30 | 115～130 | 60 | 95～110 |
| 40 | 110～125 | | |

一般慢性病患者可按以下公式,即:

运动时最高心率(次/分)=170－年龄

如欲达到最佳运动心率,可参考以下公式:

(运动最高心率－安静心率)×70%+安静心养

**○运动量**

(1)最小运动量

每天30分钟中等强度的运动是预防疾病的最小运动量

这意味着上班时提前两站下车,走20分钟的路,回家时提前一站下车,再走10分钟的路;或者每天两次各花10分钟清理房间,此外再骑10分钟自行车。还可以每天与你的兄弟姐妹、朋友或孩子用30分钟打篮球或跳舞。

记住30分钟只是最小的推荐量。

(2)给自己的运动量打分

①睡眠:睡眠1小时记0.85分。

②静止活动:包括案头工作、阅读、吃饭、看电视、坐车等。把消耗在这些活动上的时间加起来,每小时记1.5分。

③步行:如果是悠闲缓慢的散步,每小时记3分;如果是快步走,每小时记5分。

④户外活动:做体操、跳舞每小时记3分;骑自行车每小时记4分;慢跑每小时记6分,快跑每小时记7分;游泳、滑冰每小时记8分;各种球类运动和田径运动每小时记9分。

⑤家务劳动:每小时记5分。

一天的各项活动结束后,把以上的分数加起来。如果你获得的总分数在45分以下,说明你的运动量不够,应设法增加活动量;如果你的总分数在45~60分之间,说明你的运动量正合适;如果总分数超过了60分,说明你的活动量已经过度,对身体没有更多的益处,需进行调整。

**○最佳运动处方**

(1)最佳健脑运动

增氧运动如弹跳等。

(2)最佳抗衰老运动

跑步尤其是健身跑。

(3)最佳抗高血压运动

散步、自行车、游泳。

(4)最佳减肥运动

滑雪、游泳,壮年可进行拳击、举重。

(5)最佳防近视运动

乒乓球。

(6)最佳健美方式

平衡性锻炼,站立时全身尽量保持一条直线,忌侧身、弯腰、躬背等。

**○各类运动的热量消耗**

(1)游泳

每半小时消耗热量175卡,是一项全身协调动作的运动,对增强心肺功能、锻炼灵活性和力量都有好处。

(2)田径

每半小时可以消耗热量450卡,可以使全身得到锻炼。

(3)篮球

每半小时消耗热量250卡,可增强灵活性,加强心肺功能。

(4)自行车

每半小消耗热量330卡,对心肺及腿部功能有利。

(5)高尔夫球

每半小时消耗热量125卡,可以使身体保持良好的形态。

(6)慢跑

每半小时消耗热量300卡,有利于心肺和血液循环。

(7)散步

每半小时消耗热量75卡,可促进血液循环,活动关节,有利减肥。

(8)网球

每半小时消耗热量220卡,可提高心肺功能,锻炼灵活性。

(9)乒乓球

每半小时消耗热量180卡,是全身性运动,可锻炼重心转移和协调性。

# 第二章

# 运动与养生

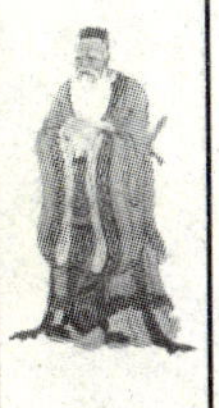

## 一、什么是运动养生

运动养生是由“运动”与“养生”两个词组合而成的概念。“养生”在中国传统文化中是指“养护性命”。“养”有鞠养、养育、培育之意；“生”是指生命力、生命活力。“运动”在此是指一般人以追求健康、生存或长寿为目的，在意识控制下对人体生理、心理所产生刺激的重复活动。运动养生的概念：即人在一生当中，遵循生命规律，以运动手段养护生命、培育生命力，提升生命质量的过程。运动养生是每天在一定的时间内，以身体活动为背景而产生的促进身心健康，维护身心健康、优化素质和自我愉悦地一种过程，它既有外在的肌肉活动，又有内在的心灵感受，这种感受又是获得驾御自我的内在力量。

人的生命活动，终身都需要培育和养护。青少年通过科学的运动，促进生理发育、心理成熟，为一生的生命活动打下良好基础；中年人通过运动，保持积极向上的心态和旺盛的生命力，健康地工作五十年；老年人通过适宜的运动，达到防病、治病，实现快乐人生、延年益寿的目的。

## 二、运动养生的内涵

提到“养生”，你一定会想到是中国的传统养生概念。的确，“养生”是中华民族传统文化的重要组成部分。如今，我们提倡运动养生已不局限于中国传统的运动养生的内容，而是在此基础上，结合当前社会发展的需要，结合商品经济发展对人才素质的需要，特别是竞争的需要，以东方养生文化与西方的健身文化相结合的全新概念的运动养生。大家知道，竞争成了近代社会生活的普遍现象，在竞争中求生存、在竞争中求发展、在竞争中求完善已成了人们的口头禅，竞争机制已经深入人们的生活领域。为此，运动养生要体现与时俱进的精神，要符合社会发展的需要，养生的文化理念也要由传统的保守型向现代的开拓型和追求型方向发展。由传统的“保养”型向积极进取型和目标追求型方向发展。但是，生命不能“过”动。“过”量的运动会损伤身体，甚至伤及生命。而今，提倡“运动养生”是提示大家：

①生命需要运动，运动是培育生命力的重要手段，运动也是生命力的源泉。

②运动是快乐的过程。那些个人不情愿的运动，甚至摧残身体的运动，有悖于养生，更不利于健康。因为超大运动量和过于追求运动成绩而造成的伤害事故，应引起我们足够重视。一些专业的运动员、教练员，运动生涯使他们落得伤痕累累，甚至有些伤病已经影响到了生活质量。据最新资料报道：世界上许多超级球星和拳击手的寿命比一般人短8 ~8.3岁。高强度的运动会破坏人体内的生物节律，加速体内一些器官的“磨损”和一些生理功能的失调，其结果导致了某些运动员生命进程的缩短。“生命在于运动”是西方人的观点，但“生病起于过用”，又是《黄帝内经》的一句名言。为此，我们提倡运动养生的宗旨是：“经常运动，讲究科学；适者有益，过者有害。”

③运动养生要东西方运动理念相结合。以东西方体育融合的运动养生，自1840年鸦片战争以来，甚至说可能更早，已经有许多人在尝试，特别是近五十多年来，有了更大的发展，但还没有人明确提出。我们想，把东西方健身理论与方法的结合更明确地提出，趁着中国第一次举办奥运会的机会，将东西方健身的结合研究进一步开展起来，让中国人及全世界的人民都能享受到东西方体育结合的良好效果，使人

们生活得更加健康、快乐、幸福。

## 三、运动养生有哪些特点

### (一)运动养生是一门以健康为目的多学科的边缘性学科

动物的运动是本能的、无目的、无意识的活动,而人们运动养生则是有目的、有意识的,但也不能完全否定人对体育的需求带有生物本能性质。观察所有的儿童,几乎无一例外地都喜爱运动,年龄越小的儿童,对体育活动的积极性越高。儿童运动自身不一定有什么明确的目的性,往往是他们的生物本能驱使所至。随着年龄的增大,社会交往能力不断增加,接受学校的教育越久,人的社会性便越加强,生物性就会受到抑制或减弱。因此,运动养生是人类本能需要的一种发展和升华,如同人类社会中的性爱和婚姻一样,是从动物繁殖后代的生物本能上升为一种高级的人类特有的文化形式。

运动养生是具有社会学、伦理学、哲学、心理学、生理学、中医学、养生学等多学科的边缘性的学科。它的运动内容既与现代竞技体育内容有关,运动方式也与一般体育锻炼的自由方式雷同,但不同的是它能使所有具备行为能力的人,都参加到体育锻炼队伍中来,并享受这一过程。运动养生不受任何场地、条件的限制,也就是说,它既可以在运动场所进行,也可以在非运动场所进行。譬如运动处方活动,病人恢复健康的锻炼,防病治病的保健体育,提高生活、工作能力的特殊运动,延长生命力的养生康寿活动,等等。运动养生能让人们在一生当中的各个年龄阶段、身体发展变化的各个时期,主动地亲近运动、参与运动,在运动中增强体魄,在运动中调剂心理,在运动中增强意志,在运动中发展自己。

运动养生既然是多属性的体育边缘学科,与竞技运动、一般体育锻炼既有关联也有不同,见表2-1。

**表2-1　运动养生与竞技体育、一般体育锻炼的不同**

| 内容比较 | 竞技体育 | 一般体育锻炼 | 运动养生 |
|---|---|---|---|
| 性质 | 职业 | 健身活动 | 生活方式 |
| 运动动机 | 竞争取胜 | 多样 | 健康 |
| 适应对象 | 青年人 | 健康人 | 具备行为能力的所有人 |
| 活动时间 | 工作时间 | 业余时间 | 业余时间(生活化) |
| 活动地点 | 集中 | 分散 | 分散 |
| 活动安排 | 每天 | 随意性 | 每周4~7次 |
| 组织形式 | 规范 | 自由 | 自由 |
| 运动计划 | 竞赛周期为准 | 自由式 | 根据体质情况制定 |
| 精神状态 | 紧张 | 紧张与放松结合 | 以放松为主 |
| 运动强度 | 大 | 随意性 | 因人而异 |
| 场地器材 | 国际标准 | 追求专业标准 | 没有要求 |

| 内容比较 | 竞技体育 | 一般体育锻炼 | 运动养生 |
|---|---|---|---|
| 运动形式 | 专项技术为主 | 形体外动 | 练养相兼、动静结合 |

从表中可看出运动养生与竞技运动，与一般人提倡的运动锻炼从运动动机、运动形式、运动强度、适应对象等都有较大的区别。

## （二）运动养生旨在动静结合

养生之道，动静合理之妙。

在“动”与“静”的养生问题上，东方运动养生的最大奥秘是动静合理。只“静”不“动”是不科学的，过“动”不“静”也是不科学的。我们认为，正确的养生方法应该是动静结合，刚柔相济，既动也适当地静，缺一不可。

有人提出寿命的长短取决于人体能量消耗速度的快慢，心跳越快，心脏的休息时间越短，寿命也越短；若心跳间歇时间长，心脏得以充分休息，寿命也长。这是人们观测哺乳动物蝙蝠与老鼠得出的结论。尽管二者有很多相似之处，但它们的寿命长短相差悬殊。蝙蝠可活 10 多年，而老鼠最长只能活 3 年，差别高达 5 倍。老鼠不分昼夜地吱吱地活动着，而蝙蝠一天中大部分时间躲在洞穴中，只在晚上出来飞翔几小时，蝙蝠一生中 3/4 的时间处于休眠状态，代谢率很低，寿命显著延长；老鼠活动量大，代谢率远比蝙蝠要高，寿命却比蝙蝠短得多。科学研究还发现，动物（包括人）心跳极限是 8 亿次左右，每分钟心跳越快，寿命越短，反之则长。例如，老鼠心跳 900 次/分，寿命 2～3 年，它的心脏此时已跳完了 8 亿次。大象心跳频率为 30 次/分左右，寿命为 50～70 年，心脏也完成了 8 亿次的跳动。乌龟心跳 10 次左右/分，为此能活百年以上。

“静”养是我国传统养生文化中独具特色的内容。古人对动静的辩证问题上早有认识，如《养性延命录》中说：“静以养神，动以练形，能动能静，可以养生。”“形神共养”是养生的要旨。科学家对“静坐效应”的研究发现：在超常意识状态下，人的呼吸次数减少，周期变长，耗氧量减少，自主稳定性却能提高，脑电波变得高度有序，学习效率和工作能力确实能得到提高。科学家还发现：在超常状态下，人血中可的松含量下降，催乳激素、苯丙氨酸水平升高，这些都有利于健身防病、增智益寿。

“静”的最大特点是使大脑高度有序，脑的有序性提高，必然带来全身各器官的有序性提高。根据普里戈津的耗散结构理论，生命最大的特点是高度有序，有序性也是健康长寿的基础。人们在嘈杂的环境中工作时间较长，劳累的心更需要在安静的环境中修养。

动静结合反映了人类体质增强的内在规律，缺少运动体质就会下降，运动过量也会伤及身体。动静结合、恰到好处才是运动养生的宗旨。古人曾提出“三分练，七分养”，“练”就是动，“养”就是静。至于是否一定要“三七”开或“二八”开，要因人而异。青少年天性好动，动能促进他们生长发育，为此，动的比例要大一些；老人随着生理代谢速度的减慢，动的比例要少一些。

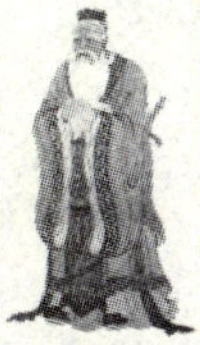

## （三）运动养生体现了“五化”

“科学化、经常化、生活化、个性化、家庭化”是运动养生的最重要特点。通过运动养生强化生命的原动力，实现对身体内脏器官的养护及功能的增强和提高。

怎样运动才谓科学呢？首先视“体”而动，综合考虑自身的身体状况、年龄、职业、性格、爱好以及家族病史、遗传基因等，有目的地选择适宜自己发展和防病的内容；其次是“循序”而动，遵循运动对人体所产生的作用及规律，结合自身健康情况和

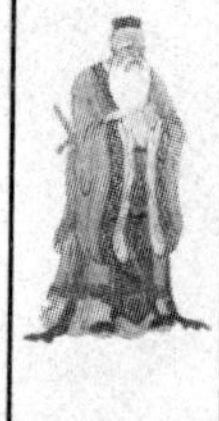

生命的需要，进行有目的、有计划的长期运动健身。运动量要循序渐进，从根本上增强人体各器官、系统的功能，增强人体免疫功能，提高机体的适应能力和健康水平。再有是“适时”而动，根据季节、气候、环境等情况安排自己运动，当身体不适(生病)时或天气特别潮湿、炎热或有沙尘暴时则不宜运动。

运动“经常化”。过多地强调从事体育锻炼的时间已成为人们的一种负担。有些运动项目，确实需要特意安排整段时间，人们想锻炼，往往苦于没有时间。运动养生在时间上极为宽松、随意，可以利用学习、工作的间歇时间，也可以利用茶余饭后的零散时间，还可以利用早上、晚间的休息时间，即使是出差在外也可以利用空余时间。运动时间可长可短，完全依本人的体力、兴趣、忙与闲的具体情况而定。只要有健身的愿望，随时可以按自己的意愿从事轻松愉快的健身运动。只要每天有意识地运动，积累一定的活动量，就可能得到正果。

所谓运动“生活化”，其一是人的肌肉要像每天吃饭一样，经常要获得营养补给。人不吃饭要饥饿，肌肉不练则萎缩，这是科学家试验的结果。其二是将运动内容生活化，根据自己日常学习、工作情况或条件，尽量为自己创造健身机会，比如骑车、爬楼梯、走步等。

所谓“个性化”，是以个人的兴趣、爱好、需要和身体健康情况，进行有目的的特殊的运动养生活动。

所谓“家庭化”，是利用家庭物质条件、空间，创造可行的家庭运动养生环境，比如用废弃可乐瓶灌水后作哑铃，利用沙发、座椅做健美操等。也可进行个人或家庭成员一起参加的运动健身活动。

## (四)运动养生是一个新文化现象

文化是包括人们的全部活动方式以及由此产生的物质和精神的财富。在人民体育出版社出版的《奥林匹克运动》一书中，体育专家认为：“体育运动是一种物质文化……也是一种精神文化，人的肉体和精神是不可分割的，体育运动不仅作用与生物的人，而且也同时作用与精神的任何社会的人。体育运动的功能不仅表现与人有形的物质形态，对人的内心世界和社会行为也有相当影响。”体育是一种文化，那么体育生活就应该是人类文化生活中的一个有机组成部分。运动养生是一种终身的合理的参与运动的过程，作为文化现象的意义就在于，像人类通过劳动改造或创造环境一样，也在改造和创造着环境，这一环境并非外在的客观环境，而是人类自我的个体生理环境，乃至社会群体的生理、心理环境。

运动养生是东西方体育文化结合的又一新文化现象，它把东西方体育文化的精髓结合在一起，体现“中西合璧”的一种新型体育文化。这种体育文化现象更突出地表现在：

①哲学思想的结合：东方的“天人合一”与西方自然进化论的结合；

②人类健身科学理论的结合：东方的整体观、阴阳平衡观、经络脏腑学说与西方的人体生理学、解剖学、生物化学的结合；

③健身内容的结合：东方的武术、导引、气功与西方的体操、田径、球类、舞蹈等项目的结合；

④健身方法的结合：东方的练形与西方的大众体育相结合，具体是练内与练外相结合、练意与练身相结合、柔和与刚强相结合、缓慢与激烈相结合、养身与健身相结合、防病与治病相结合，等等；

④检验健康效果的结合：东方的自我体验法与西方的生理生化测试相结合。

### (五)运动养生是一种追求快乐的生命过程

运动养生是具有高度自主选择和很强内在动机的文明活动。每天在一定的时间内,既有外在肌肉活动又有内在心灵的感受,这种感受是获得驾驭自我的内在力量,因此,养生者处于自足丰盈、健康和谐、自我认同的精神状态之中。顾拜旦在《体育颂》的开篇,把体育视为天神的欢娱和生命的动力,参加体育运动可以使忧伤的人散心解闷,使欢乐的人生活更加甜蜜。运动养生是与自我惰性“抗战”中体验快乐的过程。

人们生活在同一环境中,表现出的生活态度却有区别,有人较为积极主动,也有人较为消极被动。任何环境中都存在着有利于个人生存发展的积极因素和不利于个人生存发展的消极因素,积极地生活态度对保持智慧有较大的促进作用。积极地适应就需要有正确地分析和判断,以先进的理念采取积极的手段。我们知道,人体维持生命活动,必须有源源不断地“能源”供应,除饮食以外,还要通过运动达到“蓄能”。这是因为运动时可以提高知觉和控制力,增加血液循环,调节心率,改善机体的含氧量,让人的精力在短时间获得补充和提升。运动养生是一种积极、主动、快乐的行为,它发自内心地、情愿地、主动地调适人的身心,追求适应社会环境和自然环境。它能培养人们的体育生活习惯,最终实现快乐生活、快乐人生。

我们常说:不同的健康观念,可以铸造不同的生活习惯、文化素养、价值取向,从而影响对体育文化的态度、喜好和精神。千百年的实践证明,运动养生是一种行之有效且易于推广的保健手段。它既不像环境因素那样难以改变;也不像心理因素那样难以把握和控制;更不用考虑诸如营养饮食、医药等经济问题。作为推动人类健康的重要内容和手段,它得到了古今中外许多名人大家的肯定。在全面建设小康社会的背景下,运动养生必然成为未来人们追求健康、追求快乐的生命过程。

### (六)运动养生具有广泛适用性

体育运动是劳动人民智慧的结晶,是维护人类健康的法宝,是提高生命质量的重要手段。运动养生既适合中国人也适合外国人;既适合健康人群也适合亚健康人群,对慢性疾病和病后康复的人群也适用。

运动养生是自由的个人行为过程,不论年龄大小、职务高低和身体强弱,只要有积极追求生活质量的态度,就能有创造美好未来的行动,运动的效果就属于你。儿童少年进行运动养生,可以促进生理发育、体魄健壮,并为培养集体观念、合作意识、遵纪守法和健康竞争精神打下良好基础;青年人进行运动养生,男性能练出阳刚之气,女性能练出迷人的身姿,并为后代创造和储备健康的遗传基因;中年通过运动养生不仅能保持良好的生理代谢功能、预防各种疾病,而且还能适应社会发展,保持年轻活力;老年人更离不开运动养生,因为运动是预防疾病、推迟衰老、健康长寿的灵丹妙药。只要我们把人生健康寓于合理的运动之中,就能获得既经济又实惠的功效。

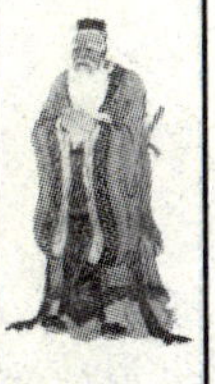

## 四、运动养生的类型

根据不同人群的健康水平,运动养生大致可分为三类:

### (一)提高个人综合素质的运动养生

对青少年和一般健康者而言,运动养生就是提高个人综合素质的过程。青少年正处于身体发育阶段，身体的可塑性较大，即使有某些先天不足，也可以通过运动进行后天弥补。运动养生的重点是以科学的手段、安全的措施，提高他（她）们的肌肉力量、速度、耐力、爆发力、身体的灵敏性、技巧性、平衡性、标准的体型等，以丰富多彩的运动内容，在安全健身的前提下，培养良好的性格和品质，建立良好的运动习惯，以此提高综合素质水平。健康者除了保持健康水平外，还要以运动调剂情感，释放压力，结交朋友，修身养性，适应社会和自然环境。除了不要参加大强度、大运动量练习和马拉松比赛外，和一般健康者一样，适宜从事东西方各项体育运动。

### （二）预防疾病型的运动养生

预防疾病型的运动养生主要用于健身防病。人过 30 岁，身体机能水平开始下降，动脉硬化现象慢慢开始。如果有一个良好的运动生活习惯，不仅可以保持年轻人的体型、活力，而且还可以预防疾病，推迟衰老过程。最适宜的运动是有氧运动，比如多参加运动强度小、运动时间相对长一点的活动，如爬山、慢跑、健身走、球类、太极拳、剑、气功、跳舞等，使体内脂肪、胆固醇等物质不要长时间在体内沉积，从而预防疾病的发生。尽量避免无氧运动或易出现伤害事故的运动。

### （三）治疗或康复型的运动养生

治疗或恢复健康型的养生，是以运动手段辅助治疗过程，使医疗体育更加适宜个人情况，运动中量力而行，自我调控。慢性病人要坚持健身走、气功、太极拳、踢毽、跳绳、爬山等；骨质疏松的人要坚持打太极拳、跳绳、踢毽等；卧床的病人（急症除外）在疾病的康复期，根据身体情况或经医生同意，力所能及地做一些四肢的抬、举、屈、伸、抻、拉等，或自我按摩活动，定时定量地做翻身和腰背肌的活动等。

## 五、运动养生常识

### （一）运动要讲科学

○适量运动要科学

在非典病毒肆虐的非常时期，加强体育锻炼，增加机体抵抗力，已成为全民的共识。但是，运动专家近日却对热衷健身的人提出忠告：健身也要有科学，一次的运动量不可过大，否则会降低机体免疫力，增加染病的机会。那么，应该怎样科学地锻炼身体呢？北京市体育运动专家指出：

①适量运动增强机体抵抗力

适量运动可以提高呼吸器官功能，加强自身免疫力，增强机体抗病能力。运动还可以刺激神经内分泌系统产生令人有轻松、快感的物质阿片肽，从而缓解紧张心理，增强抗病信心。

②户外锻优于室内锻炼

户外锻炼最好选在阳光、氧气充足的地方进行，避免人群聚集。在健身房锻炼时应注意保持室内空气流通，一次健身时间不宜过长，以免增加感染几率。

③锻炼方法以有氧运动为主

散步、慢跑、跑跳、广播操、跳绳、羽毛球、乒乓球、健身舞、太极拳等，这些安全、简便的有氧运动方式较为理想。还可选择器械锻炼如：单双杠、哑铃、拉臂、卧推等，以特别训练胸部肌力。

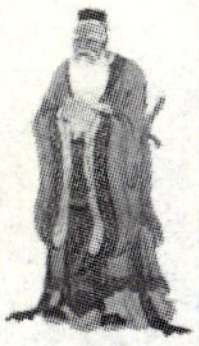

④适量运动有标准

户外锻炼的最低限度是每周3次,每次不少于30分钟。安全的运动是以运动结束时每分钟脉搏数170次减去自己的年龄,或运动中感觉微微出汗即可。过度锻炼对身体有害无益。

⑤运动后自我监测

运动后自我感觉良好,饮食和睡眠正常,肌肉酸痛第二天可缓解。这些主观感觉表明运动量合适,运动效果好。如运动后出现情绪低落、食欲差、睡眠不佳、出虚汗、心律不齐、血压改变,提示运动量不合适,应及时修改锻炼计划,防止运动性损伤和过度疲劳。必要时去医院检查身体。

**○健身运动忠告**

运动有利于健康,但在运动之前,不妨先听听医生是怎样说的。

①择时

根据运动生理学的研究,人体活动受"生物钟"控制。因此,按"生物钟"规律来安排运动时间则对健康更为有利。

早晨阳光初照,空气新鲜,这时锻炼可以增强肌力,提高肺活量,对呼吸系统或患有呼吸道疾病的人大有好处。下午则是强化体力的好时机,肌肉的承受能力较其他时间高出50%,特别是黄昏时分,人体运动能力达到最高峰,视、听等感觉较为敏感,而心跳频率和血压上升。晚上运动有助于睡眠,但必须在睡前3~4小时进行。强度不宜过大,否则反而导致失眠。

不宜运动的时间段

进餐后:这时较多的血液流向胃肠道,以帮助食物消化吸收。此时运动会妨碍食物的消化,时间一长会招致疾病;体弱者进餐后血压会降低,这叫做进餐后低血压,外出活动容易跌倒;患有肝、胆疾病的人此时锻炼还会加重病情。因此,饭后最好静坐或半卧30~45分钟后再到户外活动。

饮酒后:酒中的酒精很快被消化道吸收入血液中,并进入脑、心、肝等器官,此时运动,将加重这些器官的负担。与餐后运动相比,酒后运动对人体产生的消极影响更大。

情绪不好:运动不仅是身体的锻炼,也是心理的锻炼。当你生气、悲伤时,不要到运动场上去发泄。运动医学专家的解释是:人的情绪直接影响人体机能的正常发挥,进而影响心脏、心血管及其他器官。因此不良情绪会抵消运动带给身体的健康效果,甚至产生负面影响。

②择地

由于运动时通过呼吸从外界摄入大量的新鲜氧气,以满足健康的需求,所以运动场以平坦开阔、空气清新的公园、沙滩、体育场等处为优。

以下地方尽量避开——

高楼大厦周围:由于楼房林立,楼群之间往往容易形成忽强忽弱的风,称之为高楼风,容易使人受凉感冒。此外,楼群之间也非安全之地,楼上坠落的物体可威胁到锻炼者的安全。

空气污染区域:如工业区、化学气味较浓的场所、烟囱、餐馆附近等,有害气体与浮尘污染空气的情况十分严重。在这些地方,吸入有害物质增加,运动不但无益甚至有损健康。电磁波干扰严重的区域,诸如高压线、变电站、广播电视发射塔、卫星通讯及导航系统附近,都不同程度地存在着电磁波辐射,并形成一种"无形烟雾",对人体健康极为不利。

交通要道及交叉路口附近:这些地方的空气中含有大量微尘,微尘混杂着多种有害物质。运动时吸入肺部的有害物质增加,可诱发哮喘,还会"株连"心、肝、肾等

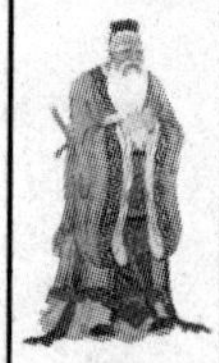

器官,甚至引起癌症,危害可想而知。

③择项

可根据自身的条件从几个方面进行选择——

根据年龄选择:年龄不同,人的精力和体力都会不一样,对运动的耐受力与反应也有差异。美国运动医学专家建议:20 岁左右,精力旺盛,可以选择高强度的有氧运动,如跑步、拳击及各种对抗性强的球类运动等。这些强度较高的运动项目可以有效地解除精神压力,使全身肌肉更发达,并能增强耐力与身体的协调性,保持身体的良好状态。30 岁左右,正值壮年,可进行攀登、踏板、武术等运动,既可以减轻体重,又能强化肌肉(特别是腿部和臀部)的弹力。40 岁左右,宜选择爬楼梯、网球、游泳等强化全身肌肉的运动,以保持正常体重,延缓衰老。50 岁左右,这时人的精神和体力均有不要程度的下降,适合划船、打高尔夫球等较温和的运动,以加强全身肌力及骨骼密度,提高自我形象的满意度。

根据兴趣选择:选择你最喜欢的项目,以便在运动前酝酿出一种跃跃欲试的情绪。研究资料表明,对某中运动的兴趣越浓,其健身效果越好。

根据病种选择:在进行锻炼时不能不考虑身体患有某种疾病的因素。

高血压患者:适合散步、骑车、游泳等,通过全身肌肉的反复收缩,使血管舒缩,有助于血压下降。

心脏病患者:心功能Ⅰ、Ⅱ级的轻症病人可选择散步、慢跑等运动;心功能Ⅲ、Ⅳ级或心绞痛发作频繁者可做一些如太极拳等保护性轻微运动,以不增加心跳次数为宜。

哮喘病患者:跑步、球类、骑车等可诱发哮喘发作,不宜进行。游泳、棒球、滑雪等运动项目则可改善症状,其中游泳尤佳。

**○运动养生的原则**

①强调动静结合

不能因为强调动而忘了静,要动静兼修,动静适宜。运动时,一切顺乎自然,进行自然调息、调心,神态从容,摒弃杂念,神形兼顾,内外俱练,动于外而静于内,动主练而静主养神。这样,在锻炼过程中内练精神、外练形体,使内外和谐,体现出“由动入静”、“静中有动”、“以静制动”、“动静结合”的整体思想。

②提倡持之以恒

人贵有志,学贵有恒。做任何事情,要想取得成效,没有恒心是不行的。古人云:“冰冻三尺,非一日之寒。”说的就是这个道理。这就说明,锻炼身体非一朝一夕之事,要经常而不间断,三天打鱼两天晒网是不会达到锻炼目的的。运动养生不仅是身体的锻炼,也是意志和毅力的锻炼。如果因为工作忙,难以按原计划时间坚持,每天挤出 10 分钟、8 分钟进行短时间的锻炼也可以。若因病或因其他原因不能到野外或操场锻炼,在院内、室内、楼道内做做原地跑、原地跳、广播操、太极拳也可以。无论如何不能高兴时练得累死累活,兴奋过去多少天都不练。

③运动适度,不宜过量

若运动后食欲减退,头昏头痛,自觉劳累汗多,精神倦怠,说明运动量过大。若超过了机体耐受的限度,会使身体因过劳而受损。孙思邈在《千金要方》中就告诫人们:“养性之道,常欲小劳,但莫大疲及强所不能堪有。”那么,怎样掌握运动量才算合适呢?一般来说,以每次锻炼后感觉不到过度疲劳为适宜;也有人以脉搏及心跳频率作为运动量的指标,若运动量大,心率及脉率就快。对于正常成年人的运动量,以每分钟心率增加至 140 次为宜;而对于老年人的运动量,以每分钟增加至 120 次为宜。

④舒适自然,循序渐进

为健康而进行的锻炼，应当是轻松愉快、容易做到、充满乐趣且丰富多彩的，即“运动应当在顺乎自然和圆形平面的方式下进行”，这是美国运动生理学家莫尔豪斯的结论。在健身方面，疲劳和痛苦都是不必要的，要轻轻松松地渐次增加活动量，不能“一口吃个胖子”。正确的锻炼方法是运动量由小到大，动作由简单到复杂。比如跑步，刚开始练跑时要跑得慢些、距离短些，经过一段时间锻炼，再逐渐增加跑步的速度和距离。

⑤运动时间，因时制宜

一般来说，早晨运动较好，因为早晨的空气较新鲜，而室内的氧气经过一夜的睡眠后，大部分被吸收了，二氧化碳的浓度相对增多，到室外空气清新的地方进行运动锻炼，即可把积聚在身体内的二氧化碳排出来，吸进更多的氧气，使身体的新陈代谢增强，为一天的工作打好基础。此外，午睡前后或晚上睡觉前也可进行运动，以消除一天的紧张，轻松地进入梦乡，但运动不要太激烈，以免引起神经系统的兴奋，影响睡眠。总之，许多健身运动随时都可以做，多少做些都是有益的。但稍微剧烈的运动不要在吃饭前后进行，因为在饭前呈现饥饿状态，血液中葡萄糖含量低，易发生低血糖症；饭后剧烈运动，大部分血液到肌肉里去，胃肠的血液相对减少，不仅影响消化，还可引起胃下垂、慢性胃肠炎等疾病。

⑥运动项目，因人制宜

对于老年人来说，由于肌肉力量减退，神经系统反应较慢，协调能力差，宜选择动作缓慢柔和、肌肉协调放松、全身能得到活动的运动，像步行、太极拳、慢跑等。而对于年轻力壮、身体又好的人，可选择运动量大的锻炼项目，如长跑、打篮球、踢足球等。此外，每个人工作性质不同，所选择的运动项目亦应有差别，如售货员、理发员、厨师因长时间站立，易发生下肢静脉曲张，在运动时不要多跑多跳，应仰卧抬腿；经常伏案工作者，要选择一些扩胸、伸腰、仰头的运动项目，又由于用眼较多，还应开展望远活动。总之，体育项目的选择，既要符合自己的兴趣爱好，又要适合身体条件，对脑力劳动者来说，宜少参加一些使精神紧张的活动，而体力劳动者则应多运动那些在职业劳动中很少活动的部位。

**○怎样掌握运动的“度”**

北京大学第三医院运动医学研究所副研究员常翠青博士告诉我们一个自觉疲劳程度的分级法，这个方法可以凭自我感觉来判断运动是否过了“度”。那就是英国人伯格(Borg)的“6～20 分记分法”：

6～7：运动量非常轻，比如悠闲地散步或扩胸、压腿等活动。

8～9：运动量很轻。

10～11：运动量较轻。6～11 是属于很轻的体力消耗，如广播操的准备活动或整理活动。

11～13：稍觉得累，微汗，但尚愉悦，毫无痛苦。这个阶段的分数表示，就个人具体的身体状况来说是最适度的。

14～15：觉着有点累，但还不至于影响寝食，经过休息后能得以较快缓解。

16～20：觉着很累，或非常累，休息后仍觉着全身乏力，不愿动，全身酸疼，甚至两三天缓不过劲儿来，很可能影响寝食或造成其他不良后果。

在进行一段(比如 10～30 天)同样的活动后，以前觉着比较累的运动量，现在觉着比较舒适了，这就说明身体状况有了明显的进步，就可以自行掌握稍稍“升级”一点。专业运动员的适应性训练大致就依此道理。

常博士强调说，以“11～13”为最标准的适度。凡参与身体锻炼的人一定要自行掌握这个“度”，以无痛苦、心情舒畅、精力充沛及促进寝食为准绳。

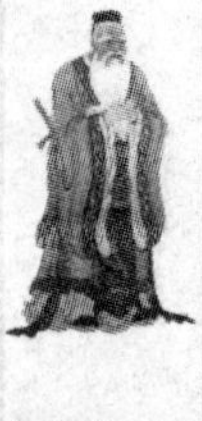

**○测测你的运动量够不够**

每人每天究竟进行多大的运动量合适，这确实很难掌握。但美国俄克拉何马州立大学一位副教授经过多年的潜心研究，设计出了一个测定个人运动量的方法。这是一套简单而便于使用的测算方式，你有空也可以试一下。

睡眠：每睡一个小时记0.85分。计算一下你每天睡几个小时，就按这个单位的乘积记分。

静止活动：包括案头工作、阅读、吃饭、看电视、坐车等。这些活动的运动量最低，把消耗在这些活动上的时间加起来，以每小时记1.5分计算。

步行：如果是悠闲缓慢的散步，每小时记3分；如果是快步走，每小时记5分。

户外活动：慢跑每小时计6分，快跑每小时记7分；游泳、滑冰每小时记8分；各种球类运动和田径运动每小时记9分；骑自行车每小时记4分；做体操、跳舞每小时记3分。

家务劳动：每小时记5分。

每当你一天的各项活动结束后，就可以把以上的分数加起来。如果你获得的总分数在45分以下，说明你的运动量不够，应设法增加活动量；如果你的总分数在45～60分，就说明你的运动量正合适；如果你的总分数超过了这个限度，只能说明你的活动量已经过度，对身体没有更多的益处，是调整一下运动量的时候了。

**○运动不当，招致疾病**

过量的运动或运动方式不对时，可引起某些疾病。

①运动性晕厥

大多发生在剧烈运动时。主要症状：两眼发黑、呼吸困难、意识障碍等，其原因是：运动过于紧张激烈、长时间大运动时消耗体内血糖过多等。如果发生晕厥，应立即将患者平卧，注意保暖，并予以糖水饮用，或注射葡萄糖。

②运动性头晕

症状为头晕目眩，严重者恶心呕吐、全身发软。其原因是：运动过量或运动要领掌握不好。预防的方法是正确掌握动作要领，运动量逐渐增大。

③运动性哮喘

其原因与体质的过敏、冷空气对呼吸道的刺激等因素有关。多数患者在1小时可自行缓解。

④运动性腹痛

常见原因有：①空腹锻炼、饭后立即运动、运动前进食过多；②因运动量过大、出汗过多、机体极度疲劳；③准备活动不足，突然剧烈运动，引起内脏器官功能紊乱而导致腹痛。患者应立即休息，同时予以腹部热敷，并适量饮些热饮料，一般可自行缓解。

⑤运动性血尿

是由于剧烈运动时肾脏血管收缩而引起的。这种情况需要立即休息，一般休息一周后可完全消除。预防的方法是运动量逐渐增大循序渐进，切忌过量运动。

⑥运动性贫血

其原因一是运动量过大，二是因出汗过量，使造血原料铁元素大量流失，又不能得到及时补充。预防的办法：根据自身的体质选择相适应的锻炼项目，饮食要保证足够的蛋白质和铁质供给。如果已经出现运动性贫血，应暂停运动，在医生指导下进行治疗。

**○拿着运动处方去健身**

女性朋友是否有过这样的尴尬：当经过千辛万苦减下腰部赘肉时，却发觉小腿变粗了，也就是说，减掉了脂肪却增加了肌肉。男性朋友是否有过这样的烦恼：三角肌是练出来了,可因体力大量透支,竟导致了长时间失眠,用药都无济于事。如果是这样,请您不妨先停下来,弄清自己的身体究竟处于何种状态,再拿着适合自己的运动处方去放心大胆地健身。

①你了解自己吗

“每个人的体能状况各有差异,如果简单地仅仅是做运动,只能是活动肢体,很难在较短的时间内达到最好的锻炼效果。”北京汇欣国际健身俱乐部的健身教练王昊如是说。“如果只知道求快,盲目地增加训练的强度,或许短期内能够有一定效果,但一来会给身体造成伤害,二来有可能效果不持久,第三还有可能带来其他方面的负作用。”王昊教练强调说,专业性和规范性的运动健身指导是个人健身必不可少的重要因素,否则不仅可能造成身体伤害,而且事倍功半,两个人做同样的运动很可能会产生不同的效果。

②健身其实不简单

许多爱美女性把减肥当成了健身的惟一目的,其实,减掉脂肪、重塑形体只是健身的一个方面,拥有良好的体质才是健身的最终追求,一个身材苗条的女性,并不等于她就不需要健身!

北京体育大学教授窦文浩强调说,科学的健身在于讲究运动、休息、营养的均衡,运动是为了增强体质,如果为了健身而造成身体伤害,这与科学健身的宗旨相悖。

③试试开个处方

窦文浩说,所谓的健身处方现在包括两种:一种是专业健身人士根据自身的实践经验、专业知识、业务水平,给具体的人提出具体的健身指导方案;第二种指的是,通过运动保健测试系统,给特定的人做递增复合实验。具体方法是:先暂定一个运动量,被测者做完后马上测试身体生理指标,如果正常就再增加运动量,如此这般,一直增加到此人能保持生理指标正常值的极限。目前的运动处方一般包括以上这两种,如果狭义地理解,运动处方应指后者。运动处方可让你正确认识自己的体能状况以及能承受的运动量。

拥有运动处方后,你便可以有针对性地选择健身的项目,如心肺功能较弱就万万不可进行大运动量的有氧训练,以避免发生虚脱,而体质较好者可以考虑采用以器械训练为主、有氧训练为辅的运动方式。

**○运动要适量,适度是关键**

适量的运动可以提高机体免疫力,有助于防治非典。进行有氧运动时,运动的“量”实际上包括“运动强度”、“持续时间”和“次数/周”三个主要因素。其中后两个因素,不同人群之间差异不大,关键问题是运动强度要合适(用运动时心率来表示)这须因人而异。强度过低,锻炼无效,或效果不佳;强度过大,效果不会随之提高,还可能使机体免疫机能下降。比如,有时运动员比一般人更容易患感冒,就与免疫机能下降有关。

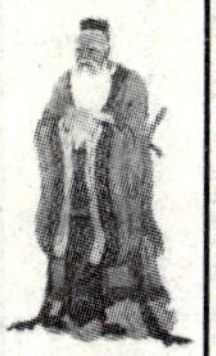

在目前非常时期,应当多进行户外运动,可以在活动5~10分钟后暂停下来,由桡动脉或颈总动脉测量10秒钟脉搏乘以6,或测15秒钟脉搏乘以4,求得1分钟的脉搏,对照自己的脉搏次数调整运动强度。

适当的脉搏次数并不是单纯与年龄有关,其高低决定于每个人心脏功能的高低,也可以说是决定于每个人可能达到的吸氧量水平的高低。随年龄增长,心脏功能会下降;经常运动的人,心脏功能高于不运动的人;健康状况,特别是心血管系统的慢性疾病,如冠心病、高血压、高血脂、糖尿病以及体重超标等,会使心脏功能明显下降。

要想知道确切的运动强度,需要通过专门的运动试验,制订个性化的适度运动处方。目前情况下,简单的办法是,开始用较小的强度进行锻炼,根据适当的脉搏调整实际运动强度，这样就可以逐步确定用什么样的速度走或跑比较适合自己。

特别要提出的是，有慢性病史的人群，由于病情不同，个体差异很大。按照常规，有慢性病史的人群，需要在康复医师、专家的指导下，通过测试取得对自已既安全又有效的运动处方。目前北京地区可以提供测试并制订个性化运动处方的有：北京体育大学实验中心、首都医科大学体育部、奥美运动处方指导中心、百合春天女子健身俱乐部、北京富成花园俱乐部、小汤山疗养院体检中心等（www. acmeway. com 网站可以提供更多有关信息）。在目前非常时期，建议开始活动时一定由低强度开始，并加强自我监督，如运动前后监测心率、血压、血糖水平等。

○突击健身不如不练

随着健康意识逐渐深入人心，人们开始明白只有加强锻炼才是获得健康的最佳途径。但是由于生活节奏的紧张，平日里很难抽出固定的时间进行健身，于是不少人集中在周末进行体育锻炼。北京师范大学体育系孟刚教授说，周末时间充裕，却并非体育健身的最佳时间，“暴饮暴食”的锻炼方式于健康无益。

孟教授指出，周末健身族们往往一星期的前5天都是在办公室里坐着的，基本没有运动，身体实际上已经适应了这种状态。周末突然拿出时间集中锻炼，反而打破已经形成的生理和机体平衡，其后果甚至比不运动更差。周末健身也许能提高某些运动技能，这很容易让人误认为健康水平也提高了，实际上技能提高并不等于你体能增强了。

要取得良好的健身效果主要是靠锻炼痕迹的不断积累，所谓锻炼痕迹，就是指运动后留在健身者机体上的良性刺激。若健身时间间隔过长，在锻炼痕迹消失后才又进行锻炼，相当于每一次锻炼都是从头开始。所以，科学有效的做法是每周锻炼3~5次，或者说，最适合的锻炼巩固应该在前一次的锻炼痕迹未消失之前，就进行第二次锻炼。

孟教授建议，周末健身族由于时间限制，平时虽不能像周末一样充分运动，但完全可以选择适宜的项目，茶余饭后就近进行适度锻炼，使锻炼痕迹像链条一样连接起来。只有这样，锻炼才能真正获得提高体能、增进健康的效果。

○日益普及的“温和运动”

一个低运动量的，被人称之为“温和运动”的健身方式正为人们接受。人们从众多运动中发现，适度的运动可使人精神振奋，因为这样的锻炼促使大脑分泌更多的心理“愉快素”。反之，激烈的、过度的运动却使儿茶酚胺和促肾上腺皮质激素分泌增多，从而使T细胞受体因“饱和”而功能锐减，同时还可反馈性地使血液中的T淋巴细胞减少，并抑制B淋巴细胞的生物活性，降低免疫功能。因此，超负荷运动后人体极易疲劳，甚至加重已患疾病的病情。过度运动显然对身体不利。也有很多人只在有时间或有心情时才偶尔做运动。因为偶尔为之，这种“运动”对健康更是无益，它很容易破坏人体正常的新陈代谢过程，甚至还会加重器官的磨损，导致寿命缩短。

因此有专家建议，宜将“生命在于运动”倡导语改为“生命在于适度运动”。美国运动生理学家莫尔豪斯认为，“运动应当在顺乎自然和圆形平面（指一种平缓的而非陡然的过程）的方式下进行。”运动量由小到大，动作由简单到复杂，讲究舒适自然，循序渐进。比如跑步，刚开始练跑时要跑得慢些、距离短些，经过一段时间锻炼，再逐渐增加跑步的速度和距离。美国有关专家提出的温和运动健身的新观点，就是一种低强度、低能量消耗的运动模式，也称“适度锻炼”，即每周消耗2000千卡热量的体能，相当于打2~3小时的乒乓球。

那么，怎样才能掌握一个合适运动量，进行“温和运动”呢？目前比较公认且简便易行的评判标准是：以每次锻炼之后，感觉不到过度疲劳为适宜。也可以用脉搏及心跳频率作为运动量的测试指标，若运动量大，心率及脉率就快。正常成年人的运动量，以每分钟心率增加至140次为宜；老年人的运动量，以每分钟增加至120次为宜。每个人每天都能累积相当于半小时的“温和运动”，比如骑自行车上下班，乘公交车提前一站下车步行，及早晚散步等等，其活动量就基本够了。正因为如此，在我国大中城市早晨的街头巷尾、街心公园、林阴道中，扭秧歌、抖空竹、步行等各种形式其实就是“温和运动”。

人们在选择了适度的“温和运动”后，就要持之以恒养成习惯，换句话，“温和运动”需要的是持续的锻炼，它对人的意志和毅力是一个考验。锲而不舍，你会体会到它带给你的健康和快乐。

**○随季节选运动**

秋季气候宜人，正是健身的好时机。对初练者来说，机体很容易适应，也易养成锻炼的好习惯。

登山锻炼：郊游能增强人体的呼吸和血液循环功能，使人的肺活量及心脏收缩力增大。特别是久居闹市的人，秋日郊游登山，能吸收空气中更多的负氧离子，对人的神经系统具有良好的营养和调节安抚作用。

空气温度随着高度的上升而递减，加之秋季早晚温差大，秋日登高，可使人的体温调节机制不断地处于紧张状态，从而提高人体对环境变化的适应能力。

冷水浴锻炼：秋高气爽，气温、水温与人体温较接近，冷水对人体的刺激较小。如果从这时开始洗冷水浴，等身体对冷水的刺激有了一定适应能力之后，就可以向冬季冷水浴过渡。只要持之以恒，对适应寒冷的能力及预防感冒等疾病大有裨益。

进行冷水浴锻炼，首先活动身体至热，如出汗应待汗干或用毛巾擦干才可入浴；然后双手快速摩擦全身，从身体到四肢由上而下，均匀摩擦，用力适度。感觉发热时，可将冷水先抹在脸、手臂和大腿等处，或将毛巾放入冷水中拧干后擦身体，让身体逐步适应，然后就可直接用冷水进行冲洗，边冲边摩擦。冲洗时间一般为10分钟（冬天5分钟）左右，以身体能够适应为宜。浴后迅速用干毛巾擦干，双手摩擦全身关节部位，以预防关节炎的发生。

秋季适合的运动项目还包括：散步、太极拳、健美操、健身舞、各种球类运动等。

要特别提醒的几点：

①年老体弱者登山时，不可一味强调保健效果，速度要缓慢。高血压、冠心病等患者，更要量力而行，避免发生不测。

②皮肤对冷水敏感、有严重高血压、冠心病、风湿病、坐骨神经痛以及高热病人不可进行冷水浴。

③秋季运动量可以适当比夏季增大，运动的时间也可以加长，但要注意逐渐增加。由于秋季气候容易引起人疲乏、思睡，所以在运动后要注意休息。

④秋季日温差变化大。参加锻炼时，必须注意气温变化，增减衣物。特别是在深秋时节更要注意防止运动伤害。

**○根据心理选运动**

体育心理学研究表明，人们日常可从事的运动项目很多，不同的运动项目，对人的心理所起的作用不尽相同。

①紧张型

这些人要克服性格缺陷，应多参加竞争激烈的运动项目，特别是足球、篮球、排球等比赛活动。

②胆怯型

有的人天性胆小、动辄害羞脸红，性格腼腆。这些人应多参加游泳、溜冰、拳击、单双杠、平衡木等活动项目。

③孤僻型

这类人应少从事个人化的运动，多选择足球、篮球、排球以及接力跑、拔河等团队运动项目。

④多疑型

可选择乒乓球、网球、羽毛球、跳高、跳远、击剑等体育运动项目。

⑤急躁型

要克服缺陷可选择下象棋、打太极拳、慢跑、长距离散步、游泳及骑自行车、射击等运动强度不高的活动项目。

**○因病而异选运动**

①哮喘

跑步、球类、骑自行车等皆可诱发哮喘，医学上称之为运动性哮喘，而游泳、棒球、滑雪等运动可改善症状，尤其是游泳更为适合，奥妙在于游泳不会因气温升高而使呼吸道水分减少。游泳时的水平运动又减轻了呼吸道的负担，所以有利于病情向好的方向转化。

②高血压

适于散步、骑自行车、游泳等运动，这些项目均为动态的等张性运动，可通过全身肌肉的反复收缩，引起血管的舒张和收缩，促使血压下降。运动量为心脏负荷的50%左右为宜，即运动时脉搏保持在110次/分钟左右。每天1次，每次30～60分钟。

③心脏病

健康人要提高心脏功能，宜采用较大的运动量，运动时脉搏至少达到135次/分钟以上并持续15分钟才有效。如果已患心脏病则应谨慎，应根据心功受损程度来选择运动形式及运动量。一般说来，一二级心功能不全的轻症心脏病人可从事散步、慢跑、打太极拳、医疗体操等运动，运动时脉搏限定在104～120次/分钟；三四级心功能不全或心绞痛发作频繁的病人不宜采用体育活动，以休息为主，可适当做一些气功等保护性轻微活动，活动量以不增加心跳次数为度。

④糖尿病

临床医生报告，不少轻型糖尿病人只需坚持体育锻炼并注意饮食控制即能康复。运动从轻微活动开始，逐渐提高运动强度，如散步、划船、跑步皆可。但饭前或注射胰岛素后不要运动，以防发生低血糖。

⑤肥胖

散步、做健美操、游泳、骑自行车等温和锻炼方式有助于减肥。以散步为例，饭后45分钟开始，以每小时4.8千米的速度持续20分钟即可收效，饭后2～3小时，再追加一次(20分钟左右)效果会更好。

⑥尿失禁

约10%的女性患有此病，合理的体育活动有助于康复。可选择强化骨盆肌肉的方法，施行的步骤是：先做骨盆缩收动作10秒钟，放松10秒钟，再做收缩运动10秒钟……如此循环交替，每天持续做90～160次。

⑦性功能低下

无论男女通过运动均可增进性欲，更易达到性高潮，从而获得性满足。一般每周3次，每次45分钟的运动即能达此目的，过量运动反可使性欲减退。

**○身体、大脑勤“操练”**

著名社会学家费孝通今年已逾93岁高龄，这位慈祥的长者，鹤发童颜，神采奕奕，圆圆的脸上总是带着微笑。

近年，费老“志在富民”，以耄耋高龄奔波于祖国东南西北，为百姓摆脱贫困而殚精竭虑。“退而不休”是费老的行为准则，迄今为止，除西藏和台湾外，其他地方费老都去过了。仅去年一年，他的足迹就遍及广东、上海、江苏等10多个省市，历时186天。每年冬季，是他写作的时间，将一年走访考察后的心得总结成文，提出新的思考。拿他的话说是“走一趟，写一篇”。

每天清晨，费老第一件事就是到室外做健身操20分钟，其方法非常独特：身体直立，从头到脚每个关节部位活动10次，先是晃动头部、扭动脖子，再活动肩胛、肘部、手腕直至脚跟。这一套保健操，费老不厌其烦已经重复了20余年。然后，费老按摩头脸和全身、活动所有关节并弯腰30次，再散步20分钟。他腰间挂着一个小小的圆形计步器，一般每天活动6000步。费老现在不抽烟、不喝酒。他过去是抽烟的，尤其在“文革”期间，看管他的人不准他抽好烟，只让他抽特便宜的烟，简直和抽干草一样难受，但他还是想抽，抽得更凶。他有支气管炎，患气喘，尤其冬天犯起来呼吸艰难，抽烟对气喘影响很大，于是他决心戒烟，凭着费老坚强的意志，戒掉后再也没有抽过。

不抽烟、不喝酒，至少可以少得病、少折寿。近几年来费老自我感觉良好，工作能行，精神愉快，很少生病，连常患的气喘病也很少发作。费老心胸开阔、乐观，对生活享受无所追求，有人说他像弥勒佛，他风趣地说：“弥勒佛好啊！大肚能容，心胸开阔。”

费老爱好十分广泛，年轻时喜欢打球，随着年龄的增长，对围棋、桥牌兴趣日浓，尤其在围棋上功夫不凡。现在，每逢电视里有围棋节目，他都“不见不散”，但近来却不怎么下棋了，其一是没有时间，其二是没有合适的对手。他觉得下棋只有同水平相当的对手下才过瘾。

听音乐会是费老的一大爱好，每年的维也纳新年音乐会，费老一定要听。

他脑子特别灵光。每日都以写作进行脑力的“操练”，“希望脑力衰退得慢一些”。现在费老腿脚已经不比从前了，在沂蒙山区调查时，费老就慨叹“我年老力衰，不能爬山”。然而，他仍然“像前些年一样东西南北跑了不少地方”。他把这叫做“脚踏实地，胸怀全局”。

“白头青发有存殁，落日断霞无古今。”活跃的费老，不大愿意谈论年龄问题，似乎将生死置之度外。他仍然行色匆匆，为民造福，不亦乐乎；著书立说，泽被后世，不亦快哉。人们仍然能从他身上看到“壮心未与年俱老”的灼灼气韵。他说：“在生命最后的这段时间里，想做点人家希望我做的事情，也是我自己愿意做的事情，也就是继续靠脑瓜子为富民事业想办法，出主意，因为医生做过检查，说我身体没什么大毛病。”

**○名人与健身走**

古今中外不少有成就的学者、作家、名人都有长期坚持步行的习惯，正是由于他们规律地运动，才有了健康的身体，取得了成就。

邓小平同志一直坚持散步，“文革”期间也仍然坚持长期形成的散步习惯。每天清晨，他绕着院子里的两棵槐树转，每次一定要走几十圈，每圈有一定的步数，把它当作一件严肃的事情，认真去做。

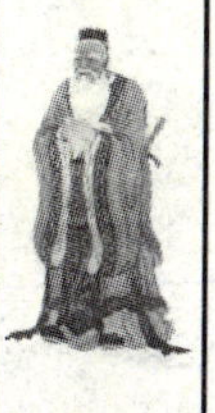

邓颖超同志散步数十年如一日，她每顿饭前行走1000步，饭后行走200步。

散步也是朱德元帅的主要锻炼项目。他有个雷打不动的生活习惯，即吃饭在食堂，不管刮风下雨、严寒酷暑，从不将饭打回宿舍或办公室。他认为，饭前走动能增进食欲，早晨起床之后及晚上睡觉之前也要散步，晚年仍坚持每天步行3次，每次步行1500米。

彭德怀元帅身体一直很好。斯诺在《西行漫记》中以惊叹的口吻写道：“6千英里的长征，大部分他是步行过来的，常常把他的马让给走累了的或受伤的同志骑。”

徐特立先生近90岁仍坚持日行500步。

闻名中外的文学巨匠巴金，年过八旬，仍目光炯炯，气色很好。经医生检查，其

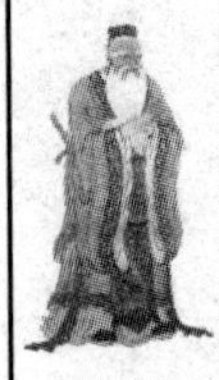

心血管系统和内脏功能一切正常。他的经验是锻炼与写作并进。巴老认为，人老往往先从腿上老，年纪越大越要坚持不懈地走路以练腿劲，这是很有见地的。巴金每天早晨早早起床，下楼在院子里先慢跑一会儿，回来喝杯牛奶，再出去散步，天天如此。

**○锻炼与膳食平衡**

平衡膳食系由多种食物构成的营养食品，它能提供足够数量的热能和各种营养素，以满足人体正常生理需要，满足运动训练消耗的补充，而且还能保持各种营养素之间数量的平衡，以利于组织器官的消化、吸收和利用。我们知道，食物中三大主要营养素（糖、蛋白质、脂肪）的合理比例是4:0.8:1。近年来美、英、法、日、瑞士等国，根据本国民众特点生产一些特殊成分的食品。日本还规定食品中蛋白质多用植物蛋白。这些食品行业的改革的目的在于增进国民健康。

食物中的糖多半是多糖或双糖。多糖或双糖必须经过人体消化道的分解成为单糖才能被吸收。单糖被吸收后进入血液，成为血糖；它们经静脉到达肝脏；到肝脏后，一部分被肝脏合成肝糖原，一部分随血液运送到肌肉合成肌糖贮存起来，再一部分被组织器官直接氧化而利用。

食物中的脂肪在小肠内进行消化，它们中的绝大部分分解成甘油和脂肪酸，小部分变成微小的脂肪微粒。吸收后的脂肪有四种归宿：①以储存性脂肪形式存储；②参与构成人体组织；③再分解为甘油和脂肪酸，然后直接氧化成为二氧化碳和水，或者转化为肝糖原；④被各种腺体利用生成特殊的分泌物，如外分泌腺所分泌的乳汁，皮脂与内分泌腺所分泌的各种固醇、激素等。

食物中的蛋白质经过消化最终变成氨基酸后才能被吸收进入血液。氨基酸进入体内主要作用是合成人体组织蛋白，为组织的建造和修补提供原料，另一部分氧化分解释放出能量，还可转化成糖和脂肪。

食物中的水、无机盐和维生素可不经消化而被小肠直接吸收进入血液，参与人体内部的各种生理、生化活动。水分通过消化道进入人体后，转入血液，经肾小球过滤很快以尿的形式排出体外。

近年来，随着社会经济的发展、人民生活水平的提高以及生活观念的改变，人们在注重提高生活质量的同时更重视营养与疾病之间的关系。调查发现，某些疾病如肥胖病、心血管疾病、内分泌疾病、退行性疾病和肿瘤等，它们多与我们日常饮食有密切关系。所以对膳食质量的评价既要建立在各类人群生理需求的科学基础上，又要避免因不合理地滥用营养食品而造成的不良影响。特别是日益庞大的肥胖、豆芽群体，更应探求合理而平衡的膳食。为了达到平衡膳食的目的，人们首先要求膳食能全面地提供各种比例合适的营养。古话说“药补不如食补”，以保健为目的的保健膳食，以医疗为目的的药物膳食，以儿童为对象的种种营养补剂，以老年人为对象各种养生补品，种类繁多，五花八门。日常所供给的平衡膳食，主要包括谷类、食用脂肪类、肉类（肉、鱼，蛋等）、根茎薯类、水果类、蔬菜类。各类食物的数量及质量应根据消耗情况合理搭配，在塔配过程中必须注意食物的多样化，特别注意某些容易缺乏的营养素的补给，任何偏食、禁食或者少食的方式都是不足取的。

“合理营养”和“科学营养”并不是指摄取高蛋白、高脂肪、高热卡的食品，这显然不符合平衡膳食的原则。一方面人体在生长发育、饮食起居中需要大量的、合理的营养素，而另一方面却因为所需营养素的摄入过多或者过少，或者营养素之间的比例失调，不利于人体的消化、吸收和利用，导致一些基本营养素的缺乏。因此我们应该用一分为二的辩证观点正确地去看待市场上热销的高蛋白、高脂肪、高热卡食品，各尽所需，合理选择，不要被某些商品广告的宣传所误导，从而造成消费上的偏差。把营养药物当作营养品长期服用是有害于身体健康的，一些材料证明，风靡于市的人参蜂皇浆，对身体无虚弱证状的人来说，弊多利少。

营养食品一般含有丰富的糖、脂肪、蛋白质、维生素、无机盐（又称矿物质）和水六种营养素。

一般讲，体育锻炼促进糖、脂肪、蛋白质等营养素的利用和消耗，反过来也促进了人体对糖、脂肪、蛋白质等营养素的需求。这种供需转换关系以及代谢速度要比正常人快得多。

**○有氧运动与健身**

近两年，“有氧”这个新鲜词随着传媒的介绍已经步入寻常百姓的生活。

所谓“有氧”包括两个内容：有氧产品，有氧运动。氧在体内的吸收途径有两个：一是通过肺呼吸为血液中和；二是以水或食物为载体，经过一系列代谢后再为血液中和。

有氧产品是通过饮食提高体内氧的含量；有氧运动则是通过一定量的全身运动增加氧的吸入量，从而全面提高人的机能，进而改善人的身体素质。

有氧运动的全名是有氧代谢运动，它必须具备三个条件：

①运动所需的能量主要通过氧化体内的脂肪或糖等物质来提供。

②运动时全身大多数的肌肉群(2/3)都参与。

③运动强度在低中等之间，持续时间为 15 ~40 分钟或更长。

相对而言，无氧运动所需的能量由糖酵解系统供能，供能过程中不需要氧的参与，强度大，持续时间短，运动时心率一般在 170 ~180 次/分以上。如 100 ~200 米短跑等较激烈的运动都属于无氧运动。

有氧运动的形式很多，如快走、慢跑、作健身操、游泳、骑自行车等。有氧运动更适合于全民健身。在有氧运动时，人体吸入的氧是安静状态下的 8 倍。长期坚持有氧运动能增加体内血红蛋白的数量，提高机体抵抗力，抗衰老，增强大脑皮层的工作效率和心肺功能，增加脂肪消耗，防止动脉硬化，降低心脑血管疾病的发病率。

采用有氧运动健身，可因地制宜，量力而行。运动时间可每周 3 次，每次 20 ~30 分钟或更长；强度则因人而异，20 ~30 岁的，运动时心率维持在每分钟 140 次左右，40 ~50 岁的心率每分钟 120 ~135 次，60 岁的心率每分钟 100 ~120 次。

随着生活水平的提高，人们追求健康、提高生活质量的愿望更加迫切，而保持健康的钥匙就掌握在我们自己手中，这就是有氧运动。

**○安全健身之道**

慢跑、快走、爬山、游泳、划船、骑自行车、跳健美操，都属于有氧的健身运动。它的好处是安全性高。虽然有氧运动是安全的，但若不遵守规则，仍然会受伤。因此，为安全健身，应掌握和了解一些健身前、后及健身中应该注意的问题。

①确保有氧

无论是跑步、游泳、划船、登山还是做有氧健身操，一定要确保有氧（即心率在最高心率的 65% ~80%）。因为只有当运动时肌肉始终在有氧状态下，才能更好地进行代谢、产生能量和分解脂肪，而不是运动量越大，时间越长就越好。在运动中，当你感到喘不过气来时，就表明机体已处在无氧状态下，这时候就应该及时调整运动量，将运动心率始终保持在有氧区内。另外，有氧运动的时间最好在 30 分钟以上，体力较好者可达 1 个小时。

②健身时的正确着装

有些人并不注意运动着装，随随便便，甚至有的人还脱去了鞋，认为光着脚更轻松。这都是不科学的。

健身时应该穿着宽松、有弹性的衣服，以动作不受束缚为好。健身时一定要穿一双合脚的、弹性较好的鞋，这一点非常重要。因为人体在运动时，尤其是在跑跳时地面对人体的反作用力通过脚上的鞋向上传导，对踝关节、膝关节、脊柱、大脑及内脏等都不同程度的冲击，时间一长就会造成关节的劳损和其他不良反应，如头晕、恶心等。而质量较好的鞋，可以缓冲地面的反作用力，减少受伤的发生。

追求时尚的女士和先生们在健身中心锻炼身体，如果穿上合体的健身服，会使你的形体清楚地呈现在镜子里，督促你不断加油。当形体向好的方向发展变化时，你会产生良好的心理感觉，增强你的自信心，令你更加努力。另外有弹性的健身服对松弛的肌肉有托扶的作用，会令你看上去不那么松懈，运动更加灵活自如。

③注意运动卫生

在运动时，应注意对关节的保护，避免关节过度屈伸；膝、踝关节要有缓冲等。运动后应注意身体的保温。有些人运动后马上洗冷水澡、吹电扇，冬天运动后到室外吹风等，这些都会对关节造成伤害。因为运动后全身的毛细血管都是张开的，经常受冷刺激，会导致关节炎的发生。

运动中大量出汗，会消耗体内的水分，从而影响心脏的输出能力。所以在运动前 1 ~2 小时和运动中都要喝些水，但在运动中饮水不要过多，运动后还要有计划地补充些液体，不要等到口渴才想起补充。

**○上班族最需要什么样的运动**

经常坐在冷气房工作的人，最容易腰酸背痛、肩颈酸痛，加上长时间使用计算机，手腕也容易出问题。专家将告诉你一些简单的运动，可以轻轻松松帮助你预防这些疼痛。

可以想象一下，如果有一天，办公室可以变得像健身房，工作累的时候，你可马上舒畅地动一动，同事们可以随兴地加入，大家一起运动聊天，赶走了疲劳，然后精神饱满的继续工作。回家之后，你也不再像以前那样觉得腰酸背痛，除了窝在沙发上看电视，什么也不想做，而是身体舒畅，心情愉快，充满成就感。这将是一种多么好的状态！

想要达成这个梦想，一点也不难。你只要准备几条毯子，加上办公室原有的桌椅、地板、墙壁，再约几位同事加入，就可以轻轻松松把办公室变成健身房。

在办公室运动的秘诀，在于选择简单、轻松、短时间可以达到很好放松效果的运动，并且能够帮助你预防或减轻酸痛的症状。

每当你工作半个小时左右，就应该让自己起来休息一下。因为根据研究发现，人的注意力大约在半小时之后就开始减弱，这时适度的休息，不但可以让自己提升专注力，更重要的，是可以让你改变一下已经持续很久的姿势。而休息的时候，就是把办公室变成健身房的最好时机。

体育学院运动保健系主任黄启煌指出，办公室内最好的运动就是伸展运动，因为一个姿势持续太久，肌肉就会疼痛、绷紧，这时候我们要把肌肉拉长，让它伸展、放松。以下就是上班族最需要的办公室伸展运动，这些运动都只需要用很短的时间去做，就可以达到很舒服的效果。你可以每种都做，也可以选择你喜欢的来做，不要勉强自己一次做太多，运动时要感觉肌肉那种拉开、舒畅的滋味。

## （二）运动注意的问题

**○健身随时随地**

①起床后

睁开眼睛，先伸伸懒腰，做几次舒展活动，然后叩齿数 10 次，再左右旋转眼珠各 10 次，可消除一夜困倦。

②步行时

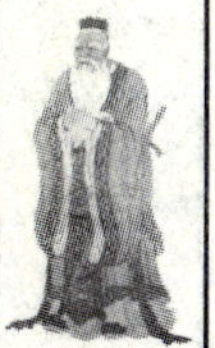

伸直腰背，抬头挺胸，可增强腹肌，避免驼背，舒展颈椎。

③伏案法

随时转动脖子、腰部和双腿，也可抖动上下肢，晃晃头，做做深呼吸，坐椅子时双膝弯曲的动作尽量缓慢一些，可缓解疲劳。

④做饭时

抽空做做下肢活动，可促进膝关节和小腿韧带强健并富有弹性，并可消除疲劳。

⑤看电视时

久坐沙发感到疲劳，可换坐在椅子上，将腰背贴近椅子背，双手在椅子背交叉，尽量挺胸，深呼吸，收腹数次，再舒展身体各部位，解除久坐后的疲劳。

⑥睡觉时

上床后先静卧，缓缓呼吸，做提肛动作数 10 次，也可做俯卧撑数次，有利入睡。

⑦游逛时

逛公园、商店时，带上一对健身球边走边搓，可消除心中的烦乱，并能解除疲劳。

⑧劳累时

外出回家或劳累时，可平躺在床上，不垫枕头，将腿伸直抬高，左右各 10 次，立即感到头脑清醒，全身轻松。

以上方法，若能经常坚持，将会受益不浅。

**○养生谨记从“头”做起**

人到老年，皮脂腺素萎缩，阳气日趋衰弱，尤其是头部。由于和外界环境接触最多，因而不少疾病都是从“头”发生的。所以老年人应该特别注意维护头部的健康和卫生。

①头发

老年人皮脂分泌相对减少，如果洗头过勤，用洗发液过多，就会洗去一层薄薄的皮脂，使头发失去滋润而干燥、脱屑，发生瘙痒。对老年人来说，平时一星期洗一次头就可以了，也不宜用碱性过多的肥皂。另外，经常梳头有益于促进头部血液循环，增加头发的营养。

②面部

经常用双手擦面，可促进血液循环，增加肌体的抵抗力。最好每天早中晚各以双手擦面一次，这样持之以恒，可以减少面部的皱纹。

③眼部

为保持眼部活力，仅仅“闭目养神”是不够的，应坚持有意识的视力锻炼。最简单的就是，将眼球左右、上下转动，坚持眨眼，可使视力延缓衰退。其次，在室内可在 4 米以内看着窗角眨眼，反复多次；在室外则可凝视远处，有目的地观察某一景物。

④鼻部

每天用双手大拇指按摩鼻翼两次，每次 50 下左右，坚持不懈，可防感冒。即使发生感冒，在程度上亦较轻。

⑤口腔

老年人消化能力弱，所以要重视保护牙齿，每天早晚各刷牙一次，每天上下叩齿 15 次左右；还有如传统的用舌舔腭吞咽津液等法，适当采用。这对促进食欲，增强消化功能可起到一定作用。

⑥耳部

每天用左手绕过头顶，握住右耳提拉 14 下，然后用右手以同样方法提拉左耳 14 下，早晚各 1 次。闲坐时则可以手按摩耳轮，用食指和拇指贴耳廓内、外层，相对揉捏，久之可补肾气，保持听力。

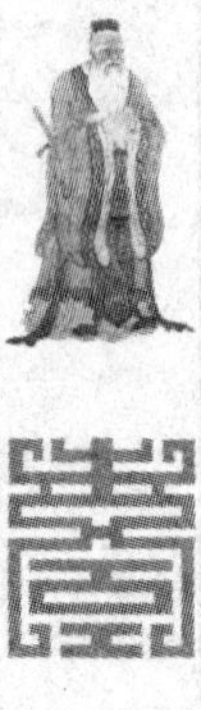

○运动纠正心理缺陷

体育心理学研究证明,进行体育锻炼需要较高的自我控制能力,坚定的信心、坚韧刚毅的意志等心理素质做基础。因此,有针对性地进行体育锻炼,是纠正心理缺陷、培养健全人格的有效训练方法。

①孤独、怪僻

假如你觉得自己不大合群,不习惯与同伴交往,应选择足球、篮球、排球以及接力跑、拔河等集体项目。坚持参加这些集体项目的锻炼,会帮助你慢慢地改变孤僻的习性,逐步适应于同伴的交往,并热爱集体。

②腼腆、胆怯

如果你感到胆子小,做事怕风险,容易脸红,怕难为情,那你应多参加游泳、溜冰、滑雪、拳击、摔跤、单双杠、跳马、平衡木等项目活动。这些活动可以帮助你不断地克服害怕、摔倒、跌痛等各种胆怯心理。

③优柔寡断

如果你觉得自己在处理事情时常犯犹豫不决、不够果断的毛病,就多参加乒乓球、网球、羽毛球、拳击、跨栏、跳高、跳远、击剑等体育活动。在进行这些运动项目时,任何犹豫、徘徊都将贻误良机、遭到失败,久练能帮助你增强果断的个性。

④急躁、易怒

倘若你发现自己遇事容易急躁,感情容易冲动,应多参加下棋、打太极拳、慢跑、长距离的步行及游泳和骑自行车、射击等缓慢、持久的项目。这些体育活动能帮助你调节神经活动,增强自我控制能力,稳定情绪,使容易急躁、冲动的弱点得到改善。

⑤缺乏信心

如果你感到自己做事没有信心,老是担心完不成任务,就选择一些简单、易做的如跳绳、俯卧撑、广播操、跑步等体育项目。坚持锻炼一个时期,信心会逐步得到增强。

⑥遇事紧张

假使你感到自己遇到重要的事情容易紧张、失常(如考试),应多参加公开的激烈的体育比赛,特别是足球、篮球、排球等项目。若能经常在这种激烈的场合中接受考验,遇事就不会惊慌失措,从而给学习、工作带来益处。

⑦自负、逞强

倘若你发觉自己有好逞强、易自负的短处,可选择一些难度较大、动作复杂的技巧,如跳水、体操、马拉松、艺术体操等体育项目,也可找一些实力水平超过自己的对手下棋、打乒乓球或羽毛球等,以不断地提醒自己"山外有山",万万不能自负、骄傲。

体育锻炼作为心理纠正训练内容,不是一般运动训练和娱乐游戏活动,要达到心理转化目的,必须有一定的强度、质量和时间要求。每次锻炼时间在30分钟左右,运动量从小到大,循序渐进,3个月为一周期,约进行两个周期。要注意运动的适应症和禁忌症,同时要防止发生意外事故。

○健身运动要四合三忌

生活质量的提高,人们对运动健身越来越重视,可运动并非都可以健身,运动不当也可能对身不利。因此,要想达到健身的目的,运动时一定要注意以下"四合三忌"即:合于四时、世俗,并与自己的性情、体质相符,忌刻板、偏执和过度。

1. 合于四时

人与自然是一个息息相通的整体,人要做到祛病延年就必须顺应春生、夏长、秋收、冬藏的四季变化规律。人必须根据四时的变化适时地调整自己的健身方式和生活节律。

2. 合于世俗

人不可能脱离现实存在，必须顺应世俗，只有做到这一点，才能处理好各种社会关系，从而使自己精神舒畅、心理健康。

3. 合于性情

由于每个人的先天因素和后天环境不同，所以每个人都有自己独特的动力性心理特征。一个人只有把握住自己的特点和优点，根据自己的性情发展趋势，正确培养自己的人格，才能使自己拥有良好的气质，使自己的心理和生活得以健康的发展。

4. 合于体质

生命在于运动，但是超出自己体质限度的运动仍然会危及人的健康和生命，就如心脏病患者不能参加紧张激烈的比赛，高度近视不能参加跳水运动一样，一旦运动超出了自己的生理负荷，运动就成了一种伤害，所以一个人的健身运动必须要符合自己的生理能力。

5. 忌刻板

任何一种健身运动，任何一项强度要求，它的适应范围都是有一定限度的，这就如同让一个马拉松运动员去跑100米，让一个久病新愈的人去跳一小时迪斯科一样，对于他们来说，这些运动都不能称为健身。所以，在锻炼时要根据自己个体的差异灵活掌握，才能事半功倍。

6. 忌偏执

情志健身、药食健身、运动健身，无论哪一项都是有益的，但是若过分偏执某一项而忽视其它，则往往不能做到全面健身。情志健身可以保证人的心理健康，药食健身可以保证人的营养健康，运动健身可以保证人的生理健康，三者只有有机结合起来，才能称得上一个完整的健身结构。

7. 忌过度

物极必反，任何事情都有一个度，健身也是如此。情志过分会造成七情内伤，进补过分会产生补品综合征，运动过分会造成运动伤害。所以，一个人要做到合理健身，就必须把握这个度，做到合理自然。

### ○运动讲点儿心理学

美国加利福尼亚大学医学博士赫伯特认为，运动中的情绪会对锻炼效果产生明显的影响。如果运动讲究点儿心理学，锻炼就会起到事半功倍的效果。一般而言，要从以下几点做起：

酝酿积极情绪。提高参加运动的自觉性，并且在运动前有一种跃跃欲试的情绪。

尽力使锻炼变得轻松。可在运动前听听音乐，找情投意合的亲人和朋友一起参加锻炼，在运动中互相鼓励，共同创造欢快的气氛。

选择感兴趣的运动。尽力使运动与娱乐相结合，注意多参加一些“轻体育”，如爬山、划船、钓鱼、郊游、跳舞、滑冰等。

不断调整心理。掌握几种心理调节方法，学会能自如地控制自己的情绪、心境、意志。如在运动之前照一照镜子，整理一下头发、衣领，看着自己的面容，让精神振奋起来。

### ○运动中发生晕厥怎么办

几天前，韩大妈在晨练中突然晕倒，周围的人都不知所措。幸亏急救车及时赶到，才没有发生更严重的情况。医生诊断后说，这种现象是运动性晕厥。

那么，什么是运动性晕厥呢？运动医学专家指出，运动性晕厥是一种与运动相关的、突然发生的意识短暂丧失状态，是由于大脑一过性广泛供血不足所造成的。这种晕厥可以毫无先兆性地发生，也可以伴有身体发软、两眼发黑、呼吸困难、心慌、面色苍白、出冷汗等先兆症状。发作时间一般几分钟，可自行恢复。产生运动性晕厥的原因很多，如运动过于剧烈、时间过长、突然增大运动量、长时间处于蹲位后突



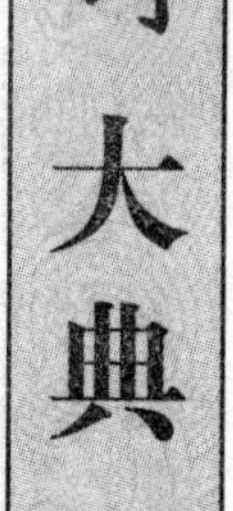

然站立、剧烈运动后突然停止不动、呼吸节律不均匀、头部转动过度等。

预防及紧急处理运动性晕厥，主要应从以下几个方面做起：

①一定不要忽视基础疾病的治疗，要及时向有关医生报告运动中出现的异常情况。

②要控制运动量和运动时间。

③要避免运动中的错误做法，如久蹲后突然站起、剧烈运动后突然停止、憋气、头部过度转动等。

④在出现晕厥先兆症状时，应立即平卧，避免摔伤等意外发生。

⑤急救处理。如果发现周围有人晕厥，要立即使其平卧，将双下肢抬高约30度，头部放低约15度，松开衣领，注意保暖与通风；如果发现晕厥者已经摔到，要注意不要随便搬动；一旦发现其呼吸停止，应做口对口人工呼吸。在采取上述措施的同时，立即拨打急救电话。在其意识没有恢复以前，不要服用任何东西，以免误吸；在意识恢复后，可以给糖水、热茶等饮料，以便促其恢复，待情况稳定后由旁人护送至医院做进一步检查。尤其是第一次发生晕厥者，更应做全面检查，以排除可能存在的器质性病变。

### ○警惕健身异常感觉

自我感觉是有生命机体的自然反应，也是人身体变化的信号。自我感觉分为正常感觉和异常感觉。正常感觉常有渴、饿、困、乏、冷、热、胀、痛、麻等，这些感觉可随着条件的改变而消除。在健身活动中，当发现有异常感觉时，应暂停活动，就医诊断处理或咨询专家。

在健身活动中应注意如下异常感觉：

1. 头晕

在健身活动中，除开始练习某些旋转动作外，都不会出现头晕的感觉。若发生持久或短暂的头晕，则不应勉强活动。尤其是中老年人，应停止活动，就医诊疗，特别要侧重于心血管系统和颈椎方面检查。

2. 头痛

在一切体育活动中或活动后都不应发生头痛感。发生头痛时，应停止活动，侧重于神经、心脑血管系统检查。

3. 喘

喘在运动中是一种正常现象，随着运动的不同强度会发生不同程度的喘，经休息可恢复正常，这属正常生理现象。如轻微活动就喘，且休息时间很长还不能恢复，这属异常现象。应停止活动，侧重呼吸系统检查。

4. 渴

运动后常感到口渴，这属正常现象。如喝水多，仍渴而不止，小便过多，这属异常现象，应检查胰腺功能。

5. 饿

运动后食欲增加，属正常生理现象。但若食量骤增且持续，应去内分泌科检查胰腺分泌功能。

6. 厌食

激烈运动后，暂不想吃饭，休息后食欲好，是正常现象。如果长时间不想吃饭而且厌食则属异常。应去检查消化功能。

7. 乏

健身活动后产生疲乏是正常现象，一般在活动后休息15分钟左右应有所恢复，如果持续数日不能恢复，则表明运动量不适应，可减少活动量。如减轻活动量仍感持久疲乏，应检查肝脏和循环系统。

8. 痛

刚开始活动的人，长久停止活动而又恢复活动的人或变换新的活动内容，都会引起某部位肌肉酸痛，属正常现象。虽酸痛，一般不会引起功能障碍。若发生在关节或关节附近疼痛并有关节功能障碍，这就不正常了，应停止运动，检查关节有无生病。同时还要注意麻、肿等异常感觉。

**○晨练学问挺多**

说起晨练，很多人都有这个习惯，从这里起步，新的一天就开始了。可是，你知道吗？晨练的学问多着呢。为此，日前记者采访了北京体育大学教授窦文浩。窦文浩曾任北京市田径裁判委员会委员，多次担任全国及国际比赛总裁判，并曾荣获“国家级优秀裁判”称号。

①晨练适合的体育项目

无论是老年还是中、青年，晨练的项目都应选择动作柔和一些的，尽量避免激烈运动，而且时间不宜过长，一般 1 小时左右即可，这是因为晨练主要是为了使全天的精力充沛，大运动量会使人疲劳，从而达不到晨练的主要目的。适合的项目包括：快步走、慢跑、爬山、少量的球类运动、太极拳、扭秧歌、跳集体舞等。

②晨练该不该吃饭

一段时间以来，人们对于晨练时究竟该不该吃饭这一问题意见不一，各有说法。专家认为，晨练若持续时间在 1 小时以上，应该在晨练前少量进食，休息 40 分钟左右再开始晨练，因为晚上睡眠时胃肠消化排空时间过长，对某些人会造成低血糖，出现头晕症状，这一点，年轻人可能表现不明显，但有心脏病等内脏疾病的中、老年人尤应注意。

③气候、保暖要谨记

有的人认为；晨练时应少穿衣服，这样腺体才能够自由舒展，殊不知这种想法给许多疾病埋下隐患。因为人体是一台精密的“仪器”，若不细心呵护就有可能出现问题。正确的做法是，冬天晨练时最好多穿一点，运动一会儿身体微热时，可脱下外面的衣服，等到运动过后必须马上将衣服穿上，若要等到身体不出汗、凉下来再穿就来不及了，因为人体在疲劳时免疫力会下降，许多感冒就是因此而起。另外，还有一点应该注意，那就是运动后身体出汗，这时最好不要坐石凳，否则容易诱发关节炎。

**○漫漫大雾害健康**

每年秋冬时节，我国很多地区都会出现大雾天气。漫漫大雾严重影响着人们的正常工作、生活和学习，特别是对交通的影响最大。

1952 年 12 月 4 日，一个移动缓慢的高气压滞留在伦敦上空，导致大气湿度增加，风力微弱，污染物难以扩散。前所未见的浓雾弥漫伦敦全城。能见度很低，公共汽车只能艰难地爬行，交通几近瘫痪，警察手持火把在街上执勤。患呼吸道疾病的人数急速递增，而浓雾使救护车根本动弹不得。市内某些地区的能见度曾经降到零，人们连自己的脚都看不到。而在此期间，每天仍有 1000 吨烟尘粒子、2000 吨二氧化碳、140 吨盐酸和 14 吨氯化物被排放到空气中，直到 12 月 10 日大雾才逐渐散去，最后有关部门调查，大雾期间死亡人数比平时多出 4000 多人，大多都是死于呼吸道疾病和心脏病的老人。

雾是近地层中的一种自然常见天气现象。它的形成过程是空气中的水气在悬浮于空气中的悬浮物上凝结成水滴。空气污染较严重时，悬浮颗粒物增加，一些污染物粒子有吸湿性，可以作为凝结核，更利于雾的形成。这些凝结成雾的小水珠中往往溶解或附有来自煤烟微尘、机动车尾气和超标排放污染物的工业微粒，含有酸、碱、盐、胺、苯、酚，以及病原微生物等各种对人体极为有害的成分。如果大雾持续数日，空气中污染物迅速增加，就会对人的健康造成极大危害，诱发多种疾病。

大雾诱发的疾病以呼吸道疾病为主，如鼻炎、气管炎、喉炎、肺炎。原来患有慢性支气管炎、肺炎等疾病的患者病情会加重，甚至出现呼吸衰竭，危及人的生命。此外，还常诱发眼结膜炎和过敏性疾病等。

为此，医学专家建议，秋冬季有雾的早晨最好不到室外活动。因为在晨练运动时，由于体内耗氧量增加，呼吸加深加快，体内的热量增加，需要排汗来散发体热。但是在大雾时，气压低，空气湿度大，汗液不易蒸发，不利于皮肤的散热，并有碍肺泡的气体交换，出现胸闷、憋气、疲劳、头昏、全身不适等供氧不足的情况，诱发高血压、冠心病，使呼吸系统疾病发作，加重和导致脑溢血的发生。城市居民在大雾天气应特别注意做到以下防范措施：①在大雾弥漫的室外行走和劳作应尽量戴口罩。②别在雾天进行室外锻炼。特别是患有呼吸道和心血管疾病的人，年老体弱者更应注意。可改在室内做操，或者推迟时间待雾散尽后再去锻炼。③不要在雾中说笑或吃东西，也不要把蔬菜、食品等吃的东西放在室外，以免被污染。④如果在大雾天感到身体不适，特别是有呼吸道或心血管病史的人，应立即却医院检查治疗，以免使病情加重。⑤要特别注意交通安全，驾车要放慢速度。

虽然大雾对经济建设和人身健康危害极大，但世界闻名的雾都伦敦和我国重庆都在大力治理环境污染。如伦敦颁布《清洁空气法案》；我国大规模改造城市居民的传统炉灶，冬季采取集中供暖；污染大的重工业都被迁到郊区；同时推广高效率、清洁的发电机技术以及使用天然气等。

我国环保部门非常重视对空气污染的处理，相信不久的将来，经过彻底治理，我国的城市也都将变成晴朗透明的天空，大雾危害健康的状况将日渐减少。

**○夏季锻炼须注意**

夏日锻炼后要注意以下几点：

①忌大量饮水

大量饮水会造成水分过多积聚在胃肠，使胃肠闷胀不适；不仅加重胃肠负担和直接妨碍膈肌的活动，影响呼吸，而且还会冲淡胃液，使吸收消化能力减弱，容易引起慢性胃肠炎，破坏身体水平衡。

②忌立即吃冷饮

体育锻炼后，体内大量血液仍留在四肢肌肉中，胃肠道的血管处于收缩状态，血液供应暂时减少。如果运动后立即吃各种冷饮，强烈的冷刺激会使本来处在收缩状态的胃肠更加收缩缺血，极易造成胃肠局部肌肉痉挛而发生腹痛等症状。同时，突然的冷刺激还会使正处于充血状态的咽部和大脑的血管收缩，极易出现头痛和咽喉嘶哑。

③忌“快速冷却”

夏日锻炼后，往往汗流浃背，忌采取“快速冷却”，如马上进入空调房间、吹电风扇等。这是因为运动后，皮下血管明显扩张，血流量增大，这时采取“快速冷却”，会使皮肤血管急剧收缩，毛孔突然关闭，血液循环阻力加大，使已经疲劳的心脏加重负担而得不到休息，同时由于毛孔关闭，排汗停止，散热减少，使热量积聚于体内，不易散发。另外，在满身大汗时，还忌冷水浴，以防感冒或风寒痹痛的发生。

**○运动时不宜穿纯棉服装**

运动时会流汗，这是人人都知道的常识。为了摆脱大量汗水淤积在皮肤表面，不少人认为应该穿着“舒适透气”的纯棉服装。殊不知，纯棉质地的服装只能吸汗并不透气，并不适宜运动时穿着。正确的做法是选择那些透气性相对较好的服装材质，如聚丙烯等。尤其是在运动内衣的选择上，更要注意这一点。

宁夏体育馆的运动指导刘教练告诉记者，选择运动服装的首要标准就是材质，无论外套还是内衣最好都是用能够散发汗水的材料做成，尤其要尽量避免穿纯棉质地的内衣。纯棉内衣吸汗固然不假，但所吸的汗水并不能散发，从而造成湿透的内衣黏附在皮肤上，使得皮肤逐渐变冷，难以保温。在温差相对较大的秋冬季节，穿着纯棉内衣反而更容易在剧烈运动后使人着凉，引发风寒感冒、头痛等症状。而类似聚丙烯这样的材料，可以帮助散湿，有利于保持皮肤干燥清爽。

此外，刘教练还提醒大家，秋冬季节运动时要讲究穿衣“有层次”，简单地说就是不运动时多穿一点，运动时穿薄一点，运动前后注意保暖。最好还能多带一双鞋，避免长时间穿着被汗水浸湿的鞋子。许多人简单地认为，一旦人运动起来，就不会感到寒冷，穿一身运动服也就可以了。但他们不清楚，人体在户外锻炼中产生较多热量的时候仅是中段，一前一后十分容易受到外界温度的影响，如果不注意，很有可能会因为人体温度的剧烈变化而生病。

**○骑车锻炼注意三不宜**

作为一项速度运动，骑自行车本身危险性较大，所以大家在从事这项运动的时候，一定要注意三个不适合。

①三类人不适合

首先，男性不适合将骑自行车当作长期锻炼项目。因为自行车车座窄小，如果男性长时间骑车，睾丸、前列腺等器官受到长时间挤压后会出现缺血、水肿、发炎等状况，从而影响精子的生成以及前列腺液和精液的正常分泌，严重者甚至可能导致不育。

其次，虽然国内外多项研究表明，自行车运动能够对心血管等疾病的预防有好处，但如果没有医生的指导，不科学的自行车运动会使已经患有高血压的人血压升高，冠心病患者心脏负担加重，疝气患者的严重程度加深，脑震荡后遗症患者和癫痫病患者也容易出现意外摔倒的情况，所以患有这五类疾病的人也不适合经常从事这项运动。

最后，青少年正处于生长发育阶段，骨质柔软，如果为追求时髦而选用车把较低的自行车进行锻炼，时间长了就会影响脊柱的弯曲度，影响形体发育，所以青少年用自行车锻炼应该注意姿势正确。

②马路上锻炼不适合

骑车锻炼时不要选择市区马路作为锻炼地点，因为汽车尾气及尘土对运动中的人危害极大。骑自行车时，由于运动量加大，心肺功能增加，如果无法避开废气和尘土，那么被动吸入的有害气体将会随着心肺功能的加强而快速传遍全身，进而毒害到全身脏器。短期内使人感到心里不舒服、干咳；时间长了人会头疼、浑身无力。长年累月在马路上骑车锻炼，被动吸入的废气还可能引发肺部疾病。

另外，处在生理周期中的女性，因为身体抵抗力较弱，所以不适合在污染严重的马路上从事这项运动。夏季日晒强烈，容易中暑，也不适合选择马路作为活动地点。

③装备不齐不适合

因为头盔能有效降低摔下车时发生脑震荡的几率，所以美国保险条例中规定骑车必须戴头盔，否则发生意外不予赔偿。但在我国，骑车者很少能注意到这一点。

除此以外，骑车时常用的护具还有护膝、护踝、护肘和护腕，可以防止行车中发生扭伤、挫伤等。如果把骑车当作运动来做，那么这些保护器具一定要配全。

**○如何消除运动后的疲劳**

许多人在剧烈健身运动后常有肌肉发胀、关节酸痛、精神疲乏之感。为了尽快解除疲劳，就买些鸡、鱼、肉、蛋等大吃一顿，以为这样可补充营养，满足身体需要。其实，此时食用这些食品不但不利于解除疲劳，反而对身体有不良影响。

人类的食物可分为酸性食物和碱性食物。判断食物的酸碱性，并非根据人们的味觉，也不是根据食物溶于水中的化学性，而是根据食物进入人体后所生成的最终

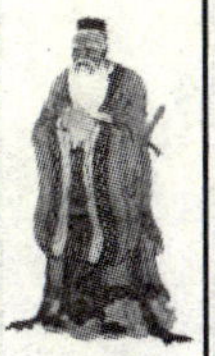

代谢物的酸碱性而定。酸性食物通常含有丰富的蛋白质、脂肪和糖类，含有成酸元素较多，在体内代谢后形成酸性物质，可降低血液、体内的 pH 值；蔬菜、水果等含有 K、Na、Ca、Mg 等元素，在体内代谢后生成碱性物质，能阻止血液向酸性方面变化。所以，酸性的水果都为碱性食物而不是酸性食物。鸡、鱼、肉、蛋、糖等味虽不酸但却是酸性食物。

英国一位病理学家经过长期研究指出：只有体液呈弱碱性，才能保持人体健康。正常人的体液呈弱碱性。人在健身运动后感到肌肉、关节酸胀和精神疲乏，其主要原因是体内的糖、脂肪、蛋白质被大量分解，在分解过程中产生乳酸、磷酸等酸性物质，这些酸性物质刺激人体组织器官，使人感到肌肉、关节酸胀和精神疲乏，此时若单纯食用富含酸性物质的肉、蛋、鱼等，会使体液更加酸性化，不利于疲劳的解除。而食用蔬菜、甘薯、柑橘、苹果之类的水果，由于它们的成碱作用，可以消除体内过剩的一般酸，降低尿的酸度，增加尿酸的溶解度，减少酸在膀胱中形成结石的可能。

所以，人在健身运动后，应多吃些碱性的食物，如水果、蔬菜、豆制品等，以保持体内酸碱度的基本平衡，保持人体健康，尽快消除运动带来的疲劳。

**○光脚穿运动鞋有损健康**

北京中医医院皮肤科的娄卫海大夫告诫说，夏天长期把脚捂在透气性差的运动鞋中，会严重影响脚部局部皮肤的散热功能和排汗功能。双脚被憋在鞋中，不能正常地与流通的空气接触，局部的汗液不能被及时地蒸发掉，这样双脚总是处在一个潮湿的环境里，时间一长就很可能引起汗疱疹和湿疹；而且汗液如果不能被及时蒸发，就会浸渍皮肤使皮肤的防护功能下降，使人有可能患上感染性皮肤病，如足癣、丹毒，如果不能及时治疗，让细菌在脚部皮肤上滋生，还会进一步引起病毒性的皮肤病。

长光脚穿运动鞋不好。有的人觉得穿着袜子穿运动鞋憋得慌，索性就光脚穿，对此，娄大夫说，与其光脚穿运动鞋还不如干脆就穿凉鞋，如果必须要穿运动鞋时最好穿上袜子。袜子本身具有吸汗、防摩擦的作用，如果光脚穿运动鞋就会使鞋里更加潮湿，而且还可能损伤皮肤。有的人因为光脚穿运动鞋把脚磨出了血泡，如果血泡被磨破还有伤口感染的可能性，那就更麻烦了。此外，一些皮肤对皮革或橡胶过敏的人，更不能光脚穿运动鞋。

平时要把双脚保养好。娄大夫建议说，夏天最好还是选择那种轻薄、柔软、透气性好的休闲鞋，当然凉鞋也是很好的选择。如果由于工作原因必须穿运动鞋或皮鞋等透气性差的鞋，就应该在方便的时候给脚透透气，每天晚上睡觉前一定要洗脚，平时袜子要勤洗勤换，鞋最好多准备几双交替着穿，汗脚的人在穿鞋之前可以给脚扑一些痱子粉。

## 六、运动养生与心理健康

心理健康是国内心理学非常活跃的领域。美国学者从近 400 年间出现的 301 位伟人中发现，他们不仅智力超群，更重要的是在青年时代就有与众不同的优良性格。如自信、乐观、进取，以及坚忍不拔的意志等非智力因素。性格是后天形成的，有些是先天遗传的。性格是为人处事的综合反映。体育运动可以使自我意识不断发展并趋于稳定，从而实现自我完善。在体育活动时的人际交往，运动实践中的磨炼，也可拓宽视野，增长才智，树立正确的价值观、人生观。现代“奥林匹克之父”顾拜旦，在《体育颂》中曾满腔热情地歌颂道：“体育是勇气，是乐趣，它能使人内心充满欢喜、思路开阔、条理更清晰，可使忧伤的人散心解闷，可使快乐的人生活更加甜蜜。”因

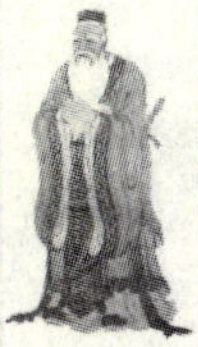

此，体育运动对人的心理健康有不可低估的作用。

## （一）影响心理健康的因素

人的心理活动是一个极为复杂的动态过程，很多人简单地把心理分为健康与不健康两种，其实心理状态是一个极为复杂的动态过程，具有连续性，如潮水起落，一般人总会间歇性出现心理不健康状态。经济压力、情感受挫、理想与现实的差距等都会引起这种不健康状态。心理状态有时就像人的身体，生大病的次数不多，可小打小闹的感冒、头痛总少不了几回，关键是找到有效的治疗方法，不让小病积成大病。治疗心理不健康有很多方法，体育运动是其中一种。体育运动是一种积极的主动活动过程，可以有效塑造人的行为方式，因此也能促进个体的心理健康。

影响心理健康、造成心理障碍的因素是复杂、多样的，其中最主要的是心理情感、个性特征、社会因素、心理冲突等。

**1. 情感因素**

人的心理活动总是通过人的情感变化而影响内脏器官的活动。积极、愉快的情感对人的生活起着良好的作用，有助于发挥机体的潜能，提高工作效率，增进人体健康。而低落的、消极的情感对身心疾病的发生、发展过程起着助推作用。因此，良好的情绪是心理健康的重要保证。

**2. 个性特征**

每个人都有自己独特的个性特征，但个性与心理健康有着非常明显的影响。这是因为人们总是根据自己的个性特点，对致病原因及已形成的疾病作出反应。研究表明，各种精神疾病，特别是神经官能症，往往都有特殊人格特征。美国学者弗里曼（Freeman）研究发现，多数心脏病人都具有“A 型性格”。有人还发现癌症患者具有所谓“亚稳定个性”，即：以抑制倾向为特征的个性特点。因此，培养和完善健全的人格是预防和减少心理障碍或精神疾病的一项重要措施。

**3. 社会因素**

工作压力、家庭压力、社会压力等，会使身体产生精神高度紧张，心跳加快、呼吸急促、体温升高、身体出汗、烦躁不安等，若长期下去，人们会产生失眠、精力不集中、疲劳、反应迟钝、消瘦，在个别人身上还可能出现皮肤病（如神经性皮炎、荨麻疹、牛皮癣），或者有腹泻、消化不良、脱发、头痛、口腔溃疡、阳痿、痛经等病发生。

德国海德堡大学附属医院的彼得·纳罗特等人经过观测证实，人们在压力情况下，血液中会出现肾上腺素浓度升高现象，长期处于这种情况会对机体造成不良影响；压力还会激发人体细胞内一种特殊蛋白质的活性，从而引起一些炎症，并对人体内一些正常代谢过程起阻碍作用，以致损害健康。科学家指出，心理压力造成激素变化会引起链式反应，并导致细胞核中分子变化，严重的会导致癌症、溃疡、抑郁症等疾病的发生。

**4. 心理冲突**

心理冲突是人们面对难以抉择的处境而产生的心理矛盾状态。由于心理冲突往往会带来个体适应的困难，因而，在多数情况下都会对个体的身心健康和工作产生不良的影响。尤其是当冲突长期得不到缓解时，便会产生紧张和焦虑的情绪，严重的还可能导致愤怒情绪，出现血压升高、心跳加快，还可能在短时间内使人突发中风、心绞痛、心肌梗塞等疾病。

此外，不同的社会文化对人的心理健康也有重大影响。文化精神病学的研究表明，不同文化（科学、教育、宗教、风俗、传统文化、社会习惯等）中精神病的发病率与临床表现形式都存在明显的差异。比如，在发展中国家，狂躁或抑郁性精神病较少见，而在发达国家，抑郁症却是颇为常见的病症。

## （二）运动养生与心理健康

运动养生的目的是维护健康或促进健康。在欧美发达国家，关于体育活动与心理健康的关系已有不少研究，结论较为一致，认为体育活动能促进身心健康。其中德国在 1991 年从出版物中收集的 73 个研究，30% 是实验研究，其余是准实验研究或相关研究。在体育运动中，对心理健康与体育运动关系的研究已形成共识，即大多数处于发展中的人存在心理健康问题，体育运动水平与心理健康相辅相成。作为一个身心统一体的人，其身体素质健康与否，必然会对心理健康产生影响，包括认知、情感、意志、个性等。正常的智力水平是人们从事各种活动最基本的心理条件，观察能力、记忆能力、思维能力、想象能力和操作能力是智力的主要组成因素。为此，在运动养生过程中，抓住生理、心理的相互作用、规律，利用健康心理保证健身效果的同时，又以运动来调节心理状态，促进心理健康。

### ○运动能培养良好的情感、意志

（1）情感

情感是一种高级的复杂的心理活动，属于意向过程，是人的意识倾向的表现。人有的时候可以喜上眉梢，有的时候可以大发雷霆、流泪、激动、面红耳赤、面色苍白，这些都是情感的表现。情感来自大脑。当人喜笑颜开时，大脑会释放一种类似天然鸦片的多态物质——内啡肽。长期运动锻炼的人，运动后往往有一种轻松愉悦的感觉，这就是运动促进了内啡肽分泌的缘故。天天运动已形成了生物钟，如果有一天不去运动了，就有无精打采的感觉，其实就是内啡肽分泌较少的原因。

那么支配情感的物质是什么呢？现已知能支配情感的化学物质多达十几种激素：如内啡肽、苯乙胺、多巴胺、多巴宁、黄体酮、安多芬、5－羟色胺等。

①内啡肽是人脑内生成的小分子物质，与吗啡性质相似，当它和脑中蛋白质分子结合时，就会产生一种促使大脑兴奋的化学物质，这种物质使大脑处于兴奋状态，帮助人解除疲劳，减轻疼痛。

②苯乙胺又名爱意激素，能引发人们产生爱意和性欲，使周身暖洋洋的，血压升高、出汗、唾液增加，这是一种发自内心、荡气回肠的感觉，充盈身心。

③安多芬是一种天然的止痛剂，正是在它的作用下，人们才会感到安全、宁静、温馨，一旦失恋或丧偶，人就会感到无比的气愤或悲痛。

④多巴胺能兴奋心脏、增强心肌收缩率、加快心律等。

⑤5－羟色胺可称得上幸福激素，它能使人更加放松、平和。

体育运动是一种高级情感的产物，许多强烈的感情发生在运动的一瞬间。可以说，体育运动是感情的发生器，它丰富着人类的情感宝库。每次活动可以使机体产生极大的舒适感和愉悦感。比如与多人一起练习时，可以得到团体的信任感、依托感；家庭成员一起锻炼时，可以享受天伦之乐的亲情感、祥和感；在休闲娱乐的运动中，似乎把紧张和精神压力全都驱除了出去，你可以享受无比快乐感。经常运动的人不仅能感受到运动技术的力量感、美感、节奏感和韵律感，而且还能陶冶情操，开阔心胸，形成豁达、乐观、开朗的良好心境。有人发现：用 1/2 的体力跑步 1 小时，每周 3 次，可以解除焦虑和抑郁。有更多的人在体育运动后睡眠更好，精力更充沛。参加运动，使人们追求着积极向上的生活体验，可以说，体育运动具有充实现代人高级情感生活的功能。

（2）意志

所谓意志，就是在实现目标的过程中有意识地支配自己的行动，从而产生锲而不舍的心理体验和心理过程。行动的自觉性和果断性是意志健康的重要标志。人们为了达到目的,也就是说把“观念”变为现实,就需要心理的参与,最重要的是意志,目标是意志的方向,意志是目标的守护神。意志的基本心理过程是:目标——决心——信心——恒心。所有有惊人成就的人,在他们的意志行动中,所表现出来的稳定、鲜明的心理特征就是意志品质,主要表现在:自觉性、果断性、坚持性、自制性等。比如:曹雪芹写《红楼梦》用了10年的时间;司马迁写《史记》用了15年的时间;李时珍写《本草纲目》用了27年的时间;徐霞客写《徐霞客游记》花了34年的时间;达尔文写《物种起源》用了20年的时间;哥白尼写《天体运行论》用了36年的时间;托尔斯泰写《战争与和平》用了37年的时间;马克思写《资本论》用了40年的时间;歌德写《浮士德》花了60年的时间。

运动心理学研究证明,各项体育活动都需要较高的自我控制能力、坚定的信心、勇敢果断和坚韧刚毅的意志、性格等心理品质作为基础。参加体育活动,既是对身体的锻炼,更是对意志的考验。向困难挑战、坚持不懈、锲而不舍、勇于拼搏,是体育精神的充分体现。很多运动项目具有艰苦、疲劳、激烈、紧张对抗以及竞争性强的特点。在参加体育锻炼时,总是伴随着强烈的情绪体验和明显的意志努力。

因此,运动养生过程也是意志品质的锻炼过程,它的目标是追求理想的健康水平,不仅要有坚持运动的决心,还要有信心和恒心,这一养生过程不仅有助于培养人们的勇敢顽强、吃苦耐劳、坚持不懈、克服困难的思想作风,还有助于培养团结友爱、集体主义和爱国主义精神,更有助于培养机智灵活、沉着果断、谦虚谨慎等意志品质和保持积极健康向上的心理状态。

**○运动养生能培养合作与竞争意识**

也许有人会问:养生与竞争意识是否相矛盾?其实并不矛盾。社会是一个竞争的社会,尤其是市场经济的推进,竞争尤为突出,“优胜劣汰”已成为社会的发展趋势。运动养生首先是适应社会前提下的养生。培养自己的合作意识、竞争意识是必不可少的内容。合作与竞争是现代社会对人才的要求,特别是青少年、学生,这是他们终身奋斗的重要方面。

体育运动是在统一规则的要求下,使双方在对等的条件下进行体能和心理等方面的较量。竞赛活动是培养青年学生良好心理素质的有效途径:体育竞赛(包括竞技体育)这一特殊的身体活动形式,采用公开的、共同认可的方式和规则,以相互间身体运动能力(包括智力)优劣比较的形式进行挑战极限、超越自我的竞争活动,使青年学生自觉按照真、善、美的尺度,他律为自律,从而在满足精神需要的过程中,体验生命存在的价值、生命延续的价值和超越生命的价值,并不断满足青年人强身、交往、竞争和发展的需要。体育竞赛永远伴随着成功与失败,可以使青年人承受挫折与失败的能力得到锻炼,克服困难、不屈不挠等良好意志品质得到增强。这有利于培养青年人纪律性与自制力、公平竞争与创新意识以及团结协作与开拓进取的精神。

**○参加运动促进人际关系**

人际关系反映着人与人之间的心理距离。人际关系的好坏,也影响到人们的健康。我国著名的医学心理学家丁肇中教授指出:“人类的心理适应,最主要的就是对于人际关系的适应,所以,人类的心理病态,主要是由于人际关系的失调而来。”良好的人际关系和人际关系的氛围,有利于人们的身心健康,不良的人际关系会形成社会压力,摧残人的健康,许多疾病往往发端于不良的人际关系。在处理人际关系时,不良的心态,如猜疑、嫉妒、憎恨、报复等都是心理不健康的表现。一般来说,在人际关系交往中,出现一些困难是难免的,但如果个体的人际关系严重失调,人际交往时常受阻,则表明个体存在着某些不良的心理品质。常见的有自我封闭、自卑、害羞、嫉妒、自我为中心等。



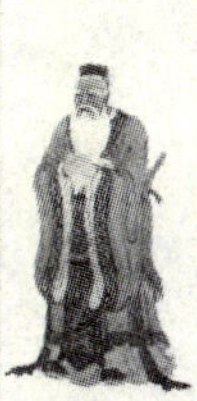

体育运动能促进个人行为的协调。从社会文化的视角来看，体育游戏、体育运动实质上是社会生活的一种模拟，所表现出来的体育精神也是现代社会精神的缩影。比如打排球、乒乓球、羽毛球等，一个人是打不起来的，必须要两人以上才能玩起来，更需要有同伴意识才能达到相互配合，这种同伴意识就是知道同伴需要什么样的球，只有送给让同伴接得很舒服的球，回球效果才会更好，两人有了相互配合的意识，才有共同提高球技的机会。如果只想自己不想他人（比赛除外），刁难对方或总让对方捡球，两人的情感很难融洽。所以，我们经常发现：经常打球的人合作意识、团队精神比练习田径的人要强。在体育运动中，人们交往与互动，他人意识的培养与建立，增进了友谊、情感，融洽了关系，从而个人心理得到磨炼，人际关系也得到良好发展。

**○保健气功对心理的特殊作用**

中国保健气功蕴藏着丰富的心理学思想，特别是蕴藏着丰富的健康心理学思想和医学心理学思想。这些宝贵的医学心理学思想，是建立与发展具有良好的心理与道德的基础。

保健气功扎根于中国古文化的沃土之中，道家的哲学、儒家伦理学、佛家“禅学”以及中国医学为其理论基础。比如以“易”为代表的中国古文明，以观物、取象、思辩、演绎而使“太极”“八卦”模式化，进而将模式泛化。气功保健是这种模式泛化与升华、运用的产物。道家崇尚自然，师法自然，主张天人合一，强调清静无为，以摄取自然之精华来补养自己，而师法自然不局限于表面的借鉴，而在于意识的吸收与心灵的加工，由此能建立人与外界环境、与社会环境的高度和谐统一的整体观。儒家倡导“仁”“爱”“礼”“让”“中庸”“谦和”的理论观念，这种注重人品的净化和人格思想的升华，直接影响自己的心灵。气功的真谛在于修炼人的本性，使人返璞归真，达到一种超然无为的思想境界。

## 七、运动养生与脑健康

恩格斯说：“人脑是生命世界最美丽的花朵。”每个人都有一个大脑，天天使用大脑，但是很多人并不了解它，这是因为大脑不仅是人体中最复杂的器官，也是宇宙中最复杂的组织结构。大脑是人体的神经中枢，人的一切生理活动，如内脏器官的活动、肢体运动感觉的产生、身体的协调以及说话、写字、思维等都是按大脑的指挥中心的指令来进行的。因此，人类一旦找到了开发大脑潜能的办法，就意味着找到了改善自身命运的钥匙。

生命在于运动，运动在于健脑，只有运动才能使人类大脑不断进化、发展、创造各种奇迹！运动可以无限地提高人类征服自然的能力，因为这能力来自于大脑。现代医学的研究也证明，运动是在大脑指挥下进行的肌体活动，同时大脑又接受来自肌肉、关节的神经末梢感受器对刺激的反应信号的输入，所以运动可以调节神经系统活动，增强大脑皮层的兴奋和抑制过程。

### （一）大脑的思维活动

人体组织活动的基础单位是细胞，所以大脑的思维活动也是起始于细胞的活动。大脑神经细胞的活动使信息传递，因而思维活动实质上是一系列的信息传递过程。神经信息在一个神经细胞之内的传递，以动作电位构成的神经冲动为载体。而在神经细胞之间的信息传递，则是由一些称为“神经递质”的化学物质介导的。神经递质是神经细胞接收到神经冲动之后释放出来的，这些递质又使下一个神经细胞产生神经冲动，从而使神经信息从一个神经细胞传到另一个神经细胞。在神经细胞之间，通过神经递质传递神经冲动所携带的神经信息，是一种具有特殊结构的叫做突触的接触点。正是在大脑神经细胞之间存在的这种突出结构，实现着大脑中的化学信息传递，构成了思维活动基础。一个典型的神经细胞可能会有1000～10000个突触，能接受来自大约1000个其他神经细胞的信息。大脑神经细胞之间通过突触的独特结构，高度有序和特异性相互连接，构成了功能完善的复杂的神经网络系统，实现思维活动所需要的神经信息的信息处理。

脑中除了思维神经细胞，还有多种“神经胶质细胞”，思维神经细胞需要各种营养，就靠神经胶质细胞供给。还有一部分神经胶质可清理脑代谢异物及“垃圾”神经元轴突，组成“绿色皮膜”，以此提高各种信号的传递速度。因此，神经递质活动是以大脑中的化学物质为基础的活动。

21世纪人类对物质世界的研究在大的方面已经到了宇宙空间，小的方面已经进入比人的头发丝还要小几百倍的“纳米”领域，同时人类对自然的研究也进一步深化了。对大脑的研究已经到了比较深的程度。美国科学家发现，由于人的大脑存有后备细胞，勤用脑能够使大脑细胞的数量增加，智力水平也会不断提高。这一发现打破了许多科学家的一致认为：动物大脑中脑细胞数量在幼年时期就确定，在以后成长过程中，虽然智力有所提高，这仅仅是细胞之间的联系增强了，但细胞数量不会增加的定论。这项研究表明：动物大脑的细胞数量不是一生下来就确定的，恰恰相反，在成长之前由于大脑储存着一批特殊的脑细胞，如果经常动脑，这些细胞就会活跃起来，从而促进智力活动。科学家还认为，既然人脑的构造是由后天经验而不是先天遗传所决定，那么人并非生下来就注定要成为天才，而应该像爱迪生说的那样，“天才等于百分之一的灵感加上百分之九十九的汗水”。

### （二）人与动物的根本区别

人与动物的根本区别，是人体不仅具有维持生命的生理活动，而且具有高级精神活动，它由意识、思维和心理状态构成。

现代人的大脑是由动物大脑逐渐演化而来的。脑位于颅腔内，由大脑、间脑、中脑、脑桥、延髓和小脑六部分组成。通常把中脑、脑桥、延髓三部分合称为脑干。脑内含有形状不同但互相通连的空腔叫脑室，内含脑脊液。

成年人脑的平均重量为1300克左右。男子平均为1375.3克；女子平均为1305.14克。新生儿脑为455克，至1岁末几乎增加一倍，以后脑重量增长显著降低，到20～25岁脑达到最高重量。不应以脑的绝对重量说明智力的高低，因为现代人的脑部处于同一进化水平，基本在同一正常范围内。

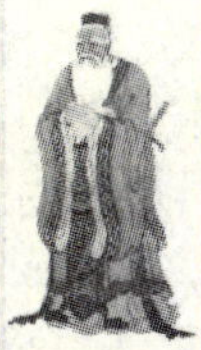

每个人的脑重量虽有个体差异，但与动物相比，人脑的高度发达主要表现在大脑皮质的面积增大，皮质各层细胞的分化程度构筑严密，它是人类高级神经活动的物质基础。

大脑由左右两个大脑半球组成，每个大脑半球表层厚约2毫米，神经细胞的细胞体集中的灰质部分是“大脑皮层”，人的大脑皮层布满了褶皱，有很多下凹的“沟”和隆起的“回”，因而大大增加了大脑皮层的面积，而大脑内部的实体白质部分，则由神经细胞的神经纤维（轴突）组成，其中还有相当数量的绝缘物质，使之具有良好的信息传递功能。如果把大脑皮层摊平，人的大脑皮层的面积大约为1.5平方米，黑猩猩的大脑皮层的面积只有人的1/4；猴子的只有黑猩猩的1/4；而老鼠的只有猴子的1/4，可见大脑皮层才是思维器官，大脑皮层是包括智力在内的一切高级精神活动的物质基础。

脑的发展是人类脱离动物种群的重要“标志”,也是人类聪明才智和征服宇宙的物质基础。脑是人体的高级中枢,现代最新式的电脑也远不能代替人脑的复杂功能。有些科学家认为,人类对大脑的认识还很肤浅,很片面,很单纯,很原始,计算机科学工作者不应等待人类对大脑有足够认识后,再去开发计算机人工智能研究,而应使新的计算机更聪明,使人工智能计算机在开发研究人类大脑奥秘方面作出超过人脑研究的贡献。

### (三)运动对大脑的影响

1998年,科学家发现脑神经元在担负记忆重要任务的大脑海马区出现新生现象。神经元本身虽不会“细胞分裂”,但是神经干细胞可分化出新的神经元。科学家特别提到:适量的体育运动可促进神经干细胞分化出更多新神经元。新神经元可以提高15%的脑记忆功能。尽管新的神经元在脑中担负的任务还在不断的研究中,但运动提高新神经元的出现使科学家已有共识,这一发现为“运动健脑”提供了可靠的理论依据。

科学家还发现:人的大脑皮层的不同区域执行着不同的功能,可以分为感觉区、记忆区、语言区、识字区、运动区等等,在思维过程中,个个分区的功能协同一致,共同工作。比如踢足球、打篮球等活动,看起来似乎极其简单,而支配这些活动,却是由大脑从复杂的信息当中快速作出反应并支配肢体的过程。运动者要把球运好或踢好,同时躲避或突破防守者,还要与同伴合作,把球踢入球门内或投入球篮内,要把运动瞬间所听到、看到、感觉到的各种信息,与大脑中原来储存的知识、经验与当时情况结合起来加以运用。大脑每时每刻得到的感觉、思维、意识,与保存在大脑中的信息瞬间检索,又构成新的感觉和记忆。因此,运动可以使大脑及身体各部位的神经反应迅速、准确,可以适应各种复杂的刺激。

又如,动作能力的发展可以直接反映幼儿智力的发展。我们经常看到,智力低下的孩子往往动作迟缓,动作能力落后于一般孩子。也就是说,动作发育是智力发育的早期表现形式之一。这是由于动作受大脑皮层支配,运动能加强对大脑的刺激,相应的大脑皮层更活跃,并获得更精确的支配能力。因此,幼儿脑的发育、肢体的发育都与运动密切相关。另外,运动还能加快神经纤维髓鞘化,这是神经系统成熟的标志之一,可使神经传导速度更快。

运动对幼儿的大脑有显而易见的功效,对成人、老人的大脑也同样产生不可小觑的作用。人类一切美好的前景和未来,都离不开大脑的进化和发达。科学家和医生建议:适量运动,特别是脑力和体力紧密结合的集体性运动项目,如球类运动、体育游戏、体育舞蹈等,对大脑白质纤维中的投射纤维具有独特的良性影响。这种影响是长时间的总合量的积累,并非一朝一夕可见成效。运动养生对健脑在此处可见一斑。

体育运动可促进脑血循环,改善大脑细胞的氧气和营养供应,延缓中枢神经细胞的衰老过程,提高工作效率。尤其是轻松愉快的运动养生过程,在没有任何压力的情况下,可以缓和神经肌肉的紧张,收到放松镇静的效果,对神经官能症、情绪抑郁、失眠、高血压等,都有良好的治疗作用,正如美国医生怀特所说:“运动是世界上最好的安定剂。”近年来,神经心理学家通过实验已经证明,肌肉紧张与人的情绪状态有密切关系。不愉快的情绪通常和骨骼肌肉及内脏肌肉绷紧的现象同时产生,而体育运动,能使肌肉在一张一弛的条件下逐渐放松,有利于解除肌肉的紧张状态,减少不良情绪的发生。

○运动养生有利于智力发展

智力,一般是指人认识客观事物并运用知识解决实际问题的能力,也是人的心理活动过程中表现出来的观察力、理解力、注意力、概括力、记忆力、想象力、思维力的总和。

体育运动之所以能促进智力的发展,是因为运动时一般心情比较放松、愉悦,到达运动场所运动神经兴奋,注意力集中,观察力、记忆力、想象力、创造力等都很敏锐。如果是参加运动比赛,战术思想必然激发人的逻辑思维和创造思维。而逻辑思维能力和创造思维能力正是智力的核心,所以经常参加体育运动能培养良好的心理品质,促进智力的发展。生理学家巴甫洛夫说:“我毕生热爱脑力劳动和体力劳动,或许更热爱体力劳动,当手脑结合在一起的时候,我就感到愉快,我衷心希望青年们沿着这条唯一能保证人类幸福的道路继续前进。”人要保持正常的智力,就要走巴甫洛夫所说的体力与智力结合、手脑结合、全面发展的幸福之路。特别是对在校学生、教师以及社会科技人员、白领阶层,参加运动养生尤为重要,因为这些人每天的脑力劳动都在 8 小时以上,甚至有些人要达到十几小时以上。国内某知名 IT 公司的一名年仅 27 岁的男员工,到岗仅一个月,就突发脑出血住院治疗。好在公司帮他垫付了大量的医疗费,并在之后采取不断的辅助措施以保证治疗的顺利进行。年轻人患老年病已不罕见。现在年轻人的生活和工作压力越来越大,长期的劳累和经常性的超时工作,容易造成身体机能的紊乱,从而导致各种疾病。尤其是“白领”阶层,几乎每天都面临着新的挑战,工作之余加班加点,主动放弃休息。更有甚者,连饭后的一点点空闲时间也不放过,就算是午休时间,白领们也常将之视为正常的工作时间。如果他们学会保养自己,及时调整心态,随时化解压力,就不会积劳成疾。为此,要提高大脑的功能,必须学会科学用脑,这是因为:

①大脑皮层对人体的各种活动是有分工的,有的区负责脑力活动,有的区负责体力劳动。根据兴奋与抑制过程的相互诱导规律,运动时负责体力活动的部分高度兴奋,加快了负责脑力活动的部分抑制,使之得以休息;运动后由于大脑负责脑力活动的部分的功能得以恢复,从而有助于提高学习效率。清华大学的学生从自己的切身体会中总结了“8－1＞8”的公式,说明每天从 8 小时的学习时间里抽出 1 小时进行体育锻炼后,7 小时的学习效率要大于 8 小时的学习效率,所以说,经常运动可以使脑子更清醒,有助于提高大脑对疲劳的耐受力。

②合理的运动能为大脑提供“能源”。脑的构成主要是大脑细胞,大脑中约有 140 亿个脑细胞,其中 92 亿个就集中在大脑表面层上。脑细胞有接受刺激、传递信息的机能,每个细胞好像一个电子计算机部件。计算机工作需要能源,人脑的工作必须有充足的营养和氧气供给,充足的氧气和营养供给又同人体健康状况有直接关系。合理的体育运动,能为大脑提供“能源”的需要。

③科学地运动可以提高脑细胞反应速度。人的潜力,特别是记忆力,是与大脑皮层的各部所建立的暂时性联系的多少及完备程度密切相关的。经常参加运动的人,视觉、听觉等感觉器官都比较敏锐,大脑神经细胞反应速度,大脑皮层的分析、综合能力也较强。从大脑生理学来说,左脑进行的是合理的伦理、分析思维,右脑是情感和意志的舞台。在培养创造性思维时,左脑的活动是右脑活动的必要前提,在左脑活动的基础上,充分发挥右脑功能,使左右两半脑互相协调、综合运用,这种活动对培养创造性直观想象力是有利的。人的大脑中有很大一部分潜力未曾加以利用,特别是右脑。体育运动是形象的,所以它能开发右脑的潜力;在运动中,人要作快速的判断、推理的逻辑思维,所以,体育活动也十分有利于开发右脑的潜力。

健全的精神来源于健康的身体。科学家的实验表明,经常运动的老鼠比不运动的老鼠的大脑皮层厚,而且脑细胞的树突多。人的发展也证明,运动锻炼能为人们

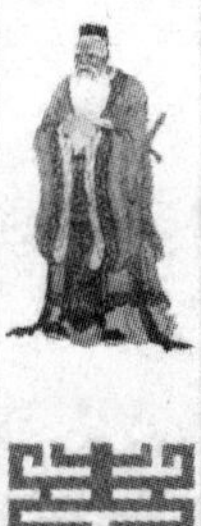

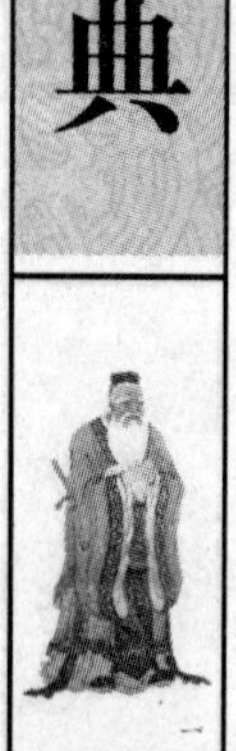

学习提供充沛的体力和精力，为智力发展创造良好的物质基础。有些人担心参加体育运动会耽误学习、工作时间，影响学习效果。这是一种急功近利、目光短浅的想法，运动产生的效果恰恰相反。

○运动养生可扩大记忆容量

人的大脑有一千亿个神经细胞，每时每刻都在进行着繁忙的工作，也在进行复杂的化学反应。人有惊人的记忆，全是大脑的“功劳”。人脑能在1秒钟内发生10万多种化学反应，既需要大量的氧气和营养物质，同时又要有大量二氧化碳或废弃物的产生，氧气由大量的血液输送，二氧化碳也需要血液输出。大脑的重量仅占体重的2%，而氧的消耗量却占全身的20%以上，20%的氧当然须有20%的血液来供应。如果人总处于坐姿，有人很习惯长时间翘二郎腿而坐，下肢静脉的血液回流心脏受阻，这样，就会造成体循环速度减慢，大脑供血不足直接影响大脑的工作效率，长此以往，大脑的记忆功能也就会降低，这是大脑记忆力降低的一个重要原因。

另外，经科学家测试，从28岁开始，人的记忆力有所下降，到55岁，人对姓名同容貌的联系，或者记忆新的电话号码，甚至日常生活的记忆能力在不知不觉中已丧失掉了20%。人到中年，几乎每个人都会因忘却事或物而犯过几次反常的小差错。近些年来，关于大脑记忆功能及特点已引起有关专家的研究兴趣，经大量资料研究表明，人类储存和获取信息的能力，并不像神经病学专家曾经认为的那样，“向沙漏里的沙子一样，在逐渐减少”。相反，新成果表明，如果在正确方式的锻炼和刺激下，几乎任何年龄的大脑都能开发出新的记忆领域，并不断地产生储存新信息的特殊途径。

人脑像一台极其庞大复杂的电子计算机，每个神经元相当于计算机的开关元件，它有1000~10000个轴突，每个轴突又能像计算机开关元件那样应答“是”或“否”的各类问题。人脑应答问题的最大信息量可达100多亿位数字。由此可见，人脑的记忆容量是无限的。

那么，为什么随年龄增大记忆力会自然减退呢？

原来脑细胞没有减少，脑结构也未发生变化，减弱的是脑细胞传递和接收信息的速度能力随年龄增长而降低。美国加利福尼亚大学的科学家对大脑与生长过程进行了多次实验，其中一个有趣的实验是这样的：把12只年龄为766天（相当于人75岁年龄）的老鼠放进一个“丰富多彩”的特别环境里，让它们活到904天的年龄。这个特别环境是一个面积约为0.28平方米的笼子，里面给老鼠提供了包括迷宫、梯子和车轮等种类繁多的玩具。12只老鼠在这种有刺激性的环境里住了138天之后，大脑皮质的厚度有所增加，说明大脑神经细胞的尺度和活动力增大，脑神经细胞的轴突末端长得更长了。从而使得整个大脑的轴突末端的总面积得到扩大，能允许外界更多的信息进入大脑；脑神经细胞的活动能力有所增加，扩大了记忆容量。12只老鼠在这个“丰富多彩”环境的刺激下提高了智能，学会了怎样找到走出迷宫的道路。

科学家们认为，不论在什么年龄，人类的大脑神经细胞都能在参加各种动脑动手的活动环境（如打球、健身操、交际舞、太极拳、登山等）中受到良性刺激，得到发展。两个脑半球如果能同时得到“训练”的话，整个大脑至少可以发挥75%的功能。还有实验表明，运动过后，脑组织中的核糖核酸会增加10%~12%，核糖核酸能促进脑垂体分泌神经激素多肽组成的新蛋白质分子，这种物质对促进人的思维和智力大有益处。特别是经常坚持运动的人，除了能精力旺盛、动作敏捷外，还能使脑干中的网状结构得到改善和加强，使延髓功能保持活力。

有人把记忆力差归于父母遗传基因或年纪大了，其实很大因素是自己对大脑知识的缺乏和没有采取有效的健脑措施。美国科学家爱因斯坦除了致力于科研之外，还有包括拉小提琴在内的许多爱好，使两个半脑的“训练”得到平衡，因此到了老年还能广闻博记，脑子相当好使。德国的哲学家、天文学家康德的健脑秘诀是：不要吝惜自己，不要游手好闲，以免使自己变得大脑呆滞、体弱无力；伏尔泰保持大脑、身心健康的内容有跑步、击剑、游泳、爬山等；毛泽东终身喜欢游泳，调剂劳累的方式之一就是能到大江大海中畅游一番或躺在水面上睡一觉；美国总统乔治·布什最喜欢跑步。布什向人们透露这样一个秘密：“我的‘空军一号’座机上就有一个跑步机，从中国回来的时候，我就是在座机上跑步回来的。”布什说：他每周至少跑步五六次，“跑步让我受益良多，首先跑步有助于睡眠，再者，跑步可以磨炼我的意志，跑步还能让劳累一天的身心得到放松，让精神得到振作。”另外，我们熟知的恩格斯、富兰克林、大仲马、雨果等，古今中外世界上著名的政治家、哲学家、科学家、文化名人、风云人物等，无一不是在工作之余与体育运动紧密相连，与体育运动息息相关。

**○保健气功对神经系统的作用**

(1)“静”养对神经系统的作用

“静”养是指东方传统养生文化中一种特殊的养生方法，也是指气功状态下的养生方法。气功态时，大脑皮层处于一种独特的功能状态。有学者认为，气功态下大脑处于“清醒的低代谢状态相吻合的主动性内抑制状态”，但确切的意义尚待进一步探讨。结合练功时肌肉时值延长、皮肤电位降低等变化，提示大脑皮层趋向于主动性内抑制状态。航天医学研究所的梅磊教授等人对9名气功训练有素者进行了脑电波功率谱分析，结果发现：

①进入气功态时，额区出现能量集中的α波峰，枕区波反而不明显，与正常人闭目休息相比，额——枕关系明显逆转，而且练功时间越久，额区α波峰位越大，最大峰值达 $150uv^2/sec$ 以上。

②进入气功态时，额区α波中心频率左移(向低频移动)，练功时间长者左移明显，最低达7.5周，额区还有6周间隔的多次谐波出现，额区和枕部之间也可以出现共振峰。

③初步发现“发功”过程中，脑电波变化与一般气功态不尽相同，脑电波出现同步之间的跃迁现象。进一步观察发现，当机体处于这种状态时，一方面对于外界劣性刺激具有某种程度的保护作用，另一方面各种条件反射易于建立，综合功能增强，心身工作效能增强，从而说明练功促进大脑皮层的有序化；加强和改善了大脑皮层兴奋和抑制过程的转化能力和稳定性，有利于调整高级神经活动。因此，气功对神经紧张、紊乱、神经衰弱、溃疡病、高血压等病症有良好的功效。

(2)保健气功对植物神经系统的作用

根据植物神经解剖特点和生理功能，将支配内脏的传出神经分为交感神经系统和副交感神经系统。正常情况下，当交感神经兴奋占优势时，表现为心率增快、血压增高、胃肠蠕动分泌减弱等；当副交感神经兴奋占优势时，表现为心率减慢、血压降低、胃肠蠕动分泌增强等。皮肤电频率受中枢神经系统机能状态的影响，与交感神经支配汗腺的胆碱神经纤维的兴奋与抑制密切有关，是反映交感神经系统机能状态及其反应性的指标之一。患有植物神经系统机能紊乱的病人，皮肤电活动往往表现异常。试验观察发现：在气功态时，皮肤电频率减慢、幅度降低、肢体双侧和呼吸节律发生同步现象。这表明，练功可使交感神经系统功能状态趋于稳定，对副交感神经系统功能相应加强，并使二者间的协调关系得到改善。实践和研究表明，保健气功通过“调心、调身、调气”的协同锻炼，可以降低过亢的交感神经活动，增强调整自控能力。

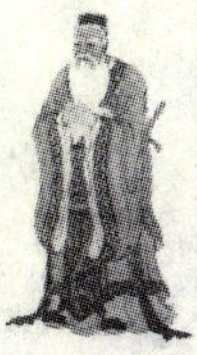

综上所言，中国传统保健养生功不论对大脑皮层、皮层下中枢，还是对植物神经系统，都表现出良好的恢复和调节作用，这就是练功所以能保健、治病的重要关键

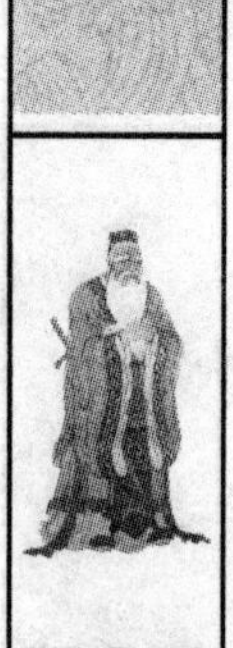

所在。

### （四）抗衰老要从健脑开始

大脑和人的生命一样，也有成长、衰老和死亡规律。大脑的衰老虽然不可以控制，但可以通过适当的方法来延缓其衰老过程，使其尽可能长地保持旺盛的生理功能。

首先，勤用。脑是劳动器官的一部分。我们发现，手经常使用，肌肉就灵活有力。脑和手一样，经常使用，会提高其灵敏度。反之，就会萎缩、退化。因此，要勤用脑，保持脑中各部分的协调性和灵活性，这样才能使脑青春永驻。从世界公认的“大智者”——诺贝尔奖金得主来看，经济奖、文学奖、物理奖得主的平均年龄分别为67.4岁、63.7岁、50.9岁。在各学科的获奖者中至少有一人年龄超过80岁。而获得诺贝尔医学奖的弗朗西斯·佩顿·劳斯（Francis Peyton Rous）和卡尔·凡弗利施（Karl von Frisch）两人均为87岁。智慧不仅提升生活质量，同时也能延年益寿。不断接受社会新信息，对新鲜事物富有好奇心，对新知识试着去接受，这种大脑发达的心理表现，正是生命力的体现，也是健康的动力。

其次，提倡劳逸结合。脑细胞不可能无穷尽地一直活动下去，要注意脑的休息，因为脑是人的指挥中枢，它发出的指令需要身体的其他部位来协助执行，因此要注意身体其他部分的协调性，做到脑力与体力相结合。

防衰老最有效方法是防大脑衰老，防大脑衰老最有效的方法是运动健脑。科学运动具有健脑效果，只要大脑保持良好状态，就可以延长青春。因为人体所有运动器官，都是在大脑统一指挥下运转的。人体各器官的衰老，也都是由于指挥这些器官的脑部组织先衰老的，失去正常的指挥能力所致。当脑部组织衰老失去指挥能力时，相对应的器官所需要的养料和氧气也就受到影响，这个器官也就随之退化和衰老，进而坏死和病变。

运动是一种积极的休息方式。有人做过试验：让脑子连续思考2小时，然后停下来休息，至少需要20分钟才能消除疲劳，而用运动方式则只需5分钟，疲劳就消除了。运动还会促使大脑本身释放脑啡肽等有益的生化物质。运动过后，脑组织中的核糖核酸会增加10%～12%。核糖核酸能促进脑垂体分泌神经激素多肽组成的新蛋白质分子，这种物质对促进人的思维和智力大有益处。这说明运动确实能使大脑的紧张状态得到缓解，防止大脑过度疲劳。

为了证明脑运动能够促进健康长寿，美国脑科学家做过一个试验。把养老院中75位80岁以上的老人分为三组，第一组进行积极思维训练，第二组进行松弛思维训练，第三组不进行任何训练，三年以后，第一组老人的血压、记忆力和寿命指标最佳，无一人死亡，第二组老人有12%去世，第三组老人有37.5%去世。实践证明：锻炼大脑意义重大，特别是要进行既动手又动脑的活动，能让沉睡的大脑觉醒，让潜能的大脑开发，让智慧的大脑健康。

## 八、运动养生与心肺功能健康

如果买汽车，你最关心汽车的哪部分？多数人都会对发动机作一番调查和对比，因为这是汽车的心脏，关系到汽车性能、寿命、节能等关键问题。人的心肺是促进体循环的动力站，是供人体所需氧气、养料，排出二氧化碳，维持生命活动的最重要的器官。世界卫生组织曾经提出“你的心脏就是你的健康”，反映出心脏对于身体健康来说占有重要地位。

## （一）运动养生与心脏

几乎每个人都希望自己拥有一颗健康的心脏，但在中国40岁以上的人群中，62%的人已经不同程度地存在心血管病或危险因素，而他们中80%尚未充分了解如何保持心脏健康。这是世界心脏联盟"年轻的心"全球心脏健康调查所公布的最新报告。心脏的功能状态与脑的功能状态有非常密切的关系，并且直接影响着人的生命活动。心脏位于人体胸腔内中部偏左，夹在两肺之间，虽然仅有本人的拳头大小，却承担着全身血液循环的动力工作。在生命过程中，心脏不断做收缩和舒张的交替活动，舒张时容纳静脉血返回心脏，收缩时把血液射入动脉，为血液流动提供能量。通过心脏的这种节律性活动以及由此而引起的瓣膜的节律性开启和关闭，推动血液沿单一的方向循环流动。几个世纪以来，生物学家一直认为心脏是一个单纯的循环器官，近些年通过对心钠素等的研究，认识到心脏除循环功能外，还具有内分泌功能，可合成和分泌心钠素和某些生物活性多肽。

**○心脏的结构**

心脏有四个腔室，在心脏右侧为右心房和右心室，左侧为左心房和左心室。在心房和心室之间有房室瓣。右边是三尖瓣，左边是二尖瓣。每一心室和大动脉之间有半月瓣，右心室和肺动脉之间是肺动脉瓣，左心室和主动脉之间是主动脉瓣。瓣膜的功能是保证血流在心脏内朝着一个方向流动，防止血液逆流。这些瓣膜朝着一个方向的启闭是由于心房、心室和大动脉之间的压力差所引起的。右心房接受来自身体各组织的含氧量较少的静脉血，然后再由右心室泵入肺动脉输送到肺部（肺循环）。左心房接受来自肺静脉带有饱和氧气的血液，再由左心室泵入主动脉输送到机体各器官和组织（体循环）。心房是贮血器，仅起着辅助泵的作用，泵血功能主要是由肌肉较厚的心室来完成的。心室肌肉由两层螺旋方式排列的肌纤维组成，在两层之间还夹着一层大致为环形的肌纤维。螺旋状排列的肌纤维向下行围绕两心室直到心尖部，然后向上折回形成乳头肌。心室肌纤维的这种排列方式具有一定的生理意义，当它收缩时使心室同时发生上下方向及由四周向内的缩小，增大排血力。左心室壁的肌肉比右心室的约厚三倍，因此左心室收缩力比右心室强。

**○心脏的泵血功能**

（1）心动周期与心率

心房或心室每收缩和舒张一次，称为一个心动周期（cardiac cycle）。心动周期的长短与心率有关，如以成人平均心率75次/分计算，则一个心动周期为0.8秒，其中心房收缩约为0.1秒，舒张期约为0.7秒；心室收缩期约为0.35秒，舒张期约为0.45秒。如果心率加快，心动周期也相应地缩短，但以舒张期缩短更为显著。可见，在运动量过大、心率过分增快时，由于舒张期的显著缩短而使心室充盈不足，从而影响心脏的泵血功能。

**不同心率时每个心动周期中心室的收缩期与舒张期的时间**

| 心律（次/分） | 收缩期（秒） | 舒张期（秒） |
|---|---|---|
| 75 | 0.35 | 0.45 |
| 90 | 0.32 | 0.34 |
| 120 | 0.28 | 0.22 |

| | | |
|---|---|---|
| 150 | 0.23 | 0.17 |

心率是每分钟心脏搏动的次数。正常人安静时,心率在 60 ~ 100 次/分。心率有明显的个体差异,不同年龄、性别和不同的生理状况,心率都不相同。新生儿的心率可达 130 次/分以上,随着年龄增长,心率逐渐减缓,到十五六岁时,已接近成年人水平。在成年人中,女性的心率较男性快 3 ~ 4 次/分。游泳或长跑运动员安静时心率较慢。同一人在不同的生理条件下,心率也有很大差别,卧位比站立时慢;运动、进食后、体温升高时及情绪激动和精神紧张时心率都可以加快。每个人的心率增加都有一定的限度,这个限度叫最大心率(又称极限心率,HRmax),其计算公式为:

最大心率(次/分) = 220 - 年龄(岁)。

心率是了解循环系统机能的简单易行的指标。在运动实践中常用心率来反映运动强度和生理负荷量。

(2)心脏泵血功能的贮备

心脏的泵血功能能够广泛适应机体不同生理条件下的代谢需要,表现为心输出量可随机体代谢率的增长而增加。健康成年人安静休息状态下的心率为每分钟 75 次,搏出量约 70ml,每分输出量为 5 升左右。年轻人剧烈运动时,心率可达每分钟 180 ~ 200 次,搏出量可增加到 150ml 左右,故每分输出量可达 25 ~ 30L,为安静休息时的 5 ~ 6 倍。心脏每分钟能够射出的最大血量称最大输出量。在安静休息状态下,心输出量并不是最大的,但能够在运动需要时成倍增加,表明健康人心脏泵血功能有一定的贮备量。心输出量随机体代谢需要而增长。

心脏的贮备能力取决于心率和搏出量可能发生的最大最适宜的变化,心率的最大最适宜的变化约为安静休息时心率的两倍。动用心率贮备,是心输出量调节中的主要途径,充分动用心率贮备,就可以使每分输出量增加 2 ~ 2.5 倍。心输出量调节的另一个主要途径是搏出量,搏出量的贮备又主要取决于心室收缩末期的贮备量,通过充分动用收缩期贮备就可以使搏出量增加 55 ~ 60ml。当进行剧烈的体育运动时,由于交感肾上腺系统的活动增强,主要通过动用心率贮备和收缩期贮备使心输出量增加。心力贮备的大小反映心脏泵血功能对代谢需要的适应能力,也反映心脏的运动水平。长跑运动员的心力贮备明显高于一般人,其最大心输出量可达静息输出量的 5 ~ 6 倍。个别优秀的耐力运动员甚至可达到静息输出量的 8 倍(40L/分)。有些研究资料认为,经常运动健身的人,心肌收缩能力增强,收缩期贮备增加;由于心肌力量强,每搏射血量多,致使安静时心率会减慢,经常健身的人静息心率可低到每分钟 50 次以下。

心脏是一个强壮的肌肉泵,在人的一生中它可以跳动将近 5 ~ 8 亿次,泵出 4 ~ 6 亿多升的血液。但不幸的是人的心脏会因为各种疾病侵蚀,使工作时间大大缩短,其中不良的生活方式就是造成心脏疾病的重要因素之一,见下图。由此,我们必须认识到保护好心脏就是保护你的健康,以积极的人生态度建立和养成良好的生活行为,保护好我们的心脏。

资料来源:大卫・尼尔曼. 远离疾病的良方. 长沙:湖南文艺出版社,2003.

### ○运动养生对心脏的作用

(1)"动"养作用

①心脏肌肉力量的增强可减少患心脏病的相对比例。当你进入运动场时,心肌兴奋性提高,冠状动脉扩张,肌凝蛋白的 ATP 酶活性增强,肌凝蛋白与肌纤蛋白的相互作用增强,从而提高心肌的收缩力。有规律的养生运动可使心肌摄取血糖的能力、氧化血乳酸的能力和组织呼吸能力得到加强;心肌糖原含量、肌红蛋白得到提高。因此,心脏的功能储备提高,心肌力量加强,安静心律变慢。

②预防心血管病。据报道,美国心脑血管病死亡率占总死亡率的50%;在我国,死于心脑血管病的人亦居首位。大量研究表明,经常参加体育运动的人可以显著地降低心血管疾病的形成和发生的危险性。为此,运动养生对预防心血管病就更有特殊的功效。这是因为人体在运动时,脉搏随着运动的强度而增快,肌肉做功时一部分糖、脂肪、蛋白质等物质被利用并转为化学能,同时新陈代谢增快,沉积在血管壁的胆固醇、脂肪等有害物质得到了"冲刷"排出体外,净化了内环境,保持了血管的良好弹性,降低了心脏病的发作和中风的危险。

③窦性心动徐缓。运动养生强调的是中低等强度的有氧运动,这种经常性的活动,更有利于人体安静时的心律减缓,这种现象称为窦性心动徐缓。窦性心动徐缓被认为是机体对体育运动适应性反应,心律的下降可以使心脏有更长的休息时间,以减少心肌疲劳。

④运动过度可引起心肌毛细血管的持续性损伤。当运动强度过大时,由于心律速度过快,回流心脏的静脉血液没有充盈时间,就会引起心脏排空现象,这样能引起心肌发生缺氧、缺血性损害,造成心肌收缩力下降,表现为胸闷、心律不齐、休息时心率加快及运动后心率恢复慢。过度运动是引起猝死的重要原因。在人群中,有25%以上的人存在隐性冠心病,但他们常常被忽视或是暂时检查不出来的。在美国哈佛大学对1228名男性和女性进行研究后指出:力竭运动后心脏病的发病率是非力竭运动后的5.9倍。对36名猝死的马拉松爱好者的研究发现,他们大都有心脏病家族史,平时已有高胆固醇或心脏病早期症状出现(如胸疼)。运动量合适有助于防治冠心病,但如果盲目大强度运动,运动负荷超出心脏承受能力,可能出现心肌缺氧、缺血等事与愿违的意外。

(2)"静"养作用

①保健气功对心血管的作用。细匀深长的腹式呼吸是用力最省、功效最高的呼吸方式。据观察,在气功态下,静脉血管的容量增加,心血量减少,使心脏负担减轻。身体松、静使毛细血管被动扩张,引起毛细血管内血流量增加,有时可增加15~16倍。北京体育大学张广德教授练功试验:51例高血压病患者其平均血压值156.3/103.6毫米汞柱,在音乐的伴奏下,每人练一遍"舒心平血功",练后马上测血压(在2分钟以内完成),其平均值下降到148.2/95.6毫米汞柱。两组冠心病患者四个月前后疗效比较,练功组在练功前,9例冠心病病人中有6例心电图提示有缺血性改变,1例心房纤颤,1例频发室性期前收缩,1例左前半束枝传导阻滞,练功后,心绞痛、胸闷等症状全部好转,异常心电图均有改善,显著效果者7例,有效者2例。而不练功的对照组的5例中,有1人心绞痛、胸闷症状有所好转,异常心电图均无改善。

②练功对血液微循环的作用。微循环是进行物质交换的场所,体现了循环系统的生理功能。它是维持生命运动的重要的基本系统,直接影响细胞和组织的代谢功能。微循环障碍与血流、血浆、血清黏度的增高密切有关。降低血液和血浆黏度可以改善微循环障碍。例如,北京体育大学张广德教授的实验结果:16例高胆固醇患者,练功前平均血胆固醇为290.1mg%,练功半年后,其平均值降到189.4mg%,达到了正常标准。

③练功对代谢机能的作用:生物学研究认为,生长速度与基础代谢率有正比例关系。龟的生长速度很缓慢,其基础代谢率也成正比例下降,因此龟的寿期可达200岁。国内外不少学者试验研究证明,气功态时,代谢率和氧耗量趋向于降低。上海第一医学院生理教研组在5例7次测试中观察到,气功态时的代谢率,平均比基础率低19%,最明显的一例竟低37%,提示精神安静和骨骼肌松弛是练功过程中能量代谢率降低的重要因素。因此,人们有理由推断,基础代谢率低是延年益寿的因素之一。

## (二)运动养生与肺脏

肺位于胸腔,是人体的重要呼吸器官。中医认为,肺脏娇嫩,不耐寒热,易被邪侵,故又称为“娇脏”,因此,平时要注意肺部保健。传染性非典型肺炎的出现与暴发,就是患者肺部受冠状病毒感染而出现实质病变,最后导致肺功能衰竭,为此加强肺部保健十分重要。

### ○肺脏的结构

肺与支气管、气管、喉、咽、鼻等器官组成了呼吸系统,人体通过呼吸摄取新陈代谢所需要的氧气,排出体内产生的二氧化碳。肺是人体进行气体交换的场所,其余器官是气体的通路,称为呼吸道。

肺泡是肺组织的基本构成单位,肺泡膜表面有毛细血管网。肺泡膜有很大的通气性,因此,血液在流经肺组织时可与肺泡内的气体进行气体交换。人体肺泡的总面积很大,大约有100平方米,足以满足体内气体交换的需要。在一般情况下,人体安静时,仅有少部分肺泡开放进行气体交换就能满足人体生理需要,多数肺泡则处于休息或活动不足的状态。根据“用进废退”的进化理论,这些长期处于休息或活动不足状态的肺泡不进行运动锻炼,就会造成废退型疾病。

### ○肺的通气功能

肺的重要功能之一是通过呼吸运动实现肺通气功能。肺的呼吸运动主要是由呼吸肌的收缩完成的,人体在一般情况下,吸气肌收缩,使胸廓扩大,肺随之扩张,肺内压下降,外界气体进入肺泡,形成吸气。然后,随着吸气肌的舒张,肺和胸廓的弹性作用使肺容积减小,肺内压升高,肺内气体被排出体外,形成呼气。常见评定人体肺通气功能的指标主要有:

(1)肺活量

人体最大吸气后做最大呼气所能呼出的气体量称为肺活量。正常成人的肺活量值,男性为4000~4500毫升,女性为2600~3200毫升。少年儿童的肺活量值比成年人低,随年龄的增加,肺活量值不断增加。

(2)肺通气量

单位时间内吸入(或呼气)的气体总量为肺通气量,一般以每分钟计算,故又称每分通气量。每分通气量等于呼吸深度与呼吸频率的乘积。正常成年人每分钟呼吸14~18次(女性比男性略快2次左右/分)。每次通气量500ml,每分钟肺通气量为7~9L。肺通气量随人体机能状态的变化产生较大的变化,体育锻炼时,肺通气量明显增加。健身走时每分钟肺通气量达25~30L;健身跑时每分钟达40~50L,比安静时高达五倍之多。

(3)气体交换功能

气体必须经过两次气体交换才能使外界的氧气进入组织细胞,并使体内产生的二氧化碳排出体外,这两次气体交换分别是在肺和组织细胞内进行的,故称为肺换气和组织换气。

①肺换气。在肺泡中,当静脉血流经肺泡毛细血管时,由于肺泡内的氧分压高于毛细血管内血液的氧分压,二氧化碳分压低于血液内的二氧化碳分压,所以肺泡内的氧气由血液中的血红蛋白(Hb)携氧进入血液,而血液内的二氧化碳通过肺泡,经过肺换气后,静脉血变成了含氧丰富的动脉血。

②组织换气。在组织细胞中,由于氧分压较低,二氧化碳分压较高,当血液流经组织的毛细血管时,血液内的氧气进入组织细胞,而组织细胞中的二氧化碳进入血液,组织换气后,含氧丰富的动脉血变成了含二氧化碳较多的静脉血。经常体育锻

炼，特别是做一些伸展扩胸运动，可使呼吸肌力量增强，胸廓扩大，有利于肺组织的扩张和肺功能的提高，使肺活量增加。大量实验证实，经常参加体育锻炼的人，肺活量值要高于一般人。

**○运动养生对肺脏的影响作用**

(1)“动”养作用

①能改善呼吸系统的功能。人在运动中，随着呼吸次数的加快，吸进更多氧气，迅速排出体内的二氧化碳，从而促使肺活量增大，肺功能提高，表现在安静时呼吸次数明显要比一般不运动的人少2～4次，可达到12次左右/分。肺活量随运动能力的提高而提高，特别是在青少年儿童生长发育阶段，经常有规律地运动，不仅使心肺功能发育完善，还能使肺活量的增长明显。经常运动的人，胸围呼吸差能达到9～16厘米，而很少锻炼的人，胸围呼吸差只有5～8厘米；经常运动的人，由于肺脏弹性大大增加，呼吸肌力量也增大，故肺活量比常人大1000毫升左右。中青年人进行运动养生，可以保持肺泡的良好弹性，减少肺部疾病；老年人运动养生，可以使肺脏功能保持更长久，从而生命力更长久。改善呼吸系统功能的运动项目有：游泳、快走、健身跑、爬山、跳绳、打球、导引气功、瑜伽等。

②能使肺通气量增加。由于运动时加快了呼吸频率和呼吸深度，可以有效地增加肺的通气效率，比如打太极拳、健身走等比较缓慢的运动时，每分钟肺通气量达25L左右；参加健身跑、打球、爬山时每分钟肺通气量可达40～50L，比安静时高达五倍之多。经常参加运动的人，肺通气量每分钟也可达到60L。

③能使氧利用能力增加。运动养生不仅可以提高肺的通气能力，更重要的是可以提高机体利用氧的能力。一般人在进行体育活动时，只能利用氧最大摄入量的60%左右，而经常运动的人通过体育锻炼后可以使这种能力大大提高。体育活动时，即使氧气的需要量增加，也能满足机体的需要，而不致出现缺氧现象。

④运动量过大时对肺功能有负面影响。当运动过于剧烈或运动量过大时，氧气消耗大于供给，就会造成呼不出、吸不足、胸闷、呼吸困难的感觉，这是在体内欠下“氧债”(oxygen debt)的反应，有人还会因胸闷引起咳嗽、恶心、呕吐等痛苦难忍的现象，甚至影响饮食和休息。有时也会使免疫系统的功能受到抑制，导致上呼吸道感染。特别是对心肺功能较弱的人来讲，参加剧烈运动存在损害健康的风险。

(2)“静”养作用

保健气功把“调息”作为基本要领之一，大量的实践和广泛的实验充分说明练功对呼吸系统能产生良好作用。

①在气功态下，呼吸形式均匀、柔和、缓慢，有的人可由功前的每分钟16次，减少到每分钟5次、2次或1次，甚至每两分钟呼吸1次。在X光线下观察到，练功者的膈膜肌上下活动幅度比常态下增加2～4倍，膈肌每下降1厘米，胸腔容量扩大300ml，于是加大了吸气状态下的胸膜腔负压。由于胸腔容量的加大，呼吸潮气量得到明显增加。呼吸次数锐减，每分钟肺通气量大大减少，肺泡二氧化碳排出量下降，肺泡二氧化碳分压升高，氧分压降低，血氧饱和度下降等。而通过血乳酸含量测定表明，上述变化不是无氧代谢加强的结果，而是运动养生者心安气和的安逸状态。

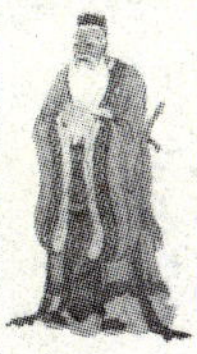

②由于意念参与“调息”，使意念对呼吸的调节作用较常态增大。实验表明，呼吸中枢和植物神经系统之间的关系，可通过练功人为地加强和控制。气功态时观察到，当加强吸气时，则出现瞳孔扩大、肠鸣减弱等交感神经兴奋的生理效应；当加强呼气时，则出现瞳孔缩小、肠鸣增强等副交感神经兴奋的生理效应。为此，人们可通过呼吸的锻炼，按人的主观意志和需要去加强或抑制植物神经的兴奋活动，从而达到控制、调节植物神经功能，为保健提供自我调节的手段。如高血压病者采用呼气延长法，有助于稳定交感神经功能，提高副交感神经紧张力，诱发松弛反应，从而达

到降压的效果。总之，在心静体松的基础上练功，经过一定的调息训练，呼吸节律、深度和形式都将发生相应的改变，并产生良好的全身效应。

## 九、运动养生与消化系统

人在生长、发育、生活、学习、工作所需要的热量，主要来自食物。消化系统的主要功能，是对食物进行消化和吸收。食物进入消化道之后要进行磨碎，向下推动，与消化液混合，以便发生化学作用，使食物变成可以被吸收的营养物质，从而不断地被吸收进入血液，同时，还要把不能被吸收的糟粕（食物残渣）形成粪便，排出体外。这些过程，总起来叫做消化。如果因某种原因，消化系统的功能发生障碍，其相应的部位和器官，如口腔、食管、胃、小肠、大肠、肝、胆及胰腺等便会生病。消化系统疾病一般有胃肠炎、胃下垂、溃疡病（包括胃和十二指肠）、便秘、痔疮、胆囊炎、肝硬化等，由于这些疾病的影响，使吃进的食物得不到充分的消化和吸收。久而久之，就会引起高级神经系统活动障碍及营养代谢失调，从而加重消化系统疾病，造成恶性循环，给人们带来极大的痛苦。华佗早就告诫人们："动摇则谷气得消，血脉流通，病不得生。"说明运动有强健脾胃的功能。而脾胃健旺，气血生化之源充足，才能健康长寿。

### （一）消化系统结构

**○消化系统组成**

消化系统分为消化道和消化腺两大部分。

消化道从口腔、咽、食管、胃、小肠直至大肠。消化道是食物在体内消化、吸收及排泄的通道。

消化腺包括唾液腺、肝脏、胆囊、胰腺以及整个消化管壁内的许多小腺体。分泌各种消化液，将食物分解、消化然后由消化道吸收其有用的成分，排出糟粕。

食物通过口腔，经咀嚼（第一道消化程序）后，由胃肠把复杂成分的食物，加工分解为相对简单的易于被人体吸收的各种养料，提供人体进行新陈代谢的需要。

**○消化系统的功能**

消化系统的基本功能是食物的消化和吸收，供机体所需的物质和能量，食物中的营养物质除维生素、水和无机盐可以被直接吸收利用外，蛋白质、脂肪和糖类等物质均不能被机体直接吸收利用，需在消化道内被分解为结构简单的小分子物质，才能被吸收利用。食物在消化管内被分解成结构简单、可被吸收的小分子物质的过程就称为消化。这种小分子物质透过消化管黏膜上皮细胞进入血液和淋巴液的过程就是吸收。对于未被吸收的残渣部分，则通过大肠以粪便形式排出体外。

在消化过程中包括机械性消化和化学性消化两种形式。

食物经过口腔的咀嚼、牙齿的磨碎，舌的搅拌、吞咽、胃肠肌肉的活动，将大块的食物变成碎小的，使消化液充分与食物混合，并推动食团或食糜下移，从口腔经消化道推移到肛门，这种消化过程叫机械性消化或物理性消化。

化学性消化是指消化腺分泌的消化液对食物进行化学分解。由消化腺分泌的消化液，将复杂的各种营养物质分解为肠壁可以吸收的简单的化合物，如糖类分解为单糖，蛋白质分解为氨基酸，脂类分解为甘油及脂肪酸。之后，这些分解后的营养物质被小肠（主要是空肠）吸收，进入血液和淋巴液。这种消化过程叫化学性消化。

机械性消化和化学性消化两功能同时进行，共同完成消化过程。人体需要的绝大部分热量、营养成分，是从食物中得到的。所以偏食者往往由于摄入的食物品种

不够全面，而造成体内某些营养物质的缺乏，因而发生某些营养素的缺乏或疾病。如人们所熟知的缺钙，就是因为食物中缺乏足够的钙而引起的。但有些人食物中并不缺乏各种营养素，只是由于消化系统的功能障碍，影响某些营养素的消化和吸收，可能因此导致消瘦或某些缺乏症，对健康造成危害。

## （二）运动养生对消化系统的作用

○“动”养作用

（1）运动促进消化

运动锻炼时，肌肉活动明显加强，需要充足的能量供应，要求消化系统加强活动，分泌更多的消化液，促进胃肠的血液流动，吸收更多的营养物质供机体利用。所以，在体育活动的影响下，胃肠功能得到了进一步的加强和改善。锻炼后，身体消耗了许多能量，迫切需要得到补充，这时人们常常会有饥饿感，食欲明显增加，消化和吸收功能会明显加强。

（2）运动刺激脏腑经络

由于人的肠胃系统处于腹腔内，功能的调节大多通过药物进行。按照中医的理论，人的腹部经络发达，如果借助外力刺激，有效地调整身体的功能。运动时我们经常转体、侧屈、弯腰、俯仰、扭动等，这些运动就起到了对腹腔按摩的作用，有利于加强内脏、特别是肠胃的蠕动，促进营养的吸收和废弃物的排出，对肠胃功能失常、消化不良、便秘的人有较好的疗效。

（3）饭后不宜激烈运动

因为激烈运动时，由于肌肉需要大量的血液供应，在神经系统的调节支配下，内脏的血液供应相对减少，胃肠功能亦因供血减少而降低活动能力，蠕动变慢，消化液分泌减少，食物的消化和吸收功能大受影响。所以饭后不宜从事激烈的体育活动。经常有人说，“饭后百步走，活到九十九”，所谓“饭后”应该是在饭后30分钟左右。饭后散步有利于肠胃的消化、吸收。这是因为缓慢的散步属轻度的肌肉活动，平稳而有节奏的体位移动和振颤有利于刺激脏腑的活动，同时也有助于胃肠蠕动和促进消化功能的发挥。

○“静”养作用

消化机能是靠神经—体液的调节来完成的。试验证明，通过入静练功调息，并辅以适当的动功练习，可调整大脑皮层机能活动，使之有序化加强；可恢复和维持植物性神经系统活动的动态平衡；可促进消化道蠕动和消化腺分泌。同时，细匀深长的腹式呼吸，使腹腔内压发生相应变化，对消化系统起到良好的内按摩作用，促使腹腔肌肉和胃肠道肌肉保持一定的张力，从而改善胃肠道血液循环，活跃消化系统功能，增强消化和吸收能力。

练习保健气功一般要求是“意守丹田”，丹田，即脐下1.5寸的部位气海穴。中医认为，气海是生气之源，即人身真气从此而生的意思。据研究，在室温20℃～25℃的条件下，对35例消化系统疾病患者进行意守丹田5分钟的皮温测定，发现意守丹田处在练功之前的皮肤温度平均为34.6℃，意守后上升到35.7℃，平均上升1.05℃，表明意到气到，气到则血行。温度上升，有助于加强胃肠蠕动，帮助消化吸收，促使血液循环，再加上练功时细、深、匀、长的腹式呼吸，将大量的清气吸入体内与脾胃消化吸收的水谷精微之气（营养物质）相结合，就构成了后天的宗气，以补养先天的真元之气。因此，意守丹田不仅有助于健脾和胃、提高胃肠平滑肌的力量，还可以起到壮中气、补元气、调和气血和以气养胃的作用，对消化系统各种疾病均有直接的疗效。此外，练功中胃液分泌增加，胃游离酸绝对量相应增加。功后，胃液蛋白酶含量明显增加，唾液分泌量增多。纳、钾离子的含量及其比值也明显变化等。

## 十、运动养生与肢体健康

世界闻明的埃菲尔铁塔坚固、雄伟，那是用7000吨钢铁架构起来的。任何现代化的高楼大厦，都缺少不了钢筋水泥构架。人体也是如此，只是构架的材料不同罢了。人体骨骼的构架，是一种有生命的组织。人体运动的构架是由206块骨头以及上百个骨连接和600多块骨骼肌组成的骨骼构架。在神经系统的指挥下，骨骼肌产生收缩牵引其所附着的骨，进行各种活动和运动，人体才能直立于世，行走天地间，做出各种矫捷健美的动作。

### （一）肢体的结构

**○人体支架**

人体的肢体结构，坚固又合理，"设计"精密巧妙，使多少著名的建筑工程也难与之媲美。脊柱，就是构建人体曲线美的最突出部分，它位于身体的中轴，24块椎骨（颈椎7块，胸椎12块，腰椎5块）、1块骶骨和1块尾骨像亲兄弟一样由韧带、关节及椎间盘连接构建而成。上端承托颅骨，下边连接髋骨，中间附加肋骨，并作为胸廓、腹腔和盆腔的后壁，脊椎骨的内部有纵形的椎管容纳脊髓。它既可支持躯干、保护内脏，又有保护脊髓和进行运动的功能。从侧面观看，有颈、胸、腰、骶4个生理性弯曲。这些弯曲增加了脊柱的弹性，可以起缓冲作用。脊柱是人体的顶梁柱。人的仪表、体态的美，很大程度上决定于这根中轴骨。有的人含胸弓背、东歪西扭，站不直、坐不正，多半是脊柱有毛病。

再看灵活多变、功能齐全的四肢骨。四肢骨包括上肢骨64块，下肢骨62块，共126块。上肢骨包括锁骨、肩胛骨、肱骨、尺骨、桡骨和腕骨，下肢骨有髋骨、股骨、胫骨、腓骨、髌骨和足骨。

**○肌肉韧带**

韧带就像门与门框上的"合叶"一样，将人体骨骼联结了起来，并构成了大小不同、活动范围不同的关节，按照关节的结构和活动情况，可将人体全身的关节分为不动关节、动关节和半关节。而实现人体做工的却是那些默默无闻的附着在骨骼上的肌肉组织，在神经系统的指挥下不断收缩、放松的结果。儿童时的韧带、肌肉比较柔弱，经常拉抻，韧带更有弹性，使肌纤维排列更完美，比如芭蕾舞演员、体操运动员。人到老年，含胸驼背、肌肉萎缩、骨质疏松。

**○肢体的功能与特性**

（1）骨的功能

①保护功能：骨围成的腔隙，保护人体的重要器官，例如颅骨保护脑、胸廓和保护心肺等重要器官。

②支撑负重功能：骨与骨连接构成了人体支架，具有支持人体局部和全身重量的作用。

③造血功能：骨髓内的网状细胞是比较幼稚的细胞，它经过分化可以变成血细胞。

④运动杠杆功能：骨在肌肉收缩时被牵拉，绕关节转动，使人体产生各种运动，起着杠杆的作用。

（2）关节的结构与特性

人们一般所说的关节常指能活动的关节。构成关节的主要结构为关节面、关节囊和关节腔。

①关节面:关节面是指形成关节的两个相邻部位,其表面覆盖一层关节软骨,多数关节面的软骨为透明软骨,可减少相邻两关节之间的摩擦,并有缓冲震动和减轻冲击的作用。

②关节囊:关节囊为附着在相邻关节面周缘及附近骨表面的结缔组织囊,内含血管和神经等。关节囊的外层称为纤维层,对关节起加固作用;关节囊的内层为滑膜层,可分泌少量透明的滑液,在关节面之间起润滑作用,以减少摩擦。

③关节腔:关节腔是由关节囊和相邻骨关节面软骨共同围成的封闭腔隙,关节腔内的压力较大气压低(此现象称为负压),负压对加固关节起着非常重要的作用。

除关节的主要结构外,还有关节的辅助结构,这些辅助结构包括滑膜囊、滑膜壁、关节内软骨、关节韧带等,它们主要对关节起加固、保护和减少摩擦等方面的作用。

(3)骨骼肌的结构和生理特性

人体的骨骼肌共有600多块,骨骼肌重量约占体重的40%,其中四肢肌肉重量约占整个肌肉重量的80%。每块肌肉主要由肌纤维(即肌细胞)和血管、神经等组成,肌纤维具有收缩功能。肌纤维又可分为红肌纤维和白肌纤维两种,红肌纤维的收缩速度较慢,耐力较好,可维持较长时间的收缩;白肌纤维的收缩速度快,力量大,但容易产生疲劳。肌腱是由致密的结缔组织、神经纤维和毛细血管等构成,肌膜的韧性很大,能承受强大的牵拉力,并将力传递给骨骼,肌肉借肌腱附着于骨骼上。

当人体运动时,是骨骼肌在中枢神经系统的控制和调节下进行收缩和舒张活动,运动过程中骨骼肌的长度和张力发生改变,骨骼肌牵引骨骼,围绕关节进行各种人体姿势、肢体位置变化。同时,骨骼肌的舒缩活动反射性地引起全身所有系统、器官的功能发生相应的变化。任何一种骨骼肌的活动方式,人体任何部位的骨骼肌的活动,都将引起全身的功能变化。这种运动引起的机体全身的功能变化与骨骼肌运动的配合非常协调。不同强度的骨骼肌运动,引起机体各系统的功能变化的程度也不同。剧烈运动时,心血管功能和呼吸功能的动员和反应就明显,如心跳加快,心搏力量加大,动脉血压的收缩压升高,舒张压可能有所下降;全身各脏器的血液供应量明显变化,肌肉血液供应量增大,而皮肤、内脏的血液供应量有所下降;呼吸加深加快,肺通气量升高,氧的消耗量增大。其他如神经内分泌系统、消化系统、免疫系统、感觉分析系统乃至泌尿生殖系统的功能都可以不同程度地发生变化。而长期运动养生的人,引起全身各系统、器官发生适应性变化,如肌肉体积和收缩力量增大;骨骼增粗,抗弯、抗折能力提高;心脏肥大,心脏泵血能力增强;呼吸肌发达,肺通气能力和换气能力提高、机体对环境变化的适应能力提高等等。

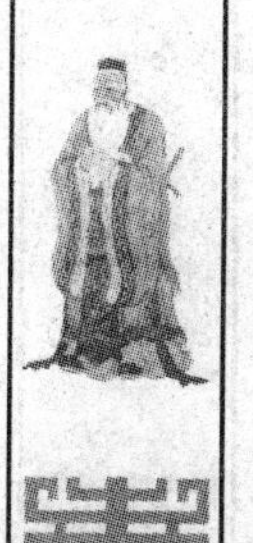

## (二)运动养生对肢体的作用

### ○"动"养对骨的作用

(1)钙得到补充

根据生理学家的结论:当人体负重时(跑、跳时下肢会承受较大重量)骨质中的骨蛋白呈纵向排列,钙就能沉积于骨质之中,骨密度得到增厚。比如牙齿,就是因为每天咀嚼的原因,是身体中最坚硬的骨骼。2007年2月23日在中央电视台10频道报道了"铁嘴钢牙拉汽车"的典型事例,这是一名山东省72岁的老太太,由于坚持每天练习武术,练就了一副好身板,至今还在异地上班打工,更让人不可理解的是,她能用牙齿拉动4.2吨的大卡车,当地人们以为她有什么特异功能,其实她每天除了练习剑、拳武术外,还要练习叩齿。长期从事运动养生的人,通过改善骨的血液循环、加强骨的组织新陈代谢，使骨径增粗，骨质增厚，骨质的排列规则、整齐，并随着骨形态结构的良好变化，骨的抗折、抗弯、抗压缩等方面的能力有较大提高。

(2)从事的运动不同，对骨骼的影响也不同

人体从事体育运动项目不同，对人体各部分骨的影响也不同。经常从事以下肢活动为主的项目，如跑、跳、骑车等，对下肢骨的影响较大；而从事以上肢活动为主的项目，如体操、举重、投掷等，则对上肢骨的影响较大。体育锻炼的效果并不是永久的，当体育锻炼停止后，对骨的影响作用也会逐渐消失，因此，体育锻炼应经常化，同时，体育锻炼的项目要多样化，以免造成骨的畸形发展。

**○“动”养对关节的作用**

进行运动养生的人，既要提高关节的稳定性，又要增加关节的灵活性和运动幅度。特别是中国的保健气功对动作的要求是：逢动必旋、逢作必绕。根据力学研究的结论：旋转动作不仅符合人体自然活动的基本规律，而且还可以增加被旋转部位的受力面积，就像人们洗脸时旋拧毛巾比单压毛巾中的水容易流出的道理一样。为此，不论是太极拳还是导引养生功，都是以腰为人体活动中心，两腿进退转换，两手变换缠绕。经常缠绕运动可以增加关节面软骨和骨密度的厚度，并可使关节周围的肌肉发达、力量增强、关节囊和韧带增厚，因而可使关节的稳固性加强，使关节承受更大的负荷。在增加关节稳固性的同时，由于关节囊、韧带和关节周围肌肉的弹性和伸展性提高，关节的运动幅度和灵活性也大大增加。

**○“动”养对肌肉的作用**

(1)肌肉体积增加

我们经常看到健美、体操、举重运动员肌肉块明显大于一般正常人，这说明体育运动和运动训练可以使肌肉体积增大。运动养生的人也可以使肢体肌肉体积增加明显。一般来说，只要进行有意识的力量练习，就可以使肌肉体积增大，而且练哪块肌肉，哪块肌肉的体积就会增大。这对于想改善体型的人来说无疑是一个福音。

(2)肌肉力量增加

运动养生的人只要认为自己肌肉力量不够，就可以增加提高肌肉力量练习。大量实验已经证实，运动锻炼增加肌肉力量的效果是非常明显的，只需三四周的力量练习就会使肌肉力量明显增加。

(3)肌肉弹性增加

有良好运动养生的人，在运动时经常从事一些牵拉性练习，从而可使肌肉的弹性增加，避免人体在日常活动和运动锻炼过程中由于肌肉的剧烈收缩而造成各种伤害事故。

**○运动过量对肢体的影响**

运动强度过大或运动时间过长，轻者肌纤维拉伤或在肌肉中产生乳酸，影响日常行为活动；运动量过大或超过本人生理负荷时，会造成肌肉拉伤、关节扭伤、骨折等。据国家体育总局体育科研所的资料统计：65%的运动员都有不同程度的肢体伤害，造成终身残疾的典型事例也不少，就像“铁榔头”郎平所说：“我在国内训练十几年，花掉了我二十多年的精力，造成了许多伤害。”为此，提醒运动健身的朋友：运动固然重要，但一定要适量，且勿图一时的痛快而伤及终身。

## 十一、运动养生与免疫系统

提到免疫力，大家都能想到是一个人抗传染病的能力。人体每天与各种微生物包括病原性和致病性微生物接触，但不一定能引起疾病，这是因为有完整的免疫功

能。免疫包括两个方面的内容:其一,能够识别并清除从身体外部环境入侵的病原体及其产生的毒素,所发挥的作用就像一个国家的国防军消灭入侵的敌人;其二,识别并清除身体内部环境中因基因突变产生的肿瘤细胞、衰老细胞和因伤害而死亡的细胞,保持身体的内部环境稳定与健康,就像一个国家的警察维护着社会生活的稳定和发展。在这个方面还包括着人体自身存在的修复功能,例如当我们的皮肤被碰伤后,经过一段时间后,会逐渐修复好后留一个小伤疤,或连伤疤也没有,完好如初。

### (一)人体免疫器官

人体免疫器官按功能不同分为中枢免疫器官和外周免疫器官两部分。见下图:

**○中枢免疫器官**

中枢免疫器官由骨髓和胸腺组成,它们是免疫细胞发生分化和成熟的场所。造血干细胞在这些部分发育成熟为免疫细胞,对外周免疫器官的发育也有促进作用。

(1)骨髓

骨髓是造血器官,由骨髓基质细胞构成,可生成多能造血干细胞,是各种血细胞的发源地。多能造血干细胞在骨髓中增殖、分化、发育成熟为粒细胞,是分化发育为功能性B细胞的唯一器官。在骨髓中,多能造血干细胞分化为淋巴干细胞,它们可随血流进入胸腺,在胸腺内发育为功能性T细胞。

(2)胸腺

①胸腺组成

胸腺是由胸腺基质细胞与胸腺细胞组成。胸腺是T淋巴细胞分化成熟的中枢免疫器官。来自骨髓的T细胞在胸腺上皮细胞及其产生的胸腺素和细胞因子作用下,能够分化成为具有免疫活性的T细胞,这种T细胞移居外周免疫器官后,可以接受抗原刺激产生免疫效能。

胸腺由两叶构成,表面有结缔组织被膜包裹,被膜深入实质将胸腺分为若干小叶,小叶由皮质和髓质组成,相邻小叶的髓质彼此相通。胸腺皮质又可以分为浅皮质层和深皮质层两个区域。浅皮质层主要由胸腺上皮细胞和早期胸腺细胞构成。浅皮质层主要是早期胸腺细胞增生分化的场所。

②胸腺功能

第一,胸腺是T细胞分化、成熟的场所。骨髓产生前胸腺细胞通过血流进入胸腺后,称为胸腺细胞。在胸腺上皮细胞及其分泌的胸腺激素和细胞因子诱导下,胸腺细胞增生分化,经阳性和阴性选择后,其中部分胸腺细胞发育成熟为功能不同的T细胞亚群,这些T细胞具有免疫活性,经血流和淋巴液移居到外周免疫器官后,可接受抗原刺激,产生免疫应答,发挥免疫效应。

第二,诱导胸腺细胞对自身抗原形成免疫耐受。胸腺细胞在胸腺内增生分化的过程中,经阴性和阳性选择后,那些能够识别自身抗原成分的胸腺细胞被消除或处于无功能状态,即对自身抗原形成天然免疫耐受。

第三,胸腺的免疫调节功能。胸腺基质细胞可产生多种肽类胸腺激素,它们不仅促进胸腺细胞的分化成熟,也参与调节外周成熟T细胞。

**○外周免疫器官**

外周免疫器官,是T细胞、B细胞等成熟淋巴细胞定居和产生免疫应答的场所,也是滤过淋巴液的部位。外周免疫器官包括淋巴结、脾脏和黏膜免疫系统。

(1)淋巴结

淋巴结沿着淋巴管道分布。人体有500~600个淋巴结,广泛分布于全身非黏膜部位的淋巴通道上,常成群地分布于肺门、腹股沟及腋下。在淋巴结内主要含T细


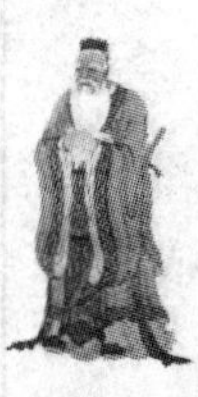

胞、B 细胞巨噬细胞和树突细胞。淋巴结的功能：

①过滤作用，通过淋巴窦内吞噬细胞的吞噬作用，以及抗体和其他免疫分子的作用，可以杀伤和清除进入淋巴液中的病源微生物和毒素等异物，起到净化淋巴液、防止病原体扩散的作用。

②T 细胞和 B 细胞定居的场所，发育成熟的 T、B 淋巴细胞寄居在淋巴结。

③免疫应答发生的场所，淋巴结中的免疫细胞接受抗原刺激后，发生活化、增殖、分化，并在淋巴结中发生细胞免疫和体液免疫应答。

④参与淋巴细胞再循环，是血流中淋巴细胞进入淋巴系统、完成淋巴细胞再循环的主要场所。正常情况下，淋巴细胞只有少部分是在淋巴结内增生产生的，大部分都是来自血液——淋巴系统再循环的淋巴细胞。

(2)脾脏

脾脏是人体最大的淋巴器官，具有造血、储血和过滤作用，也是具有免疫活性的 T、B 细胞移居和接受抗原刺激后生产免疫应答的重要场所。

①脾脏的结构

脾脏的外层为结缔组织被膜，被膜深入脾内形成许多分支的小梁。脾脏可分为血髓、红髓和边缘区三部分，脾内含有大量的淋巴窦。入脾的动脉分支贯穿白髓部的小梁，成为中央小动脉。白髓由密集的淋巴组织构成，又分为动脉周围淋巴鞘和淋巴小结两部分。动脉周围淋巴鞘为 T 细胞居住区。红髓分为脾索和脾血窦。脾索主要含 B 细胞、巨噬细胞和浆细胞。白髓与红髓交界处为边缘区，含 B 细胞、T 细胞和巨噬细胞。血液中的淋巴细胞可经此区进入动脉周围淋巴鞘、淋巴小结和脾索内，而这些部位的淋巴细胞又可经边缘区进入脾血窦，参与再循环脾脏中，B 细胞约占淋巴细胞的 60%，T 细胞约占 40%。

②脾脏的功能

第一，在胚胎期，脾脏可以是造血干细胞增生分化的场所，具有造血功能。出生后，在严重贫血的情况下，脾脏也可恢复部分造血功能。脾窦充满血液又是机体的储血器官，在一定的限度内，可根据需要调节体内的血量分布。

第二，脾脏是血液的滤过口，可清除血液中的病原体和自身衰老损伤的血细胞。

第三，脾脏也是淋巴细胞移居和接受抗原刺激后发生免疫应答，产生免疫效应分子的重要场所。脾脏中 B 细胞比例较大，约占脾脏中淋巴细胞总数的 60%。

(3)黏膜免疫系统

黏膜免疫系统，亦称黏膜相关淋巴组织，主要包括扁桃体、肠系膜淋巴结、肠集合淋巴结和阑尾，此外还包括呼吸道、消化道和泌尿生殖道黏膜下分散的淋巴小结和弥散的淋巴组织。淋巴小结为致密的淋巴组织，主要含 B 细胞和少量 T 细胞。弥散的淋巴组织则由 T 细胞、B 细胞、巨噬细胞和树突细胞组成。有黏膜相关的淋巴组织中的 B 细胞，合成分泌的抗体主要是 IgG(免疫球蛋白 G)或 IgE 类抗体。

## (二)免疫功能

在正常情况下，机体免疫功能为排除"非己"抗原，清除自身退变性成分，通过防御、自身稳定和监视，达到维持机体内环境相对平衡的目的。具体说，免疫的功能至少有下述三个方面：

**○防御功能**

在正常情况下，机体可以对抗病原微生物的侵害和其他"非己"抗原物质中和或抵抗，在一定条件下，防御功能失调，可以出现免疫反应异常。如反应过高，会引起变态反应；如反应过低或不足，则会导致免疫缺陷病。

**○自身稳定**

人体的各种组织、细胞都有一定的寿命，随时衰老随时新生，不断地新陈代谢。在正常情况下，机体可以不断地清除损伤或衰老的组织、细胞，以维持体内的生理平衡。假如自身稳定功能失调，丧失了识别“敌我”的能力，甚至认“我”为“敌”，自相残杀，常会导致自身免疫病的发生，最常见的有“红斑狼疮”“类风湿性关节炎”等。

**○监视功能**

人体内的细胞随时都在进行新陈代谢，在这一过程中，其中总有个别的细胞发生突变，变成肿瘤细胞等。但体内的免疫系统（主要是 T 淋巴细胞），能及时发现并处理（消灭、阻滞）这些细胞。如免疫监视功能失调，会导致恶性肿瘤的发生。

## （三）免疫途径

**○先天免疫**

先天免疫是人体及一切低等动物天然生成的非特异性免疫防护力。例如，正常人体表都有皮肤和黏膜包围的外围天然屏障，能机械地阻挡病原异物入侵；还有皮脂、汗腺、泪水及唾液中的溶菌酶、胃液中的盐酸杀菌，构成第一道防线（体表屏障）。人体内血液中又有常备的补体（Complement）、白细胞、各类杀菌物质及干扰素（IFNS）；组织中有广泛分布的单核/巨噬细胞及网状内皮系统（RES）吞噬细胞，还有自然杀伤细胞（NKCEII）等，都可杀毁入侵体内的病原异物。这是人体的第二道防线（体内屏障）。此外，通向脑内有脑膜，通向眼内有葡萄膜（虹膜、睫状膜和脉络膜）及通向胎儿有母体和子体两层胎盘阻隔，因细胞密集及血管壁肥厚，病原异物都不易进入，由此构成了人体的第三道防线（血脑屏障、血眼屏障、母胎屏障）。这三道防线如同护卫一国的边防线和常备武装那样，护卫着人体。

**○后天获得性免疫**

获得性免疫又可分为主动（自动）免疫和被动免疫。主动（自动）免疫是指在人体中主动（自动）产生的获得性免疫。如患过天花的病人就主动（自动）获得了对天花的免疫力；种过牛痘的人也就主动获得了对牛痘的免疫力。但前者是因生过天花而自然产生的，而后者则是用人工方法通过种牛痘而使之产生的，所以又把前者叫做“自然获得性主动免疫”，而把后者叫做“人工获得性主动免疫”。我们运动时，人体在调节自身生理平衡的同时，还要调节与气候的适应、与环境的适应。为此，运动养生也属后天主动提高免疫力的方法。

## （四）运动养生对免疫系统的作用

**○运动对神经、内分泌的免疫调节**

机体是一个有机的整体，免疫系统在行使其功能时，必然受到其他系统的影响和调节，运动养生过程中影响最大的是神经支配和内分泌系统。

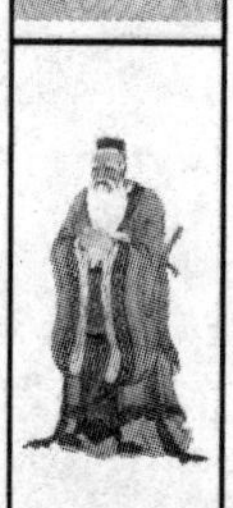

（1）免疫系统的神经支配与内分泌

现已知道，胸腺、骨髓、脾脏和淋巴结等免疫器官都受神经支配，神经纤维是经血管进入免疫器官的。在动脉周围淋巴鞘中，神经纤维与淋巴细胞有着紧密的联系。神经和内分泌系统不能直接感知抗原物质的刺激，但免疫系统能识别抗原。免疫系统通过免疫应答产生的各种生物活性分子，可以向神经、内分泌系统传递信息。神经、内分泌系统感受到这些信息后会做出反应，并通过释放递质和分泌激素，反过来作用于免疫系统，引起各种免疫功能的改变。因此，有人将淋巴细胞称为“巡逻的神经细胞”。



免疫细胞本身可以产生和释放内分泌激素，影响神经内分泌功能。目前已发现

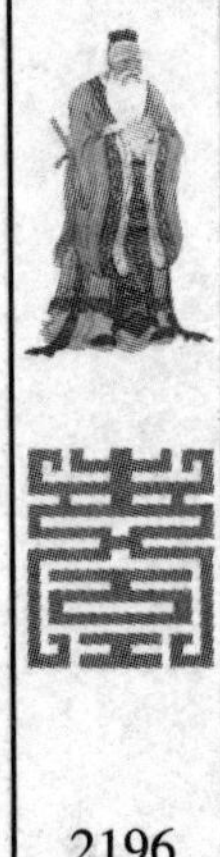

免疫细胞合成的神经递质和激素达十余种。

**免疫细胞合成的神经递质和激素**

| 名称 | 产生细胞 | 名称 | 产生细胞 |
|---|---|---|---|
| ACTH | 淋巴细胞、巨噬细胞 | 生长抑制素 | 单核细胞淋巴大细胞、多形核白细胞 |
| 内啡肽 | 淋巴细胞、巨噬细胞 | 脑啡肽 | 辅助性T细胞 |
| 生长激素 | 淋巴细胞 | 精氨酸 | 胸腺上皮细胞 |
| 生乳素 | 淋巴细胞 | 催产素 | 胸腺上皮细胞 |
| 绒毛膜促性腺素 | T细胞 | 神经垂体激素 | 胸腺上皮细胞 |
| 血管活性肠肽 | 单核细胞、肥大细胞多形核白细胞 | 运载蛋白(TSH) | T细胞 |

资料来源:张瑛.实用运动免疫学.北京:北京体育大学出版社,2005.

(2)运动养生与神经、内分泌的免疫调节

①运动与儿茶酚胺

儿茶酚胺(catecholamines)是一种含有儿茶酚(catechol)和胺基的神经类物质,以其结构中均含儿茶酚又属于胺类而得名。

正常情况下,它是由肾上腺髓质(主要是肾上腺素)和外周神经(去甲肾上腺素和多巴胺)(又称嗜铬细胞)产生和分泌的。

儿茶酚胺类激素,包括肾上腺素(epinephrin或noralin,E)、去甲肾上腺素(norepinephrin或noradrenalin,NE)和多巴胺(dopamine,DA)。去甲肾上腺素和多巴胺还存在于交感神经系统中。它们既是激素,又是神经递质。儿茶酚胺的主要生理作用是兴奋血管的a受体,可使脑、心、肝、肠、肾、骨骼肌等血管起到收缩作用。体内儿茶酚胺释放增多时,心肌收缩力加强,心率加快,心搏出量增加,血压的收缩压增高,出现脉压变小。

人体通过运动能增强中枢神经系统对外周反应的敏感性,保持警觉状态;增加心、肺、脑及骨骼肌等重要脏器的血液供应,增加心输出量和肺通气量,促进神经肌肉传递和耐疲劳;促进脂肪、蛋白质及糖原分解,转为葡萄糖产热供能,保证人体所需;促进肾上腺皮质激素、肾素及其他激素的分泌,对抗有害刺激和保证组织对儿茶酚胺的有效反应等多方面的功能调节,增强机体的应激能力。跑步能产生大量的儿茶酚胺物质,儿茶酚胺能加强大脑皮层的兴奋过程,提高人对刺激的敏感性,使人精神愉快,自我感觉良好,食欲增加。因为患精神抑郁的更年期妇女的儿茶酚胺的分泌量很低,所以建议这部分人用跑步来直接治疗精神抑郁。在控制神经衰弱方面,跑步比药物更为优越。

②运动与内啡肽

内啡肽是具有吗啡样活性的神经肽的总称,已经发现氨酸—脑啡肽、甲硫氨酸—脑啡肽、α-内啡肽、β-内啡肽等多种。这些肽类除具有镇痛功能外,还具有许多其他生理功能,如调节体温、心血管、呼吸功能、消化、镇痛等。

内啡肽与吗啡类似,但从剂量上相比,内啡肽的作用要比吗啡大约强200倍。比如1982年,在波士顿举行的马拉松比赛中,一位来自盐湖城的长跑运动员,在跑了11公里时,其股骨发生了应力性骨折。尽管如此,他却在瘫倒前跑完了42公里的比赛路程。此后在数小时的手术中,外科医生用了较长的钢板才将其骨折的腿固定。据医生们推测,这位38岁男运动员的大腿肌肉非常有力,在长跑中,肌肉实际上起到了固定夹板的作用。很明显,内啡肽作为一个因素使他能够忍受疼痛,坚持跑完全程。

据意大利学者1980年的报道,剧烈运动后体内的内啡肽水平显著升高,甚至高达5倍之多。有一位行政人员在描述他在跑步中的一些经历时说:“现在,每天坚持跑步数公里的习惯,使我比以往任何时候都更加了解我自己。每次跑步结束时就会感到自己如同一个加满油的机器,我可以在情绪沮丧的状态下开始跑步,心里想着许多关心和焦虑的事情,但在跑步结束后,就会感到自己已成为一个健全的整体,思维和身体也融为一体。”许多健身项目,当我们运动过后都有轻松、愉悦、舒适感,这与体内内分泌的强大激素——内啡肽有关。这种激素常在耐力性活动中分泌产生,是一种吗啡类物质。在多数情况下(包括剧烈运动),它是由脑垂体腺分泌释放的。

妊娠时内啡肽趋于较高水平,分娩时更高。这种现象可以解释为什么妊娠中孕妇能够忍受多种痛苦与不适,以及在分娩时对疼痛有极强的耐受能力。如果一个妇女在怀孕之前经常参加有氧代谢运动,其体内的内啡肽水平就会更高,日后分娩时,对疼痛有比其他妇女更强的耐受能力。

③积极的心态能增强机体抗病能力

当代心理免疫学研究表明,积极的心理状态能增强机体抗病能力。由于精神系统可通过去甲肾上腺素、5—羟色胺等神经递质对免疫器官产生支配作用,因而积极向上快乐的生活心态能使这种支配作用增强,从而使抗体增多。心理学家一再提示我们,运动有利于抑郁情绪的释放,经常运动的人比一般不经常运动的人更能保持乐观的情绪。大量的调查研究表明,运动确实可以减轻焦虑症和抑郁症。让我们想象一下自己走出家门健身的情景:当摆动着胳膊健步走时,心脏跳动开始加快,有更多的血液流入大脑,这可以提高思考能力和注意力。当这种健步走进行到10~15分钟时,加快了你的代谢速度,大脑的循环血量增加了50%。有关运动改变脑内化学物质的多数知识来自于动物研究。在一个经典的实验中,一群老鼠被分成数目相同的两组,一组老鼠可以进行转轮运动,而另一组则没有。几个星期后研究者测量了两组老鼠脑内的化学物质,结果发现,进行运动的老鼠,其脑内的5-HT、多巴胺以及去甲肾上腺素(被称为天然的抗抑郁药物)的水平较高。最近发现这一现象也出现在人类身上。那么,为什么运动能有效地防止心理压力转变为抑郁?这是因为,压力的负作用之一是它会耗竭体内5-HT的储备,而每天30分钟左右的运动有助于缓冲压力。当然,不论你是在室内的跑步机上健身,还是在户外跑步、爬山,都能帮你缓解心理压力并减少植物神经症状,尤其是户外健身走或爬山将更加有效。因为室内运动通常是比较枯燥乏味的,你总是面对着同一样东西。由于你很少分心,时间看上去过得很慢,而且你会更加注意到如小腿的酸痛或者费劲的呼吸声,这会减少运动对情绪产生的益处。而在户外,可以让你和自然更加接近,并得到日光、风景与运动叠加的益处。

④坚强的意志能影响内分泌的变化

现代生理学的研究证明,坚强的意志和信念,能够影响内分泌的变化,改善生理功能,增强抵抗力。最近的一些研究结果表明,精神压力对于不同意志性格的人来讲,影响的差别是很大的。有的人在精神上受到压力时,不知道该怎样应付或处理才好,因而压力的持续性增长,情绪的波动就会增大,对身心健康造成的损害也就越明显,而意志坚强的人在精神上受到类似的压力时,却能从主观上、情绪上控制自己,自然对健康的损害就比较小。科学家们在对老鼠做的实验中发现,当它们受到巨大的外界压力时,血液里的荷尔蒙(Hormone)就会增多,荷尔蒙是高度分化的内分泌细胞合成并直接分泌入血的化学信息物质,它通过调节各种组织细胞的代谢活动来影响人体的生理活动。这种荷尔蒙是由肾上腺分泌的,它的增多会直接影响老鼠

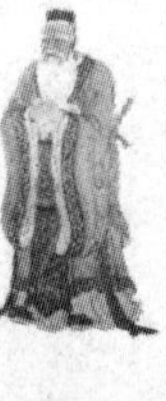

的抗病能力。同时这些受到外界压力影响的老鼠,体内的白血球也相应减少,并且,还影响了它们的胸腺组织的功能。

○运动对血清免疫球蛋白的影响

免疫球蛋白(Ig)普遍存在于血液、体液及黏膜分泌液中,包括免疫球蛋白:IgA、IgD、IgG、IgM、IgE 五种。运动与血清免疫球蛋白、唾液免疫球蛋白 A 关系的研究,长期以来是人们关注的重点。

(1)中小强度的运动对血清免疫球蛋白有利

运动强度是影响血清免疫球蛋白浓度的重要因素。进行 15 周中等运动量的训练可以使血清免疫球蛋白的水平提高 20% 左右(Nehlsen—Cannarella SL et al,1991)。根据我国学者(马云,2002)对增强运动员免疫功能的观察表明:应用中小运动量训练可增强运动员细胞免疫和体液免疫功能,降低上呼吸道感染和急性胃肠炎等常见病的患病率。

运动养生均属于中小等强度以下的运动,对血清免疫球蛋白十分有利。

(2)大强度运动对血清免疫球蛋白有害

根据国内外的一些专家、学者对运动员赛前训练后的血清免疫球蛋白跟踪测试发现:大强度运动训练对血清免疫球蛋白有害。

①优秀游泳运动员为参加比赛而进行了 7 个月的紧张训练,血清免疫球蛋白(IgA、IgG)和唾液免疫球蛋白 A(IgA)的浓度显著降低,机体免疫抑制状态的持续与大强度训练的持续时间有关(Gleeson M et a1.,1995)。

②大强度运动后血浆免疫球蛋白(IgG、IgM)产生减少,在慢性应激基础上的急性运动,更容易引起免疫抑制(Verde TJ et al.,1992)。

③马拉松运动使血清免疫球蛋白呈持续抑制状态长达 2 天(Nieman DC and Nehlsen—Cannarella SL,1991)。

④参加 5 ~7 天军队训练的年轻男性血清免疫球蛋白水平明显降低,IgG 降低 6% ~7%,IgA 降低 10% ~20%,IgM 降低 20% ~35%(Boyum A et a1.,1996)。

○中国传统保健体育对免疫系统的积极作用

中国传统保健体育对免疫系统具有增强适应能力、提高抗病能力、增进康复能力的积极作用。重庆医学院生理教研组和安徽医学院医疗体育科都观察到,练习气功后,白细胞数增加,白细胞吞噬功能和吞噬指数增强,还发现练习气功后人体唾液和溶菌酶的数量明显增加。唾液中的溶菌酶有增强局部免疫功能的作用。另外,练习太极拳、五禽戏、八段锦、易筋经、保健气功等,可使脑垂体及全身内分泌组织器官得到合理调节,使肾上腺素与去甲肾上腺素代谢水平下降,血中胆固醇浓度下降等。临床上通过练气功已治愈了不少糖尿病、甲状腺机能亢进、闭经等与内分泌有关的病人,从而说明练习中国传统保健体育在提高人体的免疫能力方面有积极作用。

## 十二、气功养生常识

气功养神的目的,在于通过排除杂念,意存丹田与调息入静的方法,用意念引导“内气”顺一定的经络路线循行,用以调整阴阳,更新气血,保全真气,健神强身。

练功中讲究静、动结合。静者为阴,动者为阳,静主养神,动主练形。根据阴阳互根之理,动中求静,静中求动,能动能静,方可长生。

### (一)气功三要素

气功练身的三要素是:姿势、意念、呼吸。对姿、意、息的调整、控制称之为调形、调心、调息。调整姿势是练功者第一步要接触的内容，是练功者的第一关，姿势正确与否对意念的集中与全身的松弛还有能否很快入静，进而调整好呼吸都有很大影响。意念是指练功者的注意力，它是练功的关键环节。姿势、呼吸的锻炼都必须在意念的指挥下进行，意念不集中，不很好地加以运用，那么姿势、呼吸的锻炼都将无从谈起。

《摄生三要》里指出："神之于气，犹母之于子也。故神凝则气聚，神散则气消，若宝惜精气，而不知有神，是茹其华而忘其根矣。"呼吸调整为练功者直接从外界纳入清气的重要途径，也是内气运转、气质转化的关键，古人将之称为"鼓籥"（风箱），为练内丹所必需。有意地合理地调整呼吸，可让呼吸对机体各个方面的影响或增强，或减弱，从而实现对整体功能的调整。

○调　形

静功的姿势：

静功的姿势分成坐式、卧式、站式三种。坐式又分成盘坐式、端坐式两种。盘坐，分单盘坐、双盘坐。端坐分平坐、靠坐。此外还有跪坐。

单盘坐，是将其中的一足放在对侧的大腿之上，另一足则放在对侧的大腿之下。

双盘坐，有两个坐法。一降魔坐：先以右足压于左大腿之上，再用左足压于右大腿之上，足心向天，右手压左手，掌心向上放在盘交的小腿上。二吉祥坐：先以左足压于右大腿上，再用右足压于左大腿上，左手压右手，掌心朝上放于盘交的小腿上。这两种坐法全是全趺跏的坐法。

所谓趺跏坐法又叫盘膝坐、结肤跏。趺即跗，指足背；跏即加。趺跏就是指双足背加于双侧大腿之上的坐法，俗叫盘膝大坐。

平坐式：臀部的后 1/3 或后 1/2 坐在椅子或凳子上，坐稳之后，两脚平行分开，两膝和肩同宽或相距两拳的距离。腰正直，腹松泄。两手自然轻松地平放在大腿之上，手指不过膝。头正直，松肩含胸，口眼轻闭。这种平坐式最常用，除极度虚弱者外，一般人均可适用。

背坐式：将臀的全部和大腿的后半部坐于椅子上，后背轻轻靠在椅背，两足稍向前伸，其他姿势同于平坐式。这种坐式适用于老年人及体弱的病人。

跪坐式：是将两膝着地，脚心向上，身体自然坐于脚掌之上，双手相握，放于腹前，其他姿势同于平坐式。这种姿势日本练功者多采用。

平坐式利于气血的流通，盘坐、跪坐不益于气血向下肢流通，靠坐式不益于气通督脉。

卧式分成仰卧、侧卧、半卧三种。

仰卧式：全身仰面平卧于床，头正，枕高适度，以有益于呼吸为度。两手分别放于身旁或叠放于腹部，下肢自然伸直，与肩同宽。这种姿势适用于体弱病人及练睡功者。但这种姿势容易引起昏睡，枕后麻木，影响气通督脉。

侧卧式：侧卧在床，以右侧卧为最好。腰微曲，形成朝腹面弯曲的弓形。头略向胸部收拢，平稳地放于枕上。右手掌心向天，自然伸开，置于枕上，右腿微曲（近于伸直）。左掌心朝下。自然放于胯部，左腿弯曲放于右腿上。此种姿势适宜于体弱、不习惯仰卧的练功者。这种姿势要求腹肌放松，以益于腹式呼吸的形成。

半卧式：半仰卧于床，后背及头部垫以被褥或枕头之类的物品，所垫高度以益于呼吸顺畅、身体舒适为宜。膝下可垫物。其他要求同于仰卧。此姿势适用于心脏病人、哮喘病患者和极度虚弱者。

站式：又叫站桩，是最常用的一种姿势。其优点在于适合人体日常生活的生理状态、耗能少，易放松，有利于上盘轻灵、下盘稳固以及内能的激发。

站式的基本要领：双脚分开站立，与肩同宽，共同承担身体的重力。头悬虚顶，



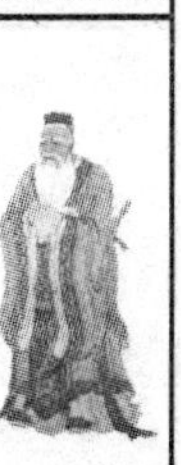

百会朝天，犹如头上悬一绳索，轻轻吊起头颅一样。闭目宁神，轻闭口唇，舌舐上腭，双肩松垂，含胸拔背，一虚腋垂肘；身体中直，松腰解胯，收腹敛臀，尾正裆圆，屈膝平站。

因为上肢的姿势和放的位置不同分为三圆式、下按式、无极式等。

三圆式：两臂抬起，两手置于与脐相平的位置，掌心向内，如抱球状，虎口张开相对，距离约20公分。因为裆圆、臂圆、腿膝圆故称三圆式（一说三圆式是直臂圆、虎口圆、裆圆）。

下按：双臂下垂，双手置于胯侧，手指自然伸直向前，掌心朝下，如向地面按压一般，故称下按式。

无极式：手、脚、膝的姿势基本与三圆式相同，只是重点在于百会、会阴、两脚涌泉穴连线的中点三点相对成一垂直于地面的垂线。

姿势的分类大体如上，但不同的功法有不同的姿势，或者采用一种，或者几种相互配合，交换采用。

**○调 息**

调息，是说对呼吸方法的锻炼，古人称为吐纳，是气功里练“气”的第一步。

调息的方法分成自然呼吸法、腹式呼吸法。

①自然呼吸法

自然呼吸法为气功锻炼的最低要求的呼吸法，亦是初学气功者必须遵守的基本呼吸法，又叫筑基呼吸法。

自然呼吸法分自然胸式、自然腹式、自然混合式三种：

自然胸式呼吸法：胸廓跟随自然呼吸而起伏。

自然腹式呼吸法：腹肌跟随自然呼吸而起伏。

自然混合式呼吸法：胸廓、腹部随自然呼吸而起伏。起伏的程度要更为明显，这种呼吸法又叫全呼吸法。

一般情况下，男子易出现自然腹式呼吸，女子多选用自然胸式呼吸。体育运动员、练武术者、演员、歌唱家有的采用自然腹式呼吸，但更多的是选用自然混合式呼吸。

②腹式呼吸法

腹式呼吸法，是说呼气时轻轻用意让腹肌收缩，吸气时让腹肌放松，别人看起来呼气时腹缩，吸气时腹部隆起。

腹式呼吸法分成顺腹式呼吸法、逆腹式呼吸法、潜呼吸、脐呼吸等几种类型。

顺腹式呼吸法：就是一般的腹式呼吸法，呼气时腹部收缩，吸气时腹部隆起。

逆腹式呼吸法：又叫逆呼吸。即吸气时腹部收缩，呼气时腹部隆起。

潜呼吸：是一种在呼吸高度柔和的状况下出现的呼吸方法，随着呼吸的进行，小腹部微微起伏。

脐呼吸：比潜呼吸更加柔和，是一种腹部几乎静止而只是想象脐部在呼吸的方式，古人叫做为“胎息”。

此外，还有鼻吸鼻呼、鼻吸口呼、口吸口呼等等呼吸法。

呼吸锻炼的表现：

古人把呼吸锻炼的表现分成风、喘、气、息四相。

风相：呼吸比较急促，能够听到自己的呼吸声。

喘相：呼吸时虽听不到自己的呼吸声，但呼吸出入结滞不顺。

气相：呼吸虽然无声，也不结滞，但出入不够细匀。

息相：在极度安静的状态下呼吸变得深、长、细、匀。

气功的呼吸锻炼就是逐渐从风、喘、气三相转换成息相的过程。

呼吸锻炼的要求：

在“调姿”的基础上，等情绪安定后，再进行呼吸锻炼。

呼吸锻炼的顺序为先从自然呼吸开始，既有顺其自然的一方面，又不完全听其自然。顺其自然是指循序渐进，自然形成；不完全听任自然是说主动调整，也就是说既不忘记主动调整呼吸，也不勉强向呼吸提出某种要求，强行助之。

呼吸锻炼，除锻炼本身外还得加上静养。也就说当练功达至一定火候时，暂时放弃有意地调整而静养一个阶段，以使意念进入更高的安静状态。

深、长、细、匀的呼吸是长时间锻炼的结果，并不是主观上硬求出来的。人们通过锻炼，使呼吸由浅短、次数多逐渐变成深长、次数少。正常人的呼吸是16～20次/分，而深长的呼吸则可达到3～4次/分，甚至1～2次/分，而不感到胸闷气短。这一点在短期之间是做不到的。假如强求，就会引发呼吸急迫短促，或胸廓、腹肌受伤等不良反应。

**○调　心**

调心又称调意、练意。

调心包括两个方面：一为集中，二是用意。

集中，即是“意守”，又称“凝神”。也就是把意念集中于身体中的某一特定部位，或集中在自然界的某一物体。

体内可供意念集中的特定部位有丹田、涌泉、足三里等，术语上叫做“意守丹田”、“意守足三里”等等。

①意守丹田

丹田是一具体部位，不是穴位。它既不是点也不是面，而是体中的一个空间位置，是道家所讲的“炼内丹”之处。

对于丹田的所在部位众说纷纭，一般地分成上、中、下三处。上丹田指的是两眉之中（又称眉心）；中丹田指的是膻中（两乳之中）；下丹田指的是气海（脐下一寸五分）。此外，还有前丹田（脐部），后丹田（命门，位于第四、五腰椎之间）。因为各门派功法不同，丹田的位置与名称也随之不一，有把两眉之间的鼻骨凹陷处叫做祖窍、上丹田的；也有把膻中称为上丹田的；还有人把气海、脐部称作中丹田的；也有人认为下丹田应该是指会阴部（前阴、后阴之间）。

那么到底应该怎样来看待丹田的部位问题呢？

近来，一些科学工作者对各派所说的“丹田”进行了测试与研究，其中对下丹田更是测出了一些数据，并且提出了一种理论。他们认为下丹田是脐中深入腹腔内一寸五分处的部位，它不是穴位而是空间位置。在这个空间中有大量植物神经和血管分布。意念集中于这个地方，非常容易产生“内气”，并向全身各处扩散。这个测试证实了古人提出的对于人在胚胎时期依赖脐与母体相系，并从母体中获得营养发育成人。意守于此，可以让体内的生理活动恢复胚胎的状态，极易让人获得先天本能的理论。

练功时人们可以根据自己的习惯及精神素质选择合适于自己的部位。然后，不管如何选择，最好则脱离脐及脐下阴交、气海、关元等穴位深处与之水平相等的腹腔内部，并把这一部位看作立体空间而不看作点和面。

脐和脐下的阴交、气海、关元等处的丹田是人身元气贮藏之所。《医学源流论》认为此处为“阴阳阖辟存乎此，呼吸出入系于此，无火能让百体皆温，无水能令五脏皆润。此中一线未绝，则生气一线未亡，皆赖此也。”元代俞琰在《周易参同契发挥》一书里说“盖婴儿之在母胎也，母呼亦呼，母吸亦吸，口鼻既闭，而以脐达，故脐者生之根，气之蒂也。”《东医宝鉴》：“脐者，齐也，言其上下齐身之半，正谓之脐也。”可见这个部位和人体性命、元气关系密切，意守于此，能够增强人体的元气，有益于调节人体上下间的不平衡现象。

②意守涌泉

涌泉在足心凹陷处(足五趾向掌心弯曲时足心凹陷处即是此穴)。它为足少阴肾经的井穴,为肾经之经气行于体表经脉的源泉。

肾,被祖国医学看作人体贮藏先天之精(真精、真阴)、涵寄元阳之所,肾气的盛衰决定着人的生活活动的消长。意守涌泉,能够滋补先天之精,壮益元阳,增强人体生命的活力。意守涌泉时,应把该处想象为一个大小和乒乓球的气丘,其效果很好。

③意守足三里

足三里在外膝眼下三寸,胫骨嵴外侧的两筋之中,是足阳明胃经的下合穴。

胃,被祖国医学看做后天之本,水谷气血之海,有受纳水谷腐熟水谷,转化水合精微的功能。人体出生后可以维持生命活动全赖于此。针灸学认为“合治其腑”。意守于此,能够促进胃的蠕动,从而让运化、消化功能增强。

④意守自然界的某一物体

自然界的花、草、树木等给人以赏心悦目的感觉,意守这些物体可以帮助难以意守体中某一部位的练功者集中意念。

用意,即用意念调整姿势,调整呼吸,督领真气等。

调整姿势:指用意控制身体四肢等在摆好姿势后,让身体各部位肌肉松弛,并使身体保持平稳,舒适自然。

调整呼吸:是指用意念指挥呼吸。即在松静自然的基础上,让思想安静,精神集中,数息随息,引导呼吸,进而让呼吸逐渐转入深、长、细、匀。此外,为了锻炼特定的呼吸法,常用一些特定的“字”引导呼吸。例如六字诀呼吸法。

督领真气:是说在丹田气充实后,用意念引导真气顺一定的经脉运行,这种引导即意通督任的小周天功法。

调心的注意事项:

意守时不能强守,也不能不守,强守会引发偏差,不守不利于真气的汇集与充实。

意守时应不断地排除杂念。杂念的产生是必然的,应一步步地锻炼排除。排除时要顺其自然,准许杂念停留一段时间,然后逐步排除,转入意守。强行排除,也易出现偏差。

意守要有一个安静的环境,不能有过于强烈的噪音,否则难以做到。

意守时应当是似睡非睡,似睡时是指闻惊雷无动于衷,非睡是指外界任何细小的声音都能够听见。

意守时常出现惊功现象,那是突然的声响或外人的干扰,引发气血紊乱,心慌气短。此时一不要慌乱,二不要急于收功,三要慢慢引导,让意守某处再次形成,然后再慢慢收功。

## (二)练功禁忌

### ○练功环境的选择

练气功的目的大概有以下几种:

防治疾病,健身延年;发放外气,为别人治病;调动潜能,开发智力;利用特异功能,探索科学奥秘。这些目的是否可以达到,除人的努力以外,选择练功环境是不可忽视的一个方面。

怎样选择较好的练功环境呢?

第一选择舒适宁静的环境。

我们的生活环境里有各种噪音,当噪音超过 80 分贝时就对人体有害,人们会自感不适，久而久之则听觉减退，记忆力减退，易疲劳易烦躁，终日昏昏然。

练功过程里的调心要求在安静的环境中进行，以利于“静神养气”。但是，一点声息没有的“绝对”安静，并不是对练功有利。湖南省湘潭电机厂的刘厚纯曾经自己进入“消声室”中练功时不仅无法入静，而且觉得两耳发胀，全身不适，产生不自然的紧张为例，说明太安静对练功是不利的。因为人体最适合的环境噪音应保持在30～40分贝，所以古人有“蝉噪林愈静，鸟鸣山更幽”的诗句。在这样的环境里练功收效是比较好的。

练功环境可根据自己的生活习惯和适应能力来加以选择。

性格内向、喜欢宁静的人可以选择星空万里、皓月如银的场所，在子、丑、寅三个时辰练功。性格开朗、喜欢音乐的人可选择鸟语虫鸣、花香雀跃的环境，在依山靠水、风景优美的场地，于卯、辰、巳时练功。

假如在夜深人静时选择室内练功，有规律的轻微的噪声非但不影响“入静”，反而有助于“入静”，例如钟摆的单调响声最易引人入静，练功效果亦佳。

我们的生活环境是非常多彩的，其中包括冷色、暖色、喜色、悲色、动色、静色等等。它们不但可以刺激食欲，催眠，助产，而且还能够引人兴奋或让人安静。颜色给人带来的视觉误差，让人们往往根据不同的需要来选择不同的颜色，因此练功时可在室内配以蓝色或紫蓝色加绿色的柔和光线，这对入静是非常有利的。

第二要选择空气新鲜的场地。

气功锻炼首先接触的是呼吸，而呼吸又和空气密切相关。清新的空气里含有大量的空气负离子，这不但有利于吸入大量氧气，而且还可以让氧气在肺内充分交换，快速进入血液，与血液中的血红蛋白结合，为练功过程中“能量物质”的转化与激发提供丰富的物质基础。

灰尘、煤气、腐败气味、强烈的香味和油漆味会让空气变得污浊，影响呼吸时的气体互换。这些污浊之气一旦进入肺泡，还会损害肺泡和呼吸机能；进入血液后则会影响血红蛋白的携氧能力；还会引起剧烈的咳嗽、窒息、胸闷、气短、头昏等等，严重地影响练功者功力的增长。

第三要选择有益的植物。

植物能够吸收空气中的二氧化碳，释放氧气，净化空气，释放负离子，调节气温，过滤空气。某些植物能够散发、分泌强烈的挥发性物质。因为每个人对气味的敏感度不同，所以在选择环境时，还要注意植物的种类。

松柏散发出的物质能够杀死白喉、肺结核、伤寒、痢疾等细菌，白皮松的分泌物也有杀菌功能；此外有的植物能够散发桉油、柠檬油、肉桂油、丁香酚等，因此在这类植物附近练功所吸入的空气不啻经过杀菌、消毒。

榕树有提气的功效，气虚、低血压者宜在其下练功，而高压者则不宜这么做。

适合在松柏下练功的有肝胆病患者、肺病患者（也可在杨树旁）、肾及膀胱病患者；宜在梧桐、香樟树旁练功的有心脏病患者；适合在柳荫下练功的有脾胃病患者，神经衰弱的人及慢性支气管炎患者则最宜在天竺葵旁练功。除此之外喜树、冷杉、桧、茶树、茶花、吊兰、葡萄、令箭、合欢、橘柑、月桂等树木全是对练功有益的树种。

玉兰、龙眼、槐树、桃树、米兰、梅花、玉丁香、郁金香、橡树、夹竹桃、含羞草等全是有害于练功的植物，因为在其下练功能出现头晕、胸闷、气喘等反应。

第四要选择有活水的地方。

拍击海岸的浪涛，飞流直下的瀑布，在其运动过程里分离出空气负离子。这种负离子可以抑制病菌的生长，调整大脑的兴奋和抑制过程，让人心情舒畅，精神宁谧，改善血液循环及造血系统的功能，降低血压，降低血脂，消解疲劳，提高大脑的功效，因而有利于练功。

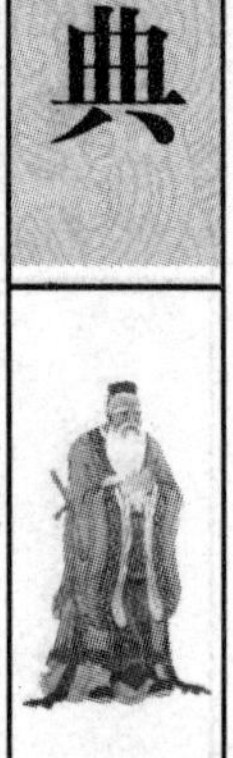

第五要保持室内空气的清新、流通。

冬天练功或在城市居住附近没有公园或有益树种的练功者，大部分选择室里。但是据有关部门测定：城市的房间里每立方厘米的空气里只有空气负离子 40～50 个，室外 100～200 个，城市绿化区、公园 400～600 个，农村原野 1000～1500 个，海滨和瀑布处高达 4000 个。有人经调查研究后认为绿色植物在阳光照射下，吸收空气中的二氧化碳，放出氧气，而在夜晚，则吸收空气中的氧气，放出二氧化碳。但在室内若摆上几盆花木、植物盆景、再放上一二盆仙人掌，可让室内空气负离子浓度增加。因为，仙人掌在白天不打开气孔，防止宝贵的水分被蒸发，夜晚打开气孔制造氧气，因此仙人掌可为室内练功者提供较好的空气环境。

吊兰为吸收空气中有毒化学物质功能的植物，其效果甚至超过空气过滤器。摆一盆叶子黄绿相间的吊兰，在 24 小时可以将室内火炉、电器、塑料制品、家具油漆、吸烟等散发的一氧化碳、过氧化氮和其他挥发性的对人体有危害的气体吸收掉，让室内的空气得到净化，为练功者创造净化空气的环境。

第六要选择温度、湿度适宜的环境。

温度对练功有着一定的影响，因为练功的初级阶段是真气朝内聚集的时期，假如在寒冷的环境中练功，必要穿够衣服，否则寒气会乘机而入，引发病变。在室外练功一方面不要逆北风，另一方面也应选择背风之处。因为风对调息有很大影响，即便功底深者亦应注意为好。如在温暖的环境中，一不要过热，二衣服可穿的少些，特别不宜在烈日下练功。因为热宜让气泄，汗出过多，体内能力消耗过大，对增长功力不利。

湿度与空气中的负离子有密切联系。雨后次日晴天的早晨空气负离子含量多，头天晚上没下过雨的次日晴天的清晨次之，晴天的中午更次之。但是，有些病人（像湿邪偏重的风湿寒痹、风心病等）不应在瀑布、江、海、湖、池、溏、人工喷泉及阴寒潮湿的岩洞中练功。

**○时间的选择**

练功质量的好坏与练功时间的选择是有着非常大关系的。

人和自然界中其他生物一样，同样存在着一个以盛衰消长为特点的周期性节律。依据这一节律选择练功的时间是非常重要的。

大量的研究证实，人类生命活动是按时间进行的，生长衰老有显著的时间倾向，环境的周期变化（昼夜和季节的交替）影响着机体组织器官的活动与人的性格行为。人体中很多生理、生化现象也表现出明显的昼夜节律和季节变化。像体温、脉搏、呼吸、血压、血糖、激素的浓度及新陈代谢等都有昼夜起伏的现象。一年有春夏秋冬四季，一日也是这样，分别标志人体阳气的生、隆、虚、闭的变幻征兆。

前人对练功与季节的关系进行过系统的描述，明代高濂的《遵生八笺》、冷谦的《修令要旨》、元代邱处机的《摄生消息论》等全提出了按不同季节、节气，配合经络的不同练功姿势、方法和理论。

现以夏天为例说明练功与季节的关系和方法。

夏季是生长的季节，气温高，气血的运行旺盛，津液和阳气易被耗散，因此夏天练功时应注意以下几个问题：

首先练功时要注意防暑，避开强烈日光的照射，以练静功为好，每次 30～60 分钟为合适。其次练功时要注意有利于消除疲劳，恢复精力，可利用午休，静坐、闭目养神、意守丹田。总之，夏天练功应护阴，蓄养阳气。其余三季可依季节特性而类推。

人体阳气的运行，在《内经》中指出：昼行二十五周，夜行二十五周。古人依据阳气运行的情况提出了“子午流注”的理论。

按现代科学研究及理论研究的情况来看，人体的各个重要器官在二十四小时

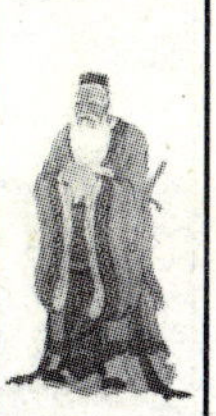

(十二时辰)内,有其固定的活动最频繁的时间,这种生理现象在动植物里也有类似的现象,生物学家称之为生物节律或“生物钟”。

古人认为子时(23 时 ~1 时)是胆活动旺盛的时期,其他时间依次是:丑时(1 ~3 时)为肝,寅(3 ~5 时)为肺,卯(5 ~7 时)为大肠,辰(7 ~9 时)为胃,巳(9 ~11 时)为脾,午(11 ~13 时)为心,未(13 ~15 时)为小肠,申(15 ~17 时)为膀胱,酉(17 ~19 时)为肾,戊(19 ~21 时)为心包,亥(21 ~23 时)为三焦。在这十二个时辰里,从子到巳为六阳时,从午到亥为六阴时。子时、午时练功为子午功,卯时、酉时练功为卯酉功。子午功较卯酉功易收效,由于子时为阳气始生之时,午时为阴气始生之际,在其阴阳气始萌时练功很易助长阳阴气的生发。

明白了这个“子午流注”规律,可以依据自己的病情选择适当的练功时间。比如:肺有病者,可选择寅时,因为此时是肺经活动非常旺盛的时间,此时练功较其他时间更为理想,可获得事半功倍的效果。

国外的一些科学家调查研究发现:每个人自诞生之日起就存在一个体力、智力、情绪的近月节律的“主轴”,这个“主轴”为:体力节律为 23 天,情绪节律是 28 天,智力节律为 33 天。这三种节律描绘在坐标系谱中呈余弦曲线。在零点以上的日子,叫做高潮期,表现为体力充沛,情绪高涨、稳定,思维敏捷等。在零点以下的日子,称为低潮期,表示体力不太好,情绪低落,不稳定,思维迟钝。而正当零线上的日子中,称为临界期,此期是非常不稳定时期,身体处于频繁的变化之中,极易出现差错,感染疾病,协调性能较差,容易发生事故。三条曲线都处于临界期,叫做“三临界日”或“三重零”,这是最危险的日子,但这种日子在一生中并不多见。两条曲线同时处于临界期(二重零)的机会并不罕见,每人每年大概有 6 次。

因此在练功时可根据这一原理选择自己的练功时间,在那些精力、情绪、智力同在高潮期的日子里,能提高练功的兴趣,加强练功的效果。在低潮期练功要多加注意,因为这个时期稍有不当极易出错。

测定自己生物节律的方法为:

先计算自己的生日到所要计算的月份的第一天的总天数,其间要把闰年天数计算正确。即周岁除以 4。

其次,分别拿 23、28、33 来除以总天数。所得的三个余数,就是三个周期在那个月份第一天所处的位置。

比如:某人 1955 年 3 月 15 日出生,计算 1988 年 5 月 1 日的生物节律时,先算出 1955 年至 1988 年的总年数为 $1988 - 1955 = 33$,为 33 年。再算出 33 年的总天数为 $365 \times 33 = 12045$ 天。闰年是 $33 \div 4 = 8$(余数舍去),这就是闰年内应加入的天数。因此总天数是 $12045 + 8 = 12053$ 天。从 1988 年 3 月 15 日至 5 月 1 日的天数是 47 天。所以实际的总天数是 $12053 + 47 = 12100$ 天。

再分别除以 23、28、33;

$12100 \div 23 = 526$……余 2

$12100 \div 28 = 432$……余 4

$12100 \div 33 = 366$……余 22

所剩的 2 即体力周期的第二天;所余之 4 就是情绪周期的第四天;所剩 22 即智力周期的第二十二天。这就是说体力和情绪周期处于高潮期,而智力周期则处于低潮期。

除此之外,还有的时间对人的影响也很大,这个时期又和天体的运行有关。

美国精神病学家利伯经过研究后指出:人体每个细胞就好像微型的太阳系,具备微弱的电磁场,月亮产生的强大电磁力可以影响人的荷尔蒙、体液与兴奋神经的电解质的复杂平衡。人体总重的 80% 为体液、月球引力可以像引起海洋的潮汐一样对人体中的液体产生作用，这种现象称为生物潮。满月时，月亮对人的影响比较强烈，这时人的头部和胸部的电位差比较大，血气最充沛，内分泌最旺盛，也容易激动。

《内经·素向·八正神明论篇》中说："月始生，则血气治精，卫气始行；月郭满，则血气实，肌肉坚；月郭空，则肌肉减，经络虚，卫气去，形独居"，说的正是这个道理。

依照这个认识练功时间选在十五日前后，其效果是很好的，也就是说在十五日左右加紧练功，而在、"月郭空"、"月始生"之际能够维持原有的练功状态。

天体对人的影响，除月球之外，太阳黑子的活跃程度也有一定的关系。

另外，还要说明的是现在所用的阳历和农历的历法，全是根据天体运行的位置确定的，因此，季节，十二时辰，月份等都是天体运行的结果，选择不同的季节、时辰等练功，事实上是"天人相应"关系的具体运用。

○练功者的饮食

以上我们曾经说到练功的目的中有的是锻炼内气，除病延年。有的是炼出内气向外发出，为别人治病等等，总之练功必须经过贮能过程与发能过程两个阶段。

能量的贮存与释放必须得有能量的来源，没有能量的来源怎么能有能量的贮存与释放呢！

人体能量的来源主要依赖饮食的摄取。但是古代练功家对之却有两种主张：一是绝扦，像马王堆三号汉墓出土的帛书中就有《却谷食气篇》，《史记·留候列传》也有"性多疾，即导引不食谷"，"乃习辟谷，导引轻身"等记载。二是进食，像东汉王充的《论衡》认为绝谷者"虽不谷饱，亦已气盈，此文虚也"，晋人葛洪也驳绝谷派为"行者一家之偏说耳"。从祖国医学的经典名作《内经·灵枢·五味篇》中的论点"天地之精气，其大数常出三入一。故谷不入，半日则气衰，一日则气竭矣"来看，练功者内能的聚集与释放是离不开饮食营养物质的。当然，印度的瑜伽功练成后，可以埋在地下数日甚至十数日，数十日不吃不喝仍可以活下去。但是终究挖出之后，人体处于极度虚弱状态，必得经过一段时间的严格护理、按摩、进水后才能恢复正常的活动。瑜伽功的这种功能是练功者能控制自己的躯体处于极度低弱的能量消耗而已。一旦护理不当也能导致死亡。

那么练功者应该怎样进行饮食呢？它包括两个方面：

第一，进何种食物；第二，怎样进食。

首先，注重体质、功法、食物、营养品的关系。

普通体质与练一般功法者，可选择白面、玉米、黄豆、肉类、鸡蛋、牛奶、白菜、马铃薯、胡萝卜、蜂乳等。

形体消瘦、烦热、易怒者，可加入水果、蔬菜、豆谷等清淡之品及奶、蛋等润燥之物。

体肥、身重、嗜睡、痰盛者，应食水果、蔬菜、谷豆等清淡利湿食品，忌食肥肉、奶品。

阳虚者，宜食鱼、肉、禽蛋。

阴虚者及老年练功者，除清淡之品以外，也应适当加入乳、蛋、豆制品等。

其次，结合气功法的要求，饮食有扶正作用的食物。

耳聪者应食粳米，明目宜食猪肝，乌发应食黑芝麻，健肤食荞麦，益智食核桃，润肤食牛奶，健肤食薏苡仁，美容食莲子，轻身食荷叶，长肌食冬瓜子，强筋食牛肉，壮阳食狗肉，填精食鹿胎，种子食雀脑，益寿食山药。

某些功法具有泻实的功能，可配合食物用以助之。

解表食生姜、葱、芥菜、芫荽。

清热去火食蕨菜、茭白、茶。

凉血食茄子、韭菜、木耳、葵花子。

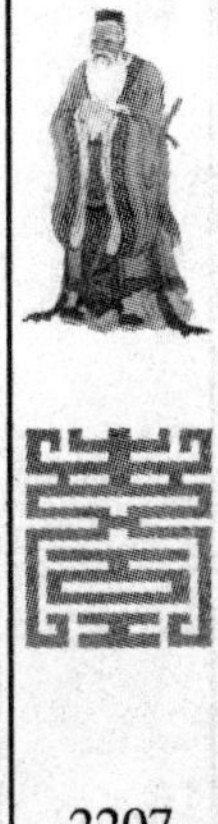

生津食甘蔗、豆腐、西红柿、柿子、柑橘、橄榄、柠檬、苹果。

清热解毒食马齿苋、绿豆、皮蛋。

祛暑食西瓜、甜瓜、红小豆、绿豆。

化痰食白萝卜、冬瓜子、丝瓜、荸荠、紫菜、海蜇、海带、胖大海。

温化寒痰食洋葱、杏仁、芥子。

止咳平喘食梨、荸荠、冰糖、白果、杏仁。

活血化瘀食桃仁、油菜、黑豆、酒、醋。

行气食柑、竹笋、荞麦、火腿等。

利水食白菜、芹菜、黄瓜、冬瓜、苜蓿、鲤鱼、葡萄、李子、鲫鱼、葫芦。

润便食李仁、香蕉、罗汉果、桃、白薯、蜂蜜、火麻仁。

抗癌食芦笋、蘑菇、胡萝卜、卷心菜、菜花、蔓菁、苦菜、薏苡米等。

第三,进食前后练功宜忌。气功锻炼常因功法的不同而对练功前、练功后的进食有不同的要求。

静功是以自然呼吸为主的功法,一般练功不要求进食或否,而以腹式呼吸和逆腹式呼吸为主的功法则要求不进食。因为这两种呼吸法,因为腹肌收缩,腹壁内陷,致使腹腔缩小,腹中压力高,肝、脾、胃、肠、肾全受到压迫,使功能活动受到一定的影响。肝、脾受压中促使血液回流,胃、肠受压则胃肠道括约肌张力和胃肠蠕动及分泌增强,特别是在饱食之后,对胃、十二指肠的影响更大。饱食后因为腹压增高,胃中压超过食管下高压区的压力,而使胃一食管的压力屏障消失,引起食物返流进入食管而引起食管炎。

但是这种禁止饭后练功指的是饱食以后,有的功法必须在进少些的食物和饮水之后方可练功。比如站桩、鹤翔桩等功法,因为这些功法容易诱发自发功,自发功发动之后,浑身气血沸腾,腹内无食,练功后或练功中会发生心慌、气短,甚至引起恶心、虚汗等。

晏耀辉氏认为饭后不应练功并非绝对,根据他自己 20 年的练功经验看来,饭后非但可以练功,而且还能促进食物的消化与吸收,他认为饭后可练健胃功,这又是在不可练功的途径中另开的一条蹊径。

总之,练功前后的饮食宜忌要把自身的生理病理状态和功法的要求进行综合分析后再加以采用与否,古人对练功饮食的要求为“过饥过饱”不宜练功,记住此点足矣。

**○生活的起居对练功的影响**

古人认为十二时辰(24 小时)全可练功,但是十二时辰中有最佳练功时间,这正是子、卯、午、酉四个时辰。这样就可以改变现代人的生活习惯。因为子时正为深夜,是人们进入甜蜜的梦乡之时;卯时虽然人们已经起床,但是全在急急忙忙地准备早点上班;午时又是午饭时间;酉时刚刚自工作单位返回。这些现代人的生活时间表占去了最好的练功时辰,除了全体、退休者外,一般人是很难采用这些时辰进行练功的。那么起居应该怎样适应练功呢?三班倒的职工上中班的,下班时间好是 23 点左右,正是子时,上白班的可在晚上临睡前(22:30),早晨寅时(5~6 时)练功。上大夜班的在上班前 22~23 时练功,下班后早晨练功。

此外练功的时间可少一点,午间休息中练 10~20 分钟即可。不搞体力劳动者亦可坐在椅子上稍事练功。总之,练功虽有最佳时间,但也不必强求,随时练功即可;只是练功时的入静,功法掌握的准确是提高练功的关键。

气功锻炼虽然能够延年益寿,提高身体素质,可是并不能永不死亡。有的人虽然坚持练功不懈,却也能突然得病死亡,这是什么原因呢?主要在于对气功的功能认识不足,对养生的理论认识不足,人们对养生提出了很多方法,其中重要的一点则

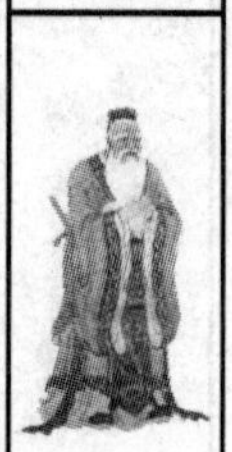

是"养"。应根据和掌握人体生长、致病、衰老的规律,时刻注意珍摄,在日常生活里注意饮食有节,重视营养;起居正常,劳逸适度,谨避风寒,只练不养是不可以的。

○性格与练功的关系

人是有性格和情欲的,这是人类与动物的区别之一。性格能够给人带来生活、工作效益。人的性格基本上分成两大类:一性格内向,主要表现为喜好独立思考,不善于言语,沉默寡言,逆来顺受,不爱发脾气,二性格外向,主要表现为性格开朗,爱说勤劳,善于思考,也善于付诸实施,易激动等等。伴随着性格的内外向的不同,七情的表现不同。

祖国医学认为性格带来的七情表现会影响人体气血的运行。有关医学认为"百病产于气,怒则气上,喜则气缓,悲则气消,恐则气下,恐则气乱,思则气结"。还认为"怒伤肝,喜伤心,思伤脾,忧伤肺,恐伤肾"。因此性格内向者气血多趋于内,趋于滞,趋于结,而性格外向者气血多趋于外,趋于畅,趋于泄。

性格的差异,练功的效益自然不会相同,内向者练动功效果慢,练静功效果快;外向者练静功效果慢,练动功效果快。

七情的变化对练功有非常大的影响,黎天佑氏在《气功与科学》1985 年第一期上发表文章时举了两个例子,一者是一个学生和同学到老师家做客,不知哪位同学把老师的灯泡打坏了。老师借着几分醉意,骂了这几个同学一顿,众人遂不欢而散。这位同学练鹤翔桩功三个月,已有了自发功,在让老师责骂后便去练功了,结果又哭又笑,在地上打滚,无法收功。另一个例子是某妇女产后,因为工作不顺心,情绪不好,心胸狭窄、性格内向,时常与家人吵架,夫妻关系紧张,婆媳不和。曾因气管炎练鹤翔桩功三个月,出现了自发功。某日早晨练功后,因小事和爱人发生争吵,觉胸闷,随即出现自发功,并且又哭又笑,极像犯精神病。这两个例子全说明,心胸狭窄、性格内向的人是不应练动功的,同时也说明练功者必须要心胸开阔,否则容易出偏。

性格不同可以依据自己的性格选择适合的功法,不仅可以锻炼身体,而且还可以改变性格的趋向,爱沉默寡言者变得善于说笑,爱发脾气者变得情绪和气。

此外还可以根据自己因七情带来的疾病,选择适宜的功法,能够收到良好的效果。心理学家认为这是气功在精神对物质的反馈结果。

练功者还应当善于调节自己的情绪,很多练功者全有体会,练功时情绪波动,很难入静,即便入静,功后亦觉疲劳,甚至出错,导致疾病。近代著名气功师刘贵珍就是因为大怒而无法练功,不久就死于"蕴怒"之上。

情绪舒畅不仅练功者如此,且接受外气治疗的患者也必要如此。因为患者心情舒畅,消除了"排除异己"的屏障,能够顺利地接受外气,获得良好的治疗功效。

○性生活与练功的关系

性生活本来就是人类的三大本能之一,是保证了人类种族的繁衍的行为。可是,关于性生活的问题,因为古今种种原因,在实际生活中不少人将正常的性生活视为禁区,对这一课题不去也不敢去主动研究和探索。

祖国医学的经典著作《内经》在很多章节中论述了性生活问题,并且性生活是已婚夫妇生活的内容之一,是不以人类的意志为转移的生理现象。并且反复强调人类的一切活动都必须"提挈天地,把握阴阳",认为"阴阳者,天地之道也,万物之纲纪,变化之父母,生杀之本始"。说出人类既要节欲保精,又要顺其自然,互为补益,并提出要知道"七损八益"的"房中术"。释家也提出要"男女双修"。可是,大量的气功书籍和练功家却强调"避免房事"、"初练功者禁房事一百天",而个别的气功门派对此则要求得不严格,甚至还提出一些功法。那么关于这个问题应该怎样处理,怎样对待呢?

随着医学科学的发展,人们思想的解放,性医学和有关性生活的知识已闯入人

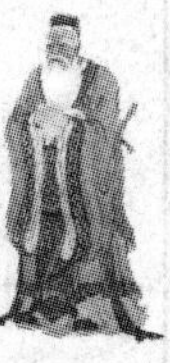

们的生活领域之中。

第一，性生活的和谐是夫妇关系和睦的基础。

夫妇是组成家庭的关键的两个方面，即《易经》里说的既对立又统一的“阴”和“阳”。夫妇的结合标明着一个家庭的诞生，并主控这个家庭的各项事物，决定着它的发展变化，贯穿整个家庭的始终。要想让这个家庭能够发挥主观能动性，并顺应社会自然界的变化，使之健康地发展，必要把握好矛盾发展的法则，这个法则就是夫妇间的和谐美满，夫妇间的和谐之一就是性和谐。而夫妇间有节制且和谐的性生活是天经地义的，是夫妇身体生理代谢的需要，性生活是否和谐时常引起夫妇间的感情变动，所以，性生活是家庭生活和谐的基础。

第二，气功是保健强身、祛病延年的法宝。

气功可以强身保健、祛病延年已被人们逐渐理解、信服与推崇。但是，气功的锻炼必须经过以下几个阶段：“聚津成精”、“炼精化气”、“炼气化神”、“炼神还虚”。“聚津成精”、“炼精化气”是初始阶段，“炼气化神”是中级阶段，“炼神还虚”是高级阶段。

以上四个过程是各有特点，可是彼此之间是不能够分割的。“聚津成精”是蓄精、积精、养精；“炼精化气”是炼精、炼气的交换阶段；“炼气化神”是炼气、炼神的过渡阶段；“炼神还虚”是炼神的高级阶段。精为神之舍，有精则有神，积精可存神，精伤则神失；精为气之母，精虚则无气，人无气则死。因此，气功的锻炼对性生活的节制是很有必要的。

但是现代医学对“精”的看法和中医“精”的概念不同。现代医学认为性生活对身体没有太多的危害，射出的精液中除了精子、果糖与少量的蛋白质外，再没有很重要的东西。

西医的认知只是针对具体的“精液”而言的，它忽视了一个重要的方面，就是在性反应的周期中，经过神经反射引起的全身性反应：皮肤的毛细血管扩张（性红晕）、全身性肌群的痉挛、换气过度（呼吸急促、增粗）、心动过速、血压升高、性高潮之后全身疲软无力，汗水遍布全身；女性的性兴奋的到来也出现红晕、换气过度、心动过速、阴道分泌物增多等，这些全是以植物神经系统为主的反应过程。当然精液的丢失可能对全身的影响不大，可是那种由下而上，由里向外地扩展到全身的强烈的性反应对人体的影响却是应当引起注意的。

因为强烈的性反应过程，全身消耗大量的氧和能量，神经系统特别是植物神经系统不但消耗了大量的能量，而且也消耗了其他重要的营养物质和神经递质等。从这一角度来看，性生活的节制是有一定的科学道理的。

气功的锻炼主要是通过植物神经系统对全身各个系统进行调整的。假如练功不节制性生活，对植物神经能量、营养物质、神经递质的大量消耗，必定会影响气功锻炼的效果。

第三，练功期间怎样节制性生活。

性生活过度频繁可让交感神经和副交感神经及其两者的中枢本身以及相互之间发生不平衡，从而导致了植物神经系统功能的混乱。临床上可见头昏耳鸣，失眠多梦，心烦口干，手足心热（此外的皮肤毛细血管呈持续性扩张），盗汗，腰膝酸痛，甚至男人遗精，早泄，阳痿，女人经闭不孕，白带增多（阴道炎，宫颈糜烂），崩漏等等。又由于植物神经系统的机能减退，严重地影响各脏器、各系统功能活动的相互关系，相互制约及相互协调，让机体适应环境的能力大为减弱，内分泌失调，免疫功能紊乱，严重者可出现器质性病变。

所以，因病而练功者，在疾病痊愈之前最好禁止性生活，对对方的性要求和性冲动做好耐心的解释，以求谅解，不能迁就。不病的一方应该理解这一点，尽量予以关

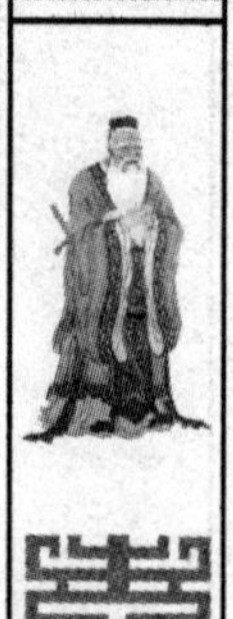

怀照顾，使之早口痊愈，用感情的和谐与关怀弥补性生活不和谐这一裂缝。

无病而练功者，当达到一定程度时会发生阴茎勃起，精液自溢（女性亦会有强烈的性要求）等现象。此时可顺乎自然，进行适当的一二次性生活，但不要纵欲，也不可强忍之。强忍之会让气机不畅，影响功能的增进，纵欲则会伤精耗力，削减功力。为什么要进行有节制地、适当地性生活呢？因为在《内经》中有即便不练功者也能“精满自溢”这类记载。可以顺乎自然，不但有利于阴阳的变化，而且可以调和夫妇之间因性生活问题引起的紧张情绪，使感情得到融和。

但是，适当地性生活之后，应立刻转入练功状态，否则会因此而影响练功的自制力。

第四，性生活过后的练功。

气功锻炼的四个阶段事实上就是炼精、炼气、炼神三个问题。炼精的目的为蓄精、壮阳；炼气的目的是温补先天之气，理顺气血运行的通路，收天地日月之精华，使之精满气盛；炼神的目的是激发人体的智能，休养生息，增强生命活力，提高工作效率。

性生活引发的精溢、气散、神驰等现象，练功是完全能够得到补偿的。

因为气功里的调心，通过闭目、宁神、入静让兴奋已过的大脑中枢系统得到充分的休息与调整，并让因性生活高潮期消耗的神经能量物质、重要的营养物质、神经递质等得到补充和蓄积，从而让机能活动在短时间里得到恢复。

意守丹田或意守涌泉，可让大脑的意念集中于下部，减低外界对大脑的刺激，使之在兴奋之中受到抑制，平衡和调节了中枢神经系统的功能。假如性生活过后，立刻受到外来的刺激（无论是脑力的，还是体力的）都能使性机能的恢复受到严重的影响。因为性生活过后，机体各部和中枢神经系统由极度兴奋和紧张状态渐渐转向恢复阶段，如果此时立即受到外来的刺激就会让其恢复中断，带来新的不平衡，导致种种病症的出现。

性生活过后立刻转入练功，可以通过调息时的深、长、细、匀的呼吸缓解性高潮期因为呼吸紧迫和粗犷而带来的肺张力的变化；氧的吸入量增加，补充了性生活过程里氧的消耗，同时对于稳定情绪、稳定中枢神经系统的机能也有一定的作用。因此，性生活过后可以立即转入练功状态。

但是，也有一些门派与气功师认为“行房的当天不宜练功”，因为“行房”（指性生活）让气血沸腾，精液外泄，七情过极，既不利于“聚津成精”“炼精化气”，也不利于“宁神意守”，如强行练功反倒导致偏差。

对于这个问题虽然有一定的道理，但是也有它片面的地方。性生活之后不宜当天练功，我们认为不宜练那些动功与硬气功，因为这些功法多取站式，蓄力阶段与发力阶段间隔的时间很短，贮能过程不及耗能过程长，在性生活已大量消耗能量、氧的情况下，立刻转入练功状态当然是不适合的，也必定会出偏。我们所指的性生活之后的练功，是说性生活过后应当练以卧式为主的内养功、放松功、养元功等。因为这些功法全是以保元养气为目的的，可以让机能得到迅速恢复。只要认真依法练功不但不会出偏，而且还是有所裨益的。

**○练功的偏差**

气功锻炼是一种自我调控疗法，能够防病治病，但是方法不当会出现偏差（即不正常的现象），假如不及时纠治会导致终生难治之症。那么什么是偏差的表现呢？其出现的原因是什么呢？在解释这个问题以前，必须要明白练功所出现的正常现象是什么？

练功中的正常现象：

练功中出现的正常现象可以简单地概括成以下几个方面：

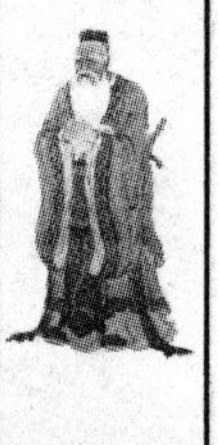

姿势：姿势的锻炼，初学者常常因为不习惯而感到疲惫，酸胀等，久练习惯以后会感到轻松自然。

呼吸：不管选用哪种呼吸方法，都必须逐渐趋于有规律的缓慢状态，不迟不急，轻松柔和，腹式呼吸则是腹内松净气腾然，停闭呼吸法没有气机拥塞、胸闷不舒、胁肋胀痛、头晕气短等现象。气沉丹田时能感到有一股气自喉间经胸、腹的正中下达丹田部位而感到非常舒畅。

意念：不浮躁、不昏沉、神不外泄散漫，不为外界的声音打动，但又可听到各种细微的声音，就连细针落地的声音全可觉察。杂念不起，或很少产生杂念。

感觉：正常的感觉在《童蒙止观》中记录有：痛、痒、冷、暖、轻、重、涩、滑等“八触”，此外，还有：掉、猗、冷、热、浮、沉、坚、软等八触之说，总计成“十六触”。

自发运动：又叫自发功。自发功的表现多种多样：上下颤动、前后摆动、左右晃动、圆周摇动、仿效各种禽兽的动作等等，这些现象出现以后并不感到身体有何不适，甚至感到轻松自然，气血沸腾，经脉舒顺。

如果以上现象没有出现，而且出现了其他不舒服的感觉及现象则称之为偏差。

偏差的种类及表现：

躯体的偏差：

头部：头痛、头胀、头昏是练功出偏最易见的表现。它可以在功后较短时间内出现。也可以在练功一段后出现，轻重不一，持续时间长短不同。个别的练功者还会表现为气冲头顶或蒙回于头，长时间不能平视的现象。

胸部：前胸憋闷、心慌气短、呼吸不顺、气滞心窝、两胁胀痛、呼吸紊乱。这种现象出现的早晚不一，持续时间的长短各异。严重者可影响工作、学习及生活。

腹部：便秘、腹泻、腹痛、腹胀、丹田炽热。

肢体：练静功者有的人出现四肢与躯干的外动现象，这种外动时常发生在接近人静或人静以后。其形式多种多样，大动小动、强弱、有规律无规律等不一样，用意念控制后会出现异常不适的感觉。

精神的偏差：

表现成焦虑、忧郁、烦躁、易怒、悲伤，严重者表现成哭笑无常、行动失控、幻视、幻听等等。

内气动转的偏差：

练周天功者，于后三关打通时，暖气团卡在夹脊关与玉枕关处，久久不上不下，一直不畅。有的暖气团感觉到了头部后，一直盘旋不逝，头部如戴帽子一样。暖气感通了任督之后，这种流转感，每当静下来时就会出现，无法摆脱。有的暖气团，离开了任督路线，在全身各处流窜，痛苦不堪。还有的人随着内气的运转，身体不由自主地摇晃起来，若干小时静止不了，痛苦万分。

关于外动的看法：

外动现象是否算是偏差，练静功中是否一定要动或者一定静止，各家的看法不一。原道教协会会长陈樱宁在《静功疗养法问答》里指出：“古代很多专门修炼书籍上，只讲静坐时身体内部震动，没提到身体外部运动。在当时一般学静功者，自始至终都以身体安稳不动为原则，假若中间有动手动脚的现象，其师必定说他是犯了原则性的错误，理应改正。”

有人对外动现象解释为“静极生动”。但是所生的功，说的是内动（内气的运转）还是外动，不够明白。

但是古代的书籍中并不是没有记载：“外动”是正常现象，例如《千金要方·调气法第五》里说：“每旦夕，面向午，展两手于脚膝上，徐徐按捺肢节，口吐浊气，鼻引清气，良久，徐徐乃用手左托、右托、上托、下托、前托、后托、闭目张口，叩齿摩眼，押头拔耳，挽发放腰，咳嗽，发阳振动也。双作，支作，反手为之。尔后掣是仰振八十、九十而止、仰下、徐徐定心。作禅观之法，闭目存思，想见空中太和元气与紫云成盖，五色分明。下入毛标，逐渐入顶；如雨初晴，云入山，透皮，入肉，至骨，至脑，渐渐下入腹中，四肢五脏皆受其润，似水渗入地，若彻则觉腹中有声汩汩然，意专思存，不得外缘，斯须，即觉元气达于气海。须臾，则自达于涌泉，则觉身躯震动，两脚楣曲，亦令床坐有声拉拉然。"这是很典型的静功引发"外动"的描写，这种外动久之"则身体说怿，面色光辉，须毛润泽，耳目精气，使人食美，气力强健，百病皆去"，并不是引起各种偏差。所以，外动是否为偏差的问题不可一概而论，应以外动出现之后，是否不适，是否导致病症作为标准。

出偏的原因：

出偏的原因主要在于主观与客观两个方面。

主观原因：

对功法功理没有彻底地了解和掌握；没有严格地遵照练功规则，不按程序操作，甚至任意删改功法；刻意追求某些现象及特定呼吸方法，着意执着意守某一部位；求效心切，急于求成，贪多求快；体质病情不适，勉强练功；对外动现象纵任自流。

客观原因：

功法介绍不周，功理不清；练功过程里，受到重大的外来刺激；没有老师指引，对练功过程中出现的各种现象，是非不清；指导者对功法功理掌握不透彻或练功经历尚浅，很多效应未身临其境的自我感觉，判断不清，欠缺指导。对入静中出现的幻象发生恐怖心理，或坚信不疑。

纠偏的方法：

取决于两个方面：练功者及气功指导员。

练功者：

首先要把功法功理搞清，弄懂，认真按功法的要求进行操练，其次将自己练中出现的各种现象与气功指导者说明（包括生活、工作、学习、家务、劳逸等方面），不要见异思迁，随意改变功法，再次出现偏差不要惊慌，可先停止练功，然后再向气功指导员说明情况，请求纠治。

气功指导员：

首先要知道练功者的各种情况，选择适合的功法教练，教练前要将每一步功法的要领、功理讲清，随时了解练功情况和出现的现象。其次掌握各种纠偏的方法与手法。自己要加强练功，了解各种现象的亲身感受，对自己不了解、不熟悉的功法尽量不去传授他人。

## 十三、传统健身术

### （一）简易健身术

**○走与跑**

步行快走路是最简便易行的一种健身防老法，作为一项户外活动，其锻炼身心的作用完全可以和其他运动相媲美。

平时走路，两臂要自然下垂，随着步伐轻曳摆动，保持体态平衡；通过双臂动作，腰部尽量随着转动，使关节牵引肌体活动，促进血液循环，消除疲劳。

长时间地快速步行，可增加能量消耗，使体内多余的脂肪得到利用。对于一些出现肥胖倾向的老人来说,可避免“发福”。现代医学研究表明,多走路可提高肌体代谢率,饭前饭后步行还能防治糖尿病。轻快的步行,可以缓和神经肌紧张,从而收到镇静放松的效果,既有助于睡眠,也可以防治神经官能症、情绪抑郁等。

高血压患者坚持漫步,其舒张压可明显下降;缓慢步行,再配合深呼吸,能缓解头痛;散步时仰首望远,有助于调整俯首案头的姿势,可防治颈椎病。坚持走路,还能使心脏受到一定的锻炼,增强心肌功能,改善血液循环,同时促进胃液分泌,使营养物质在体内能加快消化和吸收。所以说,步行走路就是一种极好的健身活动。步行健身有以下六法:

①安步当车

这是一种步行代车的锻炼,上街外出时,用较快的速度行走,或者早晨起床后步行锻炼约一二十分钟,再吃早餐上班或外出。

②饭后百步走

饭后暂休 20 分钟之后开始散步,速度宜慢,一般多在晚饭后进行,这样有益于消化吸收和安眠,还可趁时观赏自然景色,使人心旷神怡,乏意尽消。

③楼梯当跑道

眼下城市楼房多向高层发展,上下楼梯作为锻炼健身,已然成为一种时兴的健身法。根据个人体力,尽量加速上楼步伐;下楼时较省力,可顺势使全身受到功能性的锻炼。雨天更可利用楼梯作为锻炼场所。

④假日郊外游

节假日,不妨全家人去郊游、逛公园,或探亲访友、促膝谈心,这不仅增添许多生活乐趣、舒畅心情,还可使肌体各器官得到锻炼。

⑤登山外眺

爬山登高,也是一种步行形式,有上有下、有攀登有远眺,练得更全面。如果你住处附近或公园内有山丘,无论是斜坡上下山,还是拾级而上,都是一种兴味盎然的锻炼。

⑥循序渐进步行

步行应选择适当运动量,循序渐进,以不感到疲劳为度,还可在步行基础上增加竞走、快慢步结合、慢跑等项目,量力而行,坚持不懈。

**步行健身有要领**

日本专家指出多走路有助于预防心肌梗死、肥胖和骨质疏松症等所谓的生活习惯病。但要达到步行健身的目的有其要领,步伐应较平时大、速度较快且时间长些。

《日本经济新闻》在一篇专题报道中,引述负责“步行健身”讲座的东洋英和女学院的大学教授宫下充正的发言指出,普通的步行和健身步行不同,只是慢走几乎完全不使用肌肉,因此效果极小。要增进健康,走路步伐必须比平时大、速度较快且持续时间较长些。

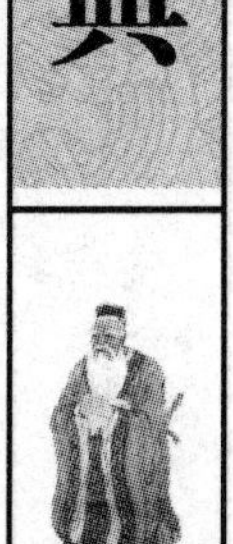

宫下教授建议要达到步行健身的目的需要每分钟走 90 ~ 120 米的速度,一天步行 40 ~ 50 分钟,一周 3 ~ 4 天,手臂尽量摆大,步伐长度要相当于身长的 45% ~ 50%,每分钟心跳数宜保持在最高心跳数(220 减去年龄数)的 60% ~70%。

研究虚血性心脏的运动疗法的木神原纪念中心副院长滨本指出,像一小时走 6000 步左右(每分钟约 70 米)的这种稍有点吃力的运动对预防心脏病有益。若配合自己的体力,每天走 20 ~60 分钟,一周 3 天有助于降低罹患心脏病的危险。

筑波纪念医院的调查研究指出,多走路有助于防止骨质疏松症。该医院对 732 位女性脚骨的密度加以测定后发现,没有散步等运动习惯的女性占 27%,她们的脚骨密度不到平均值的 80%。

过去一般的理论是走路重视上半身的抬头挺胸,但东大教授小林宽道提出的新理论指出，应重视将腰部重心置于所踏出的脚上的方式来步行，走路时积极使用全身的肌肉有助于减轻腰痛肩痛和改善内脏机能。臀部和大腿内部肌肉的活动量若增加 3 倍有助于减少体内脂肪。

日本厚生省对 30 岁以上的男女约 7500 人进行的一项调查结果显示，每天步行的步数越多，血压有降低的倾向，且每天步行超过万步者血液中所含的良质胆固醇量比只有步行 2000 步者的量多大约 10%。

步行虽有很多好处，但专家也强调不宜过度。圣玛利安纳医科大学教授山正博指出，为提高心肺机能，年轻人和中高龄者不可相提并论，不宜汗流满身拼命走路，而应配合自己的体力慢慢开始。

步行健身的目的是锻炼身体，消耗热量，其目标可以包括改善心肺功能，增强肌肉力量（步行带动全身 650 块肌肉的一半），放松身心，清醒神志，当然还可以减肥。掌握正确的步行技巧，学会在步行时保持身体的姿势，便能减少受伤害的可能性和可能由于姿势不正确所造成的疼痛。步行的基本技巧是：

①下巴朝内倾，头部竖立。如果头部过于前倾或后仰，颈部和肩部的肌肉将会紧张，引起疲劳和肌肉痉挛。为了使头部竖直，要想象有一根绳子从自己的脊柱一直延伸至头顶，将自己往上拉。然后使下巴朝颈部方向倾斜，以致双耳与肩垂直。双目应朝前看。

②放松双肩，使之倾向下后方。这样能避免过度紧张，提高健康意识，“开放”胸腔，使自己吸入更多的氧气。

③张紧臀部，使骨盆缩于躯干内，且要避免弯背。对于背疾患者，这个姿势称之为骨盆倾斜。它用收缩臀部的方法使后腰平坦。这可避免背下部的过度紧张，并有助于增强支撑它的肌肉。

④用照镜子或请他人观察的办法来纠正自己的姿势。务必使头部保持在双肩、背部和胸部上方的中央，并使这些部位保持在臀部上方的中央。

⑤走步时，双足平行，指向前方，宽如双肩或臀部。当自己对运动步行更加熟练时，可将双足间的宽度变窄。

⑥足跟应先着地，与地面成 45 度角。这样迫使你抬起双足，减少绊倒的机会。当跨步之腿伸到身体前方时，其膝盖应保持平直。此时，让臀部朝前朝下交替摆动，可加大步伐。

⑦变双臂在身体两侧自由摆动为上下摆动，便可在增强双臂和上体的同时，增加氧气的吸收量。肘部要弯达 90°，双拳松握，迈步时双臂作一般前后活动状，轻微摩擦体侧。尽可能舒适地将肘部的弧度保持得宽些，向前摆至胸部的高度，朝后摆至肩胛骨的高度。手臂上下摆动开始会不习惯，所以甩动必须逐渐增强，而至双臂开始疲劳时则又回复到自然的体侧摆动姿势。当肩臂力量增加了，上下摆动双臂时将拳头挥到靠近胸部的中心点，便可以增加速度。

**散步五法：**

①普通散步法

其速度每分钟 60 ~ 90 步，每次应走 20 ~ 40 分钟。此法适合有冠心病、高血压、脑溢血后遗症或呼吸系统疾病的老人。

②快速行走

其速度每分钟 90 ~ 120 步，每次应走 30 ~ 60 分钟。此法适合身体健康的老人和慢性关节炎、肠道疾病、高血压病恢复期的人。

③反臂背向散步法

即行走时把两手的手背放在腰部，缓步背向行走 50 步，再向前走 100 步。这样一退一进反复走 5 ~ 10 次。此法最适合患有老年轻微痴呆症、神经疾病的人。

④摆臂散步法

走时两臂前后做较大的摆动。每分钟行走 60～90 步。这种走法适合有肩周炎、上下膝关节炎、慢性气管炎、肺气肿等疾病的老人。

⑤摩腹散步法

这是中医传统的养生法。步行时两手旋转摩腹部，每分钟 30～60 步，每走 1 步按摩 1 周，正转和反转交替进行。每次散步时间 3～5 分钟。此法能增强胃肠道功能。

**22 种行走方式伴你走向健康：**

走的锻炼不仅可以增强体质，防治疾病；而且可以调整神经系统、愉悦身心和提高心智，况且走的运动简便易行，安全可靠，不受时间、地点限制。两千多年前的孔子就特别提倡“远足”。

①快步走（又称竞技步行）

约每分钟走 120～140 步，使心率达到最大心率的 70%，属中小强度运动。能对心肺起到良好的刺激作用，较长时间的行走可以消耗较多的热量，从而降低血脂、减轻体重。这是适合中老年和减肥者的健身活动。注意要选择空气清新、环境优美、道路松软而又安全的地方。鞋要舒适合脚，鞋底最好为柔软而有弹性的橡胶，以避免对头部的震动过大。活动时间 40 分钟以上。

②慢步走

约每分钟 80 步，平均心率在 110～120 次/分钟，属小强度运动，有利于大脑皮层的放松。通过长时间的练习可以有效地降低血液的粘滞性，并能产生内腓肽，使人精神愉悦，适于中老年人和病后身体虚弱的人进行保健练习，也可作为高血压和高血脂病人的运动处方。病人最好有人陪同，以免出现意外。活动时间 1 小时左右。

③散步走

约每分钟 60～70 步，平均心率约 100 次/分钟，属微小强度运动，有利于放松身心，陶冶情操。散步通常是和家人或朋友一起进行，可起到调节气氛融洽关系的作用。

④踮脚走

即百会上顶、两脚跟提起用前脚掌走路，主要受力部位为踝关节和脚掌前部。可促使脚心与小腿后侧的屈肌群紧张度增强，有利于三阴经的疏通，对胃经的原穴太白，肾经的涌泉、太溪，肝经的起点大敦和足底头部反射区有较强的刺激作用。对滋肾补脾、调理肝气和醒脑宁神均有良好的作用。练习者要注意，因为局部负担过重，行走时间不宜过长，以免造成关节损伤。宜小量多组，或者与快走、慢走、散步走等结合起来练习为好，另外还要特别注意路面的平整松软。

⑤矮身走

即两膝微屈的走路姿势。要求人们在走路时，百会上顶、身体直立，使主要受力部位为大腿和踝关节。可有效锻炼腿部膝关节的力量，对防止老年人钙的丢失和骨质疏松、防治髌骨劳损等有较好作用。练习要循序渐进，量和强度都不要太大。

⑥脚跟走

跷起脚尖用脚跟走路。可刺激生殖泌尿反射区，加强锻炼小腿前侧的伸肌群，有利于疏通三阳经，对防治肾系疾病有一定的效果。练习者要注意，两臂要有节奏地前后摆动，以调节身体平衡，另外由于局部负担过重，行走时间不要过长，以免造成关节损伤。可以小量多组，与快慢走组合为好，还要特别注意路面的平整松软。

⑦向后走

即方向朝后的行走。行走时膝关节不曲，两臂前后自由摆动，以有效平衡身体的用力部位。可促进血液循环，刺激不常活动的肌肉，使平时负担较重较为紧张的关节部位和肌肉放松,还可防治脑萎缩,对于腰腿痛也有显著疗效。练习者要注意,因为完全改变行走习惯,且看不见行走的路面情况,练习时一定要做到安全第一,最好有人协助。行走时间不要过长,另外要选择平整、松软、熟悉,并且行人车辆较少的路面。

⑧原地走

即原地踏步。这主要适合高楼居住或外界环境恶劣不宜出门时练习,在走步机上练习更好,其效果与快慢走相似。但由于空间狭小、空气不好、环境没有室外优美等原因,会导致锻炼效果不佳。注意练习时尽量打开门窗让空气对流。

⑨高抬走

即向前迈腿抬过腰间,然后弧形下落。有原地、行进两种。对于培养平衡感,增强腹部、腰部和腿部肌力,防止衰老有着良好的作用。

⑩高低走

即一脚高、一脚低的行走方式。通常是将一只脚踩在台阶上练习。可以有效地锻炼高位腿和踝关节的力量,对于锻炼单侧肌力和肌肉关节损伤后的康复有着良好的疗效。注意练习时间不要太长,以免出现肌力不平衡的结果;每组练习以肌肉出现酸胀感为度,每次可练3~5组。台阶选择不要太高,一般20~30厘米高即可。

⑪上下走

即上下楼梯或登山走。对踝部经络穴位刺激较大,能发展腿部力量和锻炼意志。通常来说,上下楼梯较为安全,但空气和景色都不好。登山则正好相反。

⑫弧形走

即练习时围绕着一个圆心走步,如八卦掌中的趟泥步等。圆的运动最有利于事物的存在和发展。小到电子、大到星辰的运行轨迹,所有物质和人类思维发展和社会状态的进步,无不是以圆的形式和运动而存在,故弧形走可有效地改善生命的内环境,起到强身健体的作用。

⑬太极步

这是一种重心稍低,运动绵缓,以意识引导步伐的太极基本功练习。其要求是“如履薄冰,如临深渊”。可有效地调节练习者的中枢和植物神经系统,加强腿部力量,畅通足三阴经;从而达到增强体质、防止钙的丢失以延年益寿的作用。练习者要注意动作正确,最好在有经验的教师指导下练习,以免动作不正确导致髌骨劳损。

⑭爬行走

即徐徐下蹲,两手着地,背与地面略成平行,手爬脚蹬,缓缓前进。可增加头部供血量,减轻心脏负担,对颈椎病、腰腿痛、消化系统和下肢静脉曲张等多种疾病有疗效。又由于这一运动一改内脏对直肠和肛门的压迫,有利于直肠的蠕动和肛门静脉血的回流,从而可以起到防治痔疮的目的。练习者注意动作要缓,时间不宜过长。

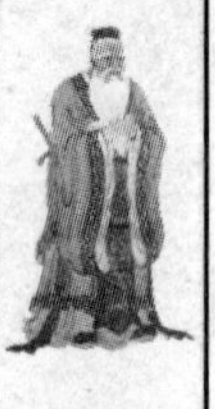

⑮倒立走

这是一种两手撑地的移动练习,可向前和向后行走。由于改变了全身的体位,从而能使腰部肌肉血液循环得到改善。可自己或由同伴帮助练习,高血压和年老体弱者禁练。

⑯过独木桥走

即两脚在一条直线上行走。可以锻炼练习者的平衡和集中注意力的能力,能刺激足三阴经和足部反射区,达到舒肝利胆、和胃健脾和固肾壮腰的目的。独木桥不要超过30厘米。可先在地面练习,然后移至独木桥上练习。

⑰水中走

即两脚在水中行走。水对于生命来说最为重要,生命起源于水中,人和水有着天然的亲和力,故在水中练习可以有效放松人的身体、调整人的情绪,进而有效地防治某些慢性疾病。注意了解水域的水温、水位、水中卫生和水中生物等情况。

⑱泥中走

即在稀泥中行走。因为泥中行走吸力较大,不易保持平衡,故对于锻炼腿部力量和平衡能力有较好的效果,还对延缓衰老,防止钙的丢失和骨质疏松有利。应注意泥的深度不超过膝盖,泥的成分以中性为好,不要有碎石和利器等杂质,以免渍、刺或刮伤。

⑲走石子

即在铺有石子的路面行走。因为石子可以加大路面对练习者脚底的压强,能刺激各个足底反射区,起到增进健康和防止疾病的目的。注意应赤足或穿较薄的软底鞋练习,以刺激到足底。走路速度不可太快,石子以大小均匀和没有尖利的棱角为好。

⑳沙地走

即在沙中行走。因为沙地较松软,所以对人体大脑的震动较小,且可保护人体的骨关节。对于锻炼腿部力量和平衡能力有较好的效果,对防止钙的丢失和骨质疏松,延缓衰老有利。注意沙的深度不要超过小腿,不要有碎石和利器等杂质,以免受伤。

㉑内八字走

一般人行走多为外八字或直线前进,如改为内八字姿态行走,可消除疲劳。注意要适度。

㉒侧行走

先向右侧移动一到几十步,再向左侧移动一到几十步。具有锻炼腿侧肌群,预防神经失调的作用。

以上各法要因人而异方法不限于一种,组合练习效果更佳。练习时间不要在睡前或吃饭前后半小时内。

**散步运动的四大目标:**

散步能把疾病拒之门外。美国的约翰逊博士设计了一个旨在强身健体、祛病延年的为期4周的散步方案,每周都瞄准一个不同的目标。

目标之一:消除压力

路程:1.5千米;频率:每周3~4次。方法:作为热身和放松练习,用5~8分钟的时间做深呼吸和慢速伸展运动,轻轻地左右转动脑袋,转动踝关节,做伸腿运动和弯腰运动。开始散步时,把注意力集中于消除心理紧张,听一听轻松音乐。活动时站直身体,头、肩、臀部、膝盖和脚成一条直线,要在整个散步过程中保持这个被称为"脊柱不偏不倚"的姿势。迈步时尽力保持优美、轻松的步伐。这种步行越多,身体消除应激激素的能力越强。

目标之二:控制体重

路程:4千米;频率:每周4~5次。方法:保证每周锻炼4次,想办法使自己整天都有事情做,可以把每天的散步路程适当增加。当我们运动时,首先消耗掉已贮存起来的糖类物质;40~60分钟后,开始消耗越来越多的脂肪,运动的强度越大,这种变化发生得越快。连续运动大约3周以后,新陈代谢活动将开始增多,这意味着人们在休息时也消耗热量。

目标之三:促使心脏健康

路程:3千米;频率:每周3~4次。方法:先以正常速度步行两分钟,然后提高速度步行1分钟。在加快步伐时,把胳膊弯成90度,并前后摆动。为了提高速度,可加快正常步伐的速度,但不要加大步伐。

目标之四:加强骨骼和肌肉

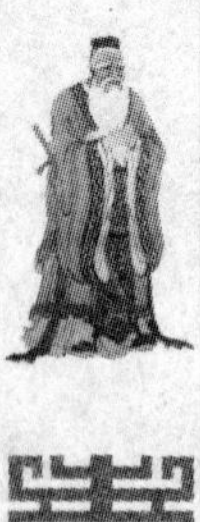

路程:5 千米;频率:每周 4~5 次。方法:选择一段不太令人望而生畏的阶梯(最好是在室外,阶梯尽头有一个开阔的平台,下阶梯前可以平台上绕着圆圈缓慢散步),也可以利用居民楼或办公大楼里的楼梯,缓步爬到楼梯顶端,在平坦的地方散步一大圈,然后下楼,在楼底平地上再走一大圈。接着再爬楼。这种运动应持续至少 30 分钟。

步行是老年人安全有效的健身方法。它不仅能锻炼下肢肌肉及韧带,保持关节的灵活性,还可促进四肢及内脏器官的血液循环,加速新陈代谢过程,调节神经系统功能。尽管如此,患以下慢性疾病的老人仍应注意:

①冠心病

行走速度不要过快,以中小运动量为宜,上坡行走时,速度应减慢,心率控制在每分钟 100~120 次,饭后不要马上行走锻炼,以免诱发心绞痛。

②糖尿病

饭后休息片刻再行走最好,运动强度可大些,一般每次行走 30~60 分钟为好。无心血管合并症者可交替进行快速和中速步行。如正在接受胰岛素治疗,步行应避开胰岛素作用高峰时间,以免发生低血糖反应。

③肝脏疾病

不要饭后马上行走,因为肝炎及肝硬化病人,为加速肝功能恢复,需要吸收较多营养。如果饭后活动过多,进入肝脏的血液相对减少,肝脏负担加重,不利于肝脏细胞的修复。

④肥胖或高血脂

适宜进行长距离步行,步行的速度要量力而行。适当增加行走距离可使脂肪细胞不断分解、萎缩,消耗多余的热量,从而达到减脂的效果。同时,应注意适量的饮食控制。

⑤神经衰弱

行走速度应根据病症类型而定,神经衰弱属抑郁型者,步行速度宜快,每分钟可走 100 米左右;属兴奋型患者,行走速度宜慢,可控制在每分钟 60 米左右。每次步行 30 分钟即可。如晚间入睡较困难者,睡前以每分钟 80 米的速度轻快行走 15 分钟,可收到较好的镇静效果。

**对症散步:**

①体弱者

每小时走 5 千米以上为好,走得太慢达不到强身健体目的。只有步子迈大,胳膊甩开,全身活动开了,才能调整身体各器官的功能,促进新陈代谢。时间应在清晨和饭后进行,每日 2~3 次,每次半小时以上。

②失眠者

可在晚上睡前 15 分钟进行。每分钟走 80 米左右为宜,每次半小时,可收到较好的镇静效果。

③肥胖者

宜长距离行走,每日 2 次,每次 1 小时。步行速度要快些,这样可使血液内的游离脂肪酸充分燃烧,使脂肪细胞不断萎缩,从而减轻体重。

④冠心病患者

步速不要过快,以免诱发心绞痛。应在餐后 1 小时进行,每日 2~3 次,每次半小时。长期坚持可促进冠状动脉侧支循环形成,有助于改善心肌代谢,增强心功能,减少血液凝固过高的倾向,从而减轻血管硬化。

⑤糖尿病患者

行走时步幅尽量加大,挺胸摆臂,用力甩腿,时间须在餐后进行,以减轻餐后血糖升高。每次行走 30 ~ 60 分钟为宜。但对用胰岛素治疗的患者,应注意避开胰岛素作用的高峰时间,以防止发生低血糖反应。一般应在餐后半小时进行较为合适,活动时间不要超过 1 小时。

⑥高血压病患者

步速以中速为宜,行走时上身要挺直,否则会压迫胸部,影响心脏功能。走路时要充分利用足弓的缓冲作用,前脚掌先落地。千万不要脚后跟先落地,因为这样会使大脑处于不停地振动中,容易造成头晕。

**八卦走转养生法:**

我们民间广泛流传着“百炼不如一散”、“饭后百步走,活过九十九”的健康谚语,世界卫生组织说一个星期内轻轻松松地散步 3 ~ 5 次,每次 30 分钟左右,能把患心脏病和骨质疏松的危险降低一半!可见,健与走密不可分。

八卦走转来源于八卦掌,它除了能取得散步所能达到所有健身效果外,还可在轻松简便的走转过程中祛病延年,练出功夫,进入“明心生见性智慧融”的美好境界。在走转的过程中,练习者会自然而然形成竖项提顶、涵胸拔背、松腰收腹、合膝舒胯、凝神定气等符合内功修炼的体态,如是,气血就能形成一种有序化的运行,自然而然地营养我们自身。

边走边转:祛病延年有洞天

程系八卦掌第五代门生铁恩方老师虽然已年过九旬,但却身体健康,思维敏捷,智慧通达,这得益于他 70 多年坚持不懈的练习八卦走转。我的父亲去年因为心肌梗塞等疾病住过两回医院,通过 4 个多月的八卦走转,现在心脏已经没有任何不好的感觉了,北京博爱医院心电图等仪器的检查显示,心脏已经没有问题了;出院时心脏每分钟跳 48 下,八卦走转仅 1 个多月,心脏就恢复到每分钟 70 多跳。天津的一位 30 多岁的妇女,坚持八卦走转 2 年,类风湿关节炎就再也没有犯过。太原有个老先生,练八卦走转 5 个月,前列腺肿大竟然好了。北京故宫博物院的一位保卫干部则体会到八卦走转比平常散步的锻炼效果要好的多,说:“自己的脚掌、脚腕、小腿肚子等都明显有力了,走起路来显得稳键多了。

**八卦走转:大道之行始足下**

第一阶段——随意蹓弯

在操场、公园、房间等空旷之地,用想象的办法划一个直径约 1 米多的圆圈(初学者也可直接用粉笔在地上划一个圆圈);然后沿着这个圆圈散步。散步的时候,要目视前方,两腿随意而自然的沿着圆圈蹓弯;蹓弯时迈步的幅度不要大,速度也不要快,两手顺其自然的随意摆动。此阶段的关键就是这样随意的蹓跶,没有任何其他的要求。

此阶段如果每次能蹓跶 1 小时,则可在 1 ~ 2 个月后进入下一阶段的练习了。

第二阶段——七分蹓三分练

沿着圆圈先随意蹓跶几分钟;然后两眼凝神前方,竖项提顶,涵胸拔背,两臂环抱,肘坠而悬,两手置于腹前,腕微鼓,手心微微内涵,掌心朝下,两脚自然的迈出,在迈出内侧脚的时候,要把脚伸直,外侧脚迈出时,脚尖要微微内扣。就这样一步步迈出。等走了一段时间后,要转身往回走的时候,上身在保持原状的同时,外侧迈出之脚,按照尽量内扣 90 度的原则落地,然后,身体向内回转的同时,内侧脚平直伸出,这样,内侧脚在转身之后,变成了外侧脚,而原来的外侧脚就变成了内侧脚。继续按照里直外扣的要求沿着圆圈行走。要结束锻炼了,两手可以自然地置于身体两侧,自然摆动,如是再这样走几分钟就可以了。

此阶段如果能每次练 1 小时,则可 1 ~ 2 个月后进入下一阶段的练习了。

第三阶段——七分练三分蹓

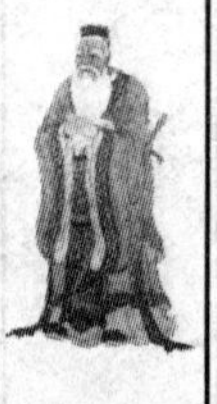

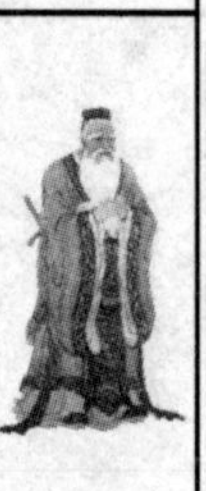

仍然先沿着圆圈先随意蹓跶几分钟，然后沿着八步左右一个圈的要求进行走转。此时，要依次调整上中下三盘。

调整中盘——头胸腰腹：头上方好像有一小细线悬提着头顶百会；颈项竖直，不偏不斜，颈椎与脊柱连成一直线；两肩向下松沉，双臂环抱；胸微微内涵，后背拔直，此为涵胸拔背；腹部微微回收但不能瘪肚子；脊柱伸直，命门向后放松。

调整上盘——肩肘腕手：手指自然分开，拇指与食指成八字；掌心微微凹陷，有掌心含空之意，大指根节（即大鱼际）略略向掌心扣，小指与无名指微微向掌心裹，从而形成大指尖到大指根、掌心、小指根到小指尖成圆弧状；腕微鼓，掌指自然而放松地舒展；肘尖有微微掩护和保护心脏之意，肘尖内侧正对着心窝。

调整下盘——胯膝踝足：两胯自然向往外舒展；两膝内扣；两脚平起轻落；自然交替着迈步，脚心微微内涵。

边走边调整上中下三盘，形成习惯之后，就进入专一心念阶段的练习了。

第四阶段——专一心念

此阶段最关键的就是调节眼睛和耳朵，使眼睛和耳朵形成“视而不见，听而不闻”的专一走转的状态。眼睛要在凝神定气同时又放松随意的基础止，平着看前方；走转时身体转向那个方位，眼睛就随之看着那个方位。如果眼前有墙或者树木等障碍物阻挡，在意念里要做到目光能穿过了障碍物似的，好像一看就看到天地交合处了；或者眼前有物若无物。在走转时，听到任何声响，都要不理会，就好像没有听到一般。此外，如果走转的过程中有杂念，可以用背诵16句口诀（身心修养走当先，四正四隅八步圈。里直外扣舒膝胯，平起轻落中空涵。凝视前方平落处，双臂环抱踞脐前。左转右兮右转左，上下与中平三盘。三盘旋转气为宗，周身环节须放松。应将有相能无相，阴阳变化自然中。中正安舒和定意，道悟德培妙峰登。祛病延年微渺果，明心见性智慧融）的办法来驱赶杂念，来落实口诀中每一句话的真义。如是，内心就会平心静气起来；精神一平和，则念头里就会只有走转的概念，甚至连走转的概念都会逐渐没有了——体现在外，只是自自然然的、慢慢悠悠地走。

如果能进入这样的状态，一次连续走2～3个小时也不觉得累，甚至会出现走得忘记了时间和空间的很美妙的境界。这样，也就不知不觉地进入了无形无相阶段的练习了。

第五阶段——无形无相

有形有相是指在走转的过程中一直在考虑动作要领，而到了无形无相的阶段，虽然仍然在很缓慢地走转，但却会进入恍恍惚惚、似走非走、一片清澈、一片灵明的境界；此时，没有了一切人为的精神上和形体上的调整了，每一步都符合要领，每一步都很清净，每一步都很自在，每一步都是无我无为，到能深切体验到美妙中正安舒适，健身祛病抗衰老的效果会一天天让人惊喜。

这五个阶段并不能像蹬台阶一样分得很清楚。但我们可以一步一步的来实践它。

这是一个值得用一生的时光来浇灌的生命之旅。生命的旅程有多长，走转的过程也就有多长。人生的幸福时刻，会因此而不断地照耀着我们。

**跑步健身：**

跑步健身是最常见、最方便、最适用、最见效的健身方法。不仅适用于青少年，也适用于中老年；不仅适用于健康人，也适用于体弱多病者。

但是一定要注意：自我掌握运动量，以舒服为度。当然如果是青少年要想跑出成绩就得吃点苦，但也要注意科学锻炼，遵循循序渐进的原则。

练习跑步基本要求：①轻松；②协调；③平稳；④坚定。

练习跑步有哪些好处？

①能锻炼意志。坚强的意志只有在实践中才能锻炼出来。

②能发展腿部肌肉力量和耐力，提高跑的速度，锻炼铁脚板功夫。

③能提高内脏器官系统功能。

中长距离跑：是中距离跑和长距离跑的合称，男女 800 米、1500 米属于中距离跑。女子 3000 米以上、男子 5000 米以上为长距离跑。中长跑不仅能改进和增强人体心血管系统的功能，还能培养刻苦锻炼和吃苦耐劳的意志品质，对人体机能有着深刻的影响，是中小学课余训练和广大中老年朋友健身锻炼时采用的主要项目。

练习中长跑的基本技术：

跑步时，身体各部位的动作要协调配合，也是比较有规律的。每跑完两步算是一个完整的周期（左右腿各 1 次）。

途中跑可分为后蹬与前摆、腾空和着地缓冲阶段。动作特点是：后蹬时要快速有力、充分（膝角度为 160 ~ 170 度）。方向正、角度适宜，前摆幅度大、速度快、方向正、膝放松、髋前送。躯干正直稍前倾（快速跑稍大于耐久跑），腾空时身体放松，落地时前脚掌先着地（或全脚掌着地）尽量做向下向后方扒地动作，动作要柔和。耐久跑如用脚跟先着地应迅速向前滚动至全脚掌着地，后摆腿膝放松，大小腿自然折叠，身体稍前倾。两臂屈肘以肩为轴前后自然摆动。快速跑自然呼吸，不要闭气；耐久跑呼吸应有节奏，如两步一呼、两步一吸，三步一呼、三步一吸。用鼻或口鼻混合呼吸。

耐久跑途中出现“极点”是一种正常的生理现象，一方面要做深呼吸，一方面要调整跑速，特别是要加深呼气。另一方面要发扬拼搏精神，坚持到底。

耐久跑全程跑应合理调节跑速，有计划地分配体力以充分发挥身体潜能。

跑时注意力要集中，注意重点应根据跑步性质、个人技术和体力而定。

营养跑——就是轻松自然的慢跑或跑走交替的运动方式，对调整身体机能有很大好处，在生理学上称为营养跑。主要适宜于中老年人健身。

气功跑：就是加上注意力集中、意守丹田、排除杂念、身体放松等炼气功的要求。根据自已的体力、要求和实际情况把握速度的快慢。

倒步走、快步走、散步：适宜中老年人和慢性病人。

大众化运动——慢跑的要领

慢跑是大众化的运动方式之一。长期坚持慢跑运动，可以锻炼四肢和腹、背肌群，促进血液循环，提高心肺功能。

慢跑时，全身肌肉与关节都应该放松，步伐应轻盈、均匀并富有弹跳性。切忌全脚掌着地，切忌足后跟先着地。一般情况下，脚掌离地面不得超过 15 厘米。慢跑时，应抬头、挺胸，双目平视，上身略前倾。两臂屈曲不少于 60 度，在胸、腰两侧自然摆动。慢跑时，应自然呼吸并学会用鼻吸气。可鼻吸鼻呼，或鼻吸口呼，也可鼻、口同时吸、呼。

运动量的掌握因人而异。高龄和体格较弱者可选择原地慢跑，也可选择小范围内的原地兜圈，步幅可放小到 15 厘米以下。身强力壮或身体较健康者，步幅可增大到 50 ~ 60 厘米，即与走步的步幅相似，速度可比走步快 1 ~ 2 倍。而平素缺乏锻炼的人，可取中间强度，步幅 30 厘米左右，速度与走步相同。

运动量还可用改变运动时间、运动距离与运动速度等调节。年老体弱者开始时可只跑一分钟，以后逐步增加到 5 分钟、10 分钟及 20 分钟以上。一般主张，慢跑运动最多也不要超过半小时。开始时，运动距离可跑 100 米，以后渐增至 200 米、500 米，甚至 1000 米。体格特别健壮者，也不主张超过 3000 米。对长年坚持慢跑、身体素质好的人来说，可自我掌握运动量。

另外，慢跑前应做准备活动，慢跑后不要突然停下，可做慢步走、快步走、高抬腿

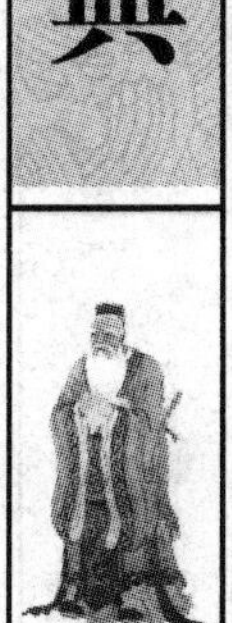

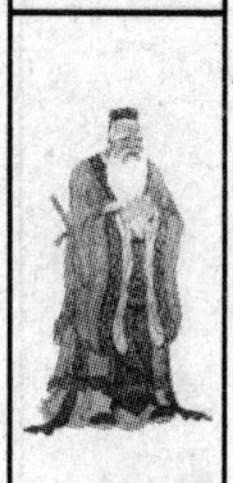

走或体操等。

**跑步能消除沮丧：**

遇到不如意的事儿人就会心情沮丧，闷闷不乐。这时候，如果一味地沉溺于沮丧中而不能自拔，便会影响身心健康。

研究表明，遇到不如意的事时，要想方设法及时消除沮丧，最好的办法就是跑步。大多数沮丧者是因为缺乏运动，而跑步又是一种有氧运动，除了活动筋骨、肌肉之外，还能加强心、肺和循环系统的功能，跑步还能分散注意力。跑步时，人的身体会获得新的感受，这种感受，会使人忽略因心情沮丧而引起的不适。心理学家的研究表明，心情沮丧的原因是脑神经元中缺乏荷尔蒙。跑步时，荷尔蒙增加，跑步后，荷尔蒙分泌量还能增高，所以，跑步能消除人的沮丧心理。

心理学家建议，在跑步之前，最好是先走一走，然后，再慢慢跑。跑时，不必追求速度，实在跑不动，可以停下来走一走，等呼吸顺畅后，再接着跑。

跑步能消除沮丧心情，跑步能强身健体。消除沮丧心情只是权宜之计，而强身健体则是长久之计。因此，运动心理学家主张，不要等到出现了沮丧心情时才去跑步，最好平常也进行跑步健身，以促进人体内荷尔蒙分泌。这样，即使遇到不如意的事，也不至于产生沮丧心情，即使产生沮丧心情，也较轻微，不会使人长期郁闷。因此，建议人们加强健身锻炼，最好养成天天锻炼的好习惯。如果不能坚持天天锻炼，每周至少也应锻炼 3 次，每次不少于半小时。这样，你就能够远离沮丧。

心情沮丧不利于身心健康，跑跑步有助于赶走沮丧。沮丧了，那就快去跑步吧！不沮丧，也快去跑步吧，防患于未然。

不对称运动操：

经常练习不对称体操，可以培养人“一心二用”的能力，提高人的创造力、理解力。具体做法如下：①两臂侧平举，一臂做顺时针方向转动，另一臂做逆时针方向转动；②右臂前伸划圈，左臂一上一下划线。之后，两臂交换动作，左臂划圈，右臂划线；③两臂齐胸，肘部弯曲，手掌朝下，一只手臂做顺时针转动，另一只手臂做逆时针转动；④一臂前伸做旋转运动，另一臂前伸划三角形；⑤右臂紧靠头部，左臂紧贴腹部，右臂做上下划线动作，左臂做旋转动作；⑥在头部上方两手拍响声，用脚跟轻点地，击掌声由强到弱，点地声从弱到强，最后以轻拍手掌，猛蹬地面的动作作为结束。整个六节动作连续做 5 ~ 10 次。

**水中慢跑：**

在美国，成千上万的人到大海和游泳池慢跑，水中慢跑已成为当今美国最新的一项健美运动。

做水中慢跑运动，后体应垂直悬浮于深水中，鼻孔比水面稍高一些，四脚如水车轮般猛烈划动，像在水中扑腾的鸭子的动作一般最为适宜。

一些运动学专家说：“许多未受过正规运动训练和年纪较大的人来说，这是一项理想的运动。因为在水中慢跑，能平均分配身体负载。”水中慢跑比陆地跑有明显的优点。在陆地上跑一英里，运动者的每只脚就得撞击地面 100 次左右，他的脚部、膝部和臀部都受到震荡，所以常常使肌肉扭伤或韧带拉伤；而在深水中，下肢受到的震荡为零，因而不会出现上述事故。而且水的阻力是空气阻力的 12 倍，在水中跑 45 分钟即相当于陆地上跑 2 小时。因此，在水中跑是一项更有效的健身法。

水中慢跑对肥胖者尤其适宜。由于水的密度和传热性比空气大，因此水中慢跑时消耗的能量比陆地上多。试验表明，在 12℃的水中停留 4 分钟所散发的热量相当于在同样温度的陆地上 1 小时所散发热量，陆地上全力跑 100 米大约消耗 35 千卡能量，而在水中慢跑 100 米要消耗 65 千卡能量。可见，在同样的时间、强度下进行运动，水中要比陆地上消耗的能量多得多，这些能量的供应要靠消耗体内的糖和脂肪来补充，通过此法就可以逐渐去掉体内过多的脂肪。因此，水中慢跑又是一种减肥的有效方法。

医学家说，人的腹部和腿可通过水的阻力得到很好锻炼，这就意味着想减肥的姑娘在水中慢跑，不仅可以去除腹部多余的脂肪而且能够使双腿修长健美。因而，水中慢跑十分有利于女性的体态健美。

水中慢跑要循序渐进，不要一开始运动量就过大，医学家认为，一个人在水中慢跑 5 分钟后，心跳速度不应超过每分钟 110 ~ 130 次，并以休息和运动交替进行为宜。

由于各人的身体素质有异，因此老年人应结合自己的实际情况进行走和跑的练习，以锻炼后感觉舒服为度。宜掌握循序渐进的锻炼原则，逐渐加大运动量，逐渐延长锻炼时间，并可结合习练太极拳、气功、跳健美操、拍打下肢等，以达到预防下肢衰老的目的。

**“臂跑”赛过腿跑：**

具体做法：运手：早晨起来第一件事就是活动手指和甩动手臂及手腕，好像玩健身球或做甩手动作，以促进血液循环，此动作可做 1 ~ 2 分钟。单车手：平躺仰卧，手臂向上伸直，好像用手去转动单车的踏脚一样活动，可做 1 ~ 2 分钟。飞翔：站立，两臂伸向两旁，好像鸟拍翼似地慢慢挥动手臂，宜做 1 ~ 2 分钟。打沙包：想象面前有一个沙包，用拳头击过去，或是假想的对手在打拳，可做 10 ~ 20 次。抛球：将球抛向空中，落下时接住，或者让球弹在地上、墙上而接回。

**原地跑：**

原地跑不受任何时间、地点、气候的限制，又十分安全，受到许多老年朋友的喜爱。

1. 原地跑的动作要求

①高抬腿，两足离地 20 厘米以上，脚尖轻轻落地，脚跟不着地。②抬头，挺胸，收腹，两臂同下肢速率，自然前后摆动。③呼吸要自然、顺畅，鼻吸口呼，吸气要匀细，呼气要充分。④锻炼时要求动作轻松，利用双足与地面间的反弹力量，使动作有节奏地进行。

2. 掌握运动强度

同其他锻炼方法一样，此项运动也应遵循量力而行、循序渐进的原则。初练者速度要慢一些，可控制在每分钟跑 140 ~ 170 步，每次跑 5 ~ 10 分钟，心率 105 ~ 140 次/分，每天锻炼 1 ~ 2 次。随着体力的增强，可逐渐加大运动量和锻炼次数。同时也可开始练习闭眼原地跑，接着进行原地数息慢跑。所谓“数息”，即数跑步的步数，以达到精神集中、排除杂念的目的。

3. 注意事项

做原地跑锻炼要注意以下三点：①原地跑前精力要充沛，精神要放松，做一些简单的准备活动，如踢腿、扭转踝关节等。②地面不要太硬，要选择较松软的地面或鞋底厚而软的运动鞋，以免足踝部受伤；③如条件允许，尽量到空气清新的大自然中去锻炼，以保证运动时对氧的大量需求。

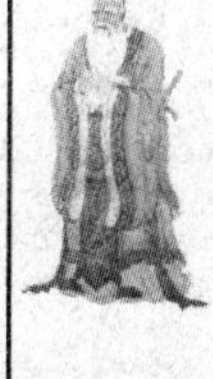

**踏步行功：**

原地跑虽然简便易行，但对于一些高龄老人（70 岁以上）来说，这种锻炼方法的强度未免大了一些。为此，老年运动科学工作者根据高龄老人的生理机能状况，参照原地跑的基本动作和要求，特地为他们设计了踏步行功的锻炼方法，这种方法简便、安全，适宜高龄老人锻炼时采用。

踏步行功为踏步、甩手、扭腰、转颈，动静结合的一种功法，在踏步的基础上加上呼吸和向前往后的行步动作。

踏步行功的运动要点，一般左脚先起步，脚跟先着地，然后过渡到脚尖，跟着右脚起动，方式同左脚。双脚有节奏地踏动，手的摆动位置在丹田和两胯前，摆动速度随两脚踏步的速度，髋部、颈部和腰部随着四肢活动而尽量扭动，动作要自然柔和，全身各部位充分放松，四肢任其活动，步伐轻盈，轻松自然，悠然自得。踏步时应排除杂念，意守两脚大墩穴，微闭双眼，鼻吸口呼，徐徐出入，吸气时约4～6步，呼气时约3～5步，此为前行踏步功。做倒行踏步功时，右脚尖先着地，然后过渡到脚跟，随着左脚起动，方式同右脚，双脚有节奏地踏动，手的摆动位置及姿势同上，意守双脚跟部，呼吸方式同上，髋、颈、腰扭动以左脚先起步自主向右扭动，右脚先进步时自右向左扭动。

前行踏步功与倒行踏步功在每轮中可自行调节，并根据自体需要选择踏步功的重点，如以锻炼脏腑为主的以前行踏步功为主；以锻炼大脑及颈、腰功能为主的以倒行踏步功为主；以锻炼双上肢关节为主的可大幅度左右甩动双臂，或双臂同时前后甩动。踏步速度及力度可根据各人的体质情况及耐受强度而定，一般以微微出汗为好。15～20分钟为一轮，间隙片刻再进行第二轮，一般2～3轮结束锻炼。有的高龄老人站立有困难时还可用一条保护带附系在腰部并连在树杆或柱子上，以防在踏步行功中摔倒。

**慢走养生法：**

近些年来，过去最时兴的"饭后百步走"的养生法已受到了人们的强烈质疑，人们对于百步走的养生观念做了重新的修正，"慢慢走"的养生概念就是在这个时候提出的，英文称之为Jogging。

Jogging就是"慢慢走"、"以一定的步调而走"的意思。医学专家通过实践研究认为，从事"慢慢走"的养生活动具有保持健康、强健不足的体力、过胖者减肥、治疗胃肠溃疡的四大功效。

关于前面三种功效这里无需赘述，只简要介绍一下其第四种功效。

我们知道，有的人每逢假日，或终日待在家中无所事事时，就会有胃部消化不良的不适现象。经常长时间坐办公室的上班族也常发生胃状况不佳（慢性胃炎等）的毛病。从事驾驶工作的人，因长期坐着，胃经常受到车身摇晃以致易患胃炎、胃溃疡、十二指肠溃疡的病例也屡见不鲜。如果能做些适度的运动，可帮助消化、增进食欲。

即使是正在接受治疗的胃溃疡、十二指肠溃疡的患者，也可以以运动相辅助来增进治疗效果。同样地，已经接受过消化性溃疡手术者，病后养生如能配合适当的"慢慢走"运动，亦有助于提早恢复健康。

人到老年，一个自然现象是肌肉量减少而脂肪量增多。许多研究者以为，腿部肌肉是否结实，是老人健康长寿的一个标志。心脏病学家研究指出，一个大腿肌肉结实的人，必然有一颗强壮的心脏，而增加老年人肌肉力量及肌肉量的最好运动方式便是步行。

步行是能使全身都受益的运动。它不仅可以增加肌肉、减少脂肪，而且还可以在骨质脱钙严重的部位防止脱钙现象的发展。同时，有节律而平稳的步行，可使人的腿肌、腹壁肌、胸廓肌、心肌都加强工作，因而使血管的容量扩大，动脉血液大量增加和血液循环加快，对身体细胞营养特别是对心肌的营养有良好作用。步行还能使肺气量增加，促进胃肠蠕动，提高消化腺的功能。因此，万万不能认为，人进入老年，手脚不太灵便，就停止各项活动而"坐享清福"。

老人步行锻炼可量力而行，由短距离到长距离。开始可选择在平坦地面进行，也可和攀登高处交替进行，循序渐进，但要持之以恒。



**五千步健脑养生法：**

科学研究发现，人的身体差不多到25岁完成发育，此后开始走向衰老，平均每天死亡 10 万个脑细胞,肌肉也逐渐衰弱。走上社会以后,由于工作繁忙,许多人几乎没有时间锻炼身体,长此以往,会导致脑细胞和肌肉的衰老。

在日常生活中能不能保住脑细胞和肌肉的运动量呢?下面是一个简单易行的方法:每天至少走 5000 步。实践证明,步行可以促使分泌脑内吗啡,并起到健脑祛病的作用。青年人每天应走 13000 步,一般人至少得走 5000 步。只要坚持不懈,基本可以达到激活脑细胞和肌细胞能量代谢的目的。

除了刮大风的日子,即使下雨天打着伞也可坚持步行。步行的路线可以设计为几条,每天根据心情有所选择。

最重要的是,散步时还可以一边步行一边冥想。冥想不一定非得躺着全身放松或者盘腿坐禅的姿势不可。其实,一边步行一边冥想的效果,有时会超出室内冥想的三四倍。

一边步行一边思考自己的理想、希望和规划,这是一幅很美妙又很惬意的景象。一旦思考起来,其乐无穷,忘乎所以,什么烦恼等等,都会忘得一干二净。

能产生这种心情,是因为右脑工作的缘故,右脑占优势时才能产生 α 波,要让右脑工作,必须停止左脑工作。步行正是停止左脑工作的有效方法。许多人整天坐在桌子前面满嘴理论滔滔不绝,结果依然一事无成。这些人应该活动身体,停止左脑工作,倾听记忆的宝库那无意识的信息。这样,那些亲身体验过的所有记忆和铭刻在 DNA 里的遗传的智慧就会混杂在一起,时而会迸发出惊天动地的构想。进入这个境界,大脑时时会产生 α 脑波,而且不断分泌脑内吗啡,通过内在机制的不断调节,我们的身体就变得更加健康!

实践证明,只有在一边活动一边冥想的状态下才能产生真正创造性的英明睿智。康德每天散步的故事广为人知,他的绝大部分思想大概就是在散步时思索形成的吧。

**散步养生法:**

运动是健康生活方式的关键组成部分,而散步是最好的运动锻炼方式之一。因为第一,散步不受场地限制,也不需任何设备,需要的只是一双合适的鞋子。第二,散步能起到充分的锻炼效果,其作用等于甚至超过任何别的活动。第三,散步一生都能进行,甚至到老年也能坚持下去。

许多健身爱好者看不起散步,认为它太温和,比不上跑步、体育竞赛、大汗淋漓精疲力竭地踩健身踏车和其他折磨人的有氧代谢运动。其实并非如此,有些人们就单靠散步获得了坚强的体魄。他们按时认真地散步,足量的散步充分发挥了其健身的功能。他们不靠别的体育活动就达到了健身的目标。许多身体很胖的人通过一连几个月的每天散步和合理地改变饮食习惯达到了标准的体重。

散步有多种方式可以选择。例如,有的人偏爱到户外怡人的环境中去散步,而有的人住在城市内,喜欢围绕城市转。如遇到坏天气,你可以干脆在购物商场内走来走去,或到体育馆内去踩踏车。为了最大限度地锻炼心血管,你还应该补充一定的爬坡散步(中等角度的持续长斜坡最为理想)和快速散步以加快你的心率。有时,你也许喜欢一个人悠闲自得地在大自然中散步,有时同朋友一边散步一边聊天也是个好办法。如果携带一收录机,边走边听激情的音乐,它的节拍会加速你的步伐,同时会使你的散步养生变得更富有情趣。

在实施这项锻炼的开头阶段,你可以每天散步 10 分钟,如果你已经每天散步这么久或更长时间,希望你能保持下去。我们知道,散步的某些好处是别的运动项目所没有的。例如散步时的手脚协调动作会在大脑中产生相应的健脑节律。如果你不习惯于走路,务须买一双合适的鞋。建议你买一双软底的跑鞋,在运动用品商店里有许多牌子的这种鞋出售,在那里你还可以买到一种特殊的能防起泡和吸汗的双

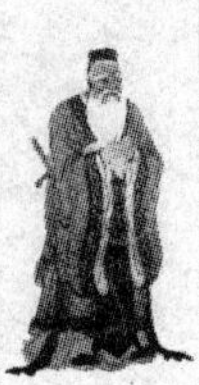

层短袜。你要把散步列入你每日的活动日程。

你还可以买一个手表似的微型心律监视器戴在手上，将它上面的松紧带扣在胸前，或者你在自己腕部量一下 15 秒钟的脉搏数，乘以 4 即得出你的每分钟脉搏数。用不太复杂的公式可以计算出有氧代谢运动最佳锻炼效果的心律范围。首先要算出你的最快心律估计值。不经常运动的男人和女人的最快心律估计值为 220 减去年龄，积极运动的人最快心律估计值为 205 减去年龄。最佳锻炼效果的心律范围等于最快心律估计值的 65% ~75%。举例来说，一个 54 岁的爱好运动者，最快心律估计值为 151，最佳锻炼效果的心律范围为 98 ~113，在这范围内 15 秒钟的脉搏数为其 1/4，即 24 ~28。说得通俗点，如果你运动时的心律超过最佳锻炼效果的心律范围，由于有氧代谢过分激烈你将无法进行谈话；相反如果低于此范围，你将不会觉得你的心跳和呼吸比通常快得很多。

**膝盖笔直的步行养生法：**

谁都知道步行中膝盖的弯曲是十分重要的，你能想像一个人用膝盖笔直的方法行走吗？事实上这不但是一种有效的步行养生方法，而且还能够治疗腰部疼痛症。

我们知道，自从人用两条腿直立行走以来，始终摆脱不了腰痛病。用两条腿支撑体重，腰在其中起着主导作用。腰椎承担了体重的 60%，椎间盘通过骨盆将上半身的体重传到腿上。

腰椎或椎间盘由肌肉保护，长时间采取同一姿势，肌肉活动少，往往造成肌肉偏置。姿势不变，长时间坐在椅子上，造成腰部肌肉疲劳、僵直，也是腰痛的一个原因。另外肥胖会增加腰腿负担，也是腰痛的一个原因。医学专家研究证明：走对腰痛有疗效，因为走强化腰部的筋和肌肉，使腰椎和椎间盘间的“紧身衣”作用增大。若要效果更佳，可走坡路或上下楼梯，那时，大腿的四头肌（大腿前侧肌肉）负荷加重，从而减轻了腰部的不合理负担。

没有腰痛病的人，很难想象腰痛的难受滋味，“躺着也痛，更别想站起来走了”。所以，有腰痛病的人往往好静不好动，这样一来，支撑腰部的肌肉退化，更加重了病状。

在腰痛发作时，特别是急性硬伤时，不要盲目活动，应按医生的嘱咐静养。但在恢复阶段，只要注意掌握分寸，行走不但是可能的，而且是必要的。走的姿势要觉得舒服，注意不要腆胸挺腰。每天只要能走一点，就能强化腰部的筋和肉，使病痛缓解。

那么，如何进行这种膝盖笔直的养生锻炼呢？有效的方法是，为防治腰痛而走时，膝盖要伸直，走得要有劲。可能的话，速度要在每小时 4.8 ~6 公里之间，每天走 4 ~5 公里，最好一次就走这么长距离。若一日走两次，每次走 20 ~30 分钟也可。

一般来讲，骨伤科专家非常提倡采用这种方式治腰痛，但要治好腰痛，得有决心。要以走为主，药物和其他特殊治疗法只是辅助手段。

**脚拇趾蹬地的行走养生法：**

人们常说，人老先老腿。膝盖软骨随年龄的增加而老化，而且骨质一点点磨损，逐渐失去弹性。在补充磨损部分的过程中，往往形成骨质增生或关节变化，形成变形性膝关节炎。若膝部长期过度使用，也会引起膝部关节炎，伸腿或弯腿都会感到很疼痛。这种变形性膝关节炎多发生在中年肥胖女性中，因此美国将此病称做“肥胖女性关节”。医学专家指出，要防治这种关节炎，重要的是防止肥胖、锻炼膝关节与肌肉。走可以强化大腿的四头肌和小腿的三头肌，因此走对这两方面都有作用。

这里介绍一种用脚拇趾蹬地行走的养生方法，此种方法被认为是能够有效地预防膝盖老化、保持人体青春活力的重要方法。

这种特殊的行走养生法特点在于通过刺激人体足大趾的内外侧穴位，起到补益肝精气血、引筋壮骨的重要作用。从现代医学的观点来看，走时脚拇趾蹬地，主要是

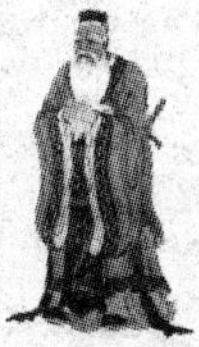

小腿三头肌起作用，伸直膝盖用大腿四头肌。因此走使膝部筋和肌肉受到适度刺激，逐步强化。

具体方法是：在行走之前，先自觉地攥紧五个脚趾，并将脚拇趾深扣向内侧，着地时脚的整体部分中脚尖先着地，而五个脚趾中大拇趾先着地，踏实地面后，脚拇趾随着脚部的上提而用力蹬地，这样反复进行，每天练习30分钟即可。

本行走养生法证明，走对治愈膝痛有利。但当病痛发作时，还得听医生的。若医生允许，也要选择好走的路，待疼痛减轻后，再在坡路或楼梯上训练，同时加大速度和距离。

**大步行走养生法：**

在喧嚣的城市中，每当上下班高峰时期，我们都可以看到一些充满活力的背影，这是一群大步流星地行走在上下班路上的快乐人们，他们以自己的实践证明了大步行走是人获得年轻和健康的医学原理。

传统医学认为，脚底有六条人体的重要经络，大步行走可以刺激脚底穴位，活化脏腑气血；而从现代医学来说，脚是人体的第二心脏，大步行走能将血液通过挤压进入血液循环，促进人体血液运行的加速。

那么如何实施这种大步流星的行走养生法呢？

第一点是尽可能使劲地走，步子大些，背伸直，速度快些。时间约30分钟到1小时。走的目的是为了锻炼脊柱支撑的肌肉和下半身的肌肉，所以有必要把走看做一种训练。

第二点是有关场所的选择。下坡或下楼梯的效果最好。在这些地方走，支撑身体的脊柱和下半身的肌肉起主导作用。上坡时，相性的肌肉起主导作用。

现代研究证明，这种特殊养生法对于各种脑部共济失调症、血管硬化症、老年痴呆症等的防治有一定辅助作用，更重要的是它对于推迟人体神经和大脑系统的衰老、提高人体免疫力有着重要的作用。

**三公里慢跑养生法：**

每天凌晨，晨跑的人们就开始了新一天的养生运动。如果你也想成为他们中的一员，建议你从三公里的慢跑开始。在开始之前，你必须了解其中的三个要素：

其一，跑步距离。

初学者1~3公里较为理想，持续三个月后再增加为5公里，半年后则可延长为10公里。

其二，跑步时间。

以能稍微出汗的时间最适合。冬季时，最好避免严寒之际，夏季时，以早晨太阳升起之前的时光为最合宜。

其三，最理想的速度。

平均10分钟跑1公里为目标。也就是时速6公里。如果是两人同跑就是可以互谈的速度。太累的话可改为步行，每日能慢跑30分钟即可。

如果你的慢跑是以减肥为目的，那么建议以“慢跑一个月减轻一公斤”为目标，持续三个月必能达到所需目标。

据专家研究指出，凡胃弱者，有肩膀僵硬、腰痛、便秘状况者，如果坚持三公里慢跑，并能持续三个月的话，不但会增进食欲，而且可以去除赘肉。

研究还证明，三公里慢跑运动可以增加体内的氧气摄取量，又可迅速加快血液循环速度，消耗多余的脂肪和胆固醇能量。习惯性摄取多量的氧气自然能增强体力，不但如此，足、腰部肌肉强健既可预防各种成人病，还可防止代谢产物的囤积。

另一项研究还证明，三公里慢跑能吸取晨间清新的空气进入内脏，达到清洗五脏六腑的功能，既可清醒头脑也可增进食欲。

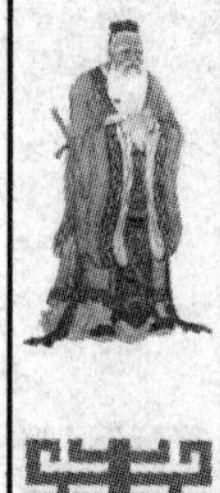

**走跑交替锻炼法:**

这种锻炼方法开始时一般都以每分钟 50 米速度跑,采用跑与走交替,锻炼时间不少于 10 分钟。两周后可增加为跑 100 米走 100 米交替进行,锻炼时间也相应延长为 20 ~ 30 分钟。一段时间后,要逐渐减少走的距离而改为全程跑,每分钟的平均速度可因体质的增强而加快,但是,即使是一个体质健康的中老年人,其最大的平均速度也不应超过每分钟 200 米。一般一天跑一次,每次距离不应少于 3000 米。

跑或走时,都要注意身体姿势。正确的姿势是整个上体略向前倾,稍微收腹挺胸,头抬直,双目平视前方。双臂在身侧屈肘呈直角形,双手轻握成拳,与下肢同速率地作前后摆动。跑时脚掌先着地,走时脚跟先着地。呼吸要自然。

由于年龄与体质的关系,中老年朋友在进行走跑交替健身锻炼时,务必要掌握适度的运动量。

目前最简便易行的方法是采用美国军医库柏博士创造的"脉搏率测定法",具体方法是:适当运动量的脉搏率(次/分)=170 - 年龄。以 60 岁为例,其适当运动量的脉搏率为:170 - 60 = 110(次/分)。这就是说,在进行锻炼时,这一年龄的人的脉搏率一般应保持在每分钟 110 次左右,如高 5 次以上为运动量过大,应适当减少,如低 5 次以上则为运动量不够,走或跑的速度可适当加快。

**四段健身跑锻炼法:**

健身跑只是一种健身的基本方法,如何在健身实践中掌握和运用好它,比如每天跑多长时间,速度和强度怎样掌握等,使之更加适合老年人锻炼运动的特点和个人的体质特点,是许多老年朋友都很关心的一个问题。任何体育锻炼,都必须讲究科学方法,否则,不仅会影响效果,还会出现伤害事故。根据有关材料介绍,"四段健身跑锻炼法"是一种经许多中老年长跑协会等组织证实科学有效、循序渐进的健身跑方法,在这里特作介绍,供老年朋友在健身跑锻炼过程中参考。

1. 四段健身跑的基本方法

四段健身跑的四个阶段,根据老年人体质情况和参加跑步的适应情况,循序渐进地分别安排有各阶段的锻炼强度和锻炼目标。

第一阶段:

锻炼目标是用中速走 3000 ~ 5000 米。

这个阶段可分两步进行。第一步完成慢走 3000 米。应根据个人的身体状况来确定开始走的距离,一般情况下可确定为 2000 米。连续走几天适应后,可适当增加距离,直到完成慢走 3000 米。每分钟走 60 步左右可视为慢走。

第二步完成中速走 3000 ~ 5000 米。先用中速走 2000 米,经过一个阶段后,身体感觉良好,再增 400 ~ 500 米,直到完成中速走 3000 ~ 5000 米,走的过程中,可一直保持匀速,也可是慢走加中速走的变速走。每分钟走 80 步左右可视为中速走。

第二阶段:

锻炼目标是完成慢跑 3000 米。

进行这个阶段的锻炼时,要注意掌握好跑的速度。如果按年龄段分组,跑速可掌握在:40 ~ 49 岁组,跑完 1000 米用 8 ~ 9 分钟;50 ~ 59 岁组,跑完 1000 米用 9 ~ 10 分钟;60 岁以上组,跑完 1000 米用 10 ~ 11 分钟。刚开始跑时,根据个人身体情况可把距离定为 1500 ~ 2000 米,进行一段时间后,如身体感觉良好,可把跑的距离增加 400 ~ 500 米,反之,可适当减少一些,直到完成慢跑 3000 米的锻炼目标。

第三阶段:

锻炼目标是提高跑的速度,用中速完成 3000 ~ 5000 米跑。

完成第二阶段目标后,会感到体力明显增强,有些慢性病也会得到治疗,但一定要巩固一段时间,再开始第三阶段的锻炼。这个阶段的跑速可掌握在:40 ~ 49 岁组,跑完1000米用7~8分钟;50~59岁组,跑完:1000米用8~9分钟,60岁以上组,跑完1000米用9~10分钟。开始时,可用中速跑1500~2000米,锻炼一段时间后,如身体感觉良好,可增加400~500米,反之,可适当减少,直到完成中速跑3000~5000米。

进行这一阶段锻炼时,跑完应立即测脉搏,最好控制在下列数值范围内:40~49岁组,每分钟125~130次左右;50~59岁组,每分钟120~125次左右;60岁以上组,每分钟115~120次左右。

第四阶段:

锻炼目标是再提高跑的速度,用"快速"跑完成下列目标:40~49岁组和50~59岁组用"快速"跑3000~5000米;60岁以上组用"快速"跑3000米。跑速为:40~49岁组,跑完1000米用6~7分钟;50~59岁组,跑完1000米用7~8分钟;60岁以上组,跑完1000米用8~9分钟。开始跑时,距离可短一些,进行一段时间后,再视身体状况适当增减,直至完成目标。跑后也应立即测脉搏,应控制在下列数值范围内:40~49岁组,每分钟135~140次左右;50~59岁组,每分钟130~135次左右;60岁以上组,每分钟125~130次左右。

2. 注意事项

在进行四阶段健身跑锻炼时,要注意以下两点:

①完成四阶段健身跑锻炼大概需要一年半的时间,每个阶段所用时间或从哪个阶段开始及以后的锻炼计划都应根据个人身体状况而定,避免盲目。

②患有心脏病、高血压、脑血管病和某些严重疾病者,锻炼前一定要到医院做全面身体检查,在医生的指导下从事锻炼,切不可贸然进行跑的锻炼,以免发生意外事故。

**爬楼梯运动法:**

爬楼梯已成为近年来国内外发展最快的有氧健身运动之一,凡是居住或工作在楼房里的人都可以参加,对于无暇经常参加体育锻炼的中老年人来说更是方便易行。

1. 爬楼梯运动的健身效果

爬楼梯时,由于两臂用力摆动,腰、背、颈部和腿部的关节和肌肉都不停地活动,可使心跳加快,血液循环加速,肺活量增大,吸入的氧气比安静时多7~9倍;人体的能量代谢、心肺功能及肌肉关节的力量、弹性和灵活性都得到相应的改善,而且爬楼梯时,需要的能量增多,人的基础代谢加强,从而促使脂肪转化为能量。有资料证实:爬楼梯时消耗的热量比静坐时多10倍,比散步多3倍,比步行多1.7倍,比打乒乓球多1.3倍,比打网球多1.5倍,比骑自行车多1.5倍,比打排球多1.4倍。因此,爬楼梯对减肥和预防中老年人常患的高血压、冠心病和肥胖症等均有良好的预防和治疗作用。

爬楼梯有利于锻炼肌肉和人的耐力。据运动医学专家测定:一个人登楼梯每爬高1米所消耗的热量,相当于散步走28米,若爬一趟6层楼,相当于慢跑500米的运动量。研究结果已证实,每天爬5层楼梯(相当于100级台阶),可使心脏病的发病率比乘电梯的人少25%。每登一级楼梯,可延长预期寿命4秒钟。如果一个人每星期登5000级楼梯,(即每日登714级,相当于6层楼房上下3次),所消耗的热量为2000千卡,死亡率比那些不运动的人低1/3~1/4。因此,爬楼梯是一项颇有益处的健身运动,老年朋友一定要利用这个极好的锻炼机会。

2. 爬楼梯运动的注意事项

爬楼梯虽简便、易行,很多老年人都有条件参加,但这是一项比较剧烈的有氧运动形式,因此必须科学地进行锻炼,否则,会适得其反。中老年朋友在锻炼时应注意以下事项:



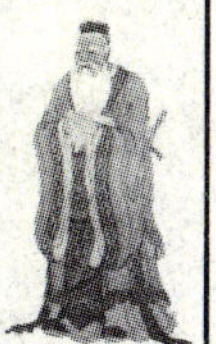

①锻炼的强度应以中等强度进行，以不感觉非常吃力和紧张为宜，体弱、年老、有心肺功能障碍的中老年人要事先征得医生的意见循序渐进地、由慢到快地、由少到多地进行。

②爬楼梯锻炼前一定要活动好踝和膝关节，避免扭伤。

③运动时间不宜选在饭后或睡前，因饭后本来就容易产生生理性脑供血不足，再做爬楼梯运动，既影响肠胃的消化功能，又可加重脑供血不足，出现头晕、眼花等症状，甚至晕倒、跌伤。而临睡前运动会使大脑兴奋，影响入睡。最佳运动时间应选择在早饭前、上午9～10点、下午4～5点钟为宜。

④上楼梯时要注意保持上体微前倾，腰部挺直，最好踮起脚，这样能使小腿肌肉得到较充分的锻炼；下楼梯时速度可适当加快些，动作轻松而有节奏，这不但能锻炼人对空间距离的准确性、动作的协调性，而且在不知不觉中使神经系统对动作的控制能力得到提高。

⑤不同年龄、不同体质状况的人在上下楼梯时务必在速度和用力程度上自行调节，因人而异，以锻炼后感觉舒适，无异常疲劳感为宜。

**倒行健身法：**

倒行其实就是我国古代反常态（反序）健身法中的一种。反常态健身法是我国养生学的瑰宝，名目繁多，别具特色。其中倒行（退着走）是最适合中老年人锻炼的方法。

①倒行的好处

人的脊椎正常生理弯曲部位有四个：颈部前凸、胸部后凸、腰部前凸、骶尾部后凸。人老后由于肌肉紧张度的不协调和退行性变化，产生了颈前凸变直，腰前凸变直，甚至后凸，很多中老年病就是由于这个原因造成的。比如颈椎关节病和腰椎关节病，对中老年人的四肢正常活动都有严重的影响。倒行走可使腰部肌肉、胸腹肌肉及关节部位得到反向协调运动，使原来紧张的肌肉部位变成放松部位，使原来放松的部位变成紧张部位。这对恢复正常的生理弯曲度有很大帮助，对腰肌劳损引起的腰痛也有很好的疗效。此外，脚部距离心脏最远，是气血较难达到的部位，借助于行走方式变化来刺激脚底部神经反射性变化，从而改善脚部以及腿部、腰部的血液循环，加快新陈代谢，消除疲劳，使人感到轻松舒适。

②倒行的方法

为使倒行锻炼取得好的健身医疗效果，可采取以下两种方法进行。一是倒行时将双手背放在腰背命门穴上，缓步后退，如此退一会，再正走一会，这样一前一后，交替进行即可。另一种方法是，双手叉腰，拇指向后，其余4指向前，掌心对准命门穴，退行时尽量把脚抬高，要注意姿势的准确，要求挺胸，抬头，双目平视。这样每天坚持走10～20分钟，每分钟不超过80步。

③倒行的注意事项

务必选择平坦宽阔，远离人群的草坪、操场或路段进行，以防踏空或碰撞而跌倒。

**甩手健身法：**

甩手是我国民间流行的一种健身法。甩手动作简单易行，不分年龄、性别，不需要场地、器材，随时随地可以练习，更适用于中老年体弱者和一般慢性病人锻炼。

1. 甩手的好处

甩手具有调节神经系统功能的作用，有助于神经细胞从兴奋状态转入抑制状态，使过度兴奋而致功能紊乱的神经细胞恢复正常，它对于治疗神经衰弱、高血压、头痛等有一定的作用。甩手运动时，由于两臂的牵拉，使胸廓的活动增加，呼吸加快、加深，呼吸功能增强，因而有助于慢性气管炎、肺气肿和肺结核的治疗。甩手对胃溃疡、肝炎、胃炎、消化不良等也有一定的治疗效果。

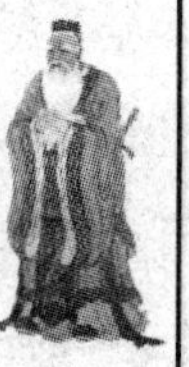

2. 甩手的方法

①甩手前身体应站直,两眼平视前方,两脚分开与肩同宽,两臂自然下垂,掌心向内。

②甩手时,两臂前后或左右来回摆动,前摆时两臂与身体的垂线夹角不超过60°,后摆时不超过30°。

③摆动频率每分钟不宜超过60次,每日锻炼1~2次,每次甩手100~500次。

3. 甩手的注意事项

做甩手运动时,要心平气和,呼吸自然,轻松愉快。时间以早晨起床后最好;地点应选择在空气新鲜、环境安静的院落、田野或河、湖旁。一般每天锻炼两次为宜,甩手的次数应根据个人的体质情况,选择在100~500次之间。饥饿和饱饭后不宜进行甩手锻炼。甩手的次数应随锻炼时间的延长而逐渐增加。甩手结束后,要进行整理活动,如深呼吸、散步、做体操等。如果在甩手过程中出现头晕、胸疼、两臂酸沉、精神不振等现象,说明甩手运动过量,应适当减少甩手次数。长期坚持锻炼,会感到食欲旺盛,精神振奋,体力充沛,睡眠良好,所患疾病的症状也会减轻或消失,获得健身强体之功效。

**○沐浴健身法**

**洗澡讲科学,洁体又疗疾:**

①便秘者洗澡时,应辅以腹部按摩和深呼吸。具体方法是:用手掌在腹部按顺时针方向作按摩,同时大口地吸气、呼气,然后用水刺激腹部。这对防治便秘、痔疮有益。

②心脏病患者不要把胸部以上部位浸入水中,以减轻浴池水压给心脏带来的负担。最好使胸部以下部位在40℃以上的热水中浸泡20分钟左右,使末稍血管扩张。这样可增加心脏的血液供应量,防止供血不足。

③消化不良患者及食欲不振者,最好在饭前30分钟入浴。入浴时,应在40℃以下的热水中浸泡20~30分钟,同时进行腹式呼吸,再用淋水刺激腹部。这是为了增加胃的蠕动,促进胃酸分泌,增加食欲。

④胃及十二指肠溃疡患者,最好在40℃以上的热水中浸泡三五分钟。因为在热水中浸泡,能控制胃酸分泌。

⑤急性腰痛不要急于洗浴。应先休息静养、待疼痛消失后再洗澡。不然,因受凉、热水刺激而加剧疼痛。而在疼痛减轻后,在42℃左右的水中浸泡10分钟,有助于消炎和消除疼痛。

⑥饮酒后不宜马上入浴。因为洗澡时人要出汗,血液中的酒精浓度就会增高,加之热水促进了血液循环,脉博跳动加快,往往会引起血压上升,以致肌体难以适应,而导致心脏病或脑中风的发生。

必须提醒的是,高危病人,耋耄老人洗澡应慎之又慎,洗浴时要有人陪侍,发现异常,立即停止洗浴,采取措施以防意外发生。

**坐浴治病验方集锦:**

①治子宫脱垂

金银花、紫花地丁、蒲公英、蛇床子各30克,黄连6克,苦参15克,黄柏、枯矾各10克。上药共煎水,待药温适宜时坐浴,每日2次,5日为1疗程。功能:清热燥湿,主治子宫脱垂伴黄水淋漓,湿热下注者。

②治阴痒症

地肤子30克,苦参、蛇床子、蒲公英、紫草、黄柏各15克。水煎取液,待温度适宜,坐于药液中以纱布淋洗患处,每日1次,每次半个小时。功能:清热燥湿,活血止痒。主治阴痒症。

③治阴道炎

银花藤、蛇床子各100克,大黄、乌梅、诃子、甘草各25克。上药用纱布包好,加足水量每剂煎液分2份,每次用1份坐浴,每日2次。功能:清热解毒,杀虫止痒。主治滴虫性阴道炎。

④治肛周湿疹

苦参、白鲜皮、蛇床子、露蜂房各30克,大黄、白芷、紫草各15克,五倍子12克,花椒10克。上药水煎至1000克,滤出药液,再加冰片、芒硝各6克搅匀。坐浴半个小时,每日2次,10天为1疗程。功能:清热燥湿,杀虫止痒。主治肛周湿疹。

⑤治痔疮、脱肛

五倍子、芒硝、桑寄生、莲房、荆芥各30克,煎取药汤倒入盆中。待药温适宜时坐浴,加温后每日2~3次。功能:消肿止痛,收敛止血。主治外痔与混合痔、脱肛。

⑥治尿潴留

葱头10克,皂刺90克,王不留行90克,加水煎汤滤渣取药液一小盆。等药温合适时,令病人坐浴盆中,每次坐浴半小时以上。功能:宣通利尿。主治膀胱麻痹所致的尿潴留。

**热水妙用是“良品”:**

①感冒头痛时,将一条干净毛巾放在脸盆中,以适量热开水浸湿,稍拧去水,叠平压在患者眼、鼻或头颈部的风池穴等部位,可大大缓解头痛。

②打呃不止时,喝上一大口开水含着,分7次咽下,稍待片刻,便能有效地止呃。

③当偏头痛发作时,取一盆热水(水温以不烫伤皮肤为宜),把双手浸入热水中,在浸泡过程中,要不断加热水,以保持水温,大约浸泡半小时左右,痛感便逐渐减轻,甚至完全消失。

④肩膀如感到有点僵硬不适时,稍加按摩即能恢复。若无效,可在热水里加少量盐和醋,然后用毛巾浸水拧干,敷在患处,就能使肌肉由张变弛,轻松舒畅。

⑤对于因外感风寒、久处阴冷潮湿环境造成的风湿性腰部寒痛,可以用热水蒸气熏烘的方法,使腰际处受暖而除去寒湿。即让患者平躺在两张椅子上,将后腰部的衣服撩起,取电热杯放入热水,接通电源,放在患者腰下,使之不断产生的热蒸气熏烘腰际,长期坚持,可散寒止痛。

⑥患感冒而又不愿吃药时,可用热水浸脚治疗。将双脚泡在一大盆热水里,水以能够浸到踝骨为宜。在浸泡过程中,要不断地添加热水,浸泡至脚面发红或身上微微出汗为止,如果在水中放些盐、醋,则疗效更佳。使用此法,轻度感冒一次就能治愈。

⑦麦粒肿(俗名针眼)初生时,取少许绿茶放入杯中,以沸水冲之,随后借助茶水的热蒸气熏眼,熏时睁开患眼,一般每次熏10分钟以上,熏1~3次,可望痛止肿消。

⑧若身上长小疖子红肿疼痛,可用热水浸湿毛巾,敷放在小疖子上,反复几次,其症状会很快消失。

⑨血压升高时,可用热水泡脚降压。热水可稍多些,达到踝关节处为佳。热水泡脚能反射性引起外周血管扩张,血压随之下降。

**洗澡帮你解病痛:**

洗澡不仅能去汗垢、消除疲劳、舒筋活血,改善睡眠,提高皮肤的代谢功能和抗病力;而且通过温水的浸泡,能够治疗某些疾病。研究发现,水温34~36℃时有镇静止痒作用,37~39℃时最能解除全身疲劳,40~45℃时有发汗镇痛作用。秋季是运用洗澡治病的好时机。

①治疗消化不良、食欲不振

饭前30分钟入浴,用热水刺激胃部,待身体暖和后,再用热水在胸口周围喷水,每冲5秒休息1分钟，重复5次；池浴时，在40℃以下的热水中泡澡20～30分钟，同时进行腹式呼吸，然后用稍冷的水刺激腹部，能促进胃液分泌，提高食欲。胃酸过多、胃及十二指肠溃疡者，在42℃左右的热水中浸泡3～4分钟，可控制胃酸的分泌，减轻和控制病情。

②治疗高血压

病人在39～40℃的温水中洗20～30分钟、血压可比洗澡前降低5～20毫米汞柱。

③肌肉疼痛、脖子僵硬时

在疼痛部位以40℃左右的热水喷5分钟左右。特别是容易疼痛的头、肩和腰部，可以边冲边做柔软运动，颈部前后左右转动，可促进血液循环。手脚经常冰冷者，可用冷、热水交替冲浴，使皮肤血管扩张、促进血液循环，先用热水，充分暖身后，再用冷水冲10秒。反复5遍。

④急性腰痛

特别是因提重或受撞击而闪腰的人不宜马上洗澡，否则会加剧疼痛。应在疼痛缓解后，在42℃的热水中浸泡10～20分钟，有助于消炎、止痛。其他腰痛可用热水在腰部周边来回冲浴，最好边冲边做腰部伸屈运动。

⑤治疗足部浮肿

先用热水从脚尖往脚背来回冲浴，之后再用18℃左右的冷水冲同一地方约10秒钟，可边踏步边冲，重复5次。

⑥脚部疲劳、沉重时

以43℃的热水冲浴后脚踝和脚掌心部位各3分钟。

⑦治疗糖尿病

病人在40℃左右的温水中，其内脏功能降低，能有效提高胰岛素分泌。

⑧治疗心脏病

患者在洗澡时，把胸部以下的部位浸泡在40℃的温水中20分钟，能使末梢血管扩张，增加心脏的血液供应量，以防供血不足。

⑨治疗便秘

患者用手掌在腹部按顺时针方向按摩，同时腹部一鼓一收地大口呼吸，用水淋浴腹部，可治疗慢性便秘并防治痔疮。神经性便秘时，沿着肠部用43℃的热水冲3分钟左右，再用25℃的温水冲10秒钟，反复5次，可让大肠的运作活跃。

⑩神经疲劳时

用比自身体温稍凉的水冲额头30秒钟。

**寒冷浴：**

秋冬季节，由于天气渐渐变凉，一些家长很少带孩子到户外活动，偶尔出门也是给孩子穿得里三层外三层，生怕被冷风吹着会生病。可是往往事与愿违，越捂的孩子越容易感冒发烧。为增强孩子的抵抗力，年轻的家长不妨试一试"寒冷浴"。

"寒冷浴"就是在秋冬季节，让孩子的肌肤暴露于较低的温度下，皮肤的毛孔关闭，冷风吹来，寒冷就被挡在了外边。同时寒冷也使孩子的机体代谢适应寒冷的变化，耐寒能力增强，即使外界温度降低2～3℃，孩子也不会着凉。

寒冷的训练内容包括以下几点。

户外活动：无论春夏秋冬，坚持让孩子每天两小时的户外活动的时间，秋冬季也不要间断，户外活动时让孩子适当少穿一点，鼓励孩子多活动，有利于增强体质。

秋来慢添衣：天气转凉的时候，别急着加衣服。随着温度慢慢下降，适应寒冷是很好的办法，切忌大起大落，昨天还着穿毛衣和棉衣、羽绒服，一夜之间，就脱得只剩毛衣了。有些家长以自己的感受给孩子加衣服，其实，孩子的活动比成人多，代谢也旺盛,一般,孩子的衣服厚度应比成人薄一件。

天天洗澡:即使在寒冷的冬天,也要坚持给孩子天天洗澡。但室温应保持在22℃左右,如果有条件可坚持天天用冷水洗脸,以增加对寒冷的抵抗力。

注意室内温度调节:随着住房条件的改善,暖气集中供热给人们带来极大的方便,一般室温以20℃左右为宜,并坚持每天至少2~3次开窗换气,温度太高时要注意空气流通,可在暖气上放厚的湿毛巾,增加室内湿度。

秋至冬季的过渡期,也正是孩子慢慢适应寒冷的最佳时期,家长们可不要错过。

**洗个药浴精神爽:**

①茶浴

茶叶主要成分有咖啡因、茶碱、鞣酸等,鞣酸可消毒杀菌,收敛伤口。因此,茶水浴身具有护肤功效。尤其是皮肤干燥的人,经过几次茶浴后,皮肤会逐渐变得光滑细嫩。

②醋浴

醋的主要成分是醋酸,有很好的抑菌、杀菌作用。将少量的醋加入洗澡水中搅拌均匀。入浴后周身舒适并可止痒,还可使头发柔软光泽。

③桔皮浴

桔皮含挥发性芳香油。先将桔皮煎水,再加入浴水中后,浴水清香,令人精神舒畅,有利健康。

④翠衣浴

取西瓜皮若干,去翠绿色表皮后用其涂抹全身,过五六分钟用温水洗净。此法既可防痱子,又可健美皮肤。

⑤金银花浴

金银花性味甘寒,能清热解毒,取金银花鲜花适量,用纱布包好,煎水入浴,能治疗上呼吸道感染、流行性感冒、扁桃体炎、急性乳腺炎等症。

薄荷浴将新鲜薄荷茎叶少许,放入洗澡热水中,能解暑、清热、醒脑。

⑥菊花浴

用布包适量菊花煎水,取其加入水中一刻钟后入浴,有解暑、明目、清热、醒脑之效。

⑦十滴水浴

将10毫升一瓶的十滴水3瓶加入浴水中,浸浴一刻钟,浴后双目明清,体感凉爽,还可治痱子。

⑧人丹浴

一盆浴水,成人放30粒,小孩减半,充分搅拌溶化。入浴后,皮肤沁凉,神情舒畅,有助消暑提神。

⑨风油精浴

在浴水中滴入数滴风油精,浴后醒脑明目,备感舒适。

⑩艾叶浴

艾叶有理气血,逐寒湿、止血温经等功效。取新鲜艾叶30~50克,在澡盆中用适量沸水浸泡5~10分钟,取出艾叶调至适宜水温即可沐浴。艾叶浴对毛囊炎、湿疹有一定疗效。

**盐浴美肤:**

如今在家做个“盐浴DIY”是时尚之选。结束了一天的工作后,在浴缸里放上一缸水,按心情挑一种浴盐,浅彩色透明结晶体芳香迷人,紧绷的神经于是松弛了,心情也开始多云转晴。

①芳香浴盐泡浴

芳香浴盐可软化水质，营养沐浴芬芳氛围。将浴盐放入水中稍加搅拌，半透明的晶体便化作一池彩色的浪漫。采用这种方式进行浸泡浴或足浴，可尽享浴盐中所含的芳香精油成分，既达到美肤效果，又能获得无法言喻的幸福感、满足感。

②蓝色浴盐

可以松弛大脑，恢复身体的自我控制力。适用于失眠或是环境压力增大的时候。

③橙色浴盐

一种新生的感觉自足底升起，吞没不安定和压抑的情绪。

④紫色浴盐

使大脑清醒，感觉振奋，激发创意和灵感。晚上加班或是遇到高难度的工作时，或许会让你灵光乍现。

**睡前洗脚如服补药：**

正逢“米寿”(88 岁)的著名工笔人物画家晏少翔先生，至今仍是笔耕不辍、佳作频出。除了每天伏案创作外，他还是很有影响的湖社画会会长、沈阳文史馆馆员、鲁迅美术学院教授、辅仁大学美术顾问……晏老虽是耄耋之龄，但精神尚好，不久前，我借着去沈阳出差的机会拜访了他。

谈到养生，晏老爽快地回答：“我的健身之道是洗脚，民谚有‘春天洗脚，升阳固脱；夏天洗脚，暑湿可祛；秋天洗脚，肺润肠濡；冬天洗脚，丹田温灼’的说法，可见脚与人体的健康密切相关。因此，无论怎样忙碌，每天的洗脚时间一定要挤出来！我的祖父鹤庵公是位老中医，他深谙养生之道，尤其重视热水洗脚。南宋大诗人陆游，一生写诗近万首，不仅是个高产作家，而且是当时诗人中的寿星，在兵荒马乱的年代竟活了 85 岁。陆游有很高的文化修养，善养生，其中有一条，就是临睡之时，用热水洗脚。”

晏老说着，流利地背诵了陆游 82 岁时写的有关热水洗脚的诗：

“老人不复事农桑，点数鸡豚亦未忘。洗脚上床真一快，稚孙渐长鲜烧汤。”

晏老说，老年人养生，不必尽依赖参茸归芪诸多补品。他每天晚上 7:30 准时洗脚，每次洗一小时，要始终保持水温，并且用手不述地搓、摸、按、压。而临睡前热水洗脚，使双足温暖，便是一种柔情的按摩，能起到刺激穴位、舒经活络、使之气血通畅的作用，从而促进新陈代谢，增强脏腑的功能，达到防治杂病、延年益寿的功效。天天洗脚，延缓衰老；睡前洗脚，无疑是一副补药。

用热水洗浴双足，加上些中草药剂，可以使双足反射区得到良好地温热刺激，起到养五脏六腑、促气血运行的作用。人的双脚密布着丰富的毛细血管、淋巴管和神经末梢，用热水洗浴双脚，可使毛细血管扩张循环改善，气血畅通，有助于人体解除疲劳。

晏老很愿意接受新事物，很愿意和年轻人接触交谈，他是画界很早用数码照相机的人。他喜欢电脑，且还制作了两张艺术经历的光盘，他同全国各地(包括台湾、香港)及国外的同行有着广泛的联系和接触。而更为可贵的是，这样一位传统的老画家，却丝毫没有门户之见，他主张在艺术上求同存异，并鼓励自己的学生脱离自己去学新东西。

在晏老的画室“石鱼居”中有一块很大的上水石，盆景青绿润目、沁人肺腑。晏老告诉我说，这是多年前同夫人一起旅游时搬回来的。几年前，老伴先他而去，晏老便在这上水石种了铁线草、千思草等绿色的植被，每日观赏，喷洒修整。晏老说，人是需要绿色的，年纪大了出去旅游不太可能了，但可从这些水石的盆景中以小见大，陶冶情操，同时也是一份适宜自己的劳动……其实，我知道这其中还有晏老对夫人的思念。

**足浴验方集锦：**

人的衰老是从脚开始的，国外有的科学家把脚掌称为人的“第二心脏”，脚的健康关系到人的身体健康，因此，坚持每天临睡前用热水洗脚，既可清洁身体，又能解除疲劳、改善睡眠、增进食欲，还可以防治脚气、脚干裂、冻疮以及下肢浮肿、下肢不温等症。尤其是足部药浴能用于内科、外科、儿科、妇科、伤科及皮肤科疾病的治疗，通过经络作用还可以防治多种疾病，如：神经衰弱、夜尿频、便秘、眩晕、失眠、关节炎等，同时足浴也是保健养生、美容洁肤的一种好的自然疗法。

但是在家中自行选择药物足浴时应注意：①要选择好药浴的脚盆，或直接购买专门的药浴洗脚盆。②用药以热药为主如细辛、香附、桂枝、金银花、麻黄、白芷、艾叶、肉桂、丁香等气味浓厚的。用药剂型多以煎熬中药饮片为主，也可用散剂或鲜药。所煎药物最好有用布包好再煎。

足部药浴的水温应在36～43℃，但还应视具体情况适当调节：如初次足浴者水温应低些，并逐渐兑加热水以增加水温；以保健为目的的足部药浴，水温可低些；痹症、中风后遗症及四肢厥冷者等等，水温可适当高些；对儿童、皮肤感觉迟钝者、中风后遗症等病人，则应有专人看护为好；严重心衰、较严重的高血压病人，则应慎用，尤其不能用较高的水温，以免发生意外。足部皮肤破损者，最好在痊愈后再进行药浴。

下面介绍一些老年人常见疾病的足浴方法。

①慢性支气管炎

组方：鱼腥草150克，蝉蜕20克，麻黄50克，细辛100克。

方法：水煎，先趁热用药蒸气薰鼻，待水温适当时，进行足浴。每日1～2次，每次20～30分钟。（药液以盖过脚背为宜，水凉时可不断兑加开水增至所需温度。）

②高血压

组方：钩藤20克，桑叶15克，菊花20克，夏枯草30克。

方法：水煎，每日2～3次，每次20～30分钟。

③中风偏瘫

组方：桑枝30克，鸡血藤30克，怀牛膝30克，伸筋草30克。

方法：水煎，日2～3次，每次20～30分钟。

④下肢水肿

组方：黄芪15克，党参15克，茯苓15克，姜皮15克，泽泻15克，陈皮15克。

方法：水煎，配赤小豆500克，方法同上。

⑤老年性足跟痛

组方：当归30克，威灵仙30克，川芎15克，乳香15克，没药15克，栀子15克。

方法：水煎。日2～3次，每次20分钟。

⑥风湿性关节炎

组方：防风3克，荆芥3克，川芎3克，甘草3克，苦参15克，当归6克，苍术10克，丹皮3克，黄柏6克，方法同上。

⑦足癣

组方：皂角刺15克，大枫子15克，大黄15克，黄柏15克，苍术15克，方法同上。

⑧足冻疮

组方：当归15克，红花15克，花椒15克，鲜萝卜200克，方法同上。

⑨足皲裂

组方：陈皮30克，葱白15克，方法同上。

⑩阳痿

组方：杜仲50克，桑寄生30克，枸杞子30克，菟丝子30克，巴戟天20克，方法同上。

这里根据读者要求，再补充一些足浴验方，以供读者在家中保健防病。

有民谚这样说：“春天洗脚，升阳固脱；夏天洗脚，暑湿可祛；秋天洗脚，肺润肠濡；冬天洗脚，丹田温灼。”可见经常泡脚，给双脚以热浴和按摩，是一种简易而有效的防病保健方法。

常用的泡脚保健方法有：

①风寒感冒

用防风、荆芥、葱白各50克，苏叶30克，麻黄20克水煎后应用。能够辛温发散，通阳散寒。重者每天上、下午及睡前各泡一次，每次40分钟，水温保持在50℃左右。可以配合指针点按风池（枕部斜方肌与胸锁乳突肌间）、风府（后发际正中上1寸）、印堂（两眉中间）、迎香（鼻唇沟中，平人中穴处）、睛明（目内眦向外上眼眶边缘）、百会（在头顶上，两耳尖连线的中点）、肩井（大椎与肩峰连线中点处）等穴，能有效缓解风寒感冒的头痛、鼻子发酸、流清涕、恶寒等症状。

②失眠

用丹参、远志、石菖蒲、酸枣仁、白芍各20克，珍珠母30克，黄连10克煎水泡脚，能除心火，滋肾水，安神定志。同时可配合点按太阳（眉梢与外眼角连线中点向后1寸）、神庭（前发际上方0.5寸处）百会、内关（手掌侧腕横纹中点上2寸）等穴位。

③高血压

用钩藤、草决明各30克，菊花、夏枯草、红花各15克，怀牛膝、白芍、白僵蚕各20克煎水泡脚，能够清肝明目，平肝潜阳。同时配合按压风池、肩井、大椎（第七颈椎棘突下处）、百会、涌泉（在足心踡足时的凹陷处）。

④虚寒胃痛

用荜茇、丁香、肉桂、元胡、吴茱萸各15克，艾叶10克，乳香、没药各12克煎水泡脚。同时点按中脘（脐中上4寸处）、神阙（脐中心）、气海（脐下1.5寸）、天枢（脐中旁开各2寸处）、足三里（髌韧带外侧下3寸，胫骨旁开1寸处）等穴，能够疏理气机、温中止痛。

⑤紧张焦虑

用柴胡、白芍、当归、茯苓、薄荷、白术、香附、郁金各10克，生姜3片，陈皮、川芎各6克水煎泡脚。能够疏肝健脾，使气血生化正常而消除焦虑症状。配合按摩太阳、风池、足三里、涌泉、曲池（在肘部桡侧肘横纹尽头处）等穴位。

⑥慢性鼻炎

用丹皮、生地、赤芍、白茅根、败酱草、苍耳子、辛夷、鱼腥草各20克，金银花15克水煎泡脚。有清热消炎、通鼻窍的功用。同时按揉印堂、太阳、迎香、巨髎（瞳孔向下与鼻翼下缘齐平处）、外关（手背侧腕横纹中点上2寸）等穴位。

⑦慢性咽炎

用元参、山豆根、桔梗、射干、黄柏、丹皮、桑白皮各15克，麦冬20克、枇杷叶、桑叶各12克水煎泡脚。能够清热消炎、滋阴降火。同时点按廉泉（喉头上，舌骨下缘凹陷中）、天突（胸骨上窝正中处）、膻中（胸骨上两乳头连线中点）、曲池、合谷（第一、二掌骨间，与第二掌骨桡侧中点平）等穴位。

**冷水浴健身运动：**

冷水浴简单易行，是一种利用自然条件锻炼的方法。只要持之以恒，循序渐进，就能取得理想的健身效果。

1. 冷水浴的好处

冷水浴能提高机体对寒冷刺激的适应能力，当人体一接触冷水刺激时，皮肤血管急剧收缩，使大量血液流向人体深部组织和器官，继而皮肤血管又扩张，大量血液又流向体表。这样，全身血管都参加了伸缩运动，这种血管一伸一缩地锻炼，可以增

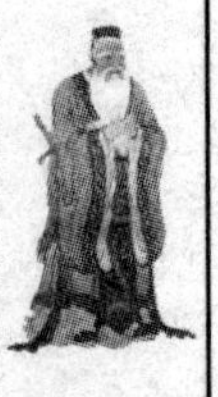

加血管的弹性,有利于防治动脉硬化、高血压和冠心病。冷水浴锻炼时,由于血液的重新分配和骨髓造血功能的增强,能使血液里的红细胞和血红蛋白增多,从而使人面色红润、精力充沛。同时,此种锻炼能使人皮肤弹性增加、皱纹消失,这些都具有显著的美容作用。冷水浴还通过加深呼吸、增加膈肌活动度、加大肺通气量而增强肺功能;通过促进胃肠蠕动,它能有效地改善消化功能;通过增加热量释放,减少脂肪在皮下堆积,能起到减肥作用。冷水浴适用于防治心血管疾病、慢性支气管炎和肺气肿、早期高血压、胃下垂、便秘、高血脂等疾病,还可达到减肥、美容和提高免疫力、健身防衰老等目的的锻炼。

2. 冷水浴的方法

①冷水浴适宜的水温是20℃。

②冷水浴的方法按作用由弱到强依次为擦身、冲洗、淋浴、游泳等,并坚持到秋天或冬天。

③开始锻炼时间宜短,2~3分钟即可,以后逐渐延长到10~15分钟,一般认为不宜超过15分钟。

3. 冷水浴的注意事项

①冷水浴应该循序渐进,坚持不懈,坚持锻炼才能收到预期的效果。

②剧烈活动后不宜马上进行冷水浴。

③饭后不宜马上进行冷水浴。

④进行冷水淋浴或游泳时须做准备活动,应在身体发热后进行。体质虚弱、患有严重器质性疾病、发热者及酒后、妇女经期均不宜进行冷水浴。进行冷水浴锻炼时,要注意自我感觉和体重等变化,如出现身体不适、体重减轻、失眠和食欲下降等,应暂停冷水浴。

**日光浴健身运动:**

日光浴是科学地利用日光对机体进行照射的防治疾病的方法。

1. 日光浴的好处

日光浴是日光和空气同时作用于机体。

维生素D是体内参加骨骼代谢的重要物质,它能促进内、外源性钙质吸收,缺乏它会导致老年人骨质疏松,带来痛苦和行动不便。维生素D很大部分是通过阳光中的紫外线照射皮肤后在人体内合成。日光中的紫外线能刺激神经系统的兴奋过程,提高中枢神经的紧张度,所以,日光浴能使人精神振奋,心情愉快。日光浴能增强人体对不同气温的适应能力。日光中的紫外线有很强的杀菌作用,常晒太阳能增强身体的抗病能力。日光浴适用于年老体弱、营养不良、贫血、神经衰弱、早期高血压、糖尿病、关节疼痛、神经痛、骨折、外伤后遗症等病症患者,并可用作保健锻炼。

2. 日光浴的方法

老年人喜静不喜动,深居简出,缺乏户外活动,得不到阳光照射,会影响健康。老年人每天应该有一至两小时的户外活动,沐浴在阳光下,接受大自然的恩赐,每天上午10时和下午3时是阳光最充足的时间,让阳光直射皮肤,或获得更多的紫外线,以便机体制造充足的维生素D。

日光浴最适宜的场所为山区、河岸、阳台、海滨浴场等。日光浴的时间最好选择在上午9~11时,下午3~5时;夏天可在上午8~10时,下午4~6时进行。局部照射只裸露伤病部位,其余部位用衣服或被单遮盖;全身照射只穿内衣短裤,取坐位或卧位,轮番使全身皮肤接受阳光照射,各部位照射时间应大致相同。日光浴开始时不宜过久,可从每次5分钟开始,逐渐延长到每次20~30分钟,甚至1~2小时(夏天时间不可过长,以防中暑)。日光浴可结合劳动和体育锻炼同时进行。

3. 日光浴的注意事项

①进行日光浴时须注意保护头部和眼睛，为此可戴草帽和墨镜等。

②如日光浴过程中出现皮肤发红并伴有疼痛、头昏、恶心、食欲不振或睡眠不好，表明照射过量，应暂停锻炼。

③为使机体有所准备，每次日光浴前应在阴凉处作5分钟左右的空气浴。

④日光浴时不得睡觉和阅读书报。

⑤各种疾病急性期、体温升高、心动过速、妇女经期有出血倾向时，禁止日光浴。

⑥严禁在烈日下暴晒。

**其他浴法养生法：**

①空气浴

流行原因：人体皮肤是有生命的，需要新陈代谢、呼吸吐纳，但平时，皮肤在层层衣服的包裹下，汗液、衣物纤维及脱落的细胞会阻塞毛孔，使皮肤“呼吸”不畅，易患疾病。在“解放皮肤”的倡导下，空气浴流行开来。

浴法招式：将人体肌肤赤裸地露在空气中，使皮肤享受自由酣畅的呼吸，毛孔充分开合，加快新陈代谢，促进皮肤再生，使皮肤健康、美丽。

浴法功效：空气浴可增强皮肤的防御能力，对湿热引起的皮肤瘙痒、湿疹、股癣症等均可得到缓解。

②森林浴

流行原因：森林中不仅空气新鲜、含氧量高，而且富含对人体有利的负氧离子及松烯类物质。负氧离子可以提高人体的抗病能力；松烯类物质有较强的杀菌作用，还能促进血液循环。另外，置身于森林当中，可以消除视力疲劳，全身心地放松。在快节奏的生活中，森林浴成为消除疲劳、放松身心的首选。

浴法招式：走进大自然之中，在森林中漫步，进行深呼吸。

浴法功效：森林浴可以使人放松，促进代谢，提高人体的抗病能力，可以改善日趋严重的亚健康状态。

③日光浴

流行原因：阳光中的紫外线可以促进人体生物活性物质的合成及对钙的吸收，提高身体的免疫力；阳光中的红外线可以使血管扩张，物质代谢加快。但是应注意日光浴的时间，过多的日晒对健康是不利的。

浴法招式：进行日光浴的最佳时间是上午10~11点，下午4~5点，日光浴时最好能带上太阳镜以保护眼睛。

浴法功效：日光浴可以散寒通脉，使气血充盈，长期坚持还可以使肌肤腠理致密，提高防御能力。

④桑拿浴

流行原因：桑拿浴可以消除体内过多的水分和脂肪，有较好减肥效果。另外，也可以清洁毛孔，有肌肤美容作用。因此，桑拿浴在城市中很受欢迎。

浴法招式：桑拿浴分为蒸气浴和淋浴两部分。蒸气浴是在桑拿室内，将冷水泼在烧热的石头上，热蒸气随之而起，桑拿浴者在蒸气中会汗如雨下。此时，可用湿毛巾轻轻拂去身上的汗水，每次蒸气浴不要超过15分钟。蒸气浴后，要进行淋浴，到淋浴室用凉水淋浴。如此反复1~3次即可。但是肺病、心血管病及溃疡病患者不宜进行桑拿浴。

浴法功效：桑拿浴使人体在排出汗液的同时清透毛孔，促进循环，可以减肥、美肤、利水、除湿。

⑤沙浴

流行原因：早在唐朝的《本草拾遗》中对沙浴就有了记载。沙浴类似于传统医学中的灸法，可以散寒发汗，另外，还可以疏通经脉。因此，沙浴成为海滨度假中的一

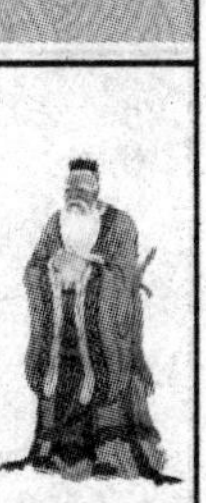

种时尚健身浴法而广泛流行。

浴法招式：选择已经去除杂质、筛过的沙子，或天然加热，或人工加热，将沙子加热到50℃左右，浴者躺在热沙上，身上覆盖5～10厘米厚的热沙，但头部、颈部、胸部就露在外面，每次不超过30分钟，出来后用温水洗净身体即可。

浴法功效：可以散寒发汗，疏通经脉，可治疗风湿性关节炎等。

## (三)自然运动养生

### ○休闲健身去乡村

人为自然之子，与自然融合，受益很多。回归自然的绿色疗法，是目前西方国家悄然兴起的强身健体的好方法，颇为流行，其中高山疗法、森林疗法、日光疗法、沙滩疗法等更受人们的青睐。

1. 森林疗法

森林植物的绿色，给人以优美宁静之感，能使人消除疲劳，焕发精神；森林中空气新鲜，气候宜人，松涛、鸟语、流水使人静而不寂，有益于身心健康。近年来兴建的森林医院、绿色医院，让病人进行森林浴、森林散步等，均收到良好效果。

2. 高山疗法

高山一般指海拔1500～3000米的高地，在那里住上10天或半个月，就有以下几方面的治疗作用：①山高气寒，人体阳气内敛，耗散少；再则，高山上空气中含氧量少，有利于红细胞的生长和防止细胞老化，所以人少病而长寿；②站在高山之上，俯瞰大地，使人胸襟开阔、豁达，而幽静之环境，则使人情绪安宁，气血和畅；③林木茂盛，鸟语花香，人会倍增生机和乐趣；④阳光充足，空气清新，少尘埃污染，有利于吐故纳新。

3. 日光疗法

日光浴的地点以江湖海滨、旷野林间为佳，阳台、庭院亦可。一般以早晨接受日光浴为佳，具体方法有背光浴、面光浴和全身日光浴。日光浴的机理主要以天地之阳气补人体之气。督脉行脊背正中，总督一身之阳经，又称阳脉之海，背光浴是借自然阳光补督脉之阳气，影响全身，尤其对脑、髓、阴精肾阳亏乏者，其补阳效果最佳。全身日光浴，则为一般强身壮体之用。

4. 沙滩疗法

到大海中游泳，既是一种锻炼意志，也是一种很好的运动和体育疗法。宽广无垠的大海和奔腾不息的海浪，让你感受到大自然生命不止的气息，定会心旷神怡，忘却一切痛苦和烦恼。若在游泳后到沙滩上用沙子掩埋全身，接受一下日光浴，更是受益匪浅，对神经衰弱者是一付绝妙的安眠剂。

5. 泥疗法

是用沼泽中的淤泥涂擦全身，再进行日光浴，利用淤泥中的化学物质治疗关节炎和皮肤病，是西方国家兴起的又一种自然疗法。

6. 树木疗法

树，树林、森林对调节生态平衡，保护人类环境都有着十分重要的作用。树木在间接保护着人类的同时，对人体还有着直接的疗病作用。

树木疗法是指借助某些树木治病。俄罗斯的科学家研究后认为，树木有生物场，其能量足以治疗人类的某些疾病，而且效果不见得比药物差。

人与树木接触时，树不放出也不吸收能量，只在树周围形成了一个弱电磁场。当它的频率与人们的磁场频率相同时，就会增加能量的活性；如与人的磁场频率相反，人的能量就会被抵消一部分。树木可以把健康的频率送到生物活性点——人的病灶部位。

能够传递能量的有橡树、白桦和松树等。橡树和白桦可以使慢性病患者的免疫系统发挥作用，治疗关节炎，调整血压，治疗植物神经系统紊乱症。橡树还能改善大脑活动。白桦能治疗感冒。松树、椴树、苹果树和白蜡树等能缓解人体的紧张度和提高抗病能力，消除疲劳。

如何利用上述树木治病呢？你面向或背向树木，距离40～60厘米，全身放松。此时，通过调节呼吸（吸气—憋气—呼气），吸收能量。吸气时间为4～8秒；憋气4秒；呼气4～8秒。从树木接收能量的时间不超过2～3分钟，在睡前2～3小时进行最好。如果锻炼时间过长，会引起血压波动。如无森林可去，借助一小片树林也行。白桦树能振奋精神，提高生活质量，对脊椎和心血管系统都有好处。松树能提高智力和内脏器官的功能，橡树能够治疗神经和血管障碍。

不过，树对人的作用因人而异。例如，橡树对60%的人能提供能量，白桦可以为25%～30%的人提供能量，松树只能给10%～15%的人传递能量。而且，树的不同部位提供的能量也不同。季节不同，提供能量的大小也不同。冬季，阔叶树的能量要降低50%～70%，而常青树只降低15%～25%。

**○登山运动**

登山分为两种，一是就近登山，二是远足登山。就近登山主要是指居住、工作在有山的城市或山乡、山城的人们坚持每天或每周进行登山锻炼。这些山不必是名山，但长久坚持登山，自有乐趣。远足登山是指到祖国的一些名山胜地观光游览，借以调节神经，充实生活。

1. 登山的好处

登山对身体有很好的锻炼作用。

①登山可以增强呼吸、循环系统的功能。登山时心率增加，心血输出量增大，可提高心血管系统的功能。登山运动还可使呼吸加深。②登山对神经系统、消化系统的作用也较为显著。有的神经衰弱患者通过爬山锻炼，症状消失；食欲不振的人通过爬山锻炼，可以吃得香甜，使消化系统的功能也得到了增强。许多报道中的百岁老人，大部分是在山区长大的，这说明爬山还可以延年益寿。我国不少慢性病疗养院就设在山上。院方对神经衰弱、慢性胃炎、高血压、冠心病、气管炎等病人，在用药治疗的同时，结合爬山锻炼，疗效比单用药物治疗要好得多。在登高或爬山运动中，由于活动量增大，周围组织对氧的需要量增大，血液循环，尤其是微循环必然会得到改善，血液的流速加快，还可降低血液粘度，减少血栓的形成，从而预防中风、心肌梗塞等疾病的发生。

2. 登山的准备

①掌握身体的健康状况：在计划登山前要做必要的身体检查。患有各种心脏病、高血压、慢性支气管炎、肺气肿、贫血等疾病的人，或患有其它严重慢性病，如活动性慢性肝炎、肝硬化、肾炎、肺结核及患有急性感染、伴有发烧症状的人，都不宜参加登山活动。

②要量力而行：中老年及患有轻度慢性病的人，要根据自己的体力和时间，妥善安排登山计划，如果爬不到山顶，就不要勉强，也可以分段进行，中间休息几次，不要把自己搞得精疲力尽，以免影响后面的活动。

③做好必要用品的准备：登山不宜穿皮鞋、高跟鞋、塑料底鞋或足跟、脚趾裸露的凉鞋，应选择穿旅游鞋、球鞋、胶鞋或胶底布鞋。这类鞋轻便、柔软、有弹性，适合走崎岖不平的山路。鞋的尺码要合脚，可以保护脚在长途行走时不受外伤。再准备一根手杖，走山路时会有帮助。如果行程较远，上山前应携带足够的饮水、食物和水果，带上备用衣物，以及一些处置外伤用的必备药物，如消毒纱布、急救包、三角巾、

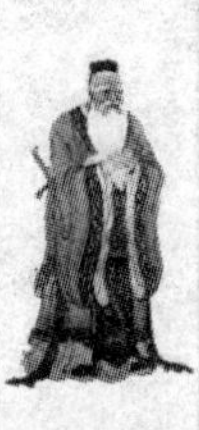

止血纱布、防蚊油、清凉油等。

3. 登山的注意事项

①登山不要大声讲话或高声喊叫，以免惊动山上的小动物。它们在乱逃时可能踩落浮石，造成滚石伤人的事故。大声说话也容易消耗体力，使人疲劳。

②登山途中要避免过多饮水，那样会造成心脏负担过重。如需饮水，应在休息时喝，但要控制饮水量。

③登山时步伐要平稳，呼吸要有节律，不宜忽快忽慢，上山、下山不可跑步和跳跃。身上出汗时，不能马上脱去衣服，以免受凉。

④登山途中不宜饮酒、吸烟，因为烟酒能使心跳加快或血压增高，增加心脏的耗氧量，降低心脏功能，使体力减弱，对登山非常不利。

## 十四、气功健身术

### ○自发动功法

“自发动功”是根据胡耀贞“保健气功”和梁土丰的“自发五禽戏”等功法结合，向大家介绍一下。近几年，实践证明，先练“放松功”，接着练“自发功”，能够得气早、发功快，治病效果更好，有的练几次功就能治好病。自发功的姿势同放松功，现在咱们大家一起开始练功。

①用一只手的中指（男左手，女右手）按压肚脐 49 下。

肚脐内边 1 寸是“丹田”部位。该处为丹田穴位，道家气功的先天呼吸和返老还童就是指肚脐内，像胎儿在母体内用肚脐呼吸一样的意义。按压肚脐的目的使你注意力能集中到该穴，在练功中容易守着这个部位，练本功自始至终要守丹田，按压能加深印象。

②默念口诀（心想）：“我心情舒畅，神态从容；我飘飘若仙，如入云中；我气血运行，经络畅通；我意守丹田，静极生动。”此时就好像腾云驾雾，有飘飘然的自我感觉。要注意，练功的整个过程都要贯彻口诀的意境。

③放松，同“放松功”；接练自发功可以再放松 1 次，松法仍是意想气血自头顶百会穴开始，从前后左右，逐渐向下降至脚底，就好像用一桶水从头顶淋下去，水从头顶向四面八方往下倾泻一样。随气血下行时，达到全身放松的意境。若初次单练自发功者，如此反复进行降气放松 3 次。练到发动起来以后，只需放松 1 次便可。

④两眼内视自己脚底的“涌泉”穴。要意想气血好像都注于该穴一样，并意守着它，男的默数七下，女的默数六下，稍停。

⑤内视两眼之间鼻梁的“祖窍”穴。男的默数三下，女的数二下稍停，意守此穴时不能多数，数多了意守的时间就长了，就容易“走火”，轻则头晕脑涨，重则会大动不已。

⑥内视肚脐内（丹田）。意守默数男七下，女六下，稍停。

⑦内视肚脐，然后意想肚脐向后吸气，不注意口鼻而是肚脐在吸气，男的分五段（五下），女的分六段（六下），吸一下稍停，再吸一下再停，再吸。吸到肚脐好像贴住脊骨上的“命门”穴。其实只是意想，感到肚脐向里吸气，贴在命门，但如果不自觉地动也可以，听其自然，稍停。

⑧内视肚脐贴住“命门”。男的默数七下，女的六下，稍停。

⑨意想肚脐向前呼气。呼至肚脐复原，男的分五段（五下），女的分六段（六下），此时多注意中丹田的吸气，使中丹田的呼吸变成呼气绵绵，吸气微微，这时丹田动意也随着动，不动就守着（不要数数字）。

做完上述意念活动之后，就把所有注意力集中在肚脐内，默默意想着：眼内视肚脐（丹田）；耳内听肚脐；脑内想肚脐，反复地默念、意想，意识始终只注于肚脐内，忘掉口鼻呼吸。若不自觉地注意呼吸，那就想是肚脐在呼吸。久久守着，一直练到 15 分钟至半小时，甚至 1 小时。中间如果感到气不足，可以谨慎的再用前法吸气。如果还没有产生“外动”，就可以收功。若“外动”起来，则让其自然地动，可以动半小时至 2 小时，自始至终轻轻地守着丹田，放松入静，似睡非睡，似守非守地练功。要认识到，似守非守正是守，有意无意乃真意。不守功效差；守而过死易出差，勿忘勿助，又守又不守方为佳。

自发动功简单易学，见效快，只要按照程式，顺其自然是不会出偏差的。发动起来后，有动有静，动中有静，静中有动，既练意又练身，有病治病，无病强身。在练功中要定心，心定神凝，神凝心安，心安清静，清静无为，无为气行，气行遂动，内外动兼修，通过意守丹田（肚脐）使你放松入静，随着机体的放松和入静程度的加深，体内“真气”得到增强和诱发后，将循经络和筋骨、皮肉运行，从而会导致机体相应的活动。首先是带动了肢体筋骨和关节的运动，这种运动是自发的，不受意识支配，只要达到一定程度都能静极生动。所以，要真正入静放松，守着丹田。静极生动，若思想开了小差应马上收回来，静下来。若一会儿又想到别处，再收回来，反复地收，练到一定程度就容易守着丹田。身体内外自然就会不自觉地动起来，身体愿怎么动就怎么动，不用意，不理会，不助也不制止，动作就会千变万化。动是在治病，有气感静下来也能受效，在自发动中切记不要害怕，任其自然，出现的动作和声音也不要怕丑。自发的外功，根据中医理论是由于“阳气”发动，冲动筋脉和关节而产生的外动。先从病患部位开始小动，渐至大动，再小动而停止。动作起初没有规律，日久就有规律。外动出现的拍打、按摩、点穴都是自发的，你虽不知道穴位也会自动找到。因体质、病情的不同而不同，有的是上身前后、左右摇动，有的是四肢抖动或划圆活动；有的打出如拳式的动作或优美的舞蹈动作；有的则会出现五禽动作；有的会动出某些难于想象的高难度动作；有的则蹦跳；有的在地上打滚；有的则出现叹息、嚎叫、哭、笑；有的会吐出：“角、征、宫、商、羽”五音法或“嘘、啊、呼、呬、吹、嘻”六字诀吐音，五花八门无所不有。这些都是练功中的正常现象，既不要惊奇、紧张，也不要硬去追求，一切应顺其自然。自发动功可视其为一种特殊气功外动现象。如出现五禽动作形象和声音，根据祖国医学“五行”学说是脏腑的属性。如：

| | | | | | |
|---|---|---|---|---|---|
| 脏腑 | 肺 | 肝 | 肾 | 心 | 脾 |
| 属 | 金 | 木 | 水 | 火 | 土 |
| 性 | 虎 | 鹿 | 熊 | 鸟 | 猿 |

五禽代表着五经，是五脏发出来的。肺气动出现虎形，肝气动出现鹿形，肾气动出现熊形，心气动出现鸟形，脾气动出现猿形。有的产生外动很快就出现五禽。如地委办公室杜伟，学功一个月就出全了五禽，各种病都轻了。也有的已练功几个月仅有内动而没有外动。有时没有动起来的，只要放松地守着丹田练功，同样会起到保健治病作用。

自发动功的外动和身体健康有很大的关系，先动或先拍打的那些经络穴位，所属的脏腑就存在着疾病。有的练功开始先气冲病灶，要认识到外动、内动都在治病，都是好现象。还有的只有飘飘若仙静松的感觉，这也同样收到很好的保健治病效果。在练功中，自发出现的动作声音感觉都视为正常的，开始也有些同志不理解，甚至当成偏差。去年 7 月份在集体学功中，有许多人通过学功后就出现自发动功，只要能坚持练功的人收效都很大，有的已成为优秀的气功辅导员。

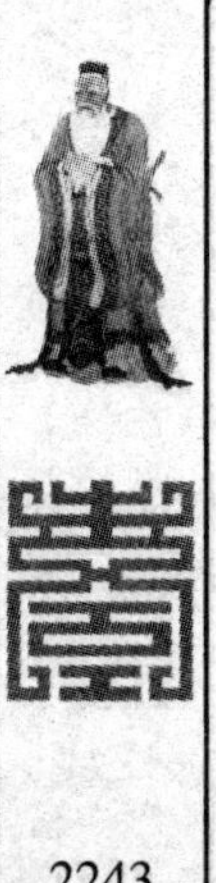

在开始外动时，若发现某种动作不很雅观，要暗示自己的动作优美些，坚持练下去，慢慢动作就会优美有规律，也就会随意自如，要快就快，要慢就慢，不愿练动功也

可以守着练静动。动极也会自发的生静。长期坚持下去就会健壮，过瘦的人饮食增加，体重增加，精神好，肥胖人体重下降，有的会自动打通“小周天”、“大周天”，身心健康了，睡的少，吃的少，精神好，工作效率高。有的还能出现特异功能。如发放外气给别人看病，有的人能透视等。因此说气功能养生、强身、防病、治病。凡在一起练功的人都有体会说：“不吃药、不打针、疗效高、无痛苦，只要坚持练功一般不再得病。”凡是经络灵敏，放松入静深，得气早的人，通过学功过程就能把病治好。

若经较长时间练功而没产生外动者，那么在集体练功中会激发你较快的发动起来。只要坚持练功，慢慢的都会自发动的，也可以通过气功医师发放外气、点穴、按摩导引放松等方法来加以导引，可以较快地促使练功者和病人，形成自发动，也可以利用“气功激发器”，进行激发，使你早日得气、早日发动起来，很快使你恢复健康。

为什么会产生自发动？自发动适应症是什么？自发动功是在人体处在高度松弛、安静的状态下产生的肢体活动；是在人体内部“真气”产生、发动、运行的过程中而出现，并不断加强，是属于一种自我吐纳导引、按摩拍打的活动。不强调呼吸（均自然呼吸），所以一般不会出现偏差。

自发动功，对疏通经络、调和气血、平衡阴阳、化瘀散结，治病效果较好，特别是对一些实证和阴虚阳亢的病人作用显著。临床所见，如高血压、心脏病、各类神经官能症、胃肠消化道疾病、支气管炎、哮喘、腰椎病、关节炎、慢性肾炎、慢性肝炎、前列腺肥大、肌肉萎缩、脑外伤后遗症和肿瘤等疾病都有疗效。

上述自发功是有它的优越性。但对一些明显虚证的病人，某些病情较重或危症的病人、精神病患者，暂不宜练自发动功。应先练静功、放松功等，待体质有明显好转再练自发功，妇女在经期也应停练。

出现自发功的同志，要想着收功，把动作做得慢一点，慢慢地停下来，把意识分散开来，不再守丹田部位，可把意守丹田移向脚底“涌泉”穴，动作便会慢慢停下来。收功并非是可有可无的一种形式，而是全套“自发功”的重要组成部分。收与不收、收得正确与否对练功的效果均有影响。如果不按方法而草率收功，或中途而止，或收法不对，不但会削弱练功的效果，而且还会产生头晕、恶心、胸腹胀满以及寒颤、手掌肿胀、余动不止或大动不止等副作用，这是练功者必须要注意的。收功具体方法是：要先想着“涌泉”穴，然后意想肚脐内有气，用意运气，自脐部左上角起向右逆时针方向绕脐转圈，由小到大转 36 圈（女性转圈方向均与男性相反）。大圈范围上不超过肋骨，下不超过髂骨和耻骨，即只在腹部的软组织范围内；再反过来转圈，由大到小，从左肋骨下开始顺时针方向转 36 圈，把气收回集中于肚脐内。然后把气向全身慢慢散开来，散达于头面手足。最后搓热两手手掌、手背，以手掌擦面部至头顶部和后枕 36 次。如果练站立式，可接着缓缓徐步放松。

若收功后还在动或根本收不了功，不要怕，可以反复想涌泉—百会—涌泉—百会……数次，每次 10 秒钟；或意想有副重担在肩上；或做逆呼吸；或请气功师点穴，帮助收功。收功后停止练功 1—3 天。有个别人收功后感到身上发冷，可以马步站立，做攒拳怒目几分钟。肚腹胀满可再做一次肚脐转绕。初学自发功，必须有师指导。

**○香功**

香功（原名中国佛法芳香型智悟气功）源于佛教文化，功法传人田瑞生经 50 年的修炼，于 1988 年 5 月将此功的初级功和中级功修炼方法公诸社会。香功治病，是以信息的沟通为法，调整人体生理机能，达到祛病健身的目的。香功的特点有：①香，在练功场所或报告会上，都有阵阵芳香扑鼻。②笑，练功时不需意念，可以说说笑笑。因此，许多人称香功为“笑”功。③香功以“信息”为法，学练香功的全过程就是沟通信息的过程。多年来，香功在治疗聋哑、偏瘫、糖尿病、高血压、肿瘤、近视等疑难杂症方面，功效显著。

1. 香功练习

(1)初级功法

第一节:预备式—全身放松,面带笑容,两脚自然分开,与肩同宽,双手心相对,在胸前向外、向内来回摆动(开合)5~10次。①金龙摆尾—双手合十,指实掌虚,左右摆动36次(一左一右为1次)(图1)②玉风点头—手势不变,向下摆动36次。③八字飘香(原名佛塔飘香)—双手心相对,在胸前开合5次,再向上、向下划八字开36次。④双手抚琴(原名菩萨抚琴)—双手心向下,在胸前开合36次。⑤钵盂双分—双手心向上,余式同上(图2)。

第二节:①风摆荷叶—双手侧掌,掌心相对,距20厘米宽,在胸前来回摆动36次。②左转乾坤—手势同上,自右向左逆时针画圆,左右长、上下短,呈椭圆形,旋转36次(图3)。③右转乾坤—动作同上,方向相反。④摇橹渡海—双手心向下,与胸同高,手向下抓提画圆如摇橹状36次(一抓一提为1次)(图4)。⑤乾坤常转—右手在上,左手在下,内外劳宫相对距10厘米,手心向下,双手上下交替向前,呈椭圆形,旋转36次(图5)。

第三节:①达摩荡舟—手势同上,先左后右摆动36次(图6)。②双风贯耳(原名佛风贯耳)—双手心相对,距20厘米,置于腹前,自下向上往两耳贯气36次(图7)。③金光耀眼(原名耀眼佛光)—双手呈鸭嘴形,指尖相对,自下向上往两眼贯气(图8)。④交叉摆掌(原名普渡众生)—右手在上,左手在图下,交叉于腹前,向两边来回摆动36次(图9)。⑤双手合十(原名童子拜佛)—双手合十,指实掌虚,十指向前上方,置于胸前约1分钟。收功—双手缓慢放下,再握空拳慢慢提起,与肩同高,同时用鼻自然吸气,然后慢慢放下,手指缓慢伸展,同时用口缓慢呼气,搓手浴面。

(2)中级功法

第一节:预备式一同上。①俯掌摆胯(原名韦驮献杵)—双手心向下,十指相对位于胸前,同时屈膝摆胯36次(图10)。②推掌运气(原名济公运气)—双手心向下,十指向前,位于胸前,两手左右交替呈三角形,同时屈膝摆胯36次(图11)。③双手移物—双手心相对,相距20厘米,手指向前,位于胸前,先左后右类似移物状,同时屈膝图8摆胯36次。④两手画葫(原名哆罗画葫)—双手在右胸前,手心向下,右手在前,左手在后,十指向右前侧,前伸后拉,如画葫芦状,顺时针方向,同时屈膝摆胯36次(图12)。⑤玉女缠丝(原名龙女缠丝)—双手重叠于腹前,右手在上,左手在下,距10厘米,上下交替成抹旋状,同时屈膝摆胯36次。

第二节:①龙女采莲—双手心向下,十指向前位于腹前,双手掌根同时下按,屈膝摆胯36次。②伏虎贯气(原名罗汉伏虎)—双手呈虎爪状,左手在小腹前,右手在右腿侧,左右交替,同时屈膝摆胯36次。

③左右晃棍(原名棍僧献艺)—双手握空棍状,距10厘米,位于腹前,左右拉动,同时屈膝摆胯36次。④双手插掌(原名天王插掌)—双手手心向内,距10厘米,四指并拢,拇指向内拉开,位于腹前,双手同时一插,左右交替,同时屈膝摆胯36次(图13)。⑤老翁摆掌(原名老僧摆掌)—双手重叠,右手在上,左手在下,手心对肚脐,距10厘米,同时以胯带身,左右摆动36次。

第三节:①合掌画弧(原名罗汉礼佛)—双手十指交叉,先上后下,同时以胯带身,左右摆动36次。②天女献花(原名飞天献花)—双手心相对,相距20厘米,十指向上,位于喉前,左右摆动,余式同上。③天女散花(原名飞天散花)—手心相对,约20厘米,十指向下,位于腹前,左右摆动,余式同上。④空拳运气(原名金刚运气)—双手呈鸭嘴形,先左手后右手轻击腹部,余式同上。⑤三圣打坐—双手呈抱球状,十指相对,位于腹前,先左后右再中,保持中的姿势1分钟。收功—同初级功法。

2. 注意事项

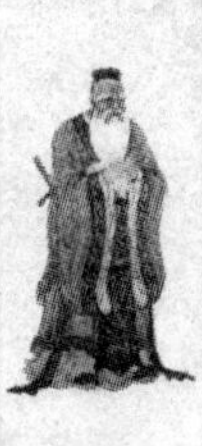

练初级功可坐可站，提倡集体练功，多人练功比个人练功气场强、效果好。中级功必须在初级功基础上练，一般练初级功3～6个月方可练中级功；练中级功时，也要坚持练初级功。每天保证早晚两次练功。吃饭前后20分钟不能练功。晚期癌症、严重心脏病、急性盲肠炎、被疯狗咬伤或精神病、急性传染病、大出血病人均不可练此功。除预备功外，初、中级功各15个动作，每个动作不得少于36次，最好不超过54次，做功尽量不要数数。有意练功，无意成功，练功不可操之过急，应当相信，功到自然成。练功首先要练心，练到无私无欲，物我两忘，身上的疾病即可减轻乃至去除。

**○练功十三式**

气功是我国古代人民在长期生活、劳动中，在与自然界斗争的实践过程中，逐渐认识和创造的一项自我身心锻炼的方法和理论。它是通过姿势调节、呼吸锻炼、身心松弛、意念的集中和运用，有节律的动作等锻炼方法，以调节和增强人体各部分机能，诱导和启发人体内在的潜力，从而保健强体、防治疾病、延年益寿。气功的流派很多，但总的可分三大类：即医疗气功、内家拳气功、武术气功。这里介绍“练功十三式”。

“练功十三式”是动静结合、内外兼练的方法，它是采自各种“保健功”（一般所说的“外功”）里的十三个姿势，结合内功要领进行锻炼的。可以坐着练，也可以站着练，每次可以把十三式全练，也可根据身体的不同情况选练一两式或几式。选练时，要增加反复操练次数，一般可练5—10分钟。

1. 宁神降气（起式）

姿势：自然站立，左脚向左横开半步，两脚距离与肩同宽，两膝微屈，身体正直，腰脊放松，两臂自然下垂，沉肩坠肘，两臂稍向外撑，掌心向下，手指微曲伸向前方，两目半开平视，或注视前下方。坐式练功时，可采用自然盘膝坐式。以下各式皆同。

呼吸：自然呼吸，将气以意引至中丹田或脚心处的涌泉穴，也可配合呼气放松。

意守：意守中丹田或涌泉穴（也可根据身体的不同情况意守其他内容，以下皆同）。也可配合默念“松静”二字，诱导肢体的放松和大脑的入静。

作用：收摄心神，诱导入静。

2. 齿搅舌（包括鼓漱咽津）

姿势：仍如前式，将牙齿轻轻叩动二三十次，随后将舌头在口腔内左右搅动各十数次，再作鼓漱动作十数次。待唾液增多时，即分次咽下，并以意送至中丹田。

呼吸：自然呼吸，气沉中丹田。

意守：意守中丹田，并若有若无地注意叩齿搅舌的动作。

作用：固齿，健脾胃，助消化。

3. 搓手擦面

姿势：接前式，两手心相合于小腹前面，约与脐平高，轻搓掌心二三十下，待两手产生热感后，轻闭二目，将两手贴于面部，像洗脸那样从眼部向外下方缓缓擦抚十数次。随后，睁开两眼接作下式。

呼吸：自然呼吸，气沉中丹田。

意守：意守中丹田或涌泉穴。搓手时，要将注意力放在掌心即劳宫穴和十个指头即十宣穴上，但在擦面时则不必过于注意手的动作。

作用：调达心肺二经气脉，令面色润泽。

4. 叩击玉枕

姿势：接前式，顺势用两手心掩住两耳，肘与肩平，中指相对贴按在“玉枕穴”处，将食指搭于中指背上，然后以食指滑下缓缓地叩击玉枕穴十数下使耳内咚咚作响，如闻鼓之声。

呼吸：自然，气沉中丹田或涌泉穴。

意守:意守中丹田或涌泉穴。

作用:调达膀胱经气脉(“玉枕”为膀胱经的穴位)令人耳目聪明,头脑清醒。

5. 导引风池

姿势:接前式,顺势二、三、四指前端的指腹部(俗语叫“手指肚”)自“玉枕穴”处向下外方导引“风池穴”。反复作十数次。

呼吸:自然呼吸,气沉中丹田。

意守:意守中丹田,意念活动与导引动作合一。

作用:调达胆经气脉(“风池”为胆经的穴位),健脑安眠,令耳目聪明。

6. 推按肾俞

姿势:接前式,将两手自肩前引向腰部的肾俞穴,以掌心自肾俞穴向下推按十数次(劲在手掌的腕跟部),一直可推到骶骨部。随后,放下两手还原为起式。

呼吸:自然呼吸,或腹式深呼吸。

意守:意守肾俞或命门(即后丹田)或中丹田。

作用:强壮肾气,健腰脚,扶肝肾,安心神,益脑髓。

7. 弯腰攀足

姿势:接前式,将左脚收回,右脚向右侧横半步,两脚距离与肩同宽(如练坐式即将两腿平伸),两手自前方缓缓上举,手心向上,指尖向后,随即弯腰(以腰为轴),两手伸向足背(腿要伸直),稍停即将腰直起,仍还原为起式。如此,反复练十数次。

呼吸:自然呼吸。

意守:意守中丹田或涌泉穴。

作用:强壮腰肾,固精舒筋。

8. 顺划双环(双摇辘轳)

姿势:接前式,将右脚收回,左脚向左横开半步(如练坐式则将平伸的两脚收回,仍为盘膝坐式)两臂自然下垂,两手掌心向下,两手自侧胸部缓缓上提,至与耳平高时,再向前方划弧缓缓下落,犹如摇转辘轳那样,顺划两个圆圈,故称“顺划双环”或“双摇辘轳”。两手下落时,两腿亦随之微屈,身体稍向下降;两手上提时两腿亦随之直起。如此,反复练十数次。

呼吸:自然呼吸或呼吸与动作配合。呼吸与动作配合时,是在两手下降时配合呼气将“气”引至涌泉穴;两手上起时配合吸气,将“气”自涌泉穴经尾闾、命门向上引回至中丹田。

意守:意守中丹田或配合呼吸进行意守。配合呼吸进行意守时,是呼气意守涌泉穴,吸气意守中丹田,同时意气与动作合一,精神贯注在“顺划双环”的动作上。

作用:调达气息的升降。

9. 平划双环

姿势:接前式,将左脚收回,右腿向右侧横开半步,两臂自然下垂,两手掌心向下,两手上提到与脐平高时(高不过乳,低不过脐),顺势将两手自中间向前外划弧,再向中间合拢,回于起点,两手的动作犹如描划两个水平位的双环那样,故名“平划双环”。两手上起时,两腿微屈,身体顺势稍向下降。如此,反复练十数次,随后恢复自然站式。

呼吸:自然呼吸或呼吸与动作配合时,是在两手向前外划弧时(两手外开的过程)配合呼气,“气”自中丹田向外扩展,身体有气息充盈的感觉;两手向中间合拢时(两手内合的过程)配合吸气,自觉有气息向中丹田内集的感觉。

意守:意守中丹田。或配合呼吸意想中丹田“一开一合”(呼气时意想“气”自中丹田外开,吸气时意想“气”向中丹田内合)。同时意气与动作合一,精神贯注在“平划双环”的动作上。

作用:调达气息的开合。

10. 横划双环

姿势:接前式,将右脚收回,左脚向左侧横开半步,两臂自然下垂,两手掌心向下,向中间划弧会拢,约与小腹的“气海穴”平高,两手顺势自胸前上提,至与头平高时,再经两侧划弧缓缓下落,犹如用两手描划两个横立的双环那样,故名“横划双环”。两手上提时,两腿亦随之直起,两手下落时,两腿随之微屈,身体顺势下降。如此反复练十数次。此一式寓有“升降开合”四种作用,与八、九两式配合起来,即可组成各种变化的环形运动。(按:第八式为“顺环”,第九式为“横环”,三环套在一起,犹如浑圆一球,加上各种方位和各种高度的变化,可作各种柔缓而连绵不断的环形运动。)

呼吸:自然呼吸,或呼吸与动作配合。呼吸与动作配合时,是在两手外开和下落时配合呼气,两手内合与上提时配合吸气。

意守:意守中丹田,精神贯注在姿势的升降开合上。

作用:调达气息的升降开合。

11. 左右开弓

姿势:接前式,将左脚收回,右脚向侧横开一步,两臂自然下垂,掌心向下,肘臂稍向外撑,两手划弧移向小腹之前,约与“气海穴”平高,再将两手自胸前缓缓上提,至与乳平高时,两手顺势变为虚拳。左手像握弓背那样向左侧伸出,肘腕微曲,拳与肩平;顺势转头向左,目视左拳。同时右手像拉弓弦那样,将右拳拉至右乳之前,拳与乳相距约半尺许;顺势身形下降,变为“骑马式”。稍作停顿后,两手从上划弧,同时松开两拳。自左右两侧缓缓下落,顺势将两腿直起。此为左弓式。随后,再按上法将右臂伸向右侧,练右弓式,如此,反复练十数次。

呼吸:自然呼吸,或呼吸与动作配合。呼吸与动作配合时,是在两手上提时配合吸气,开弓时配合呼气,呼气时如默读“嘘”字音;两手向上划弧时配合吸气,两手下落时配合呼气,呼气时如默读“嗨”字音。

意守:意守中丹田,精神贯注在左右开弓的动作上,意气与动作合一。

作用:舒展胸廓,调达肺气,增加臂力。

12. 白鹤亮翅

姿势:接前式,将右脚收回,左脚向左侧横开半步,两臂自然下垂,两手相交于小腹“关元穴”之前,随即将两臂自左右侧缓缓提起,手与肩或头平高,肘腕手指微作屈曲,呈一波浪形之曲线,形如白鹤之亮翅。稍停后,再将两臂自两侧缓缓下落,交于小腹的“关元穴”之前,同时将左脚收回,重心移到右脚,两脚微屈。随后,再将左脚向左侧横开半步,按前法反复练十数次。

呼吸:自然呼吸,或呼吸与动作配合。呼吸与动作配合,是在两臂上提时配合吸气,两臂下落时配合呼气。

意守:意守中丹田或涌泉穴。配合呼吸进行意守时,是在呼气时意守涌泉穴,吸气时意守中丹田。意气与动作合一,精神贯注在手臂的起落上。

作用:调达气息的升降。

13. 气息归元(收式)

姿势:与第一式相同。在练完上式之后,将两手合起,轻搓十数下。随后,将左手贴在肚脐部,右手掌心贴在左手背上(可以隔在衣服外面),两手同时自脐中向左(顺时针方向),由内向外,由小圈到大圈,推转二三十圈,停稳于心窝部,最大一圈上不过心窝,下不过趾骨。稍停之后,再向相反的方向,即自心窝向右(逆时针方向),由外向内,由大圈到小圈,再推转相同的圈数,停稳于肚脐处。随后将两手缓缓放下,还原为自然站立式。

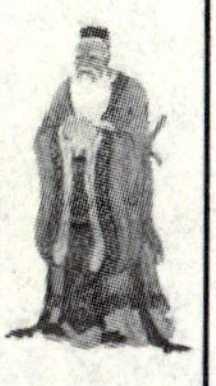

呼吸：自然呼吸，气沉中丹田。

意守：意守中丹田，意气与手的动作合一，默数推转的圈数，精神由练功的人静状态逐步过渡到平时状态。

作用：健脾胃，壮元气，使气息归元。

**○静练内丹功**

练这种功法，可以站着、坐着、卧着，姿势不限。不论采用哪一种姿势，都必须做到舒适自然，不要用劲，姿势不要发僵。要求全身放松，从头到脚各个部位都放松，愈放松愈好。意念要集中，不要分散。

心中只想着腹中有个球上下翻滚在运动，不想其他。如果在练功过程中思想开小差了，就要随时收回，不要忘掉这个球。

呼吸要求自然。所谓自然，就是平时怎么呼吸，练功时就怎么呼吸，既不单练口鼻呼吸，又不要单练腹式呼吸。对腹部的鼓瘪，不加理会，任其自然。

练习这种功法，不要急于求成。每天早晨起床后就要练半小时，晚上临睡前练半小时。时间许可时，多练几次更好，练习久了，全身会有气感产生。这种气感因人而异，多数是温暖感、电麻感、膨胀感等。对于这种气感，不要追求，来之任它来，去之任它去，顺其自然。

**○动练外丹功**

练这种功法取站立姿势：两脚自然开立，两腿微屈，提裆吊顶，两手在胸前弯屈，松肩坠肘，意念两手中间有一个球，这球可大可小，可上可下，可前可后，可左可右，随着双手的揉动而揉动。双手可以在胸前定位揉球，也可向上，向下，向左，向右，转身，前进，后退等，顺着意念做不定位的揉球，如龙戏球。

动作要以腰为轴，脚步要轻，如同猫行。动作可快可慢，以舒适自然为准。

思想要集中在球的动作上，不要分散，呼吸自然，不需要配合动作。

这种功法是以意带动，外动内静，不拘外形，只求神到。练功过程中会逐渐诱导入静，使大脑皮层处于保护性抑制状态，从而修复机体的各种功能。

**○运气外发功**

姿势是站立，坐着也可以，全身放松。两手十指交叉握拳，放在胸前。握拳要紧，但不能用力。口要闭着，自然呼吸。意念集中到拳，想着内气也达到拳中。慢慢地两手便有一种潜动的感觉。潜动，外表看着不动，但自己会感到拳中有一种力量在颤动、抖动。再练下去，这种潜动就会发展为显动，拳会抖动起来。练久了，拳可抖动如飞，拳内有气感，这种气感可以沿着双臂贯通全身。

这种功法属于一种自发功法，练习时能够动起来，才有效果；如果动不起来，可以改练其他功法。每逢动起来，必须能够自主，也就是要动则动（意念到手则动），要停则停（意念离手，双手分开则停）。如果不能做到自主，应该停练。

患有高血压病、心脏病、肝病、肾病、糖尿病、身体虚弱、吸烟饮酒者，均不宜练此功法。

每天早、午、晚各练 1 次，每次练 5 分钟到半小时，以不觉疲劳为度。

这种功法有病可治病，无病可强身。练习收效后可以为他人发功治病。

**○松动大象功**

练这种功法采取站立姿势。站稳以后，全身放松。两眼凝视命门，这种凝视是内视，仿佛两眼真能看到命门一样。意想命门有一股气流向丹田鼓荡着，身体随着内气的鼓荡慢慢地自然运动起来，这时是领气阶段。

身体运动到一定时候，会感到内气发动起来了，就不要再以意领气了，可进入以气带意的阶段。气在鼓荡，身体在动摇，身体动摇时不离原地。

每天早、午、晚可各练 5 分钟到半小时。

这种功法，练时自己要能够控制运动量的大小和运动的部位，并且要动则动，要停则停，但如感到不能控制时，就不宜再练此功。

**○通元既济功**

中医认为，人禀中和之气以生，常能保守真元，则水升火降，心肾相交，阴平阳秘，则人健康无病。若各种原因导致水不升火不降，阴阳失和，则百病丛生。而认真练习通元既济功，就可交通心肾，正气倍增。

1. 练功姿势

取坐姿（盘坐、平坐均可，舒适为宜）。

2. 练功方法

轻闭双目，自然地放弃一切念头。周身逐渐进入松静、恬愉、怡然自得之状态。保持15分钟左右的时间。

继上式，双目睁开，右脚放置在左膝上部（女反之），用左手掌心打右脚心，劳宫穴对涌泉穴击打。击打的同时，精神自然集中，要有“狠狠打”的意念。但用力要均匀，轻重要适中（图1）。

一侧按以下规定次数击打完毕，再更换另外一侧击打相同的次数（图2、3）。

3. 练功时间

每晚临睡前练习1次。

具体要求：练功开始第一天，左、右脚心各打100下；第二天各打200下；第三天各打300下。以后一般不再增加，保持每次练功双脚心各打满300下即可。如需增加练功击打次数以助疗效。则以每次双侧各击打不超过900下为宜。

4. 收功方法

按照练功开始要求进入静、愉、怡状态，方法、时间要求同前。

5. 注意事项

练功忌用猛力、僵劲。要掌握“意念狠，用力匀”的原则。

初练此功时，个别人手、足掌心皮肉有轻度热、肿、稍痛等反应，属于正常现象。操作时注意略减掌打强度即可缓解（但绝不可减弱“狠狠打”的意念）。俟气脉、穴道畅达后，反应即可消失。

练习本功时，忌与平时所学的任何一种功法相混淆（包括少量的、部分内容的掺杂）。在不练本功时，各种功法但练无妨。但要错开练功时间。此功法与各种功法“和平共处”或“相得益彰”。

低血压、低血糖患者，收功后将手掌心劳宫穴对准头顶百会穴，轻放15分钟左右。男用左手，女用右手。

6. 适应范围

治疗阴虚阳亢、心肾不交、肝阳上亢等证所致的各种病症。如头重脚轻，腰膝酸软，气血双亏，上热下寒，面赤颧红，遗精盗汗，惊悸怔忡，健忘失眠，记忆衰退，郁闷心烦等。

对肝郁不舒之情志不畅、郁闷焦躁、多愁善感等精神情志的病症，有卓效，并有养肝明目之功。

纠正气功偏差。凡因未正确掌握各种功法所致的气冲头部，头晕、重、麻、痛、紧等偏差，练习本功均可迅速得到纠正，而对正常练功反应（如气攻病灶）和功效毫无影响。本法体现出“扶正”（匡扶体内、外的正气）、“祛邪”（理顺冲逆不正之气）的实际效应。

消除因“惊功”后所致的各种不适（只限用于精神未失控者）。

可帮助练其他功人静。因杂念过多，难以人静，或有惊惕等影响练其他功者，单练或每日加练一次本功，可帮助入静、定志宁神。

可补充气功师发放外气治病过程中的消耗。本功是接通人体之气(内、外气)与地气的重要功法。可以增强外气发放的能量,提高疗效,补充自身消耗。

防治因盘腿姿势练功过久或不适应所致的腿足麻、痛。

7. 禁忌范围

精神失常的患者不宜练此功。

因手、足掌心有各种严重疾患而影响练功者,须待其局部疾患治愈后,方可练习本功(如严重的鹅掌风、手足癣、溃疡、疖肿等)。

8. 功理简介

祖国医学称肾为人的“先天之本”,健康的体魄有赖于充盈的肾气来维持。足心是肾经的起始部位,可谓“本”中之“根”。涌泉穴又是位于足心肾经的重要穴位(井穴),是沟通人与地气的“枢纽”。此穴不通,则肾气不行,呈现水不上济,火焰无制,阴虚阳亢之证。如未老先衰、下元亏虚、“人老腿先老”等现象皆由此而生。

本功主证是阴虚阳亢、水火未济。此“证”可以是病机,亦可是练功偏差。

本功的中心环节是劳宫打涌泉,要点是“狠狠打”的意念。故能在经络穴位的调节与沟通的过程中,使心肾相交,水火既济。又由于掌打时劳宫不断地将外气贯人涌泉(练功时勿存此意,贯气是自然而然),更能促使涌泉穴开通。很可能此穴一通,大量、富饶的地下能量资源,如地磁、地下辐射、地热等能量(传统称之为“地气”),均能通过涌泉,转换成人体所需的能量而作用于全身,补给人体能量。无疑,这对于发放外气为人治病(传统叫“布气”)的气功师来说,更具有重要意义。

经过认真练功后,肝木渐得充盈的肾水和丰富的“地气”涵养,就好比自然界植物遇到了春天,呈现一派生机焕发,欣欣向荣的景象,故此功又有明目养肝、畅达情志之实效。

本功法除具备疗病、纠偏等功效外,对于无病者又有保健、强身、增智、固本之功。

总之,本功法简明捷要,其理寓意深远,其术小中见大,其用妙而无穷。若能诚意精练,定至“火不上炎而神自清,水不下渗而精自固”的“水火既济”之健康佳境。

**○老年形意功**

预备式:

自然直立,两脚平行与肩同宽,两手自然垂于体侧,舌舔上腭,眼平视前方,思想集中。

1. 怀中抱月

①两手自然放松,自身体两侧慢慢向上抬至侧平举,臂微屈,腕放松,掌心向下。

②两臂外旋至掌心向上,接着两臂前平摆。经前平举,再屈臂回收至胸前,手心仍向上,指相对。

③两臂内旋至拇指向上,掌背相贴,掌心向外,手指向前,将两手向前平插出去。

④两手向两侧分开,手心转向下,向身体两侧徐徐按下,两腿同时慢慢屈膝下蹲(约90度),眼看体前下方。

⑤两手由体两侧下向内捧,手心向上,指相对,随身体徐徐起立,捧至腹部。

⑥两手心内转向上,分别向身体两侧徐徐按下,垂于体侧,还原成预备式。

此动作重复做6次。

作用:通过动作开合、升降的导引,使体内真气由足跟徐徐升起,从命门走督脉,再经大椎分向两掌指。下蹲时,两手合拢捧抱,又将气收入丹田。由此升降、开合动作的导引,使真气在体内反复运转,调整人体的阴阳平衡,能健脏腑器官,同时,肩、肘、髋、膝等关节也得到一定的锻炼。

2. 浪里推舟

①两手向体前徐徐抬起至前平举,两手距与肩同宽,手心向下,沉肩,垂肘,松



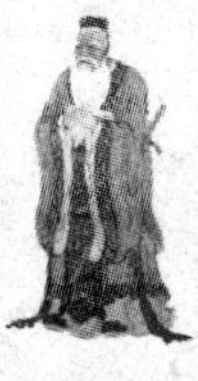

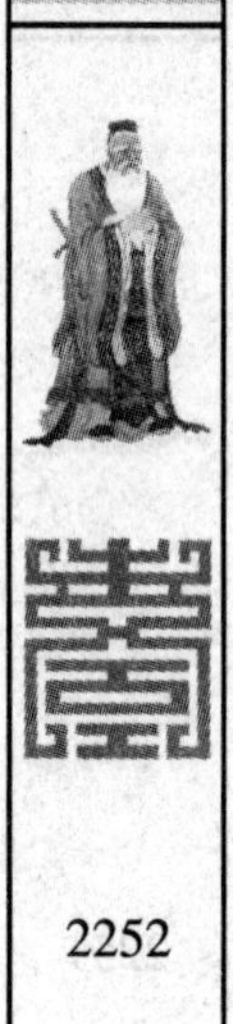

腕,上体正直。

②两手徐徐下按,同时两腿徐徐弯屈成半蹲。

③两腿徐徐蹬起伸直,两手跟随上抬起,还原成1式。

④两手向胸前屈臂收回,松腕,手心向下。接着再柔和向前推出至前平举,手心随之由向前转向下。

⑤两手向身体两侧徐徐落下,手心向后,接着两手由体侧再徐徐抬起,手臂外旋手心转向上,经侧平举,向上、向内划弧至胸前,手心向内,指相对,离体约10厘米,由胸至腹部徐徐落下,最后垂于体侧。

此动作重复做6次。

作用:两手上提时,收地气贯下丹田,同时,足阴经经气上升至下丹田。

两手下按时,气贯下肢,手排病浊气。两手上下来回提按,使气机从足阴阳经脉到下丹田之间来回运转,加之双手由外向胸前捧抱贯气,这对健脏腑,治疗肠、胃、腰等疾患均十分有利。同时,四肢关节也得到锻炼。

3. 大鹏展翅

①两手抱拳于腰间,其他与前预备式同。

②上体向右扭转,脚跟不动,同时右拳变掌,右臂微屈,以肩为轴,掌心向外,在右侧由前向上、向后划一立圆,接着抱拳于腰间,眼看右手,头随手动。

③左手左侧同样做上面动作一次。

④两拳变掌向前平伸出,接着两臂以肩为轴,向上、向后在体两侧划立圆后抱拳于腰间,两手向上时随之起踵,将身体充分舒展开。

此动作重复做6次。最后两拳变掌垂于体侧,恢复还原成1式。

作用:能使肩、颈关节、肌肉和呼吸器官得到锻炼,并辅以活动手指、腕、踝等关节。同时,可使肩部关节、肌肉得到放松,这利于手三阴经和手三阳经之经气畅通流注于人体上、中、下三焦,可增强心、肺、脾、肠、胃等内脏器官的功能。

4. 顺风摆柳

①左脚向左迈出一大步,右脚右势向左蹬直,重心移至左脚,左膝变屈成左弓步。同时,双手经体前(与腹同高)向左徐徐平摆,两掌心相对,左手在上,右手在下,眼随着手动。

②左脚向右蹬直,重心右移,屈右膝变成右弓步,两手同时顺势向右平摆,掌心相对,右掌在上,左掌在下,眼随手动。

③两手向左、向上、向右至左体前划一立圆,身体重心随两臂摆动而左右移动,眼始终随手转动。

第二次做时,双手向右平摆,成右弓步开始。其余动作相同,方向相反。左右各做4次。最后左脚收回成开立,两手徐徐按下,垂于体侧,恢复成预备式。

作用:使腰脊沿纵轴方向转动,有利于调节脊神经功能。脊神经是联系人的四肢与大脑的主要干道。脊柱上的大椎穴又是人体督脉与手、足三阳经的会穴处。常练此动作,对疏通四肢经络、增强大脑神经系统功能,以及清热散风、升清降浊起到很好作用。同时,肩、颈、髋等关节肌肉也得到锻炼。

5. 枯树枝根

①左脚上前一步,右膝微屈,使重心仍留在后,身体后仰。同时,两手向前抬至平举,并向上屈臂,使掌心向后。

②右脚向前蹬直,屈左膝成左弓步。同时上体前屈,两手顺势向前下方左脚两则按下,掌心向下,抬头,眼看前下方。

③左脚向后上徐徐蹬起伸直,两手同时握拳,拳眼相对,随上体抬起后仰,由下向上提拉至胸前,两肘向两侧抬起,眼看前下方。

④左脚收回成开立，两拳变掌，掌心向下，经体前徐徐按下，垂于体侧，还原成预备式。

第二次做时从出右脚开始，其余动作相同。此动作左右各做3次。

作用：锻炼腰椎及腰腹肌肉。常练此动作，可强腰壮肾，健骨生髓，以及医治命门大衰等症。同时，肩、肘、膝关节也得到锻炼。

6. 挽弓射雁

①双手经右侧向上、向左摆至左手立掌平举，右手立掌于左肩前，同时，右脚提起屈膝，将脚背贴于左小腿后。

②右脚向右侧跨出一步成右弓步，右手同时向右拉至胸前屈臂，似拉开弓箭，左臂斜上举起，目视左前上方天空，两手同时捏握拳两次。

③双手由拳变掌，由左向上、向右、向下在身前划一立圆至左手左斜上举立掌，右手在左肩前立掌。同时，右脚向左脚后倒插成交叉步，跟随手转动至目视左上方天空。

④右手向右拉屈臂于右胸前，两手掌同时捏握拳两次。

同样动作，左右各做3次。最后左脚收回成开立，两手变掌向体两侧按下、还原成预备式。

作用：能过身体的左右侧屈动作，使腰椎关节和腰部两侧肌肉得到较好地锻炼，同时，也使肩、颈、肘、指以及髋、膝等关节、肌肉得到锻炼。手掌的捏握，可疏通手指经络和刺激劳宫穴，疏通手指经络可健脏腑，刺激劳宫穴可缓解或解除人的精神疲劳，对恢复植物神经系统功能、改善睡眠、预防高血压均起到很好作用。目视远方还利于静脑安神及调节视神经的功能。

7. 力鼎千斤

预备式：两脚成大开立，其余同前。

①两手于体前由下向上捧至胸前，掌心向上，指相对，离体约10厘米，目视前方。

②两掌内旋，将掌心由内，向外翻转向上，举至头顶：指相对，两臂微屈，成托物状。上体直立，目视前方。

③两手向两侧分开，手心向下，徐徐向两侧按下，两脚同时慢慢屈膝成马步。上体直立，目视前方。

此动作重复做六次。最后一次做完时，两脚伸直，左脚收回半步成开立，两手自然垂于体侧，还原成前预备式。

作用：可增大横膈肌的运动和呼吸深度，这对促进腹腔内脏器官的自我按摩和提高心肺的供氧能力均能起很大作用，对治疗胃下垂有效。翻转手腕，有疏通经脉原穴的作用，打开心经原穴的“神门”、肺经原穴“太渊”，对心肺病、心血管、脑神经系统疾患均有一定治疗作用，同时使下肢也得到很好锻炼。

8. 二郎担山

①双手从身体两侧向上摆起，手心向上，经侧举、上举部位，划弧至头前方立掌合拢。接着下落至胸前成屈臂合握式。合掌时先指尖，后指节，最后至掌手心。

②合掌继续下落至腹前，接着两掌心对搓两次，第一次右手在上，第二次左手在上。目视前方。

③两腿屈膝下蹲，两手前臂在腹前交叉成十字，手心向内，右手在外，左手在内。

④两手下落向两侧分开上挑至侧平举，臂微屈，垂肘，立掌，掌心均向前。两腿同时蹬起，身体重心移至右脚，左腿向左侧抬起成独立式。目视左前方。

第二次做时，两手不放下，直接由侧举向上划弧开始至抬右腿、左腿站立的独立式。此动作左右各做3次。最后右脚放下，两手掌按下，垂于体侧，还原成预备式。

作用：增强下肢力量，协调坐骨神经功能和锻炼人的平衡功能。合掌贯气，有使

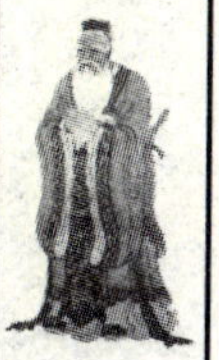

全身阴阳相通的作用。按手指、搓手心，可活动手指有关经络和刺激劳宫穴位，起到健脏腑和增强脑神经系统功能的作用。

9. 铁拐蹬弹

①右脚向斜后方伸出踩地，脚尖向前，前脚掌先触地，接着脚跟踩下成全脚掌着地。上体保持直立。目视前方。两手自然垂于体侧。

②右脚收回，两膝微屈成半蹲。

③同前动作，左脚做一次。

④右脚向体前下方蹬出，脚跟用力，勾脚尖。

⑤收回右脚成半蹲。

⑥同前动作，左脚做一次。

⑦右脚向右侧方向伸出踩地，脚尖向前，前脚掌先着地，再脚跟踩下成全脚掌着地。

⑧右脚收回成半蹲。

⑨如前动作，左脚做一次。

⑩心移至左脚，左脚向右侧下方蹬出。

⑪右脚收回成半蹲。

⑫重心移至右脚，如前动作，左脚做一次。

此动作重复做8次。结束时，两脚伸直还原成预备式。

作用：使下肢各关节、肌肉得到较好锻炼，还可疏通腿部经络（足三阴、阳经），使下肢血脉畅通。这对增强全身血液循环、提高机体代谢水平均十分有利。

10. 浪涛拍岸

两手半握拳，用拳心（上背用拳背）由下至上，对称拍击身体左右部位。

①小腿外侧下部。

②小腿外侧上部。

③大腿外侧下部。

④髋关节。

⑤腰部（在背14～16椎，即命门穴和腰阳关穴）两侧。

⑥上背（肩胛骨下方）。此处用拳背左右拳交叉拍击。

⑦肩部。左右手拳心交叉拍击（以下均同）。

⑧胸部左右。

⑨胸骨（胸部正中）。注意动作稍轻。

⑩胸部两侧。

⑪用右拳心拍击左臂（以下均同）小臂内侧下部。

⑫小臂内侧上部。

⑬大臂内侧下部。

⑭大臂内侧上部。

用左拳心拍击右臂以上各部位。

⑮用右拳心拍击左臂小臂外侧下部。

⑯小臂外侧上部。

⑰大臂外侧下部。

⑱大臂外侧上部。

再用左拳拍击右臂以上各部位。

作用：通过拍击，对全身各部位起到按摩作用。这既能使全身肌肉得以放松，又能舒筋活络，对增强全身血液循环和新陈代谢，改善和提高身体各器官功能，祛病强身均有明显效果。

○空松静功

本功根据老子"人法地、地法天、天法道、道法自然"的原则,以道家天、地、人三元功法中的天然功法,参考佛家禅宗的"松"、"空"二字之意。把意空一切,放松一切,贯彻始终的放松功法来调节神经系统方面日常失却的平衡,加强大脑皮层的功能,对防治神经方面的疾病有积极的作用。用来配合自发功进行修炼,对严重神经衰弱、神经官能症患者有奇效。特别适合机关干部、知识分子、脑力劳动者及神经系统疾病患者的修炼。

1. 身法

①站式:两腿平开与肩同宽,双足尖与足跟平均用力,身体平正自然,双膝微曲,双手虎口交叉,松松地环抱丹田,手心向里,左手在里,右手在外(女相反),两臂成弧形,头颈肩平自然,眼合口轻闭,微微带笑,舌抵上腭。

②坐式:自然平坐,两脚与肩同宽,膝弯曲在90°~110°之间,身体平正自然,其它要求与站式同。

③卧式:自然平卧,枕头要适合,不宜过高,双腿自然伸直,脚趾朝上,两手自然伸直,放在身体两侧,其他要求与站式同。

④全身放松(三松一上和十松一上,可选用其中一种)。

三松一上。三松:①头部松(百会松、印堂松、人中松);②肩松;③腹松。一上:嘴角向上,表示心情舒畅。

十松一上。十松:①百会松;②印堂松;③人中松;④喉头松;⑤两肩松;⑥胸部松;⑦腹部松;⑧臀部和大腿松;⑨双膝和小腿松;⑩双脚涌泉松,同时对颈椎、脊柱、四肢等全身骨节肌肉都要想一想,使整体有一种轻松舒适,飘飘欲仙的快感。

2. 心法

大众气功的空松功,原则上是空掉一切的不用意。与"意守"相应,这里引用"意照"二字。"守",是守住不放;"照",则是若有若无地关照之意。实践证明此功确有实效而不出偏差。意照法是:

①意空一切。按空松功口诀,逐句默念,念一句做到一句,应侧重最后两句。

身如垂柳。(想象自己的身体像柳树一样,枝枝叶叶都向下松垂)

心似寒冰。(要像北方的冬天冰雪覆盖大地一样,把思想意识冻结起来)

万念皆空。(空掉一切)

不知有身。(自己身体有无也一概不知)

空之又空。(空了还要空)

一片混沌。(即意识有如天空中的星云,像云雾般朦朦胧胧)

②意照虚空:意想宇宙空间。

③意照整体:意想自己整个身体,不是守照哪个部位。

④意照患部:意想有病患的部位,心中默想"我要驱除这一患部的毛病。"

⑤意照下丹田。古人所称丹田,有上中下三丹田,上丹田在印堂,又名祖窍,中丹田在两乳之间膻中穴;脐下入内一寸三分为下丹田。

⑥空心止念。练功时,往往会出现要心静,它偏不静;要心空,它偏不空的现象。关于止念之法,古书有"念起是病,不续是药"之诀。也就是说:不怕念起,只怕觉迟,一觉则止。不要顾虑,不要怕杂念纷纭地起来,只怕跟着杂念想下去,能够感觉到杂念又起来了,立刻就止住它,而保持一片混沌状态,或意照某处状态。

3. 息法

自然呼吸,要深长细匀,要顺其自然。息到下丹田又称胎息。万念归于一息,进而达到忘身,达到空静。一切忌追求,练功日久,水到渠成,自然达到要求。

4. 收功

擦手、擦面、抹耳、擦腰。

**○六字诀功法**

1. 练六字诀的要领

这种功法是用站立的姿势呼吸，让气在体中的经络循环。所谓让气循环是把意念放在特定的部位，其次把意念移到必要的部位。

在习惯之前，气不容易按照自己的意念循环。这种情形，一方面身体要遵守功法要求运动，一方面慢慢地吸气，吐出，再三重复便可以了。

吸气以后，让气循环。在最后的经穴处，一面吐气，一面发出六字的声音。嘘的功法发出“xü”声。

习惯之前，心里要忘记循环的气以及在何处发声等私念，做到无意识地练习。记挂这件事，无法专心做功法。无论任何情况，都要舒服地做才有效。

让气循环时，不能太挂心，大概照这个要领去做就是了。

气的循环顺序，虽然有详细的说明，但开始只要正确记得各种功法中气的起点和终点就够了。之后就以手臂内侧和大腿外侧的大略感觉来练习，不间断地练习可以领悟其中之妙。

2. 增强肝脏的嘘字功（六字诀之一）

双脚分立，与肩同宽，两脚略微用力，直立站好。两手自然垂于身体两侧（基本姿势）。

双手重叠，也就是手掌的劳宫穴（手掌凹下处）重叠，把鱼际穴（拇指丘）贴在肚脐上，压着丹田（肚脐内三寸深处），闭口，轻微而缓慢地从鼻吸气，让气在肝经循环，最后气至达少商穴（拇指的指腹前端），从口发出嘘声，从口吐气，用劳宫穴压肚脐。呼吸痛苦以前静静从鼻吸气。

以上做法重复六次。

发出嘘声的方法：口朝前用力嘟起，舌上浮发出“一”声音。此时，嘴往侧面拉，气从舌尖和上颚间吐出。

气循环的顺序：从肝经上升＝从大敦穴（脚的第一趾靠近第二趾侧）起始→在脚的内侧上升（膝关穴→阴包穴→阴廉穴→阴部→小腹→章门穴→肺→喉咙→额→再到百会头顶）。

从肺经下降＝中府穴（肩膀根部）起始→经胳膊内侧（云门穴→侠白穴→尺泽穴→孔最穴→太渊穴→鱼际穴）→注入少商穴（拇指的指腹前端）。

有效的症状：由肝积、肝虚、肝肿大等引发的食欲不振、消化不良、双目疲劳、目眩。

3. 增强心脏的呵字功（六字诀之二）

以基本姿势站立。从鼻吸气，双臂从横侧举至水平的位置。放松肩膀，手肘落下，手掌向下。

闭口，从鼻缓慢吸气，保持这个姿势，将手掌反过来向上。

再把手反过来移至胸前，双手的指尖碰触（手掌朝下）。

双手缓缓地降到肚脐处。其间，气在脾经和心经循环，待气到达少冲穴，一边吐气，一边发出呵声，手自然下滑，恢复原来的姿势（基本姿势）。

以上做法重复六次。

发出呵声的方法：略微开口，口用力向侧拉，喉咙用力发出呵声。

气循环的顺序：人脾脏经上升＝从阴白穴（脚第一趾的中心）起始→经脚的内侧（太白穴→商丘穴→三阴交穴→地机穴→阴陵泉穴→血海穴）→经过冲门穴（鼠部）→在腹部上升（腹结穴→大横穴）→到至胸部（无溪穴）。从心经下降＝从极泉穴（腋下）开始，经胳臂内侧（少海穴→阴郗穴→神门穴→少府穴）→注入少冲穴（小指的指腹前端)。

有效的症状:心慌、胸腹部疼痛、失眠、健忘、多汗、舌糜烂、舌僵硬。

4. 增强脾脏的呼字功(六字诀之三)

以基本姿势站立,闭口,从鼻吸气,双手举到胸前。手掌向下。

然后,右手缓慢过胸前,高举到头上,手掌改为朝上。同时左手依然手掌朝下,好像压地一般往下压。其间,让气在脾经与心经循环,等气到达舌下和少冲穴(小指的指腹前端),双手以推在压地的要领,发出呼声,同时从口吐气。

然后,把手放在胸前。左右手交替做相同的动作。

以上做法重复六次。

发出呼声的方法:唇挤成圆形,使劲吐出气息似的发出呼声。

气循环的顺序:从脾经上升 = 从阴弹穴(脚的第二指中心)起始→脚的内侧(太白穴→商丘穴→三阴交穴→地机穴→阴陵泉穴→血海穴)→通过冲门穴(鼠蹊部)→再经过脾脏(胃的左后方)→胃→到达喉咙,气从胃分为两条 = ①胃→喉→舌根→舌下。②胃→心脏→从心经下降 = 从极泉穴(腋下)开始,经胳臂内侧(少海穴→阴郗穴→神门穴→少府穴)→注入少冲穴(小指的指腹前端)。

有效的症状:脾脏、腹胀满、皮肤病、肌肉萎缩、水肿、消化不良、血便、食欲不振、血崩、四肢疲劳。对于与脾有密切关系的胃也有功效。

5. 增强肺的咽字功(六字诀之四)

以基本姿势站立,闭口,慢慢地从鼻吸气,双手举到胸前,双手到达膻中穴(两乳头的中心点,是脑的穴道)以前,两手覆在胸上。其间,让气在肝经和肺经循环,等气到达少商穴,手掌朝前,吐气出息,同时发出咽声,朝斜前方推出,在呼吸痛苦以前双手回到原位。

以上做法重复六次。

发出咽声的方法:口用力横侧拉,舌贴在下齿后方,气息自下齿和上齿冲动为摩擦音,并非浊音,最重的是发出“s”音。

(正气循环的顺序)从肝经上升 = 从大敦穴(脚第→趾靠第二趾)起始→在脚的内侧上升(膝关穴→节阴包穴→阴廉穴)→阴部→小腹→章门穴→期门穴→进入肺部。有肺经下降 = 从中府穴(肩膀根部)开始→经胳臂内侧(云门穴→侠百穴→尺泽穴→孔最穴→太渊穴→鱼际穴)→注入少商穴(捆指的指腹前端)。

有效的症状:感冒、发热、咳嗽、恶寒、呼吸困难。对肺病有效。

6. 增强肾脏的吹字功(六字诀之五)

以基本姿势静静靠拢脚跟立定,所谓立定是缓慢呼吸,调整意识。

吸气,双手在前交叉(男性右手为上,女性左手为上),保持这个姿势,手高举至头顶。

然后,保持这个姿势,上半身逐渐向前倾倒。

等两手接触地板,解开交叉的双手。

蹲下,两手抱膝。臀部不可以碰到脚。其间,让气在肾经与心包经循环,等气到达中冲穴(中指的指腹前端),从口吐气,慢慢发出吹的声音。

以上重复六次。中间,上半身向前弯曲之际,若两手无法接触地,尽量弯曲就可以了。

发出吹声的方法:嘴唇嘟起,舌贴上颚,直至最后,舌一直贴上颚,舌用力发出吹声,最后用力把口向横拉。

气循环的顺序:在肾经上升 = 从涌泉穴(脚底中央稍贴前方)开始→在脚的内侧上升(照血海穴→水泉穴→太溪穴→复溜穴→筑宾穴→阴谷穴)→经过腿部的内侧绕至背后,顺着背骨上升→肾→肺→到达心脏。在心包经下降 = 从天池穴开始(乳



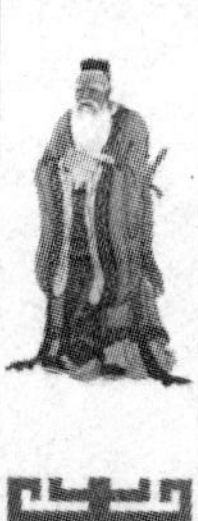

头外侧稍近上向)→经胳臂内侧(曲泽穴→内关穴→大陵穴→劳宫穴)→注入中冲穴(中指的指腹前端)。

有效的症状:脚、腰的倦怠与酸痛、健忘症、睡时发汗、目眩、耳鸣、遗精、早泄、齿槽漏脓、脱发。

7.调节的三焦整理气嘻的功法(六字诀之六)

以基本姿势站立,双脚分开比肩稍宽,两手拇指在内握拳。吸气,双手用力高举过头,脸仰起注视双拳。拳高举时,仿佛要击天一样用力。

以上一面吸气一面做,继续十次到三十次。习惯以前做十次就可以。

其间,气在胆经和三焦经两条经络循环,在瞳子谬(眼尾外侧)汇合。

呼吸痛苦以前,停止以上动作,只出嘻声,同时吐气,手臂放下。

以上为一次,重复做六次。

发出嘻声的方法:口用劲向横侧拉,气息从舌与上颚之间出来。摩擦成"一"声,要和"xi"加以分别。

气循环的顺序:①在胆经上升=从窍阴穴(脚第四趾趾甲靠第五趾侧)→由脚的外侧(丘墟穴→阳交叉→阳陵泉穴→阳关穴)→大腿内侧(风子穴→居髎穴→肋腹(京门穴→日月穴)→胸部(渊腋穴)→通过肩(肩井穴)→到瞳子髎。②在三焦经上升=从关冲穴(无名指指甲靠小指侧)开始→经手的外侧阳池穴→外关穴→无井穴通过肩(肩髎穴)→到瞳子髎。①和②同时进行,在瞳子髎汇合。

有效的症状:对胆病有效。

○阴阳回春功

这套功法可以调动人体潜能,增强免疫力,延缓衰老。尤其对于心、脑血管疾病,消化系统疾病,有很好的预防和治疗效果。本功法分两套,第一套适于早晨练习,第二套适于晚间练习。

早晨最好是天刚破晓,晚上最好是夜半人静。每次练功与每节动作所需的时间要因人而异,自己掌握,动作要自然,不可以过分机械。练功时避免在饭前半小时和饭后一小时之间。

练功地点宜选择环境清新幽静、舒适的地方。

第一套:

预备:面向东方,闭目静心,收敛心神,全身放松头正颈直,双手自然下垂,脚尖朝前,不可内外八字,与肩同宽。两拇指朝掌心处弯曲护住劳宫穴。

呼吸要领:要吸多呼少,即胸式呼吸法,吸气时应做到静、深、长、匀。呼气时应做到细、缓、绵、悠(此呼吸方法要慢慢体会,在练功时不能过分追求)。

起式:

①舌尖围绕摩擦上下内齿龈,左右各三次,有唾液之后心平气和地沿前正中线咽入丹田。

②双手臂自然放松抬起,左手掌心向上对准东方的太阳互应。右手掌心朝下与地下泉水互应。意念先在左手劳宫穴采集太阳放射精华之气。后意念在右手掌心劳宫穴与地下泉水沟通。同时左右手上下摆动收集天、地阴阳之精(津)气(动作与意念要相互一致)。

③左手掌心向心前区部位,劳宫穴与心脏内外沟通互应。右手掌心向右肋下,劳宫穴与肝脏沟通互应。意念在左右手,把收集阳气和阴津贯入心、肝两脏。切忌掌心接触胸前区与肝脏部位。

④左手离开心前区,掌心朝下,右手离开肝脏部位掌心向下,两手掌心相对,互应沟通做抱球动作。意念在双手之间,柔成一个真气球。球形成后,应收腹提肛。抱球贯进丹田,双手重叠放在丹田处,左手在上,右手在下,少倾片刻。

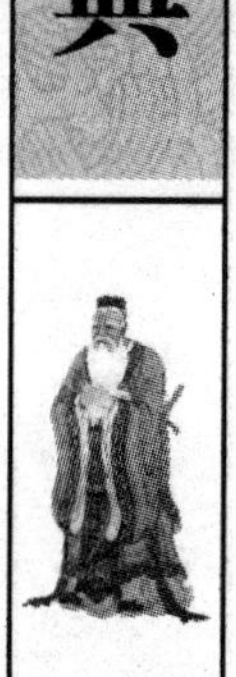

⑤两手轻轻按摩丹田，左右各三次与此同进舌尖围绕摩擦上下外齿龈。左右各三次(二者频率速度方向应相同，有津液后再次咽入丹田)。

⑥放腹松肛，全身放松意守丹田10分钟之后，两手指起相对摩擦生热后，干洗脸。次数不限。

⑦轻轻张开双眼目视前方理想之物片刻。

功法机理：

《素问·宝命全形论》“人以天地之气生”本套功法主要表现天地人相应的观点，收集阴阳之精气，激发和增强人体的元气。“正气存内，邪不可干”，从而能够防病益寿。

心主血脉为人体中的阳脏，“心为阳中之太阳”，所以要采集早晨太阳纯阳之气补养心脏。肝藏血，肝阴易虚，肝阳易亢，所以采集大地的纯阴之气，滋养肝脏。古人云：“天为阳，地为阴，天在上故属阳，地在下故属阴。火为阳，水为阴”。对人体有推动温煦作用的称之为阳(心)，对人体具有营养、滋润作用的物质称之为阴(肝)。

练功④抱球一节，主要沟通阴阳，调整机体阴阳平衡，练功时应细细品味。真气球贯入丹田后揉腹和摩擦外齿龈配合好，有津液咽进丹田，与收集的大自然真气融会贯通。《素问·六节脏象论》“气和而生，津液相成，神乃自生”。

本套功法主要是练心练肝，心肝两脏全与神志活动有关。肝主疏泄，调顺气机，而心藏神主精神意识思维活动。心肝两脏相配合，血液充盛，共同维持了神志活动正常。肝藏血、血液旺盛则滋养肌肤，肌肤润滑则不衰，保持青春常立。心其华在面，心气血旺盛面部肌肤获得滋养，面色红润而有光泽。因此本功法不但可以治疗疾病，也可抗衰延寿，让人保持旺盛的精力。

第二套功法：

预备：直坐立，双脚平行落地，面朝西北角。做到心无杂念，平心静气，勿使走泄，凝视调息。

起式：

①两手枕后交叉(十指交叉)两拇指按揉风池穴十次，在此同时舌尖轻点上腭十次(二者速度频率相等)。有津液后心平气和慢慢咽入丹田。

②仰目观星月片刻后，两手从枕后拿下放在膝上，头正颈直，在此同时意念用百会穴观赏星月之光(即：用百会穴与星月，通过丁条光带相连起来)，有时会有热胀麻等感觉。

③以手抬起重叠，用劳宫穴按住百会(左手在上右手在下)。在此同时用意把百会收集精气顺督脉导引至两肾之中命门处。意守命门片刻。

此时的呼吸要领为：采用逆式呼吸法。张口吸气，闭嘴呼气。张口吸气同时收紧小腹，将气充满整个胸腔为止。呼气应闭口，用鼻子呼气将胸腔气全部排除，同时鼓出小腹收胸腔(逆式呼吸三次之后，恢复正常呼吸法)。

④两手在百会穴处拿下，顺人体前胸滑向丹田，再自丹田顺带脉(腰部)滑向后面，双劳宫穴护住双肾，自感双肾区发热为止。同时要想象命门处形成一团火球，向下导引到会阴部位停留。球包绕会阴部。

⑤两手从肾区再顺带脉滑向丹田，两手重叠护住丹田穴。

⑥做收小腹提会阴动作，此刻要想象阴部精气，随同命门之火一起归入丹田。

⑦站立起来，全身放松意守丹田片刻。功法完毕。

功法机理：

肾为先天之本，藏精生髓，又主纳气和人体的生殖、生育、生长、衰老和水液代谢有着紧密关系。

本套功法主要收集夜间星月之阴精，顺督脉导引下命门和先天之命门之火融合为一,来补充温煦肾阴肾阳。肾阴肾阳乃元阴元阳,只有肾阴阳充足,才可以生机蓬勃。用现代医学讲增强了机体的免疫力。

命门为元气的根本,是人体热能的发源地,所以意守命门火球和导引至会阴部,要认真体会,乃是炼精化气的过程。

结束语:天有三宝日、月、星;人有三宝精、气、神。这两套功法,第一套功法使太阳之阳气、大地的阴气与人体以心肝为代表的阴阳之气交合。第二套功法让星月之阴精与人体先天之本肾阴肾阳交会。这样天人相应,即可达到《内经》所说的,提挈天地、把握阴阳、同天地同寿的目的。

○女丹功

1. 女丹功特点

据说此功由吕洞宾所传。吕祖游吴兴时,遇一女,色华美,性澹素。每晚沐浴更衣,焚香告天,以求道术。洞宾见其意坚,遂传其"女丹太阴炼形法"留有一诀,曰:"道无巧妙,与你方儿一个,子后午前定息坐,夹脊双关昆仑过,等他问汝甚人传,但说道先生姓吕"。此后女勇猛坚心,三年而道成矣。女子为太阴之体,在八卦中属坤。因此女丹功又称为坤道功或太阴炼形法。其特点如下:

①女人以血为本,其性偏阴偏柔,阴本静而难化。欲要还真,练功则应选上六时为佳,即子后午前此乃六阳时,阳气生发,能柔化浊阴,充畅清阳,六阴时宜以洗心退藏,沐浴静养为主。

②女子外阳而内阴,卦义为离三,十四天癸至,真阴则每月随月而消失。阴下降而阳上升,阳气聚于乳房。"乳房上通心肺之精液,下至血海之经脉"。故女子练功则以积气于乳房,以阳提阴为主要。此与男子异,男子十六天癸至,元精藏于丹田,精气充溢,元阳下泄。所以男子练功则凝神于丹田,清心寡欲以养其精。女子则平心定意清静以养其血。所以俗语曰:"女子贵炼形,男子贵炼气"。

③女子之体,多气血不调、冲任督带损伤,而致气滞血瘀痰聚之征。故女子修道必欲用织布法和摩法等,宣畅气机,通其积滞,去其病根。尔后,方可坦荡其心,锻炼其性也。

2. 女丹功操作法

姿势:古师曰:"坐功一法,可生道也"。男子久坐精足而阳举,女子久坐阴生而血频。阳不举,不足之象;阴不生,枯竭之症。故坤道养生,亦以坐功为第一首务。坐式很多。一般以自然盘坐,单盘坐,双盘坐为主,可自由选一坐式,开始以自然盘坐渐渐过渡到双盘坐,有基础或韧带柔韧性较好者,可选用双盘坐。(坐式方法要领请参考《中国气功》1988 年第一期《周天功》中的调身)到周天运行初期,也可选用跨鹤式,以一足跟抵住会阴穴,另一脚放于坐腿的大腿上。因女子牝户开,欲泄真阴,故以足跟相抵,防其漏泄之弊。另与坐式相并而行的调气法则以站式为主。

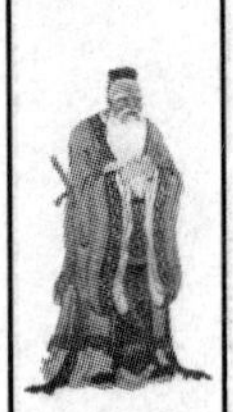

手势:一般以右掌叠于左掌之上,掌心朝上,拇指相对,置于小腹前。变换姿势各节都有论述(略)。

呼吸:大脑安静情况下的自然深呼吸,不要片面去追求腹式呼吸,通过一段时间练习后自然形成内呼吸或腹式呼吸。呼吸要领为:深、长、细、匀、轻、缓。应细心体验。

①平心定意,凝神膻中

开始练功者,应先提起此"心",不能懈惰闲散,要知自已是一个勇猛坚强的人,弃开所有事物烦恼,一定要练好此功。此即谓存一"正念"于心中,然后抱手盘膝,垂帘塞耳,松身松肩,情绪平稳,大脑安静。要求百会穴、膻中、丹田、会阴意对一线,而且与地面垂直,不挺胸不弓背,自然体正,气顺。而后止念抱神而静守。诀有八字:内息诸妄,外绝诸缘。止于内,内念不生;止于外,外物不摇。把眼耳鼻舌身五识各返其根；把精神魂魄意五灵各安其位。运用施为，忌令神意弛于外，似视、听、嗅、意等感觉通道和外界阻断隔绝。“夫眼为神窍，耳为精窍，口为气窍”，关闭外三室，令其返于身内心关照内听，不被外界物体所诱。如此本心不动，内三室精气神合于一，自然私欲竭尽，此即谓对“境”无“心”也。至此神情意平自合于虚静。方将散乱之意念汇至两眉之间的印堂穴（此为聚神收念之处），并缓缓地顺身体向下沉至膻中穴，凝神于此（两乳之间内进 15 寸，如拳头大小的区域）。何为凝？聚而不散谓之凝。要求神（感觉）坐其位，意聚其中，而双目之光亦要内视膻中。因神栖于目，目又为心之先锋，目之所至，心神也必趋之。古顺秘曰：一部玄功，全凭慧照。故要求心目同凝于此。又兼耳内听呼吸，自然出入。此中一听，勿不可泛视，呼吸稍一浮躁，神即外散。吸气稍用意，呼则不用，缓慢细长，勿勉力强为，尤重自然，三者同汇于膻中，无思无虑自然气生。如此 36 息，可静养片刻。复如斯 3 ~ 5（共 108 ~ 180 息）尔后接摩手、浴面等收功。

功时 30 ~ 40 分钟，一天三次，15 ~ 20 天后方可转练下步功法。

②摩揉两乳，气伏中黄

女功较男子简单易成。初功半月即觉两乳之间似有动机，发热蠕动感。所以练功改为提手分捧两乳，细细吸气，吐帷绵绵，让息息归根于膻中，绵绵密密，若存若亡。守至若感呼吸从两乳之中出入，即应迁至其神下凝黄庭（位心下脐上正中，在一身四方之中，且脾土居此，故称黄庭）。轻轻地抚搓两乳，呼吸自然，左右各 36 次（双手施摩的方向一致）。凝神片刻，再用意目神光顺左右肋的下肋缘往后到夹脊，行帷骨两旁上升过玉枕，入泥丸，至两眉之中印堂穴相交。复分开沿两侧太阳穴循耳后降至缺盆（即锁骨上窝），后沿胸下注于两乳，将左右两乳各旋转一周，汇于膻中，一并送入黄庭。无为静养沐浴。静守片刻，再捧乳吸气，左右揉搓 36 次，用意如前，复如法 3 次方可收功。行浴面、叩齿、吞津、摩腹等。

功时 40 ~ 60 分钟，一天三次，30 ~ 60 日。

③日月合璧，以阳提阴

功夫至此，已感神清气爽，步履轻盈。面光泽红若桃花；发荣润黑若青丝。故应更进一层。

上段凝神黄庭，气绕中黄，腹中温暖，似烛光之照。朗彻如荧，应迁其神过脐轮，下守丹田（在上述与地面垂直的直线上，脐下 15 寸腹内正中似拳头大小的区域）。要把气伏藏于丹田之中，以神就之。神坐气中，气包神外，神气混融，两相融合。即为先天动象，恍惚如醉，杳冥始得真精。“以神返气内，丹道自然成”。古称此为日月合璧，阴阳匹配之功。喻丹田为月，欲让月窟生辉，必赖日光之照耀，而日光于人则为神、意、目光的合体——“性灵之光”。返向身内，循日月运行之道，默照铅鼎丹田。让真阴真阳（神、气）归入丹炉，行周天符火，得一粒“宝珠”，吞入腹中，始知“我命由己不由天”。

静坐之时，无思无营，让神气同融于丹田，神为一身之主宰，神定则息和，息和则心安。心目坦然，神光内照。吸气绵绵，呼亦帷帷，呼吸之间，呼吸绵绵不绝，气微微缈缈，恍恍惚惚，蕴于丹田似根之深藏。如此默观温照，气机发动，腹呈温象，暖气欲冲无路。此乃阴气萌生，让人姿生情欲，当以正念主之，以阳提阴，不能骄之放纵。以目光照射之，以意领之，以神接之，随气之欲出，重吸气引暖气穿尾闾（呼则不用意），贯帷骨同髓体上升，入泥丸，达明堂；此刻重呼气（吸则不用意），搭鹊桥，过重楼，降膻中，似甘露不滋丹田，温温然如蜜入腹中。如此一连 3 ~ 5 次，运至阴气消尽，情欲寂灭方止。此刻全身舒泰，胎息冥冥，欲仙欲醉。似醒醐贯顶，顿觉全身清爽无累，如沉疴脱体，其快无穷，元气氤氲，毛孔熏熏然开合有度。惟觉内外环境交通相接，混为一片。无人无我五天地，如祥光高悬，遍体生光，清凉自在。至此有为之渐祛止，转入无为之顿法。至清至静。颐养神气，步入虚空忘我之境。

女丹功的无为顿法和男子“炼神还虚”一样，十月温养，三年乳哺，九年画壁，是一个长期的精神颐养过程。所以欲要身中之气不散，心中之神不昧，宜与十二时中：“行住坐卧，一切动中，心如泰山，不动不摇，谨守四门眼耳鼻舌，有令内出外人”，去嗔怒私欲，此亦养寿之紧要。虽涉事而心常无事，不让琐事萦于心里。如佛语云：“无心于事，无事于心”，勿让尘埃染着明镜。心地空明清静，淡然无为，神气自满，方得天元之寿也。

3. 调气法

此段功法也为女丹功中重要环节，可与坐式相并而行，对于逆腹式呼吸或内呼吸的形成起着重要作用。经过肺部呼吸的鼓荡，充分地调动体内真气的产生聚积，逐渐地由肺部呼吸过渡到深长的逆腹式呼吸。

高血压、严重心脏病患者勿用。

①特点

第一点：意念与呼吸相结合，外导内引，意气相随。开始意配合呼吸之气而走，至一定阶段真气产生时，则意与真气结合而行。

第二点：腹部随着呼吸的起伏波动，对脏器有轻微的按摩作用。并且不断地刺激丹田区域形成条件反射，可以很快地调动气机的运转，让丹田部产生气感。

第三点：这种功法呼吸量较大，配合提肛收腹，有很强聚气储能作用。又兼有升降开合之妙，对功夫进一步深入起主导作用。

呼吸要领，细匀深长，不疾不缓，内息深深，气贯丹田。循序渐进，不可过于用力闭气。

②操作方法

第一点：预备式，双脚分开与肩等宽，膝微弯曲呈骑马式。双手分按在大腿两侧，掌心向下，指尖向前。要求：大脑平静，身心舒畅。全身放松，让皮肤、肌肉、内脏等处于松弛状态，不可用力。头顶百会、膻中、会阴、涌泉意对一线，并和地面垂直，如此即可做到含胸拔背，沉肩坠肘，胸如中空呼吸通畅（自然缓进缓出呼吸）。意想天河之水自百会贯入体内，循上述一线缓缓流下，融融适适洗涤全身。清气入内，浊滞潜消，病邪之气排出体外，身心顿觉清爽，一般 5～10 分钟即可。

第二点：双手掌外旋，变指尖相对，掌心向上，放于小腹前，继动，双手掌缓缓上捧，同时细细吸气，先提肛后缩腹内收，上提至膻中穴，沉肩坠肘，手掌继往外旋，并向外分，指尖朝上，掌背相对，手指似有向两方绷拉之力，此为升式开式，腹内收，胸腔扩大，吸气于膻中、两肺及整胸腔。

意念活动：上捧时意想双手将丹田气捧起，缓缓上升，和呼吸之气相融于膻中，而开式则为更多的吸入自然界清纯之气，纳为己用，以补虚弱之体，此即为先天气，后天气，融之者，可以长生之义。始则膻中有热胀感；逐渐整个肺部胸腔均感温热舒适。

第三点：待上式吸气满后，有一自然停顿之机，略闭息一会（不可勉强），尔后，两手掌内旋，变指尖相对，掌心向下，平于胸前，开始缓缓呼气，双手掌并徐徐下按，至小腹前，变两掌心与丹田相对，此为合式降式，呼气完，腹外凸，气落入丹田。

意念活动：合式是把弥散之气集于膻中区域，降时则配合手势外导下按领气顺腹内（任脉线）沉入丹田，气则根藏于此，盘结于此。此即水火交罢后，一点落丹田之说。久练此法，气顺任脉行走时，似夏饮甘露清凉融适，沁入心脾。故行语曰：“蜜入腹中”之感。对呼吸要求有一诗曰：吸则意紧随气行，呼则形松似雁落，所有皆于自然中求之，不可强力施之。

第四点；上式呼气完毕，仍有一停顿之机，即行法轮自转法，双掌心自腹前由右至左缓缓划圈3次，旨在带动内气旋转，使气活活泼泼，以防气滞而生膨胀之弊。

此为一次呼吸完后，可调匀鼻息，复如此10～15次，改成三圆式桩功。勿须意守，以“松静”意境为主，自然呼吸，静养10分钟左右收功，行摩掌，浴面，拍胸，拍腿等，理顺气机以恢复常状。

关于手势起落的疾慢，要根据自己的呼吸而定，息深长者可慢，息短促者稍快，初稍有气息，逐渐可达“吸绵绵呼融融”置鸿毛于鼻端纹丝不动之内息态。

4. 女丹功辅助功

练功之前收功以后均可做，时间不限定，惟当慎重其事，不能马虎。辅助功主以和暖全身，寒则凝滞，暖则流通，气血周流，而病自消散。

①织布法：空静织；姿势选坡卧式，身体放松，呼吸顺畅，运用之妙，在乎一心。心中空静，不动声色，惟觉膻中、涌泉之间像有一金梭运转，往来穿梭，外则气机运转，通畅无疑，运转度数初始缓慢，渐至加快，时间2～3分钟。动织法；取坐式，时间2～3分钟，两腿伸直并拢，足尖向上，手掌向外，双手向足尖部做推动姿势，同时躯干前倾，并配合呼气，推尽而返回，此时手掌向里，配合吸气，如此往返约30次，全身活泼，脉络通畅，气血流利，无阻隔之虞。

②和带脉法：自然盘坐，双手分放在膝盖上，前后左右旋转，而且带动脊柱活动，自左→前→右呼气，自右→后→左吸气，反方向旋转呼吸亦然，各16次，此法久做可舒腰活脊，气血通畅，百脉开放，自然疾病不生。

擦手、浴面、叩齿、搅海、鸣天鼓、运神摩腹诸法，请参考《中国气功学概论》或《气功疗法实践》，在此不描述。

5. 女丹功注意事项

①要有决心、恒心，常意志如一，不能有自卑之心，不能有懈怠之心，不能有速成之心，日日行事，应明理，行其是，远其非。

②练功时间以子时后午时前较佳，行功时应避风暴雷电之日，皆为天地之暴戾之气，与人无利，故不可练。

③行动用意，不可勉强，力求自然，以不过适中为好，盖有意属阳，无心属阴，阴静则血生，阳动则躁动耗气，所以“用意之妙在于微”，应绵绵若存，不沾不脱。

④女子经期，行动时积气在乳房，或无为静养，不能加以固摄，或运行周天，以防血瘀之弊。

⑤功中唾液生时，令满以意如咽物状直咽入体内，顺膻中、黄庭落入庙田，久行如咽甘露状，美不胜收。

**○灵子术**

灵子术是我国秦汉时代流传下来的一种自发动功。古人由于对气功的“气”还缺乏科学的解释，把气功外功认为是一种神灵附体巫术。《楚辞·云中君》云：“灵子，楚人巫为灵子”。相传在秦朝时代传入日本，成了日本武气功流派之一。在我国修炼的人还比较少。

灵子术的理论基础，来源于我国古代生命科学。古人认为：“人之生，气之聚也。聚则生，散则为死”。而灵子术即认为每个人体内充满着不断运行的灵子（即气），一般人让其流散，身体受到损耗，若进行气功修炼，就可以使流散的灵子集中起来，产生“显动”和“潜动”，有防病、治病、益智、延年的功效。《老子道德经》就有：“玉池清水灌灵子，灵根坚固老不衰”之说。

灵子“显动”和“潜动”，是以中医的气化学说为依据，专以修炼“内气”的积聚和运行为主的功法。主要是提高气机代谢功能，使全身精气下凝丹田，自然腹力壮紧，元气弥满。不少人在修炼中，感到收效很大，气感很强，固气养生效果好，是一个很好的功法。若与“放松自发功”结合练，效果更好。

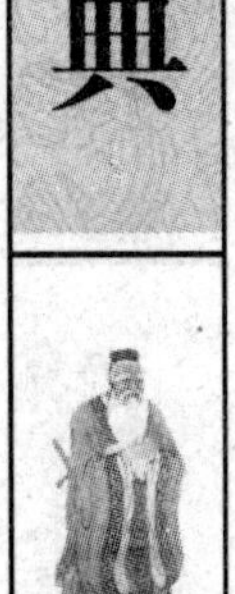

○灵子术基本功法

1. 姿势

分站、坐、卧三式，身体较好的可采用站式，体弱者可取坐、卧式。应先稍微活动关节，肢体放松，排除杂念，调息凝神。如站式，脚跟相靠，前掌着地，压住涌泉，双手十指相接，指微曲成环形。姿势摆好后，用意念检查全身上下内外，有无不适之感、紧僵之处，进行调整放松，特别注意丹田、会阴部的舒适自然。

2. 意念

气宜动，神宜静。摆好姿势，双目半闭，眼观鼻，鼻对心，心照丹田。总的要求是："形松意紧"，"气沉丹田"。

3. 呼吸

（1）基本功呼吸法

鼻吸口呼，吸气时胸部膨胀、扩张，小腹自然微内收，胸部扩张，使每个肺泡都充满氧气；呼气时肺部空虚，小腹自然突出，边呼边把气慢慢向丹田推进，用力强度要逐渐加大使下腹部饱满。呼吸要求：深、长、细、匀，吸满则呼，呼尽则吸，量力而为，循序渐进，不要憋气。

（2）提高功呼吸法

要领同基本功呼吸法。只是在呼吸调匀的基础上，当呼气不能再呼时，接着做一个短促的顺腹式吸气，反呼为吸，将原已达到上腹的气，持续引入下腹，使下腹充实饱满，术语称之为"呼气时的漏气法"；吸气时，先吸至胸满，但自觉量未吸满时，可保持原来既吸之气，胸腔不缩小，先吐一小口气，然后再将气吸满，使胸部充分扩张，术语称之为"吸气时的漏气法"。在开始时，先身 3 分钟。

擦热双手，擦面 12 次，捏耳轮 12 次，抹眼睑 12 次。练好基本功，就能达到治病、养生、延年益寿的目的。

○灵子术高级功法

灵力之锻炼就是灵子潜动术的练功法。它是在熟练掌握灵子术基本功——灵子显动术的基础上更深入一步；灵子显动术视为初级练气的功夫，灵子潜动术则可视为较高深的用气功夫。

1. 灵力锻炼的要领

在灵子术的基本功的灵动效应中，基本上是遵循"静——动——静"的练功程序，即通过"身、心、息"的"三调"练功，使丹田真气充盈，鼓舞血运，疏通经脉，升降气机、冲击筋骨而产生显动效应，显应之后又恢复平静，使体内"灵子"的聚散功能和自控能力达到一个新的境界。而灵子潜动术——灵力锻炼的练功法，基本上是按照"动——静——动"的程序来调动人体机能的潜力的。即先采取与意气相结合的动功方法进行锻炼，接着是在意念集中、思想宁静的静功锻炼中产生潜动效应——内气潜行和外放。

灵子潜动效应的表现形式是："灵子板"实验。

灵子显动术重在控制自己的呼吸变化，提高气机的代谢功能，从气功的作用上说，倾向于开气舒脉，意神外宣；灵子潜动术是在通过一定练功规式在控制自己的呼吸吐纳的基础上，进一步控制自己的气脉运行和调节体能的蓄（指掌蓄注意呼吸均匀，思想随自然呼吸，呼吸等量，待呼吸均匀后，即可采用上述呼吸漏气法。注意，在行"呼气时的漏气法"反呼为吸之后，要再把气呼尽，然后再续行下一个吸气。经过反复练习，就会感到丹田充实有力，腹力益宏而胸益柔缓。

姿势、意念、呼吸三者密不可分。姿势有助于意念集中，调匀呼吸；意念集中，身体才能松沉，呼吸才匀畅；呼吸的柔缓又有助于意念集中和身体的放松。

练习安排：

每日早晚各练功1次，一般每1个月每次练12个呼吸（一呼一吸为一个呼吸），练习基本功呼吸法。第2个月每次练习24个呼吸，在第1个月的练功基础上，当感到丹田充实有力就开始提高功呼吸法的练习。第3个月练36个呼吸。3个月后再练功，时间长短不拘，一般控制在半小时以内即可。

灵动效应：

灵子术的灵动效应分为潜动与显动两种。潜动时手上发出的气可使百板走动，并用于发气治疗。显动则是身体自发动，这种显动出现的迟早取决于各人的禀性静躁刚柔以及呼吸练习程度的深浅，尤以与意念集中程度有关。一般当丹田气满，气机调畅，身体便自然地动摇起来，动摆的姿态，因人而异。但也有丝毫不动的，不必去追求动。不动，同样能达到养生保健效果。

收功按摩：

想着我要收功，右手大拇指放在左手无名指的指根部，左手五指握住右手大拇指，右手其余四指在左拳面，放在与丹田对应的前方。意念："手抱金钢印，炼成金钢不坏力发（指掌发气），从气功的作用上说，倾向于意神内守，布气发劲。两者是相辅相成，相济相促的。"

可见，灵子潜动术的灵子锻炼法，其特点是动力同静功结合，内功与外功兼练的。先贤说："静以养神，动以练形，能动能静，可以长生"。说明灵力锻炼也可作为一个独立功法，自家修养，自我锻炼，具有增强体质，防病治病的特殊效果和医疗作用。

2. 外功灵力锻炼法

第一式——就地取宝

①两足分开同肩宽，平行站立，略内扣，膝微屈，两手从体侧拢至小腹脐下丹田处，右手心覆于左手背，内外劳宫相对，口微闭，目平视，摒除杂念，呼吸匀整，意识专注。

②两手重叠翻掌，手心向上，虎口相对，如捧珠宝，郑重地徐徐提起，经胸前两掌内旋，两肘横向分开，扩胸。

③上动不停，两手在面前向外翻掌举至头前上方，掌心向上，目视虎口，同时挺起腰膝，引身拔体，但足趾抓地不动作反向用力。

④接上势两手分开手心向外，十指向上，臂略屈，肘尖略向后，沉肩挺胸，从体侧缓缓划弧下落两膝随着向下弯曲，臀部下坐，目向前平视，两手又重叠覆于丹田之上。重复做4遍。

要点：此式为丹田提气法。宜畅胸实腹，两手上举时吸气，两手下落屈膝坐臀时呼气。所谓"提气"是两手捧宝上提时，用逆呼吸法（以下各式呼吸法同此）把丹田中的气吸到任脉玉堂穴，同时两手上举过头，顶劲、提肛，即紧收两阴之间的会阴穴，把气提上，这时从头顶百会穴、颈后大椎穴和尾椎处长强穴之间会有气息上升的感觉。本式立正时气平，双手收合时丹田气沉壮紧；挥圆开手时气脉打开，可使三焦气机通畅，自觉周身微热，通体舒畅，头目清新。

第二式——怀中日月

①两腿屈膝半蹲成马步，目平视。

②在形成马步的同时两手向上向胸前合抱交叉，距胸前约20厘米，两掌变空拳，右拳在外，两拳心均向里，接住眼神。

③上体左转90°，右腿伸直成左弓步；同时拳变掌，分别由体侧缓缓向上挥圆，至头顶上时，左手掌迎接右手背，目视两手。

④然后反转回来，恢复马步，同时两掌由头上分开，扣指蓄劲，向体侧慢慢挥圆下落后又于胸前交叉，掌指扣成拳，右拳在内，目视两手。

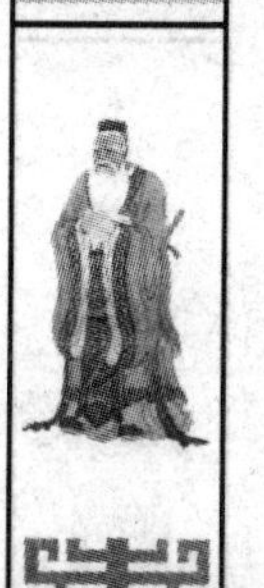

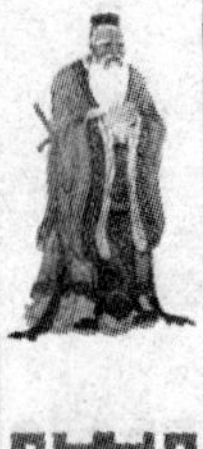

⑤上体右转 90°,动作同前,方向相反。左右各重复做 4 遍。

要点:此式大开大合,为膻中激气法。转体手上举时吸气,手下落时呼气。注意腰部松沉直竖,左右转体时以腰为轴带动上下肢动作,阴阳转换,如日月经天,是锻炼任、督、冲、带气脉的重要方法。同时借助动作的外力,冲击胸腹腔,鼓荡内气,利用挥圆扣肩,使气到肘,利用涵掌扣指,蓄力到手,周身气力也深厚沉稳。意味着从膻中玉堂把气力激发掌指梢节,贯通全身。本式有内壮腰肾,固精益气的作用。

第三式——袖里乾坤

①正身直立,松静自然。两手握拳屈肘抱于两腰侧,拳心向上,眼向前平视。

②重心左移,左腿屈膝下蹲,右腿伸直平铺成右仆步。

③右拳变掌,掌心向上,在成仆步的同时,从脐下小腹向左、向上、向右,在胸腹前划一小圆圈,至右肩前腋时,由小指领先,把掌心转向外面,手指向下,劲在腕部,成一弯钩(术语称指描太极图),顺势从右侧胸胁边缘随着右腿反臂伸出,立即变为阴掌,手指尖与足趾尖相对,同时脸渐向右转,眼看右掌。

④上动不停,上身直起,左腿伸直,右手直臂俯掌上举,在头顶由大指领先,把掌心转向内,眼看右掌。

⑤接着重心右移,右腿屈膝下蹲,左腿伸直成左仆步。

⑥在成仆步的同时,右臂屈肘从左侧胸胁边缘下落,在胸腹前划一小圆圈,右掌变拳收到右腰间,拳心向上。

⑦在右臂下落的同时,左拳变掌接着眼神,又重复做上述动作,唯方向相反。左右动作连续做 4 遍。

要点:此式大升大降,为导气外放法。两脚重心转换要虚实相间,上下起落要协调一致。两臂在体前划圆时要以腰带臂,速度缓慢均匀。两掌阴阳转换(阳掌掌心向天,阴掌掌心向地)同时动作,在体前体侧构成太极连环圈,有经天纬地,扭转乾坤之意。"手眼相随"是导气外放的重要方法。就是在指描太极圈至肩前脸下时,用同侧眼角下视同侧手掌,先肩、后肘、手,随眼神至处而放松,让气达梢节,然后大拇指曲成方形,自觉手太阴肺经上有得气感。本式有条达气机,舒肺气,长气力之作用。

第四式——混元一气

①松静站立,两脚平行,同肩或稍肩宽些,上身正直,眼向前平看,两手自然下垂。

②左手叉腰,拇指压后。同时左足向左转 45°立稳,成左外八字步。

③右臂侧伸,抱掌向上,接住眼神,以丹田为中心,在体前顺时针缓慢环转一周两脚心随左右移动。在头顶上方时,直臂上插,掌心向右,手指向上,两膝顺势挺直,眼看手掌。手臂落到两膝关节水平时,屈膝下蹲成左马步,手掌在裆前方稍停,两眼下视掌心,凝神蓄劲片刻,松肩、肘、手,让气达梢节。

④上动不停,再从右下方侧平举至与肩同高时,由小指领先,把掌心转向下,到体前逆时针缓慢转一周。两脚重心随左右移动,手掌在裆前方时稍停,两眼下视掌指,凝神蓄劲片刻,松肩、肘、手,让气达梢节。然后右掌同时外旋使掌心向上,从左臂下面向上屈肘托起,掌指向后,上身随腰轴由左向右扭转,两足不动。上动不停。右臂屈肘仰掌在头顶上方,上体微向后仰,仰首上视掌背。

⑤同时两膝挺直,右掌上托,顺势从右上方俯掌下落至与肩平,由大拇指领先,把掌心转向上,以右小指一边的掌侧沿水平线旋至右前方,眼看右掌;上动不停,屈肘向右胸前内收,手背向外,虎口向上,劲在腕部,成一弯钩,随即把手指向下成竖掌,贴拢胸腹部,缓缓下垂至腿侧。

⑥左手右脚复原,换右手右脚起势做上述动作,方向相反,左右各做 6 遍。

要点:此式为潜动运气法。上立、手臂向上时吸气,下蹲、手臂向下时呼气,太极连环是本式动作的核心。盖宇宙阴阳未判时,一气混茫,当自然界阴阳二气相搏合时，则产生清升浊降的运动。升则为阳，降则为阴，阴阳异位，两仪分焉，于是春、夏、秋、冬，四象轮旋，一年而周。人体也一小天地，脏腑经络，营卫气血也随着大自然的阴阳升降枢轴运动，而进行阴阳消长的生理活动。本式呼曰："气，象征着人与天地相参，臻其气化自然之妙"。故做太极环转动作要圆活外宜，气恬神逸，同时身体重心随着上肢顺逆环转而在两脚左右移动，虚实相同。始终以腰为轴，以臂为舵，带动肢体，气贯丹田，力达四梢，气力到手，此乃潜运内气之势。整个动作要求做到手眼腰身，与精神气力汇合为一体，一气呵成。本式循贯营卫，调畅气血，促进体内气化运动，行之日久，必能醒脑提神，活元强身。

第五式——灵子归元

①身体自然站立，两臂慢慢向前平举，掌心向下，待与肩平时，以大指领先，两手掌、腕翻滚转一圈成竖掌，掌心向内，接住眼神。

②上动不停，随两臂屈肘回撤，以小指一边的掌侧领先把掌心转向外侧，手背从身体两腋、两腰、尾骶关节方向向下伸出去，腰胯及两下肢也随之下蹲，足趾抓地，两眼向前平视。

③上动不停，两手伸出时，手臂和掌腕顺势向背后使掌、腕带动臂、肘翻滚转一圈。

④接着，两手呈弧形路线反掌抬起，回至身体前方，以上指领先，两腕关节向内旋转，成竖掌，掌心向内，接住眼神。

⑤上动不停，以两肩关节为轴心，沿弧线缓缓下落回到腰际，掌心向上随两臂屈肘上提至气户穴处，翻掌向胸前靠拢，两肘横向分开，扩胸，掌心向内，手指向下，两虎口相对，同时上身直起，两腿伸直，两脚尽量提踵。

⑥上动不停，两掌近体沿任脉向下导引至丹田成抱势，两脚同时缓缓落地立稳。静养片刻。按法重复4遍，收功。

要点：此式为灵气回转法。上身直松柔舒适，下肢要绷紧有力。提踵挺身举手时吸气，下腿下腰下手掌为呼气。式中一上一下，一南一北；一前一后，一阴一阳，两手指描太极圈，喻如两轮还丹，招摄天阳和地磁，上经劳宫、百会，下自涌泉、会阴相向引向丹田，流入体内。本式与第一式"丹田提气法"要求气息上升相反，呼吸与气脉都要配合动作导引，使气息下降。如两手下落后伸肘，要注意使臂肘微曲，则曲池穴开，气脉畅通运行。两肩也要松开下沉，使身体两侧的足少阳胆经领先下降，上肢与腰以上的肩部等气脉也随之降至两腿。两掌伸至腰部时足趾抓地，使两脚心涌泉穴自然合拢，气脉即能降至十二经的井穴。故本式具有舒筋活络，平肝潜阳，增强肠胃机能的功用。

收式时，双手收合，元气安宝，与第一式相呼应。

3. 内功灵力锻炼法

(1)坐式

正坐：坐于床上。先屈右足(左足不拘)，以脚掌贴于左脚大腿底，然后再屈左足，而置于右脚胫侧面近大腿处，脚心向上。(最好用一软棉坐垫，使臀部较高，足部较低，下腹方易入力。)头平身正，前身微向前斜降，臀部向后凸，腹向前凸，两手掌心对正相握，全身重力，安放脐下，全身放松。

动息：坐正之后，向前规定一目的物，然后由鼻吸入空气，轻轻送入丹田(脐下寸余)，稍停片刻乃微启其口，而慢慢呼出之，是为一回呼吸。如是凡二十一回。呼吸方法是：吸气时，腹略张，呼时腹略缩，但须随其自然。

静息：行完二十一回动息之后，遂闭其目。此时呼吸俱由鼻孔，气息出入宜慢、缓、细、长，一呼一吸及腹之伸缩，亦宜任其自然，不可用力。约坐20分钟后，再续行下法。静息呼吸不须计数。

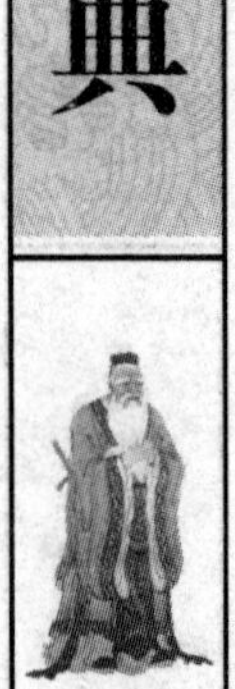

灵动:在续行静息中,觉最静时,乃慢慢举起手,上臂垂直,略离两胁,下臂作水平线,掌心向下,离大腿约5寸许,频频注念灵力充实两掌。此时诸缘摒绝,万念皆空,自觉心轻体快,恍如浮游太空,而两掌间自觉暖气一般,在掌心冲动;达到灵能强固时,能使两手自由升降及左右移动,继引两手十指相并,有如触电状。所谓“我常自在静,雷发丹气”。达到此境时,则灵能已通,给人疗病须赖于此也。

(2)立式

正立,头平身直,如基本功站式身势。两手相握,其法以右手四指,包握左手四指,而以两大拇指互交于内,指面相贴,轻轻握住,放于脐下。向前视定一目的物,全身放松。

动息:依照坐式之动息法。

静息:依照坐式之静息法。

灵动:依照坐式之灵动法。

(3)收功

功毕,先开口呵气,再略动身体,次解手部、开眼、放足,然后徐徐起立。同基本功的收功方法。

**○五脏内景功**

五脏内景功是医家秘传功法,历来不立文字,口耳相传。实践证明功效可靠。

1. 练功姿势

以坐式为主,盘坐、平坐均可。要求坐姿端正、放松。手脚的放置以舒适自然为宜。坐时要面向南方,双目轻闭,不留缝。站式练功,亦应面向南方;卧式不限方向,但最好取仰卧姿势。其余要求,均与坐式相同(图1—5)。

2. 练功方法

双目轻闭,周身放松几分钟后,意念与闭目后的神光合一,下照两肾(在腰两侧内,分左右两肾。不必用意苛求其具体形状、准确位置与解剖实体相吻合。在练其他脏时,应遵循此原则),意想两肾充满黑如墨汁的水。意念保持几分钟,待其景象明朗后(景象明朗程度因人因功夫深浅而异,不能人为地拘执追求,要听其自然),再用意将左右两肾的黑水汇合于后腰命门处。由命门处将黑水导入右胁内的肝脏中,意想肝脏被黑水从外向内浸泡,滋润透彻。当黑水润透肝脏之后,意视浸泡在肝脏内外的黑水,由黑色变为青色,好像大河中清水的颜色,此景保持几分钟,再用意将肝脏内外的青水,引入左胸腔内的心脏中(注意右位心脏的人,要引入右胸腔内的心脏中)。意想青水进入心脏后,先变成红色的气体,再由红气变成红光。红光弥漫、充斥于周身,并且照亮周身。此景保持几分钟,再将周身的红光收回到心脏中,然后用意想红光由心脏进入中脘穴内的深部,变成一团如自己的巴掌大小的金黄色圆型光芒。此景保持几分钟后,意想黄光上行,进入胸腔内的肺脏,化成白色气体(白气如雾,或如水蒸汽均可),散于肺中。此景保持几分钟后,意想肺中的白气,化作甘露(甘露状如荷叶上的露珠,有晶莹、洁净的特征),汇合于膻中穴,再从膻中穴直下入命门。在命门处,甘露分成2份,各自进入一侧的肾脏之中,化作黑水。

3. 收功方法

慢慢睁开双眼,松静站立。双手从头顶开始,轻轻拍打。要从头到脚,将周身拍打的面面俱到,无遗漏处。如此拍打10遍左右,即告结束(图6~11)。

4. 练功时间

用于专门治病时,要保证每日练6次。

用于保健或辅助其他功法以调理五脏机能,强健身心者,每日练3次。

如做短时练功以求积精累气者,只需按法用意念默想内视五脏内景,每一脏只默想瞬间即可(但顺序不能变)。另外短时练功不必做收功拍打,每日不计练功次数,以多练为佳。每次亦不计练功时间(练上 3 ~5 分钟,同样能收到一定的功效),对练功姿势及方向,也不做具体的要求。

5. 适应范围

凡是神志清醒、精神正常的各种慢性病患者,均适宜于练习。

6. 注意事项

本功勿与其他功法同时练或掺杂练。但可以错开时间练习其他功法。

本功无禁忌症和副作用。在练功过程中,如有短暂的不适反应,多是清除病气之佳象。此时更应认真练功,以促使疾病早日痊愈。

本功在饥饱劳累等情况下,但练无妨。届时若做短时练功,于身于心尤有益处。

患有急性病者,如外感病、肠炎等;传染病如肺结核、肝炎等,在用其他医疗手段治疗的同时,练习本功可增强机体的抵抗力,提高疗效,促进痊愈。

7. 功理简介

五脏内景功,主要是通过意念的返观内照,来达到增强脏腑机能,畅通周身经络,纠正阴阳偏亢,调整气血平衡,补虚泻实,以及激发人体潜能的目的。

本功法运用五行相生的原理,即水(肾)生木(肝),木生火(心),火生土(脾胃),土生金(肺),金生水(肾)的运化过程,来调动、激发出人身固有的生机与活力。所以能强化脏腑经络、皮、肉、脉、筋、骨、髓的机能,产生“扶正、祛邪”的功效。

本功一方面强调了五脏的整体性,另一方面在强调整体性的同时,并不否认其“个性”的重要性。故可根据自己的身体情况,加强对“弱点”脏腑的强化训练(指适当延长对该脏腑的训练时间),有针对性地纠正脏腑间的偏亢偏衰。故本功既能防病治病,又具有轻身延年及增长功匀之效能。

**○五脏外景功**

五脏外景功是在练习五脏内景功的基础上,进一步深化的功法。所以必须在练五脏内景功满 100 天以后,才能加练本功。否则,将发挥不出应有的功效。

1. 练功姿势

坐式为主,亦可用站式,面向南方。除本功不能用卧式练习外,其余均与五脏内景功相同。

2. 练功方法

轻闭双目,放松入静几分钟后,意想身后的北方是一片无边无际的汪洋大海。海水的颜色深黑,海水与后背似乎融合在一起。将其景象想象明朗之后(约需几分钟即可。下同),接着想身体左侧(东方)是一片无边无际、十分茂密的森林。森林与身体左侧似乎融合(森林的树种,以松柏为首选。但可以经常变换种类,如杨、柳树及青草花卉等。经常穿插变换想象,能提高功效)。景象明朗之后,再想身前(南方)为无边无际的“火焰山”,只有烈火燃烧,并无烟雾可见(要注意此点)。景象明朗之后,接着想自身化为一座“黄土冈”。“黄土冈”应具备黄色鲜明、土质细腻的特点。从此时起,要忘掉自身。意念中,要以“黄土冈”取代自身。景象明朗之后,接想“黄土冈”的右侧(西方),遍地白金,白光闪亮(不求具体形状特征,只有“白金”的意识即可)。景象明朗后,将上述五种景象及各自的方位做同时并存的想象。其要领是:进入“忘掉自身‘五景’并存”的气功状态中。此状态保持的时间,根据情况自行掌握。须知,此状态对于功能的显现,潜能的激发,具有重要作用,故以多练为佳。

3. 收功方法

先有收功的意念,再将练功意识从“五景”中回到自身。然后睁眼,搓热双手,用掌心轻搓面部几分钟,再按下述要领操作:

患病者,用双手掌心轻轻抚在自己的病灶患处及相关的和不适的部位、穴位上,进行自我振颤按摩。据病情轻重,来决定缩短或延长振颤按摩的时间。一般慢性病

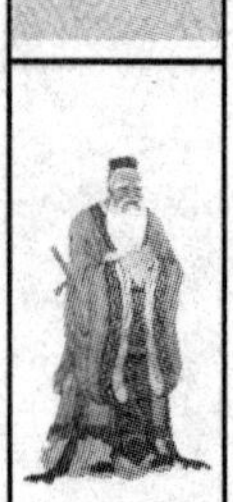

患者，每次可操作 15 ~20 分钟。每次操作，应选取两处（左、右手各按一处）主要的部位。如病位多者，可交替进行（如本次练功选甲、乙两处，则下次练功换丙、丁两处，如此交替）。此法用于自疗疾病，颇有效验（图 1）。

一般健康者和有一定气功基础、欲增功激能者，可对自身的一些重要部位，如丹田、命门、涌泉，头部的一些窍穴以及在练功后开发出来的某些敏感部位，特异功能者的功能部位，如眼、耳、腋下等处，进行自我激发。方法是：每次选一两个部位，用双手掌心（或单掌）对其做推拉开合的动作。合时手不要接触其部位的皮肤、衣服，开时距离不宜超过 60 厘米远。不要加任何意念，操作时间自己掌握。坚持久练此法，可收到增功激能之实效（图 2、3）。

按上述要求全部做完，再次搓手搓脸。继而活动双脚几分钟。方法是：活动脚趾，并以脚趾带动全脚活动，不必脱鞋做，脚腕亦不要有意运动。应突出“脚趾运动”。活动双脚之后，练功结束。

4. 练功时间

如需治病者，每日练 3 次。

激发功能者，每日可练 1 ~2 次。

短时练功者，其次数不限、时间不限、收功不做要求。

收功的两种方法，可以在短时单独练习。即不用先练五脏外景功而只做收功法。亦不做时间、次数、姿势及方向的要求。

5. 注意事项

除要注意五脏内景功“注意事项”中的几点外，还应注意：

收功的两种操作方法，不能在同一次中先后练或掺杂练。

做“自我激发”时，可用两掌心对同一个部位，也可用左、右掌心各对一个部位，进行推拉开合。

在五脏内景功已练满 100 天，加练五脏外景功以后，要注意：每次如欲两种功都练，原则上应先练五脏内景功，后练五脏外景功。在天气晴朗、寒温适度的良好气候条件下，宜练五脏外景功；在气候突变，严寒酷暑、狂风暴雨等恶劣的气候条件下，宜练五脏内景功。练功者如遇传染病流行或偶有小病在身者，选用此两种功，要注意区别其各自的特长：五脏内景功疗疾之效捷；五脏外景功防病之功著。

6. 功理简介

五脏外景功，除具备五脏内景功的强脏腑，通经络、治病保健等功效外，还能使“奇恒之府”：脑、髓、骨、脉、胆、女子胞的机能增强。故有良好的防病治病、保健强身、抗老防衰、益寿延年、激发调动人体潜能的作用。

**○采气养生功**

采气功是补气运用“意”的一种手法，它源于宋代武学中的“夺气”、“采气”法门，是当时流行于宫廷内的一种秘传功法。是一种强身健体，益寿延年的功夫。

1. 采花木之气法

(1)预备动作

稍活动手足，使身体血气畅通，双脚开立，与肩同宽，站在花木之中，排除杂念，调整呼吸，做到深长细匀，取自然呼吸法。

(2)一步功（用劳宫穴吸气）

双眼微微看身前的花木，双手斜向前伸出，两掌自然竖立，距花木一掌之远，双臂自然而微曲，集中意念，想象花木发出的“气”，随着呼吸，在吸气时缓缓从劳宫穴吸入，慢慢就会自觉有一股清新之气，像粒子般从劳宫穴钻入体内。这时应想一下被采之气，沿着手三阴经的大周天路线进入和储存于丹田之中，练至 5 分钟左右，有疾病者应意想一下身上的病气，在正气的驱赶下，在呼气时排出去。无病者不存此念，以免将正气也排去（以下二步功同）。随着练功时间的增加，必感身心舒畅，头脑清明，气力倍增。每次可练 15 分钟左右。

（3）二步功（用百会、印堂、膻中、丹田、命门吸气）

在第一步功练到能随吸随到时，就可练第二步功法。

站立姿势与第一步功相同。两手自然下垂，或与第一步功法的姿势相同，集中意念，调整呼吸，想象花木发出之气，随着自已的呼吸，在吸气时从劳宫、百会、印堂、膻中、丹田和命门等穴位缓缓吸入，灌满全身，并储存于丹田之中（排病气与第一步功相同）。效应比第一步功更强，身心更舒畅，轻松愉快。每次练功 15 分钟左右。

（4）收功

①意念：我要收功了。

②双手虎口交叉，左手在内右手在外（女相反）置于小腹前约 2 寸处，意念把气聚于丹田 2 分钟。

2. 采日、月、星、辰之气法

（1）预备

上体正直，两脚开立，比肩稍宽，内八字站立，双手下垂，周身放松，两腿微曲，舌顶上腭，两眼似闭似含，意念：悬顶勾腮，含胸虚腋，收腹提肛。

（2）吸气

两手以拇指、食指、中指、无名指和小指，以顺序向外旋转，手心向后，指尖朝下。然后两臂微曲，向前向上，逐渐抬起手，以手指指向日月星辰某个目标。意念：以意领气，丹田气上升膻中穴。

（3）呼气

两臂慢慢前推，两手张开，坐腕，手指朝上，内劳宫穴对准日月星辰某个目标。意念：以意领气，下行丹田穴。

（4）吸气

屈肘收臂，手指抓气，以意领气，使日月星辰之气，由手心劳宫穴经两臂到膻中穴。

（5）呼气

两臂前推，两手坐腕，手指向上。意念：以意领气，下沉丹田穴储存。反复练习。

（6）收功

功毕两眼睁开远看，手对手揉搓数次。调整呼吸。

3. 采大地之气

（1）预备：与采日月星辰之气预备式相同。

（2）吸气：两手以拇指、食指、中指、无名指和小指，按顺序向内旋转，手心向前向上捧地气，由脚心涌泉穴经两大腿于膻中穴，手心向上。

（3）呼气：两手反腕，手心向下两臂慢慢下垂；意念外导内行，将气向下行到丹田穴储存。一吸一呼为一次，反复练习。

（4）收功：两手向体前捧气，然后右手掌搭在左手背上，重叠于丹田穴上，自然调整 3 个呼吸。

4. 采溪湖之气

晨起万物俱静，溪旁湖畔，环境幽静，空气清新，是采气练功的佳境。方法如下：

（1）预备：面对小溪或湖泊，两脚开立，两腿微曲，两臂下垂，脚大拇指伏地，周身放松，两眼似闭似合，舌顶上腭，思想集中，意念丹田。

（2）吸气：抬头，上体后仰，胸部和两臂尽量张开，意念眼向水中内视。以意领气，引溪湖之气自丹田沿会阴穴、尾闾穴、命门穴、大椎穴、玉枕穴上至百会穴，气充达脑海，小腹逐渐内收。

(3)呼气:低头上体向下弯腰45度,两臂向丹田贯气。意念:以意领气经神庭穴、鹊桥穴、膻中穴,气沉丹田,小腹隆起,俗称“仙气沉丹田”。如此仰俯交替反复练习。

(4)收功:右手掌搭在左手背上(男左女右),内劳宫穴对准丹田穴,相距3寸,停3个呼吸,慢慢收功。

5. 室内采气法

(1)预备:在室内采取站、坐、卧均可。以坐式为例,上体正直坐在椅子上,百会穴和会阴穴成一垂直线,舌顶上腭,眼睛微闭,周身放松,两手平放在膝盖上。

(2)吸气:拔顶提肛,收缩二阴和小腹,以意领气,暗示室外之气随着自己的吸气动作,从头顶外(百会穴)下行膻中穴。

(3)呼气:放松二阴,周身放松,以意领气,气从膻中下沉丹田穴,不做暗示和意守,一吸一呼反复练习。

(4)收功:两手重叠,右手搭在左手背上,以左劳宫穴按压在肚脐上,顺逆时针方向各揉32次,然后双手搓热收功。

筑基采气五字要领:远、连、柔、均、乐。

(1)远:所谓远,指距离远而不近,意念:暗示思维到天边、太空、地心。

(2)连:所谓连,指动作连而不断,意念连贯不丢。

(3)柔:以谓柔,指动作不僵,僵不易出动,适度为宜。

(4)均:所谓均,指速度均匀,不急不慢。

(5)乐:所谓乐,指情志,乐而不忧,排除杂念。怎样达到上述要领呢?有四点须牢记:

①用意不用力。②松静自然。③坚持实践。④做到三全(精、气、神)

筑基采气的特点:

(1)意与气合:以意领气,就是畅通人体与自然界里混合气的结合。

(2)柔气与聚气合,采气时意念头顶青天,脚踩大地,人体和大自然融为一体,把天气、地气和身体里的混元气在丹田穴聚合。

(3)强调时间,卯时(5—7点)为最佳时间。

总之,筑基采气阶段是借外气助内气,后天养先天,先天生后天,使内气饱满,浑身气血运行旺盛,内脏功能得到加强,从而达到健身、健美、治病、养生、延年益寿的目的。

**○铜钟功**

此功站桩为铜钟形,看似简单,一旦得气,令人有不胜鼓荡之感,可见其效力。据验证,治疗慢性肝炎、神经衰弱、胃溃疡、胃下垂、关节炎、高血压、心脏病等证,疗效较好。

“铜钟功”,是中国气功流派的一种。它是保健及运动员锻炼的一种方式。因为这种气功是站式,上虚下实,步稳身固,形似铜种,故名铜钟功。

练功方法:头部及躯干正直,两膝自然伸直成微曲,两脚分开成微八字形,如肩宽,平踏,重心落在脚掌和脚跟之间,两眼平视,口自然闭合,脸微带笑容,下颌微内含,舌尖轻贴上腭或平放,两手自然下垂;静默片刻后,两手徐徐向两侧分开,与身体成30—45度角,掌心向下,稍向后方,手掌略成弧形。上述姿势摆好后,令头颈、肩、肘、腕、指、背、腰、髋、膝、踝、趾各关节顺序放松,心身安静、自然、轻松,意守丹田(肚脐内)。初练功时,可采用自然呼吸法,并逐渐转入腹式呼吸。吸气不要过足,呼气不要太粗,以耳不闻声为度,每次练20~30分钟,逐渐增加到1小时。练功时可根据本人身体状况,不必勉强延长,吃力时就要收功。练功结束时,两手缓缓放下,进行阴阳手(花交手)数次,收功。也可按照“放松自发功”收功方法收功。每日2~3次。

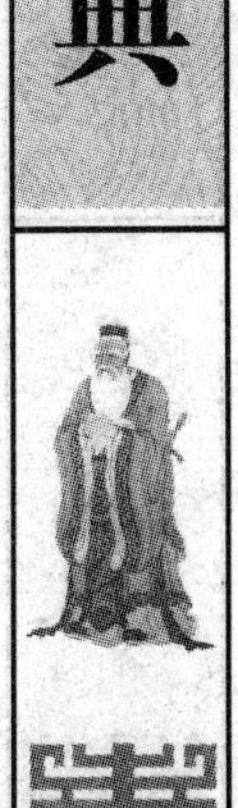

"铜钟功"有下列优点：

①简便易学，不受时间、环境、场地等条件限制；适应症广，可防治多种慢性疾病，治愈后不易复发。

②内外兼顾，以运用内气为主，结合形体锻炼，可收到"内练精、气、神，外练筋、骨、肌"的功效，防病治病，强身延年。

③铜钟功原是静功，后发展为"铜钟自发动功"具有外静内动，内静外动，外动越强烈，内静则越好的特点。外静指体表安详静止；内动指经络气血循环，内脏活动加强；外动指上肢颤动、抖动以至拍打两腿；内静为排除杂念、思想集中。"铜钟自发动功"能增强肌肉的柔韧性和弹性，提高关节的柔韧性、灵活性和坚强性，增强运动的耐受力，并对关节炎、脊柱退行改变性肥大、骨质增生、神经衰弱等慢性疾病有明显的治疗效果。

练功应注意下列要点：

①患病练功者要树立战胜疾病的信心，勤学苦练，坚持不懈，并根据其主要病症来选择练功姿势、意守、呼吸，进行辨证施治。

②练功选择整洁、安静、空气新鲜的地方，应避免风口，以防受凉，雷电交加时应停止练功。

③练功期间，生活要有规律，应适当节制性生活，增加营养；不要在饥饿、饱食、狂饮、发怒情况下练功；如功后感到饥饿，应及时进食；妇女经期，可暂停数天；练功时如感头涨、头晕、头痛、恶心、出冷汗或出现昏沉状态时，应改换功法，或立即停止，休息片刻再练。

④练功中口内津液增加，应徐徐咽下，并着意缓缓地送至丹田。出现各种反常反应时应请有经验的老师指导。

### ○三田合一功

"三田"是指上、中、下三个丹田。上丹田的位置在泥丸宫（俗称脑门，也叫顶门）下 1 寸和玄关穴（两眉中间）后 1 寸的交点上，在脑内（这里把玄关穴定于两眉之间，与上面传统养生内功所定在两眼之间不同，姑存其异）。中丹田在肚脐内 1 寸，下丹田即会阴穴。

具体练法如下：

1. 练功时，意念一想到上丹田，立即转想下丹田。在意念中，三丹田贯穿在一条直线上。

2. 待下丹田有发热、发胀等得气感后，就把意念转向中丹田。这时上中下三个丹田意想为三个球。中丹田这个球要很小心才能放到上下两丹田中间，放不稳就会滑出去。

3. 三田真正合一时，就会产生一种异常舒适感，应力求保持这种舒适感，时间愈久愈好。这时要专心注意守住这种感觉，勿使有杂念干扰。

4. 做"三田合一"，不必作其他预备功，也无需收功。站桩式、卧式、坐式以至倾斜时均可做，练太极拳时亦可做。

"三田合一"功熟练后，大小周天容易贯通，容易消除疲劳（不论如何疲乏，一般作 15 分钟"三田合一"功就能恢复）。因此，"三田合一"是一种简单、易行、效佳的功法。

### ○无极式气功

无极式气功动作简单，易学易会，属于站桩式气功之一，对各种慢性病都有疗效。但是，讲究姿势，主要是站桩成三点一线，即百会穴、会阴穴、两脚涌泉穴的联线中点成一直线。

无极式气功曾作宫廷卫士的内功，后逐渐由内功演变为疗疾强身之术，经过单传口授迄今。古代多为各式武术基础内功之一。

从实践来看，此功对消化、呼吸、循环等系统病症，疗效甚为明显；对其它疾病及癌症，亦有辅助治疗作用。有不少练功者，在锻炼100天内，食量增加，睡眠良好，大便正常，精神充沛，气力增大。

1. 功法

（1）预备：放宽衣带，排除杂念，心平气和，自然站立。

（2）姿势

①两足分开，与肩同宽，两足跟同在一条横线上，前足掌可略内扣，不可成外八形，膝关节微曲。

②两手自然下垂，手指松开，中指轻轻贴在风市穴（两侧裤缝处）。肩肘要松。

③身体稍微前倾，下颌微收，头徐徐抬起，成虚灵顶劲之意。两眼平视，眼帘自然下垂，口闭，舌尖轻贴上腭。

④背要拔，忌曲。胸略内涵内收，忌挺、忌硬。腰胯要松，裆要虚要圆，臀部要微向前压。腹部不可用力，微向后收。

⑤整个身体向前倾，两足心（涌泉穴）连线中点和会阴穴、百会穴对准成一线。

（3）呼吸：开始时，先由口呼出一口气，然后用鼻自然呼吸，以柔和、细缓、均匀、深长为好，不可用力，不要听见呼吸声。

（4）思想：要清静，不可胡思乱想，要意守丹田两目内视肚脐内，但不可用力，以免精神过度紧张；又不能散漫不守，以达到微微意守，若即若离的境界。

2. 注意事项

（1）以涌泉连线中点、会阴、百会三点对正成一直线为无极功的要领。练功时要随时调整姿势，以达到基本要求。如三点对得不正，则影响练功效果。

（2）全身关节均须放松，切忌僵硬挺直。

（3）练功环境要安静，切勿当风站立。

（4）练功时间不限，但忌过饱过饥，每次练15分钟以上，每天累加不少于1小时。

（5）练功后，会出现酸、麻、胀、热等各种不同感觉。最后精神进入清虚境界，皆为正常现象。

（6）如练功时出现局部疼痛或旧病复发的反应，此为新生之正气与隐伏体内之病邪争斗之象，久之自然消失痊愈，绝无其他副作用。

3. 结语

无极为太极之始。练好无极功，可为练其他气功，打下基础，即可培养先天浩然之气，又有改善体质、却病延年之功效。功成之后，热气自丹田向命门推动，循环周身，全身温暖舒适。

**○提肾功**

男女老少都能练，古今中外健身丹，
没有清规和戒律，没有弊病不出偏。

1. 练功方法

端坐凳子上，双脚踏地，脚宽同肩，双手放大腿上，掌心向上向下均可。坐时注意不坐满凳，坐在凳边。练习数日，待熟练后，即可不拘形式，随时随地练。

思想集中于下部（即会阴部的二阴）。随着呼吸，下部一提一放，一紧一松，如忍小便状。

呼吸采取逆式呼吸法，即呼气时，腹部放松自然突出，吸气时腹部微收，同时略用些力将下部上提。这样，随着呼吸，一松一紧，反复进行。熟练后，即可不管呼吸，随时可放提、松紧，甚至和别人谈话时也可将下部一放一提，一松一紧，但放提、松紧的次数不能多。

所谓下部，男女不同。在男性系指睾丸、精索、阴茎、肛门括约肌等；在女性系指大小阴唇、阴道、阴蒂、肛门括约肌等。

采用此法治病，每日几次不限，随时随地能练则练，但每次只宜提缩十几次。最多不能超过 20 次。练过 1 次后，必须过一段时间再练。

2. 练提肾功的注意事项

①每次提缩不能超过 20 下，否则会引起脑顶紧张不适；

②有高血压病史的人每次提缩次数要减少，否则可能引起血压升高，头晕脑胀；

③有失眠症者晚上不要练，以免引起失眠。

3. 提肾功的适应症

提肾功适应于膀胱炎、肾结核、血尿、前列腺炎、遗精、早泄、肾结石、功能性子宫出血、胃肠炎、腰脊椎肥大性关节炎、再生不良性贫血、神经衰弱等。

提肾功除对泌尿系统和生殖系统病症能取得一定疗效外，对全身性其他慢性病也有一定治疗作用。

**○龙游龟缩功**

龙游龟缩功是我国道家华山派中流传的养生长寿术之一部分。具体可分龙游功、龟缩功两套。此功动作生动形象，简便易学，做龙游功时，臂、肩、腰、臀、膝、踝诸部位要有节奏、有规律地运动，促使腰肌柔韧灵活、形体健美，可防治脊椎骨质增生，妇女练习此功可避免腰腹肥胖、骨盆松弛。龟缩功对消除臀、腰、腹、背、颈等部位皮下脂肪堆积有显著作用，做功时缩肩伸颈，形如龟状，可加强头、颈部的运动，调节大脑皮层和中枢神经系统的功能、使头脑清醒，记忆力增强。

1. 龙游龟缩功的练法

（2）龙游功

①预备式——两脚分开，与肩同宽，身体重心在脚掌，微屈膝，全身放松，嘴自然张开，两臂自然下垂，做两肩交替向后绕环动作。每肩可做 64 次。②练功——两脚并拢，两膝内侧紧贴，收下颏，两手五指并拢于体侧。起势时，上臂夹紧，前臂上抬屈肘，双手合十于胸前。双手伸向左侧，右手在上，左手在下，右肘抬起，头、上身向左侧倾，臀右摆。双手从左向右经脸前划半圆至胸前，左手在上，右手在下，手移动时，臀部由右向左摆动（图 1），再从左回摆至正中，并屈膝、屈髋，使身体重心下降，这时两臂完成第一个向右画的半圆动作。接着，双手向左侧画半圆至胸前正中，继续屈膝屈髋，使身体重心继续下降，完成第二个向下画的半圆。再向右侧画半圆至胸前正中位置，左手在上，右手在下。同时，臀部向左侧摆，再摆至正中，这时，身体重心已降至半蹲的位置，完成向下画 3 个半圆后，再做由下至上画 3 个半圆，动作如上，只是身体重心随着画半圆逐渐上升，在完成画第 3 个半圆时，身体直立（图 2）。两手转动成右手在上，左手在下，向左上方伸出，两脚跟抬起，臀部夹紧。双手从左向中经脸前缓慢而下至腹部两侧收功。

（2）龟缩功

①预备式——两脚分开，与肩同宽，腿微屈，两手自然下垂，腰腹放松。②练功——起势时，两臂向前抬平，两肘微屈，左手向外、向下画半圆至小腹处，手心向上；右手向右上方画弧至胸前，手心向下。两手成抱球状，同时，身体重心移至右腿，左腿成虚步（左脚掌着地），身体微向左转，左腿向左侧迈半步成弓箭步，右腿后蹬伸直，脚不离地，同时，左臂向左上方抬起，手与头平，屈腕，手指成水平；右臂向右下方按下，拇指触在胯部（图 3）。右臂内旋，手指向下，左肩由上向后、下、前环绕，带动左臂，左手向上、后、下前画圆一周后屈臂于左胸前，与此同时，右肩带动右臂画半圆屈臂于右胸前，两手指下垂，上身后仰、收腹、弓腰、缩颈，形如龟缩（图 4）。在划臂的过

程中，身体随之左转，然后再向右转恢复原位，向后转肩、落肩。两手向上、前、下、后划大圆，后由推势变成扒势，身体随之后仰再向前弯曲 90°，两臂下垂于左脚前，手心向里（图 5、图 6）。重复以上动作 1 次。然后，继续向后转肩、落肩，两臂外旋，双肘弯曲，手心向里，两手向下、前、上、后画大圆，两手由托势变推势（图 7、图 8），身体随之由弯曲变直立。再重复 1 次动作。继续向后转肩、落肩，身体并向右转，两臂成抱球状，身体重心移至左腿，右腿虚步，开始右侧的动作，动作同左侧，方向相反。动作完毕，重复 4 遍。身体向左转体，自然收势。

2. 注意事项

做龙游功时，腿髋随手画圆，上下屈伸，臀部移动须掌握重心的高低。中老年朋友在初练时，腰部摆动可小，逐步加大幅度。此外，做龟缩功画圆收臂时，颈、胸、腹成 S 形，方为功力到家。

○周天功

周天功是道教的主要练功方法。周天功分为小周天、大周天两种。小周天是指内气贯通任、督二脉，透达三关；大周天是说内气贯通奇经八脉，周流全身这两种功法总称为内状。

周天，是道家练功时借用的古代天文学的术语而得。古代天文学家认为宇宙天体如一个球形物体笼罩大地，而人类所在的大地位于这个球的中心，由大气托起，在大地的周围布列着日月星辰。在笼罩大地的球面上将日运行的轨迹定为黄道，在它的两侧约 8°的范围中所形成的带称做黄道带。日月星辰就分布在这个黄道带中。其中东、南、西、北四个方位上分别布列着二十八个恒星系，称做二十八星宿。每方各布列七个星宿。各方布列的七个星宿之间的距离和位置各不相同。前人用假设的直线将星宿相互联结，结果四个方位上所形成的图像宛如四种不同的动物，于是产生了东方青龙、南方朱雀、西方白虎、北方玄武等名称。

因为地球的公转和自转的关系，人们从地球上的某一点观测宇宙星际太空时，就会发现日月星辰在一定的轨道上运转，经过一定的时间后，这些日月星辰又返回到了原来位置，好像循环一周一样。这样的循环，古代天文学家称之为一个周天。另外对太阳的升起、降落的循环也称为周天。因此《天仙正理》：“小周天云者，言取象于子、丑、寅、卯等十二时，如周一日之天地也”。

练功时出现真气自督脉上升到巅顶，然后，再自巅顶进入任脉，返至丹田，犹如日出，日落一般地完成了一个循环。而这个循环是顺人身前后的正中线完成的，其范围局限在任、督二脉，故称小周天。当真气沿奇经八脉，十二正经，自人体的上下，前后、左右流通循环时，其范围广泛，故称为大周天。

周天功的锻炼需要经过三个阶段，即“炼精化气”、“炼气化神”、“炼神还虚”。小周天是“炼精化气”阶段，它分成炼己、调药、产药、采药、封炉、炼药六个步骤。大周天是在小周天基础上的更高一级功法，因此本书只着重介绍小周天方法。

1. 周天功法三要素

《规中指南》指出“内丹之要有三，即玄牝、药物、火候”。

玄牝是说鼎炉，仿炼外丹术而得来。玄牝是指蕴藏真气的部位，即丹田。《金丹大要》：“内鼎者，即下丹田。在脐之下，脐后肾前”，“是神气归藏之府，方圆四寸，一名中太极”，这就是说玄牝所在的部分是脐之后，肾之前，并在脐水平线之下的方圆四寸上下处。是体中腹腔中的一个空间，既非点，也不是面。在这么大的范围中都可以设鼎，至于设在什么地方可由练功者自己体会。

药物，在《规中指南》里说：“采药者，采身中之药物也。身中之药者，神、气、精也”。这个神、气、精说的是先天就有的元神、元气、元精，并非后天形成的，称之为“内药”。因此《金丹四百字》中指出：“练精者，练元精，非淫佚所惑之精；练气者，练

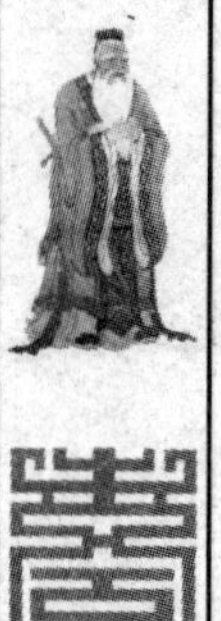

元气，非口鼻呼吸之气；练神者，练元神，非心意思虑之神”。可是先天之精、气、神虽然得之于父母，但在其生长的过程里必须随时依靠后天之精、气、神的不断补充和滋养，才能生生不息，否则早已消耗殆尽，因此所谓的练先天之精、气、神者，无不自后天之精、气、神入手。

火候：说的是意念对呼吸控制的程度。《规中指南》：“神是火，气为药”，“火候口诀之要，尤当于真息中求之”，《真诠》：“火候全在念头之上著力”，指的就是意念和呼吸的关系。

火候分为武火、文火两种。《修道全指》里说：“盖武火者，即呼吸之气急、重、吹、逼，采取烹炼也；而文火者，即呼吸之气轻、微、导、引、淋浴温养也。”丹书中还把武火叫做阳息，文火称为阴消。这是说除了急、重、吹、逼的强烈呼吸好像油锅烹炼为武火，轻、微、导、引的柔和呼吸好似在温水中洗浴为文火外，在子、丑、寅、卯、辰、巳六阳时练功也称武火，在午、未、申、酉、戌、亥六阴时练功亦叫文火。前者是依呼吸的急慢，后者是按时间的早晚划分的文火和武火的不同。武火多用在练功过程中的前半段，文火多用在练功的后半段。但是应据情而定取文武兼用才好。

2. 小周天功夫法

姿势：练周天功可以取坐、立式，古代练功大多取盘坐式。

步骤：

炼己：就是对练功者意念、姿势的锻炼。它要求练功者摆正姿势，排除杂念，形神安静，注意力集中，舌舐上腭，轻闭口唇。这个步骤要求练一定的时间之后再进入第二步。

调药：在练功者对上述步骤适应后，开始调动体中的“内药”。调药时先调元神，就是在排除杂念、形神安静的基础上，把元神纳入玄牝之中，让一念归丹田，凝神入气穴。再调元气，即调整呼吸，让自然呼吸逐渐转入深、长、沉、细、匀的地步，使呼吸短促的调整为深长，尔后，将这种深、长、沉、细、匀的后天之气渐渐纳入丹田，和先天之气相接。先天之气是先天之精在命门火的煎炼下形成的。总之，调药就是将神（意念）、气（后天呼吸之气）均纳入丹田（玄牝、鼎炉）之中的过程。

产药：就是丹田气形成。由于神返丹田，身中内气纳归丹田，整体的气全趋于向里之势，因此散溢于外的气，亦随之趋于内而返归丹田。当练功达到静极之时，在恍惚杳冥之中，出现丹田有气将动的感觉。这种感觉宛如练外丹时，各种药物经过烹炼之后融化成新的药物一般，所以称此时的感觉为“产药”，即产生了与呼吸之气、先天之气不同的“气”的意思。这种有气将动的感觉并不是在意念支配下的“动”，而是“非觉而动，是动而觉”。

采药：是说在“药”产生之后，继续增加新药，以促成“药”炼得精、纯之意。在丹田有气将动之时，运用撮提谷道、舌舐上腭，目闭上视、鼻吸莫呼四字诀法（撮、抵、闭、吸）以武火的强烈意念与控制呼吸的方法，全力锻炼，增强火势。

封炉：即继续使用撮、抵、闭、吸四字诀让谷道封固不泄（提肛），舌舐上腭、鼻吸莫呼，让气不上泄，犹如焖火封炉一样专致力于炼已动之气。即进一步“产药”。

炼药：通过以上几个步骤炼出的“药”必须有一定的功能和特性，这个功能与特性的产生还必须经过一番锻炼，这正是第六步的目的。这一步对“药”的锻炼方法是用意念引动已成之丹田气下入会阴，并由会阴过尾闾，到命门穴，夹脊上行直达泥丸，再自泥丸前经绛宫，复归气穴（丹田），让任、督二脉相通。

为什么要让任、督相通？古人认为人在胚胎期是通过脐与母体相连，并摄取营养。摄取的营养通过任、督二脉及奇经八脉周流周身。出生之后，任、督二脉不再接通，生命活动不像胚胎期一样。为达益寿延年的目的，必须接通督、任二脉，所以周天功法致力于此。督、任二脉一通则小周天功既成。



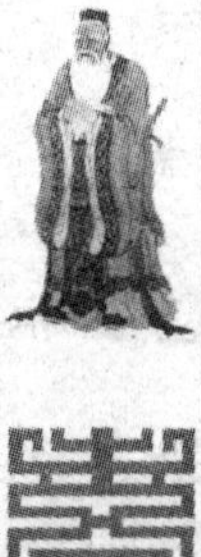

呼吸：

小周天功的呼吸分成以下几个阶段：炼己、调药、产药的初期，呼吸轻微细匀长，称之为起火；产药的后期，采药、封炉，呼吸急重，加强吸气，为进阳火；炼药达至气升督脉时，亦用强吸的武火；气过泥丸下降任脉时，用轻微的呼吸，改用文火。强吸为阳息，轻呼吸为阴符。气过督脉三关，任脉三田（尾闾关、夹脊关、玉枕关；上丹田、中丹田、下丹田）后，改成吸—停—呼—吸—停—呼的方式进行，方可出现吸时气升至头顶，呼时气由头顶下降至小腹。

通督任二脉分为意通和气通二种。所为意通是指用意念诱导气血运行而使督任相通。所谓气通督任，不是有意识或用意念诱导气血运行，而是练功勤奋，无欲无念，静候阳生不息，精气自然日积月累。等丹田之气充足后，一股暖流勃然而动，由会阴转尾闾；过夹脊，不用意念可冲开督脉，直上玉枕至昆仑，转而下通任脉，缓慢下降丹田。

意通督任所需时间不长，约三个月左右即可，而气通督任没有三年五载的苦练，没有强壮的体魄，没有坚韧不拔的意志，是不易达到的。

对于大周天的功法问题，张天戈氏认为大周天要练8～9年才可以，多数人无法练成，不应广泛宣传。

饮食调膳：

周天功的锻炼，必须注重饮食的调膳，加强营养的调摄。“练功不调膳，等于瞎胡练”。对于这个问题有专门论述，此处不说。

注意事项：

周天功的适应症非常广泛，但有癔病、精神分裂症与较重的神经官能症患者慎练此功，可改用其他功法。

周天功是道家气功的主要功法，在道家的功法书中含有很多隐语，练时不易理解和掌握。后人经过不断的实践，有所体会，并将其功法加以发展。近人李少波所写的《真气运行法》一书，正是对周天功的发挥。

**○站桩功**

1. 站桩功

站桩，为武术界用以锻炼腰腿的基本功，各家拳术全有自己的站桩功法。

站桩功大多数出于技击的目的，而用于医疗养生则是近几年被发现和发掘的。

站桩功是天津武术名家王芗斋总结并三次著文介绍的功法。他的学生秘静克和王群也分别在《中华气功》上撰文探讨这套功法。

王芗斋的站桩是依据“意拳”（又名大成拳）的基本功演变而来，分成养生站桩功与技击站桩功两种。本书只介绍养生站桩功。

预备式

头正体松，自然呼吸，周身松静。

双足分开和肩同宽，足尖向前平行放置，膝微曲，胯回收，臀略后坐。上肢分为八种姿势：①举式：双手拇指相对，掌心朝上，高举过头，肘微曲，臂竖起。②按式：手指向前，掌心向下，和脐平，臂下垂，肘微曲。③捧式：四指相对，置于脐的左右，掌心向上，两臂如环。④推式：两臂朝前平举，肘微曲，拇指相对，掌心朝前。⑤抱式：手心距胸一尺左右；高与肩齐，肘微曲略下，双臂抬起。

⑥划式：双臂左右分开约三十度角（与胁肋所形成的角），手心向前。

⑦提式：两臂下垂，肘微曲外撑，掌心朝里如提重物。

⑧结束式：掌心向后，置腰际，肘朝前合，肩松，腿膝缓慢直起，片刻，两臂还原体侧，收式。

呼吸法取自然呼吸。

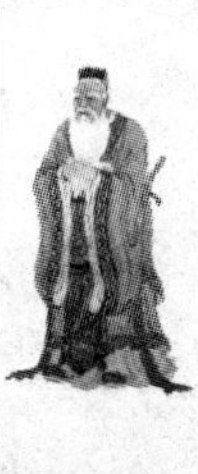

意念只要求大脑安静，气沉丹田。

站桩功虽然姿势非常多，但并非逐一练习，可因地制宜，挑选其中的一二个姿势。按王芗斋的说法怎么舒适就怎么站。

走路、坐车全可以练。

练功的时间可由 3～5 分钟，逐渐增加到 20～30 分钟。每天练 1～2 次，灵活掌握。

2. 无极站桩功

无极站桩功分成三步功法：

第一步功法：

姿势：

双脚平行站立，和肩同宽。两足涌泉的联线的中点，和“会阴”“百会”相对成一线，重心平均放置于两足掌，足跟微微离地。两膝微曲，膝盖不要超过足尖。松腰解胯。含胸拔背。头正直。

动作：

双眼平视，心净目洁，意想两腋下有气，腋下的气把双臂向体侧轻轻地抬起。当两臂与肩平齐时，意想气贯双肘，并自肘贯于腕。由腕部的气将双掌转为仰掌，意想掌心的劳宫穴。两臂缓慢上举至头顶，意想掌心的气灌至百会穴。由百会沿中脉下行，双手外导，气自内行。当双手经过头颈时闭目，舌舐上腭。经颈、膻中、中脘到丹田。然后，双手还原于体侧。

再次意想腋下有气，气把双臂抬起，重复上一次的动作。连续三次。

当第三遍时，两手落至丹田后，双手向外 45°方向推出，至极点后，翻腕转掌，让掌心相对。意想掌心有气相互吸引，并向脐部会。

当双掌与脐相平时，虎口相对，慢慢向丹田挤按，同时提肛。

当两手抵于丹田时，男左手内劳宫按于丹田处，右手内劳宫对正左手外劳宫（女反之）。

取三线放松法调整体形姿势，并松弛肌肉筋骨。

意念转向两眉中间，意想神光向脑内移视，至泥丸处，顺中脉逐渐内视膻中、中脘、丹田，并意守丹田。

调整呼吸，使之深沉细匀。以数息法协助入静。

反映及感触：

练功开始，小腿后部肌肉酸胀麻木疼痛，功时渐久，酸胀等渐渐上移至大腿，并开始有小而频率快的肌肉颤动。足心涌泉穴逐渐形成气丘（如铜钱大的气丘），气丘不断地向上发出气的冲动，当气到腰胯时，开始出现浑身的颤动。这个颤动是以膝关节为中心，宛如弹簧一般。

颤动的频率和振幅分为以下几种：频率快而振幅小；频率慢而振幅大；频率适中而双手拍打丹田。这三种颤动现象交替出现，并无一定的次序。

当颤动到全身轻松、汗出涔涔、欲飘然上升之际，双手及意念开始准备做第二步功法。

第二步功法：

意念渐渐由丹田转向两手劳宫，意守片刻，颤动即可逐渐停止。

颤动停止后，将双臂轻轻抬起，当与肩平时，深吸气。边吸气边将双臂上举。到头时，呼气，边呼气边将两手四指相对，经面前下按至丹田。如此重复三遍。

当第三遍落到丹田时，双手再次外推，如第一步功法置于丹田。

数息九息。气向左运于髋关节，并由髋关节沿足大腿前侧的足阳明经下行至外膝眼，再自外膝眼下行沿胫骨嵴外侧下至足背的解溪穴，再由解溪下行到足大趾。

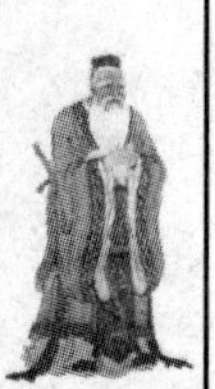

意守 1 分钟。

运气自足大趾注入涌泉穴。由涌泉斜向内至足跟，经内踝后顺小腿内侧后缘的足少阴经上行过膝上大腿内侧后缘，经阴部回丹田。

在丹田中绕圆圈五周，再移行到右腿，路线和左腿相同。气回丹田再绕五周。左、右腿各一遍作为一个循环，如此反复九个循环。

当最后一个循环完成后，气在丹田停留九息。预备做第三步功法。

这个循环，女子是始自右腿，毕于左腿。

气感：

当气顺足阳明经下行时，经脉有气胀之感。当气顺足少阴经返回时，有温热之气沿经脉上行。

第三步功法：

意念从丹田移向双手劳宫穴。两掌外展，取逆腹式呼吸法吸气，展至极点后，翻腕转掌，两掌相吸，向中间合拢，边合拢边呼气。当两掌在与脐相平的部位合拢后，朝丹田处后撤回，尔后开始第二次的逆腹式呼吸。

第三次逆腹式呼吸后，合拢的双掌后撤到丹田。由腕将双手掌转向上，指尖朝上成合十之势。

意念再次集中眉心，并顺中脉返观内视于丹田。意守丹田。

气感：

自觉丹田气下行进会阴，久练以后，可出现小周天。在小周天形成之前，常会出现前后摆动的现象，合十之手也能前后方向划圆。

收功：

合十之手下移至脐平，尔后外展，吸气，上举至头，呼气反复三次；双手放于体侧。将头上昂，睁眼上视，头复正，将口中津液分三次小口咽下，意送丹田。

本功法也可结合太极拳进行练习。和太极拳结合练习时，可在第二步功法后，开拳练拳，双眼慢慢睁开。当太极拳行拳后，再练第三步功法。

3. 白鹤凉翅站桩法

“白鹤凉翅”是太极拳的主要招式之一。乐焕之教授（上海复旦大学教授，著名气功家、太极拳家）生前极其重视“白鹤凉翅站桩”的训练。参加“白鹤凉翅站桩”的学生，无不在短期之中出现自发运动，不少练功者反映其内气运行途径及练功反映和“小周天”一致。我们也是在“白鹤凉翅站桩”过程中达到“小周天”境界的。现把白鹤凉翅站桩介绍如下：

方法：

①立正，周身放松，让心平气和。

②右足以足跟做轴，足尖向右转，使之和左足内侧成 90°角。

③屈两膝，让身体下蹲 10 ~ 20 厘米（根据功夫程度而定）。

③重心右移，让全身着力于右腿。

⑤提左足并将左足移向正前方，左足尖踮于右足跟正前方约 40 厘米左右（相当于一只半脚的长短）。

⑥两手指略微分开，拇指与小指略微后翻，中指指根略向前。

⑦右手举起，使与右耳相距一虎口，手心朝前。

⑧左手放于左胯旁，拇指靠近胯部，小指向前，比拇指稍高，左肘似直非直，呈弧形。

⑨上身稍向前倾，左胯下沉，转正身躯，重心移至右足跟，勿使上身松弛。

⑩颈顶自然放松，舌舐上腭，面部稍带微笑。

⑪双眼开始合拢，待自发运动之后，欲收功时，张开。

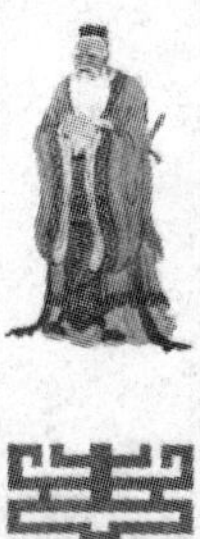

⑫练功结束后，只将左足收至原位，两手徐徐下垂，立正，静止片刻即可。

要领：

①要求周身放松，一直松到脚底。开始不易做到，有点站不稳。但站几天后，腿功增强，就能松到脚底。初学者常常借上身使劲（僵劲）来维持平衡，这样就不能做到放松，不易得到效果。

②上身略向前倾，务必让两胯“吃进”（即“内收”的意思）。

③重心必须移至正中，使着力右腿跟。

只要做到上面三点，即刻会产生自发运动，内气自然沿督脉上升，导致颈部颤动。数日后，内气自然冲过（脑户穴）玉枕关，直入囟会穴。日久后，内气自会顺督、任两脉运行。

**○内养功**

内养功经北戴河气功疗养院的刘贵珍整理后加以推广。

内养功强调默念字句和呼吸停顿、舌体起落、气沉丹田等动作与意念相结合，具有大脑静而脏腑动的特征。

（1）调姿

姿势分成仰卧式、侧卧式、坐式、壮式等。可依据病情或练功者的生活习惯自由选择。但是必须注意以下几点：

胃张力低下，蠕动力较弱，排空迟缓者，应选用右侧卧位，尤其是饭后练功者尤需注意此点。

胃粘膜脱垂者，应选用右侧卧位。因为右侧卧位常因胃粘膜重力关系而让病情加重。壮式虽属仰卧位的一种，但只适宜于练功的后期，可作为增强体力锻炼而采用之。

卧式练习数日后，在体力有些恢复时，可改成坐式。

（2）调形

调形即是让练功前和练功中在精神和形体上保持松弛状态。所谓的松弛是说；一全身肌肉放松，做到松而不懈。二意识放松，排除种种思想杂念，一心一意准备练功和注意练功。

（3）调息

内养功的呼吸法有些复杂，要求呼吸、停顿、舌动、默念四个动作相互结合。常用的呼吸法有三种。

第一种呼吸法（又称硬呼吸法）：闭口、鼻吸，用意念引气至小腹，吸后不呼，停顿后，再呼，即吸—停—呼。停顿时默念字句，先以三字起始，然后随停顿时间耐力的延长增加字数，但最多不超九个字。词意可自由挑选，但是应当是松静、美好、健康的内容。吸气时默念第一字，停顿时默念中间的字，呼气时默念最后一字。吸气时舌舐上腭，停顿时舌体不动，呼气时舌落下。

第二种呼吸法（又叫软呼吸法）：鼻呼鼻吸或口鼻并用，先吸不停，再慢慢呼出，呼后停顿。即吸—呼—停。默念字句和舌体的动作与第一种相同，只是舌体的动作是吸上呼下停不动。

第三种呼吸法：先鼻吸气一点儿即停，随吸气舌舐上腭，默念第一字，停顿时舌体不动默念第二字，再吸更多的气引入小腹，默念第三字，吸气完后不停即徐徐呼出，舌随上落下。即吸—停—吸—呼。

（4）意守

意守有三种方法。一意守丹田法：意想脐下一寸五分处的气海穴做中心组成一字球形，设在小腹中。二意守膻中法：意想两乳之间的膻中穴为中心组成一个圆形平面。三意守脚趾法：两眼微闭，意念随视线注意脚趾，想象脚趾的样子。

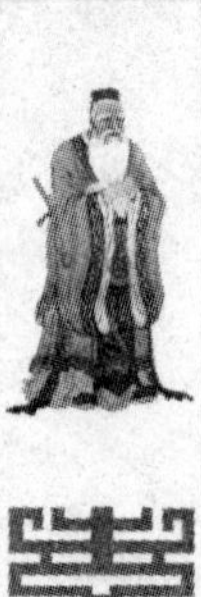

意守时以意守丹田为妥，不易出错：女性练意守丹由常出现经期延长或经量过多，应在此刻守膻中；不习惯意守丹田者可意守脚趾。但应自然，不可无意去守，也不可强守，应是似守非守。

○慧　功

慧功是传统气功禅密五步功的第五部功，是辽宁省发现、整理、推行的一种气功锻炼方法。其特征是：以气为用，重在外为我用，内外合一。功法易懂易学，气感明显，收效快，无偏差，对中老年的种种慢性病，有明显疗效，尤其是对培育智力，诱发增强人体潜在功能，更有独到之处。

起动式：

(1)三七式站立

七分力量用在脚跟，三分力量放于前脚掌，两脚外八字开立，与肩同宽，膝关节保持滑利，不僵硬。

(2)松在会阴

会阴部放松，保持好轻微的排尿感状态。自此点放松，可带动周身肌肉、关节放松，达到所谓“体酥”的轻松舒适感，并且可诱导精神放松入静。就是所谓的“会阴一放松，全身无不松”。

(3)呼吸自然

舌舐上腭，鼻吸鼻呼，做到吐惟细细，纳惟绵绵，意念不想呼吸，就是指气功术语里的“无意息”。

(4)动在脊柱

以松动脊柱为主，手指、脚趾、手腕、肘关节、腰、胯、膝关节等，全要轻缓地动。所谓“脊柱一动，周身无不动”。

(5)意念活动

集中精神，合目内视脊柱和各关节的活动。

功法分成“四动”、第一部功、第二部功、第三部功等四部分。

四动：

(1)蠕动

四肢放松，整个脊柱关节要上下左右前后一块蠕动，动作轻微缓慢。此节要求练三分钟。

(2)蛹动

意念渐渐由蠕动转入蛹动。蛹动是前后轻轻地松动脊柱，先自尾骨开始，逐渐上升到腰椎、胸椎、颈椎，再自颈椎下至胸椎、腰椎、尾骨，如此上下往复为一次，共做三次。约四分钟。

(3)摆动

意由蛹动转向摆动。摆动是脊柱左右横向摆动。运动顺序与蛹动相同，共做三次。约四分钟。

(4)扭动

脊柱从左至右，又从右至左的扭动，活动顺序及次数同前。约四分钟。

四动完后，站好三七式，浑身微微地动，双手向上举(不超过印堂穴)，捧气如球，开始做第一部功。

第一部功(松、展、放、收)：

(1)松在会阴

全身放松，意念默想“人在气中，气在人里，近在眼前，又在身中”。要发自内心的笑不停，以达至舒展五志(即忧、怒、思、喜、恐)，为“生慧”打开一条通路。

(2)展在慧中

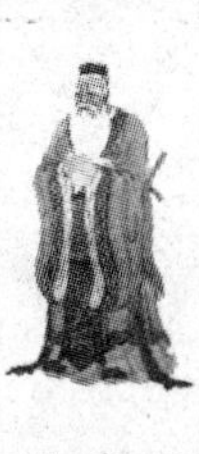

慧中也叫慧目，在两眉上方的凹陷处，用慧目展望远处，展望到无边无垠，越远越高大越好。慧目是窗目，是练功有素者从体内向体外放射某种特异物（古人称之为神光）的洞穴。所以要展望后外放。展望以后，外象丛生，尔后可达到有悟、生慧，受到功益。松会阴和展慧中是上下配合的，久而久之，任督二脉之气，自然通透。

（3）放在全身

在慧中远视和遥想外象的同时，身体躯壳也外放、扩展到无边无际的宇宙中去，达到天人合一，把身躯放至“似有似无”和“不空而空”的境界里去。按禅密宗气功说法是“真无”才是“真空真定”，这样就可以“定空久定，神通慧”。

（4）收归关元

气从这方经慧中收回关元（小腹腔内），即自远视转为内视关元。达至“神返身中气自回”，用这种先开后合的收功方法，求得气“先从内生，继而外来，外为我用”，达至“回阳不漏”。习这部功法能够得气全身。

第二部功（上冲、下贯）：

下贯，就是气贯井泉。即气顺脊柱缓缓下行，冲出会阴部，经由双足涌泉贯入地下。双目内视脚下，好像有一井泉，下望至最深处，让意念接触到地根。这叫采阴，能养血。

上冲，指的是气冲星斗。即气顺脊柱缓缓上行，冲出百会穴，朝上内视天顶，意念想天的最高处，即接触天根。这称采阳，能补气。上冲完毕，再把气从天顶经百会穴收归关元。这时耳目兼用，内听内视小腹腔内的声音与景象。

练习时，先下贯后上冲。

健康者下贯大概练四分钟，上冲大概练三分钟。

高血压患者，上冲的时间应尽量缩短；低血压患者，下贯时间应短。

总之，要依据实际情况灵活掌握，避免出偏。上冲和下贯要输流交替，上下来往，让元气充盈，方可祛病强身。

第三部功（向横）：

先练吐纳。吐即放或呼，吐自气海；纳为收或吸，纳于关元。

意想周身的气，横向地放出体外，即上下前后左右，同时横向地放射到无边无际，达至天人合一。

这部功法是让气、神（意）、天（宇宙，天地间的浩然之气）三者结在一起，达至混元一气，互相为用。最后纳归关元，就是意想气从四面八方收回来，吸入全身，纳进小腹腔内。

收功：

神返身中气自回，此时身体由微动渐渐静止下来，两手劳宫穴相对（男的左手在上，右手在下；女的相反），合抱于小腹腔（即关元的位置）处，耳目并用，内听内视小腹腔中有什么，要耐心等候，要以文火温养，直至全身完全停止活动，周身气感消失为止。

收功一定要圆满，达至勿漏勿泄，即所谓“回阳不漏”。

收功结束后，双眼睁开，利用手掌的余气，搓手擦面，再摩擦一下耳轮，练功完毕。

### ○古为今用导引术

古代导引术属于气功功法的“外功”。导引是“自摩自捏，伸手缩足”等肢体动作与按摩动作的结合，能够舒关节，调气血，起到保健、治疗和改善头痛、麻木、消化不良等病的作用。导引术有以下几法：

①洗脸面

双手掌搓热，沿面颊、鼻旁、眼眶、额头、耳轮作洗脸状，轻轻摩擦至面微红发热为度，约2分钟。能镇静安神。（图1）

②揉太阳

用大拇指或食指轻轻按揉太阳穴,每次2分钟。可减轻头痛头晕。(图2)

③揉风池

用拇指或食指按揉风池穴,每次2分钟,可以明目,治疗头痛头晕。(图3)

④摩腹部

坐或仰卧,用手掌掌面平放于腹部,绕脐周做顺、逆时针方向的按揉,可以调理胃肠,助消化,治便秘。(图4)

⑤擦腰眼

用双手掌心贴于腰椎两侧,上下摩擦至局部发热为度,约2分钟。可以强腰健肾,治疗腰痛。(图5)

⑥揉涌泉

坐位屈膝,把右足抬高,架于左膝上。用左手拇指按揉右足心涌泉穴。再换左足做,每次揉1~3分钟。能明目降压,安神,健足。(图6)

⑦叩手臂

双臂屈肘,臂向前抬起。左手握空拳,从上到下轻轻叩打右肩、上臂、前臂。换右手再做。可以减轻手臂麻木、疼痛等疲劳感。(图7)

⑧叩双腿

坐位屈膝,双手握空拳,分别叩打大腿根部,从上到下叩击到小腿及足踝部,约1~3分钟。可以消除腿部疲劳及疼痛,且有降压作用。(图8)

**○龙游龟缩功**

龙游龟缩功通过模仿动物晃动身体、伸缩头颈等动作,活动全身多个关节,能增加肢体的柔韧性和灵活性。

①龙游功

预备时两足分开站立,与肩同宽,微屈膝,全身放松,口微闭,双臂自然下垂于身体两侧。左右肩交替做向后的绕环动作,想象蛟龙出水的样子。练功时两足并拢站立,膝部靠紧,下颌微收。上臂向身体收紧,前臂屈肘上抬,双手掌合十抬于胸前。

双手相合向左上方抬起,右手在上,头身向左侧倾斜,臀部则向右侧摆。双手从左向上、向右划一个大半圆后回到胸前。当手划圆时,头身随手摆动,手到身体右侧时,臀部则向左摆,头身向右倾斜。

接着,屈膝屈髋,做半蹲动作。左手在上,右手在下,双手仍合十做从右向下、向左的划下半圆动作。头身随着双手摆动而从右向左倾斜,臀部也由左向右摆动。

做完上下两个大半圆为一组,直立身体,双手仍合十上举,膝盖夹紧上抬,臀部用力收紧,慢慢放下双手,分开手掌放于腹前收功。做3~5组后休息。

②龟缩功

预备时两足分开站立,与肩同宽,双腿微屈,两臂自然下垂,腰腹放松。练功时两臂向前抬起,手心向下,肘部弯曲,左手向外向下划弧到小腹前,翻转手心向上。右手向外向上划弧到胸前,手心向下,两手成抱球状。

左腿向左前迈出成弓步,左臂向左上方抬起,左手与头平。右臂向右下方按下到右胯部。

左手向上、后、下、前绕大圆后回到胸前。右手向后、上、前绕大圆后回到胸前。两手指向下卷曲,上身缩颈,弓腰,如龟缩头之像。

双臂向外展开,两手同时向上、后、下、前绕圈,回到胸前呈左弓步,双臂向前推出。身体继续向前倾倒,两臂下伸,双手垂于左脚前,手心相对。

双臂慢慢向上抬起,再做向前、上、后、下的绕环,回到胸前,呈向前伸姿势。两臂继续上抬,身体也随之直立起来。然后恢复到开始时的站立抱球状。只不过换成左手在上，右手在下，然后右脚向右前迈出，成右弓步，再重复以上动作按相反方向做即可。左右各做4遍，做完后，直立上身，缓缓收功。

○三盘旋转气为宗

中国八卦掌第五代传人、今年90岁的铁恩方老人介绍说，八卦掌走转健身，就是以走圈为主。“走”的式子很简单，就是顺走几圈，逆走几圈，这叫“走转”。为什么要走转，因为人的根就是人的腿，根不腐朽，不腐烂，就会一直生机勃勃。具体来说，掌握以下十条要领就可以了。

①四正四隅八步圈

怎么走呢？在地上划一个圈就是四正四隅。一定是八步吗？不一定，七步半也行，九步也行。对于一个人来说，走得恰到好处就可以了，大了松散，小了太紧凑。

②里直外扣舒膝胯

什么叫里直外扣？就是里面的脚带着膝胯直着往前走；外面的腿往里扣着、合着走。走的时候把膝提着，把胯舒展着，腿落到哪儿就到哪儿。

③平起轻落中空涵

什么叫平起，这腿脚平着抬起来，轻轻地落地。平起轻落，就是慢悠悠地和缓着往前走。“中空涵”，就是要含胸拔背，内心有容纳之意。

④凝视前方平落处

走的过程中要抬头平着看前方。眼为神之苗，神定住了，就会对视线所及的地方视而不见了。能做到视而不见，神气就不往外去了，就会宁静了。

⑤双臂环抱踏脐前

两臂环抱即双手平放于脐前，手心朝下叫踏，高度与脐平。为什么要“踏脐平”，因为“踏脐平”能与气相连通，使身体的气与外界的气更好地畅通。

⑥左转右兮右转左

左转完了还得右转。右转一段时间之后，再左转。

⑦上下与中平三盘

走的时候，肩肘腕手、膝胯踝足、头腹胸背要平稳地往前移动，这样身体里边的气机就平衡了。要在圈上溜达着走、放松着走。

⑧三盘旋转气为宗

气的运动是最根本的运动，气为宗就是身体里边自个儿去运动。

⑨周身环节需放松

就是肩肘腕、胯膝踝等连接骨头的各个关节，也就是说周身上下内外所有的环节都必须放松，哪一点不松都不行。

⑩中正安舒和定意

“正”就是心正，心里没有任何念头，连让身体练得棒棒的念头都没有。心里正，才能神安；神安后才能达到气“舒”；气舒畅，才能没有堵塞。什么叫“和”呀，内里头五脏六腑、肌肉、血脉、筋骨、皮肤谁跟谁都和平了，都融和了，谁也不干扰谁，这就叫“和”。“定”就是外边有什么声响和干扰都不动心。

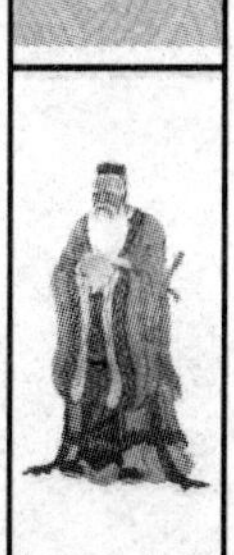

○仿猿养生保健操

猿猴属灵长类动物，聪明、活泼、好动和人类有着密切的关系。这套猿戏是按猿的动作特征编成的保健操，每天做一做，可以提高身体的灵活性。其活动量适中，很适合中老年人练习。

①双臂猿(图1)

左脚向右前方迈出，右膝顶住左腘窝处。两臂屈肘，前臂夹在一起，双手从里向外翻掌，放于面部两侧，呈张望状。

②单臂猿(图2)

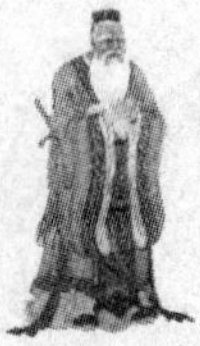

左脚向左前迈出，右腿微屈。左手斜伸于左膝上，右手横在腰侧，缓缓向前推出。

③摘果猿（图3）

右脚向右迈出，左脚并步向右。左脚尖点地，头向左上方看，上身也随之转动。双眼左右扫视。右手手指捏拢，伸向左上方，轻拉左耳向上拽。交换方向再做。

④望月猿（图4）

右脚向右跨出，左脚并步跟上，足尖点地。左臂微弯，左手横于胸前。上身向右后方倾斜。右掌在脸侧做望月式，快速眨动双眼。

⑤献果猿（图5）

左脚向左前方迈。右脚并步呈“丁”字形。双臂伸向左上方，手指捏拢，做摘果动作。右脚向右后方回跨一步，左脚跟上。双手并拢，托于胸前呈献果状。

**○通俗瑜伽十四式**

疲劳时做瑜伽能及时恢复精力。要注意的是，所有姿势要求左右平衡练习，每个瑜伽动作都可保持五六次深呼吸或是自然呼吸，但也不要勉强。瑜伽的要义就是以你力所能及的方式来进行，任何让你不自然的行为都可以杜绝。

1. 树式

模仿树的姿态。单脚站立可以加强身体的平衡感，保持挺拔体态。做稳定的深呼吸或自然呼吸。

2. 战士式

弓步，两手往两边伸展。加强心脏的机能，强化大腿、手臂、背部的肌肉张力，强化自律神经。做深呼吸。心脏病、高血压的人强度不要太大或放弃。

3. 飞行式

单腿站立，另一腿往后伸展，两手往前伸展或在身后互握。有效控制全身的肌肉，加强平衡，美化背部、臀部的线条。做自然呼吸。可根据自己的承受能力来进行。

4. 三角式

两腿分开，身体右侧弯，同时，左手臂往上伸展，眼睛往上看，右手臂放在腿部或地面。有效伸展腰部侧边的肌肉，柔化整个脊椎，有效消除腰部多余脂肪，同时加强脸部血液循环，消除背部、腰部、颈部的疲劳现象。深呼吸。然后反方向再进行练习。

5. 鸟王式

单腿站，另一腿绕住站立腿，两手合掌前伸。通过绕腿的姿势，消减腿部的脂肪，防止腿部静脉曲张的发生，同时强化消化系统功能。

6. 后仰式

身体后仰，左手放在膝盖或大腿后侧，右手伸过头部往后仰。然后反方向再进行练习。扩张肺部，美化颈部、胸部和腰部线条。

7. 箭式

身体直坐，抬起两腿并张开，双手分别握住两脚脚掌。调节平衡感，刺激肝脏，加强肝脏功能。

8. 鹭鸶鸟式

坐姿，左腿往前伸直，两手抓住左腿脚踝或小腿，尽可能伸直腿部。对矫正腿形十分有效，并锻炼腰部肌肉能力。

9. 舞蹈式

单腿站立，右手抓右脚往后伸展，左手前伸，保持姿势尽可能长时间。强化全身的关节、平衡感，并帮助美化体态。

10. 幻椅式

双腿并立，双手合十伸直于头部上方，吐气，下蹲脚跟下压，保持姿势尽量长的时间。加强后背和心脏的机能，美化小腿和脚踝的线条。

11. 直角式

身体成直角的姿势，抻拉整个背部和腿后侧的肌肉和韧带。强化脊椎神经，消除腰部疲劳现象。

12. 鹫变化式

跪坐，身体直立，双手在头部交叉互握。吸气的时候，头往上仰，同时手臂上抬。消除手臂脂肪。

13. 单手支撑伸展式

通过单手支撑地面加强手臂、手腕和肩膀的机能。加强身体平衡能力。

14. 云雀式

跪坐，坐于左脚脚跟，右脚往后伸展，两手臂往后伸展，身体往后仰。刺激腰部脊椎，调节肾脏机能，美化身体线条。

注意：每个动作都应该集中精力来做，动作要缓慢。

○瑜伽横膈膜呼吸法

瑜伽认为，人一生的呼吸量是有限度的，呼吸快而匆忙的人一定早逝。相反，呼吸缓慢犹如在品尝空气的人，可获得长寿。瑜伽推行的横膈膜呼吸练习方法具体如下：可取随意的姿势，仰卧、静坐、站立均可。双脚适度分开，双眼微闭，一手置于胸部，另一手置于腹部上方，以便感觉横膈膜以及腹肌的活动。然后以鼻腔缓慢、细长地吸气和呼气，不可出声振动或停息。逐渐加长呼吸的过程：呼气时，尽量把气吐尽，分多次吐，然后有意使腹肌向内收，并温和地收缩肺部，将气呼出。吸气吸满，使腹部恢复原状。当吸气时会发觉腹壁和肋骨下部向外推出，胸部只有些微移动。这种呼吸方法是借助横膈膜的收缩和下压形成吸气动作。每天练习 3～5 次，每次 3～5 分钟。

这种呼吸不同于浅短的呼吸，能供应身体充足的氧气，将体内的废气、浊气、二氧化碳呼出体外。横膈膜上下移动，犹如温和的按摩，能促进脏腑的血液循环，增强其机能。

○除病坐功口诀

此套功法出自明代高濂的《遵生八笺》，是古人通过调整呼吸，从而达到调理脏腑、治疗疾病的练习方法。具体动作如下：

①平坐，伸腰、脚、两臂，展手据地，口徐吐气，以鼻纳之。除胸中肺中之痛。咽气令温，闭目行也。

②端坐，伸腰，以鼻纳气闭之，自前后摇头各 30 次。除须发花白，天旋地转之疾。闭目摇之。

③将左胁侧卧，以口吐气，以鼻纳之。除积聚心下不快之征。

④端坐，伸腰，徐以鼻纳气，以右手持鼻摇目。昏若泪出者，去鼻中息。亦治耳聋，亦除伤寒头痛之疾。皆当以汗出为度。

⑤正仰卧，以口徐出气，以鼻纳之。除里急，饱食后小咽。若咽气数至十，令温为度。若气寒者，使人干呕腹痛，可用鼻纳气咽之，七至十，至百，则大填腹内，除邪气补正气也。

⑥右胁侧卧，以鼻纳气，以口小吐气数至十。两手相摩热以摩腹，令其气下出之。除两胁皮肤痛闷之疾，愈即止。

⑦端坐，伸腰，直上展两臂，仰两手掌，以鼻纳气闭之，自极七息，名曰蜀王台。除胁下积聚之疾。

⑧俯卧，去枕，竖立两足，以鼻纳气四，复以鼻出之四。若气出之极，令微气再入鼻中，勿令鼻知。除身中热及背痛之疾。

⑨端坐，伸腰，举左手仰其掌，右手同。除两臂及背痛之疾、气结积聚之病。



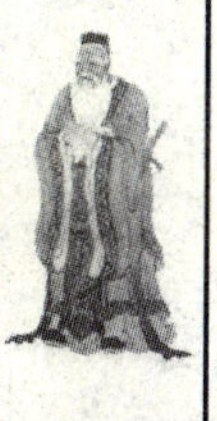

⑩端坐,以两手相叉,抱膝闭气,鼓腹二七,气满则吐,以气通畅为度。行之10年,老有少容。

⑪端坐,伸腰,左右倾侧,闭目,以鼻纳气。除头风。自极七息,止。

⑫端坐,伸腰,鼻纳气数十为度。除腹中饮食满饱。若快则止,未便者复为之。若腹中有寒气,亦为之。

⑬端坐,使两手如张弓势,满射数四。可治四肢烦闷背急。每日或时为之,佳。

⑭端坐,伸腰,举左手仰掌,以右手承右胁,以鼻纳气,自极七息。瘀血、阻气等,并皆治之。

⑮端坐,伸腰,举右手仰掌,以左手承胁,以鼻纳气,自极七息。除胃寒,食不变则愈。

⑯两手却据,仰头,自以鼻纳息,因而咽之数十。除热,身中伤死肌肉等,治之而愈。

⑰正仰卧,端展足臂,以鼻纳气,自极七息,摇目三十而止。除胸足中寒,周身痹厥(肢体麻木、发冷之症)逆嗽。

⑱仰卧,屈膝,令两膝头内向相对,手翻两足,伸腰,以鼻纳气,自极七息。除痹瘁(面色黄瘦之病)热痛,两髀(大腿)不遂。

⑲平坐,两手抱头宛转上下,名为开胁。身体昏沉不通畅者,并皆治之。

⑳蹲坐,伸右脚,两手抱左膝头,伸腰,以鼻纳气,自极七息。除难屈伸,及拜起髀中痛瘀痹等病,并皆治之。

㉑蹲坐,伸左足,两手抱右膝,伸腰,以鼻纳气,自极七息,展右足著外。除难屈伸,及拜起髀中疼。一本云:除风,并目晦耳聋。

㉒正仰卧,直两手捻揉阴部。治阴下湿,小便难倾,小腹重,不快。若腹中热,但口出气,鼻纳之数十,止。亦不须小咽之。若腹中不热者,行七息。以温气咽之十,止。

㉓俯卧,傍视两踵,伸腰,以鼻纳气,自极七息。除脚中拘急而痛,转筋及脚酸痛。

㉔蹲坐,两手抱两膝头,以鼻纳气,自极七息,除周身痹。

㉕病若在左,端坐,伸腰,向日仰头,徐以鼻纳气,因而咽之,三十而止。闭目而作。

㉖若病在右,端坐,伸腰,左视目,以鼻徐咽气而咽之数十,止。

**○自然站桩养生功**

姿势:自然站立,怎么舒服怎么站,轻松自如,双手可放在左右两侧裤或衣兜里,或重叠于小腹前,或十指交叉于小腹前或背后,也可以自然下垂双目垂帘,自然均匀呼吸。(适宜:高血压、神经衰弱等病。)

运用意识:站好后,放松全身用意识找自身的中心(重心),松空自然,使身体不向前也不向后,不偏左也不偏右。当自身中心找到时,身体会有一种微微摆动的感觉。有时会感到有一种怡然自得之舒适感,渐渐进入一种空空荡荡的境界之中,有时有肾间动气(突然觉得身体猛的一震),或忽觉眼前一片光明,一切皆空,连自己都像不存在了,此时即达到了“身心意合一”,进入“气功态”。古人云:“元神出兮便收回,神返身中气自归。”由于神不离自身,自然可收到培补元气之功效。吾师称其为“傻站”,你只要带三分傻气去练功,很快就能出功夫。

站桩20—30分钟,感到想收功时睁开眼睛搓手搓脸。

**○导引站桩功**

1. 姿势

两脚开立,与肩同宽,两膝稍屈,腰部要直,头不可前俯后仰,全身放松,安静。

2. 动作

两手心朝上，指尖相对，放在肚脐处；随吸气两手上升至心口，随呼气降至脐下，如此反复进行。

3. 呼吸

松静细慢，不可故意闭气。

4. 意念

吸气时两手上升，意想手托住胃一齐上升，呼气时两手下降，意念放松，气沉丹田。（练功时间及收功同上。）

**○因是子静坐法**

1. 调身：端正身体的姿势

坐前调身：要静坐的人，平常行住进退，必须极其安详，不可有粗暴举动，举动者粗，则气也随之而粗；心意轻浮，必定难于入静，所以，在坐前应预先把它调和。

坐时调身：或在床上，或在特别的坐凳上，须要解衣宽带，从容入坐。先安置两脚，或单盘、或双盘，亦可自然盘坐。次要安置两手，把右掌背叠在左掌上面，贴近小腹，轻放在脚上。然后，把身体左右摇动七、八次后端正其身，脊骨勿挺勿曲，头颈也要端正，令鼻与脐的垂直线相对，不低不昂，开口以吐腹中秽气，吐毕舌抵上腭，由口鼻徐徐吸入清气3次至7次，于是闭口，唇齿相着，舌仍抵上腭。再轻闭两眼，正身端坐。若坐久微觉身体有俯仰斜曲，应随时轻轻矫正。

坐后调身：坐毕以后，应开口吐气十数次，令身中热气外散，然后慢慢摇动身体，再动肩胛及头颈，再慢慢舒放两手两脚；再以两大指背互相摩擦生热以后，擦两眼皮，然后闭眼，再擦鼻部两侧；再以两手掌相搓令热，擦两耳轮，再抚摩头部，以及胸、腹、背、手臂、腿足，至足心而止。待汗干后，方可随意动作。

2. 调息：调整呼吸

坐前调息：在平常的时候，应该注意鼻息出入，不可粗浅，宜从喉胸渐达腹部。

坐时调息：在入坐时，息不调心，心就不定，所以必须使呼吸极缓极轻，长短均匀。也可用数息法，或数出息，或数入息，从第一息数至第十，然后再从第一息数起，若未数至十，心想他事，以至中断，就再从第一息数起。反复练习，久久纯熟，自然息息调和。

坐后调息：坐毕时开口吐气，待体中温热减低，回复平常状态后，方可随意动作。

3. 调心：平伏妄心

坐前调心：平时一言一动，总需把心意放在腔内，勿令驰散，久久自然容易调伏。

坐时调心：在入坐时，每有两种景象：一是心中散乱，支持不定；二是心中昏沉，容易瞌睡。大凡初学坐的人，每患散乱，练习稍久，妄念减少，就容易昏沉。治散乱的毛病，应当放下一切，不去睬它，专心一念，存想小腹中间，自然就能徐徐安定；治昏沉的毛病，可提起意念，注意鼻端，使精神振作。也可用数息法，使心息相依，则散乱与昏沉都可避免。

坐后调心：坐毕以后，亦要随时留意，勿再胡思乱想。

以上调身、调息、调心三法，实际是同时并用的，为便于文字记述，故作如上三节分别叙述。

练功至相当程度时，丹田发热如沸汤及有微动，也有剧烈震动，可有一股热气冲击尾闾，先通笔闾后，即上夹脊关。两关通后，要有耐心，用功不间断，能冲开玉枕关。这样一股热气从后上转，盘旋头顶而上，由颜面至鼻口，分两路而下，至喉咙会合，由胸下至丹田，如此则每人坐，这股气就前后流转，从尾闾至上唇，谓之督脉；从下唇到会阴，谓之任脉。在母胎时任督是通的，一出母胎，上断于口，下断于肛门，通过练功使返还到胎儿时的两脉相通。除此两脉外，还围腰的带脉，练功到一定程度，自会依腰围而旋转，譬如左转36，右转亦36，很有规律。还有冲脉、阴跷、阳跷、阴维、

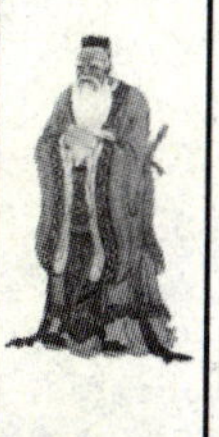

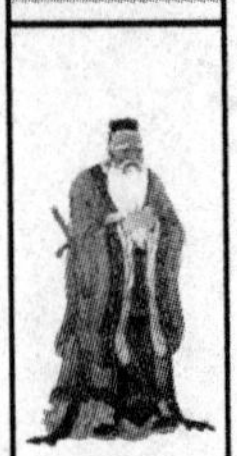

阳维合为奇经八脉。这八脉平常人闭而不通，只有练功的人能打通。待八脉全通，即四通八达，全身气血流行不滞，疾病就无从发生。

**○内养功**

内养功是静功的主要功种之一。这种功法历代皆是以亲口单人传授相继承的，经验证，确有疗效（特别对胃肠及内脏疾病）。内养功强调默念字句，呼吸停顿，舌体起落，气沉丹田等动作，具有大脑静，脏腑动的锻炼特点。具体作法如下。

1. 姿势

有侧卧式、仰卧式、坐式及壮式四种。

（1）侧卧式

侧卧于床头，头微前俯，头之高低，以枕调节。头颈保持在左右不倚稍许抬高的位置。脊椎微向后弓，呈含胸拔背之势。四肢体位，于右侧卧时，右上肢自然弯曲，五指舒伸，掌心向上，置于耳前枕上，距耳约2寸左右，左上肢自然伸直，五指松开，掌心向下，放于同侧髋部，右下肢自然伸直。左下肢膝关节屈曲约成120度角，其膝轻放于右下肢膝部。如为左侧卧，则四肢体位与此相反而置。双目轻闭或微露一线之光。其口按呼吸法之需，定其开合。

（2）仰卧式：平身仰卧床上，头微前俯，躯干正直，两臂自然舒伸，十指松展，掌心向内，放于身侧，下肢自然伸直，脚跟相靠，足尖自然分开。口目动作同侧卧式。

（3）坐式：端坐于椅上，头微前俯，躯体端然；含胸拔背，松肩垂肘，十指舒展，掌心向下，轻放于大腿膝部，两脚前后平行分开，与肩同宽，小腿与地面垂直，膝关节屈曲90度。坐椅高低不适时，可在臀下或脚下垫物调节，口目动作同侧卧式。

（4）壮式：具体要求和侧卧式基本相同，唯需将枕垫高8寸许，肩背呈坡形垫实，不可悬空，两脚并拢，掌心向内，紧贴于大腿两侧。余者同仰卧式。

内养功姿式，一般先由卧式开始。关于卧式的侧左、侧右及仰卧、侧卧的选择，应根据病情和个人习惯而定。胃紧张力低下，蠕动力较弱及排空迟缓者，则宜选用右侧卧位，尤其饭后更为重要。对胃粘膜脱垂患者，则不宜选用右侧卧位，因该式常因胃粘膜本身重力关系使病情加重。坐卧式可互相配合，也可单独应用。壮式虽也属于仰卧式的一种，但仅宜在练功后期作为增强体力的锻炼。卧式练习数日后，体力有所恢复，即可增添坐式。

2. 呼吸法

内养功呼吸法要求呼吸、停顿、舌动、默念四种动作相互结合。常用呼吸有三种。

第一种呼吸法：轻轻闭口，以鼻呼吸。先行吸气，同时用意领气下达小腹，吸气后不行呼气，而要停顿呼吸（即不吸也不呼），停顿后再把气徐徐呼出。此法的呼吸运动形式是用吸——停——呼。默念字句一般先由3个字开始，以后可逐渐增多字数。但字数最多不宜超过9个字，在词意方面，要选择具有静松、美好、健康内容的词句，常用词句有“自己静”、“通身松静”、“自己静坐好”、“内脏动，大脑静”、“坚持练功能健康”等。默念要和呼吸、舌动密切结合起来。以默念“自己静”三个字为例，吸气时默念“自”字，停顿时默念“己”字，呼气时默念“静”字，其余类推。舌动是指舌之起落而言，舌动配合即吸气时舌抵上腭，停顿时舌不动，呼气时舌随之落下。

第二种呼吸法：以鼻呼吸，或口鼻兼用。先行吸气，不停顿，随之徐徐呼气，呼毕再行停顿。此法的呼吸运动形式是：吸—呼—停。默念字句的内容同第一种呼吸法。其配合为吸气时默念第一个字，呼气时默念第二个字，停顿时默念第三个字。舌动的配合为吸气时舌抵上腭，呼气时舌落下，停顿时舌不动，如此周而复始。

第三种呼吸法：较难掌握，一般默念三个字为宜，用鼻呼吸，先吸气少许即停顿。随吸气舌抵上腭，同时默念第一字，停顿时舌抵上腭默念第二个字，再行较多量吸气，用意将气引入小腹，同时默念第三个字。吸气毕，不停顿，即徐徐呼出，随之落舌，如此周而复始。此法的呼吸运动形式是：吸—停—吸—呼。

默念字句，具有收敛思绪，排除杂念的作用。通过词的暗示、诱导，可以导致与词相应的生理效应。选用字句要因病而异。精神紧张者，宜选用“我松静”的字句；脾运失健者，宜选“内脏动，大脑静”的字句；气血两亏者，宜选用“恬淡虚无，真气从之”的字句；气滞胸胁者，宜选用“气沉丹田，真气内生”的字句，这样有助于开胸下气。默念字数开始要少，待呼吸调柔至细后，则可增加字数。这里必须明确指出：默念是呼吸运动中的一项配合动作，并且对控制呼吸快慢或停顿时间长短有一定影响，尽管每个字的默念所需时间没有统一规定，可以灵活掌握，但默念字数也不宜过多。

3. 意守法

意守丹田，女性也可守膻中（两乳之间）。似守非守，不要用意过重。

**〇鹏翔功**

中国古代道家秘传养生长寿功是我国历史文化宝库中的珍贵遗产，被世界著名生物学家牛满江博士誉为“人体生命的科学”。鹏翔功是中国古代全真道华山派主要秘功之一，是精、气、形同修的全身性柔性运动，有良好的平秘阴阳，疏通经络，调和脾胃，旺盛气血，强肾健骨，还精补脑，减肥健美，滋润肤发，防治癌症，缓慢衰老，延年益智等作用，特别对减肥健美十分见效。它是消除腹部、臀部脂肪的有效方法。

（1）练功方法

①预备势。第一动：自然站立，两脚距离与肩同宽，两臂垂于体侧，全身自然放松，头正颈直，目光内敛，神态安祥，意念青春，面含微笑，呼吸缓慢（图1）。

第二动：两手向两侧弧形上举过头顶，合十（左右手掌、手指相合），两脚跟相靠（左脚跟向右脚跟靠拢），脚尖自然分开，同时举踵（脚跟渐提起）。意念元气自下而上缘督脉而行，意念青春，面含微笑。接着合掌下行，脚跟随合掌下行徐徐落下，缓慢呼吸，合掌继续引气从任脉而下，然后两手掌渐渐分开，移至体侧，如立正姿势，呼吸恢复自然。

②起势。第一动：同预备式第一动。

第二动：双手自下而上向身前抬起，掌心向下，五指分开，自然微屈，渐成抱球状，双臂抬与肩平，双膝微屈（图2）。

③左势翱翔。第一动：承上式抱球状在胸前弧旋，左手在下，右手在上，两手心相对，相距约30厘米（图3），同时，身体重心移至左脚，上身向左前方旋转，同时左脚微提，以脚尖虚步沿地弧形向左前方迈出半步。

第二动：身躯渐渐向左下方转，两手仍保持相距约30厘米的抱球状，随身体旋转，左手在前向左下方运行，右手在后相应跟随，视线随手移动，左腿屈膝渐成弓步，右腿成半弓步，右脚跟提起，脚尖点地。

第三动：身躯渐渐由左下方向左上方旋转，两手仍为抱球状继续随着身躯的旋转而向左上方弧旋运转，变成左手在上，右手在下，两手掌心相对，目光随手移动。同时，两腿随之渐渐向上站起，左腿仍为弓步，右腿蹬直，右脚掌（涌泉穴）点地，成左弓箭步（图4）。

④右势翱翔。第一动：承上，身体重心移至右腿，头部、躯干渐渐向右转，右脚以脚掌为轴，脚跟向里转（自脚尖向右前方转约45°）；两手仍保持原来的抱球状，随着身躯右转而向右运行至身前。运行时右手在下前行（掌心斜向上），左手在上后跟行（掌心斜向下）。视线随手移动。

第二动：身体渐渐向右下方旋转，两手抱球状随着身躯旋转而向右下方运行，右手在前（掌心向左），左手在后（掌心向右）；右腿渐渐屈膝成弓步，左脚半弓步，左脚脚跟提起，脚尖点地（图5）。

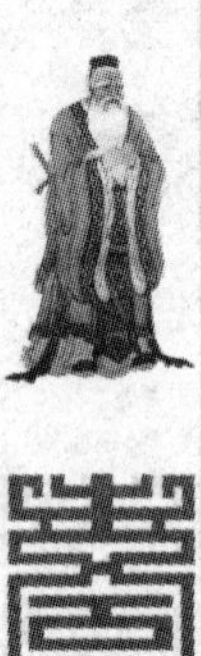

第三动：身体渐渐由右下方向右上方旋转，两手仍保持抱球状，继续随着身躯的旋转而向上右方运行，变成右手在上（掌心斜向下），左手在下（掌心斜向上）；视线随手移行。同时，两大腿根部继续相扣，两腿渐渐地稍向上站起，右腿仍为弓步，左腿蹬直，左脚掌（涌泉穴）点地，成右弓箭步（图6）。

做完右势再转到左势时，方法相同于左势转右势，唯方向相反。如此左右两侧动作交替进行，左右各做8次，然后收功。

⑤收势。双手由两侧向裆前合十，左脚跟向右脚跟靠拢，合掌沿任脉上提，举过头顶，同时举踵，深吸气。合掌下引，脚跟徐徐放下，同时缓慢呼气；合掌经上丹田（百会至山根）、中丹田（膻中至下脘）、继续沿任脉而下，然后两手掌从关元等穴处分开，缓放于体侧，成正立姿势，然后呼吸平静，恢复自然站立。

（2）做功要领

①轨迹：本功的躯干和两手是在体前做由左至右，由右至左的∞形转动，即转动划圆，轨迹似连环，故又名平环功。

②动作要点：双手划圆时，手指应微屈，上行时，手臂要尽力前伸，后腿相应挺直。精力集中，目光随手移动；转动时主动收缩小腹，动作应协调、柔顺、连贯。

③动作次数：每次要做完规定的次数，即左势和右势交替各8次，共16次。但每次可视个人体质情况酌情增减。

**○长寿经**

长寿经系古代流传导引术，可内练精气神，外练筋骨皮，内外皆修，功效显著。据说古代医学家孙思邈、五泰，大文豪陆游等都借练习此功而得以长寿，足见该功有延年益寿之验。其具体功法如下。

1. 美女照镜

（1）预备：自然站立，两足与肩同宽。一手托头，另一手捧托头之肘。

（2）练法：①头颈向左上方尽力转，双目从左肩转视左上方，向天空看望明月或照前后镜一样。②还原。③动作转成右转。各重复18～36次。

（3）注意：转动时吸气，还原时呼气；颈部慢慢转动时需稍用力，转回时亦须慢慢转回；上身及腰部最好不动，头颈转动不必向前伸出；意念似在镜前审美，目视前方；内气由丹田上走百会，下达山根至龈交。

2. 乌龟捧桃

（1）预备：两脚开立，与肩同宽。两手捧头，中指按揉风池穴。

（2）练法：①抬头仰望太空。②还原。③低头俯瞰大地。④还原。依次上下各重复12～24次。

（3）注意：抬头时吸气，低头时呼气；上身及腰部不动，动作要缓，且不用劲；意念将全身之精气提归丹田，上至百会，下至大椎、风府、玉枕间调息。

3. 白蛇吐信

（1）预备：两脚开立，与肩同宽，两手叉腰。

（2）练法：①头颈前伸，并转向右前下方。双目注视右前下方约2米处，似白蛇吐出舌头窥视远方。②还原。③动作转向左，然后还原。各转14～28次。

（3）注意：转动时吸气，还原时呼气；头颈伸出时颈部稍用力，上身及腰部不动，不可前俯后仰，左右歪斜；意似真气从口吐出。

4. 幼鸟受食

（1）预备：两脚并立，与肩同宽，两臂自然下垂至两腿侧。

（2）练法：①双臂屈肘上提，两手掌与小臂相平提至胸前，掌臂即与肩平，掌心向下。②两手掌用力下按，至两臂伸直为度。依次重复24～48次。

（3）注意：呼吸要均匀自然，屈肘上提时吸气，下按时呼气；动作要慢，上提时应使肩部用力，下按时肩部尽量放松，使手掌用力，脚跟用劲；意想幼鸟受食时那样兴高采烈，飞翔用力扇动翅膀，吞吐自然；气由丹田发，上运百会，下走胸中，分开两路，循两胯外侧下行，缓达昆仑，归于涌泉。

5. 大鹏压嗉

（1）预备：两脚分开，与肩同宽。右手覆在左手上，掌心向里，放在胸部。

（2）练法：①双手相送，自右向左轻轻按胸部，上下左右回旋。②双手相送，自左向右轻按胸部及上腹部，上下左右回旋。

（3）注意：每一呼气或吸气双手回旋一周，上身挺直，但不宜用力；双目稍上视，双手须轻转，不宜用力，意在三焦回旋清涤。

6. 老叟披衣

（1）预备：两脚开立，与肩同宽；双手掌横放与双肩平，掌心向下，手指稍微屈，肘部斜侧向前，似老人披衣状。

（2）练法：①两手同时旋展拉弓姿势，向左右分开，然后将双手中指轻按于肩侧，胸部尽量向外挺出。②两臂仍屈肘，两手恢复预备势。重复 26 ~ 32 次。

（3）注意：披衣时吸气，还原时呼气；动作要慢，初练时不要勉强，逐渐可向后拉，使胸部挺出；披衣时两臂平行伸开，不宜下垂，肩部及掌腕用力；内气由丹田向上发分岔两路，循双肩经肩井，历曲泽至十宣，好像有股热电流通遍全身。

7. 白水秋风

（1）预备：两脚分开，与肩同宽。两臂直伸，掌心一手向上，一手向下。

（2）练法：①两手同时向上、下分别移动。②双手移动时交叉约 50 度角时还原，双手交叉上下摆动 12 ~ 24 次。

（3）注意：思想集中，上身端正，不前俯后仰；呼吸随手摆动而均匀；双手交叉时吸气，分开时呼气；脚跟用劲，动作缓慢；意似水边迎风拍水；先运气意守丹田片刻，上注百会，再运气归心，分散两臂，直达劳宫。

8. 摘星换斗

（1）预备：两脚分开立定，成半马齿形，双臂自然下垂。

（2）练法：①右臂屈肘向上提起，掌心向外，提过头顶，右掌横于顶上，掌心向上。②右臂同时屈肘，左掌心向后，自背后上提，手背贴于后腰部。③还原。④左臂同时屈肘，右掌心向后，自背后上提，手背贴于后腰部。⑤还原。两手轮换 24 ~ 32 次。

（3）注意：右臂上举时吸气，收回时呼气；左臂动作相同，方向相反；双目注视上托时的手臂，掌心向上，手背上托过顶时仰头上视，上身挺直不动，动作要慢；意守大脑，心似在摆拢星斗，入静神化。

9. 弯肱拔刀

（1）预备：面正南，两脚自然分开立定，双臂自然下垂。

（2）练法：①右臂屈肘时向上提起，掌心向外，提过头顶，然后向下落，抢住颈顶；右臂同时屈肘，掌心向后，自背后上提，手背贴于后腰部。②右掌经头顶由前下垂还原，左掌也收回还原。左右手轮换 18 ~ 32 次。

（3）注意：手臂上举时吸气，还原时呼气；右手臂上举，头向左侧，左手臂上举，头向右侧；动作不可过快，身体端正，不前俯后仰，左右歪斜。

10. 仙人推碑

（1）预备：两脚分开，比肩稍宽，两臂下垂，口微闭。

（2）练法：①向左转体，右手成立掌向正前方推出，臂与肩平，手臂伸直，左掌插腰部，目视正前方。②还原。③与①式动作相同，方向相反。④还原。左右转体各 18 ~ 32 次。

（3）注意：左右掌推出时吸气，收回时呼气；推掌宜缓，手腕稍用力，臂不用力；转体时头与腰部同时转动，双腿立定不动；推掌与叉腰时，两臂的速度应一致，意似推倒石碑；气由丹田发，上运百会，下走大椎，分岔两路，循两臂到劳宫。

11. 掌插华山

(1) 预备：两脚分开，稍宽于两肩，略带半弓步状，双手下垂。

(2) 练法：①右手伸向前方，向右掳回腰际抱肘，左掌向正右方伸出，上体随左掌转向正右方。②右掌向左方平行划弧，掳回左腰际抱肘，右掌向右正前方伸出，上体随左掌转向正左方。动作轮换各 18 ~ 24 次。

(3) 注意：作第一动作时吸气，作第二动作时呼气；双目注视插出的手掌；上体正直，不可前俯后仰，手向外插出的动作可稍快。

12. 青龙摆尾

(1) 预备：两脚分开，比肩稍宽。两手叉腰，拇指在前，四指在后。

(2) 练法：腰部自左向右(由后至前)做圆周回旋动作，连续 3 次。再改为反方向回旋 3 次，并向左、向右重复 8 ~ 16 次。

(3) 注意：两腿始终伸直，膝部勿屈；两手不要用劲，拇指在前，四指在后托护后腰部，动作要慢；腰部往后时吸气，前转时呼气；腰部回旋时尽量向前、后、侧各方弯曲旋转，上体端正不歪斜；意似身后有条尾巴，由丹田运气上至百会，下走大椎，经命门至尾闾。

13. 落叶归根

(1) 预备：两脚分开，比肩稍宽，两手置腹前，掌心向上。

(2) 练法：①腰向前俯，两手下按着地。②还原。同样上下重复 8 ~ 15 次。

(3) 注意：两腿要伸直，膝勿屈；先吸气一口，下俯时呼气，还原时再吸气；动作要缓，呼吸要匀，脚跟不能动，气由丹田发，上运百会，下走大椎，分岔两路，循双臂至十宣，并降气于涌泉。

14. 织女穿线

(1) 预备：两脚分开，比肩稍宽，两手置腹前丹田，掌心向下，中指对正。

(2) 练法：①左手向左抽回划弧，直至左腕、肘及肩，并在同一水平线上。②还愿。③右手做①的动作。④还原。左右轮换 18 ~ 32 次。

(3) 注意：动作缓慢、轻揉，不宜用力，双目平视；双手中指对正时吸气，分开时呼气；意在穿针引线，气由丹田发，上走百会，下达大椎，且分岔至十宣。

15. 白马分鬃

(1) 预备：两脚分开与肩同宽，两臂下垂，双手交叉在小腹前面，右手在上。

(2) 练法：①上体前俯，目视双手，两手交叉举至头顶，身挺直。②两臂向两侧分开，然后恢复预备势。共做 18 ~ 32 次。

(3) 注意：上举时吸气，放下时呼气；动作宜缓，两臂宜尽量伸直，上举时如向上攀物，向两边分开时掌心向下成弧形线；意如白马奔驰在原野之上，气由丹田上发至百会至龈交。

16. 古树盘墩

(1) 预备：两脚分开，比肩稍宽。两手叉腰，四指在前，拇指在后，两肘撑开。

(2) 练法：①向左劈叉，腰向左、下沉，左腿屈膝下弯，右腿伸直；向右劈叉，右腿屈膝下弯，左腿伸直。②恢复预备姿势。左右各重复 16 ~ 24 次。

(3) 注意：上体伸直，双目平视，膝下屈不必过低，应量力而行；动作自然，不宜太快；向左劈叉时吸气，向右时呼气；意在下肢，由丹田之气直送命门至尾闾，分岔经承扶、委中，到昆仑达涌泉。

17. 金刚捣碓

(1) 预备：两足立正，双手抱拳，停于胸间。

（2）练法：①向右半转体，并向右前方跨一步，成右半弓步，即右腿屈膝蹲，左腿伸直，右臂屈肘上提，拳停眼前，左拳屈肘后停髋关节后，上体稍向前倾，目视前方。②还原。③向左转体，并向左前方跨一步，成左弓步，左腿屈膝蹲平，右腿伸直，左臂屈肘上提，拳停眼前，右拳屈时向后停于髋关节后，目视拳眼。④还原。左右各重复6～12次。

（3）注意：胸部要舒展，胯要轻灵。初作时吸气，还原时呼气；意能捣礁，力大无穷；气由丹田上发至百会，下走尾闾。

18. 大圣登陆

（1）预备：两脚分开，与肩同宽，双手抱肘。

（2）练法：①脚尖着地，脚跟轻提，随后两腿下蹲，臀部尽量触着足跟。②两手放开成拳，两臂平举。③两脚立起，恢复预备势。并重复6～12次。

（3）注意：下蹲时吸气，起立时呼气；两臂不用劲，上体挺直；意似腾云驾雾，意守大脑。

19. 倚马问路

（1）预备：面东，两脚并立。两手叉腰，拇指在后，四指在前。

（2）练法：①左脚直立，右脚后踢，脚跟以触及臂部为度。②还原。③右脚落地，左脚后踢，脚跟触及臂部为度。④还原。依次重复12～24次。

（3）注意：脚踢起时吸气，落下时呼气；踢时不必用力，上身挺着，双目正视不低头；意似闲马散步，松静自然，精气提归丹田。

20. 刘海嬉蟾

（1）预备：面南，立正，双手叉腰，拇指在后，四指在前。

（2）练法：①左脚直立，右腿抬平，右脚向里横踢，似踢毽子一样。②换成左腿，抬起左脚向外横踢。左右轮换重复8～16次。

（3）注意：横踢时吸气，收回时呼气；上身直，双目正视；意似追嬉一只蛤蟆，由丹田气运至涌泉。

21. 仙踪徘徊

（1）预备：两足并扰，身正，目视前方，两手自然下垂。

（2）练法：①左脚前进一步，脚尖先落地。②右脚再前进一步，仍脚尖先落地，重心移向右脚尖，右脚跟提起。③右脚后退一步，脚跟落地，重心移右脚跟，左脚前进一步，脚尖落地。④同③，唯方向相反（退左脚）。

（3）注意：每一呼一吸，上一步或退一步，上身直，双手交叉自由摆动，脚尖抬起时飞翔可能向上，使后腿绷紧；双目正视前方，意似慢步闲游，落脚尽云，意守涌泉；气由丹田往下至尾闾，分岔两路经委中绕昆仑至涌泉。

22. 张飞踢马

（1）预备：面东，两脚并立。双手叉腰，目视前方，舌抵上腭，自然闭口，用鼻呼吸。

（2）练法：①右脚踢起，大腿平，小腿垂直。②然后右脚向前踢出，脚尖伸直，脚面绷紧。双腿重复8～16次。

（3）注意：上身挺直，踢出时吸气，收回时呼气；内气由丹田往下达尾闾，并分两路经委中绕昆仑至涌泉。

23. 提膝运肢

（1）预备：面南，两脚并立，双手叉腰，目视前方。

（2）练法：①右脚直立，右脚提膝，脚尖伸直，脚面绷紧。小腿由里向外运转3下。②还原。③与第一节一样动作，只是换脚进行。④还原。左右各重复12。24次。

(3)注意:小腿运转速度要缓慢;呼吸要匀;意守涌泉,最后收势将精气提归丹田。

24.顺水推舟

(1)预备:两足立正,目视前方,两手下垂。

(2)练法:①向右半转体,并向右前方跨出一步,成右半弓步。②右臂屈肘上提,横掌于胸前。③右手掌向裆前插下,双手掌同时稍向前推,目视右前方。④还原。然后换左脚做上述步骤。左右各重复8~16次。

(3)注意:推时吸气,收回时呼气;不宜用劲过分,只是意念上稍推,目视胸前横掌,意似顺势推动巨物,力大无穷;内气由丹田发,上达百会,下走大椎,分两路过肩井,历曲泽,经内关至劳宫。

本功法式较多,故练功者可每晚根据时间依次选练数式,不必也不可能一次练完。

## 十五、武术健身术

太极拳的流派很多,套路也很多,因本书篇幅有限,下面仅介绍一套简化太极拳的锻炼要点,若中老年朋友还需要学习其他套路,请找其他书看看。

**○简化太极拳**

简化太极拳是解放后,国家体委为更好地开展太极拳,从杨式太极拳改编来的,简短易学,只有24式。

(1)第一式(起势)

身体自然站立,两脚分开与肩同宽,脚尖向前,两臂自然下垂,两手放在大腿的外侧,眼向前平视。两臂缓慢向前平举,手心向下,两手高与肩平,与肩同宽,上体保持正直,两腿屈膝下蹲,同时两掌轻轻下按,两肘下垂与膝相对,眼平视前方(图1)。

(2)第二式(左右野马分鬃)

①左野马分鬃—上体稍向右转,身体重心移至右腿上,同时右手收在胸前平屈,手心向下,左手经体前向右下方画弧放在右手下,手心向上,两手相对成抱球状,左腿随即收到右腿内侧,脚尖着地,眼视右手。接着,上体左转,左脚向左前方迈出,右脚后蹬成左弓步,同时左右手分别向左上右下分开,左手高于眼平,手心斜向上,肘微屈,右手落在右胯旁,手心向下,指尖向前,眼看左手。②右野马分鬃—上体慢慢后坐,重心移至左腿上,动作如"左野马分鬃",唯左右相反(图2)。

(3)第三式(白鹤亮翅)

①跟步抱球—上体微向左转,左手翻掌向下,放在胸前,右手向左上方画弧至腹部,手心转向上,与左手成抱球状。右脚跟进半步,上体后坐,重心移至左腿上。②后坐转体—上体微向右转,右脚着地,身体后坐,重心移至右腿,同时两手随体转向右上、左下分开。③虚步分手—身体微向左转,右手上提,停手额前右侧,手心斜向左后方,左手落于左胯前,手心向下。左脚稍向前移,脚掌着地,左膝微屈成左虚步,上体正直(图3)。

(4)第四式(左右楼膝拗步)

①右手从体前下落,由下向上前方画弧至右肩部外侧,臂微屈,手与耳同高,手心斜向上,左手抬起由左向上、向右下方画弧至右胸前,手心斜向下。同时上体微向左再向右转,眼看右手。②上体左转,左脚向左前方迈出成左弓步。同时右手屈回由耳侧向前推出,高与鼻尖平,左手向下由左膝前楼过,落于左胯旁,眼看右手手指。③上体慢慢后坐,重心移至右腿上,左脚尖跷起微向外撇(图4)。随即左腿慢慢前

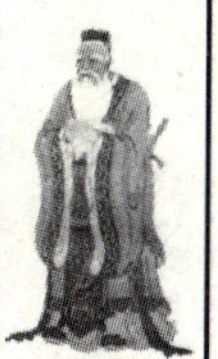

弓，身体左转，重心移至左腿上，右脚向左脚靠拢，脚掌着地。同时左手向外翻掌由左后向上平举，手心向上，右手随转体向上、向左下画弧落于左肩前，手心向下。眼看左手。④与②，⑤与③动作相同，左右相反。⑥与②动作相同。

(5)第五式(手挥琵琶)

右脚跟进半步，上体后坐，身体重心移至右腿上，上体稍向右转，左腿略提起稍向前移，变成左虚步，脚跟着地，膝部微屈。同时左手由左下向上举，高与鼻尖平，掌心向右，臂微屈，右手收回放在左臂肘部里侧，掌心向左，眼看左手食指(图5)。

(6)第六式(左右倒卷肱)

①上体微向右转，右手翻掌，手心向上，经腹前由下后上方画弧平举，臂微屈，右手平举与耳同高，手心斜向上。左手随之翻掌向上，左脚尖着地，眼随着向右转体先向右看再转看左手。②右臂屈肘回收，右手由耳侧向前推出，手心斜向前下方，左手回收经左肋外侧向后上方画弧平举，手心向上，右手随之翻掌向上。同时左腿轻轻提起向左后侧方退一步，脚尖着地，然后慢慢全脚掌着地，重心在左腿上，成右虚步。眼随转体左看，再转看右手。③与①，④与②动作相同，左右相反(图6)。

(7)第七式(左揽雀尾)

①身体慢慢右转，右手自然下落，经腹前画弧至右肋前，手心向上，右臂屈肘，手心转向下，收至右胸前，两手相对成抱球状。同时右脚尖微向外撇，左脚收回靠拢右脚，左脚尖点地。②左脚向左前方迈出，上体微向左转，右脚跟向后蹬，脚尖微向里扣成左弓步。同时左臂平屈成弓形，向左侧推出，高与肩平，手心向后，右手向右下落，放于右胯旁，手心向下，眼看左前臂。③身体微向左转，左手随之前伸翻掌向下，右手翻掌向上，经腹前向上、向前伸至左腕下方，然后两手下捋，上体稍向右转，两手经腹前向右后方画弧，直至右手手心向上，高与肩齐，左手心向后平屈于胸前，同时重心移至右腿上，眼看右手。④上体微向左转，右臂屈肘收回，右手附在左手腕里侧，相距约5厘米，双手同时向前慢慢挤出，左手心向后，右手心向前，左前臂要保持半圆。同时身体重心前移变成左弓步，眼看左手腕部。⑤右手经左腕上方向前、向右伸出，与左手齐。手心向下，左手翻掌向下，两手向左右分开，与肩同宽。然后上体后坐，重心移至右腿上，左脚尖跷起。两手屈肘回收至胸前，手心向前下方。眼向前平视。⑥两手向前、向上按出，手腕部高与肩平，同时左腿前弓成左弓步，眼平视前方(图7)。

(8)第八式(右揽雀尾)

上体后坐并向右转，重心移至右腿上，脚尖向里扣。右手向右平行画弧至右侧，然后由右下方经腹前向左上方画弧至左肋前，手心向上。左手翻掌向下平屈胸前与右手成抱球状。同时重心再移至左腿上，右脚向左脚靠拢，右脚掌着地(图8)。余式和“左揽雀尾”的动作相同，左右相反。

(9)第九式(单鞭)

①上体后坐，重心逐渐移至左腿上，右脚尖里扣，同时上体左转，两手向左运转，左手高右手低，直至左臂平举于左侧，右手经腹前运至左肋前，左手心向左，右手心向后上方，眼看左手。②身体重心再逐渐至右腿上，左脚向右脚靠拢，脚掌着地。同时右手向右上方画弧至右侧方时变勾手，臂与肩平，左手向下经腹前向右上方画弧停于右肩前，手心向后，眼看左手。③上体微向左转，左脚向左侧方迈出，右脚跟后蹬成左弓步。在身体重心移向左腿的同时，左掌慢慢翻转向前推出，手心向前，手指与眼平，臂微屈，眼看左手(图9)。

(10)第十式(云手)

①重心移至右腿上，身体渐向右转，左脚尖里扣。左手经腹前向右上方画弧至右肩前，手心斜向后，同时右勾手此时变掌，手心向右外撑。眼看左手。②上体稍稍

向左转，身体重心慢慢左移，左手经面前画弧向左侧运转，手心渐渐转向左方，右手由右下方经腹前向左上方画弧至左肩前，手心斜向后，同时右脚靠近左脚，与肩同宽，眼看右手（图10）。③上体继续向右侧运转，左手经腹前向右上方画弧至右肩前，手心斜向后，同时右手翻转手心向右，左腿向左横跨一步，眼看左手。④与②，⑤与③，⑥与②动作相同。

（11）第十一式（单鞭）

①上体向右转，右手继续向右运转，至右侧方时变成勾手，左手经腹前向右上方画弧至右肩前，手心向后，眼看左手。②上体微向左转，左脚向左侧方迈出，右脚跟后蹬成左弓步。在身体重心移向左腿的同时，左掌慢慢翻转向前推出，成单鞭式（图11）。

（12）第十二式（高探马）

①右脚跟进半步，身体重心移至右腿上，右勾手变成掌，两手心翻转向上，两肘微屈，同时身体微向右转，左脚跟渐渐离地，成左虚步，眼看左手（图12）。②上体微微左转，右掌经耳旁向前推出，手心向前，手指与眼同高；左手收至右侧腰前，手心向上，同时左脚微向前移，脚掌着地，眼看右手。

（13）第十三式（右蹬脚）

①左手手心向上，前伸至右手腕背面，两手相互交叉，随即两手分开自两侧向下画弧，手心斜向下，同时左脚提起向左前方进步成左弓步。②两手由外向里画弧，交叉合抱于胸前，右手在外，手心均向后。同时右脚向左脚靠拢，脚掌着地，眼平视右方。③两臂左右画弧分开平举，手心均向外，同时右腿屈膝提起，向右前方慢慢蹬出，眼看右手（图13）。

（14）第十四式（双峰贯耳）

①右腿收回，屈膝提起，左手由后向上、向前下落至体前，右手心也翻转向上，两手同时向下画弧，分落于右膝盖两侧，手心均向上。②右脚向右前方落下变成右弓步，同时两手下垂变拳，分别从两侧向上、向前画弧至脸前成两拳相对，拳眼都斜向后，两拳相距20厘米，眼看右拳（图14）。

（15）第十五式（转身左蹬脚）

①重心渐渐移至左腿上，右脚尖里扣，上体向左转，同时两拳变掌，由上向左、右画弧，分开平举，手心向前，眼看左手。②重心再移至右腿上，左脚靠近右脚内侧，脚掌着地。同时两手由外向里画弧，交叉合抱于胸前，左手在外，其余动作与“右蹬脚”③相同，左右相反（图15）。

（16）第十六式（左下势独立）

①左腿屈膝收回平屈，随之上体右转，右掌变成勾手，然后左掌向上、向右画弧下落，立于右肩前，眼看右手。②右腿慢慢屈膝下蹲，左腿向左侧伸出，成左仆步，左手下落向左下经左腿内侧穿了出，眼看左手（图16）。③以左脚跟为轴，脚尖向外撇，随着右腿后蹬，左腿前弓，右脚尖里扣，上体微向左转并向前起身，同时左臂继续向前伸出，立掌，眼看左手。④右腿慢慢提起平屈，同时右勾手下落变掌，并由后下方顺右腿外侧向前摆出，屈臂立于右腿上方，肘与膝相对，手心向左，左手落于左胯旁，手心向下，眼看右手。

（17）第十七式（右下势独立）

右脚下落于左脚前，脚掌着地，然后以左脚为轴向左转体，左脚微向外撇。同时左手向后平举变成勾手，右掌随着转体向左侧画弧，立于左肩前，掌心斜向后，眼看左手（图17）。其余式均与第十六式“左下势独立”相同。

（18）第十八式（左右穿梭）

①身体微向左转，左脚向前落地，脚尖外撇，右脚跟离地成半坐盘式，同时两手

在左胸前成抱球状。然后右脚向左脚内侧靠拢，脚掌着地，眼看左前臂。②右脚向右前方迈出成右弓步，同时右手经面前向上举并翻掌停于右额前，手心斜向上，左手先向左下方再经体前向前推出，高与鼻尖平，手心向前，眼看左手（图 18）。③身体重心略向后移，右脚尖稍向外撇，随即身体重心再移至右腿上，左脚跟进，附在右脚内侧，脚掌着地，同时两手在右胸前成抱球状，眼看右前臂。④与②相同，左右相反。

（19）第十九式（海底针）

右脚向前跟进半步，左腿稍向前移，脚掌着地，变成左虚步。同时身体稍向右转，右手下落经体前向后、向上提起，并由右耳旁斜向前下方插出，指尖向下，与此同时，左手向前、向下画弧落于左胯旁，手心向下，眼看前下方（图 19）。

（20）第二十式（闪通臂）

上体稍右转，左脚向前迈出成左弓步。同时右手由体前上提，掌心向上翻，右臂平屈于头上方，拇指朝下，左手上起向前平推，高与鼻尖平，手心向前，眼看左手（图 20）。

（21）第二十一式（转身般栏捶）

①上体后坐，重心移至右腿上，左脚尖里扣，身体向右后转，然后重心再移至左腿上。同时，右手随着转体而向右、向下变拳经腹前画弧至左肘旁，拳心向下，左掌上举于头前方，掌心斜向上，眼看前方。②向右转体，右拳经胸前向前翻转撇出，拳心向上，左手落于左胯旁，同时右脚收回后再向前迈出，脚尖外撇。眼看右拳（图 21）。③身体重心移至右腿上，左脚向前迈一步。左手上起经左侧向前平行画弧推出，掌心向前下方，同时右拳收到右腰旁，拳心向上，眼看左手。④左脚前弓变成左弓步，同时右拳向前打出，拳眼向上，高与胸平，左手附在右前臂里侧，眼看右拳。

（22）第二十二式（如封似闭）

①左手由右腕下向前伸，右拳变掌，两手心向上慢慢回收，同时身体后坐，左脚尖跷起，重心移至右腿，眼看前方（图 22）。②两手在胸前翻掌，向前推出，腕与肩平，手心向前，同时左腿前弓变左弓步，眼看前方。

（23）第二十三式（十字手）

①身体重心移至右腿上，左脚尖里扣，向右转体。右手随着转体动作向右平摆画弧，与左手成两臂侧平摆画弧，两臂侧平举，肘部下垂，同时右脚尖随着转体稍向外撇，成左弓步，眼看右手。②身体重心慢慢移至左腿上，右脚尖里扣，然后右脚向左收回与左脚成开立步，两脚距离与肩同宽。同时两手向下经腹前向上画弧，交叉于胸前，右手在外，手心均向后，成十字手（图 23）。

（24）第二十四式（收势）

两手向外翻掌，手心向下，慢慢下落于两胯外侧，眼看前方。全身放松，同时以意领气，徐徐向下沉于丹田，左脚收至右脚旁，眼看前方。

**○陈式太极拳**

陈式太极拳分老架子和新架子两种。老架子是清初陈王廷所创，原有 5 个套路，又名“十三势”，另有长拳一百单八势 1 套，炮捶 1 套。从陈王廷起，经过 300 多年的传习，积累了不少经验，对原有套路不断加工提炼，终于形成了近代所流传的陈式太极拳第 1 路和第 2 路拳套。这两套拳的动作都是经过精心编排的，只是速度和强度不同，身法、运动量和难度也不相同，但都符合刚柔相济的原则。陈式第 1 套路现有 83 势，主要特点是：①缠丝劲明显，要求处处源动腰脊，用意贯劲于四梢（两手和两足尖），动作呈弧形螺旋，缠绕旋转并要做到“一动内外俱动”；②刚柔相济，柔中寓刚，即能打出一种似刚非刚，似柔非柔，沉重而有内劲的动作；③动作要和呼吸运气相结合，不仅做到“气沉丹田”，而且在练动作的同时进行“丹田内转”，并在呼气时发出声音，加大内劲；④快慢相间，即是在动作转换处要快，一般行拳时要慢；⑤拳路架子可分高、中、低三种，根据身体健康情况分别采用。

陈式的第2路拳套“炮捶”有71势，其主要特点是：①震脚发劲的动作更多；②动作比第1路快、刚，爆发力强；③“窜蹦跳跃，闪展腾挪”的动作较多，气势雄壮。它只适合于青壮年练，故流传不广。

陈式的新架子套路也有两种，一种是陈有本（陈家沟的拳师）创编的，顺序与老架子同，架势比老架子小，转圈也较小，去掉了原有的某些较难的动作，陈家沟村人称之为“小圈拳”，把老架子称为“大圈拳”。新架子的另一种套路是由陈有本的弟子陈青萍创编的，特点是小巧紧凑，动作缓慢而极为复杂。

〇杨式太极拳

河北永年人杨露禅（1800～1873年），幼时在河南温县陈家沟陈姓家当雇工，学习太极拳，壮年返故里传习太极拳，因他能避开并制服强硬之力，当时人称他的拳为“绵拳”、“软拳”或“化拳”。他武技高超，去北京教拳，清朝的皇公贵族都向他学拳，人称“杨无敌”。后来，他为适应一般练拳者的需要，逐渐删改原有发劲、震足、纵跳和一些难度较高的动作，由其子修订为中架子，后又经其孙杨澄甫再修订定型为杨式大架子。由于杨式太极拳练法平正简易，故成为现代最流行、普及的太极拳。其特点是舒展简洁，动作和顺，刚柔内含，轻沉自然，锻炼步骤由松入柔，积柔成刚，刚柔相济，能自然地表现出气派大、形象美的独特风格。其架势也有高中低之分。可以按照学拳者的年龄、性别、体力条件和不同要求适当调整运动量。因此，它既适用于疗病、保健，又适用于体力较好者用来增强体质，提高防卫能力。

〇吴式太极拳

初创者为满族人全佑，清末河北大兴人，初从杨露禅学太极拳大架子，后拜杨露禅次子学小架子，以善于柔化著名。其子始改姓吴，名鉴泉。他继承和传授的拳式连绵不断，不纵不跳，适应性较广泛，后人称之为吴式小架子，终于成为现代流传较广的吴式太极拳。他的拳式特点是式正招圆，舒松自然，虽架势小巧，但有大架子的功底，由开展而紧凑，在紧凑中自然舒展，推手时端正严密，细腻熨贴。

〇武式太极拳

创始人为清末河北永年人武禹襄，从师杨露禅学太极拳，得其大概，后又学新架子太极拳，并在舞县得《太极拳谱》，于是以练拳的心得，归纳锻炼要领为《身法十要》。武式太极拳的特点为身法严谨，姿势紧凑，动作舒缓，步法严格，虚实分明，胸部、腹部进退旋转始终保持中正，用动作的虚实转换和“内气旋转”来支配外形，左右手各管半个身体，出手不过足尖。

〇孙式太极拳

创始人为清末河北完县人孙禄堂，他酷爱武术，先学形意拳、八卦掌，勤学苦练，功夫深厚。民国初年始学太极拳，他汲取各家太极拳之长，融会贯通，创立孙式太极拳，并著有《太极拳学》。孙式太极拳的特点是进退相随，舒展圆知，动作灵敏，转变方向时多以开合相接，故又称之为“开合活步太极拳”。

上述5式太极拳的风格、姿势虽不相同，但套路结构和动作顺序基本一致，练拳的目的皆为健身治病。尽管它们的形式、风格各具特色，但在练拳的要领、姿势、要求和特点方面有许多共同之处。例如：

练拳的要领：①静心用意，呼吸自然；②中正安舒，柔和缓慢；③动作弧形，圆活完整；④连贯协调，虚实分明；⑤轻灵沉着，刚柔相济。

练拳的姿势：①头保持“虚领顶颈”，有上悬意念，不可歪斜摇摆，眼要自然平视，舌抵上颚，嘴要轻闭；②颈直灵活，松肩沉肘；③含胸拔背，腰下松沉，旋转灵活；④尾履中正，保持身形端正自然；⑤虚实分明，使劲力贯注下肢，双腿稳健扎实，膝部松活自然，脚掌虚实分清。

练拳的要求：①“松静自然”，使大脑皮层处于保护性抑制状态；②“先在心，后在身”，以意识引导动作；③“气沉丹田”，有意地运用腹式呼吸，加大呼吸深度，有利于改善呼吸机能。

拳路特点鲜明：它要求以静制动，以柔克刚，避实就虚，借力发力，主张一切从客观出发，随人则活，由己则滞。以感觉准确判断对方来势，以作出反应，后发先至，乘虚而入，全力还击。太极拳的这种技击原则，体现在推手训练和套路动作要领中，不仅可以增强人的反应能力、力量和速度等身体素质，而且在攻防格斗训练中也有十分重要的意义。

**○打太极拳的要领**

1. 选择适合自己打的太极拳

各流派太极拳的运动量各不相同，如杨式太极拳架子较大，有88式，运动量较大；陈式太极拳架子也较大，且有很多快速动作，运动量比杨式太极拳更大；武式太极拳架子小，运动量也要小一些，但有108式，打拳的总时间较长；简化太极拳虽杨式的大架子，但简化后，仅有24式，因此运动量很小。老人可根据自己的爱好、身体特点和病情需要进行选择。例如：年老体弱者可选武式太极拳，体力条件较好者可选陈式太极拳，一般人可选学杨式太极拳。年老记忆力减退，不易学会难记的太极拳，可先练简化太极拳。但是，不管选练哪一种太极拳，都需达到足够的运动量。怎样才算达到运动量的指标呢？即打完一套拳后，全身感觉温暖，微微出汗，轻松舒适。

2. 打太极拳注意事项

①打拳时衣服要穿得宽松，裤带要扣得宽紧适度。鞋子要穿得舒适，不宜穿太紧的鞋子。②早晨空气新鲜，最好到户外打太极拳，有利于一天的生活。晚间打太极拳，就寝时则易入睡。③打太极拳最好到庭院、公园、林地、河边、空场、广场等空气清新和安静的场所。在户外打太极拳时要避免在大风、过堂风和雾雨中进行。打完拳后出汗，应立即擦干、穿衣，以防风寒侵袭、着凉、感冒。在室内打拳则要开窗户，使空气流通。④饥饿或饱食后不宜立即打太极拳，饭后待1小时后再练较为合适。饭后半小时作些轻微的太极拳动作，虽有助于消化，但必须控制运动量。⑤太极拳虽可治疗多种慢性病，但当病情不稳定时则不宜习练。⑥过度疲劳时应该休息或睡眠，疲劳消除后再打太极拳。如果过度疲劳还继续打太极拳，则对身体有害。⑦要掌握好运动量。初学太极拳的老人，常会感到两腿酸痛。所以，每次锻炼的时间、次数应根据各人的具体情况而定。身体健康的人可以打1～2遍太极拳，体弱有病的人可做一组或几组动作，也可减少至打几个动作。⑧打拳后如觉口干，只宜喝温开水润喉，不宜多喝水。⑨锻炼要持之以恒。打太极拳治病、健身，不是几次或几十次就能有显示疗效，要持之以恒，坚持数年，才有效果。

3. 打太极拳的要领

①呼吸自然。打太极拳时，精神要贯注于动作中，呼吸顺其自然，不加任何勉强和不受任何干扰，不要憋气和喘气。呼吸要逐步有意识地与动作相配合，呼吸做到长、细、缓、匀。呼吸与动作的配合一般是：起立、屈臂、扩胸，提腿用劲时吸气；下蹲、伸臂、含胸，落步放松时呼气。②体态舒松。打太极拳不要用拙力僵劲，应注意放松，体态要保持舒松自然，尤其要松腰、松腹、松肩，不要僵硬地挺胸，背肌要舒展，做到体态舒松自然，重心稳定。③动作柔和。太极拳架式比较平稳、舒展，动作要求不僵不拘，没有忽起忽落的明显变化和激烈的跳跃动作，打起拳来，动作柔韧、缓和、轻灵，速度要均匀，宜慢不宜快，从慢上下功夫。④圆活自然。打太极拳时要求上肢动作处处带有弧形、曲线，避免直来直往，转死弯，拐直角现象。通过圆形活动进行锻炼，有助于动作的圆活自然，体现出柔和的特点。⑤形意相合。打太极拳时，要用意识引起动作，自始至终都要默想动作的形象，使想的和做的一致，做到“意动身随”。

⑥连贯均匀。不论动作的虚实变化和姿势的过渡转换，都紧密衔接，连贯一气，看不出有明显停顿的地方。速度均匀，前后贯穿好像行云流水，连绵不断，要做到“迈步如猫行，运动如抽丝”。⑦协调完整。不论是整个套路，还是单个动作，都要求上下相随，内外一体，完整一气，身体各部分之间要密切配合，动作以腰为轴，手脚动作要由躯干来带动，互相呼应。同时，两眼不断地注视交换的手，这样就形成一个处处牵连、密切配合的全身运动。

**○太极剑**

1. 剑的结构及各部名称

中国古剑长短不等，有巨剑、长剑、短剑、小剑之分。现代剑的长度，一般以反手垂臂持剑，剑尖高不过头，低不过耳为准。重量约0.5～1千克（武术竞赛规则规定：成年男子剑不得轻于0.6千克，成年女子剑不得轻于0.5千克）。剑的结构古今大致相同，分为剑身和剑把两段。由以下各部分组成（图1）：

①剑刃——剑身两侧锋利的薄刃。

②剑尖——剑身锋锐的尖端。

③剑脊——剑身长轴隆起的部分。

④剑柄（剑茎）——剑把上贴手的部位。

⑤护手（剑格）——剑柄与剑身相隔的突出处，多成V形或Λ形。

⑥剑首（剑墩、剑镡）——剑柄后端的突出部，多成凸形。

⑦剑穗（剑袍）——附在剑首的丝织的穗子。

2. 剑的基本握法和剑指

握剑的方法称为握法或把法。正确的握法不仅是准确表现剑法的先决条件，而且是技术娴熟的重要标志。初学者握剑往往生硬紧张，剑在手中不能灵活运转，致使剑法表现不清，力点不准，刚柔失度，技法大为逊色。剑术高超者，握剑既牢又活，随着剑法的变化，腕、指关节灵活多变，掌心松空，掌缘、掌根、虎口各部位着力轻重各不相同，称为活把握剑。故剑谱歌诀上有“手上空，使剑活；足心空，行步捷”的说法。

为了适应不同剑法的需要，握剑方法主要有以下七种：

①平握——五指平卷握剑（图2），多用于劈剑、崩剑、托剑、推剑等。

②直握——五指螺形卷握（图3），多用于刺剑、扫剑等。

③钳握——拇指、食指和虎口钳夹，其余三指松握（图4），多用于带剑、抽剑、挂剑、云剑等。

④提握——腕关节屈提，拇指、食指下压，其余三指上勾（图5），多用于点剑、提剑等。

⑤反握——手臂内旋，手心向外，拇指支于剑柄下方，向上用力；中指、无名指、小指向下勾压（图6），多用于撩剑、控刺剑等。

⑥垫握——食指伸直，垫在护手下面助力或控制方向，拇指也伸直，其余三指屈握（图7），多用于绞剑、削剑、击剑等。

⑦反手握——剑身贴于左前臂后，左手食指贴于剑柄，指尖指向剑首，其余四指扣握于护手，多用于剑术的起势。在反手剑术练习中也多用此种握法。

在剑术练习中，不持剑的手要捏成“剑指”，古称“剑诀”、“戟指”。剑指的握法是食指、中指并拢伸直，其余三指屈握掌心，拇指压在无名指前端指骨上。剑指运用合理得当，与剑法呼应配合，可以助势、助力、平衡优美，大大增强剑术的表现技巧和神采。

3. 基本剑法介绍

古代剑术把击、刺、格、洗四类剑法称为母剑。所谓击法，指用剑刃前端（又称剑锋)去点啄、敲击、如点剑、崩剑、击剑等剑法;刺法指通过臂的屈伸,用剑尖进攻对方,如各种方式、方向的刺剑;格法指用剑刃去劈、斩、扫、截等剑法攻取对方;洗法是通过剑刃的滑动,剑的挥摆,剑的着力点形成一条直线或弧线,如带剑、抹剑、抽剑、削剑等剑法。

现代剑术中剑法十分丰富,名称并不完全统一,现将基本用的剑法介绍如下:

①刺剑——以剑尖直取对方,臂由屈变伸,与剑成一直线,力达剑尖。剑刃向左右为平刺剑,剑刃向上下为立刺剑。

②劈剑——立剑由上而下用力,力点在剑刃,臂与剑成一直线。

③挂剑——剑尖后勾,立剑由前向后上方或后下方格开对方进攻,力点在剑身平面。

④撩剑——立剑由后向前上方撩出,力点在剑刃前部。

⑤云剑——平剑在头前上方或头顶平圆绕环,用以拨开对方进攻,力在剑刃。

⑥抹剑——平剑由左向右,或由右向左领带,力点顺剑刃滑动。

⑦点剑——立剑用剑尖向下点啄,力达剑刃前端。

⑧崩剑——立剑用剑尖向上点啄,力达剑刃前端。

⑨击剑——平剑向左或向右敲击,力达剑刃前端。向右击剑又叫平崩剑。

⑩绞剑——平剑使剑尖顺时针或逆时针方向划小圈立圆绕环,力在剑刃前部。

⑪架剑、托剑——立剑向上托举,高过头部,力在剑刃。

⑫截剑——立剑或平剑切断、阻截对方,力在剑刃。

⑬带剑——平剑由前向侧后方抽回,力点在剑刃滑动。

⑭抽剑——立剑由前向后上方或后下方抽回,力点沿剑刃滑动。

⑮挑剑——立剑使剑尖由下向上挑起,力点在剑刃前端。

⑯穿剑——平剑或立剑,沿腿、臂或身体向不同方向穿出,臂由屈变伸,力点在剑尖。

⑰提剑——立剑或平剑,屈腕提拉剑把,剑尖朝下。

⑱推剑——剑身竖直或横平,由内向外推出,力在剑刃后部。

⑲捧剑、抱剑——平剑或立剑,两手在体前相合捧抱。

⑳扫剑——平剑向左或向右挥摆,臂与剑成一直线,力在剑刃。

㉑斩剑——与扫剑相同,但挥摆幅度和力度较小。

㉒压剑——平剑由上向下按压,力在剑身平面中、后部。

㉓腕花——以腕为轴,使剑在臂的内侧或外侧绕立圆。

㉔拦剑——立剑斜向前上方托架,力点在剑刃中、后部。

**○三十二式太极剑**

三十二式太极剑是国家体育运动委员会运动司于 1957 年创编的一本太极剑教材。它取材于杨式太极剑,从中择取了有代表性的三十二个动作,分为四组,重新编排,每组八个动作,往返两个来回。它既保留了传统太极剑的风貌,又删繁就简,突破了固有的程序,为广大初学者学习入门提供了方便条件。

三十二式太极剑内容包括十三种剑法。即:点剑、刺剑、扫剑、带剑、劈剑、抽剑、撩剑、拦剑、挂剑、截剑、托剑、击剑、抹剑。同时包括弓步、虚步、仆步、独立步、并步、丁步、侧弓步七种步型,还有进、退、上、撤、跟、跳、插、并、摆、扣、碾脚等十余种步法和转、旋、缩、反等身法转换。由于它内容简练,路线清楚,剑法准确,动作规范,易学易记,可以单人练,也可以集体练,打一套需要二、三分钟时间,适于广泛开展,所以它很快受到了广大太极剑爱好者的欢迎。

三十二式太极剑首先以挂图形式出版,以后又多次出版了单行本、合订本,发行量累计上百万份,对于普及太极剑运动起到了有力的推动作用。感兴趣的中老年朋友可找以上挂图和书学习，下面只列出三十二式太极剑的动作名称：

1. 预备式
2. 起势（三环套月）
3. 第一组

①并步点剑（蜻蜓点水）
②独立反刺（大魁星式）
③仆步横扫（燕子抄水）
④向右平带（右拦扫）
⑤向左平带（左拦扫）
⑥独立抡劈（探海势）
⑦退步回抽（怀中抱月）
⑧独立上刺（宿鸟投林）

4. 第二组

⑨虚步下截（乌龙摆尾）
⑩左弓步刺（青龙出水）
⑪转身斜带（风卷荷叶）
⑫缩身斜带（狮子摇头）
⑬提膝捧剑（虎抱头）
⑭跳步平刺（野马跳涧）
⑮左虚步撩（小魁星式）
⑯右弓步撩（海底捞月）

5. 第三组

⑰转身回抽（射雁式）
⑱并步平刺（白猿献果）
⑲左弓步拦（迎风掸尘）
⑳右弓步拦（迎风掸尘）
㉑左弓步拦（迎风掸舟）
㉒进步反刺（顺水推舟）
㉓反身回劈（流星赶月）
㉔虚步点剑（天马行空）

6. 第四组

㉕独立平托（挑帘式）
㉖弓步挂劈（左车轮剑）
㉗虚步抡劈（右车轮剑）
㉘撤步反击（大鹏展翅）
㉙进步平刺（黄蜂入洞）
㉚丁步回抽（怀中抱月）
㉛旋转平抹（风扫梅花）
㉜弓步直刺（指南针）

**○太极剑的特点和学练要领**

太极剑是属于太极拳门派中的剑术，因此兼有太极拳和剑术二者的共同特点。

太极拳是中国古老的武术拳种，具有心静体松、柔和连贯、动中求静、重意不重力的运动特点，并具有很高的健身、攻防、体育医疗价值。它的内容除了包括拳术基本功和套路之外，还包括刀、剑、枪、杆等器械和双人沾、粘、连、随的对抗性推手运动。近百年来随着太极拳的发展，形成了不少流派，国家体育部门还编订了很多新的规范教材和竞赛规定套路，从而使太极拳运动内容更为丰富，有力地推动了太极拳的普及和提高。

虽然各式太极剑内容、风格不同，但却具有以下共同的运动特点：

1. 神舒体静，内外相合

太极剑与太极拳一样，具有心静体松、神态自然、以意运身、重意不重力的特点。在姿势形态上要求立身中正安舒、悬头竖颈、沉肩附肘、含胸拔背、松腰敛臀，在动作中要求意念引导、精神集中、动中求静、气沉丹田、呼吸自然并与动作相配合。

2. 轻灵沉着，刚柔相济

太极剑要求行步如猫，运劲如抽丝，在意念引导下强调劲力的内在表现，含而不露、柔中寓刚、轻而不浮、沉而不僵，在轻稳柔和中显示信心和实力。一些太极剑也有明显的发力、加速和跳跃动作，遇此也要刚中有柔、腰腿发力、松活弹抖、转接柔顺，避免生硬拙力。

3. 连贯自如、连绵不断

太极剑运动如浮云行空，细水微澜。其动作连绵柔缓，节奏平稳，运转自如，寓动于静。其风格与动静分明、节奏强烈、富于阳刚之美的剑术迥然不同。

4. 剑法清晰、身剑协调

太极剑与一切剑术相同，要求剑法清楚、力点准确、动作规范，准确地表现出各种剑法的攻防含义。不仅如此，它还要求具备造型优美、潇洒飘逸、虚实分明、剑势多变的特色。演练中做到身与剑合，剑与神合，精神、肢体和剑法融合成一个协调的整体，才能体现太极剑的真谛。

## 十六、舞蹈健身术

自古以来，“舞”就是一种健身活动。例如，大禹时代就有人以手舞足蹈来治疗关节障碍病，当时称之为“消肿舞”，而音乐又是表达人们思想感情的特殊方式。两者融为一体，会使人欢乐而振奋，调动跃跃欲试的情绪。因此，健身舞广泛地吸引着民众的参与，由于它运动量不大，节奏轻松愉快，尤其适合于中老人锻炼身体。

常见的有交际舞、中老年迪斯科、大秧歌等。

**○交际舞**

交际舞也称交谊舞，是将音乐、艺术、体育与娱乐四者融为一体的有利于身心健康的一种文体活动。过去交际舞被看成是青年人的娱乐活动，现在越来越多的中老年朋友开始投身到交际舞舞场，有些地区还举办中老年交际舞比赛活动，使交际舞越来越成为中老年健身运动的重要组成部分。

1. 交际舞的健身作用

经常跳交际舞能改善人体血液循环，使身体各器官及各部位肌肉得到充分调整，促进新陈代谢，特别是对胸部、腰部、臀部和四肢起到锻炼的作用。同时，还能减少消化不良、肥胖、高血压和动脉硬化、失眠等病症的发生。此外，老年人通过交际跳舞可以加深对老朋友的了解，又认识了许多新朋友，使自己生活在一个融洽和谐和欢乐的群体中，这样便容易形成一种热情、大方、爽朗，对人真诚的性格，从而避免产生老年人常见的那种抑郁、消沉的心情和孤僻的心情。在跳舞过程中，对于舞蹈动作的自我欣赏和在优美乐曲中的自我陶醉，是一种充满生活情趣和恢复青春活力的欢乐，这些是其它体育活动所无法比拟的。因此说，交际舞不仅对中年朋友身心健康大有益处，而且对中老年朋友心理调解也大有裨益，是非常适合中老年人的一种活动。

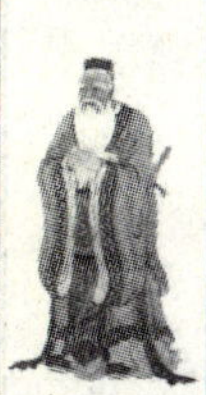

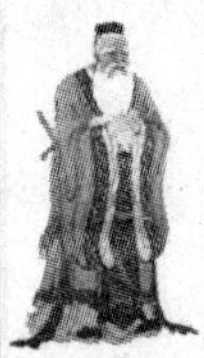

2. 跳交际舞注意事项

交际舞常见的有布鲁斯（慢四步）、慢华尔兹（慢三步），以及快四步、中四步、中三步等，具体跳法我们将在《中老年休闲娱乐》一书中详细介绍。这里只谈谈跳舞时的注意事项。有愿学习交际舞的中老年朋友最好请跳得好的同志指导，或参加交际舞学习班，同时找本《中老年休闲娱乐》或其他有关书看看。

中老年朋友不妨结伴去参加健康高雅的舞会，各人按照自己的体力和耐力，有选择地跳节奏轻柔、旋律舒缓的舞蹈，如风行世界各地的布鲁斯（慢四步）、慢华尔兹（慢三步）；体力稍胜者也可跳探戈。一般说来，老年人不要跳快舞，那样会使你应接不暇，甚至气喘吁吁。最好是跳慢舞，还要"跳跳停停，停停跳跳"。跳得吃力了，便可暂时作壁上观，欣赏别人潇洒的舞步，精湛的舞艺，在视觉上也是一种享受。或听听优美悦耳的世界名曲，击节赞赏，在听觉上也是一种愉快的享受。

在跳舞过程中，要注意举止端庄、大方，讲究舞场的礼仪，培养高尚的情操和良好的舞风。要明确目的，端正态度，掌握规矩，防止不当，保持老年人的良好风度。

**○中老年迪斯科**

迪斯科是以健美为目标，融合体操、舞蹈、音乐为一体的运动项目。它可使全身各部分肌肉有规律、协调地伸张与收缩，在节奏欢快的音乐伴奏下进行，除了对全身各脏器、各系统、各关节有较好的锻炼作用外，还具有显著的调节神经功能，使大脑得到充分休息的作用。因此，跳中老年迪斯科舞会使人心情愉快，自然地产生一种手舞足蹈的愿望和追求美感的心理状态，从而达到身心平衡。它对增进友谊、协调人际关系也有重要作用。所以，它一经出现就很快风靡全世界。此外，迪斯科动作不拘一格，可自由处理，素有音乐体操之称，因此，不仅青年人喜欢它，而且也深受中老年朋友的喜爱。在全国各地的公园和一些公共场所，到处都有跳老年迪斯科的队伍，而且经久不衰。

1. 中老年迪斯科的跳法

中老年迪斯科虽然可以随心所欲，跟随音乐节奏自编动作，但仍有一些经过实践检验被广大中老年朋友普遍接受的规范动作，下面介绍中老年迪斯科的舞蹈要点。

（1）准备——左脚侧出一步，右脚在左脚内侧屈膝点地，同时髋左挺，左臂微屈前摆，右臂微屈后摆，目视前方，反方向再做1次；然后左脚侧出成开立，同时髋向左右各挺1次，两臂微屈自然摆动，目视前方，重复4次。

（2）头颈练习——两腿分开，两手叉腰，髋向左挺送2次，头向左转目视左前方，换方向做1次；然后髋右挺2次，头向左侧屈，目视右侧方，换方向做1次，再重复1次。

（3）肩部练习——两脚开立，两臂下垂，五指分开，掌心向下，指尖向外；右脚向左后退一步，逐渐屈膝至半蹲，左臂不动，右臂伸直向上提肩和向下沉肩2次，上体微左侧屈，目视右上方（图1）；右脚侧上一步，重心右移，左脚伸直点地，右臂不动，左臂伸直向上提肩和向下沉肩2次，上体微右侧屈，目视左上方；再重复1次。

（4）上肢练习——两脚开立，提踵，随后压脚跟，两臂经腹前交叉，掌心向内，五指分开，向外绕经侧举至上举交叉，掌心向前，目视前上方，再以两臂向外经侧举还原成腹前交叉，目视前下方。下肢继续提踵，随后压脚跟，两臂向外绕经侧至上举，掌心向前，目视前上方，左腿伸直，右腿屈膝向左挺髋，同时两手由掌变拳，收至肩侧屈，拳心向前（图2）；再向右挺髋，两臂上举，由拳变掌，五指分开，掌心向前；再重复1遍。

（5）调整练习——左脚开步向左走三步，两臂微屈，自然摆动，胯左右摆动，接着右脚向左脚并步，屈膝点地，髋向左挺，目视右前方；反方向做1次。再以左脚侧出一步，右脚并步，屈膝点地，髋左挺，左臂微屈前摆，后臂微屈后摆，目视右前方；反方向

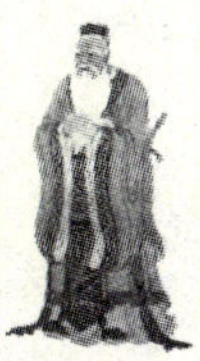

做1次。两脚开立，原地左右挺髋。将调整练习重复1遍。

(6)踢腿练习——右脚站立，左脚在右脚内侧屈膝点地，右手半握拳，屈肘外旋至右上方，左手半握拳向内旋至左下方，上体向右转，目视左下方；右腿不动，左腿外旋并左伸脚跟触地，臂和上体动作同上，但方向相反；右脚站立，左腿侧吸腿，两臂腹前交叉，目视正前方；右脚不动，左脚向左抬举，两臂侧下举(图3)。再重复1遍。

(7)体侧练习——左脚侧出一步，右脚向左前交叉一步，同时左臂自由大绕环，右臂侧下举；左脚侧出一大步成左侧弓步，左臂胸前平屈，掌心向下，用力向左拉，上体向左侧屈，目视右侧方；右脚侧出一步，同时右臂向内绕至上举，左臂下垂，贴胯；左脚于右脚后出交叉步，脚尖点地，左臂侧上举，右臂侧下举，上体右侧屈；脚不动，左臂上举屈腕，右臂屈肘于背后，手臂紧贴腰背，上体右侧屈，目视右下方，换方向做1遍。再重复1遍。

(8)体转练习——向左转90°，同时出左脚向前小跑两步，两手半握拳，两臂微屈自然摆动；两腿微屈，左脚向左前做1次并步，同时上体向左拧转90°，两臂摆至左后举弹指，目视左后方；右转90°，右脚站立，左腿侧伸点地，向左挺髋，左臂体侧平屈，左手半握拳置于胸前，右手叉大腿，目视左侧方(图4)；右腿微屈，左腿收回屈膝点地，挟肘至腰际，髋右挺，目视侧下方；换方向再做1遍。再重复1遍。

(9)腹背练习——左脚向左前方迈一大步成左前弓步，左臂左侧举，右臂前举，上体向左转，目视右前方，左脚收回并立，两臂下垂；换方向做1次。再重复1遍。

(10)跳跃练习——左脚开始向左前方走十字秧歌步，两臂胸前平屈，轻松地上下摆动；左脚侧伸脚尖点地，向左挺髋，两臂外摆至侧举，目视左前方；左脚收回并步，屈膝点地，向右挺髋，两臂做钟摆式摆动，回胸前平屈，掌心向内，目视右前方；再重复1遍十字秧歌步以外的动作。再做1遍。

(11)整理练习——左脚开始向左走三步，两臂微屈，自然摆动，胯左右小摆动；接着右脚并步，屈膝点地，上体右转90°，左臂于左前弹指、右臂于右后弹指各2次；换方向做1次。再重复1遍。

2. 中老年迪斯科注意事项

因中老年迪斯科每一个完整的动作为8拍，所以跳迪斯科应有节奏感强的音乐伴奏。迪斯科舞以髋关节及胯部动作为主，初学时动作不宜过多，先学几个基本动作，熟练后再逐渐增加。中老年迪斯科虽然要求要有节奏感，动作要轻松自如，具有一定的弹性和力度，但又带有“疯狂”的扭摆动作。因此，老年人必须量力而行，不能同中青年人一样，可故意放慢脚步与动作，灵活自主地使音乐的节拍适合自己较慢的动作，只跳自己能胜任的自我改编过的扭、摆、左右横线跨动、旋转、打弯、直走、后退等步法。力求应付自如，舒缓不累，适可而止，不狂跳过度。掌握的标准是，通常以锻炼后的次日清晨不是特别疲劳、困倦、食欲不振，而基本能恢复常态为适宜。否则便要暂时停止锻炼，以便观察和检查。

**○大秧歌**

大秧歌是一种民族舞蹈，是广大人民群众表达喜庆心情的一种舞蹈形式。近些年来，扭秧歌成为许多中老年朋友喜爱的一项健身运动。

1. 大秧歌的健身作用

当鼓乐声响起来之后，中老年男女手拿花扇子、彩绸帕，穿上各种艳丽的服装，随着秧歌调的欢快乐曲扭起来，他们扭得忘却了年龄，忘掉了忧伤，扭得心里亮堂堂。扭大秧歌使全身各个关节、肌肉和韧带等都能得到舒展和放松，也使血液循环、呼吸、消化、神经系统得到锻炼。许多中老年人经过一段扭秧歌后，原有的一些慢性病、忧郁症和肥胖症等都得到了减轻和缓解。扭秧歌不是一个人的活动，参加的人越多越好，要组成秧歌队，这样才有声势，才能烘托出欢快的气氛。参加这样的秧歌队可以结交许多新朋友,大家有着共同的语言,从而使中老年朋友不再感到孤独,焕发了第二个青春。

2. 秧歌的常用动作

(1)手臂的姿势

①山膀

右臂旁抬肘稍弯,虎口张开扣腕。

②按掌

右手按在胸前,臂圆如满弓。

③提襟

右手握拳提在右胯旁,腕稍向里扣。

④扬掌

右手虎口张开,臂自然伸直抬于右前上方。

⑤斜托掌

右手虎口张开,臂自然伸直抬于右后上方。

⑥托掌

右臂稍弯,虎口张开,顶托于头上方(图6)。

⑦高低手

右臂自然伸直抬于“扬掌”位,左手置于右胸前,均手心朝上。

⑧顺风旗

右手“托掌”,左手“山膀”。

(2)手臂的动作

①前摆臂

右臂自然地前、后悠摆。

②斜摆臂

右臂先向左前、再向右后往返悠摆。

③横摆臂

右臂自然地左、右悠摆。

④单晃手

右臂以手带动,从右“山膀”位经上在身前顺时针方向划一个圆圈回原位。

⑤双晃手

动作同“单晃手”,只是双手做。左手从“按掌”位开始,划一圈后仍回原位。

(3)腿、脚的姿势

①正步

双脚并拢站立。

②八字步

双脚跟紧靠,前脚掌分开如八字状。

③大八字步

双脚分开与肩同宽,呈八字状站立。

④丁字步

左脚站“八字步”位,右脚跟靠左脚窝,双脚如“T”字形站立。

⑤丁点步

在“丁字步”的基础上,两腿稍蹲,右脚跟尽量踮起。

⑥前点步

左腿直立为重心,右腿伸直绷脚点在正前方。

⑦旁点步

⑧后点步

⑨虚步

在“前点步”的基础上，左腿稍蹲。

⑩踏步

左腿直立为重心，落在左腿上，右腿稍弯、前脚掌踏在左后方。

⑪正步半蹲

⑫正步全蹲

⑬八字步半蹲

⑭八字步全蹲

⑮大八字步半蹲

⑯马步

两脚分开与肩同宽，双膝内扣腿半蹲，挺胸立腰。

⑰踏步半蹲

⑱踏步全蹲

⑲前吸腿

左腿直立，支撑重心落在左腿上，右腿绷脚向前吸起，小腿内收。

⑳旁吸腿

要求同“前吸腿”，只是右腿向右旁吸起。

㉑大踏步

左腿半蹲开胯，右腿尽量向左后方伸出，前脚掌踏地。

㉒前弓步

右腿朝前跨出一大步成半蹲状，膝盖与脚尖成垂直线，左腿在后绷直，脚横置，身体朝正前方。

㉓旁弓步

动作要求同“前弓步”，只是右腿向右跨一大步，身体仍朝正前方。

(4)肩部动作

①送肩

做法：用内力将右(或左)肩自然向前送出。一般速度较缓，多随手臂的动作顺势进行。

②顶肩

做法：将右(或左)肩用力向前顶出。根据动作需要，可以微微地或较大幅度地顶肩。

③前转肩

做法：右肩由后经上往前自然地转一小圈。转时动作均匀，防止僵硬。

④后转肩

做法：右肩由前经上往后自然地转一小圈。转时动作要求同“前转肩”。

⑤单耸肩

做法：右肩自然地朝上耸起即落下。根据动作需要，可以小幅度或较大幅度、缓慢或快速耸肩。

⑥双耸肩

做法：双肩同时自然地朝上耸起即落下。动作变化同“单耸肩”。做时，仅肩部耸动，防止缩脖或凹胸。

⑦抖肩

做法：左、右肩前后交错、快速细碎地抖动。抖动时肩部放松，以腰椎带动肩部碎抖，抖动频率均匀。

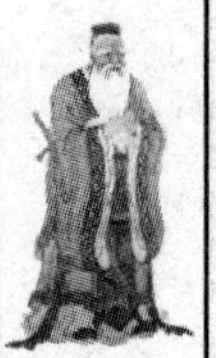

(5)胯部动作

①送胯

做法:胯部自然地向左或右、左前或右前方送出。幅度大、小可根据动作需要变化。

②顶胯

做法:以臀部肌肉和腰的力量,将胯部向左或右、左前或右前方顶出。根据动作需要,可以快速或慢速、大或小幅度进行。

③晃胯

做法:以腰椎中段为轴,胯部如钟摆状向左右悠晃。根据动作需要,可以较快或舒缓地晃动。

④转胯

做法:以腰椎中段为轴,胯部顺时针(向右)或逆时针方向(向左)转动。幅度可大可小。转胯时要自然,身体上、下部基本不动。

(6)膝部动作

①颤动

做法:双膝部松弛,随行进或跳跃时脚落地的力量,快速细碎地颤动两次或数次。

②微颠

做法:双膝部随脚的行进步伐,顺势小幅度屈伸,带动身体微微颠动。

③悠颠

做法:双膝部随脚的行进步伐,顺势较大幅度地弯曲、伸直,如挑担中的扁担上、下悠动。

(7)扇、绢的执法和运用

①扇子的执法(均以右手为例)

第一,握扇。

将扇子打开,右手满把握住扇柄。手握扇柄要自然、松弛。

第二,反握扇。

将扇子打开,反手握住扇柄。

第三,握合扇。

满把握住未打开的扇柄。

第四,反握合扇。

反握住未打开的扇柄。

第五,三指捏扇。

拇、食、中三指捏住扇柄。

第六,夹扇。

用右手虎口夹住扇柄和扇骨连结部的凹处,中指托于扇柄底部,其余二指自然弯曲。

第七,一四扇。

拇指在一面、其余四指在另一面夹住扇子。

第八,三六扇。

拇指、小指在一面,其余三指在另一面夹住扇子。

②彩绢的执法(均以左手为例)

第一,握绢。

左手满把抓握彩绢的中心部位。

第二,捏绢。

拇、食、中三指捏住彩绢的一角。

第三,夹绢。

先用虎口夹住彩绢的一个边,然后用五指抓住彩绢。

③扇子的位置(均以右手为例)

第一,抱扇。

右手"握扇",将扇抱在胸前,扇面朝外(拇指所在一面为扇面)。

第二,前端扇。

"握扇"(或执"一四扇"),将扇端起自然前伸,扇面朝上。

第三,斜端扇。

"握扇"(或执"一四扇"),将扇伸向右前方,扇面朝上。

第四,旁端扇。

方法同"前端扇",只是将扇向右旁平伸出。

第五,斜垂扇。

执扇方法不拘,将扇垂于右斜下方。

第六,斜举扇。

"握扇"举至右斜上方,扇面朝前。也可执"一四扇"、"三六扇"举至右斜上方,扇面仍朝前。

第七,举扇。

"握扇"举至头上方,扇面朝后。也可执"一四扇"或"三六扇"高举,扇面朝前。

第八,扛扇。

执"一四扇"(或"三六扇")扛于右肩。

第九,贴臂扇。

"握扇",拧肘扣腕,将扇贴于右小臂内侧。

第十,贴胯扇。

执"三六扇"(或"一四扇"),将扇面自然地贴靠在右胯上。

④扇子的舞法(均以右手为例,左手做时动作对称)

第一,里挽扇。

做法:右手"握扇"抬至胸前,以腕为轴,向上挑起右扇骨(即拇指所在一侧)并向里拧腕,顺势将扇经内由下向外绕一圈。

说明:做此动作腕部要放松,切忌僵硬,拧腕、绕扇要自然流畅,一气呵成;慢速(二拍或四拍一次)、快速(一拍或半拍一次)做均可;可在身体的任何方位进行。

第二,外挽扇。

做法:按"里挽扇"的相反运动路线进行。动作要求相同。

第三,横八字扇。

做法:右手拇、食指捏住一侧扇骨,从右前起、翻腕成手心朝下。向左前划下弧线,顺势向上翻腕划半圆成手心朝上,再划下弧线回原来的开始位置。如此连续进行,使扇在身前反复划"∞"形。

第四,竖八字扇。

做法:同"横八字扇",只是将扇在身前划竖"8"形。

第五,片扇。

做法:右手拇、食、中三指捏住一侧扇骨,肘部自然抬起,以腕为轴,将扇由前向左在小臂上方平划一圈,顺势扣腕,仍然手心朝上,将扇在小臂下方由前向内平划一圈。

说明:腕部放松自如,上、下两个平圈要连贯不断。

第六,里送扇。

做法:右手"握扇",扇面朝上,将扇从右前经右腋下向后送去。

说明:此动作连续进行时,可在第一次“里送扇”后,接半个“片扇”(将扇在右小臂上方划一个平圆),再接第二个“里送扇”。

第七,外掏扇。

做法:右手“握扇”,扇面朝上,将扇从右后经右腋下向前掏出。

说明:此动作连续进行时,做完第一次“外掏扇”后,将扇由前向右平划一圈,同时手臂向后划,再接做掏扇。

第八,里绕扇。

做法:右手“握扇”做“里挽扇”的同时,将扇从上经内向前划一个圈。

第九,外绕扇。

做法:右手“握扇”做“外挽扇”的同时,将扇从外经下向前划一个圈。

第十,五花扇。

做法:两手分别“握扇”,右手向左、左手向右轻划成右上左下扇面相对,随即两腕相贴,扇口翘起朝上,右手在内向右、左手在外向左如抱球状拧转半圈。

第十一,点头扇。

做法:右手执“一四扇”(或“三六扇”)向上抬起,扇面朝前,一拍(或半拍)一次轻扣腕部,使扇如点头状向前点动。

第十二,碎抖扇。

做法:右手执“三六扇”(或“一四扇”),腕部快速细碎地抖颤,带动扇面抖动。

⑤彩绢的舞法(均以右手为例,左手做时动作对称)

第一,里挽花。

做法:右手“握绢”(或“夹绢”)做“里挽扇”的相同动作。

第二,外挽花。

做法:右手“握绢”(或“夹绢”)做“外挽花”的相同动作。

第三,撩绢。

做法:右手“握绢”做一个“里挽花”,顺势向上挑腕将彩绢撩起。

第四,掸绢。

做法:右手“握绢”做一个“外挽花”,顺势以腕部的力量将彩绢向前掸出。

第五,横八字花。

做法:右手“夹绢”做“横八字扇”的相同动作。

第六,竖八字花。

做法:右手“夹绢”做“竖八字扇”的相同动作。

第七,掏绢。

做法:右手“握绢”(或“夹绢”、“捏绢”)做“外掏扇”的相同动作。只是向前掏出时略带一点掸劲。

第八,推绢。

做法:右手“夹绢”做一个“里挽花”,顺势将绢搭在手背上,手心朝前推出。

第九,片花。

做法:右手“夹绢”做“片扇”的相同动作。

第十,上旋花。

做法:左手“握绢”由左肩旁朝上推举(臂直)的同时,左腕带动小臂快速向左拧转,使绢旋开如花。

说明:动作时腕部保持垂直拧动,快脆自然,勿用僵劲。此动作也可由腰旁朝下旋绢,称为“下旋花”。

第十一,里绕花。

做法:两手“握绢”于胸前,右手由外划上弧线做“里挽花”向内,同时左手由内划下弧线向外；接着左手由外划上弧线做“里挽花”向内，右手同时划下弧线向外。形成两手互绕圆圈并交替做“里挽花”。

说明：两手划动形成圆圈不宜大，动作流畅自然。两拍或四拍一次。

第十二，外绕花。

做法：两手“握绢”于胸前，按做“里绕花”的相反运动线，交替向前做“掸绢”，两拍双手互绕一圈，一拍“掸绢”一次。

说明：由内划上弧线向外时顺势“掸绢”。

第十三，五花绢。

做法：两手“握绢”做“五花扇”的相同动作。

**○韵律操**

1. 韵律操的健身作用及注意事项

韵律操是一种节奏明快，融体操与舞蹈为一体的健身法。本组韵律操通过头部、上肢、上体、下肢、胸腹部及髋部的动作，有提高颈椎灵活性、增强胸腹背部肌肉及四肢关节灵活性等作用，对颈椎病、慢性腰腿痛及关节炎等有一定的防治作用。

由于韵律操每一个完整动作为 8 拍，所以在初练时，先练肢体和躯干部位的振摆、扭动、绕旋等基本动作，然后再练连贯动作，待熟练后再用音乐伴奏。锻炼过程中头颈部绕旋动作宜缓慢舒展、有节奏感，双膝环绕须借助腰力，带动膝部呈波浪状旋转。

2. 韵律操的练法

①两脚分开，两手下垂，头部向右绕环旋转，反方向再做 1 次。两侧各做 4～5 次。

②上体左转，同时抬头吸气，再还原呼气，换方向做 1 次。两侧交替转动做 5～6 次。

③两脚开立，两臂屈肘，两手半握拳触肩，右腿屈膝，左臂侧上举（图 1），还原，换方向做 1 次。两臂交替上举做 7～8 次。

④两脚分开稍比肩宽，两臂侧平举，掌心向前；半蹲，同时两臂屈肘下垂于体侧，手指张开，并向后摆振（图 2），还原。反复做 8～10 次。

⑤两脚分开至肩宽，两手叉髋，半蹲，两膝外展，上体和左臂向左前方摆动，头正直，两眼平视，还原；换方向做 1 次。两侧交替做 7～8 次。

⑥右脚向前迈一小步，脚尖点地，两手叉腰；左腿屈膝半蹲，两肘前摆，含胸收腹成“圆背”状，低头呼气（图 3）；前脚平放，重心在两脚间，两肘快速后摆，上体后屈成“满弓”状，抬头吸气。再换左脚做 1 次。左右腿交替做 10～12 次。

⑦并腿站立，脚尖分开，两手下垂，膝部向右绕环旋转一圈，换方向绕环旋转。两侧交替做 5～6 次。两脚分开至肩宽，两手下垂；右腿屈膝，脚尖撑地，同时两臂屈肘侧举，手指张开，指尖向下（图 4）；右腿伸直，重心左移，右脚尖点地，两手下伸于体侧，身体略向左斜，恢复成图 4 之动作，再还原；换左腿屈膝做 1 次。左右腿交替做 7～8 次。

⑧并腿站立，两手下垂，左腿屈膝半蹲，右腿上抬，两手抱右腿膝部，脚尖绷紧伸直吸气；右腿右跨一步，上体正直，两手放松下垂呼气；换右腿半蹲左腿上抬做 1 次。两腿交替练习做 8～10 次。

**○扇子舞**

扇子舞是木兰拳的一种，是我国民间流传，经应美凤整编的一种“动功”与“静功”相结合的健身运动。

1. 扇子舞的健身作用及注意事项

扇子舞能使锻炼者排除一切杂念和干扰，使大脑得到充分的休息，从而消除疲劳;它还能使人体新陈代谢加快,使气血旺盛,收到健身养颜、防治疾病的效果。扇子舞以腰带动四肢,使内脏得到按摩,尤其能使内脏下垂的病人恢复正常,还能使腰腿部的慢性病得到显著的治疗。此外,它对中老年女性能够消耗腰腹部多余的脂肪,增强肌肉的健美效果也十分显著。所以,扇子舞是中老年人焕发青春,防治疾病,保持健康的一项健身方式。

初学者应首先进行各关节的锻炼,待运动自如后再练此舞。练习前要有 15~20 分钟的准备活动。练习时要排除杂念,全神贯注,动作保持外柔内刚、连绵不断,以腰带动四肢活动。扇子舞一下子不能全学会,可先学几节,逐渐增加。练习时出现关节疼痛和其它不适者,要注意休息,恢复体力后再练。

2. 扇子舞的练法

①准备姿势——右手握扇柄后三分之一处,两手下垂至体侧,然后起势,右手握扇至右胯,左手至肩平,再将左臂微屈,左手推掌至胸前,手心向前,眼看前方(图 1)。

②游蜂穿叶——右手握扇向上至额前,翻扇向外,两手相对打圆,左手拉至胸前推掌,右手随右转腰拉向右上方,右臂与水平线成 45°,同时提起双脚跟,眼看右上方(图 2)。

③懒睡牙床——腰部放松,略扭腰下沉,重心移向右脚。

④仙鹤迎风——双手不变,重心在右脚,提起左脚,向左前方蹬脚。

⑤云莲飘荡——右手不变,左脚放下,与右脚成丁字步,重心仍在右脚,左手由胸前向下拉至左侧平举握拳,拳心向下。

⑥神龙昂首——右手不变,左手转手心向前并至胸前翻掌,掌心向前,重心移左脚,眼看前方。

⑦飞龙回首——右脚向右、向后四分之一圆弧打圆退步,右手握扇在前,同肩高,扇顶由下向上、向后,扇根放在右手虎口上(图 3),重心向前成左交叉步,两手相对打圆,左手向上,左转腰,右手握扇,扇根穿向左手虎口穴;然后右转腰带动扇子由扇根向前转至扇顶向前,同时左手向左侧翻掌,右手握扇拉向右胯前,肘微屈,眼看左手前方。

⑧风卷残叶——右脚向前踢,然后向前进一步,劈步,左脚向侧方踢腿放下,重心左移,180°转身向右前方,两手向右前上方伸出,左手至右肘前,右手握扇在右上方,使右臂与水平线成 45°,眼看右上方,重心在右脚(图 4)。

⑨燕子探海——左脚进一步,右手握扇在头颈高度拉向前,左手在胸前推掌,后坐重心移向右脚,然后重心向前至左脚,左转腰开扇,向后提起右脚,扇在右上方,使右臂与水平线成 45°,扇面向正前方(图 5)。

⑩飘飘翠柳——右脚向前进一步,左脚劈脚成丁字步,两手抱球状,重心在左脚,然后右脚劈脚旋转 360°,两手随左转腰拉向左侧,右脚向前进一步,右手翻扇向右转腰,左脚向前进一步,重心移向左脚,右手扇面拉向右腰背后,左转腰,左手在胸前推掌,右腿向右后方伸直,两腿成弓步,眼随左转向后看(图 6)。

⑪犀牛别宫——右脚向前踢脚进一步,左手拉向左侧额上方,向上翻掌,同时提起左脚在后,右手不变,眼看前方。

⑫迎风起舞——左脚踢脚向左侧迈出一步,右手出扇在右侧平举,左手在胸前推掌,然后再向左转 90°,右脚向前进一步,左脚再进第二步,再向左转 90°,右脚再进第三步,左转身 150°后坐,左脚进第四步,右脚进第五步,重心在左脚,同时两手仰面打圆,扇面手心向外,左脚再进第六步,右手将扇拉向左腰胯,在左手虎口处关扇,重心在右脚,眼看左前方。

⑬敦煌飞壁——重心左移,右脚蹬出向前进一步,右手握扇和左手同时拉向正前上方,然后后坐,重心在左脚,两手拉开成直线,左手在前方,右手在后下方,重心

再向前，左手翻掌在左额前，同时右转腰提起左脚在后，右手在右胯旁开扇，眼看扇面(图7)。

⑭仙童摘果——左脚虚步(前脚掌着地、脚跟抬起)前进一步，重心在后，两腿微屈，右手将扇面推向前上方，右手抵住右手腕，重心在右脚，眼看前方。

⑮飞龙回首——重心移向左脚，向右转体150°，两手拉向右上方，重心移至右脚，左手手心向里，右手握扇在右上方，手臂与水平线成45°，然后左脚进一步，重心移向左脚，左手由胸前拉成侧平举，手心向下，重心在前，右手不变，后坐重心移向右脚，左手在侧平举位置推掌。

⑯鹞子翻身——右脚向前进一步，两手同时由腰带向右侧，手心向下，由腰带动上体翻转180°，左手在左额前，右手握扇在右胯旁(图8)；左脚向左前方踢脚，同时左手翻掌至左胯旁，右手拉向右上方，左脚向右前跨一步成交叉弓步。

⑰乌龙绞柱——两手合拢，右手在下，左手在上，虎口相对；由腰带动两手翻动，右手在上，左手在下，以左手从右手下抽出，随腰拉向左上方，手背向外，眼看左手(图9)。

⑱鹞子翻身——右脚进一步，两手翻扇翻掌，左手心向下，右手握扇手心向上，由腰翻转上身180°，带动右手至右额上方。

⑲莲花出水——左脚向前进一步，两手呈抱球状在胸前，重心在右逐渐向左移，两手拉向腹部前，手心向外，左脚向左侧跨一虚步，两手同时起，左手拉至左额上方翻掌，手提至头上方，扇顶向上，同时左脚收步，右脚踮起，眼看扇上方。

⑳挥舞彩扇——左脚向前进半步，两手心向下在腰胯前，右脚向左迈出一步成交叉步，右手握扇两手仰面打圆，手心向外，右手至右胯前扇面向上，左手至左额上方，掌心向外，然后腰带右手腕转动扇面180°，眼看扇面(图10)。

㉑斜身照影——两手仰面打圆，左脚劈脚，右脚向右前进一步，右手向左手虎口穴关扇在左胯旁，重心右移；左脚向后退步，两手拉开成一直线，左手在左上，右手在右下，重心向前，然后后坐，右手在右胯旁开扇，左手翻掌，眼看扇面(图11)。

㉒羞看君容——左脚进第一步，两手心向下在胯前，右脚向前进第二步，两手仰面打圆，左脚进第三步重心右移，向右转180°，两手侧平举，右脚进第四步，重心在左，两手相对合拢，右手在下，重心在右，左脚蹬出，向前一小步，两手送扇至额前，然后左转腰下蹲，扇面由头上方拉下，露出双眼(图12)。

㉓紫雁侧翼——两手随身体起相对打圆，左手在左胯前压掌，右手握扇至左前上方，扇面向上，提起，眼看前方。

㉔迎风起舞——右脚向前踢腿1次，左脚进第一步，继而两脚依次分别向前、侧、后划圆弧，同时后退，共五步，然后转腰，两手拉向右侧，左脚进第一步，右脚进第二步，第三步左脚并步，两手仰面打圆，两手在左腰旁，右手在左手虎口穴处关扇。

㉕风卷残叶——右脚向前进一步，两手拉向右侧，左脚进一步，右手握扇随腰拉向右前方同肩平，右手在胸前成推掌式。

㉖巧坐金莲——下蹲，右手朝胸前开扇，左手仍成推掌式，眼看前方。

㉗碧波动荡——右手握扇随身体起，平扇提至头上方，右脚进一步，两手随腰拉向左侧翻扇，左脚进一步，两手随腰拉向右前方，扇面向上，眼看右前方。

㉘哪吒探海——右脚进一步，右手翻扇拉向右胯旁，左手向右前方穿掌、托掌，两脚成右前左后弓步，眼看右前方。

㉙风卷残叶——左脚进一步，两手心向下至两胯旁，扇面向下，右脚向右前进第二步，两手仰面打圆，扇面手心向外，重心右移向左转180°，左脚进第三步，右手在左胯旁左手虎口穴处关扇；右脚进一步，两手拉向右侧腰部，左脚进一步，右手拉向前平举，左手在胸前推掌，重心向前，眼看右前方(图13)。

㉚巧坐金莲——下蹲，右手朝胸前开扇，左手推掌式，眼看前方。

㉛卧看巧云——两手随右转腰向下，然后左转腰，右手拉向右侧耳旁，左手随转腰推掌，眼看前方。

㉜十字披红——起身，右脚进一步，重心右移，两手在前，手心向下，虎口穴相对，后提左脚与身体平行，同时两手拉开，扇面手心向下，眼看前方（图14）。

㉝仙童摘果——左脚进一步，重心在右，两手随腰拉向右侧，重心向前，右脚进一步，两手向前，右手提至头平，扇面向上，左手心向下，盖住右手腕，眼看正前方。

㉞飞燕扑蝶——重心右移，左转身180°，两手拉向两侧，手心向下，右脚掌着地，收左脚，身体随左脚尖提起，左脚顺势向前，右手向前下穿至左脚前，扇面向下，左手在左后上方手心向上，身体向下眼看扇面（图15）。

㉟独占花魁——起身，两手抱球状，右脚成丁字形进一步，劈脚旋转180°，右脚再向前进一步，两手翻扇由左拉向右侧，左脚进一步，重心在前，右手翻扇向左腰后，向后提起右脚左转腰，左手拉向左前方，手背向外，眼看左前方。

㊱落地金花——右脚进一步，两手心向下至胯前，向左转身180°；左脚进第二步，重心在右；右脚进第三步，重心在左，两手合拢，右手在下，左手在上，手心相对。重心向前，蹬左脚进一步，两手送扇至左前方与头平，由腰带动翻动扇面，左手拉向左腰背后，下蹲，左脚在前伸直，右手拉至左脚背上，扇顶向左侧（图16）。最后起身收势，慢慢回复原来的位置。

## 十七、体操健身术

○五禽戏

1. 内容介绍

五禽戏是我国后汉末年“神医”华佗在总结前人的理论和经验，依据古代导引养生术，模仿虎、鹿、熊、猿、鸟五种动物的动作和不同的姿态而编创的一种医疗体操。因其有效的健体强身及治病作用，而在民间广为流传。

五禽戏的特点是：虎戏动作刚劲、迅猛，鹿戏动作矫健、善走，熊戏动作沉实、稳重，猿戏动作灵敏、快捷，鸟戏动作轻灵、平衡。

通过长期不断地练习五禽戏，可起到以下作用：一是开阔心胸，调整植物神经，灵活脑筋，增强记忆，使精神集中；训练大脑平衡器官，延缓机体老化。二是训练腰背、腿部肌肉，引伸筋脉，刺激血液循环。三是消除腿部疲劳，增强耐力，增进行走能力。四是清利头目，增强心肺功能，强壮腰肾，滑利关节。

五禽戏是以中医理论为基础，用五行、脏象、气血、经络等学说来解释作用的。因此，练习时，不仅要形似，更要神似。应做到身心松静，呼吸缓慢柔和，深长均匀；引伸肢体，刚柔并济；意气合一，气贯全身，以气养神。其次是想象动作的形象，神态力求逼真：如虎形的勇猛扑动，鹿形的伸展回首，熊形的浑厚爬走，猿形的敏捷纵跳，鸟形的展翅飞翔等。三是全戏步分虚实，躬身前进，以腰为主轴，运动量较大，要根据自身的年龄、性别、体质等条件灵活掌握，以练后微微出汗舒服为宜。最好每天练习1~2次。四是如果患有某种疾病，适合练习哪几动，可自由选择，不必非要练全戏。

以下编排的五禽戏动作是在古代五禽戏动作的基础上，依据现代中老年人生活条件好，身体素质、文化素养普遍提高的身心特点，对原有动作进行适当的更改，有些动作增加了难度，以便满足身体强壮的中老年人练习需要。

2. 动作说明

(1)虎戏

①虎寻食

a. 两脚并拢,身体自然直立,两臂垂于体侧,目视前方。(图1)

b. 左脚左开步,左膝稍屈;右脚随后向左腿后侧插步,屈膝;前脚掌着地。同时,左臂后背,左掌横于后腰,掌心向上;距腰一拳左右;右臂上举屈于头上,右掌心向下,距头一拳左右;两掌均成虎爪形;身体左拧。目视左前下方。(图2、图3)

c. 右脚右开步回原位,随之左脚和右脚并拢,两腿站直。同时,两臂还原,自然垂于体侧。目视前方。(图4)

d. ~(6)与(1)~(3)动作相同,惟方向相反。(图5~图7)

要点提示:目光要刚猛威严;左顾右盼,扭胯提肩,身体拧动幅度要大。

②虎扑

a. 两脚并拢,身体自然直立,两臂垂于体侧。目视前方。(图8)

b. 两腿屈膝半蹲,身体重心移于右腿。同时,两手成爪提于两腰侧,爪心向下。目视前方。(图9)

c. 左脚向前上半步,身体重心移于左腿;随之右脚上一大步,落于右斜前方,前脚掌虚点地面;左腿屈膝半蹲,支撑身体重心,成右虚步。同时,两臂前伸同肩平,双爪向前抓扑,爪心向前,爪指朝上。目视前方。(图10、图11)

d. 身体重心前移于右腿,右脚踏实;左脚随之上步,停于右脚内侧,脚尖点地。同时,双爪回落收于腰侧,爪心向下。目视前方。(图12)

e. 左脚左斜前上大半步,前脚掌虚点地面,右腿屈膝半蹲,支撑身体重心成左虚步。同时,两臂前伸同肩平;双爪向前上抓扑,爪心向前,爪指朝上。目视前方。(图13)

f. 身体重心移于左腿,左脚踏实;右脚随之上步停于左脚内侧,脚尖点地。同时,双爪回落收于腰侧,爪心向下。目视前方。(图14)

g. 按上述进步方法连续上8~10步。

h. 停步时,两脚并拢,身体直立,动作与a相同。

要点提示:身体重心左右移动要分明,上下肢动作注意协调配合。

③虎伸

a. 双脚分立,同肩宽;两臂垂于体侧。目视前方。(图15)

b. 双腿屈膝全蹲;双手心扶地后,两手沿地面,先左后右向前爬动,两腿逐渐蹬直成俯卧撑姿势。目视地面。(图16~图18)

c. 稍停片刻后,两手沿地面先左后右向后移动,两腿逐渐屈收至全蹲姿势。目视前下方。(图19)

按照a动、b动重复做8次后站起成a动的姿势。如感到体力允许的话,稍休息2~3分钟,可再做两次。

要点提示:身体的伸缩幅度要充分。年龄大、手撑不住,可伸短一些。

(2)鹿戏

①鹿行

a. 两脚并拢,身体自然直立;两臂垂于体侧。目视前方。(图20)

b. 左脚提起,向斜前方踢出,落地,脚前掌虚点地面;右腿屈膝,支撑身体重心。同时,两手腕部弯曲,手呈鹿蹄形;左臂后摆,左手心、左手指均朝上;右臂前伸与肩平,手指尖下垂;上体前倾。目视左前下方。(图21、图22)

c. 身体重心前移于左腿,左脚掌踏实,左腿屈膝;随之,右脚提起向斜前方踢出落地,脚前掌虚点地面。同时,左臂前伸出同肩高,左手指朝下;右臂向下,向后甩动伸直,手心、手指尖均朝上。上体前倾。目视右前下方。(图23、图24)

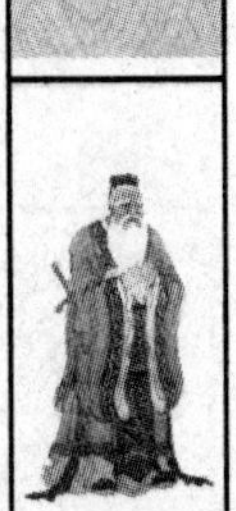

按(2)动和(3)动,左右脚交替向前踢出行走,连续走8~10步。如体力允许,可回身再连续走。也可采用转圆的方式行走。行走速度依个人情况而定。

要点提示:一脚向前踢出时,另一腿支撑身体重心,但脚跟可抬起配合一下,上下肢的踢摆动作要协调。

②鹿触角

a. 两脚并拢,身体直立,两臂垂于体侧。目视前方。(图25)

b. 左脚左前上步;两臂屈肘上提至胸前,两手成掌,掌心向前,掌指朝上。目视前方。(图26)

c. 身体重心前移;左腿屈膝成左弓步。同时,双臂向前伸直;随之,上体屈身,两臂下摆,两掌几乎触地,两腿同时屈膝。目视下方。(图27、图28)

d. 上体直起,两掌变拳,沿体前上提至胸前后变掌。重复做(2)的动作。(图29)

e. 按以上(2)~(4)动动作反复做8~10次后,身体右转90°,右脚上步成右弓步。如身体许可,可仍按(2)~(4)动动作做8~10次。最后还原成(1)动姿势。(图30~图32)

要点提示:屈臂摆掌时,身体重心留在后腿上。向前下俯身时,有头晕、高血压的人要注意。

③鹿斜触

a. 两脚并拢,身体直立,两臂垂于体侧,目视前方。(图33)

b. 左脚左斜前上一步,脚前掌虚点地面;右腿屈膝支撑身体重心。同时,两臂向前提起,与中腹同高。左肘稍屈,左手成掌,掌心向下,掌指朝前;右肘弯曲,右掌置于左肘内侧,掌心向下,掌指朝前。目视前方。(图34)

c. 两臂在体前沿逆时针方向平圆旋转9~18圈,左掌划圆绕环幅度大于右掌。同时,腰胯也以同样方向及速度一起旋转。目随掌转。(图35、图36)

d. 还原成(1)动的姿势。

e. ~(8)动与(1)~(4)动相同,惟上右步改为右虚步,右掌在前,沿顺时针方向平圆旋转9~18圈。(图37~图39)

要点提示:身体不好,或腿部力量不足者,虚步的姿势可高一些。

(3)熊戏

①熊撼动

a. 两脚并拢,身体直立,两臂垂于体侧。目视前方。(图40)

b. 两腿屈膝,左脚迈出上步成左弓步。同时,两手心向下,手指弯曲,向外、向前划转至左大腿上方时,两大臂夹紧,小臂伸直,手指屈成熊掌式,上体前倾。目视两手。(图41)

c. 右脚上步,右腿屈膝成右弓步。同时,两手向外、向前划转至右大腿上方时,两大臂夹紧,小臂伸直,手心向下,手指屈成熊掌式,上体前倾。目视两手。(图42、图43)

d. 边做(2)动、(3)动的动作,边向前走8~10步。然后回身,边做(2)动、(3)动动作,边向回走8~10步。

要点提示:上步和手的划转要一致。身体的外形应显出体笨力大的形态。

②熊晃

a. 两脚开立,略宽于肩;上体自然正直,两臂下垂。目视前方。(图44)

b. 上体前俯,身体向左拧转;两手触摸左脚面。目视左脚。(图45)

c. 身体向右拧转,两手触摸右脚面。目视右脚。(图46)

d. 按照(2)动、(3)动动作,身体反复拧转触摸左右脚8~10次。身体直起稍停片刻,可俯身再做 8 ~ 10 次。

要点提示:动作不可太快。两臂松弛。显出悠闲自得的样子。

③熊翻身

a. 在有地毯的地面或床上,身体卷曲左侧卧,两臂屈肘放于身前。(图 47)

b. 向右翻身成右侧卧,身体仍保持卷曲,两臂仍屈肘放于身前。(图 48)

c. 左右反复翻身 8 ~ 10 次。

要点提示:年龄大的老年人动作速度要慢些。但翻身的速度无论慢还是快,都不要干净利索地翻,要显得笨重。

(4)猿戏

①猿跃

a. 两脚开立,两腿屈膝稍蹲;两臂屈肘提起,两手指下垂成猿爪形,手心向下,置于两耳侧。目视前方。(图 49)

b. 右脚蹬地,左脚向左斜前跃出落地;随即右脚离地跟进停于左脚内侧,脚尖虚点地面;两腿屈膝,左腿支撑身体重心。同时,两臂前伸,两手做出猿自一地向另一地攀跃的动作后,收回仍置于两耳侧。目视左前方。(图 50 ~ 图 52)

c. 与(2)动相同,唯左脚蹬地,右脚右前跃出落地。(图 53 ~ 图 55)

d. 左脚、右脚交替,连续跃出,做 8 ~ 10 次;回身再做 8 ~ 10 次后回原位。

要点提示:猿性好动,机智灵敏,善于纵跃。向前跃步时,要显得轻灵自如。根据年龄和体质不同,可自行掌握姿势的高低。

②猿摘果

a. 身体并步站立后,左脚向前迈出半步,脚尖虚点地面;右腿屈膝,支撑身体重心。同时,左臂屈肘,紧贴左乳下方,左手指下垂成猿爪形;右臂弯曲上抬至肩平,右手五指捏拢向脑后经前额绕环 3 周后,再向上、向前、向下回绕转 3 圈,似摘果式。目随手转动。(图 56 ~ 图 59)

b. 身体重心前移,左腿屈膝支撑身体重心;右脚上步,脚尖虚点地面。同时,两手换位置;右臂屈肘,紧贴右乳下方,右手指下垂成猿爪形;左臂弯曲上抬至肩平;左手五指捏拢向脑后经前额绕环 3 周后,再向上、向前、向下、向上回原位依此绕环 3 圈,似摘果式。目随手转动。(图 60 ~ 图 62)

c. 左右脚交替各上 4 步;上肢动作同上所述。

要点提示:此式上下肢要协调配合。肩关节以小臂的屈伸肌动作,动作要灵活协调,尽量保持肩关节的大幅度转动。

③猿退

a. 双脚并步,身体自然直立,双手叉腰。目视前方。(图 63)

b. 两腿屈膝稍蹲,随之左腿提起,向后撤步退行;待左腿落实后,右腿屈膝提起,向后撤步退行。目视前方。(图 64 ~ 图 66)

c. 连续退行 8 ~ 10 步后,身体后转,再向回退行 8 ~ 10 步。

要点提示:退行时,身体重心要降低,退步距离不要太大,以免不稳。提腿尽量高。向后落步要轻,显出猿灵敏轻快的特性。

(5)鸟戏

①鸟飞翔

身体自然站立,两膝稍屈,两臂侧平举,掌心朝下。然后,向前弧形慢跑,边跑边两臂上下摆动,好似鸟展双翅飞翔。

(图要点提示:视年龄及体质情况掌握跑步速度。)

②鸟嘴开合

坐在地板上或床上,双腿稍分开平伸,上体前倾;用双手分别抓住同侧的脚尖,一拍上体直起，左手抓住左脚上提；二拍还原放下；三拍上体起，右侧手抓住右脚提起。在抬起一腿时，另一腿伸直，好似鸟嘴开合。（图 69 ~ 图 71）。

要点提示：腿柔韧性好的，腿可抬得高一些；较差的，应注意掌握高度，否则容易拉伤韧带。

③鸟饮水

两脚并步直立，上体松舒、沉肩，自然伸直。双手后背。然后，左脚左开步，上体慢慢前倾，低头。稍停，上体起，稍后仰身，头仰至脸朝天。反复慢做，一低一起为 1 次，做 8 ~ 10 次。然后上体自然直立。目视前方。休息 2 分钟左右再做 8 ~ 10 次。（图 72 ~ 图 74）。

要点提示：上体前俯后仰时，两脚站立一定要稳，保持身体重心的平衡。另外，应注意高血压患者免做。

**○防人体老化体操**

健身操是集健身、健心、治病、健美于一体的综合运动形式，它可以使中老年朋友在欢愉的气氛中获得健美的体态、灵活的身躯，并能陶冶情趣，清除心理障碍，继而振奋精神，充满生活信心，焕发青春活力，使身心均处于最佳状态。这里介绍一套防人体老化体操。

这套体操包括三个组成部分：深呼吸；肌肉与关节的屈伸、转动及叩打肌肉的活动；以正确姿势进行的活动。通过这些活动，可以防止人体老化，故称“防止人体老化体操”。每天早晨起床后、睡觉前以及工作间歇坚持做这套操。

（1）深呼吸。两手由体前上举外展，同时深吸气；手从体侧放下还原，同时深呼气。重复 2 ~ 4 次，呼吸要缓慢深长。

（2）伸展。两手手指交叉，向头上高举，掌心向上，同时足跟跷起伸展脊背。重复数次。

（3）高抬腿踏步。两腿高抬原地踏步，两臂自然前后大挥摆。重复数十次。

（4）转手腕。两手半握拳屈肘至胸前，两腕同时向内绕环旋转 4 次，再向外绕环旋转 4 次。重复 2 ~ 4 遍。

（5）摆手腕。两肘体侧平屈，两手自然伸直，掌心向下，两腕上下摆动 10 次左右。

（6）扩胸。两足开立，两手前平举，然后外展振臂扩胸，屈肘，体侧后伸扩胸。如此反复 4 ~ 8 次。

（7）体转。两足开立，手叉腰，左臂外展带动身体向左转腰，同时向左转头，收手还原。右臂外展带动身体向右转腰，同时向右转头。左右交替，反复进行。

（8）体侧屈。两足开立，手叉腰。右手体侧过头上举，身体左侧屈；直腰再右侧屈，还原。左右交替反复进行。

（9）叩击腰。身体稍前倾，两手半握拳，叩打腰部肌肉数十次。

（10）体前后屈。足开立，体前屈两掌或指尖触地后还原。手叉腰，体后伸，仰面朝天。反复 4 ~ 8 次。

（11）体绕环。足开立，以腰为轴，上体由前向左、由后至右，绕环到体前；再同前作反向绕环，重复 4 次。

（12）臂挥摆、腿屈伸。两臂由前向上外展，同时脚跟跷起；两臂从原路回收，经体侧后伸，同时腿下蹲，重复 4 ~ 8 次。

（13）膝屈伸。足开立，手置膝部，屈膝下蹲，然后还原，重复 4 ~ 8 次。

（14）转肩。两肘微屈，双肩向前、向下、向后、向上绕环；再反向绕环转动双肩。重复 4 次。

（15）耸肩。两肩尽量向上耸肩缩颈，然后放松下垂拔颈，反复数次。

(16)转头。足开立,手叉腰,以颈为轴作头绕环;顺时针转一圈,再逆时针转一圈,反复数次。

(17)叩击肩颈。两手半握拳,先用左手叩右肩数次,再用右手叩左肩数次;然后伸指放松用手背击同侧颈部数次。

(18)上体屈伸。跪坐位,两臂上举同时上体后伸,吸气;身体前屈,弓背成弧形两手掌触地,同时呼气,重复数次。

(19)腿屈伸直。平坐,两臂于体后支撑,两腿交替屈伸。重复4~8次。

(20)俯卧放松。俯卧位,意念全身放松3~5分钟。

(21)腹式呼吸。仰卧位两腿直伸,两臂外展鼓腹吸气;屈膝两臂于腹上抱膝,同时呼气。

以上21个动作,最好每天早晚各做一遍,重复次数的多少,视各人的体力而定。在工作休息或工作疲劳时,不妨选择其中的几个动作进行练习。如能针对自己的身体特点和疾病,将其中的一节或几节,有意地多重复做几遍,或加大力度和强度,或补充其他一些如跳跃、慢跑等运动,健身效果会更佳。

**○中老年家庭健美操**

中老年家庭健美操是针对中老年人颈肩退行性变化,胸腹部脂肪堆积,髋腰部活动不灵等编制的。健美操除了一般体操对肌肉关节的锻炼作用外,还有一种保持形体美的特殊作用。

1. 中老年家庭健美操的健身作用

本套健美操具有促进全身血液循环,消除内脏、神经及肌肉的松弛状态,提高内脏功能的作用,还有锻炼腰腹肌,去除腰腹部脂肪,提高腰腿部肌肉的弹性和韧性,使身段苗条起来,以及消除颈部疲劳、降低血压、清醒头脑、消除神经紧张等作用。中老年人参加健美操锻炼,还会找回一份青春依旧的心理感受。

2. 中老年家庭健美操的练法

这套中老年家庭健美操简单易行,主要锻炼要点是:

第一套蜂腰形体操。①仰卧,身体伸直,手足并拢,挺胸收腹,手脚用力伸展。然后全身放松,双臂绕摆放回体侧。反复做5~10次。②两腿并拢,上举至垂直部位伸直,脚尖绷紧。然后慢慢屈膝至小腿与上体平行,脚尖绷紧。膝部慢慢伸直,腿放下,反复做5~10次。③坐直,屈膝,脚平放,双肘后屈似打哈欠状。然后双臂向侧后伸展,挺胸收腹。双臂伸直,上体最大限度前屈,紧贴腿部,双手握两脚尖,反复做5~10次。

第二套"三围"健美操。①直立,全身放松,踮起脚尖,手臂上举,身体尽量向上伸展。下蹲,双手抱膝,低头,尽量团身,反复做5~10次。②起立,双脚分开,上体前屈,双手握住两脚脚踝。屈肘,头部缓慢下垂至两腿间(图1),保持5秒钟。再伸直肘部,反复做5~10次。③分腿站立,身体后仰侧弯,用左手触摸左小腿,加大身体弯曲度,左手努力伸至脚后跟(图2)。然后换右手做,反复做5~10次。④站立,下蹲,一手扶凳,另一手侧平举,右腿抬起前平举,左脚踮起,大小腿重叠(图3)。起立左脚支撑,右腿伸直抬起30°左右,右臂侧平举,左臂下垂保持平衡,不少于5秒钟(图4)。两腿交替做5次。⑤坐在床上,双手后撑,两腿并拢,脚尖绷直,上抬30°,在空中做绕大圆圈动作,然后放下休息,顺时针和逆时针各绕动5次。然后双腿抬高至60°,用脚尖在空中写字,从1写到5或10,也可写姓名或其它。⑥跪坐,双手前平举,保持身体平衡,向右横坐(图5),再向左横坐,左右各坐5次。

第三套轻松休闲操。①坐姿,两腿并拢,屈膝,脚平放,双手后撑,头后仰,向左向右转动脖子各5次。然后头前低,左右转动各5次,前后左右转动各5次。②上身坐直,右手用力捶拍左肩10次,左手用力捶拍右肩10次,各重复5次。③坐姿,双手捶拍双腿双脚，再慢慢拍打身上感觉疲劳的部位10次。再缓慢用力捶拍腰部10次，重复5次。④平卧，双手后伸，脚尖指尖用力伸直，伸展5次。⑤仰卧，双手按压腹部丹田（即脐部），做深呼吸。吸气时隆腹提肛，呼气时收腹松肛，重复5次。

**○坐椅健身操**

无论哪个家庭都有坐椅，这套坐椅健身操就是考虑到一些年老体弱的老年朋友的健身需要而编制的。

坐椅健身操依次进行头部、上肢、腰腹及下肢运动，具有锻炼全身关节和肌肉的作用，能增强肢体肌力和关节的灵活性，同时具有改善神经系统、心血管系统、呼吸系统及消化系统功能的作用。此操因取坐姿，较之其它体操更简易、方便，所以更适用于高龄和体弱的老人。

1. 坐椅健身操的练法

坐椅健身操的练法非常简单，共有四式。

（1）第一式

头部运动—正坐于椅子上，头前屈、后屈、左屈、右屈各10次；头向左转至最大限度，还原再向右转，左右各转10次；头向左绕环1周，向右绕环1周，各做10次。

（2）第二式

上肢运动—两臂在胸前平屈，经体前成侧举，还原再侧举，做15~20次；两臂各做向后、向上、向前绕环15~20次，然后换方向各做绕环15~20次；两臂胸前平屈，以脊柱为轴心，向左转至最大限度（图1），还原后再做1次，然后向右转动，还原后再做1次，如此反复做15~20次。

（3）第三式

腰腹运动—上体前屈，同时两臂前伸触及脚背，胸部贴近大腿，还原，做15~20次。两手重叠，男左手在前，女右手在前，紧贴腹部，做顺时针旋转摩擦15~20圈，然后做逆时针旋转摩擦15~20次。

（4）第四式

下肢运动——一腿着地，另一腿抬起，小腿向前踢出，脚尖向上，还原。左右腿各做10~15次；一腿着地，另一腿抬起，并向侧摆（图2），还原。左右腿各做15~20次。原地踏步100次。

2. 坐椅健身操的注意事项

根据体质情况，本组体操可重复1~2遍，但中间应休息数分钟。做操时须注意配合呼吸，切忌憋气练习，这样才能促进血液循环。做操时要特别注意坐椅要稳，防止晃动和跌倒。

**○电视机前调节体操**

本套电视机前调节体操，是为老年人在欣赏丰富的电视节目的同时，锻炼身体而设计的。只要长期坚持，一定会达到延缓衰老、愉悦身心的目的。

1. 手指活动操

取坐位，两臂屈肘式放椅子扶手等适当位置，有节奏地做手指屈伸动作。先用力握拳，然后十指用力张开（图1、图2）。连续数次，以小臂略感酸胀为度。以手指屈伸一次为一组，每次练习以4~6组为宜。随着练习时间的延长而增加次数和组数。

2. 腕部活动操

取坐位，两手交叉互握式，十指合拢位于胸前（图3）。右手向左压手腕（图4）。然后左手反方向压手腕（图5）。连续数次。

压手腕以活动腕部关节、韧带为目的，动作应轻柔缓慢。

3. 脚踝活动操

取坐位，两手平放膝盖处。一脚脚跟立起(图6)。当脚跟落下时，另一脚同时立起(图7)。连续数次。

两脚脚跟同时立起(图8)，同时下落(图9)。连续数次。

脚跟要充分立起来，稍停顿然后下落。随着踝关节力量的增强，可取站立位进行练习。

4. 膝关节活动操

取坐位，两手叉腰。一小腿向前举起(图10)，稍停顿后下落(图11)。另一小腿向前举起(图12)，稍停顿后下落(图13)。连续数次。

小腿举起尽量举至与地面平行。

5. 腹部活动操

取坐位，两手扶椅角，背部靠椅背(图14)。左腿膝盖向胸部高抬，停顿数秒(图15)，缓慢下落(图16)。右腿提膝(图17)，停顿数秒后缓慢下落(图18)。

双膝同时向胸前举起(图19)，停顿数秒后缓慢下落(图20)。连续数次。

膝关节尽量高抬，距离胸部越近效果越好。

6. 腰部活动操

站立位，背对电视屏幕，双手叉腰(图21)。身体向左后转180°(图22)。看到电视后反方向转动。(图23)

身体转动时，脚跟尽量不离开地面，使腰部活动充分。

7. 放松操

取坐位，两手平放两膝上(图24)。两手交替拍打膝盖(图25、图26)。

两手拍打膝盖应有一定力量，以手掌和两膝微感疼痛发热为宜。

**○旅途松弛体操**

旅途松弛体操是为消除中老年人旅途或其他劳动的疲劳而设计的。主要运用按摩方法，通过神经体液的调节机制，减轻运动后肌肉酸痛，达到消除旅途疲劳的目的，并增强人体的免疫功能和抗病能力。

1. 颈部按摩操

(1)取坐位，四指分别放在颈部两侧，自上而下轻推。推至颈根部时，两手分别转向两侧肩部。(图1)

(2)取坐位，两手指放于颈部，用四指和拇指揉捏颈部肌肉。(图2)

做完按摩后应做一些自主性练习，如头部绕环。

2. 肩部放松操

(1)取坐位，被按摩的一侧手臂放松，将手或肘撑在大腿或膝盖上。(图3)

(2)用另一只手自上而下对肩至肘进行揉捏。(图4)

(3)对肩至肘进行叩击。(图5)

(4)两手对两肩、肘互相揉捏，叩击。按摩后，站立做两臂的前后摆动放松。前摆的手拍打对侧肩膀，后摆的手用手背拍打两肩胛骨中间部位。

3. 腰部放松操

(1)取坐位，两手放在腰部做揉捏按摩。(图6)

(2)取坐位，两手相互叩打背部两侧肌肉。(图7、图8)

按摩后，进行转腰练习。身体左右转动，可配合上手臂的摆动。

4. 腿部放松操

(1)取坐位，两手揉捏叩打大腿内、外两侧肌肉。(图9)

(2)取坐位，将小腿放在另一腿的膝盖或大腿上，揉捏、叩打小腿部肌肉。(图10)

(3)取坐位，一腿放在另一腿的膝盖上，两手揉捏脚底和脚背。(图11)

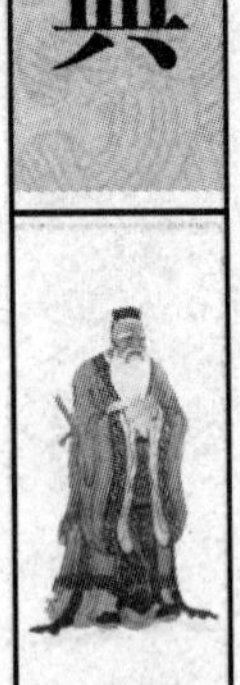

(4)取坐位，一腿屈膝，同时勾脚，两手拉住前脚掌，拉伸小腿肌肉和跟腱韧带。(图12)

勾脚拉伸小腿肌肉时，用力要均匀，逐渐加力。

5. 足部放松操

(1)取仰卧位，可将两脚垫高，用力勾脚，停顿数秒。(图13)

(2)放松两脚。连续勾脚数次。

**○工间操**

本套中老年工间操是根据中老年人的生理、心理特点而设计的，力求活动全面，使身体各部位关节、韧带及大小肌肉群都能得到锻炼。

1. 伸展运动

(1)预备姿势。身体直立，两臂自然下垂。(图1)

(2)第一拍。左脚向左跨一步，与肩同宽。同时两臂内收于小腹前交叉，低头含胸。(图2)

(3)第二拍。两脚开立，两臂向体侧平举。(图3)

(4)第三拍。两臂下落经体前交叉，继续向上绕环，绕至头上时两臂平举，然后两臂侧上举，掌心向内。(图4)

(5)第四拍。两臂经体侧下落，同时左脚收回，还原到开始姿势。(图5)

(6)第五拍。右脚右跨一步，与肩同宽，两臂动作同第一拍动作。

(7)第六拍。动作同第二拍。

(8)第七拍。动作同第三拍。

(9)第八拍。动作同第四拍，右脚收回。

伸展运动四拍为一套动作，每套动作做两次。

2. 头部运动

(1)预备姿势。身体直立，两臂自然下垂。(图6)

(2)第一拍。左脚向左跨一步，与肩同宽；同时两手叉腰；低头，稍含胸。(图7)

(3)第二拍。身体姿势保持不变，抬头平视前方。(图8)

(4)第三拍。身体姿势保持不变，头后仰，稍挺胸。(图9)

(5)第四拍。头还原到平视位置。(图10)

(6)第五拍。头向左、向后绕环，绕至右侧。(图11、图12)

(7)第六拍。头还原到平视位，同时左脚收回。(图13)

(8)右脚向右横跨一步。重复做一拍至四拍头部动作，头向右绕环，还原至平视位，同时右脚收回。

头部的动作幅度逐渐加大，使颈部活动充分。

3. 肩部运动

(1)预备姿势。身体直立，两臂自然下垂。(图14)

(2)第一拍。左脚向左跨一步。同时两手握拳，经体前到胸前平屈。拳心向下。(图15)

(3)第二拍。两脚开立不动。两臂侧平举，十指用力张开，掌心向下。(图16)

(4)第三拍。两臂在胸前屈肘、握拳，拳心向下。(图17)

(5)第四拍。两臂下落，同时收回左脚。(图18)

(6)第五拍。两臂经体两侧上举，至头上击掌。(图19)

(7)第六拍。两臂经体两侧下落，至腹前击掌。(图20)

(8)第七拍。重复头上击掌一次。

(9)第八拍。两臂下落至体侧，同时左脚收回还原到起始姿势。

(10)第二个八拍，臂部动作同第一个八拍。第一拍右脚先向右横跨一步，第八拍收回右脚。

八拍一个动作,重复做四次。握拳、分掌尽量用力。

4. 体侧运动

(1)预备姿势。身体直立,两臂自然下垂。(图21)

(2)第一拍。左脚向左跨一步。同时左手叉腰,右手轻拍左肩。(图22)

(3)第二拍。右臂伸直下落,然后经身体右侧上举,至头上时向左振动一次(图23)。右臂迅速反方向运动至右侧上举。(图24)

(4)第三拍。两腿屈膝半蹲。左手撑左膝,右臂向左振动一次。(图25)

(5)第四拍。两臂下落,左脚收回还原到起始_势。

(6)第五拍至第八拍,重复做一至四拍动作,但方向相反。四拍一个动作。重复做4次。完成动作时要快速有力。

5. 体转运动

(1)预备姿势。身体直立,两臂自然下垂。

(2)第一拍。左腿向左跨一步,与肩同宽。同时屈肘于腰间,两手握拳,拳心向上。(图26)

(3)第二拍。两脚原地站立,身体向左侧转。同时左手握拳回收于腰间,右臂向左前方冲拳。(图27)

(4)第三拍。两脚原地站立,身体向右侧转。右手握拳回收于右腰间,左臂向右前方冲拳。(图28)

(5)第四拍。两臂下落,左脚收回,成预备姿势。

(6)第五拍至第八拍与第一至四拍动作相同,但方向相反。

四拍为一组动作,重复做4次。要冲拳有力。转体时脚跟不离地,充分转动腰部。

6. 髋部运动

(1)预备姿势。身体直立,两臂自然下垂。(图29)

(2)第一拍。左腿提膝至大腿与地面平行。右手轻拍左膝。(图30)

(3)第二拍。左腿下落,提右膝;左手轻拍右膝。(图31)

(4)第三拍。动作与第一拍相同。

(5)第四拍。动作与第二拍相同。

(6)第五拍。右腿由提膝向右前方跨步,同时两手叉腰,成右前侧方弓步。(图32)

(7)第六拍。右腿蹬直,重心落在左腿上。(图33)

(8)第七拍。前移重心,右腿屈膝成右前侧方弓步。(图34)

(9)第八拍。右腿蹬地收回,还原到起始姿势。

(10)第二个八拍动作与前一拍至八拍相同,但方向相反。先提右膝,向左前方做弓步。

八拍一组动作,十六拍一套动作,重复做两次。提膝要有一定高度,尽量做到与地面平行。弓步要有一定深度。

7. 膝踝运动

(1)预备姿势。身体直立,两臂自然下垂。(图35)

(2)第一拍。两脚跟充分抬起,以脚尖着地。同时两臂侧举至腰部,两手握拳,拳心向后。(图36)

(3)第二拍。脚跟落地,十指张开。(图37)

(4)第三拍。动作与第一拍相同。

(5)第四拍。动作与第二拍相同。

(6)第五拍。屈膝下蹲。(图 38)

(7)第六拍。直膝起立。

六拍一组动作,重复做 4 次。抬脚跟与下蹲动作尽量做充分。

8. 整理运动

(1)预备姿势。身体直立,两臂自然下垂。(图 39)

(2)第一拍。左脚向左跨一步。左臂前摆轻拍腰部,右臂后摆轻拍腰部。(图 40)

(3)第二拍。两臂反方向摆动,至右臂前摆轻拍腰部,左臂后摆轻拍腰部。(图 41)

(4)第三拍。重复第一拍动作。

(5)第四拍。重复第二拍动作。

(6)第五拍。两臂经体侧向上举。(图 42)

(7)第六拍。两臂下落至腹前交叉。稍低头。(图 43)

(8)第七拍,重复第五拍动作。

(9)第八拍,两臂下落,左脚收回,成预备姿势。

(10)第二个八拍与一拍至八拍动作相同,不同的是右脚先向右横跨一步,第八拍收回右脚。

八拍一组动作,重复做 4 次。要全身放松,呼吸调节均匀,做深长呼吸。

**○拐杖操**

本套拐杖操是为需要借助拐杖行动的老年人锻炼身体而设计的。这套操简单易学,长期坚持,能够达到改善体质的作用。

1. 头部运动

(1)预备姿势。两脚开立站稳,两手扶拐杖。(图 1)

(2)第一拍。低头,拉伸颈部后侧肌肉。(图 2)

(3)第二拍。抬头平视。(图 3)

(4)第三拍。头后仰,拉伸颈部前侧肌肉。(图 4)

(5)第四拍。头还原到平视位。

(6)第五拍。头左侧倒,拉伸颈部右侧肌肉。(图 5)

(7)第六拍。头还原到平视位。

(8)第七拍。头右侧倒,拉伸颈部左侧肌肉。(图 6)

(9)第八拍。身体直立,头还原至平视位。

要求:八拍一组动作,重复做 4 次。

2. 上肢运动

(1)预备姿势。两腿开立站稳,两手扶稳拐杖。(图 7)

(2)第一拍。身体姿势不变,十指用力伸张,用虎口处按压拐杖。(图 8)

(3)第二拍。十指收拢,用力握紧拐杖。(图 9)

(4)第三拍。与第一拍动作相同。

(5)第四拍。与第二拍动作相同。

(6)第五拍。两手握紧拐杖向胸前提起。(图 10)

(7)第六拍。放下拐杖。(图 11)

(8)第七拍。与第五拍动作相同。

(9)第八拍。与第六拍动作相同。

八拍一组动作,重复做 4 次,如不能使拐杖离开地面,可取坐位进行练习,或只做前四拍动作。

3. 腰部运动

(1)预备姿势。左手在身体左侧扶拐杖,两腿直立站稳。(图 12)
(2)第一拍。右腿屈膝,右臂带动身体向左转动,右手触摸拐杖。(图 13)
(3)第二拍。右膝蹬直,身体转正。(图 14)
(4)第三拍。动作与第一拍相同。
(5)第四拍。动作与第二拍相同。
(6)第五拍。右臂带动身体左转,两手握拐杖,不屈膝。(图 15)
(7)第六拍。两手将拐杖移至体前。
(8)第七拍。身体右转,两手将拐杖移至身体右侧。(图 16)
(9)第八拍。右手扶稳拐杖,身体转正,左臂回到体侧。(图 17)
(10)第二个八拍动作与第一拍至第八拍相同,但方向相反。

八拍为一组动作,重复做 4 次。转腰时尽量使手碰到拐杖。

4. 膝部运动

(1)预备姿势。两腿分开站稳,两手体前扶稳拐杖。(图 18)
(2)第一拍。左腿向右前方提膝。(图 19)
(3)第二拍。左腿落地站稳成预备姿势。
(4)第三拍。右腿向左前方提膝。(图 20)
(5)第四拍。右腿落地站稳成预备姿势。
(6)第五拍。左腿向左前方跨步同时屈膝成左弓步。(图 21)
(7)第六拍。左腿蹬直,重心后移。(图 22)
(8)第七拍。动作与第五拍相同。
(9)第八拍,左腿收回成预备姿势。
(10)第二个八拍与第一个八拍动作相同,但方向相反,即先右腿向左前方提膝。

八拍为一组动作,重复做 4 次。做第二、三拍动作时,尤应注意扶稳拐杖,动作幅度由小到大,防止失衡摔倒。

5. 踝部运动

(1)预备姿势。两脚稍分开站立,两手体前扶稳拐杖。(图 23)
(2)第一拍。两足跟抬起,两手按压拐杖。(图 24)
(3)第二拍。足跟落地。(图 25)
(4)第三拍。动作与第一拍相同。
(5)第四拍。动作与第二拍相同。
(6)第五拍。身体向右侧转,屈膝微蹲。(图 26)
(7)第六拍。身体左转,膝盖伸直,同时足跟立起。(图 27)
(8)第七拍。足跟下落成预备姿势。
(9)第八拍。停顿一拍,站稳。
(10)第二个八拍与第一拍至第八拍动作相同,但转体方向相反。

八拍为一组动作,重复做 4 次。足跟抬起要充分,使踝关节的力量逐渐加强,从而提高自我行动及保护能力。

6. 全身运动

(1)预备姿势。身体直立,两腿也可开立。双手扶拐杖于体前。(图 28)
(2)第一拍。身体向右侧转,两腿屈膝半蹲。(图 29)
(3)第二拍。身体直立成预备姿势。
(4)第三拍。与第一拍动作相同,惟身体左转。
(5)第四拍。与第二拍动作相同。
(6)第五拍。右手扶拐杖,左臂向左前方上举。(图 30)
(7)第六拍。手臂放下扶拐杖成预备姿势。

(8)第七拍。右臂向右前方上举。(图31)

(9)第八拍。右臂放下扶拐杖成预备姿势。(图28)

(10)第二个八拍与第一拍至第八拍相同,但方向相反。八拍为一组动作,重复做4次。

**○减肥体操**

随着生活水平的不断提高,肥胖已成为影响老年朋友身体健康的重要因素,因此,减肥已成为中老年朋友健身运动的目的之一。

1. 减肥体操的作用

肥胖是体内脂肪聚积过多,体重超过标准20%的表现。人体肥胖会导致心脏负担过重,易患动脉硬化、冠心病、高血压、糖尿病等。减肥是体育锻炼中最积极有效的方法。减肥体操就是为肥胖者设计的。常做此操能改善神经内分泌功能,改善新陈代谢,促进糖和脂肪的消耗,从而达到减肥的目的。

2. 减肥体操的锻炼要点

(1)转体—两脚开立,两手叉腰,上体向左转动至最大限度,还原。再向右转动。连续转体40~50次。

(2)摸脚—两脚开立比肩宽,上体前屈,两臂侧伸展,与地面平行,转肩,左手摸右脚外侧,右手摸左脚外侧,快速重复20次。

(3)蹲起—两脚开立与肩同宽,下蹲,膝关节尽量弯曲,起立再下蹲,连续做30次。

(4)仰卧起坐—仰卧位,两手上举向前,带动身体向上坐起,还原,再坐起。连续做30~40次。

(5)对墙俯卧撑—面对墙站立,距墙80厘米左右,两手贴墙做双臂弯曲练习,连续做30~40次。

(6)原地高抬腿—连续做50~60次。

3. 减肥体操的注意事项

锻炼的量根据个人体力情况而定,开始次数应少些,以后逐渐增加次数。肥胖者在做操的同时,还应控制饮食,减少热量摄入,增加消耗,这样才能取得满意的减肥效果。

**○呼吸保健操**

呼吸保健操是一种以改善肺通气功能和呼吸功能为主的运动。它的作用在于能加强全身肌肉活动,尤其是膈肌、肋间肌等呼吸肌的活动,使呼吸加深,增加肺活量和肺通气量,同时促进肺部血液循环,使肺部气体交换速率加快,并使肺部弹性增强,有利于痰液的排出,减轻气道阻塞,从而阻断肺气肿发展的进程。适用于慢性支气管炎、阻塞性肺气肿患者以及肺活量较小者。

1. 呼吸保健操的练法

(1)第一套

①搓手、搓耳、搓脸——立位,两脚分开与肩同宽,两手至胸前,两手掌互相搓洗,接着,以手背对手掌互相搓洗,再用双手拇、食、二指轻轻搓双耳,然后以两手掌像洗脸一样搓洗颊部,最后放下还原。每个动作反复搓2~4分钟,感觉发热为止,由此起到穴位按摩的作用。②屈臂护胸——两臂向前平伸,双手半握拳,屈肘用力后振2次,还原成平伸状,再屈肘后振2次,如此重复8遍后还原。③直臂扩胸——两臂向前平伸,拳心向下,继而拳心相对,两臂伸直,扩胸后振2次,还原成拳心向下,再扩胸后振,如此重复8遍后还原。④深吸气——抬头挺胸,双臂侧上举,用鼻深吸气,手放下用嘴缓慢呼气,重复做4次。⑤深呼气——吸气时同上,呼气时双臂随身体前屈,垂手至脚尖,借助腹压,用嘴将气尽量吐出。⑥转体用手拍打胸背部——身体左

转时右手掌拍胸，左手背捶背，身体右转时则相反，做8次。

(2)第二套

①压腹呼吸——自然站立，两手叉腰，拇指在后，四指在前，呼气时主动收腹，两手四指加压腹部，同时两肘关节向前靠拢约束胸部；吸气时两肩向后扩胸，以增加肋骨活动的幅度，重复做8次。②压腿盘膝——左腿向左前方跨出一步成左弓步，两手挟左膝向下压腿，随后重心后移，再压腿，重复8次；换右弓步再压腿8次。然后两腿并拢，微屈做膝绕环运动，先顺时针再逆时针，各绕环8次。③单举呼吸——自然站立，两臂屈肘，两手置于腹前，手心向上，手指相对。呼气时一臂经腹胸前上举，紧贴头侧，翻掌成托掌。另一臂手心放下，贴体侧下伸，用力下压(图1)，吸气时还原成两手置腹前位，换手臂方向再做1次，重复8次。④抱球——两腿分开至肩宽，半蹲位，两手做抱球状，体向右转，重心右移，右手在上，同时呼吸(图2)；再体向左转，换左手在上，重心左移，同时呼吸，反复做8次。⑤托天呼吸——自然站立，两臂屈肘，两手置于腹前，掌心向上，呼气时，两臂经体侧上举，两手心向上，手指相对，尽量伸臂上托(图3)，吸气时，两手至胸前下落至腹前，重复做8次。⑥旋腰——两腿分开至肩宽，两手掌托于腰部，以腰为轴，先向左再向右，各旋腰8次。⑦蹲站呼吸——自然站立，下蹲时呼气，足跟不离地，两手扶膝关节，起立时吸气，两手侧平举，重复8次。⑧拍打——自然站立，上体以腰为轴向左转，同时以肩带动两臂拍打腰腹部，右手拍打腹部，左手拍打腰部；上体再向右转，左手拍打腹部，右手拍打腰部，如此重复做8次。

(3)第三套

①扩胸运动——两腿分开至肩宽，两臂抬起屈肘，两手半握拳于胸前，拳心向下，两臂伸直护胸后振，同时挺胸，接着回复原姿势，再扩胸后振，连续做20～30次。②立式动力腹式呼吸——两腿分开至肩宽，两臂下垂，全身放松，先调整呼吸逐渐为深长呼吸，深吸气时，两手自然向胸前弯曲，两手心向上，两臂慢慢向前举与躯干成直角，小腹前挺。深呼气时，躯干稍向前倾，同时两臂慢慢经体前放下，小腹内收。用鼻吸口呼，吸短呼长，吸与呼之比按1:2或1:3节拍进行。③坐式动力腹式呼吸——坐在宽平的木凳上，高低标准以膝关节弯曲90°为宜，也可两腿自然盘坐于床或垫子上，全身放松，呼吸要领及两手臂动作与立式相同，幅度比立式稍小。④立式平静腹式呼吸——两腿分开至肩宽，一手放胸前，另一手放下腹部，在全身放松和思想安静下做腹式呼吸，吸气时挺腹而胸部不动，呼气时腹部内收，吸与呼之比同②。⑤坐式平静腹式呼吸——坐凳或盘膝坐床，一手放胸前，另一手放腹部，坐好后进行腹式呼吸，呼吸要领同立式平静腹式呼吸。⑥仰卧平静腹式呼吸——仰卧于硬床上，全身放松，一手放胸前，另一手放下腹部，呼吸要领同④。

2. 呼吸保健操的注意事项

做呼吸保健操时，衣服、腰带要宽松。呼吸方式为以鼻吸气、以嘴呼气，吸气要足、呼气要尽，进行腹式呼吸锻炼时，尽量鼓腹和收腹。拍打、扩胸等动作要到位，这样才能起到增加肺活量和促使痰液排出的作用。第三套呼吸操是腹式呼吸锻炼，做完后最好进行整理活动，即全身放松或原地踏步10分钟左右。做操一般早晚各1次，做操后以不觉劳累且感到胸舒气平为度。

**○健心操**

这套体操具有促进全身血液循环、改善冠状动脉血液供应、缓解心肌缺血缺氧、解除胸闷症状、提高心肺功能、预防心绞痛发作等功能。它适用于冠心病、心律不齐、高血压、高血脂等患者及中老年保健。

1. 健心操的练法

(1)第一式

预备—原地踏步32拍(步)。

(2)第二式

自然腹式呼吸—两脚分开至肩宽，两臂自然下垂，两足趾如钩，紧抓地面，如落地生根，精神集中，心想脐部，然后做自然腹式呼吸，即吸气时腹部鼓出，肛门肌收缩，呼气时收腹，肛门放松，连续做4个回合，用鼻吸鼻呼或鼻吸口呼。

(3)第三式

平举运动—两腿分开至肩宽，两臂侧平举，掌心略向前上方，心想脐部，呼气时，一臂在体侧慢慢下降，另一臂慢慢相应抬高，两臂始终保持一字形，身体保持正直，还原时自然吸气，再换方向做1次，共做4个回合。

(4)第四式

体外心脏按摩—两手掌心擦热，左臂略离开身体约与躯干成45°，中指微用力；右手掌心置左胸心前区，四指并拢，拇指分开，以鱼际部着力，呈顺时针方向缓慢做环形按摩，连续按摩32次。

(5)第五式

整律运动—两腿分开至肩宽，两臂前平举，掌心向下，吸气时两手紧握拳，中指尖叩紧掌心，拇指外包；呼气时手掌放开，如此进行8次。接着两臂侧举，握拳吸气和放拳呼气8次。再两臂上举，握拳吸气和放拳呼气8次。再以两臂下垂握拳吸气和放拳呼气8次。

(6)第六式

扩胸运动—两腿分开至肩宽，双臂肘关节自然向前弯曲，手部在胸前交叉，左手在上，右手在下，掌心向下，吸气时两肘关节缓慢向两侧后振扩胸，呼气时两臂再缓慢回到胸前的位置，进行4个回合。

(7)第七式

拍肩运动—两腿分开，腰膝微曲，右手掌拍左肩，左手背拍右腰，再以左手掌拍右肩，右手背拍左腰，进行8个回合。

(8)第八式

伸臂运动——两肘抬起并弯曲，两手握拳（拇指外包）至胸前，吸气时，两臂向前上方呈抛物线伸出，两手放开放松，呼气时收回，如此反复8次。

2. 健心操注意事项

做心脏按摩时，切勿做逆时针方向按摩；做整体运动时，握放拳速度以每分钟30次为宜，心动过速者适当放慢，心动过缓者适当加快。拍肩运动时以腰带动两臂交替拍打，头部也随之转动。



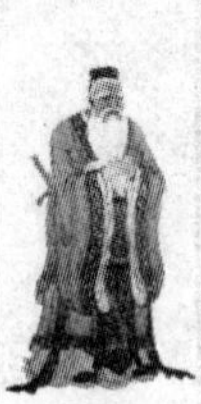

# 第三章

# 心理调适与养生

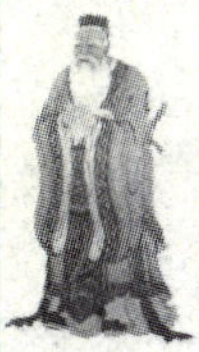

# 一、心态与健康

### ○病由心生

“病从口入”是每个人都知道的常识，可是，不是人人都了解“病由心生”的道理。

事实表明，一个人的心态对健康起着不可忽视的影响。我们常常会有这样的体会，当我们处于良好的心理状态时，自己所做的事也会感到轻松不少，大大地提高体力和脑力劳动的效率；而消极的情绪，如愤怒、怨恨、焦虑、抑郁、恐惧、痛苦等，如果强度过大或持续过久，可能导致神经活动机能失调。

科学家研究了植物神经所控制的器官功能与不良情绪的关系之后指出，心理因素之所以会影响身体内脏器官功能，主要原因就是情绪活动的影响。一个人情绪不好的时候，就会引起消化功能紊乱，胃部肌肉就会强烈收缩而引起胃部疼痛，严重时会发生溃疡。

除此之外，情绪与心血管、肌肉、呼吸、泌尿、新陈代谢、内分泌等功能都存在着密切的关系。当一个人愤怒的时候，植物神经系统的交感神经就会极度兴奋，因而大量释放肾上腺素而引起心跳突然加快，血压急速升高。遇到这种情况，如果患有高血压，就容易导致脑血管破裂，引起脑溢血；如果患有冠心病，从而引起冠状动脉强烈收缩，引起心肌梗塞而危及人的生命。

研究发现，情绪的不稳定也可以引起荨麻疹。长期的情绪不稳定，还会干扰大脑对皮肤的调节功能，因而引起皮肤阵发性剧痒，皮肤就会出现苔藓状变化，而发生神经性皮炎。

很明显，感情的激升或感情的失落都会使人处于心态失调状态，造成“感情势能”，其潜在“感情势能”的“能量”超过一定限度，就会造成生理代谢紊乱，免疫功能降低，从而引发或加重某些疾病的病情。

现代医学心理学研究证实，现代人的感情释放受到心理因素、社会环境、人际关系、物质条件等多方面的辐射影响，一旦失落感位居上风，就会削弱人的生理机能，致使各种致病因子肆虐，损害身体健康。

中外医学家和心理学家一致认为，胃病、十二指肠溃疡、心血管疾病、脑血管疾病、某些精神病和癌症主要是由精神因素所诱发或导致恶化，即“感情损伤”起了重要的作用。

心理因素对疾病的发生、发展和转化都起着重要的作用，心理障碍可以引起生理障碍，而心理、生理都出现障碍，就形成了身心疾病。这样的疾病就需要身心医学来进行治疗，这种治疗方式不同于传统的生物医学模式，提出了崭新的生物·心态·社会医学模式。

身心医学的发展历史时间不长，可是日益引起世界各国专家的重视。可以预见，不久，身心医学将成为受人关注的重要学科，发展前途远大。

**小贴士**

由于情绪的变化会引起人体内的化学物质（交感神经素）的改变和大脑功能的改变，因而就会引起某些内脏生理功能和病理形态方面的变化。

### ○平衡心态最重要

要想拥有健康的心态，心态平衡是最重要的。现代人总是喜欢买这样或那样的补品，殊不知心态平衡的作用超过了一切保健措施和一切保健品的总和。有了心理平衡，才能有生理平衡；有了生理平衡，人体的神经系统、内分泌系统、免疫功能、各器官代偿功能才能处于最佳的协调状态，一切疾病自然都将远离你。因此谁掌握了

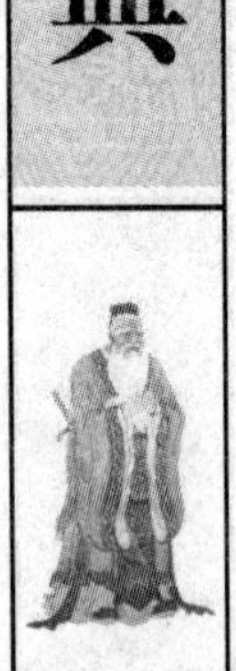

心理平衡方法,谁就掌握了健康的金钥匙,谁就掌握了生命的主动权。

心态平衡不是要你心如枯井,也不是要你麻木不仁。心态平衡是一种理性的平衡,是人格升华和心灵净化后的崇高境界,是宽宏、远见和睿智的结晶。

正如巴尔扎克所说:“苦难是生活最好的老师”。自觉保持永远快乐的心境既是一门健康的科学,又是一门生活的艺术。心境的好坏在很大程度上取决于自身的感受,就看你是用“春风桃李花开日”的积极、乐观的利导思维看世界,还是用“秋雨梧桐叶落时”的消极、悲观的弊导思维看世界。同样的事物,结果可以完全不同,既可以“人闲桂花落”、“鸟鸣山更幽”,也可以“无可奈何花落去”,就看你自己了。

**○坏心情也会“传染”**

我们对于像禽流感、非典这些传染病都懂得避之三舍,但是对于坏心情却不一定懂得回避。

心理学家研究发现,一个心情舒畅、无忧无虑的人如果与一个愁眉苦脸、心事重重的人相处,少则几十分钟,多则数小时,心情再好的人也会“染”上愁绪。此外,那些敏感型和同情心特别强的人,也是坏心情下手的首要目标。因此,人们在和心情不佳的人相处时,要防止“染”上坏心情。

那么,是不是说我们就不要跟心情不佳的人相处了呢?当然不是。人难免会有情绪低落的时候,而且这时是最需要人关心和安慰的时候。因此,只要采取一定的方法,那么同心情不好的人相处,同样能保持正常、舒畅的心情,不染上愁绪。

一般来说,大多数人的心情欠佳都是由于钻了牛角尖造成的。在与愁眉紧锁的人相处时,也应积极开导对方,让他们把发愁之事彻底驱出头脑,多想曾令自己幸福、自豪、喜悦的往事。应以积极的态度帮助忧心忡忡的人全面分析导致忧愁的各种原因,有的放矢地为其出谋划策,消除酿成忧愁的各种因素,这样才能釜底抽薪,驱散愁云。而那些心情不好的人,应该多去参加运动,去从事平日感兴趣的文娱活动,化忧为乐。

人生不如意十有八九,要想保持美好心情,必须善解忧愁,这样坏心情才不会缠上自己。

**○不良情绪是万病之源**

令现代人感到不解的是,怎么现在生活水平提高了,但生病的人也多了起来。一直以来,人们以为引发各种疾病的原因是自己的生理机能出现了问题,因此到处求医问药,却不见好转。其实,不良情绪对人们的健康影响最大,不可不防。

1. 不良情绪损害免疫功能

美国麦迪逊大学做了一项实验,他们给 52 名 57~60 岁的志愿者接种流感疫苗。接种前要求志愿者回忆非常兴奋快乐或极度忧伤、恐惧、愤怒的经历,同时检测大脑皮层左右两侧的活动。分析结果表明:情绪乐观者体内能产生更多流感病毒抗体,其大脑皮层左侧活跃程度超过右侧。可见人类情绪可使免疫功能产生强烈的差别。免疫功能在人体中占有重要地位,它可以预防癌症发生,即使癌细胞正在生长,但通过强化人体免疫力,也可能将其击退。抑郁、紧张恐惧、焦虑等情绪,可影响吞噬细胞、淋巴细胞及免疫抗体的正常生成,造成免疫能力缺损而易于引起癌症。

2. 不良情绪损害心血管

实验证明,情绪刺激可诱发灵长类动物发生心律失常、心肌梗死、猝死。易于急躁、发怒、焦虑、有攻击性情绪的人容易患高血压病。焦虑恐惧时收缩压与舒张压均升高,愤怒时舒张压升高明显。美国爱尔马研究所做了一项实验,将一支玻璃管插入 0℃冰水中,然后收集人们不同情绪状态下呼出的“水气”。他们发现心平气和时呼出的水气澄清透明,悲痛时水气中有白色沉淀,生气时有紫色沉淀,可见生气会在体内产生有毒的物质,故经常生气的人很难健康长寿。

3. 不良情绪容易引发猝死

不知你身边有没有这样的人，前几分钟还是好好的，但突然就死了。这就是所谓的“猝死”。那些猝死的人，十有八九在死之前是处于暴怒状态。中医讲“大怒伤肝、大喜伤心”，就是说精神状态与内脏功能密切相关。人的情绪与大脑的下丘脑密切相关，下丘脑是人体内分泌的高级中枢，调节全身的激素释放。心脏病患者大怒时心脏负担更加加重，可引起耗氧量增加、心肌细胞受损、心肌纤维断裂、心律失常、室颤而引发猝死。但在相同刺激下，有的人会猝死，有的人则安然无恙，这说明人对突然事件的承受力，既决定于自身体质强弱，也决定于精神坚韧程度。

其实人最好的医生就是自己，只要抵制不良情绪，就可以获得健康。对于身心疾病，预防胜于治理。因此，一定要重视心理调节，多做善事好事，保持愉快情绪，减少不良刺激，保持情绪稳定，这样，心身疾病自然也就远离你了。

## 二、心理健康的标准

心理健康是一个相对的概念，它不像人的躯体健康与不健康有明显的生理指标，比如脉搏、体温等，而且要区别心理是否健康也不那么容易，也就是说，心理健康是一个相对的概念。心理健康的理想状态以无心理疾病为准，而“正常”这一概念不论对于整体还是个体都是有阶段性的，因为一个人随时可能产生心境不良，所以个体的心理健康也不是一条直线。这里的“正常”是用于评价阶段行为的，不是用来描述某一阶段行为的。要区分心理正常与异常尚无一个适用于任何人的任何情境的心理健康的标准，因为人的心理世界是复杂多样的，即使一个健康的人，也可能有突发性、暂时性的心理异常。因此，每个人随时随地都可能产生心理问题。心理冲突在当今社会像感冒、发烧一样不足为奇。

**○心理健康的标准**

关于心理健康的标准至今还没有一个完全统一的、权威的定义，但其涵义大致相同。1946 年，国际心理卫生大会指出了心理健康的 4 个标志：

（1）身体、智力、情绪十分调和。

（2）适应环境，人际关系中彼此能谦让。

（3）有幸福感。

（4）在工作和职业中，能充分发挥自己的能力，过着有效率的生活。

**○心理健康的主要表现**

我国一些心理学家根据古今中外心理学家所提出的心理健康标准，结合我国的国情，认为心理健康的主要表现应包括以下方面：

（1）智力正常。有敏锐的观察力、思维灵活、想象力丰富、注意力集中、记忆力强等都是心理健康的重要组成部分。

（2）有安全感。心理健康的人能够接纳自己的一切方面，很少受情绪的支配，能承受挫折、恐惧和不幸，不会惶惶不可终日。

（3）情绪稳定心情愉快。心理健康的人总是快乐的，满意、宁静等积极情绪多于忧伤、痛苦等消极情绪。能够调节控制情绪的变化，不会狂喜狂怒，心情多数时间是乐观开朗的。

（4）意志健全。心理健康的人有决心、有信心、有恒心、有理想，不怕困难，不畏艰险，勇于克服人生征途上的种种困难。

（5）对自己有充分的了解，并能作出恰当的自我评价，也就是说，能够客观地、正确地、全面地认识自己，摆正自身的位置。

(6)具有较强的适应能力。心理健康的人,不怕到新的环境去学习、工作和生活,能够积极主动地适应变化了的环境。

(7)能够面对现实,正视问题,乐于学习,勤于工作,适度社交,不逃避现实,正确客观地对待和处理所遇到的困难、麻烦等现实问题。

(8)人际关系和谐心理:健康的人乐于帮助人、关心人,也能相应地得到别人的帮助和关心。讲话有人听,做事有人帮,与周围的人相处融洽愉快。

(9)人格健全完整不偏执,少疑心,通情达理,友善亲切。

(10)睡眠正常,不会为一些烦恼纠缠不休,入睡顺利,很少失眠。

(11)有良好的生活习惯,起居正常,适度运动,不酗酒,不赌搏,饮食有规律。

(12)心理与年龄比较适应,心理年龄比较年轻。

**○美国学者列举的十条心理健康的标准**

美国心理学家马斯洛和密特尔曼列举以下十条作为心理健康的标准:

①有充分的安全感。

②充分了解自己,并对自己的能力作出恰当估计。

③能订出切合实际的生活目标,理想符合实际。

④不逃避现实,与环境保持接触。

⑤具有和谐统一的人格,保持个性的完整。

⑥有吸取经验、学习新知识的能力。

⑦人际关系适当良好。

⑧能适度表达和控制自己的情绪。

⑨个性的发挥不违背社会或团体的要求。

⑩满足个体需要,能充分考虑社会道德因素。

**○老年人心理健康的标准**

①感知觉尚好,判断事物不发生错觉。

②记忆尚好,复述事物不发生错误。

③逻辑思维健全,不颠三倒四。

④想像力丰富,做梦新奇有趣。

⑤情感反应适度,基本上能自控。

⑥意志尚坚强。

⑦态度和蔼可亲,能常乐,能制怒。

⑧人际关系良好。

⑨有正当的业余爱好。

⑩能保持正常的行为,行为符合习俗、常情、伦理、道德。

## 三、常见的心理疾病

**○过分厌烦**

你是不是经常无故地就特别厌烦某一件事或某一个人呢?不可否认,由于人们的理想境界和现实环境之间存在着差距,每个人心里或多或少会有一点厌烦的情绪,这也是很正常的。人们在工作、学习、生活中,遇到一些压力时,厌烦的心理也就自然地产生了。适度的厌烦是可以理解的,但厌烦超过一定的度,就是心理不健康的表现。

厌烦是腐蚀心灵的蛀虫。一个人如果长期处于厌烦的情绪中,就会对什么东西都提不起兴趣,没完没了地感到精神疲倦,最终导致生命力的丧失,严重者甚至会轻

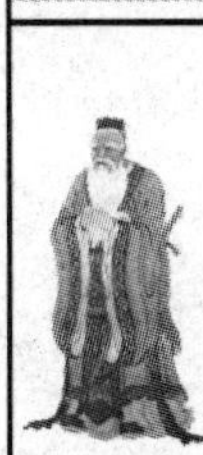

生。有厌烦情绪的人，对工作也会缺乏热情，注意力分散，工作效率降低。虽然没有什么大的负担，却老是感到疲倦不堪；虽然总是休息补养，却总是萎靡不振，不见起色。

一个人如果处在厌烦的情绪中，对某方面还有兴趣，要调整治疗还不太难，如果对什么都厌烦，真是无可救药了。

○猜疑心理

杯弓蛇影这个成语几乎人人皆知，但我们生活中又何曾不见"杯弓蛇影"之徒。生理性错觉常与遇事闷在心里、不够开朗乐观、常爱捕风捉影、凡事疑虑多端的性格有关，由心理上的恐惧惊惶逐渐发展至躯体上的功能失调，也可发展成无病呻吟的疑病性神经症。

生理性错觉在我们每个人的生活中都可能遇到。比如你在等一个情人的电话，可能就会把外面的其他声音当成电话铃声；光线不良时，会把墙上的镜子当成透亮的窗户等等。

这样的情况一般都很容易纠正。但如果已陷入病理性错觉，如把针管看成枪，把护士看作是魔鬼等等，且信以为真，不能自行纠正，乃至产生一些"防卫"行为，这就是精神疾病症状的一部分了，必须引起重视。

因生理性错觉导致心理错觉的人，常有敏感固执、谨小慎微、对身体健康特别关注和要求十全十美的性格特点。他们对身体内在的变化尤其敏感，过多地注意身体感觉，把一些正常的变化当作疾病，盲目求医。医生一句无心的话或在某本杂志上看到了一则健康小常识，也会加深他们的怀疑，于是他们会反复求医，有时一种疑病症状消除了又产生另一种新的怀疑。

患有这类心理疾病的人需要与医生配合，加强信心，调整情绪，并进行适当的工作及文体活动，把兴趣和注意力转移到外界去，无病呻吟、空闲无事、冥思苦想都是有害无益的。

○抑郁心理

每年，抑郁季节性情绪紊乱以及其他情绪失调和心理问题，给上百万人造成了极大的痛苦，而由此导致的"自杀"行为，也越来越常见。但这一切并没有引起人们的重视，人们只是单纯地把抑郁等同于悲伤。但是抑郁的痛苦程度有时远远超过悲伤。临床医学上，通常把抑郁症看作是"情绪的紊乱"。

人类性格的复杂性，使得我们在一周、甚至一天内的情绪都有可能随时发生改变，因此，我们很难给"正常的情绪"下一个笼统的定义。对于个人而言，糟糕的一天或一周的时间，时不时的沮丧情绪，这些都不能说明你陷入了抑郁的境地。假如这样的状态持续了两周的时间，并且你每天都感觉到自己正在逐步丧失以往的行为能力，那么，这可能就是抑郁症的前兆了。

多数抑郁症患者的发作都是由生活中的事件或生活境况的改变而引发的，然而，引起每个个体抑郁发作的原因又各不相同。一般说来，导致抑郁的原因有：艰难的生活境况、离婚、亲人去世、对已经过去的经历无法释怀、长期压制的愤怒（它是导致许多女性抑郁症患者的重要因素）、工作产生的压力、身体疾病、以及其他诸多原因。

当你陷入一成不变而乏味透顶的生活或感觉陷入生活境况的陷阱时，停止抑郁的唯一途径就是改变你的生活状况（比如，辞掉你讨厌的那份工作），或者，至少是改变你对自己生活的看法（比如，你可把下岗看作是你可以重返校园或更换职业的机会，而不将之视为祸根）。换言之，如果你无法改变自己的生活，你还可以改变自己对它的看法，即使你的生活状况长期不变，这样做也算是你生活中的一大改变。

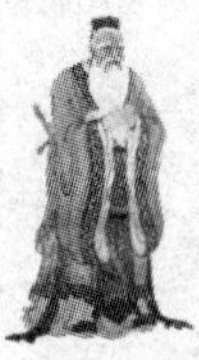

○自卑心理

如果我们的生命中只剩下了一个柠檬，自卑的人说，我垮了，我连一点机会都没有了。然后，他就开始诅咒这个世界，让自己在自怜自艾之中沉沦。自信的人说，我至少还有一个柠檬，我可以把这个柠檬做成柠檬水。

这两种不同的心理，也就决定了两种不同的人生。一个人若被自卑所控制，其心灵将会受到严重的束缚，创造力也会因此而枯萎。

有这样一则寓言：

上帝想和人类玩个捉迷藏的游戏。

上帝想把一种叫做“自卑”的东西藏在人身上，于是他和天使们商量：

“你们给我出个主意，我该把它放在人的哪个部位最为隐秘。”

有的天使回答说，藏在人的眼睛里；有的说，藏在人们的牙缝里；有的说藏在人们的腋窝里。

但一个聪明的天使笑着说：

“上面这些地方，人们都很容易找到。他们马上会把自卑还给上帝。您最好把它藏在人们的心里，那里是他们最后才能想到的地方。”

自卑心理一旦形成，不仅会严重地阻碍你的交往生活，使你孤独、离群，而且还会抑制你的自信心和荣誉感的发展，抑制你的能力的发挥和潜能的挖掘。特别是当你的某种能力缺陷或失败的交往活动被周围人轻视、嘲笑或侮辱时，这种自卑心理会大大加强，甚至以嫉妒、暴怒、自欺欺人等畸形的方式表现出来，给自己、他人和社会造成一定的危害和损失。鉴于这种自卑心理对交往和个人发展的危害性，我们应当采取适当的措施去克服它，让我们从自设的陷阱里走出来，潇洒地走进人群，享受人际交往的乐趣。

○恐惧心理

或许我们都有过这样的体验，当我们还是小孩子的时候，会害怕黑夜鬼怪、暴风雨或雷鸣闪电等，随着年龄的增长，这种恐惧感便会自然消失。但当人受到疾病的折磨而变得软弱或被新的精神刺激所诱发，过去经历过的恐惧就可能再现出来。

一般而言，适度的恐惧是可以理解的，一旦当恐惧变成病态时，就要加以注意了。比如有的人害怕出现在众人面前，不敢在公共场所露面，不敢在餐馆与别人对坐吃饭，从不与人面对面就坐，尤其回避与别人谈话。不仅如此，而且担心在人群聚集的地方难以很快离去，或因无法求援而感到焦虑。因此这些人常喜欢待在家里，不轻易出门，以免引起心神不定、烦躁不安。甚至在跨越街道、桥梁、庭院和走廊时也会令他们感到焦虑和不安。

那么，怎样才能确定自己或他人是否得了恐惧症呢？现代医学在这方面有了明确的诊断标准：

第一，符合神经症诊断标准。

第二，具有恐惧症状的主要特点：对某些客体或处境有强烈恐惧感；发作时伴有植物神经症状；有回避行为；知道恐惧过分或不必要，但无法控制。

如果患有轻微的恐惧症，采取心理治疗会有很好的效果。当然，采用这种方法还需得到患者和其家属的密切配合。同时，心理医生还需要鼓励患者积极参加一些社会活动，培养其对有益事物的浓厚兴趣和活泼、开朗的性格，锻炼自己的意志。如果病情严重，还需要进一步受专业医师的指导，争取早日摆脱恐惧的梦魇，重拾健康的生活。

○嫉妒心理

相传刘伯玉妻断氏有嫉妒心。刘伯玉曾经称赞曹植在《洛神赋》中所写洛神的美丽，断氏听到后，气愤地说：“君何得以水神美而欲轻我？我死，何愁不为水神？”后果真投水自杀。于是后人将她投水的地方称为“妒妇津”，相传凡女子渡此津时均不敢盛妆，否则就会风波大作，这便是著名的“妒妇津”的故事，这个故事反映了人类社会普遍存在着的嫉妒心理。

嫉妒是一种完全自然产生的情感，古今中外，没有哪个社会和国家的人完全没有嫉妒心。

在社会现实生活中，一旦看到别人比自己幸运，心里就“别有一番滋味”。这“滋味”是什么呢？就是嫉妒心理的情绪体验。

嫉妒心理的产生主要是基于自己跟他人进行的不正确的比较，其必涉及第三者的态度；地位相等、年龄相仿、程度相同的人之间最可能发生嫉妒。

嫉妒心理是一种憎恨心理，具有明显的与人对抗的特征。嫉妒心理的对抗性来源于比较过程中的不满和愤怒情绪。而且，这种对抗性常常带来对社会的巨大危害性。

1991 年原北京大学物理系高才生卢刚在美国爱荷华大学枪杀四名导师和一名同学后自杀身亡，其原因即在于此。

一般来说，除了轻微的嫉妒仅表现为内心的怨恨而不付诸行为外，绝大多数的嫉妒心理都伴随着发泄行为，并且，这种发泄的欲望具有无法轻易摆脱的顽固性。培根曾经幽默地引用古人的话说：“嫉妒心是不知休息的。”嫉妒与私心相伴而生、相伴而亡，只要私心存在一天，嫉妒心理也就要存在一天。

嫉妒心理不仅对别人有危害，而且对自身也不好。因此，我们必须努力克服这种不好的情绪。

首先，正确看待人生价值。这样，你就能摆脱一切私心杂念，心胸开阔，不计较眼前得失，更不会花时间和精力去嫉妒他人的成功了。

其次，发挥自我优势。学会全面地认识自己，既看到自己的长处，又正视自己的差距，扬长避短，发现并开拓自身的潜能，不断提高自己。

再次，培养达观的人生态度。要有勇气承认对方有比自己更高明更优秀的地方，从而重新认识、发现和创造自己。这样就能从病态的自尊心和自卑感中解放出来，从嫉妒的泥潭中自拔出来。

## 四、健康心态“五要”

**○要心态积极**

曾经看过这样一个故事，它虽然简单，但是却蕴涵着深刻的哲理。故事讲的是一个小孩拼命地跑，因为他想要超越自己的影子。可是，不管他向前跑多远、跑多快，影子总是在他前面。后来，有个大人告诉他一个最简单的方法：“你只要面对太阳，影子不就跑到你的背后去了吗？”

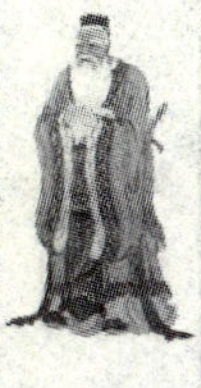

这个故事适用于我们每个人。大家想想，为什么我们一样生活在这个世界上，但有的人活得欢欣而愉快，有些人却整天郁郁寡欢？他们的生活真的相差那么远吗？人生在世，困难、挫折、不如意、失恋、破产、疾病、死亡等种种困扰如影相随，想躲也躲不开，而且，你越是想躲开，它们就好像离你越近，老是缠着你，不让你脱身，不让你享受生命的欢乐。这时，与其自怨自艾，为什么不像故事中的小孩一样勇敢地去面对困扰呢？

纵观那些生活幸福的人，我们不难发现，健康是由那些抱有积极心态的人所取得的，并由那些以积极的心态努力不懈的人所保持。拥有积极的心态，即使遭遇困难，也可以获得帮助，事事顺心。

让我们来看看拥有积极心态的人们的特质：

拥有积极心态的人身上永远洋溢着自信，他们会用行动告诉你：要有信心，信心是你无限魅力的来源；要相信你自己，世界上最重要的人就是你自己，你的成功、健康、幸福、财富依靠你如何应用你看不见的法宝，那就是积极心态。

世上无难事，只怕有心人。拿破仑·希尔曾经说过，把你的心放在你所想要的东西上，使你的心远离你所不想要的东西。对于那些有积极心态的人来说，每一种逆境都含有等量或更大利益的种子。有时，那些似乎是逆境的东西，其实隐藏着良机。从此，你就可以把自己全部身心投入到人生的目标之中，开始排除万难，坚持不懈，直到获得成功为止。

一个拥有积极心态的人另一个突出的表现就是他的投入，一切的一切，关键就在于投入，投入才能获得愉快。看一场球就想自己去打一场，做一顿饭一定想做得有滋有味，写一篇文章会忘乎所以，一切都是那么吸引人，那么有趣味。拥有积极心态的人会使人们很快发现自己，包括自己的长处和短处，事物的阴暗面和阳光面，从而很快确定自己的生活目标。

自觉也是具有积极心态的人的一大特质，积极人生是一种自觉进取的人生。一个人珍惜自己的生命，享受自己的生命，全凭自觉的力量。有了自觉，就可能少受环境和条件的限制，在各种情况下找到生活的突破口，在没有路的地方走出一条自己的路来。

当然世间诸事并不可能一帆风顺，法拉第曾经说过："拼命去争取成功，但不要期望一定会成功。"在看待事物时，应考虑生活中既有好的一面，也有坏的一面，但强调好的一面，就会产生良好的愿望与结果。一个拥有积极心态的人并不否认消极因素的存在，他只是学会了不让自己沉溺其中。他常能心存光明远景，即使身陷困境，也能以愉悦和创造性的态度走出困境，迎向光明。

拥有积极的心态，你才可能享受健康的生活，积极的心态能使一个懦夫成为英雄，使人性变得温暖活泼、富有弹性，使人充满进取精神，充满冲劲和抱负。

**○要充满自信**

世界上没有两片完全相同的树叶，人也是这样，每个人都是上帝的宠儿，都是独一无二的，所以我们应该自信。只有自信才能自强，只有自强才能演好自己的角色，不管是主角还是配角。

自信的人，不会自卑，不会贬低自己，也不会把自己交给别人去评判。自信的人，不会逃避现实，不做生活的弱者，他们会主动出击，迎接挑战，演绎精彩人生。自信的人，不会跟自己过不去，只会鼓励自己。他们既能承担责任，又能缓解压力，他们会在生活的道路上游刃有余，笑看输赢得失。

自信是一种心理状态，可以通过自我暗示培养起来。积极的自我暗示，意味着自我激发，它可以使我们建立自信，走向成功。

自我暗示的方法很多，每个人遇到的压力不同，自我暗示的方法也不会相同。具有东方艾柯卡之称的杪目志郎曾提出达到自我暗示的六个方法，分别是：

1. 以伟人作为榜样。把自己推崇的伟人的资料输入自己的大脑，经常用他们奋斗的精神来激励自己。

2. 相信语言的力量。经常用一些诸如"我能行"，"我一定能渡过难关"之类的话语来激励自己，增加自信。

3. 了解重复的重要性。连续不断的重复会让自己排除压力，充满自信。

4. 保持强烈的欲望。若有很强的欲望，则会为了要实现的目标而付诸行动，纵使有障碍物，也绝不改变目标。不改变目标，则会改变超越障碍物的方法。

5. 决定终点线。量化目标，让自己经常品尝成功的喜悦，能有效增强自信。

6. 设定预想的困难。事先把困难考虑到，当真的障碍物横亘面前时，便不会气馁、灰心，即使受到挫折，因为事先有心理准备，也不会轻易放弃。

将以上自我暗示的六个方法结合起来灵活运用，便能做出积极的自我暗示，增加自信，从而享受健康快乐的生活。

**〇要知足寡欲**

老子在《道德经》中说："祸莫大于不知足。"讲的是知足常乐的道理。孟子说："养心莫善于寡欲；其为人也寡欲，虽有不存焉者，寡矣；其为人也多欲，虽有存焉者，寡矣。"说的也是知足常乐的道理。知足常乐，可以说为每个中国人所熟知，但在现实中又有几人能做到这一点呢？许多人不可谓不聪明，但却由于不知足，贪心过重，为外物所役使，终日奔波于名利场中，每日抑郁沉闷，不知人生之乐。

"人心不足蛇吞象"，人的欲望是无止境的，如果任其膨胀，必将后患无穷。人有了贪欲，就永远不会满足，不满足，就会感到欠缺，高兴不起来。

有一个人，偶然在地上捡到许多钱，他得到这笔意外之财以后，总是低着头走路，希望还能有这样的运气。

久而久之，低头走路成了他的一种生活习惯。若干年后，据他自己统计，总共拾到纽扣近四万颗，针四万多根，钱则仅有几百块，可是他却成了一个严重驼背的人，而且在过去的几年中，他没有好好地去欣赏落日的绮丽、幼童的欢颜、大地的鸟语花香。

不知足的可怕之处不仅在于它可以摧毁有形的东西，而且能搅乱你的内心世界。你的自尊，你所属守的原则，都可能在贪心面前垮掉。

人的不知足，往往由比较而来。同样，人要知足，也可以由比较得到。人的欲望如同黑洞一样，没有填满的时候，如果任其膨胀，则会由此生出许多烦恼。如果能多看一下不如自己的人，和他们比一下，而不是一味地和比自己强的人比较，那么一切不平之心也许就会安宁。我们不妨抱一种"比下有余"的人生态度。

**〇要学会宽容**

《生活》杂志上曾报道报复会损坏人的健康。它是这样说的："高血压患者最主要的个性特征是容易仇恨，长期的愤恨造成慢性心脏疾病，导致高血压的形成。"

一位朋友最近犯了一次严重的心脏病，医生要她卧床休息，告诫她不论发生任何情况都不能生气。医生了解心脏衰弱的人，一发脾气就可能丧命。

一份警方报告说：一位咖啡店老板因和厨师意见不和，一怒之下他竟抓起左轮手枪追杀厨师，结果造成自己心力衰竭，倒地不起。验尸报告宣称：他因愤怒引发心脏病而死。

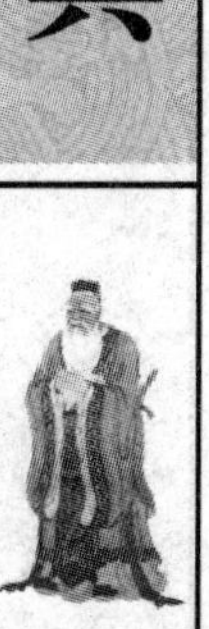

有这样一则故事：有一位在山中修行的禅师，一天趁着月色到林中散步，在皎洁的月光中他看见一个小偷潜进了他的茅屋。找不到任何东西的小偷在门口和禅师不期而遇。小偷的手上搭着一件禅师的外衣，小偷不知所措，禅师微笑着说：

"你走了老远的山路来看我，总不能让你空手而归吧？夜凉了，你带这件衣服走吧！"说着亲手把那件衣服披在了小偷的身上。

小偷手足无措，低着头，灰溜溜地走了。

禅师看着小偷的背影穿过明亮的月光，消失在山林之中，不禁感慨道：

"可怜的人啊，但愿我能送他一轮明月。"

第二天清晨，禅师起身打坐，看到昨天他披在小偷身上的衣服放在了他的房门口，叠得整整齐齐。禅师脸上露出了微笑："我终于送了他一轮明月！"

这位禅师所表现出来的慈悲宽容之心，令人感慨。宽容的心可以感化小偷的灵魂，那还有什么不可以化解呢？如果我们的生活中多一些宽容之心，那么就可以化开很多不必要的烦恼。

有一句话说得好："宽恕别人是对自己最好的解放。"如果总是把别人的过错和自己的失败存在心里，那么时日一久，心灵就会被重负压得喘不过气来，更别说享受生活的乐趣了。所以，健康人就要善于用自己宽容的心去包容别人，甚至用自己心灵的明灯去照亮别人。

同时，一个人更重要的是要学会宽容自己。很多女人都有"遇事想不开"的心理倾向。其实人生最可怕的就是一辈子背着心灵的包袱前行了，一辈子不断地用自己的过错来惩罚自己，不断的责备自己。可是，这样的折磨毫无用处，事情已经发生，无可挽回，何不抛开包袱，重新拥抱生活呢？再说你的痛苦也会影响周围的人，你的亲人、爱人也会因你的痛苦而受到心灵上的炙烤。

○要懂得放弃

有只狐狸被猎人用套夹夹住了一只爪子，它毫不迟疑地咬断了那只小腿，然后逃命。放弃一条腿而保全一条生命，这是狐狸的哲学。人生亦应如此，在生活强迫我们必须付出惨痛的代价以前，主动放弃局部利益而保全整体利益是最明智的选择。智者说："两弊相衡取其轻，两利相权取其重。"趋利避害，这也正是放弃的实质。

在人生的旅途中，需要我们放弃的东西很多，古人云：鱼和熊掌不可兼得。如果不是我们应该拥有的，我们就要学会放弃。几十年的人生旅途，会有山山水水，风风雨雨，有所得也必然有所失，只有学会了放弃，我们才拥有一份成熟，才会活得更加充实、坦然和轻松。

比如大学毕业分手的那一刻，当同窗数载的朋友紧握双手，互相轻声说保重的时候，每个人都止不住泪流满面……放弃一段友谊固然会于心不忍，但是每个人毕竟都有各自的旅程，我们又怎能长相厮守呢？固守着一位朋友，只会挡住我们人生旅程的视线，让我们错过一些更为美好的人生山水。学会放弃，我们就有可能拥有更为广阔的天空。

放弃一段恋情也是困难的，尤其是放弃一场刻骨铭心的恋情。但是既然那段岁月已悠然遁去，既然那个背景已渐行渐远，又何必要在一个地点苦苦地守望呢？不如冷静地后退一步，学会放弃，一切又会柳暗花明。

任何一个成功者，不仅要敢于梦想，敢于追求，敢于迎接各种各样的挑战，敢于为实现自己的目标去努力进取，还要学会选择和放弃。

## 五、心理调适指南

○做情绪的主人

大家一定听过这样的说法，一个人在愤怒或忧虑的时候，如果用测量仪来检测你呼出的空气，其中的二氧化碳会特别多。所以长期处于困扰中的人，他的生命质量不会太高。

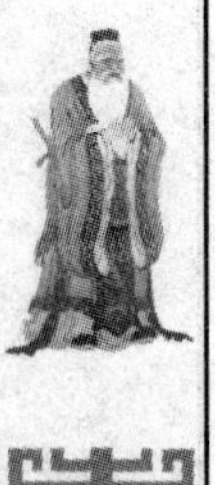

曾经看过报刊转载的一个故事，说是一名初探歌坛的歌手，他满怀信心地把自制的录音带寄给某位知名制作人。然后，他就日夜守候在电话机旁等候回音。

第一天，他因为满怀期望，所以情绪极好，逢人就大谈抱负。第 17 天，因为情况不明，所以他情绪起伏，胡乱骂人。第 37 天，因为前程未卜，所以他情绪低落，闷不吭声。第 57 天，因为期望落空，所以他情绪坏透，拿起电话就骂人。没想到电话正是那位知名制作人打来的，他为此而毁了期望，自断了前程。

我们在为这名歌手深深惋惜的同时，也更深刻地明白了不良情绪带给人的危害。当然，很多人不见得会遇到上述这种极端的例子。美国得克萨斯州立大学的史密斯教授，曾经针对受测者情绪的变化及其个人生理心理状态做了一个实验。

他在实验报告中指出：一般人在焦虑、愤怒、恐惧的状态下，会有一种来自脑下腺的激素肾上腺皮质激素分泌出来刺激肾上腺，因而影响受测者的生理状态。在这种情况下，受测者极易产生心跳加速、口干、胃部胀痛等生理现象。这种情形如果持续下去，就容易引起心脏病、高血压或胃溃疡等后遗症。

天有不测风云，人有旦夕祸福。日常生活中我们难免会遇到一些挫折、困苦等不愉快的事，而一味地生气、焦虑、怨恨，不但不会使事情好转，反而会严重地伤害我们的身心健康。

人不会永远都有好情绪，任何人遇到麻烦，情绪都会受到一定影响。这时，你一定要操纵好情绪的转换器。面对无法改变的不幸或无能为力的事，就抬起头来，对天大喊：

“这没有什么了不起，它不可能打败我。”或者耸耸肩，默默地告诉自己：

“忘掉它吧，这一切都会过去！”

被称为世界剧坛女王的拉莎·贝纳尔，突遇风暴，不幸在甲板上滚落，足部受了重伤。当她被推进手术室，面临锯腿的厄运时，突然念起自己所演过的一段台词。记者们以为她是为了缓解一下自己的紧张情绪，可她说：

“不是的，我是为了给医生和护士们打气。你瞧，他们不是太正儿八经了吗？”

这个故事到这儿还没有结束，后来，拉莎手术圆满成功后，她虽然不能再演戏了，但她还能讲演，她的充满生命热情的讲演，使她的歌迷再次为她鼓掌。

是什么使得拉萨·贝纳尔重拾生命的热情呢？其实，使拉萨·贝纳尔重拾自信的是她那达观的心态，当她在面对无法抗拒的灾难时，没有恨天怨地，没有抱怨命运不公，相反，她勇敢地跳出悲伤、焦虑的圈子，重新燃起生活的激情。一句“他们不是太正儿八经了吗？”说明她心中的情绪转换器一定调整到了最佳状态！

情绪是可以调适的，只要你操纵好情绪的转换器，随时提醒自己，鼓励自己，你就能让自己常常有好情绪。

那么，当坏情绪突然来临时，如何调适、操纵好情绪的转换器呢？下面的方法可以供你参考：

散散步，把不满的情绪发泄在散步上，尽量使心境平和，在平和的心境下，情绪就会慢慢缓和而轻松。

转变注意力，比如可以通过参加有兴趣的活动去转换情绪。当人处于另一种状态时，就会有新的思想、新的意识突然冒出来，就能达到控制情绪的目的。

**○以健康的方式表达你的愤怒**

愤怒是情绪中最激烈的感情，在我们所处的这种社会文化氛围下，很多人只好把愤怒的感情埋在心底，因此就导致这样或那样的身心疾病的产生。有时愤怒会误导并让我们迷惑，从而使我们产生消极的行为。

在生活中，常见的未表达出来的愤怒表现为：

1. 压抑。抑郁通常被理解为“内心压制的愤怒”。愤怒可以调动我们的情绪，而压抑则压制我们的情感。

2. 饮食不规律。男性往往容易饮食过量；而女性则或是暴饮暴食，或腹泻，或节食。

3. 自残。这种情况包括：有害的嗜好、不良的关系、自杀企图、自残、自我毁灭或自我破坏的行为。

很多在家庭、单位或在社会发挥从属作用的人相信：

1. 我是弱者。如果我能表达自己的愤怒，那我就能压倒他人。

2. 我得依靠别人。

3. 如果我能表达自己的愤怒，那我就可以改变目前的状况。

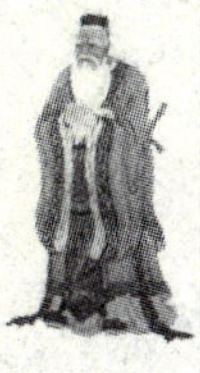

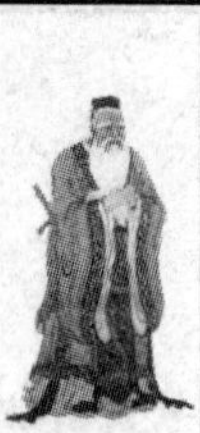

4. 我没有愤怒的权利。如果我表达出愤怒的情感,别人就不会那么喜欢我。

5. 我希望别人认为我是好人。

如果你也有上述想法,那么通过专业咨询或心理辅导,你或许能学会通过健康的方式表达你的愤怒情绪。只有在适当的时候把你的愤怒表达出来,那么,这种感情才不会成为伤害你的对象。

○笑看生活

法国作家拉伯雷说过这样的话:"生活是一面镜子,你对它笑,它就对你笑;你对它哭,它就对你哭。"如果我们整日愁眉苦脸地生活,生活肯定愁眉不展;如果我们爽朗乐观地看生活,生活肯定阳光灿烂。

这是一个真实的故事,一个叫贝特丽丝·伯恩斯坦的老太太,她已经70多岁了,曾两次寡居,但她仍尽情地生活——探望儿孙,读书,旅行,义务演出,过着快乐的一生,她说:

"我已经过了生命的巅峰,但仍然享受下坡的快乐,做了快9年的寡妇,我为自己创造了一个充实且愉快的生活。我在亚利桑那州立大学一起修课的同学,在我第二任丈夫于1982年被诊断为结肠癌时,成为我的支持团体。

"借助青年旅行的计划,我和同龄人一起环游世界,他们和我有同样的嗜好,也需要伙伴。自退休后,我所进行的最有价值的计划,就是参加'圣约之子'为以色列'活跃退休者'所举办的为期三个月的节约活动。活动中,我在内坦亚的东正教看护中心担任祖母的角色,要照顾从18个月到3岁的小孩子。没错,有时工作很烦很累,但是能提供服务,付出爱以及得到爱,这为我带来一种就像照顾自己亲生孩子般的快感。"

在伯恩斯坦太太76岁生日时,满屋的朋友共同举杯祝福她:"祝您活到120岁!"伯恩斯坦太太的笑绽开了额头的皱纹:"我也许刚好可以活到那么老,就剩下44岁了。"

看,生活就这么简单,就跟笑一样——那么简单!

笑声不仅可以解除忧愁,而且可以治疗各种病痛。微笑能加快肺部呼吸,增加肺活量,能促进血液循环,使血液获得更多的氧,从而更好地抵御各种病菌的入侵。

生理学家巴甫洛夫说过:"忧愁悲伤能损坏身体,从而为各种疾病打开方便之门,可是愉快能使你肉体上和精神上的每一现象敏感活跃,能使你的体质增强。最好的药物就是愉快和欢笑。"

笑声还可以治疗心理疾病。印度有位医生在国内开设了多家"欢笑诊所",专门用各种各样的笑:"哈哈"开怀大笑、"哧哧"抿嘴偷笑、抱着胳膊会心地微笑等等,来治疗心情压抑等各种疾病。在美国的一些公园里都辟有欢笑乐园。每天有许多男女老少在那里站成一圈,一遍遍地哈哈大笑,进行"欢笑晨练"。

既然笑声有这么多的好处,我们有什么理由不让生活充满笑声呢?不妨给自己一个笑脸,让自己拥有一份坦然;让生活充满笑声,让自己勇敢地面对艰难。这是怎样的一种豁达,怎样的一种鼓励啊!

○心往好处想

人总是避苦求乐的,都希望快乐地度过每一天,但生活本身就充满酸甜苦辣,快乐和痛苦本是同根生。当你快乐时,不妨留一片空间,以接纳苦难;当你痛苦时,不妨想到往昔的快乐。

心往好处想,才能帮我们冲破环境的黑暗,打开光明的出路,才能获得更多更大的人生乐趣。在困顿、苦难面前,一味哭丧着脸,除了磨掉自己的锐气外,是不会赚到任何同情的眼泪的。只有颤抖于寒冷中的人,最能感受到太阳的温暖;也只有从痛苦的环境中摆脱出来,才会深深感觉到这个世界的美好。就像火车过隧道,即使在黑暗中，也要看到前方的光明。

曾经有两个囚犯，从狱中望窗外，一个看到的是满目泥土，一个看到的是万点星光。面对同样的遭遇，前者心中悲苦，看到的自然是满目苍凉、了无生气；而后者心往好处想，看到的自然是星光满天，一片光明。

人生的道路虽然不同，但命运对每个人都是公平的。窗外有土也有星，有快乐也有痛苦，就看你能不能咬定青山不放松，心往好处想。西方哲学家蓝姆·达斯讲过这样一个故事：

一个病人膏肓、仅剩数周生命的妇人，整天思考死亡的恐怖，心情坏到了极点。蓝姆·达斯去安慰她说："你是不是可以不要花那么多时间去想死，而把这些时间用来考虑如何快乐度过剩下的时间呢？"

他刚对妇人说时，妇人显得十分恼火，但当她看出蓝姆·达斯眼中的真诚时，便慢慢地领悟着他话中的诚意。"说得对，我一直都在想着怎么死，完全忘了该怎么活了。"她略显高兴地说。

一个星期之后，那妇人还是去世了，她在死前充满感激地对蓝姆·达斯说："这一个星期，我活得比前一阵子幸福多了。"

"苦乐无二境，迷悟非两心"，妇人学会了心往好处想，所以便能在离开人世前仍能感到一丝幸福，快乐地合上双眼，相信她死后能进入天堂；如果她仍像以前一样，一味想死，那只能是痛苦地离开人世，死后只能进入地狱。

不论何时，不论何事，只要心往好处想，天堂就在你心中。

**○栽种一棵"忘忧草"**

人人都希望过上健康幸福的生活，但世事总是那么不尽如人意，有时不免长出一棵忧郁、烦恼的花，破坏你的好心情，使你的生活黯然失色。此时，你不妨学着在心中种一棵"忘忧草"，让它帮你遮挡忧郁，带给你心灵的芳香与快乐。

"忘忧草"可以是一本秘密日记，可以是一次倾情诉说，可以是一曲高山流水，也可以是一次翩翩起舞……

当心情不好时，可以打开日记，把所有的忧郁、烦恼和不快都融入笔端，写入日记，这样一方面可以宣泄心中的不快，另一方面可以理清心绪，平静心情，有时还能"顿悟"和释然。你可以在日记中倾诉生活的烦恼，可以"痛骂"给你带来不快的上司，可以"诉说"失恋给你带来的伤痛。总之，一切的不快乐都可以在日记中宣泄，而宣泄过后，肯定会有如释重负的感觉。

如果说写日记是向自己倾诉，那么写信或谈话便是向知音、朋友、师长等信任的人倾诉，可以从他们那里得到同情、理解和帮助。只要勇于打开心扉，朋友便会尽力帮你减轻心理负担的压力，为你分担坏心情。

此外，在忧郁、烦闷时，你也可以痛哭一场，可以大吼几声，可以放声高唱或打球、跑步、洗澡。借此来忘掉忧愁，但任何宣泄方法都不可过分，更不能伤害别人或自己，应当适时、适度地宣泄。

心情不好时，可以听一段轻松愉快的音乐，让舒缓的旋律来抚慰那纷乱的心绪，让自己陶醉在音乐中，心绪自然会随着高山流水而欢呼雀跃；可以外出漫步散心，让优美的景色、新鲜的空气冲淡内心的不快与烦躁。这种转移情景法有利于帮你从坏心情中超脱，让你时时沉浸在快乐中。

你也可以暂时放下手头的活，离开令你伤心、烦恼的地方，去做一些感兴趣的事来转移你的注意力，忘掉烦恼和不快；也可以参加一些集体活动，在欢乐的气氛中摆脱痛苦的阴影。

生活中如果我们能以乐观的态度去对待一切，好心情就会常伴我们。生活中有人什么都不缺，就是不快乐；而有的人什么都不如别人，但他却整天乐呵呵的。他们



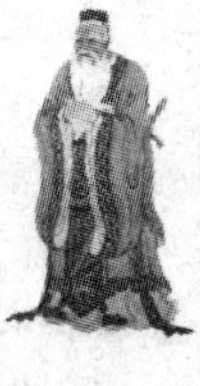

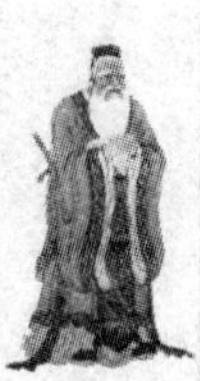

的差别不在于拥有多少，而在于内心是否知足。

**○自嘲一下又何妨**

托尔斯泰讲过这样一则故事：说是有一只狐狸，它用尽各种办法，也没能得到高墙上的那串葡萄，于是它只好转身离去。这只狐狸一边走一边自我安慰道："那串葡萄一定是酸的。"

这只狐狸无疑是聪明的，在面对失望又不甘心的境况时，仅一句"那葡萄一定是酸的"，便把自己的心情扭转过来，让自己从失望中摆脱出来。我们为什么不学着来自嘲一番呢？

适时适度的自嘲，不仅能化解尴尬，也能免除可能发生的争吵。若是没有这份雅量，生活就会增加许多不愉快。

美国著名演说家罗伯特，到老年后变成了个秃头，整个脑袋几乎成了不毛之地，可他从来不去掩饰这一缺点，相反，他却能在许多场合用自嘲来化解这种尴尬，让人反而感到秃头的他更伟大。在他过60岁生日那天，许多朋友前来庆贺，妻子悄悄地劝他戴顶帽子，而罗伯特不仅没有这样做，反而故意大声对来宾说：

"我的夫人劝我今天戴顶帽子，可是你们不知道秃头有多好，我是第一个知道下雨的啊！"一句看似嘲笑自己的话，一下子让当时的气氛变得热烈起来。

在生活中遇到不如意时，不妨用自嘲来把大家的注意力转移，让心情放松，而不要老是想着对方抱有什么目的或是怎么想法子回击对方。比如有人说"你不愧是属猪的，真能吃"，你不妨接上一句"所以咱们才能聚在一起呀"。这样既保护了自己，又不至于伤害朋友。

有一天，德国著名诗人歌德在公园散步时，与一位经常抨击他的人狭路相逢。真是仇人见面分外眼红，那个人表现出十分傲慢的态度，站在歌德面前毫不让步地说：

"我是从来不给蠢货让路的！"

听到这样无礼的、具有挑衅性质的话，歌德没有恼怒，也没有正面迎击他，而是用自嘲的话语笑着说：

"我倒正好相反。"说完便给那人让开了路，等那人走过后，自己才过去。歌德的一句话，既没有激化矛盾，又让自己心理得到了平衡，可谓软中有硬，恰到好处。

**○提升行动动力**

我们制订目标，还只是头脑里的行动，只有付诸实施，才是真正的意志行动。有些人的意志薄弱，往往是想得挺好，就是不能真正行动起来。

那么，是什么原因让这些人难于行动起来呢？

人的行动动力基本上源于两点：对快乐的追求和对痛苦的逃避，而后者的力量往往更大。有的人不能化"心动"为"行动"也往往源于两个原因，要么是对快乐的渴望不够强烈，要么是对痛苦的滋味尚未尝够。有这样一个笑话：

一个醉鬼深更半夜跌跌撞撞地往家里走，连方向都弄错了，竟走到一片墓地里。恰巧有一家人明天要给亲人送葬，提前挖了个大深坑。醉汉一不留神掉进坑里，他费了九牛二虎之力仍然爬不上来。正当他准备稍事休息再往上爬时，突然有人冷不防在他肩上拍了一下，阴阳怪气地说："别费劲了，我试过了，爬不上去的……"这一惊非同小可，他以为遇到鬼了，蹭！一下子跃出坑外，撒腿跑了个无影无踪。原来，拍他的那个人也是个掉到坑里的醉鬼。

为什么那个醉鬼先是无法爬出大坑，后来却可以一跃而出呢？就因为他以为自己遇到鬼了，这太可怕了，太痛苦了，痛苦得不能忍受了！

生活也是这样，有人之所以还仅仅只是在"想"成功，而却没有行动起来，是因为他还可以安于现状，现状还没把他逼上绝路，他还混得下去。所以艰难困苦容易造就成功,也是这个道理。因此,我们应该认识到现状的某种危机,应该正视面临的困境,这有助于我们积极地、坚定地付诸行动。

另外,有些人难于付诸行动,是因为他们瞧不起眼前的小事,看不到行动的意义。

有这样一个意味深长的故事:

耶稣带着他的门徒彼得远行,途中发现一个废弃的马蹄铁。耶稣让彼得把它捡起来。不料,彼得懒得弯腰,就假装没听见。耶稣没说什么,自己弯腰捡起马蹄铁,用它在铁匠那里换来三文钱,并用这三文钱买了十七八颗樱桃。出了城,二人继续赶路,面前全是茫茫的荒野。走了很长时间,耶稣猜到彼得一定口渴,就让藏于袖中的樱桃悄悄地掉出一颗。彼得一见樱桃,赶紧捡起来吃。耶稣边走边丢,彼得也就狼狈地弯了十七八次腰。最后,耶稣笑笑对彼得说:“要是你刚才弯一次腰,就不会在后来没完没了地弯腰。不屑于小事,将在更小的事情上操劳。”

肯于弯弯腰,做好眼前很不起眼的小事,往往是人生走向成功的第一步。

以上三点原因是我们行动的阻力,只要我们克服这一点,就能够提升行动的动力。

**○自己要学会坚强**

凡具有良好的意志品质的人,都是意志坚强的人,而要做到意志坚强,就必须依靠我们自己。切记,如果你永远只看到外在的东西或者只是让自己充满幻想,那么你永远不可能找到事实的真相和生活的真谛。就你而言,这些事物除非在你自己身上发生作用,否则都是不存在的。没有什么财富是你的,除非它来自于你生命的内在领域。

坚强地面对生活吧,就像内心世界的存在一样,所有的事物都会和你结盟,都会助你一臂之力。如果外部世界呈现在你面前的时候你去直面它,你很快就会发现,内心深处的自我同样与不断壮大的事物有所关联。通过这种关联你会意识到,自己学会坚强是多么重要。

我们可以从挪威著名剧作家易卜生的著作中看到同样的论述:“人们程度不等地具有可以变得伟大的特性,只是有的人机会比别人更多一些……在有些人身上天才的光芒一闪就灭了……很多天资不算鲁钝的人在生命的某个阶段可能都有过高明的见识,但是这样的灵感只是断断续续地闪现,所以他们不能成为天才……人们的最大悲剧也许就是他看到了神明的世界,可是却找不到适当的方式加以表述……”当你有这种感受时,就请按照前两节提到的方法来训练你的意志吧!久而久之,这些方法和法则将逐渐在你的头脑中形成有意识的认识。你将由这些无可指责的方法和法则来指导你的行为举止。你很快就会意识到,你已经能够主宰自己的生活轨迹了,你可以随心所欲地控制自己的方向了。随着这种更高意识的展现,你会从内心深处油然而生对自己的信任,你是自己的主人,你不受任何外力的约束,你的命运与普通人的命运是不同的。这些,都是由你的坚强的意志品质带来的好处!

**○学会人际交往**

艾玛是一名女大学生,上公共大课时,艾玛开始注意到常常坐在教室前排的同学安娜。

安娜很文静,有长长的头发,用闪亮的发卡别着。艾玛第一次留意安娜就是因为这枚发卡,因为她有一样的发卡。安娜穿的衣服从来都很素淡,而且看起来很舒服,这和艾玛也很对味。安娜看的书也都是艾玛喜欢看的。艾玛好想和安娜成为好朋友,她觉得如果成了好朋友的话,一定会有很多共同的话题,一定会很合得来。

艾玛想接近安娜,可是如果冒昧地说“我们做朋友吧”,好像不妥。看安娜文文弱弱的样子,如果被吓倒了可怎么办?艾玛开始想办法了。

艾玛和安娜不属于陌生人,在一个教室上大课,多多少少彼此有点印象。像这

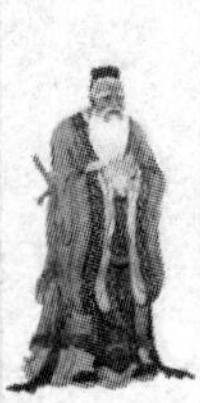

种情况下要开始交往其实是比较简单的。艾玛在下一周又上大课时主动坐在安娜常坐的座位旁边，安娜一来，艾玛对她笑笑、点点头，安娜也报以礼貌的微笑。

“笔记借我看看可以吗？”艾玛说。安娜把笔记给了艾玛。“我喜欢你写的字！”适当的夸奖又是出于真心，拉近了两个女孩的距离，“哪里，哪里！”安娜高兴地说。

课结束以后，艾玛说：“刚才真是多谢你了。为了谢你，我想请你喝果汁，猕猴桃汁味道很不错的，怎么样？”艾玛的真心诚意马上得到安娜的回答，“好啊好啊，我最喜欢喝果汁了！”就这样，她们开始了交往……

在这里，艾玛和安娜之间的交往就是我们通常所说的人际交往，它是指人与人之间一切直接或间接的相互作用和情感联系。按照交往的范围，我们一生中的人际交往大致可分为三类：即个体与个体之间的交往，如同学交往、朋友交往、师生交往和亲子交往；个体与群体之间的交往，如个体与家庭、学生与班级之间的交往；群体与群体之间的交往，如班级与班级之间的交往。可见人际交往是无处不在的。人的成长、发展、成功、幸福都与人际交往密切相关。没有人与人之间的交往，就没有生活基础。对任何人而言，正常的人际交往和良好的人际关系都是其心理正常发展、个性保持健康和生活具有幸福感的必要前提。

○勇于承认自己的错误

每个人都有自己的自尊心和荣誉感，如果在遇到矛盾时你肯主动承认自己的错误，这不仅仅可以满足对方强烈的自尊心，而且也会使你成为受他人欢迎的人。

艾波特在休斯敦一所高校工作，某天一位和他相识的教授说了他一些坏话，这些话被传到他耳朵里，为了不把事情闹大，他只好忍气吞声，但却有意识地疏远了这位教授。后来有一天他却接到这位教授的来信，那时教授已离开了学校，调到某新闻部门从事编辑工作。教授来信说，以前错估了他，希望得到原谅，从此他们便成了好朋友。

可见，承认自己的错误不是耻辱，而是真挚和诚恳的表现。其实，你又不等于你的错误。承认你的错误，更显示你的人格魅力。但要记住一点，认错时一定要出于至诚，不要虚情假意。至诚不等于奴颜婢膝，也不必低三下四，而是要堂堂正正，承认错误是希望纠正错误，这本身是值得尊敬的事情。假如你没有错，就不要为了息事宁人而认错。

人非圣贤，孰能无过。扪心自问，你是否说过伤人的话，做过损害别人的事？坦诚地承认自己的错误会使你心胸坦荡，这是使你踏向更成熟的自我形象、增进你受他人欢迎程度的第一步。

早在两千年前古希腊的哲学家留基伯与德谟克利特就从自己与别人的比较中，明确地指出：“谴责自己的过错比谴责别人的过错好！”最笨的人才会找借口掩饰自己的错误。

朋友，请记住：勇于承认自己的错误是人际交往中必须遵循的原则。

○记住对方的名字

在与人谈话时，有些人很少提到他人的名字；更有甚者，他们总是忘记别人的名字。当你怎么也想不起他人的姓名时，对方会认为你对他不够尊重。一个连他人名字都忘记的人，当然不会引起对方的兴趣与好感，这样便直接影响你进一步与人交往。姓名，不仅仅是一个人的符号，更是语言中最甜蜜、最重要的声音。

你知道安德鲁·卡内基成功的原因是什么吗？他被称为钢铁大王，但他自己对钢铁的制造懂得很少。他手下有好几百个人，都比他了解钢铁。

小时候，他就表现出组织的才华和领导的天才。等到10岁的时候，他发现了人们都把自己的姓名看得十分重要，而他利用这项发现赢得了别人的合作。当他还是个小孩的时候，一次在玩耍中他抓到了一只兔子，那是一只母兔。后来，母兔生了一群小兔子,但却没有东西喂它们。他想出了一个很妙的法子——他对邻居的孩子们说,如果他们能找到足够的苜蓿和蒲公英喂饱那些兔子的话,就可以以他们的名字命名那些兔子。

这个法子太灵验了,卡内基一直不能忘怀。等他长大后,他在商业界用了同样的方法赚了好几百万美元。比如,那次他要把铁轨卖给宾夕法尼亚铁路公司,而该公司当时的董事长是艾格·汤姆森。因此,卡内基在匹兹堡建立了一座巨大的钢铁厂,取名为艾格·汤姆森钢铁厂。你想,当宾夕法尼亚铁路公司需要铁轨的时候,艾格·汤姆森会向谁买……

因此,如果你要获得他人的好感,一定要记住他的名字。

**○真诚地赞美他人**

有一位女大学生因为宿舍中人际关系紧张而苦恼,只好去求助心理医生。她说,在宿舍里同学们互不来往,各自忙着自己的事情,似乎相互都有戒心,很难知心交谈,宿舍气氛沉闷。她希望改变这种状况,但又不知从何做起。心理医生告诉她:从现在开始,试着夸奖他人,真心赞赏他人的长处,如:“你今天气色很好!”、“你的眼睛真亮!”、“这条裙子对你再适合不过了!”等等。不久以后,她们宿舍的气氛完全变了样,大家相互帮助,彼此关心,在一起时有说有笑,下课后都愿意回宿舍,好像宿舍有一种无形的吸引力。

可见,一句简单的赞美给别人带来了很大的好处。

爱听赞美话是人类的天性,人人都喜欢正性刺激,而不喜欢负性刺激。如果在人际交往中人人都能够真诚地赞美他人,善于夸奖他人的长处,那么人际间的愉快度将会大大增加。

当然,我们也应该看到,赞美他人作为一种建立良好人际关系的技巧,也不是随口说几句好听的恭维话就能奏效的。事实上,赞美他人也有一定的原则和技巧,“出口乱赞”其结果只会适得其反。因此,在你打算赞美他人的时候,应该注意以下几点:

(1)诚心诚意

尽管赞美具有改变人际关系的功能,但这种功能只是赞美的副产品,如果把它当作唯一目的,就可能产生虚假的赞美。比如别人穿了一件新衣服,你觉得很美,就应该称赞这件衣服漂亮,这种赞美是诚心诚意的。如果你并不认为这件衣服漂亮,却为了讨好对方,故意说它美不可言,这就叫虚伪客套。至于逢迎献媚式的赞美,那就更不应该了。

(2)恰如其分

假如你有个同学取得了某项成就,你说:“真不容易。”他听了会感到高兴,因为你肯定他做出了别人没有作出的贡献。但你若说这是一项“划时代的贡献”、“揭开了某某领域的新篇章”,那就会使被赞扬的人感到不舒服,甚至还会引起误解,认为你是借此来讽刺他。事实上,你也许丝毫没有冷嘲热讽的意思。为什么会产生这种错觉?就是因为你的赞美过分了。恰如其分的赞美就应当是实事求是的,一是一,二是二,不能无限夸大。

(3)不含揶揄

在某班,平时总是甲同学来得最早,扫地、擦黑板、给老师打开水。有一天乙同学来得比甲早,主动把甲过去干的事做了。甲来了就说:“你今天来得真早,难得难得!”结果乙听了后很不高兴。这句话的毛病就在于,前一句话似乎在赞美别人,后一句话却又似乎在揶揄别人。如果两人关系不是太密切,这样的赞美就收不到良好的效果了。如果换句话说:“你今天来得真早,吃饭了吗?”这就既赞美了别人,又含有关心之意,使人听了感到很舒服。

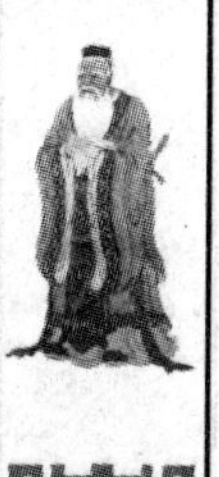

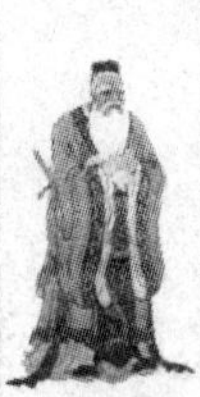

(4)"明暗"并举

所谓明,是指当面赞美;所谓暗,是指背后赞美。当面赞美是必需的,但背后赞美更不能少。因为不为人知的赞美,往往是出于真心且不含有任何条件的。当它传到被赞美者耳中时,对方所获得的心理好感比当面赞美无疑要多得多。只有当面赞美,没有背后赞美,这样的赞美其动机恐怕有些不纯。如果当面赞美别人,背后又说别人坏话,这就表示人品有问题了。

赞美他人会使别人愉快,被赞美者的良性回报也会使我们自己感到愉快,从而形成人际关系的良性循环。

○做自己的主人

一位16岁的少年去拜访一位年长的智者。他问智者:"我如何才能变成一个自己快乐也能够给别人快乐的人呢?"智者微笑地望着他说:"孩子,在你这个年龄有这样的愿望,已经是很难得了。"少年满怀虔诚地听着,脸上没有丝毫得意之色。智者接着说:"我送给你四句话。第一句话是,把自己当成别人。你能说说这句话的含义吗?"少年回答说:"是不是说,在我感到痛苦忧伤的时候,就把自己当成是别人,这样痛苦就自然减轻了;当我欣喜若狂之时,把自己当成别人,那些狂喜也会变得平和中正一些?"智者微微点头,接着说:"第二句话,把别人当成自己。"少年沉思一会儿,说:"这样就可以真正同情别人的不幸,理解别人的需求,并且在别人需要的时候给予恰当的帮助?"智者两眼发光,继续说道:"第三句话,把别人当成别人。"少年说:"这句话的意思是不是说,要充分地尊重每个人的独立性,不可侵犯他人的领地?"智者哈哈大笑:"很好,很好。孺子可教也! 第四句话是:把自己当成自己。这句话理解起来太难了,留着你以后慢慢品味吧。"少年说:"这句话的含义,我是一时体会不出。但这四句话之间有许多自相矛盾之处,我用什么才能把它们统一起来呢?"智者说:"很简单,用一生的时间和经历。"少年沉默了很久,然后叩首告别。

后来少年变成了中年人,又变成了老人。再后来,他离开这个世界很久以后,人们还时时提到他的名字。人们都说他是一位智者,因为他是一个快乐的人,而且也给每一个见到过他的人带来了快乐。他何尝不是一个做了一回自己的主呢?

做自己的主人就是从自我认识到自我选择,到自我设计,再到自我评价的完整过程。做自己的主人是昂着头走自己的路,而不是总企图让别人度自己一程。

某人在屋檐下躲雨,看见一个和尚正撑伞走过。

这人说:"大师,普度一下众生吧,带我一段如何?"

和尚说:"我在雨里,你在檐下,而檐下无雨,你不需要我度。"

这人立刻跳出檐下,站在雨中:"现在我也在雨中了,该度我了吧?"

和尚说:"我也在雨中,你也在雨中,我不被淋,因为有伞;你被雨淋,因为无伞。所以不是我度自己,而是伞度我。你要人度,不必找我,请自找伞!"说完便走了。

人的一生就是如此,想要成功首先必须要做自己的主人,而不能把自己的命运交给任何人。你再强也不必和别人比,你再弱也要跟自己比。你战胜了自己,把以前的你比下去了,那你就是最强的,你就是你自己的主人了。

○永远给自己机会

安迪曾经是一个出色的职业网球运动员,但是不久前他却退役了。他受伤了吗?不是。一次发球的失误使他输掉了一场重要的比赛,事情过去很久了,然而它留下的影响却并没有消失。安迪不再相信自己是一位出色的网球运动员,换言之,他失去了自信,不再给自己机会。

无论你处于什么样的年龄、什么样的阶层,受过什么样的教育,你对自己才能的坚信可以把获得成功的几率提高20%。难怪有句谚语说:无论你认为自己行与不行,都是对的。

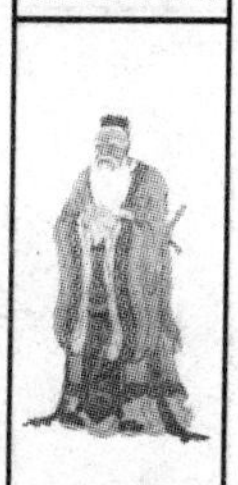

心理学家认为，如果一个人面对困难永不退缩，不断地去尝试，那么他就有可能成功。试想，如果我们无所畏惧，永远都给自己机会，那么我们所有的潜能都将被激发出来，我们独一无二的生命也将因此而获得完美的展现。因此，要对自己说："永远都有机会。"

也许你会觉得，说"永远都给自己机会"容易，做起来却很难。然而，它事实上也并不像你想象的那么艰难。告诉你一个方法：金钱刺激法。当你打算临阵退缩、不再给自己机会时，你就在心里想象一下，如果自己坚持下去，就算不会取得成功，也会取得一笔足够自己生活的金钱。你还可以事先设想一下，你得到这笔钱后，最先要买什么东西。这样，你就会有坚持下去的勇气了。

虽然你或许不同意"金钱万能"的说法，但是我们仍然希望你能接受金钱具有驱动作用这个事实。这当然不是要你贪得无厌，因为，相信你一定记得当你用自己挣来的第一笔钱买下自己心爱的东西时的那种兴奋的心情。也许当时你只花了一块钱，但它所代表的意义与你后来挣到的无数个一块钱是截然不同的。那时，你一定认为自己非常了不起。美国寿险推销奇才卡尔·巴哈曾经说过："当我年轻的时候，我一直认为金钱是人生最重要的东西；而今我老了，我更知道它的确是最重要的。"不要把金钱的意义看得那么狭隘，有时候，对于金钱的热忱可以促进你对生活与工作也产生同样的热忱。

美国第32任总统富兰克林·罗斯福说："我们唯一要怕的，只是惧怕本身。"害怕自己会失败的想法，以及对自己的小小的成就视而不见的行为，几乎可以毁掉任何一个人！所以，要时常对自己说："永远都给自己机会！"因为，所有的事实都来自于人们心灵的创造。

○找回良好的自我感觉

每个人的本性中都隐藏着信心，正如前面的那个小故事所说的，如果你认定自己是一块不起眼的陋石，那么你可能永远只是一块陋石；如果你坚信自己是一个无价的宝石，那么你可能就是一块宝石。信心能够帮你找回良好的自我感觉，能够使你有勇气去面对艰苦的人生。同样的道理，如果丧失了信心，把自己看得一无是处，则是一件非常可悲的事情。

一个士兵骑马给拿破仑送信，在到达目的地之前猛然跌了一跤，那马就此一命呜呼。拿破仑接到信后，立刻写了回信，交给那个士兵，吩咐士兵骑自己的马，迅速把回信送去。那个士兵看到那匹强壮的骏马身上装饰得无比华丽，便对拿破仑说："不，将军，我是一个平庸的士兵，实在不配骑这匹华美强壮的骏马。"拿破仑回答道："世上没有一样东西是法兰西士兵所不配享有的。"

世界上到处都有像这个法国士兵一样的人，他们以为自己的地位太低微，别人拥有的种种幸福是不属于他们的。他们以为自己是不能与那些伟大人物相提并论的，是不配享有别人的幸福的。你有过这样的想法吗？每天都有许多像你一样的年轻人开始新的工作，他们都"希望"能登上最高阶层，享受随之而来的成功果实。但是他们绝大多数都不具备必要的信心与决心，因此他们无法实现自己的理想。他们这样想：世界上是有最好的东西，但不是我这一辈子能够享有的。他们认为，生活上的一切快乐，都是留给一些命运的宠儿来享受的。有了这种卑贱的心理后，当然就不会有出人头地的念头了。

其实，命运对每一个人都是公平的，只要你能够及时建立起自信心，那么你就能够找回良好的自我感觉，从而充分发挥出你身体内的潜能，这样你便会在成功的道路上越走越坚定了。

○真实地表现自己

按照心理学的观点，人是在不断地同周围的人尤其是同类、同龄人进行比较中

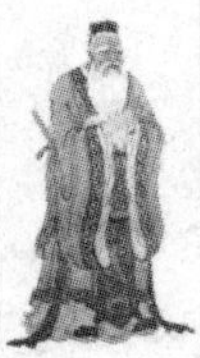

获得自我认识的信息。而这种比较有时则会妨碍我们真实地表现自己。

国外有心理学家做了一个实验,实验者请大学生作为被试者和别人一起讨论参加工作的问题。实验初,被试者都接受了一项自尊的测试。然后,他们碰见了一位与他竞争工作职位的“申请人”(实际上是实验者有意安排的)。有一半被试者看到的竞争者是衣衫褴褛、长相平平的人,另一半被试者所看到的则是衣冠楚楚、相貌堂堂的人。接着,实验者又对这些大学生进行第二次自尊测验。结果,见到“超过自己”的,即衣冠整齐的竞争对手的被试者,他们的自尊心明显地降低;而看到“不如自己”,即衣衫不整的竞争对手的被试者,他们的自尊心便大幅度地提高了。

可见,人的自我概念或自我评价,是受与他相比较的人所影响的。但是,如果选择的对象没有可比性或者不恰当,那么这种“比”就要比出问题——灭自己威风,消自己志气,贬低自己价值,伤及自己自尊。

有这样一个大学生,他读初中时,学得一直很快乐和轻松。高中时父母让他读了一所当地有名的贵族中学,而班上有许多同学初中就是在这所贵族中学读的,为此他和同学一比,产生了自卑感。于是他说话小心翼翼,顾虑很多,非常在意别人对自己的评价,话也说得很少,结果他越来越找不到自信、找不到自我了,以至于把这种不良的感觉一直带到了大学。

这位大学生为什么在上重点高中时会感到失落甚至丧失了自信呢?他错就错在这种比较的不当和盲目上。俗话说得好:“人外有人,天外有天。”在某一个团体中处于优先地位的人,并不能保证他在另一个团体中继续领先。特别是人与人之间的起点不同,成长环境有异,存在着有进步快慢与领悟早晚等诸多方面的差异,所以不能指望人人都处于同一个水平线上。也正因为如此,我们不要轻易地将自己同周围的人比较,而要做到真实地表现自己,即在别人面前不妄自菲薄,更不矫揉造作,而是要将自己的能力水平发挥正常,唯有如此,我们才能够实现自己的预期目标。

因此,我们要对那些总在自叹不如别人的人,提出这样一个口号:“我若不能做世界之最,甚至不能做集体之最,那么我就做自己之最——真实地表现自己吧!”

**○从不轻率否定自己**

一个孤儿,生活无依无靠,既没田地可以种,也没有钱可用来经商,他十分迷惘和彷徨,四处流浪。

有一天,他去拜见一位高僧,向他求教:“我既无一技之长,又身无分文,我该如何生活啊?”

高僧说:“你为什么不去做些别的事情呢?”

“我能做什么呢,我什么都做不了啊!”他无奈地说。

高僧把他带到一处杂草丛生的乱石旁,指着一块石头说:“明天早晨,你把它拿到集市去卖。但要记住,无论别人出多少钱要买这块石头,你都不要卖。”

孤儿满腹狐疑,心想这块石头虽然不错,但怎么会有人肯花钱买呢?但是,他还是抱着石头来到集市内,在一个不起眼的地方蹲下来叫卖石头。可是,那毕竟只是一块石头,根本没有人把它放在眼里。第一天过去了,第二天又过去了,依然无人问津;直到第三天,才有人来询问;第四天,真的有人要买这块石头了;第五天,那块石头已经能卖到一个很好的价钱了。

孤儿回到寺庙里,兴奋地向高僧报告:“想不到一块石头值那么多钱!”

高僧笑笑说:“明天你再把石头拿到黄金市场去,记住,不论别人出多少钱都不能卖!”

孤儿把石头拿到黄金市场去,一天、两天过去了,第三天,又有人围过来问;几天以后,问价的人越来越多,价格也已被抬得高出了黄金,而孤儿依然不卖。但越是这样,人们的好奇心就越大,石头的价格被抬得越来越高。

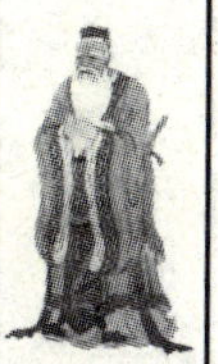

孤儿又去找高僧，高僧说："你再把石头拿到珠宝市场去卖……"

又出现了同样的情况，到了最后，石头的价格已被炒得比珠宝的价格还要高了。由于男孩无论如何都不卖，这块石头更是被传为"稀世珍宝"。

对此，男孩大惑不解，去请教高僧。高僧说："世上人与物皆如此，如果你认定自己是块陋石，那么你可能永远只是一块陋石；如果你坚信自己是一个无价的宝石，那么你就是无价的宝石。"

由于珍惜，一块不起眼的石头的价值会提升，甚至会被说成稀世珍宝。其实，人就像这石头一样，只要你自己看重自己，从不轻率否定自己，那么你的生命就会变得有意义，别人也就不敢小看你了，你的梦想也会慢慢地向你走近！

## 六、中老年主要心理问题

### ○中年期的心理特点

中年人由于各自的生活经历、文化教育条件、职业等方面的差异，个人之间的心理特点差异很大，又由于中年期在人的心理发展的阶段中是跨度最大的一个时期，因此总结、概括中年人的心理特点是一个难度较大的问题。这里仅就中年人所具有的最一般、最典型的、不同于青少年又有别于老年人的心理特点概括如下：

1. 对客观事物的感知能力下降，但经验性增强

人在35岁以后，机体的各种感知能力开始出现下降趋势，但由于中年人具有丰富的阅历与经验，40岁以前并没有明显表现出各种感知能力下降的现象。45岁以后，中年人可以明显感觉到对客观事物的各种感知能力下降，如视力不如以前，听力也有所下降。50岁以后，由于机体其他生理功能的下降，尤其是某些神经系统疾病的影响，还可能出现感觉过敏、感觉迟钝、错觉、幻觉等感觉异常反应，但中年人以往的感知经验在一定程度上会弥补各种感知能力下降而造成的缺憾。

2. 无意注意、记忆的能力下降，有意注意、记忆的目的性、选择性有所增强

儿童及青少年时期，由于大脑皮层功能活跃，对周围环境中的许多事物都倍感兴趣，有很强的好奇心和求知欲，所以对生活中很平常的事，如同学家的电话号码、家庭住址都记得很清。而中年人，随着年龄的增长，社会接触面的扩大，头脑中贮存了大量信息，再要接受新的信息必须是与自己的工作、专业、家庭密切相关的，否则随意接纳信息，就会影响已贮存信息的提取，这就决定了中年人的注意、记忆是有选择性的，有目的的，而不是随意的。当然中年人整体记忆水平已开始出现下降趋势，记忆减退、记忆虚构、记忆错构、歪曲记忆是中年人常见的记忆变态类型。

3. 思维的深刻性增强

中年人在为实现自己的事业目标、建立家庭幸福和人际交往中，经常要遇到许许多多需要认真思考的问题，如采取哪些措施实现自己的事业目标？怎样创立家庭幸福？与哪些人交往，采取哪些交往技巧？诸多实际问题经过人的大脑分析、判断、抽象、概括逐一得到了解决，中年人也慢慢提高了思维的深刻性，他们往往能去除表面现象，抓住问题的实质与主流。当然也有些中年人思维较迟缓、思维贫乏、思维内窒，缺少内在逻辑联系，这是思维变态的表现。

4. 言语表现丰富得体，对他人言语识别力、理解力增强，有时敏感多疑

中年人由于长期社会生活的洗礼，对事物的分析理解能力的提高，以及逻辑思维能力的增强，在言语表达方面比青年人沉着老练，丰富得体，可以准确表达内心所思。在这方面，年轻人却显得大为逊色。如有些年轻人为准备一次发言，事先做好充分准备，不仅拟好了题纲，有的还拟好了文稿，可是轮到自己发言时，却显得很拘

谨,不舒展,顾此失彼,即兴发挥水平很差。中年人却能充分扩展自己的想法,口若悬河,头头是道,有理有据。当然中年人过强的言语表达能力,也容易使他们隐瞒自己的真实观点。此外,中年人对别人的言语批判能力很强,有时甚至挑剔,爱用挖苦、讥讽的语句、旁敲侧击的语言,这些用语方式易导致误会,言语纠纷,影响人际关系,对此,中年人要注意扬长避短。

5. 中年人的情绪、情感与年轻人相比,具有一定的内隐性

众所周知,人在儿童、青少年时期,喜、怒、哀、乐各种情绪、情感常常明显表现于外的,因此,根据儿童、青少年的外部表情、动作特点就可完全把握他们的心理活动。与此不同,见多识广、阅历丰富的中年人常常善于控制自己的表情,表现出一种"不动声色"的样子,实际上这也是中年人后天生活经验的总结。因为过度兴奋,常惹人嫉妒,甚至产生恶意;过度忧郁,又常遭人同情、怜悯;过度暴怒,又易惹是生非,横生事端。为避免这些后果,只好采取一种隐蔽的防御机制。

中年人自身的表情虽然具有很强的内隐性,但中年人对他人表情的识别却十分敏感,对自己看不惯的表情、动作,常产生各种不良的心理反应。

6. 中年人战胜困难的意志品质通常更加顽强

经受过生活各种考验、磨炼的中年人,培养和锻炼出了战胜困难的顽强意志品质,他们为了实现自己的奋斗目标,预期计划,常能克服常人难以想象的困难,表现出坚韧不拔、锲而不舍的奋斗精神。

7. 中年人的性格已经成熟,趋于完善

中年人的性格虽表现出明显的环境、职业、生活经历的特点,但总体来看,中年时期是性格发展成熟完善的阶段。他们对人对事有自己的主见,容易坚持己见,表现出对自己职业、工作的兴趣和责任心,充满自信。遇事坚定沉着,办事豁达宽容,待人冷热适度,温和而有涵养是中年人良好的性格的标志。当然,有些中年人还具有急躁、易怒、爱冲动等不良个性心理特征,应注意克服和改变。

中年人的心理问题存在着许多共同点。

1. 外在生活中的心理问题

在现实生活中,中年人所产生的心理问题主要有经济拮据、事业不满、健康不佳。

(1)经济拮据。众所周知,中年期是经济负担最重的时期,他们既要支付孩子上学、结婚的开支,又要尽一份孝心,赡养多半没有经济收入的年迈的双亲,还要适当追赶日新月异的时代潮流,即便不添置高档的消费品,不装饰、美化居室,起码还要注意自己的衣着打扮是否得体。在不断增长的消费价格和家庭开支日趋膨胀的事实面前,许多中年人陷入了入不敷出的拮据境地。他们常自责自己无能,满足不了家庭各方面的经济需求,对生活失去信心。家庭生活的沉重负担宛如一块巨石压在他们心头,使其处于闷闷不乐、郁郁寡欢的不良心态中。

(2)事业不满。年轻人对事业总是充满幻想与期望的,渴望事业上大有作为、轰轰烈烈。与年轻人不同,绝大多数中年人随着就职年限的增加,工作阅历的增长,对事业基本上不再抱有什么幻想了。他们深知自己是平凡的人,干的是平平常常的工作,不可能干出惊天动地的伟大业绩了。年轻时产生的种种美妙梦想,此时此刻基本上化为乌有了,多年来为梦想驱使忘我奋斗的毅力随之消失殆尽。一种梦想难以实现、事业不成功、碌碌无为的感受常痛苦地袭扰着中年人的心头。

(3)健康不佳。通常青年人精力充沛、身体健康,"百病皆无"。然而,步入中年期后,许多中年人清醒地认识到身体状况明显不如以前,各种疾病缠绕身体,甚至一些危及生命的疾病,如心脏病、癌症也开始出现了。自身健康状况的明显不佳,同事、邻里、朋友、亲戚的生病或死亡,使中年人在一种可怕的心理压力下痛苦地生活着,唯恐自己因体力不支而过早地告别人世。10 年以前,一位有着 3 个子女的父亲

就曾因自己体弱多病，而嘱咐过大孩子，日后要好好照顾妈妈和弟妹。事隔6年后，这位年近57岁的父亲病逝于医院中。

中年人不仅面临着经济拮据、事业不满、健康不佳三种外在心理问题，而且也面临着来自内心自我的心理问题。

2. 内心自我的心理问题

(1)自我形象的日趋衰老。当中年人终有一天发现自己已成为一个满头白发、布满皱纹、皮肤松弛、动作迟缓、体力不支、身材变矮时，会油然产生一种江河日下的感慨。往日充满着青春朝气、洋溢着生命气息的面容与身材，已不复存在。容貌的变化使中年人实实在在地认识到自己走向了衰老，即将步入生命旅程中的最后一站——老年。

(2)角色和地位的变化。中年期所经历的角色和地位的变化，无时无刻不在对中年人的心理产生着影响。当中年人的子女相继进入大学、步入社会成家立业后，许多中年人便清醒地觉察出，自己人生的中年期即将结束，自己已基本上完成了“为人之母”“为人之父”的使命和义务，此时此刻他们多半疑惑自己的作用何在？还能干些什么？随之会出现一度的心理空虚；当中年人的父母相继去世后，中年人更加意识到自己长期担任的儿子或女儿的角色已宣告结束，自己跃居为家庭成员中的最长者了，心中又不免滋生一缕恐慌及沉重的责任感。

(3)夫妻生活的不幸福。夫妇分居和离婚率的大大增加，使许多中年人忍受着孤寂的折磨。夫妇中一方的早逝，又使寡妇和鳏夫大量出现。遭遇这些生活重创的中年人，常感到生活无望，极其孤独，有人甚至因此走上了轻生的道路。

毫无疑问，外在生活中的心理问题与内心自我的心理问题，常促使中年人产生种种不健康的心理。为了保持身心健康，有效地迎接各种挑战，中年人不妨多回忆自己的成绩和优点，多结交朋友，多参加一些青年人的活动。总之，中年人要多给自己寻找些能改变心境的高兴之事，保持乐观向上的情绪。

**○影响中年人心理健康的因素**

中年，一般指30岁以上60岁以下这一年龄阶段。从个体发展的观点说，是指人的身、心发展已经完全成熟，到尚未明显衰老的时期——年富力强，大有作为的时期。因此，中年人是家庭的中坚，社会的栋梁，他(她)们责任艰巨，负担沉重。

不少有卓越成就的中年人，因不堪重负而倒下去了，如蒋筑英、罗健夫、张广厚等等。英年早逝已成为当今比较突出的社会问题之一。中年早逝虽多由于高血压、冠心病和恶性肿瘤等身体方面的疾病；但这些疾病的产生和发展，都直接、间接与当事人的精神状态或心理健康水平有较密切的关系。影响中年人心理健康的因素是多方面的，现在择其要者分述于下。

1. 家庭负担重，问题多

梨园界有这样一段佳话：不少人认为，京剧演员谭小培是最幸运的。因为他成年后，其父京剧名家谭鑫培尚未退出舞台，故生活很富裕；他将近衰老时，其子谭富英又已成名，可挣大钱了。所以说他上吃老子，下吃儿子，一生不为生活操心。像谭小培这样幸运的人，在现实社会中可能还有；而更多的中年人则是上有老，下有小，既要赡养年迈的父母，还要抚育幼小的孩子，家庭的经济负担是够重的。在这方面如遇到困难，很自然会导致精神紧张、苦恼等消极情绪的产生。作为一家之主(当然是中年人)，除了筹措全家的生活费用外，还会遇到这样或那样不如人意的麻烦事，如家庭成员之间的关系不和，住房拥挤等等。难怪一个中年人说，家庭是这样一个地方：在那里操不完的心，做不完的事，受不完的累，还有，受不完的气……俗话说，“每家都有一本难念的经”。而这个“难”，主要落在中年人肩上。

2. 强烈的事业心和使命感

孔子说："三十而立，四十而不惑，五十而知天命……"30 岁是中年的开始，50 岁已到中年的晚期。从 30 岁到 50 岁经过 20 年的艰苦奋斗和努力拼搏，一个人在事业上有否成就，在学术上有否建树，已到揭晓（"知天命"）的时候了，中年人对此是深有体会和感触的。所以，人到中年，一般都有强烈的事业心和使命感，从而奋力拼搏和超负荷地工作，以期对社会、对国家有所奉献。这其中不知有多少可歌可泣的事迹！如中年专家、水利部副部长娄溥礼，经常带病工作，在病情严重时仍坚持工作，并说："我一工作起来，就把病全忘了"。后经医院检查，确诊他患的是胰头癌，住院手术后，就再也没有清醒过来。又如中年作家鲍昌病故后，作协书记葛洛和唐达成摇撼着鲍的双臂哭道："你是劳累而死的呀！"类似的事迹还有很多很多。据《光明日报》从 1990 年初至 1992 年 3 月 5 日，报道的 452 位具有副高以上职称的逝世者中，60 岁以下的就有 87 人，约占 1/5。实际上，这种英年早逝的现象也同样存在于英、美和日本等发达国家。它的根源多由于"持续紧张"而引起的各种病症。

3. 对于社会变革的不良适应

中年人除了家庭负担重、问题多和具有强烈的事业心、使命感可使其精神持续紧张外，在现代高速度、快节奏的生活中，特别是在大变革的社会中，要求人们不断调整和更新自己观念和行为方式，以适应日新月异的飞速发展和变化，这对于思维活跃、敢想敢干和勇于接受新事物的年轻人尚是一种挑战，何况人生观已比较牢固，思想趋于保守的中年人呢？社会在传统与现代的交锋中嬗变，人们的心灵也必然随之发生冲撞与震撼。心理坚强者对此或能承受，心理脆弱者就难免产生持续紧张，从而引起各种病症。

持续紧张是中枢神经对外界挑战和危险信息所作出的一种本能反应。当紧张、焦虑变成恐惧之类的情绪时，当它开始影响人的言行时，或者当紧张持续时间过长，以致它本身变成进一步紧张的原因时，就出现了"持续紧张症"，需要找心理医生和内科医生治疗了。当然，积极采取措施避免持续紧张症的产生，或把它减少到最低限度更具有现实意义。中年人的持续紧张症的产生，有其客观和主观两方面的原因。针对这些原因，可采取以下一些具体措施：（1）改善工作条件，使其有利于中年人的身、心健康和提高工作效率。（2）提高生活待遇，使衣、食、住、行和子女就学等都有妥善安排，免除中年人的后顾之忧。（3）建立保健制度，如进行健康登记，定期检查身体，坚持休息和疗养等，以提高中年人的健康水平。（4）健全人事制度，在干部晋级、加薪、职称评定中，要打破论资排辈等不合理的现象，让中年人有平等竞争的机会。做到不埋没人才，使所有有才干的中年人都能脱颖而出，承担重任。（5）中年人自己也要对身、心健康与事业的关系有足够的认识。著名数学家张广厚在病魔缠身的最后岁月，语重心长地说："现在大家都在竞争，谁的身体好，谁就能胜利。"遗憾的是已悔之晚矣！（6）中年人的自我保健，争取做到：①豁达、乐观，不斤斤计较名利得失。②坚持脑力劳动与体力劳动相结合。③注意生活规律——劳逸结合。避免过度的长时间紧张。④重视饮食，保证摄取足够的营养。⑤不讳病忌医，对疾病要采取积极的防治态度。

### ○中年期的心理健康标准

心理健康指的是人们在工作、学习和生活中的安宁状态。自 1948 年"世界心理卫生协会"宣告成立以来，心理健康问题如同身体健康一样愈发受到人们的重视。有关心理健康标准的制定，为人们衡量和诊断自我心理健康状况提供了一个标准参照常模。

在世界卫生组织规定的 10 项人体健康标准中有 4 项属于心理健康方面的内容，它们是：（1）有足够充沛的精力，能从容不迫地应付日常生活和工作的压力，而不感到过分紧张；（2）态度积极，乐于承担责任，不论事情大小都不挑剔；（3）善于休息，睡眠良好；(4)能适应外界环境的各种变化，应变能力强。这4项心理健康的基本标准广泛适用于不同国度、不同年龄阶段的所有人，自然也包括中年人在内。然而，在人的心理发展的不同年龄阶段，心理健康的具体标准又应该有所不同。根据中年期人的心理特点，中年期的心理健康标准应该有如下几个方面：

1. 社会适应能力较强

世界卫生组织曾将“智商、社会适应能力严重低下”两项指标作为判断智力缺陷儿童的标准，可见社会适应能力在衡量、诊断心理健康水平方面的重要作用。对中年人来说，社会适应能力也是衡量心理健康的重要标准，因为中年人同样也生活在一个纷繁多变、充满矛盾的大千世界中，每时每刻都要感受社会环境的多种影响，需要不断地调整社会化水平，以使自己与社会保持和谐、统一。否则，如果缺乏社会适应性，就会无法理解、适应现代社会，就会产生种种矛盾冲突，影响自身的心理健康。中年人社会适应能力较强应表现在：(1)正视现实。心理健康的中年人能和现实保持良好的接触，对周围环境有清醒、客观的认识，思想行动能跟上时代的发展，理想高于现实，但又有实现的可能性，不沉湎于过多的幻想。对生活中出现的各种问题，各种困难和矛盾，能妥善处理，正确对待，而不是采取回避、消极等待的方法或怨天尤人，自寻苦恼。(2)乐于进取。心理健康的中年人，其社会适应能力较强还表现在对学习和工作充满内在兴趣，能积极、主动地在学习和工作中发挥自己的聪明、才智，并能从中深深体验到安慰、快乐和满足。(3)善与人处。社会适应能力较强的中年人能与爱人、子女、亲友、同事保持良好的人际关系。他们乐于与人交往，并掌握一应的交往技巧，既能对别人尊重、信任、真诚相待，团结互助，又善于设身处地地理解和体验，接受别人的感情。“与人为善，善解人意”是他们人际关系的显著特点。

2. 情绪稳定协调，乐观向上

情绪稳定协调、乐观向上是中年人心理健康的另一个重要标志，也是维持心态平衡的重要心理防卫功能，情绪稳定协调的中年人能够随外界环境的变化或机体内不同感受刺激的产生，均衡协调地保持正常情绪，并能对多种内外刺激作出适度的反应，不因高兴之事而狂喜，也不因烦恼之事而焦虑万分。情绪乐观向上的中年人心境持久地处于轻松和愉快的状态，他们热爱生活，心胸开朗，积极向上，对未来充满希望，遇到烦恼也能自行解脱。

3. 自我评价能力强

心理健康的中年人应该有自知之明，不仅对自己的优势与不足了如指掌，而且对自己的兴趣、爱好、能力、气质、性格诸多心理特点也全面了解，并能据此确定自己的工作、生活和学习的奋斗目标，制定实施计划，安排活动内容，从而使工作、家务、学习互不冲突，增加事业成功的因素。

4. 自尊自制

心理健康的中年人自尊自重，谦而不卑。在社会交往中，他们既不狂妄自大，也不退缩畏惧，在行为上独立自主，不依赖他人，既能有所为，又能有所不为；只要是自己认为切实可行的目标，就会积极主动、努力争取实现，对于有害于国家、集体、他人的事，纵使有诱因也不为所动，能自我克制。

5. 性格健全

性格指一个人对自己、对他人、对现实所采取的稳定态度及其行为习惯，它是个性中最核心、最本质的成分。心理健康的中年人，其性格具有坚定沉着、豁达宽容、热情冷静、敏捷果断、愉快乐天等特点，他们对己、对人、对社会的态度和行为方式符合社会规范。

6. 冷静的应变能力

人在生活中谁都难免遇到挫折与不幸，心理健康的中年人面对突然降临的种种

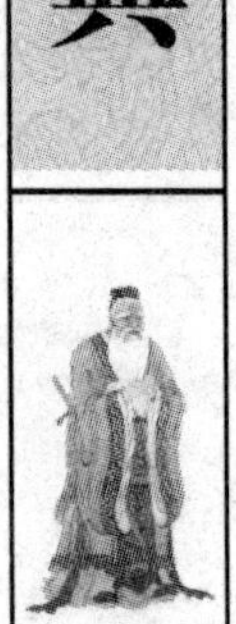

挫折与不幸，及由此引起的烦恼与苦闷能处之泰然，毫不动摇对生活的信念，能积极地适应生活中的种种变化，表现出冷静的应变能力，而不是惊慌失措，坐以待毙。

7. 言行符合中年人的角色身份

中年人的整体形象是成熟、稳健、有涵养的，因此每一个心理健康的中年人的言行也应该符合这个年龄阶段的整体特点。那些说话不着边际、胡吹神侃、办事不牢、毛糙、动作慌里慌张、爱冲动的中年人，不仅是心理不成熟的表现，同时也是心理不健康的标志之一。

8. 较少或不患中年人常见的各种心身疾病

心身疾病虽然是生物学因素、社会—文化因素、心理因素三方面综合作用的结果，但主要是心理不健康造成的。因此从这个意义上推断，心理健康的中年人较少或不患中年人常见的各种心身疾病，如高血压、冠心病、消化性溃汤、皮肤病……凡患有严重的心身疾病者，即可判断此人心理健康状况一定不佳。

总之，心理健康的中年人能适应社会生活的各种变化，情绪稳定协调，乐观向上，自我评价能力强，自尊自制，性格健全，应变能力强，成熟、稳健有涵养，一般较少或不患中年人常见的各种心身疾病。

### ○中年人偏执型人格障碍的表现与特点

人格障碍，指不伴有精神症状的人格适应缺陷，是一种介于精神疾病与正常人格之间的行为特征。人格障碍有许多不同的表现形式，依据临床特点，通常划分为三大人格障碍群：第一群以行为怪癖、奇异为特点，包括偏执型、分裂型、分裂病型人格障碍；第二群以情感强烈、不稳定为特点，包括戏剧化型、自爱恋型、反社会型、边缘型人格障碍；第三群以紧张、退缩为特点，包括回避型、依赖型、强迫性、被动攻击型人格障碍。虽然各种人格障碍在儿童时期就有所表现，但一般在成年时期以后才会定型化。

偏执型人格障碍，就是第一群人格障碍中的一种表现形式，其表现与特点是：极度的感觉过敏，多疑，思想、行动固执死板，缺少幽默感，坚持毫无根据的怀疑；心胸狭隘，对别人特别嫉妒，而又非常羡慕；对自己评价过高，过分关心，无端夸张自己的重要性；惯于将自己的过失、挫折归咎于他人或推诿于客观；在生活和工作中，易对他人产生成见，从不信任别人的动机和意愿，认为别人存心不良，经常与人发生磨擦，与家人也不能和睦相处，因此这种人的人际关系较差。

偏执型人格障碍特点在中年妇女身上表现尤为突出。如有些中年妇女总怀疑别人在背后说她坏话，偶尔一句玩笑、一个眼神、一件小事也会令她们前思后想；再如有些中年妇女对别人家子女上大学、丈夫提职与出国等好事，极其嫉妒、羡慕，以至于内心极不平衡，说些讽刺、挖苦的语言。

偏执型人格障碍特点在中年男子身上也有所体现，如有些中年男士认为自己"学识过人，才能出众"，但领导偏偏与自己做对，不给自己施展才华的机会，压制、迫害自己，致使自己未能干出一番惊天动地的业绩，而实际上，这不过是自我评价过高的结果。国内一本杂志上，曾记载过这样一件事：一位年近不惑之年已有五本书问世的中年知识分子，在公派出国考试中成绩名列前茅，但由于有人反映他在政治风波中有问题，领导把两次出国机会都给了别人。在领导审查此事时，极度固执、好强的他，精神世界却彻底崩溃了，他忧心忡忡左思右想，疯狂般地"迫害"于他的同事，甚至怀疑妻子、父母也与他做对，最终也未能挣脱掉遇到挫折后带来的沮丧、失望、沉沦，丧失了生活下去的勇气，走上了轻生的道路。再如有些中年男士思想和行为极其固执、死板，从不肯轻意接纳新思想、新行为，以固守传统的思想和行为为人生一大乐趣，看不惯与传统思想和行为相背离的任何新事物。据悉，英国核物理权威卢瑟福就是一个偏执心理十分严重的人，他至死也不承认核能可以利用，说"那些指望通过原子的裂变而获得能量的人，都是“胡说八道”，由于过分盲目自信、骄傲、狂妄，而贻误了科学发现。

偏执型人格障碍有可能诱发偏执型精神病，因此，对于有此种人格障碍的人要尽早矫治。由于有偏执型人格障碍的人极端固执、偏见，从不轻意接受和采纳别人的教育与规劝，因此，纠正这种人格异常，一般主张采用“自我顿悟”的治疗方法，即精心设计、安排，使患者“无意中”看到高度权威性的偏执型人格障碍的资料，在此基础上，慎重说理，以求患者积极治疗。另外，也可借助电影、电视、生活中偏执型人格障碍的良好素材，启发、诱发他们认识这种人格障碍的不良后果，并努力改正。

**○中年人分裂型人格障碍的表现与特点**

与偏执型人格障碍一样，分裂型人格障碍也属于以行为怪癖、奇异为特点的第一人格障碍群。其主要表现与特点是：胆怯、害羞、孤僻、内倾、沉默寡言，不爱社交，缺乏进取心，回避竞争性处境，精神萎靡不振；从不关心别人对他的批评或鼓励表扬，也不介入人们之间的交往关系，缺乏知己；时常做白日梦，沉溺于幻想之中。

W女士，现年44岁，某事业单位资料员。因其表情、言语、行为及处事与常人明显不同，而被人“另眼看待”。该女士面部表情呆滞、死板，“满脸苦相”，从未在多人面前大声欢笑，甚至很少露出笑容；言语少，且说话声音低弱，不善表达自己的思想感情；举止拘谨，走路说话小心翼翼；从不主动与人交往，万不得已时也只是公事公办，不多说一句话。该女士还从不关心职称之类的热点话题，也从不参与有竞争性的活动。不管别人如何议论、评价自己，依旧我行我素，走自己的路。由于举止行为明显有别于常人，单位女士也很少与之往来。多年来，人们几乎从未见过W女士与单位同事结伴而行，有说有笑。映入人们眼帘的一直是位胆小、怕事、形影孤单的文弱女子。

患有分裂型人格障碍的中年人，内心世界是极度痛苦的。由于缺少奋斗目标，精神空虚，又没有知己，无法与人沟通，心境长期处于悲观、失望、压抑的状态，甚至会产生离群索居、孤立无援的内心体验，失去生活下去的信心。

分裂型人格障碍有可能成为精神分裂症的病前人格基础。因此，对患有分裂型人格障碍的中年人要十分关心，努力加以纠治。由于患有此种人格障碍的中年人在以往的生活经历中，多半有交往失败、事业不成功或个人生活不幸的强烈体验，因此采用集体心理疗法、环境疗法，使这些人重新获得集体的温暖、同事的关心、成功的体验是至关重要的。此外，让患者作气功、瑜珈等锻炼，必要时使用镇静药或其他作用更强的药物，如利血平，以缓解交往紧张，增强交往成功的可能性也是必要的。

最后，掌握一定的交往技巧，也是有效与人交往的必备条件，这些交往技巧是：(1)遵循和睦相处、尊重别人、体贴别人的基本原则。(2)首先接触与自己性格差异不大，对自己有一定好感的同事，以后逐渐扩大交往范围。(3)真诚表露自己的思想、感受和体验，努力博得对方的兴趣与同情。(4)交往内容可由生活话题转向工作、思想。(5)最初交往时，内容可以事先自我约定，并初步草拟一个谈话提纲。随最初交往的成功，逐渐增加随意交往的内容与时间。(6)无论与谁交往，都应力求面带微笑，眼睛注视对方的表情，认真倾听，并及时给予应答性的反馈表情或语言，遇到不同见解，要先忍让，耐心听完后，再有分寸、有礼貌地予以反驳。

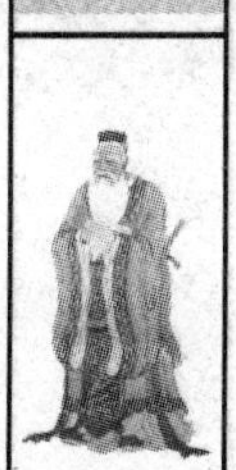

交往是人的社会性需求表现之一，患有分裂型人格障碍的中年人只要顺利、成功地实现了与同事、邻里、亲友的正常交往，建立起和睦的人际关系，其孤僻、压抑的心境就会彻底改观，并将体验到生活的愉快、舒心。

**○中年人分裂病型人格障碍的表现与特点**

与偏执型、分裂型人格障碍一样，分裂病型人格障碍也属于以行为怪癖、奇异为特点的第一人格障碍群。其人格障碍的表现与特点是：观念、思考、知觉、言谈和行为多有各种奇异的表现，与常人表现相距甚远，被看做为现世的“奇人”，如，他们的观念离奇、思考具有魔术性、想象玄幻、推理荒唐……

中年人分裂病型人格障碍也同样具有上述表现与特点。例如某女，现年54岁，“文革”期间，因男女生活问题受到厂内处分，后长期抱病在家。虽年过50，儿女也都成家立业，可她却幻想自己青春依旧，不仅穿着年轻女子喜好的各种时装，也格外热衷年轻人爱好的娱乐活动，如弹吉它、跳交谊舞、练健美操，而且擦胭抹粉，说起话来“娇滴滴”，并常表现出少女般的羞怯、腼腆，在家中却有恃无恐，对丈夫、子女非打即骂，丝毫不尽妻子、母亲的义务。此人多年来因举止行为与常人格格不入，单位同事、周围邻里无一人与之交往。

郭某，女，现年58岁，因家庭出身不好，“文革”期间受到株连，从工作岗位上被精减下来，加上子女多、家庭经济贫困，精神上一直不大正常。时常目光呆滞，幻想其父、其母与之对话，告诉她将要发生什么，继而她就绝望地遵从“父母的嘱咐”；时常放声痛哭，喜笑颜开；时常又自言自语，唠唠叨叨，一会儿说东，一会儿说西。郭某迷信心理还十分严重，遇到眼跳、面赤、耳热，便绝对相信将发生什么不测，于是，逐个猜测每个家人可能遭受的不幸，并为此坐立不安。观念离奇、想象玄幻、推理荒唐也是郭某的典型特点。郭某大儿子酒后过失杀人，情节严重，被依法判处死刑，对此郭某却猜测有人故意害儿子，一会儿认为是其他子女合伙有意造成事端，一会儿又认为是已离婚的儿媳酿成的恶果，一会又认为是儿子新结识的女朋友的罪过。

分裂病型人格障碍可能导致精神分裂症，而一旦诱发精神分裂症，是很难在短时间内治愈的。故患有分裂病型人格障碍的中年人应注意积极改进，在日常生活中，有意清晰感知同龄人健康心理的表现，找出自己各种心理异常行为与健康行为之间的差距，并对异常心理行为后果进行预测，最终会有所改变。

### ○中年人戏剧化型人格障碍的表现与特点

戏剧化型人格障碍属于以情感激烈、不稳定为特点的第二人格障碍群。其主要表现和特点是：具有浓厚而强烈的情绪反应，行为特点是自吹自擂，装腔作势；喜欢引起他人的注意和关心，爱虚荣、爱凑热闹，为加深他人对自己的印象，常夸张自己的感觉和情感，善变，爱挑逗；要求于人多，内心真情少，以自我为中心，依赖性大，有时也善于玩弄或威胁他人。

戏剧化型人格障碍在某些中年人身上也表现较为突出。

某男，42岁，高校教师。在同事面前，特别是比他年轻的同事面前，常拉长声调、慢声细语地装出一副老于世故的架式，指点别人如何撰写论文，如何复习英语，如何处理人际往来，如何选择理想伴侣，如何做生意……仿佛他自己“上知天文，下知地理”，无所不知，无所不能。令人可笑的是，在许多方面他自己居然是个失败者。其所以这样做，只是为了引起大家对自己的重视、敬意，满足虚荣心。为了给别人留下自己社会活动能力强的印象，大肆吹捧自己的社会关系、办事能力，实际上他本人既没有很强的社会关系网，也没有很强的办事能力，常为夸下的“海口”而苦苦努力，最终不了了之。有时为了顾及脸面，不惜暗中自己贴补。

某女，39岁，机关行政人员，未婚。此人主要特点是情绪反应极为强烈，爱凑热闹。遇到同事或同事家小孩常亲热有余，比如，“想死我啦！”“哇！这小宝贝漂亮极了！”并且动作上拍拍打打，又搂又抱。每当见到人多的时候。也必定凑上去，发表自己的“高见”，说起话来，眉飞色舞。此外，该女士还常以自我为中心，向同事兴奋地讲起自己浪漫的恋爱史，以求说明某些男士对自己的痴情，炫耀自己风采依旧，没有被人遗忘。

不难看出，患有戏剧化型人格障碍的中年人，其外在表现与内心世界是很不一样的，只是为了某种需要、目的，努力压抑真实心理活动，去刻意追求一种虚假的外在表现。因此与这种人打交道时，人们要格外注意区别真假，千万不要对这种人的言行百听百信，否则就会耽误大事。另外，若有可能也要对患有戏剧化型人格障碍的中年人多加关心，了解其内心疾苦，逐渐引导他们表里如一，掌握正确的交往技巧。

**○中年人自恋型人格障碍的表现与特点**

与戏剧化型人格障碍一样，自恋型人格障碍也属以情感激烈、不稳定为特点的第二人格障碍群。其主要表现与特点是：过分地自我关心，以自我为中心和自夸自尊，常幻想自己了不起，有学识，有美貌，期待别人的欣赏，总希望有人特别对待自己，期望获得成功，盼望得到好处；当愿望难以实现时，常表现厌烦不安或闷闷不乐的情绪。不易接受别人的建议和批评，不理解别人的苦处和难处，缺乏与人交流情感的能力，以极端的眼光看人，不是把别人说得很好，就是认为别人一无是处。

中年人自恋型人格障碍也具有上述表现与特点。如有些中年知识分子，眼光十分狭窄，只关注自己的研究领域及其成果，从不过问、深究别人的研究领域，因此在评职称或评选科研成果时，常以为自己的东西最具水平，最有价值，当之无愧，别人的成果逊色，不可相比，甚至“一无是处”、“水平太低”。一旦评选结果不尽其意，则“感慨万千”、“牢骚满腹”。

再如，有些中年男子在单位里处于领导职位，回到家中也常不能以平等身份对待妻子、儿女，常以自我为中心，炫耀、夸张自己如何精明能干，从不过问妻子、儿女的苦处和难处，只知自己清闲、享乐、修身养性，不肯接受妻子的任何建议，并且经常发号施令，指手画脚，总觉得自己十分了不起，理应受到家人特别对待。

还有些中年人常告慰自己，“自己是匹千里马”，不会与常人一样平平淡淡。终会有一天伯乐出现，改变自己的地位。

有些中年妇女常自夸自己的美貌、体型、服饰、气质，自我感觉异常好，这多半也属于自恋型人格障碍的表现。

自恋型人格障碍，由于过分夸大自己，不能正确评价别人，对形成正常的人际关系十分困难。患有此种人格障碍的人，若受到重用，可能就会在一定程度上强化其自恋型人格；若受到冷落，则会产生极端的心理不平衡。

矫正自恋型人格障碍最好的办法应是：让他对别人的业绩、优点多加了解，客观评价，同时了解自己的实力和他人对自己的评价。必要时可通过竞赛、考试等活动，让他亲身体验到自己和他人的成绩对比，不再没有把握地夸大自己、贬低别人，能够以客观的标准，实事求是地评价自己和他人。获得几次公正客观的评价，对矫正自恋型人格患者过分自尊、自傲的人格特点是至关重要的。

**○中年人反社会型人格障碍的表现与特点**

反社会型人格障碍，像戏剧化型、自恋型人格障碍一样，也属于以情感激烈、不稳定为特点的第二人格障碍群。其主要表现和特点是：无视国法，经常违法乱纪；无视社会公德，经常妨碍公众、不负责任；行为冲动，无所畏惧，缺乏羞耻心和罪责感，只要能得到刺激和快乐，他们便什么都干；犯错后又没有悔过之心，不能吸取教训，并常把责任归罪于他人。

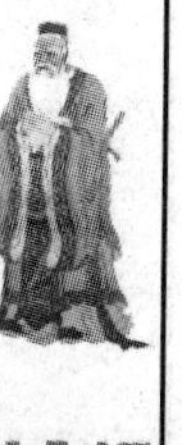

由于具有反社会型人格障碍的患者，其行为直接危害他人的安全和利益，破坏社会的正常秩序，因此此种人格障碍类型尤其受到人们的重视。国外学者克莱克利在 1976 年出版的《正常的假面具》一书中，根据大量临床经验，评述了反社会人格的 16 条明显特征，如外表迷人、没有幻觉妄想和其他思维障碍、对朋友无信义、对妻子（丈夫）不忠实、麻木不仁、性生活轻浮、生活无计划等等。

反社会型人格障碍在中年人身上也经常有所表现。纽约州立大学哈斯 1979 年出版的《变态心理学》一书中，曾讲述了这样一件事：一个 53 岁仪表堂堂的博士、医师，在 17 年的行医过程中，为收取高额费用，而劝说上万人切除没有必要切除的

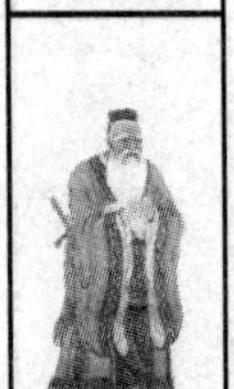

阑尾。

在我国的现实生活中，反社会型人格障碍也有种种表现。某男，50 多岁，南方某省市招生办主任，十几年来，他利用手中掌握考生升学的大权，大肆向考生家长索要彩礼。为了送礼，家境贫困的考生被迫外借钱财。据司法部门统计，该犯共收受考生钱财达 60 多万元。另外，有关制造、兜售假烟、假酒、假化肥、假药、假人民币，贩卖人口等一系列触目惊心案件的当事人，也是无视国法、危害公众利益的反社会型人格障碍的表现。

除此之外，具有反社会型人格障碍的人还具有缺乏羞耻心和罪责感，为了得到快乐，兴奋，甚至为所欲为。前一时期，武汉市连续发生多起伤害女学生的流氓案件，经有关部门立案侦察，在两个月时间内，就有 23 名女性的臀部被案犯用刀划伤，严重者缝合了 30 多针，一时这一系列流氓案件轰动武汉三镇。经详尽分析、跟踪查迹，最终抓捕到了罪犯田某。田某极善伪装，给领导、群众、妻子均留下了极好印象，并十分严谨，从不接触女性，年年都是单位的先进个人。然而，正是这样一位先进人物，为了满足、发泄自己的性欲，却把犯罪魔爪伸向了众多的无辜女性。据电视披露：某乡村小学代课教师为了满足自己畸形的兽欲，竟在课堂上先后奸污了十几名年龄只有十一二岁的少女。其反社会型人格障碍令人触目惊心。

反社会型人格障碍的形成与生物因素，与不良家庭背景、情感缺陷等多种因素有关。又由于具有反社会型人格障碍的人自我感觉良好，喜欢自己的行为方式，因此治疗起来有一定难度。针对不同致病因素，可分别采取医学治疗（内科治疗、药物或外科手术）、心理动力学治疗、行为矫正治疗（采取各种强化手段的特殊技巧，如，习惯养成法或称行为契约法，通过两个或两个以上的人之间正式建立互相监督计划来完成强化治疗）。当然，辅之以认知行为治疗也是必要的，因为有些反社会型人格障碍的人，就是由于自身知识水平低下而对法律、社会公德理解不深造成的。

**○中年人边缘型人格障碍的表现与特点**

与戏剧化型、自恋型、反社会型一样，边缘型人格障碍也属以情感激烈、不稳定为特点的第二人格障碍群。其主要表现和特点是：心境变幻无常，行为不稳定，挫折的阈限很低，有时暴怒难以控制，或忧闷而感到空虚，孤独；有时又恢复正常。其行为具有冲动性或不可预见性，常出现自伤、自杀的可能，以及偷窃、乱施暴力，乱搞男女关系等不法行为。由于此种人格障碍患者的不少行为表现酷似精神病急性发作状态，故称此种障碍为边缘型。

患有边缘型人格障碍的中年人也同样具有上述表现与特点。某女，40 多岁，曾有过短暂的婚姻历史，不久便宣告离异。该女士文才横溢、情感丰富，是同行中一位颇有名气的才女，曾有多部小说问世，但该女士有个致命的弱点就是心境常变幻无常，有时自我感觉很好，经常与朋友、同行切磋、交流创作体会；有时内心体验又汹涌澎湃、激荡不已，常为自己始终没有找到生活知音而感寂寞、空虚。虽然生活中不乏许多男子全力追求她，甚至有些人在旁人看来已是无可挑剔了。后来一个偶然的机会，一位具有传奇色彩老人的经历深深打动了她的心灵，她的心被震颤了，并突然顿悟地认为这就是自己十多年来一直梦寐以求的“理想伴侣”，遂不顾舆论纷纭，向老人大胆地坦露心扉、表述真情，老人虽对其格外尊重，但考虑到双方某些自然条件的悬殊差异，还是婉言谢绝了。该女士经不起这点在常人看来很正常的打击，陷入了极度空虚、郁闷、自悲的境地。不久，在她的寓所里，人们出乎意料之外地发现她竟以“自杀”的手段告别了人世。留给人们诸多遗憾与不解。

生活中还有许多类似的例子。如有些人平时与人交往正常，但有时常因一件小事、甚至一句话而大动肝火、暴跳如雷，做出不计后果的愚蠢之事，这都是由于挫折阈限低而造成行为冲动的结果。

患有边缘型人格障碍的中年人要注意保持自己的心态平衡与健康,不要遇事就冲动、不可遏制,要善于调节自己过于强烈的情绪、情感,增强对挫折事件的忍耐力,控制自己行为的随意性,并能对不良冲动行为的后果具有一定的预见性,学会三思而后行。

**○中年人回避型人格障碍的表现与特点**

回避型人格障碍隶属于以紧张、退缩为特点的第三人格障碍群。其主要表现与特点是:心理自卑、行为退缩。面对挑战采取逃避态度。想与人交往,又怕遭人冷淡、拒绝;想得到别人的关心,又害羞不敢亲近。总之,在生活的各方面采用了众多的防御机制。

回避型人格障碍与分裂型人格障碍患者在胆小、害羞、回避竞争性处境方面有些类似,但不同的是后者缺乏进取心,也没有与人交往的欲望。前者则具有与人交往的动机,也想迎接挑战,只是由于心理自卑、行为退缩,采取了众多的防御机制。因此,从这个意义上讲,矫正回避型人格障碍相对容易些。

回避型人格障碍在有些中年人身上表现较为突出。李某,女,现年37岁,因组织能力较强,中小学时一直是班级学生干部,受到老师和同学的重视,中学毕业时,未能考取大学,在家待业。后虽参加过市内举行的几次招工考试,但榜上无名,只得在一家街道所属的幼儿园里当了阿姨。

李某,在经历了升学、就业方面的种种挫折后,心理上发生了巨大变化,由一个性格外向、善于交际的人变成了一个心理上极度自卑、行为退缩、性格内向、沉默寡言的人。在当街道幼儿园阿姨之后,虽也有过几次工作变动的机会,但考虑到要进行一定的考核,李某就退缩了,她害怕失败,已完全不敢参与任何带有挑战性质的筛选了。毕业二十多年来,她一直想念着以往的同学,尤其是那几位曾与之结下纯情友谊、交往甚密的同学,但极度的自卑心理又迫使她不敢去见同学,害怕同学们瞧不起、冷淡自己。遇到困难与痛苦时,有时也想找昔日的同学述说,帮她解脱,但又难于启齿,只好自己默默忍受着。

矫正、治疗回避型人格障碍时,治疗者首先要积极肯定患者潜意识中所具有的积极参与心态,然后就要帮助患者深入分析,挖掘造成心理自卑、行为退缩的"原始原因"。这样的"原始原因"也许出自患者自身的生理缺陷,如容貌不佳、身体残疾;也许源于升学、晋升职务;或恋爱、婚姻、人际交往等方面的"一次惨痛失败"。对此,治疗者要引导患者正确看待,"原始原因",从而使患者卸下沉重的包袱,消除自卑心理。在这方面,治疗者不妨介绍一些战胜自我、顽强拼搏的成功范例。如美国二战时期的总统罗斯福,从小因患小儿麻痹而双腿残疾站不起来,经常在地上爬行,说话也口齿笨拙、结结巴巴,在众人面前更是语无伦次,但罗斯福没有向命运低头,他凭借着顽强的毅力,努力保持着心理上的健康,拼命练习,完善自己,最终竟登上了美国总统的宝座,成为二战时期闻名世界,美国历史上最富功绩的杰出领袖。

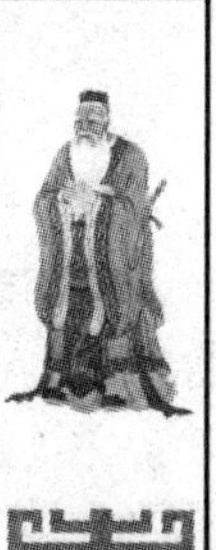

另外,除要尽量使患者减少心理自卑外,治疗者也要主动教会患者掌握一些交往技巧,如事先拟定好交际内容,准备好发言提纲,并创设一定的交往机会和有益患者交往成功的环境,从而逐渐增强患者交往成功的信心和战胜困难的勇气,培养一定的追求成功的欲望。

**○中年人依赖型人格障碍的表现与特点**

同回避型人格障碍一样,依赖型人格障碍也属以紧张、退缩为特点的第三人格障碍群。其主要表现与特点是:依赖性极强,不果断,缺乏判断力。虽然有较好的工作能力,但缺乏自信,总希望借助他人的帮助,靠别人为自己出谋划策,指出方向。



患有依赖型人格障碍的中年人也同样具有上述表现与特点。如有些中年妇女选购服装时不相信自己的眼力,总想结伴而行,完全听凭他人意见,别人说好就买,

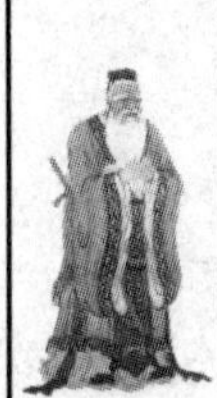

别人说不合适哪怕自己内心已看上也不买。这种女人在家中对丈夫的依赖性也很大，家中大事小情往往由丈夫定夺，自己没主意，在工作上也往往缺乏主动性，经常等待别人安排自己做什么才做什么，不安排时便觉得无事可做。还有，个别妇女惨遭丈夫虐待，却依旧保持婚姻关系的原因之一，便是对丈夫的依赖性较强，自己缺乏独立性的缘故。

当然，中年男士也不乏具有依赖型人格障碍的人，如有些男士自身素质很好，工作经验亦丰富，却始终不能独立承担起一份重要任职，如主持一项课题研究，承担一项工程设计，担当企事业单位厂长、经理、处长等要职，缺乏“将才”气魄。这种人工作热情也许很高，积极参与各项工作，但工作中遇到困难、麻烦时，总喜欢请老同学、领导出主意、想办法，自己甘当副手，做具体工作。

患有依赖型人格障碍的中年人，多半在童年时代就已养成了依赖老师，特别是父母、兄长的不良习惯。如老师为其安排好每天上课学什么，看什么，做什么；父母为其安排好了吃什么，穿什么，玩什么。成人以后又缺少一个独立生活，弥补“先天不足”的机会，如上大学、当兵。他们对“由别人为自己安排一切的生活方式”已习以为常了。因此，依赖他人的不良人格根深蒂固地植根于这些人的头脑中，难以根除。仿佛没有可依赖的人，他们的生活就失去了平衡，找不到重心，不知所措。另外，缺少自己独立安排生活、解决问题的成功体验也是他们形成缺乏自信，依赖他人性格的重要原因。

矫正、治疗这些患有依赖型人格障碍的患者，是一项极为艰难、长期的工作，但是治疗者要对此充满信心，因为人的可塑性是很大的，既然后天环境的不利是形成依赖型人格障碍的主要原因，那么通过改变环境，加上患者的主观努力，就可以矫正此种不良人格障碍。另外，运用行为矫正技术，辅之以各种认知疗法，对治疗依赖型人格障碍较为有效。

运用行为矫正疗法时，治疗者要重点把握患者依赖型人格障碍的严重程度，与患者共同制定行之有效的行为矫正方案，包括矫正的具体内容，多长时间内达到矫正，矫正的标准及其强化手段。总之，矫正的目标要具体、明确，强化手段患者要愿意接受。矫正方案的内容要从一项简单的容易做的事情入手，矫正时间也要由多至少，逐渐使之过渡到正常人的水平。在矫正了简单的依赖行为，患者具备了一定的独立性、果断性后，再依次加大矫正难度，最好矫正那些最重要的最难改的依赖行为上去。当然，最好把这种复杂的依赖行为化简为一些简单行为，借此逐一改变，提高矫正成功的概率。在整个行为矫正的过程中，治疗者都要始终使患者对此充满信心，积极合作。

**○中年人强迫型人格障碍的表现与特点**

强迫型人格障碍同回避型、依赖型一样，也属以紧张、退缩为特点的第三人格障碍群。其主要表现与特点是：过分地自我克制、自我关注和责任感过强；行为举止特别死板，缺乏任何灵活性；十分拘谨、小心翼翼，常以十全十美的高标准严格要求自己。因而，思想上得不到松弛，并常因此而焦虑、紧张、苦恼。

患有强迫型人格障碍的中年人也表现出上述特点。某男，43 岁，某高校博士研究生。家境处于中下等水平，作为丈夫及儿子，他对自己的小家庭和父母尽了最大的孝心和义务。为了节省开支，在上学期间不给家庭造成经济负担，他穿着最寒酸、最俭朴的过时衣服，一双布鞋露出脚趾也舍不得丢掉，补补又穿上了，甚至一年四季常自己动手做“纸鞋垫”；吃饭也是最低标准，为害怕同学发现，常遮遮掩掩，速战速决；虽对自己如此苛刻，但对妻儿却十分疼爱，每当遇见适合妻子、儿子的东西，总是毫不犹豫地买下。在学习上，他又以最高的标准来要求自己，哪怕在不占优势的外语学习上也要一拼高低，为的是让那些年龄大大小于自己的同学尊重自己，瞧得起自己，更为了让老师能高看自己。他在生活中更是小心翼翼，常害怕自己说错话，办错事，对导师毕恭毕敬，以至极度紧张、退缩，说话都语无伦次。万不得已绝不轻意打扰导师，非去导师家不可时，则敲门声小得无法再小，以致室内无法听见，有一次因此而在门外足足呆上十几分钟。

当然，这是一个十分典型的中年人患有强迫型人格障碍的例子，生活中也有些患者并不完全具有这些特点，他们只是在某一方面较突出地表现出强迫型人格障碍的特点。另外，强迫型人格障碍不仅发生在寻常百姓身上，据悉有些名人也患有一定程度的强迫型人格障碍，美国已故总统理查德·尼克松就曾被精神医生确定患此种人格障碍。

患有强迫型人格障碍的人易患强迫性神经症，而一旦发展到这一步，矫正、治疗起来就极其困难。因此对这种病态人格，人们也应十分重视，不可掉以轻心。

治疗强迫型人格障碍的关键是患者要学会放松自己，即不要把任何事情看得过重，学会以轻松、愉悦的心境来对待工作、学习乃至家庭生活，增强抗挫折、失败的心理承受能力，为了保持轻松、愉悦的心理体验，患者不妨学会几套健身、放松操。比如，其中一个放松动作：坐好，尽量使自己舒适，尽最大可能让自己放松，依次使身体的某一部位收紧——放松；再如冥想放松法，想象疗法（视觉想象、指导性想象、音乐想象）等。

此外，也应掌握一些放松技巧，如渐进松弛，能在1～2分钟内自动地达到松弛，再如深呼吸或腹式呼吸，排除紧张、焦虑、苦恼等不良情绪体验，保持情绪的健康和稳定。

**○中年人被动攻击型人格障碍的表现与特点**

同回避型、依赖型、强迫型人格障碍一样，被动攻击型人格障碍也属以紧张、退缩为特点的第三人格障碍群。其主要表现与特点是：以被动的方式表现其强烈的仇视情感和攻击倾向，表面上唯唯诺诺，背地里不与合作，采取阳奉阴违的做法，如消极怠工，说领导、同事的坏话，暗地里有意破坏国家公物等。

被动攻击型人格障碍在一些中年人身上也有所体现。如有人外表上与人过得去，内心有矛盾时，常彼此封锁信息；有人甚至会语调生硬、出口不逊地对待对方朋友的电话，故意拖延或者不告诉已答应转告对方的电话内容；更有甚者还扣留对方的信件，让与已有矛盾的人处于焦急状态；另外，制造流言蜚语，搞小动作，写匿名信等，也是患有被动攻击型人格障碍的中年人经常采取的手段。在当前的经济大潮中，中年人被动攻击型人格障碍又有了新表现与特点，如有人因为对某人某事不满，在商务活动中，有意向对方透漏有关底细，或设置障碍；还有人不顾企业损失，携技术到外单位任职。而导致这些行为的根本动机，是为了给不重视自己的单位领导以重重的一击。

当然，典型的被动攻击型人格障碍的患者，多半是不主动“出击”的，他们只是伺机发泄沉淤在心中强烈的不满情绪，求得心理上的平衡。

王和张，均50多岁，是出自同一师傅门下的两个师兄弟，均系某工厂的电工。两人虚心好学，技术上都很过硬。王还单独主持完成过工厂的两项技术革新项目，但王性格内向，不善交际。张则能说会道，八面玲珑。最终张受到领导赏识，不仅委任其为班组长，而且还晋升技术等级一等，与王拉开了一个档次。对此，王的内心极不平衡，表面上虽然依旧认认真真地踏实工作，但在技术难题上却较少像以前那样发表高见了，时不时还多了几张病假条子。在局里即将举行的一次业务定级考试复习中，张有道复习试题怎么也弄不清楚，登门拜访王，王摆出一副百思不得其解的样子，张看王也解算不出来，也就心安理得，放心回家了。谁知道这道题后来在考试试卷中出现了，张自然没有答出来，王则轻轻松松获得了最佳成绩。对此，王得意地认

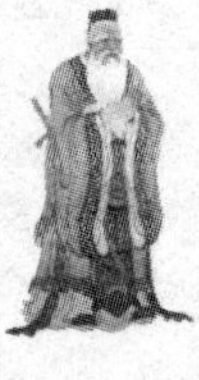

为这是自己对张的一次“有力反击”，高兴了好一阵子。

综上所述，不难看出，被动攻击型人格障碍虽然也具有紧张、退缩的基本特点，但与回避型、依赖型、强迫型人格障碍不同的是，患有此种人格障碍的中年人已明显具有了“攻击”倾向，虽然这种攻击倾向，多数是以被动的方式表现出来的。但值得指出的是，许多被动攻击行为是源于错误的认识障碍的结果，即由于患者自己的认识偏差，把一些本来是正常的事情，误解为他人有意和自己做对，在这种知识偏差的左右下，遂产生复仇的心理，导致“攻击行为”。

因此，矫正和治疗中年人被动攻击型人格障碍，首先要提高这些中年人对人、对事正确的认识态度。若有可能最好用患者实际接触过的一些生活实例教育他们。另外，要使患者意识到“言行不一”、“阳奉阴违”是一种不良人格特点，在任何社会中都是不受欢迎的。被动攻击行为虽然在一定程度上缓解了患者的不平衡心理，但行为后果对对方却是有害的，有时甚至是不堪设想的。因此，要积极引导患有被动攻击型人格障碍的中年人，采取积极的渠道来排遣自己内心的不满，如直接找有关人了解真相，向领导反映情况，发展自己的多种兴趣。总之，想方设法使自己摆脱不平衡，保持心理的健康。

**○老年人的心理特点**

1. 老年人身体的一般情况

在漫长的人生旅途中，老年期是到达终点前的最后一段路程。人到老年，身体的各个方面都发生了不同程度的变化，这是不以人的意志为转移的自然规律。从人的“生长曲线”上看，这些变化的趋势总是或急或缓地在下降，由衰而老。

有些人的头发开始明显脱落，头发逐渐稀少，甚至成为“不毛之地”。另一些人的头发虽很少脱落，但逐渐变白，由斑白而全白，最后成了“白毛男”或“白毛女”。

由于皮下脂肪的逐渐减少以至消失，致使皮肤松弛，脸上的皱纹日益增多，由额头、眼角慢慢向全脸扩散。最高级的化妆品对此也无能为力。由于皮下脂肪的消失，皮肤也失去了弹性，表面上的一些血管也显露了出来。

眼睛逐渐失去光彩，没有以前那样明亮了。

牙齿多残缺不全，并由白变暗。由于牙齿的缺损(全部或部分)，脸的下部轮廓变形，更增加了老态。人到老年，保有全部牙齿的人不多。老年人满口整齐而雪白的牙齿，并不足羡，因为其中绝大部人的牙齿都是假的——满口义齿。

老年人的背和腰，多没有年轻时那样挺直，身材也就显得矮了一些。

以上这些只是身体表面或外形的变化。身体的更本质的变化，则表现在它的结构或组织的衰老和生理功能的下降。这种变化主要表现在以下两方面：一是组织与细胞的衰老。人体内有一类细胞如心肌细胞、骨骼细胞和神经细胞，在人出生后就不再分裂更新。人到老年，这类细胞的数量减少，细胞器质改变和脂褐素颗粒堆积。二是细胞间质的衰老。细胞间质构成了细胞周围的微环境，影响细胞的营养代谢、物质运输和交换。人到老年细胞间质中水分减少，粘度增加；血管纤维化造成血管硬化，骨质变脆；皮肤下结缔组织纤维化，致弹性减弱等等。

在这两方面基本变化的影响下，身体各系统也都发生了相应的变化。如神经系统：人到中年晚期(50岁上下)，大脑开始老化，大脑皮层不断萎缩，体积变小，重量减轻，脑膜增厚。脑部的回转变平，脑沟加深加扩。内脑腔较前扩大，髓液的分量增多。神经细胞也发生很大变化，即色素细胞堆积过度，并发生粒状的变质；循环系统：心肌细胞有不同程度的萎缩，动脉逐渐硬化，导致血液运行减弱，全身组织缺血缺氧，是人衰老的主要原因之一；呼吸系统：气管及喉软骨、肋软骨钙化。肺组织萎缩，变小变轻，弹性减退；肌肉和骨骼由于普遍的消耗，出现活动减少、萎缩和脆化现象；生殖系统：性功能下降，生殖能力丧失；腺的组织退化，作用明显下降，并往往不再发生作用;有机系统的一般反应及活力,由于肌肉力量的减少而下降,情绪反应的有机基础,也不及从前的活动。

2. 老年人心理的一般情况

(1)视觉。“花不花四十八。”由于眼晶体硬化,绝大多数人从中年起眼睛开始发生老视(老花眼)——近距离物体看不清,而远距离物体相对说来仍然看清的一种视功能障碍——并随年龄增加而加深。老花眼镜成为老年人随身必带的东西之一。(2)听觉。听力从中年起逐渐减退,到老年多发生老年性耳背(耳聋)。开始是对声音听不清,随后是对一般声音的分析力减退(听到说话的声音,但听不清说的是什么),明显地感到耳聋。有条件的人可用助听器提高听力。(3)味觉、嗅觉、触觉。味觉功能下降比嗅觉明显,触觉的精细程度大不如前。(4)记忆。耳聋、眼花、记忆差是老年心理衰退的三个明显而具体的标志。记忆力减退是大脑衰退的必然结果——已形成的联结逐渐丧失。其特点或顺序为近的印象先遗忘,其次是成年时代的印象,再其次则是青年时代的,最后才是童年时代的。这与一般的遗忘规律(由远及近),恰恰相反。(5)思维。思维是一种间接的、概括的认识过程,是最高水平的心理活动。人们常常说的理解能力、判断能力和解决问题的能力等等,都可以看做是思维能力的同义语,或思维的具体表现。在日常生活中,从表面上看,老年人的这一方面的能力并不比年轻人差,而比年轻人强。人们常说的“老马识途”、“老人办法多”等等,就是指的这种现象。但认真考察起来,这不过是一种假象。因为,不论理解能力也好,解决问题的能力也好,能与相应的知识和经验有密切的关系。一般说来,老年人的知识、经验要比年轻人丰富些,所以,他们在对事物的理解和解决具体问题方面具有更多的优势。这种优势正好掩盖了他的劣势——思维能力的衰退。假若所解决的问题不需要凭借什么知识、经验(实际上很少有)或虽需要知识、经验,而这种知识、经验是老年人和年轻人所共有的,那么,年轻人的成绩肯定好于老年人。同样,那些不需要或很少需要知识、经验支持的思维,如直觉性思维、创造性思维等,年轻人若是与老年人相比,显然占有优势。这也是年轻人(包括少年、儿童)在科学技术和文学艺术上有较高成就的主要原因。老年人高级神经系统的衰退,不可避免地要影响其思维——迟钝、闭塞、不灵活……

在概述了老年人身体和心理的一般情况后,现在进一步说说老年人心理深层的某些内容。这些内容心理学家称之为“个性”,它与我国日常用语中的“性情”很相近。这些内容有两个特点,一是它的综合性,它不是单一的心理过程,而是一些心理过程的特有结合。二是它比较稳定,具有一定的“习惯性”。在讲老年人的个性或心理特点之前,以下两种情况需要说明一下。一是人的个性的个别差异很大,尤其是老年人。其特点只具有统计学的意义,不概括所有的人或每一个人。二是老年人处于身心衰退期,一般说来,其心理特点的消极方面比较多,这是无可讳言的。当然,这也只具有统计学的意义,而不是指每一个人。

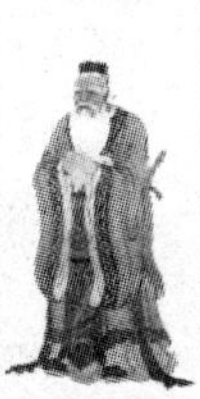

1. 兴趣与爱好

老年人的兴趣与爱好是其个性的比较明显和突出的一面。年轻人固然也有兴趣与爱好,但这些都是他“八小时以外”的事。白天忙于所从事的工作,只有到了晚上才有时间搞点自己喜欢的事。离退休后的老年人就没有八小时的限制了,每天从早到晚都可以从事自己感兴趣和所爱好的活动,做到“老有所乐”。老年人的兴趣与爱好有三个特点:(1)安静。老年人不喜欢热闹,他们的兴趣与爱好也多是比较安静的活动,如读书、看报、写字、作画、养花、看电视、或散步、钓鱼等等。(2)单独或少数人参与的活动。这也与老年人爱清静有关。除前边所列举的那些独自的活动外,下棋、打牌(非赌博性的)、玩扑克等等,也都是在少数人范围内进行的。(3)花费不多。节省是老年人的美德。用钱少而又玩得好,是他们的兴趣和爱好的准则。歌舞厅、夜总会等高消费场所,老年人是很少涉足的。人的兴趣与爱好虽是随意的、自由的、不应该有什么清规戒律,但如果安排得合理,对老年人的身心可能更有益些。一是兴趣要广阔。人的兴趣应多种多样,单一的兴趣是不好的。老年人爱看电视,但也不能总是看电视,因为这样不利于身心的健康。二是兴趣要集中。对诸多的兴趣不能同等对待,"一视同仁",应对其中的某一活动特别发生兴趣,以它为中心,其余兴趣直接或间接都与它有关。如喜欢作画的人(非职业画家)以作画为自己的中心兴趣,日积月累,他在作画方面就有可能小有成就,以至大有成就,这就对社会有所贡献了,他也从老有所乐到了老有所为。三是兴趣要有针对性。人的兴趣是可以培养的,是可以选择的。老年人可根据自己身心方面的特点,有针对性地选择有益的兴趣与爱好。如患高血压的人宜从事哪种文娱活动?患冠心病的人宜于什么样的兴趣与爱好?从而达到辅助治病的目的。性情孤僻的老人,从事集体性的游戏可能有益;性情浮躁的老人,钓鱼的活动大概对他的心理健康有利;如此等等。总之,老年人的兴趣与爱好,也不能毫无目的,要有意识地引导它发挥更积极的作用。这方面有必要求助于有关医生和专家的指导。

2.能力和才干

对人来说,能力与才干是非常重要的,其重要性仅次于道德品质而居第二位(德才兼备)。但对于已离开工作岗位的离退休老人来说,能力与才干也没有那么重要了。因为他们的生活内容已不再是工作,而是以休闲为主。若从"老有所为"的角度说,老年人也不能饱食终日无所用心,有条件的话,做些有益的事,发挥点"余热"也是应该和必要的。所以,对老年人的能力与才干也不能漠视。

老年人由于身心普遍的衰退,其能力与才干不可避免地也有相应的下降。这只是问题的一面,问题的另一面是:老年人具有年轻人无法取得的丰富的生活经验和工作经验,这些经验的作用并不因为年老而消失。同时,老年人由于长期的生活磨炼,养成了一系列有利于工作的优良品质,例如,认真、谨慎、细致、稳健、可靠和实事求是等等。这些"非智力因素"也正是一些年轻人所欠缺的。还有,一般老年人都有自己的业务特长。业务特长并不仅仅是工程技术人员,艺术家、作家等等家们才有;就是一般工人、农民、普通知识分子,也都有其业务特长。一个人在长达几十年的工作中,积累了大量的经验,总会形成自己的"一技之长"。

综上所述,可以看出老年人的能力有三方面的优势:(1)有丰富的生活和工作经验;(2)有一系列的工作所需要的优良品质;(3)在业务上有一技之长。老年人可利用其特有的经验帮助年轻一代,让他们在工作中少走弯路,少犯错误。可以担任有关单位的顾问或做点咨询工作等等。

老年人的一些与工作有密切关系的优良品质也足很宝贵的。如不少单位聘请退休工人担任传达室的工作、守夜的工作,这可以说是"事得其人"、"人尽其才"。因为他们是不会无故缺勤,迟到早退,更不会中途遛号。学有专长的老人,当然也可以做些类似的、较复杂的工作。老年人的一技之长是来之不易的,个人和社会都应该珍惜它,使其发挥作用,继续为社会服务。

老有所为"不是空想,是完全可以办得到的。但必须掌握好以下几个原则:(1)出于老年人的完全自愿。(2)量力而行,只能有益而不能有损老年人的身心健康。(3)老年人应以休闲为主,参加"工作"是"业余"的事,是对休闲生活的一种调剂。对本人来说不是负担,对社会来说不是包袱。

3.气质与性格

气质与性格相当于我国常用语中的性子、脾气。

在一般年轻人的心目中,老年人的性子多有点古怪。这种看法是有根据的,也是有道理的。但这也并不是说老年人的性子就一无是处,它还是有其优点的。老年人的气质与性格的表现涉及很多方面。(1)自信。老年人多自信。自信是优点,但过了头就走向自以为是,固执己见,老子天下第一……掌大权的人若过度自信,就可能成为“独裁者”。(2)明哲保身。不损人利己,也不损己利人;或者说,坏事不做,好事不为。事事小心谨慎,奉公守法。(3)孤僻。内向、不合群,不愿与人来往,也不爱参加集体活动。(4)抑郁。在老年人可能有的消极情绪中,抑郁最为突出。这与其身心衰退和晚年处境有直接的关系。这种情况,在西方社会更为严重。老年人自杀已成为社会问题。孤僻与抑郁若发展到严重程度,就可以看做是老年性痴呆的兆头。(5)怀旧。眷恋过去是老年人的通病。对那些年轻得志,晚景凄凉的人来说特别是这样。(6)保守。保守是由怀旧派生的。其表现为,老观念很难更新;对新事物(不论好坏)多有反感;总想按老皇历办事。行不通就怨天尤人。(7)唠叨。唠叨是老年人常有的小毛病。其原因与他的小心、小气、注意小事、过分关心个人的兴趣与价值有关。此事虽小,但却最令人讨厌。(8)多疑。不信任人,总觉得他人对自己不好、不忠。多疑是老年人的大敌。普通人多疑,可导致人际关系失和;大人物多疑,就可能做出“狡兔死,走狗烹”,亲者痛,仇者快等等的祸国殃民的事。(9)工作认真负责。到医院治病的人,一般都找老年大夫诊治。在他们的心目中,老年大夫的医术、特别是医德可能更好些。(10)待人友好、实在。去商店、市场购物的顾客,一般都喜欢与老售货员、老商贩打交道。因为经验告诉他们,这些人态度和蔼,待人实在,有耐心……(11)崇尚勤俭。勤、俭是当今这一代老年人的美德。他们多是在艰苦贫穷的生活中长大的,现在的日子虽比较好过了,但他们没有忘本。(12)宠爱孙辈。不爱儿子爱孙子的现象日益普遍。有人给“爷爷”下的定义是:“敢揍儿子却怕孙子的那个老头”。章含之在其《我与冠华》一文中说了这样一件事:“有一次,女儿向我的父亲(章士钊——笔者注)告状,说我要打她,父亲竟颤颤悠悠地跑出来对我说:宝宝(我的小名),你从小我们没有打过你,你今天要打妞妞(章含之女儿的小名——笔者注),我就打你。”类似的情况,社会上可能不少呢!

对老年人性格上的那些消极方面,晚辈们应有所理解;老年人更应该警惕自己,克服其弱点,或最大限度地减少它们的危害程度。著名作家王蒙曾说:“老了(60岁——笔者注),一切量力而已。只是要警惕自己,不要僵化,不要老看着年轻人不顺眼,更不要忌妒年轻人的成就。”这是一个当事人、受害者的现身说法,值得老年人学习、效法。

### ○老年期的主要心理问题

人作为一个生物体,有着不可抗拒的自然规律,因而衰老不可避免。但作为老年人,却极难十分客观、公正地接受自我的衰退现象及上述心理特征,往往不同程度地存在下列一些心理问题。

1. 产生衰老感

衰老感是主观上觉得“自己已经上了年纪,成为老人了”的心理状态,即意识到自己老了。首先,是身心状态的变化,感觉能力的降低。如步履艰难、牙齿脱落、易疲劳而恢复缓慢、气力衰弱、性欲减退、食量减少、工作效率低等。其次,是社会环境的改变。如退休、子女分居、亲人死亡等。再次,别人把自己奉为老人。在生活上处处当老人对待,口口声声“老师傅”、“老前辈”,极易产生迟暮之感。衰老感一经产生,就意味着一个人精神已经老化,失去了生活的意愿和积极性。由此可导致意志衰退,情绪消沉,进而加速生理上的衰老和心理功能的降低,或导致、暗示出新的疾病。“畏老老转迫,忧病病弥缚。”老人走上了下坡路就会感到力不从心、无力回天了。

2. 离退休综合症

“长江后浪推前浪”,这是人类历史的发展的客观规律。当老年人到了适当年

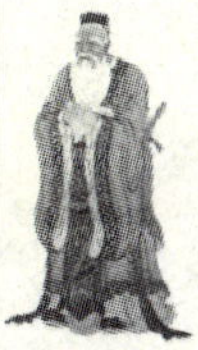

龄,就要离开工作多年的职业岗位让年轻有为者上,这是十分正常的。但离退休的老同志却由于适应不了所处环境和生活习性的突然改变,往往会出现情绪消沉和偏离常态的行为,甚至还由此而引发其他疾病,严重影响了健康。退休后抑郁伤感是导致这种综合征的主要原因,包括有:

(1)失落感。社交圈的缩小、人际关系的改变、无所事事的清闲、一些愿望的落空和遗憾等,都会干扰情绪而影响心理平衡,而产生失落感;

(2)怀旧。退休后的空闲易沉湎于往事的回忆,及追忆过去的美好时光,但终因似箭光阴的流逝而产生"无可奈何花落去"的遗憾。久而久之,则心情抑郁,性格孤僻。

(3)恋友。退休后远离同事、朋友,熟人相继作古,老来失伴,常常会感到凄凉悲切,忧郁孤独。

患有离退休综合症者,主要表现为坐卧不宁、行为重复、犹豫不决,不知干什么好,甚至出现强迫性定向行为;注意力不能集中,做事经常出错;性情变化明显,易急躁和发脾气,对任何事情都不满意,总是怀旧;易猜疑和产生偏见;情绪忧郁,失眠、多梦、心悸、阵发性全身燥热等。

一般而言,事业心强、好胜而善争辩、严谨而偏激、固执的人发病率较高;无心理准备而突然退下来的人发病率高且症状偏重;平时活动范围大而爱好广泛的人很少患病。女性较男性适应快,较少出现离退休综合症。

3."空巢"孤独感

人类千百年来一直过着群居生活,是不喜欢孤独的,尤其是老年人,对于孤独可能达到恐惧或害怕的程度。有专家曾对13963名城市老人调查,发现40%的老人有孤独、压抑、有事无人诉说之感。1993年上海曾对1446位老人进行调查,发现42.2%的老人平时仅在家门口活动,66.7%的老人则全年足不出户。子女远走高飞,年轻人离开家庭踏上社会,老年人告别社会重返家庭后,尤显得"孤苦伶仃"。他们一旦感受到"空巢"的孤独,心理或情感的支持系统往往趋于脆弱。若老年伴病者,更易对自身的价值表示怀疑、消极悲观,甚至产生抑郁、绝望的情绪,认为自己上了年纪就只能一步步迈向坟墓,重者还快速加入了老年性痴呆的行列。

老年人只要心智尚在,是可战胜"空巢"孤独感的。首先,应看到社会的进步,新时代重任应由一代一代年轻人去担当,"尊老爱幼"改为"尊幼爱老"也无妨;其次,探寻家门内外各种消闲自娱之道,养花逗鸟、走亲访友等,优哉游哉、身心怡然。此外,还可寻觅爱侣,共度人生。

4."恐病症"(疑病症)

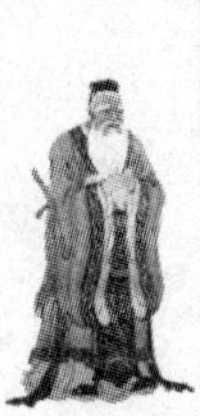

虽然随着整个机体功能减退,60岁以上的老人躯体疾病发生率可达60%以上,但是确有一部分老年人本来身体很健康,可一看到同龄好友生病或病逝后,也觉得自己身上这痛那痛,顽固地认为自己也患了某种疾病。虽经检查未发现异常,自己仍不能消除疑虑,由此产生恐惧、悲哀等消极情绪,给工作及家庭生活带来不必要的影响,这就是"恐病症"。老年人的"恐病症"产生有以下原因:

(1)认识能力下降。面对身体素质的每况愈下,有些老年人总要求自己的身体状况像年轻时一样旺盛和强壮,对那些生物性衰老、健康状况的"自然滑坡"认识不够,而对一些慢性病未引起足够重视,病情明显了才意识到,并由此产生恐病心理。

(2)敏感多疑。老年人往往多思善虑,经常把自己身上的不适与医学科普文章上的种种疾病"对号入座",并自以为是,而表现出高度的敏感、关切、紧张和恐惧。

(3)环境的刺激。老年人经常去医院探望病人或参加追悼会,看到别人的疾患与去世,总觉得别人的今天就是自己的明天,常怀疑自己患病,惶惶不可终日。此外,老年人患慢性病者较多,家庭中的环境、气氛不和谐、劣性刺激、及周围人群对自己病清的反应，哪怕一句话、一个动作、一个表情，都会引起病人惶惶不安而产生恐病情绪。从精神分析角度看，老年恐病症或疑病症倾向是一种自恋活动，从年轻时性爱指向他人到老年时转而指向自身，转向对自身的过份关切和爱怜。据研究，老年妇女的疑病观念显著多于老年男性。

消除恐病症，要注意几点：

①中老年人应定期作体格检查。身体感觉不适，要及时到医院检查就诊，不要胡思乱想，自作主张、随便服药；即使有了病，也要正确对待，对疾病采取“既来之，则安之”的正确态度，积极治疗，积极生活；

②还应多参加集体活动，培养多方面爱好，提高生存能力。

③创造一个欢乐、开阔的环境，学会宣泄恐病情绪。

5. 人老话多

俗话说：“树老根多，人老话多。”人上了一定年纪之后，说话往往重复啰嗦，喜好忆旧，固执己见。老年人的语言障碍表现有失语、错语等不同形式，这多由神经系统其他疾病造成。中医认为人的言语形成与心理和生理有密切关系。老年人由于精力不足，许多事情不能直接参与，解释老年人适应成功与否的解脱学说中，柯明和马柯夫说过：“这种人际关系的退缩，增加了他对自己的注意力……由于社会的疏远，即转入了一个新的平衡状态。完全解脱的人，把他的能力完全倾注在自我的内在生活里，倾注在自己的记忆、幻想以及富有意义和自我形象中。”他们只好借助话语来表白自己，以求得心理平衡，且固执己见以维护自身尊严，自我防卫；老年人能做的事情少了，为排除寂寞，也只好借助唠叨、重复的语言为手段；老年人言语杂乱，也是思维方式和思维过程某种异常的表现；老年人津津乐道陈年旧事，炫耀以往的功绩，都是为了寻得一种心理上的慰藉，以解脱现实的空寂；常言对死亡的恐惧是畏惧死神以求长寿的表露。所以老年人总显得那么啰啰嗦嗦，无休无止。作为老年人，应尽量克制自己，而作为家中晚辈，应尽量对老年人予以谅解。

6. 记忆障碍

生活中，我们经常听到老人说：“我的记忆真差，东西放到哪里一转眼就忘了。”老年记忆障碍通常是自然衰老的现象。老人对陈年往事能记忆犹新，而对新近接触的事物或学习的知识都忘得快，尤其人名、地名、数字等没有特殊含义或难以引起联想的东西。生活中，老年人记忆障碍往往带来诸多不便，如烧开水后忘了关火；刚介绍过的客人的名字转眼就叫不出；把门关上才想起没带钥匙；老花镜架在额头上还到处找等等。这些总令老人感到苦恼不安。据统计，70 岁健康老人的脑细胞数量要比 20 岁健康年轻人减少 15%，脑的重量也减轻 8% ~9%；周围神经传导速度减慢 10%，视力下降，视力超过 0.6 的只有 51.4%。这些都会在一定程度上影响记忆力。这些自然衰退，使老年人，一方面要为回忆某人、某事、某日期比过去耗费更多的注意力和时间，另一方面使他们要记住重要事情的能力大大下降，所以老年人总是表现得那么“健忘”。

为改善老年人的记忆力，一方面要多用脑，勤用脑，使大脑处于一种积极功能状态。另外，经过不少科学家大量研究证明，食物疗法可增强记忆：①补充卵磷脂。卵磷脂是大脑中的重要组成部分，被誉为“智慧之花”。吸收后可释放胆碱，胆碱在血液中转换成乙酰胆碱——一种神经递质，能增强人的感觉和记忆功能；它还能控制脑细胞死亡和促使大脑“返老还童”及降低血旨。卵磷脂多含在蛋黄、豆制品、动物肝脏中，但由于胆固醇含量也多，故不宜进食过多。②供给乙酰胆碱。研究证明，乙酰胆碱可改善各种年龄人的记忆能力。鸡蛋、鱼、肉等食物较好，老人每天吃 1 ~2 个鸡蛋，可改善记忆力。③补肾健脑。可选用人参粥、胡桃粥。④供给碱性食物。豆腐等豆类食品及芹菜、莲藕、茄子、黄瓜、牛奶等能使血液呈弱碱性；菠菜、白菜、卷心


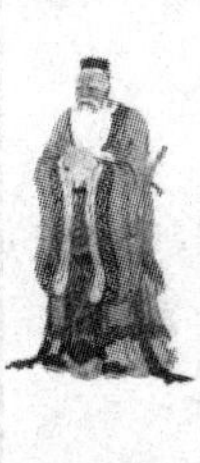

菜、萝卜类、香蕉、葡萄、苹果等也能使血液呈碱性。多吃这些食品，使身体经常自律地调节成弱碱性，对大脑的发育和智力的开发都是有益的。⑤供给含镁的食品。核糖核酸是维护大脑记忆的重要角色，而镁这种微量元素能使核糖核酸注入脑内。含镁丰富的食物有麦芽、全麦制品、荞麦、豆类及坚果等。此外，蛋白质对健康也很重要，多吃鸡、黄豆、沙丁鱼等有好处。

7. 老年期抑郁症

忧郁状态是老年人常见的情绪反应。主要是伴随身体疾病、丧偶等而来的痛苦以及退休、经济收入减少或社会、心理上受到的压抑，使得老年人情绪低落、沮丧、痛苦。在此基础上可产生悲观、厌世情绪及自责自罪心理，甚至自杀行为。"万事空落，百无聊赖"，食欲、性欲下降，体重减轻；伴有疑病，虚无和妄想；突出的睡眠障碍和躯体症状等都可使抑郁症状加重。国外学者调查，没有工作和退休的老年人中，有过忧郁体验的占40% ~48%。情绪与健康的关系是十分密切的，美国生理学家坎农于20世纪初作了大量研究表明，焦虑抑郁可抑制肠胃蠕动和消化腺体的分泌，导致食欲减退，心率加快，血压上升，血糖增加。某些严重疾病如心肌梗塞、高血压、癌症的发生也与情绪不良有关。美国在对250名癌症患者调查时发现，其中156人在发病前曾遭受过强烈的精神刺激而发生情绪障碍。还有人发现，丧偶的男子中冠心病的发生率在40%以上。老人的情感趋于低沉，抑郁症患病率明显高于一般人群，自杀率也明显要高。早在100年前，著名的自杀研究专家、法国社会学家杜尔凯姆经统计证实：自杀率随年龄增长而增高，几乎不分国籍和年代，而在各年龄组中，老年人的自杀率最高。有关资料表明，各国包括自杀在内的意外伤亡人数中，老年人比例达50%之高。老年期抑郁症患者，当他们陷入孤独、悲观、厌世的阴影之中，自我意识和自我控制水平减低，一旦有了刺激情境，如有老人自杀了、患了绝症或重病等都会受到感染，与消极厌世的意志产生共鸣，而走上绝路。如1986年上海市某街道就曾发生过8位老人几天内先后自杀的事件。生命犹如一把火炬，当它熊熊燃烧时，狂风暴雨也无法扑灭；当火苗飘忽、奄奄一息时，微风细雨也抵挡不住。

对老年抑郁症的治疗应注意：

①轻度患者不必住院，而接受门诊治疗。

②身体情况不好、有躯体疾病并发症或自杀企图强烈的患者，须住院治疗。

③药物采用三环类抗抑郁剂。

④调整生活环境、进行心理治疗及对躯体并发症进行内科治疗。

8. 睡眠障碍

老年人睡眠的质和量均较年轻时有了很大下降。他们睡眠减少，睡眠浅，易惊醒，有的还入睡困难、早醒；睡眠模式不稳定，极易受外界环境变化的影响，如某些心理因素（亲人亡故带来的悲伤等），环境噪声的干扰；也易受体内环境的影响，某些躯体疾病如感冒、气管炎、关节炎、慢性疼痛、肾功能不全所致的夜尿增多，或精神障碍如抑郁症，生物钟紊乱，对催眠药物的依赖等。有学者研究发现，老人在睡眠过程中的自然醒转情况要比年轻人多，且男性超过女性。许多老人常感到睡后不解乏、精神不振、整日昏昏欲睡。老人还有睡眠过多或睡眠倒错现象，晚上不能入睡，到处乱走或做些无目的的事，甚至吵闹不安，但白天则嗜睡，精神萎靡。这些都是脑功能自然衰减的标志。老年人的睡眠障碍问题与良好的心境、按时的作息等都有很大关系。

9. 老年性痴呆

又称老年性精神症，大多在老年后期发病，是由脑的器质性病变所引起的一种心理障碍。首先，表现在人格的改变上：患者变得主动性差、孤僻、活动减少、自私自利、以自我为中心，对周围环境兴趣减少，对人缺乏热情，难以完成原已习惯的工作，不能适应新环境；对亲人亦漠不关心，情绪不稳，易激惹、暴怒、争吵，无故打骂人；病情严重者,甚至不修边幅,不讲卫生,常收藏杂物,缺乏道德感和羞耻感,当众裸体,性欲亢进,甚至出现有逆道德和违法的行为。其次,还表现为痴呆综合症的症状,出现记忆力障碍,对近事记忆表现为“健忘”,病情加重后对远记忆也发生障碍,从而出现虚构及抽象思维障碍,思考问题易偏激,不分主次,固执己见;判断力出现障碍,多疑、妄想。再次,,睡眠障碍也是此病的一常见症状。病情严重时,病人会变得呆滞,完全丧失与人交往的能力,连洗澡、洗衣服、大小便等日常生活都不能自理。

老年性痴呆的发病原因和机理尚不完全明了,目前多针对兴奋、抑郁、妄想、意识障碍等症状对症治疗。失眠患者可选用安定、利眠宁、硝基安定等作用缓慢而较易耐受者;兴奋及妄想患者可选用抗抑郁剂,但应严密观察;还可根据中医辩证论治的原则采用中药治疗。此外,老年性痴呆患者生活自理有困难时应精心护理。

10. 老年期幻觉、妄想症

这是人进入老年后期出现的一种类似精神分裂症的幻觉和妄想状态。老年人各种机体的丧失,极易引发忧郁情绪,也会给情感状态带来不安定倾向,某些特异的性格倾向,一经触发易造成幻觉、妄想状态,及产生疑病妄想;另外,以听觉、视觉为中心感觉系统机能的衰退,带来了知觉的模糊,会造成认识机能上的错误,易产生幻觉、错觉。老年期幻觉多是假性的,内容多为听觉上的,多由老年期特有的情感性状态产生的错觉而引起;妄想多与经济财产有关,对象多为有关儿子、儿媳或其他家属、亲属等与自己有关的人,有关系妄想、被害妄想、疑病妄想等。对于本病的治疗,可酌情选用吩噻嗪(Phe - nothiazine)类或丁酰苯(Butyrophenone)类强安定剂治疗,效果较好。

11. 老年神经症

据我国有关方面调查和国外有关资料介绍,老年期的神经症一般非初发病,多数在青年期患过此病一直延续到老年期或是复发型患者为多。老年神经症大多为不安状态、忧郁状态、疑病状态及其混合型。老年人中,抑郁性神经症发病率很高,表现为抑郁感强、食欲不振、头重、便秘、失眠;由于老年人的身体机能降低,“今朝镜中逢,憔悴如枯荷”,对于保持健康有过多的不安及思想压抑,所以老年人神经症中疑病型的最多,与不安、焦虑和抑郁等情感障碍相结合,大多数反复出现食欲不佳、大便干燥、身体发烧、胸部郁闷、身体不适,还可表现为类似内脏腐烂的诸种疑病妄想,殊不知“怕病病缠身,怕死死更速”。

**○老年期心理健康的标准**

人的身体健康的标准是非常明确和具体的。明确到可以分成一项一项;具体到可以数量化。如体温是多少度,脉搏是多少次,体重是多少斤等等。人的心理健康有没有标准呢?不论从理论上或实际上说,答案都是肯定的。但其内容是什么?则远没有身体健康的标准那样明确和具体。现在根据我国当前老年人心理健康的主要情况,拟订老年期心理健康标准如下。

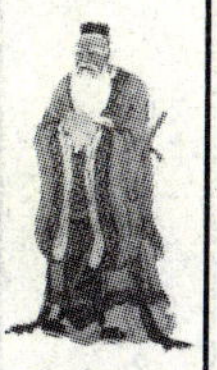

1. 立身方面

(1)像大多数人。主要指人的外部表现如衣着、打扮、言行举止等等像他(别)人,尤其是像与自己性别相同、年龄相近和身份相似的人。老头子就要像个老头子,不能像个老婆子(像赵本山学的那样),也不能像个小孩子(总是“跑跳步”走路);老教师就要像个有文化的人或知识分子,不能像个无教养的文盲老汉。总之,一个人的外部表现要与其各方面的具体情况相称,或者说像大多数人;否则,就可能有点问题。如一个老头不是由于疏忽,总是把遮阳帽侧着戴或倒着戴;一个老太婆独自坐着发笑或自言自语等等,这些与众不同的情况能说是正常的吗?不过,这里必须特别指出,与众不同的情况也不能都看做是不正常的。如,当绝大多数妇女都缠足时,少数妇女由于思想解放坚决不缠;当绝大多数男子都还留着发辫时,“假洋鬼子”就剪掉了它(见《阿Q正传》)等等,不但不能看作“失常”,而且应看做特别健康,因为它体现了历史发展的趋势。在改革开放的今天,新事物层出不穷,新人物不断涌现。

由此所构成的与众不同的现象,只要是进步的,都应另眼看待。因此说“标新立异”并不都是坏事。(2)热爱生活。主要指人的精神状态或内心世界是积极的、进取的。人到老年,身、心都不可避免地有所衰退。若再遇上些不顺心的事,就容易产生“回归心理”——怀念以往,不满现实。像九斤老太那样,觉着现在的一切都不如过去。过去的“天气没有现在这般热,豆子也没有现在这般硬”,连刚生的孩子也没有过去重。嚷着“……活够了,……还是死的好”(见鲁迅:《风波》)。一些老年人有点回归心理是可以理解的;但必须指出,这种心理是不健康的、有害的。我国著名文学家、幽默大师林语堂,在一篇优美的散文《论老年》中,把老年比做秋季(童年比做春季,壮年比做夏季)。他说:“这时,翠绿与金黄相混,悲伤与喜悦相杂,希望与回忆相间。”他说得多么贴切!愿老年朋友们,尽情欣赏这天高气爽、“霜叶红于二月花”的美好季节吧!

热爱生活也并不是空洞的,它具体表现在以下几个方面:第一,生活有目的,奋斗有目标;第二,对周围的事物,都能经常保持兴趣;第三,关心国家(社会)大事。

2. 待人方面

(1)适应他人。俗话叫做“人缘好”。在家里,与其他成员相亲相爱;同邻居能和睦相处;在单位(或社会上)里与人友好、合作。要想做到这些,和人的智力或交际能力虽不无关系,但更主要的是他的与人为善、助人为乐和对人信任的精神在发挥作用。而自私和多疑则是老年人的常见“病”,连一些政治方面的大人物都很难避免,更何况普通人呢!不少当婆婆的总嫌媳妇没有闺女好,她没有想想,自己对待媳妇同闺女一样吗?自私和多疑是适应他人的大敌,老年人对此应有所警惕。(2)适应集体。这是适应他人的延续、扩大或较高的形式。一般说来,能适应他人的人也多能适应集体。为了更好地适应集体,有必要强调以下一些品质:第一,尊重他人的意见;第二,服从的美德(有领导的才能更好);第三,维护集体的荣誉。

在社会主义社会里,集体主义精神是人的品德的核心。对集体的良好适应正是这种精神的具体体现,也是人的心理健康的根本保证。从心理卫生的角度说,人对社会生活(广义的)的适应是无论怎样强调都不为过的。

3. 情绪方面

(1)情绪稳定:具体表现在:第一,喜怒有常,而不是喜怒无常,如莫明其妙地发怒,无缘无故地哭或笑。第二,相反情绪的转换要有一个过程。破涕为笑,对小孩来说是正常的;老年人若这样就有点问题了。第三,不太容易激动或冲动。小孩子得到一块糖会高兴得跳起来;老年人遇到好事当然也高兴,一般不会太激动。第四,对意外的、巨大的刺激(包括积极方面的)有较强的承受能力。(2)心情愉快。心情愉快或快乐是心理健康的重要标志。甚至可以说,愉快表示心理健康,同体温正常表示身体健康一样准确。一个人长时期若总是愁眉苦脸,长吁短叹,他的心理会健康吗?一个人的心情愉快虽然与他幸运、遇到的顺心事多有关;但更主要的则是由于他的达观、乐观和性情开朗。这才是心情愉快的根本或关键所在。(3)情绪反应适度。可概括为以下两点:第一,反应强度与刺激相当,弱刺激弱反应,强刺激强反应。但对过强的刺激,反应则有所节制。因为像狂喜、暴怒等剧烈的情绪,对身心都是有害的。第二,反应性质与刺激相符,该哭时哭,该笑时笑,不错乱。

4. 行动方面

(1)言谈合乎逻辑,行动协调统一。说话有条理,能把要表达的思想说清楚,而不是语无伦次,前言不对后语,矛盾重重。行动是完整的,前后一致的,没有分裂和矛盾现象。(2)遇到问题,切实解决。人在生活中总难免遇到一些困难问题。怎样

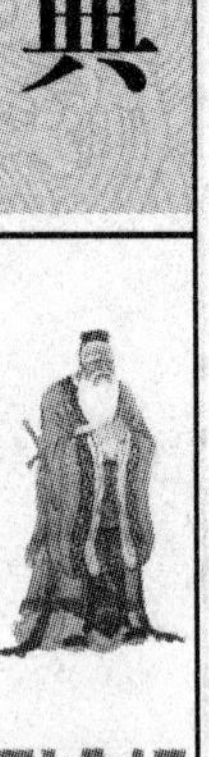

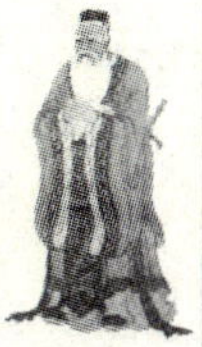

对待这些问题呢？心理健康的人是：面对现实，从实际出发，想方设法去解决。对实在解决不了或暂时无法解决的问题，也有个正确认识和适当安排。心理不健康的人，则是以逃避的方法对待所遇到的困难问题。逃避的“小路”（思想上的）是很多的，如：第一，视而不见，或装作没看见。第二，不去碰它，绕着走或向后转。第三，自我安慰。一老者住处窄狭，生活不方便，感到很不舒服。他若面对现实，想点办法，居住条件是可以改善的；而他却以“室雅何需大”来安慰自己（这不是“知足常乐”，与“自奉甚俭”更有本质的区别）。第四，在幻想中得到满足。在同上情况下的另一位老者，在为住房感到很大苦恼时，却沉湎于幻想：……自己做了件大好事，政府奖励了一套双气、带电话的复式住房。经过豪华装修，搬了进去。……或幻想自己意外地发了一笔大财，用其中的一部分钱买了一幢小洋房，前有草地，后有花园，底层还有汽车房。搬了进去，过着极为舒适的生活……他们用这样的“白日梦”（昼梦）取代了有关的现实生活。人有时有点幻想是可以的，但到了做白日梦的程度就大有问题了。人讲授神经衰弱的医疗知识，树立治愈的信心，辅之以支持性治疗，时间约为一周。

第二阶段为消除病因、恢复健康阶段。此阶段集体心理治疗和个别心理治疗并重，向病人讲授人的认识过程和个性心理特征与疾病的关系，鼓励病人积极参与各种治疗活动。在与病人个别谈话时，应在充分掌握其各种信息的基础上，有的放矢地分析病人患病的可能因素。此阶段的治疗时间约为一周至一周半。

第三阶段为健康巩固阶段。在这一阶段，集体心理治疗讲授对生活事件，如婚姻问题、工作学习问题等应采取的正确态度，介绍治疗失眠等症状的有效方法；个别心理治疗则根据每个病人的具体情况，制定出一个循序渐进的、恢复健康的、正常的生活日程表。要求病人按日程表活动，建立科学的生活规律和生活方式。

集体心理治疗的方式多种多样，除讲课外，还包括常用的群众活动形式。例如：治疗的第一天开动员会，治疗结束时开庆功会、表彰会。要定期召开治疗心得交流会，造成医生和病人、病人与病人之间相互沟通的良好融洽气氛。即在治疗过程中，应强调医护人员的指导和示范作用及病人的积极能动作用。

集体行为治疗主要采取气功、太极拳等形式治疗。

悟践疗法每日治疗的主要内容包括：

①医生讲课；

②让病人与医生谈前一日自己的情况，填写记录病情和生活进程的表格；

③酌量服用某些药物或作必要的物理治疗；

④在治疗所在地的草坪或附近公园中集体进行气功或太极拳锻炼；

⑤定期进行各种形式的文体活动。

如果在同一个单位（厂矿、学校、机关）的成员中进行神经衰弱症的治疗，总治疗期可缩短至3周。每日治疗时间可根据具体情况安排在上午或下午。一旦“病人”认识了神经衰弱的疾病本质，并掌握了处理客观矛盾的正确方法，治愈的病人一般不会再复发，未治愈的病人可继续自我调适，最后达到痊愈。整个治疗只需一个疗程。

悟践疗法在60年代曾被运用于住院的慢性精神分裂症病人中。临床证明，悟践疗法运用于治疗神经衰弱症，绝大多数神经衰弱症患者均获得了较满意的疗效，且多数人疗效巩固，复发率低。

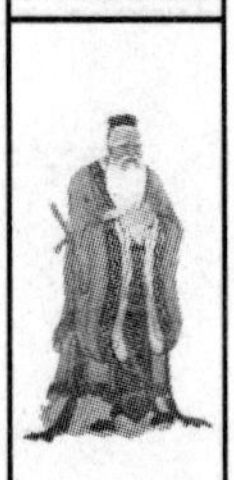

# 七、中年人心理调适

## ○独身者的心理障碍

**【主要表现】**

目前,在我国有关独身者的定义及其类型划分比较混乱,尚没有一致公认的看法。在此情况下,本书给独身者进行如下概念界定:所谓独身者是指处于成年非婚状态的人。它既包括从未结过婚的成年人,也包括离婚或丧偶后的独居者。

1. 关于独身者的类型划分,目前国内外学术界也没有一致公认的说法,比较常见的分类方法有以下几种:

(1)按照独身原因的不同可以将独身者划分为以下几种类型:

①由于宗教原因而独身者。它主要包括牧师、修女、和尚、尼姑等。

②由于社会原因而独身者。它主要指那些正在监狱服刑的犯人、受到迫害的流亡者以及由于社会绝对贫困而无法成婚的人等等。

③由于个人原因而独身者。如因为择偶失败、情感受挫、择偶条件过高、事业心过强以及生理或心理缺陷等个人原因而独身的人。

(2)按照独身状态的个人主动程度可将独身者划分为以下两种类型:

①主动独身者。它主要指那些甘心情愿地选择暂时或永久地处于未婚状态的成年人。

②被动独身者。它主要指那些因各种主客观因素限制而违背自己心愿、不得不处于未婚状态的成年人。

主动独身者与被动独身者除了有上述根本区别外,在其它方面也有各自的特征和显著的区别。具体如下:

第一,在与异性的关系处理上,主动独身者比较开放,敢于恋爱并有半公开、公开的性生活;被动独身者则不轻易接近异性,对谈情说爱非常慎重,几乎过着一种禁欲式的生活。

第二,在生活态度和日常心境上,主动独身者较之被动独身者更为开朗、活泼和乐观。

第三,在个人条件上,如相貌、身材、素养、职业和经济状况等方面,主动独身者一般要强于被动独身者。

第四,在对未来婚姻的态度上,主动独身者一般持不愿意结婚或无所谓的态度;而对被动独身者来说,只要有合适的机会,他们当中的大多数人是愿意结婚的。

2. 无论主动独身者,还是被动独身者,都有其特定的烦恼与困惑,只不过后者较之前者更为严重罢了。具体地说,独身者有以下几方面的烦恼与困惑:

(1)社会歧视、世俗偏见的压力

尽管现今人们的婚姻观念发生了很大变化,但是绝大多数社会成员还是要结婚成家的,所以我们的社会仍然是婚姻社会。于是独身者便会遭到各种社会歧视和世俗偏见的压力。具体体现在两个方面:一是对独身者独身原因的毫无根据的、不负责任的,甚至带有侮辱性和歧视性的议论和猜测。例如,认为独身者有生理残缺或心理变态等。二是对独身者的私生活进行品头论足或横加干涉。面对这些社会歧视和世俗偏见,独身者往往感到非常困惑和烦恼。特别是那些被动独身者,由于他们仍未冲出传统的樊篱,所以非常在乎社会舆论对自己的评价,一旦看到或听到别人对自己进行带有歧视性甚至是污辱性的议论和猜测,内心会更加痛苦和压抑。

(2)性的饥渴和压抑

一般说来，独身者只要没有严重的性生理残缺或性心理变态，他们便会有正常的性欲。然而在现有社会规范下，只有婚姻中的性行为才是正当合法的，结婚是满足个人性欲的唯一合法途径，除此之外所发生的性行为都会受到道德和法纪的不同程度的惩罚。这样一来，独身者便等于被剥夺了与他人发生性行为的权利。即便是那些性观念比较开放的主动独身者，也不可能像结了婚的人那样光明正大地进行有规律的性生活。于是独身者就会产生不同程度的性饥渴，他们每天都要投入大量的精力来抵抗性欲的产生，压抑随时都可能迸发的性欲，并通过不正常式的、梦幻式的、变异式的和升华式的方式来转移性欲。这种对性的过度压抑常常会使人的生理或心理偏离常态，出现性心理变态甚至患上精神疾病。

(3)寂寞和孤独

有人这样说过："结婚就是为了找个生活的伴侣。"这话虽然不完全对，但起码说明婚后家庭生活能够在很大程度上满足人们的情感需求和交往需求，不至于使人陷入寂寞和孤独之中，这是由家庭的性质和功能所决定的。独身者尽管可能有显赫的社会地位、丰厚的经济实力、充实的生活，但他们却享受不到亲密无间的夫妻之情和令人陶醉的天伦之乐，也难以摆脱内心深层的寂寞和孤独。

**【治疗】**

1. 保持自我认知平衡

独身者面对社会歧视与世俗偏见的种种压力，要想保持自己的心理平衡而不被压垮，就必须保持自我认知平衡。这一点对于被动独身者去除自己内心的烦恼和痛苦具有十分重要的意义。这是因为在被动独身者的头脑中存在着严重的认知失调：一方面由于各种主客观因素的影响使他们被迫走上了独身生活道路，内心却依然保留着传统的婚姻观念；另一方面长期的独身生活渐渐地影响和改变着他们的思想和行为，使他们自觉或不自觉地对独身生活方式产生某种程度上的心理认同。

克服被动独身者认知失调的办法有三种：

(1)改变其中某一认知元素，使其与另一认知元素协调一致。如更新婚姻观念，放弃传统的婚姻观念，接受独身生活方式和价值观。

(2)强调某一认知元素的重要性。例如，强调独身生活对自己的特殊意义和价值。

(3)增加和引进新的认知元素。例如，可以增加和引进这样的认知元素："在没有寻觅到自己心目中的偶像以前，保持目前的独身生活方式也是非常令自己开心的。"

2. 保持充实的生活

保持充实的生活，可以在很大程度上消除独身者内心的寂寞、空虚和孤独。要做到这一点可以采取以下几种方式：

(1)对事业的不懈追求。生活的内容是丰富多彩的，独身者可以把自己的感情、精力投入到充分实现自身价值的事业进取上去，并从中获得心灵上的慰藉。

(2)积极参加独身者社团活动。在我国的一些城市如北京、上海、广州等已出现了非官方性质的女性独身者社会团体。每逢节假日，独身女性们便聚在一起娱乐聊天、唱歌跳舞听音乐。参加独身者社团活动，不仅可以解除内心的寂寞和孤独，还可以得到道义的互相支持。

(3)适度结交异性朋友。异性友谊是独身者的精神面包。独身者要想摆脱生活上的寂寞和孤独（尤其是因缺乏男性而引起），有效的方法就是加强与异性的友谊交往。这些异性可以是熟悉的同事、亲戚、同学或同乡，也可以是不熟悉的、临时结识的人。这样既可以使独身者获得温馨的友爱，又可以得到轻度的性心理满足。但是在交往过程中，要掌握好分寸，有所节制，否则极易使异性产生误解，并招致不必要



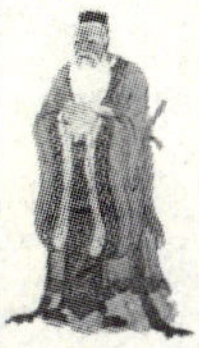

的麻烦。

3. 正确地对待自己和性需求

独身者与已婚者一样，有着正常的性需求。如果独身者的性欲望长期受到压抑而得不到满足，会使他们的生理或心理活动偏离常态，直接损害其身心健康。但是我国现行法纪和道德传统，又不允许独身者发生因爱或因性饥渴而产生的人际性行为。换句话说，独身者若压抑自己的性需求，则容易损害自己的身心健康；若因爱或性饥渴而发生人际性行为，则会遭受社会舆论的谴责和法纪的惩罚。面对这样一个两难选择，可以参照那句古话：两害相权取其轻也。另外，也可以采用稳妥的方法来解决自己的性饥渴问题，即采取自我性刺激的方法。

### ○夫妻一方有外遇的心理障碍

**【典型病例】**

诊室时，王女士缓缓地讲述了她的故事：

“小李是和我同时分配到这个学校的，因同在一个办公室，相处得不错。平时，我遇到一些体力活，总是喜欢他帮忙，他也挺乐意帮忙，后来，我的丈夫去读研究生，我一个人又带孩子又工作，困难很多，找他帮忙的次数就多了，渐渐地，我发现了他对我产生了异样的感情，就开始回避他，他知道后，也极力回避我，让他好友小余经常来我这里干这干那。对此，我十分感动。

“一个多月前的一天夜里，孩子突然发起了高烧，我给他服了大剂量的退烧药后仍无济于事。我想送孩子上医院，可外面又在下大雨，实在是力不从心。没有办法，我只好到前面的单身宿舍里找他帮忙。他和我一起步行了四里多路，把孩子送到医院看了急诊，回来时，已是凌晨五点多了，真是又冷又饿。我心里过意不去，进厨房敲了几个鸡蛋，煮了两碗面条，还拿出丈夫走时喝剩的半瓶葡萄酒招待他。谁知他几杯酒下肚竟控制不住自己的感情，激动地倾诉着对我的感情，我因一时冲动，也糊里糊涂地接受了他的爱情……”

“这些虽然没有外人知道，可我心里却无法平静。”

“事后，我后悔极了，觉得对不起丈夫，对不起孩子。因为，我深知自己真正爱的是我的丈夫，而不是他。第二天，我明确地向他表明自己的态度，希望他今后不要再来找我。他答应了。听说，他很快就要和原来的那个对象结婚了。但是，我的良心却受到深深地谴责，我不知是否应该把这一切全都告诉我的丈夫……”

**【主要表现】**

随着婚外恋事件的与日俱增，越来越多的已婚者会面临自己的配偶发生外遇（婚外恋）的问题。对此，已婚者应学会辨识配偶感情发生变化的常识，以及一旦判定配偶有了外遇后应该采取的对应办法。

如何辨识配偶的感情发生了变化？

1. 配偶整天不回家

当配偶经常借口工作忙而早出晚归时，自己要格外留心。但不要急于挑破，更不能无端指责配偶在外面搞婚外恋。应该适当地和配偶谈谈他（她）的工作，了解其工作状况，做到心中有数。另外，还可以加强与配偶同事的交往，力争在闲聊中漫不经心地提及配偶的工作，从配偶同事的介绍中分析判断配偶工作忙是否有婚外恋之嫌。

2. 配偶过多地挑剔自己

比如，丈夫认为妻子长得太丑、太胖，举止没有风度和魅力；妻子觉得丈夫太不卫生，身上有烟味或臭味，甚至连丈夫打喷嚏、放屁、挠痒痒等，都感到厌恶和不快。许多夫妻在感到婚姻不理想时，往往就用不断地挑剔配偶身上的毛病来发泄内心的不满。

3. 配偶不愿和自己亲热

比如配偶不愿和自己亲吻拥抱，嫌自己“口臭”，以“白天太累”或“身体不舒服”等各种理由拒绝自己的性要求，避免跟自己亲热。性生活往往是夫妻关系的晴雨表，一旦这种情况出现，则说明夫妻感情已发生裂痕。

4. 配偶过多地回父母家或和朋友们呆在一起

有些已婚者在对自己的婚姻感到失望以后，喜欢在父母的家中多呆一会儿，以便重温过去的生活，使心灵得到暂时的解脱。也有的人则愿意多和同事、朋友呆在一起，并倾吐心曲，以此获得某些心灵上的慰藉。

5. 配偶不愿再做家庭计划

如果配偶不愿意再做那些有关家庭生活的中长期计划，比如购置房产或进行其他方面较大的家庭投资、生养孩子等，这意味着配偶也许正在考虑与自己分离，或至少说明配偶还没有做与自己长期生活下去的打算。

6. 配偶不愿在社交场合与自己一起公开露面

比如，过去配偶一向好客，经常请朋友到家里来作客，可是渐渐地这种活动减少了，配偶总是借口推辞。另外，像夫妻一起外出旅游、探亲访友以及参加其他社交活动也很少进行了。一旦出现这类情况，则表明配偶不愿在社交场合担任自己的配偶的角色，这是一种危险的标志。

7. 配偶个人的秘密增加

以前配偶无论遇到什么事情，都愿意告诉自己，并且乐于倾听自己对此的看法。现在突然变得什么都不讲或者讲得很少。这就要引起注意，这是因为夫妻感情愈坏，彼此间的秘密就愈多。

8. 配偶不再重温旧梦

一般说来，恩爱夫妻都喜欢利用回味往事、重温旧梦来加强彼此之间的感情。他们或喜欢翻看旧相册，或谈论往昔的经历，尤其是两人热恋时的情景。如果配偶不再对这些感到陶醉，而且懒于提起，甚至对此轻视鄙夷时，则表明配偶对自己的感情已经变了质。

上述八项内容中，如果配偶占有的项目越多，则表明配偶对自己的感情越恶化，配偶发生外遇（婚外恋）的可能性越高。

**【治疗】**

1. 冷静分析

有些人一旦发现配偶另有新欢，则异常愤怒，认为自己受到伤害和愚弄，于是便采取激烈的方式寻求报复，或者断绝双方的关系，草率地离了婚。这种方式往往事与愿违，并不能获得令人满意的效果。正确的应对办法应该是：首先要冷静地分析情况，然后再采取具体的措施。

一般说来，婚外恋有以下三种类型：一是喜新厌旧；二是暂时的意乱情迷，配偶因一时的性饥渴、精神苦闷、夫妻矛盾而投入第三者的怀抱；三是喜新不厌旧。另外，除了弄清配偶属于哪种类型的婚外恋以外，还要进一步摸清配偶涉足婚外恋的程度。事实上，许多人发生的所谓婚外恋，往往是一种初期的感性吸引，双方未曾有对未来的周密计划，更不愿放弃各自的家庭责任。他（她）们面对社会舆论的压力和道德规范的约束，处于迷惑彷徨、心旌摇拽、不能自持的动摇和自责状态。因此，在没有搞清上述情况之前，不要急于采取冲动和不留余地的断然措施。

2. 根据具体情况采取应对措施

（1）如果自己确信配偶的婚外恋属于第二、三种类型，而且涉足不算很深的话，则要给予一定的惩罚，但要冷静、克制，并留有回旋的余地。具体地说要采取以下步骤：

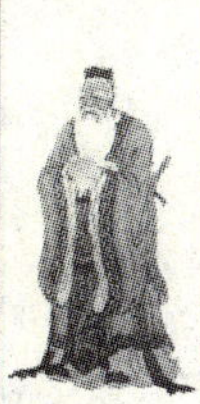

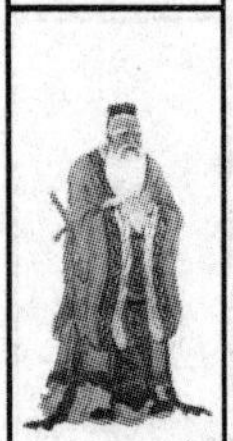

第一，要让配偶做出明确的选择，不能脚踏两只船。要抓住配偶不想离婚的心理，郑重警告他(她)：要想保住婚姻，必须把全部精力集中在更新夫妻情爱上。

第二，不要过分听信传言，也不要自我渲染、扩大，更不要把事情公开化，要尽可能地把事情控制在夫妻之间解决。否则，一旦把配偶逼到死胡同，他(她)只能横下一条心割断夫妻间的情丝，投向情人的怀抱。

第三，在配偶准备放弃情人之后，要给配偶一段时间去了却他(她)与情人的感情。试图通过强制手段割断他们的感情联系，除了会增加他们的痛苦之外，还可能发生“野火烧不尽，春风吹又生”的情况。另外也不要在配偶面前经常诋毁和谩骂配偶先前的情人，否则只能使配偶感到难堪、屈辱，甚至使配偶心中的天平移向情人。如果可能的话，倒可以找配偶的情人心平气和地谈一谈，也许他(她)会为你的宽容大度而内疚不安，进而早日主动退出，甚至双方日后还可能成为好朋友。

第四，在事情逐渐平息以后，要冷静、认真地分析一下配偶发生婚外恋的原因，并选择适当时机坦率地与配偶交换意见，特别是要了解配偶的所思所想，然后对症下药。甚至可以取配偶的情人之所长，补自己之短，提高自己在配偶心目中的异性魅力。

(2)如果自己确认配偶属于第一种类型，而且难以唤回配偶对自己的爱心，或者自己实无法容忍配偶的背叛行为，在这两种情况下，与其“一哭二闹三上吊”，以拒绝离婚来惩罚对方，或为了孩子、为了面子而屈辱地维持没有爱的婚姻，不如毅然离婚，重新选择自己未来的生活道路。

**○下岗综合症**

在下岗人员身不由己地被推向市场，开始再就业的艰难历程时，每个人都经受了一定的心理冲击，产生较大的心理变化，甚至遭受较大的心理困扰，很容易产生一种新的疾病症状——“下岗综合症”。

**【主要表现】**

1. 情绪焦虑

被迫下岗对于下岗人员来说，是一个很大的挫折，并且这种挫折对职工的自信心是一个很大的打击，有些本来就缺乏自信心的人在经历阵痛之后情绪消沉、悲观、自卑，责备自己无能，不争气，陷入对过去生活的后悔与自责之中，不敢面对现实，走入了一片迷惘之中。

2. 不良嗜好

一些职工下岗之后，整天闷在家里，打破了过去有规律的生活习惯，特别是在悲观、茫然和消极心态支配下，染上了酗酒、吸烟或打麻将的不良嗜好，以此消愁。

3. 旧病复发

下岗后，由于情绪的变化或因联系工作或觉得新工作来之不易，而打破了原来的生活习惯，导致旧病复发。

4. 第三状态

所谓第三状态，是介于健康与疾病之间的一系列中间状态，显示了既接近健康又接近发病的特殊适应形式。不少下岗职工由于生活习惯的打破，表现出心绪不宁、身心负荷过重、闷闷不乐、对刺激敏感、疲倦、失眠健忘、头痛头晕、食欲不佳等第三状态的症状。

**【治疗】**

①下岗职工要认识到，在以后的就业中，无论是待业的还是就业的，无论是在岗的还是下岗的，都面临着竞争的选择，“铁饭碗”都将变成“瓷饭碗”，这是社会发展的必然趋势。

②认清消极被动心态的恶果，丢掉不切合实际的幻想，以积极应对的心态使自

己今后的人生无悔于社会，无悔于家庭，无悔于个人。

③提高心理素质和身体素质，克服不利于职业适应的心身障碍，如工作环境恐怖症、焦虑和强迫症等各种疾病，有必要时可求助于心理医生。

④全面地分析自我，善于发现自己身上的闪光点，下岗不一定是坏事，可以看成是给了自己一个重新选择、发挥才干的机会，如能在新的工作岗位上作出更大的成绩，不是坏事变成好事了吗？

⑤更新观念，摆正位置，珍惜机会。不管什么工作先干起来再说，实在不适合，巩固一方阵地之后，也便于重新寻找，所谓“骑驴找马”就是这个道理。

⑥掌握好求职应聘的技巧，如仪表端正，服饰得体，填表字迹清楚，文字表达准确等。

只要下岗职工能够对下岗和再就业保持积极的心态，并付出足够的努力，采取积极的应对措施，就会克服下岗综合症的困扰，在再就业的求职竞争中得到积极的回报。

○心理疲劳

【主要表现】

人的疲劳可分为三种基本类型：生理疲劳、病理疲劳和心理疲劳。所谓心理疲劳，是指由于神经系统紧张程度过高或长时间从事单调、厌烦的工作等而引起的疲劳。心理疲劳会削弱一个人的行为动机和意志力，造成人的情绪低落，甚至使人丧失生活的乐趣。

一般来说，心理疲劳除了具有以上各种表现之外，较之生理主要表现在以下几个方面：感觉体力不支，注意力难以集中，思维迟缓，情绪低落，并同时伴有工作效率降低，错误率上升等现象。心理疲劳的持续发展，将会导致头痛、眩晕、心血管或呼吸系统功能紊乱、食欲减退、消化不良以及失眠等。

心理疲劳除了具有以上各种表现之外，较之生理疲劳还有以下特点：生理疲劳主要发生在活动之中或活动之后，而心理疲劳可产生于生理疲劳到来之前，甚至发生在活动之前或活动之初。如有的人一听说要学习或工作，就无精打采、厌倦烦躁。另外，心理疲劳往往要比生理疲劳更加难以恢复。

【病因】

心理疲劳的产生主要有以下几个方面的原因：

①对事物缺乏足够的认识和兴趣。

②由于某种原因，使人心情忧郁、情绪低落。

③长期处于紧张应激状态，刺激能量超过神经系统的兴奋水平，使神经系统和整个机体无法承受。

④长期从事单调、重复、枯燥的活动，产生心理饱和。

从上述原因中不难看出，心理疲劳的产生，从根本上说，是由于大脑皮层受到抑制的缘故。由此也可知，要消除心理疲劳，应采取心理调节为主、生理调节为辅的方法来提高神经系统的兴奋水平。

【治疗】

1. 明确活动目的

无论从事什么活动，首先要弄清活动目的，并确立行动的各项具体目标，这样有助于及时了解自己的活动成效，使自己不断获得激励，以便维持较高的兴奋水平。

2. 培养活动兴趣

心理学研究表明，兴趣的形成是与大脑皮层中最大的兴奋中心的产生联系着的，并伴有愉快、喜悦的积极情绪体验。而心理疲劳的产生正是因为大脑皮层抑制和消极的情绪引起的。所以说，兴趣的培养是克服心理疲劳的关键之一。如果工作



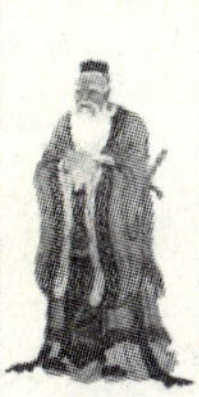

或学习缺乏趣味性，就应当提高对工作或学习目的的认识，培养间接兴趣（所谓间接兴趣是指对活动的最后结果所产生的兴趣），使心理处于一种良好的应激状态。

3. 使活动多样化

一般来说，单调、枯燥、重复性的工作或学习，容易使大脑皮层产生抑制，出现心理饱和。所以一旦遇到这种情况，要努力使活动多样化，尽量让各种活动交错进行。通过这样交换刺激，来保持大脑皮层的兴奋状态，防止出现大脑皮层抑制，即使身体感到疲劳，心理上也仍可保持愉快的体验。

4. 要学会休息

不管工作或学习多么紧张，也不要不间断地工作或学习。工作或学习间隙可以伸伸懒腰、活动筋骨、观看景象，必要的时候，还可以喝点软饮料（含有低浓度酒精的饮料），工作之余可以听听合适的音乐，这对于调节大脑及整个神经系统的功能、消除因紧张引起的心理疲劳、激发人体内储存的潜能将会收到一定的效果。此外，还要注意保持足够的睡眠。否则，睡眠不足会增加心里上的烦躁，加剧疲劳。

5. 加强体育锻炼

体育锻炼活动可以促进机体的新陈代谢，增强大脑兴奋与抑制过程的转化能力，放松人的紧张情绪。通过这样的调节，心理疲劳便会慢慢地消除。

**○早衰综合症**

**【主要表现】**

“早衰综合症”是中年人，尤其中年知识分子和科技人员常见的身心病症，某种意义上来说，是一种特殊的不良心理卫生问题。

所谓“早衰综合症”简称“早衰”，是指由于主客观原因，中壮年人过早地出现生理上衰老、体质上衰退和心理上衰弱的现象。由于在身心两方面都存在未老先衰的多种征象，真正病理机制尚未明确，故称为“早衰综合症”。

常见的症状表现为：

1. 生理上衰老

视力过早衰退（远视、弱视、散光、眼肌异常容易疲劳，严重时无法较长时间看书阅读），注意力难以集中，记忆力下降很快。体力不支，稍一动就感到气喘吁吁，头晕目眩，无法长时间进行创造发明、研究、教学等脑力劳动。食欲很差，消化功能低下，胃肠功能紊乱。经常感到胸闷气短，心悸心慌。睡眠障碍亦很明显——失眠、早醒、多梦、梦魇、睡眠的质量很差等。

2. 体质上衰退

这类人体质上未老先衰的征象颇为突出。头发秃脱，白发苍苍或色泽无华，皮肤皱纹满布，消瘦，疲乏无力。年富力强的中壮年人外表看已苍老虚弱，外表年龄大大超过实际年龄。体质衰退还表现在对各种疾病的抵抗力很差，经常伤风感冒，发高热肺炎。一旦得病后久久难以自行康复，需要医疗上积极帮助。过早患多种本应该在老年期患的身心疾病，亦是一种体质衰退表现。高血压、冠心病、脑血管疾病，甚至癌症等都是中年期常见的慢性疾病。

3. 心理上衰弱

经常感到精力不足，心理性疲劳非常多见。由于记忆力和注意力减退，思维功能和心理效能下降颇为突出。患者面对上述种种早衰征象，无法有效地创造性工作，心理上充满忧郁、焦虑、烦恼和抱怨，情绪上不稳定，怕烦易怒。凡此种种皆引起中年人知识分子思想上的苦恼和忧愁。

**【治疗】**

1. 正确看待早衰综合症

许多人认为早衰现象是单纯的体质问题，不认为是一种疾病；更多中年人忙于自己的事业，整天醉心于任务、物质和社会追求进取，忽视身心保健工作，以致不少中年人潜伏着多种疾病，导致英年早逝，未酬先亡。这是引为教训的痛心的社会损失。必须使广大中年人懂得，早衰现象是一种危险的身心健康威胁的信号，及早寻找原因，及早检查防治，以达到“未病防病，已病防变”的作用。

2. 再次强调定期体格和心理检查的重要性

中年人，尤其中年知识分子，至少每年一次接受全身检查，及早发现问题，早期诊断，早期防治。不要强调工作重，任务重而放弃合理的医疗检查。当前的问题是定期体检质量不高，流于形式，尤其忽视心理健康检查，许多潜在的心理疾病被忽视和疏漏，尤其抑郁症和神经症各种心理社会适应不良的综合症。早衰综合症实质上亦是一种身心适应不良的综合病征。

3. 强调体育锻炼的重要价值

必须纠正人们普遍存在的一些错误想法，体力劳动或家务劳动就是一种体育锻炼。这是不对的。体力劳动和家务劳动并非体育锻炼，体力劳动绝不能代替运动。相反，前者是一种不规则的体力消耗，是一种输出，而体育锻炼是一种有规则的补偿、调节，是一种积极的具有增强身心功能的强身治病功能。

4. 强调心理健康和心理卫生的重要意义

有一个最基本的心理卫生原则和要求是对每个人都适用的——人必须是愉快的生活，人类必须学会和养成一种乐观通达的心理状态。如果一个人缺乏这种基本心理条件和为人之道，这种人是最痛苦的和最不幸的人。即使这个人腰缠万贯，权高势大，他（她）们亦是不幸福的，生活绝无意义。

**○心理老化**

**【主要表现】**

何谓“心理老化”？有些人身体健康尚可，亦无重大疾病和体衰苍老征象，但是他们自感老态龙钟，体弱气微，精力不支，思维迟钝，老眼昏花，暮气沉沉，自认为成为社会上的“废物”和家庭的累赘。遇到困难和生活上不遂心的事，就感到无法克服，无能为力，思想负担沉重，沉湎于失败和挫折的情境。生活缺乏兴趣，对人对事淡漠，近乎麻木，空虚无聊。人际关系疏远，离群索居，自感自己已经风烛残年。这类人常常是与世无争，消极对待人生和世界，处事优柔寡断，自甘沉沦，无所事事，丧失社会责任感。

**【治疗】**

①提高认识，懂得心理老化的危险性，要培养乐观开朗，胸怀宽阔和“不服老”的思想。人的心理活动无不与认知有关，只有认识提高，明晓道理，才谈得上树立“人老心不老”的观点和产生“老骥伏枥”的行为。

②树立积极人生态度。人生好像是一个生活舞台，尽管有主角配角，悲剧喜剧之别，但是只要树立积极人生态度任何人都可以作出有益的贡献。“浮生如梦”的消极人生态度，容易导致心理老化。每个人都要有一种理想追求和生活目标，并为此奋斗终生，永不停步，这样才不会感到生活贫乏苍白，枯萎乏味。

③勤奋好学、积极用脑、广阅博览，可以延迟大脑衰老。

④善于把自己的情绪调节至最佳状态，培养良好情绪。

⑤永远对人生和大自然充满好奇心，是防止心理老化的良好方法。好奇心就是接受新鲜事物、求知进取的积极生活态度。生命不息，活动不止。

⑥丰富生活内容，培养多种兴趣，并从兴趣爱好中寻求乐趣和活动。

⑦经常动手，活动身体，不要懒于做事，创造条件参加力所能及的社会活动，广结朋友，接触社会。

⑧最后要懂得生命哲理：“人的生命总有尽头，但人的智慧和才能会永世长存”。



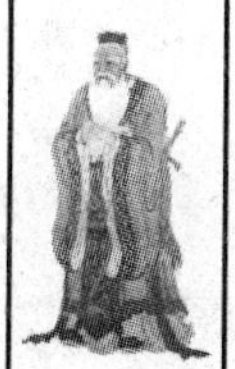

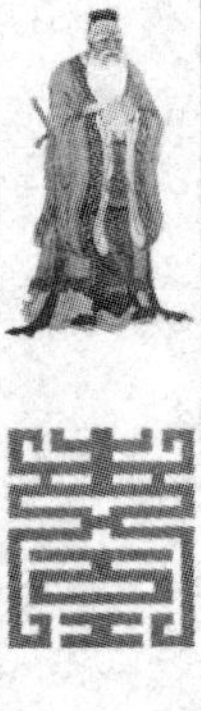

○体质不良综合症

【典型病例】

一位女护士，39 岁，拖着瘦细单薄的身躯缓步进入内科诊察室，细声地向医生叙述其种种不适症状：头晕目眩、四肢软乏、失眠呆讷、腰酸腹胀、关节酸麻、记忆力减退……使她苦恼的是上班注意力无法集中，学习会上昏昏欲睡，懒于料理家务。她怀疑自己可能患癌症，情绪沮丧。这种情况已有数年，近年来日趋严重。医生检查除发现面色无华，神倦气微外，无重大阳性体征。精神状态完全正常。全面化验检查未见任何躯体器官性病变。她有一个幸福美满家庭，找不到任何精神创伤和挫折，显然难以用神经症解释。这就是一位较典型的本症患者。

【主要表现】

体质不良综合症是指由于缺乏体力活动、体育锻炼所致的体质不良的功能性身心综合症。通俗地讲，共同特点是体质差引起的一系列内感性不适和身体虚弱的综合病症。男女老幼皆可患，以 18～45 岁中青年为主，女性远多于男性，产后妇女尤为多见。这类人群一般有特殊的“瘦长型”体型表现：身体瘦弱单薄，躯体狭窄，骨骼细弱，全身肌肉不发达，身长肩狭，四肢修长，胸部平坦，声微气虚。性格气质亦常有无力、疑病性格缺陷和忧郁多愁的情感倾向。他（她）们拘谨审慎，多思善虑，有一定进取心，但常常力不从心，缺乏活力，不易耐久，很容易疲乏，克服困难和适应能力差，遇事常趋向不愉快，有疑病倾向和体内多种不适感觉，到处求医，忧心忡忡。一般无精神创伤不能诊断神经衰弱，亦非抑郁症。作出判断宜慎重，必须排除器质性躯体疾病和心理疾病才能诊断。

其主要特点有：

①繁复多样和模糊弥散的体诉不适，难以定位定性；

②缺乏相应器质性病变基础；

③非神经症或其他身心躯体疾病所致；

④常有体质不良“无力型”的躯体衰弱的身体结构。

【病因】

体质不良综合症的病因为：

①心理因素，多数病人有疑病性格缺陷和忧郁情感缺陷。

②生理因素，体质较弱，多缺乏体育锻炼。

【治疗】

由于本症并非器质性病变，而是一种体质不良的身心功能性障碍，故治疗不在于药物，而必须从改善体质着手。医生应抱着同情理解的态度，安慰和向病人详加解释，劝其积极参加有针对性体育锻炼，增强体质，经过一段时间锻炼，上述症状会明显改善和消除的。

○离婚后的心理困扰

【典型病例】

事隔多年，赵女士在提及它时仍然满脸是泪：

“我们结婚 8 年了，一直相亲相爱，还有一个可爱的 5 岁的小男孩。可有一次……那天我提前下班，一开门，眼前的情景把我惊呆了，他和一个漂亮的女孩竟在一个床上，不知怎么了，我心中那股醋劲直冲我的五脏，我说什么也忍受不了，我无论如何要求离婚。他苦苦哀求我，都无济于事，最后他流着泪同意离婚，孩子跟他的感情极深，愿意跟他过。我孤身一人感到了无限寂寞，我特别想孩子。这时，我期盼他能先来求我，等啊！等啊！谁知他却跟另外的小寡妇结了婚，听到这个消息，我哭过无数次……我现在虽然有个窠，后夫对我也很好。可是不知为什么，直到现在我仍然想着我的前夫，还偷偷珍藏着他的照片，每次回忆起来，总是后悔，总是恨我自己。

很难割断对他的思念，我虽然结了婚，但与后夫总是同床异梦，感情始终没着落，甚至连做爱时，我也迷迷糊糊地竟把后夫当作他。离婚留给我的只是后悔，如果他同意和我复婚，我会在后夫面前请求让我回到他身边。其实，当我在离婚证上签字的那一刹那，就已经后悔了，他毕竟是一个很难得的好丈夫。主动承担家务活，对我对孩子都一直很关心的，从来没有争吵过，并且多才多艺，很风趣。他只是一时冲动才干了傻事。如果在他发誓，表示以后不再重犯时，我能够理智地表示谅解，我相信，我们还是会相好如初。咳！如果世上有后悔药，我愿意吃上一百次，一千次……”

**【主要表现】**

离婚如同心灵上动过一次手术，它给离婚者造成的心理创伤是深远的，也是一般人难以体验的。离婚者能否克服离婚后的心理障碍，平稳度过离婚后的心理不适应期，直接影响到未来的生活质量和心身健康。

1. 哪些离婚者受到的精神折磨更强烈？

(1)结婚时间较长，而且有子女(特别是未成年子女)的离婚者，离婚后所受的精神折磨非常强烈。这是因为长期的婚姻生活，使得双方在各个方面都有着千丝万缕的联系，一下子难以割断。特别是父母离婚给未成年子女造成的心理伤害和实际生活上的困难，更令离婚后的父母牵肠挂肚，甚至有撕心裂肺之感。

(2)在恋爱期间和结婚以后，曾为对方作出重大的牺牲、付出过巨大的爱与奉献的人，离婚时的痛苦较深，而且在离婚后的很长时间内都难以消除被欺骗、被玩弄后所造成内心理失衡。

(3)由于家务矛盾冲突升级、夫妻斗殴、毁物，惊动了亲朋、邻里和工作单位，彼此觉得脸上无光，无法做人，冲动之下离了婚。时隔不久，一方或双方都感到，彼此相互联系的因素比相互排斥的因素要多，后悔之意油然而生，但木已成舟，不可挽回了，于是终日沉浸在不尽悔恨之中。

(4)离婚时，互相意见特别多、想方设法与对方评判是非的人，实际上是心理矛盾最强烈的人。这些举动恰好说明彼此感情渗透得还很强烈，恩与怨还未割断，甚至还有重新和好的可能。所以，这些人在离婚之后的相当一段时间内难以摆脱内心的情感折磨。

2. 离婚后容易出现的心理困惑主要

(1)内心处于孤独和无目的的游离状态

离婚之后，原来的夫妻纠葛、情感震荡和终日的烦愤已经烟消云散，短时间内会感到心灵的安静和无拘无束的自由。但时隔不久，茕茕孑立、形影相吊的感受却会不期而至，心理处于无目的的游离状态之中。这种感受本来或许还不强烈，但在现实的人际交往中，看到别人家庭生活和睦、夫妻感情亲密，特别是别人对自己离婚后生活处境的关心、询问和帮助，都在不断地强化着自己内心强烈的孤独感，衬托出自己漫无目的的游离生活。这种状态如果不及时改变的话，将会导致更为严重的心理障碍，甚至有可能导致自杀。

(2)逃避离婚带来的社会压力

中国的文化传统历来都反对离婚。一般说来，离婚总被人们看成是一种不幸、一种耻辱，甚至是一种罪过。尤其是对女性离婚者来说更为如此。据调查，女性在离婚之后，与以前约50%的朋友疏远了，与80%的异性朋友停止了来往。这并不是她们不需要交往，而只是惧怕别人在同情心后面存在的评论、非议。有的甚至会离群索居一段时间，以逃避社会舆论的压力，这一举动更加重了原有的孤独心理，以至于因无法承受而出现病态心理。

(3)双重生活引发内心冲突

离婚者并非拿到离婚证书就完事大吉，对于许多离婚者来说，他(她)们一方面

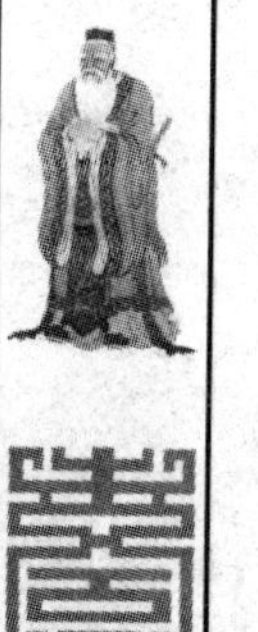

要重新开始自己的新生活,另一方面却又无法彻底割断和告别过去:子女是连结他与她的一条永恒纽带;教养未成年子女的行为本身也在有意无意地提醒着他(她)们共同走过的生活;彼此间的感情还可能藕断丝连,甚至隐约地还存有重归于好、破镜重圆的愿望……。他们在这种忽冷忽热、爱恨交织、既喜新又怀旧的游戏式关系中维持着复杂的感情,这种双重生活会造成内心的剧烈冲突,给离婚者带来极大的痛苦。

(4)心身疾病

离婚作为一种负性生活事件,它所引起的心理应激强度是非常高的,可以导致多种心身疾病,直接危害着人们的身心健康。例如,一位自尊心极强的女教师在亲眼目睹了丈夫与别的女人在家里寻欢之后,便与丈夫离了婚。离婚之后,她的心情糟透了,寡言少语,丢三落四,终日沉浸在忧郁之中,失败感与失落感时常萦绕在她的心头。时隔不久便出现了脱发、闭经等躯体症状。这显然是离婚后不良情绪所引起的躯体反应。

**【治疗】**

1. 帮助孩子度过"阵痛期"

人们一般都认为,离婚对孩子有百害而无一利,孩子是离婚的最大受害者。许多离婚者对此忧心忡忡。如何帮助孩子经受住父母离婚的打击,使孩子尽快适应父母离婚后的生活,把离婚对他们的影响减轻到最低限度,不仅有助于维护孩子的心理健康和个人成长,而且将会大大减轻离婚者的心理压力,特别是他们对孩子的负疚感。具体做法是:(1)用孩子所能听懂的语言,不带明显感情色彩地把离婚的理由告诉孩子。这样做的目的是尊重孩子。特别应该让孩子懂得:离婚是父母之间的事,而绝不是孩子的过错。父母一方虽然离开了他(她),但仍然是他(她)的父亲或母亲,会永远热爱和关怀他(她)。(2)要真诚地向孩子道歉和交流看法。一要说明以往由于家庭不和,父母矛盾,影响对孩子的关心、教育;二要了解孩子对今后生活的看法,共同面对未来的岁月。(3)不要把夫妻之间的怨恨传染给孩子,特别是不要当着孩子的面再次指责对方。这是因为夹在父母相互诋毁之间的孩子,内心冲突是非常强烈的。

2. 实行感情"戒毒"

不少离了婚的人,或是由于不习惯离婚初期那种无目的、游离的生活状态,或是因为与对方在感情上还藕断丝连,以致于离婚后过不了几天就又想复婚。这种现象就好像是戒毒后的依赖反应,明明知道不可为却又想为之,所以这些人内心十分痛苦。如果这一关闯不过去,就会重蹈覆辙,再次跌入原先的漩涡之中,造成更大的痛若。

如何克服这种不理智的念头,方法有三:

(1)不断地重温你们的离婚前冲突最激烈的几个具体情景,这些情景曾经令你不堪回首。你在脑海里重现整个场景,包括对方的面部表情、动作和言辞,特别是要仔细回味你当时的感受,越具体越好。然后扪心自问你是否愿意再像那样生活。

(2)增加你在原来夫妻生活中所缺乏的乐趣。你可以为自己买一些自己喜爱吃的食品、喜爱穿的服装、喜欢玩的东西;可以把房间按自己的意愿布置一新;可以参加自己愿意进行的社交活动;可以独自一人或与别人一起外出旅游等等。这样你就会发现,在自己的生活中还有那么一方美丽开心的乐土。一旦你感受到这种欢乐,你的痛苦便会自然减轻了。

(3)暂时先不做出有关复婚与否的任何判断和决定,而是用较长的时间(几个月)来调整你的情绪和生活。如果待你心情平静下来之后,仍然认为自己确实找到了解决夫妻冲突的钥匙,而且对方也有和好的愿望,那时再重归于好也为时不晚,而且这样做还会提高复婚后的婚姻质量,不至于复婚后再次爆发夫妻大战。

**○再婚择偶前的心理困扰**

**【主要表现】**

1. 对异性的怀疑和否定心理

有些离异者在经历了不幸的婚姻之后,对异性采取一概怀疑和否定心理,正所谓"一朝被蛇咬,十年怕井绳"。例如,如果前夫性情粗暴,行为凶残,则就认定男人都是如此,想得到你时便会和颜悦色、彬彬有礼,极尽讨好逢迎之能事,一旦成婚就会原形毕露;如果前夫曾背着自己在外面另有新欢,而且喜新不厌旧,长期把自己蒙骗在鼓里,则就认定天下的男人都是伪君子,不可信;如果前妻曾在婚前失贞或有婚外情,便认为女人都是水性杨花,越漂亮的越是"狐狸精",如此等等。

2. 再婚择偶的求全心理

有些离异者鉴于前次婚变的经验,再婚择偶时更加小心谨慎、追求完美,宁缺勿滥。他(她)们认为,第一次婚姻失败还可以赢得人们的同情、理解,如果这次婚姻再重蹈覆辙,或再婚配偶明显地不如前夫或前妻,岂不丢尽了面子,让人讥笑?还有人想通过找一个如意郎君或美貌贤妻来气气前夫或前妻,最好还是未婚者!于是这些人就在"精挑细选"中错过良机。

3. 守候观望心理

有的离婚者坐等"天下掉馅饼",采取被动守候和观望的态度,等待心中的"白马王子"杀进城堡向自己求婚,这类人以女性居多。她们囿于传统观念,认为男性在社交中理应比女性主动,而离婚的女人名誉就更重要,言行更要小心谨慎,不能给人轻浮主动的感觉,否则会有失体统、自贱身价!殊不知,世界上也有很多性格内向、拘谨、腼腆的男人,他们不善于主动接近女性。更有很多男人虚荣心过剩而自信心不足,他们害怕被异性拒绝而伤了自尊,所以从不主动向异性表白自己。其结果妨碍了离婚者与异性之间的正常交往,自然也就减少了离婚者择偶再婚的机会。

4. 过分考虑再婚对孩子的可能影响以及孩子对自己再婚的态度

有些离婚者之所以不敢轻易动再婚的念头或迟迟不能迈出再婚这一步,主要是由于过分考虑了再婚对孩子的可能影响,特别是给孩子带来的消极影响,以及孩子对自己再婚的反对态度。一般说来,离异者在再次选择配偶时,注重对方对自己孩子的态度,这是应该的,也是必要的。但是有些离异者,尤其是女性,简直把对方是否爱自己的孩子作为首选标准。他(她)们再婚的主要目的是给孩子再找一个"爸爸"或"妈妈",却把自己的感情需求排在择偶条件中的次要位置。一些年龄稍大的离异者在选择再婚配偶时看孩子的眼色行事,对孩子的态度惟命是从。上述做法的结果忽视了爱情的排它性,使再婚具有太多的功利色彩,令许多择偶对象望而却步。

**【治疗】**

1. 克服对异性的偏见

许多离婚者以自己极其有限的婚姻经验为依据,把自己原先配偶身上所具有的消极特征完全归类到整个异性人群,从而对异性产生各种偏见。这将会直接妨碍他(她)们在再婚择偶问题上作出明智的选择。要想使自己在再婚择偶时不受对异性偏见的影响,必须做到以下几点:

(1)要懂得人与人之间是有差异的,而且在许多方面会存在很大的差异。但是,这种差异决不能简单地按照性别加以区别。

(2)在认识和评价别人之前,不应当有一种积极的或消极的情感,要能冷静地、理智地分析来自对方的各种信息,并在此基础上给对方作出评价。

(3)在给对方(指再婚择偶对象)作出判断之前,要尽可能多地收集有关对方的各种信息,包括不同时间、不同空间、不同角度所反映出的信息,这样有助于准确认识对方。

2. 对再婚家庭生活不要期望太高

有些离婚者之所以把再婚择偶的条件抬得很高，甚至于有些苛刻，原因在于他（她）们对再婚生活的期望太高，认为世上会有完美无缺的异性来使自己重获一个充满爱情、温暖无比的家庭。事实上，无论是初婚，还是再婚，家庭生活的道路都不是用玫瑰花铺成的，常有荆棘和坎坷。因此，在再婚择偶时要摒弃虚荣、攀比、求全心理，要把再婚择偶的基本条件放在人品好、志同道合上。只有这样的再婚配偶才能与自己同呼吸、共患难，经受住各种严峻考验。至于其他条件只能放在一个比较次要的位置上。

3. 积极进行正当的异性交往

离婚者积极进行与异性交往，可以为自己选择合适的再婚配偶创造很好的机会。但是许多女性离婚者却因此招来一些世俗偏见，认为她们太风流、轻浮，甚至把先前离婚的祸源都归咎到她们的头上。其实，只要自己与异性的交往是有礼有节、适度大方的，那么就不要为别人的非议和中伤所左右，将自己与异性的正当交往继续进行下去，并从中寻觅属于自己的爱情。

4. 不要让孩子成为再婚择偶的障碍

当一位离婚者或丧偶者想重新组建家庭时，孩子确实是一个十分重要的问题，如果处理不好，这个问题就会成为再婚择偶的障碍。对此可以采取以下几种方法：

（1）如果孩子对自己再婚持消极态度，则可以请孩子信赖的亲友、老师来说服孩子，并通过他们来了解孩子的情绪变化和需要。如果孩子由于父（母）将要再婚而出现心理异常，则应该带孩子去看心理医生，进行心理咨询和心理治疗。这样不仅可以根除某些心理疾病的隐患，还给未来再婚家庭生活扫清了障碍。

（2）在自己的再婚择偶条件中，可适当增加一些诸如再婚配偶是否喜欢孩子，是否与自己孩子合得来等内容。但是这些条件不宜作为首要条件。

### ○再婚后的心理困扰

**【主要表现】**

1. 自卑心理

这是再婚后最容易出现的一种心理障碍，尤其是一方曾经结过婚，而另一方未婚时，前者（指结过婚者）的这种心理更为突出。这种自卑感会使自我价值观念扭曲，使爱情之火受到压抑而逐渐冷漠，使自己的能力受到束缚并且下降。

2. 旧景再现

再婚夫妻在相互亲昵或灵肉交融时，与前夫或前妻生活时相似的情境和感受就可能在头脑中再现，从而引起愉快或痛苦的情境结果体验。如果这种心理体验引起自己对前夫或前妻的好感和怀念、对再婚配偶的不满和怨愤，则会影响再婚夫妻的感情生活，妨碍夫妻间的感情交流。

3. 对比联想

再婚配偶在朝夕相处的生活中，会由再婚配偶的缺点、短处联想到前夫（妻）的优点、长处。再婚后容易进行这种对比联想的内容包括：再婚配偶与前夫（妻）的个性、兴趣、爱好、行为方式，以及他（她）们与自己进行情感交流的方式、心理相容程度、性生活和谐程度等等。进行这种对比联想时，如果再婚配偶比前夫（妻）强，则会获得愉快满意的心理体验；如果再婚配偶在某一方面不如前夫（妻），则会引起自己不愉快，不满意，甚至是后悔的心理体验。久而久之，会恶化再婚夫妻感情，影响再婚质量。

4. 对子女的负疚心理

这也是影响再婚质量的一个心理障碍。由于再婚家庭的先天缺陷是没有血缘之爱，继父母与继子女之间即使心怀善意，也容易因种种小事引起磨擦、矛盾，而怨恨一经产生，往往很难消除。更何况有些继父（母）对继子女确实比较冷酷、刻薄，另眼相待，甚至还有点凶狠。所以，一般来说，孩子们对父母再婚怀有强烈的消极情绪，在他们眼里，继父母"赶走了"、"顶替了"自己的生身父母并夺去了父母对自己的一部分爱。孩子们总是认为继父不如生父，而继母与生母更是无法相比！正因为如此，许多离异者在自己再婚的当天就背上了沉重的、内疚的心理包袱。他（她）觉得自己为了满足个人的心理需要而违背孩子的心愿，甚至会给孩子带来某种伤害……，这种心理作用会给再婚生活蒙上阴影，一旦再婚配偶与自己亲生子女发生矛盾冲突，则很可能促使自己不分清红皂白地站在亲生子女一方来反对再婚配偶，这将对婚姻产生致命的打击。

5. 与继子女难以产生心理相容

从自身角度讲，继父（母）要完成对继子女从心理相斥到心理相容的转变过程，需要花费一个相当长的时间。一部分继父（母）甚至不能完成这个转变，他（她）们可能会一直嫌弃继子女，从心理上产生抵触情绪，认为继子女是插在夫妻中间的"第三者"，妨碍甚至威胁着夫妻关系。少数继父（母）仇视继子女的原因之一，就是因为继子（女）长得像其生父（母），这令继父（母）感到嫉妒，觉得再婚配偶的前夫（妻）的影子，时刻在眼前晃荡。当然继父（母）与继子女之间的心理隔阂，还源于继子女对继父（母）的敌视和仇恨。特别是那些未成年的继子女往往感情用事地把继父（母）看成是造成他们生父母离婚的罪魁祸首，因而故意制造事端来刁难继父母，以泄心头之恨。

**【治疗】**

再婚后出现一些心理障碍，引起不少心理冲突，这是正常现象。再婚配偶不必为此背上沉重的包袱，而应以积极的心态去寻求各种心理调适方法，尽可能地减轻乃至消除再婚后的各种心理障碍。

1. 消除错误认知，重新建立自信

再婚者自卑心理的产生，主要是由于再婚者本人受世俗偏见的严重影响，对自己的离婚与再婚行为持有不正确的认识，看轻自己再婚的价值，从而导致自我评价过低而出现自卑感。因此，要想克服再婚后的自卑心理，重新建立自信，首先要消除自己在这方面的错误认识，坚信自己所作出的选择是合理的，有价值的。除此之外，还应不惧社会压力，无视世俗偏见，理直气壮地去爱自己所爱的人。

2. 对再婚生活的期望值不宜过高

两个（至少有一个）经历过婚变的人组成家庭，使得再婚家庭生活较之初婚生活有更多的隐患和不利因素。首先，再婚者对先前婚姻的经验是影响再婚质量的重要因素。前面提到的婚后容易出现消极的"旧景重现"和"对比联想"等心理障碍，便是先前婚姻经验对再婚生活产生不利影响的具体表现。其次，继父母与继子女之间所产生的各种问题也是影响再婚质量的直接因素，甚至有时会成为再婚破裂的导火索。因此，再婚者不要对再婚生活抱有过高的期望，应该预见到可能会出现的各种问题，以便在心理上有所准备。再婚配偶之间要互相理解、坦诚相见，多一些诚实和宽容，少一点虚伪和挑剔，特别是要在建立和谐美满的再婚家庭生活的艰巨性和长期性方面形成共识。

3. 面对现实，切勿比较前后两个配偶的"优劣"

再婚夫妻双方都应竭力避免对先前婚姻的回忆、联想，切忌比较再婚配偶与先前配偶的"优劣"。一旦产生消极的旧景再现和对比联系，也千万不要后悔或产生对再婚配偶的不满，而应主动进行自我反省，仔细检查自己的过失，吸取前次婚姻的教训，改正自己的缺点。同时加倍关心、亲近对方，从再婚生活中体会出新的幸福和

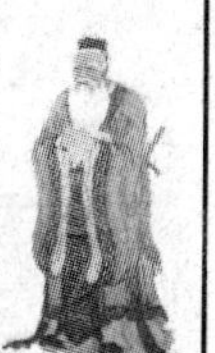

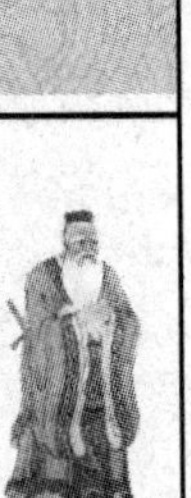

欢乐。

4. 摆正子女在自己生活中的位置

在择偶再婚时，适当考虑子女对自己再婚的态度以及再婚给自己子女所带来的影响是必要的，但是不要让孩子支配自己的生活。俗话说："满堂儿女不如半路夫妻。"与孩子相比，夫妻感情应该更受重视。孩子总会长大成人，总会建立他们自己的生活，而夫妻关系对大多数人来说还是"终身伴侣"。摆平了两者之间的关系，就会减弱自己因再婚而产生的对子女的负疚心理。总之，只要再婚配偶与自己的子女能够淡泊共处、相安无事，而且自己子女的心身发展没有异常的话，那就说明再婚生活没有给自己子女带来消极影响，因此也就没有必要产生对自己子女的负疚心理。

5. 消除与继子女的心理隔阂

一般来说，再婚以后继父母与继子女之间的关系发展大体上要经历四个阶段：第一阶段，在继子女眼里，继父(母)将是一个与他(她)一起生活，并且有可能"夺走父亲或母亲对自己爱的陌生人；第二阶段，继子女会把继父(母)看成一个像摆在室内的一件家具一样的可以被接受的熟人，但仍存有戒心地观察着；第三阶段，继父(母)变成了继子女日益信赖的朋友；第四阶段，继父(母)会成为继子女的一个好朋友、一个被喜爱的朋友。其中第一、二阶段大致需要花费二年左右的时间，第三年才有可能出现积极效果。如果继父(母)能了解把握继子女与自己的关系处在哪个阶段，并采取恰当而不过分的措施，那么就可以一步步地达到目的。

**○亲子不和的心理困扰**

**【主要表现】**

父母双亲与子女之间，尽管有着密切的血缘关系和感情联系，但是两代人之间也难免会由于代际差异和其他因素的影响而产生矛盾和冲突，如果处理不当的话，还会使关系进一步恶化，直接影响正常的家庭生活，并且危害双方的身心健康。因此，认清亲子关系不和的产生原因，学会正确妥善处理亲子关系失调的方法，对于促进家庭生活和谐，改善亲子关系，提高家庭成员心身健康水平具有举足轻重的作用。

**【成因】**

1. 代际差异

代际差异，又称代差或代沟，是一种确实存在着的现象。对此既不能片面夸大，也不能视而不见。每代人都生存在特定的社会历史条件下，他们的思想意识和行为方式都受到时代的影响，因而代际之间的隔膜、矛盾是很难完全避免的。例如，当子女进入青春期以后，子女对父母的态度从儿童时期的依从、崇拜变成怀疑、不满，甚至是对立、批判，他们开始依据自己的经验，用独立的价值观和道德标准去评价父母对自己的言行，对于和自己思想、行为相悖的父母越来越难以产生心理相容。

2. 沟通态度和方式不良

父母与子女之间彼此沟通的态度和方式不适当，是造成亲子关系失调的又一重要原因。在态度上，父母双亲过于重视权威，要求子女完全顺从；子女对父母缺乏应有的尊重和服从，对父母表现出自以为是的傲慢态度。在行动上，彼此以暗示、逃避、指责以及情绪化方式来沟通，其结果非但无法了解彼此的用心与想法，反而造成彼此之间更大的误会与成见，代沟越拉越大。

**【治疗】**

当今中国的家庭代际关系(亲子关系)正处在转型的节点上，传统的调整亲子关系的方法已失去灵验，而由于国情的不同也难以照搬西方模式。因此，有必要确立新的家庭代际关系(亲子关系)的调适原则和具体调适方法。

1. 亲子关系的调适原则

(1)上一代向下一代让步。随着当今科技进步、信息爆炸和知识更新的加速，以往存在着的年龄在获取经验、知识等方面的天然优势正逐渐失去，而代之以谁更容易接受新事物、吸纳新知识，谁就更具备竞争实力。这种转变无疑有利于勇于向传统发起挑战的年轻一代，并使得下代有机会同上代在知识和地位上“平地平坐”乃至实现超越。在这种大趋势下，上代的权力和利益被削减是在所难免的。承认这一点，无疑是痛苦的，但是不承认这一事实，仍强求过去的权威和支配地位，会造成求而不得的更大痛苦。所以，上代不妨以宽容的精神去对待下代，让下代拥有更多的自主权。这样不仅有利于社会的进步，而且也有利于代际间各自的发展。如果说传统社会是以下代对上代的屈从和认同，包括自我权益的丧失为代价，形成了代际关系的和谐，那么今天则是以上代自我权益的削减来维持代际关系的新秩序和新和谐。对此，上代要有足够的心理准备。

(2)下一代了解、理解上一代。比较而言，如今年轻的一代有一种个人主义的倾向，他们更加关注自己，容易从自我得失出发来审视评判上一代的行为。显然，这十分不利于亲子之间的交往和沟通。那么，正确的做法应当是：一要了解上一代以往生活的经历，二是在此基础上理解上一代的思想和行为，这样不仅有助于平心静气地消除隔膜、沟通感情，而且还会认识到上一代的经验虽然有些已经过时，但仍有许多值得接受和借鉴的东西，可以作为人生的某种参考。

(3)权益共享，义务共担。亲子双方应当承担各自应尽的义务，享受各自应有的权益。具体地说，就是亲子双方既要尊重自己的人格独立，实现自我权益的享有。又要互相尊重对方的人格独立，承认和满足对方的权益享有。只有这样，才能既弥补传统亲子关系，保证每个家庭成员的个性发展，又克服西方亲子关系的不足，冷漠化的缺点，保证亲子关系的和谐融洽。

2. 亲子关系的具体调适方法

成功的亲子关系调适有赖于亲子双方的共同努力，否则会事倍功半，甚至是前功尽弃。

就父母一方来说，应该采取以下调适方法：

(1)把子女看做是有能力的个体，信任子女，不要把子女硬必性铸造成自己喜欢的样子，而给他们适当的选择自由。如果对于子女的观念和行为一时无法接受，也应该站在指导的立场上给子女提供几种选择，尽量让他们通过实践尝试自己处理问题的方法。

(2)要进入子女的内心世界，真正去了解子女的需要和想法，认识子女所处的环境。主动关心子女的各种活动和他们的朋友，看看有关他们的书刊，了解或参与他们的兴趣与爱好，最重要的是要认真倾听子女的说话，让他们充分发表自己的意见。

(3)让子女清楚地了解父母的想法，尤其是要心平气和地告诉子女为什么对他们有这样或那样的要求与限制，要尽量取得子女的理解。

(4)父母要以身作则，言行一致，应当在生活的各个方面都为子女做出样子，使子女学有目标，行有示范，切忌在大是大非问题上对子女和对自己采取双重标准。

就子女一方来说，应该采取以上调适方法：

(1)对待父母的态度要谦恭、尊敬、温和，尤其是当自己小有成就，或者与父母的意见不同时，更应该做到这一点。

(2)平时要主动与父母交流思想、探讨问题，尤其是对于那些涉及个人发展和影响家庭生活的重大问题，如择业、择偶等问题，不要等事情到了不说不行或者不可更改的时候再向父母讲，倘若父母对此反对，则极容易促使彼此双方情绪的激动和矛盾的激化。另外，不要在父母情绪不好或者正为其他事情焦虑不安的时候讨论父母所敏感的事情。

(3)要学会清楚地、完整地表达自己的愿望。许多青少年不善于表达或表达得

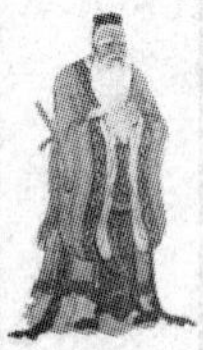

过于简练而忽视讲清事情的缘由,结果造成与父母间发生不必要的误会和矛盾。所以子女在与父母沟通时,要讲清环境、条件和事情的起因以及可能出现的后果,主动向父母请教,征求父母的意见。

○丧偶者的心理困扰

【主要表现】

在现实生活中,成年人丧偶后身心健康急剧恶化,导致早衰、早亡的事例屡见不鲜。心理研究也表明,丧偶是导致个体生活发生巨大变化,并使个体产生极其强烈应激反应的生活事件,尤其对渐入老年的人来说,是心理上遭受的最沉重打击。

丧偶固然是重大的不幸,但是如果再不能妥善对待,那么也许就会把自己后半辈子也毁了,甚至殃及子孙。因此,应该学会从之种痛苦的深渊中自拔,尽快地在心理上适应这一不幸事件,顺利地转到正常生活中来。

丧偶后心理活动的一般规律。

心理学家对丧偶后心理活动的一般规律进行了研究,认为丧偶后的心理活动大致经历以下几个阶段:

第一阶段:丧偶者所有的心理活动都集中在刚刚去世不久的配偶身上。他(她)们往往痛不欲生,终日以泪洗面,好似痴呆或疯癫,有的甚至拒绝把死者火化或下葬,还有的竟然与死者共赴黄泉。

第二阶段:对死者或其他人怀有敌意,对自己也有自责。丧偶者认为死者无情,这么早地抛开他(她)而去;还认为周围的人不理解、不同情他(她);有些人甚至产生深深的自责心理,怨恨自己以前没有照顾好死者,觉得愧对死去的配偶。

第三阶段:丧偶者已经清楚地意识到,配偶已经永远地失去,不会再回到自己的身边,过去那些美好的时光将成为记忆。为此,整个身心都被绝望感所控制,悲观、沉闷,对任何人、任何事都没有兴趣,心如死灰,度日如年。

第四阶段:在某些人、某些事情的启发诱导下,开始从绝望中复苏,开始重新组织、安排生活。从表面上看,情绪似乎基本上恢复了常态,但在内心深处,悲哀的心情依然固存,只不过他(她)们能主动地压抑或转移这种悲哀罢了。

以上几个阶段因人而异,长短不一。重要的是应该尽可能地设法缩短这些阶段,平安地度过这一时期。

【治疗】

1. 培养自慰心理

失去了朝夕相处、患难与共的配偶的确是一件令人心碎、悲痛欲绝的事情,但这又是无法挽回的事实。因此就应“想开些”,不妨理智地提醒自己:每个人都要走向死亡,这是谁也逃脱不了的自然法则。配偶现在过世,是他(她)的“福气”,如果他(她)不“早走”,而是我“早走”,对他(她)来讲则更残酷。“早走”一步的配偶一定“希望”我多保重身体,把孩子培养教育成人,愉快、坚强地生活下去。

2. 避免自责心理

有些人在配偶去世后,常常会责备自己以前对不起死去的配偶。诸如,以前自己做过一些错事,和配偶争吵打骂过,没有满足配偶的某些愿望等等。其实,这种自责心理是没有必要的。这是因为谁也不是完人,谁也不能未卜先知。如果要想弥补自己对配偶生前的歉疚,最好的办法不是自责,而是将配偶生前的事业、精神继承发扬下去,完成配偶生前未能实现的愿望。更加精心地照顾好配偶的双亲,培养教育好自己的子女。倘若如此的话,即使你在配偶生前真的做过对不起他(她)的事,那么你的配偶在九泉之下也会原谅你的,并感谢你现在为他(她)所做的一切。

3. 戒除怀旧诱因

俗话说:“见物如见人。”常常看到配偶的遗物会不断强化思念之情,这对自己正常地生活并无多少好处。因此，应该尽量戒除怀旧诱因，把配偶的遗物收藏起来，尤其是最能引起你痛苦回忆的物品。把注意力转移到现在和未来的生活中去。

4. 追求积极的生活方式

配偶去世后，角色发生了很大变化，有许多原来是生活的主要构成部分的东西已不存在了，空虚感和孤独感充溢心头。因此要寻求新的、积极的生活方式，投身于学习和工作，或者全身心地哺育后代，在这些方面寻求精神的寄托。

5. 建立新的依恋关系

人总是依恋和谐亲密的人际关系并从中感受到生活的欢乐。对于成年人来说，最为亲密的依恋一般是夫妻关系。一旦丧偶，这种亲密无间的依恋关系便被无情地摧毁了。如果此时能和父母、子女、亲朋好友等建立起一种具有代偿性的新型依恋关系，就能有效地减轻哀思。在条件具备时，再寻找一个伴侣，也是建立新的依恋关系的一条重要途径。

## 八、老年人心理调适

### ○更年期综合症

**【典型病例】**

曾经看到读者给报社写去的投诉信，诉说自己的上司近来日益反常的情况，按照来信的反映，那名上司脾气越来越坏，老爱忘记自己的东西。明明是自己把东西丢了，却要指责同事糊涂。对于一些来往公文，他自己做了批示，过后不满意，以致不认账，然后就指桑骂槐地诬赖其他人。

又如一对“老男人”，有好几年时间在同一个办公地点闹冷战。他们原本是好朋友好同事，却为了一件小事情，竟然长期对抗，把办公室的工作气氛搞得糟透，其他人都受到连累。据他们同事的反映，以前他们不是这样小气的，不知道为什么性格上竟然发生那么大的改变。

**【主要症状】**

所谓“更年期综合症，是指由于卵巢和睾丸功能减退，性激素分泌量日益减少，内分泌功能发生暂时性失调，导致某些人因适应不良而发生多种生理和心理功能障碍的综合病症。如果处理不当，自我保健不强，给患者带来多种身心痛苦，影响社会功能和心理安宁。这是中年期必须重视的心理卫生问题。

更年期综合症有多种临床表现。首先在躯体方面有：

1. 性机能衰退

女性随着性器官和性机能减退萎缩，造成月经周期和功能紊乱——月经过多、血崩、月经不规则、月经减少、间断直至完全停经。流血过多者可能贫血、脱发、乏力、虚弱和浮肿等现象。男女性功能日益减退。一般我国妇女更年期后性欲减退明显，男性可延长至65岁左右。

2. 植物性神经系统紊乱

阵发性潮热，时而畏热，时而怕冷，出汗较多是更年期常见令人烦恼的表现。呈阵发性无法自控，缺乏规律性，与情绪变化有密切关系。其他尚有血压波动，胃肠功能失调，皮肤和躯体异常感觉等。

3. 躯体状态

头晕、头痛、耳鸣、眼花、心悸、气短、心胸和腹部不适、腰酸背痛、四肢麻木等。对各种疾病抵抗力明显下降。不少妇女产生“漏肩疯”，(肩周炎)。

4. 生殖器官征象

女性由于生殖器官萎缩而出现阴道和外阴干燥、刺痛感、灼热感等异样感觉。



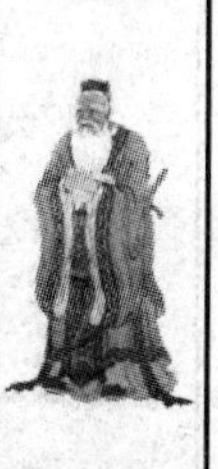

其他尚有外阴瘙痒,性交疼痛,容易霉菌感染等。

心理方面变化突出,其中包括:

1. 一般心理变化

心烦意乱,情绪容易波动、激动易怒,心理很不稳定是更年期综合症一个重要的特征性症状。几乎见于每一位患者。因此造成家庭不和,亲子婆媳之间关系紧张,工作难以适应。患者"明知故犯"难以自控。睡眠障碍亦颇突出——失眠、早醒、多梦、梦魇,甚至彻夜辗转反侧,加重心理烦躁。其他有注意力不集中,记忆力下降,精力和体力不支,从事家务力不从心,思维能力减弱等。

2. 更年期焦虑症

少数患者更年期综合症实质是一种焦虑症表现:终日或间歇无缘无故焦急紧张,心神不定,无对象、无原因的惊恐不安。有多种植物性神经系统功能障碍和躯体不适感。坐立不安,搓手跺脚是焦虑症常见的鲜明特点。

3. 更年期抑郁症

身心功能日益低下,对任何事物缺乏兴趣和乐趣,生活无活力,忧郁悲观,情绪沮丧,有消极言行,感到懒散,思维迟钝,没有能力。这些征象已属心理疾病范畴。

4. 更年期偏执心理

不少病人敏感多疑,对人不信任,多思多虑,无事生非,猜疑丛生。这是更年期精神病表现之疑病观念,恐癌症,对自己健康不安全感亦很常见。

患上这类毛病的男女都应该寻求心理医生的治疗,除了药物的帮助外,还须接受心理保健训练。

随着现代社会的急速发展,工作单位、家庭和个人承受的压力都在增大,因此,处于压力交汇点的中老年人,有更多要遭受更年期综合症的折磨。

由此,他们也更容易染上高血压、冠心病、脑血管病和早衰症。

【病因】

更年期是人生从中年期过渡到老年期的特殊时期。医学上主要从性机能变化角度划分此期——意味着对人体的性机能从旺盛状态走向衰老萎缩的转折阶段。女性一般年龄从45~50岁;男性要迟到五年左右,从50~55岁。每个人身心健康和自我保健,营养状况不同,年龄上有个性差异。各种民族、地域不同,年龄差异亦不同。如果进一步划分,又分为更年前期、更年中期和更年后期(妇女分别称绝经前期、绝经中期和绝经后期)。男女皆存在不同程度的更年期生理和心理变化,但是妇女比较明显,约三分之一妇女表现较明显的"更年期综合症",少数严重者达到"更年期精神病"的程度。

导致更年期综合症的主要因素有:

1. 生理因素

如妇女更年期最突出的特征是月经从紊乱、不规则到完全停止。月经、排卵和生殖能力停止,雌性激素和孕激素跌落到低水平,生殖器官逐渐萎缩,丘脑下部、垂体、肾上腺等内分泌器官的平衡失调;大脑的兴奋与抑制功能失调,植物神经系统发生紊乱。

2. 心理因素

处于更年期的人们对年龄角色的转换缺乏正确的认识和足够的准备,足认为这是"老之将至",是变老的开始;同时,她们对各种细微的躯体症状和社会、人际、精神的刺激都十分敏感。

【治疗】

更年期综合症的治疗主要从两方面着手:一是心理疗法,情绪要保持稳定,尽量避免产生不必要的波动和起伏,一旦遇到不良刺激或自发不良情绪,要进行抵制或化解，让心理状态平衡在最佳阶段。情感在这个时期一定要保持女性的特色，细腻、温柔和性爱交织在一起，夫妻互敬、互爱、互帮，共同渡过这个时期。一是激素治疗，越来越多的妇科专家主张用激素替代。体质是这个时期的关键，因此要加强体质锻炼和饮食营养。健康的体质可以减轻更年期各种心理反应。膳食要合理调配，对那些有刺激的辛辣、肥腻及冷硬等不易吸收、消化的食物尽量少纳取。多食高热、高维生素、绿叶蔬菜等食物。此外还要做到起居有规律，睡得不要太晚，尽量做到早睡早起，让生活有规律、有安排，既紧张又放松，既欢快又不放任。

更年期应注意各种营养要素摄入的科学性和均衡性，食物的营养要素要广，克服偏食等不良饮食习惯，注意多食含蛋白质丰富的食品及新鲜的蔬菜、水果，增加足够的维生素 B，多食些粗粮、杂粮、蘑菇、动物肝肾和牛奶。尽量吃低盐饮食，每日进盐量限制在 3 ~5 克；忌用或尽可能少吃有刺激性的食物，如白酒、浓茶、咖啡、可可、辣椒、姜等。根据体质可选服一些药粥，如百合粥、黄芪粥、首乌粥、当归粥、桂圆莲子粥等，对预防和减轻更年期综合症症状有一定的帮助。

防治措施：

①作好充分心理准备

人人都要渡过更年期，必须要在心理上接纳和顺应。并非每个人皆有本症，即使有本症亦不必恐惊和忧虑。只要正确认识，合理治疗，就会平安渡过本期。

②症状严重赴医学心理咨询治疗

给予心理治疗，适当服用抗焦虑剂和抗郁剂有助心理障碍治疗。

③适当应用性激素和中草药治疗，有助躯体病状改善。

④注意更年期身心自我保健，合理营养，重视体育锻炼，科学摄生方法。

### ○更年期神经症

**【典型病例】**

吴阿姨今年 45 岁，近 2 个月来自觉头痛、失眠、记忆力衰退，总担心外出打工的子女的身体状况不好，怕他们人生地不熟会遇到麻烦，和邻居吵了一架，就担心他会报复她家人，对丈夫总是千叮咛万嘱咐，有时甚至半夜从床上跳起来，要丈夫赶快躲起来，说邻居要来杀他。家里要她去看医生，她自己也怀疑自己得了神经病。医生说她得了更年期神经症。

**【主要症状】**

更年期神经症是发生在更年期，有明显的精神因素的疾病。其临床表现除失眠、头昏、头痛、注意力不集中、记忆力下降等神经衰弱症状外，还突出表现为情绪不稳、易激惹、烦躁、焦虑，同时伴有心悸、潮热、多汗等植物神经症状。

**【治疗】**

更年期神经症的治疗药物往往不能达到最好疗效，主要采取心理疏导法、认知疗法、放松疗法。

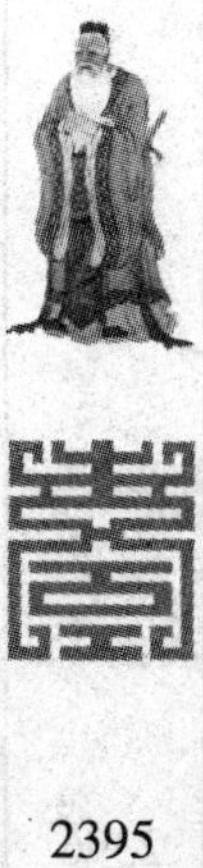

首先要了解该年龄阶段的生理、心理特点。尤其是更年期可能遇到的各种心理疾病。其次要有豁达开朗的性格，对什么事情都要往好的方面想，而不想其阴暗、狭窄的一面，毕竟世上美好的人事比丑的人事要多得多。再次要有坚强的意志，保持坚定的信心，经得起世事沧桑。工作之余多参加一些体育锻炼。

### ○更年期偏执症

**【主要症状】**

更年期，作为一个由青壮年向老年期过渡的不稳定时期，不仅身体有许多变化，心理变化也常很突出。在更年期期间，一般人常常即将退休，对社会、工作单位的事务关心减少，那种积极向上，开拓进取的精神明显减退，把注意力转向家庭小天地，关心家人，特别是关心夫妻间的情感，而更年期阶段中，夫妻性生活可出现不协调

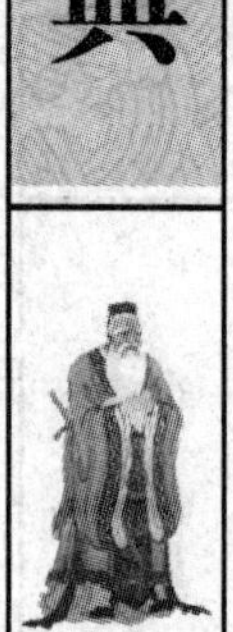

(性功能下降),由于对恋爱期间受挫等体验的回忆,也可能产生一些不愉快,不信任的情绪,导致嫉妒妄想的产生。

病人初期的表现常被忽略,认为其是“小心眼”,渐渐地敏感多疑增多,解释保证后也无济于事,而坚信配偶对自己不忠诚,另有新欢。为了证实自己是正确的,患者常采取跟踪、监视对方或检查衣物等多种方法去寻找蛛丝马迹。一旦发现所谓“证据”,便回家严加追究、考证;如配偶上班时与异性讲话,下班时与异性打招呼……,患者均会气愤,大发雷霆,强迫对方承认有越轨行为,不然不肯罢休,会通宵达旦地进行“拷问”。当症状进一步加重时,患者会不顾一切,到配偶单位去“揭发”,要求领导“帮助”或到被怀疑的对方单位告她是“第三者插足”。当领导听后常会吃惊,不相信,并向患者解释该同志作风一贯正派,不会有此类事时,患者往往仍是坚信不移,这就是“嫉妒妄想”。对于这种妄想内容,许多家属不愿向外人讲,怕外人也相信“无风不起浪”,反而不好。所以只好在家中强忍痛苦,直到闹到不可开交时才可能想到这是一种心理疾病,往往此时患者已发病多年。

在更年期常见的一种精神障碍是更年期偏执症。它初次发病于更年期,以妄想为主要精神症状,少数伴有幻觉。妄想内容与现实生活比较接近,不荒诞离奇,所以常使人们信以为真。

此病的临床表现:缓慢起病,有的是在各种精神因素下诱发,有的无原因。为什么称偏执症?所谓偏执,即指各种妄想的内容。最常见的是嫉妒、被害、自罪、疑病妄想等。妄想涉及内容相对固定,妄想的对象接近现实,多与自己周围的亲友、邻居、同事等有关,同时伴有紧张、恐惧、焦虑等生动的反应。病程较长,经过充分治疗,一般愈后相对较好,但有部分患者疗效不理想。

**【治疗】**

更年期偏执症的治疗,主要靠药物治疗,一定要在医生指导下进行,对于不愿就诊的患者可以用哄骗的方法到医院就诊,到医院医生会有办法建立起友好的关系,帮助患者解决这些心理问题。也可以先由家属到精神科门诊进行心理咨询,医生会指导如何进行处理。

**○更年期抑郁症**

**【典型病例】**

郑工程师,女,46岁,平时身体健康,性格开朗。近月来,因失去了一次出国机会后自觉头晕、乏力、失眠、胃部不适、食欲减退,同时脑力迟钝,工作效率减退,心里有一种沉闷、忧愁的感受,严重时有一种自杀念头。

**【主要症状】**

更年期抑郁症是一种情感性精神障碍,它是更年期较常见的一种精神疾病。由于早期常有更年期综合症的表现,因此常被人们简单地认为是植物神经紊乱,而忽视了情感障碍的主要表现,使得患者不能及时明确诊断及延误了治疗。

更年期抑郁症主要表现是抑郁情绪,常同时伴有焦虑。抑郁情绪表现为无原因的感到兴趣下降、悲观、总高兴不起来,感到对不起家人(自责),自我评价下降,认为自己什么能力也没有了,成了废人,还连累了家人,进而产生悲观厌世想法和自杀行为。患者表情痛苦,有时泪流满面,有的患者满面愁容地讲:“我想哭都哭不出来了”。患者多卧床、少动、乏力,伴有失眠早醒,食欲下降和体重减少。失眠常常是患者的初起症状,且逐渐加重,最后可达通宵不眠,使患者感到十分痛苦,常单纯地认为自己病是“失眠”,只要失眠治好,一切就会好的。更年期抑郁症的另一主要表现是“焦虑”。患者感到心烦意乱、坐卧不安,对身体的微小变化都感到十分害怕,认为自己病很重,不知如何办为好,常反复纠缠大夫或家人问:“我这么难受怎么办呀?”“我的病能治好吗?”甚至产生疑病观念或妄想,认为自己患了不治之症,有的认为自己患了某种怪病，而四处求治于内科及其他科室。患者常意识不到自己存在抑郁情绪，而只是感到悲观无前途，活着没有意思，有的家属在患者发生自杀行为后才来看病，也有的在内科一些科室经过各项检查无异常后才想起到精神科，更有的患者在其他科室住院治疗数月，无效后来到精神科，这些现象告诉人们，更年期的抑郁症不像青年人那么典型，加上明显的焦虑情绪，又常常掩饰一定程度的抑郁，因此给早期发现带来一些困难，延误了治疗，给患者造成痛苦。

【治疗】

更年期忧郁症主要采用认知领悟疗法，首先让其对更年期有一个正确的认识，这是人生的必经阶段。其次要摒弃低沉的情绪，保持乐观的心情，常常听一些节奏明快的音乐，如《步步高》、《喜洋洋》等。

### ○老年期抑郁症

【典型病例】

张某，男，72岁。自前年开始，家人发现张某时常唉声叹气，且不爱外出活动。张某曾经比较爱好体育活动，但现在整天呆在家里，常说自己心情不好，没有精神。他有时为一点小事大发脾气，如：老伴做的饭菜不合口，儿子一周没有来看他。如果有亲戚朋友去看张某，他会反反复复告诉别人自己生了重病，好不了了，家里人对他不关心，子女又不孝顺。有时他又会说自己成了废人，拖累了家人，不如一死了之。

【主要症状】

老年期抑郁症亦是常见的精神疾患。首次发病的严重老年期抑郁症以50～60岁这一年龄段为高峰，至80岁以后则抑郁症发病率已显著下降。在西方国家中，自杀率随着年龄上升而增加，老年人自杀主要是抑郁症引起。

老年期抑郁症的临床表现主要有：

1.情感障碍

指的是心情不佳，这种心情不好，与因为发生了什么难办的.或者不幸的事情产生的心情不好不同，自己明明知道没有任何不愉快的事情，根本没有使自己心情不好的原因，却就是高兴不起来，对什么事情都没有兴趣。

多数病人表情痛苦，发愁的样子，终日愁眉不展，面容憔悴，灰暗无光，伴有焦虑不安的病人则有明显的焦急、烦躁的表情及动作。少数病人情感反应迟钝、痛苦不明显，甚至说到心情不好，想死的想法时，还苦笑，对自己的痛苦体验显示出淡漠或迟钝，也是老年期抑郁病人的特点。

2.思维障碍

脑力迟钝，想问题变慢，是许多病人的体会，觉得思考问题很困难，所以很少与别人主动交谈。

3.认知功能减退症状

病人自觉脑子慢、变笨，认为自己记忆力下降，变成痴呆了。这种自觉症状，也加重了病人的悲观情绪。临床上对病人进行智力测查时，可以发现：计算力、理解力、综合判断力及记忆力都有下降。

4.行为障碍

在情绪低落的基础上，产生行为障碍。

部分有焦虑症状的病人，则是坐立不安，在房间里来回踱步，搓手顿足，见人就没完没了的焦虑的和人谈自己的病痛，有时痛哭流涕，有的说都哭不出来，连眼泪都没有了，不听他说完，不让人走开，甚至纠缠不休。

5.躯体症状

许多老年抑郁症病人，对情绪低落的体验不明显，或者认为：自己是由于身体不好，才引起心情不好的，而不把心情不好当成病，不重视。



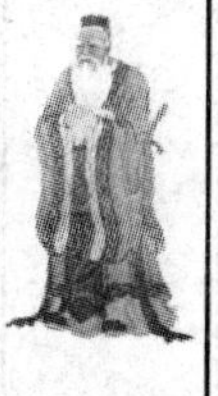

主要的躯体症状有：①失眠。入睡困难，睡眠浅，尤其是早醒更多见。病人比原来早醒一小时以上，而且一醒过来，就心情不好，觉得这一天简直无法过，度日如年，②食欲下降。什么都吃不下，不想吃，有的还有些恶心，由于进食少而引起体重下降的也不少、严重的，在一个月之内，体重可下降5公斤左右，也可以有腹胀，便秘等症状，全身疲乏无力的症状很普遍。心慌、心悸、胸闷等症状也较常见。病人常对这些症状十分重视，到处看病，认为得了重病而焦虑不安。这种以躯体症状为主要表现，而不把心情忧郁当成一回事的老年期抑郁症，常常到内科、神经科去看病，常常进行各种检查，都无法确诊，被称为“隐匿性抑郁症”，也是老年期抑郁症的一个类型。

老年期抑郁症的主要特点有：

①症状表现比较隐匿和不典型，容易被人忽视。因为在正常老年人心理特征中，忧郁、孤独、空虚、睡眠障碍亦颇为常见，使人“真伪”难辨。

②抑郁症常带焦虑特点，所谓：“激越性抑郁症”所占比例不少。故容易与老年期焦虑症发生鉴别诊断的困难。一般临床治疗经验，常合并应用抗郁剂和抗焦虑剂。

③产生各种更多妄想——贫穷、疑病、被害或虚无妄想。如患者坚持认为自己的财产被人窃盗，认为自己身体已成为空壳，如同“行尸走肉”一样；严重的便秘认为是头等大事，惶惶然不可终日。

④可能与脑部和躯体多种器质性病变合并存在，增加临床治疗处理的难度。

⑤用药特殊，慎用而小心，副作用较多，风险较大。愈后相对较差，三分之一反复发作，最后成慢性病残状态。

【病因】

老年期抑郁症的病因主要有：

①遗传因素，但在发病中的作用较小。

②性格特点：据研究老年抑郁症病人的性格有明显的缺陷，虽然人到老年之后，会有一些性格改变，但患抑郁症的老人，与一般正常老人相比，往往表现为办事责任心强、办事规规矩矩、认真，对自己要求过高，总感到没完成工作，办事犹豫，依赖性强，容易感到内心不安、压抑，回避矛盾等特点。

③心理社会因素：人到老年之后，不仅身体老化，心理上也老化，而且，社会及家庭环境会发生许多改变。这些改变多数是不利因素，例如，离退休后社会地位下降，经济水平降低；子女长大之后，到外地上学或工作，或出国，组成新婚家庭与老人分开居住；亲朋好友的重病以及死亡等等。在这些丧失性的不愉快的事件当中，以丧偶最为严重，最易引起发生抑郁情绪。据研究，老年期抑郁症在发病前有明显的、严重的丧失性生活事件的病人高达33%～78%。说明老年人对这些不利的生活事件的创伤承受力明显下降。这些不利的生活事件常常成为老年期抑郁症发病的重要的诱发因素。

【治疗】

老年期抑郁症的治疗方法有：药物治疗、心理治疗及胰岛素低血糖治疗等。

药物治疗：以抗抑郁药治疗为主，根据伴发的其他症状，如焦虑或思维障碍等，可辅助配合抗焦虑药及抗精神病药等。

抗抑郁药：当前常用的药有三环类抗抑郁药、杂环类抗抑郁剂及单胺氧化酶抑制剂。

心理治疗：由于老年期抑郁症有许多病人其发病的诱因是心理社会因素，因此，进行心理治疗十分重要。与单位同事或病人家属一起，分析发病的诱因，协助解除矛盾，缓解心理创伤，找出支持系统，去除诱发因素。老年期抑郁症病人在病后，有许多顾虑，怕病治不好，没有治疗或治愈的信心，因此，进行支持性心理治疗，打消顾虑，使病人树立治愈信心，对防止发生自杀行为也是非常重要的。

胰岛素低血糖治疗：给病人注射小剂量的胰岛素，引起低血糖反应，然后再进食或静脉输入葡萄糖的治疗方法。此方法可以改善食欲，增加睡眠时数，也可改善病人情绪，增强体质。此治疗方法在有严重心血管病、溃疡病、急性感染，如发热的情况下禁用，对体型肥胖、浅表血管不易寻找时，应慎用。

电休克治疗：此方法显效快，对严重的抑郁症，有强烈的自杀企图及自杀行为者应该选用此方法。但如果有脑血管病、心血管病、肺结核以及呼吸系统疾病、骨关节疾病以及各种急性全身性感染等，均应禁忌，要严格选择适应症，在详细进行躯体检查后应用。

### ○老年性痴呆

**【典型病例】**

某男，70 岁，退休工人，性格主观、固执、暴躁，患有高血压、高血脂。嗜好烟酒，喜好养鸟，从 94 年冬起，出现头痛、失眠、乏力，对亲人冷淡，养鸟兴趣消失，记忆力减退，经常失去日用品，外出不归或找不到家门。近来生活懒散，篷头垢面，不起床，说话特啰嗦，挑逗儿媳，说谎，无故摔东西，打人偷钱，拾脏东西吃，大小便于裤中，走路不稳等。他真是“老糊涂”了吗？送到医院诊治，诊断为老年性痴呆。

**【主要症状】**

老年性痴呆是指由于老年性脑萎缩所致的进行性脑器质性痴呆，其临床特征表现为个性改变，记忆力障碍，睡眠障碍，思维障碍，病情进一步加重，表现为呆滞，生活不能自理，易产生急性疾病如感染、外伤，精神创伤等。

其主要表现有：

①记忆力障碍；

②计算力下降；

③一般常识障碍；

④理解力和判断力下降；

⑤在思维及语言方面：轻度痴呆病人说话时表现重复、啰嗦、抓不住中心议题，常常跑题，严重时答非所问，说话内容离题千里，不能被人理解，再严重时，支离破碎，或思维贫乏，少语或缄默，自语无法理解。有的病人出现片断的妄想；如嫉妒妄想、被偷窃妄想、夸大妄想等等。

⑥情感障碍：早期表现为情绪不稳，易激动，易为小事发脾气等，易烦躁不安，还容易伤感，易悲伤哭泣；逐渐加重时，情感冷淡，对什么都无所谓，不关心周围发生的事情；严重时部分病人表现出毫无原因的傻笑，终日充满幸福的样子，但由于表情显得愚蠢，常不能引起别人的共鸣……

⑦行为障碍：由于记忆力下降，常会走出家门之后迷路而走失，常会在做饭时发生烧干锅、开了水龙头忘记关上等意外；有的痴呆病人收集废物，把街上的垃圾捡回家；有的病人会贪吃，与小孙子或街上不认识的小孩争抢食物等。

**【病因】**

痴呆的病因中，主要是两大类，即脑血管病引起的痴呆及脑变性疾病引起的痴呆——阿尔采木氏病性痴呆，详细的区分如下：

1. 脑血管病引起的痴呆

统称为血管性痴呆，从其病因上看，有多发性梗塞性痴呆，是由于一系列、多次的轻微脑缺血发作，多次积累性、脑实质性梗塞引起的，所以起病比较缓慢，而且整个疾病经过之中，波动性明显，即时好时坏，临床表现可有一过性轻瘫、失语、或视觉丧失以及短暂性脑缺血发作等，是最常见的类型；还有皮层下血管性痴呆：症状和阿尔采木氏病性痴呆类似；也可有急性发作性血管性痴呆，可以在一系列脑出血、脑血



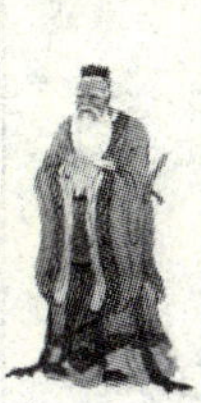

栓形成以及脑栓塞引起的卒中发作之后，迅速发展形成痴呆，少数也可由一次大面积的梗塞引起。总之，由脑血管病引起的痴呆是老年人中较为常见的痴呆原因。

2. 脑变性疾病引起的痴呆

脑变性疾病引起的痴呆有许多种，最为多见的是阿尔采木氏病性痴呆，又被叫做老年性痴呆，在老年前期发病的又叫做早老性痴呆、发病缓慢，为逐渐进展的进行性痴呆。除此之外，还有皮克氏病、亨廷顿氏舞蹈病性痴呆、进行性核上性麻痹、帕金森病性痴呆等等。后面这些痴呆都比较少见。

3. 内分泌疾患引起的痴呆

包括甲状腺机能低下症和副甲状腺机能低下症引起的痴呆。

4. 营养及代谢障碍引起的痴呆

这类疾病引起痴呆的原因是：由于造成了脑组织及其功能受损，而导致发生痴呆。如各种脏器引起的脑病，像肾性脑病，是慢性肾功能衰竭，尿毒症引起的脑的缺血、缺氧，可以引起痴呆，其他如肝性脑病、肺性脑病等均是；营养严重缺乏引起痴呆的，如维生素 B1，B12 以及烟酸、叶酸缺乏症均可导致痴呆。

5. 肿瘤引起痴呆

特别是恶性肿瘤引起代谢紊乱，脑肿瘤也可导致痴呆。

6. 药物及其他中毒物质引起的痴呆

容易引起痴呆的毒性物质，主要有：慢性酒精中毒者引起的痴呆并不少见，只是不常被人所认识。工业上常用的重金属，如汞、金、银、砷及铅等长期接触，防护不善引起慢性中毒后可以导致痴呆，一氧化碳中毒也是常见的急性痴呆的原因之一。

7. 其他

如脑外伤、癫痫的持续发作，以及正常压力脑积水等原因均可引起痴呆。

**【治疗】**

痴呆是一种综合症，并不是哪一种疾病的病名，是神经科及精神科老年病中常见的综合症。由于引起痴呆的病因不同，有脑血管病引起的，有脑变性疾患引起的，有内分泌疾患引起的，有营养代谢疾患引起的，还有药物、肿瘤、神经系统感染、脑外伤等各种原因引起的痴呆，所以，从治疗的角度上，就不能一概而论，甚至不能说，痴呆是不是能治得好。为此，在痴呆的治疗方面，应注意以下问题：

1. 痴呆的病因与治疗关系密切

根据病因的不同，将痴呆按疗效分为：可治性和不可治性两大类，也有人叫做可逆性及不可逆性痴呆，其意义是相同的，就是说分成可以治疗，症状可以恢复的一类，与目前尚无法治疗的，症状为进行性恶化的另一类。

目前把除了脑变性疾患引起的痴呆，如阿尔采木氏病性痴呆、匹克氏病之外，大多数其他原因引起的痴呆都归为可治性或可逆性痴呆，认为阿尔采木氏病性痴呆及匹克氏病痴呆到目前，还无可靠的，有效的治疗方法。

2. 早期发现、早期诊治至关重要

痴呆和其他疾病一样，也有其病情由轻到重，由早期至晚期的发展过程，而从治疗的疗效出发，越早期发现，尽早治疗，其治疗的效果越好。所以，如果能够在早期，病人刚刚出现："记忆力下降"、"工作及生活方面不主动，能力下降"、"有点缺心眼"、"有时糊涂"等症状时，就及时加以诊治，是可以争取改善症状、阻止病情迅速恶化的。特别是如内分泌疾患引起的，营养代谢疾患引起的痴呆，包括脑血管病引起的痴呆在内，早期治疗都可以获得较好的疗效。反之，等到痴呆的晚期阶段，治疗几乎是徒劳的。

3. 痴呆需要综合治疗及护理

痴呆的具体治疗方法，由于病因不同而不同，首先是病因治疗：如粘液性水肿，由甲状腺机能低下引起的痴呆，如果及时地补给甲状腺素片，就可以获得满意疗效；其次是对症治疗，如伴有高血压病、心脏病、失眠、兴奋、妄想等症状时，要相应地给予药物治疗，但在用药过程中，要密切观察药物的疗效及副作用，因为痴呆病人不会把自己的体验、不舒服等等表达出来。因此，必须由家属或医护人员自己进行观察与判断；而且，对于痴呆病人的一般身体情况的密切观察和护理十分重要，要注意病人的饮食、睡眠、冷暖，还要协助进行生活自理的训练，如更衣、入厕等，还要进行户外体育锻炼，增强抗病能力。

痴呆的药物治疗：目前各种新药层出不穷，对新药的研制开发势头也是此起彼伏，现仅简单介绍一下常用的药物：

1. 扩张血管药物

可以扩张脑血管、增加脑的血液供给量，提高脑功能。

常用药有：脑益嗪、适脑脉－30、抗栓丸、西比灵、芦丁、烟酸、低分子右旋糖苷、中药的丹参、川芎嗪等。

此类药物应注意在急性脑出血时禁用!!

2. 促大脑代谢药

此类药物可改善认知功能，如主动性减退，意志减退以及情感淡漠等症状，改善率达30%～40%，但对记忆及智能的改善或提高尚无定论。

常用药有：氢化麦角硷（海得琴）、第哥静、石杉碱甲（哈伯因）、都可喜、舒脑宁等，谷氨酸三磷酸腺苷、辅酶A及维生素B族，维生素C和维生素E等。

3. 中药治疗

近年来采用针灸治疗老年性痴呆取得了一定进展。许多临床工作者发现血管性痴呆是针灸的有效适应症，现介绍如下：

(1)针刺：取四神聪穴，分别平刺透向百会。形成四角对锋，行捻转提插温补手法。酌配神门、大抒、尺泽、悬钟穴等，或取人中、百会穴，人中用重雀啄手法，百会用快速捻转法留针半小时。

(2)拔罐：取背俞穴，沿督脉循行部位来回缓慢推移3次，将罐留拔在大椎穴上。另取罐分别从左右肾俞向上致大杼穴来回缓慢推移3次，将罐拔在肾愈穴上，如此反复走罐吸至皮肤潮红为度，最后留罐30分钟。

(3)灸法：取浦泉穴，足三里用艾条灸，左右交替，每次30分钟。

(4)穴位注射：取双侧肾俞，足三里，三阴交，用8酰谷酰胺2毫升，复方当归注射液4毫升混合注射，每穴1.5毫升。

(5)综合疗法：采用针灸并用，针药并用取得较好效果，以上治疗须在专科医生的指导下应用。

4. 点穴按摩

(1)转颈。取坐位，心静神怕，左右缓慢旋转颈部36次，转颈可加速头部血液供应，改善血管舒缩功能。

(2)浴头。两手掌互相摩擦发热，然后两手掌按在两额左右两侧，从前发际向头顶、转向后发际，用力擦到枕后、颈项，继之从下颌向上按摩、过面颊，轻轻擦至前额，返回前额算1次，共36次。浴头按摩头部诸阳经及督脉，使清阳上升。

(3)梳头。用十指指腹均匀地轻揉整个头发根部36次。梳头可按摩头部穴位，加速头部气血循行。

(4)点太阳穴。用拇指揉按太阳穴，前后各旋转18次。点太阳穴能治头痛目眩。

(5)推颈。两手食、中、无名指并拢按压于枕后，指尖相对，沿后发际，从耳后推向颈椎，又从颈椎擦至耳后，反复推擦60次。推颈有改善头部气血运行及安神定志之功。

(6)握拳。两手握拳后,从小指开始依次松开,然后又依次握紧,做9次。握拳能调节神经系统的功能。

(7)揉大钟穴、涌泉穴。揉按双侧大钟穴、涌泉穴各1分钟。能益肾补髓,并使浊阴下降。

**【预防】**

老年性痴呆严重威胁老年人晚年的健康与幸福,也给家庭带来极大的烦恼。该病病因不明,故无特殊治疗方法,因此预防工作必须从中青年开始,预防的关键足保护好大脑血管,积极防治心身疾病。具体做法如下:

(1)坚持锻炼身体。中老年人坚持散步,打太极拳,练五禽戏、八段锦,打门球、乒乓球,均可锻炼身心,增长智力。

(2)有良好的心理素质。培养乐观开朗豁达的性格;情趣广泛,如种花养草、听音乐、郊游等;善于交际,找朋友聊天,打逗取闹,玩笑调侃,使心情放松,从而形成良好的心理素质。

(3)生活有规律,睡眠充足。即做到劳逸适度,不过劳、过逸,定时进餐、工作,按时休息,则有利于健脑。睡眠不足肯定影响脑神经,但睡眠过长对健康也不利。

(4)注意营养,多摄入蛋白质及含维生素A、B、C、E的食物,如牛奶、豆制品、新鲜蔬菜、水果、瘦肉、鱼、蛋、粗纤维食品等,戒烟酒。可食健脑食品如龙眼肉、核桃仁、大枣、柏子仁、乌贼鱼肉等,适当补充钙质等。

(5)节欲养精。适当控制性生活,对养脑健脑是不可忽视的一环。

**【老年期痴呆智力测定】**

老年智力测定是早期判断是否存在老年期痴呆的有效途径、有助于鉴别论断群体老年人调查和本人自我保健检查,故有重要价值。

以往对老年期痴呆通过专业医生的精神检查判断患者是否存在痴呆,缺乏量的比较。通过智能测定(如果设计较好的智能测检工具)可以比较精确了解痴呆严重程度,并用分值加以表征反映。对早期病人允其有实用价值。

老年智力测定的工具有简有繁,比较精确的是"韦克斯勒成人智力量表"和"记忆量表",这是专业工作者掌握和应用的范畴,对本书普及保健意义不大。以下介绍一种简易操作性方法——"长谷川痴呆量表"(HDS)。由日本学者长谷川和夫1974年创制,可作为老年期痴呆的初筛工具。一旦发现有异常,则进一步作韦氏智力测定和赴医学心理咨询门诊作深入诊治。

本量表共有11个问题,测定前先向患者讲明以下的指导语:"下面我要问你一些非常简单的问题,测验一个你的注意力和记忆力,请不要紧张,尽力完成。"

| 顺序号 | 测验问题 | 分值 |
|---|---|---|
| 一、 | 今天是几月几日(或星期几)? | 3 |
| 二、 | 这是什么地方 | 2.5 |
| 三、 | 您多大岁数(±3年为正确)? | 2 |
| 四、 | 最近发生什么事情(请事先交问知情者)? | 2.5 |
| 五、 | 你出生在哪里? | 2 |
| 六、 | 中华人民共和国的年份(±3年为正确)? | 3.5 |

| 顺序号 | 测验问题 | 分值 |
| --- | --- | --- |
| 七、 | 一年有几个月(或一小时有几分钟)? | 2.5 |
| 八、 | 最近发生什么事情(请事先交问知情者)? | 3 |
| 九、 | 100 - 7 = ?,93 - 7 = ?。 | 2.4 |
| 十、 | 请倒背下列数字:6 - 8 - 2;3 - 5 - 2 - 9。 | 2,4 |
| 十一、 | 先将纸烟、火柴、钥匙、表、钢笔五样东西摆在受试者面前,令其说一遍,然后把东西拿走,请受试者回忆。 | 1 - 5 |

本测定共11个问题,其中定向能力2题,记忆功能4题,常识2题,计算1题,物体命名回忆2题。

评分标准

痴呆≤10分;可疑痴呆为10.5~21.5分;边缘状态22~30.5分。正常要求≥31分。考虑个体教育程度影响,最低标准;文盲<16分,小学20分,中学以上>24分。

### ○离退休综合症

**【典型病例】**

这是一位何小姐讲述她父母退休后的故事:

"老爸原是一企业厂长,刚退休时轻松愉快,天天看报、看电视,后来感到无聊。有时,老爸叹气地说:'唉!世态炎凉啊!当厂长时,护士对我百般奉承,我人还未到医务室,她就拿出我的病历,现在见了我,老远就把头扭过去,装做不认识。'老爸给哥哥打电话,没一会便放下话筒骂道:'该死的畜生,忤逆不孝,我把他养大,大学毕业,娶妻生子,换了电话也不告诉我,怕我向他借钱啊!'我说也许你按错键了,请他再按一次。他就说没错。我爸就这样成天在家里没事找事,弄得全家鸡犬不宁。"

**【主要症状】**

所谓"离退休综合症",就是指一个人离退休之后所产生的各种心理不适应症状。它直接损害离退休老人的身心健康,加速衰老过程,因此必须及时有效地加以控制和消除。

"离退休综合症"的主要表现:

1. 抑郁

患者心情忧伤、郁闷、沮丧,精神消沉、萎靡不振,有强烈的失落感、孤独感、衰老无用感,对未来生活感到悲观和淡漠,自信心下降,不愿主动与人交往,行为退缩,兴趣减退,懒于做事。

2. 焦虑

患者感到惶惶不安、心烦意乱,做事缺乏耐心、急躁冲动,易被激惹而发怒,难以长时间静坐,总忍不住要做些小动作。严重者还会产生恐惧感,并伴有躯体症状。

3. 躯体不适

患者常常出现头痛、晕眩、失眠、胸闷憋气或胸痛、腹部不适、周身疲乏、四肢无力等。

此外,一些患者还可能出现其他的不适应症。

**【病因】**

1. 离退休前后生活境遇反差过大

不同的人在离退休前后所发生的生活境遇变化是有差异的,有的甚至差异很



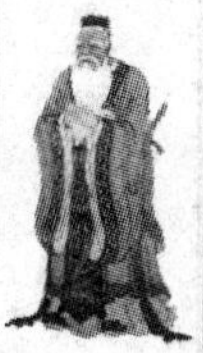

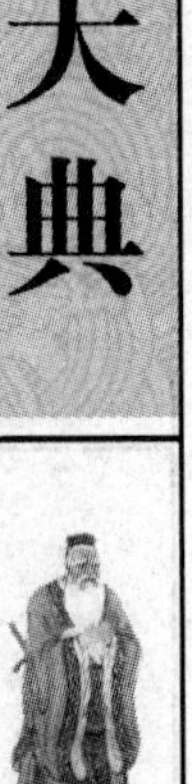

大。一般来说,普通老百姓退休前后所发生的生活境遇变化不是很大,因而比较安于退休后的生活,不容易产生不适应症。而离退休前身居要职的各级领导干部则不同了。在离退休前他们有较好的社会地位和较大的职业权力,其生活重心是机关和事业;而离退休后不可避免地出现社会地位的下降和职业权力的丧失,生活重心也被迫转移到家庭和生活琐事上。离退休前后生活境遇如此之大的变化,使得他们一时难以接受,因而产生了严重的心理失调,并伴随出现一系列躯体症状。

2. 离退休前缺乏足够的心理准备

离退休人员的心理变化虽然早在离退休之前就已经开始萌动,但他们当中的一些人对离退休后面临的环境、生活的内容、担任的角色以及心理活动的变化和调节等问题考虑不周,即只是非正式或非系统地偶尔想到这些问题。还有一些人尽管思想上有比较充分的准备,但在感情上、行动上却明显滞后,因而也仍然会导致出现心理上的不适,尤其是容易出现消极不良的情感反应。

3. 离退休后缺乏“个人支撑点”

每个人在社会中都扮演着一系列的社会角色,如儿子、丈夫、父亲、厂长、工程师、球迷、市民等,每一种角色活动又构成了他的独特的生活内容。在这众多的角色及其角色活动(即生活内容)中,有一种或几种角色及其角色活动对他本人来说是至关重要的。因为这些角色及其角色活动构成了他赖于生存和发展、并维持最基本的心理平稳的“个人支撑点”。一旦丧失了这些“个人支撑点”,则会造成心理失调,甚至是心理崩溃。有些人,尤其是一些领导干部在离退休之前,一心扑在工作上,职业角色和职业活动构成了他的“个人支撑点”,个人的一切尊严、价值及其喜怒哀乐都维系于此。而离退休之后,原先的“个人支撑点”不复存在了,但又没有及时构筑新的“个人支撑点”,于是原先的心理平衡被破坏,出现了前所未有的失落、空虚、压抑、忧郁、懊丧、焦虑、痛苦等一系列心理不适。

4. 个人适应能力差

个人适应能力差是导致出现“离退休综合症”的又一重要原因。有些离退休人员由于个性上的原因而难以顺应离退休带来的生活变化。一般来说,性格固执、刚愎自用、急躁、怪僻、过度内倾、智力(能力)水平低下以及具有粘液质和抑郁质等气质类型的人适应能力较差,所以在环境发生剧烈变化的情况下容易出现心理失调。

**【治疗】**

1. 离退休前应做好充分的心理准备

在离退休之前不仅要有充分的思想准备;而且还要在感情上、行动上接受即将到来的现实,以积极乐观的心态对待离退休。具体地说,就是要在离退休之前逐渐淡化职业意识,减少活动,转移个人的生活重心,增添新的生活内容,初步确定与自己的文化经济背景、生活阅历、性格特点和身体条件等相适应的离退休生活模式。另外,有关组织和亲朋好友也可以开展一些指导咨询工作,为即将离退休人员出谋划策,帮助他们做好角色改变的准备。以便更好地顺应离退休生活。

2. 离退休后保持充实的生活

保持充实的离退休生活,既能够缩小个人离退休前后出现的心理反差,也有利于从中寻求和建立新的“个人支撑点”,恢复或维持心理上的平衡。同时,这也是老年期心理保健的一条主要原则。就目前实际情况看,通过哪些途径才能比较容易地做到这一点呢?

(1)发挥原有专长,继续贡献余热。如果离退休之前是专业技术人员或技术工人,则可以受聘回到原单位或去新的工作单位从事力所能及的专业技术工作。这样做的结果既为社会贡献了余热,又满足了自己的心理需求,同时也获得了一定的物质收入,从而提高了自己的生活质量;如果离退休之前是党政机关的行政干部,则可以从事个人感兴趣的社会劳动或公益服务活动，如参加社会治安、交通安全、街道居委会、市场管理等社会服务工作，这样既有益于社会，也有助于个人的心身健康；如果退休之前是普通的工作人员，且没有什么特别专长，则可从事力所能及的家务劳动，如承担家庭炊事、采购、清洗理家、抚育幼孙等，这样既能增进家庭和睦、减轻子女负担，也能使自己享受天伦之乐，可谓一举数得。

(2)培养健康的兴趣爱好。兴趣爱好是指个人在职业之外所从事的自己感兴趣的活动。有些人在离退休之前，由于把全部精力都投入到工作中，使得他们除了职业活动以外没有其他任何的个人兴趣爱好。这不利于他们离退休后的心理保健。因为健康的兴趣爱好能使离退休老人生活充实，精神愉快；能增长知识，促进思维能力，陶冶情操；能改善人际关系，增加社会交往以及消除许多消极不良的心理因素。

离退休老人的健康的兴趣爱好种类是很多的，如：养花、集邮、垂钓、旅游、书画、摄影、看电影电视、欣赏音乐戏剧、读报刊杂志、下棋打牌、开展适当的体育活动、烹调、编织、裁缝、制作手工艺品等等。离退休老人可以根据自己的实际情况培养其中的一种或几种兴趣爱好。

3. 重新认识和调整夫妻生活

即将步入老年期的离退休者，已经度过更年期的困扰，在这人生转折的重要时刻，重新审视一下夫妻关系，并对夫妻生活进行必要的调整，是一个很有意义的事情。如查每一对刚刚离退休的夫妻，能以不同的方式恢复年轻时的情爱吸引和依恋。或漫步于花丛，或相偎在月下，那么，这种"青春恋情"的复苏，一定会有助于离退休初期的情绪稳定以及离退休后的生活适应。

### ○家庭空巢综合症

**【典型病例】**

1990年，老王告别了工作40多年的岗位，退休回到家里。家里没有什么人，老伴早已离他而去，唯一的儿子也离家在外地工作。所以，家里只剩下他一人独守空巢，时常感到寂寞和孤单。他情绪低落，落落寡欢，经常长吁短叹，忧心忡忡，不愿出去走动走动。甚至还出现了健忘的情形。后来，他偶然在一位朋友家里看到几本《老人天地》杂志，即刻被杂志丰富多彩的内容所吸引。从此，他一直与这本杂志为伴，直至去世。

**【主要症状】**

所谓"家庭空巢综合症"，是指当子女由于工作、学习、结婚等原因而离家以后，独守"空巢"的中老年夫妇因此而产生的心理失调症状，尤以中老年妇女表现为甚。

"家庭空巢综合症"的主要表现有以下几个方面：

1. 情绪方面

感到心情郁闷、沮丧、孤寂、凄凉和悲哀等。

2. 认识方面

多数人出现自责倾向，认为自己过去有许多对不起子女的地方，对子女的关心、照顾和疼爱不够，没有完全尽到做父母的责任和义务等等。但有时也会产生埋怨子女的倾向，觉得子女对父母的回报不够，只顾个人的利益而居然忍心让父母独守"空巢"等等。

3. 行为方面

表现为闷闷不乐、愁容不展，说话声调平淡，时时发出叹息，甚至流泪哭泣，常伴有食欲缺乏、睡眠失调等。

**【病因】**

1. 心理衰老是父母因子女"离巢"而产生心理失调的重要原因

人过了四五十岁以后，进入了心理衰老期。随着自我生存能力和自我价值的不

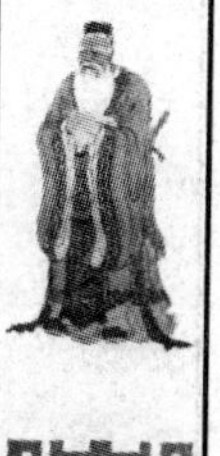

断降低，他们自认为从叱咤风云人物逐渐沦落为社会弱者。这种自我衰老感很容易使他们产生对人际疏远的恐惧。而在所有的人际关系中，子女关系是最特殊的，是建立在最直接的血缘关系基础上的亲情关系。一旦子女因工作、学习的需要而远离父母，或者结婚单独另过，则上父母自然会产生一种被疏离、搁弃的感觉。即便是子女结婚后能够经常回来看望父母，父母也会觉得自己的孩子变成了别人（指儿媳或女婿）的人了，自己与子女的感情已是今非昔比，于是内心不免忧伤、痛楚。

2. 角色丧失是造成"家庭空巢综合症"的又一原因

许多已婚者，尤其是已婚妇女，把养育子女当作他们个人生活的最重要内容之一，甚至是唯一的内容，因而父亲角色或母亲角色对他（她）们的自我认同感是至关重要的，是他（她）们身份、自我价值和情感的来源。一旦子女长大离家，父母亲的角色便开始部分地丧失，甚至是全部丧失。这种情况的出现是令父母十分痛苦和难以接受的，会造成严重的心理压力。除非他（她）们可以从职业、教育、消遣活动和人际交往上找到新的角色，代替原来用以满足身份、自尊和情感的来源—父亲角色或母亲角色，否则就会产生"家庭空巢综合症"。

【治疗】

1. 建立新型家庭关系，减轻对子女的心理依恋

由于受我国传统文化思想的影响和独生子女家庭结构的制约，与西方一些国家相比，当今中国的父母们更加看重子女的养育，孩子对父母的影响及其在家庭中的作用格外突出，孩子是家庭基本三角的唯一的支点。父子和母子关系都集中在孩子身上。在这样一种家庭关系中就容易使父母对子女产生一种特殊的依恋心理，尤其是在感情生活上更多地受孩子的影响和支配，其结果就为日后因子女离家而产生"家庭空巢综合症"埋下了种子。所以应及早将家庭关系的重心由纵向关系（父母与子女的关系，或称亲子关系）向横向关系（夫妻关系）转移，适当减少对子女的感情投入，降低对子女回报父母的期望水平，尤其是当子女快要到了"离巢"年龄的时候，要逐渐减少对子女的心理依恋，做好"放飞"的心理准备。另外，父母要尽量与子女保持宽松、平等、民主的关系，这种关系促使子女在情感和理智上关心、体贴父母，增加子女与父母联系和往来的次数。

2. 充实生活内容，寻找子女"离巢"后的替代角色

许多父母亲，在子女未离家时，他（她）们为子女的衣食住行操劳，为子女求学、求职、择偶奔波，虽然辛劳受累，却干得很带劲、很充实。一旦子女由于求学、工作或结婚而离家出走后，生活虽然清闲了，却觉得异常的难熬。所以要克服或减缓"家庭空巢综合症"，就必须及时地充实新的生活内容，尽快找到新的替代角色，例如，培养新的兴趣爱好，建立新的人际关系，创造新的生活方式，参与丰富多彩的闲暇活动等。

## ○老年丧子的心理障碍

【主要症状】

古话说："幼年丧父、中年丧偶、老年丧子，乃人生三大不幸。"老年丧子对老年人心身上的打击是异常沉重的，甚至能加速衰老和死亡。因此，必须学会如何从这种痛苦的深渊中自拔，尽快地在心理上适应这一不幸事件，逐渐地转到正常的生活中来。

老年丧子后的心理反应：

1. 痛苦和绝望

绝望是一种当人的求生希望完全破裂而引起的极度恐惧的情绪。对于我国大多数老年人来说，养育子女既是自己的人生价值，也是自己生活的主要寄托。特别是当他们渐至暮年，无论是在生活上，还是感情上更加依恋饱含着自己一生辛劳和心血的成年子女时，突然失去子女，无疑会导致他们的生活信念和寄托倒塌、破灭，

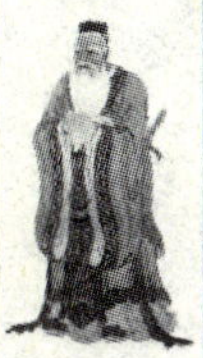

于是产生绝望。他(她)们往往痛不欲生;终日以泪洗面,呈现痴呆或疯癫,有的甚至拒绝把死去的子女下葬或火化,还有的竟然欲与死者共赴黄泉。

2. 自责和自虐

有些老年人会因子女的突然去世而诱发产生深深的自责心理。他们回忆起过去的年代里自己怎样地打骂过孩子、怎样地没能照顾好孩子以及孩子跟随自己遭受过的艰辛和磨难,觉得自己愧对死去的子女。倘若这种自责心理过于严重的话,还有可能导致出现自虐行为,如不吃不喝、抽打自己的脸部和身体,甚至还会出现跪倒磕头乃至自杀等极端行为。

3. 冷漠

冷漠往往是在经历了极度痛苦和绝望之后而出现的表面上失去喜、怒、哀、乐的一种心理反应。这是一种更为复杂的心理状态,它对当事人的心身健康具有极大的损害。

**【治疗】**

1. 培养自慰心理

失去了饱含自己一生辛劳和心血、寄托自己晚年生活希望的子女确实是一件令人心碎、悲痛欲绝的不幸之事,但这又是无法挽回的铁一般的事实。因此,应该凭借自己饱经沧桑的人生阅历理智地提醒自己:生老病死实乃天意,对于“早走”一步的孩子来说,倘若抱着病残之身躯或怀着痛苦绝望之心地活着,说不定是件更残酷的事情!“早走”一步的子女一定盼望我能多加保重身体,愉快、坚强地度过余生。再者自己活下去还能经常祭奠死去子女的亡灵。乞求保佑死去的子女能安眠于九泉之下。同时照顾好已故子女的配偶及其孩子。

2. 避免自责心理和自虐行为

要认识到自责心理和自虐行为是没有必要的,这是因为谁也不是完人,谁也不能未卜先知。如果要想弥补自己对子女生前的歉疚,最好的办法不是自责和自虐,而是精心地照顾好已故子女的配偶及其孩子。倘若做到这些的话,即使你在已故子女生前真的做过对不起他(她)的事,那么已故子女在九泉之下也会原谅自己的父母,并感谢父母现在为他(她)所做的一切。

3. 戒除怀旧诱因

俗话说:“见物如见人。”常常看到已故子女的遗物会不断强化思念之情,这对自己恢复正常的生活没有多少好处。所以,应该尽量戒除怀旧诱因,除了祭奠以外,平时把已故子女的遗物收藏起来,尤其是最能引起自己痛苦回忆的物品,把注意力转移到其他方面去。

4. 追求积极的生活方式

已故子女去世后,有许多原来是你生活中的主要构成部分的东西已不存在了,孤独和寂寞充溢心头,尤其是当老伴早已过世的情况下更为如此。因此要寻求新的、积极的生活方式,增添自己的兴趣爱好,或者全身心地投入到照顾老伴、照顾已故子女的配偶及其子女的事情中去,从中寻求精神寄托。

5. 建立新的依恋关系

常言道:“人老惜子。”就是说,人到了老年以后,越加珍爱、依恋子女了。一旦子女故去,这种极其重要的依恋关系被无情地摧毁了。此时,如果能及时地加强与健在的其他子女的依恋关系,或与亲朋好友等建立起一种具有代偿性的新型依恋关系,就能有效地减轻哀思,增强继续生活下去的勇气和信心。

**○老年夫妻冲突的心理障碍**

作为夫妻,能够共同生活、白头到老是一件值得庆贺的事。到老仍能和谐地生活在一起而不是凑合,就更值得称赞了。因此老年夫妻也应当讲究互敬互爱,一旦发生了矛盾应妥善处理，不应认为“反正已经这么多年了，也怎么样不了”。如果矛盾处理不好的话，会影响晚年的幸福。

【病因】

1. 因为子女的事而发生冲突

对子女的穿着打扮、工作安排、恋爱婚姻等问题，由于老夫妻俩价值观、知识水平和经历的不同，可能会有不同的意见. 如果互不相让的话，可能就会成为冲突的原因。

2. 老伴间兴趣、爱好不同

老俩口都退休了，可是“玩”不到一起。老太婆喜欢搓麻将，一玩起来就没完没了，留下老头子一个人看家，眼看到了吃饭的时间，老太婆还不回来做饭，使老头子不由得大动肝火。可老太太也有自己的一番道理：我已经做了一辈子饭了，现在你也退休了，该换换“班”了。也有的时候老头子在外面活动多，今天去打门球，明天去钓鱼，老太太在家做饭洗衣服，寂寞难耐，也免不了唠唠叨叨。

3. 因为生理需求的差异而导致冲突

不同性别的老年人性欲望、性能力退化的早晚、程度不同。一般而言，在年龄相仿的情况下，男性老人比女性老人性欲更强烈一些。这样一来，就很容易出现这样的情况：男性老人觉得自己的要求并不过分，而女性却觉得对方“老不正经”。

4. 对如何用钱看法不同

例如，一方勤俭惯了，觉得钱财来之不易，应节俭使用；而另一方觉得钱财是身外之物，生带不来，死带不去，人老了应想开点儿，享享福，不可再过分财迷。

【治疗】

由于有诸如上述这些原因的存在，使得一些老年夫妇之间产生了矛盾。矛盾既然产生了，就应当设法解决。在解决老年夫妻间矛盾的过程中，有一些基本的原则是应当遵循的。

1. 老年夫妻间应互相尊重

既然是几十年的老夫老妻了，就要多念对方的好处，多看对方的优点，无论大事小事，都要注意尊重对方的意见，不要固执己见。只有这样，夫妻感情才能融洽。如果不注意尊重对方，什么都自己说了算，对方难免会觉得自己临到老年还要受气，便也争取一回“翻身求解放”，许多纠纷就由此产生。

2. 老年夫妻要互相谅解

人年纪大了，各方面都不可能像年轻时那么敏锐、那么精力旺盛。特别是进入更年期以后，男性变得容易失眠、健忘、发火，而女性变得爱急躁、情绪不稳定、多疑、抑郁等。这就需要双方互相体贴、互相谅解。特别是身体较好的一方，对另一方要耐心、体谅；另一方也要控制自己，不要为了区区小事而喋喋不休。

3. 老年夫妻还应注意双方感情的培养与更新

老年夫妻在感情培养方面常犯的一个错误是：过分求实而缺乏想象力，每日被柴米油盐之类的琐事所淹没，过分淳朴而缺乏光泽，常常被呆板和沉闷所窒息。当然老夫老妻之间的感情与年轻夫妻有所不同，但因此而否认老年夫妻间感情的重要意义是不对的。

4. 老年夫妻特别要注意克服自己性格方面的一些缺点

相当一些人上了年纪以后，性格越来越犟，听不进别人的话，大有不撞南墙不回头的劲头。这样的老年人往往闹得夫妻关系不和，甚至还会因此分锅吃饭。每对老年夫妇都应珍视自己从年轻时培养起来的爱情之花。性子急、性子犟的人要注意克服自己的毛病，当想要发火时，不妨想想自己的固执暴躁给对方带来的伤害，想想夫妻恩爱时的情景，想想对方往日对自己的关心体贴。

老年人容易犯的另外一个毛病是固执，有时甚至是毫无道理的固执。例如，有的老年人形成了多年的习惯，如梳子放在哪，眼镜放在哪，都有固定的位置，一旦有人动过，没有放回原来的地方，就会很不高兴，甚至唠叨起来没完没了。这样往往会使对方很不耐烦。老年人也不妨灵活一些，变一变自己的生活方式，这样一来可以有些新鲜感，二来也避免了老俩口总顶嘴。

5. 经常一起到外面走走或参加一些集体活动

有的老年人由于身体不是特别好，不愿意到外面去，老俩口整天厮守在家里，时间长了，难免“牙齿碰舌头”。因为鸡毛蒜皮之类的小事而抬杠拌嘴。实际上，老俩口到外面走一走，活动活动，呼吸一些新鲜空气，不仅对身体有利，还可以解除心头的郁闷，使心情好起来，这样老俩口拌嘴的机会也就少了。

6. 一旦发生冲突，双方都要克制自己，不要总想辨明谁是谁非

老俩口之间没有根本的利害冲突，分出谁胜准负也没有意义，双方都不应斤斤计较，应当在冲突中主动妥协退让，说一声“对不起”、“这事怪我”有什么可丢人的呢？难道家庭的和睦气氛不是更重要吗？事实上，一旦有一方表现出大度，另一方也不会纠缠不休，这样，老俩口之间的硝烟就会烟消云散。

**〇老夫少妻性心理障碍**

**【主要症状】**

近年来我国城市中登记结婚的夫妻，男方比女方大十几岁乃至二十几岁的情况屡见不鲜。由于夫妻双方性生理和性心理上存在着较大的年龄差异，导致老夫少妻在性生活方面常常出现不和谐，其主要表现就是男方在性生活中无力满足女方的需要。对此如不及时加以有效地调适，轻则会直接影响夫妻感情，严重的会导致婚姻的解体。

**【治疗】**

**男方的性心理调适**

1. 坚守在性生活中扮演的“领导者”角色

对于年龄较大的丈夫来说，尽管你的性欲比不上对方强烈，但仍要注意发挥男性积极主动的特点，主宰、支配夫妻间性生活。这样你就可以更多的按照自己的意愿和身体状况，适当地安排性生活，控制其强度和次数，这样也会使你的妻子得到相当程度的性满足。如果你把这种主动权拱手相让，对方就会按照自己的愿望提出要求，这时候你就必然会毫无招架之力，节节败退。而许多年龄较大的丈夫恰恰在这方面犯了错误，或是为了对年轻的妻子表示宠爱，便扮演了被动的角色，结果是无论怎样尽力表现，也难以让对方满意。

2. 以丰富的性经验来弥补性能力的不足

年龄较大的丈夫虽然性欲弱于年轻的妻子，但你在这方面的经验却远远比对方丰富。尤其是当你是一个久经“战场”的“过来人”，而对方却是初涉此道时，你的经验就完全可以弥补自己性能力的不足。因为你知道哪些地方是女性的动情区域；你知道用什么手法可以调动起她的性兴奋；你还可以用较长的勃起时间来适应女性性兴奋速度的缓慢。如果你把注意力更多地用在生殖器直接接触之外的性生活方式上，那么就会大大延长你们的性生活时间，这样就可能使她在未接受你的阴茎之前，就已经体验到了相当程度的性快乐，这样她对于接踵而来的性交的质量就不会过分看重。

3. 让妻子时刻感受到你的宠爱

性心理学研究表明，不管女性处在什么年龄段上，她们总是能从亲密的身体接触中得到较大的快感，也总是希望男方能够给予一些亲昵。很多处在老夫少妻结合中的女性都坦露，当她们从丈夫那里得到大哥哥对于小妹妹的那种感情时，就会觉得获得了极大的满足。在年轻的妻子面前，丈夫应该而且能够做到让她们时时感受

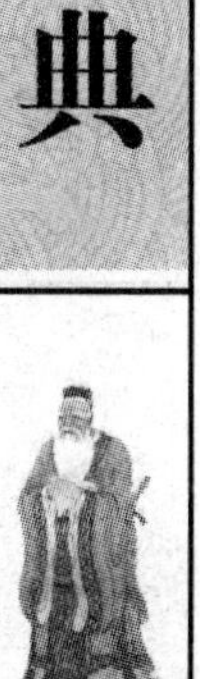

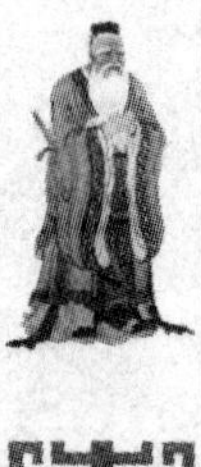

到宠爱，而这种感情恰恰可以成为性感的有力补充。

**女方的性心理调适**

1. 从内心接受彼此间存在的差异

对于年轻的妻子来说，既然选择了一个长你许多的人作为终生伴侣，就要接受他目前的一切，其中包括性生理现状，不能把他当成一个年轻小伙子或中年壮汉来要求，否则你们的婚姻就无法维持下去。因为年龄的差距不仅在性生活中会有所体现，在生活的其它方面也会有所体现，而且差异总是多于相似之处的。

2. 趋利避害，享受不同反响的人生境界

虽然老夫少妻在性生活方面要克服一些别人遇不到或较少遇到的难题，但这绝不等于说他们的性生活不能获得最大的美满和谐。恰恰相反，这种结合所展开的也是一种人生境界，甚至可以说是很美好的境界，关键在于你怎样加以对待和处理。你从性生活中所得到的欢乐，也许是同龄夫妻中的妻子所难体会到的。

**○老年人性困扰**

**【主要症状】**

老年人应当有性生活吗？这不是一个应该不应该的问题，而是老年人自己有无这方面的要求、自己愿意不愿意进行性生活的问题。

整个社会，包括老年人自己，都应该摒弃一些流传已久的偏见，即老年人过性生活是“老不正经”、“老风流”等。老年人过性生活也不像有些人认为的那样可怕。老年人在身体条件允许的情况下，只要适当注意一些方面的问题，适度的性生活是有益无害的。

不少人错误地认为，老年人是没有性生活的。但是，不少调查资料否认了这一点。例如，国外的一项调查询问了 4246 名 50 至 90 岁的老人，发现 50 岁以上组有 90%，60 岁以上组有 86%，70 岁以上组有 75% 乐于继续性生活。

对于老年人来讲，健康的身体和心理状态、良好的社会适应能力和稳定和谐的日常生活是健康长寿的必备条件，而适度的性生活也是促进身心健康的基本要素。

老年人过早停止自己的性生活，对维护身体健康和保持青春活力是不利的。人的性器官也遵循着“用进废退”的规律。当老年人性生活停止以后，性器官就会退化，这就会导致性激素分泌量的变化，而性激素对于抗衰老、维持机体健康起着非常重要的作用。科学研究表明，没有性生活的妇女其阴道萎缩程度，要比那些年龄相当但有正常性生活的妇女严重得多。男性老人如果长期缺乏性生活，其睾丸退化的程度与同龄但仍有性生活的人相比，也是相当明显的。因此，老年人有适度的性生活对健康是有利的，它具有延缓衰老的作用。

**【治疗】**

老年人过性生活掌握适度非常重要。那么，对老年人来讲，什么样的性生活或多长时间有一次性生活是适度的呢？这个问题是不少老年人关心的。很难制定出统一的性交频度，因为每位老年人的身体情况有各自的特点。性生活的频度应该根据自己的主观愿望和身体状况来定。一般而言，只要老人自己有这方面的愿望，而且第二天不感到特别疲倦，不影响正常生活，就是适度的。

老年人性生活有一些特殊的问题。由于老年人性功能的衰退，在性交过程中可能会遇到阴茎勃起缓慢、阴道分泌物减少或阴道萎缩等现象，这样就有可能会出现性交困难、性交疼痛等问题。

解决男性老人阴茎勃起缓慢的基本方法是延长性交前的爱抚时间。性交前充分的情感交流和爱抚，不仅可以使阴茎达到比较好的勃起程度，而且可以提高性生活的质量，使男女双方有比较高的满意度。爱抚的部位应该有针对性，即所谓性感区。性感区指的是人体对性刺激特别敏感的部位。美国著名性学权威金赛博士在

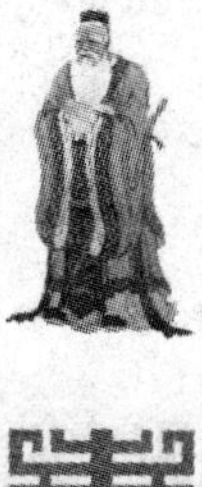

四五十年代曾对性感区进行过专门的调查,取得了大量第一手资料。其他专家也进行过不少研究。他们的研究得到了一些共同的结论,即:对性感区的刺激与快感关系非常密切,而性感区又是因人而异的。男性的性感区主要是口唇和生殖器附近。在性交前的爱抚过程中,对方如能有意识地抚摸上述部位,会加快男性老人的性唤起速度,使阴茎能够较快地勃起。当然,不同的人性感区可能有所不同,这就需要双方共同探索,及时向对方表达自己的感受。

性交前的爱抚对克服老年妇女阴道分泌物减少也有一定效果。阴道分泌物过少一般会导致快感度下降、性交困难或疼痛等。实际上,不少老年妇女之所以会出现性感缺乏、阴道分泌物减少,进而导致性交困难,是因为爱抚不够充分引起的。与男性相比,妇女的性感区范围更广泛一些,个体差异也更大一些。国外有一家杂志曾以女性为对象进行可大约有 1000 人参加的大规模问卷调查。问题是"你最敏感的部位是哪里?"统计结果表明:(1)阴蒂 41.5%;(2)乳房 16.3%;(3)耳朵 12.2%;(4)阴道 6.8%;(5)背部 5.5%;(6)大腿 3.2%;(7)其他 6.7%。接触、抚摸以上区域有助于女性达到性兴奋,激起她被压抑的性快感。如果再能够适当延长性交前的爱抚时间,可能就会使阴道分泌物太少的问题得到解决。不过也有这样的可能性,即仅仅通过爱抚还是不能使妇女阴道分泌足够的液体来保证性交的顺利完成,这时可以借助于一些润滑剂,或适当选用性激素等。无论是使用润滑剂还是药物,都须在医生的指导下进行,千万不可自己乱来或轻信江湖郎中。

在此需要指出的是,老年人的性活动与年轻人是有一些区别的。年轻人的爱抚一般以性交的实施作为结束,而老年人却不一定如此。老年人可以仅仅进行爱抚,而不性交。事实上,老人相拥而眠,身体间接触和互相爱抚,能够促进双方的情感交流,从而有助于克服老年人孤寂、失落的心情,维护心理的健康。

不少老年人还有各种各样的慢性病,这些老年人对待自己的性生活应有特别的考虑。总的原则是:既不可纵欲,又不可过分压抑自己,一切以有利于身体健康为尺度。某些疾病的患者,如高血压、冠心病患者过性生活须加小心。为了使自己性生活的安排得当,并了解必要的注意事项,可找了解自己病情的医生咨询。

### ○老年自杀

老年自杀是老年人心理失调的一种极端结果,也是一个社会所存在的老年问题的综合反映,对此应该加以足够的重视和预防。

【病因】

1. 生活失去寄托与希望

在现代社会中,吃饱穿暖已不是生活的唯一追求或最重要的追求。许多老年人往往从更多的方面和更高的层次去品尝活在世上的意义,即活着有什么用,为什么活着。如果内心觉得自己是个多余的人,活着给别人带来累赘,就可能萌发求死的愿望。

2. 生活贫困

老年人一般都失去了劳动能力,收入减少,尤其是那些得不到社会养老保险金(主要指有固定的离退休金和享受公费医疗等)的老年人,则只有靠子女补助和自己先前的积蓄过活。因而同昔日相比,这部分老年人在基本生活、身体保健和人际交往等方面的消费水平出现了大幅度的降低,甚至陷入了严重贫困的境地。在此压力之下,有些老年人也会产生轻生念头。

3. 受子女虐待

心理学研究表明,当一个人做出物质和精神上的巨大付出之后而又得不到相应的回报时,其内心会产生严重的心理失调。许多老年人一生节俭克己、含辛茹苦地把子女抚养成人,在子女身上倾注了自己的全部心血,然而当他们进入晚年,需要子女的关心和照顾的时候,少数子女非但不报答父母对自己的生育和养育之恩,更有甚者竟然丧心病狂地在精神和肉体上虐待年迈的父母，把他们逼上自杀的绝路。

4. 痼疾缠身

长期的病魔折磨会给年迈的老人造成肉体和精神上的巨大痛苦，促使他们选择自杀的方式来加以摆脱。由于“安乐死”在某种意义上讲是自杀的一种特殊方式，所以不妨用老年人对实施“安乐死”的态度来对此加以验证。例如，据华东师范大学心理系张业发等人在80年代末期对上海市部分老年人有关“安乐死”态度的调查结果，发现在被调查的老年人当中对实施“安乐死”持“很赞成”或“比较赞成”态度的分别的40%和20%；有67%的老年人认为实施“安乐死”可以减轻病人的痛苦；将近40%的老年人认为对患了不治之症、自己痛不欲生的老年患者应实施“安乐死”，而放弃医学救治。

5. 老年抑郁症

随着机体的逐渐衰退，老年人的神经系统也在不断地弱化；加之长期的精神创伤，到了更年期以后，产生严重的焦虑不安、敏感多疑，甚至开始过分自责、自怨，认为自己过去的一生中没有做过什么好事，自认罪孽深重而难以自赎，总是觉得有仇人在时刻想加害自己，故用突然的自杀来摆脱心灵所受的折磨。尤其是那些身处恶劣的生活环境中的老年抑郁症患者，自杀的可能性更大。

【治疗】

老年人的自杀是可以有效预防的，不仅能采取外界干预的方法，而且还可以通过自我心理调适而进行自救。

1. 改善老年人的心理环境

为了防止老年人产生严重的心理失调，一是要满足其合理的个人需要，二是要增强其积极生活的意愿。

老年人有各种各样的需要，其中最突出的是健康长寿、安全以及与人交往需要。然而，很多老年人在这些方面不能得到充分的满足，以致感到忧虑、不安、寂寞和孤独。不少老年人虽年事已高，但壮志未酬，仍想发挥余热，做一些自己觉得有意义的事，实现自己的理想和抱负，但因离休或退休，无从发挥自己的才能，因而产生消沉和空虚之感，严重的甚至失去生活的寄托。因此，一方面要千方百计地为老年人提供最基本的物质生活保障和必要的医疗服务，同时要加强子女对老年人的精神赡养，不断丰富老年人的精神生活，鼓励老年人积极参与社会生活，满足他们自我实现的需要。另外，要在全社会大力提倡尊老爱老，并使之形成一种社会风气。通过采取以上办法，将会有力地激发老年人的生活信心，减少老年人的挫折感、失落感、相对剥夺感和孤独感等各种心理失调，为防止老年人自杀创造必要的条件。

2. 危机干预

危机干预是指当自杀者在各方面表现出强烈的自杀倾向时，其他人及时给予帮助，以防止事态的进一步恶化。美国学者柯金曾提出了危机干预所应实现的直接目标：(1)减轻当前的危险，诸如焦虑、迷惘和绝望；(2)恢复自杀者与亲友间的联系；(3)帮助自杀者明白应该做的事；(4)帮助自杀者挖掘自杀的根源；(5)帮助自杀者建立新的态度和行为模式，并掌握有效的应付技巧。

对老年人自杀的危机干预，重点放在劝慰与具体的生活帮助和实际难题的解决上。那种只是作出简单保证的做法对久经世故的老年人是无济于事的。

3. 自救

由于大多数自杀者都是在神智清醒时自杀的，所以自救在自杀的预防上有极其重要的意义。

(1)认识调整。人们对于刺激所产生的情绪反应的强度和持续的时间，在很大程度上取决于他们对该刺激的认识和评价，因而认识调整在所有的自救手段中占据

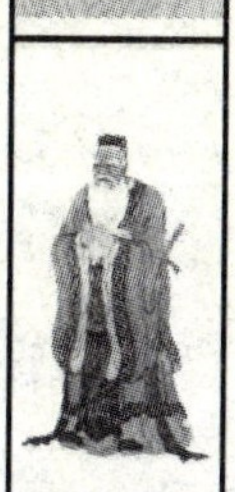

重要的位置。认识调整的方法很多,如自我解嘲、自我说服,对任何事情不抱过高的期望、不追求完美,面对现实,知足常乐。

(2)情绪宣泄。消极情绪的深度压抑是心理变态的根源,往往也是迈向轻生的第一步。因此应该采用有节制的合理的方式来进行情绪宣泄,以减轻心理上的压力。例如,可以向亲属、邻居和朋友等人诉说内心的苦闷、恼恨;可以躲在没有别人的地方痛哭一场或大喊大叫一番,等等。

(3)情绪转移。情绪转移就是以一种积极的情绪来替代不良的情绪。换句话说,就是把注意力转移到愉快的活动中去,使自己的情绪平静下来,求得对不良情绪的淡漠和遗忘,不良情绪存留时间越短,维持心理上的平衡越容易。具体方法有:

①转移注意力。如果你只能守在家里,就应该制定一个日常工作程序表并努力执行。如洗衣服、买菜做饭、户外散步等体力活动能大大有助于治疗心理创伤。另外,打扑克牌、下棋、听音乐、看电视或看书等也能起到一定的心理保护作用。

②帮助别人做一些力所能及的事情。如帮别人照管一下东西、替别人出个主意或想个办法,等等。这样可以使自己觉得自身存在的价值,有助于重新恢复自信。

③置身另一环境。如果自己身体条件和经济条件允许的话,可以采取外出旅游(本地旅游和外地旅游)的方法来变换一下生活环境和生活内容,以此冲淡心中的郁闷和烦恼。

### ○面对死亡的心理困扰

**【主要症状】**

老年人由于生理上的衰老,不可避免地逐渐接近死亡。这是不可违抗的自然法则。然而,许多老年人不能正确地对待死亡问题,要么因恐惧而不敢正视死亡,要么终日心头笼罩着死亡阴云,其结果不仅无助于健康长寿,而且也难以幸福愉快地走完生命的最后一段历程。所以,有必要了解死亡前的心理反应及其变化规律,通过有效的心理调适,以最佳的心态,现实、理智、平静、勇敢的面对死亡。

老年人对待死亡的态度受到生理的、心理的、社会的、宗教的等种种因素的影响,如年龄、身体健康状况、性格特征、心理成熟程度、适应能力、宗教信抑、社会地位、经济状况以及对自己有重要影响作用的人物对待死亡的态度等。根据有关研究资料,可以将老年人对待死亡的态度大致分为五种类型:

1. 恐惧型

有相当数量的老年人对死亡的态度属于这种类型。这类老年人害怕死亡,不接受死亡,十分留恋人生。他们认为死亡是令人痛苦、悲伤的,也是非常可怕的事情,因而觉得“好死不如赖活着”。他们当中多数人的文化程度不高,心理成熟程度较低,无宗教信仰,还有些人有一定的社会地位,经济条件也较好,为了延长生命而不惜一切代价。

2. 解脱型

有些老年人原本愿意留在人世间,但是残酷的现实逼迫着他们做出了生不如死的艰难选择,他们把死亡看做是一种解脱,看做是疲于奔命之后的休息,所以面对死亡比较平静,甚至有的还主动自尽或者恳请别人成全他们的求死愿望。他们当中有的长期被病魔折磨而不堪忍受;有的年事已高,生理功能极度衰退,毫无生存能力;有的一生穷困潦倒,饥寒交迫,缺乏最基本的生存保障;有的遭受奇耻大辱、无颜以对人生。

3. 接受型

这类老年人能清醒地意识到死亡已经迫近,能够现实、理智地面对死亡。他们常常询问医生或自己周围的人,自己到底还能活多久,以便及早做好计划,安排好自己的生活和后事。这些老年人大多文化程度较高,心理成熟程度也较高,有着良好的适应能力,所以对待死亡也能镇定自若、从容不迫。

4. 视死如归型

对死亡持这种态度的老年人绝大多数信奉某种宗教或有着某种坚定的信抑。这类老年人往往认为死亡是获得新生、转世、升入天堂的开始,即使是肉体生命已经死亡,而精神生命却是永垂不朽的。所以他们面对死亡能够从容不迫、视死如归。

5. 无所谓型或糊涂型

对死亡持有这种态度的老年人为数不少。这类老年人对即将临近的死亡毫无察觉,一旦死亡逼近,也无所谓或迷迷糊糊,不予过多的理会或者做出过强的反应。他们当中多数人的文化程度较低,心理成熟程度不高,且生活境遇往往欠佳,另外也与性格特征有关。

【治疗】

老年人应该树立对死亡的正确态度,在心理上消除对死亡的恐惧感,勇敢地、平静地对待死亡,只有这样才能在晚年幸福愉快地生活。

1. 要积极地看待死亡

不仅要认识到死亡的不可避免性,而且更重要的是应充分领悟到死亡的价值。从科学的角度看,死亡是赋予生命循环以有意义的连贯性,是人类作为一个整体存在所必要的事情。正如歌德所说:“死亡就是自然界要保护更多生命的计谋。”从宗教的角度看,死亡是一种解脱,是获得新生、转世、回皈天主、升入天堂的开始,等等。总之,一个人无论从哪种角度、依据怎样的道理来看待死亡,只要这种结果能够有助于其充分认识和领悟出死亡的价值,就能在一定程度上减轻甚至消除平时对死亡的恐惧和临终前的艰苦、悲伤和绝望,因而这就是积极可取的,具有重要的心理保健意义。

2. 从心理上对死亡做好充分准备

老年人一般都能预感到自己生存的时间已经有限了,此时应该有计划安排好自己剩余的时间,并且适当安排好后事。只有这样才能彻底放下思想包袱,使生活过得充实而富有意义,从容不迫地面对死神。

3. 正确对待疾病

积极的心理活动有利于提高机体的免疫防御能力,帮助治愈和缓解疾病。因此,老年人患病之后应尽快学会适应病人角色,安心治病养病,尤其是要积极配合医生的治疗。当然,当今越来越多的人认为,如果身患绝症或所患疾病令人痛苦不堪,那么选择“安乐死”也未尝不可。

除了以上三点之外,老年人正确地对待死亡,从容地走完生命的最后一段历程,还需要有成熟的个性,良好的适应能力,坚强的意志和稳定的情绪等心理品质,因而即使是老年人也应不断地加强个性修养。